我们现有的知识和经验以及惯性思维往往是我们创新的最大敌人，也是我们否认别人的理由。

The knowledge, experience and inertial thinking we currently possess are at times the greatest enemy of innovation, and a justification for the denial of others.

用技术赢得天下，靠德行赢得未来。

Lead the way with skill, win the future with virtue.

用欣赏的眼光看待别人的成绩，用挑剔的目光看待自己的不足。

Be appreciative of others' achievements; be critical with one's own deficiencies.

一个外科医师敢于否定自己的那一天，才是真正成长起来。

The courage to question oneself makes one a real surgeon.

当我们的努力过程变成成绩的那一刻，成绩就代表过去，我们要向新的目标起航。

The moment our effort paid off marked our achievements as a thing of the past. Now is the time to set sail for the next destination.

人类机体的完美弥补了医学的不足和我们的自以为是。

The perfection of the human body makes up for the shortage of medicine and our self-righteousness.

实力是唯一的话语权，实干是唯一的兴邦路。

Power speaks, practice matters.

智者天下，善者未来。

The wise lead the way, the kind shape the future.

——王锡山

第 4 版

NOSES

经自然腔道取标本手术学

Natural Orifice Specimen Extraction Surgery

主　编　王锡山

副主编　刘冰熔　邢念增　李　斌

王丹波　燕　速　彭　健

人民卫生出版社

·北　京·

图书在版编目（CIP）数据

经自然腔道取标本手术学 / 王锡山主编. —4 版
. —北京：人民卫生出版社，2021.12
ISBN 978-7-117-32411-3

Ⅰ. ①经… Ⅱ. ①王… Ⅲ. ①肿瘤 —外科手术 Ⅳ.
①R730.56

中国版本图书馆 CIP 数据核字（2021）第 232277 号

经自然腔道取标本手术学
Jing Ziran Qiangdao Qu Biaoben Shoushuxue
第 4 版

主　　编：王锡山
出版发行：人民卫生出版社（中继线 010-59780011）
地　　址：北京市朝阳区潘家园南里 19 号
邮　　编：100021
E - mail：pmph @ pmph.com
购书热线：010-59787592　010-59787584　010-65264830
印　　刷：三河市宏达印刷有限公司（胜利）
经　　销：新华书店
开　　本：889 × 1194　1/16　　印张：96
字　　数：2974 千字
版　　次：2016 年 7 月第 1 版　　2021 年 12 月第 4 版
印　　次：2022 年 1 月第 1 次印刷
标准书号：ISBN 978-7-117-32411-3
定　　价：798.00 元
打击盗版举报电话：010-59787491　E-mail：WQ @ pmph.com
质量问题联系电话：010-59787234　E-mail：zhiliang @ pmph.com

编者名单

（以姓氏汉语拼音为序）

Petr V. Tsarkov　First Moscow State Medical University
包满都拉　中国医学科学院肿瘤医院河北分院
鲍传庆　无锡市第三人民医院
蔡建春　厦门大学附属中山医院
常文举　复旦大学附属中山医院
陈海鹏　中国医学科学院肿瘤医院
陈龙翊　淄博市市立医院
陈路川　福建省肿瘤医院
陈瑛罡　中国医学科学院肿瘤医院深圳医院
丛进春　中国医科大学附属盛京医院
窦若虚　中山大学附属第六医院
范志宁　南京医科大学第二附属医院
冯　毅　山西省肿瘤医院
傅传刚　同济大学附属东方医院
高　峰　宁波大学医学院附属医院
顾　磊　上海交通大学医学院附属仁济医院
关　旭　中国医学科学院肿瘤医院
韩苏军　中国医学科学院肿瘤医院
何庆泗　山东大学齐鲁医院
胡军红　郑州大学第一附属医院
胡俊杰　湖北省肿瘤医院
胡茜玥　中国医学科学院肿瘤医院
黄　睿　哈尔滨医科大学附属第二医院
黄海洋　中国医学科学院肿瘤医院
江　波　山西省肿瘤医院
江志伟　江苏省中医院
姜　争　中国医学科学院肿瘤医院
康　亮　中山大学附属第六医院
李　斌　中国医学科学院肿瘤医院
李　勇　中国医学科学院肿瘤医院
李蜀华　自贡市第一人民医院
李新营　中南大学湘雅医院
刘　丹　郑州大学第一附属医院
刘　江　江苏省中医院
刘　杰　中国医学科学院肿瘤医院
刘　骞　中国医学科学院肿瘤医院
刘　正　中国医学科学院肿瘤医院
刘冰熔　郑州大学第一附属医院
刘鼎盛　中国医科大学附属盛京医院
刘恒昌　中国医学科学院肿瘤医院
刘金超　淄博市市立医院
楼　征　海军军医大学第一附属医院（长海医院）
卢　召　武汉大学中南医院
吕靖芳　中国医学科学院肿瘤医院
马　丹　陆军军医大学第二附属医院（新桥医院）
马晨曦　中国医学科学院肿瘤医院
马天翼　哈尔滨医科大学附属第二医院
马晓龙　南京大学医学院附属鼓楼医院
马新福　青海大学附属医院
彭　健　中南大学湘雅医院
乔天宇　哈尔滨医科大学附属第二医院
秦长江　河南大学淮河医院
曲　辉　山东大学齐鲁医院
权继传　中国医学科学院肿瘤医院
任东林　中山大学附属第六医院
任明扬　南充市中心医院
任双义　大连医科大学附属第二医院

宋军民　郑州大学第一附属医院
苏　昊　北京大学肿瘤医院
孙　鹏　中国医学科学院肿瘤医院深圳医院
孙东辉　吉林大学白求恩第一医院
汤坚强　中国医学科学院肿瘤医院
汤庆超　哈尔滨医科大学附属第二医院
田艳涛　中国医学科学院肿瘤医院
王　波　大连医科大学附属第二医院
王　鹏　中国医学科学院肿瘤医院
王　松　浙江大学附属第一医院
王　松　淄博市市立医院
王丹波　辽宁省肿瘤医院
王贵玉　哈尔滨医科大学附属第二医院
王国俊　郑州大学第一附属医院
王宏光　中国医学科学院肿瘤医院
王锡山　中国医学科学院肿瘤医院
王效明　淄博市市立医院
王雪玮　北京清华长庚医院
王延洲　陆军军医大学第一附属医院（西南医院）
王玉柳明　哈尔滨医科大学附属第二医院
王泽军　贵州省肿瘤医院
韦　烨　复旦大学附属中山医院
魏　然　中国医学科学院肿瘤医院
魏晟宏　福建省肿瘤医院
吴　凡　中国医学科学院肿瘤医院
吴　淼　宜宾市第二人民医院
吴丽媛　中国医学科学院肿瘤医院
谢光伟　徐州市中心医院
邢念增　中国医学科学院肿瘤医院
熊治国　湖北省肿瘤医院
徐　庆　上海交通大学医学院附属仁济医院
许炳华　无锡市第三人民医院
许淑镇　厦门大学附属中山医院
燕　速　青海大学附属医院
杨　明　中国医学科学院肿瘤医院
杨润坤　哈尔滨医科大学附属第二医院
姚宏亮　中南大学湘雅二医院
叶再生　福建省肿瘤医院
于　刚　山东大学齐鲁医院（青岛）
于冠宇　海军军医大学第一附属医院（长海医院）
于周满　山东大学齐鲁医院（青岛）
俞少俊　浙江大学医学院附属第二医院
郁　雷　哈尔滨医科大学附属第二医院
曾子威　中山大学附属第六医院
张　宏　中国医科大学附属盛京医院
张　骞　中国科学院大学附属肿瘤医院
张　睿　辽宁省肿瘤医院
张　炜　郑州大学第一附属医院
张　卫　海军军医大学第一附属医院（长海医院）
张明光　中国医学科学院肿瘤医院
张筱倩　中国医学科学院肿瘤医院
赵　丹　中国医学科学院肿瘤医院
赵志勋　中国医学科学院肿瘤医院
赵紫罡　内蒙古自治区肿瘤医院
郑朝旭　中国医学科学院肿瘤医院
郑庆峰　中国医学科学院肿瘤医院
郑阳春　四川省肿瘤医院
钟芸诗　复旦大学附属中山医院
周海涛　中国医学科学院肿瘤医院
周平红　复旦大学附属中山医院
朱晓明　海军军医大学第一附属医院（长海医院）
庄　孟　中国医学科学院肿瘤医院

编写秘书　关　旭　刘恒昌
视频及动画制作　黄海洋

主编简介

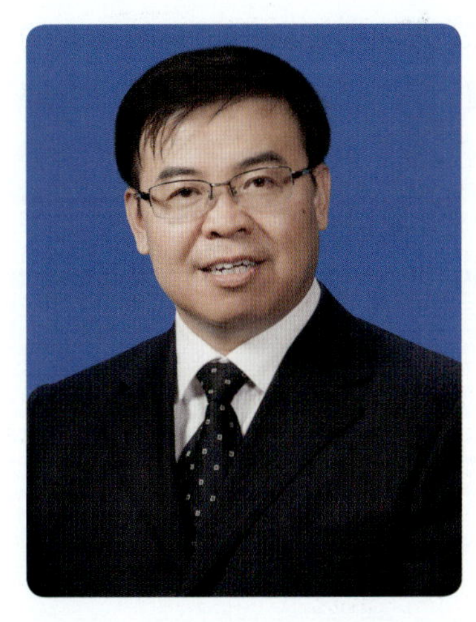

王锡山 教授、主任医师、博士研究生导师，国家癌症中心 / 国家肿瘤临床医学研究中心 / 中国医学科学院肿瘤医院结直肠外科主任。

现任中国医师协会结直肠肿瘤专业委员会主任委员、中国抗癌协会大肠癌专业委员会主任委员、国际 NOSES 联盟主席、中国 NOSES 联盟主席、中国抗癌协会大肠癌专业委员会青年委员会主任委员、北京肿瘤学会结直肠肿瘤专业委员会主任委员、中国医师协会结直肠肿瘤专业委员会经自然腔道取标本手术（NOSES）专业委员会主任委员、中国医师协会常务理事、中国抗癌协会整合肿瘤学分会副主任委员、中国医师协会外科医师分会常务委员、北京肿瘤学会常务理事、俄罗斯结直肠外科协会荣誉委员。担任“龙江学者”特聘教授，担任吉林大学、厦门大学、空军特色医学中心、山西省人民医院、上海市第十人民医院、中国科学院大学附属肿瘤医院客座教授。创办并担任《中华结直肠疾病电子杂志》主编，该期刊自 2016 年起，连续被中国科技核心期刊收录；担任《中国肿瘤临床与康复》副主编，*CA: A Cancer Journal for Clinicians Chinese Edition*、《中华胃肠外科杂志》《中国实用外科杂志》《中华实验外科杂志》《肿瘤研究与临床》等十余种期刊编委。已发表医学论文 481 篇，其中 SCI 论文 102 篇。主编及参编结直肠癌专著 40 余部，主编出版“卫生部医学视听教材”32 部。国家重点研发计划“精准医学研究”重点专项“结直肠癌诊疗规范及应用方案的精准化研究”首席专家。先后主持国家自然科学基金面上项目 4 项，国家“十一五”科技支撑计划、国家卫生健康委员会“城市癌症早诊早治”项目、北京市科学技术委员会科技计划等 20 余项课题，总科研经费 3 000 余万元，发明专利 12 项。荣获“全国十大医学贡献专家”“中国健康公益星”“推动行业前行的力量·十大医学创新专家”“中国名医百强榜结直肠肛门外科 Top 10 Doctor”等多个荣誉称号。荣获第二十一届吴阶平 - 保罗·杨森医学药学奖、全国“大医精神”、2018 全国“金柳叶刀奖”、“中华医学年度百篇优秀论文奖”、“黑龙江省劳动模范”等多个重要奖项。

对专业发展做出的贡献：在结直肠肿瘤治疗的各个领域均具有自己的学术主张，并开创了多种临床新技术。在微创外科领域，2010 年开展国际首例经阴道直肠肿瘤经自然腔道内镜手术（NOTES），该手术被认为是微创手术的最高境界；2013 年开展结直肠肿瘤经自然腔道取标本手术（NOSES），并完善了系列新术式二十余种，现已完成 NOSES 近千例，手术例数稳居世界第一，该手术被赞誉为“微创中的微创”。在直肠癌保肛手术领域，建立了以齿状线作为低位、超低位吻合保肛手术的判定标准，提出保肛手术的“风险投资论”，使保肛手术有了更为科学规范的诊疗体系；开展血管架桥技术，摆脱了因肠管血供障碍而无法保肛的窘境。提出“肿瘤功能外科原则”和“损伤效益比原则”的学术思想。在肿瘤功能外科领域，提出了直肠癌选择性扩大根治术、保留大网膜结肠癌根治术、保留直肠壶腹全结肠切除术、肠管纵切纵缝技术，这些新技术在保证肿瘤根治的前提下，最大限度地保留患者正常生理功能。对 TNM 分期进行新思考，主张将 T_{4b} 期分为癌性和炎性浸润，将 M_1 期分为 M_1R_0 和 M_1R_1，为患者预后提供更为客观的评价标准。在疑难手术方面，开展以右半结肠联合胰十二指肠切除术为代表的联合脏器、多脏器切除手术，全盆腔、后盆腔脏器切除手术，多次复发、转移病灶切除术，盆腔、后腹膜巨大肿物切除手术等，完成此类“疑难中的疑难”手术累计上百例。其中，右半结肠联合胰十二指肠 + 胆囊 + 部分肝切除的患者现已无病存活超过 12 年，为肿瘤晚期患者创造了生命的奇迹。

对行业进步做出的贡献：在王锡山教授的大力号召下，中国医师协会结直肠肿瘤专业委员会和中国结直肠肿瘤学院成立。利用这些平台组织了中国精准医学重大研发计划结直肠癌规范化精准化“防·诊·治”中国行、中国胃肠 NOSES 百场公益学术活动——红色之旅、“万名基层医生大型赠书”等一系列公益活动，并提出了“强医生、利病人”的思想，对提高我国基层医师的诊治水平起到了重要作用。带领专家编写多部行业指南和共识，对提高我国肿瘤规范化治疗具有重要意义。全力促进国际间合作，目前与美、韩、日、英、俄、法、越等国家建立重要协作关系。在他的全力引领和推动下，我国乃至国际 NOSES 微创领域取得了前所未有的成果和突破，成立了国际 NOSES 联盟、中国 NOSES 联盟，撰写国际及中国 NOSES 专家共识，撰写多部 NOSES 专著，并被英、日、韩、俄、法、越等多国著名学者译为多种语言全球推广，发表大样本多中心 NOSES 临床研究，组织百余场中国 NOSES 巡讲和 NOSES 学习班，为我国 NOSES 微创外科占领世界高地打下坚实基础。这些成果的取得使世界同行转变理念并热衷于 NOSES，也将世界微创外科带入一个崭新的“微创中的微创”新时代。

副主编简介

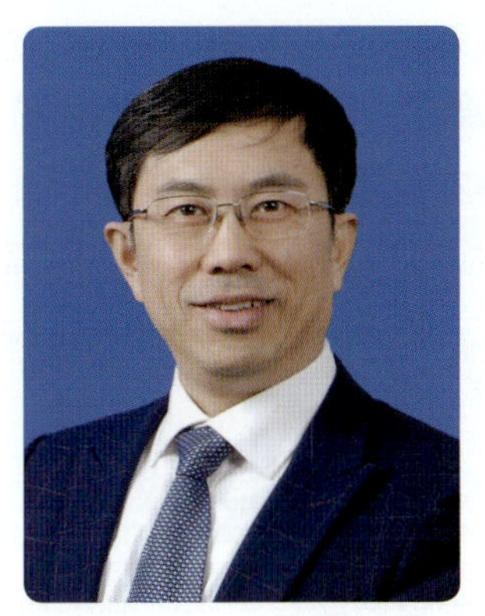

刘冰熔 医学博士、博士后、主任医师、教授、博士研究生导师，郑州大学第一附属医院消化病医院院长，河南省科技创新杰出人才。河南省医学会消化内镜分会候任主任委员，中国医师协会结直肠肿瘤专业委员会副主任委员、NOTES 专业委员会主任委员，中国医师协会介入医师分会消化内镜介入专业委员会副主任委员，中国医师协会内镜医师分会第一届内镜微创保胆专业委员会副主任委员，中国医师协会消化内镜医师培训基地主任，中国医疗保健国际交流促进会消化病学分会副主任委员、微创及 ERAT 学组组长，世界中医药学会联合会固脱疗法研究专业委员会常务理事，美国胃肠病学会（American Gastroenterological Association，AGA）会员，美国消化内镜学会（American Society for Gastrointestinal Endoscopy，ASGE）会员。

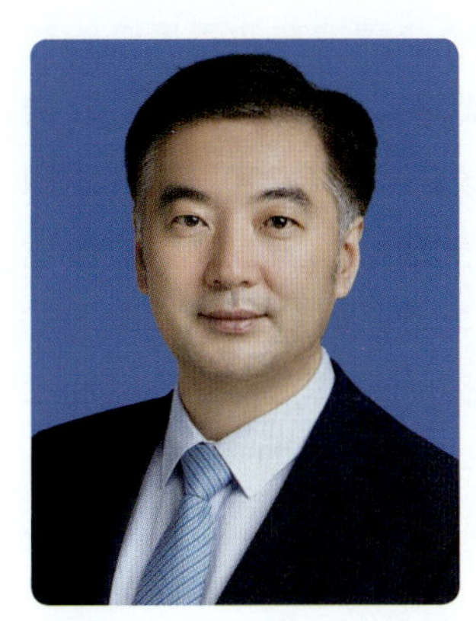

邢念增 医学博士、主任医师、教授、博士研究生导师，国家癌症中心 / 中国医学科学院肿瘤医院泌尿外科主任，百千万人才工程国家级人选，国家有突出贡献中青年专家。任国家卫生健康委员会泌尿外科内镜诊疗技术专家组副组长、中国医师协会泌尿外科医师分会副会长兼总干事、中国医疗保健国际交流促进会泌尿生殖分会副主任委员、中国医师协会内镜医师分会泌尿腔镜专业委员会副秘书长、中华医学会泌尿外科学分会委员、北京医学会泌尿外科学分会副主任委员兼微创学组组长、北京郭应禄泌尿外科发展基金会副理事长、中国科协青年工作专门委员会委员、《中华腔镜泌尿外科杂志》副总编辑、《中华医学杂志》《中华泌尿外科杂志》及《临床泌尿外科杂志》编委等职务。

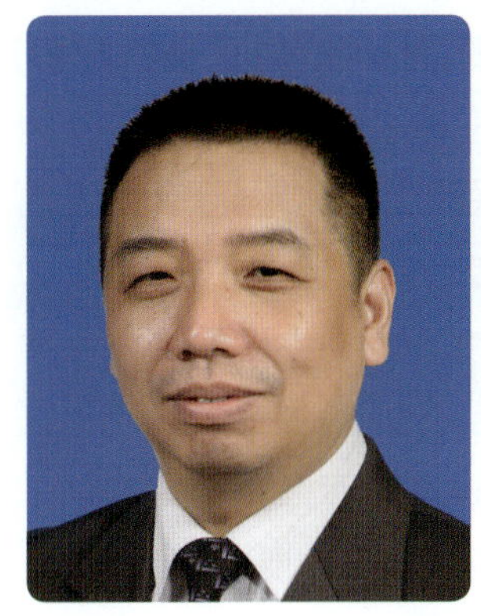

李　斌 医学博士、主任医师、教授、博士研究生导师，国家癌症中心 / 中国医学科学院肿瘤医院妇瘤科副主任。任北京医学会妇科肿瘤学分会常务委员、中国抗癌协会妇科肿瘤专业委员会委员、中国医师协会妇产科医师分会妇科肿瘤专业委员会委员，*Chinese Medical Journal*、《中华妇产科杂志》等期刊编委。二十多年来，一直从事妇科肿瘤的综合诊疗，积累了丰富的临床经验。擅长宫颈癌、子宫内膜癌、卵巢癌等妇科肿瘤的大型根治性手术，特别擅长腹腔镜微创手术。科研主攻方向为妇科肿瘤手术技术创新，参与多项妇科肿瘤防治的科研工作，主持包括国家级、省部级在内的科研课题共 10 余项，在国内外期刊发表论文 40 余篇。

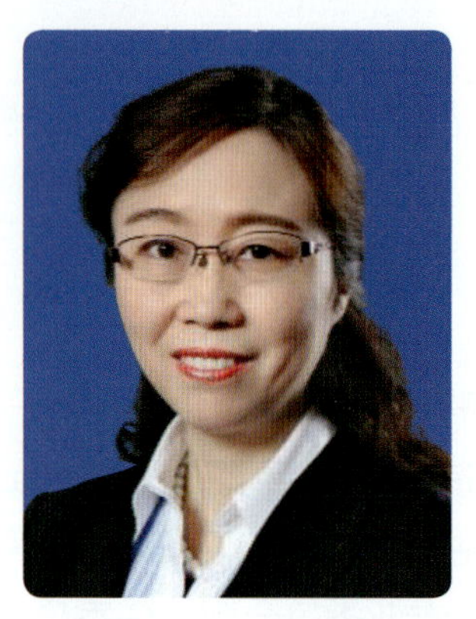

王丹波 二级教授、博士研究生导师，辽宁省肿瘤医院院长，辽宁省肿瘤研究所所长、妇科教研室主任，享受国务院政府特殊津贴。任中华医学会妇科肿瘤学分会常务委员、中国抗癌协会妇科肿瘤专业委员会常务委员、中国医师协会肿瘤医师分会委员、中国医师协会妇产科医师分会委员、辽宁省医学会妇科肿瘤学分会主任委员、辽宁省医学会妇产科学分会副主任委员。国家卫生健康委员会突出贡献中青年专家，辽宁省优秀专家，辽宁名医，沈阳市创新型领军人才。获省市科技奖 5 项，承担国家自然科学基金 4 项、国家重点研发计划子课题 1 项及其他省部级课题 6 项，发表论文 100 余篇。在妇科恶性肿瘤等疑难手术及阴式微创手术等方面具有技术优势。

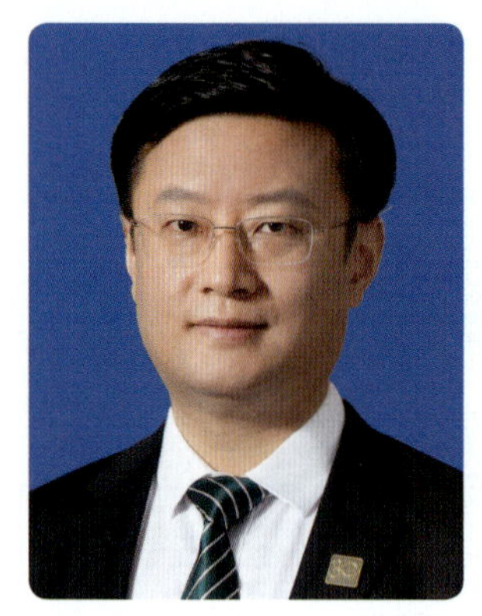

燕　速 主任医师、教授、硕士研究生导师，青海大学附属医院胃肠肿瘤外科主任。任国际 NOSES 联盟委员及中国 NOSES 联盟委员，中国抗癌协会大肠癌专业委员会委员、腹腔镜学组委员，中国抗癌协会第一届腔镜与机器人外科分会委员，中华医学会肿瘤学分会结直肠肿瘤学组委员，中国临床肿瘤学会结直肠癌专家委员会委员，国家结直肠肿瘤质控委员会委员，国家卫生健康委员会能力建设与继续医学教育上消化道外科专家委员会委员，中国抗癌协会胃癌专业委员会腹腔镜学组委员，青海省自然科学与工程技术学科带头人、大肠癌 MDT 首席专家，青海省医学会胃肠外科分会主任委员，青海省医师协会胃肠肿瘤分会主任委员，青海省抗癌协会大肠癌专业委员会主任委员，中国性学会结直肠肛门功能外科分会常务委员等。曾赴德国 Universität zu Köln、美国加州大学，以及日本、韩国等的知名院校进修学习。担任《中华胃肠外科杂志》《中华肿瘤防治杂志》《国际肿瘤学杂志》编委，《中华结直肠疾病电子杂志》《中华消化外科杂志》等期刊审稿专家。

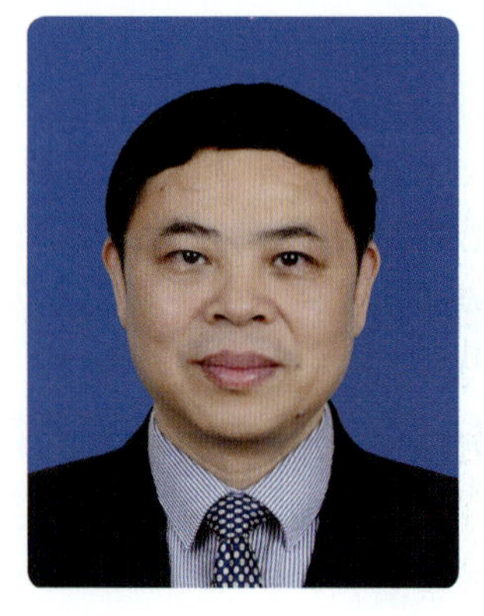

彭　健 博士后、主任医师、教授、博士研究生导师、博士后合作导师，美国南加州大学 Keck 医学院高级访问学者，中南大学湘雅医院老年病科（干部医疗科）老年外科主任、结直肠肿瘤 NOSES 微创医学中心主任。任中国 NOSES 联盟湖南分会理事长、中国 NOSES 联盟和国际 NOSES 联盟会员、中国医师协会内镜医师分会副会长、中国医师协会内镜医师分会腹腔镜专业委员会副主任委员、中国医师协会内镜医师分会内镜微创保胆专业委员会副主任委员、中国医师协会腹腔镜外科医师培训基地主任、中国医师协会内镜微创保胆培训基地主任、湖南省医学会内窥镜学专业委员会副主任委员、湖南省医学会内窥镜学专业委员会内镜微创保胆学组组长、湖南省中医药与中西医结合学会大肠肛门病专业委员会副主任委员兼秘书长、湖南省中医药与中西医结合学会大肠肛门病专业委员会结直肠肿瘤学组组长。

序　一

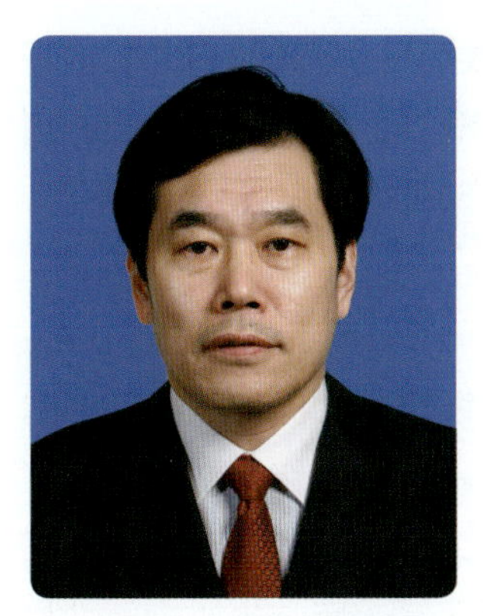

赫　捷　中国科学院院士

根据2020年国家癌症中心公布的数据显示，在所有恶性肿瘤中，我国结直肠癌的总体患病率已升至第四位，病死率持续居高不下，我国结直肠肿瘤的防治形势异常严峻。一方面，我们想要把疾病治好；另一方面，我们更想把损伤降低到最小，这就要求医者不仅要把本职工作做好，还要做精。

锡山教授在这方面做了很多工作，值得大家学习。作为我国结直肠肿瘤领域的领军人物，他创新了很多术式，为外科领域，尤其是微创手术引领了新风向。从2018年开始，我院结直肠外科每年手术量超过3 000例，手术例数稳居国内之首。他积极树立了科室品牌，提出了“微创中的微创，疑难中的疑难”两大学科特色。其中，NOSES就是“微创中的微创”的最好体现。为了更好地推广这项技术，锡山教授组织各地专业人士开展了百场中国NOSES公益系列学术活动，将好的技术、好的理念奉献给各个基层医院，是真正不吝惜经验、真正舍得分享、务实求真的踏实做事人。

以这种初心为起点，他带领大家不断规范开展这项技术，不断在实践中完善这个行业的准则。此前，锡山教授已牵头出版了首部国际《结直肠肿瘤经自然腔道取标本手术专家共识》，为世界范围内NOSES的开展建立了行业标准。为丰富NOSES理论体系，他在已经撰写的3版NOSES专著基础之上，又撰写了第4版NOSES专著。从第1版结直肠肿瘤，到第2版胃肠肿瘤，到第3版腹盆腔肿瘤，再到第4版将适应证继续扩大，规范地纳入胸部肿瘤及食管癌等手术。著作先后被多位国际著名专家译为英、韩、俄、日、法、越等多种语言全球推广，这客观反映了NOSES的可行性和其巨大的社会价值，也反映出中国原创NOSES在国际上的威望与地位，也再次诠释了NOSES的广阔应用前景。

新的术式在第4版书中描述得更为细化，整个体系更为丰满。NOSES从一开始结直肠领域的单一术式，如今已发展成一套完整的理论体系，从单一器官开展到胸腹盆腔各器官均可应用，从几个中心开展到全国风靡推广，这无不体现出NOSES具有的强大生命力。我认为，锡山教授推广的不仅仅是NOSES，这一部部著作的出现，告诉我们，微创是一种理念，这种理念就是要将患者的损伤降低到最小。这就要求我们，不但要善于去想，还要敢于去想；更重要的是，我们要敢于去实践，NOSES就是这样一步步诞生的，我相信未来锡山教授还会将NOSES创新，体系还会更加完善。善于思考，敢于实践，这是锡山教授的优势，也是NOSES不断革新的不竭源泉。

2021年6月

序　二

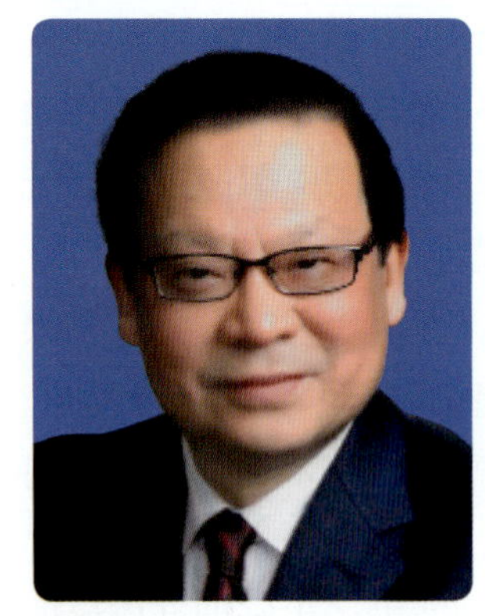

郎景和　中国工程院院士

正是春暖花开之日，正是仁爱萌发之时。王锡山教授主编的《经自然腔道取标本手术学》应运而生，令人惊艳称道！数百万言的巨著，百余位作者的心血，诸多器官系统……这本书放在我面前，像是一座山。我此时的心情就是：振奋不已、感慨良多！

一、理念的升华

"勿伤在先"是医圣希波克拉底的名言，直到以内镜技术为标志的微创手术普及之后，才算天幕洞开。外科医师的思维观念、技术路线和操作方法都发生了革命性的变化。我们的视野扩展、我们的手臂延长，可以将心中设想、荧屏显像和手术术野结合起来，形成完美的图像和外科效果。

我们却始终踌躇于"开"与"关"、"进"与"出"的路线。NOSES 解决了封闭下，不仅能良好进入操作，又能满意取拿、退出的关键问题。这是微创理念，这是人性化理念，这是美学理念。

二、体系的整合

这是 NOSES 一书给我们的另一个重要启示。现代医学发展使学科越分越细，每个器官系统都像是一组部件，医生固守在自己"车间"，患者接受"修配"。这里显然不是医学和医疗。

而 NOSES 则将盆腹腔，甚至胸腔的壁垒打开，把普通外科、泌尿外科、妇产科等联合起来，发挥口腔、直肠、阴道三个自然腔道的通达枢纽作用，成为手术操作、标本取出的要道、圣地。正是：天赐恩宠三腔道，人与自然有通途。

这是多系统、多学科的组合，不仅仅是跨界、跨学科，而是协作、整合、共享，使患者最大限度的获益。患者的满意和快乐就是外科医师的追求和境界，NOSES 给我们指出了诗和远方！

三、发展的促进

近一二十年，中国的微创外科技术得到了长足发展，可以坦诚而自豪地说，我们已经从跟随者、参与者变成领跑者。以王锡山教授为代表的团队活跃在国际舞台，成为 NOSES 的积极推动者。

这里体现了创新、思索、实践；也蕴含着信念、责任、担当。

我们也注意到，在书中所表达的精益求精、谦虚谨慎、认真细致的科学精神和工作作风，如对适应证和禁忌证的掌握，对学习曲线、训练态度的考核等。

我们深知并铭记，对患者和身体的敬畏和爱护至高无上，始终不可以有任何技术和器械的炫耀。我们不能，也不应该用一种方式完成所有的手术；不必，也不刻意建立"零开腹的手术俱乐部"。

NOSES 告诉我们，外科手术是一门艺术，是一门哲学。它还有趣地告诉我们，一切不可能都可能变成可能。真、善、美不仅是外科学的极致目标，也是外科医师的精神和修养的坐标。

从 NOSES 中学习很多，赘言如上，权作为序。

郎景和

辛丑之春

序

正是春暖花开之日，正是仁爱花发之时，王锡山教授主编的《经自然腔道取标本手术学》（NOSES）应运而生，令人惊愕称道！数百万言的巨著、几十位作者、诸多器官系统……出现在我面前，像是一座山。我此时的心情就是：振奋不已、感慨良多！

一、理念的升华

"勿伤无害"是医圣希波克拉底的名言，近年以内镜技术为标志的微创手术蓬勃发展，才算大幕洞开。外科医生的思维观念、技术路线和操作方法都发生了革命性的变化。我们的视野扩展、我们的手臂延长，可以将心中设想、荧屏表象、手术技术结合起来，形成完美的图像和外科效果。

我们都始终踌躇于"开"与"关"、"进"与"出"的路线。NOSES 解决了在封闭下，不仅能良好进入操作，又能满足取拿、退出的关键问题。这是微创理念，这是人性化理念，这是美学理念。

二、体系的整合

这是NOSES一书给我们的另一个重要启示。现代医学发展使学科越分越细，每个器官系统都像是一组部件，医生固守在自己的"车间"，病人接受"修配"。这里绝不是医学和医术。

而NOSES则将全腹腔、甚至胸腔的壁垒打开，把普通外科、泌尿外科、妇产科联合起来，发挥口腔、直肠、阴道三个自然腔道的通达枢纽作用，成为手术操作、标本取出的要道、要地。正是：天赐恩宠之腔道，人与自然有通途。

这是多系统、多学科的组合，不仅仅是跨界、跨学科，而是协作、整合、共享，使病人最大程度的获益。病人的满意和快乐就是外科医生的追求和意境，NOSES给我们指出了诗和远方！

三、发展的促进

近一二十年中国的微创外科技术得到了长足发展，可以坦诚而自豪地说，我们已经从跟随者、参与者到领跑者。以王锡山教授领衔的团队活跃在国际舞台，成为NOSES的积极推动者。

这里体现了创新、思索、实践之交会，蕴着信念、责任、担当。

我们也注意到在书中所表达的精益求精、谦逊谨慎、认真细致的科学精神和工作作风，以及对适应证、不适应证和禁忌证的掌握，对学习曲线、训练态度的考核等。

我们深知、铭记，对病人和身体的敬畏和爱护至高无上，始终不可有任何技术和器械的炫耀。我们不能，也不应该用一种方式完成所有的手术；也不刻意追求"无开腹的手术圆满成功"。

NOSES告诉我们，外科手术是一门艺术，是一门哲学。它还有趣地告诉我们，一切不可能都可能变成可能。真、善、美不仅是外科学的根本目标，也是外科医生的精神和修养坐标。

从NOSES中学习很多，赘言以上，权作为序。

郎景和

辛丑之春

序 三

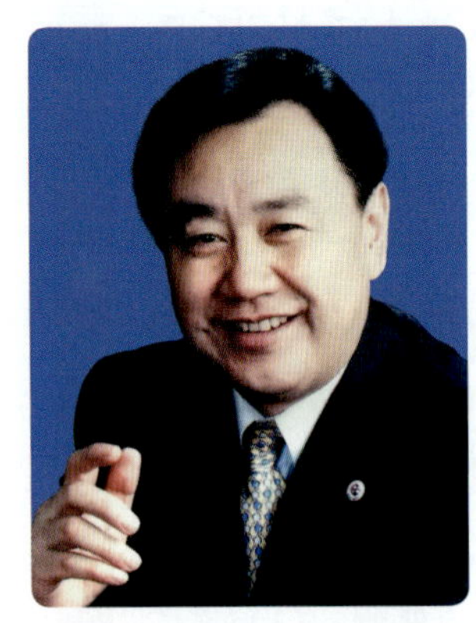

樊代明 中国工程院院士

随着整合医学理念的不断发展完善，不同学科之间产生的融合也越来越紧密。而经自然腔道内镜手术（NOTES），这种全新的微创技术方法，在整合理念的推动下，实现消化内科与外科的有机整合，并逐步成为当前消化内镜医师和腹腔镜外科医师共同关注的热点。

据我了解，为了实现 NOTES 技术和理念的系统化，王锡山教授进行了一系列的探索，并且开创了很多极具挑战性的工作。2010 年，王锡山教授的团队率先完成了国际首例经阴道直肠癌 NOTES，该术式填补了 NOTES 在结直肠肿瘤领域中的空白。虽然一系列技术瓶颈和客观因素限制了 NOTES 的推广和普及，但是锡山教授并没有止步于此。通过对 NOTES 理念的深度剖析，结合外科技术平台的优势，NOSES 的概念应运而生，并且建立了一套完整的理论体系，且仍在不断完善和补充当中。

本版书的内容与前几版相比让人耳目一新。本书在系统介绍经自然腔道取标本手术的同时，也将整合理念潜移默化地融入其中。本次改版在前一版内容的基础上进行分割和整合，贯彻“横向整合”，在原有结直肠 NOSES 的基础上，还将胃肠外科、肝胆胰脾外科、妇科、泌尿科、胸外科等几个不同专业实现临床各学科之间的融合，并同时实现“纵向对接”，达到知识之间的融通。与此同时，经自然腔道取标本手术技术本身也是整合理念的完美体现。患者在避免传统手术腹部切口的同时，获得更好的生活质量和治疗体验，这也体现出医生不仅要看“病”，更要看“病人”的整合思想，同时也渗透了医学、心理学、社会学，甚至与艺术等不同领域之间的巧妙融合，进而从深层次和新思路去认识并治疗疾病。此外，本书充分利用纸质版和数字版内容的整合，对自然腔道取标本手术技术进行全方位展示，具有一定的先进性和实用性。

本书的问世，预示着经自然腔道取标本手术进入了全新时代，经历过一个由分到合的全新蜕变，该技术也必将走向成熟，让更多的专家学者重新了解认识并开展这一技术，经自然腔道取标本手术的发展也定将提升至一个新高度。我相信，在本书的影响下，我国经自然腔道取标本手术一定能在内科、外科两个领域大放异彩、大有作为。

樊代明

2021 年 6 月

序　四

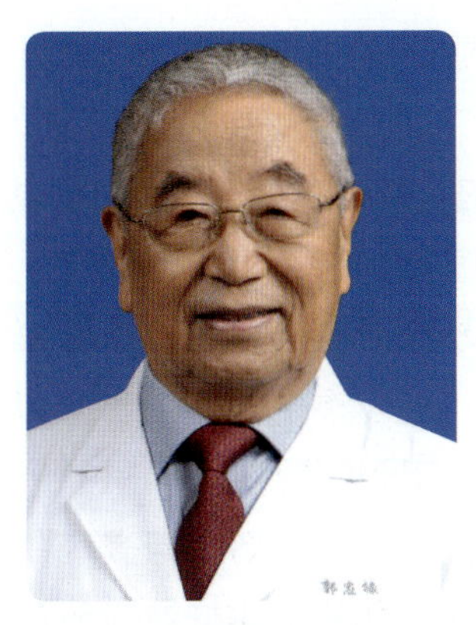

郭应禄　中国工程院院士

近几年来，经自然腔道取标本手术（NOSES）从一颗新星逐渐成为微创领域的热议话题。随着其规范性和体系的不断完善，更多医生开始尝试与开展这项技术。它不仅在胃肠外科、妇科等领域得到了广泛应用，也同样是我们泌尿外科关注的一个焦点。

早在1993年，国外学者首次报道了经阴道取出标本的腹腔镜辅助肾切除术，开启了经自然腔道取标本手术在泌尿外科的探索之路。到2007年，第一台经自然腔道内镜（NOTES）下肾切除术成功实施，直至2010年，首例经阴道纯NOTES肾切除术得以完成。但受到器械、技术难度及适应证的限制，NOTES在泌尿外科的开展受到很大制约。

经过不断的实践与思考，王锡山教授逐渐建立并完善了NOSES理论体系，弥补了NOTES的不足，同时兼具良好的操作可行性和微创性。从技术操作层面来讲，NOSES仅需要常规腹腔镜设备即可开展，手术难度适中，适应人群广泛，这使得NOSES易于推广和普及；从微创层面来讲，NOSES保持着NOTES“无瘢痕”的微创效果，无腹壁切口，患者疼痛轻、恢复快，被称为“微创中的微创”。

邢念增教授从事泌尿外科微创治疗工作多年，在国内及国际上取得了诸多成绩。近些年，他开始尝试将NOSES技术运用到泌尿系统肿瘤的治疗中。在第3版书中，他全面展示了“经阴道NOSES女性前盆腔脏器切除术”及“经阴道NOSES女性保留子宫及双附件的膀胱切除术”两种技术，让读者对泌尿肿瘤NOSES有了一定的了解。在第4版书中，我们会将加入更多关于泌尿系统NOSES的内容，通过详尽的文字和高清的图片让大家进一步认识NOSES在泌尿肿瘤中的应用。

NOSES不仅是一种理念，更是一个理论体系。很多专业的NOSES都很成熟，必将造福更多患者。我乐为本书作序，并推荐给全国的学者和同道。

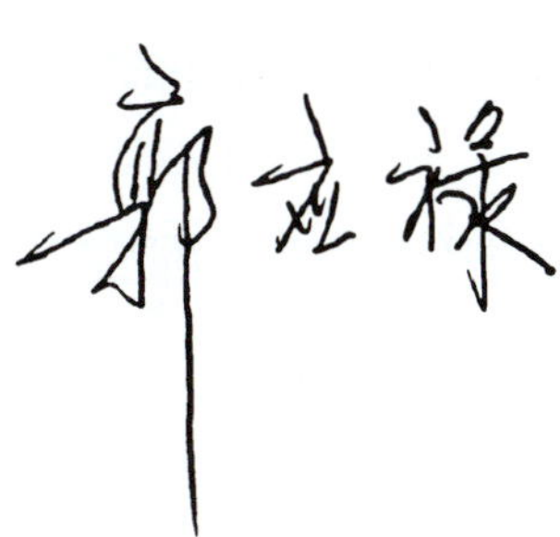

2021年6月

序　五

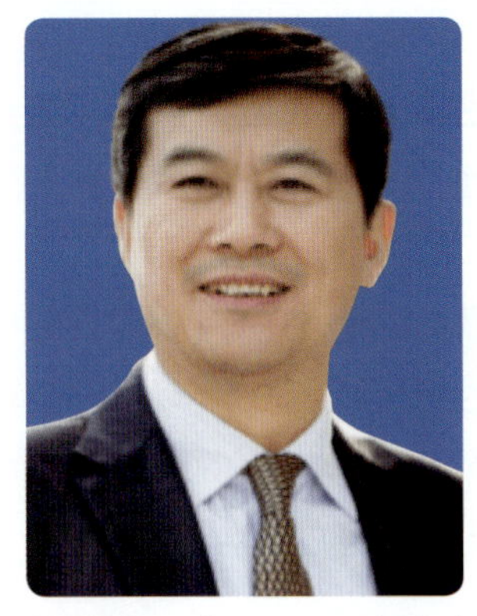

董家鸿　中国工程院院士

非常高兴收到王锡山教授的邀请，为其书《经自然腔道取标本手术学》第 4 版作序。

近年来，腹腔镜技术在外科领域引起了一场全新的变革。在此背景下，无论是胃肠外科还是肝胆外科，均取得了前所未有的发展和突破。NOSES 作为一个创新的微创手术，现已在胃肠外科领域广泛推广和普及，在肝胆外科也被逐渐关注，并具有很大的推广潜力和发展空间。

如今，王锡山教授将这一外科技术发展为一套完整的理论体系，并编撰了一系列外科学专著，并且还能不断再版更新，这对于一项外科技术的普及与推广具有重要价值与意义。作为一名肝胆外科的医生，我为我们外科界有这样具有创新精神的医生而高兴和自豪。

NOSES 是中国外科医师的杰作，它不仅要造福中国患者更应为全人类解除或缓解痛苦贡献中国外科医生的智慧和中国方案、中国技术。为了扩大 NOSES 的国际影响力，规范 NOSES 在国际领域的开展，加深国际间 NOSES 领域的交流与合作，《经自然腔道取标本手术学》第 1 版还被译为英文版，并由国际最大出版商斯普林格公司、人民卫生出版社联合出版发行，第 2 版英文专著问世后，在国外热卖，多达 14 000 册，这成为 NOSES 技术走出国门、走向世界的“中国名片”。同时，该专著还被国外著名专家译为日语、韩语、俄语、法语、越南语五种语言，并在国际外科领域广泛推广，向“一带一路”国家传播。这对中国医师自主创新的 NOSES 传向世界具有极为重要深远的意义。

《经自然腔道取标本手术学》第 4 版，在前 3 版的基础上，更加丰富了 NOSES 在结直肠肿瘤外科治疗过程中的应用，增加了单独的篇章详细介绍了 NOSES 在肝胆胰脾肿瘤方面的应用和具体手术操作。

微创手术在外科治疗过程中已经被广泛应用，这种治疗方式避免了手术过程中的大开大合，依靠先进的设备和微创技术使手术更加简单化，减轻了外科医护人员的劳动强度，更重要的是也减轻了患者的痛苦，患者术后腹壁仅有几个微小的戳卡瘢痕，为患者带来了非常好的就医体验，减轻了痛苦，缓解患者心理压力。从长期结果看，患者不良的心理暗示也消失了，进而更加有利于患者回归社会。

微创外科的发展无疑使传统外科发生了一场深刻的技术革命，为肿瘤的外科治疗打开了一片新天地，这也要求我们医护人员要与时俱进，学习新技术、新方法，为解除和缓解病患痛苦、提高他们的生活质量而努力。

董家鸿

2021 年 7 月

第 4 版前言

又是一年萱草破土、迎春花开、喜鹊枝头叫。望着书桌上厚厚的《经自然腔道取标本手术学》书稿，心中自有欢喜与自豪，思绪万千、感慨颇多。一年多来，新冠病毒肆虐。病毒虽小，它却检验了医者的担当与责任，更检验了人性的光芒，也让我们悟出一个道理，“实力是唯一的话语权，实干是唯一的兴邦路”。

一、缘由

中国 NOSES 人是一群有实干精神又有家国情怀的专家。众所周知，实力靠积累，实干是关键。2020 年 10 月在韶山，中国 NOSES 联盟各主要负责人商议决定，在建党 100 周年来临之际做两件事：一是开展中国胃肠 NOSES 百场公益学术活动——红色之旅，服务基层百姓、感受革命传统、领略红色基因、创新共同发展；二是在第 1 版、第 2 版、第 3 版《经自然腔道取标本手术学》专著的基础上，撰写涵盖胸腹盆腔肿瘤内容的第 4 版专著，向中国共产党 100 周年华诞献礼。

二、精进

自第 4 版专著编写启动后，全国专家热情很高，积极献言献策，使得第 4 版专著内容全面涵盖了结直肠外科、胃肠外科、肝胆胰外科、胸外科、泌尿外科、妇产科、甲状腺外科和消化内科。同时，专家们不满足常规的 NOSES，随着技术与经验的积累，开展了很多疑难复杂的 NOSES，比如经自然腔道取标本的胰十二指肠切除术、右半结肠联合胰十二指肠手术多脏器切除术，很好地丰富了本书内容。为更好地阐述 NOSES 相关手术概念及理论体系，本书将类 -NOSES 和借道 NOSES 独立成篇，便于引领和规范 NOSES 相关技术的开展和普及。更为可喜的是，书中很多中国学者率先开展的创新 NOSES，填补了国际外科领域的空白。此外，将专家经验集锦进一步归类，以务实求真的精神撰写每一个技术及术式，力争将 NOSES 精髓传递给每一位读者。因此，最终呈现给读者的是一部包含 12 篇 85 章的外科巨著，也称得上是 NOSES 的百科全书。

三、发展

NOSES 在中国发展如此之快，它是历史的产物，也是社会心理医学发展之必然。中国腔镜发展 30 年，专家技术水平不但不断提升，而且不断创新。大家已由起始阶段的创新炫技发展到当下的理性规范、务实求真。自 2017 年成立中国 NOSES 联盟和中国医师协会结直肠肿瘤专业委员会，应该说 NOSES 真正进入了科学、规范、健康、有序的发展阶段。通过集体智慧，中国 NOSES 人大有“创新心高洁，山高我为峰”的意境，更有登高望远的眼界和海纳百川的胸怀。面对质疑是不断改进与完善，同时完善无菌、无瘤操作，使 NOSES 进入一个几近完美的状态。NOSES 人以组织建设为保障，在技术推广上以学术专著为蓝本、以规范指南为导向、以手术示教为典范、以学术会议获共识、以小班实践为抓手、以网络传播来推进、以国际大赛为平台、以国际会议为载体，共同发出“中国好声音”。通过微信调查，开展 NOSES 的医生有近千人。通过大数据平台统计，开展 NOSES 的医院有 373 家，遍布 29 个省(自治区、直辖市)。这些数字生动反映了 NOSES 成功的道理，也是发展之快的缘由。

四、未来

众所周知，结直肠手术术式构成需要五个要素，即手术入路、肿瘤肠管切除范围、淋巴结清扫程度、消化道重建方式以及标本取出方式。若想创新，一定从这五要素中寻求变量，以达目的。创新是未来发展主旋律。NOSES 从手术入路和取标本方式上找到变量之创新点。第一，从医生的角度看，随着医生技术的提高，当肿瘤切除和重建已不是技术壁垒时，NOSES 可以为医生带来创新的成就感，又不增加技术操作困难，所以 NOSES 是医生的努力方向。第二，对患者而言，对于手术的体验，就是感受到疼痛和看到手术切口。

NOSES 避免了患者这两点不适体验。同时腹壁功能障碍少、美容效果好、心理影响小、精神压力轻、有良好的社会心理暗示作用，患者建立自信，有利于康复和回归社会。因而从患者的角度，NOSES 是他们的选择，也是未来之方向。第三，NOSES 是观念问题不是技术问题。这也符合人类医学认识过程。从 20~30 年前人们对腔镜的不接受甚至诋毁，到现在普遍接受而力争采用，就是例证。郎景和院士读本书第 3 版后写道："天赐恩宠三腔道，人与自然有通途。"我们利用自然腔道取标本有何不可，况且它非常符合患者一无痛、二无疤、三隐蔽之要求，因此，事实能改变人们的观念，正确面对自身的机体器官，也一定会理性接受 NOSES 之未来发展。第四，从开展专业看，目前开展 NOSES 的专业，不仅有结直肠外科，还有胃外科、肝胆胰外科、胸外科、甲状腺外科、泌尿外科、妇产科和消化内科等，一定有共性相通之处，存在的共性与个性也同样证明 NOSES 是未来的发展方向。第五，从开展现状分析，开展 NOSES 的专家越来越多，开展 NOSES 的医院越来越多，分布的地域越来越广。从 NOSES 的数据分析，NOSES 近期效果好，没有增加并发症发生率。因此，从发展趋势上，NOSES 是未来发展方向。第六，器械研发是未来重点。医学进步依赖光学、电学、器械学和工程学，甚至美学，腹腔镜平台的发展促进了微创外科的发展。手术术式的创新依赖于手术平台建设与发展，包括能量平台、器械平台、视觉平台。现在已经有专家开发、发明、研究 NOSES 相关的器械、设备和耗材，相信器械设备的研发会更加促进 NOSES 未来之发展。

NOSES，从一个术式到一系列术式，从一个专业到几个专业，从第 1 版 NOSES 专著到第 4 版，从第 1 版、第 2 版英文 NOSES 专著到俄罗斯 Petr V. Tsarkov 教授译成俄文版，从韩国 Ho Kyung Chun 教授译成韩文版到日本 Atsushi Nishimura 教授译成日文版，从法国 Joel Leroy 教授译成法文版和越南语版，让我们感觉到 NOSES 是理念与技术的融合，灵感与实践的碰撞，是传统与动力的互助，是规范与创新的相约，更是发展与祝愿的前行。NOSES 已经形成一个完整的理论体系，它凝聚了国内外专家们的辛苦付出、智慧成果以及无畏的奉献，它更将开启我们微创的新时代。

五、感恩

在第 4 版 NOSES 付梓之际，心存感动与感恩。感恩患者对医生的信任与信赖，道中有道 NOSES，医患共享幸福道。感动所有编者的执着追求，把患者的要求当成自己的追求，患者受益是王道。每一位编者的奉献构成了本书的精彩呈现。尤其感谢赫捷院士的大力支持，也感谢郑树教授、郑民华教授、陈孝平院士、樊代明院士、郭应禄院士、郎景和院士、董家鸿院士的亲切指导与支持。在此一并致以真挚的感谢。

NOSES 是医生的杰作，更是患者的福音。

它是中国的，更是世界的。

2021 年 3 月 14 日

第1版前言

在《经自然腔道取标本手术——结直肠肿瘤》成稿之际，我望着办公室窗外的护城河，沉思良久，浮想联翩，伏案提笔，却又不知从何处写起。此书是理念与技术的融合、是灵感与实践的碰撞、是信任与动力的互助、是规范与创新的相约，还是发展与祝愿的前行？从一种术式到一系列术式，以至于形成一种理论体系，走过怎样的心路历程，如何完善经自然腔道取标本手术（NOSES）十种术式，在此愿与读者分享。

理念与技术

事实上，外科的发展历程，是一个不断完善发展的过程。理念与技术是相互促进的，理念推动着技术完善，技术创新又改变着理念。麻醉、输血以及抗生素的应用，这些里程碑事件使得外科医生逐渐从血腥的场面回到精雕细刻的技艺层面；电刀、吻合器的发明，提升了外科医生的技巧；腹腔镜、超声刀的诞生，改变了外科手术的入路，从微创手术到肿瘤的功能外科，无不体现外科医生的追求与梦想。当2007年法国医生完成世界第一例真正意义上的NOTES——经阴道胆囊切除手术，我就在想如何经自然腔道完成肠道的手术。经过了两年多的酝酿，其间在脑海中无数次构想手术过程，以及不断地否定和修正自己的设想，于2010年6月和8月分别完成了两例经阴道直肠肿瘤切除术，手术距今已近6年，通过检索证实此手术是世界首例直肠癌NOTES。当时手术的成功极大地鼓舞了自己，让我充满了信心与自豪感。但很快又回归到理性——如果一个技术单中心开展不多，向外推广困难，其他医生无法学会，那就不是一种适宜推广的好技术。NOTES受到适应证及器械设备等诸多因素限制，只适合在研究型医院审慎开展。

灵感与实践

在后来的日子里，我也在不断思考，如何做才能既使手术创伤小、功能障碍少又可达到美容的目的。就这样到了2013年6月26日，当天要为一位在韩国读研究生的25岁女孩做手术。凌晨两点，梦中醒来，于是就构想着当天的手术：为这个25岁的女孩做一个NOTES吧！既美观，又符合孩子和家长的心愿。但我马上又否定了自己的想法，因为女孩尚未结婚生子，经阴道入路行NOTES，万一影响到孩子生育就不好了。我马上想到能否把肿瘤肠段在体内切除，然后经直肠肛门拖出，随即将此想法写在纸上，后来经过全科一上午讨论，使这台手术顺利完成。这对我本人及团队而言无疑是莫大的鼓励。在之后的半年时间，我们完善了直肠上、中、下段肿瘤经直肠取标本的手术，并取名“类-NOTES”，即接近NOTES效果或与之相似之意，并出版了三套国家卫生计生委医学视听教材。后来在2014年8月19日，也是凌晨两点醒了，就想到右半结肠切除如何在腹腔镜下完成吻合，设计了步骤，并记录在手机的记事本上。当时很兴奋，辗转反侧，躺下之后又起床，我想，既然右半结肠可以经阴道取出，那么直肠中段、上段也可以经阴道取出。这样就把六个术式记录在手机记录本上。躺下后再次起床，想到左半结肠也可以这么做，就这样一夜记录了七个术式。有了灵感后，经过日后不断的实践与完善，才逐渐产生“类-NOTES”系列手术。到目前为止共完善十种结直肠肿瘤“类-NOTES”术式。

信任与动力

在这些术式完善过程中，患者及家属的信任是行医者最大的幸福，是行医者成就感的源泉，也是我们追求完美手术、造福患者最大的动力。记得第一位NOTES患者家属为我们送来写有“腹部无疤去癌魔，世界首例堪称奇”的锦旗以及第一例“类-NOTES”（现在命名为NOSES Ⅳ式）患者送来用中文和韩文书写的“妙手扶桑梓，微创攀新峰”牌匾并要求合影留念时，行医者的自豪感和成就感油然而生。医生超负荷工作、加班学习充电、助健康之完美是那么值得。医学的发展与进步离不开医务人员的努力，更离不开患者的信任理解和奉献。

规范与创新

任何一个新术式的诞生都经历着艰辛的创新过程，同时也应符合医学发展的基本规范，应该是在规范中创新、在创新中务实、在务实中求真、在求真中前行。纵观医学史，近三十年发生着突飞猛进的变化，抗生素应用规范、输血规范、麻醉和重症医学进步带来的新规范、器械设备不断推陈出新以及加速康复外科理念等都为创新创造了条件。创新应是在变革中完善的过程，如人们追求 NOTES，在努力的过程中产生 pre-NOTES、pure-NOTES、hybird-NOTES。因此，本系列术式最初称为“类 -NOTES”，后来根据特点称之为 NOSES。本书介绍的十种 NOSES 术式，包括了手术的名称及其编号顺序，就是一个不断改变、不断完善的过程。结直肠肿瘤经自然腔道取标本手术特点有三：①腹部无辅助切口；②经直肠或阴道取标本；③不同部位消化道重建方式不一。当我们把全结肠标本完整地经肛门取出的时候，我们感到不可思议，十分震撼，这也颠覆了我们原有的实践经验。其实“我们现有的知识和经验以及惯性思维模式是我们创新的最大敌人，有时也是我们否认别人创新的理由”。在术式发展过程中不回避质疑甚至是否定，如无菌术和无瘤术的应用（书中详细阐述），听取各方意见，来不断完善、发展和建立 NOSES 的理论体系。

发展与祝愿

中国的结直肠癌发病率、病死率还是呈上升趋势，但随着人们防癌意识的增强，早期结直肠癌患者数目不断提升。就目前状况，我们做了单中心回顾性分析，结果表明适合行 NOSES 的病例可占 30%~40%。由于腹腔镜技术已经普遍推广和掌握，因此只要掌握经自然腔道取标本的手术技巧和重建方式，并严格把握适应证和禁忌证，就一定可以将此系列术式广泛开展。事实上，目前国内很多同道已开展了 NOSES 相关的工作，无论是他们电话告知，或是微信宣传，还是在会议中的学术报告，都令我兴奋不已。我想 NOSES 一定有广阔的发展空间，再加上很多同行的鼓励，因此决定将 NOSES 撰写成书，与大家交流分享，进行更深层次的探讨和修正，进而与全国同道共同发展、完善 NOSES，从而造福更多的患者，让更多的患者感受到“微创中的微创”技术为他们带来的益处。对患者而言，不是医生会做多大的手术，而是患者病情适合做多大的手术更为重要，切忌为了技术而技术。

感谢赫捷院士、郑树教授、郑民华教授对本书的巨大支持与鼓励，让我们有信心将此技术编撰成书，发行推广。感谢中国医学科学院肿瘤医院结直肠外科和哈尔滨医科大学附属第二医院结直肠肿瘤外科的同事以及我的学生们，他们利用业余时间整理资料、剪辑视频、修改书稿，为保证本书顺利出版付出了辛劳。

展望未来，NOSES 一定有更广阔的发展空间，望更多专家掌握 NOSES，分享 NOSES，发展 NOSES，提高 NOSES，完善 NOSES，共同再版本书，以造福更多适合的患者。

于《中华结直肠疾病电子杂志》主编室

2016 年 5 月 8 日

第 2 版前言

丁酉辞旧岁，戊戌迎新春。面对《经自然腔道取标本手术学——胃肠肿瘤》即将成稿之际，心中百感交集、感悟颇多。还记得曾在《经自然腔道取标本手术——结直肠肿瘤》(第 1 版)中写下："NOSES 是理念与技术的融合，是灵感与实践的碰撞，是信任与动力的互助，是规范与创新的相约，是发展与祝愿的前行。"如果说第 1 版书中 NOSES 在技术与理念层面还略显稚嫩，且仅局限于结直肠肿瘤，而第 2 版 NOSES 的视野则更宽了，范围更广了，概念与内涵也更加丰富了，且将 NOSES 上升为一种更为完善的理论体系，这也标志着胃肠微创外科步入一个新时代。

在中国 NOSES 联盟中，每一位外科医生都是不凡的。自 NOSES 联盟成立以来，他们勤奋好学、态度认真、敬畏生命、呵护患者，用"博学之，审问之，慎思之，明辨之，笃行之"来形容再恰当不过。在 NOSES 联盟微信群里，大家共同分享 NOSES 的成功，也探讨 NOSES 面临的挑战，大到 NOSES 的理念与价值、卫生经济学、社会心理学等问题，小到 NOSES 的每个手术细节、技术经验和操作难点。"一个好的外科医生敢于否定自己的那天，才真正成长起来"。中国 NOSES 联盟成员都真正成长起来了，由于敬畏生命，所以才认真对待技术，对于 NOSES 学习班的欢迎，对于中国 NOSES 巡讲的热衷，联盟成员彼此坦诚相待，毫无保留，齐心协力，共同分享、完善、提高 NOSES。联盟成员更是做到了"用欣赏的眼光看待别人成绩，用挑剔的目光看待自己的不足"，正是大家的鼓励、努力、奉献，致力于共同发出中国好声音，这才有了第 2 版 NOSES 专著面世的渊源。

《经自然腔道取标本手术学——胃肠肿瘤》(第 2 版)是在《经自然腔道取标本手术——结直肠肿瘤》(第 1 版)的基础上，完善了 NOSES 概念，丰富了 NOSES 内涵，在一些共性问题上，如无瘤术与无菌术、适应证与禁忌证方面进行了修订与完善。丰富了结直肠的术式，如就低位直肠癌 NOSES Ⅰ式完善了 A、B、C、D、E 五种方法，使不同的病情都有了相应的术式，从而使超低位保肛成为最大可能。事实上，联盟成员已开展了胃 NOSES 系列术式，包括经口、经肛、经阴道途径的 NOSES，但由于书籍版面有限，加之部分术式图片质量欠佳，不能将每种术式一一展现，但道理都是相通的，完成标本切除和消化道重建后，经自然腔道取出标本。同时，第 2 版 NOSES 增加了专家经验章节，大家非常感兴趣，方法众多，各有千秋，可以让读者集百家之长，了解更多 NOSES 的操作技巧。但不管何种技术，开展 NOSES 的核心仍是要遵循肿瘤的功能外科和损伤效益比原则，也就是要把患者的利益放到第一位，切忌为了技术而技术。

胃肠肿瘤 NOSES 的开展，不仅要基于外科医生成熟的腹腔镜操作技术和严格的手术适应证，更要遵守 NOSES 的共识与指南，尤其是对于年轻医师，只有这样才能保障 NOSES 健康有序地推进和发展。如果你认为 NOSES 的优势只是腹壁少了一个取标本的切口，你就真的"out"了。事实上，NOSES 不仅是体现在腹壁美容效果好，腹壁功能障碍少，患者疼痛轻，更能帮助患者忘记癌症这一痛苦的经历，更有助于患者建立信心，这也间接体现了心理学、社会心理学等诸多好处。此外，NOSES 也是快速康复外科理念的重要体现，该技术更适合病期早、病灶小的患者，所以无论是患者的短期疗效，还是远期预后，都是十分可观的，这也是一个"好上加好"的技术，不仅使医生具有成就感，也使患者更好地感受微创带来的益处。

展望 NOSES，它在现有的理论框架下，腹部很多脏器均可开展，胃肠自不必细说，肝左外叶切除经阴道取出标本、小肠肿瘤切除经阴道取标本、大的胆囊切除经阴道取标本、妇科肿瘤切除，NOSES 应该都是最佳选择。所以我们期待更多胃肠专科、肝胆专科和妇科的专家加入，积累发展完善 NOSES，我们也十分期待第 3 版 NOSES 专著的问世。

NOSES 是医生的杰作，更是患者的福音，它是中国的，更是世界的。

于《中华结直肠疾病电子杂志》主编室

2018 年 2 月 22 日

第 3 版前言

“岁月不居，时节如流”，面对第 3 版《经自然腔道取标本手术学——腹盆腔肿瘤》成稿之际，感慨万千，无数个画面浮现眼前。回想第 1 版《经自然腔道取标本手术——结直肠肿瘤》专著问世时的激动与兴奋，写下了“NOSES 是理念与技术的融合，灵感与实践的碰撞，信任与动力的互助，规范与创新的相约，发展与祝愿的前行”。尽管如此，也有些青涩。第 2 版《经自然腔道取标本手术学——胃肠肿瘤》拓宽了视野，丰富了 NOSES 的概念与内涵，建立了更为完善的 NOSES 理论体系。出版仅半年时间就已售罄，可以说第 2 版墨香犹在，我们全体 NOSES 人又顺利完成了第 3 版的编撰。

众所周知，21 世纪外科学的进步主要体现在微创外科和器官移植。而何为微创？广义的微创是一种理念，狭义的微创就是体现在手术入路和腹部小切口。NOSES 正是在这样的背景下提出的。既然切口不可避免，我们为什么不选择更隐蔽的，为什么不选择没有瘢痕的，为什么不选择疼痛更轻的，NOSES 的出现恰好满足了这几个要求。

面对 NOSES，我们必须要回答三个问题：1. What is NOSES？ 2. Why do NOSES？ 3. How to do NOSES？

首先，我们回答“What is NOSES？”。NOSES 的概念已在第 1 版及第 2 版专著中详细论述并丰富了内涵。开展任何一项新技术一定要概念清晰、定义明确，这是最基本的前提。NOSES 是指在腹盆腔内完成各类手术操作，手术标本经自然腔道取出的一类手术的总称，该手术包涵了腹盆腔内的所有脏器。事实上，NOSES 概念也经历了无切口、类 -NOTES 等概念逐步提高完善的过程，最后形成科学的定义。但实践中总有些人混淆概念，为赶时髦而靠概念。比如很多医生称自己做了 NOTES，但真正的 NOTES 在临床中并不是很多。因此，外科医生应本着务实的态度去开展临床实践以及临床新技术的探索。本书理顺了 NOSES、NOTES 和 taTME 的概念以及它们的相互关系，这样更有利于技术的开展、提高与完善。

其次，我们回答“Why do NOSES？”。为什么开展 NOSES，要从两个主体，即患者和医生，来进行论述。对于患者而言，NOSES 有哪些好处呢？无切口给患者带来一种全新的手术感受，很多患者术后感到很神奇，没有刀口如何完成手术，而且痛感很轻甚至没有，腹壁功能障碍少，美容效果好，心理影响小，具有良好社会心理暗示作用，从而使患者建立了良好自信，这些特点均有利于患者快速康复与回归社会。对于医生而言，在行医过程中要有“两感、两追求”。“两感”即成就感和内疚感，“两追求”即外科医生要有立体的解剖思维和每一个动作都投射着智慧。当医生看到患者感觉好、恢复快，幸福感与成就感油然而生。因此，NOSES 这样的手术为医生带来成就感。医生是不断思考和创新的群体，患者的要求就是医生的追求，每个患者也是医生的考卷，同时，创新术式获得成功时就是医生最幸福的时刻。“道中有道 NOSES，全国专家齐悟道，医患共享幸福道，患者受益是王道”，可以看出医生为患者实施 NOSES 的真谛、幸福感及价值观，NOSES 人就是永远把患者的利益放在第一位。因此，患者和医生两个群体的感觉都是积极的、快乐的，这注定 NOSES 是最佳的手术方式，并会取得良好发展。

最后，我们还要回答“How to do NOSES？”。如何健康、有序、科学地开展系列术式，外科医生是关键，中国 NOSES 联盟每个成员，从学习、掌握、分享、提高、完善 NOSES，到推广 NOSES，造福患者，可以说是不遗余力地去奉献，当个别医生还沉醉在炫技阶段，而我们 NOSES 联盟成员已超越小我，站在行业发展的角度，乃至民族振兴的高度建言献策，为共同发出“中国好声音”而努力。他们用欣赏的眼光看待别人的成绩，用挑剔的目光看待自己的不足。中国 NOSES 联盟人的胸怀和眼界注定了我们“规范、创新、务实、求真、前行”，我们包容吸纳所有人，并认准 NOSES 是未来的发展方向与目标，所以 NOSES 快速蓬勃地发展起来了。

目前，我们成立国际 NOSES 联盟、中国 NOSES 联盟以及相关专业委员会，各省也相继成立联盟分会，这为 NOSES 的健康发展提供了强有力的组织保障。为了规范 NOSES 临床开展，在联盟全体成员的努力下，先后制定了中国 NOSES 专家共识和国际 NOSES 专家共识，让 NOSES 有理可依、有据可循。此外，以中国 NOSES 联盟和《中华结直肠疾病电子杂志》为学术平台，开展国际 NOSES 学术会议、中国 NOSES 巡讲、NOSES 学习班、NOSES 演示、专家研讨会等系列学术活动，极大程度地推动 NOSES 的临床普及，并且造福更多患者。英文版、韩文版、日文版及俄文版 NOSES 书籍的相继出版将会促进 NOSES 的国际推广与交流。

在 NOSES 理论影响下，结直肠、胃、小肠、泌尿、妇科及消化专业开展了这种“微创中的微创”手术。在前两版专著的基础上，结直肠 NOSES 不断增加新术式。如右半结肠联合胰十二指肠切除术经直肠取出、右半结肠切除经直肠取出，侧方淋巴结整块扩大清扫术在 NOSES 中的应用，多脏器切除在 NOSES 中的应用等。消化道切除与重建技术基本成熟，取标本途径的选择是个理念问题，不是技术问题。此外，在第 3 版专著中，胃 NOSES 的手术方式也得到进一步完善。泌尿外科与妇科医生的加盟拓展了我们的视野，改变了我们的理念。消化内科医生关于 NOTES 的实践更让我们耳目一新、刮目相看。事实上，所有质疑 NOSES 的声音均是没开展过创新手术的人，只有实践才能出真知。过去本人也曾反对右半结肠标本经直肠取出的手术方式，但经实践后感觉也没那么可怕。腹壁切口、直肠切口、阴道切口都是切口，而人体是完美的，每个创口终究会愈合的。因此，开展 NOSES 一定要遵循肿瘤的功能外科理论和损伤效益比理论，并做到“一个核心、两个原则、三个法宝、四个技术”。

我们坚信 NOSES 是外科学发展的方向，将来各专业也会出版自己的 NOSES 专著。NOSES 三部专著的顺利编撰离不开所有编者的智慧与艰辛，离不开赫捷院士、郑树教授、郑民华教授、陈孝平院士、樊代明院士、郭应禄院士的指导与支持，在此致以真挚的感谢。

NOSES 是医生的杰作，更是患者的福音，它是中国的，更是世界的。

于《中华结直肠疾病电子杂志》主编室

2019 年 2 月 11 日

目 录

第一篇　NOSES 总论

第二篇　结直肠肿瘤 NOSES

第三篇　胃肿瘤 NOSES

第四篇　肝、胆、胰、脾肿瘤 NOSES

第五篇　肾、膀胱肿瘤 NOSES

第六篇　子宫体、子宫颈肿瘤 NOSES

第七篇　罕见、疑难 NOSES

第八篇　联合脏器及多脏器切除 NOSES

第九篇　经自然腔道内镜手术

第十篇　类 - NOSES 与借道 NOSES

第十一篇　NOSES 常见并发症及处理

第十二篇　NOSES 专家经验集锦

附　录

资源目录

● 视频

- **动画**

第一篇

NOSES 总论

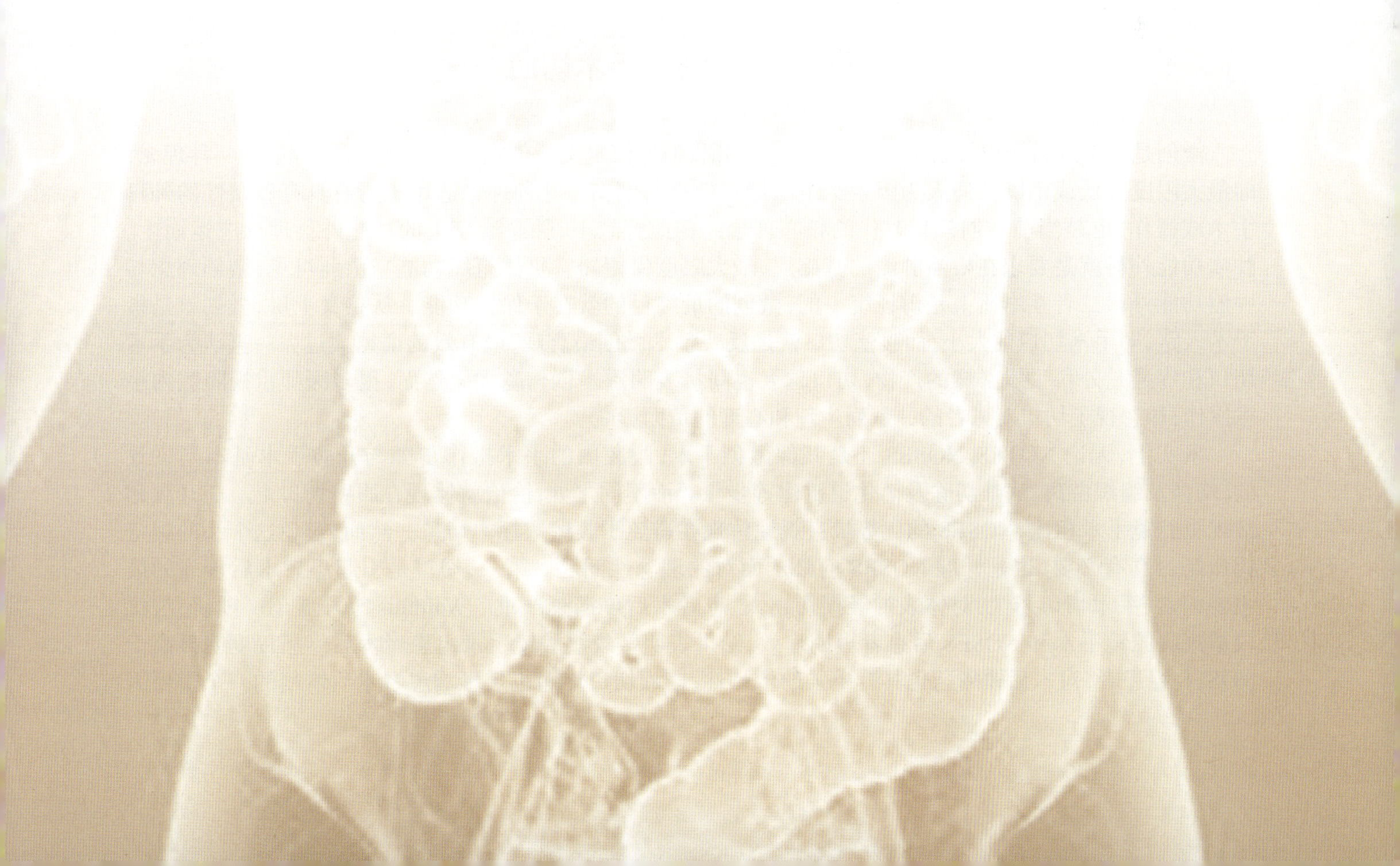

第一章 概 论

随着微创理念的深入人心和外科技术的飞速发展，如今的微创外科已经毫无争议地成为当下外科舞台上的耀眼新星。腹腔镜技术开始代替大部分开腹手术，逐渐成为外科治疗的常规手段；机器人技术已慢慢揭开神秘面纱，走下神坛被更多外科医师掌握；经自然腔道内镜手术（natural orifice translumenal endoscopic surgery，NOTES）颠覆了人们的传统观念，让微创手术走向“无切口”的极致；3D 腹腔镜技术、单孔腹腔镜技术、手辅助腹腔镜技术、经肛门微创外科技术等各种微创技术均在临床中广泛应用和开展。这也昭示着如今的外科领域已真正地步入了一个百花齐放、百家争鸣的新时代。

近年来，经自然腔道取标本手术（natural orifice specimen extraction surgery，NOSES）作为微创外科的一名新秀，在众多的微创外科技术中异军突起，逐渐引起国内外学者的广泛关注和热议。众所周知，NOSES 巧妙地结合了 NOTES 的“无切口”理念和常规腹腔镜技术的操作技巧，既表现出了完美的微创效果，又兼具良好的安全性和可操作性。目前，NOSES 不仅应用于结直肠领域，在胃、小肠、肝胆、胰脾、泌尿、妇科及胸部疾病的治疗中也开始逐渐推广普及，这也反映出 NOSES 具有的强大生命力和推广潜力。为了建立一个更为完整的 NOSES 理论体系，本书在第 1 版、第 2 版和第 3 版的基础上，整合了胸、腹、盆腔脏器的 NOSES、NOTES，同时又全面展示了 NOSES 相关技术的内容，包括类 -NOSES 与借道 -NOSES，进而为大家呈现一版更为系统、完整、翔实、规范、科学的 NOSES 专著。

第一节 微创与手术切口

微创是当下外科历史舞台上最流行的一个词语，但如何定义微创呢？从广义上讲，微创是一种理念，即最大限度降低或消除任何人为因素给组织器官带来的创伤。这种理念适用于所有具有侵袭性的外科手术或操作，也是当前微创外科时代的核心理念。在此背景下，肿瘤治疗中的功能外科理念应运而生。肿瘤功能外科就是要求在根治肿瘤的基础上，最大限度保留器官机体组织功能。由此可见，微创理念与肿瘤功能外科二者在本质上是辩证统一的，微创的最终目的就在于保留功能。从狭义上讲，微创就是指手术入路，即手术切口的大小，而腹壁切口就是反映手术微创最直观、最有效的证据。过去一直认为手术切口和疼痛是外科手术必然的产物，切口越大也间接表明手术创伤越大。然而，很多医师重视腹腔内手术操作，却忽视了切口对患者的一系列生理和心理的负面影响。

事实上，无论 NOTES、NOSES 还是其他微创手术，腹腔内的手术操作步骤与开腹手术基本是一致的，均涉及组织游离、病灶切除及消化道重建等步骤。而不同之处，恰恰就体现在腹壁切口上。与开腹和常规腹腔镜手术相比，NOSES 的优势最直观地体现在避免了腹壁取标本切口。然而，避免这个小的腹壁切口是否真有必要，也是开展 NOSES 前必须面对的理念性问题。第一，切口是引起患者术后疼痛的最主要因素，手术切口越大，对体表神经损伤越大，患者术后疼痛越严重。Wolthuis 等开展了一项研究，比较常规腹腔镜手术和 NOSES 后患者短期疗效，结果表明常规腹腔镜手术组患者术后疼痛程度明显高于 NOSES 组患者，对术后镇痛药也具有更强的依赖性，剧烈切口疼痛也是影响患者术后恢复的一个重要因素。第二，腹壁切口会增加切口并发症风险，包括切口感染、切口疝，甚至切口种植等。在术后恢复期，手术切口还会给患者带来恐慌、焦虑、烦躁等不良心理情绪，甚至引发患者全身状态改变，对患者术后恢复产生负面影响。第三，手术瘢痕长期牵拉刺激也会给患者带来不良的心理暗示，时刻提醒患者这段痛苦的经历。第四，手术切口也会直接影响患者术后的腹壁美容，尤其是对于未婚的年轻女性或从事特殊职业者，如舞蹈演员、健美教练等。

由此可见，手术切口绝不是一个可以被忽略的小问题，手术切口与患者疼痛、腹壁功能障碍、术后恢复情况、腹壁美容效果，甚至与对患者的长期社会心理暗示有密切关系。切口不仅是一种微创理念的直观体现，更代表了不同时代外科人对微创技术的不断追求和自我超越，同时也体现了"患者的要求就是医师的追求"的精神。基于此，笔者建议根据手术切口的大小对切口进行分类（表 1-1，图 1-1），为评估手术切口的创伤性提供客观参考依据。

表 1-1 手术切口分类

切口分类	切口长度	适用手术举例
微小切口	<2cm	腹腔镜戳卡孔、腹腔穿刺孔等
小切口	2~<5cm	阑尾切除手术、胆囊切除手术等
中切口	5~<10cm	手辅助腹腔镜下乙状结肠癌根治术等
大切口	10~<20cm	下腹外横内纵切口行直肠癌扩大根治术等
超大切口	≥ 20cm	右半结肠联合胰十二指肠切除术等

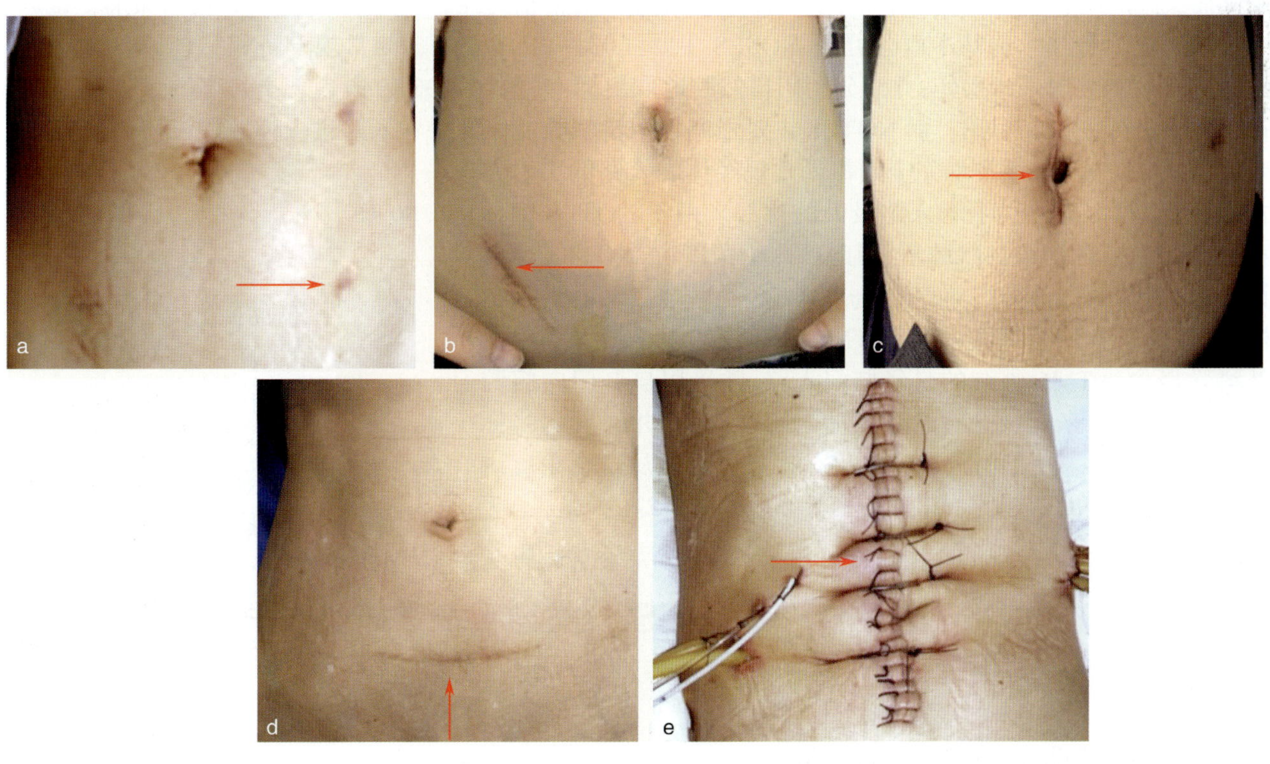

图 1-1 切口照片

a. 微小切口（NOSES 穿刺孔）；b. 小切口（阑尾切除手术）；c. 中切口（手辅助腹腔镜下乙状结肠癌根治术）；d. 大切口（下腹横行切口直肠癌根治术）；e. 超大切口（右半结肠联合胰十二指肠切除术）。

第二节 NOSES 命名与定义

近年来，在 NOTES 基础之上，通过结合不同器械设备和不同操作方法，一系列与 NOTES 相关的概念也逐渐被提出，如 pre-NOTES、pure-NOTES、hybrid-NOTES 及笔者之前提出的类 -NOTES 等。虽然命名的方法各有不同，但所有技术都是为了达到一个共同的目标，即最大限度追求微创效果、避免腹壁辅助切口、减少腹壁功能障碍。但由于目前经自然腔道手术命名复杂多样，导致在文献检索和学术交流时出现混乱。结合国际通用的表述方式及中文语言习惯，建议在国内将该技术称为“经自然腔道取标本手术”，英文表述为 natural orifice specimen extraction surgery，英文缩写为 NOSES。建议在国内外期刊发表经自然腔道取标本手术相关论文时，应使用统一命名，以便文献检索和学术交流。

那么何谓 NOSES 呢？其定义是使用腹腔镜器械、达芬奇机器人、经肛门内镜显微手术（transanal endoscopic microsurgery，TEM）或软质内镜等设备完成腹腔内手术操作（切除和重建），经自然腔道（直肠、阴道或口腔）取标本的腹壁无辅助切口手术。该手术与常规腔镜手术最大的区别就在于标本经自然腔道取出，避免了腹壁取标本的辅助切口，术后腹壁仅存留几处微小戳卡瘢痕。目前，可以开展 NOSES 的组织器官主要涉及结直肠、胃、小肠、肝胆、胰脾、食道、泌尿及妇科肿瘤等。

除 NOSES 以外，NOTES 与经肛全直肠系膜切除术（transanal total mesorectal excision，taTME）也是当下外科领域炙手可热的两个微创名词，这两种技术与自然腔道也有千丝万缕的联系，因此十分容易与 NOSES 混淆。明确这两种技术的定义及其与 NOSES 的关系，更有利于掌握 NOSES 概念。NOTES 定义是指经口腔、胃、结直肠、阴道、膀胱、食管等自然腔道进入腹腔、胸腔等，进行各种手术操作，包括探查活检、肿物切除、消化道重建、心包膜开窗等操作，NOTES 的特点是体表无任何可见瘢痕，所有手术操作均经自然腔道完成。taTME 定义是利用 TEM 或 TAMIS 平台，采用“由下而上”的操作路径，并遵循 TME 原则而实施的经肛腔镜直肠切除手术。taTME 的特点主要概括为经肛逆向操作、腹壁无切口瘢痕。

从以上三种技术的基本概念可知，NOSES 主要强调将“无瘢”理念与常规设备相结合，通过经腹入路完成常规腹腔内手术操作，并充分利用自然腔道取出标本，因此 NOSES 既表现出良好的微创效果，也符合外科医师的操作习惯。而 NOTES 主要强调采用自然腔道作为手术入路进入体腔，并进行各种诊断或治疗相关的操作，该技术完全颠覆了常规经体表入路的手术方式，这也是对常规外科手术入路极大的挑战。由于 NOTES 中标本取出的途径也是经自然腔道，因此从这个角度讲，NOTES 也应算作 NOSES 的一部分。NOSES 与 NOTES 是两个广义的外科学概念，适用于各种组织器官，而 taTME 则是仅局限于直肠的狭义外科学概念，taTME 强调的是经肛门入路，并采用自肛门向腹腔的“逆向”操作来完成全直肠系膜的游离和切除，并经肛门将标本取出，该手术采用肛门入路完成手术操作，因此，从这个角度讲 taTME 应该是 NOTES 的一部分。三者关系见图 1-2。

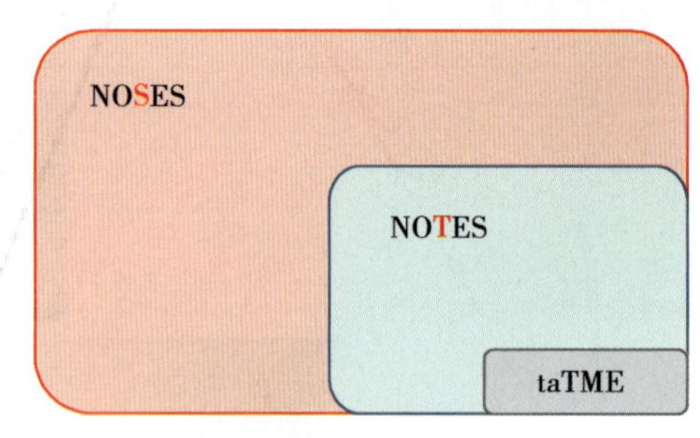

图 1-2 NOSES、NOTES、taTME 三者之间的关系

第三节 NOSES 分类与手术方式

【NOSES 分类】

根据取标本的不同途径，NOSES 主要分为三种，即经直肠 - 肛门取标本 NOSES、经阴道取标本 NOSES 及经口取标本 NOSES（图 1-3）。具体的手术名称依据器官、手术方式及取出标本的方式而划分。

比如经直肠 - 肛门取出标本有三种情况：①经直肠断端途径直肠 - 肛门取出；②经直肠前壁切口途径直肠 - 肛门取出；③经肛门取出，表明直肠肿瘤位置较低，在命名上强调低位。经口取标本的 NOSES，包括袖状胃切除术、胃间质瘤切除术、肝活检术、胆囊切除术等。但一定要严格把握适应证。

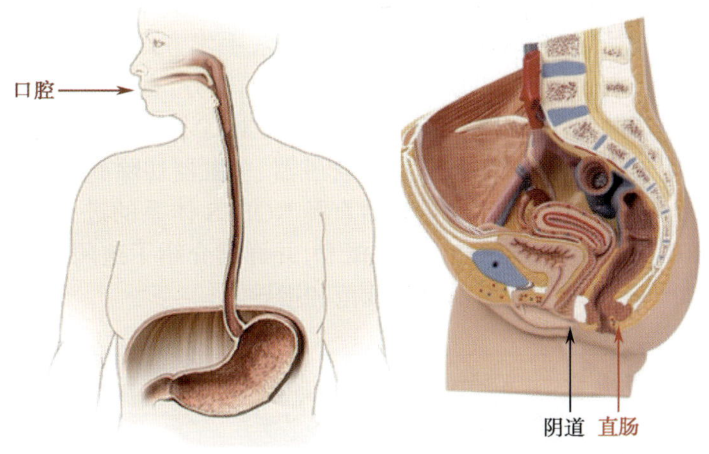

图 1-3 取标本途径示意图

根据取标本的不同方式，NOSES 又可分为三类，分别是标本外翻体外切除（外翻切除式）(图 1-4)、标本拉出体外切除（拉出切除式）(图 1-5)、标本体内切除拖出体外（切除拖出式）(图 1-6)。不同手术方式具有不同的操作特点和技巧，但影响术式选择的决定性因素就是肿瘤位置。在结直肠 NOSES 中，外翻切除式主要适用于低位直肠肿瘤，拉出切除式主要适用于中位直肠肿瘤，而切除拖出式的适应范围最为广泛，包括高位直肠、乙状结肠、左半结肠、右半结肠及全结肠。除结直肠以外，其他组织器官的标本取出方式都是采用切除拖出式。

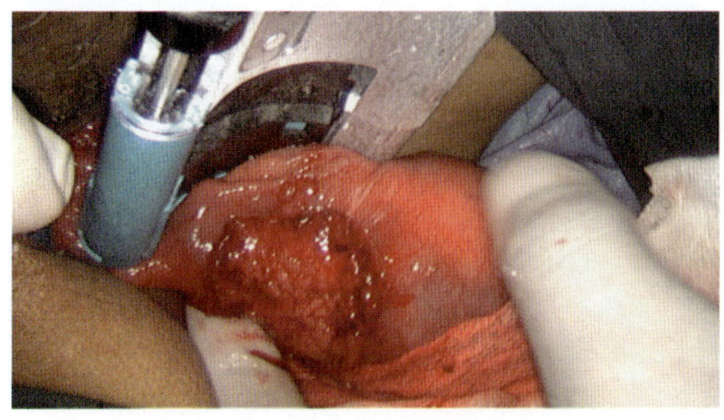

图 1-4 外翻切除式

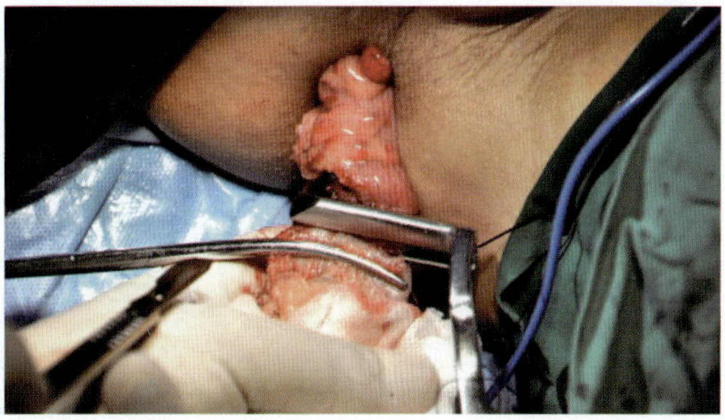

图 1-5 拉出切除式

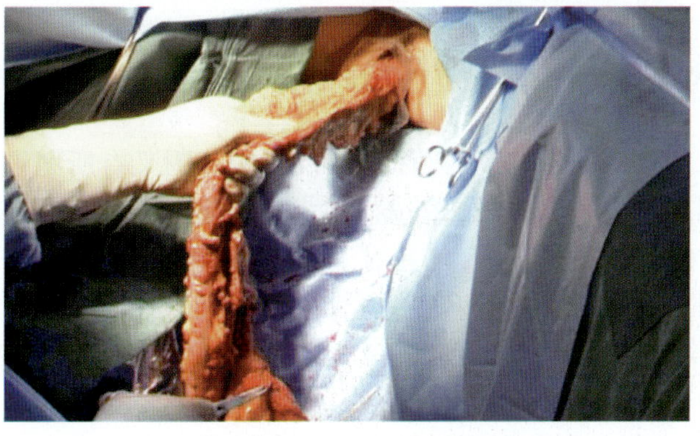

图 1-6 切除拖出式

【NOSES 手术方式】

1. 结直肠肿瘤 NOSES 手术方式 随着对 NOSES 认识的不断加深，在前 3 版的基础上，本书中的结直肠部分增加了很多新术式。NOSES Ⅰ式加入了新内容，手术方式扩充为 7 种（A~G 法），NOSES Ⅱ式和Ⅲ式的术式也进行了改良，分别扩展更新为 B 法。在结肠部分，右半结肠增加了 NOSES Ⅷ式 C 法，即经结肠取标本的右半结肠切除术。具体的手术方式详见表 1-2。同时，在疑难罕见 NOSES 部分融入了横结肠 NOSES（经直肠及阴道取标本）及多种复杂联合脏器、多脏器切除 NOSES，尽管这些 NOSES 术式在临床中很少开展，但作为一种外科技术，也是对结直肠 NOSES 体系的进一步补充和完善。同时，第 4 版专著也提出了类 -NOSES 和借道 -NOSES 的相关概念，并详细介绍了这两种技术在胃肠肿瘤手术中的操作规范和技术细节，可对临床开展类似手术给予规范和指导。

表 1-2 结直肠肿瘤 NOSES 命名

术式简称	手术名称	取标本途径	肿瘤位置
CRC-NOSES Ⅰ式（A~B 法）	腹部无辅助切口经肛门外翻切除标本的腹腔镜下低位直肠癌根治术	肛门	低位直肠
CRC-NOSES Ⅰ式（C~G 法）	腹部无辅助切口经肛门取标本的腹腔镜下低位直肠癌根治术		
CRC-NOSES Ⅱ式（A 法、B 法）	腹部无辅助切口经直肠拉出切除标本的腹腔镜下中位直肠癌根治术 / 改良法	直肠	中位直肠
CRC-NOSES Ⅲ式（A 法、B 法）	腹部无辅助切口经阴道拉出切除标本的腹腔镜下中位直肠癌根治术 / 改良法	阴道	中位直肠
CRC-NOSES Ⅳ式	腹部无辅助切口经直肠拖出标本的腹腔镜下高位直肠癌根治术	直肠	高位直肠 / 乙状结肠远端
CRC-NOSES Ⅴ式	腹部无辅助切口经阴道拖出标本的腹腔镜下高位直肠癌根治术	阴道	高位直肠 / 乙状结肠远端
CRC-NOSES Ⅵ式（A 法、B 法）	腹部无辅助切口经直肠拖出标本的腹腔镜下左半结肠癌根治术（A 法）	直肠	左半结肠 / 乙状结肠近端
	腹部无辅助切口经直肠切口拖出标本的腹腔镜下左半结肠癌根治术（B 法）		
CRC-NOSES Ⅶ式	腹部无辅助切口经阴道拖出标本的腹腔镜下左半结肠癌根治术	阴道	左半结肠 / 乙状结肠近端
CRC-NOSES Ⅷ式（A 法、B 法、C 法）	腹部无辅助切口经自然腔道拖出标本的腹腔镜下右半结肠癌根治术	阴道 / 直肠 / 结肠	右半结肠
CRC-NOSES Ⅸ式	腹部无辅助切口经肛门拖出标本的腹腔镜下全结肠切除术	直肠	全结肠
CRC-NOSES Ⅹ式	腹部无辅助切口经阴道拖出标本的腹腔镜下全结肠切除术	阴道	全结肠

由于结直肠 NOSES 术式多，每种术式的操作要点及适应范围又有所区别，因此，在临床实践中，要结合患者实际情况，根据不同手术操作特点，谨慎选择手术适应证。在结直肠 NOSES 术式选择时，要遵循几个原则。第一，术者需准确判断肿瘤位置，尤其对于直肠癌患者。准确地判断肿瘤位置，是选择最佳手术方式的前提和基础。术前进行详细检查，术中结合腹腔镜探查和肛诊，确定肿瘤位置。第二，标本大小的判定是决定手术成败的关键因素。标本大小并不单指肿瘤大小，还包括肠壁及肠系膜的厚度。因此，在评估标本大小时，要综合考虑这几方面因素。此外，标本大小主要测量的是标本的环周直径，这也是决定标本能否取出的关键因素。确定标本大小需结合术前影像学检查和术中详细探查。第三，如果标本既可经肛门也可经阴道取出时，要选择经肛门取标本，这样可以避免阴道不必要的损伤，也更符合肿瘤的功

能外科原则。

2. 胃肿瘤 NOSES 手术方式　在本书中，全面阐述了胃肿瘤 NOSES 的具体命名和手术方式，同时增加了 GC-NOSES Ⅰ式和Ⅱ式相关章节。胃窦部肿瘤常采用远端胃切除手术，胃体部肿瘤采用胃次全切除手术，胃底部肿瘤采用全胃切除手术。胃肿瘤取标本途径包括经阴道、经直肠切口和经口腔。由于阴道愈合能力强、延展性好，因此对于体积较大的胃肿瘤标本，经阴道是首选途径，但仅适用于女性患者。经直肠切口取标本术存在肠瘘、腹腔感染等风险，该方式仅适用于有职业特殊需要，且有强烈意愿进行该手术，并能接受手术相关风险的患者。此外，由于胃与食管、口腔相通，因此对于病灶较小的胃肿瘤，也可采取经口取标本。经口取标本不需再另辟蹊径，这也是胃肿瘤最符合损伤效益比原则的取标本途径，但必须严格限定手术适应证。具体胃肿瘤 NOSES 的手术方式及命名详见表 1-3。

表 1-3　胃肿瘤 NOSES 命名

术式简称	手术名称	取标本途径
GC-NOSES Ⅰ式	腹部无辅助切口经直肠切口取标本的腹腔镜下远端胃切除术（毕Ⅰ式）	直肠 - 肛门
GC-NOSES Ⅱ式	腹部无辅助切口经阴道取标本的腹腔镜下远端胃切除术（毕Ⅰ式）	阴道
GC-NOSES Ⅲ式	腹部无辅助切口经直肠切口取标本的腹腔镜下远端胃切除术（毕Ⅱ式）	直肠 - 肛门
GC-NOSES Ⅳ式	腹部无辅助切口经阴道取标本的腹腔镜下远端胃切除术（毕Ⅱ式）	阴道
GC-NOSES Ⅴ式	腹部无辅助切口经直肠切口取标本的腹腔镜下近端胃切除术	直肠 - 肛门
GC-NOSES Ⅵ式	腹部无辅助切口经阴道取标本的腹腔镜下近端胃切除术	阴道
GC-NOSES Ⅶ式	腹部无辅助切口经直肠切口取标本的腹腔镜下全胃切除术	直肠 - 肛门
GC-NOSES Ⅷ式	腹部无辅助切口经阴道取标本的腹腔镜下全胃切除术	阴道
GC-NOSES Ⅸ式	腹部无辅助切口经口取标本的胃肿瘤切除术	口腔

3. 妇科 NOSES 手术方式　对于妇科手术来说，阴道往往是手术的必经之路，因此，阴道也成为妇科手术标本取出的“天然途径”。除阴道以外，妇科手术不推荐经直肠或经口进行取标本。其实，经阴道取标本很早就已在妇科领域开展，但由于缺少归纳整合，NOSES 在妇科领域并没有形成一套系统、完整的理论体系。为了完善这部分内容，编者在本书中详细介绍了妇科手术中的 NOSES 理念及相关手术操作，这也为 NOSES 在妇科领域的进一步推广普及起到重要的引领作用。

4. 肝胆、胰脾、胸部、泌尿系统 NOSES 手术方式　目前，在肝胆、胰脾、胸部及泌尿外科领域，NOSES 仍罕见开展。由于这些器官缺少与外界相连的天然孔道，要进行 NOSES 均需另辟蹊径，这也在很大程度上限制了 NOSES 的开展。对于这些部位的脏器，在取标本途径选择方面，仍建议以阴道为主，这更加符合损伤效益比原则和肿瘤功能外科原则。但对于特殊情况，也可以考虑经直肠或经口途径来完成标本取出。随着 NOSES 优势的日益凸显，以及外科医师对全腔镜下手术操作的日趋熟练，NOSES 在这些领域中一定也具有巨大的推广潜力和空间。为了在这些领域中进一步推广 NOSES 理念和技术，本书也全面展示了肝胆、胰脾、胸部及泌尿肿瘤 NOSES 的手术操作步骤及关键环节，这为 NOSES 在这些领域的推广提供了良好的参考素材与前期探索。

第四节　NOSES 适应证选择

在 NOSES 临床开展中，如何合理选择适应人群是十分关键的问题，也是开展 NOSES 的重要前提。

基于此，在中国 NOSES 联盟全体专家成员的共同参与下，2017 年发表了中国首部《结直肠肿瘤经自然腔道取标本手术专家共识》，该共识在 2019 年进行全面更新中国 NOSES 联盟在 2019 年又发表了《胃癌经自然腔道取标本手术专家共识》（以下均简称《共识》）。这些《共识》均对 NOSES 适应证的选择问题进行了重点阐述。笔者结合《共识》中的具体要求和临床开展现状，再探讨一下如何合理选择 NOSES 适应证。

由于 NOSES 基于腹腔镜平台完成，因此 NOSES 适应证首先是要满足腹腔镜手术的基本要求。在最新版美国国家综合癌症网络（National Comprehensive Cancer Network，NCCN）指南中明确指出，开展腹腔镜等微创手术需要满足以下条件：①手术医师对腹腔镜技术具有经验；②不能用于局部晚期肿瘤；③不适用于肿瘤引起的急性肠梗阻和肠穿孔；④需要进行全腹腔探查；⑤需考虑术前对病灶进行定位。NOSES 的开展一定要满足腹腔镜手术适应证的基本要求。

此外，NOSES 涉及经自然腔道取标本这一环节，这也对 NOSES 适应证提出了特殊要求。新版《共识》中已明确指出，结直肠肿瘤 NOSES 特有适应证主要包括：肿瘤浸润深度以 T_2~T_3 为宜，经直肠 NOSES 的标本环周直径 <5cm 为宜，经阴道 NOSES 的标本环周直径 5~7cm 为宜。相对禁忌证包括肿瘤局部病期较晚、病灶较大、体重指数（body mass index，BMI）>30kg/m^2。由于目前尚无法证实阴道切口是否会影响女性生育功能，因此不建议对未婚、未育或已婚计划再育的女性开展经阴道 NOSES。NOSES 特有适应证主要是针对经自然腔道取标本这一操作环节所提及的，主要涉及三方面考虑因素，即标本大小、肿瘤浸润深度和 BMI。

标本大小是决定标本能否经自然腔道取出的最关键限制因素。在此，笔者重点明确以下几个问题：①标本大小不是肿瘤大小，很多外科医师将两者混淆。手术标本主要包括肿瘤组织、切除肠管及系膜组织，因此评估标本能否经自然腔道取出，不仅要考虑肿瘤大小，还要评价肠管和系膜的情况。②标本能否经自然腔道取出，或如何选择取标本途径，最主要的决定因素在于标本最大环周径，环周径主要是指手术标本的切缘周径，其与标本长度等因素无关。③要合理看待“为宜”二字，经直肠取标本要求标本环周直径 <5cm 为宜，经阴道取标本要求环周径 5~7cm 为宜。由于不同个体自然腔道的解剖结构存在一定差异，不同医师取标本的熟练程度也有区别，因此，很难使用某个精确的数字对所有情况进行统一界定，术者需要结合患者和自身的实际情况进行灵活选择。

肿瘤浸润深度也是 NOSES 适应证选择的一个重要参考指标，T_2 和 T_3 期肿瘤是 NOSES 的主要适用范围。此外，良性肿瘤、原位癌、T_1 期肿瘤伴病灶较大者，无法经肛或内镜下局部切除，或局部切除后肿瘤切缘阳性的病例，也是 NOSES 的适应证。不建议对 T_4 期肿瘤开展 NOSES，一方面，由于 T_4 期肿瘤在常规腹腔镜手术中的开展仍存有争议；另一方面，考虑 T_4 期肿瘤存在自然腔道肿瘤种植的风险。尽管在经自然腔道取标本过程中，术者会采取各种措施将标本和自然腔道进行隔离，但《共识》中仍不建议对 T_4 期肿瘤常规开展 NOSES。

患者 BMI 也是取标本的一个重要限制因素。BMI 越高，其系膜肥厚程度往往越高，取标本难度也越大。因此，对于 BMI ≥ 30kg/m^2 的重度肥胖患者，不建议常规开展 NOSES。但在临床中，经常会遇到一些重度肥胖患者，其肠系膜体积却不是很大。对于这种情况，不能仅通过 BMI 进行判断，还需在术中结合肠管和肠系膜的实际情况进行综合评定。肥胖患者切口并发症发生风险高，如对这些患者开展 NOSES，将明显降低切口相关并发症的风险，这也将使肥胖患者更加获益。

此外，对于 NOSES 手术方式的选择，一定要注意规范性，尤其是直肠 NOSES 术式选择。外翻切除式主要用于低位直肠肿瘤的外科治疗，拉出切除式主要应用于中位直肠切除，切除拖出式的适应范围最广泛，包括高位直肠、乙状结肠、左半结肠、右半结肠及全结肠的切除。外翻切除式的操作要点是将直肠系膜向盆底进行充分游离，此举既能满足低位直肠 TME 的操作要求，也便于肿瘤顺利经肛门翻出体外（**图 1-7**）。然而，如将外翻切除式用于中、高位直肠肿瘤，甚至是乙状结肠肿瘤，将导致直肠系膜的过度游离，增加盆丛神经的损伤风险，加大直肠前切除综合征的风险，这与肿瘤功能外科原则严重相悖（**图 1-8**）。因此，笔者再次强调，NOSES 术式选择一定要严格区别不同手术方式的适用范围，否则将对患者产生十分不利的影响。

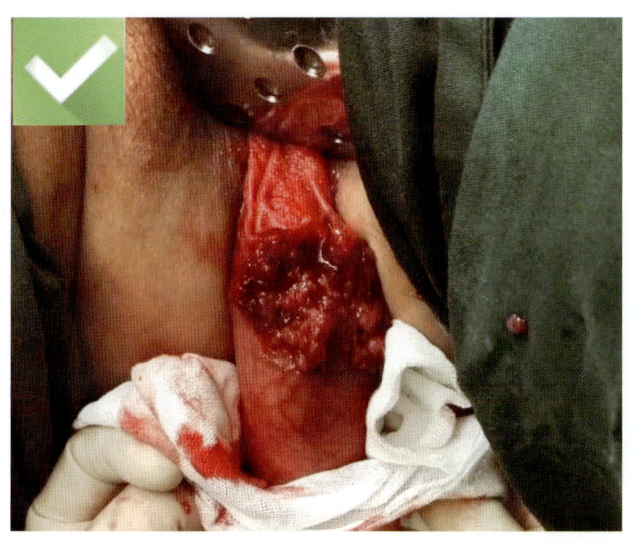
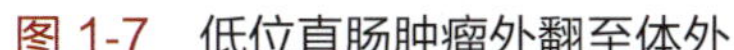

图 1-7　低位直肠肿瘤外翻至体外

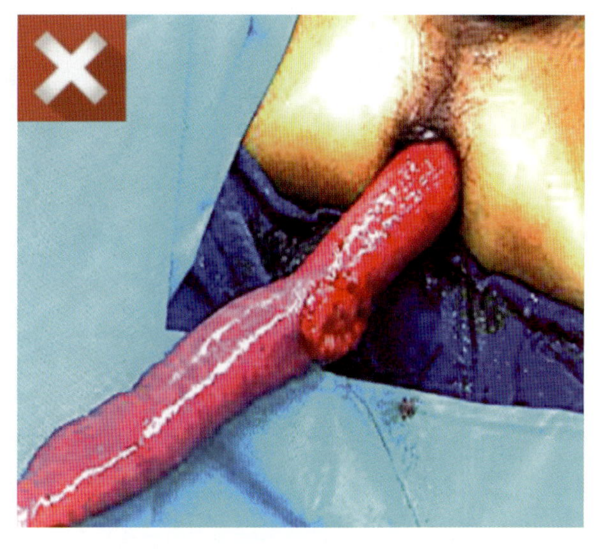

图 1-8　高位直肠肿瘤外翻至体外

对于结直肠癌伴有局部器官侵犯需行联合脏器切除的患者，以及结直肠癌伴有远处转移或其他部位病变，需同时进行手术切除的患者，也可以选择复杂手术 NOSES。在联合脏器和多脏器切除术中，NOSES 的手术适应证要更为严格，尤其是对医师的操作技术提出了更为严格的要求。目前，国内有多个中心开展了 NOSES 在多脏器切除手术中的应用，包括右半结肠联合直肠经阴道取出（图 1-9）、直肠癌伴肝转移的同期手术治疗、直肠癌伴子宫肌瘤的同期手术治疗（图 1-10）及直肠癌伴肺转移的同期手术治疗等。同时，本书中新增了大量章节来分享联合脏器和多脏器切除 NOSES 手术技巧和经验。这类手术虽然体表切口小，但实质为复杂疑难手术，手术仍具有较大的创伤。因此，在术前需要对各个器官功能进行充分评估，从而判断患者是否能够耐受手术打击。此外，还需进行多学科充分合作，选择最佳的手术方案。只有综合考虑到各个方面，治疗才能有的放矢、从容不迫。

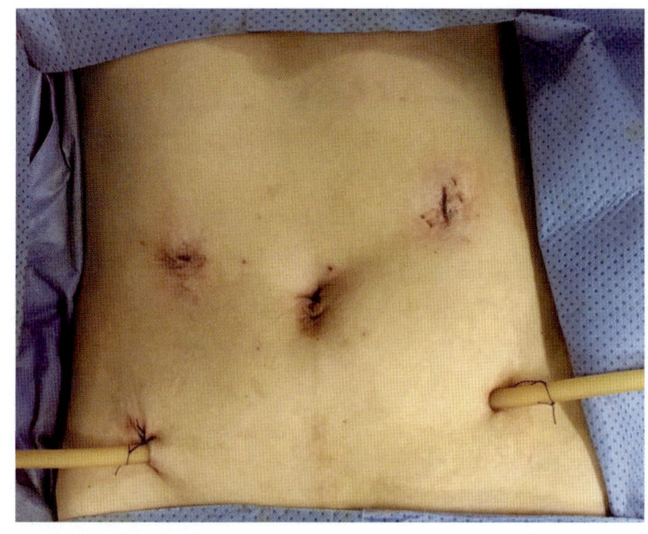
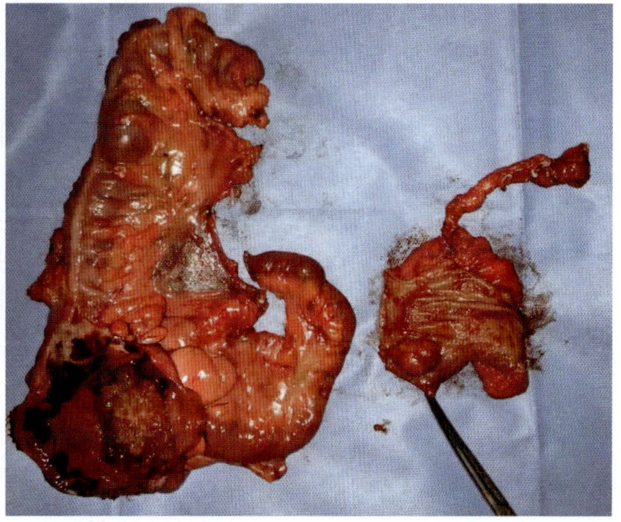

图 1-9　右半结肠联合直肠癌同期手术切除

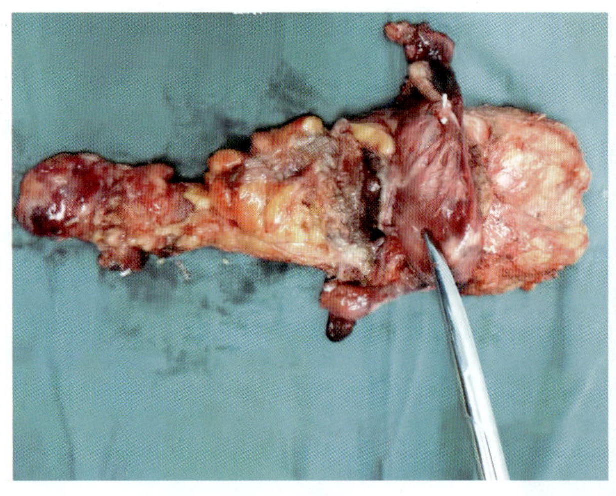
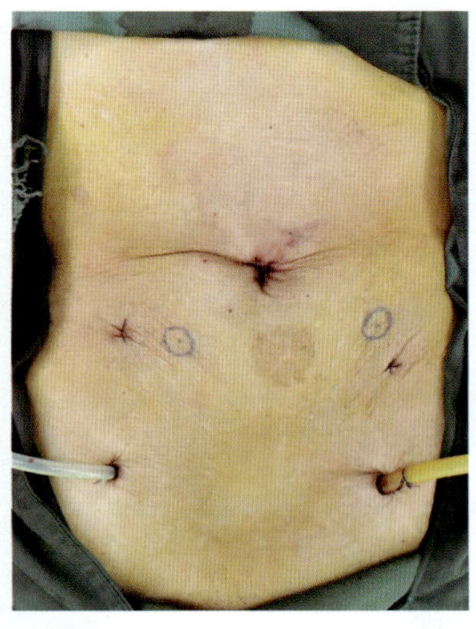

图 1-10　后盆腔脏器切除联合左侧侧方淋巴结整块切除（经阴道取标本）

第五节　NOSES 取标本途径选择

NOSES 虽有效避免了腹壁辅助切口，但经自然腔道取标本过程中，是否会损伤自然腔道，以及自然腔道损伤的程度如何，这也是 NOSES 必须回答的问题。在选择取标本途径时，必须遵循两大原则，即肿瘤功能外科原则和损伤效益比原则。比如，结直肠肿瘤手术以经肛门取标本最为合适，妇科肿瘤手术以经阴道取标本最为合适，胃肿瘤手术以经口取标本最为合适。

经肛门取出标本是否会引起肛门括约肌损伤，是否影响患者术后排便功能等都是需要考虑的问题。近年来，经肛门取标本 NOSES 报道逐渐增多，但患者术后肛门功能异常或括约肌损伤的报道却十分少见。此外，笔者开展的多中心研究结果显示，开展的经肛门 NOSES 中，仅有 1.5% 的患者术后出现了不同程度的肛门功能障碍。因此，严格把握适应证、术中进行充分扩肛、标本取出过程中避免暴力拉拽、仔细轻柔操作是防止 NOSES 肛门括约肌损伤的有效措施。

阴道是 NOSES 的另一种重要取标本途径。经阴道取标本也具有明显优势，该方法可以用于肿瘤较大、标本无法经直肠取出的患者。笔者建议阴道切口位置应选择在阴道后穹隆处。截石位时，后穹隆是阴道最低处，是阴道最易扩张的部分，也是腹腔镜下最容易暴露的部位。此外，后穹隆位置深在，周围没有神经分布，因此往往不会影响患者术后的性生活。

经口取标本 NOSES 是对 NOSES 理论体系的补充和完善。目前，已有研究报道了经口取标本手术在活体动物模型及临床患者中的初步应用，其中包括袖状胃切除术、肝活检术、胆囊切除术、脾切除术等。经口取标本 NOSES 也表现出良好的微创优势，尤其是对于胃肿瘤。但由于食管解剖结构的特殊性，开展该术式时，一定要严格把握手术适应证，也要掌握取标本的操作技巧。

第六节　NOSES 的无菌术与无瘤术

如何保证无菌操作和无瘤操作，一直都是 NOSES 面临的最主要的技术性难题。当然，无菌术和无瘤术不仅是 NOSES 需要面对的问题，在开腹手术中是否能够做到完全的无菌操作？在常规腹腔镜手术中是否能完全符合无瘤原则？这些问题都需要外科医师深入思考。诚然，NOSES 的很多操作确实对无菌术和无瘤术提出很大挑战，但并不代表 NOSES 一定会导致相关并发症的发生。

首先，术者要具有良好的无菌和无瘤观念，这是任何手术都要具备的基本前提；其次，要掌握术中操作技巧，尤其是消化道重建及标本取出步骤，这也是高质量完成 NOSES 的必要条件。确保 NOSES 的无菌与无瘤操作需要注意以下几个问题。第一，术前充分肠道准备是 NOSES 无菌操作的基础，包括口服泻剂及术前清洁灌肠。第二，充分掌握手术操作技巧，如腹腔镜下碘附纱布条运用、吸引器的密切配合、经肛注入碘附水灌洗肠腔、大量碘附蒸馏水冲洗术区、取标本保护套的使用等一系列操作技巧，均能有效控制腹腔感染和肿瘤种植的发生。此外，笔者开展的多中心研究表明，NOSES 术后腹腔感染的发生率仅为 0.8%，这也表明只要做到术前充分准备，术中掌握操作技巧，NOSES 的感染风险与其他常规手术无明显区别。

在 NOSES 面对无菌和无瘤挑战的过程中，中国 NOSES 联盟的很多成员都作出了探索和尝试，并取得了很好的效果。本书分享了数十位专家在这方面积累的经验，旨在最大限度确保 NOSES 的无菌操作和无瘤操作。

第七节　NOSES 优势与不足

NOSES 采用经自然腔道取标本，通过避免腹壁切口来减少手术创伤。然而，NOSES 的优势远不只少了一个腹壁切口那么简单。

看得见的是少了个切口，看不见的是多了份信心。常规开腹手术的腹壁上是一条十几厘米甚至二十厘米的切口，传统腹腔镜手术是几个小孔加一条 5~6cm 长的切口，腹腔镜 NOSES 是腹壁上只有几个小孔（图 1-11）。虽然腹壁上有无切口既不关生死又不关并发症，但是由此引发的患者精神上的压力、生活上的困扰却不容小觑。对于爱美的人来说，身上多一个斑点都是瑕疵，何况是身上附着一根张牙舞爪的“蜈蚣虫”，更别说在艰难融入正常生活后腹壁偶尔的刺痛又从潜意识里把思绪拉回到患者的角色。如果少个伤口能让患者找回生活的信心，重新回归社会，这就值得每位医师去努力、尝试。

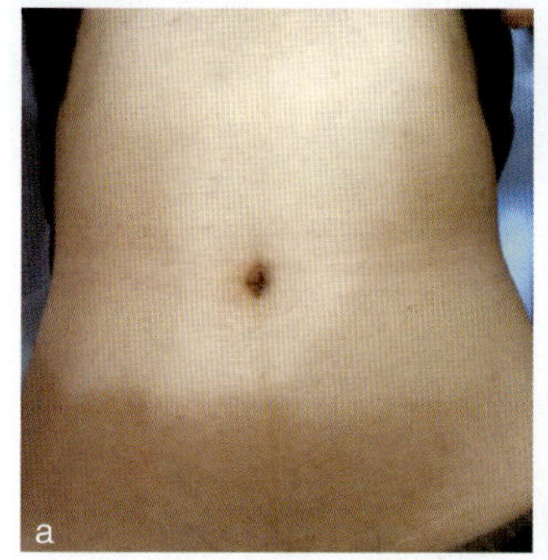

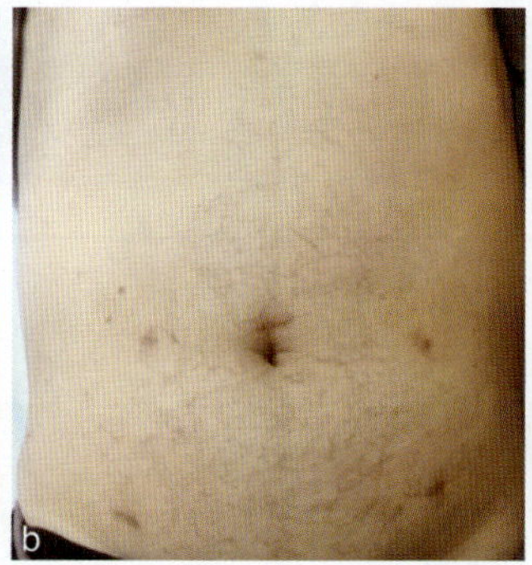

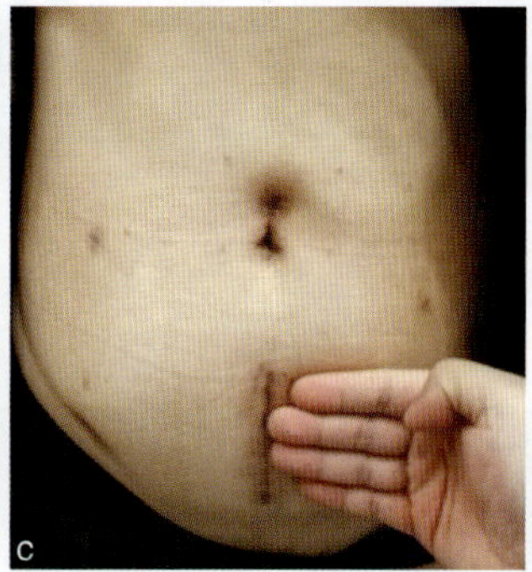

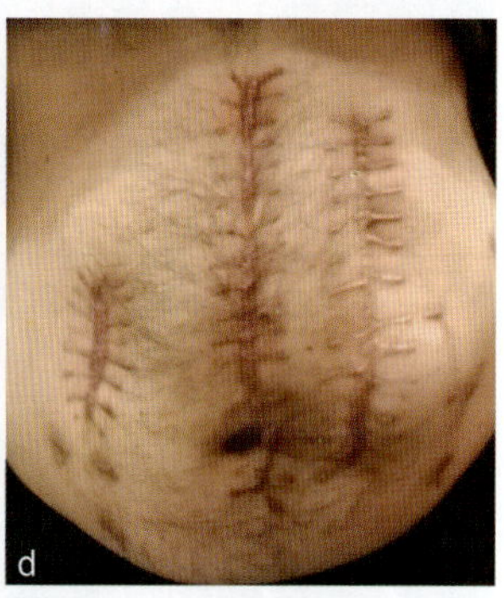

图 1-11　不同手术方式直肠癌术后腹壁

a. 直肠癌 NOTES 术后腹壁；b. 直肠癌 NOSES 术后腹壁；c. 常规腹腔镜直肠癌根治术后腹壁；d. 开腹复发直肠癌根治术术后腹壁。

看得见的是减轻了疼痛，看不见的是加速了康复。没有了腹壁切口，另一个直接的受益就是减轻了疼痛。患者麻醉苏醒后就敢下床，术后一天就可以自由行走。治病却没有治病的痛苦感受，治疗的信心也增加了好几倍。因为下床早，活动好，可以避免动、静脉血栓的发生；因为疼痛轻，咳痰易，大大降低肺部感染的概率。因为胃肠功能恢复快，可以早期进食，又进一步促进了恢复。

看得见的是美容效果，看不见的是功能保全。对于直肠癌手术来说，肿瘤位置越低，保肛的可能性越小。然而，NOSES Ⅰ式的几种方法通过特殊的操作方式，在保证肿瘤根治的前提下，大大增加了保肛的可能性，同时又不增加患者术后并发症的发生率，使患者肛门功能得到了保全，也大大提高了患者术后的生活质量。

此外，从外科医师角度来讲，由于 NOSES 使用的是常规微创手术器械，因此大大提高了外科医师对该手术的操控性和适应性，也更有利于外科医师对技术要领的学习和掌握。与 NOTES 相比，NOSES 可以更好地暴露术野，提供良好的操作空间，进而大大增加了手术的安全性。

作为一种新兴微创技术，NOSES 也存在一定的不足，主要包括以下几个方面。第一，与开腹和常规腹腔镜手术比较，NOSES 的适应证更为严格，适应开展人群相对局限；第二，由于 NOSES 需要进行一些特殊操作，对于技术要求更高，无菌操作和无瘤操作要求也更为严格；第三，对于另辟蹊径的 NOSES，如直肠标本经阴道取出、胃标本经直肠取出等，增加了其他自然腔道的创伤及术后并发症的发生可能性。

第八节　中国 NOSES 现状及成果

为了加快我国 NOSES 的推广普及，规范行业内 NOSES 的应用开展，2017 年 6 月，中国 NOSES 联盟（图 1-12）和中国医师协会结直肠肿瘤专业委员会 NOSES 专业委员会（图 1-13）正式成立。这两个学术组织致力于共同发出“中国 NOSES 好声音”，提高我国 NOSES 整体水平，为我国 NOSES 占领世界微创高地打下坚实基础。

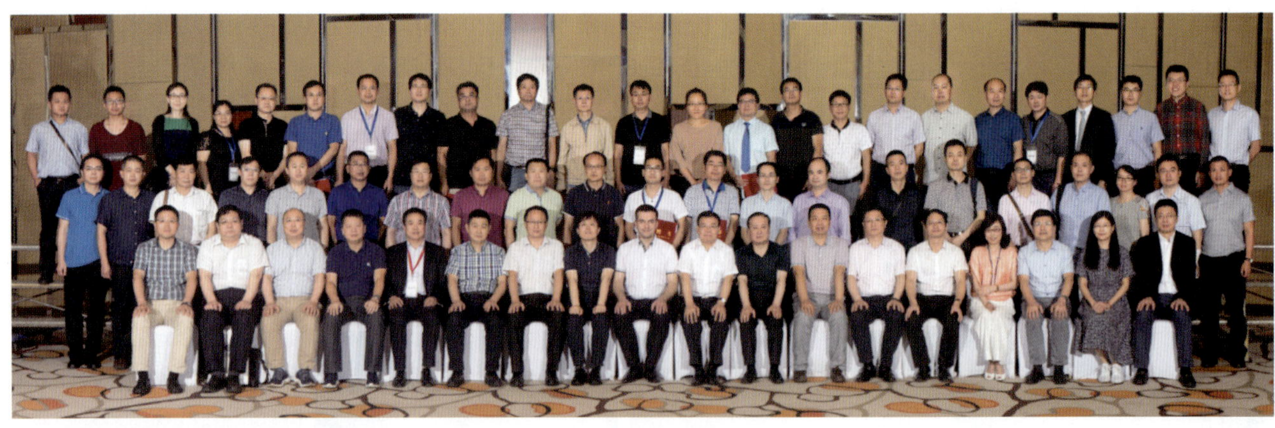

图 1-12　中国 NOSES 联盟

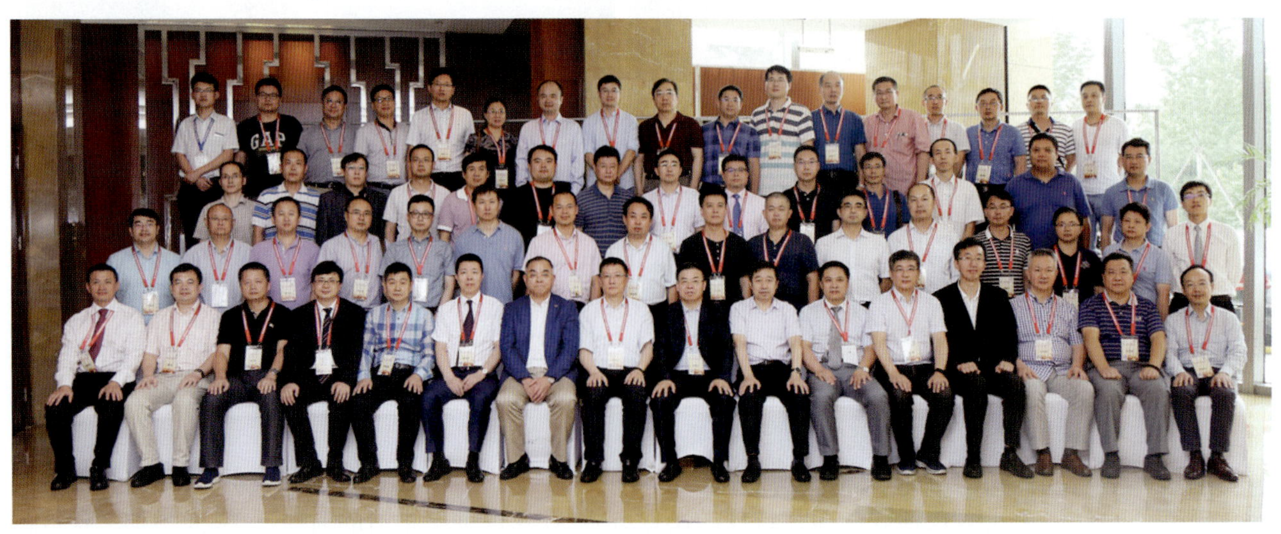

图 1-13　中国医师协会结直肠肿瘤专业委员会 NOSES 专业委员会

为了规范我国各地区 NOSES 开展，中国 NOSES 联盟现已在北京、上海、广东、黑龙江、山东、山西、河南、湖南、湖北、陕西、四川、重庆、安徽、江西、浙江、福建均成立省级二级分会组织，这些二级分会的成立也将更好地带动各地区 NOSES 的发展，促进 NOSES 的深入交流推广和规范培训，以实现区域的资源共享、合作共赢，全面达到 NOSES 健康、有序、规范发展的目标。

为更加翔实全面地掌握我国现阶段 NOSES 开展现状，更客观准确地评估 NOSES 的主要优势及面临的挑战，2020 年 12 月，中国 NOSES 联盟和中国医师协会结直肠肿瘤专业委员会 NOSES 专委会共同设计并开展了一项全国范围内的 NOSES 调查问卷，为 NOSES 的未来发展提供了有力的依据与佐证。本次问卷调查覆盖省（自治区、直辖市）共 30 个，其中 29 个省份均有医师已经开展了 NOSES，开展 NOSES 的医院共有 373 家。对各个地区开展 NOSES 的例数统计中，发现开展 NOSES 的总例数大于 500 例的地区有 14 个，总例数大于 1 000 例的地区有 9 个，总例数最高的 5 个地区依次是山东省、重庆市、北京市、上海市、四川省**（图 1-14）**。对中国 NOSES 开展总例数的统计发现，目前开展 NOSES 的总例数为 20 799 例。其中，结直肠肿瘤例数为 17 836 例，占 85.8%；其他疾病为 557 例，经分析发现多为肝胆疾病和妇科疾病**（图 1-15）**。对 17 836 例结直肠肿瘤 NOSES 的分析发现，经肛门取标本例数为 15 284 例，占 85.7%；经阴道取标本例数为 2 552 例，占 14.3%。首例 NOSES 开展年份的统计分析表明，从 2015 年开始，开展 NOSES 的人数开始增加，2017—2019 年，首例 NOSES 开展人数增加趋势最为明显；其中 2018 年和 2019 年连续两年，首例 NOSES 开展人数均超过 150 人**（图 1-16）**。此外，中国 NOSES 数据库已收集全国 NOSES 病例数逾 8 000 例，这些数字充分表明，NOSES 目前在我国的开展已具有相当大的规模。

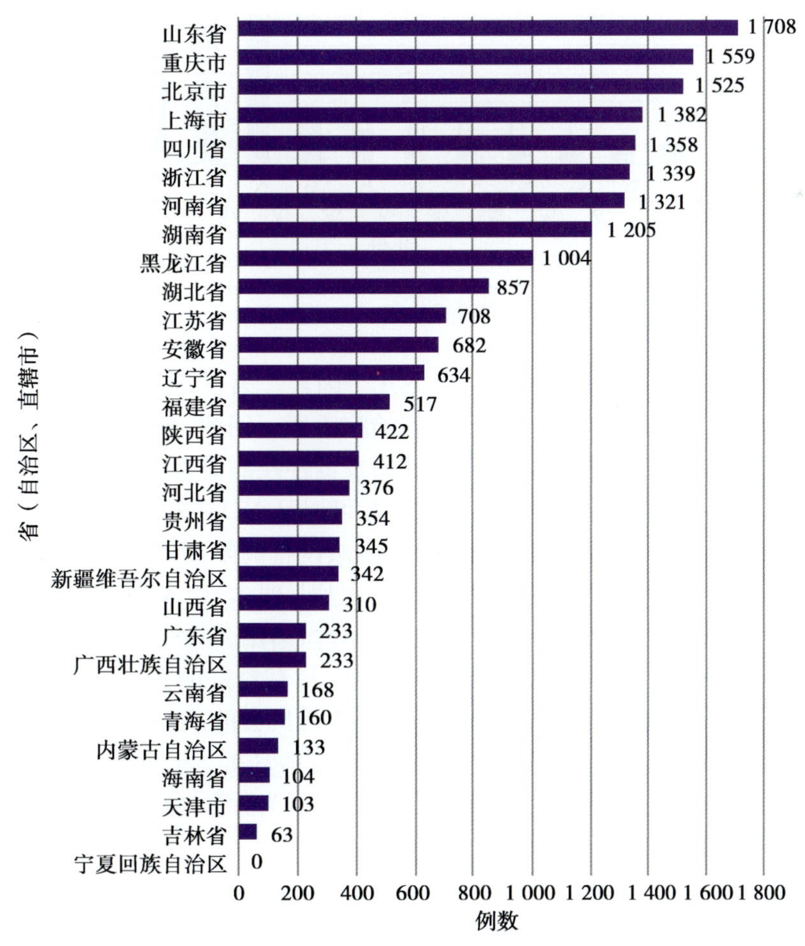

图 1-14 已调查的省份开展 NOSES 例数分布

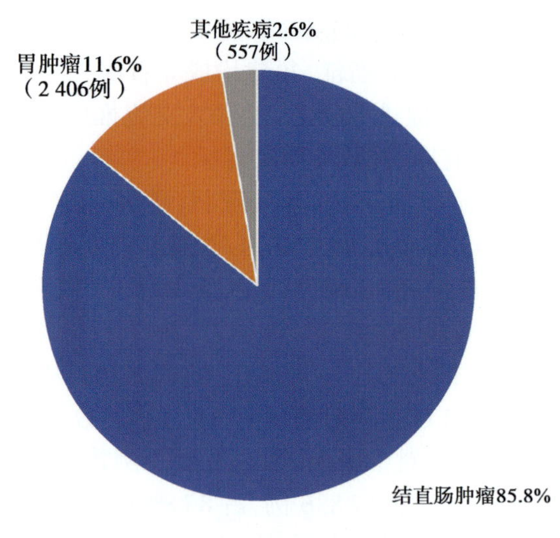

图 1-15　开展 NOSES 的器官占比

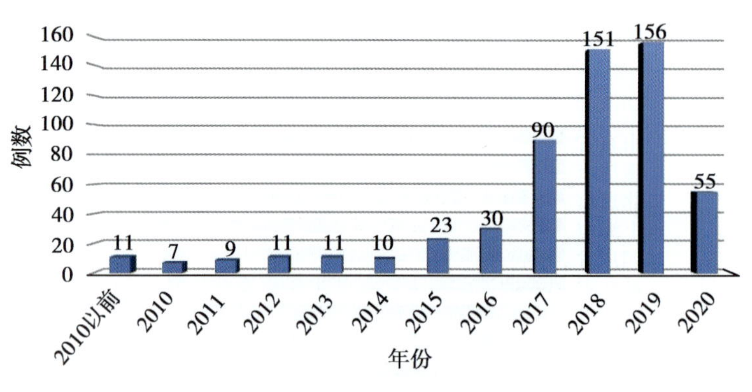

图 1-16　首例 NOSES 开展时间分布

NOSES 能在我国广泛开展的原因主要包括以下几个因素。第一，腹腔镜技术在我国已经广泛开展，在很多医院甚至已经取代了开腹手术，成为一种常规治疗手段。因此，腹腔镜技术的广泛开展为 NOSES 的普及提供了必要的前提和基础。第二，从结直肠肿瘤及良性疾病的发病角度分析，50%~60% 的患者可以考虑行 NOSES。再考虑技术因素，有 30%~40% 患者可以从 NOSES 中获益。第三，对于如何提高腹腔镜技术而言，很多外科医师已经进入瓶颈期。由于器械设备的限制，腹腔镜技术很难再有新的突破。而 NOSES 的出现，在腹腔镜技术的设备基础上，结合“无疤”理念，让 NOSES 这一微创手术变成了“微创中的微创”，这一点也充分迎合了微创外科发展的大趋势。第四，NOSES 技术本身就具有微创优势，包括避免腹壁辅助切口、减轻患者术后疼痛、保留腹壁功能、具有良好的美容效果等。第五，中国 NOSES 联盟和中国医师协会结直肠肿瘤专业委员会 NOSES 专业委员会的成立，以及国内广泛开展 NOSES 巡讲和 NOSES 学习班、手术视频大赛、NOSES 红色之旅公益活动等，为 NOSES 的推广提供了强有力的学术平台**(图 1-17、图 1-18)**。此外，前三版专著的出版发行也为我国 NOSES 的发展提供了巨大推动作用**(图 1-19)**。

自中国 NOSES 联盟成立以来，取得了很多成果。由中国 NOSES 联盟及中国医师协会结直肠肿瘤专业委员会 NOSES 专业委员会成员组成的专家团队共同起草了首部《结直肠肿瘤经自然腔道取标本手术专家共识(2017 版)》，2019 年，该版共识又进行了更新**(图 1-20)**。新版《共识》针对 NOSES 的命名演变、定义、设备基础与技术要求、适应证与禁忌证、无菌操作与无瘤操作、并发症预防及处理、临床研究开展等

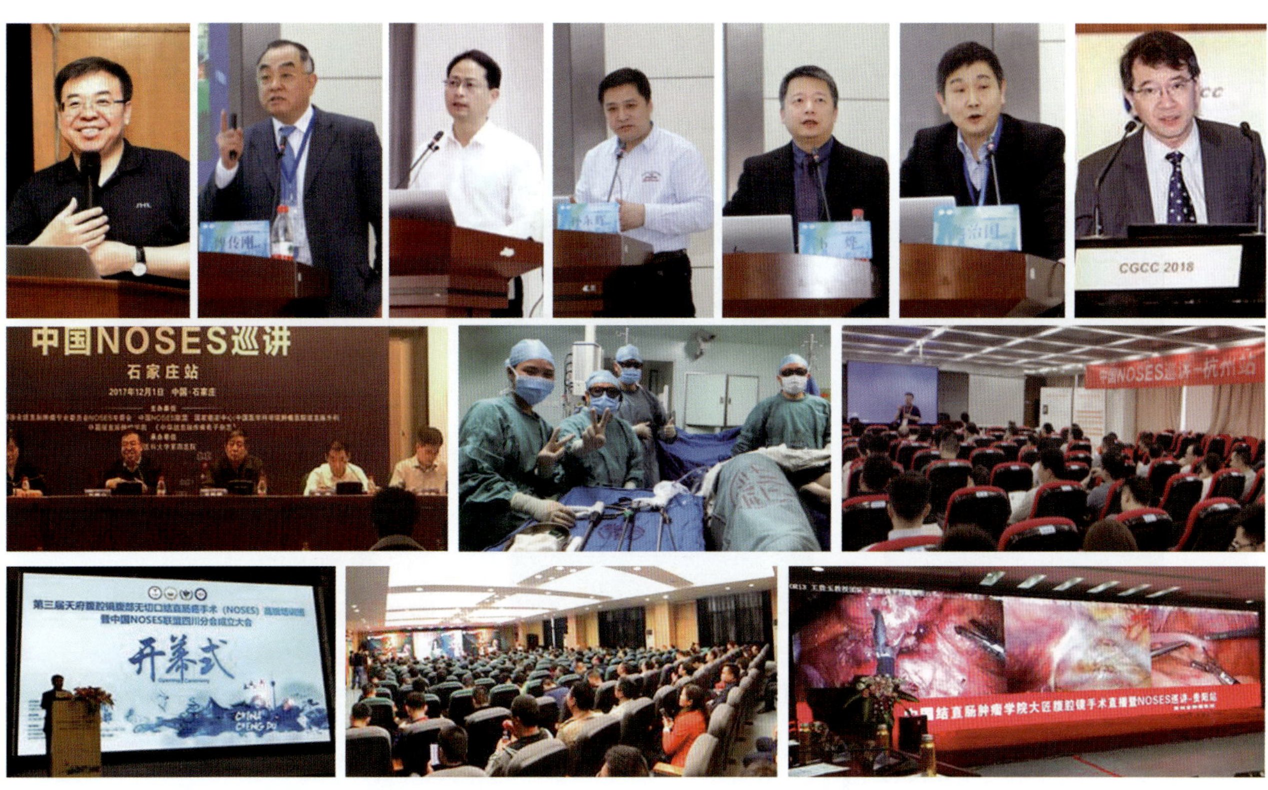

图 1-17　全国各地开展 NOSES 巡讲

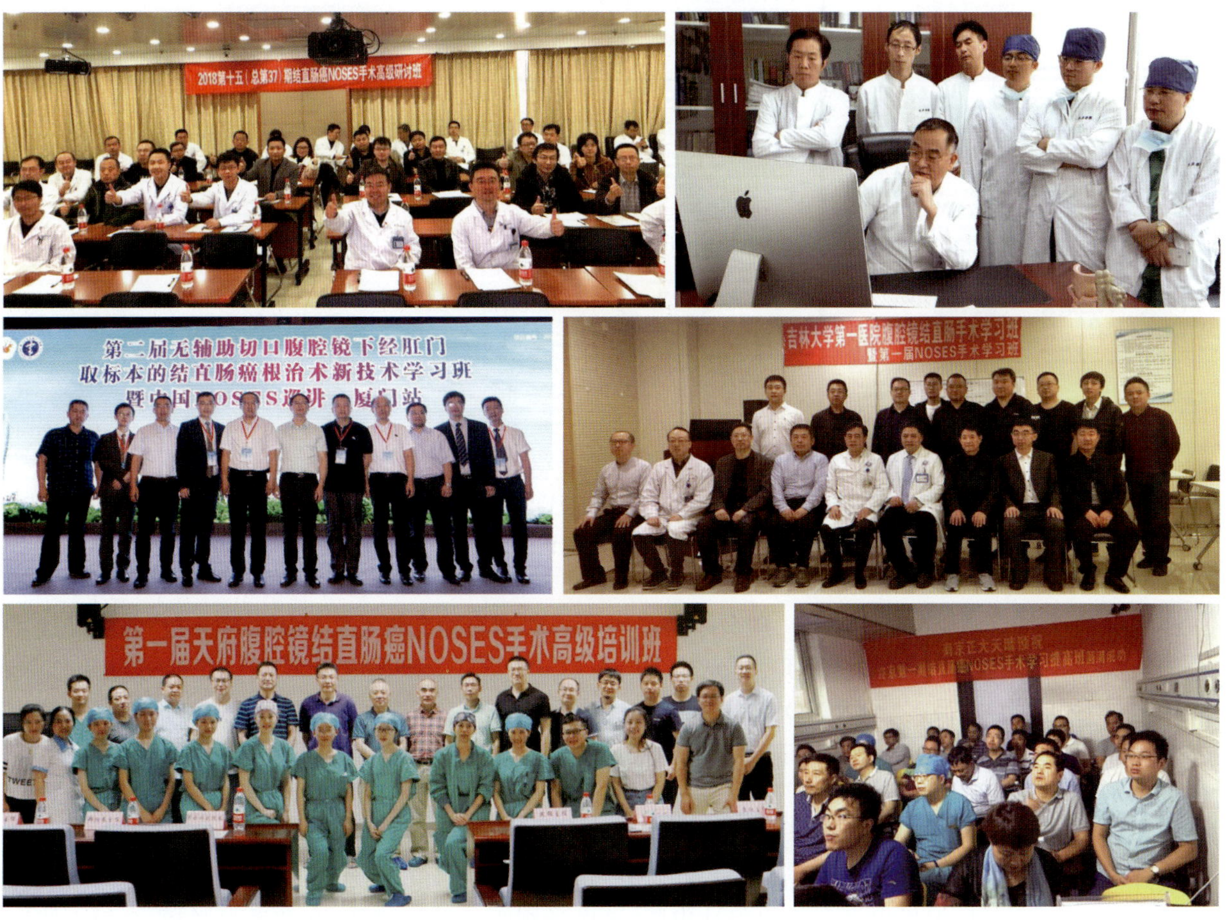

图 1-18　全国各地开展 NOSES 学习班

议题进行了深入讨论和总结，为我国 NOSES 技术的规范化开展提供了重要参考依据和行业准则。2019 年，我国首部《胃癌经自然腔道取标本手术专家共识（2019 版）》发布问世，该共识为我国胃癌 NOSES 的规范化开展提供了有力佐证和行业准则（图 1-20）。

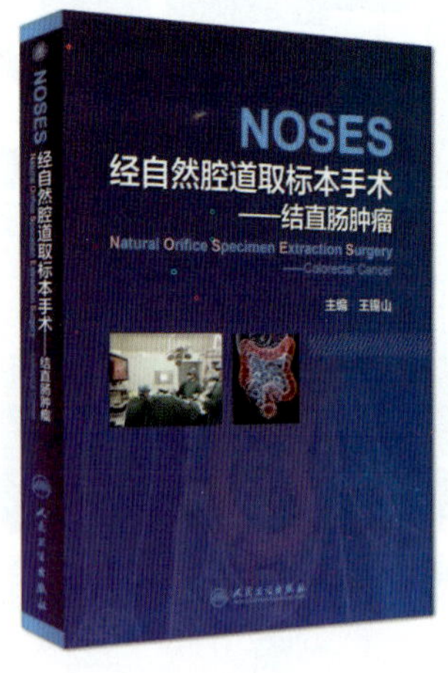

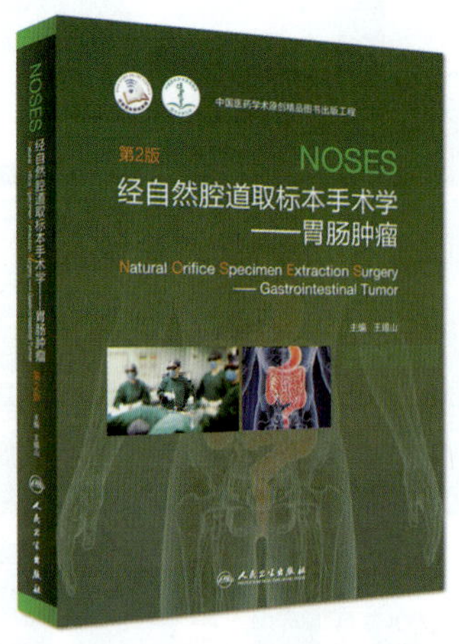

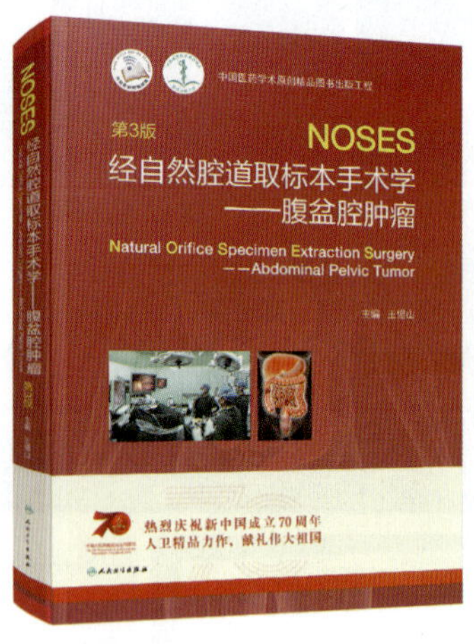

图 1-19 第 1、2、3 版 NOSES 专著

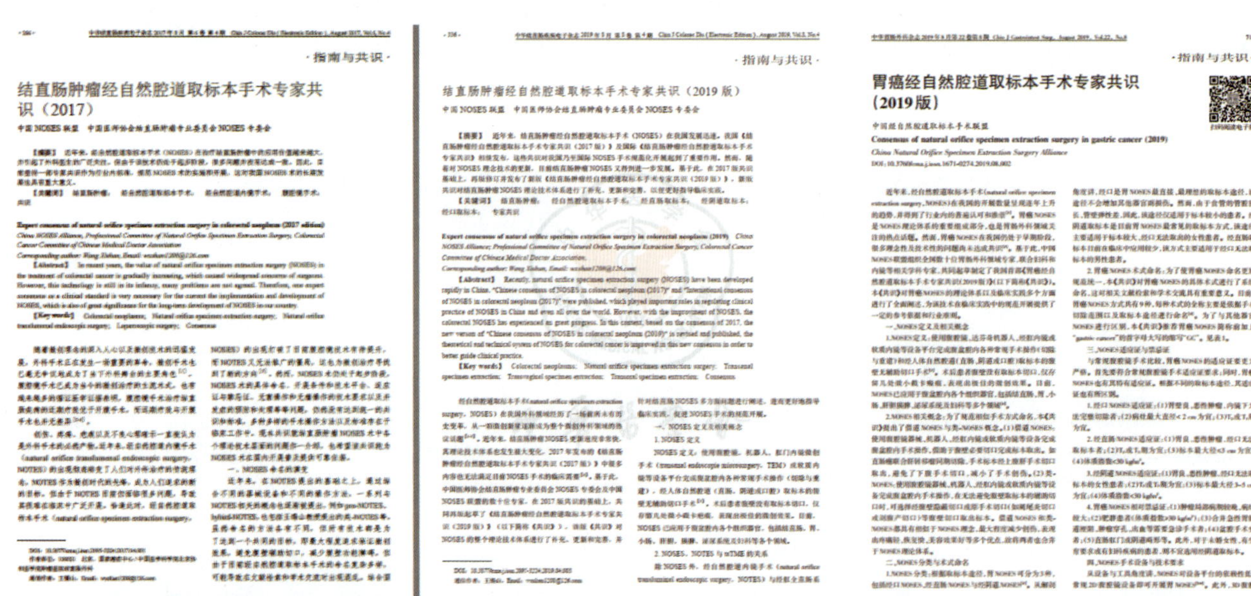
·指南与共识·

结直肠肿瘤经自然腔道取标本手术专家共识（2017）

中国 NOSES 联盟 中国医师协会结直肠肿瘤专业委员会 NOSES 专委会

·指南与共识·

结直肠肿瘤经自然腔道取标本手术专家共识（2019 版）

中国 NOSES 联盟 中国医师协会结直肠肿瘤专业委员会 NOSES 专委会

·指南与共识·

胃癌经自然腔道取标本手术专家共识（2019 版）

中国经自然腔道取标本手术联盟

Consensus of natural orifice specimen extraction surgery in gastric cancer (2019)

China Natural Orifice Specimen Extraction Surgery Alliance

图 1-20 《结直肠肿瘤经自然腔道取标本手术专家共识（2017 版）》《结直肠肿瘤经自然腔道取标本手术专家共识（2019 版）》《胃癌经自然腔道取标本手术专家共识（2019 版）》论文截图

由中国医学科学院肿瘤医院牵头，在全体联盟成员的共同努力和参与下，中国 NOSES 联盟开展了一项全国大型多中心 NOSES 回顾性研究，研究成果已在《中华结直肠疾病电子杂志》发表。该研究是迄今为止国内外参与中心数最多、纳入 NOSES 病例数最多的一项研究。该研究通过汇总来自全国 79 家中心的 718 例结直肠肿瘤病例，分析了目前 NOSES 在我国开展的整体现状。同时，该研究通过结合 NOSES 患者的一般资料、围手术期资料、术后病理资料及患者随访资料，进一步论证了 NOSES 在结直肠肿瘤治疗中具有良好的安全性和可行性，也为我国 NOSES 的推广和普及提供了更加真实客观的循证医学证据。

2018 年 8 月，笔者主编的“十三五”国家重点电子出版物——《3D 腹腔镜经自然腔道取标本手术》音像教材（图 1-21），由人民卫生电子音像出版社出版，该医学视听教材包含的 10 部手术视频，全面立体地展示了结直肠肿瘤 NOSES 的所有操作技巧和要点，进而让医师可以更直观地掌握 NOSES 的每一个细节。

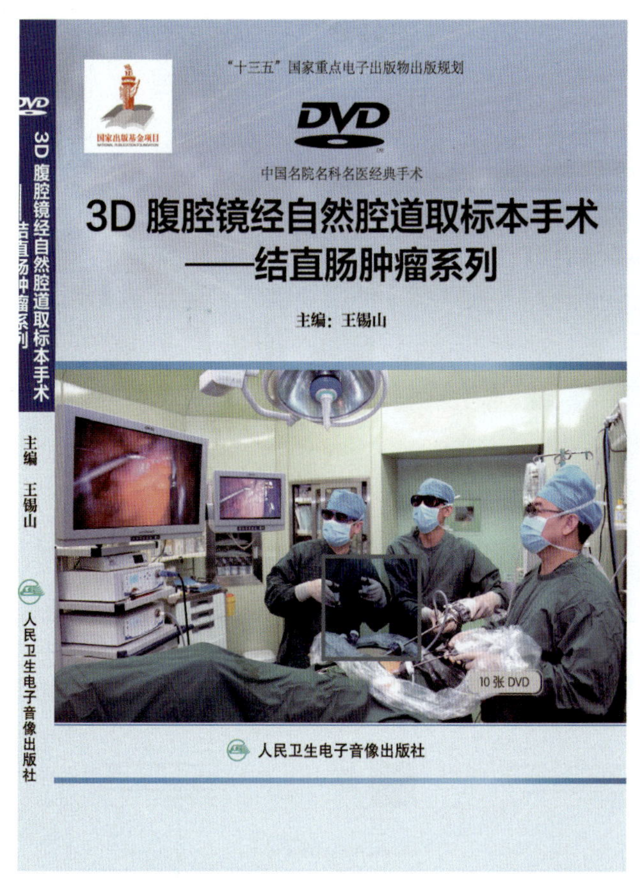

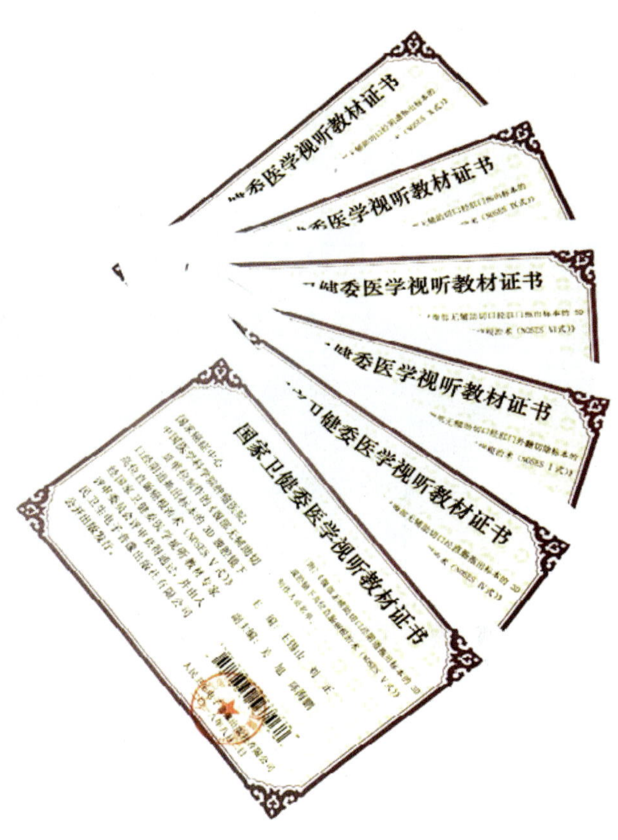

图 1-21 "十三五"国家重点电子出版物——《3D 腹腔镜经自然腔道取标本手术》

第九节 国际 NOSES 组织建立及推广

为了扩大 NOSES 的国际影响力，规范 NOSES 在国际领域的开展，在全球 NOSES 领域专家们的一致倡导下，由笔者牵头成立了首个国际 NOSES 联盟，并于 2018 年 8 月 31 日在北京举办首届国际 NOSES 学术会议（图 1-22）。经全体国际 NOSES 联盟成员的讨论后，确定了联盟会徽与会旗。国际 NOSES 联盟的成立对于 NOSES 走向国际外科舞台具有重要意义，今后也将借助国际 NOSES 联盟平台，加深国际 NOSES 领域的交流与合作。

国际联盟成立后，全体成员共同参与制订了首部国际结直肠肿瘤 NOSES 专家共识与国际胃癌 NOSES 专家共识，并在 *Gastroenterology Report* 发表（图 1-23）。这些国际共识的问世标志着 NOSES 的核心理念及关键技术在全球各个国家基本达成一致，为 NOSES 在国际领域的规范化开展提供了重要依据，并建立了权威的行业准则。此外，国际 NOSES 联盟多个成员单位共同开展了一项国际首个 NOSES 多中心课题研究（图 1-24）。

为了加强国际领域 NOSES 的推广，笔者主编的《经自然腔道取标本手术——结直肠肿瘤（英文版）》由斯普林格出版社、人民卫生出版社联合出版发行。该专著还被译为日、韩、俄、法四种语言，在国际外科领域广泛推广（图 1-25）。2021 年 5 月，由笔者主编，16 位国际编委与 62 位中国编委参编的《经自然腔道取标本手术——胃肠肿瘤（英文版）》正式出版。出版后仅 5 个月，线上下载量达 1.3 万次。这一数字也充分反映了 NOSES 在国际领域受到的高度关注，以及国际外科同道对 NOSES 的青睐。这对中国医师自主创新的 NOSES 走出国门、唱响世界，有极为重要深远的意义。

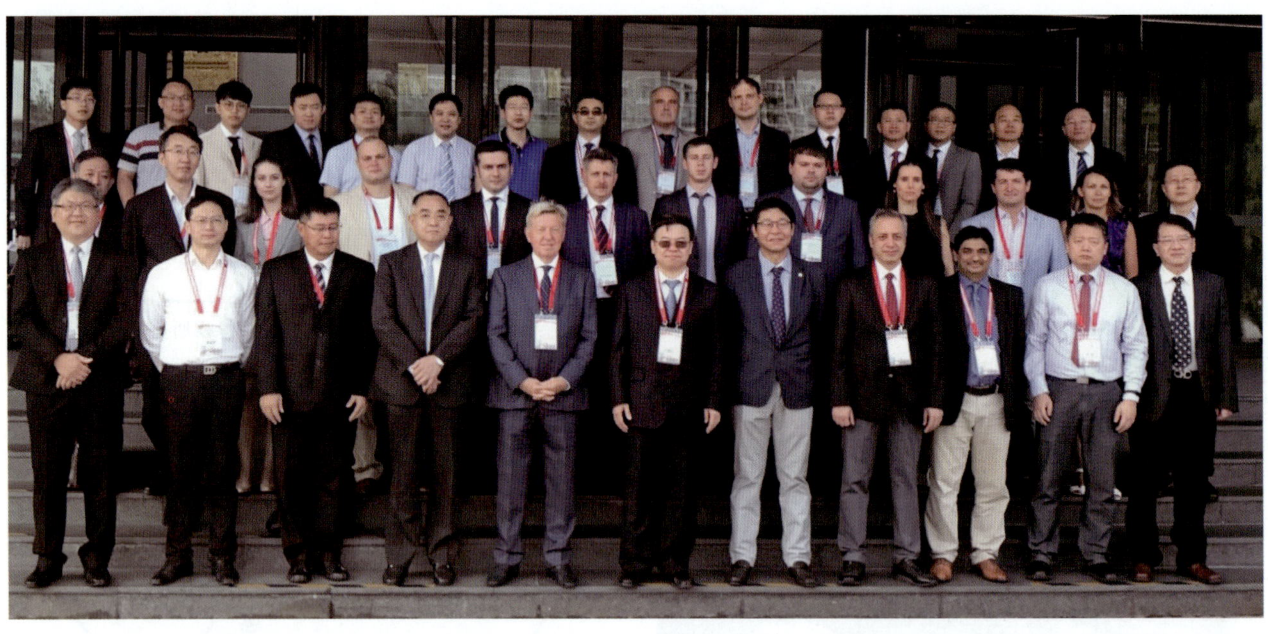

图 1-22 首届国际 NOSES 联盟全体成员合影(北京)

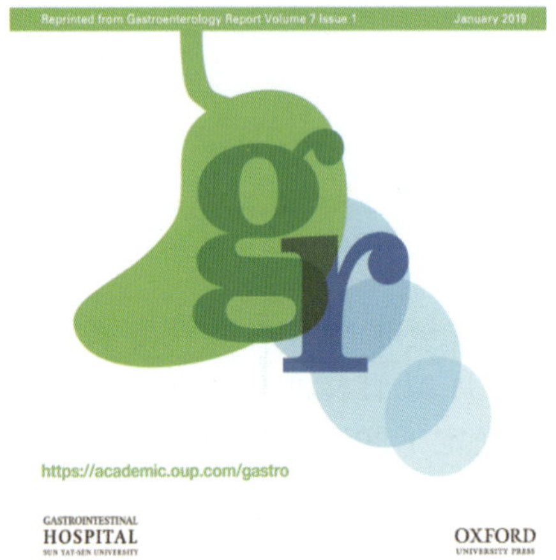

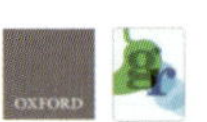

Gastroenterology Report, 7(1), 2019, 24–31
doi: 10.1093/gastro/goy055
Advance Access Publication Date: 23 January 2019
Consensus statement

CONSENSUS STATEMENT

International consensus on natural orifice specimen extraction surgery (NOSES) for colorectal cancer

Xu Guan[1,†], Zheng Liu[1,†], Antonio Longo[2], Jian-Chun Cai[3], William Tzu-Liang Chen[4], Lu-Chuan Chen[5], Ho-Kyung Chun[6], Joaquim Manuel da Costa Pereira[7], Sergey Efetov[8], Ricardo Escalante[9], Qing-Si He[10], Jun-Hong Hu[11], Cuneyt Kayaalp[12], Seon-Hahn Kim[13], Jim S. Khan[14], Li-Jen Kuo[15], Atsushi Nishimura[16], Fernanda Nogueira[7], Junji Okuda[17], Avanish Saklani[18], Ali A. Shafik[19], Ming-Yin Shen[4], Jung-Tack Son[6], Jun-Min Song[20], Dong-Hui Sun[21], Keisuke Uehara[22], Gui-Yu Wang[23], Ye Wei[24], Zhi-Guo Xiong[25], Hong-Liang Yao[26], Gang Yu[27], Shao-Jun Yu[28], Hai-Tao Zhou[1], Suk-Hwan Lee[29], Petr V. Tsarkov[30], Chuan-Gang Fu[31] and Xi-Shan Wang[1,*], The International Alliance of NOSES

Gastroenterology Report, 8(1), 2020, 5–10
doi: 10.1093/gastro/goz067
Advance Access Publication Date: 24 January 2020
Consensus statement

CONSENSUS STATEMENT

International consensus on natural orifice specimen extraction surgery (NOSES) for gastric cancer (2019)

Xu Guan[1,†], Zheng Liu[1,†], Amjad Parvaiz[2], Antonio Longo[3], Avanish Saklani[4], Ali A. Shafik[5], Jian-Chun Cai[6], Charles Ternent[7], Lin Chen[8], Cuneyt Kayaalp[9], Fatih Sumer[9], Fernanda Nogueira[10], Feng Gao[11], Fang-Hai Han[12], Qing-Si He[13], Ho-Kyung Chun[14], Chang-Ming Huang[15], Hai-Yang Huang[1], Rui Huang[11], Zhi-Wei Jiang[16], Jim S Khan[17], Joaquim Manuel da Costa Pereira[10], Joseph W Nunoo-Mensah[18], Jung Tack Son[14], Liang Kang[19], Keisuke Uehara[20], Ping Lan[19], Le-Ping Li[21], Han Liang[22], Bing-Rong Liu[23], Juan Liu[24], Dan Ma[25], Ming-Yin Shen[26], Mohammad Rashidul Islam[27], Narimantas Evaldas Samalavicius[28], Kai Pan[29], Petr Tsarkov[30], Xin-Yu Qin[31], Ricardo Escalante[32], Sergey Efetov[33], Seung Kyu Jeong[34], Suk-Hwan Lee[35], Dong-Hui Sun[36], Li Sun[37], Tatiana Garmanova[30], Yan-Tao Tian[38], Gui-Yu Wang[11], Guo-Jun Wang[39], Guo-Rong Wang[40], Xiao-Qiang Wang[40], William Tzu-Liang Chen[26], Woo Yong Lee[41], Su Yan[42], Zu-Li Yang[43], Gang Yu[44], Pei-Wu Yu[45], Dan Zhao[37], Yun-Shi Zhong[46], Jian-Ping Wang[19,*], Xi-Shan Wang[1,*] and The International Alliance of NOSES

图 1-23 国际结直肠肿瘤 NOSES 专家共识、国际胃癌 NOSES 专家共识论文截图

为了扩大我国 NOSES 在国际舞台的影响力,2018 年 6 月,笔者组织 65 名中国专家,共赴莫斯科参加"一带一路"系列活动,共同探讨 NOSES 的理论体系及关键技术等重要问题,笔者受邀在俄罗斯进行了 NOSES 现场演示,此举极大地推动了中俄两国在结直肠 NOSES 领域的深入合作和发展(图 1-26)。为了全面促进 NOSES 在俄罗斯的推广,第二届国际 NOSES 会议于 2019 年 6 月在莫斯科举行。此外,在美国、英国、韩国、日本、葡萄牙、西班牙等国家举办的多个大型国际会议上,我国 NOSES 进行了充分的展示,并赢得了国外学者的一致认可和好评(图 1-27、图 1-28)。

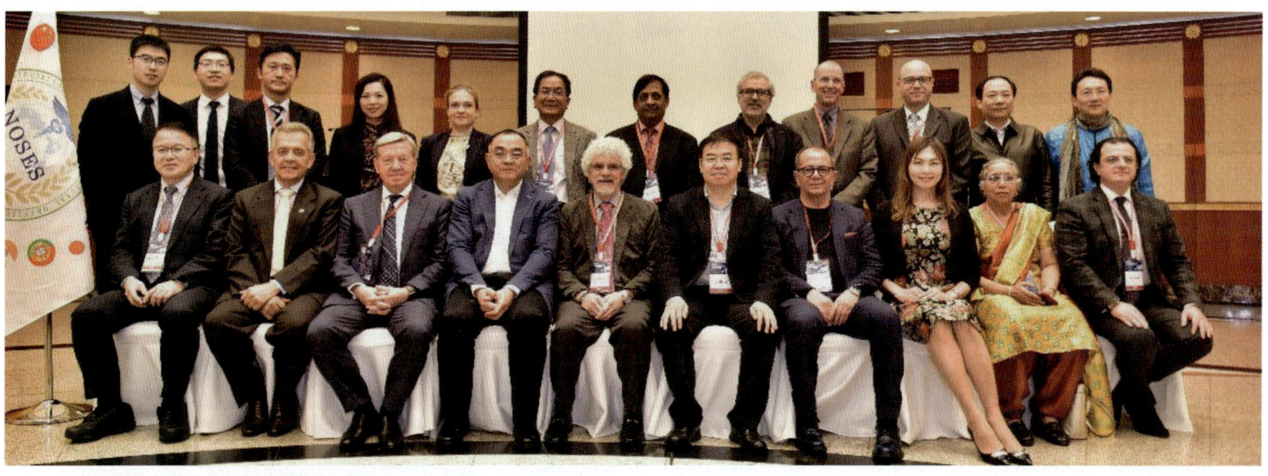

图 1-24 国际 NOSES 多中心研究启动仪式合影（上海）

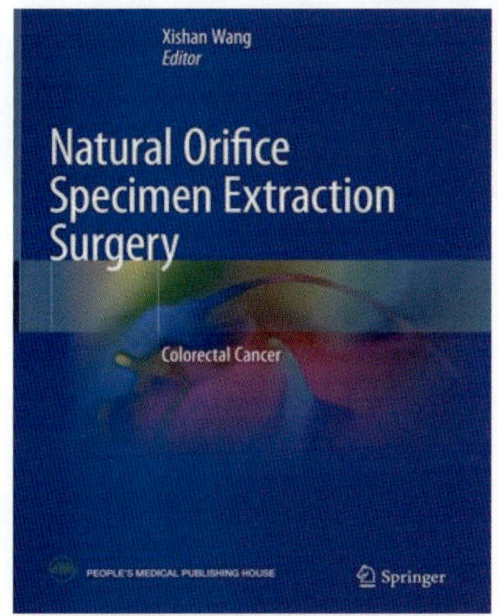

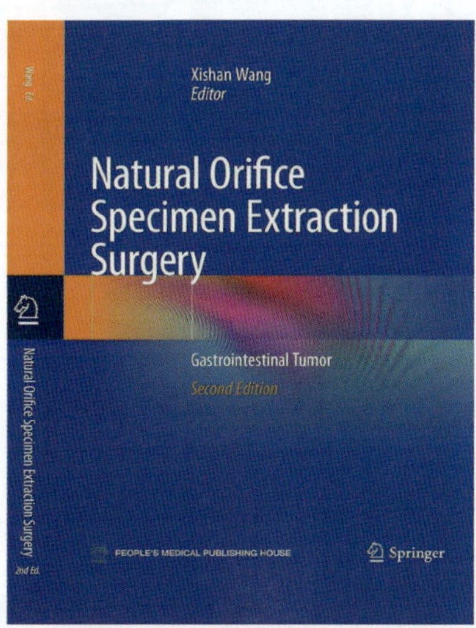

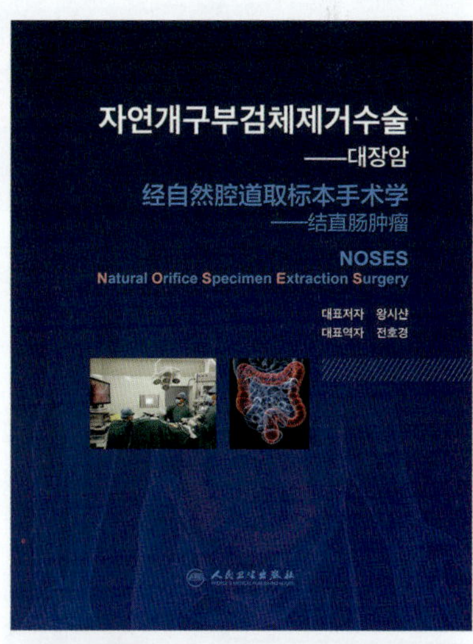

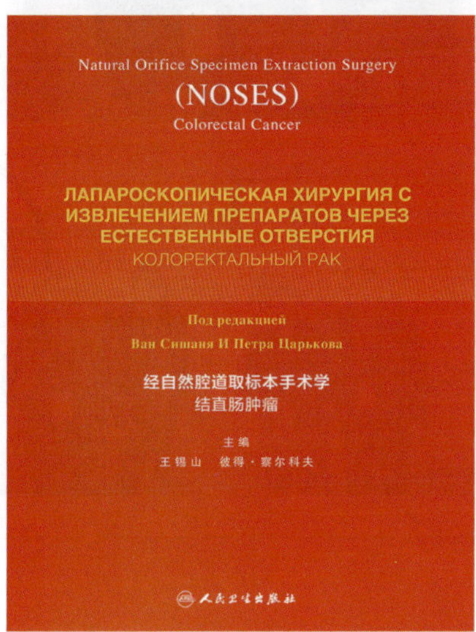

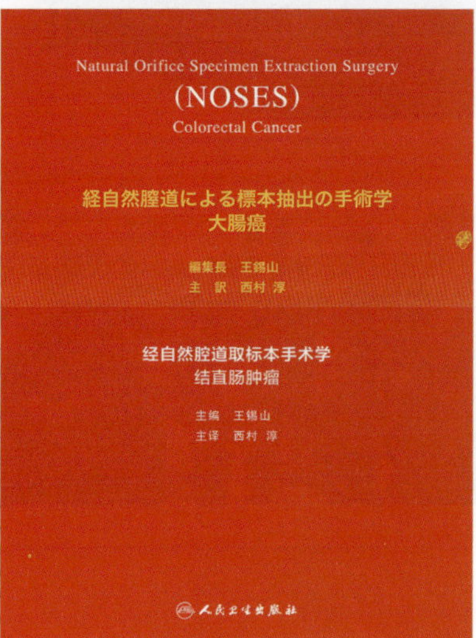

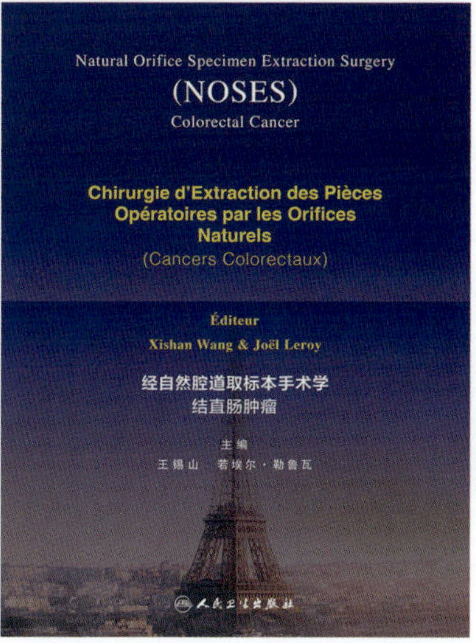

图 1-25 《经自然腔道取标本手术》英文第 1 版专著、英文第 2 版专著、韩语版专著、俄语版专著、日语版专著、法语版专著

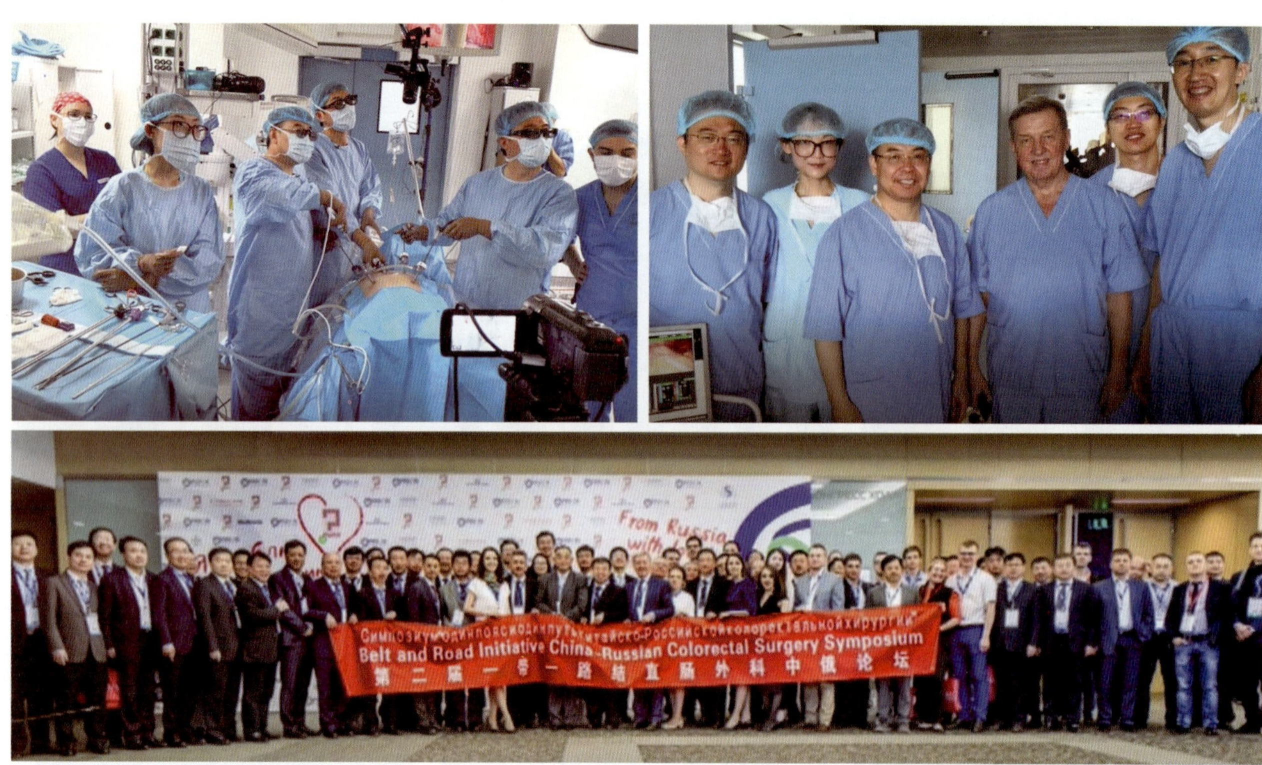

图 1-26 中国专家赴莫斯科参加“一带一路”活动并探讨 NOSES

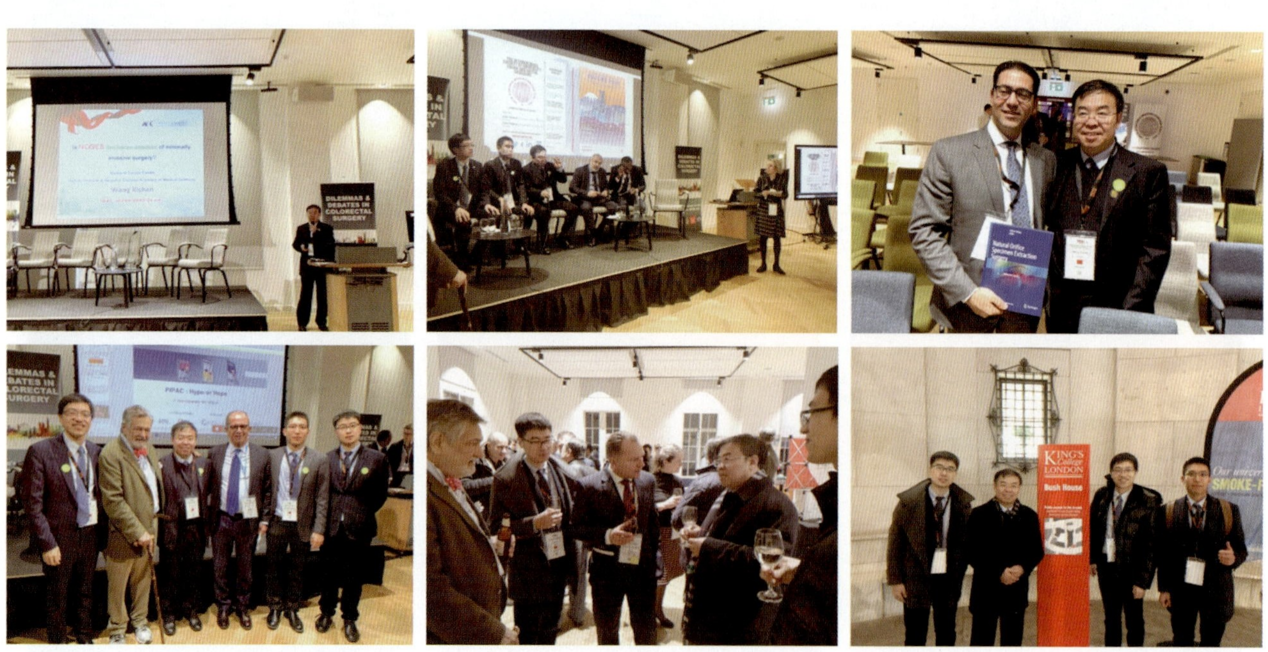

图 1-27 NOSES 技术走向国际舞台

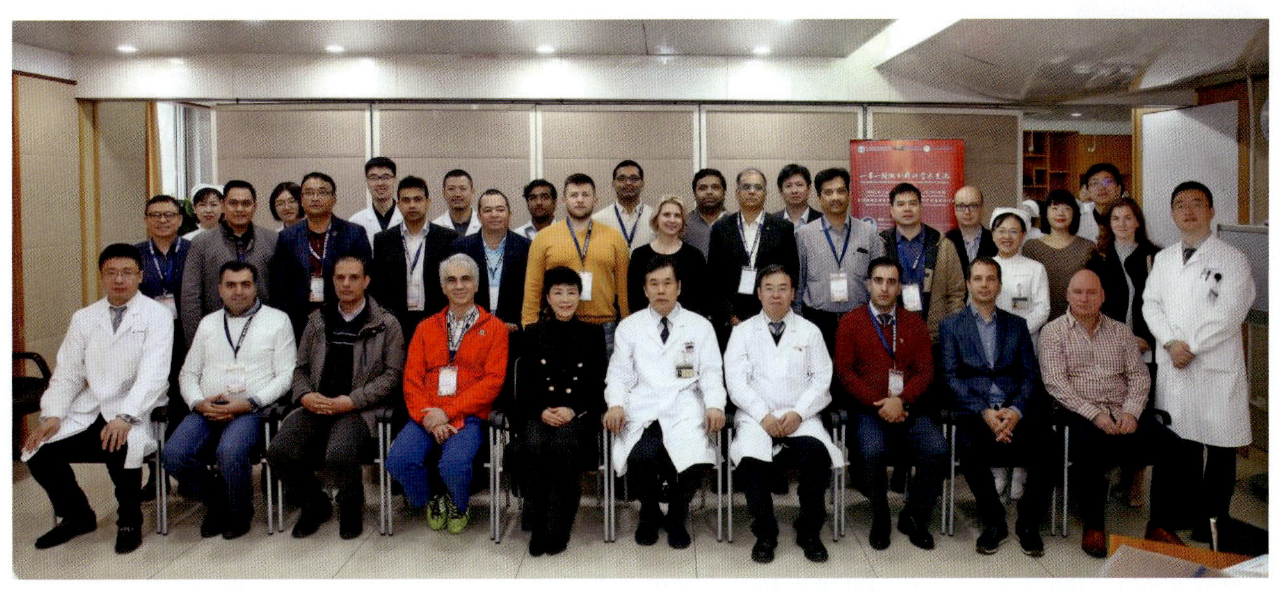

图 1-28 国际 NOSES 学习班成员合影

第十节 NOSES 展望

如今，NOSES 在国内和国际各个领域确实取得了突飞猛进的进步。尽管如此，仍有很多没有开展 NOSES 的医师对这一技术存有质疑，不建议其在临床中推广。每想到此，笔者便想起几年前很多外科医师最初对腹腔镜技术也存在偏见，认为腹腔镜技术没有多大优势，对其反对、抵触之声也是不绝于耳。但正当很多人还在质疑和犹豫时，腹腔镜技术在短短几年里迅速崛起。用唯物主义观点反观外科学的发展，开放手术仍是外科学的基石，以"冷兵器"为主。近 30 年来，随着电学、光学、器械工艺学的发展，外科学正在朝着"无创""微创"的方向快速前进。随着以腹腔镜为代表的各类设备平台和"热兵器"的研发应用，外科学许多理念和技术发生了很大变化。展望未来 30 年、50 年，创新的微创技术一定具有更大优势和市场，这才符合历史的发展规律，也是发展的大势所趋，这种趋势不会因个人意志的转移而发生改变。

因此，当我们无法抗拒发展趋势时，唯有改变自己、提高自己才能真正跟上时代的步伐。在现阶段，我们仍无法找到哪一种微创技术能完美至极、无可挑剔，因此，在面对一项新技术时，哪怕它只有一点点创新和改进，也值得我们去学习和掌握。最后，笔者呼吁：对于 NOSES 这一微创技术，我们要以认真的态度看待它，以严谨的态度完善它，以科学的态度发展它，无论是理论体系还是技术细节，都应让 NOSES 更加完善，从而造福更多患者。

用技术赢得天下，靠德行赢得未来！

（王锡山）

第二章 NOSES 围手术期准备

围手术期准备，特别是肠道准备，是结直肠检查和手术前的常规程序，目的在于清洁肠道、便于手术操作，随着快速康复外科理念的推广，围手术期准备的内容也在不断调整改进。由于 NOSES 操作的特殊性，围手术期准备至关重要，涉及肠道准备、女性患者的阴道准备及患者术前的心理准备等诸多方面，只有做好各个方面的准备，才能达到最满意的手术效果。

第一节 肠道准备

与常规腹腔镜手术相比，NOSES 的标本取出途径与消化道重建方式有很大的区别，术中很多操作涉及无菌术的把控，因此 NOSES 对肠道准备提出了很严格的要求。如术前准备不充分，肠内容物较多，很容易导致术中肠内容物进入腹腔，继而因腹腔污染发生感染，甚至手术失败。

肠道准备是包括控制饮食、导泻、灌肠及联合口服抗生素的肠道准备方法。这一概念最早在 20 世纪 50 年代提出，主要认为肠道准备可以减少或清除粪块、减少感染和吻合口并发症的发生概率。传统的肠道准备理念认为，理想的肠道准备应具备以下特点：①使结肠完全空虚；②操作安全、便捷、迅速；③可有效降低肠道内细菌数量；④可减少抗生素用量；⑤不影响水、电解质平衡；⑥刺激性小，患者耐受程度好；⑦性价比高，患者顺应性好；⑧对肠道影响小，术后肠道功能恢复快。

肠道准备药物中，电解质溶液、甘露醇、复方聚乙二醇电解质、硫酸镁、磷酸钠盐口服液、酚酞片等均属于作用程度较剧烈的药物，在应用过程中应注意水和电解质的补充，避免出现水、电解质紊乱。而蓖麻油、液体石蜡和小剂量番泻叶冲剂具有起效慢、作用缓和的特点，可配合流食联合应用于不全肠梗阻患者的肠道清洁准备。

近年来，有学者提出，肠道准备不能降低术后伤口感染和吻合口并发症发生率的观点，使肠道准备的应用价值首次受到了重大冲击。研究发现，肠道准备对患者吻合口漏发生率及切口感染率等指标不产生显著影响，随机对照研究也显示肠道准备并不改善患者预后。随着快速康复理念的兴起，关于无肠道准备的临床研究陆续在国内外开展，并陆续证明了无肠道准备并不增加并发症的发生率，但是仍存在一定的非一致性和不确定性，原因是目前大多数研究缺乏统一的肠道准备标准及抗生素预防应用方案。但是对于 NOSES，肠道准备这一环节是不可缺少的，也是术中无菌操作的有力保障。

拟行 NOSES 的患者行术前肠道准备，可参考如下方案：①饮食调整，术前 3 天开始半流质饮食，术前 2 天全流质饮食，术前 1 天禁食，根据患者营养状态给予至少 1 天静脉营养支持；②口服导泻剂，无梗阻症状患者目前常用方法为术前 1 天口服导泻剂；③术前灌肠，至少术前 1 天清洁灌肠。

第二节 阴道准备

手术部位消毒是预防手术部位感染的重要步骤，对于常规结直肠肿瘤手术，阴道消毒并不是常规步骤。然而，在 NOSES 中，阴道是取标本的主要途径，因此需要严格的阴道消毒和准备。在美国，目前只有聚维酮碘（PVP-I）批准在阴道中使用，在其他国家也有选用葡萄糖酸氯己定。碘是一种公认的抗菌剂，但局部皮肤刺激和染色限制了它的使用。这些缺点可通过引入一个稳定的部分——聚维酮来克服。聚维酮是水溶性的，不需要乙醇之类的溶媒，可减少对皮肤和黏膜表面的刺激。与其他手术消毒剂不同，聚维酮碘是非致敏性，应用在皮肤和黏膜时不会引起刺激或疼痛；尽管如此，有些患者仍可能产生过敏反应。聚维酮碘的安全隐患包括在无角化上皮保护的体腔（如阴道）可发生碘残留。应用 10% 聚维酮碘进行 2 分钟的阴道准备可导致碘的吸收。因为存在碘吸收的风险，聚维酮碘不应该用于严重碘过敏患者。

葡萄糖酸氯己定通过破坏细菌的细胞膜，致使细胞内容物泄漏和减少细菌计数来发挥作用。有研究表明，与碘试剂相比，应用氯己定（0.5% 和 4.0%）后皮肤菌群减少更明显。多种浓度的葡萄糖酸氯己定均是有效的，且经常联合 70% 异丙酯用作皮肤准备。与无乙醇方案相比，葡萄糖酸氯己定配伍乙醇有更强和更持久的抗菌活性。

阴道手术准备并没有指定方案，为了避免刺激性，葡萄糖酸氯己定配伍高浓度的乙醇（如 70% 异丙醇，通常用于皮肤准备）不应该应用于阴道；配伍低浓度的方案，通常具有良好的耐受性，可用于阴道准备。

拟行经阴道取标本的 NOSES 患者，可采用如下方案进行阴道准备和相关操作：①术前 3 日使用 3‰ 碘附或 1‰ 苯扎溴铵冲洗阴道，每日 1 次；②手术当日，冲洗阴道后，3‰ 碘附消毒宫颈，用纱布球擦干阴道黏膜及宫颈，然后留置导尿管；③术区消毒时，外阴、阴道及肛门周围等部位需要在原有基础上再消毒 2 次；④术中需要严格按照无菌和无瘤原则进行操作（详见本章第五节）；⑤术后可于阴道内留置一块碘附纱布，并于术后 48 小时取出，视情况对纱布进行定期更换。

第三节 伴发疾病的处理原则

结直肠肿瘤患者以老年患者居多，许多老年患者在接受手术之前都伴发一种或几种老年常见疾病，如高血压、糖尿病、慢性阻塞性肺疾病（chronic obstructive pulmonary disease，COPD）、肾功能或肝功能不全等。手术治疗像一把双刃剑，一方面可以达到切除病灶的目的，另一方面，手术的创伤性对患者机体来说是一种打击，尤其对于免疫力较低和机体各系统存在伴发病的老年患者，手术的创伤性影响更加凸显，对围手术期伴发疾病的处理不力，往往会使本来完美的手术治疗功亏一篑。对于限期手术治疗的结直肠肿瘤患者来说，如何在术前调整这些伴发疾病对于整体治疗是否成功至关重要。

1. 高血压 高血压病是影响外科手术效果和预后的主要疾病之一，对于结直肠癌术前伴发高血压的患者，应根据不同分级给予相应调整。

（1）术前处理：术前应详细询问病史，掌握患者高血压的病史特点及常用降压药物的品种、剂量和血压变化规律。对于结直肠癌手术患者，采用口服降压药降压时，尽量选用每日 1 次的长效药物，合理选择联合用药，减少不良反应，尽量避免选用容易引起停药综合征的 β_2 受体拮抗药类降压药物。中青年患者应控制血压在正常水平，老年及多年高血压病史者应将血压稳定至 140/90mmHg 为宜，同时伴有糖尿病和肾病的患者，降压目标为 130/80mmHg。术前应给予镇静药，以保证睡眠，利于血压稳定。对于癌性肠梗阻或穿孔等需要急诊手术的，应在术前准备时适当控制血压，伴有 1、2 级高血压者宜控制在正常高值，3 级高血压者宜控制在 160/100mmHg 以下，同时密切监测血压及血容量变化。

（2）术后处理：术后应该注意保持呼吸道通畅，合理补液，维持血流动力学稳定，避免补液过多过快，同时避免补液不足导致低血压，注意疼痛及低氧容易引发的高血压，以及心动过速诱发心肌缺血，甚至心肌梗死。注意维持体温正常，进行正确术后镇痛，尽量减少引起血压波动的因素。如术后血压超过 160/100mmHg，可给予硝苯地平舌下含服，同时伴有冠心病，且血压超过 180/110mmHg 的患者，可使用硝酸甘油持续静脉滴注，使血压维持在正常高值水平即可，切不可降压过低，以免产生由于灌注不足导致的心血管事件及脑、肾功能损伤。由于术后 48 小时是发生充血性心力衰竭和肺水肿的高峰期，术后 72 小时内最容易发生心肌梗死，因此除普通病房的必要监护外，术后应该根据血压及循环情况，酌情考虑转至重症监护治疗病房（intensive care unit，ICU）治疗。对于手术创伤较大或同时伴有冠心病的高龄患者，术后重症监护 48~72 小时是必要的，同时应加强与呼吸科和心内科的联合会诊，密切监护伴发高血压的肿瘤术后患者。

2. 糖尿病

（1）术前处理：目前，国际上对于糖尿病患者围手术期的血糖控制水平仍存在争议，但是对于术前血糖控制的相关要点基本达成共识：①术前血糖应控制在 6.0~8.0mmol/L，餐后血糖控制在 <11.1mmol/L；②预防酮症酸中毒；③维持水、电解质平衡；④避免控制血糖过程中的低血糖事件发生。对于使用胰岛素的患者，术前 2 日应停用长效胰岛素，调整血糖过程中应每日多次监测；对于非胰岛素治疗的糖尿病患者，术前 3 日停用长效药物，短效药物可使用至手术前夜或手术日。

（2）术后处理：术后患者通常处于禁食阶段，由于手术及麻醉打击，患者血糖容易出现波动，因此术后应给予血糖监测，一般建议每 2 小时一次，逐渐平稳后可 4~6 小时一次。对于完全给予完全肠外营养（total parenteral nutrition，TPN）的患者，由于胰岛素的贴壁效应，除注意碳水化合物与胰岛素配比之外，还应注意滴速对血糖波动的影响，应密切监测、及时摇匀药液使胰岛素均匀分布，同时可配合皮下胰岛素注射。患者逐渐恢复饮食的过程中，应恢复术前的血糖控制方案，即逐渐恢复口服降糖药或皮下注射胰岛素。如术前未查出糖尿病或未经正规治疗的患者，应及时请内分泌科专家会诊制订血糖控制方案。

3. 肺功能不全 老年人呼吸系统的解剖结构和生理功能都会出现退行性变化，术前肺功能对于术中代偿能力和术后恢复都有重要的影响，因此，术前肺功能评估不可忽视。

（1）术前评估和处理：影响肺功能的主要因素包括年龄、肥胖、COPD、吸烟及外伤等。术前对于患者年龄、肥胖程度、呼吸系统疾病史、吸烟史及胸部外伤史的综合评估是必要的。当然，肺功能检查是判断肺功能的金标准。术前肺功能测定指标包括：肺活量（vital capacity，VC），用力肺活量（forced vital capacity，FVC），第一秒用力呼气量（forced expiratory volume in first second，FEV_1），第一秒用力呼气量占用力肺活量百分率（percentage of forced expiratory volume in first second to forced vital capacity，FEV_1/FVC），最大自主通气量（maximal voluntary ventilation，MVV），呼气流量峰值（peak expiratory flow，PEF），用力肺活量 25%、50% 和 70% 时的气流量（FEF_{25}、FEF_{50}、FEF_{75}），测定值的 75% 为肺功能异常。此外，胸部 X 线片、肺部 CT 也是辅助诊断肺功能的常用检查。

吸烟的患者应在术前尽早戒烟，至少 1 周，对于有明确肺部感染的患者，可术前 1 周给予抗生素治疗，在得到痰培养结果之前可选择经验性用药，对于常年吸烟或伴发慢性支气管炎、肺气肿的患者可给予雾化吸入扩张支气管、消炎和祛痰治疗。此外，术前进行呼吸功能训练及咳痰训练对于腹部手术的患者术后适应切口、改变呼吸方式、提高呼吸功能有很大帮助，应指导患者进行深呼吸、胸式呼吸和术前术后咳痰训练。

术前的呼吸功能调整以尽量控制肺部感染及祛痰治疗为主，对于器质性病变引起的严重肺功能不良，没有可逆的治疗方式，因此对于伴肺功能不全需行限制手术的患者来说，术中及术后监护更加重要。术中麻醉应选择生理干扰少、麻醉效果好、醒后并发症少的硬膜外麻醉方式。术前注意防治肺部感染，同时加强营养支持，纠正贫血和低蛋白血症，提高机体免疫力，降低术后切口感染的概率。鼓励早期呼吸功能锻炼、早期离床活动也可降低因卧床时间过长引起肺部感染的发生率。

（2）术后处理：术后根据患者麻醉复苏过程中，血氧恢复及自主呼吸恢复程度决定回普通病房或进入 ICU。无论是否重症监护，均应持续给予低流量吸氧，注意肺功能监测，防止肺部并发症的发生。主要包括：血氧监测，血气分析检测，保证水、电解质平衡，鼓励术后早期离床活动，深呼吸，防止肺部感染，预防应用抗生素，雾化吸入及化痰药物治疗。

4. 肾功能不全

（1）术前准备：应重视术前肾功能的评估，早期发现、及时处理可有效降低手术风险。医师应在患者入院时注意询问患者是否有肾病史，是否存在排尿量异常、贫血、水肿等可以反映肾功能的基本体征。肾功能的实验室检查指标包括：肌酐清除率、肌酐、尿素氮、血清钾离子浓度。根据肾功能损伤程度可以将肾功能不全分为四期：肾功能储备代偿期、肾功能不全期、肾衰竭期、尿毒症期。其中，肾衰竭期和尿毒症期禁行择期手术，应认真对待肾功能不全，调整肾功能后可行择期手术。根据实验室检查，肌酐清除率 >50mmol/min 时无须特殊治疗，30~50mmol/min 时术前应补液防止血容量不足，并避免使用肾毒性药物。当肌酐清除率在 15~29mmol/min 时应控制性输液。血清尿素氮 >6mmol/L 时，术前应行透析调整。慢性肾衰竭晚期并长期接受透析治疗的患者，可在术前 1~2 天接受透析治疗，调整水、电解质平衡。

肾功能不全患者行手术治疗应注意术中掌握手术时间和创伤程度，应尽量缩短手术时间，同时在肿瘤根治原则基础上降低创伤程度，减少出血和输血，严密监测体液及电解质平衡，努力寻找疾病矛盾的平衡点，达到个体化治疗。

（2）术后处理：肾功能不全的患者由于体液免疫功能下降及贫血，机体抵抗力低，术后易并发感染，因此，术后应注意防治感染，选用无肾毒性的抗生素，同时仍应注意体液及电解质平衡，加强营养支持。营养支持应以葡萄糖和脂肪为能源，限制氮源摄入，监测尿素氮和肌酐，其水平接近正常时再给予充足的白蛋白或氨基酸，可选择阶段性营养支持组合方法补充营养。此外，为保证肾血流灌注，术后应注意改善微循环，保持血压及血容量，如有术后血容量不足或低血压需及时纠正，避免肾功能损伤加剧。术前长期接受透析治疗者可在术后 2~3 日恢复常规透析。

5. 肝功能不全

（1）术前处理：慢性肝病患者如肝功能正常，术前无须特殊治疗。急性肝炎导致肝功能异常的患者，手术可能促进肝衰竭发生，应在术前积极抗病毒和保肝治疗改善肝功能。肝硬化者手术风险较大，应于术前充分评估，肝功能 Child 分级是术前评估肝硬化的金标准。

对于短期内无法解决的原发肝脏疾病者，术前应积极改善患者的凝血功能、营养状态，同时注意控制腹水、评估肝脏疾病导致的肾功能损伤程度及是否存在感染情况。由于结直肠癌根治术后存在吻合口愈合过程，因此，改善营养状态、纠正肝功能异常造成的低蛋白血症对于肠道手术尤为重要。对于存在腹水的患者，应在术前尽可能消除腹水，限制水、钠摄入，适当使用利尿药，调整白蛋白。凝血功能障碍者应给予补充维生素 K 或酌情输注血小板、凝血酶原复合物。如术前存在梗阻性黄疸，应在术前行穿刺引流。

（2）术后处理：肝功能异常患者，术后应注意监测肝功能，给予保肝治疗。提前积极调整腹水、黄疸、营养不良及凝血功能障碍等潜在并发症，预防肝性脑病的发生。术后应补充足够的热量防止蛋白质消耗，尽早由 TPN 过渡到肠内营养。可给予预防性抗生素控制感染、抗酸药防止应激性溃疡。对于凝血功能异常者，术后可继续补充维生素 K 及血液制品。对于肝性脑病，积极防治和提前消除诱因则更加重要。预防措施包括：术中积极清除肠道积血，术后严格控制蛋白质摄入，应用肠道不吸收的抗生素来抑制肠道菌群的繁殖。一旦出现肝性脑病，则需禁止摄入蛋白质，纠正碱中毒和低钾血症，并口服乳果糖以减少肠道产氨。

6. 冠心病

（1）术前处理：根据患者冠心病病情的程度不同，手术风险也不同，处理原则也不同。稳定型心绞痛患者，手术可增加围手术期急性心肌缺血发作的危险性，应给予相应调整并在取得患者家属同意的情况下，选择患者整体状态较好的时机行择期手术治疗，同时酌情缩短手术时间和降低创伤范围。目前评估增加急性心肌缺血发作风险的因素有：日常活动可诱发，心电图持续存在 ST 段下移和 T 波改变，同时患有高血压。增加急性心力衰竭风险的因素有：心脏肥大，心胸比 >0.55；左心室射血分数 <0.4；既往多次心肌梗死或心力衰竭病史。对于 4 周内发生过心绞痛的患者，围手术期极易发生急性心肌梗死，应果断延迟手术，并请心内科会诊给予相应治疗，待稳定后再考虑手术治疗。对于 6 个月内发生过心肌梗死的患者，除急诊手术外应禁行择期手术。

（2）术后处理：经过手术这一心理和生理的双重打击后，伴发冠心病的患者术后心肌缺血可加重，因此对冠心病患者，术后应严密监测循环及呼吸功能，调整水、电解质平衡，积极预防急性心肌梗死。预防重于治疗，建议对冠心病患者术后 1 周内监测心电图，同时注意调整可能伴发的高血压和心动过速，防止血容量不足，严密监控和维持水、电解质平衡，防止脱水和低钾血症的发生。此外，充分吸氧对于改善心肌供氧、降低心肌梗死的发生率也很重要。冠心病患者术后如突然发生不明原因低血压、呼吸困难、发绀、心律失常或充血性心力衰竭征象，应首先考虑心肌梗死的可能，立即观察心电图，配合血清酶学检查第一时间做出诊断，及时给予正确处理。

对术前伴发疾病的调整固然重要，然而许多慢性伴发疾病已造成患者相应系统不可逆的器质性损伤，因此并非所有伴发病都能够在肿瘤手术治疗期限内完全调整到正常范围，因而，单方面、过分强调及时手术治疗或伴发疾病的完全缓解的重要性都是不科学，也是不符合人文精神的，对于围手术期伴发疾病的调整应持因人而异、恰到好处的观点。对于计划行手术治疗同时又存在伴发病和禁忌证的肠癌患者，医师应做到以人为本、因病制宜，既要遵循疾病的基本治疗原则，又要尊重患者选择治疗方式和接受治疗风险的意愿。

第四节 心理准备

术前患者可因缺乏疾病知识、惧怕手术或其他问题而产生焦虑、不安的心理因素，故医护人员应熟练运用心理学知识做好心理指导。术前患者常见的心理问题包括担心手术的危险性、不理解麻醉的过程、不知道疼痛的程度、对病情的悲观情绪。解决这些问题最有效的方法是消除不安情绪，增强患者的安全感。

医护人员可以通过了解和掌握患者及亲属对疾病诊断、治疗、护理的认识程度及思想状况，进行分析，采取积极的措施，去除患者焦虑、紧张、恐惧、不安、消沉、悲观等不良的心理反应，充分保证患者睡眠、休息和食欲，增加机体免疫力和对手术的耐受力，使患者及亲属对手术治疗有正确的态度和良好的心理准备。

在交代病情和给予 NOSES 治疗的过程中，医师、护士的解释必须一致，否则将增加患者的不良心理反应，从而失去治疗的信心。如果患者的心理承受力差，可将手术的危险性及术后可能出现的并发症向亲属和单位说明。避免在其他患者面前议论某某患者的病情。如患者有一定的承受力，可将病情告诉患者本人，适当指出严重程度，并强调早期手术治疗的重要性和必要性。对过度焦虑、紧张的患者，可适当使用镇静、安眠药物，以保证其休息。

第五节 手术团队及器械准备

要组建自己的团队，其核心是团队成员在手术操作过程中要协同合作、各司其职。在团队组建初期，配合不是很和谐的时候，主刀医师容易越位，会经常做一些助手的工作，要注意避免，给助手机会，成长需要时间的历练。

众所周知，腹腔镜手术不同于开放手术，开放手术可以单打独斗，主刀医师带进修医师或实习生就可以完成手术，但腔镜手术不行，尤其是 NOSES，由于操作需要很多技巧，对术者与助手配合的默契程度提出了很高要求，尤其在无菌操作和无瘤操作方面。这就需要建立一支固定的手术团队，需要长期的磨合和实践才能达到心领神会、人镜合一的境界。

巧妇难为无米之炊，要想高质量完成 NOSES，除了密切的团队配合外，还需进行手术器械的充分准备。NOSES 与常规腹腔镜手术不同的操作步骤主要表现在消化道重建方式和标本的取出方式。完成这两个手术步骤，首先要了解需要准备哪些手术器械。

不同的结直肠肿瘤 NOSES 术式，消化道重建需要的手术器械各不相同。在右半结肠 NOSES 中，消化道重建方式为功能性端端吻合，该重建方式主要使用腔镜下直线切割闭合器来完成。横结肠 NOSES 的消化道重建主要采用“三角吻合”，这种三角吻合方式是一种端端吻合，需要使用腔镜下直线切割闭合器来完成。对于左半结肠、乙状结肠和直肠 NOSES，根据肿瘤不同位置及医师不同操作习惯，消化道重建方式也有很大区别，主要包括端端吻合和端侧吻合两种方式，这两种方式都必须使用管型吻合器，吻合器的型号需要根据肠管口径进行选择。在此，笔者强调一点，如肠管长度允许，尽量采用端端吻合，此举可减少端侧吻合中一侧肠管的盲端，降低吻合口漏的风险。另外，根据不同的吻合器设计，抵钉座从肠管的取出方式也有所不同。如抵钉座连接杆为空心，可以采用“固定挤压法”完成抵钉座的取出；如抵钉座的连接杆带有反穿刺孔，建议采用“绑线法”取出抵钉座更方便。

在 NOSES 取标本步骤中，与经腹操作一样，NOSES 也需要一个取标本的辅助装置，最大限度确保无菌操作与无瘤操作的实施。根据检索文献及临床实践可知，用于辅助取标本的工具包括切口保护套、超声刀保护套、无菌标本袋、自制塑料套管、经肛微创手术套管及经肛内镜等(图 2-1)。虽然取标本装置的种类很多，但主要可以概括为硬质和软质两种，两种装置也各有优势。软质设备具有很好的可塑性和弹性，不受标本大小的限制，只要自然腔道条件允许，均可以取出。硬质设备具有很强的韧性，可以起到很强的支撑作用。如标本环周径小于设备口径，可以很容易将标本取出，但如果标本环周径大于设备口径，标本将很难取出。因此，在选择取标本装置时，一定要了解各种装置的特性，并且要根据标本大小及自然腔道的具体情况综合判断，在取标本时才能做到有的放矢，收放自如。

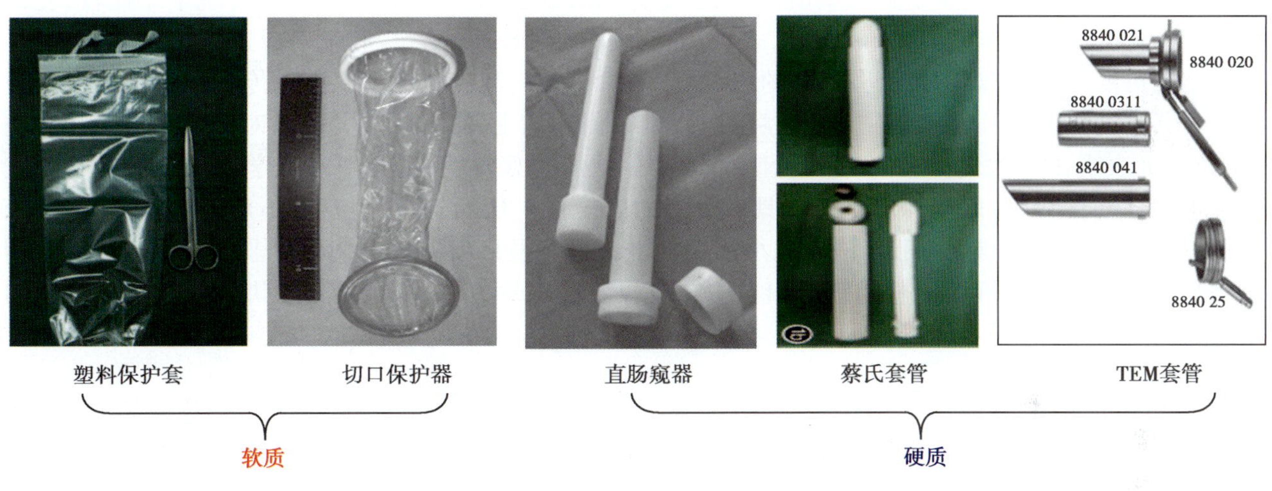

图 2-1　经自然腔道取标本保护装置

工欲善其事，必先利其器。NOSES 相关专用器械的研发一定是今后发展的重要方向，也是 NOSES 走向规范化的一个重要条件。

（王锡山　陈瑛罡　郁　雷　黄　睿）

第三章 腔镜下胸、腹、盆腔解剖学标志及探查要点

在传统手术中，外科医师是在直视下通过直接触摸组织，判定组织的解剖结构，完成所有手术操作。然而，随着腔镜技术的不断发展，这种传统的外科操作模式受到了严峻挑战。传统手术与腔镜手术在手术操作各个环节均表现出巨大差异，但均少不了对解剖标志的判定、识别和运用。腔镜技术对于解剖结构的判定，虽缺少了触觉反馈，但在其他方面表现出明显优势。第一，与传统手术比较，腔镜探查仅需置入一个戳卡，即可完成探查，表现出良好的微创效果；第二，腔镜可以通过调整镜头位置、改变镜头角度等操作，对更加深在隐蔽的组织器官进行探查，其探查范围要大于传统手术；第三，腔镜具有明显放大作用，可以更加清晰地观察组织解剖结构和病变具体情况，尤其是对于细小血管和神经的判定，更表现出巨大优势；第四，腔镜使手术具有更强的观赏性，更方便进行学习和交流。基于腔镜技术的这些优势，可以确保手术操作具有更好的安全性。然而，腔镜也存在不足，其适应证比传统手术更为严格，缺少触觉反馈，无法发现小肠、系膜、大网膜及肝实质内的病灶等。本章内容将结合胸腔、腹腔、盆腔脏器的解剖学基础知识和术中高清腹腔镜照片，从一个全新角度讲解腔镜下解剖结构探查的操作要点。

第一节 胸壁外部解剖标志和意义

胸骨柄上部两侧与左右锁骨的胸骨端相连接，下方与胸骨体连接。胸骨角（Louis 角）两侧分别与左右第 2 肋软骨相连接，可借助其定位胸腔镜手术戳卡位置（3~8 肋间隙）。肩胛下角平第 7 肋骨水平或第 7 肋间隙，但在胸腔镜操作中，若患者左侧卧位右臂抬举，肩胛下角常在第 6 肋，在不容易触摸胸骨角定位肋间隙时，肩胛下角可以帮助进行定位（图 3-1）。

按照标注的胸壁肋间隙位置，置入腔镜戳卡。牵拉肺上叶后可以暴露胸腔上部分的结构（图 3-2）。沿气管右侧壁提起纵隔胸膜打开，可以看到白色条索状神经为右侧迷走神经（图 3-3），找到迷走神经主干向头侧游离，在锁骨下动脉可看到右喉返神经，要避免损伤该神经以免造成声音嘶哑。游离纵隔胸膜和软组织后，可见白色气管，由环状软骨构成，如损伤可能引起喉狭窄（图 3-4）。奇静脉弓由奇静脉及肋间静脉会聚而成，是胸腔后纵隔一个显著的标志，在奇静脉弓下面往往有支气管动静脉（图 3-5）。食管位于气管后方，经膈的食管裂孔入腹腔，后壁与奇静脉和胸主动脉相邻（图 3-6）。膈肌有三个裂孔，其中食管裂孔由膈肌脚的肌束环绕形成，电刺激时有明显收缩（图 3-7）。游离食管，牵拉食管向前，可以暴露气管及气管隆嵴（图 3-8）和左右主支气管。拉开气管可以暴露胸导管上段（图 3-9）。食管癌手术完成胸部游离和淋巴结清扫后，原食管床暴露的器官有奇静脉、主动脉、下肺静脉、气管、气管隆嵴、左右主支气管、奇静脉弓、脊柱（图 3-10）。

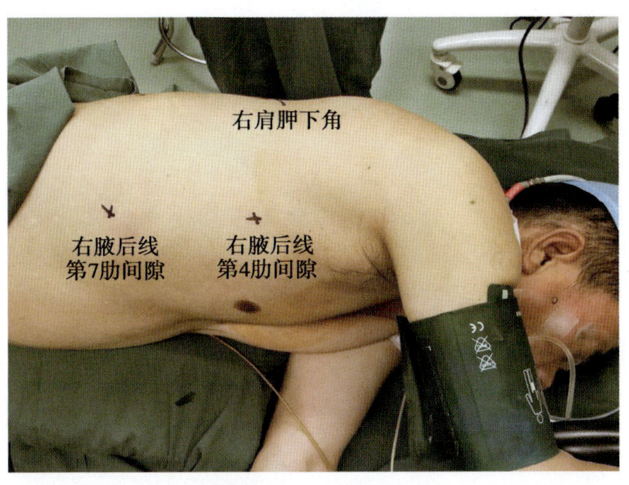

图 3-1　胸壁骨性标志

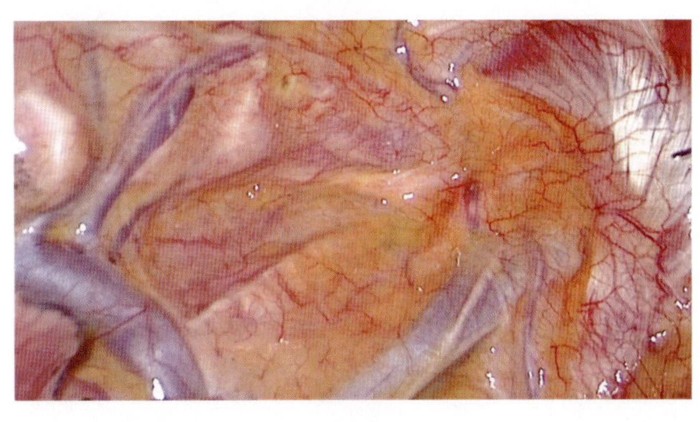

图 3-2　牵拉肺组织后暴露胸腔顶部

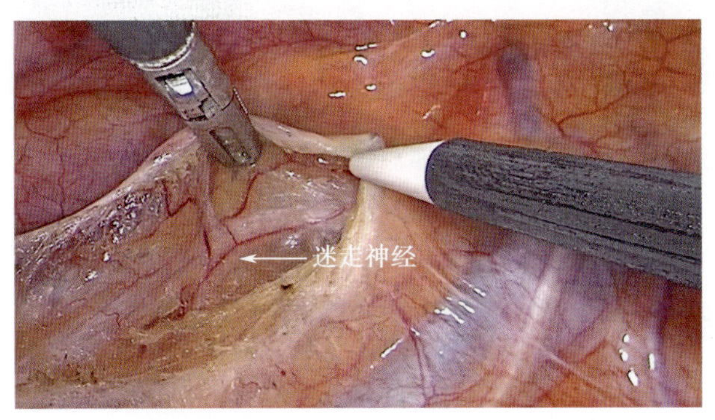

图 3-3　显露迷走神经

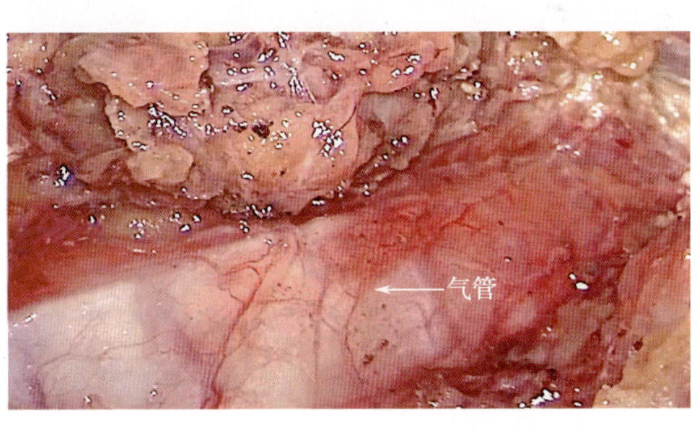

图 3-4　显露气管

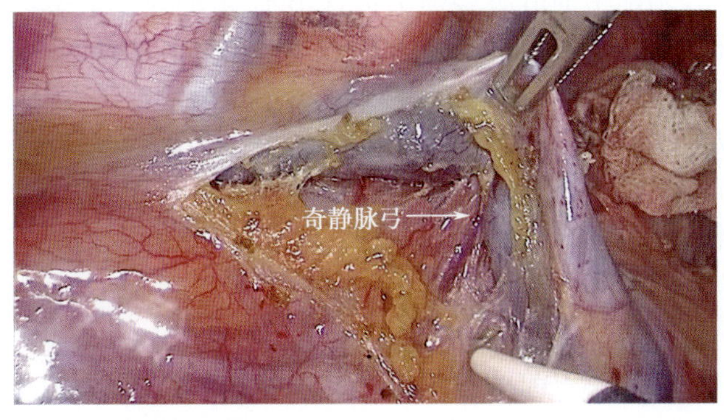

图 3-5　奇静脉弓

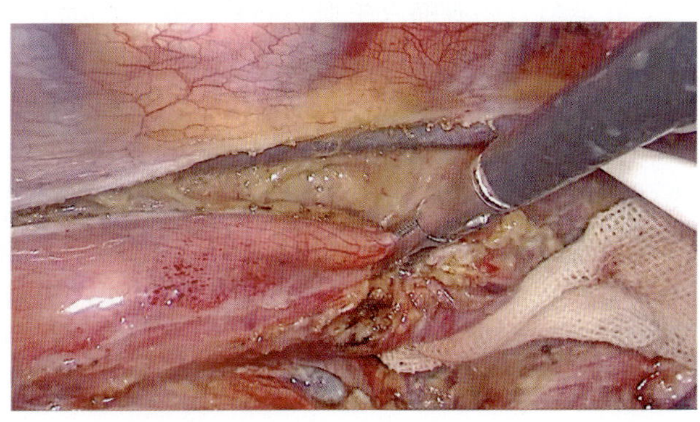

图 3-6　食管

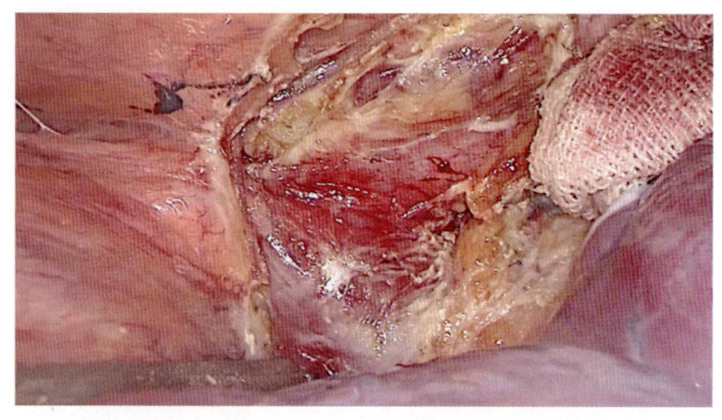

图 3-7　游离食管到膈肌脚，显示膈肌裂孔肌纤维

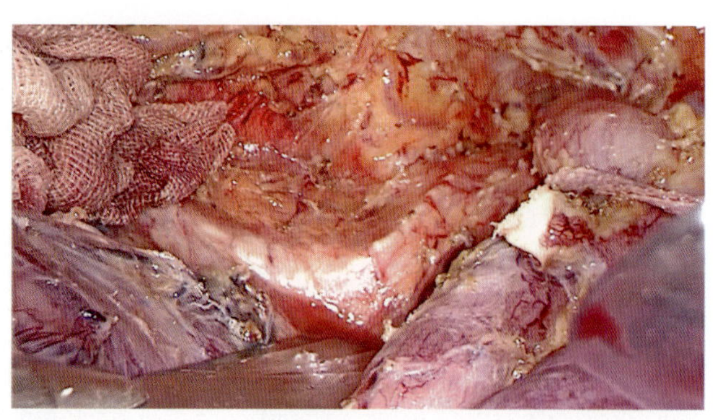

图 3-8　气管隆嵴

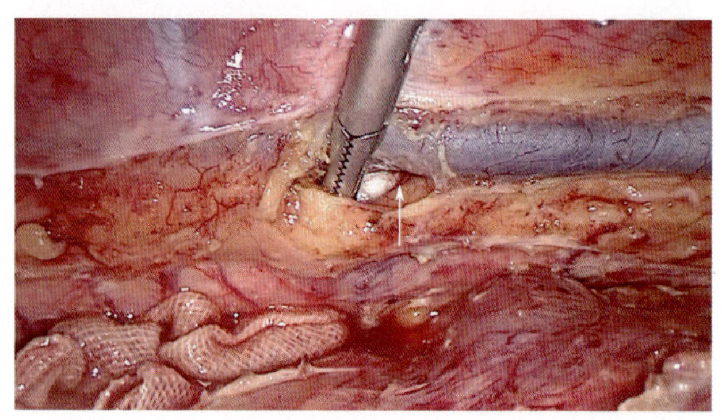

图 3-9　胸导管

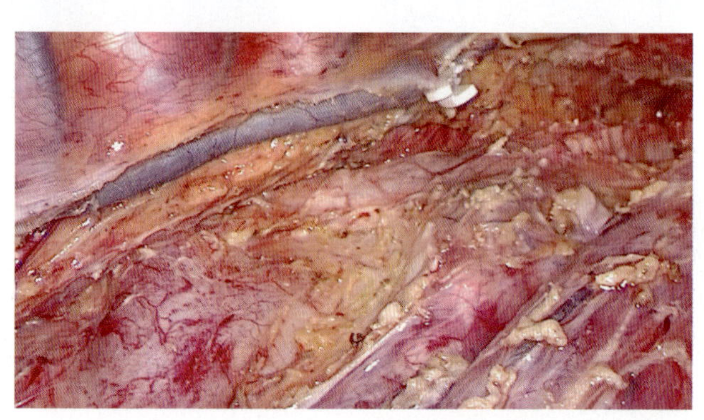

图 3-10　食管癌手术胸部游离食管切除淋巴结完毕后术野

第二节　肝、胆囊与胃解剖学标志及探查要点

肝主要位于右季肋区和腹上区，大部分为肋弓所覆盖，仅在腹上区、右肋弓间露出并直接接触腹前壁，肝上面则与膈及腹前壁相接。从体表投影看，肝上界平右锁骨中线第 5 肋骨，右腋中线处平第 6 肋骨处；肝下界与肝前缘一致，起自肋弓最低点，沿右肋弓下缘向左上行，至第 8、9 肋软骨结合处离开肋弓，斜向左上方，至前正中线，到左侧至肋弓与第 7、8 软骨结合处。

肝是结直肠肿瘤发生血行转移最常见的器官，因此，无论术前肝脏影像学检查结果如何，术中肝脏探查都是手术至关重要的一个环节。探查肝脏时，腹腔镜镜头的戳卡孔位置选择在脐部或脐周即可清晰地完成肝脏探查。肝脏探查的主要内容包括肝的形态、大小、质地及是否存在占位。

首先，探查肝圆韧带及镰状韧带，正常状态下可以探查到左内叶（段Ⅳ）、右前叶下段（段Ⅴ）、右后叶下段（段Ⅵ）、右后叶上段（段Ⅶ）、右前叶上段（段Ⅷ）表面（图 3-11）。助手将肝下缘提起，探查肝脏面，此时可以看到肝门区和胆囊（图 3-12）。随后，将镜头绕过镰状韧带（图 3-13），探查左侧肝膈面，可见肝左侧三角韧带（图 3-14），可探查到左外叶上段（段Ⅱ）、左外叶下段（段Ⅲ）表面（图 3-15）。助手将肝左叶提起，可探及段Ⅱ、段Ⅲ脏面及肝尾状叶（图 3-16）。

胃大部分位于左季肋区，小部分位于腹上区。正常情况下，胃前壁右侧毗邻肝左叶，左侧毗邻膈和左肋弓，在剑突下贴腹前壁。胃后壁毗邻左肾、左肾上腺、胰、脾和横结肠等，胃底与膈和脾相邻（图 3-17）。腹腔镜进行胃探查时，需要探查胃的位置和形态。为全面探查，助手可用无损伤钳将肝左叶提起，胃前壁，胃底、胃体及胃窦 3 部分结构均可以清晰暴露于术野（图 3-18~ 图 3-20）。胃底是胃向上高起的部位，相当于贲门的水平线以上的部分。胃窦部是胃的远端部分，相当于幽门近端 7~8cm 的范围，胃窦与胃底部之间的部分即为胃体部。

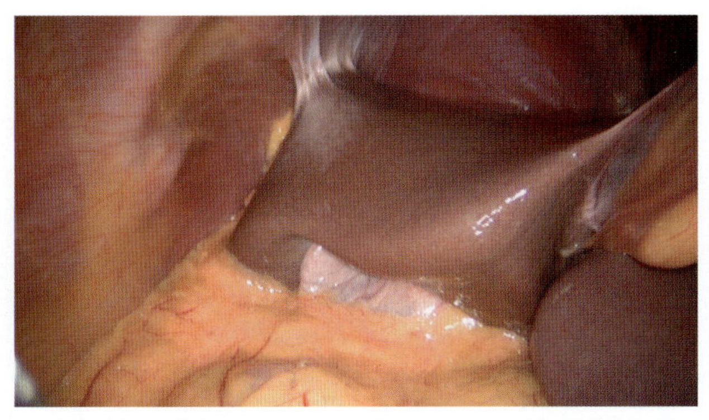
图 3-11　肝右叶膈面

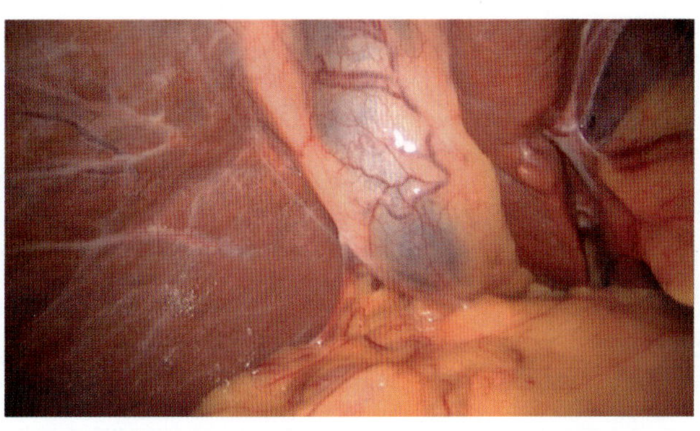
图 3-12　胆囊

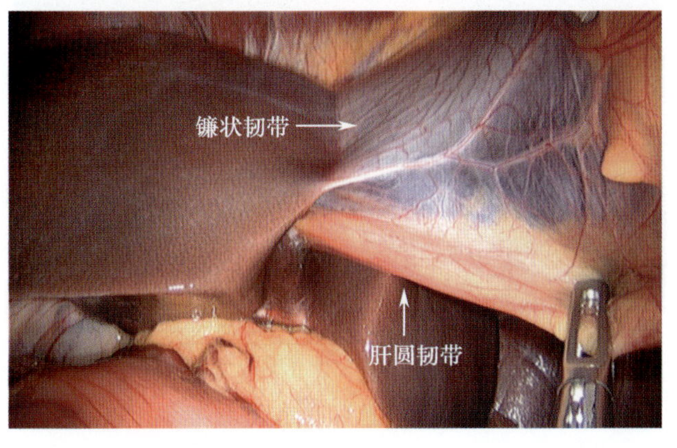

图 3-13　肝圆韧带及镰状韧带

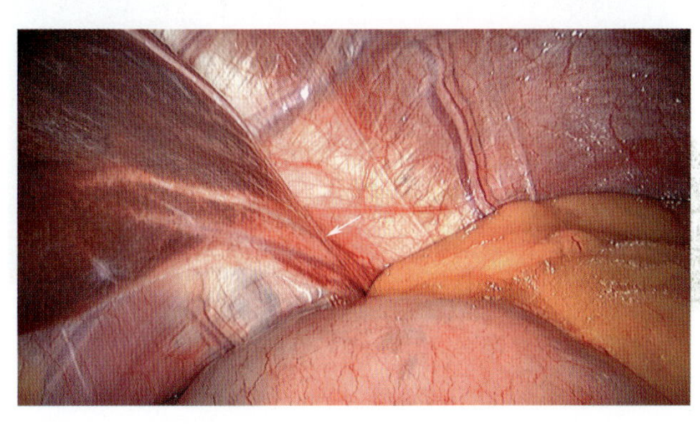
图 3-14　三角韧带

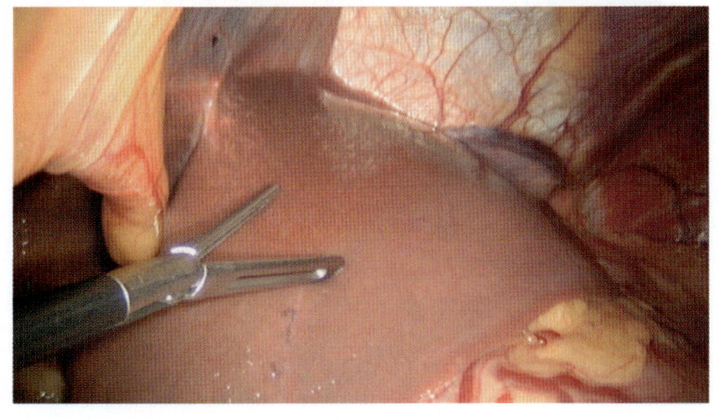
图 3-15　肝左叶膈面

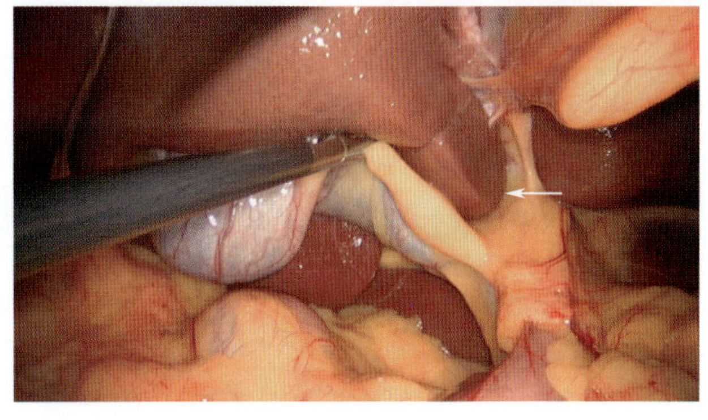
图 3-16　肝尾状叶

此外，腹腔镜下也可探查到胃韧带的分布和走行。肝胃韧带与肝十二指肠韧带：肝胃韧带连接肝左叶下横沟和胃小弯，肝十二指肠韧带连接肝门与十二指肠，共同构成小网膜，为双层腹膜结构（图 3-21）。肝十二指肠韧带中含胆总管、肝动脉和门静脉。胃结肠韧带：位于胃大弯下部与横结肠之间，内有胃网膜血管走行（图 3-22），向下延伸为大网膜。胃膈韧带：由胃大弯上部胃底连接膈肌。脾胃韧带：位于胃大弯上部与脾之间。

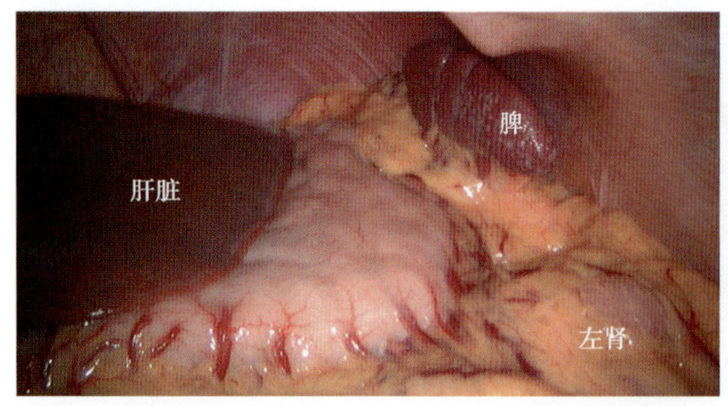

图 3-17 胃的毗邻脏器

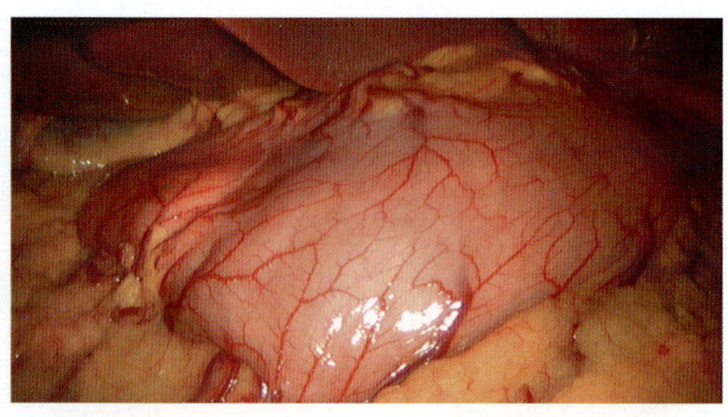

图 3-18 胃体与胃底

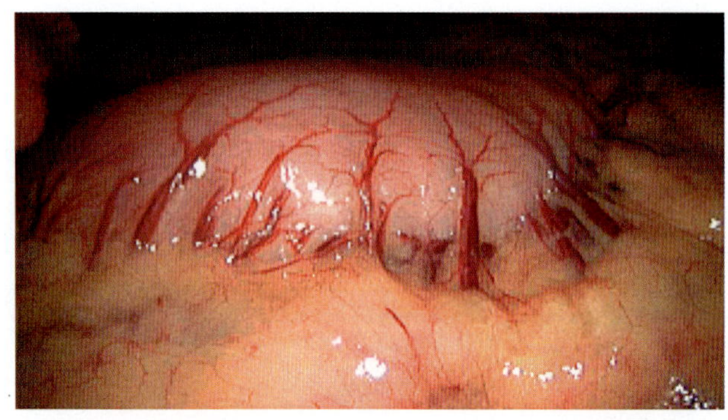

图 3-19 胃大弯

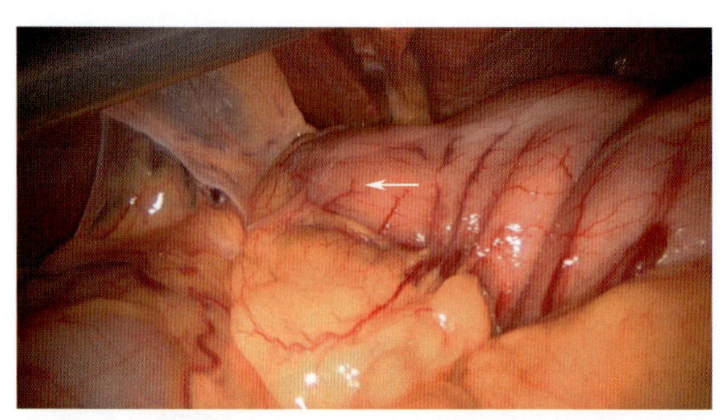

图 3-20 胃窦

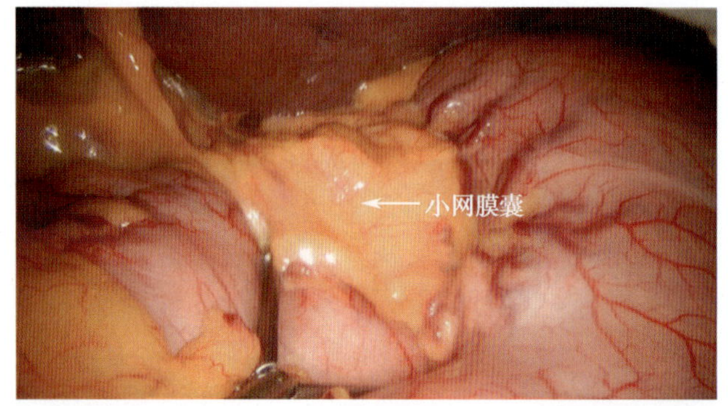

图 3-21 小网膜囊

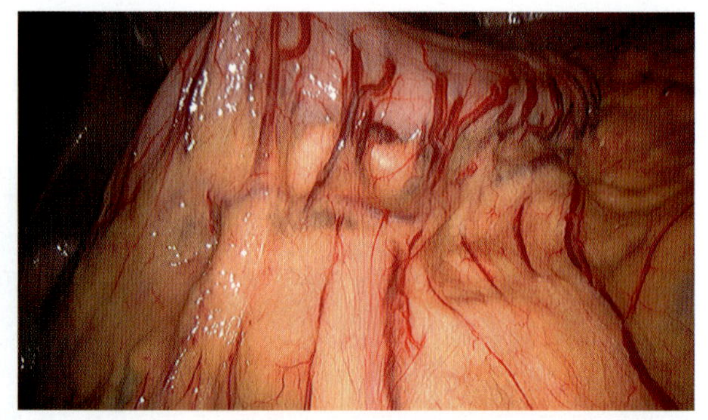

图 3-22 胃网膜血管

第三节 大网膜、脾与胰腺解剖学标志及探查要点

大网膜是连接胃大弯至横结肠的腹膜，大网膜共有四层，胃前、后壁的腹膜在胃大弯处会合，形成大网膜的前两层，向下延伸至脐平面稍下方，然后向后上折返，包被横结肠，形成大网膜的后两层。在胃大弯与横结肠之间的大网膜只有两层，为胃结肠韧带。正常状态下，大网膜呈围裙状遮被下方腹腔脏器表面(图 3-23)。在手术操作过程中，为更好地暴露术野，可通过调整患者体位，或用无损伤钳将大网膜移至术野外。

脾位于左季肋区，胃底与膈之间，其位置可随呼吸及体位的不同而变化。脾的膈、脏两面均暴露于腹膜腔内。脾的膈面光滑隆凸，朝向外上，与膈相贴(图 3-24)。脾脏面凹陷，中央为脾门，是脾血管和神经出入之处。由于脾位置深在，在进行腹腔镜探查时，往往无法将脾完全暴露。

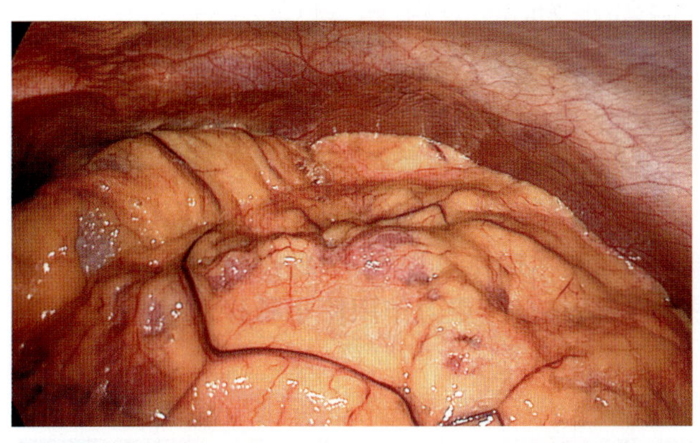

图 3-23　大网膜

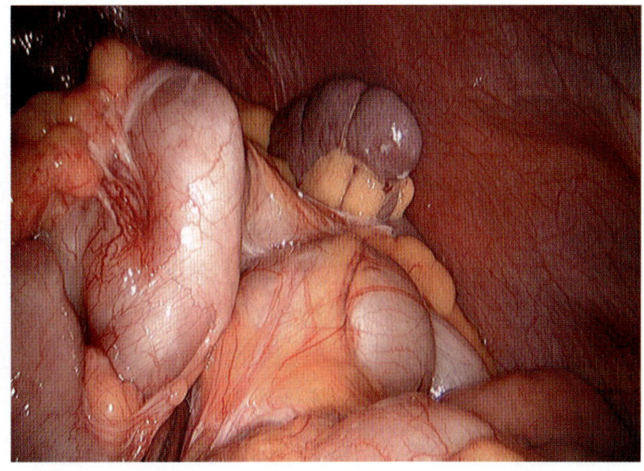

图 3-24　脾的位置

胰腺位于胃的后方，横行于腹后壁，横跨在第 1、2 腰椎的前面，分为胰头、胰体、胰尾 3 部分。右侧的胰头被十二指肠环绕（图 3-25），二者结合紧密并有管道连通不可分离，左侧胰尾抵住脾门。十二指肠位于腹腔的后上部，呈 C 形从右侧包绕胰头，分为上部、降部、水平部和升部四部分。由于胰与十二指肠被结肠系膜覆盖，因此对于系膜肥厚的患者，常无法进行探查（图 3-26）。但如果患者体态偏瘦，腹腔镜下可以观察到胰头和十二指肠的位置和形态。十二指肠空肠曲的后上壁被十二指肠悬肌固定在腹后壁。十二指肠悬肌由肌纤维与结缔组织构成，表面有腹膜覆盖，临床上称为十二指肠悬韧带（屈氏韧带，ligament of Treitz），是手术中确认空肠起始部的重要标志（图 3-27）。

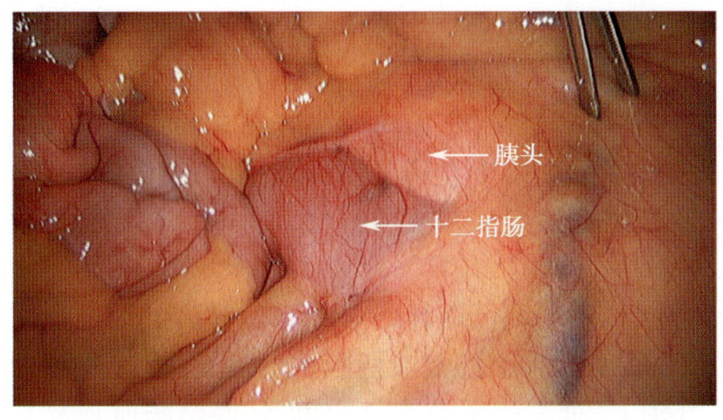

图 3-25　胰头及十二指肠

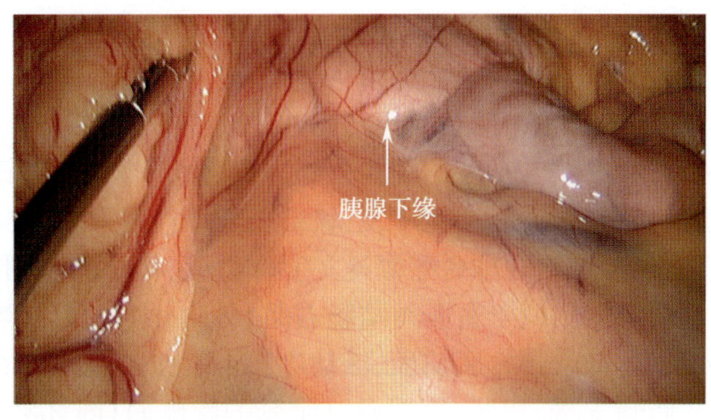

图 3-26　胰腺下缘

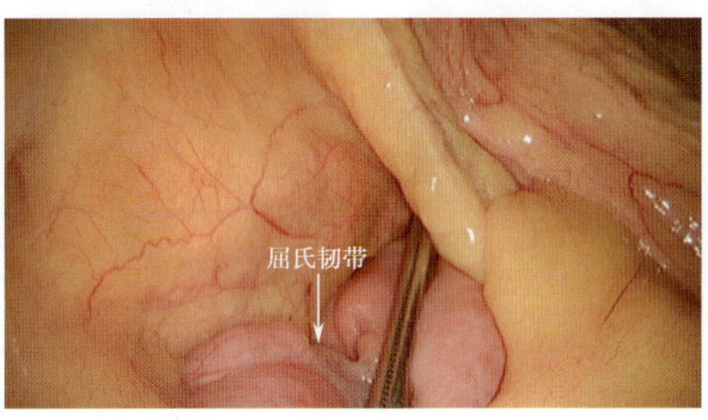

图 3-27　屈氏韧带

第四节 空肠、回肠与结肠解剖学标志及探查要点

空肠起始端连接十二指肠，占小肠全长的 2/5，位于腹腔的左上部。回肠末端续接于结肠起始部，占小肠的下 3/5，位于脐区和右髂区。回肠和空肠都属于腹膜内位器官，借肠系膜悬附于腹后壁。空肠和回肠之间没有明显的分界线。正常状态下，空肠、回肠会被大网膜所覆盖。如要探查小肠，助手需将大网膜推至上腹部以显露小肠进行探查（图 3-28、图 3-29）。此外，在手术操作过程中，小肠往往会遮挡术野，尤其是下腹或盆腔手术操作时，因此，术者可通过调整患者体位，靠自身重力作用使小肠移至术野外，必要时也可使用无损伤钳将小肠推出术野。

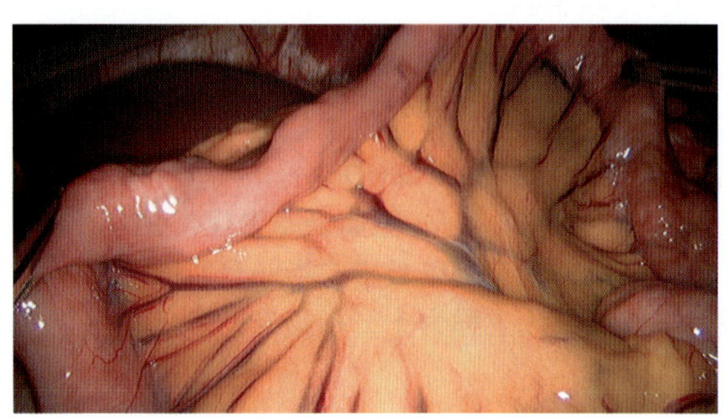

图 3-28 空肠及系膜

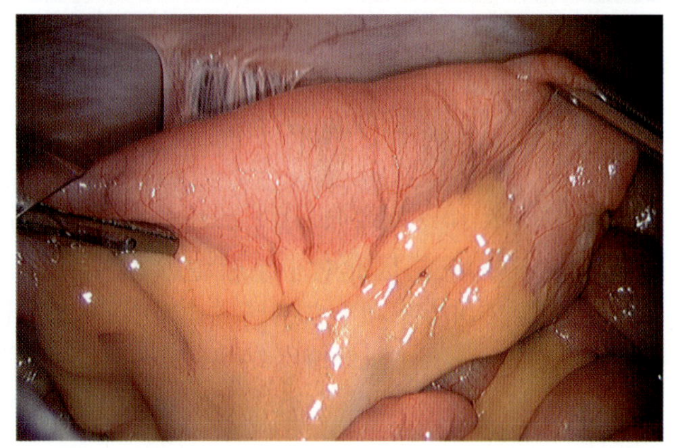

图 3-29 末端回肠及系膜

结肠包括升结肠、横结肠、降结肠和乙状结肠。结肠比小肠短而粗，全长约为小肠的 1/4，正常成人结肠全长约 135cm。结肠在右髂窝内起始于盲肠，在第 3 骶椎平面续接于直肠。盲肠最粗，直径约 6cm，向远端肠腔管径逐渐变小，乙状结肠末端直径只有 2.5cm，这是结肠肠腔最狭细的部位。大部分结肠固定于腹后壁，结肠的排列酷似英文字母“M”，将小肠包围在内。

升结肠位于盲肠与结肠右曲（肝曲）之间，其长度因盲肠位置的高低而异。升结肠后壁借结缔组织贴附于右肾和腰方肌前面，活动度甚小。腹腔镜探查右半结肠，需要将小肠及大网膜推向左上方，此时可探及回肠末端、盲肠、阑尾及升结肠的腹侧面（图 3-30、图 3-31）。对于肠系膜菲薄的患者，回结肠血管及其与十二指肠、胰头的关系也可以显露。

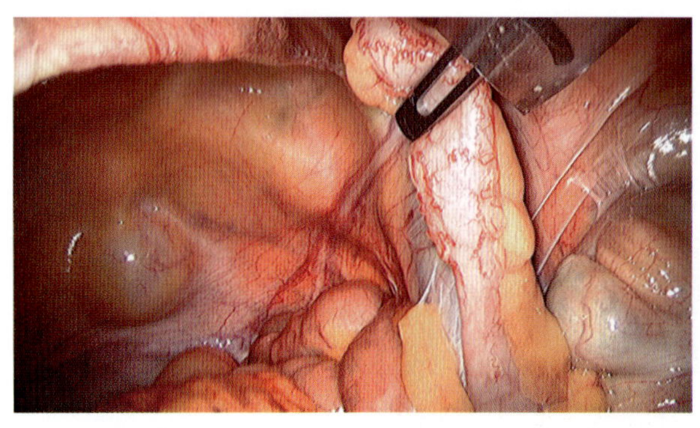

图 3-30 阑尾

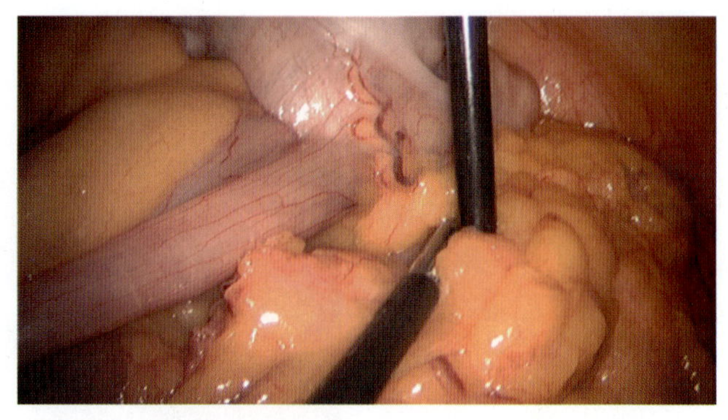

图 3-31 末端回肠及升结肠起始部

横结肠起自结肠右曲，向左横行，止于结肠左曲（脾曲）。横结肠由横结肠系膜连于腹后壁，活动度大，

中部下垂至脐或低于脐平面。横结肠探查时，助手可将横结肠及大网膜推向上腹，对于系膜菲薄的患者，可以观察到横结肠系膜内中结肠血管的走行（图 3-32、图 3-33）。结肠肝曲位于肝右叶下方和右肾下端的前方。结肠脾曲接近脾和胰尾，故结肠脾曲的位置较高较深。

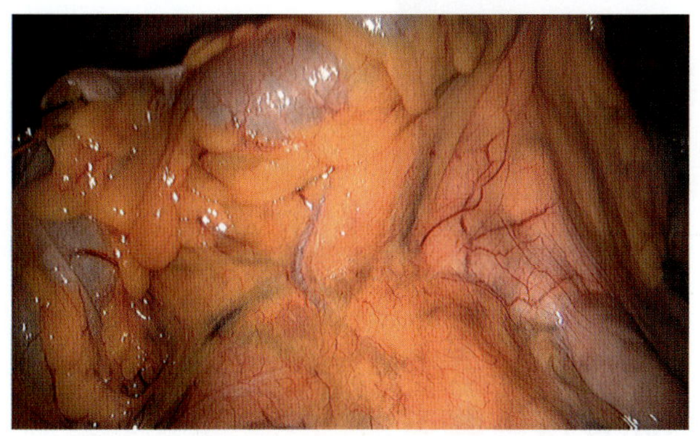

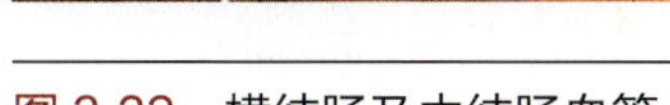

图 3-32　横结肠及中结肠血管

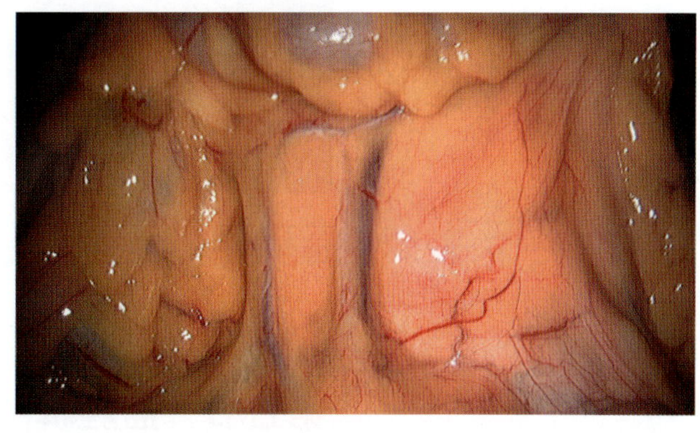

图 3-33　中结肠血管及横结肠边缘血管弓

降结肠自结肠脾曲起，沿左肾与腰方肌前面下行，至左髂嵴处续于乙状结肠。探查时，助手将小肠及大网膜推向右侧，降结肠走行、结肠系膜、系膜内血管走行（图 3-34）及肠系膜下血管走行可以得到显露（图 3-35）。

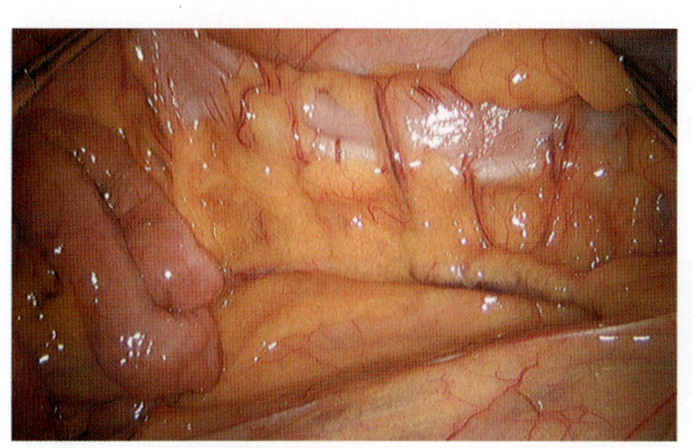

图 3-34　降结肠及边缘血管弓

图 3-35　肠系膜下血管走行

乙状结肠自左髂嵴水平开始，沿左髂窝转入盆腔内，呈“乙”字形弯曲，至第 3 骶椎平面续于直肠。乙状结肠借乙状结肠系膜连于骨盆侧壁，活动度较大（图 3-36）。探查时助手将小肠推至右侧，此时乙状结肠走行、结肠系膜及边缘血管均可显露出来（图 3-37）。对于系膜菲薄患者，左侧输尿管、左侧生殖血管也可显露出来（图 3-38）。

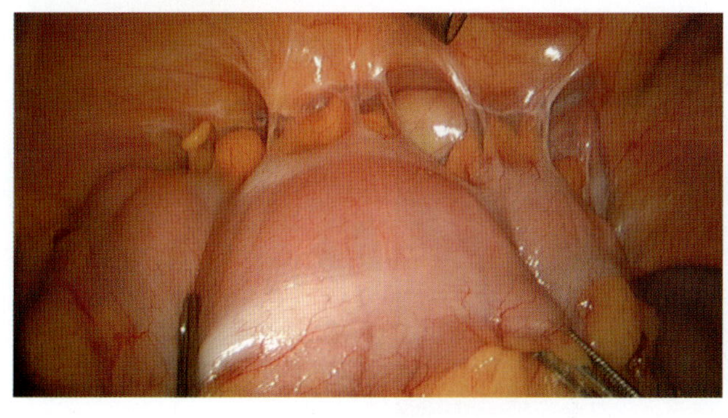

图 3-36　乙状结肠与侧腹壁生理粘连

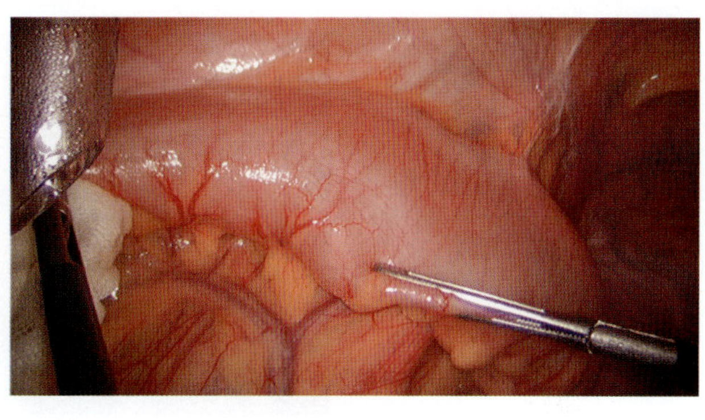

图 3-37　乙状结肠及边缘血管弓

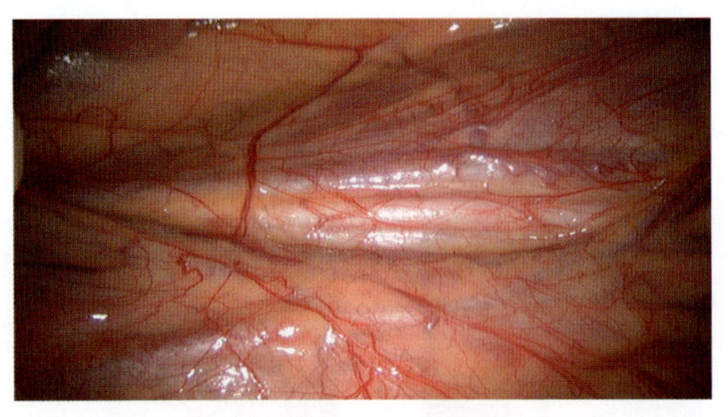

图 3-38　左侧输尿管及生殖血管

第五节　盆腔解剖学标志及探查要点

在传统开腹手术中，由于盆腔位置狭小深远，其解剖结构很难清晰显露，且往往仅有术者和一助可以观察到。然而，通过腹腔镜进行盆腔探查可以完全克服开腹手术存在的不足。盆腔探查时，首先需将患者置于头低足高体位，将小肠移至上腹部，充分暴露盆腔。

探查盆腔时，女性患者首先可探及子宫，位于盆腔中部，其位置可随膀胱与直肠的充盈程度或体位而有变化。助手用无损伤钳将子宫抬起后，整个盆腔结构，包括直肠上段、双侧卵巢、双侧髂血管、直肠子宫陷凹（道格拉斯腔，Douglas pouch）等均可清晰显露（图 3-39）。对于男性患者，由于没有子宫遮挡，整个盆腔可以更容易显露于术野（图 3-40）。对于系膜菲薄患者，也可观察到双侧输精管及其走行（图 3-41）。

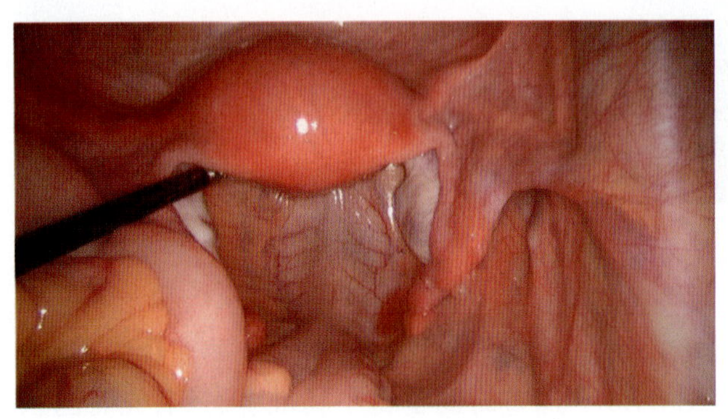

图 3-39　盆腔（女性）

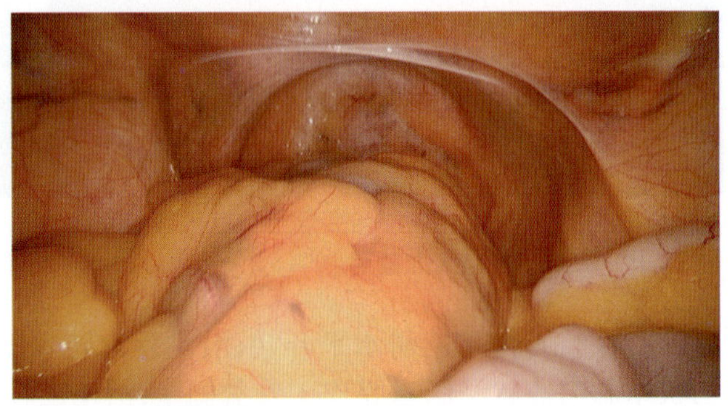

图 3-40　盆腔（男性）

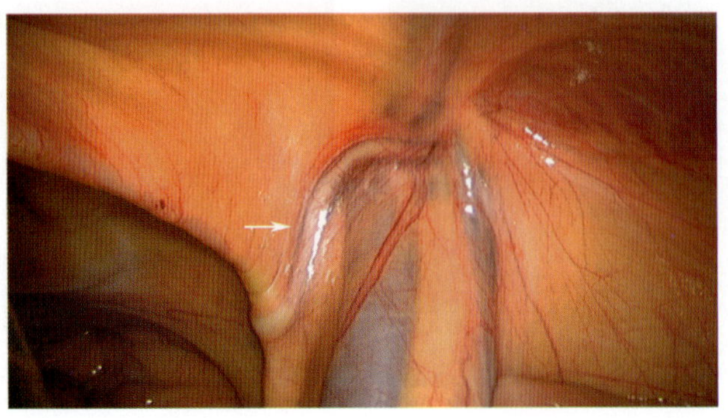

图 3-41　右侧输精管

手术探查是实施各类手术的第一步，也是确保手术顺利实施最重要的一步。手术探查过程中需要对各个脏器的解剖结构、位置形态进行全面详细地了解。与传统开腹手术相比，腹腔镜探查表现出腹壁创伤更小、探查范围更广、组织暴露更清晰等明显优势。在腹腔镜探查过程中，术者应根据探查的位置，通过改变患者体位、结合助手牵拉等方法，更好地暴露术野来完成手术探查。

（陈海鹏　李　勇　郑庆峰　关　旭　王锡山）

第二篇

结直肠肿瘤 NOSES

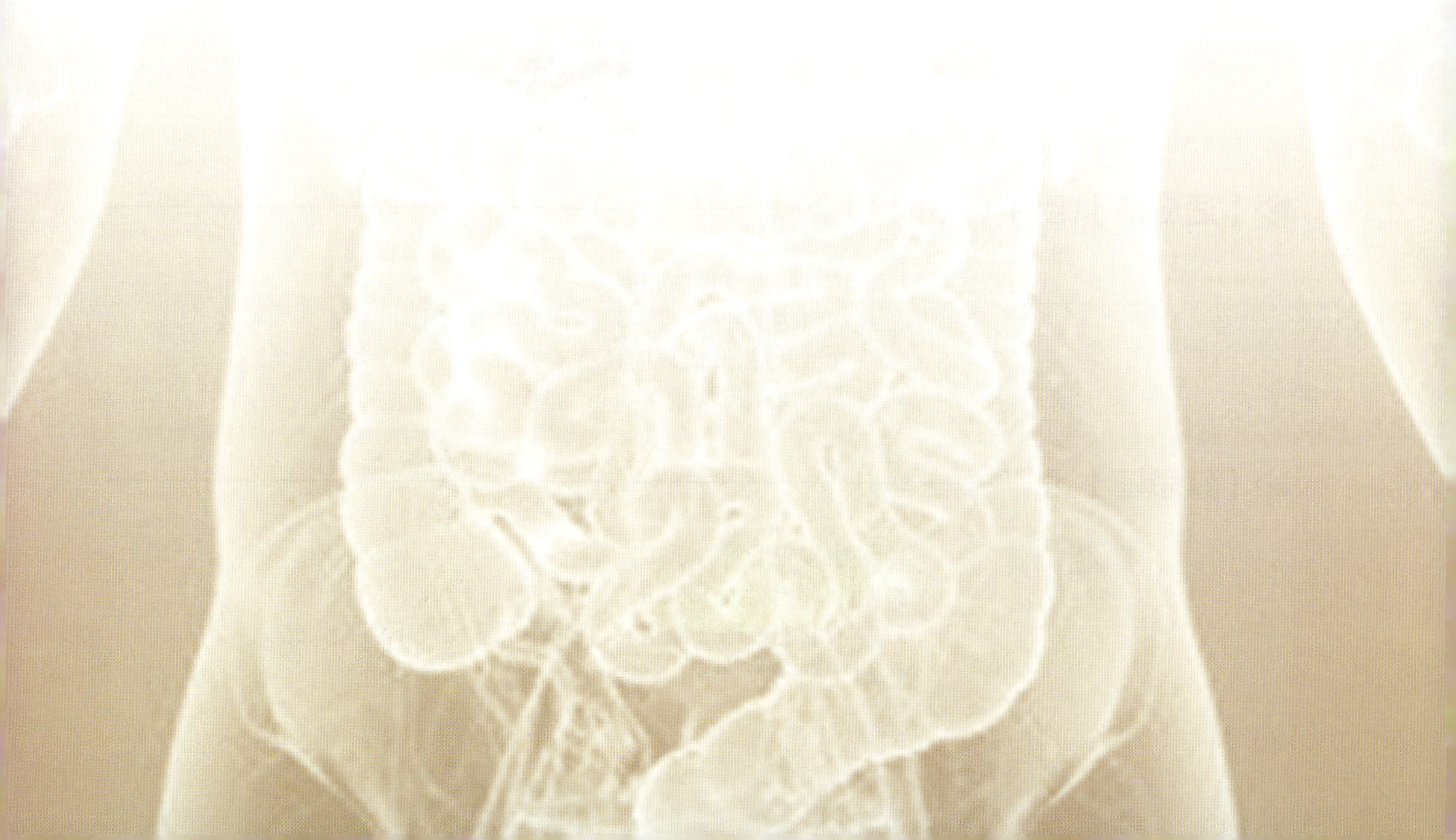

第四章 腹部无辅助切口经肛门外翻切除标本的腹腔镜下低位直肠癌根治术

（CRC-NOSES Ⅰ式 A 法和 B 法，外翻法）

【前言】

NOSES Ⅰ式主要适用于肿瘤较小的低位直肠癌患者。相比常规腹腔镜直肠癌根治术，NOSES Ⅰ式在手术范围、淋巴结清扫等方面无明显差异，其主要区别在于消化道重建和标本取出这两个环节。NOSES Ⅰ式的操作要点表现为经肛门将直肠外翻至体外，在体外直视下切除直肠肿瘤，再进行全腹腔镜下乙状结肠与直肠的端端吻合。此外，NOSES Ⅰ式还可以于直视下准确判断肿瘤下切缘距离，避免肿瘤下切缘阳性，并能够大大提高超低位保肛手术的可能性。目前，低位直肠癌 NOSES Ⅰ式主要包括两种消化道重建方法，即 NOSES Ⅰ式 A 法和 B 法。两种方法在操作方式上略有区别，A 法涉及无瘤术的应用问题，B 法不涉及无瘤术的问题，因此 B 法比 A 法适应证略宽一些，但二者均能达到相同的手术效果。NOSES Ⅰ式在保证肿瘤根治的基础上，表现出手术创伤小、恢复快、美容效果好等明显优势，是一个值得被外科医师掌握和推广的技术。

第一节 适应证与禁忌证

【适应证】（图 4-1~ 图 4-3）

1. 低位直肠癌或良性肿瘤。
2. 浸润溃疡型肿瘤，且侵犯肠管小于 1/2 周。
3. 隆起型肿瘤，肿瘤环周径小于 3cm。
4. 肿瘤下缘距齿状线 2~5cm 为宜。

【禁忌证】

1. 肿瘤侵犯肠管大于 1/2 周。
2. 肿瘤环周径大于 3cm。
3. 黏液腺癌或印戒细胞癌，且术中无法明确下切缘状况。
4. 过于肥胖者（BMI>35kg/m^2）。

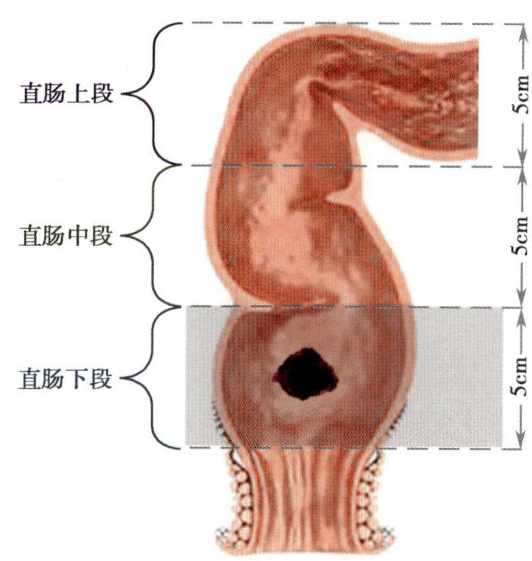

图 4-1　适用Ⅰ式的肿瘤位置示意图

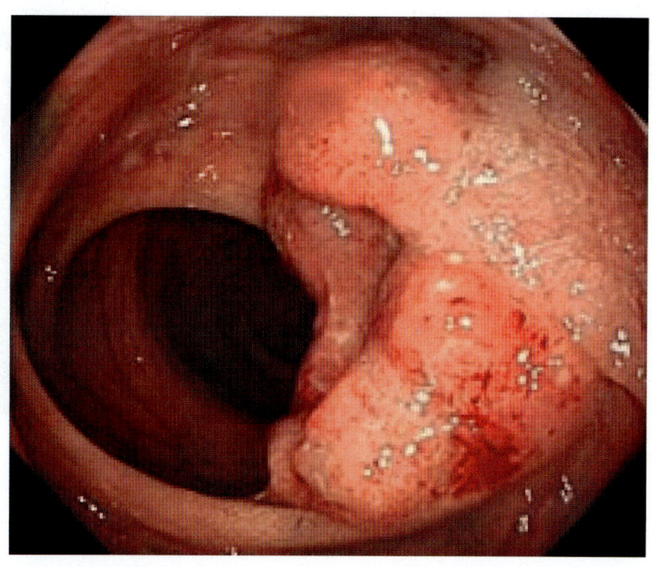

图 4-2　肠镜：肿瘤距肛门 3~5cm，溃疡隆起型，最大径为 3cm

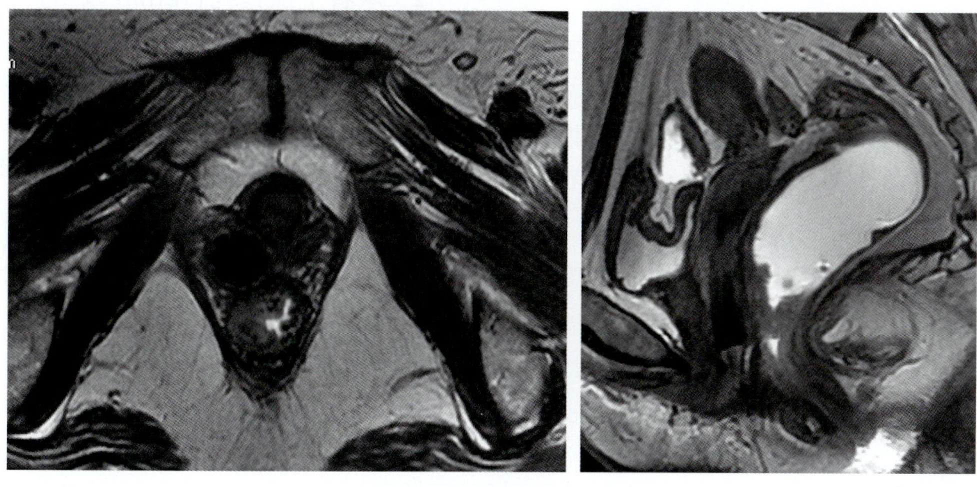

图 4-3　直肠 MRI：女性，T_3，肿瘤距齿状线 2.0cm，最大径 2.7cm

第二节　麻醉、体位、戳卡位置与术者站位

【麻醉方式】

全身麻醉或全身联合硬膜外麻醉。

【手术体位】

患者取功能截石位，右侧大腿需稍平一些，有利于术者操作（图 4-4）。

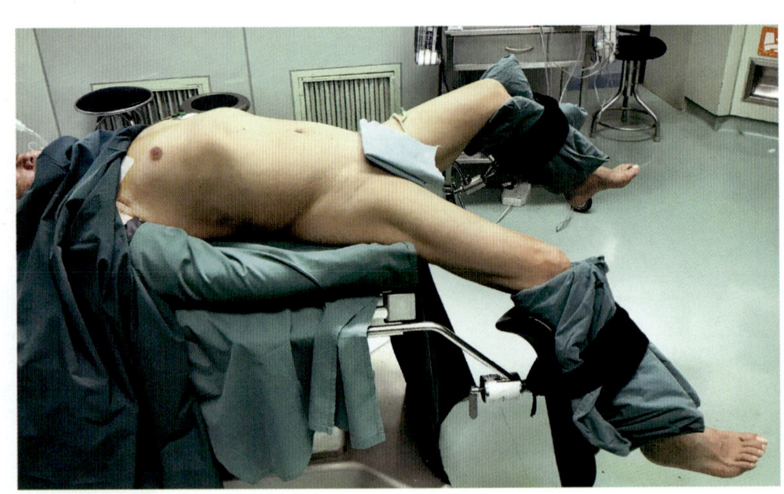

图 4-4　患者体位

【戳卡位置】（图 4-5）

1. **腹腔镜镜头戳卡孔（10mm 戳卡）** 脐窗内。

2. **术者主操作孔（12mm 戳卡）** 右侧髂前上棘与脐连线中外 1/3 偏下位置为宜，使得低位直肠深部操作容易一些，尤其在低位直肠壁裸化时，可形成垂直角度横断直肠系膜。

3. **术者辅助操作孔（5mm 戳卡）** 位于脐右侧约 10cm，这样在直肠深部操作时，可减少与腹腔镜镜头的干扰。

4. **助手辅助操作孔（5mm 戳卡）** 位于脐与左髂前上棘连线中外 1/3 处为宜，主要起提拉作用，同时，靠外侧便于放置引流管。

5. **助手主操作孔（5mm 戳卡）** 脐水平左上方，靠内侧腹直肌外缘为宜。

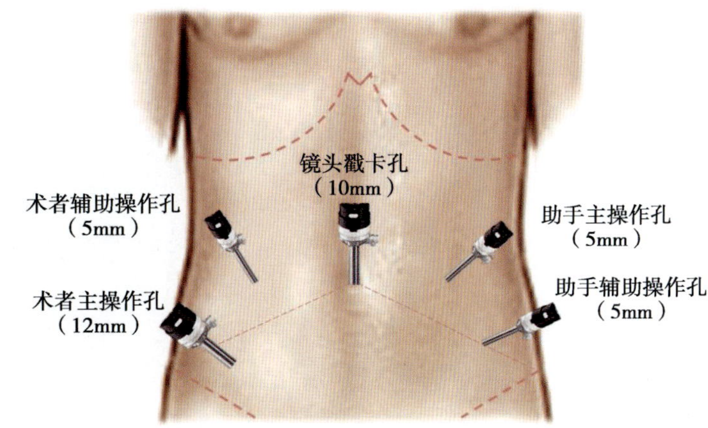

图 4-5　戳卡位置（五孔法）

【术者站位】

术者站位于患者右侧，助手站位于患者左侧，扶镜手站位于术者同侧（图 4-6）。

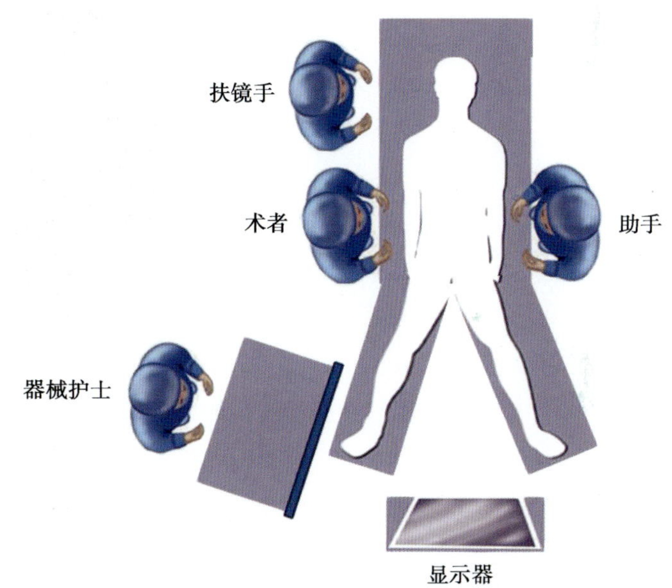

图 4-6　术者站位

【特殊手术器械】

超声刀、60mm 直线切割闭合器、凯途弧形切割闭合器、29mm 环形吻合器、无菌保护套。

第三节　手术操作步骤、技巧与要点

【探查与手术方案制订】

1. 常规探查　按照肝、胆囊、胃、脾、大网膜、结肠、小肠、直肠和盆腔顺序逐一进行探查（图 4-7、图 4-8）。

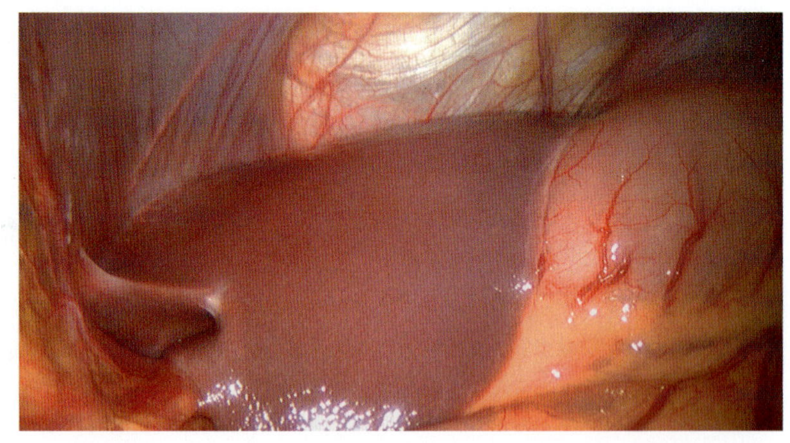

图 4-7　探查肝、胃

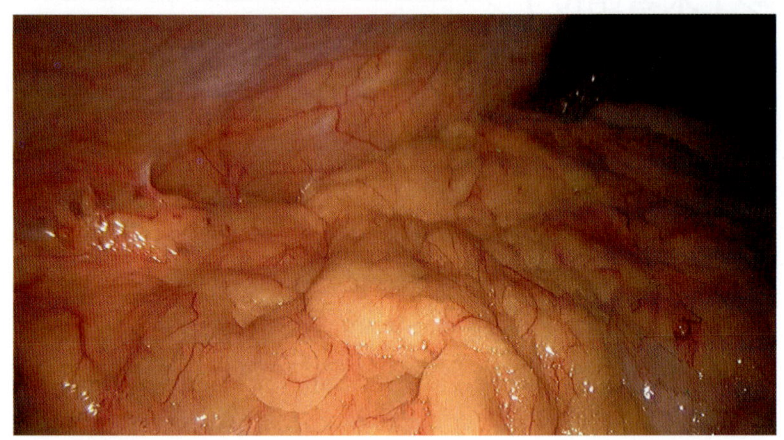

图 4-8　探查大网膜

2. 肿瘤探查　腹腔镜下低位直肠肿瘤常无法探及，大多数肿瘤位于腹膜反折以下（图 4-9）。术者可以用右手行直肠指检，与左手操作钳会合，来判定肿瘤位置、大小，以及是否适合行该手术（图 4-10）。

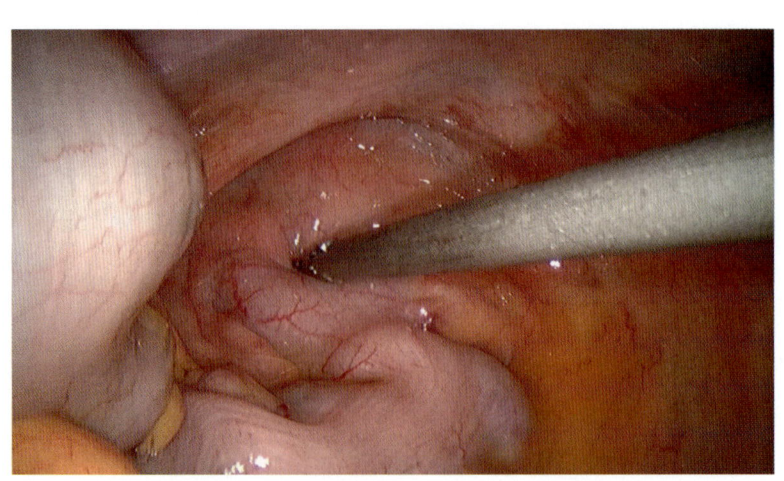

图 4-9　探查肿瘤位置

3. 解剖结构判定　包括对乙状结肠、直肠系膜的肥厚程度，血管弓的长度，预切除范围的判定（图 4-11、图 4-12）。

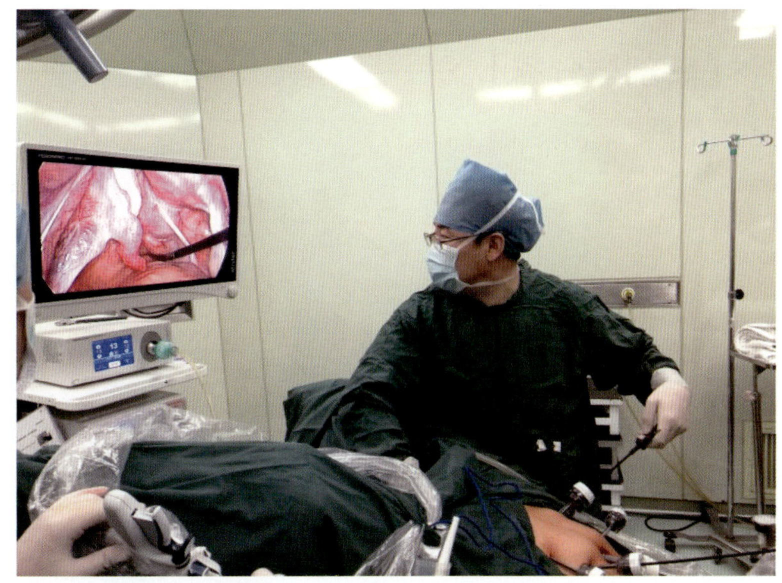
图 4-10　术中腹腔镜联合直肠指检探查

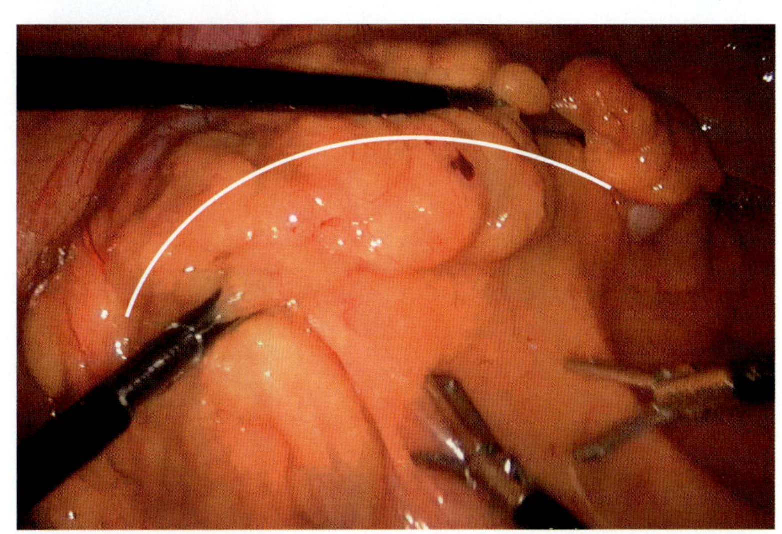
图 4-11　判定乙状结肠长度及系膜厚度

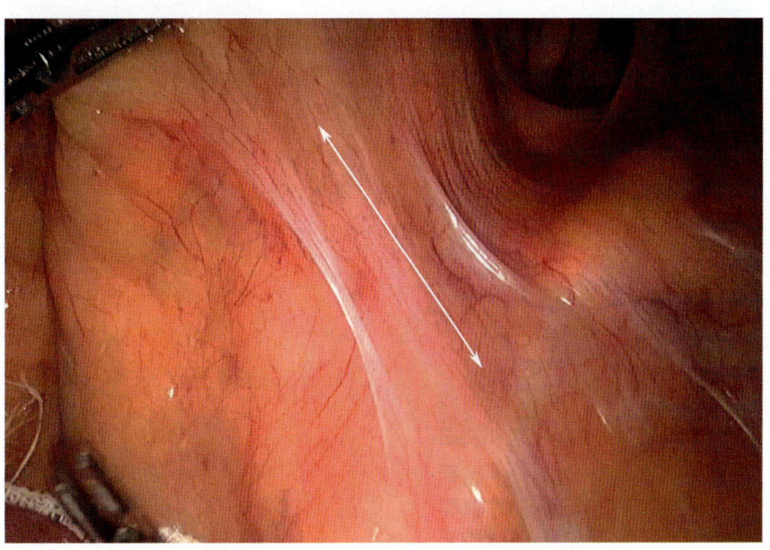
图 4-12　判断血管弓的长度

【解剖与分离】

1. 第一刀切入点 患者取头低足高体位，用 1/2 纱布条将小肠挡于上腹部，能显露整个盆腔及肠系膜下动静脉根部。第一刀切入点在骶骨岬下方 3~5cm，尤其是肥胖患者，往往有一菲薄处，用超声刀从此处开始游离（图 4-13）。

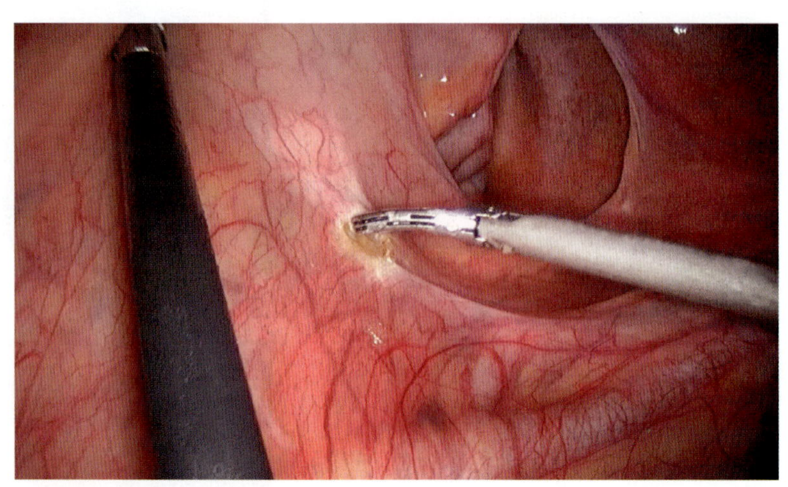

图 4-13 第一刀切入点

配合技巧：

助手左手钳提起直肠前壁向上、向腹壁方向牵拉，使直肠在盆腔展示完整走行。助手右手钳提起肠系膜下血管处，使其根部至直肠及盆底腹膜反折处完全进入视野。

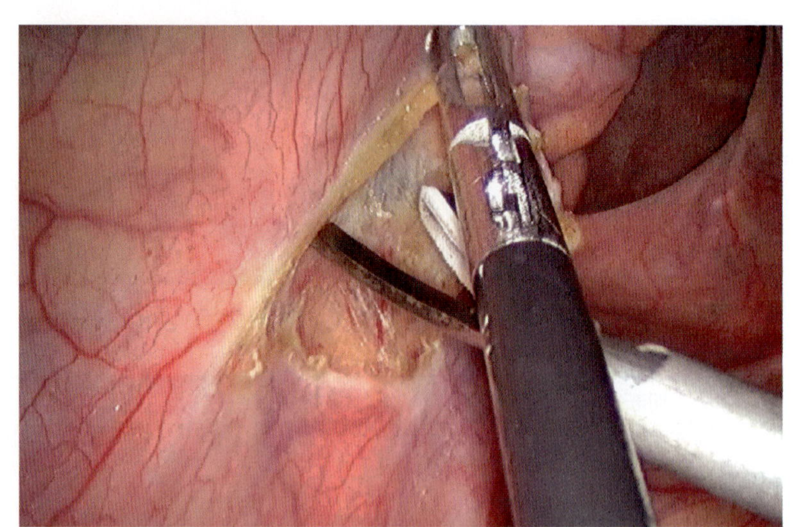

图 4-14 进入 Toldt 间隙

经验分享：

切开系膜后，刀头汽化产生热量，用刀头上下推动，进入 Toldt 间隙后可见白色蜂窝状组织，证明进入正确的间隙中（图 4-14）。

2. 肠系膜下动静脉游离与离断 沿 Toldt 间隙上下分离，直肠系膜能提起一定空间，再开始向肠系膜下动静脉根部游离（图 4-15）。同时，向左侧沿 Toldt 间隙上下扩大空间，可见游离平面光滑、平整、干净，清晰可见左侧输尿管走行及蠕动（图 4-16）。肠系膜下动脉根部毗邻关系清晰，遂用超声刀分离清扫根部脂肪结缔组织，充分裸化后，双重结扎切断肠系膜下动静脉（图 4-19、图 4-20，资源一）。勿用超声刀上下剥离，而应选定切除线，由近及远整块分离，血管根部不宜裸化过长，够结扎即可。

资源一 肠系膜下动静脉切断与系膜游离

图 4-15　向肠系膜下动脉根部游离

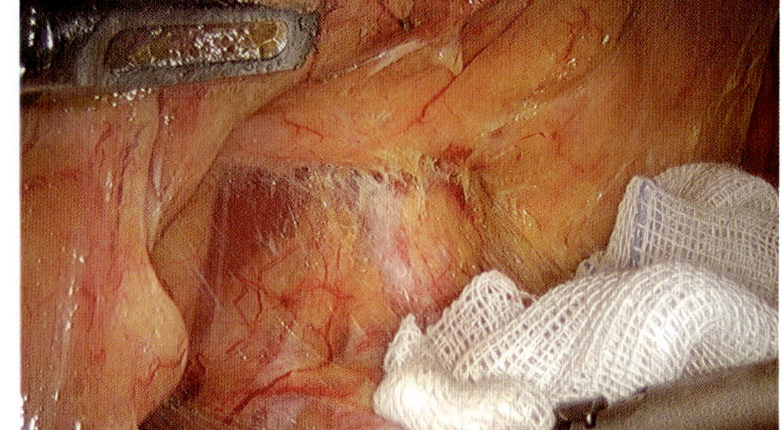

小纱布妙用：

超声刀的“点游离”与小纱布的“面游离”相结合，“点面”结合，拓展空间。

图 4-16　显露输尿管

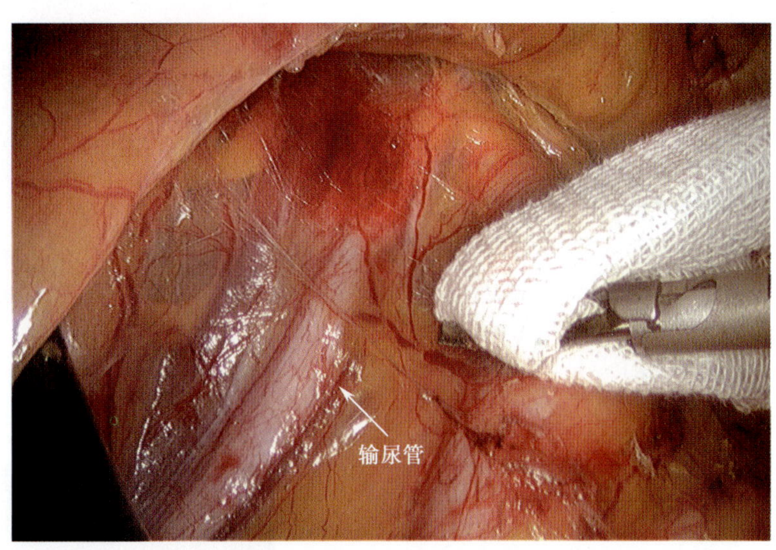

图 4-17　纱布置于系膜后方

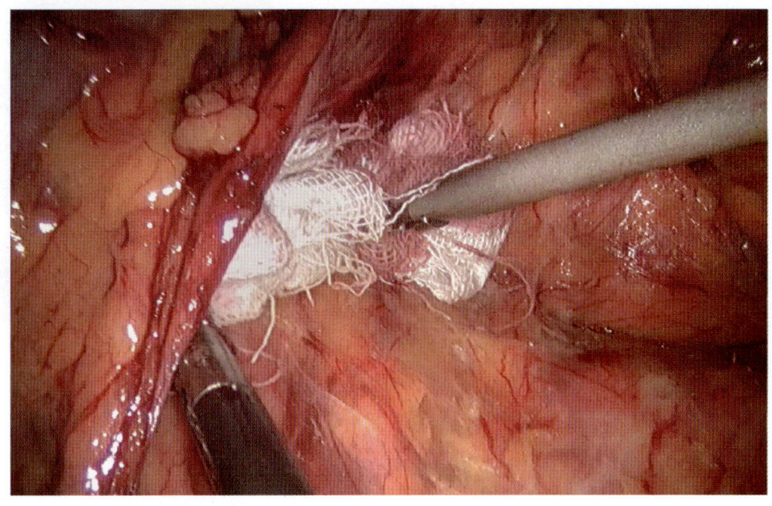

小纱布妙用：

将小纱布条垫于肠系膜下动静脉后方及左外侧，既可以作为保护标识，又可防止细微渗血**（图 4-17）**。

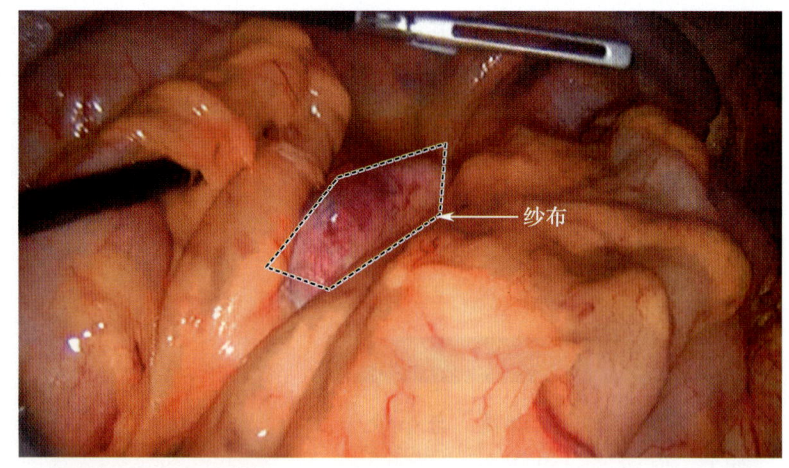

图 4-18 系膜后方可见纱布标志

操作技巧：

乙状结肠系膜无血管区，菲薄透明。转换镜头方向，可见在乙状结肠系膜无血管区后方纱布（图 4-18）。

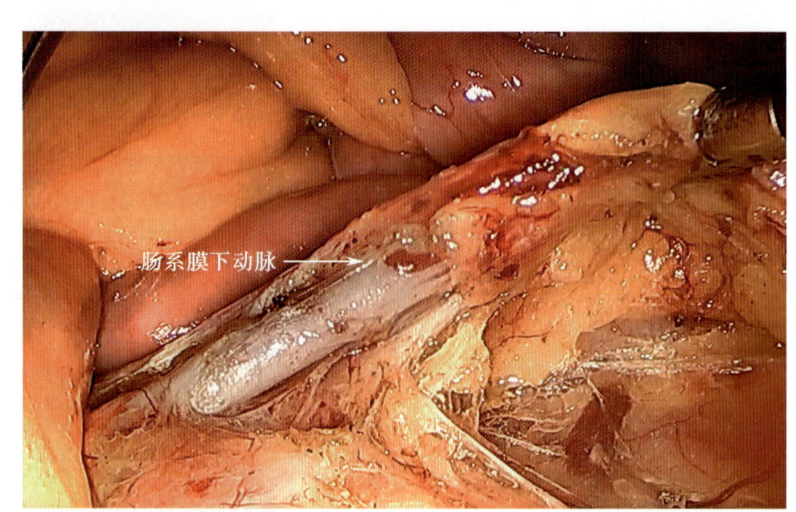

图 4-19 裸化肠系膜下动脉根部

操作技巧：

应将动脉两侧的神经束尽量推向后腹壁，避免切开腹主动脉前筋膜，以免损伤神经。

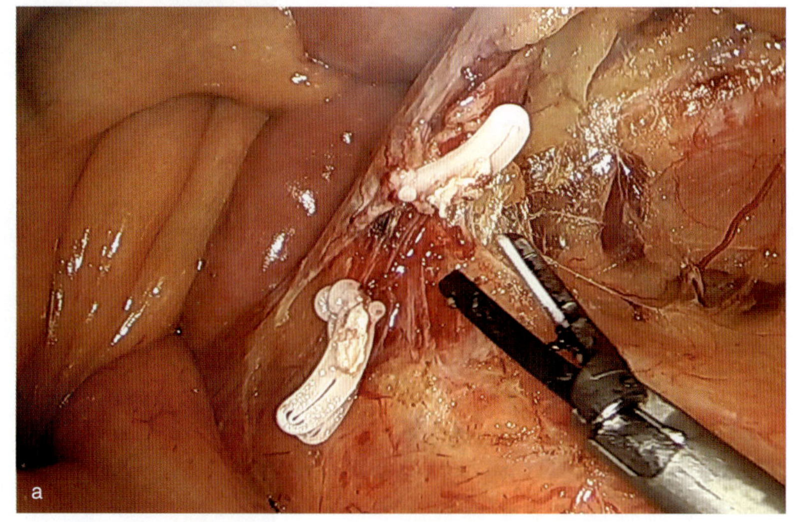

图 4-20 结扎切断肠系膜下动静脉

a. 结扎切断肠系膜下动脉；

b. 结扎切断肠系膜下静脉。

图 4-20（续）

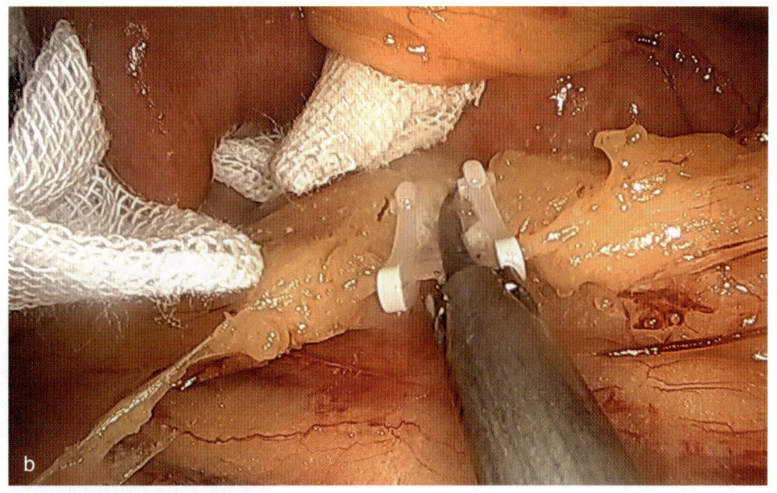

3. **直肠系膜的游离**　当肠系膜下动静脉离断后，助手左手钳提起直肠右侧系膜，右手钳提起肠系膜下动静脉断端翻转，术者沿 Toldt 间隙进一步向外向下分离乙状结肠系膜至右髂总动脉处（图 4-21），用一纱布条垫于此处系膜后方（图 4-22）。沿骶前间隙分离，可见下腹下丛，在其分叉处向左右分离，在神经表面用超声刀匀速推行分离（图 4-23）。沿骶前间隙向下向左右游离（图 4-24、图 4-25），向下至尾骨水平。两侧可见肛提肌（图 4-26）。

图 4-21　沿 Toldt 间隙向外侧游离

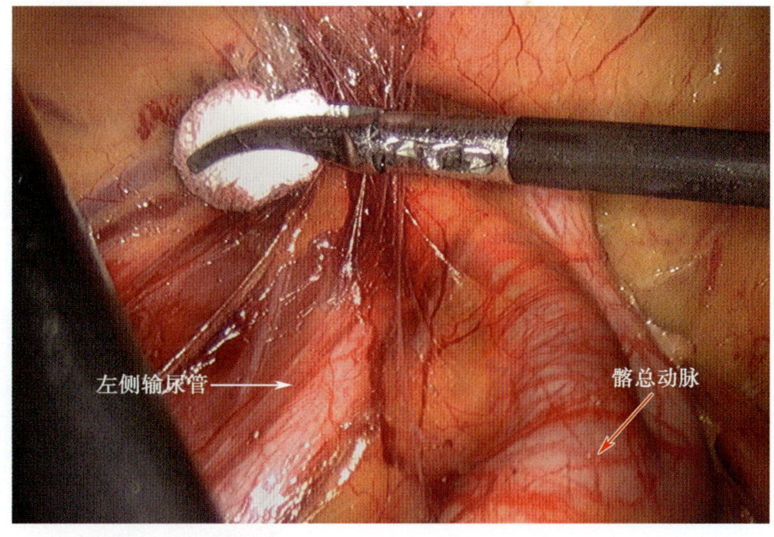

操作技巧：

术者也可使用“花生米”于 Toldt 筋膜间隙内进行钝性分离。

4. **直肠右侧的游离**　如果直肠后壁游离充分，直肠右侧分离则容易进行，如同一层薄膜。助手左手钳提起膀胱底（男性患者）或用举宫器将子宫举起（女性患者），右手提起直肠系膜，直肠系膜边界清楚可见（图 4-27）。用超声刀沿解剖界线分离至腹膜反折，并横行切开腹膜反折右侧（图 4-28）。

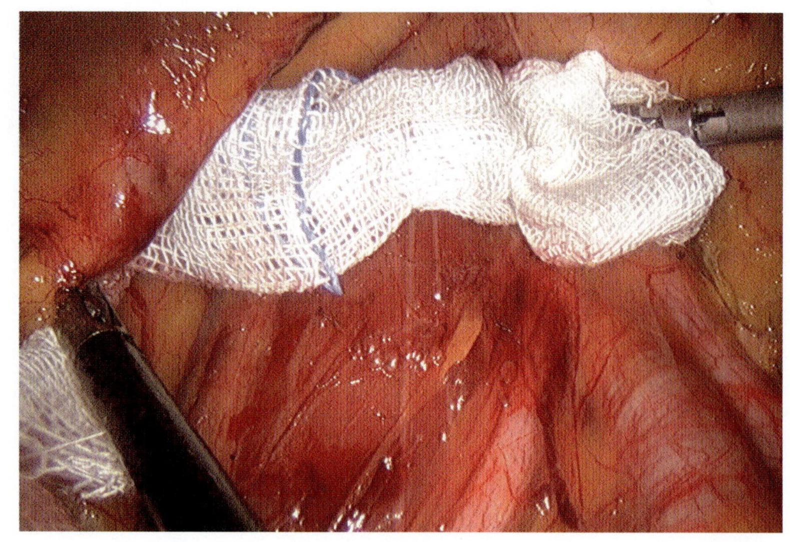

图 4-22　系膜后方垫入纱布

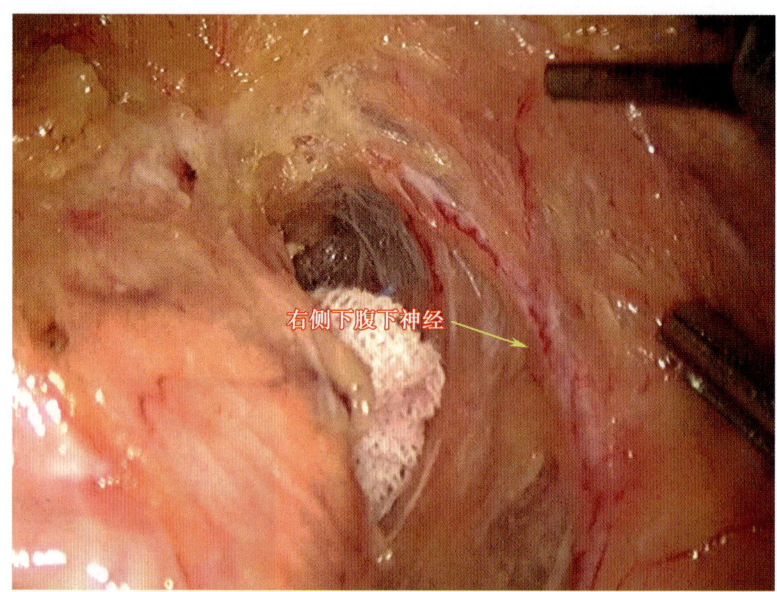

图 4-23　右侧下腹下丛及分支

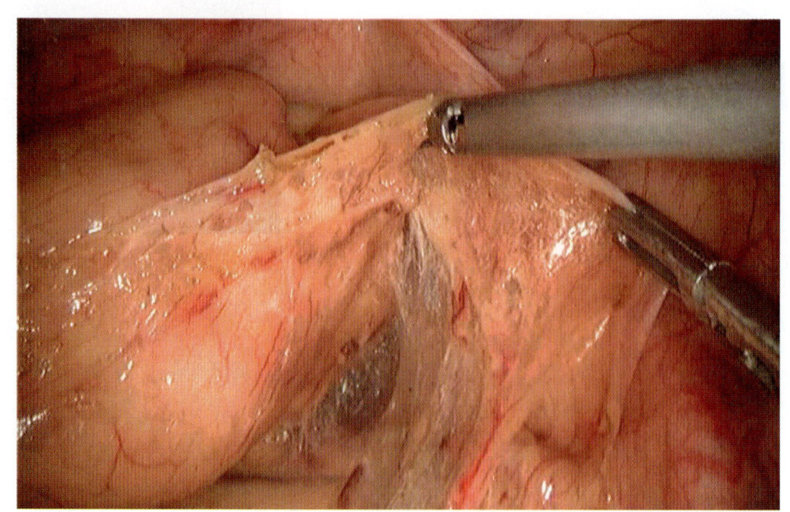

图 4-24　由骶前间隙向右游离

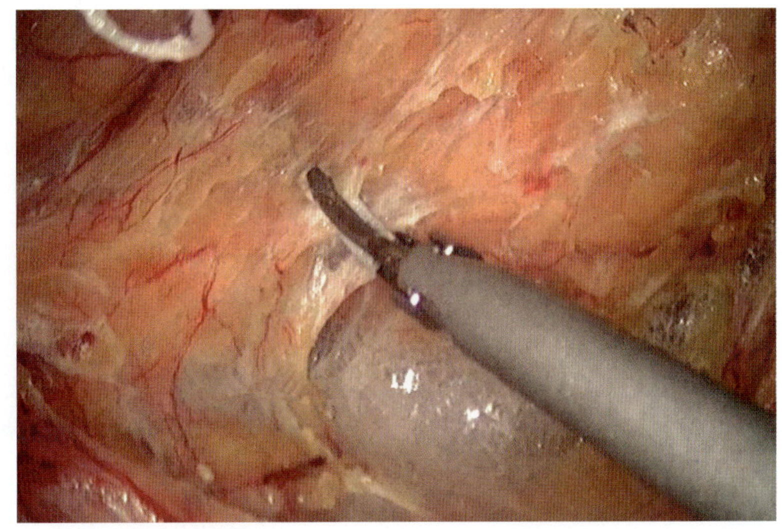

图 4-25　由骶前间隙向左游离

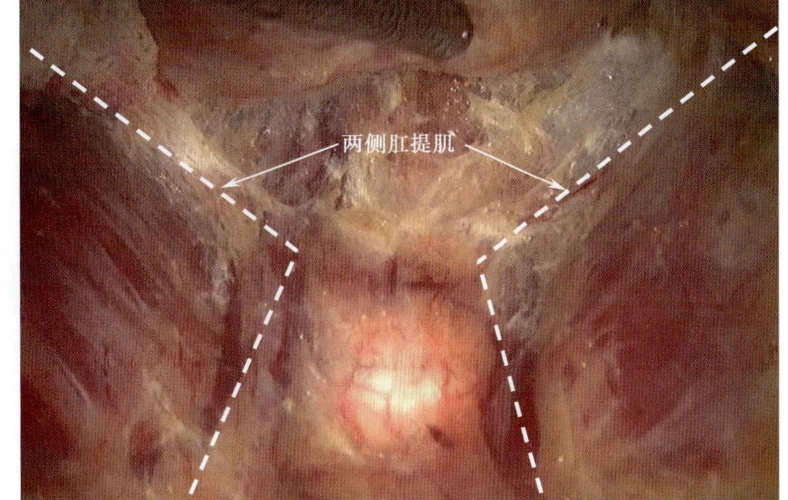

图 4-26　向下游离至肛提肌平面

操作技巧：

骶前分离一定沿着正确的间隙，过深易伤及骶前静脉导致出血，过浅则易导致直肠系膜切除不完整。

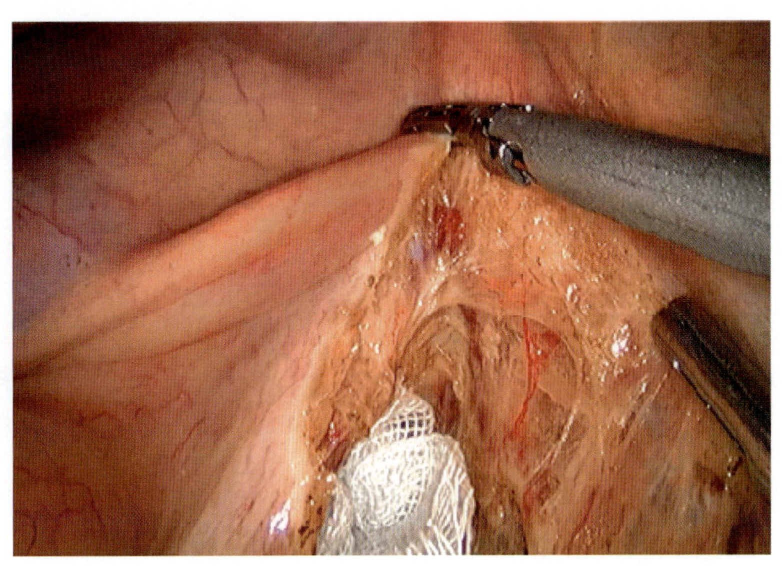

图 4-27　游离直肠右侧壁

图 4-28 切开腹膜反折右侧

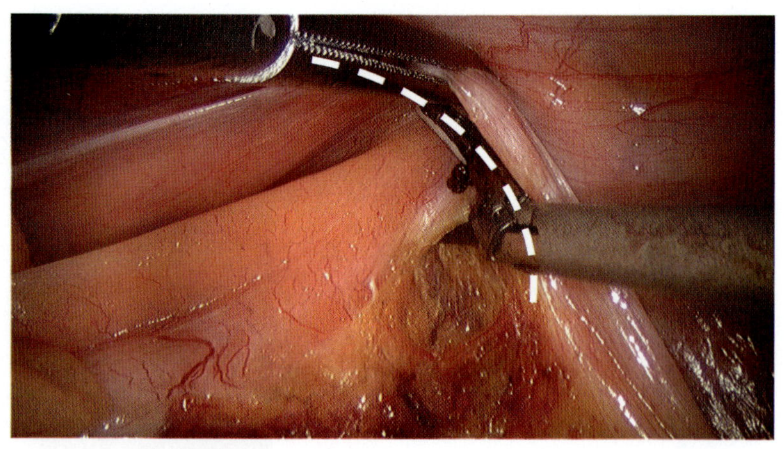

5. 乙状结肠及直肠左侧的游离 打开乙状结肠与腹壁粘连处**(图 4-29)**,并由外侧向内侧分离,注意保护生殖血管和输尿管。将乙状结肠翻向右侧,可见系膜后方的纱布条**(图 4-30)**,按其标志打开系膜,可以防止输尿管等组织器官的损伤。向上方游离时,多数病例不需要游离结肠脾曲,向下沿解剖边界游离至腹膜反折处与右侧会合**(图 4-31、图 4-32)**。

图 4-29 游离乙状结肠生理性粘连处

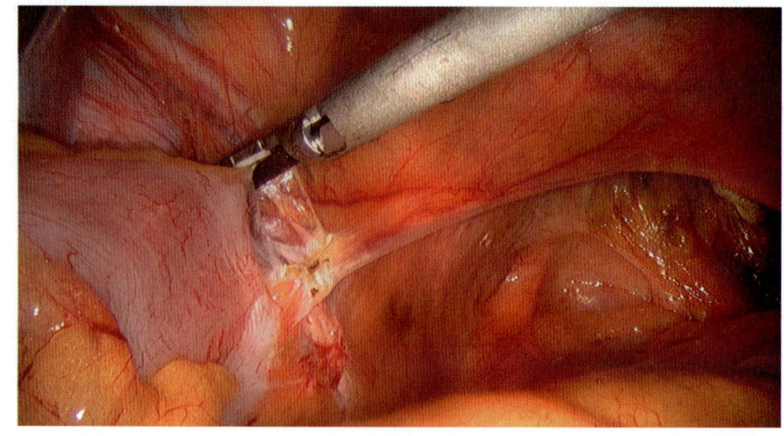

操作技巧:

乙状结肠外侧粘连带不要提前松解,因它可起到牵拉作用,减少乙状结肠活动范围。

图 4-30 向内侧游离乙状结肠系膜

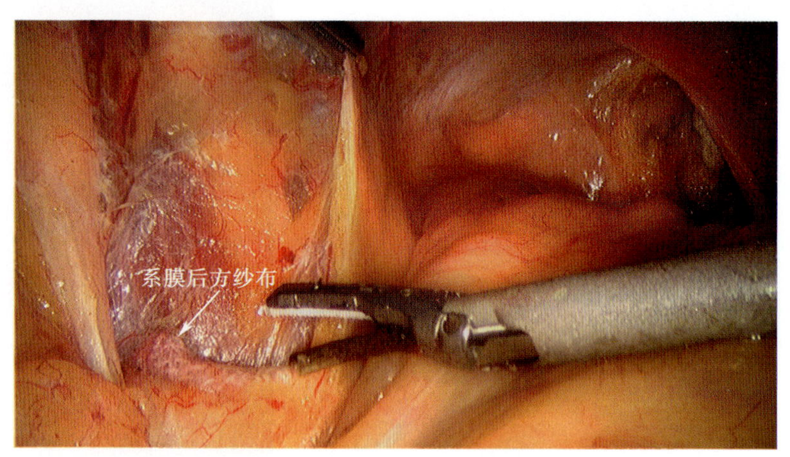

图 4-31　向下方游离乙状结肠系膜

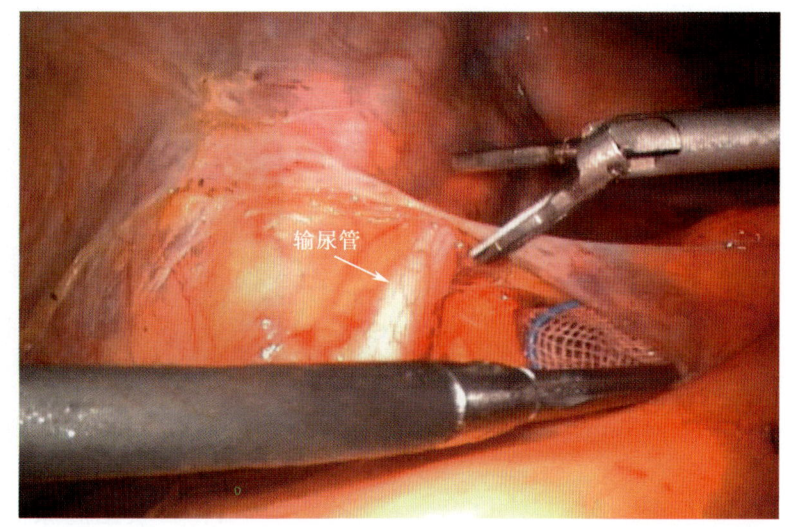

图 4-32　完全切开腹膜反折

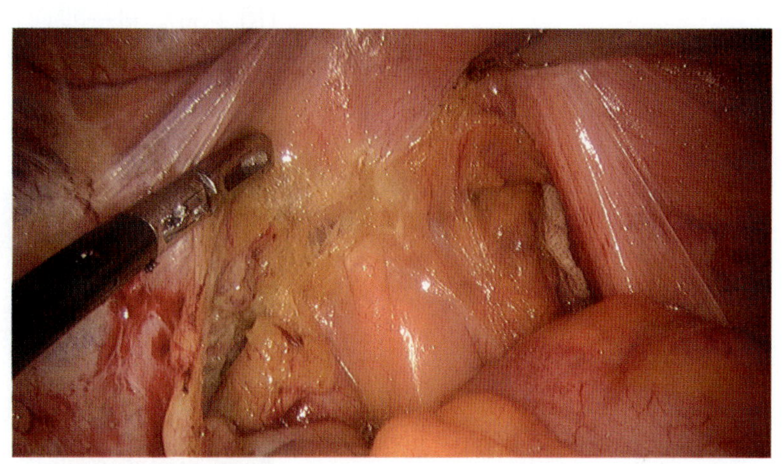

经验分享：

力争直肠两侧游离平面在同一水平，并在直肠后壁左右贯通。术者再次行直肠指检确认游离裸化肠管超过肿瘤下缘2~3cm。

6. 肿瘤下方肠管的裸化　沿直肠前壁向下分离，显露双侧精囊（男性患者）或阴道后壁（女性患者）。此时，助手做直肠指检再次确认肿瘤位置，力争超过肿瘤下缘 2~3cm。同时，分别进一步裸化直肠右侧肠壁及左侧肠壁（图 4-33、图 4-34）。

图 4-33　裸化直肠右侧壁

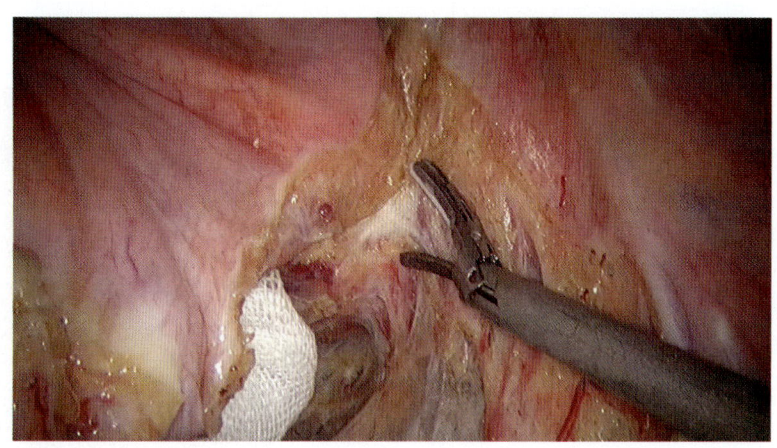

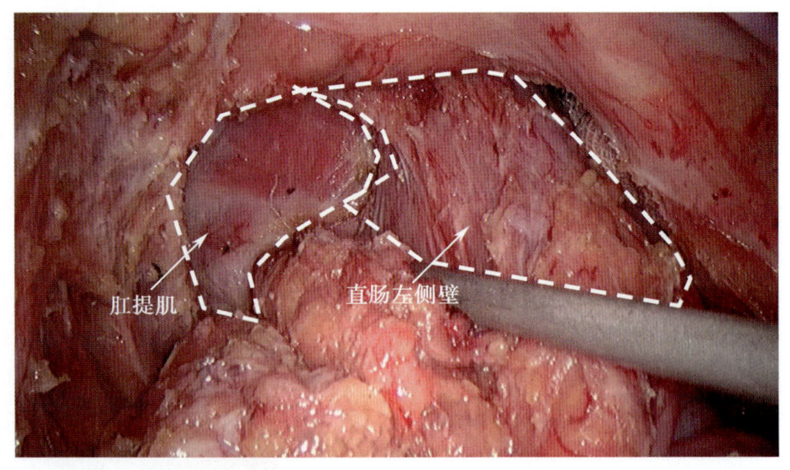

图 4-34　裸化直肠左侧壁

7. 乙状结肠系膜裁剪　将乙状结肠拉向左侧，在系膜后方垫入纱布(图 4-35)，目测裁剪范围，确定吻合预切定线(图 4-36)。进一步向预切线游离，靠近肠壁时尽量不用血管夹，避免吻合时嵌入。用超声刀游离至肠壁并尽量裸化肠管 2~3cm(图 4-38)。

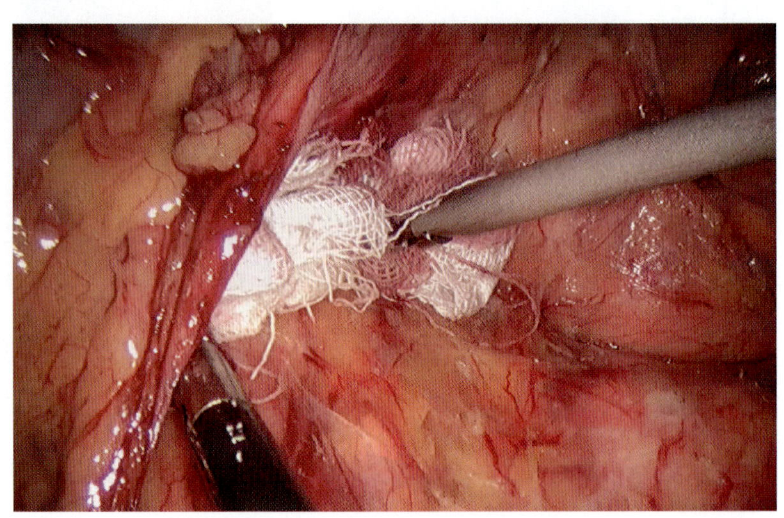

图 4-35　乙状结肠系膜后方垫入纱布

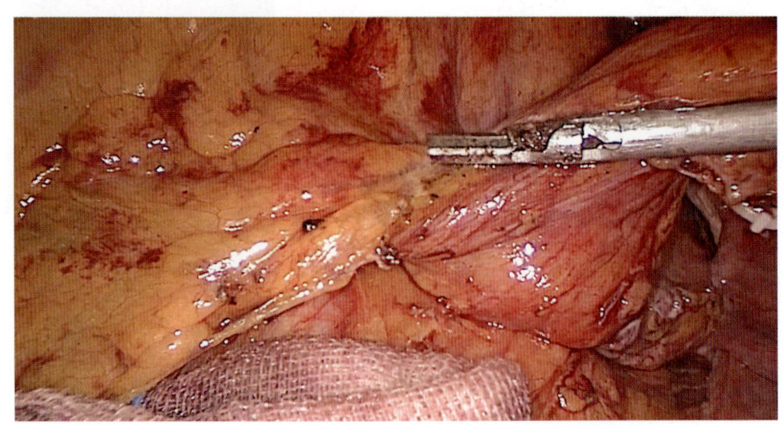

图 4-36　裁剪乙状结肠系膜

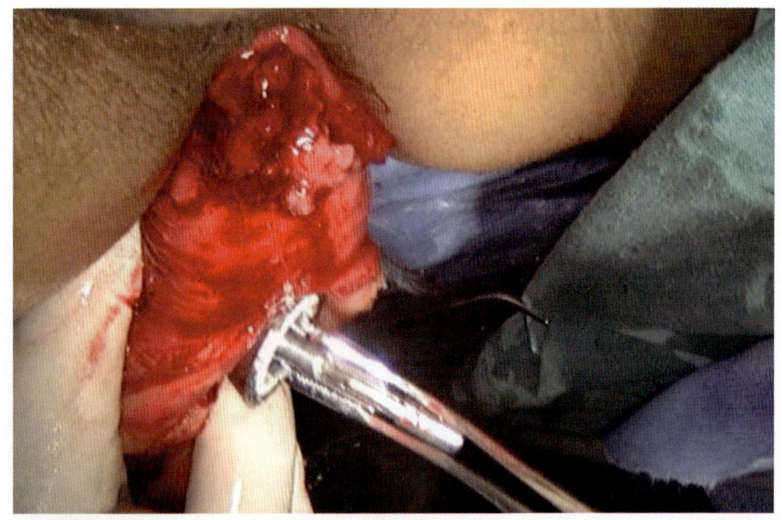
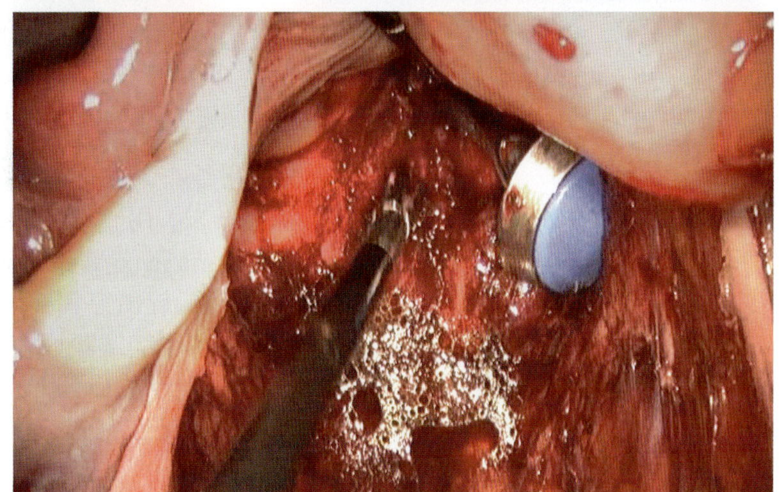

图 4-52　经肛将抵钉座送入盆腔

经验分享：

此法可避免抵钉座接触挤压肿瘤，最大限度达到无菌术和无瘤术的要求。

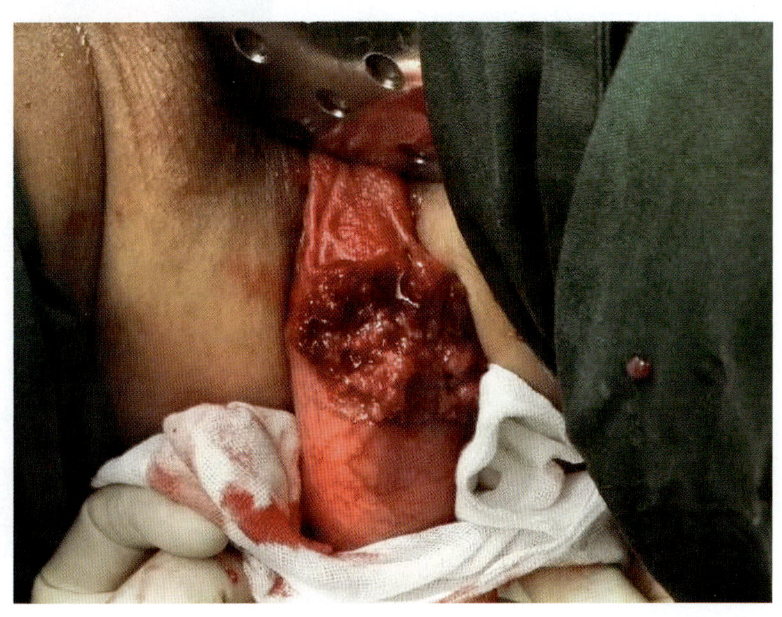

图 4-53　充分显露肿瘤下切缘

图 4-54　体外切除标本

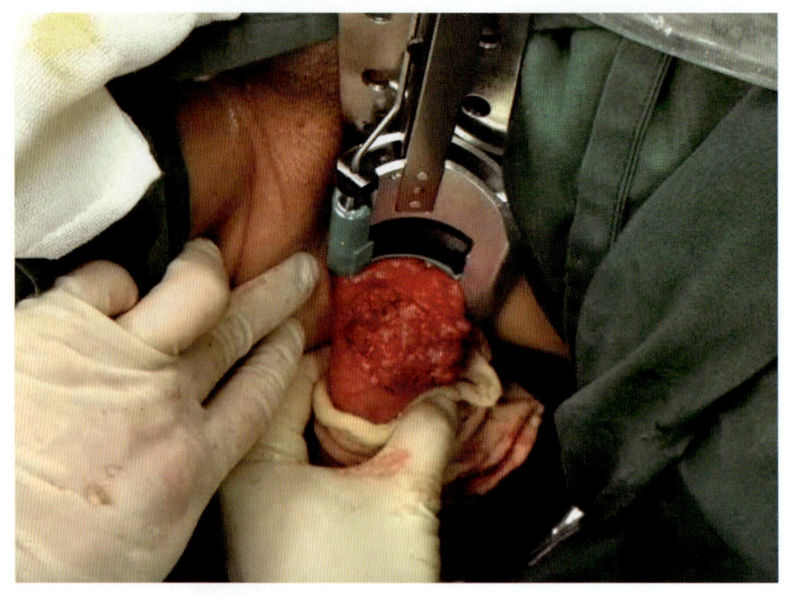

(2)消化道重建：在乙状结肠断端处肠壁切开一小口，并用碘附纱布条进行消毒(图 4-55)，将抵钉座置入乙状结肠肠腔内(图 4-56)，用直线切割闭合器关闭乙状结肠切口(图 4-57)。在乙状结肠断端将抵钉座连接杆取出(图 4-58)。经肛门置入环形吻合器，旋出穿刺杆，行乙状结肠直肠端端吻合(图 4-59)，并通过注水注气试验检查吻合口通畅确切，生理盐水冲洗，确切止血，分别经左右下腹戳卡孔放置引流管(图 4-60、图 4-61)。对于超低位保肛患者，也可经肛对吻合口进行加固缝合(图 4-62，资源四)。

资源四　超低位经肛门吻合口加固

图 4-55　切开乙状结肠肠壁并进行消毒

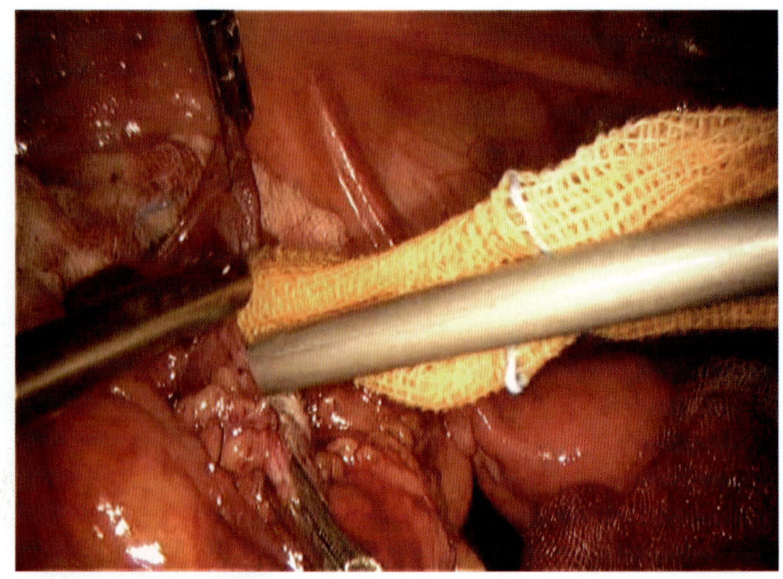

图 4-56 将抵钉座置入乙状结肠近端

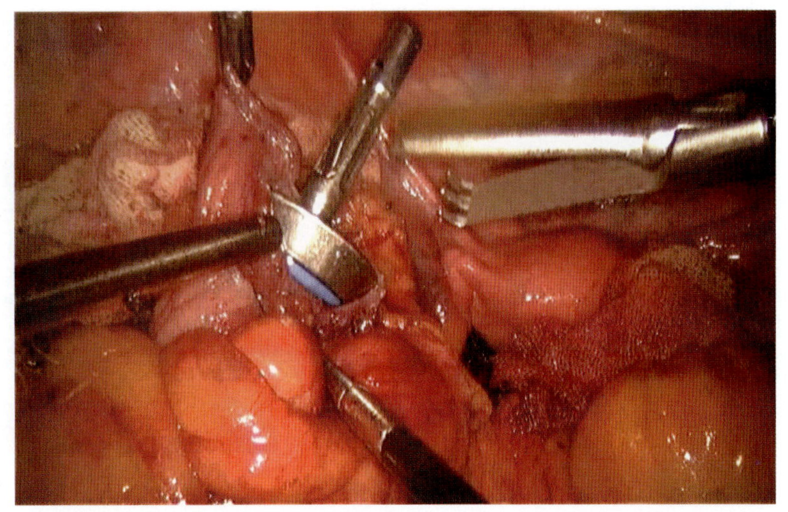

图 4-57 闭合乙状结肠肠壁

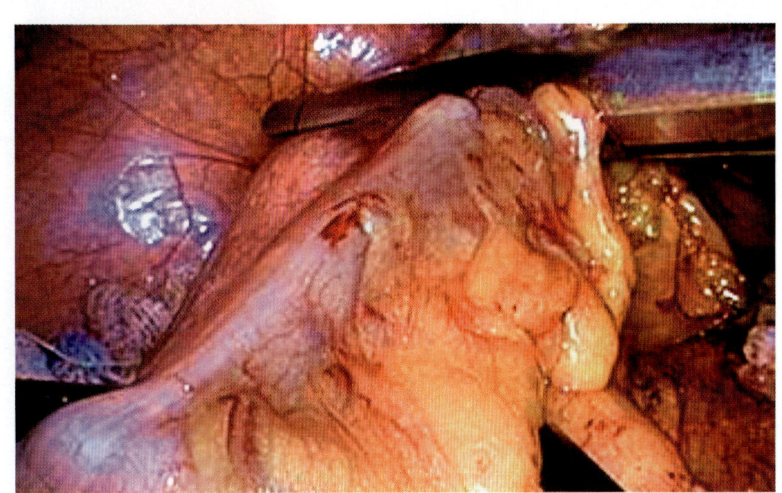

图 4-58 取出抵钉座连接杆

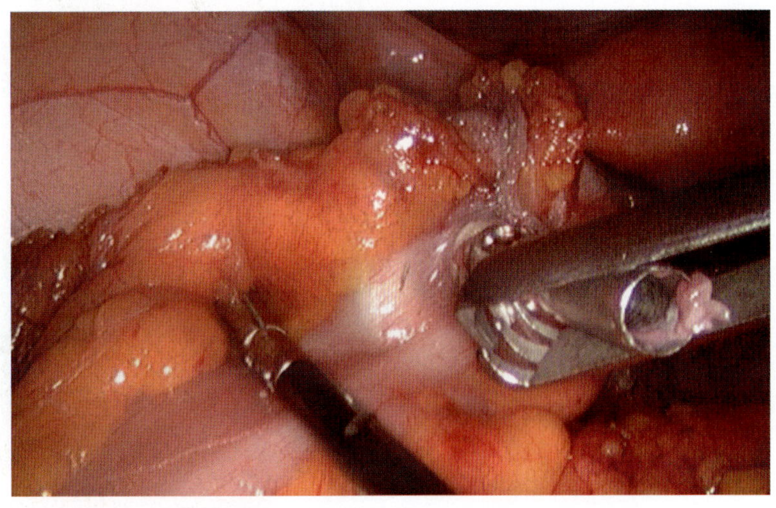

图 4-59　乙状结肠直肠端端吻合

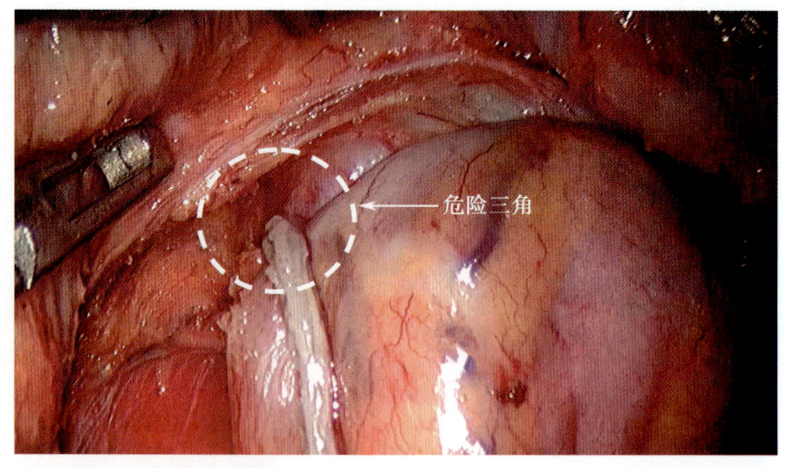

图 4-60　置入左侧引流管

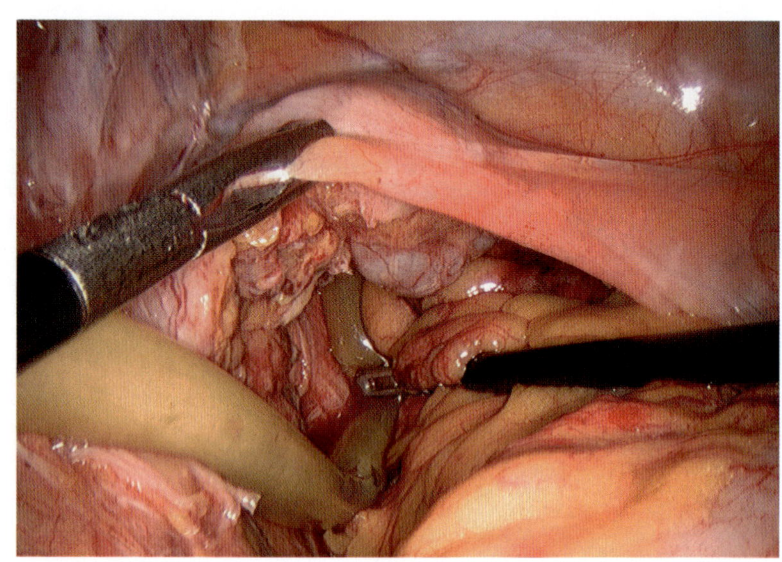

图 4-61　置入右侧引流管

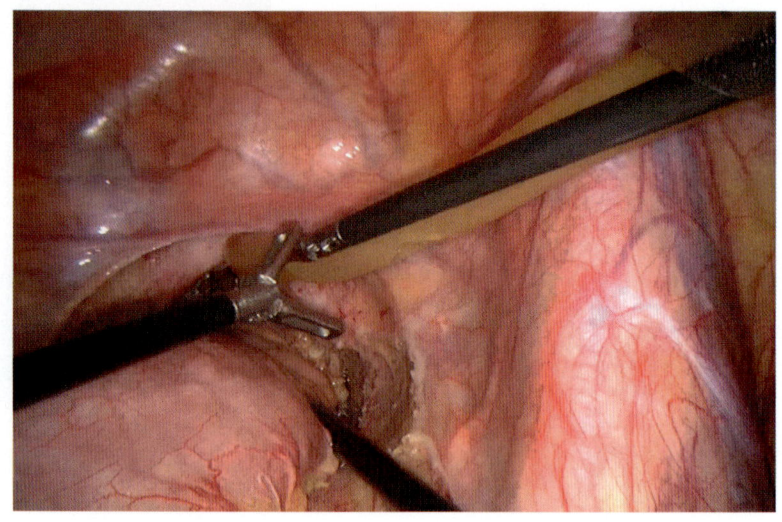

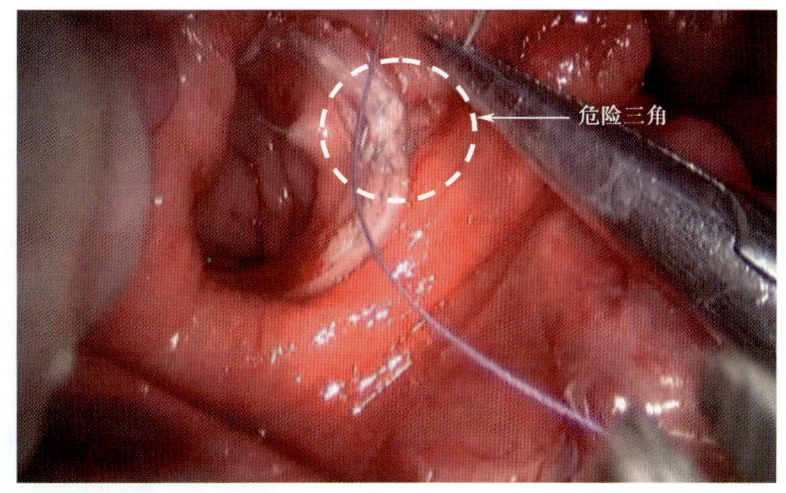

图 4-62　经肛吻合口加固缝合

【术后腹壁及标本照片】(图 4-63、图 4-64)

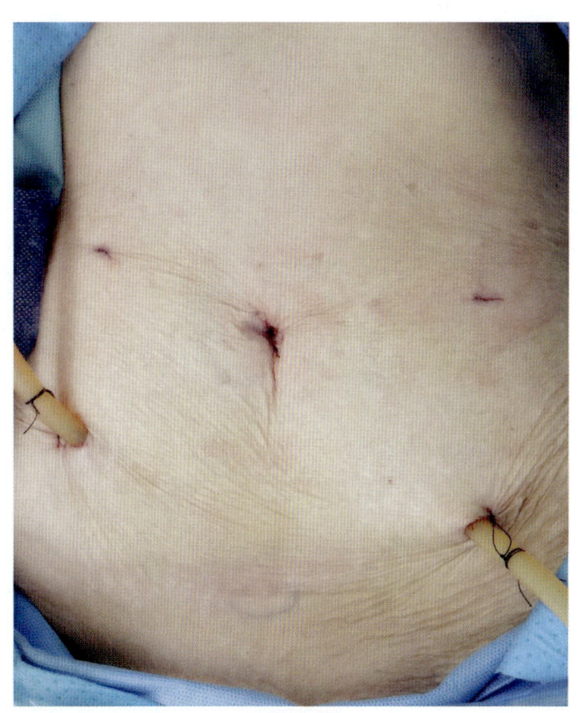

图 4-63　术后腹壁照片

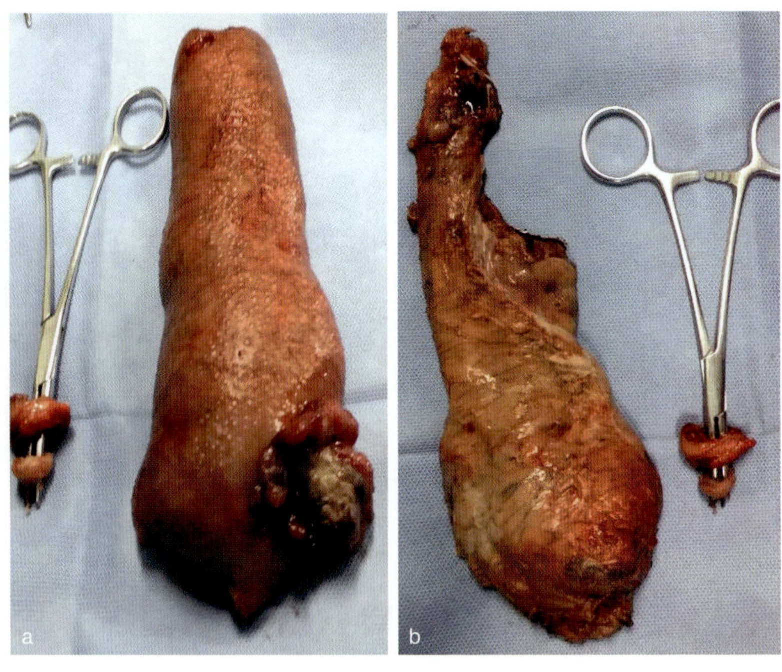

图 4-64 标本照片

a. 外翻后；b. 复原后。

【手术示意图】（图 4-65、图 4-66）

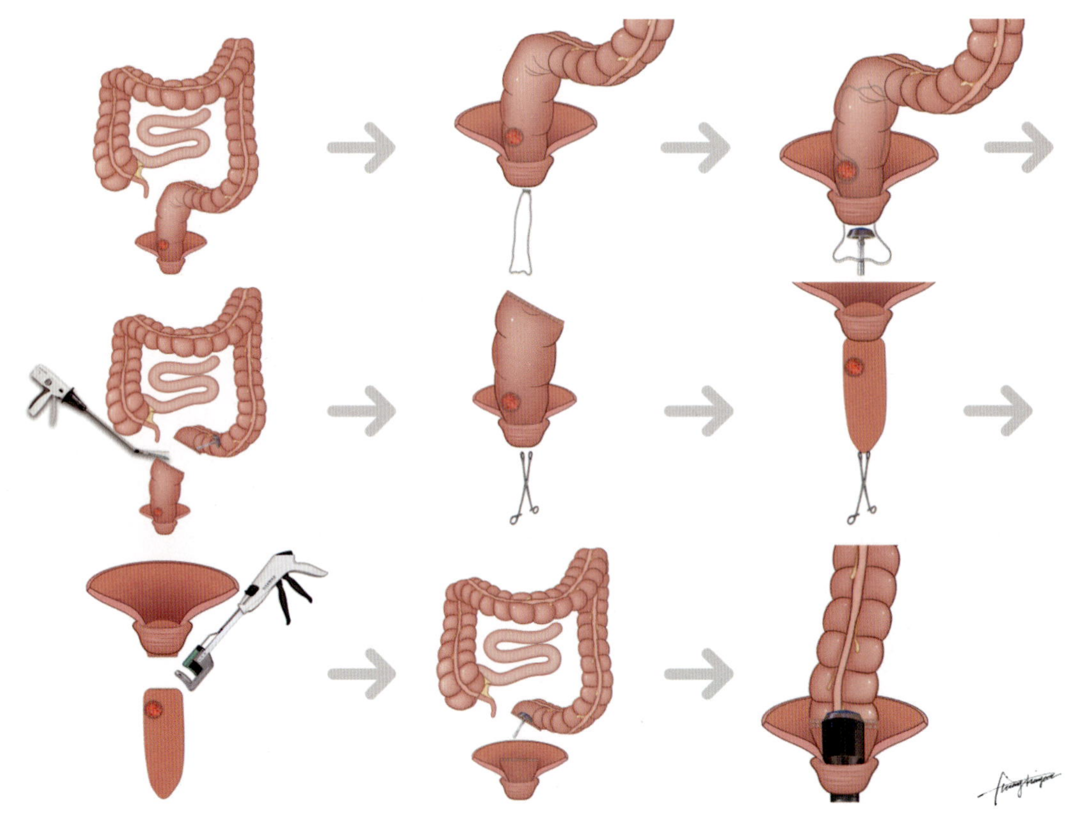

图 4-65 NOSES Ⅰ式 A 法标本取出及消化道重建的主要手术步骤（示意图）

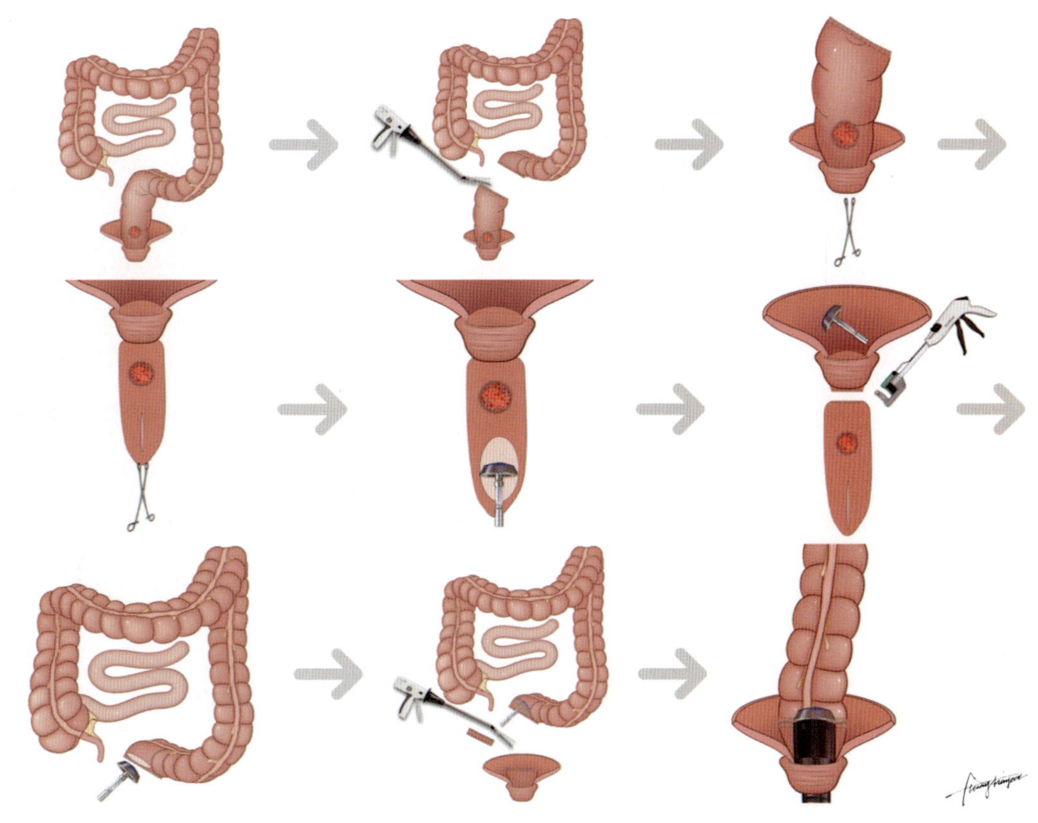

图 4-66　NOSES Ⅰ式 B 法标本取出及消化道重建的主要手术步骤(示意图)

第四节　手术相关要点、难点、热点剖析

【直肠分段标准的重新定义及低位、超低位吻合保肛手术概念】

目前没有一致的直肠分段标准：传统的解剖学以腹膜反折为界，将直肠分为上段和下段，腹膜覆盖于直肠上 1/2 或 1/3，根据腹膜与直肠的关系，也可将直肠分为腹膜内直肠和腹膜外直肠。男性的前腹膜反折距离肛缘 7~9cm，女性的前腹膜反折距离肛缘 5~7.5cm。外科更加关注直肠癌的保肛问题，通常可以根据肿瘤下缘到肛缘的距离把直肠分为上段直肠 10~15cm、中段直肠 6~10cm 和下段直肠 3~6cm。习惯上也将直肠的下 1/3 段定为低位直肠，而另一种较为直观的方法是直肠指检可触及的部分即为低位直肠。

笔者在此建议直肠的分段及低位、超低位吻合的判断标准以“齿状线”作为标志，“齿状线”作为一个恒定的解剖标志，是胚胎期原始直肠的内胚叶与原始直肠的外胚叶交界的地方，齿状线及其上方约 1.5cm 范围对控便功能有重要意义。统一判断标准不仅便于测量，也便于各医院协作，总结统计分析数据。具体直肠分段建议如下：距齿状线 5cm 以内为直肠下段，距离齿状线 5~10cm 为直肠中段，距离齿状线 10cm 以上为直肠上段(图 4-67)。同样，以齿状线作为参照标准，笔者提出了直肠癌低位吻合保肛手术和超低位吻合保肛手术的概念，低位吻合保肛手术指吻合口位置在齿状线上方 2~5cm，超低位吻合保肛手术指吻合口位置在齿状线至其上方 2cm 以内(图 4-68)。当然，“齿状线”这个标志虽然位置恒定，但不在体表，所以要求外科医师在吻合后，需用肛门拉钩轻拉肛门，这样既可以观察吻合是否确切，又可以准确判定吻合的位置。一般来说，上中段直肠癌，可以完成保留肛门括约肌的手术，但对距离齿状线 5cm 以下的直肠癌，保肛手术要根据患者的具体条件而定，如患者的身高、体重、性别、病理类型、局部侵犯状况等因素。这一点在术前判定是有一定困难的,需详细的术前检查评估,才能做出较科学合理的判断。即使这样,有时患者仍需在手术中方能决定具体的手术方式。

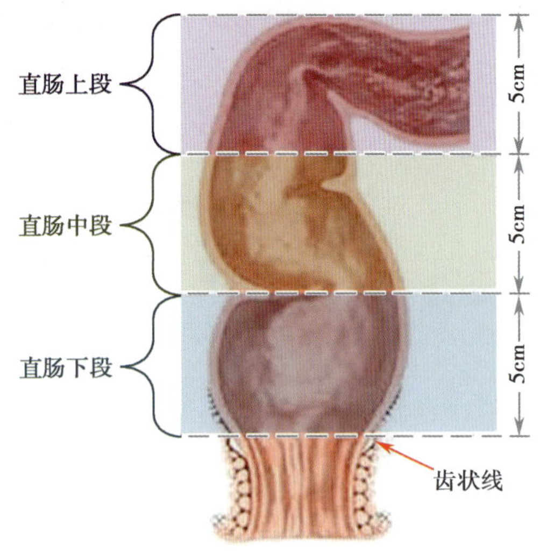

图 4-67 直肠分段

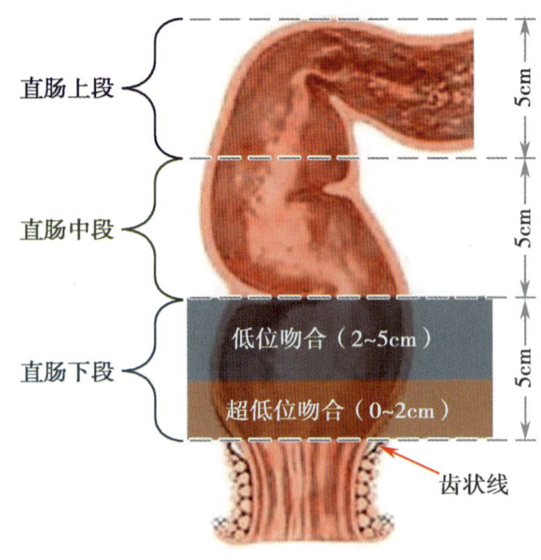

图 4-68 直肠低位、超低位吻合示意图

【直肠上动脉“血管架桥”技术在直肠癌低位、超低位吻合保肛手术中的应用】

直肠癌根治手术中吻合口的血供情况是影响吻合口愈合的重要因素。在直肠癌根治术后进行消化道重建时,远近端肠管的血供会发生改变,术中选择血管保留及判断肠管生机至关重要。良好的肠管血供与术者手术操作及系膜血管解剖学因素密切相关。结直肠壁的血液供应直接来源于边缘血管弓,如何保留边缘血管弓完整通畅是决定肠管血供的关键。其中,乙状结肠动脉最下支与直肠上动脉之间的Sudeck 危险区是直肠癌根治术中尤其应注意的关键点。

直肠上动脉“血管架桥”的技术要领:术中清扫肠系膜下动脉根部淋巴结时,采用肠系膜下动脉血管鞘内解剖方法在根部结扎,裸化直肠上动脉至乙状结肠动脉最下支发出点近端结扎直肠上动脉,以保留直肠上动脉及其所属血管分支与乙状结肠边缘弓之间的吻合支,达到用直肠上动脉“血管架桥”的目的,以保证吻合口近端肠管血供(图 4-69)。直肠上动脉血管架桥技术在直肠癌根治术中是安全可行的,可有效解决消化道重建时系膜血管边缘弓不连续导致的吻合口血供障碍问题,对于肠管长且血管系膜弓短的部分低位直肠癌患者,可增加保肛概率。

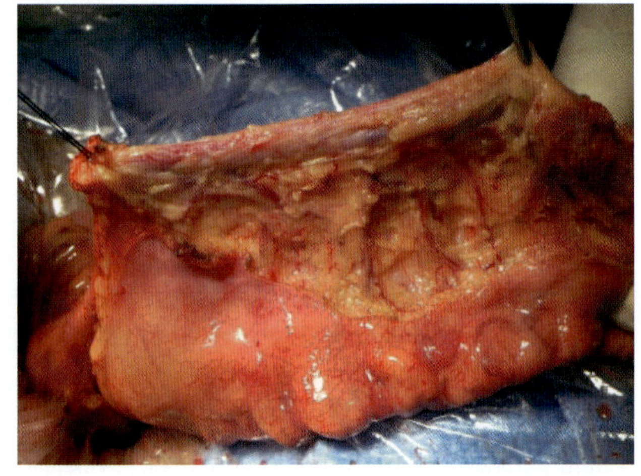

图 4-69 直肠上动脉“血管架桥”展示

【超低位保肛术行保护性造口的利与弊】

在低位、超低位直肠吻合保肛手术中,吻合口漏是最严重的并发症之一。保护性造口术可通过临时的粪便转流,使直肠吻合口保持相对清洁,并降低肠管内压力以保护吻合口,可能能够降低吻合口漏的发生概率。然而,吻合口漏的决定因素主要包括吻合口的血供、张力、局部的感染情况及全身的营养状态。

保护性造口并不能从根本上改变这些影响因素。此外，保护性造口本身也可能出现各种并发症，如造瘘口回缩、造口疝、感染、坏死等。再者，保护性造口患者还需二次手术进行造口还纳，还纳仍然存在吻合口漏、肠梗阻、切口感染等并发症的风险，在一定程度上增加了患者的手术创伤及医疗费用。

根据笔者经验，不建议对低位或超低位保肛患者进行常规末段回肠或横结肠保护性造口，只有在患者存在术后吻合口漏的高危因素，如术前长期肠梗阻导致肠管水肿、营养状态极差、全身感染重、术前新辅助放疗导致肠管充血水肿较重等情况下可选择性进行保护性造口。同时，对于实施造口的患者，要定期给予扩肛或直肠灌洗，保持对肠道的刺激，避免出现因“用进废退”导致吻合口狭窄或局部瘢痕愈合造成肠管闭合的情况。

（王锡山　陈海鹏　关 旭）

第五章　腹部无辅助切口经肛门取标本的腹腔镜下低位直肠癌根治术

（CRC-NOSES Ⅰ式 C 法，Park 法）

【前言】

低位直肠癌由于解剖位置特殊使保肛手术的难度增加。目前直肠癌多采用双吻合器吻合，增加了保肛的机会，但由于吻合器尺寸的限制，对骨盆狭窄及肥胖患者，闭合器很难在盆底肌平面切断闭合直肠。Parks 于 1982 年提出了经腹直肠癌切除术，经肛门结肠肛管吻合的术式，后经许多学者引用证实了该术式在不影响长期疗效的前提下，为更多直肠癌患者提供了保肛机会，且弥补了双吻合器对低位直肠癌保肛术的不足。NOSES Ⅰ式 C 法，即腹部无辅助切口经肛门切断拉出标本、乙状结肠肛管单层吻合的腹腔镜下超低位直肠癌根治术，既是对传统 Parks 术的升华，也是对低位直肠 NOSES 理论体系的完善。该术式特点鲜明：①在保证直肠癌根治的前提下，充分发挥了 NOSES 微创的优势，术后损伤小、疼痛轻、恢复快；②经肛门切断拉出标本、乙状结肠肛管手工单层吻合，可吸收线缝合两端，因可吸收线组织相容性好，避免了吻合钉与组织相容性不良的弊端，减少了吻合口炎症反应，降低了发生吻合口狭窄的可能性；③该术式最大限度地保护了肛管内外括约肌，保留肛门功能，充分保证了术后的控便功能。

第一节　适应证与禁忌证

【适应证】（图 5-1~ 图 5-3）

1. 低位直肠癌或良性肿瘤。
2. 肿瘤侵犯肠管大于 1/2 周，标本无法经肛门外翻取出者。
3. 隆起型肿瘤，肿瘤环周径小于 3cm。
4. 肿瘤下缘距齿状线 2~3cm 为宜。

【禁忌证】

1. 肿瘤局部浸润较重者。
2. 肿瘤环周径大于 3cm，经肛门拖出困难者。
3. 黏液腺癌或印戒细胞癌，且术中无法明确下切缘状况。
4. 过于肥胖者（BMI>35kg/m²）。

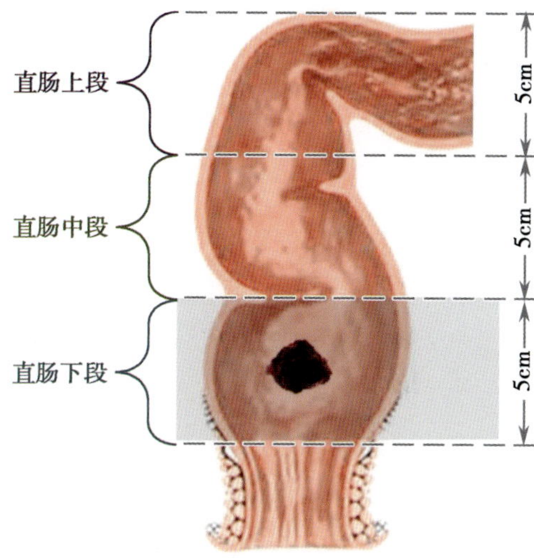

图 5-1 适用Ⅰ式的肿瘤位置示意图

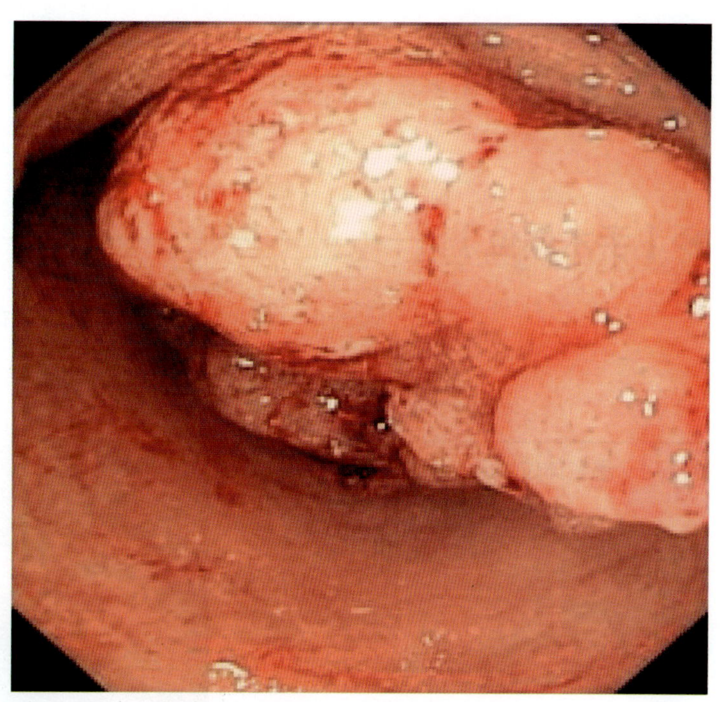

图 5-2 肠镜：肿瘤位于距肛门 3~5cm，溃疡隆起型，最大径为 2.5cm

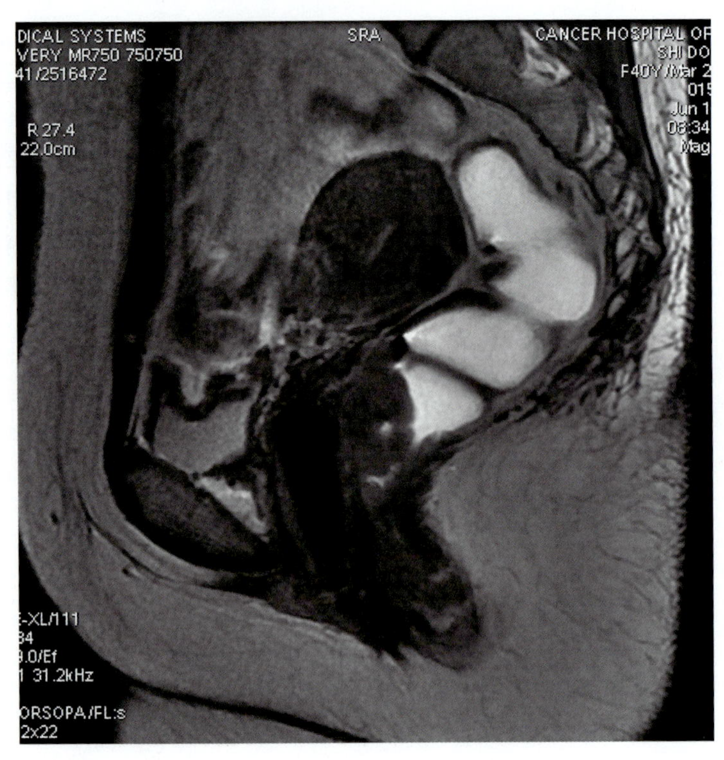

图 5-3　直肠 MRI：女性，T_3，肿瘤距齿状线 2.0cm，最大径 2.8cm

第二节　麻醉、体位、戳卡位置与术者站位

【麻醉方式】

全身麻醉或全身联合硬膜外麻醉。

【手术体位】

患者取功能截石位，右侧大腿需稍平一些，有利于术者操作(图 5-4)。

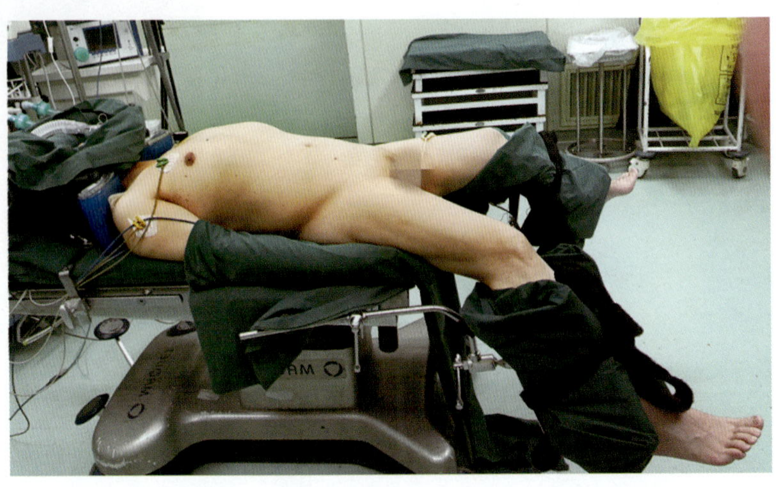

图 5-4　患者体位

【戳卡位置】(图 5-5)

1. 腹腔镜镜头戳卡孔(10mm 戳卡) 脐窗内。

2. 术者主操作孔(12mm 戳卡) 右侧髂前上棘与脐连线中外 1/3 偏下位置为宜,使得低位直肠深部操作容易一些,尤其在低位直肠壁裸化时,可形成垂直角度横断直肠系膜。

3. 术者辅助操作孔(5mm 戳卡) 位于脐右侧约 10cm,这样在直肠深部操作时,可减少与腹腔镜镜头的干扰。

4. 助手辅助操作孔(5mm 戳卡) 位于脐与左髂前上棘连线中外 1/3 处为宜,主要起提拉作用,同时,靠外侧便于放置引流管。

5. 助手主操作孔(5mm 戳卡) 脐水平左上方,靠内侧腹直肌外缘为宜。

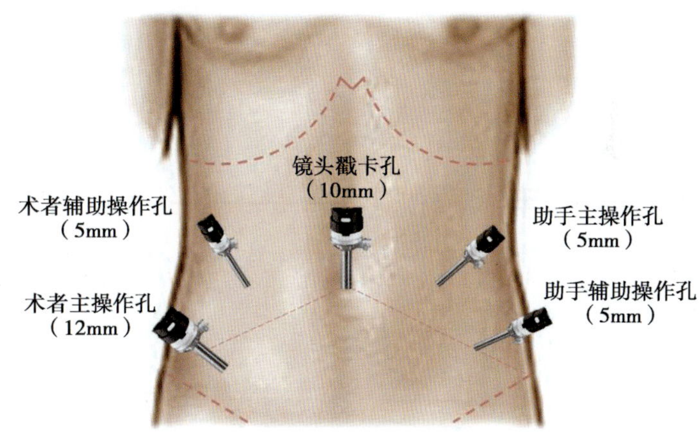

图 5-5　戳卡位置(五孔法)

【术者站位】

腹部操作:术者站位于患者右侧,助手站位于患者左侧,扶镜手站位于术者同侧(图 5-6a);会阴部操作:术者站位于患者两腿之间,助手分别站位于患者左侧和右侧(图 5-6b)。

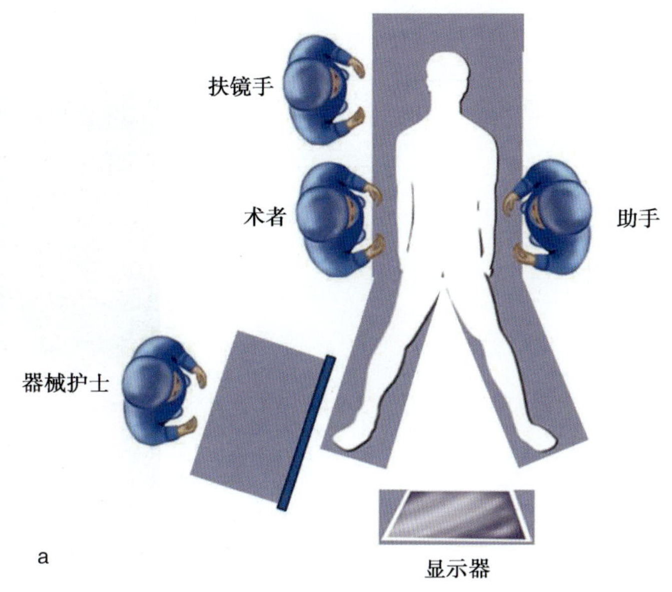

图 5-6　术者站位
a. 腹部操作;
b. 会阴部操作。

图 5-6（续）

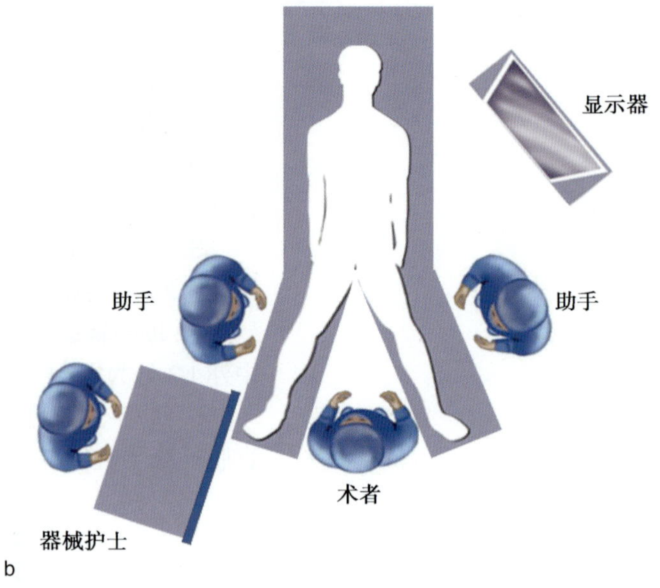

【特殊手术器械】

超声刀、针式电刀、肛门牵开器。

第三节　手术操作步骤、技巧与要点

【探查与手术方案制订】

在详细的术前检查和术前方案评估的基础上，探查分三步。

1. 常规探查　进镜至腹腔，观察肝、胆囊、胃、脾、结肠、小肠、大网膜和盆腔有无肿瘤种植（图 5-7）。

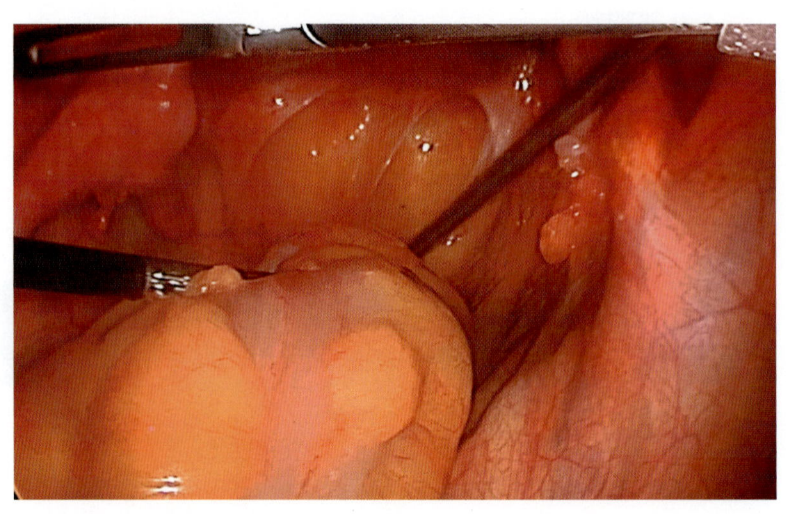

图 5-7　探查盆腔

2. 肿瘤探查　此术式适用于低位直肠癌，肿瘤位于腹膜反折以下，术者可通过直肠指检判断肿瘤的位置、大小，并判断进行该手术的可能性。

3. 解剖结构的判定　判定乙状结肠及其系膜长度和肥厚程度，是否适合经肛门拉出体外。

【解剖与分离】

1. 第一刀切入点　术者用超声刀在骶骨岬下方直肠系膜薄弱处行第一刀切割，刀头热量产生汽化，沿直肠系膜骶前间隙扩散（图5-9）。用刀头上下拨动，可见白色骶前筋膜，表明此间隙正确（图5-10）。用超声刀上下扩展空间，有时可见下腹下丛走行（图5-11）。

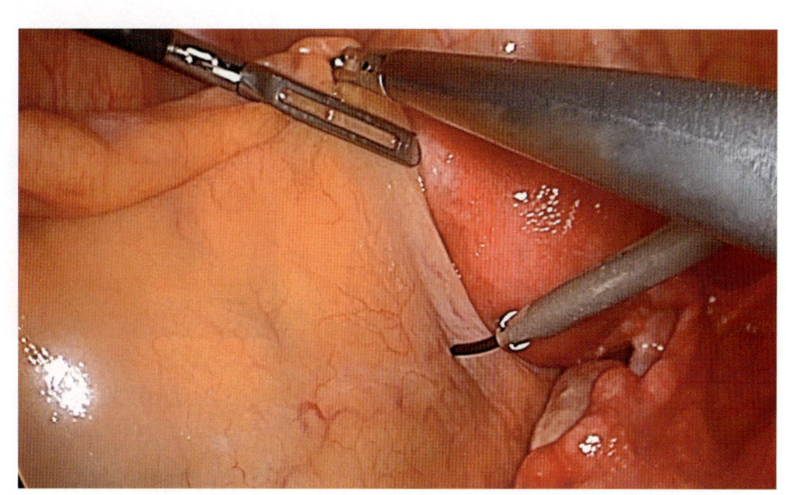

图5-8　助手提起肠系膜充分暴露术野

配合技巧：

为了充分暴露术野，助手用左手持钳将上段直肠肠壁向左上方提起，右手持钳提起系膜根部（图5-8）。

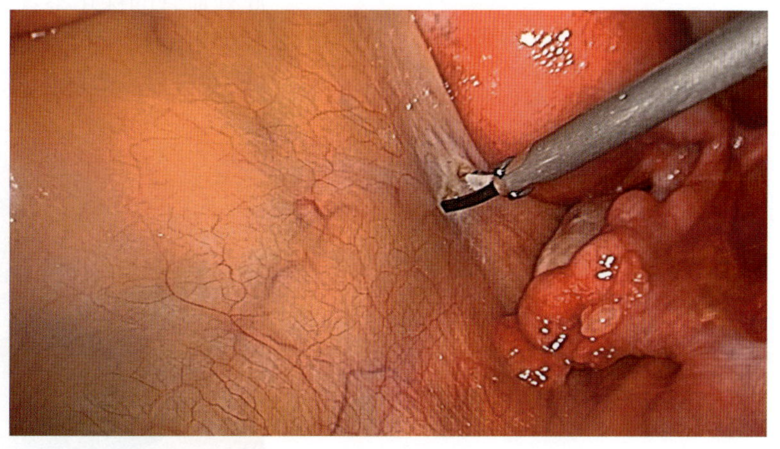

图5-9　第一刀切入点

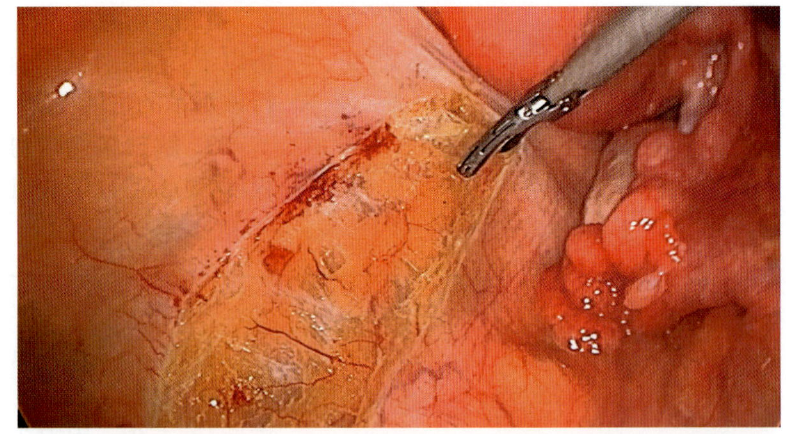

图 5-10　进入 Toldt 间隙

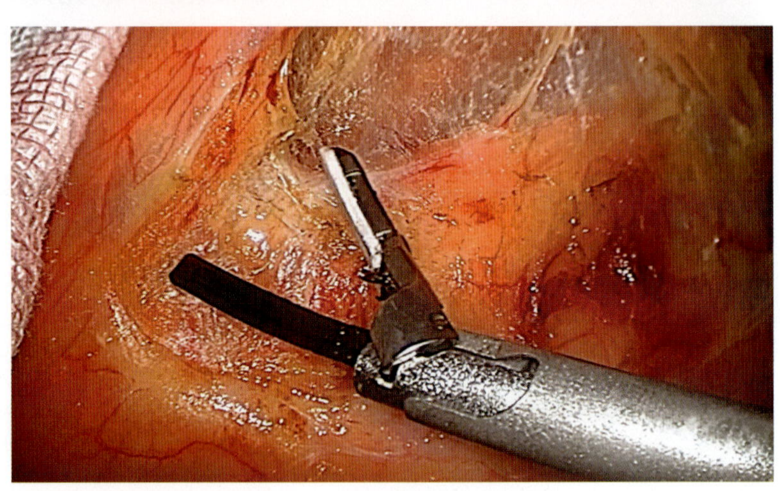

图 5-11　显露下腹下丛

经验分享：

在拓展 Toldt 间隙过程中，注意神经的显露和保护。以神经为导向上下分离，更易找到间隙。

2. 肠系膜下动、静脉根部的游离与离断　术者用左手持钳沿直肠上动脉及肠系膜下动脉走行将系膜挑起，形成一定张力。右手持超声刀，沿 Toldt 间隙向系膜根部及左侧、外侧进行游离(图 5-12)，游离过程中注意保护输尿管及生殖血管。用超声刀在肠系膜下动脉根部预切线逐层分离，清扫血管根部淋巴结(图 5-13)。此处血管的裸化不宜过长，够结扎即可(图 5-14)。结扎并切断肠系膜下动脉(图 5-15)。而后继续向外侧游离，可发现肠系膜下静脉，充分显露静脉后，将其结扎并切断(图 5-16、图 5-17)。

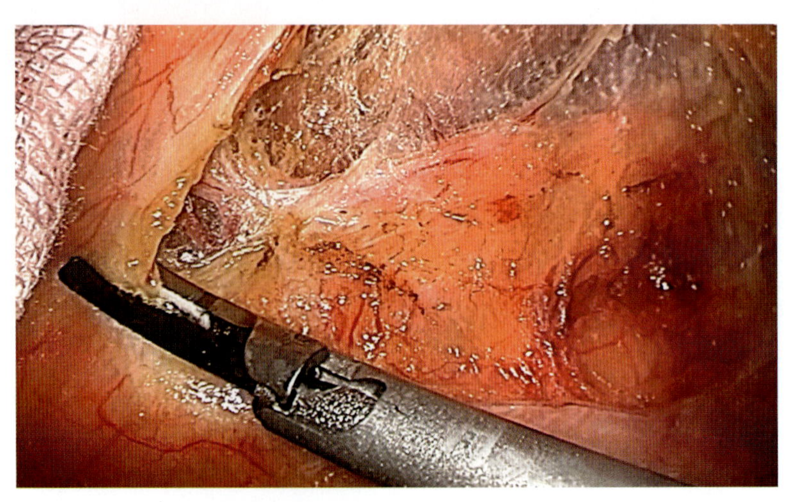

图 5-12　向肠系膜下动脉根部游离

操作技巧：

游离过程中，要尽量使超声刀工作面在上方，在视野下进行操作可以防止出现副损伤。

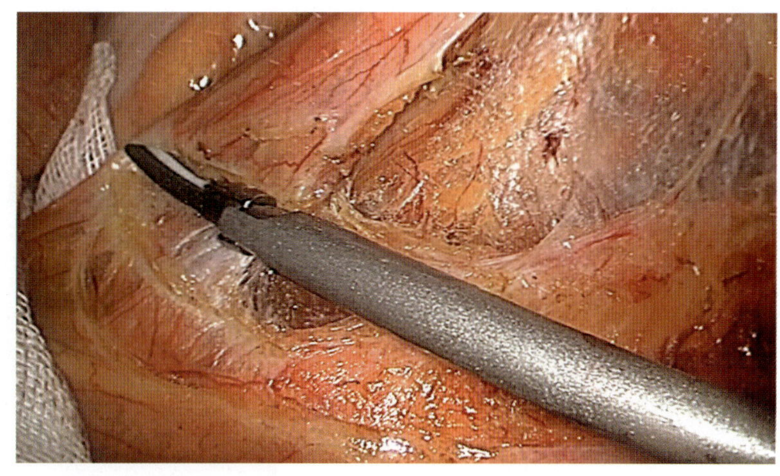

图 5-13　清扫系膜根部淋巴结

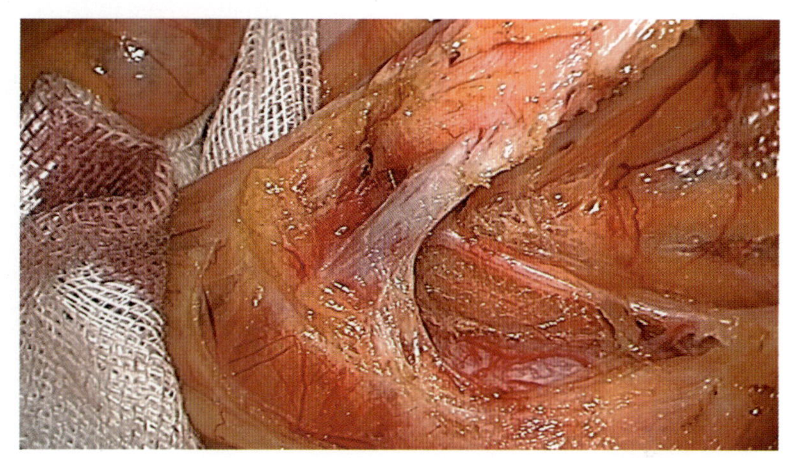

图 5-14　裸化肠系膜下动脉

操作技巧：

肠系膜下动脉、静脉应分开结扎。如遇到肠系膜动脉和静脉伴行紧密，也可将其一起结扎切断。

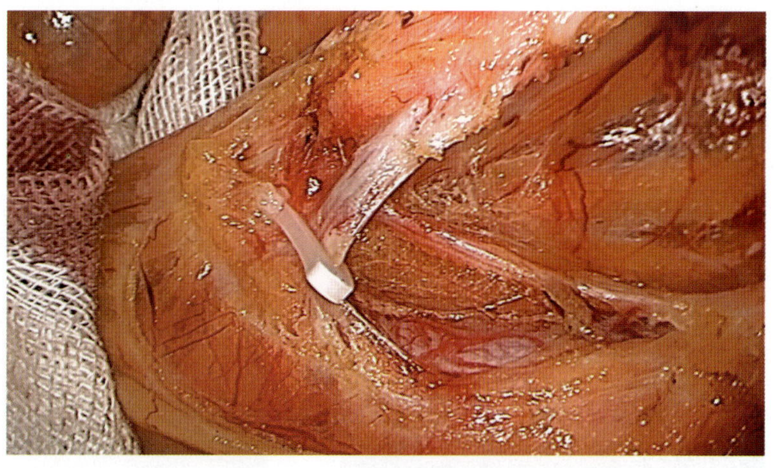

图 5-15　结扎切断肠系膜下动脉

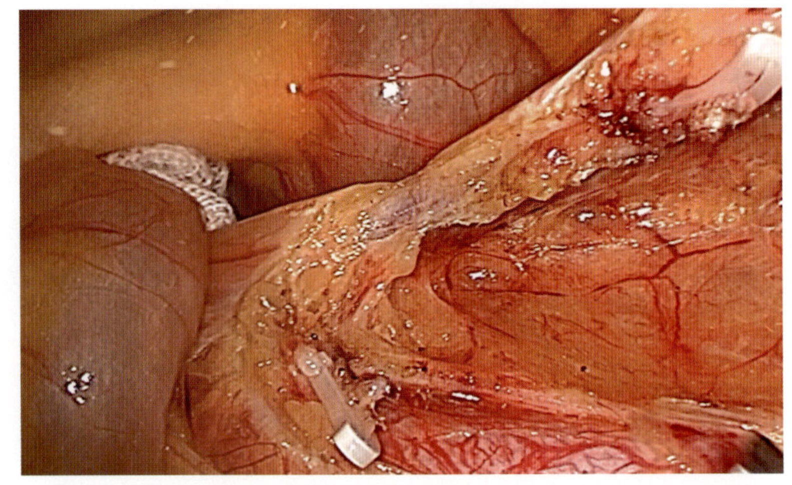

图 5-16　显露肠系膜下静脉

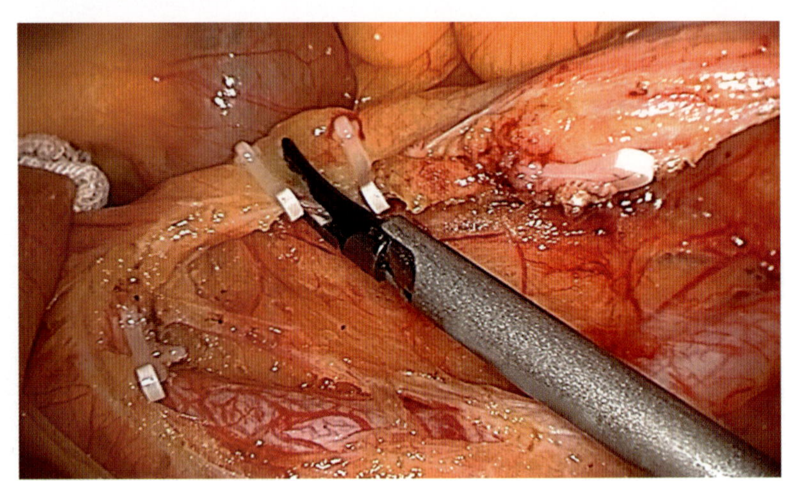

图 5-17　结扎切断肠系膜下静脉

3. 乙状结肠系膜的游离　肠系膜下动、静脉离断后，可部分打开乙状结肠系膜无血管区。助手左手持钳提拉系膜，右手钳夹肠系膜下动、静脉断端翻转。术者向下向外侧进一步分离乙状结肠系膜间隙至左髂总动脉分叉处（图 5-18），注意保护输尿管及生殖血管（图 5-19），放置一纱布条于此区域（图 5-21）。沿此间隙继续向下游离直肠右侧壁及直肠后壁（图 5-22）。

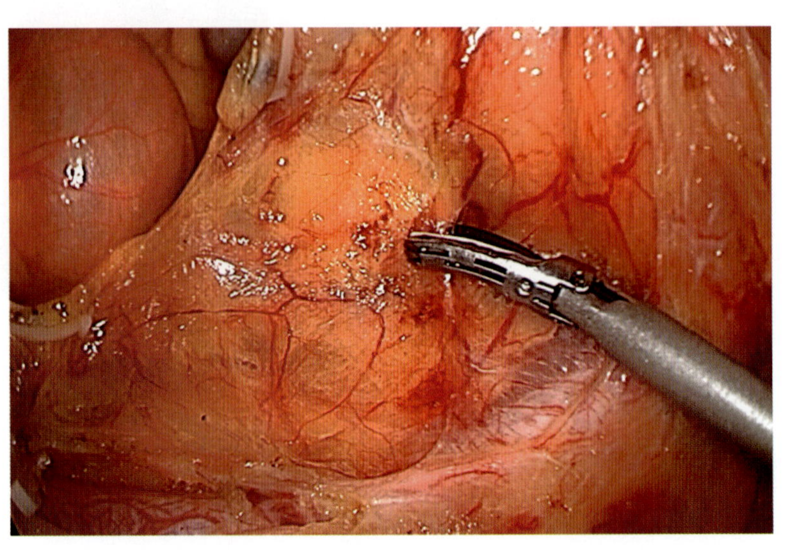

图 5-18　向下向外侧分离乙状结肠系膜

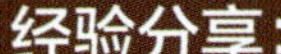

乙状结肠系膜处血管弓不完全游离，避免术中牵拉误伤血管弓，进而影响血供，导致手术失败。

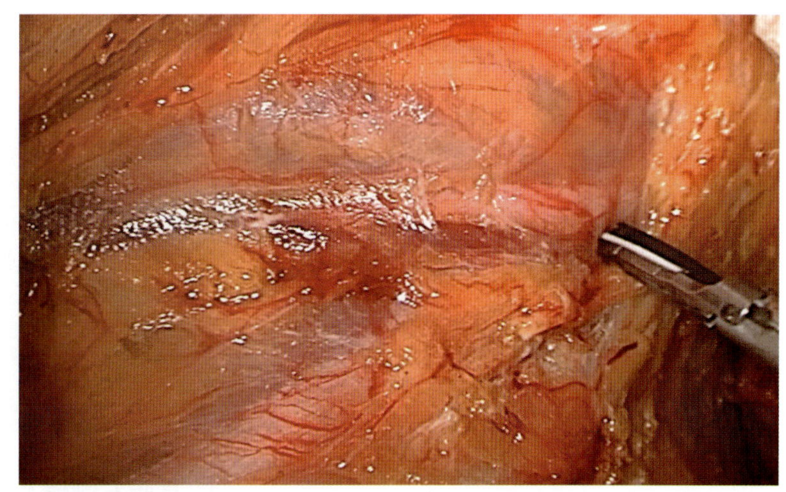

图 5-19　显露和保护输尿管和生殖血管

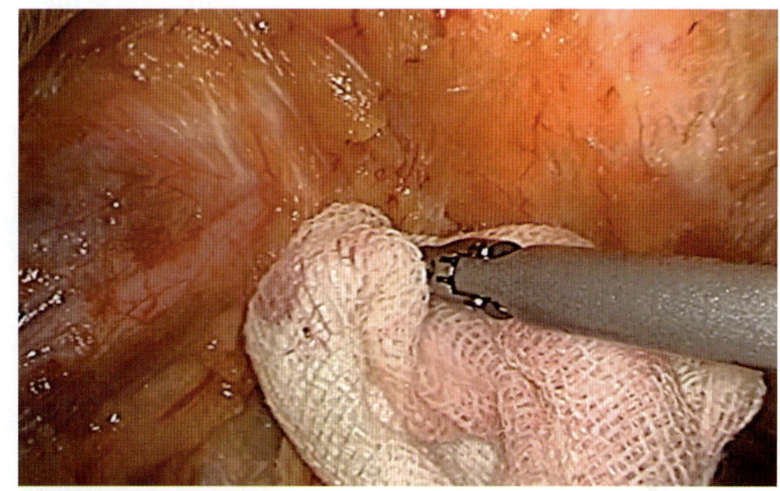

图 5-20　可用纱布钝性分离

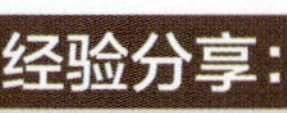

经验分享：

此处系膜游离过程中，术者可用超声刀夹持纱布，钝性剥离 Toldt 间隙（图 5-20）。

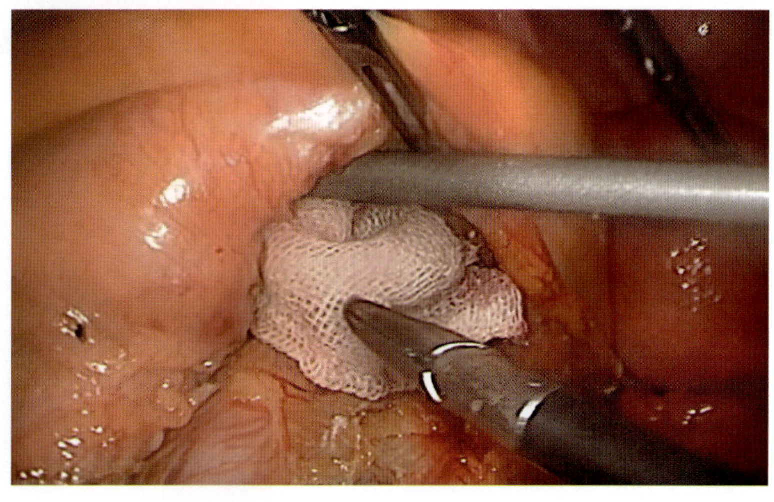

图 5-21　小纱布置于系膜后方

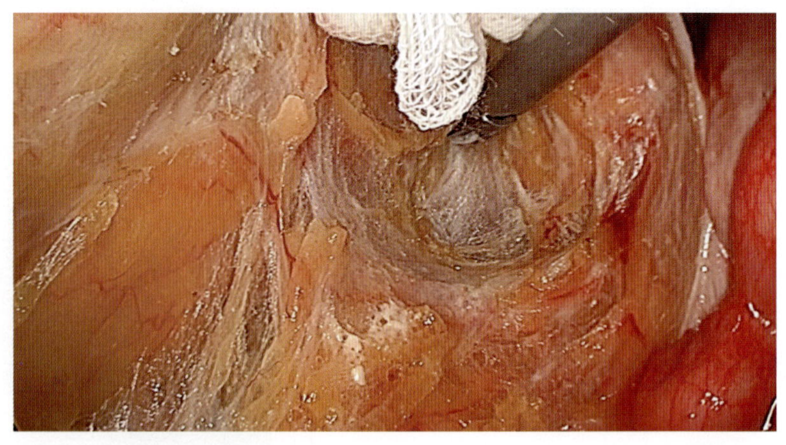

图 5-22　沿 Toldt 间隙向下方游离

4. 直肠右侧壁及后壁的游离　寻找直肠右侧黄白交界线，沿此标志进行直肠右侧壁游离（图 5-23）。直肠右侧壁的游离需与直肠后壁游离相结合（图 5-24、图 5-25）。在腹膜反折处，从右侧切开腹膜反折，进行直肠前间隙的游离（图 5-26）。

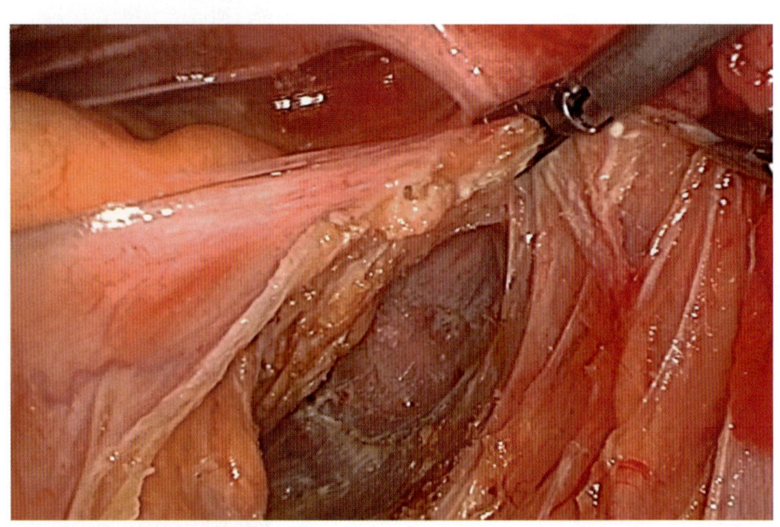

图 5-23　直肠右侧壁游离

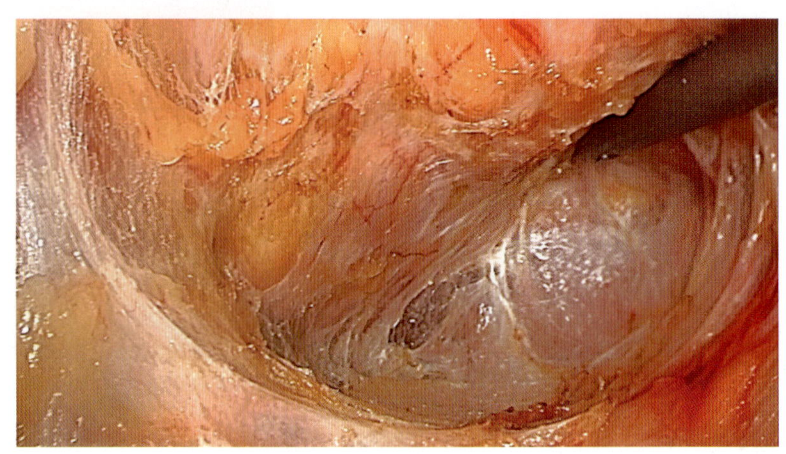

图 5-24　直肠后壁与右侧壁的游离相结合

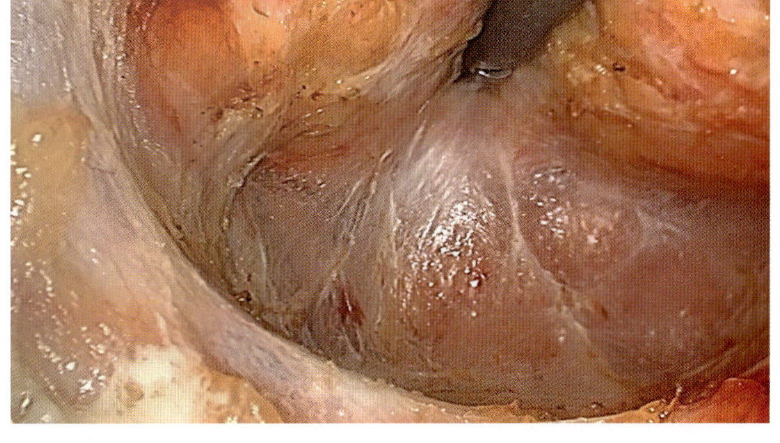

图 5-25　直肠后壁的游离

经验分享：

根据本术式的操作特点，直肠远端需要游离至肛提肌裂孔，直至齿状线水平。

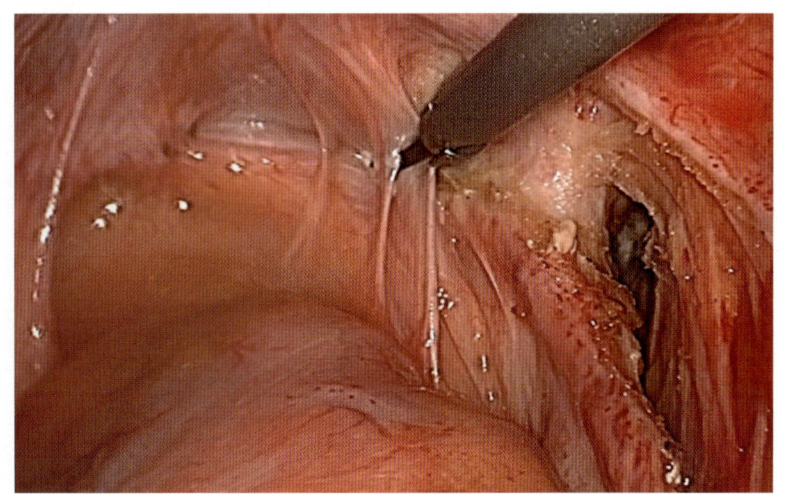

图 5-26　切开腹膜反折右侧

5. 乙状结肠及直肠左侧壁与前壁游离　切断乙状结肠粘连带，沿 Toldt 筋膜向内侧游离，可发现置于系膜后方的纱布(图 5-27)，打开系膜向上、向下充分游离(图 5-28、图 5-29)。向下方游离直肠左侧至腹膜反折处与右侧会合(图 5-30)。游离直肠前壁时，要注意显露并保护双侧精囊(男性患者)或阴道后壁(女性患者)(图 5-31、图 5-32)。同时，进一步分别裸化直肠肠壁，直至齿状线水平(图 5-33)。

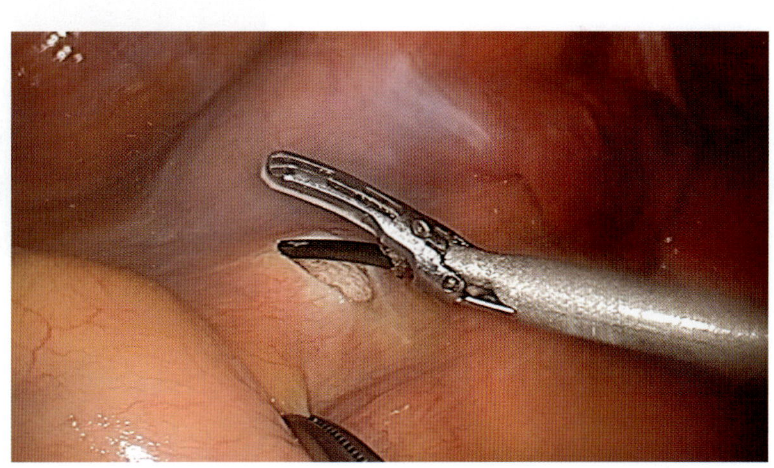

图 5-27　打开乙状结肠左侧腹膜

图 5-28　于乙状结肠外侧向上游离

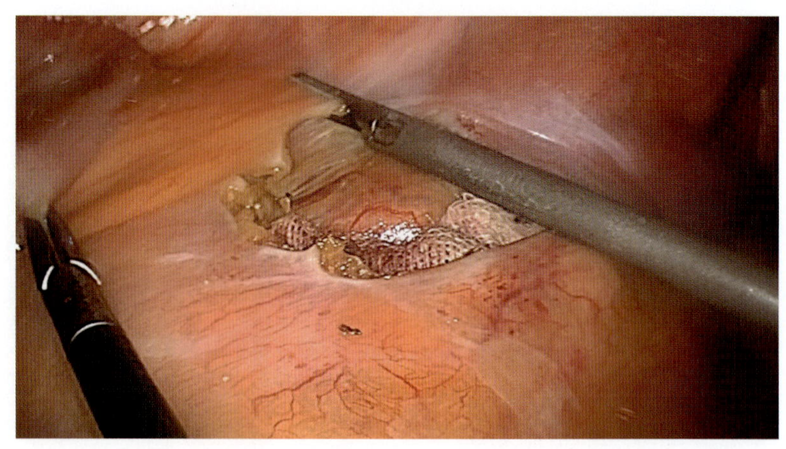

图 5-29　向下游离直肠左侧壁

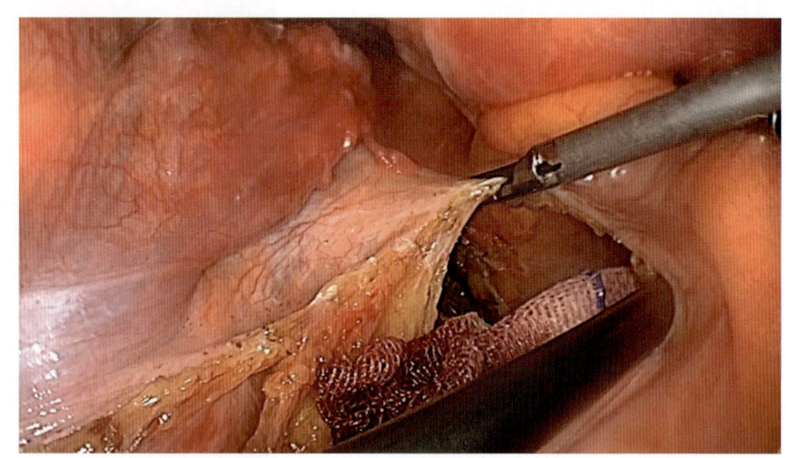

图 5-30　切开腹膜反折左侧

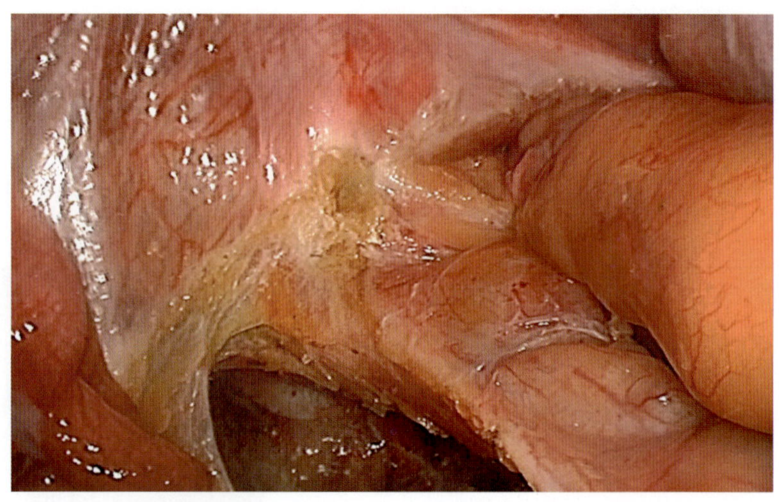

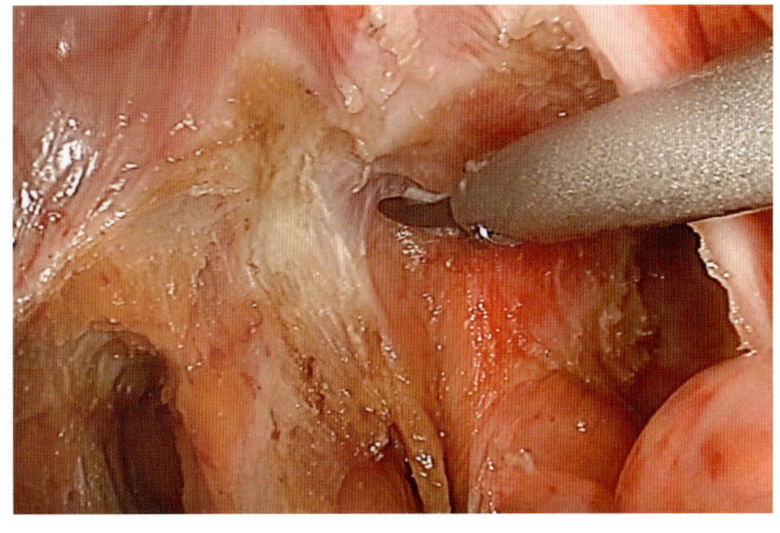
图 5-31　向下游离直肠前壁

经验分享：

对于女性患者，游离直肠前壁时，助手可行阴道指检进行指示，防止损伤阴道后壁（图 5-32）。

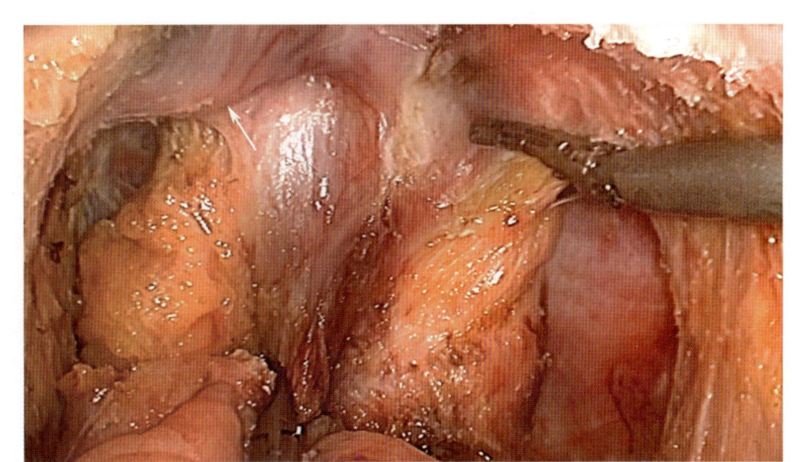
图 5-32　游离直肠前壁时防止损伤阴道后壁

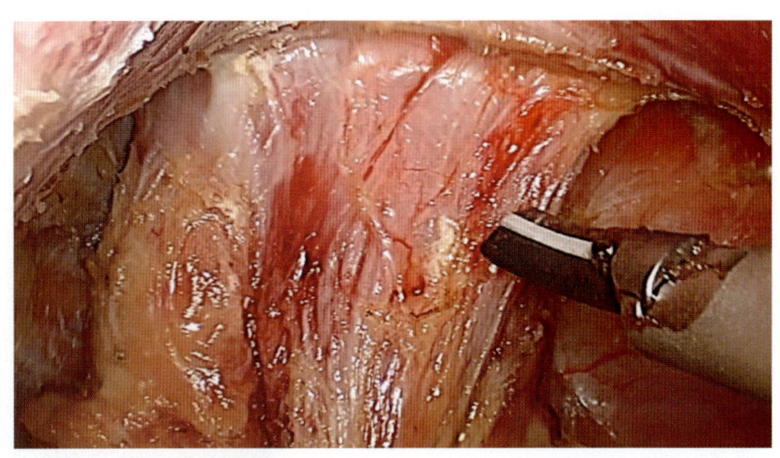
图 5-33　裸化肿瘤下方肠管

资源五　乙状结肠系膜裁剪

6. 乙状结肠系膜的裁剪（资源五） 将乙状结肠翻向左侧，在系膜下方垫一纱布条（图 5-34）。目测或测试需要游离的乙状结肠系膜范围，乙状结肠系膜裁剪预留长一些，使标本容易经肛门拉出。确定吻合预定线。确定系膜裁剪范围后，向肠管预定线切割分离系膜（图 5-35），结扎切割 2~3 支乙状结肠动、静脉（图 5-36）。乙状结肠肠壁裸化 2cm 即可，不宜裸化过多（图 5-37）。

图 5-34 将纱布条垫在系膜下方

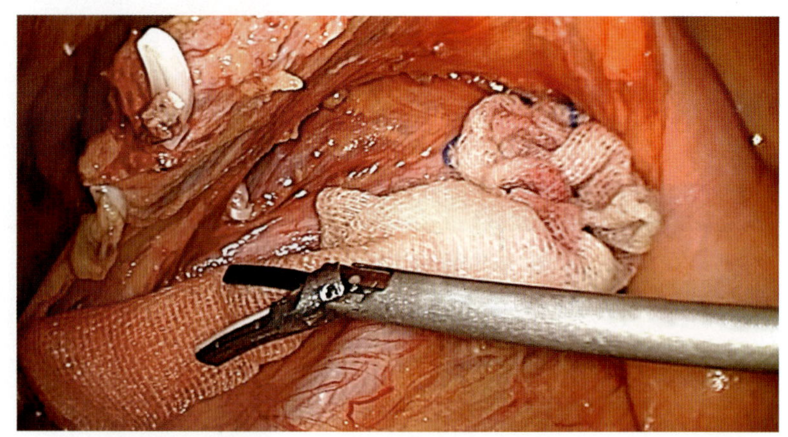

图 5-35 裁剪乙状结肠系膜

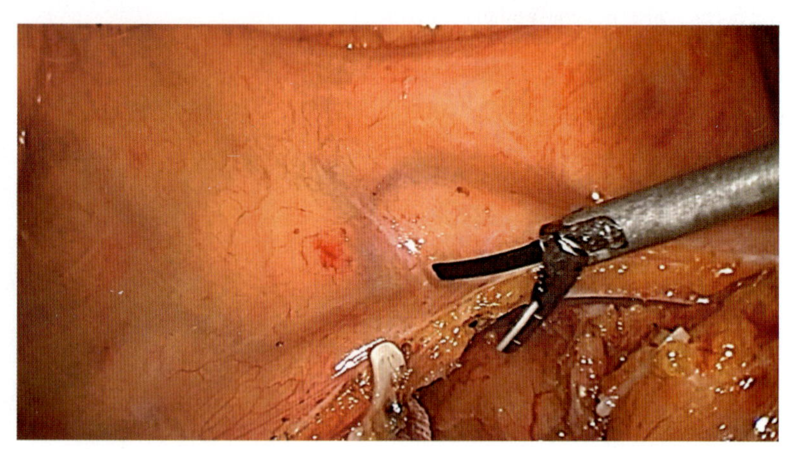

配合技巧：

为了将乙状结肠系膜平面充分展开，助手可用两把无损伤钳将乙状结肠系膜提起，并向外牵拉外展。

图 5-36 结扎切断乙状结肠系膜血管

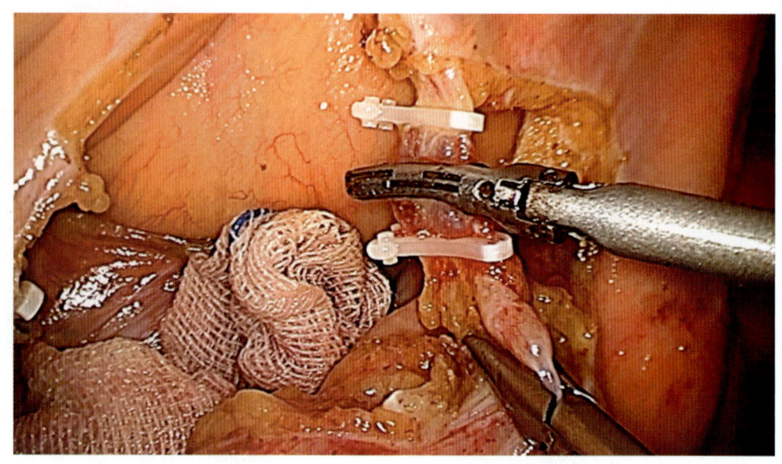

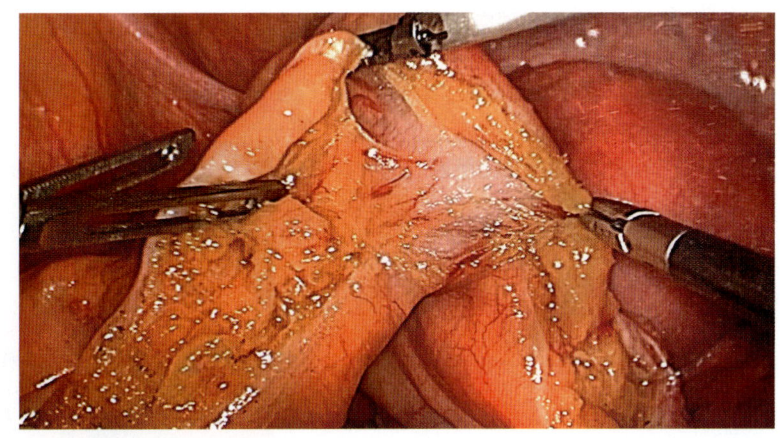

图 5-37　裸化乙状结肠肠壁

【标本切除与消化道重建】（资源六、资源二十六）

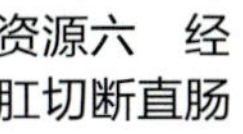

资源六　经肛切断直肠

资源二十六　NOSES Ⅰ式C法消化道重建及标本取出（动画）

1. 标本切除　腹腔镜下将直肠充分游离后，于肿瘤上方预切定线处用直线切割闭合器将乙状结肠切断（图 5-38）。腹部操作结束后开始进行会阴部操作。应用肛门牵开器或膀胱拉钩完全展开肛门显露直肠，用碘附纱条对直肠肠腔进行充分消毒（图 5-39）。在齿状线上 0.5cm 切开直肠，电刀离断直肠全层（避免损伤内括约肌）（图 5-40）。在切断直肠肠壁的过程中，可以直视下判断下切缘位置，并保证下切缘的安全性（图 5-41）。经肛门拉出近端肠管及肠系膜（图 5-42），切除标本送检术后病理。

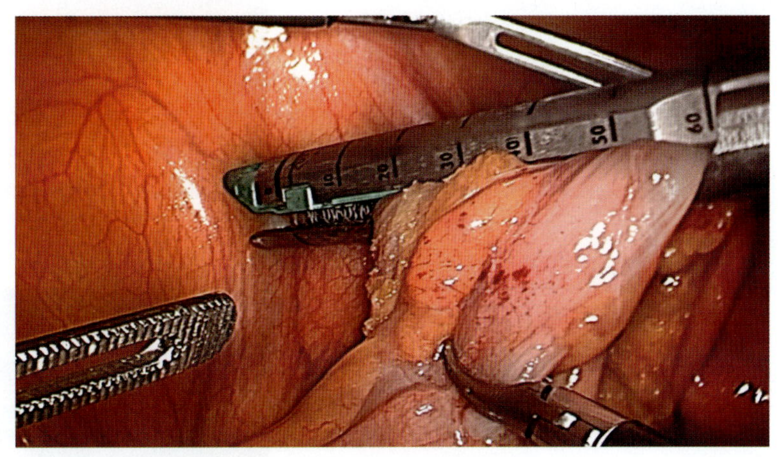

图 5-38　于肿瘤上方预切定线处切断乙状结肠

2. 消化道重建　碘附生理盐水冲洗盆腔探查无出血后开始进行消化道重建，行乙状结肠肛管手工单层吻合。分别于肛管的 3 点、6 点、9 点、12 点方向全层缝入预留线（图 5-43），将预留线向四个方向展开备用（图 5-44）。经肛门置入卵圆钳，在腹腔镜下将乙状结肠拉出肛门外，仔细检查系膜方向无扭转后，在肛门外将乙状结肠残端打开，吻合备用。通过肛管处 4 根预留线分别将乙状结肠全层缝合，将乙状结肠缓慢退回肛管后，将预留线打结固定。再分别将每相邻的两根固定线提起，在两针之间全层缝合 2~3 针进行加固（图 5-45）。4 个象限全部缝合结束后，检查吻合缝线疏密程度、吻合口是否通畅、有无出血，完成乙状结肠肛管端端单层手工吻合（图 5-46）。

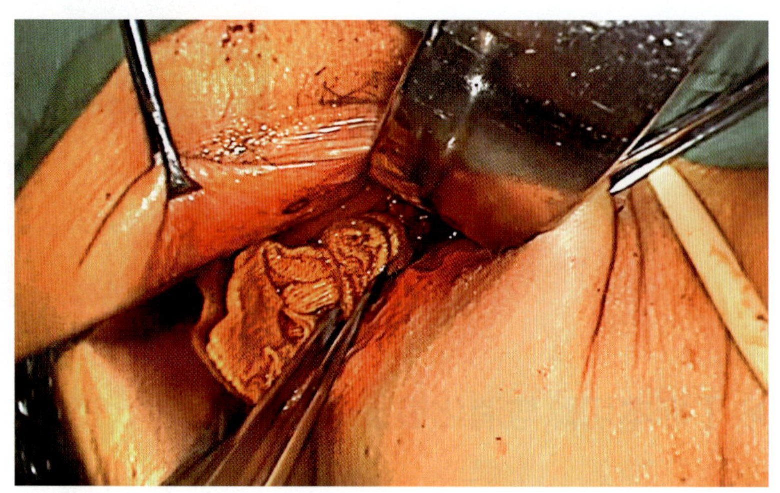

图 5-39　碘附纱条消毒直肠肠腔

图 5-40　在齿状线上方切开直肠肠壁

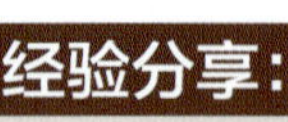

经验分享：

完成腹腔镜下直肠游离后，可于直肠近肛管处环周放置一纱布条。在切开直肠肠壁时，该纱布条可起到标识和保护作用。

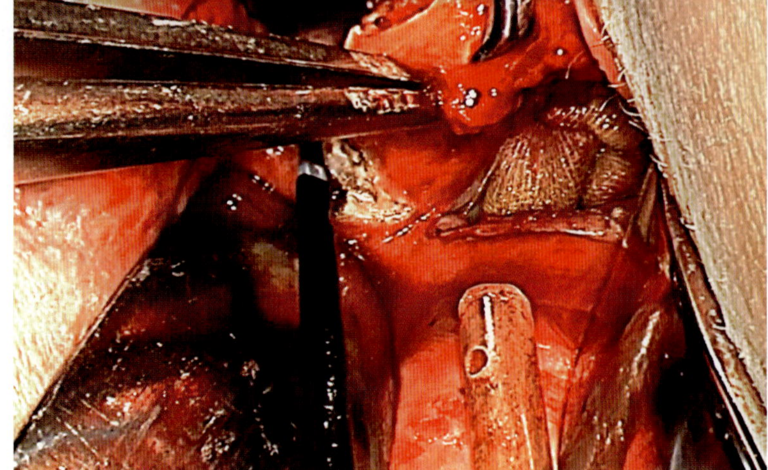

图 5-41　直视下判断下切缘位置

经验分享：

助手使用吸引器及时进行吸引，这对无菌操作及无瘤操作都至关重要。

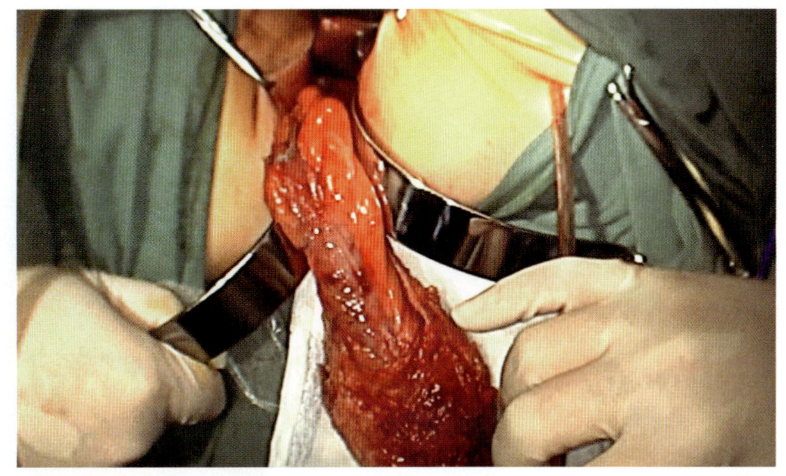

图 5-42　经肛门将直肠拉出体外

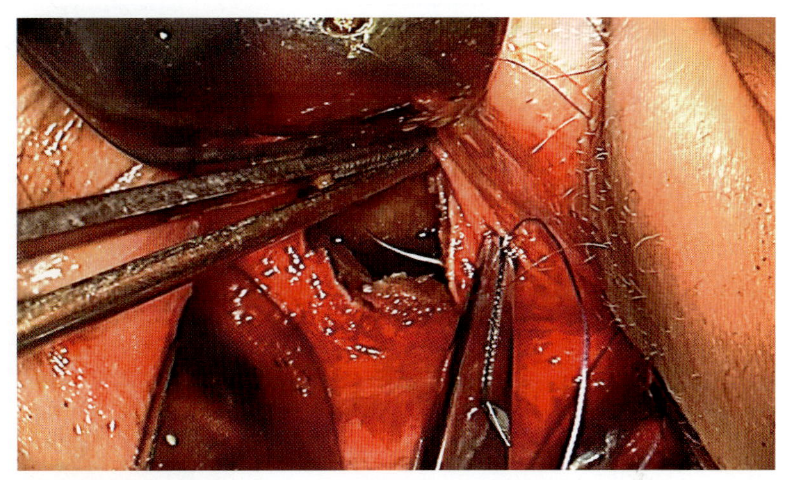

图 5-43　将预留线全层缝合至肛管残端

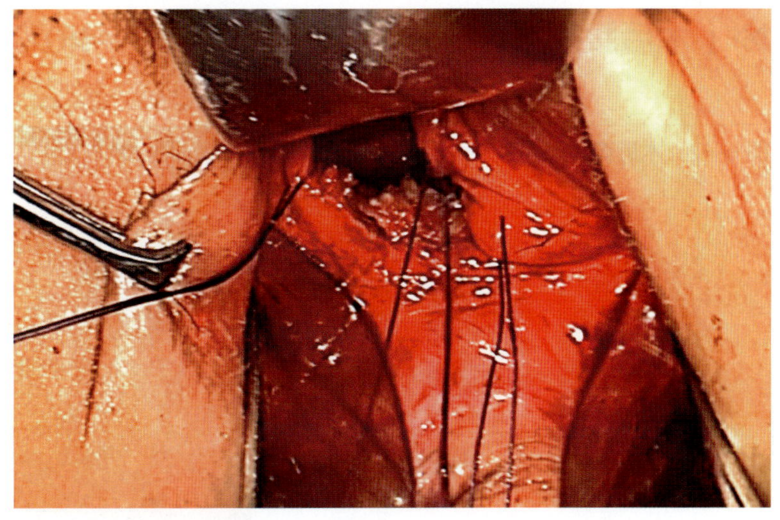

图 5-44　于 3 点、6 点、9 点、12 点方向在远端肛管缝合四针

图 5-45 逐针加固缝合吻合口

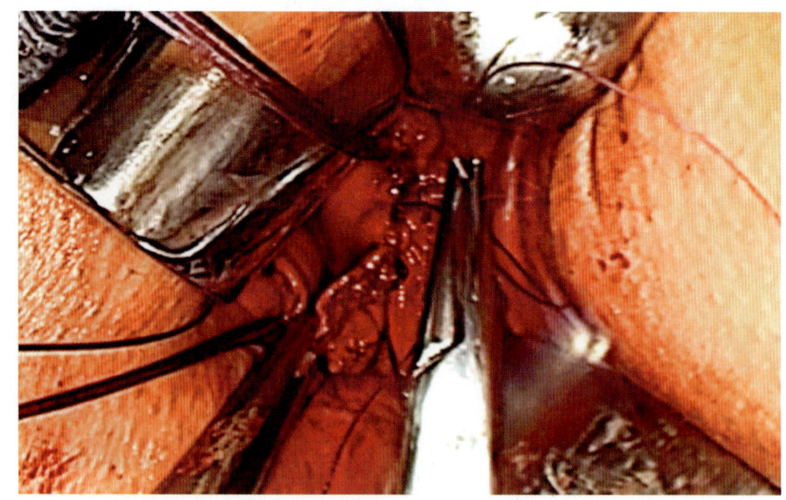

图 5-46 检查吻合口完整性

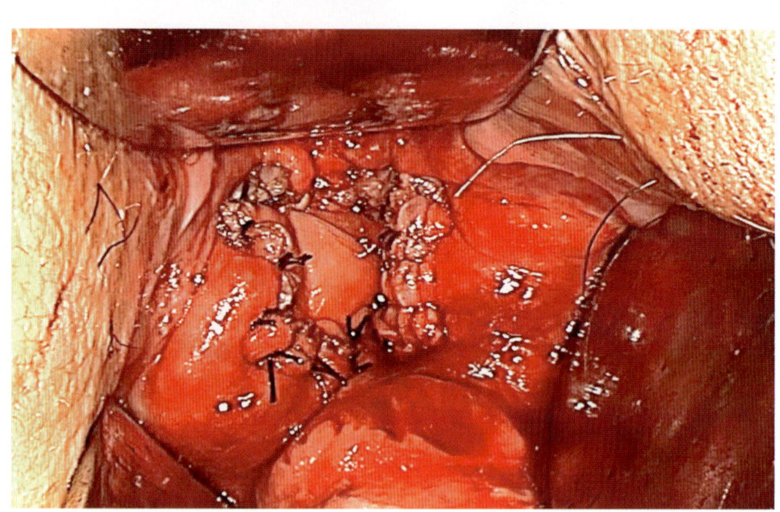

【术后腹壁及标本照片】(图 5-47、图 5-48)

图 5-47 术后腹壁照片

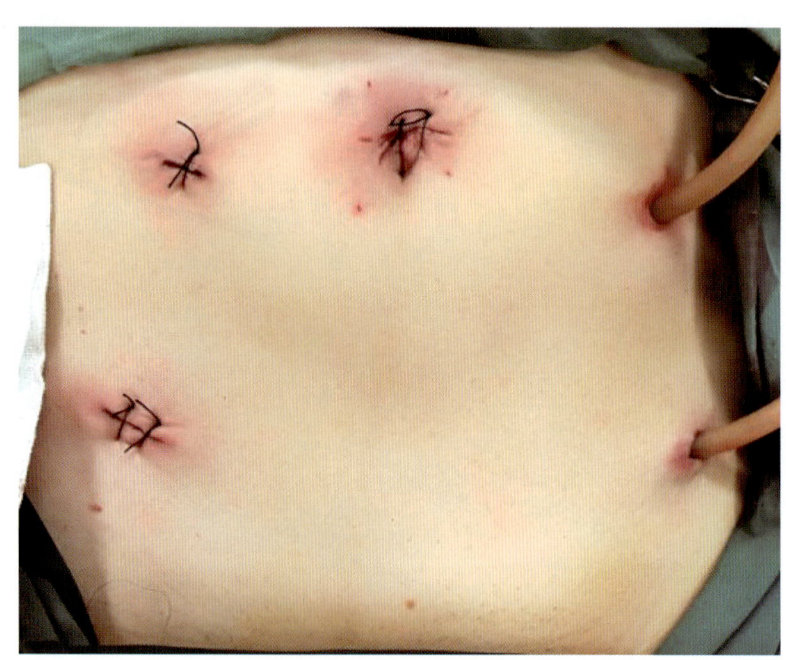

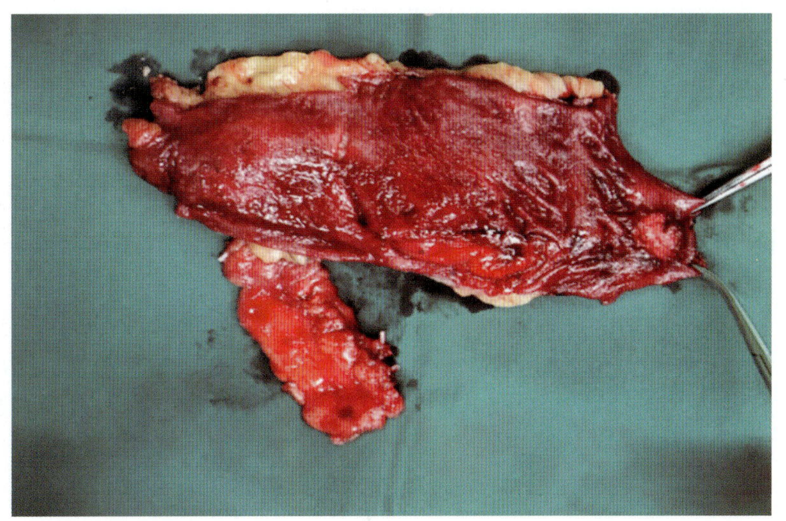

图 5-48　标本照片

【手术示意图】(图 5-49)

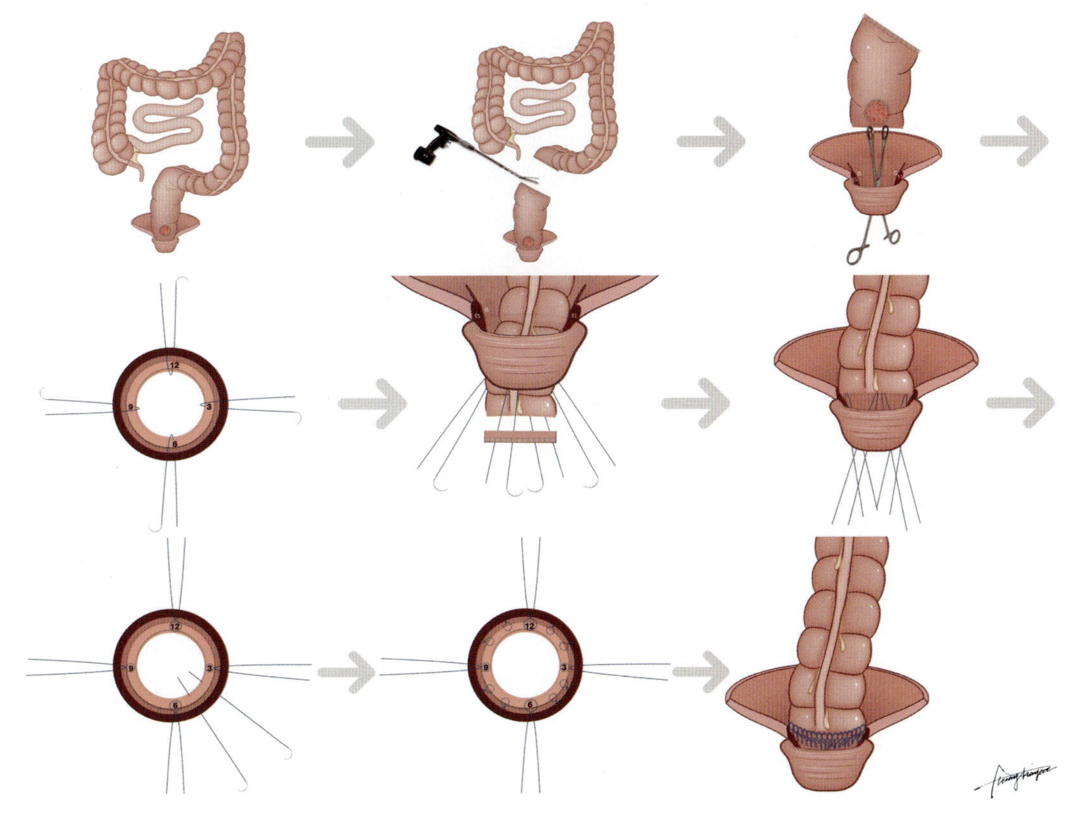

图 5-49　NOSES I 式 C 法标本取出及消化道重建的主要手术步骤(示意图)

第四节 手术相关要点、难点、热点剖析

【术式适应证的选择及注意事项】

目前，低位直肠癌保肛术一直是外科领域关注的热点和难点，什么样的患者适合保肛、采用什么技术保肛、出现并发症如何处理等一系列问题仍然缺少统一定论。Parks 提出了经腹直肠癌切除，经肛门结肠肛管吻合术。该术式的主要操作步骤是在腹腔镜下游离直肠系膜至肛管上缘，在肛管上缘用超声刀将直肠标本横断，在会阴部经肛门将齿状线以上的直肠黏膜切除，将结肠经肛门拉出至体外，再将结肠断端和齿状线处进行手工间断缝合，又称结肠肛管手工吻合术（图 5-50）。

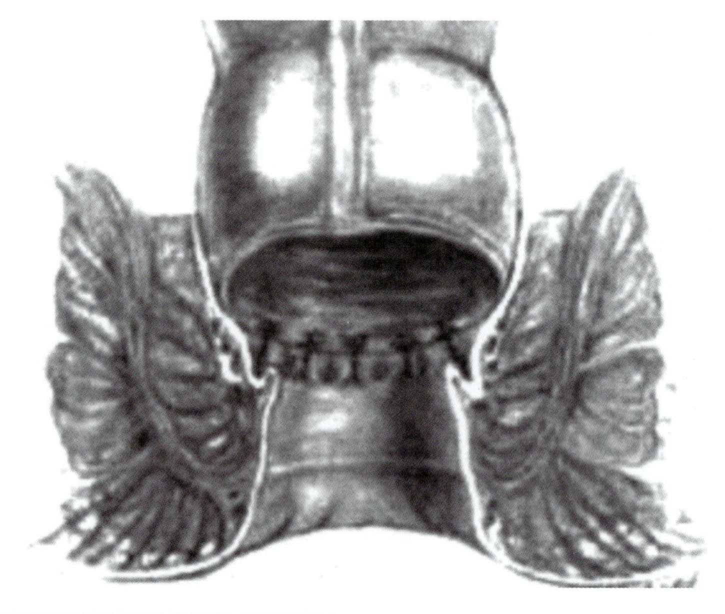

图 5-50 结肠肛管手工吻合示意图

自该术式提出以来，越来越多的实践证实，Parks 术可以在不影响肿瘤根治的前提下，最大限度保留肛门的功能。Parks 术主要适合于肿瘤下缘距肛门 5~6cm 的低位直肠癌，尤其是骨盆狭小的男性患者或肥胖患者，无法应用双吻合器进行吻合，只能经肛门进行手工缝合。当然，肿瘤部位并不是唯一衡量是否可以进行该术式的标准，还包括肿瘤分化程度好（中、高分化腺癌）、局部浸润深度较浅（T_1 或 T_2 期）。此外，患者有强烈的保肛意愿，术前肛门功能良好，也是进行该术式的必要条件。医师需要在术前充分告知患者术后可能出现肛门控便功能异常及排便习惯改变等情况。笔者建议常规行下切缘术中病理检查，这不仅是为了确保肿瘤的根治切除，也是对医师自身的一种保护。

Parks 术目前主要面临的并发症包括两个，即吻合口漏和大便失禁。对于吻合口漏的高危因素，Parks 术需要特殊强调的是吻合口张力问题。由于直肠及系膜已被完全切除，吻合口的结肠在盆腔处于半空状态，当其受到重力作用及肠管的蠕动张力后，将增加吻合口张力，容易引起吻合口漏的发生。因此，笔者建议在行结肠肛管吻合前，必须确保肠管吻合口无张力，必要时可以游离结肠脾曲。此外，大便失禁也是 Parks 术后短期内患者面临的另一个问题。有研究报道，术后大便失禁发生率与残留直肠有关，残留直肠长度 <0.5cm 者控便能力差，>1cm 者控便能力好。此外，术中暴力扩肛也可能损伤肛门括约肌，导致患者术后控便能力差。对于大便失禁患者，可通过调整饮食，如少渣饮食或肠内营养等，以及皮肤外涂锌氧糊

保护剂，半年左右基本可以恢复正常。

该术式在低位直肠癌保肛手术中具有很大优势。与传统开腹手术相比，腹腔镜下的操作可以将直肠游离至尽可能低的水平，很大程度上降低了 Parks 手术的难度。此外，腹腔镜下清晰的术野显露和精细的操作游离，更利于对盆腔自主神经的保护，在保证肿瘤根治的前提下，使患者肛门括约肌控制力、排尿功能及性功能都得到最大限度的保护。

【4 点缝合定位吻合法】

行乙状结肠肛管手工吻合时，由于肛管操作空间狭小及结肠和肛管口径不一，往往容易导致缝合定位不准，缝针间距不均匀。4 点缝合定位吻合法可有效解决这一技术难点。先在肛管残端 3 点、6 点、9 点、12 点四个方向将缝线固定，进行定位。然后将乙状结肠拉出肛门外，调整好方向后，直视下将乙状结肠残端的 3 点、6 点、9 点、12 点方向全层缝合，缝合后将乙状结肠缓慢退回肛管内，该操作可以保证结肠与肛管断端的口径对应，缝合针距一致。4 点定位缝合后，在每相邻的两针之间分别进行均匀加针缝合，完成乙状结肠肛管端端单层手工吻合。4 个象限全部缝合结束后，检查吻合缝线疏密程度、吻合口是否通畅、有无出血。

【腹膜反折线的作用】

腹膜反折线是一重要的解剖标志，对于低位直肠癌的手术切除，常规需要打开腹膜反折，在此过程中切开部位的选择尤为重要，既要考虑避免进入错误层面损伤输精管、精囊及造成出血，又要考虑避免神经、血管的损伤。

腹膜反折线的位置男、女差异较大，即使性别相同，个体间也差异明显；此外，腹膜反折线的位置影响直肠癌 T 分期，反折线下方直肠前壁无脏腹膜覆盖，因此无 T_{4a} 分期，与反折线上方不同。腹膜反折线位置较低的患者，手术暴露困难，较易损伤精囊或输精管，如果造成精囊后方出血，极易损伤神经、血管，影响术后性功能及排尿功能。

（王锡山　关　旭　姜　争）

第六章 腹部无辅助切口经肛门括约肌间切除标本的腹腔镜下超低位直肠癌根治术

（CRC-NOSES Ⅰ式 D 法，ISR 法）

【前言】

NOSES Ⅰ式 D 法主要适用于肿瘤较小的低位、超低位直肠癌患者。与常规腹腔镜直肠癌根治术一样，腹腔镜下操作需要严格遵循 TME 原则，在正确的间隙进行解剖和游离，盆底游离应更加充分以便经会阴在内外括约肌间隙操作，这也是该手术准确完成的关键。NOSES Ⅰ式 D 法的操作特点表现为：在腹腔镜下充分游离之后，在肛管内、经内外括约肌间逆行离断肠管，并将标本经自然腔道取出，再将近端乙状结肠与肛管进行吻合。NOSES Ⅰ式 D 法的操作要点包括：①腹腔内切割闭合乙状结肠预切线；②盆底直肠系膜充分游离至肛门内、外括约肌间沟；③会阴处准确寻找肛门内、外括约肌间隙入路。该术式对术者和助手在盆腔狭小空间的超低位操作配合默契程度要求很高，同时对无菌和无瘤操作要求严格。NOSES Ⅰ式 D 法既能保证肿瘤偏小的低位、超低位直肠癌患者的根治效果，又能最大限度保留肛门功能，同时还减少了腹壁的辅助切口，因此该术式完全符合功能外科和微创外科的要求。

第一节 适应证与禁忌证

【适应证】（图 6-1~ 图 6-3）

1. 低位、超低位直肠癌。
2. 浸润溃疡型肿瘤，活动性良好。
3. 隆起型肿瘤，肿瘤厚度小于 2cm。
4. 局部侵犯深度为 T_1 或 T_2。
5. 病理类型为高中分化腺癌。

【禁忌证】

1. 肿瘤下缘位于齿状线至齿状线上 3cm 以内。
2. 肿瘤厚度大于 3cm。
3. 直肠癌侵犯深度达 T_3。
4. 低分化或黏液腺癌，术中无法行快速冷冻病理确定下切缘状况者。
5. 过于肥胖者。

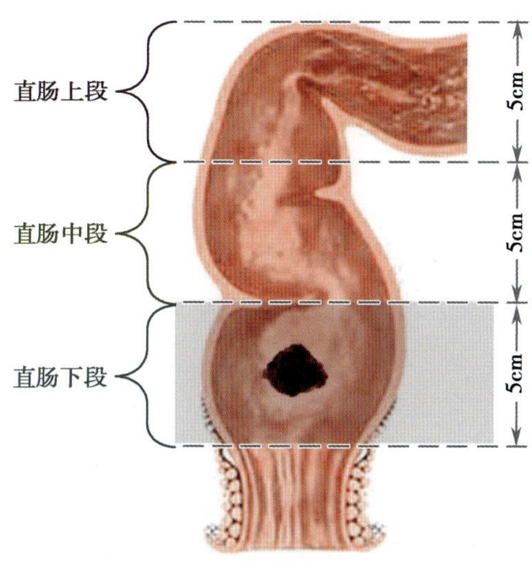

图 6-1　适用Ⅰ式的肿瘤位置示意图

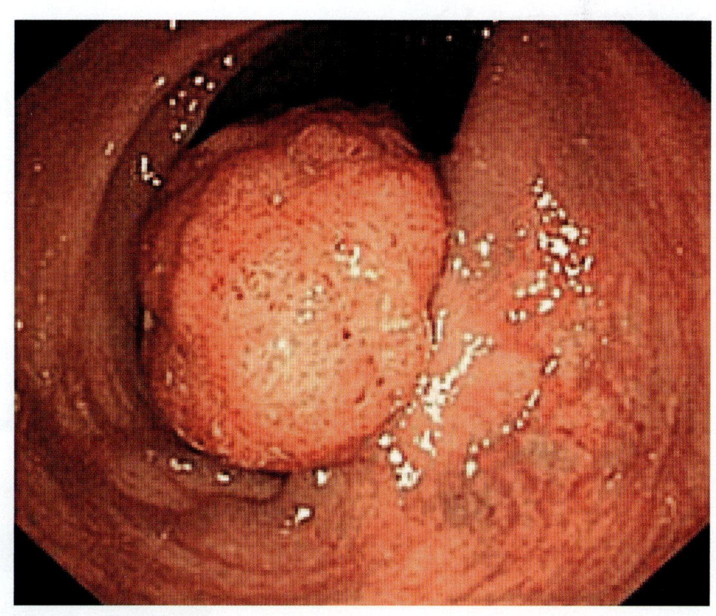

图 6-2　肠镜：肿瘤位于距肛门 2~4cm，隆起型，最大径为 2cm

图 6-3 直肠 MRI：男性，T_2，肿瘤距齿状线 1.5cm，最大径 2.5cm

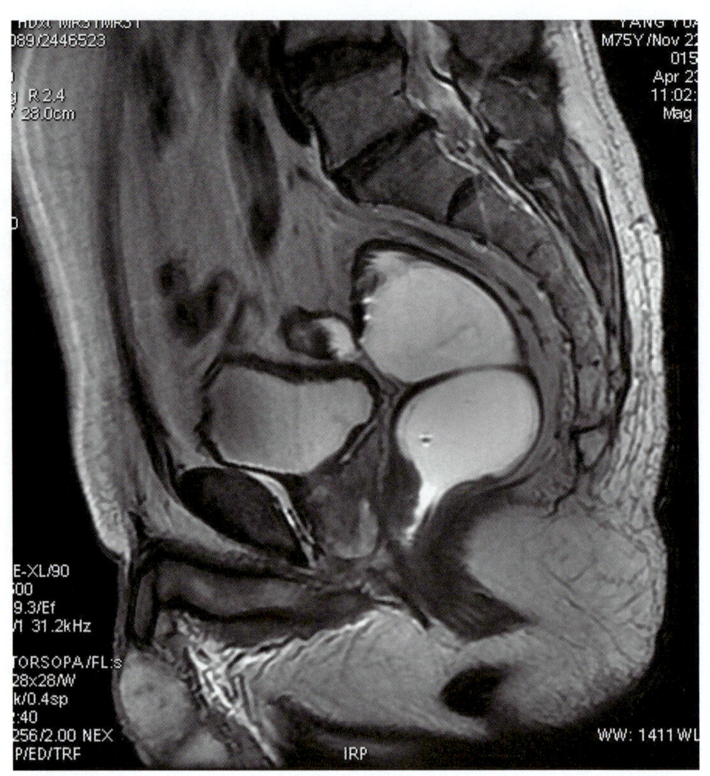

第二节 麻醉、体位、戳卡位置与术者站位

【麻醉方式】

全身麻醉或全身联合硬膜外麻醉。

【手术体位】

选择功能截石位，右侧大腿应低平，便于术者操作（图 6-4）。

图 6-4 患者体位

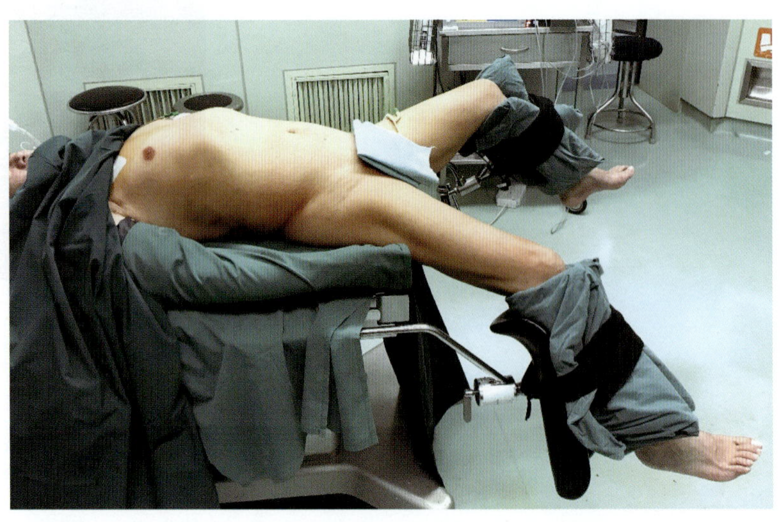

【戳卡位置】(图 6-5)

1. 腹腔镜镜头戳卡孔(10mm 戳卡) 脐窝中。

2. 术者主操作孔(12mm 戳卡) 右侧髂前上棘与脐连线中外 1/3 偏下位置为宜,使得低位直肠深部操作容易一些,尤其在低位直肠壁裸化时,可形成垂直角度横断直肠系膜。

3. 术者辅助操作孔(5mm 戳卡) 位于脐右侧约 10cm,这样在直肠深部操作时,可减少与腹腔镜镜头的干扰。

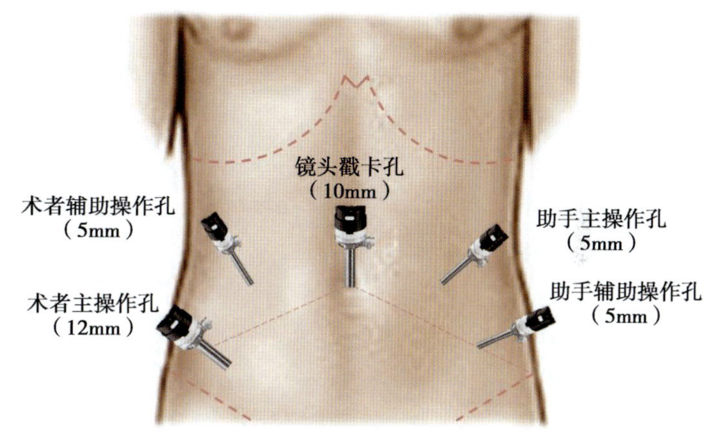

图 6-5　戳卡位置(五孔法)

4. 助手辅助操作孔(5mm 戳卡) 位于脐与左髂前上棘连线中外 1/3 处为宜,主要起到提拉作用,同时,靠外侧便于放置引流管。

5. 助手主操作孔(5mm 戳卡) 脐水平左上方,靠内侧腹直肌外缘为宜。

【术者站位】

腹部操作:术者站位于患者右侧,助手站位于患者左侧,扶镜手站位于术者同侧(图 6-6a);会阴部操作:术者站位于患者两腿之间,助手分别站位于患者左侧和右侧(图 6-6b)。

【特殊手术器械】

超声刀、针式电刀、肛门牵开器。

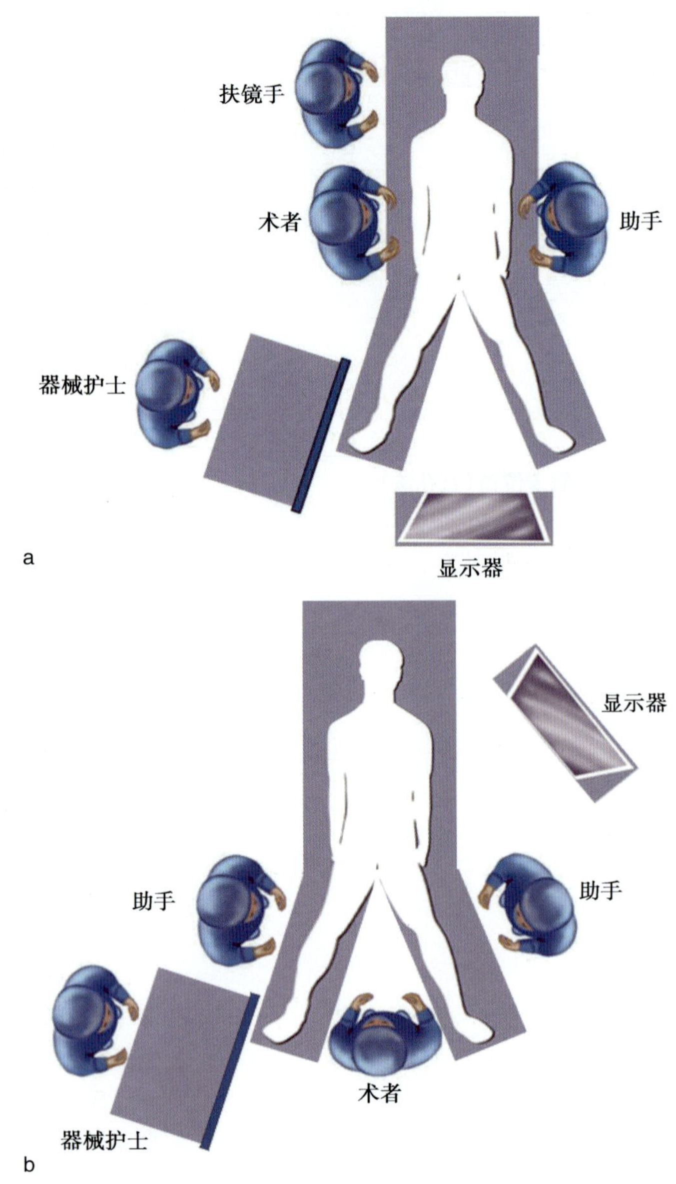

图 6-6　术者站位
a. 腹部操作；b. 会阴部操作。

第三节　手术操作步骤、技巧与要点

【探查与手术方案制订】

在详细的术前检查和术前方案评估的基础上，探查分三步。

1. 常规探查　进镜按照肝、胆囊、胃、脾、大网膜、结肠、小肠、直肠和盆腔顺序逐一进行探查，判断有无种植转移及其他可疑病灶（图 6-7、图 6-8）。

2. 肿瘤探查　根据一般规律，腹腔镜下低位直肠肿瘤常无法探及，大多数肿瘤位于腹膜反折以下，术者可以用右手行直肠指检，与左手操作钳进行会合，来判定肿瘤位置、大小，以及是否适合行该手术（图 6-9）。

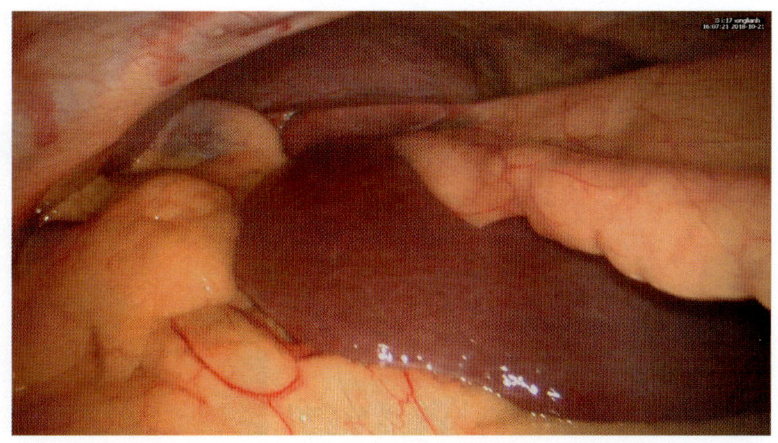

图 6-7　探查肝

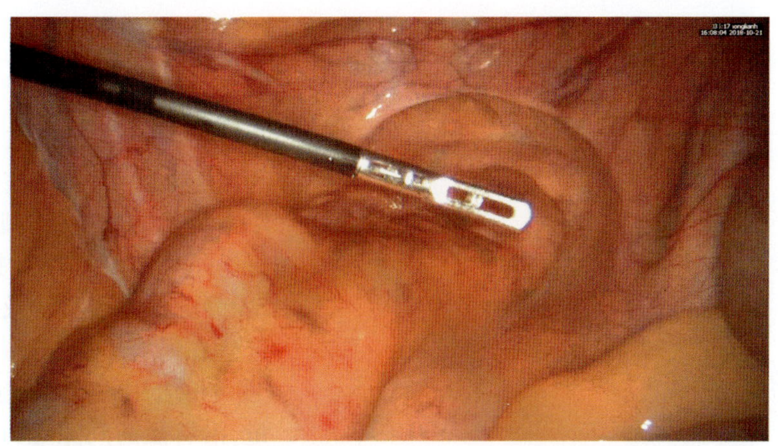

图 6-8　探查盆腔

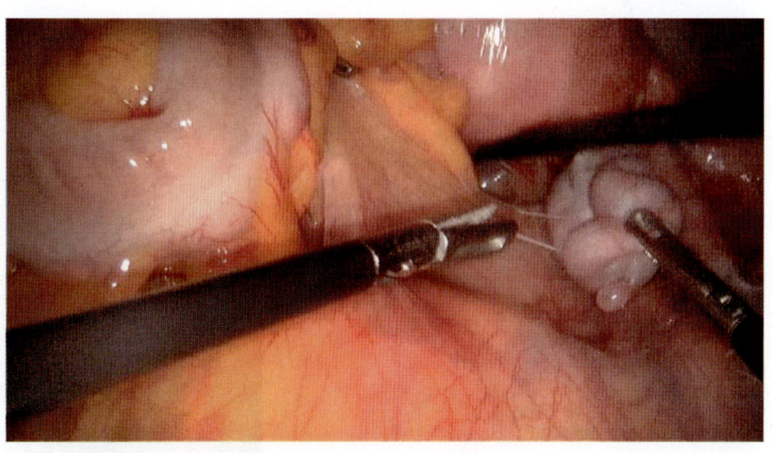

图 6-9　肿瘤探查

3. **解剖结构的判定**　判定乙状结肠长度及血管系膜弓的长度，判定直肠系膜肥厚程度，能否有足够系膜长度拉出肛门外，最后确定手术方案（图 6-10）。

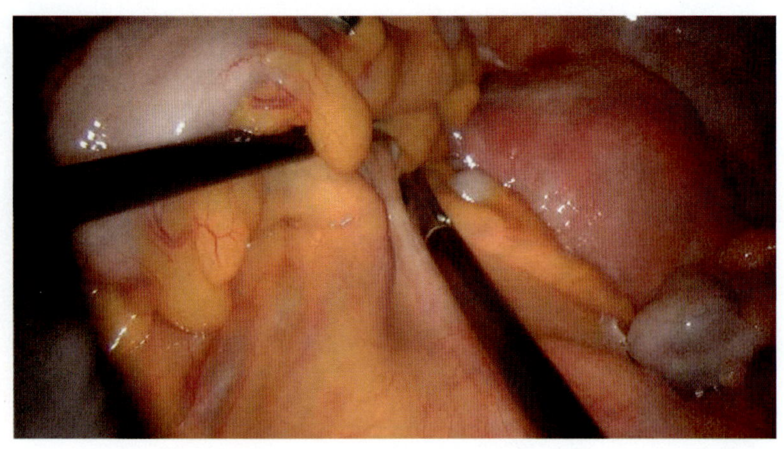

图 6-10　探查乙状结肠系膜

经验分享：

该术式要求乙状结肠系膜长度足够，术者应在术前应用结肠三维 CT 预判系膜及肠管长度，术中探查及时进一步判定系膜及肠管长度，游离系膜时应充分，保证肠管可经肛拉出体外并完成吻合。

【解剖与分离】

1. 第一刀切入点　患者头低足高体位，用 1/2 纱布条将小肠挡于上腹部，显露整个盆腔及肠系膜下动、静脉根部。助手左手钳提起直肠前壁向腹壁方向牵拉，使直肠在盆腔展示完整走行。同时，助手右手钳提起肠系膜下动、静脉处，使整个肠系膜下动、静脉根部至直肠及盆底腹膜反折处清晰进入视野（图 6-11），选择在骶骨岬下方 3~5cm，尤其是肥胖患者，往往有一菲薄处（图 6-12），用超声刀从此处开始游离。切开后刀头汽化产生热量，沿着骶前间隙走行，用刀头上下推动，可见白色蜂窝状组织间隙，此为正确的游离间隙（图 6-13）。

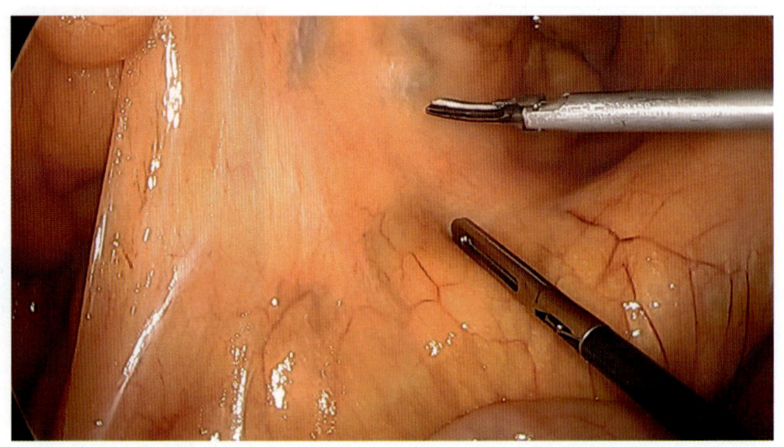

图 6-11　充分暴露肠管，判定系膜根部

2. 肠系膜下动、静脉游离与离断　沿此间隙上下分离（图 6-14），直肠系膜能提起一定的空间，开始向肠系膜下动、静脉根部游离。同时，向左侧沿 Toldt 筋膜上下扩大空间，用小纱布钝性分离。分离过程中应注意分辨下腹下丛的走行并注意保护（图 6-15）。肠系膜下动脉根部毗邻关系清晰，用超声刀分离清扫根部脂肪、结缔组织，勿用超声刀上下剥离，而应选定切除线，由近及远整块分离（图 6-16），血管根部不宜裸化过长，够结扎即可，分别结扎肠系膜下动、静脉（图 6-17、图 6-18）。可见游离

平面光滑、平整、干净，清晰可见左侧输尿管走行及蠕动（图 6-19）。将小纱布垫于肠系膜下动、静脉后方（图 6-20）。

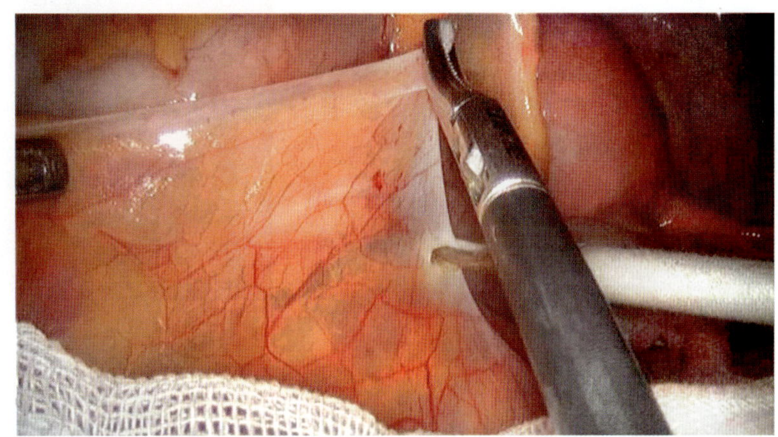

图 6-12　第一刀切入点

操作技巧：

助手垂直提拉直肠系膜使系膜 Toldt 间隙充分拉开，沿骶骨岬稍上方薄弱处进入，可准确进入间隙。

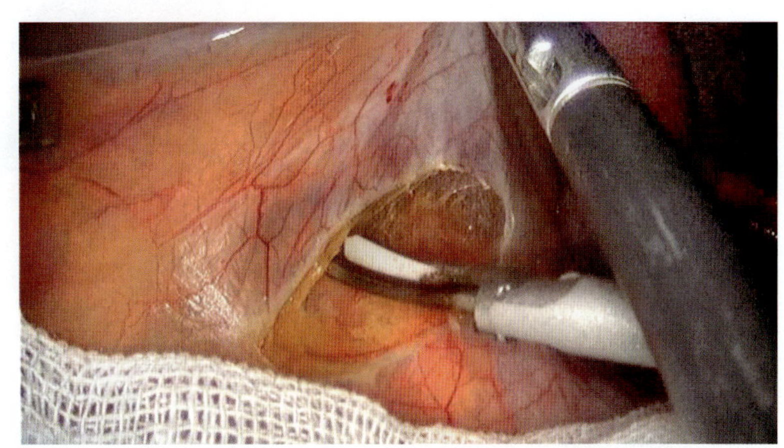

图 6-13　进入 Toldt 间隙

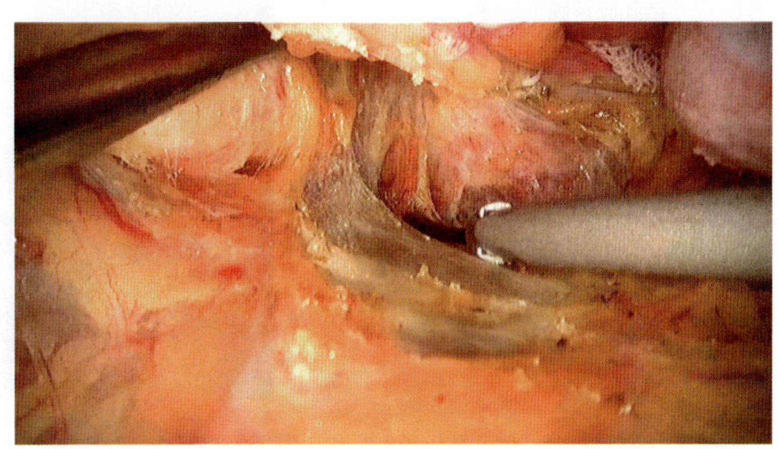

图 6-14　沿 Toldt 间隙向下方游离

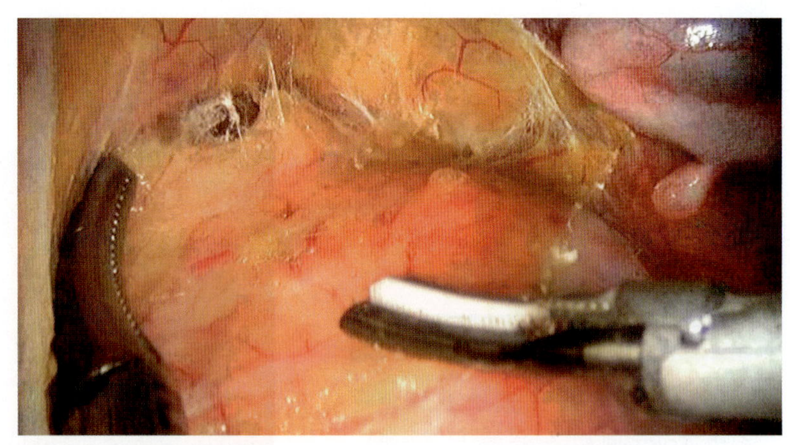
图 6-15　显露下腹下丛主干并保护

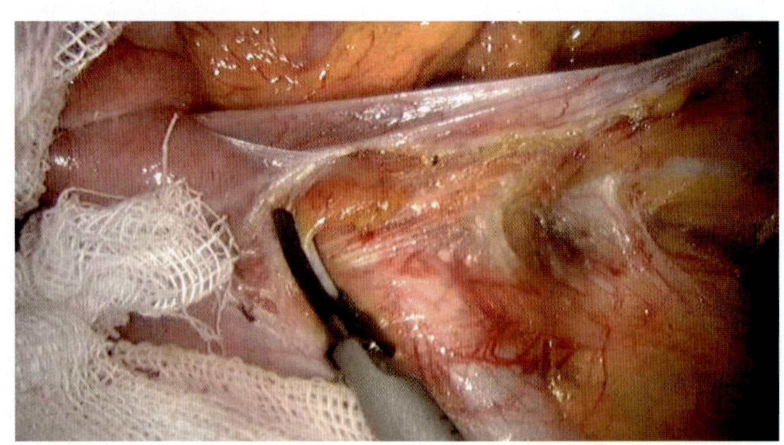
图 6-16　游离肠系膜下动脉根部

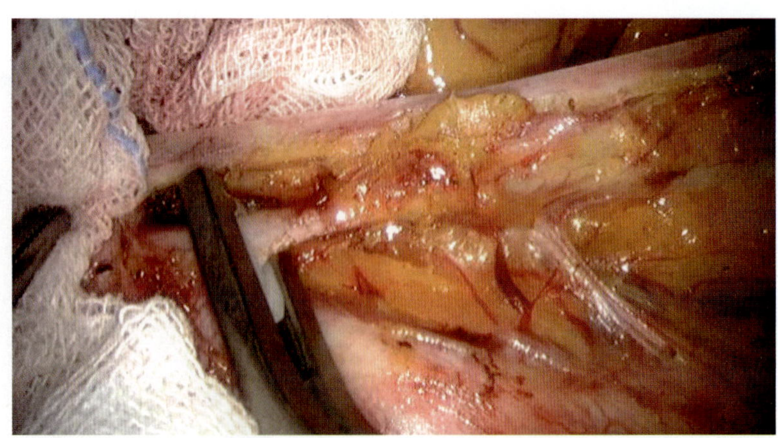
图 6-17　结扎肠系膜下动脉

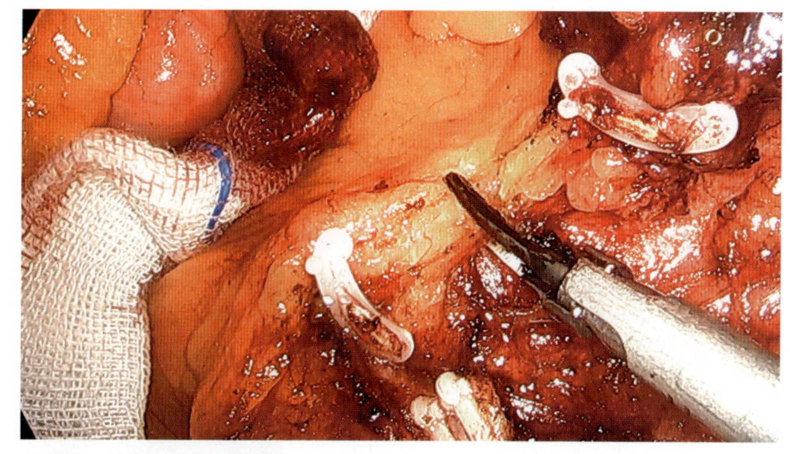

图 6-18　结扎切断肠系膜下静脉

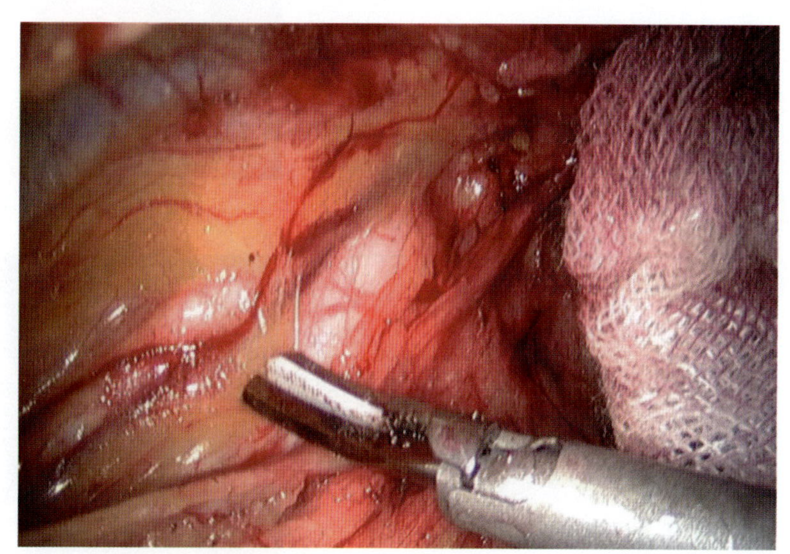

图 6-19　显露并保护输尿管

操作技巧：

可用纱布钝性分离显露输尿管，输尿管表面屈曲的滋养血管及输尿管自身蠕动有助于识别，纱布还可用于推挡保护输尿管。

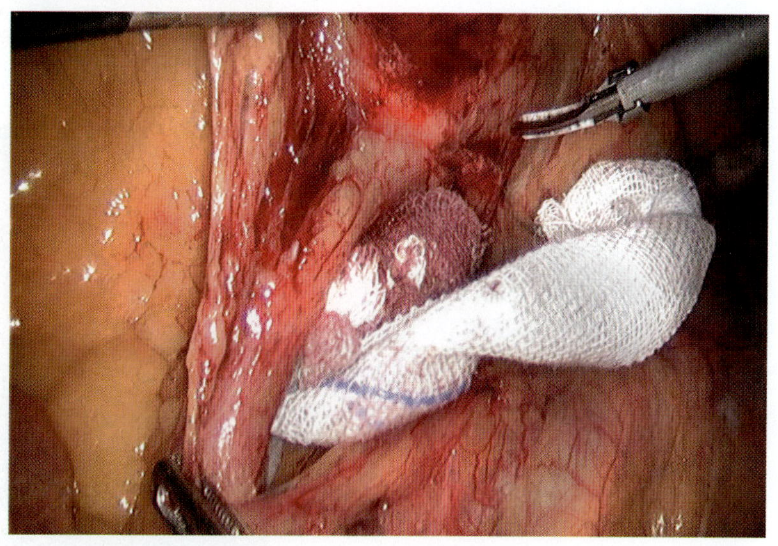

图 6-20　系膜下方垫一纱布条

3. 直肠系膜的游离　术者沿着 Toldt 筋膜进一步向外、向下分离乙状结肠系膜至髂总动脉分叉处（图 6-21）。沿骶前间隙分离（图 6-22），可见下腹下丛，在其分叉处向左右分离，在神经表面用超声刀匀速推行分离。在骶前分离时一定要沿着正确的间隙，过深会伤及骶前静脉导致出血，过浅导致直肠系膜切除不完整。骶前间隙向下、向左右游离，左右可见下腹下盆丛神经3~5支（图 6-23），向下至尾骨水平（图 6-24）。两侧可见肛提肌（图 6-25）。

图 6-21　向左外侧游离乙状结肠系膜

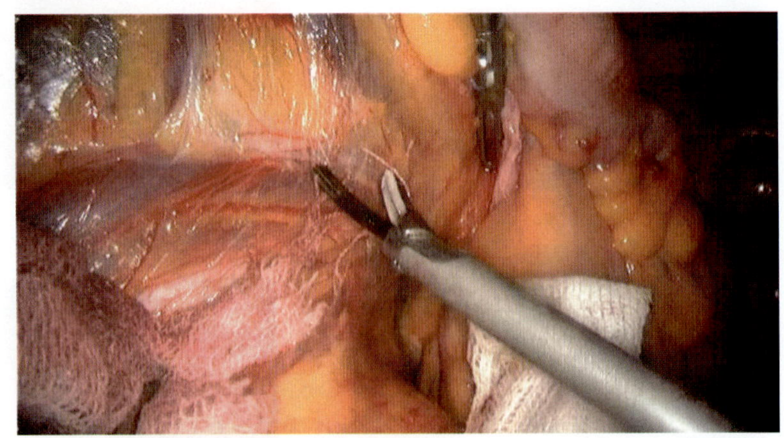

图 6-22　沿骶前间隙进行游离

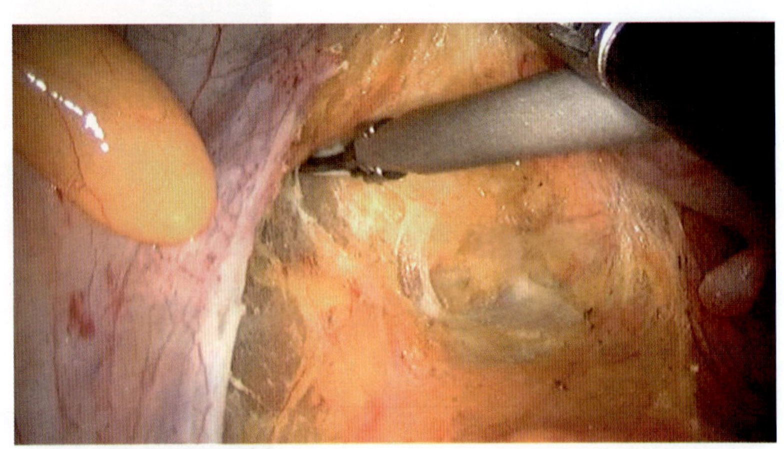

图 6-23　显露下腹下丛

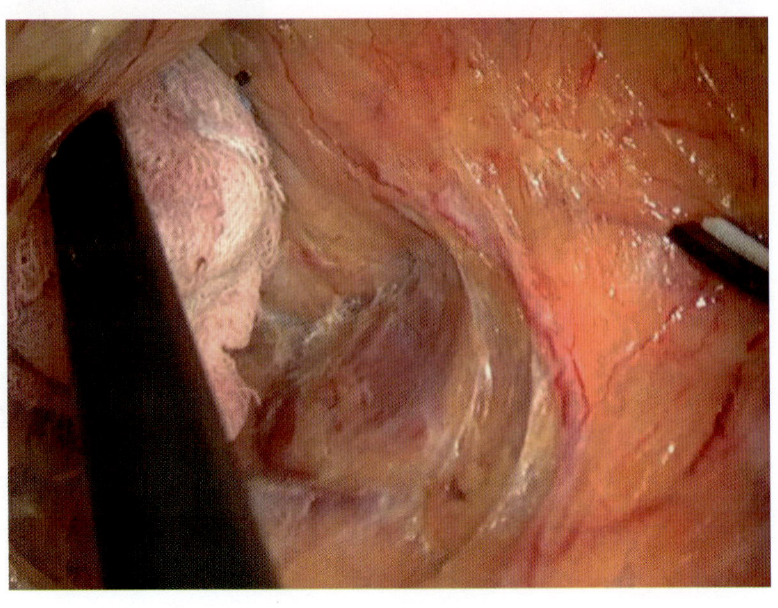

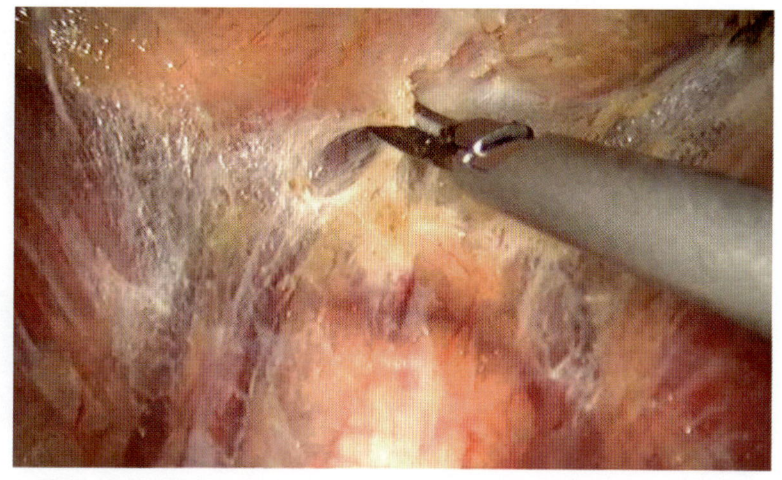
图 6-24　向下游离至尾骨水平

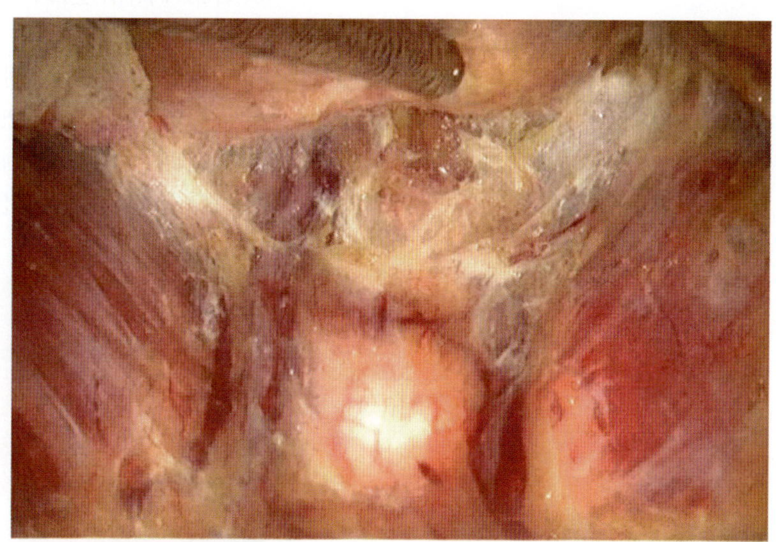
图 6-25　两侧肛提肌

4. **直肠右侧壁的游离**　如果骶前游离充分到位，右侧的分离则容易进行，如同一层薄膜，助手左手提起膀胱底或用举宫器将子宫举起，右手提起直肠系膜，直肠系膜边界清楚可见(图 6-26)。用超声刀沿解剖界线分离至腹膜反折，并横行切开腹膜反折(图 6-27)。

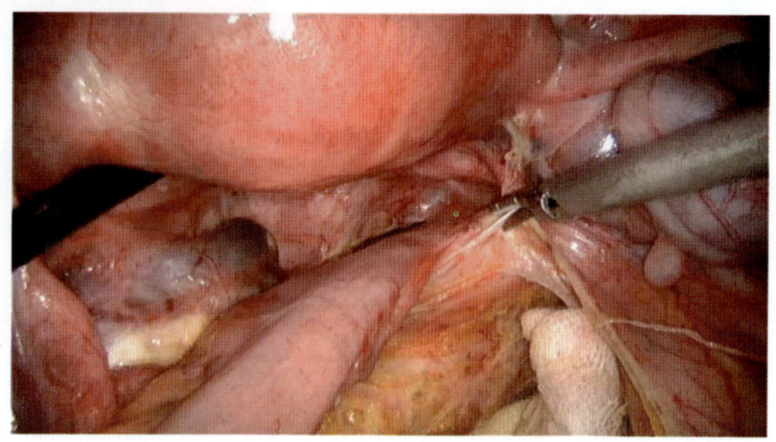
图 6-26　游离直肠右侧系膜

图 6-27 打开腹膜反折右侧

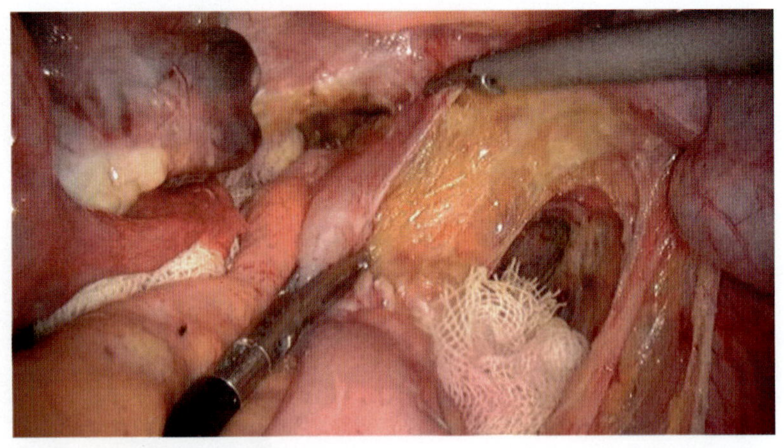

5. 乙状结肠及直肠左侧壁与前壁游离 不要提前松解乙状结肠外侧粘连带，因它可起到牵拉作用，减少乙状结肠活动范围。此时，用超声刀由外侧向内侧分离（图 6-28），注意生殖血管和输尿管。将乙状结肠翻向右侧，可见系膜后方的纱布条，按其指示打开系膜（图 6-29），可以防止损伤输尿管等组织器官。向上游离时，大多数病例无需游离结肠脾曲，向下沿解剖边界游离腹膜反折处与右侧会合（图 6-30）。

图 6-28 游离乙状结肠外侧粘连带

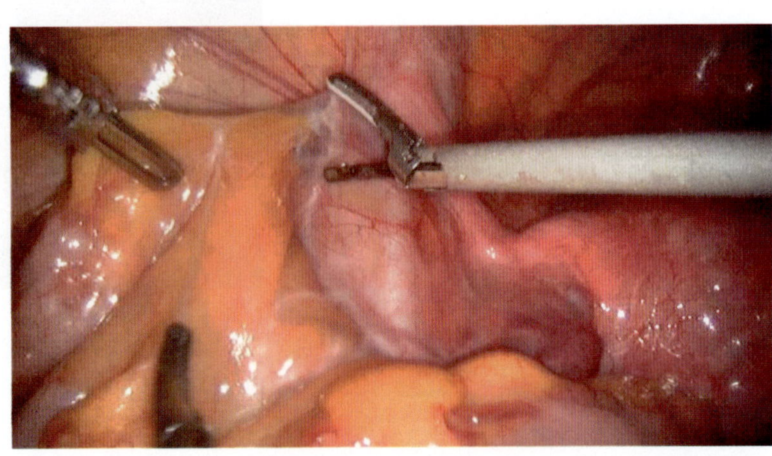

图 6-29 打开乙状结肠外侧系膜

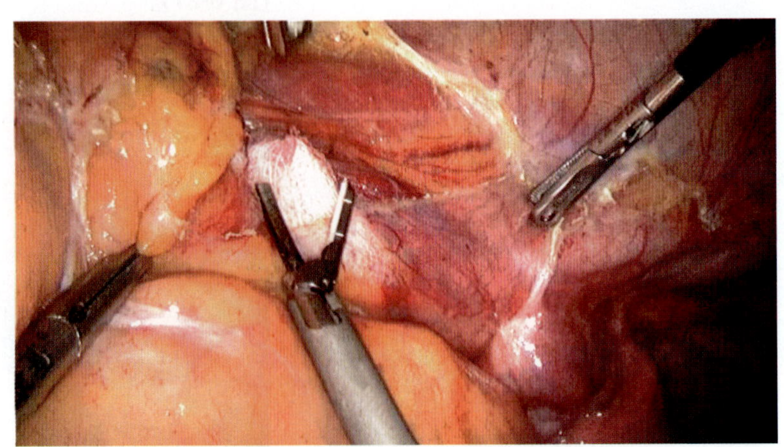

图 6-30　游离左侧直肠系膜至腹膜反折

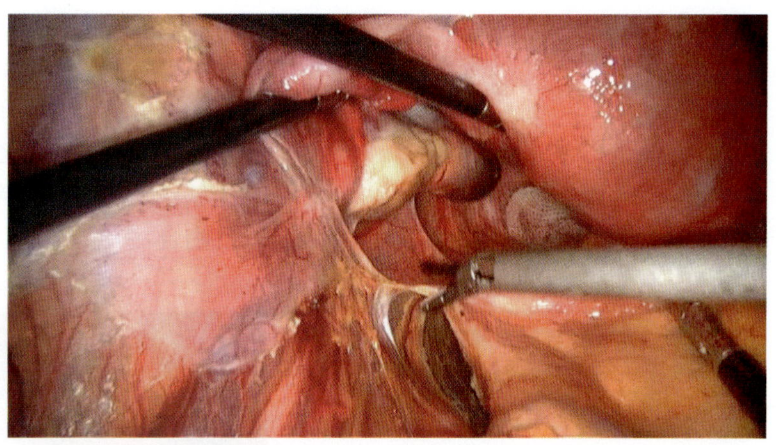

6. **肿瘤下方肠管的裸化**　沿着直肠前壁向下分离，显露阴道后壁并注意保护（图 6-31）。此时，助手做直肠指检再次确认肿瘤位置，应越过肿瘤下缘之后力争游离达肛门内、外括约肌间沟。同时，分别进一步裸化直肠右侧肠壁（图 6-32）及左侧肠壁，分别至盆底最低点达肛门内、外括约肌间沟。

图 6-31　游离直肠前壁

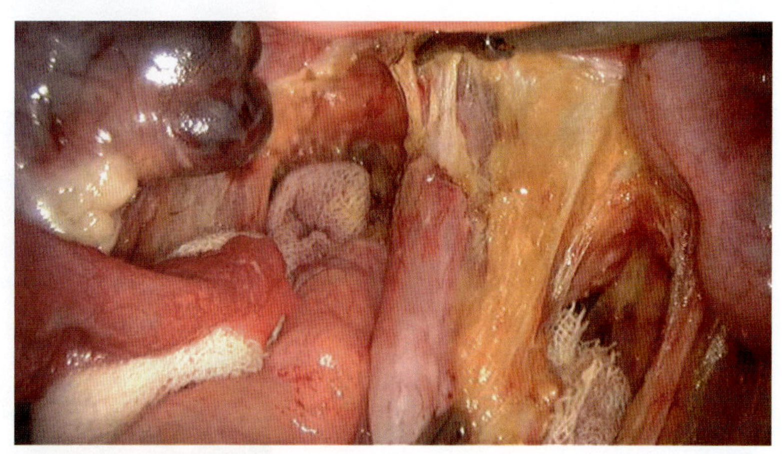

图 6-32　裸化直肠右侧肠壁

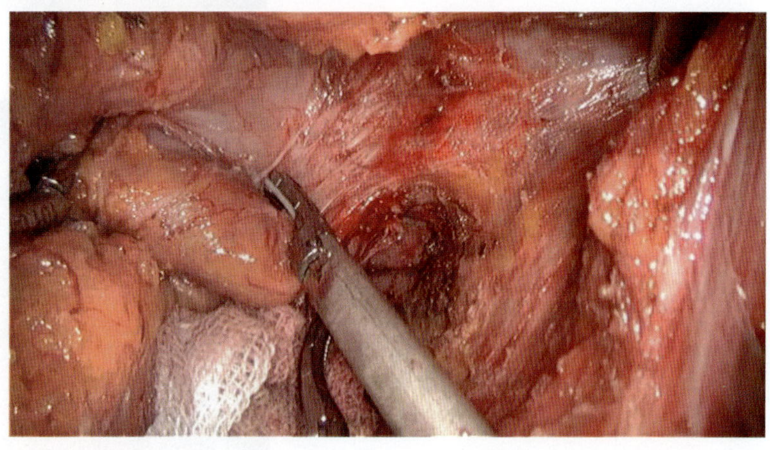

7. **乙状结肠系膜裁剪**　将乙状结肠向左侧在系膜后方垫入纱布（图 6-33），目测裁剪范围，确定吻合预定线。将系膜提起可见直肠上动、静脉走行，用超声刀分离并游离出乙状结肠动、

静脉，保留侧上血管夹（图 6-34），切除侧无须血管夹，超声刀离断即可，目的是在标本翻出时减少损伤。进一步向预切线游离，靠近肠壁时尽量不用血管夹，避免吻合时嵌入。超声刀游离至肠壁并尽量裸化肠管 2~3cm（图 6-35）。应用切割闭合器切割离断乙状结肠近端预切线处肠管（图 6-36），消毒后留置在左上腹以备吻合。

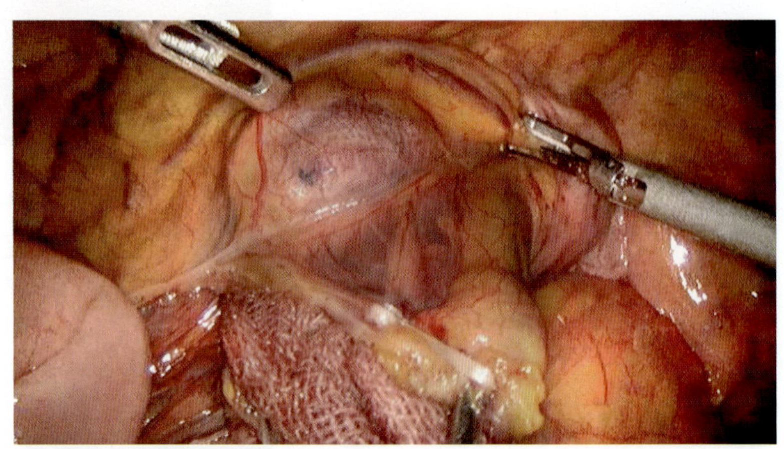

图 6-33　确定乙状结肠系膜裁剪范围

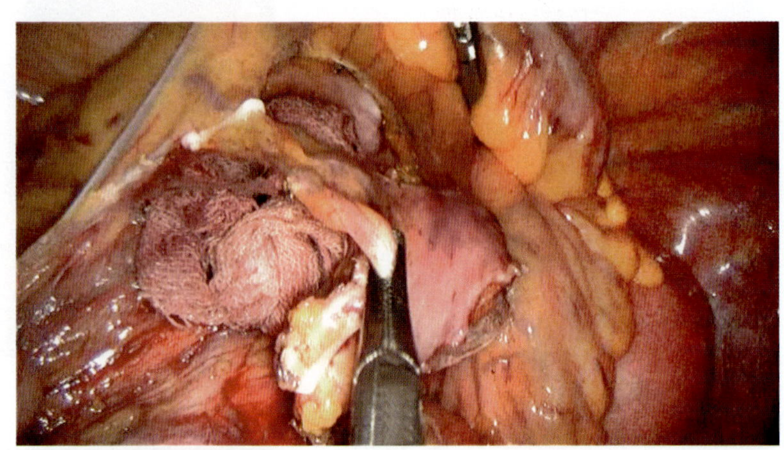

图 6-34　结扎乙状结肠系膜血管

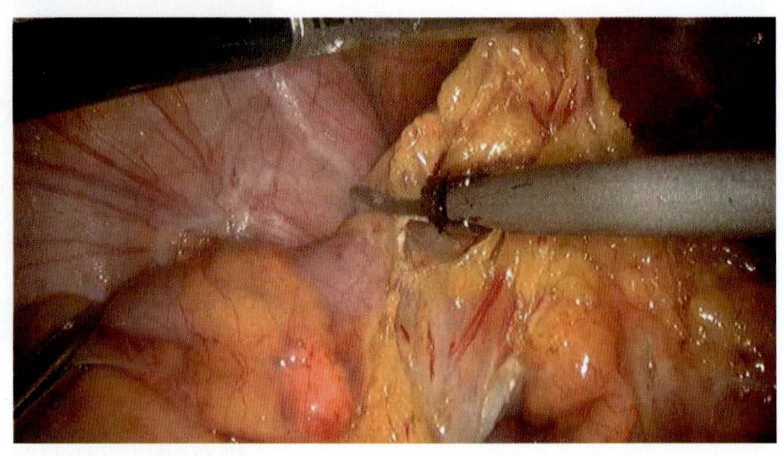

图 6-35　裸化乙状结肠系膜肠壁

图 6-36　切割离断乙状结肠近端肠管

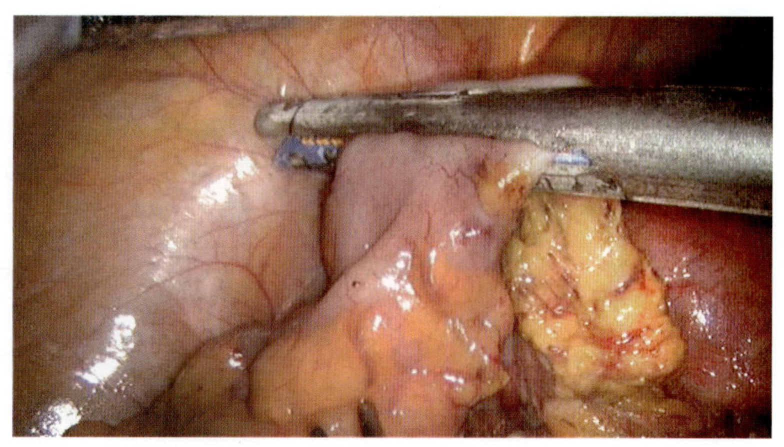

【经括约肌间标本切除与消化道重建】（资源二十七）

资源二十七
NOSES Ⅰ式
D 法消化道重
建及标本取出
（动画）

1. 经肛标本切除　将肛门充分展开，在肿瘤远端 1~2cm 处确定下切缘，逐层切开黏膜（图 6-37）、黏膜下层至肛门内括约肌层，环周切开，沿后壁向侧壁顺序在括约肌间隙向上游离至腹腔，最后再分离前壁（图 6-38、图 6-39）。将直肠及系膜经肛门拖出，确认切缘完整（图 6-40）。腹腔镜下置入卵圆钳，将近端乙状结肠拖出体外，过程中应注意系膜的方向，避免旋转，拉出过程操作轻柔，保护括约肌不受过多牵拉张力损伤。

图 6-37　逐层切开肠壁

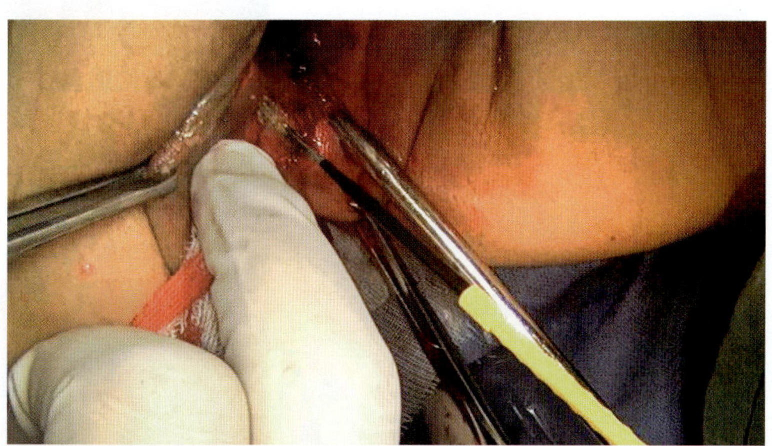

图 6-38　切开直肠侧壁

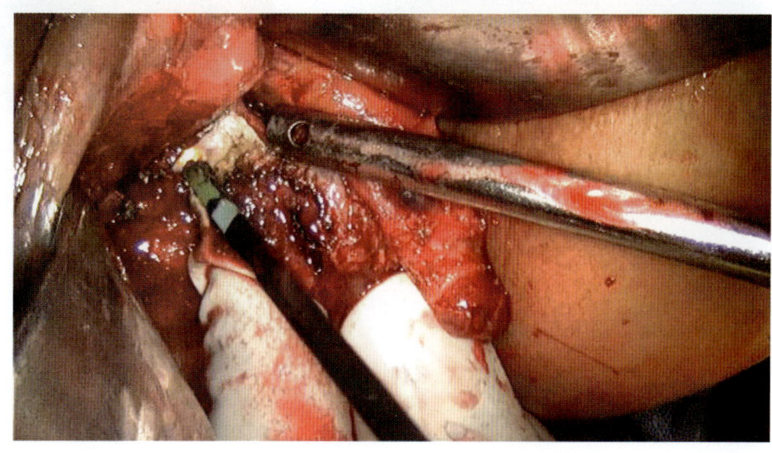

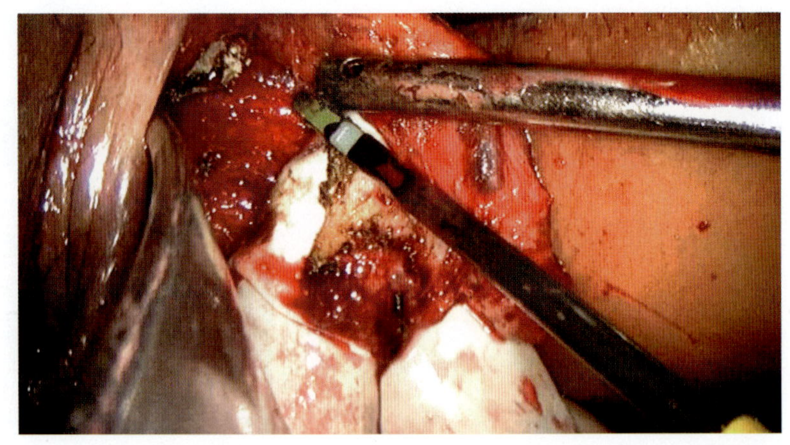
图 6-39　切开直肠前壁

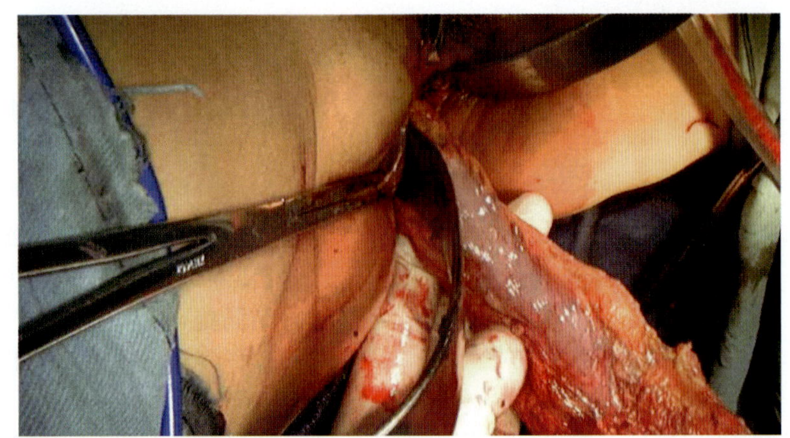
图 6-40　经肛门将标本拉出体外

2. **消化道重建**　环形修剪拉出体外的近端乙状结肠断端(图 6-41),将乙状结肠断端与肛管间断缝合,完成吻合(图 6-42)。检查吻合确切无出血,局部消毒(图 6-43)。腹腔内留置 1~2 枚引流至盆底,关闭戳卡孔。

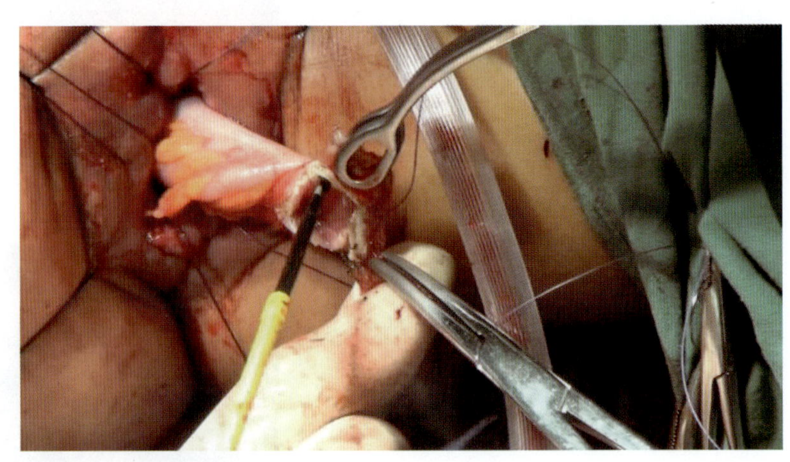
图 6-41　打开乙状结肠断端

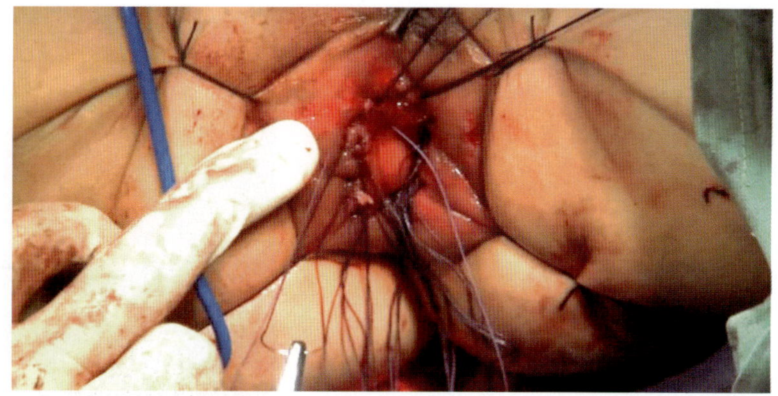

图 6-42　缝合乙状结肠断端与肛管

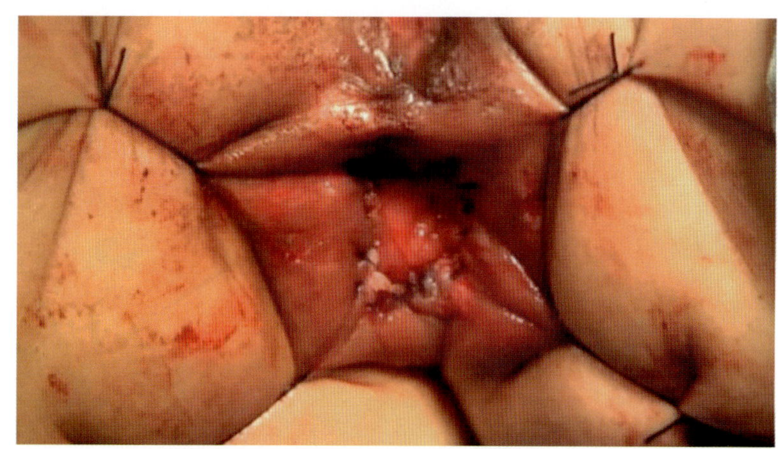

图 6-43　检查吻合口

【术后腹壁及标本照片】(图 6-44、图 6-45)

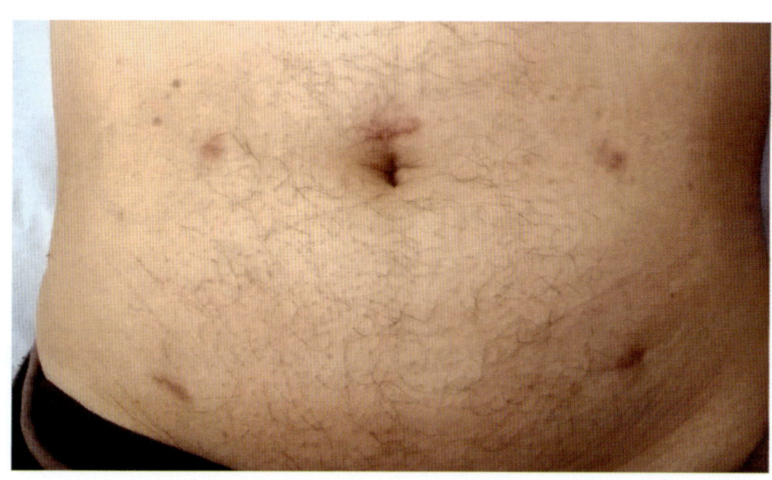

图 6-44　术后腹壁照片

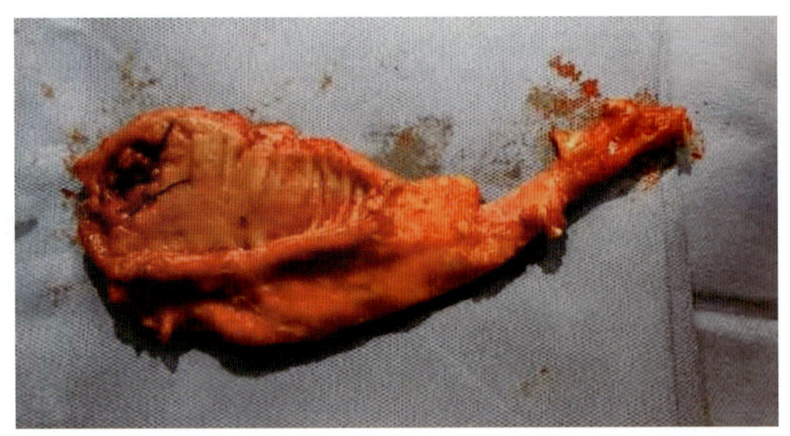

图 6-45　标本照片

【手术示意图】(图 6-46)

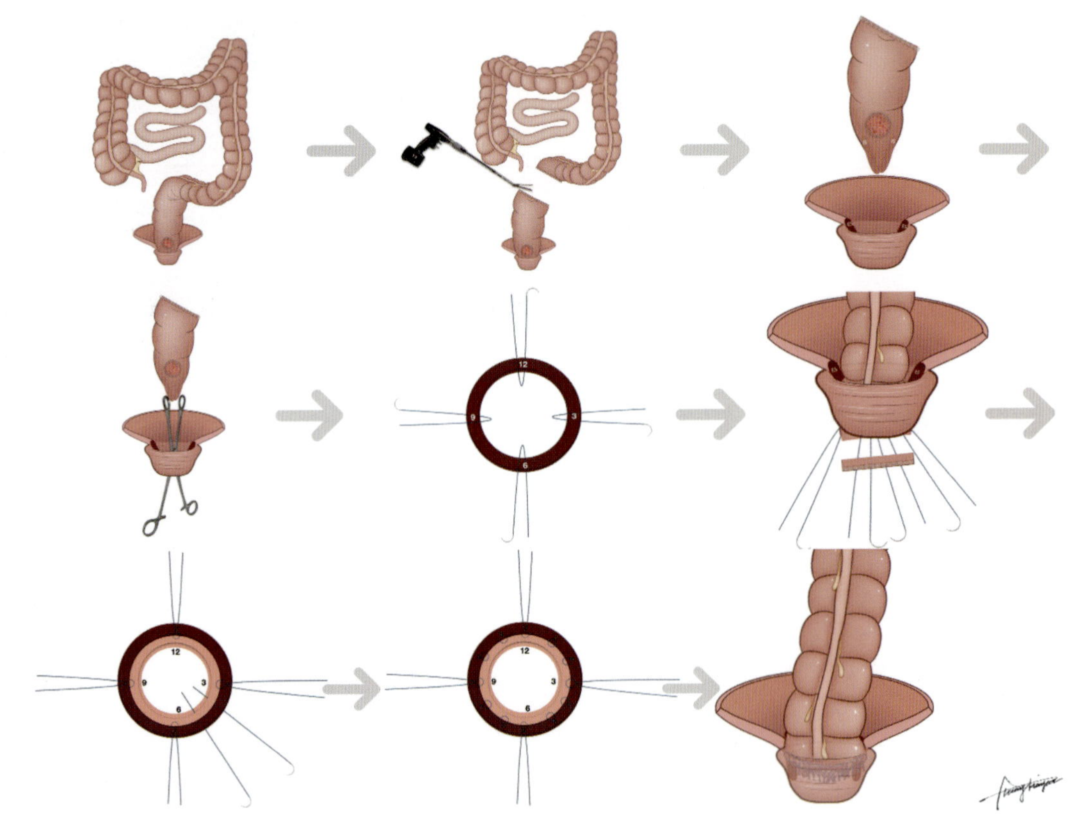

图 6-46　NOSES Ⅰ式 D 法标本取出及消化道重建的主要手术步骤(示意图)

第四节　手术相关要点、难点、热点剖析

【NOSES Ⅰ式 D 法注意事项】

1. 主操作孔戳卡偏低一些,便于超低位直肠裸化时形成操作三角,尽量避免"筷子效应"。

2. 第一刀切入点可选择骶骨岬下方直肠系膜薄弱处，此处更容易进入操作平面（骶前间隙）。

3. 将小纱布垫于肠系膜下动脉根部后方，便于逐层解剖裸化肠系膜下动脉根部，如有意外出血，便于控制，同时可避免误伤其他组织结构。

4. 乙状结肠外侧束带最后打开，使其起到牵拉固定作用。

5. 直肠系膜的游离按照先后方、再两边、最后前方的顺序为佳。

6. 下腹下丛的保护：助手与术者牵拉适度形成操作平面，沿神经表面、盆壁曲线走行匀速推行，见到盆丛 3~5 支神经分支为最佳状态。

7. 腹膜会阴筋膜（迪氏筋膜，Denonvillier's fascia）分离以适当张力、超声刀轻触自然分开为最佳状态，如非必要，精囊不宜过分裸化。

8. 肿瘤下方肠管裸化及位置确定对于手术成功至关重要。术者右手行直肠指检与左手操作钳会合确定。

9. 乙状结肠系膜裁剪以距吻合处距离略长为宜，以便拉出体外行吻合操作。

10. 体内体外腔道敞开时应注意无菌及无瘤技术。

11. 在直视下，应根据肿瘤大小、大体类型、分化程度来决定下切缘的距离。

12. 直肠系膜游离后壁时应越过直肠尾骨韧带，充分完成肛提肌裂孔边缘直肠末端的裸化。

13. 直肠系膜两侧拓展时应至肛提肌裂口，沿直肠纵肌向下锐性分离达齿状线附近。

14. 从会阴部打开括约肌间隙时，应确认切缘，依次切开黏膜及黏膜下层至肛门内括约肌，环形切开后，沿后壁侧壁切至腹腔，最后处理前壁为宜。

【常规腹腔镜手术存在的问题】

1. 探查的局限性：常规腹腔镜手术探查对于腹盆腔内隐匿部位，如小肠系膜等，观察视野局限。对于性质不明的结节，由于缺乏触觉感受无法鉴别质地可能造成判定受限，因此对于隐匿部位的探查要格外仔细，可以进行体位的调整配合探查。对于性质无法判定的结节，必要时要进行开腹探查或送检术中病理。

2. CO_2 气腹环境下，腹腔内气体密闭，超声刀汽化效应造成的肿瘤细胞汽化，存在腹腔内肿瘤播散的潜在风险，笔者的经验是：①术中尽量遵循 "No Touch" 原则，避免超声刀等器械触碰肿瘤组织；②吸引器桥接戳卡进气孔，小流量引出气体，既可以避免腹腔内烟雾影响视野，又可保障气体循环。

3. 肠道离断后，如直肠残端等缺乏有效保护，笔者建议利用碘附纱布覆盖断端表面，避免细菌污染和其他脏器触碰。

4. 常规腹腔镜手术经常会进行淋巴结零散式摘除（图 6-47），如肠系膜下动脉根部淋巴结、侧方淋巴结等，无法或较少完成标本的整块切除。笔者建议尽可能完成标本的整块切除，对于切除后的淋巴结，应该使用取物袋取出体外。

5. 常规腹腔镜手术，切除标本经腹部开口取出，尤其对于胆囊、阑尾等切除手术，其切口大小与某些小切口手术类似，并未显示出腹腔镜微创的优势。

6. 常规腹腔镜手术纱布取出方式的误区：当纱布吸入血液和组织液饱和时，如术者直接经戳卡将纱布取出，纱布内液体可经戳卡流回腹腔，此举可能会增加腹腔肿瘤种植的风险。正确做法是，干纱布可经戳卡进入腹腔，纱布取出时需放在取物袋中再取出，此举更符合无瘤原则（图 6-48）。

7. 常规腹腔镜经腹取标本时，切口保护器使用误区：为了显示微创优势，多数医师不愿意将腹壁取标本切口开得太大。尽管如此，多数腹壁切口大小为 5~10cm，已属中切口范畴。取标本时如果仅用切口保护器进行保护，由于切口小、挤压摩擦标本，有导致癌细胞脱落入腹腔，引起种植的风险。正确做法是将标本离断后，放入保护套中进行隔离后再经切口保护器取出。因此，为了将无瘤术做得更加完美，需要考虑每一个操作细节。

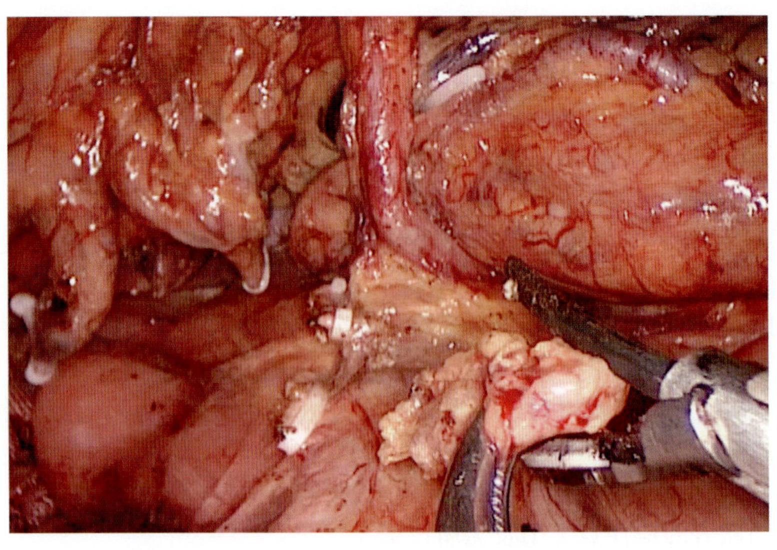

图 6-47　淋巴结的零散式摘除

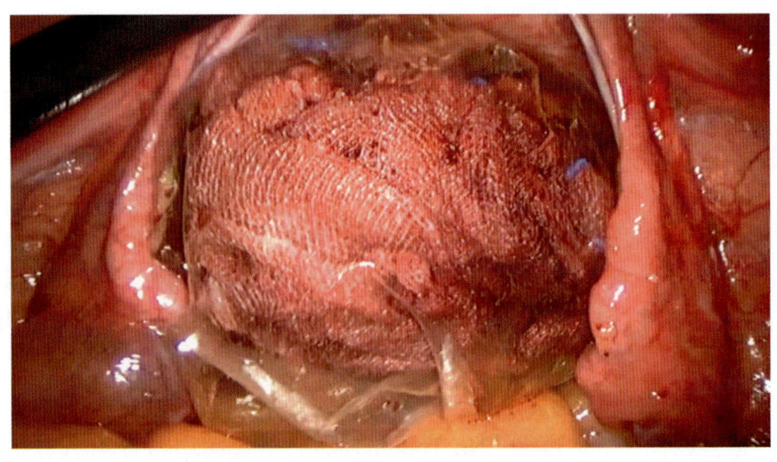

图 6-48　腹腔内纱布密封于保护套内，与标本一同取出

（王锡山　汤庆超　姜 争）

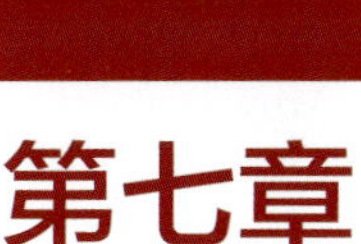

第七章 腹部无辅助切口经肛门取标本的腹腔镜下低位直肠癌根治术

（CRC-NOSES Ⅰ式 E 法，Bacon 法）

【前言】

NOSES Ⅰ式 E 法主要适用于侵犯周径较大的低位直肠癌患者。与常规腹腔镜直肠癌根治术一样，NOSES Ⅰ式 E 法需严格遵循全直肠系膜切除（TME）的原则，手术切除范围与淋巴结清扫均无差异，其主要区别在于消化道重建与标本取出这两个环节。NOSES Ⅰ式 E 法的操作特点表现为：经肛门切断直肠，将其拉至体外，在体外切除直肠肿瘤标本后，肛门外保留一段肠管，将肠管侧壁与肛周缝线固定，待 2~3 周后肛周基本愈合，将多余肠管切除，肛门成形。NOSES Ⅰ式 E 法的操作方式特点：①腔镜下将直肠按 TME 原则游离至括约肌内外间隙；②会阴部操作，从括约肌间沟上方，肿瘤下方 1~2cm 处环形缝合闭合肛门；③环形切开直肠肠壁，并向上游离与腹腔游离平面会合；④将直肠自肛门口拖出，保留 3~5cm 正常肠管，在肿瘤上缘 5~7cm 离断肠管；⑤ 2~3 周后肛门成形。NOSES Ⅰ式 E 法对术者和助手的操作技巧和配合默契程度提出很高的要求，同时，对无菌操作和无瘤操作的要求也十分严格。NOSES Ⅰ式 E 法既能保证肿瘤根治效果，又能使低位保肛达到最大可能，从而满足部分患者的保肛意愿，是符合功能外科要求的理想术式。

第一节 适应证与禁忌证

【适应证】（图 7-1~ 图 7-3）

1. 低位直肠癌或内镜下不能切除的良性肿瘤。
2. 肿瘤可以半周至环周生长，以扁平型为宜。
3. 肿瘤未侵及肛门内、外括约肌。
4. 经肛局部切除后需要补充根治切除，但器械无法吻合的低位肿瘤患者。

【禁忌证】

1. 肿瘤体积过大,无法经肛门拉出者。
2. 乙状结肠及系膜长度无法满足经肛门拉出者。
3. 直肠系膜过于肥厚无法经肛门拉出者。
4. 过于肥胖者(BMI>30kg/m^2)。
5. 直肠阴道瘘局部炎症较重者。

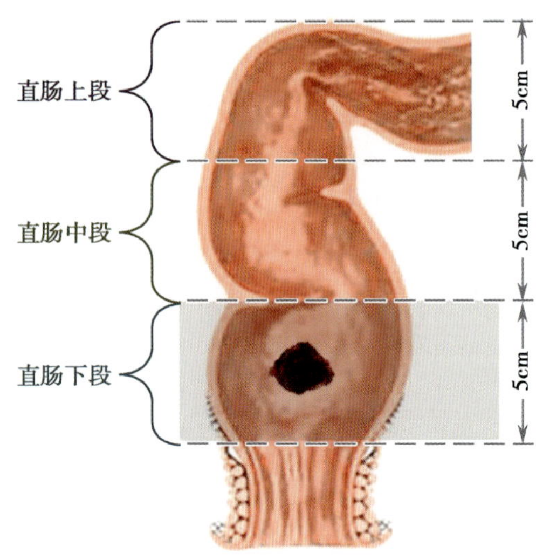

图 7-1 适用Ⅰ式的肿瘤位置示意图

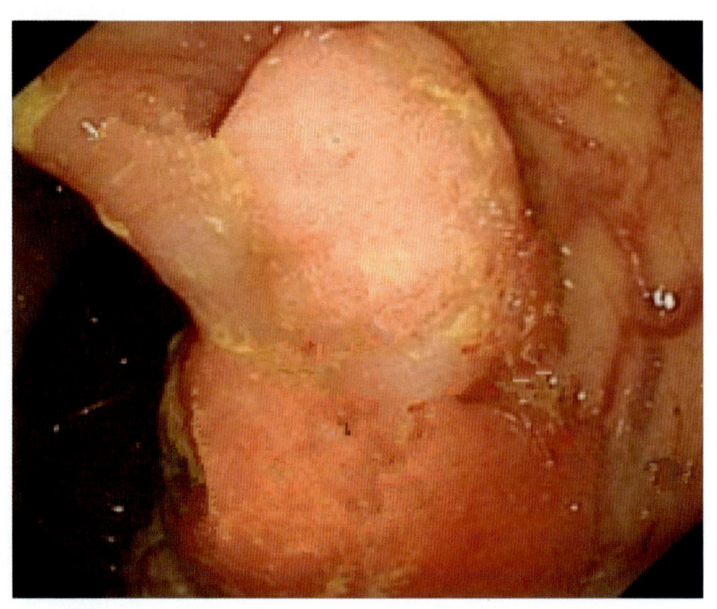

图 7-2 肠镜:肿瘤距肛门 2~4cm,隆起型,最大径为 3.0cm

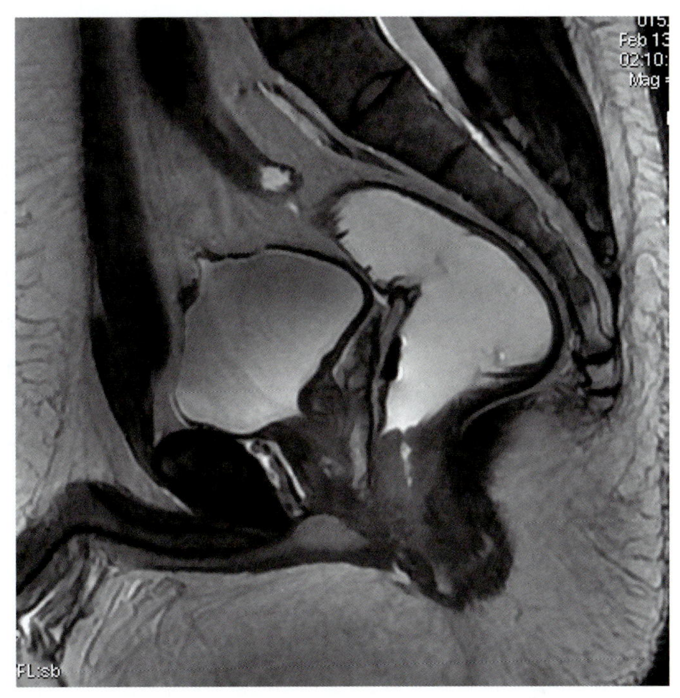

图 7-3　直肠 MRI：男性，T_2，肿瘤距齿状线 0.5cm，最大径 3.0cm

第二节　麻醉、体位、戳卡位置与术者站位

【麻醉方式】

全身麻醉或全身麻醉联合硬膜外麻醉。

【手术体位】

患者取改良截石位，头低右侧倾斜，右侧大腿需稍平一些，有利于术者操作（图 7-4）。

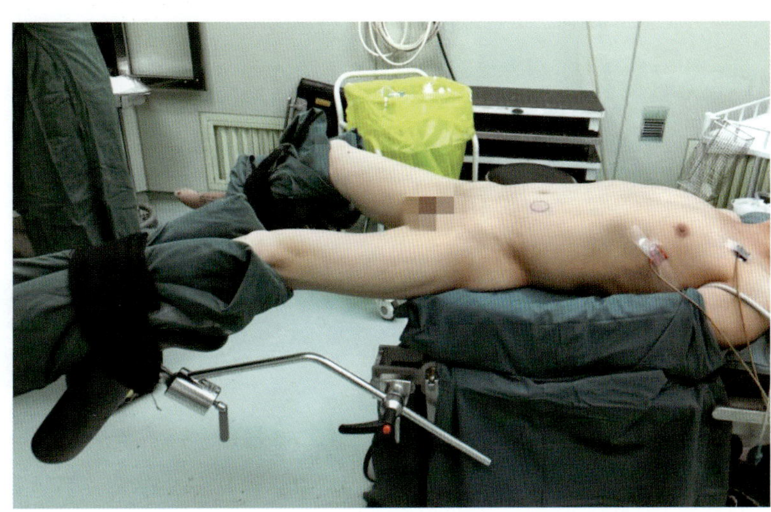

图 7-4　患者体位

【戳卡位置】(图 7-5)

1. 腹腔镜镜头戳卡孔(10mm 戳卡) 脐窗中或脐上 2cm 以内范围。

2. 术者主操作孔(12mm 戳卡) 脐与右髂前上棘连线中外 1/3 为宜(麦氏点)。

3. 术者辅助操作孔(5mm 戳卡) 脐旁右旁正中线上 5cm。

4. 助手辅助操作孔(5mm 戳卡) 左髂前上棘与脐连线中外 1/3 处。

5. 助手主操作孔(5mm 戳卡) 脐水平左腹直肌外缘。

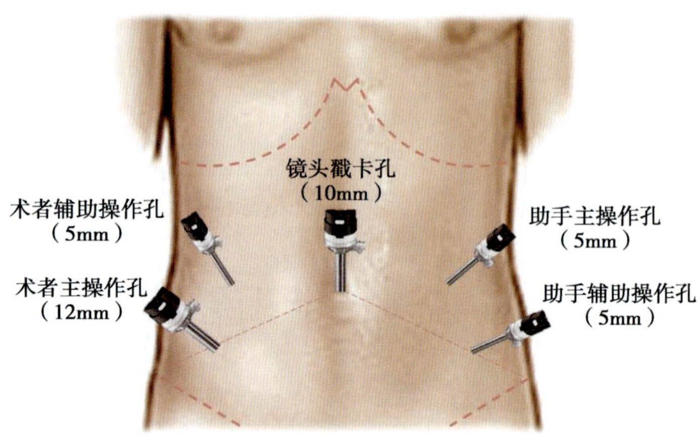

图 7-5　戳卡位置(五孔法)

【术者站位】

腹部操作：术者站位于患者右侧，助手站位于患者左侧，扶镜手站位于术者同侧(图 7-6a)。会阴部操作：术者站位于患者两腿中间，助手分别位于患者两侧(图 7-6b)。

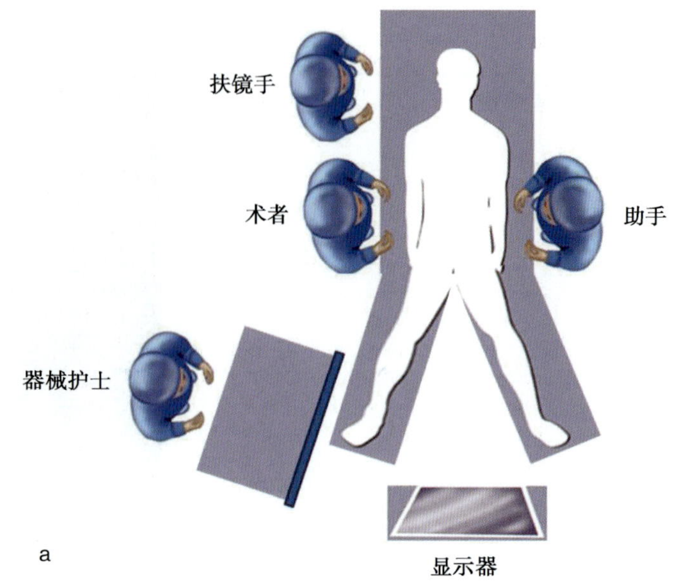

图 7-6　术者站位
a. 腹部操作；b. 会阴部操作。

图 7-6（续）

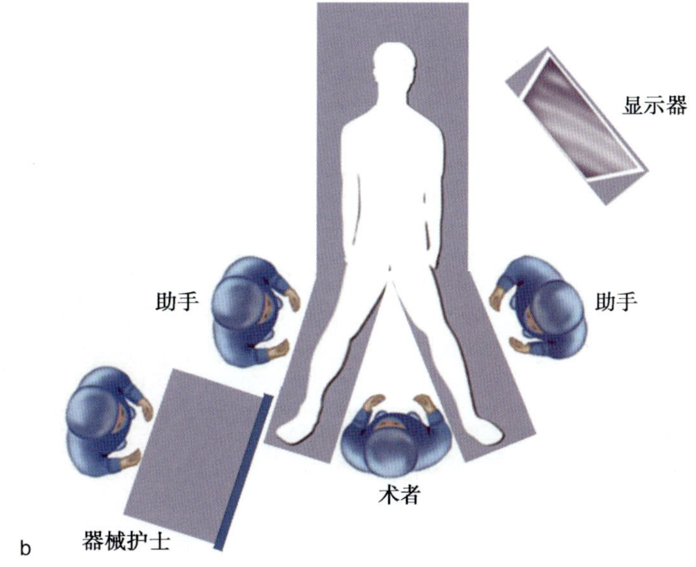

【特殊手术器械】

超声刀、针式电刀、肛门牵拉器。

第三节　手术操作步骤、技巧与要点

【探查与手术方案制订】

1. 常规探查　腹腔镜探查的优点在于它是视觉的延伸，可以看到常规开腹手术看不到的地方，缺点是没有触觉，所以应在详细术前检查的基础上，进镜观察肝、胆囊、胃、脾、大网膜、结肠、小肠及系膜表面和盆腔脏器有无种植转移（图 7-7）。

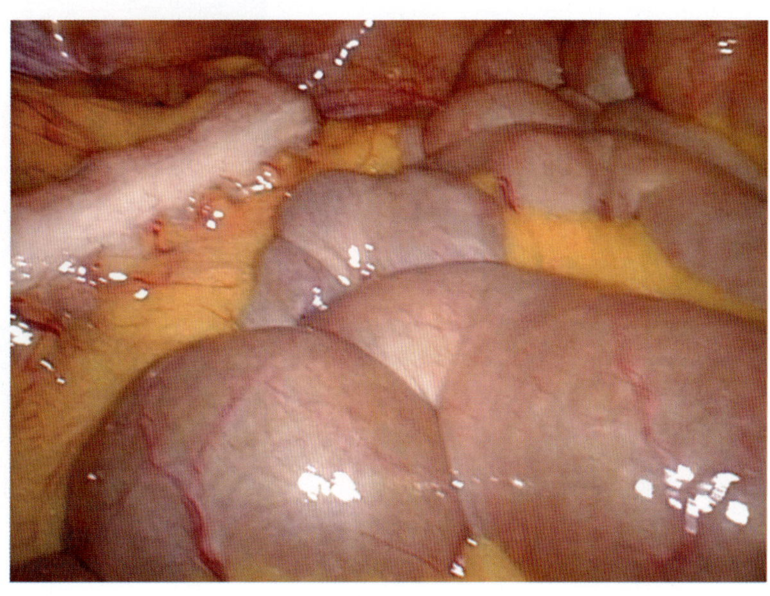

图 7-7　探查小肠

2. 肿瘤探查　低位直肠肿瘤往往位于腹膜反折以下，术者可联合直肠指检进行探查。如患者的肿瘤较小，术前应用示踪剂也为腔镜下寻找肿瘤提供了方法(图 7-8)。

图 7-8　肿瘤探查

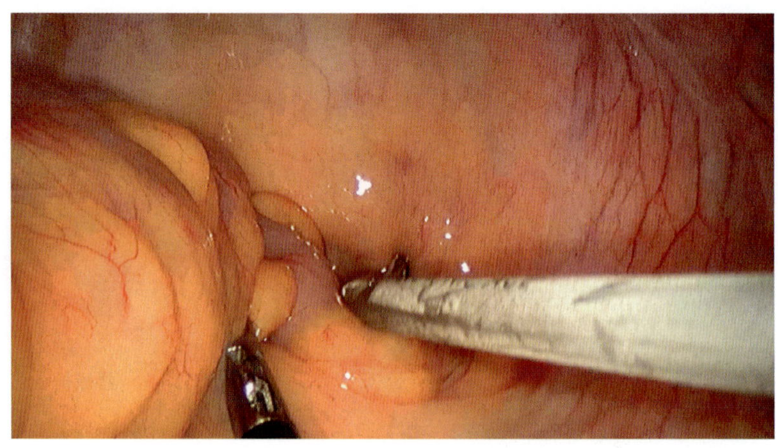

经验分享：

腹膜反折以上肿瘤，不适合行该术式。

3. 解剖结构判定　明确髂血管、肠系膜下动脉、肠系膜下静脉的位置(图 7-9)。判定乙状结肠及其系膜血管长度，判定直肠中段系膜肥厚程度，以及能否拉出肛门外(图 7-10)。

图 7-9　肠系膜下动、静脉及髂血管位置

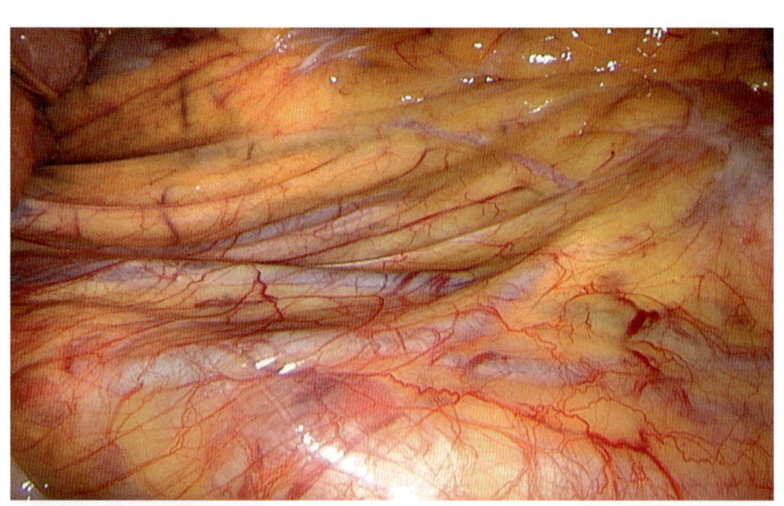

图 7-10　评估系膜长度

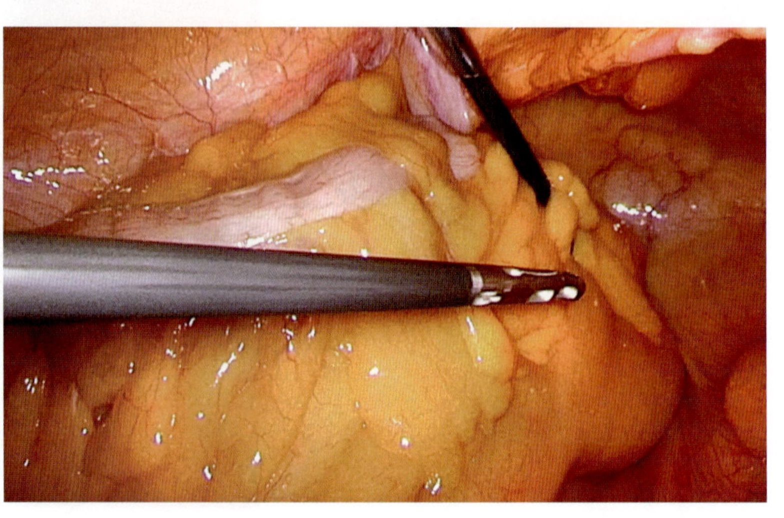

经验分享：

该术式要求患者具有较长的乙状结肠；同时，术者需充分游离肠管，保证肠管可顺利经肛门拉出体外。

【解剖与分离】

1. 第一刀切入点　患者头低足高，左高右低体位，将小肠移至右上腹部，充分显露整个盆腔及肠系膜下动、静脉根部，术者在骶骨岬下方 3~5cm 直肠系膜薄弱处切割第一刀（图 7-11）。

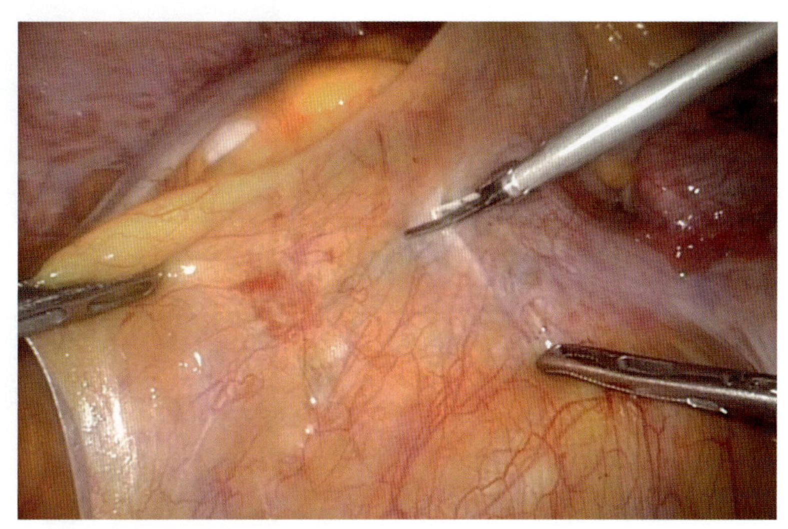

图 7-11　第一刀切入点

操作技巧：

①超声刀热量可产生汽化，使系膜间隙分离。术者可沿骶前筋膜扩展，用刀头上下推动，可见白色蜂窝状组织，在此间隙分离一定范围，使系膜能提起一定空间；②助手提起直肠上段前壁和肠系膜下动脉根部，充分展示全盆腔及肠系膜下血管的全貌和走行。

2. 肠系膜下动、静脉根部游离与离断　提起直肠系膜向肠系膜下动、静脉根部方向及左侧系膜游离，沿此 Toldt 间隙上下游离扩展空间（图 7-12）。游离过程中可见左侧输尿管走行及蠕动，注意保护。用超声刀在根部预切线逐层分离裸化肠系膜下动、静脉，充分裸化后进行结扎切断（图 7-13~ 图 7-16）。根据肿瘤位置、大小及肠系膜根部淋巴结情况，选择保留左结肠血管和结扎切断左结肠血管两种。

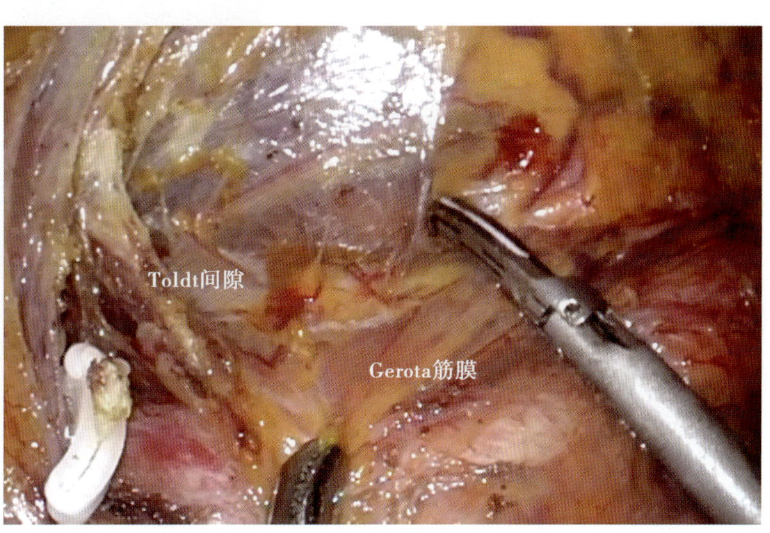

图 7-12　进入 Toldt 间隙

操作技巧：

游离过程中可用小纱布协助钝性分离，游离平面光滑、平整、干净即为正确的操作平面。

图 7-13 游离肠系膜下动脉根部

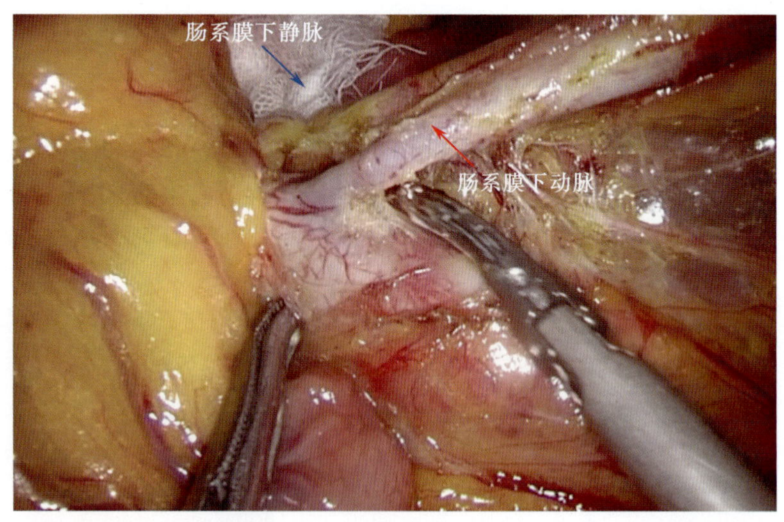

图 7-14 裸化肠系膜下动脉根部

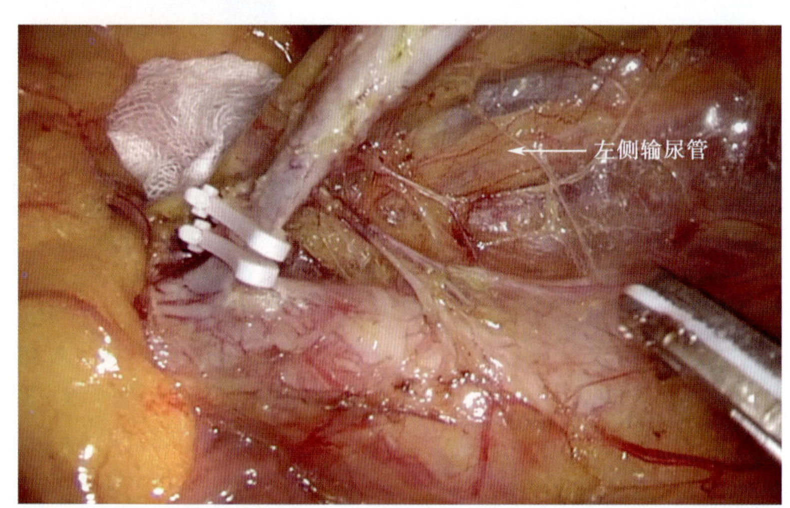

图 7-15 结扎切断肠系膜下动脉

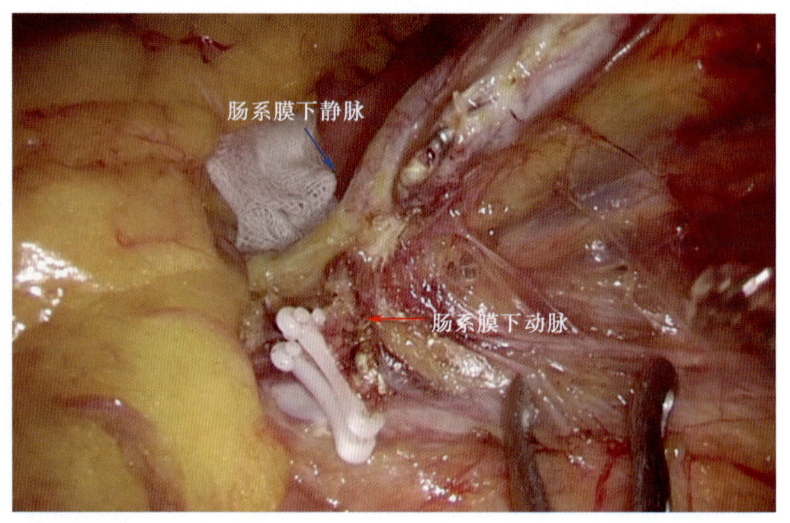

经验分享：

①系膜根部淋巴结清扫应掌握整块切除技术；②血管裸化距离不应过长，够结扎即可。肠系膜下动、静脉距离近时，可同时结扎动、静脉，有间隙可分别结扎。

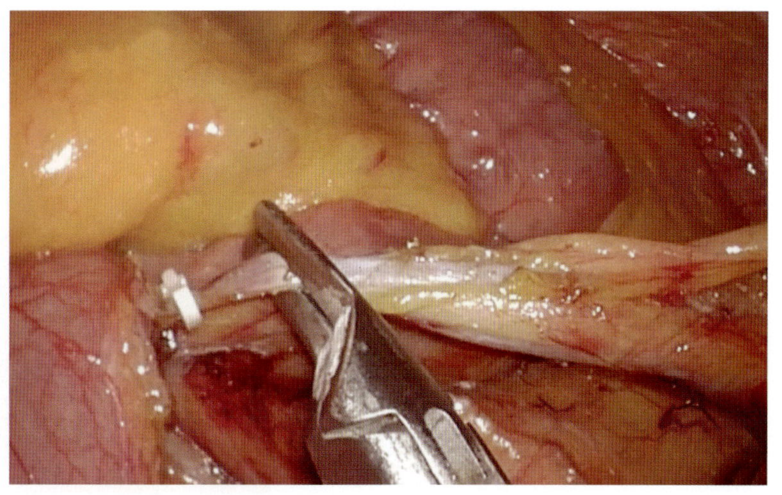

图 7-16　结扎切断肠系膜下静脉

3. 直肠系膜的游离　当肠系膜下动、静脉离断后，可部分打开乙状结肠系膜无血管区（图 7-17），操作过程中需确认左侧输尿管和左侧生殖血管在系膜下方，并注意保护（图 7-18）。向下向外游离至左侧髂总动脉分叉处。沿骶前间隙向下方分离，可见下腹下丛走行，在分叉处沿神经表面用超声刀匀速推行分离（图 7-19、图 7-20）。向下游离范围与直肠左右侧游离范围相结合。

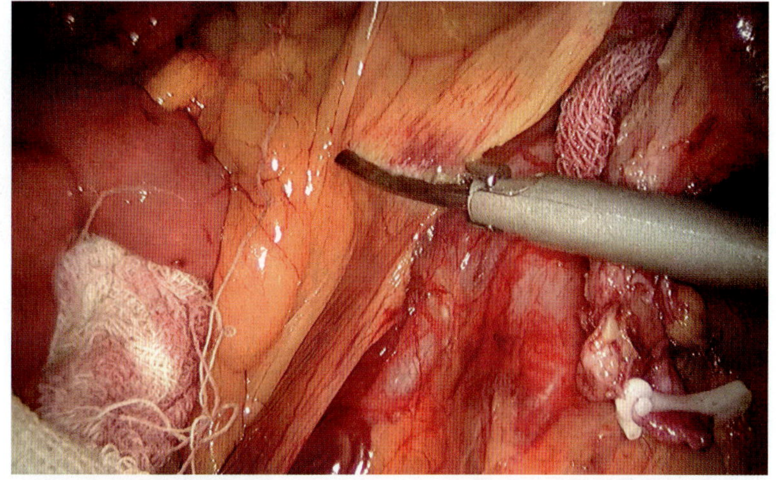

图 7-17　打开乙状结肠系膜无血管区

经验分享：

此时乙状结肠系膜不易过多游离，否则将导致乙状结肠活动度增大，影响盆腔暴露。

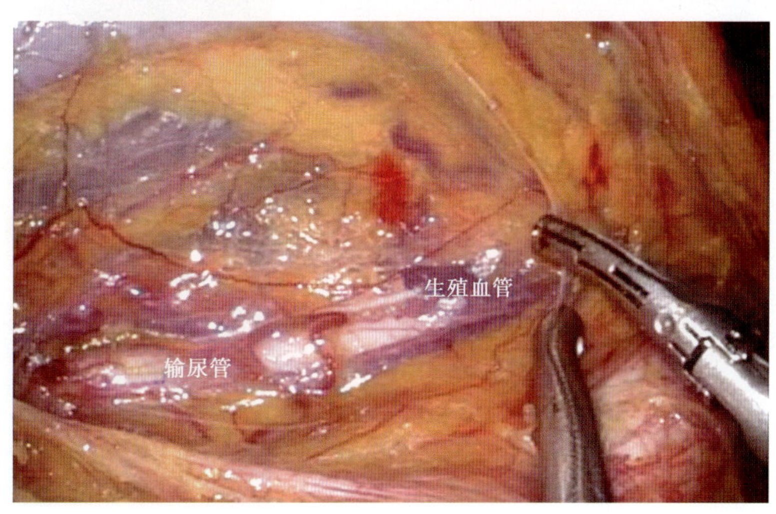

图 7-18　显露和保护输尿管和生殖血管

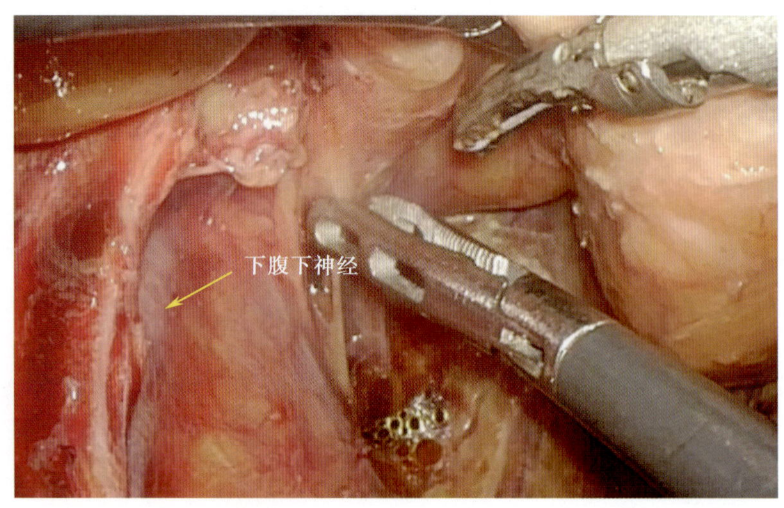

图 7-19　游离并保护左侧下腹下丛

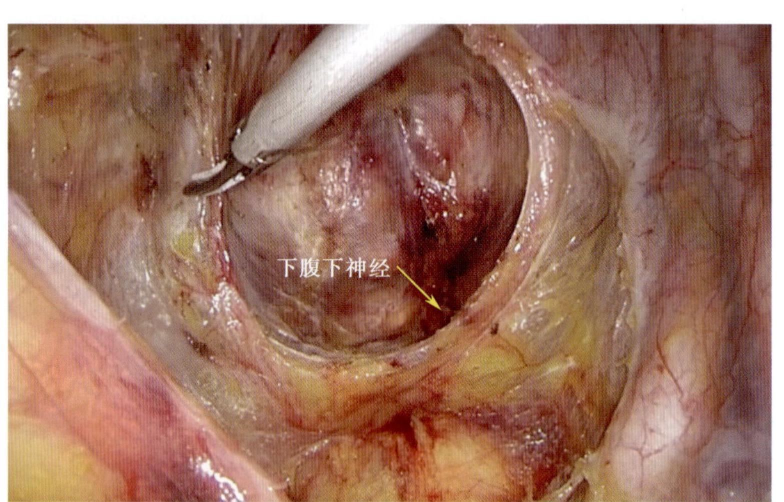

图 7-20　保护两侧下腹下丛

4. 直肠右侧的分离　直肠右侧的分离与骶前分离相结合(图 7-21),注意游离的范围,游离右侧腹膜至反折横行(图 7-22)。

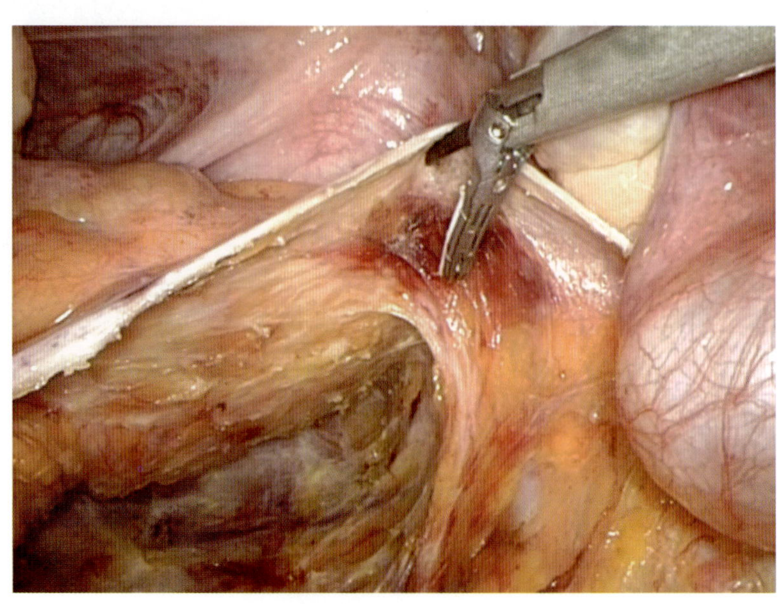

图 7-21　切开腹膜反折右侧

图 7-22　游离至腹膜反折横行

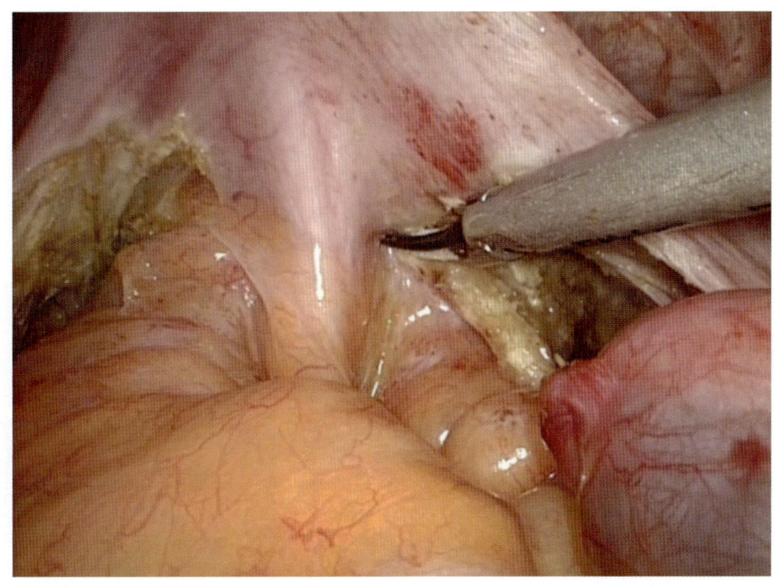

5. **乙状结肠及直肠左侧的游离**　切断乙状结肠粘连带(图 7-23)，沿 Toldt 筋膜向内侧游离，打开系膜(图 7-24)，向上继续分离(图 7-25)，一般不需游离脾曲，向下游离直肠左侧至腹膜反折处与右侧会合(图 7-26)。

图 7-23　游离乙状结肠生理性粘连处

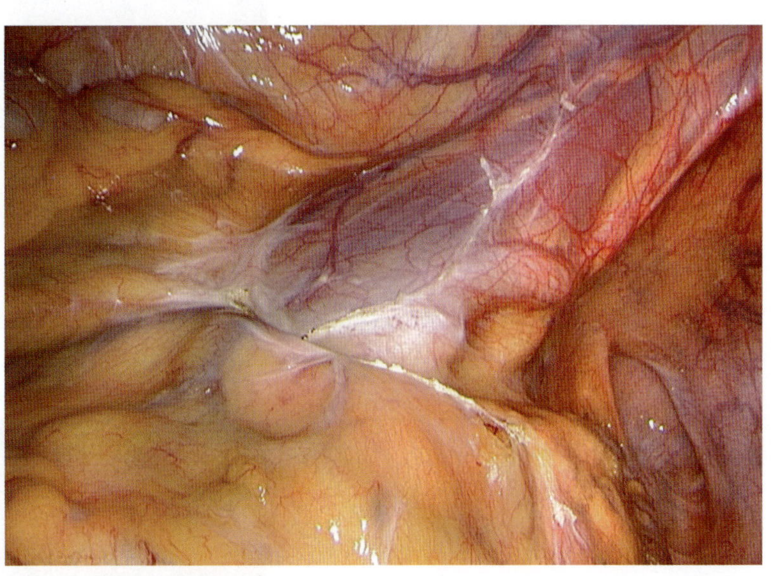

6. **直肠后壁的游离**　直肠后壁的游离应沿骶前间隙向下，一般较为疏松，至骶前平面出现直肠后壁与骶前致密部分，为骶直肠韧带(图 7-27)，打开后有突破感，再次成为疏松组织(图 7-28)，直肠后壁的游离应至打开骶尾韧带为止(图 7-29)。

图 7-24　向内侧游离乙状结肠系膜

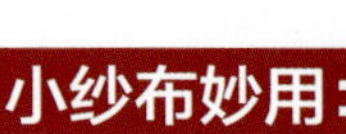

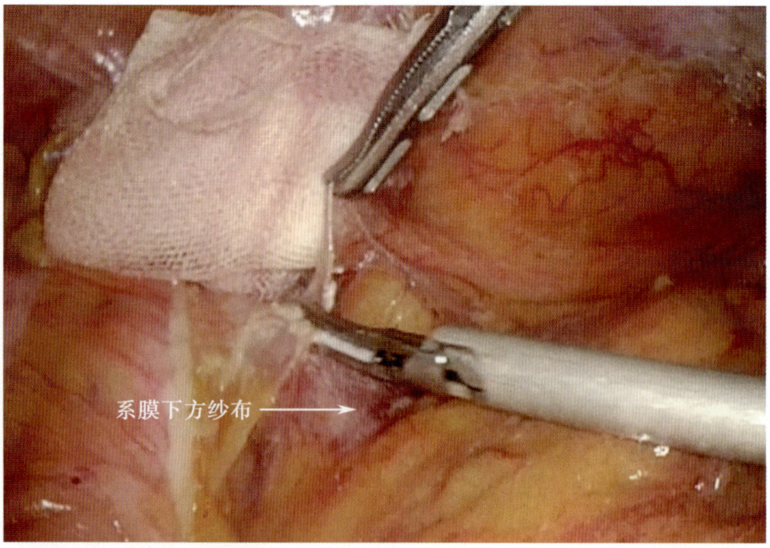

小纱布妙用:

打开乙状结肠系膜时,可通过预先放置于系膜下方的纱布进行标识和保护,防止误损伤。

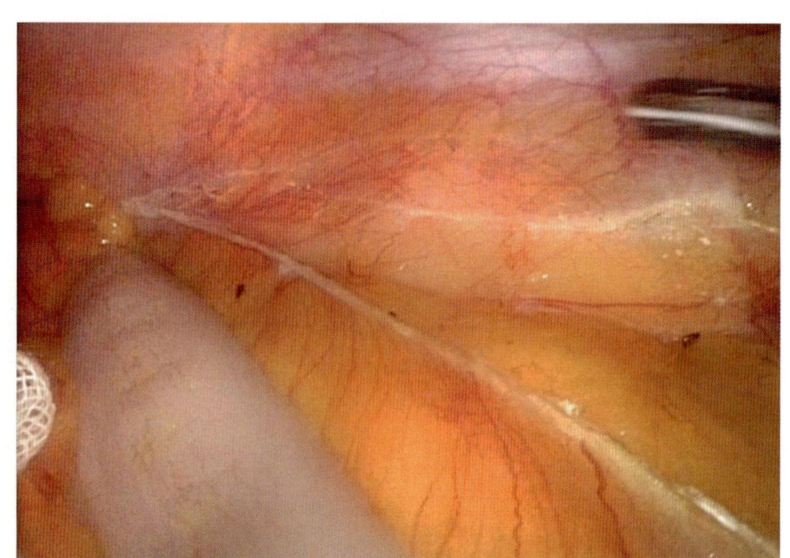

图 7-25　沿乙状结肠外侧向上分离

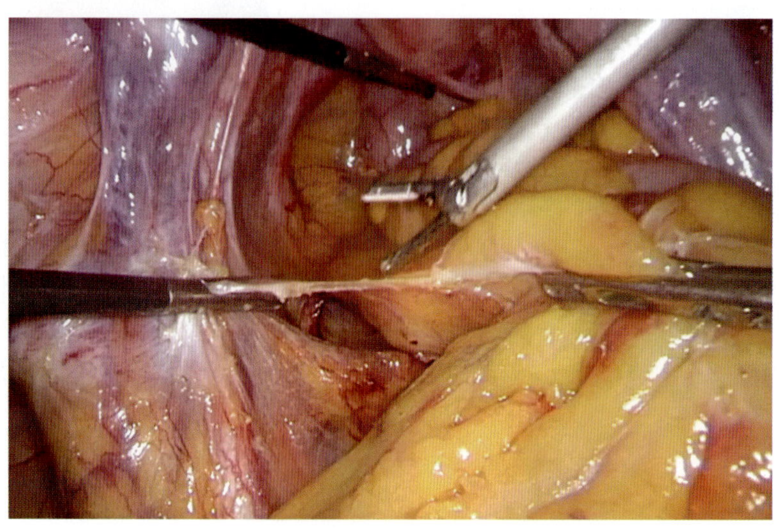

图 7-26　向下游离直肠左侧壁

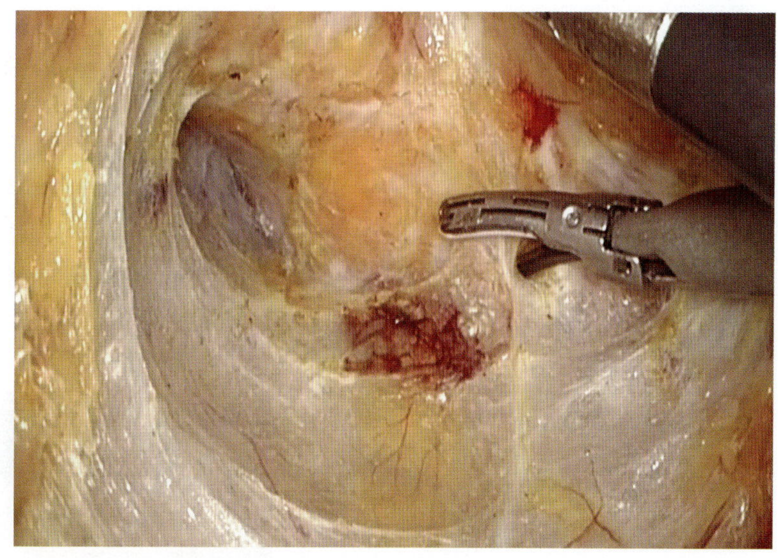

图 7-27　打开骶直肠韧带

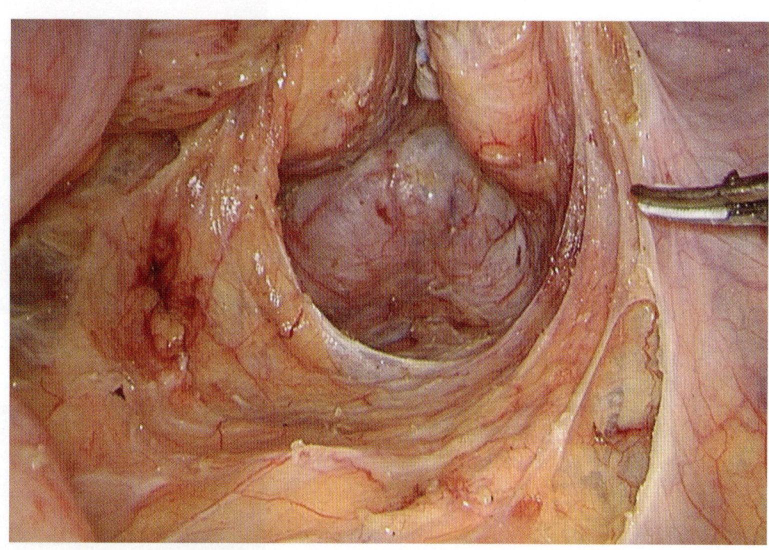

图 7-28　游离骶前间隙

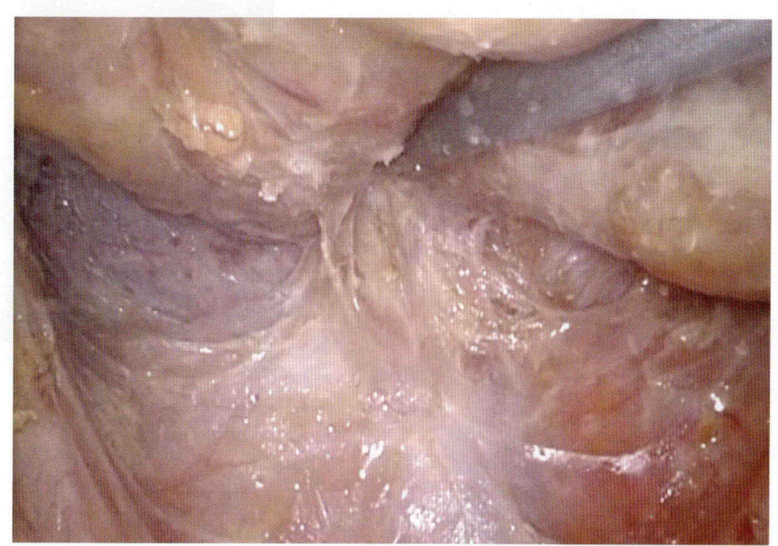

图 7-29　打开骶尾韧带

7. 直肠盆底段的游离　因该手术患者均为低位直肠癌，应游离至最低点。在腹膜反折处继续向下沿迪氏筋膜分离，此处有三种路径：①打开迪氏筋膜，从迪氏筋膜下方向下游离；②从迪氏筋膜前后叶之间向下游离；③从迪氏筋膜的前方向下游离至精囊腺水平打开迪氏筋膜，再向下游离。显露精囊（男性）**（图 7-30）**或阴道后壁（女性）**（图 7-31）**，游离右侧间隙**（图 7-32）**，再游离左侧间隙**（图 7-33）**。两侧应游离至打开肛提肌附着点**（图 7-34、图 7-35）**。

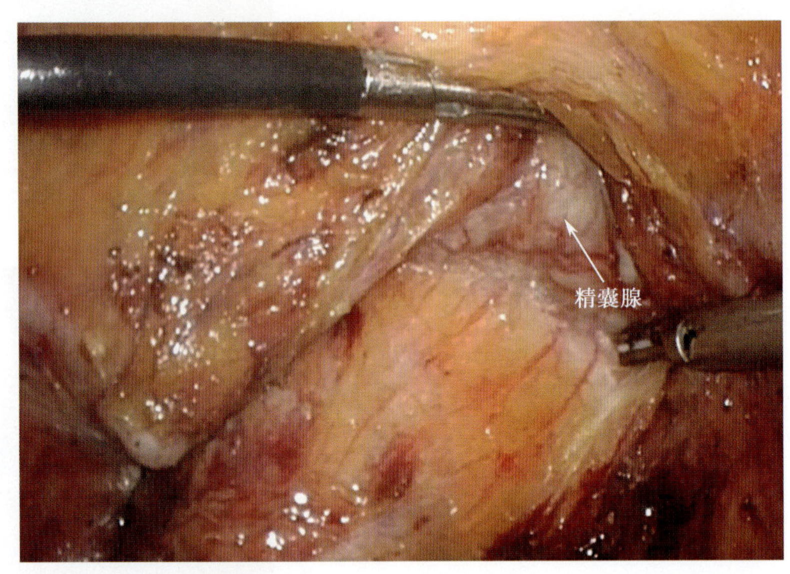

图 7-30　游离直肠前壁（男性）

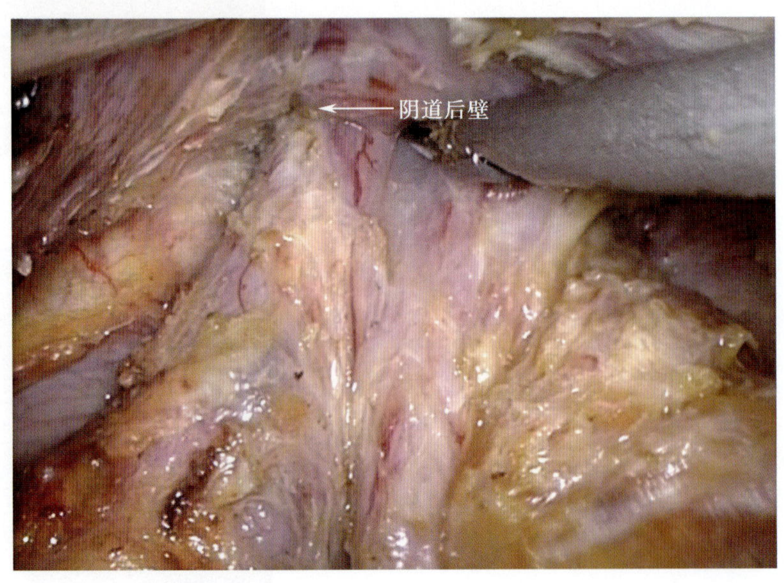

图 7-31　游离直肠前壁（女性）

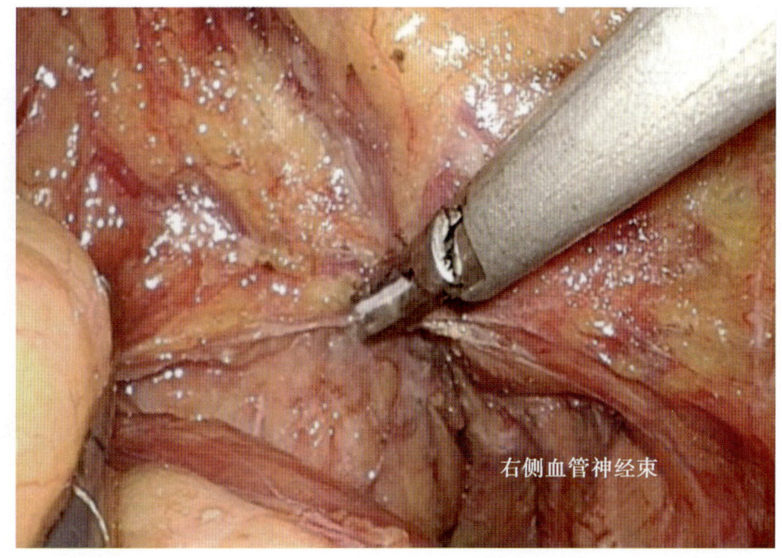

图 7-32　打开右侧血管神经束

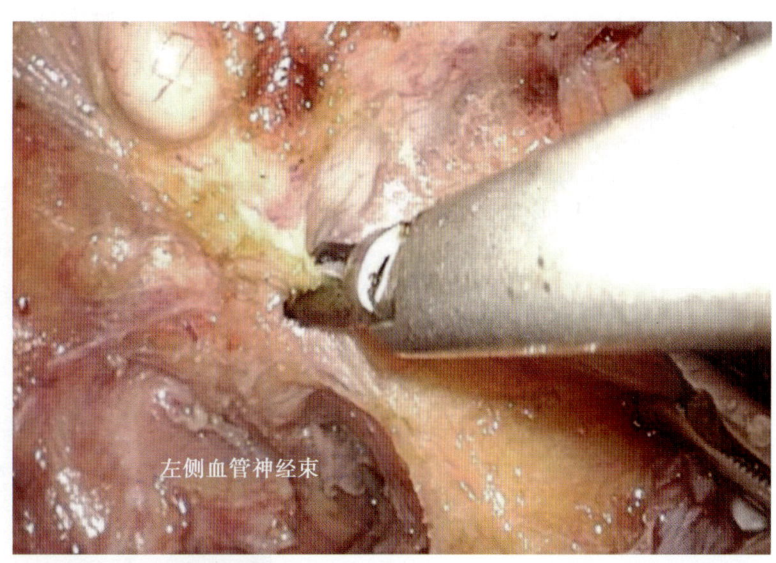

图 7-33　打开左侧血管神经束

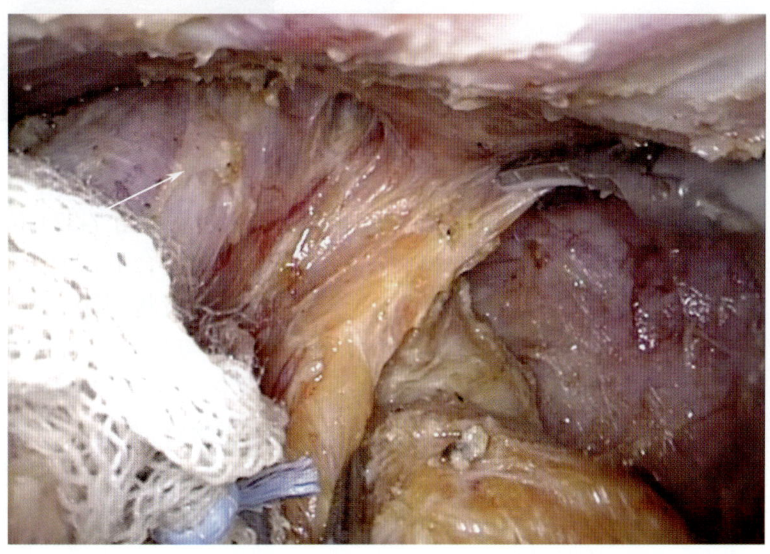

图 7-34　游离直肠右侧壁至最低点（打开肛提肌附着点）

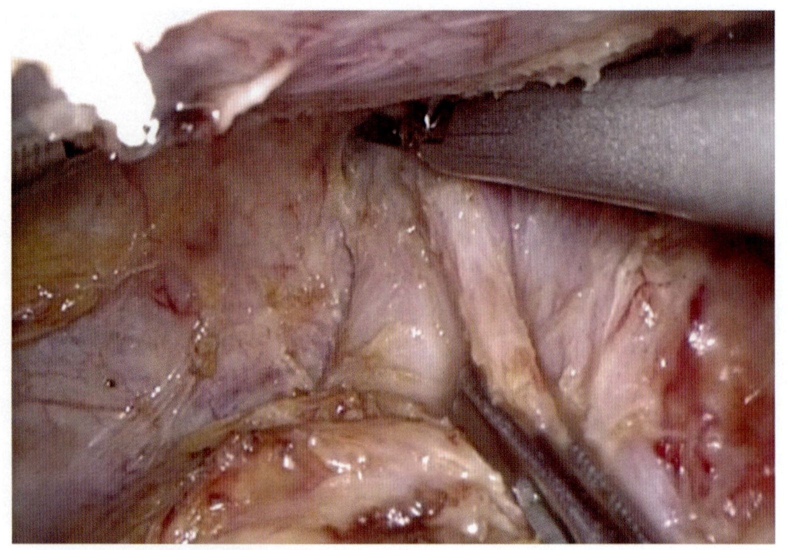

图 7-35　游离直肠左侧壁至最低点(打开肛提肌附着点)

8. 乙状结肠系膜的裁剪　将乙状结肠翻向左侧,将系膜提起,可见肠系膜下动、静脉走行,沿其走行进行裁剪,分别结扎切断几支乙状结肠动、静脉(图 7-36),预判其游离长度是否可从肛门拉出体外。

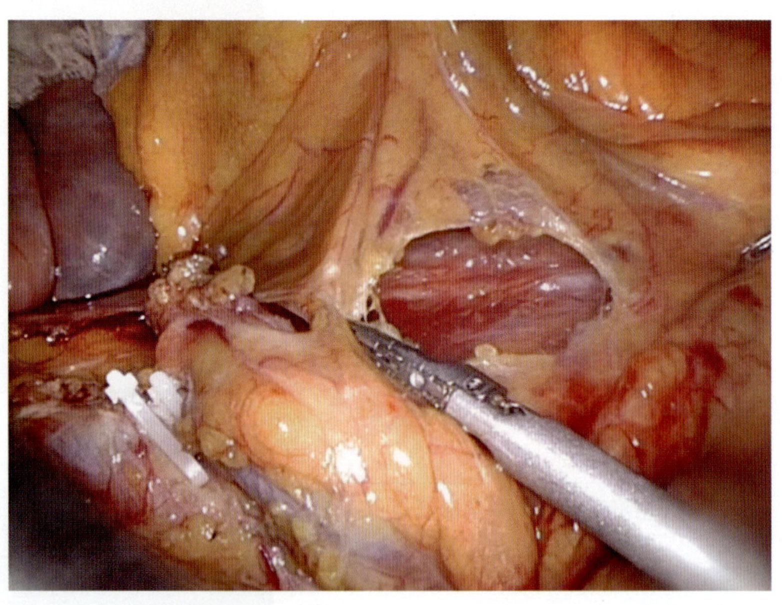

图 7-36　裁剪乙状结肠系膜

经验分享:

乙状结肠系膜游离的长度要长一些,才可拉出肛门外。

9. 会阴部操作　用缝线或盘状拉钩将肛门充分外展,暴露齿状线(图 7-37),碘附棉球消毒(图 7-38),在肿瘤下方 1cm 处荷包缝合肛门(图 7-39),在缝线下方白线附近向上剥除肛管黏膜或齿状线附近打开肠壁向上游离(图 7-40),保留肛门内括约肌,与腹腔游离肠段上下会合。自肛门将游离肠段向下拖出(图 7-41),操作轻柔,注意无菌无瘤原则,保持系膜完整性,避免损伤肠管,肿瘤上方 7~10cm 处切断肠管,移除标本。肛门外留出 3~5cm 肠管,周围缝线固定 5~8 针,固定时避开肠系膜血管,防止断扎影响血供。冲洗盆腔,并放置引流管(图 7-42、图 7-43)。移除标本,并用缝线固定肠管(图 7-44,资源二十八)。

资源二十八
NOSES Ⅰ式 E 法消化道重建及标本取出(动画)

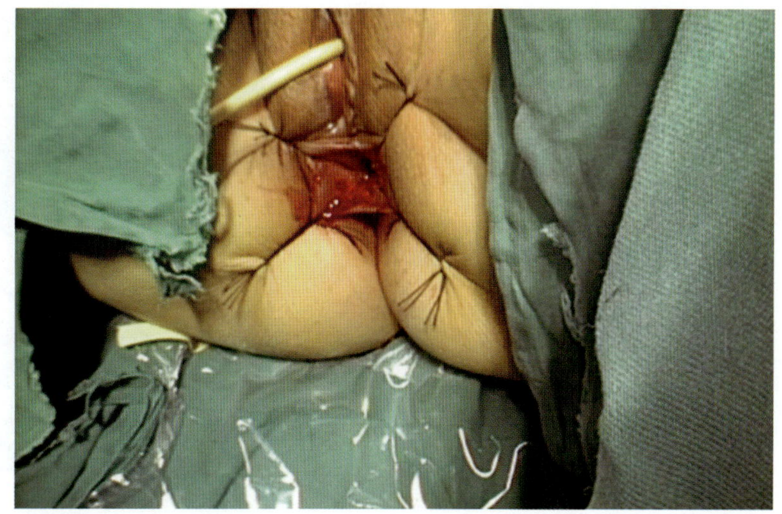

图 7-37 将肛门充分外展

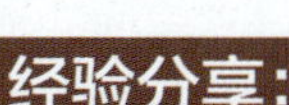

用缝线将肛门外展,利于会阴部操作。

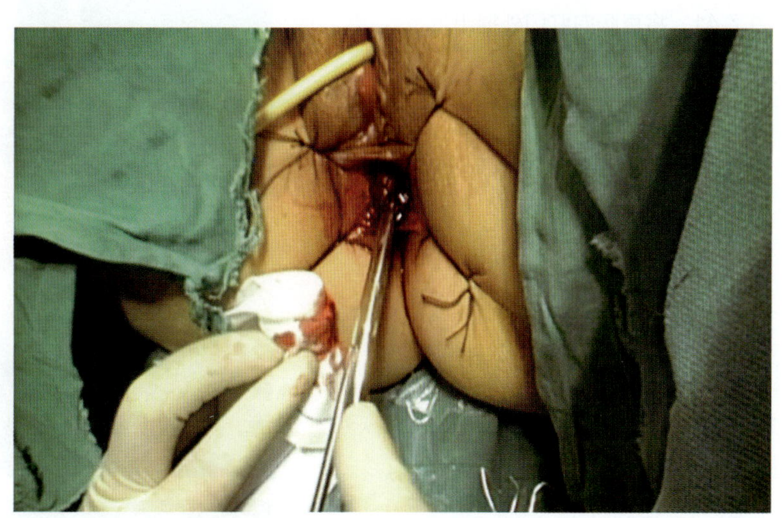

图 7-38 碘附棉球消毒

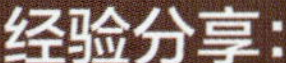

荷包线缝合肛管,既可减少瘤细胞脱落种植及肠内容物污染的风险,又可保证下切缘距离。

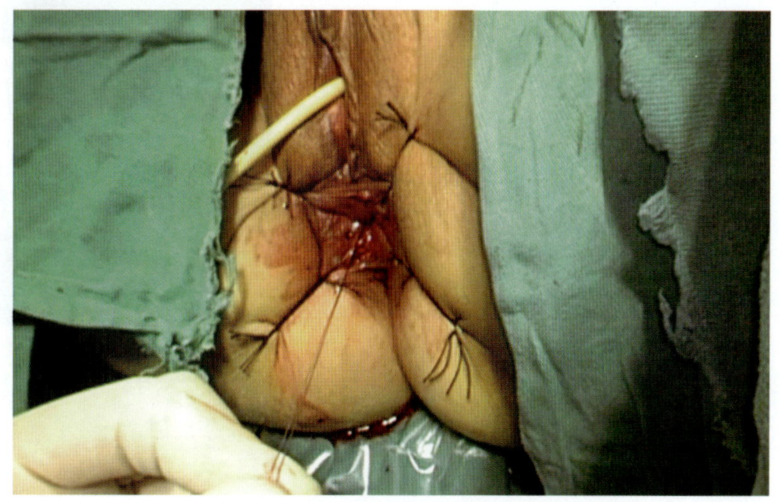

图 7-39 缝线荷包缝合

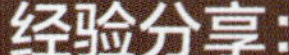

助手用吸引器及时吸出黏液,保持术野干净,确保操作空间至关重要。

图 7-40 剥除白线上黏膜

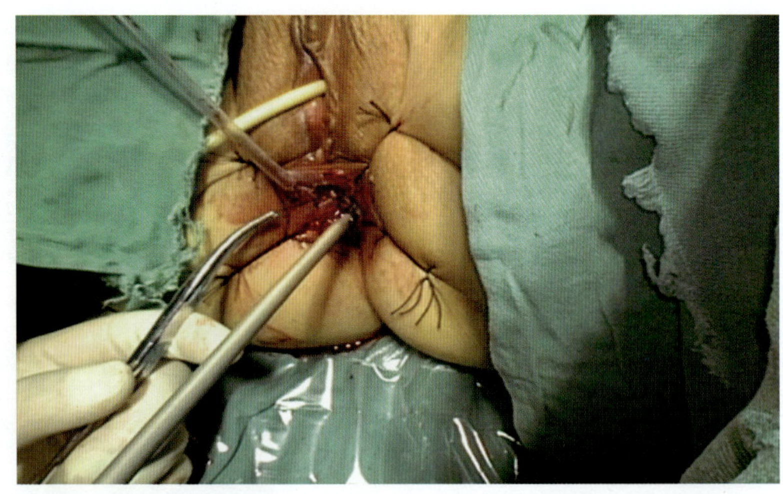

经验分享：

在缝线下方白线附近向上剥除肛管黏膜或齿状线附近打开肠壁向上游离，保留肛门内括约肌，与腹腔游离肠段上下会合。

图 7-41 将直肠向肛门外拖出

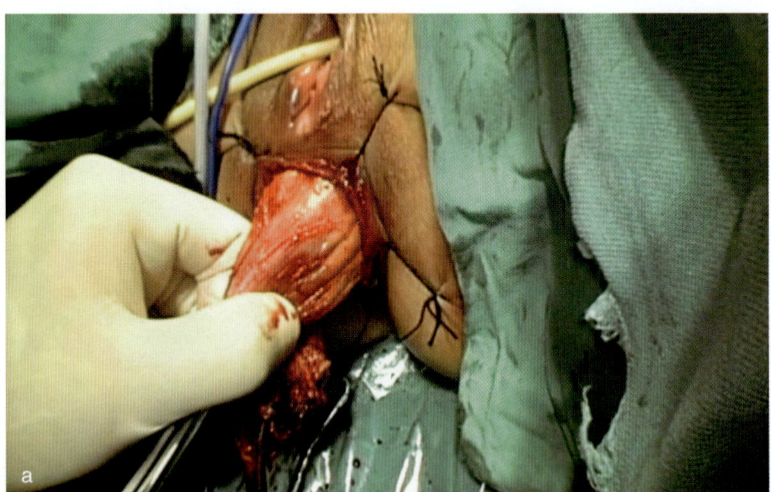

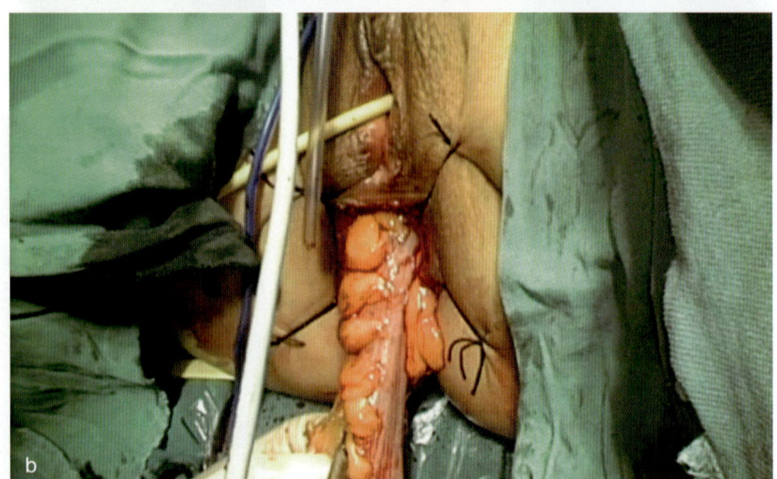

经验分享：

拖出时注意无菌、无瘤，避免暴力将系膜完整性破坏。

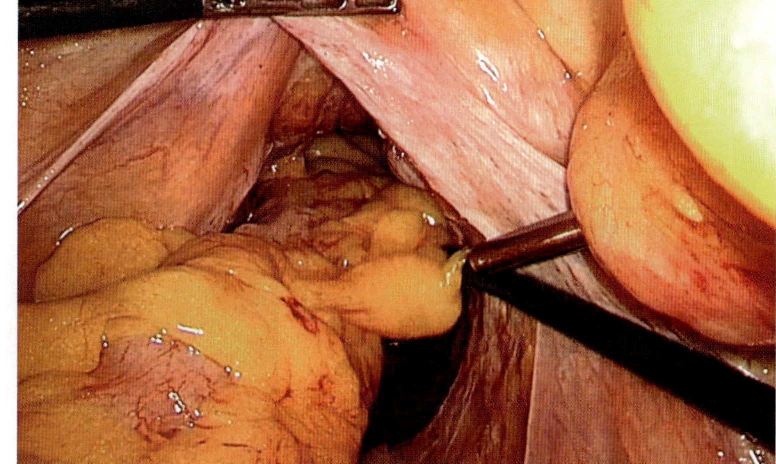

图 7-42　盆腔冲洗

经验分享：

选择系膜合适的长度和张力。

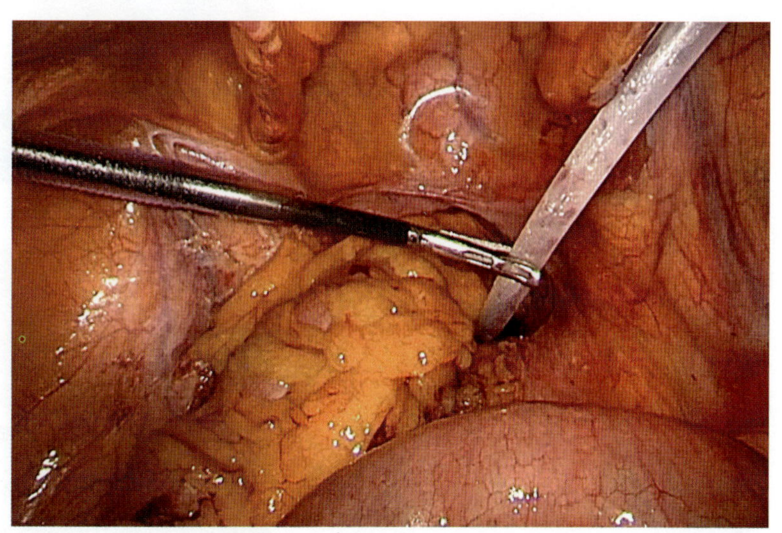

图 7-43　留置引流管

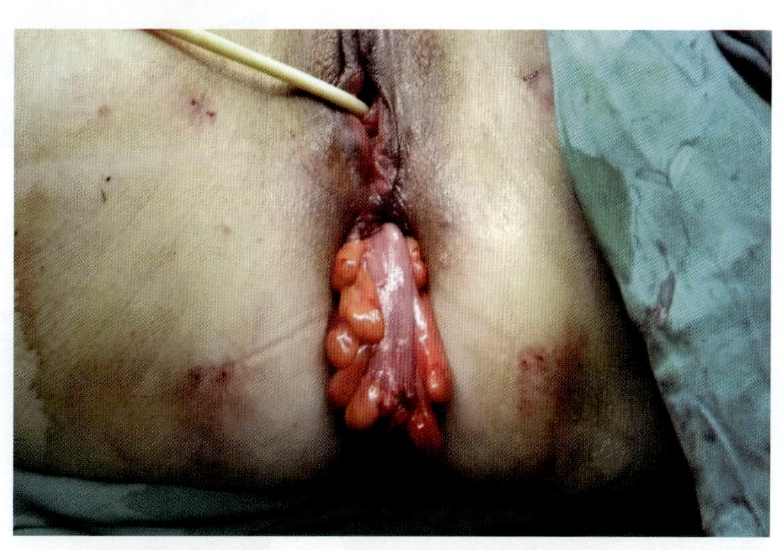

图 7-44　移除标本，缝线固定肠管

资源七　肛门二次成形

10. 肛门二期成形（资源七） 2~3 周后，进行肛门二期成形手术。充分暴露会阴部**（图 7-45）**，在肛缘确认血供良好水平切断肠管，切除多余的肠管，残缘留置 0.5cm。**（图 7-46）**。充分结扎系膜侧血管，将断端肠管黏膜与肛缘皮肤缝合，尤其注意在肠管黏膜与肛缘皮肤缝合时，系膜侧结扎血管的包埋缝合。此外，肠管翻出的黏膜不要留置太多，以免缝合后黏膜坏死，或引起肛门口黏膜脱垂（图 7-47）。

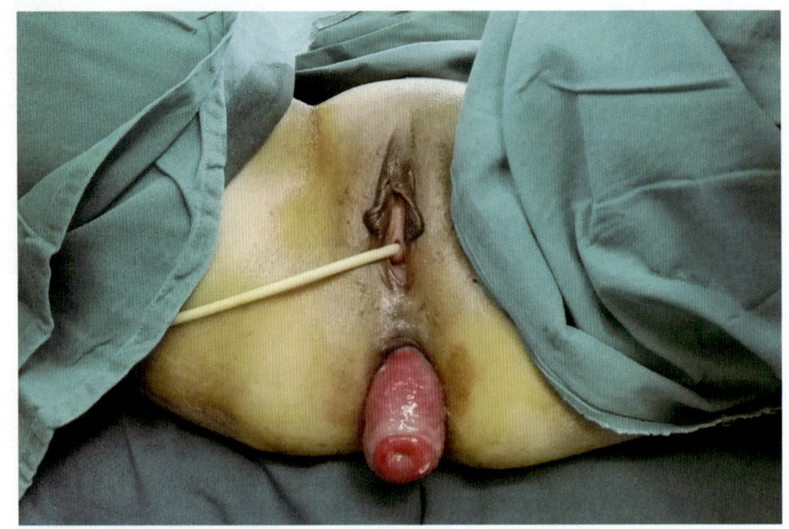

图 7-45　充分暴露会阴

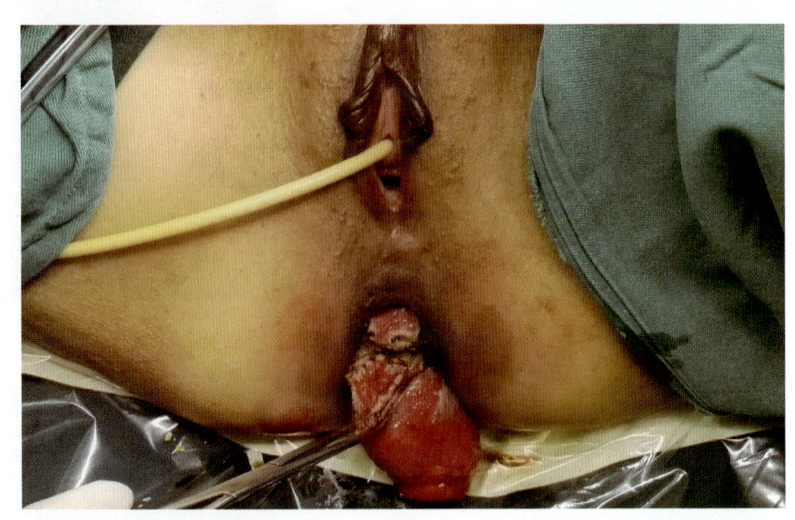

图 7-46　于体外切除肠管

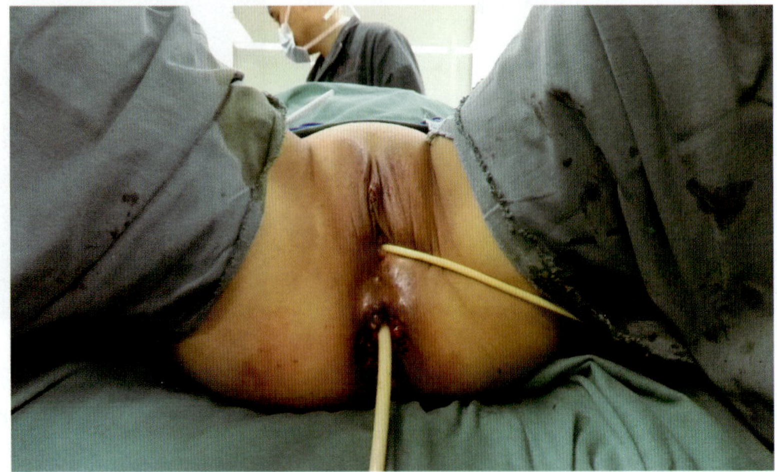

图 7-47　成形后肛门

经验分享：

肛门成形时与肛管肛缘皮肤缝合，留置肛管。

【术后腹壁及标本照片】(图 7-48、图 7-49)

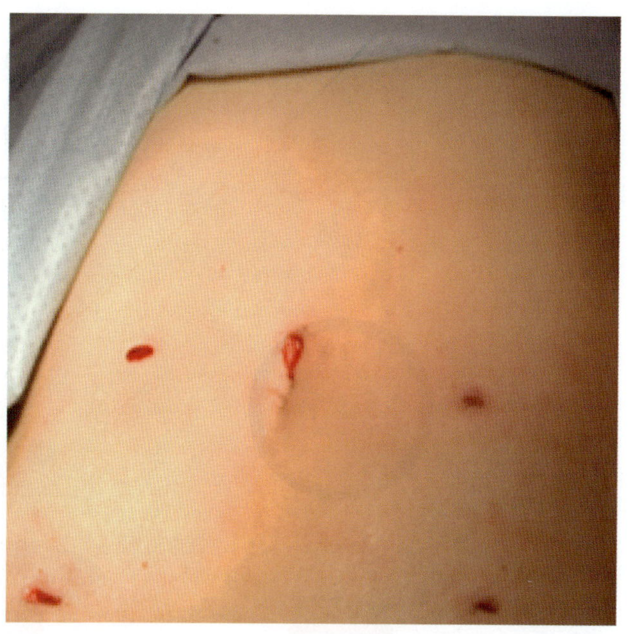

图 7-48　术后腹壁照片

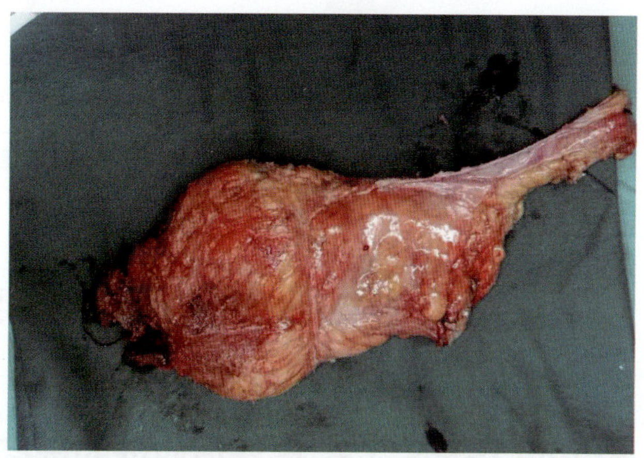

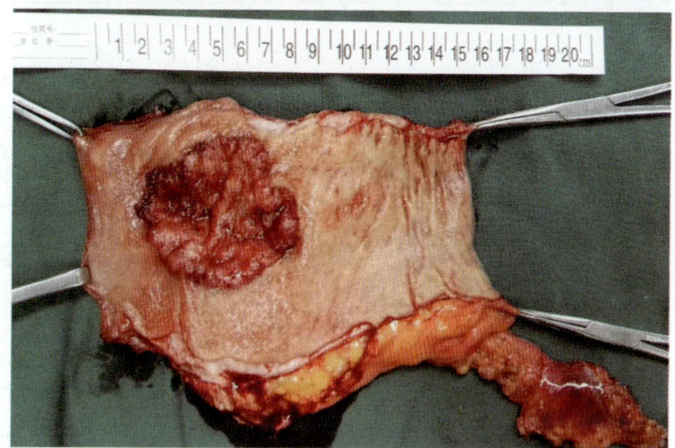

图 7-49　标本照片

【手术示意图】(图 7-50)

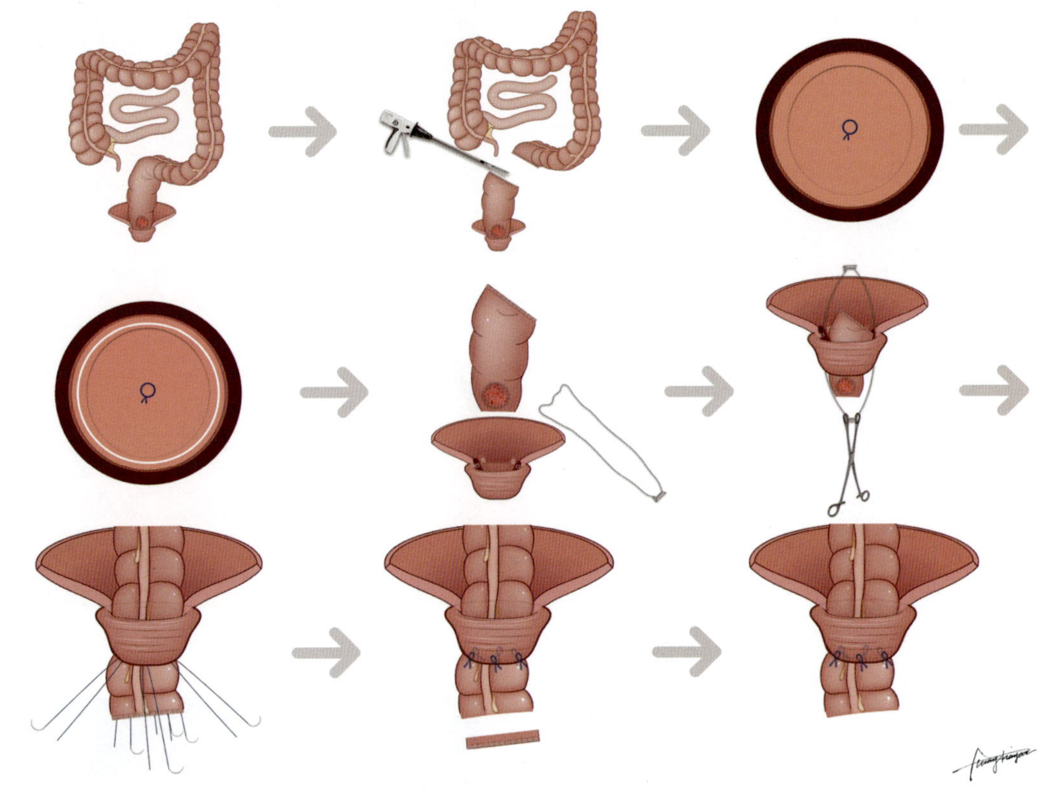

图 7-50　NOSES Ⅰ式 E 法标本取出及消化道重建的主要手术步骤(示意图)

第四节　手术相关要点、难点、热点剖析

【NOSES Ⅰ式 E 法适应证的选择】

1. 直肠良性病变：直肠下段大腺瘤，占肠腔周径大，上下径长，病变下界距离齿状线近，不易行经肛门局部切除术，如侧向发育型肿瘤。

2. 低位直肠癌：肿瘤下界距离齿状线 2~5cm，盆腔 MR 示分期为 $T_{2\sim3}N_0$；行双吻合器吻合困难，如男性骨盆狭窄。

3. 低位直肠癌盆腔 MR 示分期为 T_3N_+ 或 T_4 的患者，建议先行新辅助治疗。

4. 高龄或伴有内科合并症者，存在糖尿病、慢性阻塞性肺疾病、低蛋白血症等吻合口漏的风险因素。

5. 低位直肠癌选择超低位吻合，同时行预防性造口，试图减轻因吻合口漏导致的严重后果。对于这部分病例，可以考虑行 NOSES Ⅰ式 E 法，规避吻合口漏的风险，女性患者几乎可完全避免直肠阴道瘘的发生。从卫生经济学方面比较，肛门成形手术的费用远低于造口还纳术。

6. 安全下切缘把控好：一方面可从腹盆腔方向使用超声刀游离达到直肠系膜分离终点，另一方面，经肛门直视下确定肿瘤的下切缘，如此可确保切缘满足根治术的要求，安全可靠。

【腹腔镜下到达盆腔最低会合平面的暴露和器械物品的使用】

1. 腹腔镜下向盆腔纵深游离是 NOSES Ⅰ式 E 法操作的难点，在保证直肠系膜全程完整直至达系膜终点的前提下，同时清晰显露血管神经束、迪氏筋膜、盆丛、男性精囊腺或女性阴道壁及括约肌间沟等结构。

2. 具体操作：食管带对折，于骶岬稍靠下方水平，系上直肠，贴近肠壁锁死。直肠后间隙游离时，第一助手左手用鸭嘴钳夹持食管带，向腹壁牵引提起，右手钳呈“八”字形打开，同方向推扶直肠系膜，直至离断骶直肠韧带为止；暴露右侧盆神经和侧韧带时，第一助手右手用鸭嘴钳夹持食管带，向头外侧 9 点牵引，术者左手钳将右侧盆神经拨向外侧展开，反向牵引，清晰显露侧韧带，沿直肠系膜圆润轮廓的光滑面锐性分离。此举省去反复抓、放直肠系膜的烦琐动作，避免破坏直肠系膜完整性，一个方向牵好，术者一气呵成完成一侧游离，直至右侧直肠系膜终点。左侧暴露思路同右侧。游离直肠至盆底达外科肛管上缘，等待与肛门侧操作会合。

【经肛门与盆腔游离平面会合的操作和无菌无瘤操作】

1. 首先用双 0 号线，放射状外翻肛管缝合，暴露齿状线，一般 4 针即可。

2. 肿瘤较小时，可在距离肿瘤下缘 1cm 处行荷包缝合肛门，在用电刀环周剔除黏膜与盆腔会合的操作过程中，避免肠液污染创面和脱落的肿瘤细胞种植到创面。

3. 肿瘤较大时，敞开肠管直视肿瘤操作，如肿瘤呈半环状，术者用电刀剔除黏膜，助手同时使用吸引器吸引肠液，操作前，近端塞一块碘附纱布，配合吸引器吸引，有利于无瘤无菌操作。

【术后并发症的预判和处理】

1. 拉出肛门结肠段的回缩和坏死是术后两个最麻烦的并发症　术中保证肠管的长度、系膜松紧度和肠管血供极为重要，除拉出肛门的肠段长度外，盆腔内要预留再拉出 5cm 余地，以备不测。必要时可游离脾曲。

2. 术前直肠指检的重要性　术前发现肛管狭窄、括约肌张力大的患者，不适于行 Bacon 手术；术前肛门松弛、控便功能差的患者不适于 Bacon 手术。

3. 直肠阴道瘘是女性患者少见并发症　发生直肠阴道瘘的可能原因，一是游离直肠前壁时损伤阴道后壁；二是肛门成形时切除多余结肠，结肠回缩，暴露出缺损或穿孔的阴道后壁。

【肛门二期成形的时机及排便和控便功能】

Bacon 手术可以在术后 2~4 周行二期拖出肠段修整手术，大量文献均选择该时间段进行。

肛门二次成形后，患者即感排便控制差。排气时伴有少量稀便同时排出，肛周皮肤湿疹样改变；排便不尽感，每次排便耗时长，症状延续至术后 1 年。所有患者均需在门诊指导下行盆底功能训练，包括提肛运动、排便反射的训练及定时排便习惯的养成等。

（江 波　冯 毅）

第八章 腹部无辅助切口经肛门取标本的腹腔镜下低位直肠癌根治术

（CRC-NOSES Ⅰ式 F 法，Petr 法）

【前言】

NOSES Ⅰ式主要适用于经肛门取标本的低位直肠癌患者，可以分为 NOSES Ⅰ式 A 法、B 法、C 法、D 法、E 法、F 法和 G 法七种术式。NOSES Ⅰ式的操作特点为在腹腔内完成近端结肠的分离后，通过拉出或外翻直肠经肛门完成标本的取出。在肿瘤远端应用线性闭合器闭合直肠以准备下一步的吻合。

本章将介绍一种新的低位直肠癌根治术术式：CRC-NOSES Ⅰ式 F 法，Petr 法。该术式中肿瘤近端及远端肠管的离断均在腹腔外操作。NOSES Ⅰ式 F 法减少了因在腹腔内进行肠管离断而造成腹腔污染的机会。

NOSES Ⅰ式 F 法的主要步骤包括：淋巴结的清扫、血管的离断、直肠全系膜切除（TME）及必要时乙状结肠及结肠脾曲的解剖游离。此外，还包括经肛的直肠外翻**（图 8-1）**、游离结肠远端及近端、将圆形吻合器的抵钉座放入近端结肠内，并送入腹腔内，随后关闭直肠残端，并进行结肠 - 直肠吻合术。

NOSES Ⅰ式 F 法主要适用于肿瘤位于中段或下段的直肠且肿瘤体积较小的患者。该术式的主要优势在于可以直视下确认肿瘤远端的切缘。并且，由于肿瘤的切除完全位于腹腔外，所以将腹腔感染的风险降到了最低。

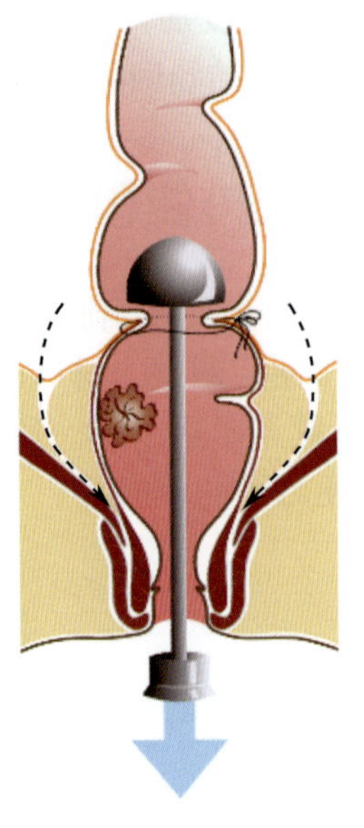

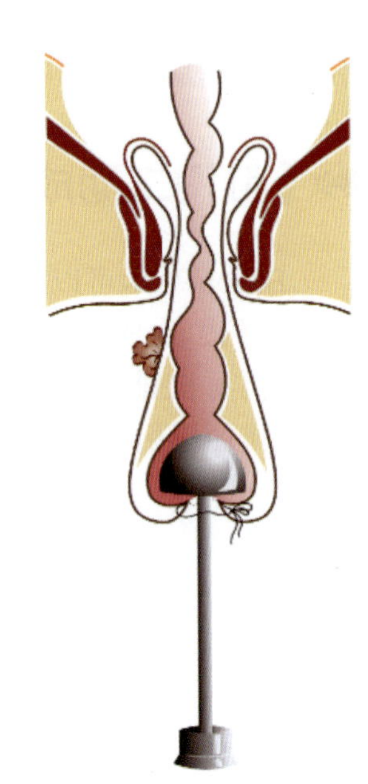

图 8-1 游离直肠、固定特殊工具及经肛外翻直肠（示意图）

第一节　适应证与禁忌证

【适应证】（图 8-2）

1. 肿瘤位于直肠中段或直肠下段。
2. 局限性肿瘤，肿瘤不侵出浆膜为宜。
3. 肿瘤环周直径小于 3cm。
4. 肿瘤下缘距齿状线 3~5cm。

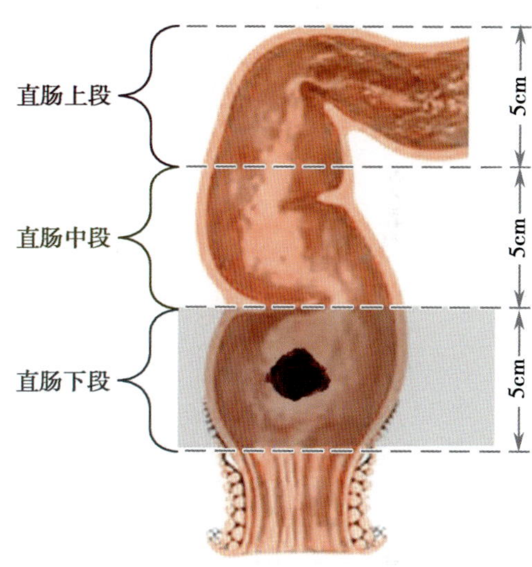

图 8-2　适用 NOSES Ⅰ式 F 法的肿瘤所在位置（示意图）

【禁忌证】

1. 局部晚期肿瘤。
2. 肿瘤直径大于 3cm。
3. 黏液腺癌或印戒细胞癌。
4. 过于肥胖者（BMI>35kg/m^2）。

第二节　麻醉、体位、戳卡位置与术者站位

【麻醉方式】

全身麻醉或全身联合硬膜外麻醉。

【手术体位】

患者取功能截石位，右侧大腿需稍平一些（图 8-3）。

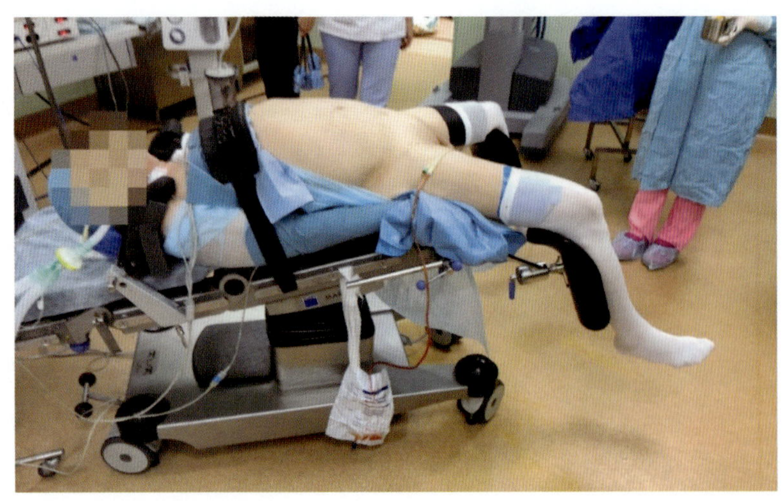

图 8-3　患者体位

【戳卡位置】(图 8-4)

1. **腹腔镜镜头戳卡孔(10mm 戳卡)**　脐窗中。

2. **术者主操作孔(12mm 戳卡)**　位于脐与右髂前上棘连线中外 1/3 处,便于盆腔深部的手术及直线切割闭合器。

3. **术者辅助操作孔(5mm 戳卡)**　位于脐下方 2cm、右侧 10cm 处,位置可根据患者情况进行调整,但两个相邻的戳卡间需保证足够的距离。

4. **助手主操作孔(5mm 戳卡)**　脐水平左上方腹直肌外缘。

5. **助手辅助操作孔(5mm 戳卡)**　位于脐与左髂前上棘连线中外 1/3 处。

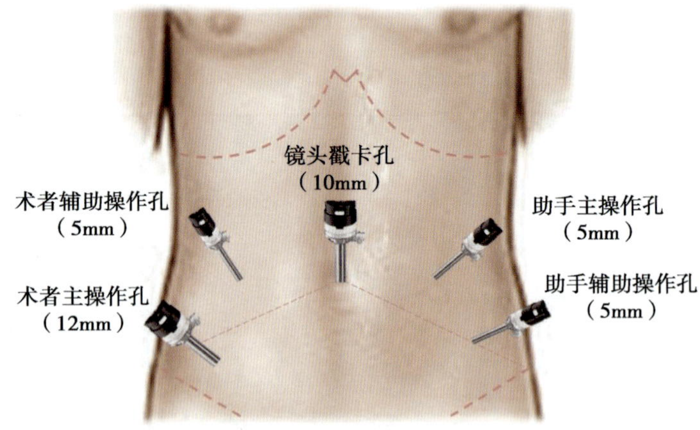

图 8-4　戳卡位置(五孔法)

【术者站位】

术者站位于患者右侧,助手站位于患者左侧,扶镜手站位于术者同侧(图 8-5)。

【特殊手术器械】

超声刀、外翻器械、29mm 环形吻合器、直线切割闭合器(可选)、腹腔镜抓钳。

图 8-5 术者站位

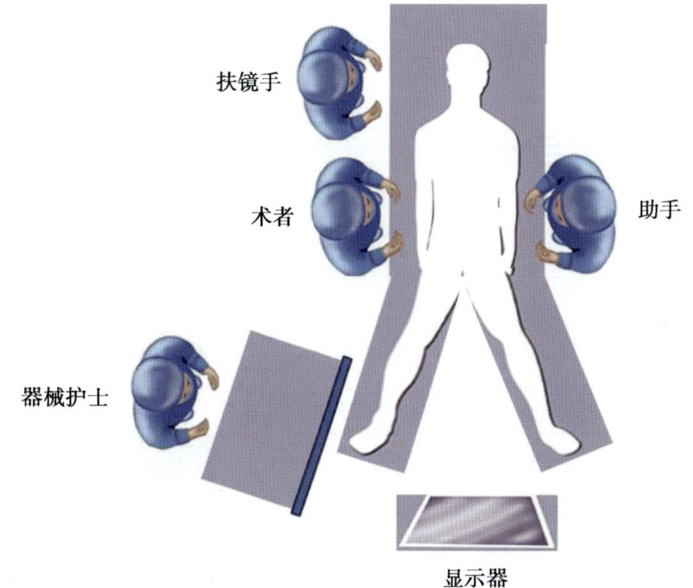

第三节 手术操作步骤、技巧与要点

【探查与手术方案制订】

在详细的术前检查和术前方案评估的基础上，探查分三步。

1. **常规探查** 进镜至腹腔，建议从右上腹顺时针方向进行全面的探查，排除腹水，观察肝、胆囊、胃、脾、结肠、小肠、大网膜和盆腔有无肿瘤种植。

2. **肿瘤探查** 低位直肠直肠癌位于腹膜反折下方，外科医师可以在腹腔镜器械的协助下进行经直肠指检来确定肿瘤的位置、大小及肿瘤浸润深度（图 8-6）。

图 8-6 术中探查肿瘤的位置及大小

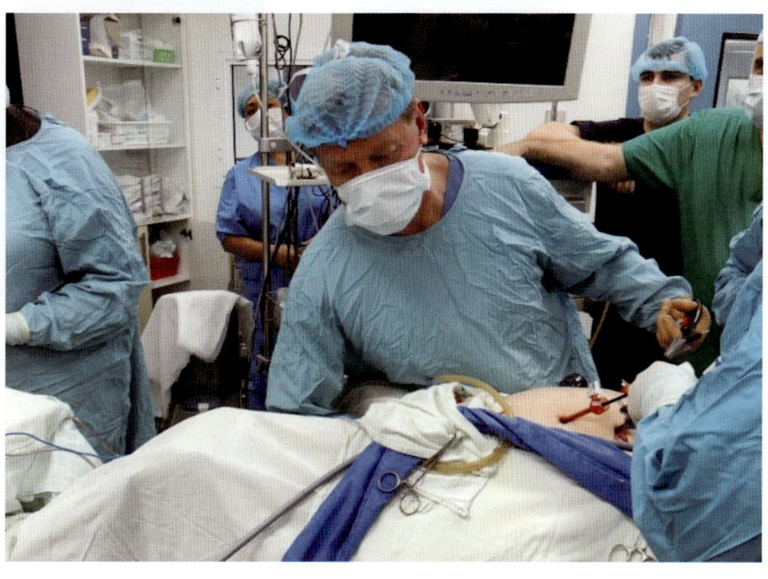

3. 解剖结构的判定　对乙状结肠、直肠肠系膜血管解剖结构进行评估，进一步判定手术切除范围。

【解剖与分离】

1. 第一刀切入点　通过腹腔镜镜头戳卡孔建立气腹后，在既定位置放置 3~4 个戳卡。患者采取仰卧位（头低足高位），手术台向右倾斜。可用一小纱布垫，阻挡保护小肠，将小肠阻挡于术野外，以暴露肠系膜下动脉（图 8-7）。

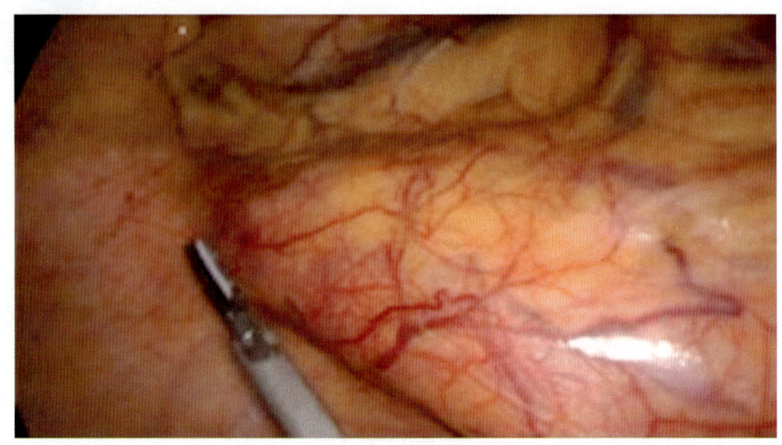

图 8-7　暴露肠系膜下动脉起始部

由于骶骨岬下方直肠系膜相对薄弱，可以较清晰地看到结肠系膜及腹膜后盆腔脏器的结构，因此术者应选择此处行第一刀切割（图 8-8、图 8-9）。进入筋膜间隙后，继续沿右侧内脏神经进行游离（图 8-10）。

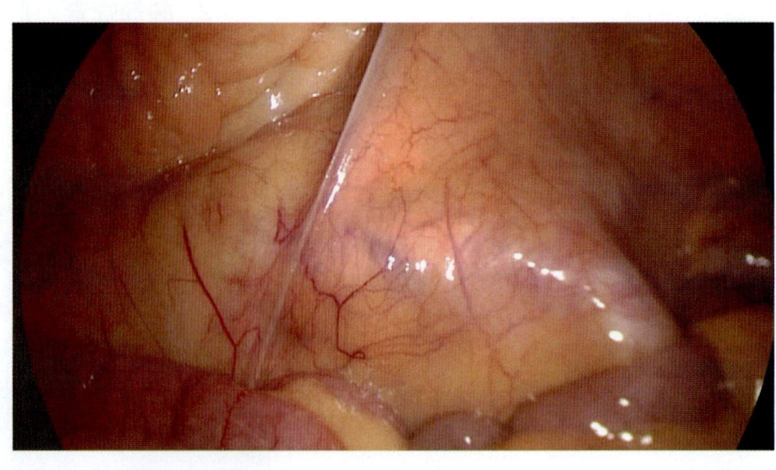

图 8-8　髂总动脉可以作为第一刀切入点的参考位置

2. 肠系膜下血管的游离与离断　采用内侧入路，暴露肠系膜下动脉根部。助手将乙状结肠系膜向左侧及腹侧牵拉。术者沿腹主动脉向上游离至十二指肠水平（图 8-11）。显露出肠系膜下动脉根部时，沿十二指肠水平段向下游离至降结肠。

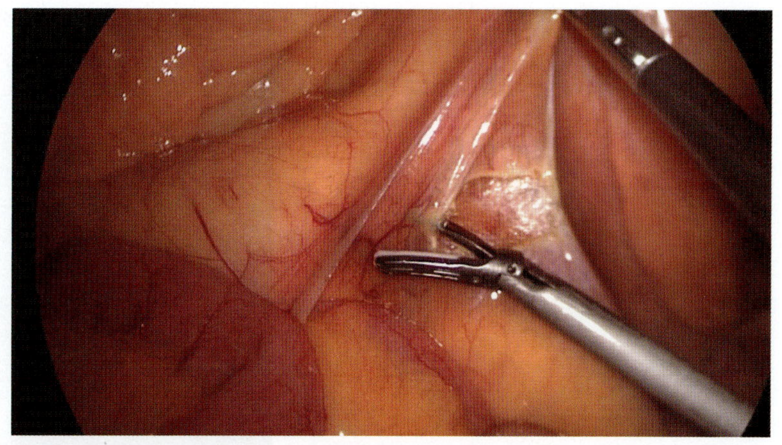

图 8-9　第一刀切入点

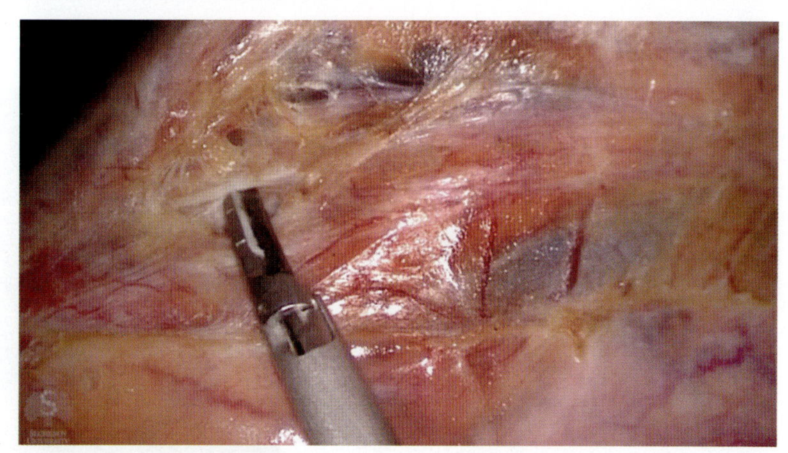

图 8-10　沿腹主动脉向颅侧游离，右侧内脏神经是腹主动脉旁淋巴结清扫的外侧边界

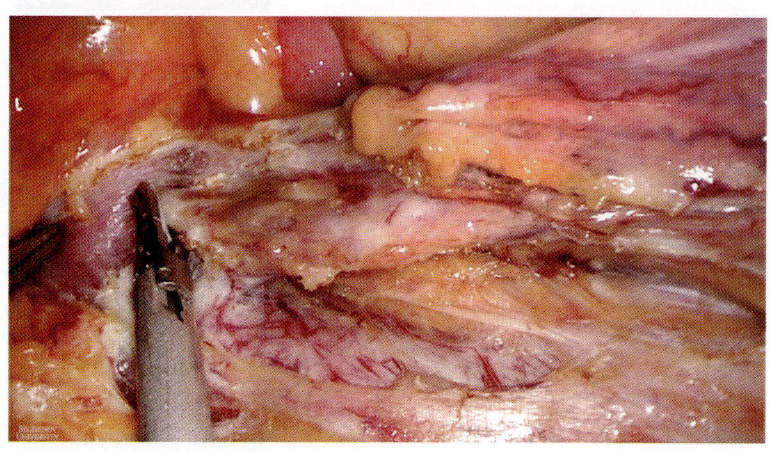

图 8-11　游离腹膜至十二指肠水平段

游离系膜至动脉升支水平。该操作一方面可以移除所有结缔组织和淋巴结完成腹主动脉旁淋巴结清扫；另一方面，该操作在整个清扫过程中都可以看到动脉走行，避免动脉的意外损伤(**图 8-12**)。

用抓钳将肠系膜根部向腹侧拉紧，在肾筋膜水平沿 Toldt 间隙继续游离。内侧入路可以使术者清晰地观察到左侧输尿管及生殖血管。肠系膜下动脉的骨骼化可以保护左结肠动脉，且有利于淋巴结的扩大清扫(**图 8-13**)。将腹主动脉旁的肠系膜下静脉骨骼化后进行离断。

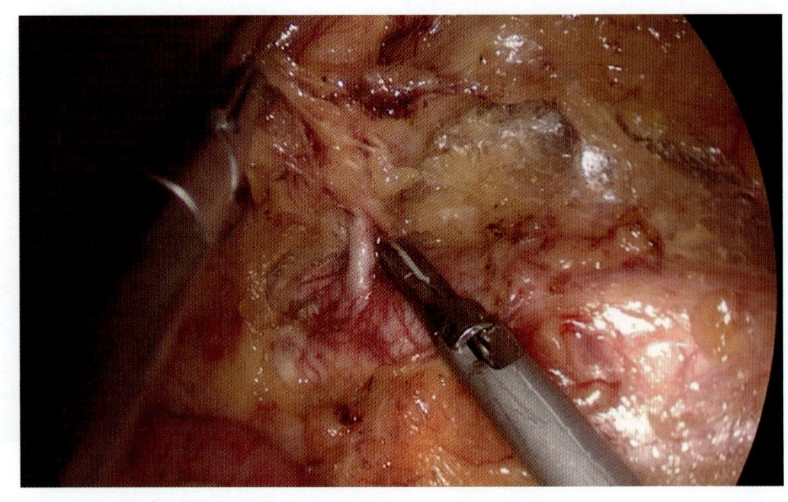

图 8-12　清扫肠系膜下动脉根部周围结缔组织及淋巴结

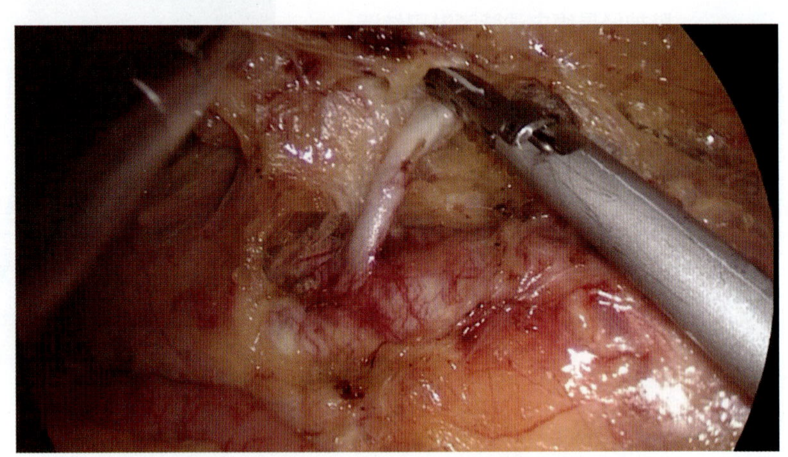

图 8-13　肠系膜下动脉根部的骨骼化、根部淋巴结的清扫及左结肠动脉的保留

经验分享

为了获得更准确的肠系膜下动脉根部淋巴结的病理报告，可以将肠系膜下动脉根部的结缔组织与大标本分开送病理检查，并进行单独的研究。

3. 直肠系膜的游离　乙状结肠系膜向侧下方游离至髂血管水平。在该步骤中，助手应使用抓钳将肠系膜向左侧牵拉，暴露输尿管及生殖血管，并放置一块纱布条于此区域。

建议从侧面开始全直肠系膜切除的操作。应对腹下神经及盆底神经丛进行显露及保留。术者应在直肠深筋膜和骶前筋膜之间的骶前间隙进行游离，应游离至尾骨水平，直至看到双侧肛提肌。

4. 直肠右侧分离　在游离直肠后侧的时候，在骶前间隙中应按半圆（从中间向右侧游离，从中间向左侧游离）进行游离。较早地进行直肠的游离会使后续操作变得更加简单，而戳卡位置稍远离髂前上棘，则有利于直肠右侧的分离。用抓钳从左下戳卡将男性患者的膀胱或女性患者的子宫向腹侧方向提起。将抓钳左上象限插入腹腔，将直肠轻挡至骨盆左侧。随后，术者应从直肠右侧游离至腹膜反折处，并从右向左切开腹膜反折。

5. 乙状结肠及直肠左侧的游离　切断乙状结肠粘连带，沿 Toldt 筋膜向内侧游离，可发现置于系膜后方的纱布，打开系膜向上、向下充分游离。在游离过程中，应对输尿管及生殖血管进行保护。笔者在术中对结肠脾曲进行选择性游离，在大多数的病例中，无须进行此操作。助手将乙状结肠牵拉至左侧，术者继续沿着直肠左侧腹膜反折进行游离。

6. 直肠远端的游离　切开腹膜反折后即可暴露女性患者的阴道后壁或男性患者的精囊。向后牵拉直肠至其前壁处于微张力下，使胚胎界面层更容易被识别及解剖。在必要时，可继续向下游离直肠前壁。在拟切缘位置向直肠右侧施加张力，可使直肠系膜在不损伤直肠壁的前提下，与直肠右侧壁分离。同样，向左切开直肠系膜，显露直肠壁，至与直肠右侧游离相会合。

7. 乙状结肠系膜的裁剪　将乙状结肠向左侧牵拉以展开乙状结肠系膜。目测或测量上切缘距肿瘤近端的位置，保证该段肠管长度不小于 10cm。乙状结肠系膜裁剪应与肠系膜下血管平行，且距离血管至少 2~4cm，以保证淋巴结清扫范围。向肠管预定线切割分离系膜。在此过程中，常需要骨骼化及结扎乙状结肠血管。值得注意的是，不建议在肠壁附近使用血管夹。乙状结肠裸化长度应在 2~3cm。

【标本切除与消化道重建】（资源二十九）

资源二十九　NOSES Ⅰ式 F 法消化道重建及标本取出（动画）

1. 经肛外翻直肠　首先需确保结肠长度足以经肛门取出，而后将一根金属棒经肛门置入直肠，直至金属棒头部超过肿瘤上方。腹腔镜下将直肠近端肠管结扎固定于金属杆头部下方（图 8-14）。

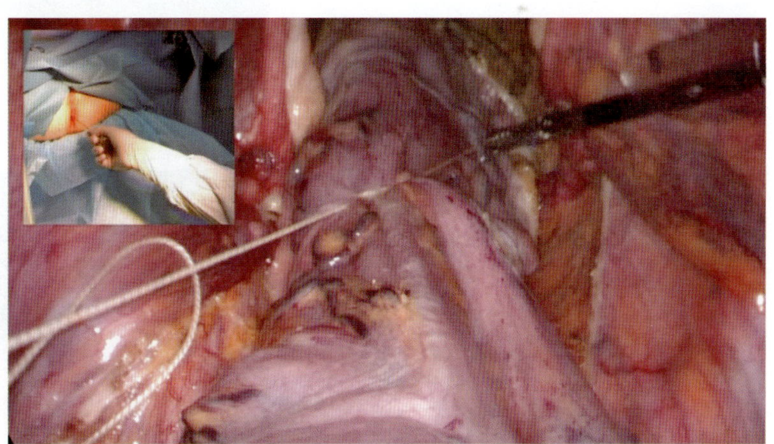

图 8-14　将直肠近端肠管结扎固定于直肠外翻器

缓慢通过金属棒将直肠外翻到肛管外，形成双圆柱状结构，直肠成为圆柱外壁，乙状结肠成为圆柱内壁（图 8-1）。在结肠外翻的过程中，通过腹腔镜观察腹腔内结肠的长度，防止肠管张力过大。

直肠外翻直至肿瘤完全显露（图 8-15）。

2. 标本切除　对直肠肠壁进行消毒。测量远端切缘距肿瘤的距离，应保证在 2cm 以上。在直视下，用电刀标记切除线（图 8-16）。沿标记线小心切割肠管（图 8-17），避免损伤内侧乙状结肠肠壁。

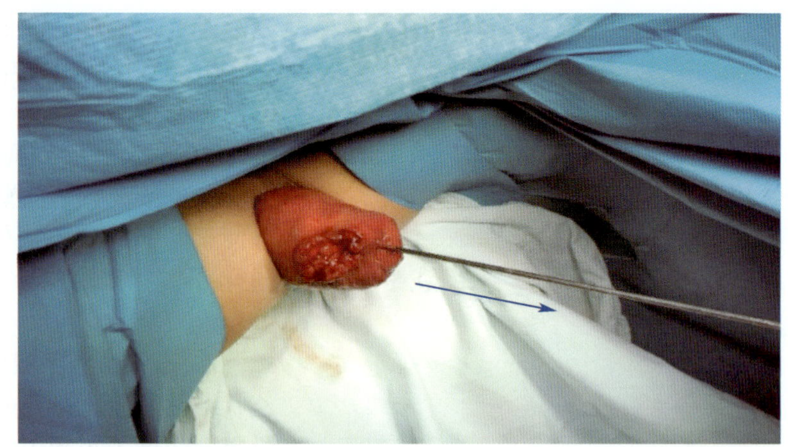
图 8-15 经肛门将直肠外翻至体外

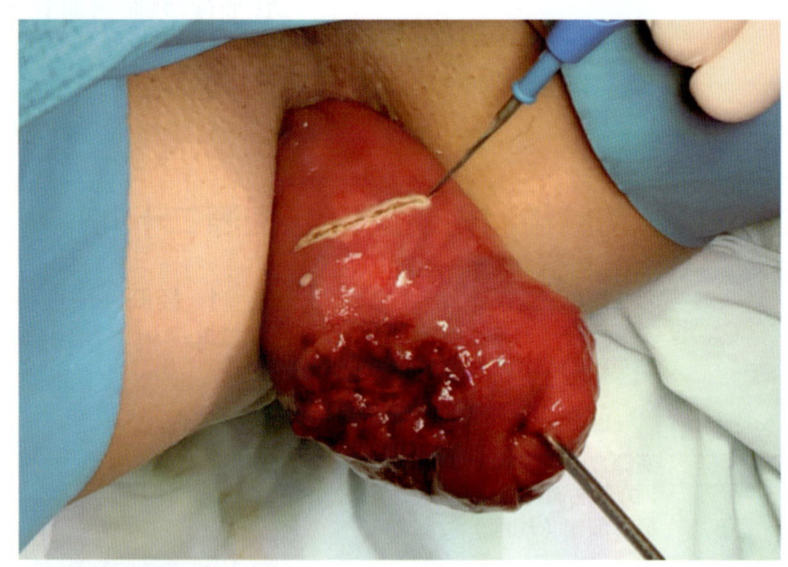
图 8-16 直视下标记远端切除线

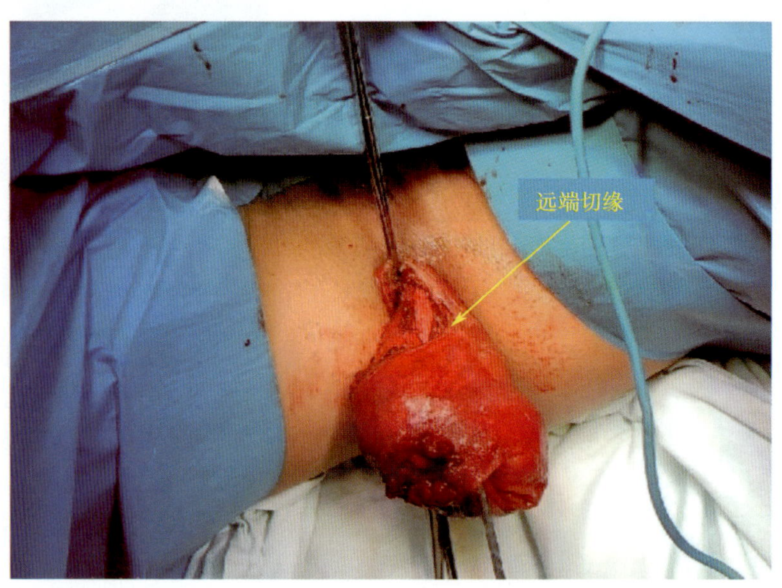

图 8-17 在肿瘤下方将外翻后的直肠壁离断

直视下切除外筒后，用 Alice 钳抓住残端远端边缘。另外，若行 TME 手术，切除线应尽可能靠近肠缘，以免残端残留直肠系膜细胞组织碎片。随后，规划肠管近端切缘。将直肠展开标本恢复正常外观。用线性切割闭合器离断结肠。可采用端端吻合或端侧吻合来吻合肠管(图 8-18)。

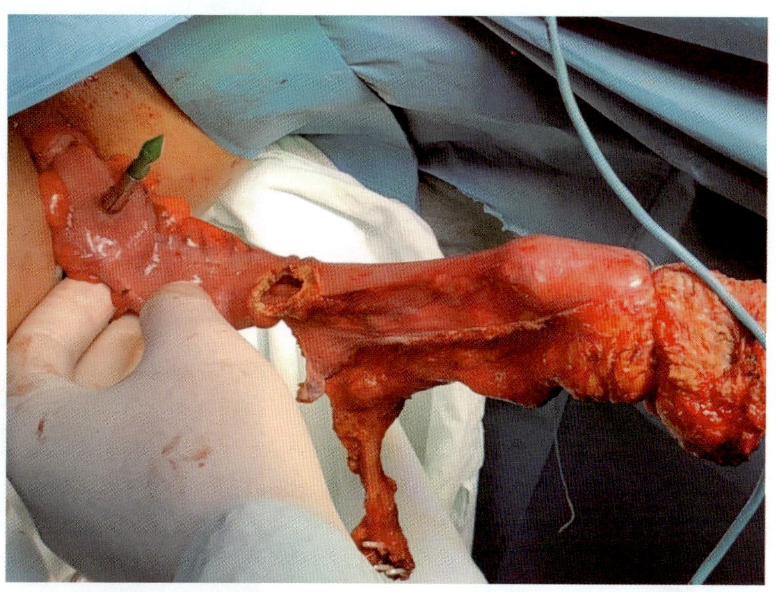

图 8-18　将抵钉座置入乙状结肠准备进行端侧吻合

用线性闭合器或连续性缝合闭合肠管(图 8-19)。对结肠残端及抵钉座进行消毒后送回腹腔内。在直肠残端处进行荷包缝合,以固定圆形缝合器。将一根细管经肛门插入直肠,一端在肛管外,另一端从荷包口伸到腹腔。

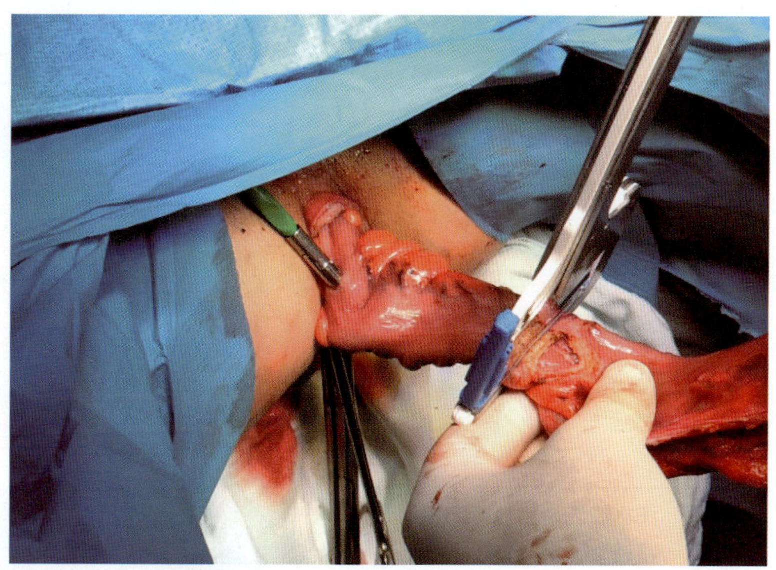

图 8-19　于预切线处切断闭合乙状结肠

3. 消化道重建　消化道重建采用环形吻合器。将圆形吻合器固定于细管上,以保证环形吻合器顺利通过直肠。将细管从戳卡中抽出(图 8-20、图 8-21)。

在腹腔镜下完成结肠直肠吻合术(图 8-22)。在此过程中,应避免脂肪组织及其他组织被夹入吻合口中。

取出环形吻合器,检查吻合环的完整性。注水注气试验检查吻合口是否通畅、有无出血及渗漏(图 8-23)。通过右下戳卡将引流管置入盆腔内。

图 8-20 用细管作为引导，将环形吻合器的中心杆插入腹部

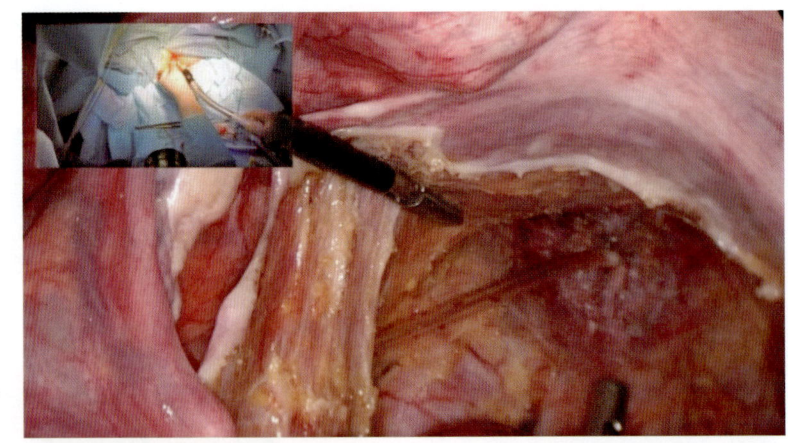

图 8-21 环形吻合器的中心杆与抵钉座连接

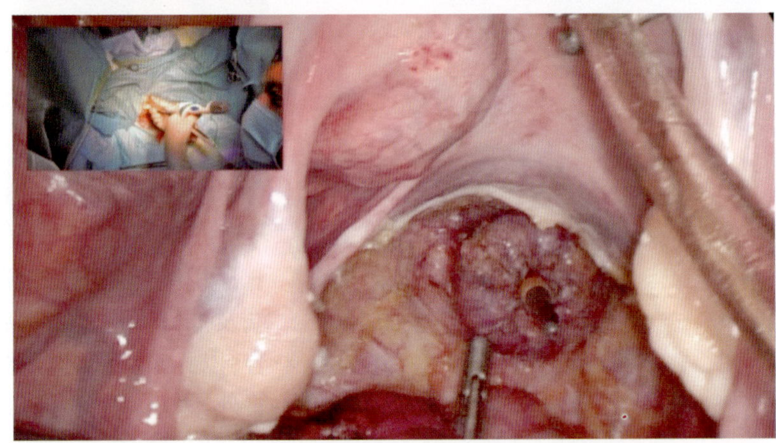

图 8-22 用环形吻合器行乙状结肠直肠端端吻合

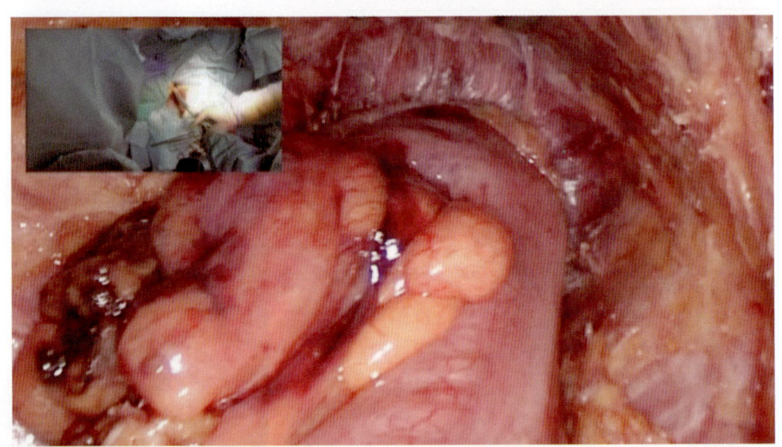

图 8-23 注水注气试验检查吻合口的完整性

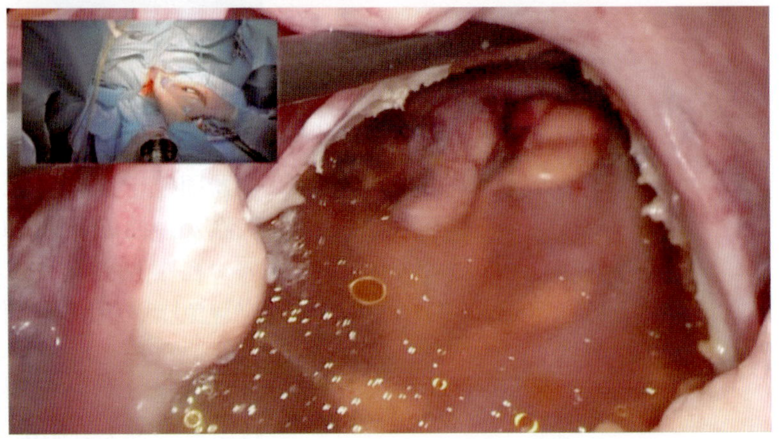

【术后腹壁照片】(图 8-24)

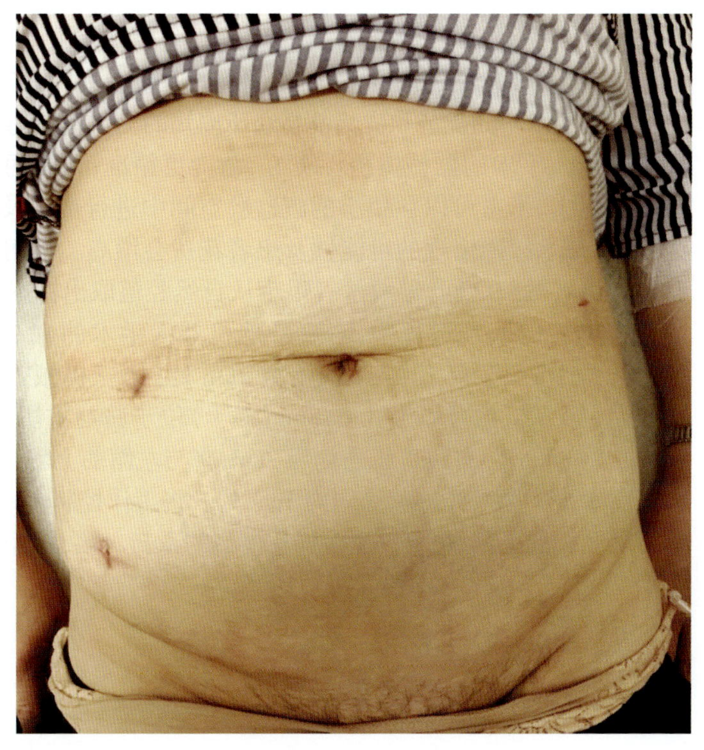

图 8-24　术后腹壁照片

【手术示意图】(图 8-25)

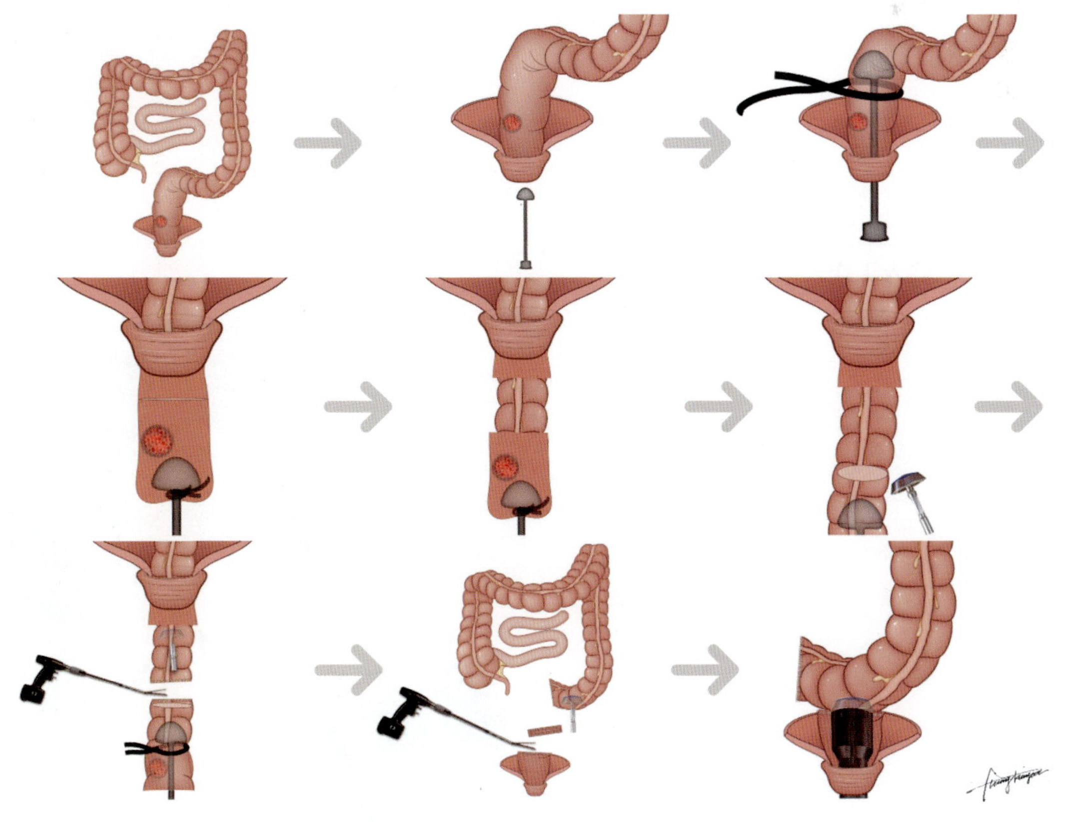

图 8-25　NOSES Ⅰ式 F 法标本取出及消化道重建的主要手术步骤(示意图)

第四节　机器人 NOSES

从 NOSES 发展的角度来看，使用机器人平台进行 NOSES 看起来很有前途，且完全合理。机器人技术在结直肠手术中的优势和劣势都是众所周知的。在笔者的实践中，广泛使用这两种先进的技术。

机器人手术的器械操控性更好，角度更精准；术者可以亲自控制视野角度，并且 3D 图像更加稳定。手术过程中，术者可以在狭小的腹盆腔空间中进行牵拉及反牵拉。机器人手术的局限性在于手术时间难免延长，技术故障出现的可能性及患者花费会增高。在用机器人平台进行 NOSES 操作时，由于工作控制台位于患者两腿之间，导致术者很难从自然腔道取出标本。

在笔者的实践过程中，对直肠癌机器人手术的戳卡位置进行了重新布局（图 8-26），镜头戳卡孔 A（10mm 戳卡）位于脐右侧 1cm、上方 1cm 处；第三机械臂戳卡孔 B（8mm 戳卡）位于剑突下方 4cm、右侧 2cm 处；第一机械臂戳卡孔 C（8mm 戳卡）位于脐与右髂前上棘连线中外 1/3 处；助手操作孔 D（12mm 戳卡）位于脐水平距右腹直肌外侧缘 2cm，脐与左髂前上棘连线中外 1/3 处；第二机械臂戳卡孔 E（8mm 戳卡）位于脐水平下距身体外侧缘向内 1cm 处。将工作控制台移至患者的左侧（图 8-27）。改良后，即使术中需要进行结肠脾曲游离，也可以避免操作器械的重新对接，并且，这种位置也更利于直肠的游离。

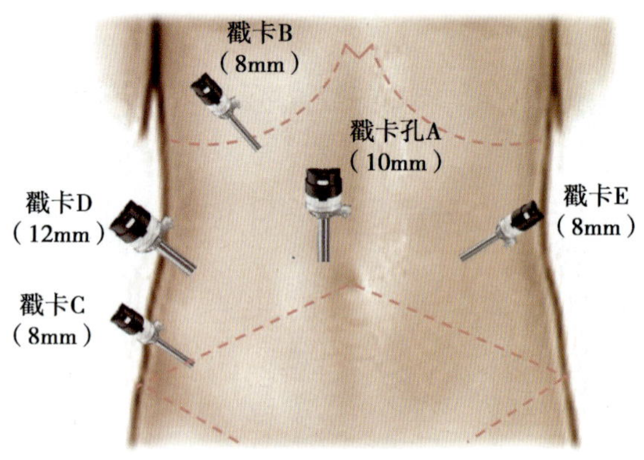

图 8-26　直肠机器人手术的戳卡位置

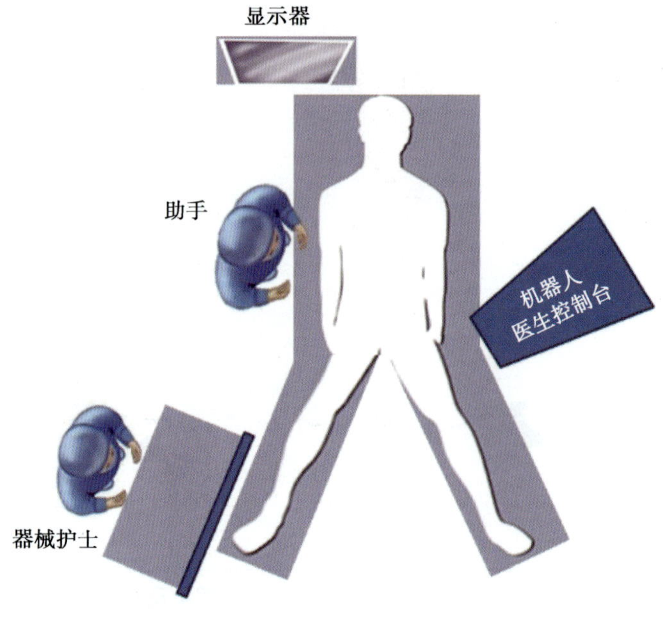

图 8-27　术者及机器人工作控制台的位置

改良的戳卡孔和工作控制台位置的另一个重要优点是使NOSES的所有步骤变得更加容易，尤其是在将抵钉座置入及固定于近端结肠的过程中（图8-28）。此外，无论阴道和直肠残端的位置有多深，关节器械都可以在阴道（图8-29）和直肠残端（图8-30）进行灵活的操作。

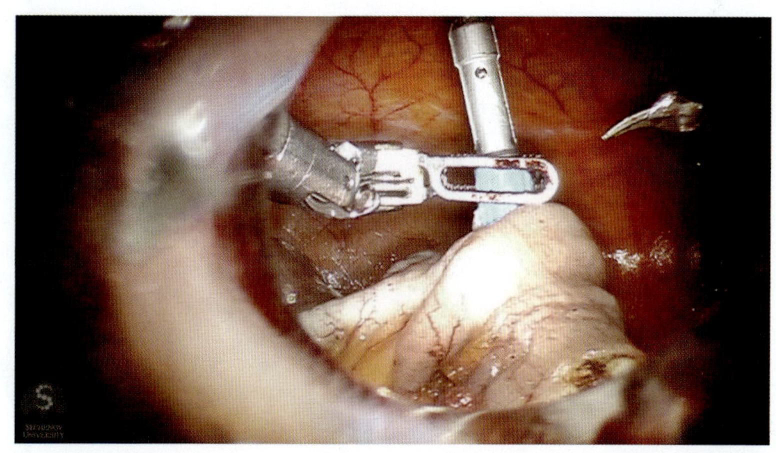

图8-28　机器人手术中将抵钉座置入近端结肠

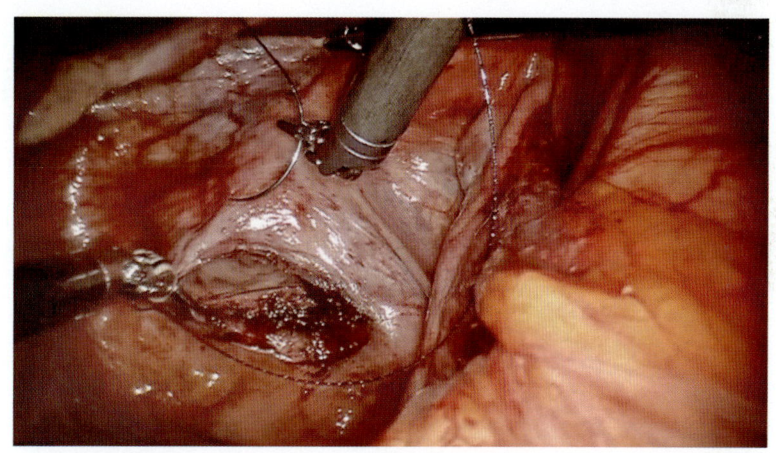

图8-29　机器人手术中对阴道的操作

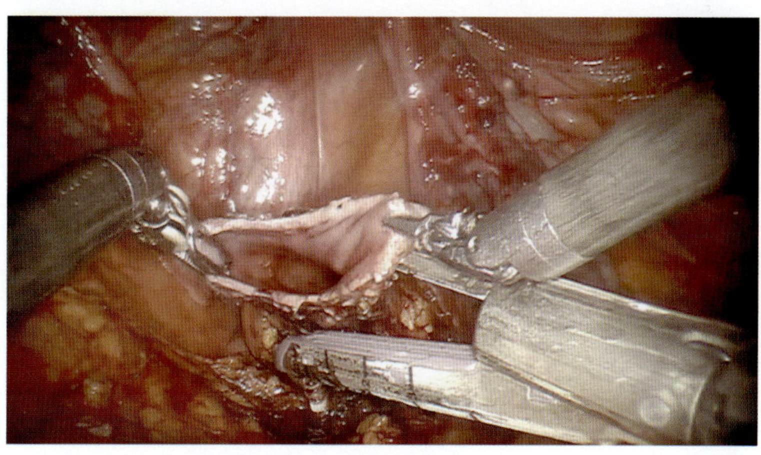

图8-30　机器人手术中对直肠残端的操作

【术后腹壁照片】(图 8-31)

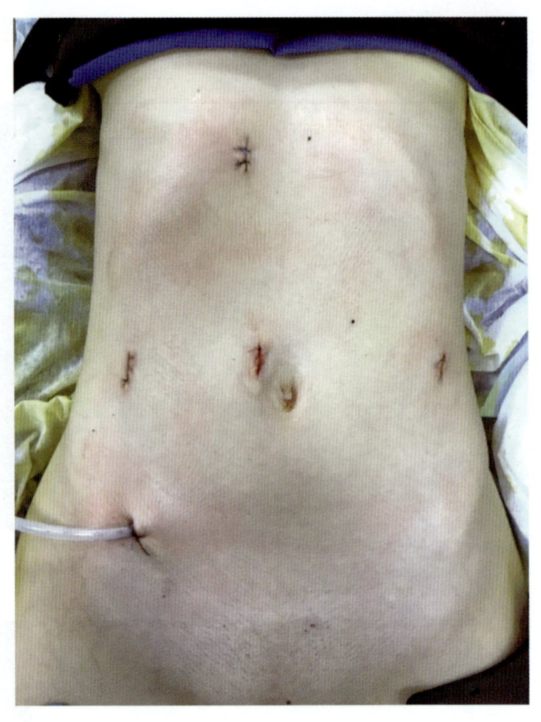

图 8-31 术后腹壁照片

(Petr V. Tsarkov 张筱倩)

第九章 腹部无辅助切口经肛门取标本的腹腔镜下低位直肠癌适形根治术

（CRC-NOSES Ⅰ式 G 法）

【前言】

随着手术技术不断提高，越来越多的低位直肠癌患者可以保留肛门，但因手术视野狭窄，采用经盆腔及经肛门直肠内离断直肠操作，可能造成对远端直肠及周围组织切除不足或过多，导致低位直肠癌保肛术后局部复发率、并发症发生率增加及肛门控便功能明显减退。笔者采用腹腔镜直肠癌拖出式适形切除术治疗极低位直肠癌，取得了较好的效果。腹腔镜下分离至肛提肌表面，在肛提肌裂隙入口处停止分离，不进入患者肛门内、外括约肌间隙，然后从肛门里把直肠翻至肛门外，在直视下离断肠管，根据肿瘤形态设计下切缘，保证 1cm 下切缘，如果怀疑切缘阳性，术中送冰冻病理检查，这样不仅保证了肿瘤的根治性，而且保留了更多的直肠黏膜、直肠壁及肛门括约肌，使肛门的控便功能得到了最大限度的保留，从而改善了患者术后的生活质量。结合 NOSES，在体外直视下切除直肠标本远端后，再在腹腔镜下行近端结肠与肛管的端端吻合，使微创、功能保存理念在低位直肠癌根治性切除术中得以体现。

第一节 适应证与禁忌证

【适应证】（图 9-1、图 9-2）

1. 术前电子结肠镜活检病理报告为高分化或中分化腺癌或间质瘤。
2. MRI 或 B 超检查提示无外括约肌、耻骨直肠肌及肛提肌浸润，或者经术前新辅助放化疗后检查符合条件。
3. 直肠指检肿块可以推动，肿瘤直径小于 3cm。
4. 肿瘤下缘距齿状线距离≤ 2cm。

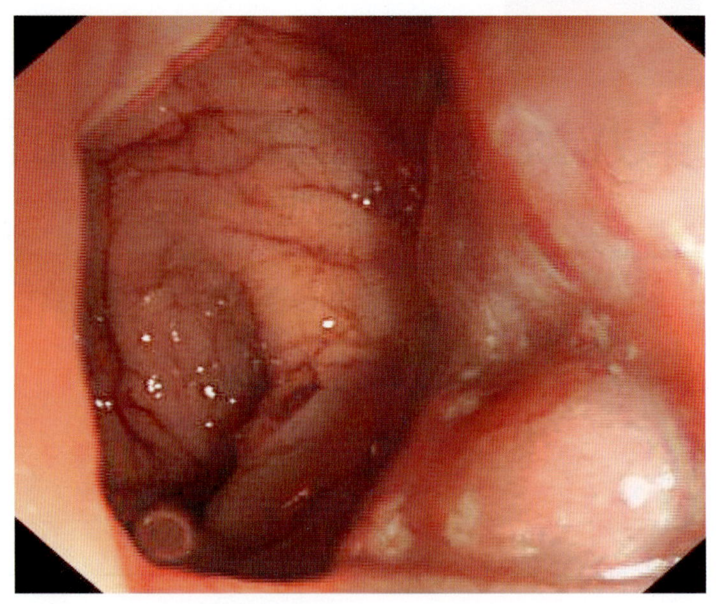

图 9-1　肠镜：距齿状线 1cm，溃疡型，最大径为 3cm

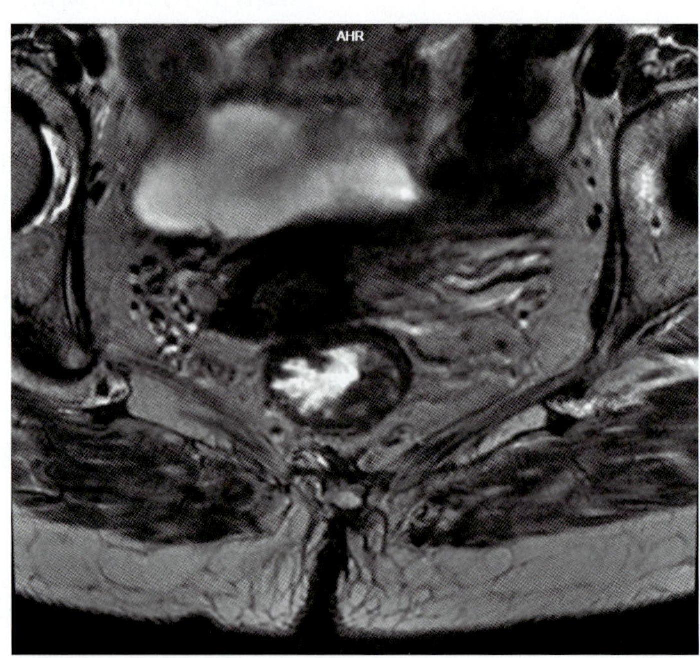

图 9-2　直肠 MRI：T_2，距齿状线 1.0cm，最大径 3cm

【禁忌证】

1. 术前肛门失禁或肛门控便功能明显减退。
2. 腹腔严重粘连的患者。
3. 心肺肝肾功能差，不能耐受腹腔镜手术的患者。
4. 乙状结肠及系膜长度无法达到经肛门拉出者。
5. 过于肥胖者（BMI>35kg/m^2）。

第二节　麻醉、体位、戳卡位置与术者站位

【麻醉方式】

全身麻醉或全身麻醉联合硬膜外麻醉。

【手术体位】

患者取膀胱截石位(图 9-3)。

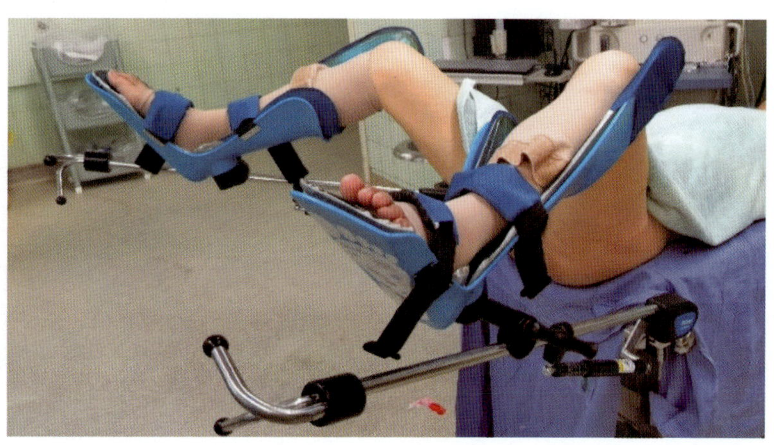

图 9-3　患者体位

【戳卡位置】

1. **腹腔镜镜头戳卡孔(12mm 戳卡)** 脐窝中。
2. **术者主操作孔(12mm 戳卡)** 位于脐与右侧髂前上棘连线中外 1/3 处。
3. **术者辅助操作孔(5mm 戳卡)** 位于平行脐右侧 10cm 处。
4. **助手主操作孔(5mm 戳卡)** 脐水平左上方腹直肌外缘。
5. **助手辅助操作孔(5mm 戳卡)** 位于脐与左髂前上棘连线中外 1/3 处，该钳操作较少，主要起提拉作用，靠外侧便于兼顾放置引流管(图 9-4)。

【术者站位】

术者站位于患者右侧，助手站位于患者左侧，扶镜手站位于术者同侧(图 9-5)。

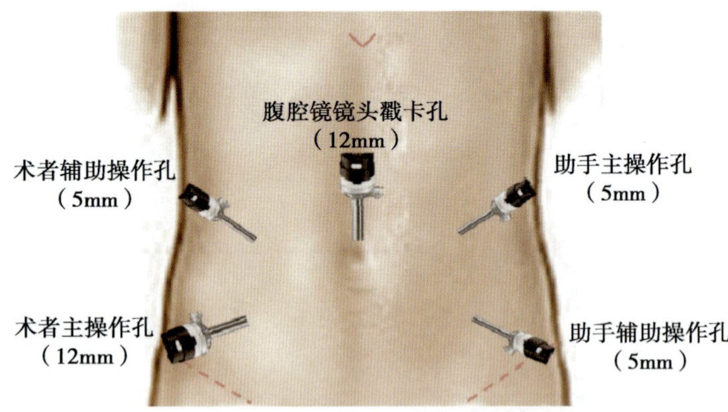

图 9-4　戳卡位置（五孔法）

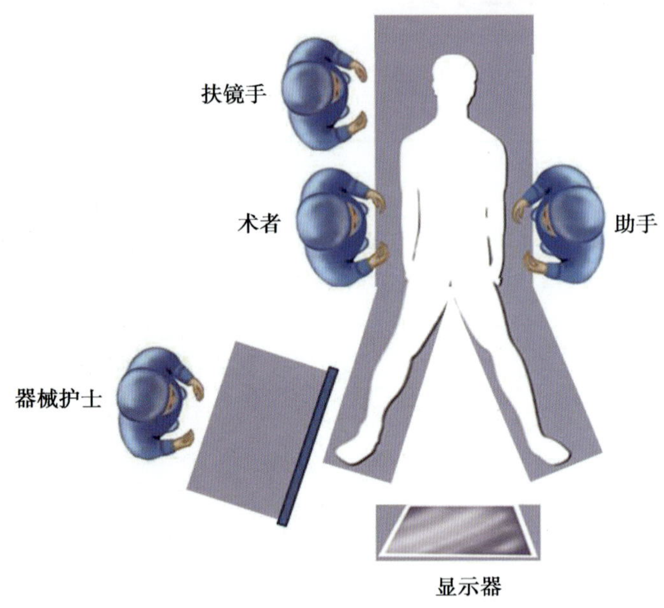

图 9-5　术者站位

【特殊手术器械】

超声刀、60mm 直线切割闭合器、25mm 环形吻合器、直肠残端缝合线。

第三节　手术操作步骤、技巧与要点

【探查与体位】

1. 腹腔探查的顺序　按顺时针探查，回盲部、阑尾、升结肠、结肠肝曲、肝、胆囊、横结肠、大网膜、降结肠、乙状结肠、膀胱顶、膀胱直肠陷凹或子宫直肠陷凹、子宫及双侧附件、空肠及回肠。探查时需特别注意粘连、充血、水肿、脓液及包块。

2. 体位的调整　进入腹腔后通常采用头低足高右侧倾斜的改良截石位，此体位可以使小肠向右上腹移动，有利于术野的显露（图 9-6）。

图 9-6　将小肠推至右上腹，显露肠系膜血管根部

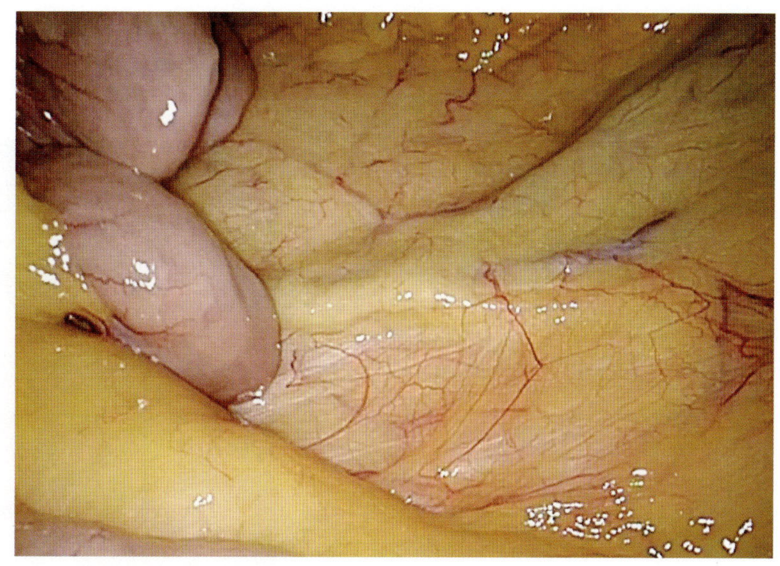

【手术入路】

中间入路法　通过中间入路切开右直肠旁沟(图 9-7)。助手使用 Babcock 钳(巴氏钳)在骶骨岬水平抓紧直肠向上提拉，其另一手使用无损伤抓钳将肠系膜下动脉投影区腹膜以及血管提向头侧，而主刀的辅助肠钳抓持右直肠旁沟外的腹膜，使拟切开的直肠系膜保持良好的张力，从下向上切开至小肠系膜根后左转，即可见一水平的疏松间隙，即进入了左侧 Toldt 间隙。

图 9-7　打开乙状结肠系膜桥，利用超声刀的汽化作用找到左侧 Toldt 间隙

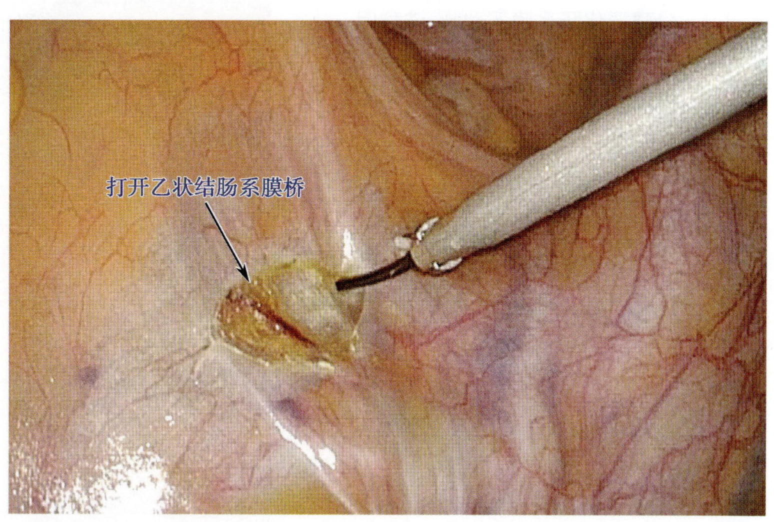

【解剖与分离】

1. 左侧 Toldt 间隙的分离　沿着打开的 Toldt 间隙，分别向上方、下方和左侧扩大该间隙。向左分离达左结肠旁沟，向上分离达肠系膜下动脉(inferior mesenteric artery，IMA)根部。应

仔细分离该间隙，避免过深，否则容易损伤其深部的肠系膜下神经丛、左侧输尿管与左侧生殖血管（图 9-8）。

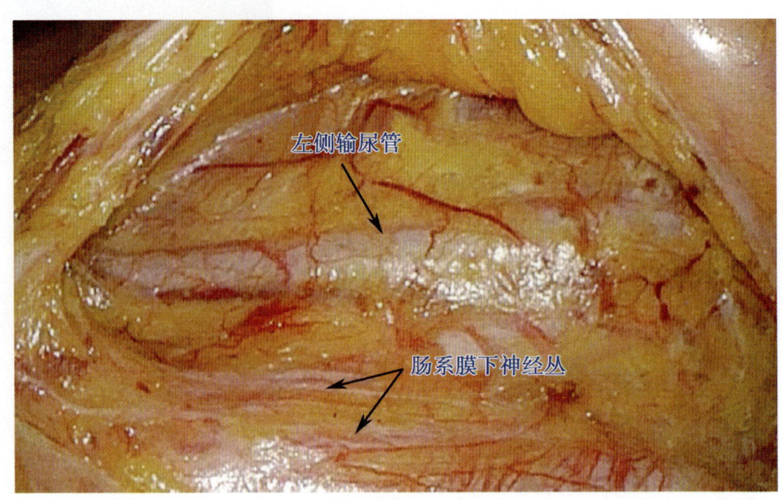

图 9-8　拓展左侧 Toldt 间隙，注意保护左侧输尿管、肠系膜下神经丛及左侧生殖血管

2. 肠系膜下动、静脉根部的游离与离断　在骨骼化分离 IMA 时要注意保护图 9-8 所见的神经丛，然后在距 IMA 根部 0.5cm 处切断 IMA（图 9-9）。对于适形切除的患者，术者常规保留左结肠动脉（图 9-10），在左结肠动脉的远端离断 IMA，除非左结肠动脉起始部距肠系膜下动脉根部较远或动脉管径非常纤细。保留左结肠动脉的同时，清扫 253 组淋巴结，然后在肠系膜下静脉（inferior mesenteric vein，IMV）收纳左结肠静脉的远端切断 IMV（图 9-11）。

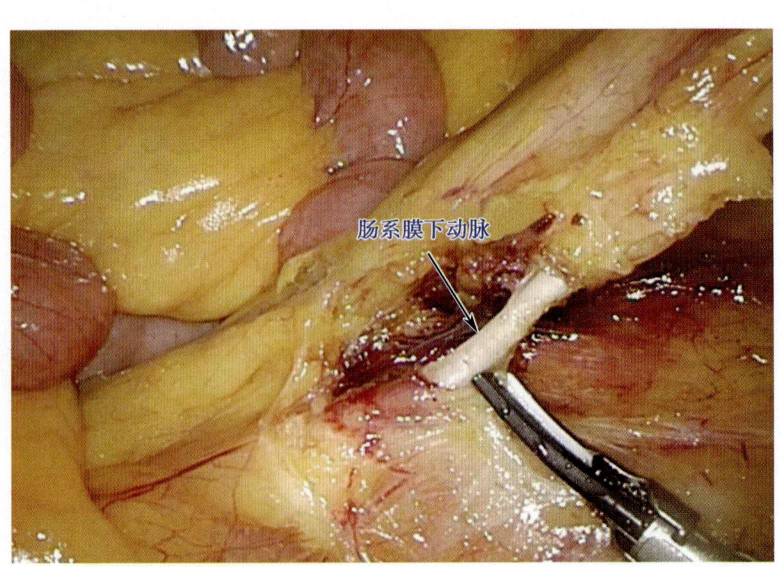

图 9-9　分离裸化肠系膜下动脉，注意保护神经

3. 裁剪乙状结肠系膜　主刀的左手钳抓紧已切断的 IMA 根部，助手的两把钳子抓住乙状结肠系膜使其呈扇形展开，然后从上向下游离乙状结肠系膜。首先将左结肠血管游离出来，远端用 hem-o-lock 夹闭合后用超声刀离断；然后继续向下游离 1~3 支乙状结肠血管，用 hem-o-lock 夹闭合远端后用超声刀离

断。乙状结肠系膜裁剪的标准就是要保留边缘血管弓，使结肠能够被拉至盆底行无张力吻合。在离断 IMA 时，尤其是肥胖、系膜较短的患者，尤其要注意避免损伤边缘血管弓。

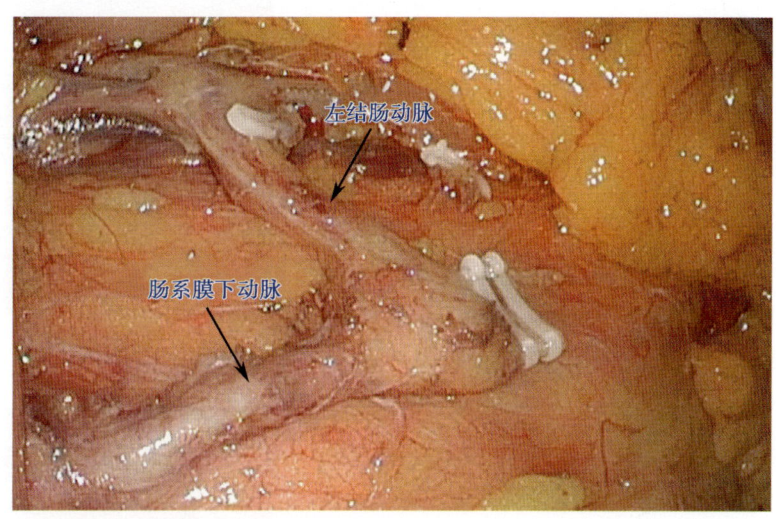

图 9-10 保留左结肠动脉

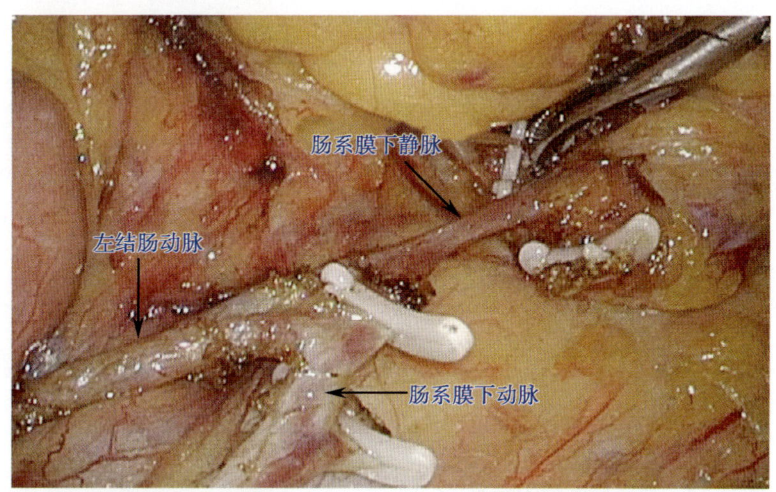

图 9-11 离断肠系膜下静脉

4. 切开左结肠旁沟腹膜反折 左结肠旁沟腹膜反折（左侧 Toldt 线）是指，自乙状结肠第一曲外侧与左侧腹壁之间的粘连带至膈结肠韧带有一条“黄白交界线”，是外侧游离乙状结肠和降结肠的解剖学标志。粘连带是左结肠旁沟腹膜反折的尾端和结肠外侧解剖的腹膜切开点，由此切开左侧 Toldt 线，然后从下往上切开左结肠旁沟腹膜反折（图 9-12）。

5. 直肠后间隙的分离 直肠后间隙的显露：助手先用 Babcock 钳抓住已切断的肠系膜下血管及系膜，向头侧牵拉，另一只手用肠钳将直肠系膜挡向肛侧和腹侧，即可见到骶骨岬下方疏松的直肠后间隙，沿此间隙向下锐性分离（图 9-13）。

6. 拓展直肠后间隙 直肠后间隙的隧道式分离：在骶骨岬下方找到直肠后间隙，以中线为中心沿直肠系膜表面类似“削苹果”向两侧锐性分离（图 9-14）。

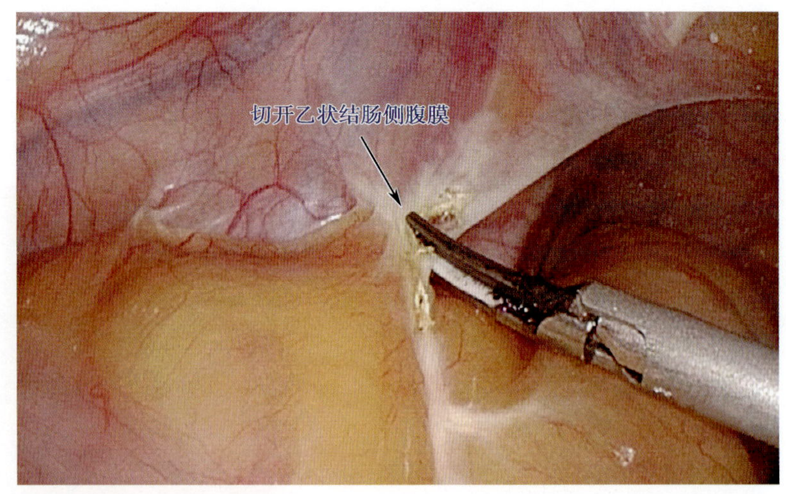

图 9-12　打开乙状结肠先天性粘连

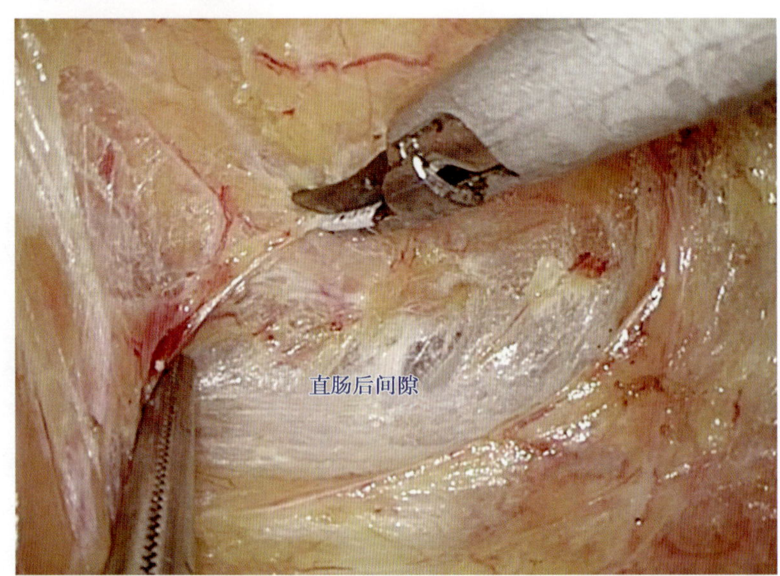

图 9-13　进入直肠后间隙

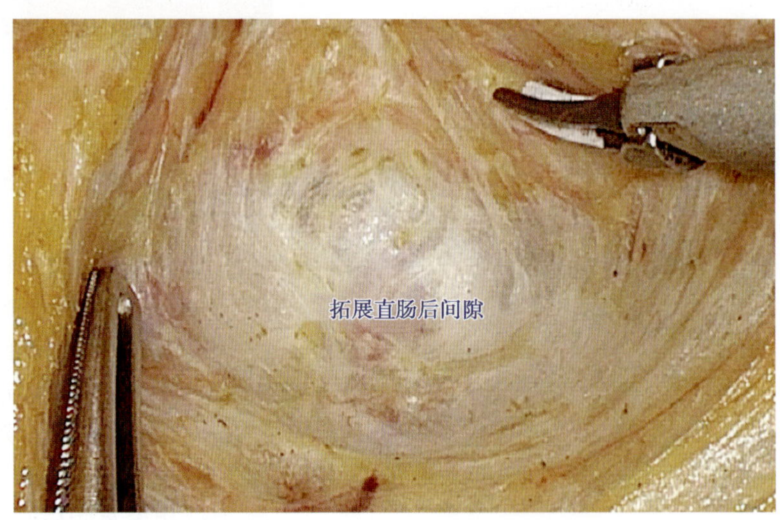

图 9-14　直肠后间隙的隧道式分离

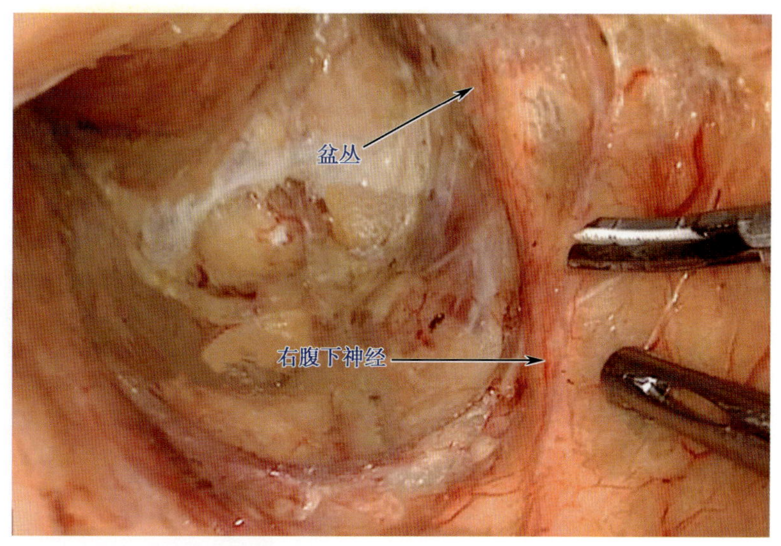

图 9-15 直肠后间隙分离时注意保护双侧腹下神经及下腹下丛

经验分享：

在接近两侧直肠旁沟皱褶时，要先找到腹下神经（图 9-15），将两侧直肠旁沟皱褶分离似帐篷样薄膜结构再逐步切开至腹膜反折会合处。如在未找到腹下神经之前即盲目切开直肠旁沟腹膜，则偏内易进入直肠系膜内，偏外易损伤神经。

7. 切开直肠骶骨筋膜 直肠骶骨筋膜（又称为 Waldeyer 筋膜），是直肠固有筋膜和骶前筋膜的融合带，从骶 4 水平延伸到盆膈水平（肛管直肠环上方）。当分离达腹膜反折下对应的直肠后间隙时，疏松间隙突然消失，可以见到一层致密的纤维结缔组织，即为该筋膜（图 9-16）。

由此切断直肠骶骨筋膜，立即发现重新进入一疏松间隙，此时进入的是“骶前筋膜下间隙”，可清晰见到蔓状的骶前静脉丛；如遇阻力，即沿骶骨筋膜表面向上切开，则进入直肠系膜内，可见骶前大片脂肪组织残留；如将直肠骶骨筋膜（融合筋膜）分开，则骶前光滑，未见静脉丛，为最佳。骶骨平面与肛提肌垂直平面之间内过渡区近 90°，是 TME 切除不全的常见部位，当骶前静脉丛消失即可见肛提肌垂直平面；应紧贴肛提肌表面分离（图 9-17），以免进入直肠系膜内。

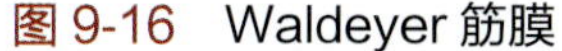

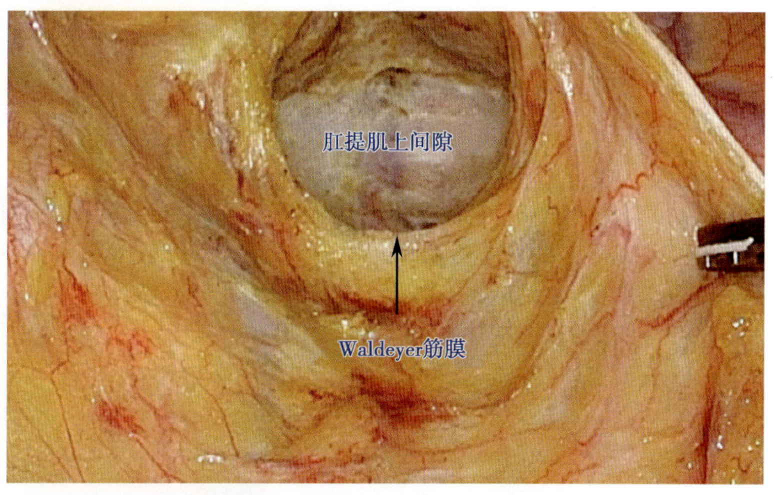

图 9-16 Waldeyer 筋膜

8. 直肠侧方间隙分离 当直肠侧方的 Holy 界面未清晰显示，即盲目切割分离，偏内易进入直肠系膜内，偏外损伤盆神经，故要用 Babcock 钳抓紧腹膜反折上约 5cm 处的直肠拉向头侧，主刀与助手各持一钳分别在直肠侧壁与盆壁之间，向相反的方向推拉，形成对抗牵拉，方可清晰显示 Holy 界面。当两侧精囊腺尾部及腹下神经均已显露，并始终以两侧腹下神经对准精囊腺尾部为虚拟切开界面，由下向上切割，分离达精囊腺尾部时及时弧形内拐，避免从其尾部外侧切开损伤神经（图 9-18、图 9-19）。

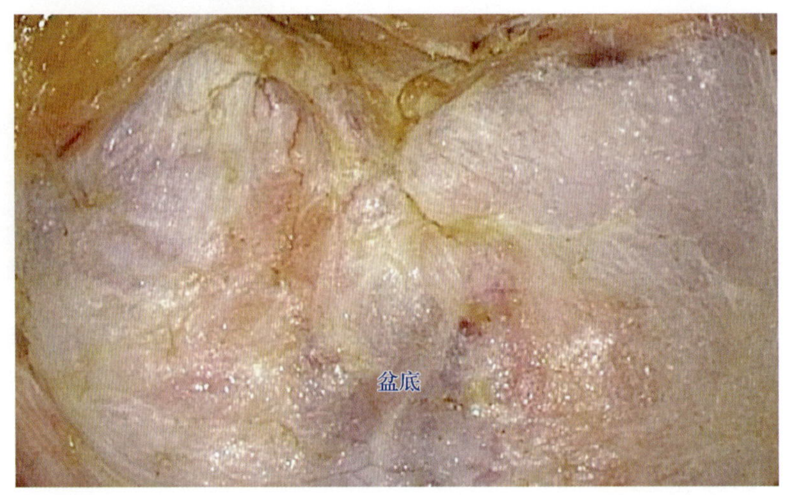

图 9-17 分离至肛提肌表面水平

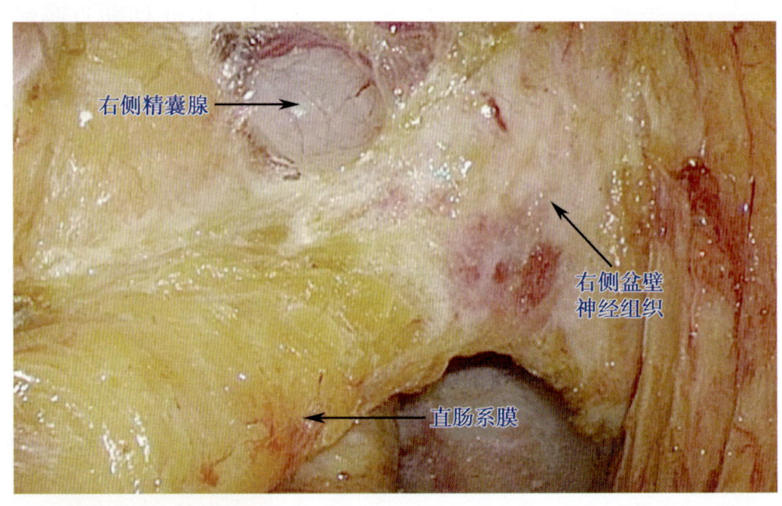

图 9-18 直肠右侧分离

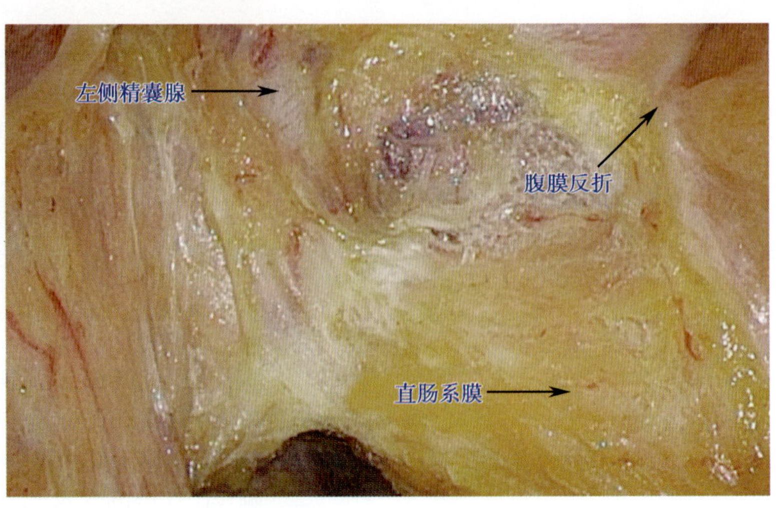

图 9-19 直肠左侧分离

9. 直肠前方分离　在前方要保持腹膜反折切开线上、下方组织间的张力，即通过主刀向头侧提拉绷紧直肠，助手则用肠钳向前方推开切开线上方的腹膜，在腹膜反折线上 0.5~1cm 处弧形切开，即可见疏松间隙。沿着疏松的直肠前间隙向下方锐性分离，直至见到灰白光滑的腹膜会阴筋膜(迪氏筋膜，Denonvillier's fascia)，在精囊腺下缘用超声刀切开迪氏筋膜进入直肠前间隙(图 9-20)。女性直肠前间隙较难分离，助手用左手无损伤抓钳用力推开阴道后壁，主刀用左手钳抓紧切开的腹膜反折向下方提拉直肠，这样有利于直肠前间隙的显露(图 9-21)。

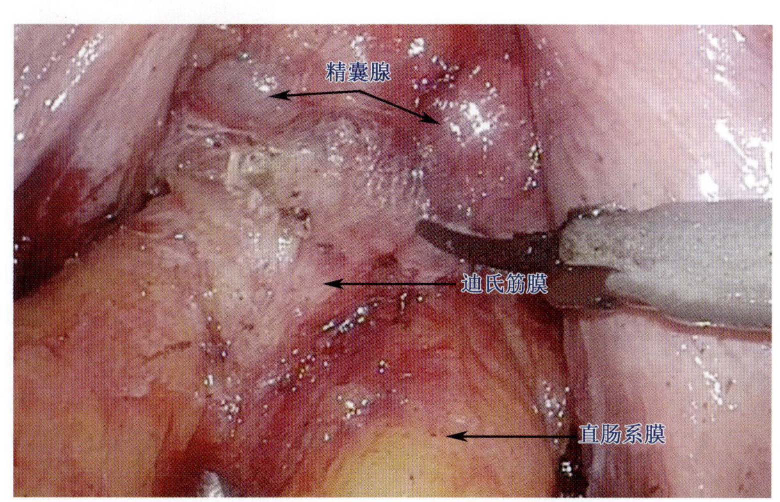

图 9-20　在精囊腺显露后横断迪氏筋膜

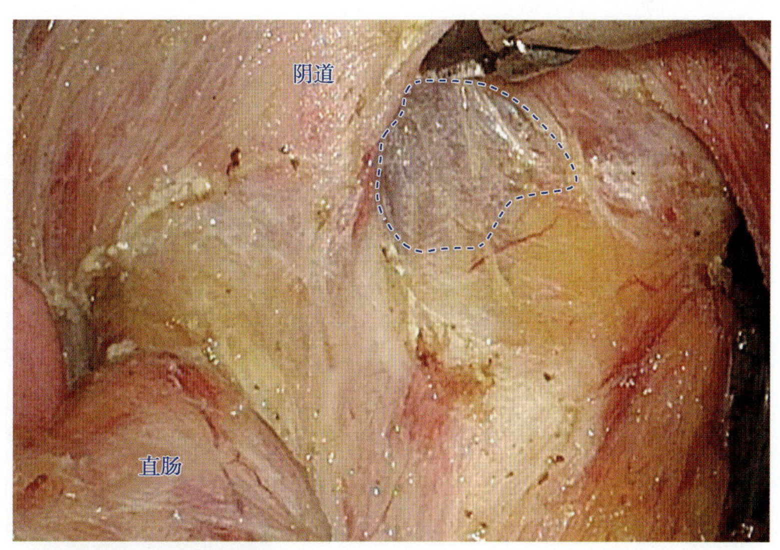

图 9-21　进入阴道后方的直肠前间隙

另外一种做法是在腹膜反折处切开腹膜，直接进入迪氏筋膜和直肠固有筋膜之间的直肠前间隙中(图 9-22)。有研究显示，迪氏筋膜前方存在诸多来自下腹下丛的神经交通支，这些交通支能够影响术后排尿功能及性功能，直接进入迪氏筋膜后方可以完整地保护神经，从而最大限度地保护泌尿生殖系统功能。

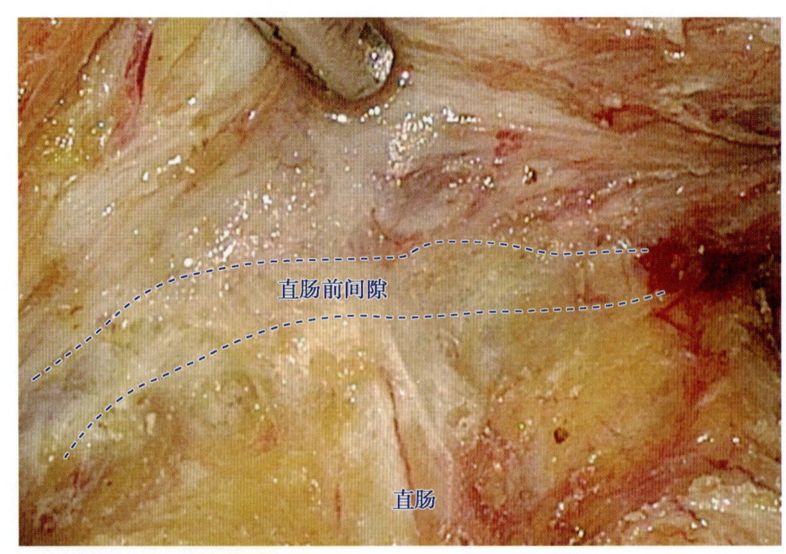

图 9-22 在迪氏筋膜后方进入直肠前间隙

10. 直肠的末端分离终点 当继续向下游离，很快便会到达肛提肌水平，包绕末端直肠的肛提肌裂孔就是全直肠系膜切除的分离终点。在后方，直肠固有筋膜由骶前筋膜后叶向盆底延续，在肛提肌表面形成增厚的筋膜融合，在正后方增厚形成 Hiatal 韧带固定直肠末端，在其两侧肛提肌裂孔表面形成白色筋膜样组织，此即为直肠后方的分离终点（图 9-23、图 9-24）。在前方，直肠固有筋膜与前方的迪氏筋膜在其终于会阴中心键的地方融合，形成白色的筋膜结构，此为直肠前方的分离终点（图 9-25）。手术分离至此，就已完成了全部直肠系膜的游离。

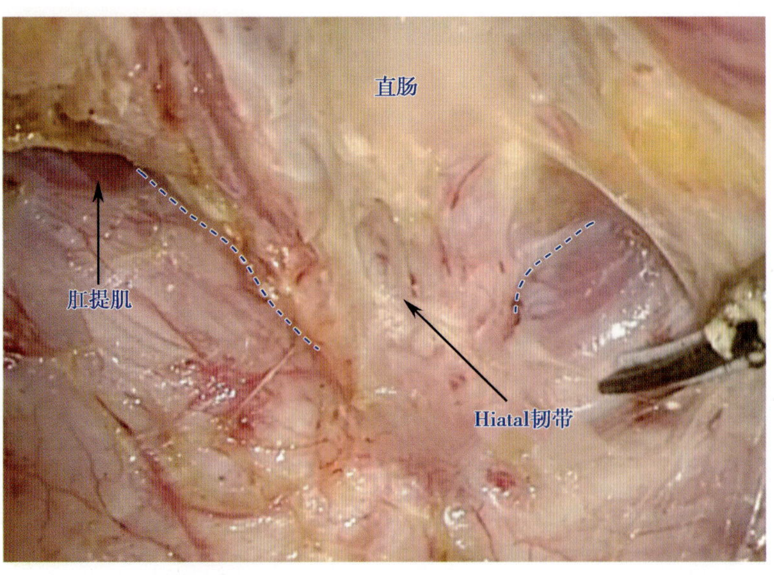

图 9-23 直肠后方分离终点

11. 括约肌间隙的保留及意义 值得注意的是，低位直肠癌适形切除术与 ISR 的一个很大的区别在于，在看到肛提肌裂隙的入口即停止分离，不进行括约肌间沟的分离。因为对于大部分超低位直肠癌，游离到肛提肌裂孔水平就已基本达到了全直肠系膜切除的要求，可以在直视下进行肠管的裸化和离断。

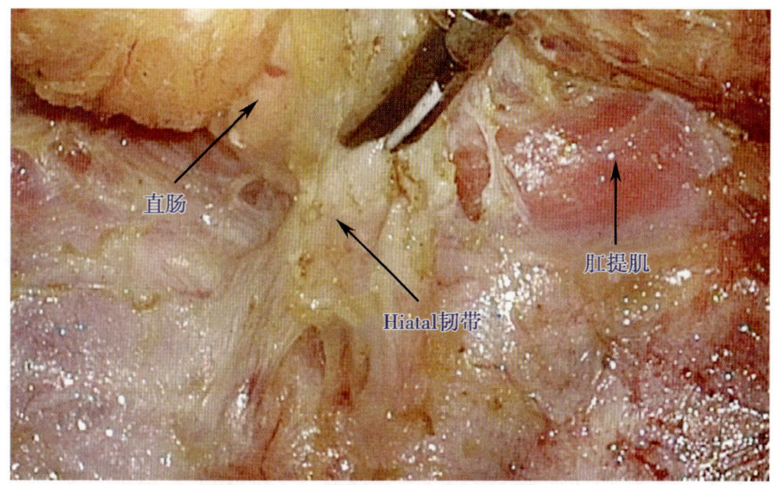

图 9-24　切断 Hiatal 韧带

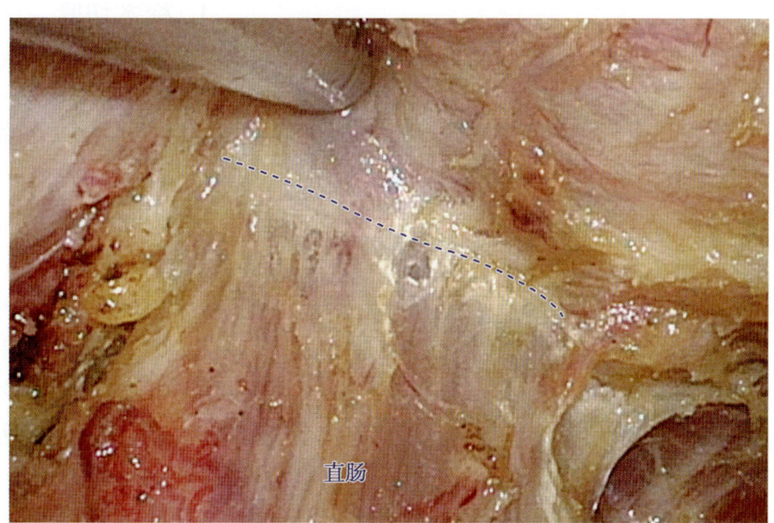

图 9-25　直肠前方分离终点

而对于位置更低或肿瘤较小无法在腹腔镜镜头下判断下切缘安全距离时，需要经肛门拖出切除的超低位直肠癌，到达“终点线”后还需要切断 Hiatal 韧带，但不需要打开肛提肌裂孔进入内外括约肌间沟。切断 Hiatal 韧带意味着拔出了盆腔内最后一根固定直肠的锚，此时经肛门将直肠拖出后有足够的空间和距离完成直视下的切除。同时笔者曾将 Miles 手术标本中的括约肌间沟组织行神经染色观察，结果显示括约肌间沟内也存在较多的神经末梢（图 9-26），它们的损伤会对肛门内、外括约肌功能产生影响，这可能也是 ISR 术后肛门功能不佳的原因。因而对于超低位直肠癌是否一定要游离到括约肌间沟水平，甚至齿状线水平，笔者的看法是不赞成为了除肿瘤学安全性以外的因素而进入该区域，尽可能减少对括约肌本身结构或其附近神经末梢的损伤，保护肛门功能。

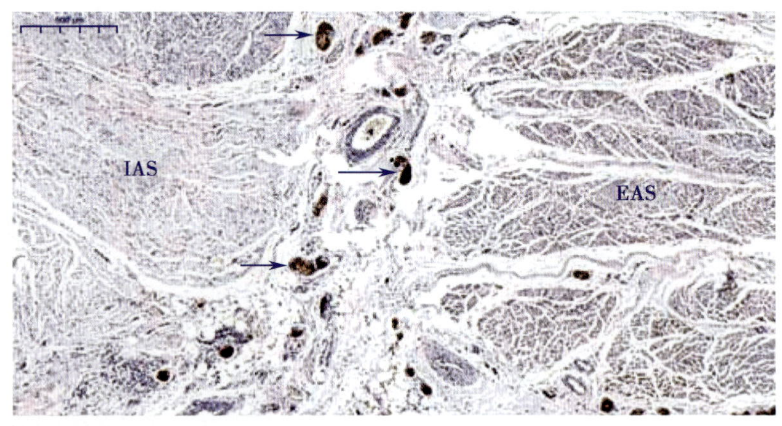

图 9-26　肛门内、外括约肌间沟内的神经末梢

IAS. 肛门内括约肌；EAS. 肛门外括约肌。蓝色箭头处为 S100 染色后呈现的神经末梢。

【标本切除与消化道重建】（资源三十）

资源三十　NOSES Ⅰ式 G 法消化道重建及标本取出（动画）

1. 标本切除　用直线切割闭合器在拟吻合处切断肠管。经肛门将远端直肠拖出：用碘附冲洗直肠肛管，扩肛至 3~4 指，使肛门括约肌充分松弛。用卵圆钳夹住直肠残端顶部，将肠管连同系膜一起插入直肠腔内，逐渐深入，并经肛门拖出。如果患者较肥胖或系膜肥厚，可先剔除多余的近端直肠系膜。经肛门钳夹经腹部推出的直肠，并向肛门外牵拉，将直肠完全翻转，拖出至肛门外，温水充分冲洗远端直肠，避免肿瘤与周围组织接触，操作手减少触摸肿瘤。

远端直肠适形切除吻合（图 9-27~ 图 9-29）：观察肿瘤后根据肿瘤的位置设计切除线，肿瘤侧切除线更低，对侧正常肠壁切除线的位置高一些，这样可以保留更多肠管和黏膜。肿瘤下缘距齿状线 2cm 以上者，在距肿瘤最远端 2cm 处直肠远端标记切除线，在保证肿瘤侧距切缘 2cm 的情况下，肿瘤对侧切缘向直肠近端弧形上提；肿瘤下缘距齿状线 1~2cm 者，肿瘤侧在齿状线下缘标记切除线，保证肿瘤侧远端切缘至少 1cm，肿瘤对侧切口弧形上提，保留半圈齿状线；肿瘤下缘距齿状线 <1.0cm 者，肿瘤侧在齿状线以下标记切除线，保证肿瘤远端切缘 1cm 左右，肿瘤对侧切除线弧形上提，保留半圈齿状线。必要时行术中冰冻切片分析以保证下切缘阴性。

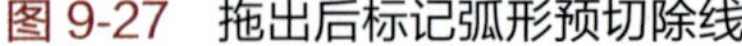

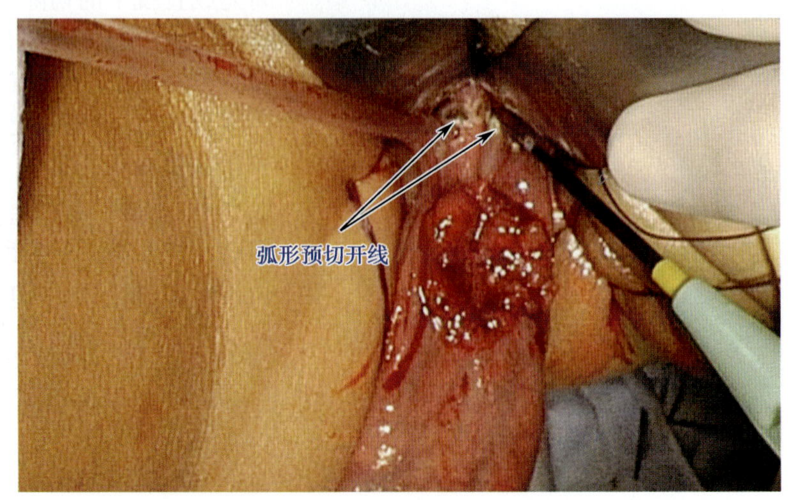

图 9-27　拖出后标记弧形预切除线

图 9-28 按切除线切开肠管

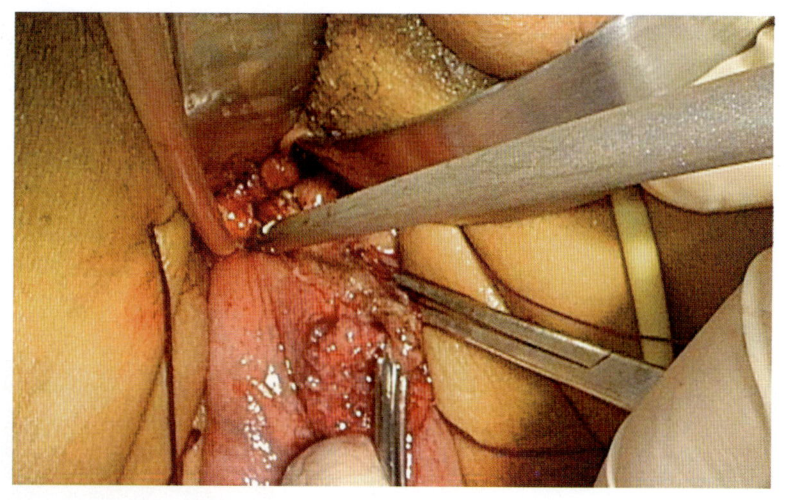

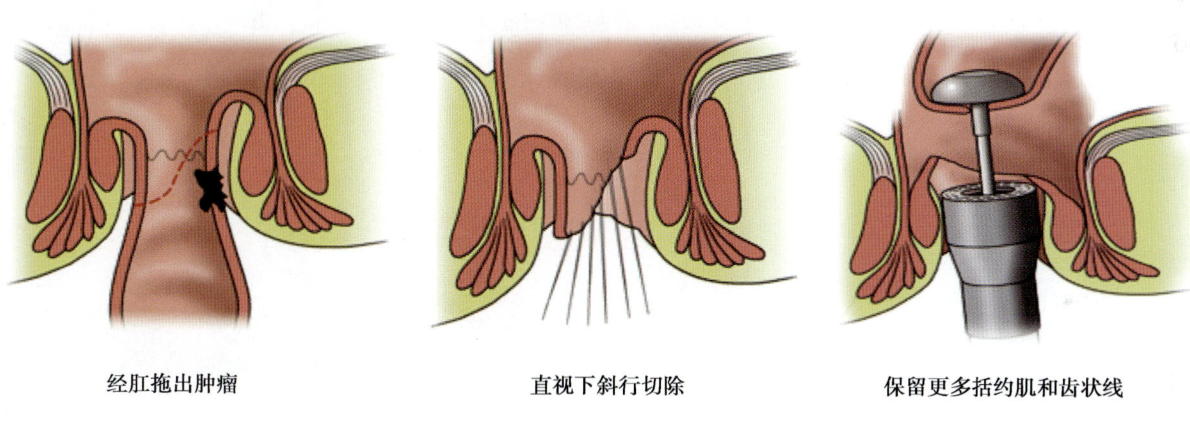

图 9-29 经肛门拖出式适形切除(示意图)

2. **消化道重建** 移出肿瘤后反复用温水冲洗封闭的直肠残端,再将乙状结肠残端拖出肛门外,放入吻合器抵钉座,冲洗消毒后,用卵圆钳将乙状结肠送回腹腔。然后用 3-0 可吸收线间断缝合直肠残端,肿瘤对侧可见多保留的肠管残端(图 9-30)。

重新建立气腹,经肛门置入吻合器器身,一般选用直径为 25mm 的圆形吻合器,行直肠 - 乙状结肠端端吻合(图 9-31)。吻合时将肛门皮肤向外牵拉,并且吻合器尽量抵向盆腔,避免切除过多的肛门内括约肌及直肠肛管皮肤。吻合结束后检查近、远端吻合圈是否完整,并经肛门检查吻合口是否完整,对于吻合口不确切处以 3-0 可吸收线间断加固缝合。

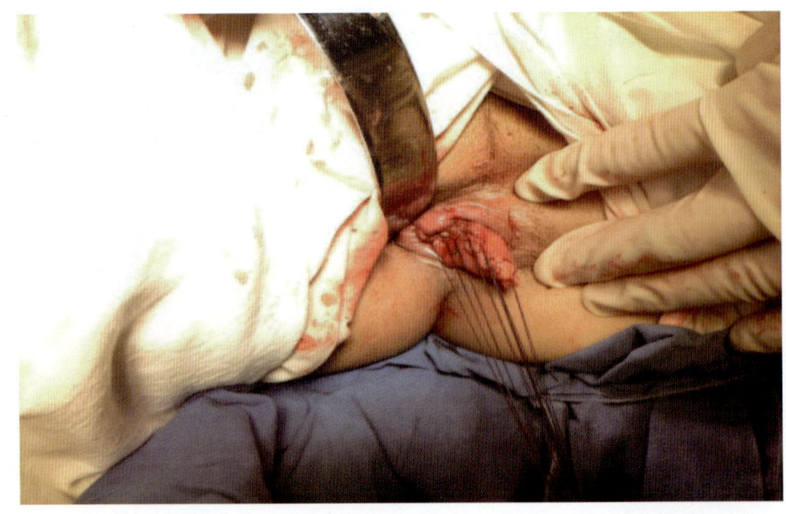

图 9-30　间断缝合直肠残端，可见多保留的直肠残端

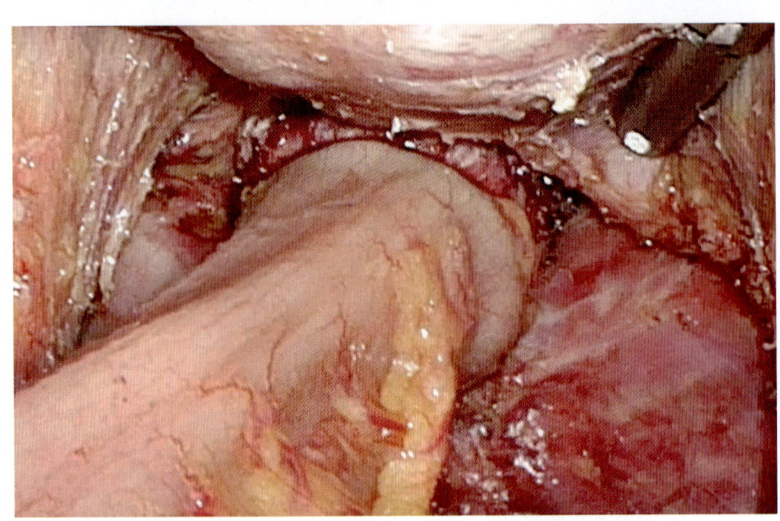

图 9-31　完成吻合

【术后腹壁、标本及吻合口照片】(图 9-32~ 图 9-34)

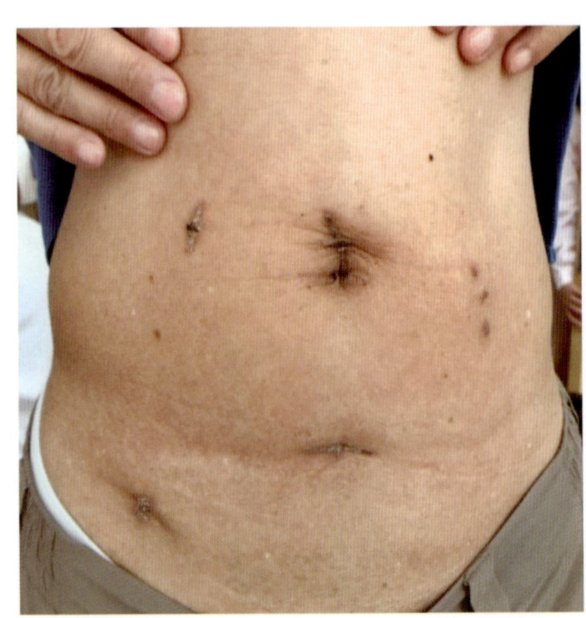

图 9-32　术后腹壁照片

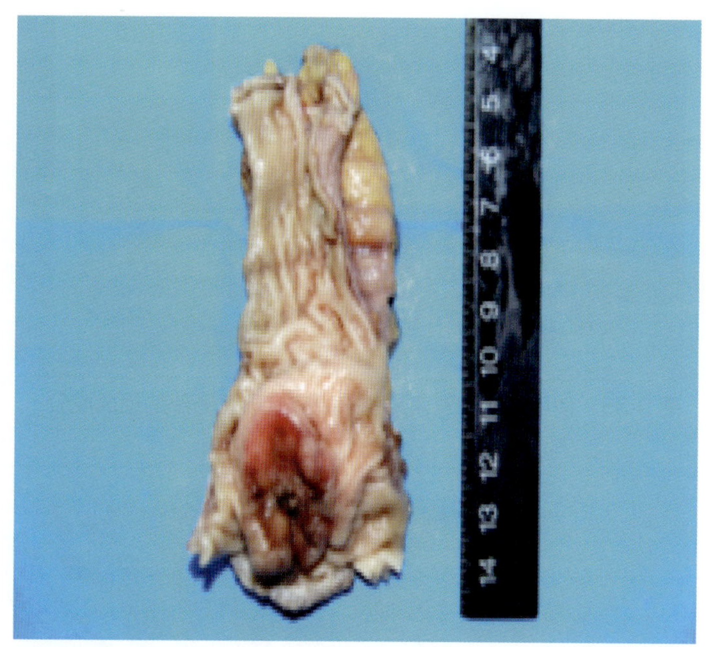

图 9-33 标本照片（可见切缘斜行向上）

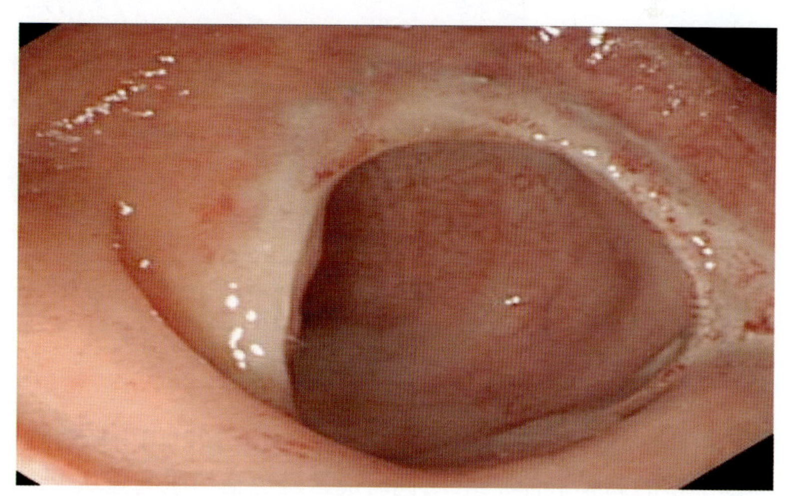

图 9-34 吻合口照片

第四节 手术相关要点、难点、热点剖析

【括约肌间隙中的弹力纤维和环层小体】

海军军医大学第一附属医院肛肠外科通过对直肠肛管神经肌肉复合体的精细解剖及病理研究得出结论：在联合纵肌和黏膜下层中存在大量弹力纤维，特别是在齿状线以下部位（蓝色）（图 9-35a）。在括约肌间隙中弹力纤维与胶原纤维交织（浅红色）（图 9-35b），并形成 6~7 个分支穿过外括约肌皮下部后与肛门边缘的真皮层相连。肌肉通常位于弹力纤维之间，弹力纤维与胶原纤维共同形成外括约肌肌束之间的间隔，形成类似三明治状结构。

在括约肌间隙中也可以发现环层小体（帕奇尼小体，Pacinian corpuscle），但在括约肌间隙靠近齿状线附近未发现环层小体的存在，其仅存在于齿状线下方括约肌间隙较为宽大的部分（图 9-36）。

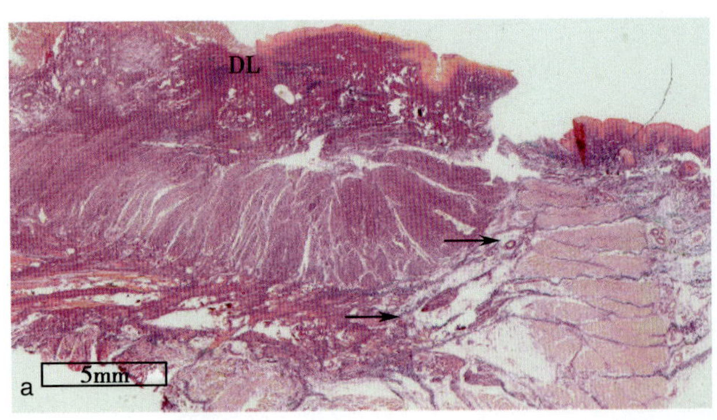

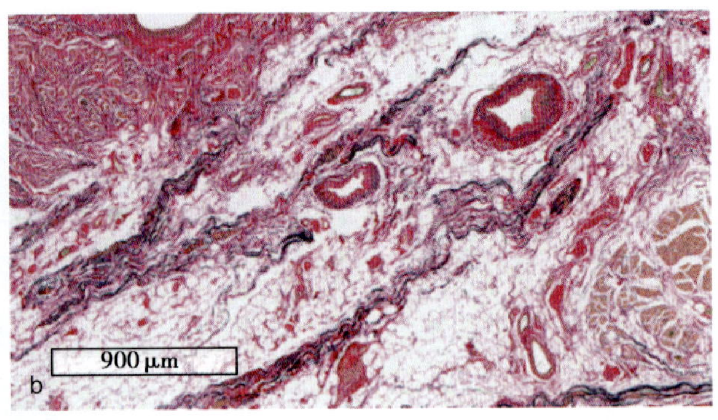

图 9-35 使用维多利亚蓝染色来研究肛门直肠部的组成成分

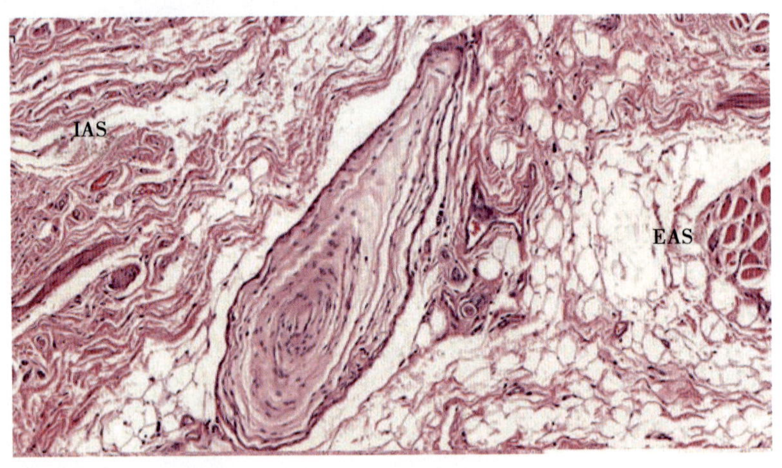

图 9-36 内括约肌和外括约肌间隙之间可发现环层小体
IAS. 肛门内括约肌；EAS. 肛门外括约肌。

由此，在低位直肠癌术中应尽可能多地保留肛门内括约肌、齿状线和肛管组织，以更多地保留齿状线周围丰富的黏膜下神经组织，同时应该避免括约肌间隙从上向下过多的分离，从而减少破坏括约肌间隙内的神经纤维、环层小体及弹力纤维。

【超低位直肠癌手术肠壁侧切缘安全距离】

获得安全的肿瘤学效果是保肛手术的重要前提。全直肠系膜切除术（TME）的提出和应用，很大限度地降低了直肠癌局部复发率。而随着外科技术和理念的发展，尤其是对远切缘的深入研究，为低位直肠癌保肛手术提供了夯实的理论基础。1910 年，Handley 关于直肠癌会沿肠壁向远端发生浸润的报道引发了学者们对于远切缘的争论。从最初的 5cm 到 19 世纪 80 年代提出的 2cm 法则，再到如今的 1cm 甚至 <1cm，结直肠外科医师正一步步突破保肛手术的极限。拖出式适形切除术根据肿瘤形状而做斜行切除，因而肠壁侧切缘的安全距离所关注的重点。

海军军医大学第一附属医院肛肠外科对侧方浸润的情况进行研究，病理学结果提示，肿瘤标本 4 个点位发生侧方浸润的比例分别为 34.9%、26.5%、32.5% 和 37.4%，差异无统计学意义（$P>0.05$），这说明肿瘤可以沿肠壁侧方浸润且无方向性差异。肿瘤沿肠壁侧方浸润生长的距离极少超过 5mm，4 个点位浸润距离的 *P95* 均不超过 2.5mm，这与肿瘤向远端肠壁浸润的特点较相似。其中 T 分期越晚的患者其肿瘤发生侧方浸润的可能性越大，在实施该术式之前，对肿瘤分期的评估尤为重要。对 T 分期较晚的患者，可通过新辅助放化疗使肿瘤降期，降低肿瘤向侧方浸润的可能性，从而保证在术中获得安全的侧切缘。对低位直肠癌行该术式时，在严格把握手术适应证的前提下，斜行切除线距肿瘤边缘至少 5mm，对可疑病例行术中冰冻病理检查，保证侧切缘阴性。

【超低位直肠癌拖出式适形切除术的肿瘤学及功能学预后】

海军军医大学第一附属医院肛肠外科对 102 例施行该术式的患者进行分析：肿瘤距肛缘的中位距离为 3cm（3~4cm）。中位远切除边缘（DRM）为 0.5cm（0.3~0.8cm）。1 名患者的远切缘呈阳性。所有环周边缘均为阴性。无围手术期死亡。术后并发症发生率为 19.6%。中位随访时间为 28 个月（IQR，12~45.5 个月）。局部复发率 2%，远处转移率 10.8%。3 年总生存率为 100%，无病生存率为 83.9%。回肠造口术后 12 个月 Wexner 评分和 LARS 评分的平均得分分别为（5.9 ± 4.3）分和（29.2 ± 6.9）分。

因此，极低位直肠癌经肛门拖出式适形切除术是安全的，肿瘤和功能的结果是可以接受的，并且可以在位置低、肿瘤小的早期直肠癌患者中进行。该术式作为一种保留括约肌的手术，具有在肿瘤安全性和功能结果之间取得平衡的优点。

（张　卫　朱晓明　于冠宇）

第十章 腹部无辅助切口经直肠拉出切除标本的腹腔镜下中位直肠癌根治术

（CRC-NOSES Ⅱ式 A 法）

【前言】

NOSES Ⅱ式 A 法主要适用于肿瘤较小的中位直肠癌患者。与常规腹腔镜直肠癌根治术一样，NOSES Ⅱ式 A 法需严格遵循全直肠系膜切除（TME）的原则，在正确的手术层面进行解剖和游离，这也是该手术能够快速安全进行的先决条件。NOSES Ⅱ式 A 法的操作特点表现在经肛门将直肠拉至体外，在体外切除直肠肿瘤标本后，再进行全腹腔镜下乙状结肠与直肠的端端吻合。NOSES Ⅱ式 A 法操作方式特点：①腹腔内剖开肠腔；②经直肠肛门拉出直肠肿瘤标本。因此，对术者和助手的操作技巧和配合默契程度提出很高要求。同时，对无菌操作和无瘤操作的要求十分严格。NOSES Ⅱ式 A 法既能保证肿瘤根治效果，又能降低器官组织损伤，是符合功能外科要求的理想术式。

第一节 适应证与禁忌证

【适应证】（图 10-1~ 图 10-3）

1. 中位直肠癌或良性肿瘤。
2. 肿瘤环周直径小于 3cm 为宜。
3. 肿瘤不侵出浆膜为宜。

【禁忌证】

1. 肿瘤体积过大，无法经肛门拉出。
2. 乙状结肠及系膜长度无法满足经肛门拉出。
3. 直肠系膜过于肥厚无法经肛门拉出。
4. 过于肥胖者（BMI>35kg/m^2）。

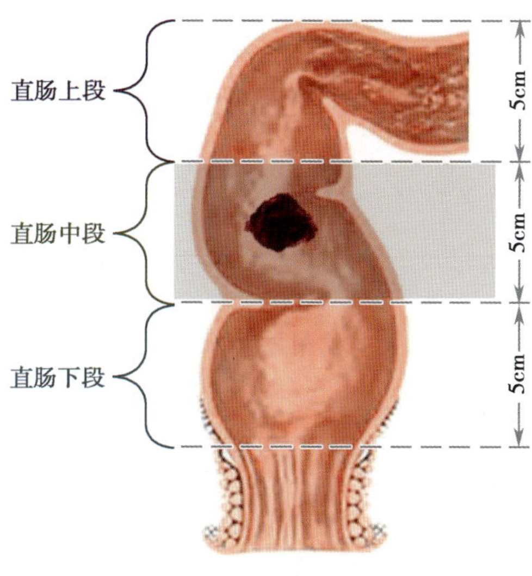

图 10-1　适用Ⅱ式的肿瘤所在位置示意图

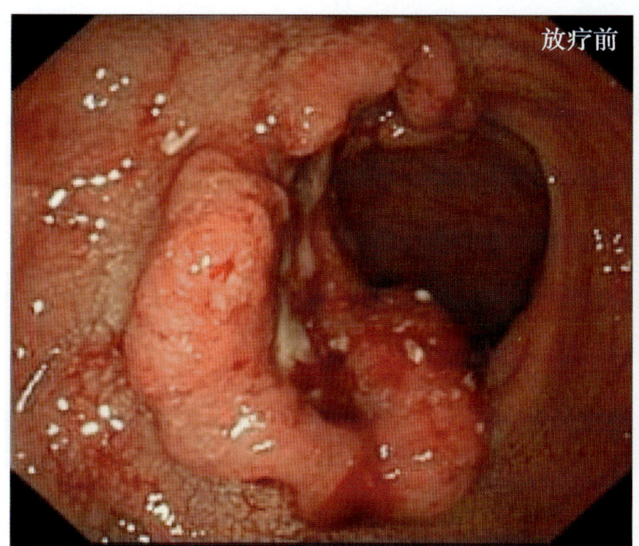

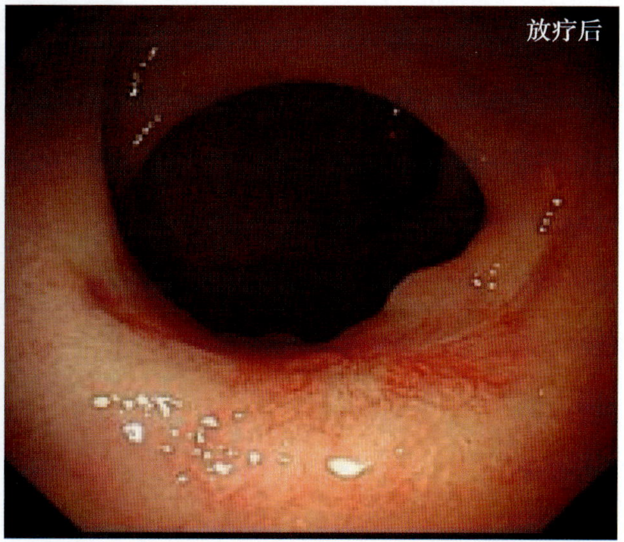

图 10-2　肠镜：距肛门 8cm，盘状隆起型，放疗前最大径为 4.5cm，放疗后肿瘤明显退缩，病灶变为瘢痕组织

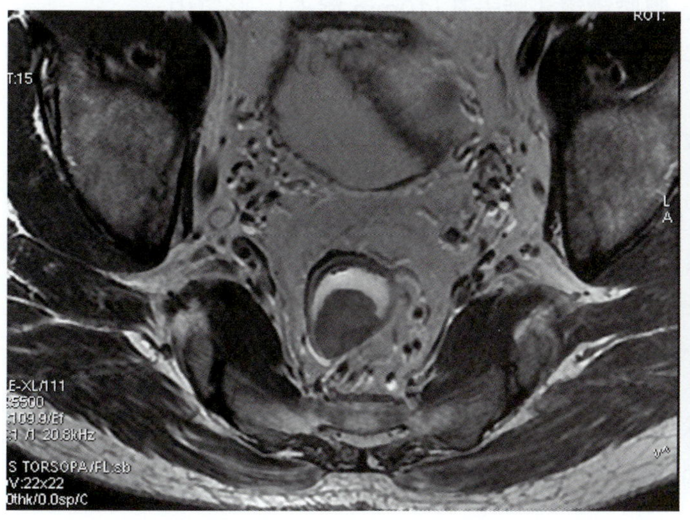

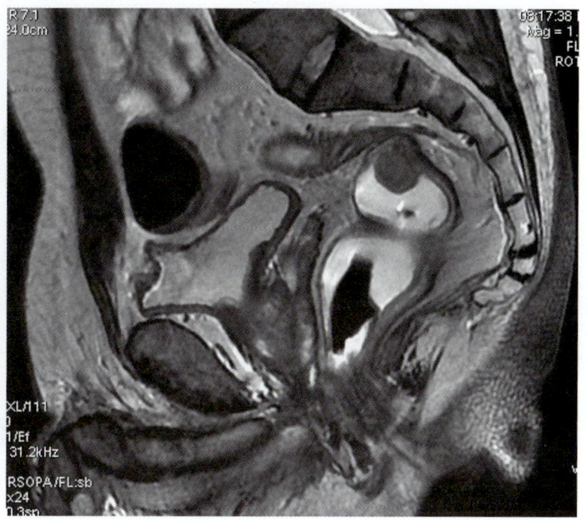

图 10-3　直肠 MRI：T_2，距齿状线 9.2cm，最大径 2.3cm

第二节　麻醉、体位、戳卡位置与术者站位

【麻醉方式】

全身麻醉或全身联合硬膜外麻醉。

【手术体位】

患者取功能截石位，右侧大腿需稍平一些，有利于术者操作（图 10-4）。

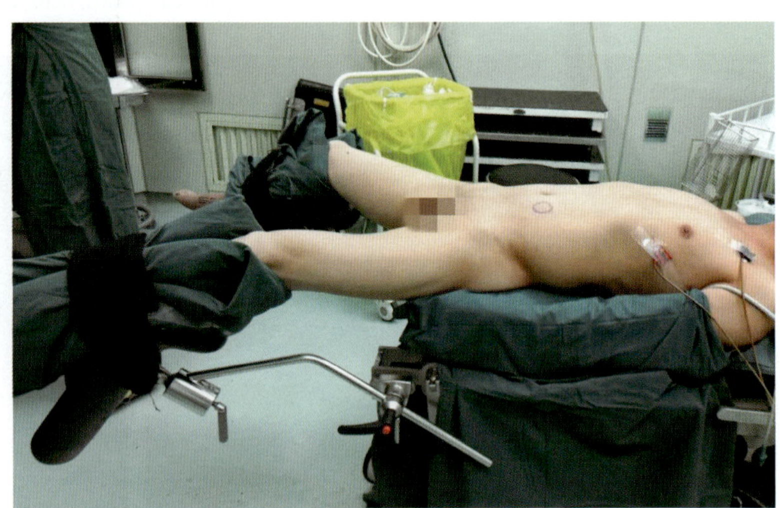

图 10-4　患者体位

【戳卡位置】（图 10-5）

1. **腹腔镜镜头戳卡孔（10mm 戳卡）**　脐窗中。
2. **术者主操作孔（12mm 戳卡）**　脐与右侧髂前上棘中外 1/3 为宜。
3. **术者辅助操作孔（5mm 戳卡）**　脐旁右旁正中线上 5cm。
4. **助手辅助操作孔（5mm 戳卡）**　左髂前上棘与脐连线中外 1/3 处。
5. **助手主操作孔（5mm 戳卡）**　脐水平左腹直肌外缘。

【术者站位】

术者站位于患者右侧，助手站位于患者左侧，扶镜手站位于术者同侧（图 10-6）。

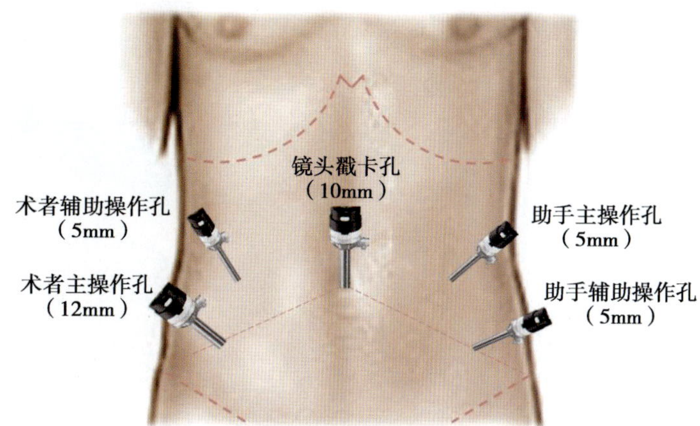

图 10-5　戳卡位置（五孔法）

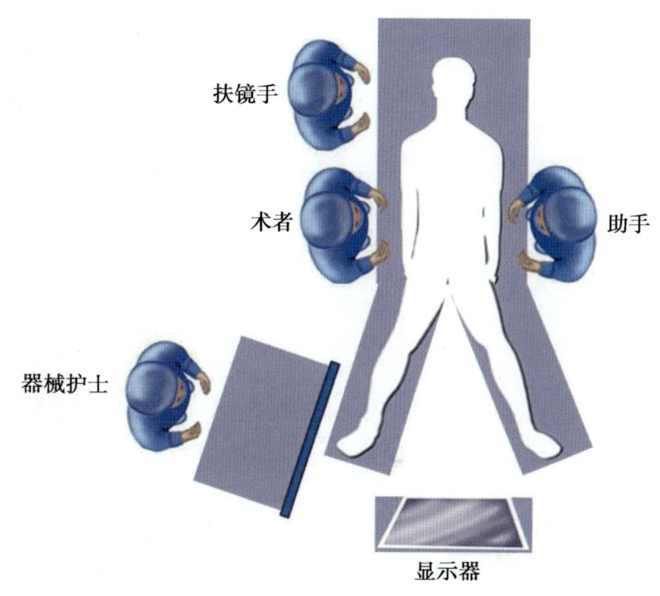

图 10-6　术者站位

【特殊手术器械】

超声刀、60mm 直线切割闭合器、29mm 环形吻合器、无菌保护套。

第三节　手术操作步骤、技巧与要点

【探查与手术方案制订】

1. **常规探查**　在详细术前检查的基础上，进镜观察肝、胆囊、胃、脾、大网膜、结肠、小肠及系膜表面和盆腔脏器有无种植转移（图 10-7、图 10-8）。

2. **肿瘤探查**　中段直肠肿瘤往往位于腹膜反折附近（图 10-9）。

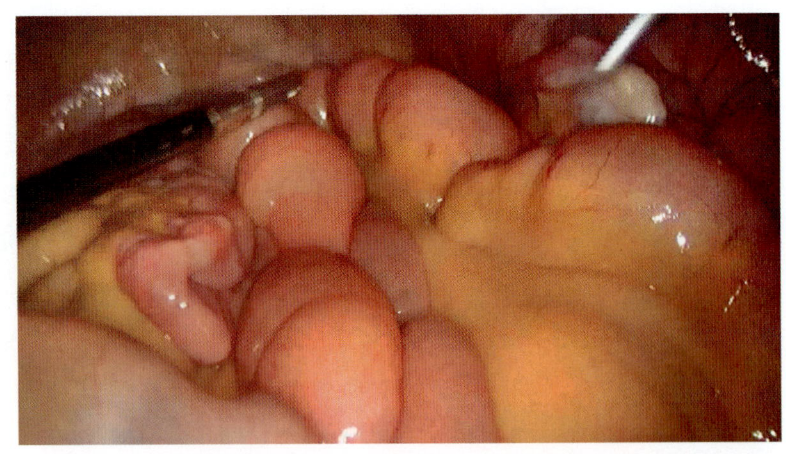

图 10-7 探查小肠

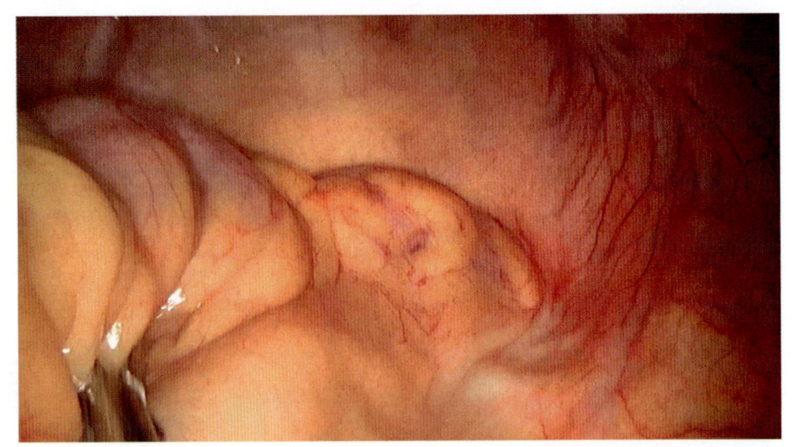

图 10-8 探查盆腔

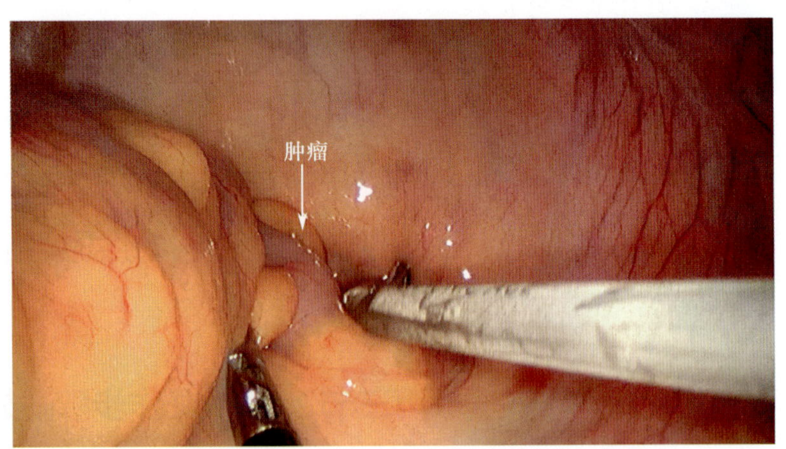

图 10-9 肿瘤探查

经验分享：

在腹膜反折以上，术者可用无损伤肠钳探查肿瘤位置和大小，必要时术者可联合直肠指检进行探查。

3. 解剖结构判定 判定乙状结肠及其系膜血管长度，判定中段直肠系膜肥厚程度，能否拉出直肠肛门外（图 10-10）。

【解剖与分离】

1. 第一刀切入点 患者头低足高体位，将小肠移至上腹部，充分显露整个盆腔及肠系膜下动、静脉根部，术者在骶骨岬下方 3~5cm 直肠系膜薄弱处切割第一刀（图 10-11）。

图 10-10　充分暴露肠管

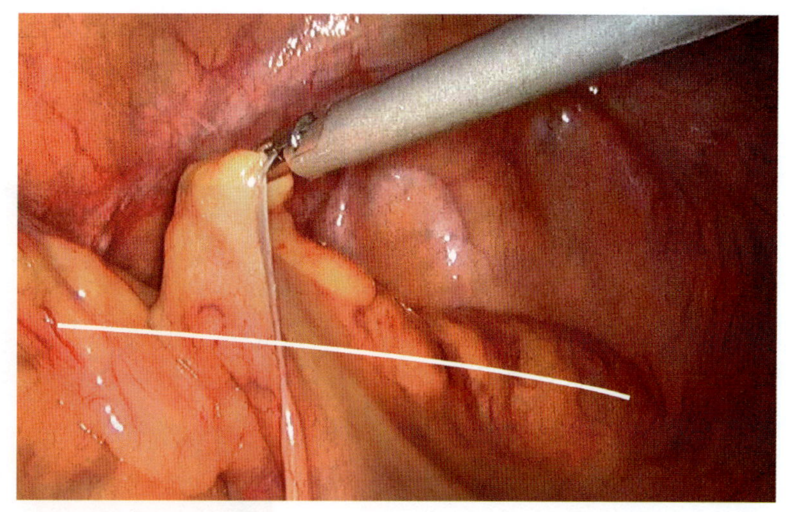

经验分享：

该术式要求患者具有较长的乙状结肠；同时，术者需充分游离肠管，保证肠管可顺利经肛门拉出体外。

图 10-11　第一刀切入点

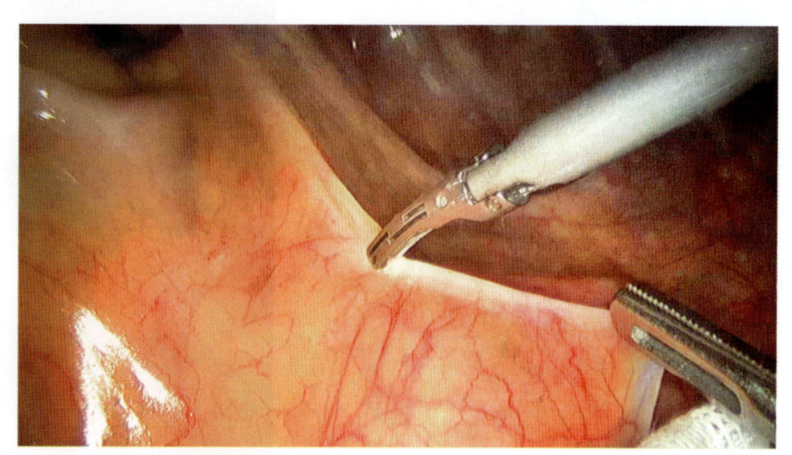

操作技巧：

①超声刀热量可产生汽化，使系膜间隙分离。术者可沿骶前筋膜扩展，用刀头上下推动，可见白色蜂窝状组织，在此间隙分离一定范围，使系膜能提起一定空间(图 10-12)；②助手提起上段直肠前壁和肠系膜下动脉根部，充分展示全盆腔及肠系膜下血管的全貌和走行。

图 10-12　进入 Toldt 间隙

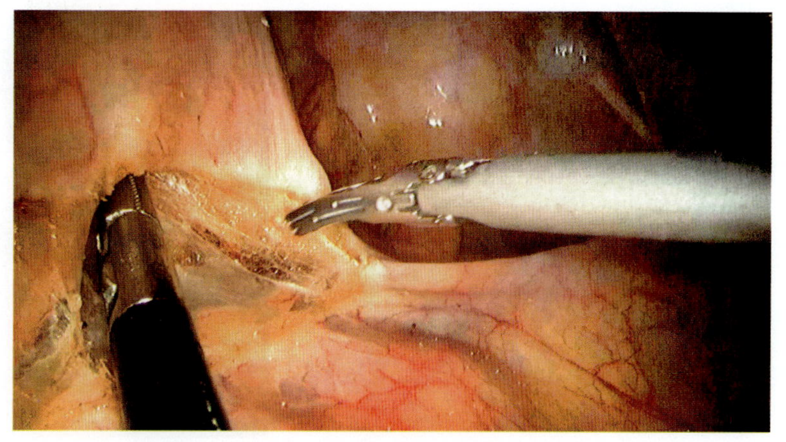

2. 肠系膜下动、静脉根部游离与离断　提起直肠系膜向肠系膜下动、静脉根部方向及左侧系膜游离，沿此 Toldt 筋膜上下游离扩展空间(图 10-13)。游离过程中可见左侧输尿管走行及蠕动，注意保护。将小纱布团置于肠系膜下动、静脉后方及左外

侧（图 10-14），此处往往是乙状结肠系膜无血管区。用超声刀在根部预切线逐层分离裸化肠系膜下动、静脉，充分裸化后进行结扎切断（图 10-16、图 10-17）。

图 10-13　游离肠系膜下动脉根部

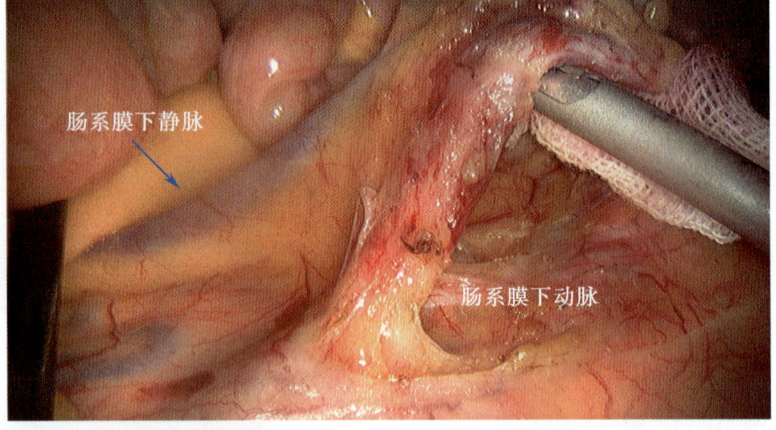

操作技巧：

游离过程中可用小纱布协助钝性分离，游离平面光滑、平整、干净即为正确的操作平面。

图 10-14　纱布条置于系膜左外侧

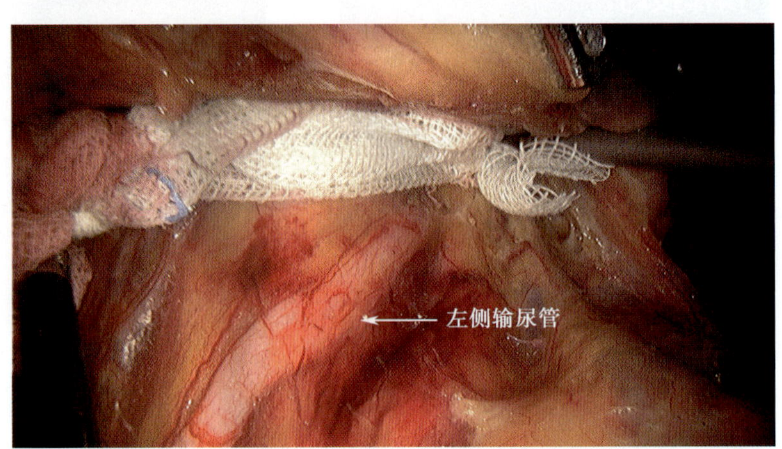

图 10-15　系膜后方可见纱布标志

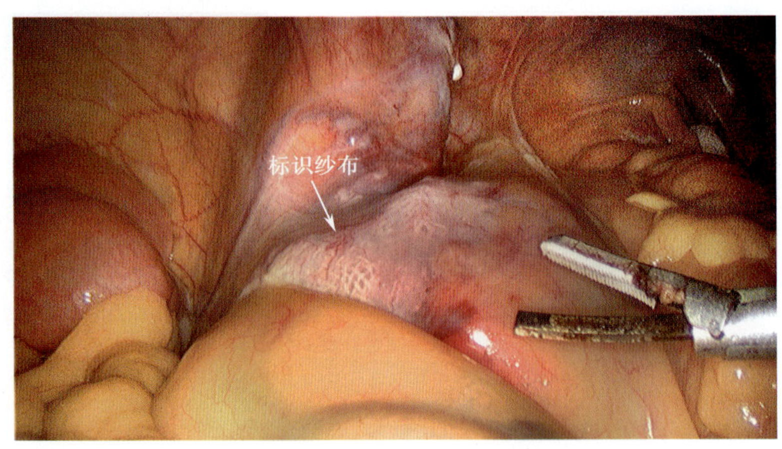

小纱布妙用：

纱布可用于保护后方的输尿管。转动镜头，可见肠系膜下动、静脉后方的纱布标识（图 10-15）。

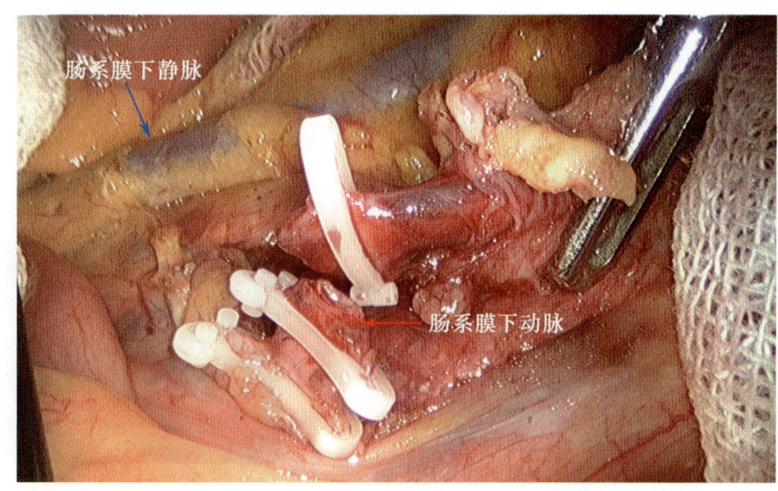

图 10-16 结扎切断肠系膜下动脉

经验分享：

①系膜根部淋巴结清扫应掌握整块切除技术；②血管裸化距离不应过长，够结扎即可。肠系膜下动、静脉距离近时，可同时结扎动、静脉，有间隙可分别结扎。

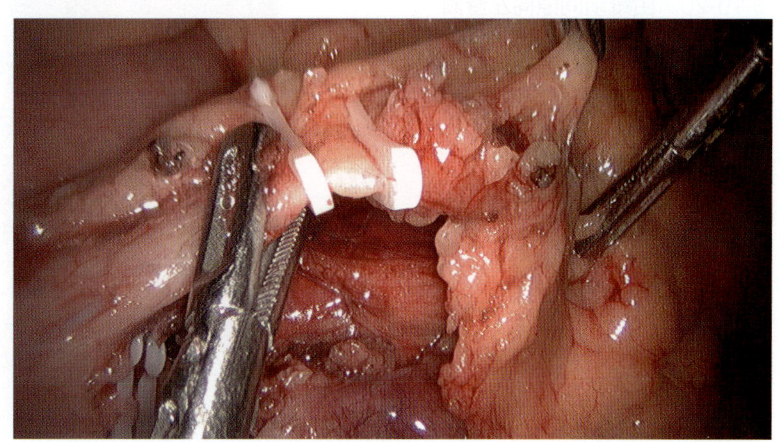
图 10-17 结扎切断肠系膜下静脉

3. 直肠系膜的游离（资源八） 当肠系膜下动、静脉离断后，可部分打开乙状结肠系膜无血管区（图 10-18），操作过程中需找到左侧输尿管和左侧生殖血管，并注意保护（图 10-19）。向下向外游离至左侧髂总动脉分叉处。沿骶前间隙向下方分离，可见下腹下丛走行，在分叉处沿神经表面用超声刀匀速推行分离（图 10-20、图 10-21）。向下游离范围与直肠左右侧游离范围相结合，至肿瘤下方 5cm 左右。

资源八 直肠与乙状结肠系膜的游离

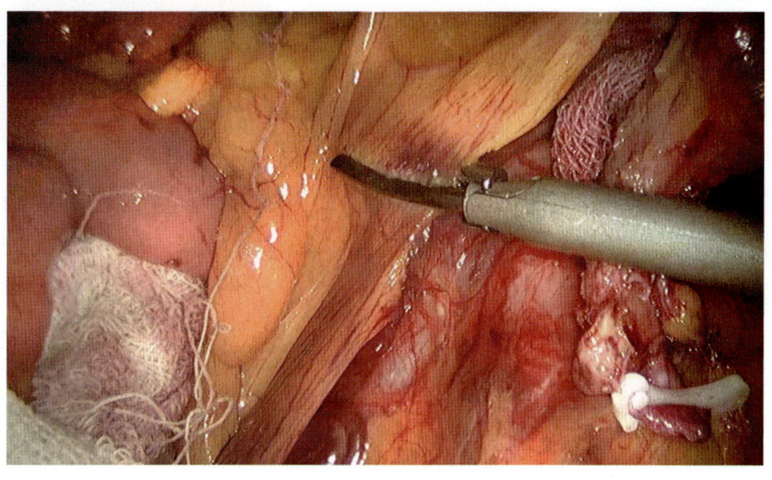
图 10-18 打开乙状结肠系膜无血管区

经验分享：

此时乙状结肠系膜不宜过多游离，否则将导致乙状结肠活动度增大，影响后续操作。

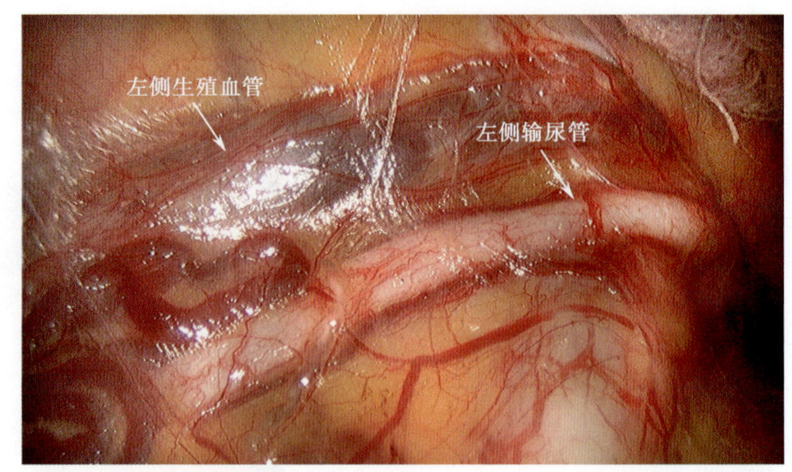

图 10-19 显露和保护输尿管和生殖血管

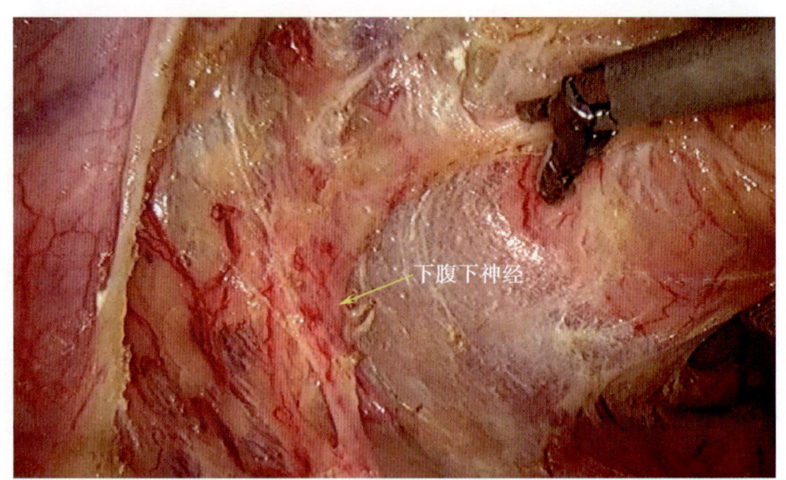

图 10-20 由骶前间隙向左游离

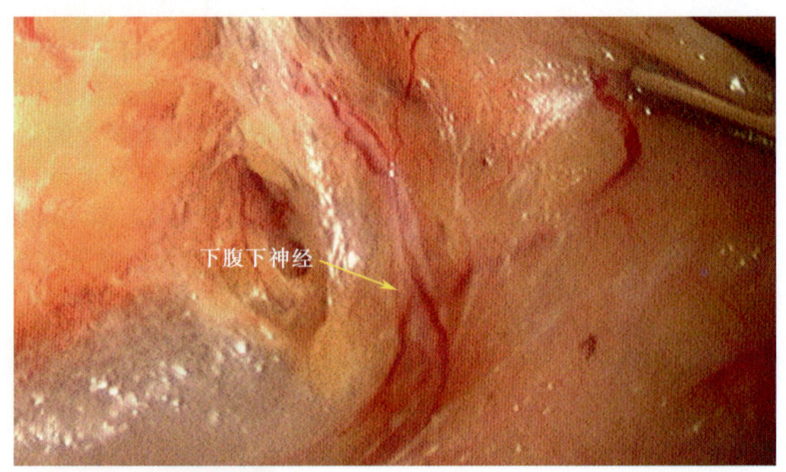

图 10-21 由骶前间隙向右游离

4. 直肠右侧的分离 直肠右侧的分离与骶前分离相结合（图 10-22），注意游离的范围，游离右侧腹膜反折横行（图 10-23），一般在肿瘤下方 5cm 即可，不宜范围过大。

5. 乙状结肠及直肠左侧的游离 切断乙状结肠粘连带（图 10-24），沿 Toldt 筋膜向内侧游离，打开系膜（图 10-25），向上继续分离，一般无须游离脾曲，向下游离直肠左侧至腹膜反折处与右侧会合（图 10-26）。

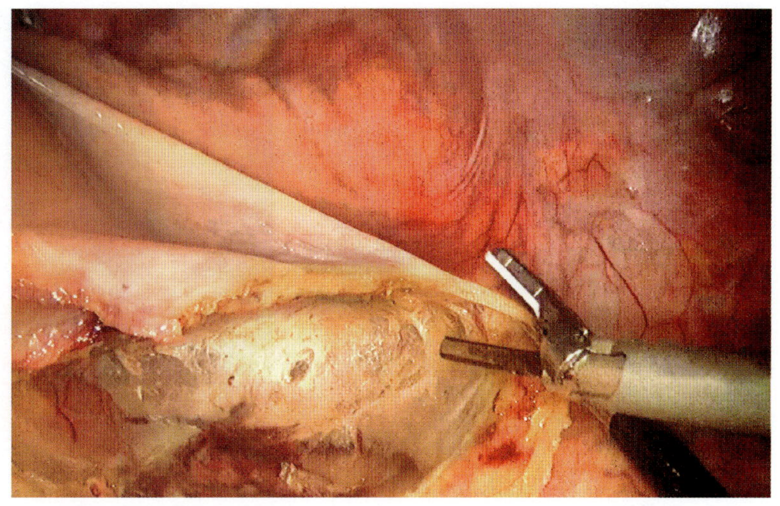

图 10-22　游离直肠右侧壁

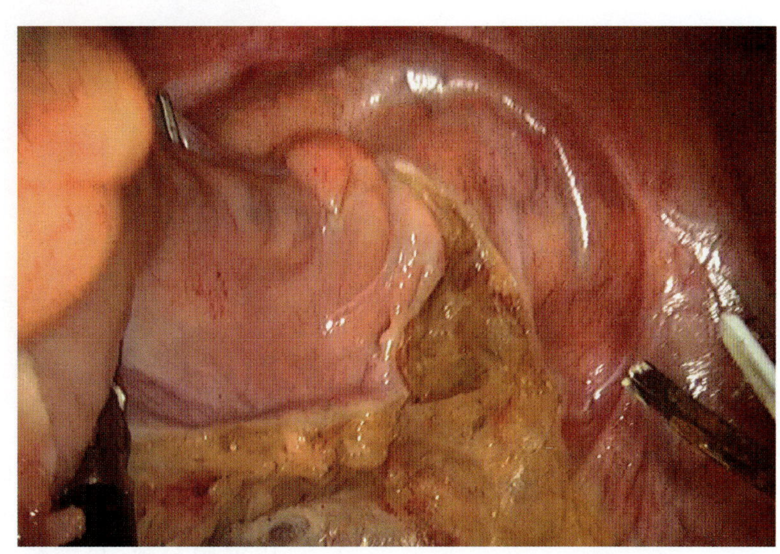

图 10-23　切开腹膜反折右侧

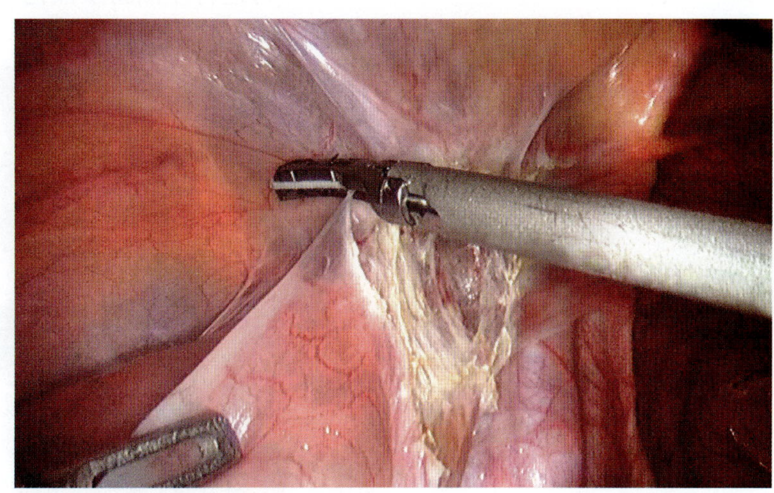

图 10-24　游离乙状结肠生理性粘连处

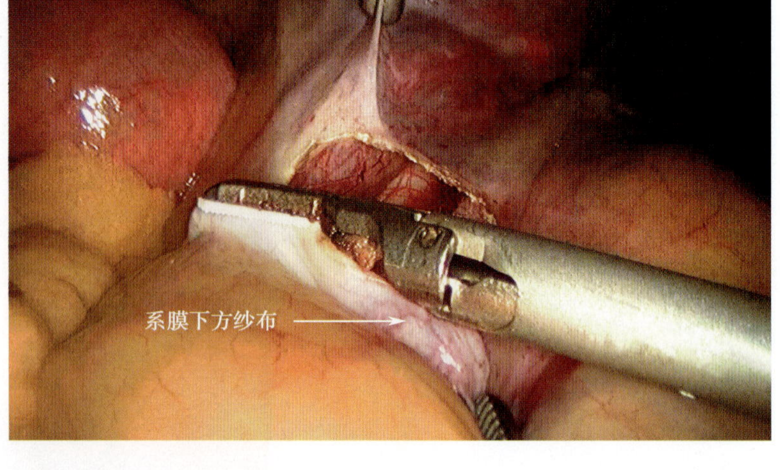

图 10-25　向内侧游离乙状结肠系膜

小纱布妙用：

打开乙状结肠系膜时，可通过预先放置于系膜下方的纱布进行标识和保护，防止误损伤。

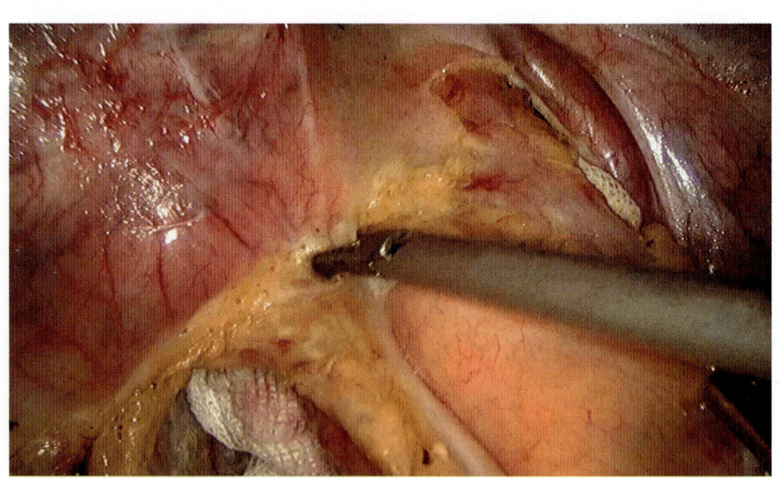

图 10-26　向下游离直肠左侧壁

6. 肿瘤下方肠管的裸化　确定肿瘤位置，在肿瘤下方 5cm 内进行肠壁裸化约 3cm 范围。在腹膜反折处继续向下沿迪氏筋膜分离，显露精囊（男性）**（图 10-27a）**或阴道后壁（女性）**（图 10-27b）**，向右侧裸化肠壁**（图 10-28）**，同时向后方横断系膜。再进行左侧肠壁裸化**（图 10-29）**，并与右侧相通。

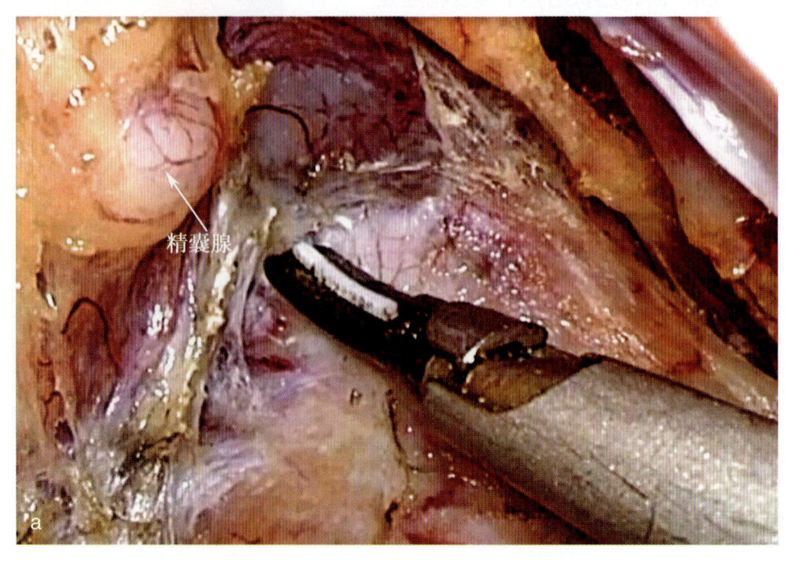

图 10-27　游离直肠前壁
a. 男性；
b. 女性。

图 10-27（续）

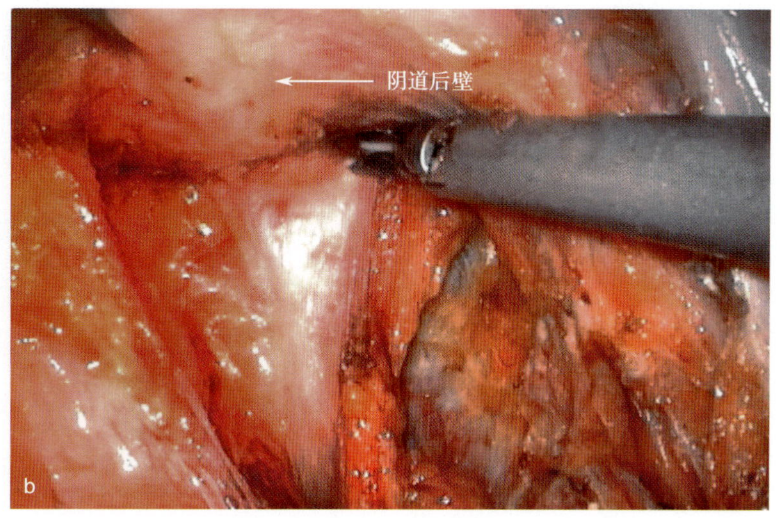

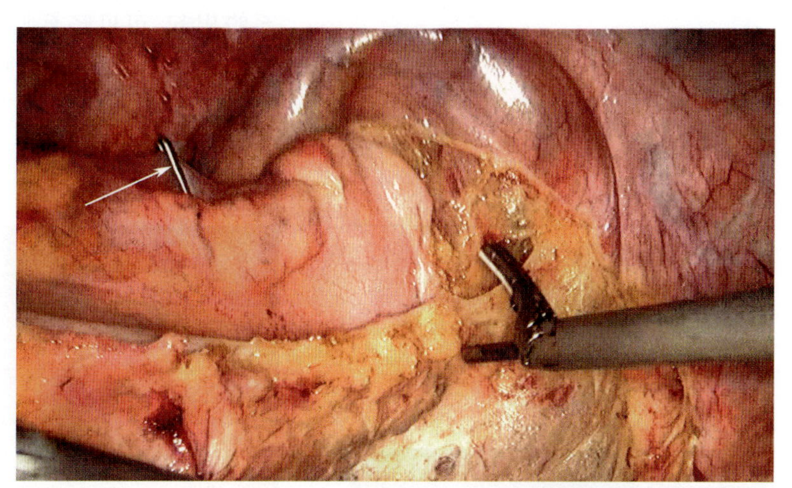

图 10-28 裸化直肠右侧壁

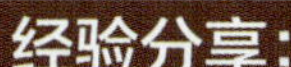

经验分享：

如果肿瘤体积小，可在术中用银夹进行标记。

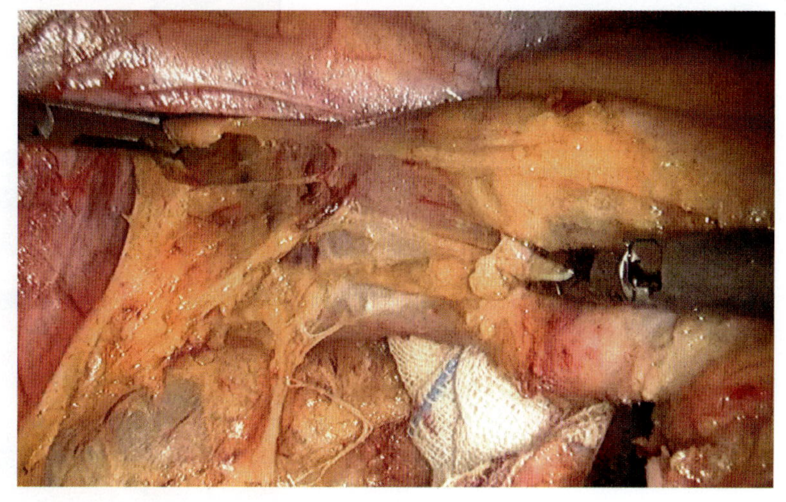

图 10-29 裸化直肠左侧壁

经验分享：

①横断直肠后方系膜后，可将小纱布置于直肠后方进行标识，以保证双侧游离尽量在同一水平面（图 10-30）；②此段直肠的裸化范围应尽量大一些，需要两次切割，第一次在肿瘤下方 2cm 左右切断肠管，第二次闭合直肠残端需要切下 1~2cm。

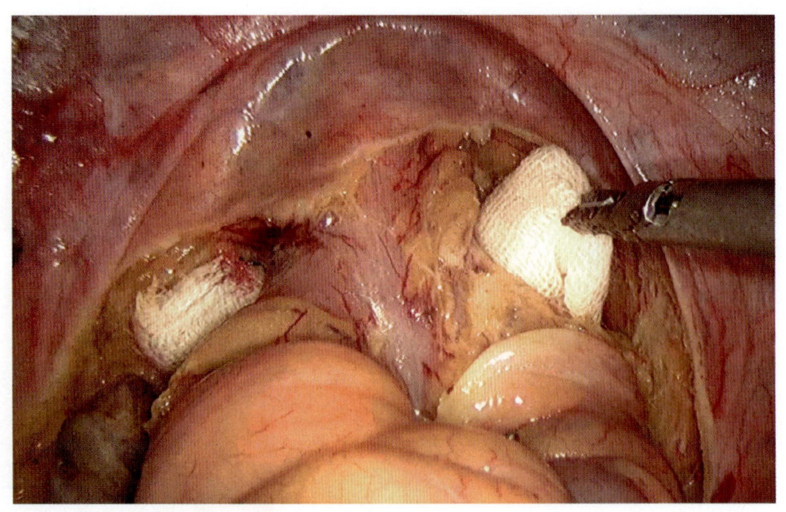

图 10-30　小纱布置于直肠后方进行标志

7. 乙状结肠系膜的裁剪　将乙状结肠翻向左侧，可见系膜后方纱布条，目测裁剪范围，确定吻合预切定线（图 10-31）。将系膜提起，可见肠系膜下动、静脉走行，沿其走行进行裁剪，分别结扎切断几支乙状结肠动、静脉（图 10-32），逐渐向预切定线分离至肠壁裸化 2cm 范围（图 10-33），预判其游离长度是否可从肛门拉出体外。

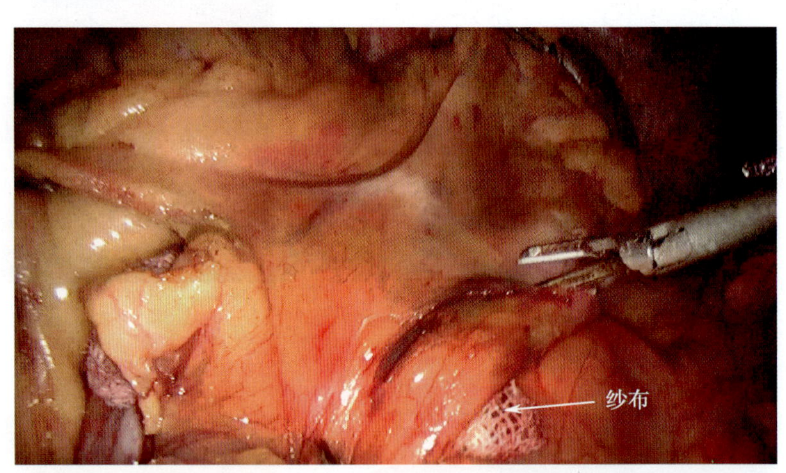

图 10-31　裁剪乙状结肠系膜

经验分享：

乙状结肠系膜游离的长度要长一些，即直肠残端长 5~7cm，才可拉出肛门外。

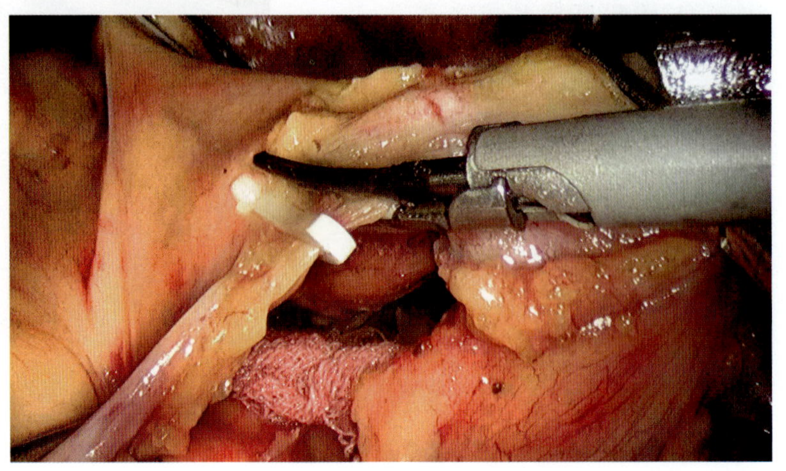

图 10-32　结扎切断乙状结肠系膜血管

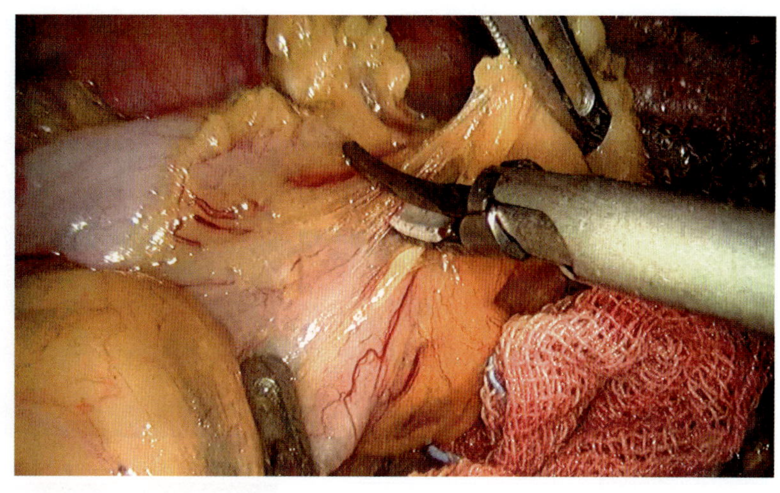

图 10-33　裸化乙状结肠肠壁

【标本切除与消化道重建】(资源九、资源三十一)

资源九　NOSES Ⅱ式消化道重建及标本取出

资源三十一　NOSES Ⅱ式消化道重建及标本取出(动画)

1. 标本切除　助手充分扩肛冲洗后,可经肛门置一碘附纱团于肿瘤下方(图 10-34)。助手右手持吸引器,于肿瘤下方约 2cm 处,当横行切开肠管时,及时吸尽肠内容物。术者用超声刀在肿瘤下方约 2cm,肠腔内纱布团指引下横行切开肠管(图 10-35)。助手经肛门置卵圆钳,取出碘附纱团,随后经戳卡孔置入无菌塑料套进入腹腔(图 10-36),助手将保护套一端经肛门拉出体外,将直肠断端及游离的直肠置入套内(图 10-37),助手经肛门用卵圆钳夹住直肠断端,缓慢经肛门拉出。分离的标本拉出肛门,在肛门外乙状结肠预切线处上荷包钳,切断直肠移去标本(图 10-38)。

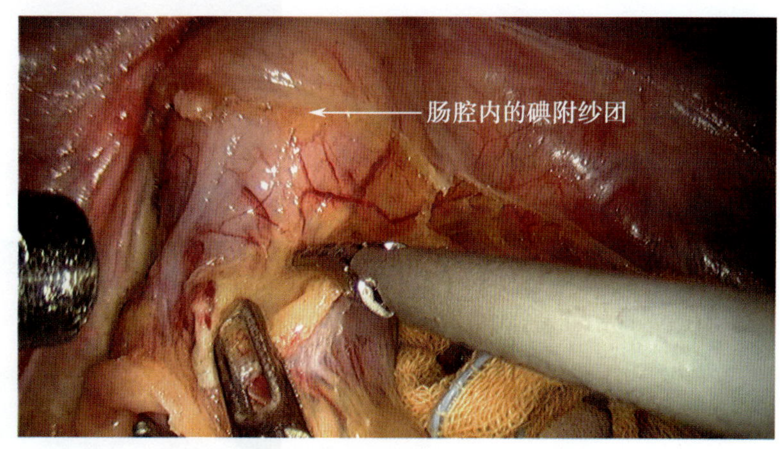

图 10-34　经肛门置入碘附纱团

操作技巧:

使用碘附纱团一方面能够起到消毒、润滑和指示的作用;同时也可使肠管扩张,更易于肠管切开。

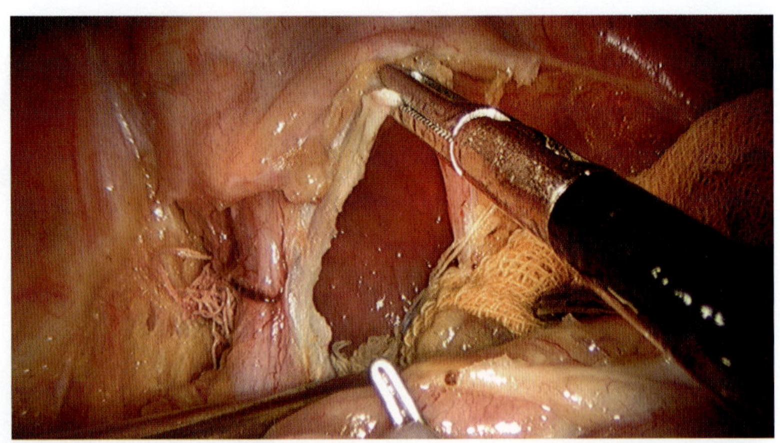

图 10-35　横行切开直肠

操作要点：

腹腔内剖开肠管是本术式的一个特殊步骤，操作不当可能引起肠内容物进入腹腔。因此，操作过程中术者和助手应密切配合，严格掌握无菌操作原则。

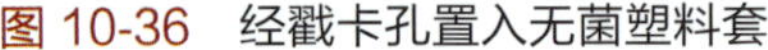

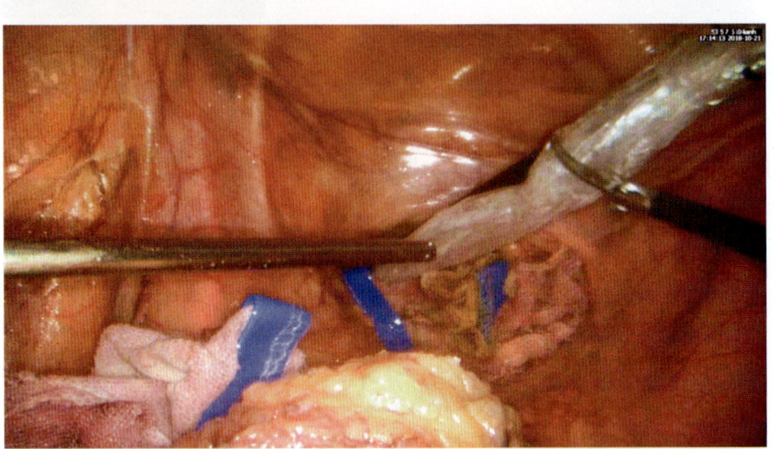

图 10-36　经戳卡孔置入无菌塑料套

操作技巧：

①卵圆钳夹持肠管断端时应确切，勿夹持其他组织，以免导致副损伤；②操作过程中注意尽量避免肛门漏气，保持气腹；③肠管拉出体外时，操作应轻柔缓慢，切忌暴力；④经肛门置入无菌塑料套，可起到润滑、支撑和隔离保护的作用，是无菌术和无瘤术操作的关键点之一。

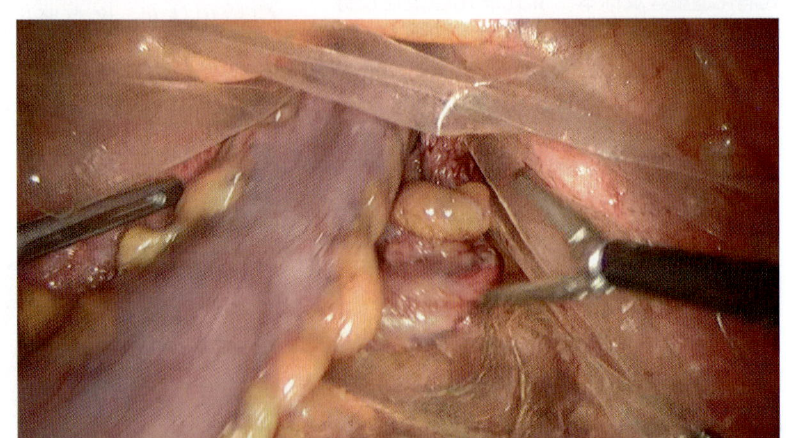

图 10-37　经肛门将直肠标本拉出体外

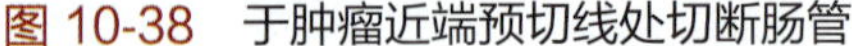

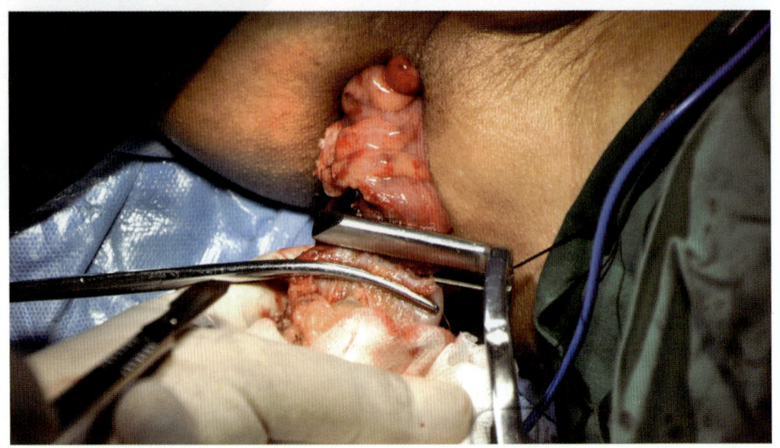

图 10-38　于肿瘤近端预切线处切断肠管

2. 消化道重建　将抵钉座置入乙状结肠断端，收紧荷包，冲洗消毒后，用卵圆钳将其送回腹腔（图 10-39）。向腹腔内注入 1 000ml 碘附盐水冲洗盆腔并扩肛。用直线切割闭合器闭合直肠残端（图 10-40）。经肛门置入环形吻合器，将抵钉座与机身对接，完成端端吻合（图 10-42）。注水注气试验检查吻合口有无出血、渗漏，是否通畅确切（图 10-43）。于盆腔放置两根引流管（图 10-44）。

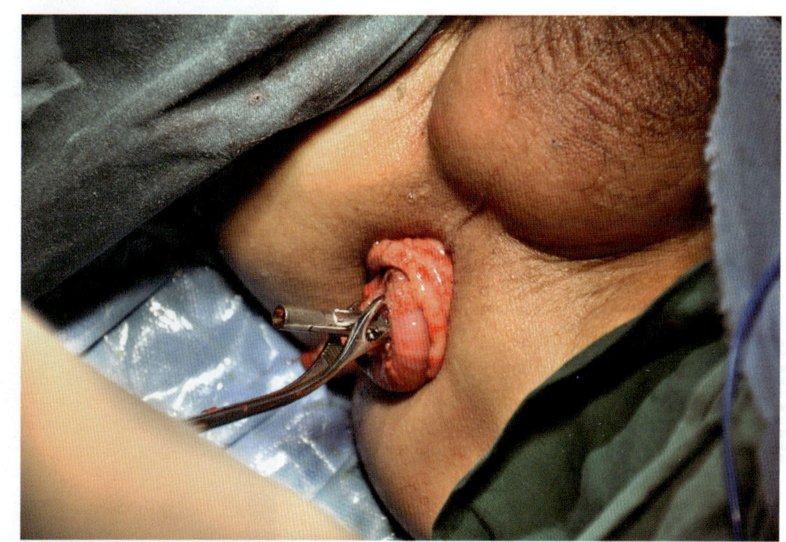

图 10-39　乙状结肠近端置入抵钉座

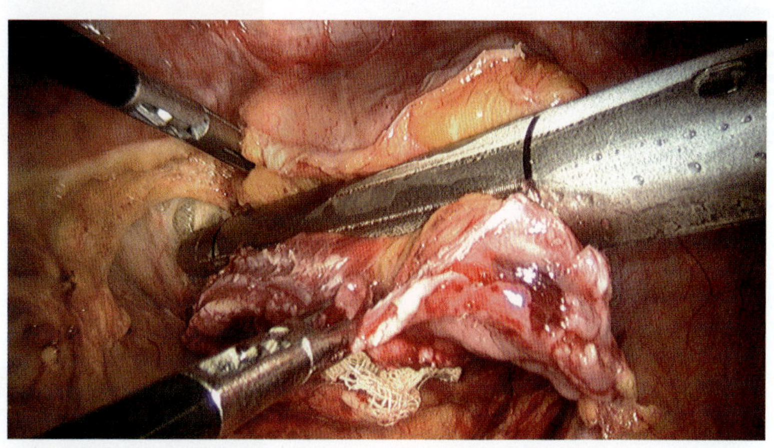

图 10-40　闭合直肠断端

操作要点：

①直线切割闭合器尽量用一个 60mm 钉仓完整闭合，如用两个 45mm 钉仓闭合后，注意其交角处；②如一把直线切割闭合器可完整闭合，建议穿刺针从一侧角穿出，减少一个吻合危险三角（图 10-41），如两把闭合器完成，穿刺针可在两闭合线交角处穿出。

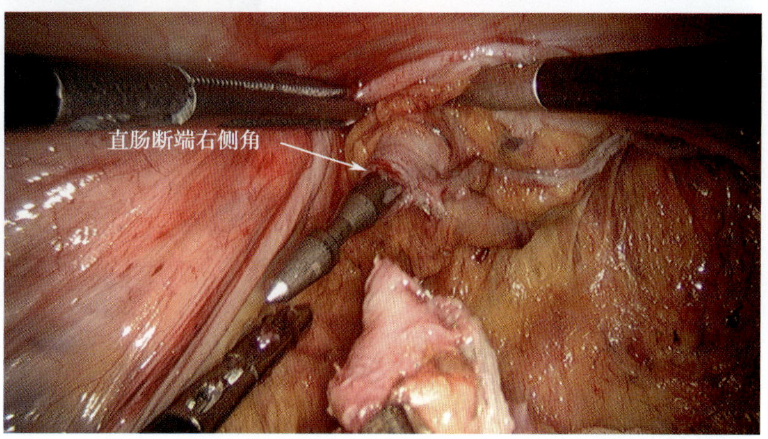

图 10-41　于直肠断端一角旋出吻合器穿刺针

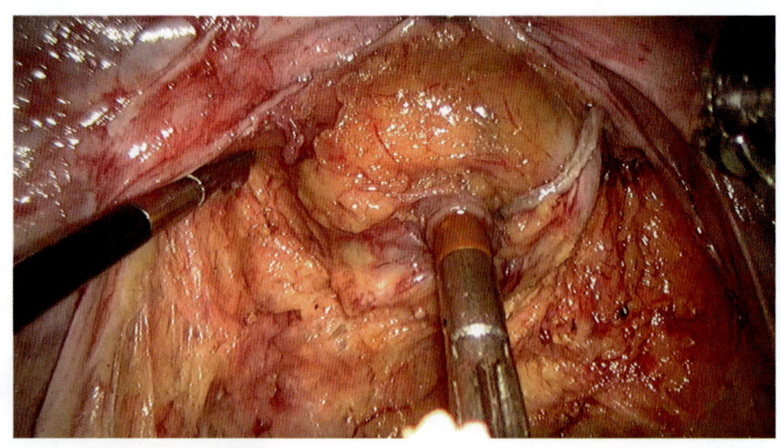

图 10-42 乙状结肠 - 直肠端端吻合

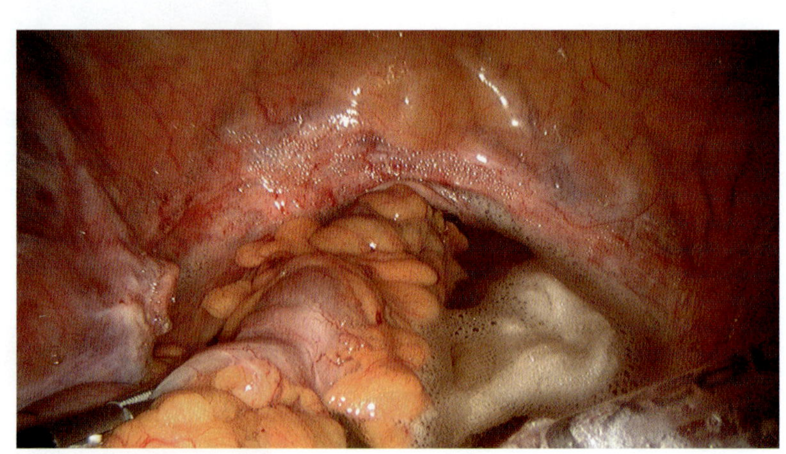

图 10-43 注水注气试验

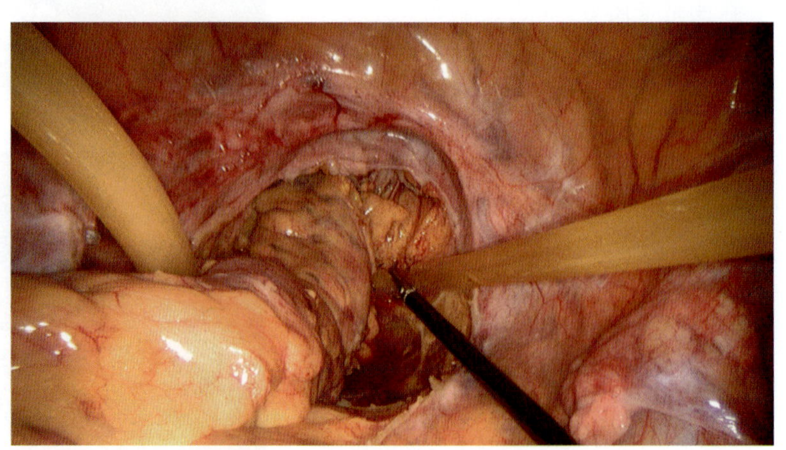

图 10-44 盆腔置入引流管

经验分享：

注水注气试验在本术式中十分必要，如出现吻合口渗漏可在腹腔镜下进行“8”字缝合加固。

【术后腹壁及标本照片】(图 10-45、图 10-46)

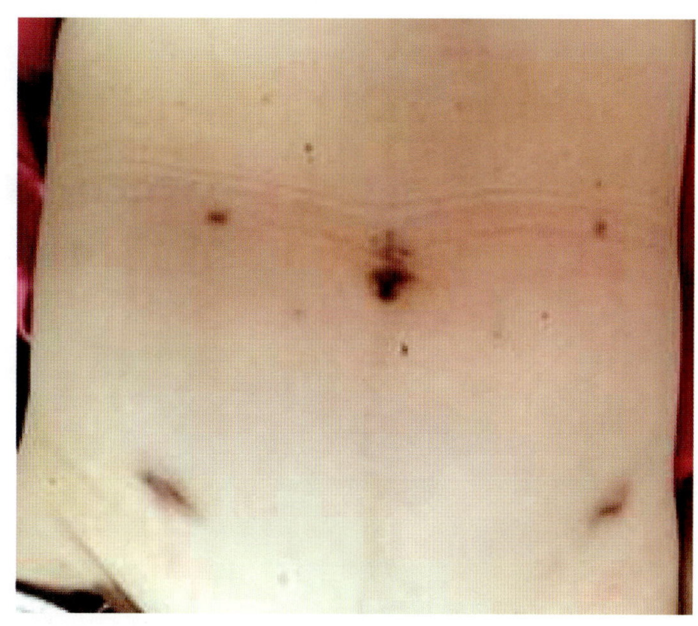

图 10-45　术后腹壁照片

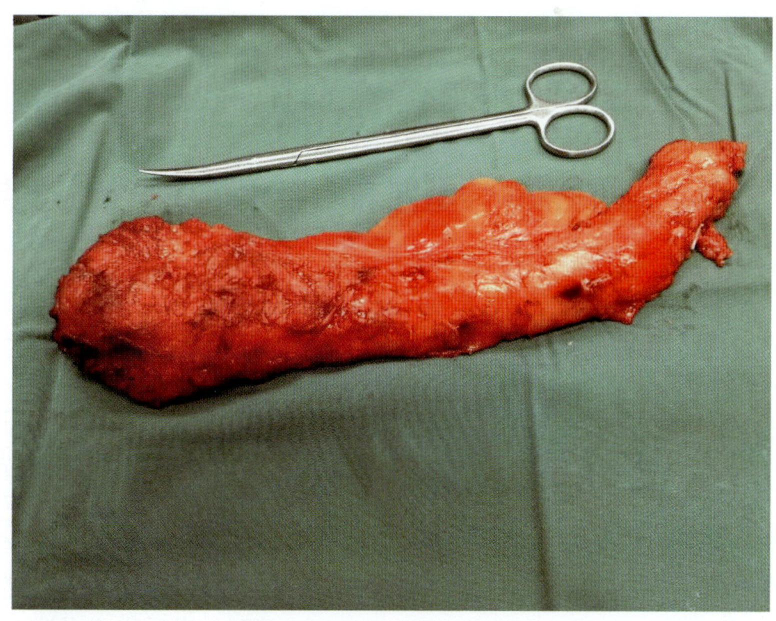

图 10-46　标本照片

【手术示意图】(图 10-47)

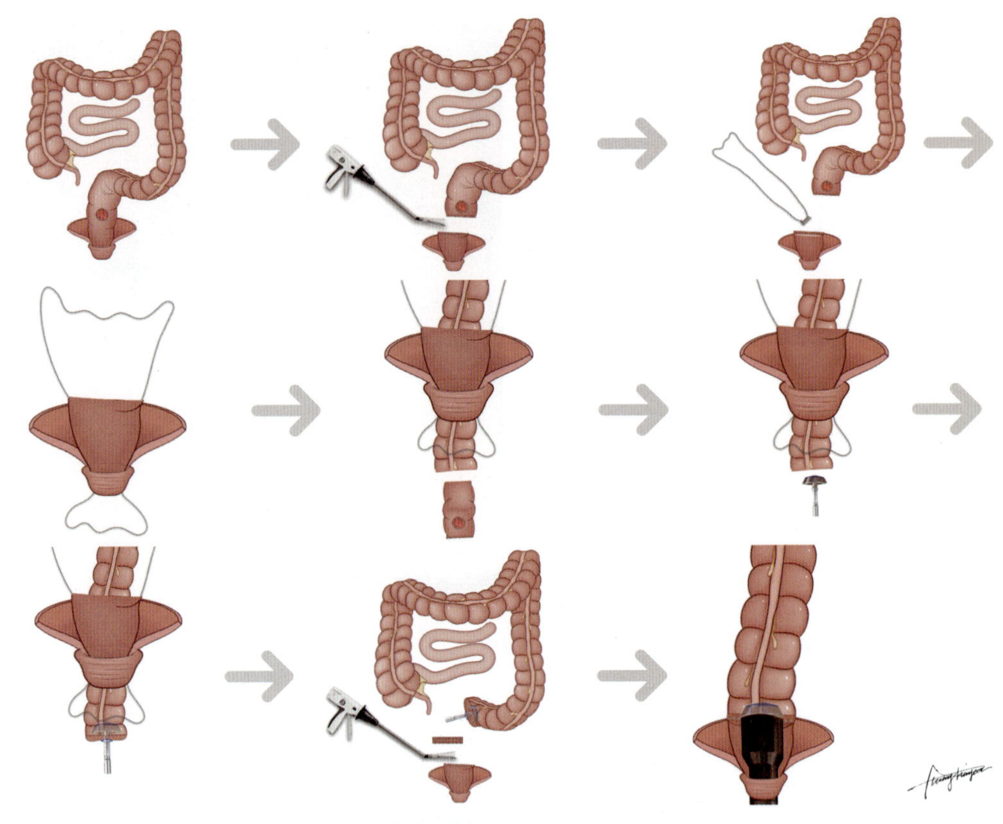

图 10-47　NOSES Ⅱ式 A 法标本取出及消化道重建的主要手术步骤(示意图)

第四节　手术相关要点、难点、热点剖析

【“危险三角”的概念】

所谓直肠癌手术吻合的“危险三角”是指肠管一端以直线或弧形切割闭合器闭合切断后所形成的一条直线或弧线与另一端环形吻合器抵钉座完成吻合后,在吻合口旁势必会出现一侧或两侧的环形吻合线与闭合直线或弧线的交角,而非完全的管形吻合,此交角因可能存在吻合钉的交叉重叠,导致吻合不够严密,是术后出血及吻合口漏的好发部位,因此称为直肠癌保肛手术的“危险三角”(图 10-48、图 10-49)。在低位和超低位直肠保肛手术中,会在“危险三角”处进行“8”字缝合,最大限度地降低术后吻合口漏的风险。

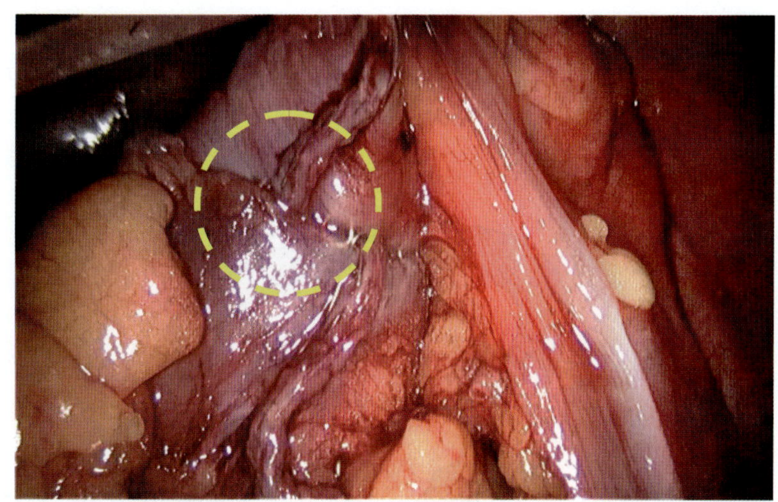

图 10-48　“危险三角”（腹腔镜下观）

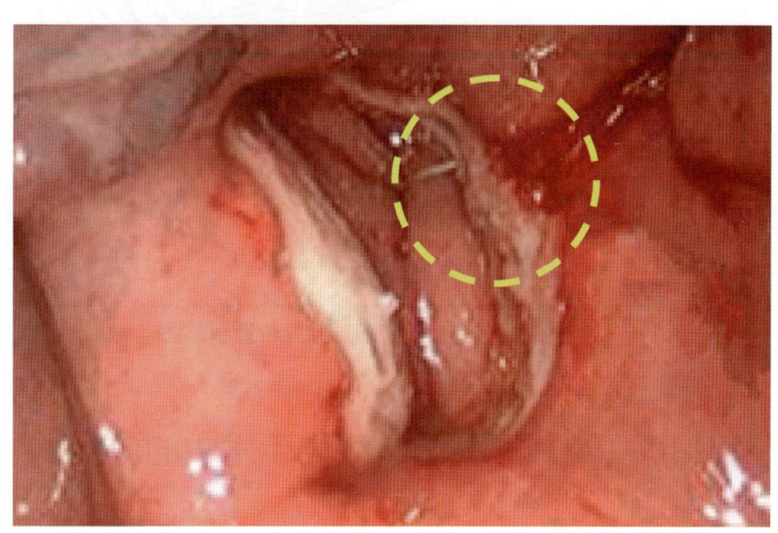

图 10-49　“危险三角”（经肛肠腔内面观）

【直肠前壁迪氏筋膜的处理】

直肠前间隙的解剖是腹腔镜直肠 TME 手术的难点也是要点之一。如术中操作不当，很容易造成直肠前壁深筋膜破损，导致直肠环周切缘阳性，或损伤血管神经束，导致术后性功能障碍。因此，在进行腹腔镜直肠 TME 手术中，很有必要掌握一个重要的解剖结构，即腹膜会阴筋膜（又称迪氏筋膜，Denonvillier’s fascia）（图 10-50）。此筋膜在男性即直肠膀胱隔，在女性则为直肠阴道隔，组织学上是一层薄而坚韧的结缔组织隔膜。该筋膜位于男性膀胱、前列腺及精囊后面与直肠之间；女性在阴道后壁与直肠之间。此筋膜上起自腹膜反折，下连会阴中心腱，两侧与直肠系膜融合。

该筋膜的两侧有支配泌尿生殖器官的神经血管束，如术中损伤该组织，将导致患者术后出现性功能障碍。因此，在腹腔镜直肠 TME 手术中，如肿瘤未侵及迪氏筋膜，游离应尽可能在此筋膜的后方进行，避免损伤盆腔自主神经。若肿瘤侵犯迪氏筋膜，建议应在迪氏筋膜前方进行分离并切除迪氏筋膜。但由于迪氏筋膜下方与前列腺被膜相连，分离此处很容易造成出血。

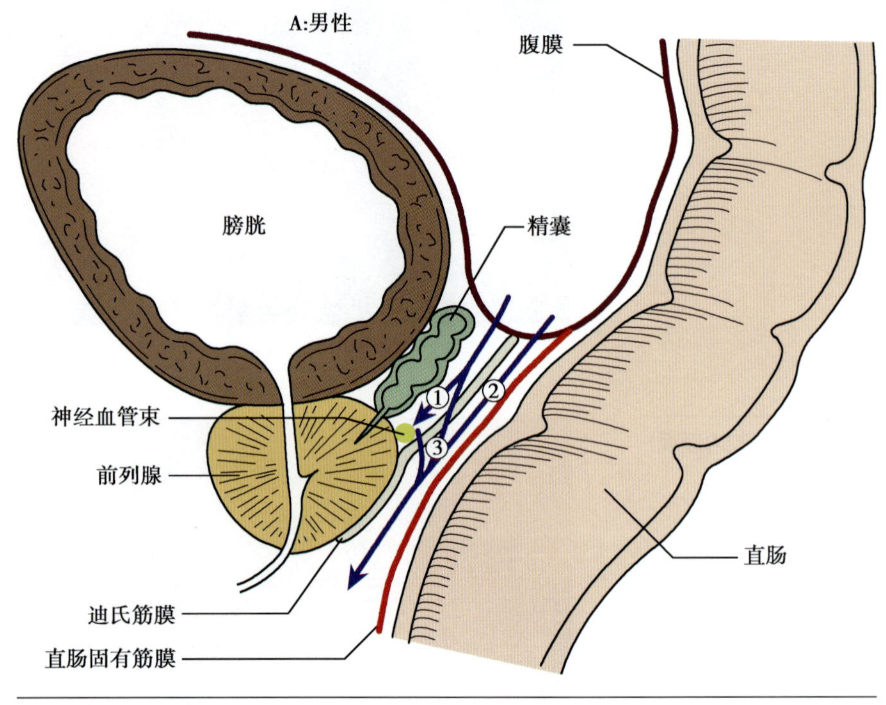

图 10-50 迪氏筋膜（男性）位置示意图

【3D 腹腔镜技术在结直肠手术中的应用】

目前，腹腔镜技术已经广泛地应用于结直肠肿瘤手术，该技术的安全性、近期及远期疗效均得到了证实。在常规腹腔镜手术中，术者只能通过“运动视差”“遮挡效应”或“透视投影”等技巧来判断组织的解剖结构和位置。对于初学者，尤其是缺乏立体解剖思维的年轻外科医师，很容易造成操作失误和组织副损伤。

3D 腹腔镜的问世克服了常规 2D 腹腔镜手术的不足，使术者能够感觉到手术视野的深度，还原真实的手术视野，提高手术操作的精确性。目前，笔者团队也开展了 3D 腹腔镜这项技术，并将这一技术应用到 NOSES 中，体会到了 3D 腹腔镜的诸多优势。①真实的空间感，让术者身临其境地进行手术操作，使缝合、打结等操作更加准确快捷(图 10-51)。在 NOSES 中很多特殊的操作步骤，比如抵钉座连接杆在肠腔内取出、碘附纱条消毒肠腔等，均对术者的操作提出了很高的要求，而 3D 腹腔镜则可以协助术者更好地完成这些操作；②组织间隙的清晰暴露，如 Toldt 间隙及骶前间隙的暴露，在侧方清扫时也可以更好地保护血管神经，减少副损伤；③学习曲线缩短，多项研究均证实 3D 腹腔镜可以降低操作难度，缩短手术时间；④器械臂具有更好的稳定性，减少因人为因素造成的手术视野颤动等不足，也可以减少一名配合助手。3D 腹腔镜技术的不足之处在于：按照双目成像原理，30° 的双镜头无法通过旋转来改变视野角度，在进行直肠盆腔操作时，往往很难完整地显露术野。此外，早期 3D 腹腔镜由于设计缺陷，易造成术者疲劳，但新的 3D 腹腔镜很好地克服了上述不足。从外科技术角度来看，以最小的创伤给患者带来最大的受益是微创外科追求的目标，3D 腹腔镜技术与 NOSES 技术的结合将更加完美地展现出微创外科的独特魅力。

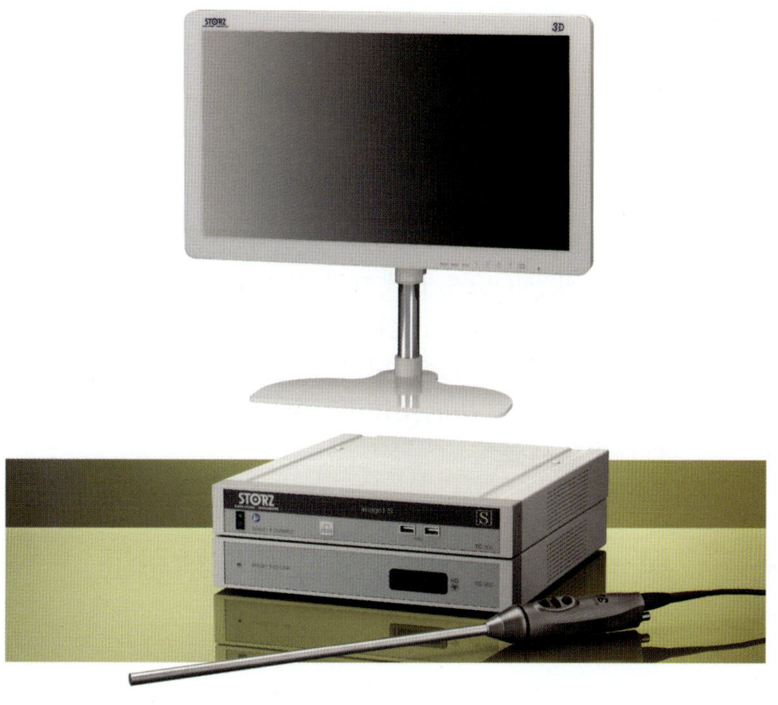

图 10-51　3D 腹腔镜设备平台图片

（王锡山　赵志勋）

第十一章 改良腹部无辅助切口经直肠拉出标本的腹腔镜下中位直肠癌根治术

（CRC-NOSES Ⅱ式 B 法）

【前言】

NOSES Ⅱ式 B 法的主要适用患者也是中位直肠肿瘤。相比 NOSES Ⅱ式 A 法，NOSES Ⅱ式 B 法需要先将直肠标本完全离断，然后再经肛门将标本完全拉出体外，此操作可以完全避免在取标本过程中，肛门挤压肿瘤而导致的肿瘤血行转移风险。因此，该操作更符合无瘤操作原则。但由于 NOSES Ⅱ式 B 法的操作更加复杂，对术者的操作及手术团队的配合熟练程度提出更高要求。

第一节 NOSES 适应证与禁忌证

【适应证】（图 11-1~ 图 11-3）

1. 中位直肠癌或良性肿瘤。
2. 肿瘤环周直径小于 3cm 为宜。
3. 肿瘤不侵出浆膜为宜。

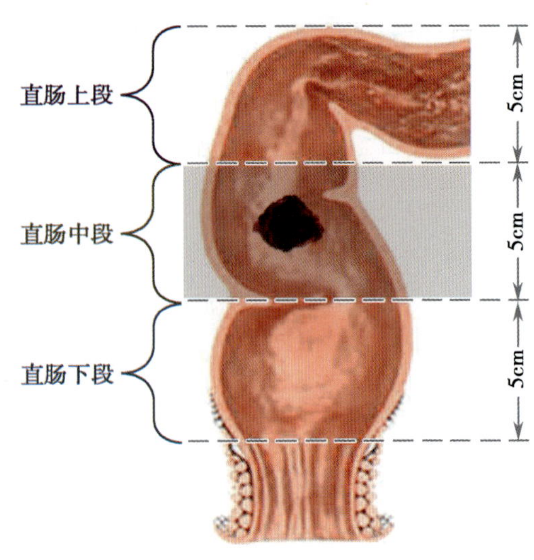

图 11-1 适用Ⅱ式的肿瘤所在位置示意图

图 11-2 肠镜：距肛门 10cm，大小约 2cm

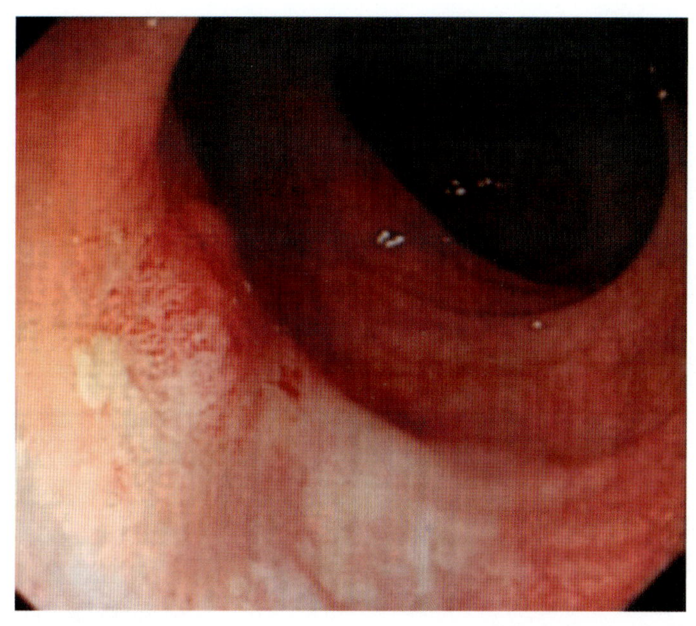

图 11-3 直肠 MRI：T_2，距齿状线 9cm，最大径 2.2cm

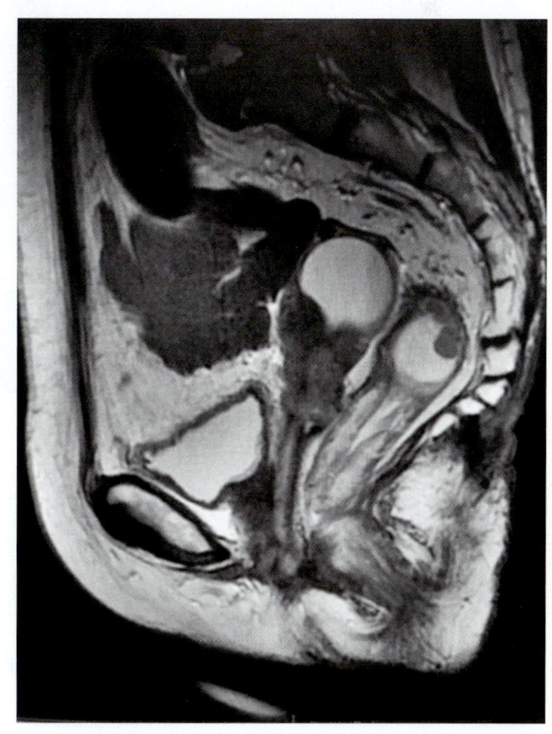

【禁忌证】

1. 肿瘤体积过大，无法经肛门拉出。
2. 乙状结肠及系膜长度无法满足经肛门拉出。
3. 直肠系膜过于肥厚无法经肛门拉出。
4. 过于肥胖者（BMI>35kg/m^2）。

第二节　麻醉、体位、戳卡位置与术者站位

【麻醉方式】

全身麻醉或全身麻醉联合硬膜外麻醉。

【手术体位】

患者取功能截石位，右侧大腿需稍平一些，有利于术者操作(图 11-4)。

图 11-4　患者体位

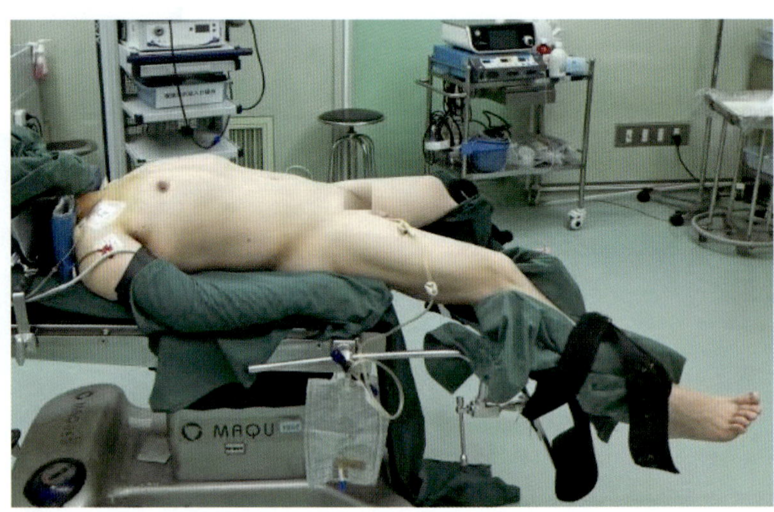

【戳卡位置】(图 11-5)

1. 腹腔镜镜头戳卡孔(10mm 戳卡)　脐窗中。
2. 术者主操作孔(12mm 戳卡)　脐与右侧髂前上棘中外 1/3 为宜。
3. 术者辅助操作孔(5mm 戳卡)　脐旁右旁正中线上 5cm。
4. 助手辅助操作孔(5mm 戳卡)　左髂前上棘与脐连线中外 1/3 处。
5. 助手主操作孔(5mm 戳卡)　脐水平左腹直肌外缘。

【术者站位】

术者站位于患者右侧，助手站位于患者左侧，扶镜手站位于术者同侧(图 11-6)。

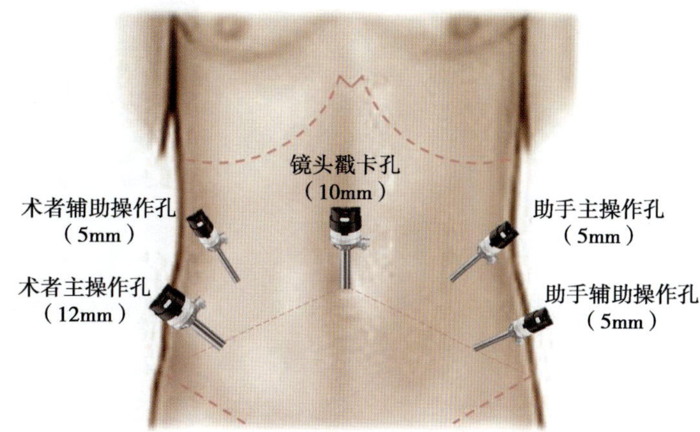

图 11-5　戳卡位置（五孔法）

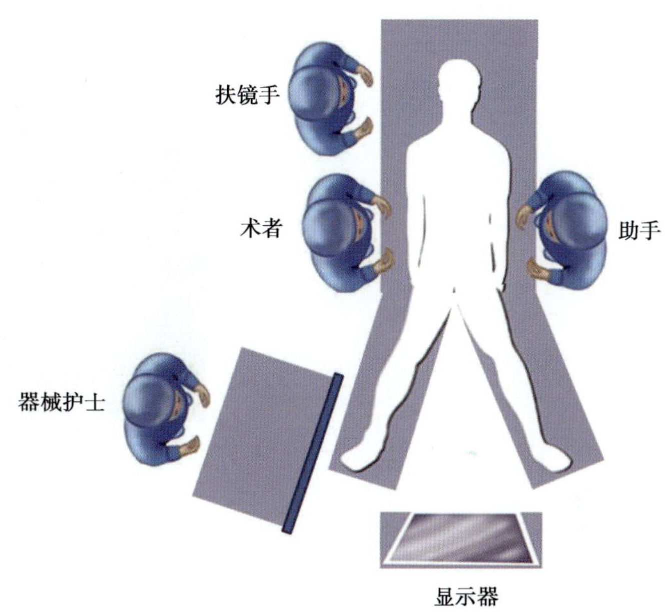

图 11-6　术者站位

【特殊手术器械】

超声刀、60mm 直线切割闭合器、29mm 环形吻合器、无菌保护套。

第三节　手术操作步骤、技巧与要点

【探查与手术方案制订】

1. **常规探查**　在详细术前检查的基础上，进镜观察肝、胆囊、胃、脾、大网膜、结肠、小肠及系膜表面和盆腔脏器有无种植转移（图 11-7、图 11-8）。

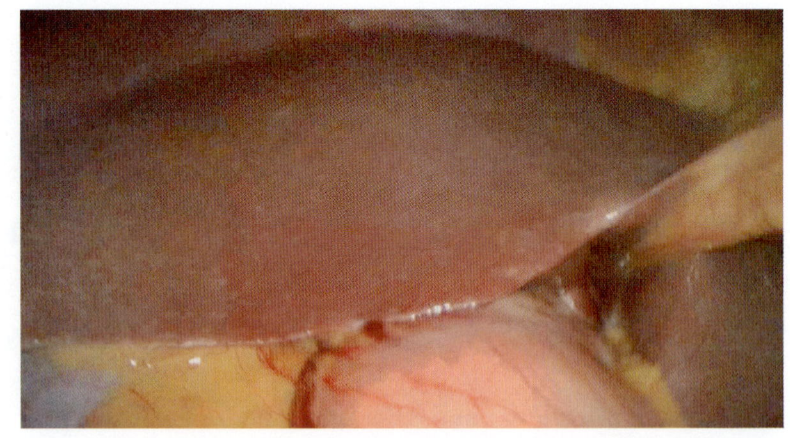
图 11-7　探查肝

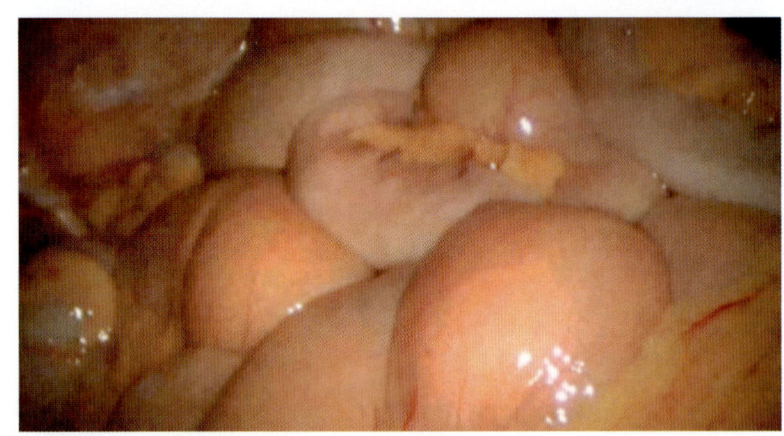
图 11-8　探查小肠表面

2. 肿瘤探查　中位直肠肿瘤往往位于腹膜反折附近(图 11-9)。

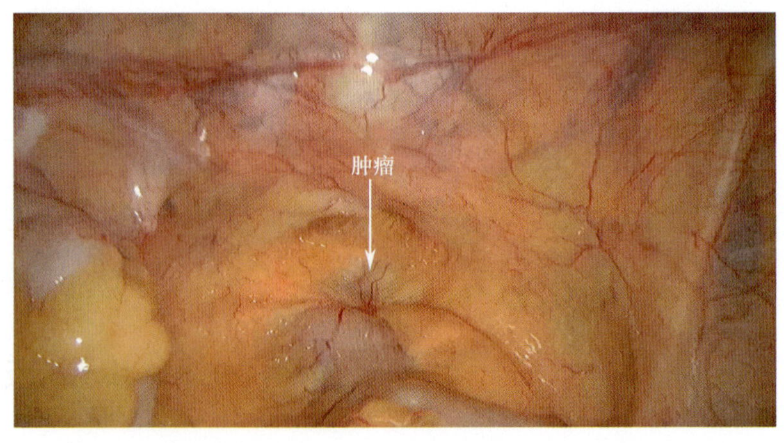

图 11-9　肿瘤探查

3. 解剖结构判定　判定乙状结肠及其系膜血管长度，判定中段直肠系膜肥厚程度，能否拉出直肠肛门外(图 11-10)。该术式要求患者有较长的乙状结肠；此外，术者需充分游离肠管，保证肠管可顺利经肛门拉出体外。

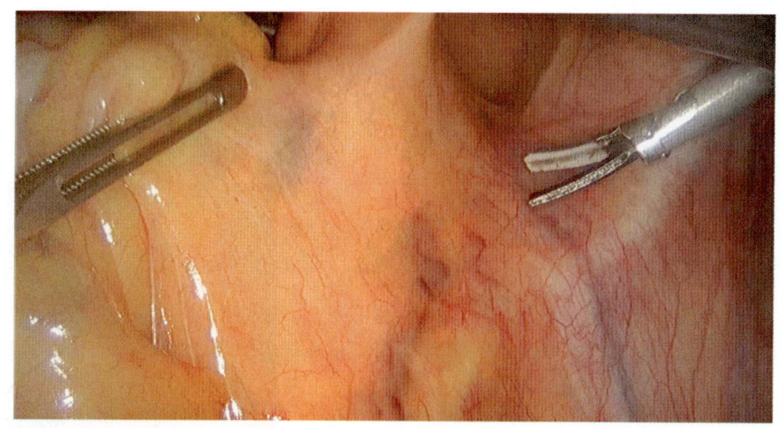

图 11-10 充分暴露系膜窗

【解剖与分离】

1. **第一刀切入点** 患者取头低足高位，将小肠移至上腹部，充分显露整个盆腔及肠系膜下动、静脉根部，术者在骶骨岬下方 3~5cm 直肠系膜薄弱处切割第一刀(图 11-11)。超声刀热量可产生汽化，便于寻找 Toldt 间隙与游离。术者可沿骶前筋膜扩展，用刀头上下推动，可见白色蜂窝状组织，此处往往为 Toldt 间隙(图 11-12)。

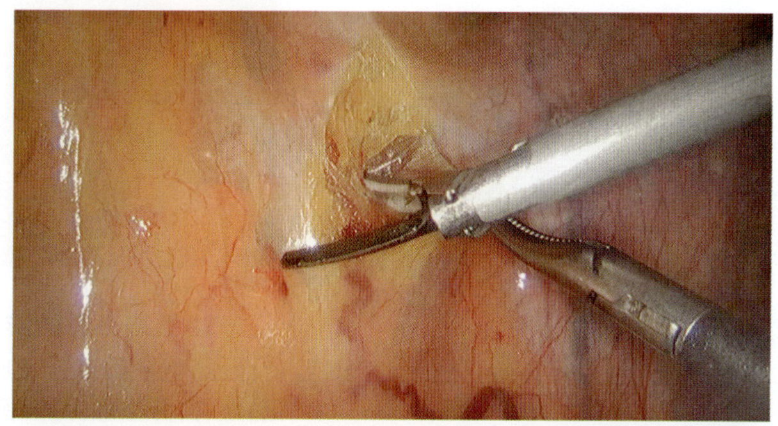

图 11-11 第一刀切入点

操作技巧：

此处需要助手提供足够的张力，充分显露，才可便于术者操作。助手需提起上段直肠前壁和肠系膜下动脉根部，充分展示全盆腔及肠系膜下血管的全貌和走行。

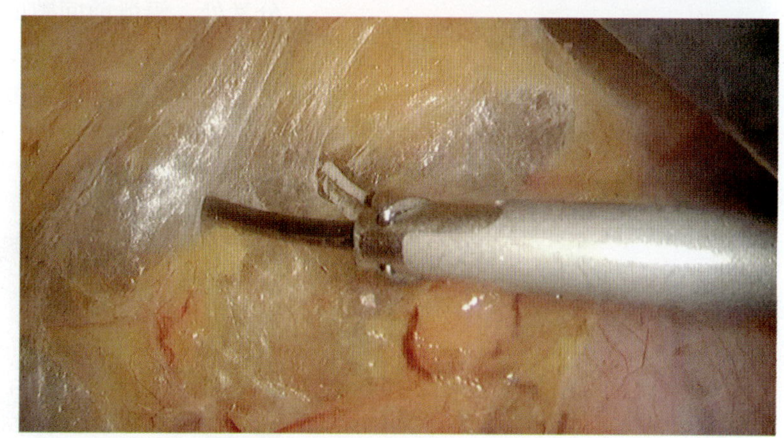

图 11-12 进入 Toldt 间隙

2. **肠系膜下动静脉根部游离与离断** 沿此 Toldt 筋膜上下游离扩展空间，向肠系膜下动、静脉根部方向及左侧系膜游离。用超声刀在根部预切线逐层分离裸化肠系膜下动、静脉，充分裸化后进行结扎切断(图 11-13、图 11-14)。系膜根部淋巴结清扫应掌握整块切除技术,此外,血管裸化距离不应过长,够结扎即可。肠系膜下动、静脉距离近时,可同时结扎动、静脉,有间隙可分别结扎。

图 11-13　结扎切断肠系膜下动脉

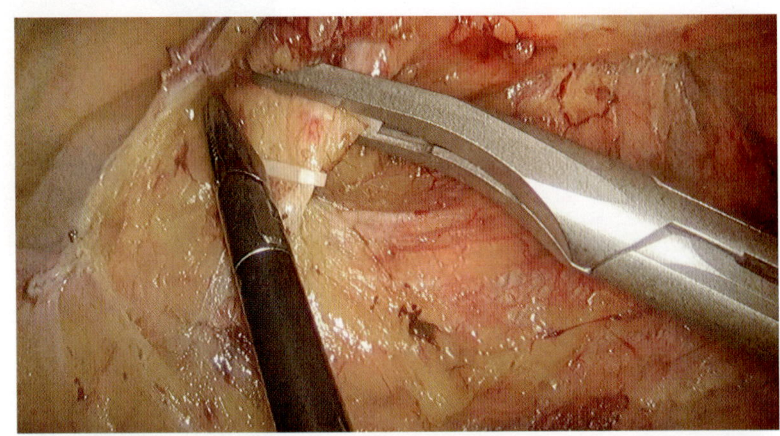

图 11-14　结扎切断肠系膜下静脉

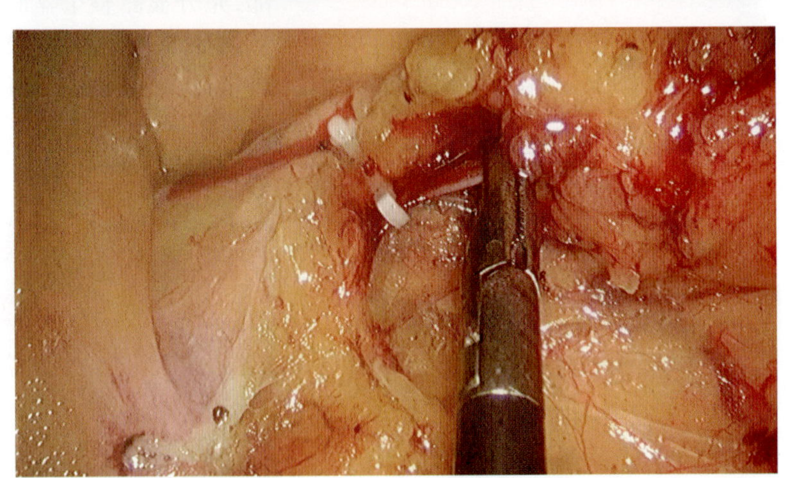

3. 直肠系膜的游离　当肠系膜下动、静脉离断后,可部分打开乙状结肠系膜无血管区,此时需找到左侧输尿管和左侧生殖血管,并注意保护(图 11-15)。向下向外游离至左侧髂总动脉分叉处。沿骶前间隙向下方分离,可见下腹下丛走行,在分叉处沿神经表面用超声刀匀速推行分离(图 11-16)。向下游离范围与直肠左右侧游离范围相结合,至肿瘤下方 5cm 左右。

图 11-15　显露和保护输尿管

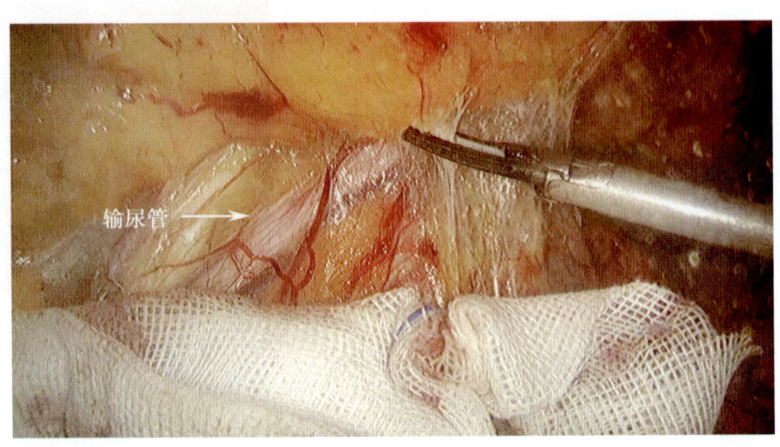

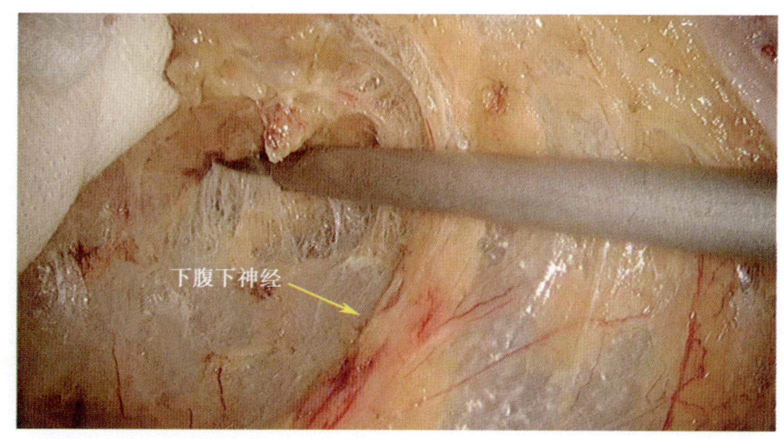

图 11-16 沿神经表面游离直肠系膜

4. 直肠右侧的分离 直肠右侧的分离与骶前分离相结合(图 11-17),注意游离的范围,横行游离右侧腹膜反折(图 11-18),一般在肿瘤下方 5cm 即可,不宜范围过大。

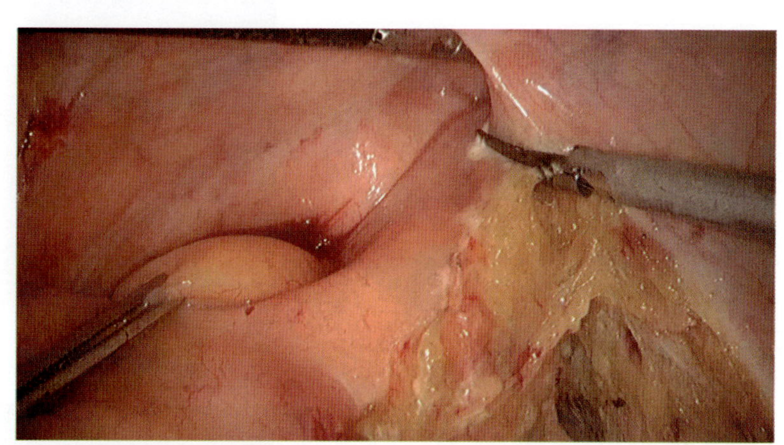
图 11-17 游离直肠右侧壁

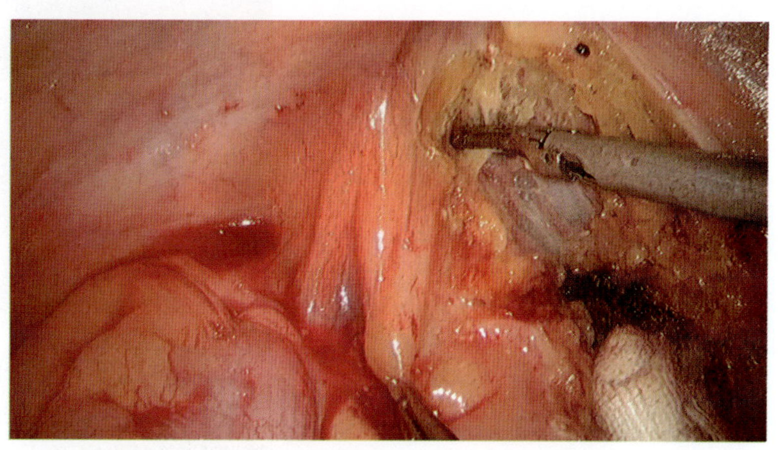
图 11-18 切开腹膜反折右侧

5. 乙状结肠及直肠左侧的游离 切断乙状结肠与左侧腹壁生理性粘连带(图 11-19),沿 Toldt 筋膜向内侧游离,打开系膜向上继续分离(图 11-20)。如患者乙状结肠及系膜长度足够,可不需游离脾曲。向下游离直肠左侧(图 11-21),至腹膜反折处与右侧会合。

图 11-19　游离乙状结肠生理性粘连处

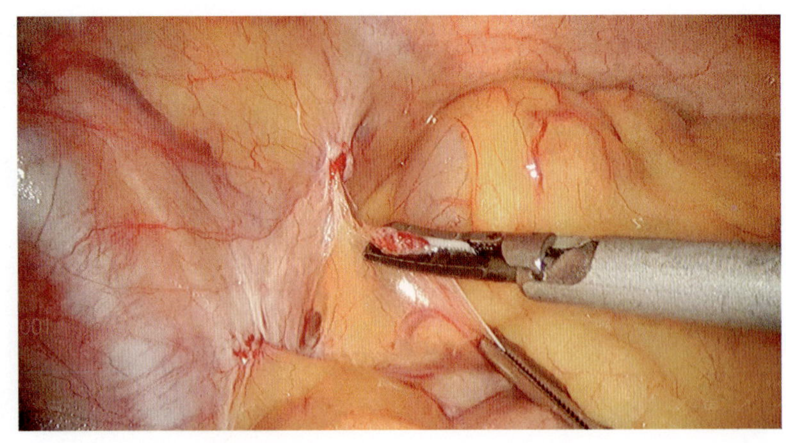

图 11-20　沿左结肠旁沟向上游离乙状结肠系膜

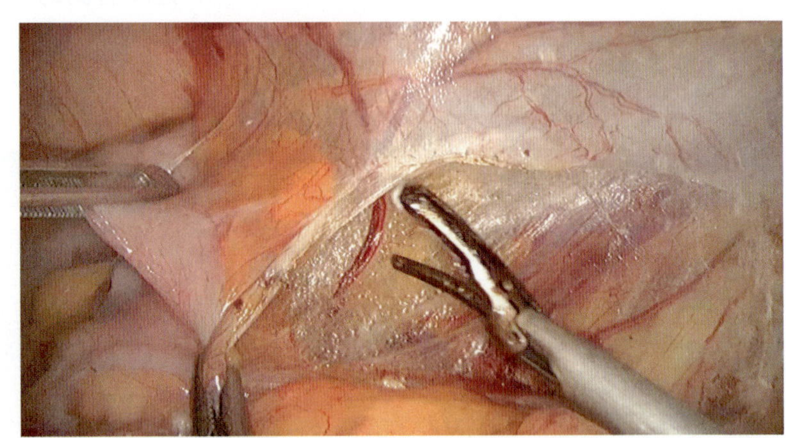

图 11-21　向下游离直肠左侧壁

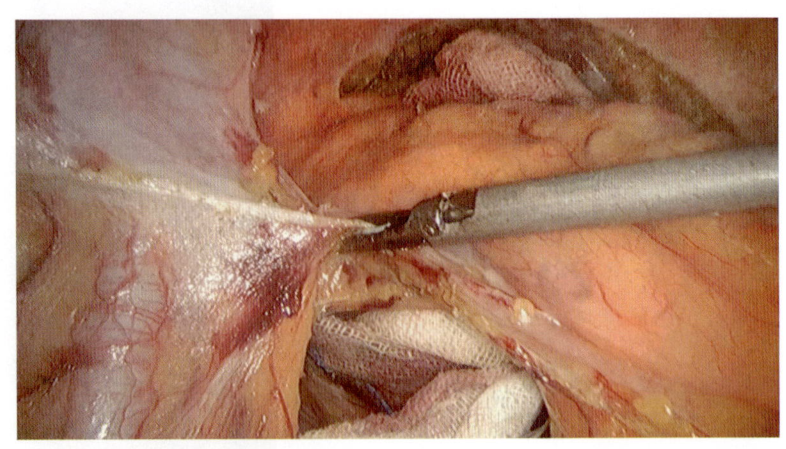

6. 肿瘤下方肠管的裸化　确定肿瘤位置，在肿瘤下方 5cm 内进行肠壁裸化约 3cm 范围。在腹膜反折处继续向下沿迪氏筋膜分离（图 11-22），向右侧裸化肠壁（图 11-23），同时向后方横断系膜，再进行左侧肠壁裸化（图 11-24）。直肠系膜裸化范围应尽量充分，因此，此处直肠壁需进行两次切割，第一次在肿瘤下方 2cm 左右切断肠管，第二次闭合直肠残端需要切下 1~2cm。

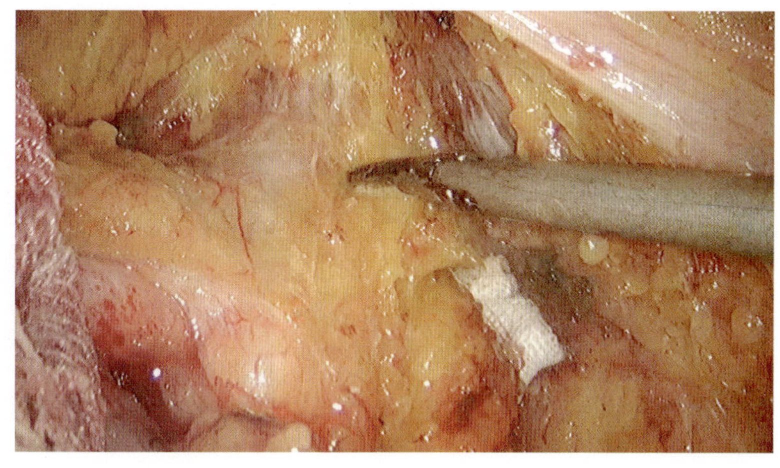

图 11-22　游离直肠前壁

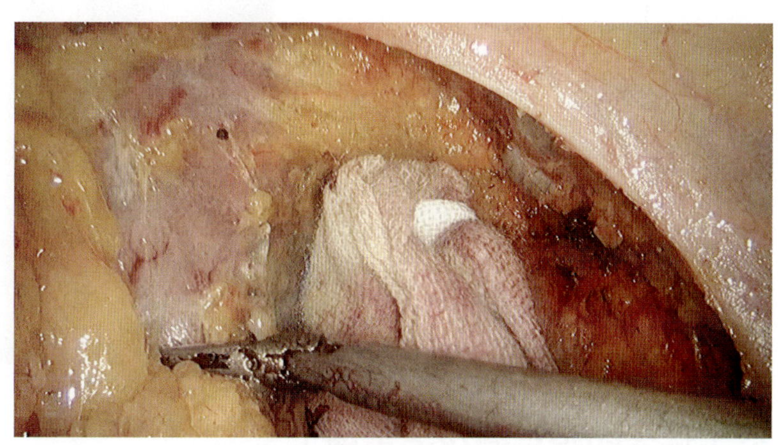

图 11-23　裸化直肠右侧壁

经验分享：

裸化直肠右侧及后方系膜后，可将小纱布置于直肠后方进行标识，以保证双侧游离尽量在同一水平面。

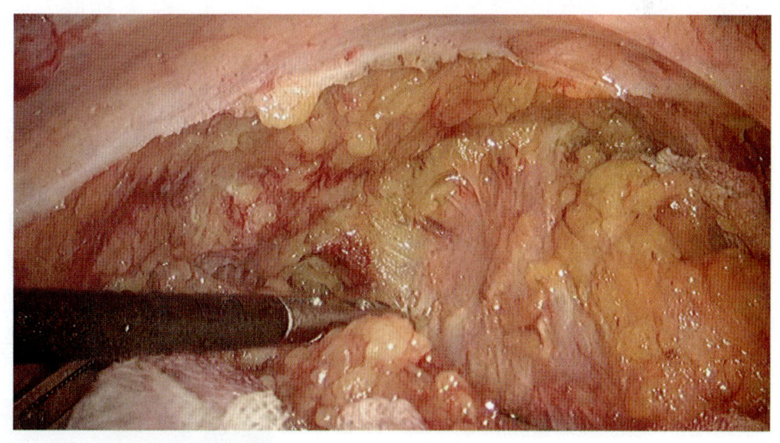

图 11-24　裸化直肠左侧壁

7. 乙状结肠系膜裁剪　将乙状结肠翻向左侧，可见系膜后方纱布条，目测裁剪范围，确定吻合预切定线。将系膜提起，可见肠系膜下动、静脉走行，沿其走行进行裁剪（图 11-25），逐渐向预切定线分离至肠壁裸化 2cm 范围（图 11-26），预判其游离长度是否可从肛门拉出体外。

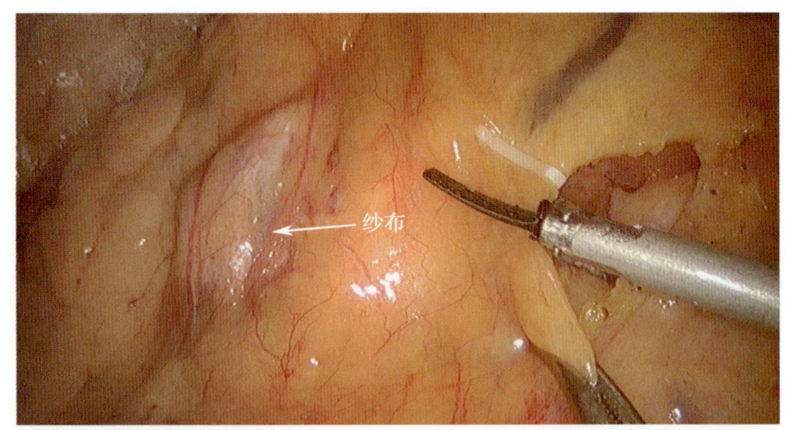

图 11-25　裁剪乙状结肠系膜

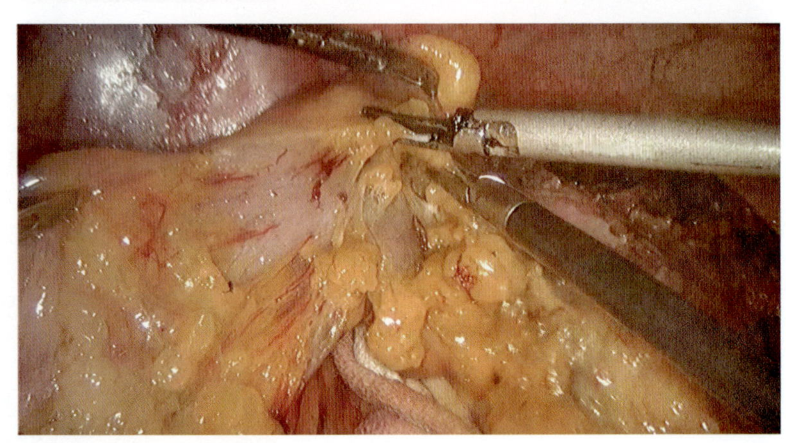

图 11-26　裸化乙状结肠肠壁

【标本切除与消化道重建】

1. 标本切除　用直线切割闭合器在肿瘤下方 2cm 处横断远端直肠肠壁（图 11-27），用碘附纱条消毒直肠两侧断端，再用直线切割闭合器在肿瘤上方于切线处横断乙状结肠远端（图 11-28），并用碘附纱条消毒断端（图 11-29），至此完成了标本的游离与切除。经主操作戳卡孔置入无菌塑料套进入腹腔（图 11-30），在体外助手指引下切开远端直肠断端（图 11-31），助手将保护套一端经肛门拉出体外（图 11-32），将切除直肠标本置入保护套内（图 11-33），助手经肛用卵圆钳夹住直肠标本断端，缓慢经肛拉出（图 11-34）。

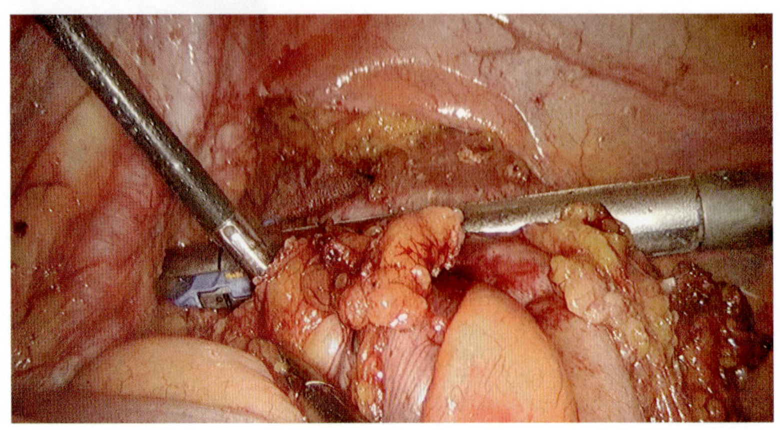

图 11-27　横断远端直肠肠壁

图 11-28　横断乙状结肠肠壁

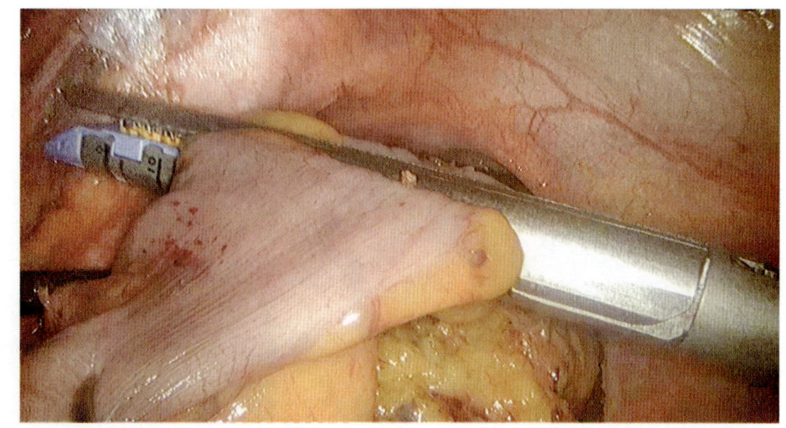

图 11-29　碘附纱条消毒肠管断端

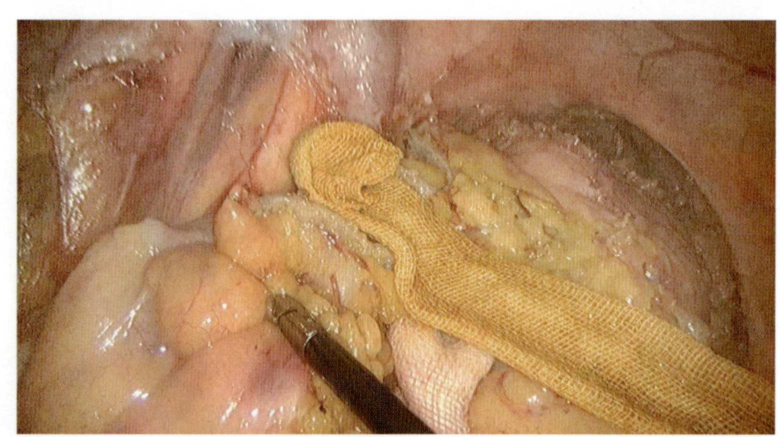

图 11-30　经主操作孔置入标本保护套

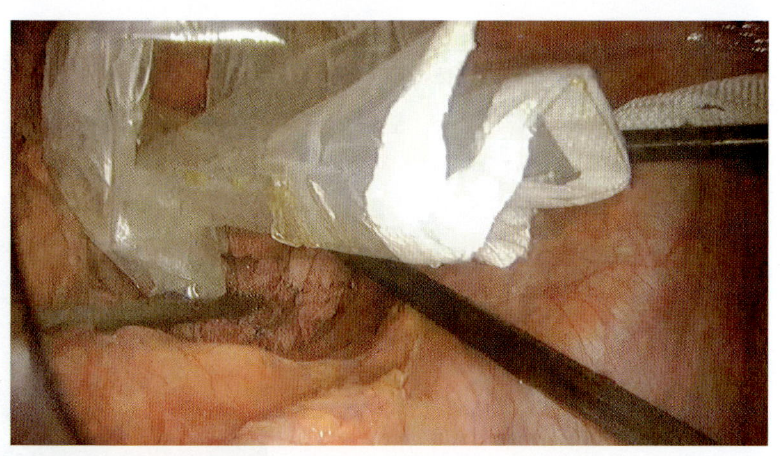

图 11-31　切开远端直肠断端

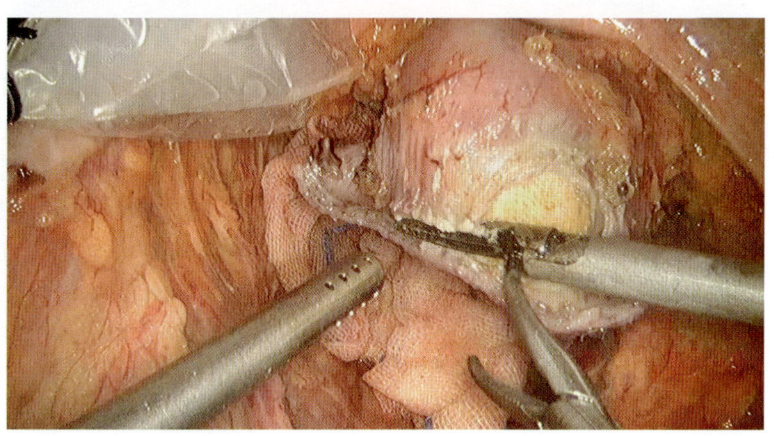

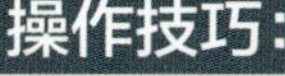

操作技巧:

使用碘附纱团一方面能够起到消毒、润滑和指示的作用;同时也可使肠管扩张,更易于肠管切开。

图 11-32 将保护套经肛门拉出体外

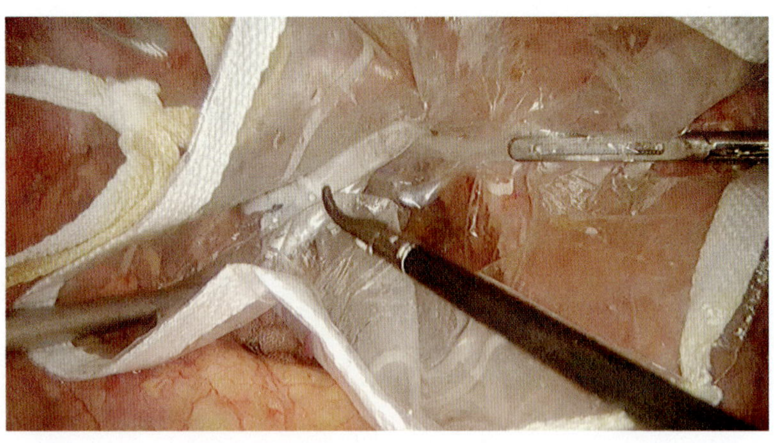

操作技巧：

①卵圆钳夹持肠管断端时应确切，勿夹持其他组织；②操作过程中注意尽量避免肛门漏气，保持气腹；③肠管拉出体外时，操作应轻柔缓慢，切忌暴力。

图 11-33 将直肠标本置入保护套内

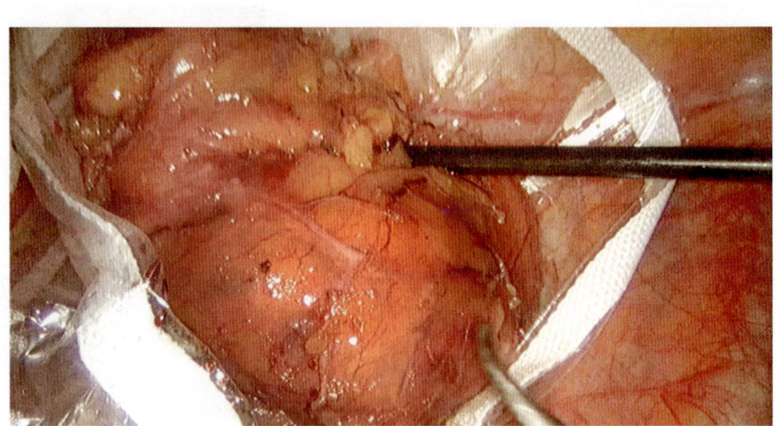

图 11-34 将标本经肛门取出体外

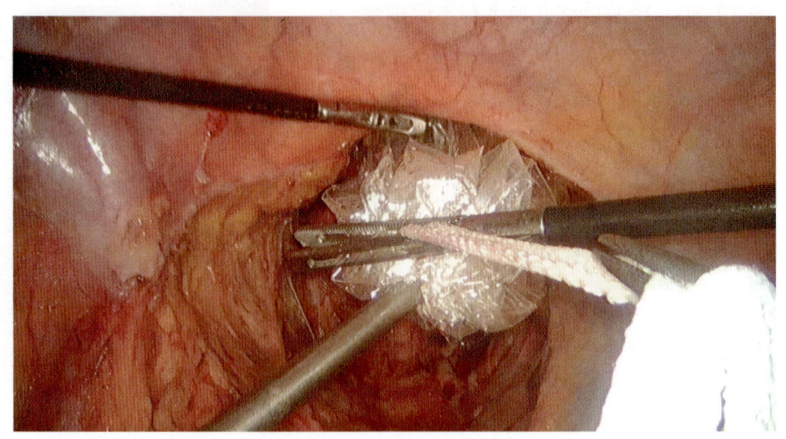

2. 消化道重建 再次经主操作戳卡孔置入标本保护套，将乙状结肠断端拉出肛门（图 11-35），在肛门外乙状结肠预切线处上荷包钳（图 11-36）。将抵钉座置入乙状结肠断端（图 11-37），收紧荷包，冲洗消毒后，用卵圆钳将其送回腹腔。向腹腔内注入 1 000ml 碘附盐水冲洗盆腔并扩肛。用直线切割闭合器闭合直肠断端（图 11-38），并用取物袋将直肠残端组织取出（图 11-39）。经肛门置入环形吻合器，将抵钉座与机身对接，完成端端吻合（图 11-40）。吻合口危险三角处行“8”字缝合加固（图 11-41）。注水注气试验检查吻合口有无出血、渗漏，是否通畅确切（图 11-42）。于盆腔放置两根引流管（图 11-43）。

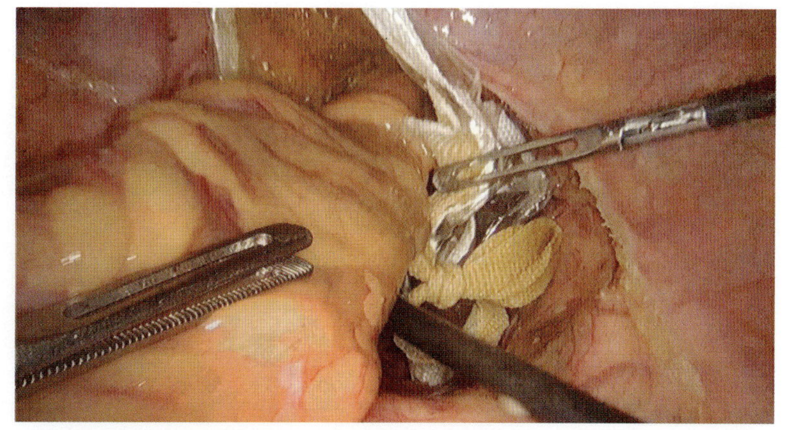

图 11-35　经肛门将直肠标本拉出体外

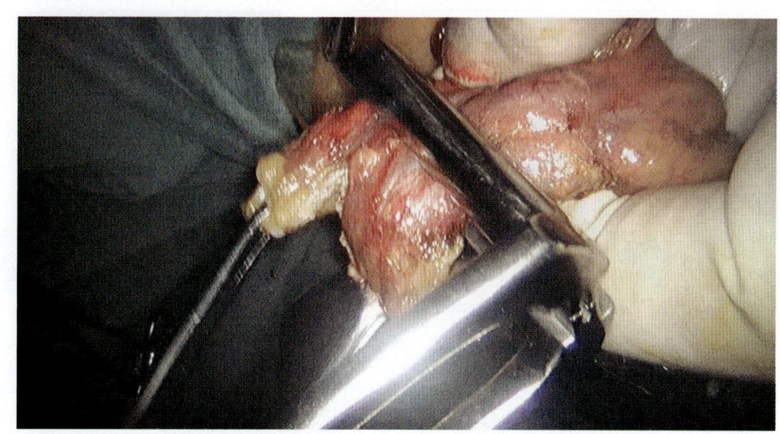

图 11-36　于乙状结肠远端置入荷包钳

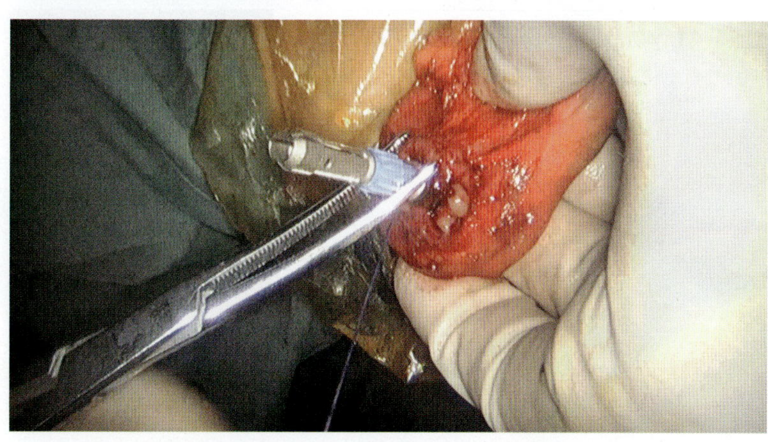

图 11-37　乙状结肠断端置入抵钉座

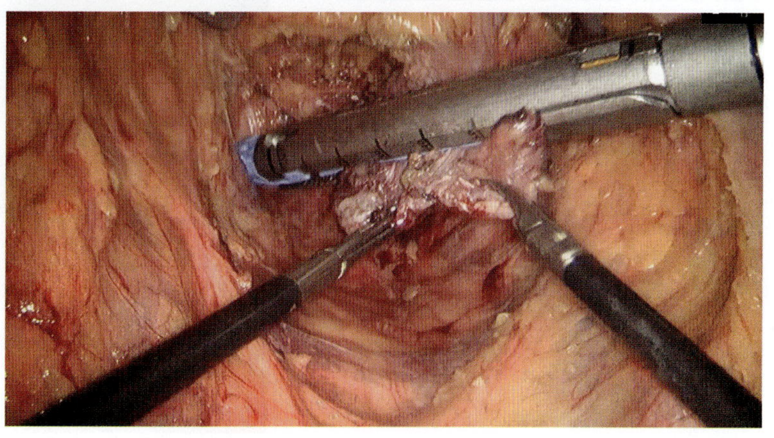

图 11-38　闭合直肠断端

图 11-39 用取物袋取出直肠残端组织

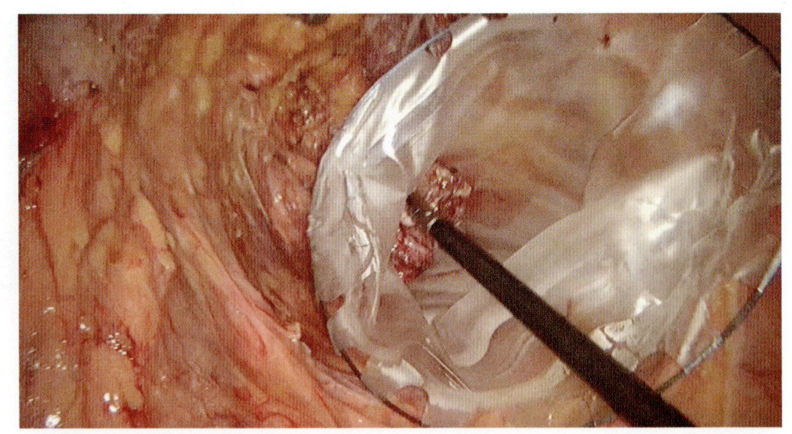

图 11-40 乙状结肠直肠端端吻合

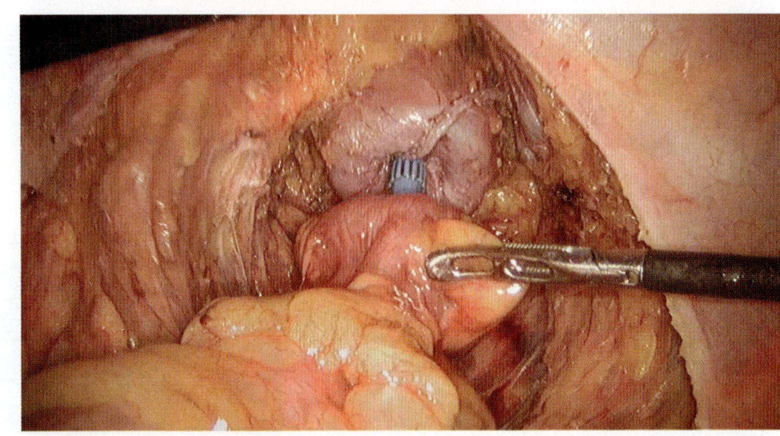

图 11-41 吻合口进行“8”字缝合加固

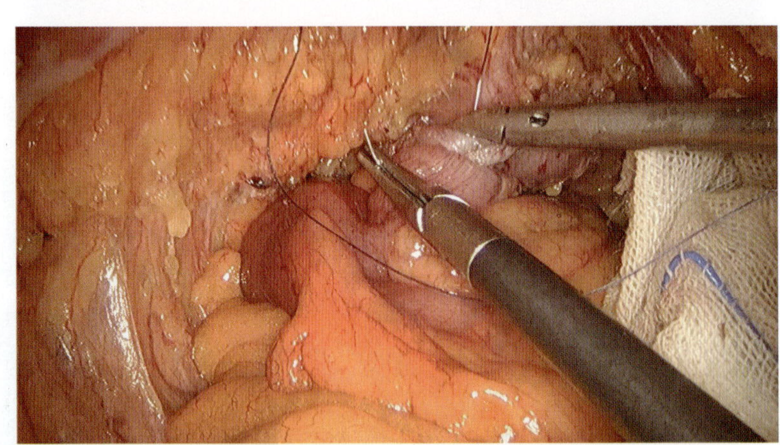

图 11-42 注水注气试验

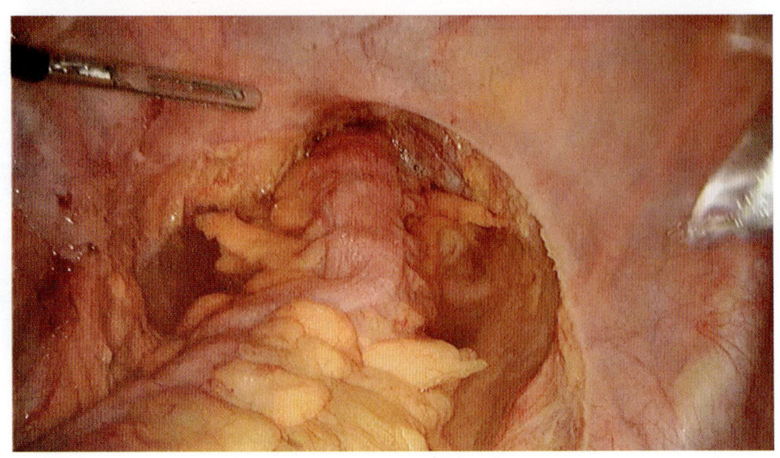

图 11-43　盆腔置入引流管

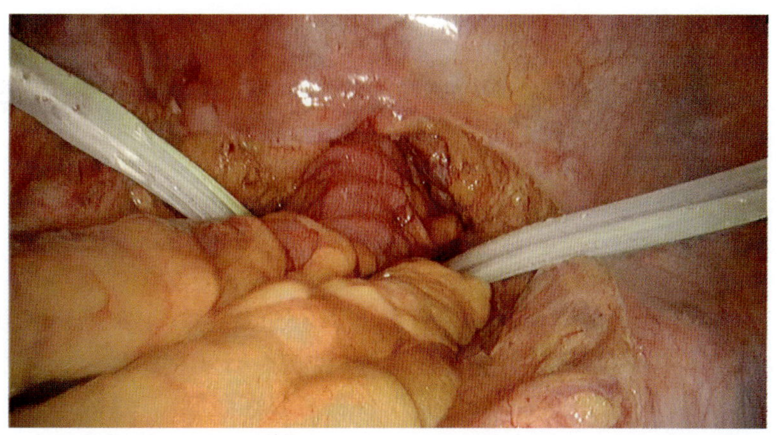

【术后腹壁及标本照片】(图 11-44、图 11-45)

图 11-44　术后腹壁照片

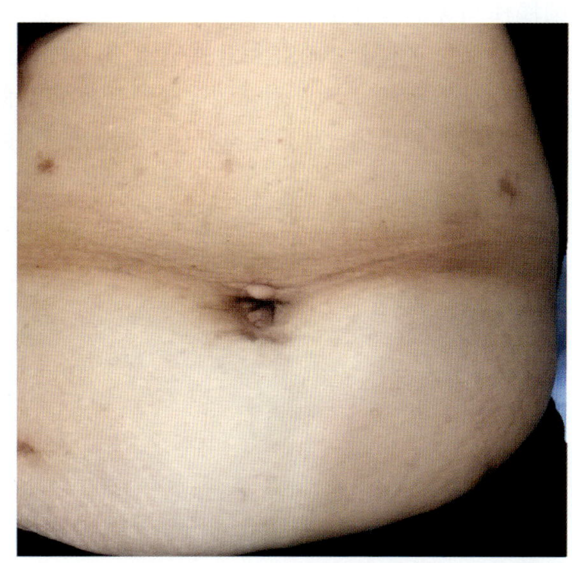

图 11-45　标本照片

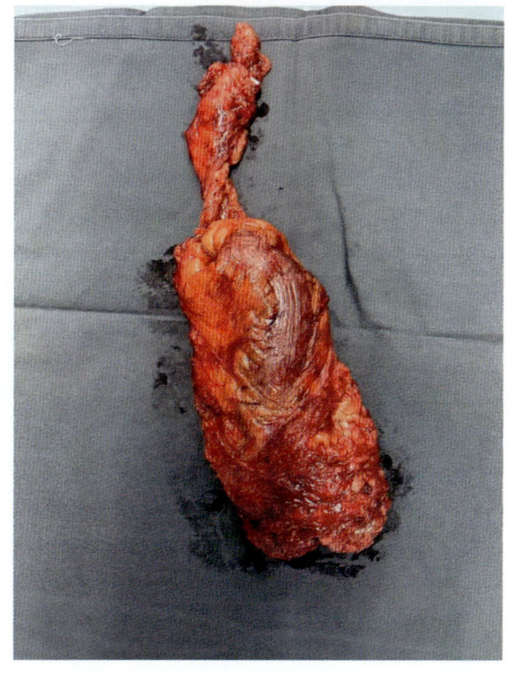

第四节　手术相关要点、难点、热点剖析

【NOSES Ⅱ式 B 法的优势与适应证选择】

NOSES Ⅱ式 A 法的操作要点是在近端肠管不离断的前提下，将标本经肛门取出，该操作可导致肛门挤压肿瘤，造成肿瘤细胞入血，增加血行转移的风险，因此该方法具有一定无瘤操作的争议。相比 NOSES Ⅱ式 A 法，NOSES Ⅱ式 B 法需要在经肛门将标本取出前完全离断直肠标本，将标本完全离断后再取出，可以完全避免因肿瘤被挤压导致的血行转移风险，因此该操作更符合无瘤操作原则。NOSES Ⅱ式 B 法的不足主要体现在两个方面：第一，NOSES Ⅱ式 B 法比 NOSES Ⅱ式 A 法需要多使用一个直线切割闭合器订仓，增加一定的手术成本；第二，NOSES Ⅱ式 B 法的操作程序更加复杂，需要术者熟练掌握无菌操作与无瘤操作的技术要点。

如何合理选择 NOSES Ⅱ式 A 法与 NOSES Ⅱ式 B 法，笔者认为需要考虑两个因素，即肿瘤大小及直肠系膜肥厚程度。对于肿瘤小、直肠系膜菲薄的患者，NOSES Ⅱ式 A 法仍是首选术式，但对于肿瘤或系膜标本较大的患者，为了避免肛门对肿瘤的过度挤压，建议可将 NOSES Ⅱ式 B 法作为首选。

（王锡山　关 旭）

第十二章 腹部无辅助切口经阴道拉出切除标本的腹腔镜下中位直肠癌根治术

（CRC-NOSES Ⅲ式 A 法）

【前言】

NOSES Ⅲ式主要适用于肿瘤略大的中位直肠癌女性患者，该术式的操作特点表现为经阴道将直肠拉至体外，在体外切除直肠标本后，再进行全腹腔镜下乙状结肠与直肠的端端吻合。NOSES Ⅲ式与 NOSES Ⅱ式的区别在于：①不需要在腹腔内剖开肠管，更符合无菌要求；②对阴道的术前准备要求更加严格；③经阴道途径取标本，由于阴道具有很强的延展性，因此 NOSES Ⅲ式的适应证更为宽泛，但仅局限于女性患者。尽管 NOSES Ⅲ式与常规腹腔镜直肠切除术存在一定区别，但只要严格掌握该术式的适应证，具有清晰的手术思路，以及适宜的操作技巧，这一技术完全是科学合理、安全可行的。

第一节 适应证与禁忌证

【适应证】（图 12-1~ 图 12-3）

1. 女性中段直肠癌或良性肿瘤。
2. 肿瘤环周直径为 3~5cm。
3. 肿瘤不侵出浆膜为宜。
4. 乙状结肠及系膜长度适合拉出者。

【禁忌证】

1. 肿瘤体积过大，取出有困难者。
2. 乙状结肠及系膜长度无法达到经阴道拉出者。
3. 过于肥胖者（BMI>35kg/m^2）。

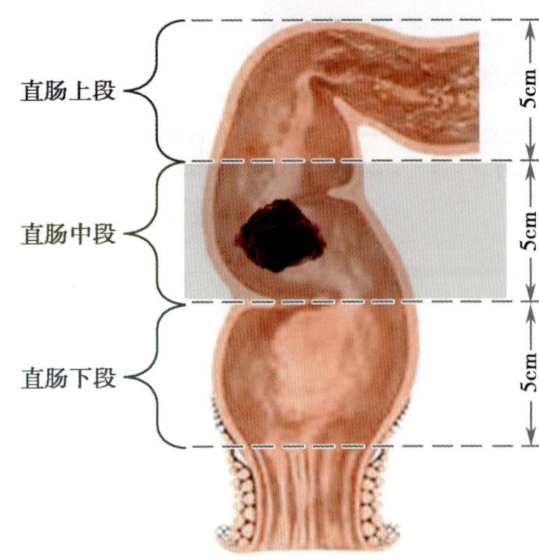

图 12-1　适用Ⅲ式的肿瘤所在位置示意图

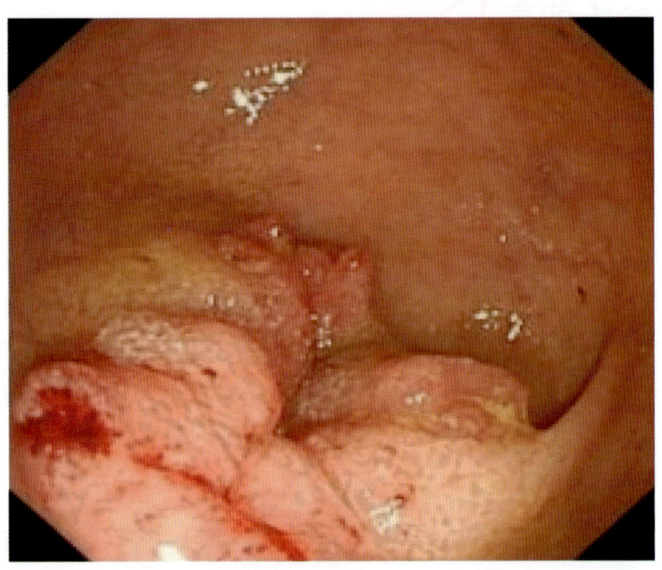

图 12-2　肠镜：距肛门 8cm，溃疡型，最大径为 3.5cm

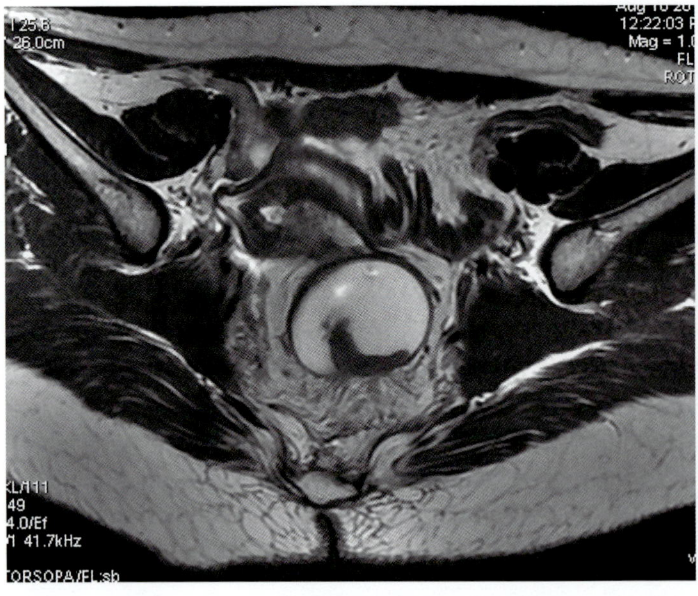

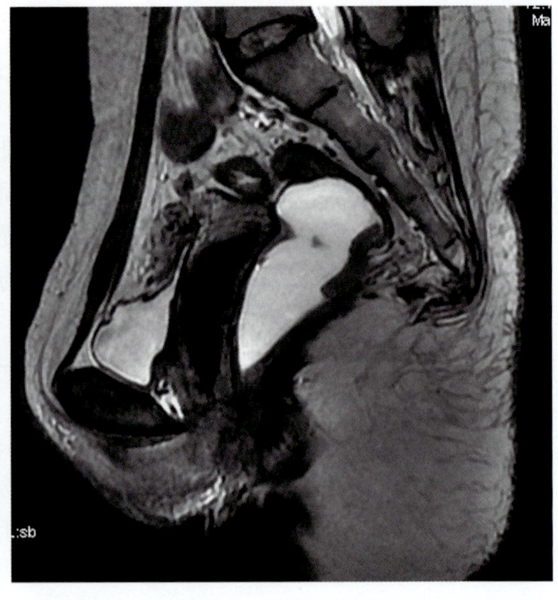

图 12-3　直肠 MRI：T_2，距齿状线 5.0cm，最大径 3.5cm

第二节 麻醉、体位、戳卡位置与术者站位

【麻醉方式】

全身麻醉或全身麻醉联合硬膜外麻醉。

【手术体位】

患者取功能截石位，右侧大腿需稍平一些，有利于术者操作（图 12-4）。

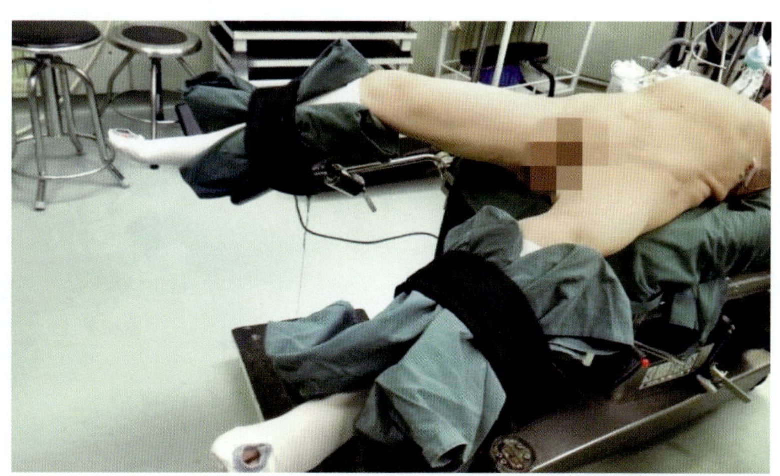

图 12-4 患者体位

【戳卡位置】（图 12-5）

1. **腹腔镜镜头戳卡孔（10mm 戳卡）** 脐窝中。

2. **术者主操作孔（12mm 戳卡）** 位于脐与右侧髂前上棘连线中外 1/3 处。

3. **术者辅助操作孔（5mm 戳卡）** 位于平行脐右侧 10cm 处。

4. **助手主操作孔（5mm 戳卡）** 脐水平左上方腹直肌外缘。

5. **助手辅助操作孔（5mm 戳卡）** 位于脐与左髂前上棘连线中外 1/3 处，该钳操作较少，主要起提拉作用，靠外侧便于兼顾放置引流管。

【术者站位】

术者站位于患者右侧，助手站位于患者左侧，扶镜手站位于术者同侧（图 12-6）。

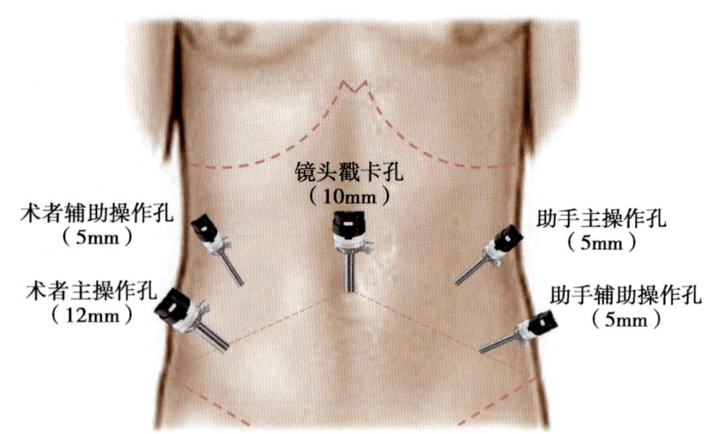

图 12-5　戳卡位置（五孔法）

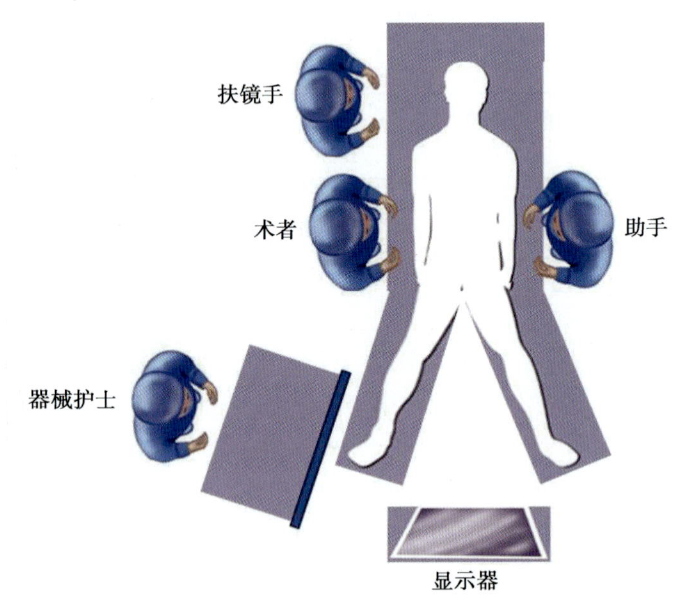

图 12-6　术者站位

【特殊手术器械】

超声刀、60mm 直线切割闭合器、29mm 环形吻合器、阴道缝合线、举宫器、无菌保护套。

第三节　手术操作步骤、技巧与要点

【探查与手术方案制订】

在详细的术前检查和术前方案评估的基础上，探查分三步。

1. 常规探查　进镜至腹腔，观察肝、胆囊、胃、脾、结肠、小肠、大网膜和盆腔有无肿瘤种植（图 12-7）。

2. 肿瘤探查　肿瘤的具体位置、大小（图 12-8）。

图 12-7　探查肝和大网膜

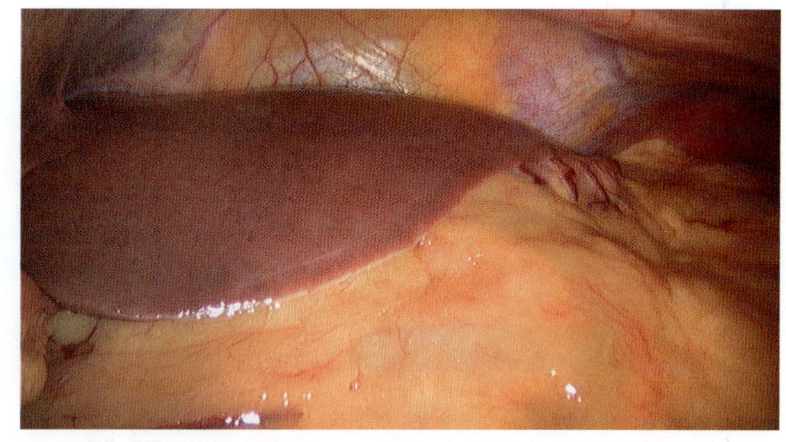

图 12-8　探查肿瘤位置

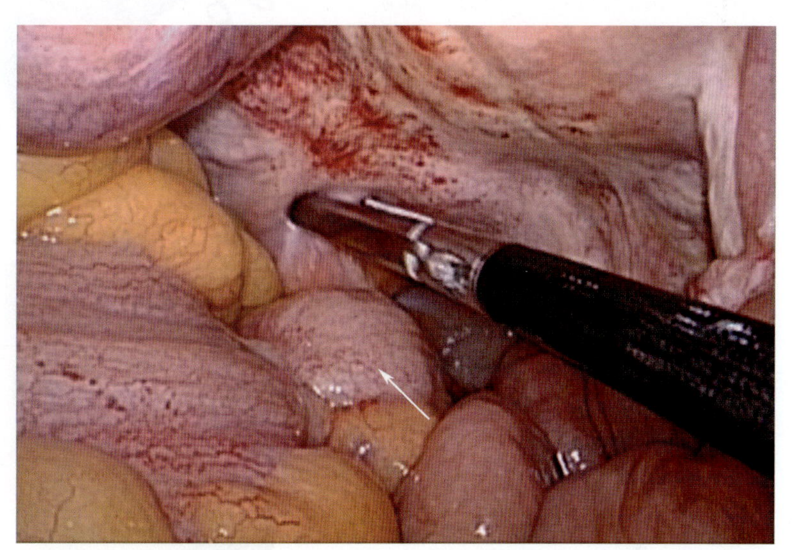

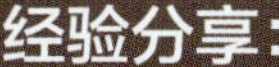

经验分享：

此术式适合女性中段直肠肿瘤患者，病灶一般位于腹膜反折上。

3. 解剖结构的判定　判定乙状结肠及其系膜长度与系膜肥厚程度是否合适经阴道拉出体外（图 12-9、图 12-11）。

图 12-9　判定乙状结肠及其系膜情况

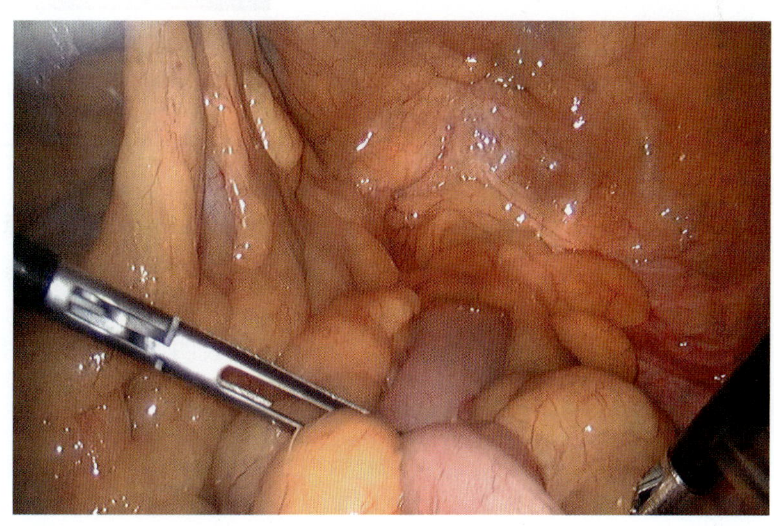

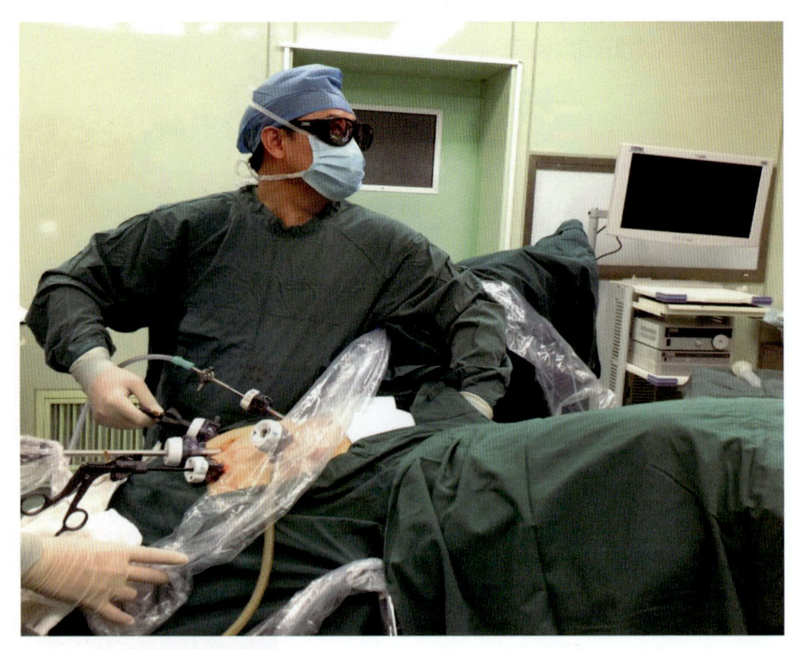

图 12-10 行阴道指诊了解阴道后穹隆状态

经验分享：

判定乙状结肠及其系膜长度与系膜肥厚程度能够经阴道拉出体外，经阴道行指诊了解阴道后穹隆的状态是否适合切开并取标本（图 12-10）。

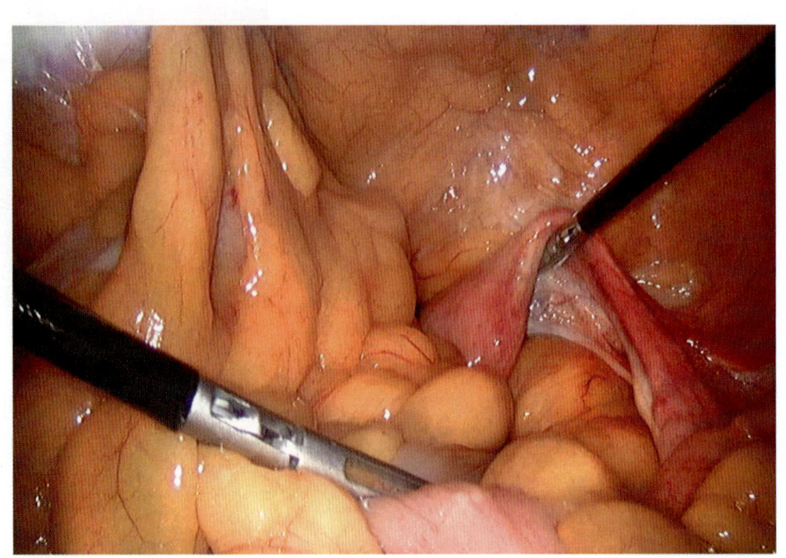

图 12-11 探查阴道后穹隆状态

【解剖与分离】

1. **第一刀切入点** 术者用超声刀在骶骨岬下方直肠系膜薄弱处行第一刀切割，刀头热量产生汽化，沿直肠系膜骶前间隙扩散（图 12-13、图 12-14）。用刀头上下拨动，可见白色骶前筋膜，表明此间隙正确，用超声刀上下扩展空间，有时可见下腹下丛走行（图 12-15）。

图 12-12　暴露肠系膜根部

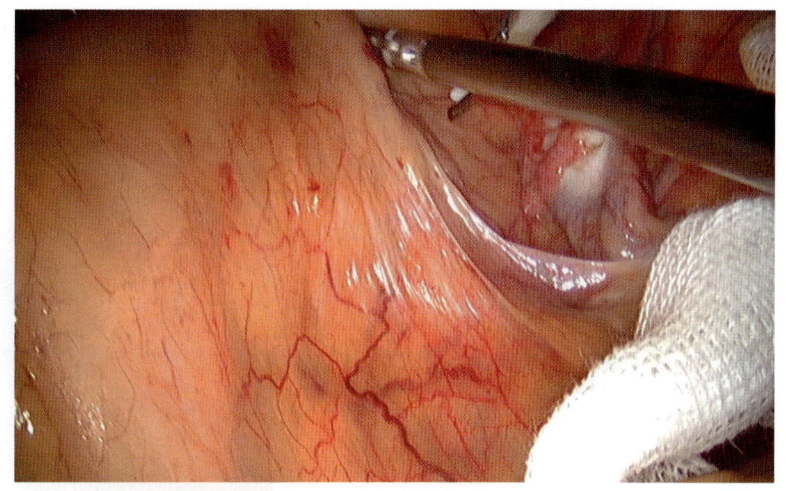

配合技巧：

助手于体外用无损伤举宫器将子宫举起，充分显露盆腔，另一助手左手持钳在直肠肿瘤上方提起肠壁，右手持钳提起系膜根部，充分暴露术野（图 12-12）。

图 12-13　第一刀切入点

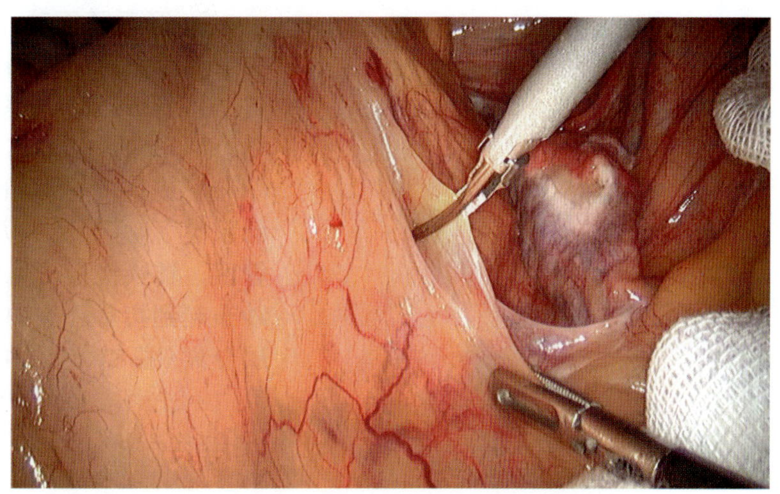

图 12-14　进入 Toldt 间隙

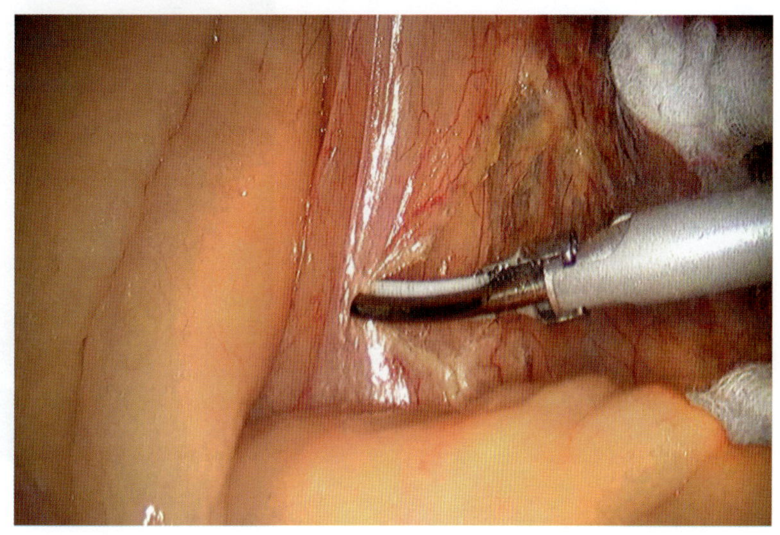

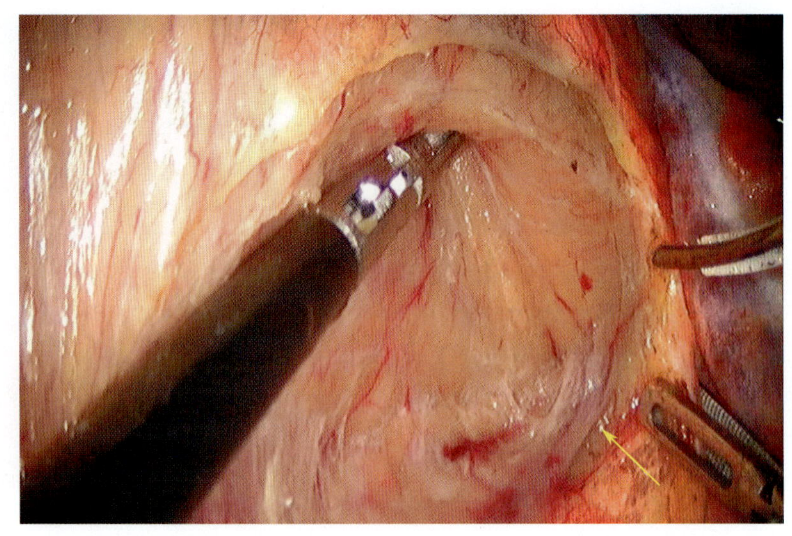

图 12-15　显露下腹下丛

2. 肠系膜下动、静脉根部的游离与离断　术者用左手持钳沿直肠上动脉及肠系膜下动脉走行将其挑起。右手持超声刀，沿 Toldt 间隙向系膜根部及左侧、外侧游离（图 12-16），可用小纱布条钝性分离（图 12-17），可见游离平面光滑、平整、干净。可见左侧输尿管走行及蠕动（图 12-18）。将纱布条置于肠系膜下动、静脉后方及左外侧，此处可见乙状结肠系膜无血管区。转换镜头可见肠系膜下动、静脉根部及后方纱布全貌。纱布起到指示和保护作用（图 12-19）。超声刀在根部预切线逐层分离（图 12-20）。在此处血管的裸化不宜过长，够结扎即可（图 12-21、图 12-23）。双重结扎肠系膜下动脉及静脉（图 12-22、图 12-24）。

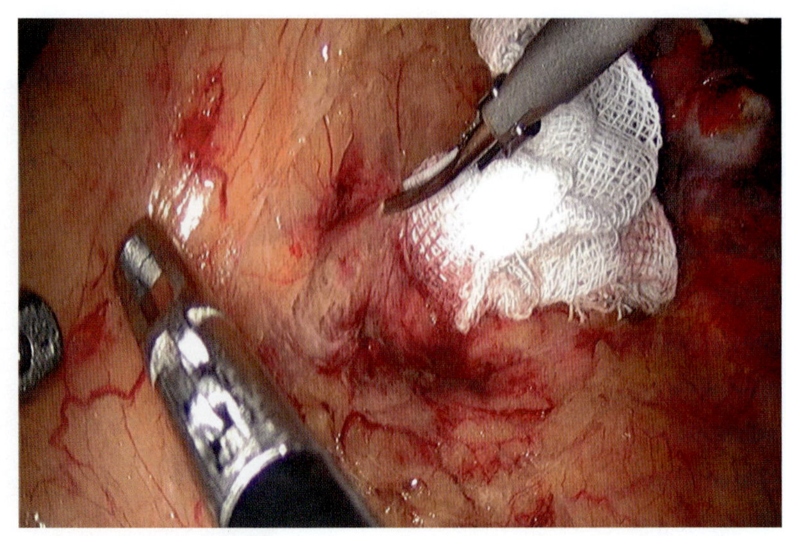

图 12-16　向肠系膜下动脉根部游离

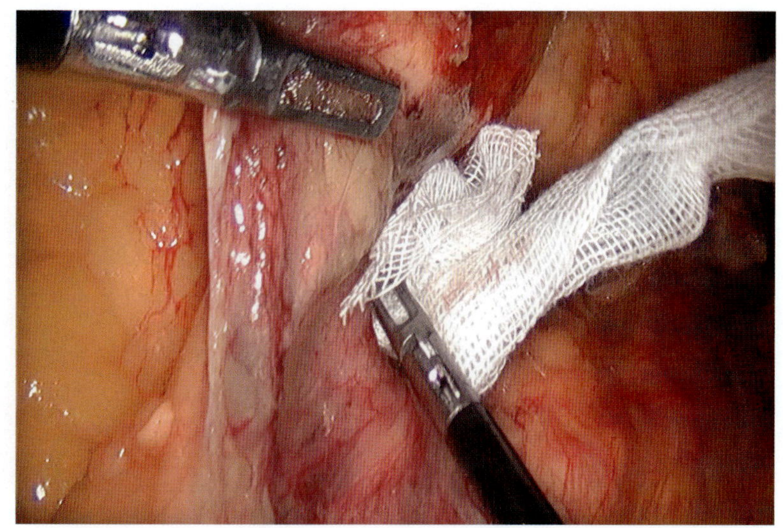

图 12-17　可用纱布钝性分离

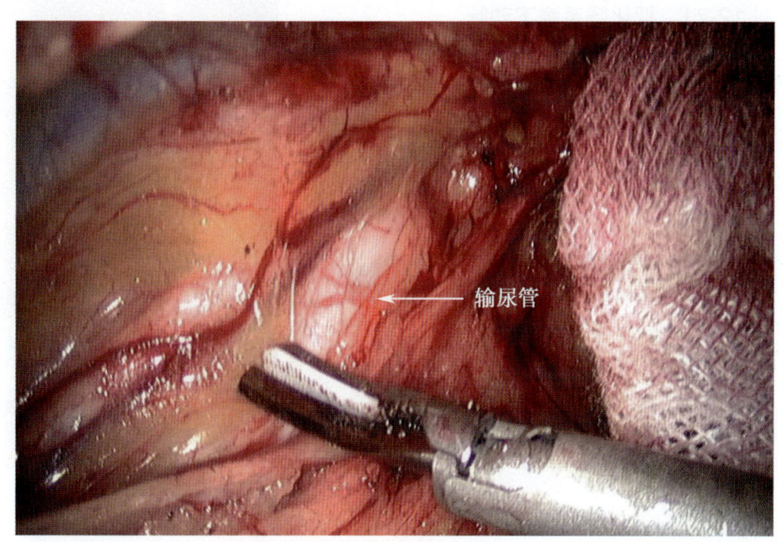

图 12-18　充分显露输尿管

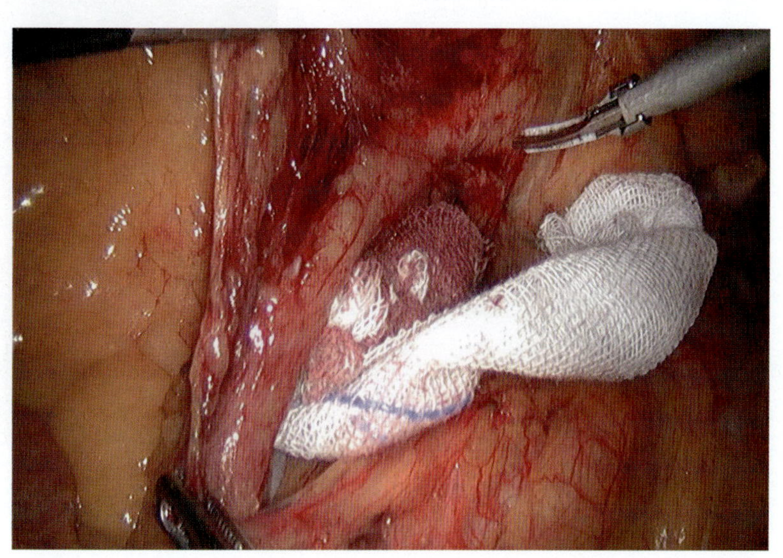

图 12-19　纱布置于系膜后方

操作技巧:

超声刀工作面在视野下，切割完成后翻转刀头，用工作面的余热沿动脉表面由近及远推动淋巴脂肪组织。优点在于：①安全；②止血、术野干净；③动脉血管裸化清楚进而达到整块切除的目的。

图 12-20 清扫系膜根部淋巴结

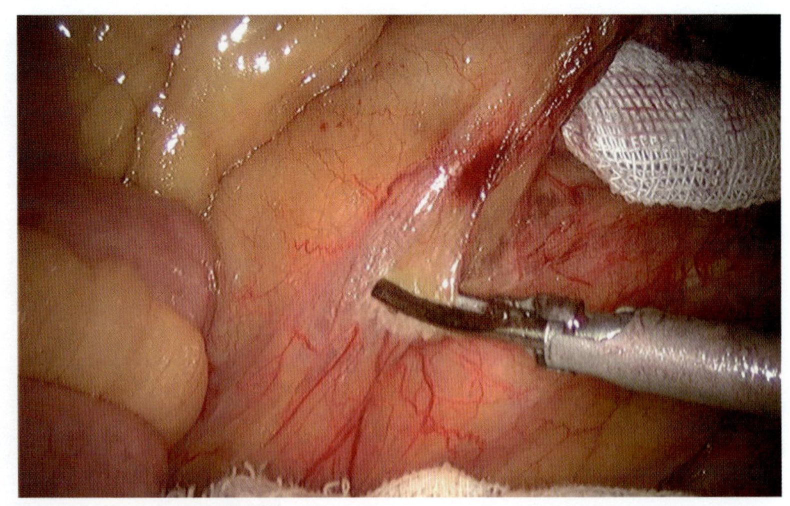

图 12-21 裸化肠系膜下动脉

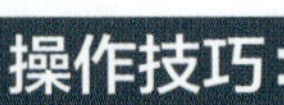

肠系膜下动脉、静脉应分开结扎。少数情况动脉静脉伴行紧密，也可一起结扎切断。

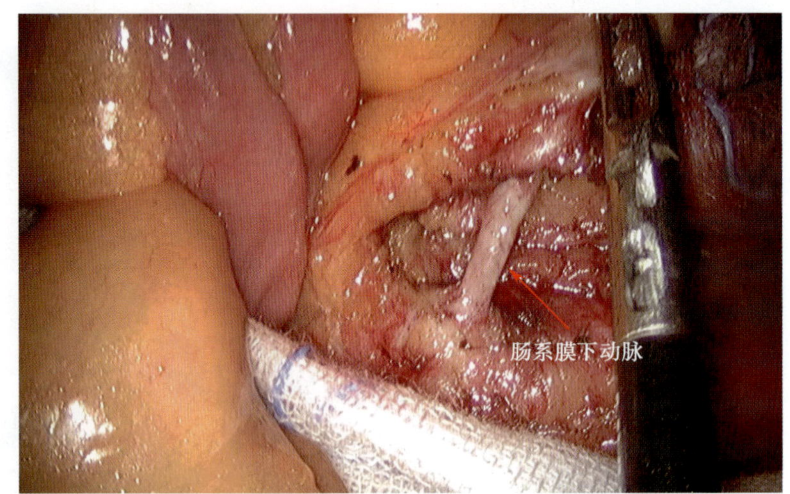

图 12-22 结扎切断肠系膜下动脉

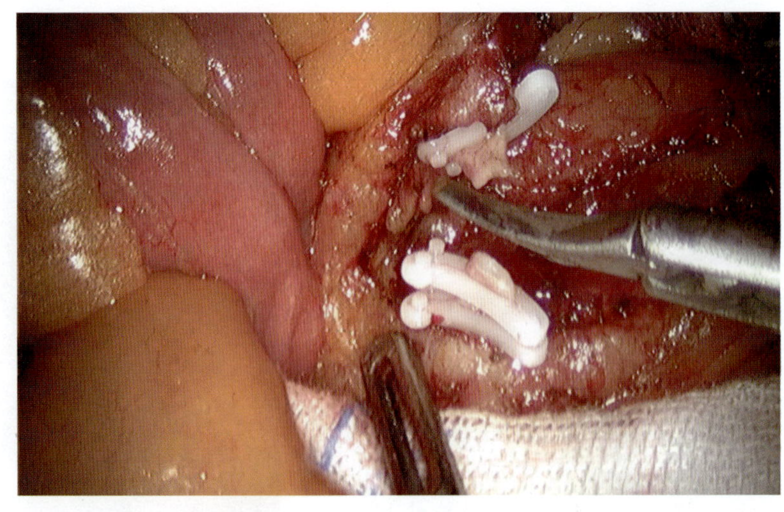

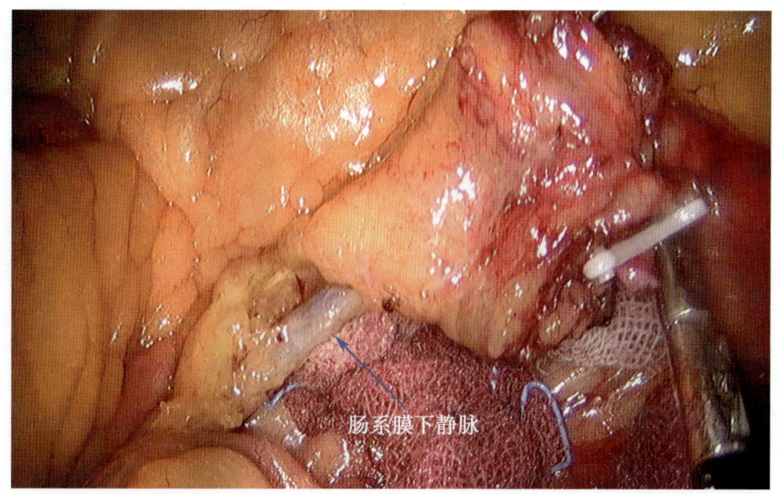

图 12-23　裸化肠系膜下静脉

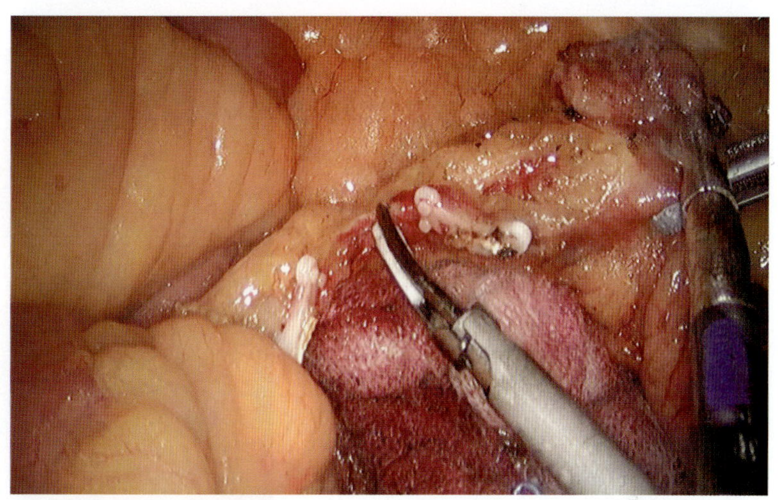

图 12-24　结扎切断肠系膜下静脉

3. 直肠系膜的游离　当肠系膜下动、静脉离断后，可部分打开乙状结肠系膜无血管区。助手左手持钳提拉系膜，右手钳夹肠系膜下动、静脉断端翻转。术者向下向外侧进一步分离乙状结肠系膜间隙至左髂总动脉分叉处（图 12-25），注意保护输尿管及生殖血管（图 12-26），放置一纱布条于此区域（图 12-27）。向下游离与直肠右侧游离会合（图 12-28）。

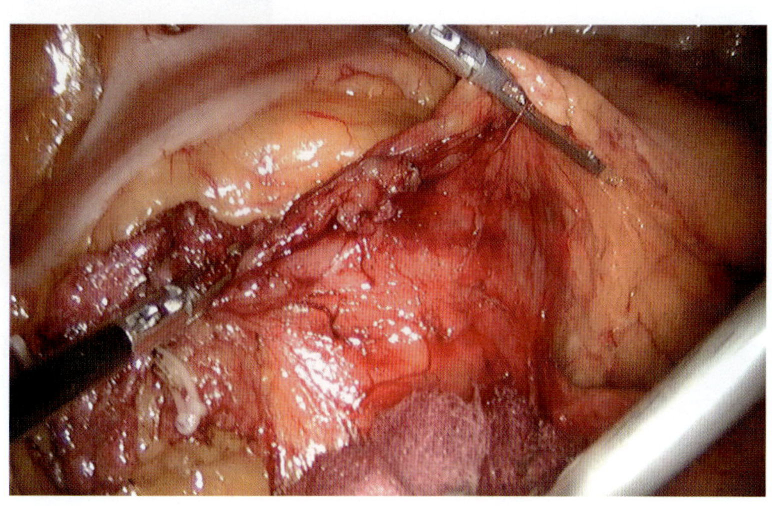

图 12-25　向下向外侧分离乙状结肠系膜

经验分享：

乙状结肠系膜处血管弓不完全游离，避免术中牵拉误伤血管弓，影响血供导致手术失败。

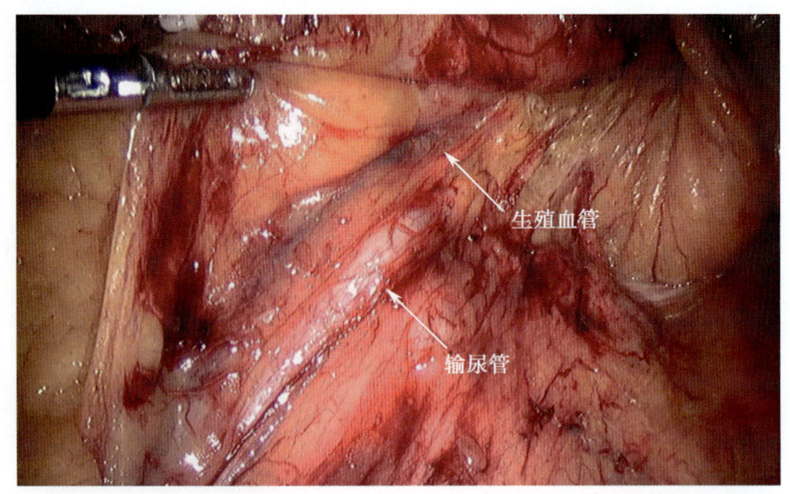

图 12-26 显露和保护输尿管和生殖血管

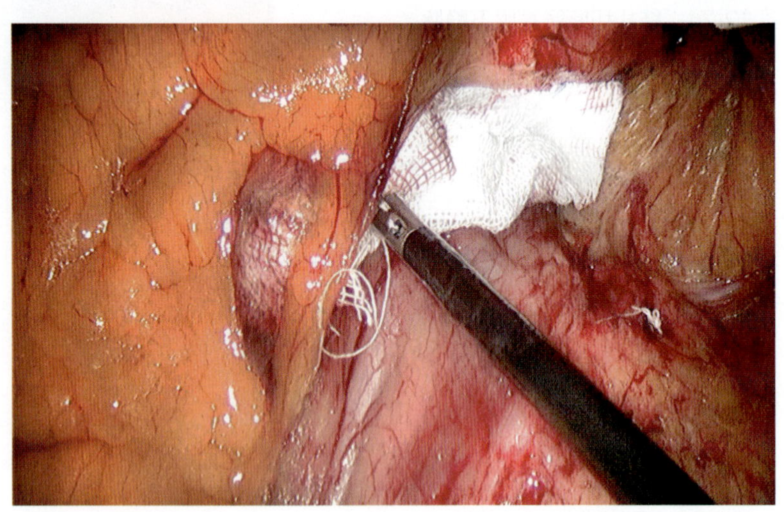

图 12-27 小纱布置于系膜后方

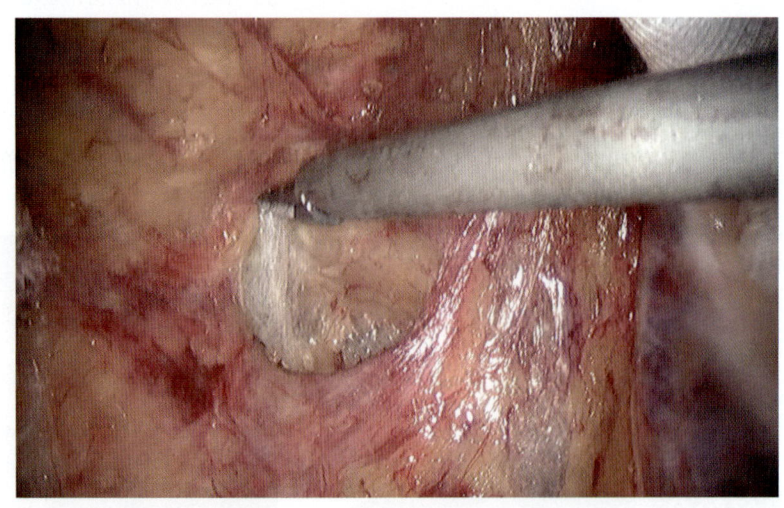

图 12-28 沿 Toldt 间隙向下方游离

4. 直肠右侧分离 直肠右侧分离线清晰可见(图 12-29)。直肠右侧壁的游离需与直肠后壁分离相结合,范围依据肿瘤位置而定,一般在肿瘤下方 3~5cm 即可,不宜过多,还应考虑直肠的功能因素。

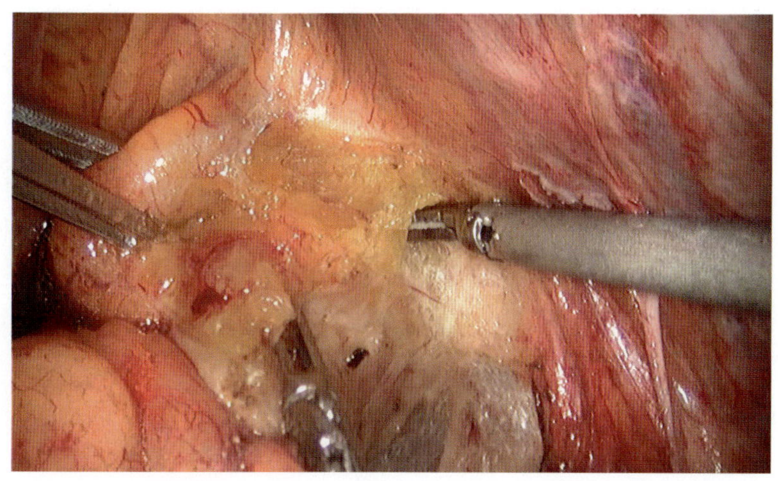
图 12-29　游离直肠右侧壁

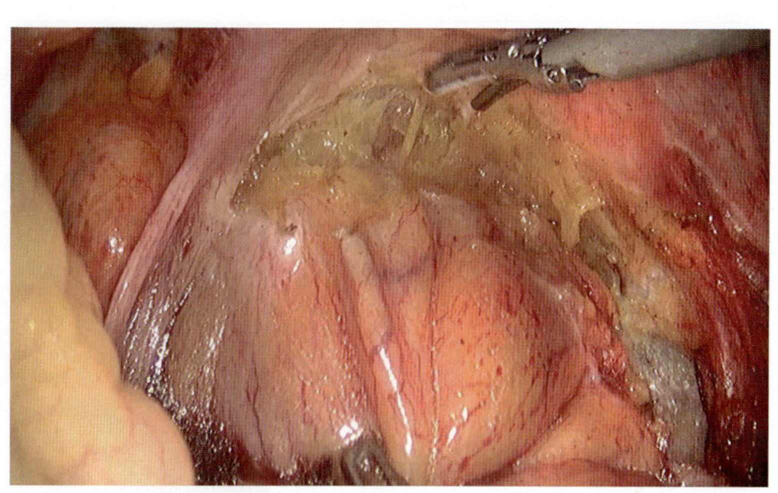
图 12-30　切开腹膜反折右侧

经验分享：

如肿瘤在腹膜反折以上，根据距离决定腹膜反折是否需要切开，大多数情况需要切开(图 12-30)。

5. 乙状结肠及直肠左侧的游离　切断乙状结肠粘连带(图 12-31)，沿 Toldt 筋膜向内侧游离，可发现置于系膜后方的纱布(图 12-32)，打开系膜向上、向下充分游离(图 12-33、图 12-34)。

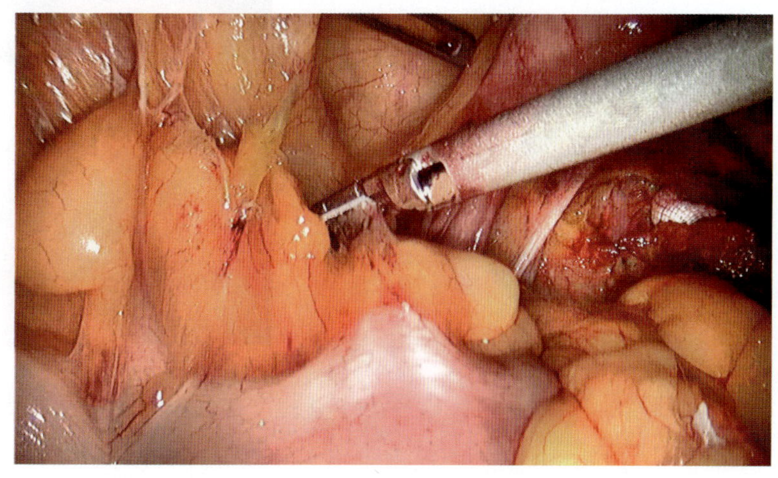
图 12-31　游离乙状结肠生理性粘连处

图 12-32 打开乙状结肠左侧腹膜

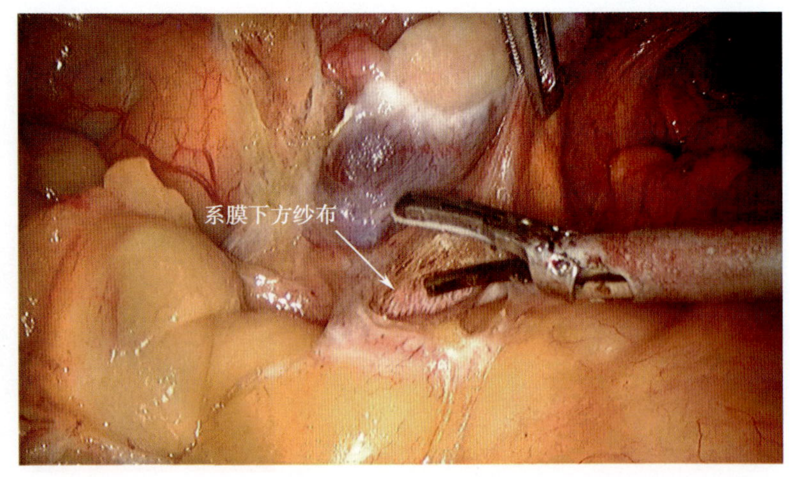

图 12-33 于乙状结肠外侧向上游离

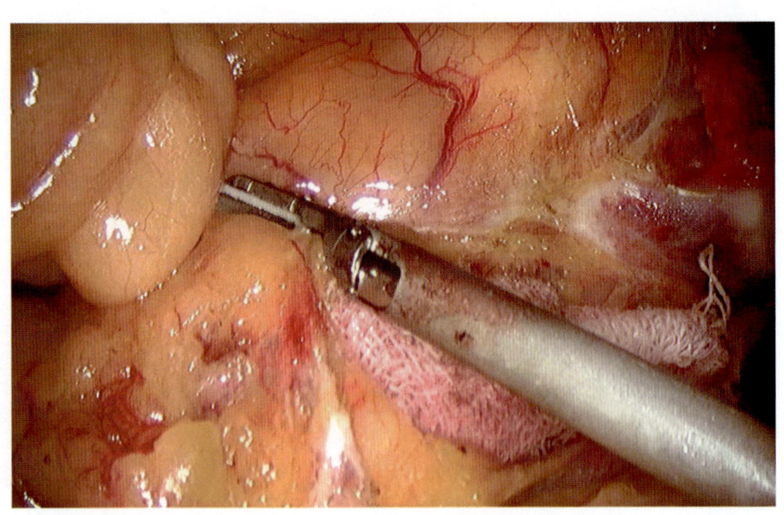

图 12-34 向下游离直肠左侧壁

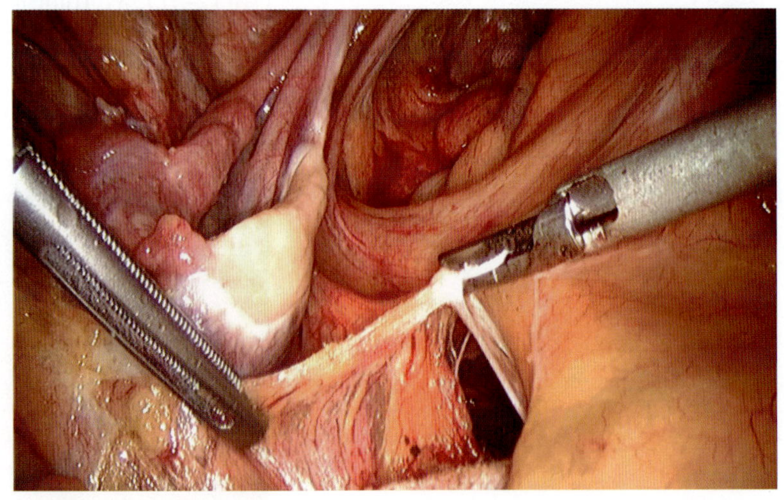

6. 肿瘤下方肠管的裸化 根据肿瘤的大小及病理特点，可在肿瘤下方 3~5cm 处横行切割直肠系膜，不用裸化过多，约 2cm 即可(图 12-36)。

图 12-35　切开腹膜反折左侧

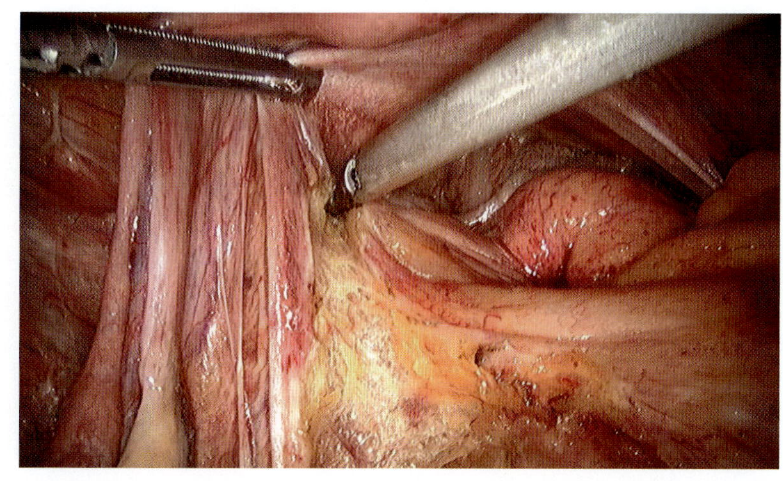

操作技巧：

该术式多不需要游离脾曲，向下方游离直肠左侧至腹膜反折处或标记处与右侧会合(图 12-35)。

图 12-36　裸化肿瘤下方肠管

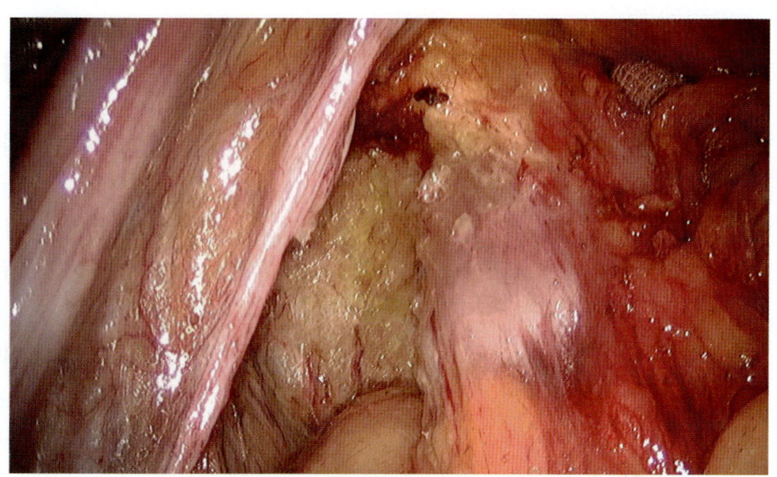

7. 乙状结肠系膜的裁剪　将乙状结肠翻向左侧，在系膜后方垫一纱布条。目测或测试需要游离的乙状结肠系膜范围，乙状结肠系膜裁剪预留长一些，使标本容易经阴道拉出(图 12-37)。确定吻合预定线。将系膜提起，可见肠系膜下动、静脉和直肠上动、静脉的走行。进行分离解剖，结扎切割 2~3 支乙状结肠动、静脉(图 12-38)，向肠管预定线切割分离系膜。乙状结肠肠管裸化 2cm 即可，不宜裸化过多。

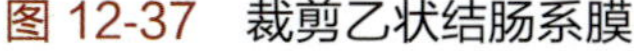

图 12-37　裁剪乙状结肠系膜

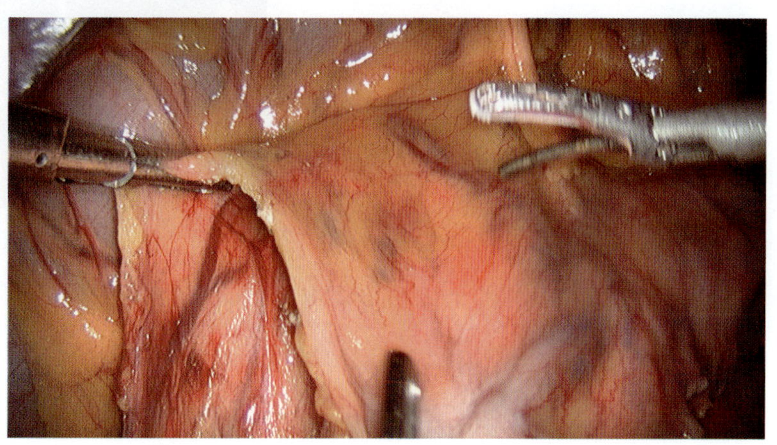

图 12-38 结扎切断乙状结肠系膜血管

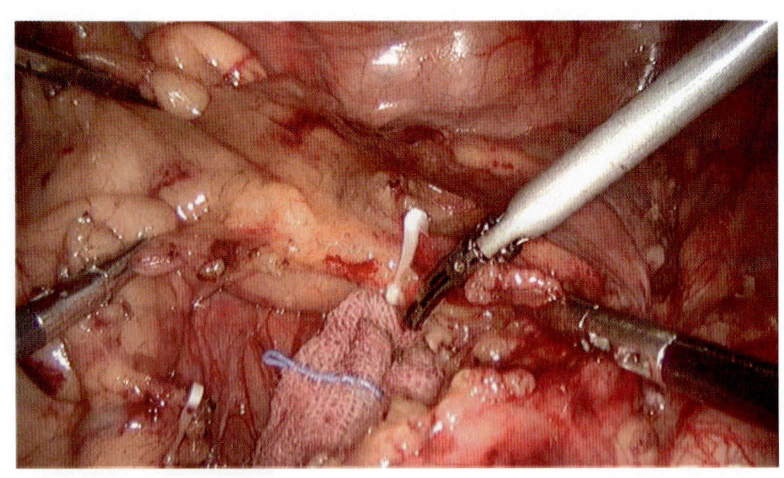

【标本切除与消化道重建】（资源十、资源三十二）

资源十 NOSES Ⅲ式消化道重建及标本取出

资源三十二 NOSES Ⅲ式消化道重建及标本取出（动画）

1. **标本切除** 用直线切割闭合器在肿瘤下方 4~5cm 处切断肠管(图 12-39)。助手经阴道再次消毒后，将小膀胱拉钩置于阴道后穹隆起指示作用(图 12-40)，术者用超声刀横行切开后穹隆(图 12-41)，经戳卡孔将无菌塑料保护套送入腹腔(图 12-42)，助手用卵圆钳夹持保护套一端，将其经阴道拉出体外。术者将标本置入保护套内，助手经阴道用卵圆钳夹持直肠断端，将其拉出体外(图 12-43)，在体外乙状结肠预切定线上放置荷包钳(图 12-44)，切断并移去直肠标本。

图 12-39 于肿瘤下方切割闭合直肠

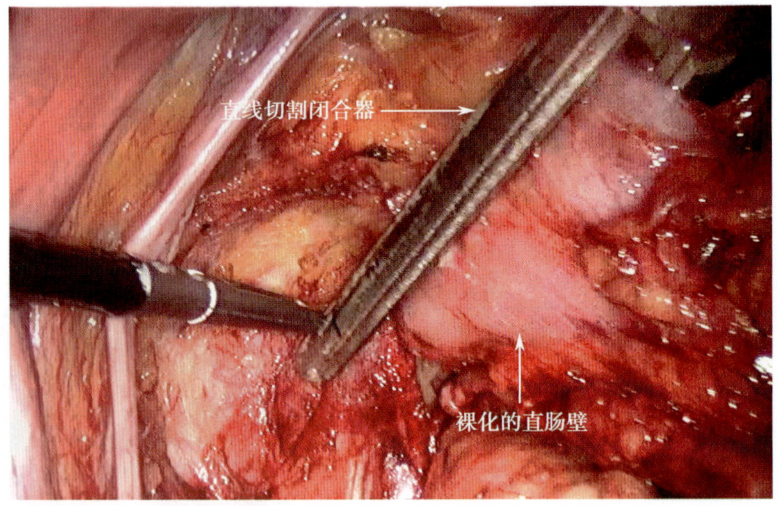

图 12-40　经阴道置入膀胱拉钩进行指示

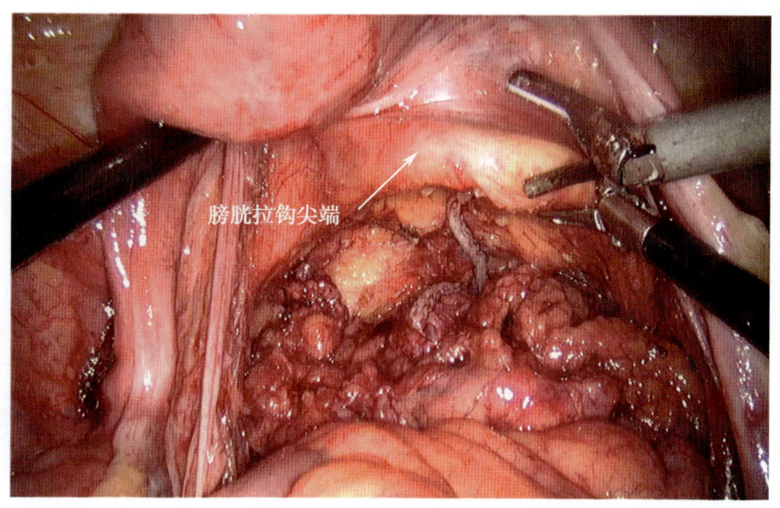

图 12-41　切开阴道后穹隆

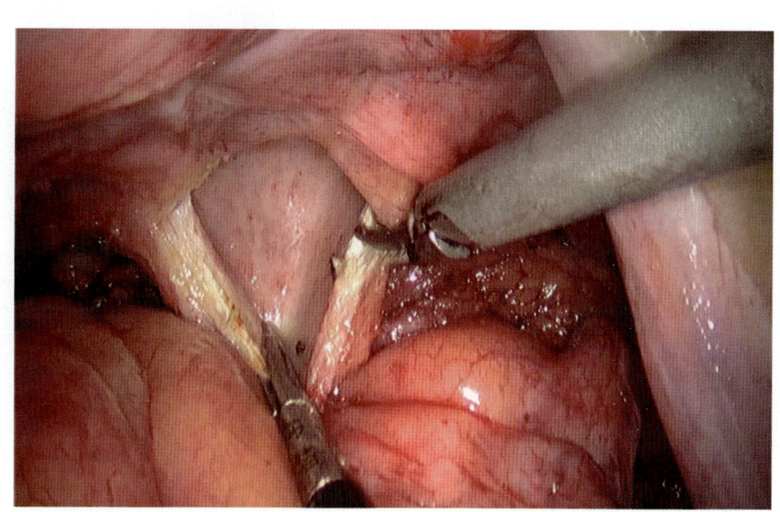

经验分享：

术者用超声刀横行切开阴道后穹隆约 3cm，纵向牵拉使切口扩大至 5~6cm，操作时注意气腹的保持，避免漏气。

图 12-42　经阴道置入无菌塑料保护套

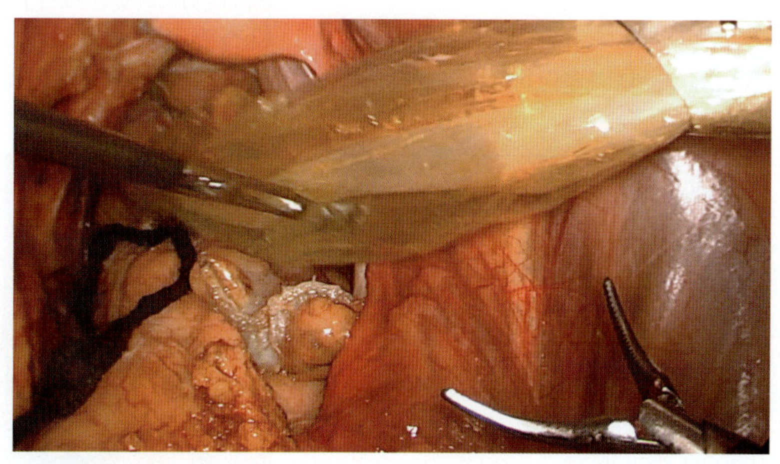

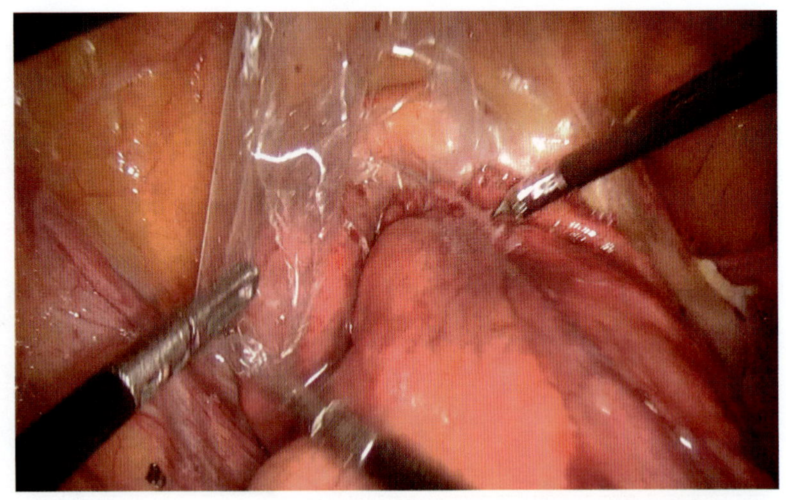

图 12-43　经阴道将直肠标本拉出体外

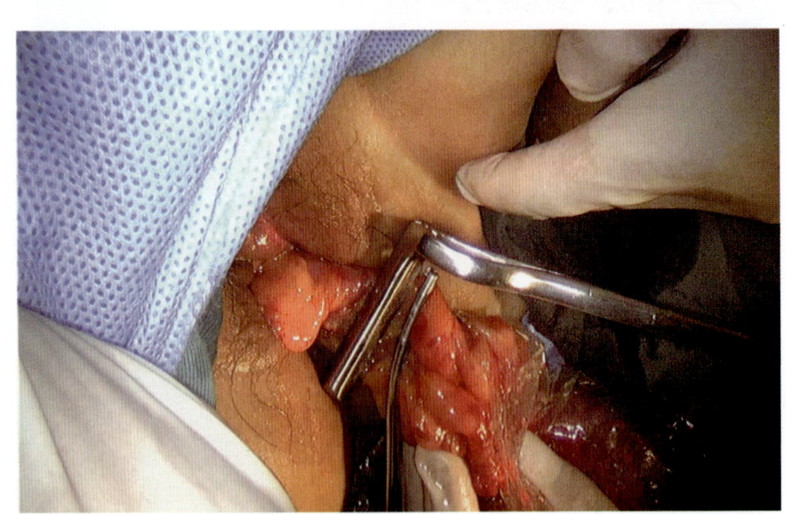

图 12-44　于肿瘤近端预切线处切断肠管

操作技巧：

助手在操作时，需要小心缓慢地将直肠拉出阴道口外，切勿粗暴操作，以免造成系膜撕裂或血管弓破坏而致手术失败。

2. 消化道重建　将吻合器抵钉座置入乙状结肠残端(图 12-45)，收紧荷包(图 12-46)。冲洗消毒后，用卵圆钳将乙状结肠送回腹腔。经肛门置入环形吻合器，完成抵钉座与穿刺针连接后，行乙状结肠与直肠的端端吻合(图 12-47~ 图 12-49)。同时检查吻合环的完整性。用可吸收缝线在危险三角区域行“8”字缝合。注水注气试验检查吻合口是否通畅，有无出血及渗漏。

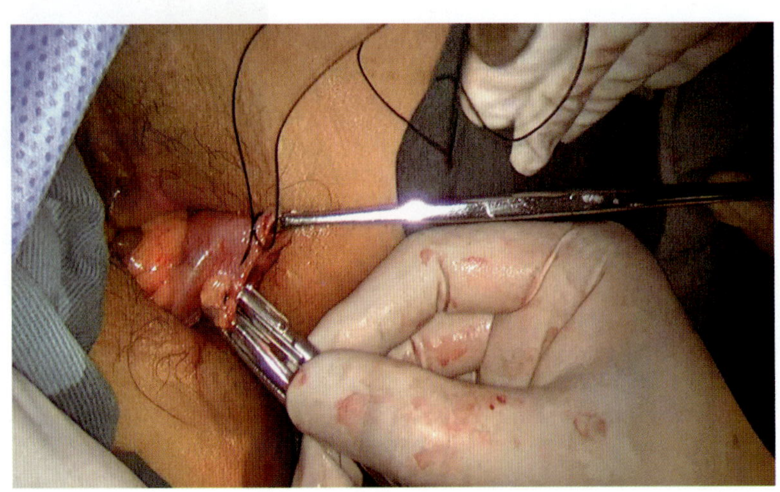

图 12-45　乙状结肠断端置入抵钉座

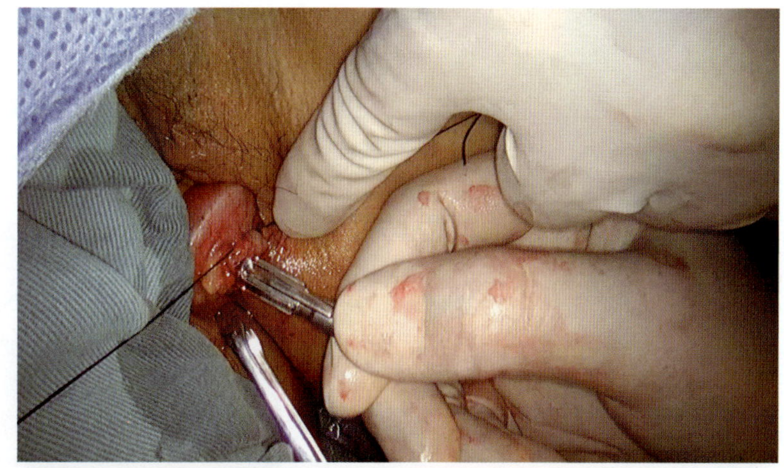

图 12-46　收紧荷包

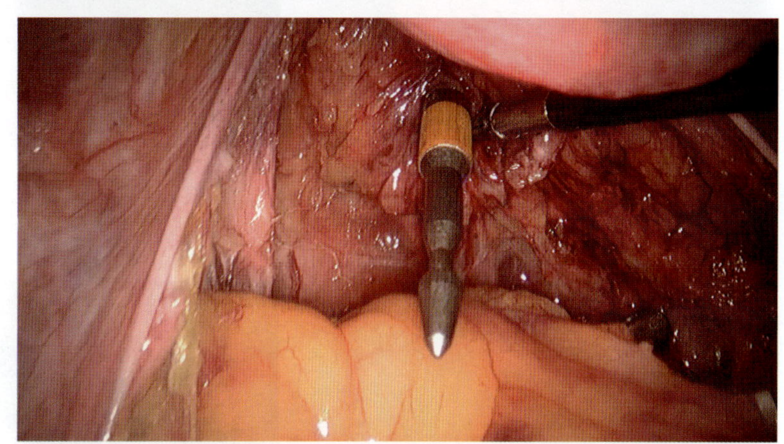

图 12-47　经肛置入环形吻合器并旋出穿刺针

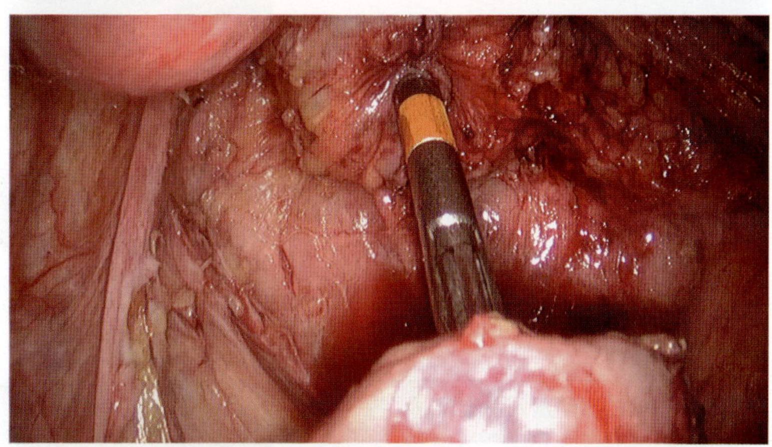

图 12-48　乙状结肠与直肠端端吻合

操作技巧：

可在直肠残端一侧角穿出吻合穿刺针，可减少一个危险三角的出现，完成抵钉座与穿刺针连接，注意检查乙状结肠系膜方向。

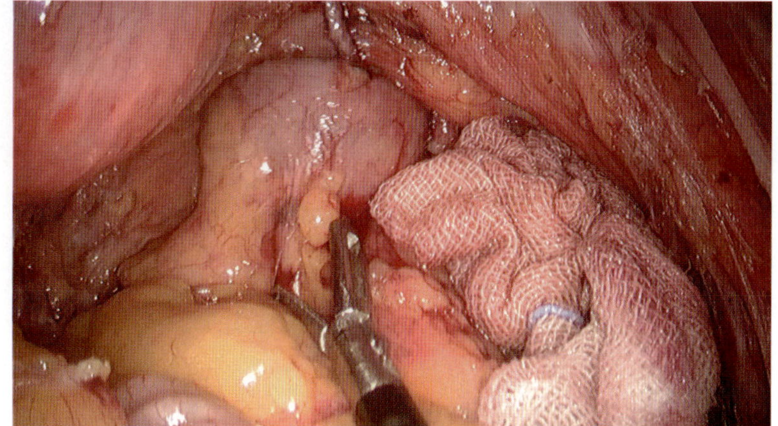

图 12-49　完成吻合

经验分享：

整个操作过程无须肠壁敞开，所以符合无菌原则，腹腔污染可能性小。

3. 关闭戳卡孔缝合阴道切口　排出腹腔气体，阴道切口的缝合可采用腹腔镜下缝合（图 12-50）。再次用生理盐水或蒸馏水冲洗盆腔，留置引流管（图 12-51、图 12-52）。关闭戳卡孔，清点纱布器械确切无误，术毕。

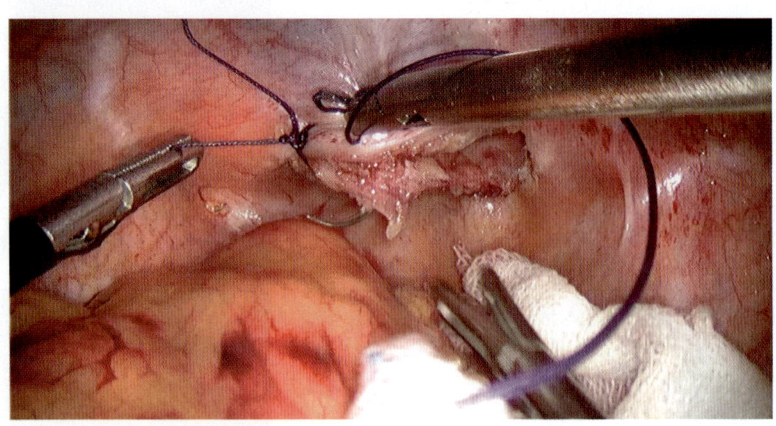

图 12-50　腹腔镜下缝合阴道切口

操作技巧：

腹腔镜下缝合可选用倒刺缝合线，可以避免结后滑脱，加快缝合速度。

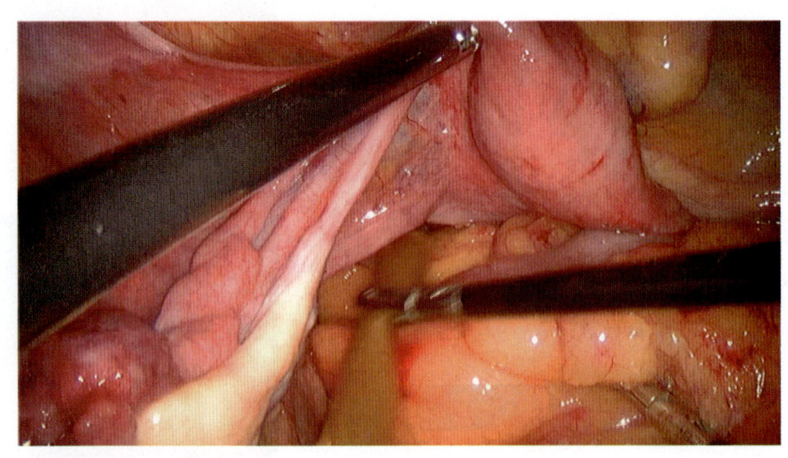

图 12-51　盆腔左侧置入引流管

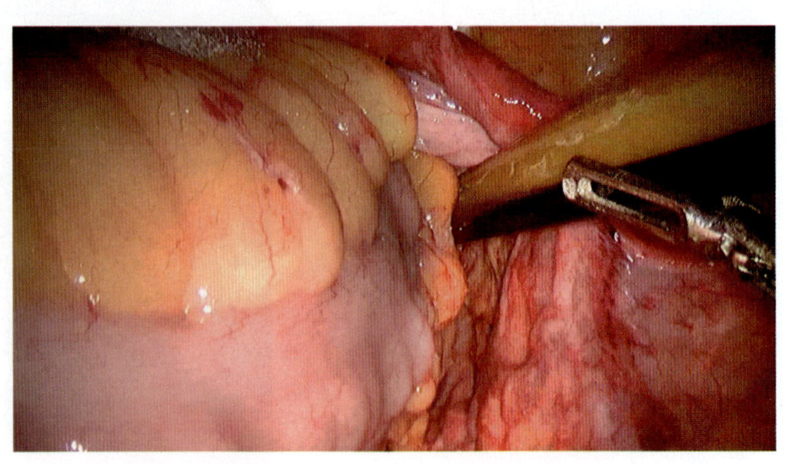

图 12-52　盆腔右侧置入引流管

经验分享：

可经左、右下腹部戳卡置入腹腔引流管两枚，或经阴道置入一枚引流管于直肠的右侧。

【术后腹壁及标本照片】(图 12-53、图 12-54)

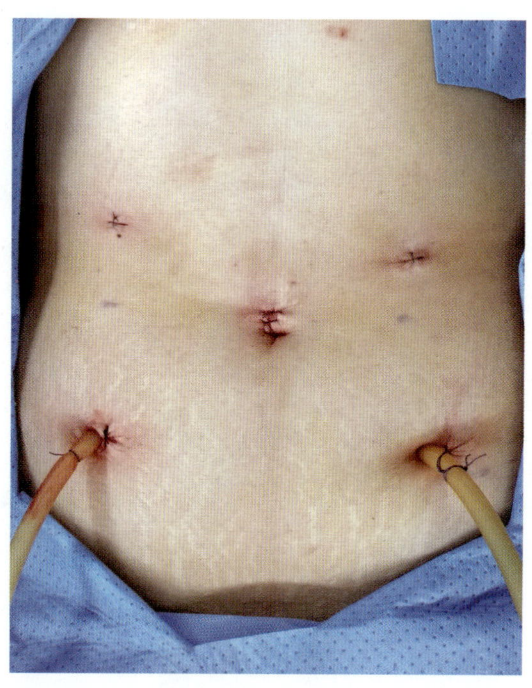

图 12-53　术后腹壁照片

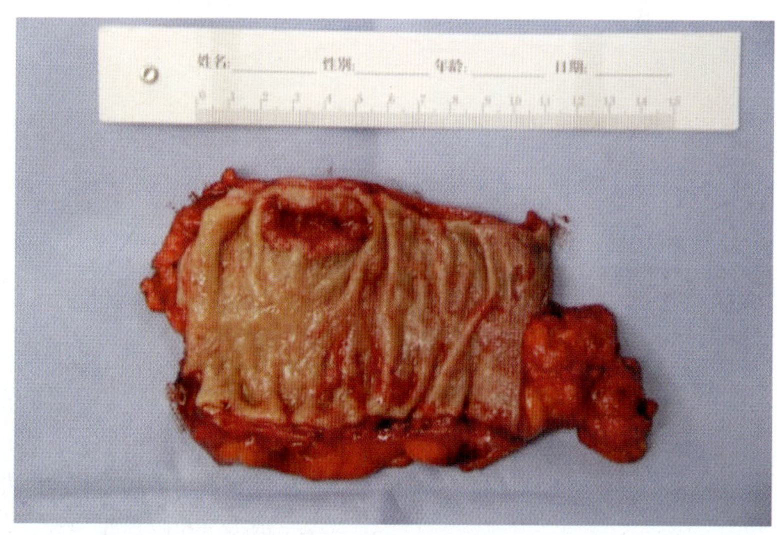

图 12-54　标本照片

【手术示意图】(图 12-55)

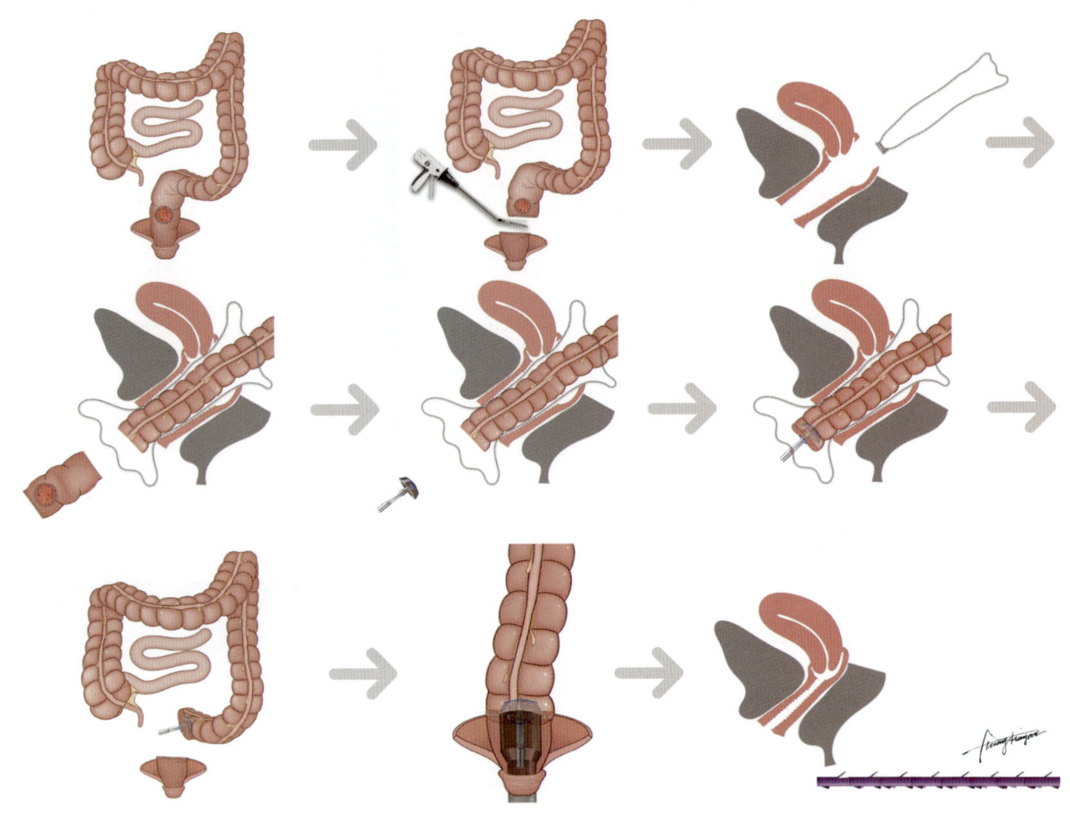

图 12-55　NOSES Ⅲ式 A 法标本取出及消化道重建的主要手术步骤(示意图)

第四节　手术相关要点、难点、热点剖析

【直肠周围的神经分布】

保留盆腔自主神经是直肠癌根治术的重要内容之一，其强调在保证肿瘤根治的前提下，最大限度地降低患者术后出现性功能障碍和排尿障碍的可能性，改善患者术后的生活质量。因此，在行直肠全系膜切除术时，很有必要掌握盆腔自主神经的组成及走行。

由胸椎 T_{11}~T_{12} 及高腰椎节段发出的交感神经组成腹腔神经丛包绕腹主动脉，向下延续为上腹下神经丛**(图 12-56)**(简称上腹下丛)。上腹下丛由腹主动脉分叉延续至骶骨岬水平，紧贴肠系膜下血管的后方走行。肠系膜下血管可作为寻找上腹下丛的标志，在结扎肠系膜下血管时，应注意勿损伤其后方的上腹下丛。上腹下丛于髂血管分叉处发出左、右腹下神经。腹下神经于髂内血管的内侧，沿骨盆侧壁向下走行，与骶孔发出的骶 $_{2\sim4}$ 骨盆内脏神经会合形成盆腔神经丛**（图 12-57）**（简称盆丛）和下腹下丛，后两者难以区分。

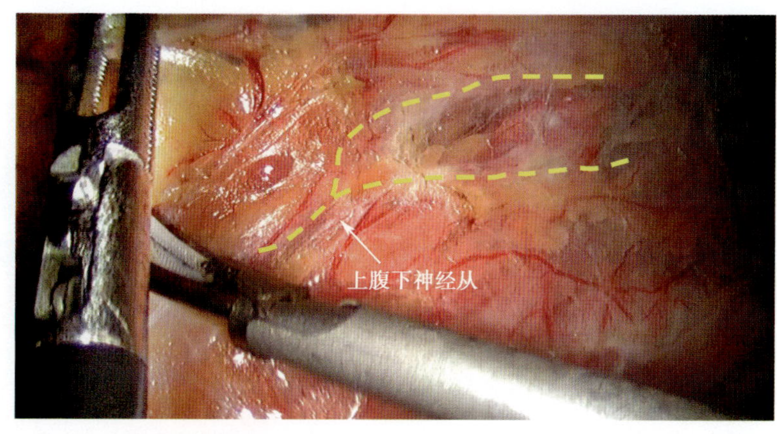

图 12-56　上腹下神经丛

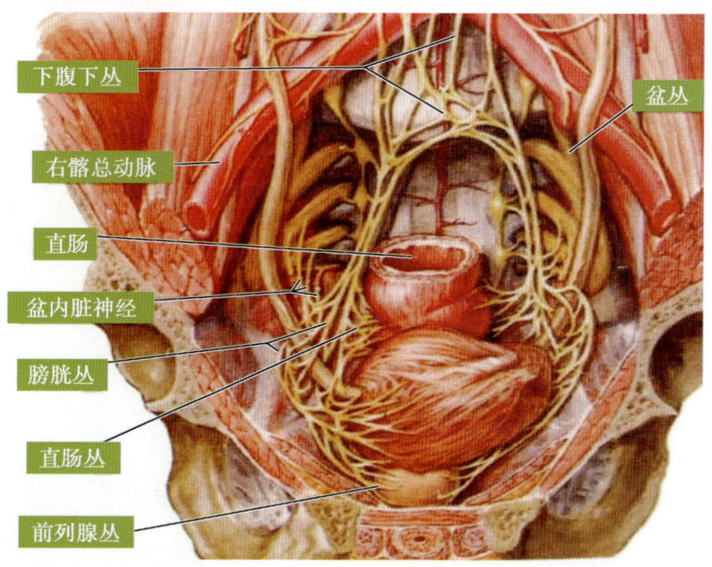

图 12-57　盆腔神经丛

盆丛位于腹膜后，在男性直肠、精囊、前列腺及膀胱后部的两侧（侧韧带内）形成次级神经丛，即直肠丛、膀胱丛和前列腺丛，与髂内动脉的分支伴行，分布于相应脏器。盆丛**（图 12-58、图 12-59）**的交感神经成分来自腹下神经和骶交感干，副交感神经成分来自骶 $_{2\sim4}$ 节段发出的骨盆内脏神经。盆丛前方与下 1/3 直肠相邻，部分神经纤维参与直肠侧韧带的构成。下腹下丛又主要分为 4 个分支支配不同器官：直肠支为直肠侧韧带的主要构成部分；输尿管支为腹下神经的分支与输尿管绕行；膀胱、前列腺分支均在直肠后间隙的后外侧分布；勃起神经为下腹下丛的最远侧分支，参与形成走行于迪氏筋膜前叶内的神经血管束。

腹下神经在术中较易辨认，相对粗大，位置较为固定。骨盆内脏神经较为细小，为直肠侧壁周围的丛状纤维；其中的副交感神经成分使阴茎勃起。手术中牵拉、切断直肠及侧韧带过程中易损伤盆丛及骨盆内脏神经，导致勃起功能障碍；行腹主动脉和髂血管周围淋巴清扫时易损伤腹下神经，导致射精障碍；经腹会阴联合根治术还会损伤阴部神经及其分支，破坏感觉传入纤维；以上损伤均可导致术后性功能障碍的发生。与开腹手术相比，腹腔镜手术可以通过局部放大视野，清晰地暴露神经及其走行，使术者操作更为准确，避免对神经的损伤。

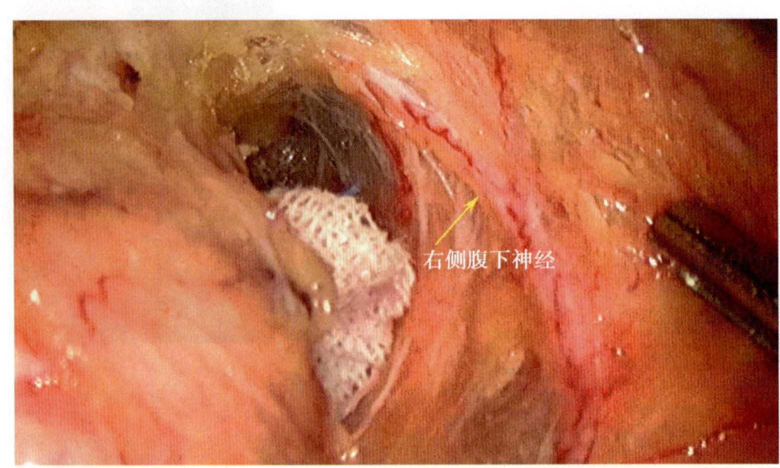

图 12-58　盆丛（右侧腹下神经）

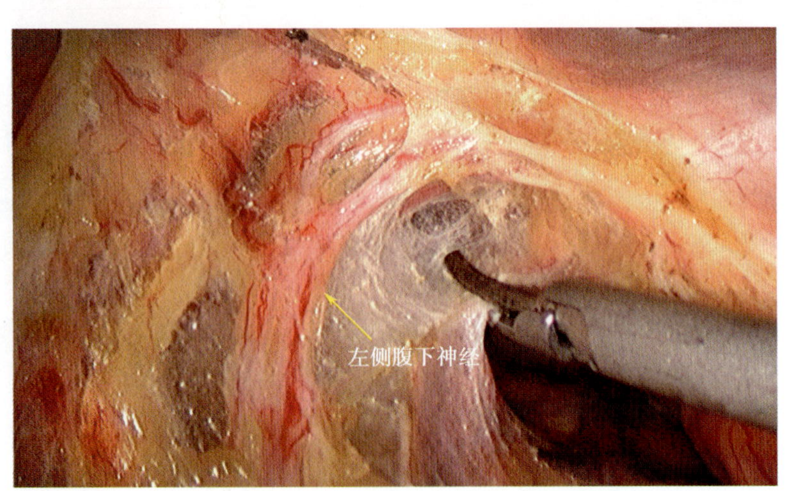

图 12-59　盆丛（左侧腹下神经）

【“新直肠”的概念与前切除综合征】

所谓“新直肠”是指部分或全部直肠切除后，代之以重新吻合后形成的新的解剖结构，虽在原有直肠位置，但与原直肠的解剖结构及功能相比已经明显不同，称为“新直肠”（图 12-60）。“新直肠”无论在血液供应、神经反射和传导，以及在排便、控便功能方面都与原直肠存在本质上的差别，尤其值得注意的是，在“新直肠”复发或再发肿瘤后，对手术方式的选择不可再依照原直肠的位置来判定，应充分考虑“新直肠”的系膜血供及周围解剖结构变化，从而选择合理的手术治疗方式。

大部分患者直肠切除后，“新直肠”一定程度上丧失了原有储存粪便的功能。同时，由于肠腔管径的改变及术后吻合口瘢痕形成，使肠管容量发生显著下降。另外，“新直肠”与原直肠相比，在感觉、运动及张力方面也存在一定程度的差异，导致“新直肠”顺应性发生改变。因而在“新直肠”形成后，一些患者出现了前切除综合征的表现。针对此类患者，术中要减少对盆腔自主神经的损伤，注意术中轻柔操作，减轻对肛门括约肌功能的损伤。此外，在术后要嘱咐患者进行肛门括约肌收缩训练，或采用肛周按摩理疗，进而最大限度地减轻前切除综合征的症状。

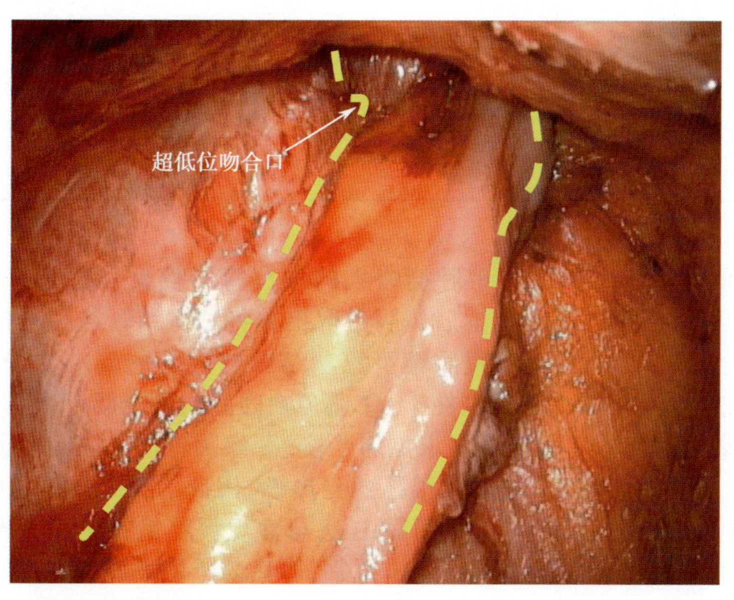

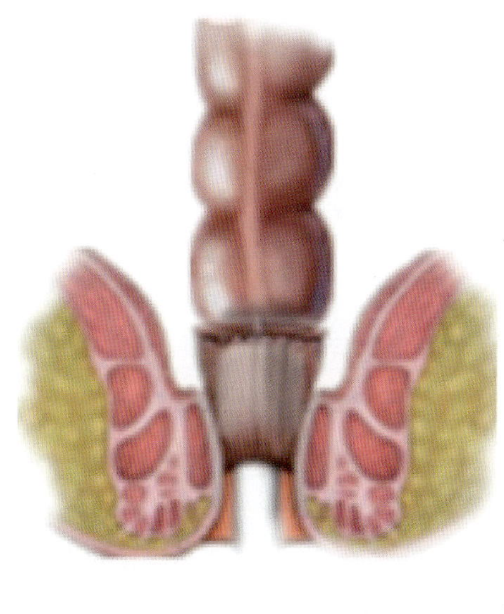

图 12-60　肠管吻合后形成的“新直肠”

（王锡山　陈海鹏　马晨曦）

第十三章 改良腹部无辅助切口经阴道拉出标本的腹腔镜下中位直肠癌根治术

（NOSES Ⅲ式 B 法）

【前言】

NOSES Ⅲ式 B 法主要适用于肿瘤略大的中位直肠癌女性患者，该术式的操作特点为在体内离断标本后经阴道取出并将乙状结肠经阴道拉出体外放置抵钉座，再进行完全腹腔镜下乙状结肠与直肠的端端吻合。NOSES Ⅲ式与 NOSES Ⅱ式的区别在于：①避免在腹腔内剖开肠管，更符合无菌要求；②对阴道的术前准备要求更加严格；③经阴道途径取标本虽仅局限于女性患者，但由于阴道具有很强的延展性，因此 NOSES Ⅲ式 B 法的适应证更为宽泛。尽管 NOSES Ⅲ式 B 法与常规腹腔镜直肠切除术在标本取出和抵钉座放置方式上存在一定区别，但只要严格掌握该术式的适应证，形成清晰的手术思路，进行适宜的操作技巧，这一手术技术完全是科学合理、安全可行的。

第一节 适应证与禁忌证

【适应证】（图 13-1~ 图 13-3）

1. 女性直肠中段恶性或良性肿瘤。
2. 肿瘤环周直径为 3~5cm。
3. 肿瘤不侵出浆膜为宜。
4. 乙状结肠及系膜长度适合拉出体外者。

【禁忌证】

1. 肿瘤体积过大，取出有困难者。
2. 乙状结肠及系膜长度较短，无法经阴道拉出者。
3. 过于肥胖者（BMI>35kg/m^2）。

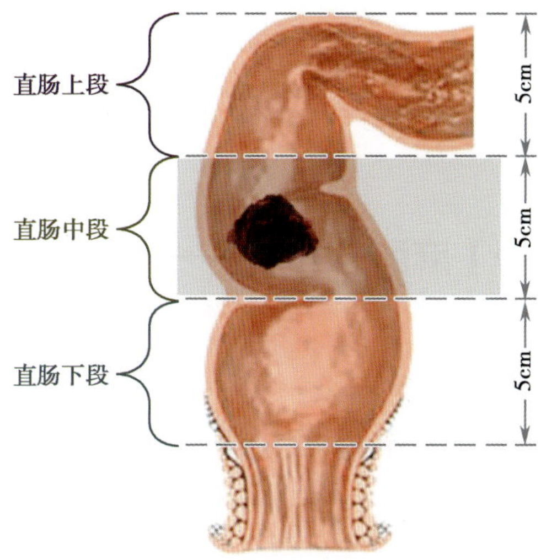

图 13-1　适用Ⅲ式 B 法的肿瘤所在位置示意图

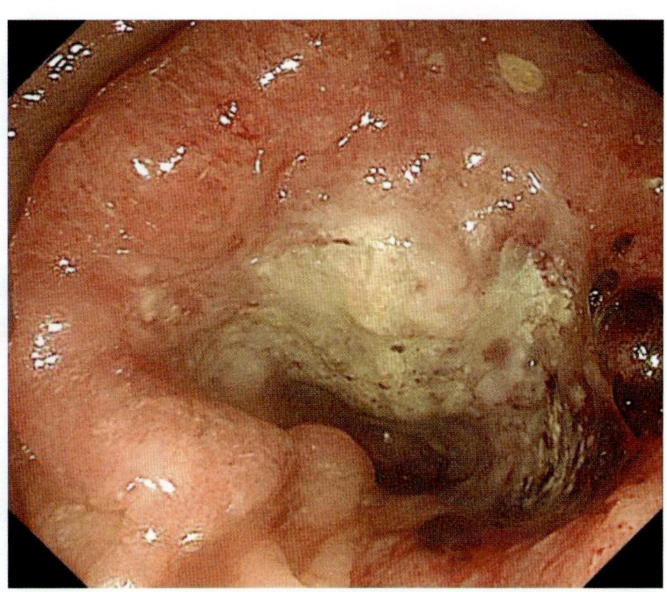

图 13-2　肠镜：距肛门 8cm，隆起型肿物，最大径为 4.9cm

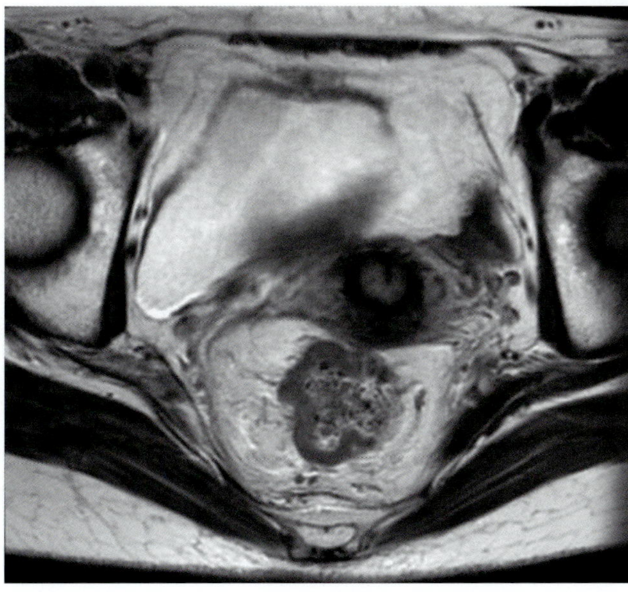

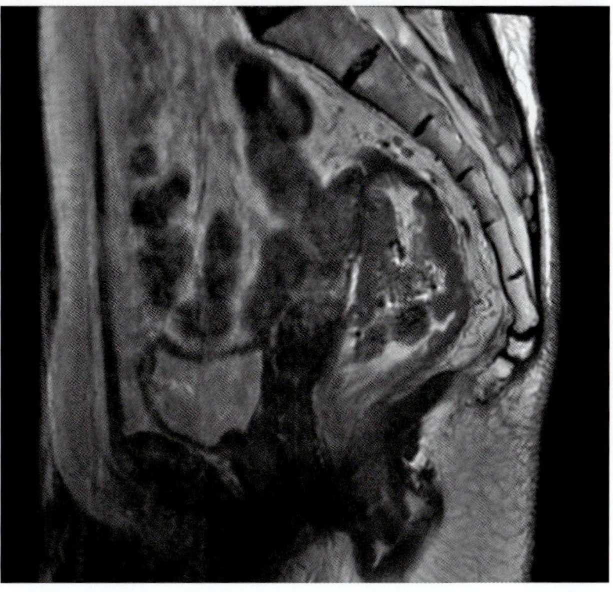

图 13-3　直肠 MRI：T_2，距齿状线 5.0cm，最大径 4.9cm

第二节　麻醉、体位、戳卡位置与术者站位

【麻醉方式】

全身麻醉或全身麻醉联合硬膜外麻醉。

【手术体位】

患者取功能截石位，右侧大腿需稍平一些，有利于术者操作（图 13-4）。

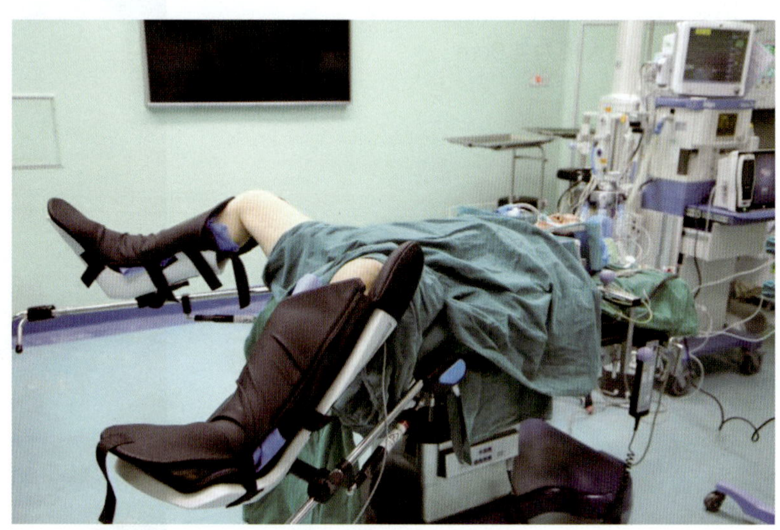

图 13-4　患者体位

【戳卡位置】（图 13-5）

1. **腹腔镜镜头戳卡孔（10mm 戳卡）** 脐窝正中或脐上 1cm。
2. **术者主操作孔（12mm 戳卡）** 位于脐与右侧髂前上棘连线中外 1/3 处。
3. **术者辅助操作孔（5mm 戳卡）** 位于平行脐右侧 10cm 处。
4. **助手主操作孔（5mm 戳卡）** 脐水平左上方腹直肌外缘。
5. **助手辅助操作孔（5mm 戳卡）** 位于脐与左髂前上棘连线中外 1/3 处。助手辅助钳操作相对较少，主要起提拉作用，戳卡孔的位置靠外侧更便于放置引流管。

【术者站位】

术者站位于患者右侧，助手站位于患者左侧，扶镜手站位于术者同侧（图 13-6）。

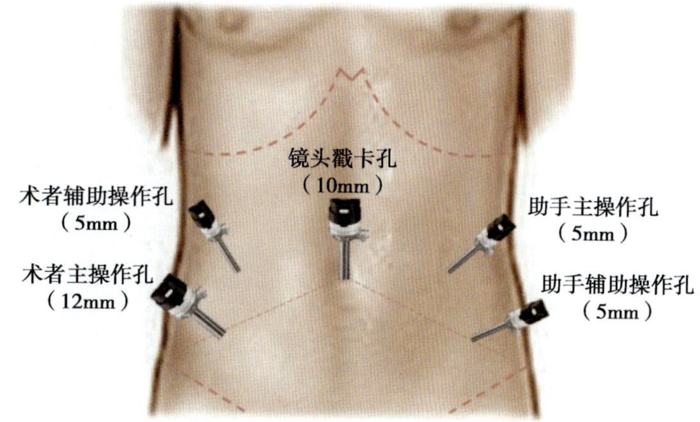

图 13-5　戳卡位置（五孔法）

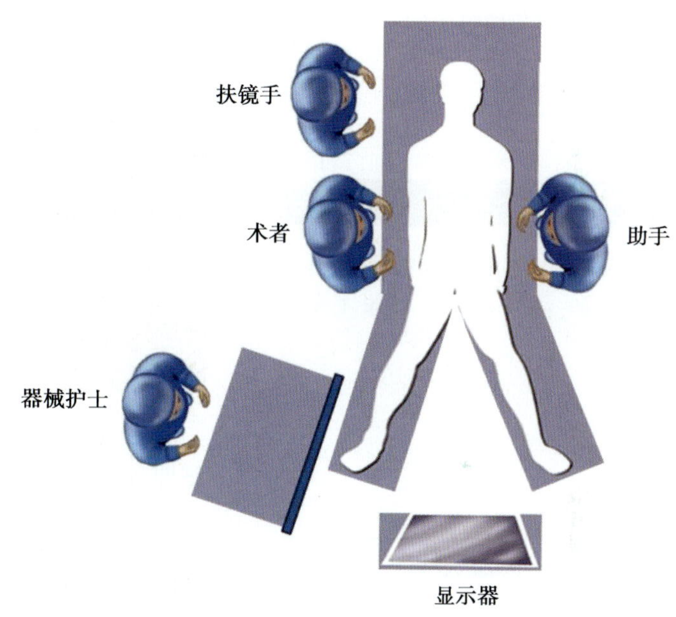

图 13-6　术者站位

【特殊手术器械】

超声刀、60mm 腔镜直线切割闭合器、29mm 环形吻合器、阴道缝合线（3-0 倒刺线）、举宫器（或膀胱拉钩）、无菌保护套。

第三节　手术操作步骤、技巧与要点

【探查与手术方案制订】

在详细的术前检查和术前方案评估的基础上，探查分三步。

1. 常规探查　进镜至腹腔，观察肝、胆囊、胃、脾、结肠、小肠、大网膜及盆腔有无肿瘤转移和种植（图 13-7）。

图 13-7 探查肝和大网膜

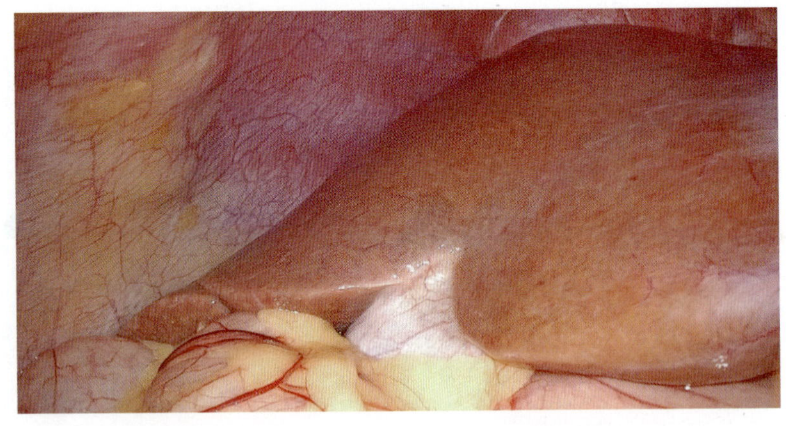

2. 肿瘤探查 肿瘤的具体位置、大小(图 13-8)。

图 13-8 探查肿瘤位置

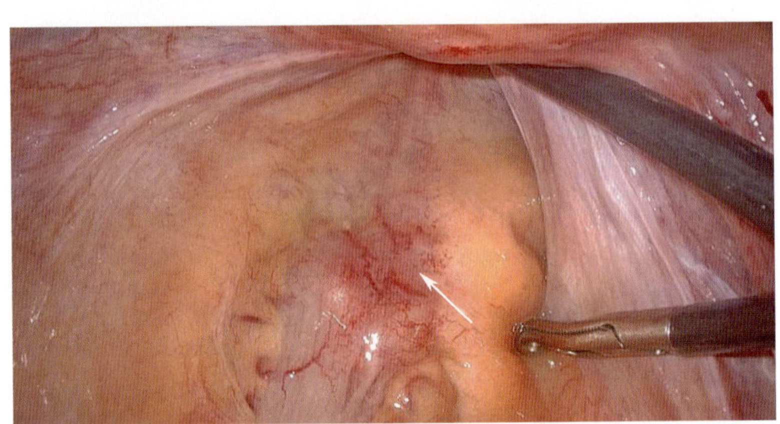

经验分享:

此术式适合女性中段直肠肿瘤患者,病灶一般位于腹膜反折上。

3. 解剖结构的判定 判定乙状结肠及其系膜长度与系膜肥厚程度是否适合经阴道拉出体外(图 13-9、图 13-11)。

图 13-9 判定乙状结肠及其系膜情况

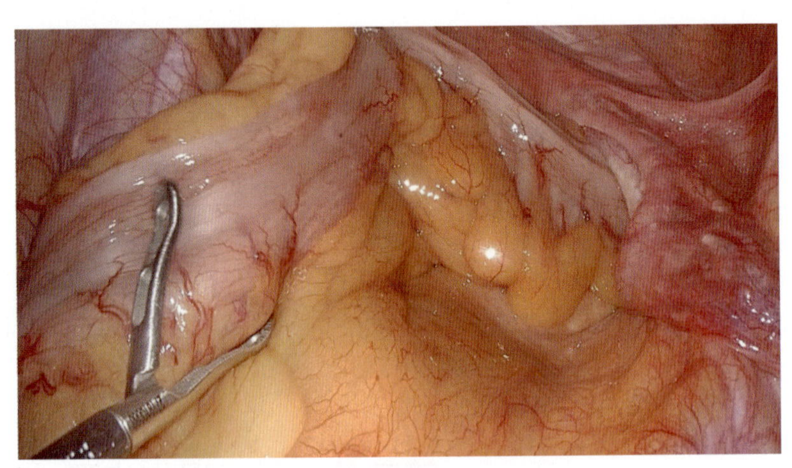

【解剖与分离】

1. 第一刀切入点 术者用超声刀在骶骨岬下方直肠系膜薄弱处行第一刀切割,刀头热量产生汽化和“空洞化”效应,沿直肠系膜骶前间隙扩散(图 13-13、图 13-14)。用刀头上下拨动,可见白色骶前筋膜,表明此处为正确间隙,用超声刀上下扩展空间,有时可见下腹下丛走行(图 13-15)。

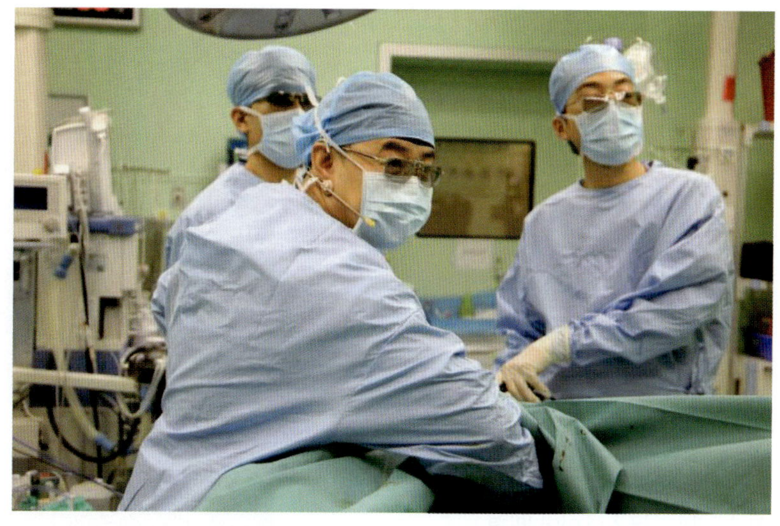

图 13-10 行阴道指诊了解阴道后穹隆状态

经验分享：

判定乙状结肠及其系膜长度与系膜肥厚程度能够经阴道拉出体外，经阴道行指诊了解阴道后穹隆的状态是否适合切开并取标本(图 13-10)。

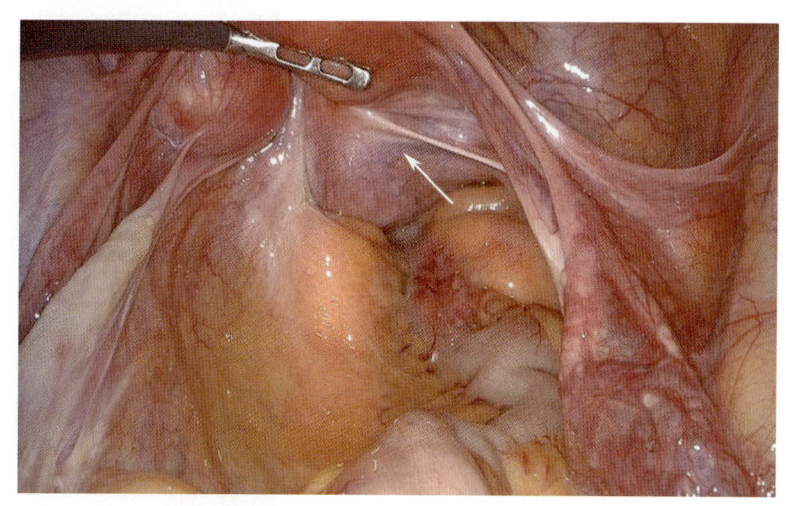

图 13-11 探查阴道后穹隆状态

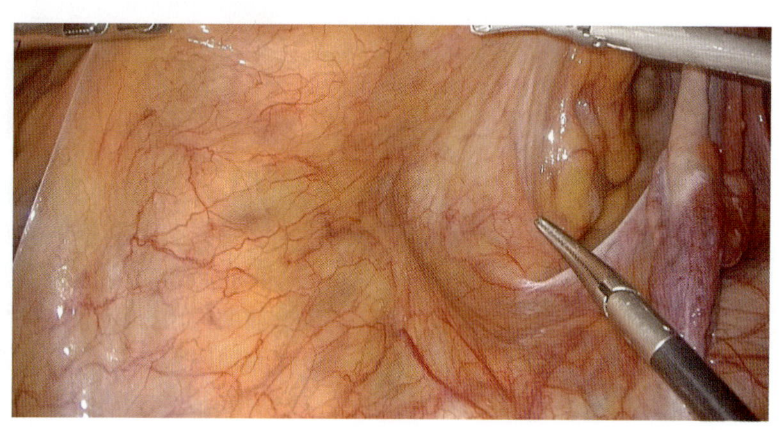

图 13-12 暴露肠系膜根部

配合技巧：

助手于体外用无损伤举宫器将子宫举起，充分显露盆腔，另一助手左手持钳在直肠肿瘤上方提起肠壁，右手持钳提起系膜根部，充分暴露术野(图 13-12)。

图 13-13　第一刀切入点

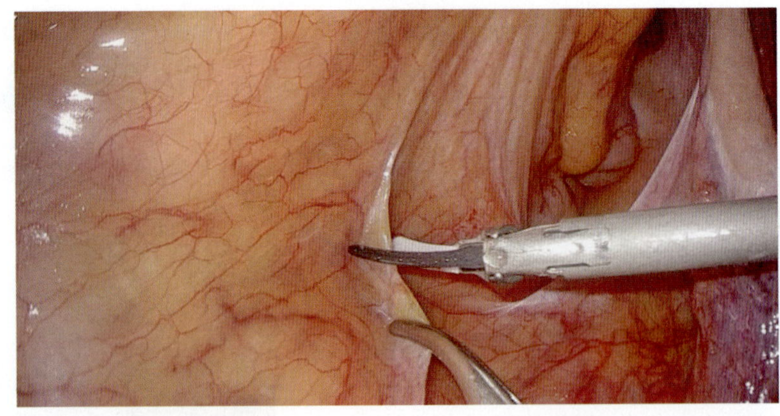

图 13-14　进入 Toldt 间隙

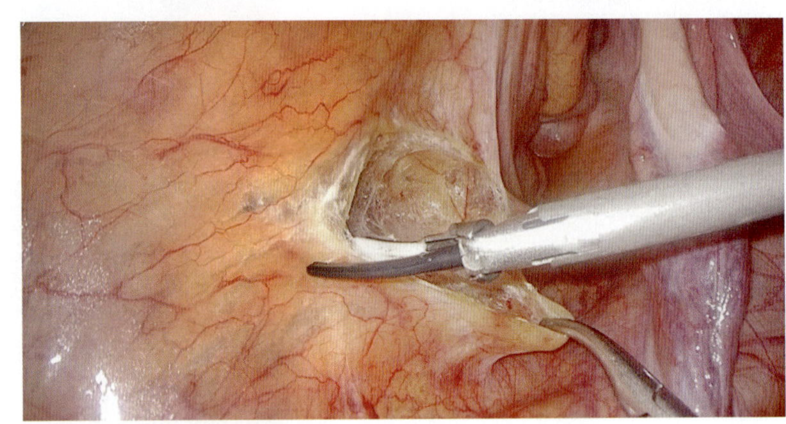

图 13-15　显露下腹下丛

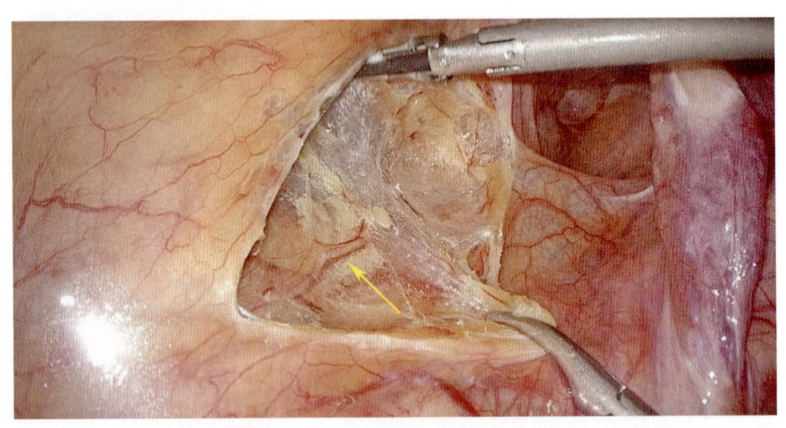

2. 肠系膜下动、静脉根部的游离与离断　术者用左手持钳沿直肠上动脉及肠系膜下动脉走行将其挑起。右手持超声刀，沿 Toldt 间隙向系膜根部及左侧、外侧游离（图 13-16），可用腔镜纱条辅助钝性分离（图 13-17），可见游离平面光滑、平整、干净。可见左侧输尿管走行及蠕动（图 13-18）。将纱布条置于肠系膜下动、静脉后方及左外侧，此处可见乙状结肠系膜无血管区。转换镜头可见肠系膜下动、静脉根部及后方纱布全貌。纱布起到指示和保护作用（图 13-19）。用超声刀在根部预切线逐层分离（图 13-20）。在此处血管的裸化不宜过长，足够结扎即可（图 13-21、图 13-23）。双重结扎肠系膜下动脉及肠系膜下静脉（图 13-22、图 13-24）。

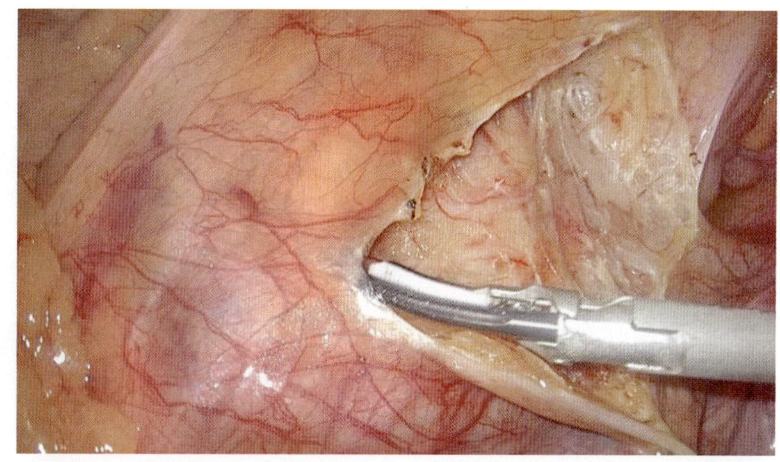

图 13-16　向肠系膜下动脉根部游离

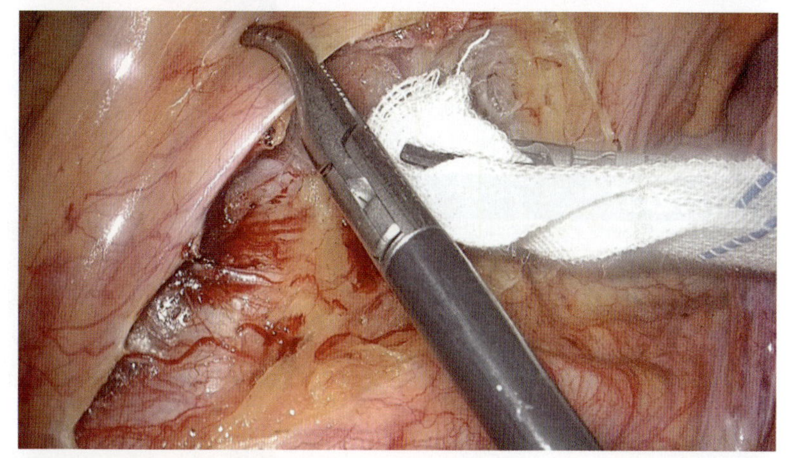

图 13-17　可用纱布钝性分离

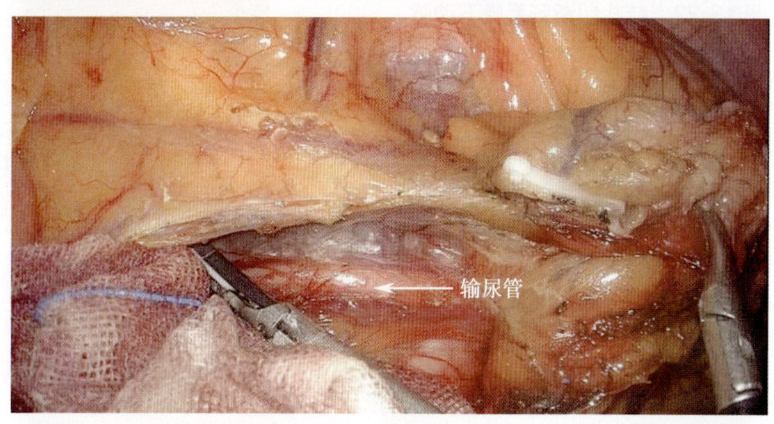

图 13-18　充分显露输尿管

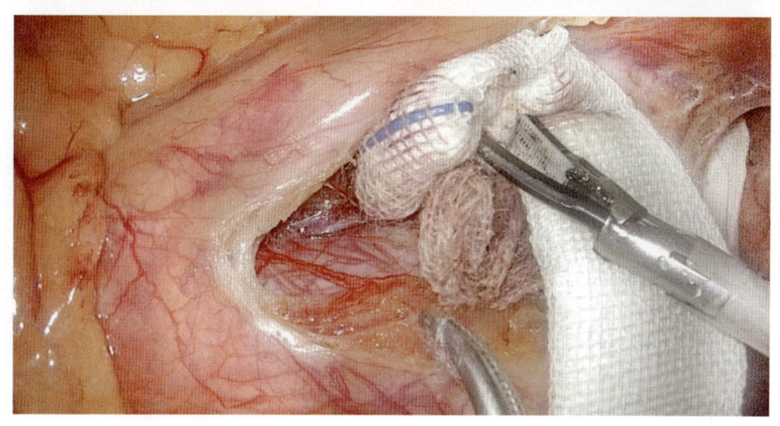

图 13-19　纱布置于系膜后方

操作技巧:

超声刀工作面应始终在视野下,切割完成后翻转刀头,可用工作面的余热沿动脉表面由近及远推动淋巴脂肪组织。优点在于:①安全;②止血、术野干净;③动脉血管裸化清楚进而达到整块切除的目的。

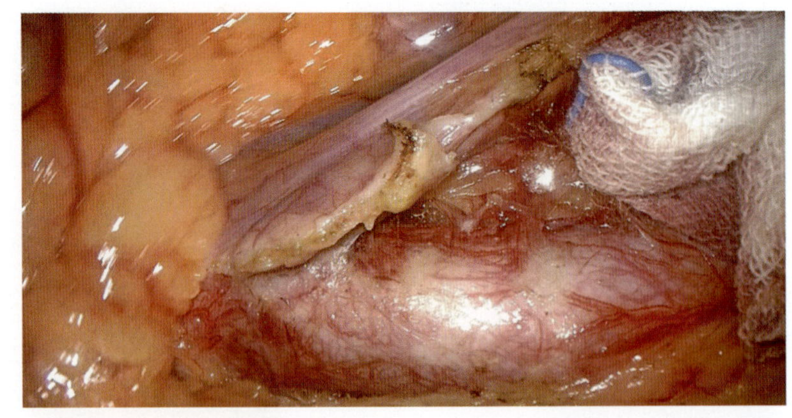

图 13-20　清扫系膜根部淋巴结

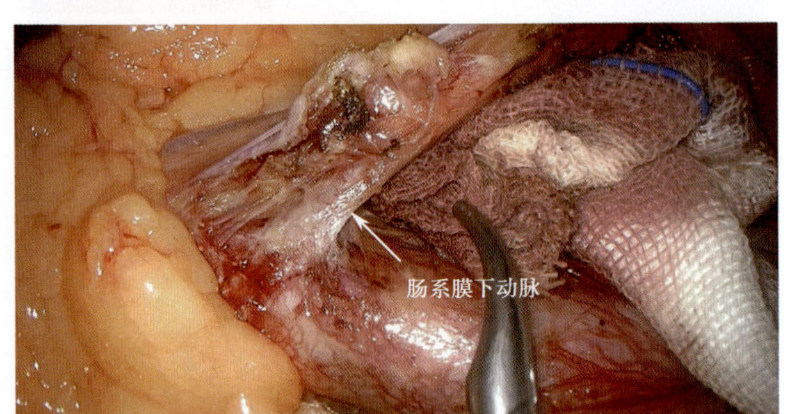

图 13-21　裸化肠系膜下动脉

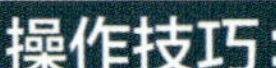

操作技巧:

肠系膜下动脉、静脉应分开结扎。少数情况动脉静脉伴行紧密,也可一起结扎切断。

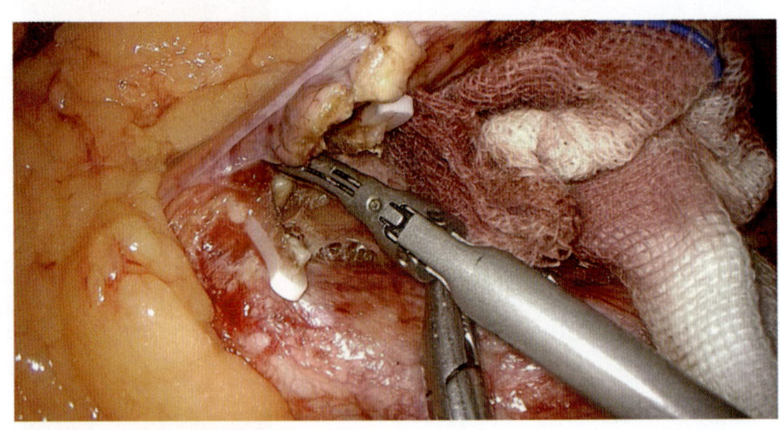

图 13-22　结扎切断肠系膜下动脉

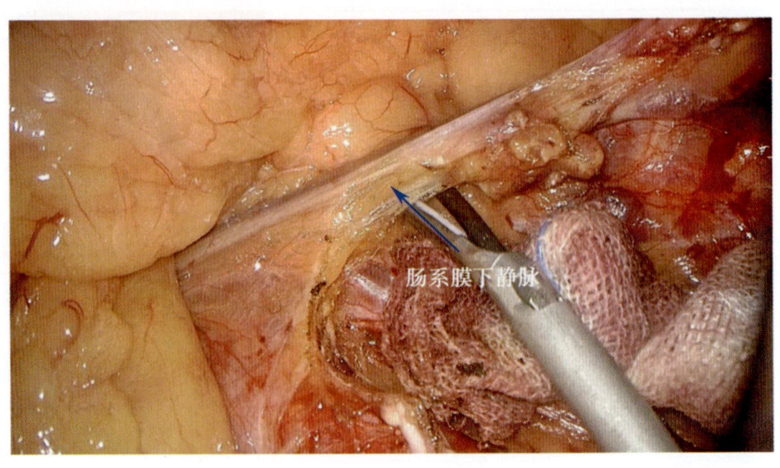

图 13-23　裸化肠系膜下静脉

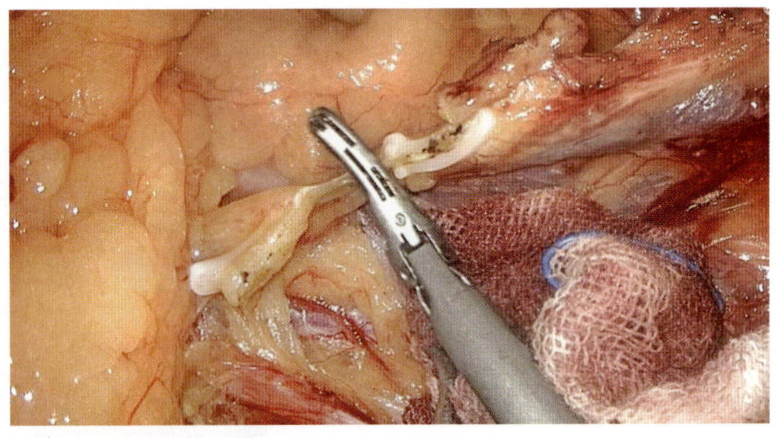
图 13-24　结扎切断肠系膜下静脉

3. 直肠系膜的游离　当离断肠系膜下动、静脉后，可打开部分乙状结肠系膜无血管区。助手左手持钳提拉系膜，右手钳夹肠系膜下动、静脉断端翻转。术者向下向外侧进一步分离乙状结肠系膜间隙至左髂总动脉分叉处(图 13-25)，注意保护输尿管及生殖血管(图 13-26)，可放置一纱布条于此区域(图 13-27)。向下游离与直肠右侧游离相会合(图 13-28)。

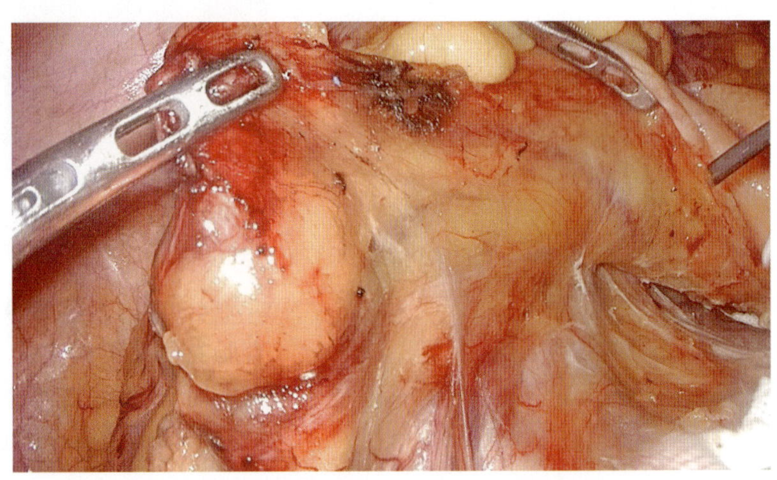
图 13-25　向下向外侧分离乙状结肠系膜

经验分享：

乙状结肠系膜处血管弓不完全游离，避免术中牵拉误伤血管弓，影响血供导致手术失败。

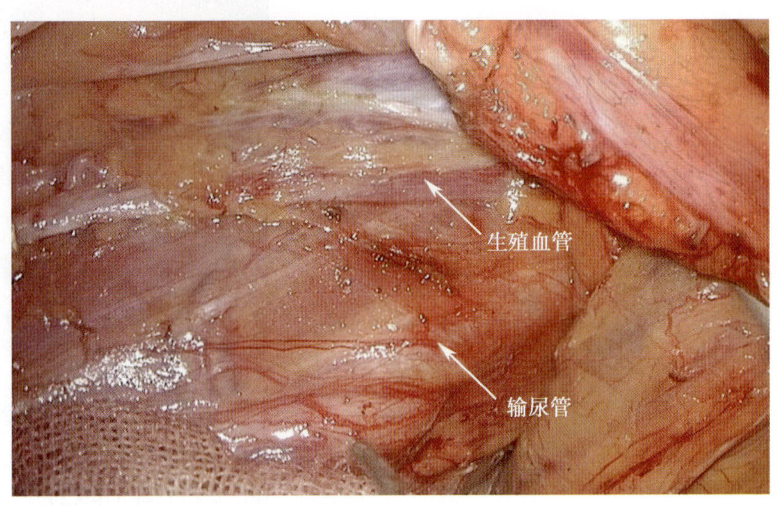

图 13-26　显露和保护输尿管和生殖血管

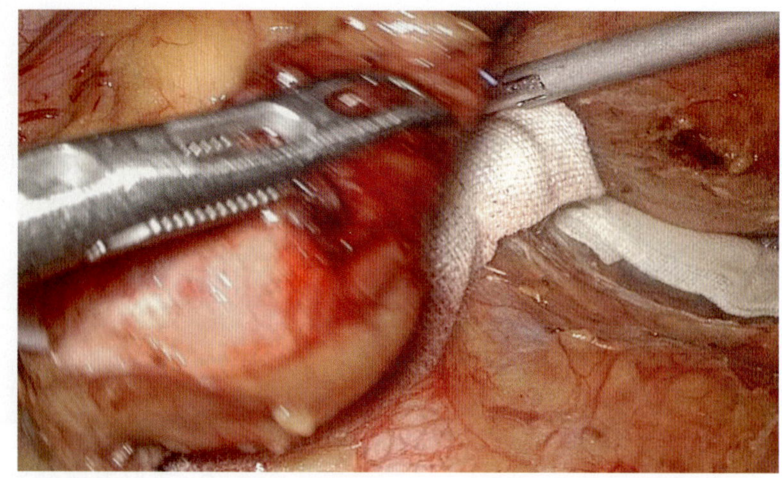
图 13-27　小纱布置于系膜后方

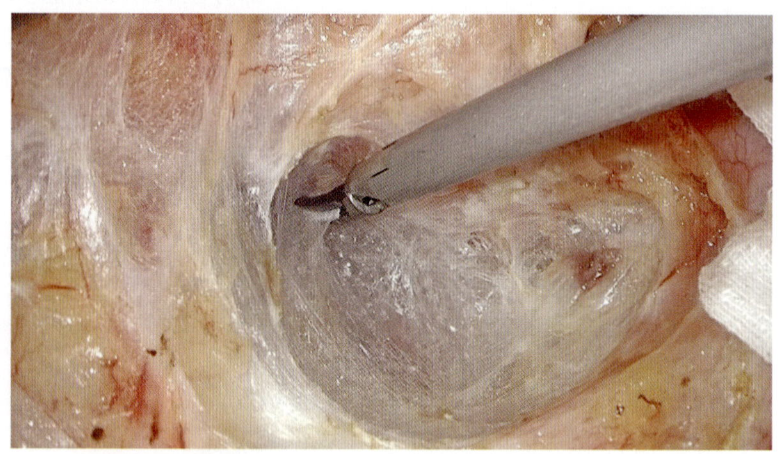
图 13-28　沿 Toldt 间隙向下方游离

4. 直肠右侧分离　直肠右侧分离线清晰可见(图 13-29)。直肠右侧壁的游离需与直肠后壁分离相结合，范围依据肿瘤位置而定，一般在肿瘤下方 3~5cm 即可，不易过多，在保证肿瘤根治的前提下还应考虑直肠的功能因素。

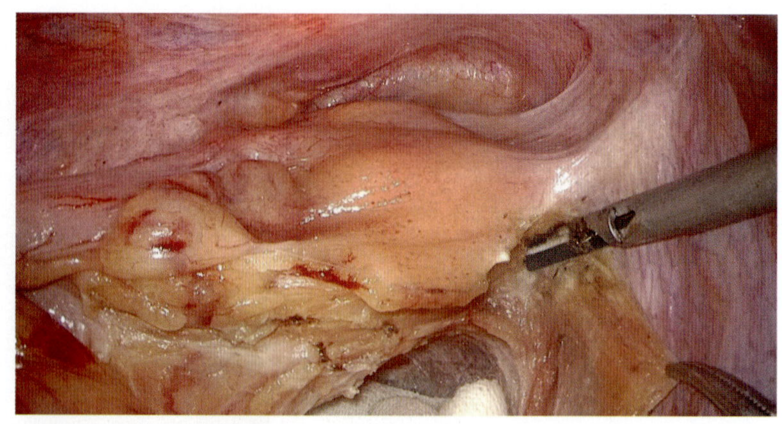
图 13-29　游离直肠右侧壁

5. 乙状结肠及直肠左侧的游离　切断乙状结肠粘连带(图 13-31)，沿 Toldt 筋膜向内侧游离，可发现置于系膜后方的纱布(图 13-32)，打开系膜向上、向下充分游离(图 13-33、图 13-34)。

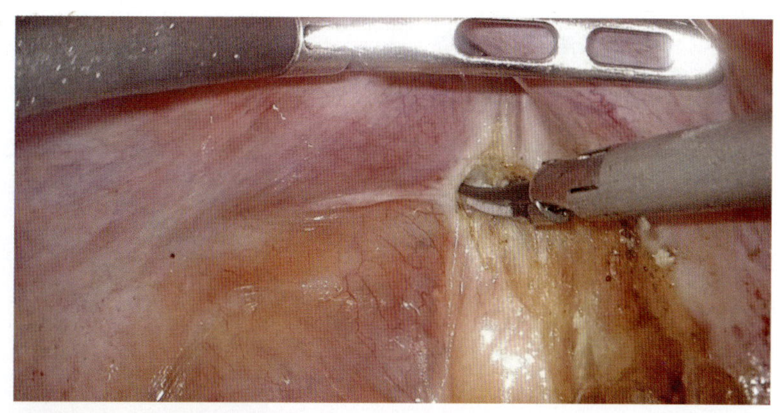

图 13-30　切开腹膜反折右侧

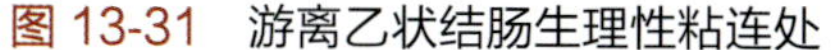

经验分享：

如肿瘤在腹膜反折以上，根据距离决定腹膜反折是否需要切开。大多数情况需要切开（图 13-30）。

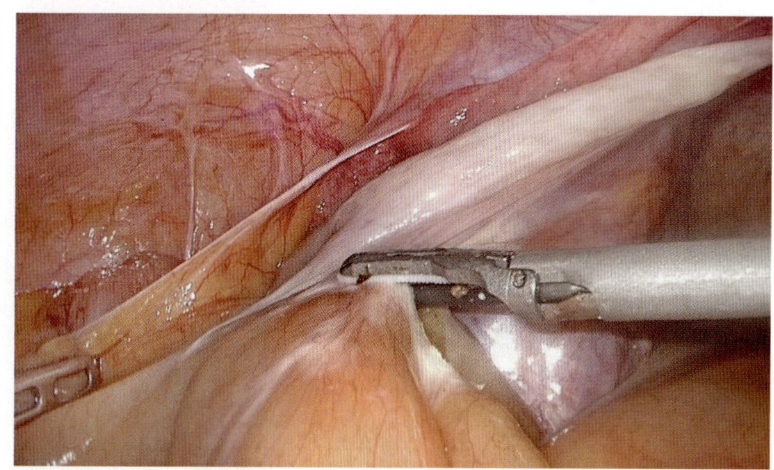

图 13-31　游离乙状结肠生理性粘连处

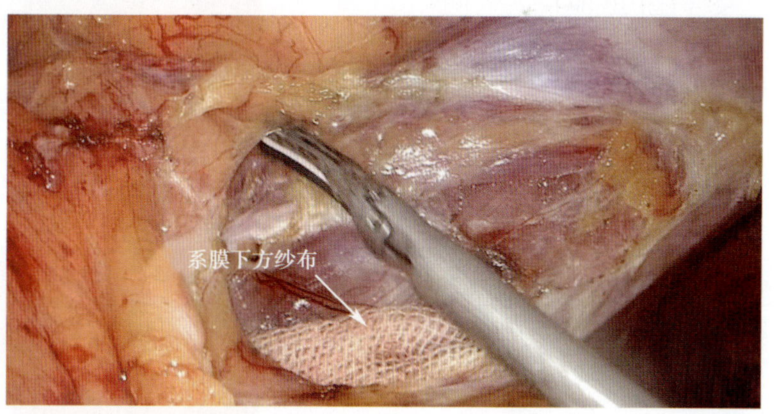

图 13-32　打开乙状结肠左侧腹膜

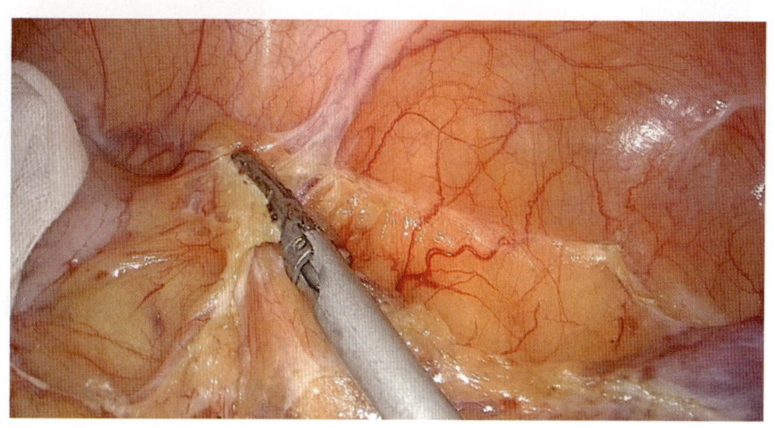

图 13-33　于乙状结肠外侧向上游离

图 13-34　向下游离直肠左侧壁

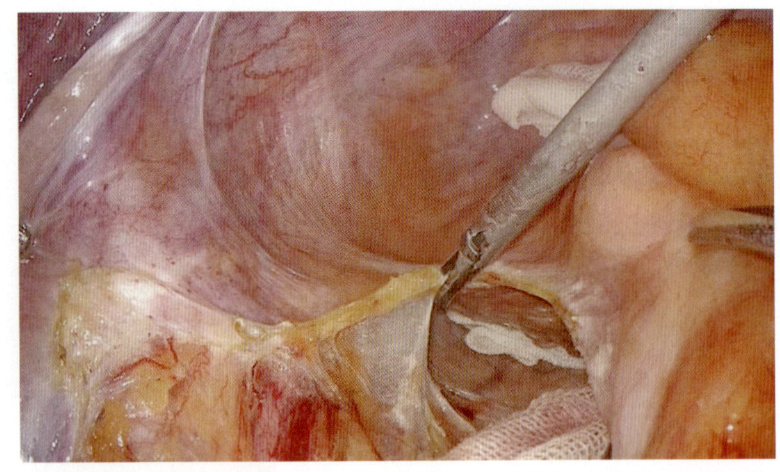

图 13-35　切开腹膜反折左侧

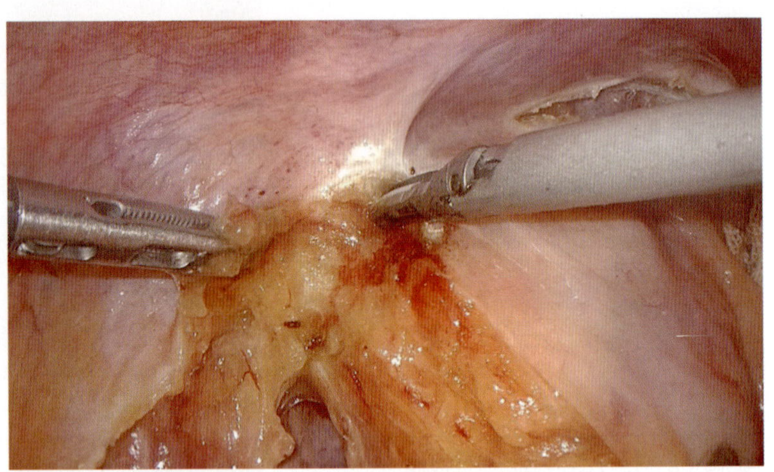

操作技巧：

该术式多数情况下不需要游离脾曲，向下方游离直肠左侧至腹膜反折处或标记处，与右侧会合（图 13-35）。

6. 肿瘤下方肠管的裸化　根据肿瘤的大小及病理特点，可在肿瘤下方 3~5cm 处横行切割直肠系膜，不用裸化过多，约 2cm 即可（图 13-36）。

图 13-36　裸化肿瘤下方肠管

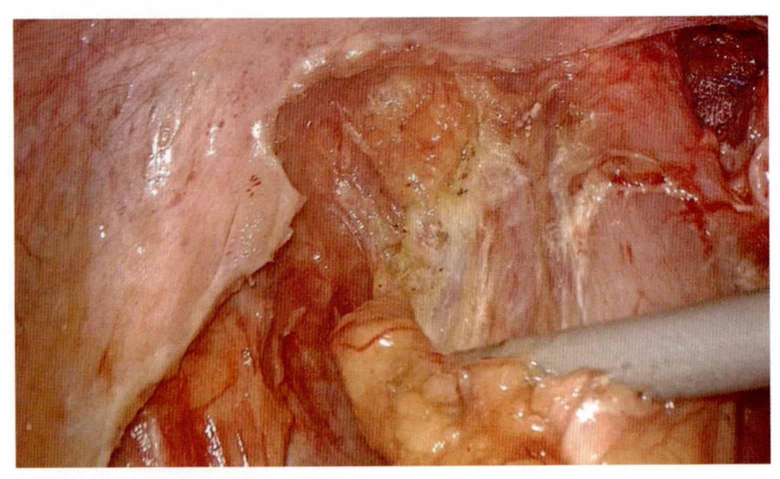

7. 乙状结肠系膜的裁剪　将乙状结肠翻向左侧，在系膜后方垫一纱布条。目测或测试需要游离的乙状结肠系膜范围，乙状结肠系膜裁剪可预留长一些，使标本容易经阴道拉出

(图 13-37)。确定吻合预定线。将系膜提起,可见肠系膜下动、静脉和直肠上动、静脉的走行。进行分离解剖,结扎切割 2~3 支乙状结肠动、静脉(图 13-38),向肠管预定线切割分离系膜。乙状结肠肠管裸化 2cm 即可,不宜裸化过多。

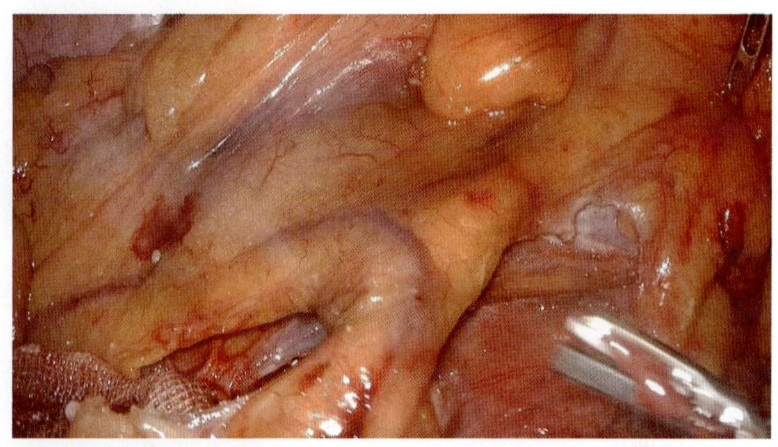

图 13-37　裁剪乙状结肠系膜

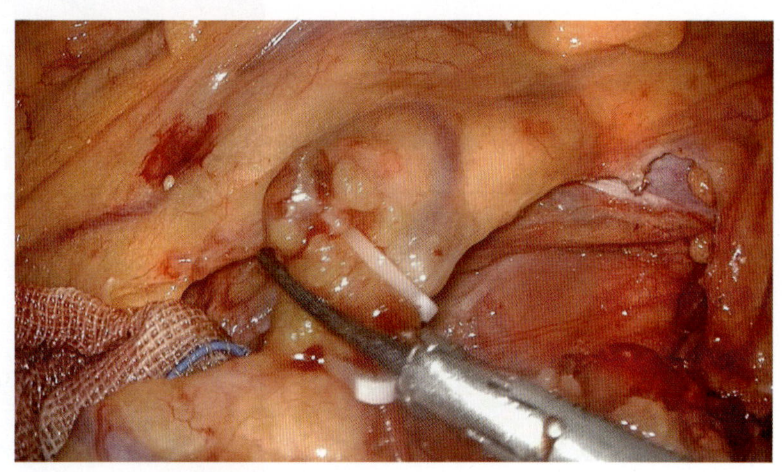

图 13-38　结扎切断乙状结肠系膜血管

【标本切除与消化道重建】

1. 标本切除　用直线切割闭合器在肿瘤下方 4~5cm 处切断直肠肠管(图 13-39),随后在肿瘤上方 5~10cm 处切断乙状结肠肠管(图 13-40)。助手再次消毒阴道后,将小膀胱拉钩置于阴道后穹隆起指示作用(图 13-41),术者用电凝钩或超声刀横行切开阴道后穹隆 3~4cm(图 13-42),经 10mm 戳卡将无菌塑料保护套送入腹腔(图 13-43),术者将标本置入保护套内,助手经阴道用卵圆钳夹持保护套,将其拉出体外(图 13-44),在体外乙状结肠预切定线上放置荷包钳(图 13-45)。

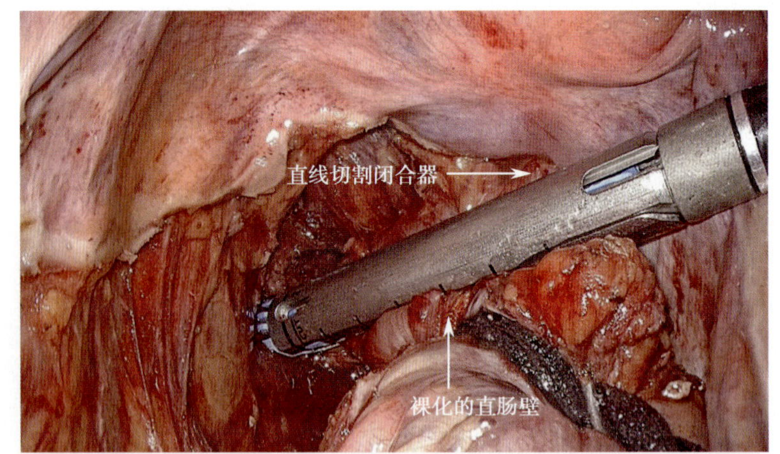

图 13-39　于肿瘤下方切割闭合直肠

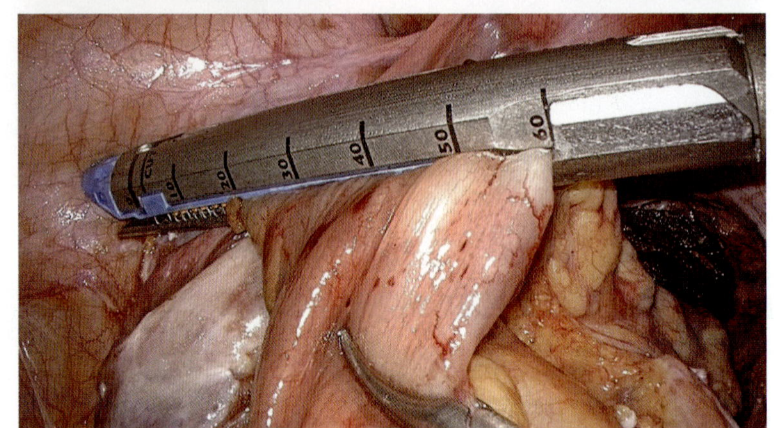

图 13-40　于肿瘤上方切割闭合乙状结肠

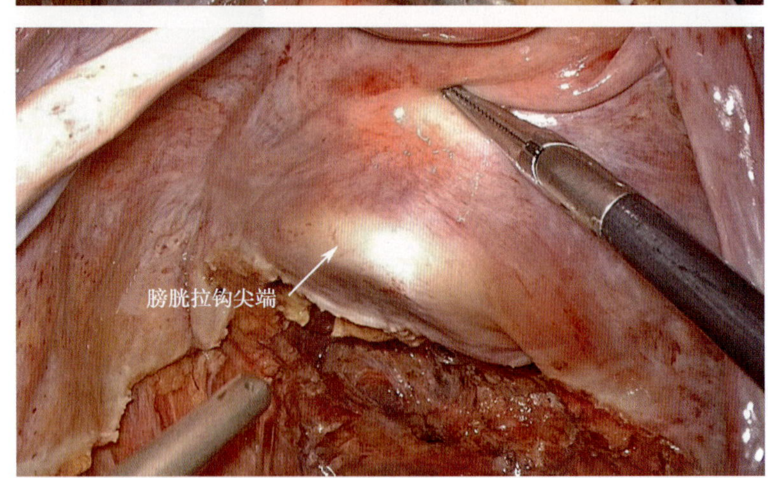

图 13-41　经阴道置入膀胱拉钩进行指示

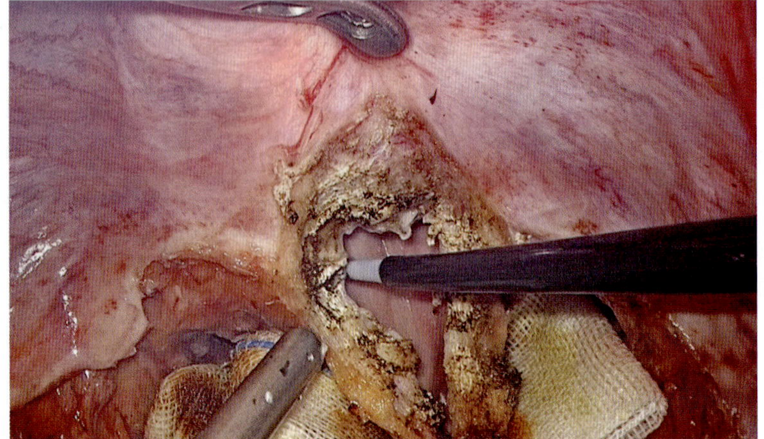

图 13-42　切开阴道后穹隆

经验分享：

术者用电凝钩横行切开阴道后穹隆约 3cm，纵向牵拉使切口扩大至 5~6cm，操作时注意气腹的保持，避免漏气。

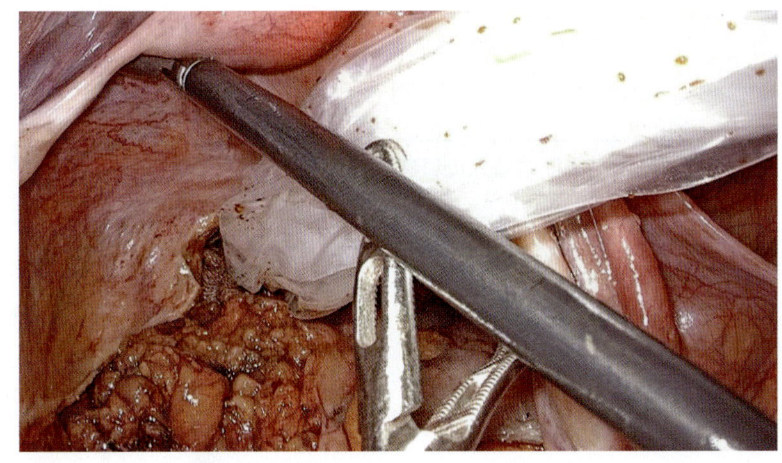

图 13-43　经戳卡置入无菌塑料保护套

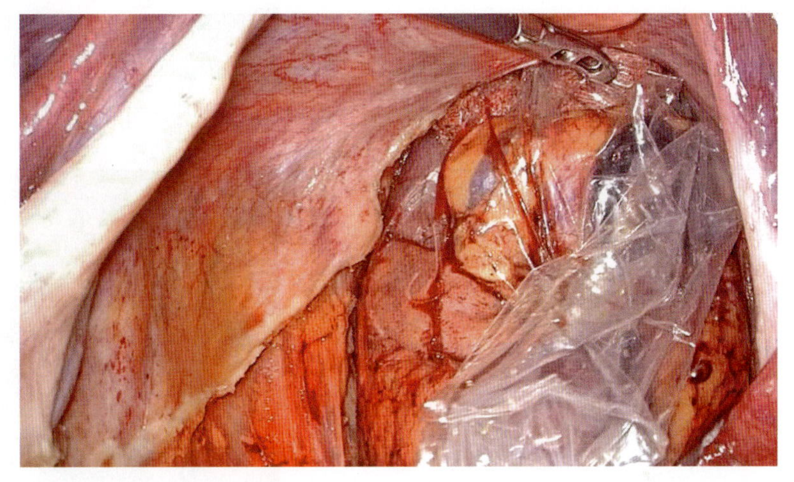

图 13-44　经阴道将直肠标本拉出体外

操作技巧：

助手在操作时，需要小心缓慢地将直肠拉出阴道口外，切勿粗暴操作，以免造成系膜撕裂或血管弓破坏而致手术失败。

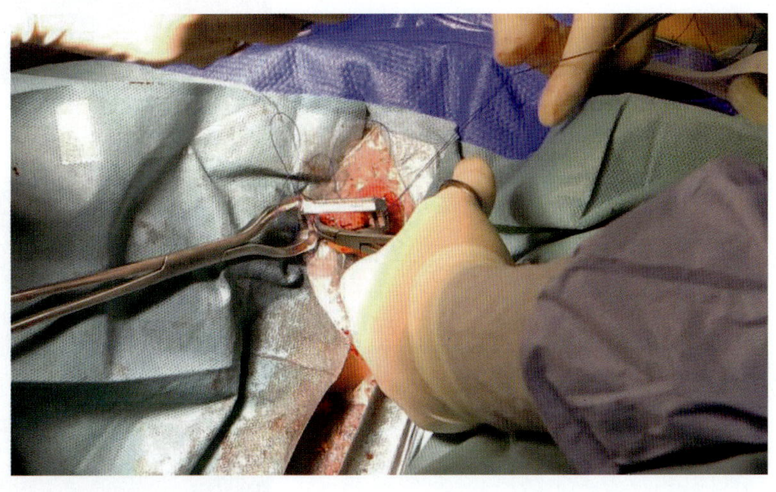

图 13-45　在预切定线上放置荷包钳

2. **消化道重建**　将吻合器抵钉座置入乙状结肠残端(图 13-46)，收紧荷包。冲洗消毒后，用卵圆钳将乙状结肠送回腹腔。经肛门置入环形吻合器，完成抵钉座与穿刺针连接后，行乙状结肠与直肠的端端吻合(图 13-47~ 图 13-49)。同时检查吻合环的完整性。用可吸收缝线在危险三角区域行“8”字缝合。注水注气试验检查吻合口是否通畅，有无出血及渗漏(图 13-50、图 13-51)。

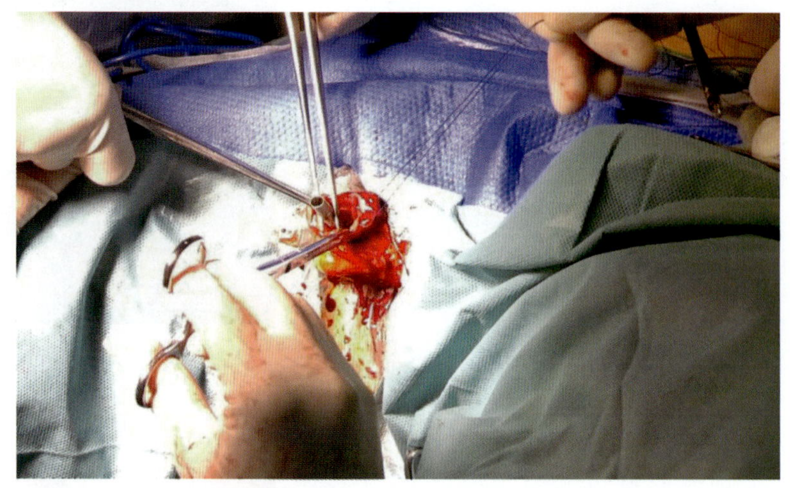

图 13-46 乙状结肠断端置入抵钉座

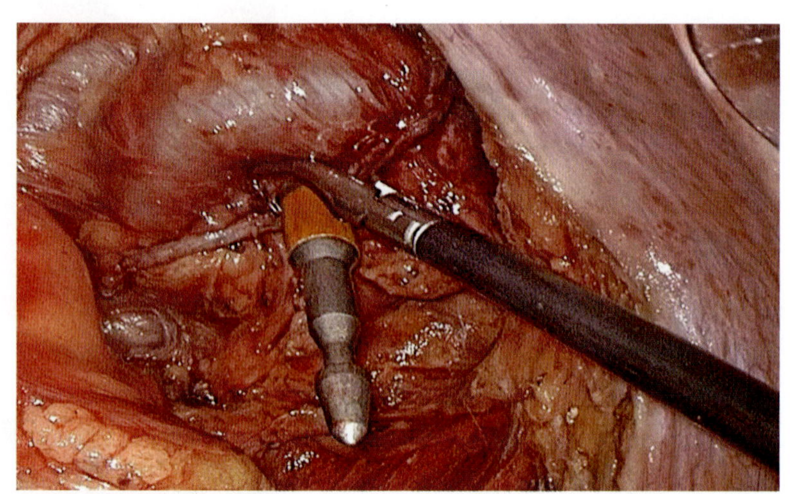

图 13-47 经肛置入环形吻合器并旋出穿刺针

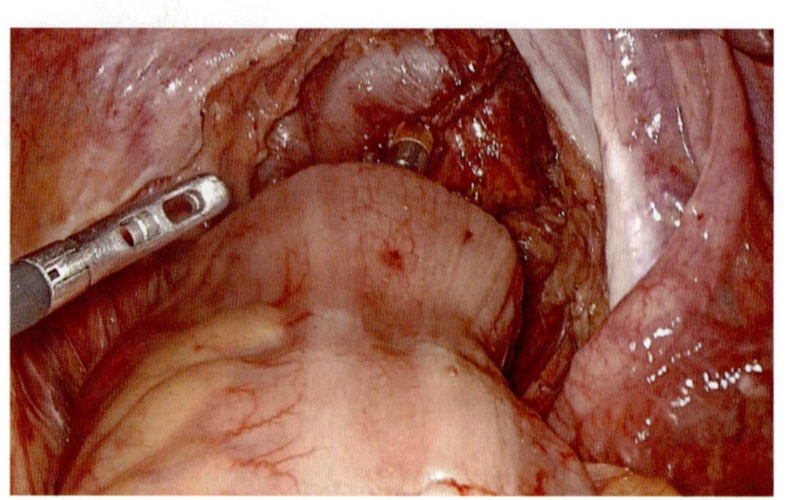

图 13-48 乙状结肠与直肠端端吻合

操作技巧：

可在直肠残端一侧角穿出吻合穿刺针，可减少一个危险三角的出现，完成抵钉座与穿刺针连接，注意检查乙状结肠系膜方向。

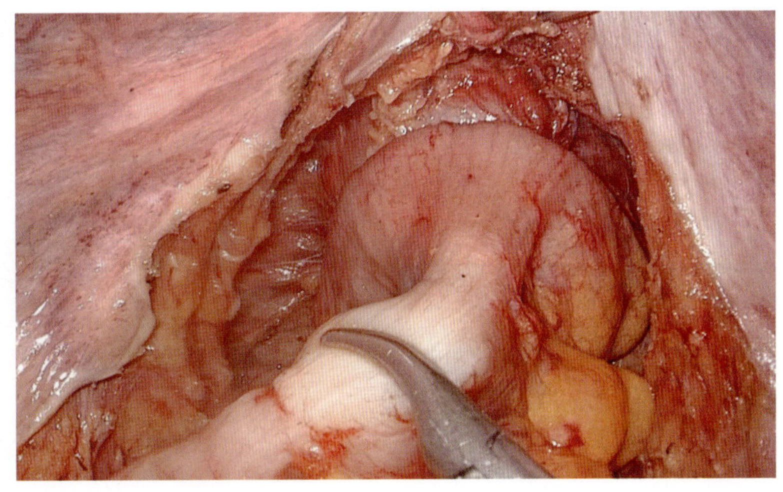

图 13-49　完成吻合

经验分享：

整个操作过程无须肠壁敞开，所以符合无菌原则，腹腔污染可能性小。

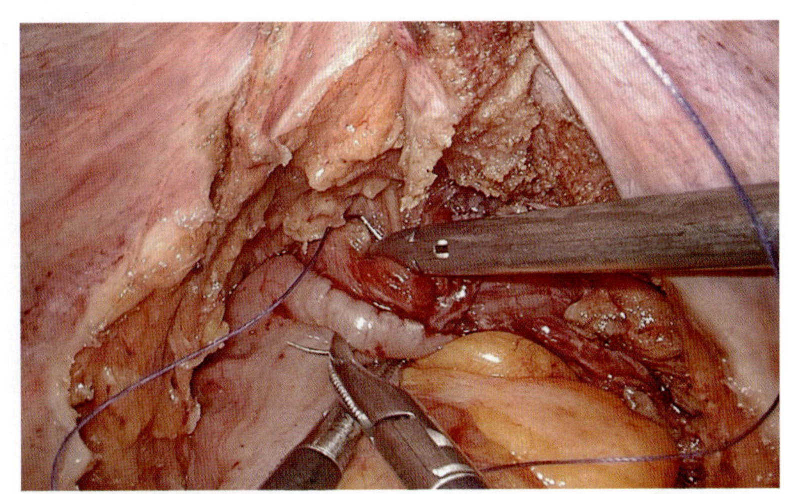

图 13-50　在危险三角区域“8”字缝合

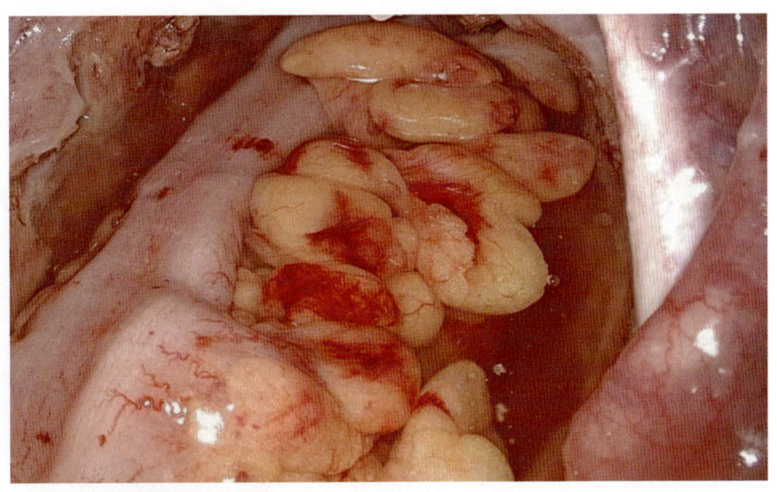

图 13-51　注水注气试验检查

3. 关闭戳卡孔缝合阴道切口　阴道切口的缝合可采用腹腔镜下倒刺线连续缝合（图 13-52）。再次用生理盐水或蒸馏水冲洗盆腔，留置引流管（图 13-53、图 13-54）。关闭戳卡孔，清点纱布器械确切无误，术毕。

图 13-52　腹腔镜下连续缝合阴道切口

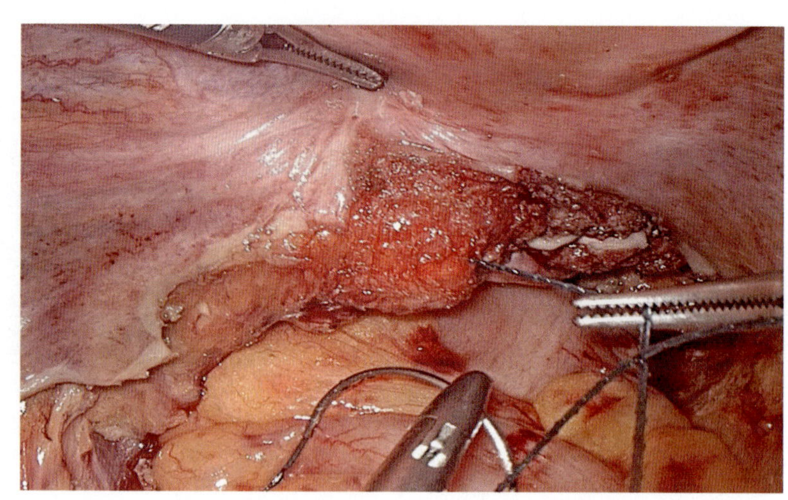

操作技巧：

腹腔镜下缝合选用 3-0 倒刺缝合线，可以避免结后滑脱，加快缝合速度。

图 13-53　盆腔左侧置入引流管

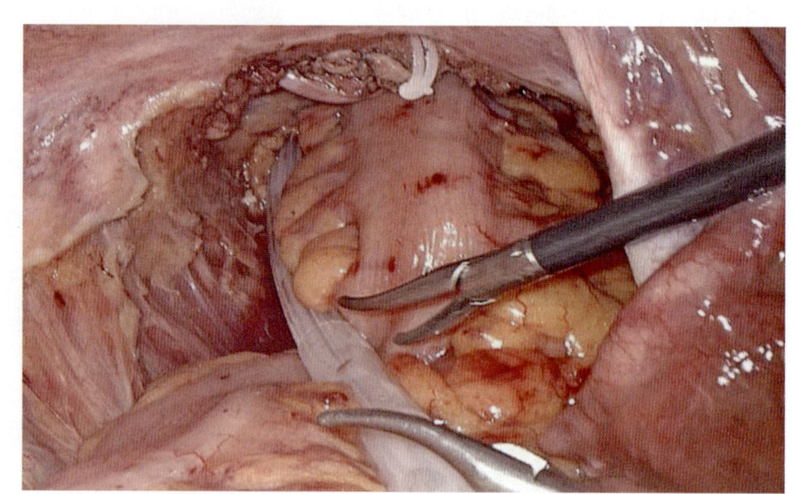

图 13-54　盆腔右侧置入引流管

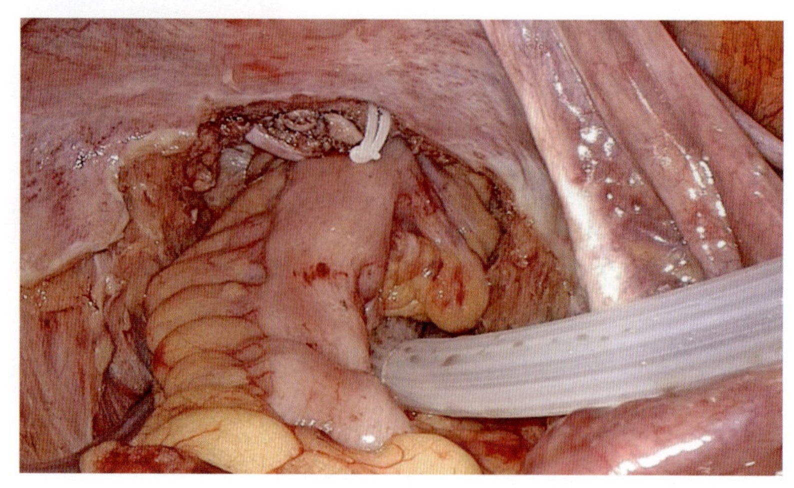

经验分享：

可分别经左、右下腹部的戳卡置入腹腔引流管，或经阴道置入一枚引流管于直肠的右侧。

【术后腹壁及标本照片】(图 13-55、图 13-56)

图 13-55　术后腹壁照片

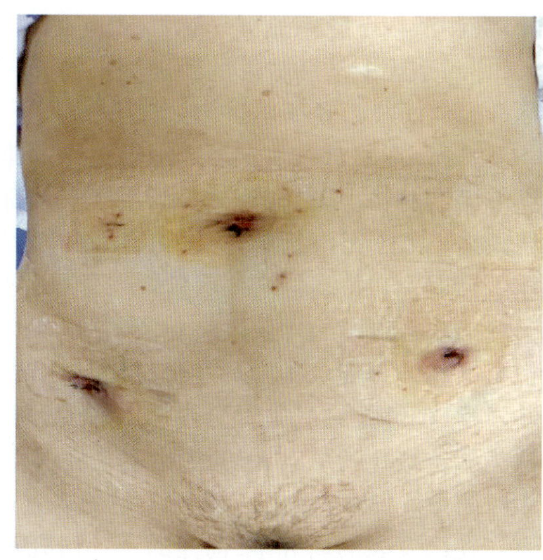

图 13-56　标本照片

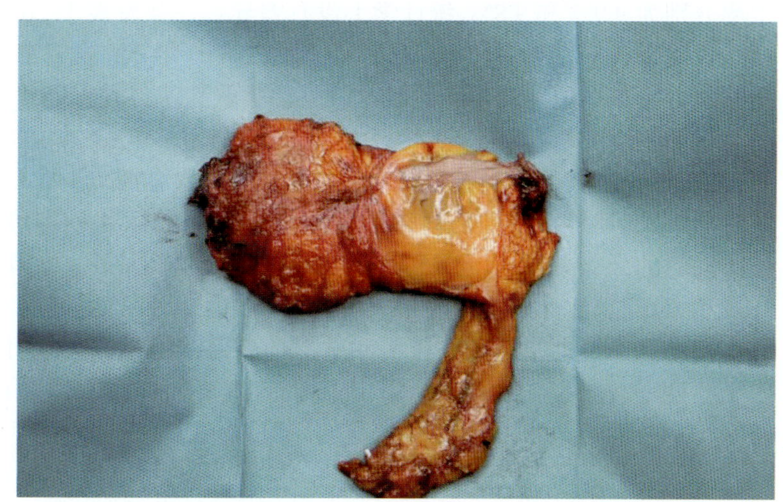

第四节　手术相关要点、难点、热点剖析

【低位直肠癌第 253 组淋巴结清扫】

直肠癌根治手术的重点包括完整直肠系膜切除(TME)和彻底的淋巴结清扫。直肠癌的淋巴转移范围分为第 1、第 2、第 3 站淋巴结,分别为肠旁淋巴结、中间淋巴结和肠系膜下动脉根部淋巴结(即第 253 组淋巴结)。在乙状结肠癌手术中常规清扫第 253 组淋巴结,但对于直肠癌,特别是低位直肠癌发生第 253 组淋巴结总体转移率相对较低,据文献报道仅在 3% 左右,而过度清扫第 253 组淋巴结可能增加吻合口漏等并发症的风险。如何在保证手术安全与根治效果之间取得最好的平衡成为第 253 组淋巴结清扫的难点,尤其对于低位直肠癌第 253 组淋巴结是否需要进行常规清扫这一问题,目前仍存在争议。

首先，要明确第 253 组淋巴结的范围。《日本大肠癌规约》规定第 253 组淋巴结为肠系膜下动脉起始部到左结肠动脉起始部之间的沿着肠系膜下动脉分布的淋巴结，以左结肠动脉起始部为重要解剖学标志。日本结直肠癌研究学会（Japanese Society for Cancer of the Colon and Rectum，JSCCR）制定的《大肠癌治疗指南》中规定，术中的 253 组淋巴结清扫边界是内侧清扫至肠系膜下动脉，外侧清扫至肠系膜下静脉，头侧清扫至肠系膜下动脉根部，尾侧清扫至左结肠动脉根部。但由于左结肠动脉发出的位置变异较大，到肠系膜下动脉根部的距离因人而异，笔者在手术中实际操作时可以将第 253 组淋巴结理解为以腹下神经前筋膜为底部平面，围绕着肠系膜下动脉为轴分布的淋巴脂肪组织，并以此为清扫范围。

其次，在手术中清扫 253 组淋巴结通常与肠系膜下动脉的结扎位置相关，因此在探讨是否清扫 253 组淋巴结时，也是在探讨选择肠系膜下动脉高位结扎或者低位结扎。肠系膜下动脉高位结扎，可以更方便地清扫 253 组淋巴结，更多更全面的淋巴结数量可以提供准确的肿瘤分期，从而使患者获得更好的总体生存期，同时，高位结扎后肠管吻合口的张力较低。但由于根部结扎会减少吻合口近端血供，在理论上会增加吻合口漏的发生风险。自主神经分布在肠系膜下动脉根部附近，在分离和结扎时的热损伤和牵拉也有损伤的可能。术中自主神经损伤导致的术后生理功能障碍是结直肠癌术后常见且影响生活质量的并发症，但高位结扎是否会增加术后生理功能障碍，目前相关研究的结果并不一致。而还有一部分学者认为低位结扎肠系膜下动脉，也就是保留左结肠动脉可增加近端血供，并保护自主神经功能，在操作上也相对简单。但存在淋巴结清扫不足的缺点，可能会增加转移复发的概率。

在已发表的研究中，荷兰的一项研究对高位结扎和低位结扎后的吻合口附近的血流情况进行测定，发现两组并无明显差异。一项纳入 1 900 名患者的瑞典研究发现，高位结扎与低位结扎后吻合口漏的发生率分别为 9.9% 和 9.8%，统计学上没有差异。一项发表于 2019 年的日本研究也表明，高位结扎与低位结扎在吻合口漏发生率和 5 年生存期方面没有差异。综合目前已发表的研究结果，大量的回顾性统计包括荟萃分析对高位和低位结扎肠系膜下动脉孰胜孰劣并未能给出确切答案，仍缺少大型随机对照试验作为高级别循证医学证据。

笔者团队建议，低位直肠癌术前应常规进行腹盆腔 CT 平扫及增强 CT 检查，同时可以对肠系膜下动脉、乙状结肠动脉及左结肠动脉等血管进行三维重建，术前即可以对肠系膜下动脉与左结肠动脉和乙状结肠动脉的分支关系，以及 253 组淋巴结的情况进行评估。如果术前影像学观察到 253 组淋巴结肿大并怀疑转移，建议术中进行高位结扎清扫 253 组淋巴结。也可以考虑对肠系膜下动脉做选择性低位结扎，保留左结肠动脉并进行肠系膜下动脉根部淋巴结清扫，这样既保证了吻合口的血供，又能够彻底清扫淋巴结。这一技术在初期可能会增加手术难度和手术时间，但随着手术操作的不断熟练，并不会延长整体时间，亦不会增加并发症和术中出血的风险。

（陈海鹏　关　旭）

第十四章 腹部无辅助切口经直肠拖出标本的腹腔镜下高位直肠癌根治术

（CRC-NOSES Ⅳ式）

【前言】

NOSES Ⅳ式主要适用于肿瘤较小的高位直肠癌以及远端乙状结肠癌，该术式的操作特点为在腹腔内完全游离切断直肠，经肛门将直肠标本取出体外，再进行全腹腔镜下乙状结肠与直肠的端端吻合。与常规腹腔镜手术比较，NOSES Ⅳ式既能保证肿瘤的根治效果，又能最大限度地减轻因腹壁切口带来的创伤。因此，NOSES Ⅳ式是一种兼具根治和保留功能的手术方式。当然，该手术也对术者提出了较高的要求，包括扎实的解剖学基础、熟练的腹腔镜操作技术、清晰的手术思路，同时在严格掌握无菌和无瘤的原则下，完成抵钉座在肿瘤下方取出，在肿瘤上方置入近端肠腔这一技术难点，这样才能保证 NOSES Ⅳ式的顺利实施。

第一节　适应证与禁忌证

【适应证】（图 14-1～图 14-3）

1. 高位直肠、直肠乙状结肠交界处肿瘤或乙状结肠远端肿瘤。
2. 肿瘤环周径小于 3cm 为宜。
3. 肿瘤不侵出浆膜为宜。

【禁忌证】

1. 非适应证肠段肿瘤。
2. 肿瘤过大，无法经直肠肛门拖出者。
3. 乙状结肠系膜过于肥厚，判定经肛拖出困难者。
4. 过于肥胖者（BMI>35kg/m^2）。

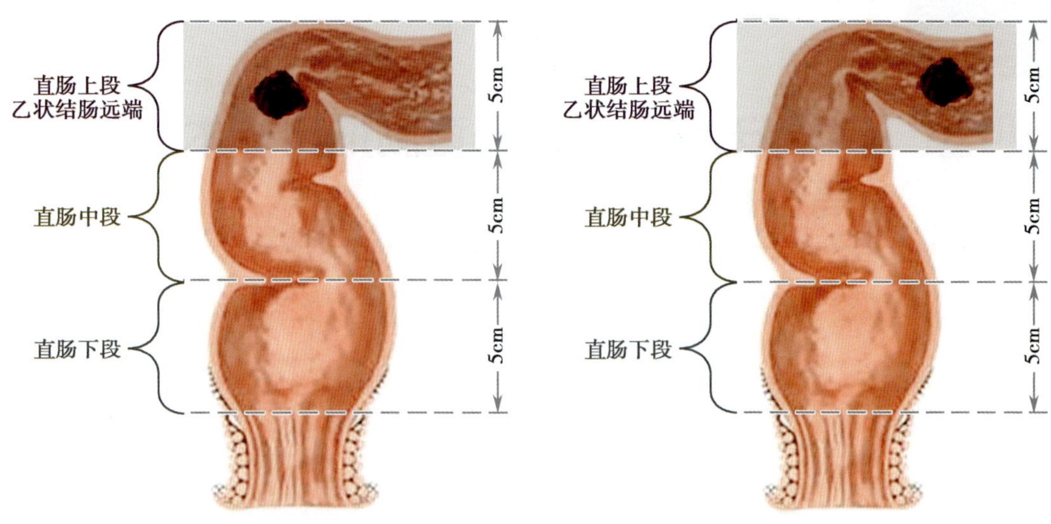

图 14-1　适用Ⅳ式的肿瘤所在位置示意图

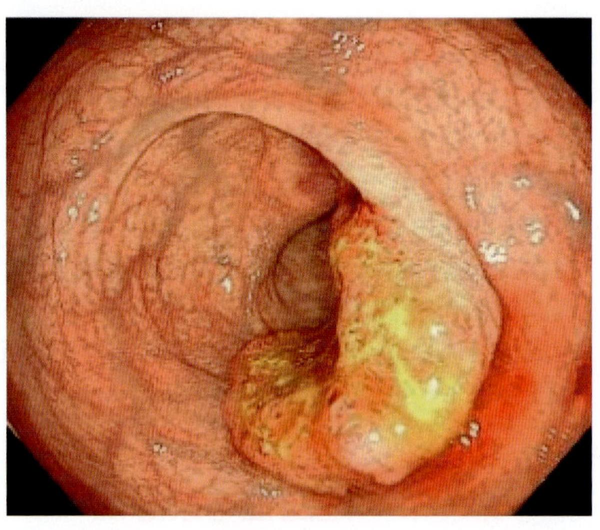

图 14-2　肠镜：肿瘤距肛门 12cm，溃疡隆起型，最大径为 2.5cm

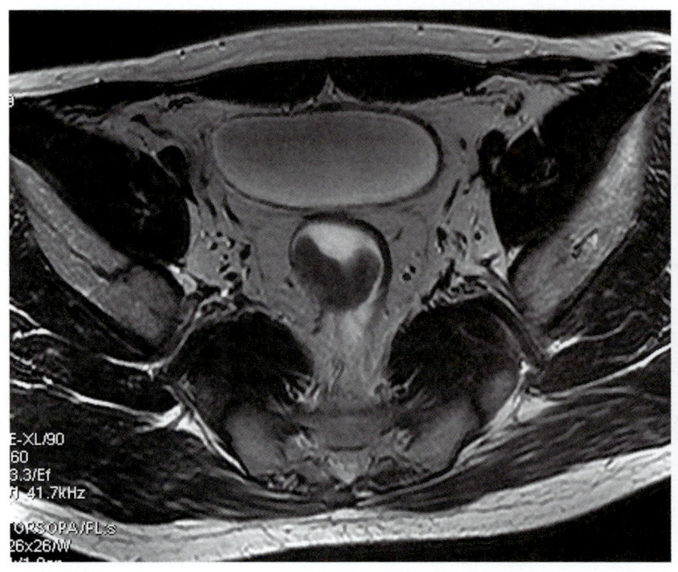

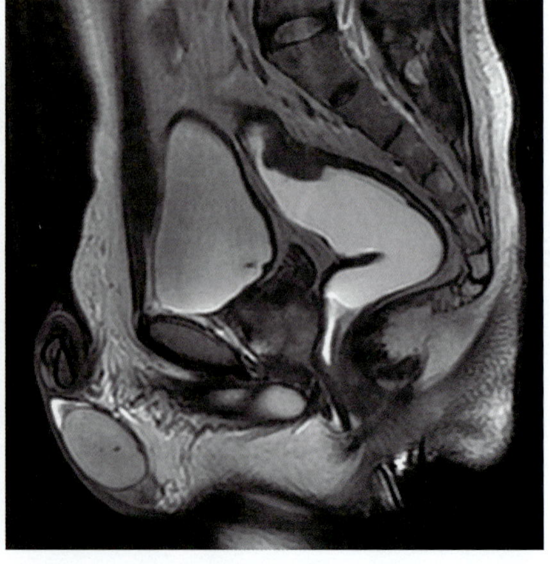

图 14-3　直肠 MRI：T_3，距齿状线 12cm，最大径 2.9cm

第二节　麻醉、体位、戳卡位置与术者站位

【麻醉方式】

全身麻醉或全身麻醉联合硬膜外麻醉。

【手术体位】

患者取功能截石位，右侧大腿需稍平一些，有利于术者操作（图 14-4）。

图 14-4　患者体位

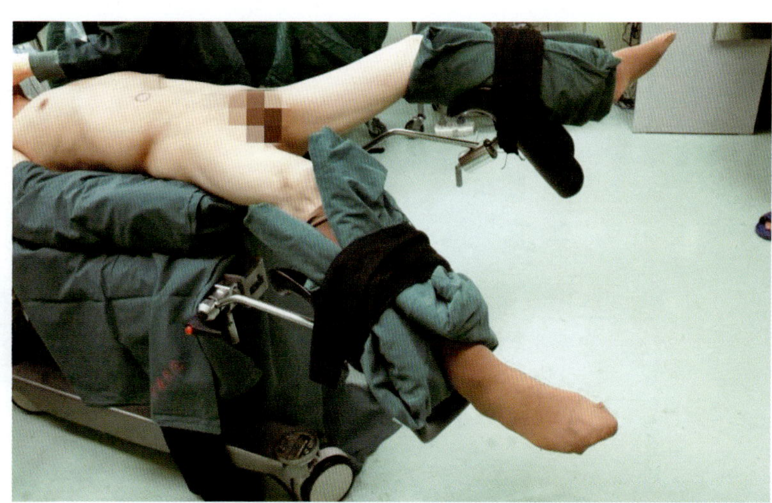

【戳卡位置】（图 14-5）

1. **腹腔镜镜头戳卡孔（10mm 戳卡）**　置于脐上 3~5cm 处。
2. **术者主操作孔（12mm 戳卡）**　右髂前上棘与脐连线中外 1/3 点偏上。
3. **术者辅助操作孔（5mm 戳卡）**　右腹直肌旁，平脐处。
4. **助手主操作孔（5mm 戳卡）**　左腹直肌旁，平脐处。
5. **助手辅助操作孔（5mm 戳卡）**　位于脐与左髂前上棘连线中外 1/3 偏外，便于放置引流管充分引流。

【术者站位】

术者站位于患者右侧，助手站位于患者左侧，扶镜手站位于术者同侧（图 14-6）。

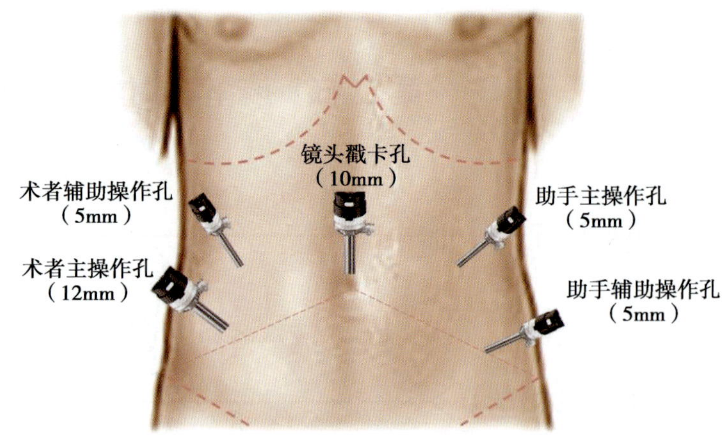

图 14-5　戳卡位置（五孔法）

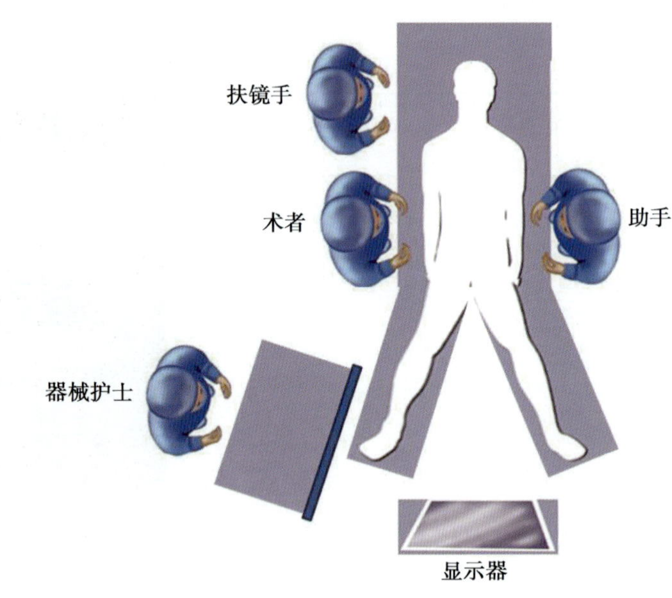

图 14-6　术者站位

【特殊手术器械】

超声刀、60mm 直线切割闭合器、29mm 环形吻合器、无菌保护套。

第三节　手术操作步骤、技巧与要点

【探查与手术方案制订】

1. 常规探查　进镜至腹腔观察肝、胆囊、胃、脾、大网膜、结肠、小肠及盆腔表面有无转移种植及其他病变（图 14-7、图 14-8）。

2. 肿瘤探查　肿瘤的具体位置、大小和手术的可行性（图 14-9）。

图 14-7　探查肝左叶

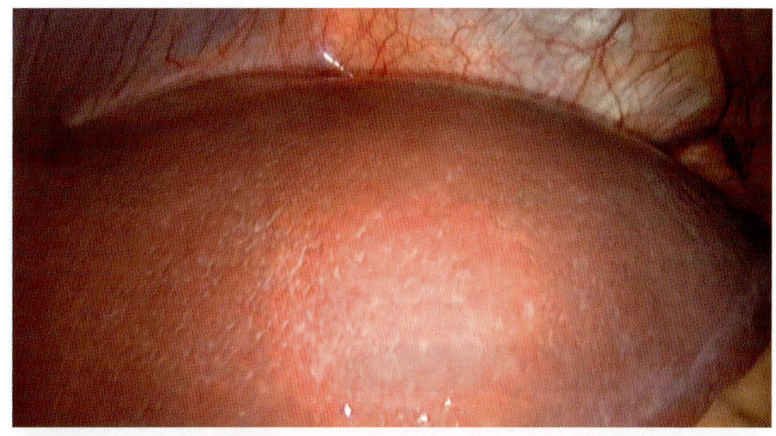

图 14-8　探查小肠

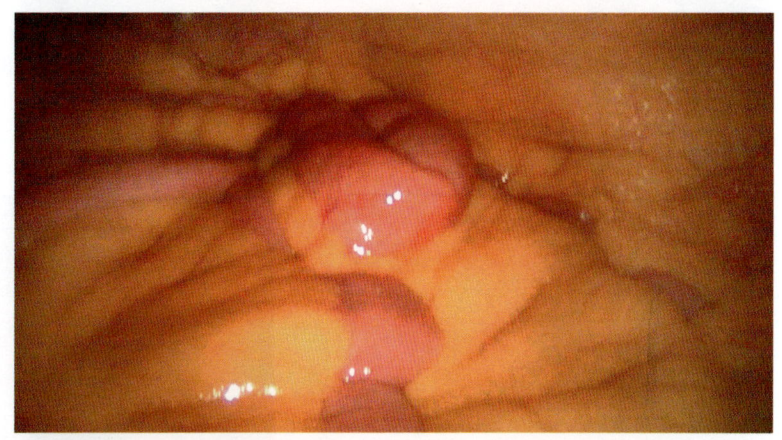

图 14-9　肿瘤探查

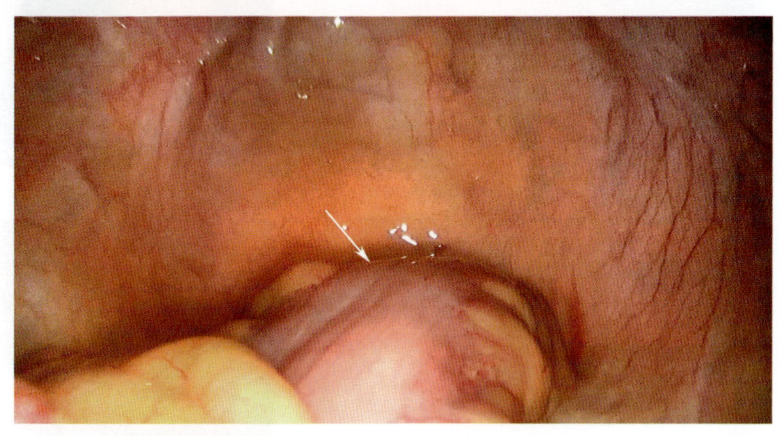

3. **解剖结构判定**　判定乙状结肠及系膜血管弓的长度。肿瘤位置决定是否保留肠系膜下动、静脉及直肠上动脉。还需考虑系膜肥厚程度，预判能否经直肠肛门取出。

【解剖与分离】

1. **第一刀切入点**　患者头低足高体位，助手左手钳提起直肠前壁向上、向腹壁方向，展示直肠在盆腔内完整走行。同时，助手右手钳提起肠系膜下动、静脉处，使整个肠系膜下动、静脉根部至直肠及盆底腹膜反折处清晰进入视野。在骶骨岬下方 3~5cm，尤其是肥胖患者，往往有一菲薄处，用超声刀从此处开始操作（图 14-11）。切开系膜后，刀头汽化产生热量，沿着骶前间隙走行，用刀头上下推动，可见白色蜂窝状组织间隙（图 14-12）。

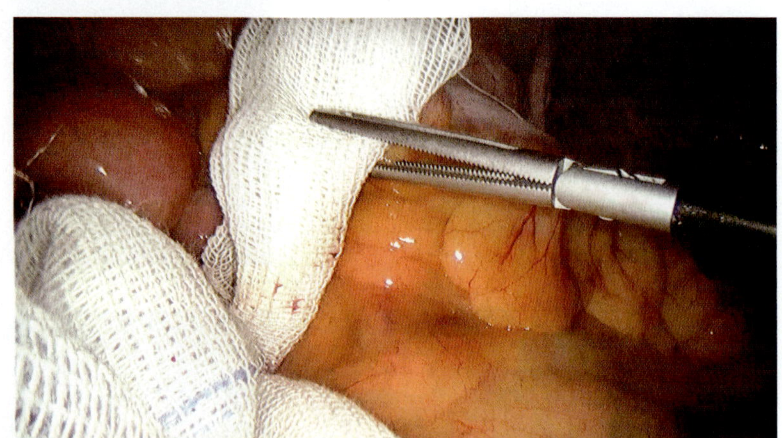

图 14-10　纱布条阻挡小肠，显露术野

经验分享：

术者可用 1/2 纱布条将小肠挡于上腹部，便于显露整个盆腔及肠系膜下动、静脉根部（图 14-10）。

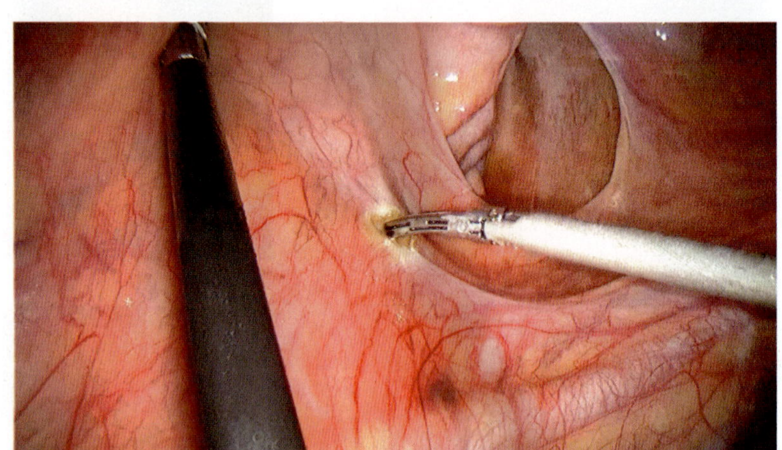

图 14-11　第一刀切入点

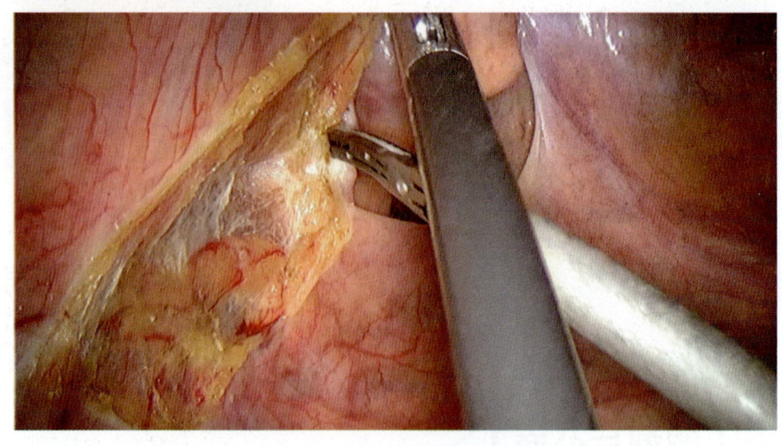

图 14-12　进入 Toldt 间隙

2. 肠系膜下动、静脉根部的游离与离断　沿着 Toldt 间隙向上向左侧分离，沿着乙状结肠系膜与回肠系膜分界线逐层向肠系膜下动脉根部游离（图 14-13），游离过程中可见左侧输尿管走行及蠕动（图 14-15）。将纱布条向上后方推动，置于肠系膜下动、静脉根部后方，起到保护和指示作用。转换镜头，可见乙状结肠系膜无血管区后方的纱布团（图 14-16）。可以放心在肠系

膜下动脉根部预切定线清扫淋巴脂肪组织，并于根部结扎肠系膜下动脉（图 14-17）。继续向左外侧分离，翻转系膜可见肠系膜下静脉走行，裸化肠系膜下静脉并非必要，切莫为了裸化而裸化（图 14-18）。显露肠系膜下静脉后可结扎切断该血管（图 14-19），并部分打开乙状结肠系膜无血管区。

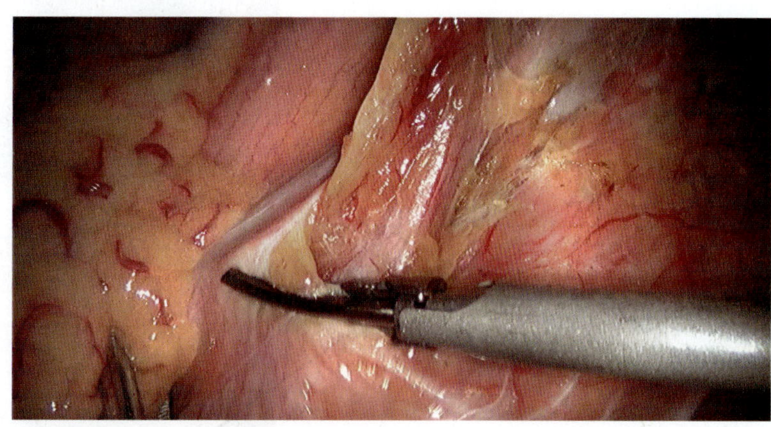

图 14-13　向肠系膜下动脉根部游离

经验分享：

如肠系膜下动、静脉距离很近，没必要强行分开，可以一起结扎切断。如距离较远，可以分别结扎。

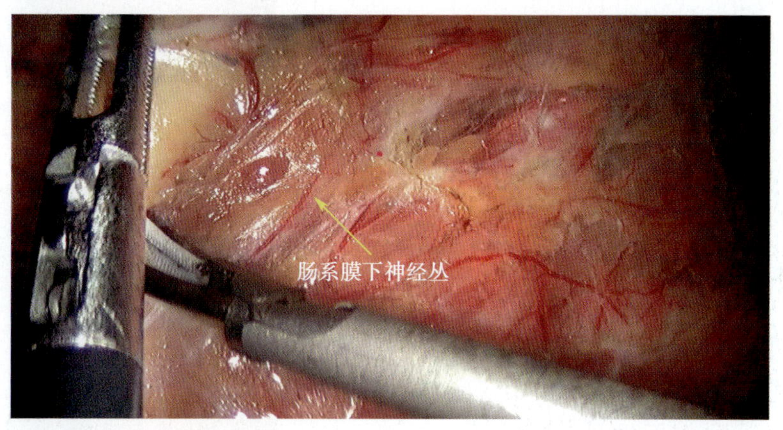

图 14-14　显露并保护神经

操作技巧：

沿此间隙上下分离，至肠系膜下动、静脉根部（图 14-14）。同时，向左侧沿此 Toldt 间隙上下拓展。

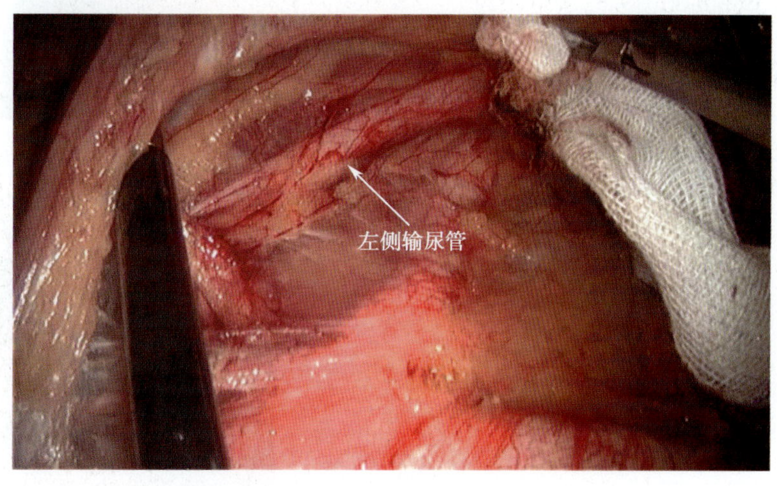

图 14-15　向左外侧分离，显露左侧输尿管的走行

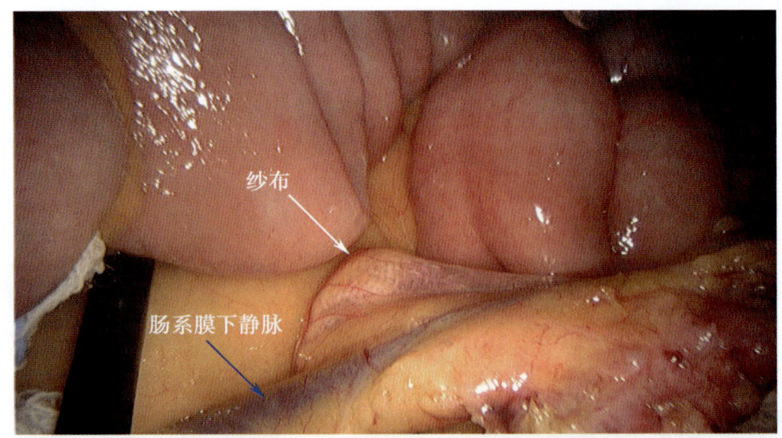

图 14-16　系膜后方可见纱布标志

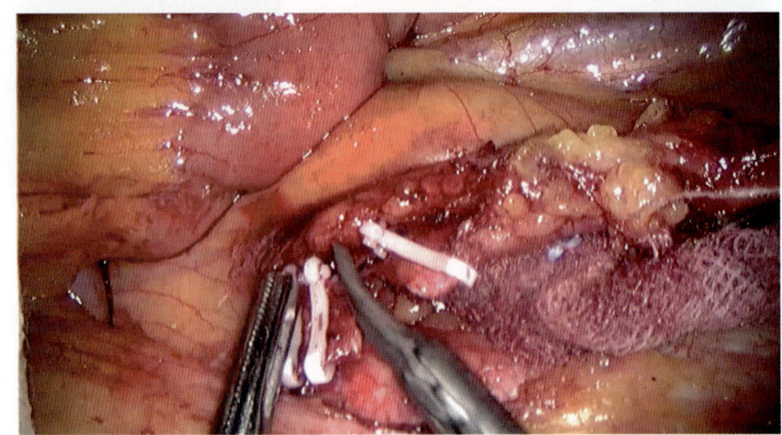

图 14-17　结扎切断肠系膜下动脉

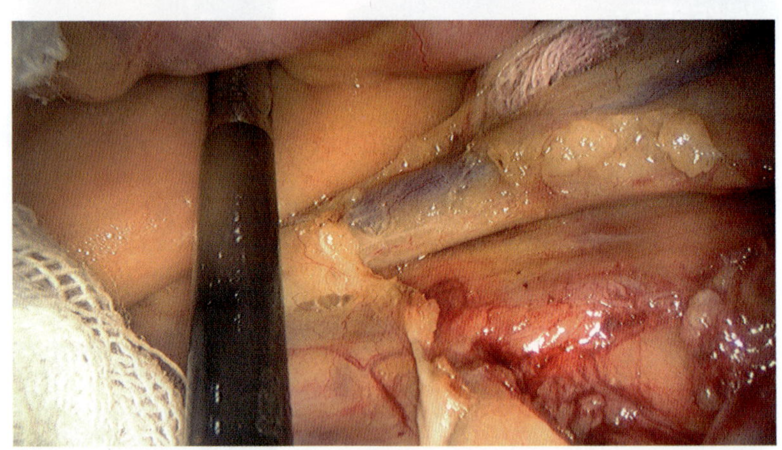

图 14-18　裸化肠系膜下静脉

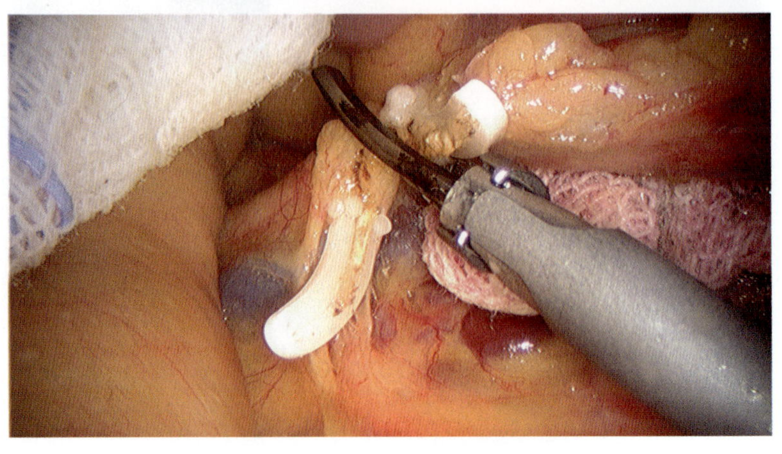

图 14-19　结扎切断肠系膜下静脉

3. 直肠上段系膜游离　提起肿瘤边缘系膜，直肠系膜远端需游离至肿瘤下方5cm处。沿着直肠上段外侧向下打开腹膜至标志线。充分游离后壁，注意游离范围，并保护下腹下丛**（图14-20）**和骶前血管**（图14-21）**。

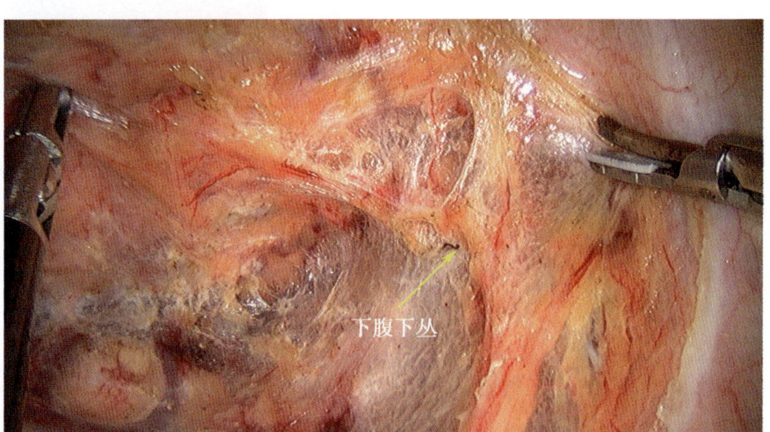

图14-20　沿直肠后间隙向下方游离

操作技巧：

沿直肠后间隙分离，可见下腹下丛，在其分叉处向左右分离，在神经表面用超声刀匀速推行分离。

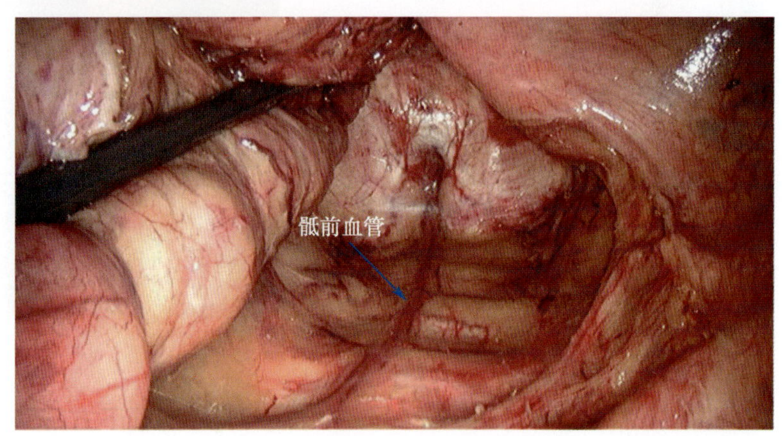

图14-21　骶前血管

4. 乙状结肠外侧及直肠乙状结肠的游离　将纱布条垫于游离的系膜后方，将肿瘤翻向右侧。打开乙状结肠外侧粘连**（图14-22）**，沿Toldt筋膜分离，注意保护输尿管及生殖血管。向内侧游离可见纱布条，其既起到标志作用**（图14-23）**，又可保护后方输尿管。一般情况下，本术式无须游离脾曲。向下在直肠左侧游离至与右侧同一水平**（图14-24）**。

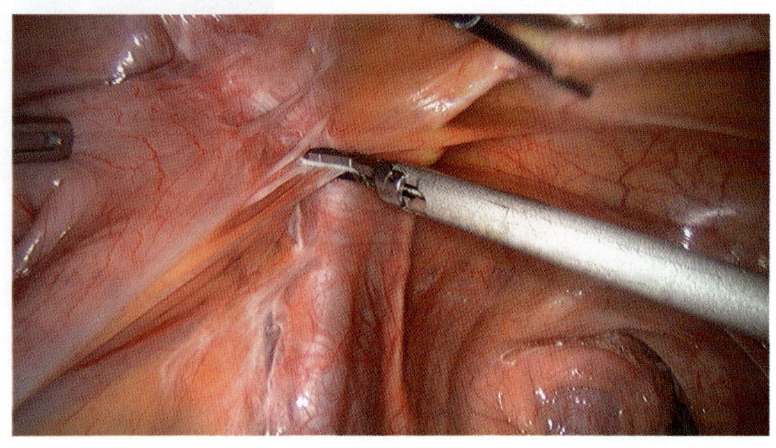

图14-22　游离乙状结肠生理性粘连处

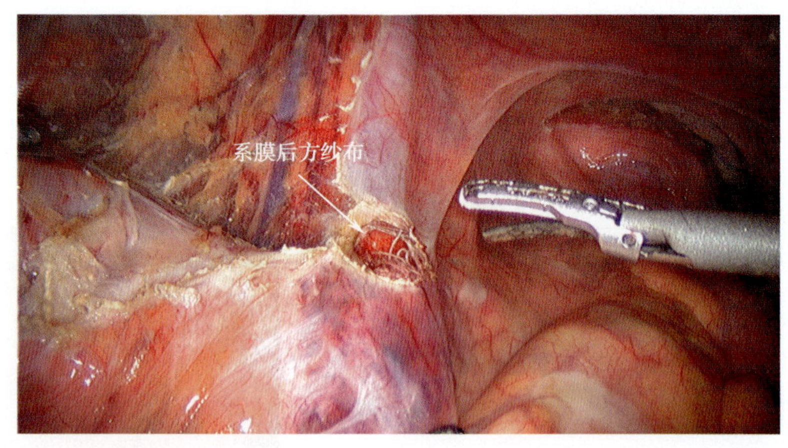

图 14-23　向内侧游离乙状结肠系膜

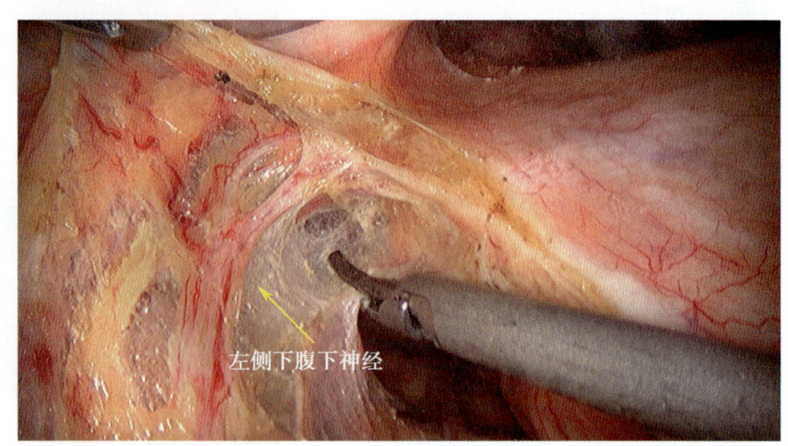

图 14-24　游离直肠左侧壁

5. 肿瘤下方肠管的裸化及离断　由于直肠系膜两侧贯通，可以在确定水平面横断直肠系膜，应小心仔细分离，通常直肠上动、静脉远端（即保留端）可用血管夹夹闭。肿瘤下方的裸化范围为 3~5cm（图 14-25~ 图 14-27）。最后用直线切割闭合器将肠管裸化区切割闭合（图 14-28）。

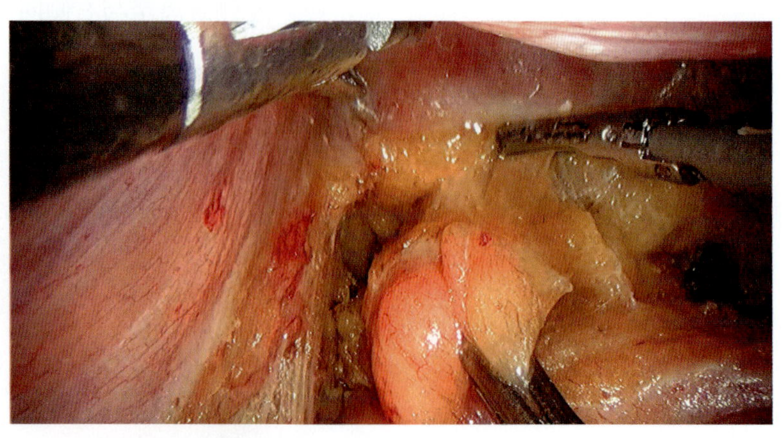

图 14-25　裸化直肠前壁

图 14-26　裸化直肠右侧壁

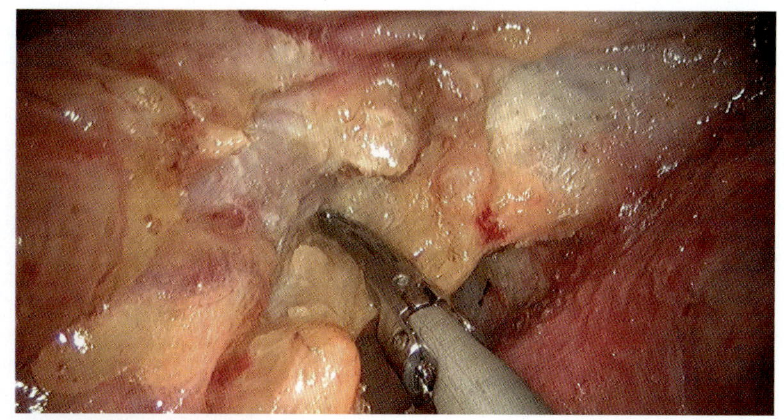

图 14-27　裸化直肠左侧壁

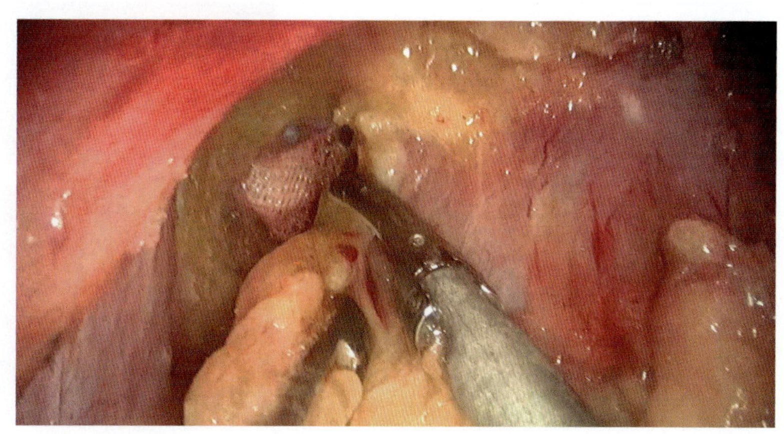

图 14-28　切断闭合直肠远端肠管

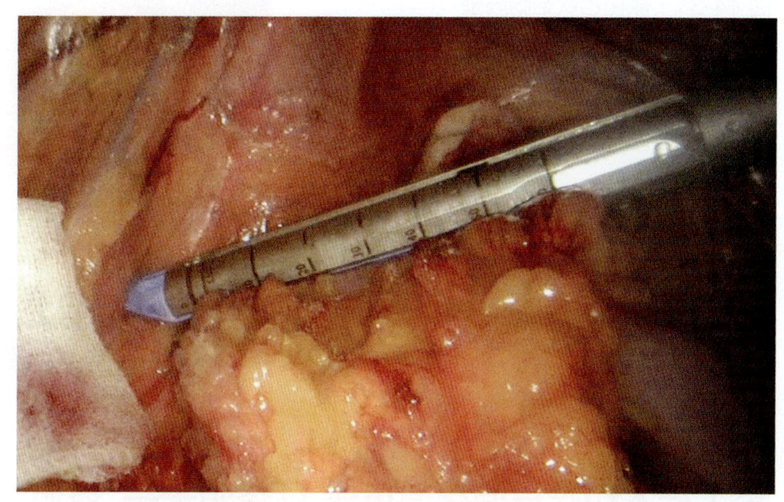

6. 乙状结肠系膜裁剪　将纱布条垫于乙状结肠系膜后方，裁剪分离数支乙状结肠动、静脉（图 14-29、图 14-30），向预定的乙状结肠肠壁分离，应裸化乙状结肠肠壁约 2cm（图 14-31）。

图 14-29　游离乙状结肠系膜

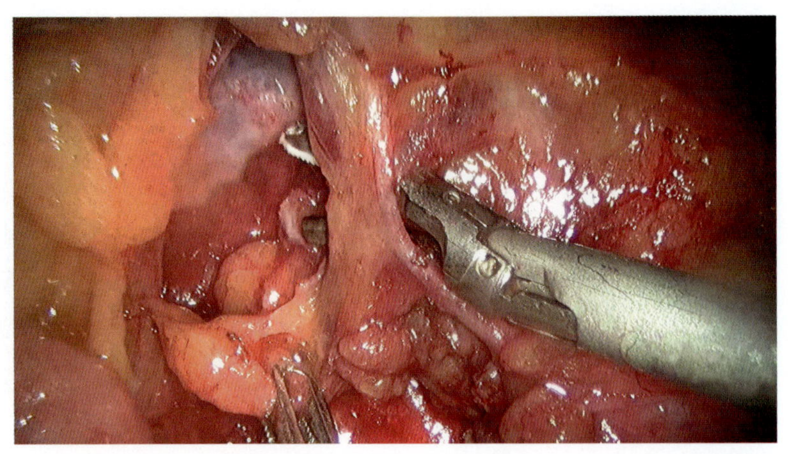

图 14-30　结扎切断乙状结肠系膜血管

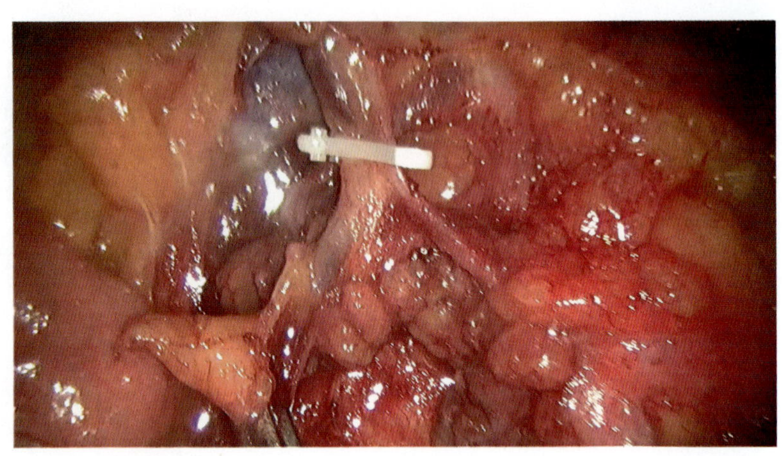

操作技巧：

保留侧血管用血管夹夹闭，另外一侧直接用超声刀离断。标本拖出时，此举可避免血管夹损伤血管及直肠黏膜。

图 14-31　裸化乙状结肠肠壁

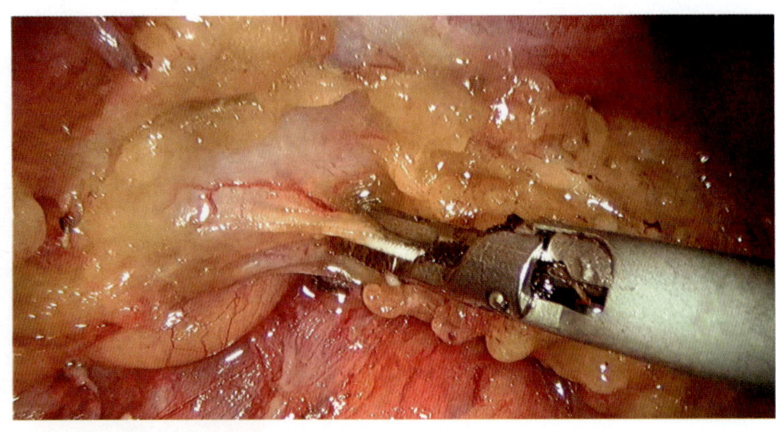

【标本切除与消化道重建】（资源十一、资源三十三）

1. **标本切除**　将保护套经主操作孔置入腹腔（图 14-32），用超声刀将直肠闭合端切开，经肛门置入卵圆钳，将保护套拉出至肛门外（图 14-33），用卵圆钳将抵钉座经保护套送入腹腔（图 14-34）。将远端肠管置入保护套里，并在肿瘤上方肠壁纵行切开一小口（图 14-35），将 1/4 碘附纱条经纵向切口探入乙状

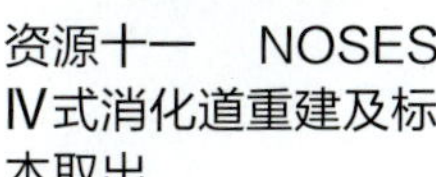

资源十一　NOSES Ⅳ式消化道重建及标本取出

资源三十三　NOSES Ⅳ式消化道重建及标本取出（动画）

结肠肠腔(图 14-36)。将抵钉座经纵向切口置入乙状结肠肠腔内(图 14-37)。在纵向切口上方，用直线切割闭合器将肠管裸化区切割闭合(图 14-38)，并用碘附纱团消毒乙状结肠断端(图 14-39)，至此，标本完全游离于保护套中(图 14-40)。将用过的小纱布和标本一起置入保护套内(图 14-41)。在保护套内经直肠肛门缓慢拉出，移出体外(图 14-42)。

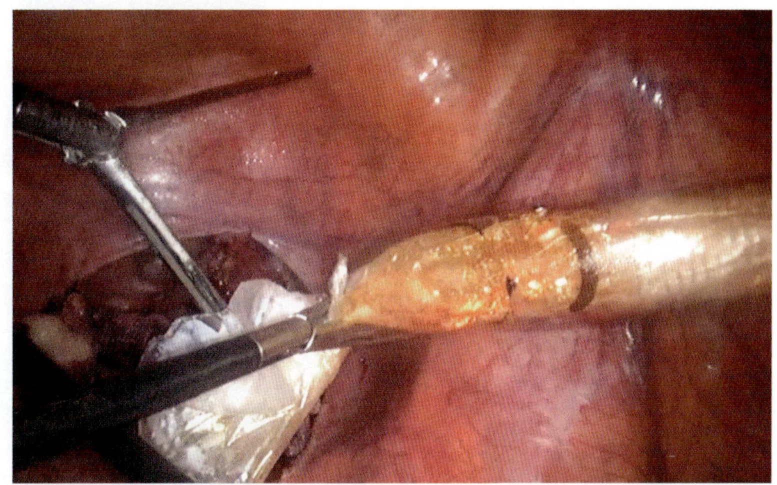

图 14-32　经主操作孔置入保护套

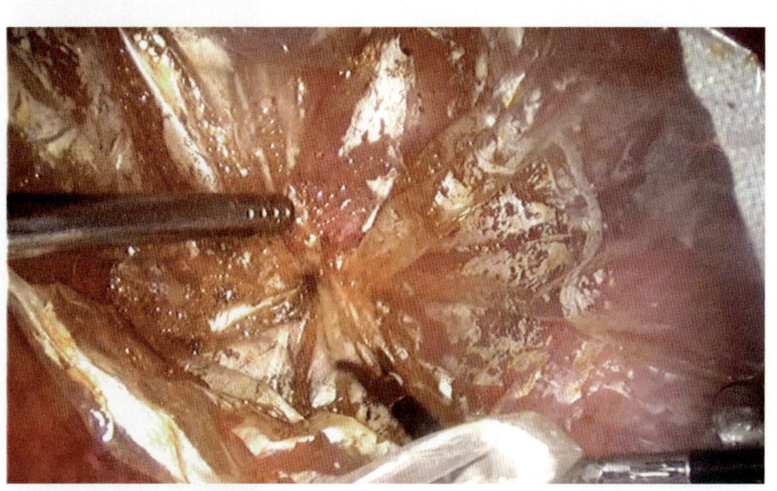

图 14-33　经肛门拉出保护套

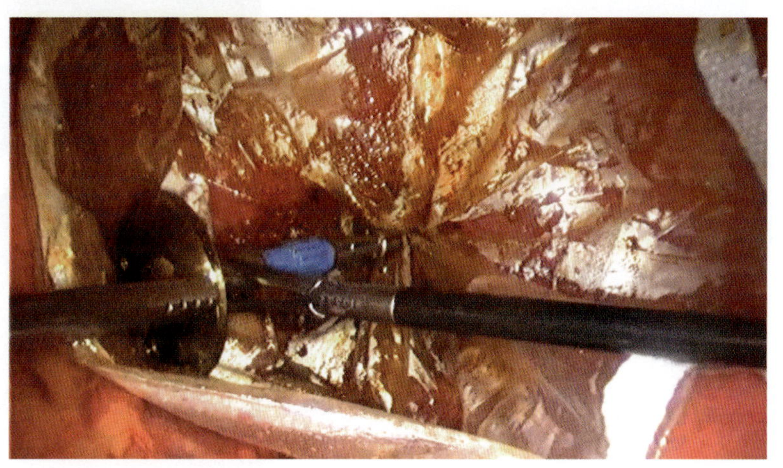

图 14-34　经保护套置入抵钉座

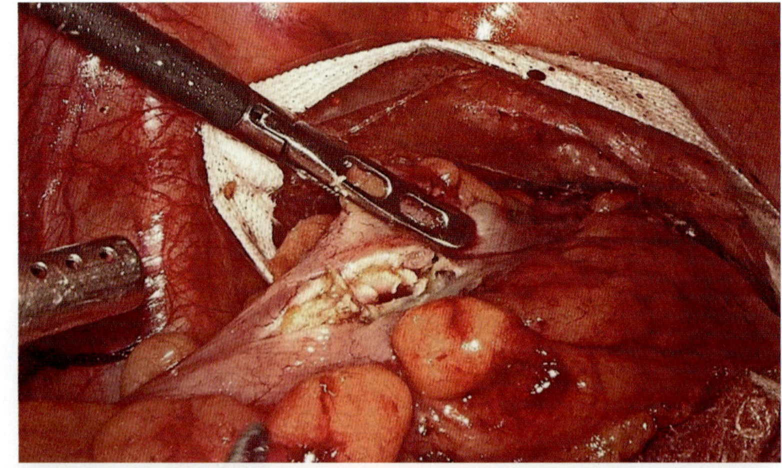

图 14-35　将远端肠管置入保护套里，并在肿瘤上方肠壁纵行切开一小口

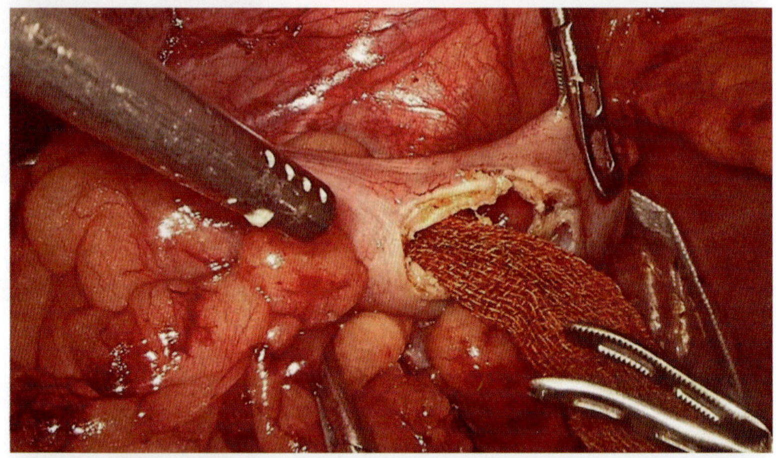

图 14-36　乙状结肠肠腔内消毒

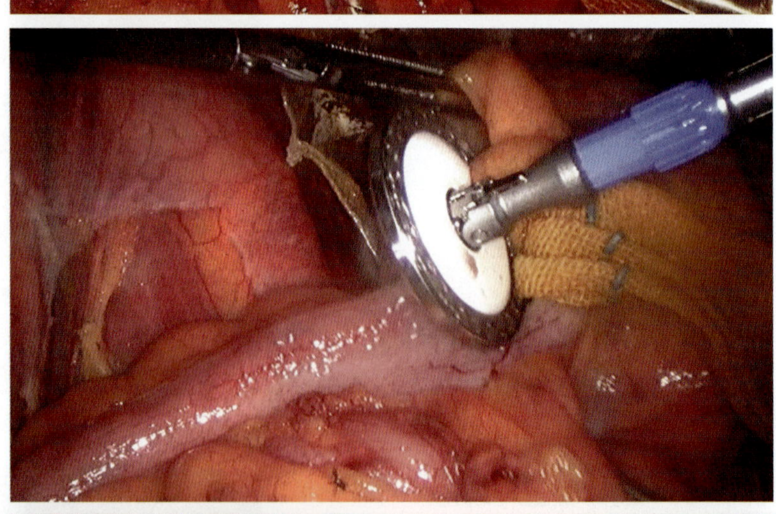

图 14-37　将抵钉座置入乙状结肠近端

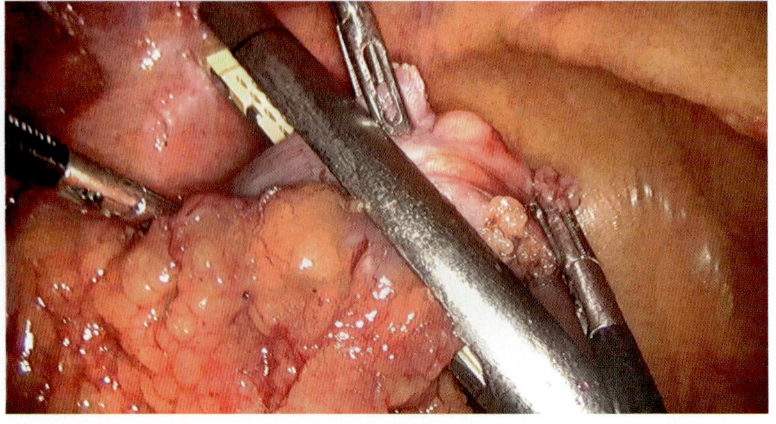

图 14-38　切断闭合乙状结肠肠管

图 14-39 乙状结肠断端消毒

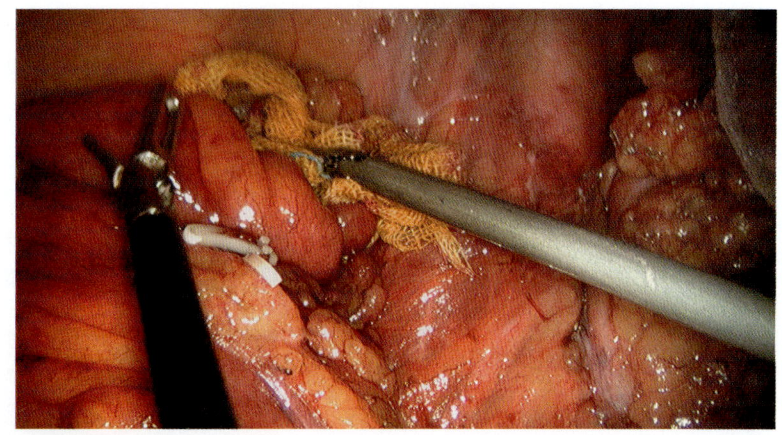

图 14-40 标本游离于保护套中

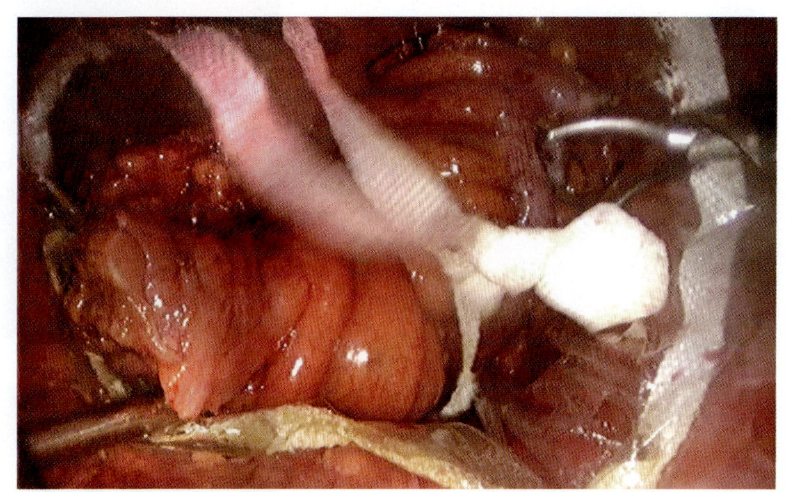

图 14-41 将小纱布及标本一起置入保护套内

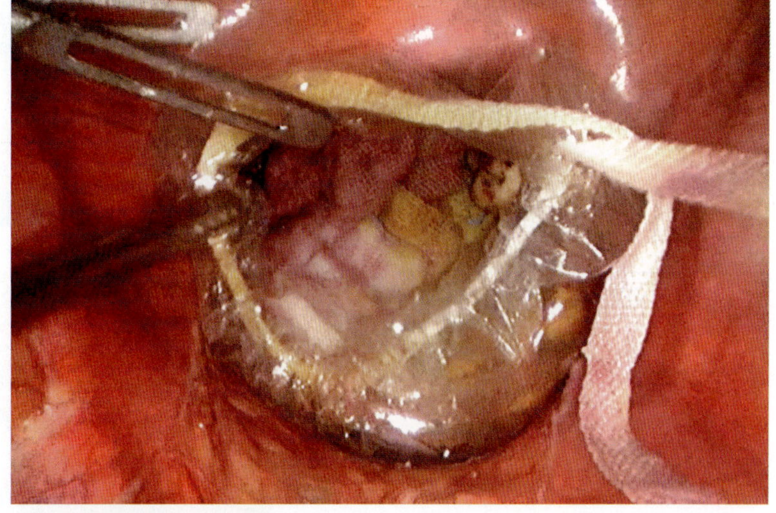

经验分享：

将用过的小纱布及标本一起置入保护套内取出，可避免纱布经戳卡取出时挤压溢液再次流入腹腔，保证无菌无瘤原则。

2. **消化道重建** 用直肠切割器闭合直肠断端(图 14-43)，由于肿瘤位置高，闭合容易，往往一次切割闭合即可。将切下的直肠残端置入取物袋或者自制手套中，经 12mm 戳卡取出(图 14-44)。在乙状结肠断端一角取出抵钉座连接杆(图 14-45、图 14-46)，助手将环形吻合器经肛门置入，靠近直肠残端的左侧角旋出穿刺针(图 14-47)。完成对接,调整结肠系膜方向,完成乙状结肠和直肠端端吻合(图 14-48)。取出吻合器,检查吻合环完整性。可以镜下缝合危险三角(图 14-49、图 14-50)。经肛门注水注气试验检查吻合口通畅确切,无渗漏及出血(图 14-51、图 14-52)。冲洗腹腔,检查无误后,左右下腹部各放置一枚引流管(图 14-53、图 14-54),排尽气腹,缝合戳卡孔,可用普鲁卡因封闭切口以减少术后疼痛。

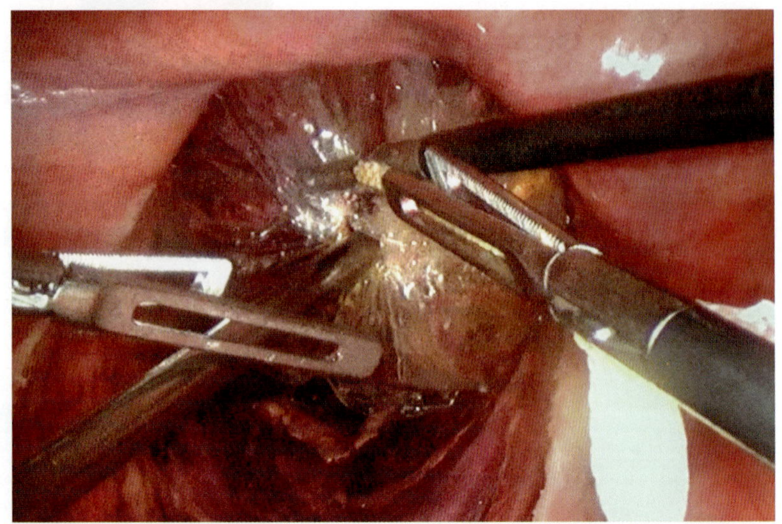
图 14-42　经肛门将直肠标本拉出体外

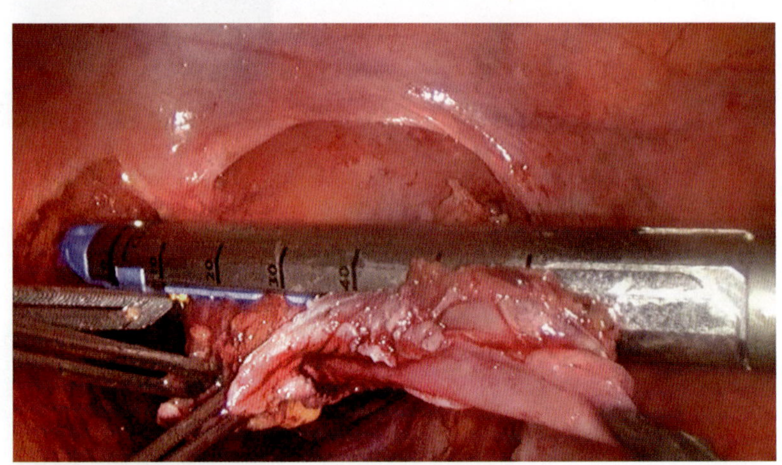
图 14-43　闭合直肠断端

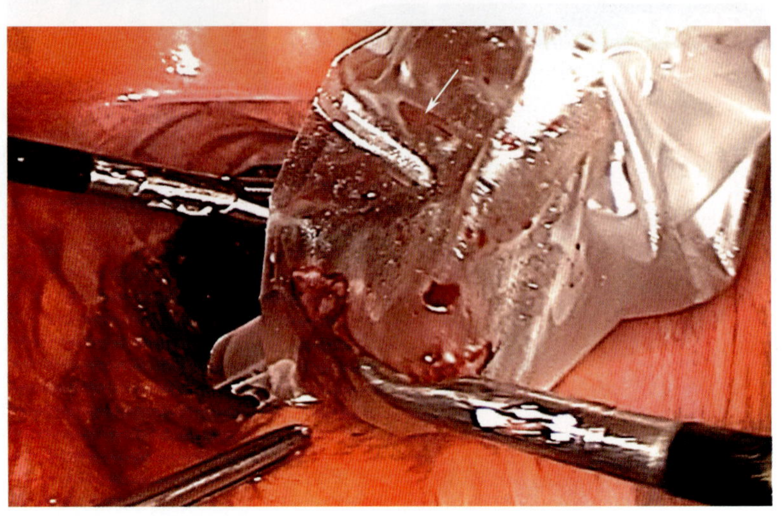
图 14-44　经取物袋取出直肠断端

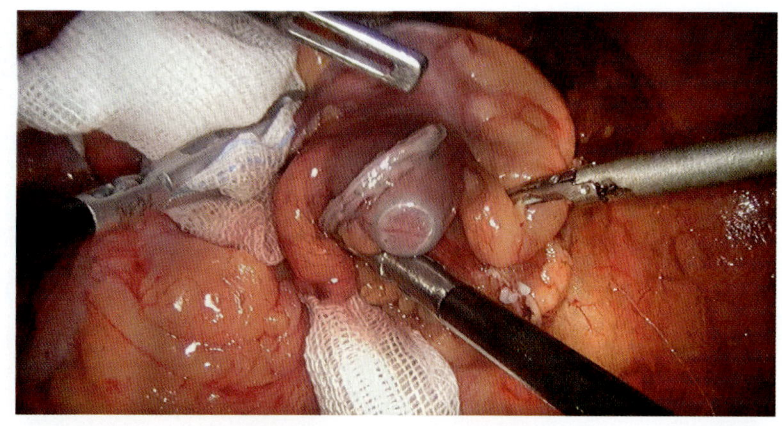

图 14-45　于肠腔内固定抵钉座

经验分享：

从乙状结肠断端一角取出抵钉座连接杆，并使其周围组织平整顺畅。

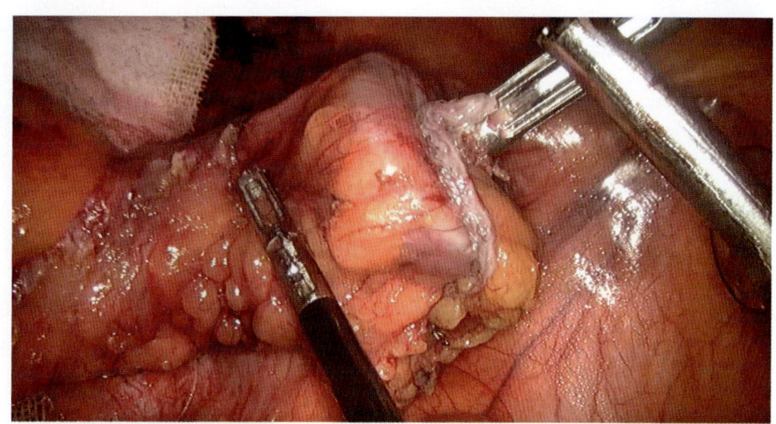

图 14-46　取出抵钉座连接杆

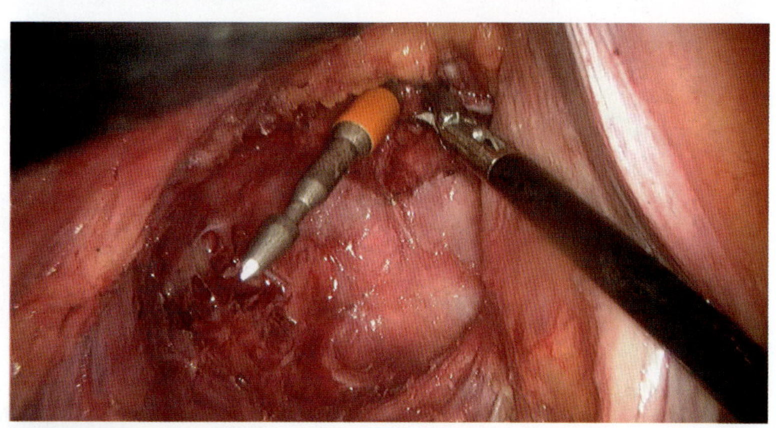

图 14-47　旋出吻合器穿刺针

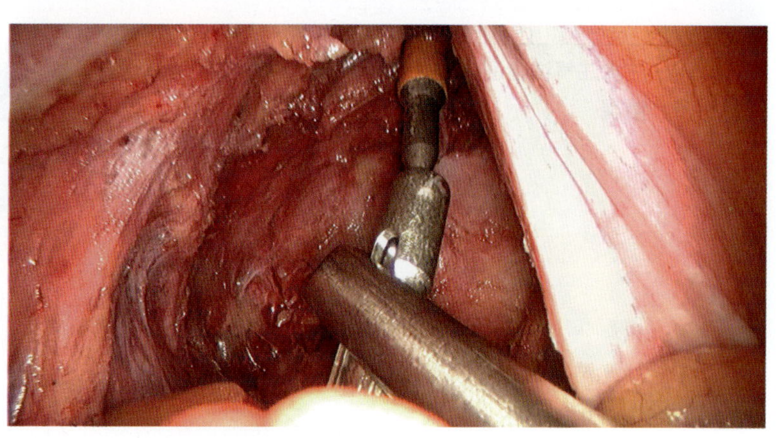

图 14-48　乙状结肠与直肠端端吻合

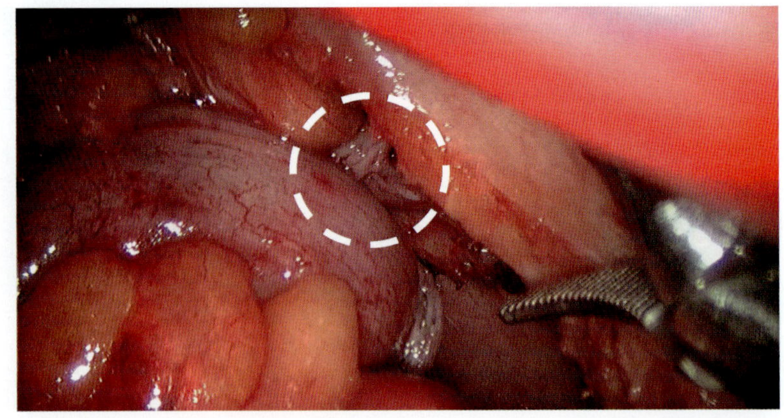

图 14-49　危险三角

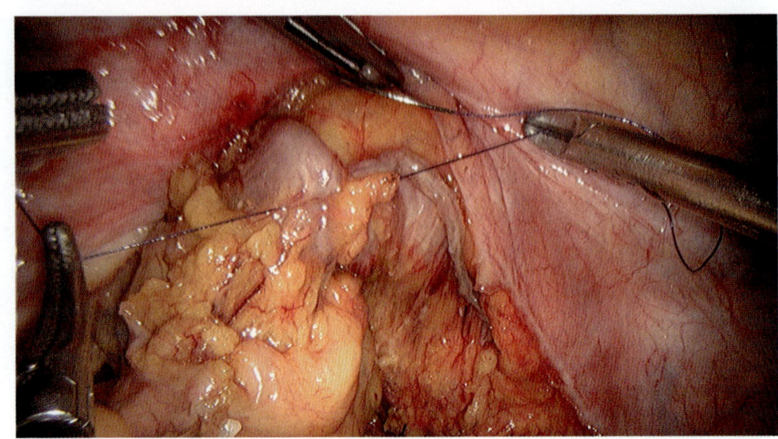

图 14-50　危险三角加固缝合

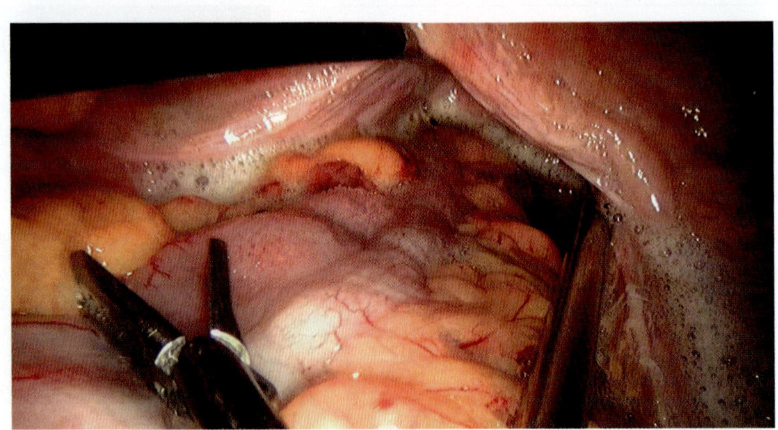

图 14-51　注水注气试验

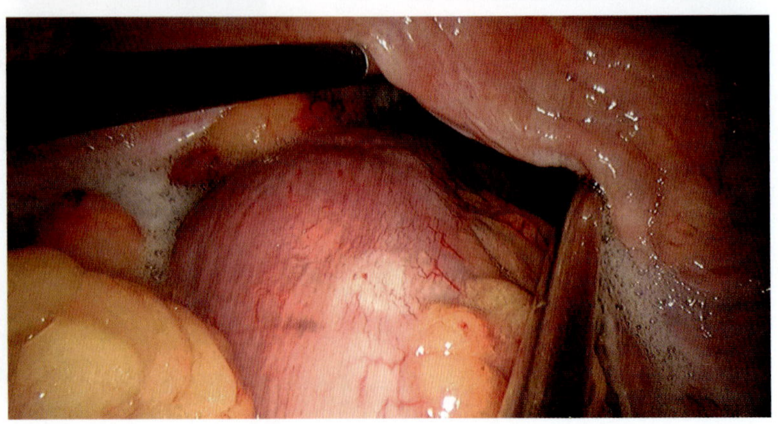

图 14-52　注水注气试验证实吻合口无渗漏

图 14-53　盆腔左侧置入引流管

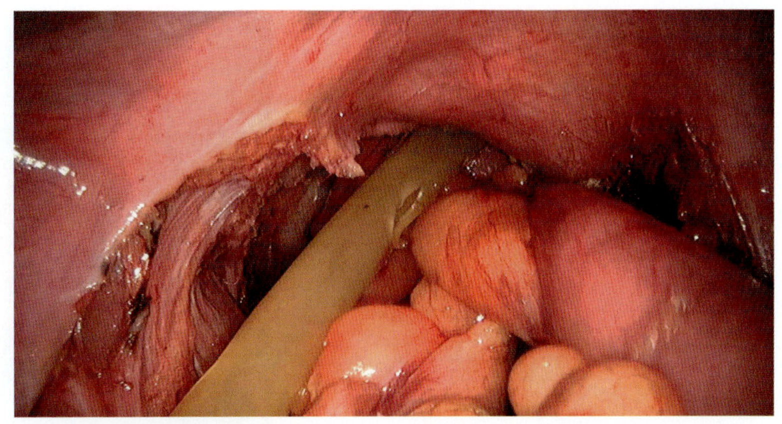

图 14-54　盆腔右侧置入引流管

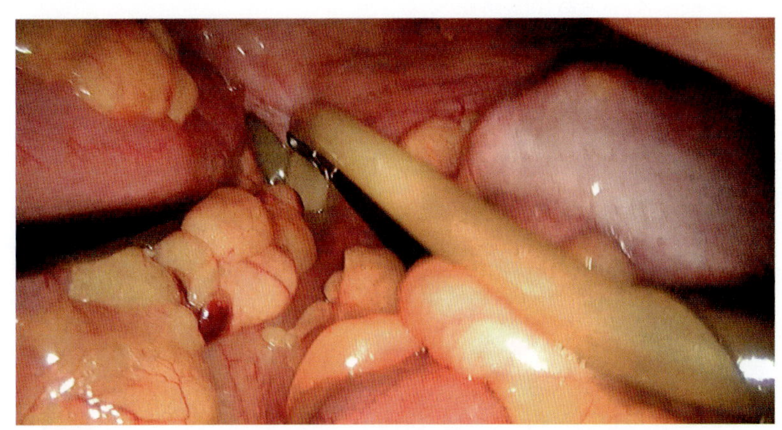

【术后腹壁及标本照片】(图 14-55、图 14-56)

图 14-55　术后腹壁照片

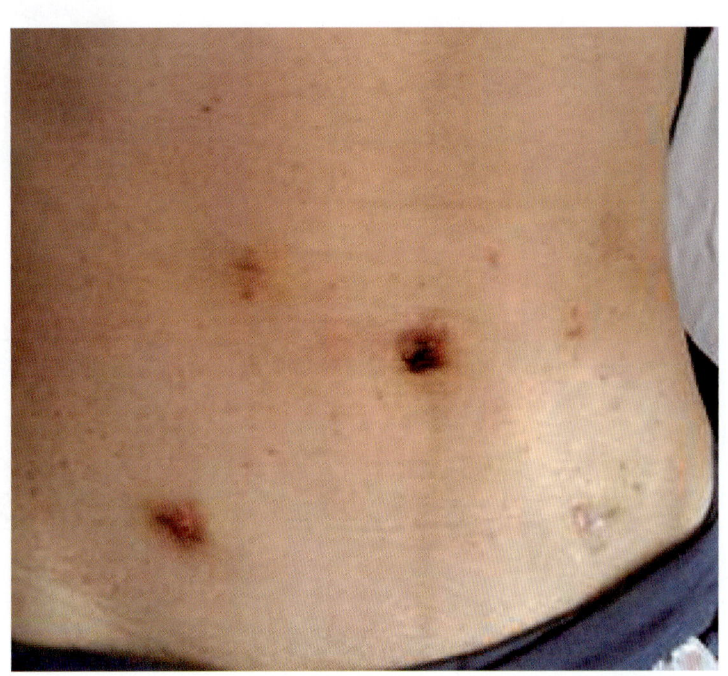

图 14-56　标本照片

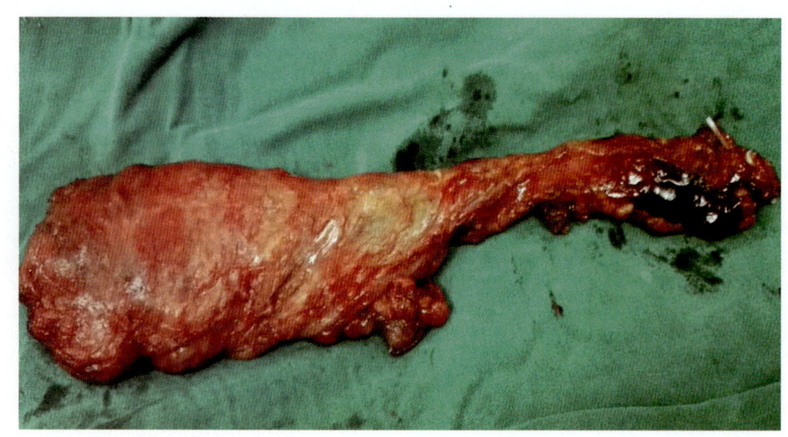

【手术示意图】(图 14-57)

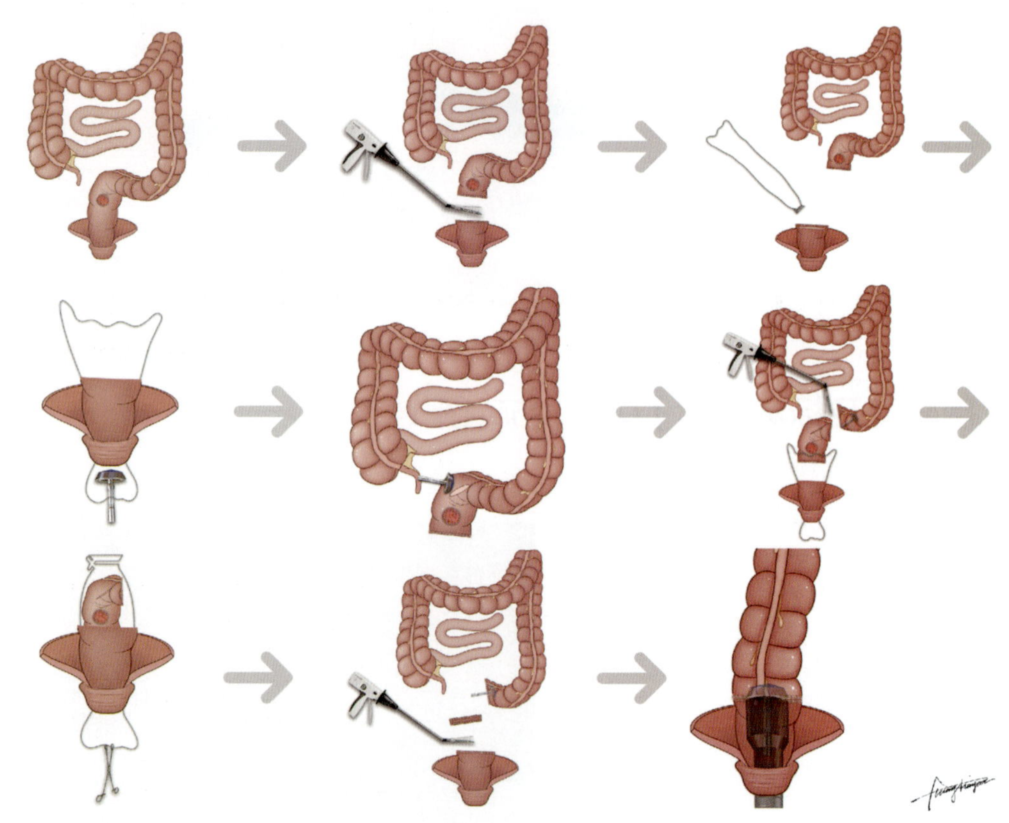

图 14-57　NOSES Ⅳ式标本取出及消化道重建的主要手术步骤(示意图)

第四节　手术相关要点、难点、热点剖析

【TME 手术平面及操作步骤】

TME 手术中理想的外科平面是直肠后间隙,环绕直肠扩展。在直肠后面是直肠后间隙(图 14-58),侧方

是直肠侧韧带，前方是腹膜会阴筋膜（迪氏筋膜，Denonvillier's fascia）两叶之间。在游离直肠系膜时，最先进入直肠后间隙，充分游离直肠后壁，再由后壁向两侧壁进行游离扩展，最后处理直肠前壁。按照由后向前的顺序进行操作可以更加容易地进入正确的 Toldt 间隙，最大限度地避免副损伤，降低手术难度，在这一间隙内操作更能满足肿瘤学要求，达到良好的根治效果。此外，即使在这个间隙内进行操作，也应该在直肠的后外侧紧贴直肠深筋膜游离，此举可更为有效地保护骶前筋膜内的盆腔自主神经和骶前静脉。

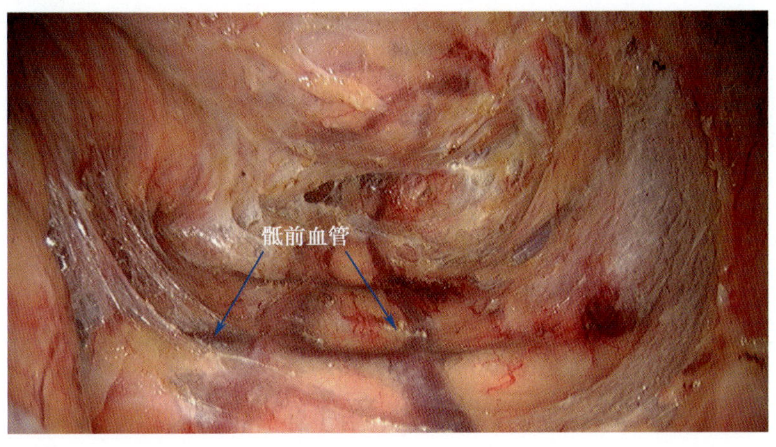

图 14-58　骶前平面（TME 切除后）

【直肠侧韧带的解剖】

解剖学认为，直肠两侧的间隙内富含大量的疏松结缔组织，在两侧的后下方可见含有血管、内脏神经的结缔组织束垂直穿入直肠壁，即所谓的直肠侧韧带（图 14-59）。外科医师常强调直肠侧韧带的存在，但对其形态、范围及结构的表述至今尚不明确。直肠侧韧带并无明显而强韧的束状外形，且解剖位置不恒定。有学者做过研究，直肠两侧能够在镜下明确找到纤维束状结构的占 71%，能够在所谓"侧韧带"中找到直肠中动、静脉的仅占 57%。该结构对于直肠根治术的意义远较直肠系膜为小。通过长期的实践经验，虽然很多外科医师认为直肠侧韧带中有直肠中血管，但又指出此处往往只需要正常进行游离解剖，无须特殊结扎处理。

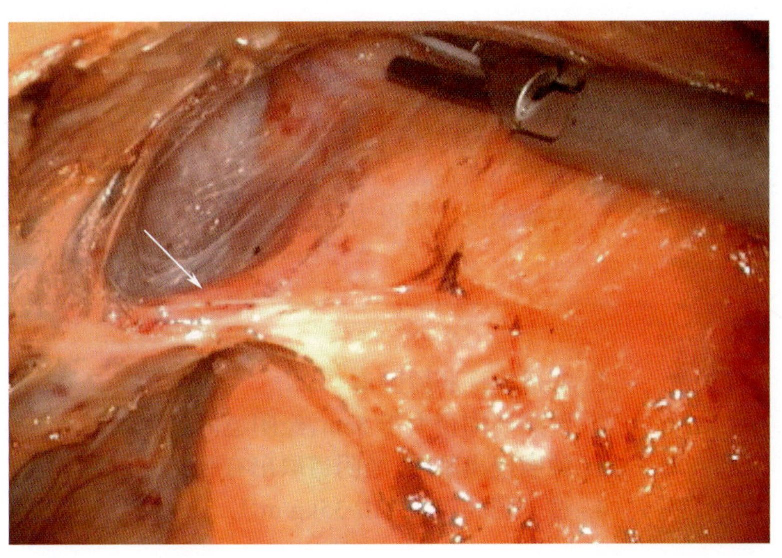

图 14-59　直肠侧韧带

（王锡山　刘　正　王　松）

第十五章　腹部无辅助切口经阴道拖出标本的腹腔镜下高位直肠癌根治术

（CRC-NOSES Ⅴ式）

【前言】

NOSES Ⅴ式主要适用于肿瘤较大的高位直肠癌、远端乙状结肠癌女性患者，该术式的操作特点为在腹腔内完全游离切断直肠，经阴道将直肠标本取出体外，再进行全腹腔镜下乙状结肠与直肠的端端吻合。NOSES Ⅴ式与NOSES Ⅳ式的区别在于：①经阴道途径取标本，由于阴道具有很强的延展性，因此NOSES Ⅴ式的适应证更为宽泛，但仅局限于女性患者；②只需要在肿瘤上方肠壁开一小口置入抵钉座，因此腹腔污染机会少，无菌操作更易把控。只要熟练掌握该技术的操作要点，术中注意无菌和无瘤原则，NOSES Ⅴ式既能保证肿瘤的根治效果，又能保护器官组织的结构功能。

第一节　适应证与禁忌证

【适应证】（图15-1~图15-4）

1. 高位直肠肿瘤、直肠乙状结肠交界肿瘤或远端乙状结肠肿瘤。
2. 肿瘤环周径为3~5cm。
3. 肿瘤未侵出浆膜为佳。

【禁忌证】

1. 非适应证肠段肿瘤。
2. 肿瘤环周径大于5cm，经阴道取出困难者。
3. 肿瘤侵出浆膜，经阴道取出有肿瘤种植风险者。
4. 过于肥胖者（BMI>35kg/m^2）。

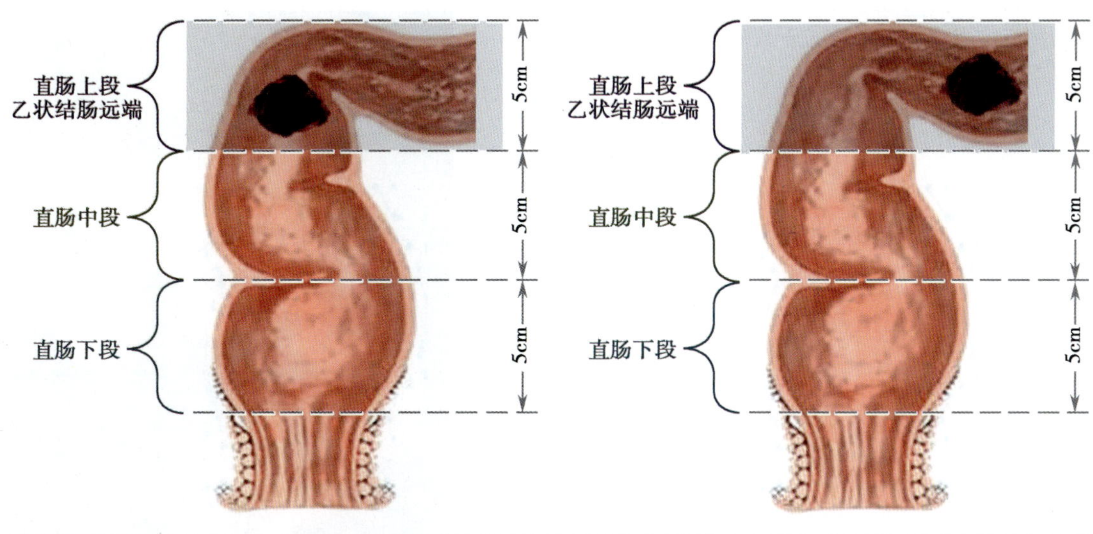

图 15-1　适用 V 式的肿瘤所在位置示意图

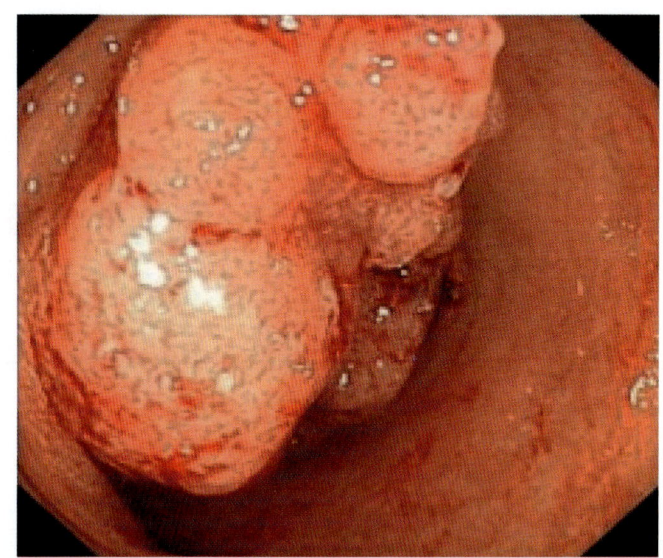

图 15-2　肠镜：肿瘤距肛门 13cm，隆起型，最大径为 4cm

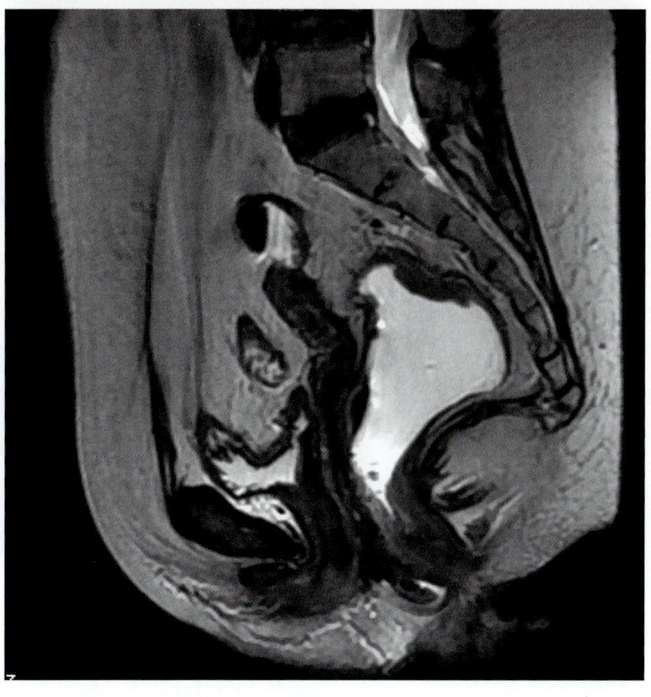

图 15-3　直肠 MRI：T_2，距齿状线 11cm，最大径 3.5cm

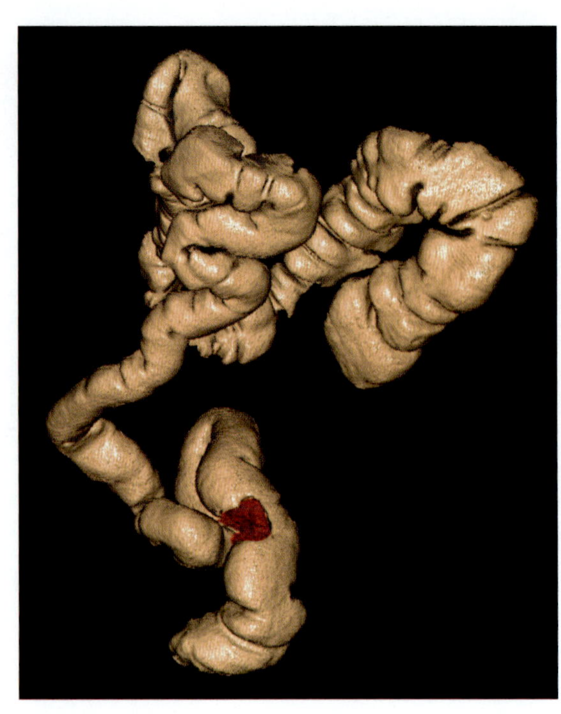

图 15-4　结肠三维重建 CT：肿瘤位于直肠上段，占肠腔 1/3 周

第二节　麻醉、体位、戳卡位置与术者站位

【麻醉方式】

全身麻醉或全身麻醉联合硬膜外麻醉。

【手术体位】

患者取功能截石位，右侧大腿需稍平一些，有利于术者操作（图 15-5）。

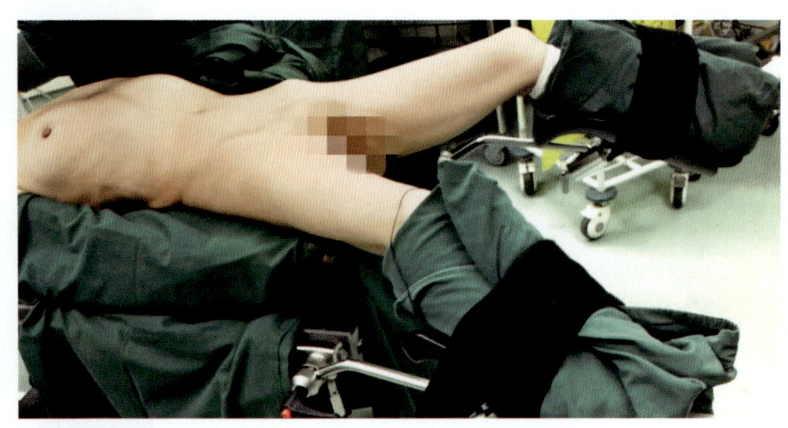

图 15-5　患者体位

【戳卡位置】(图 15-6)

1. **腹腔镜镜头戳卡孔(10mm 戳卡)** 置于脐上 3~5cm 处。

2. **术者主操作孔(12mm 戳卡)** 右髂前上棘与脐连线中外 1/3 点偏上。

3. **术者辅助操作孔(5mm 戳卡)** 右腹直肌旁,脐右侧 5~10cm 处。

4. **助手主操作孔(5mm 戳卡)** 左腹直肌旁,平脐处。

5. **助手辅助操作孔(5mm 戳卡)** 位于脐与左髂前上棘连线中外 1/3 偏外,便于放置引流管充分引流。

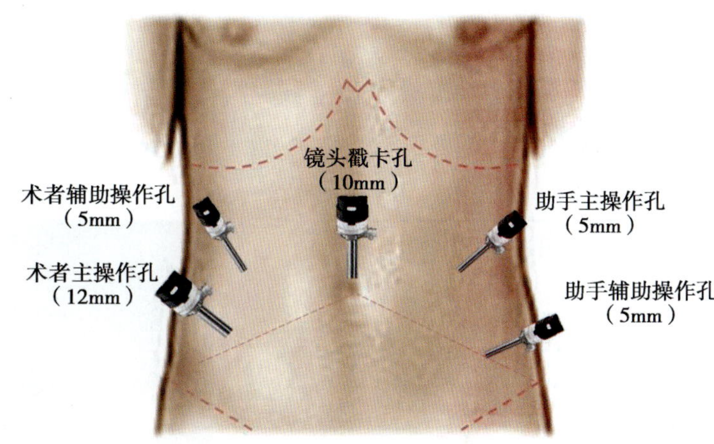

图 15-6　戳卡位置(五孔法)

【术者站位】

术者站位于患者右侧,助手站位于患者左侧,扶镜手站位于术者同侧(图 15-7)。

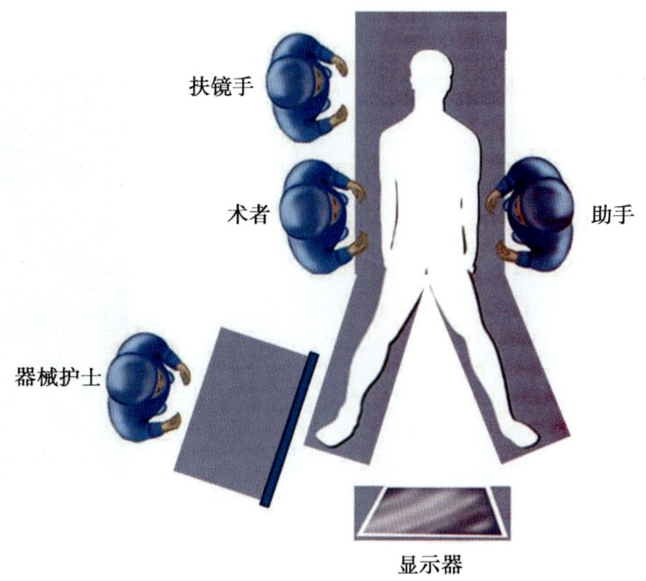

图 15-7　术者站位

【特殊手术器械】

超声刀、60mm 直线切割闭合器、29mm 环形吻合器、阴道缝合线、举宫器、无菌保护套。

第三节　手术操作步骤、技巧与要点

【探查与手术方案制订】

在充分术前检查和术前讨论方案评估的基础上，探查分三步。

1. 常规探查　进镜至腹腔，常规观察肝、胆囊、胃、脾、结肠、小肠、大网膜和盆腔有无肿瘤种植和腹水（图 15-8、图 15-9）。

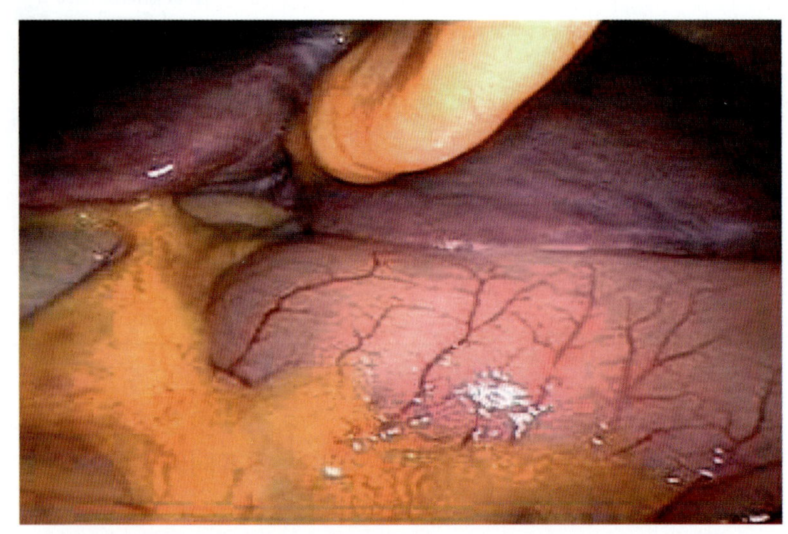

图 15-8　探查肝左叶、胃

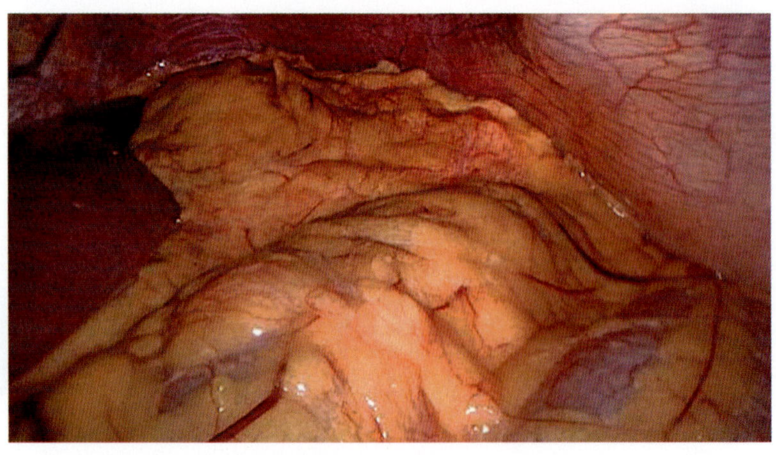

图 15-9　探查大网膜

2. 肿瘤探查　判断肿瘤的位置、大小，详细评估肿瘤经阴道拉出体外的可能性（图 15-10）。

图 15-10　探查肿瘤位置

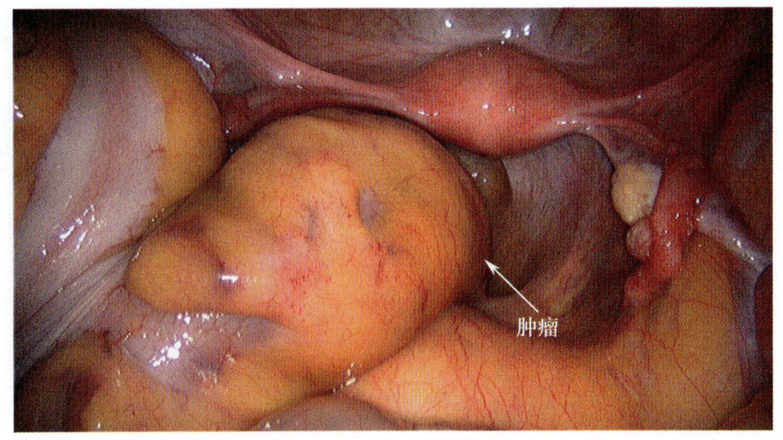

3. 解剖结构的判定　判定乙状结肠及其系膜长度与系膜肥厚程度能否经阴道拉出体外。

图 15-11　阴道后穹隆

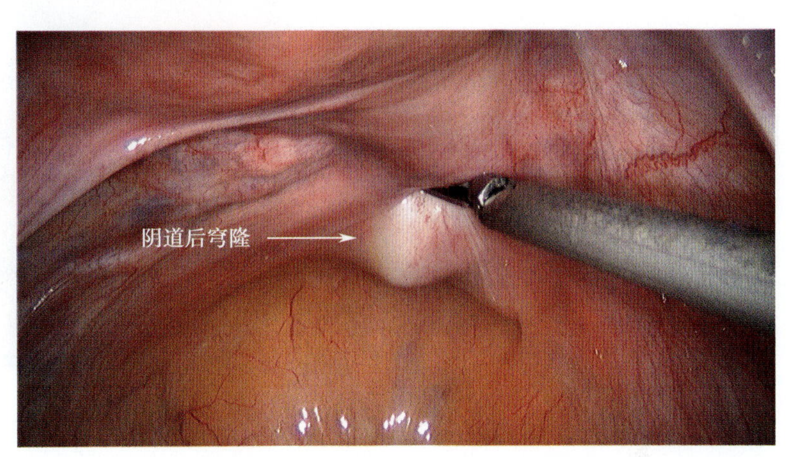

经验分享：

术中行阴道指诊了解阴道后穹隆的状态，判断是否适合切开，能否取出标本(图 15-11)。

【解剖与分离】

1. 第一刀切入点　由于肿瘤位置较高，助手左手持钳提起肿瘤下方直肠前壁，右手持钳提起系膜(图 15-12)。术者可根据情况在骶骨岬或下方打开系膜(图 15-13)。

图 15-12　暴露肠系膜根部

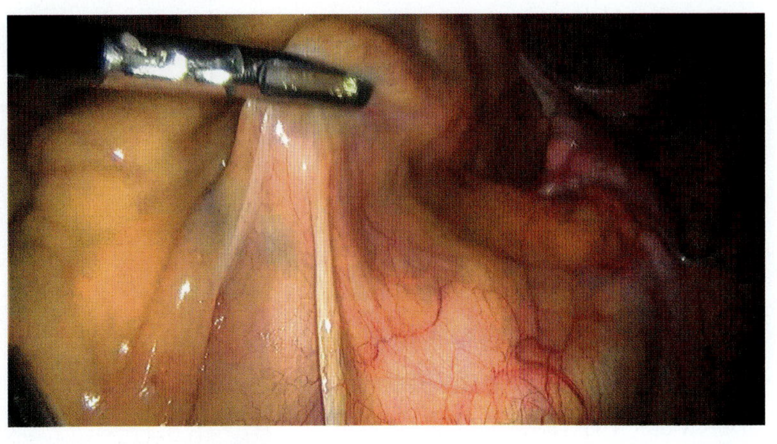

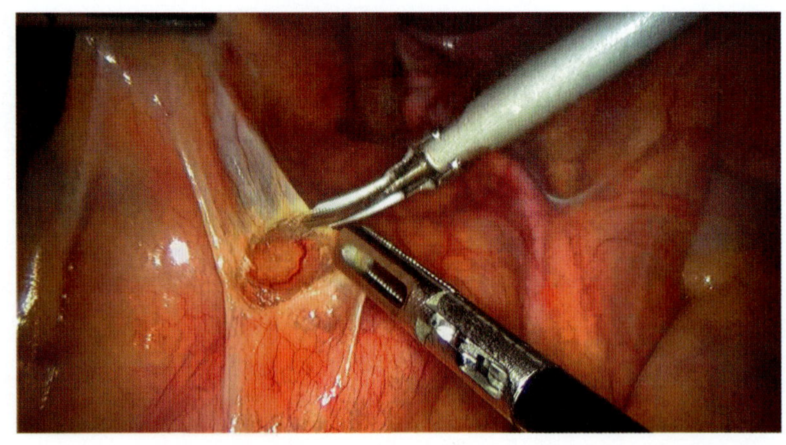

图 15-13　第一刀切入点

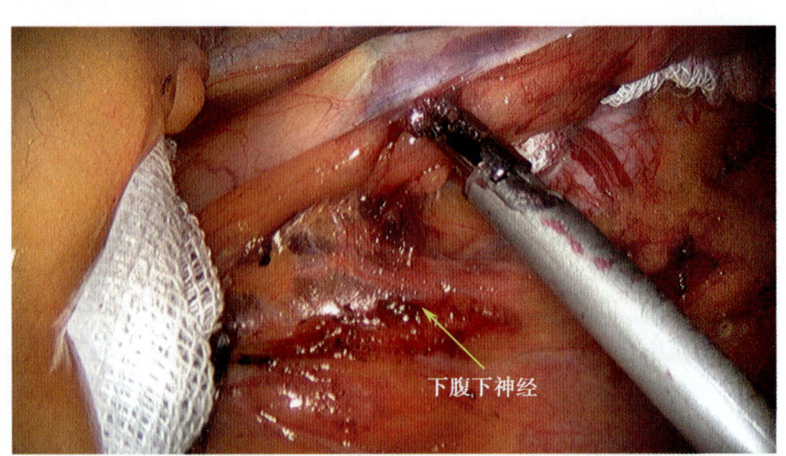

图 15-14　进入 Toldt 间隙

经验分享：

刀头热量汽化沿着骶前间隙扩展。刀头上下推动，见白色蜂窝状组织，表明游离间隙正确（图 15-14）。

2. 肠系膜下动、静脉根部清扫与离断　沿着 Toldt 间隙向上向左侧分离，沿着乙状结肠系膜与回肠系膜分界线，逐层向肠系膜下动脉根部打开，游离过程中可见左侧输尿管走行及蠕动（图 15-15）。将纱布条向上后方推动，置于肠系膜下动、静脉根部后方，起到保护和指示作用（图 15-16）。转换镜头，可见乙状结肠系膜无血管区后方的纱布（图 15-17）。在纱布的保护下，术者可放心在肠系膜下动脉根部预切定线清扫淋巴脂肪组织，并于根部结扎肠系膜下动脉（图 15-18）。继续向左外侧分离，

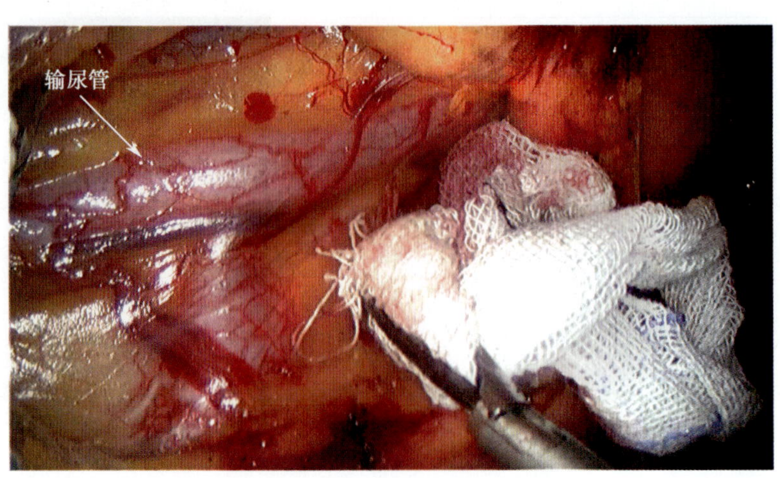

图 15-15　显露输尿管

经验分享：

此处也可用小纱布条钝性分离 Toldt 间隙，如游离平面光滑、平整、干净，即为最佳状态。

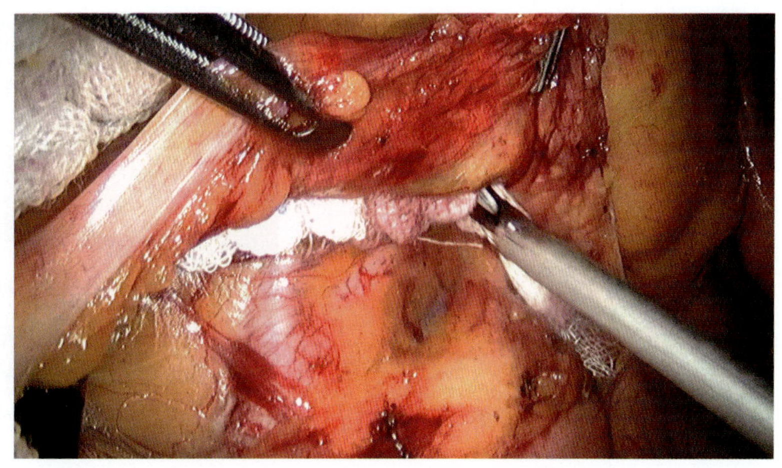

图 15-16 纱布置于系膜后方

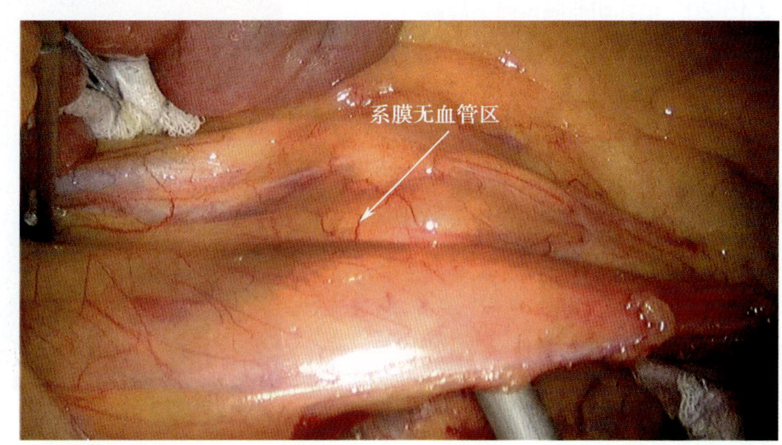

图 15-17 显露乙状结肠系膜无血管区

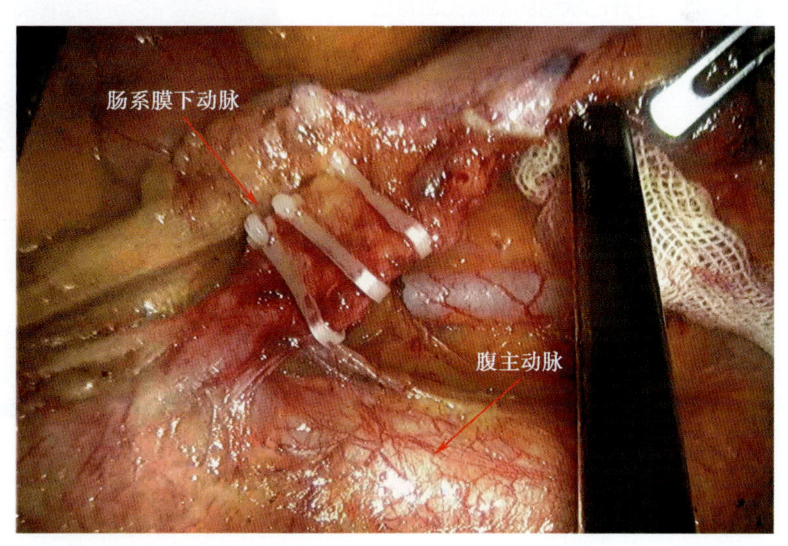

图 15-18 结扎切断肠系膜下动脉

经验分享：

裸化血管并非必须，尤其对于高龄伴有动脉硬化的患者。在肠系膜下动脉根部双重结扎离断时，血管夹应夹持更紧一些，避免脱落。

翻转系膜可见肠系膜下静脉走行，裸化肠系膜下静脉并非必要，切莫为了裸化而裸化。显露肠系膜下静脉后可结扎切断该血管(**图 15-19、图 15-20**)，并部分打开乙状结肠系膜无血管区(**图 15-21**)。

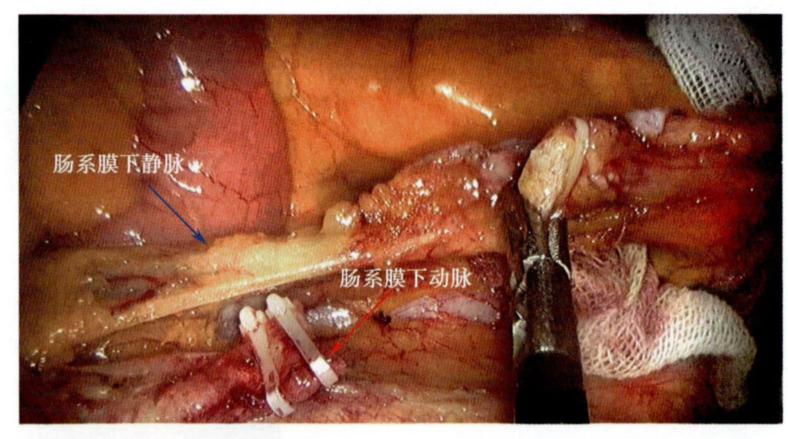

图 15-19　显露肠系膜下静脉

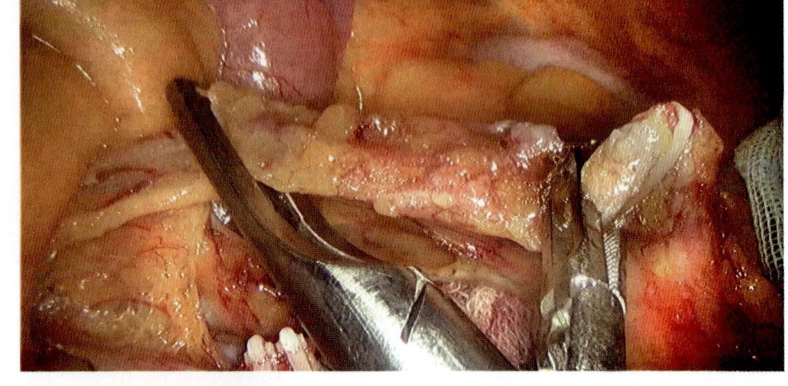

图 15-20　结扎切断肠系膜下静脉

经验分享：

在肠系膜下动脉根部外侧，根据系膜内血管弓走向，决定是否切断肠系膜下静脉。

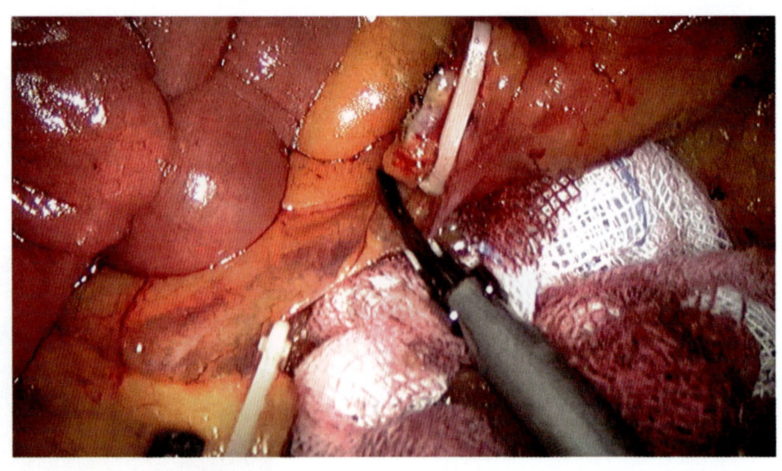

图 15-21　打开乙状结肠系膜无血管区

3. **直肠系膜的游离**　当肠系膜下动、静脉离断后，助手可提起直肠系膜后方，术者用超声刀沿 Toldt 间隙向下、向后方分离（图 15-22、图 15-23）。避免直肠系膜分离得过多，在肿瘤下方 5cm 即可。

4. **直肠右侧的分离**　直肠右侧壁的游离，可预先确定肿瘤下方切除范围，从外侧向预定肠壁游离（图 15-24）。

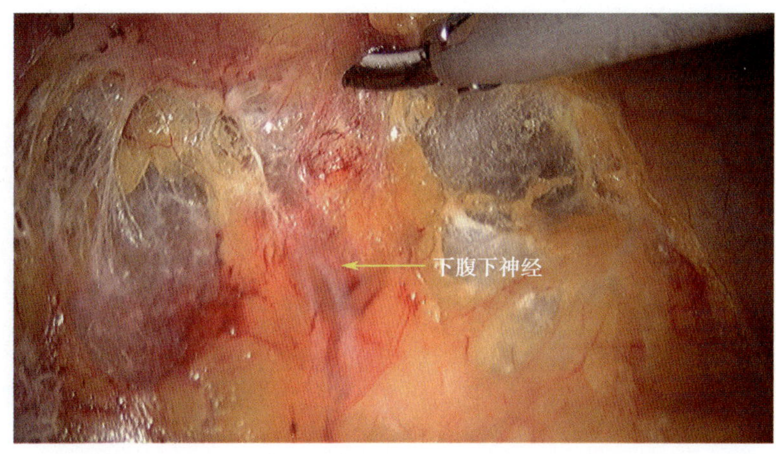

图 15-22　沿 Toldt 间隙向下方游离

经验分享：

分离过程中可见下腹下丛分叉向下走行。没有必要分离到盆丛，以免增加无谓的损伤。

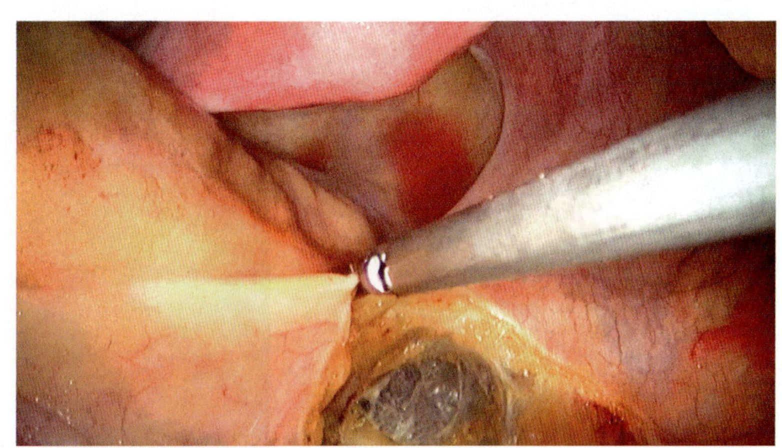

图 15-23　沿直肠右侧向下游离

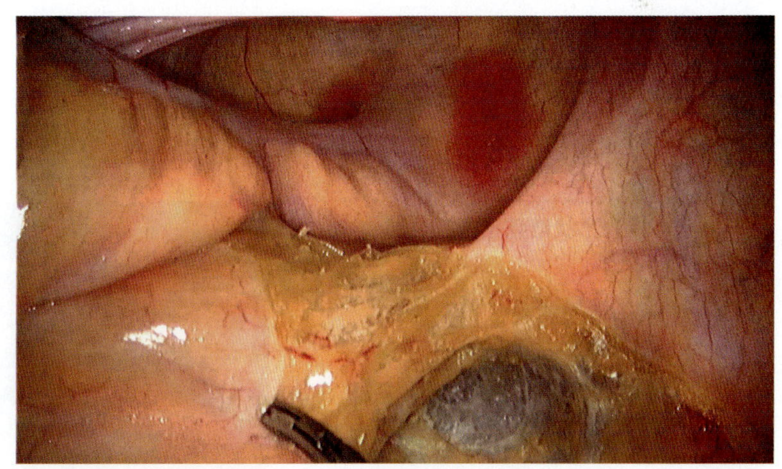

图 15-24　游离直肠右侧壁

5. 乙状结肠和直肠左侧的分离　在乙状结肠和直肠系膜后方置一纱布条(图 15-25)，将乙状结肠翻向右侧，打开乙状结肠外侧粘连带(图 15-26)。沿 Toldt 筋膜向内侧游离，打开系膜左右贯通向上进一步分离(图 15-28)。一般无须游离脾曲，向下游离至与右侧同一水平面。

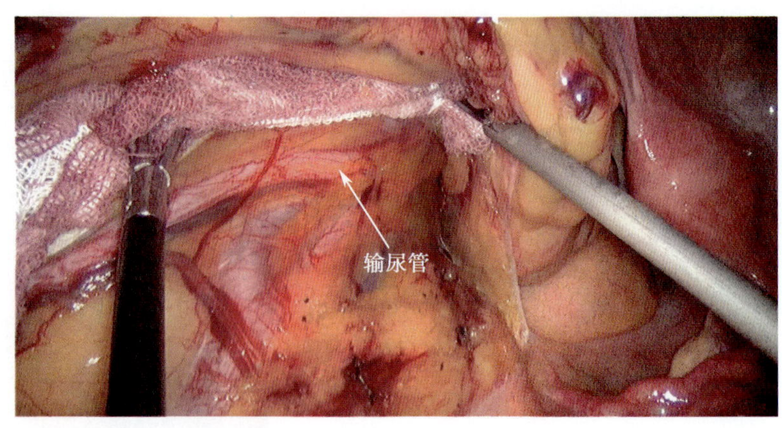

图 15-25　小纱布置于系膜后方

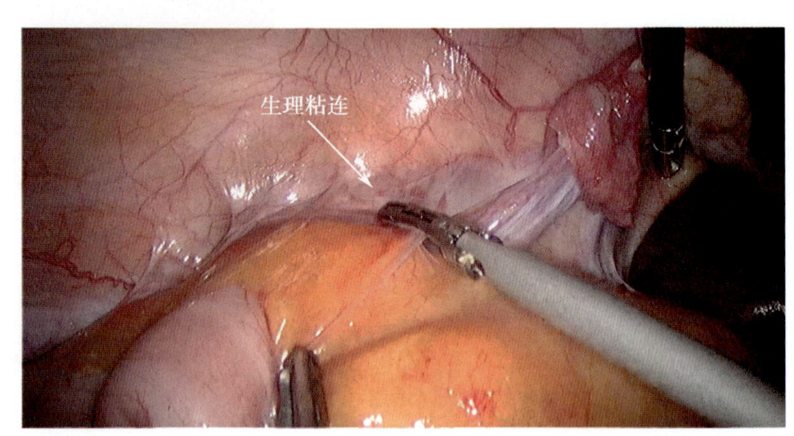

图 15-26　游离乙状结肠生理性粘连处

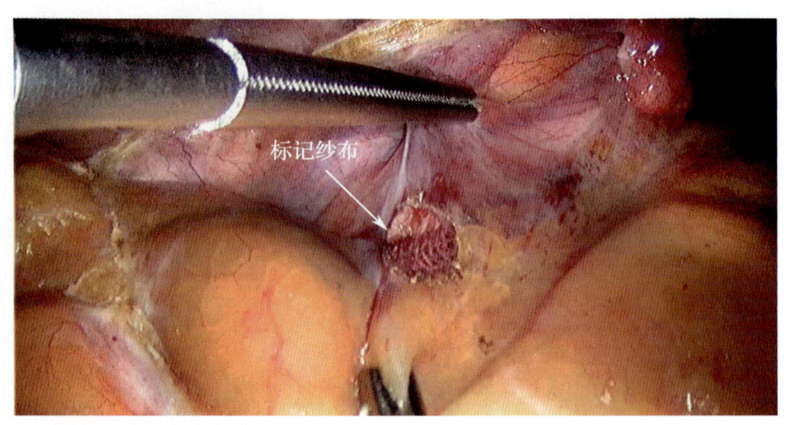

图 15-27　打开乙状结肠左侧腹膜

小纱布妙用：

沿 Toldt 筋膜向内侧游离的过程中，可见系膜下方的纱布条，指示并保护后方组织避免损伤（图 15-27）。

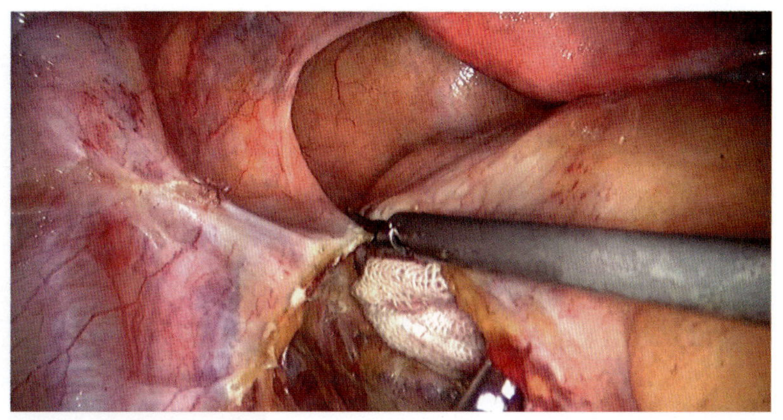

图 15-28　向下游离直肠左侧壁

6. 肿瘤下方肠管的裸化　在肿瘤下方约 5cm 横行切断直肠系膜，如遇直肠上动、静脉较粗(图 15-29)，可用血管夹夹闭断端。肿瘤下方肠管裸化范围约 2cm 即可(图 15-30)。

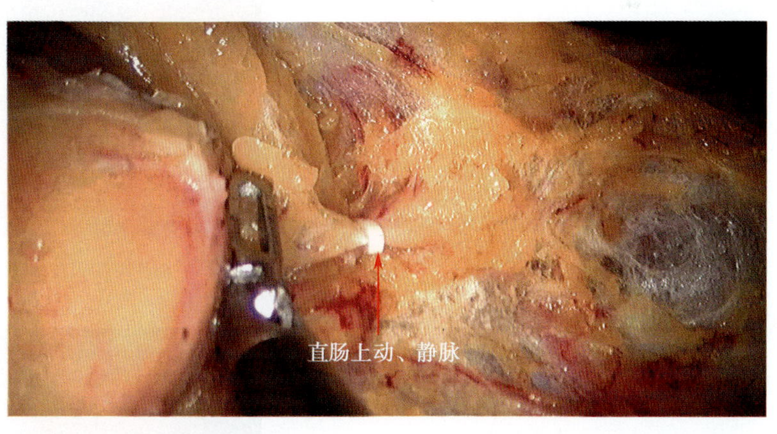

图 15-29　结扎直肠上动、静脉

操作技巧：

①在分离直肠系膜过程中，切勿贪多，每切一刀后，可用刀头余热再拨离一下；②肠壁裸化后先不离断肠管，减少肠壁活动范围，因肿瘤上方肠壁需切开一小口，便于无菌操作，降低腹腔感染概率。

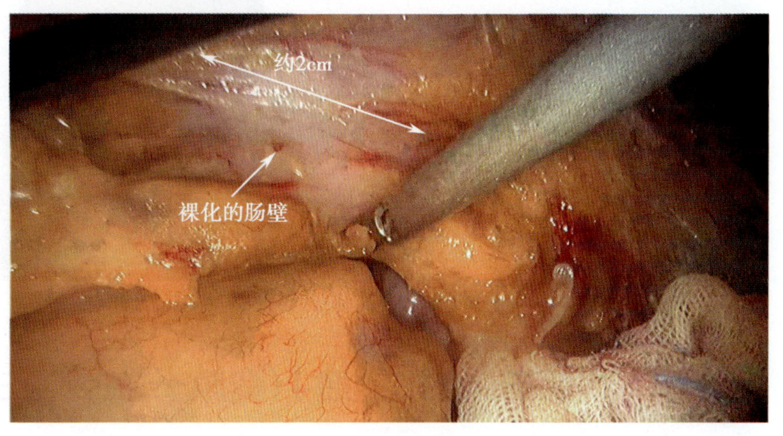

图 15-30　裸化肿瘤下方肠管

7. 乙状结肠系膜的裁剪　在系膜后放置一枚纱布条，目测或测试肠管需吻合的长度，沿着肠系膜下动、静脉走行分离解剖裁剪(图 15-31、图 15-32)，并裸化约 2cm 乙状结肠备用(图 15-33)。

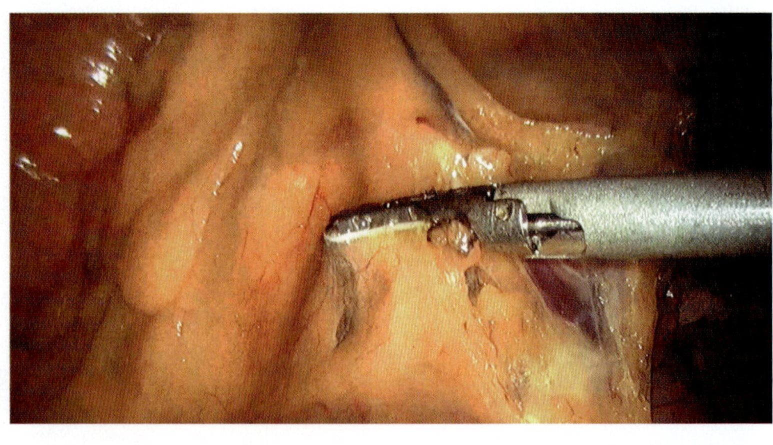
图 15-31 裁剪乙状结肠系膜

操作技巧：

向预定的肠管分离，分离系膜应注意血管弓的情况，不要平行切割，应按反抛物线形裁剪。

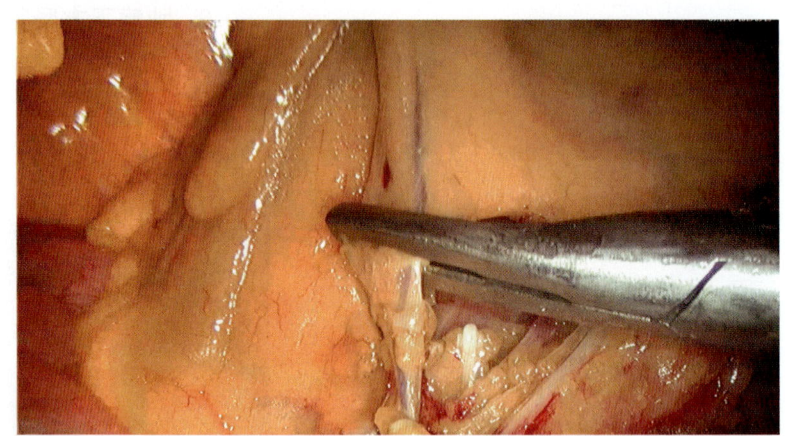
图 15-32 结扎切断乙状结肠系膜血管

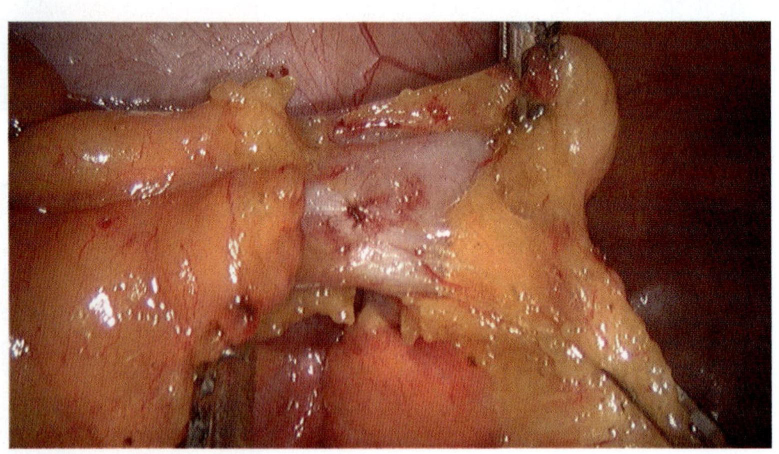
图 15-33 裸化乙状结肠肠壁

【标本切除与消化道重建】(资源十二、资源三十四)

1. **标本切除** 将保护套经主操纵孔置入(图 15-34)，助手经阴道用膀胱拉钩将阴道后穹隆抬起(图 15-35)，术者用超声刀横行切开阴道约 3cm，再纵行牵拉切口，扩大至 5~6cm (图 15-36)。经阴道置入卵圆钳将保护套拉出体外并撑开(图 15-37)，再经保护套将抵钉座送入腹腔(图 15-38)。在肿瘤

资源十二　NOSES Ⅴ式消化道重建及标本取出

资源三十四　NOSES Ⅴ式消化道重建及标本取出（动画）

上方乙状结肠预切定线下方 1cm 纵行切开肠壁(图 15-39),助手用吸引器及时吸引肠内容物并用碘附纱布清洗肠腔(图 15-40、图 15-41)。将抵钉座置入乙状结肠近端肠腔内(图 15-42),用直线切割闭合器横断乙状结肠(图 15-43)。同时,再用直线切割闭合器在肿瘤下方肠管裸化区横行切断直肠(图 15-44)。至此,直肠肿瘤及肠段完全游离于腹腔。术者与助手将标本及用过的小纱布置入保护套内,另一助手用卵圆钳在保护套内夹持住肿瘤下方肠壁断端,缓慢、匀速将肿瘤拉出体外(图 15-45)。

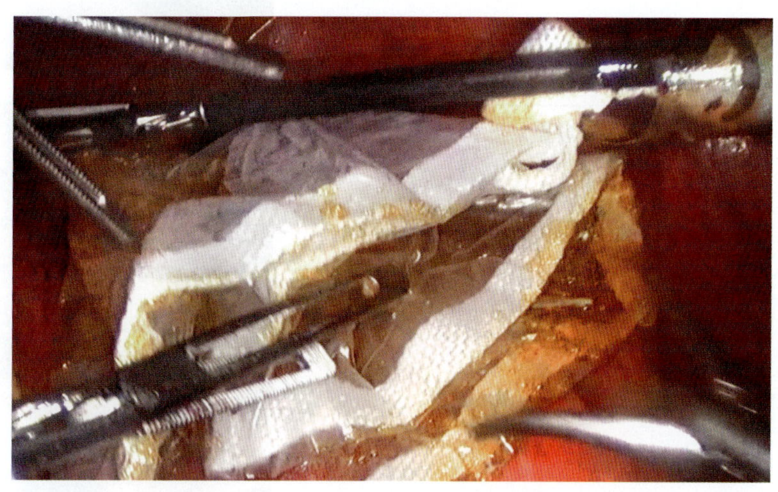

图 15-34　经主操作孔置入保护套

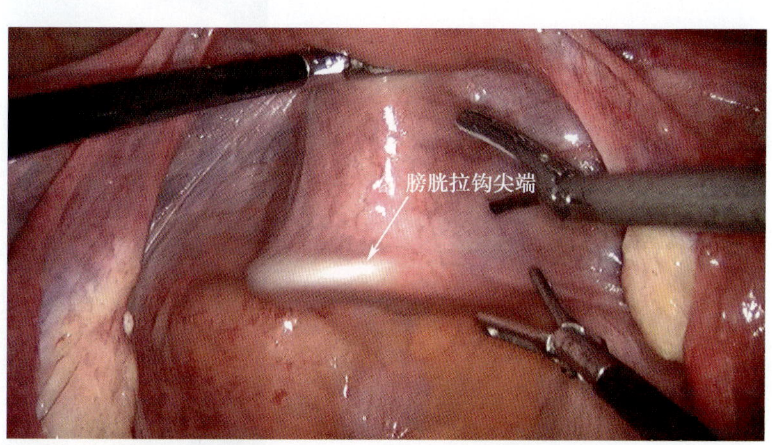

图 15-35　膀胱拉钩体外指示

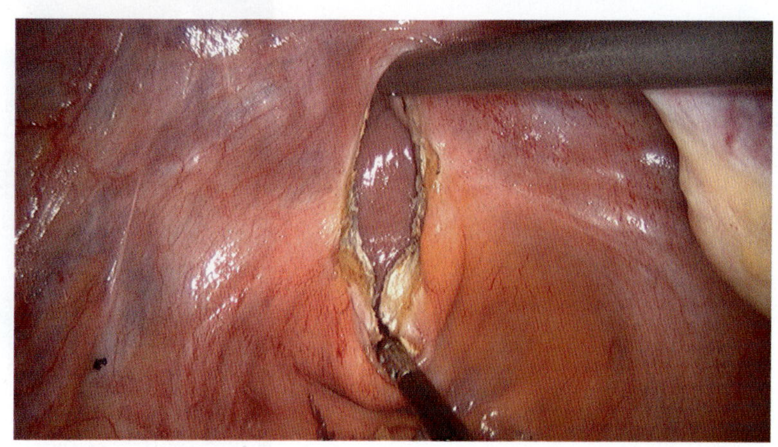

图 15-36　切开阴道后穹隆

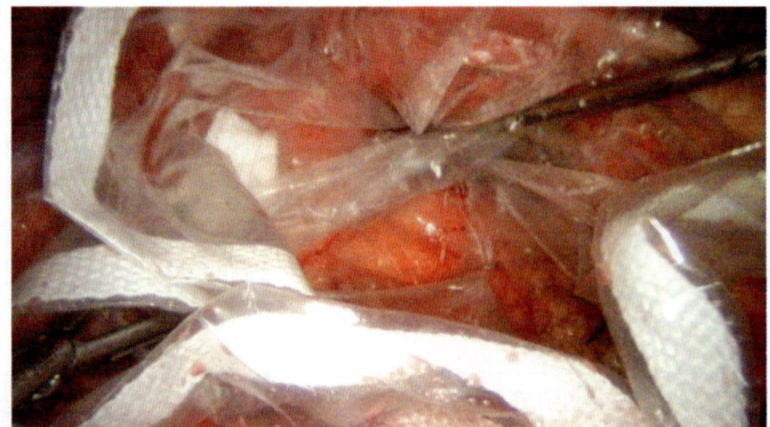
图 15-37 经阴道将保护套拉出体外并撑开

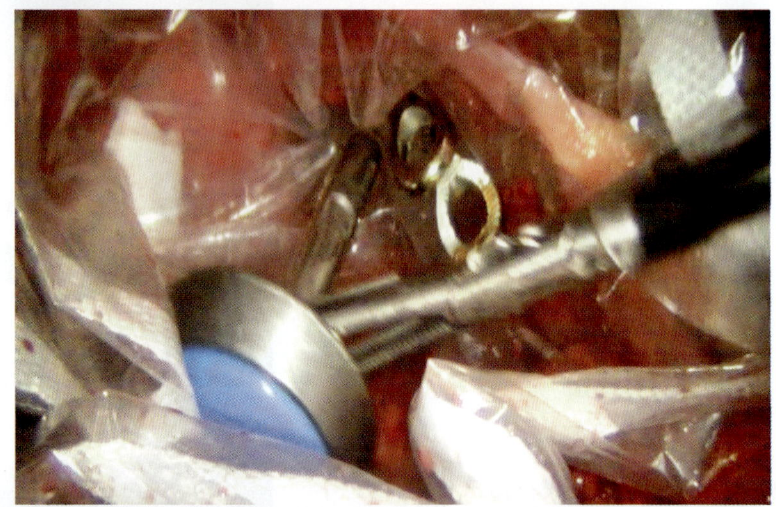
图 15-38 经保护套置入抵钉座

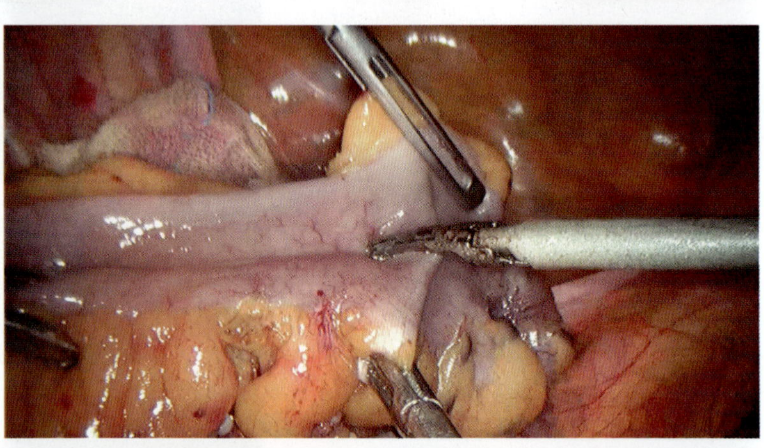
图 15-39 在肿瘤上方肠壁切开一小口

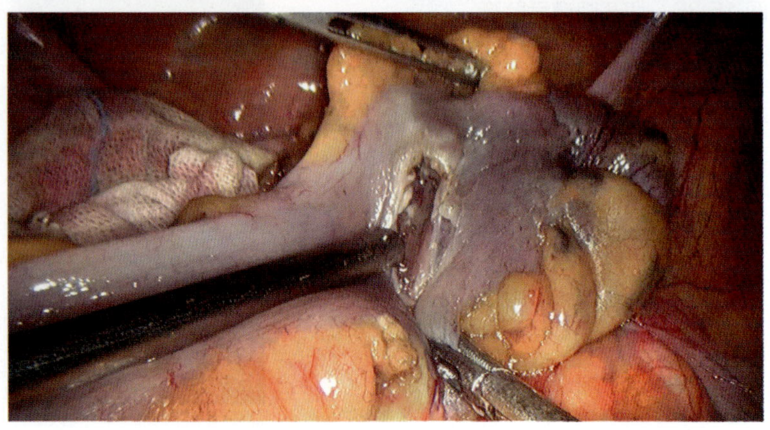
图 15-40 及时吸引肠内容物

图 15-41　乙状结肠肠腔内消毒

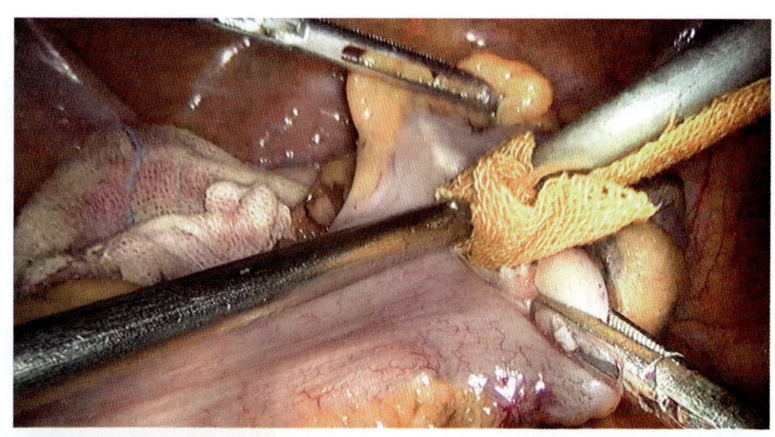

小纱布妙用：

将 1/4 碘附纱条置入乙状结肠肠腔内，达到消毒和润滑肠腔的目的。

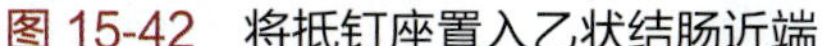

图 15-42　将抵钉座置入乙状结肠近端

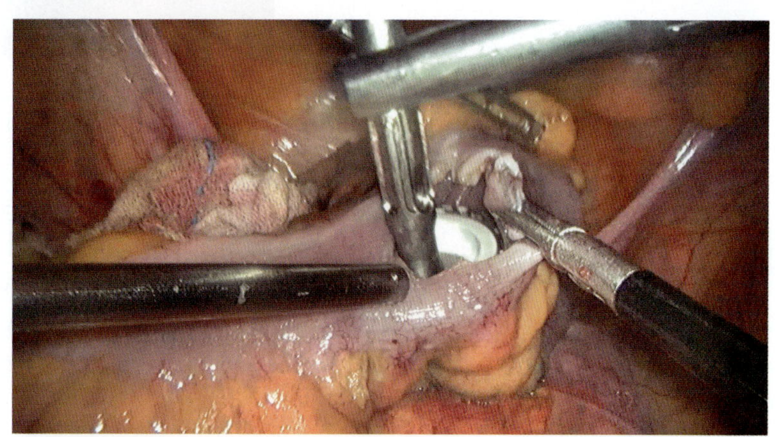

经验分享：

标本切除和消化道重建是本术式的特殊步骤，要求术者和助手间的密切配合，以及吸引器、碘附纱条等的熟练应用。这些操作可以最大限度地减少腹腔感染的发生。

图 15-43　切断闭合乙状结肠肠管

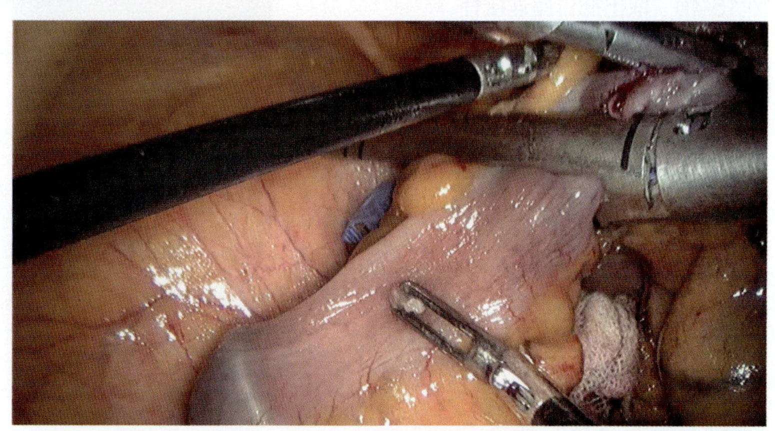

图 15-44　切断闭合肿瘤下方直肠肠管

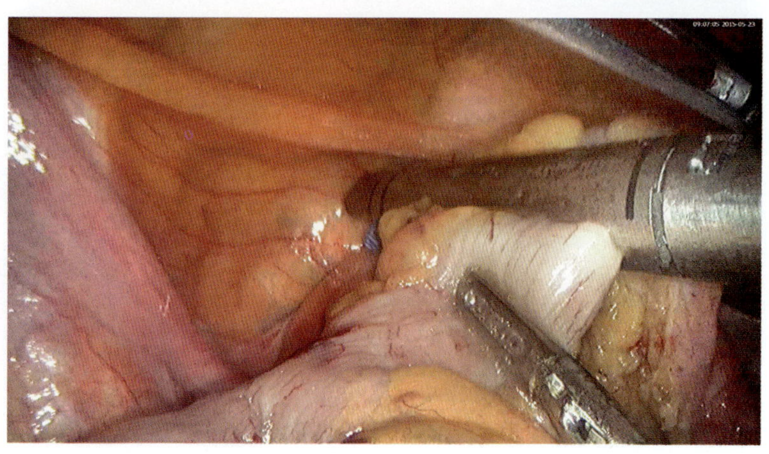

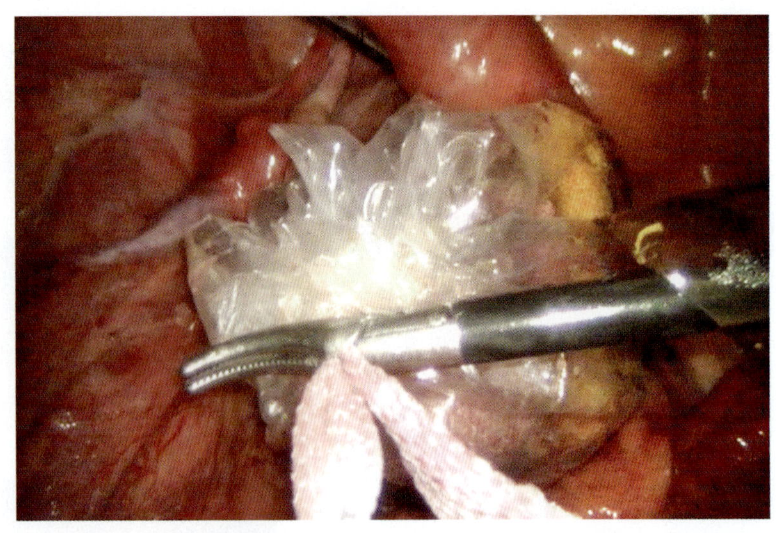

图 15-45　经阴道将直肠标本及小纱布拖出体外

2. 消化道重建　在乙状结肠断端一角取出抵钉座连接杆(图 15-46),经肛门置入环形吻合器并旋出吻合器穿刺针(图 15-47),将抵钉座与吻合器机身对接(图 15-48),完成乙状结肠与直肠端端吻合(图 15-49)。检查吻合环的完整性,可以加固缝合危险三角(图 15-50)。最后进行注水注气试验,再次检查吻合口通畅性(图 15-51),确切无出血。用生理盐水或蒸馏水冲洗腹腔后,经腹或经阴道放置腹腔引流管。

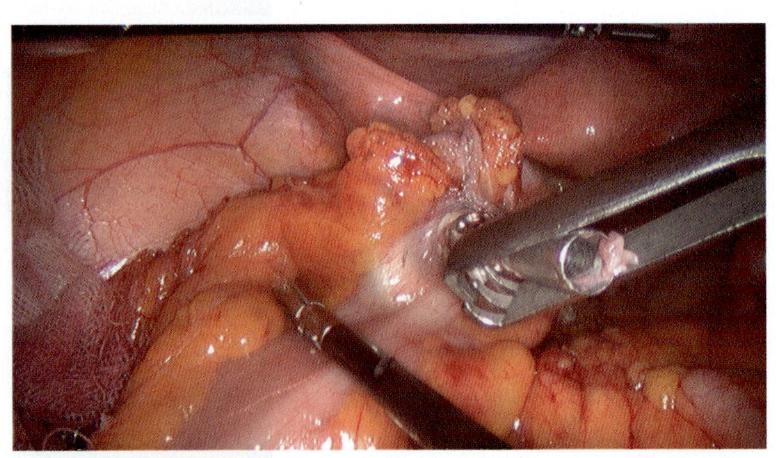

图 15-46　取出抵钉座连接杆

操作技巧:

①在消化道重建过程中,可将碘附纱团置于阴道内,有利于气腹的保持;②卵圆钳夹持直肠断端时应完全于直视下完成,避免夹持其他组织,造成副损伤;③在乙状结肠和直肠吻合器击发前,再次检查乙状结肠系膜方向,无误后再进行吻合。

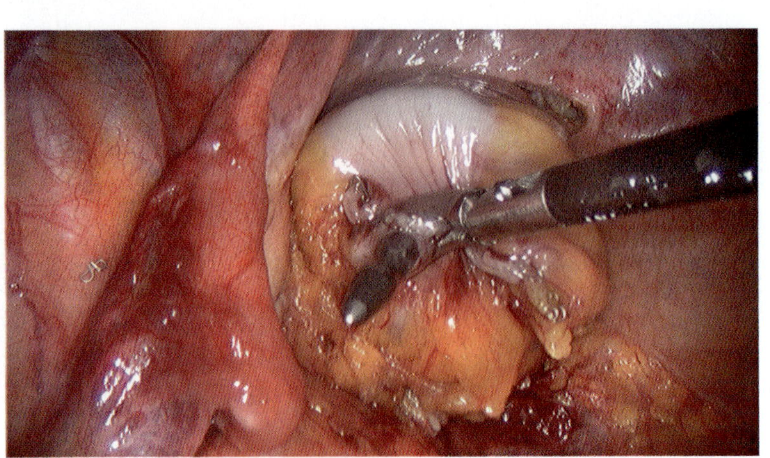

图 15-47　旋出吻合器穿刺针

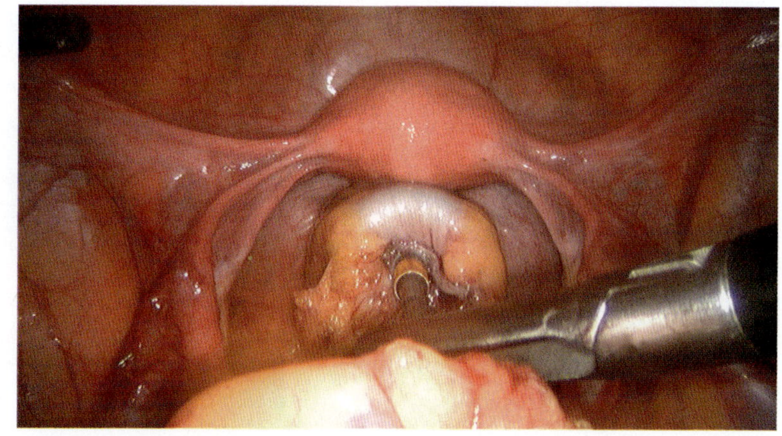
图 15-48　连接吻合器穿刺杆

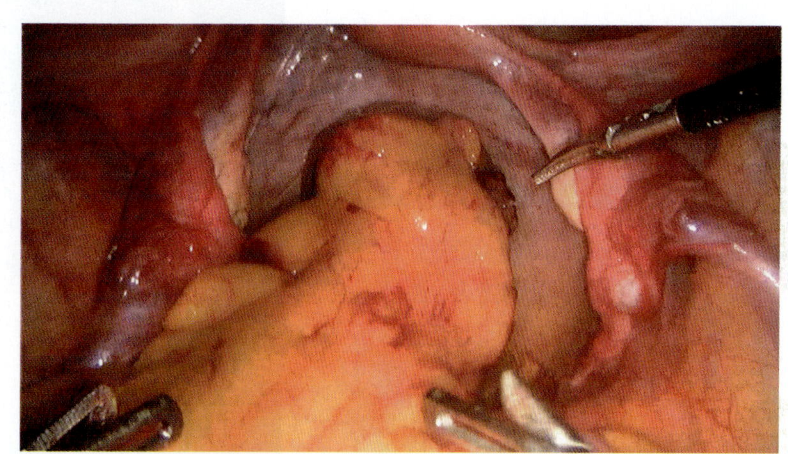
图 15-49　乙状结肠与直肠端端吻合

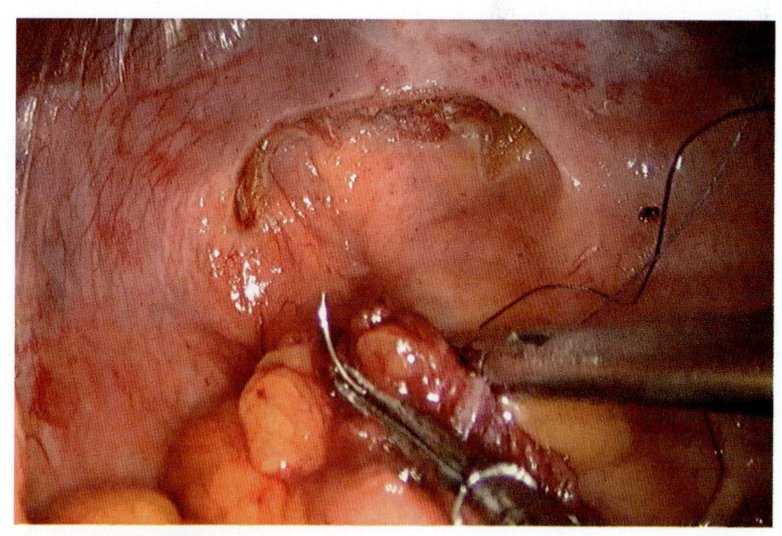
图 15-50　危险三角加固缝合

3. 关闭戳卡孔缝合阴道切口　引流管摆放好后，排出腹腔气体，关闭戳卡孔，充分暴露阴道切口，用两把艾丽丝钳提起切口的前后壁，用可吸收线间断缝合即可**(图 15-52)**。

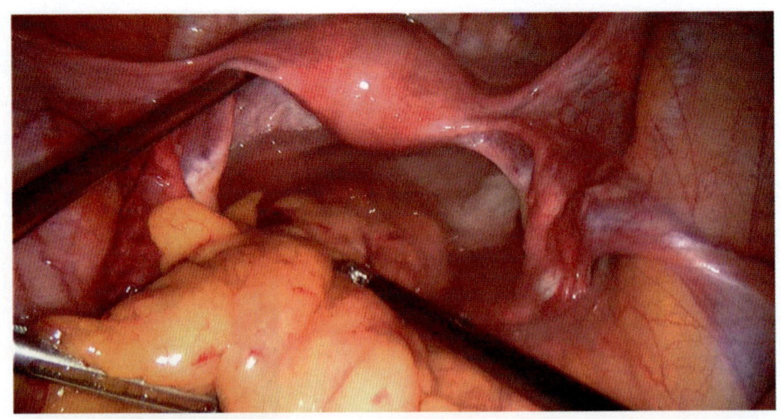

图 15-51　注水注气试验

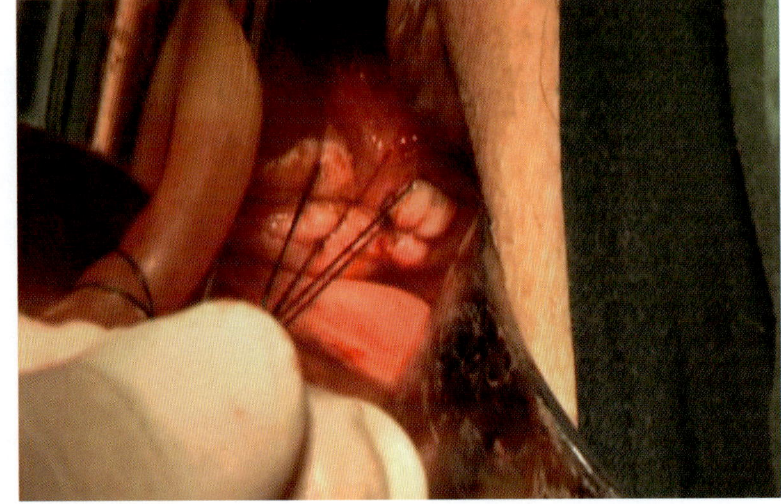

图 15-52　经阴道置入引流管

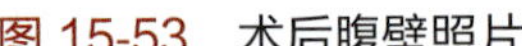

经验分享：

①阴道切口的缝合可于腹腔镜下用倒刺线连续缝合，也可于直视下间断缝合；②经阴道留置引流管适用于吻合口在阴道后穹隆上方，便于引流。

【术后腹壁及标本照片】(图 15-53、图 15-54)

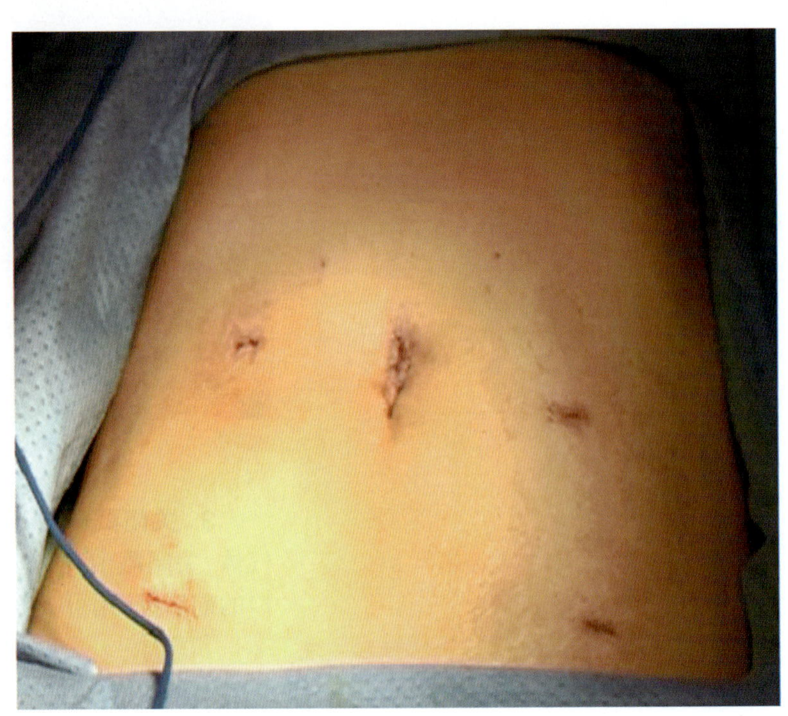

图 15-53　术后腹壁照片

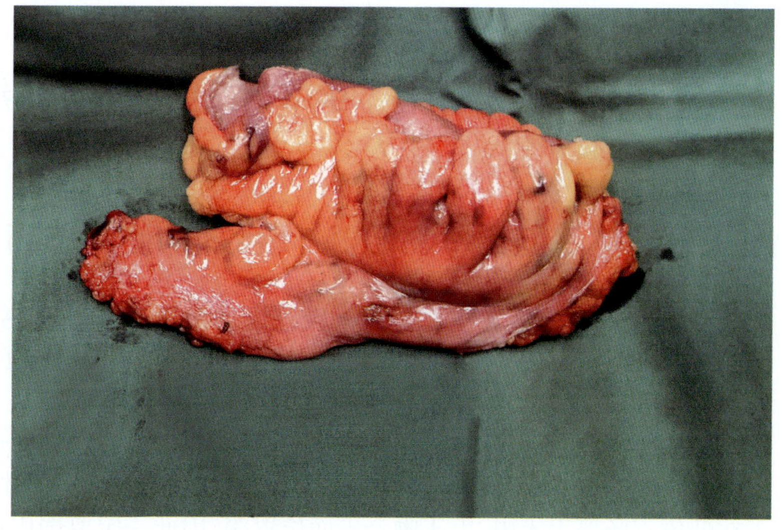
图 15-54　标本照片

【手术示意图】(图 15-55)

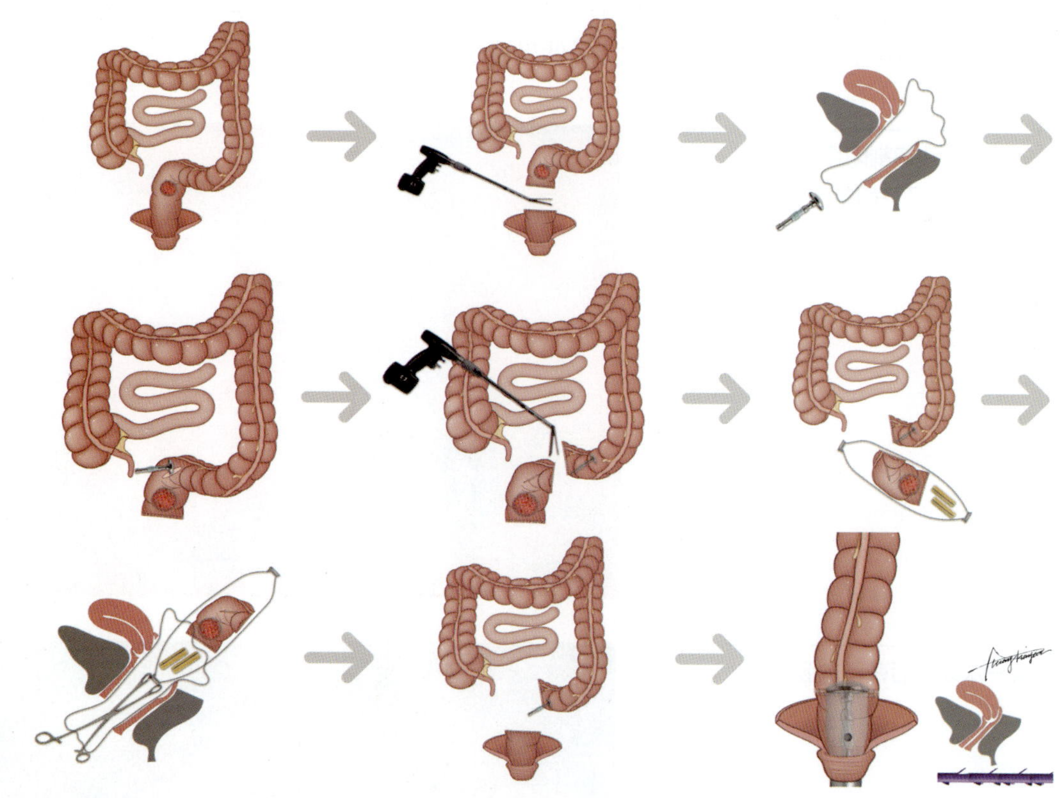
图 15-55　NOSES V式标本取出及消化道重建的主要手术步骤(示意图)

第四节　手术相关要点、难点、热点问题解析

【直肠癌保肛手术吻合器、闭合器的使用技巧】

NOSES 的器械设备主要依赖于腹腔镜技术平台，随着腹腔镜技术的普及和推广，各种腹腔镜下器械，尤其是吻合器、闭合器的合理使用，对外科医师提出了更高的要求。术者需掌握不同吻合器、闭合器的型号、工作原理及结构性能等，这样才能在手术过程中从容不迫、有的放矢。

NOSES 中主要涉及的闭合器是直线切割闭合器，钉仓长度包括 30mm、45mm、60mm 等规格，根据组织的不同宽度，选取不同长度的闭合器钉仓。在中低位直肠手术中，闭合器的选择要遵循以下几个原则：①在低位直肠癌手术中，由于吻合平面位置深，因此一定要选用头端可弯曲的闭合器；②尽量通过一把闭合器完成肠管的切割闭合；③切割闭合线与肠管需成直角，避免影响肠管血供及后续操作；④如一把闭合器无法完成操作，需多把闭合器时，尽量保证闭合线在同一水平，避免出现闭合线成角（图 15-56）。根据笔者经验，在中低位直肠操作时，一把 60mm 闭合器即可完成直肠的切割闭合。但对于部分肥胖的患者，用 60mm 闭合器完成闭合后，常会残留 5~10mm 的肠管无法一次性闭合。此时，笔者会巧借这部分残留肠管组织作为吻合器穿刺杆的穿出点（图 15-57~ 图 15-60）。此举既可以减少一个危险三角，降低吻合口漏的发生风险，也可以减少一把闭合器的使用，降低患者手术费用。

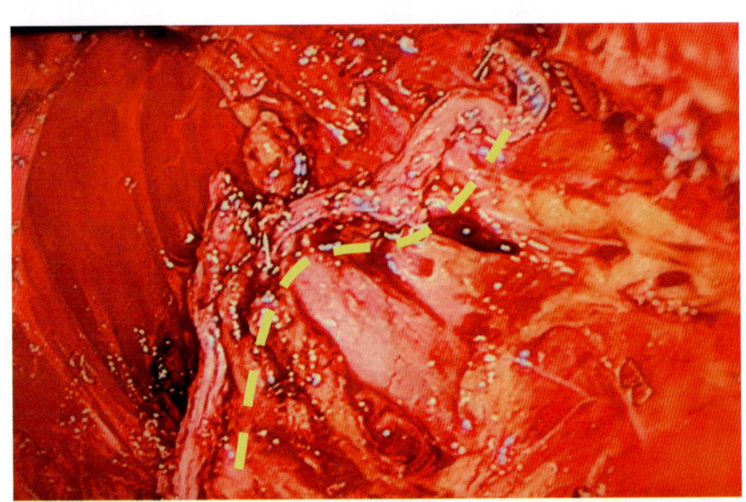

图 15-56　三次经直线切割闭合器闭合所形成的“Z”字角

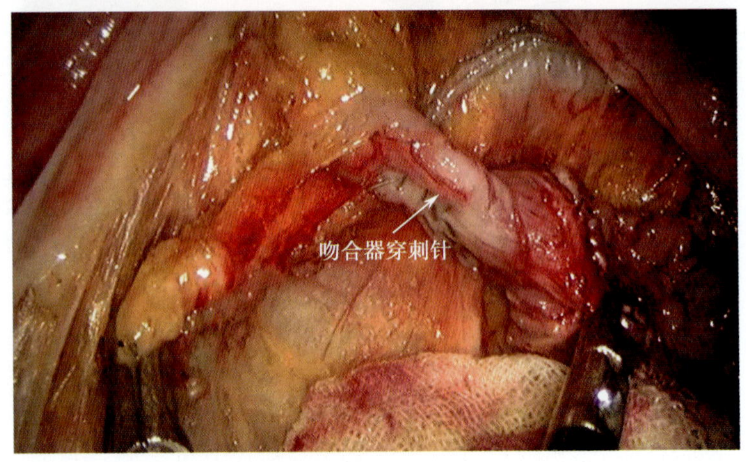

图 15-57　第一次闭合后残留的肠管

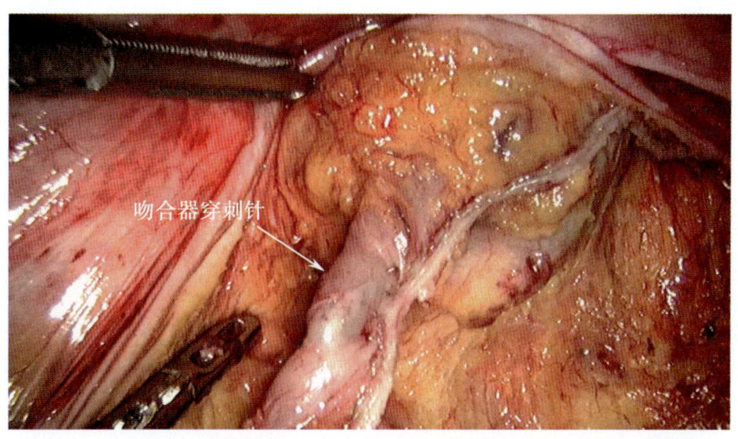

图 15-58　经残留肠管处旋出吻合器穿刺针

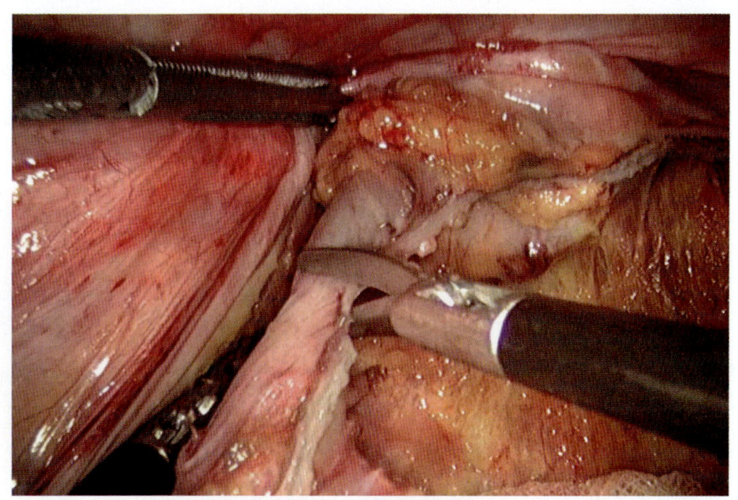

图 15-59　剪断残留直肠

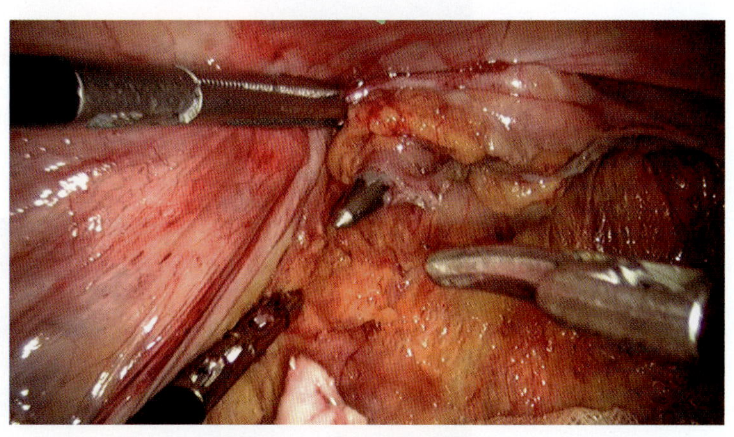

图 15-60　于直肠断端一角旋出穿刺针

NOSES 中使用的环形吻合器与传统直肠手术一致，主要包括 25mm、28mm、29mm、31mm、33mm 等几个型号。术中根据肠管的不同口径，选取不同型号的吻合器。环形吻合器的使用具体需要掌握以下几点：①调节适宜间距。适度靠拢，压紧两层管壁是保证钉合质量的关键。由于肠壁厚度个体差异较大，吻合器间距多为 1.5~2mm，即收紧抵钉座与钉座的松紧度，在示窗显示达 60%~70% 为宜，并注意周围厚度应均匀一致。②击发吻合器后放松，退出吻合器机身，尽量缩短对组织挤压的时间，减轻组织创伤。有报道，部分术后吻合口狭窄与管壁受器械过度挤压损伤有关。但亦有学者认为，压紧击发后稍作停顿再放松，有助于防止吻合口出血。不同观点尚有待于进一步临床验证。③减轻吻合口张力。吻合口张力会导致缝钉切割或撕裂管壁组织，影响愈合并伴发渗漏。④妥善处理残留组织。在吻合两侧肠壁的 2.0cm 范围内仔细分离残留系膜组织或脂肪垂，防止嵌入钉合的两层肠壁之间，造成出血或钉合不严，但亦应注意避免分离过多引起吻合口缺血坏死。⑤充分保证上下端肠壁血供。荷包缝合边距在 0.5cm 范围内，尽可能减少残留组织过多或组织不均匀，造成钉合或切割不完全。⑥退出吻合器时缓慢旋转，保护并防止撕裂吻合口处黏膜。取出吻合器后应立即检查两端环形肠壁组织是否完全。必要时应做肠腔内注水注气试验，检查吻合是否确实。

【注水注气试验的应用】

吻合口漏是低位、超低位直肠保肛手术最主要的并发症，术中确切的吻合是降低吻合口漏发生率的主要方法。吻合后进行注水注气试验是检查吻合口漏的一个主要方法。注水注气试验阳性主要表现为吻合部位可见明显气泡产生，经肛门注入碘附水，可见碘附水经吻合口渗漏（图 15-61）。此时宜采用 4-0 可吸收缝线，在吻合口处的两个“危险三角”或渗漏点处，进行“8”字缝合，之后再对吻合口进行环周加固（图 15-62、图 15-63）。在此过程中，助手经肛门注入碘附水，并向上推动肛门，以利于术野的暴露和术者的操作。加固完成后，再次进行注水注气试验，以证实吻合口通畅且确切。

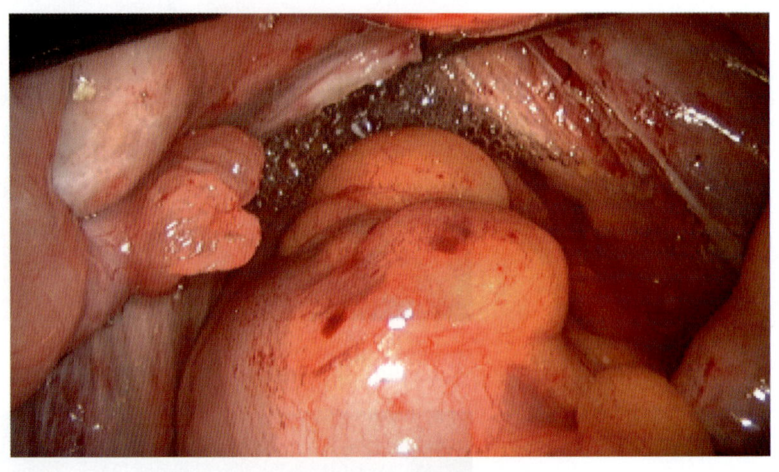

图 15-61　经肛门注入碘附水，可见碘附水经吻合口渗出

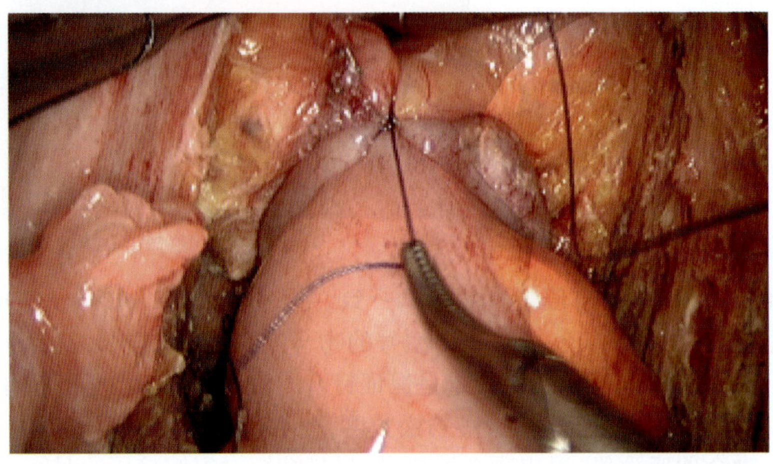

图 15-62　“危险三角”处进行加固缝合

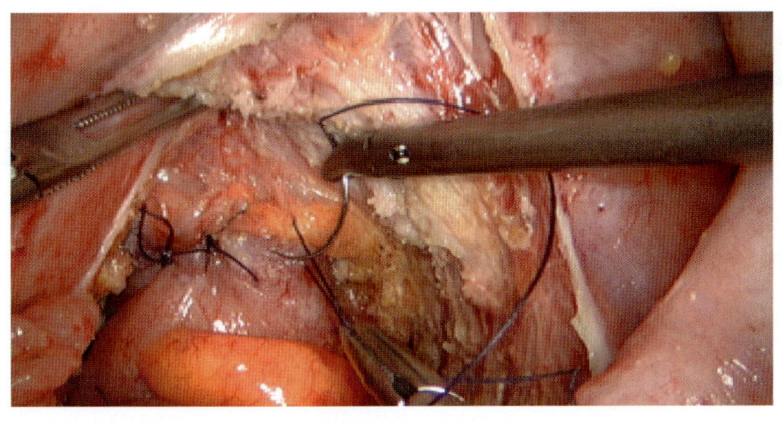

图 15-63　吻合口周围进行加固缝合

（王锡山　刘 正　孙 鹏　赵志勋）

第十六章 腹部无辅助切口经直肠拖出标本的腹腔镜下左半结肠癌根治术

（CRC-NOSES Ⅵ式 A 法）

【前言】

由于左半结肠癌患病率较低（仅占结肠癌的 5%~6%），且部分病例为缩窄型，常伴有梗阻症状，因此适用 NOSES Ⅵ式 A 法的左半结肠癌病例较为少见。相比于常规腹腔镜左半结肠切除术而言，NOSES Ⅵ式 A 法的操作特点为在腹腔内完全游离切断左半结肠，经直肠肛门将左半结肠标本取出体外，再进行全腹腔镜下横结肠与直肠的端端吻合。NOSES Ⅵ式 A 法的操作难点主要涉及两个方面：从腹腔镜技术角度而言，操作难点包括左半结肠的完整结肠系膜切除、系膜根部淋巴结清扫，以及结肠脾曲的解剖游离；从 NOSES 技术角度而言，难点包括经直肠肛门标本取出，全腹腔镜下消化道重建，无菌术、无瘤术的精准运用等，这些都是术者需要面对和克服的主要问题。

第一节 适应证及禁忌证

【适应证】（图 16-1~ 图 16-3）

1. 肿瘤位于降结肠、乙状结肠近端。
2. 肿瘤环周径小于 3cm 为宜。
3. 肿瘤未侵出浆膜为宜。

【禁忌证】

1. 肿瘤位于结肠脾曲和横结肠近脾曲处。
2. 肿瘤环周径大于 3cm。
3. 肿瘤侵出浆膜。
4. 过于肥胖者（BMI>35kg/m^2）。

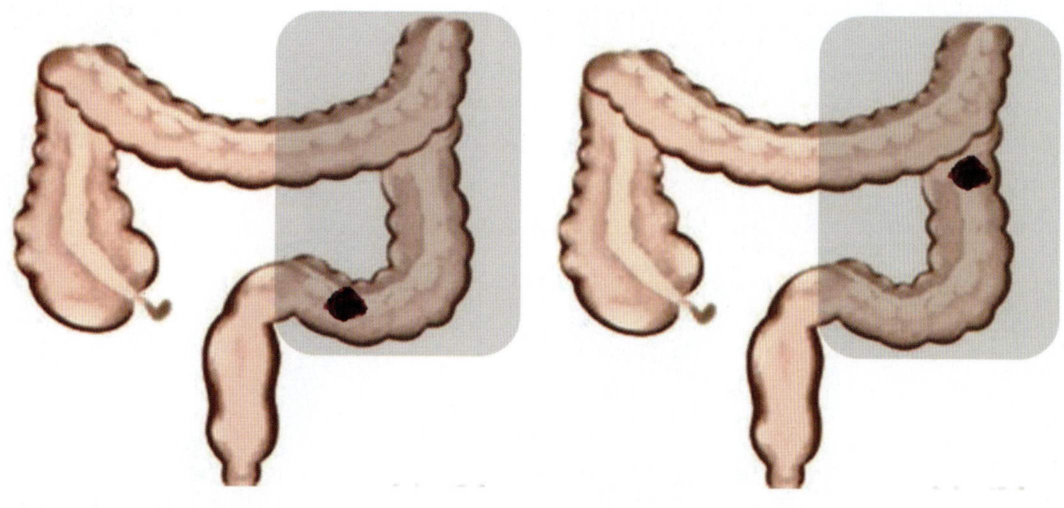

图 16-1 手术切除范围

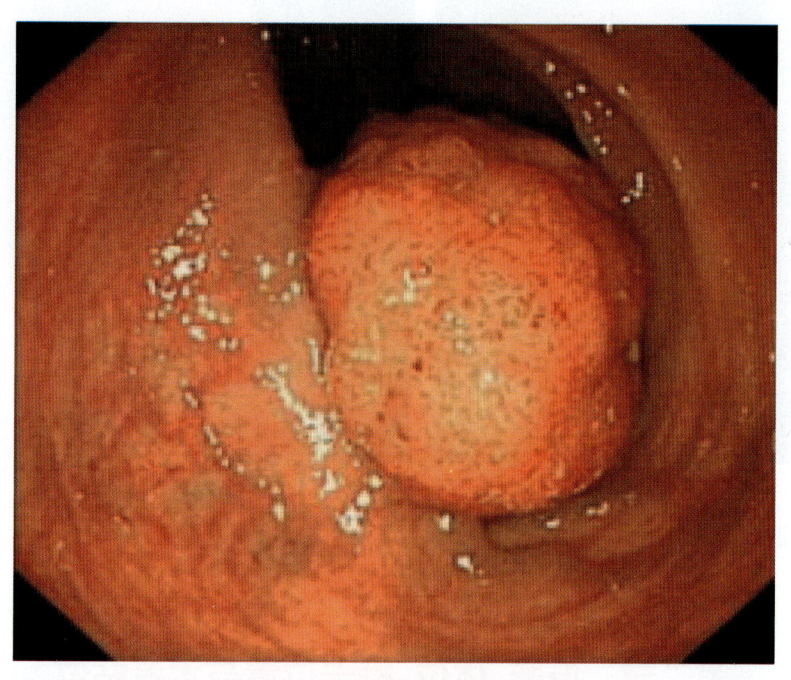

图 16-2 肠镜：肿瘤距肛门 29cm，隆起型，最大径为 2.5cm

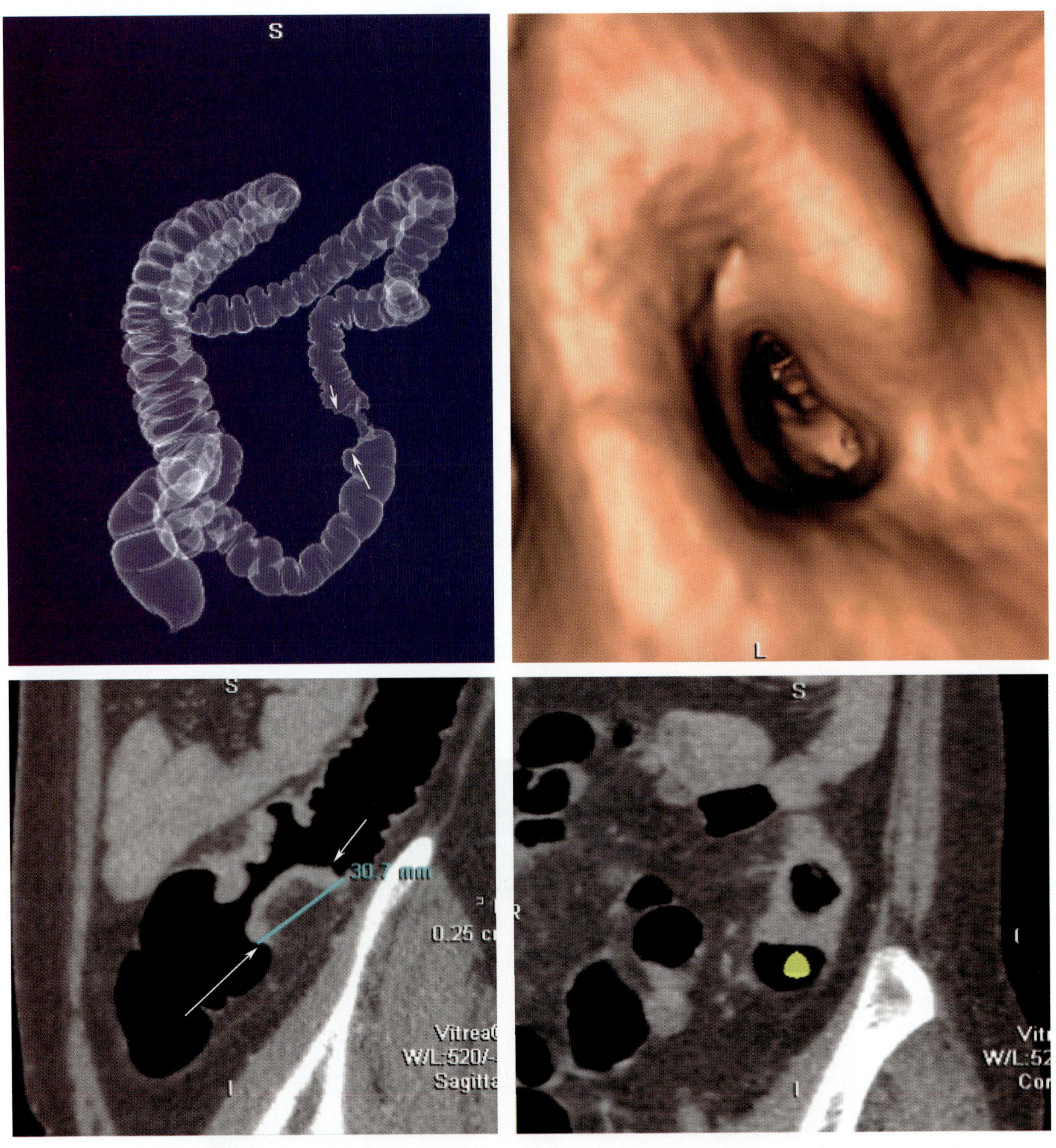

图 16-3　结肠三维重建 CT：肿瘤位于降结肠

第二节　麻醉、体位、戳卡位置与术者站位

【麻醉方式】

全身麻醉或全身麻醉联合硬膜外麻醉。

【手术体位】

患者取功能截石位，右侧大腿需稍平一些，有利于术者操作(图 16-4)。

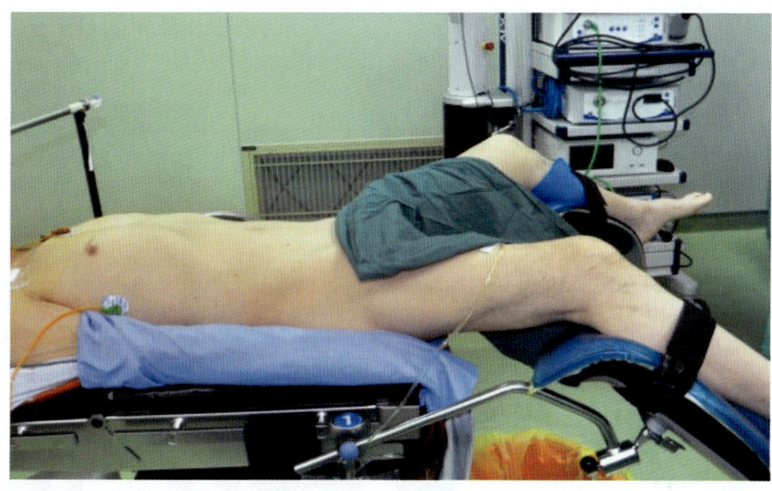

图 16-4　患者体位

【戳卡位置】(图 16-5)

1. **腹腔镜镜头戳卡孔(10mm 戳卡)**　位于脐下 2~3cm 处。
2. **术者主操作孔(12mm 戳卡)**　位于右髂前上棘与脐连线的中外 1/3 处。
3. **术者辅助操作孔(5mm 戳卡)**　位于脐水平上方 10cm 与右腹直肌外缘交叉处的横结肠投影区。
4. **助手主操作孔(5mm 戳卡)**　位于脐上方 10cm 与左锁骨中线交叉处。
5. **助手辅助操作孔(5mm 戳卡)**　位于脐与左髂前上棘连线中外 1/3 处，便于放置引流管。

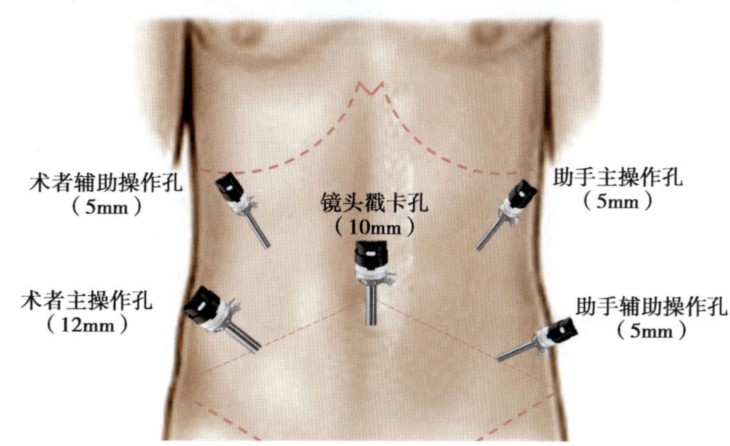

图 16-5　戳卡位置(五孔法)

【术者站位】

术者站位于患者右侧，助手站位于患者左侧（图 16-6a）；在处理脾曲时，助手移至患者两腿之间（图 16-6b）；在进行消化道重建和标本取出时，助手返回到患者左侧（图 16-6c）；扶镜手站位于术者同侧（图 16-6）。

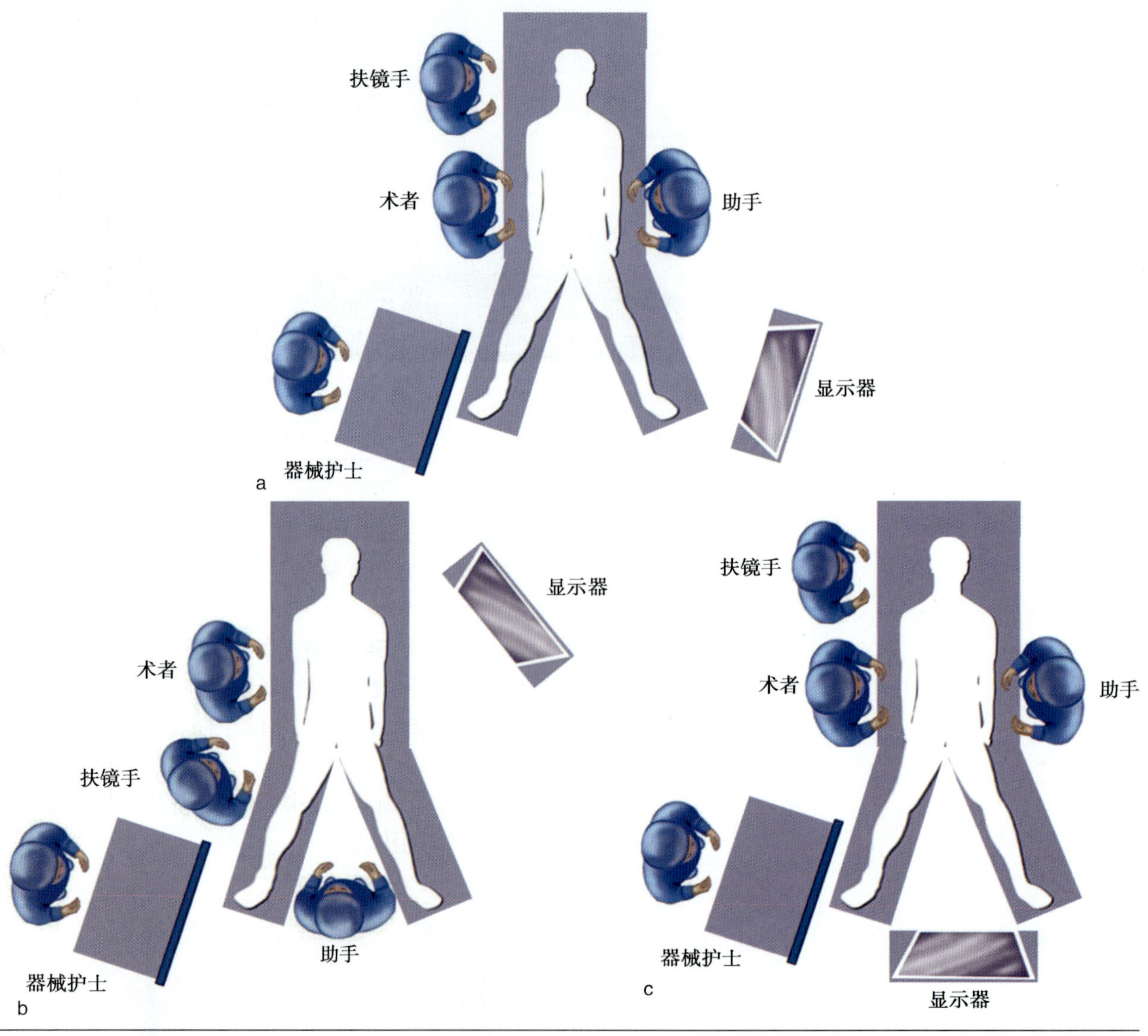

图 16-6　术者站位

a. 游离脾曲前；b. 游离脾曲；c. 标本取出及消化道重建。

【特殊手术器械】

超声刀、60mm 直线切割闭合器、29mm 环形吻合器、无菌保护套。

第三节　手术操作步骤、技巧与要点

【探查与手术方案制订】

在充分的术前检查和术前讨论方案评估的基础上，探查分三步。

1. 常规探查　进镜至腹腔后，常规观察肝、胆囊、胃、脾、大网膜、结肠、小肠和盆腔有无肿瘤种植和腹水（图 16-7、图 16-8）。

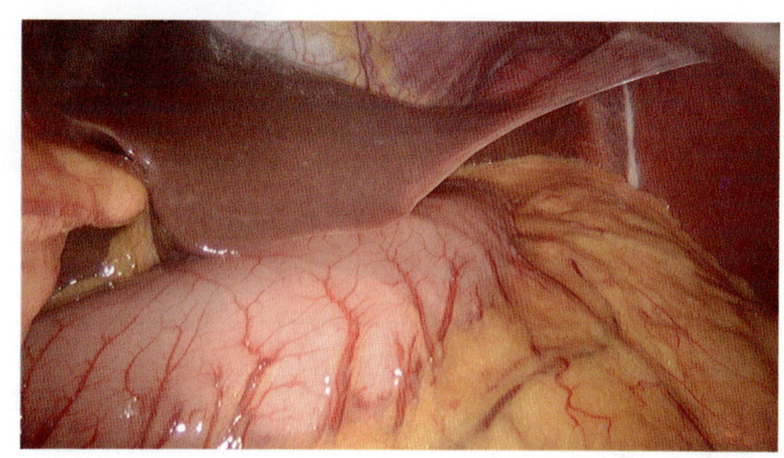

图 16-7　探查肝、胃

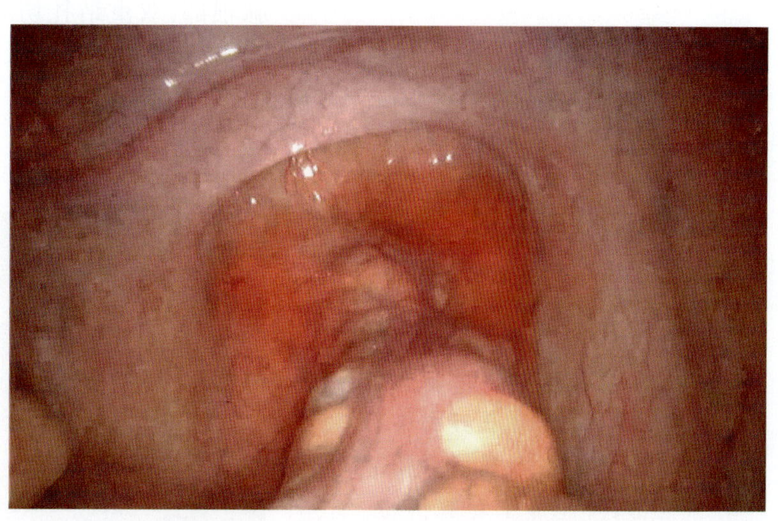

图 16-8　探查盆腔

2. 肿瘤探查　肿瘤位于降结肠或降结肠和乙状结肠交界处，判断肿瘤的大小。详细评估肿瘤经直肠拉出的可能性（图 16-9）。

3. 解剖结构判定 首先，判定结肠及系膜的结构特点，即肠管游离后，下拉的长度和血管弓的走行是否有利于镜下吻合；其次，判定肠系膜肥厚程度及肿瘤环周径情况是否适合经直肠拉出。

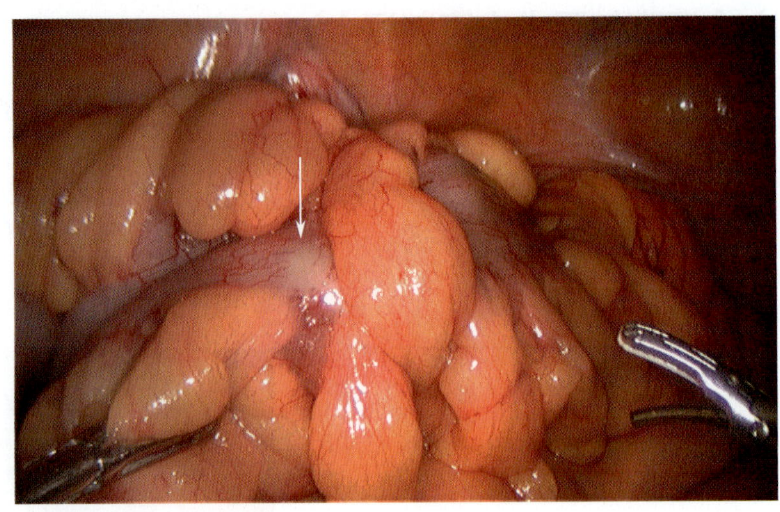

图 16-9 探查肿瘤位置（箭头处）

【解剖与分离】

1. 肠系膜下动、静脉根部的处理 术者用超声刀在肠系膜下动脉根部打开后腹膜（图 16-11），并在腹主动脉外侧向屈氏韧带打开后腹膜，小心分离，进入 Toldt 筋膜间隙（图 16-12）。在肠系膜下动脉根部上方、下方、左侧建立空间，裸化肠系膜下动脉根部，双重结扎切断（图 16-13、图 16-14）。提起根部向外侧游离，向上游离至屈氏韧带外侧，在胰腺下缘横断肠系膜下静脉（图 16-15、图 16-16）。

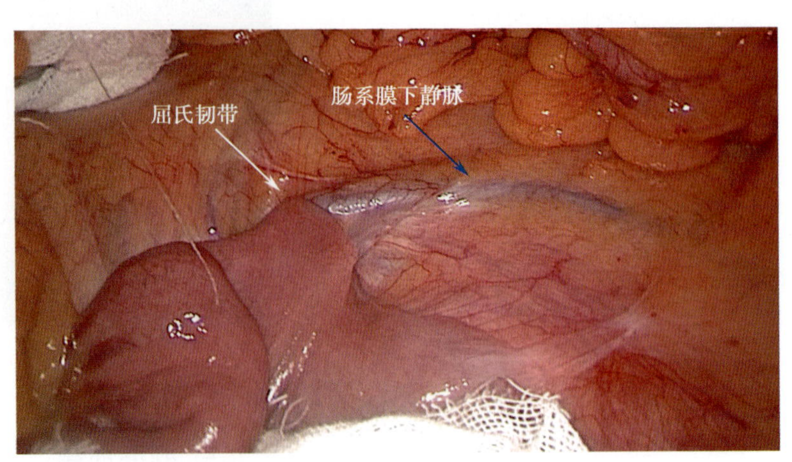

图 16-10 显露屈氏韧带和肠系膜下静脉

配合技巧：

助手左手持钳提起肠系膜下动脉，右手钳持 1/2 纱布将小肠推向右侧腹腔，显露肠系膜下动脉根部，可见腹主动脉搏动，以及屈氏韧带及其外侧肠系膜下静脉走行（图 16-10）。

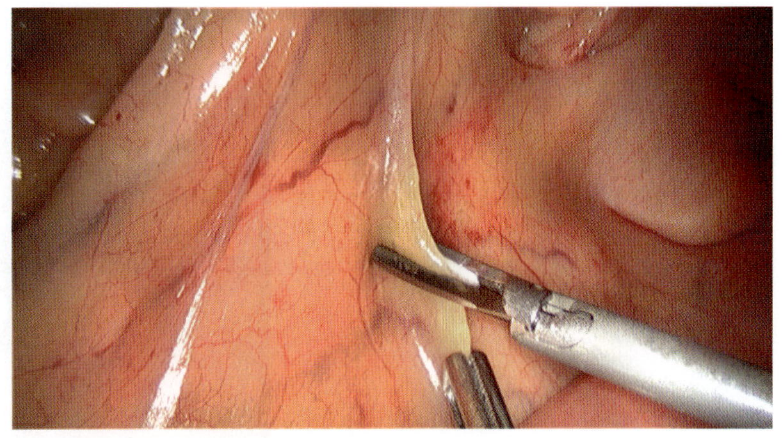

图 16-11　第一刀切入点

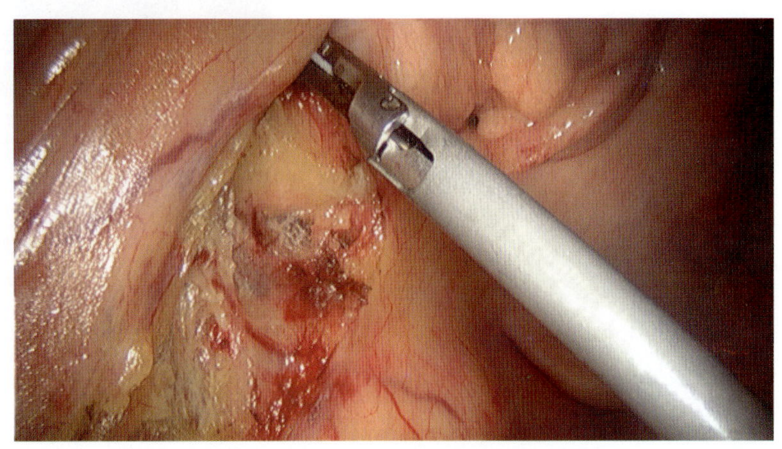

图 16-12　进入 Toldt 间隙

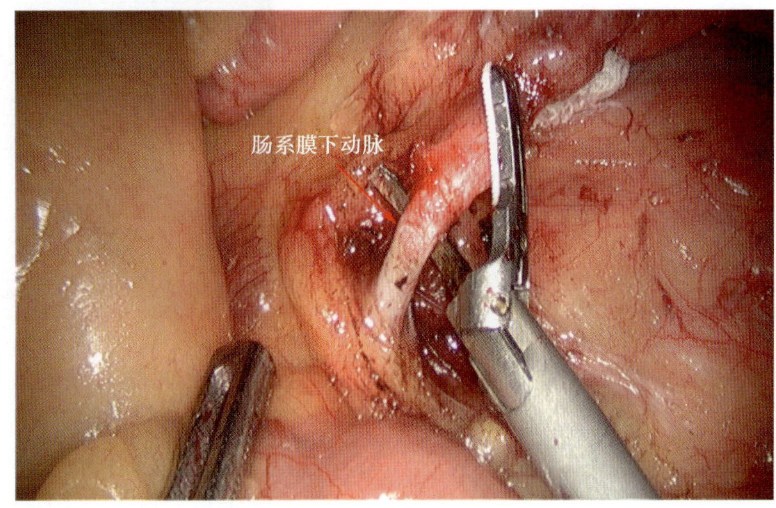

图 16-13　裸化肠系膜下动脉

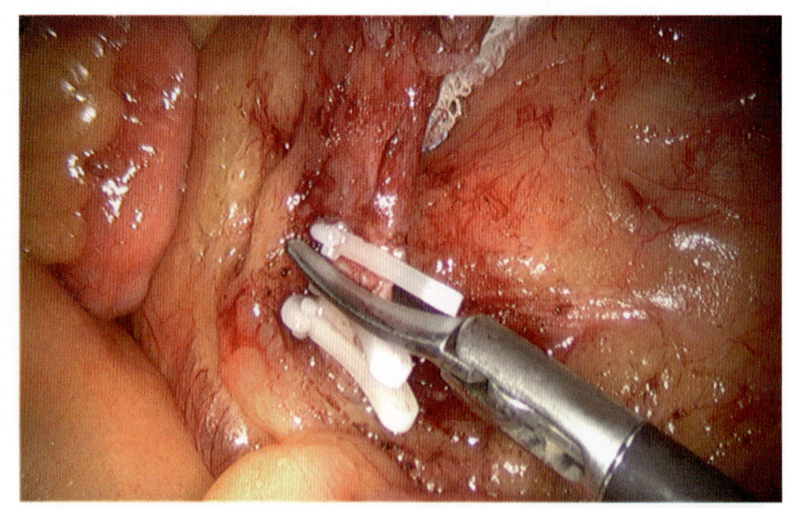

图 16-14　结扎切断肠系膜下动脉

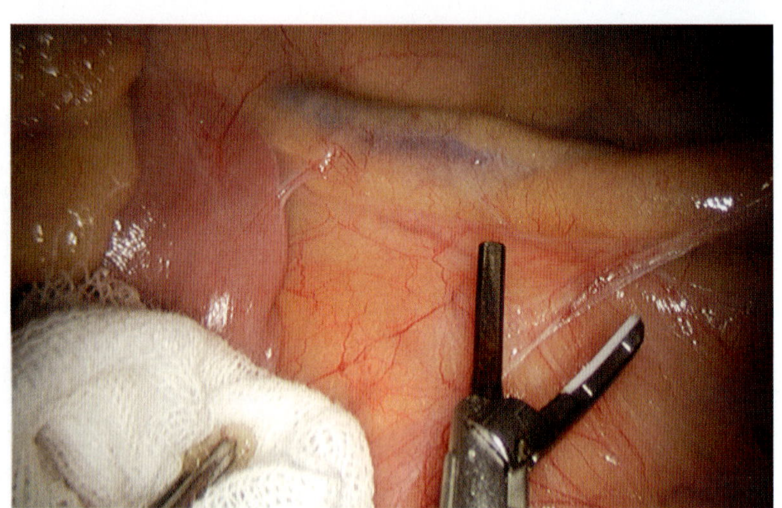

图 16-15　游离肠系膜下静脉

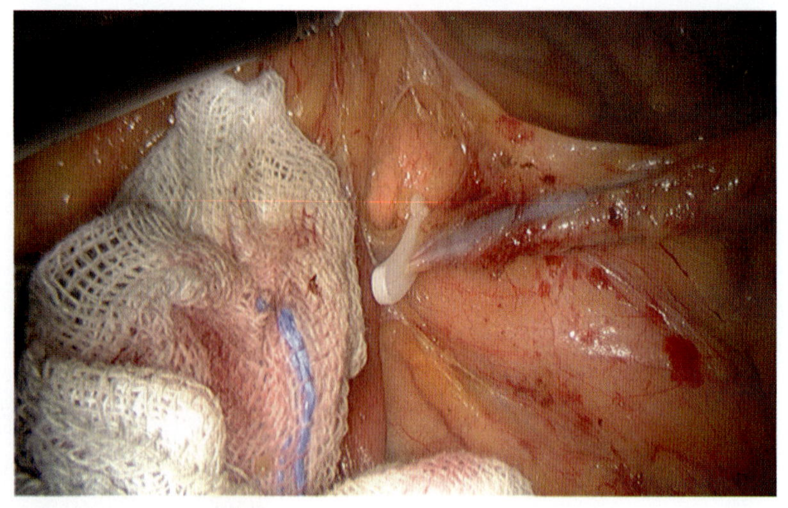

图 16-16　结扎肠系膜下静脉

2. 内侧入路的左半结肠系膜游离　提起肠系膜下静脉断端和肠系膜下动脉断端，用超声刀向外侧、向下、向上锐性和钝性分离相结合游离 Toldt 筋膜（图 16-17）。在下方可见左侧输尿管走行及蠕动。中侧在左肾脂肪囊表面充分游离，上方在胰腺下缘游离至胰尾（图 16-18）。

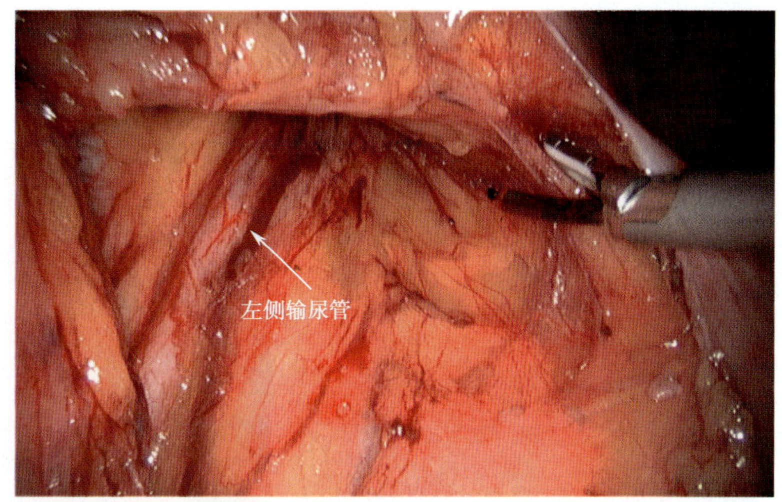

图 16-17 沿 Toldt 间隙向外侧游离系膜

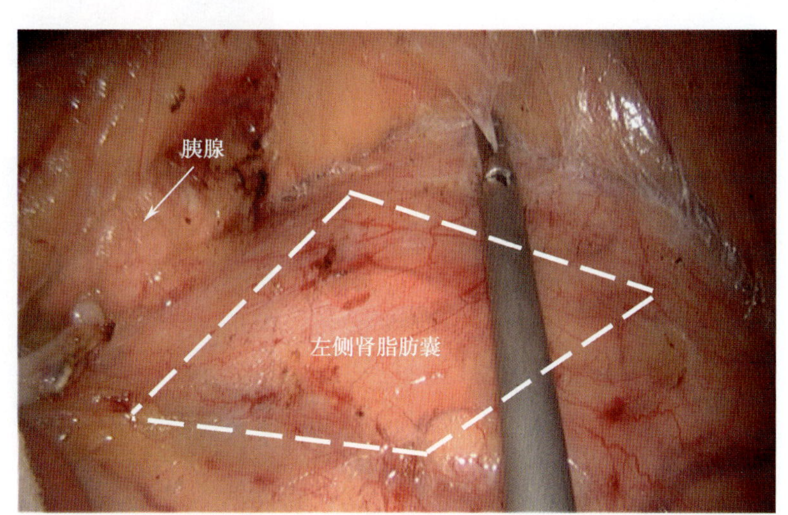

图 16-18 沿 Toldt 间隙向上方游离系膜

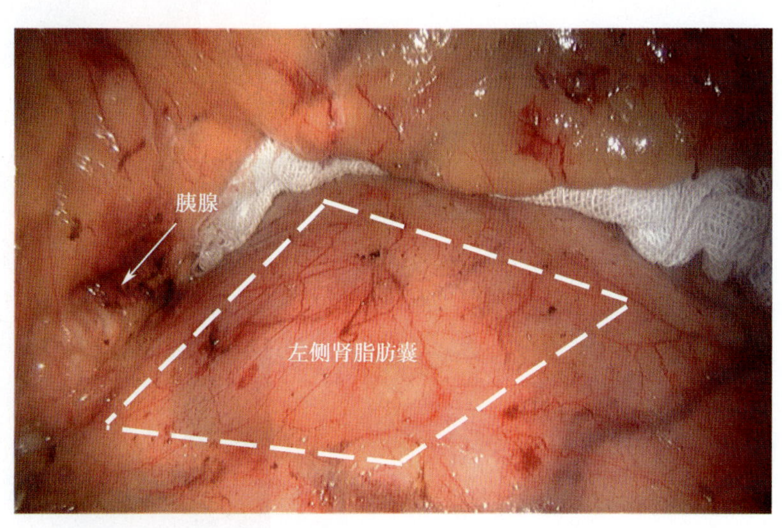

图 16-19 小纱布置于系膜后方

小纱布妙用：

用纱布条垫于游离的乙状结肠系膜后方，起保护和指示作用（图 16-19）。

3. 乙状结肠及直肠系膜的处理 评估肿瘤下方切除范围。本术式肿瘤下缘预切线在直肠上段为宜。提起肠系膜下动脉走行系膜，向下分离至骶骨岬水平，注意保护腹主动脉前神经（图 16-20）。横行切断直肠系膜至肠壁，其中，直肠上动、静脉远端宜用血管夹夹闭(图 16-21、图 16-22)。直肠乙状结肠交界处裸化肠管 3~4cm 备用(图 16-23)。

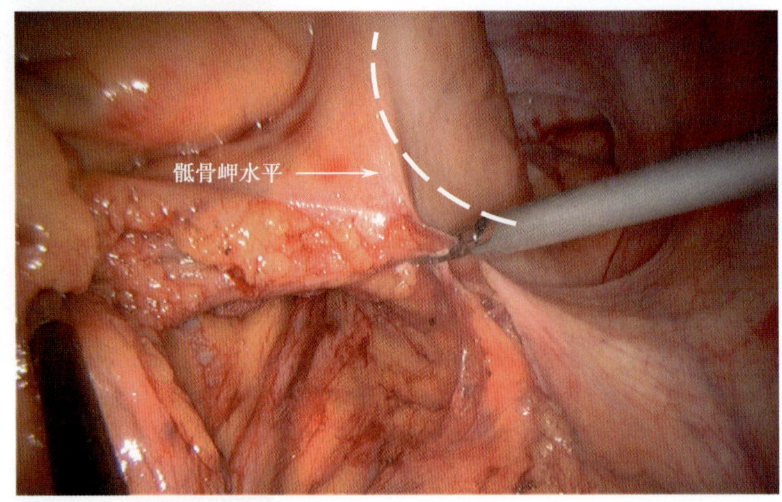

图 16-20　沿肠管右侧向下切开系膜

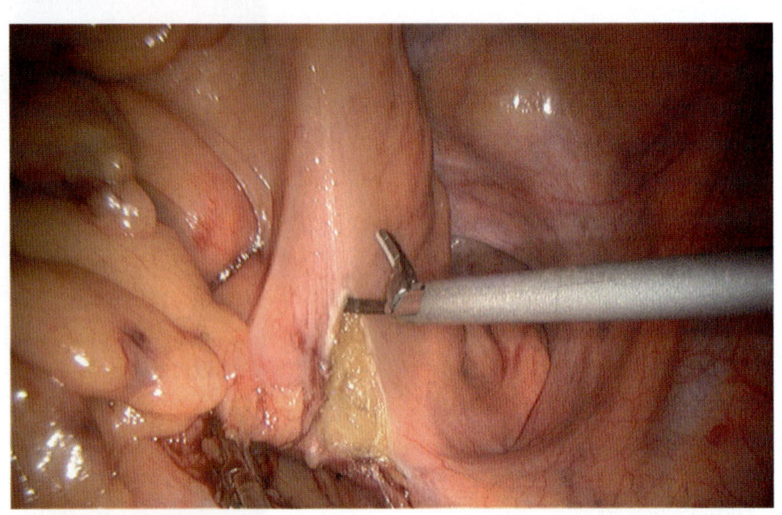
图 16-21　裁剪上段直肠系膜

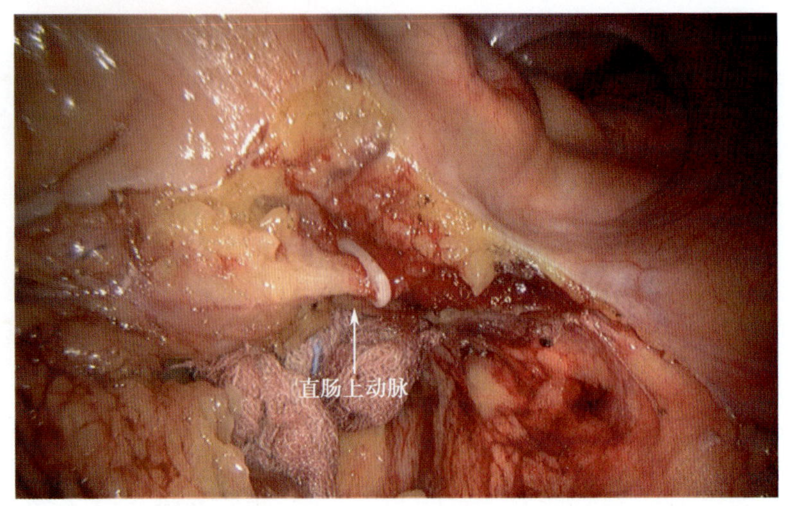

图 16-22　结扎直肠上动脉

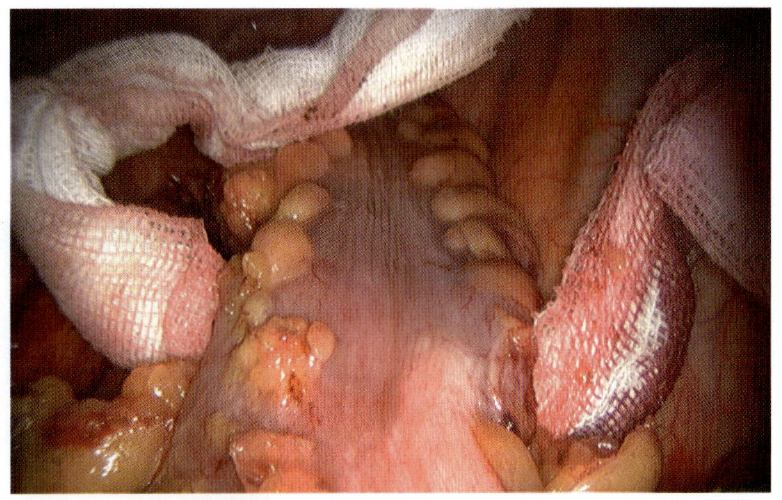

图 16-23　裸化乙状结肠肠壁

4. 横结肠左半和脾曲的处理　此术式宜采用保留大网膜的术式。术者用超声刀在横结肠中部向左分离，切断大网膜附着处（图 16-24），直至显露脾下极及结肠脾曲外侧腹膜，进入网膜囊（图 16-25）。将大网膜翻向上方，处理胃与横结肠系膜的粘

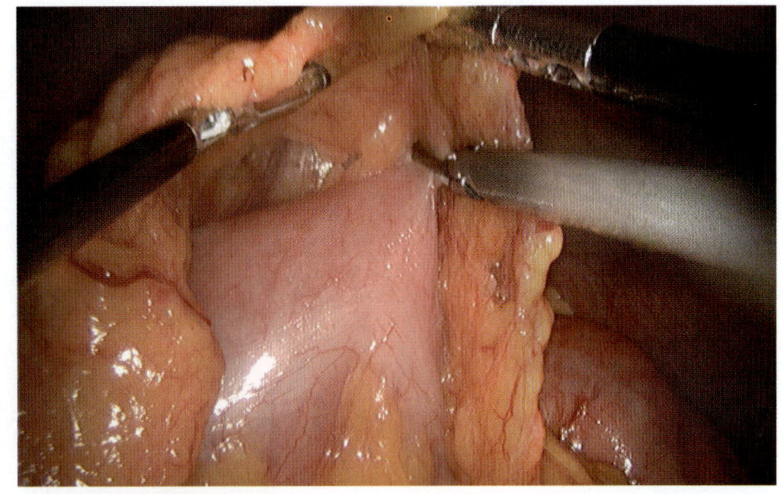

图 16-24　分离横结肠与大网膜附着处

配合技巧：

术者左手持钳提起大网膜，助手右手持钳提起大网膜近脾曲处，左手持钳牵拉待切除结肠肠壁，充分暴露术野。

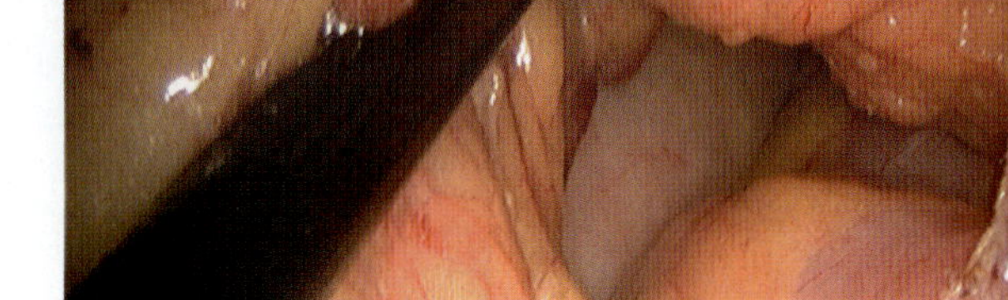

图 16-25　逐渐向左侧游离大网膜与横结肠粘连处

经验分享：

保留大网膜是本术式的特点。大网膜的功能是保持免疫、润滑、防粘连及预防肠梗阻，也可降低经肛门取标本的难度。

连带，向左侧游离至脾下极（图 16-26）。此时，胰腺走行清晰可见，此处为重要解剖标志。将横结肠提起，在屈氏韧带外侧肠系膜下静脉断端开始切割分离横结肠系膜，与网膜囊贯通，沿胰腺下缘向左侧切割分离至脾下极（图 16-27）。

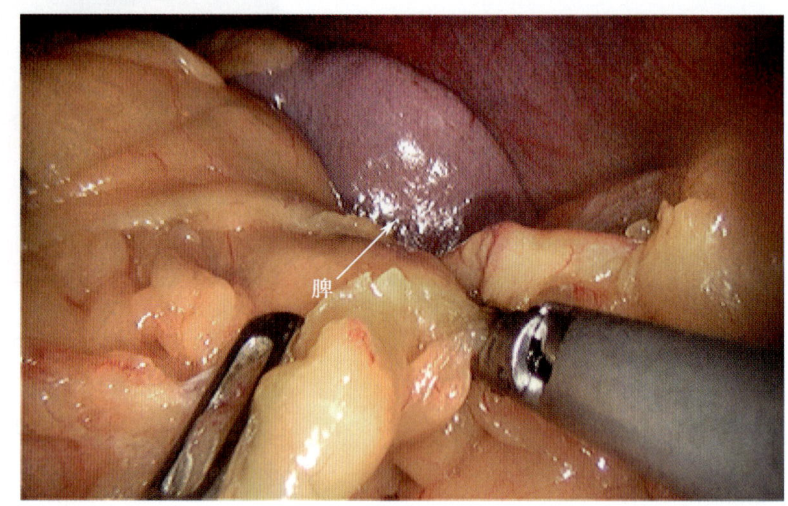

图 16-26　游离至脾下极

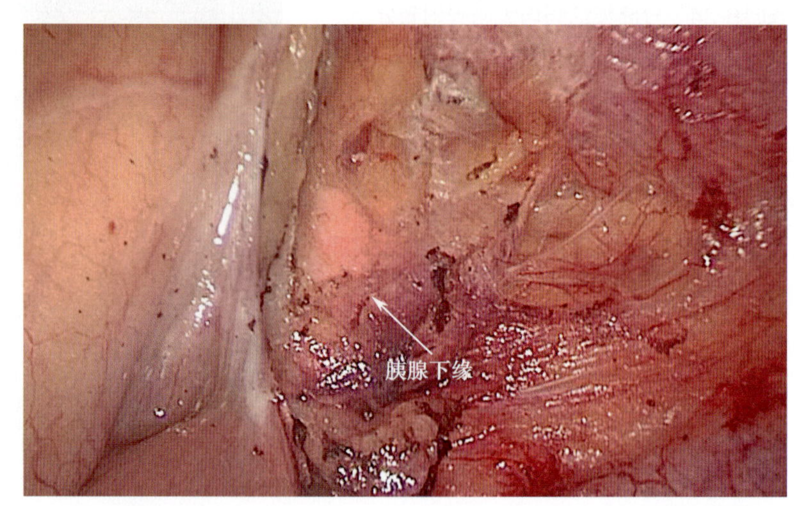

图 16-27　向上游离至胰腺下缘

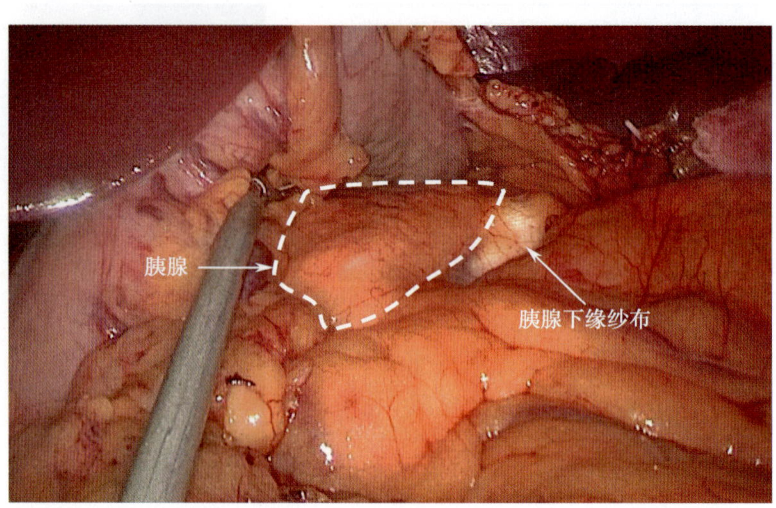

图 16-28　胰腺下缘可见纱布

小纱布妙用：

将纱布条置于胰腺下缘及脾下极，起标识和保护作用（图 16-28）。

5. 游离左结肠旁沟　将乙状结肠翻向右侧，在直肠左侧切割线沿 Toldt 筋膜向上分离（图 16-29），借助纱布条指示向上打开左结肠旁沟至脾下极（图 16-30），上下会合贯通，至此左半结肠游离完毕。

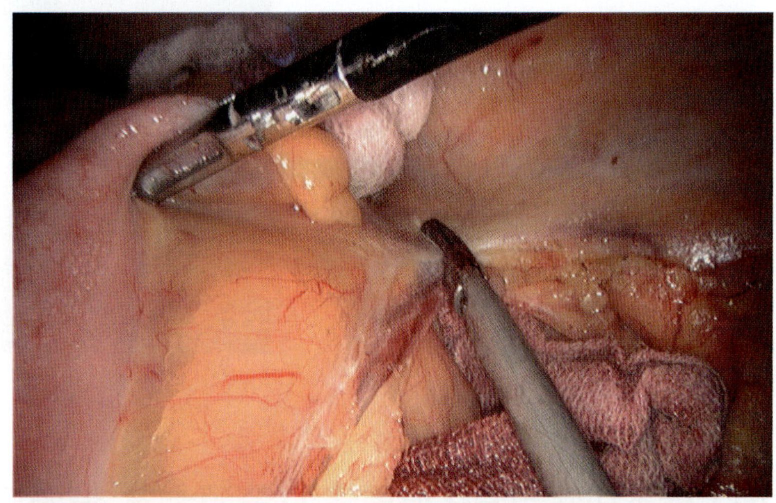
图 16-29　打开左结肠旁沟

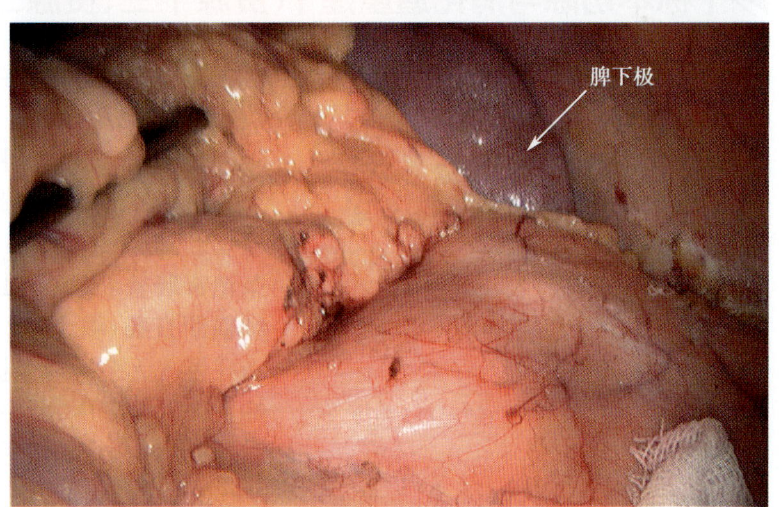

图 16-30　沿左结肠旁沟分离至脾下极

6. 肿瘤上方结肠系膜的裁剪与裸化　下拉结肠脾曲，判定预切定线。游离横结肠系膜至边缘动脉弓，切断结扎边缘血管弓（图 16-31），游离至肠壁，裸化肠管 2cm 备用（图 16-32）。

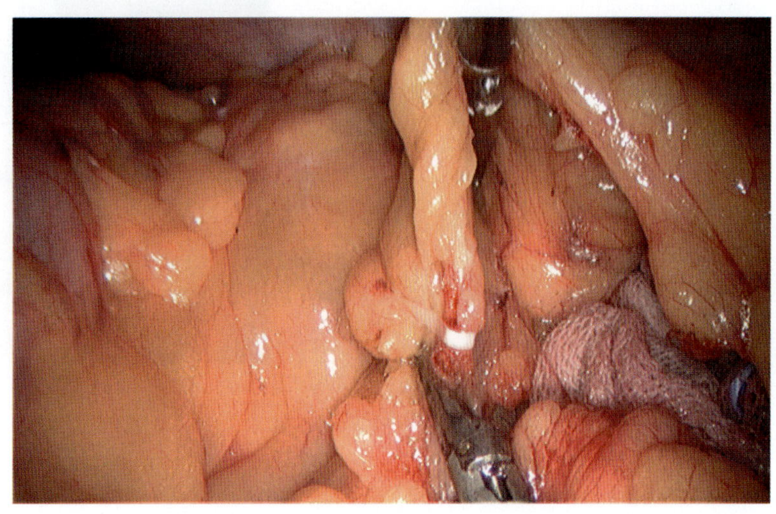
图 16-31　结扎结肠边缘血管

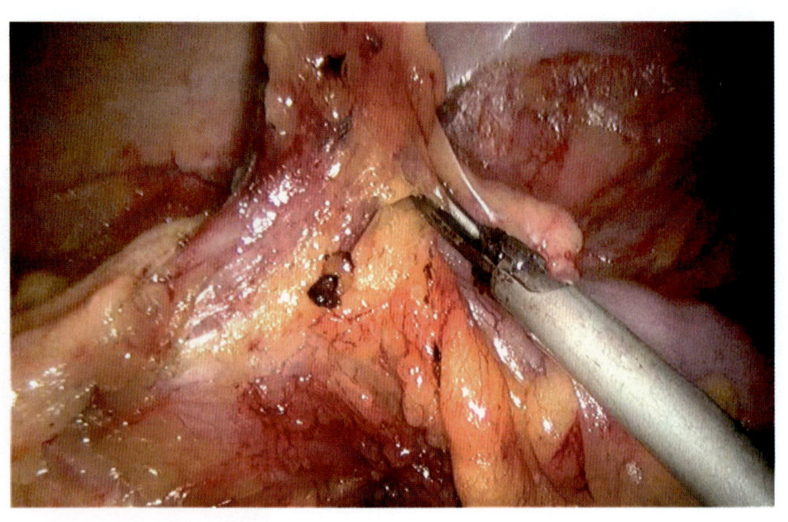

图 16-32　裸化横结肠肠管

【标本切除与消化道重建】(资源十三、资源三十五)

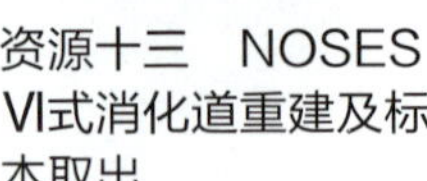

资源十三　NOSES Ⅵ式消化道重建及标本取出

资源三十五　NOSES Ⅵ式 A 法消化道重建及标本取出（动画）

1. **标本切除**　在肿瘤下方，乙状结肠肠管裸化区横行切一小口（图 16-33），助手用卵圆钳夹持抵钉座经肛门直肠送入腹腔（图 16-35）。在肿瘤上方裸化区的远端纵行切开一小口（图 16-36），将抵钉座置入近端结肠内（图 16-39），并用直线闭合器切断结肠（图 16-40），将抵钉座封闭于近端肠管，并用碘附纱条消毒肠管断端（图 16-41）。在肿瘤下方横向切口的基础上继续横断直肠（图 16-42），至此，左半结肠完全游离于腹腔。经戳卡孔置入无菌塑料保护套进入腹腔。术者与助手配合将标本顺畅置入保护套中，助手于体外用卵圆钳夹持住肠管一端，缓慢经直肠肛门拉出标本（图 16-43）。

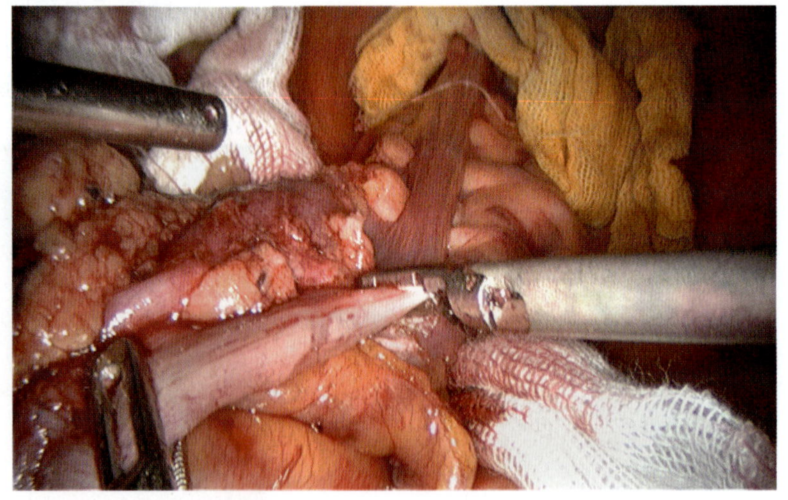

图 16-33　于肿瘤下方切开乙状结肠

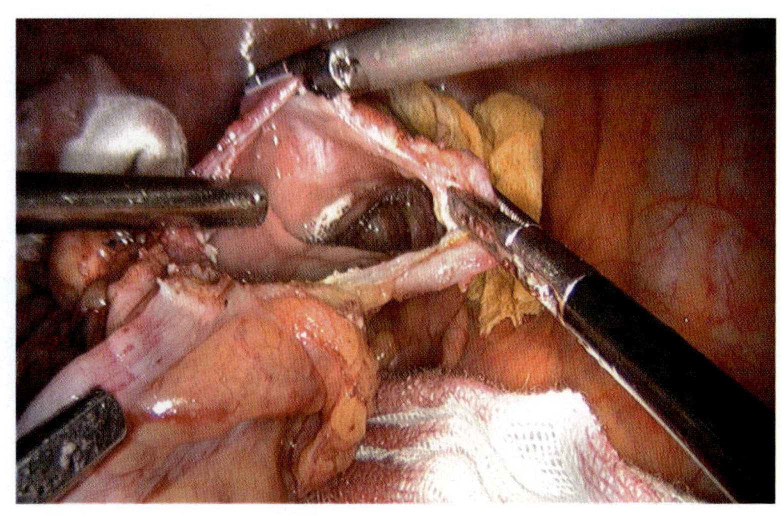

图 16-34　及时吸引肠内容物

配合技巧：

①在切开肠管时，助手需用吸引器吸净肠内容物，助手需掌握好吸引的速度，吸引过快将导致气腹消失（图 16-34）；②使用碘附纱布条进行消毒，周边用 1/2 纱布条保护。

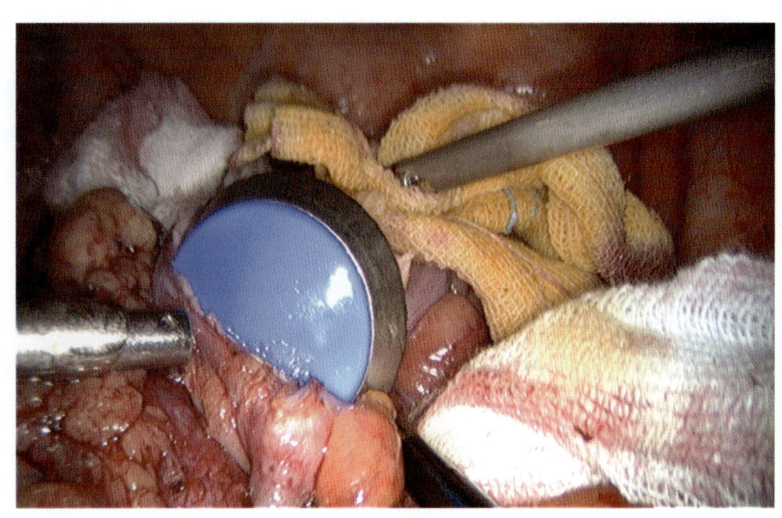

图 16-35　经肛门直肠将抵钉座送入腹腔

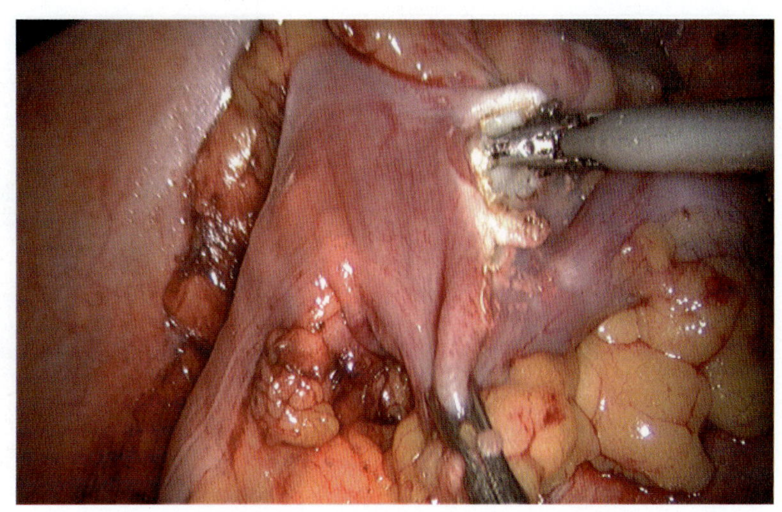

图 16-36　于肿瘤上方切开横结肠肠壁

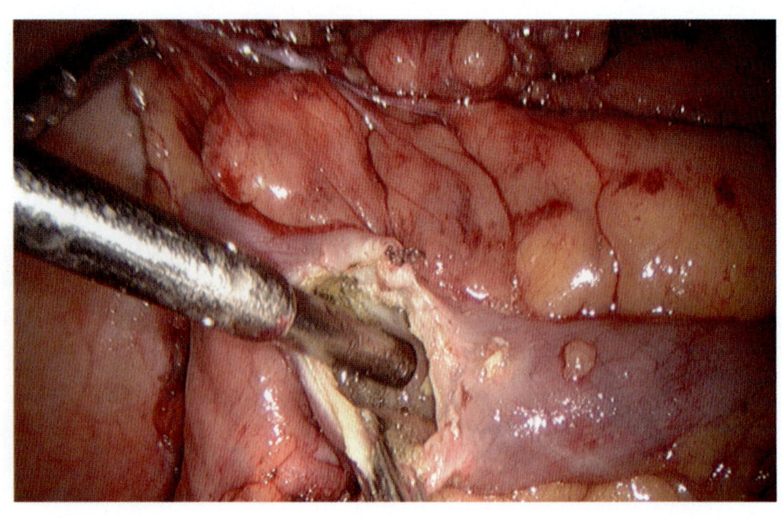

图 16-37　吸引器及时吸引

配合技巧：

①在切开肠管时，助手需用吸引器吸净肠内容物；②同时使用 1/4 碘附纱布条对肠腔进行消毒(图 16-37、图 16-38)。

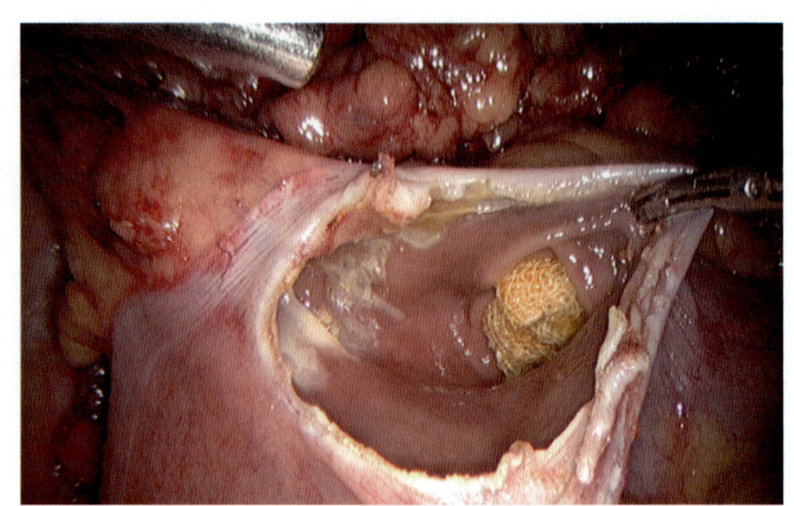

图 16-38　碘附纱布条进行肠腔内消毒

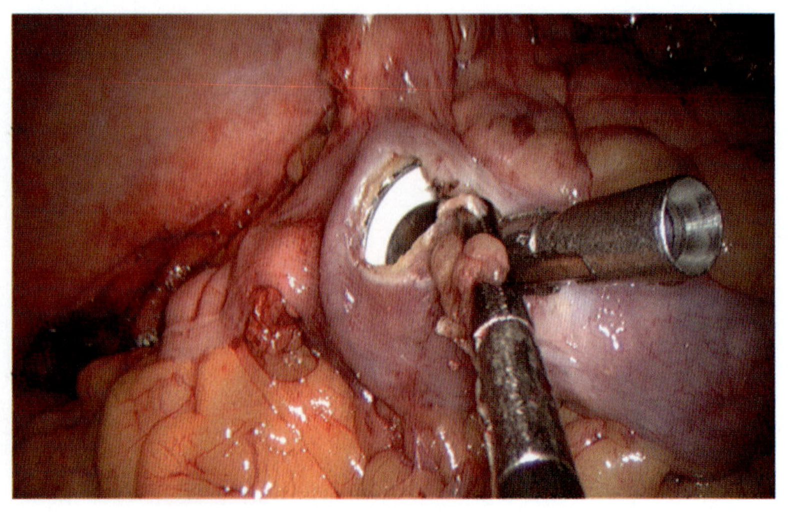

图 16-39　将抵钉座送入近端横结肠内

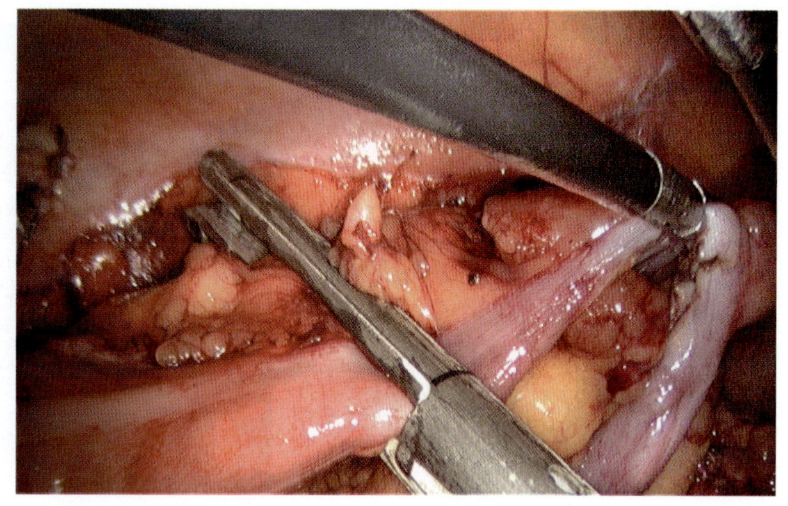

图 16-40　闭合切断横结肠肠管

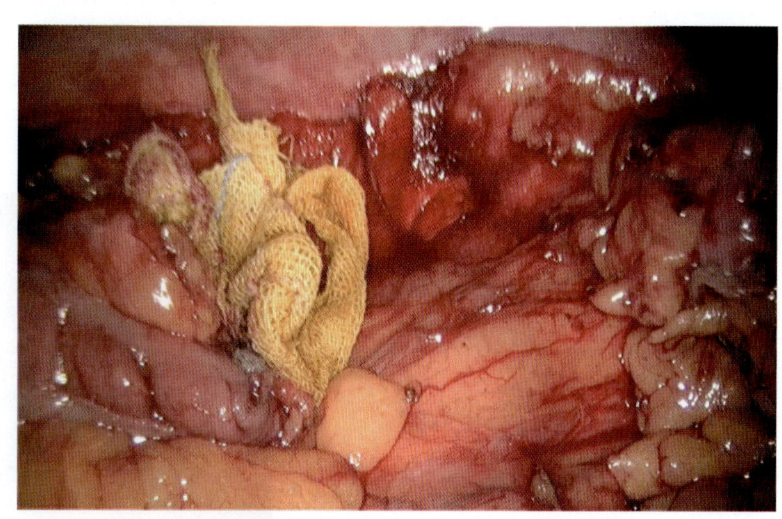

图 16-41　碘附纱条消毒肠管断端

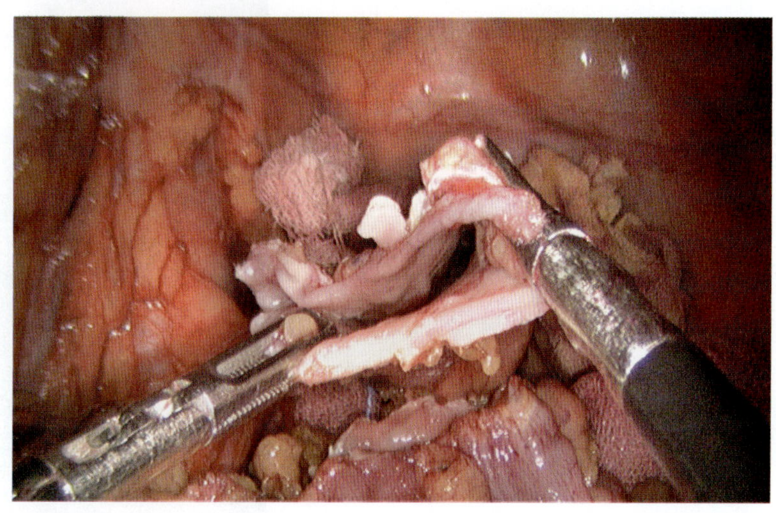

图 16-42　横断肿瘤下方肠管

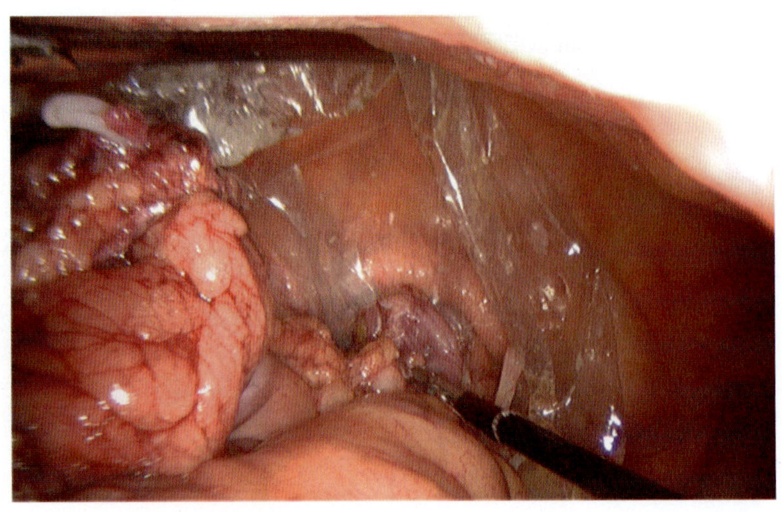

图 16-43　经肛门将左半结肠标本拉出体外

经验分享：

经肛门直肠置入无菌塑料保护套，不仅符合无菌无瘤原则，还有支撑作用，利用直肠的扩展性达到取出标本的目的。

2. 消化道重建　此时直肠断端是开放的，用直线切割闭合器闭合直肠断端（图 16-44），将切割下的残端用取物袋经 12mm 戳卡取出。用 1 000ml 碘附蒸馏水冲洗腹腔，减少腹腔感染的可能性。将抵钉座连接杆从近端结肠闭合线一角取出（图 16-45）。助手经肛门置入环形吻合器，在直肠断端左侧角旋

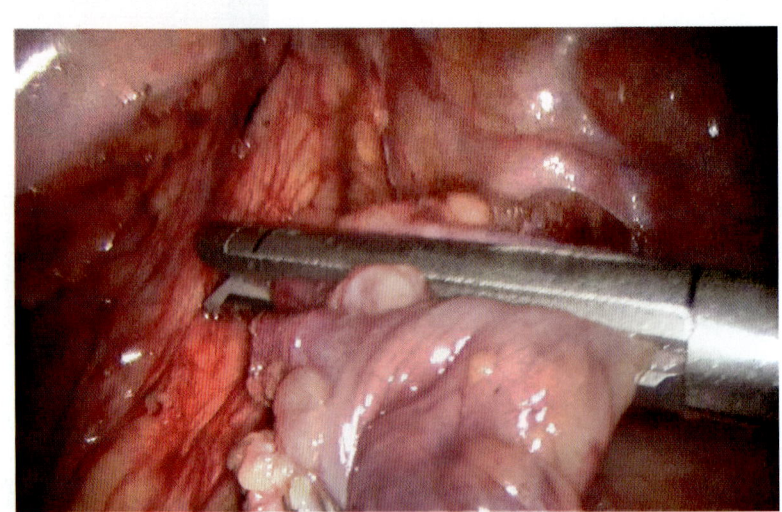

图 16-44　闭合直肠断端

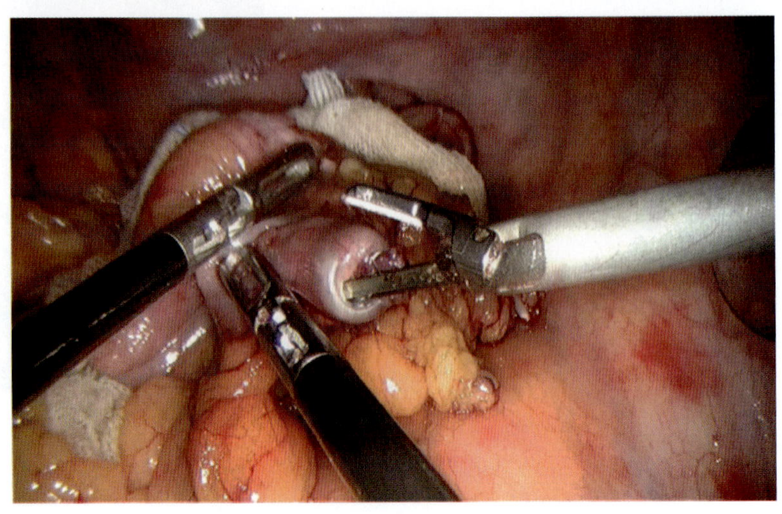

图 16-45　取出抵钉座连接杆

资源十四 腹腔镜下左半结肠吻合口加固缝合

出穿刺针(图 16-46),完成吻合器连接(图 16-47),调整结肠系膜方向,旋紧击发,完成吻合(图 16-48)。检查吻合环是否完整,再行危险三角的“8”字缝合(图 16-49,资源十四)。注水注气试验检查吻合口是否通畅确切(图 16-50)。腹腔冲洗,检查无误后置入两枚引流管于吻合口旁(图 16-51、图 16-52)。停止气腹,排出腹腔气体,关闭戳卡孔。

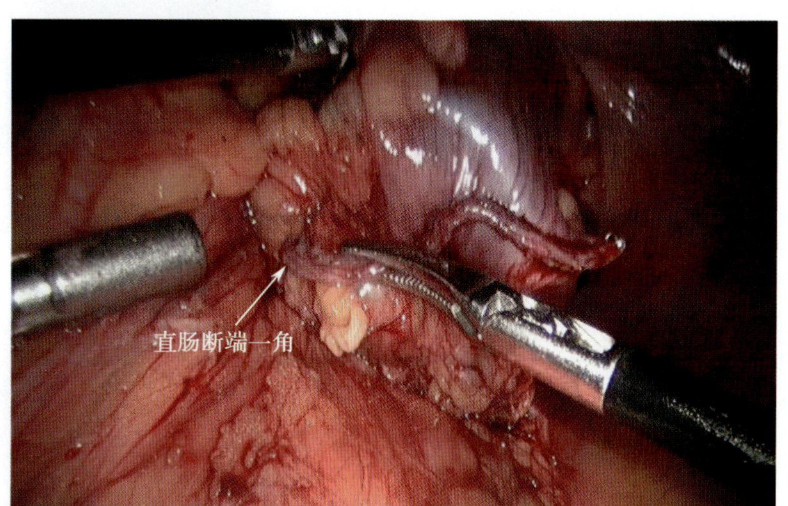

图 16-46 于直肠断端一角旋出吻合器穿刺针

经验分享:

吻合器穿刺针应在直肠断端一角取出,可减少一个危险三角,从而减少吻合口漏的技术因素。

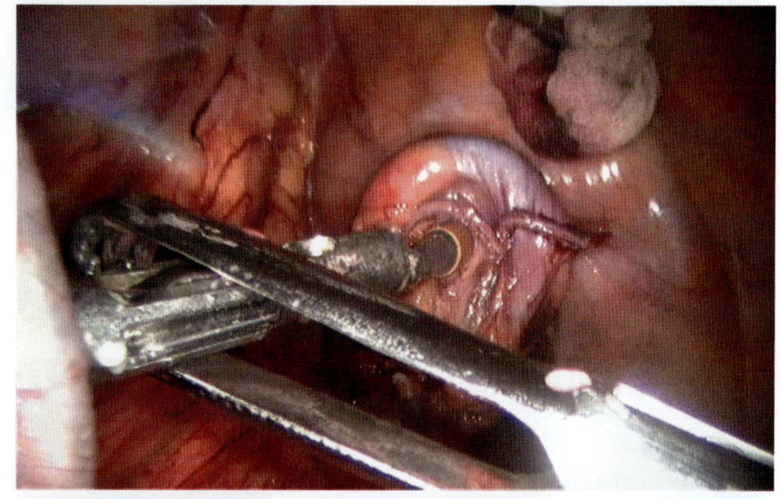

图 16-47 完成吻合器对接

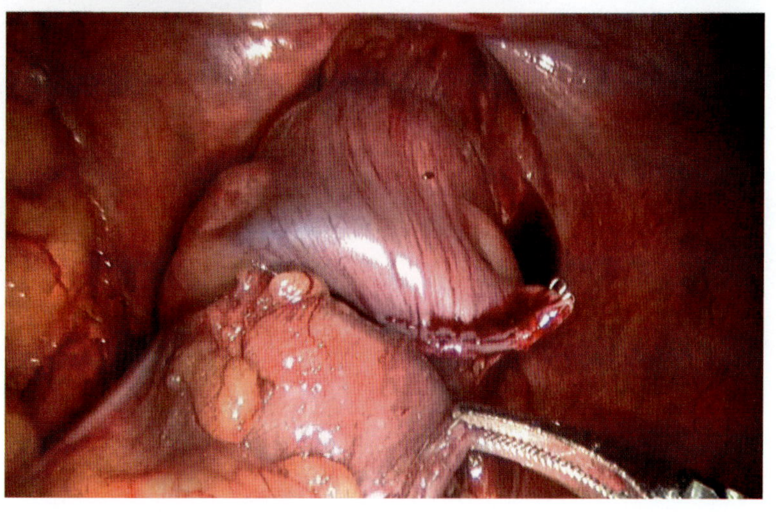

图 16-48 行横结肠与直肠端端吻合

图 16-49　危险三角

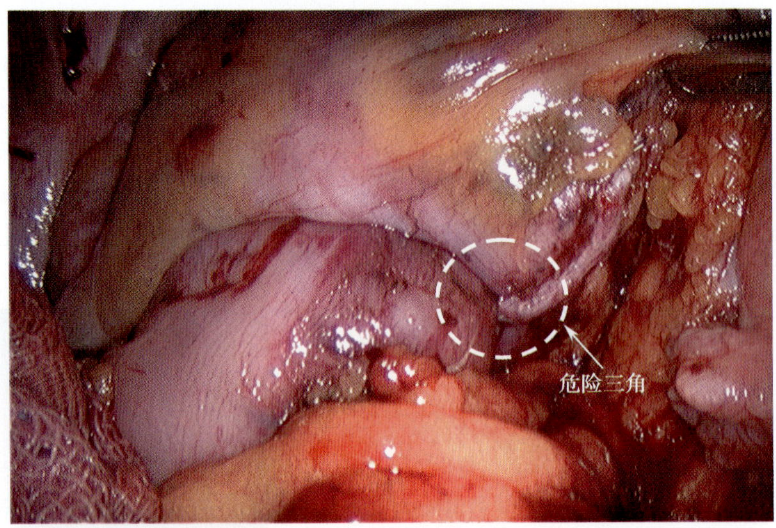

图 16-50　注水注气试验

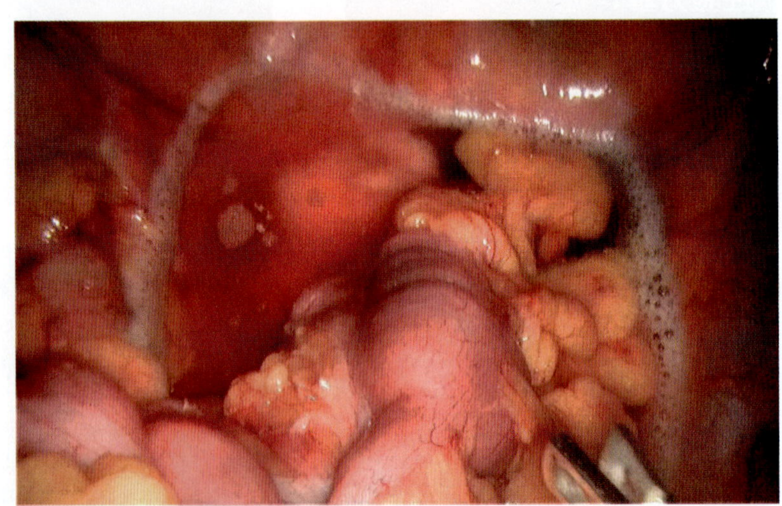

图 16-51　置入右侧盆腔引流管

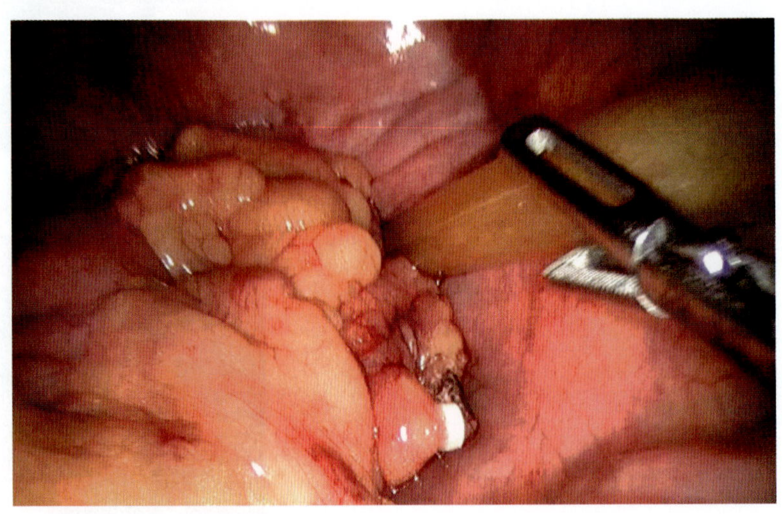

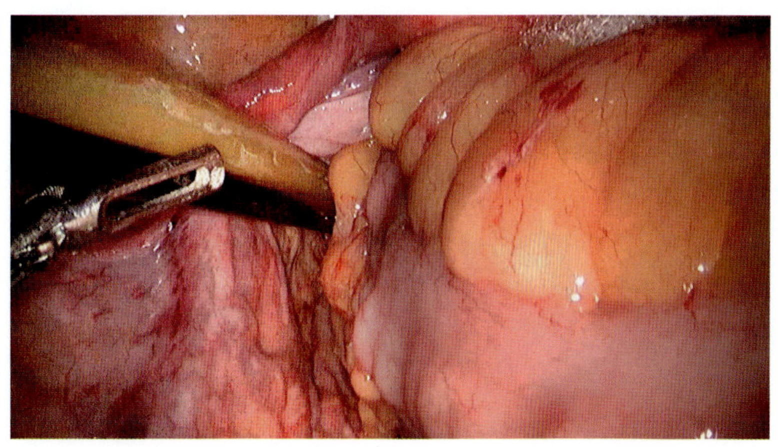
图 16-52　置入左侧盆腔引流管

【术后腹壁及标本照片】(图 16-53、图 16-54)

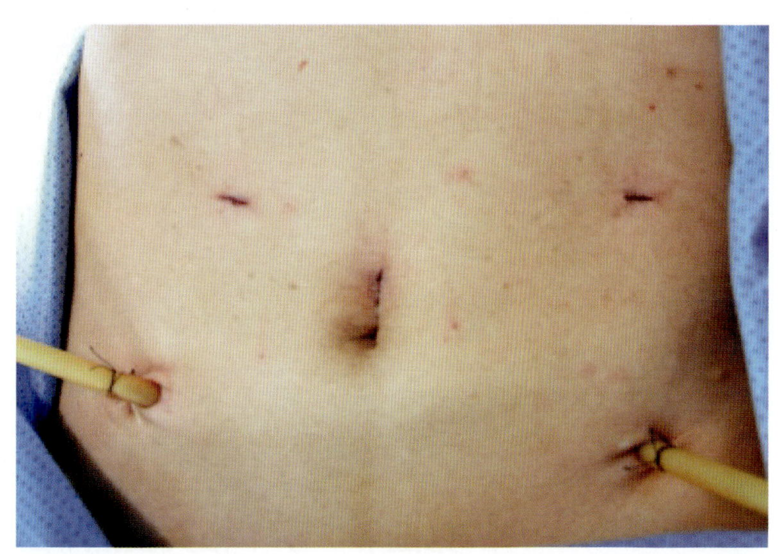
图 16-53　术后腹壁照片

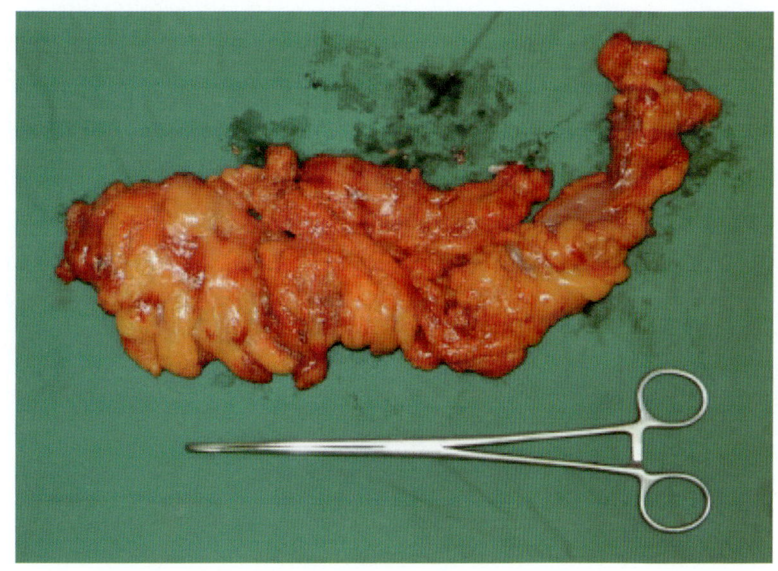
图 16-54　标本照片

【手术示意图】(图 16-55)

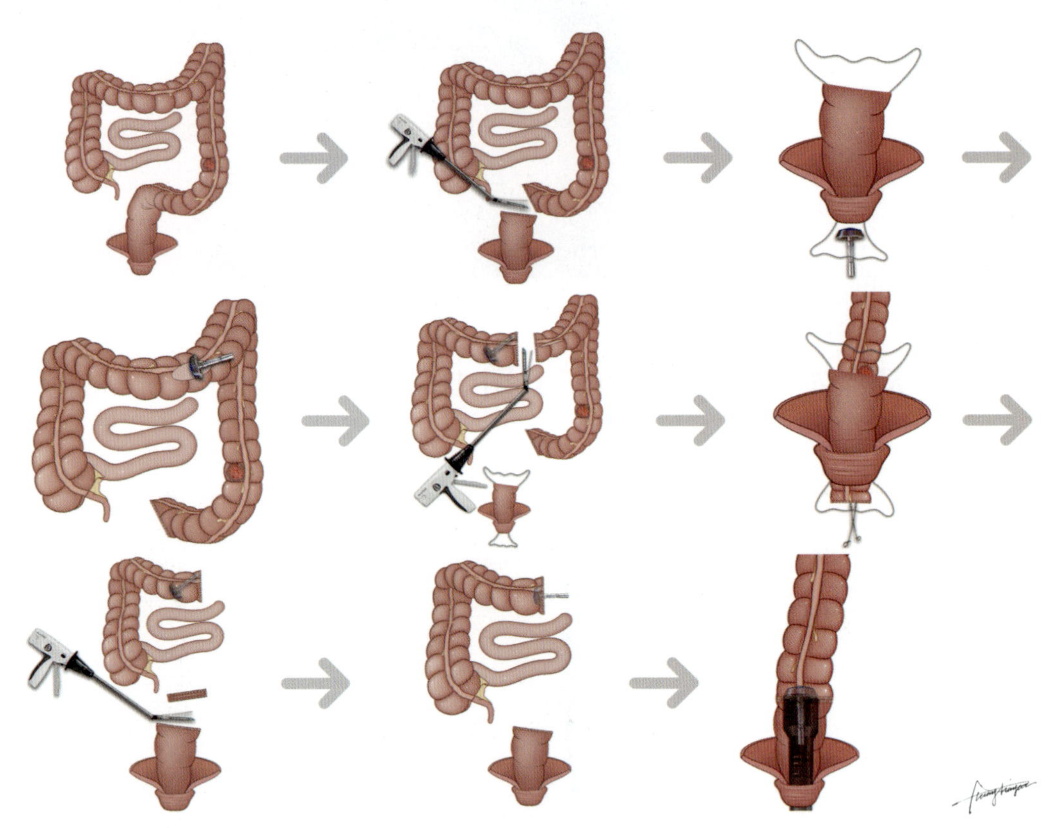

图 16-55 NOSES Ⅵ式 A 法标本取出及消化道重建的主要手术步骤(示意图)

第四节 手术相关要点、难点、热点剖析

【腹腔镜左半结肠癌根治术手术入路的选择】

内侧入路不仅适用于右半结肠癌,在左半结肠癌根治术中也同样适用。这种手术入路方式使术野更加清晰,且更有利于寻找到正常的操作平面及间隙,有助于术者辨别输尿管的解剖层次。进入 Toldt 间隙后,可清晰显露输尿管及生殖血管,从而有效防止输尿管及生殖血管损伤。更重要的是,内侧入路更符合无瘤原则的要求,先进行血管根部结扎,可以有效防止因手术挤压造成的肿瘤细胞血行转移。此操作过程中,可确保切断肠系膜下动脉根部的安全性,达到更彻底地根治肿瘤的目的。在由内侧向外侧游离的过程中,需助手的牵拉暴露,使系膜具有一定张力,有助于系膜游离的顺利进行,也能够保持结肠系膜的完整性。难点在于肠系膜下静脉根部及胰体尾部下缘的游离(图 16-56),同时可采用保留肠系膜下静脉的方法(图 16-57)。

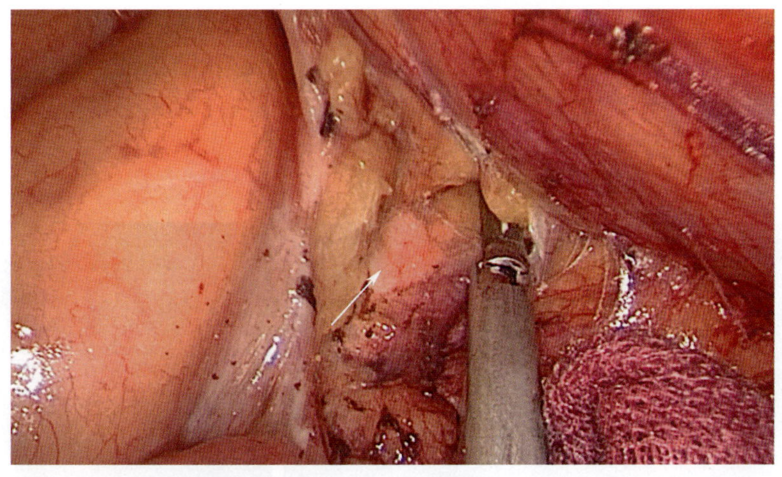

图 16-56 游离胰体尾下缘

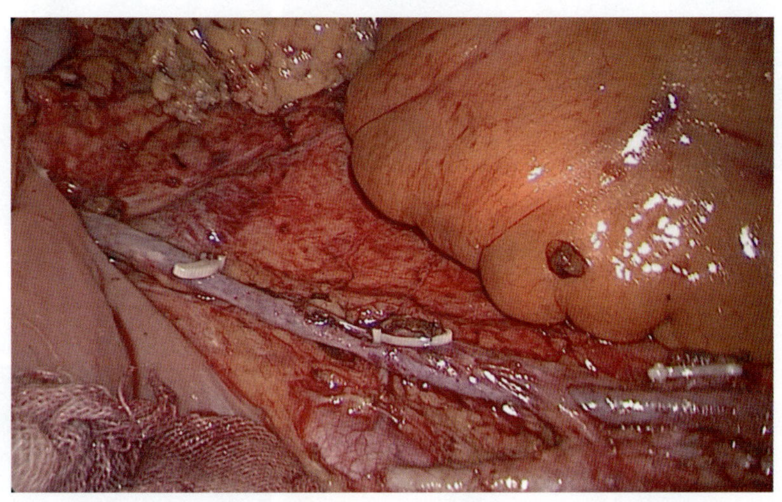

图 16-57 保留肠系膜下静脉

【结肠癌术前定位的常用方法】

随着腹腔镜技术的开展与普及，结肠癌术前定位问题逐渐引起广泛关注和重视。准确的肿瘤定位既可以指导外科医师选择合理的手术入路，还能够判定手术切除的范围。目前常用的结肠肿瘤定位的方法主要包括结肠镜、结肠三维重建 CT、经内镜注射纳米碳定位等方法。

结肠镜可直视下观察病变，可以进行病理活检，是目前诊断结肠癌最主要的检查方法，其对结肠肿瘤鉴别的敏感性高达 85%~95%，但对于结肠癌定位的准确率一直饱受争议。由于肠腔内除回盲瓣外没有其他明显解剖学标志，因此很难判断观察部位的确切位置，受观察者的经验影响较大。此外，由于乙状结肠、横结肠为腹膜内位器官，系膜较长，肠管活动度较大，镜检时过度充气牵拉都会影响对肿瘤位置的判断，仅靠进镜深度进行定位可能存在很大误差。

结肠三维重建 CT 以其耐受性强、诊断敏感性高、观察病变全面等优势在临床广泛普及，在结直肠肿瘤定位方面更显现其独特优势，并逐渐取代了结肠气钡双重造影的地位(图 16-58)。相关研究表明，结肠三维重建 CT 显示肿瘤部位的准确率高达 100%，与术中所见基本相同，可以通过任意角度观察病变，明确肿瘤具体位置，肠管有无狭窄、狭窄程度，以及病变局部侵犯范围及转移情况，为制订手术方案、判断预后提供确切依据。该检查在直肠癌中也有很高的应用价值,尤其对于准备接受 NOSES Ⅱ式和Ⅲ式手术的患者。因为该术式需要将肠管拉出体外,需考虑乙状结肠的长度是否能保证肠管拉出体外。通过结肠三维重建 CT 可以清晰观察乙状结肠的走行和长短,有利于术前充分评估标本拉出体外的难易度。

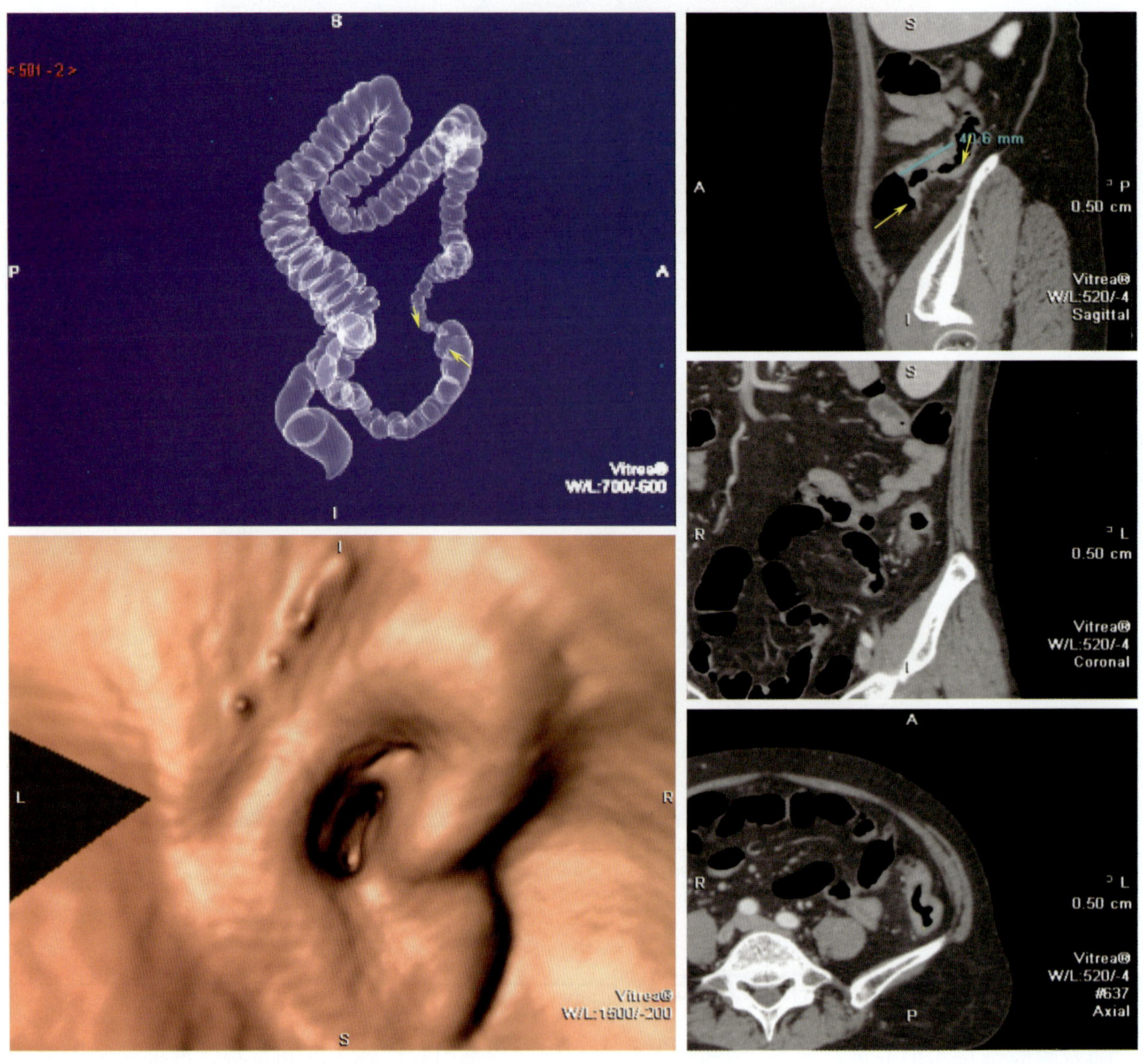

图 16-58 结肠三维重建 CT 显示肿瘤所在部位

经内镜注射纳米碳也是目前较为常见的肿瘤定位方法,经长期临床实践证明,该方法是一种安全、准确、经济的肿瘤定位方法,其准确率高达 90% 以上。随着腹腔镜结直肠手术的广泛开展,其在临床中的使用更为广泛。该方法主要是在术前经肠镜向肠黏膜下注入纳米碳,黏膜下的纳米碳向肌层和浆膜层扩散,在浆膜下形成黑色斑块,术中以此为依据判断病变部位和预切除肠管范围(图 16-59)。此外,纳米碳对淋巴结检出也有很好的指示作用(图 16-60)。

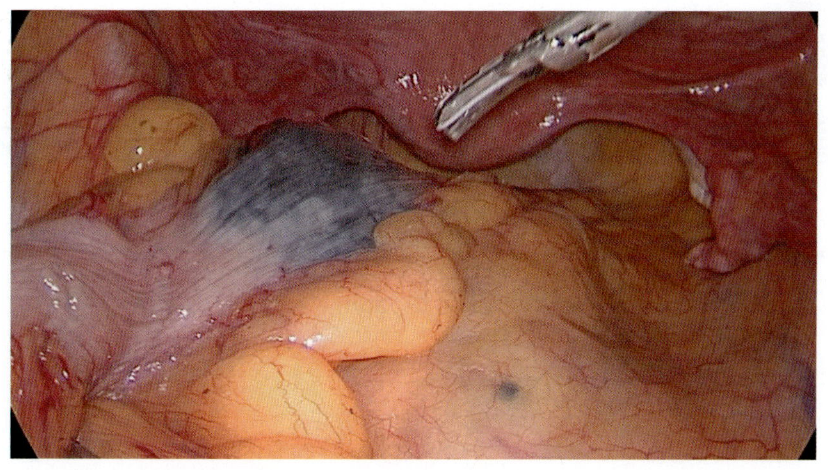

图 16-59 应用纳米碳技术对肿瘤进行定位

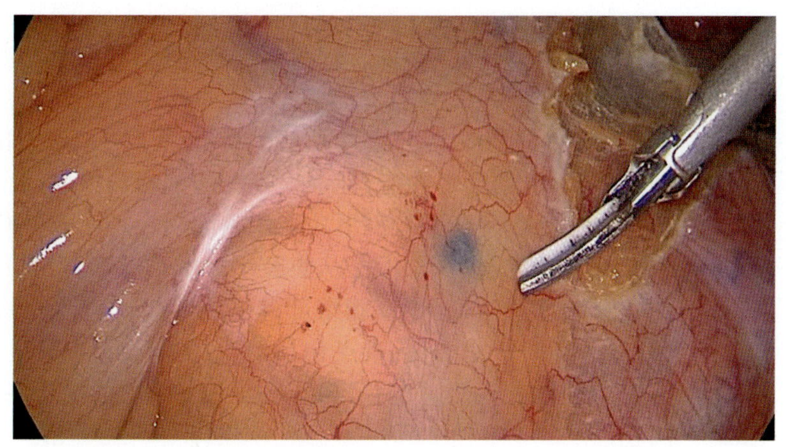

图 16-60 纳米碳标记的淋巴结

（王锡山 姜 争 卢 召）

第十七章　腹部无辅助切口经直肠切口拖出标本的腹腔镜下左半结肠癌根治术

（CRC-NOSES Ⅵ式 B 法）

【前言】

左半结肠癌患病率低，病例不常见，手术涉及脾曲游离、消化道重建、标本取出等难度较大的操作。与 NOSES Ⅵ式 A 法相比，NOSES Ⅵ式 B 法的特点表现为适用于肿瘤位置相对更高、离腹膜反折更远的病例；为了保留直肠、部分乙状结肠的功能，标本经直肠前壁切口拖出，而非经直肠断端；消化道重建适合采用全腹腔镜下功能性侧侧吻合。同样，NOSES Ⅵ式 B 法的操作难点主要涉及两个方面：从腹腔镜技术角度而言，操作难点包括左半结肠的完整结肠系膜切除、系膜根部淋巴结清扫，以及结肠脾曲的解剖游离；从 NOSES 技术角度而言，难点包括经直肠肛门标本取出，全腹腔镜下消化道重建，无菌术、无瘤术的精准运用等，这些都是术者需要面对和克服的主要问题。

第一节　适应证及禁忌证

【适应证】（图 17-1~ 图 17-3）

1. 肿瘤位于降结肠、乙状结肠近端。
2. 肿瘤环周径小于 3cm 为宜。
3. 肿瘤未侵出浆膜为宜。

【禁忌证】

1. 肿瘤位于结肠脾曲和横结肠近脾曲处。
2. 肿瘤环周径大于 3cm。
3. 肿瘤侵出浆膜。
4. 过于肥胖者（BMI > 35kg/m^2）。

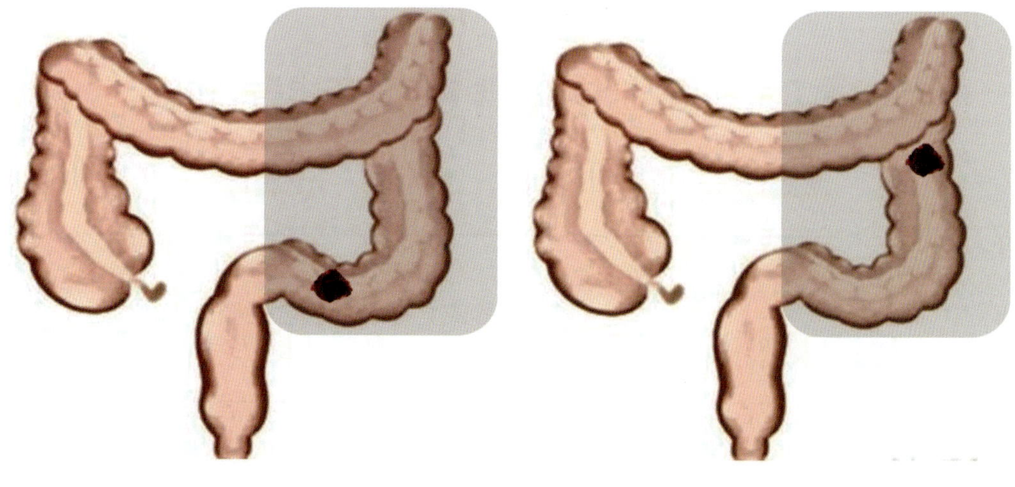

图 17-1　手术切除范围

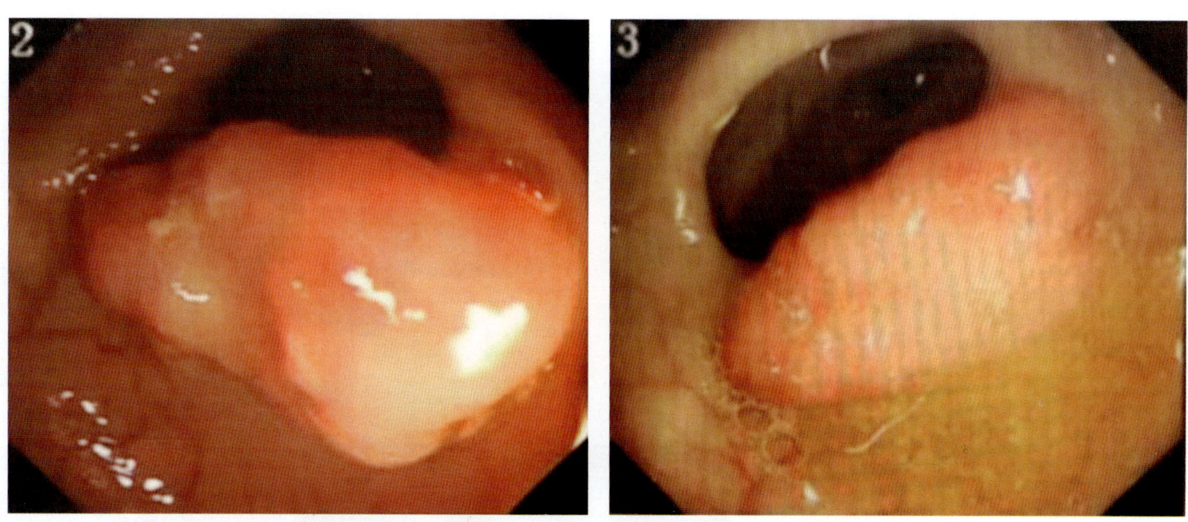

图 17-2　肠镜：肿瘤距肛门 40cm，侧向发育型，最大径为 2cm

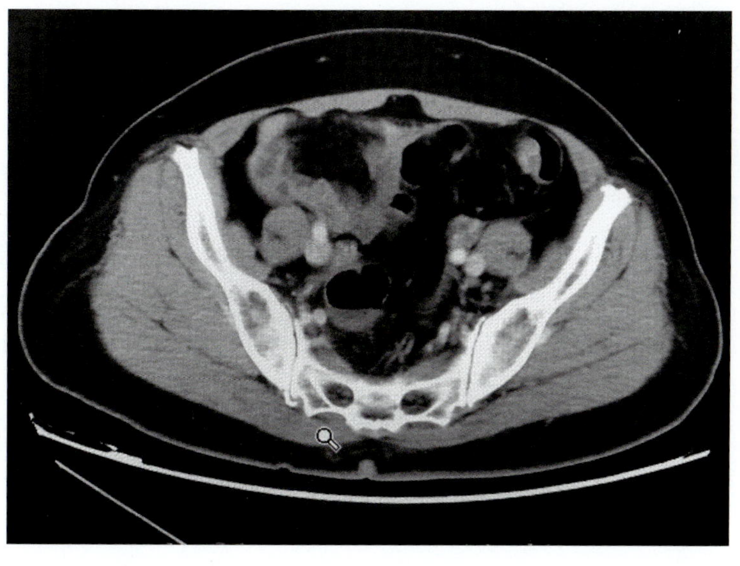

图 17-3　腹盆腔增强 CT：肿瘤位于降结肠

第二节　麻醉、体位、戳卡位置与术者站位

【麻醉方式】

全身麻醉或全身麻醉联合硬膜外麻醉。

【手术体位】

患者取功能截石位，右侧大腿需稍平一些，有利于术者操作（图 17-4）。

图 17-4　患者体位

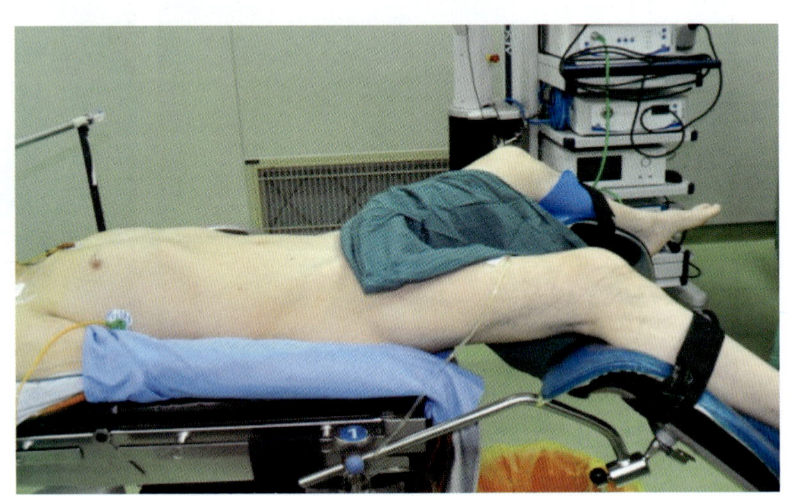

【戳卡位置】（图 17-5）

1. **腹腔镜镜头戳卡孔（10mm 戳卡）**　位于脐下 2~3cm 处。
2. **术者主操作孔（12mm 戳卡）**　位于右髂前上棘与脐连线的中外 1/3 处。
3. **术者辅助操作孔（5mm 戳卡）**　位于脐水平上方 10cm 与右腹直肌外缘交叉处的横结肠投影区。
4. **助手主操作孔（5mm 戳卡）**　位于脐上方 10cm 与左锁中线交叉处。
5. **助手辅助操作孔（5mm 戳卡）**　位于脐与左髂前上棘连线中外 1/3 处，便于放置引流管。

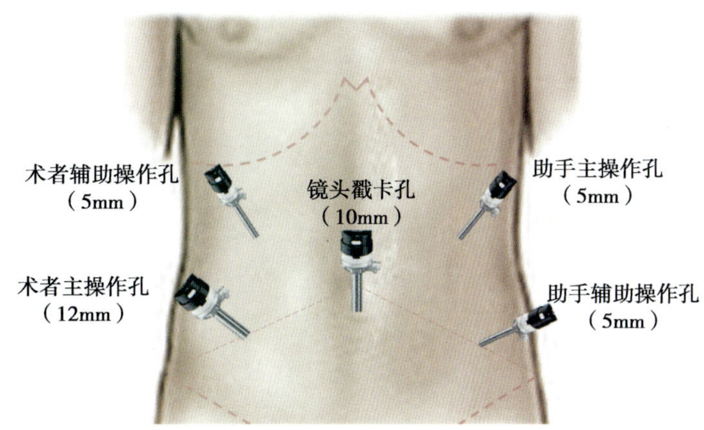

图 17-5 戳卡位置（五孔法）

【术者站位】

术者站位于患者右侧，助手站位于患者左侧（图 17-6a）；在处理脾曲时，助手移至患者两腿之间（图 17-6b）；在进行消化道重建和标本取出时，助手返回到患者左侧（图 17-6c）；扶镜手站位于术者同侧（图 17-6）。

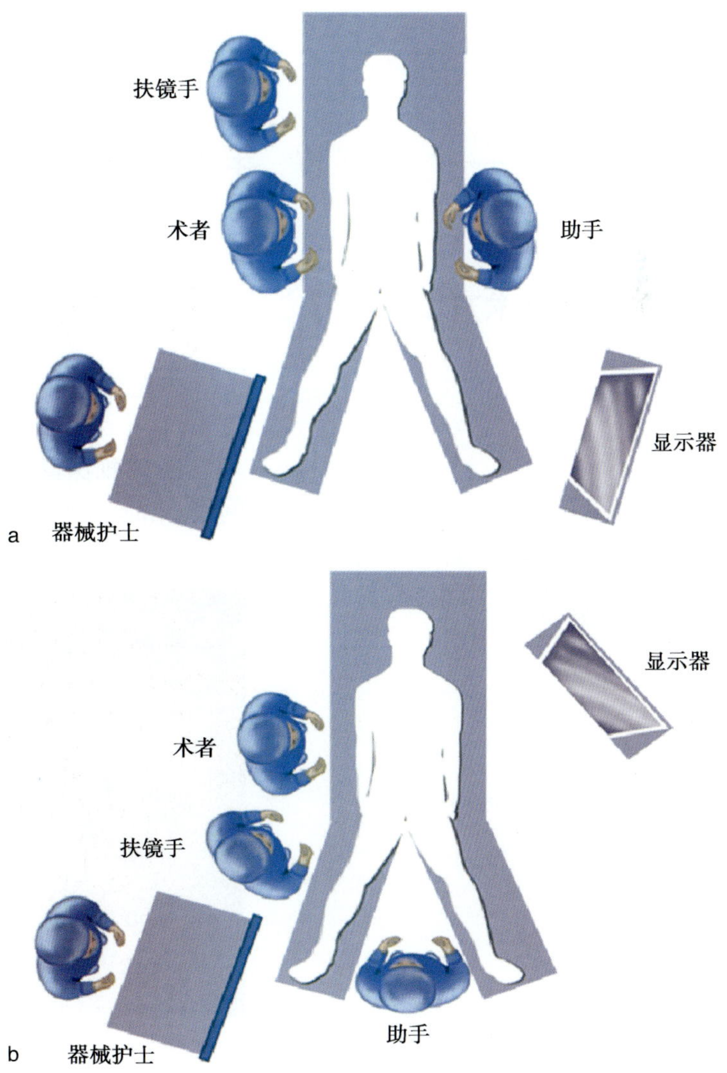

图 17-6 术者站位
a. 游离脾曲前；b. 游离脾曲；c. 标本取出及消化道重建。

图 17-6（续）

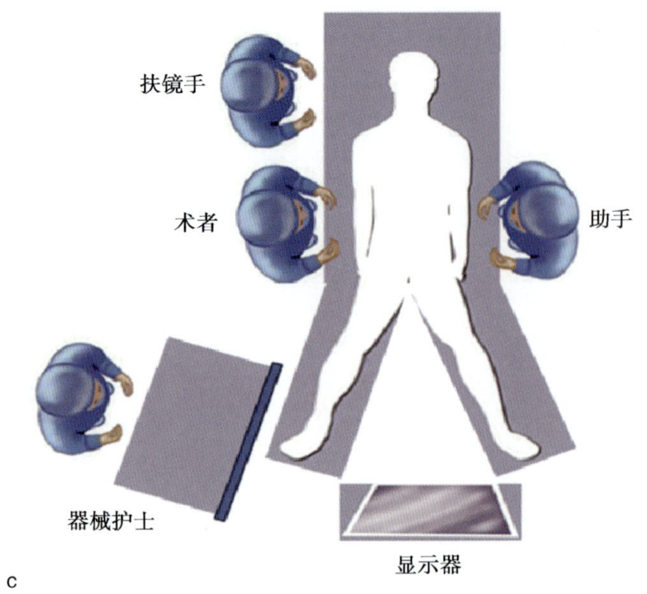

【特殊手术器械】

超声刀、60mm 直线切割闭合器、29mm 环形吻合器、无菌保护套。

第三节　手术操作步骤、技巧与要点

【探查与手术方案制订】

在充分术前检查和术前讨论方案评估的基础上，探查分三步。

1. 常规探查　进镜至腹腔后，常规观察肝、胆囊、胃、脾、大网膜、结肠、小肠和盆腔有无肿瘤种植和腹水（图 17-7、图 17-8）。

图 17-7　探查肝、胃

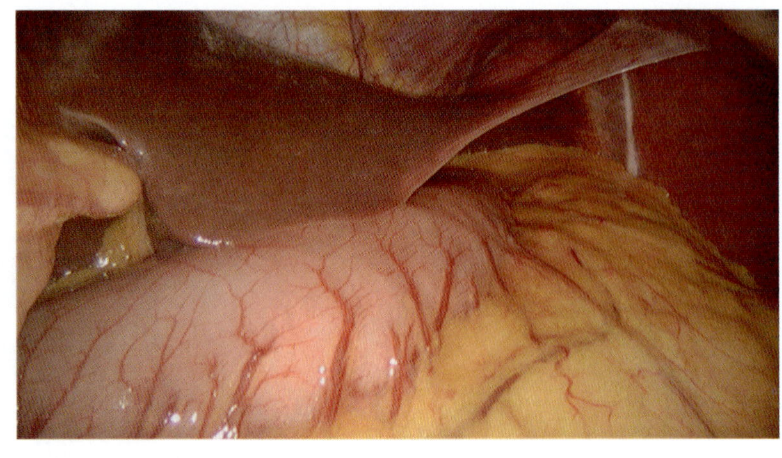

图 17-8　探查盆腔

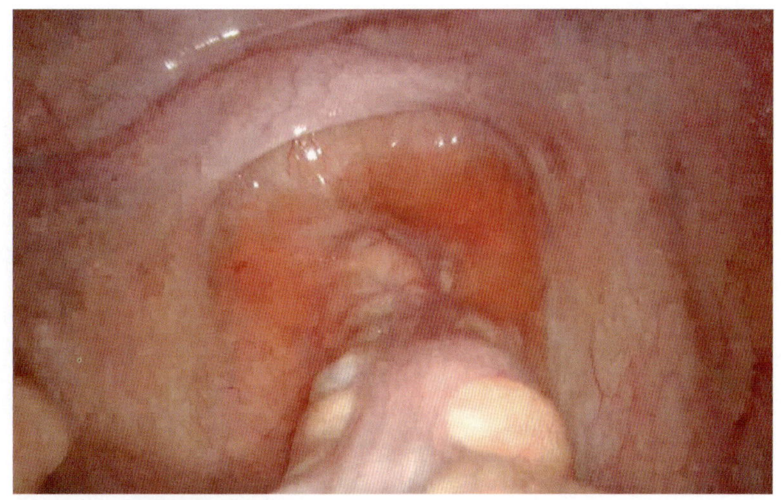

2. 肿瘤探查　肿瘤位于降结肠，判断肿瘤的大小。详细评估肿瘤经直肠拉出的可能性（图 17-9）。

图 17-9　探查肿瘤位置

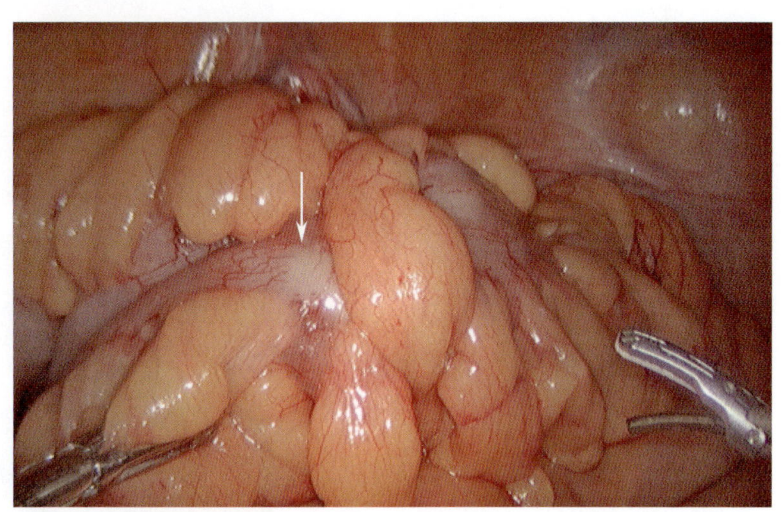

3. 解剖结构判定　首先，判定结肠及系膜的结构特点，即肠管游离后，下拉的长度和血管弓的走行是否有利于镜下吻合；其次，判定肠系膜肥厚程度及肿瘤环周径情况是否适合经直肠拉出。

【解剖与分离】

1. 肠系膜下动、静脉根部的处理　术者用超声刀在肠系膜下动脉根部打开后腹膜（图 17-11），并在腹主动脉外侧向屈氏韧带打开后腹膜，小心分离，进入 Toldt 筋膜间隙（图 17-12）。在肠系膜下动脉根部上方、下方、左侧建立空间，裸化肠系膜下动脉根部，双重结扎切断（图 17-13、图 17-14）。提起根部向外侧游离，向上游离至屈氏韧带外侧，在胰腺下缘横断肠系膜下静脉（图 17-15、图 17-16）。

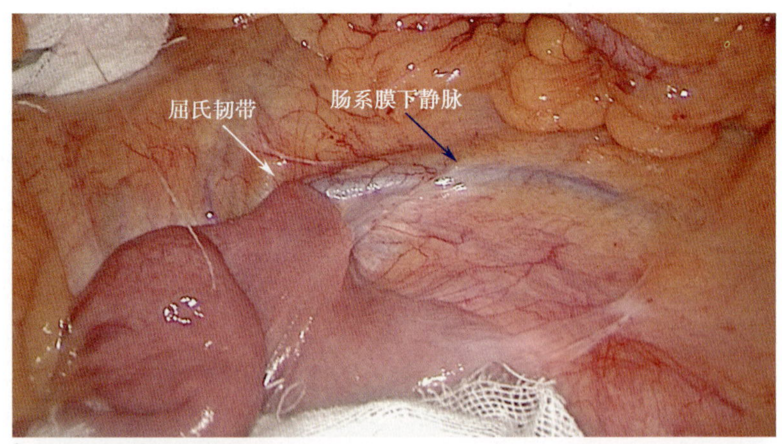

图 17-10　显露屈氏韧带和肠系膜下静脉

配合技巧：

助手左手持钳提起肠系膜下动脉，右手钳持 1/2 纱布将小肠推向右侧腹腔，显露肠系膜下动脉根部，可见腹主动脉搏动及屈氏韧带和其外侧肠系膜下静脉走行（图 17-10）。

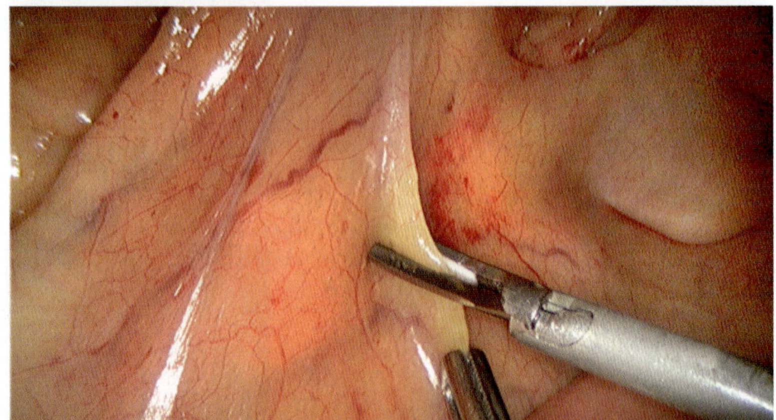

图 17-11　第一刀切入点

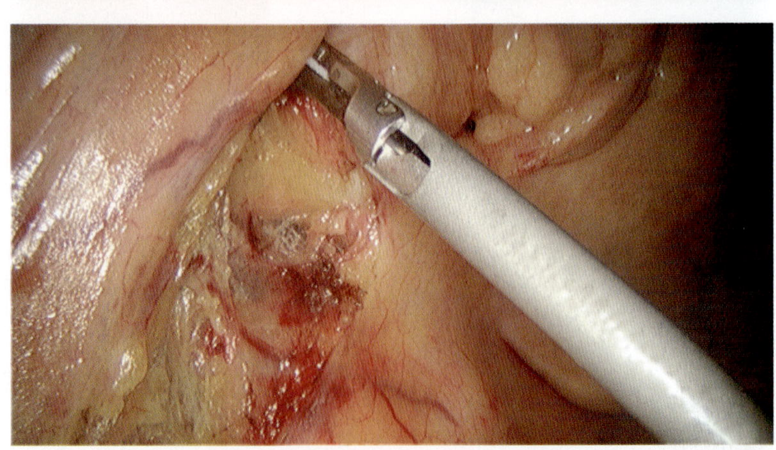

图 17-12　进入 Toldt 间隙

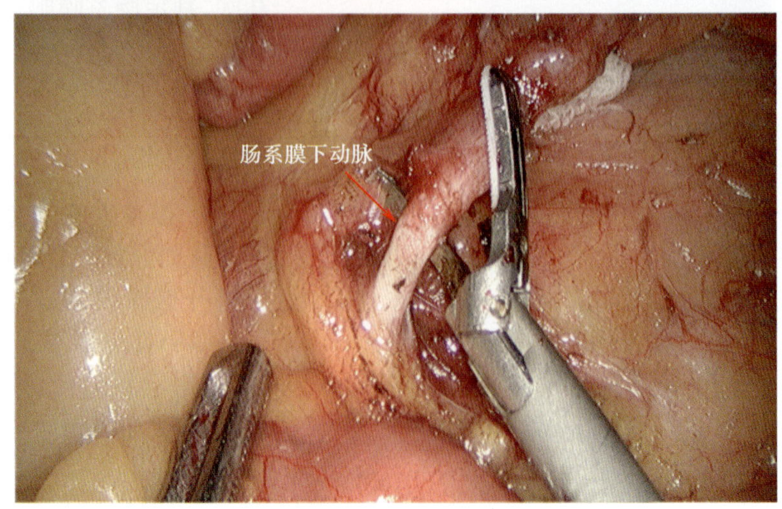

图 17-13　裸化肠系膜下动脉

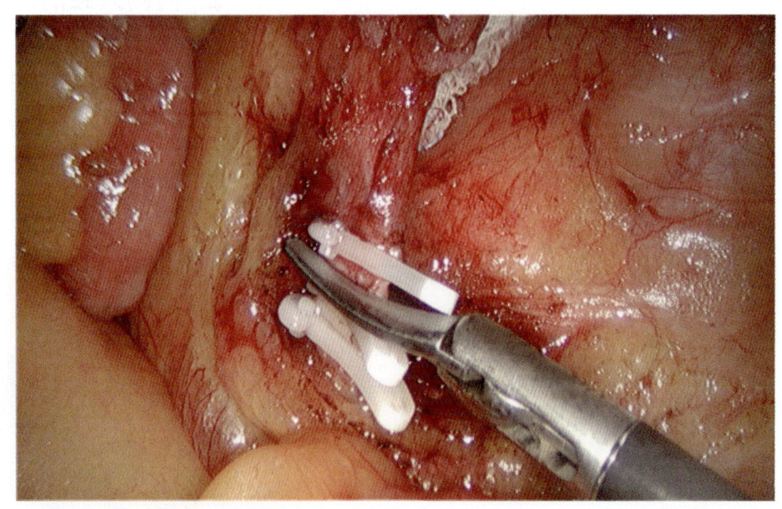

图 17-14　结扎切断肠系膜下动脉

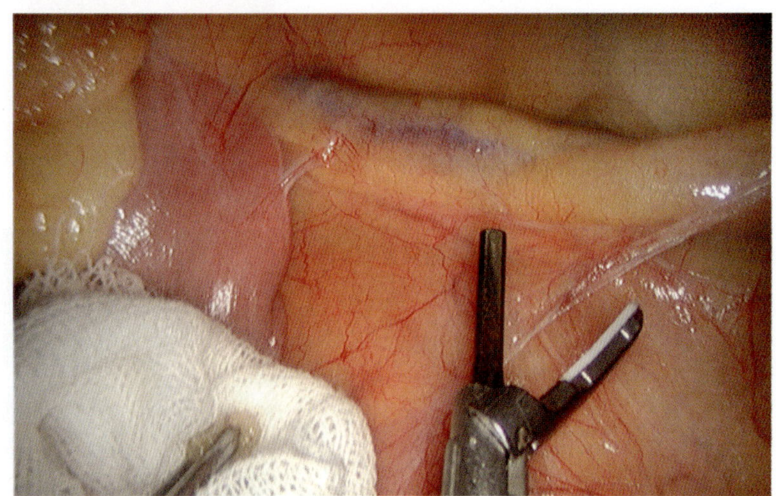

图 17-15　游离肠系膜下静脉

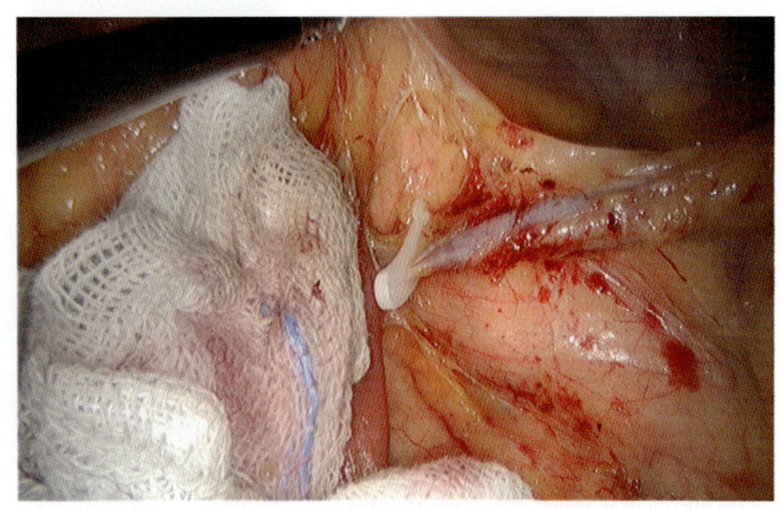

图 17-16　结扎肠系膜下静脉

2. 内侧入路的左半结肠系膜游离 提起肠系膜下静脉断端和肠系膜下动脉断端，用超声刀向外侧、向下、向上锐性和钝性分离相结合游离 Toldt 筋膜（图 17-17）。在下方可见左侧输尿管走行及蠕动。中侧在左肾脂肪囊表面充分游离，上方在胰腺下缘游离至胰尾（图 17-18）。

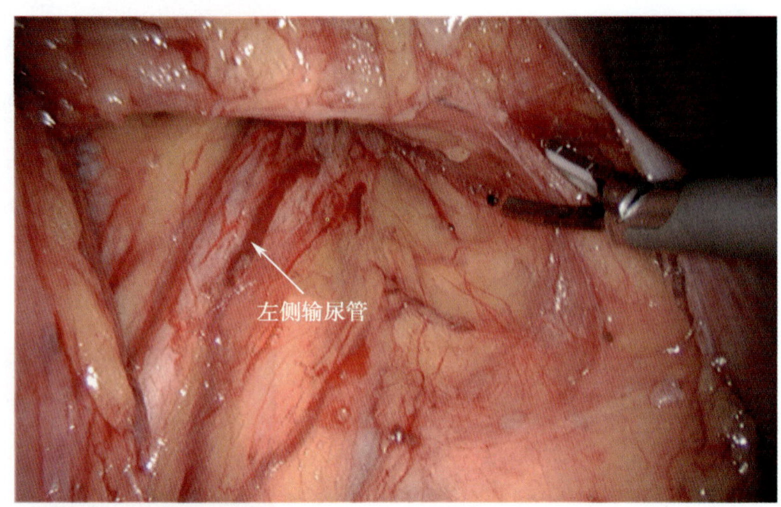

图 17-17 沿 Toldt 间隙向外侧游离系膜

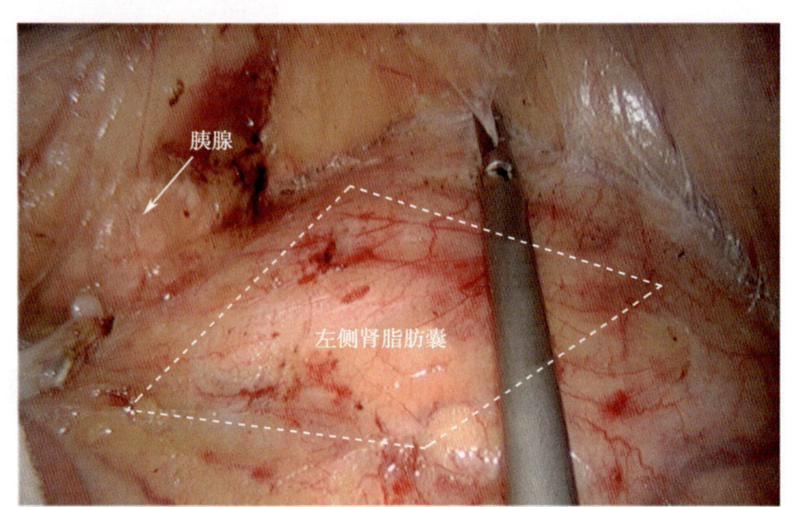

图 17-18 沿 Toldt 间隙向上方游离系膜

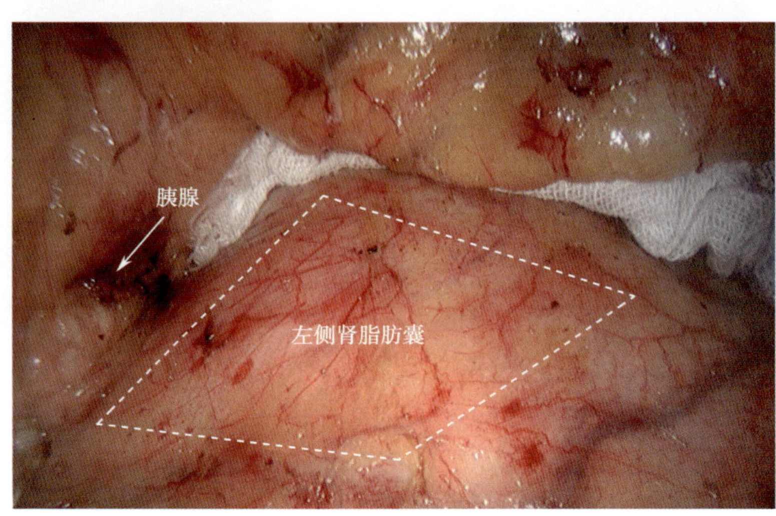

图 17-19 小纱布置于系膜后方

小纱布妙用：

用纱布条垫于游离的乙状结肠系膜后方，起保护和指示作用（图 17-19）。

3. 乙状结肠及直肠系膜的处理　评估肿瘤下方切除范围。本术式肿瘤下缘预切线在直肠上段为宜。提起肠系膜下动脉走行系膜，向下分离至骶骨岬水平，注意保护腹主动脉前神经（图 17-20）。横行切断直肠系膜至肠壁，其中，直肠上动、静脉远端宜用血管夹夹闭（图 17-21、图 17-22）。直肠乙状结肠交界处裸化肠管 3~4cm 备用（图 17-23）。

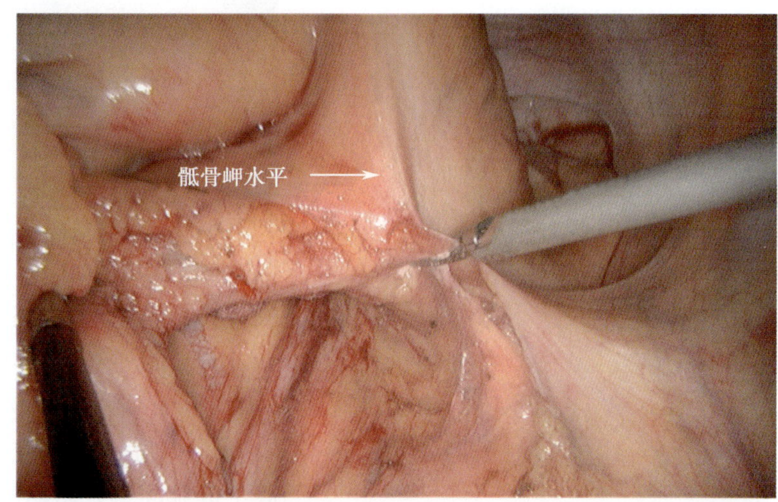

图 17-20　沿肠管右侧向下切开系膜

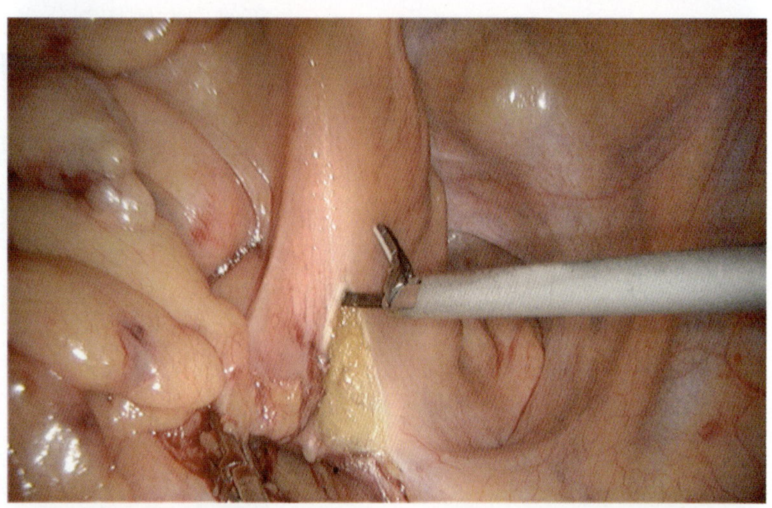

图 17-21　裁剪乙状结肠系膜

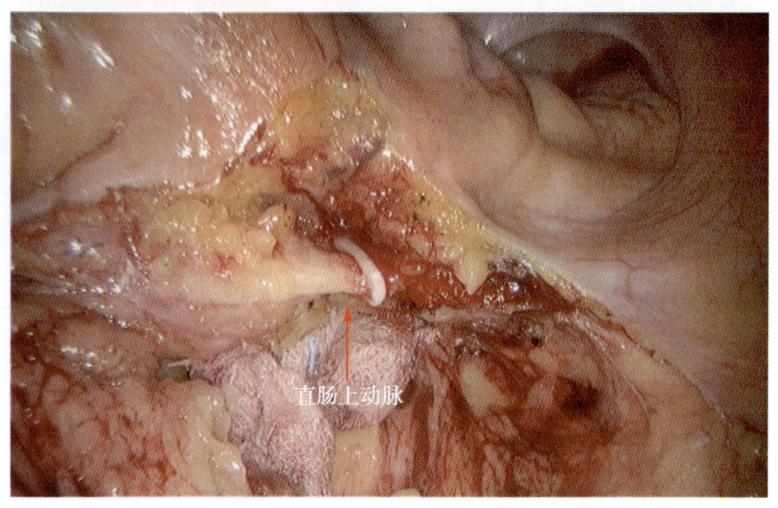

图 17-22　结扎直肠上动脉

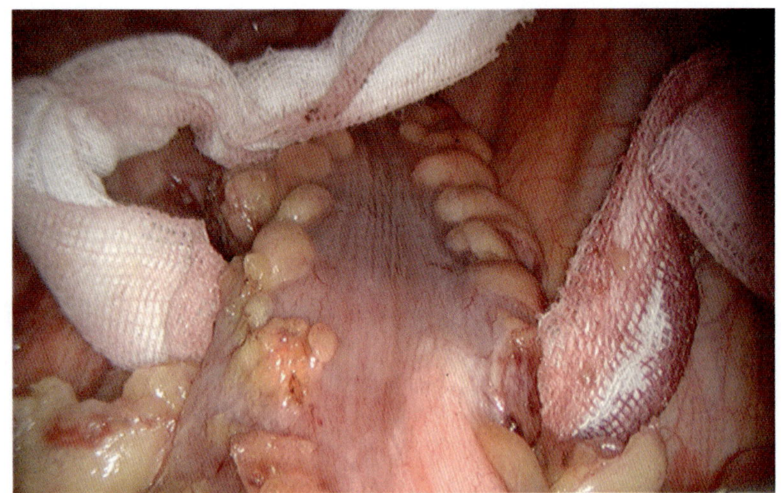

图 17-23 裸化乙状结肠肠壁

4. 横结肠左半和脾曲的处理 此术式宜采用保留大网膜的术式。术者用超声刀在横结肠中部向左分离，切断大网膜附着处（图 17-24），直至显露脾下极及结肠脾曲外侧腹膜，进入网膜囊（图 17-25）。将大网膜翻向上方，处理胃与横结肠系膜的粘连带，向左侧游离至脾下极（图 17-26）。此时，胰腺走行清晰可见，此处为重要解剖标志。将横结肠提起，在屈氏韧带外侧肠系膜下静脉断端开始切割分离横结肠系膜，与网膜囊贯通，沿胰腺下缘向左侧切割分离至脾下极（图 17-27）。

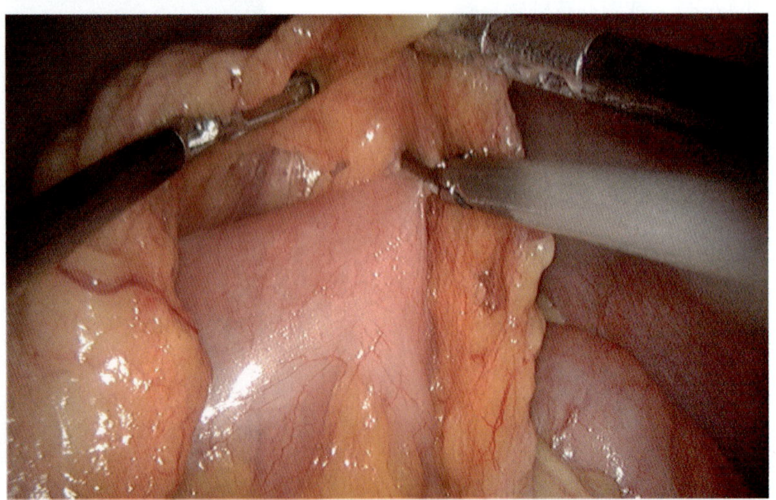

图 17-24 分离横结肠与大网膜附着处

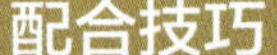

术者左手持钳提起大网膜，助手右手持钳提起大网膜近脾曲处，左手持钳牵拉待切除结肠肠壁，充分暴露术野。

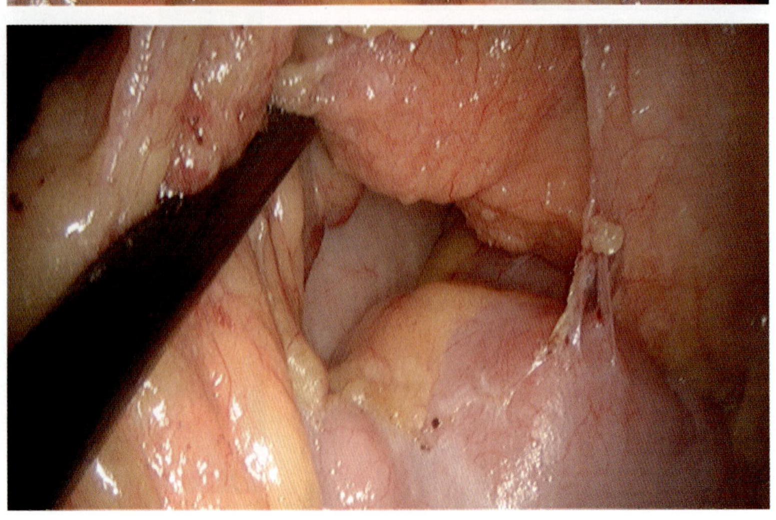

图 17-25 逐渐向左侧游离大网膜与横结肠粘连处

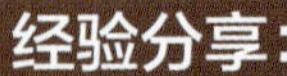

保留大网膜是本术式的特点。大网膜的功能是保持免疫、润滑、防粘连及预防肠梗阻发生，也可降低经肛门取标本的难度。

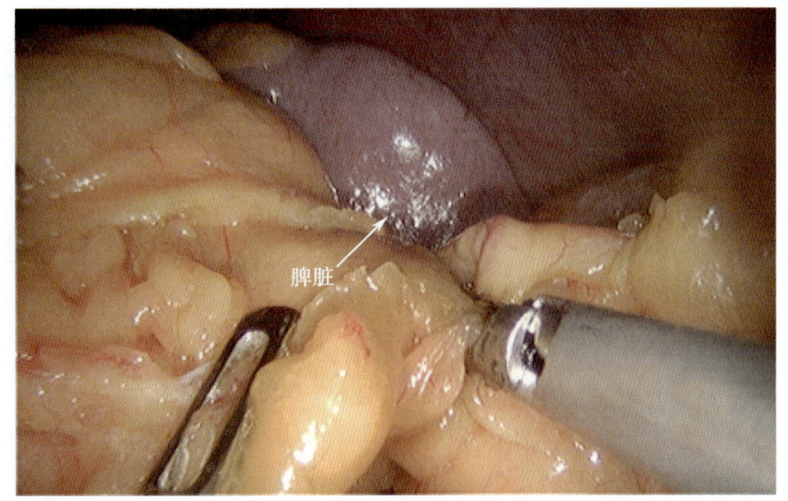

图 17-26　游离至脾下极

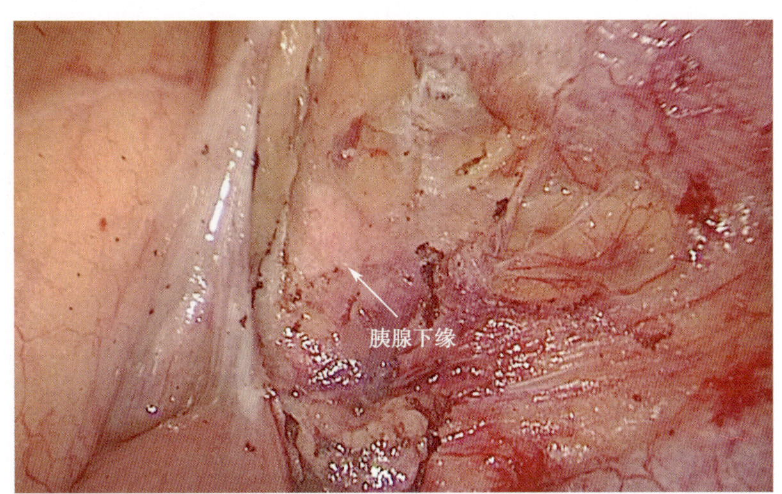

图 17-27　向上游离至胰腺下缘

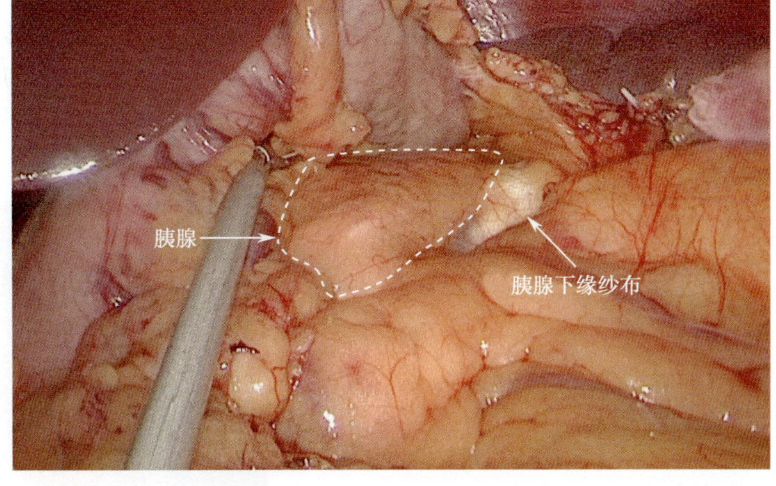

图 17-28　胰腺下缘可见纱布

小纱布妙用：

将纱布条置于胰腺下缘及脾下极，起标识和保护作用。(图 17-28)。

5. 游离左结肠旁沟　将乙状结肠翻向右侧，在直肠左侧切割线沿 Toldt 筋膜向上分离(图 17-29)，借助纱布条指示向上打开左结肠旁沟至脾下极(图 17-30)。上下会合贯通，至此左半结肠游离完毕。

图 17-29 打开左结肠旁沟

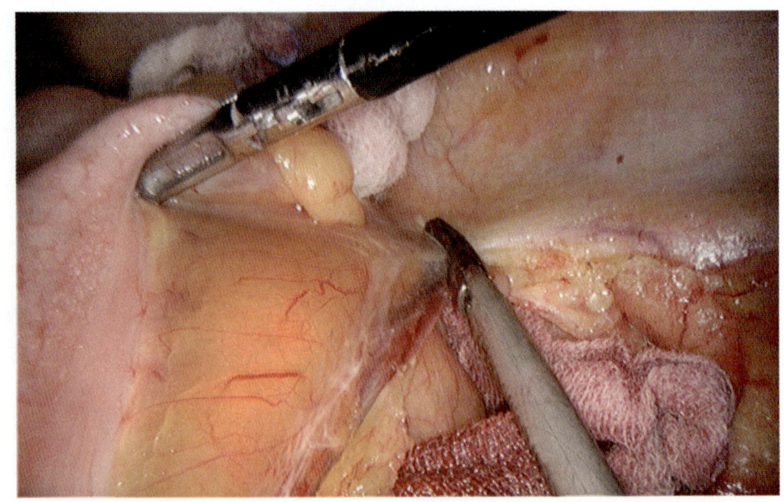

图 17-30 沿左结肠旁沟分离至脾下极

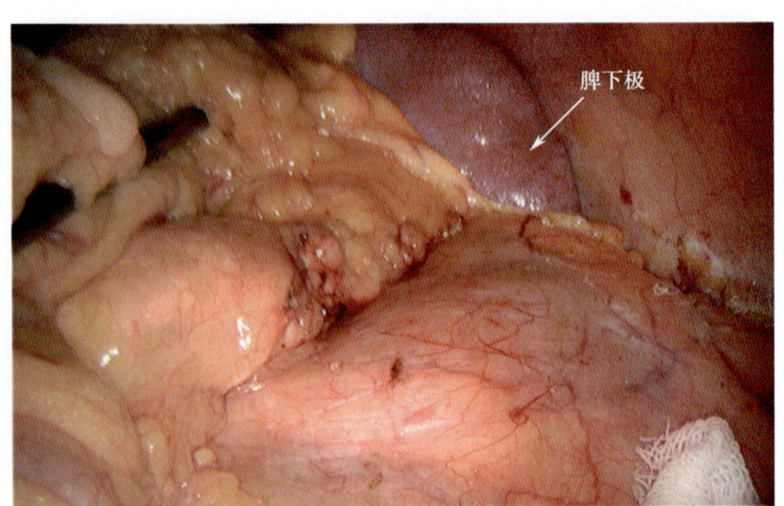

6. 肿瘤上方结肠系膜的裁剪与裸化 下拉结肠脾曲，判定预切定线。游离横结肠系膜至边缘动脉弓，切断结扎边缘血管弓（图 17-31），游离至肠壁，裸化肠管 2cm 备用（图 17-32）。

图 17-31 结扎结肠边缘血管

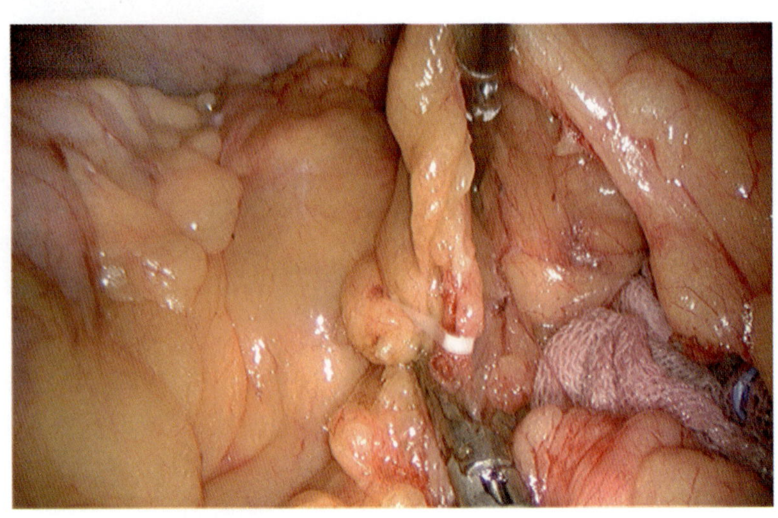

图 17-32　裸化横结肠肠管

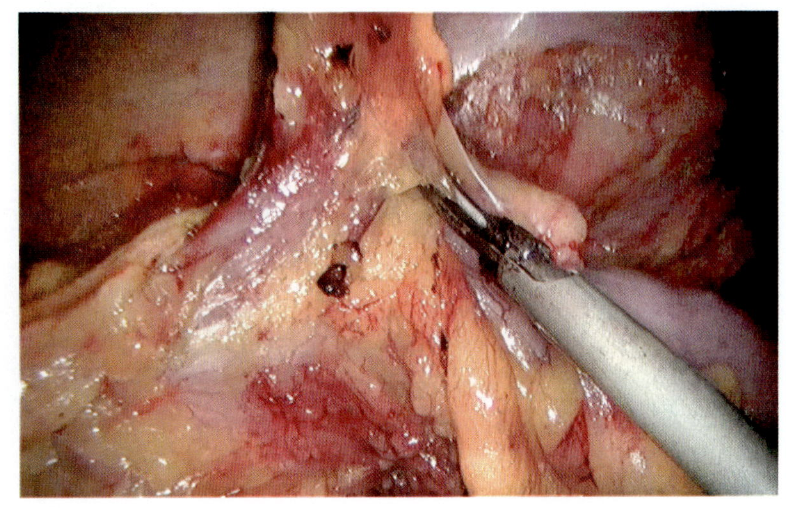

【标本切除与消化道重建】(资源三十六)

资源三十六　NOSES Ⅵ式 B 法消化道重建及标本取出（动画）

1. 标本切除及消化道重建　在横结肠裸化处离断横结肠(图 17-33),在乙状结肠裸化处离断乙状结肠(图 17-34),病变肠管完成游离,至此完成标本切除。将两断端拉近平行放置,判断拟吻合的张力,用可吸收线缝合固定断端(图 17-35)。在预吻合的两侧断端对系膜侧切开肠壁(图 17-36),进行功能性侧侧吻合(图 17-37),检查吻合口内有无活动性出血,闭合公共开口(图 17-38),间断缝合加固吻合口(图 17-39),完成横结肠乙状结肠的吻合(图 17-40)。

图 17-33　离断横结肠

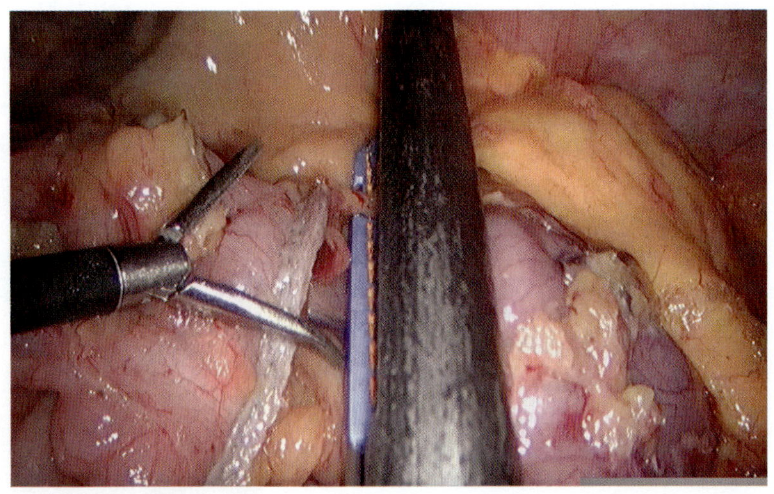

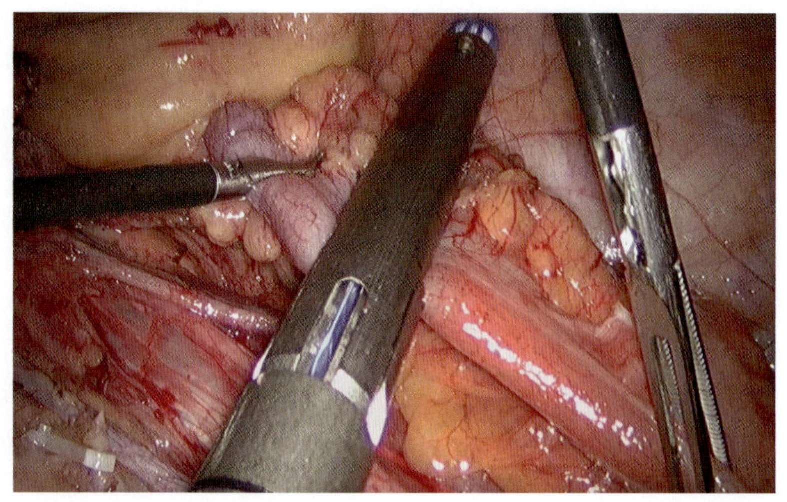

图 17-34　裸化、离断乙状结肠

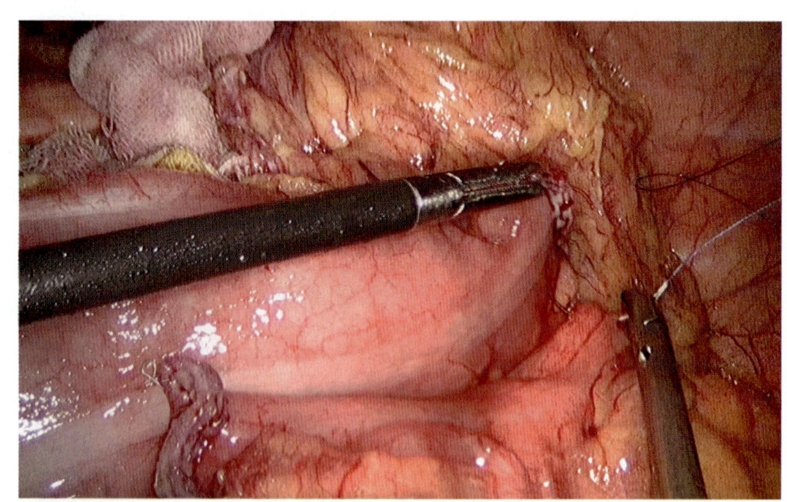

图 17-35　判断拟吻合的张力，缝合固定两断端

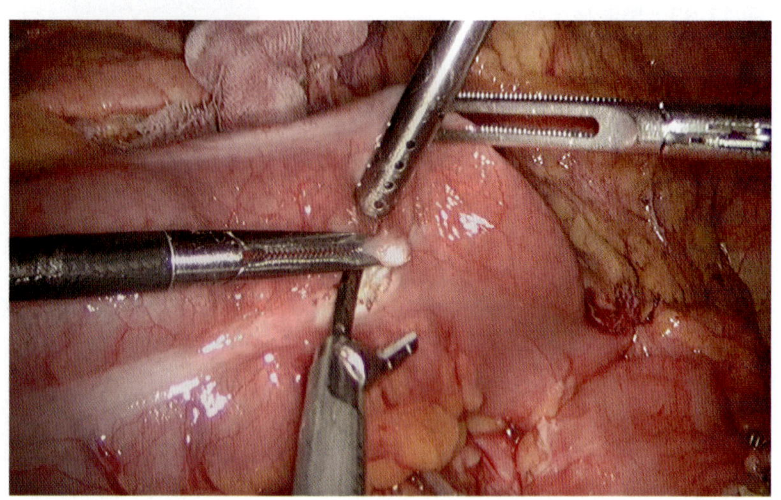

图 17-36　对系膜侧切开肠壁

配合技巧：

①在切开肠管时，助手需用吸引器吸净肠内容物，助手需掌握好吸引的速度，吸引过快将导致气腹消失；②使用碘附纱布条进行消毒，周边用 1/2 纱布条保护。

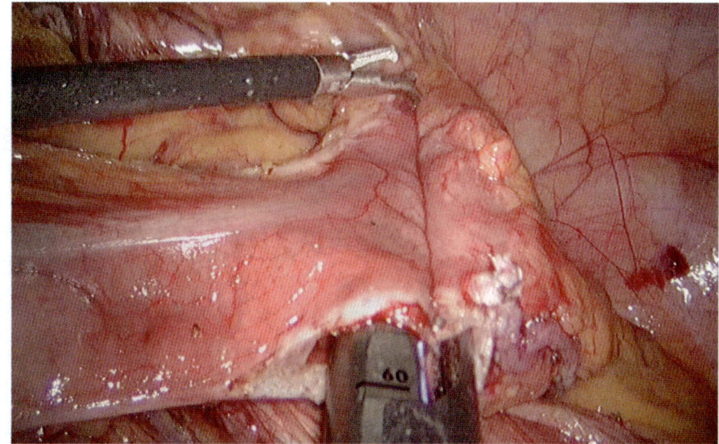

图 17-37　功能性侧侧吻合

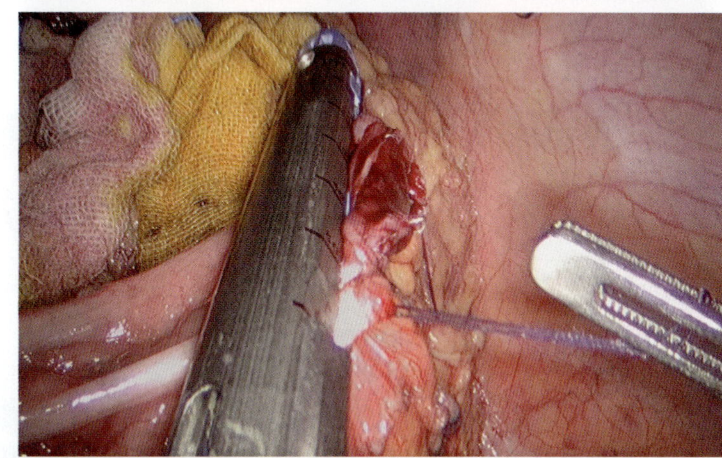

图 17-38　闭合公共开口

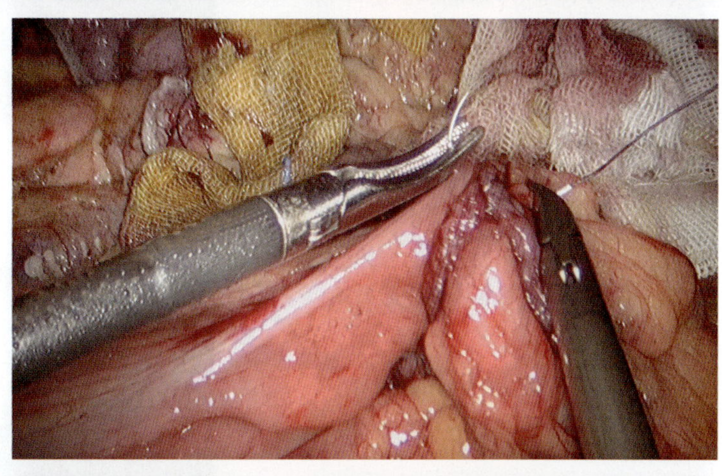

图 17-39　间断缝合加固吻合口

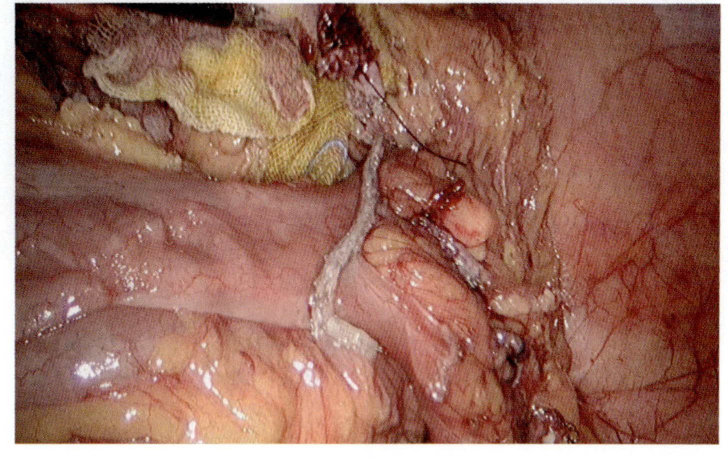

图 17-40　横结肠与乙状结肠吻合

2. 标本取出 台下助手从肛门充分扩肛后，碘附消毒直肠，在直肠上段切开直肠前壁（图 17-41），从戳卡置入切口保护套（图 17-42），助手从肛门置入卵圆钳将保护套经切开的直肠肠壁部分拖出（图 17-43），避免标本与直肠直接接触，助手于体外经保护套用卵圆钳夹持住肠管一端，缓慢经直肠肛门拖出标本（图 17-44），关闭保护套开口，台上助手协助标本的拖出（图 17-45）。使用倒刺线缝合直肠前壁切口（图 17-46），并进行浆肌层缝合包埋（图 17-47），用 1 000ml 碘附蒸馏水冲洗腹腔、盆腔，注水注气试验检测直肠缝合确切性及通畅程度（图 17-48），经戳卡孔置入腹腔引流管（图 17-49），停止气腹，排出腹腔气体，关闭戳卡孔。

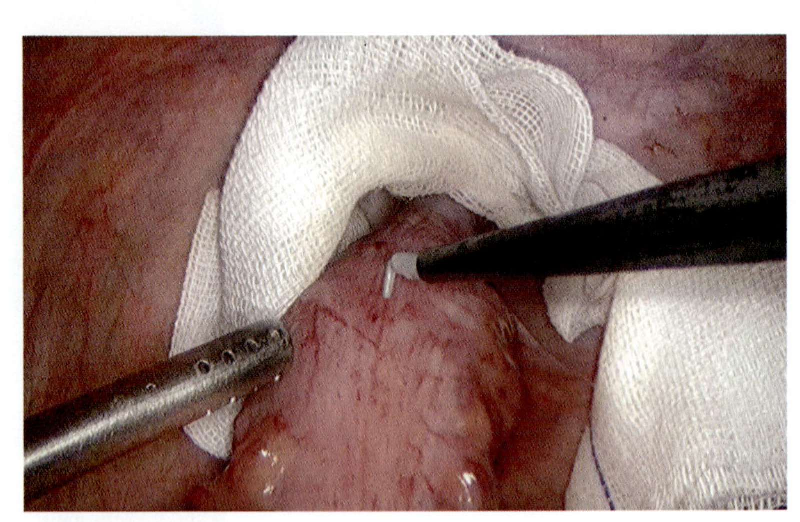

图 17-41 在直肠上段切开直肠前壁

配合技巧：

①在切开肠管时，助手需用吸引器吸净肠内容物；②切开后可使用 1/4 碘附纱布条对肠腔进行消毒。

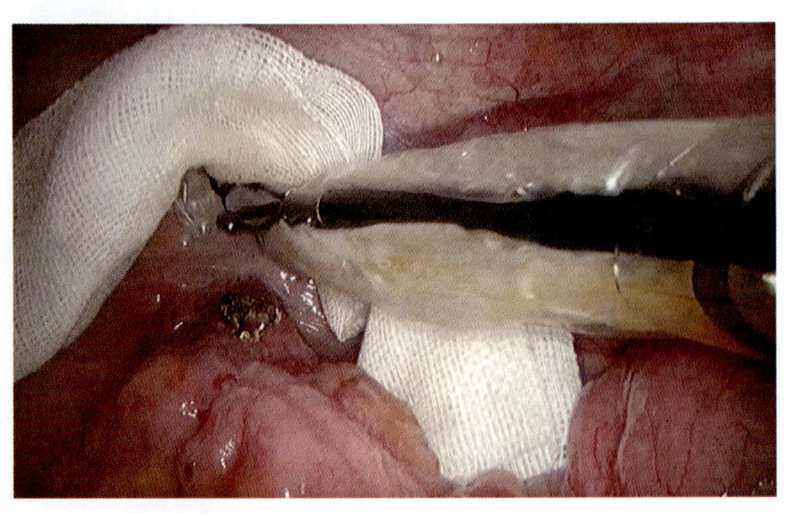

图 17-42 从戳卡置入切口保护套

经验分享：

置入无菌塑料保护套，不仅符合无菌无瘤原则，还有支撑作用，利用直肠的扩展性达到取出标本的目的。

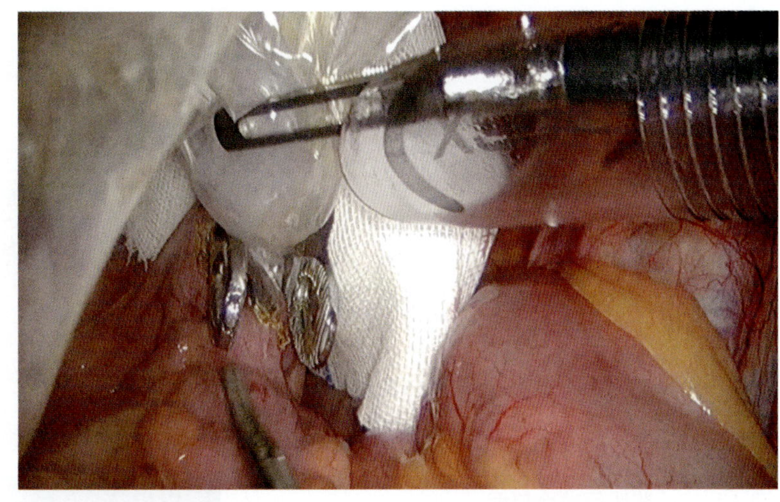

图 17-43　用卵圆钳将保护套经切开的直肠肠壁拖出

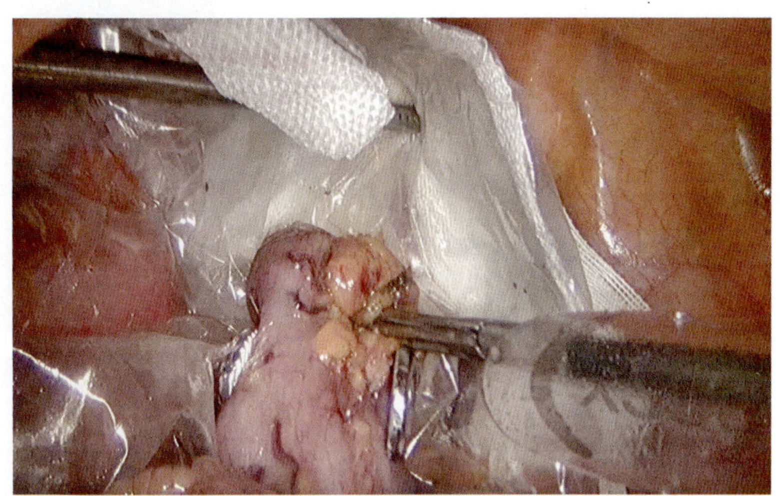

图 17-44　卵圆钳夹持住肠管一端，经直肠肛门拖出标本

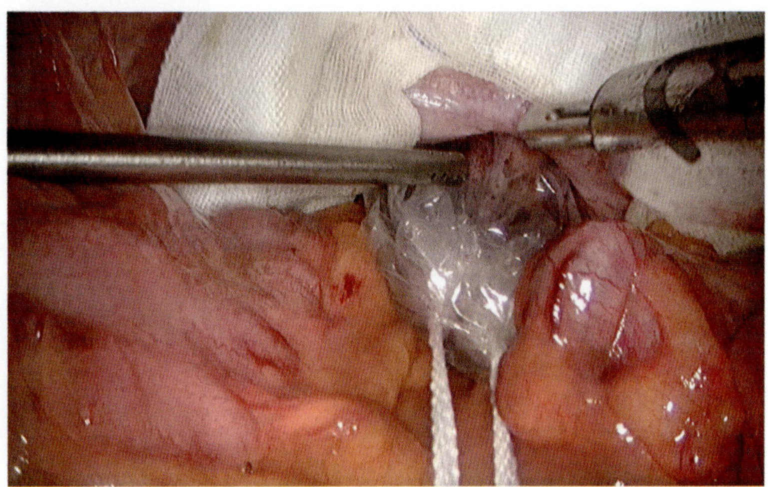

图 17-45　助手协助标本的拖出

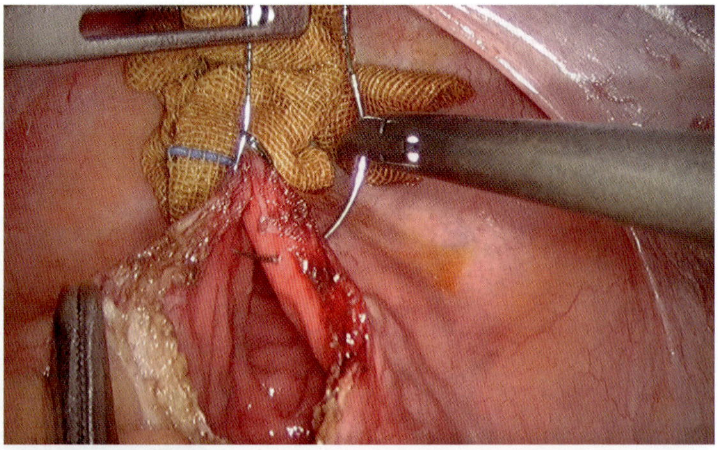

图 17-46 缝合直肠前壁切口

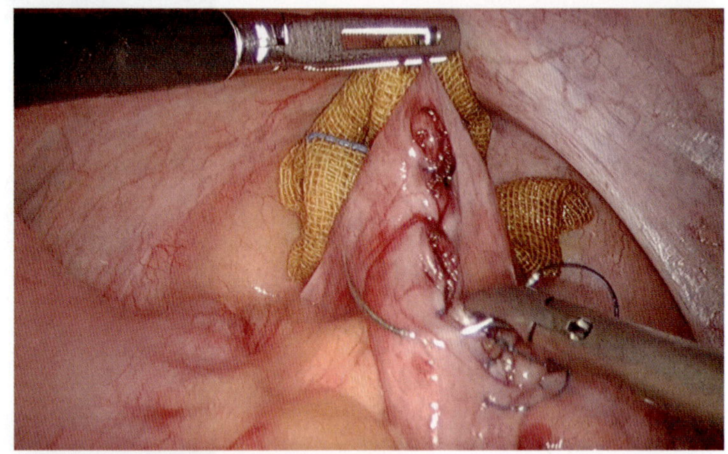

图 17-47 浆肌层缝合包埋

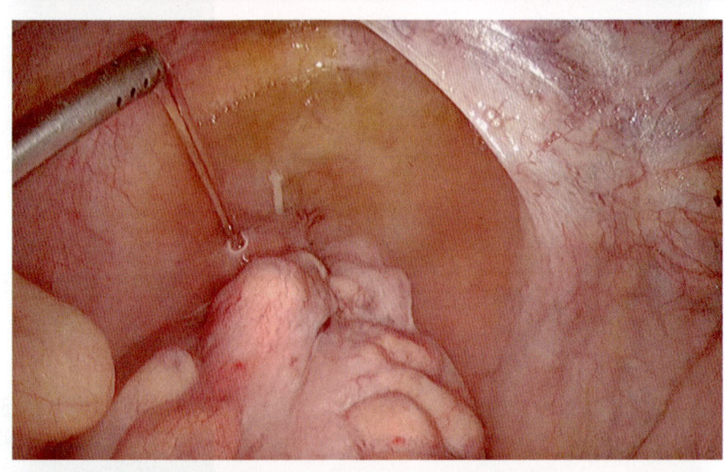

图 17-48 注水注气试验

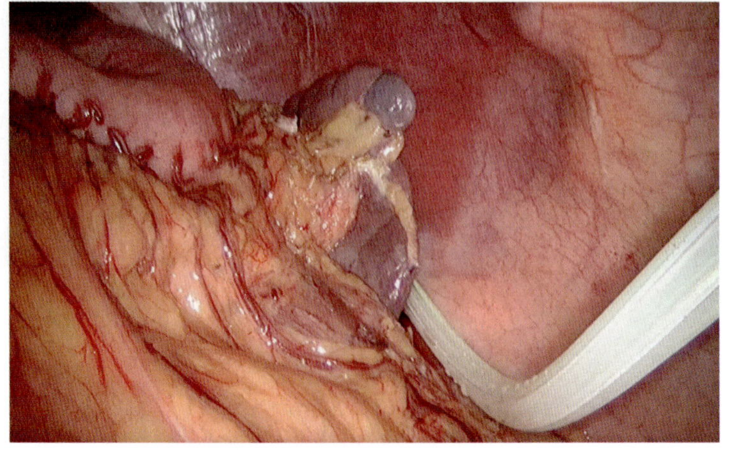

图 17-49 置入左侧腹腔引流管

【术后腹壁及标本照片】(图 17-50、图 17-51)

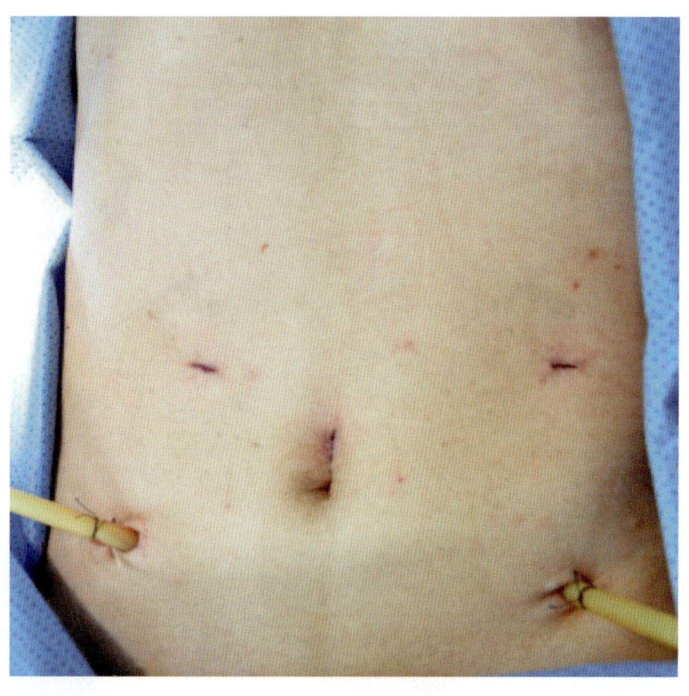

图 17-50　术后腹壁照片

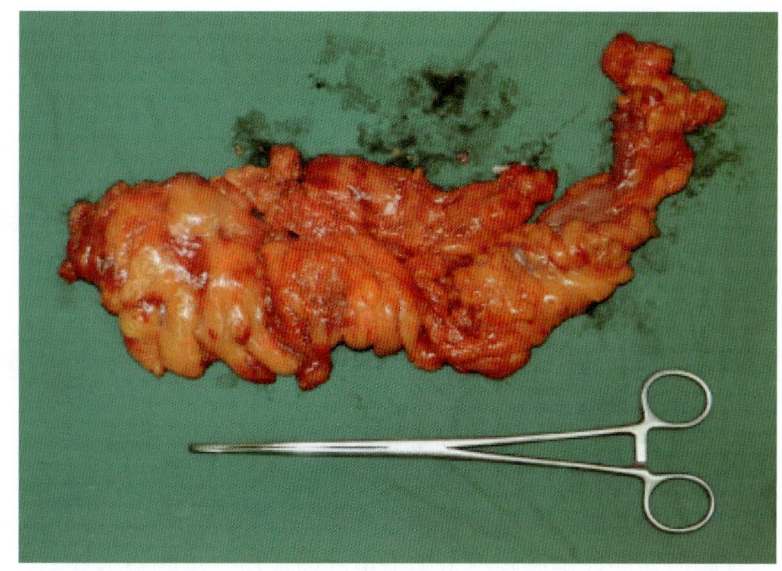

图 17-51　标本照片

【手术示意图】(图 17-52)

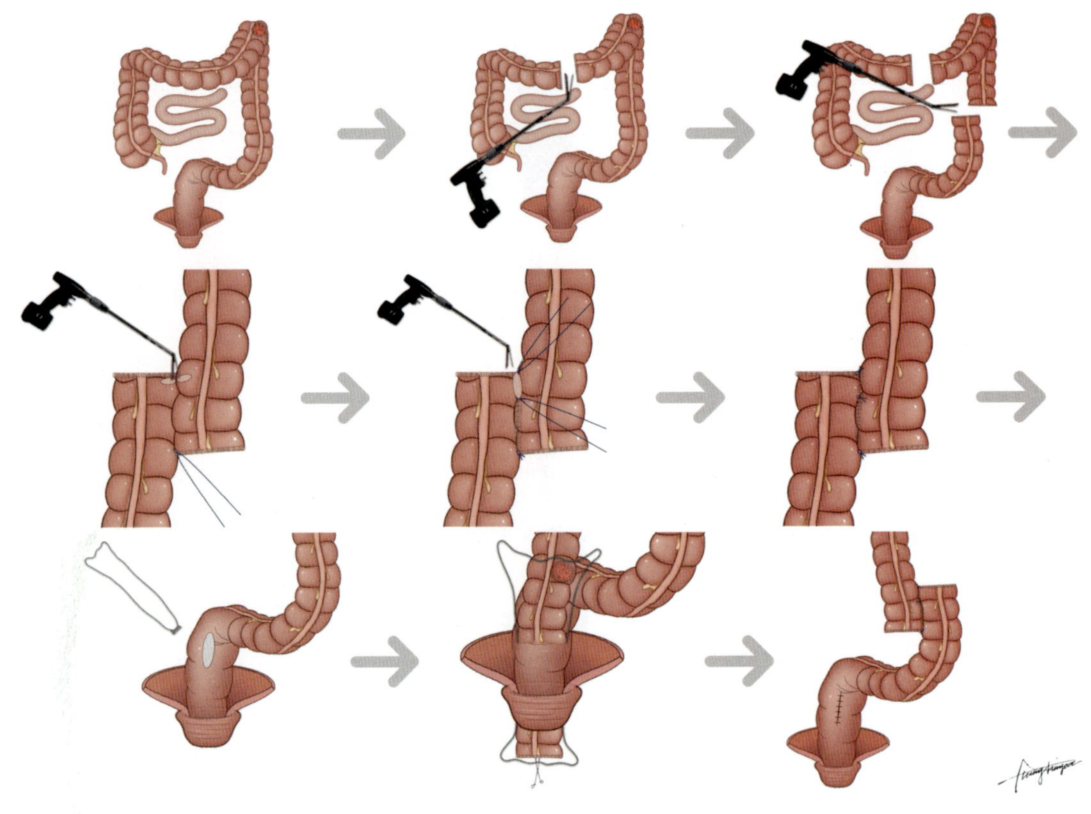

图 17-52 NOSES Ⅵ式 B 法标本取出及消化道重建的主要手术步骤(示意图)

第四节 手术相关要点、难点、热点剖析

【腹腔镜左半结肠切除后全腹腔镜下消化道重建的方法】

在保证肿瘤两侧肠管安全切除距离的前提下,完成左半结肠的全腹腔镜下切除。由于横结肠游离度有限,需要警惕消化道重建后肠管张力过大,因此,慎重选择横结肠直肠的全腹腔镜下吻合方式尤为重要。对于那些肿瘤位置较高、经肛进入吻合器难以实现腹腔镜下圆形吻合的患者,选择全腹腔镜下横结肠直肠的功能性侧侧吻合不失为很好的选择。该吻合方法是指将两段蠕动方向一致的肠管并列放置行侧侧切割闭合,再关闭共同开口。此方法"节约"肠管,适合于经肛吻合困难,拟吻合的两段肠管较短,影响吻合后张力的病例。可将拟吻合肠管平行放置,初步判断吻合后张力,用可吸收线缝合固定一针以减小吻合后张力。在对系膜侧切开肠壁,此时助手持吸引器及时将切口内污物吸引干净,尽量减少腹腔污染可能性。完成腔镜下侧侧吻合之后,需要打开肠腔观察内部有无活动性出血、吻合有无狭窄。在关闭共同开口时,可在两端各缝合一针做牵拉,保证共同开口的断端位于同一水平线上,确保吻合效果。完成功能性侧侧吻合后,在吻合口的危险三角区域加固缝合。

【经直肠切口取标本的思考】

一直以来，国内外结直肠外科医师都遵循肠道纵行切开、横行缝合的“共识”，认为这种缝合方式能够保障消化道通畅，不易造成消化道狭窄。但截至目前，尚无相关临床或基础研究证实“纵切横缝”的正确性。

肠壁切开后，无论是“纵切纵缝”还是“纵切横缝”，肠壁缝合处的愈合都要遵循机体伤口愈合的一般规律，需经历急性炎症期、增生期、重塑期三个阶段。人体整个消化道中，腔内径最小的应属小肠，如果某种缝合方式对小肠的通畅性不造成影响，那么此缝合方式应用于管腔更大的结直肠势必更为安全。为了比较“纵切横缝”与“纵切纵缝”的优缺点，笔者前期选择在狗的小肠进行外科干预，从肠管容积、肠内周径、瘢痕评分等方面进行研究、对比。此前，通过观察术后患者肠壁切口处瘢痕，以及对比不同缝合方式对中华田园犬小肠肠壁愈合的影响，结果提示“纵切纵缝”后伤口愈合处瘢痕更小（图 17-53a、b）；在镜下，相对于“纵切横缝”，“纵切纵缝”在伤口愈合的三个阶段都更具优势：“纵切纵缝”的肠壁急性炎症反应更轻、黏膜下胶原纤维排列更加整齐、瘢痕体积更小（图 17-53c、d），“纵切纵缝”更利于吻合口愈合。除此之外，笔者还发现，“纵切横缝”虽然增加了肠腔内周径，但这种缝合方式并没有增加肠管内容积。既然“纵切横缝”并没有实际增加肠内容积，“纵切纵缝”也没有引起肠腔狭小的小肠狭窄，在缝合肠腔更宽大的结直肠肠壁时，为何不选择更有利于愈合、更符合组织生理结构的“纵切纵缝”方式呢？

影响肠壁愈合的因素有患者自身因素及手术操作因素。患者的全身代谢和营养状态影响着肠壁愈合的进程，肠壁局部的血供、炎性反应、水肿程度直接决定愈合的最终结果。就外科操作而言，成功的缝合需要保障良好的血供、无张力的对齐、最大限度地保留肠管正常蠕动及分泌功能。笔者认为，肠壁的“纵切纵缝”更有利于保障缝合处的血供、减少缝合处张力、保留肠壁的神经支配，因而更有利于伤口愈合及功能恢复。笔者对一例复发患者的术后标本切开，观察前次手术“纵切纵缝”的陈旧瘢痕，发现切开缝合处肠管和周围肠管管径无差异，无明显缩窄（图 17-54），观察了“纵切纵缝”患者术后的标本及肠镜结果，发现切口愈合良好，无瘢痕愈合表现，管腔通畅且内径无明显变化（图 17-55）。因此，直肠前壁的纵行切开纵行缝合是安全可靠的，且最大限度地恢复了肠道原貌，更利于愈合，在掌握正确缝合方法的前提下，不必担心“纵切纵缝”会带来肠腔狭窄等问题。

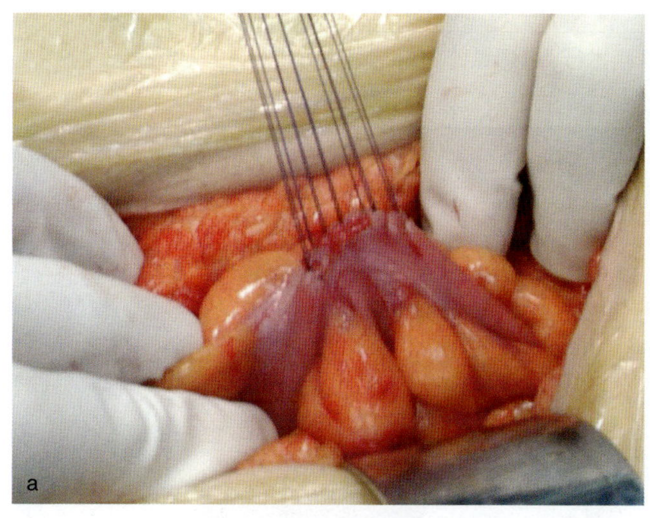

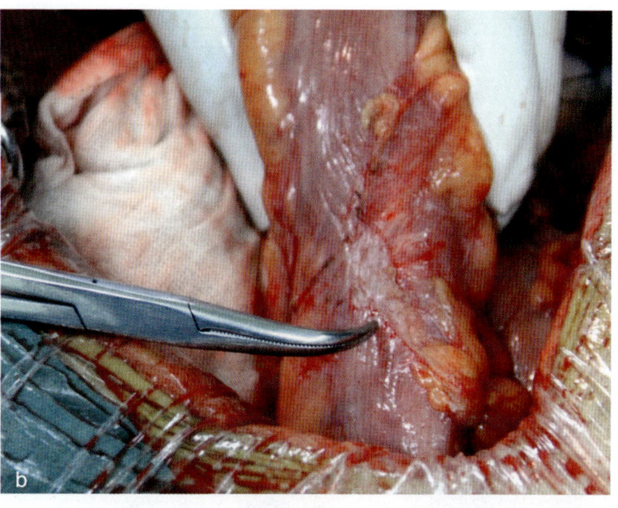

图 17-53　不同缝合方法及病理照片

a. 开腹术中对结肠壁行“纵切纵缝”；b. 第二原发灶二次手术时前一次纵缝伤口展示；c. 纵行缝合狗小肠肠壁后镜下图片（40×）；d. 横行缝合狗小肠肠壁后镜下图片（40×）。

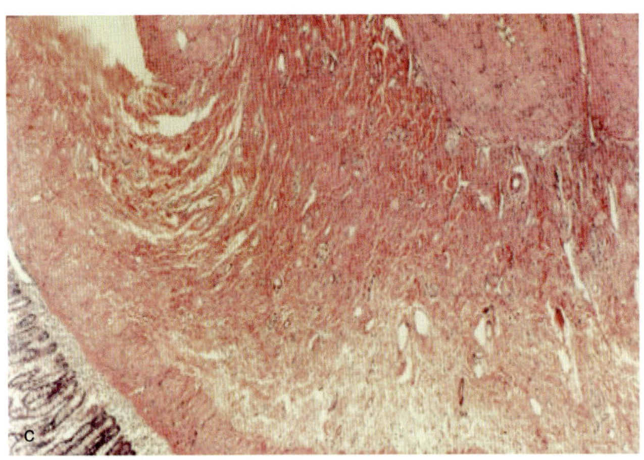

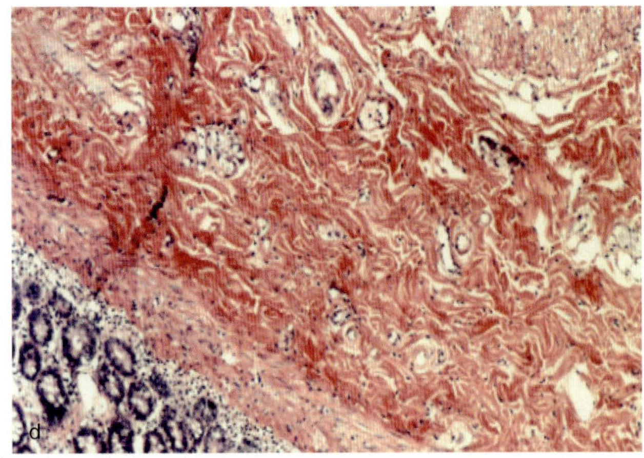

图 17-53（续）

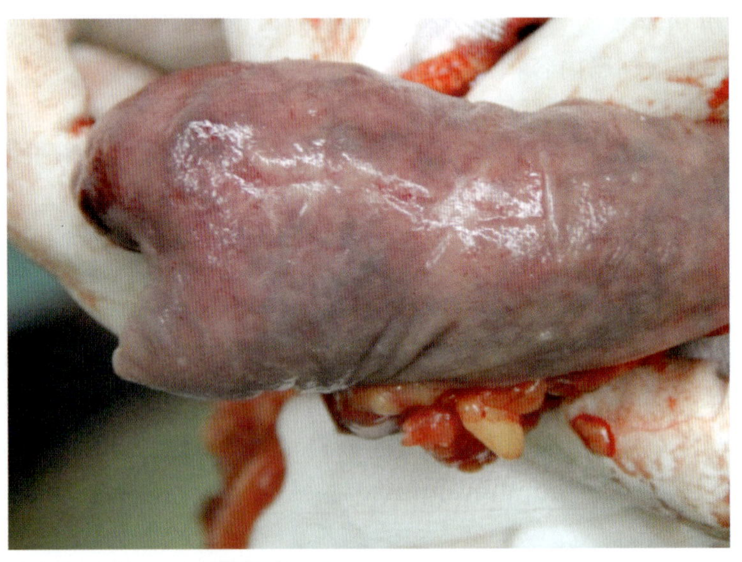

图 17-54　第二原发灶手术后，前次手术行“纵切纵缝”伤口照片

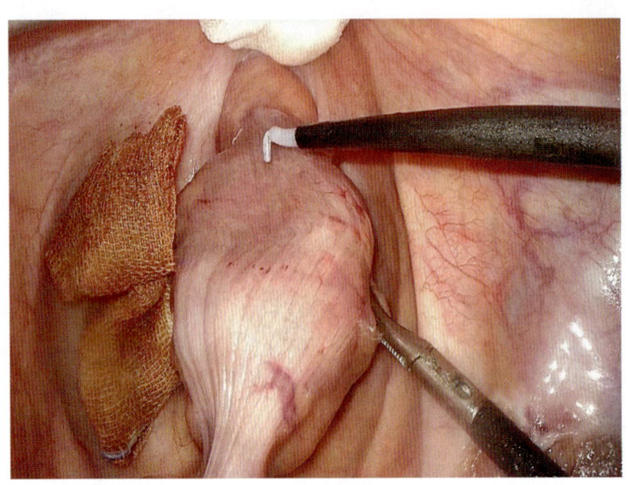

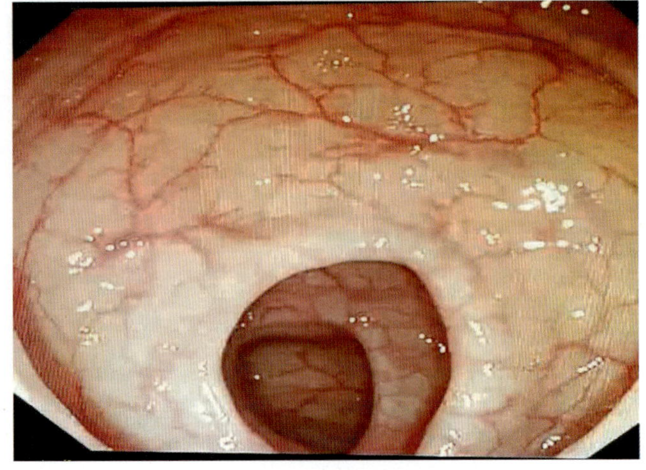

图 17-55　腹腔镜下乙状结肠前壁纵行切开、标本取出、纵行缝合，患者术后 1 个月行肠镜检查时缝合处影像

（王锡山　庄　孟）

第十八章 腹部无辅助切口经阴道拖出标本的腹腔镜下左半结肠癌根治术

（CRC-NOSES Ⅶ式）

【前言】

NOSES Ⅶ式主要适用于左半结肠肿瘤略大的女性患者。该术式的操作特点为在腹腔内完全游离切断左半结肠，经阴道将左半结肠标本取出体外，再进行全腹腔镜下横结肠与直肠的端端吻合。与 NOSES Ⅵ式相比，该术式经阴道途径取标本，由于阴道具有很好的延展性，更容易完成标本取出这一步骤，故适应证略为宽泛，但需要确切地缝合阴道切口。NOSES Ⅶ式的操作难点主要涉及两个方面：从腹腔镜技术角度而言，操作难点包括左半结肠完整的系膜游离，系膜根部淋巴结清扫，以及结肠脾曲的解剖游离；从 NOSES 技术角度而言，其难点主要包括经阴道标本取出，全腹腔镜下消化道重建，阴道切口缝合以及无菌术、无瘤术的严格把控等。

第一节 适应证与禁忌证

【适应证】（图 18-1~ 图 18-3）

1. 降结肠、降结肠乙状结肠交界或乙状结肠近端肿瘤。
2. 肿瘤环周直径小于 5cm 为宜。
3. 肿瘤未侵出浆膜为宜。

【禁忌证】

1. 肿瘤位于结肠脾曲和横结肠左半部分。
2. 肿瘤环周直径大于 5cm 者。
3. 肿瘤侵出浆膜。
4. 过于肥胖者（BMI>35kg/m^2）。

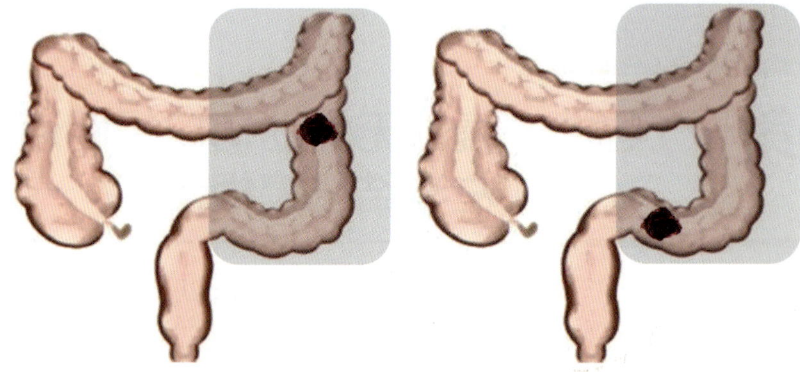

图 18-1 手术切除范围

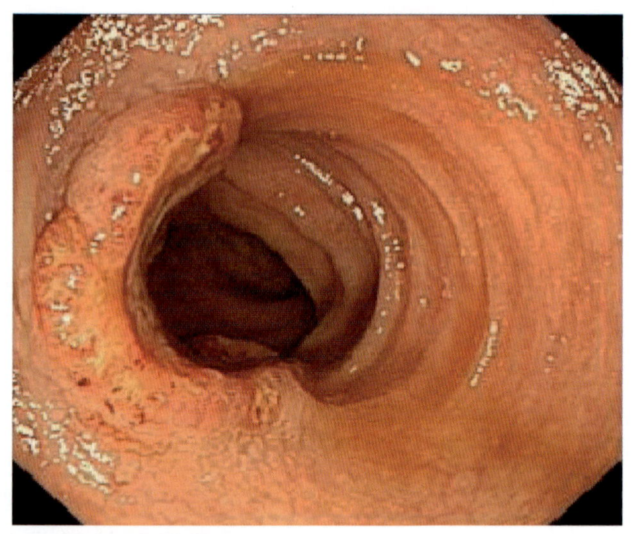

图 18-2 肠镜：肿瘤距肛门 31cm，溃疡型，最大径为 5cm

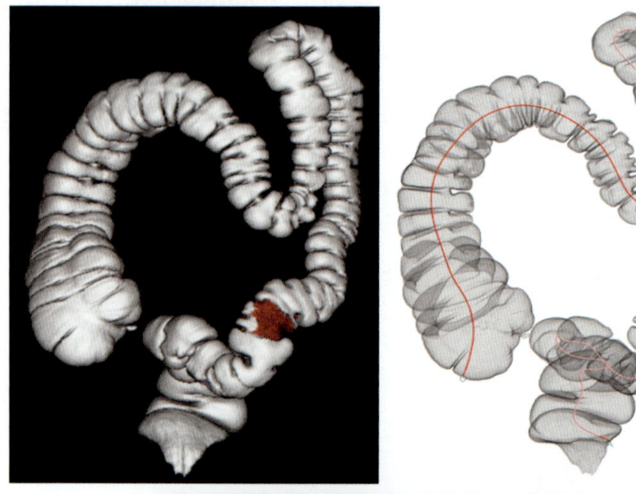

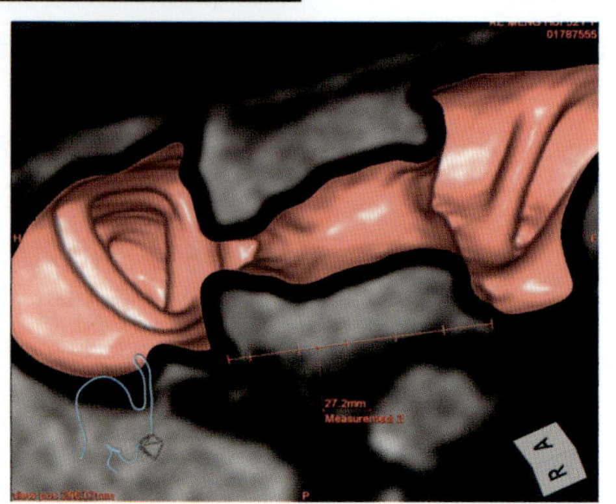

图 18-3 结肠三维重建 CT：肿瘤位于降结肠乙状结肠交界处，占肠腔 1/2 周

第二节　麻醉、体位、戳卡位置与术者站位

【麻醉方式】

全身麻醉或全身麻醉联合硬膜外麻醉。

【手术体位】

患者取功能截石位，右侧大腿需稍平一些，有利于术者操作（图 18-4）。

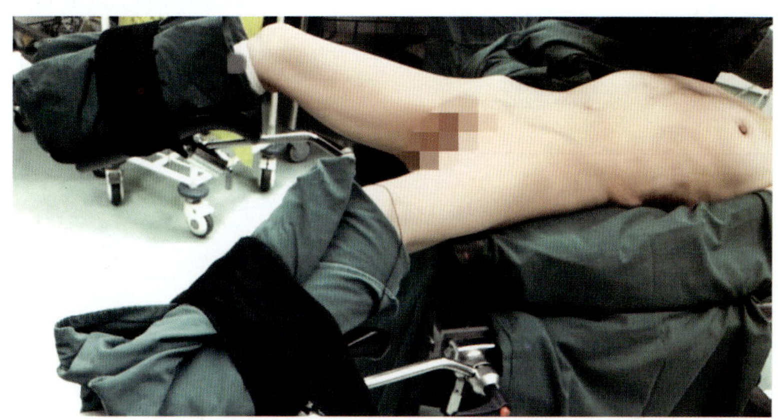

图 18-4　患者体位

【戳卡位置】（图 18-5）

1. **腹腔镜镜头戳卡孔（10mm 戳卡）** 位于脐下 2~3cm 处。
2. **术者主操作孔（12mm 戳卡）** 位于右髂前上棘与脐连线的中外 1/3 处。
3. **术者辅助操作孔（5mm 戳卡）** 位于脐上方 10cm 水平与右腹直肌外缘交叉处的横结肠体表投影区。
4. **助手主操作孔（5mm 戳卡）** 位于脐水平上方 10cm 与左锁骨中线交叉处。
5. **助手辅助操作孔（5mm 戳卡）** 位于脐与左髂前上棘连线中外 1/3 处。

图 18-5 戳卡位置(五孔法)

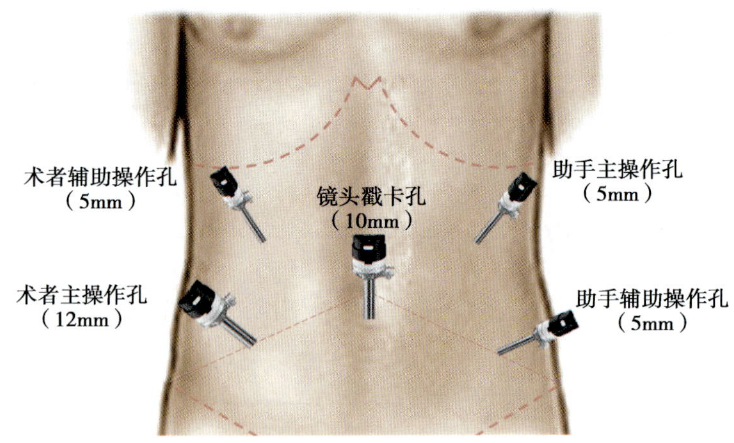

【术者站位】

术者站位于患者右侧,助手站位于患者左侧(图 18-6a);在处理脾曲时,助手移至患者两腿之间(图 18-6b);在进行消化道重建和标本取出时,助手返回到患者左侧(图 18-6c);扶镜手站位于术者同侧(图 18-6)。

图 18-6 术者站位
a. 游离脾曲前;b. 游离脾曲;c. 标本取出及消化道重建。

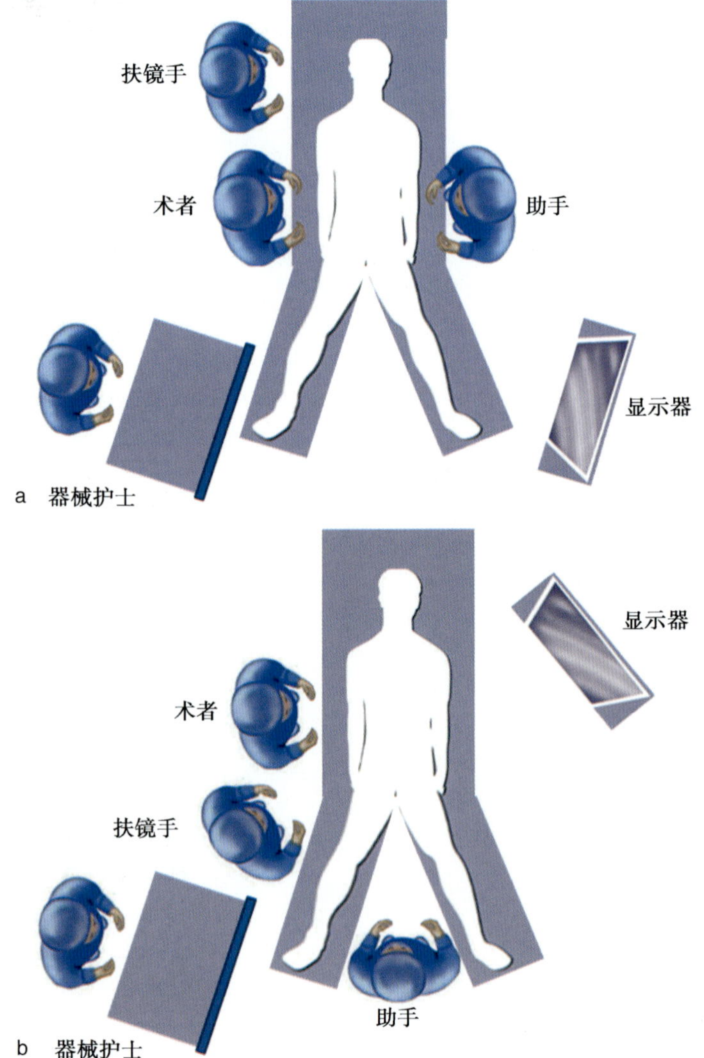

图 18-6（续）

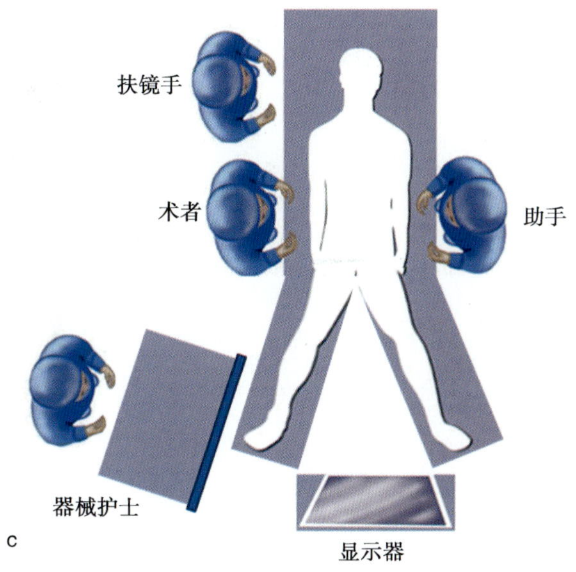

【特殊手术器械】

超声刀、60mm 直线切割闭合器、29mm 环形吻合器、阴道缝合线、举宫器、无菌保护套。

第三节　手术操作步骤、技巧与要点

【探查与手术方案制订】

在充分的术前检查和术前讨论方案评估的基础上，探查分三步。

1. 常规探查　进镜至腹腔后，常规观察肝、胆囊、胃、脾、大网膜、结肠、小肠和盆腔有无肿瘤种植和腹水（图 18-7、图 18-8）。

图 18-7　探查脾

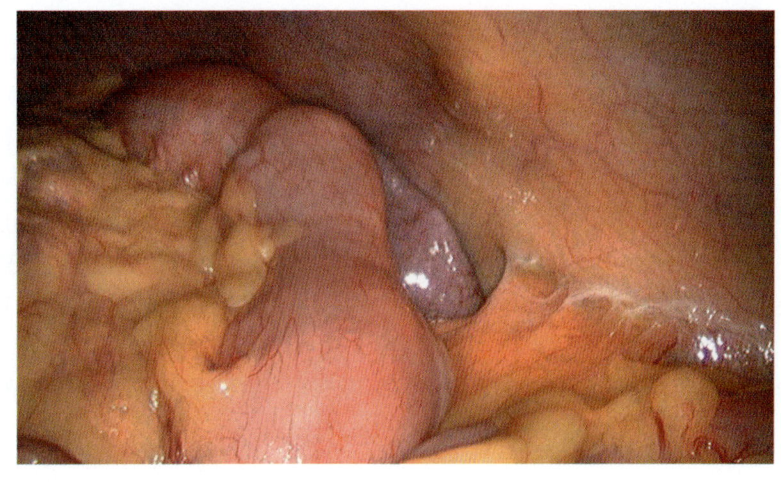

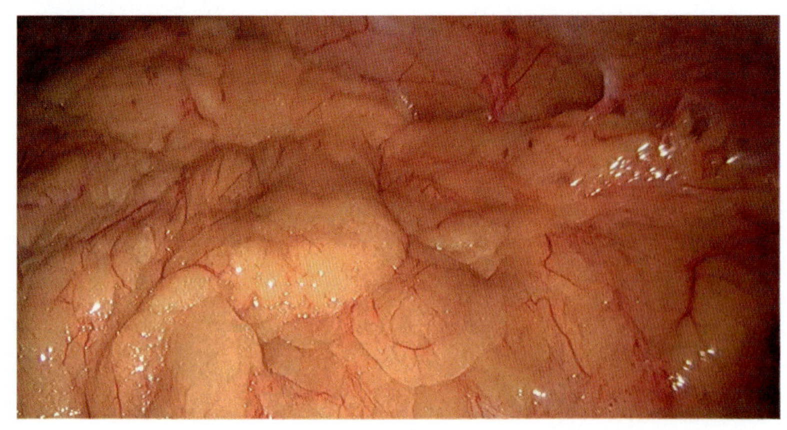
图 18-8 探查大网膜

2. 肿瘤探查 肿瘤位于降结肠或降结肠乙状结肠交界处，判断肿瘤的大小。详细评估肿瘤经阴道拉出的可能性。

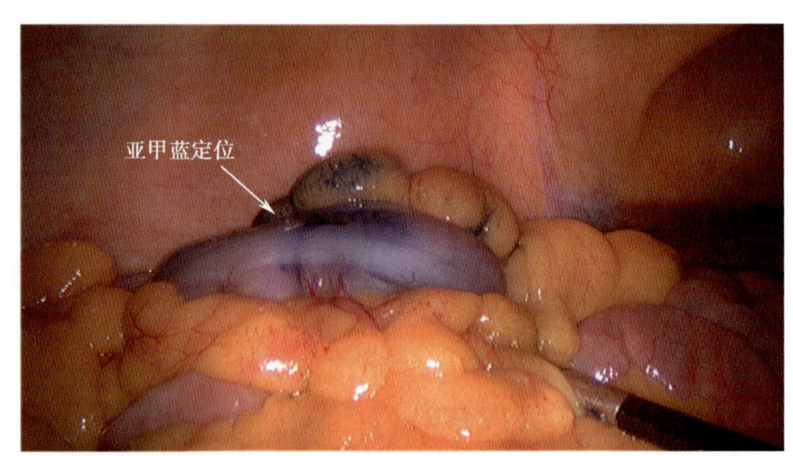

图 18-9 探查肿瘤位置（术前亚甲蓝定位标记）

经验分享：

术前通过内镜在肿瘤处注入亚甲蓝或纳米碳进行肿瘤定位（图 18-9）。

3. 解剖结构的判定 ①结肠结构情况，即脾曲游离后，横结肠脾曲下拉的长度，根据其系膜血管弓的情况，判断能否有足够的长度进行镜下吻合；②经阴道行指诊了解阴道后穹隆的状态是否适合切开并取标本。

【解剖与分离】

1. 肠系膜下动、静脉根部的处理 提起肠系膜下动脉根部，沿腹主动脉外侧向上方打开后腹膜（图 18-11），用超声刀逐层分离，找到 Toldt 筋膜上下游离（图 18-12）。在肠系膜下动脉的上侧、下侧、左侧分离出一定空间（图 18-13），双重结扎并切断肠系膜下动脉（图 18-14）。助手提起肠系膜下动脉断端，术者继续向外侧分离。在腹主动脉外侧向上屈氏韧带方向分离，在胰腺下缘离断肠系膜下静脉（图 18-15、图 18-16）。

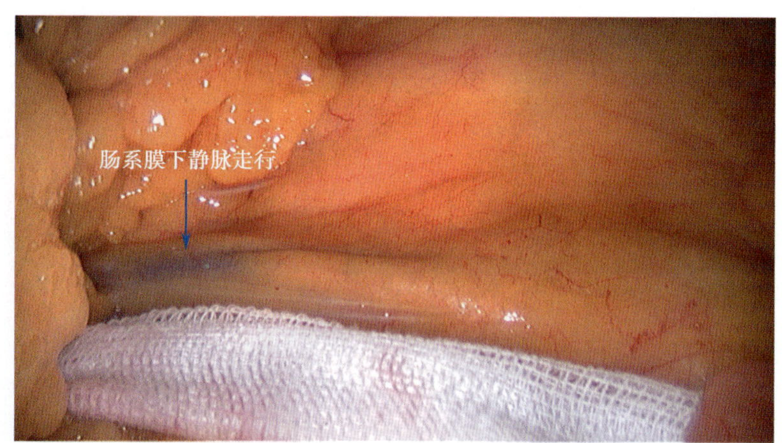

图 18-10　显露肠系膜下静脉

小纱布妙用：

用小纱布条将小肠向右侧腹腔推，显露肠系膜下动、静脉根部（图 18-10），可见腹主动脉走行及搏动。

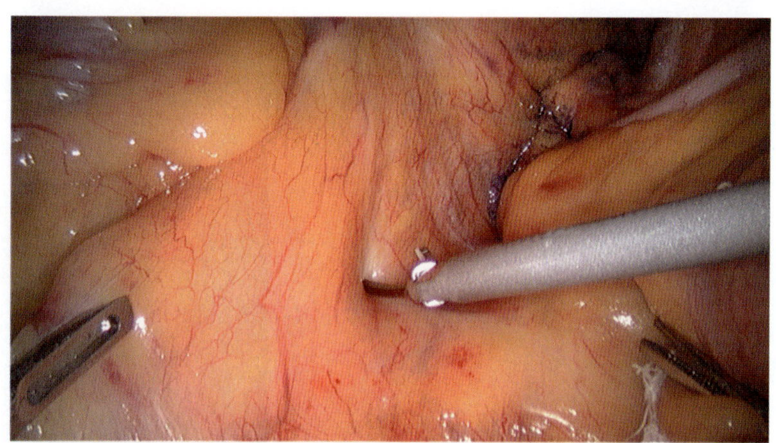

图 18-11　第一刀切入点

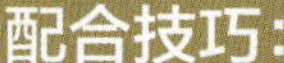

配合技巧：

助手用无损伤抓持钳夹持直肠前壁及肠系膜，充分暴露肠系膜血管根部。

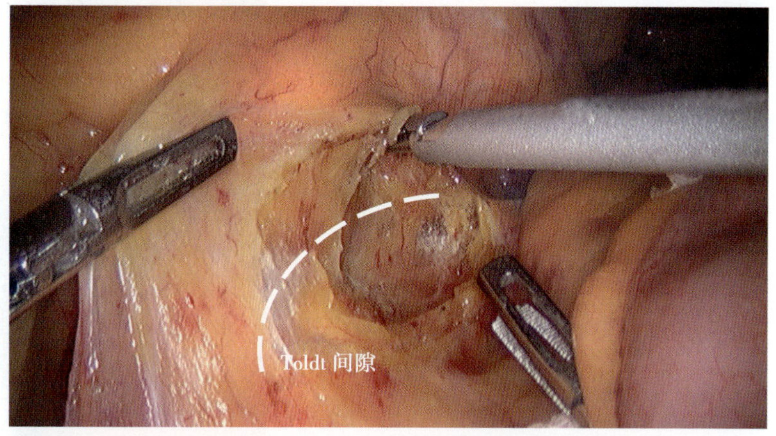

图 18-12　进入 Toldt 间隙

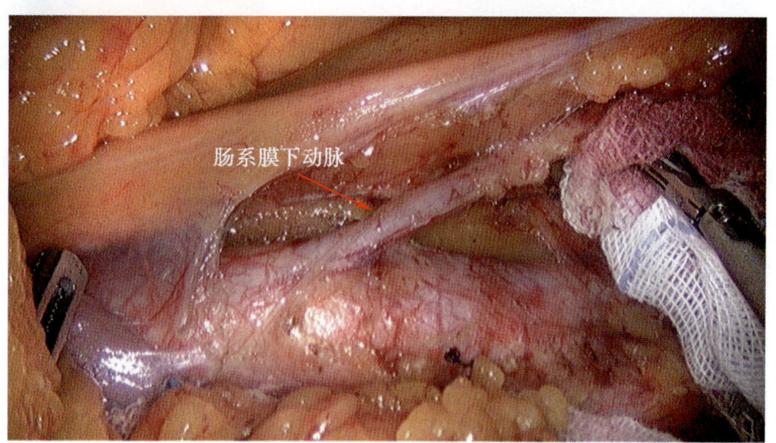

图 18-13　裸化肠系膜下动脉

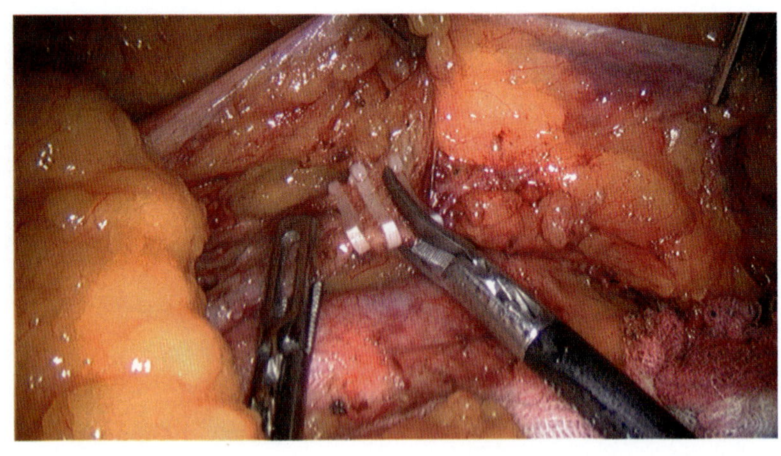

图 18-14　结扎切断肠系膜下动脉

操作技巧：

切断血管时尽量用腔镜下剪刀，防止超声刀产生热量过高，损坏血管夹。

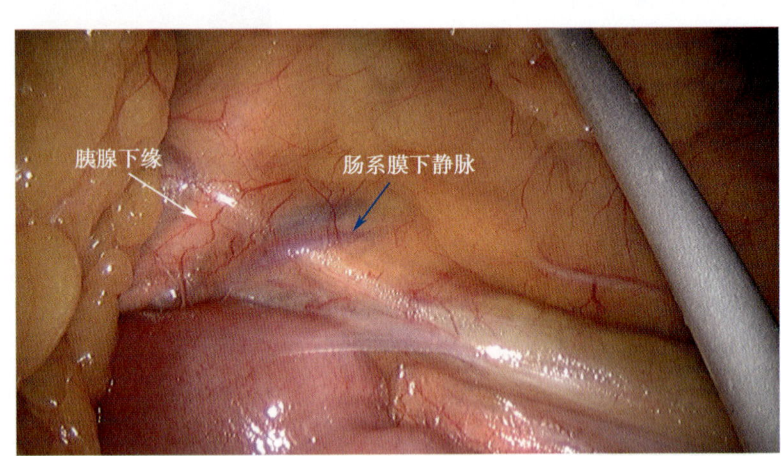

图 18-15　显露胰腺下缘和肠系膜下静脉

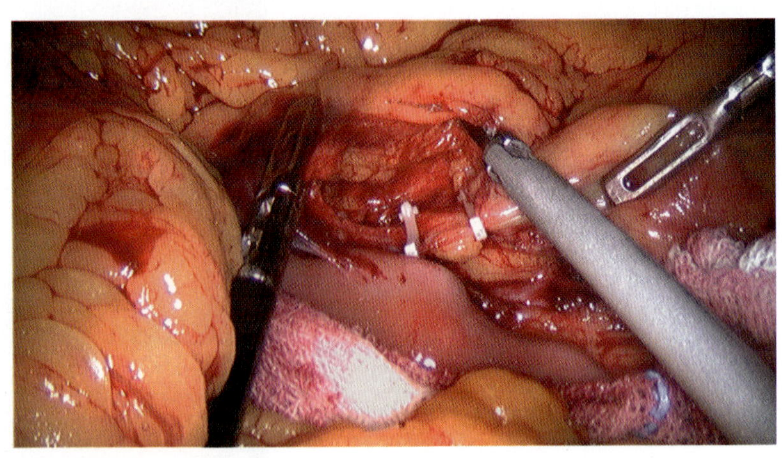

图 18-16　结扎肠系膜下静脉

2. 内侧入路的左半结肠系膜分离　提起肠系膜下静脉断端和肠系膜下动脉断端，沿着 Toldt 筋膜向上侧、下侧、外侧游离（图 18-17）。在下方可见左侧输尿管走行和蠕动，左侧生殖血管走行，向上可见左肾脂肪囊。在胰腺下缘向外侧分离，游离平面光滑、平整、干净为最佳状态。

图 18-17　沿 Toldt 间隙向外侧游离系膜

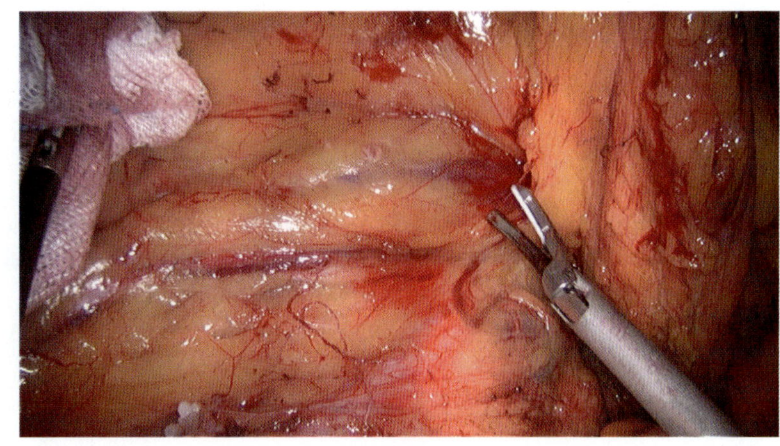

操作技巧：

此处系膜处理可采用钝性游离和锐性游离相结合的方式。游离过程中，注意保护输尿管及生殖血管。

图 18-18　小纱布置于系膜后方

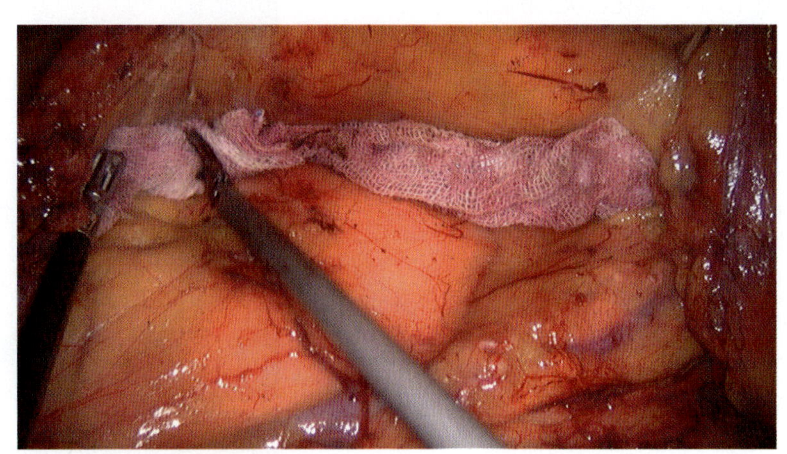

小纱布妙用：

在游离的系膜外侧放置纱布条，起指示和保护作用(图 18-18)。

3. 乙状结肠及直肠系膜的处理　评估肿瘤下方切除范围，一般下方预切线在直肠乙状结肠交界或直肠上段为宜。沿肠系膜下动脉走行向下分离至骶骨岬。横断乙状结肠或直肠系膜(图 18-19)，直肠上动静脉远端宜用血管夹夹闭(图 18-20)。分离系膜至乙状结肠肠壁，裸化肠壁 2cm 后，用直线切割闭合器切割闭合乙状结肠(图 18-21、图 18-22)，断端用碘附纱条消毒(图 18-23)。

图 18-19　裁剪乙状结肠系膜

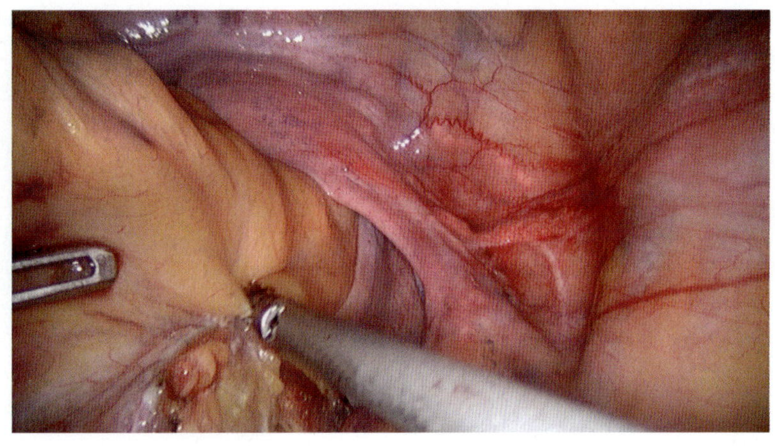

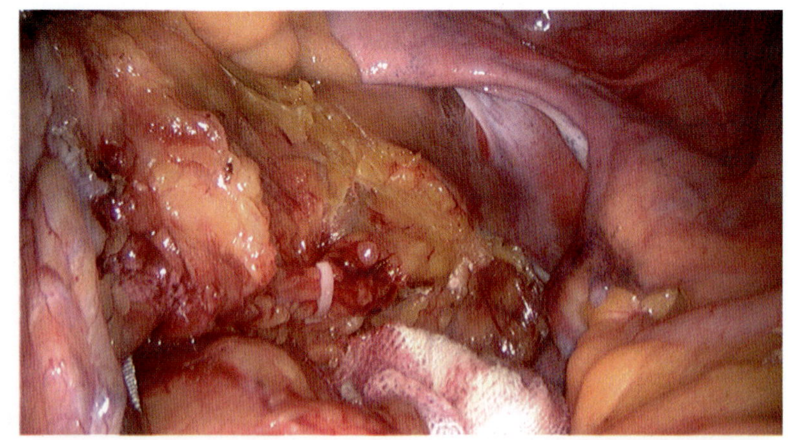
图 18-20　结扎直肠上动脉

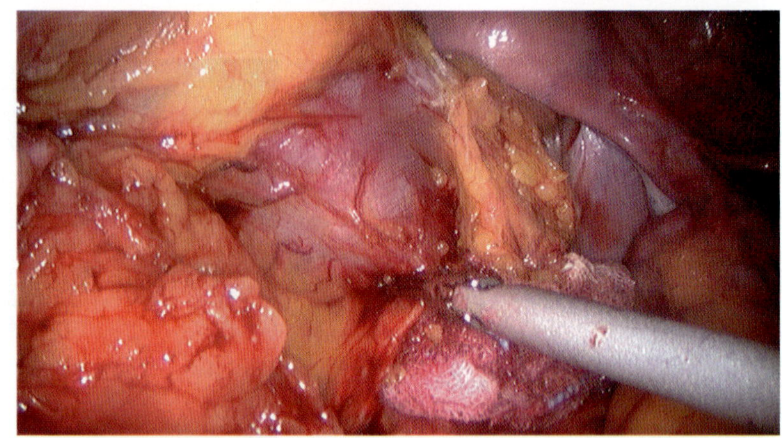
图 18-21　裸化乙状结肠肠壁

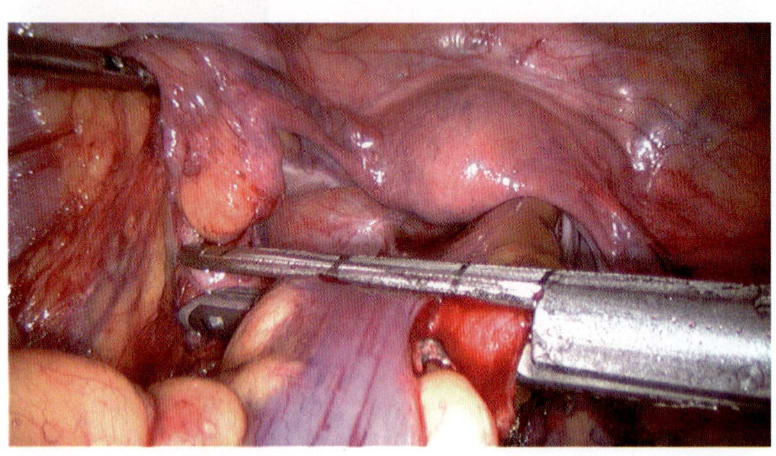
图 18-22　切断闭合乙状结肠肠管

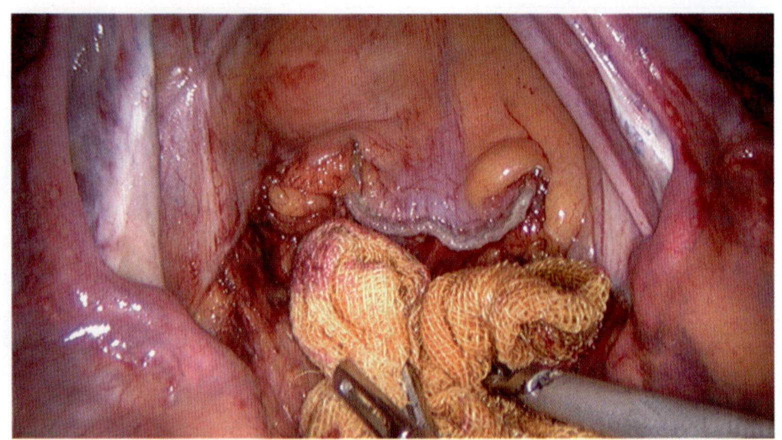
图 18-23　碘附纱条消毒断端

4. 横结肠左半及脾曲的处理　术野展示充分后，沿着结肠带向左侧打开附着大网膜(图 18-24)，从大网膜附着点一直处理到脾曲(图 18-25)，直至看到脾下极及结肠脾曲外侧腹膜为止。进入网膜囊后，将大网膜翻向上方，可见胰腺走行，沿胰腺走行置一纱布条至脾下极(图 18-26)。将横结肠提起，在屈氏韧带外侧肠系膜下静脉断端，裁剪横结肠系膜至血管弓(图 18-28、图 18-29)。沿胰腺下缘走行，在纱布条的指示和保护下，向左侧分离切断系膜至左结肠旁沟。

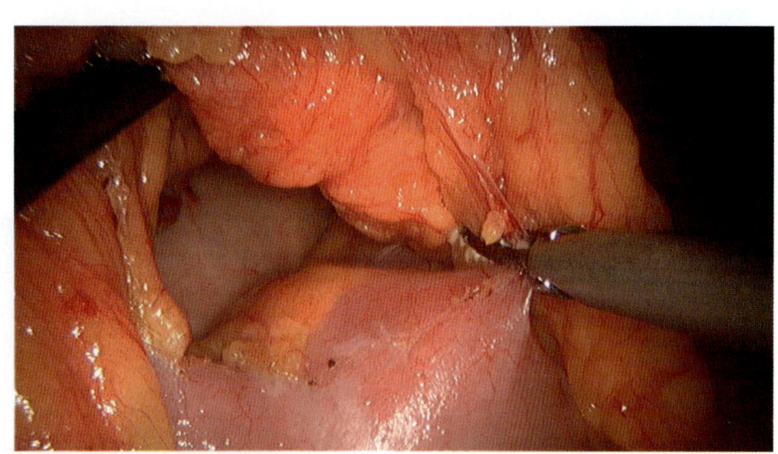

图 18-24　分离横结肠与大网膜附着处

经验分享：

横结肠切除可采用保留大网膜和部分切除大网膜两种方式，对肿瘤未侵出浆膜者，可采用保留大网膜。

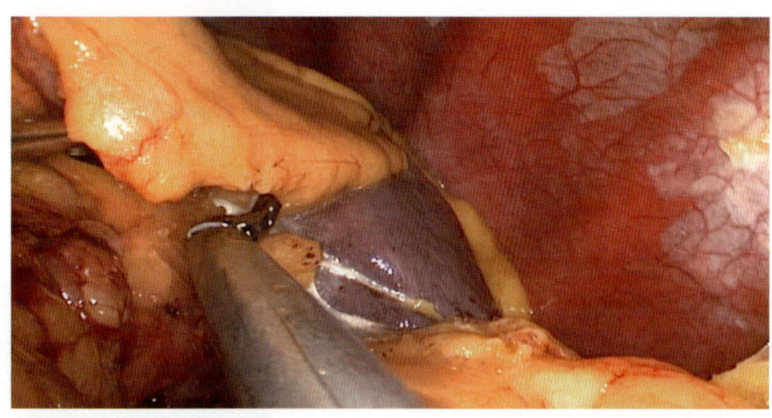

图 18-25　向左侧游离至脾下极

配合技巧：

术者左手持钳提起大网膜，助手左手持钳抓住结肠壁，右手同样抓住大网膜，充分暴露术野。

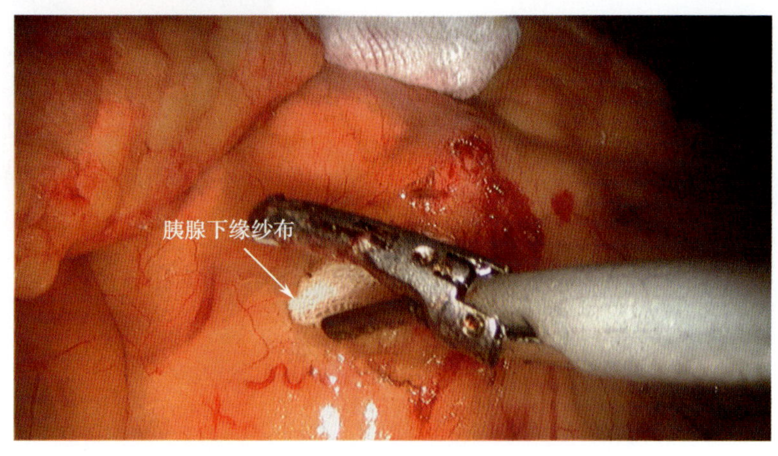

图 18-26　纱布的指示和保护作用

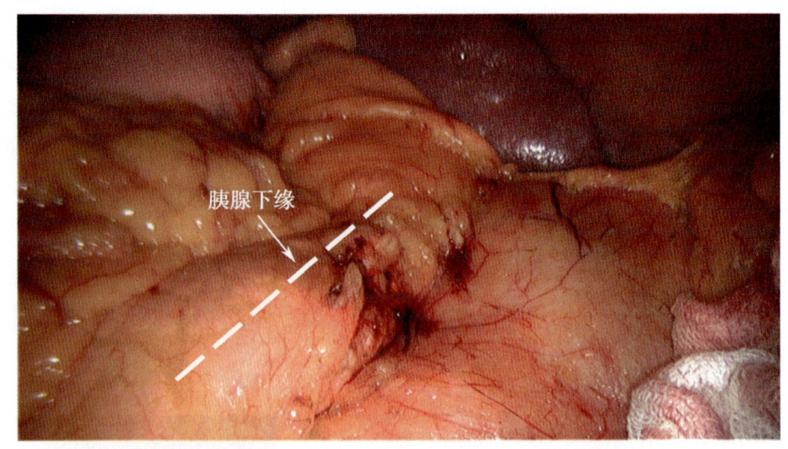

图 18-27 向上游离至胰腺下缘

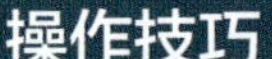

操作技巧：

游离脾曲牵拉适度，避免脾破裂导致手术失败（图 18-27）。

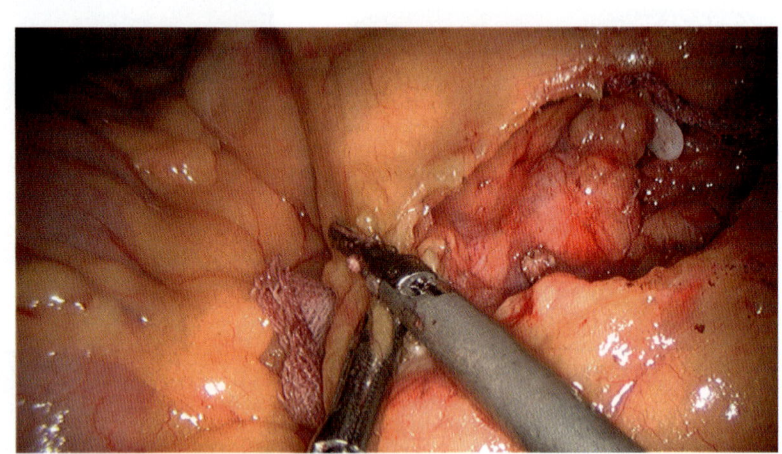

图 18-28 裁剪横结肠系膜

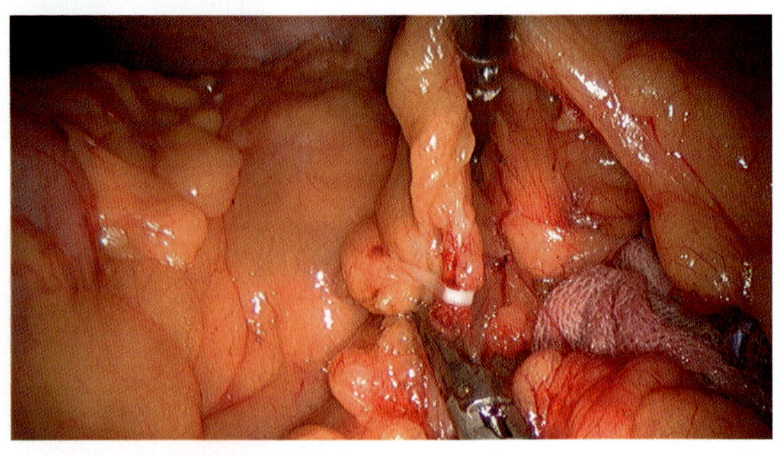

图 18-29 结扎结肠边缘血管

5. **打开左结肠外侧旁沟**　将乙状结肠或直肠上段断端牵向右侧，打开乙状结肠粘连带，沿 Toldt 筋膜，沿着纱布条指示向上打开结肠旁沟（图 18-30），向上至脾下极与纱布指示点胰尾部会合（图 18-31、图 18-32）。至此，左半结肠游离完成。

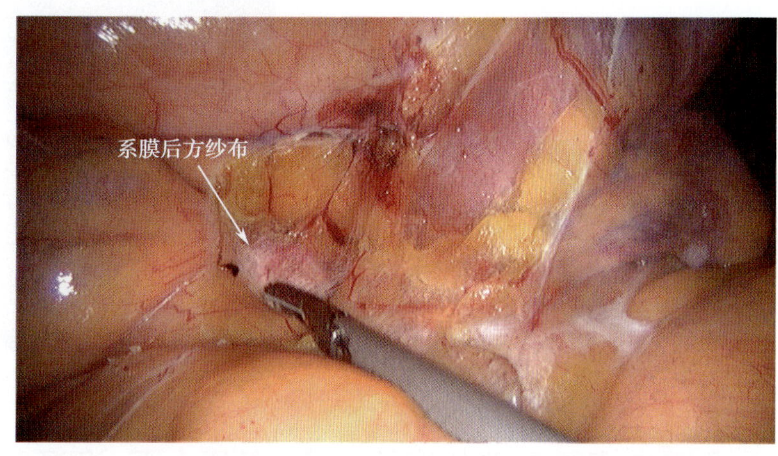

图 18-30　打开左结肠旁沟

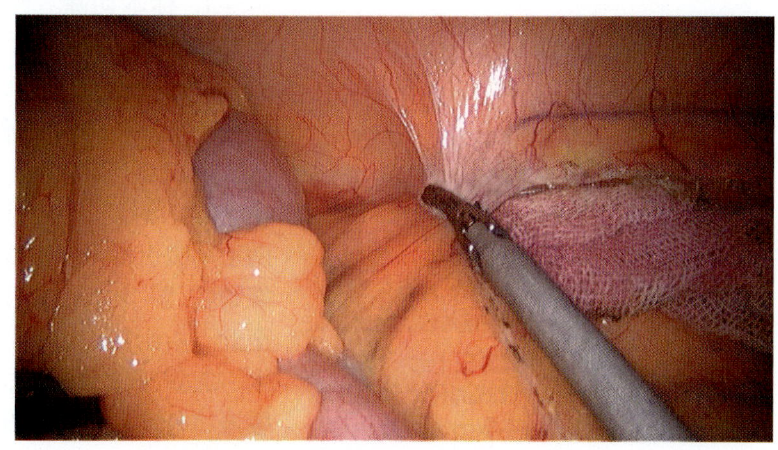

图 18-31　沿左结肠旁沟向上方游离

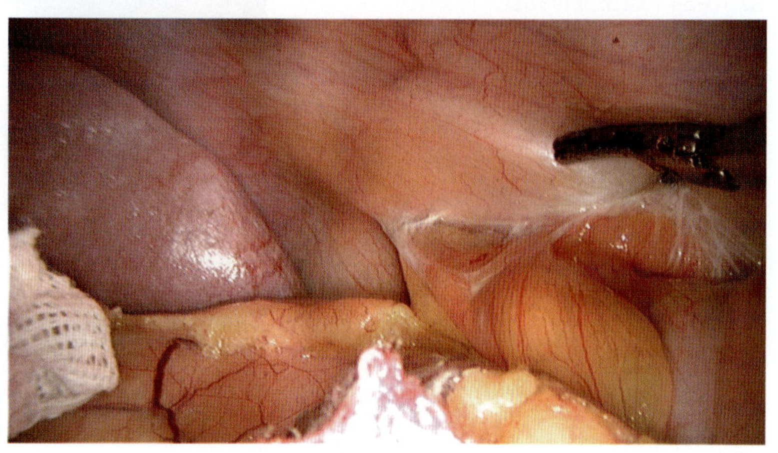

图 18-32　向上游离至脾下极

6. 肿瘤上部结肠系膜的裁剪与裸化　将左半结肠拉向盆腔,可判定预切除线。进一步裁剪系膜,处理边缘血管弓,切断分离至肠壁,裸化肠管 2cm 备用(图 18-33)。

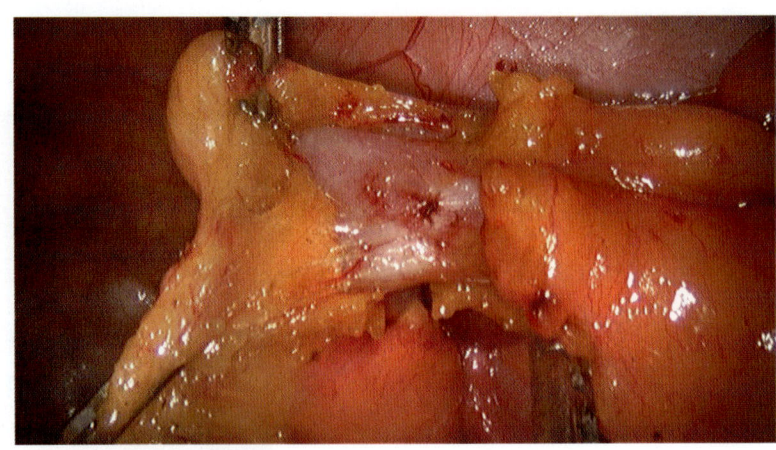

图 18-33　裸化横结肠肠管

【标本切除与消化道重建】(资源十五、资源三十七)

资源十五　NOSES Ⅶ式消化道重建及标本取出

资源三十七　NOSES Ⅶ式消化道重建及标本取出(动画)

1. 标本切除　经主操作孔置入保护套(图 18-34),助手于体外经阴道用膀胱拉钩指示阴道后穹隆(图 18-35),用超声刀横行切开阴道约 3cm,纵行牵拉扩大切口至 5~6cm(图 18-36),经阴道置入卵圆钳将保护套远端拉出,并经保护套置入抵钉座(图 18-37)。在肿瘤上方预切定线远端纵行切开一小口,用 1/4 碘附纱条对结肠腔内进行消毒和润滑(图 18-38、图 18-39),随后助手用吸引器将碘附纱条推入远端肠腔。将抵钉座经切口置入近端肠腔(图 18-40),并用直线切割器切断封闭近端肠管(图 18-41),至此,左半结肠游离于腹腔。术者与助手将用过的小纱布及标本一起置于保护套内,体外操作助手用卵圆钳夹住标本的一端,缓慢将标本经阴道拉出体外(图 18-42)。

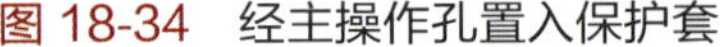

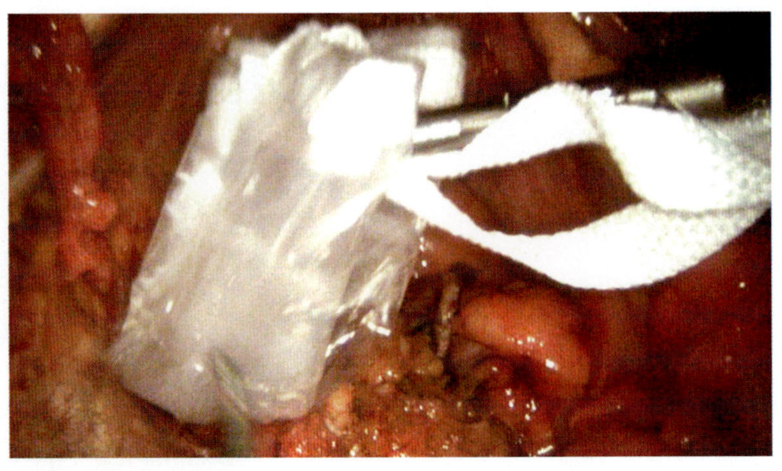

图 18-34　经主操作孔置入保护套

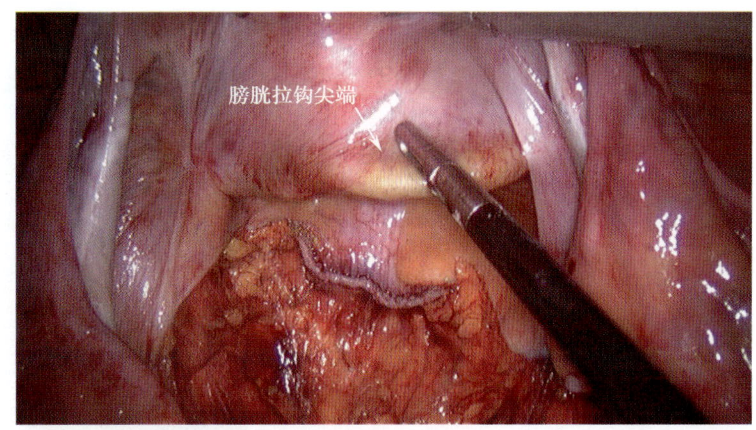

图 18-35　经阴道置入膀胱拉钩指示阴道后穹隆

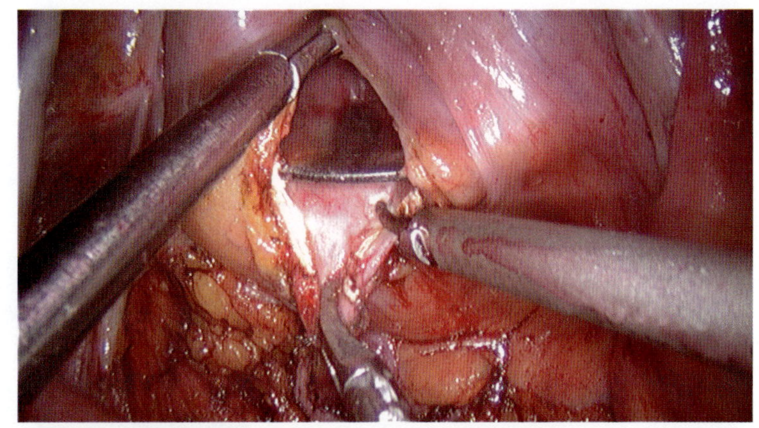

图 18-36　横行切开阴道后穹隆

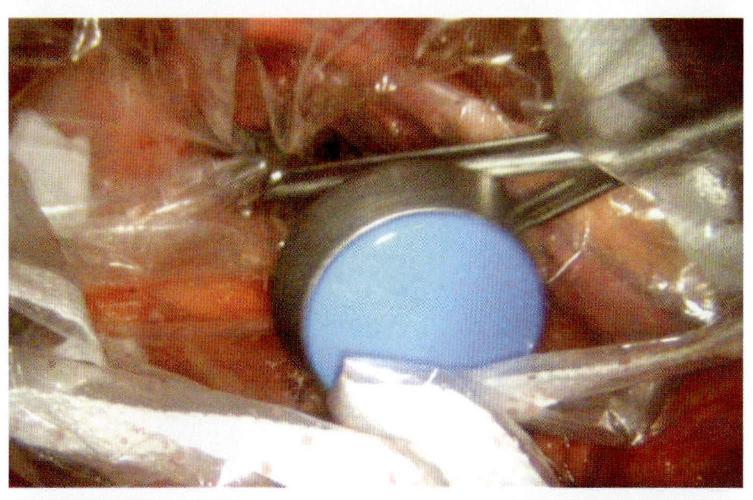

图 18-37　经阴道拉出保护套，再经保护套将抵钉座送入盆腔

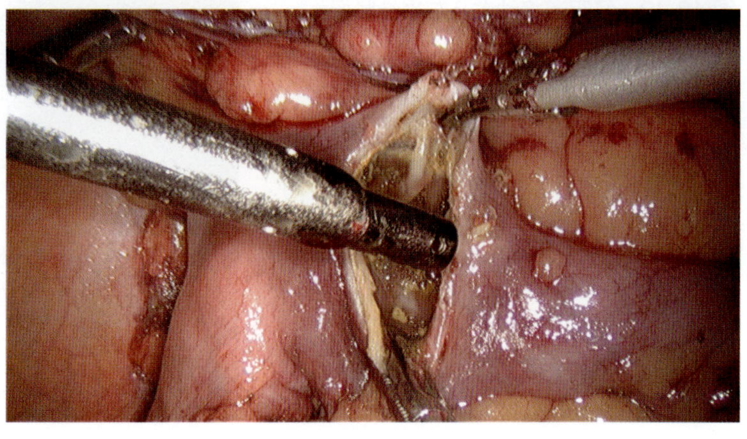

图 18-38　及时吸引肠腔内容物

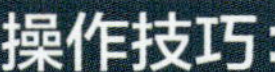

操作技巧：

在肿瘤上方肠管切一小口，置入抵钉座。此处为无菌操作重点，需妥善使用吸引器和碘附纱条（图 18-38、图 18-39）。

图 18-39 碘附纱条进行肠腔内消毒

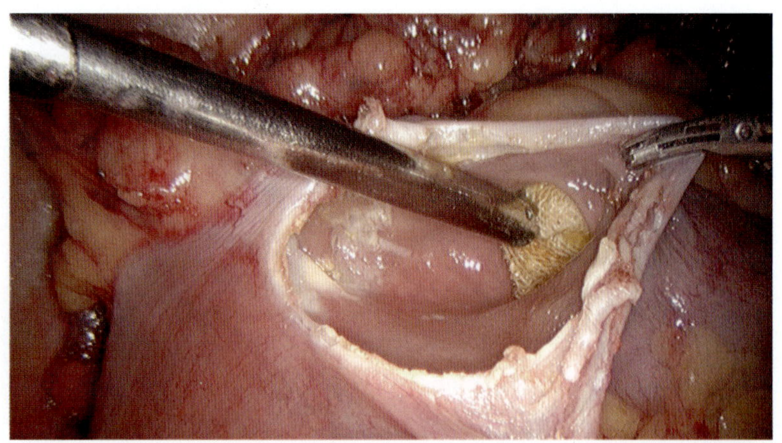

图 18-40 将抵钉座送入近端横结肠内

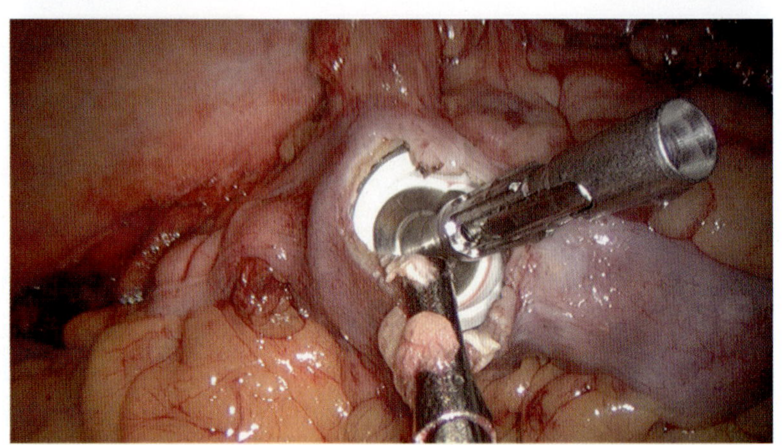

图 18-41 闭合切断横结肠肠管

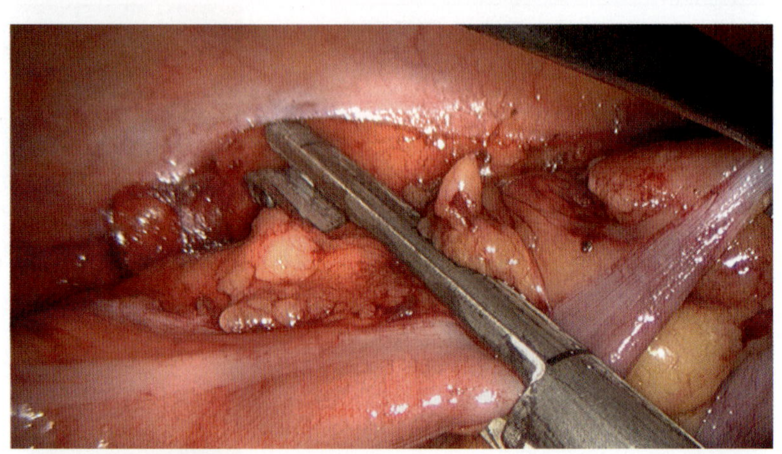

图 18-42 经阴道将纱布及左半结肠标本拉出体外

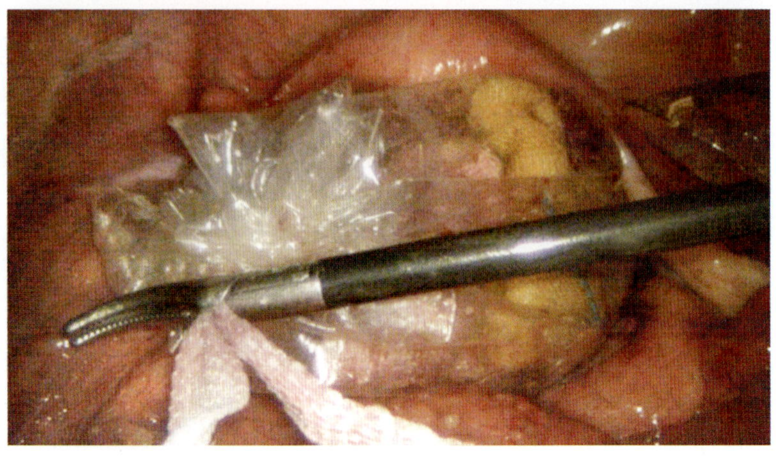

2. 消化道重建 将抵钉座连接杆从近端结肠闭合线一角取出（图 18-43）。助手经肛门直肠置入环形吻合器，在直肠残端左侧角旋出穿刺针（图 18-44），完成结肠与直肠的端端吻合（图 18-45）。检查吻合环上下切端完整性，再行吻合危险三角（图 18-46）的“8”字缝合。注水注气试验检查吻合口通畅确切（图 18-47）。腹腔冲洗后，检查无误可经腹壁放置两枚引流管（图 18-48）。

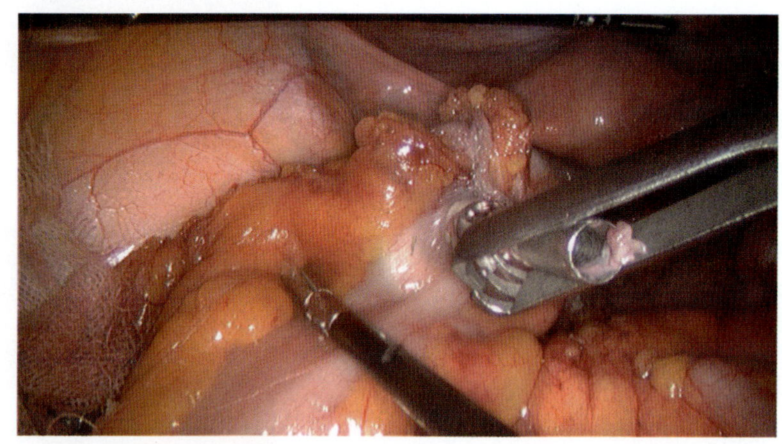

图 18-43 取出抵钉座连接杆

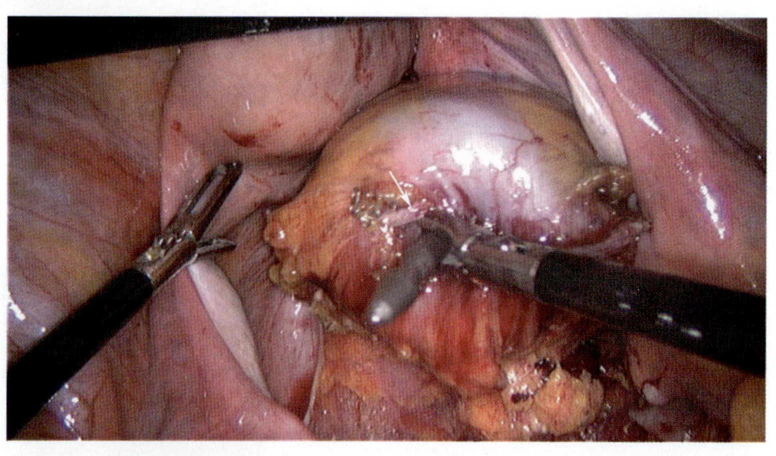

图 18-44 穿出吻合器穿刺针

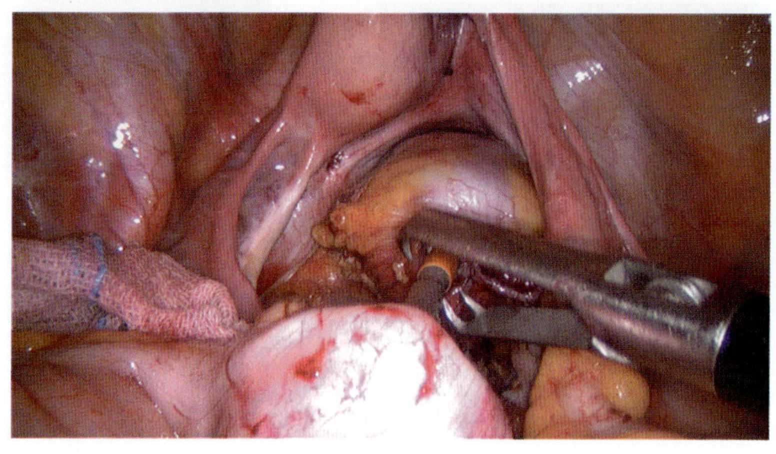

图 18-45 连接吻合器

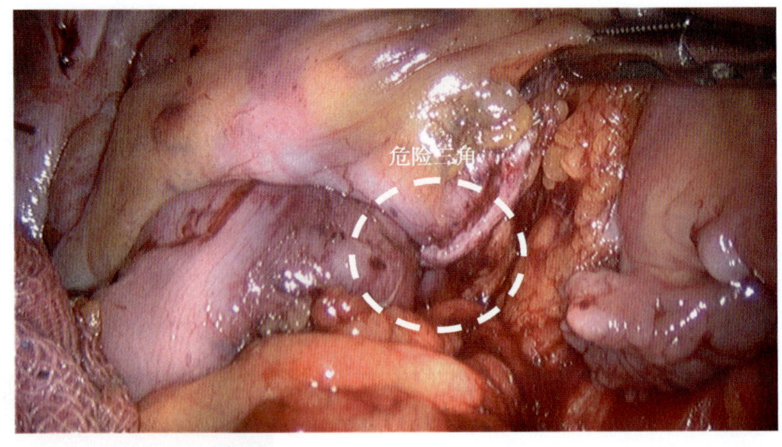

图 18-46　“危险三角”

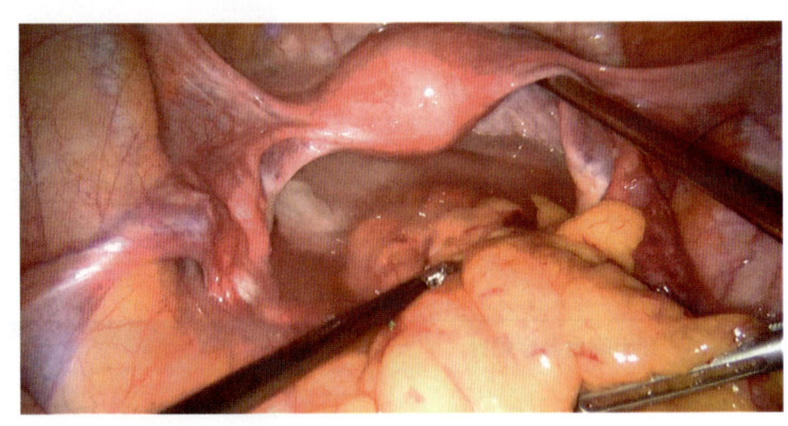

图 18-47　注气注水试验

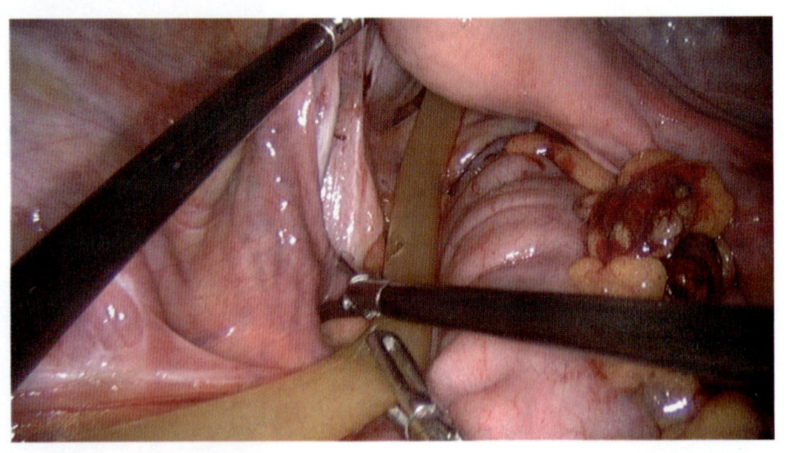

图 18-48　置入盆腔引流管

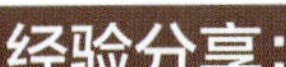

由于吻合口位置较高，不适合经阴道放置引流管。

3. 关闭戳卡孔，缝合阴道切口 引流管摆放好后，排出腹腔内气体，关闭戳卡孔，阴道切口的缝合可用腹腔镜下缝合或体外缝合。体外缝合的步骤是：拉开阴道，用两把艾丽丝钳提起切口的前后壁，用可吸收缝线间断缝合即可（图 18-49）。

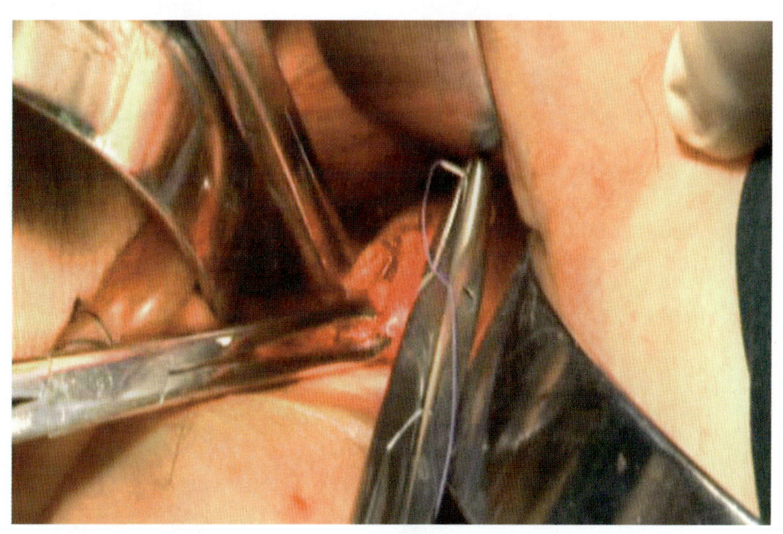

图 18-49 体外间断缝合阴道切口

【术后腹壁及标本照片】（图 18-50、图 18-51）

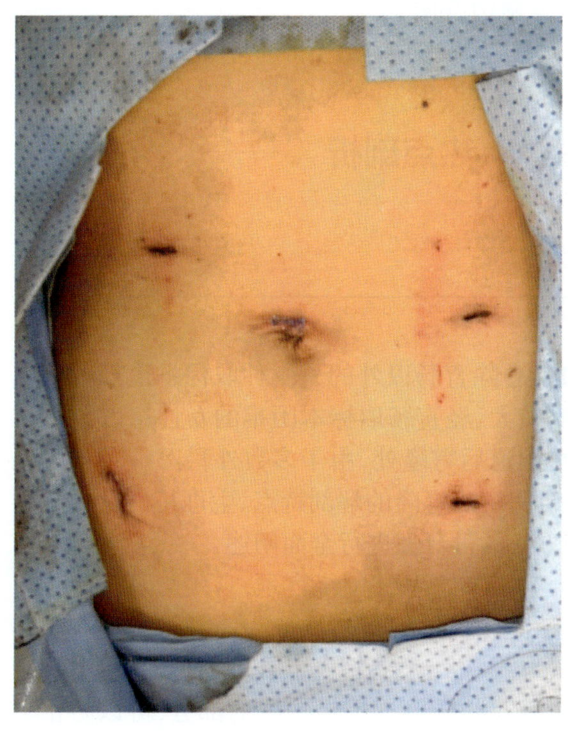

图 18-50 术后腹壁照片

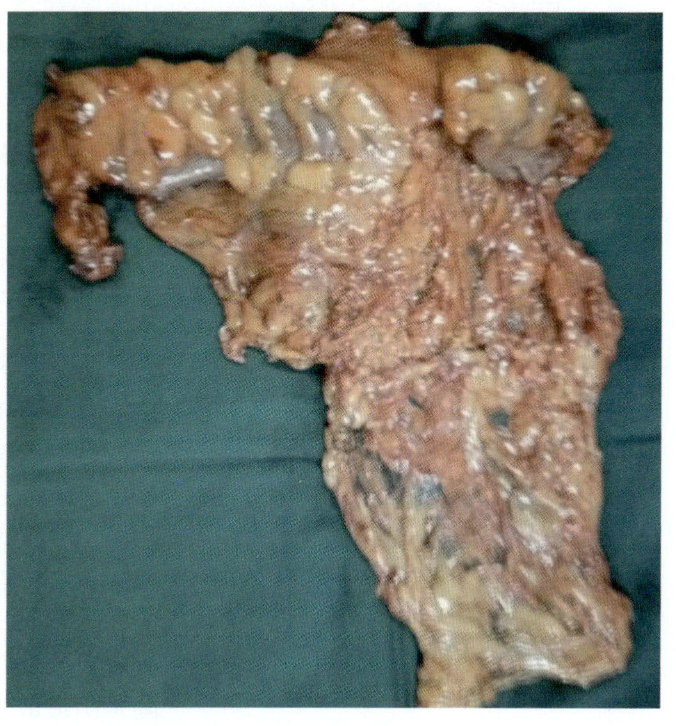

图 18-51 标本照片

【手术示意图】(图 18-52)

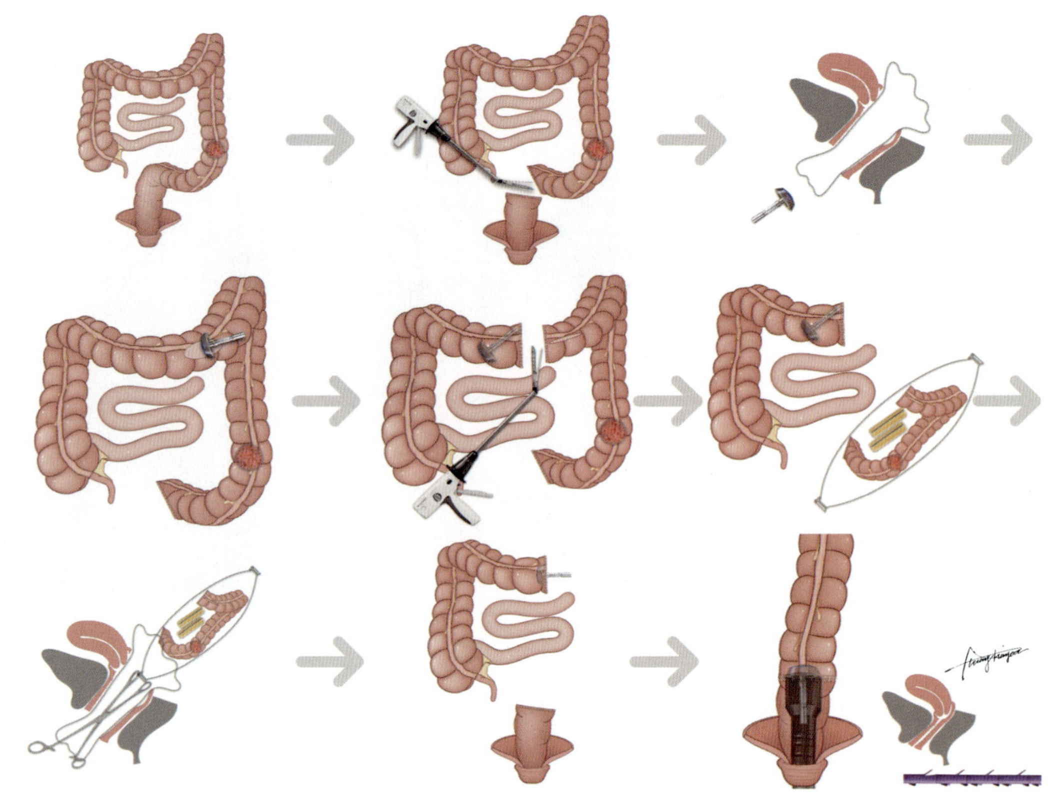

图 18-52　NOSES Ⅶ式标本取出及消化道重建的主要手术步骤(示意图)

第四节　手术相关要点、难点、热点剖析

【阴道后穹隆切口的选择与缝合】

阴道是 NOSES 中除直肠以外的另一种取标本途径。该方法主要适用于肿瘤较大、经直肠取标本困难的女性患者。阴道切口位置常选择在阴道后穹隆处，由于多数外科医师对于该操作比较陌生，现结合阴道后穹隆的解剖特点、生理特性及笔者的临床实践，对这一方法的可行性进行全面阐述。

解剖特点：阴道上端较宽大，围绕宫颈，宫颈与阴道壁之间的环形腔隙，名为阴道穹，按其部位，又分为前、后及左、右四部分。阴道后穹隆作为精液贮池特别深阔，在截石位时，阴道后穹隆是阴道最低处。后穹隆是阴道最易扩张的部分，可以防止子宫颈的过度移位(图 18-53)。

生理特性：阴道各段对性刺激的反应不同。阴道外段 1/3

系由外胚层分化而来，富含神经纤维，所以对于触摸有反应的神经末梢只集中在阴道口附近。而阴道内段 2/3 来自中胚层，没有神经末梢分布，所以阴道外段 1/3 要比内段 2/3 更富有性感觉。阴道后穹隆的位置深在，周围没有神经分布，并不能对性刺激产生兴奋。因此，后穹隆处损伤对性生活并不会造成影响。直肠子宫陷凹是女性体腔最低的位置。盆、腹腔液体最易积聚于此，亦为盆腔病变最易累及的部位，阴道后穹隆外侧壁与直肠子宫陷凹相邻，因此，阴道后穹隆常为腹腔穿刺的首选位置。

图 18-53　阴道后穹隆示意图

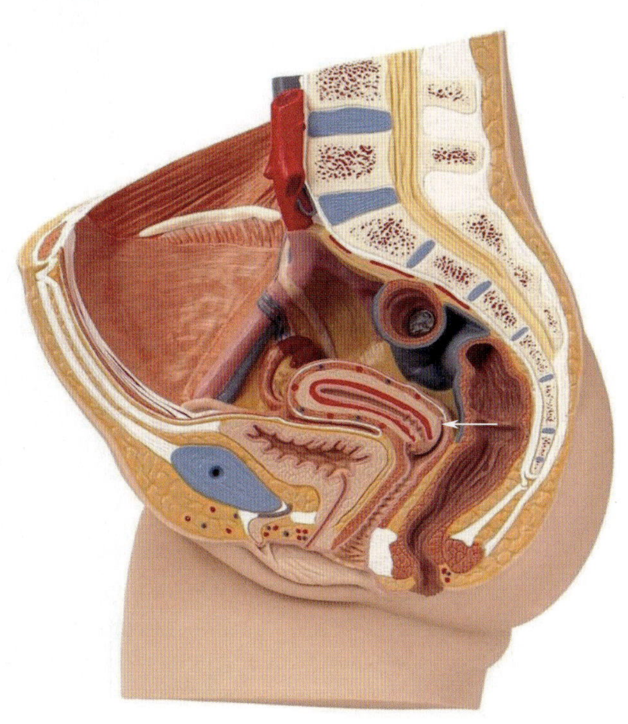

选择切口的技巧：根据笔者经验，选用膀胱拉钩，经阴道外口置入阴道内，用其尖端顶住阴道后穹隆处（图 18-54）。在膀胱拉钩的协助定位下，术者于腹腔镜下直视横行切开阴道后穹隆，切口长度为 2~3cm（图 18-55）。由于阴道具有很强的延展性，在切口处上下牵拉扩展，切口扩大至 5cm 即可满足取标本的要求（图 18-56）。

图 18-54　膀胱拉钩协助定位

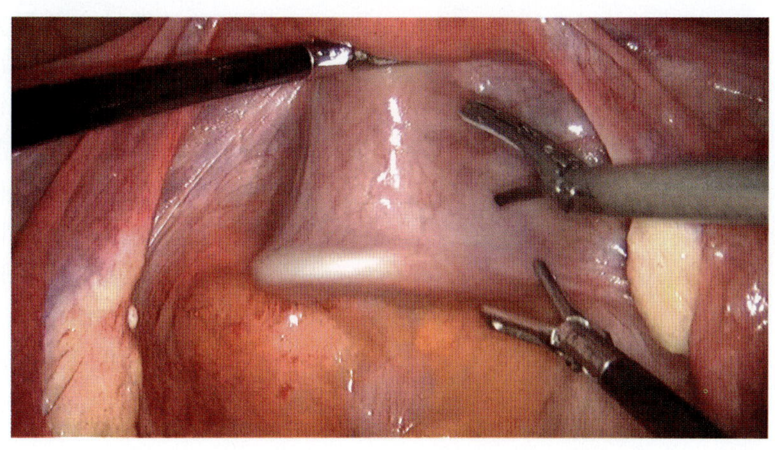

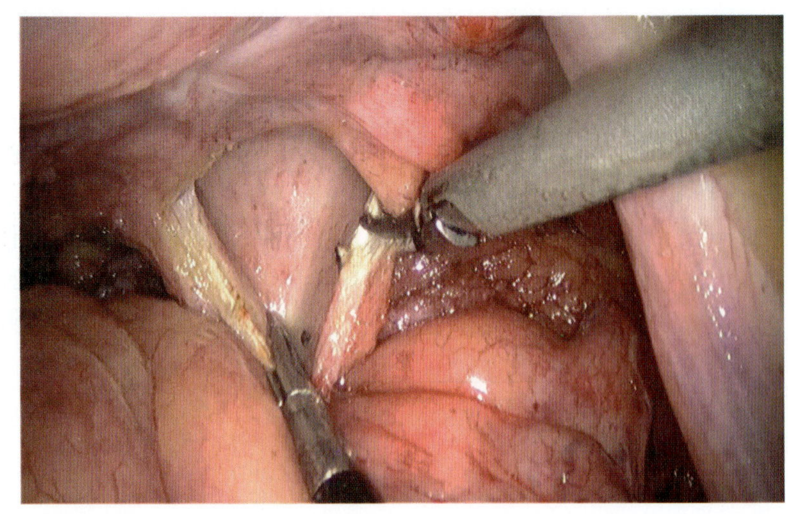

图 18-55 阴道切口长度

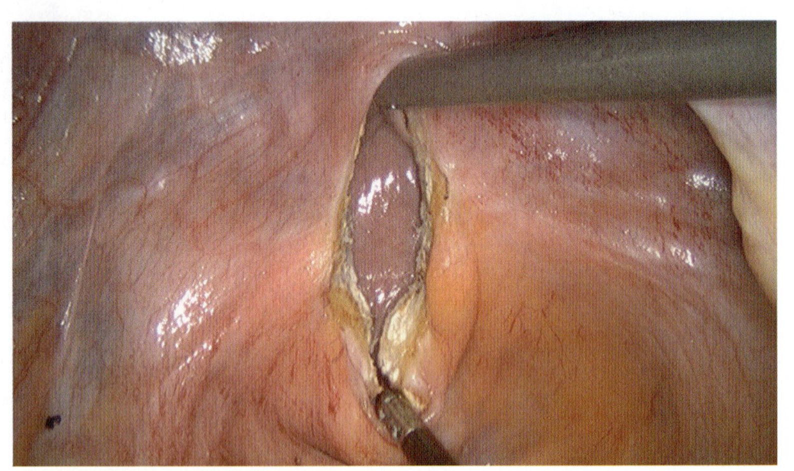

图 18-56 上下牵拉扩张阴道

阴道切口缝合技巧：阴道切口的缝合可选择体外缝合，也可选择腹腔镜下进行缝合。根据笔者经验，体外缝合难度较低，尤其是对于不能熟练掌握腹腔镜下缝合技巧的外科医师，体外缝合阴道是首选方法。①体外缝合（图 18-57、图 18-58）：由于阴道后穹隆位置深在，因此进行体外缝合时，充分暴露阴道后穹隆切口十分必要。在笔者的临床实践中，常选用阴道窥器或膀胱拉钩等器械充分暴露阴道，用两把艾丽丝钳分别夹持阴道切口的上下缘，并适当向体外牵拉，而后进行间断或连续缝合数针。②腹腔镜下缝合（图 18-59）：该缝合技术难度较大，对术者的操作能力提出了很高的要求。镜下缝合阴道需使用专用的阴道倒刺缝合线（15cm 即可，线太长会影响操作）。缝合过程中需要将阴道切口上下缘向腹腔内牵拉，牵拉力量不宜过大，防止阴道出血。术者从阴道切口一端向对侧连续缝合数针，缝合后行阴道指诊检查切口是否缝合确切。缝合确切后，在阴道内填塞碘附纱团一块，术后 48 小时取出即可。

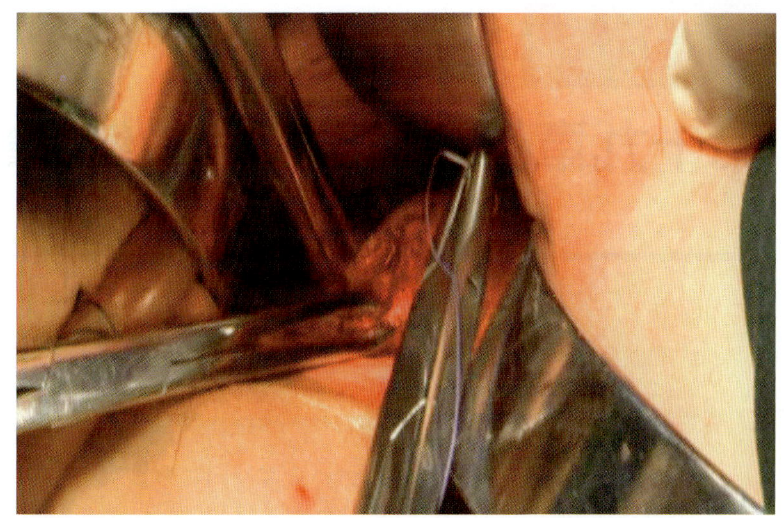
图 18-57　体外间断缝合阴道切口

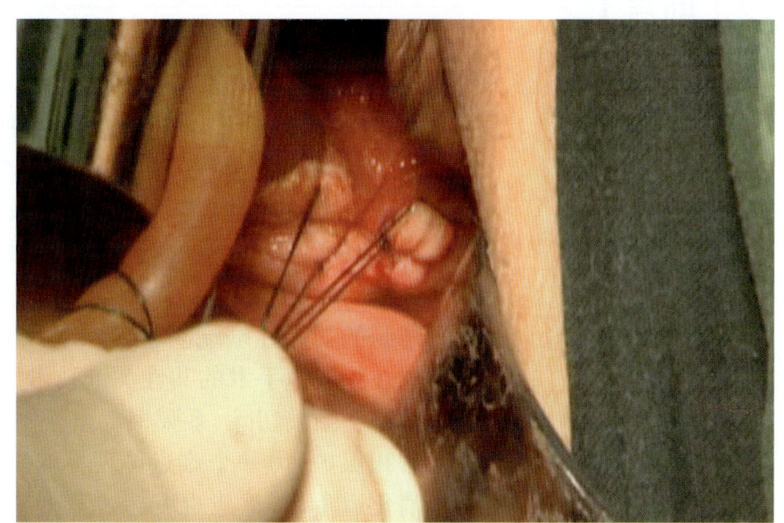
图 18-58　体外间断缝合后的阴道切口

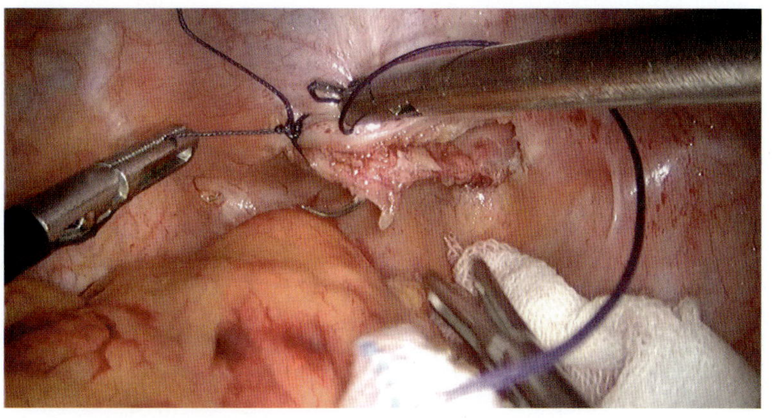
图 18-59　腹腔镜下缝合阴道切口

（王锡山　刘 正　卢 召）

第十九章 腹部无辅助切口经阴道拖出标本的腹腔镜下右半结肠癌根治术

（CRC-NOSES Ⅷ式 A 法）

【前言】

右半结肠毗邻脏器多、血管关系复杂、解剖变异大，因此，NOSES Ⅷ式也是 NOSES 系列中难度较大的一种术式。右半结肠标本的取出途径多为经阴道，因右半结肠切除后若想经横结肠、降结肠、乙状结肠、直肠、肛门拖出，虽理论上可行，但实际操作难度极大，故 NOSES 不推荐用于男性患者的右半结肠切除术。NOSES Ⅷ式 A 法的操作特点为在腹腔内完全游离切断右半结肠，经阴道将右半结肠标本取出体外，再进行全腹腔镜下末端回肠与横结肠的功能性端端吻合。该术式的难点主要体现在两个方面：一个难点体现在腹腔镜手术的共性关键技术，包括正确辨认解剖标志、合理的手术入路及完整系膜切除、系膜根部血管结扎和淋巴结清扫，以及重要组织器官的显露和保护；另一个难点体现在 NOSES 特有的操作步骤，即全腹腔镜下进行消化道重建，重建难度超过其他术式，对术者和助手的要求较高，在经阴道取出标本的过程中，无菌术、无瘤术的精准运用至关重要。

第一节 适应证和禁忌证

【适应证】（图 19-1~ 图 19-3）

1. 女性右半结肠肿瘤。
2. 肿瘤环周径小于 5cm 为宜。
3. 肿瘤未侵出浆膜为宜。

【禁忌证】

1. 肿瘤环周径大于 5cm。
2. 肿瘤侵犯周围组织器官。
3. 患者过于肥胖（BMI>35kg/m^2）。
4. 男性右半结肠癌。

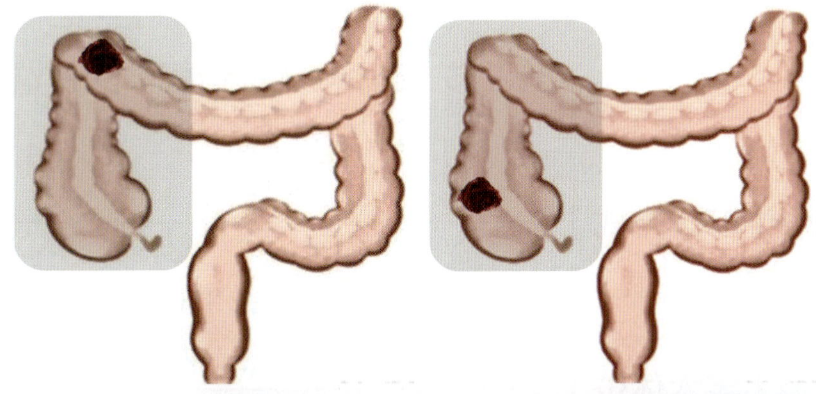

图 19-1　手术切除范围

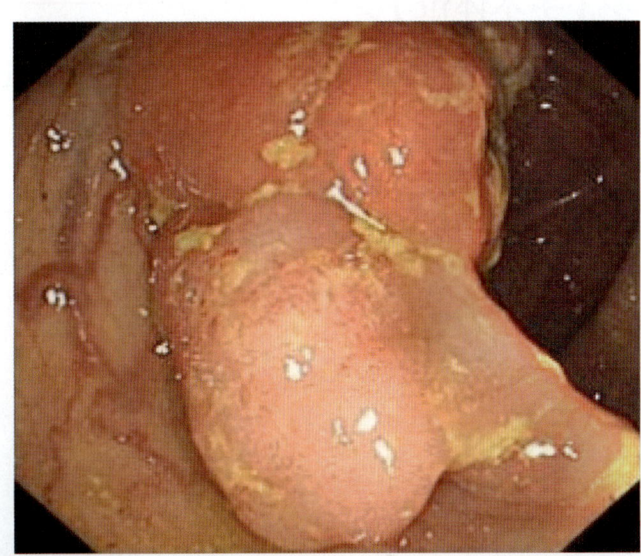

图 19-2　肠镜：肿瘤位于升结肠，隆起型，最大径为 4cm

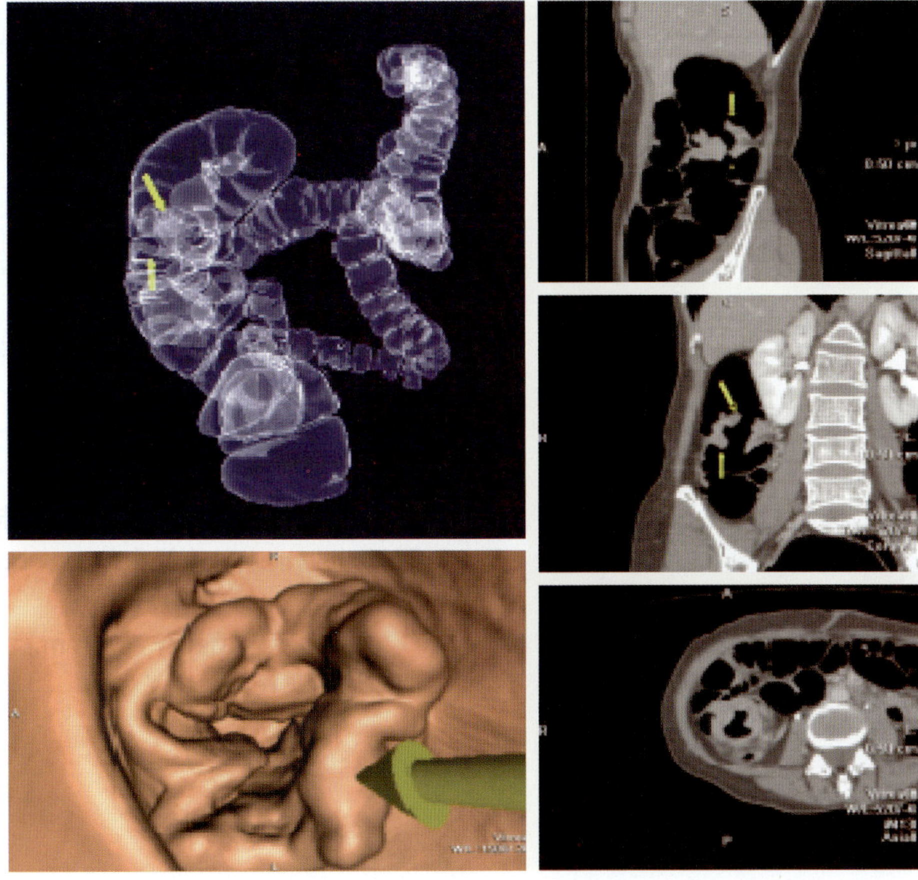

图 19-3　结肠三维重建 CT：肿瘤位于升结肠

第二节　麻醉、体位和戳卡的位置与术者站位

【麻醉方式】

全身麻醉或全身麻醉联合硬膜外麻醉。

【手术体位】

患者取分腿平卧位或功能截石位（图 19-4）。

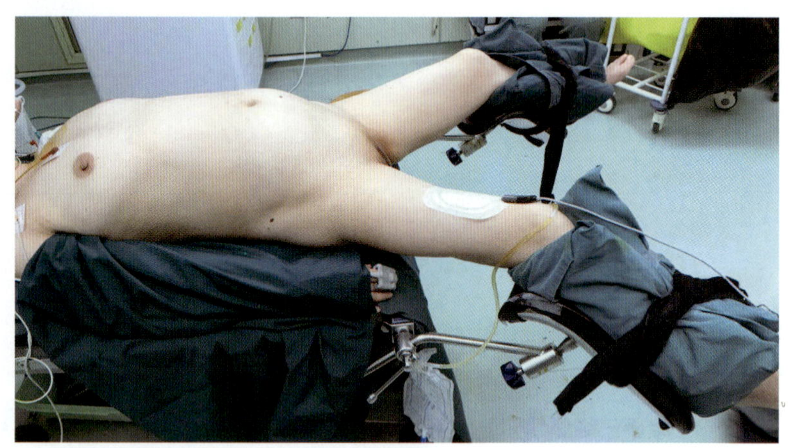

图 19-4　患者体位

【戳卡位置】（图 19-5）

1. **腹腔镜镜头戳卡孔（10mm 戳卡）** 位于脐至脐下方 5cm 的范围内均可。

2. **术者主操作孔（12mm 戳卡）** 位于左上腹中部，腹直肌外侧缘。

3. **术者辅助操作孔（5mm 戳卡）** 位于左下腹，与腹腔镜镜头戳卡孔不在同一水平线。

4. **助手主操作孔（12mm 戳卡）** 位于右下腹并尽量靠外侧，脐与髂前上棘连线中外 1/3 处，便于消化道重建时放入直线切割闭合器。

5. **助手辅助操作孔（5mm 戳卡）** 位于右上腹，右锁骨中线与横结肠投影区交叉处。

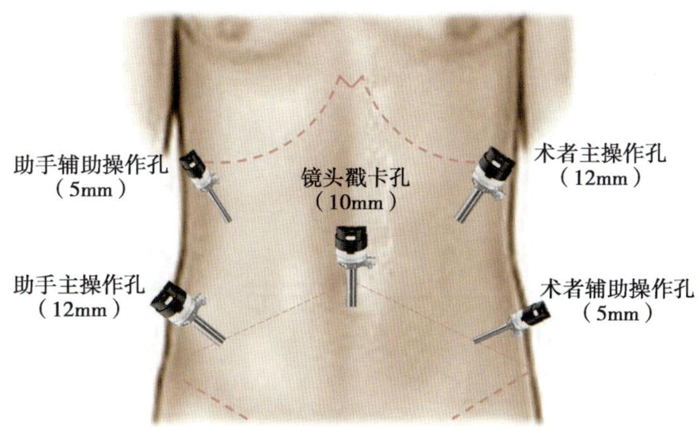

图 19-5　戳卡位置（五孔法）

【术者站位】

右半结肠游离与切除：术者站位于患者左侧，助手站位于患者右侧，扶镜手站位于术者同侧或患者两腿之间（图 19-6）；消化道重建及标本取出：术者站位于患者右侧，助手站位于患者左侧，扶镜手站位于术者同侧（图 19-7）。

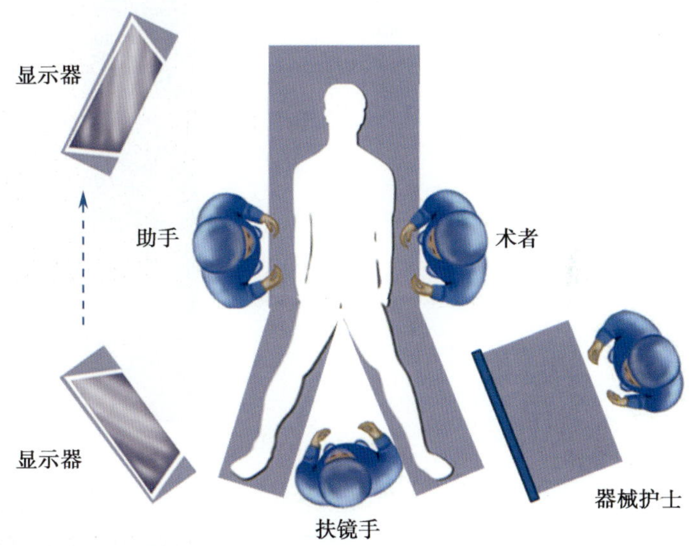

图 19-6　术者站位（右半结肠切除）

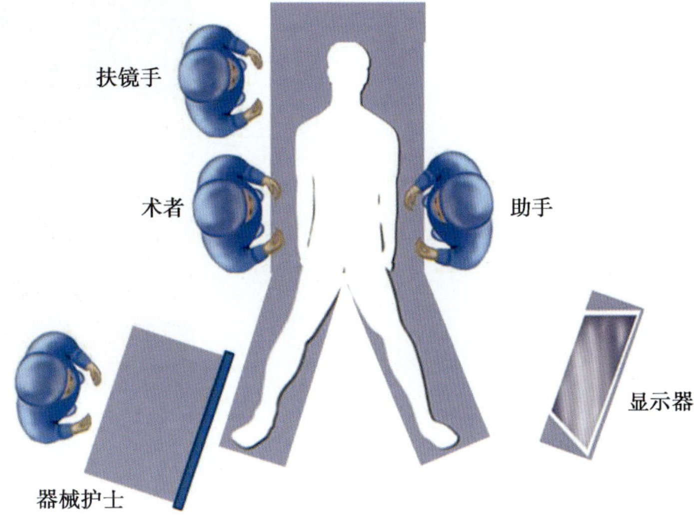

图 19-7　术者站位（标本取出）

【特殊手术器械】

超声刀、60mm 直线切割闭合器、阴道缝合线、无菌保护套、举宫器。

第三节　手术操作步骤、技巧与要点

【探查与手术方案制订】

在详细的术前探查和手术评估的基础上，探查分三步。

1. 常规探查　进镜至腹腔后，常规探查肝、胆囊、胃、脾、结肠、小肠、大网膜和盆腔有无肿瘤种植和腹水（图 19-8、图 19-9）。

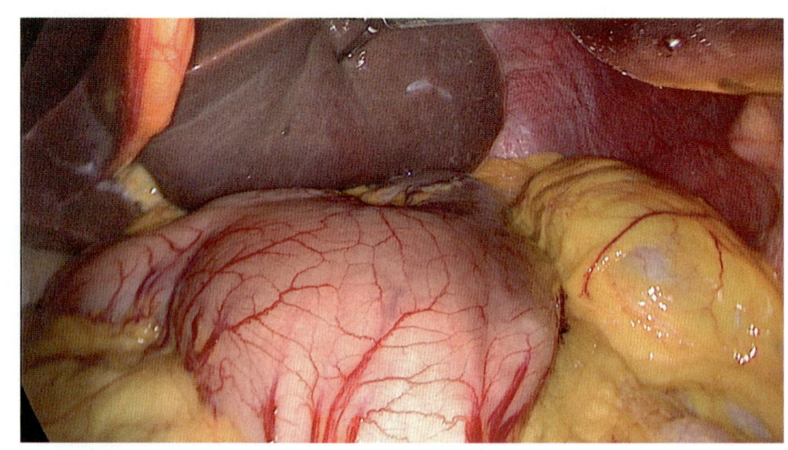

图 19-8　探查胃及肝左叶脏面

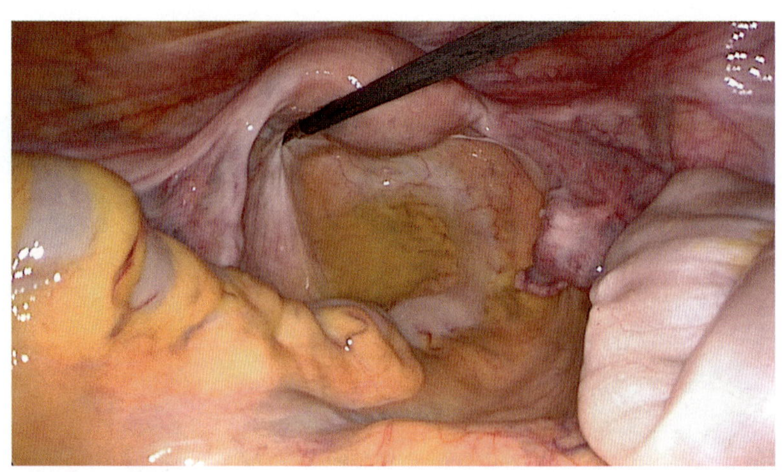

图 19-9　探查盆腔

2. 肿瘤探查 肿瘤位于右半结肠，未侵出浆膜，肿瘤环周径<5cm 为宜（图 19-10）。

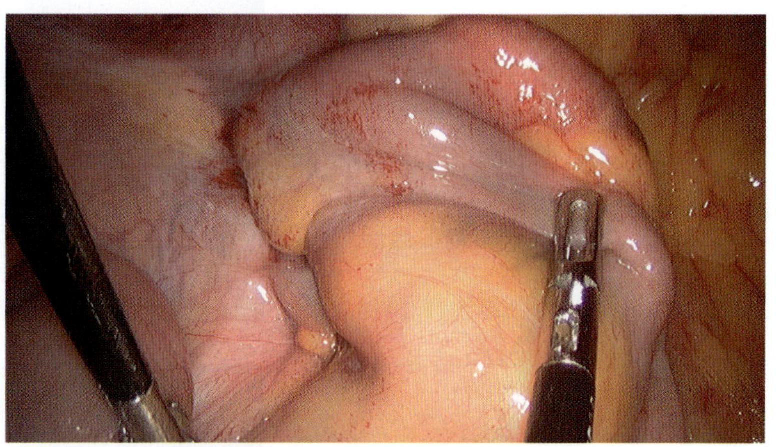

图 19-10 探查肿瘤位置

经验分享：

此术式不适合采用联合脏器切除术。

3. 解剖结构的判定 右半结肠切除术较为复杂，因右半结肠毗邻脏器较多，需判定回结肠动静脉、右结肠动静脉、中结肠动静脉，尤其是中结肠动静脉，血管分支较多，如果处理困难，建议在中结肠动静脉根部结扎切断。此外，还需判定横结肠游离后可否行镜下回肠横结肠的功能性端端吻合。因为目前的设备、技术条件无法完成全腹腔镜下环形吻合器下的回肠横结肠端端吻合或端侧吻合，如横结肠系膜过短，勿实施 NOSES Ⅷ式手术。

【解剖与分离】

资源十六 右半结肠血管处理及系膜游离

1. 回结肠动、静脉根部解剖与离断 术者左手持钳，沿肠系膜上静脉充分暴露系膜表面，此时可见回结肠动、静脉与肠系膜上静脉夹角有一凹陷薄弱处（图 19-11、图 19-12），用超声刀打开此处系膜（图 19-13），慢慢分离裸化血管。沿 Toldt 间隙向上、向外侧分离，呈洞穴状，向上游离可见十二指肠，表明间隙正确（图 19-14、图 19-15）。在回结肠动、静脉根部尽量打开肠系膜上静脉鞘，向上分离，在其右侧与后方相贯通。裸化回结肠动、静脉根部，清扫淋巴脂肪组织，用血管夹双重结扎切断（图 19-16、图 19-17，资源十六）。

经验分享：

①采用内侧入路，回结肠动、静脉的寻找至关重要。对于体形瘦弱的患者并不困难，但对于肥胖患者有一定难度。②需要外科医师有立体解剖思维，判定的标志有三点：肠系膜上静脉走行有个“嵴”；往往能看到十二指肠水平部；回结肠动、静脉往往有个隆起的“嵴”。

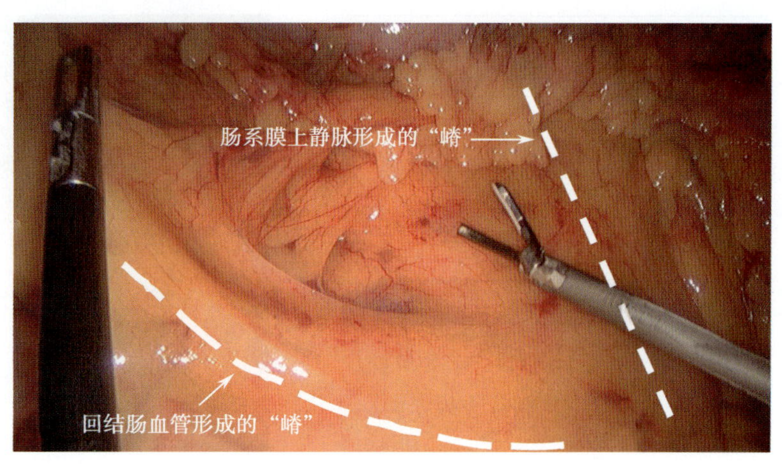

图 19-11 肠系膜上静脉与回结肠血管的交角处

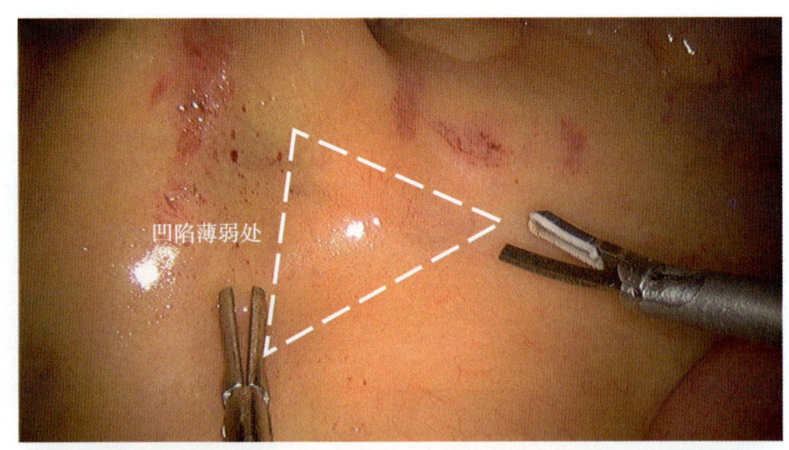

图 19-12　回结肠动、静脉与肠系膜上静脉夹角凹陷处

配合技巧：

助手左手持钳用纱布条将横结肠推向上腹部，暴露横结肠系膜根部，右手持钳提起回结肠动、静脉表面系膜。

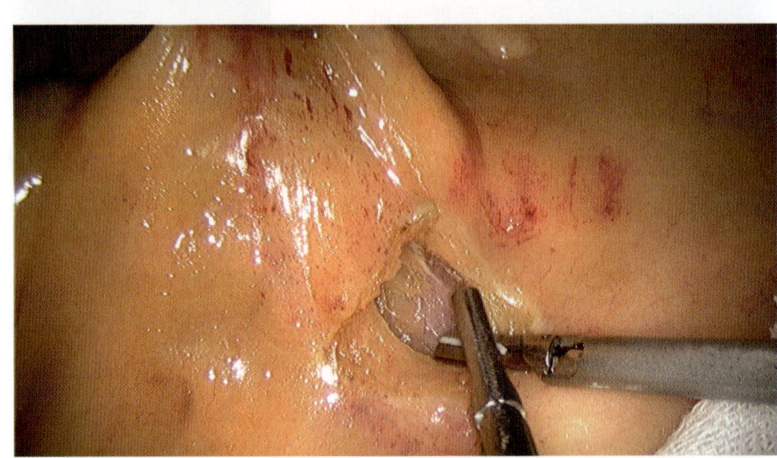
图 19-13　第一刀切入点

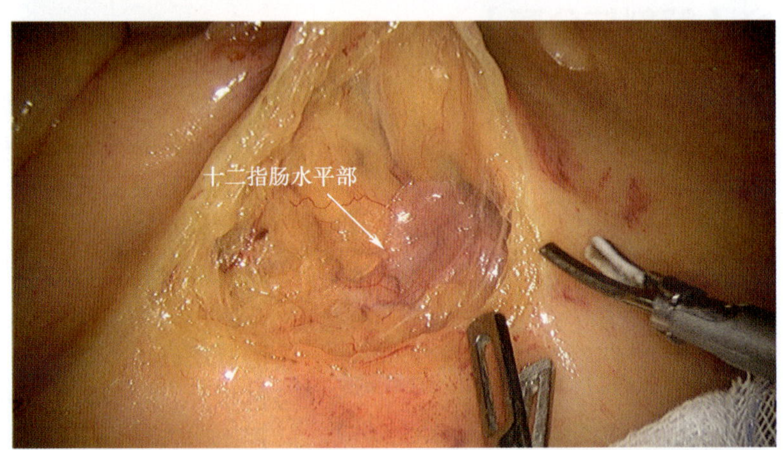

图 19-14　进入 Toldt 间隙

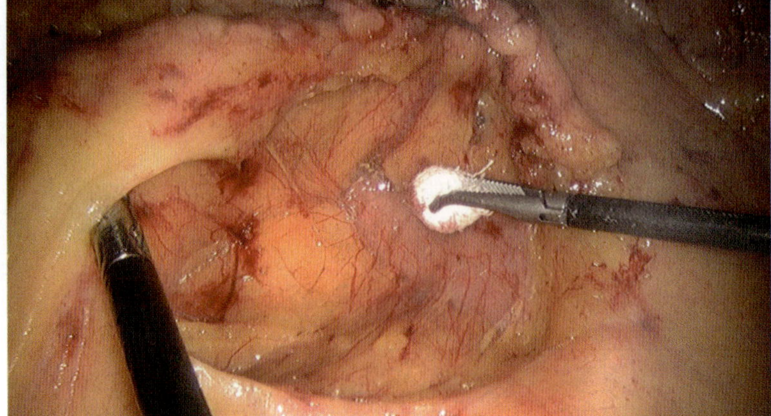
图 19-15　沿 Toldt 间隙向外侧游离

操作技巧：

系膜游离过程中，可采用钝性游离与锐性游离相结合的方式。

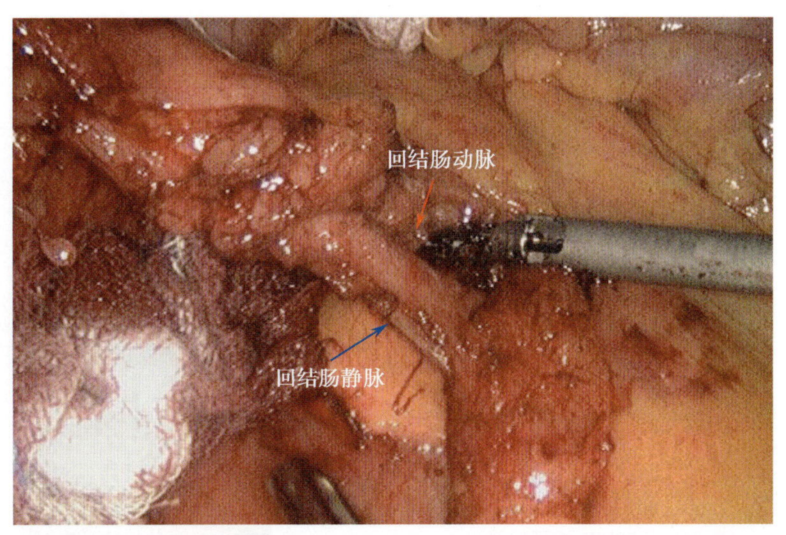

图 19-16　裸化回结肠血管根部

经验分享:

这个区域血管较多,必须谨慎细致地进行操作,也可在术野旁放置小纱布一块,如遇到出血等情况,可迅速进行压迫止血。

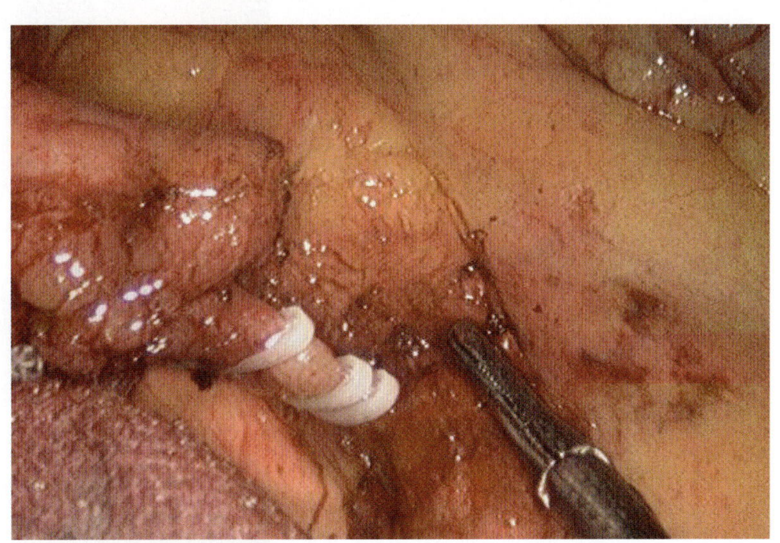

图 19-17　结扎切断回结肠血管

2. 右结肠动、静脉根部的处理　沿着 Toldt 筋膜在十二指肠表面游离,仔细分离后可见右结肠静脉、胃网膜右静脉、胃结肠干(亨勒干,Henle trunk)(图 19-19)共同汇合进入肠系膜上静脉,结扎切断右结肠静脉(图 19-20),沿肠系膜上静脉向上分离可见右结肠动脉(图 19-21),在根部双重结扎切断。

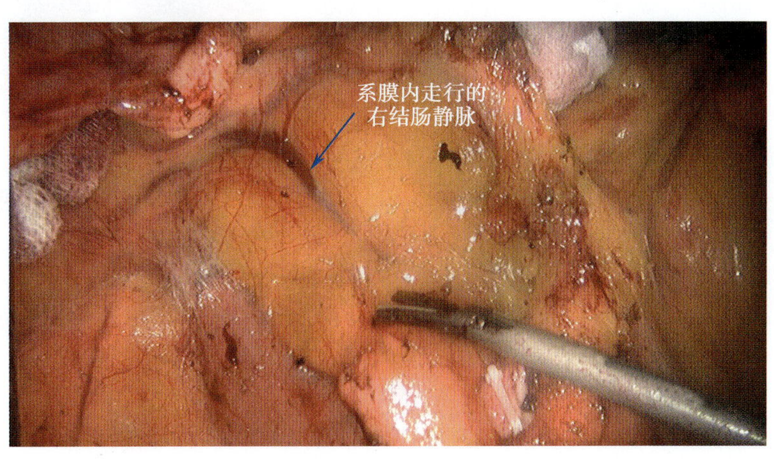

图 19-18　游离十二指肠表面

操作技巧:

在升结肠系膜内可见右结肠静脉走行(图 19-18),以此为标记向胰头方向分离,分离出右结肠静脉、胃网膜右静脉及胃结肠干。

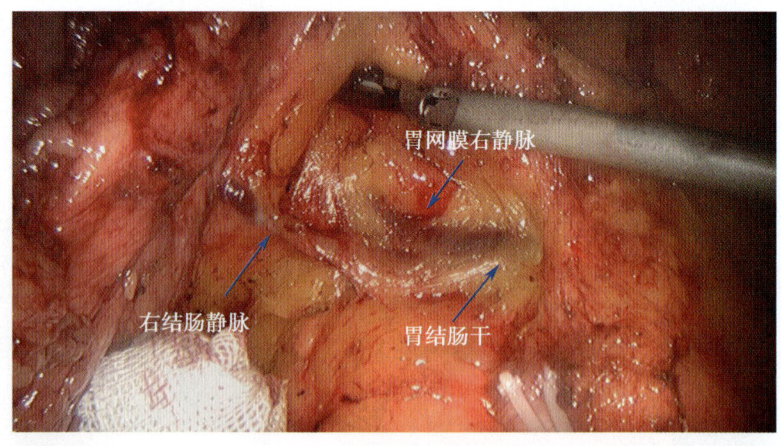

图 19-19　显露胃结肠干

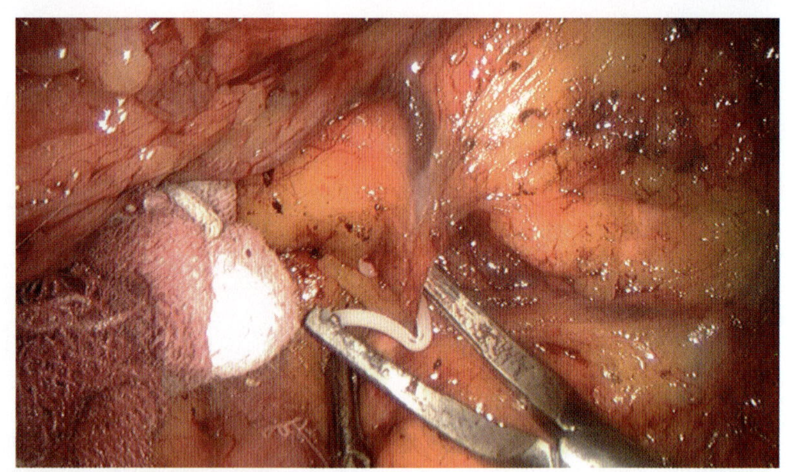

图 19-20　结扎右结肠静脉

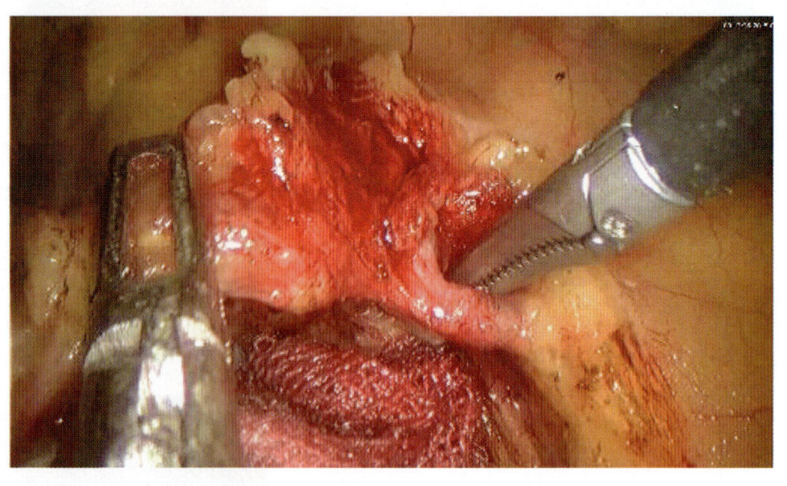

图 19-21　裸化右结肠动脉

3. 中结肠动、静脉根部的处理　在分离完右结肠动、静脉之后，继续向上分离。在胰颈表面透过一层薄膜可见胃窦后壁即停止分离，随即垫一块小纱条。沿肠系膜上静脉向上分离，于胰腺下缘双重结扎切断中结肠动、静脉（图 19-22、图 19-23）。至此，供应右半结肠的血管均解剖离断。

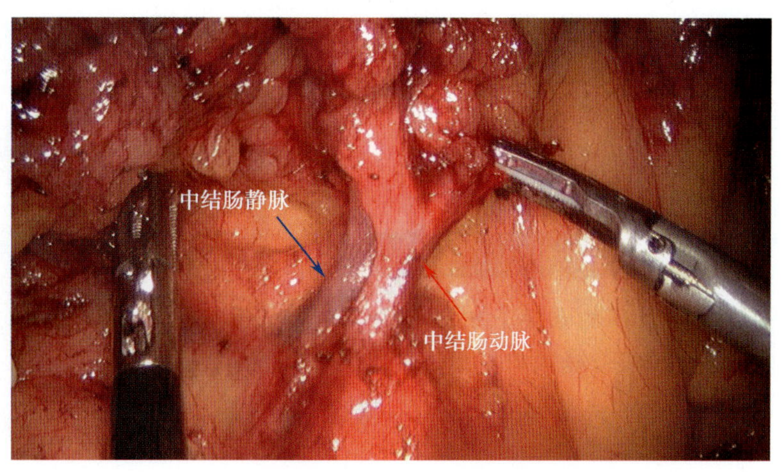

图 19-22 裸化中结肠动、静脉

经验分享：

右半结肠癌根治术中，中结肠动脉的结扎位置要根据肿瘤的位置和切除的范围而定，如切除范围是扩大的右半结肠切除，可考虑于中结肠动脉根部结扎该血管，如切除范围较小，可保留中结肠动脉左支，仅结扎切断右支即可。

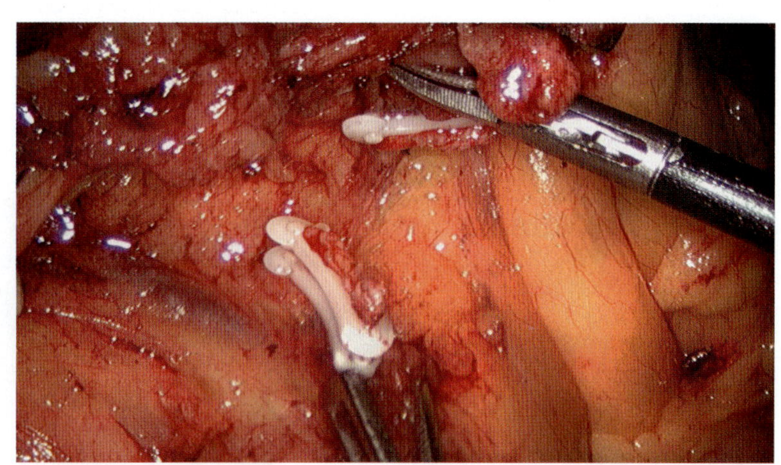

图 19-23 结扎并切断中结肠动、静脉

4. 结肠系膜的游离 继续沿 Toldt 间隙进一步向外侧、上方及下方分离，可见整个游离的表面光滑、平整、干净(图 19-24)。

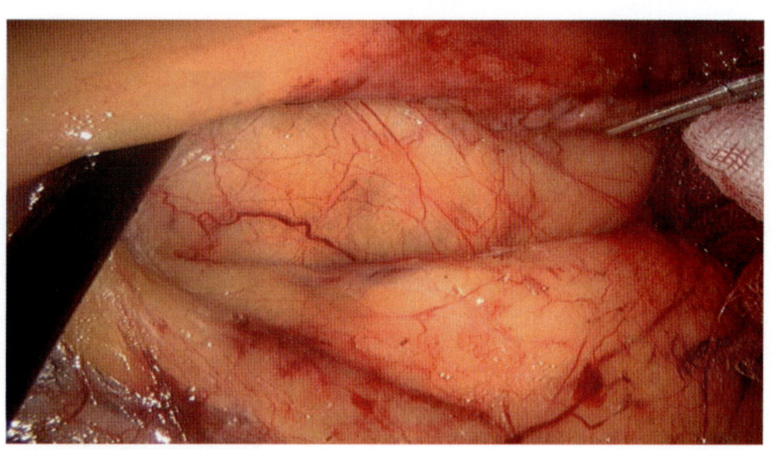

图 19-24 沿 Toldt 间隙向外侧游离

图 19-25　小纱布置于系膜下方

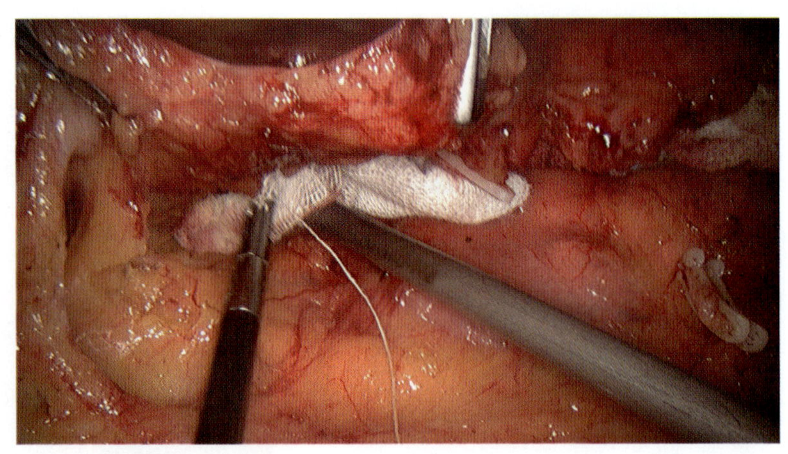

小纱布妙用：

在游离的系膜下方，平行放置一纱布条，起保护和标识作用(图 19-25)。

5. 回肠系膜的处理　当盲肠下部腹膜打透贯穿后，其根部附着的筋膜尽量打开，使回肠的游离度变大一些，便于镜下肠管吻合(图 19-26)。助手提起末端回肠，术者用超声刀裁剪回肠系膜，注意系膜的血供走行与方向。切割至末端回肠壁，向近端裸化 2cm 肠管(图 19-27)。

图 19-26　打开盲肠后方腹膜

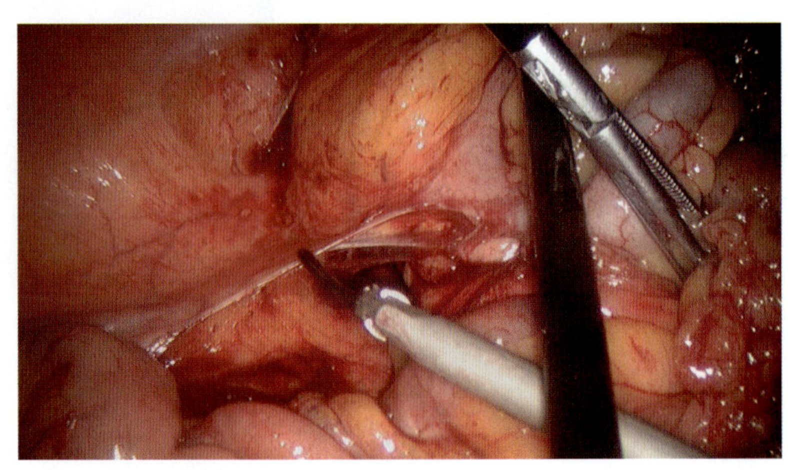

经验分享：

①小肠血供丰富，供血的节段性十分明显，裸化小肠壁后可清晰见到肠管的血供分界线。②末段回肠系膜的分离，游离度应大一些，提拉至上腹部便于吻合。

图 19-27　裸化回肠肠壁

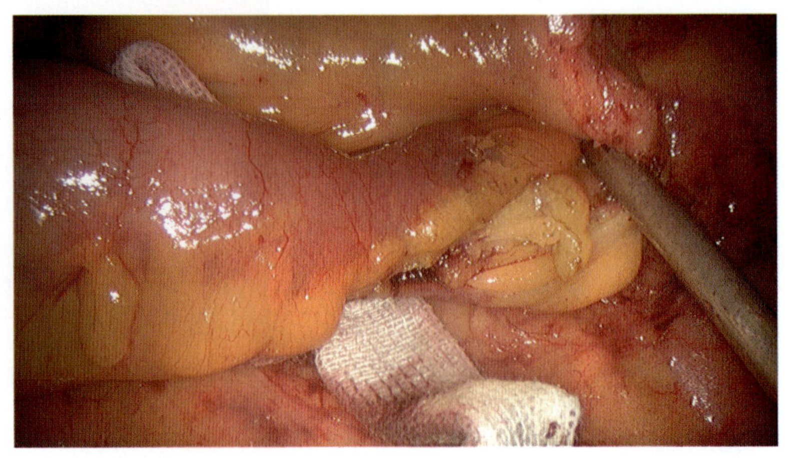

6. 大网膜及第 6 组淋巴结的处理　判断横结肠预切定线，游离大网膜（图 19-28）。用超声刀裁剪右侧大网膜至横结肠壁。将其拉向右侧腹腔，助手左手持钳提起胃壁，可见胃网膜右动、静脉走行。从横结肠向其分离切断胃结肠韧带进入网膜腔（图 19-29）。沿胃网膜右动、静脉血管弓外缘向右侧分离切断（图 19-30、图 19-31），分离至胰头可见胃网膜右静脉与胃结肠干，同时与下方游离间隙贯通。

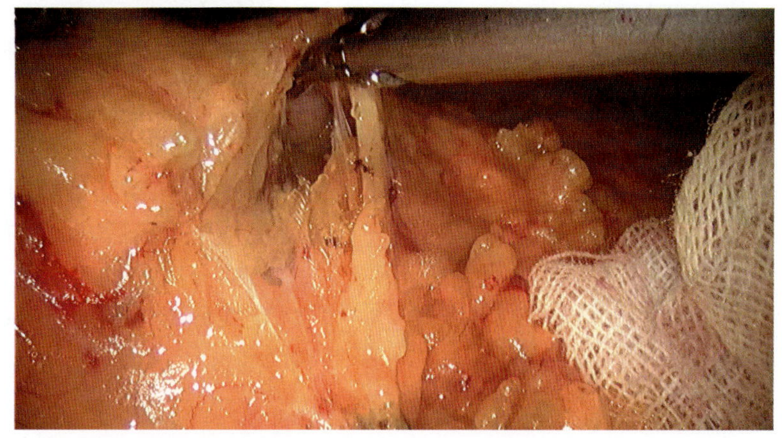

图 19-28　游离大网膜

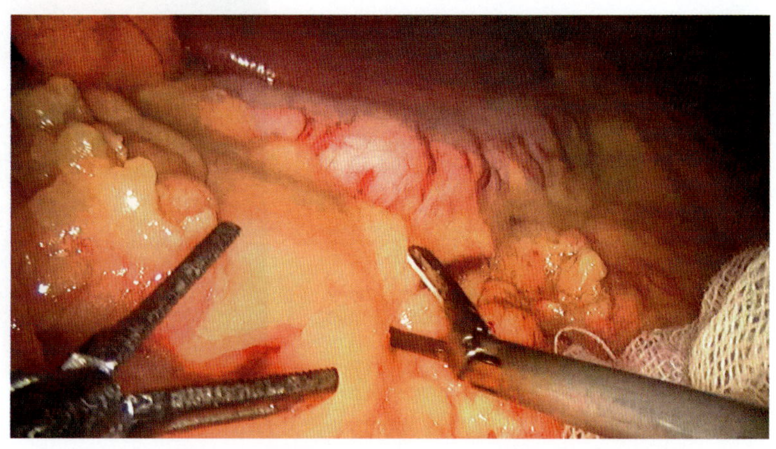

图 19-29　分离切断胃结肠韧带

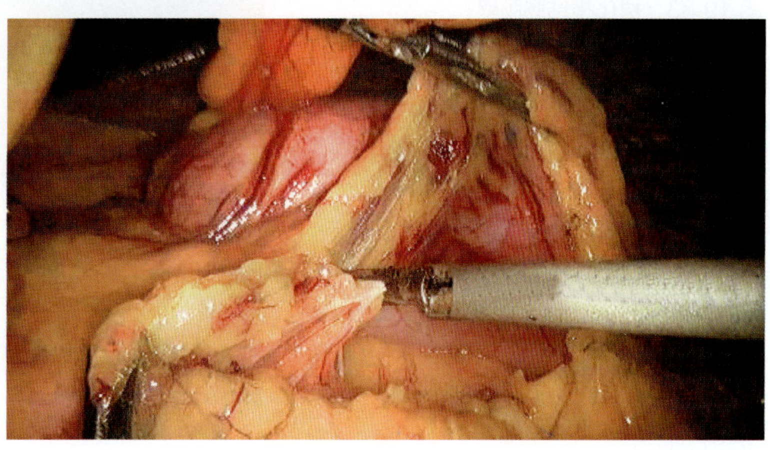

图 19-30　沿胃网膜右动、静脉血管弓外缘向右侧分离

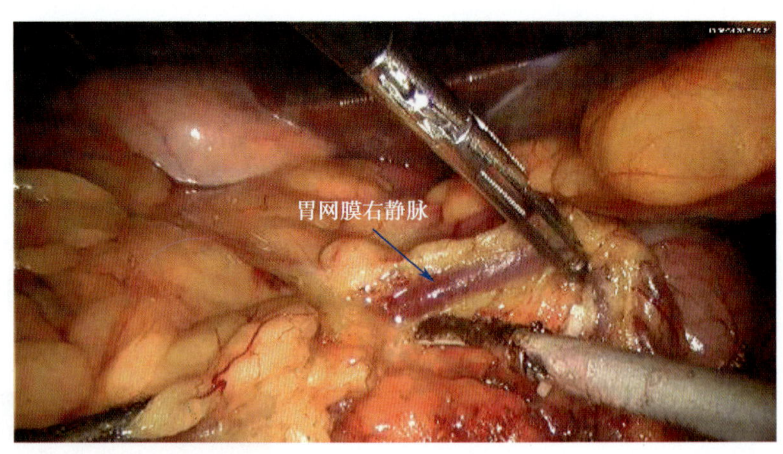

图 19-31　沿胃网膜右静脉清扫淋巴组织

经验分享：

在这过程中，有一支未命名的血管从胃网膜右静脉分出，走向结肠肝曲，血管管径较粗，需用血管夹夹闭。

7. 横结肠系膜的处理　在胃窦十二指肠胰头区离断后，可见垫于系膜后方的纱布条，将其横行切开，向横结肠系膜无血管方向分离（图 19-32）。结扎离断边缘血管，进一步向横结肠预切定线分离，裸化肠壁 1cm（图 19-33）。

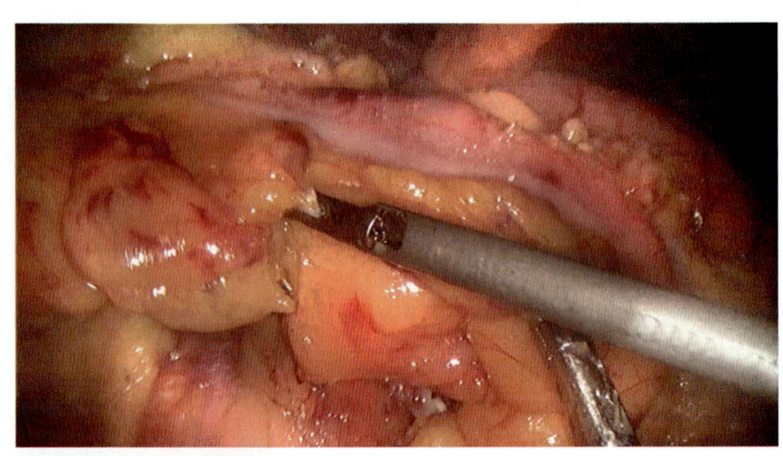

图 19-32　裁剪横结肠系膜

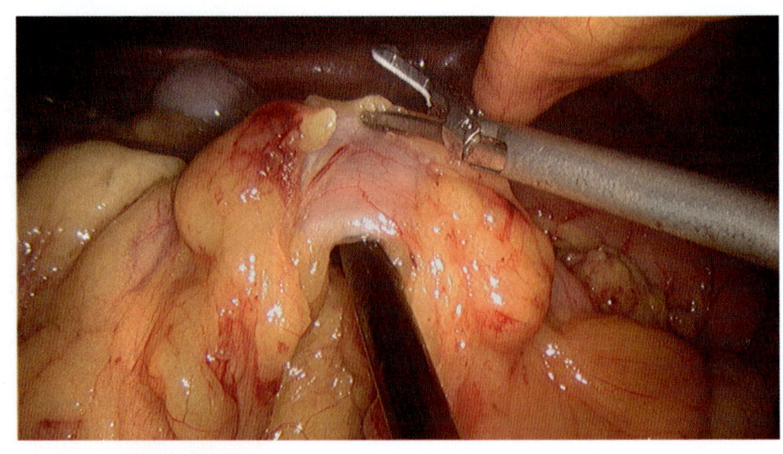

图 19-33　裸化横结肠肠壁

【标本的切除与消化道重建】（资源十七、资源三十八）

资源十七　NOSES Ⅷ式消化道重建及标本取出

资源三十八　NOSES Ⅷ式A法消化道重建及标本取出（动画）

1. 标本的切除　用直线切割器在横结肠预切定线处缝合切割肠管（图 19-34），将近端翻向右下腹，此时其在右结肠旁沟及肝下的附着处清晰可见，并可见后方垫的纱布条。用超声刀在纱布条的指示和保护下沿右结肠旁沟向右髂窝分离，直至与下方贯通（图 19-35）。在回肠裸化区，血供分界线清晰可见（图 19-36），用直线切割闭合器在血供线内侧横断回肠（图 19-37）。至此，右半结肠切除完成，将标本置于盆腔。

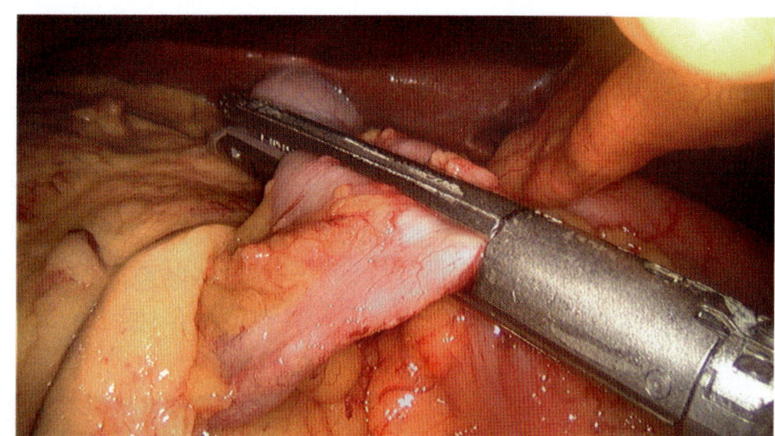

图 19-34　闭合切断横结肠

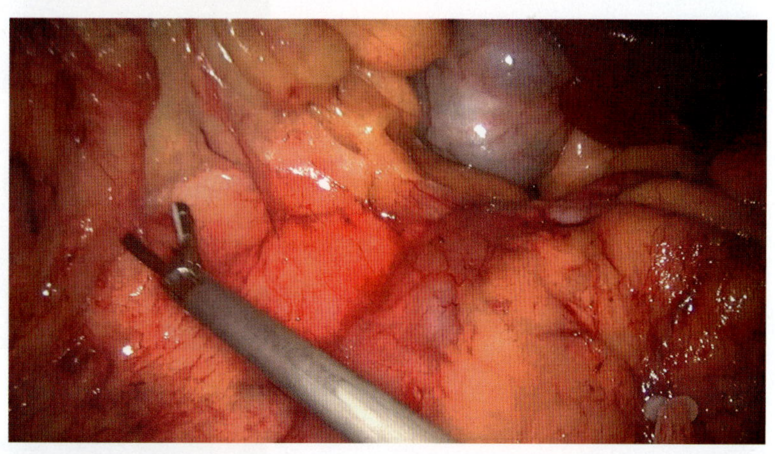

图 19-35　沿右结肠旁沟向下游离

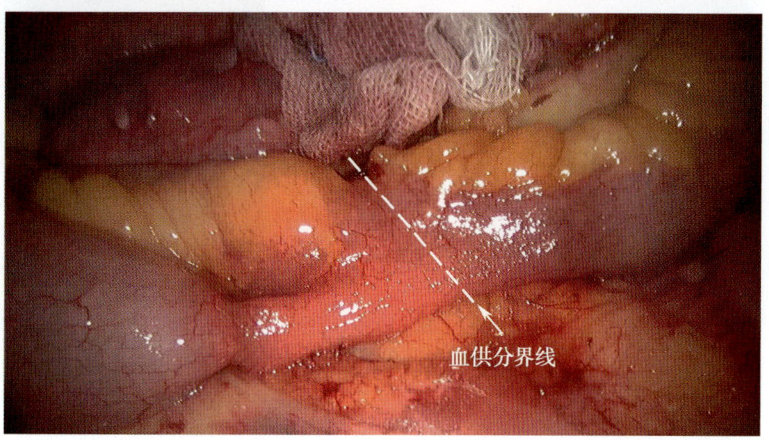

图 19-36　末端回肠血供分界线

经验分享：

由于小肠血供丰富，节段性明显，因此，建议分界线出现后再进行切割吻合，这样更加安全可靠。

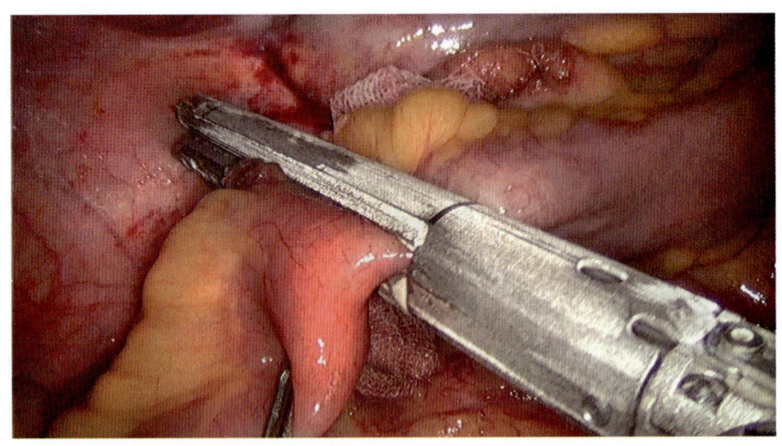
图 19-37 闭合切断回肠

2. 消化道重建 将横结肠拉直摆放，并将末端回肠拉至上腹部与横结肠平行摆放（图 19-38）。将回结肠末端一角用剪刀沿吻合钉剪开 5mm 小口（图 19-39），助手经右下腹 12mm 的戳卡置入 60mm 直线切割闭合器，将抵钉座置入回肠肠腔内并含住（图 19-40）。同样在横结肠断端一角剪开约 10mm 小口（图 19-41），助手和术者将结肠提起，将直线切割闭合器钉仓套入结肠肠腔内（图 19-42），确认无误后击发，完成回肠与横结肠侧侧吻合（图 19-43）。

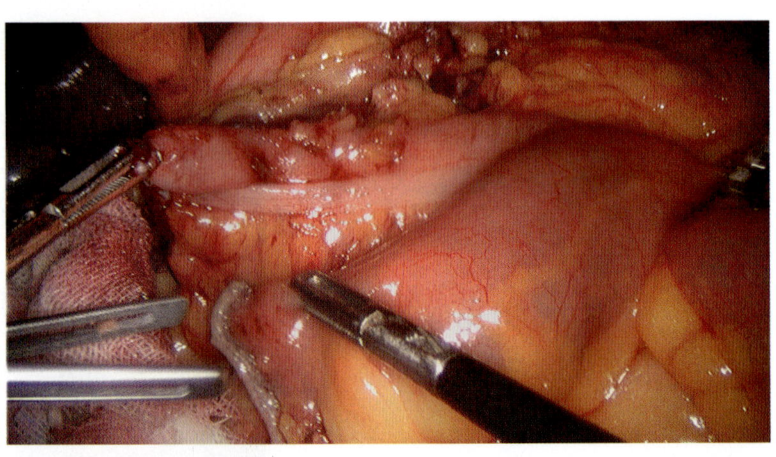
图 19-38 将横结肠与回肠平行摆放

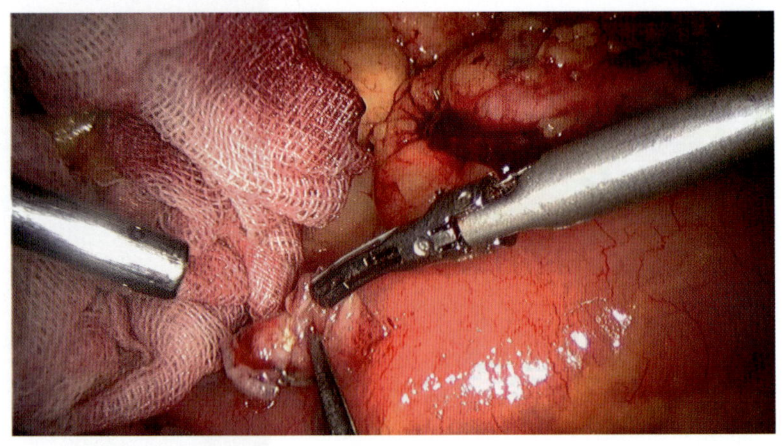
图 19-39 剪开末端回肠

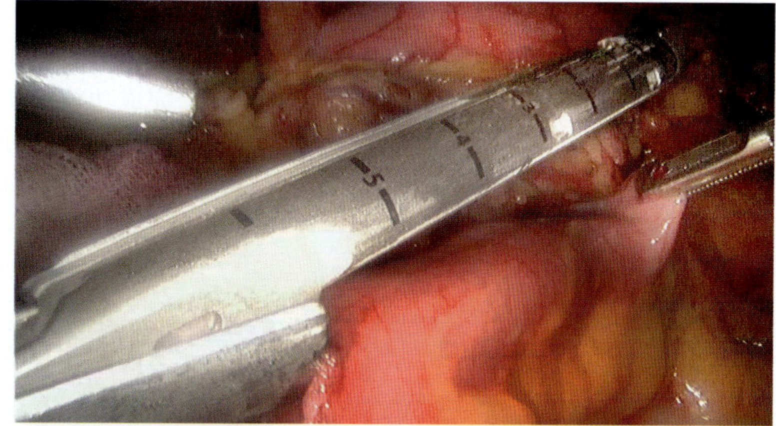

图 19-40　将直线切割闭合器抵钉座置入回肠

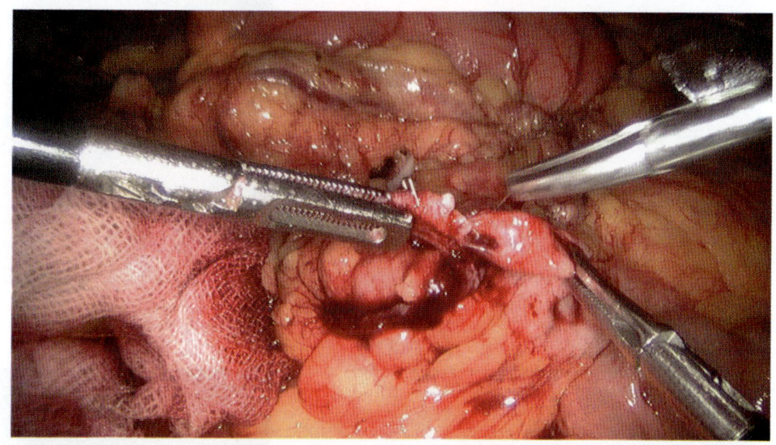

图 19-41　剪开横结肠

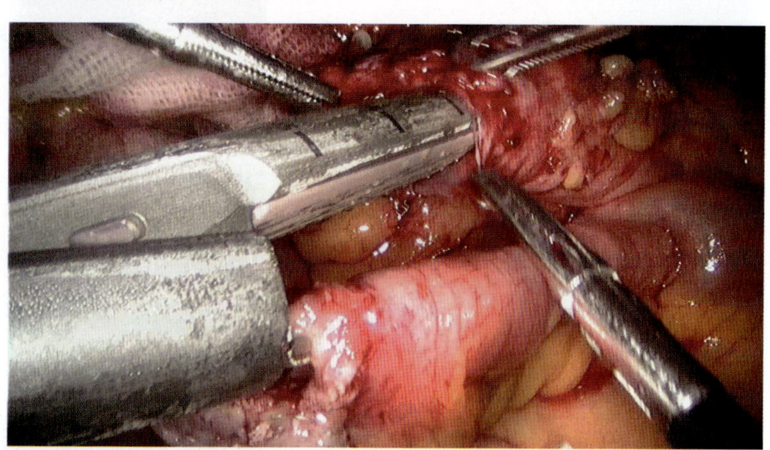

图 19-42　将直线切割闭合器钉仓置入横结肠

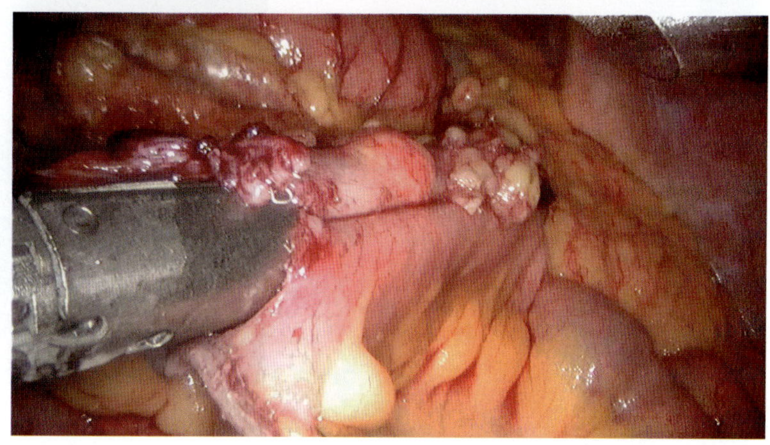

图 19-43　回肠与横结肠侧侧吻合

检查吻合口内腔有无明显出血(图 19-44),确认无出血后,提起断端,术者经左上腹 12mm 戳卡置入直线切割器,横行闭合断端,完成功能性端端吻合(图 19-45),切下的残端组织用取物袋经 12mm 的戳卡取出。镜下浆肌层缝合回肠横结肠吻合结合处,以减轻吻合口张力(图 19-46)。至此,完成右半结肠切除后的消化道重建。

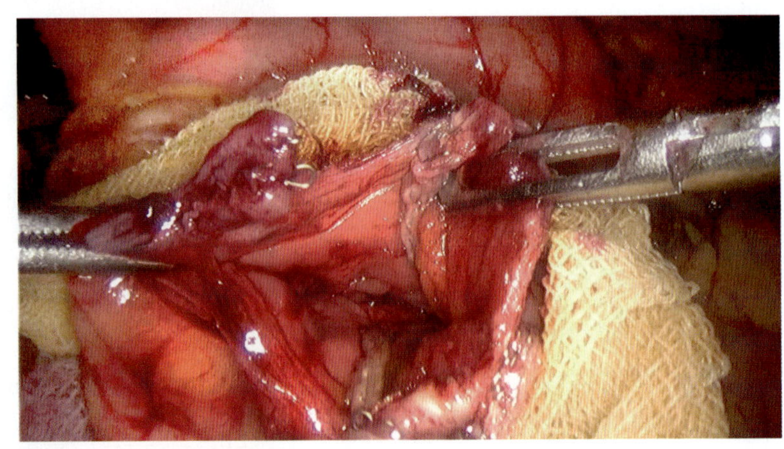

图 19-44　检查吻合口有无出血

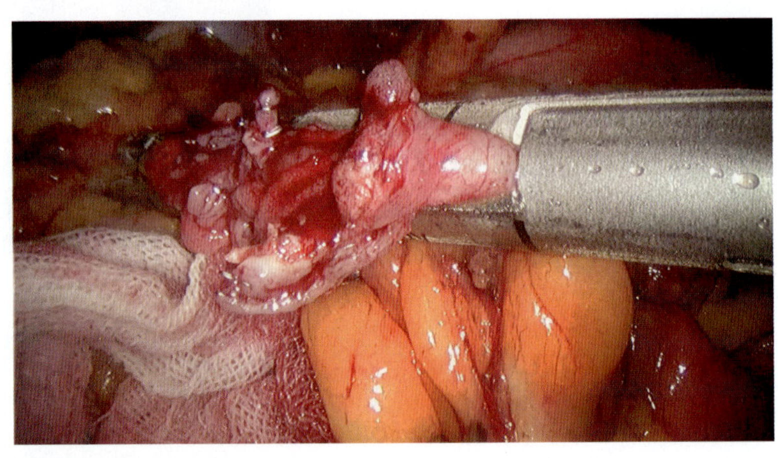

图 19-45　横行闭合断端

经验分享:

①在进行回肠横结肠吻合前,需检查回肠横结肠侧面对合情况,勿夹入系膜和脂肪垂;②在进行回肠横结肠吻合时,需要术者和助手密切配合。

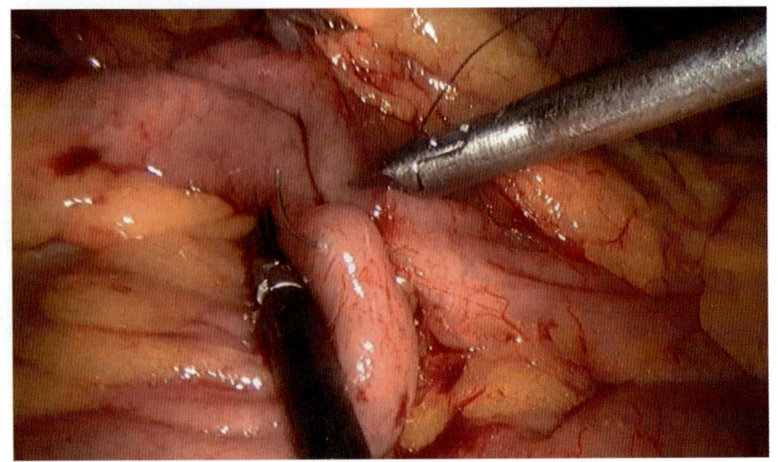

图 19-46　缝合加固吻合口

3. 标本取出 经左上腹 12mm 的戳卡置入无菌塑料保护套(图 19-47),术者与助手配合,撑开无菌套,将腹腔内的纱布及标本置于保护套内(图 19-48),袋口扎紧后以 Ham-o-lock 夹紧(图 19-49)。在切开阴道之前,术者需换位置于患者右侧,同时转换腹腔镜显示器位置,患者体位由头高足低位改为足高头低位,助手于体外用举宫器将子宫抬起,进而充分暴露阴道后穹隆(图 19-50)。术者用超声刀横行切开阴道 3cm(图 19-51),纵向牵拉将切口扩展至 5~6cm。术者与助手配合,助手于体外用卵圆钳夹持住标本一端慢慢向外牵拉(图 19-52),术者与助手配合将置入标本的保护套缓缓从阴道拉出,至此标本移出体外(图 19-53)。

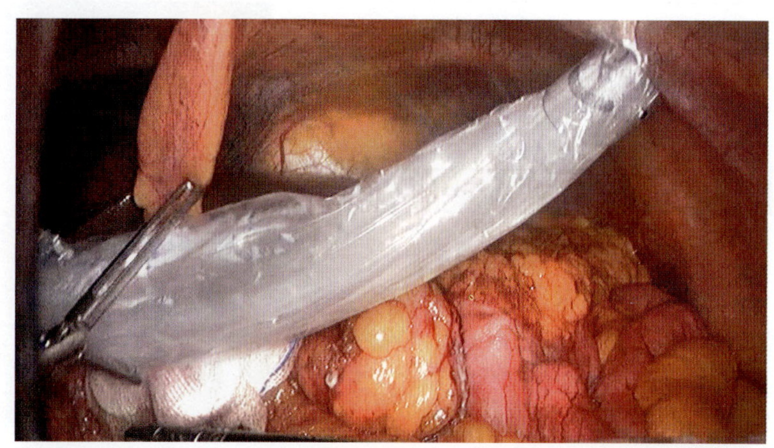

图 19-47 经戳卡置入标本保护套

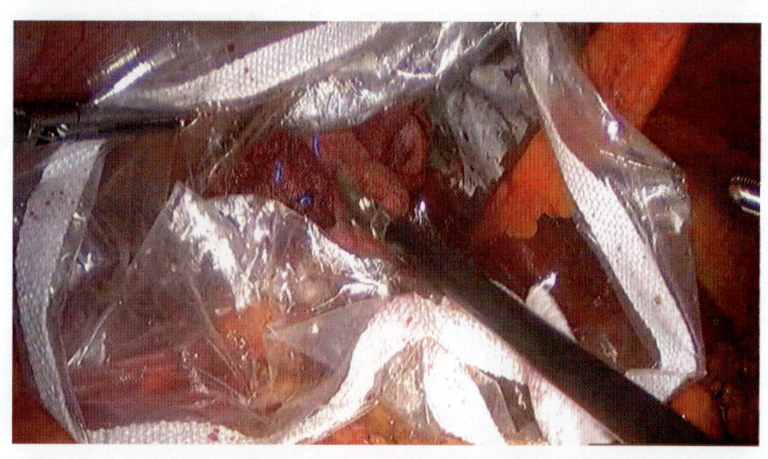

图 19-48 纱布及标本置于保护套内

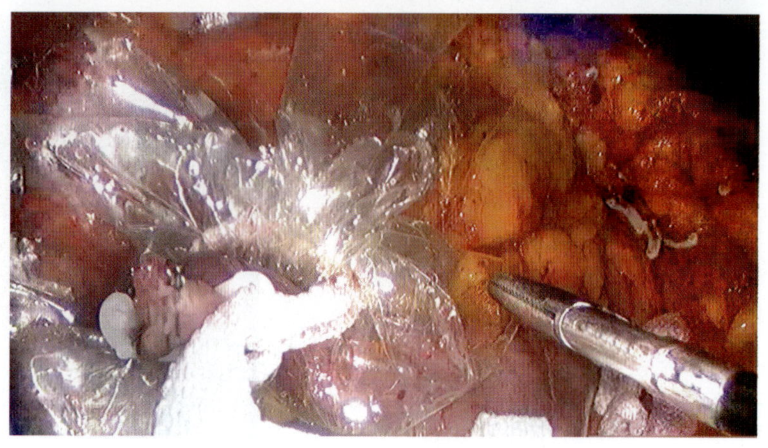

图 19-49 袋口以 Ham-o-lock 夹紧

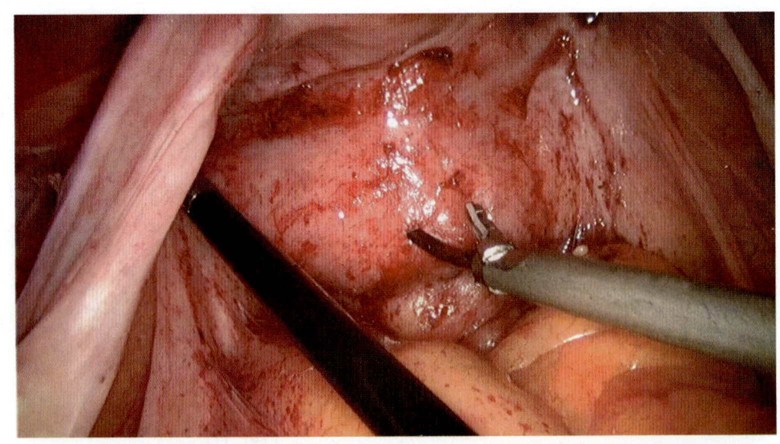

图 19-50　暴露阴道后穹隆

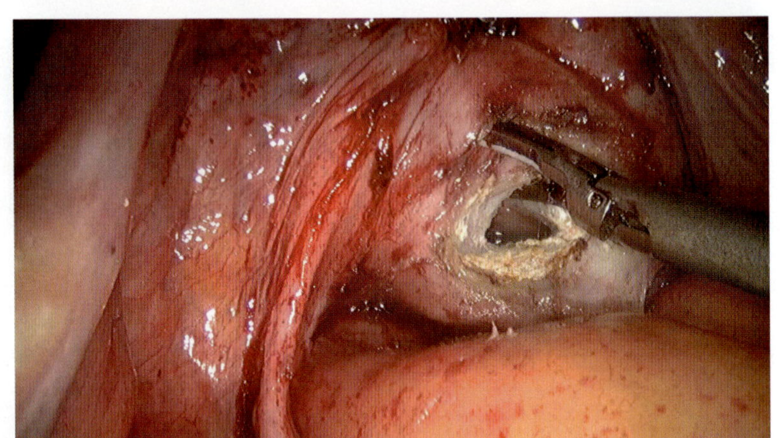

图 19-51　打开阴道后穹隆

配合技巧:

在行阴道切开时,助手将膀胱拉钩尖端置入阴道内,以其尖端顶起阴道后穹隆,有助于术者选择阴道后穹隆的切入点。

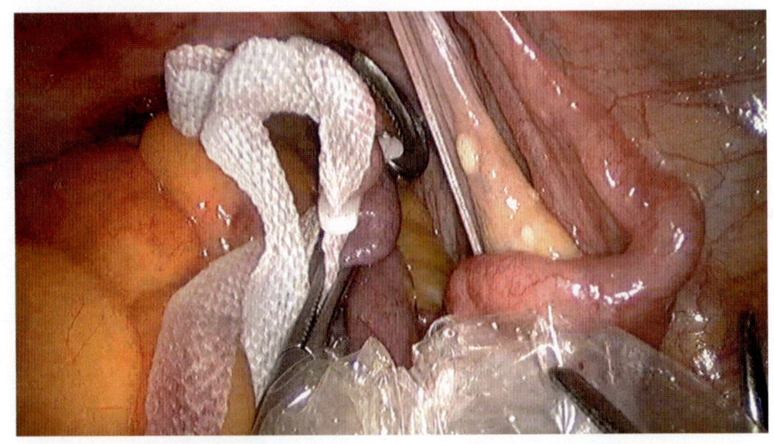

图 19-52　经阴道置入卵圆钳夹持内含右半结肠标本的保护套

经验分享:

经阴道取标本是手术成功的关键,主要有以下要点:①准确判断肿瘤的大小及位置;②阴道切口大小要适当;③由于标本两端都是闭合的,往往有肠腔内积气,取标本时形成气囊,不利于标本取出,故当一部分标本取出体外时,可在阴道外剖开肠管,减压吸净肠腔内气体,使标本易于取出。

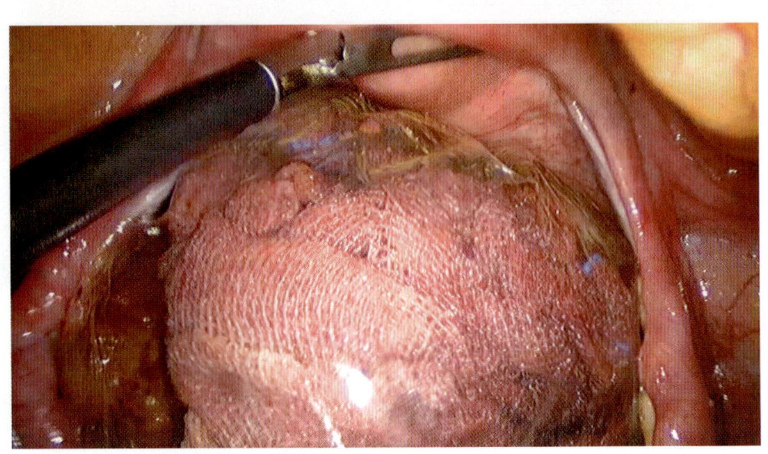

图 19-53　经阴道将标本拉出体外

4. 缝合阴道切口，关闭戳卡孔　缝合阴道：阴道牵开后，在后穹隆切口前后壁各置一枚艾丽丝钳牵拉，切口清晰可见，用可吸收缝线间断缝合（图 19-54、图 19-55）。利用右侧两个戳卡孔置入两枚引流管于右上腹（图 19-56）。

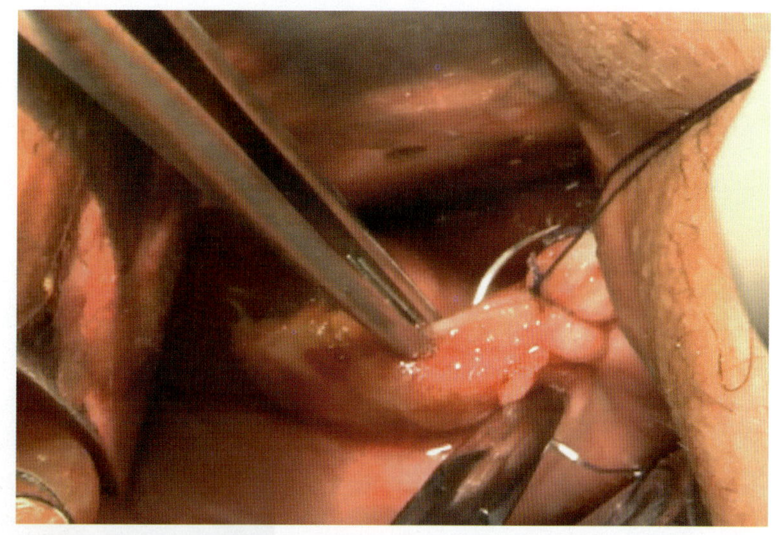

图 19-54　充分暴露并缝合阴道切口

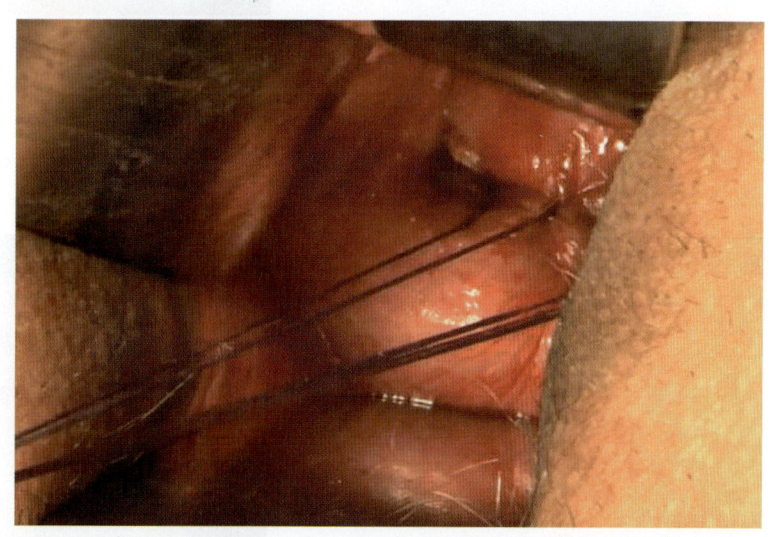

图 19-55　检查阴道切口是否缝合确切

经验分享：

阴道缝合后，可在阴道内置入一枚碘附纱团压迫后穹隆，术后 48 小时取出。

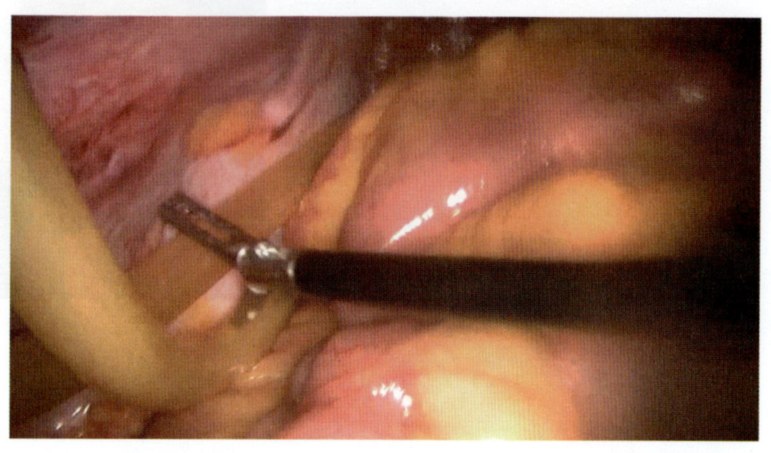

图 19-56　置入腹腔引流管

【术后腹壁及标本照片】(图 19-57、图 19-58)

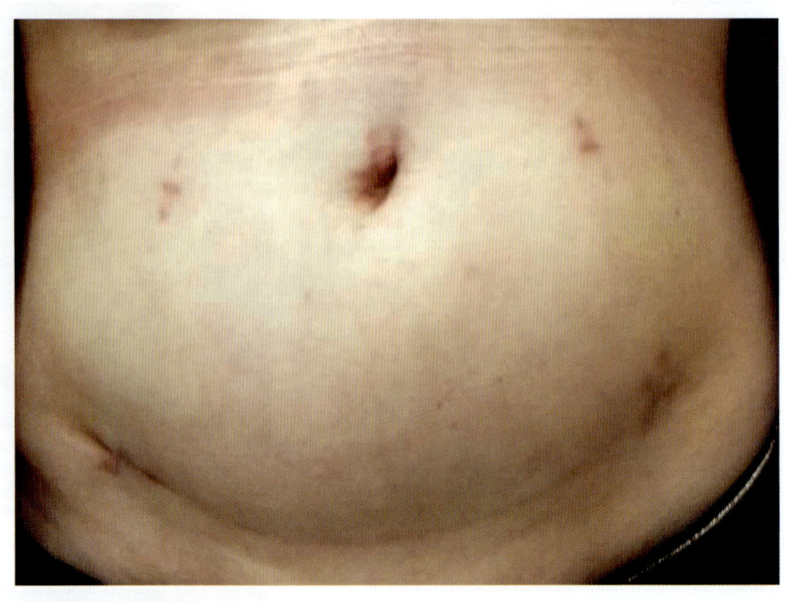

图 19-57　术后腹壁照片

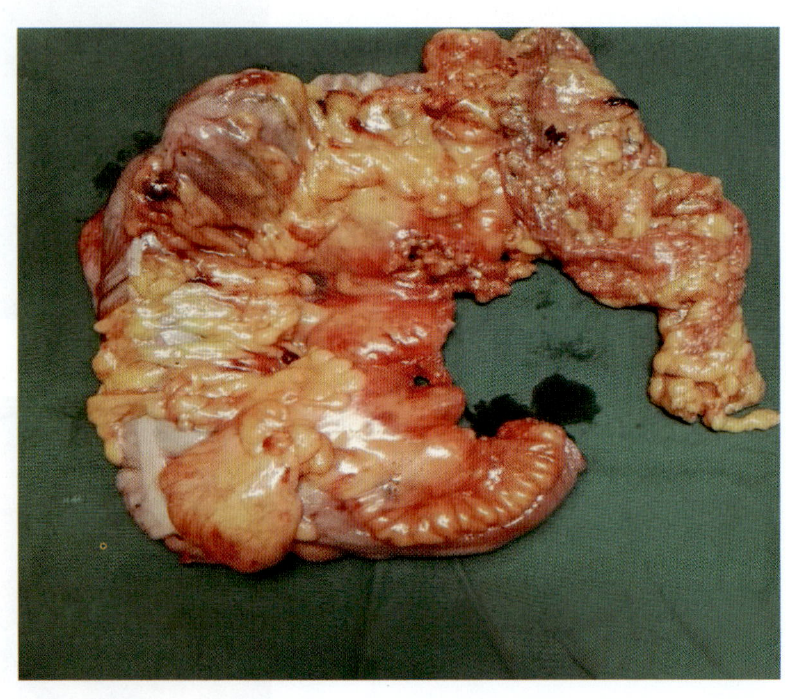

图 19-58　标本照片

【手术示意图】(图 19-59)

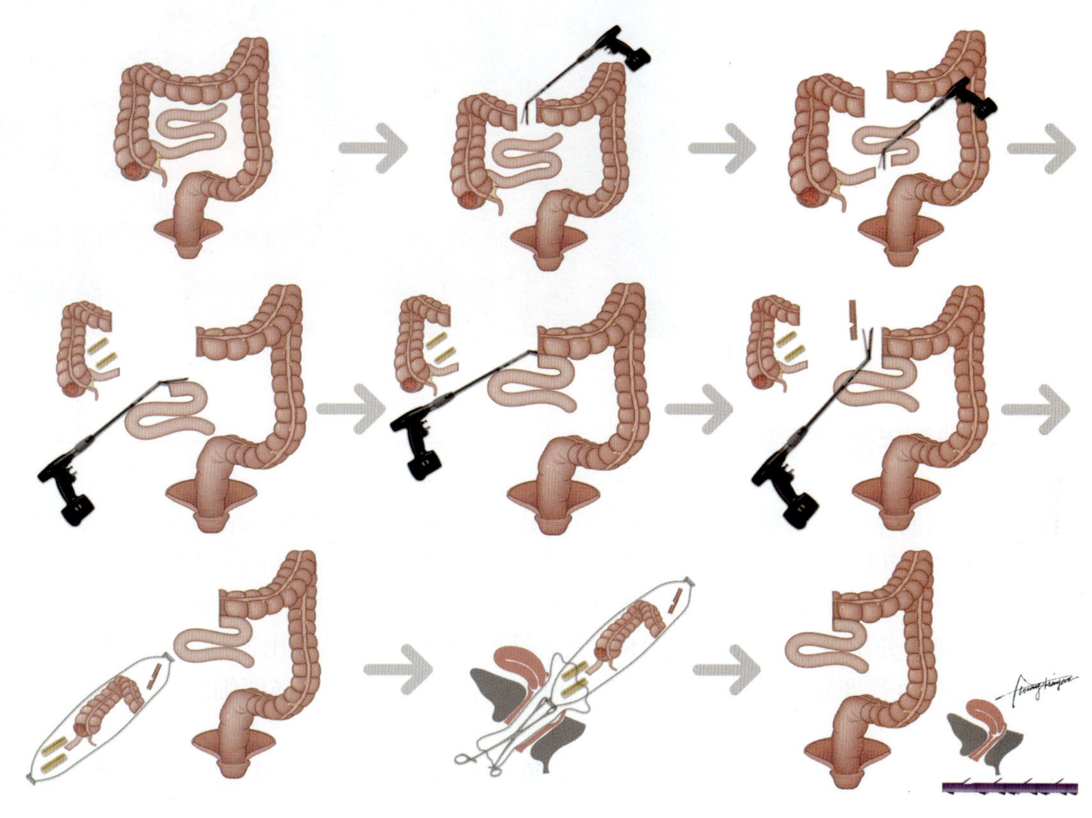

图 19-59　NOSES Ⅷ式 A 法标本取出及消化道重建的主要手术步骤(示意图)

第四节　手术相关要点、难点、热点剖析

【肠系膜上静脉外科干的解剖与显露】

衡量右半结肠癌的根治效果主要有两个标准：一是肠系膜上静脉外科干的解剖和暴露，二是胰十二指肠前筋膜切除的完整性。腹腔镜手术更加有利于这两个步骤的实施。肠系膜上静脉外科干是指回结肠静脉汇入肠系膜上静脉处至胃结肠静脉干之间的一段静脉，平均长度约 3.8cm。其右侧主要有回结肠静脉、右结肠静脉及胃结肠静脉干汇入，左侧毗邻肠系膜上动脉，其发出回结肠动脉、右结肠动脉、中结肠动脉都从外科干前方走向右结肠，也有少数患者从后方走向右结肠。为了保证右半结肠切除的完整性，必须要充分暴露肠系膜上静脉外科干，并在各分支的血管根部结扎切断各个血管(图 19-60)。

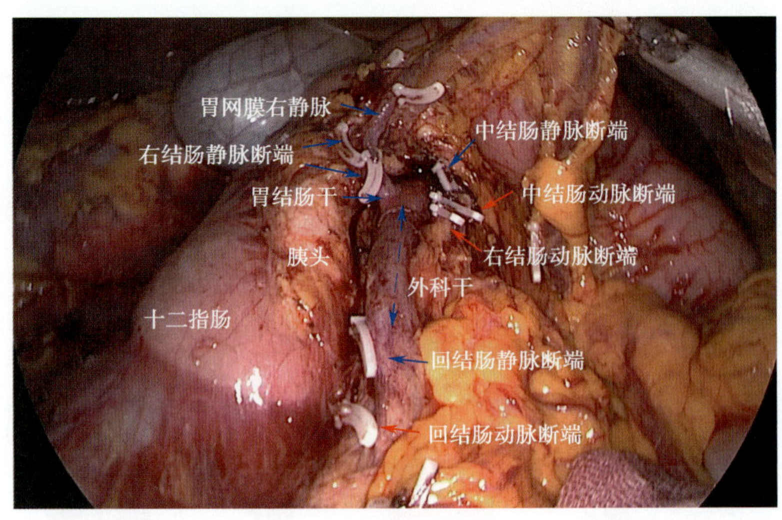

图 19-60　肠系膜上静脉外科干

【右结肠动脉解剖变异】

右结肠动脉起自肠系膜上动脉的中部、中结肠动脉的稍下方(有时可与中结肠动脉合为一干),沿腹后壁腹膜深面横行向右,至升结肠附近分出升、降两支。升支多与中结肠动脉的右支吻合,降支与回结肠动脉升支吻合,供给升结肠和肝曲血液。右结肠动脉来自肠系膜上动脉主干的占 40%,来自中结肠动脉的占 30%,由回结肠动脉分出者占 12%,另有 18% 无右结肠动脉,右半结肠由回结肠动脉及中结肠动脉供血。由于右结肠动脉血管变异较多,因此在处理该血管时,术者应当更加谨慎细致,充分考虑各种可能的情况。

(王锡山　姜 争　乔天宇　杨 明　马晓龙　关 旭　黄海洋)

第二十章 腹部无辅助切口经直肠切口拖出标本的腹腔镜下右半结肠癌根治术

（CRC-NOSES Ⅷ式 B 法）

【前言】

对于男性右半结肠癌患者则可选择腹部无辅助切口经直肠切口取出切除标本的腹腔镜下右半结肠癌根治术（CRC-NOSES Ⅷ式 B 法）。由于右半结肠毗邻脏器多、血管关系复杂、解剖变异大，且需要自直肠上段另开切口取标本，并于腹腔镜下完成该切口的闭合，因此该术式是 NOSES 系列中难度较大、风险大、损伤效益比大的一种术式。该术式的操作特点为在腹腔内完全游离切断右半结肠，进行完全腹腔镜下末端回肠与横结肠的腹腔镜下消化道重建，再经直肠取切口将右半结肠标本取出体外。该术式的难点主要体现在三个方面：第一个难点体现在腹腔镜手术的共性关键技术，包括正确辨认解剖标志、合理的手术入路、完整的系膜切除、系膜根部血管结扎和淋巴结清扫，以及重要组织器官的显露和保护；第二个难点体现在 NOSES 特有的全腹腔镜下消化道重建，即使用腹腔镜下切割闭合器的重叠式三角吻合，重建难度超过其他术式；第三难点是上段直肠的切开和闭合。因此，该术式对术者和助手的技术水平要求较高，在标本经直肠取出的过程中，无菌术、无瘤术的精准运用及该术式适应证的精准把握至关重要。与 NOSES Ⅷ式相比，该术式需要更严格地把握适应证，具有清晰的手术思路，以及娴熟的操作技巧。

第一节 适应证与禁忌证

【适应证】（图 20-1~ 图 20-3）

1. 男性右半结肠癌或良性肿瘤。
2. 肿瘤环周直径小于 3cm 为宜。
3. 肿瘤不侵出浆膜为宜。

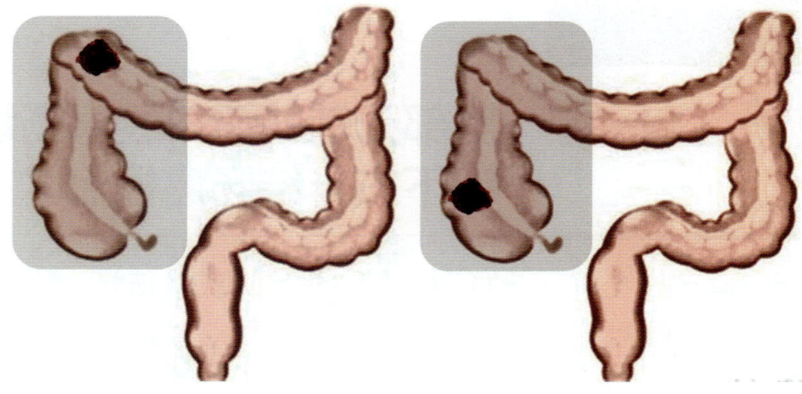
图 20-1　手术切除范围

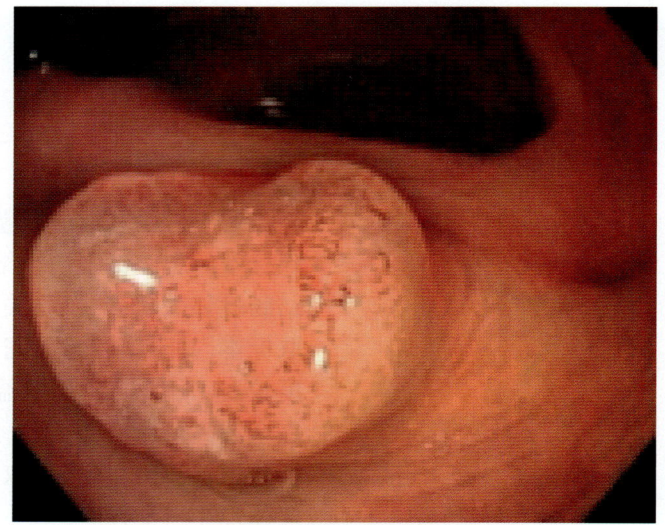
图 20-2　肠镜：表浅隆起型病变

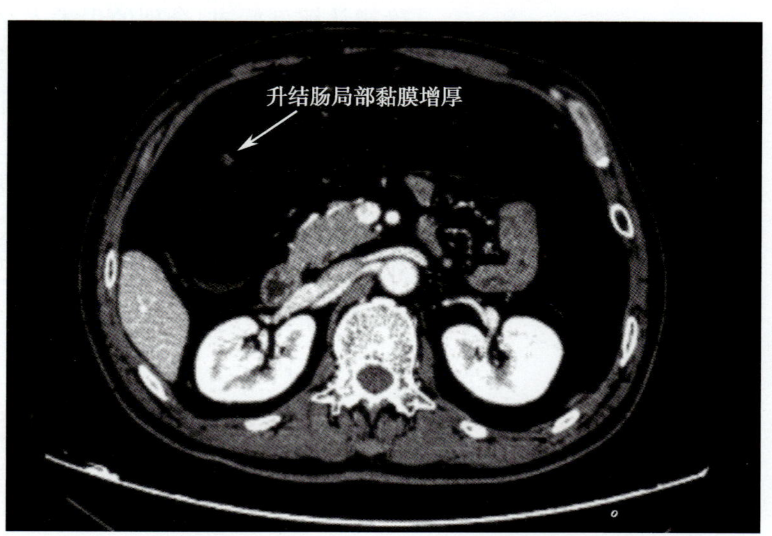

图 20-3　腹部 CT：肿瘤位于升结肠

【禁忌证】

1. 肿瘤环周直径大于 3cm。
2. 肿瘤侵犯周围组织器官。
3. 曾行直肠、肛门手术或直肠肛门疾病导致直肠中下段及肛门狭窄者。
4. 过于肥胖者（BMI>35kg/m^2）。

第二节　麻醉、体位、戳卡位置与术者站位

【麻醉方式】

全身麻醉或全身麻醉联合硬膜外麻醉。

【手术体位】

患者取功能截石位，左侧大腿需稍平一些，有利于术者操作（图 20-4）。

图 20-4　患者体位

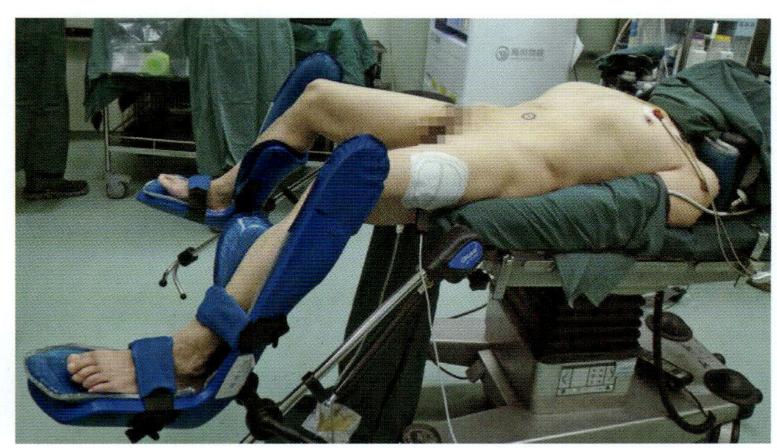

【戳卡位置】（图 20-5）

1. **腹腔镜镜头戳卡孔（10mm 戳卡）** 位于脐至脐下方 5cm 的范围内均可。
2. **术者主操作孔（12mm 戳卡）** 位于左上腹中部，腹直肌外侧缘。
3. **术者辅助操作孔（5mm 戳卡）** 位于左下腹，与腹腔镜镜头戳卡孔不在同一水平线。
4. **助手主操作孔（12mm 戳卡）** 位于右下腹脐与髂前上棘连线的中外 1/3 处。
5. **助手辅助操作孔（5mm 戳卡）** 位于右上腹，右锁骨中线与横结肠投影区交叉处。

图 20-5　戳卡位置（五孔法）

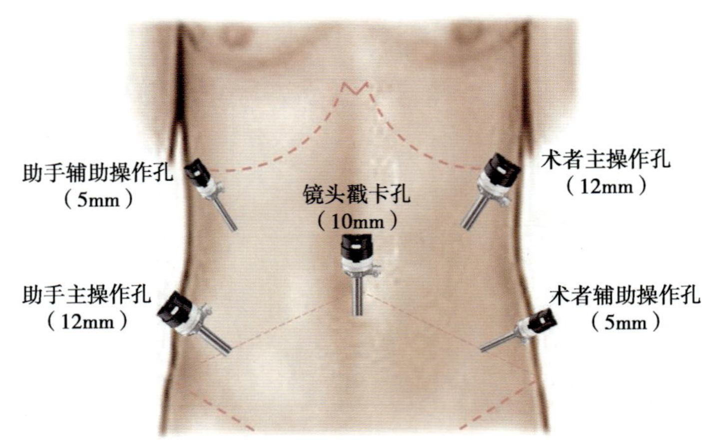

【术者站位】

右半结肠游离与切除及消化道重建：术者站位于患者左侧，助手站位于患者右侧，扶镜手站位于术者同侧或患者两腿之间（图 20-6）；标本取出：术者站位于患者右侧，助手站位于患者左侧，扶镜手站位于术者同侧（图 20-7）。

图 20-6　术者站位（右半结肠切除）

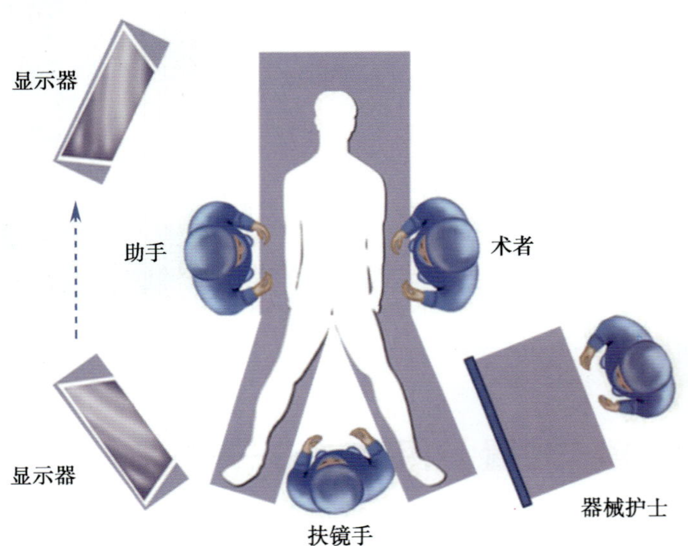

图 20-7　术者站位（标本取出）

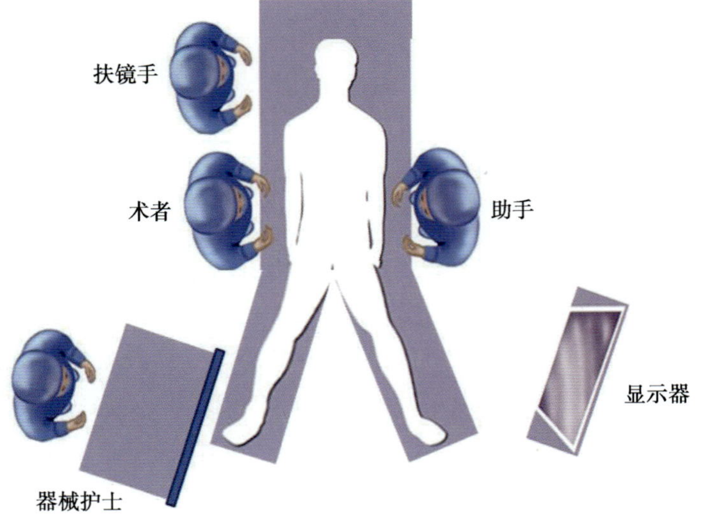

【特殊手术器械】

超声刀、60mm 直线切割闭合器、无菌保护套。

第三节　手术操作步骤、技巧与要点

【探查与手术方案制订】

在详细的术前检查和术前方案评估的基础上，探查分三步。

1. **常规探查**　进镜至腹腔后，常规探查肝、胆囊、胃、脾、结肠、小肠、大网膜和盆腔有无肿瘤种植和腹水（图 20-8、图 20-9）。

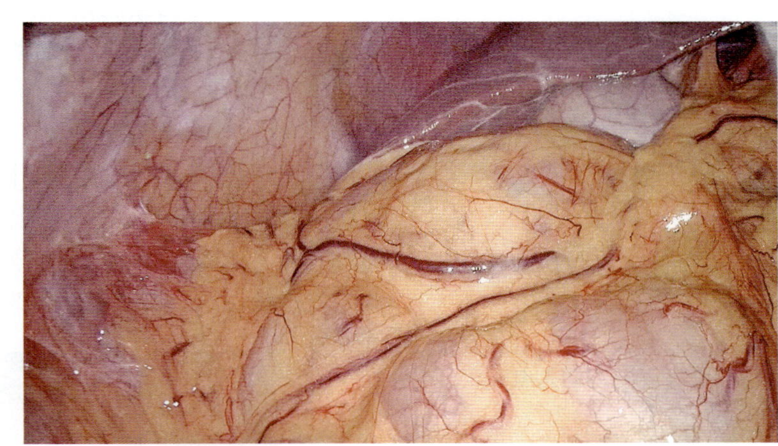

图 20-8　探查肝右叶脏面及胆囊

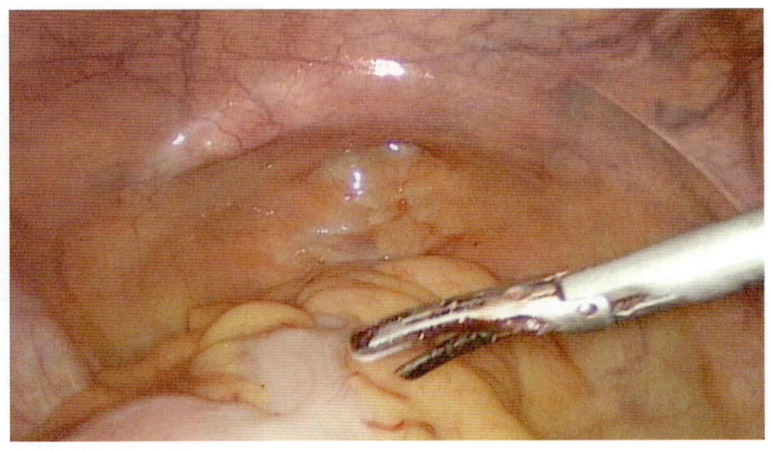

图 20-9　探查盆腔

2. **肿瘤探查**　肿瘤位于右半结肠，未侵出浆膜，肿瘤环周径小于 3cm（图 20-10）。

3. **解剖结构的判定**　右半结肠毗邻脏器多、血管关系复杂，需判定回结肠动静脉、右结肠动静脉、中结肠动静脉，尤其中结肠动静脉血管分支较多，如果处理困难，建议在中结肠动静脉根部结扎切断。此外，还需判定横结肠游离后可否行镜下回肠横结肠重叠式三角吻合术。

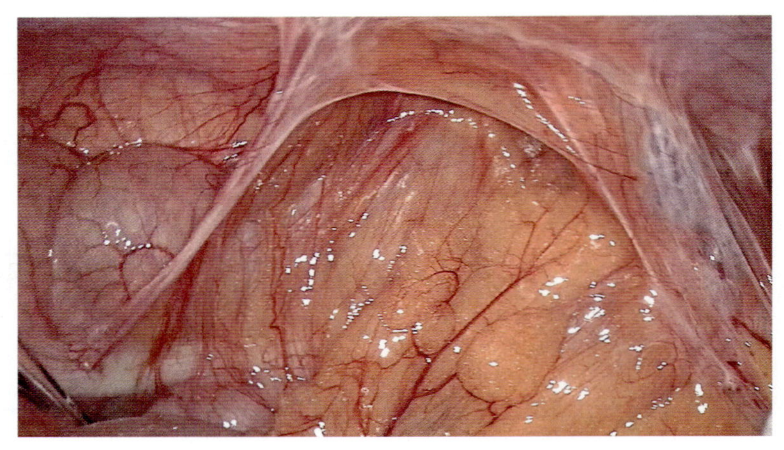
图 20-10　探查肿瘤位置

【解剖与分离】

1. 回结肠动、静脉根部解剖与离断　助手提起回结肠动、静脉，此时可见回结肠动、静脉与肠系膜上静脉夹角有一凹陷薄弱处，用超声刀打开此处系膜（图 20-11），慢慢分离裸化血管。沿 Toldt 间隙向上、向外侧分离，呈洞穴状，向上游离可见十二指肠，表明间隙正确（图 20-12、图 20-13）。在回结肠动、静脉根部尽量打开肠系膜上静脉鞘，向上分离，在其右侧与后方相贯通。裸化回结肠动、静脉根部，清扫淋巴脂肪组织，用血管夹结扎切断（图 20-14、图 20-15）。

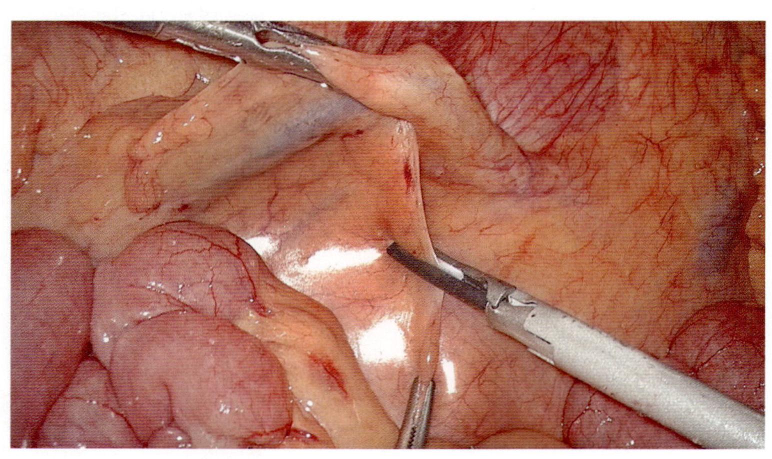
图 20-11　第一刀切入点

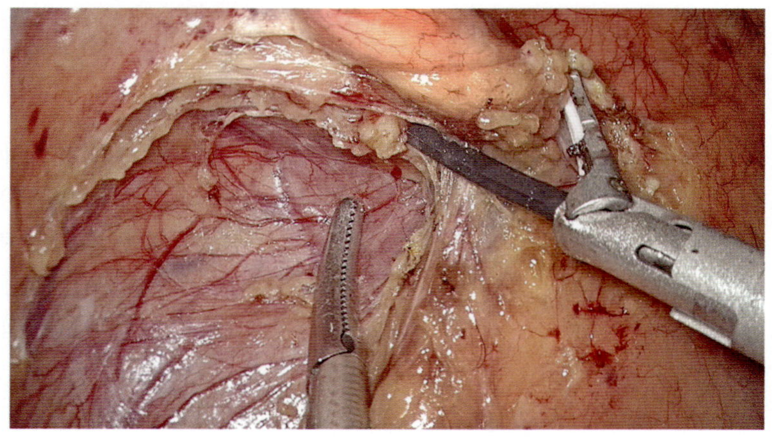
图 20-12　进入 Toldt 间隙

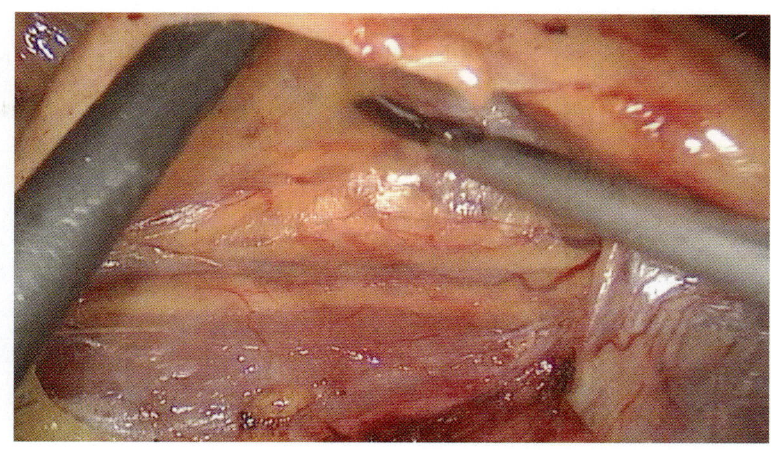

图 20-13　沿 Toldt 间隙向外侧游离

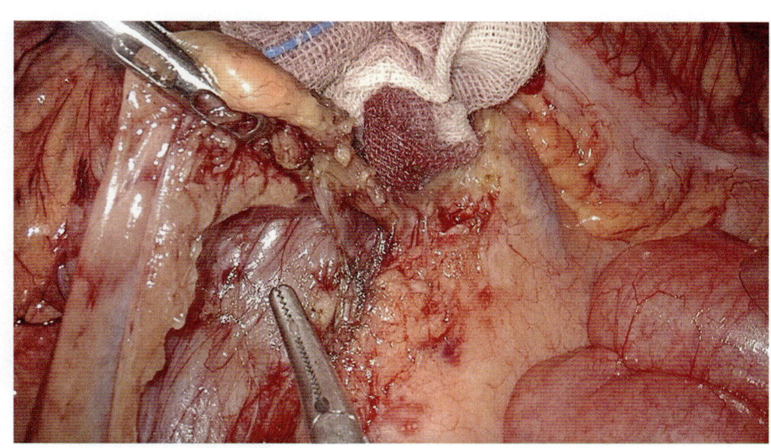

图 20-14　裸化回结肠血管根部

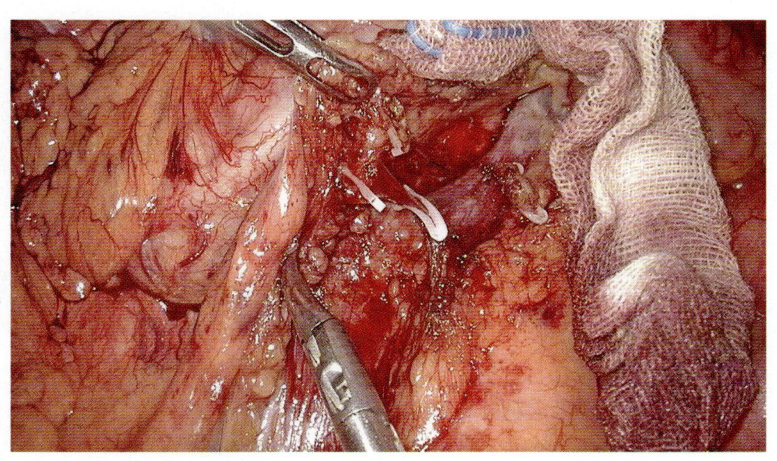

图 20-15　结扎切断回结肠血管

2. 右结肠动脉根部的处理　沿肠系膜上静脉向上分离可见结肠右动脉(图 20-16),在根部结扎切断(图 20-17)。然后继续沿着 Toldt 筋膜在十二指肠及胰头表面游离,仔细分离后可见结肠副右静脉、胃网膜右静脉、胰十二指肠上前静脉会成胃结肠干(亨勒干,Henle trunk)后进入肠系膜上静脉,结扎切断结肠副右静脉(图 20-18、图 20-19)。

图 20-16 裸化结肠右动脉根部

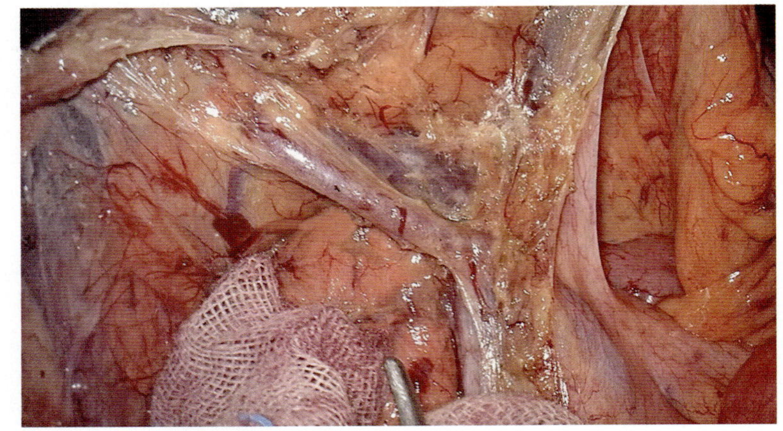

图 20-17 结扎切断结肠右动脉

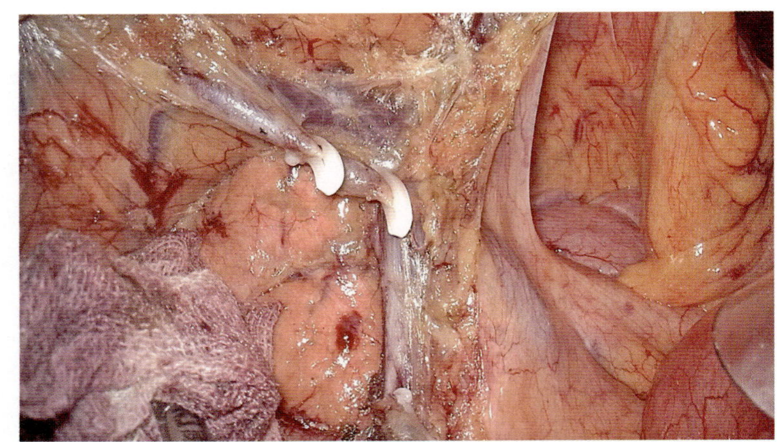

图 20-18 裸化结肠副右静脉根部

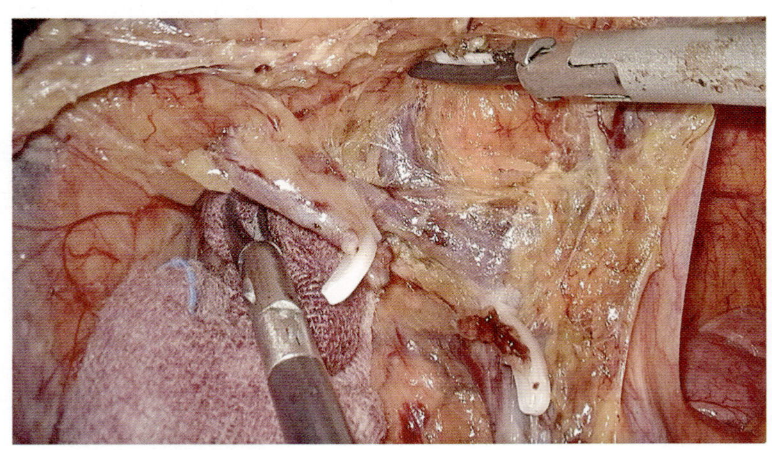

图 20-19 结扎切断结肠副右静脉

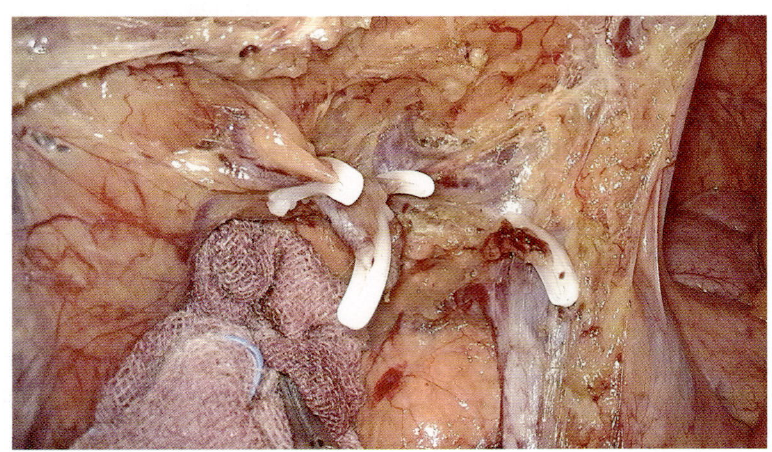

3. 中结肠动、静脉右支的处理　在分离完结肠右动脉及结肠副右静脉之后，继续向上分离，于胰腺下缘分离出中结肠动、静脉，并继续沿中结肠动、静脉分离出中结肠动、静脉右支，结扎切断(图 20-20、图 20-21)。至此，供应右半结肠的血管均解剖离断。

图 20-20　裸化中结肠动、静脉右支

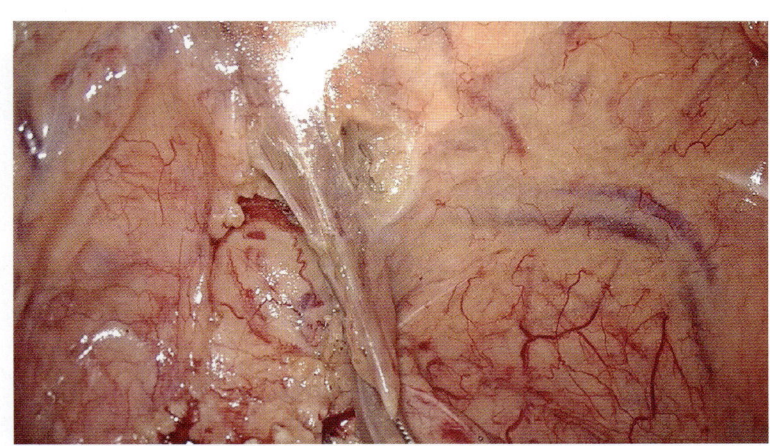

图 20-21　结扎切断中结肠动、静脉右支

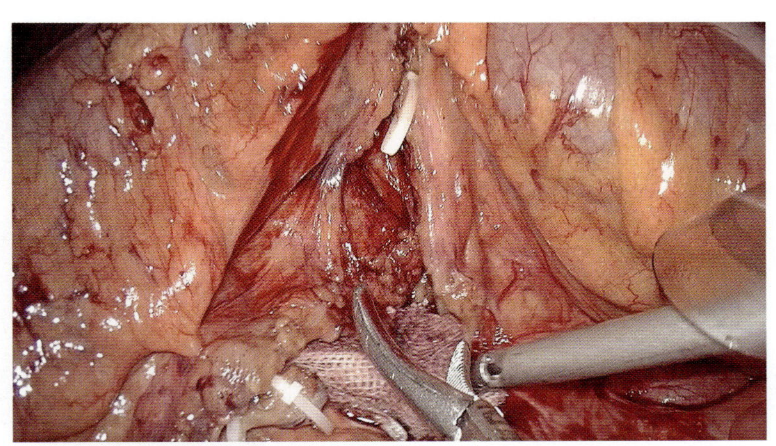

4. 结肠系膜的游离　沿 Toldt 筋膜由内向外分离直至右侧结肠旁沟，注意保护右侧生殖血管、胰头及十二指肠，完整游离末段回肠系膜、升结肠系膜及右侧横结肠系膜(图 20-22)。

图 20-22　沿 Toldt 间隙向外侧游离

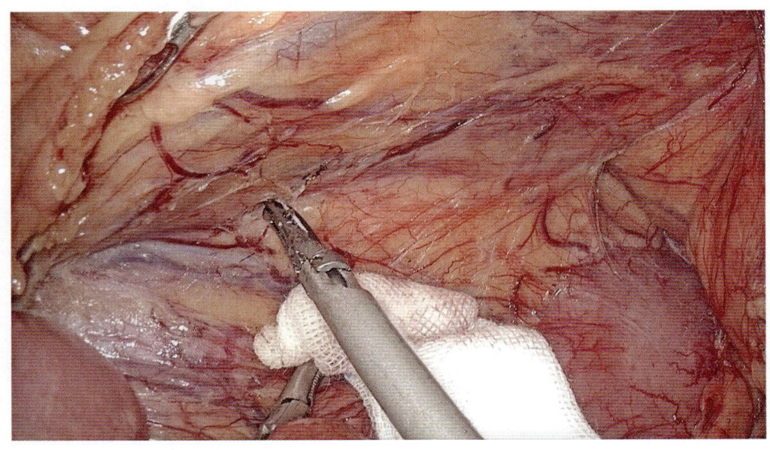

5. 回肠系膜的处理　当盲肠下部腹膜打透贯穿后，打开盲肠与侧腹壁生理粘连(图 20-23)，并向头侧游离。助手提起末端回肠，术者用超声刀裁剪回肠系膜(图 20-24)，注意系膜的血供走行与方向。切割至末端回肠壁，向近端裸化 2cm 肠管(图 20-25)。

图 20-23　打开盲肠与侧腹壁生理粘连

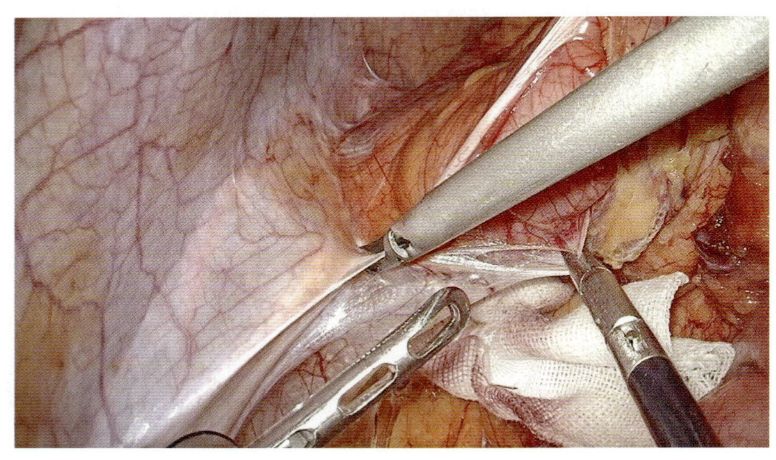

图 20-24　裁剪回肠系膜

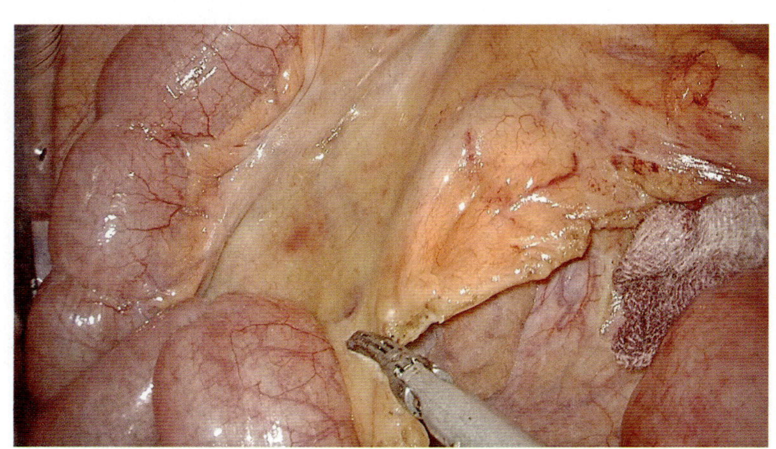

图 20-25　裸化回肠肠壁

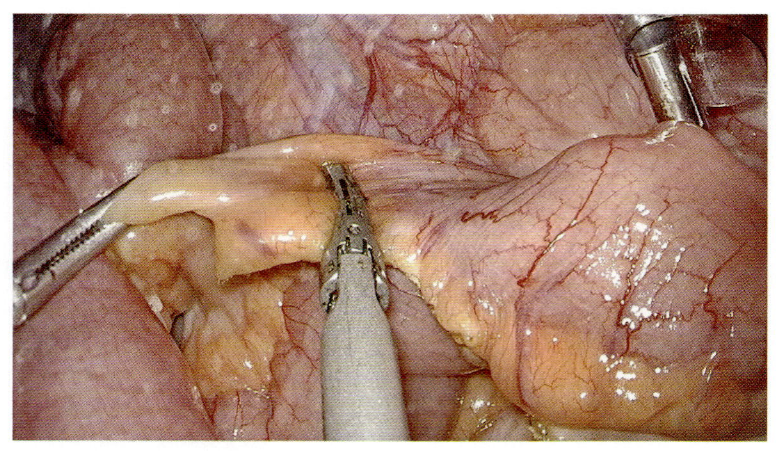

6. 大网膜及第 6 组淋巴结的处理　判断横结肠预切定线，游离大网膜(图 20-26)。用超声刀裁剪右侧大网膜至横结肠壁，将其拉向右侧腹腔，助手左手持钳提起胃壁，可见胃网膜右动、静脉走行。从横结肠向胃网膜血管方向分离、切断胃结肠韧带，进入网膜腔(图 20-27)。沿胃网膜右动、静脉血管弓外缘向右侧分离切断，分离至胰头可见胃网膜右静脉与胃结肠干，同时与下方游离间隙贯通。

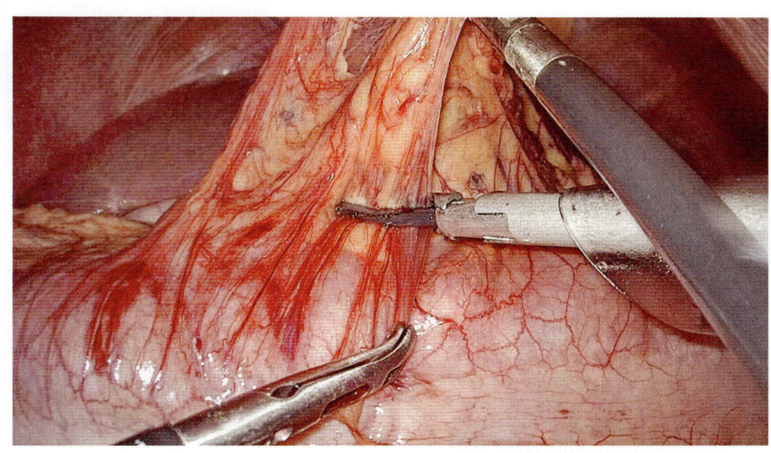

图 20-26　游离大网膜

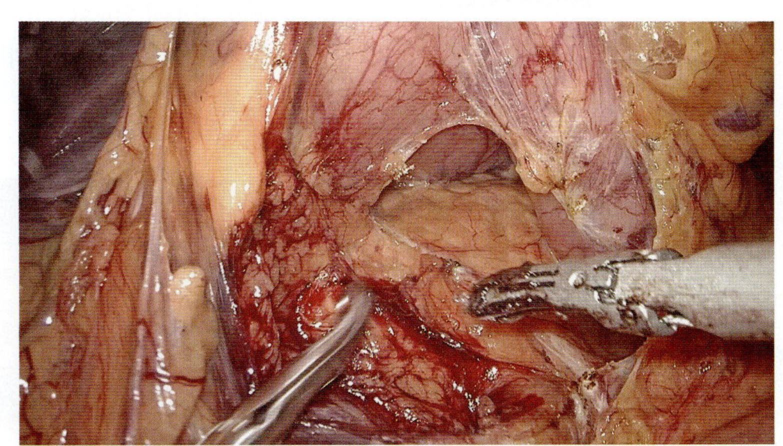

图 20-27　分离切断胃结肠韧带，进入网膜腔

7. 横结肠系膜的处理　在胃窦十二指肠胰头区离断系膜后，将系膜横行切开，向横结肠系膜无血管方向分离(图 20-28)。结扎离断边缘血管，进一步向横结肠预切定线分离，裸化肠壁 1cm(图 20-29)。

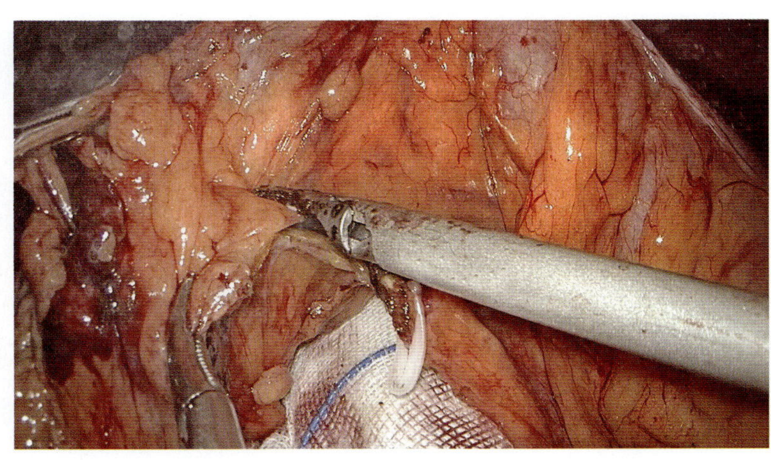

图 20-28　裁剪横结肠系膜

图 20-29 裸化横结肠肠壁

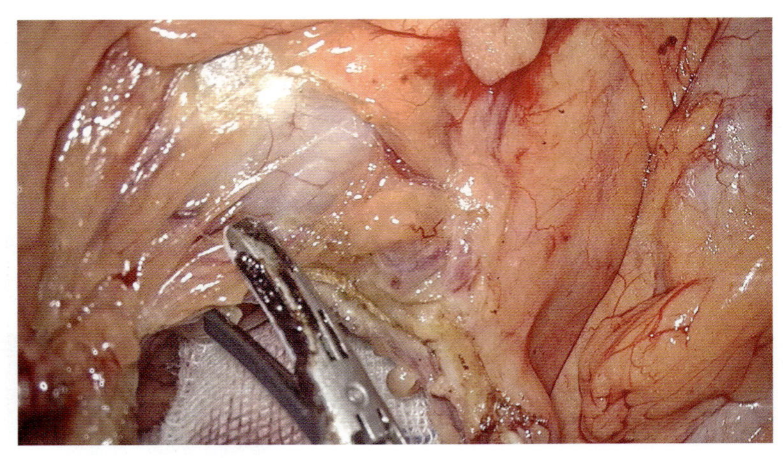

【标本切除与消化道重建】(资源三十九)

资源三十九 NOSES Ⅷ式B法消化道重建及标本取出(动画)

1. **标本切除** 用腹腔内直线切割闭合器在横结肠预定线处切割闭合肠管(图 20-30),将近端翻向右下腹,此时其在右结肠旁沟及肝下的附着处清晰可见。用超声刀沿右结肠旁沟向右髂窝分离,直至与下方贯通。在回肠裸化区,血供分界线清晰可见(图 20-31),用直线切割闭合器在血供线内侧横断回肠(图 20-32)。至此,右半结肠切除完成,将标本置于标本袋中,置于盆腔。

图 20-30 切割闭合横结肠

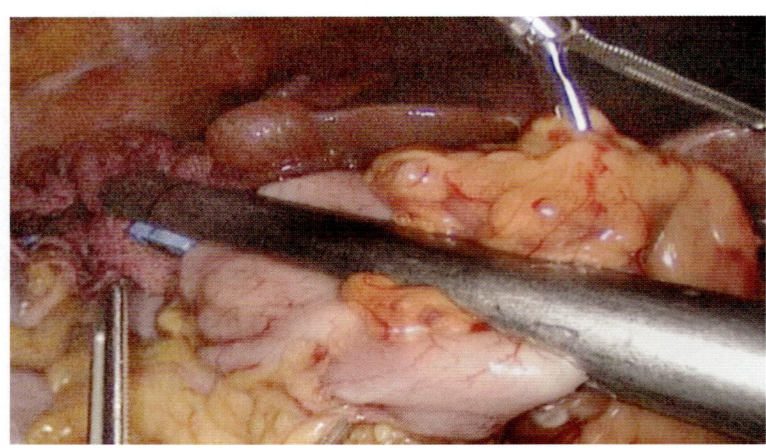

图 20-31 末端回肠血供分界线

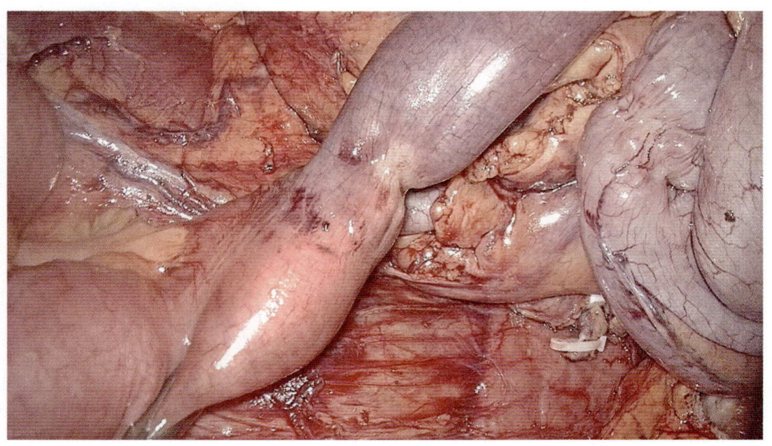

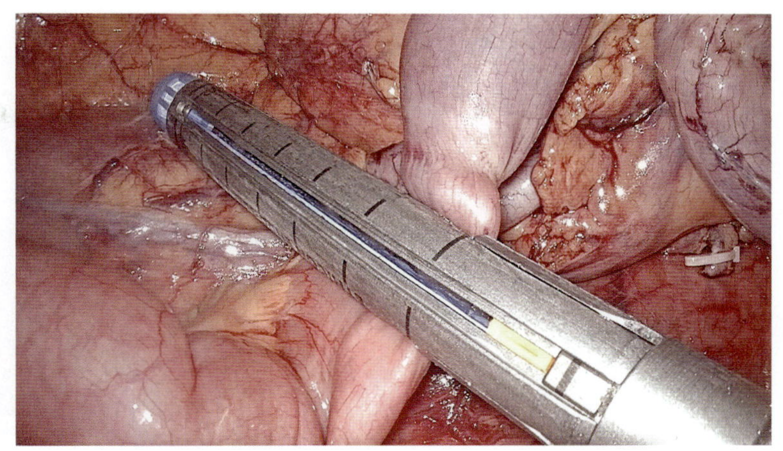

图 20-32　切割闭合回肠

2. 消化道重建　将横结肠拉直摆放，并将末端回肠拉至上腹部与横结肠重叠摆放（图 20-33）。检查两侧肠管血供，估计吻合口两侧张力。分别于末端回肠断端对系膜侧与相应位置的横结肠对系膜侧做 1cm 切口（图 20-34、图 20-35），碘附纱布消毒肠腔。右下腹操作孔更换为 12mm 戳卡，并置入直线切割闭合器，于一侧肠腔内置入直线切割闭合器钉仓，暂时关闭钳口，术者和助手抓取另一侧肠腔，松开钳口，将肠管套上抵钉座，进行必要的调整，确认无误后击发，完成回肠横结肠的功能性侧侧吻合（图 20-36~ 图 20-38）。

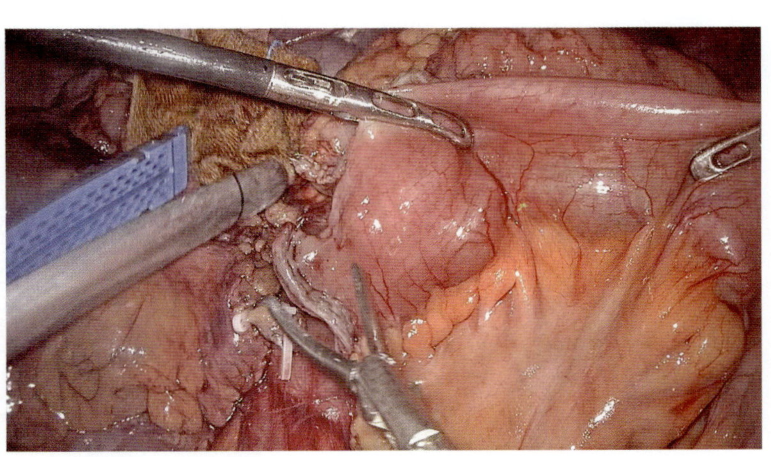

图 20-33　末端回肠与横结肠重叠摆放

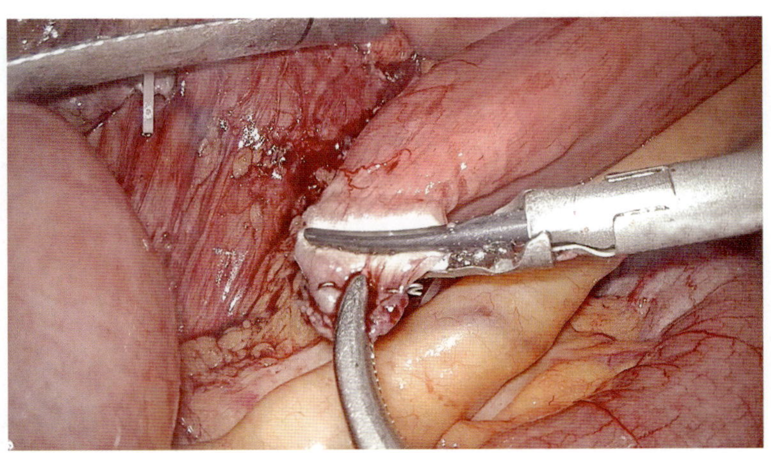

图 20-34　末端回肠断端做 1cm 切口

图 20-35 相应位置的横结肠对系膜侧做 1cm 切口

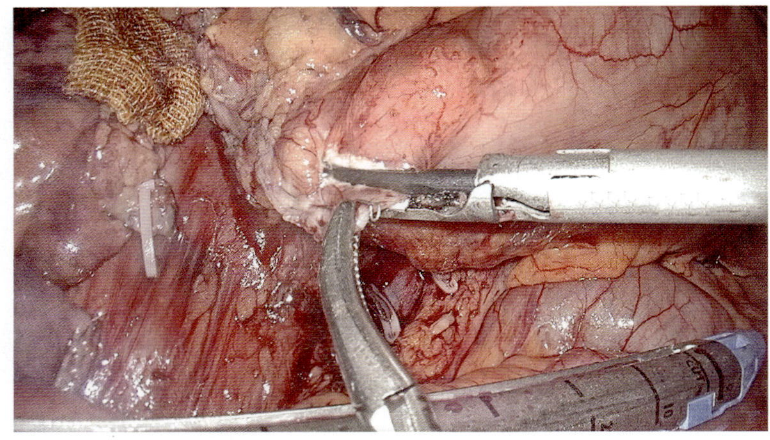

图 20-36 直线切割闭合器置入末端回肠

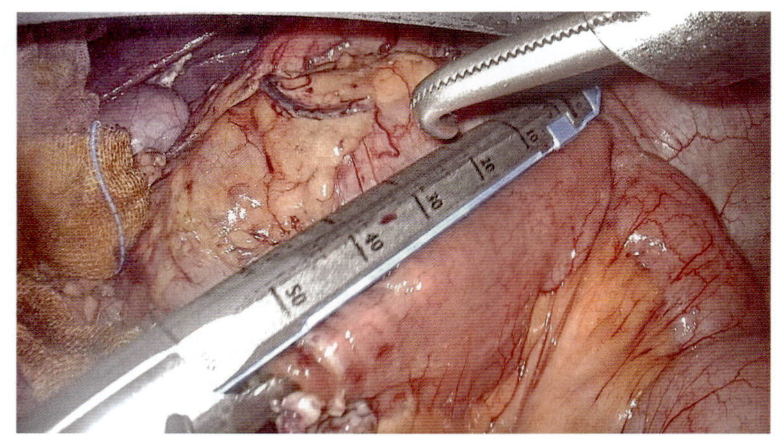

图 20-37 直线切割闭合器置入两侧肠管

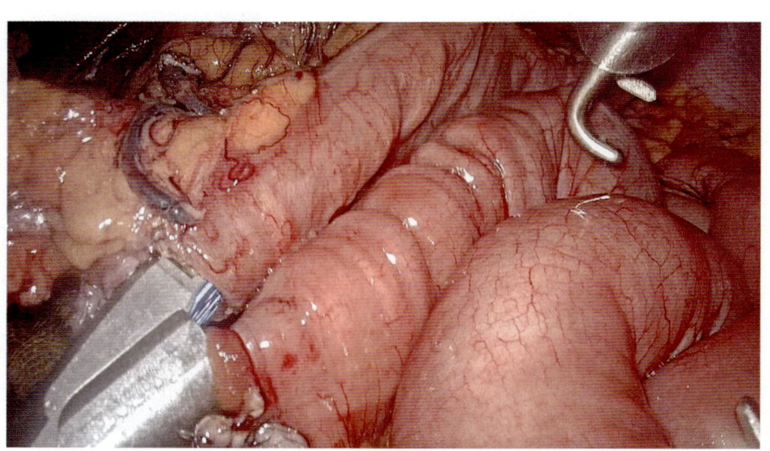

图 20-38 完成回肠横结肠侧侧吻合

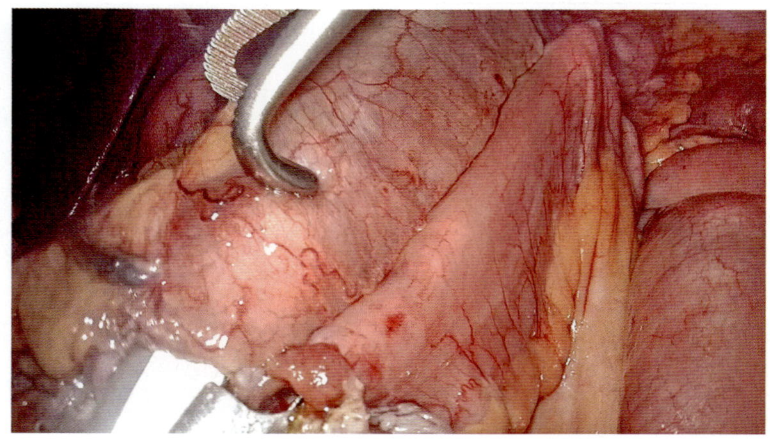

碘附棉球搽拭肠腔，检查吻合口内腔有无明显出血。确认无出血后，术者及助手分别牵拉缝线尾端，使肠管断端远离对侧肠壁，并呈直线，用直线切割闭合器闭合两侧肠管共同开口，完成回肠横结肠的功能性端端吻合（图 20-39、图 20-40）。使用可吸收线加固缝合吻合口（图 20-41）。

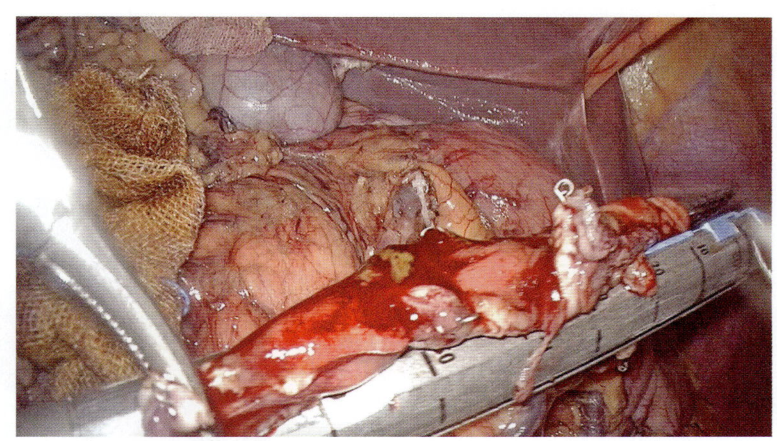
图 20-39　闭合两侧肠管共同开口

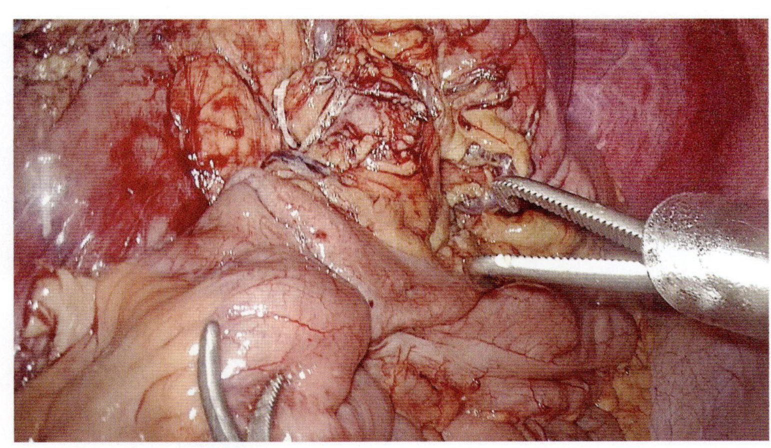
图 20-40　功能性端端吻合

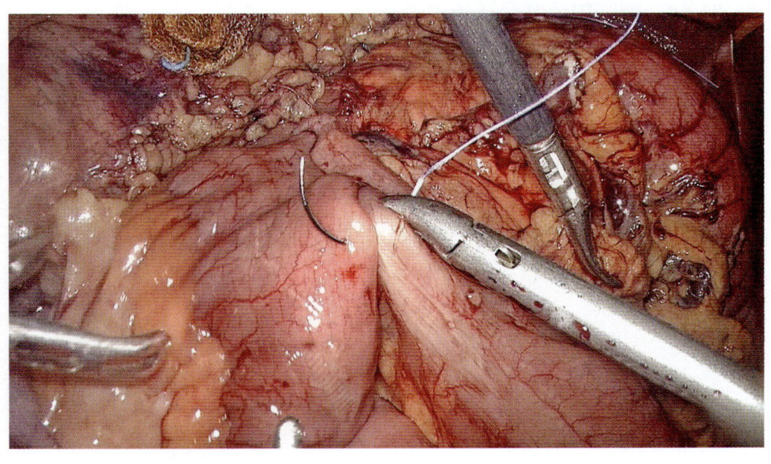
图 20-41　加固缝合吻合口

3. 标本取出　经 12mm 戳卡孔置入保护套(图 20-42),将标本置入保护套中并收紧(图 20-43)。在切开直肠肠壁之前,术者需换位置于患者右侧,同时转换腹腔镜显示器位置,患者体位由头高足低位改为足高头低位。助手经肛用稀碘伏水充分冲洗直肠后,选择直肠上段长约 3cm 纵行开口(图 20-44),电钩切开,第二助手用卵圆钳经肛至直肠上段开口,将保护套及标本经肛拖出(图 20-45~ 图 20-48)。

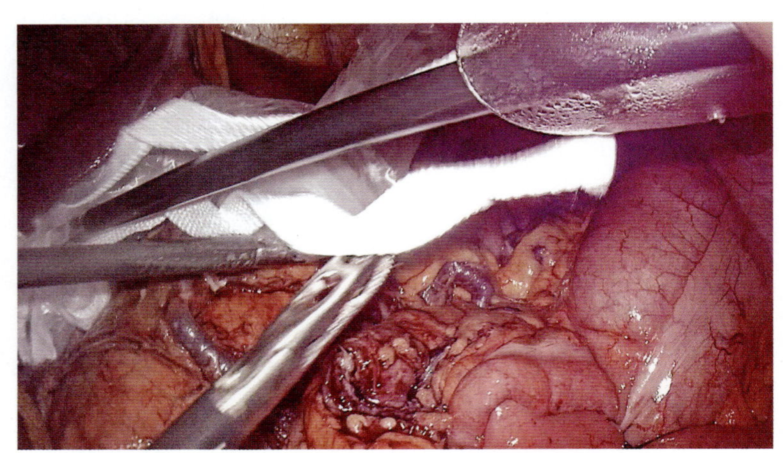
图 20-42　经戳卡孔置入保护套

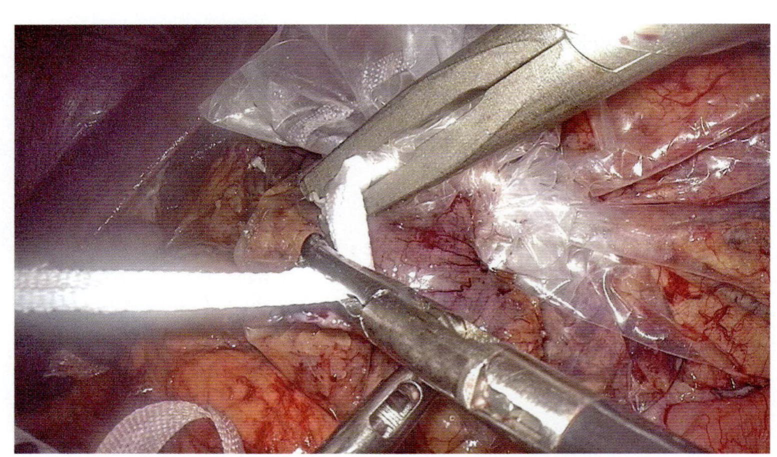
图 20-43　将标本置入保护套中

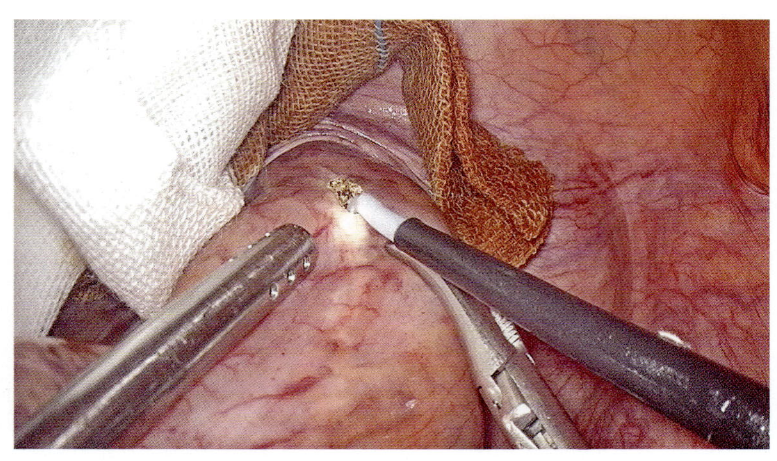
图 20-44　卵圆钳经肛至直肠上段开口

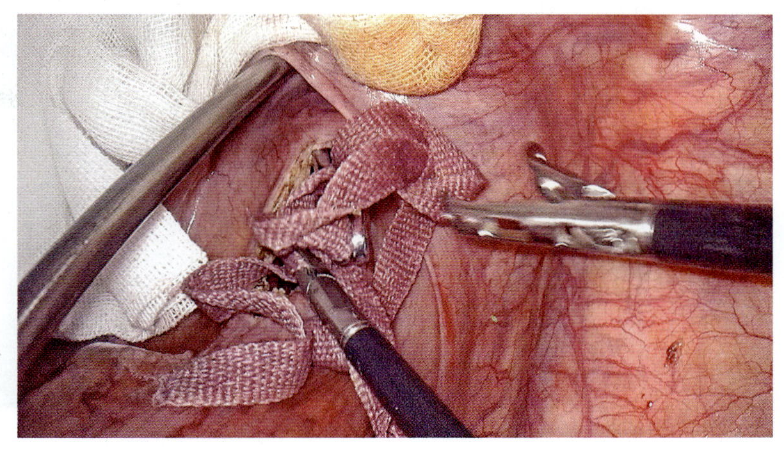
图 20-45　将标本袋束带夹持拉出体外

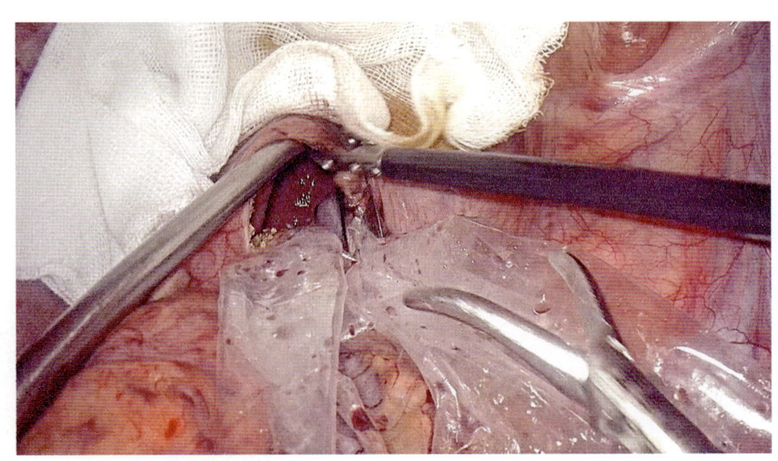
图 20-46　卵圆钳夹持标本袋外的末端回肠

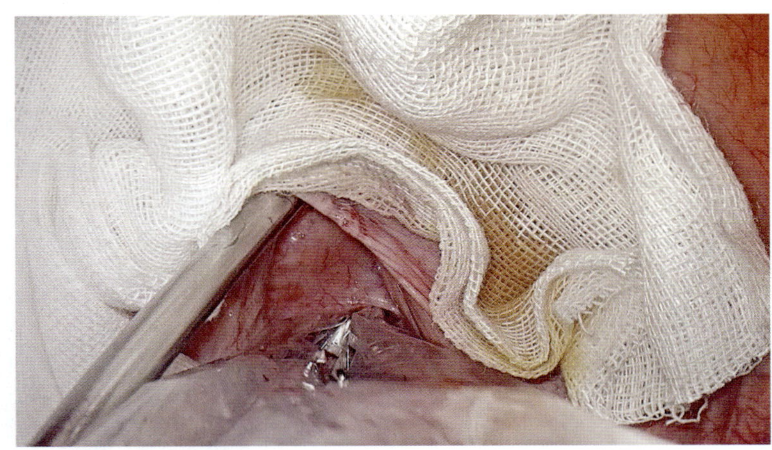
图 20-47　将标本缓慢拖出

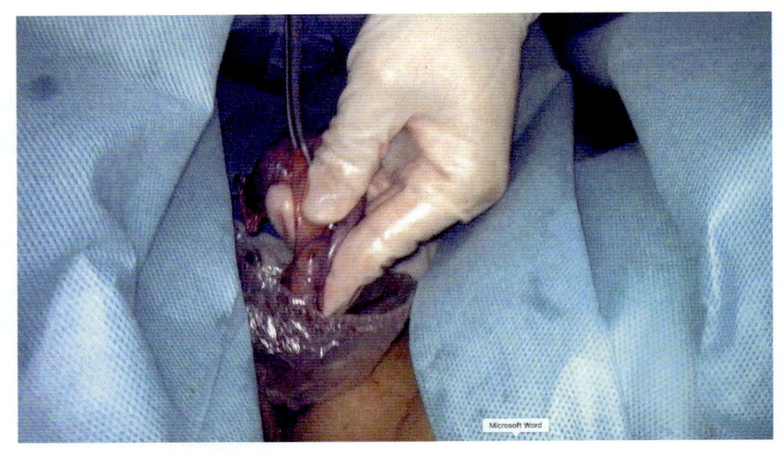

图 20-48 标本移出体外

碘附棉球搽拭肠腔，检查吻合口内腔有无明显出血，确认无出血后，使用可吸收线行镜下全层缝合切口。镜下浆肌层缝合包埋吻合口(图 20-49)。可行术中肠镜确认肠壁切口闭合严密(图 20-50)。蒸馏水冲洗腹腔，检查无误后经右侧 12mm 戳卡孔留置腹腔引流管一根。停止气腹，排出腹腔气体，关闭戳卡孔。

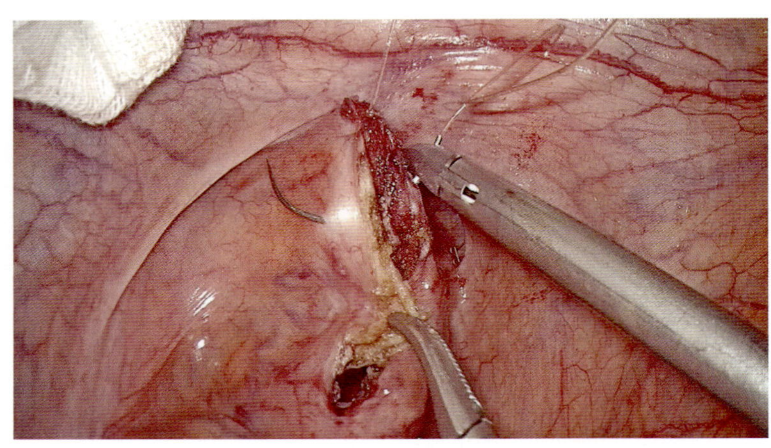

图 20-49 连续全层缝合切口

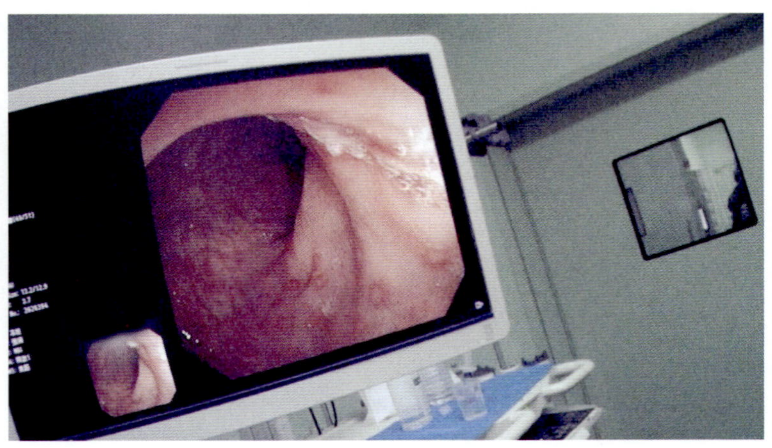

图 20-50 术中肠镜再次确认直肠切口闭合严密

【手术示意图】（图 20-51）

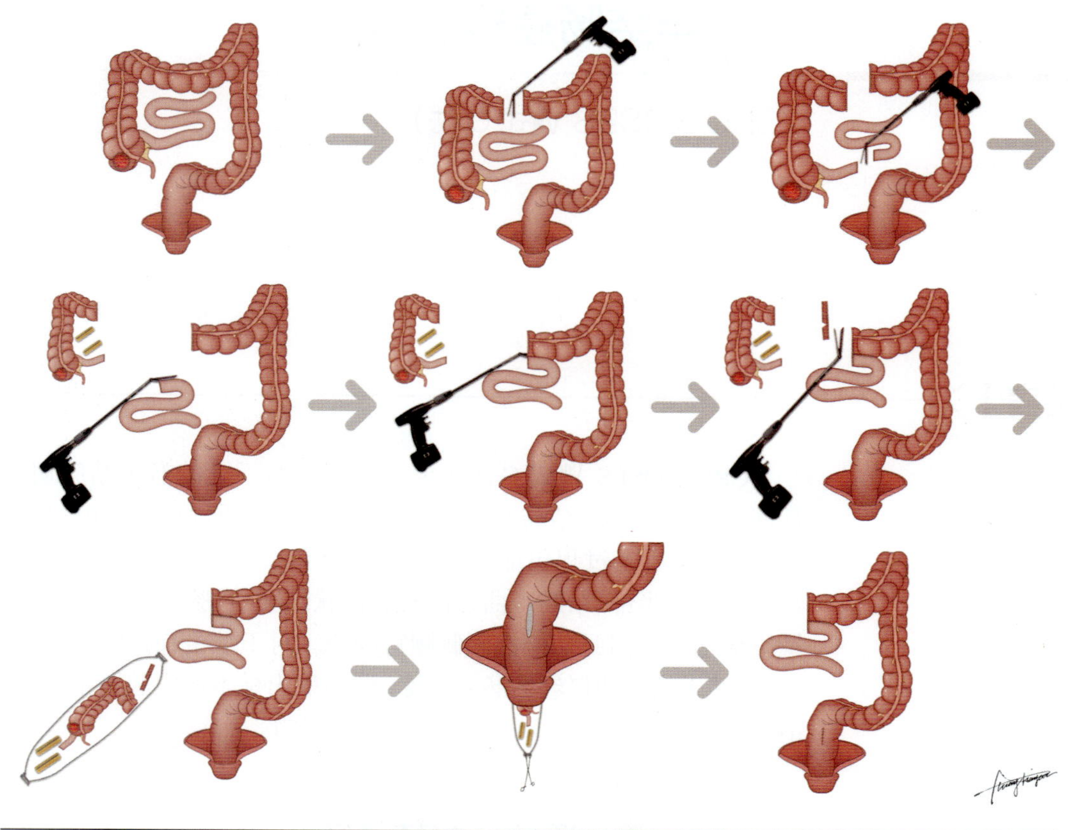

图 20-51　NOSES Ⅷ式 B 法标本取出及消化道重建的主要手术步骤（示意图）

第四节　手术相关要点、难点、热点剖析

对于男性右半结肠恶性肿瘤患者，该术式开辟了新的腹腔镜微创治疗方法。在本术式中，需要注意以下几个问题：①严格把握适应证，肿瘤浸润深度以 T_2~T_3 为宜，标本环周直径<3cm 为宜。②围手术期严格掌握无菌及无瘤原则。与一切 NOSES 一样，术前充分做好肠道准备、切开直肠前应用稀碘附水充分清洗直肠、闭合直肠后充分冲洗腹腔是防止腹腔感染的主要的措施，而术中避免过多接触和挤压肿瘤部位是无瘤原则的关键。此外，笔者将保护套置入的途径由经直肠肛门改为经左下腹 12mm 戳卡置入，然后顺行经直肠牵拉引出，有效降低了保护套置入过程中带来污染的可能。③纵行切开直肠对系膜侧肠壁要充分，以免牵拉标本时因直肠开口小而出现肠壁撕裂的可能。④关闭肠壁切口时，先连续全层缝合，再行浆肌层包埋，可使用术中肠镜再次确认切口闭合严密。⑤由于右半结肠切除术中切除的肠管较长，切除标本内积气和肠内容物较多，当经直肠牵拉时，因挤压可能使积气和肠内容物聚集于腔内侧肠管而影响标本的拖出。笔者术中切开拖出的部分肠壁，并放置吸引器吸出积气和肠内容物，以利于标本的顺利拖出。

（王锡山　陈海鹏　关 旭　郑朝旭）

第二十一章 腹部无辅助切口经结肠拖出标本的腹腔镜下右半结肠癌根治术

（CRC-NOSES Ⅷ式 C 法）

【前言】

CRC-NOSES Ⅷ式 C 法主要适用于肿瘤不大的右半结肠切除患者，包括回盲部、升结肠、结肠肝曲及右半横结肠的早期肿瘤。CRC-NOSES Ⅷ式 C 法的主要手术过程包括：①腹腔镜右半结肠根治性切除；②结肠镜辅助下经横结肠左半部、结肠脾曲、降结肠、乙状结肠、直肠、肛门取出标本；③腹腔镜下横结肠与回肠功能性侧侧顺行吻合。对于严格筛选的右半结肠肿瘤患者，腹部无辅助切口经结肠 - 直肠 - 肛门取出标本的腹腔镜下右半结肠癌根治术（CRC-NOSES Ⅷ式 C 法）是安全可行的。

第一节 适应证与禁忌证

【适应证】（图 21-1~ 图 21-3）

1. 回盲部、升结肠、结肠肝曲及右半横结肠的肿瘤。
2. 肿瘤环周直径不超过 5cm。
3. 肿瘤未侵出浆膜为宜。

【禁忌证】

1. 肿瘤体积过大，取出有困难者。
2. 肿瘤侵出浆膜外并侵犯邻近器官和组织。
3. 过于肥胖者（BMI>30kg/m^2）。

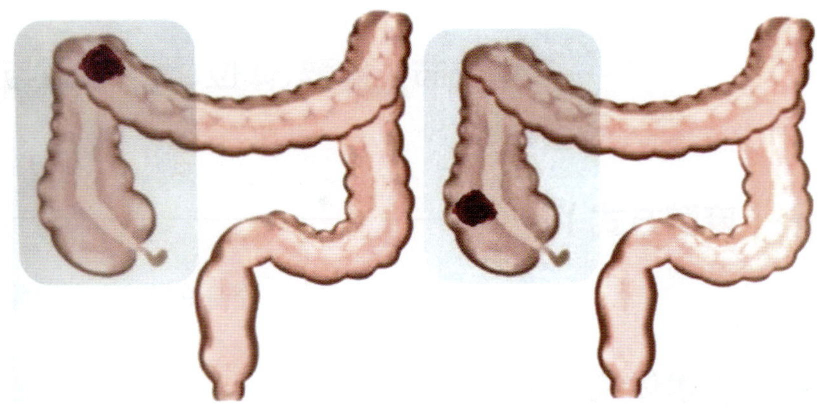

图 21-1 适用 CRC-NOSES Ⅷ式 C 法的肿瘤所在位置示意图

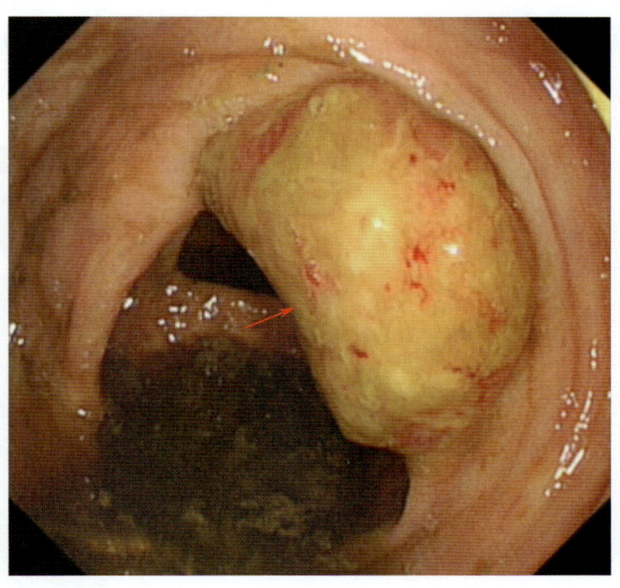

图 21-2 肠镜：回盲部稍上方升结肠肿瘤，大小为 4cm × 5cm

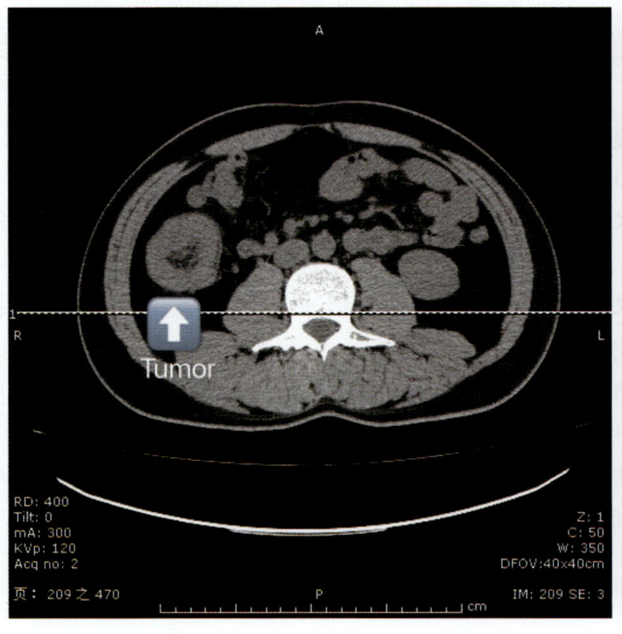

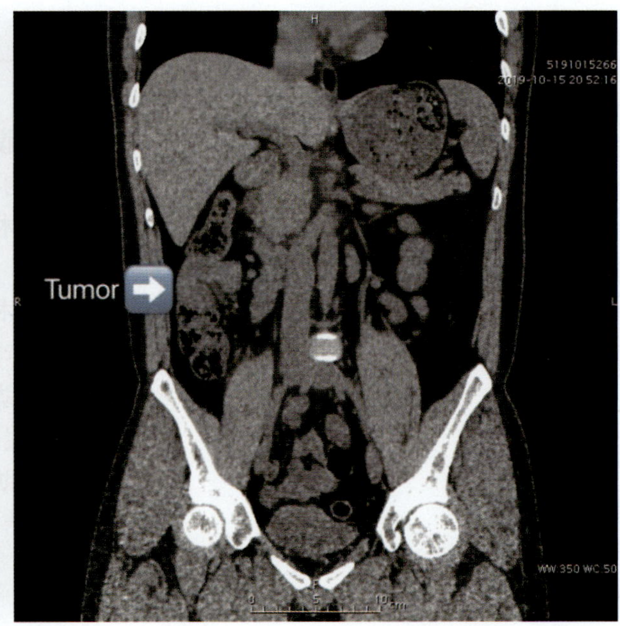

图 21-3 腹部 CT：升结肠肠壁增厚，最厚处 2.2cm

第二节　麻醉、体位、戳卡位置与术者站位

【麻醉方式】

全身麻醉或全身麻醉联合硬膜外麻醉。

【手术体位】

患者取功能截石位，右侧大腿需稍平一些，有利于术者操作（图 21-4）。

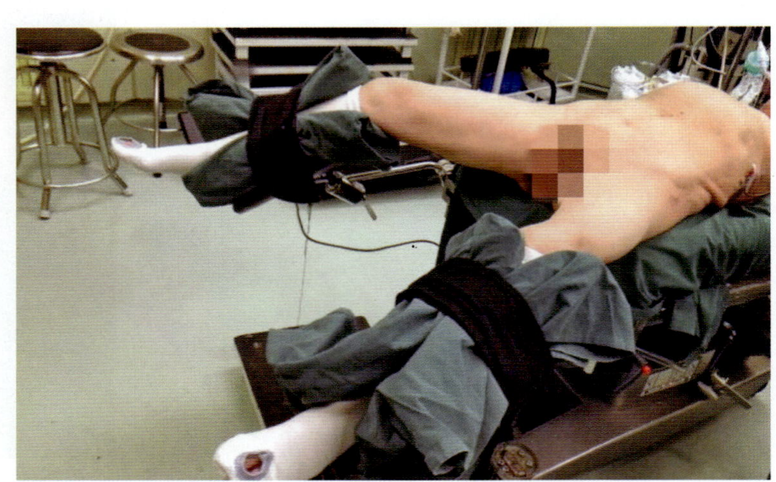

图 21-4　患者体位

【戳卡位置】（图 21-5）

1. **腹腔镜镜头戳卡孔（10mm 戳卡）** 位于脐至脐下 5cm 的范围均可。

2. **术者主操作孔（12mm 戳卡）** 位于左上腹中部，腹直肌外缘。

3. **术者辅助操作孔（5mm 戳卡）** 位于左下腹，与腹腔镜镜头戳卡孔不在同一水平线处。

4. **助手主操作孔（10mm 戳卡）** 位于右下腹，脐与右髂前上棘连线中外 1/3 处，兼顾术毕放置引流管。

5. **助手辅助操作孔（5mm 戳卡）** 位于右上腹，右锁骨中线与横结肠投影区交叉处。

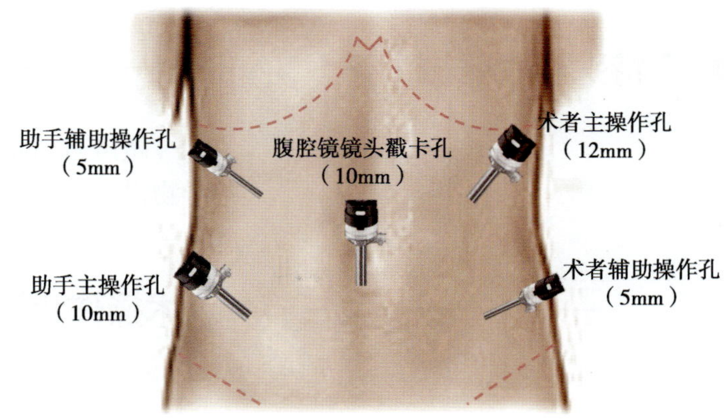

图 21-5　戳卡位置（五孔法）

【术者站位】

右半结肠切除时，术者站位于患者左侧，助手站位于患者右侧，扶镜手站位于患者两腿之间（图 21-6）；标本取出与消化道重建时，术者站位于患者右侧，助手站位于患者左侧，扶镜手站位于术者同侧，内镜医师与助手站位于患者两腿之间（图 21-7）。

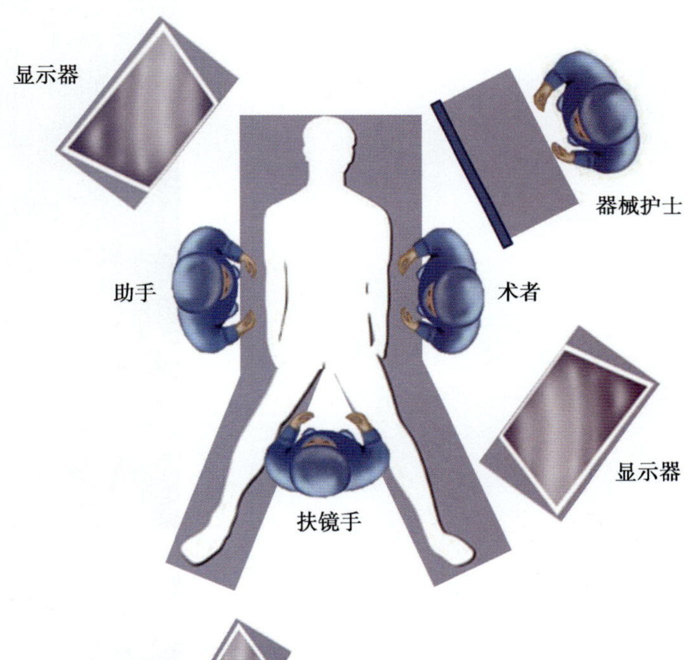

图 21-6　术者站位（右半结肠切除）

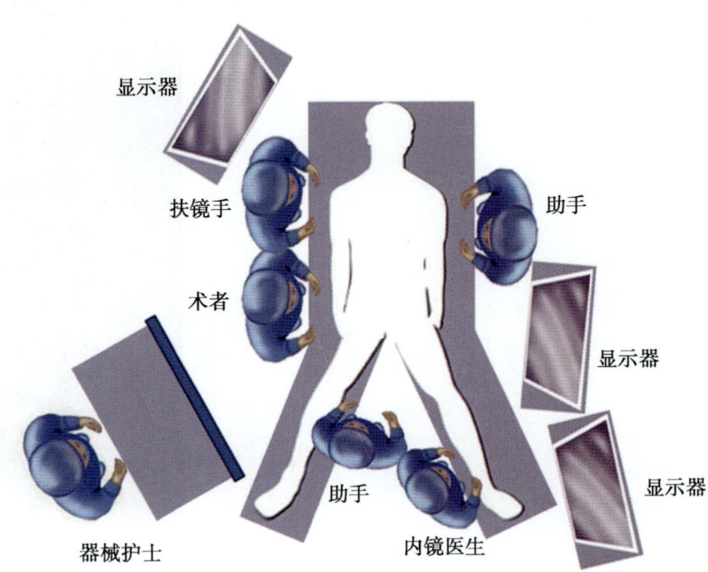

图 21-7　术者站位（标本取出与消化道重建）

【特殊手术器械】

超声刀、60mm 直线切割闭合器、无菌保护套、内镜及内镜异物钳。

第三节　手术操作步骤、技巧与要点

【探查与手术方案制订】

在详细的术前检查和术前方案评估的基础上，探查分三步。

1. 常规探查　进镜至腹腔，观察肝、胆囊、胃、脾、结肠、小肠、大网膜和盆腔有无肿瘤种植（图 21-8、图 21-9）。

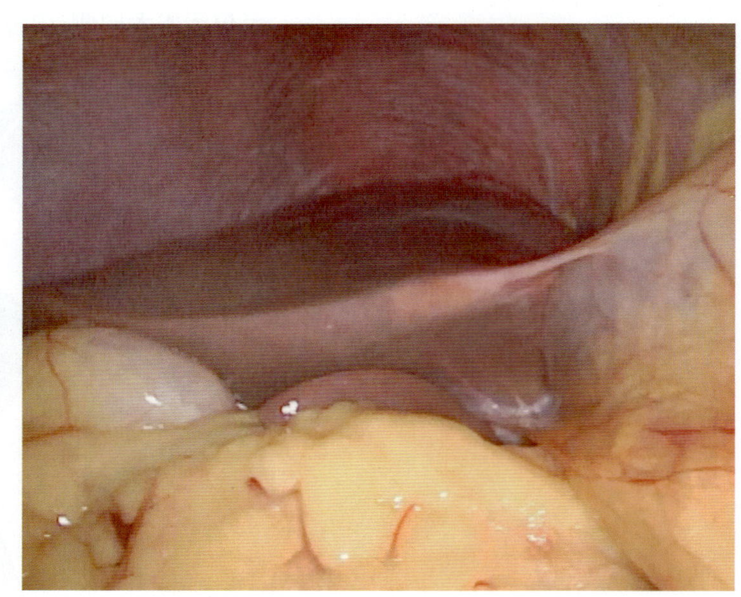

图 21-8　探查右肝、胆囊、大网膜

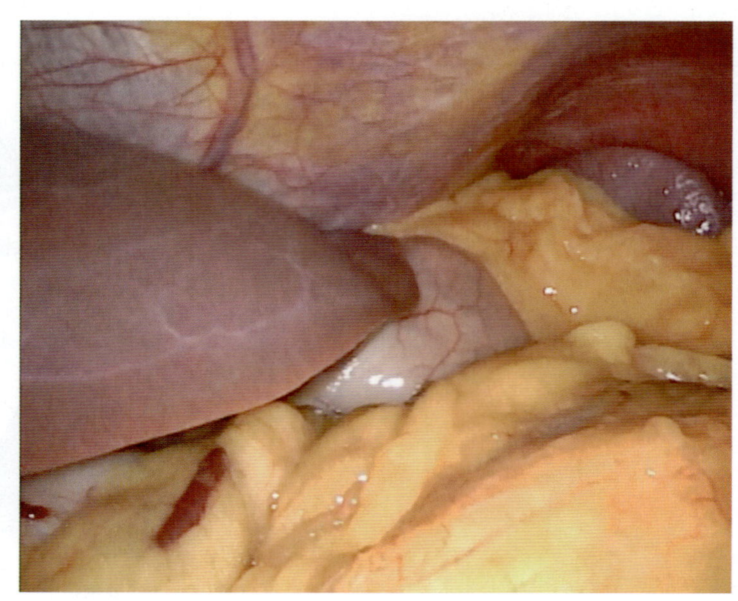

图 21-9　探查左肝、胃、脾

2. 肿瘤探查　肿瘤的具体位置、大小(图 21-10)。

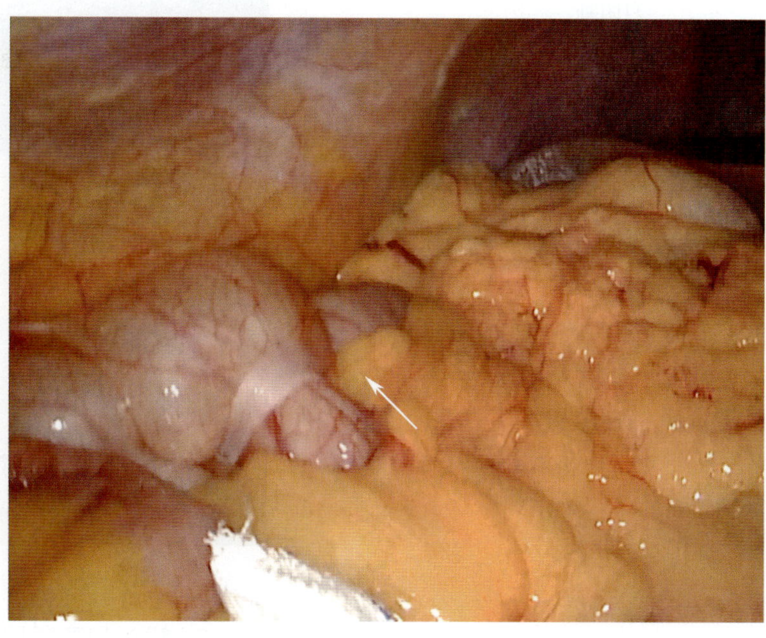

图 21-10　探查肿瘤位置

经验分享:

肿瘤应为未突破到肠壁浆膜,没有侵犯周围的系膜、腹壁,系膜内及其根部没有肿大淋巴结,否则不建议经结肠取标本。

3. 解剖结构的判定　探查右半结肠系膜、大网膜和肠脂垂肥厚程度及结肠肠管粗细,判定是否适合经结肠、直肠、肛门拉出体外(图 21-11)。

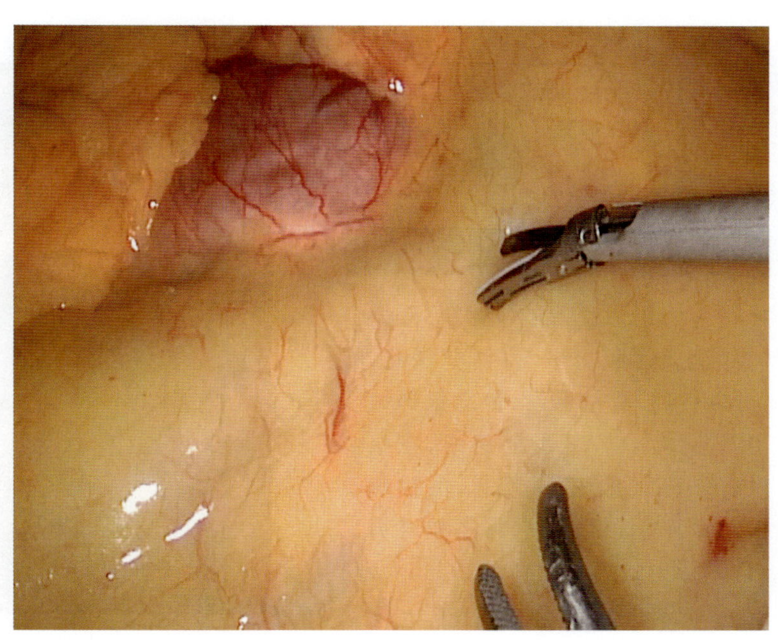

图 21-11　解剖结构的判定

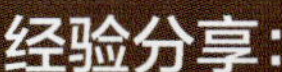

经验分享:

右半结肠系膜较薄、大网膜和肠脂垂不肥厚,横结肠、降结肠、乙状结肠、直肠肠管较粗大,否则不建议经结肠取标本。

【解剖与分离】

1. 标记右半结肠的切除范围　提起回结肠动、静脉系膜,可见其与肠系膜上静脉交角下方有一凹陷薄弱处,用超声刀在该薄弱处行第一刀切割,向回肠末端切开系膜表层至距离回盲部约 15cm 的回肠拟切断处,向上切开系膜表层至横结肠中点拟切断处,这样标记右半结肠切除的范围(图 21-12)。

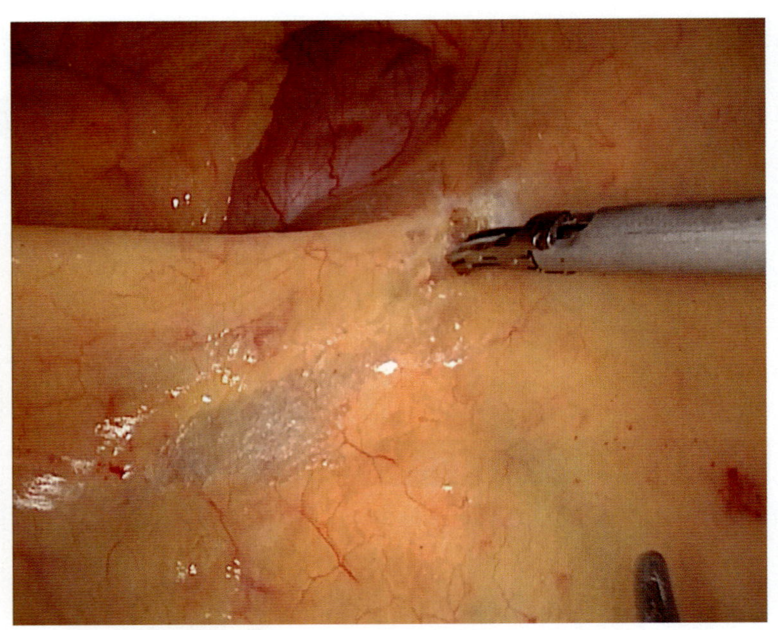

图 21-12 暴露回结肠系膜根部，行第一刀切割

配合技巧：

将手术台向左下倾斜至 Trendelenburg 体位，使小肠向左上腹移动，助手右手持无损伤钳适当提起回结肠系膜，左手持无损伤钳将横结肠中部向上牵开，可获得最佳的手术野。回结肠血管根部通常位于十二指肠下缘。

2. 解剖和离断回结肠动、静脉根部 用超声刀沿 Toldt 间隙向上、向外侧分离，呈洞穴状，向上游离可见十二指肠，清除回结肠血管根部周围的脂肪、结缔组织和淋巴结，然后用 Hem-o-lock 夹分别结扎、离断回结肠动脉和静脉（图 21-13）。

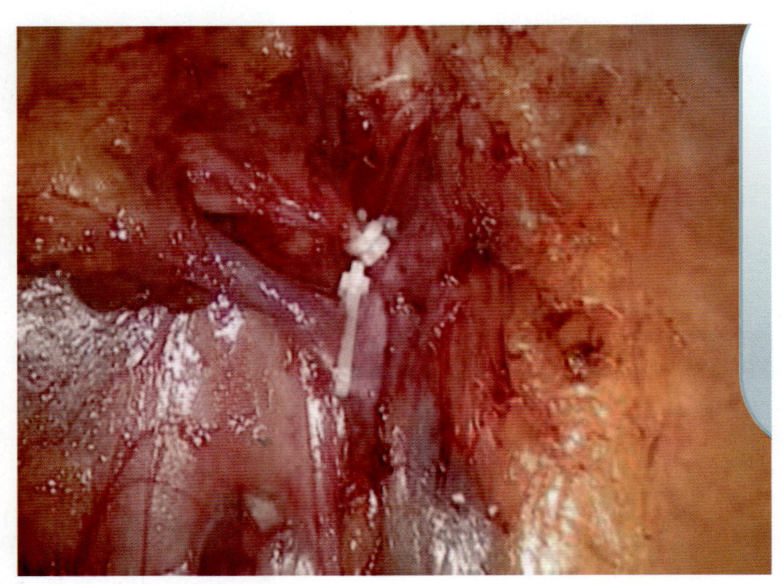

图 21-13 Hem-o-lock 夹结扎回结肠动脉和静脉

操作技巧：

打开肠系膜上静脉鞘，沿肠系膜上静脉前壁、左侧壁裸化，彻底清扫回结肠动、静脉根部的淋巴结和结缔、脂肪组织，在根部分别结扎动脉、静脉，然后超声刀离断。尽量不裸化和游离肠系膜上静脉的右侧。

3. 解剖右结肠血管和中结肠血管 继续沿肠系膜上静脉前壁向头侧分离。清除中结肠血管根部周围的脂肪和淋巴结后，分别结扎和离断中结肠动脉和静脉的右支（图 21-14）。胃结肠干（亨勒干，Henle runk）由胃网膜右静脉和右结肠静脉汇合而成。结扎和离断右结肠静脉（图 21-15）。右结肠动脉起源多样，40% 的患者起源于肠系膜上动脉，18% 的患者没有右结肠动脉。

图 21-14　游离并结扎中结肠动脉右支

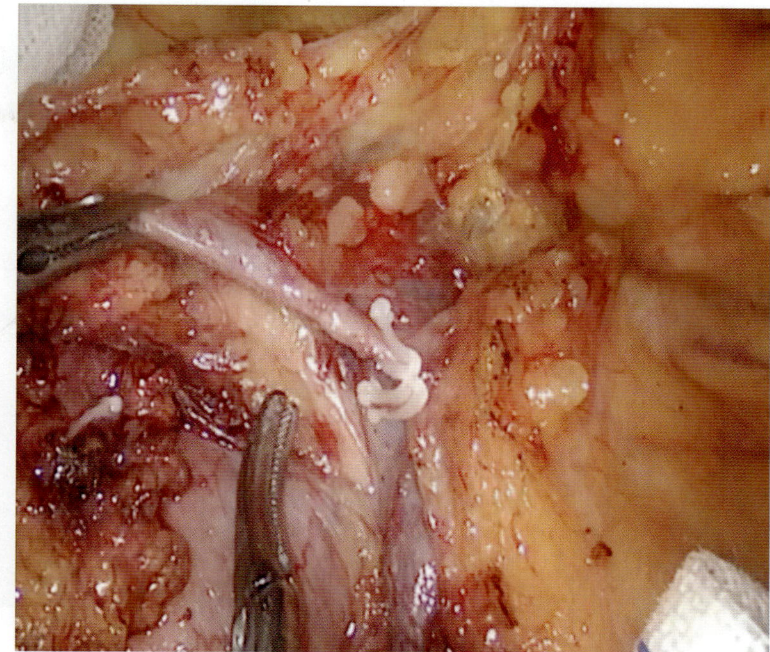

操作技巧：

中间入路，并优先处理血管、清扫淋巴结，然后再结合头侧、尾侧、外侧入路，术中不触动肿瘤，严格遵循无菌无瘤原则。

图 21-15　显露胃结肠干，结扎右结肠静脉

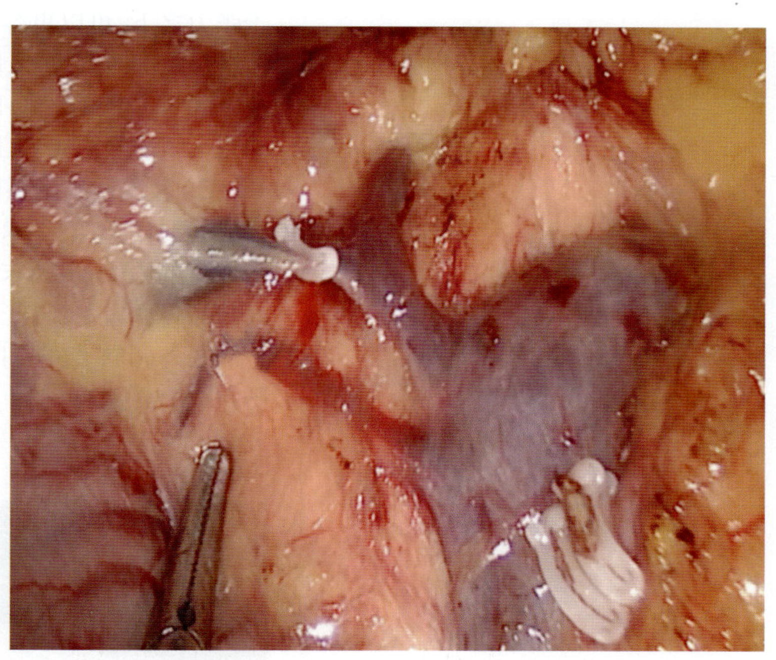

4. 解剖右结肠系膜和横结肠系膜　根据 CME 原则，将右侧结肠系膜从内侧向外侧游离，并沿十二指肠和胰腺头部表面分离。然后，助手用肠钳将横结肠挑起，按照开始标记的手术切除范围，裁剪横结肠系膜，在横结肠系膜显露清楚的情况下，切开横结肠中段系膜无血管区，超声刀离断朝向横结肠中段肠壁的血管。清除横结肠中点向右肠管周围的脂肪组织，裸化横结肠长度 2~3cm（图 21-16）。

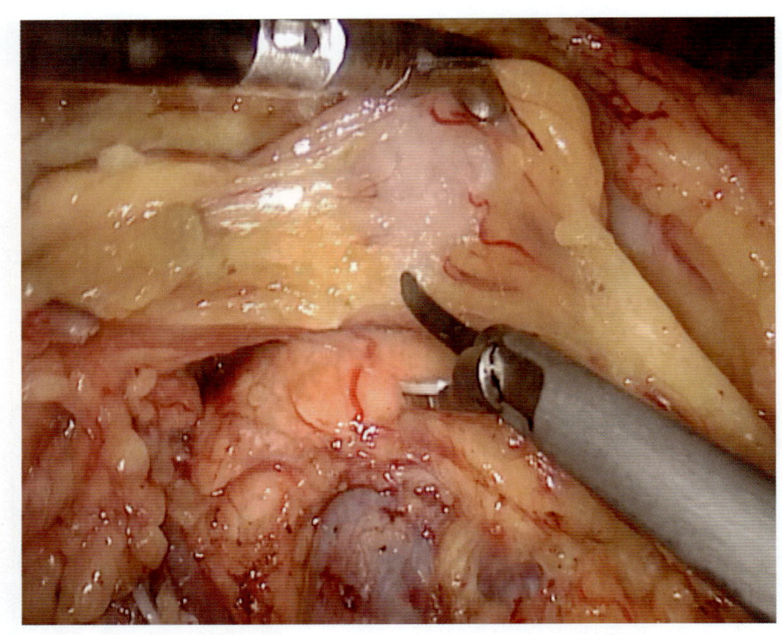

图 21-16　清除横结肠中点向右 2~3cm 肠管周围脂肪组织

5. 解剖大网膜和肝结肠韧带　用超声刀沿横结肠中点边缘切开大网膜，助手从腹侧抬起胃前壁，这样，胃结肠韧带被置于张力之下，可以更容易地分开。胃结肠韧带的最初分离始于横结肠中部，随后进入网膜囊（图 21-17）。沿胃网膜右动脉外缘从中间向右继续分离，即弓外游离，继续向外侧切开肝结肠韧带和右半结肠外侧韧带（图 21-18）。

6. 裁剪回结肠系膜和游离回盲部腹膜　助手用腹腔镜肠钳提起回盲部，沿手术开始标记的切除线，裁剪肠系膜，直到距离回盲部约 15cm 的末端回肠肠壁，裸化回肠 1~2cm（图 21-19）。提起回盲部向左、向上，切开回盲部下外侧腹膜（图 21-20），并沿升结肠外侧向上、向内侧游离，与上方、内侧会合，至此，右半结肠完全游离。

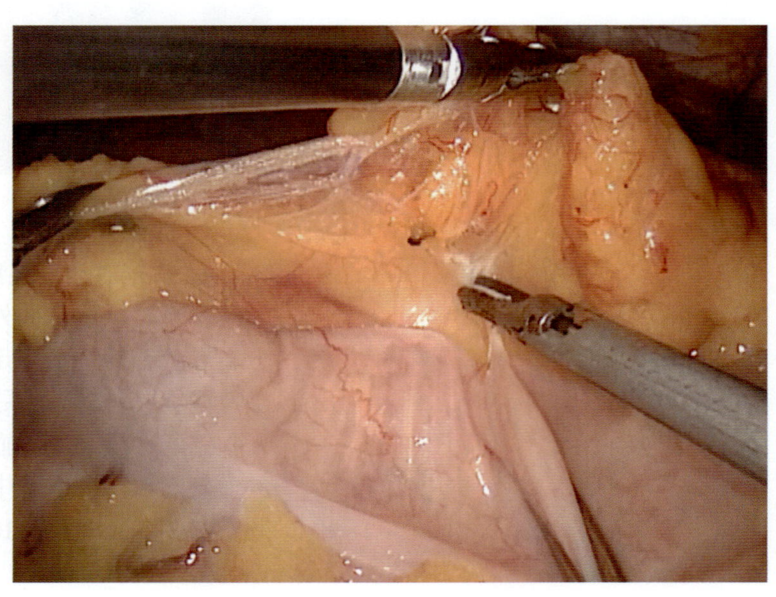

图 21-17　从横结肠中点切开大网膜

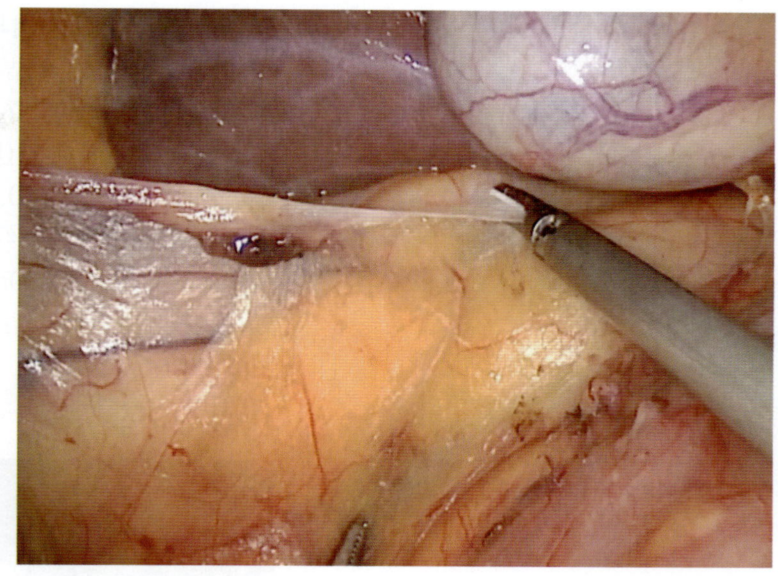

图 21-18　打开肝结肠韧带

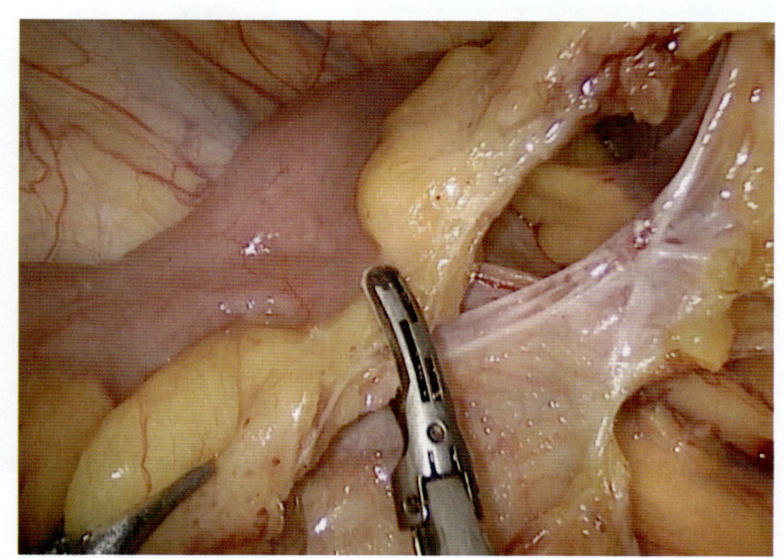

图 21-19　裁剪回结肠系膜至末段回肠肠壁

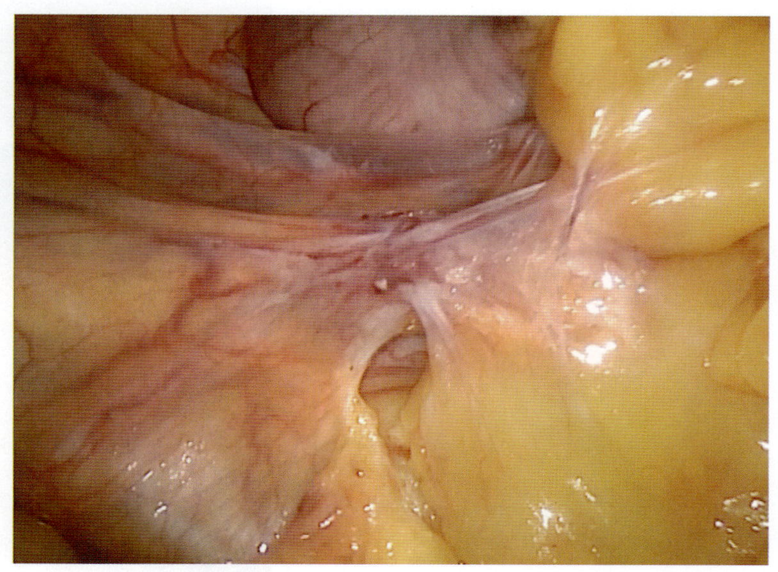

图 21-20　提起回盲部，显露下、外侧腹膜

7. 离断回肠末端与右半横结肠 经戳卡孔置入无菌保护套，置于腹腔。右半结肠完全游离后，可见回肠末端明显的缺血线（图 21-21），使用 60mm 直线切割闭合器于缺血线近端拟切除处切闭末端回肠（图 21-22）。末端回肠的切除残端用碘附小纱布消毒（图 21-23），然后，将碘附小纱布放入无菌塑料袋中（图 21-24）。内镜医师经肛门伸入结肠镜，到达升结肠确认升结肠中的病变后，使用 60mm 直线切割闭合器于缺血线侧内拟切除处切闭横结肠中部，横结肠残端也用碘附小纱布消毒（图 21-25、图 21-26）。

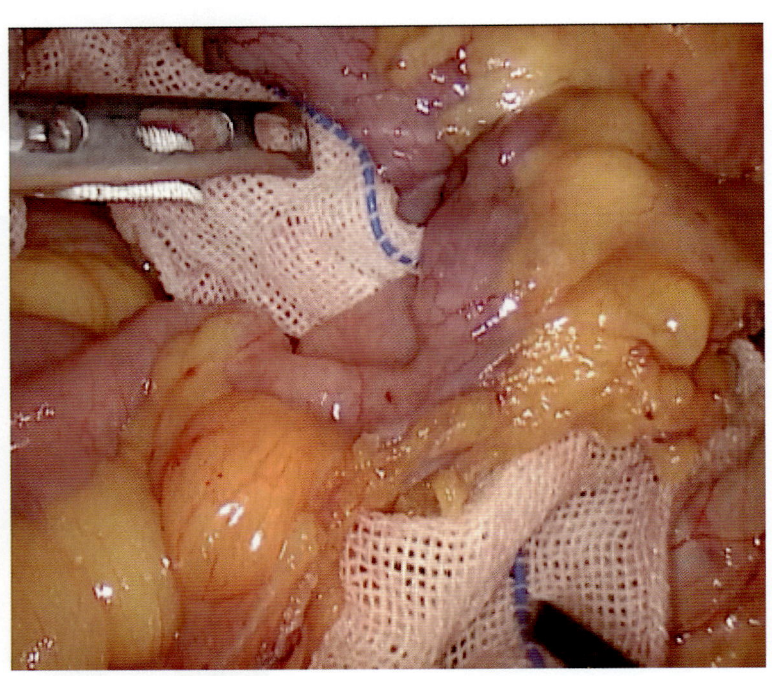

图 21-21 回肠末端明显的缺血边界

操作技巧：

切割闭合器在距离回盲部约 15cm、缺血线以外红色血供肠管处离断末端回肠，离断面有少量肠液，用腔镜碘附小纱条消毒，然后将消毒完的碘附小纱条放入无菌标本袋，包括接下来多次消毒的碘附小纱条，术毕时将无菌标本袋经 12mm 戳卡孔提到腹壁外，用止血钳将袋内小纱布条一一取出，充分做到无菌操作。

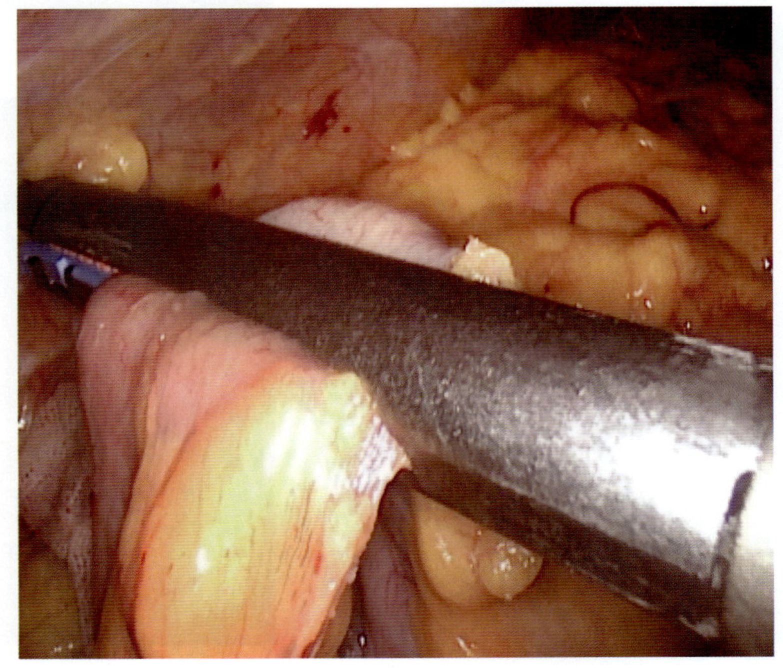

图 21-22 切割闭合器离断末端回肠

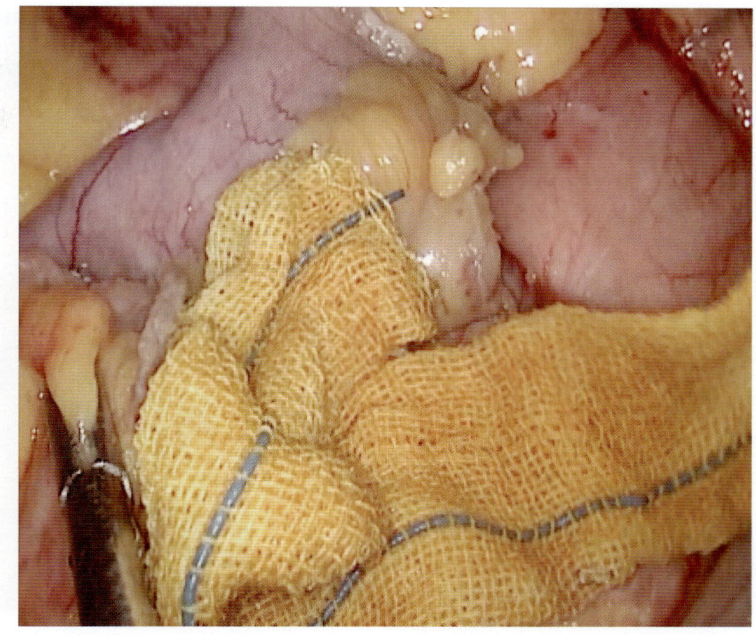

图 21-23　用碘附小纱布消毒回肠的切割离断面

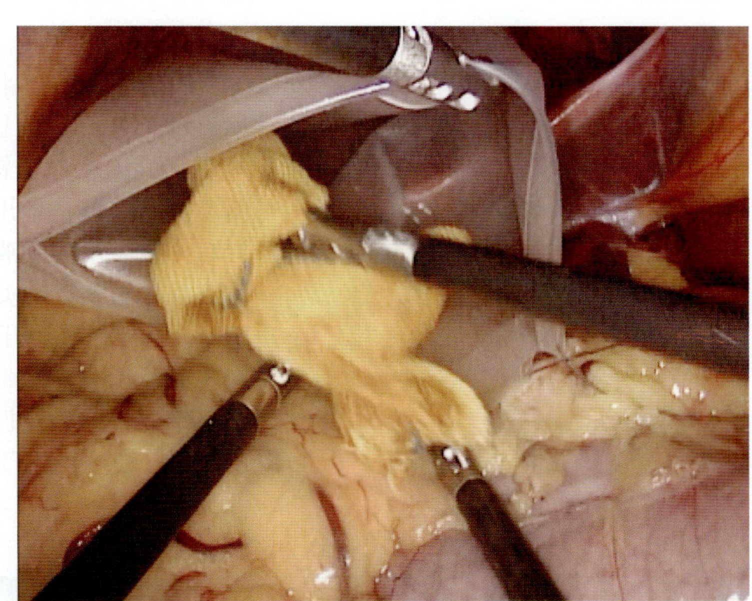

图 21-24　将消毒后的碘附小纱布放入无菌标本袋

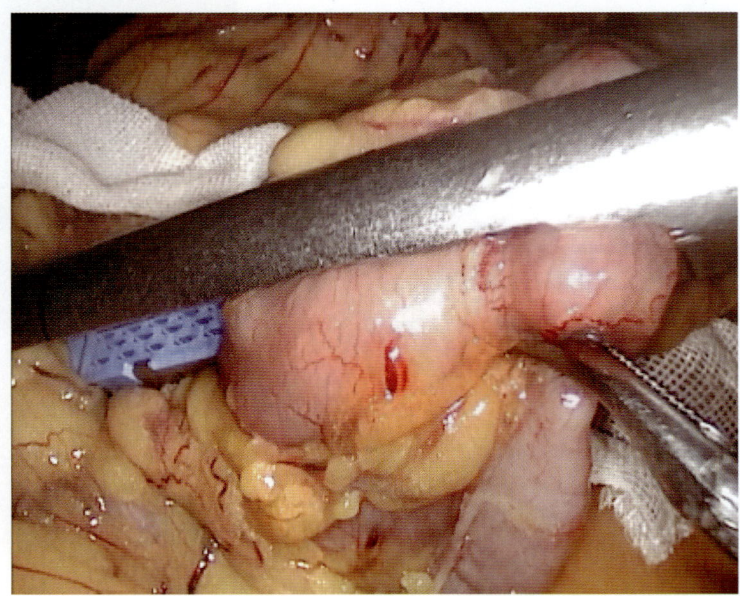

图 21-25　用切割闭合器离断横结肠中部裸化处

图 21-26　用碘附小纱布消毒横结肠离断处

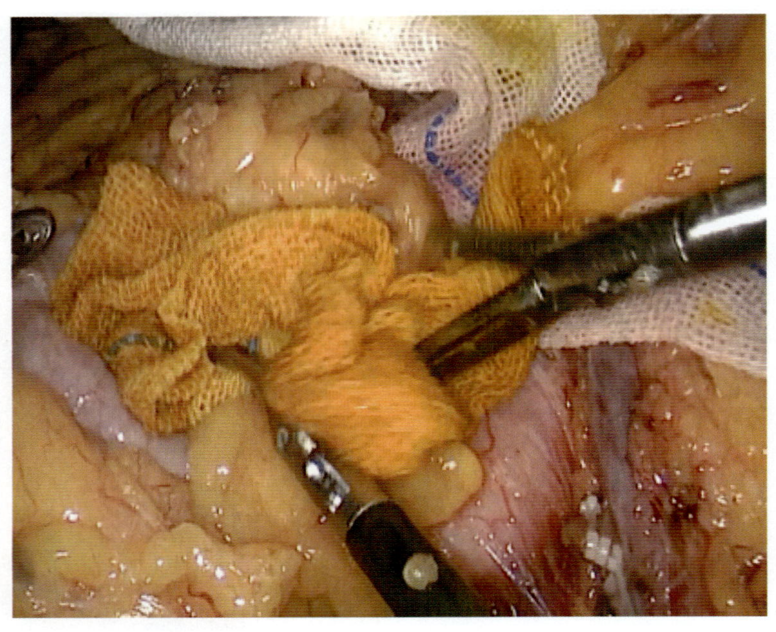

8. 标本取出　将右半结肠切除标本置入无菌保护套内并固定(图 21-27)。内镜医师将结肠镜通过肛门送达横结肠闭合端(图 21-28)。结肠镜灌肠后，用超声刀切开横结肠残端，用碘附小纱布消毒。伸出结肠镜的前端，再次用碘附小纱布消毒，同时抽吸溢出的肠液(图 21-29)，然后，内镜医师插入结肠镜异物钳并伸出肠镜的头端，腔镜医师再次用碘附小纱布对异物钳消毒。内镜医师张开异物钳夹住装有标本的保护套(图 21-30)。在腹腔镜无损伤钳的帮助下，将装有右半结肠的标本袋移入左半横结肠，缓慢通过横结肠左半部、结肠脾曲、降结肠、乙状结肠、直肠，最后经肛门取出(图 21-31~ 图 21-35)。

图 21-27　将右半结肠标本置入无菌保护套中

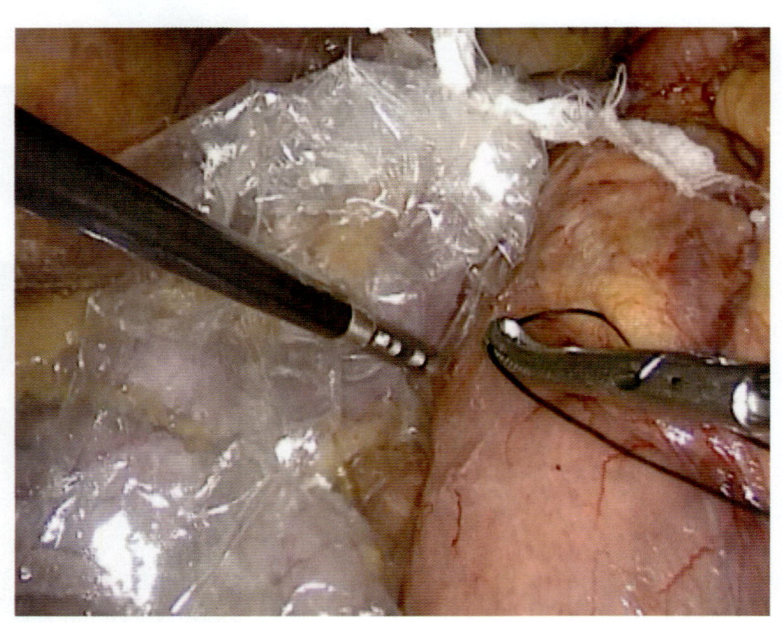

操作技巧:

将右半结肠标本条形装入无菌保护套，尽量不要堆积成块，尤其肿瘤部位，前端露出一小段并固定好，便于经结肠取出(图 21-27)。

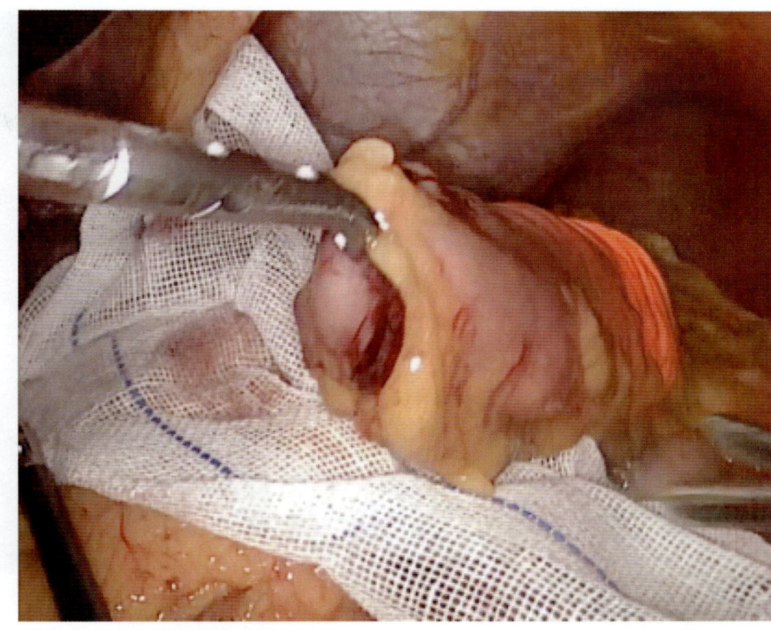

图 21-28　内镜医师将结肠镜从肛门送入横结肠

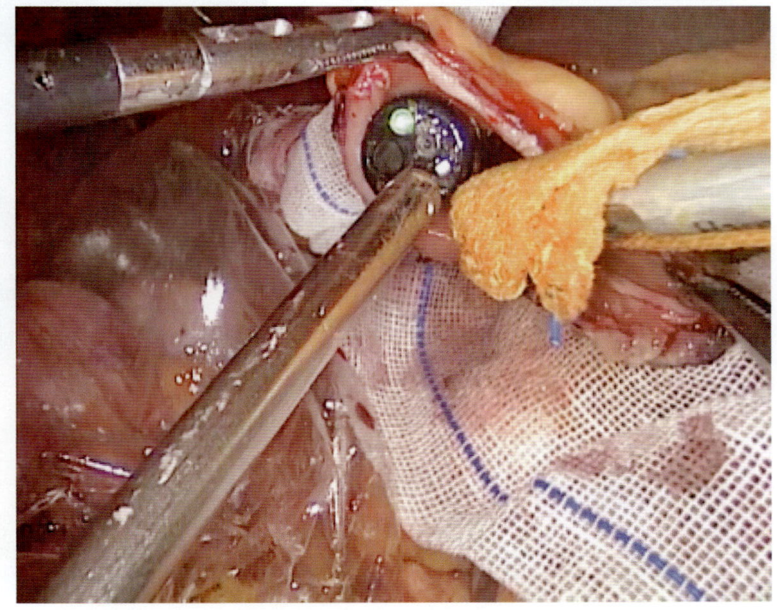

图 21-29　用碘附小纱布消毒切开的横结肠肠腔及结肠镜前端

操作技巧：

超声刀切开横结肠断端后，吸引器同时吸取将要溢出的肠液，并用碘附小纱条消毒 2~3 遍，然后内镜医师将肠镜头端再伸出，亦用碘附小纱条消毒肠镜头端 2~3 遍。所有消毒完的碘附小纱条均放入无菌小标本袋，避免腹腔污染。

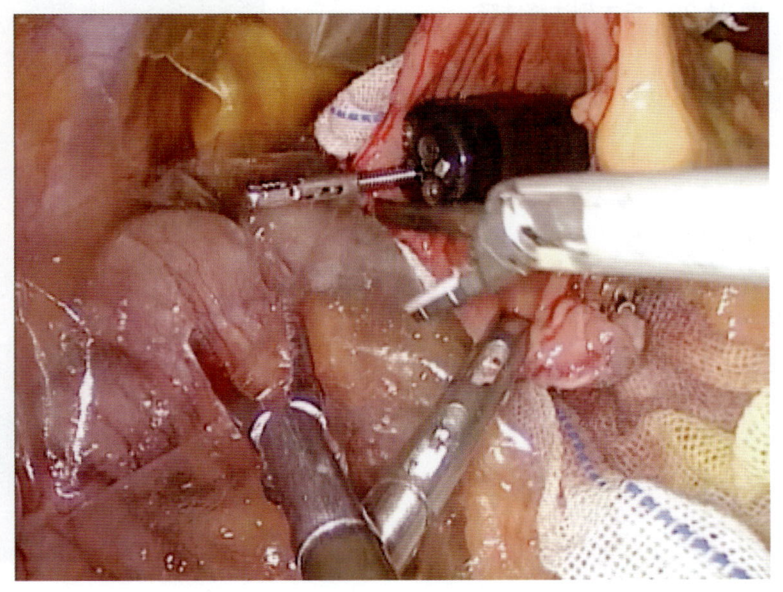

图 21-30　伸出结肠镜异物钳，钳夹住标本袋

配合技巧：

内镜异物钳抓住标本并加强固定，腔镜医师用无损伤钳将结肠开口三角形牵开，辅助内镜医师将标本拖入结肠肠腔，注意动作轻柔、缓慢，到达脾曲、降结肠乙状结肠交界、乙状结肠及与直肠交界处，均需要内镜医师与腔镜医师密切配合，才能将标本顺利拖出（图 21-30、图 21-31）。

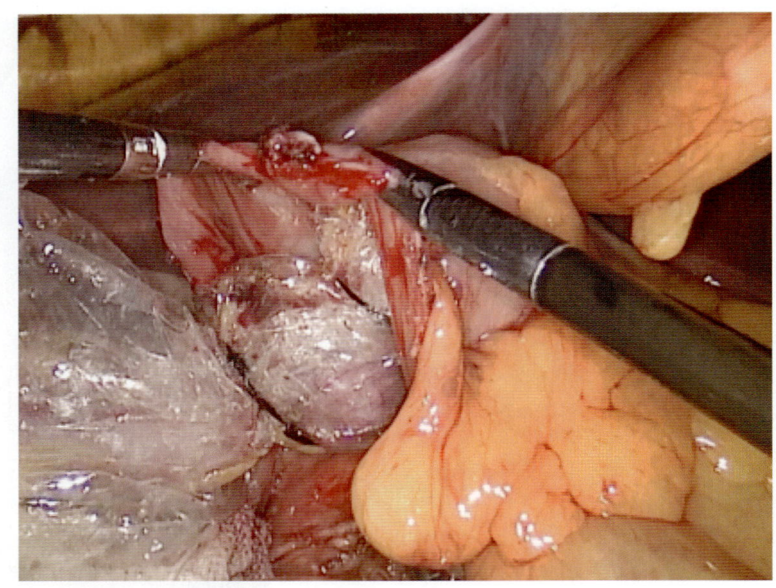

图 21-31　将标本拖入左半横结肠

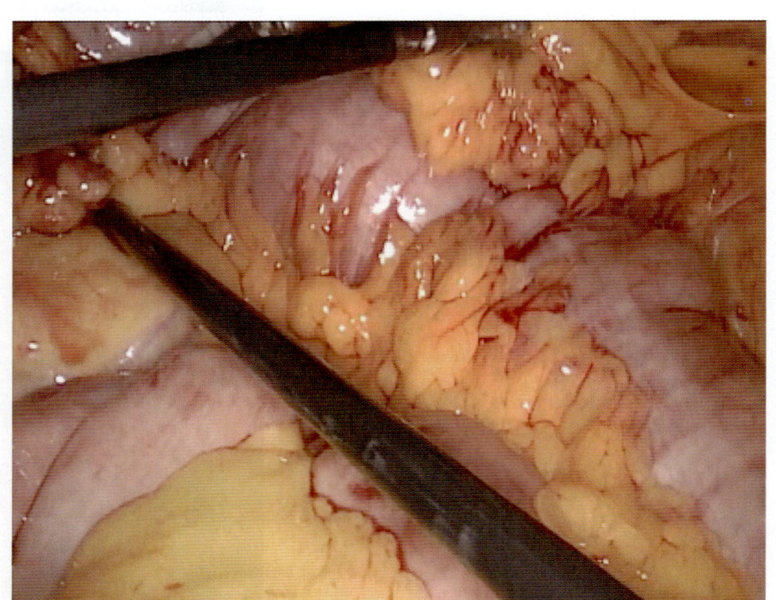

图 21-32　标本通过结肠脾曲

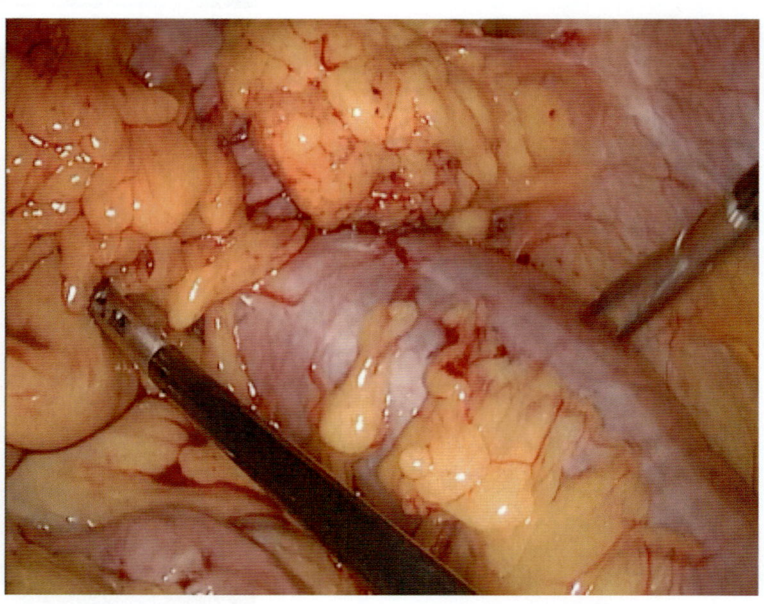

图 21-33　标本到达降结肠

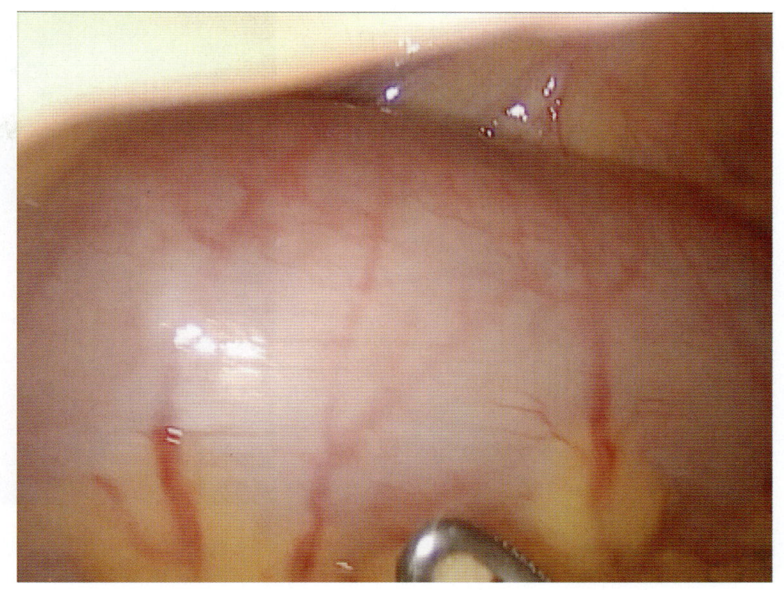

图 21-34　标本进入乙状结肠

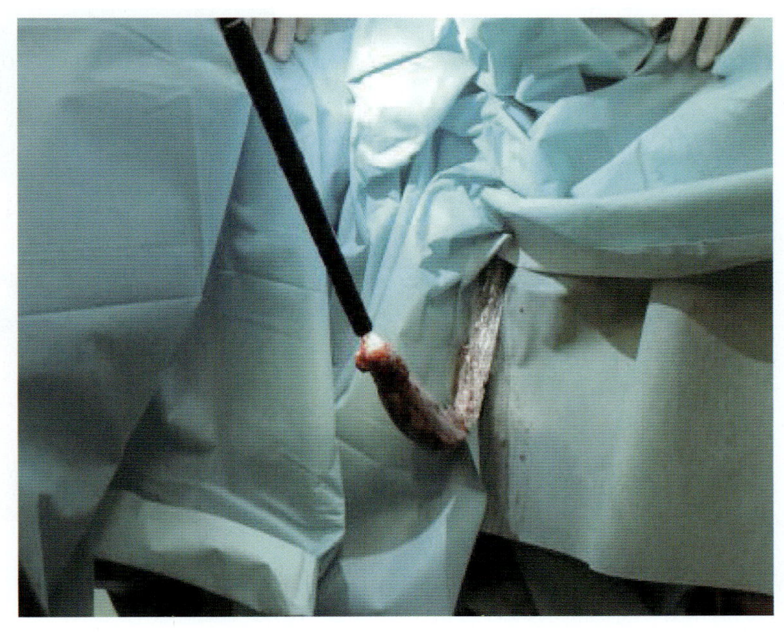

图 21-35　标本从肛门取出

9. **消化道重建**　将打开的横结肠残端用 60mm 直线切闭器切闭（图 21-36），切除的残端组织放入小标本袋中。末端回肠提拉到上腹部，使其与横结肠断端处肠管平行放置。用超声刀切开末端回肠断端的对系膜侧一小口，打开的肠腔用碘附小纱布消毒（图 21-37）。同样，在距断端约 6cm 的横结肠对系膜的肠壁上切开一小切口（图 21-38），也将碘附小纱布放入打开的肠腔内进行消毒（图 21-39）。末端回肠与横结肠采用 60mm 吻合器进行功能性侧侧顺行吻合（图 21-40）。仔细检查肠腔共同开口无出血，再次用碘附小纱布消毒共同开口的肠腔（图 21-41），用可吸收线缝合吻合的共同开口并加固吻合口浆肌层（图 21-42），以减少吻合口张力。最后，缝合关闭系膜裂孔，以避免腹内疝（图 21-43），无菌生理盐水冲洗腹腔及术野，放置引流管（资源四十）。

资源四十　NOSES Ⅷ式 C 法消化道重建及标本取出（动画）

图 21-36　用 60mm 直线切闭器闭合打开的横结肠开口

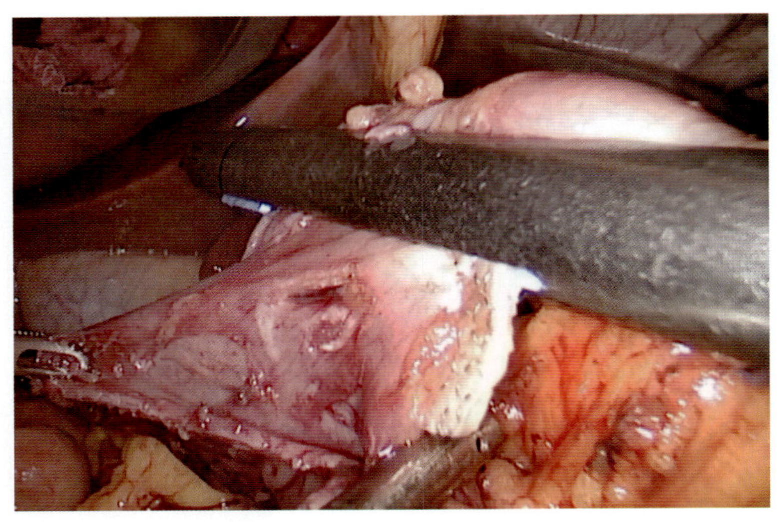

图 21-37　切开末端回肠一小口，用碘附小纱布消毒肠腔

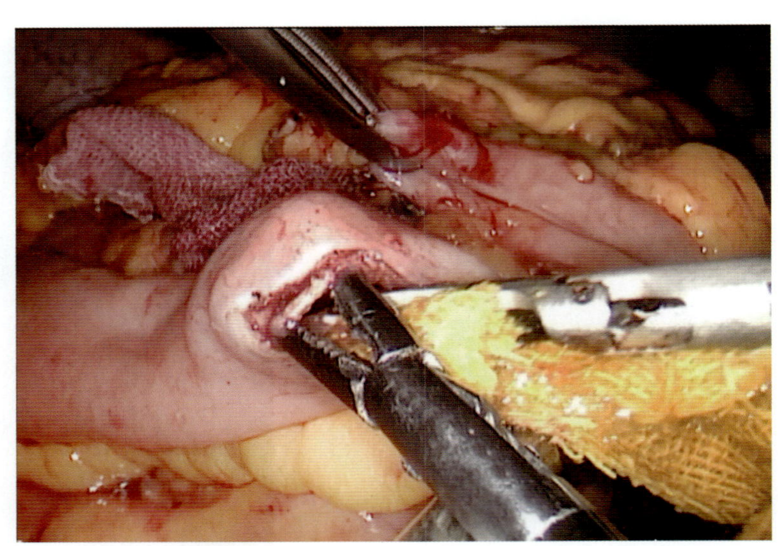

操作技巧：

超声刀切开回肠末端和横结肠肠壁，以及腔镜切割闭合器完成肠管的侧侧吻合后的共同开口，均需用碘附小纱条消毒 2~3 遍，严格无菌操作。

图 21-38　在横结肠对系膜侧的肠壁切开一小口

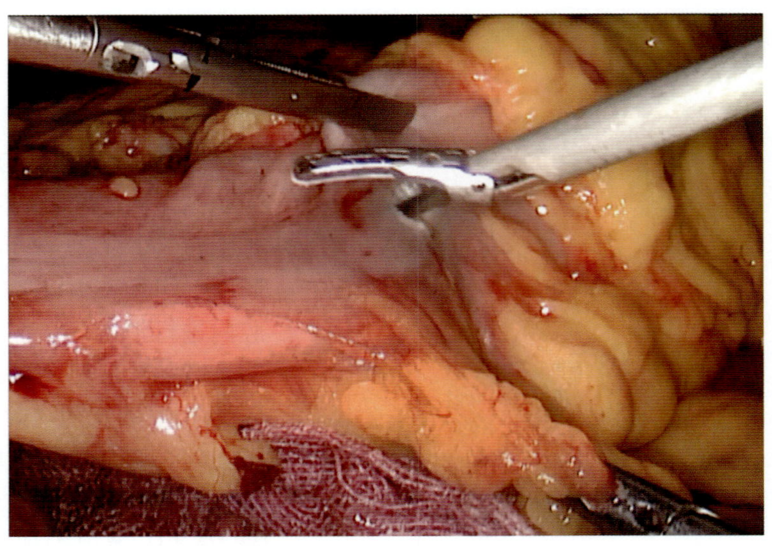

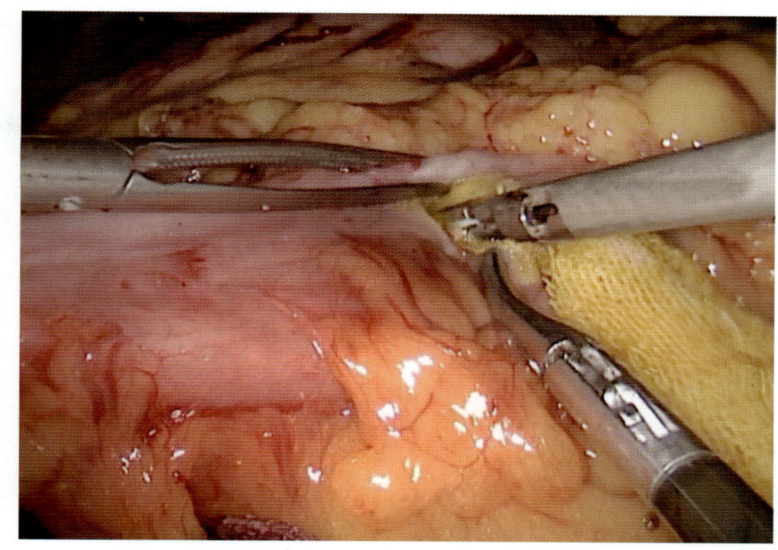

图 21-39　用碘附小纱布消毒打开的结肠肠腔

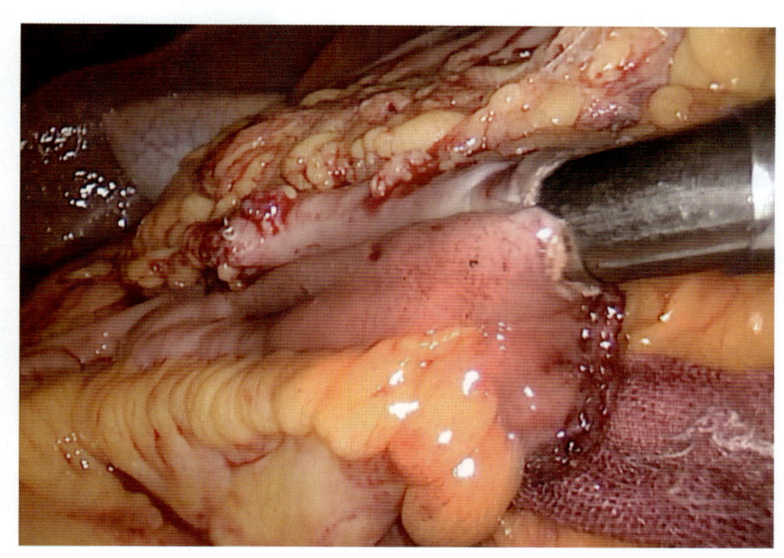

图 21-40　用腔镜切割闭合器行末端回肠和横结肠的功能性侧侧顺行吻合

操作技巧：

回肠与横结肠行顺行侧侧功能性吻合，更加符合生理性，共同开口可以在腔镜下缝合或腔镜切割闭合器关闭，吻合口及肠管断端可予以缝合加固，减少张力，促进愈合。

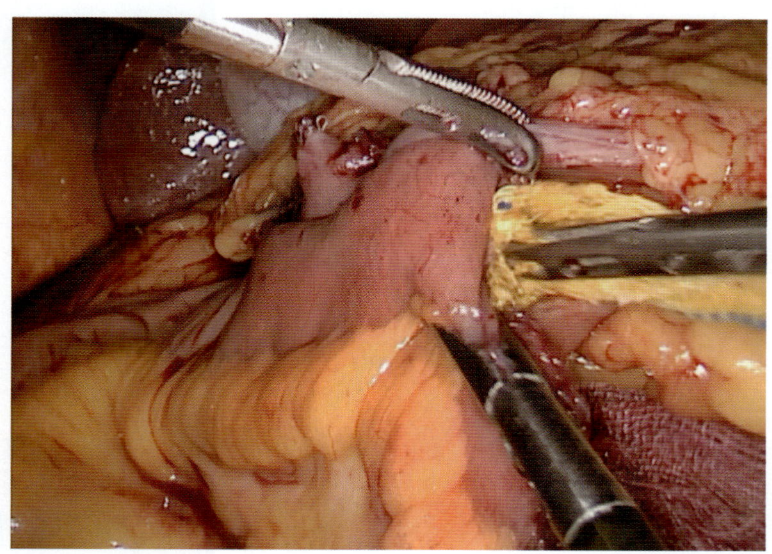

图 21-41　用碘附小纱布消毒肠腔共同开口

图 21-42 用可吸收缝合线关闭吻合口的共同开口

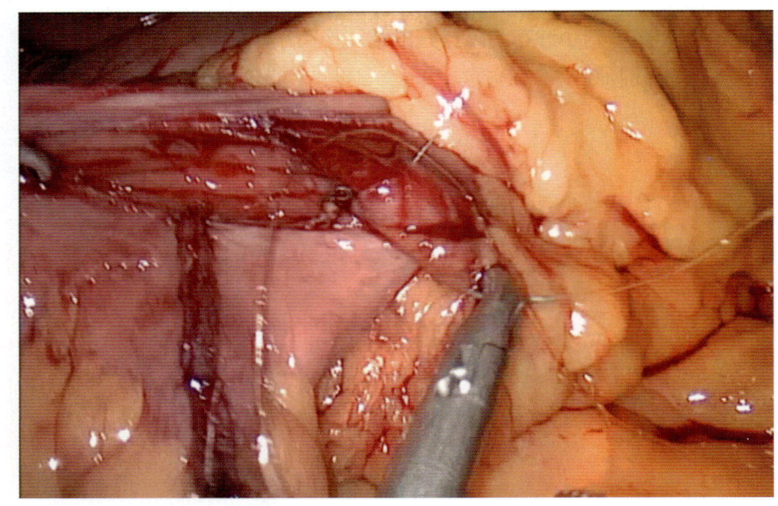

图 21-43 缝合关闭系膜裂孔

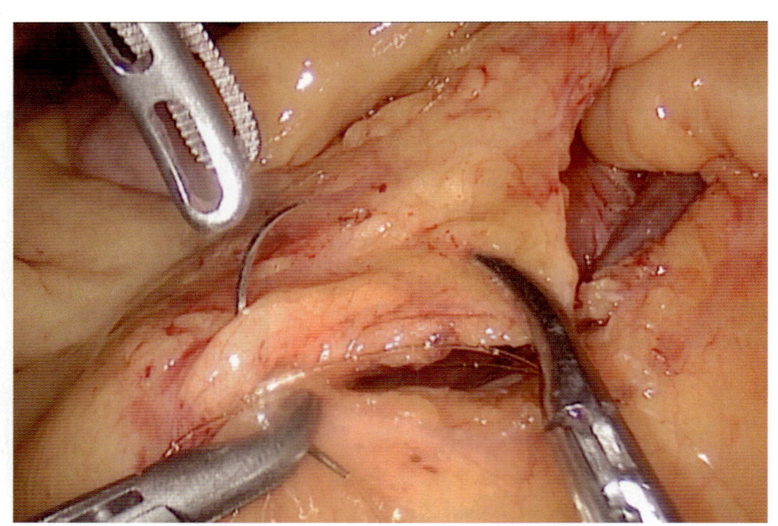

操作技巧：

连续关闭右半结肠系膜裂孔，消除粗糙面和覆盖结扎血管的 Hem-o-lock，并可减少和预防术后可能发生的内疝及肠粘连、肠梗阻等并发症。

【术后腹壁及标本照片】(图 21-44、图 21-45)

图 21-44 术后腹壁照片

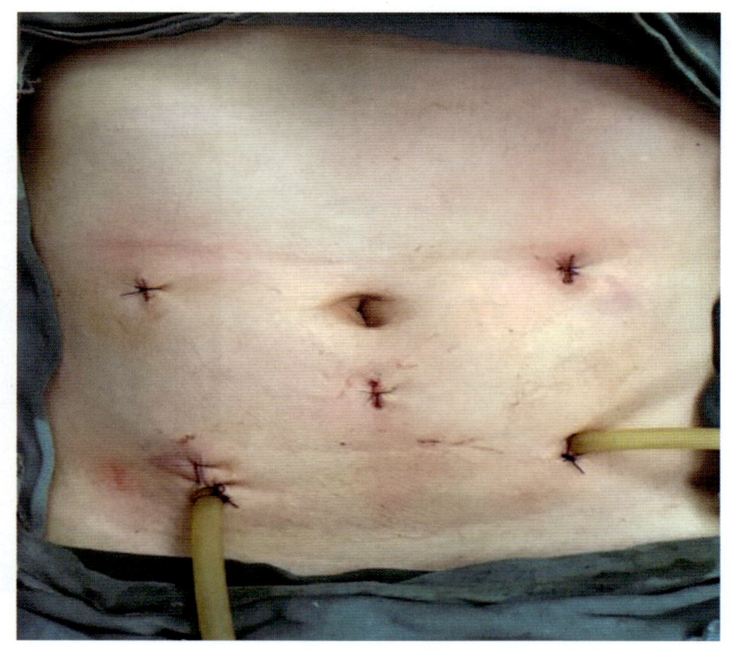

图 21-45　标本照片

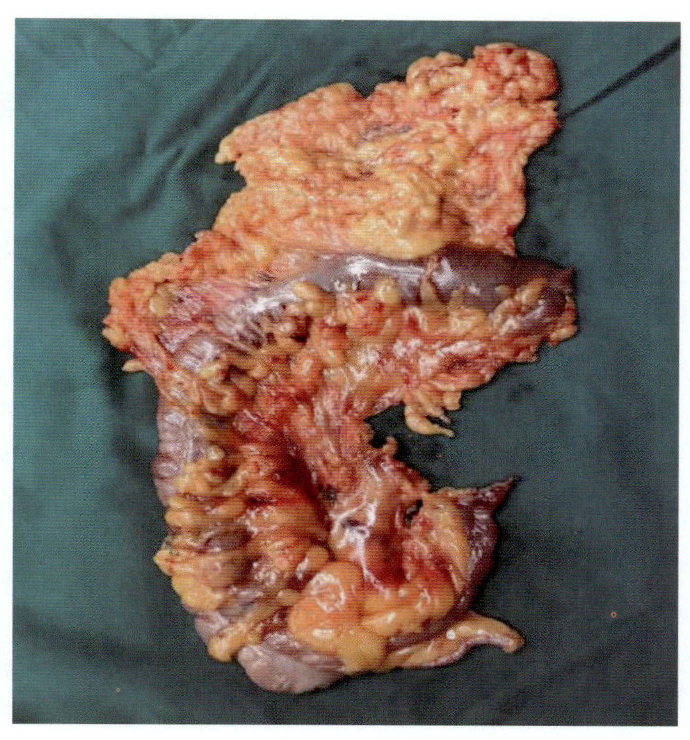

【手术示意图】(图 21-46)

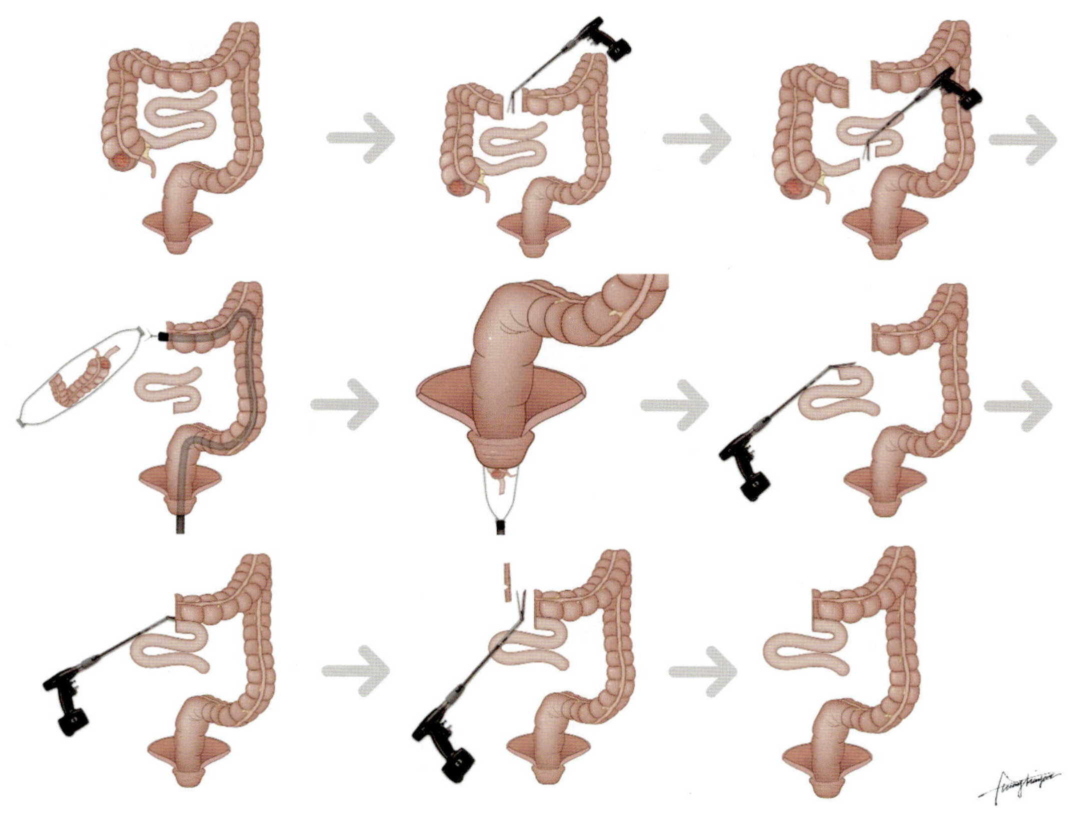

图 21-46　NOSES Ⅷ式 C 法标本取出及消化道重建的主要手术步骤(示意图)

第四节 手术相关要点、难点、热点剖析

NOSES Ⅷ式 C 法右半结肠癌根治性切除的标本取出需要跨越结肠脾曲和乙状结肠两个天然障碍，这些障碍使取标本过程变得更加复杂。应用结肠镜将腹腔镜右半结肠癌根治性切除标本完全经横结肠、结肠脾曲、降结肠、乙状结肠、直肠肛门完整取出，即 NOSES Ⅷ式 C 法，必须严格遵循无菌和无瘤原则，这是评估 NOSES Ⅷ式 C 法手术成功与否的关键，有以下几个注意的要点。

1. 经结肠 NOSES 高度依赖于患者的临床情况，患者的 BMI 应小于 25kg/m^2，结肠的肿块周径应不大于 5cm，术中需要评估回结肠系膜、大网膜、右半结肠的肠脂垂是否肥大。

2. 腹腔镜下取出标本和重建消化道时，肠道处于开放状态，术前应做好充分的肠道准备。

3. 在切闭肠管和功能性侧侧吻合过程中，使用碘附小纱布对断端和肠管开口处、切开的肠腔进行多次消毒。

4. 无菌标本保护套应足够长（约 60cm）、薄、紧、润滑，使标本固定，并呈条形置入标本保护套内，这样易于经肠道取出。

5. 无菌标本保护套应在腹腔镜医师与内镜医师的默契配合下，通过肠镜及其异物钳引导将标本缓慢拖出，避免损伤肠管和标本保护套，引起肠道内容物和肿瘤细胞从腹腔或肠腔脱落的可能性，严格遵循术中无菌和无瘤操作原则。

因此，对于高选择的合适病例，由具有丰富腹腔镜操作和 NOSES 手术经验的专家手术，NOSES Ⅷ式 C 法治疗右半结肠癌是安全可行的，且创伤小、痛苦轻、恢复快、疗效好，以及无腹壁辅助切口、术后无明显瘢痕、美容效果良好，具有满意的临床效果。操作过程要求腹腔镜医师与内镜医师之间的默契配合，并术前做好充分的肠道准备、术中严格遵循无菌和无瘤操作原则，并建议在医疗设备齐全、综合实力较强的研究型医院谨慎开展。

（彭 健 刘 正 张明光）

第二十二章　腹部无辅助切口经肛门拖出标本的腹腔镜下全结肠切除术

（CRC-NOSES Ⅸ式）

【前言】

NOSES Ⅸ式是在腹腔镜下全结肠切除术的基础上，结合独特的消化道重建和经肛门取标本方式完成的。该手术的操作特点包括腹腔镜下完全游离全结肠及其系膜，经肛门将全结肠标本取出，再进行全腹腔镜下末端回肠与直肠的端侧吻合。从技术角度而言，全结肠切除术是结直肠手术中难度最大、操作最复杂的术式之一，手术操作范围广，右半结肠、左半结肠及直肠切除术的技术要点和难点在该术式中均会涉及，这些因素对外科医师，尤其是年轻外科医师提出了很高的技术要求。从理念角度而言，多数外科医师认为经肛门将全结肠标本取出的难度极大，甚至是无法实现的，这也导致经肛门取标本的全结肠切除术在外科领域极为罕见。笔者提出将保留大网膜的结肠癌根治术理念运用到该术式中，从而使经肛门取标本的难度降低一些，只要严格掌握该术式的适应证，具有清晰缜密的手术思路，加之适当的手术技巧，这一技术是完全可以实现的。

第一节　适应证与禁忌证

【适应证】（图 22-1、图 22-2）

1. 家族性腺瘤性息肉病。
2. 林奇综合征相关结直肠癌。
3. 结肠多原发癌，且最大病灶环周径<3cm 为佳。
4. 溃疡性结肠炎经内科治疗无效者。
5. 便秘等良性疾病需全结肠切除者。

【禁忌证】

1. 结肠多原发癌，且最大病灶环周直径大于 3cm 者。
2. 患者过于肥胖（BMI>35kg/m^2），或系膜肥厚者。
3. 肿瘤侵出浆膜者。

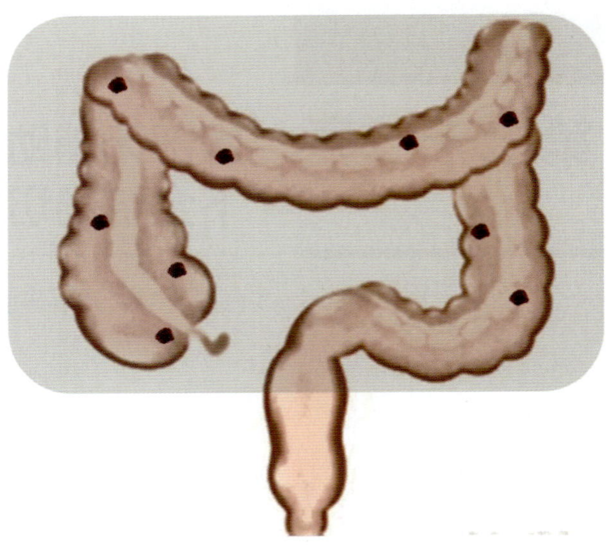

图 22-1　手术切除范围

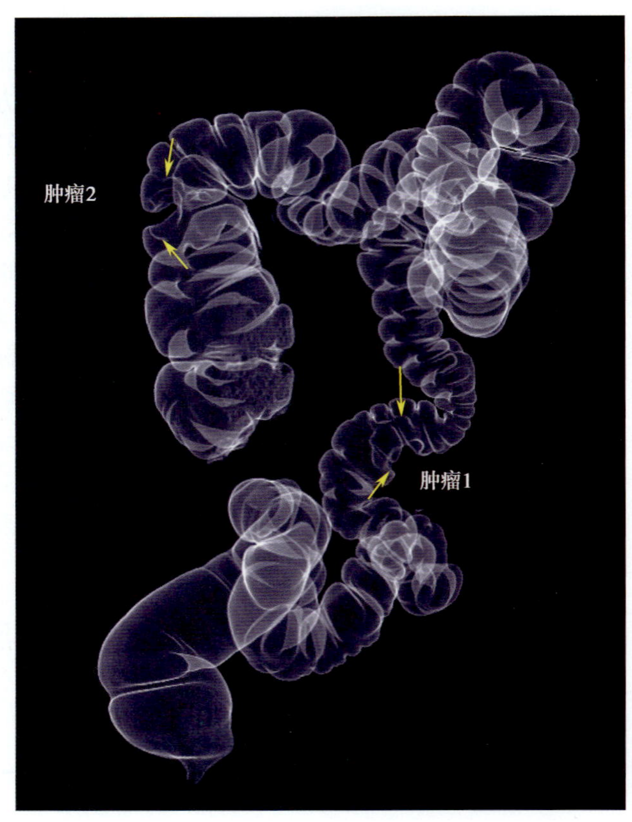

图 22-2　结肠三维重建 CT：肿瘤 1 位于降结肠乙状结肠交界处，肿瘤 2 位于升结肠近肝曲处

第二节　麻醉、体位、戳卡位置与术者站位

【麻醉方式】

全身麻醉或全身麻醉联合硬膜外麻醉。

【手术体位】

患者取功能截石位，双侧大腿尽量外展，上抬角度小于15°，有利于术者操作（图 22-3）。

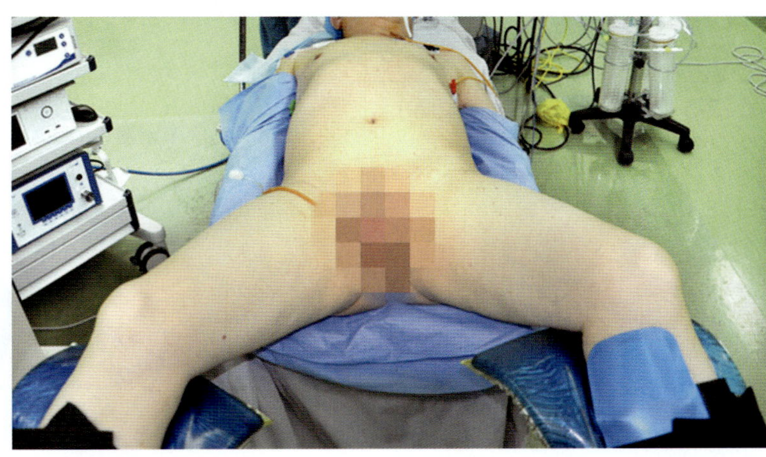

图 22-3　患者体位

【戳卡位置】（图 22-4）

1. **腹腔镜镜头戳卡孔（10mm 戳卡）** 位于脐内，要考虑到右半、左半和直肠的操作视野。

2. **术者主操作孔 1（12mm 戳卡）** 位于左上腹，用于右半结肠的游离。

3. **术者主操作孔 2（12mm 戳卡）** 脐与右髂前上棘连线中外 1/3 处，用于左半结肠和直肠的游离。

4. **辅助操作孔 1（5mm 戳卡）** 脐与左髂前上棘连线中外 1/3 处。

5. **辅助操作孔 2（5mm 戳卡）** 横结肠投影线与右锁骨中线交点为宜。

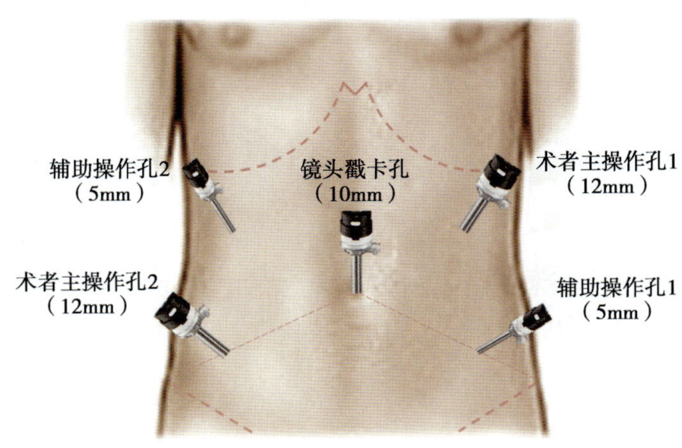

图 22-4　戳卡位置（五孔法）

【术者站位】

右半结肠切除过程中，术者站位于患者左侧，助手站位于患者右侧（图 22-5）；左半结肠及直肠切除过程中，术者站位于患者右侧，助手站位于患者左侧，扶镜手位于术者同侧或患者两腿之间（图 22-6）。

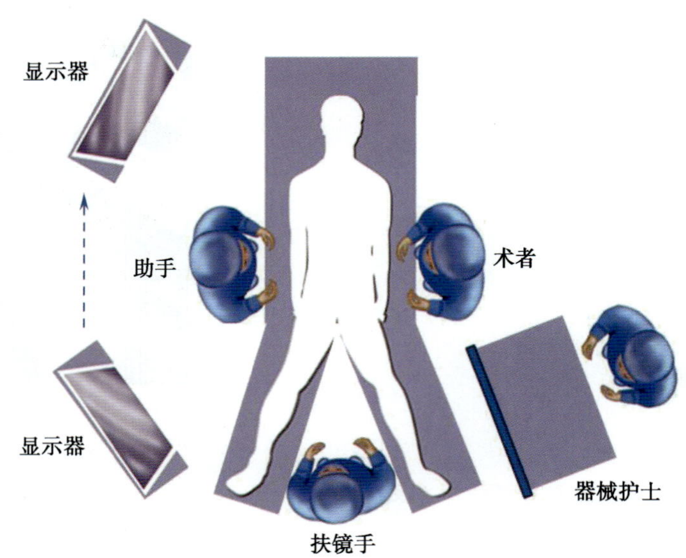

图 22-5　术者站位（右半结肠切除）

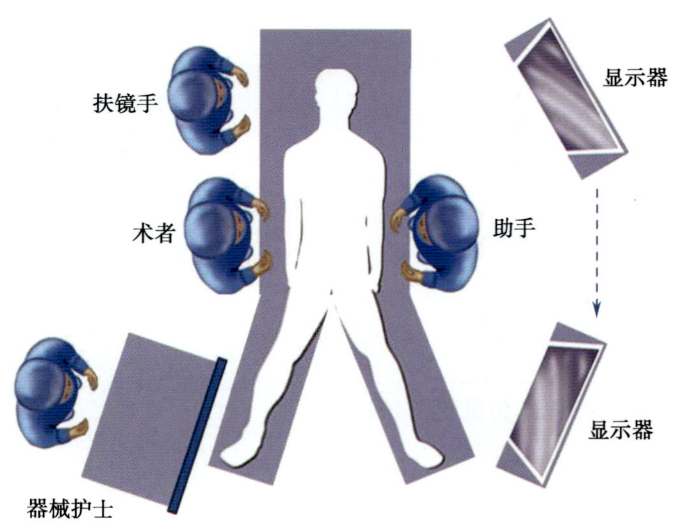

图 22-6　术者站位（左半结肠、直肠切除）

【特殊手术器械】

超声刀、60mm 直线切割闭合器、25mm 环形吻合器、无菌保护套。

第三节　手术操作步骤、技巧与要点

【探查与手术方案制订】

在全面检查和术前手术方案评估的基础上，探查分三步。

1. 常规探查　进镜入腹腔后探查肝、胆、胃、脾、大网膜、结肠、小肠、盆腔表面有无结节和腹水（图 22-7）。

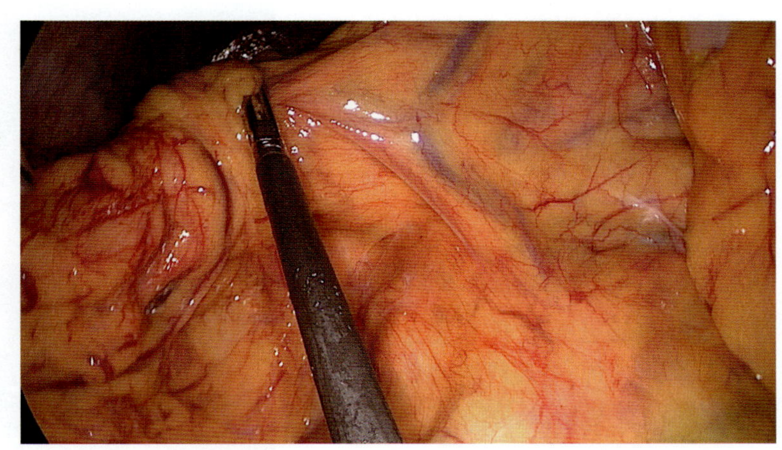

图 22-7　探查横结肠及其系膜

2. 肿瘤探查　如为多原发肿瘤或息肉病伴癌变，最大病灶的环周径<3cm（图 22-8）。

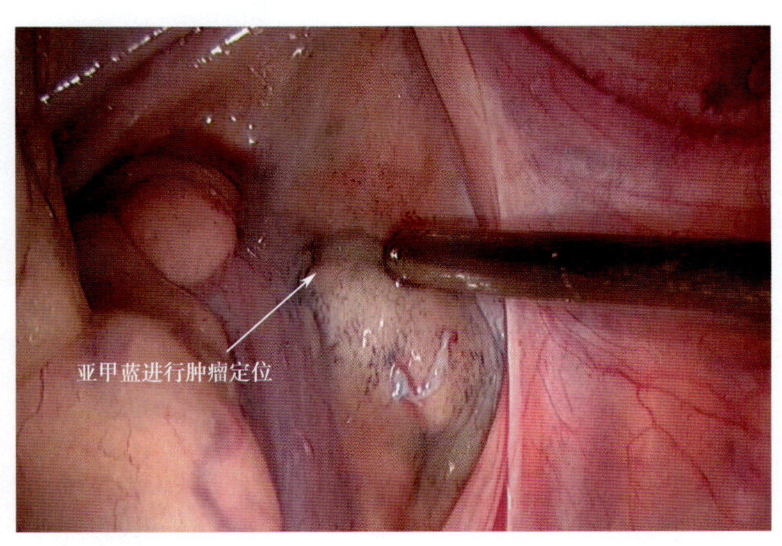

图 22-8　探查肿瘤位置（术前亚甲蓝定位标记）

经验分享：

①如病灶较小，可于术前在肠镜下将亚甲蓝注入病灶处，协助术中进行定位；②肿瘤不侵出浆膜是判定采用 NOSES Ⅸ式最重要的标准。

3. 解剖结构的判定　全结肠切除手术难度大，脏器毗邻关系复杂，操作时间长，需观察全结肠结构及血管有无异常、直肠壶腹有无异常、系膜是否肥厚，进而综合判定采用该术式的可行性。

【解剖与分离】

1. 回结肠动、静脉根部的处理　术者在患者左侧，患者取头高足低位。左侧倾斜提起回结肠动、静脉，可见回结肠动、静脉与肠系膜上静脉走行形成一个夹角（图 22-9）。用超声刀于回结肠血管根部打开系膜，沿 Toldt 间隙向上、向外侧分离，上方可看到十二指肠水平部（图 22-10、图 22-11），沿着肠系膜上静脉表面，清扫回结肠动、静脉根部淋巴结，充分裸化后（图 22-12），在根部结扎切断回结肠动、静脉（图 22-13、图 22-14）。

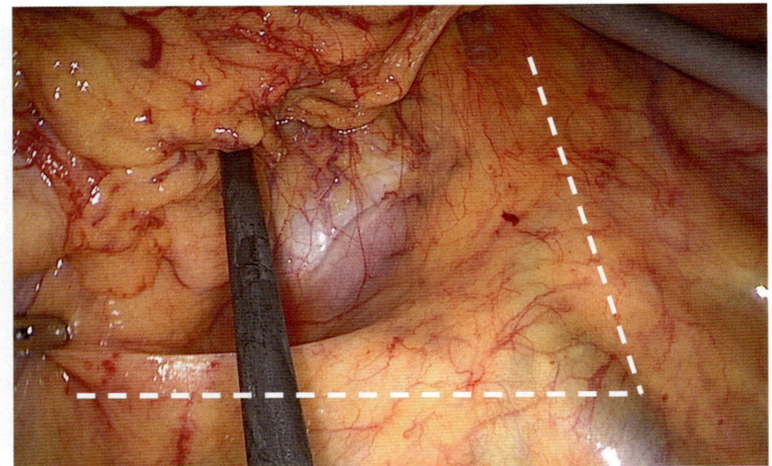

图 22-9　肠系膜上静脉与回结肠血管夹角处

经验分享：

回结肠血管与肠系膜上静脉形成的三角，是寻找回结肠血管根部的重要标识。

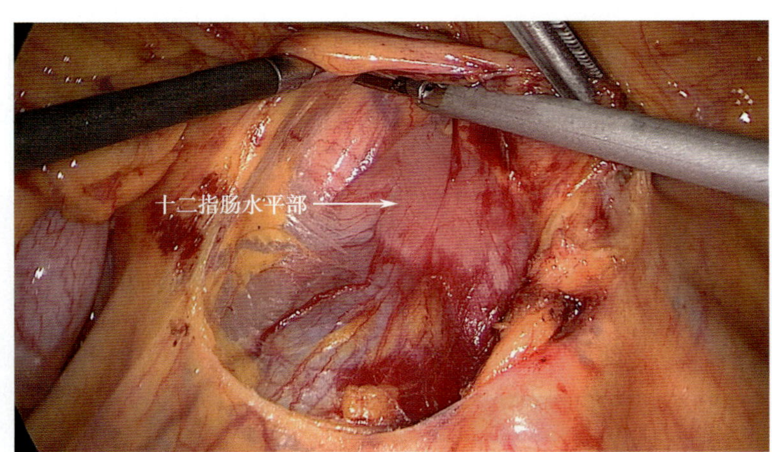

图 22-10　进入 Toldt 间隙

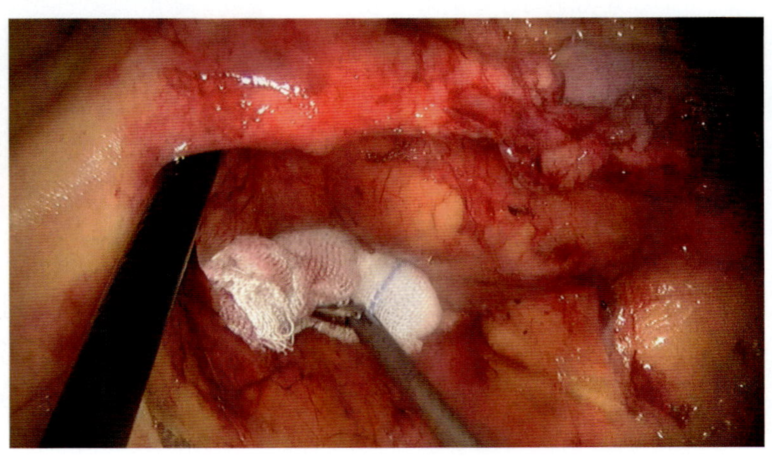

图 22-11　沿 Toldt 间隙向外侧游离

小纱布妙用：

① Toldt 筋膜的游离过程中可采用锐性和钝性结合的方式进行操作；②游离至十二指肠水平部时，可于系膜后方放置纱布进行标识和保护。

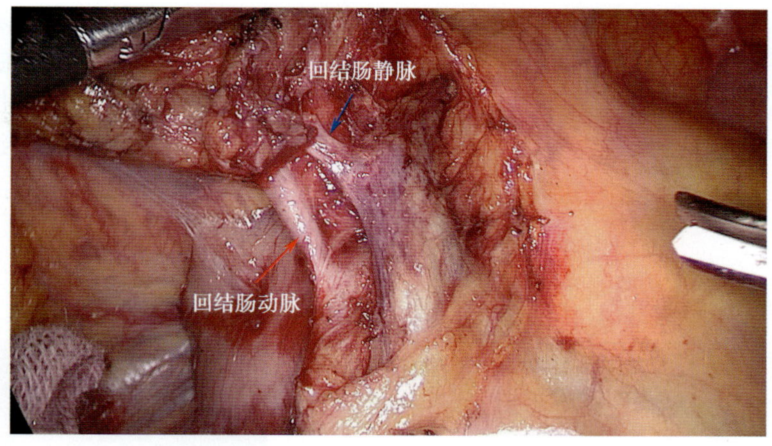

图 22-12　裸化回结肠动、静脉

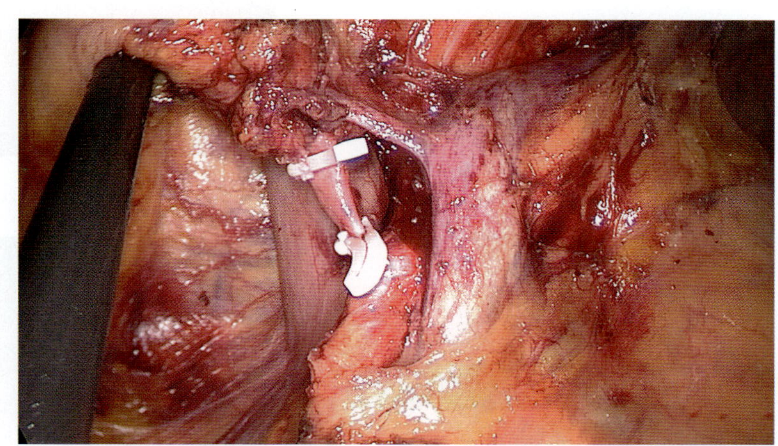

图 22-13　结扎回结肠动脉

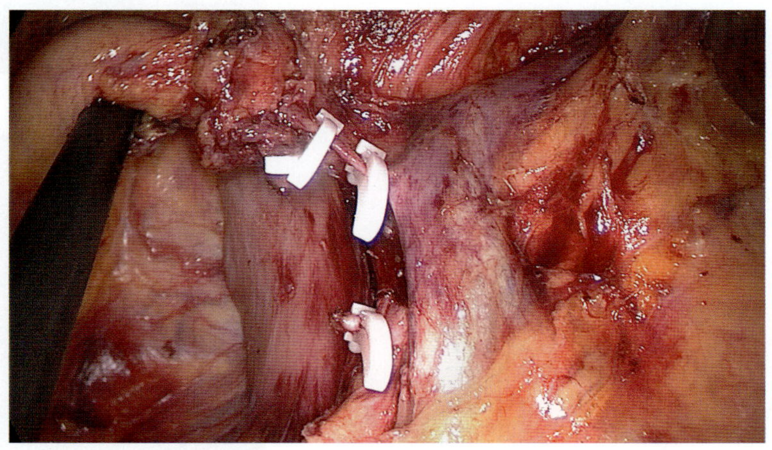

图 22-14　切断回结肠静脉

2. 右结肠动、静脉根部的处理　提起回结肠动、静脉断端，继续沿着 Toldt 筋膜在十二指肠表面分离，逐渐扩大游离范围。沿着右结肠静脉，向胰头前方和肠系膜上静脉方向小心剥离。可在右结肠静脉根部结扎切断(图 22-17)。沿着肠系膜上静脉外科干向上分离，可见右结肠动脉，在根部结扎切断(图 22-18)。

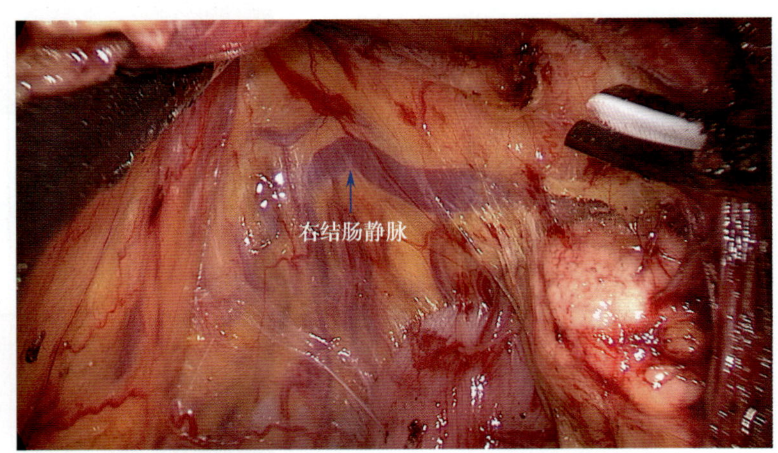

图 22-15　系膜内走行的右结肠静脉

经验分享：

游离过程中可见系膜内走行的右半结肠静脉(图 22-15)，这个标志对寻找右半结肠静脉根部有重要作用。

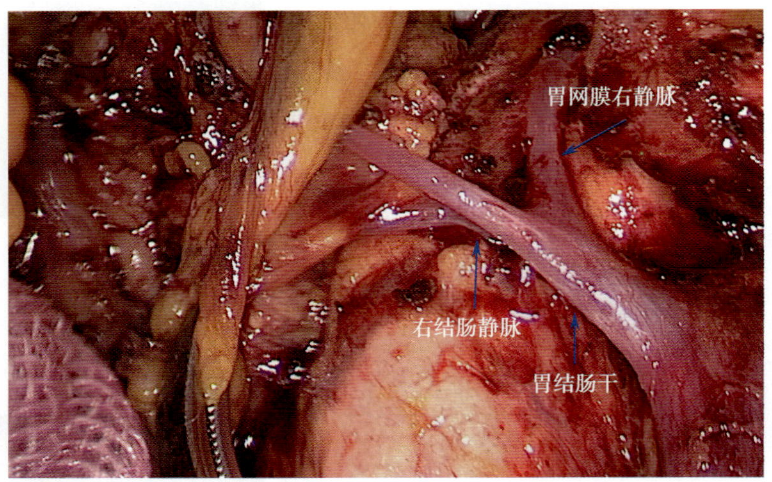

图 22-16　显露胃结肠干

操作技巧：

①右结肠动、静脉变异相对多一些，多数情况右结肠动、静脉不在一起，需分别处理；②大多数解剖出胃网膜右静脉和右结肠静脉共同汇入胃结肠干，进入肠系膜上静脉(图 22-16)。

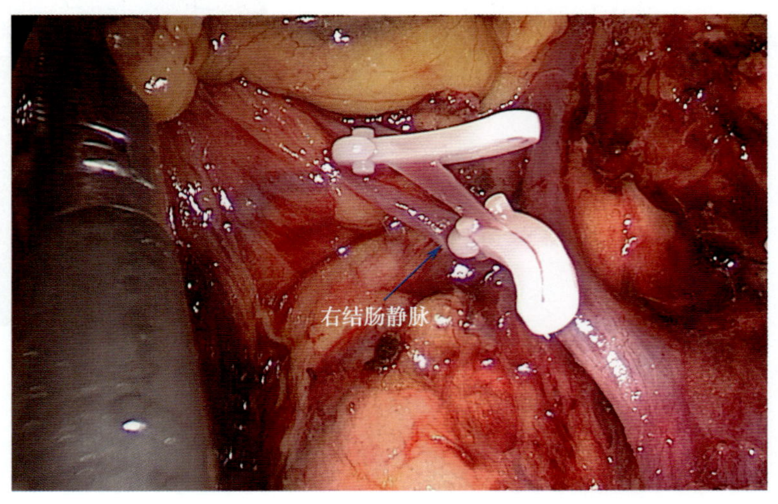

图 22-17　结扎右结肠静脉

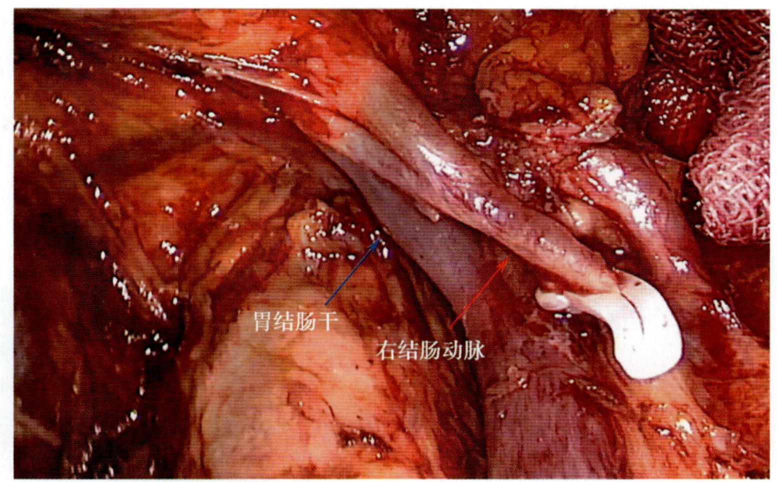

图 22-18　结扎右结肠动脉

3. 中结肠动、静脉的处理　右结肠动、静脉处理完以后，往往可见胰腺颈部下缘及胃窦的后壁，尽量向上游离，在右结肠动脉根部上方附近，往往可见中结肠动、静脉（图 22-19），此处小心分离，可以同时双重结扎切断（图 22-20）。这时可以沿胰腺颈部向左侧分离横结肠系膜至屈氏韧带。

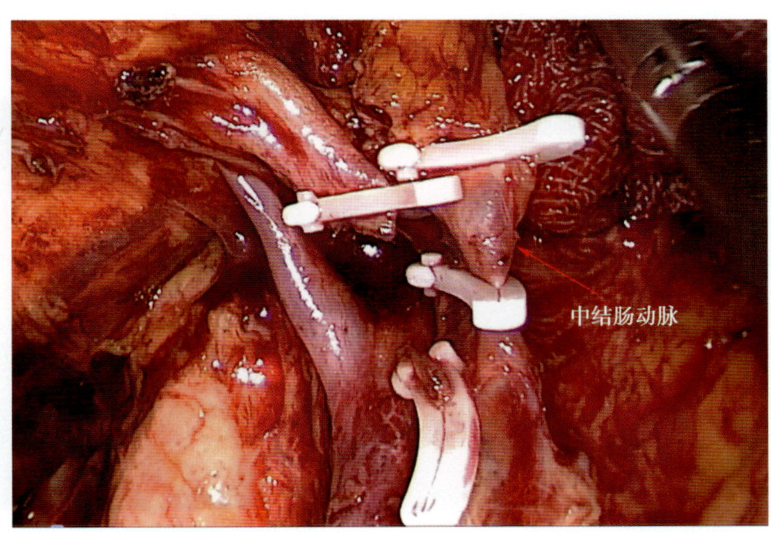

图 22-19　结扎中结肠动脉

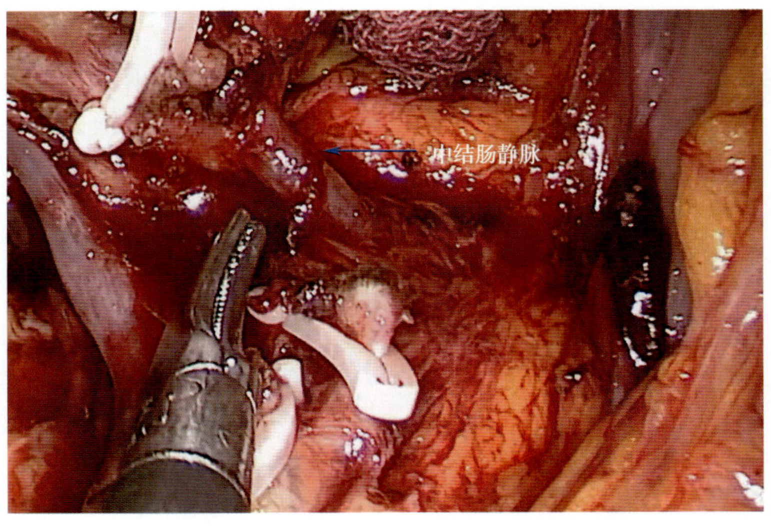

图 22-20　裸化中结肠静脉

4. 末端回肠的处理　在裁剪末端回肠系膜时，同时打开盲肠后方腹膜附着处，与 Toldt 筋膜相贯通。游离回肠系膜至回肠肠壁（图 22-21），裸化 2cm 回肠肠壁（图 22-22），以便观察血供界限，确保吻合口血供良好。

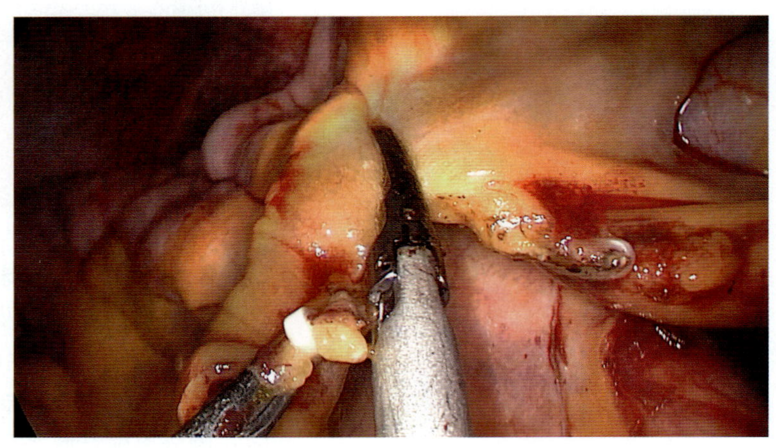

图 22-21　游离回肠系膜

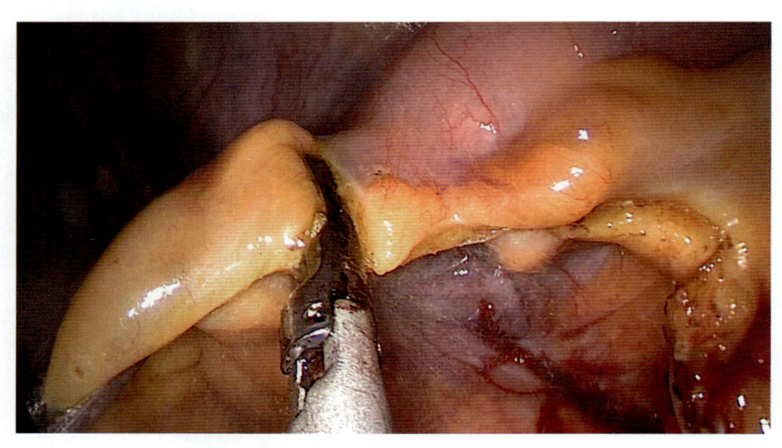

图 22-22　裸化回肠肠壁

经验分享：

多数情况回肠很难经肛门拉出体外，此术式采用回肠和直肠端侧吻合，故末端回肠游离适当即可。

5. 大网膜的处理　在横结肠中部，沿着结肠带打开大网膜与横结肠肠壁粘连处，进入网膜腔（图 22-23），助手将大网膜翻转，可见胰体部表面的纱布。在胃结肠右侧，胃结肠韧带与横结肠系膜多为融合状态，但有间隙可将两者分开，沿胃网膜右动、静脉向右侧游离，可在之前放置的纱布指示下，与胰腺下缘切除系膜相贯通。分离至十二指肠表面，与之前的游离间隙相贯通，使右侧大网膜完全分离。左半结肠大网膜的分离：沿结肠带打开大网膜的附着处，直至脾曲，看到脾下极，在胰尾表面置一纱布条起到保护和指示作用（图 22-24）。

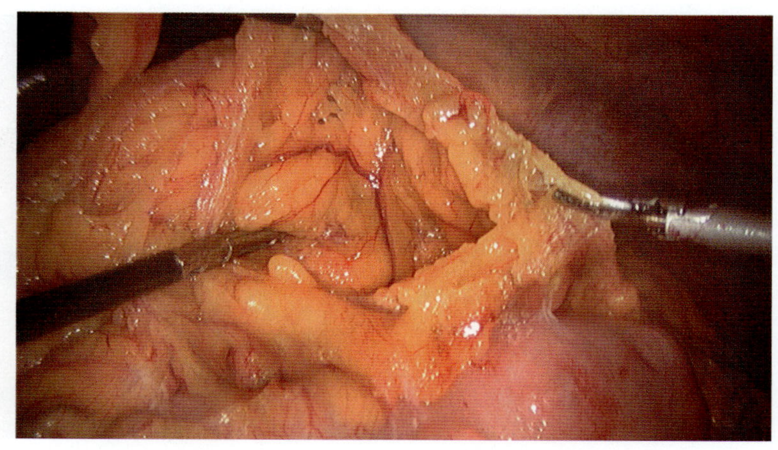
图 22-23　打开大网膜

经验分享:

保留大网膜的根治术是本术式的特点之一。大网膜具有免疫、润滑、防粘连及预防肠梗阻的作用,同时也可降低经直肠肛门取标本的难度。

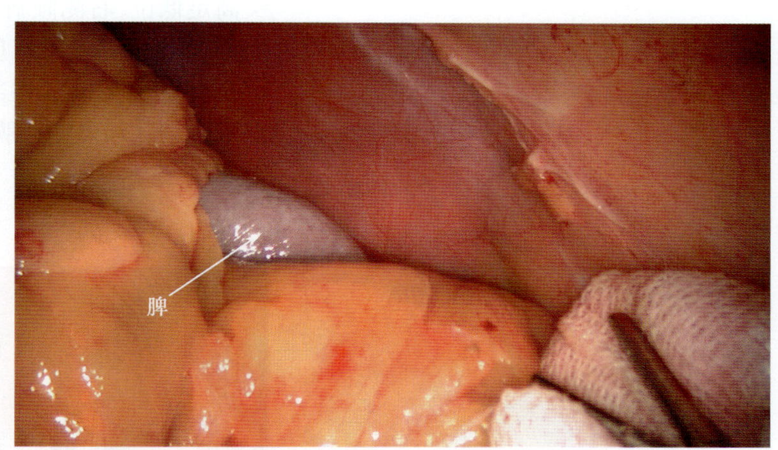

图 22-24　向左侧分离大网膜至脾下极

6. 右结肠旁沟及其系膜的游离　沿着十二指肠表面及 Toldt 筋膜从结肠肝曲向下向外逐步分离切断系膜(图 22-25、图 22-26),直至与盲肠处完全贯通,此时右半结肠完全处于游离状态。

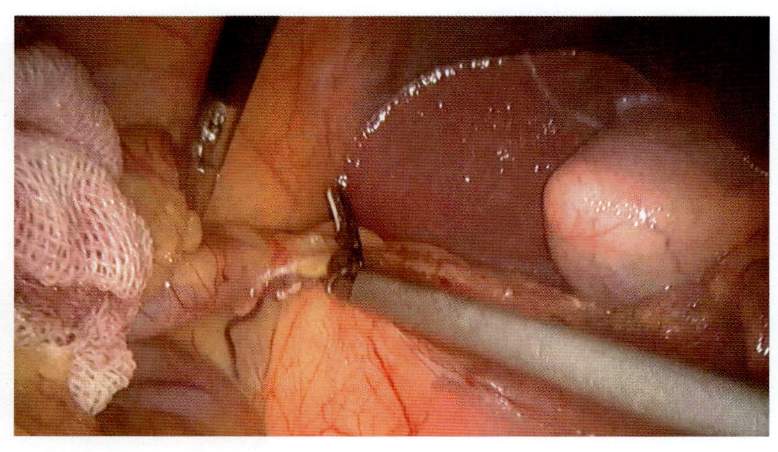
图 22-25　游离结肠肝曲

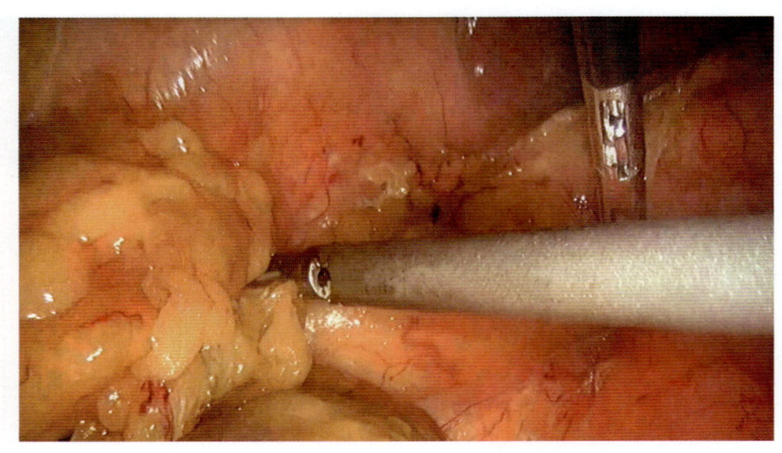

图 22-26　自结肠肝曲向下打开右结肠旁沟

7. 肠系膜下动脉根部的处理　术者需站在患者右侧，患者头高足低位，右侧倾斜。在骶骨岬下方打开直肠系膜，进入骶前间隙，向左、向下分离（图 22-27、图 22-28），可见下腹下丛，向上分离肠系膜下动脉根部（图 22-29），裸化血管约 1cm，并在其根部双重结扎切断肠系膜下动脉（图 22-30、图 22-31）。

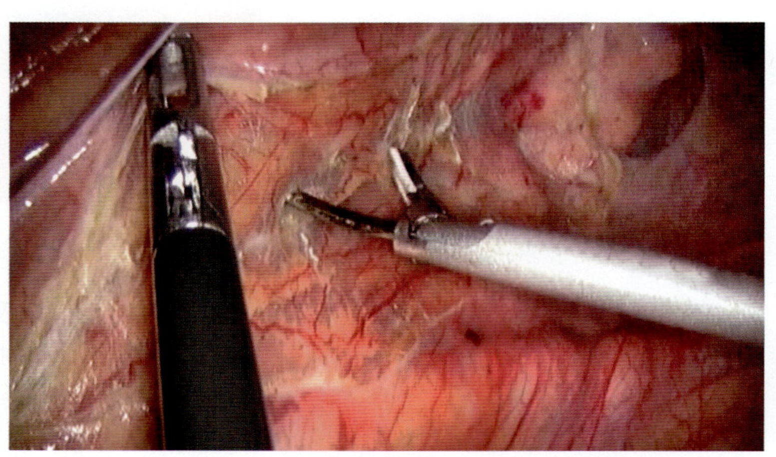

图 22-27　沿 Toldt 间隙向左侧游离

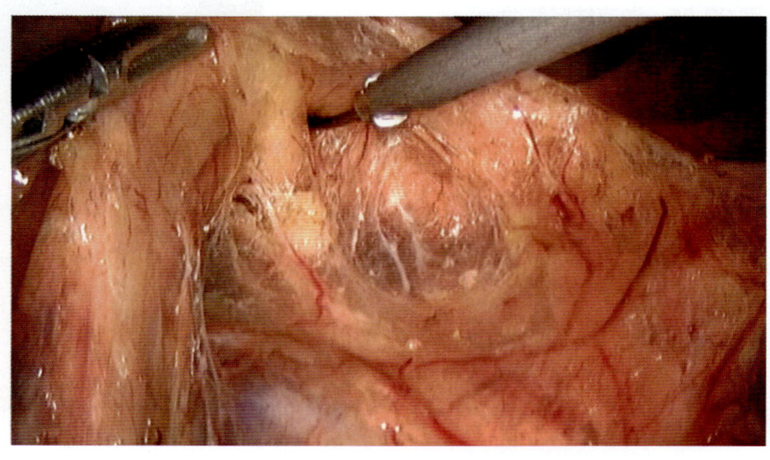

图 22-28　沿 Toldt 间隙向下方游离

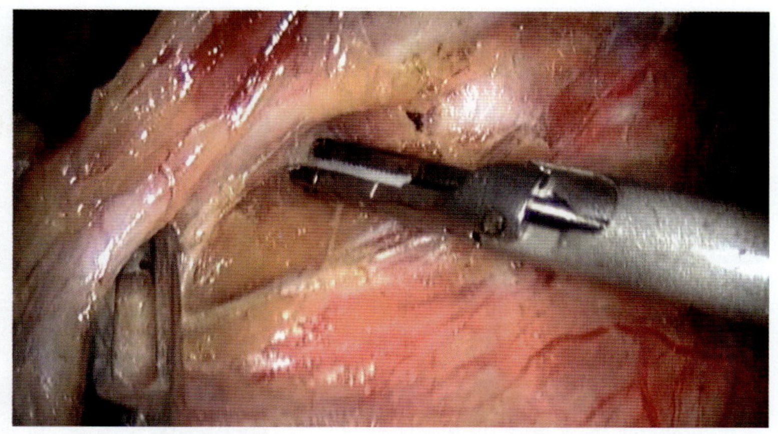

图 22-29　沿 Toldt 间隙向上方游离

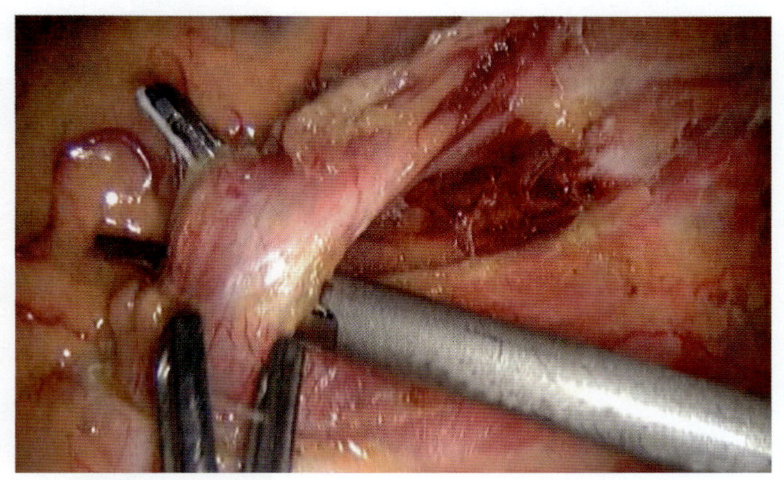

图 22-30　裸化肠系膜下动脉

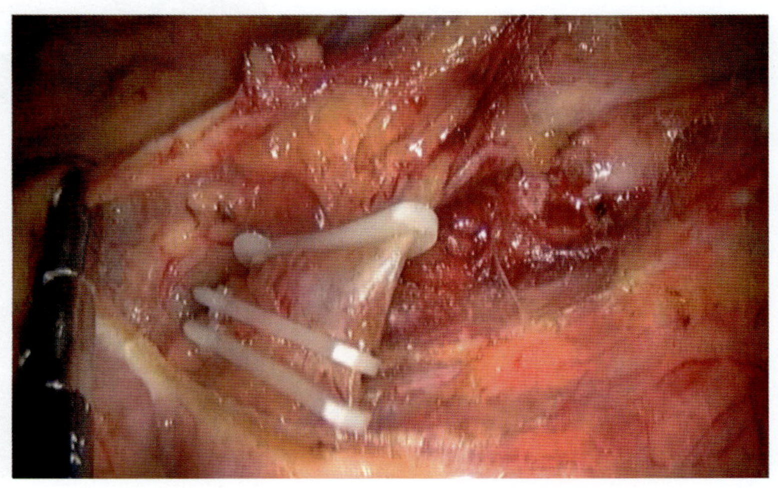

图 22-31　双重结扎肠系膜下动脉

8. **肠系膜下静脉的处理**　提起肠系膜下动脉根部，在腹主动脉外侧向屈氏韧带逐层打开后腹膜，沿着 Toldt 筋膜间隙扩大游离的范围，肠系膜下静脉的走行往往比较清晰，不难判定（图 22-32）。在屈氏韧带左侧，胰腺下缘结扎切断肠系膜下静脉（图 22-33）。系膜游离后，用一小纱布置于系膜后方，起保护和指示作用（图 22-34）。至此，左半结肠的供应血管均已离断。

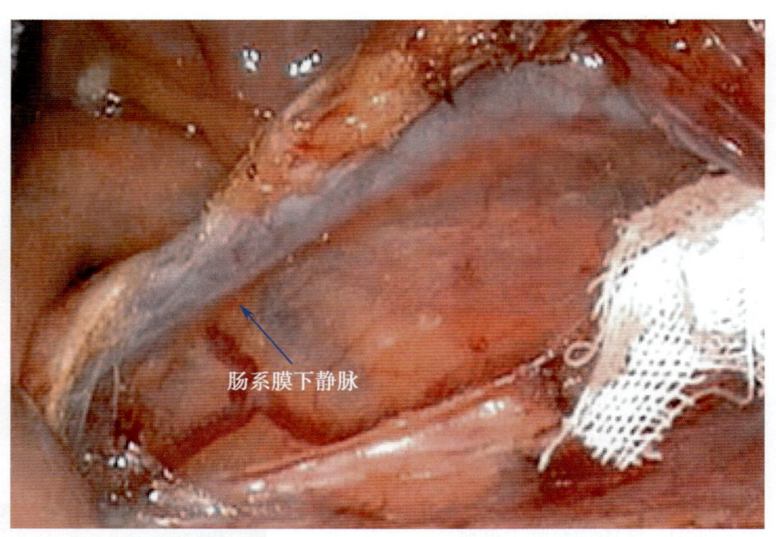

图 22-32　裸化肠系膜下静脉

经验分享：

肠系膜下静脉偶可见变异的动、静脉供应左半结肠，此时可同时结扎切断；偶有在胰尾部发出动、静脉血管支供应，可根据具体情况处理。

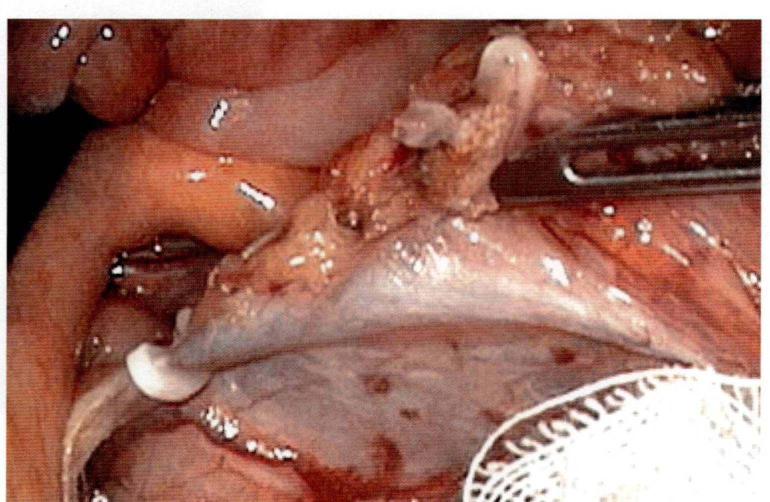

图 22-33　结扎肠系膜下静脉

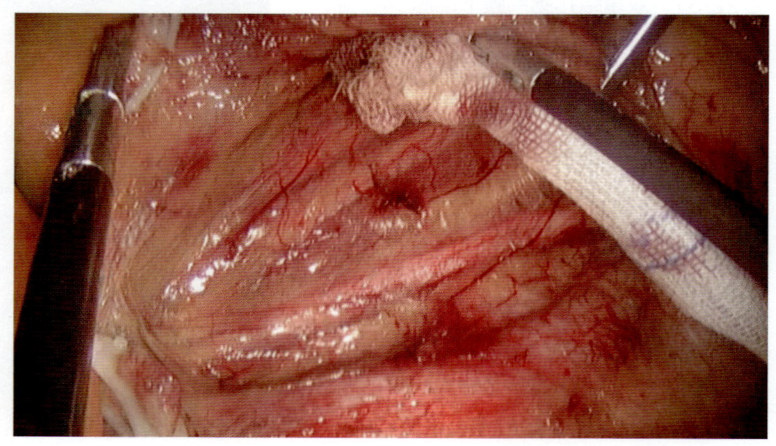

图 22-34　小纱条置入系膜后方

9. 左半结肠系膜及左结肠旁沟的处理　将系膜提起向外侧沿 Toldt 筋膜分离，可见左侧输尿管蠕动走行（图 22-35），以及左侧生殖血管和左肾脂肪囊（图 22-36），如游离平面光滑、平整、干净，表明间隙正确。在屈氏韧带处与右半结肠切除的横结肠系膜相遇，沿着胰腺下缘，在纱布条的指示和保护下，向左侧分离结肠脾曲系膜，分离至脾下极（图 22-37），沿左结肠旁沟向下游离至乙状结肠（图 22-38）。

图 22-35　显露左侧输尿管

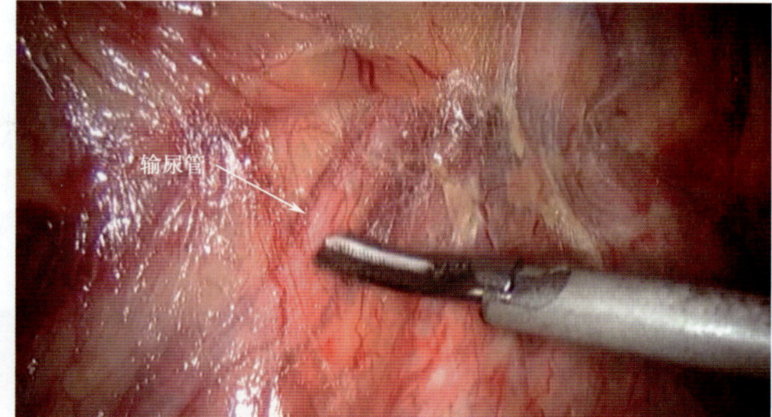

图 22-36　显露肾脂肪囊

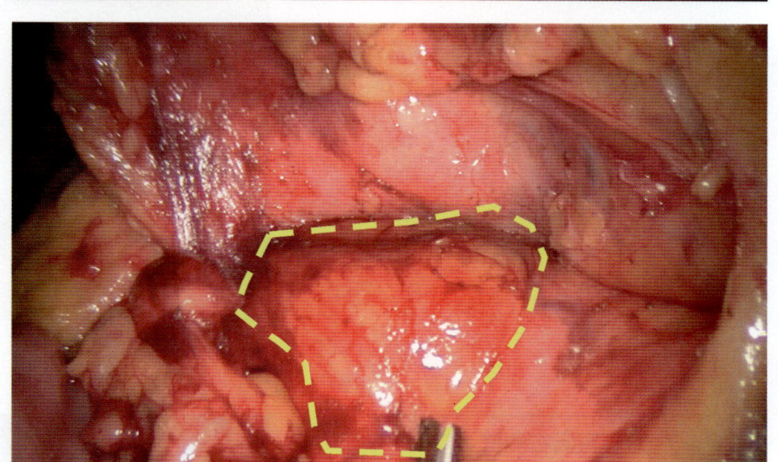

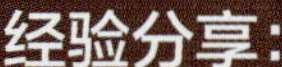

经验分享：

此时，乙状结肠左侧腹膜粘连带暂不打开，借其固定乙状结肠，避免因乙状结肠活动度过大，影响直肠的游离。

图 22-37　分离系膜至脾下极

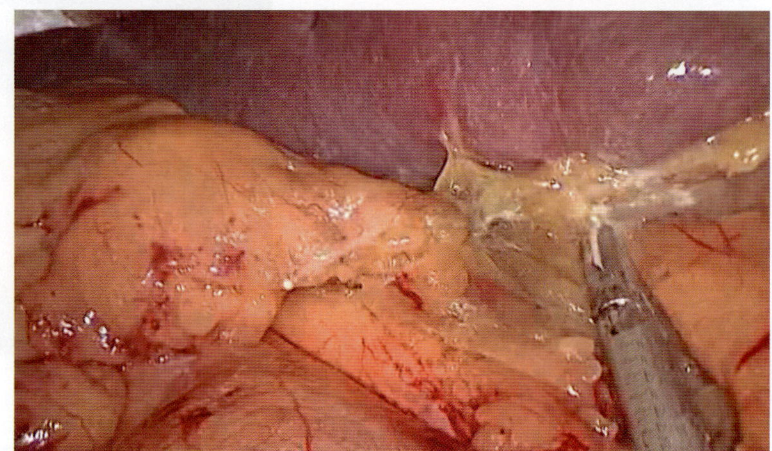

图 22-38　沿左结肠旁沟向脾曲游离系膜

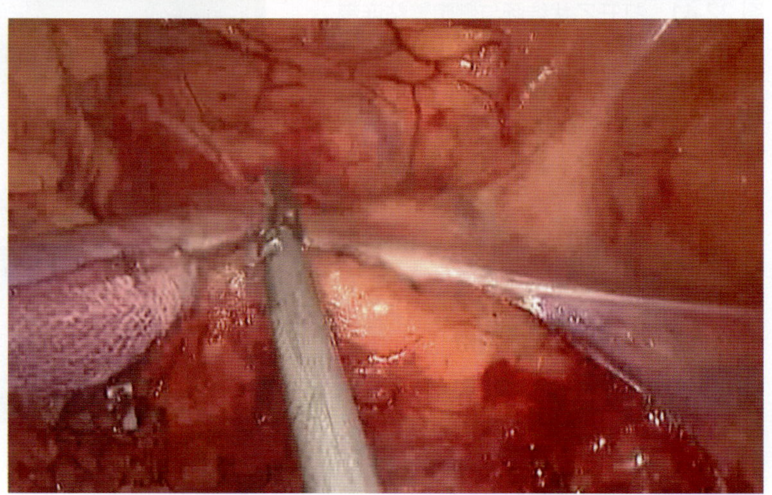

10. 直肠系膜的游离　根据病变性质决定直肠的切除范围。直肠病灶如有恶变，切除范围可在病变下方 3~5cm。如直肠病灶为良性，可保留直肠壶腹，直肠上的息肉可于肠镜下切除。沿骶前间隙按 TME 原则处理直肠系膜的后壁和右侧壁(图 22-39、图 22-40)，具体步骤同前。打开乙状结肠与左侧腹壁粘连带(图 22-41)，游离直肠左侧腹膜至预切线。

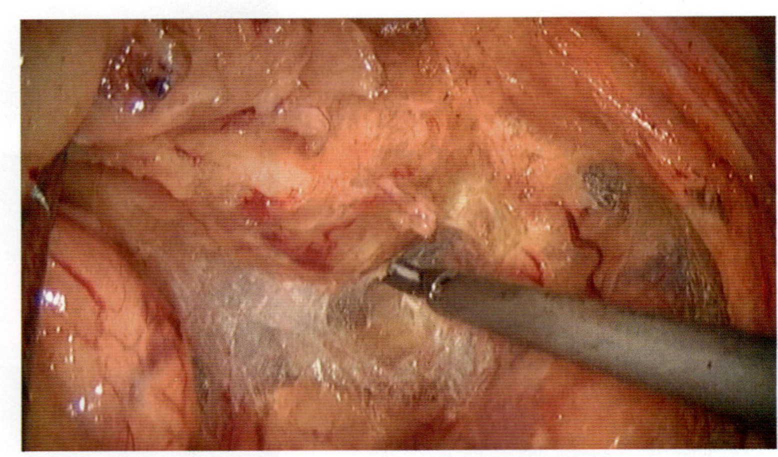

图 22-39　分离直肠后壁

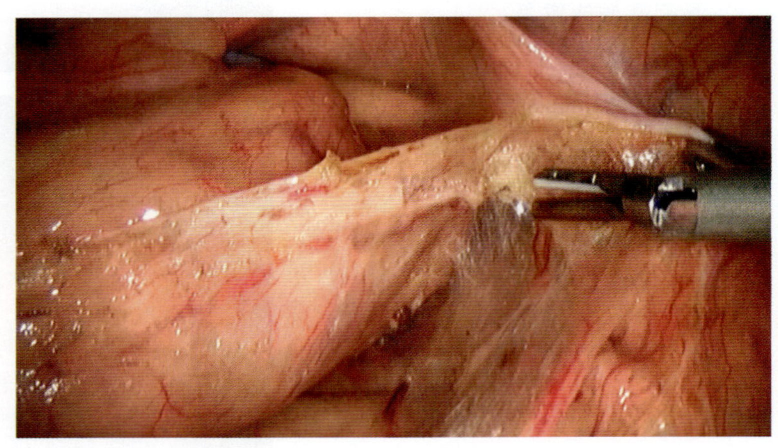

图 22-40　分离直肠右侧壁

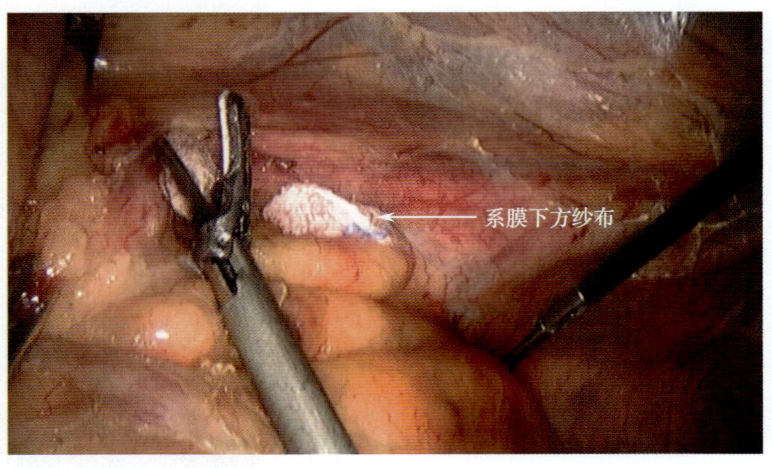

图 22-41　打开乙状结肠与侧腹壁粘连带

11. 预切线直肠的裸化　在直肠预切线右侧逐层裸化。在直肠左侧同一水平横断直肠系膜，将直肠提起，在后方进一步裸化直肠壁使左右贯通（图 22-42），于腹膜反折处打开直肠前壁使左右贯通（图 22-43）。

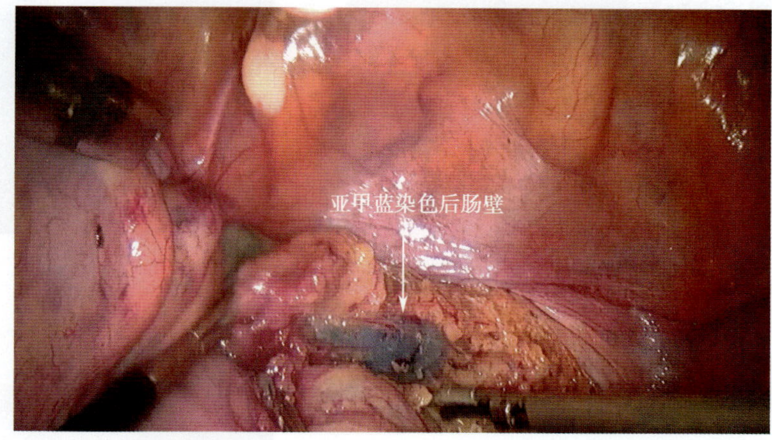

图 22-42　裸化直肠右侧壁

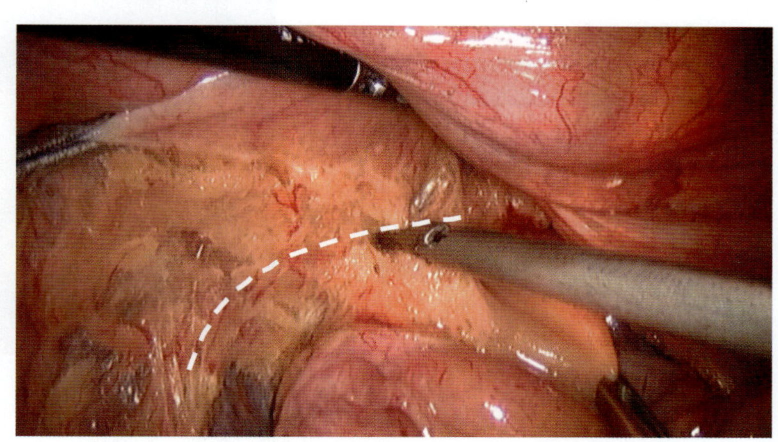

图 22-43　打开腹膜反折处

【标本切除、取出与消化道重建】（资源十八、资源四十一）

资源十八　NOSES Ⅸ式消化道重建及标本取出

资源四十一　NOSES Ⅸ式消化道重建及标本取出（动画）

1. 标本切除　在回肠裸化区用直线切割闭合器切断回肠（图 22-44），在直肠预切线上端横行切开直肠肠壁（图 22-45）。确定有足够下切缘情况下，将直肠完全横断。至此，全结肠的游离与切除全部完成。

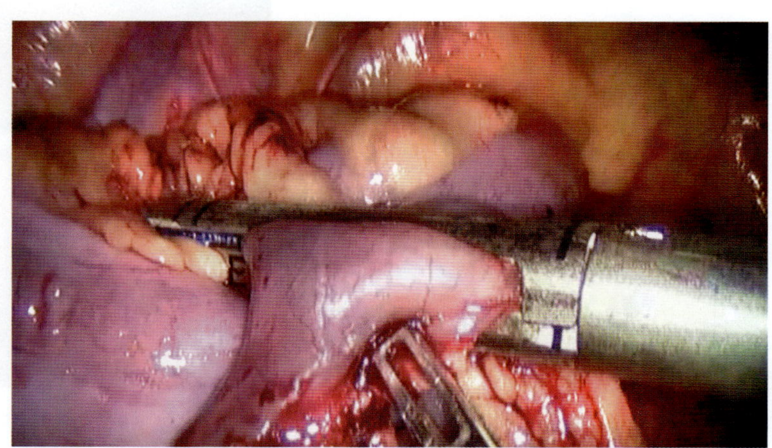

图 22-44　闭合切断回肠

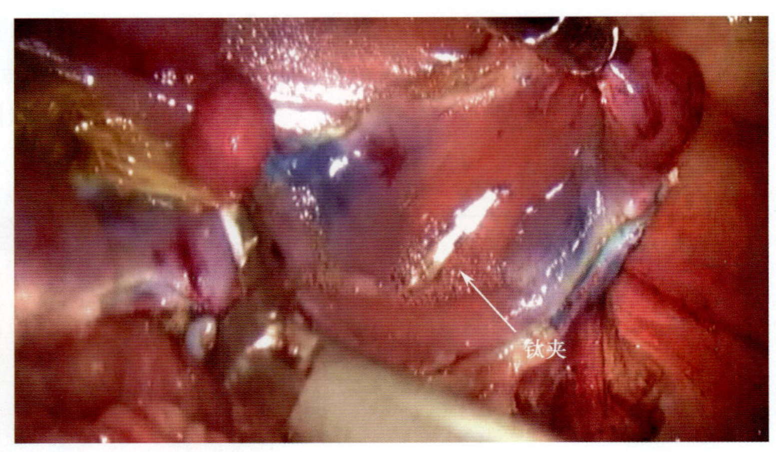

图 22-45　在直肠预切线上端横行切开直肠肠壁

经验分享：

当肠管下切缘难以判定时，可于术前通过肠镜在肿瘤下缘用钛夹、亚甲蓝或纳米碳等进行定位标记。

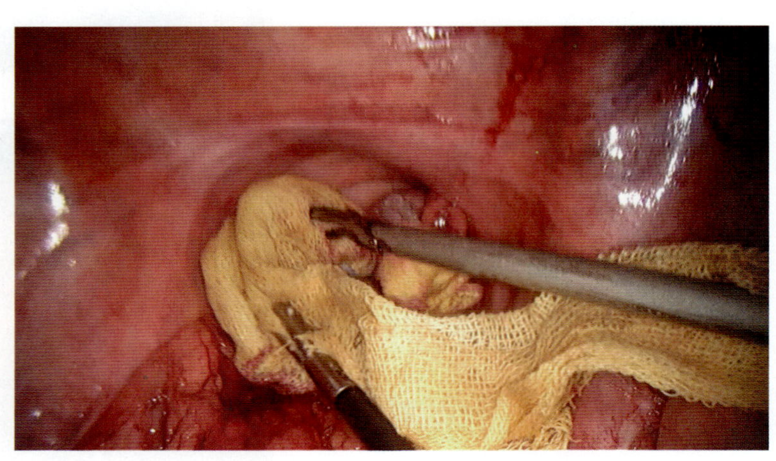

图 22-46　碘附纱布条消毒肠管断端

操作技巧：

切开直肠壁时，助手可用吸引器及时吸引肠腔内容物，防止肠内容物溢出，污染腹腔，并且及时应用碘附纱布条消毒肠管断端（图 22-46）。

2. 标本取出　术者将无菌塑料保护套经主操作戳卡孔送入腹腔（图 22-47）。助手与术者将直肠断端置入保护套内（图 22-48），助手用卵圆钳夹持住直肠断端，在保护套内缓慢将全结肠标本拉出体外（图 22-49、图 22-50）。

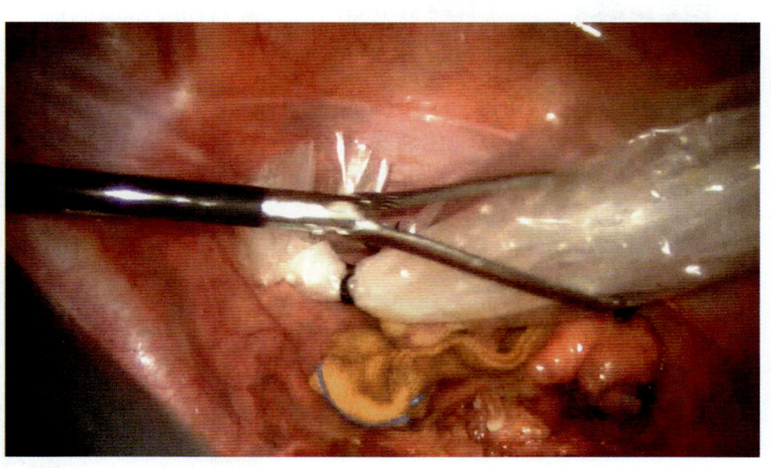

图 22-47　经肛门置入无菌塑料保护套

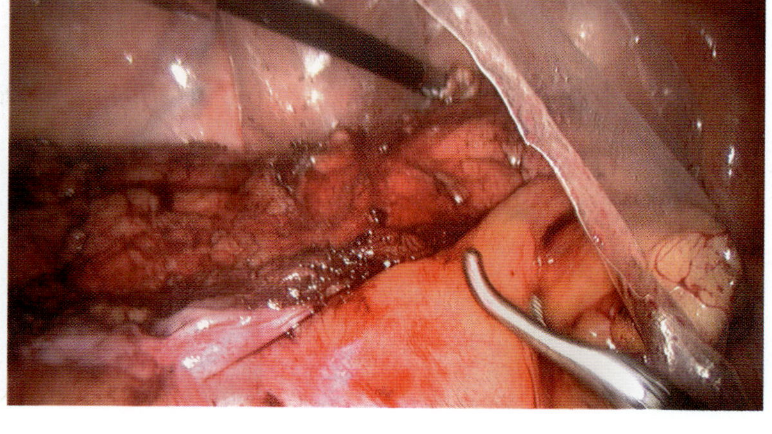

图 22-48　将标本置入保护套内

经验分享：

由于标本较长，术者与助手需逐步将标本置入保护套内，而保护套保证了无菌、无瘤操作，并且起到了防损伤和支撑作用。

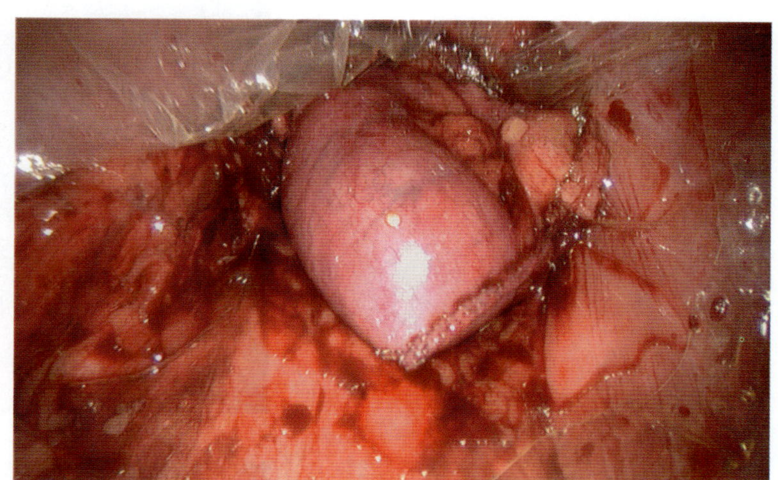

图 22-49　经肛门将标本拉出体外（腹腔内面观）

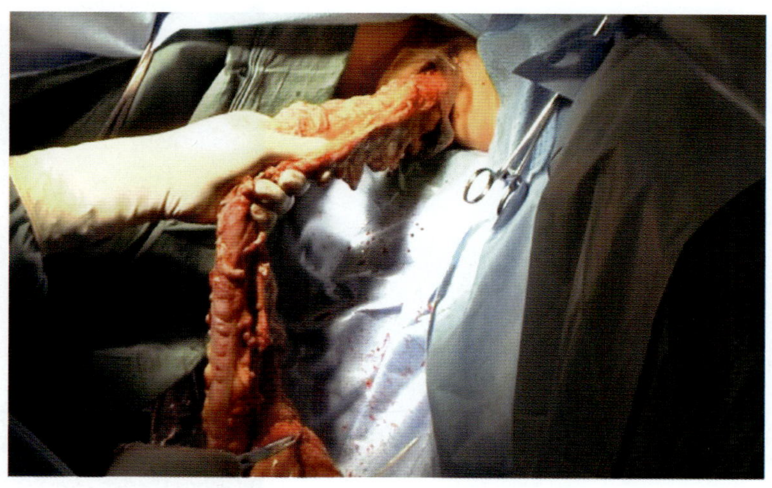

图 22-50　经肛门将标本拉出体外（体外观）

3. **消化道重建**　大量碘附盐水冲洗盆腔（图 22-51）。探查腹腔及盆腔无渗血后，即可进行消化道重建。助手经肛将吻合器抵钉座送入腹腔（图 22-52），检查末端回肠与直肠断端距离，选择回肠吻合点。在回肠断端沿着缝合钉在肠壁剪开约 2cm 切口（图 22-53），将抵钉座置入回肠腔内预吻合处（图 22-54）。再用直线切割器闭合回肠残端（图 22-55）。在回肠预吻合处打一小孔，将抵钉座连接杆取出，确认无误后备用（图 22-56）。

图 22-51　碘附盐水冲洗

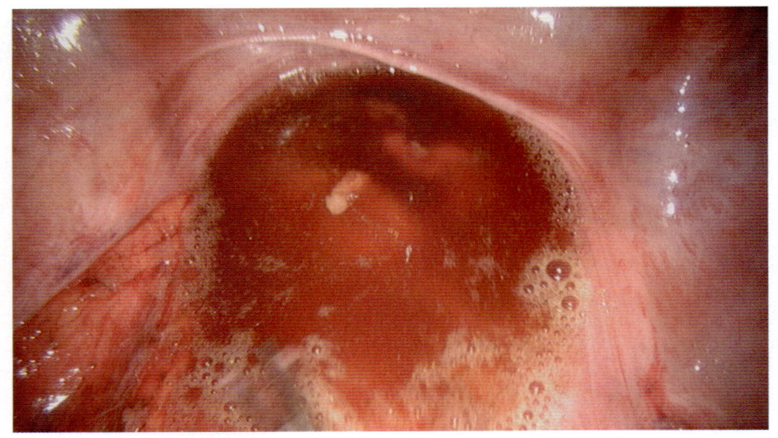

图 22-52　经肛门置入吻合器抵钉座

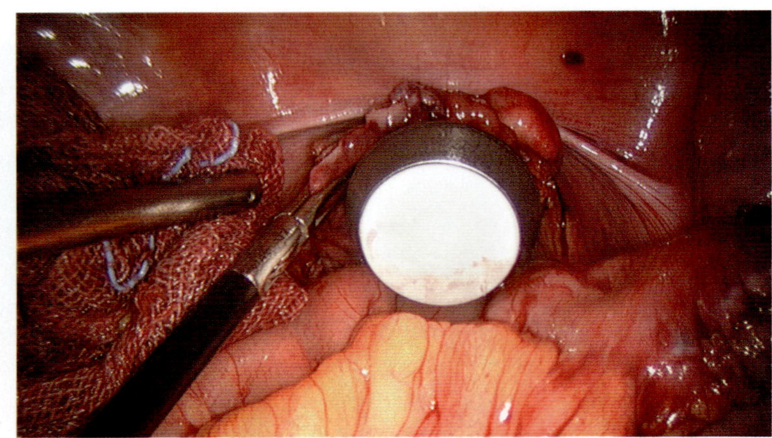

图 22-53　剪开回肠断端

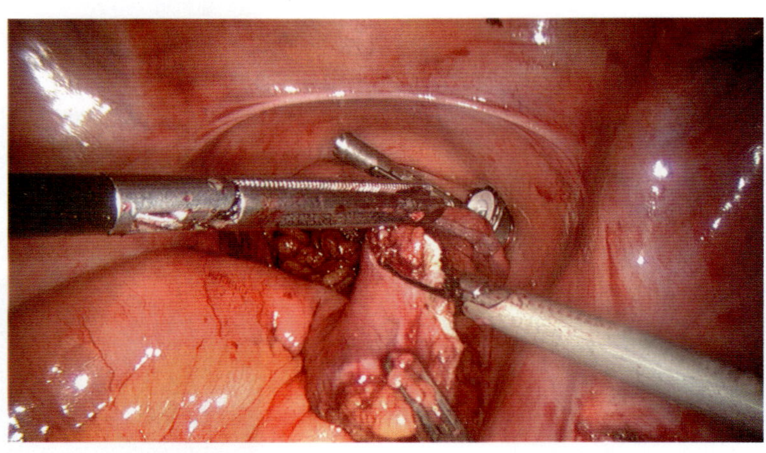

图 22-54　将抵钉座置入回肠

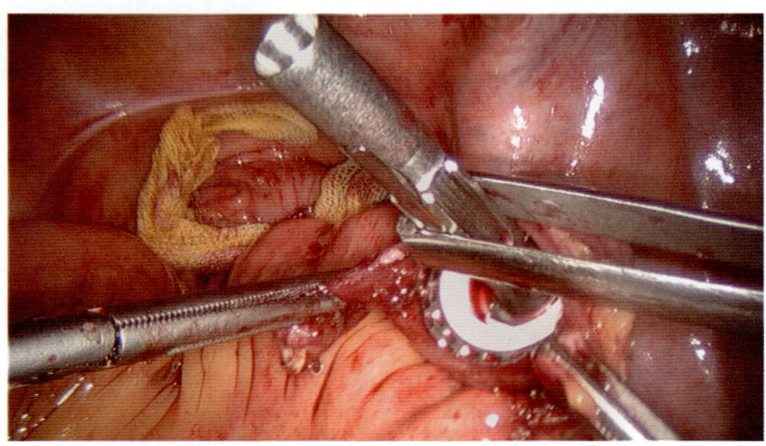

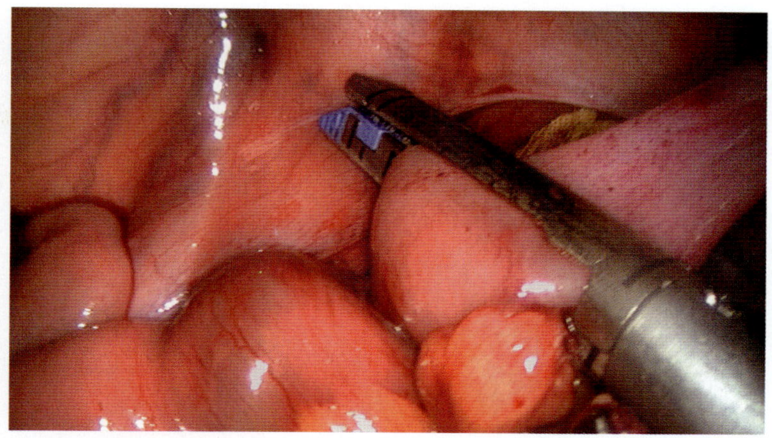
图 22-55　闭合切断回肠

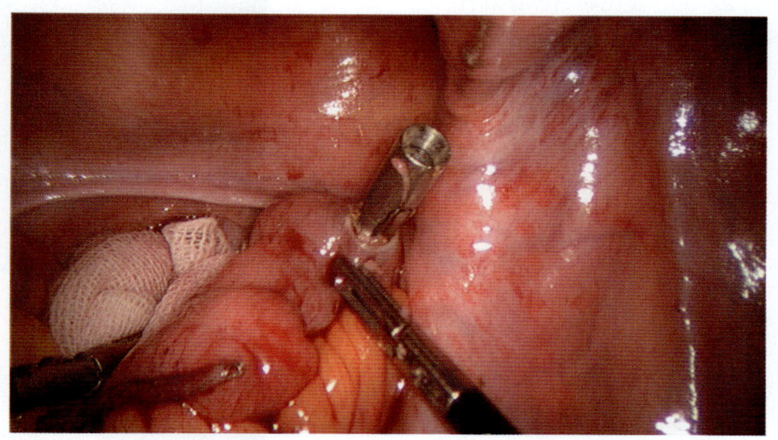
图 22-56　取出吻合器连接杆

用直线切割闭合器关闭直肠残端（图 22-57），切下的直肠残端组织经 12mm 戳卡取出（图 22-58）。助手经肛置入环形吻合器，并于直肠断端的一角旋出穿刺针（图 22-59）。完成抵钉座与穿刺针对接（图 22-60），旋紧击发完成回肠与直肠的端侧吻合（图 22-61）。

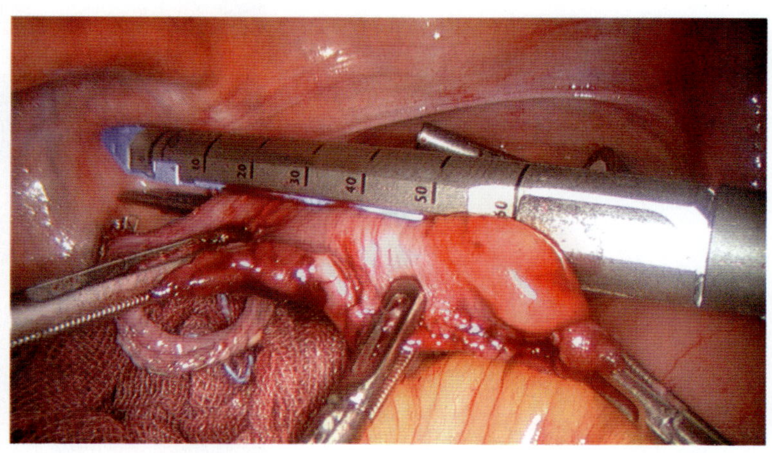

图 22-57　闭合切断直肠残端

图 22-58 直肠残端经戳卡取出

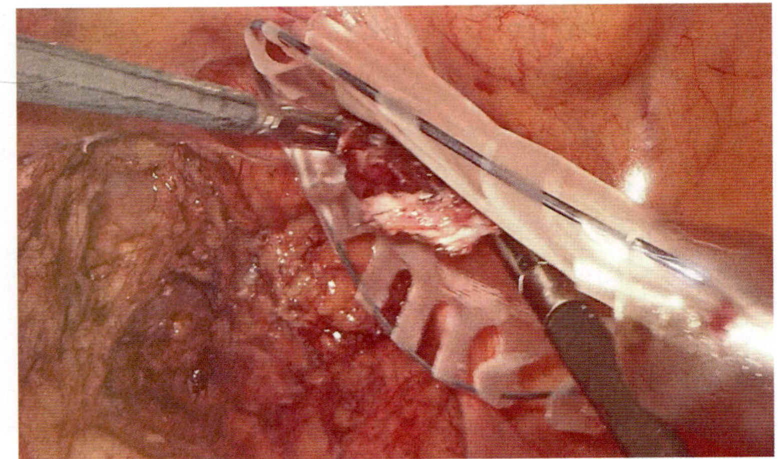

图 22-59 旋出吻合器穿刺杆

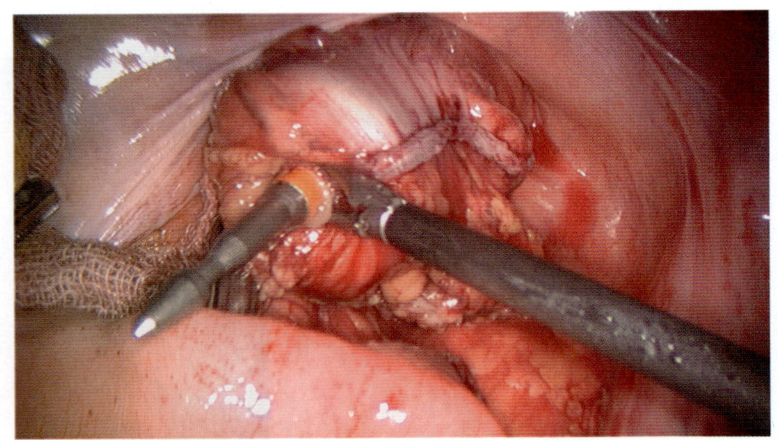

图 22-60 连接吻合器

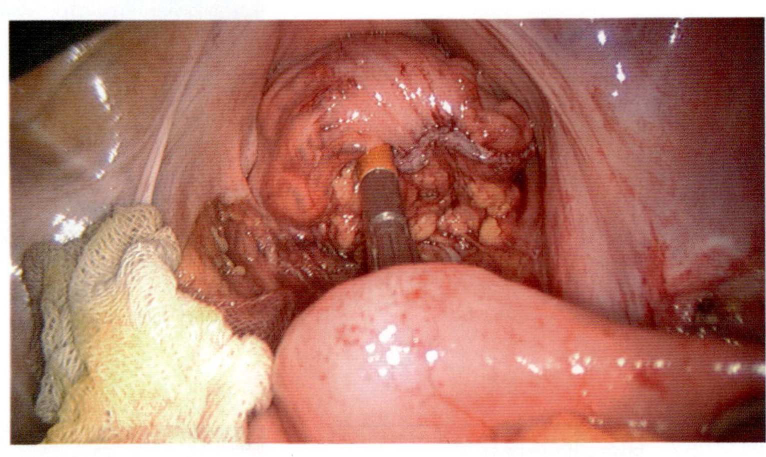

图 22-61 行回肠直肠端侧吻合

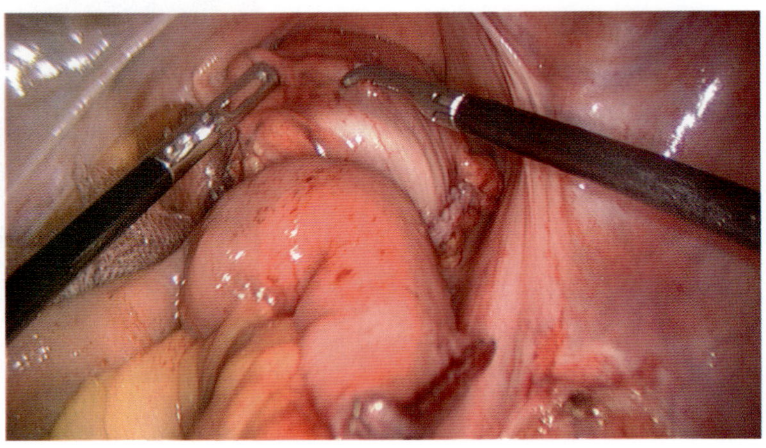

检查吻合环上下切端是否完整。经肛注水注气试验再次检查吻合口是否通畅(图 22-62),确切无出血。检查无误后,左右下腹部戳卡分别置入一枚引流管于盆腔的两侧(图 22-63、图 22-64)。排净气腹,缝合戳卡孔,术毕。

图 22-62　注水注气试验

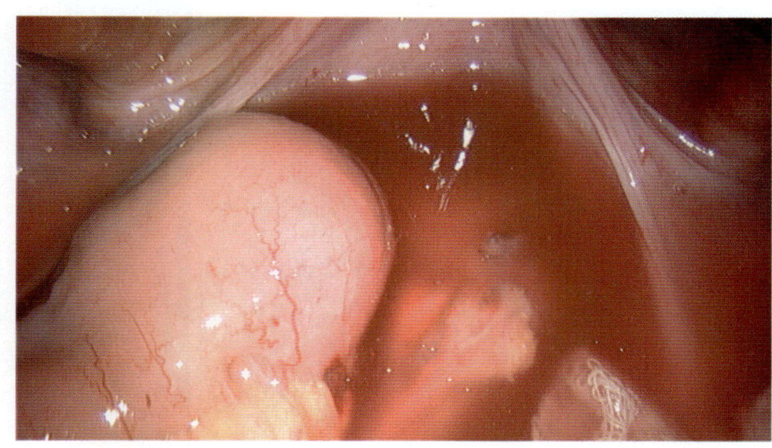

图 22-63　置入左侧腹腔引流管

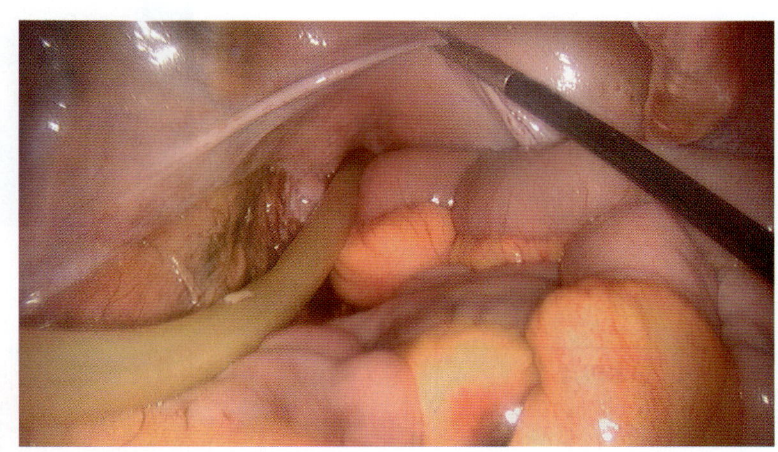

图 22-64　置入右侧腹腔引流管

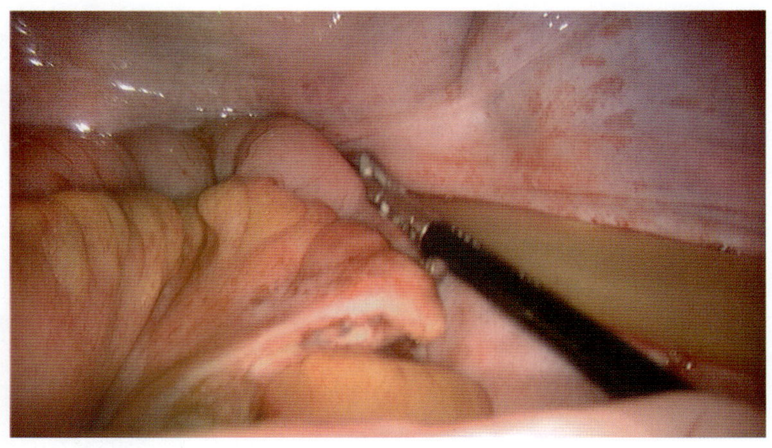

【术后腹壁及标本照片】(图 22-65、图 22-66)

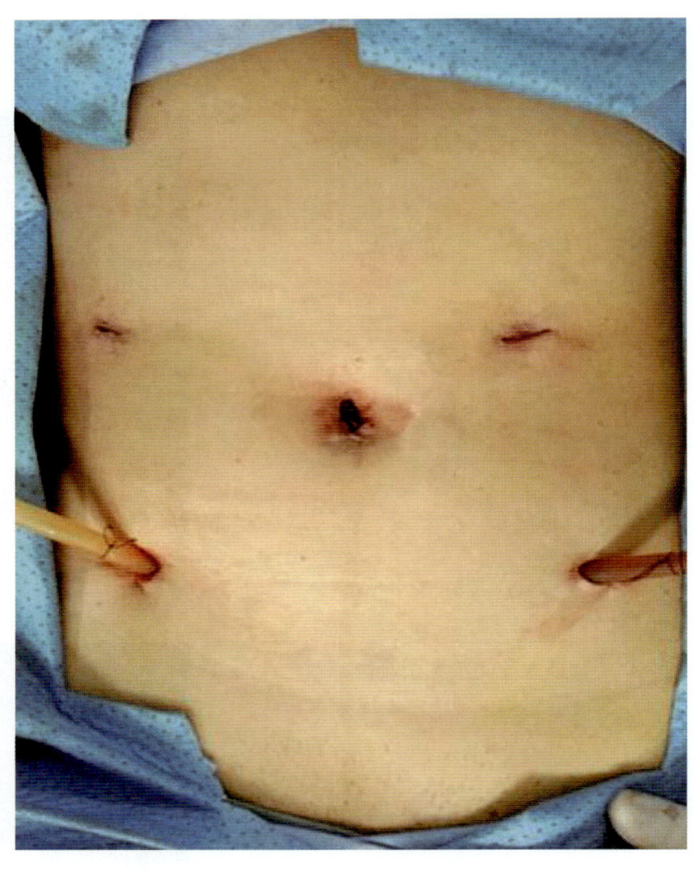

图 22-65　术后腹壁照片

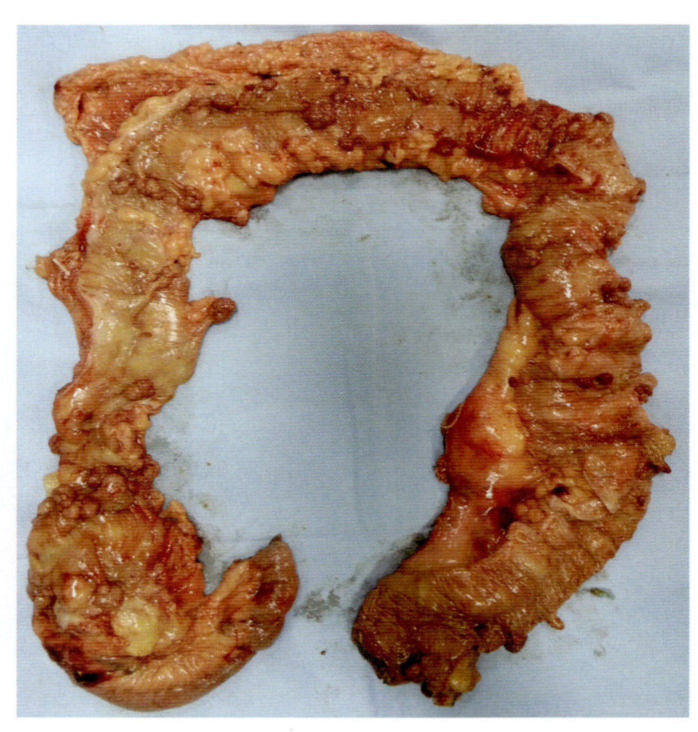

图 22-66　标本照片

【手术示意图】(图 22-67)

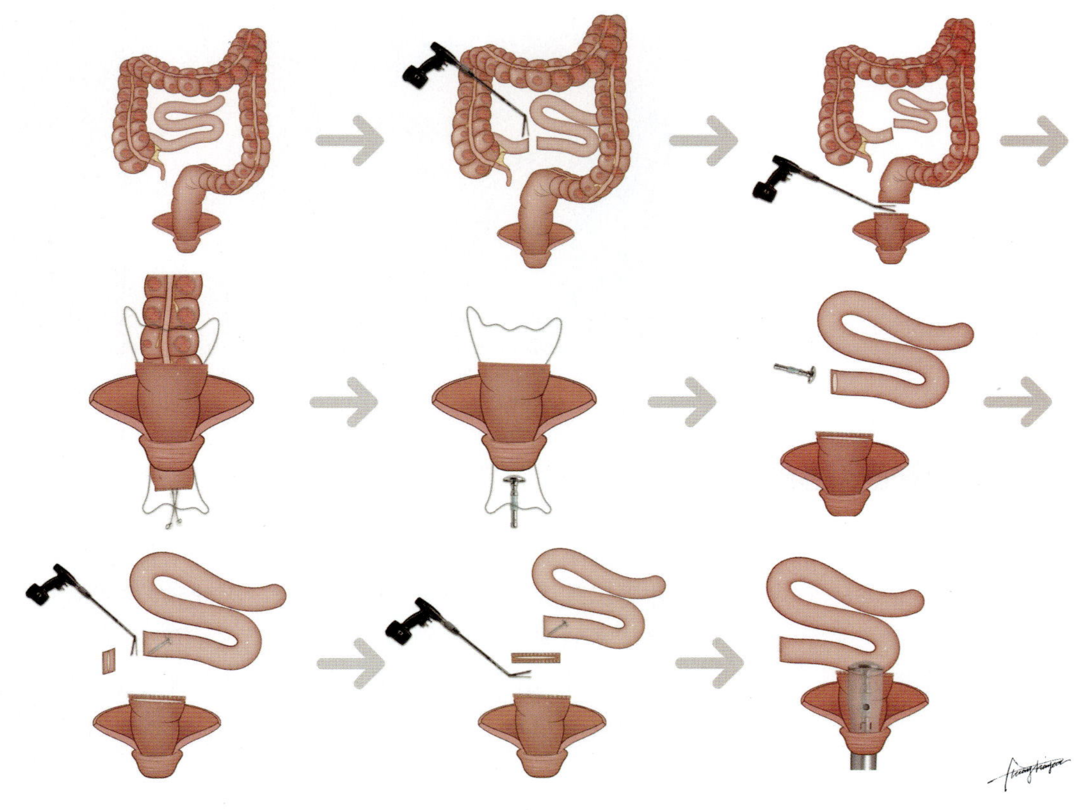

图 22-67　NOSES Ⅸ式标本取出及消化道重建的主要手术步骤(示意图)

第四节　手术相关要点、难点、热点剖析

【中结肠动、静脉的解剖特点与处理方式】

按照肿瘤的根治性原则,中结肠动脉和中结肠静脉需在血管根部进行结扎切断。沿着肠系膜上静脉走行切开后腹膜,解剖暴露出肠系膜上血管。肠系膜上静脉位置表浅、血管口径宽大,更易于发现和暴露。肠系膜上动脉位于肠系膜上静脉左侧,在胰腺下缘发出中结肠动脉,此时将横结肠系膜提起,可发现该血管向横结肠方向走行(图 22-68)。在胰腺下缘,用血管夹在中结肠动、静脉根部结扎血管,并清扫血管根部淋巴结。中结肠血管的处理既要剥离干净,又不能损伤血管,在解剖过程中注意超声刀的使用方法,尽量使超声刀的工作面靠外,远离血管壁。

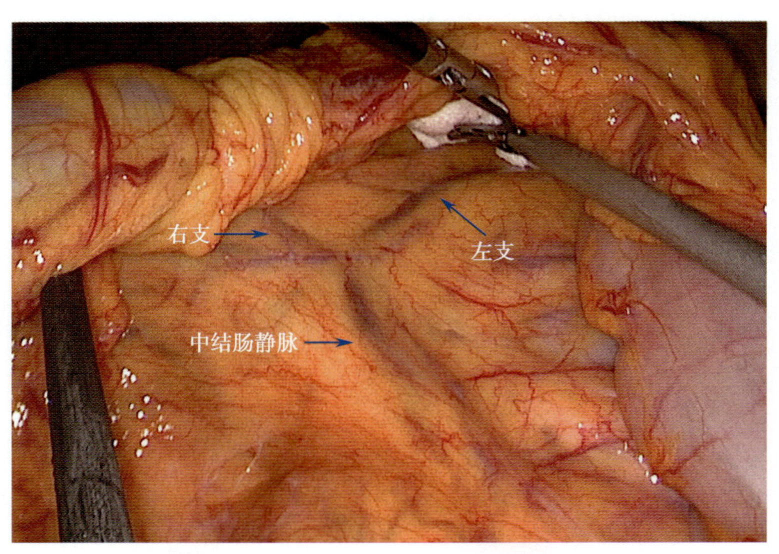

图 22-68　显露中结肠静脉及左右支

【保留大网膜在全结肠切除术中的重要性】

全结肠切除的患者，虽病变范围很广，但往往病期都较早，肿瘤出现大网膜转移的概率极低。因此，在本术式中的一个关键技术就是保留大网膜。其原因有二：第一，大网膜有重要的生理功能，由于网膜的疏松结缔组织内有大量巨噬细胞，当有细菌或异物进入腹腔时，很快就被包围或被吞噬；当腹腔有炎症时，大网膜就会移向该处，使炎症局限不致迅速蔓延；大网膜还具有分泌功能，正常情况下腹膜可分泌少量浆液，以润滑脏器表面，减少它们运动时的摩擦。保留大网膜的同时，也保存了大网膜的免疫功能，并减少了腹腔肠粘连的发生。第二，该手术的一个技术难点就是标本经自然腔道取出，如能保留大网膜，将大大降低标本经肛门取出的难度。因此，在 NOSES Ⅸ式中，笔者提倡保留大网膜。

【全结肠切除术其他吻合方式】

对于低位直肠存在明确病变患者，无法保留足够长度远端直肠，无法完成回肠直肠吻合，也可以采用其他方式进行吻合。即在腹腔内游离直肠至括约肌间沟（图 22-69），体外经肛门完全离断直肠（图 22-70），于直肠近侧断端缝合固定线用于牵引。经肛门置入 60mm 切口保护套（图 22-71）。经肛门将标本拉出体外（图 22-72），封闭肛门，重新建立气腹，裁剪系膜后将回肠末端送至肛门口，体外与远处直肠断端缝合（图 22-73），完成吻合后（图 22-74）限期行二次肛门成形手术。

图 22-69 腹腔内游离直肠至括约肌间沟

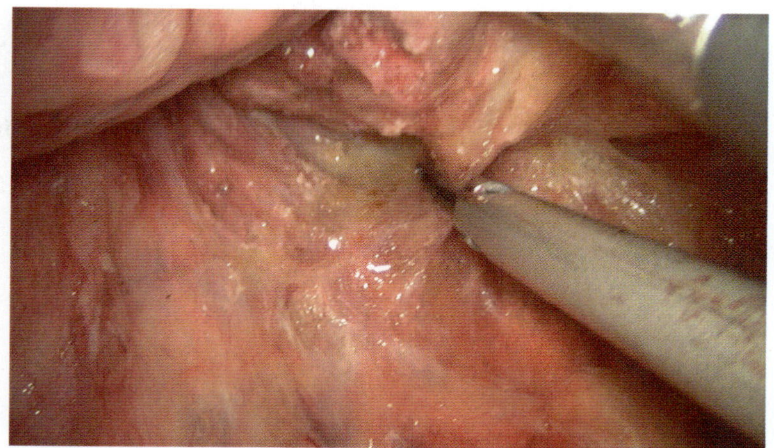

图 22-70 经肛门完全离断直肠

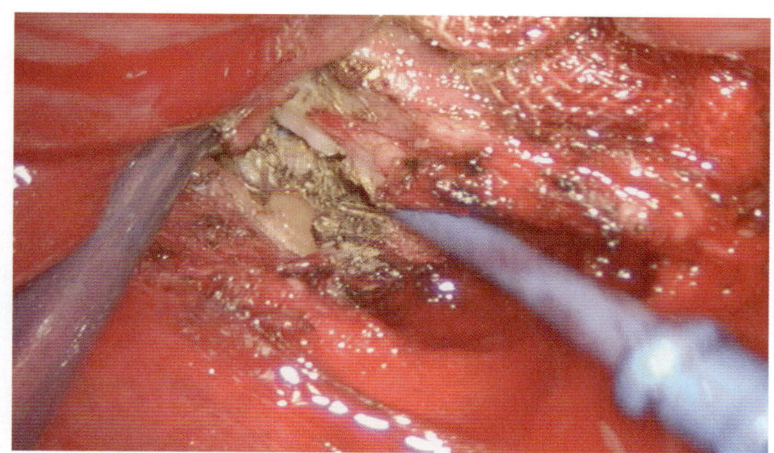

图 22-71 经肛门置入无菌塑料保护套

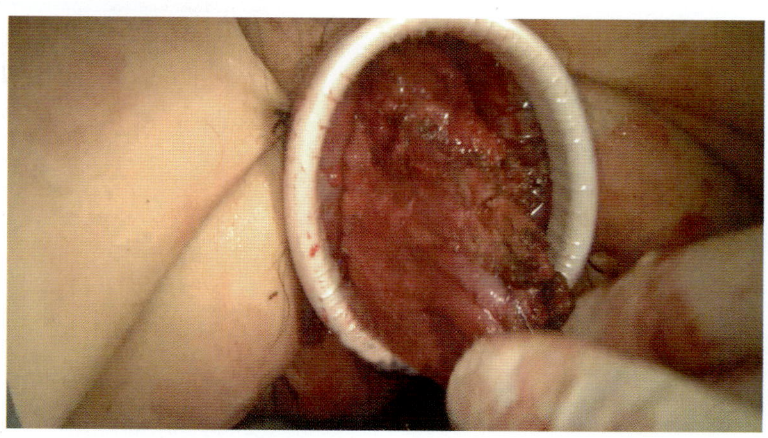

图 22-72 经肛门将标本拉出体外

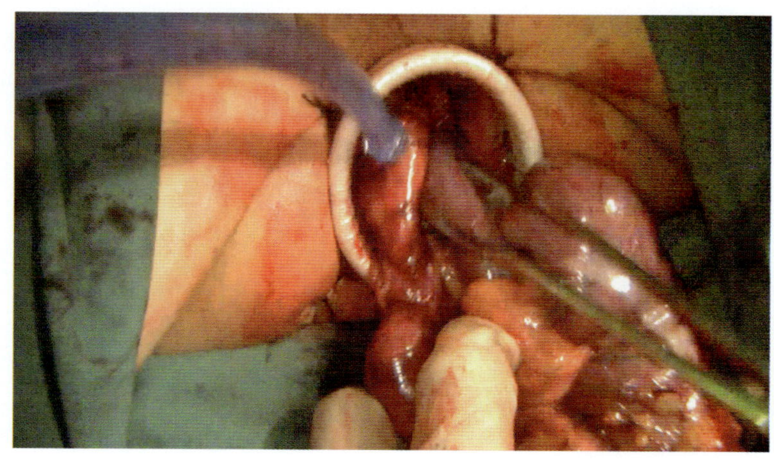

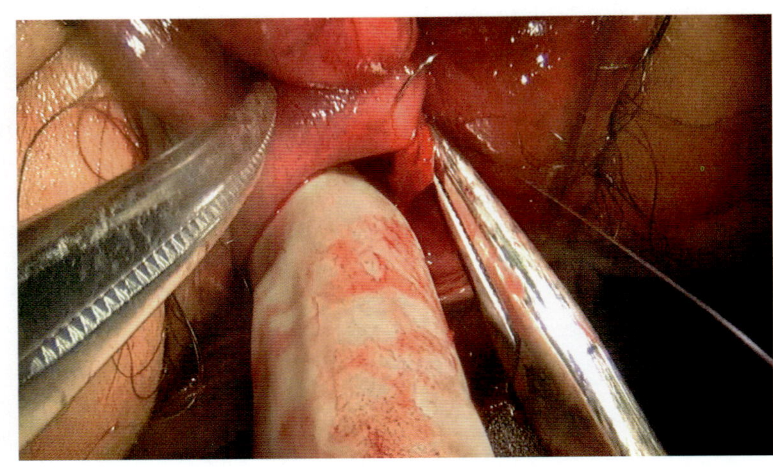

图 22-73　末端回肠与直肠远侧断端缝合

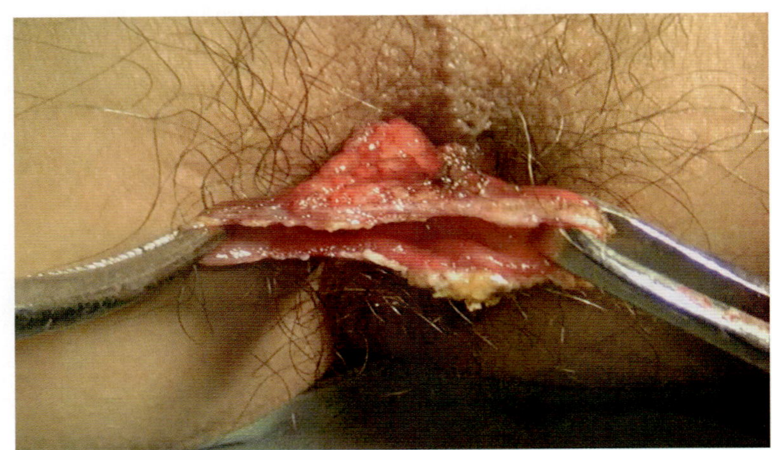

图 22-74　完成吻合后回肠断端

（王锡山　姜 争　权继传　庄 孟　刘恒昌）

第二十三章　腹部无辅助切口经阴道拖出标本的腹腔镜下全结肠切除术

（CRC-NOSES Ⅹ式）

【前言】

全结肠切除术手术范围广泛，操作步骤复杂，切除病变组织多，是结直肠手术中难度最大的术式之一。NOSES Ⅹ式与常规腹腔镜全结肠切除术相比，其最大的区别就在于消化道重建方式和标本取出途径。该手术特点包括腹腔镜下完全游离全结肠及其系膜，经阴道将全结肠标本取出，再进行全腹腔镜下末端回肠与直肠的端侧吻合。与 NOSES Ⅸ式经肛门取标本相比，经阴道取标本可以适当放宽手术适应证。同时，减少因肠管切开污染腹腔的概率。实施 NOSES Ⅹ式需要外科医师有扎实的解剖学基础和清晰完整的手术思路，才能安全有序地完成该手术。

第一节　适应证与禁忌证

【适应证】（图 23-1）

1. 结肠多发恶性肿瘤，最大环周径 3~5cm 者为最佳。
2. 家族性腺瘤性息肉病，经肛门取出困难者。
3. 林奇综合征相关结直肠癌。
4. 溃疡性结肠炎内科治疗无效，局部肠段系膜肥厚，经肛门取出困难者。
5. 此术式适合切除全部大网膜的全结肠切除术。

【禁忌证】

1. 结直肠多原发癌，其最大灶环周径大于 5cm 者。
2. 过于肥胖者（BMI＞35kg/m^2），或系膜肥厚者。
3. 肿瘤侵出浆膜者。

图 23-1 手术切除范围

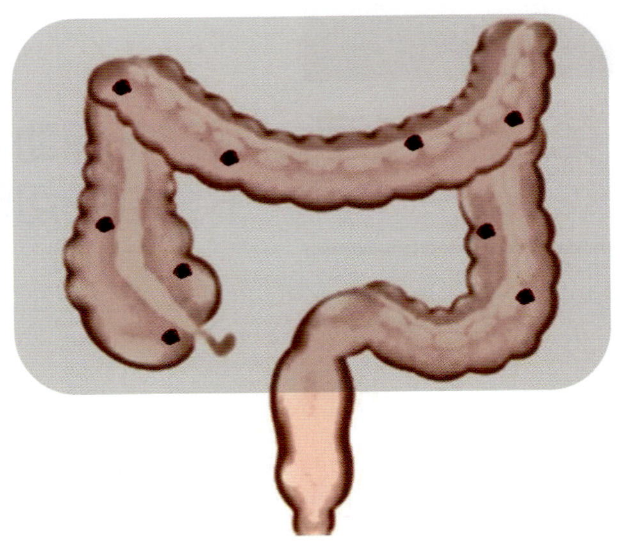

第二节 麻醉、体位、戳卡位置与术者站位

【麻醉方式】

全身麻醉或全身麻醉联合硬膜外麻醉。

【手术体位】

患者取功能截石位，双侧大腿上抬角度小于 15°，有利于术者操作（图 23-2）。

图 23-2 患者体位

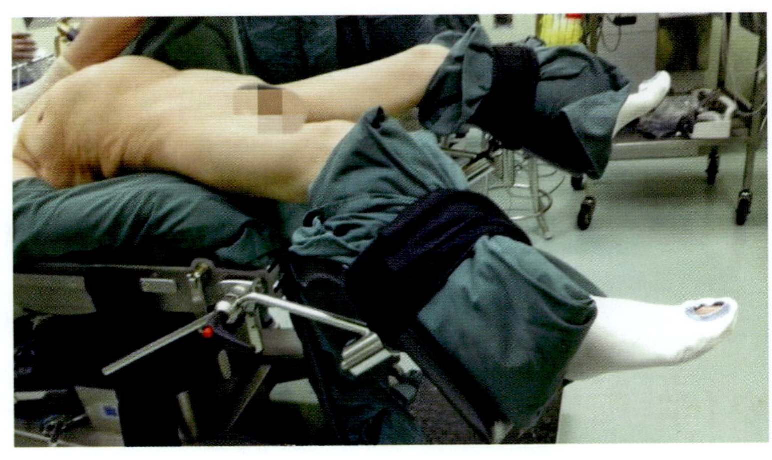

【戳卡位置】（图 23-3）

1. **腹腔镜镜头戳卡孔（10mm 戳卡）** 位于脐内，同时需兼顾右半、左半及直肠操作视野。

2. 术者主操作孔 1（12mm 戳卡） 位于左上腹，用于右半结肠的游离。

3. 术者主操作孔 2（12mm 戳卡） 脐与右侧髂前上棘连线中外 1/3 处，利于左半结肠和直肠的游离。

4. 辅助操作孔 1（5mm 戳卡） 脐与左侧髂前上棘连线中外 1/3 处。

5. 辅助操作孔 2（5mm 戳卡） 横结肠投影区与右锁骨中线交点为宜。

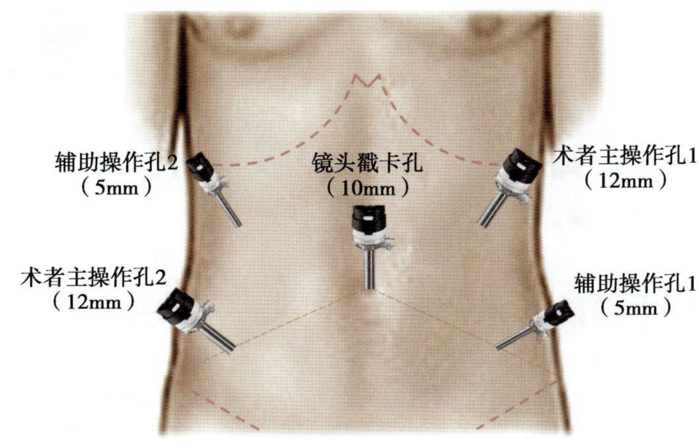

图 23-3　戳卡位置（五孔法）

【术者站位】

右半结肠切除过程中，术者站位于患者左侧，助手站位于患者右侧（图 23-4）；左半结肠及直肠切除过程中，术者站位于患者右侧，助手站位于患者左侧，扶镜手站位于术者同侧或患者两腿之间（图 23-5）。

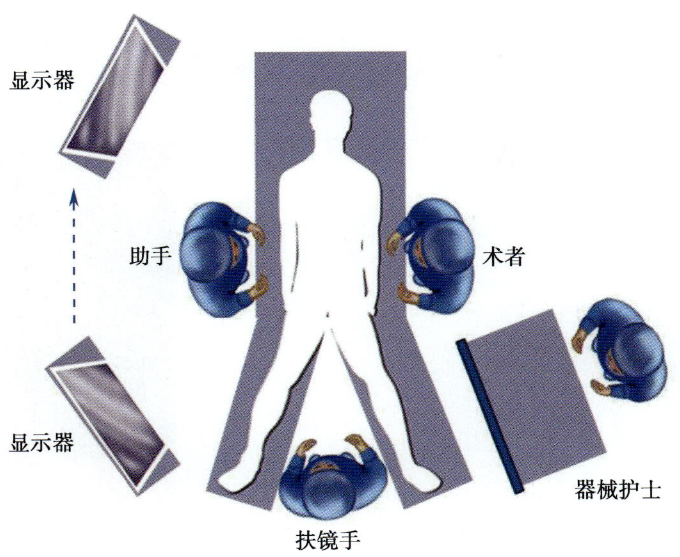

图 23-4　术者站位（右半结肠切除）

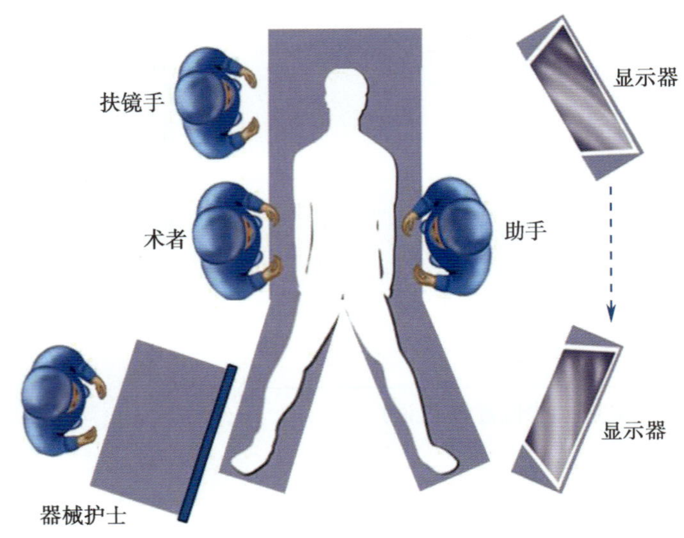

图 23-5　术者站位（左半结肠、直肠切除）

【特殊手术器械】

超声刀、60mm 直线切割闭合器、25mm 环形吻合器、阴道缝合线、举宫器、无菌保护套。

第三节　手术操作步骤、技巧与要点

【探查与手术方案制订】

在全面检查和术前手术方案评估的基础上，探查分三步。

1. 常规探查　进镜入腹腔后探查肝、胆、胃、脾、大网膜、结肠、小肠、盆腔表面有无结节和腹水（图 23-6、图 23-7）。

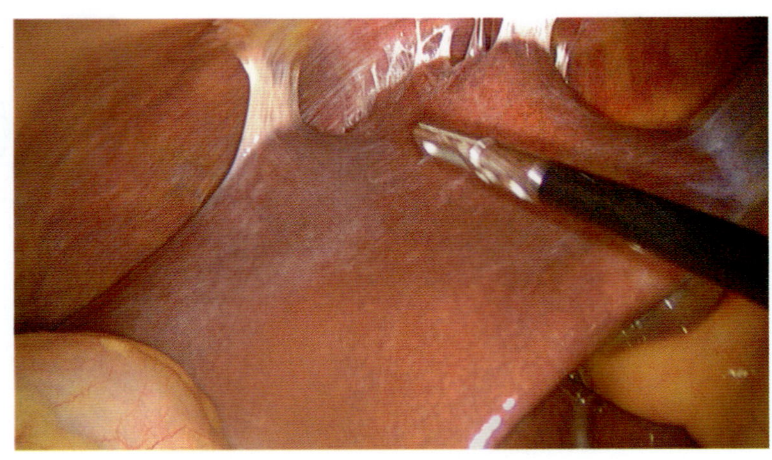

图 23-6　探查肝表面

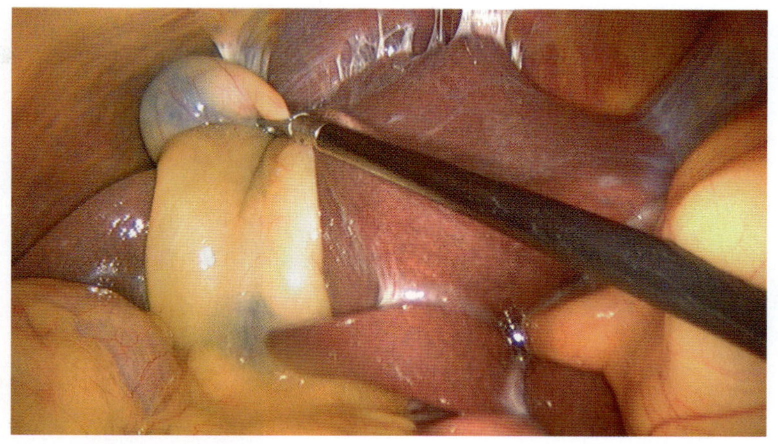

图 23-7　探查胆囊及肝(脏面)

2. 肿瘤的探查　对于多原发肿瘤而言,最大瘤灶的判定最为关键,其环周径大小是能否采用该术式的最重要的参考指标(图 23-8)。

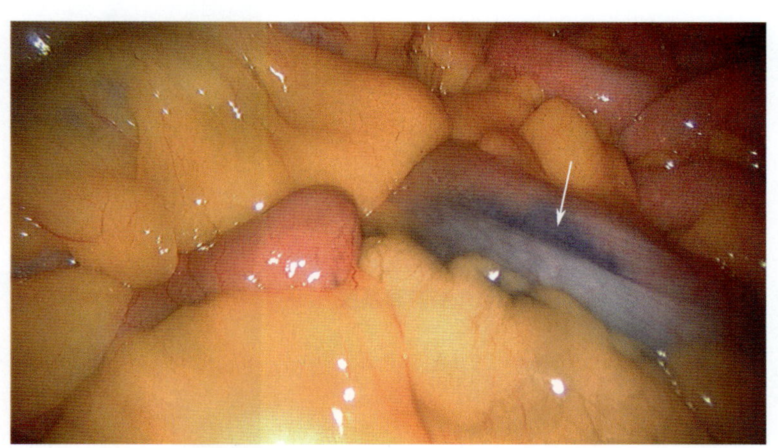

图 23-8　探查肿瘤位置(术前亚甲蓝定位标记)

3. 解剖结构的判定　全结肠切除复杂,需仔细观察脏器毗邻关系,全结肠供应血管有无异常,肠系膜肥厚程度,盆腔、阴道后穹隆有无异常改变。

【解剖与分离】

1. 回结肠动、静脉根部的处理　术者位于患者左侧,患者为头高足低,左侧倾斜位。充分暴露术野,术者在回结肠动、静脉根部下方,肠系膜上静脉表面打开血管鞘(图 23-9),向上分离,以肠系膜上静脉作为标记,在其表面小心分离(图 23-10、图 23-11)。回结肠动、静脉多紧靠一起,并且回结肠动脉跨过肠系膜上静脉与回结肠静脉一起走行。偶尔两者分开,回结肠动脉从肠系膜上静脉后方发出。充分裸化后,于血管根部结扎切断回结肠动、静脉(图 23-12、图 23-13)。

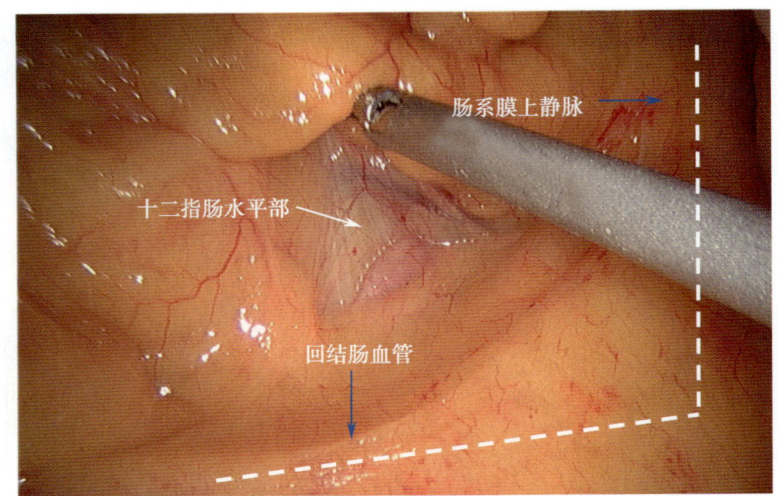

图 23-9 肠系膜上静脉与回结肠血管交界处

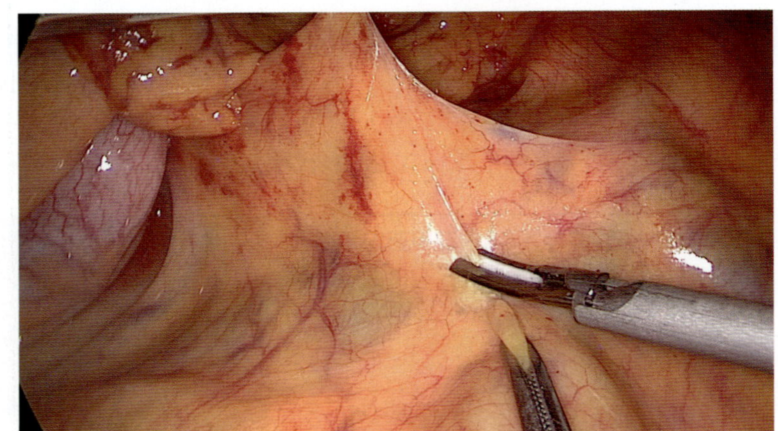

图 23-10 于回结肠血管根部切开系膜

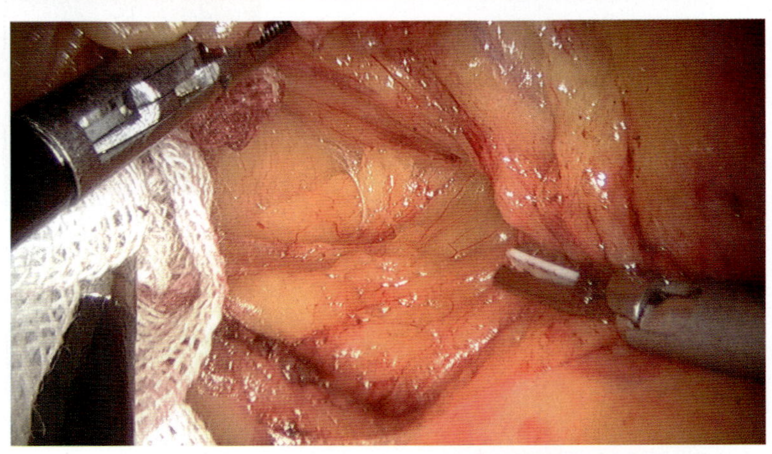

图 23-11 沿 Toldt 间隙向外侧游离系膜

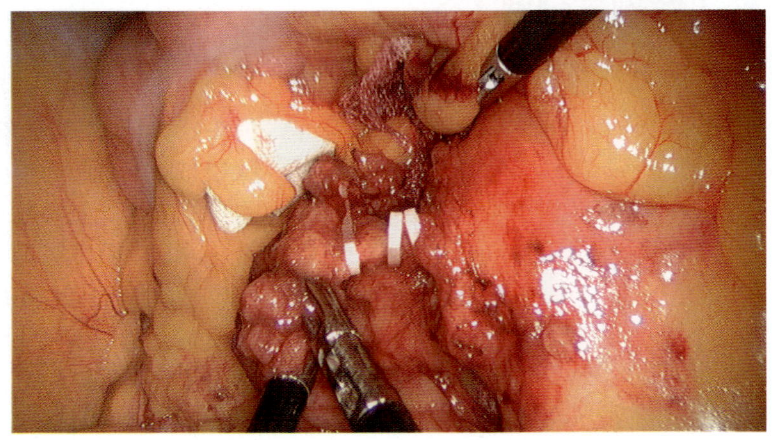

图 23-12 结扎回结肠血管

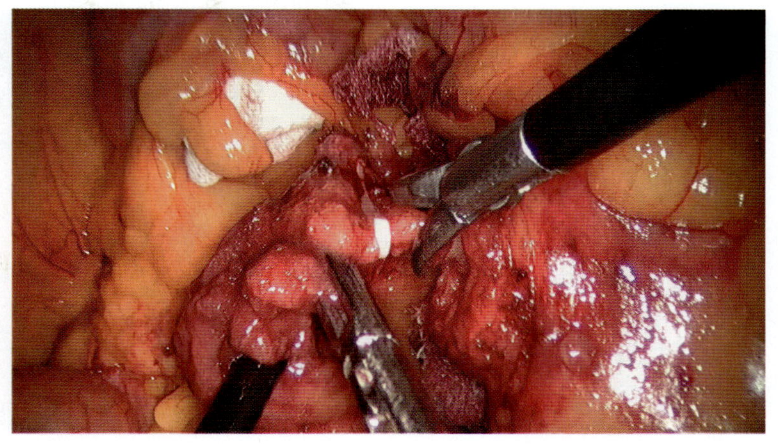

图 23-13　切断回结肠血管

2. 右结肠动、静脉根部的处理　沿肠系膜上静脉向上分离，打开血管鞘，往往先发现右结肠动脉，右结肠动、静脉往往不在一起，需要分别处理。但少数情况右结肠动、静脉会在一起，可同时进行处理（图 23-15~ 图 23-17）。提起右结肠动脉断端，小心向上、向右外侧分离，游离过程中可见胰腺被膜，需在胰腺表面分离 Toldt 间隙（图 23-18、图 23-19）。胃结肠干（亨勒干，Henle trunk）一般位于胰腺表面，向右、向上分别发出两个属支，向右走行的血管为右结肠静脉，可在根部结扎，向上分支与胃网膜右静脉相连续。

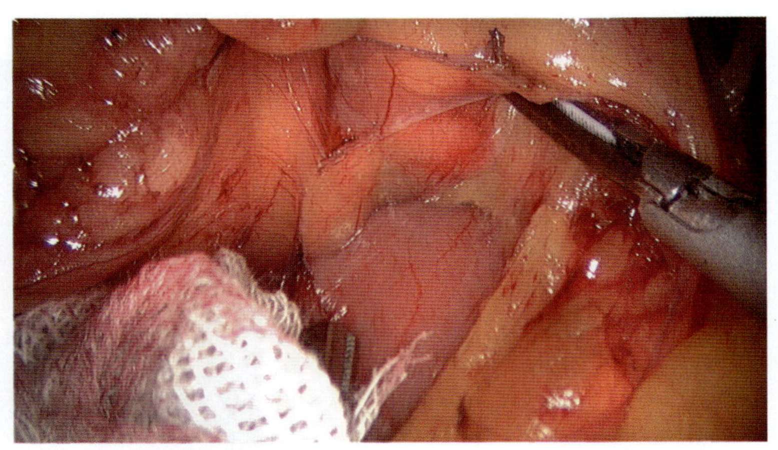

图 23-14　游离十二指肠表面系膜

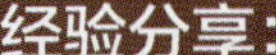

经验分享：

向上、向外侧游离过程中可见十二指肠水平段表面，此处是重要的解剖标志（图 23-14）。

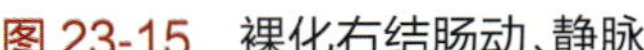

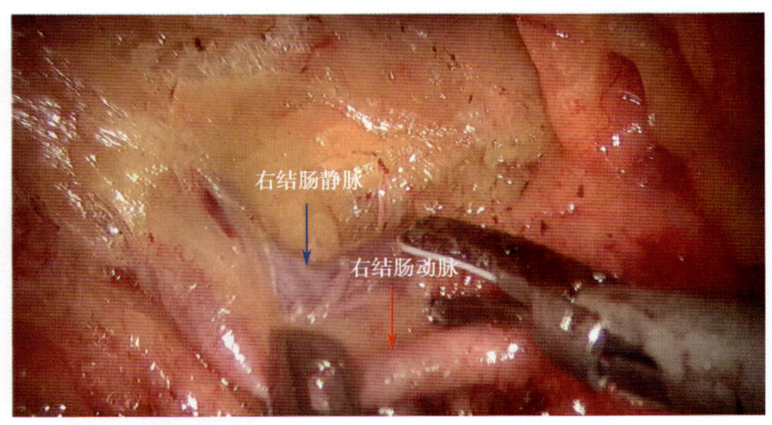

图 23-15　裸化右结肠动、静脉

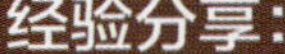

经验分享：

此处血管处理宜轻柔，勿急躁，如遇出血，需及时用吸引器吸引，切忌盲目钳夹。

图 23-16 结扎右结肠动、静脉

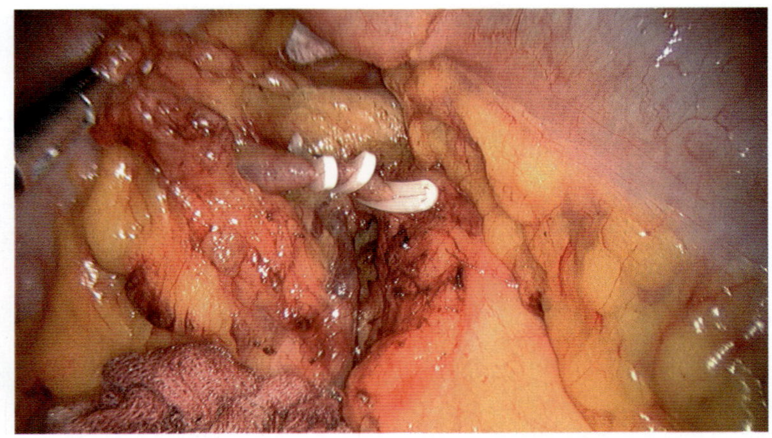

图 23-17 切断右结肠动、静脉

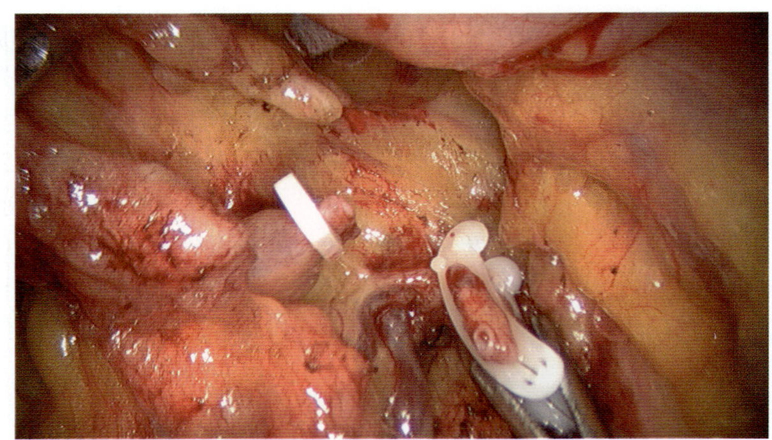

图 23-18 显露胰腺被膜

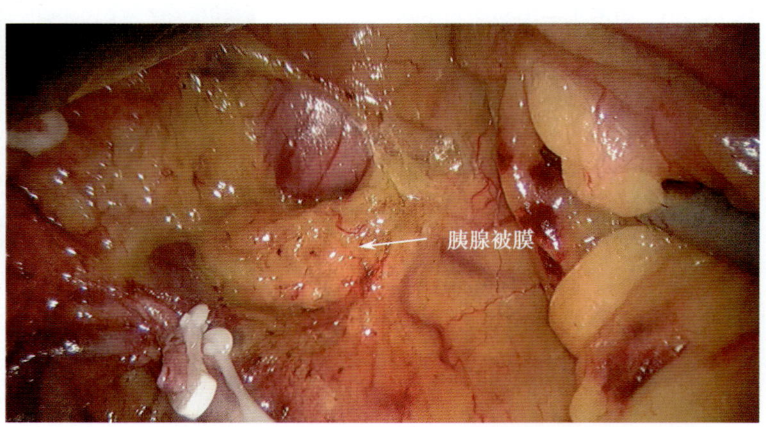

图 23-19 在胰腺被膜表面分离 Toldt 间隙

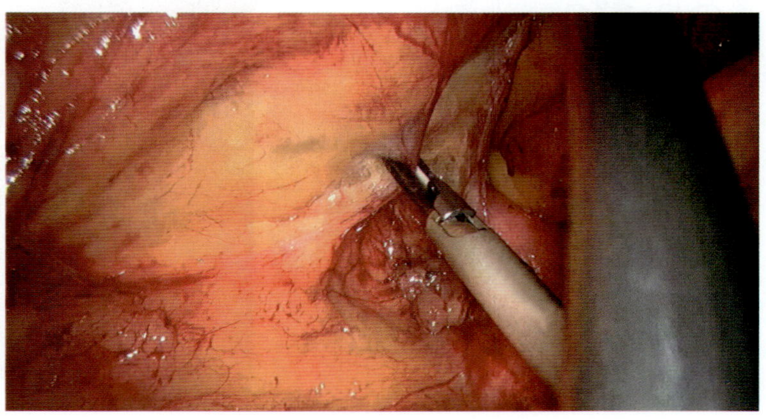

3. 中结肠动、静脉根部的处理　右结肠动、静脉处理完以后，可以显露胰腺颈部下缘，打开系膜，进一步裸化中结肠动、静脉根部（图 23-20），用血管夹双重结扎切断。至此，供应右结肠的血管处理完毕。

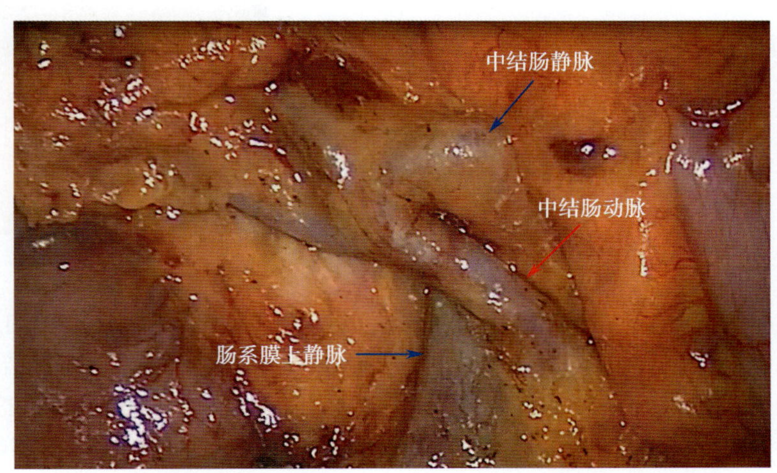

图 23-20　裸化中结肠动、静脉

经验分享：

中结肠动、静脉多数在一起，位于胰腺下缘，左侧为空肠起始部，此处操作应格外细致小心，勿要伤及胰腺。

4. 右结肠系膜的游离　首先处理血管根部，提起右结肠动、静脉断端，沿着 Toldt 筋膜向下、向上、向外侧锐性与钝性相结合进行分离。在十二指肠表面分离，整个游离平面光滑、平整，可见右侧输尿管以及右侧生殖血管，表明游离间隙正确无误（图 23-21）。

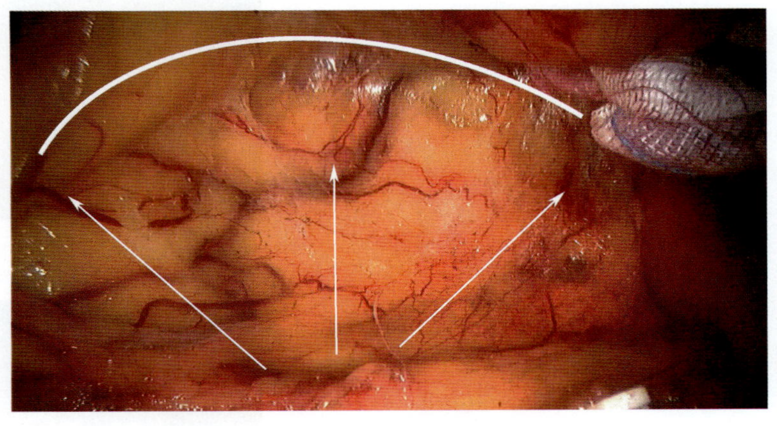

图 23-21　完全游离 Toldt 间隙

5. 末端回肠的处理　将末端回肠展开，根据血管弓的情况，仔细裁剪系膜。如全结肠标本能经阴道拉出体外，可行回肠直肠端端吻合，如困难切勿勉强，可行回肠直肠端侧吻合。回肠系膜裁剪至预切线，并裸化 3cm 肠壁，以便观察血供线（图 23-22）。

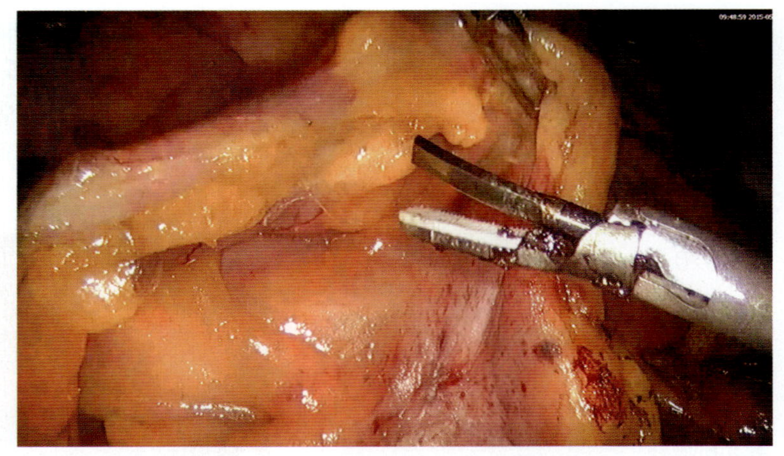
图 23-22　游离回肠系膜

6. 右侧结肠旁沟及大网膜分离　提起胃大弯，清晰可见胃网膜血管走行，在胃结肠韧带透明薄弱区，用超声刀打开胃结肠韧带进入网膜囊（图 23-23、图 23-25），可见胰腺走行。沿胃网膜右动、静脉走行，分离切断胃结肠韧带（图 23-26）。向右侧分离至胃结肠干（图 23-28），同时处理胃后壁及横结肠右侧系膜，上下贯通。切断肝结肠韧带（图 23-29），向下沿右结肠旁沟分离至盲肠附着处（图 23-30），与末端回肠系膜游离处相贯通，至此完成整个右半结肠的游离。

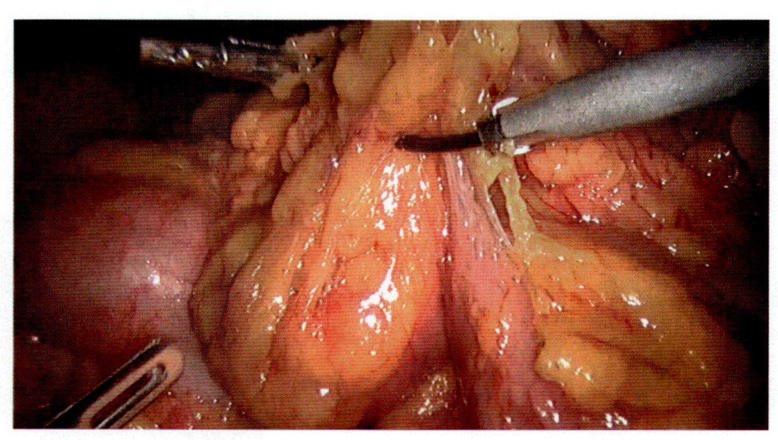
图 23-23　打开胃结肠韧带

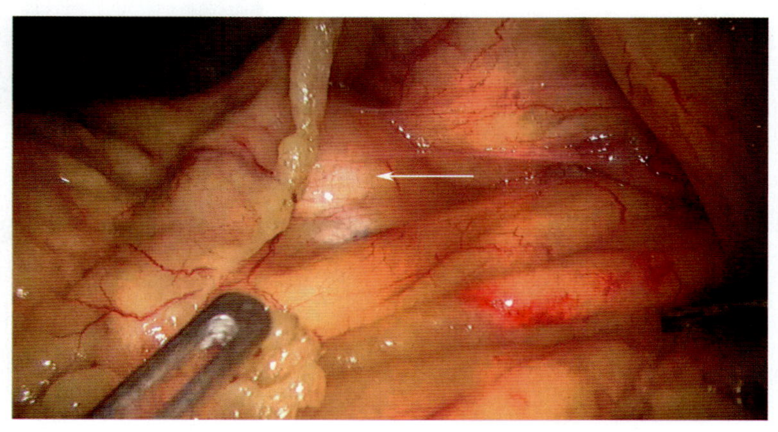
图 23-24　可见垫入的纱布

操作技巧：

进入网膜囊可见系膜后方放置的纱布，垫入的纱布可以起保护和指示的作用（图 23-24）。

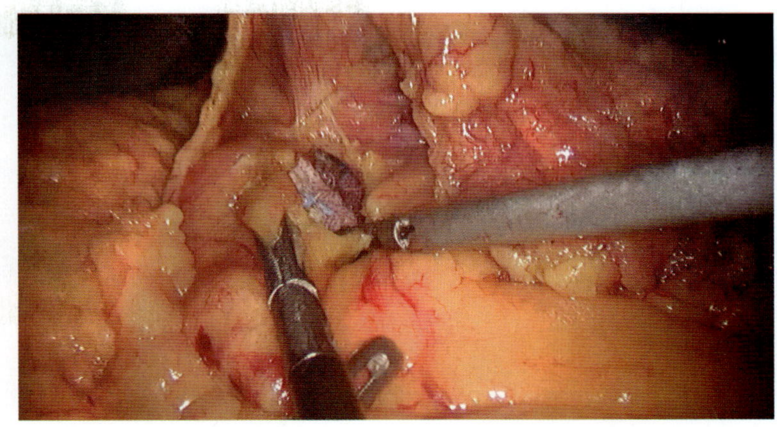

图 23-25　处理横结肠系膜

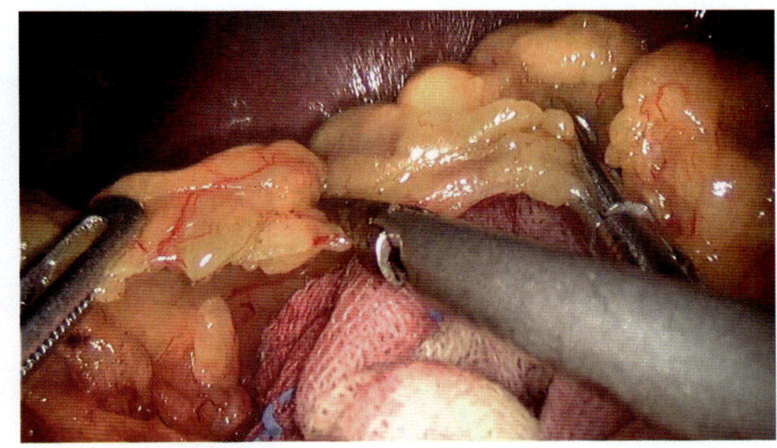

图 23-26　分离切断胃结肠韧带

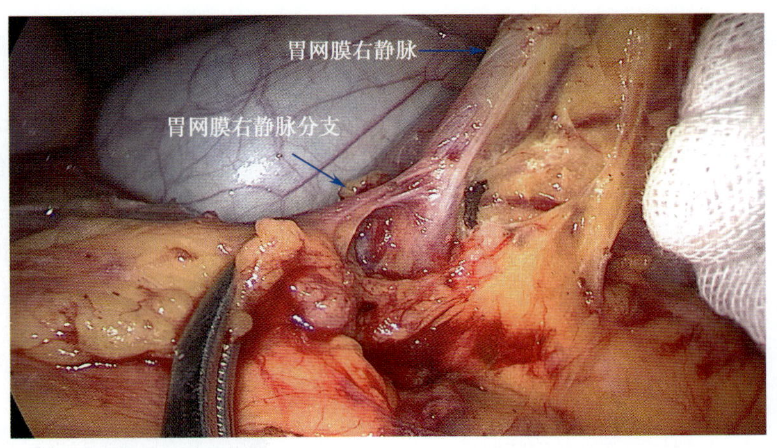

图 23-27　显露胃网膜右静脉分支

经验分享：

在分离胃结肠韧带过程中，往往有一支血管从胃网膜右静脉发出，向结肠肝曲走行(图 23-27)。该血管管径较粗，为防止出血，建议用血管夹结扎。

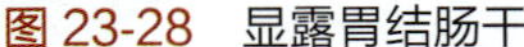

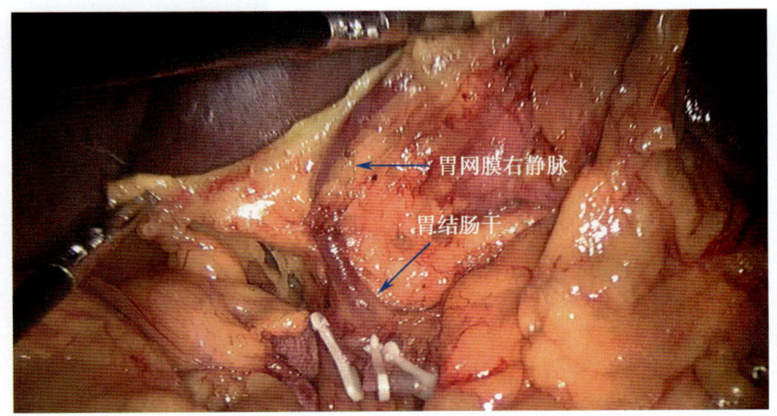

图 23-28　显露胃结肠干

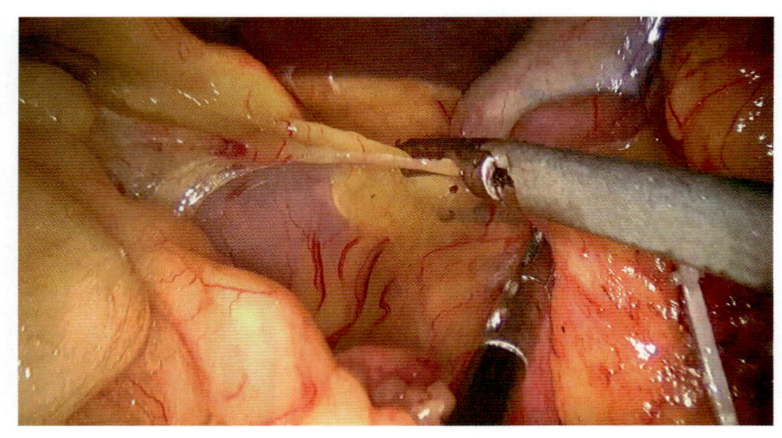
图 23-29　切断肝结肠韧带

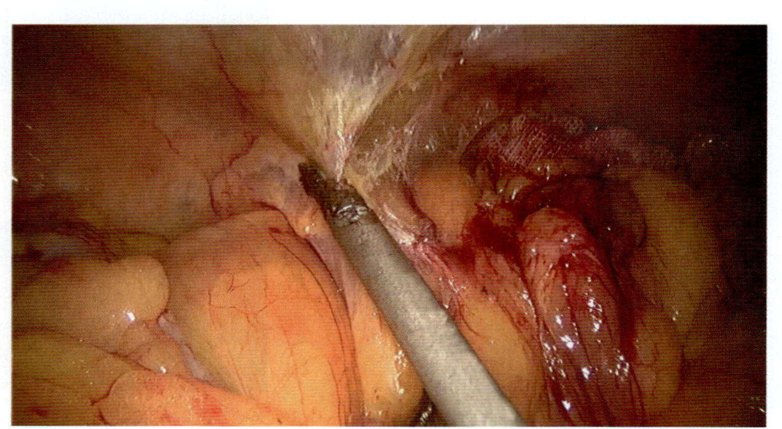
图 23-30　游离右结肠旁沟

7. 肠系膜下动脉根部的处理　术者转至患者右侧，患者采用头高足低右侧倾斜位。充分显露术野，末端回肠系膜游离已经完成，此时可见腹主动脉及其分叉部(图 23-31)。在腹主动脉与肠系膜下动脉夹角打开后腹膜。在肠系膜下动脉根部清扫淋巴结脂肪组织，在根部双重结扎切断(图 23-32、图 23-33)。

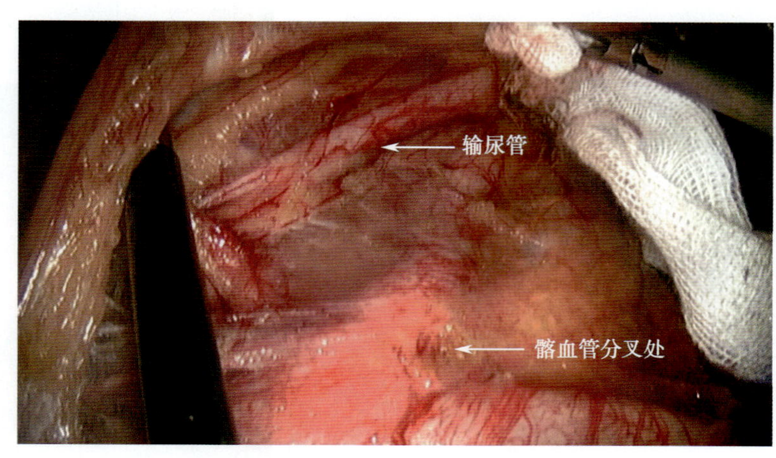

图 23-31　沿 Toldt 间隙向外侧游离

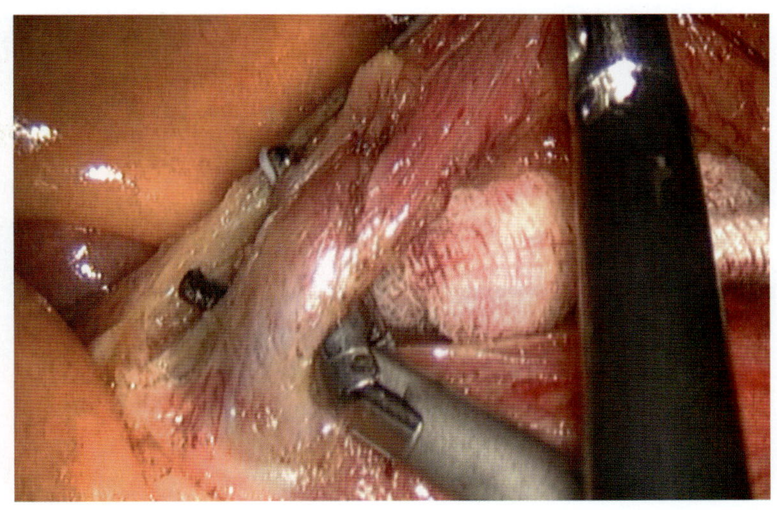

图 23-32　裸化肠系膜下动脉

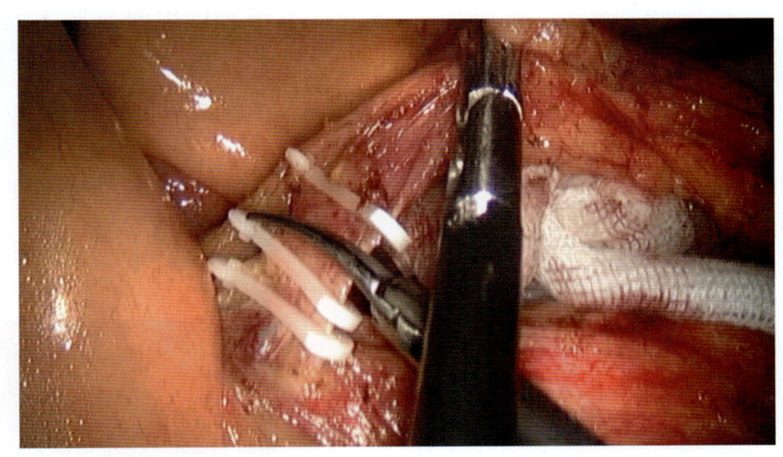

图 23-33　双重结扎切断肠系膜下动脉

8. 肠系膜下静脉根部的处理　沿腹主动脉左侧，从肠系膜下动脉根部向屈氏韧带方向游离，同时向外侧游离，并将左结肠系膜掀起（图 23-34）。在屈氏韧带外侧胰体尾部下缘横断肠系膜下静脉（图 23-35）。

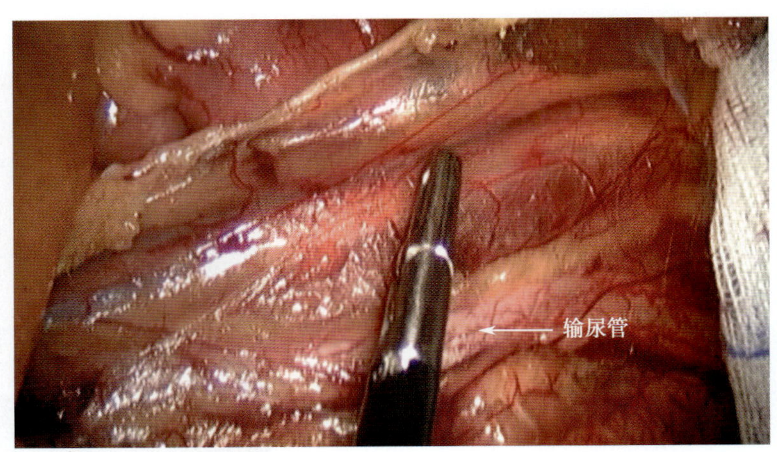

图 23-34　沿 Toldt 间隙向外侧游离

图 23-35 结扎肠系膜下静脉

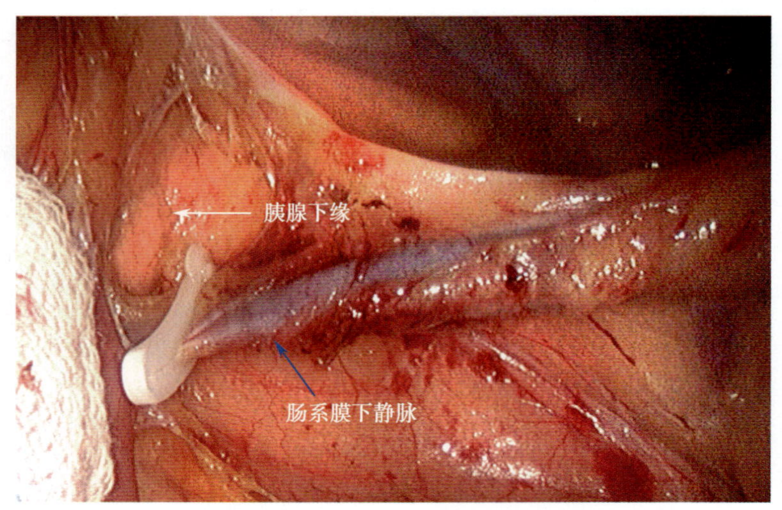

经验分享：

在肠系膜下动脉根部清扫淋巴结，血管根部的裸化不用过长，够结扎即可。

9. 左半结肠系膜的游离 掀起左结肠系膜和肠系膜下动脉断端，向外侧、向下、向上尽量扩大游离的范围，可见操作平面平整、光滑、干净，此为沿 Toldt 筋膜操作分离的最佳状态（图 23-36）。同时可见左侧输尿管走行及蠕动，左侧生殖血管和左肾脂肪囊完整，用纱布条垫入系膜后方起到保护和指示作用（图 23-37）。

图 23-36 左半结肠系膜表面

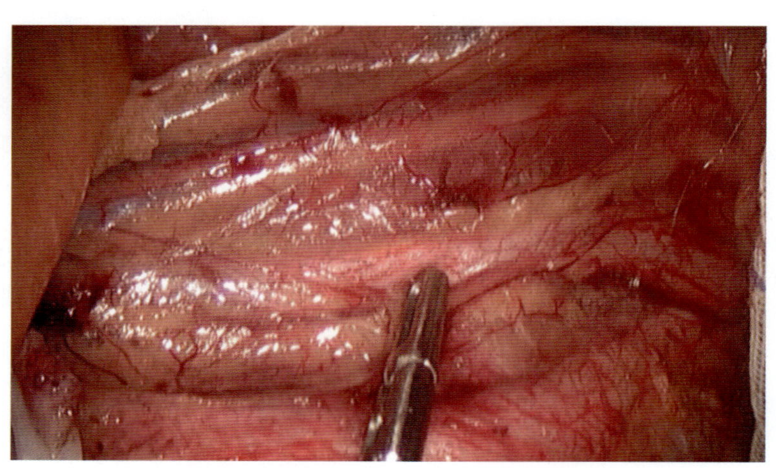

图 23-37 系膜后方放置小纱布

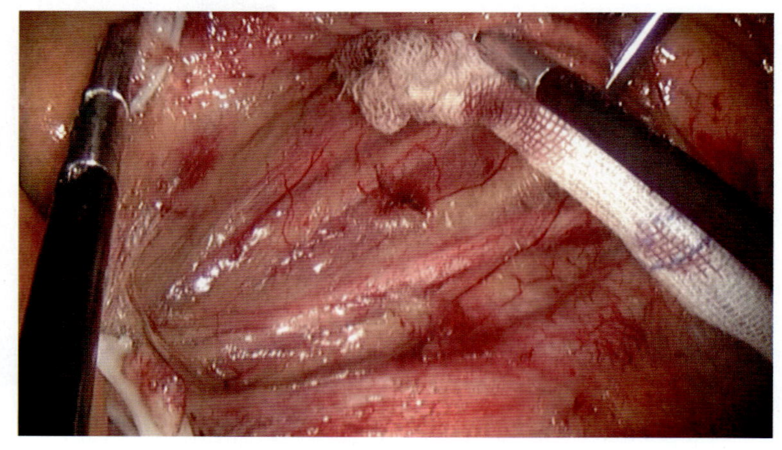

10. 左半大网膜及横结肠左半系膜的处理　术者左手将胃网膜弓提起，沿胃网膜血管弓向左侧游离（图 23-38）。逐步分离至胃结肠韧带，再至脾下极（图 23-39）。助手将大网膜拉下，可见横结肠左半系膜与胰腺尾部，此处多数情况为无血管系膜区。偶可见空肠屈氏韧带左侧及近胰尾有血管分支走向结肠脾曲。术者用超声刀从屈氏韧带和肠系膜下静脉断端开始，沿着胰腺下缘向脾及脾曲外侧结肠旁沟分离（图 23-40~ 图 23-42），与垫于左半结肠系膜后方的纱布条会合贯通。至此，左半结肠游离完毕（图 23-43）。

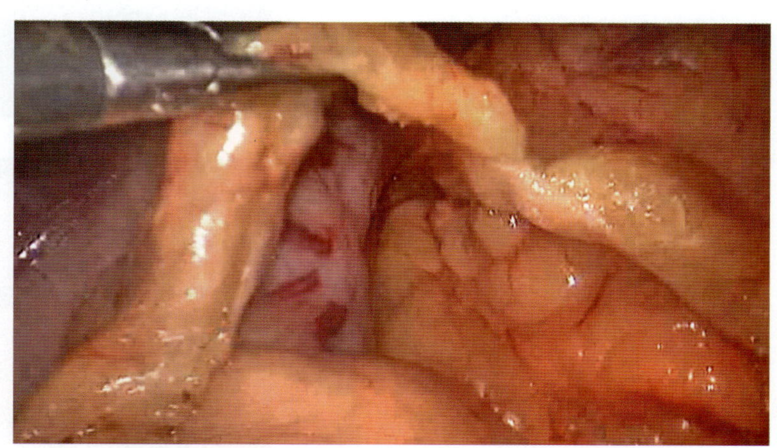

图 23-38　沿胃网膜血管弓向左游离

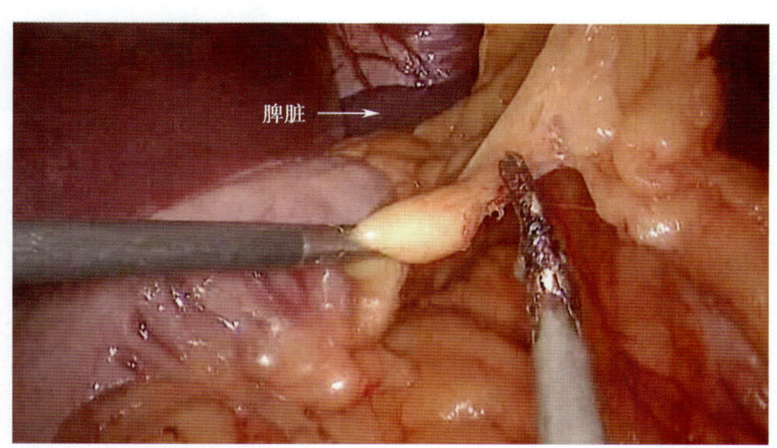

图 23-39　向左游离至脾下极

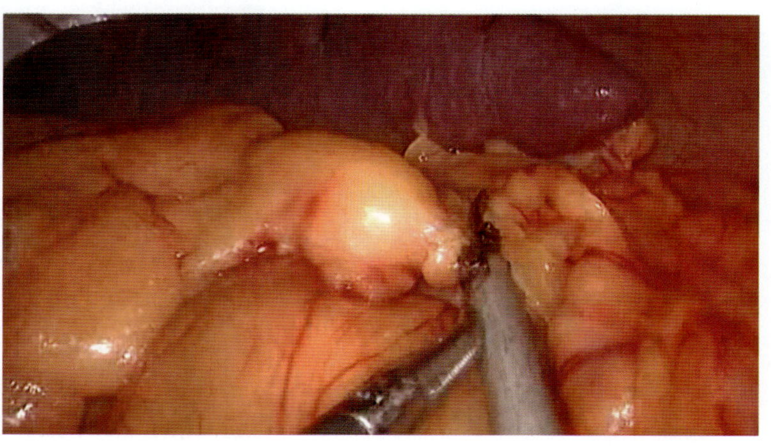

图 23-40　游离脾结肠韧带

经验分享：

此时，术者变换站位后，应将监视器移至患者左上方，此处操作宜稳，勿急，一旦脾损伤撕裂，易导致中转开腹。术者与助手将左半大网膜展开，设计好切割线，避免重复劳动。

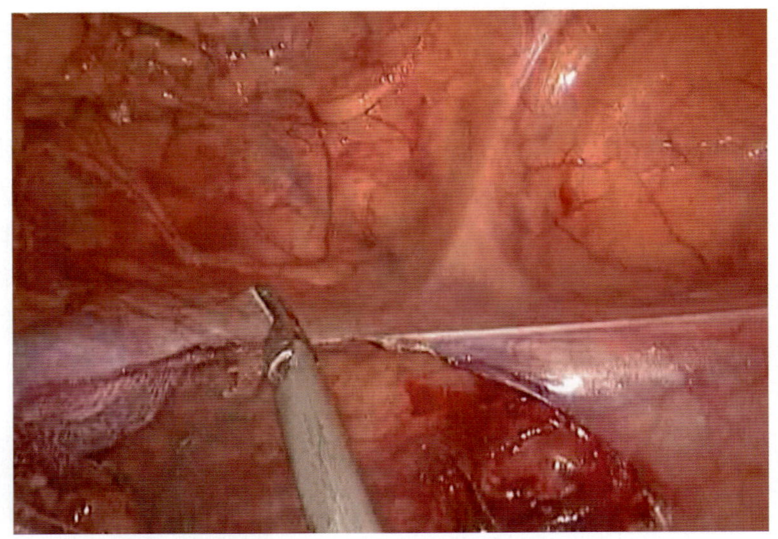
图 23-41　游离左结肠旁沟

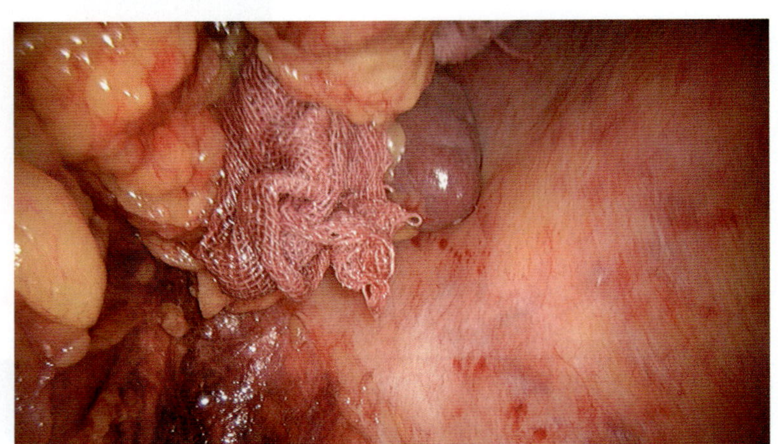
图 23-42　沿左结肠旁沟向上游离至脾曲

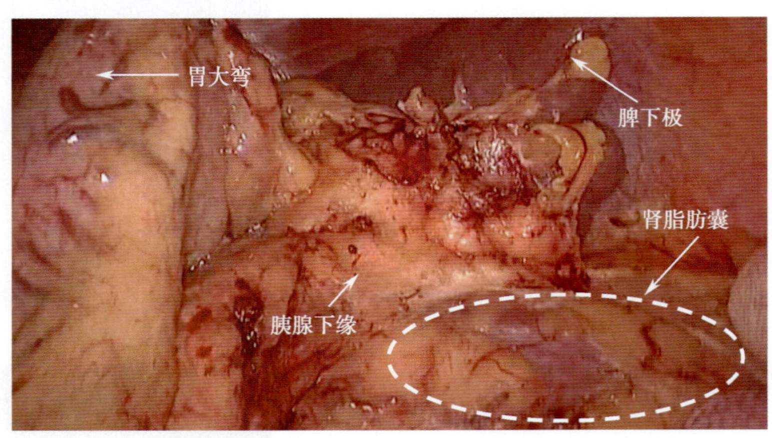

图 23-43　胰腺下缘及游离后的结肠脾曲

11. 直肠系膜的游离与直肠裸化　直肠的切除范围根据病变性质而定，力争保留直肠壶腹，排便感受器位于直肠壶腹，因此保留直肠壶腹能够维持排便反射弧完整性，有利于肠道功能的保留与恢复。按 TME 原则处理完直肠系膜后壁和右侧壁之后（图 23-44），打开乙状结肠生理粘连及直肠左侧腹膜游离至预切定线（图 23-45）。在直肠预切定线的右侧裁剪直肠系膜。有时，直肠上动、静脉过粗，可用血管夹闭合，避免远端出血。在直肠左侧同一水平裁剪直肠系膜，将直肠提起，在后方进一步裸化直肠壁使左右贯通。

图 23-44　沿 Toldt 间隙向下方游离

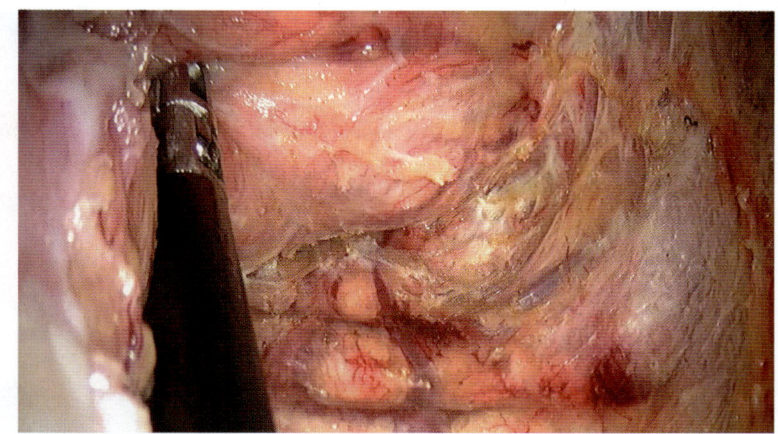

图 23-45　打开乙状结肠左侧系膜

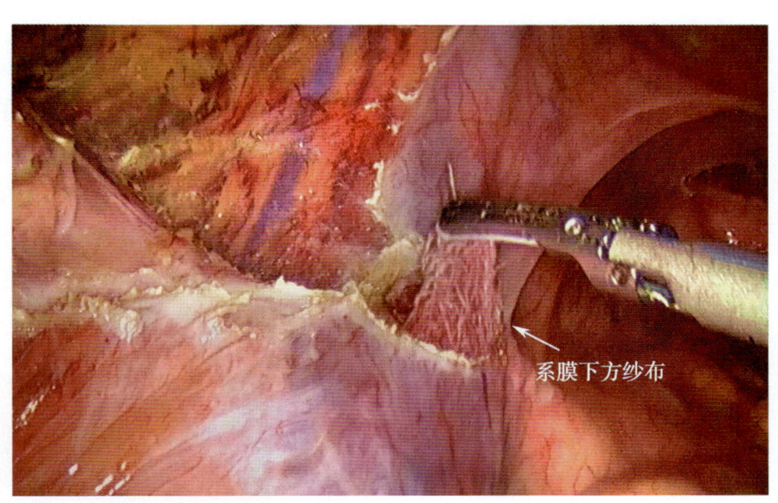

【标本切除、取出与消化道重建】(资源四十二)

资源四十二　NOSES Ⅹ式消化道重建及标本取出（动画）

1. 标本切除　在直肠预切定线的裸化区，用直线切割闭合器切断直肠(图 23-46)。在回肠的预切线，用直线切割闭合器切断回肠(图 23-47)。

图 23-46　切断闭合直肠

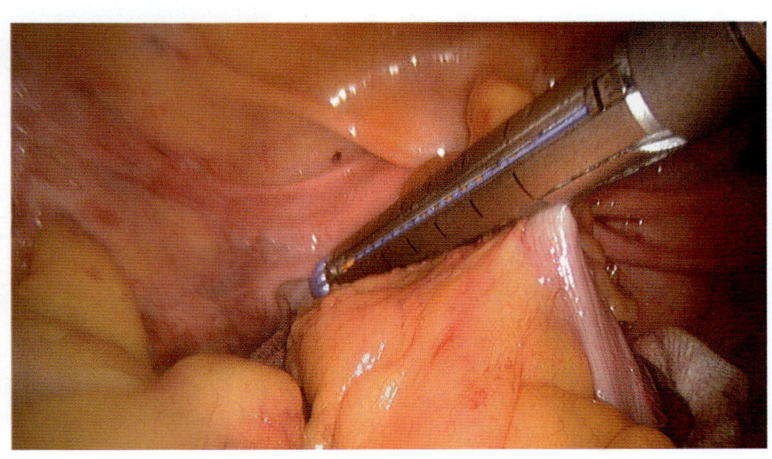

操作技巧：

直肠切断时尽量使闭合线与肠管成直角。

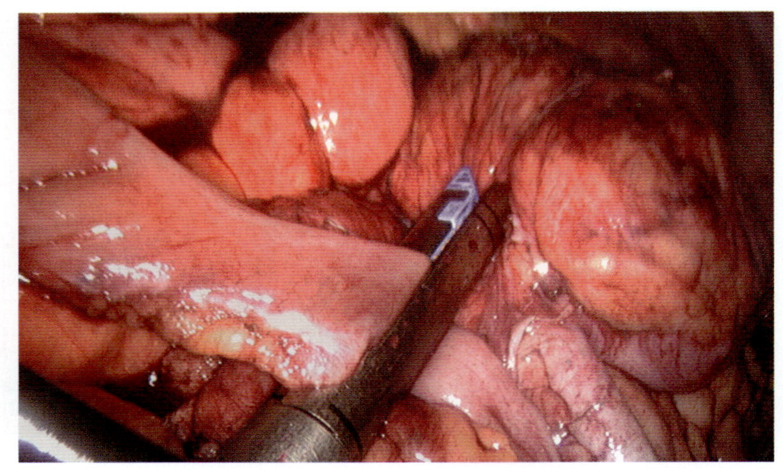

图 23-47　切断闭合小肠

2. 标本取出　助手于体外将膀胱拉钩置于阴道内，用其前端顶起阴道后穹隆。在其指示下，术者用超声刀横行切开阴道后穹隆约 3cm，然后纵行牵拉切口，使切口扩大为 5~6cm（图 23-48），助手使用卵圆钳将无菌塑料保护套经阴道置入腹腔（图 23-49）。同时，术者与助手将全结肠逐次置入保护套内（图 23-50），助手于体外将标本缓缓拉出（图 23-51）。

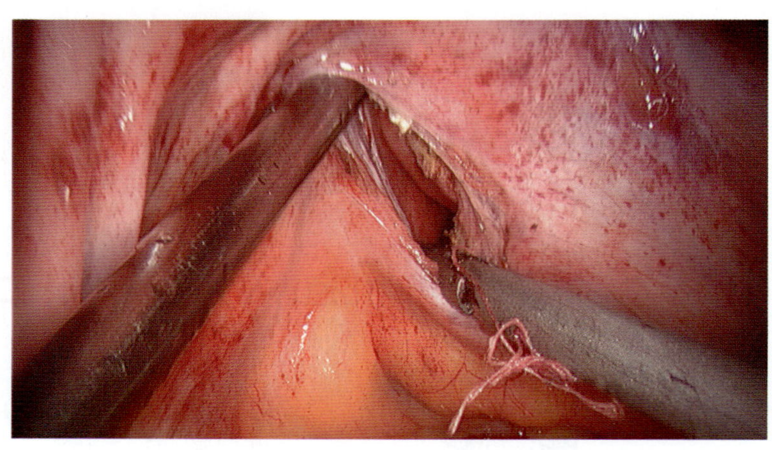

图 23-48　切开阴道后穹隆

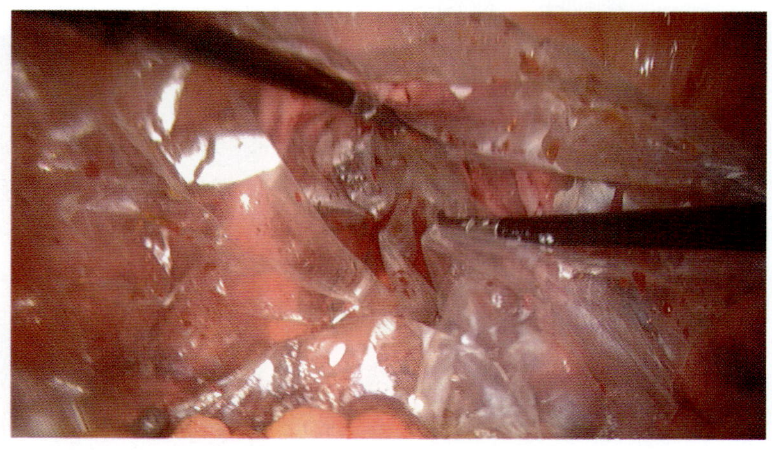

图 23-49　经阴道置入无菌塑料保护套

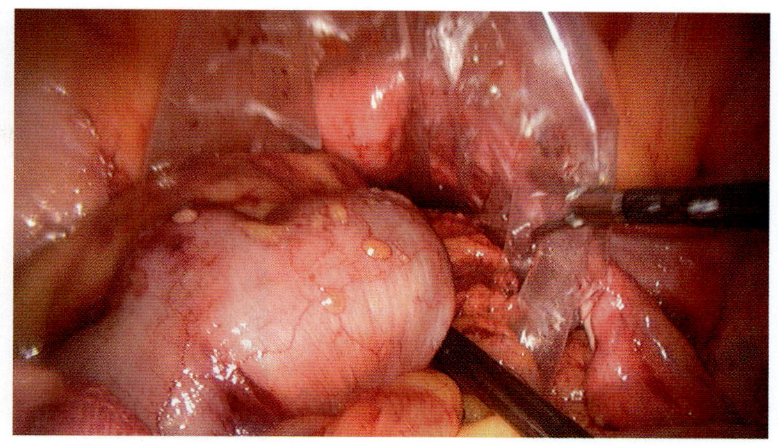

图 23-50　将标本置入保护套中

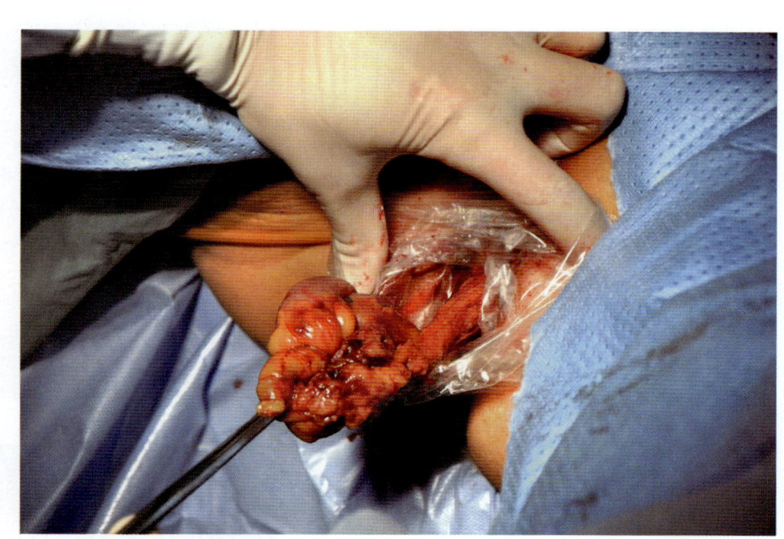

图 23-51　经阴道将标本取出体外

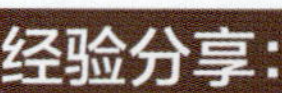

在标本取出过程中切忌使用暴力牵拉,如遇到阻力,需要仔细寻找原因。

3. 消化道重建　经阴道将吻合器抵钉座送入腹腔,判定末端回肠至直肠残端的距离,选择回肠吻合点。在回肠断端沿着缝合钉剪开 2cm 小口(图 23-52),将抵钉座置入回肠肠腔内(图 23-53),调整好位置,用直线切割器闭合回肠残端(图 23-54),切下残端可经阴道取出。在回肠预吻合点,打开一小孔,取出抵钉座连接杆(图 23-55),确认无误备用。助手经肛门置入环形吻合器,并在直肠残端的一角旋出穿刺针(图 23-56),完成抵钉座与吻合器对接(图 23-57),旋紧击发,完成回肠直肠的端侧吻合,并对吻合口进行加固缝合(图 23-58)。检查吻合环上下切端是否完整。经肛行注水注气试验,再次检查吻合口是否通畅,有无出血(图 23-59)。检查无误后,左右下腹部各放置一枚引流管于盆腔(图 23-60、图 23-61),排净气腹,缝合戳卡孔。

图 23-52　切开回肠断端

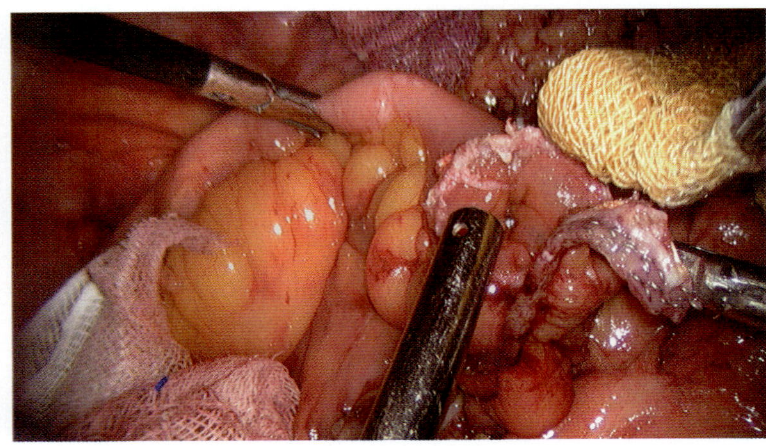

图 23-53　将抵钉座置入回肠

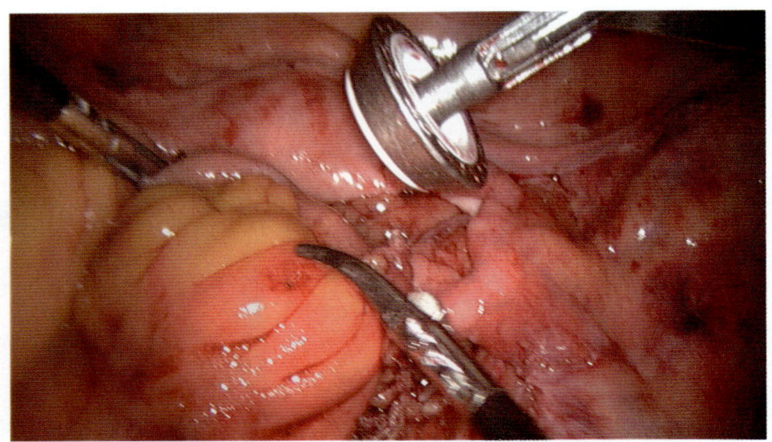

图 23-54　闭合回肠

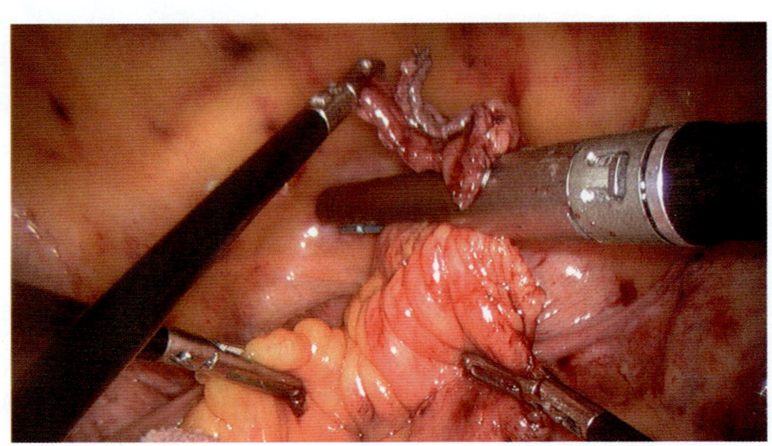

图 23-55　取出抵钉座连接杆

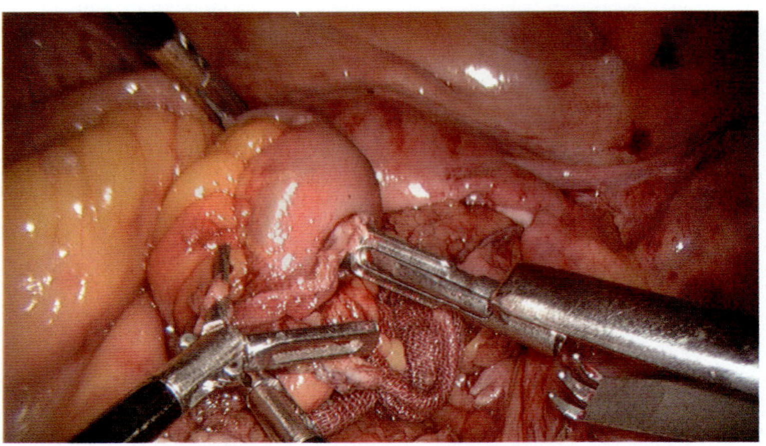

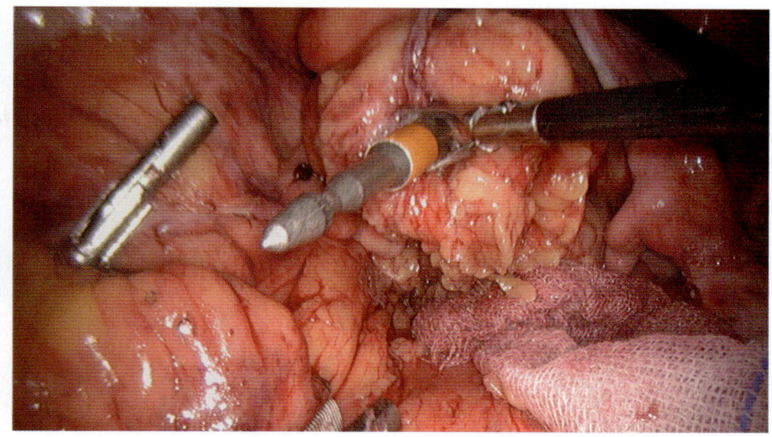

图 23-56　经肛门置入吻合器

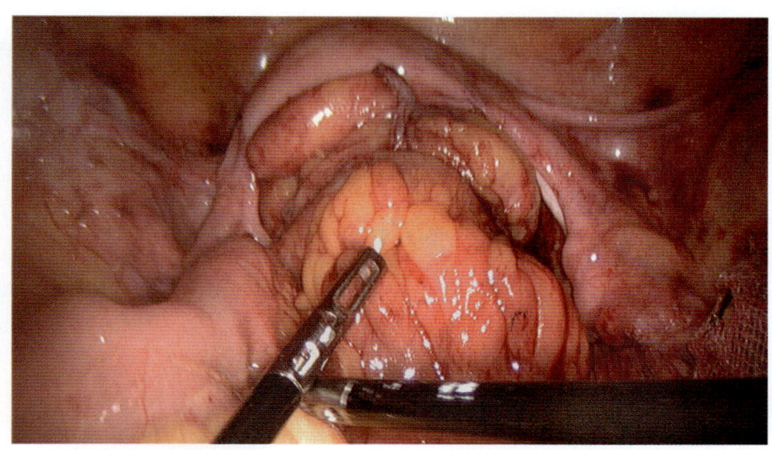

图 23-57　行回肠直肠端侧吻合

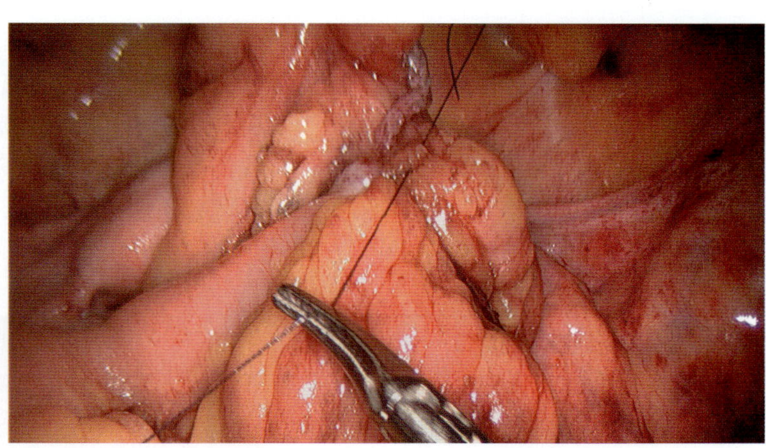

图 23-58　吻合口加固缝合

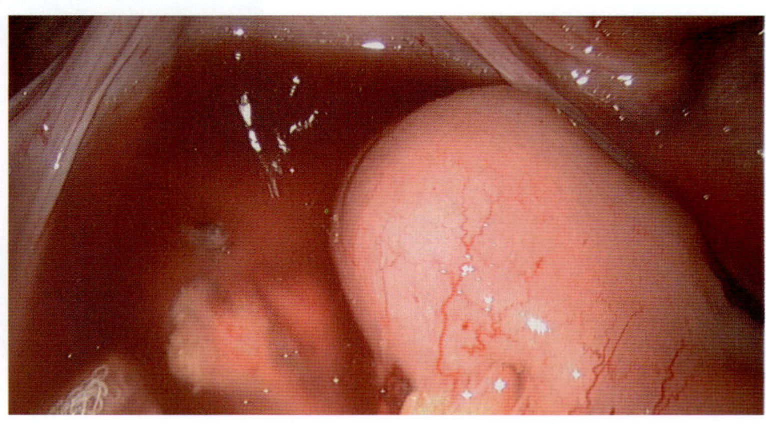

图 23-59　注水注气试验

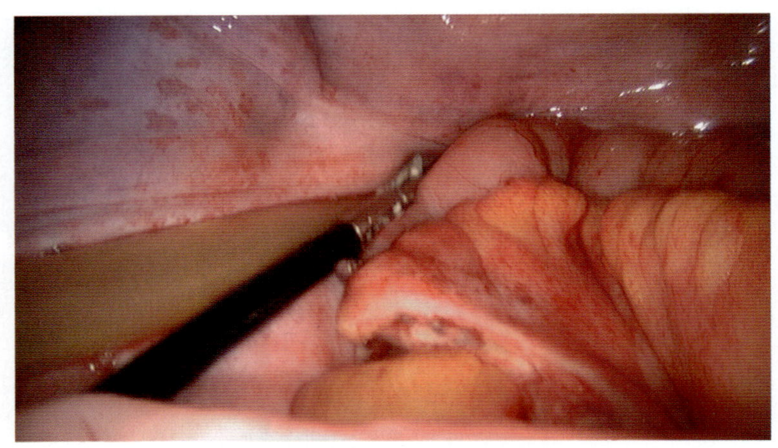

图 23-60　置入左侧腹腔引流管

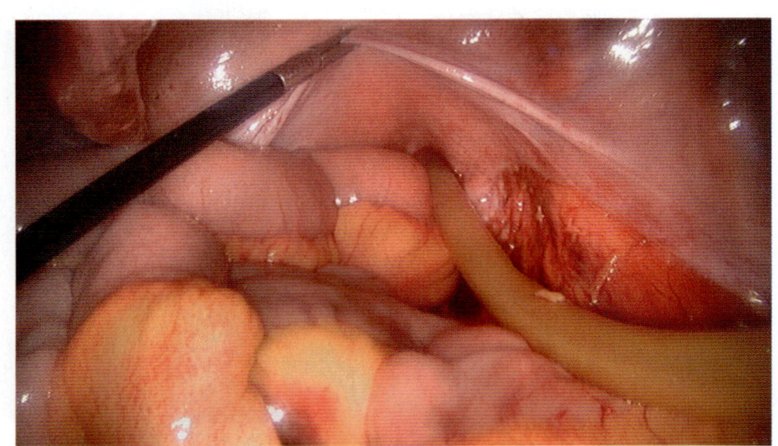

图 23-61　置入右侧腹腔引流管

4. 阴道切口的缝合　用小拉钩拉开阴道，用两把艾丽丝钳夹持住阴道切口的前后壁，充分暴露切口，用无损伤可吸收缝合线间断缝合（图 23-62），阴道切口检查确切无渗血后，用一碘附纱团置于阴道后穹隆，48 小时后取出，术毕。

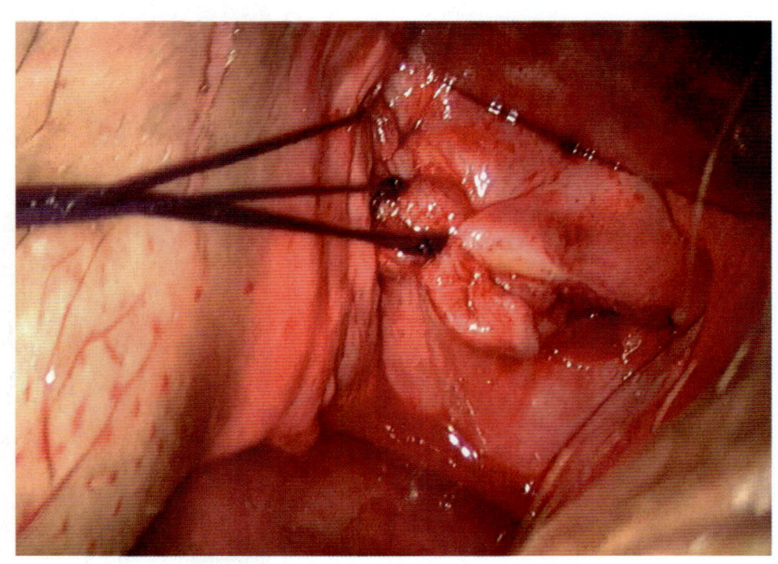

图 23-62　间断缝合阴道切口

【术后腹壁及标本照片】(图 23-63、图 23-64)

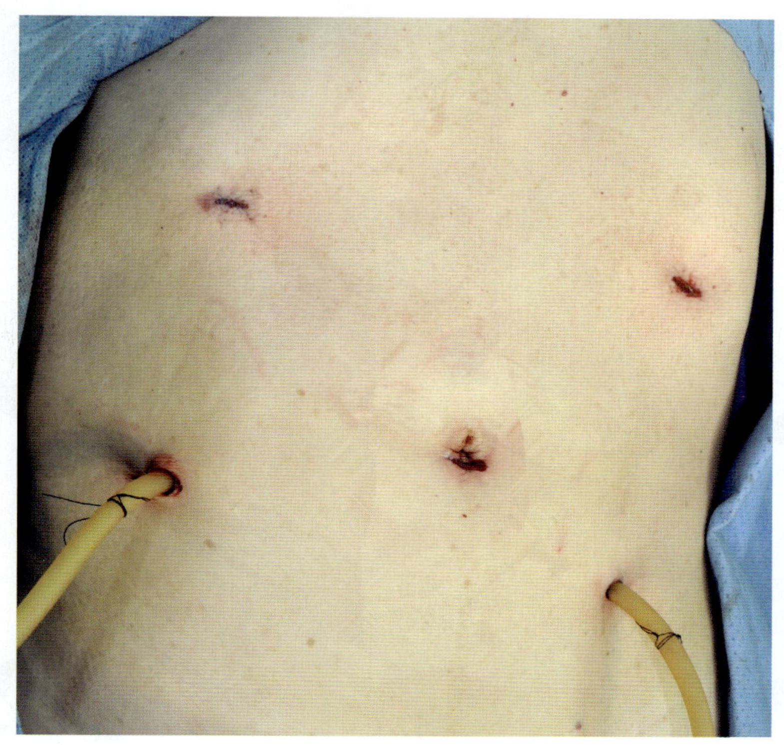

图 23-63　术后腹壁照片

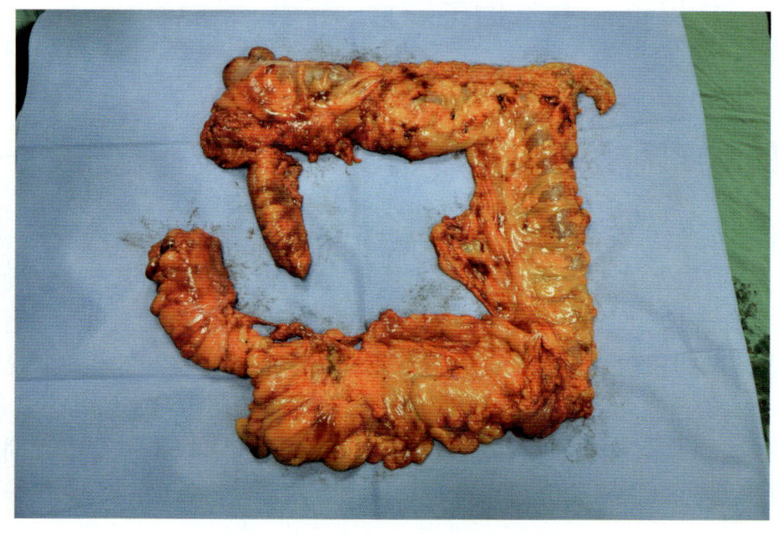

图 23-64　标本照片

【手术示意图】(图 23-65)

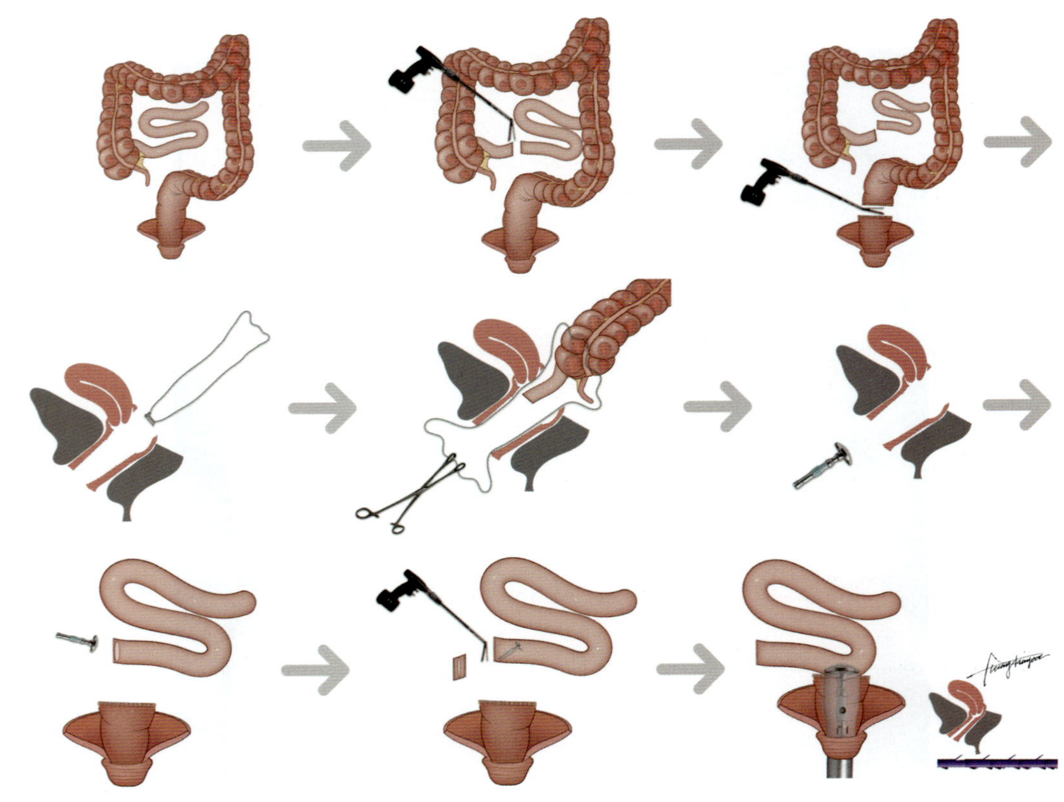

图 23-65 NOSES Ⅹ式标本取出及消化道重建的主要手术步骤(示意图)

第四节 手术相关要点、难点、热点剖析

【全结肠切除的游离顺序及操作要点】

全结直肠切除手术切除范围广,操作复杂,手术创伤大,操作时间长,是结直肠癌手术中技术难度最大的手术之一。因此,想要完成 NOESE Ⅸ式和Ⅹ式手术,术者必须要有开腹全结直肠切除术的手术基础,并有熟练的腹腔镜操作经验,才可尝试开展该手术。在全结肠的游离顺序方面,笔者认为,应按照从右向左的顺时针方向进行操作比较适合。同时按顺序分段进行游离,避免在同一个视野重复操作,有利于缩短手术时间,保证手术的连贯性。此外,每个阶段的操作也需按照内侧入路的方式进行。

对于全结肠的良性病变(如家族性腺瘤性息肉病,未发生癌变),可以不进行血管周围淋巴结的清扫。但对于这种情况仍有必要进行血管的高位结扎,如果只是贴近结肠壁处理系膜,会使整个过程更加烦琐,血管暴露不清晰,更加容易引起出血,游离层面错误。该术式中,横结肠、结肠脾曲和结肠肝曲的游离是整个手术中难度最大的部分,组织器官结构复杂,毗邻脏器多,包括肝、十二指肠、胰、脾等,所有操作应小心谨慎进行,避免发生副损伤。

此外,腹腔镜视野下的优势表现为放大组织结构,使术野局部更加清晰,组织结构更容易辨认,但很容易忽视了手术的整体观和大局观,尤其是对于低年资医师,会大大增加手术操作的难度。该手术恰恰又是更需要掌握大局观的一个复杂手术操作。要想克服此困难，一定要有扎实的解剖基础知识和立体的解剖学思维。

【保留直肠壶腹的全结肠切除术】

直肠壶腹是排便神经反射的感受器，在排便、控制排便的反射通路中占有非常重要的地位。在家族性腺瘤性息肉病和林奇综合征等疾病的治疗中，直肠壶腹常不会被保留，这也大大降低了患者术后的生活质量。因此，对于病变较轻的患者，可以采取个体化的治疗方式，即保留直肠壶腹的全结肠切除术。保留直肠壶腹的指征包括：①直肠壶腹无恶变病灶；②腺瘤数量少，可电灼处理。根据笔者团队的观察结果，此方法可明显改善患者术后的排便、控便能力，减少患者术后的排便次数。但对于保留直肠壶腹的患者，术后也需定期进行肠镜检查，发现病变后及时在肠镜下进行切除，防止其发生癌变。

【家族性腺瘤性息肉病的诊断与治疗】

家族性腺瘤性息肉病是一种常染色体显性遗传疾病，好发于青年，一般 15~25 岁开始出现症状，30 岁左右最为明显。其特点为结直肠内布满息肉状腺瘤，大小不等。如不及时治疗，至 40 岁几乎全部病例都会发生恶变。关于家族性腺瘤性息肉病的诊断相对容易，一般认为本病的诊断标准是结肠腺瘤性息肉超过 100 个，而对于腺瘤少于 100 个的患者，可结合家族史、结肠外病变和视网膜色素上皮层肥大等表现来协助诊断。

对于家族性腺瘤性息肉病的患者而言，早期进行手术是目前最佳的治疗选择，原则上应当施行结肠和直肠的全部切除，而在实际临床治疗中常采取下列几种手术方式进行干预：①结肠和直肠全部切除，回肠永久性造口；②全结肠切除，回肠直肠吻合；③保留直肠壶腹的全结肠切除术，即将全结肠和部分直肠切除，保留直肠壶腹，再将回肠与剩余直肠进行吻合。后两者保留了肛门的排便功能，提高了患者的生存质量，使更多的医师和患者更加倾向于这两种方式。但是采用这两种手术方式的患者需要在术后定期随访，对于肠镜下发现的息肉要及时进行处理。

【林奇综合征的诊断标准】

林奇综合征是指具有错配修复基因（*MMR*）突变导致易患结直肠癌和其他恶性肿瘤的个体，包括已经患有肿瘤和尚未发生肿瘤的人。在过去被称为遗传性非腺瘤性结直肠癌，但后来发现林奇综合征的患者除了在结直肠可以发生肿瘤，还可发生子宫内膜癌、胃癌、卵巢癌、尿道肿瘤等一系列林奇综合征相关性肿瘤。与家族性腺瘤性息肉病相似，林奇综合征也是一种常染色体显性遗传病，因此发病年龄早，并且容易出现多原发肿瘤。林奇综合征的诊断标准最早在 1991 年被提出，即著名的阿姆斯特丹标准：①家族中至少有 3 例或 3 例以上的结直肠癌患者；②其中至少有 1 例患者为其他两例的一级亲属；③家族中至少在连续两代发生结直肠癌；④家族中至少有 1 例患者的发病年龄低于 50 岁；⑤排除家族性息肉病。后来又相继提出了阿姆斯特丹标准Ⅱ(1999)和贝斯特标准修订版(2004)等一系列标准对林奇综合征的诊断进行修订。而随着近些年来分子诊断在肿瘤治疗中的应用，原有的一系列诊断标准仅作为林奇综合征对高危人群的筛选标准。就目前而言，*MMR* 基因检测是目前公认的对林奇综合征诊断最可靠的标准。现在，一些医疗机构先通过微卫星不稳定的检测、免疫组化和 *BRAF* 基因突变检测等方式对林奇综合征的患者进行初筛，然后针对性地对先证者的特异性 *MMR* 基因测序来进行诊断性的检测，在维持诊断准确性的同时，一定程度上减少了诊断费用。

（王锡山　姜　争　马天翼　杨润坤）

第三篇

胃肿瘤 NOSES

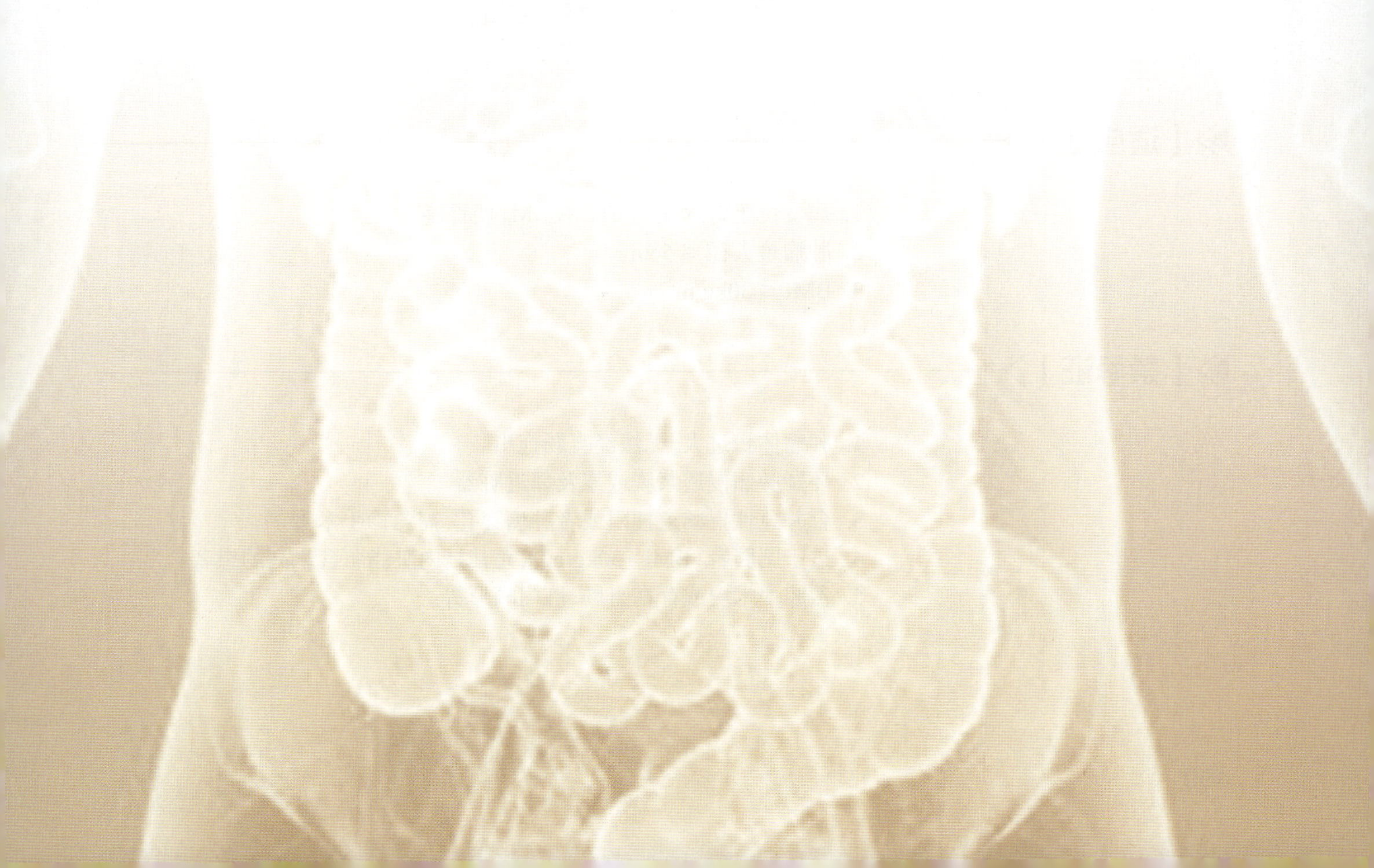

第二十四章 腹部无辅助切口经直肠切口取标本的腹腔镜下远端胃切除术

（毕Ⅰ式吻合、GC-NOSES Ⅰ式）

【前言】

肿瘤位于胃中下1/3部位，分期在T_3以内，且肿瘤最大径小于5cm，在完成胃周淋巴结清扫后，将标本装入标本袋内，可以经直肠将标本取出体外，这种经自然腔道取标本的术式称为胃癌NOSES Ⅰ式，多适用于男性患者。该术式不需要额外增加腹部辅助切口就可以将标本取出体外，腹部仅留有微小的穿刺孔，是真正意义上的完全腹腔镜下的胃癌根治术。该术式不仅腹部美容效果佳，降低了因额外辅助切口造成的术后疼痛和感染的发生概率，同时减少了患者的生理和心理创伤，术后患者恢复快、腹壁功能障碍少、心理暗示轻。开展该术式需严格掌握其适应证及禁忌证。

第一节 适应证与禁忌证

【适应证】

1. 病变位于胃远端的$cT_{1\sim3}N_{0\sim1}M_0$期胃癌。
2. 肿瘤最大径≤5cm。
3. BMI≤30kg/m^2。

【禁忌证】

1. 肿瘤体积过大，无法经直肠拖出。
2. 怀疑肿瘤侵透浆膜或累及邻近脏器。
3. 合并急性胃肠道梗阻或者肿瘤穿孔，需急诊手术者。
4. 过于肥胖者（BMI>30kg/m^2），尤其是内脏脂肪含量高的患者。
5. 盆腔手术史或存在直肠、肛门畸形等。

第二节　麻醉、体位、戳卡位置与术者站位

【麻醉方式】

全身麻醉或全身麻醉联合硬膜外麻醉。

【手术体位】

患者采取分腿头高足低“人”字形体位，进行远端胃癌胃周淋巴结清扫术及消化道重建（图 24-1）；经肛取标本时，患者采取头低足高“人”字形体位（图 24-2）。

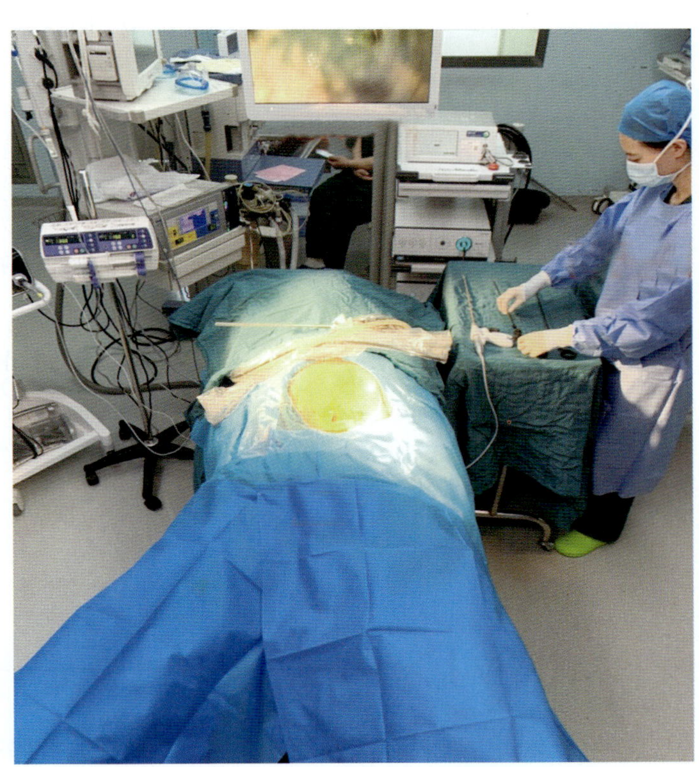

图 24-1　远端胃癌根治术时患者“人”字形体位

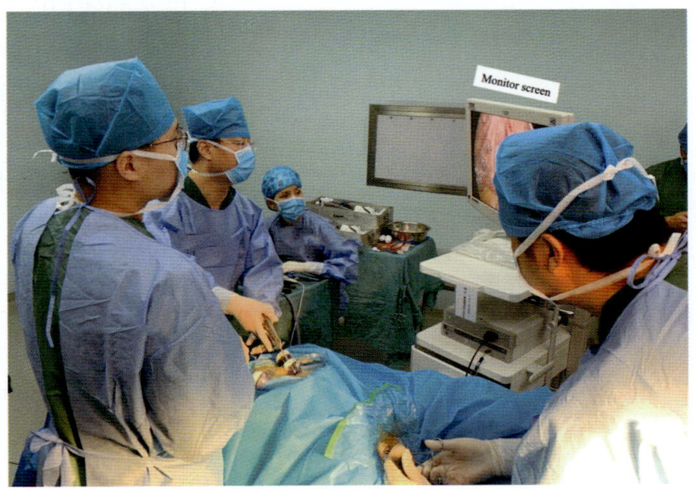

图 24-2　经肛取标本标时患者呈头低足高“人”字形体位

【戳卡位置】

戳卡位置原则上与腹腔镜远端胃癌根治术戳卡位置无区别，常规采取 5 孔法(图 24-3)，根据患者 BMI 及腹形适当调整戳卡位置。

1. 镜头戳卡孔(10mm 戳卡) 经脐孔或根据患者腹形沿脐上下移动 1cm 处。

2. 术者主操作孔(12mm 戳卡) 位于左侧腋前线肋缘下 1~2cm 处。

3. 术者辅助操作孔(5mm 戳卡) 位于左侧锁骨中线平脐处。

4. 助手辅助操作孔(5mm 戳卡) 位于右侧腋前线肋缘下 1~2cm 处。

5. 助手主操作孔(10mm 戳卡) 位于右侧锁骨中线平脐处。

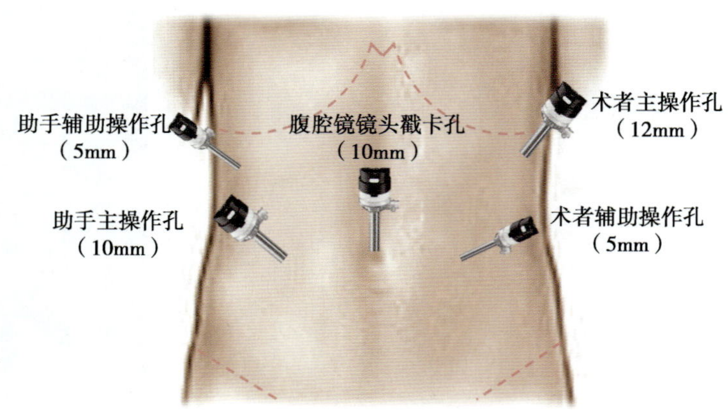

图 24-3　戳卡位置(五孔法)

【术者站位】

多数主刀医师习惯站在患者的左侧完成远端胃癌胃周淋巴结的清扫以及消化道重建(图 24-4)。扶镜手站位于患者两腿之间，助手站位于患者右侧。特殊情况下，如当清扫到第 4sb 组淋巴结时，主刀可以站位于患者两腿之间，扶镜手随之站位于患者右侧。此外，当从直肠取标本时，助手站位于患者两腿之间，主刀可以站位于患者左侧及头侧协助助手将标本自肛门取出(图 24-5)。

【特殊手术器械】

超声刀、60mm 直线切割闭合器、3-0 倒刺线、4-0 可吸收线、无菌保护套等。

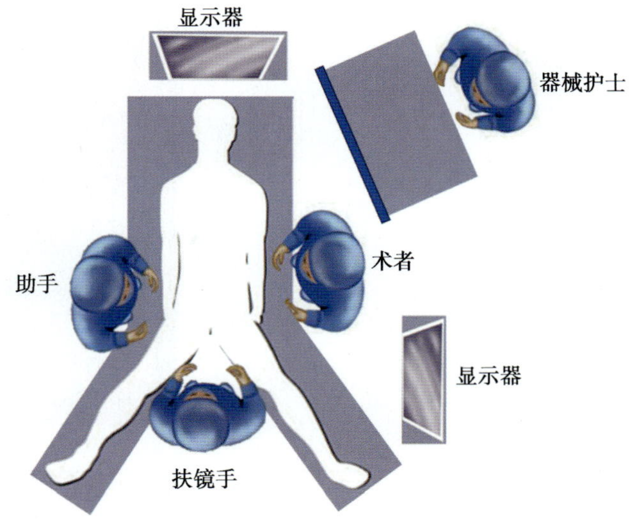

图 24-4　胃癌根治术时术者站位

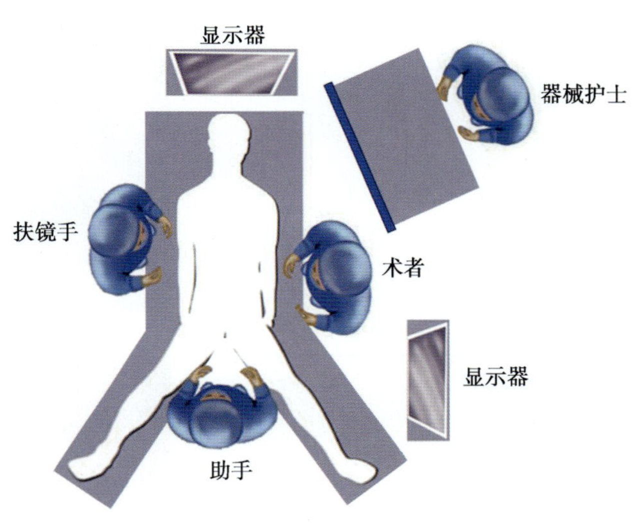

图 24-5　经直肠取标本时术者站位

第三节　手术操作步骤、技巧与要点

【探查与手术方案制订】

在详细的术前检查和术前方案评估的基础上进行探查。

当镜头伸入腹腔后，逆时针探查腹腔及盆腔。先观察肝左叶及右叶（图 24-6、图 24-7），然后观察右侧腹腔并到达右侧髂窝，到达盆腔后观察盆腔有无粘连，尤其是直肠子宫陷凹有无结节及积液（图 24-8），观察左侧髂窝及左侧腹腔，到达上腹后，观察脾表面、大网膜表面有无结节及粘连，嘱巡回护士将胃腔内容物抽尽后，探查原发癌灶位置及胃周淋巴结转移情况，必要时可以打开大网膜，进入网膜腔内探查肿瘤有无侵出胃后壁等。必要时，可以进行腹腔脱落细胞学检查，判断是否存在腹膜转移（图 24-9）。

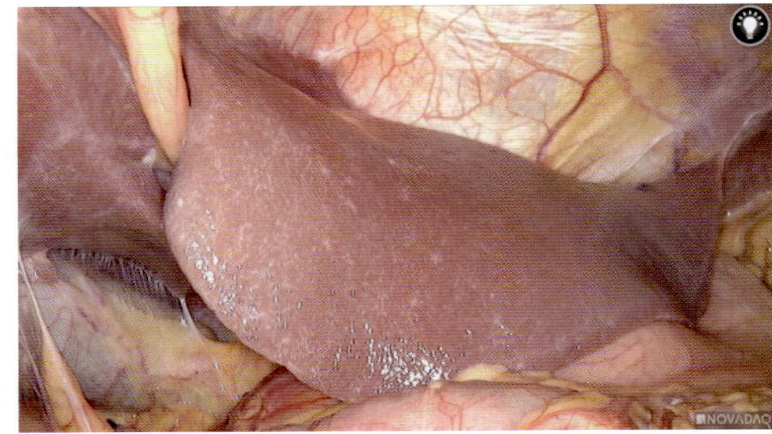

图 24-6 探查肝左叶

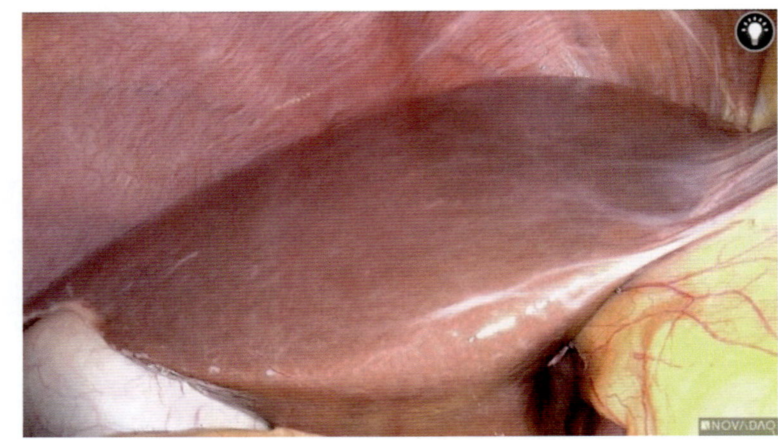

图 24-7 探查肝右叶

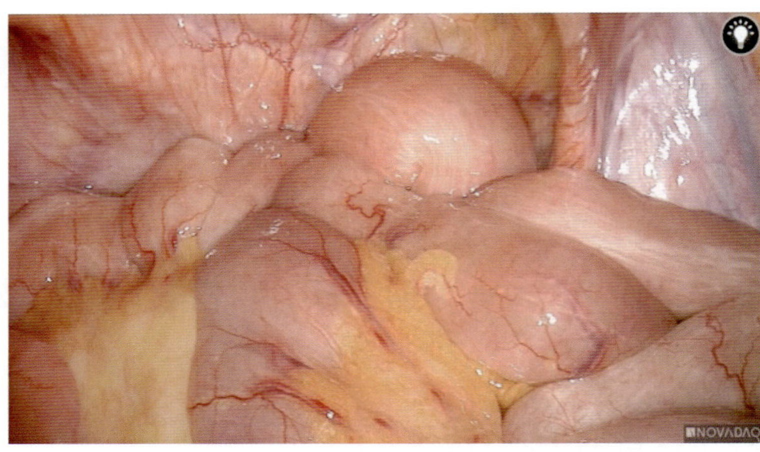

图 24-8 探查盆腔

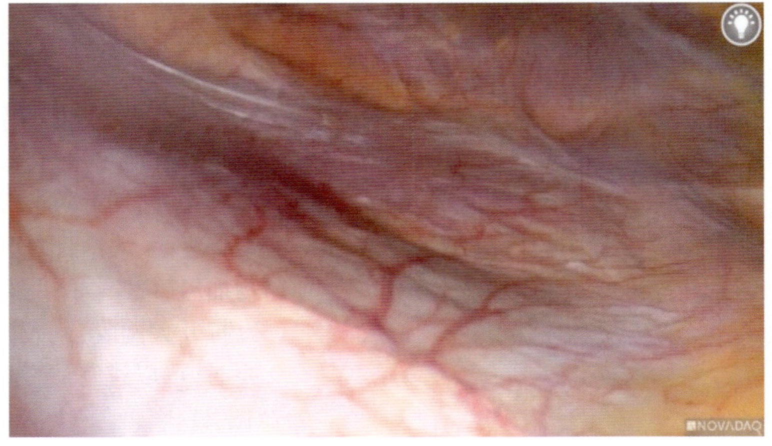

图 24-9 探查腹膜有无结节

【解剖与分离】

1. 大网膜游离及幽门下区域淋巴结清扫　首先，将大网膜向头侧及腹壁方向提起并保持适度张力，沿着横结肠附着缘无血管区域游离大网膜，向右达横结肠肝曲，向左至横结肠脾曲脾下极（图 24-10）。然后，将大网膜移向头侧，将胃网膜右系膜向头侧及腹壁方向提起，沿着横结肠系膜、胃网膜右系膜融合筋膜间隙向右侧分离至十二指肠降部，显露背侧胰头前筋膜，在副右结肠静脉、胰十二指肠前静脉会合处，显露胃网膜右静脉，并在其根部结扎切断（图 24-11）。

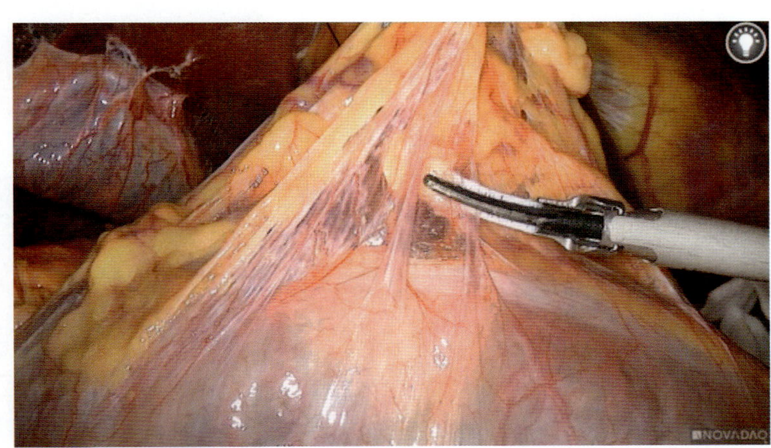

图 24-10　沿横结肠边缘切除大网膜

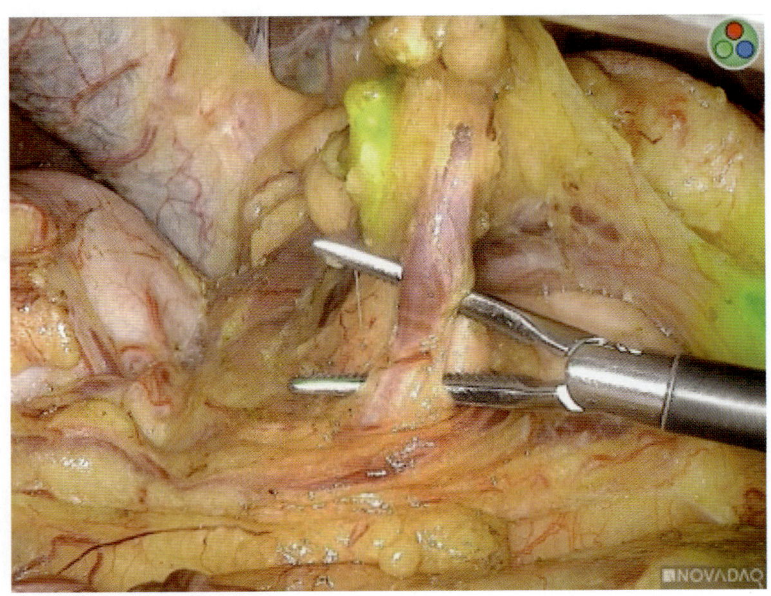

图 24-11　根部切断胃网膜右静脉，清扫第 6v 组淋巴结

继续沿着胰头前筋膜向头侧方向游离，显露胃网膜右动脉的根部，结扎并切断胃网膜右动脉，同时完成清扫第 6a 组淋巴结（图 24-12）。将十二指肠向腹壁方向挑起，在十二指肠上缘与胃右血管及幽门前血管组成的三角区内开窗，用 60mm 白钉直线切割闭合器切断十二指肠（图 24-13）。保证远端切缘安全的前提下，保留足够长的十二指肠用于胃十二指肠毕Ⅰ式吻合（图 24-14）。

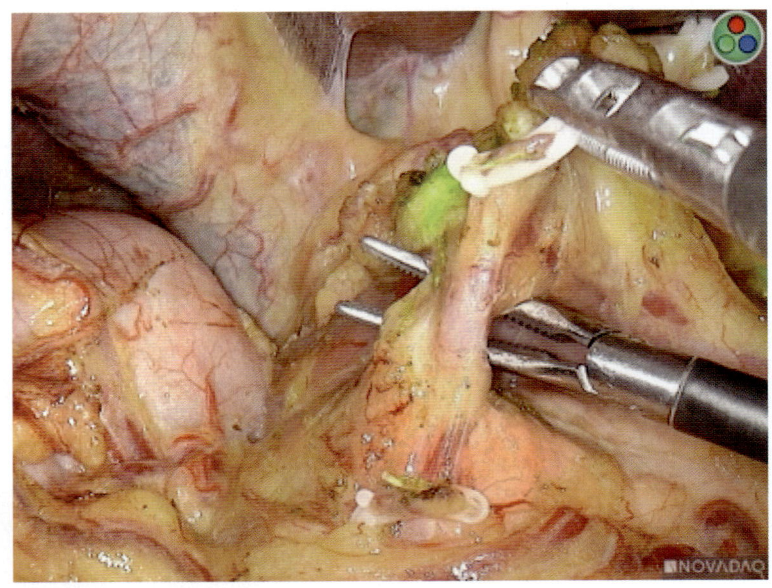

图 24-12　根部切断胃网膜右动脉，清扫第 6a 组淋巴结

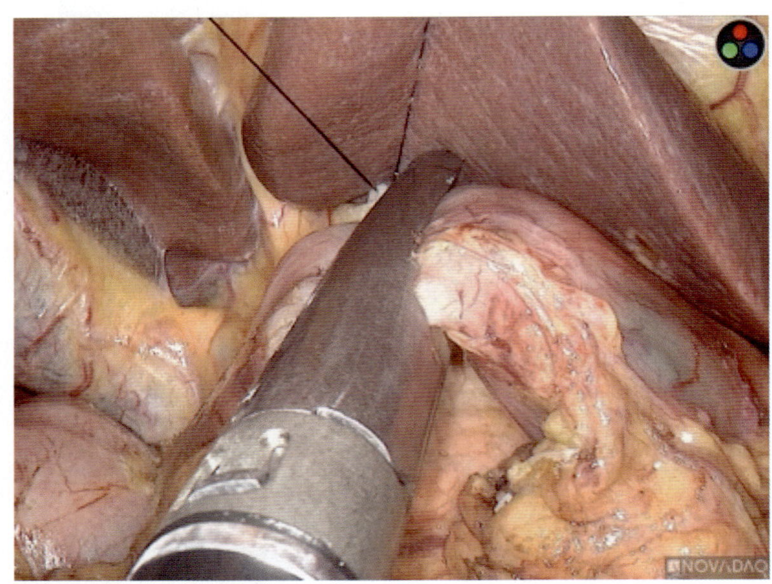

图 24-13　切断十二指肠

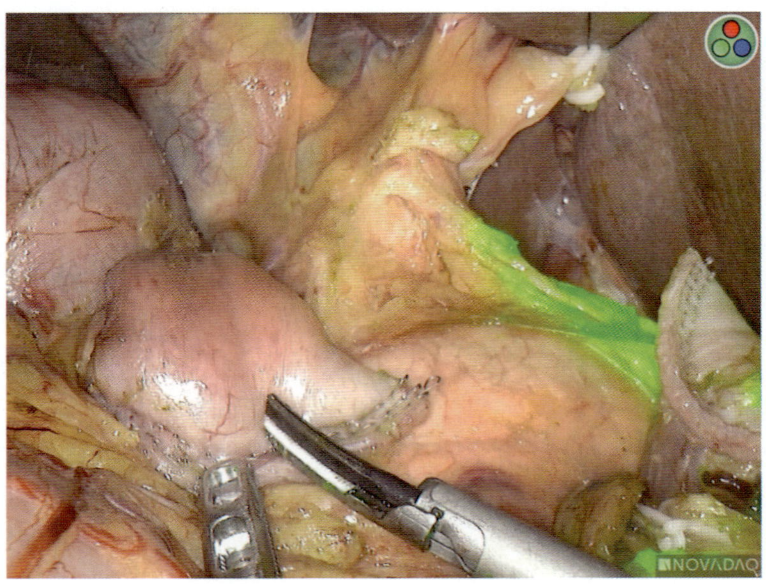

图 24-14　保证足够长的十二指肠

2. 胰腺上区域淋巴结清扫　将胃移向右上腹，充分显露胰腺上平面，沿着胃十二指肠动脉找寻到胃右血管，根部结扎切断胃右血管，完成第 5 组淋巴结的清扫（图 24-15）。沿着胰腺上缘向头侧游离，在肝总动脉表面的迷走神经向肝门部解剖，同时清扫第 8a 组淋巴结（图 24-16、图 24-17）。将肝固有动脉前内侧表面的淋巴脂肪组织一并切除，内侧后方可以看到门静脉左前壁，完成第 12a 组淋巴结的清扫（图 24-18、图 24-19）。在胃左系膜左侧脾动脉起始部沿着脾动脉表面清扫第 11p 组淋巴结，一直解剖到胰后间隙（图 24-20、图 24-21）。在胃左动脉右前方解剖出冠状静脉并结扎切断（图 24-22），然后在腹腔动脉根部清扫第 9 组淋巴结，同时将胃左动脉向腹壁及头侧牵引，在胃左动脉根部结扎并切断完成第 9 组、第 7 组淋巴结的清扫（图 24-23）。此刻，继续向头侧解剖，可以看到右侧膈肌脚，沿着胰后肾筋膜（杰罗塔筋膜，Gerota fascia）表面向头侧解剖（图 24-24），最终完成胰腺上区域的淋巴结清扫（图 24-25）。

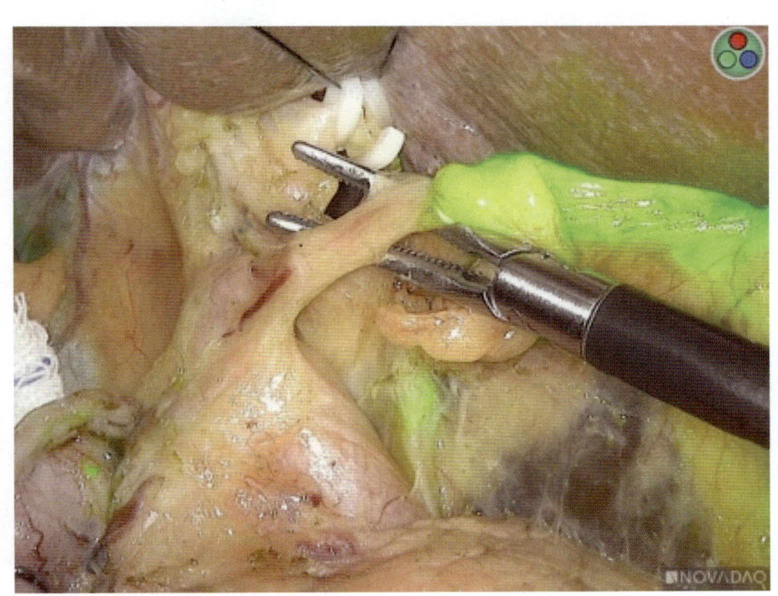

图 24-15　根部切断胃右血管，清扫第 5 组淋巴结

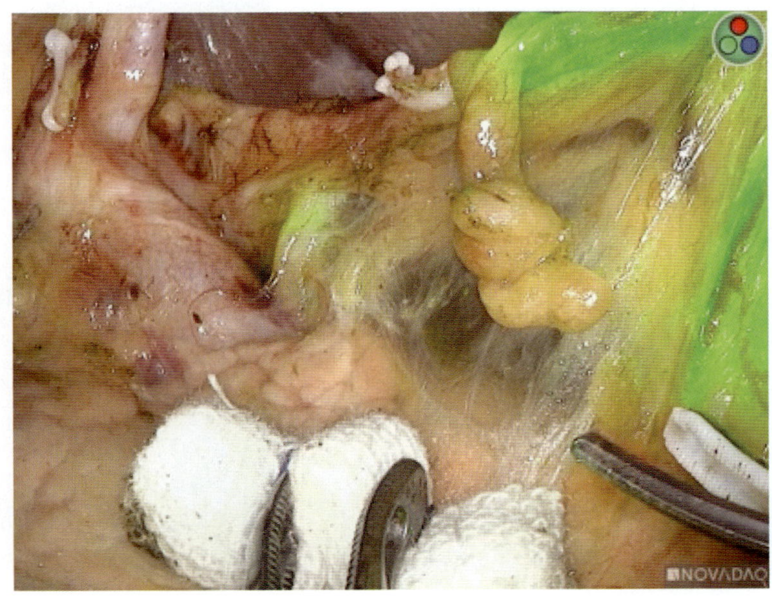

图 24-16　沿着胰腺上缘进入胰腺上后间隙

图 24-17 沿着肝总动脉表面清扫第 8a 组淋巴结

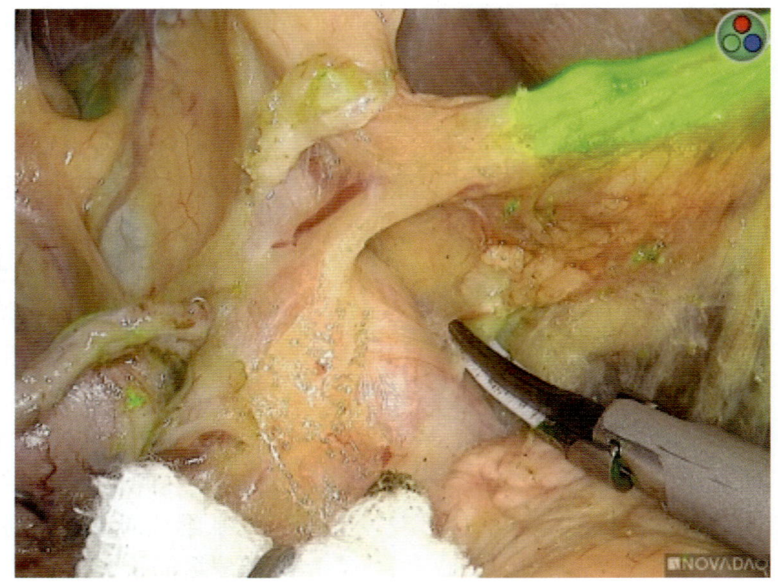

图 24-18 显露门静脉，清扫第 12a 组淋巴结

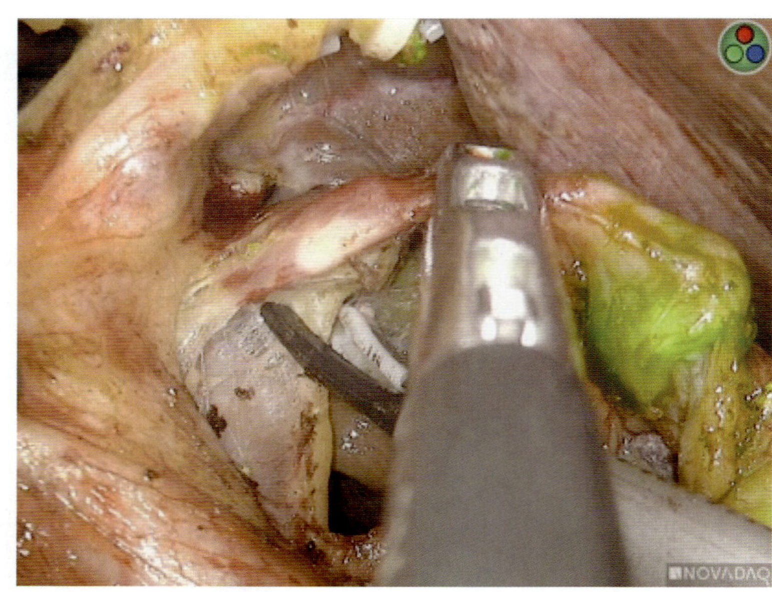

图 24-19 肝门部清扫完术野

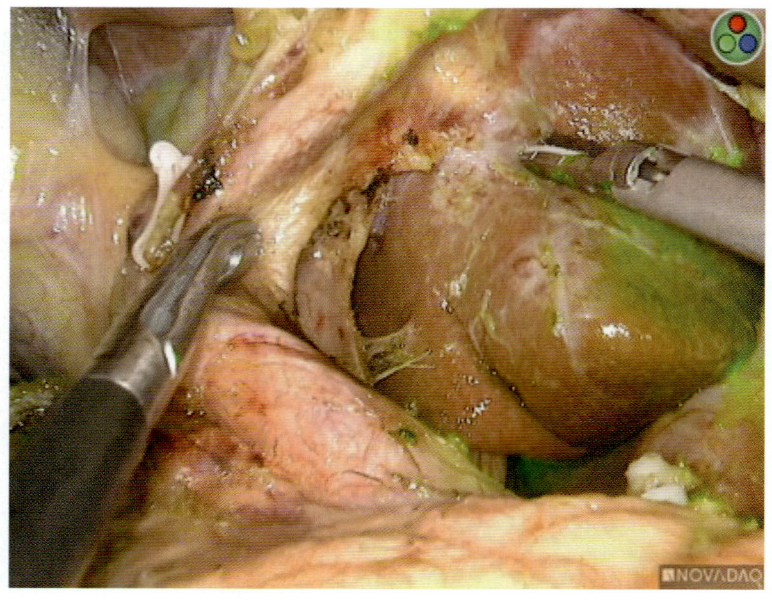

图 24-20　沿脾动脉表面清扫第 11p 组淋巴结

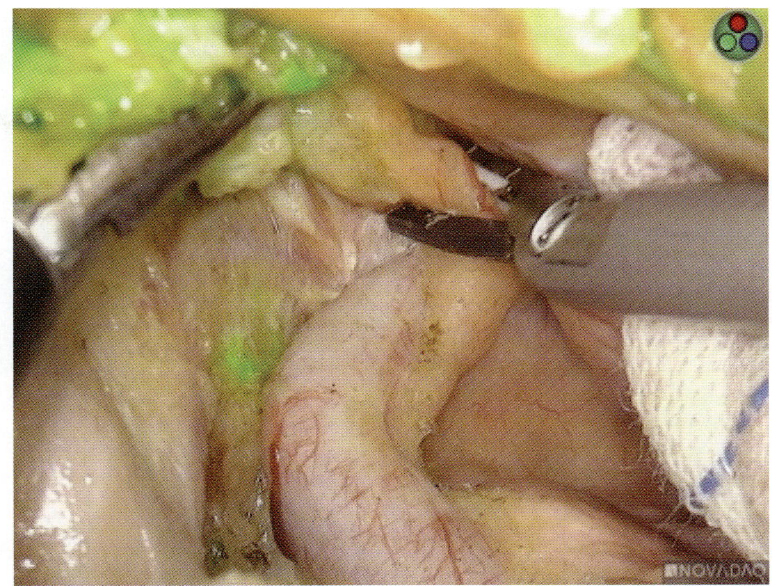

图 24-21　第 11p 组淋巴结清扫后术野

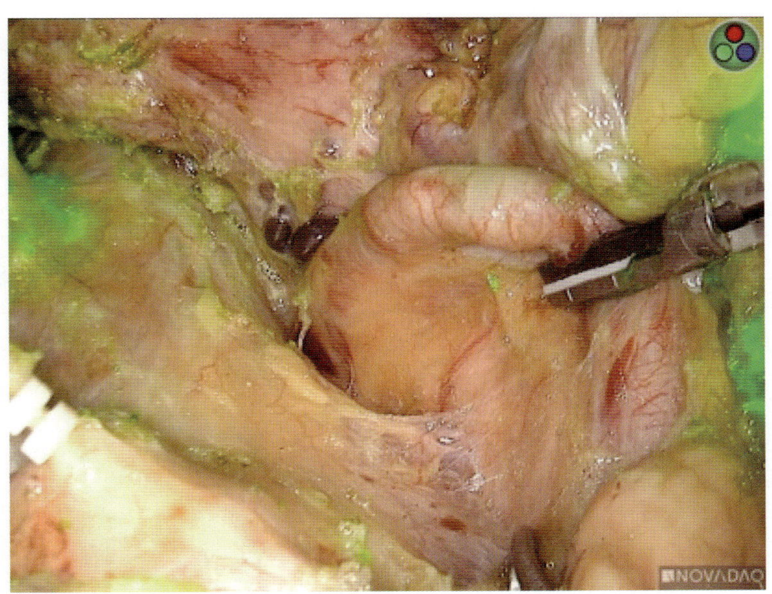

图 24-22　根部切断冠状静脉

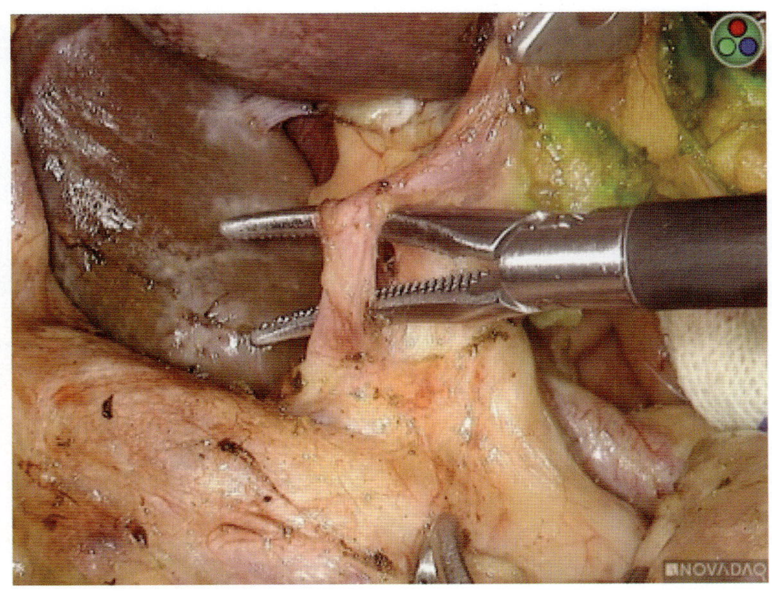

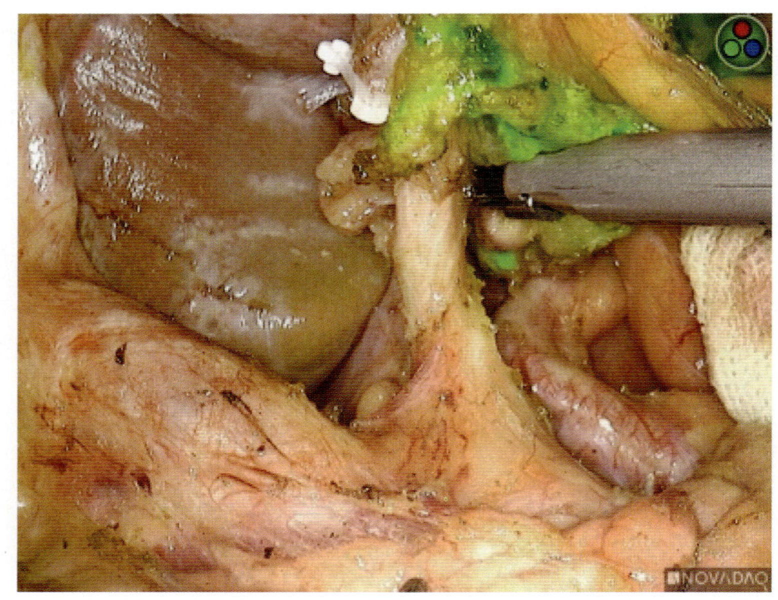

图 24-23 清扫完第 9 组、第 7 组、第 8a 组淋巴结后术野

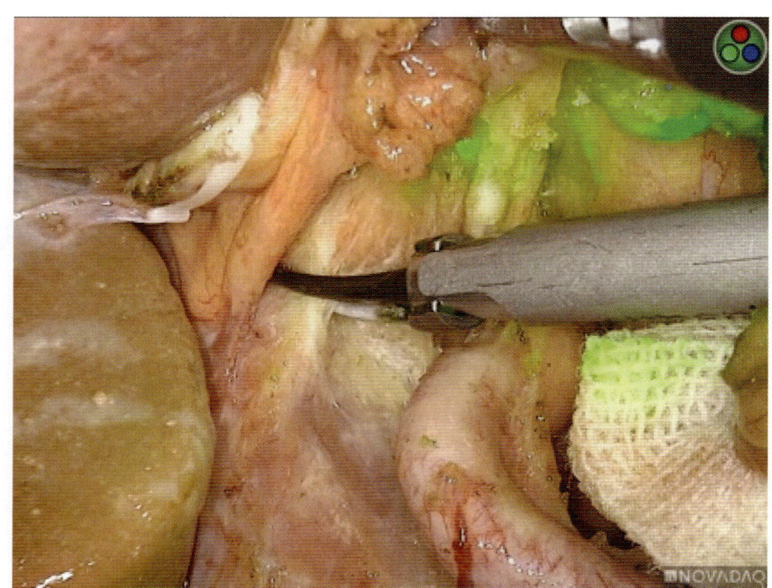

图 24-24 沿着右侧膈肌脚向头侧清扫

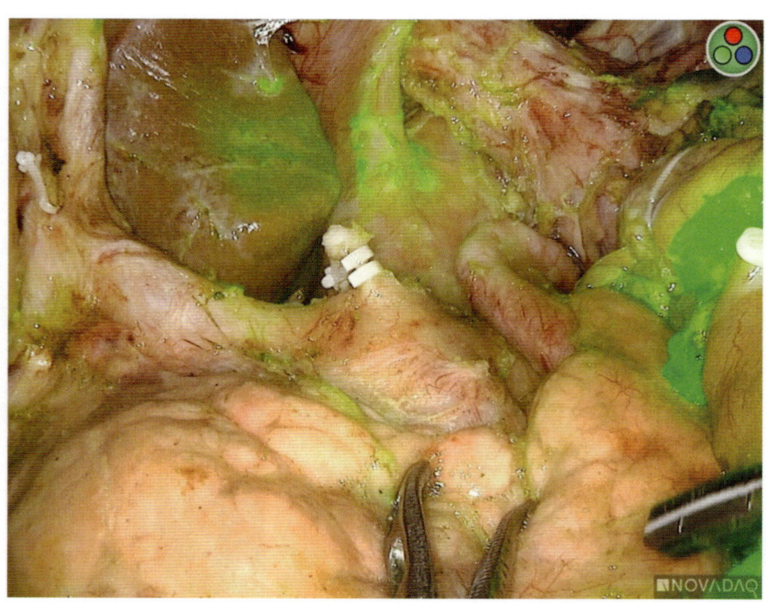

图 24-25 胰腺上区域淋巴结清扫后术野

3. 小弯侧淋巴结清扫　采取后侧入路，将胃向腹壁及头侧挑起，显露小弯侧网膜后方，锐性切断汇入胃小弯侧的血管（图 24-26），在食管裂孔右侧彻底切除腹段食管前方的脂肪组织，并逐渐向尾侧裸化胃小弯（图 24-27），完成第 1 组和第 3 组淋巴结的清扫（图 24-28）。

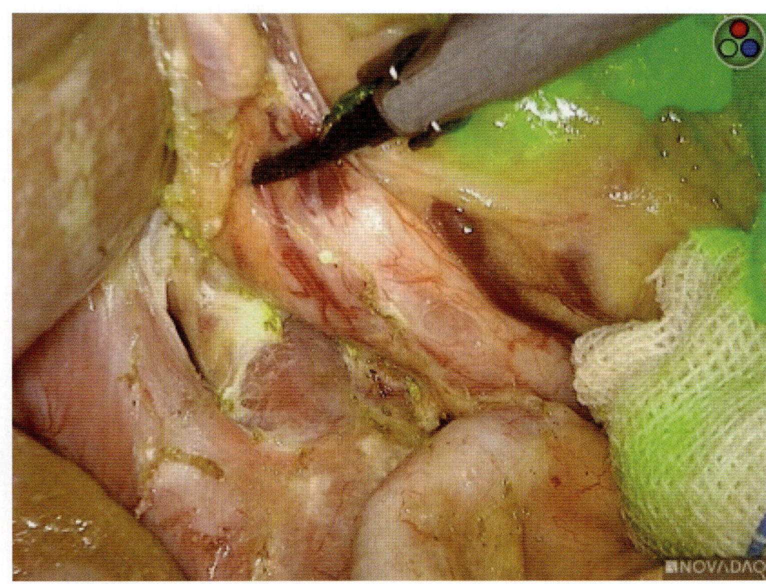

图 24-26　后侧入路清扫第 1 组和第 3 组淋巴结

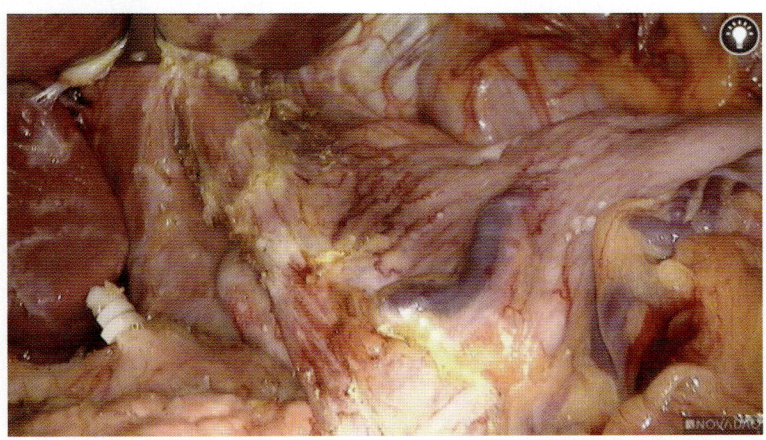

图 24-27　胃小弯侧裸化后

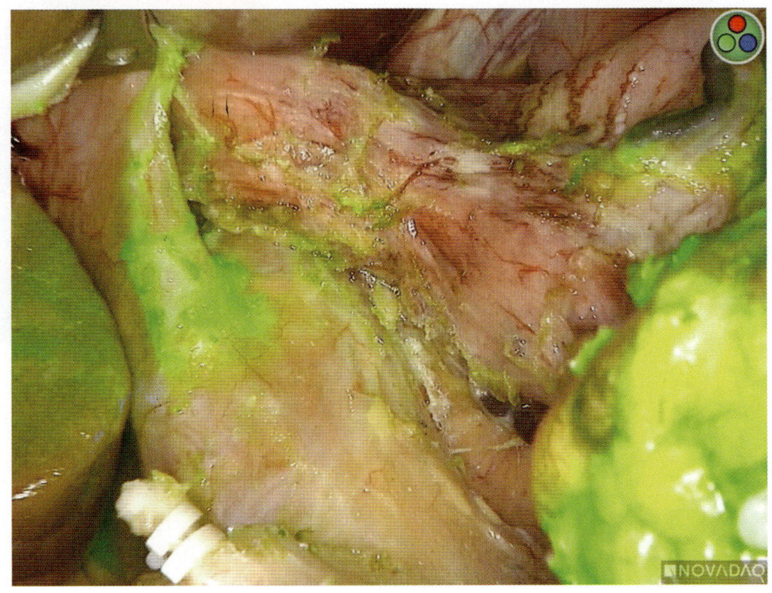

图 24-28　第 1 组和第 3 组淋巴结清扫后术野

4. 第 4sb 组淋巴结清扫 第 4sb 组淋巴结目前仍然属远端胃 D_2 淋巴结清扫术的清扫范围，在脾下极及胰腺尾部的胰腺前筋膜面逐步向头侧及脾门区域解剖，显露发自脾下极血管的胃网膜左血管，根部结扎并切断胃网膜左血管完成第 4sb 组淋巴结的清扫(图 24-29)，继续向头侧切断一支胃短血管(图 24-30)，然后由左向右裸化胃大弯(图 24-31)。

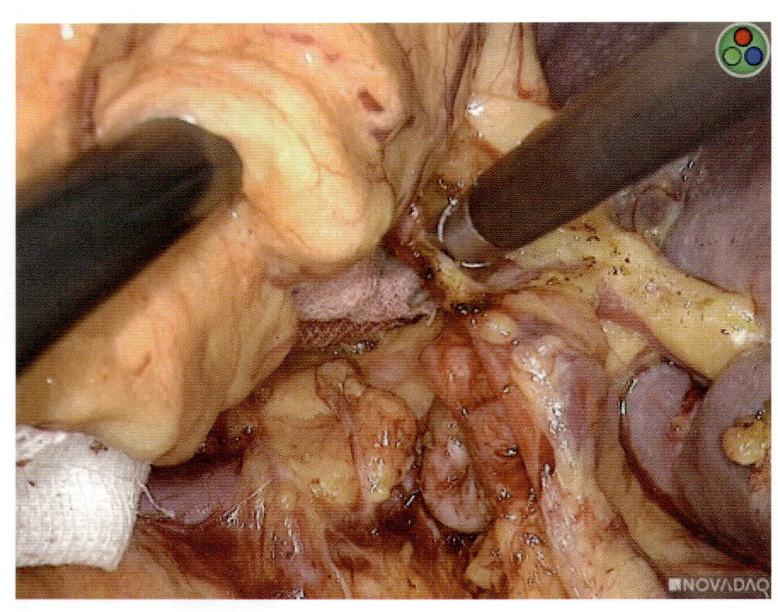

图 24-29 发源于脾下极动脉的胃网膜左血管

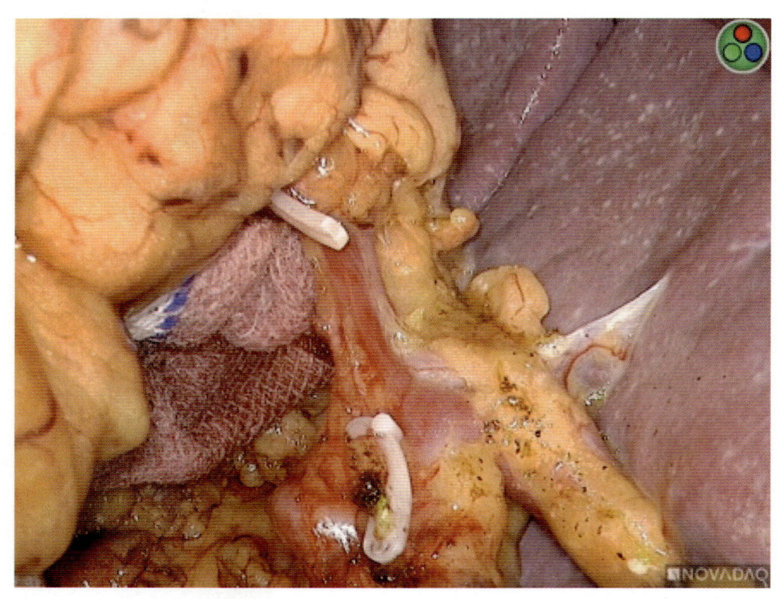

图 24-30 切断一支胃短血管

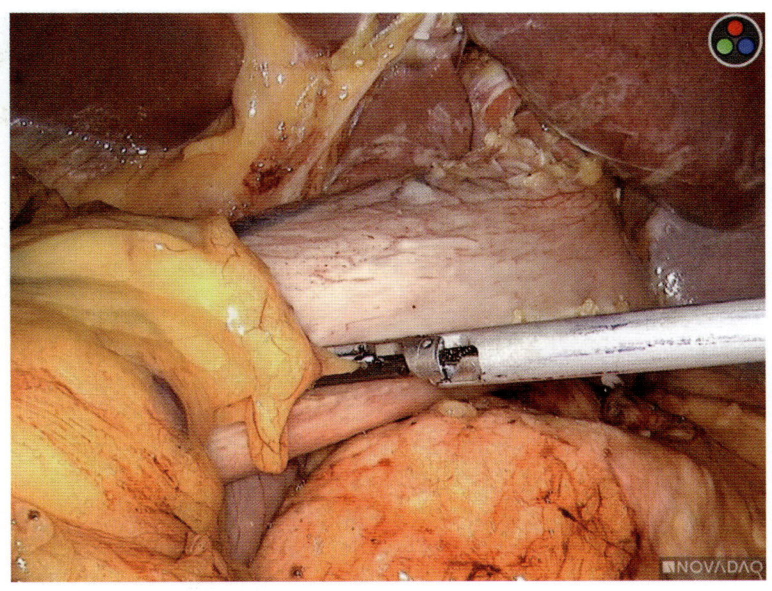

图 24-31　裸化胃大弯侧

【标本切除与消化道重建】

1. 离断远端胃　距离原发癌灶上极大弯侧 8cm、小弯侧 5~6cm 处，用 60mm 蓝色直线切割闭合器两枚，离断胃体（图 24-32）。将标本置入标本袋内，完成远端胃癌 D_2 淋巴结清扫（图 24-33）。

2. 消化道重建　在近端残胃大弯侧距离胃断端 5cm 处开孔，同时十二指肠残端开孔，用 60mm 蓝色直线切割吻合器插入上述开孔内，将近端残胃大弯与十二指肠前壁行毕Ⅰ式吻合（图 24-34），激发吻合器后，取出直线吻合器，并观察吻合口有无活动性出血（图 24-35），用 3-0 V-loc 倒刺线连续缝合共同开口（图 24-36）。将残胃向腹侧挑起，观察有无吻合口张力，完成胃十二指肠毕Ⅰ式吻合（图 24-37）。

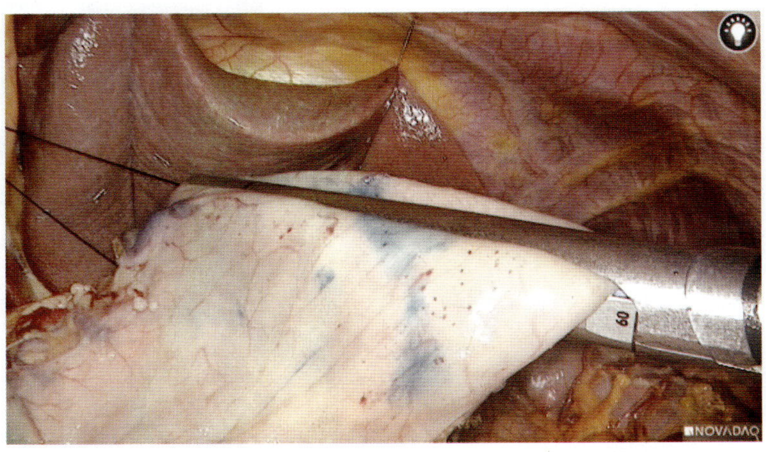

图 24-32　距离原发癌灶上极 8cm 处离断胃体

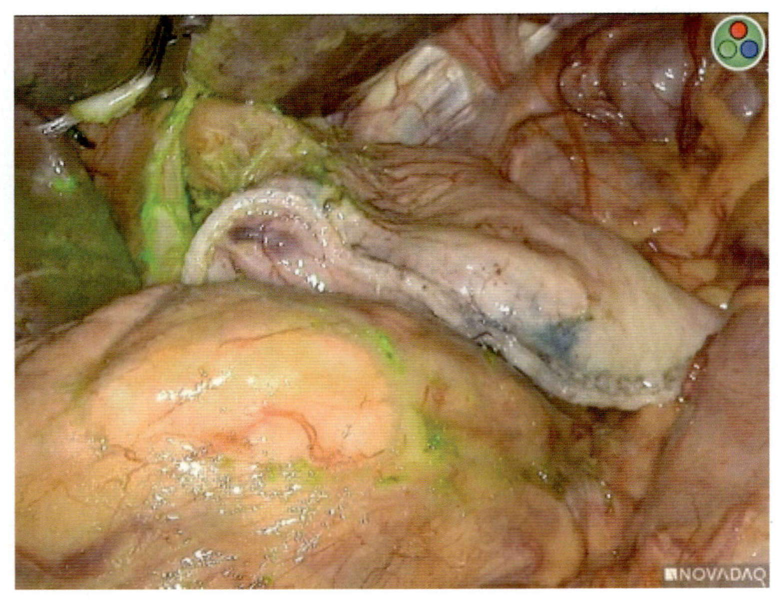

图 24-33　移去标本后手术野

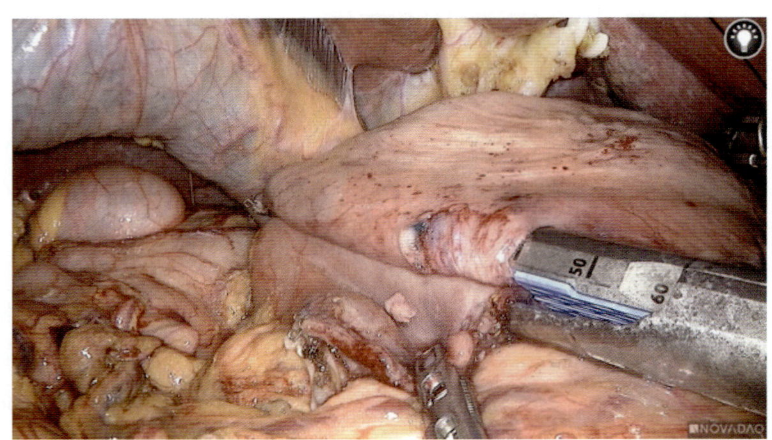

图 24-34　近端残胃与十二指肠前壁吻合

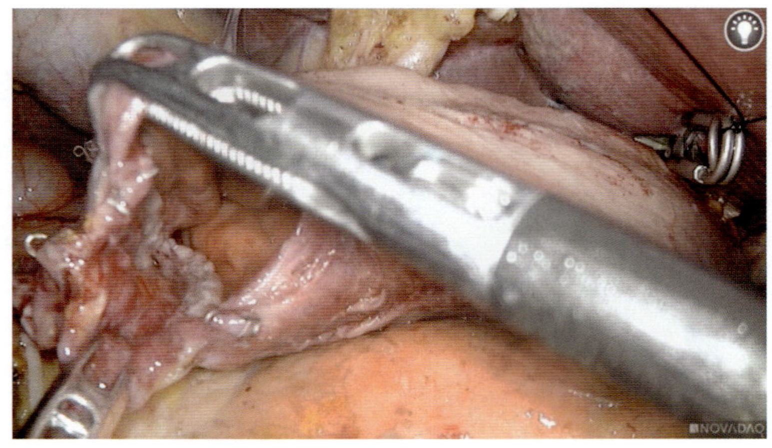

图 24-35　经共同开口观察吻合口内有无出血及吻合情况

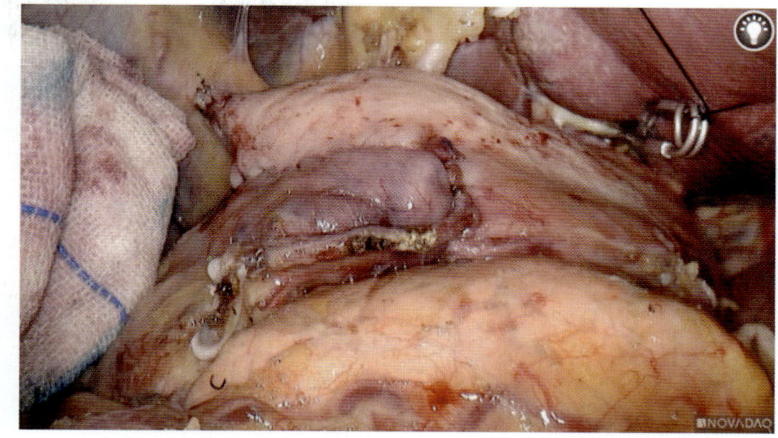

图 24-36　用 3-0 V-loc 倒刺线连续缝合关闭共同开口

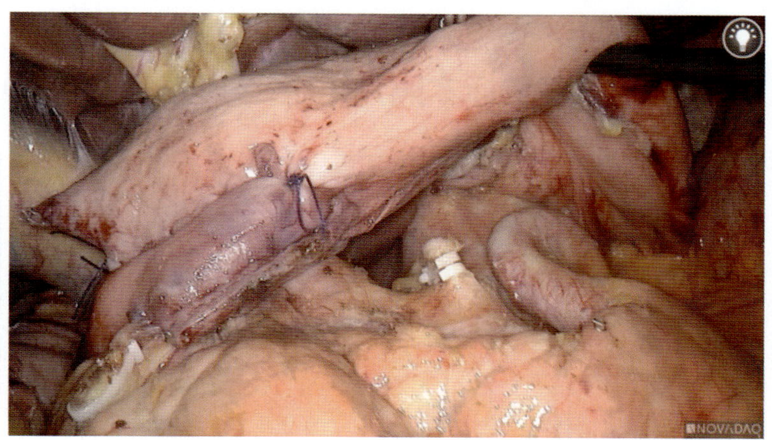

图 24-37　胃十二指肠毕Ⅰ式吻合完成

3. 经直肠取出标本　患者取头低足高位，在盆底腹膜反折上方 5~6cm 处，沿直肠系膜对侧的肠壁纵轴切开直肠前壁长 3~5cm 的切口，助手持肠钳自肛门引入，并从直肠前壁切口处伸出并进入腹腔，主刀将标本袋一头递给助手的肠钳，主刀左手提起直肠切口处的肠壁轻轻向头侧对抗牵引，此刻，助手缓慢将标本袋自肛门拽出体外，完成经直肠取标本（图 24-38、图 24-39）。取出标本后，反复冲洗盆腔干净后，用 3-0 V-loc 倒刺线连续缝合直肠前壁切口，并间断包埋数针。

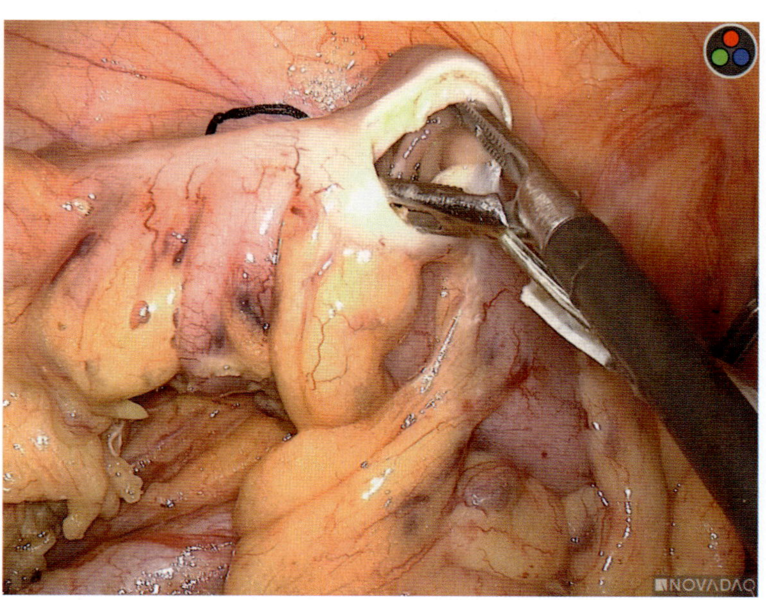

图 24-38　直肠前壁切开 3~5cm 小口

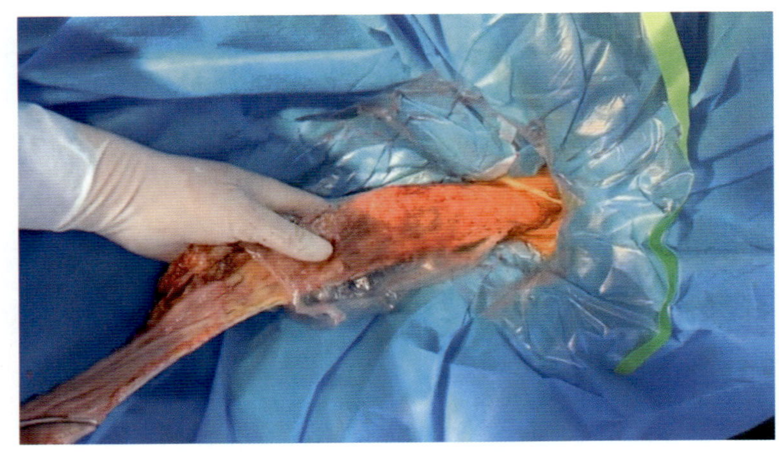
图 24-39　经直肠取出标本

【术后腹壁及标本照片】（图 24-40、图 24-41）

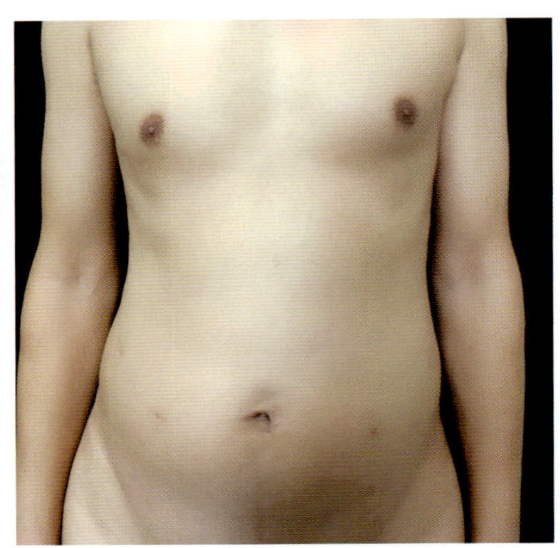
图 24-40　术后腹壁照片

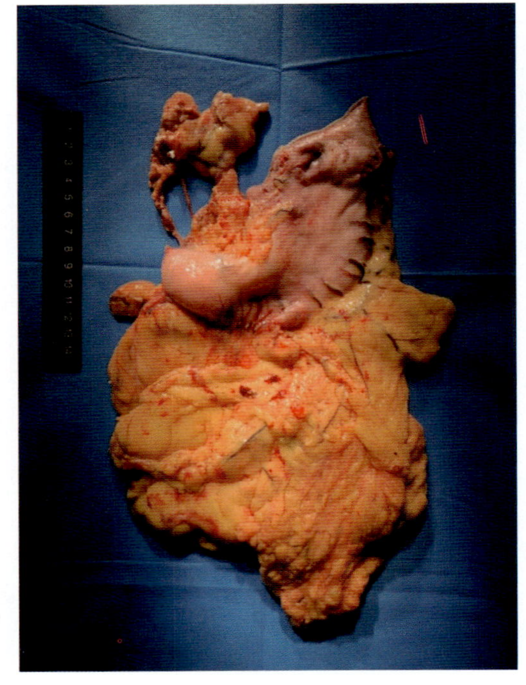
图 24-41　标本照片

第四节　手术相关要点及难点解析

【全腹腔镜下胃十二指肠毕Ⅰ吻合要点及难点】

腹腔镜下胃十二指肠吻合通常采用三角吻合、改良三角吻合、Overlap 吻合。三角吻合（δ 吻合）实际上是采用 60mm 直线吻合器（蓝钉或紫钉）将十二指肠前壁和胃断端后壁进行端侧吻合，共同开口可以用 60mm 直线吻合器吻合。

【全腹腔镜下胃十二指肠毕Ⅰ吻合】

远端胃癌经肛取标本毕Ⅰ式吻合，关键点是上段直肠切开，需要严格按照无菌原则操作，切开直肠前，需要由助手经肛用碘附水或氯己定反复冲洗直肠，然后经腹部穿刺孔置入标本袋，再经直肠切口将标本袋留置于肠腔内，部分标本袋拖出肛门，助手经肛门伸入肠抓钳，主刀将胃标本送入标本袋内，协助助手缓慢将标本拖出肛门外。禁忌用力过度造成标本挤压，同时避免取标本时用力过度造成直肠开口撕扯损伤直肠。经肛取出标本后，用 3-0 V-loc 倒刺线连续缝合直肠切口，并间断加固包埋切口，确保缝合确切无误。缝合完毕，术者需要再次冲洗腹盆腔直至干净。

整个手术操作过程中，需要严格遵循无瘤、无菌原则。取标本前要常规冲洗直肠，取标本时，禁忌过度牵拉标本袋致直肠损伤，取出标本后，缝合直肠开口，需要再次冲洗盆腔直至干净。此外，缝合直肠开口时，需要黏膜对黏膜、浆膜对浆膜，必要时，需要间断加固缝合，以确保直肠开口缝合牢靠无误。在进行胃周淋巴结清扫时需要患者体位调整为头高足低位，一般头高约 30° 为宜；而当经肛取标本时，需要调整患者体位为头低足高位，头低约 30° 为宜。

（燕　速）

第二十五章　腹部无辅助切口经阴道取标本的腹腔镜下远端胃切除术

（毕Ⅰ式吻合、GC-NOSES Ⅱ式）

【前言】

肿瘤位于胃中下 1/3 部位，分期在 T_3 以内，且肿瘤最大径小于 5cm，在完成胃周淋巴结清扫后，将大网膜及远端胃装入标本袋内，可以经阴道后穹隆将标本取出体外，这种经自然腔道取标本的术式称为胃癌 NOSES Ⅱ式，多适用于对腹部有一定美容需求的女性患者。该术式不需要额外增加腹部辅助切口就可以将标本取出体外，腹部仅留有微小的穿刺孔，是真正意义上的完全腹腔镜下的胃癌根治术。该术式不仅腹部美容效果佳，而且降低了因额外辅助切口造成的术后疼痛和感染的发生概率。开展该术式需严格掌握其适应证及禁忌证。

第一节　适应证与禁忌证

【适应证】

1. 病变位于胃远端的 $cT_{1\sim3}N_{0\sim1}M_0$ 期胃癌。
2. 肿瘤最大径≤ 5cm。
3. BMI ≤ $30kg/m^2$。
4. 女性患者。

【禁忌证】

1. 肿瘤体积过大，无法经直肠拖出。
2. 怀疑肿瘤浸透浆膜或累及邻近脏器。
3. 合并急性胃肠道梗阻或肿瘤穿孔，需急诊手术者。
4. 过于肥胖者（BMI>$30kg/m^2$），尤其是内脏脂肪含量高的患者。
5. 盆腔或妇科手术史，以及存在阴道畸形等。

第二节　麻醉、体位、戳卡位置与术者站位

【麻醉方式】

全身麻醉或全身麻醉联合硬膜外麻醉。

【手术体位】

患者采取分腿头高足低“人”字形体位，进行远端胃癌胃周淋巴结清扫术及消化道重建（图 25-1）；经阴道取标本时，患者采取头低足高“人”字形体位（图 25-2）。

图 25-1　远端胃癌根治术时患者“人”字形体位

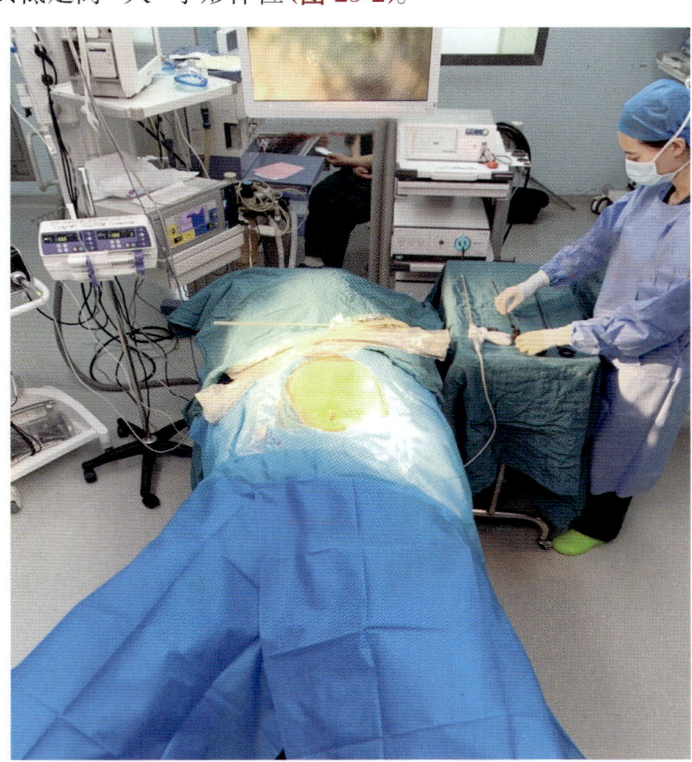

图 25-2　经阴道取标本标时患者呈头低足高“人”字形体位

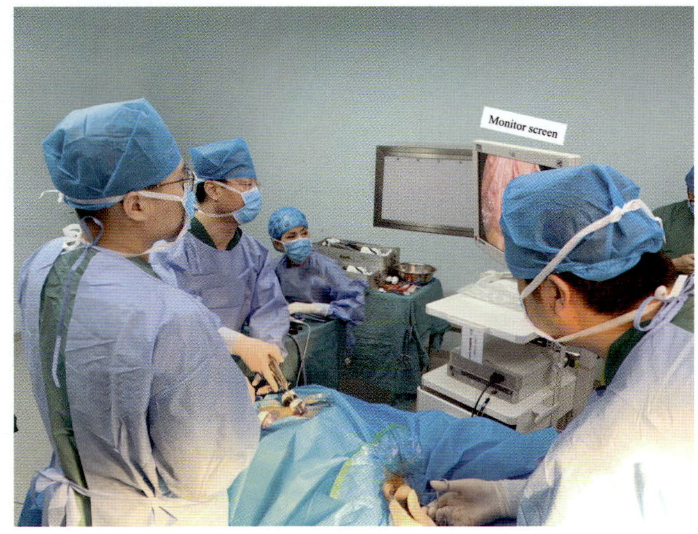

【戳卡位置】

戳卡位置原则上与腹腔镜远端胃癌根治术戳卡位置无区别，常规采取 5 孔法(图 25-3)，根据患者 BMI 及腹形适当调整戳卡位置。

1. 镜头戳卡孔(10mm 戳卡)　经脐孔或根据患者腹形沿脐上下移动 1cm 处。

2. 术者主操作孔(12mm 戳卡)　位于左侧腋前线肋缘下 1~2cm 处。

3. 术者辅助操作孔(5mm 戳卡)　位于左侧锁骨中线平脐处。

4. 助手辅助操作孔(5mm 戳卡)　位于右侧腋前线肋缘下 1~2cm 处。

5. 助手主操作孔(10mm 戳卡)　位于右侧锁骨中线平脐处。

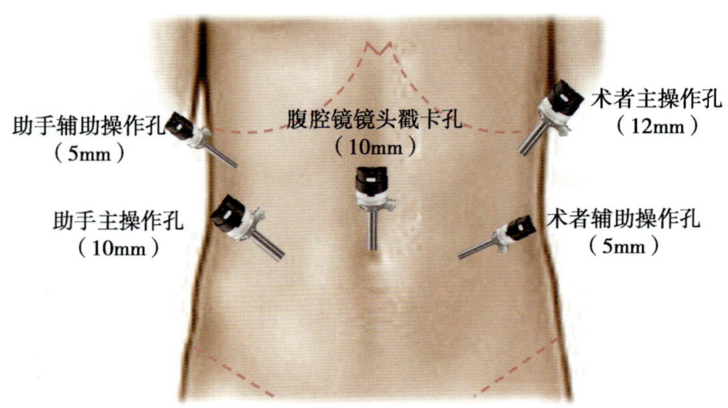

图 25-3　戳卡位置(五孔法)

【术者站位】

多数主刀医师习惯站位于患者左侧完成远端胃癌胃周淋巴结的清扫以及消化道重建，扶镜手站位于患者两腿之间，助手站位于患者右侧(图 25-4)。特殊情况下，如当清扫第 4sb 组淋巴结时，主刀可以站位于患者两腿之间，扶镜手随之站位于患者右侧。此外，当从阴道取标本时，助手站位于患者两腿之间，主刀可以站位于患者左侧及头侧协助助手将标本自阴道取出(图 25-5)。

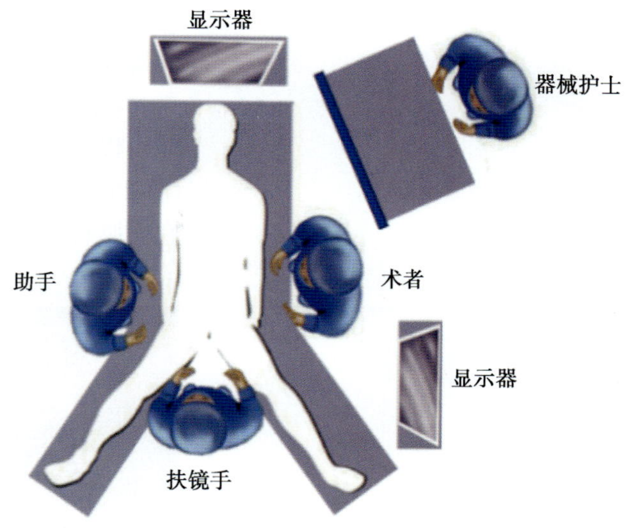

图 25-4　胃癌根治术时术者站位

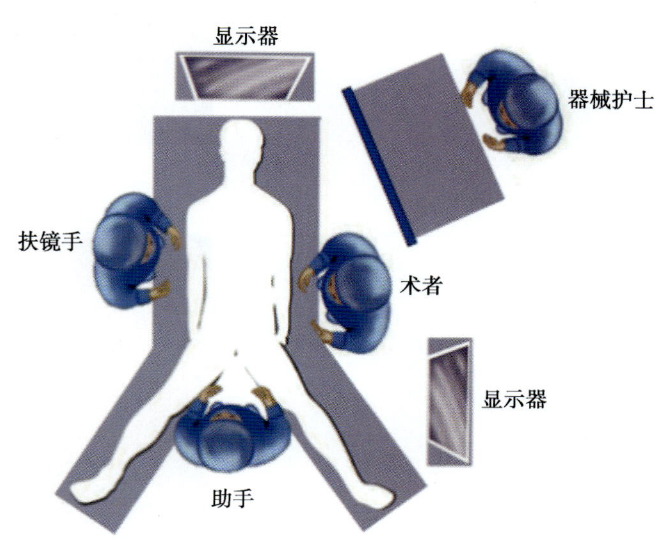

图 25-5　经阴道取标本时术者站位

【特殊手术器械】

超声刀、60mm 直线切割闭合器、3-0 倒刺线、4-0 可吸收线、无菌保护套等。

第三节　手术操作步骤、技巧与要点

【探查与手术方案制订】

在详细的术前检查和术前方案评估的基础上进行探查。

当镜头伸入腹腔后，逆时针探查腹腔及盆腔。先观察肝左叶及右叶（图 25-6、图 25-7），然后观察右侧腹腔并到达右侧髂窝，到达盆腔后观察盆腔有无粘连，尤其是直肠子宫陷凹有无结节及积液（图 25-8），观察左侧髂窝及左侧腹腔，到达上腹后，观察脾表面、大网膜表面有无结节及粘连，嘱巡回护士将胃腔内容物抽尽后，探查原发癌灶位置及胃周淋巴结转移情况，必要时可以打开大网膜，进入网膜腔内探查肿瘤有无侵出胃后壁等（图 25-9）。必要时，可以进行腹腔脱落细胞学检查，判断是否存在腹膜转移。

图 25-6　探查肝左叶

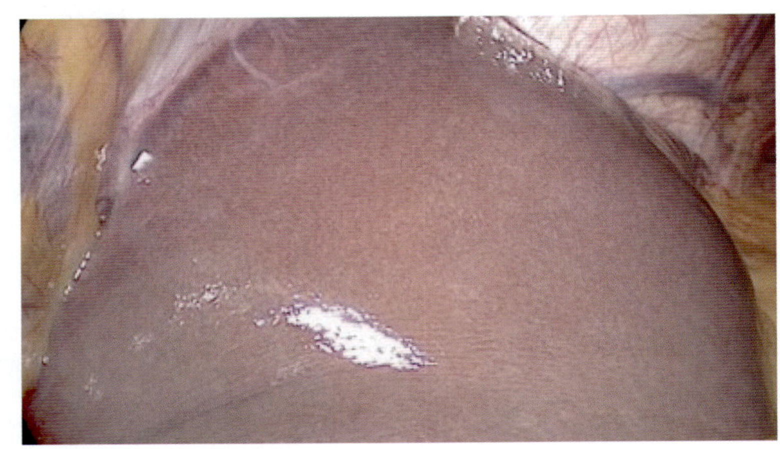

图 25-7　探查肝右叶

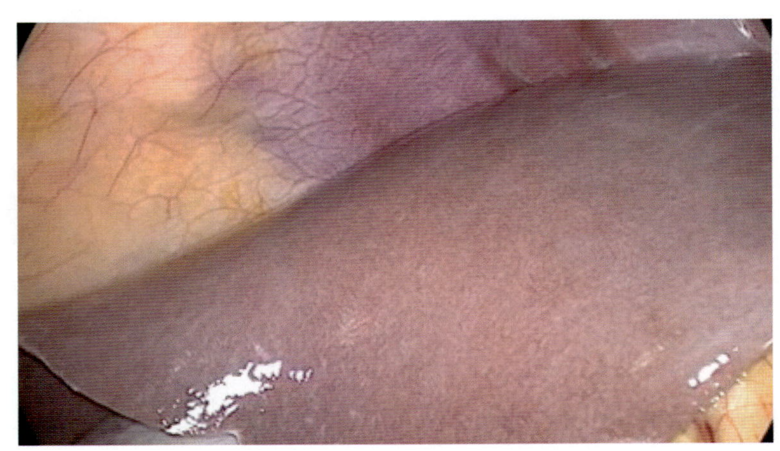

图 25-8　探查盆腔

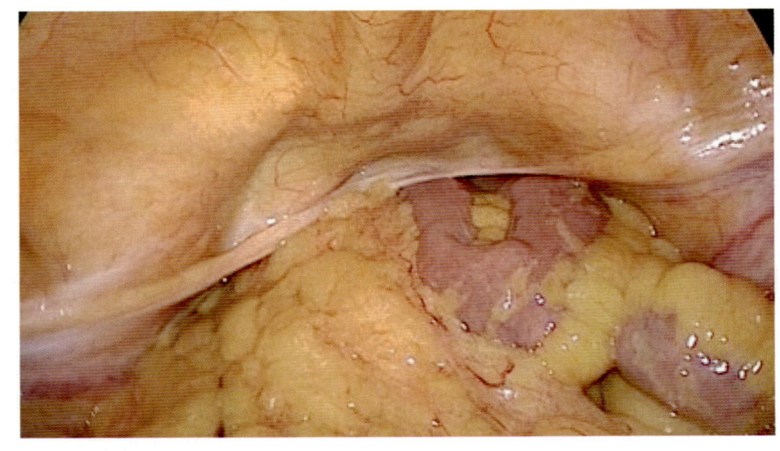

图 25-9　最后探查原发病灶

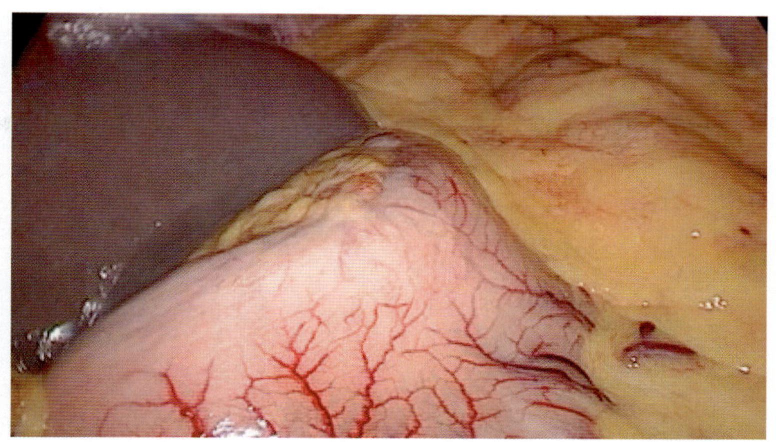

【解剖与分离】

1. 大网膜游离及幽门下区域淋巴结清扫　首先，将大网膜向头侧及腹侧提起并保持适度张力，沿着横结肠附着缘无血管区域游离大网膜，向右达横结肠肝曲，向左至横结肠脾曲脾下极(图 25-10)。沿着脾下极和胰腺尾部寻找到脾下极血管，可以看到起源于脾下极血管的胃网膜左血管，在根部结扎并切断胃网膜左血管，完成第 4sb 组淋巴结的清扫(图 25-11)。然后，将大网膜移向头侧，将胃网膜右系膜向头侧及腹侧提起，沿着横结肠系膜、胃网膜右系膜融合筋膜间隙向右侧分离至十二指肠降部，显露胰头前筋膜，在副右结肠静脉、胰十二指肠前静脉会合处，显露胃网膜右静脉，并在其根部结扎切断(图 25-12)。

继续沿着胰头前筋膜向头侧方向游离，显露发源于胃十二指肠动脉的胃网膜右动脉根部，结扎并切断胃网膜右动脉(图 25-13)，同时完成第 14v 组淋巴结清扫(图 25-14)。进而将视线转移至幽门上区域，提起胃右血管蒂，可以清晰地观察到幽门前血管(图 25-15)，游离并显露胃右血管蒂(图 25-16)。将十二指肠向腹侧挑起，在十二指肠上缘与胃右血管及幽门前血管组成的三角区内开窗(图 25-17)，用 60mm 白钉直线切割闭合器切断十二指肠(图 25-18)。

图 25-10　沿横结肠边缘切除大网膜

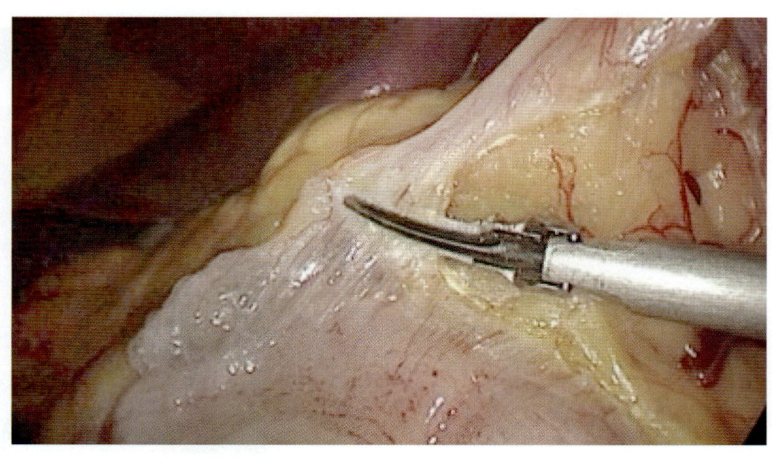

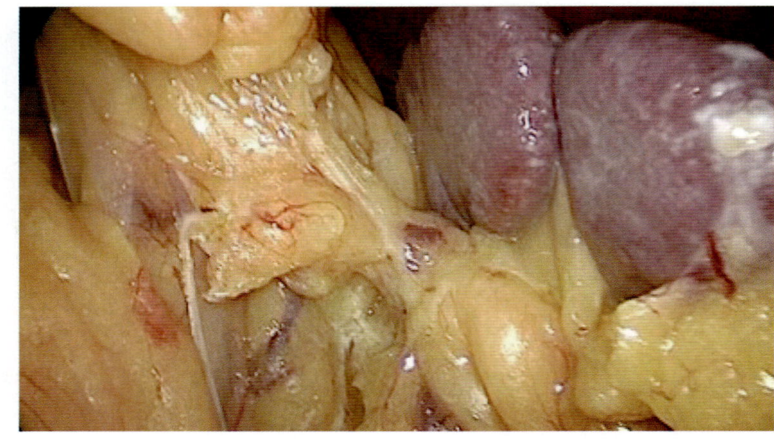

图 25-11　根部切断胃网膜左血管，清扫第 4sb 组淋巴结

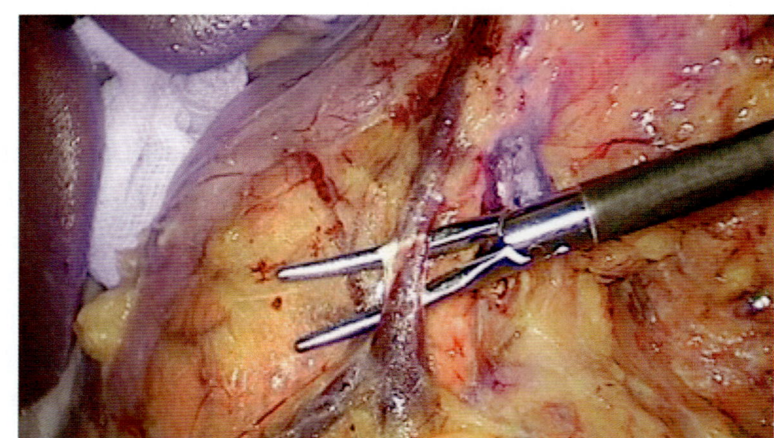

图 25-12　根部结扎并切断胃网膜静脉

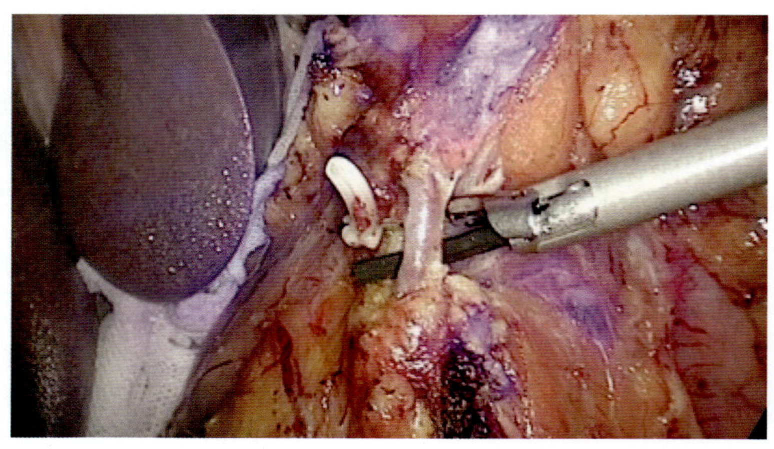

图 25-13　根部结扎并切断胃网膜右动脉

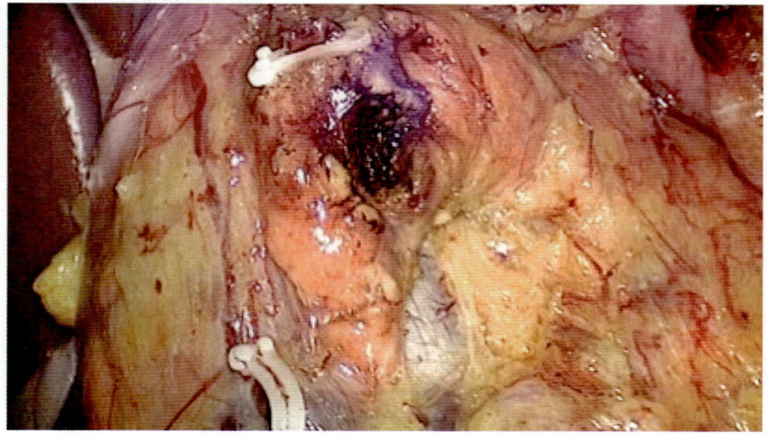

图 25-14　显露肠系膜上静脉根部，清扫第 14v 组淋巴结

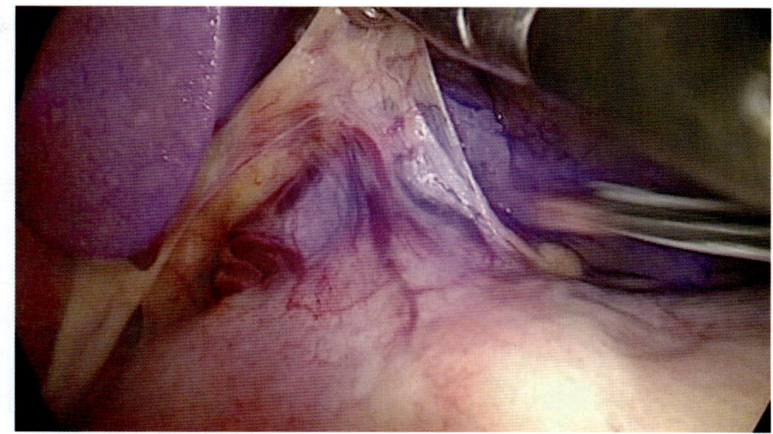
图 25-15　显露幽门上区域血管

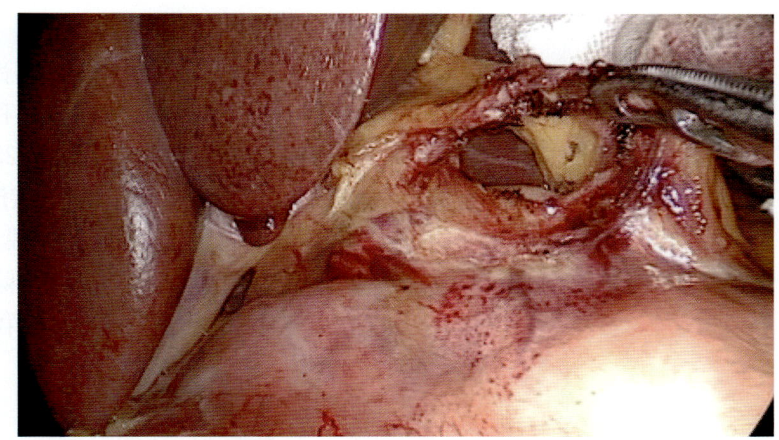
图 25-16　在幽门上区域内显露胃右血管蒂

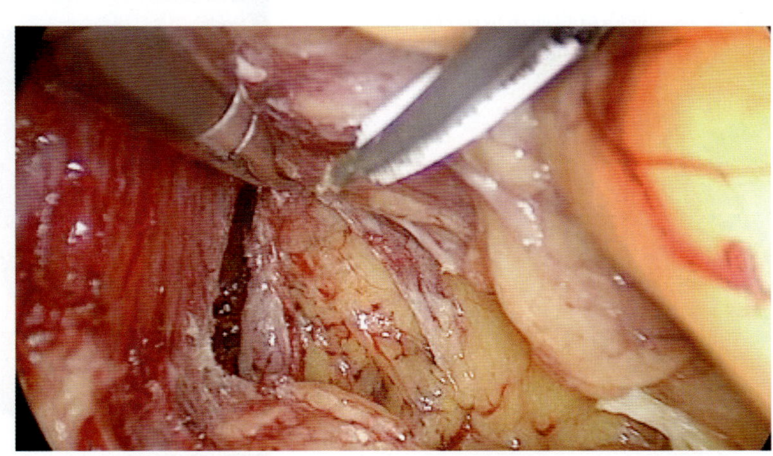
图 25-17　完成幽门上区域的开窗

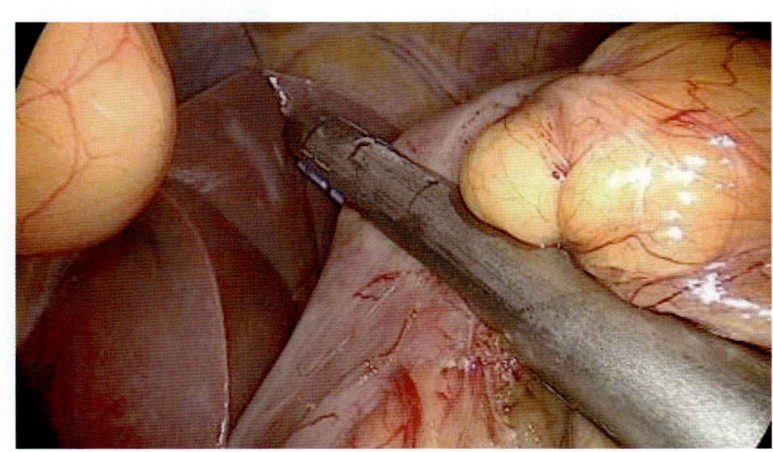
图 25-18　离断十二指肠

2. 胰腺上区域淋巴结清扫　将胃移向右上腹，充分显露胰腺上平面，沿着胃十二指肠动脉找寻到胃右血管，根部结扎切断胃右血管，完成第5组淋巴结的清扫（图25-19）。沿着胰腺上缘向头侧游离，在肝总动脉表面的迷走神经向肝门部解剖，同时清扫第8a组淋巴结（图25-20、图25-21）。将肝固有动脉前内侧表面的淋巴脂肪组织一并切除，内侧后方可以看到门静脉左前壁，完成第12a组淋巴结的清扫（图25-22、图25-23）。在肝总动脉上后方显露冠状静脉并切断（图25-24），然后在肝总动脉起始部及脾动脉起始部头侧，沿肾筋膜（杰罗塔筋膜，Gerota fascia）表面清扫腹腔动脉周围的第9组淋巴结（图25-25），显露胃左动脉根部，清扫第7组淋巴结（图25-26），沿右侧膈肌脚顺势向头侧解剖（图25-27）。在脾动脉起始部沿着脾动脉表面清扫第11p组淋巴结，一直解剖到胰后间隙，清扫完第11p组淋巴结后可以清晰看到脾动脉和脾静脉的起始部，最终完成胰腺上区域的淋巴结清扫（图25-28）。

3. 小弯侧淋巴结清扫　采取后侧入路，将胃向腹侧及头侧挑起，显露小弯侧网膜后方，锐性切断汇入胃小弯侧的血管，在食管裂孔右侧彻底切除腹段食管前方的脂肪组织，并逐渐向尾侧裸化胃小弯，完成第1组和第3组淋巴结的清扫（图25-29，图25-30）。

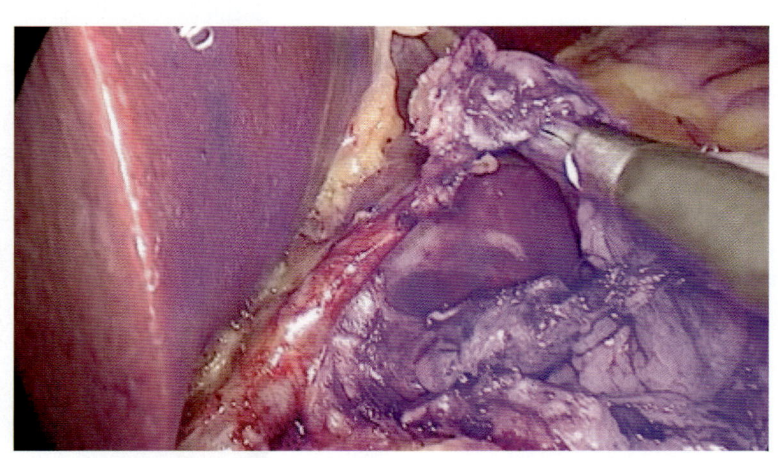

图 25-19　显露胃右血管根部并清扫第5组淋巴结

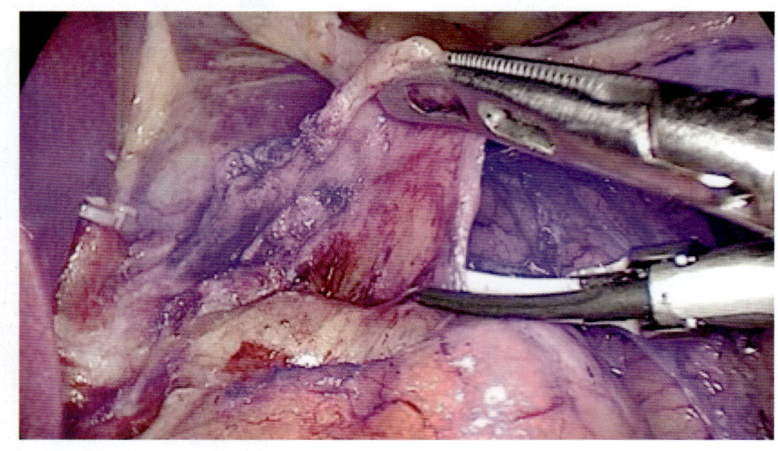

图 25-20　沿着胰腺上缘进入胰腺上后间隙显露肝总动脉

图 25-21　沿着肝总动脉表面清扫第 8a 组淋巴结

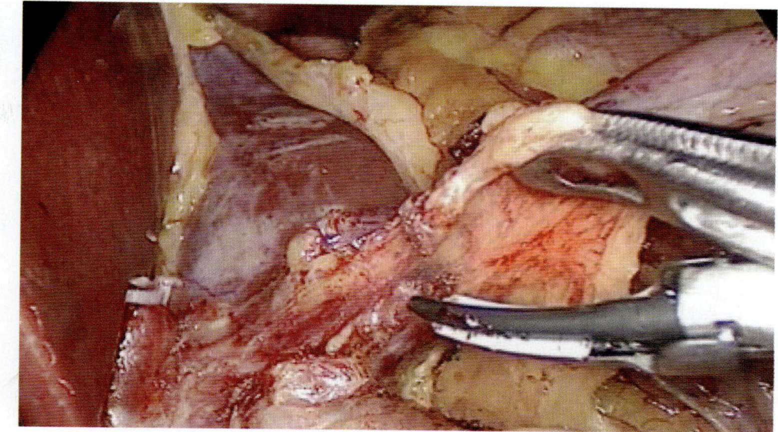

图 25-22　显露门静脉左前壁，清扫第 12a 组淋巴结

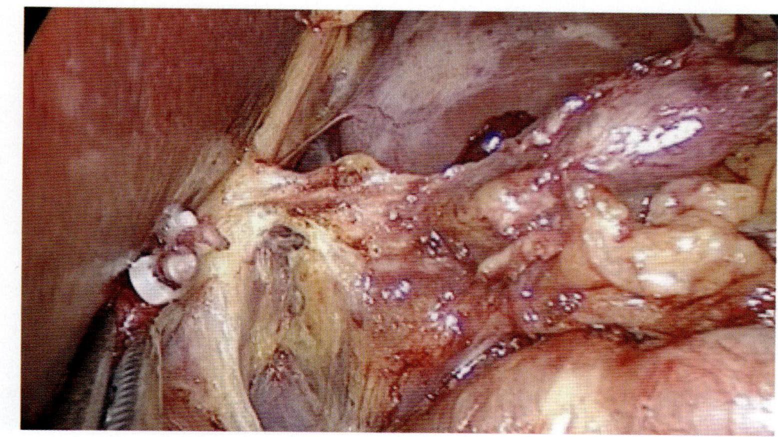

图 25-23　清扫完肝十二指肠韧带内淋巴结后的手术野

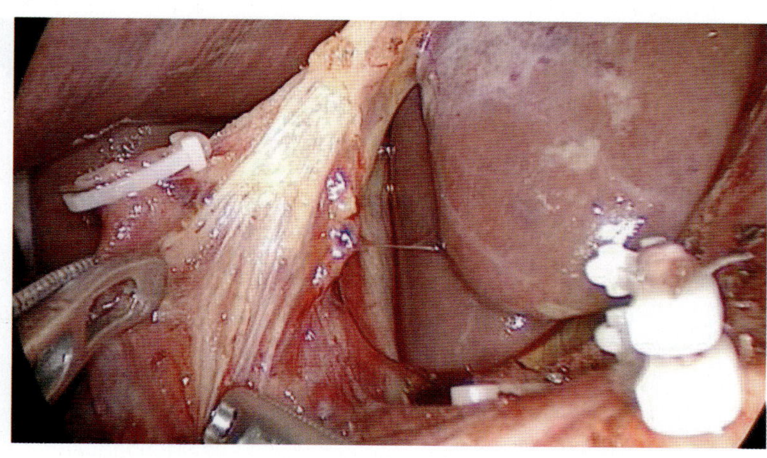

图 25-24　显露冠状静脉并切断

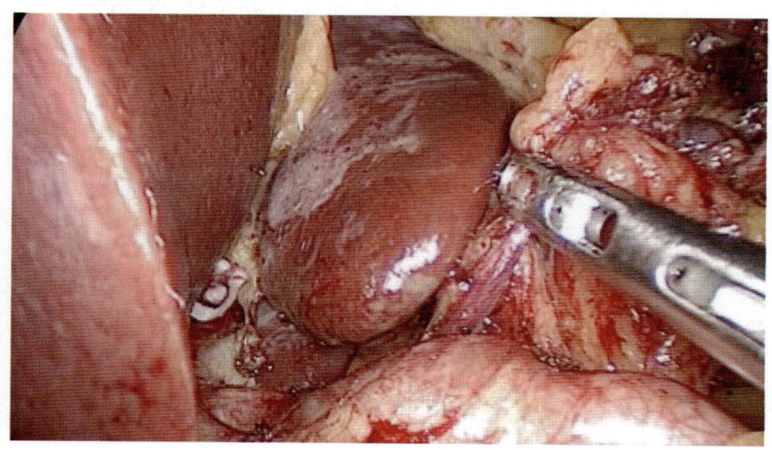

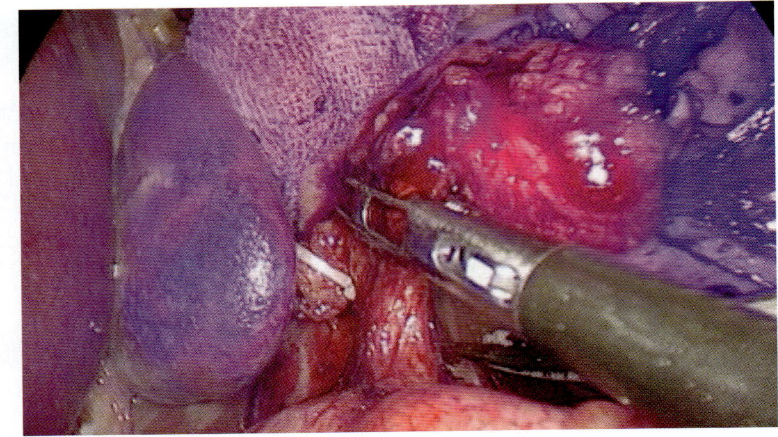

图 25-25　腹腔动脉及胰腺上后方 Gerota 筋膜表面清扫第 9 组淋巴结

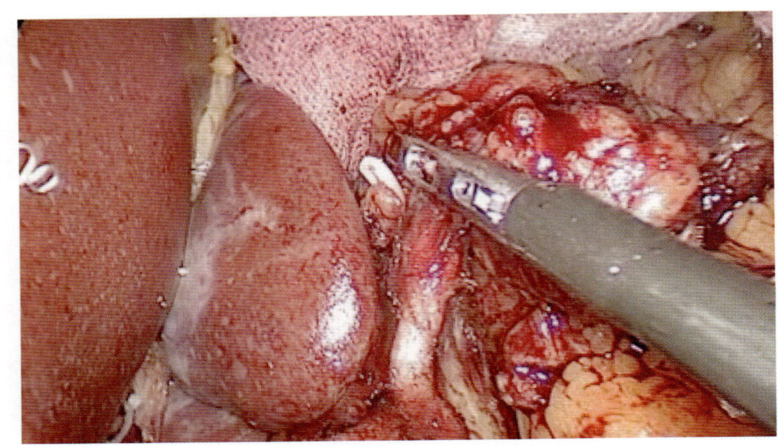

图 25-26　清扫完第 7 组和第 9 组淋巴结后的手术野

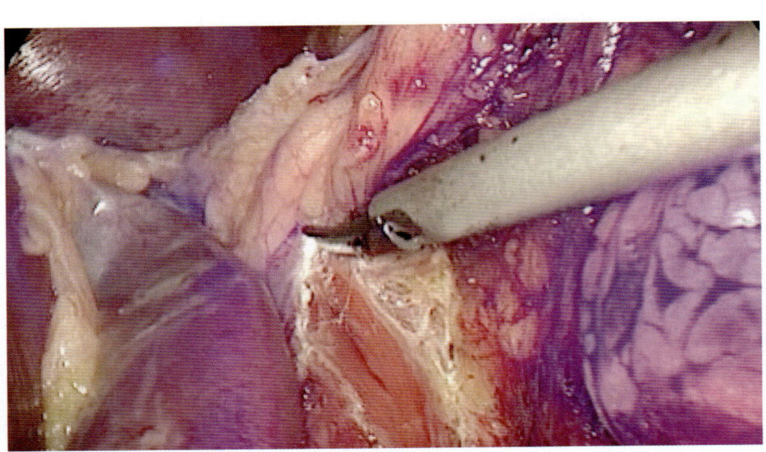

图 25-27　沿着右侧膈肌脚向头侧游离

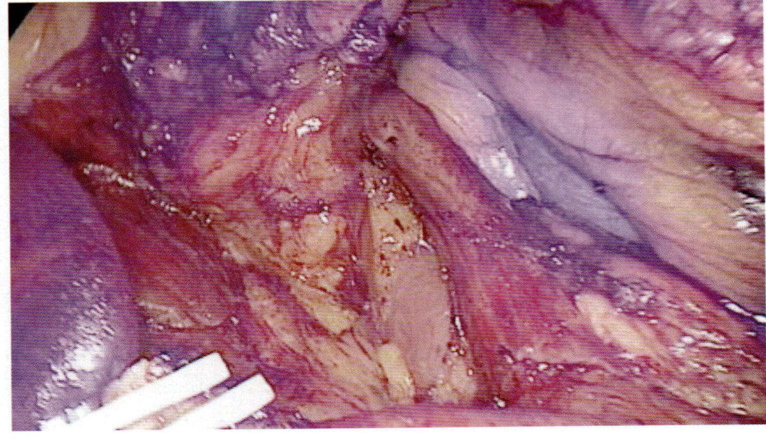

图 25-28　清扫完第 11p 组淋巴结后的术野

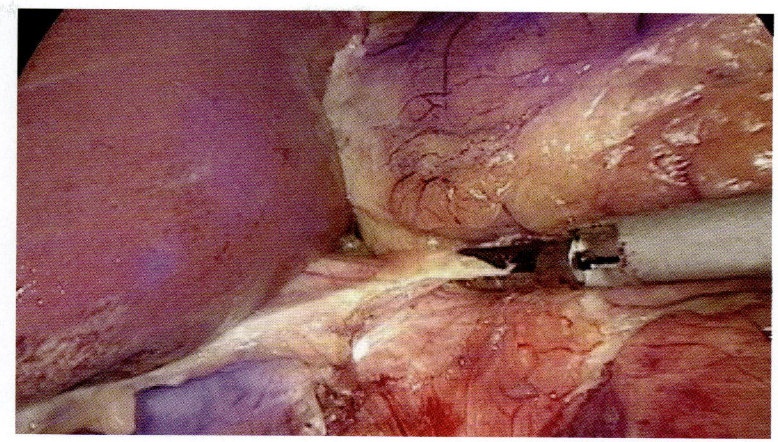

图 25-29　后侧入路清扫第 1 组和第 3 组淋巴结

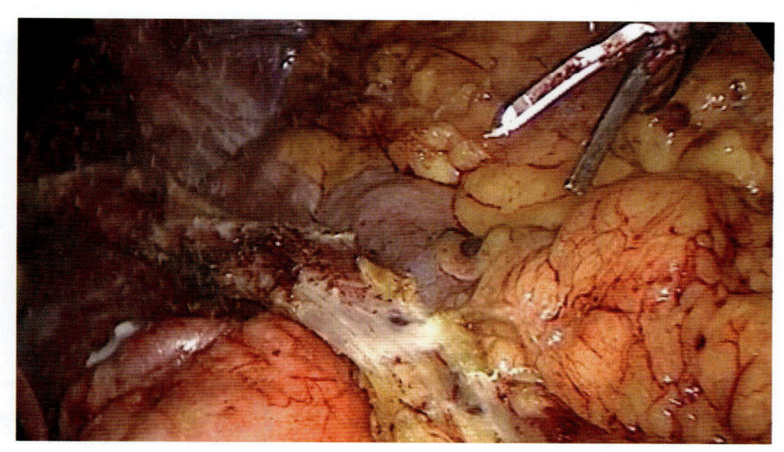

图 25-30　胃小弯侧裸化后

【标本切除与消化道重建】

1. 离断远端胃　距离原发癌灶上极大弯侧 8cm、小弯侧 5~6cm 处，用 60mm 蓝色直线切割闭合器两枚，离断胃体(图 25-31)。将标本置入标本袋内，完成远端胃癌 D_2 淋巴结清扫(图 25-32)。

2. 经阴道取出标本　首先，站位于患者会阴部的助手认真冲洗阴道干净后，调整患者取头低足高位，将小肠移向上腹部，在盆腔无任何阻挡的情况下，用荷包线穿过两侧的阔韧带，将子宫向腹侧悬吊起来，这样可以充分显露子宫后方。在盆底腹膜反折处，助手用举宫器将宫颈向腹侧抬起，主刀用电钩沿着阴道后穹隆切开长 4~5cm 的切口(图 25-33)，从腹腔经该切口引出保护套(图 25-34)。将标本袋一端送入阴道后穹隆，助手用抓钳将标本袋经阴道缓缓拖出体外，整个过程应操作轻柔，不宜暴力牵拉，以免造成阴道后穹隆出血(图 25-35)。取出标本后，用 3-0 可吸收缝线连续缝合阴道后穹隆切口，间断加固缝合数针，或者用 V-loc 倒刺线连续加固缝合(图 25-36、图 25-37)。缝合结束，再次冲洗盆腔干净后，恢复患者头高足低位，进行消化道重建。

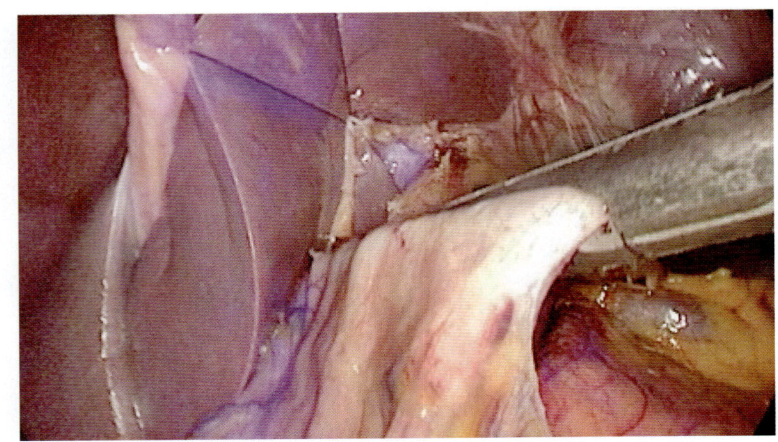

图 25-31 距离原发癌灶上极 8cm 处离断胃体

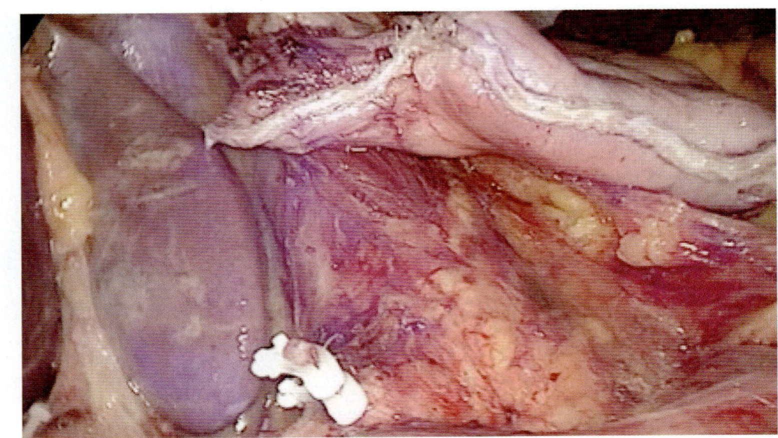

图 25-32 移去标本后的术野

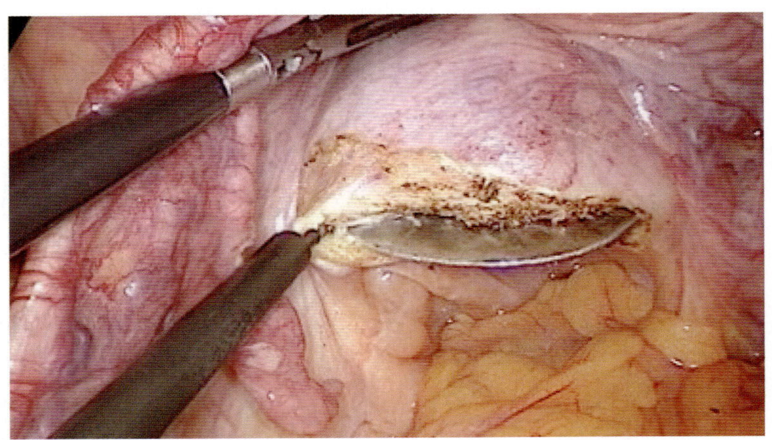

图 25-33 阴道后穹隆切开长 4~5cm 的切口

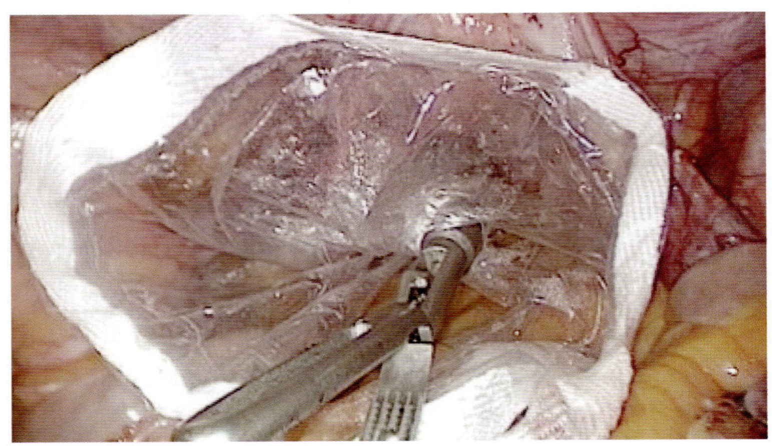

图 25-34 经腹从阴道后穹隆切口引出标本袋

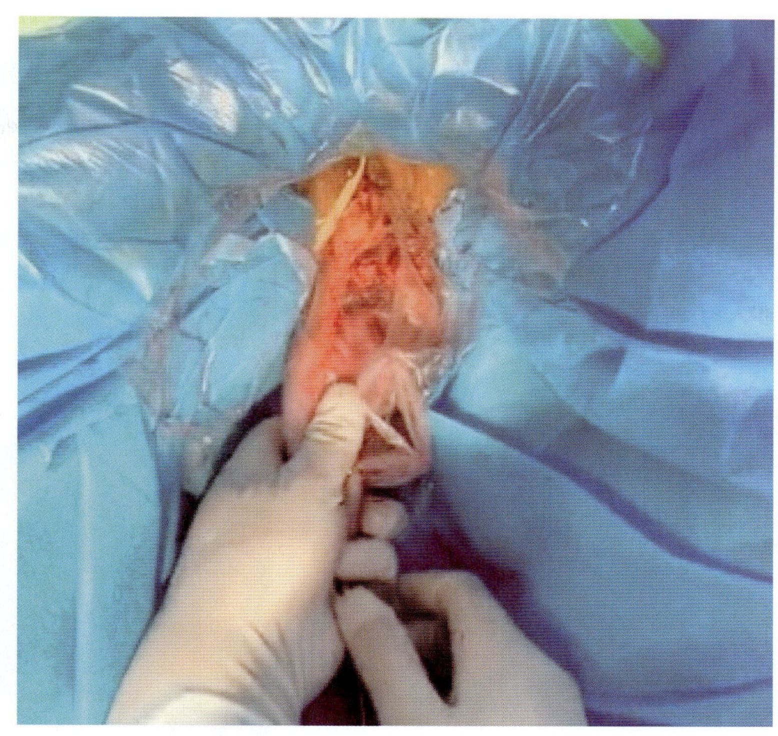

图 25-35　经阴道取出标本

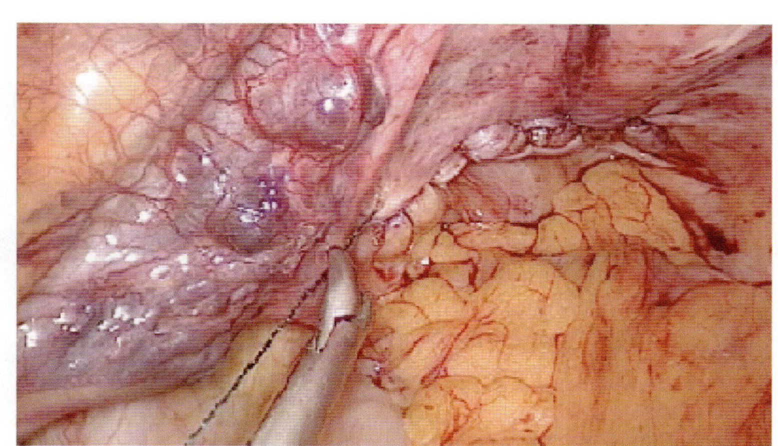

图 25-36　连续缝合关闭阴道后穹隆切口

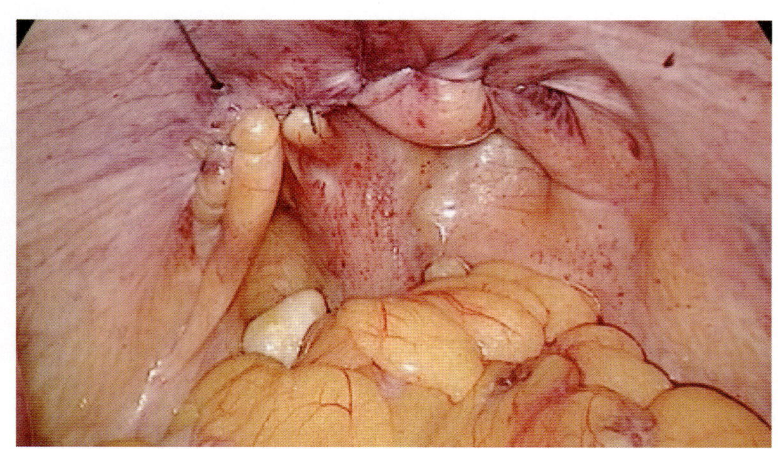

图 25-37　阴道后穹隆缝合完毕的术野

3. 消化道重建 在近端残胃大弯侧距离胃断端5cm处开孔，同时十二指肠残端开孔，用60mm蓝色直线切割吻合器插入上述开孔内，将近端残胃大弯与十二指肠前壁行毕Ⅰ式吻合(图25-38)，激发吻合器后，取出直线吻合器，并观察吻合口有无活动性出血(图25-39)，用3-0 V-loc倒刺线连续缝合共同开口(图25-40)。将残胃向腹侧挑起，观察有无吻合口张力，完成胃十二指肠毕Ⅰ式吻合(图25-41)。

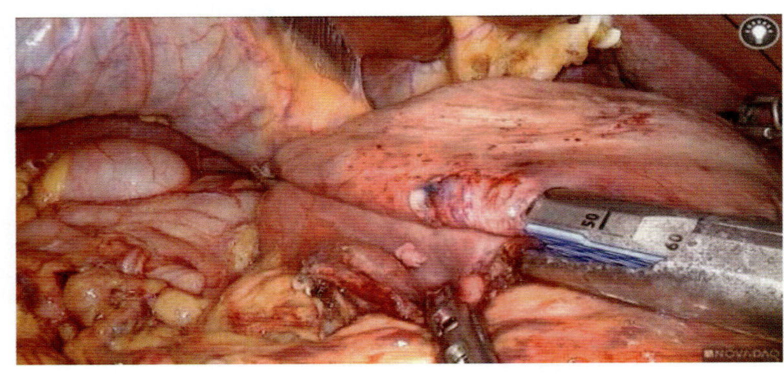

图25-38 近端残胃与十二指肠前壁吻合

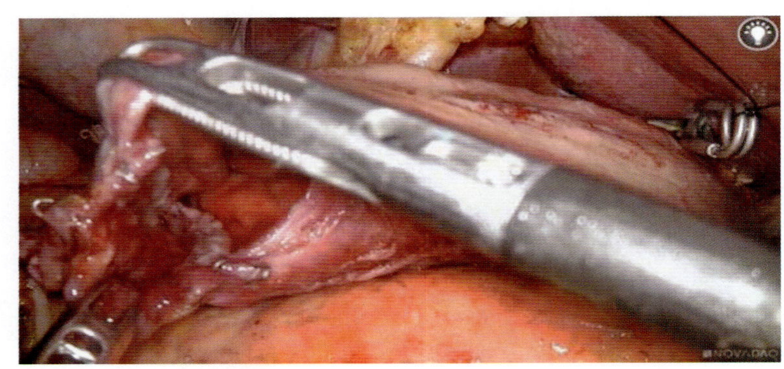

图25-39 经共同开口观察吻合口内有无出血及吻合情况

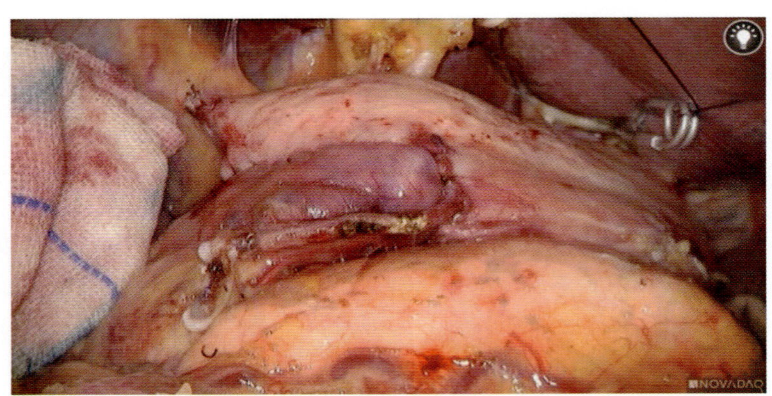

图25-40 用3-0 V-loc倒刺线连续缝合关闭共同开口

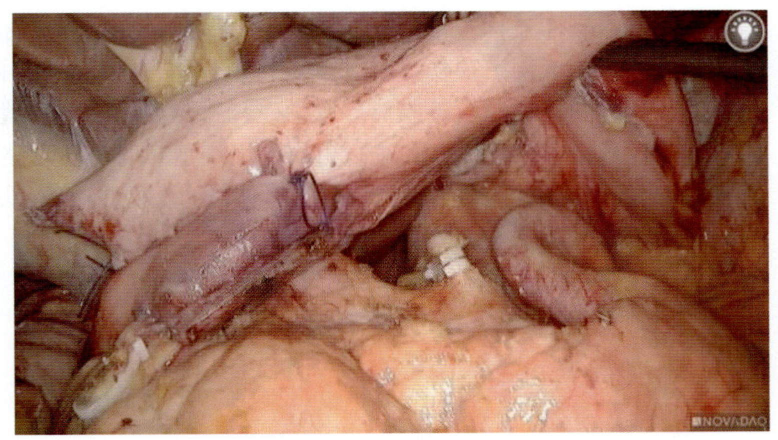

图 25-41　胃十二指肠毕Ⅰ式吻合完成

【术后标本照片】(图 25-42)

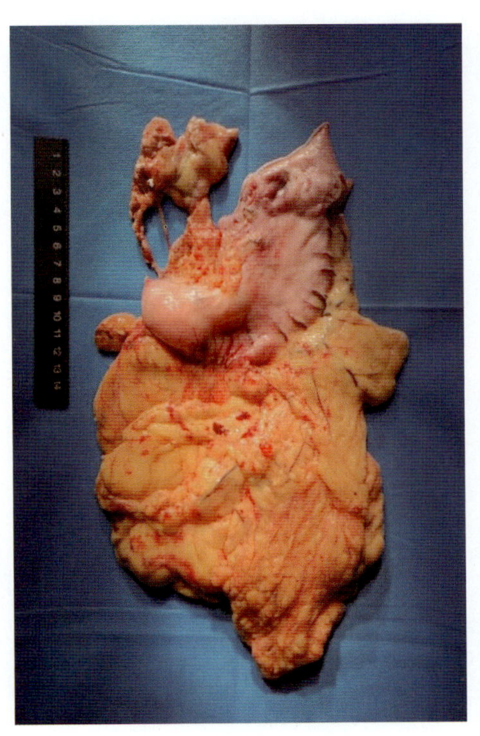

图 25-42　标本照片

第四节　手术相关要点及难点解析

远端胃癌经阴道取标本毕Ⅰ式吻合，关键点是在切开阴道后穹隆前后，需要严格按照无菌原则操作，切开阴道后穹隆前，需要由助手经阴道用碘附水或氯已定反复冲洗阴道，然后经腹部穿刺孔置入标本袋，再经阴道后穹隆切口将标本袋留置于阴道内，助手经阴道切口伸入肠抓钳，主刀将胃标本送入标本袋内，协助助手缓慢将标本拖出体外。禁忌过度用力撕扯造成标本挤压，同时，避免取标本时用力过度造成阴道后穹隆切口处撕扯损伤阴道。经阴道取出标本后，用 3-0 可吸收缝线连续缝合阴道后穹隆切口，并间断加固包埋切口，确保缝合确切无误。缝合完毕，术者需要再次冲洗盆腔直至干净。

整个手术操作过程中，需要严格遵循无瘤、无菌原则。取标本前要常规冲洗阴道，取标本时，禁忌过度牵拉标本袋造成阴道损伤，取出标本后，缝合阴道开口，需要再次冲洗盆腔直至干净。此外，缝合阴道开口时，需要黏膜对黏膜、外膜对外膜，必要时，需要间断加固缝合，或者用倒刺线连续缝合，以确保阴道后穹隆开口缝合牢靠无误。在进行胃周淋巴结清扫时需要调整患者体位为头高足低位，一般头高约 30° 为宜；而当经阴道取标本时，需要调整患者体位为头低足高位，头低约 30° 为宜。

（燕　速）

第二十六章 腹部无辅助切口经直肠切口取标本的腹腔镜下远端胃切除术

（毕Ⅱ式吻合、GC-NOSES Ⅲ式）

【前言】

目前腹腔镜胃肿瘤手术均需做长 4~6cm 腹壁切口将标本取出，这也使得腹腔镜胃肿瘤手术的微创优势部分被抵消。随着外科医师的不断探索，NOSES 应运而生，并突破了传统腹腔镜手术腹壁切口的局限和束缚。腹部无辅助切口经肛门拖出切除标本的腹腔镜下远端胃癌根治术主要适用于肿瘤未浸透浆膜的 T_3 期以内、标本体积较小的男性胃癌患者和部分女性患者。除了取标本途径与传统腹腔镜手术有所区别，胃肠切除范围、淋巴结清扫范围、手术的游离层次等与传统腹腔镜手术一致。其操作特点表现为全腹腔镜下完成胃癌根治性切除及消化道吻合，于直肠上段切开，经直肠肛门将标本取出。这一术式需要术者严格掌握适应证，并评估医师与患者对手术风险的接受程度。

第一节 适应证与禁忌证

【适应证】

1. 病变位于胃远端的 $cT_{1\sim3}N_{1\sim2}M_0$ 期胃癌。
2. 肿瘤环周直径≤ 4cm 为宜。

【禁忌证】

1. 肿瘤体积过大，无法经肛门拖出。
2. 肿瘤浸透浆膜或累及邻近脏器。
3. 合并急性胃肠道梗阻或肿瘤穿孔，需急诊手术者。
4. 过于肥胖者（$BMI>30kg/m^2$）。
5. 盆腔手术史或存在直肠、肛门畸形等。

第二节　麻醉、体位、戳卡位置与术者站位

【麻醉方式】

全身麻醉或全身麻醉联合硬膜外麻醉。

【手术体位】

患者取分腿平卧位行胃癌切除及消化道重建操作（图 26-1），经直肠切开取标本时，更换为功能截石位（图 26-2）。

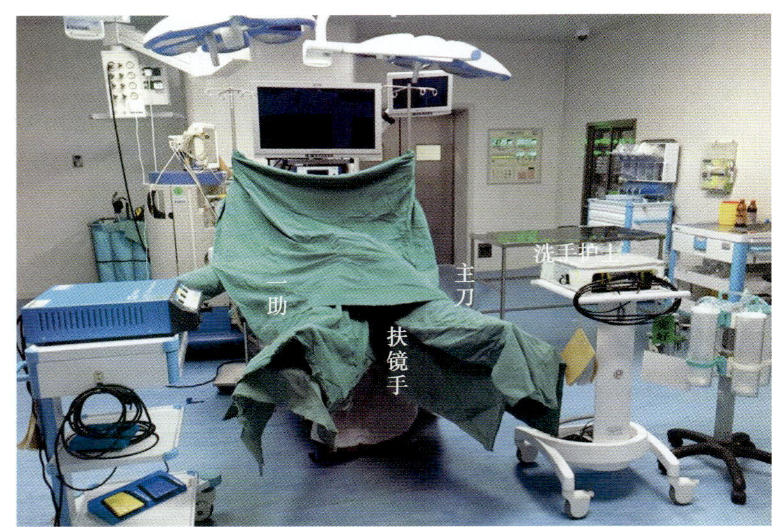

图 26-1　胃癌切除操作时患者体位

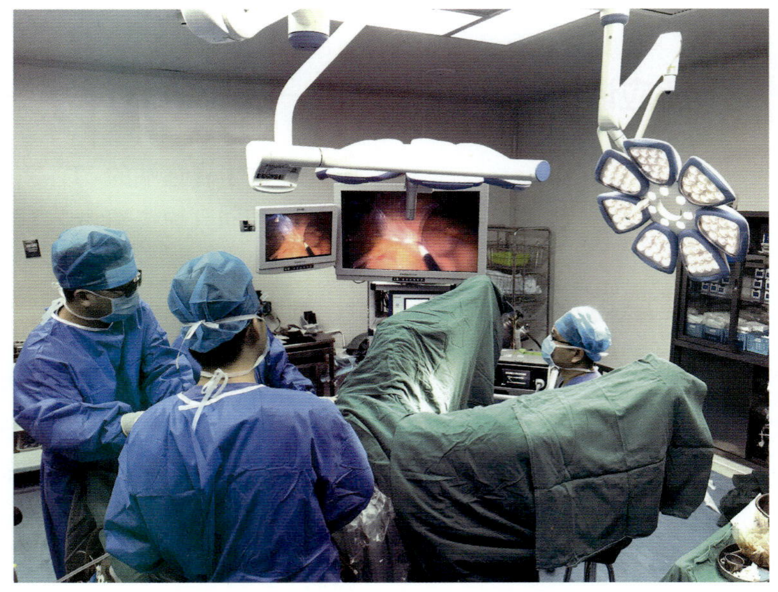

图 26-2　标本取出时功能截石位

【戳卡位置】(图 26-3)

该术式戳卡位置要同时满足胃癌根治术与经直肠取标本操作的需要。

1. **腹腔镜镜头戳卡孔(10mm 戳卡)** 位于脐下 1cm 处。

2. **术者主操作孔(12mm 戳卡)** 位于左侧腋前线肋缘下 2cm 处。

3. **术者辅助操作孔(5mm 戳卡)** 位于左侧锁骨中线平脐处。

4. **助手辅助操作孔(5mm 戳卡)** 位于右侧腋前线肋缘下。

5. **助手主操作孔(12mm 戳卡)** 位于右侧锁骨中线平脐处。

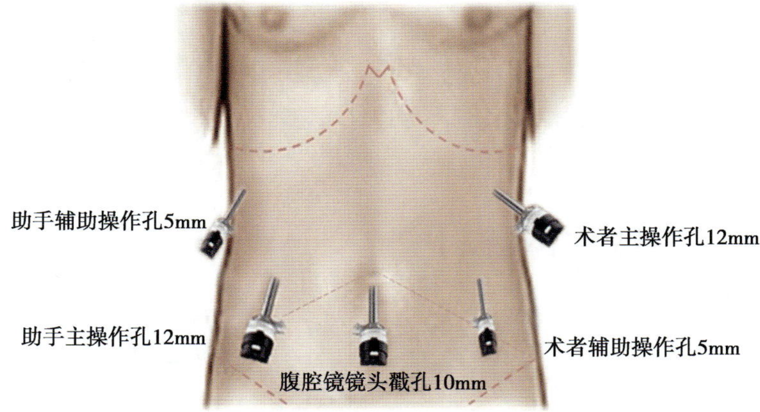

图 26-3　戳卡位置(五孔法)

【术者站位】

1. **腹腔探查、解剖分离及淋巴结清扫阶段**　术者站位于患者左侧，助手站位于患者右侧，扶镜手站位于患者两腿之间(图 26-4)。消化道重建阶段：术者与助手可交换位置。显示器位于患者头侧。

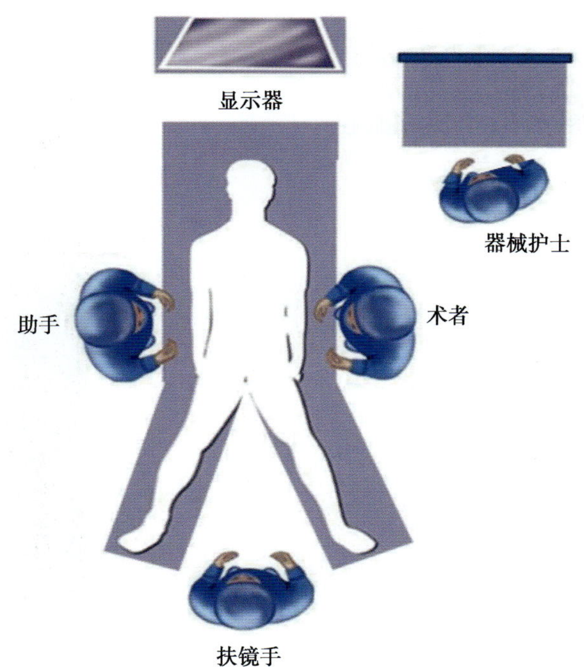

图 26-4　胃癌切除时术者站位

2. 拖出标本阶段　术者站位于患者右侧，助手站位于患者左侧，扶镜手站位于助手同侧（图 26-5）。显示器摆放在患者足侧。

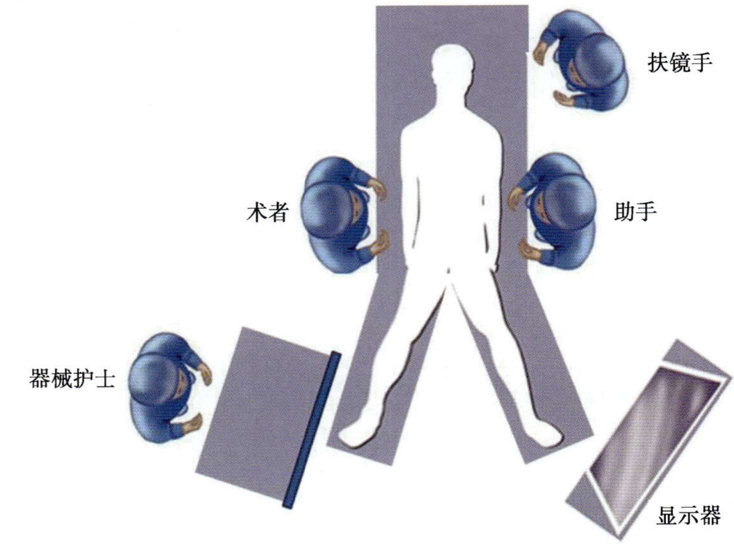

图 26-5　标本取出时术者站位

【特殊手术器械】

超声刀、60mm 直线切割闭合器、3-0 倒刺线、4-0 可吸收线、无菌保护套。

第三节　手术操作步骤、技巧与要点

【探查与手术方案制订】

1. 全面探查　在详细术前检查的基础上，全面探查腹腔内有无积液，膈顶、结肠旁沟、腹膜、盆底、网膜、肠系膜等表面有无种植结节。评估原发肿瘤情况及周围淋巴结肿大情况（图 26-6）。

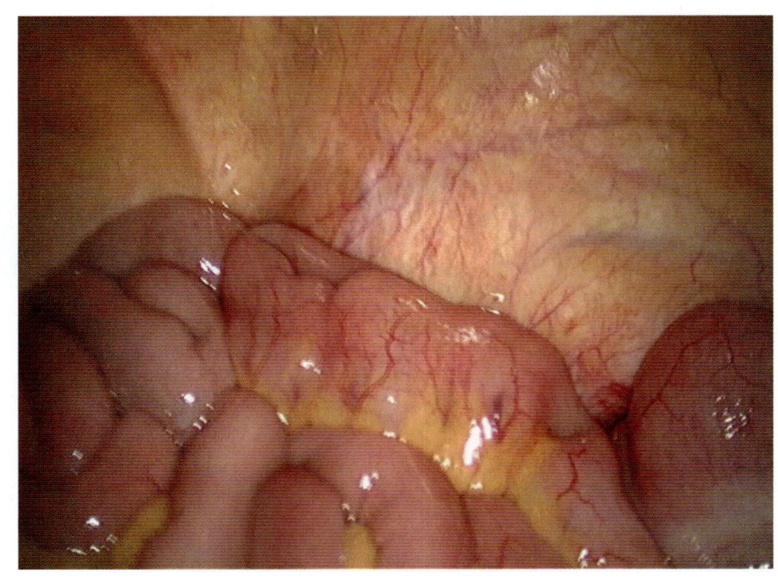

图 26-6　全面探查腹腔

2. 肿瘤探查　肿瘤位于胃窦，未浸透浆膜层（图 26-7）。

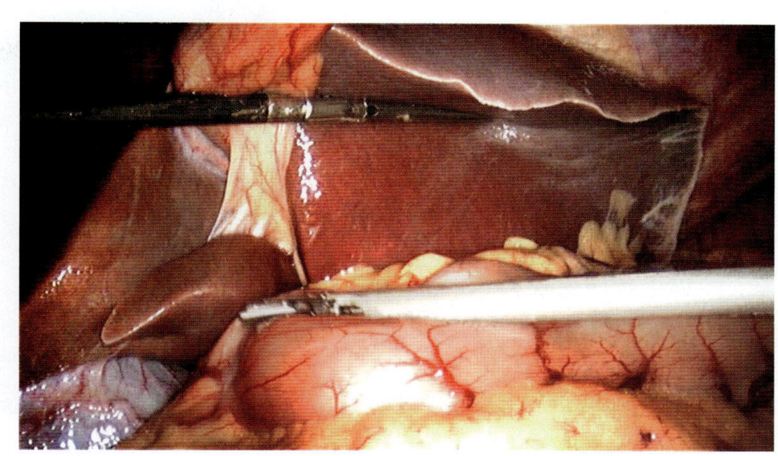

图 26-7　肿瘤未侵透浆膜

经验分享：

术前胃镜评估至关重要，对于腹腔镜下无法判定肿瘤位置及肿瘤上下切线位置者，可联合术中胃镜进行精准定位。

【解剖与分离】

1. 剥离横结肠系膜前叶，分离胃结肠韧带　将大网膜向头侧翻起，从横结肠偏左部离断大网膜，进入小网膜囊，向右侧至结肠肝曲，并在结肠系膜前叶后方分离，切除结肠系膜前叶（图 26-8）。

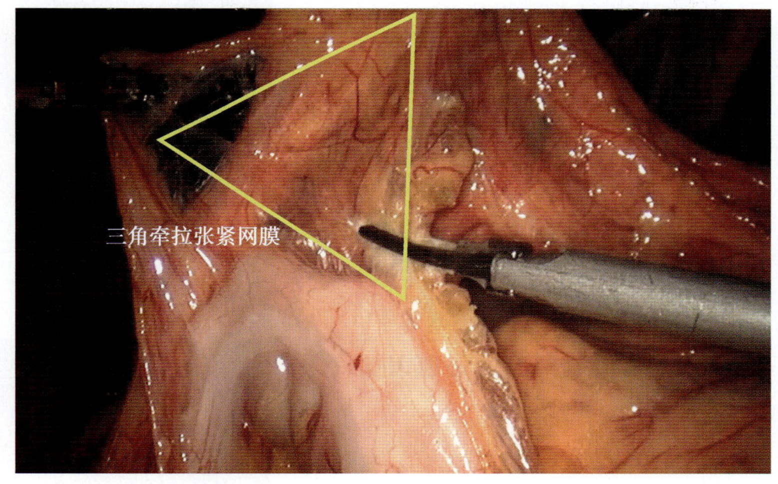

图 26-8　助手协作三角牵拉张紧网膜

配合技巧：

助手用两把无损伤钳将大网膜提起，左手在前，右手在后，形成三角牵拉，保持一定张力，便于判断游离范围和方向。

2. 胃周淋巴清扫

（1）清扫第 6 组淋巴结：显露胃结肠干（亨勒干，Henle trunk），在根部离断胃网膜右静脉；继续沿胰头表面解剖，并打开胃胰韧带，暴露胃十二指肠动脉，裸化胃网膜右动脉，根部离断，彻底清扫第 6 组淋巴结（图 26-9）。

（2）清扫第 4sb 组淋巴结：显露胰尾，定位脾血管，保护胰尾，根部显露、离断胃网膜左动、静脉（图 26-10）。

（3）清扫第 11p、7、9 组淋巴结：紧贴胰腺上缘分离，暴露脾动脉近端，清扫第 11p 组淋巴结（图 26-11）。显露腹腔动脉干，分离胃左动、静脉，在根部夹闭后离断，清扫第 7、8、9 组淋巴结（图 26-12）。

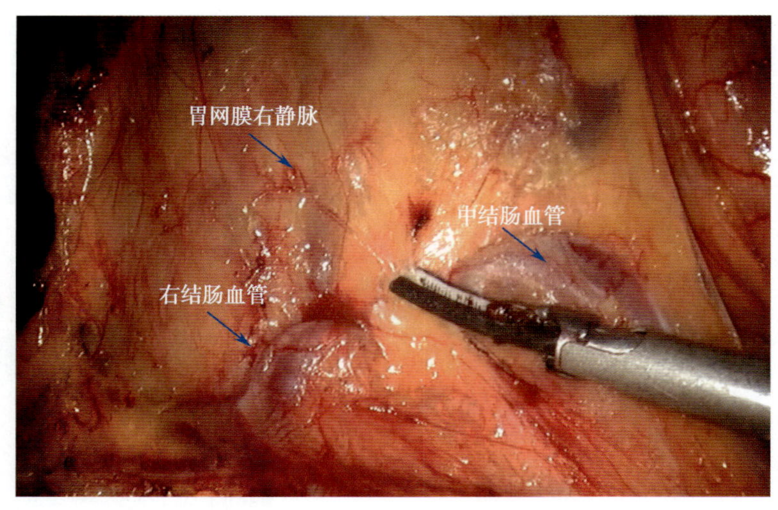

图 26-9　处理胃网膜右血管

经验分享：

以中结肠血管为标志，进入胃十二指肠和横结肠系膜之间的融合筋膜间隙。

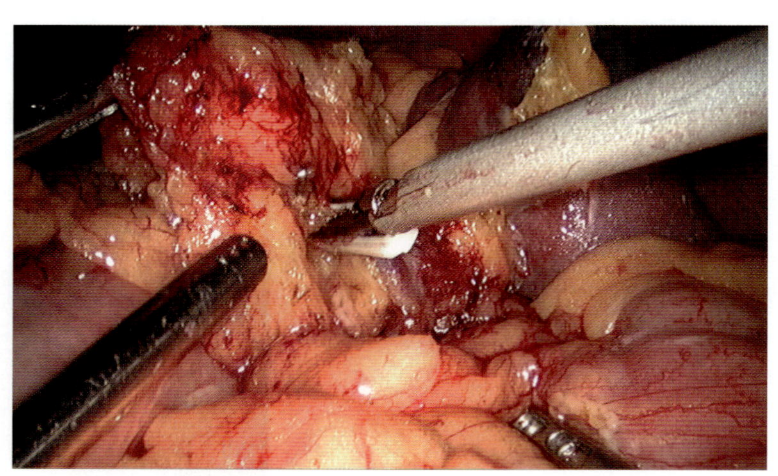

图 26-10　胃网膜左血管根部

经验分享：

松解结肠脾曲时，注意小心分离大网膜与脾下极的粘连，避免脾撕裂；以胰尾为标志，更容易定位、追踪胃网膜左血管。

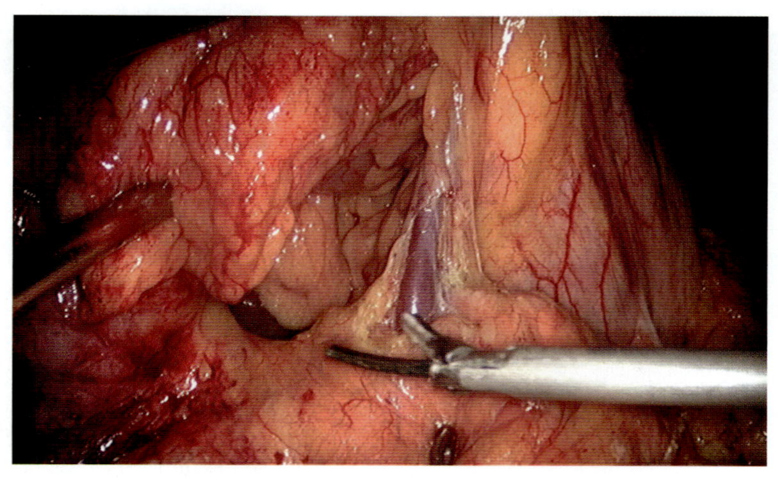

图 26-11　沿脾动脉清扫第 11p 组淋巴结

图 26-12　裸化胃左、肝总动脉，清扫第7、8、9 组淋巴结

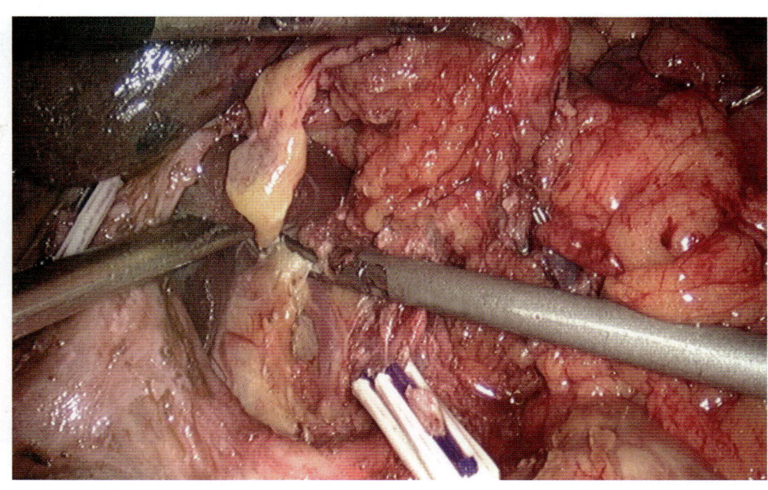

经验分享：

脾动脉起始段位置相对固定，解剖变异少，该处作为切入点。助手抓持胃胰皱襞，将胃翻向上方，以利显露。

（4）于幽门远端 2cm 用切割闭合器离断十二指肠（图 26-13），清扫第 5 组淋巴结，沿肝固有动脉进一步清扫第 12a 组淋巴结（图 26-14）。

图 26-13　于幽门下 2cm 用切割闭合器离断十二指肠

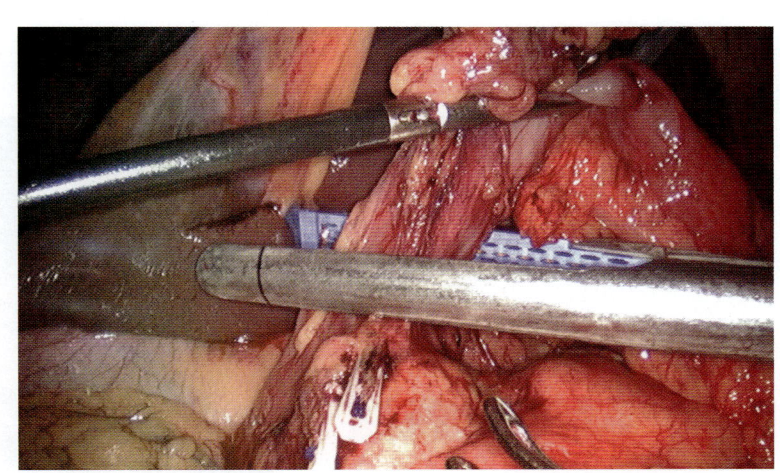

图 26-14　于根部离断胃右动脉，清扫第5、12a 组淋巴结

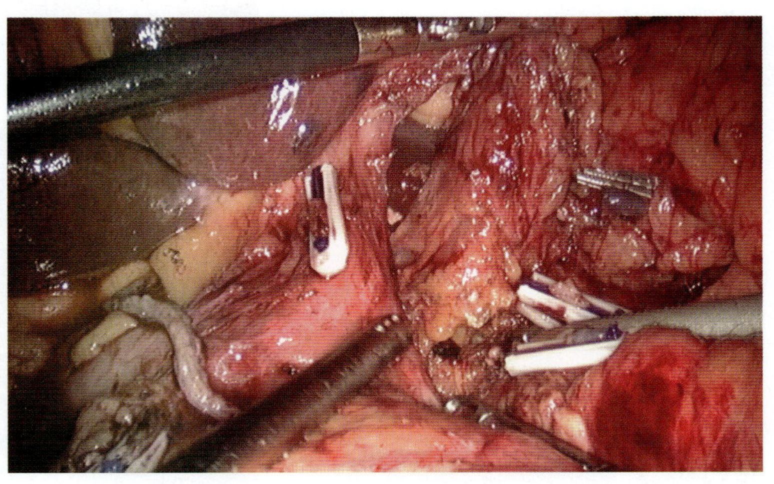

经验分享：

先离断十二指肠，更利于暴露胃右动脉及肝十二指肠韧带，使淋巴清扫更容易。

（5）清扫胃小弯侧淋巴结：紧贴胃壁小弯侧，采用超声刀分层切开，清扫胃小弯及贲门右侧淋巴结（第 1、3 组淋巴结）（图 26-15）。

图 26-15　清扫第 1、3 组淋巴结

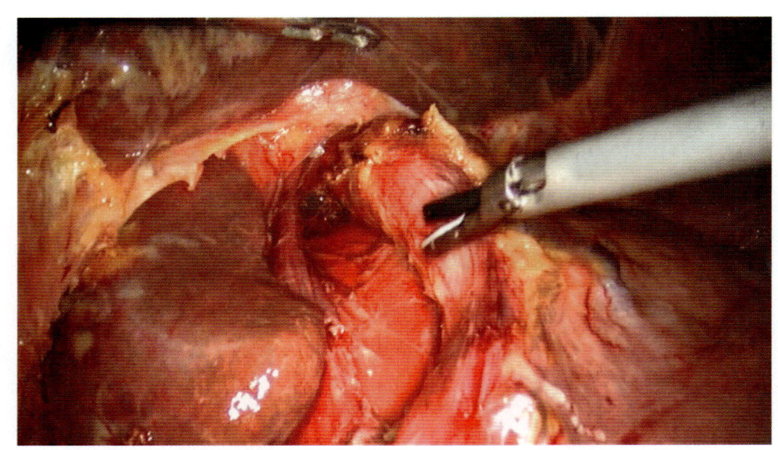

【标本切除与消化道重建】

1. **标本切除**　距肿瘤近端 5cm 用腔内切割闭合器断胃，根据胃壁厚度选择合适的钉仓（图 26-16），将切除的标本置入标本袋中（图 26-17）。

图 26-16　距离肿瘤近端 5cm 断胃

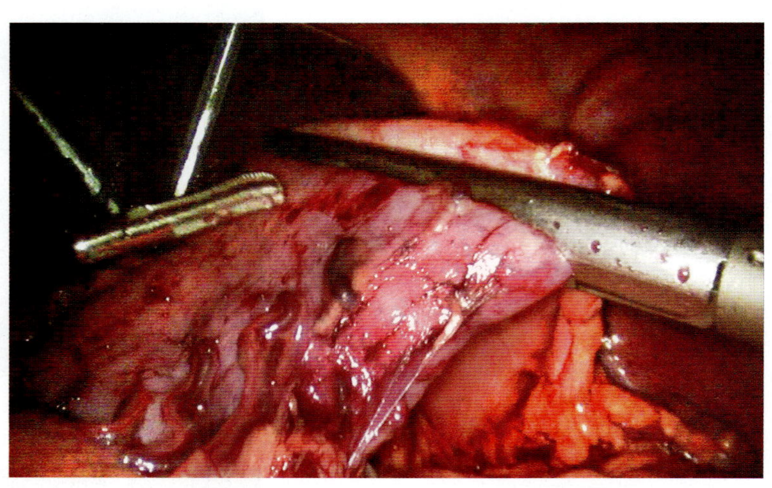

经验分享：

切割闭合时压榨 15 秒，更有利于胃壁塑形，减少出血。

图 26-17　将标本置入标本袋中

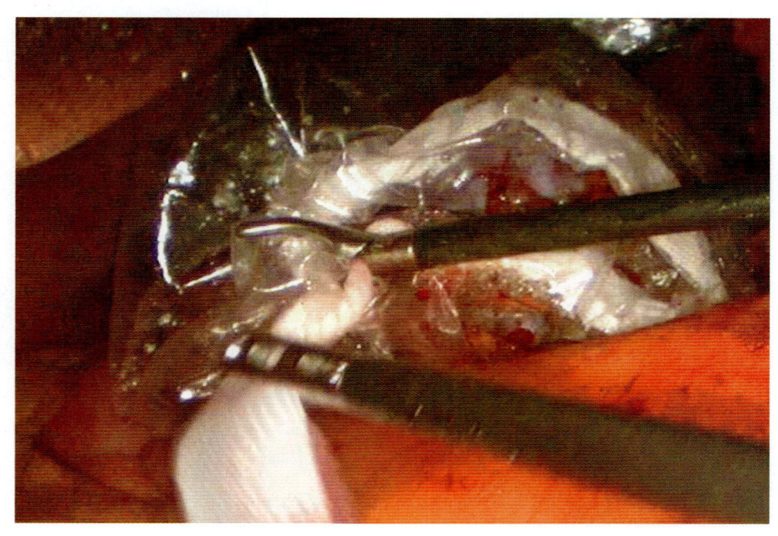

经验分享：

将标本置入标本袋中确保无菌无瘤操作。

2. 消化道重建

(1) 毕Ⅱ式吻合(Billroth Ⅱ anastomosis)：距离屈氏韧带(ligament of Treitz) 15~20cm 空肠对系膜侧开孔，残胃断端与大弯交界处开孔，用 60mm 直线切割闭合器行结肠前输入袢对近端胃空肠侧侧吻合。用 4-0 可吸收线间断缝合关闭胃空肠共同开口(图 26-18~ 图 26-22)。

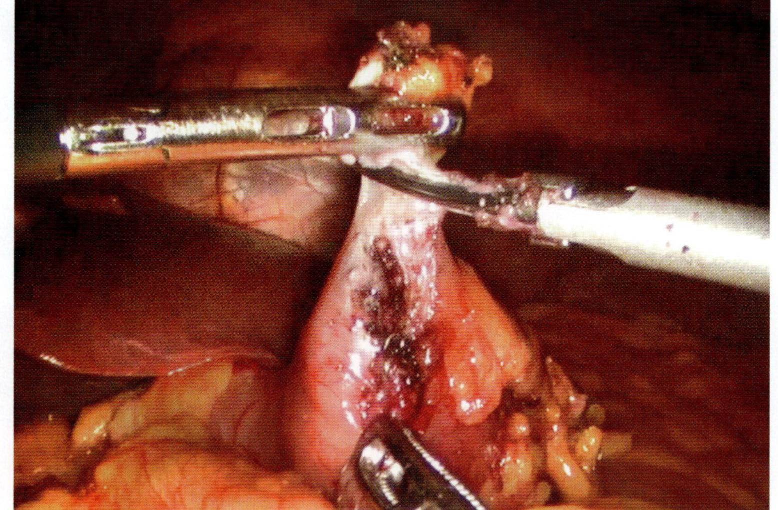

图 26-18　残胃断端与大弯交界处开孔

经验分享：

①残胃断端开孔长度要适宜，过小时切割闭合器置入困难，过大则增加关闭难度。②残胃断端开孔务必将黏膜层切开，避免进入胃壁夹层中。

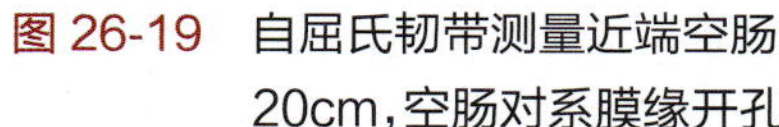

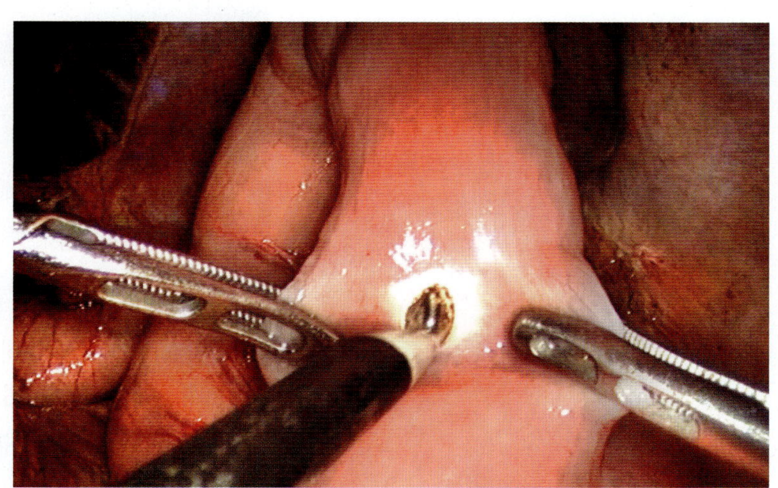

图 26-19　自屈氏韧带测量近端空肠20cm，空肠对系膜缘开孔

操作技巧：

将空肠对系膜缘侧肠壁展平，电钩切开肠壁全层，避免伤及系膜缘侧肠壁。

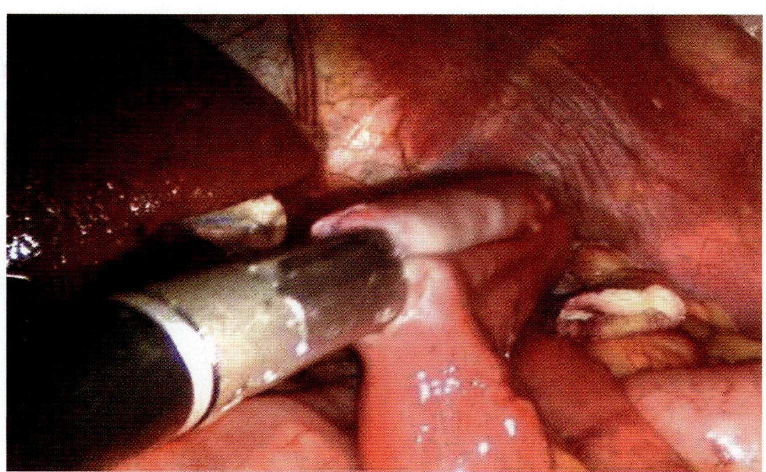

图 26-20　结肠前行胃空肠侧侧吻合

经验分享：

Billroth Ⅱ式吻合操作方便，采用结肠前胃大弯与空肠侧侧吻合。

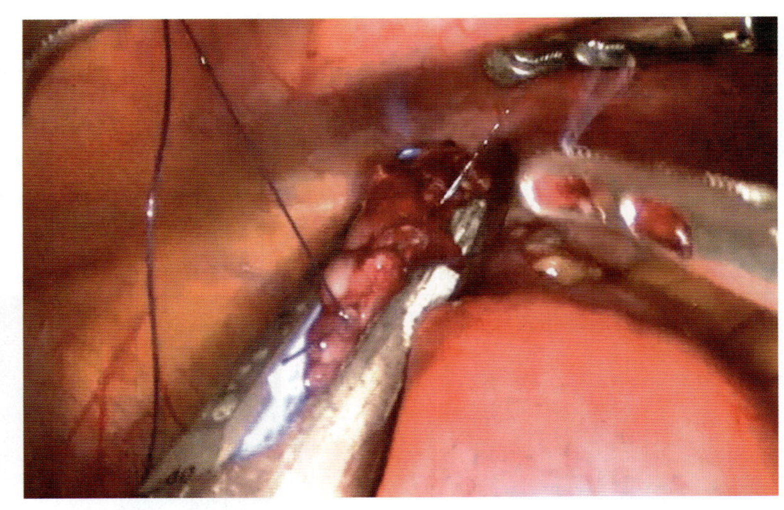

图 26-21　用腔内切割闭合器关闭胃空肠共同开口

经验分享：

关闭共同开口时，先缝合 3 针牵拉共同开口，保证将共同开口完全关闭。

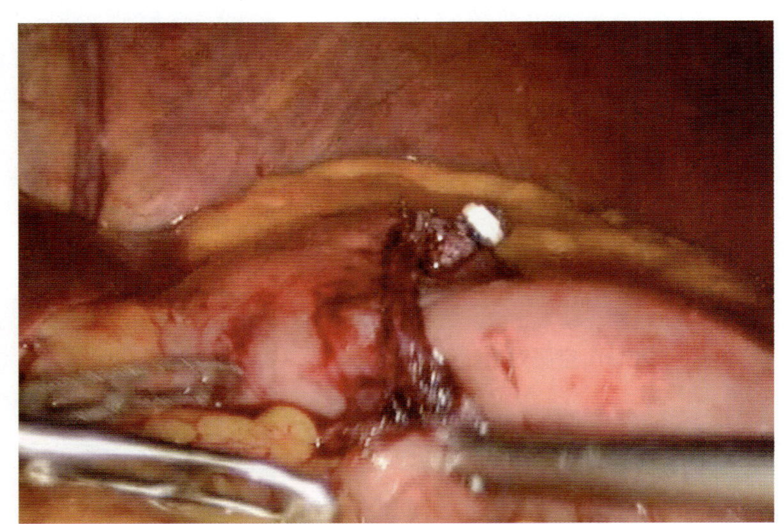

图 26-22　检查缝合质量

经验分享：

检查吻合质量，必要时加固缝合，尽可能降低吻合口漏风险，同时需避免吻合口狭窄。

(2) 远端胃空肠 Uncut Roux-en-Y 吻合：胃空肠侧侧吻合及关闭胃空肠共同开口毕Ⅱ式吻合。近端空肠与远端空肠使用 60mm 直线切割闭合器行侧侧吻合，输入袢吻合位置距屈氏韧带 7~10cm，输出袢吻合位置距胃空肠吻合口 40~45cm。输入袢阻断位置距胃空肠吻合口约 3cm（图 26-23~图 26-25）。

3. 经肛门取出标本　完成胃癌根治性切除及消化道重建后，更换为功能截石位，碘附消毒会阴区及直肠肠腔；调整腹腔镜监视器至患者足侧，取头低足高右倾位，助手牵拉乙状结肠充分暴露直肠上段，使其与身体纵轴平行，于直肠上段前壁切开 5~6cm（图 26-26）。用稀碘附溶液反复消毒后置入切口保护器（图 26-27、图 26-28），自切口保护器将标本自肛门取出（图 26-29、图 26-30）。连续或间断原位缝合肠壁（图 26-31、图 26-32）。

图 26-23　近端空肠与远端空肠行侧侧吻合

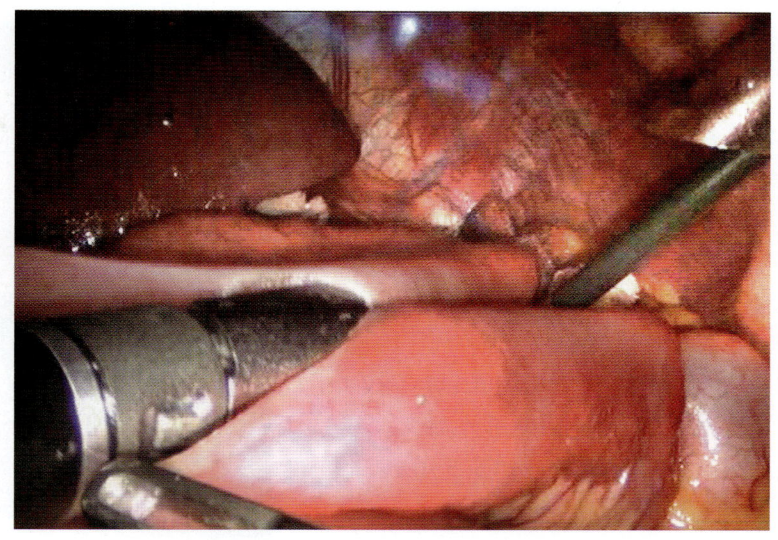

操作技巧:

吻合前注意肠管及系膜方向无扭转,切割位置位于对系膜缘,无其他组织夹入。近端、远端空肠开口处尽量对齐,尽可能缩小共同开口,以利于关闭。

图 26-24　4-0 可吸收线间断缝合关闭空肠共同开口

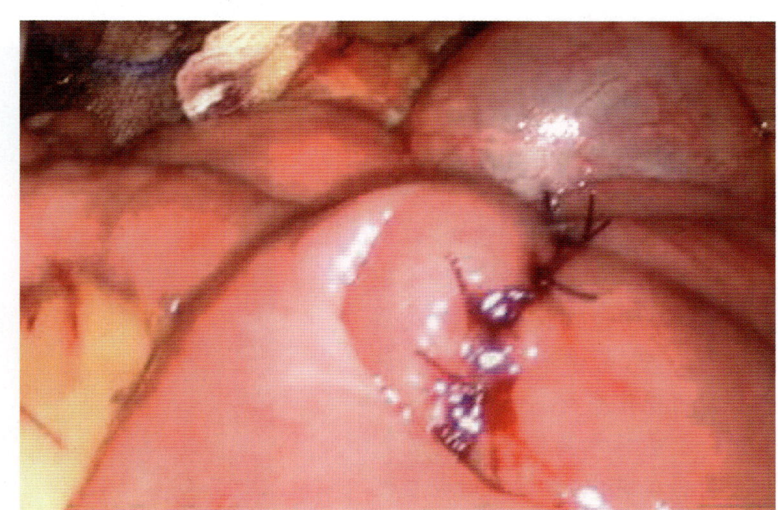

图 26-25　距胃空肠吻合口约 3cm 处结扎阻断输入袢

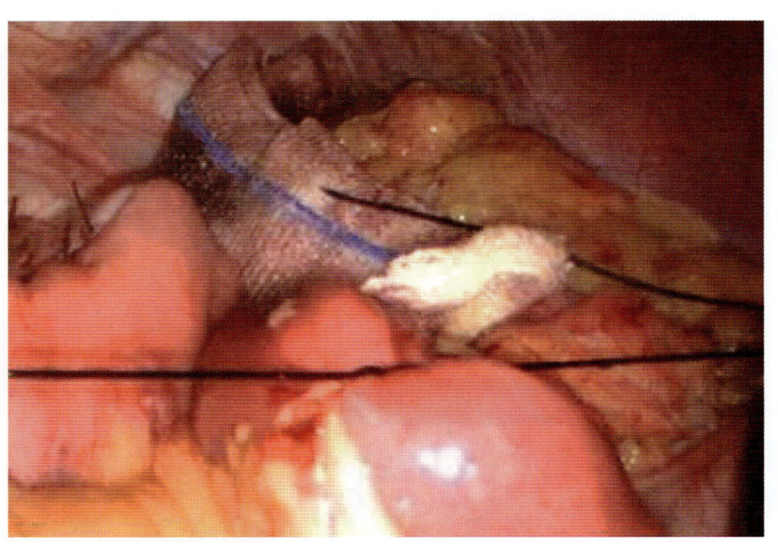

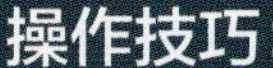

操作技巧:

打结力度要适宜,以结扎处肠壁颜色变白为宜,过松有再通的可能。

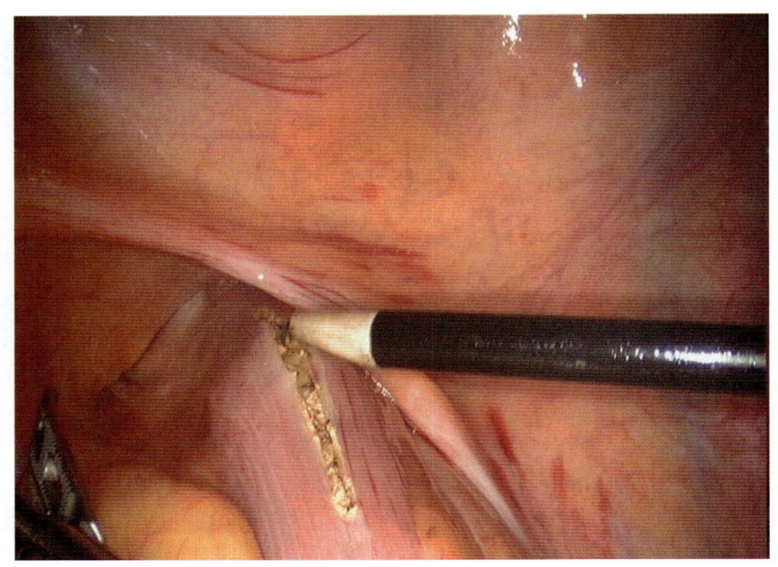

图 26-26　反复消毒肠腔后切开直肠上段前壁

操作要点：

1. 选择直肠上段切开，容易显露，缝合方便。

2. 沿直肠前壁切开，切口不容易偏斜，切开后黏膜外翻少。

3. 沿长轴充分切开 5~6cm，避免取出过程中肠壁撕裂。

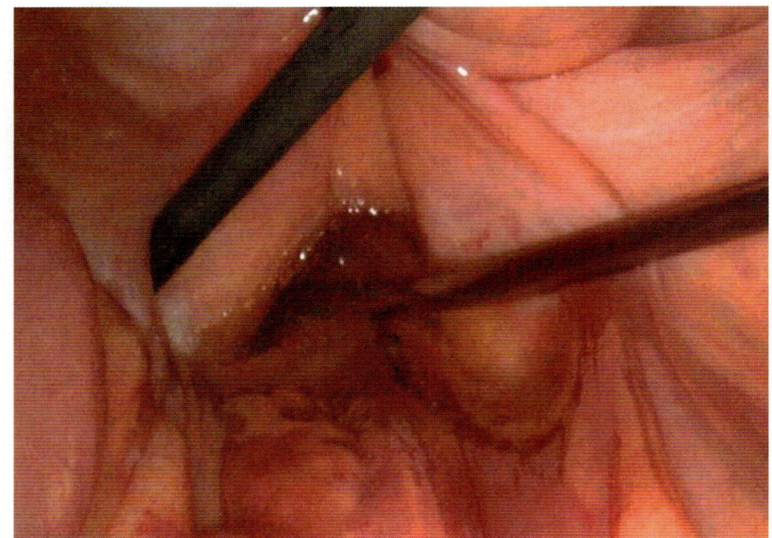

图 26-27　稀碘附溶液、生理盐水反复冲洗盆腔

操作要点：

1. 术前通过流质饮食、口服泻药等保证肠道准备充分，术中会阴部、直肠肠腔、盆腔多次用碘附纱布、稀碘附溶液消毒，符合无菌操作原则。

2. 在标本离断后将其置入无菌标本袋中，取标本时经自然腔道放置无菌切口保护套，充分保证手术的无菌无瘤原则。

3. 标本袋长度足够，避免标本接触肠壁、肛门。

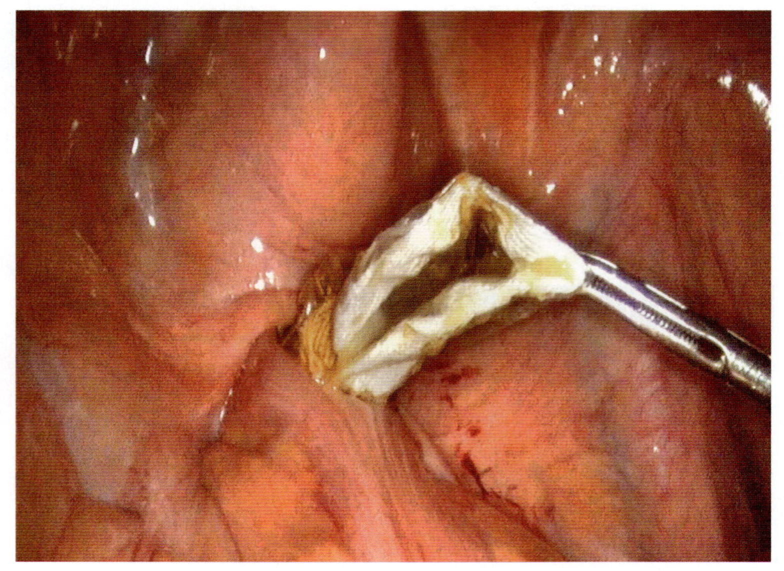

图 26-28　置入切口保护器

操作要点：

置入保护器前涂抹稀碘附溶液充分润滑，减小取标本时的阻力。

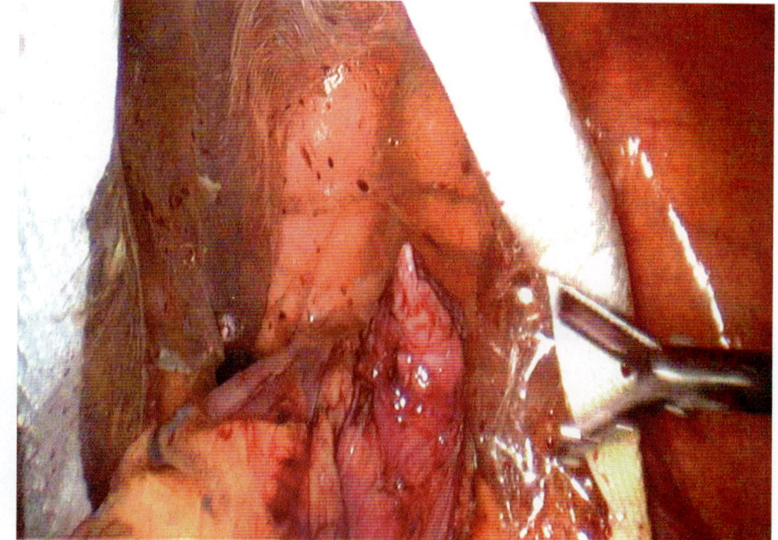

图 26-29　自切口保护器取出标本

操作要点：

将切口保护器张紧，避免撕裂直肠壁，造成缝合困难。

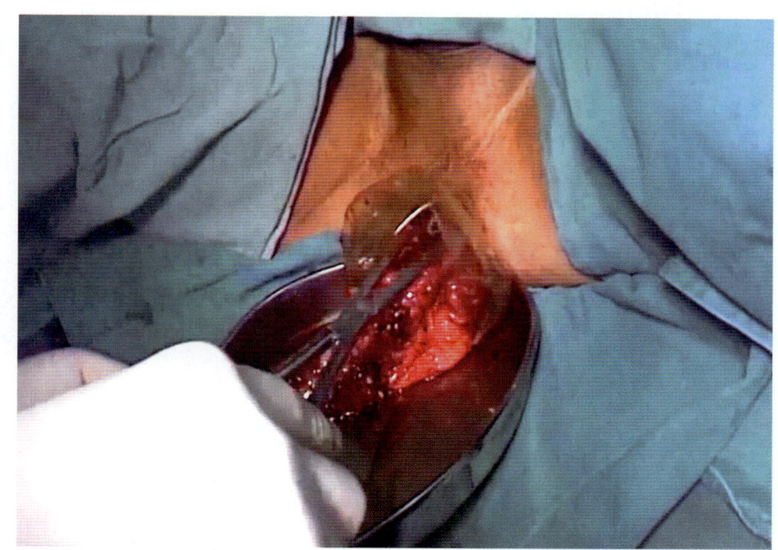

图 26-30　标本取出过程中肛门外观

操作要点：

取标本过程中保持用力均匀，防止撕裂标本。

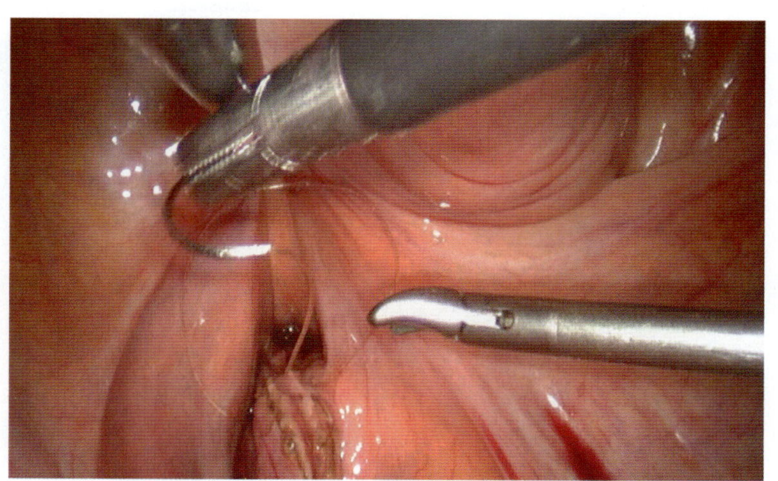

图 26-31　3-0 倒刺线连续缝合直肠切开处

操作要点：

缝合针距、边距均为 5mm，两根倒刺线加固缝合，尽可能降低吻合口漏的发生风险。

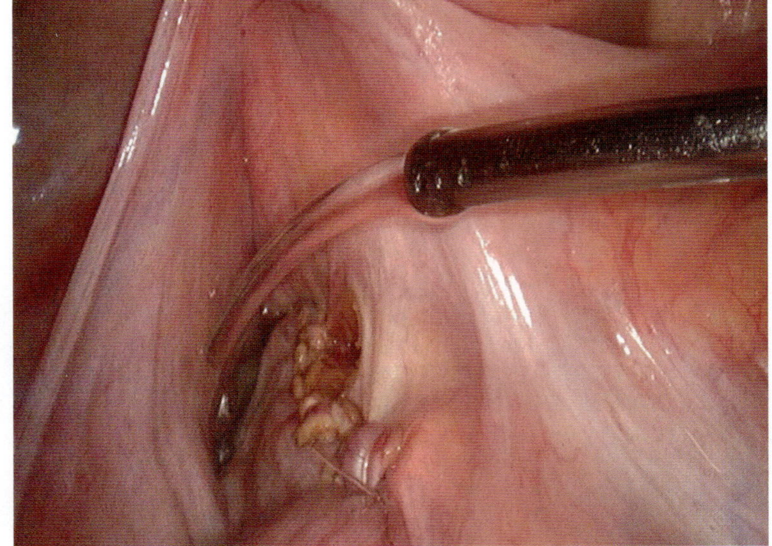

图 26-32 检查缝合质量，反复冲洗盆腔

操作要点：

确保缝合严密，可行直肠注气试验或术中结肠镜检查。缝合完毕后反复冲洗盆腔，确保无菌无瘤操作。

【术后腹壁及标本照片】(图 26-33、图 26-34)

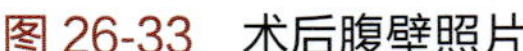

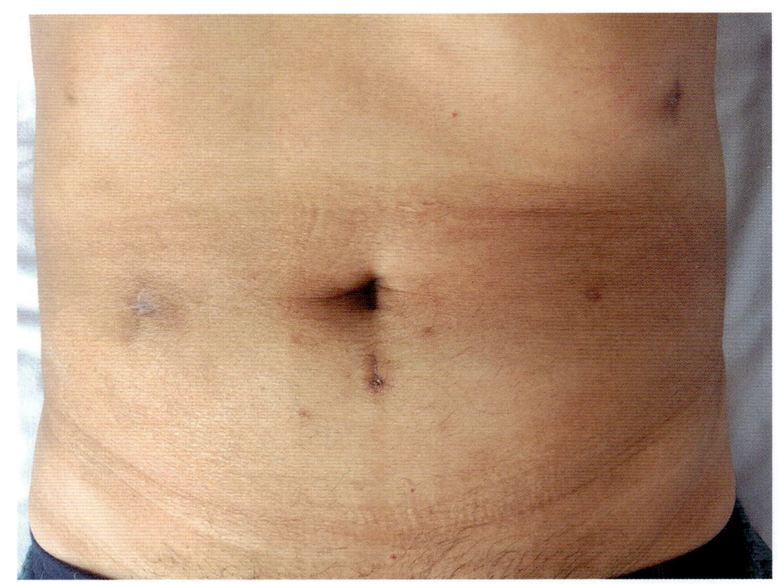

图 26-33 术后腹壁照片

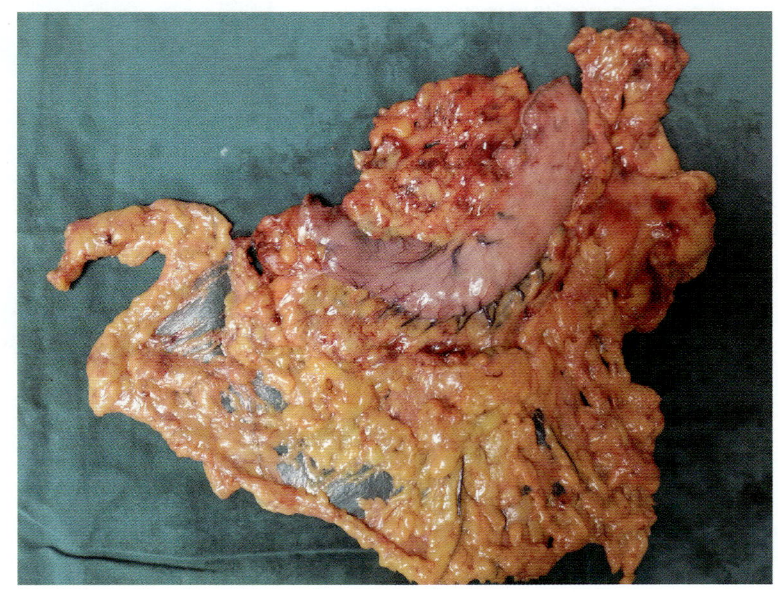

图 26-34 标本照片

第四节　手术相关要点、难点、热点剖析

【手术操作难点】

随着腹腔镜技术的发展和微创外科理念的完善，腹腔镜已经作为一种常规的手术方式用于早期胃癌的外科治疗，因其缩短了手术切口，具有良好的预后效果和显著优势，得到了广泛的认可和全面推广，相应的《腹腔镜胃癌操作指南》《腹腔镜胃癌质量控制标准》得到制订及更新。与此同时，在外科医师不断地探索中，一系列全新的手术方式应运而生。NOSES 是将腹腔镜技术与 NOTES 概念相结合的一种进步。NOSES 消除了腹壁辅助切口，将腹腔镜优势体现得更加完美。

腹部无辅助切口经肛门拖出切除标本的腹腔镜下胃癌根治术，在全腹腔镜下完成胃癌根治性切除及消化道重建，操作视野更加广阔，重建时更容易判断肠管远近端方向，可有效避免小切口辅助下吻合后肠管扭转、吻合口张力过大等失误，在手术的安全性方面优势明显，但也存在诸多难点及争议。

手术难点：①全腹腔镜胃癌手术操作需具有一定的经验积累，全腹腔镜下吻合要求过硬的腹腔镜下缝合技术。②经肛门取标本需有良好的术前肠道准备，术中注意严格无瘤、无菌操作。③开展初期需要胃肠外科、肛肠外科协作，取出标本时要求患者体位为截石位，需术前预置或术中改变体位。④取标本时需两组人员逆向操作，更考验团队配合，增加了人力成本。⑤需要术中调整监视器位置，或者准备两套腹腔镜显示设备。

【经直肠取出标本的价值与争议】

1. 价值　①最大限度地保留了腹壁的功能，减少术后疼痛，降低切口疝的发生风险，减少了患者的躯体创伤。②避免了辅助切口的不良心理暗示，减少了患者的心理创伤。③降低切口感染和肿瘤种植发生的可能。

2. 争议　①切开与原发病无关的器官。②有增加腹腔感染、肿瘤细胞种植播散风险之虞。③有可能出现肠瘘、出血、直肠狭窄、排便功能异常等严重并发症，且一旦出现肠瘘、出血、直肠狭窄，后果相当严重。

（于 刚　刘金超）

第二十七章　腹部无辅助切口经阴道取标本的腹腔镜下远端胃切除术

（毕Ⅱ式吻合、GC-NOSES Ⅳ式）

【前言】

腹部无辅助切口经阴道取标本的腹腔镜下远端胃切除术（GC-NOSES Ⅳ式）主要适用于肿瘤位于胃中下区的女性患者。在严格遵守传统腹腔镜胃癌手术肿瘤根治、消化道重建的基础上，行全腹腔镜下操作，切开阴道后穹隆，经阴道取出标本。按照《结直肠肿瘤经自然腔道取标本手术专家共识（2019 版）》，该术式属于切除拖出式。胃癌 NOSES 的手术切除、清扫、重建等操作均在上腹部，而切开阴道后穹隆并取出标本时，手术部位转换为下腹部，除术中需变化患者体位、重新摆放腹腔镜及显示器外，利用针对上腹部手术设计的辅助戳卡孔行下腹部的手术操作时，操作难度会相应增加，术者需要与助手密切配合加以克服。其操作特点表现为：①全腹腔镜下完成胃癌根治性切除、淋巴结清扫及消化道重建；②腹壁无辅助切口，最大限度地保留了腹壁的功能，减少术后疼痛，这样既能保证肿瘤根治效果，又能降低器官组织损伤，是符合功能外科要求的理想术式。

第一节　适应证与禁忌证

【适应证】

1. 女性患者。
2. 病变位于胃远端的 $cT_{1\sim3}N_{0\sim1}M_0$ 期胃癌。
3. 肿瘤环周直径≤ 4cm 为宜。

【禁忌证】

1. 未育或有再生育计划者。
2. 局部晚期胃癌（$cT_4N_{2\sim3}M_1$）。
3. 肿瘤体积大，无法经阴道后穹隆拖出。
4. 过于肥胖者（BMI>30kg/m^2）。
5. 盆腔手术史或存在阴道畸形等。

第二节　麻醉、体位、戳卡位置与术者站位

【麻醉方式】

全身麻醉或全身麻醉联合硬膜外麻醉。

【手术体位】

患者首先取水平仰卧分腿位（图 27-1），打开阴道后穹隆取标本时，更换为功能截石位（图 27-2）。

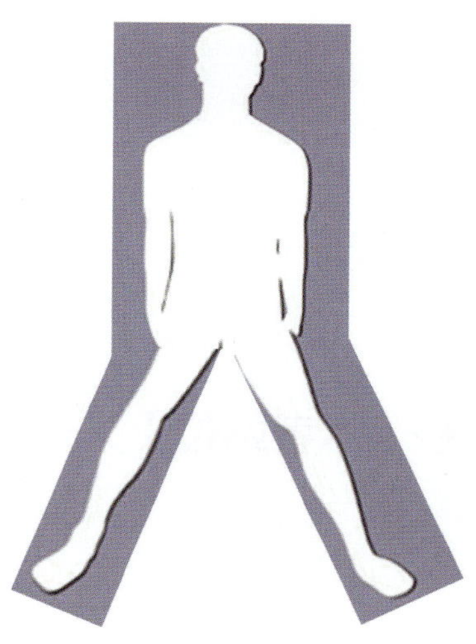

图 27-1　水平分腿位

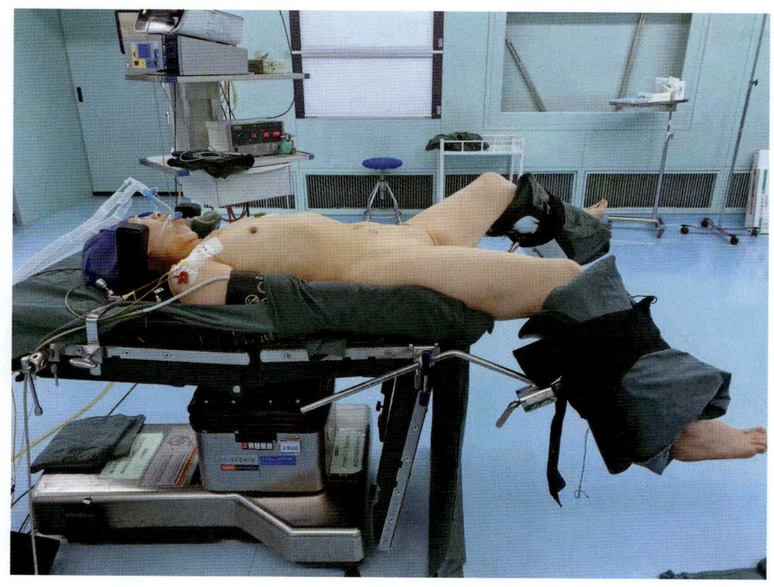

图 27-2　功能截石位

【戳卡位置】(图 27-3)

1. **腹腔镜镜头戳卡孔(10mm 戳卡)** 位于脐下 1cm 处。
2. **术者主操作孔(12mm 戳卡)** 位于左侧腋前线肋缘下。
3. **术者辅助操作孔(5mm 戳卡)** 位于左侧锁骨中线平脐处。
4. **助手辅助操作孔(5mm 戳卡)** 位于右侧腋前线肋缘下。
5. **助手主操作孔(12mm 戳卡)** 位于右侧锁骨中线平脐处。

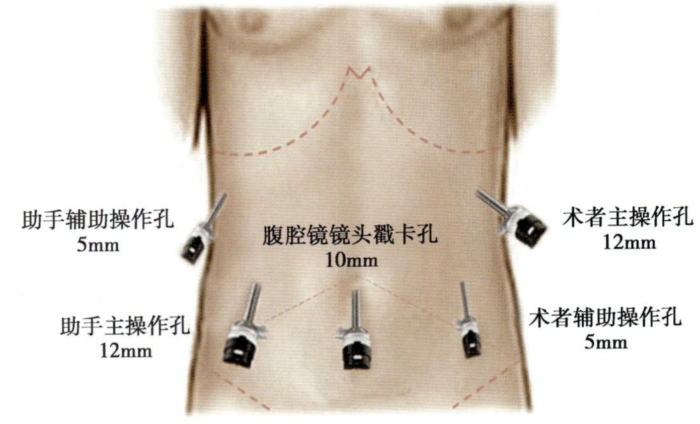

图 27-3　戳卡位置(五孔法)

【术者站位】

1. **腹腔探查、解剖分离及淋巴结清扫阶段**　术者站位于患者左侧,助手站位于患者右侧,扶镜手站位于患者两腿之间(图 27-4)。

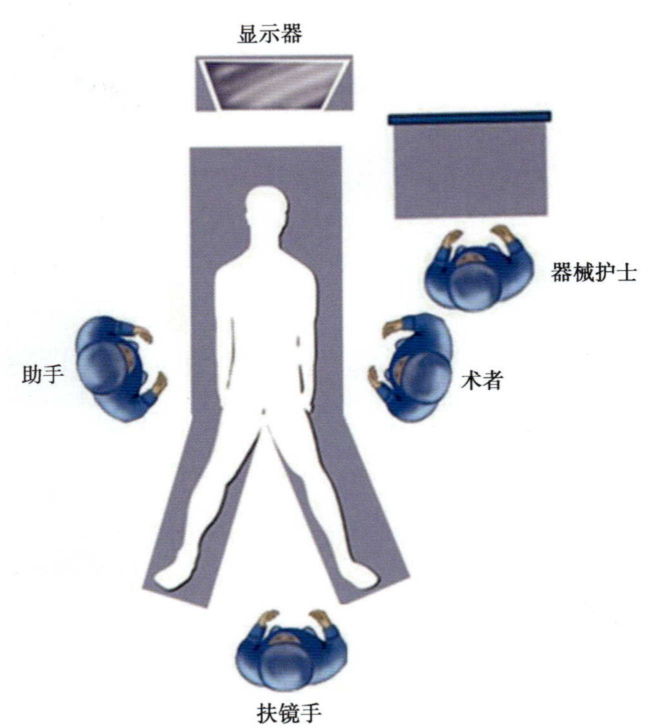

图 27-4　术者站位(腹腔探查、解剖分离及淋巴结清扫阶段)

2. 消化道重建阶段　术者站位于患者右侧，助手站位于患者左侧，扶镜手站位于患者两腿之间（图 27-5）。

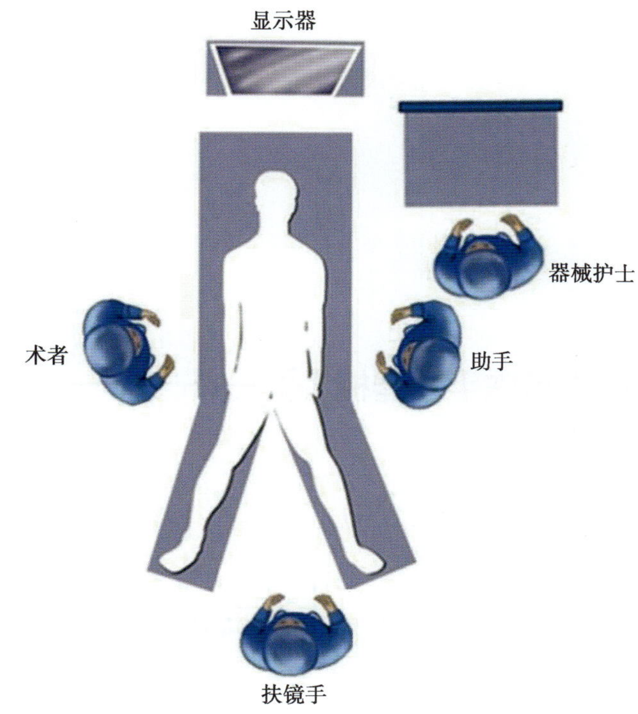

图 27-5　术者站位（消化道重建阶段）

3. 经阴道拖出标本阶段　术者站位于患者右侧，助手站位于患者左侧，扶镜手站位于助手同侧，取标本助手站位于患者两腿之间，此时应变换显示器摆放位置，摆放于患者足侧（图 27-6）。各戳卡功能做相应变动（图 27-7）。

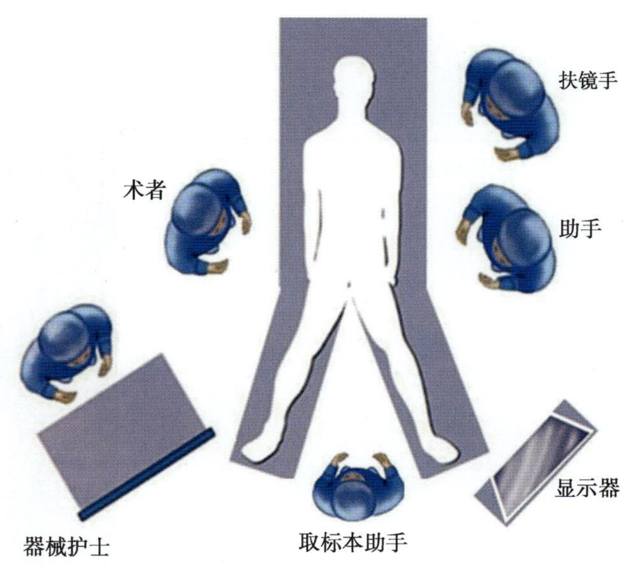

图 27-6　术者站位（经阴道拖出标本阶段）

图 27-7　取标本阶段戳卡功能变动

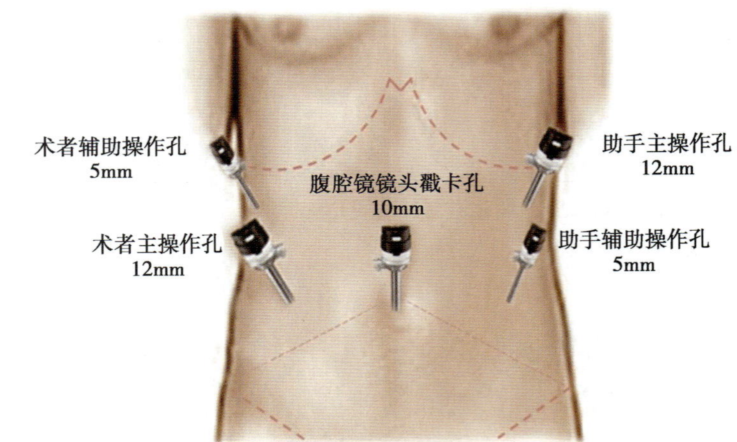

【特殊手术器械】

超声刀、60mm 腔内切割闭合器、3-0 倒刺线、4-0 可吸收线、无菌保护套。

第三节　手术操作步骤、技巧与要点

【探查与手术方案制订】

1. 常规探查　在详细术前检查的基础上，全面探查腹腔内有无腹水，膈顶、结肠旁沟、腹膜、盆底、网膜、肠系膜等表面有无种植结节。评估原发肿瘤情况及周围淋巴结肿大情况(图 27-8)。

2. 肿瘤探查　肿瘤位于胃窦前壁，未侵透浆膜层(图 27-9)。

图 27-8　探查腹盆腔

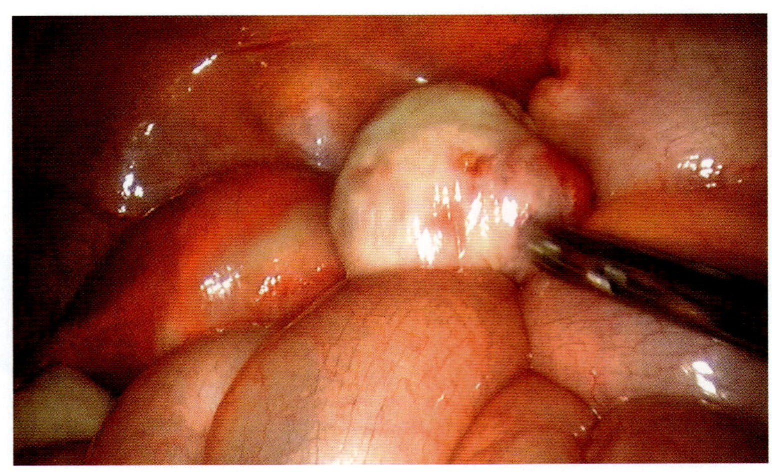

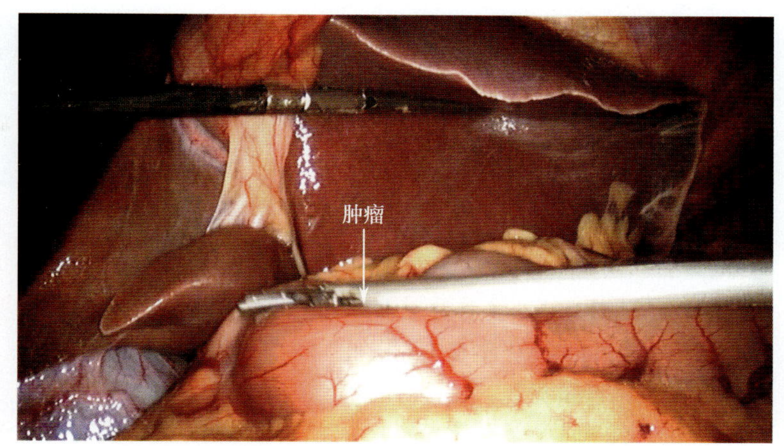

图 27-9　肿瘤探查

经验分享：

对于肿瘤体积小、局部分期早者，可术前经胃镜注射纳米碳染色或术中胃镜协助定位。

【解剖与分离】

1. **分离大网膜**　将大网膜向头侧翻起，从横结肠偏左部离断大网膜，进入小网膜囊，向右侧至结肠肝曲，并在横结肠系膜前叶后方分离，清除结肠系膜前叶（图 27-10）。

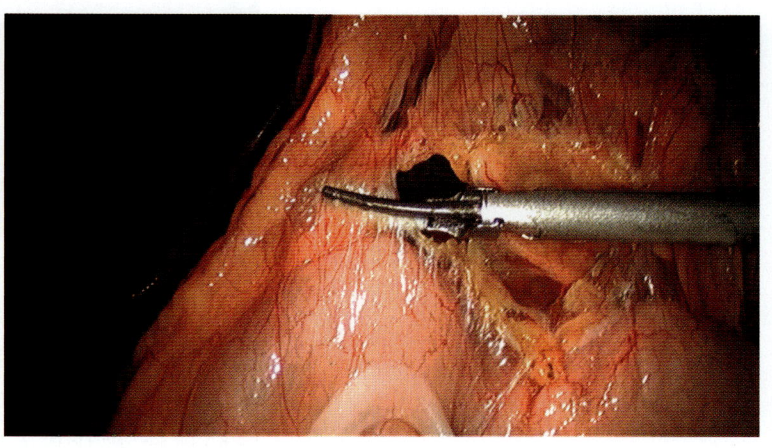

图 27-10　离断大网膜，进入小网膜囊

操作技巧：

助手用两把无损伤钳将大网膜提起，左手在前，右手在后，形成三角牵拉，保持一定张力，便于判断游离范围和方向。

2. **清扫第 4sb 组淋巴结**　显露胰尾，定位脾血管，松解结肠脾曲，分离大网膜与脾中下极的粘连，保护胰尾，根部显露，待分出进入脾下极分支后，离断胃网膜左动、静脉，清扫第 4sb 组淋巴结（图 27-11~ 图 27-13）。

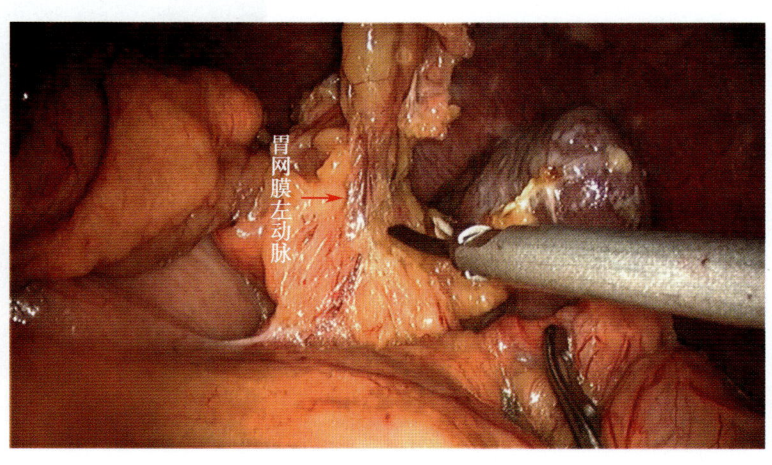

图 27-11　游离裸化胃网膜左动脉

操作技巧：

防止脾下极缺血的技巧是保护胃网膜左动脉支配脾下极分支。

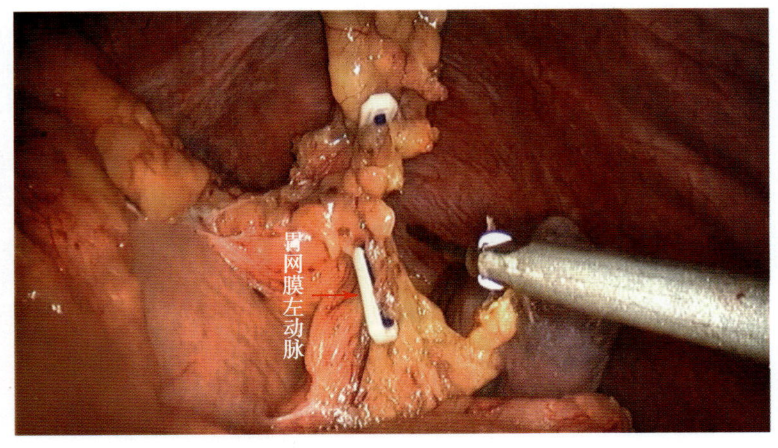

图 27-12 根部切断胃网膜左动脉

操作技巧：

助手左手钳夹持胃脾韧带向上轻提，右手钳夹住大弯侧胃后壁向右上方牵引，使胃脾韧带展开，便于离断。动作应轻柔，避免引起脾包膜撕裂。

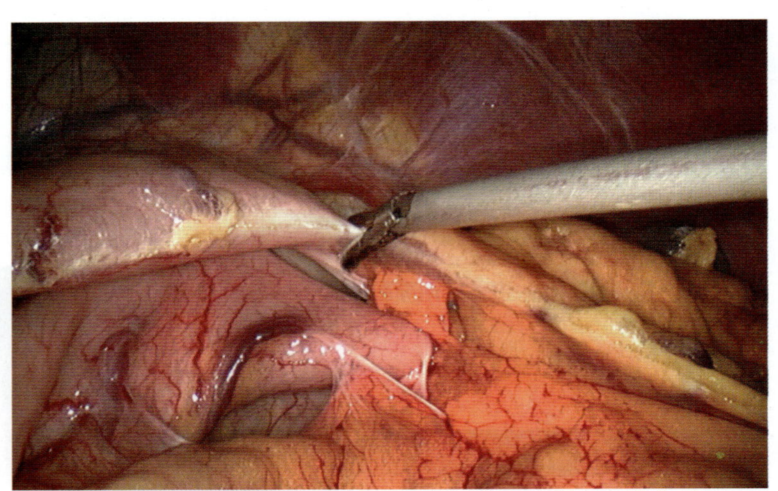

图 27-13 裸化胃大弯

操作技巧：

由远端向近端分离，至胃网膜左动脉处会合。注意保护胃短血管，防止残胃缺血。

3. **清扫第 6 组淋巴结** 以中结肠血管为标志，进入胃十二指肠和横结肠系膜之间的融合筋膜间隙，离断胃网膜右静脉（图 27-14~ 图 27-16）。继续沿胰头表面解剖，暴露胃十二指肠动脉，裸化胃网膜右动脉，根部离断，清扫第 6 组淋巴结（图 27-17）。

4. **离断十二指肠**（图 27-18）

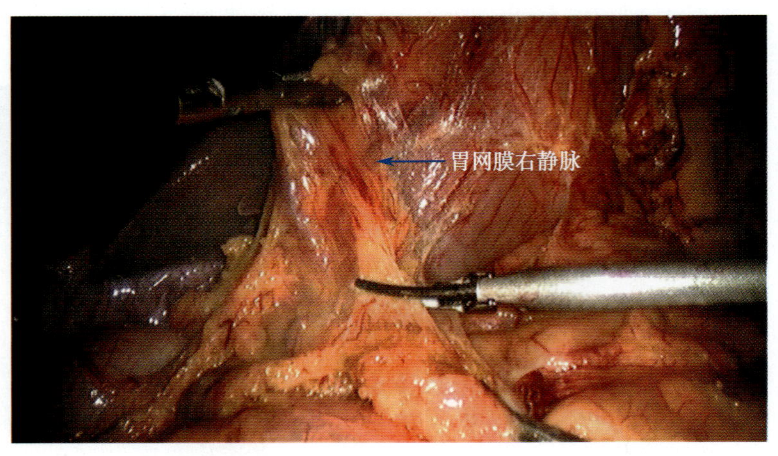

图 27-14 沿融合筋膜间隙分离

经验分享：

大网膜和横结肠系膜之间的融合筋膜间隙，为无血管间隙，位于中结肠静脉前，沿该血管表面向横结肠系膜根部及胰腺下缘分离的过程中，肠系膜上静脉和胃结肠干得以显露。

图 27-15 裸化胃网膜右静脉

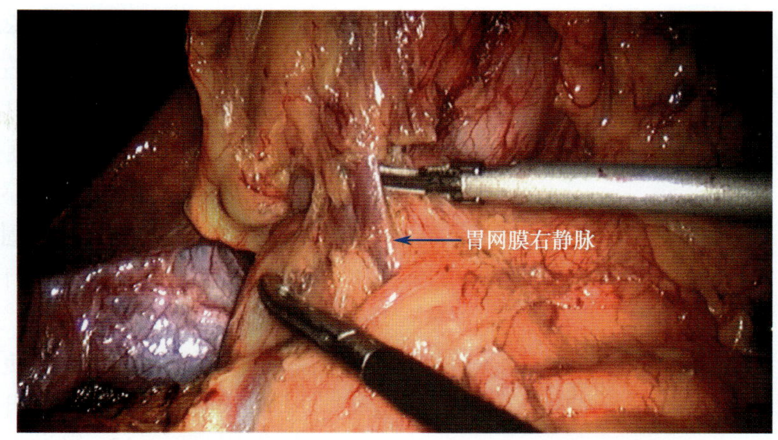

操作技巧：

注意保护胰十二指肠上前静脉和进入胰头的穿支血管，避免出血。

图 27-16 根部切断胃网膜右静脉

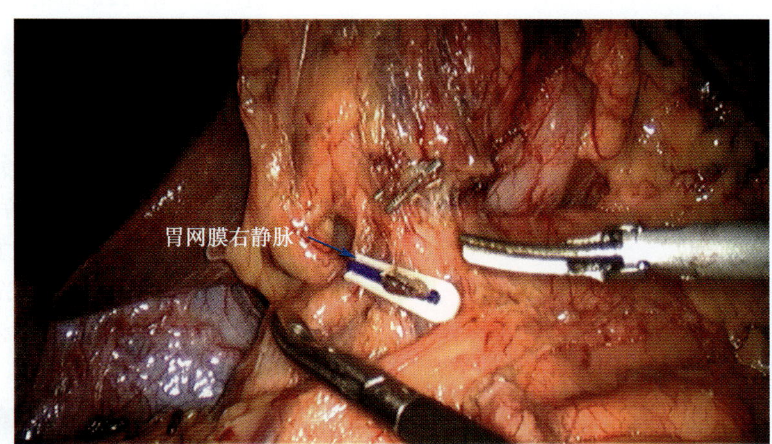

图 27-17 裸化胃网膜右动脉，清扫第 6 组淋巴结

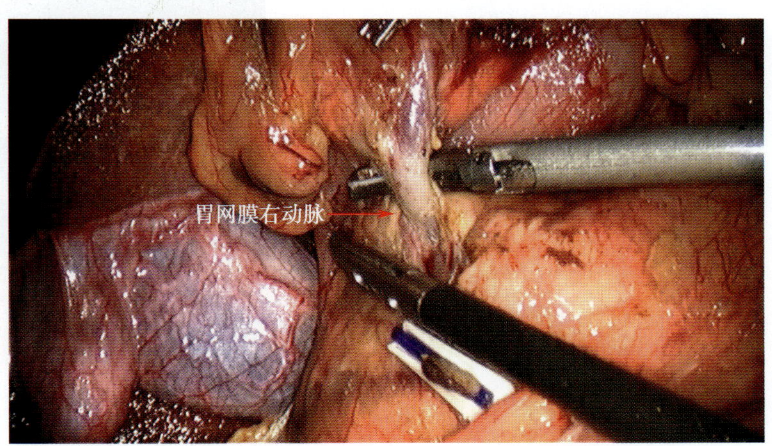

经验分享：

沿胃十二指肠和横结肠系膜之间的融合筋膜间隙充分游离幽门下区的左右两侧，更利于处理血管及淋巴清扫。

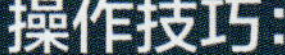

图 27-18 离断十二指肠

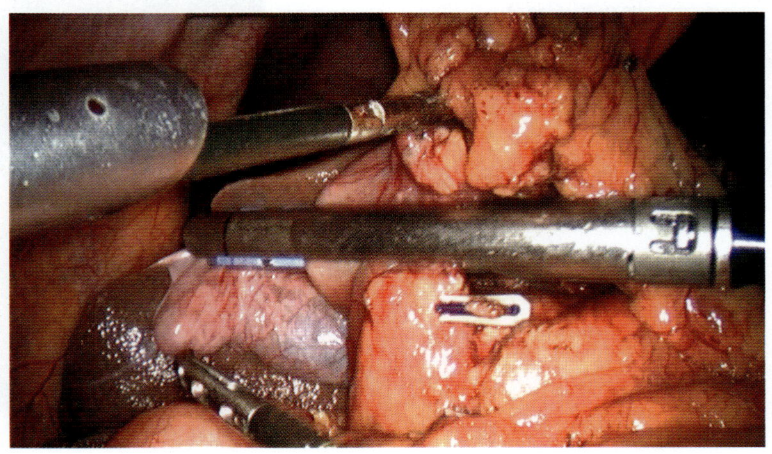

操作技巧：

十二指肠游离长度要足够，保证下切缘安全。保持直线切割闭合器与十二指肠垂直，助手提拉张力适度，避免张力过大导致闭合后组织回缩，增加十二指肠残端漏的发生风险。

5. 清扫第 8a、12a 组淋巴结　沿胰腺上缘分离，暴露肝总动脉，将胰腺压向左下方，沿肝总动脉前方及上缘，清扫第 8a 组淋巴结（图 27-19）。于肝总动脉、胃十二指肠动脉及胰腺上缘夹角处打开门静脉前方筋膜，显露门静脉。打开肝十二指肠韧带被膜，裸化肝固有动脉前侧及左侧。沿门静脉前方分离，清扫门静脉与肝固有动脉间淋巴结。胃右静脉变异多，遇到粗大胃右静脉需要仔细辨认进行结扎，避免误伤（图 27-20、图 27-21）。先离断十二指肠，更利于暴露胃右动脉及肝十二指肠韧带，使淋巴清扫更容易（图 27-22、图 27-23）。助手将肝总动脉向右下牵拉，清扫肝固有动脉内侧及门静脉内侧淋巴脂肪组织，即第 12a 组淋巴结（图 27-24）。于胃右血管根部夹闭后离断。

6. 清扫第 11p、7、9 组淋巴结　切开胰腺被膜，紧贴胰腺上缘分离，暴露脾动脉近端，清扫第 11p 组淋巴结。由左向右清扫，显露腹腔动脉干，分离胃左动、静脉，在根部夹闭后离断，清扫第 7、9、11p 组淋巴结（图 27-25~ 图 27-27）。

7. 清扫胃小弯及贲门右侧淋巴结　紧贴胃壁小弯侧，采用超声刀分层切开（图 27-28），清扫胃小弯及贲门右侧淋巴结（第 1、3 组淋巴结）（图 27-29~ 图 27-31）。

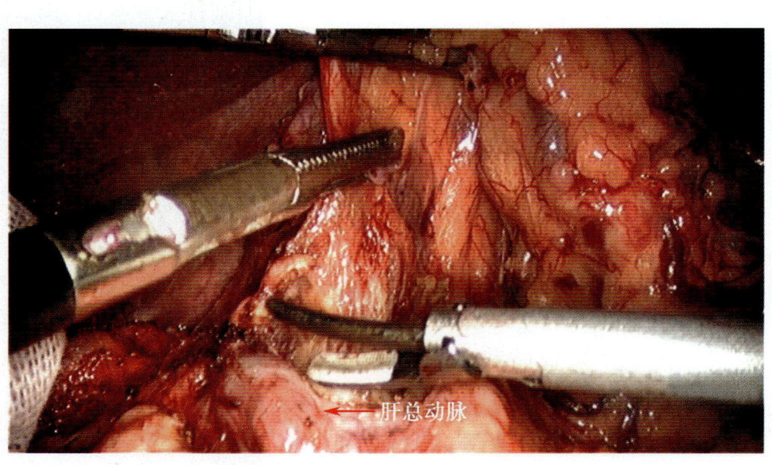

图 27-19　清扫第 8a 组淋巴结

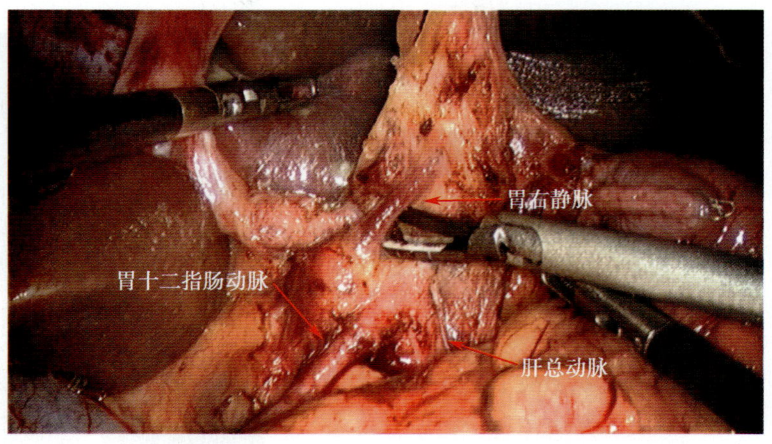

图 27-20　裸化胃右静脉

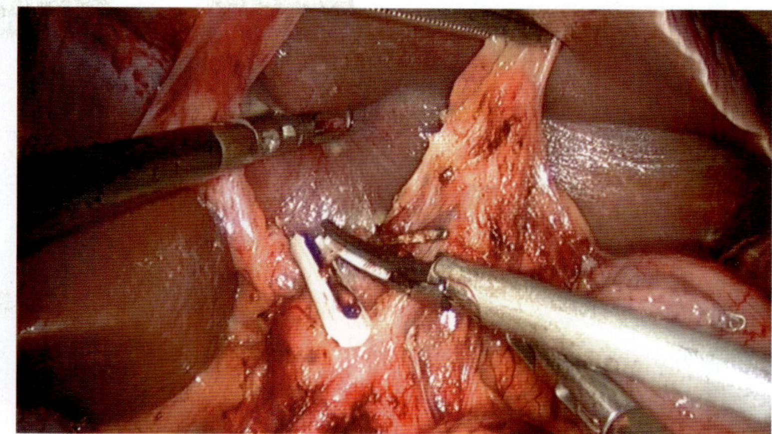
图 27-21　根部切断胃右静脉

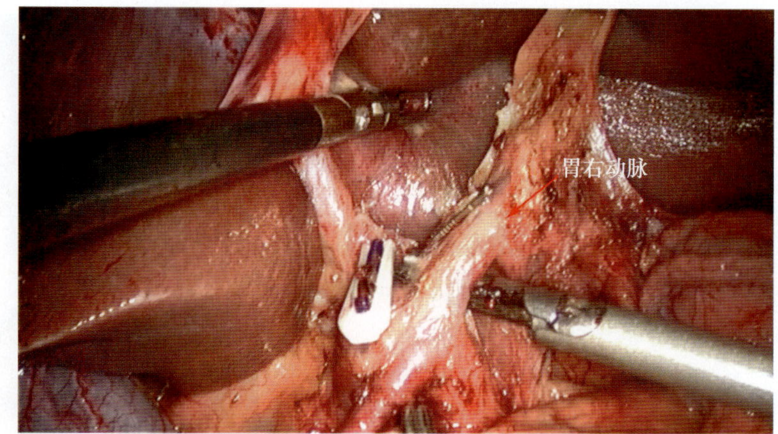

图 27-22　裸化胃右动脉

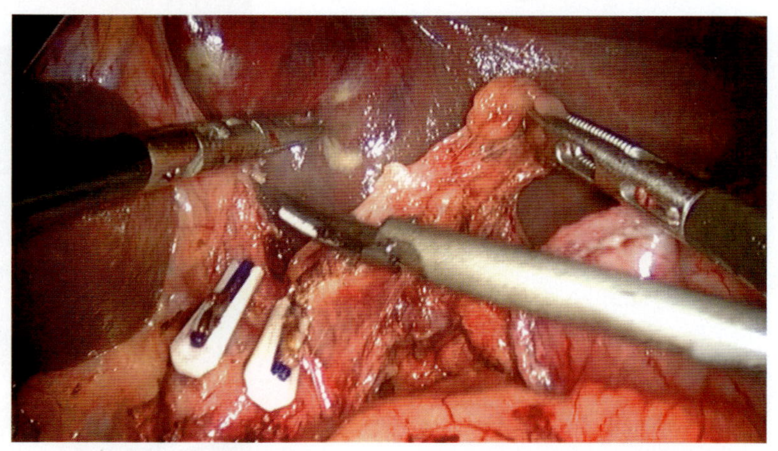
图 27-23　根部切断胃右动脉

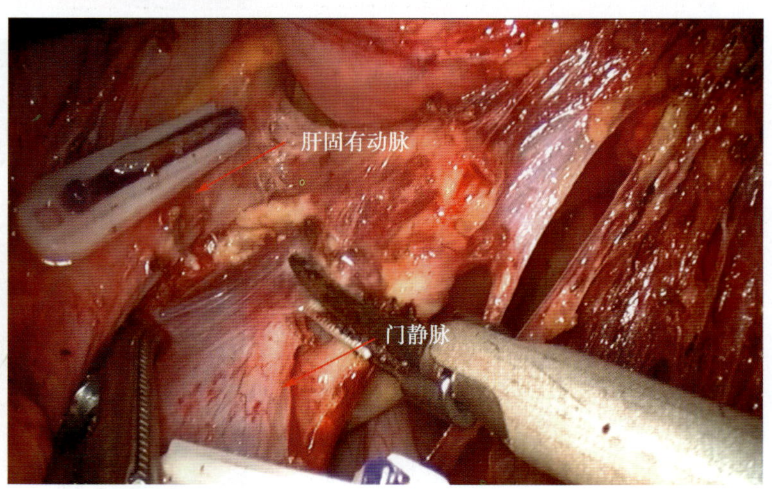

图 27-24　清扫第 12a 组淋巴结

经验分享：

门静脉前方间隙分离的意义在于确定肝固有动脉周围淋巴清扫的后方界限，利于提高手术的安全性。

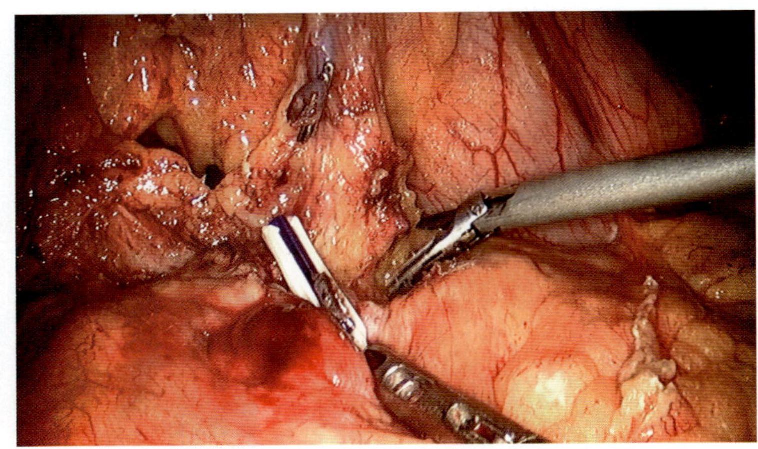

图 27-25　裸化胃左静脉

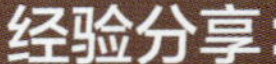

操作技巧：

助手左手牵拉胃胰皱襞，右手精确调节改善显露，术者沿胰前间隙剥离胰腺被膜，寻找胃左静脉并结扎切断。

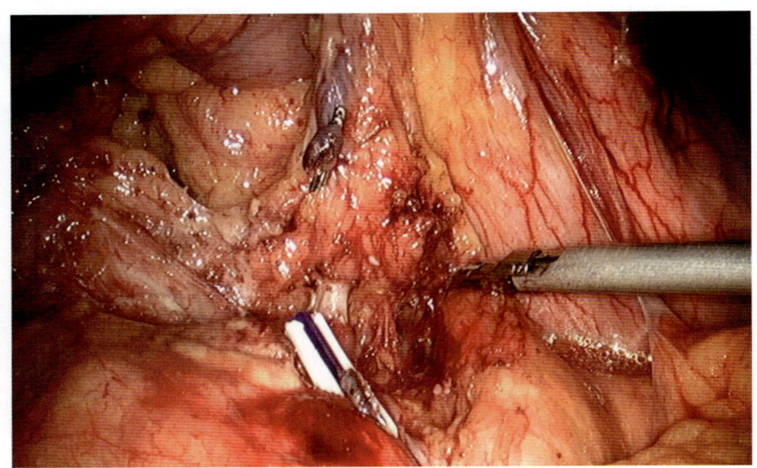

图 27-26　裸化胃左动脉，清扫第 7 组淋巴结

经验分享：

脾动脉起始段位置相对固定，解剖变异少，该处作为切入点。助手抓持胃胰皱襞，将胃翻向上方，以利显露。

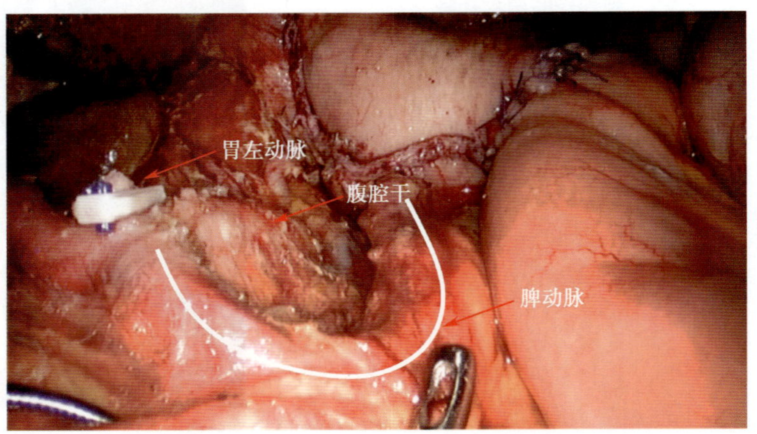

图 27-27　清扫第 9、11p 组淋巴结

操作技巧：

在胰前间隙内继续向头侧拓展，显露腹腔干和胃左动脉，于胃左动脉根部结扎切断，完成第 9、11p 组淋巴结清扫。

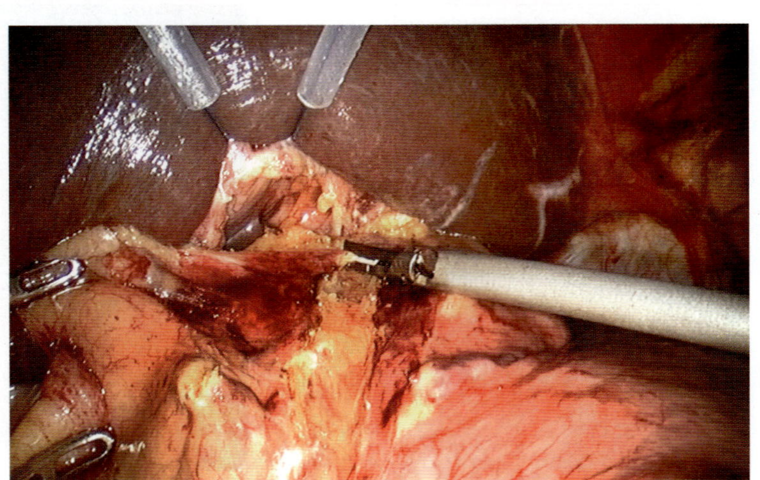

图 27-28　超声刀分层切开小弯侧

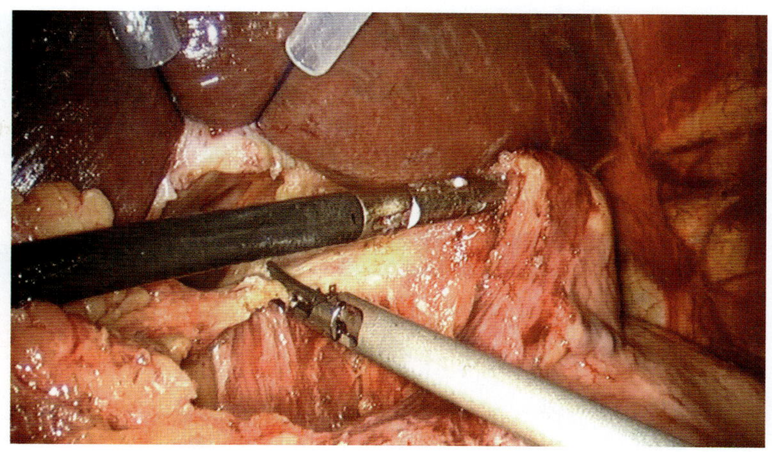

图 27-29　清扫小弯侧第 1、3 组淋巴结

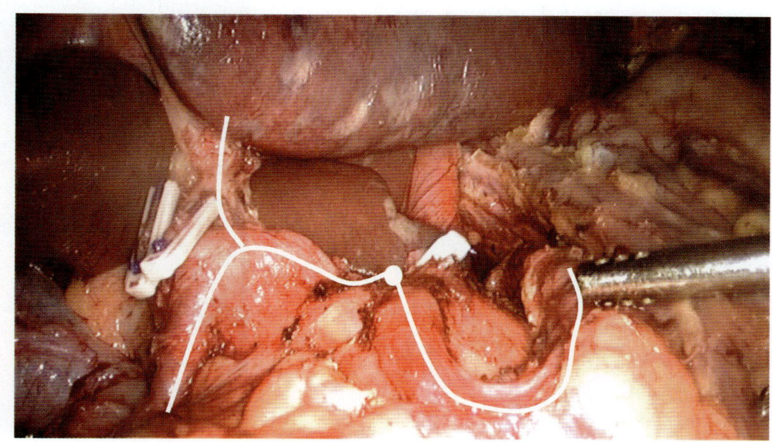

图 27-30　胰腺上缘清扫后概况

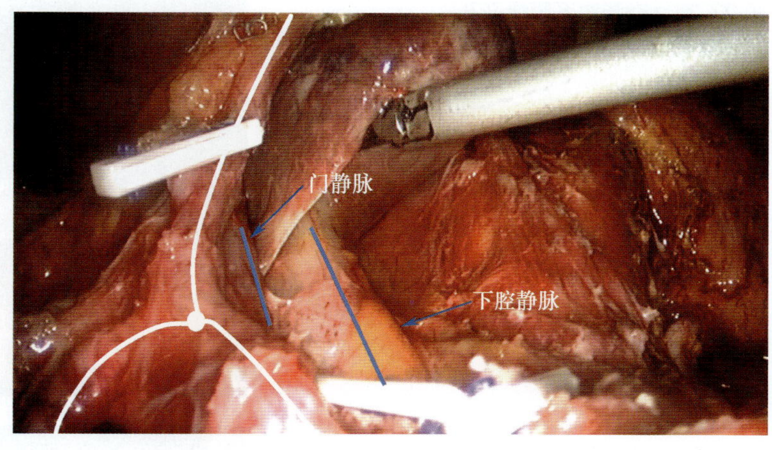

图 27-31　肝十二指肠韧带清扫后概况

【标本切除与消化道重建】

1. **标本切除**(图 27-32、图 27-33)

2. **消化道重建**

(1) 毕Ⅱ式吻合(Billroth Ⅱ anastomosis):距离屈氏韧带(ligament of Treitz) 15~20cm 空肠对系膜侧开孔(图 27-34),残胃断端大弯侧开孔(图 27-35),用 60mm 直线切割闭合器行结肠前输入袢对近端胃空肠侧侧吻合(图 27-36)。用 4-0 可吸收线间断缝合或 3-0 倒刺线连续缝合关闭共同开口(图 27-37)。

图 27-32　肿瘤近端 5cm 断胃

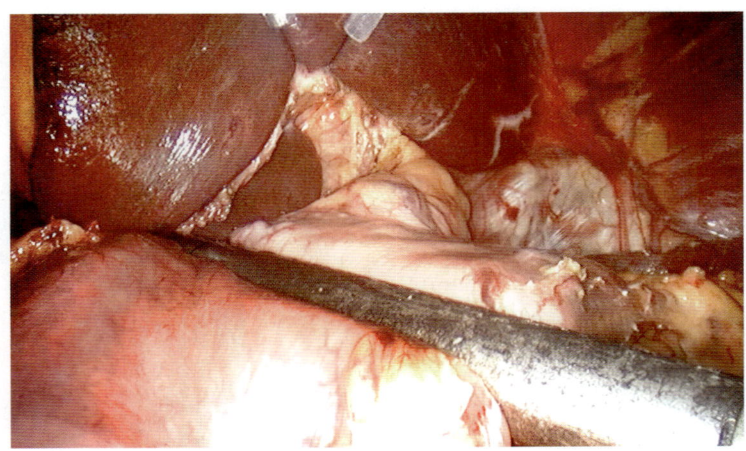

操作技巧：

肿瘤近端 5cm 断胃，切割闭合时压榨 15 秒，更有利于胃壁塑形，减少出血。

图 27-33　将切除标本置入标本袋中

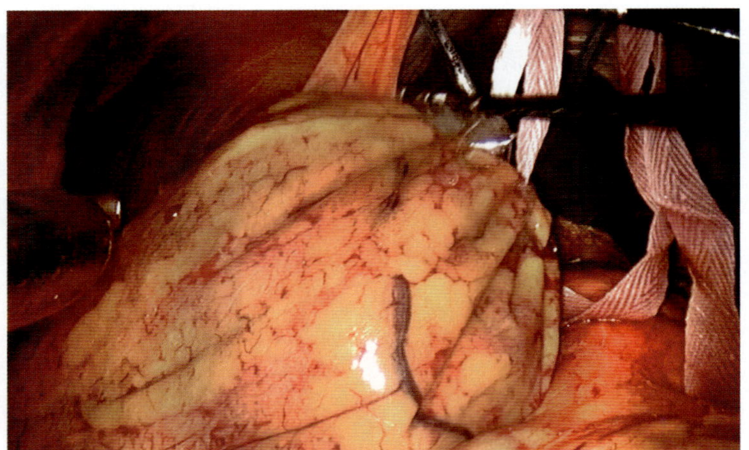

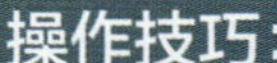

操作技巧：

严格无瘤操作。自制标本袋收纳标本后收紧袋口，暂置于左下腹。

图 27-34　空肠对系膜缘开孔

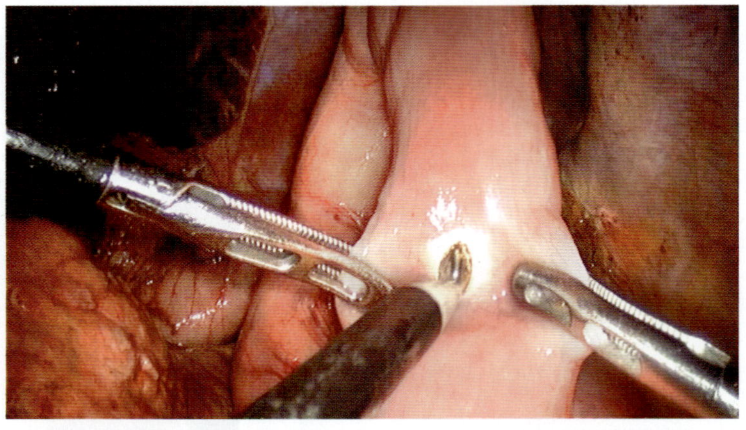

操作技巧：

将空肠对系膜缘侧肠壁展平，电钩切开肠壁全层。

图 27-35　残胃残端与大弯交界处开孔

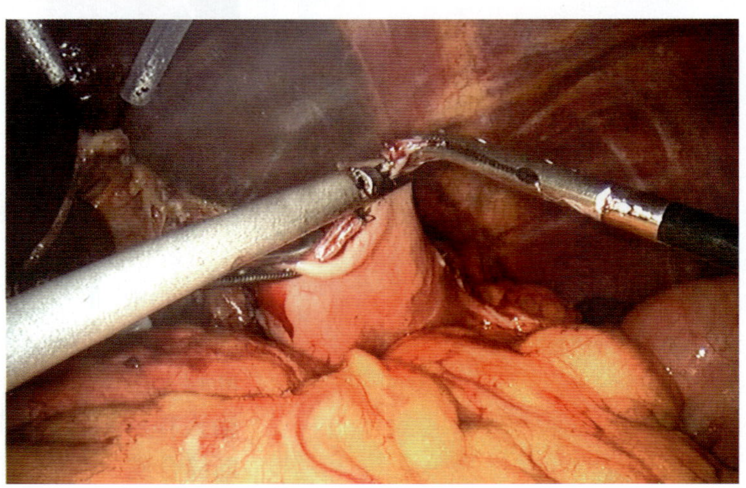

经验分享：

残胃断端开孔长度要适宜，过小时切割闭合器置入困难，过大则增加关闭难度。

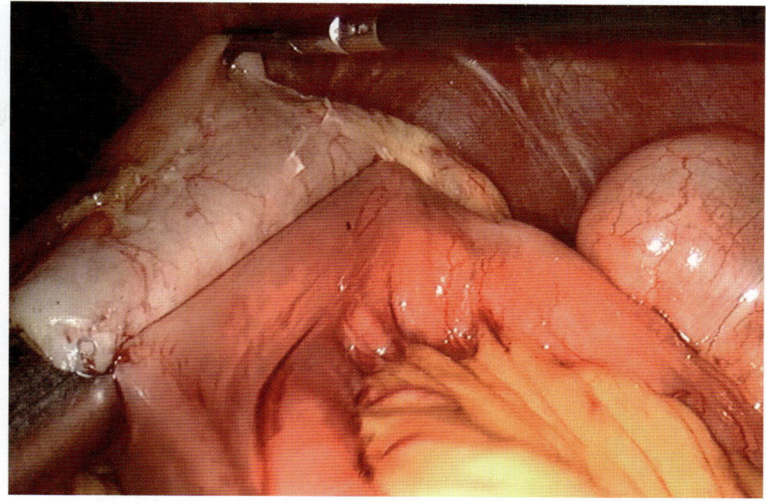

图 27-36　胃空肠侧侧吻合

经验分享：

Billroth Ⅱ式吻合操作方便，采用结肠前胃大弯与空肠侧侧吻合。

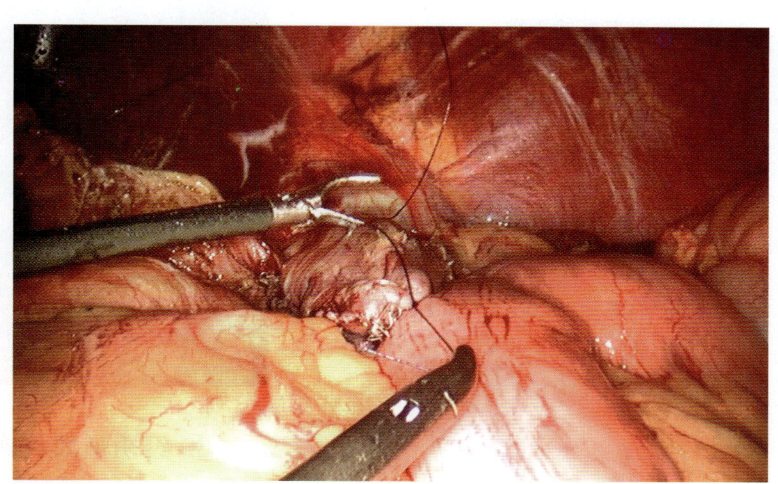

图 27-37　间断缝合关闭共同开口

操作技巧：

共同开口采用间断全层缝合，针距 3mm，边距 5mm。注意共同开口两端勿漏针。

(2) 胃空肠 Uncut Roux-en-Y 吻合：胃空肠侧侧吻合及关闭胃空肠共同开口毕Ⅱ式吻合。近端空肠与远端空肠使用 60mm 直线切割闭合器行侧侧吻合，输入袢吻合位置距屈氏韧带 7~10cm，输出袢吻合位置距胃空肠吻合口 40~45cm **(图 27-38、图 27-39)**。输入袢阻断位置距胃空肠吻合口约 3cm **(图 27-40)**。

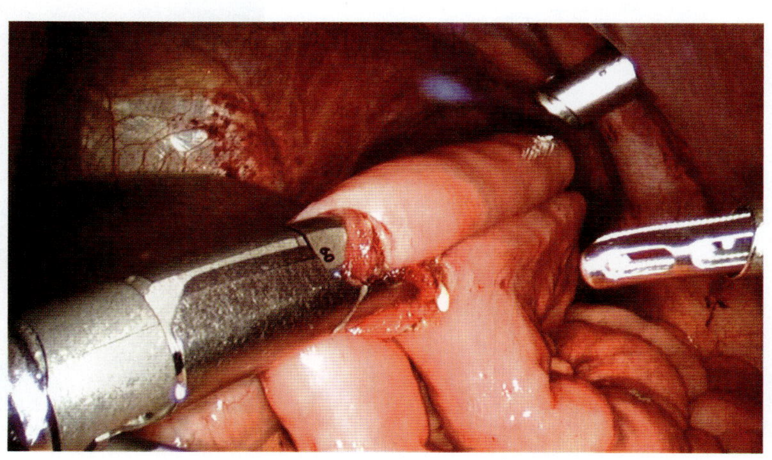

图 27-38　近端空肠与远端空肠侧侧吻合

操作技巧：

吻合前注意肠管及系膜方向无扭转，切割位置在对系膜缘，无其他组织夹入。

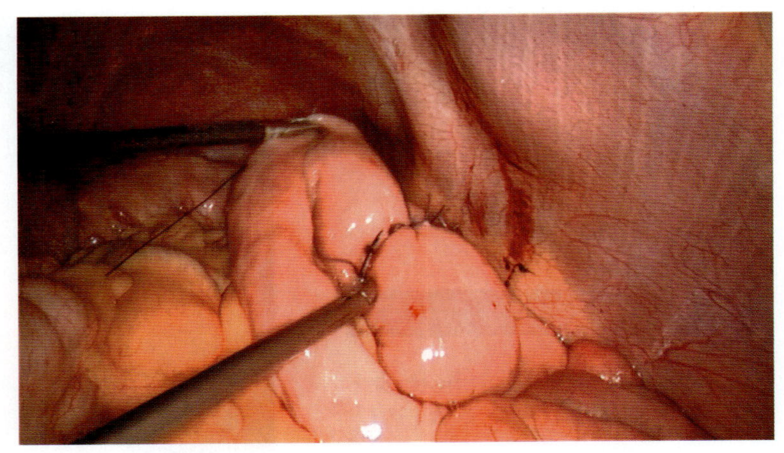

图 27-39 4-0 可吸收线间断缝合关闭空肠共同开口

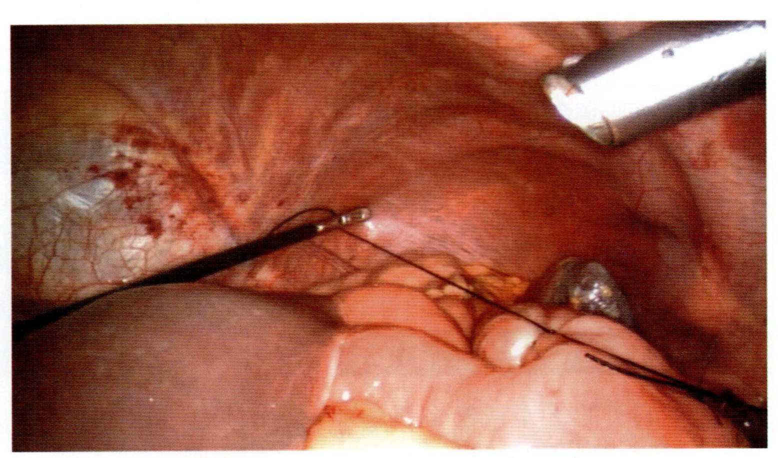

图 27-40 距胃空肠吻合口约 3cm 处结扎阻断输入袢

操作技巧:

打结力度要适宜,以结扎处肠壁颜色变白为宜,过松有再通的可能。

3. 经阴道取标本 将子宫进行悬吊(图 27-41),反复消毒阴道后用压肠板顶起阴道后穹隆(图 27-42),在体外助手的指引下切开阴道后穹隆,不超过两侧骶韧带(图 27-43),经阴道置入切口保护套(图 27-44),卵圆钳夹持胃断端沿胃长轴取出(图 27-45~ 图 27-47),蒸馏水、稀碘附溶液及盐水反复冲洗(图 27-48),3-0 倒刺线连续缝合关闭阴道后穹隆切口(图 27-49)。

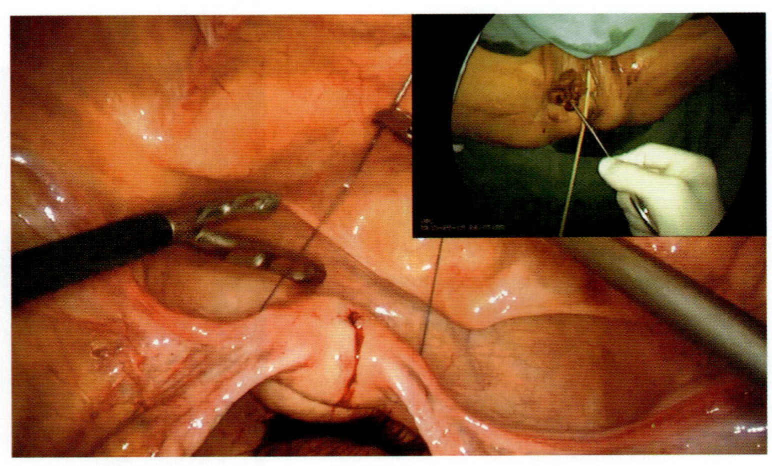

图 27-41 悬吊子宫

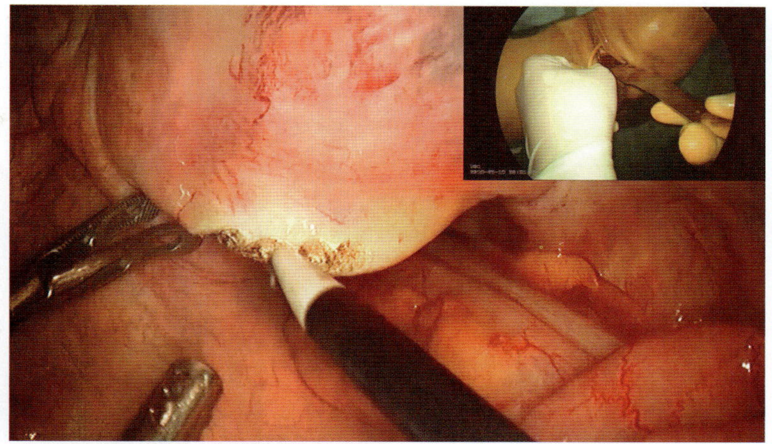

图 27-42　反复消毒阴道后压肠板顶起阴道后穹隆

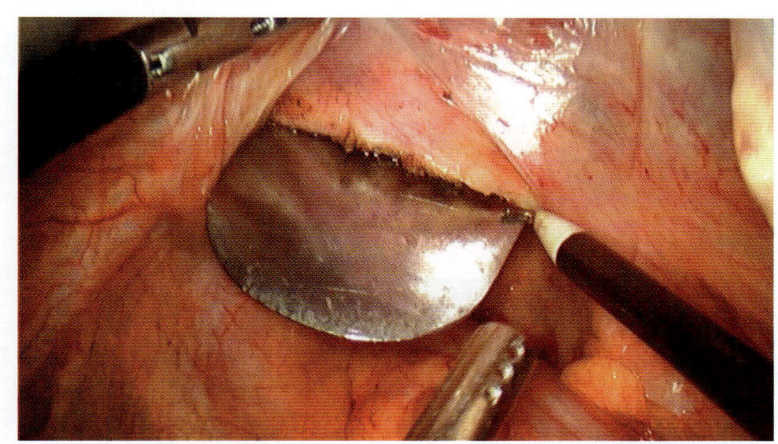

图 27-43　打开阴道后穹隆，不超过两侧骶韧带

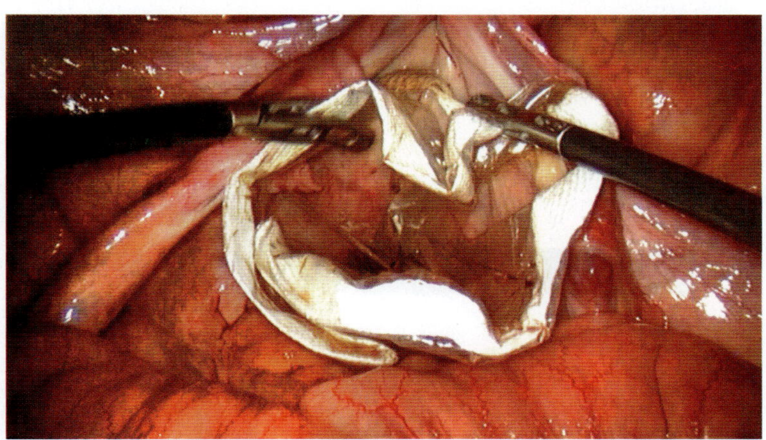

图 27-44　经阴道置入切口保护套

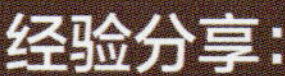

切口保护套内面使用稀碘附充分润滑，降低取标本阻力；长度要足够，以防标本接触阴道切口及外阴。

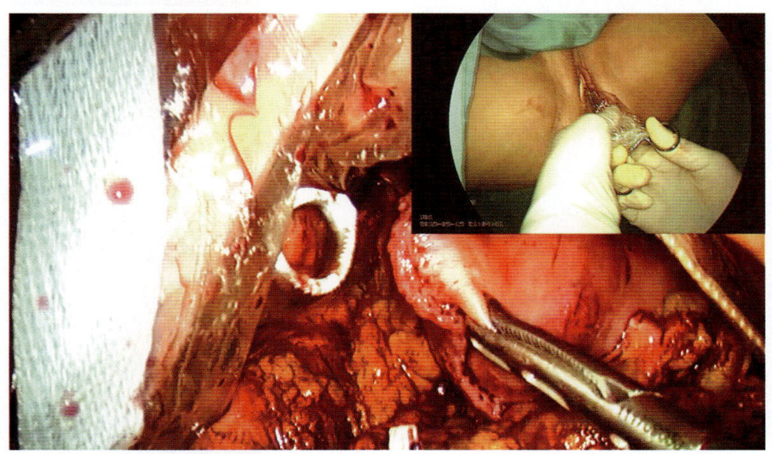

图 27-45　卵圆钳夹持胃断端沿胃长轴取出

经验分享：

拉紧切口保护套，夹持距肿瘤较远侧的胃壁，沿胃长轴牵拉，容易取出标本。

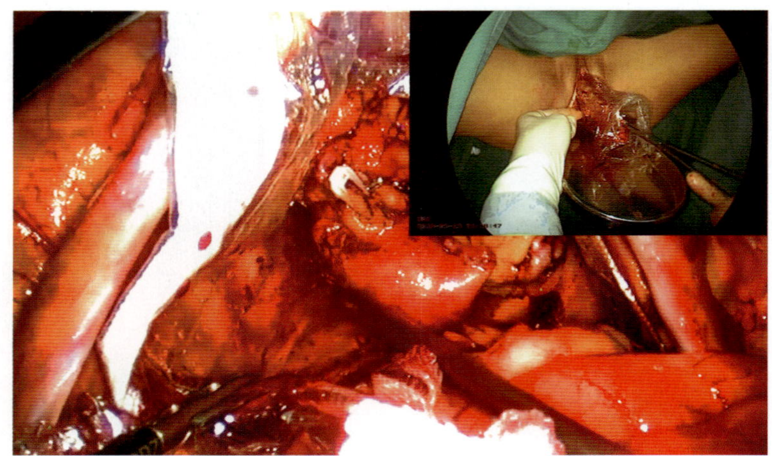

图 27-46　将标本自阴道取出

经验分享：

如遇到标本取出困难情况，可借鉴扩肛的方法对切口做适度扩张。取标本时动作要轻柔，避免粗暴操作致标本破裂。

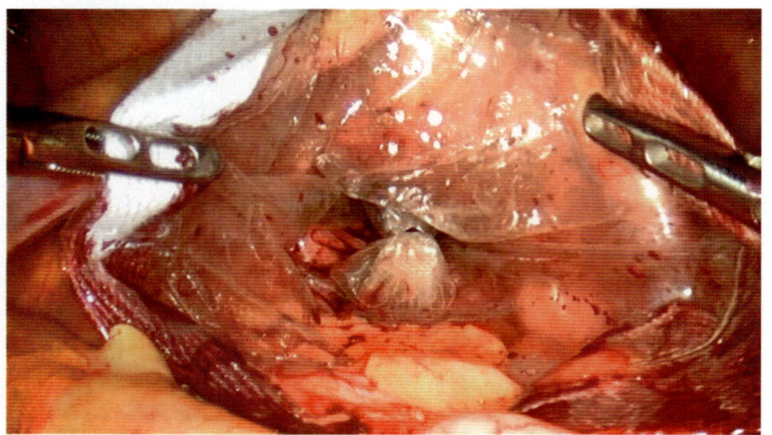

图 27-47　取出自制标本袋

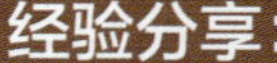

经验分享：

严格无菌、无瘤操作，经切口保护套取出标本袋。

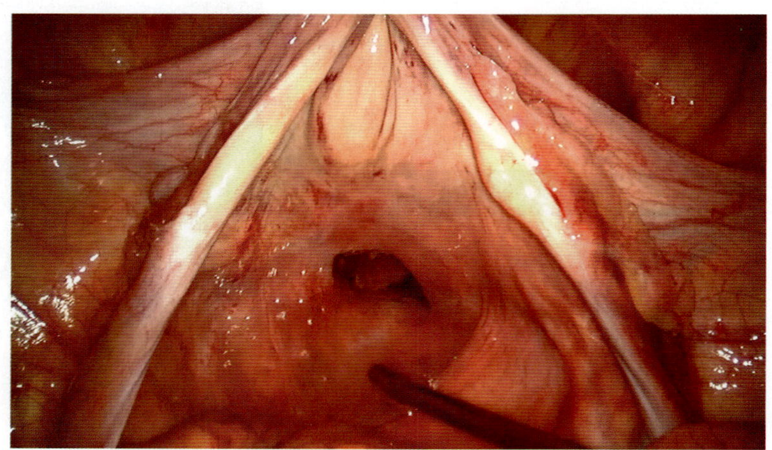

图 27-48　蒸馏水、稀碘附溶液及盐水反复冲洗

操作技巧：

蒸馏水、稀碘附溶液及生理盐水反复冲洗，严格遵守无菌、无瘤原则。

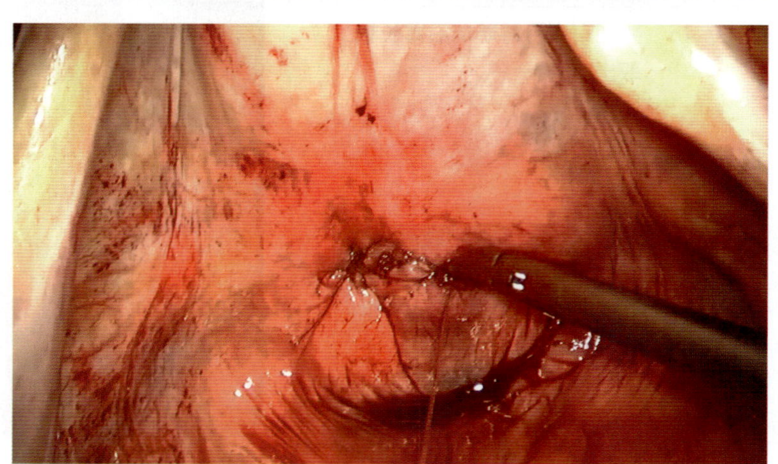

图 27-49　3-0 倒刺线连续缝合关闭阴道后穹隆切口

【术后腹壁及标本照片】(图 27-50~ 图 27-52)

图 27-50　术后腹壁照片

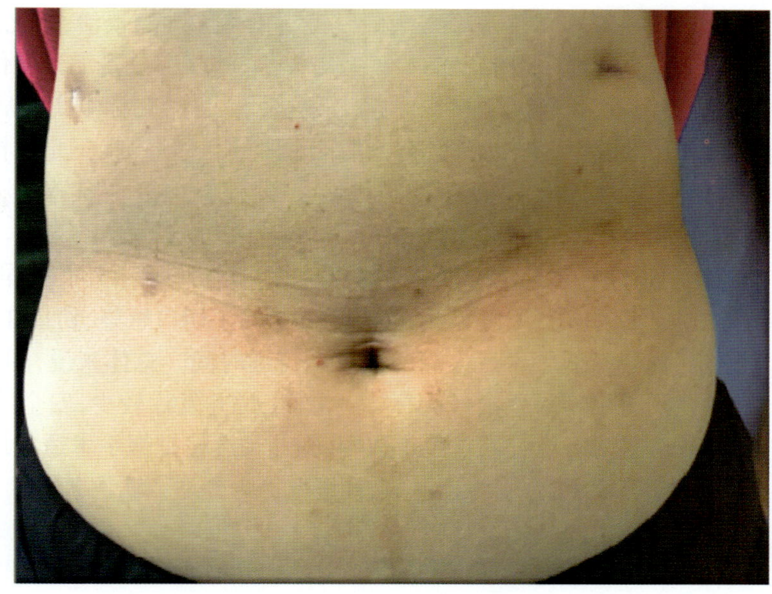

图 27-51　标本照片

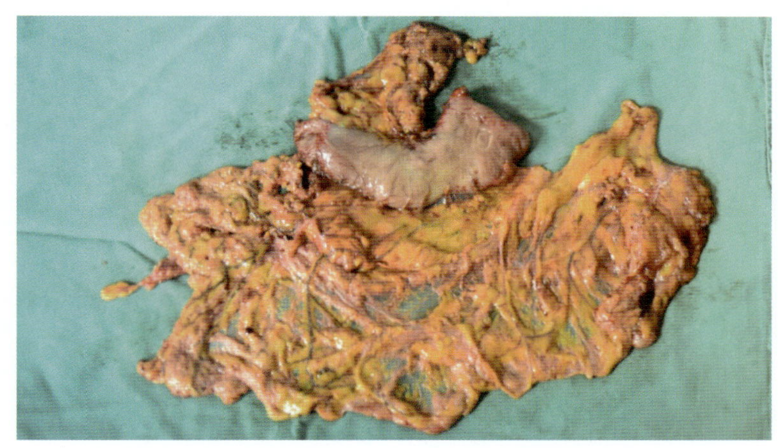

图 27-52　剖开胃壁观察标本

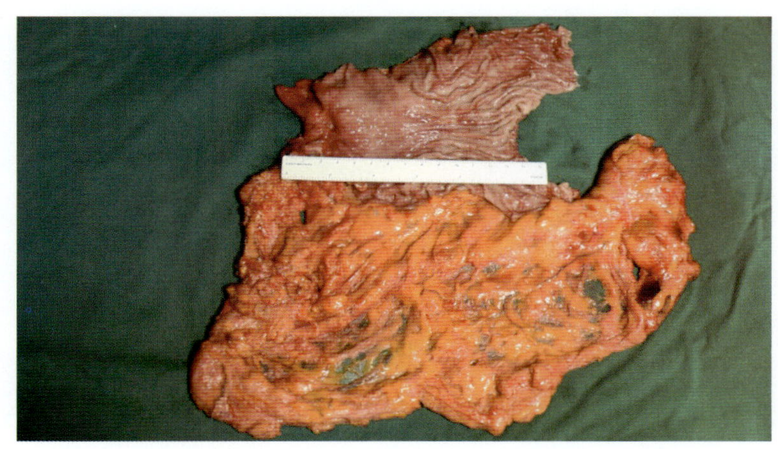

第四节　手术相关要点、难点、热点剖析

胃 NOSES 在严格遵守常规腹腔镜胃癌手术肿瘤根治、消化道重建的基础上，行全腹腔镜下操作，切开阴道后穹隆，经阴道取出标本。关键技术及难点：一是无菌操作，术中会阴部、盆腔多次用碘附纱布、稀碘附溶液消毒，符合无菌操作原则；二是无瘤操作，在标本离断后将其置入无菌标本袋中，取标本时经自然腔道放置无菌切口保护套，充分保证手术的无瘤原则；三是取标本时沿用切除重建时的戳卡孔，不增加戳卡孔数量，增加操作难度；四是切除重建与取标本为逆向操作，需改变体位，增加手术时间，对术者与助手之间的配合提出了更高的要求。

经阴道途径取出手术标本的腹腔镜手术在临床中开展较早，目前技术相对成熟。经阴道取标本的 NOSES 技术，具有 NOSES 共同的优势，消除了切口感染、切口疝、切口裂开等切口相关并发症，减少了术后住院时间，降低了术后疼痛的程度和持续时间。总体来说，阴道后穹隆在解剖上没有大的血管和神经通过，经阴道更容易取出较大标本，相对来说并发症较少，安全性较高，其主要缺点在于只能用于女性患者，且对于将来有生育需求者不适用，因此须严格把握手术适应证，术前准确评估肿瘤位置、大小、浸润深度等，结合患者年龄、肥胖程度、婚育情况等选择适合病例。

（于　刚　刘金超）

第二十八章 腹部无辅助切口经直肠切口取标本的腹腔镜下近端胃切除术

（GC-NOSES Ⅴ式）

【前言】

近端胃切除术是适用于胃上部早期胃癌或良性病变的一种标准手术方式，经肛门取标本的近端胃切除术（GC-NOSES Ⅴ式）主要适用于早期胃上部病变的男性患者和部分女性患者。在严格遵守传统腹腔镜胃癌手术肿瘤根治、消化道重建的基础上，切开直肠，经肛门取出标本，体现了微创手术与功能保留手术的结合。该术式属于切除拖出式NOSES，操作特点表现为：①全腹腔镜下完成胃癌根治性切除、淋巴结清扫及消化道重建，操作与常规腹腔镜手术相同，未增加手术难度；②腹壁无辅助切口，最大限度地保留了腹壁功能，减少术后疼痛，这样既能保证肿瘤根治效果，又能降低器官组织损伤。

第一节 适应证与禁忌证

【适应证】

1. $cT_{1\sim2}N_0M_0$ 期胃上部癌。
2. 肿瘤环周直径≤ 4cm 为宜。

【禁忌证】

1. 局部晚期胃癌（$cT_{3\sim4}N_{1\sim3}M_{0\sim1}$）。
2. 肿瘤体积大无法经肛门拖出者。
3. 合并急性胃肠道梗阻或肿瘤穿孔等，需急症手术者。
4. 过于肥胖者（$BMI>30kg/m^2$）。
5. 盆腔手术史或存在直肠、肛门畸形等。

第二节　麻醉、体位、戳卡位置与术者站位

【麻醉方式】

全身麻醉或全身麻醉联合硬膜外麻醉。

【手术体位】

患者首先取水平仰卧分腿位(图 28-1),切开直肠取标本时,更换为功能截石位(图 28-2)。

图 28-1　水平分腿位

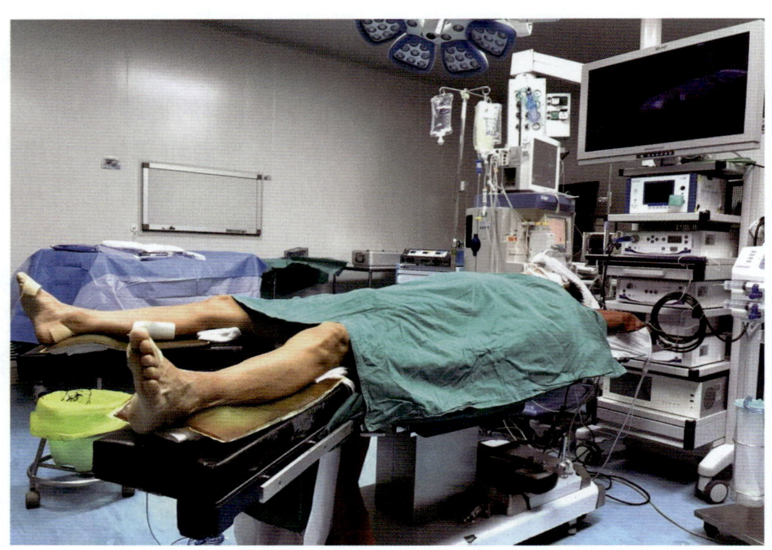

图 28-2　功能截石位

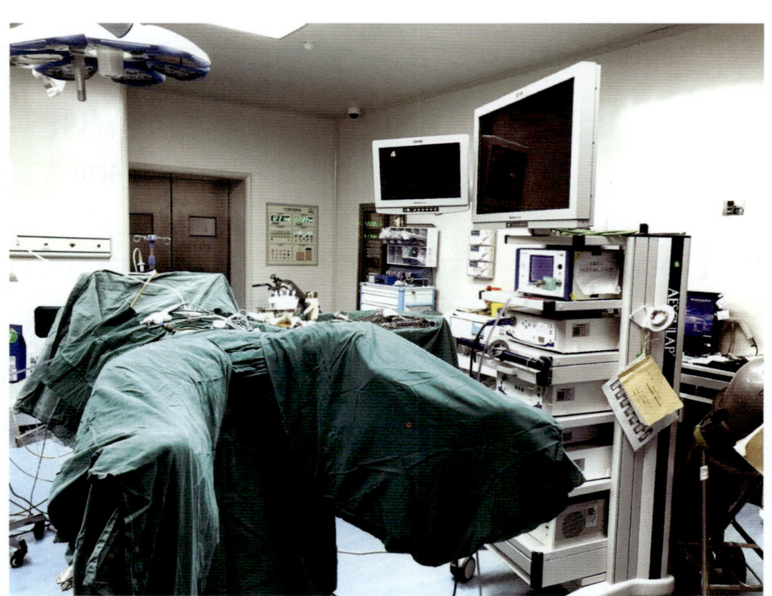

【戳卡位置】(图 28-3)

1. **腹腔镜镜头戳卡孔(10mm 戳卡)** 位于脐下 1cm 处。

2. **术者主操作孔(12mm 戳卡)** 位于左侧腋前线肋缘下 2cm 处。

3. **术者辅助操作孔(5mm 戳卡)** 位于左侧锁骨中线平脐处。

4. **助手辅助操作孔(5mm 戳卡)** 位于右侧腋前线肋缘下。

5. **助手主操作孔(12mm 戳卡)** 位于右侧锁骨中线平脐处。

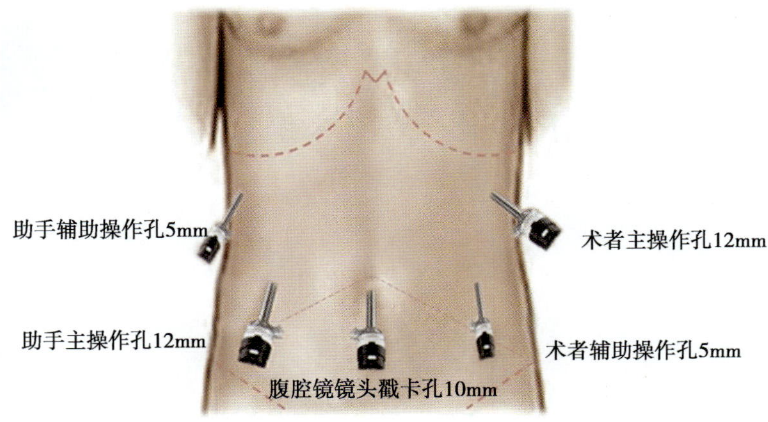

图 28-3　戳卡位置(五孔法)

【术者站位】

1. **腹腔探查、解剖分离及淋巴结清扫阶段** 术者站位于患者左侧，助手站位于患者右侧，扶镜手站位于患者两腿之间(图 28-4)。

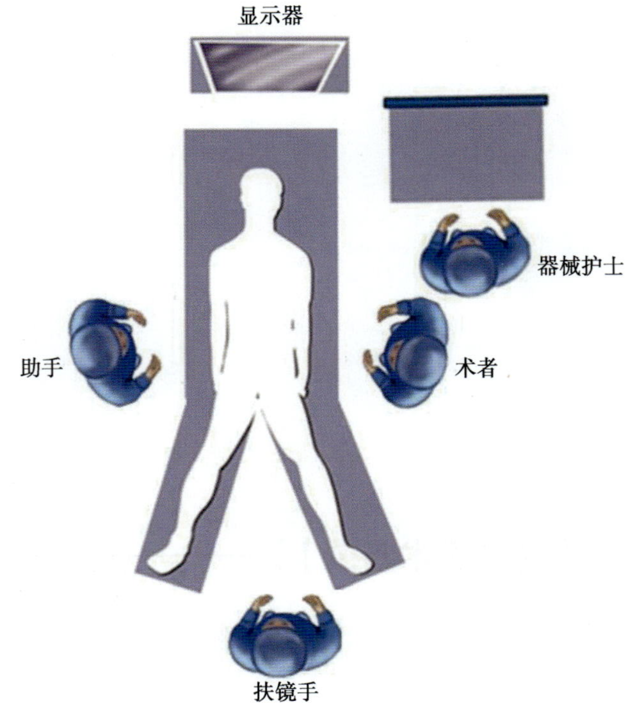

图 28-4　术者站位(腹腔探查、解剖分离及淋巴结清扫阶段)

2. 消化道重建阶段　术者站位于患者右侧，助手站位于患者左侧，扶镜手站位于患者两腿之间(图 28-5)。

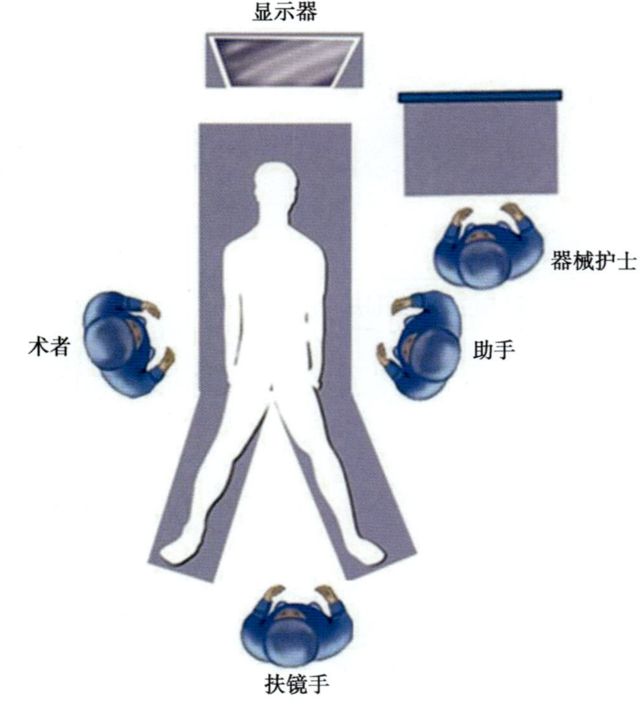

图 28-5　术者站位(消化道重建阶段)

3. 经肛门拖出标本阶段　术者站位于患者右侧，助手站位于患者左侧，扶镜手站位于助手同侧，取标本助手站位于患者两腿之间，此时应变换显示器摆放位置，摆放于患者足侧(图 28-6)。

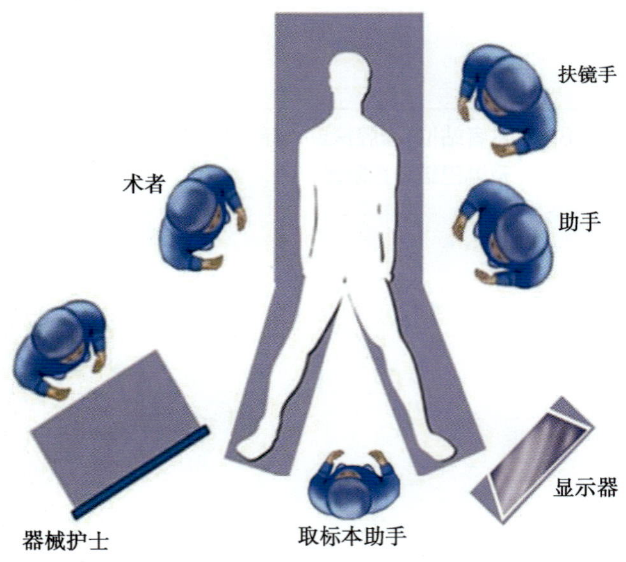

图 28-6　术者站位(经肛门拖出标本阶段)

【特殊手术器械】

超声刀、60mm 腔内切割闭合器、3-0 倒刺线、4-0 可吸收线、无菌保护套。

第三节　手术操作步骤、技巧与要点

【探查与手术方案制订】

常规探查　在详细术前检查的基础上，进镜观察肝、胆囊、胃、脾、大网膜、结肠、小肠和系膜表面及盆腔脏器有无种植转移及其他异常（图 28-7）。

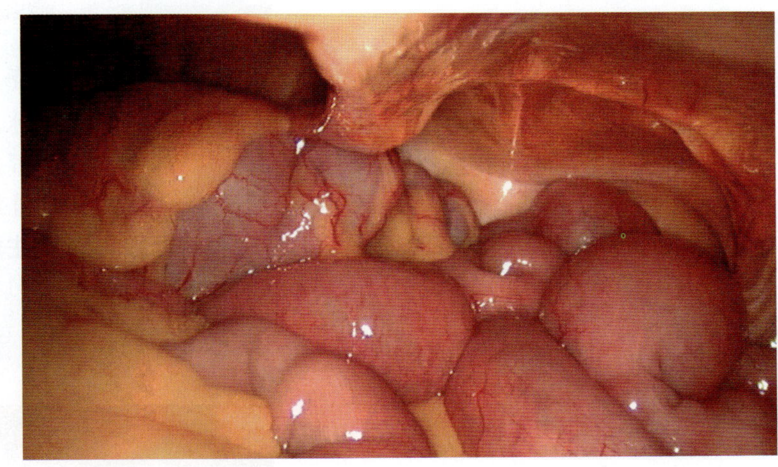

图 28-7　探查腹盆腔

操作技巧：

观察要仔细，避免遗漏病变。

【解剖与分离】

1. **分离大网膜**　将大网膜向头侧翻起，从横结肠偏左部离断大网膜，进入小网膜囊，向右侧至结肠肝曲，并在结肠系膜前叶后方分离，清除结肠系膜前叶（图 28-8、图 28-9）。

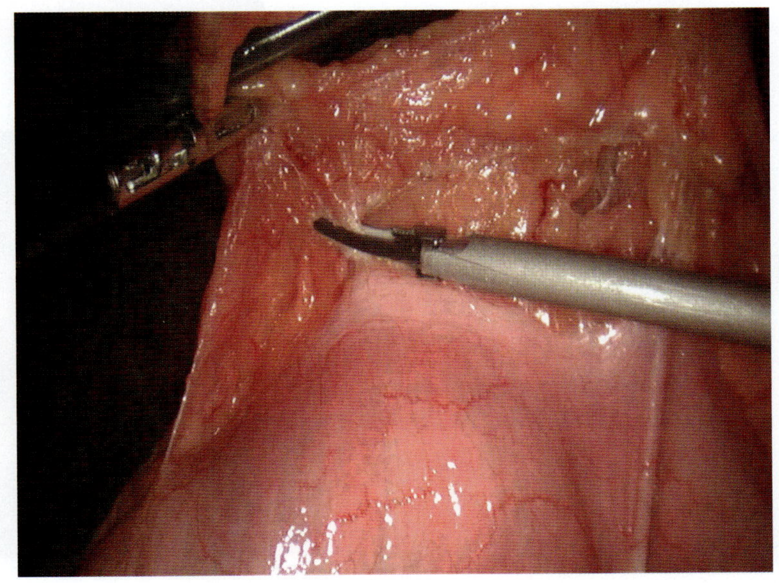

图 28-8　进入小网膜囊

操作技巧：

助手与术者配合形成三角牵拉，产生足够张力，利于组织分离。避免损伤结肠及系膜。

图 28-9　向右侧分离大网膜至肝曲

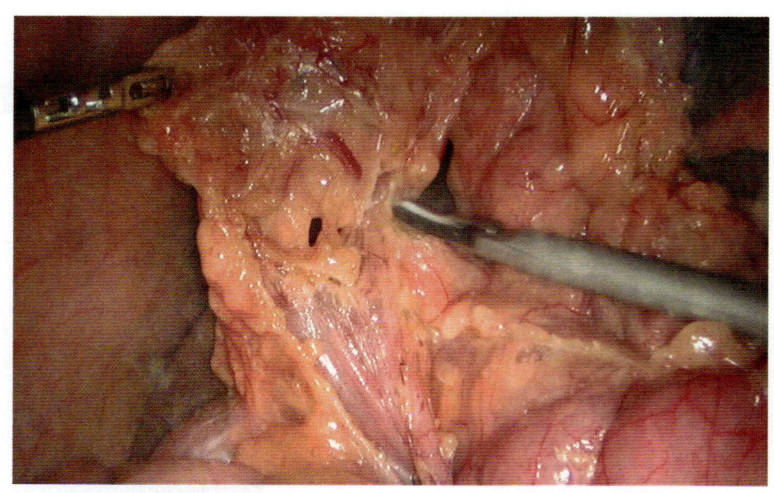

操作技巧：

准确辨认间隙，避免伤及横结肠血供。

2. 分离胃脾韧带　从结肠中部向脾曲离断大网膜，于根部离断胃网膜左动、静脉，清扫第 4sb 组淋巴结。患者取头高足低右倾位，暴露胃脾韧带。贴近脾门采用超声刀离断胃短动脉，清扫第 4sa 组淋巴结（图 28-10~ 图 28-16）。

3. 近端胃切除注意保护胃网膜右血管　胃网膜右血管是残胃的唯一血供，一旦损伤，需行全胃切除，保护胃网膜右血管至关重要（图 28-17）。

图 28-10　裸化胃网膜左静脉

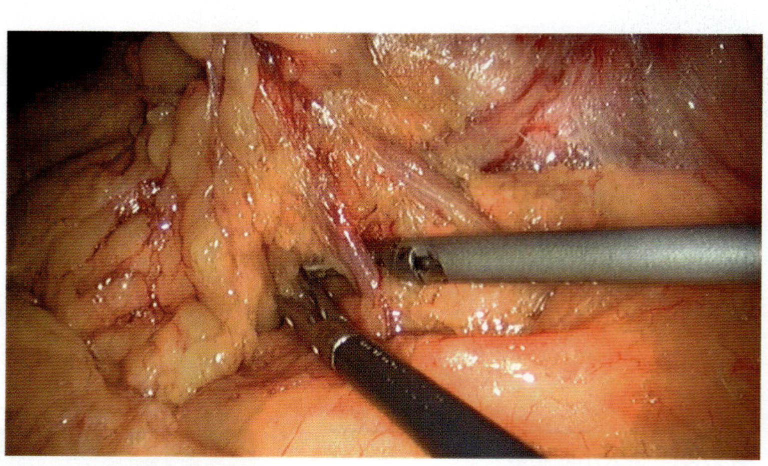

操作技巧：

以胰尾为标志，找到胃网膜左血管。

图 28-11　切断胃网膜左静脉

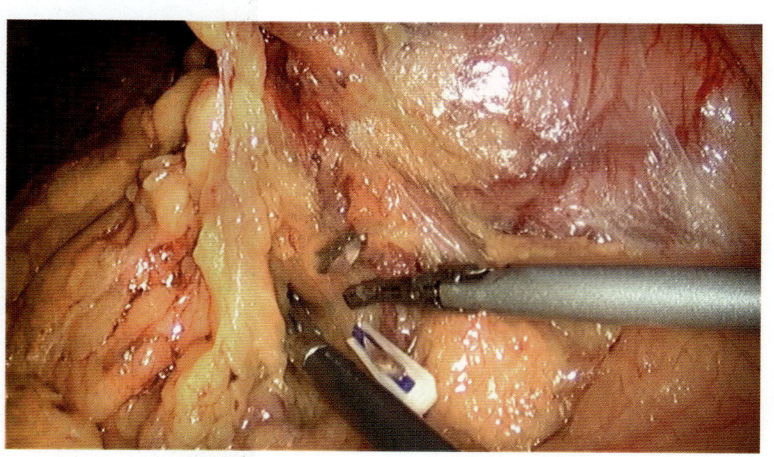

操作技巧：

分出胃网膜左血管行向脾下极的分支。

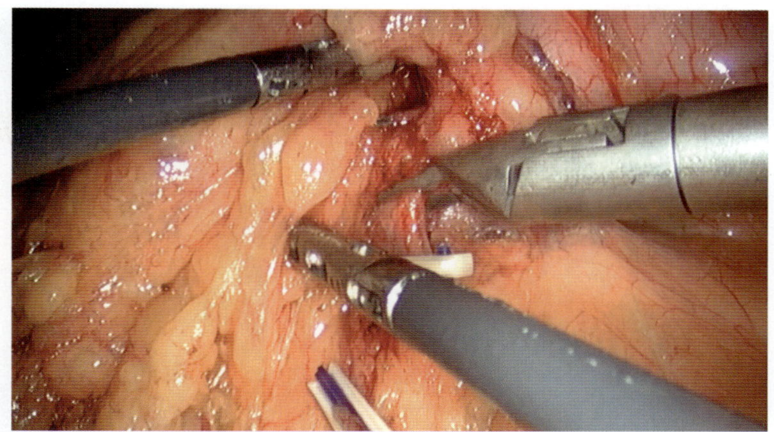

图 28-12　夹闭胃网膜左动脉

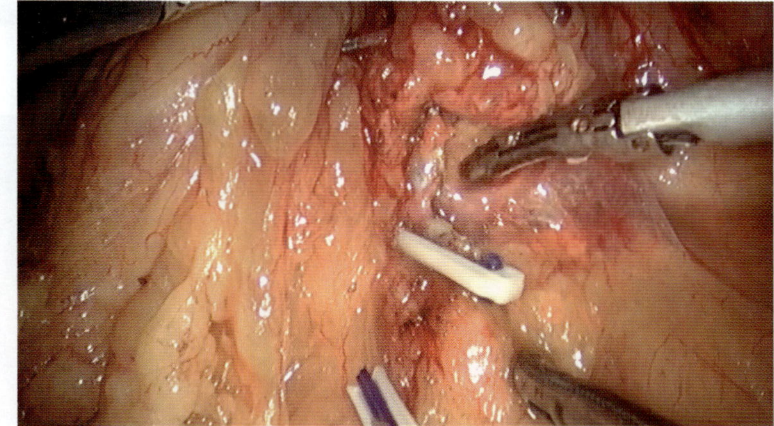

图 28-13　切断胃网膜左动脉

操作技巧:

切断胃网膜左动脉的同时，注意勿损伤脾下极血供。

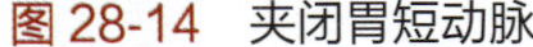

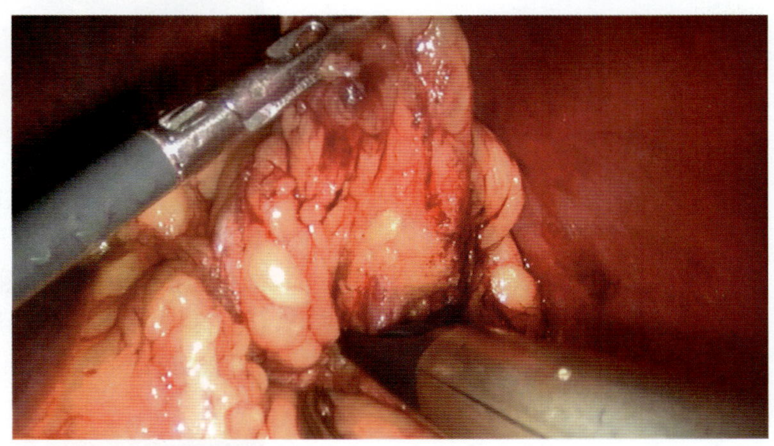

图 28-14　夹闭胃短动脉

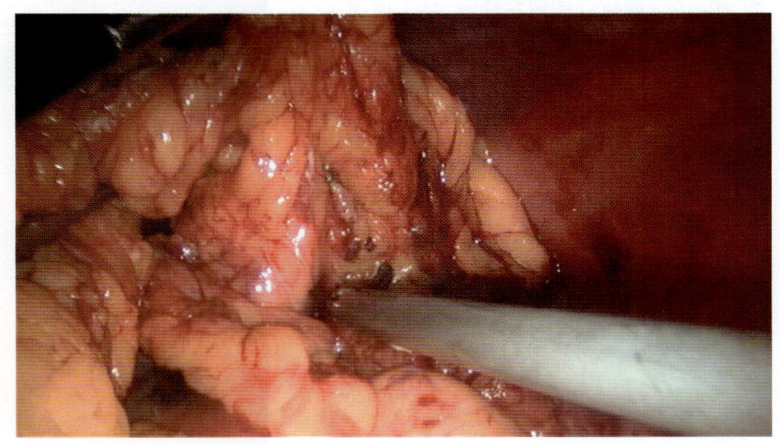

图 28-15　切断胃短动脉

操作技巧:

将游离的大网膜置于右侧腹，用无损伤钳将胃脾韧带向右牵引。注意勿损伤脾。

图 28-16　清扫第 4sa 组淋巴结

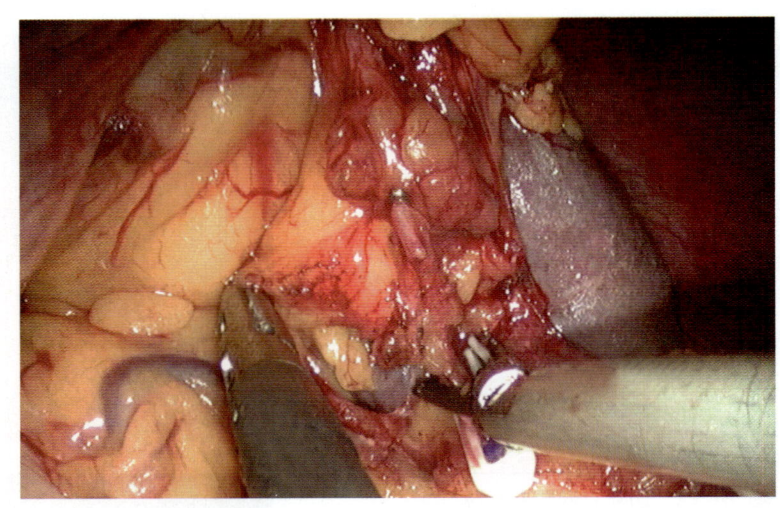

图 28-17　保护胃网膜右血管

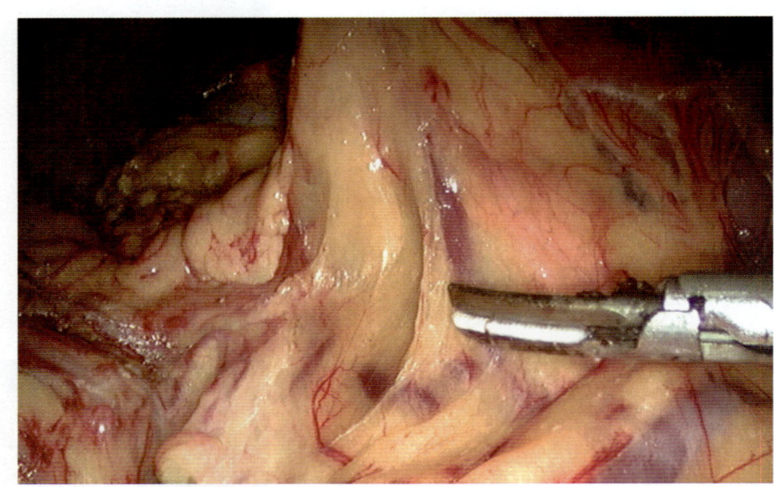

4. 清扫第 7、8、9、11p、11d、12a 组淋巴结　裸化分离胃左静脉和动脉，并于根部切断（图 28-18、图 28-19），清扫第 7、9、11p 组淋巴结（图 28-20），沿脾动脉清扫第 11d 组淋巴结（图 28-21），沿肝总动脉、肝固有动脉清扫第 8、12a 组淋巴结（图 28-22）。

图 28-18　裸化分离胃左静脉，并于根部切断

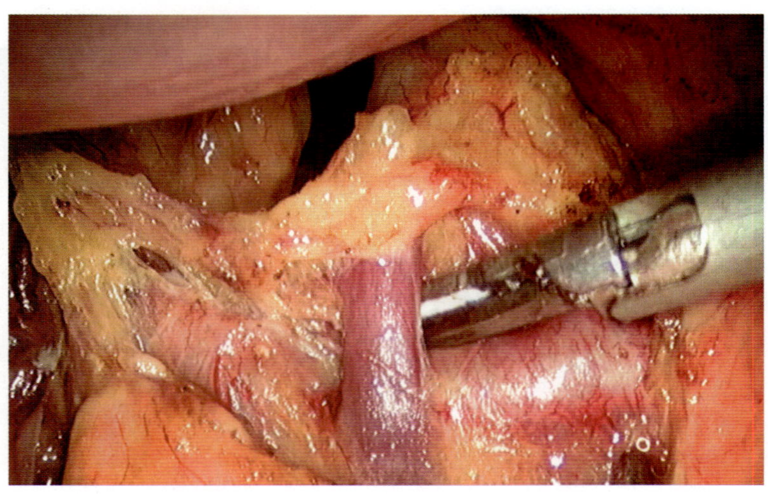

操作技巧：

胃左静脉变异多，避免损伤造成出血。

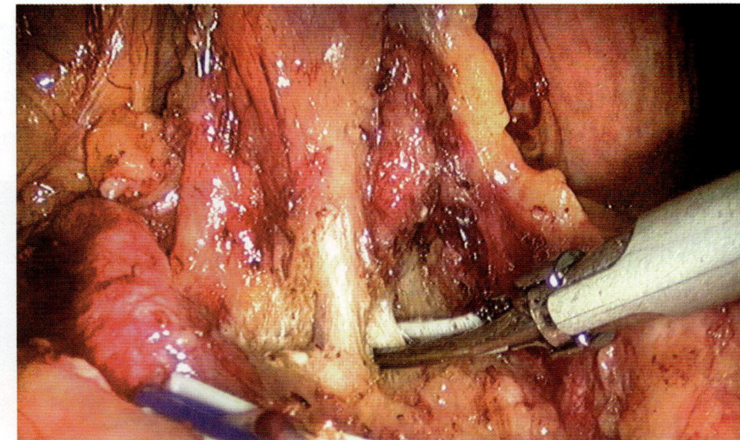

图 28-19　裸化分离胃左动脉

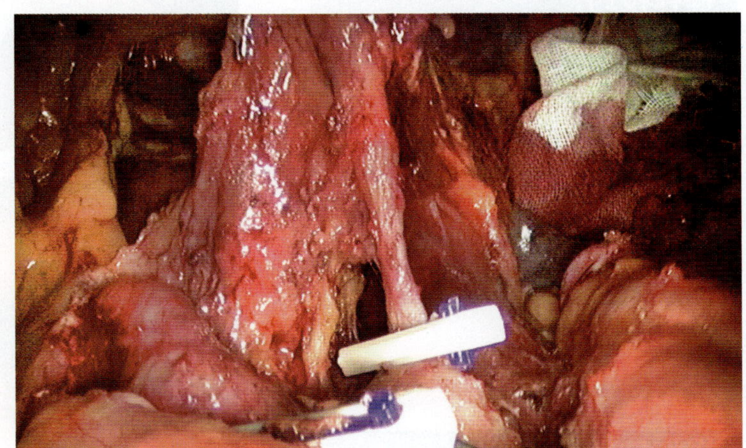

图 28-20　于根部切断胃左动脉，并清扫第 7、9、11p 组淋巴结

操作技巧：

360°打开胃左动脉鞘，彻底清扫第 7 组淋巴结。

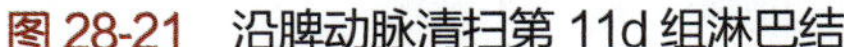

图 28-21　沿脾动脉清扫第 11d 组淋巴结

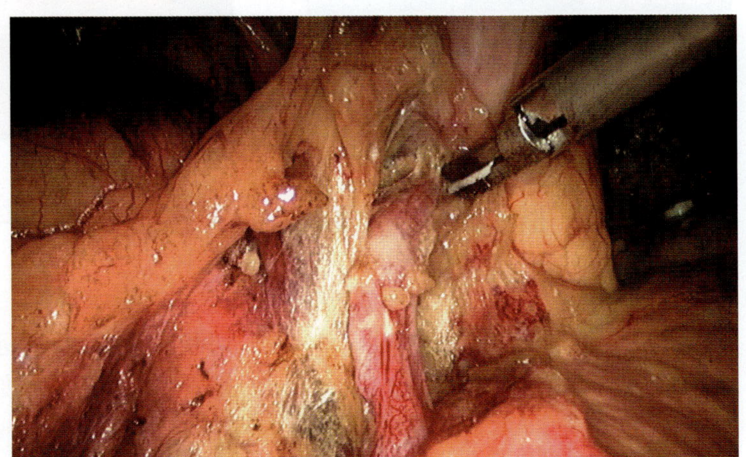

操作技巧：

沿胰腺上缘分离容易找到脾动脉主干近端。

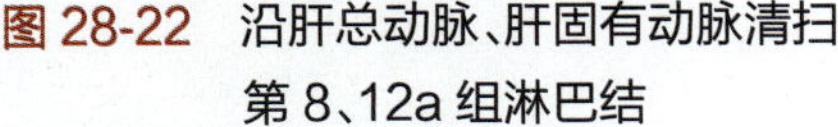

图 28-22　沿肝总动脉、肝固有动脉清扫第 8、12a 组淋巴结

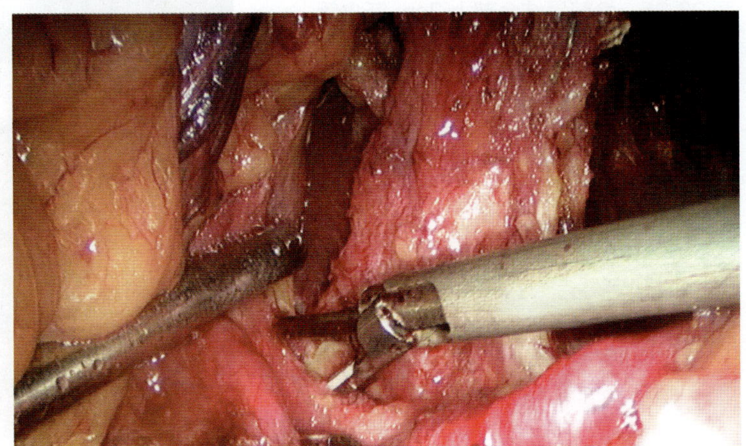

操作技巧：

清楚显露门静脉前壁，有利于减少损伤出血。

5. 清扫第 1、2、3 组淋巴结及裸化食管 继续分离至贲门左侧，离断迷走神经前、后干，裸化食管下段。在肿瘤近端的食管置牵引线，将食管向下牵引，继续向上充分游离食管至保证足够切缘且满足吻合需要（图 28-23、图 28-24）。

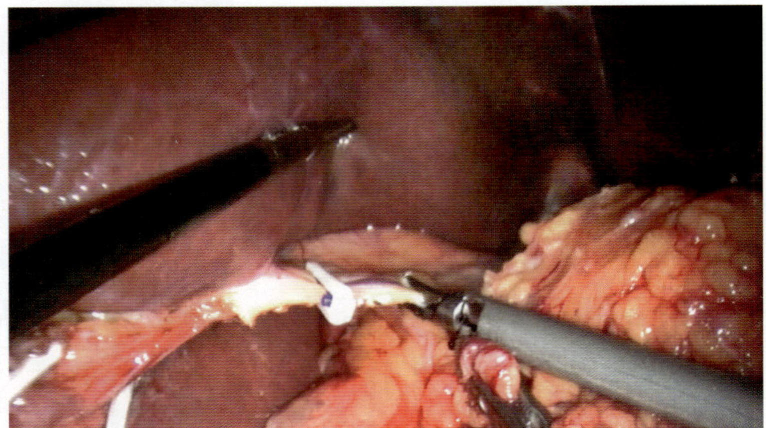

图 28-23 切断副肝左动脉，清扫第 3 组淋巴结

操作技巧：

副肝左动脉大多发自胃左动脉，切断后对肝血供影响不大。

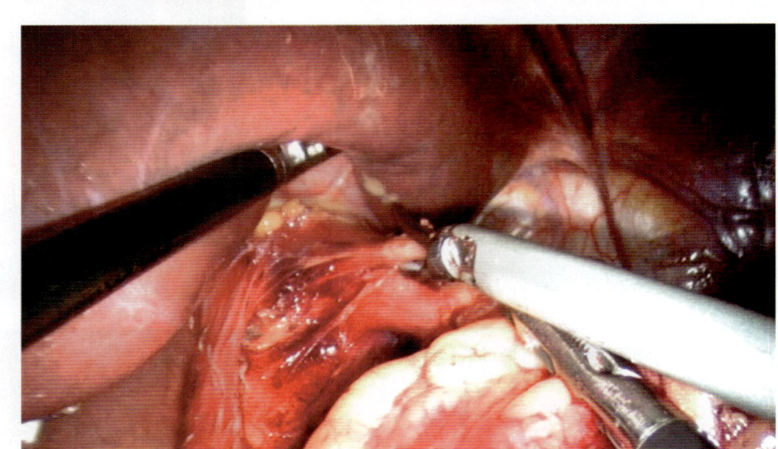

图 28-24 向近端游离食管，清扫第 1、2 组淋巴结

操作技巧：

充分游离食管，便于胃食管吻合，保证上切缘安全。

【标本切除与消化道重建】

1. 标本切除 食管胃结合部上 2cm 处用腔内切割闭合器切断食管，距肿瘤远端 5cm 处用腔内切割闭合器断胃，注意根据胃壁、食管壁厚度选择合适的钉仓。将切除的标本置入标本袋中（图 28-25~ 图 28-27）。

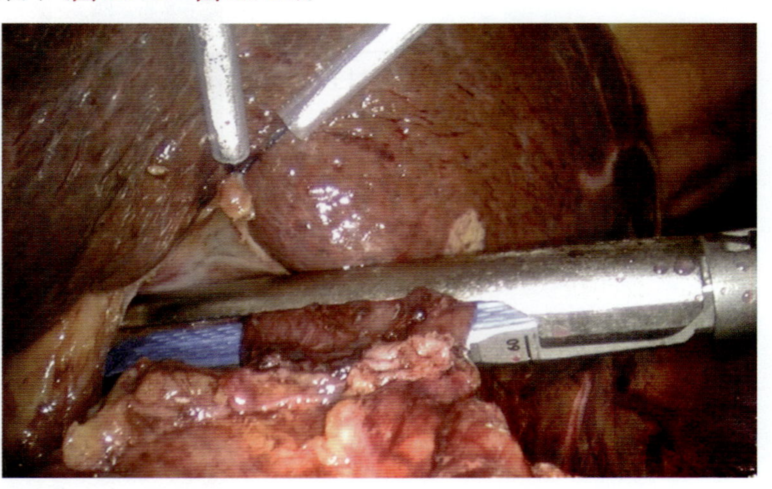

图 28-25 食管胃结合部上 2cm 断食管

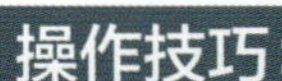

操作技巧：

选择 45mm 钉仓，切断方向保持与食管纵轴垂直。

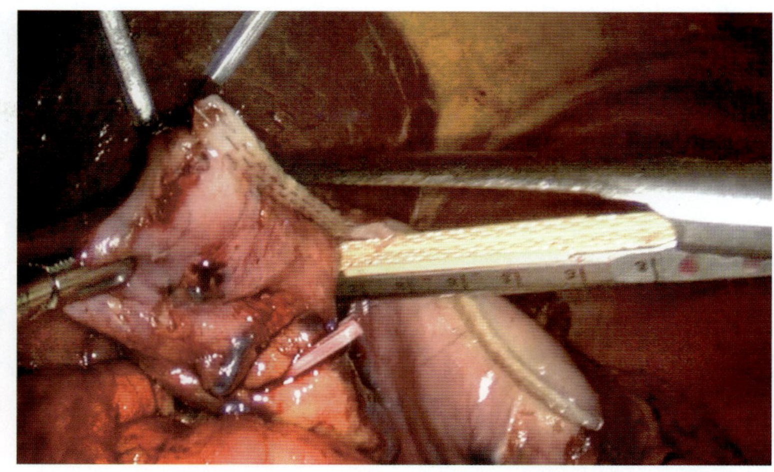

图 28-26　肿瘤远端 5cm 断胃

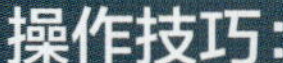

操作技巧：

根据肿瘤位置调整切割胃壁的方向，保证下切缘安全。

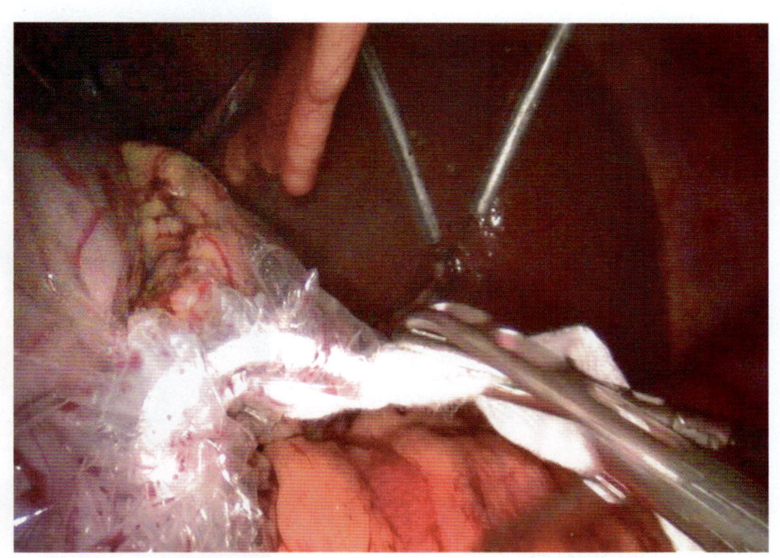

图 28-27　将标本置入标本袋中

操作技巧：

标本置入标本袋中，胃断端处靠近袋口，将标本置于左下腹，便于取标本时操作，节省时间。

2. 消化道重建（胃食管 overlap 法吻合）　食管断端左右两侧分别用倒刺线缝合一针，用超声刀自食管断端中央部位切开，在胃管引导下，将腔内切割闭合器两臂分别置入食管腔和胃腔内，将食管后壁和残胃前壁做吻合，倒刺线缝合关闭共同开口（图 28-28~ 图 28-31）。

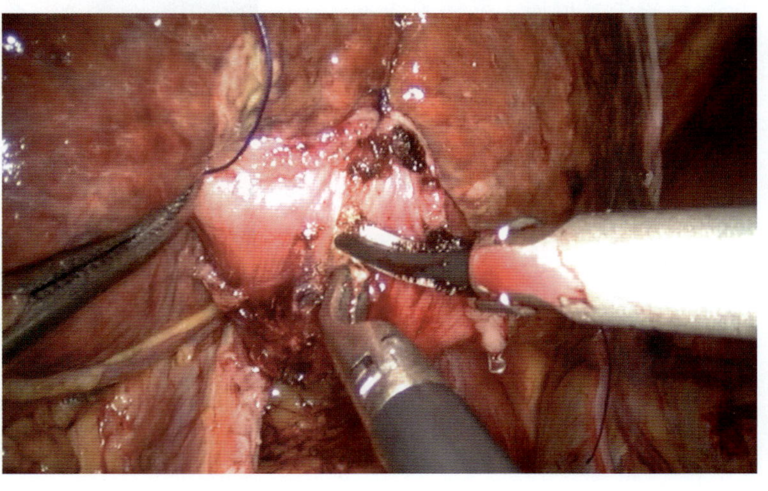

图 28-28　胃壁与食管壁缝合固定

经验分享：

食管后壁与残胃前壁吻合(overlap 法)。食管断端两侧缝合作牵引线，方便关闭共同开口。

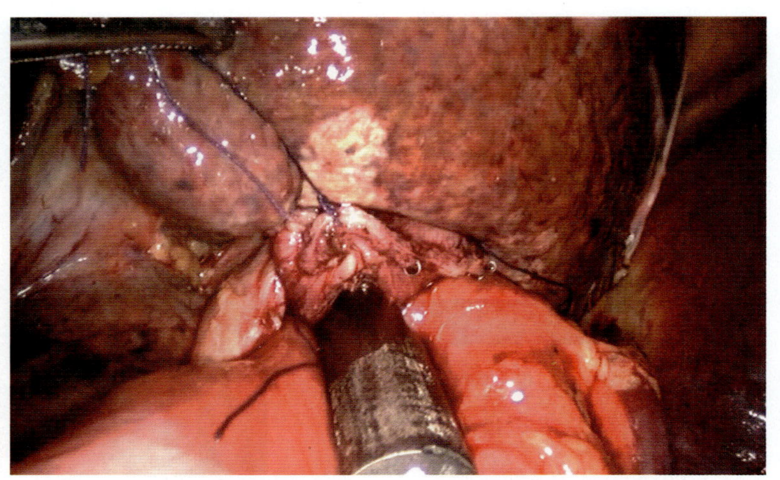

图 28-29 食管后壁与残胃前壁吻合(overlap 法)

经验分享：

使用 45mm 钉仓，便于食管、残胃开口对齐，缩小共同开口，利于关闭。

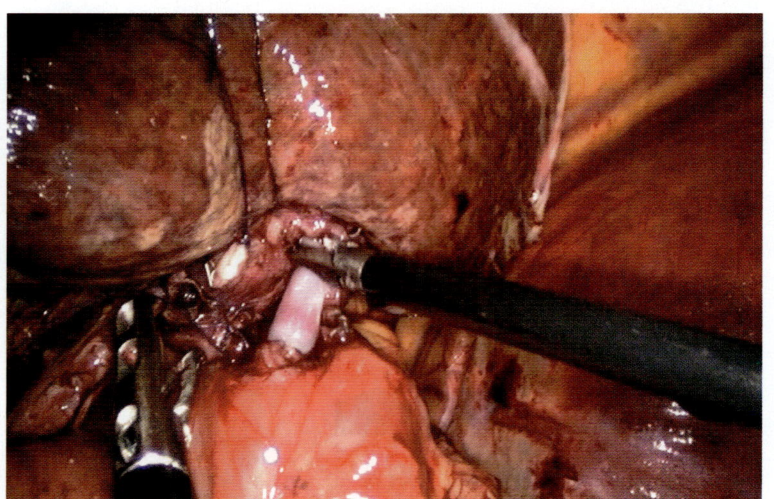

图 28-30 放置胃管

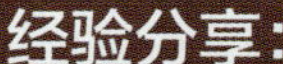

经验分享：

胃管可起到引导作用，防止切割闭合器置入食管壁夹层中。

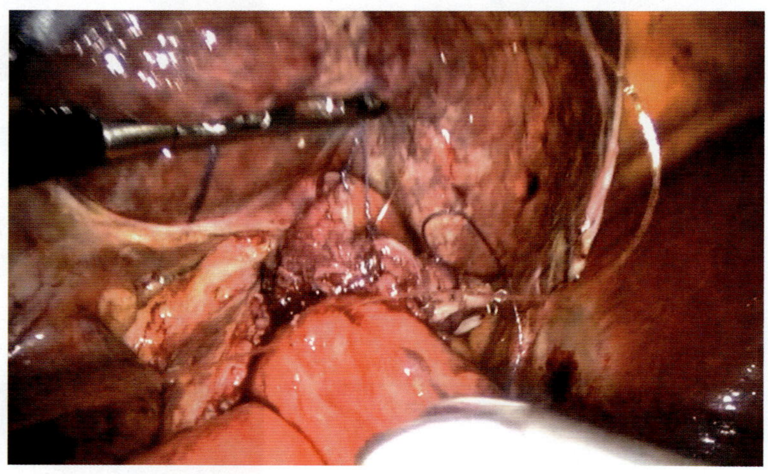

图 28-31 3-0 倒刺线连续缝合胃食管吻合共同开口

经验分享：

倒刺线可起到牵引固定食管断端的作用，也能保证缝合质量，缩短手术时间。双倒刺线用于加固缝合。

3. 经直肠取标本 完成胃癌根治性切除及消化道重建后，患者体位更换为功能截石位，碘附消毒会阴区及直肠肠腔。调整腹腔镜监视器至患者足侧，取头低足高右倾位，助手牵拉乙状结肠充分暴露直肠上段，于直肠上段前壁切开 5~6cm(图 28-32)。进一步用稀碘附溶液反复消毒后置入切口保护套(图 28-33、图 28-34)，自切口保护套将标本自肛门取出(图 28-35、图 28-36)。连续或间断原位缝合肠壁并冲洗盆腔(图 28-37、图 28-38)。

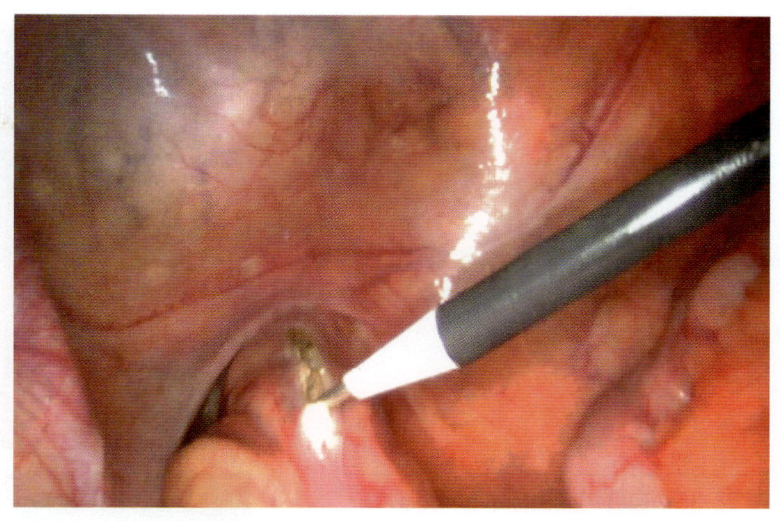

图 28-32　反复消毒肠腔后切开直肠上段前壁

操作要点：

1. 选择直肠上段切开，容易显露，缝合方便。

2. 沿直肠前壁切开，切口不容易偏斜，切开后黏膜外翻少。

3. 沿长轴充分切开 5~6cm，注意切开长度要合适，切开过短取出过程中肠壁容易撕裂，切开过长增加缝合困难及时间。

4. 此时助手的主要操作是将直肠取直，保持一定张力，并适当暴露视野。

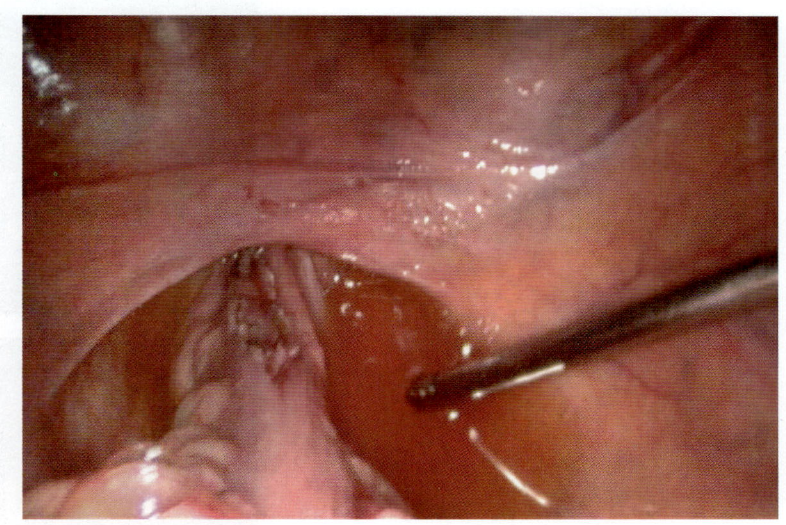

图 28-33　稀碘附溶液、生理盐水反复冲洗盆腔

操作要点：

用稀碘附溶液、生理盐水反复冲洗盆腔，确保无菌无瘤操作。

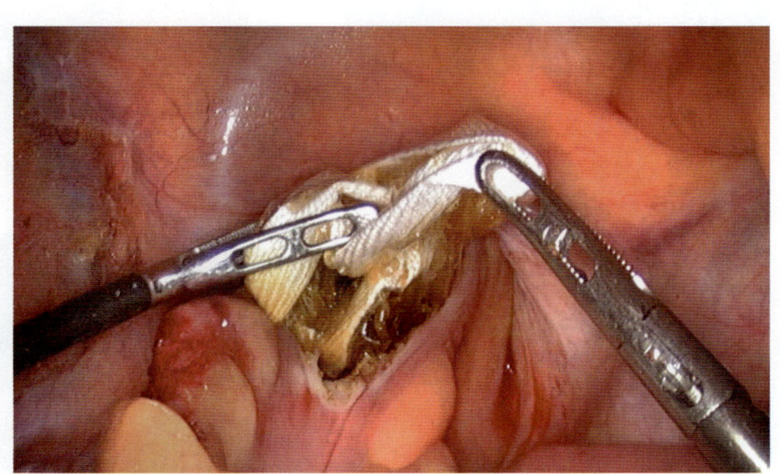

图 28-34　置入无菌切口保护套

操作要点：

无菌保护套也可由 12mm 戳卡置入，自腹腔经肛门拖出。

图 28-35　自肛门拖出标本（自腹腔内照片）

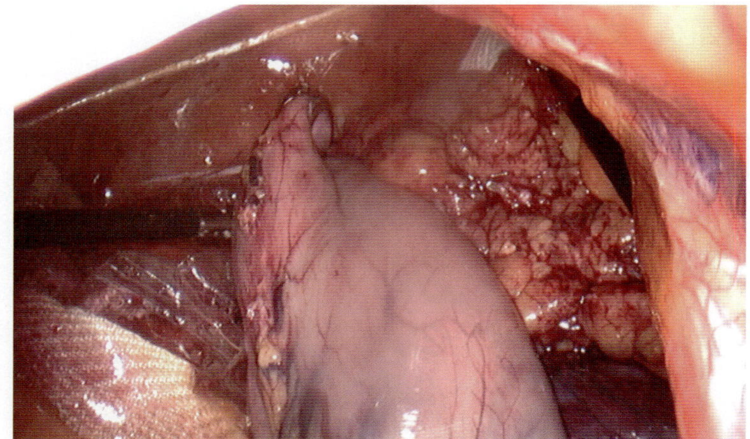

图 28-36　自肛门拖出标本（外景照片）

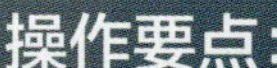

操作要点：

经肛门拖出标本，力度要合适，切忌暴力操作，以免撕裂标本。

图 28-37　倒刺线连续缝合直肠切口

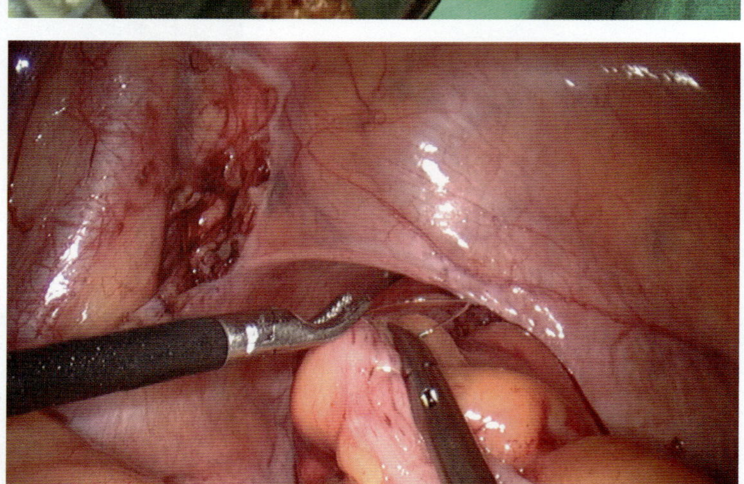

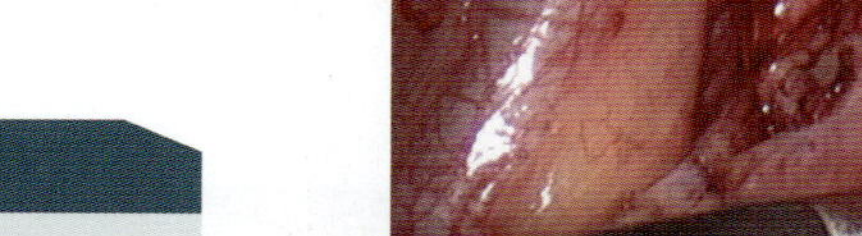

操作要点：

可使用两根倒刺线连续缝合，双重加固直肠切口，确保缝合严密。

图 28-38　检查直肠缝合质量，反复冲洗

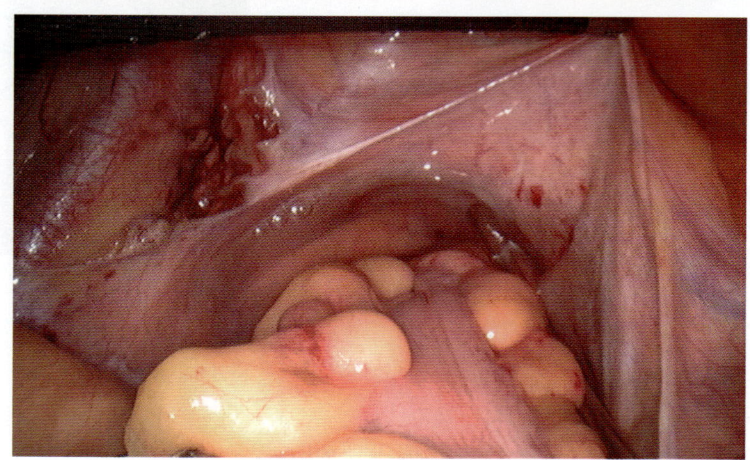

【术后腹壁及标本照片】(图 28-39、图 28-40)

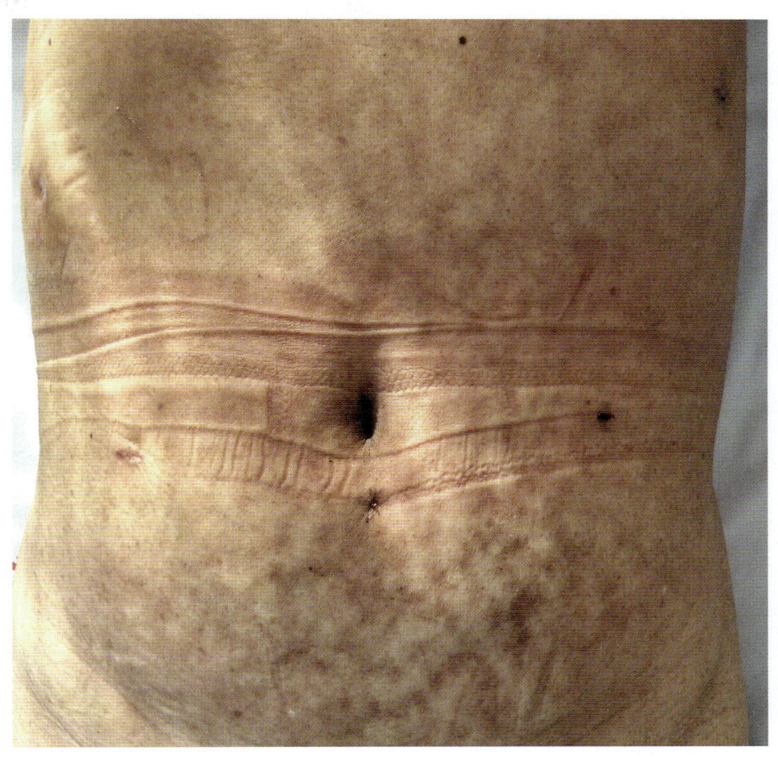

图 28-39　术后腹壁照片

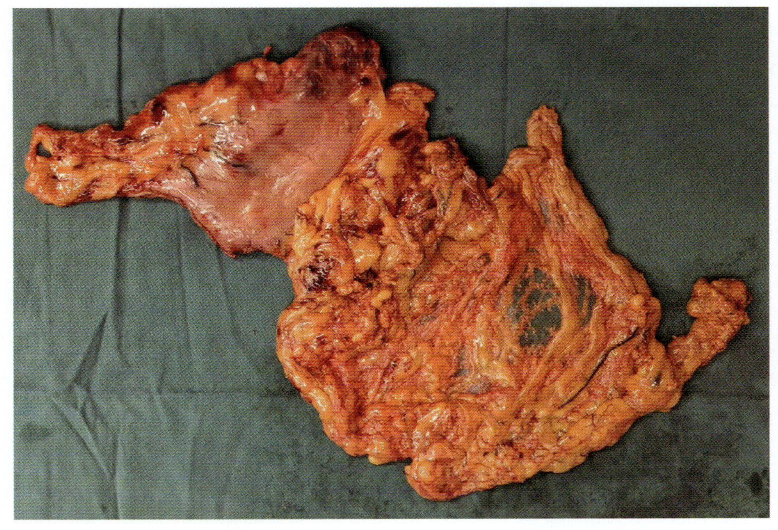

图 28-40　标本照片

第四节　手术相关要点、难点、热点剖析

根治性近端胃切除术是一种保留胃功能术式,适用于胃上部早期胃癌,在保证淋巴结充分清扫的前提下,保留 50% 以上胃组织,降低胃食管吻合术后反流性食管炎的发生概率,对于提高患者术后生活质量、维持营养状态有重要意义。对于进展期肿瘤建议行全胃切除术。因此,对于该术式需严格掌握适应证,术前准确评估肿瘤位置、大小、浸润深度等。

另外，对胃癌患者来说，切开直肠是对“额外器官”的损伤，有增加腹腔感染、肿瘤细胞种植播散风险的担忧，并可能出现肠瘘、肠腔狭窄、排便功能异常等并发症。笔者认为，术前充分肠道准备、充分扩肛、标本取出过程中避免暴力牵拉、肠壁切开处确切严密缝合、保证无菌无瘤操作是预防经肛门 NOSES 并发症的有效措施。鉴于目前开展的病例数量仍较少，随访时间短，对于切开直肠的安全性评估尚需大宗病例研究。

（于 刚　刘金超）

第二十九章　腹部无辅助切口经阴道取标本的腹腔镜下近端胃切除术

（GC-NOSES Ⅵ式）

【前言】

纵观目前临床上常用的腹腔镜胃肿瘤手术，需经长 4~6cm 的腹壁辅助切口将标本取出，使得腹腔镜手术的微创优势部分被抵消。腹腔镜下胃肿瘤 NOSES 除了取标本途径与常规腹腔镜手术有所区别外，肿瘤切除、淋巴结清扫、手术游离层次等，与传统腹腔镜手术完全相同；经自然腔道取出肿瘤标本，消除了腹壁辅助切口，既能保证肿瘤根治效果，又能降低器官组织损伤，患者心理感受好，是符合功能外科要求的理想术式。

经阴道取标本的腹腔镜近端胃切除术（GC-NOSES Ⅵ式）是一种保留胃功能的手术，主要适用于较早期胃上部、胃食管结合部癌的女性患者。对于胃癌患者在保证淋巴结充分清扫的前提下，严格遵守传统腹腔镜胃癌手术肿瘤根治、消化道重建的基础上，切开阴道后穹隆，经阴道取出标本，对腹腔镜手术操作及贯彻无菌、无瘤原则提出了更高的要求。该术式属于切除拖出式 NOSES。

第一节　适应证与禁忌证

【适应证】

1. 女性患者。
2. $cT_{1\sim2}N_{0\sim1}M_0$ 期胃上部癌或胃食管结合部癌。
3. 肿瘤环周直径≤ 4cm 为宜。

【禁忌证】

1. 未婚或已婚但有再生育计划女性。
2. 局部晚期（$cT_{3\sim4}N_{1\sim3}M_{0\sim1}$）胃癌，肿瘤体积大。
3. 合并急性胃肠道梗阻或肿瘤穿孔等，需急症手术者。
4. 过于肥胖者（$BMI>30kg/m^2$）。
5. 盆腔严重粘连或存在阴道畸形等。

第二节　麻醉、体位、戳卡位置与术者站位

【麻醉方式】

全身麻醉或全身麻醉联合硬膜外麻醉。

【手术体位】

患者先取水平仰卧分腿位（图 29-1），切开阴道后穹隆取标本时，更换为功能截石位（图 29-2）。

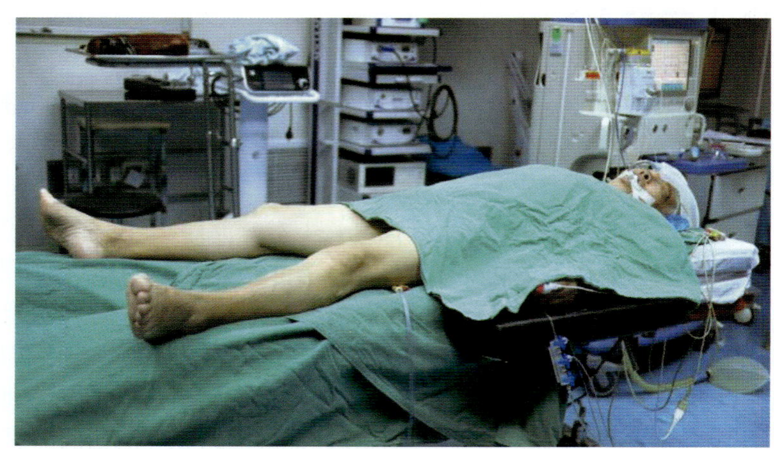

图 29-1　水平分腿位

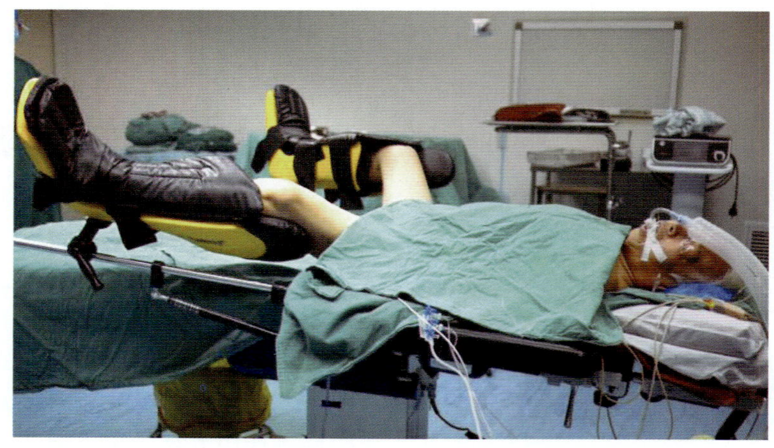

图 29-2　功能截石位

【戳卡位置】（图 29-3）

1. 腹腔镜镜头戳卡孔（10mm 戳卡）　位于脐下 1cm 处。
2. 术者主操作孔（12mm 戳卡）　位于左侧腋前线肋缘下。
3. 术者辅助操作孔（5mm 戳卡）　位于左侧锁骨中线平脐处。
4. 助手辅助操作孔（5mm 戳卡）　位于右侧腋前线肋

缘下。

5. **助手主操作孔(12mm 戳卡)**　位于右侧锁骨中线平脐处。

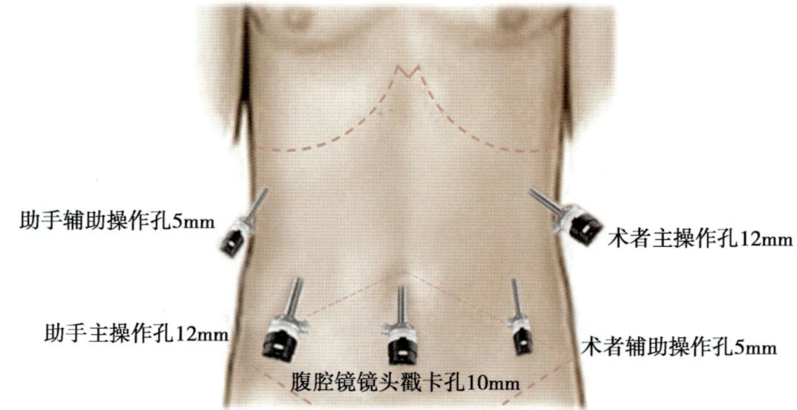

图 29-3　戳卡位置(五孔法)

【术者站位】

1. **腹腔探查、解剖分离及淋巴结清扫阶段**　术者站位于患者左侧,助手站位于患者右侧,扶镜手站位于患者两腿之间(图 29-4)。

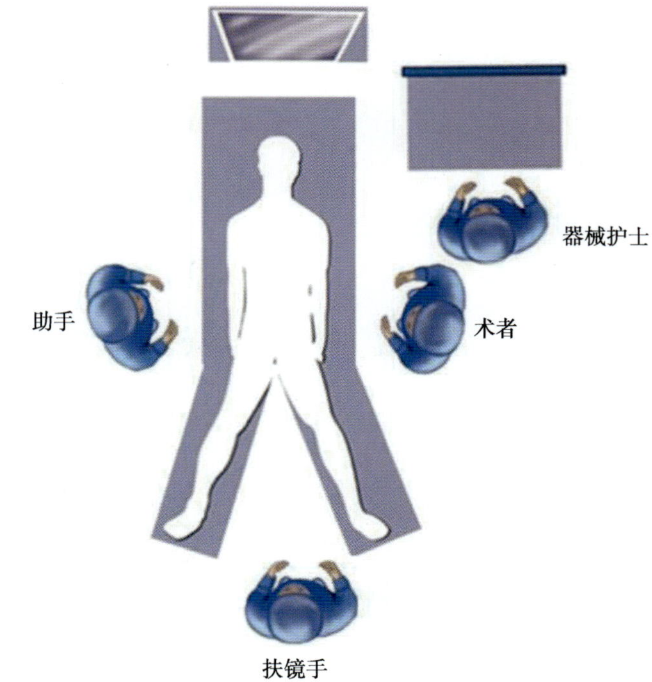

图 29-4　术者站位(腹腔探查、解剖分离及淋巴结清扫阶段)

2. **消化道重建阶段**　术者站位于患者右侧,助手站位于患者左侧,扶镜手站位于患者两腿之间(图 29-5)。

3. **经阴道取标本阶段**　术者站位于患者右侧,助手站位于患者左侧,扶镜手站位于助手同侧,取标本助手站位于患者两腿之间,此时应变换显示器摆放位置,摆放于患者足侧(图 29-6)。各戳卡功能做相应变动(图 29-7)。

图 29-5　术者站位（消化道重建阶段）

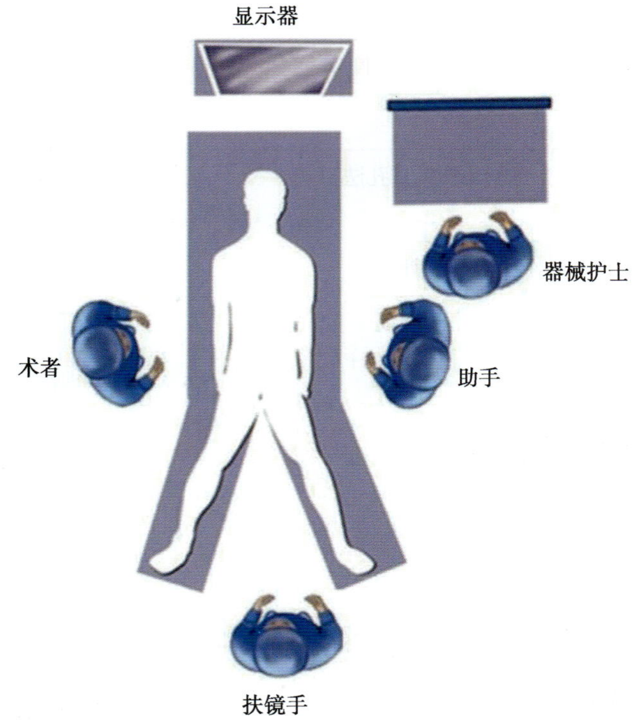

显示器
器械护士
术者
助手
扶镜手

图 29-6　术者站位（经阴道取标本阶段）

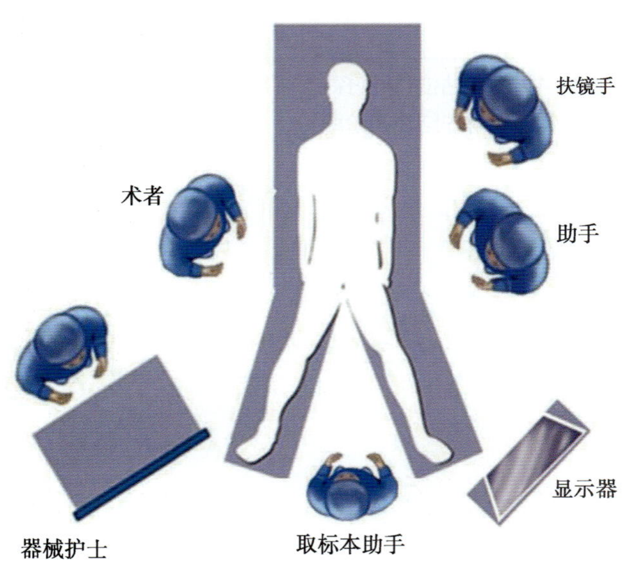

图 29-7　取标本阶段戳卡功能变动

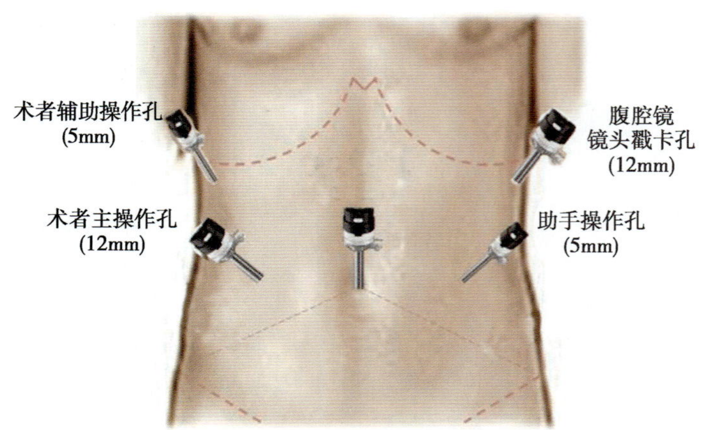

【特殊手术器械】

超声刀、60mm 腔内切割闭合器、3-0 倒刺线、4-0 可吸收线、无菌保护套。

第三节　手术操作步骤、技巧与要点

【常规探查与手术方案制订】

在详细术前检查的基础上，进镜观察肝、胆囊、胃、脾、大网膜、结肠、小肠和系膜表面及盆腔脏器有无种植转移及其他异常（图 29-8、图 29-9）。

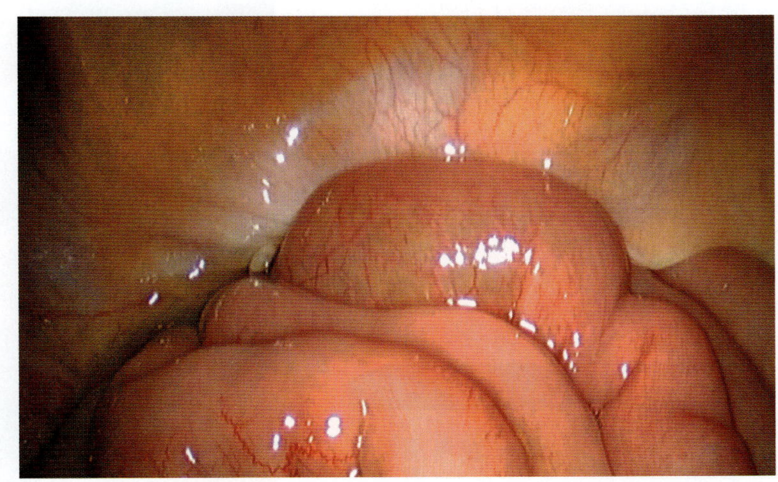

图 29-8　探查下腹部

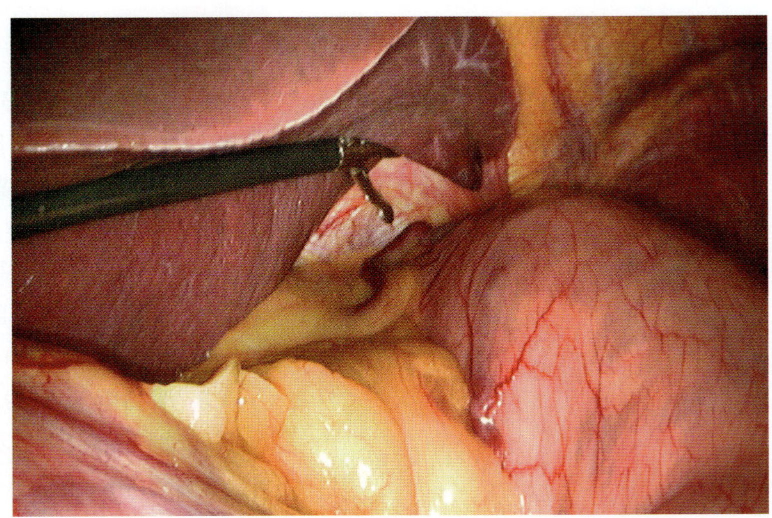

图 29-9　探查上腹部

【解剖与分离】

1. 悬吊肝脏，分离食管与右侧膈肌脚进入 Gerota 间隙　打开肝胃韧带，于肝胃韧带肝侧缘缝合牵引线，悬吊肝左叶；在胃食管结合部与右侧膈肌脚之间分离，进入 Gerota 间隙（图 29-10、图 29-11）。

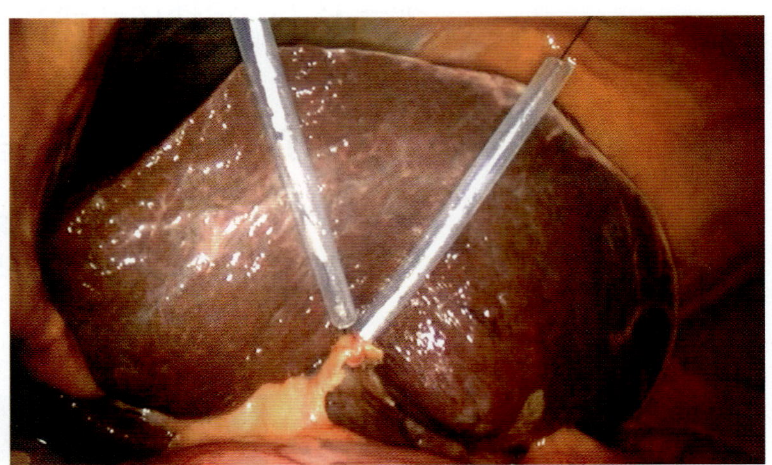

图 29-10　悬吊肝脏

经验分享：

肝左叶悬吊有利于更好地显露术野，解放出助手的左手，荷包线外套硅胶管可避免切割肝脏。

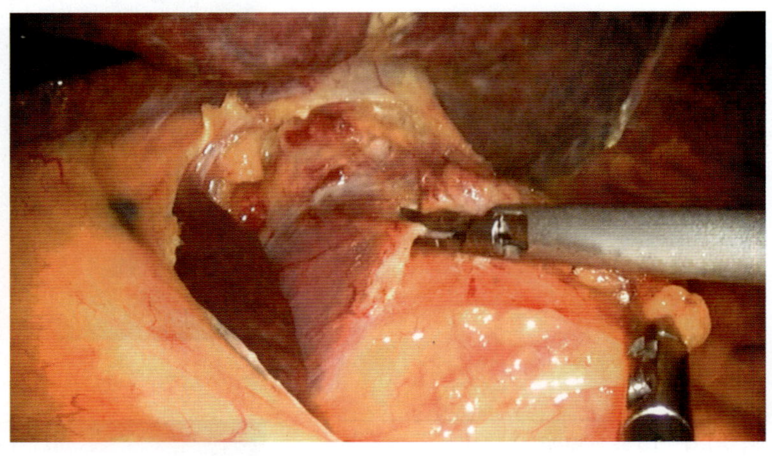

图 29-11　分离贲门右侧与右侧膈肌脚间隙

经验分享：

分离贲门右侧与右侧膈肌脚间隙，可增加贲门部游离度，更有利于胰腺上缘淋巴结清扫。

2. 分离大网膜及胃脾韧带　将大网膜向头侧翻起，从横结肠偏左部离断大网膜，向右侧至结肠肝曲，并在横结肠系膜前后方分离，清除横结肠系膜前叶，注意保留胃网膜右血管（图 29-12）。患者取左高右低位，暴露胃脾韧带，从结肠中部向脾曲离断大网膜，于根部离断胃网膜左动、静脉，清扫第 4sb 组淋巴结。贴近脾门采用超声刀离断胃短动脉，清扫第 4sa 组淋巴结（图 29-13~ 图 29-15）。

3. 清扫第 7、8a、9、11p、11d 组淋巴结　紧贴胰腺上缘分离，暴露脾动脉近端，清扫第 11p 组淋巴结（图 29-16）。显露腹腔动脉干，分离胃左动、静脉，在根部夹闭后离断，清扫第 7、9 组淋巴结，继续沿肝总动脉分离清扫第 8a 组淋巴结（图 29-17~ 图 29-19）。进一步沿脾动脉清扫第 11d 组淋巴结，根据肿瘤位置及脾门淋巴结是否肿大决定是否清扫第 10 组淋巴结（图 29-20）。

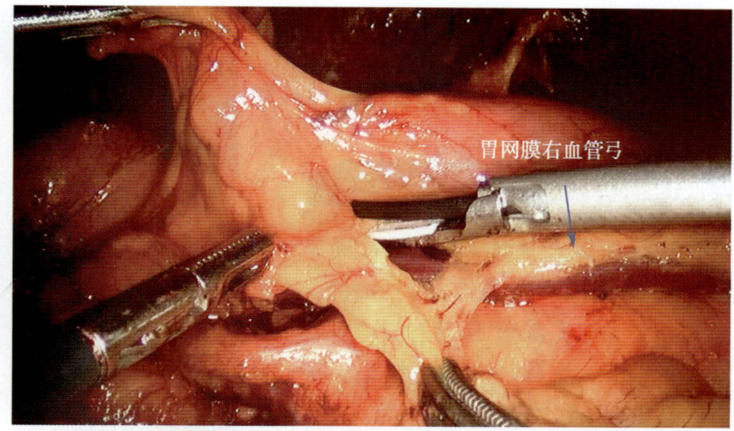

图 29-12 保留胃网膜右血管

经验分享：

胃网膜右血管是残胃的唯一血供，要仔细分离，避免误伤。

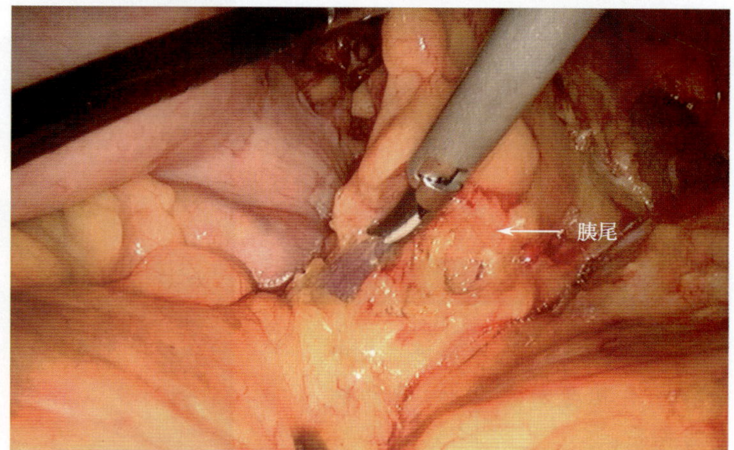

图 29-13 沿胰尾追踪胃网膜左血管发出处

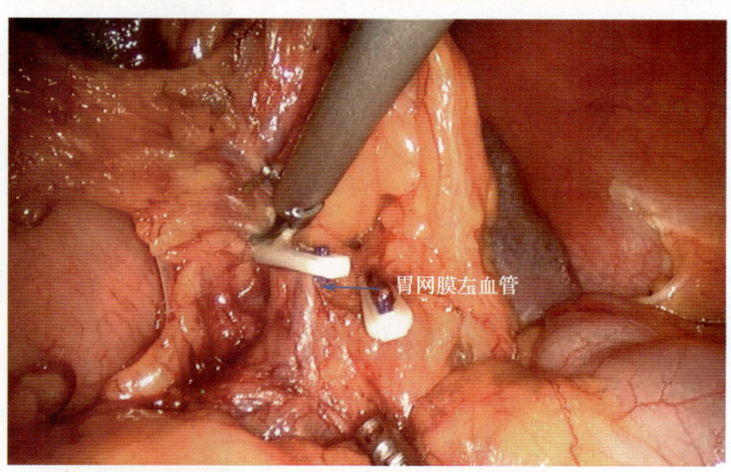

图 29-14 清扫第 4sb 组淋巴结

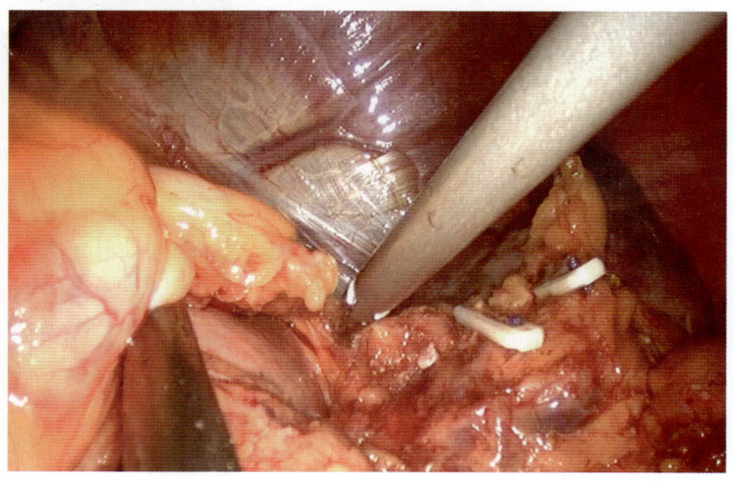

图 29-15 清扫第 4sa 组淋巴结

操作技巧：

显露胃短血管，在根部结扎。

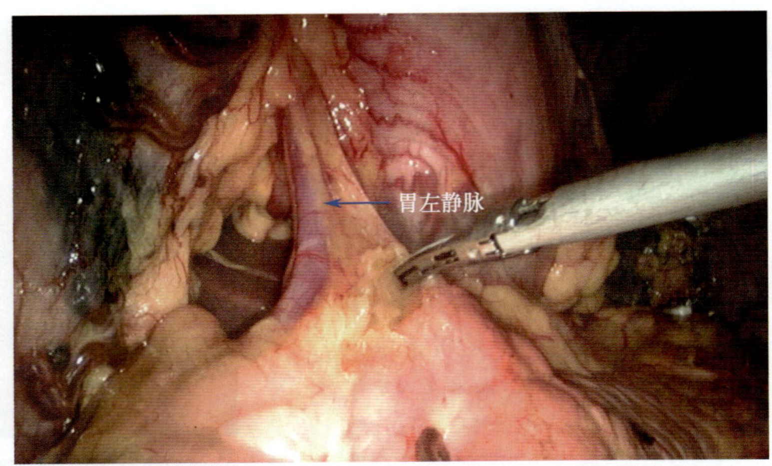

图 29-16　沿胰腺上缘暴露脾动脉近端

操作技巧:

沿胰腺上缘暴露脾动脉，清扫第 11p、11d 组淋巴结。由左向右清扫，显露腹腔动脉干，分离胃左动、静脉，在根部夹闭后离断，清扫第 7、9 组淋巴结。

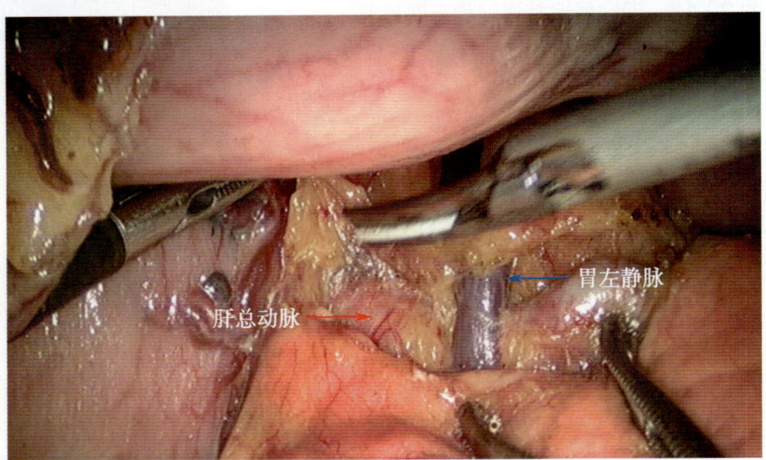

图 29-17　分离胃左静脉

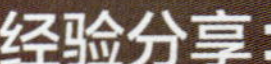

经验分享:

胃左静脉变异较多，术中需分清其与肝总动脉、脾动脉的关系。

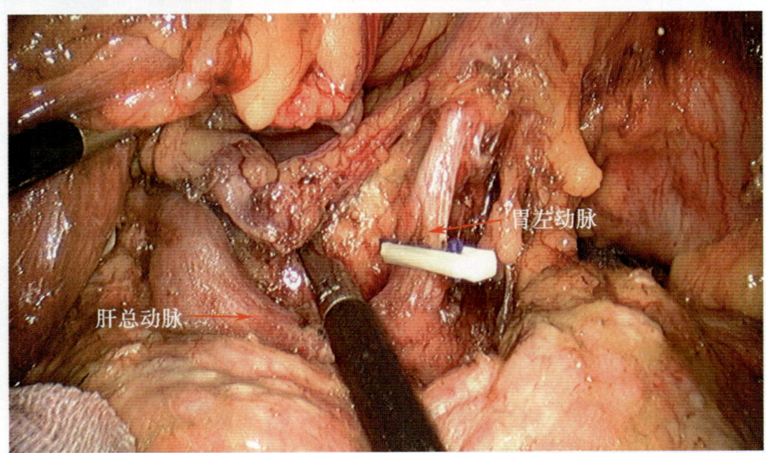

图 29-18　清扫第 7、9 组淋巴结

经验分享:

分离胃左动脉时，打开动脉鞘，有利于辨清血管走行。

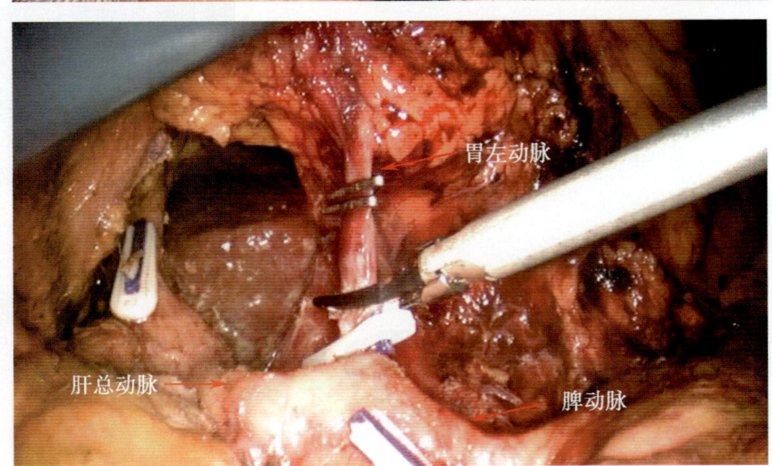

图 29-19　胰腺上缘淋巴结清扫效果

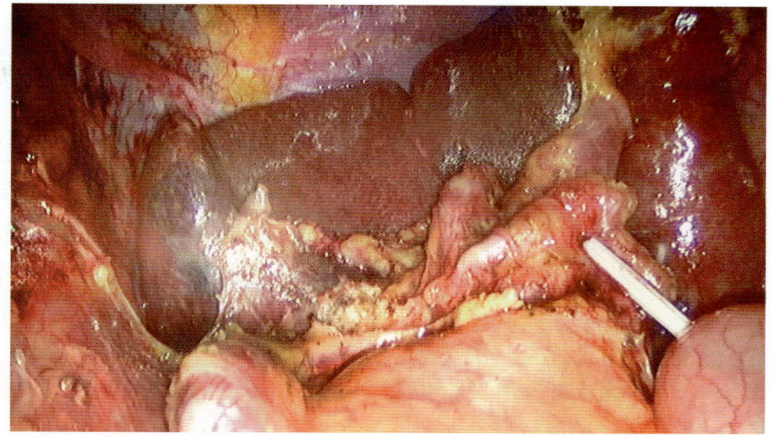
图 29-20 脾门部清扫

4. 清扫第 1、2 组淋巴结及裸化食管 离断胃前、后迷走神经，游离足够长度食管。当食管游离长度不足时，于食管膈肌裂孔穹隆部向正前方打开膈肌 4~5cm，在膈肌脚中下部充分离断两侧膈肌脚，将胸膜继续向两侧推开。在肿瘤上方食管置牵引线，尽量将食管向下牵引，继续在后纵隔向上充分游离食管至保证足够切缘(图 29-21、图 29-22)。

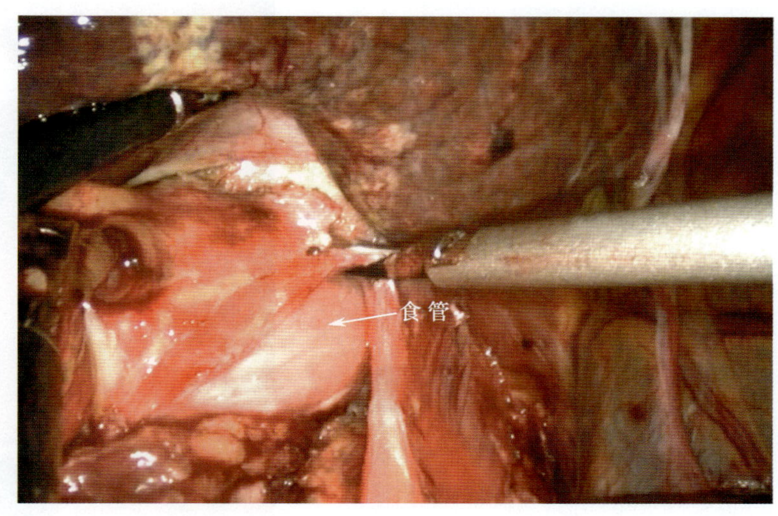

图 29-21 游离食管左侧

操作技巧：

充分游离食管，便于胃食管吻合。

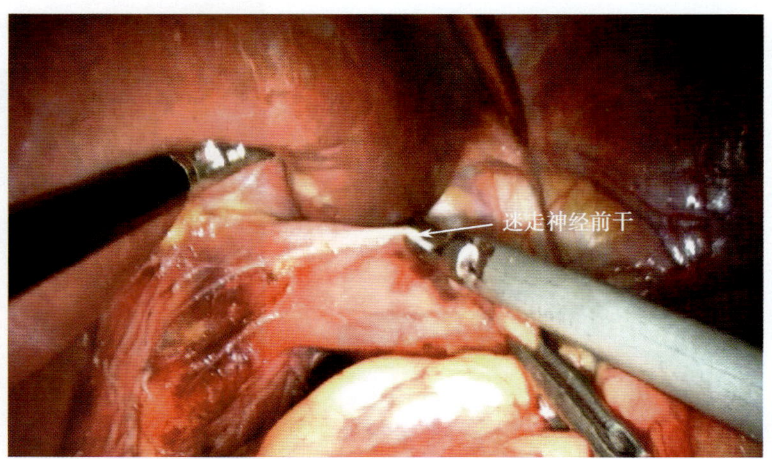

图 29-22 离断胃前、后迷走神经

操作技巧：

肿瘤累及食管者可在食管膈肌裂孔穹隆部向正前方打开膈肌 4~5cm。在后纵隔向上充分游离食管至保证足够切缘。

【标本切除及消化道重建】

1. 标本切除　食管胃结合部上 2cm 处用腔内切割闭合器离断食管，距肿瘤远端 5cm 处用腔内切割闭合器断胃，注意根据胃壁、食管壁厚度选择合适的钉仓，食管游离完毕后，采用直线切割闭合器横断食管（图 29-23、图 29-24）。将切除的标本置入标本袋中（图 29-25）。

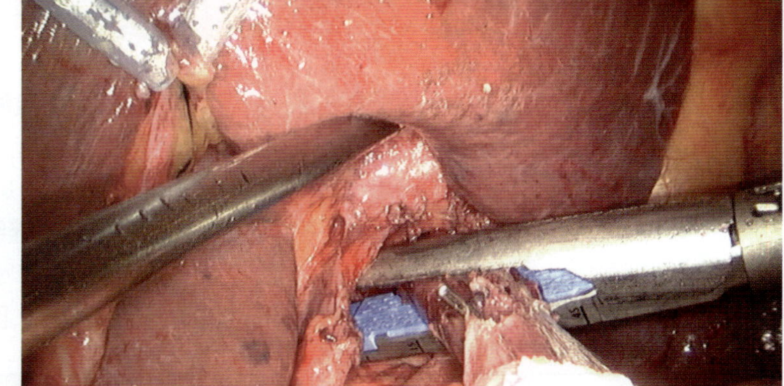

图 29-23　肿瘤近端 3cm 离断食管

经验分享：

术中胃镜定位肿瘤近端位置，钛夹标记，保证上切缘距离足够。

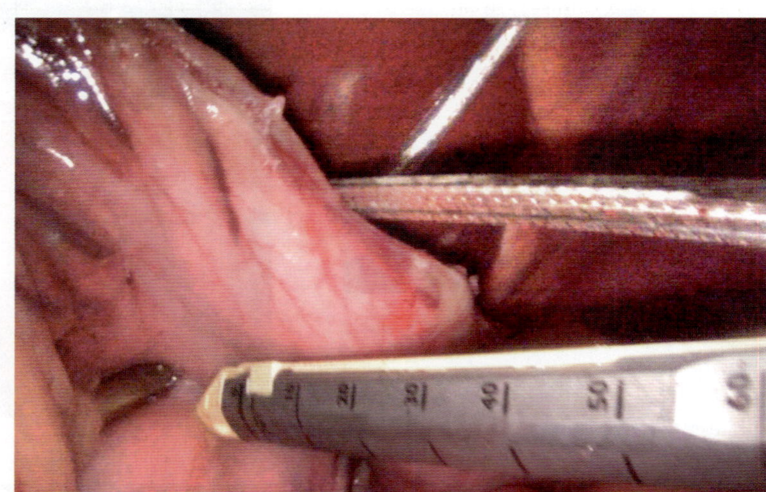

图 29-24　肿瘤远端 5cm 断胃

操作技巧：

肿瘤远端 5cm 断胃，切割闭合时压榨 15 秒，更有利于胃壁塑形，减少出血。

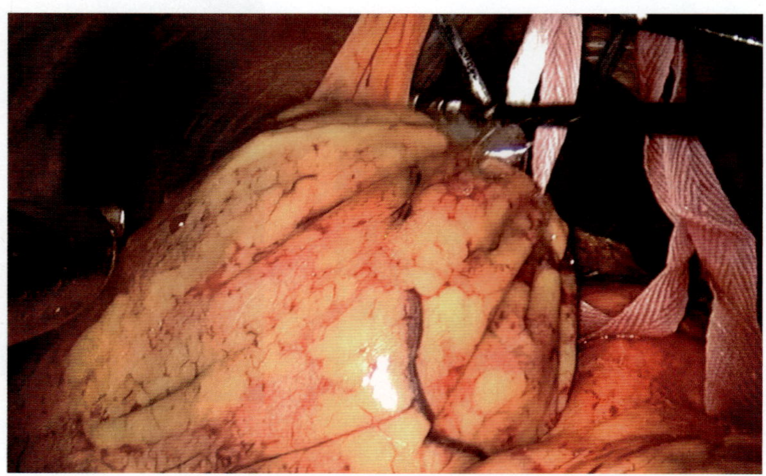

图 29-25　标本置入标本袋中暂置于左下腹

操作技巧：

严格无瘤操作。自制标本袋收纳标本后收紧袋口，暂置于左下腹，便于取标本时操作。

2. 消化道重建

(1) 器械吻合法消化道重建：食管后壁与残胃前壁吻合(overlap 法)。于食管后壁及残胃前壁开口，分别置入直线切割闭合器两臂，击发后完成食管与残胃吻合(图 29-26~ 图 29-28)。然后用 3-0 倒刺线缝合关闭共同开口(图 29-29)。

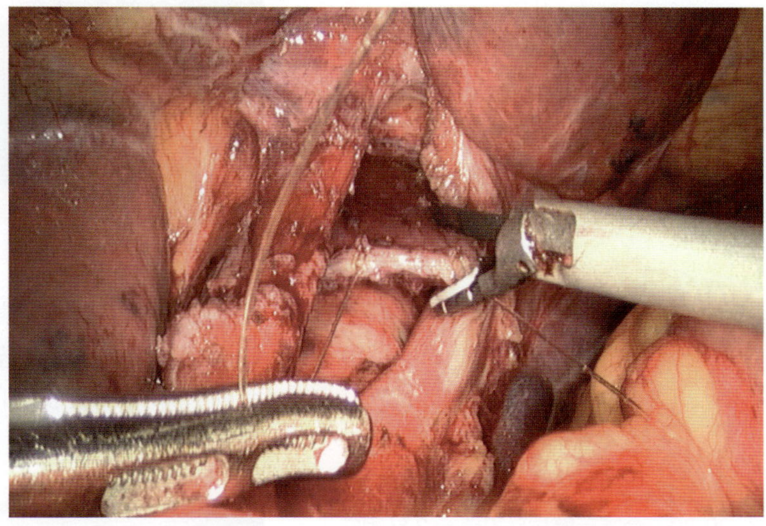

图 29-26　食管断端开口

经验分享：

牵引线向下牵引食管断端，避免断端回缩，保证吻合质量。

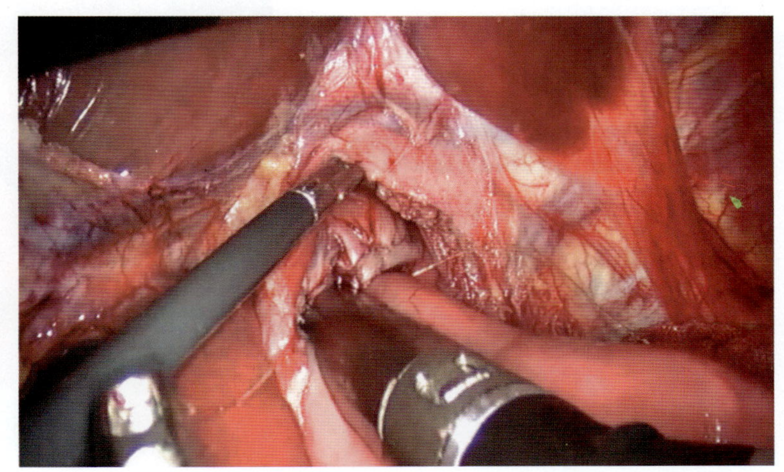

图 29-27　食管后壁与残胃前壁吻合

经验分享：

充分游离食管，是降低吻合口张力的关键。

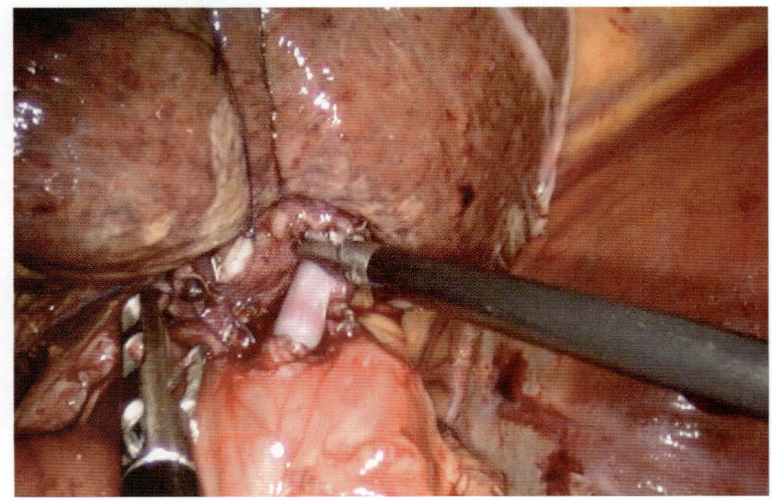

图 29-28　放置胃管

经验分享：

胃管支撑下缝合，避免误缝后壁，保证缝合质量，减少吻合口狭窄。

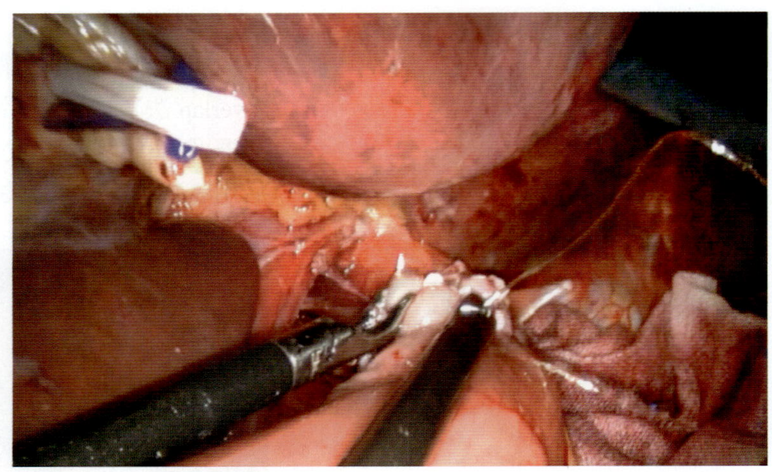

图 29-29 3-0 倒刺线连续缝合共同开口

经验分享:

倒刺线缝合质量可靠,缩短手术时间。双倒刺线用于加固缝合。

(2)手工缝合法消化道重建:残胃前壁与食管后壁缝合3针固定,切开残胃前壁及食管后壁行手工吻合(图 29-30)。后壁吻合采用可吸收线间断全层缝合,前壁采用倒刺线连续缝合(图 29-31)。

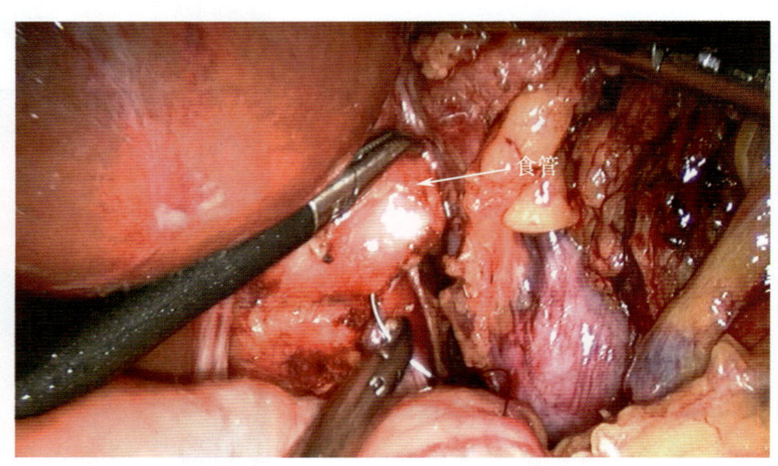

图 29-30 食管后壁与残胃缝合 3 针固定

经验分享:

食管后壁与残胃前壁缝合3针固定,先缝合后离断食管。注意进针处距离预切断处不少于5mm,为吻合留出空间。

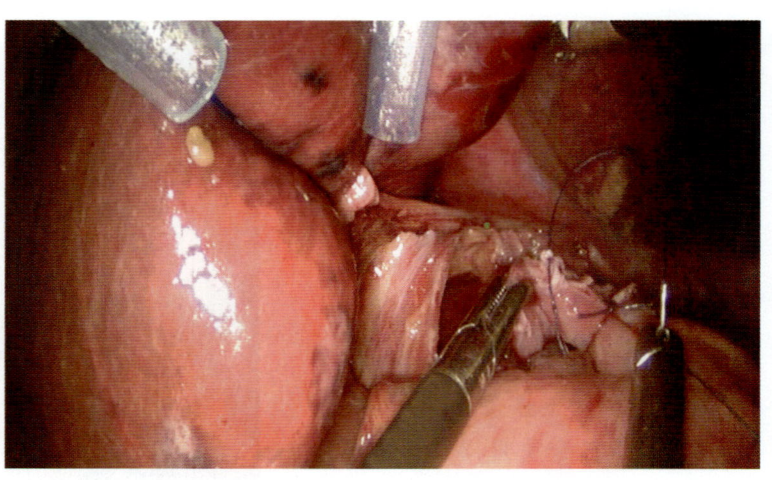

图 29-31 3-0 可吸收线间断缝合共同开口

经验分享:

一般采用加固缝合,保证缝合严密。

3. 经阴道取标本　患者体位更换为功能截石位，调整腹腔镜监视器至患者足侧，碘附消毒会阴区及阴道；取头低足高右倾位，悬吊子宫显露阴道后穹隆（图 29-32），压肠板顶起阴道后穹隆，横行切开约 5cm，置入切口保护套（图 29-33~ 图 29-35），自切口保护套将标本取出（图 29-36~ 图 29-38）。连续缝合阴道后穹隆并冲洗盆腔（图 29-39~ 图 29-42）。

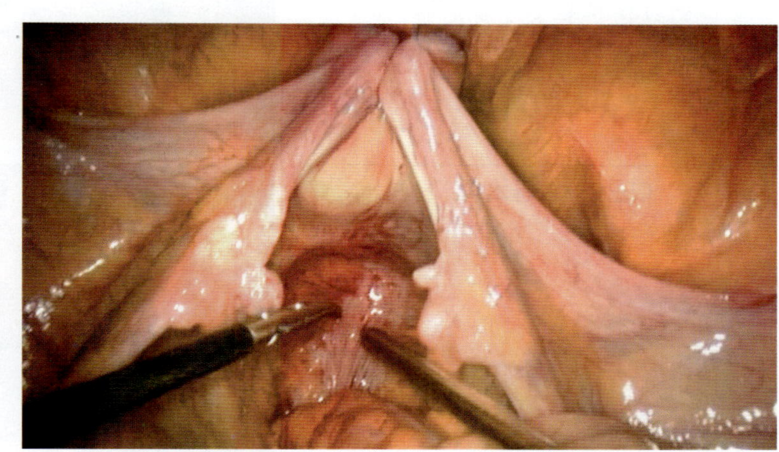

图 29-32　悬吊子宫

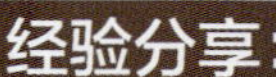

经验分享：

采用荷包缝线，缝合宫体或附件均可。

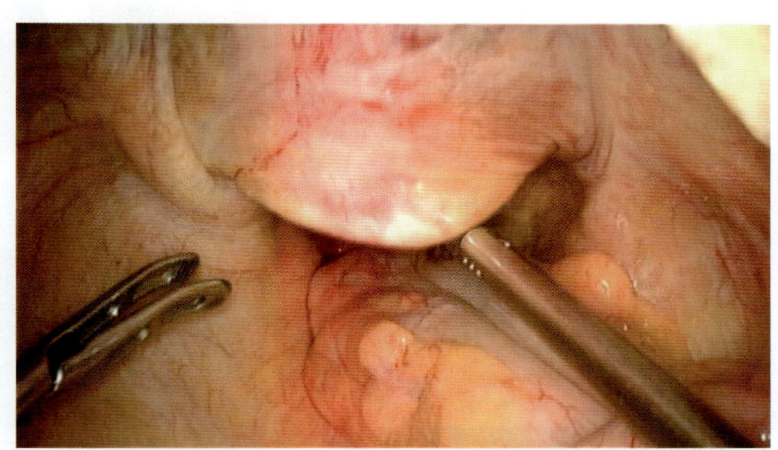

图 29-33　反复消毒阴道后压肠板顶起阴道后穹隆

经验分享：

严格无菌、无瘤操作，术前会阴部备皮、阴道灌洗。术中反复用碘附溶液消毒。

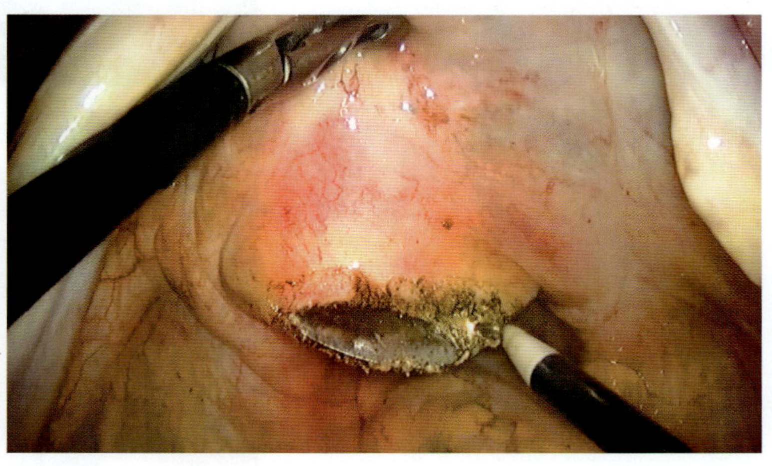

图 29-34　单极电凝切开阴道后穹隆

经验分享：

电凝功率适中，两侧勿伤及侧韧带。

图 29-35 经阴道或主操作孔置入切口保护套

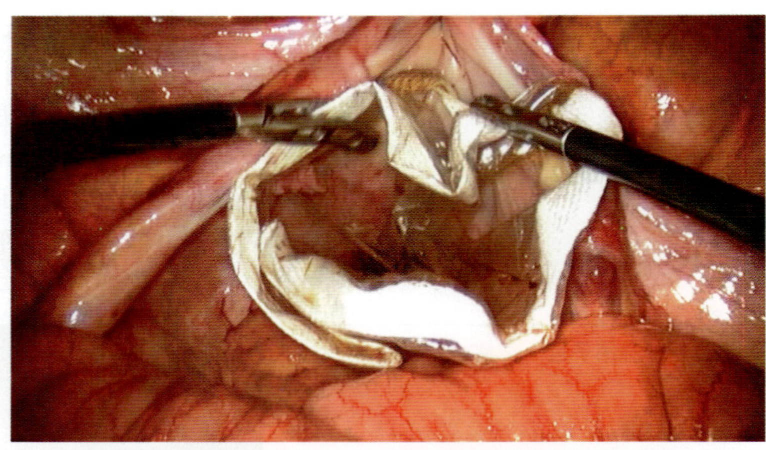

经验分享：

切口保护套长度要足够，以防标本接触阴道后穹隆切口及外阴。

图 29-36 取出标本及标本袋

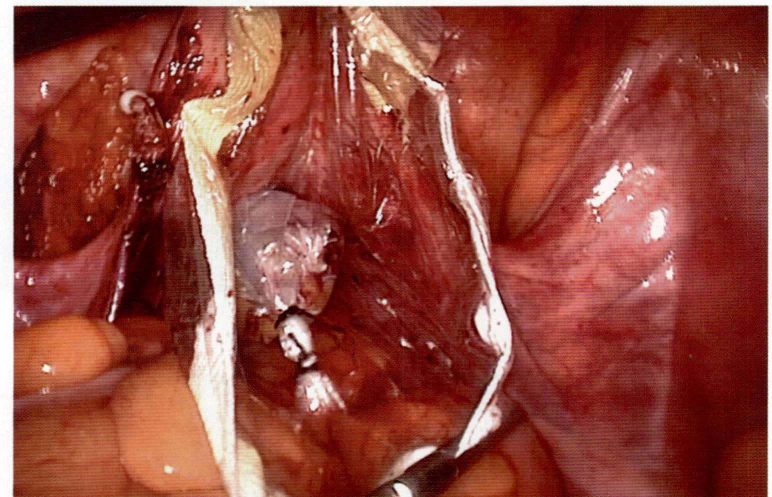

图 29-37 将标本自阴道取出

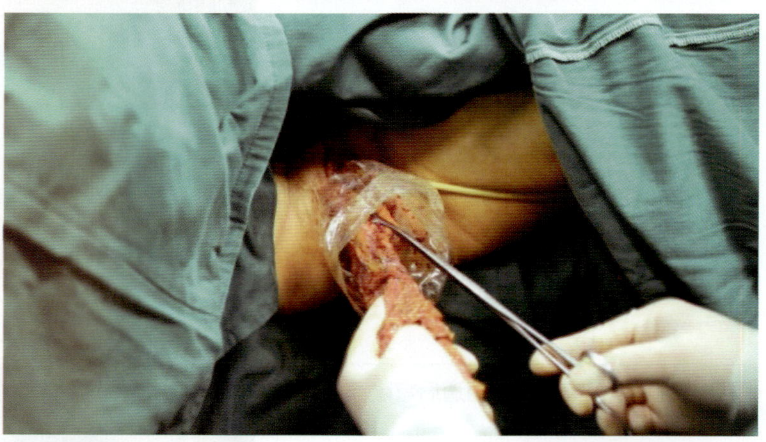

经验分享：

取标本时动作要轻柔，避免粗暴操作致标本破裂。

图 29-38 取出自制标本袋

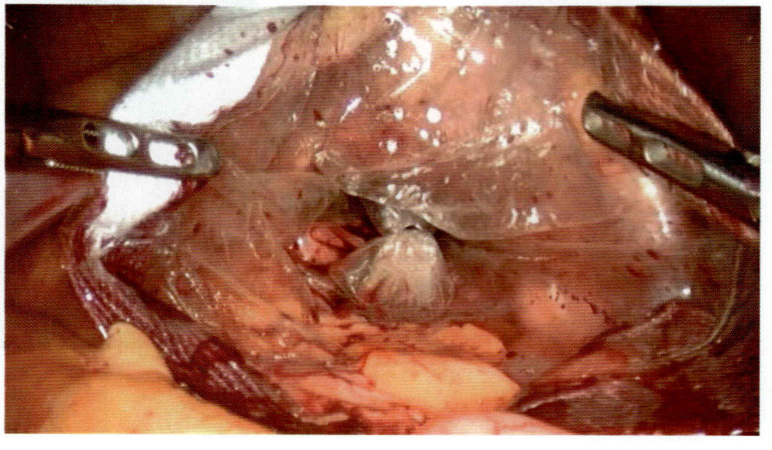

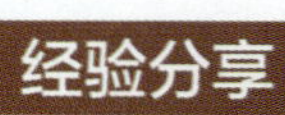

经验分享：

严格无菌、无瘤操作，经切口保护套取出标本袋。

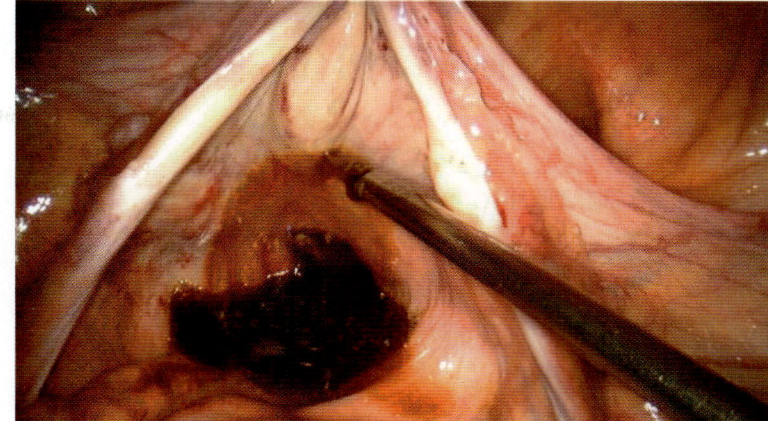

图 29-39　稀碘附溶液反复冲洗

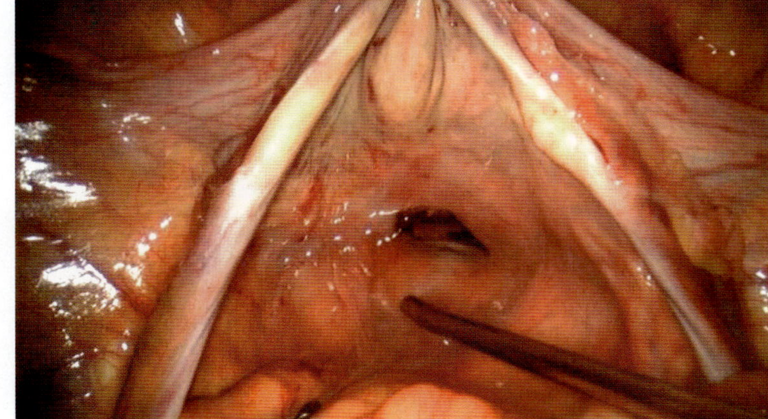

图 29-40　生理盐水反复冲洗

操作技巧：

用蒸馏水、稀碘附溶液及生理盐水反复冲洗，严格遵守无菌、无瘤原则。

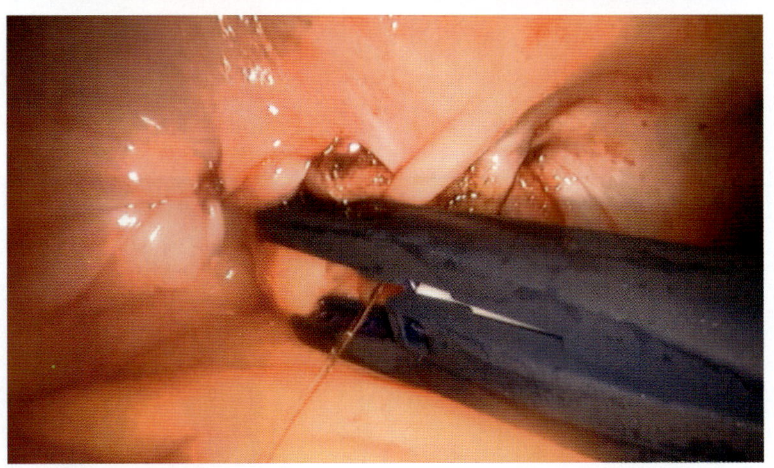

图 29-41　3-0 倒刺线连续缝合关闭阴道后穹隆切口

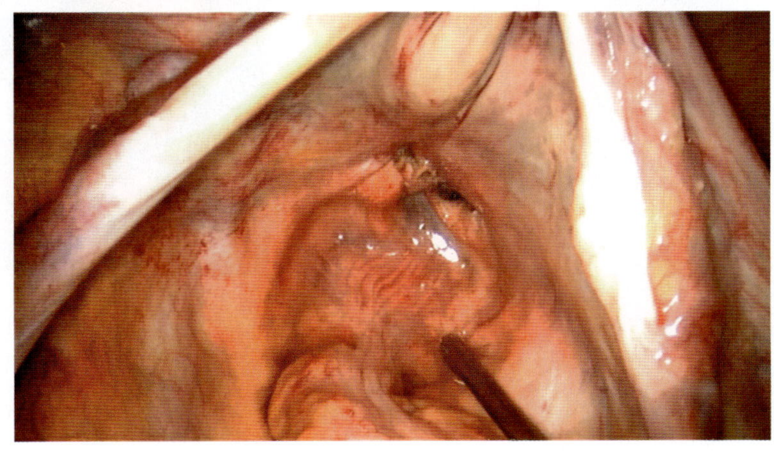

图 29-42　检查缝合质量

【术后腹壁及标本照片】(图 29-43、图 29-44)

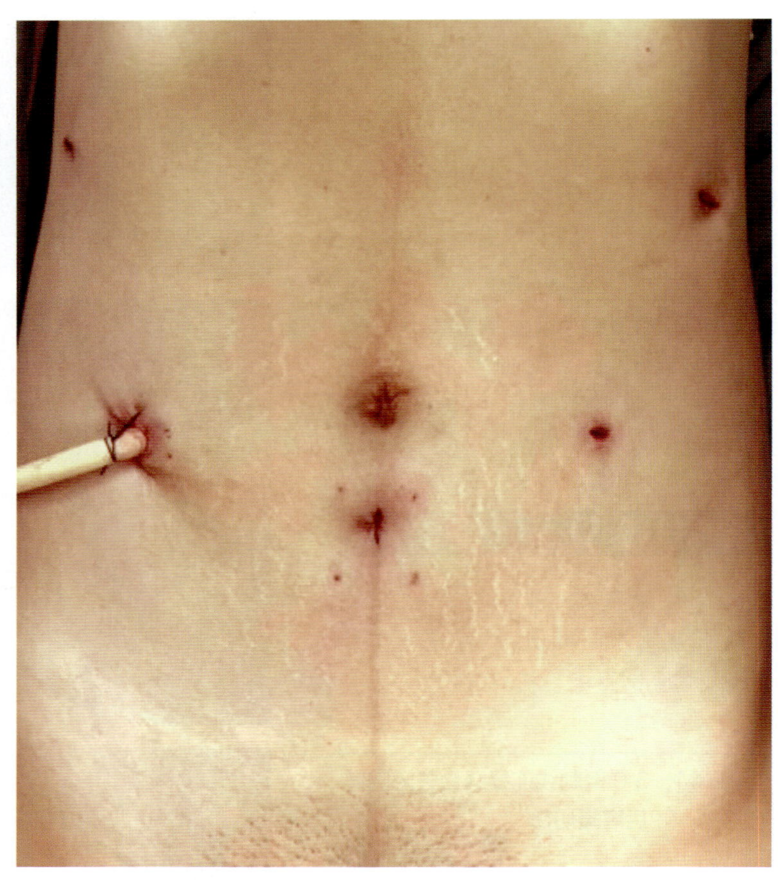

图 29-43　术后腹壁照片

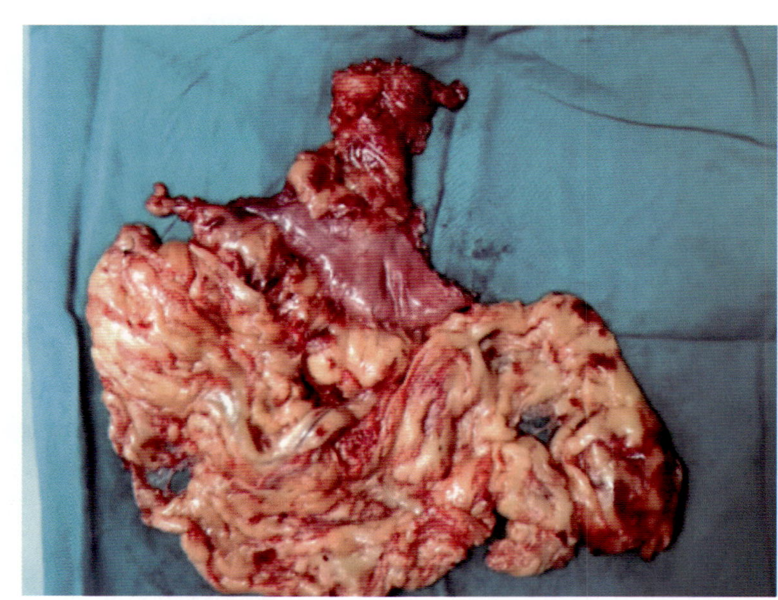

图 29-44　标本照片

第四节 手术相关要点、难点、热点剖析

1. 近端胃切除是一种保留胃功能的手术，对于维持患者术后营养状态、提高生活质量，具有重要意义。但应严格把握手术适应证，不能以牺牲根治效果为代价。该术式适用于较早期胃上部癌，应切除胃近端大部、食管下段部分。食管切缘距肿瘤应 >3cm，胃切缘距肿瘤应 >5cm。近端胃癌 D_{1+} 根治术应常规清扫第 1、2、3、4sa、4sb、7、8a、9、11p 组淋巴结，侵犯食管时增加清扫第 110 组淋巴结，肿瘤位于大弯侧或脾门淋巴结有肿大时应清扫第 10 组淋巴结。术前必须准确评估肿瘤位置、大小、浸润深度等，结合患者年龄、肥胖程度、婚育情况等选择适合病例。

2. 手术操作中无菌、无瘤原则需贯彻始终。切开阴道后穹隆、经狭小切口取出标本时可能增加腹腔污染、肿瘤种植播散的风险，术中用大量稀碘附溶液、生理盐水及蒸馏水反复冲洗，并使用自制标本袋及切口保护套，避免标本暴露，降低肿瘤细胞种植的风险。

3. 胃癌 NOSES 切除、清扫、重建等操作均在上腹部，而打开阴道后穹隆并取出标本时，手术部位转换为下腹部，除术中需变化患者体位、重新摆放腹腔镜及显示器外，利用针对上腹部手术设计的辅助戳卡孔行下腹部的手术操作，不增加戳卡孔数量，操作难度会相应增加，术者需要与助手密切配合。

4. 对女性胃癌患者，笔者均选择经阴道 NOSES。因阴道后穹隆在解剖上没有大的血管和神经通过，是妇科进行手术操作和取出标本常用的通道，其作为取标本通道的安全性高于直肠，能避免经直肠取标本所致术后肠瘘、腹腔感染等严重并发症。

（于 刚 陈龙翊）

第三十章　腹部无辅助切口经直肠切口取标本的腹腔镜下全胃切除术

（GC-NOSES Ⅶ式）

【前言】

腹腔镜下全胃切除术主要适用于病灶累及胃体、胃中上区或胃食管结合部的胃癌患者。NOSES 主要强调经自然腔道完成标本取出，没有改变常规全腹腔手术操作。除了取标本途径与常规腹腔镜手术有所区别，胃肠道切除、淋巴结的清扫范围、手术的游离层次、消化道重建等，与常规腹腔镜手术一致；腹部无辅助切口经肛门取标本的腹腔镜下全胃切除术（GC-NOSES Ⅶ式）属于切除拖出式 NOSES，其操作特点表现为全腹腔镜下完成胃癌根治性切除及消化道吻合，于直肠上段切开，经肛门将标本取出。该术式符合微创手术理念，在符合手术基本原则的前提下，通过优化手术入路，改进手术操作及保留腹壁的结构与功能，减少创伤，可以降低对患者生活质量的影响。

第一节　适应证与禁忌证

【适应证】

1. 病灶累及胃体、胃中上部或胃食管结合部的 $cT_{1\sim3}N_{1\sim2}M_0$ 期胃癌。
2. 肿瘤环周直径≤ 4cm 为宜。
3. 男性患者和部分不适宜经阴道取标本的女性患者。

【禁忌证】

1. 肿瘤体积过大，无法经肛门拖出。
2. 肿瘤浸透浆膜或累及邻近脏器。
3. 合并急性胃肠道梗阻或肿瘤穿孔，需急症手术者。
4. 过于肥胖者（$BMI>30kg/m^2$）。
5. 盆腔手术史或存在直肠、肛门畸形等。

第二节　麻醉、体位、戳卡位置与术者站位

【麻醉方式】

全身麻醉或全身麻醉联合硬膜外麻醉。

【手术体位】

患者首先取水平仰卧分腿位行胃癌切除及消化道重建操作(图 30-1),经肛门取标本时,更换为功能截石位(图 30-2)。

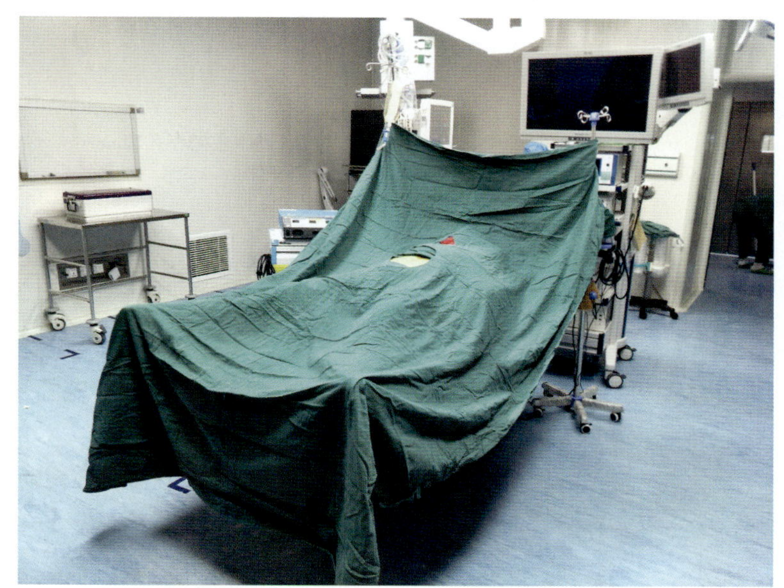

图 30-1　胃癌切除、消化道重建操作时患者体位

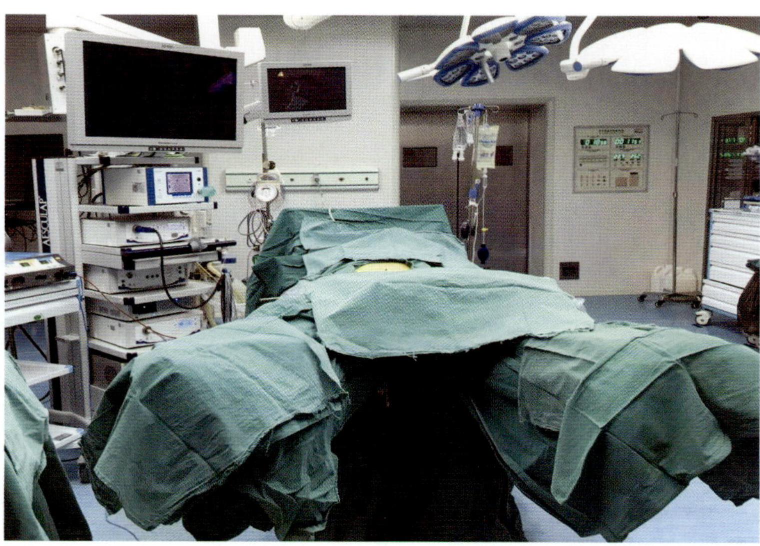

图 30-2　标本取出时患者体位

【戳卡位置】(图 30-3)

1. **腹腔镜镜头戳卡孔(10mm 戳卡)** 位于脐下 1cm 处。

2. **术者主操作孔(12mm 戳卡)** 位于左侧腋前线肋缘下 2cm 处。

3. **术者辅助操作孔(5mm 戳卡)** 位于左侧锁骨中线平脐处。

4. **助手辅助操作孔(5mm 戳卡)** 位于右侧腋前线肋缘下。

5. **助手主操作孔(12mm 戳卡)** 位于右侧锁骨中线平脐处。

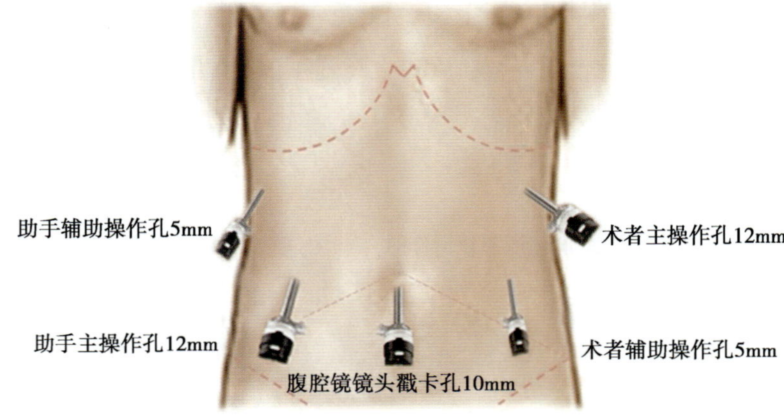

图 30-3 戳卡位置(五孔法)

【术者站位】

1. **腹腔探查、解剖分离及淋巴结清扫阶段** 术者站位于患者左侧,助手站位于患者右侧,扶镜手站位于患者两腿之间(图 30-4)。

2. **消化道重建阶段** 术者站位于患者右侧,助手站位于患

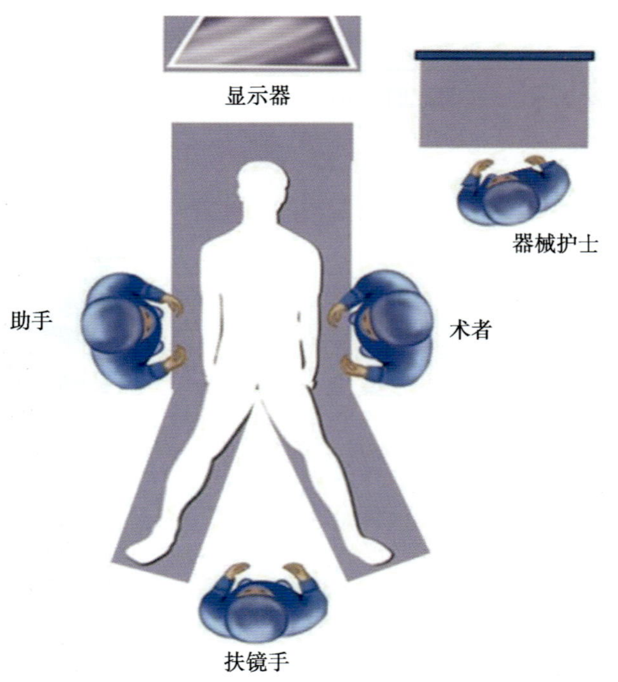

图 30-4 术者站位(腹腔探查、解剖分离及淋巴结清扫阶段)

者左侧，扶镜手站位于患者两腿之间（图 30-5）。

图 30-5　术者站位（消化道重建阶段）

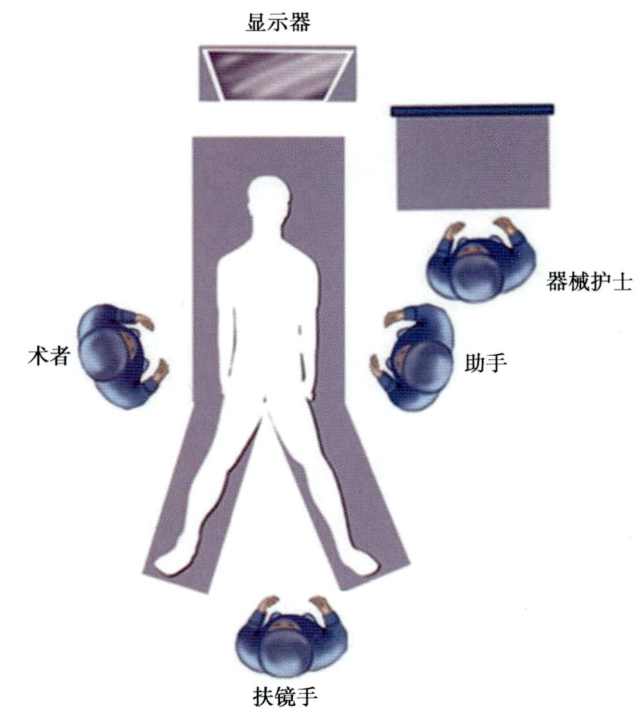

3. **拖出标本阶段**　术者站位于患者右侧，助手站位于患者左侧，扶镜手站位于助手同侧，取标本助手站位于患者两腿之间，此时显示器摆放在患者足侧（图 30-6）。同时各戳卡孔功能改变（图 30-7）。

图 30-6　标本取出时术者站位

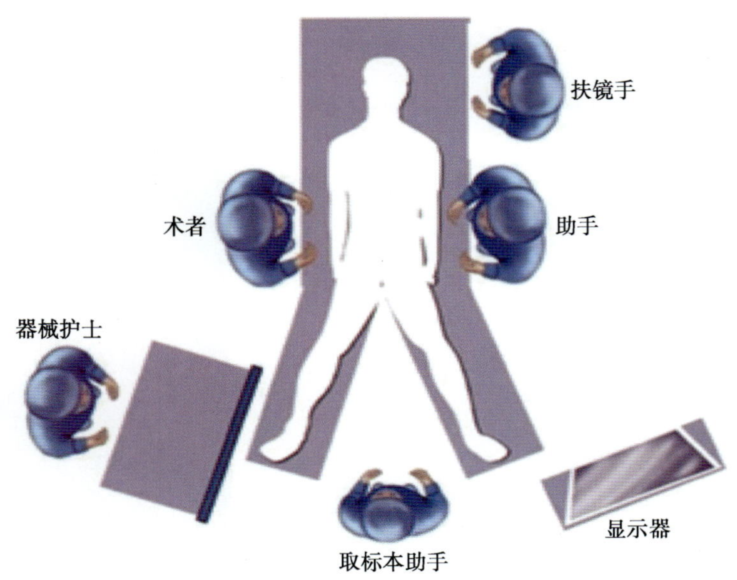

图 30-7　取标本操作时各戳卡孔功能

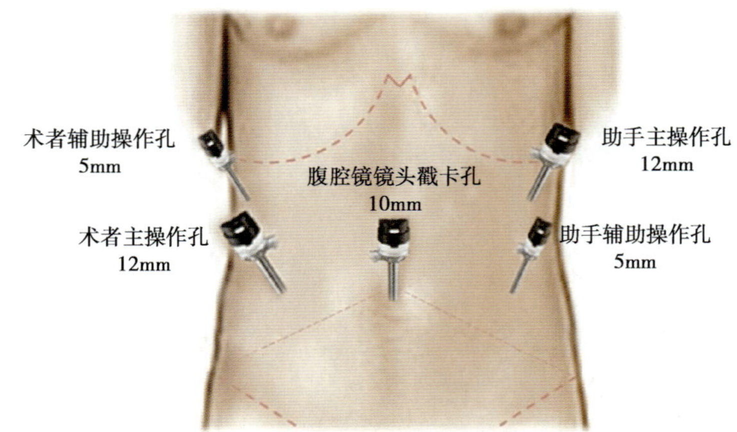

【特殊手术器械】

超声刀、60mm 直线切割闭合器、无菌保护套。

第三节　手术操作步骤、技巧与要点

【探查与手术方案制订】

1. **全面探查**　在详细术前检查的基础上，全面探查腹腔内有无腹水，膈顶、结肠旁沟、腹膜、盆底、网膜、肠系膜等表面有无种植结节(图 30-8、图 30-9)；探查肝表面有无转移灶(图 30-10)；评估原发肿瘤情况及周围淋巴结肿大情况。必要时可调整体位以便彻底探查。

2. **肿瘤探查**　胃体肿瘤未侵及浆膜(图 30-11)。

图 30-8　探查膈肌

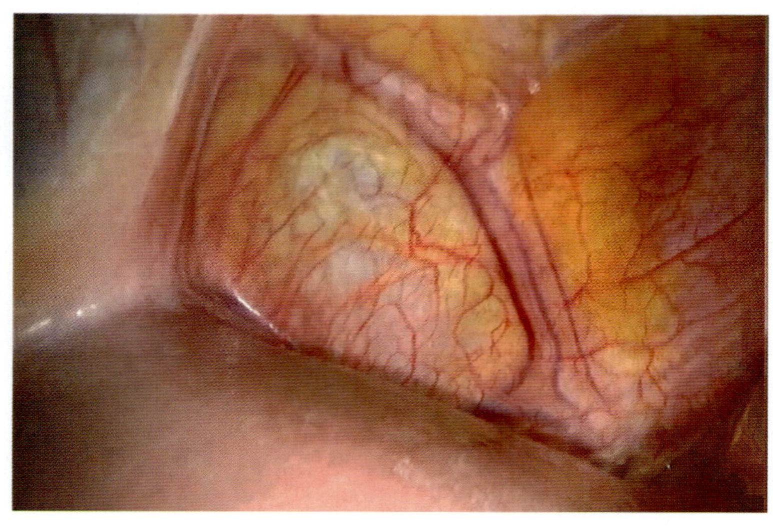

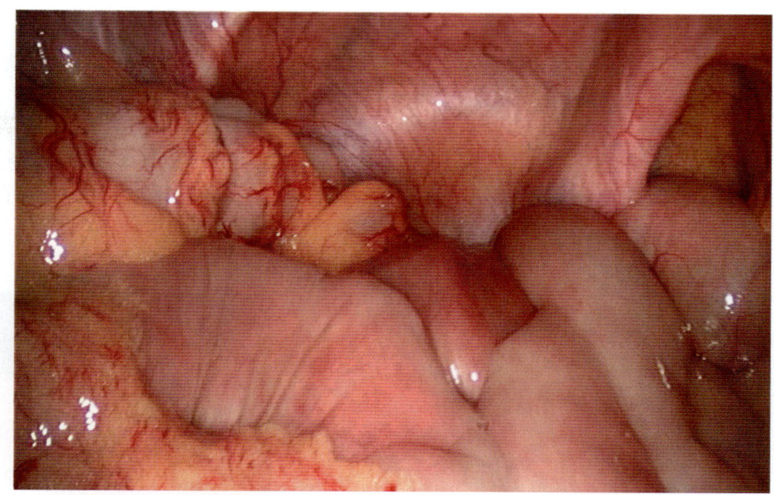
图 30-9　探查盆腔、肠管

经验分享：

全面仔细地探查有助于肿瘤精准分期，制订合适的手术方案。

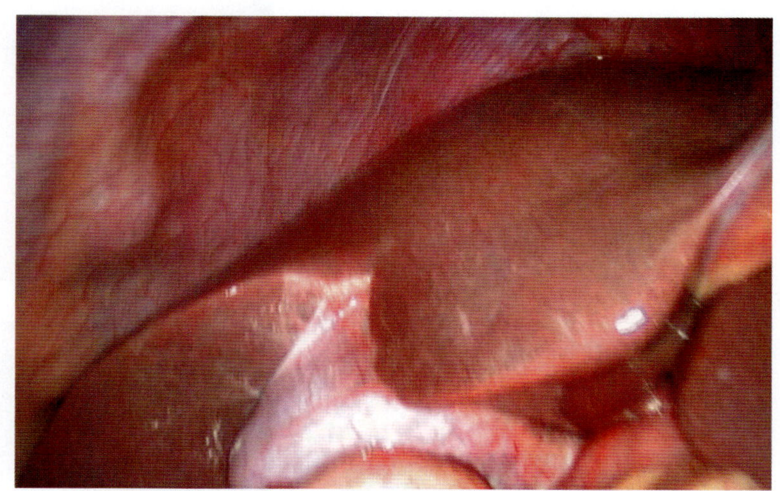
图 30-10　探查肝

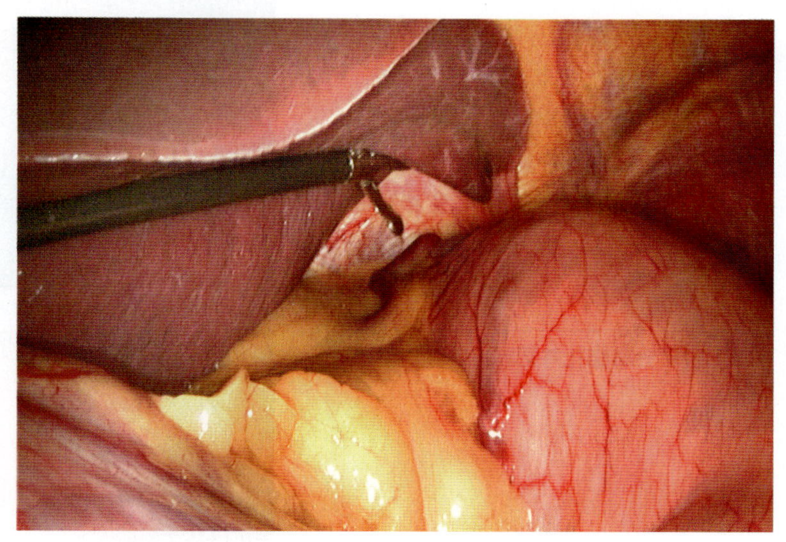
图 30-11　肿瘤探查

经验分享：

对于浆膜层无法判定位置的肿瘤可联合术中胃镜进行肿瘤及上下切缘精准定位。外科医师掌握胃镜技术至关重要。

【解剖与分离】

1. 剥离横结肠系膜前叶，分离胃结肠韧带　将大网膜向头侧翻起，从横结肠偏左部离断大网膜，进入小网膜囊，向右侧至结肠肝曲，并在结肠系膜前叶后方分离，清除结肠系膜前叶（图 30-12）。

2. 胃周淋巴清扫

（1）清扫第 6 组淋巴结：将胃窦部向上提起，显露胃结肠干（亨勒干，Henle trunk），根部离断胃网膜右静脉（图 30-13、图 30-14）；继续沿胰头表面解剖，打开胃胰韧带，暴露胃十二指肠动脉，裸化胃网膜右动脉，根部离断，彻底清扫第 6 组淋巴结（图 30-15）。

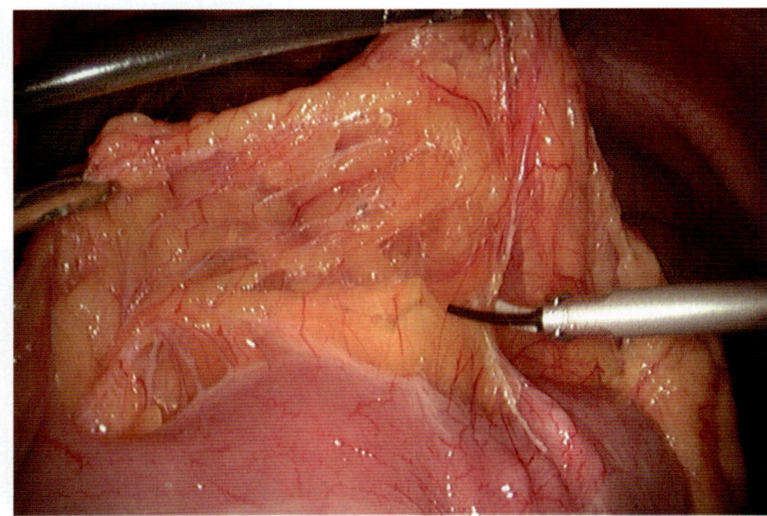

图 30-12 助手协作三角牵拉张紧网膜

经验分享：

助手抓持大网膜，保持一定张力，有助于剥离大网膜，避免损伤结肠血管。

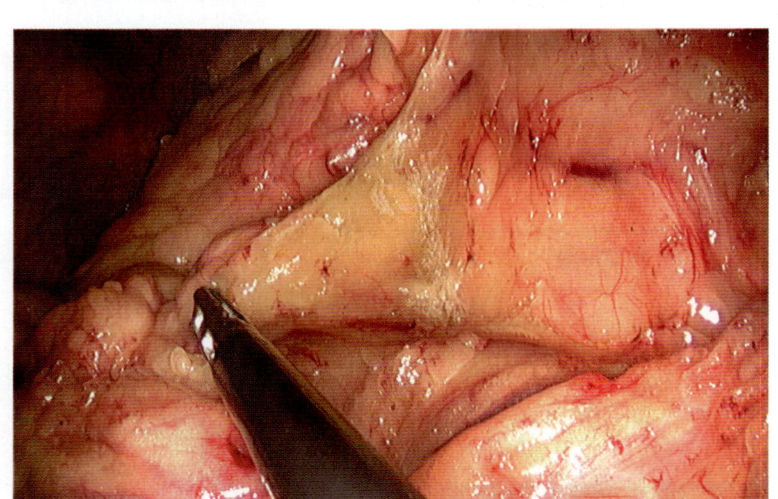

图 30-13 沿融合筋膜间隙分离

经验分享：

沿融合筋膜间隙分离，可做到胃系膜的完整切除，淋巴结清扫彻底，且出血少；暴露胰十二指肠上前静脉，在其与胃网膜右静脉会合处上方离断胃网膜右静脉。

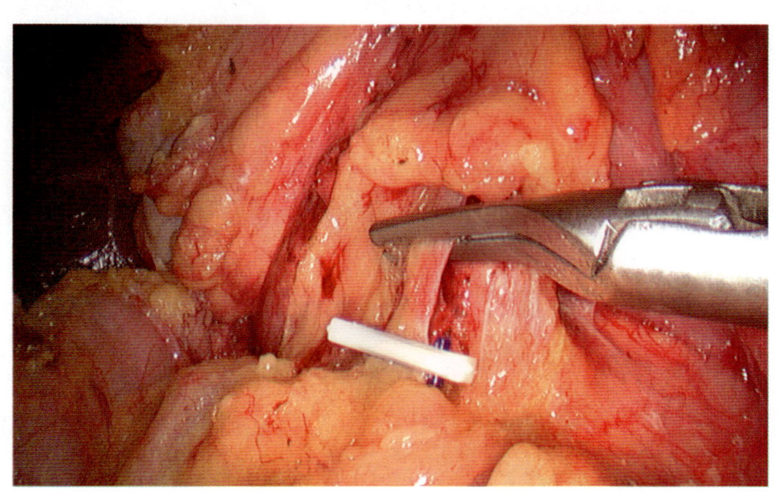

图 30-14 分离结扎并切断胃网膜右静脉

图 30-15　分离结扎并切断胃网膜右动脉

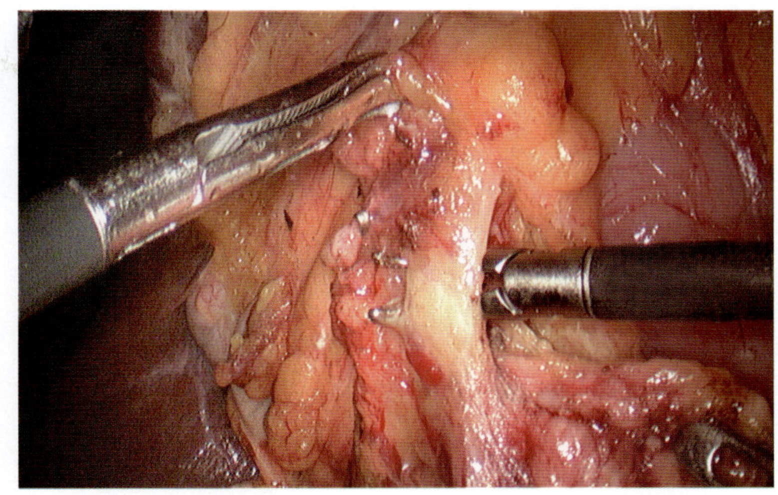

(2) 清扫第 4、10 组淋巴结：进入网膜囊，显露胰尾，定位脾血管，松解结肠脾曲，分离大网膜与脾中下极的粘连（图 30-16），保护胰尾，根部显露，离断胃网膜左动、静脉（图 30-17），清扫第 4sb 组淋巴结，并进一步清扫脾门区淋巴结（图 30-18）。

图 30-16　分离大网膜至脾曲，以胰尾为标志，寻找胃网膜左血管

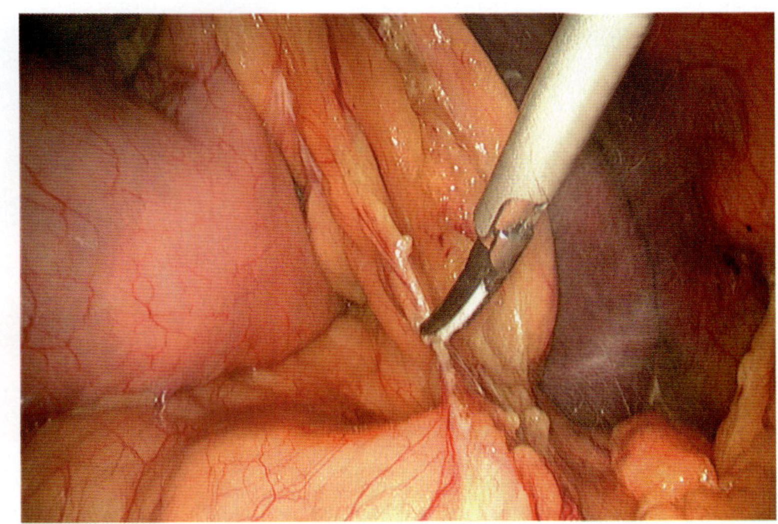

经验分享：

松解结肠脾曲时，注意小心分离大网膜与脾下极的粘连，避免脾撕裂。

图 30-17　自胃网膜左血管根部切断

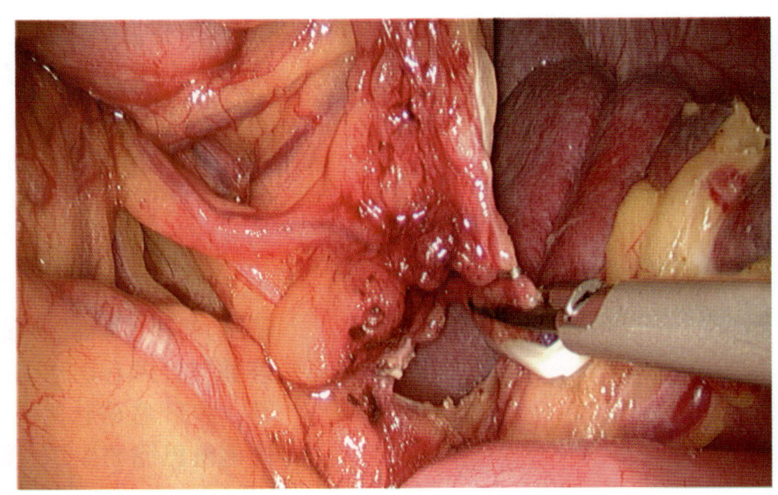

经验分享：

以胰尾为标志，更容易定位、追踪胃网膜左血管。

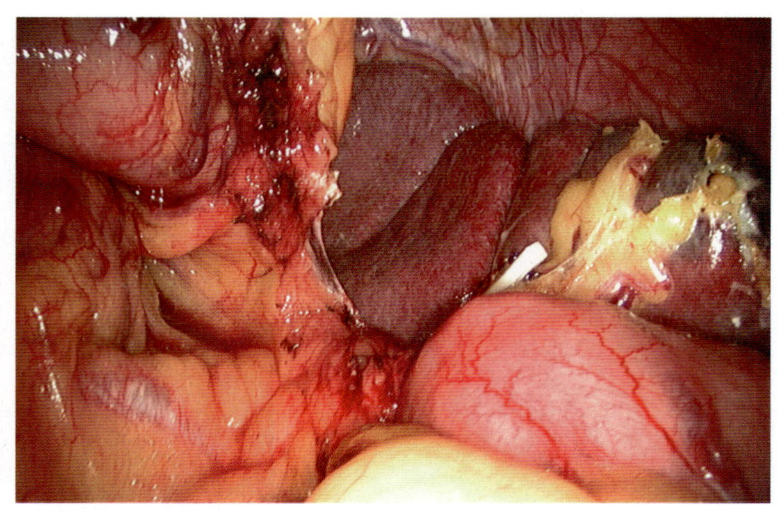

图 30-18　进一步清扫脾门区

(3)清扫第 4sa 组淋巴结：将胃及大网膜向左侧牵拉，继续向上方分离，切断胃短血管，并清扫第 4sa 组淋巴结(图 30-19)。

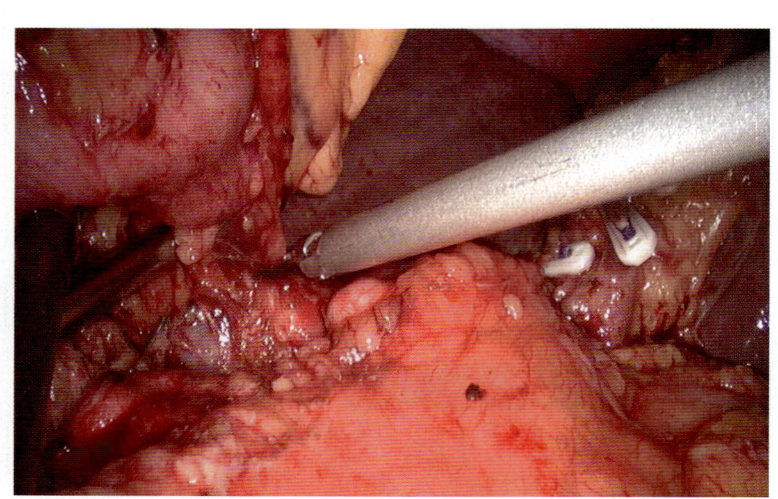

图 30-19　切断胃短血管，清扫第 4sa 组淋巴结

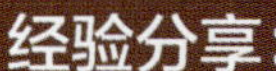

将大网膜置于肝下，助手将胃向右侧牵拉，充分暴露，操作轻柔，避免损伤脾引起大出血。

(4)清扫第 8、12、5 组淋巴结：暴露肝总动脉，将胰腺向左下牵拉，沿肝总动脉前方及上缘分离，清扫第 8a 组淋巴结。沿胃十二指肠动脉及肝总动脉充分显露胃右动脉及肝固有动脉，继续向上分离肝固有动脉前方及外侧，清扫第 12a 组淋巴结(图 30-20)。于胃右动、静脉根部夹闭后离断(图 30-21)，并清扫第 5 组淋巴结。于幽门远端用切割闭合器离断十二指肠，清扫其周围第 5 组淋巴结(图 30-22、图 30-23)。于肝总动脉、胃十二指肠动脉及胰腺上缘夹角处打开门静脉前方筋膜，显露门静脉，将肝总动脉向腹前壁挑起。沿门静脉前方分离，清扫门静脉与肝固有动脉间淋巴结。沿门静脉内缘向上分离至肝门部。将肝总动脉向右下牵拉，清扫肝固有动脉内侧及门静脉内侧淋巴脂肪组织(图 30-24)。第 8、12、5 组淋巴结清扫完毕(图 30-25)。

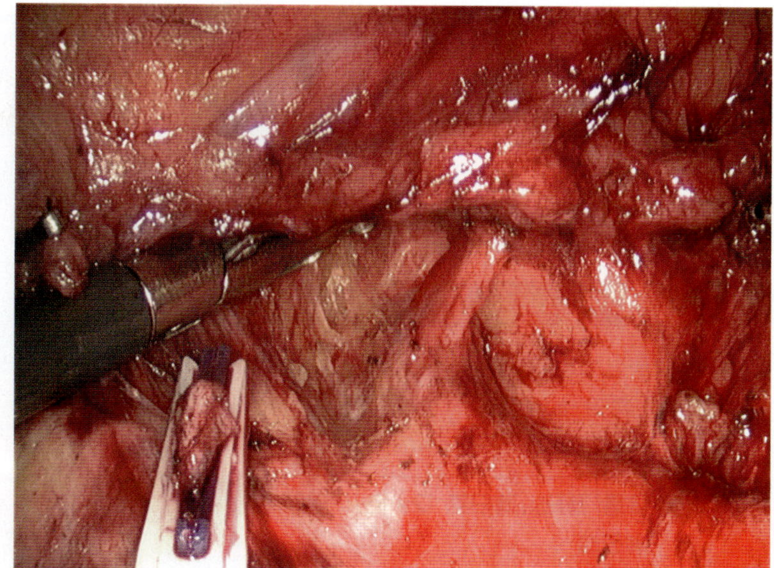

图 30-20　显露胃十二指肠动脉、肝总动脉、肝固有动脉、胃右动脉

经验分享：

在胰腺前区，胃十二指肠动脉是分离的主要标志。

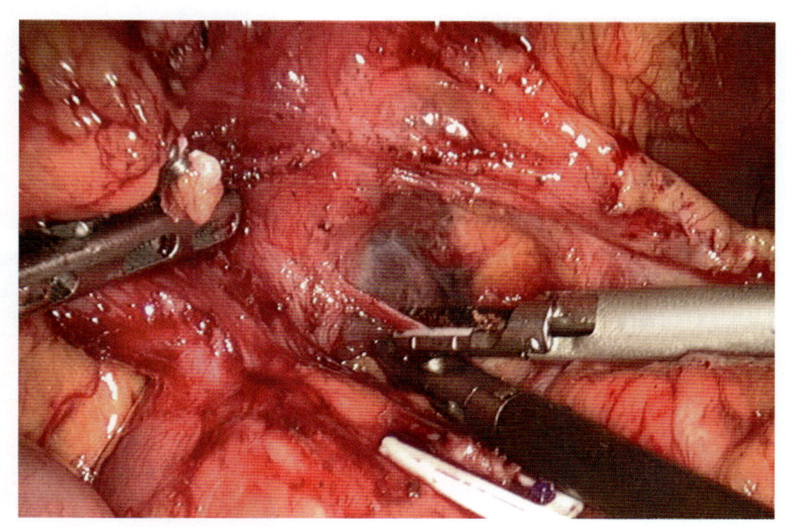

图 30-21　切断胃右动脉

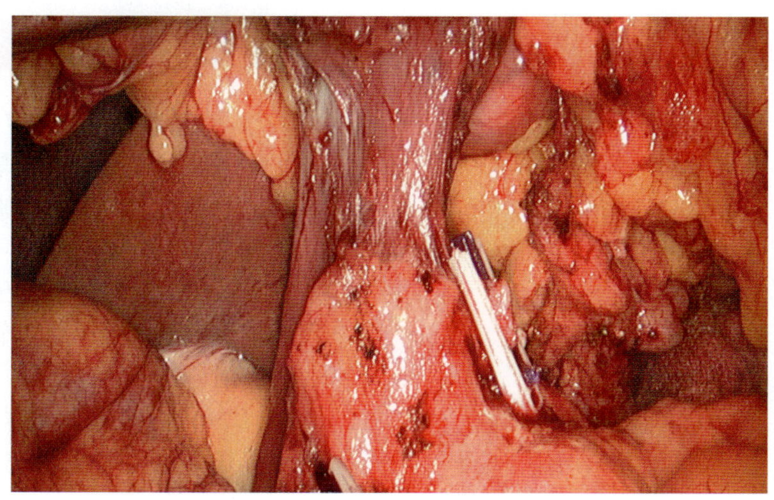

图 30-22　幽门下区清扫完毕后状态

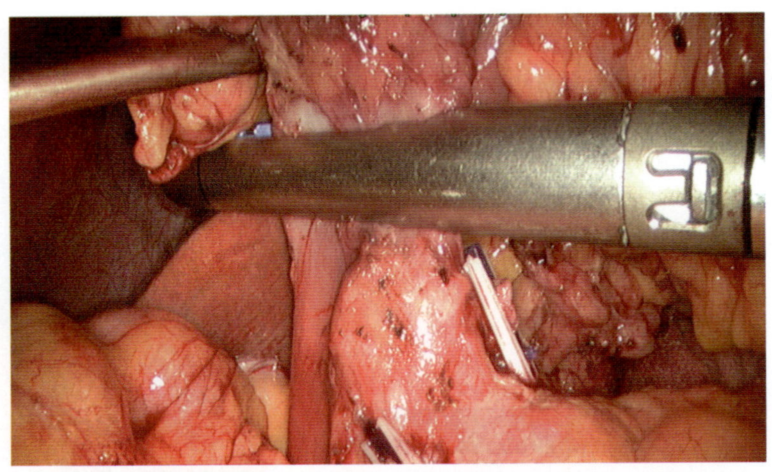
图 30-23　于幽门远端切断十二指肠

经验分享：

切断十二指肠，有助于胰腺上区的暴露与清扫。

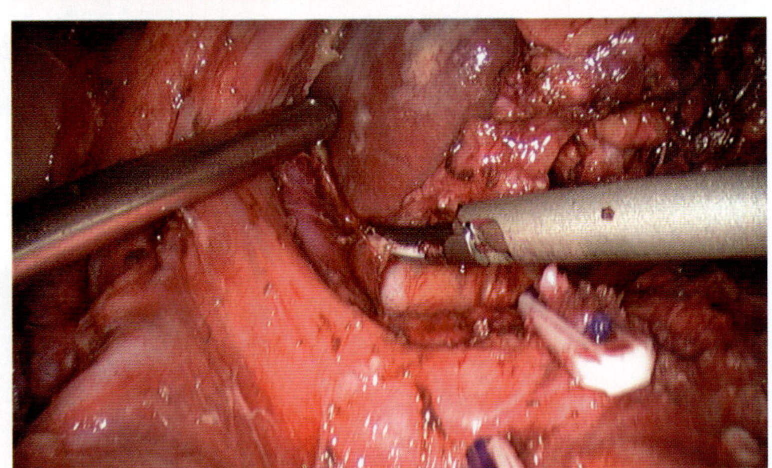
图 30-24　显露门静脉，清扫第 12a 组淋巴结

经验分享：

助手将肝固有动脉、门静脉向右侧牵拉，充分暴露，主刀操作轻柔，避免损伤门静脉。

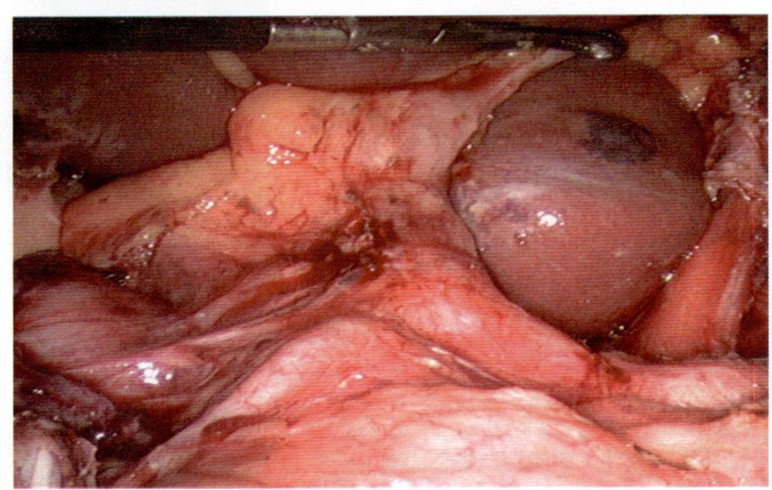
图 30-25　第 8、12、5 组淋巴结清扫完毕后状态

（5）清扫第 11p、7、9 组淋巴结：将大网膜置于肝下方，助手抓持胃胰皱襞，将胃翻向上方。清扫胰腺前被膜，紧贴胰腺上缘分离，暴露脾动脉近端，清扫第 11p 组淋巴结。由左向右清扫，显露腹腔动脉干，分离胃左动、静脉，在根部夹闭后离断，清扫第 7、9 组淋巴结（图 30-26、图 30-27）。沿脾动脉向远端分离，切断胃后血管（图 30-28），并进一步清扫第 11p 组淋巴结。

（6）清扫胃小弯淋巴结：紧贴胃壁小弯侧，采用超声刀分层切开，清扫胃小弯淋巴结（图 30-29）。

图 30-26　分离并切断胃左静脉

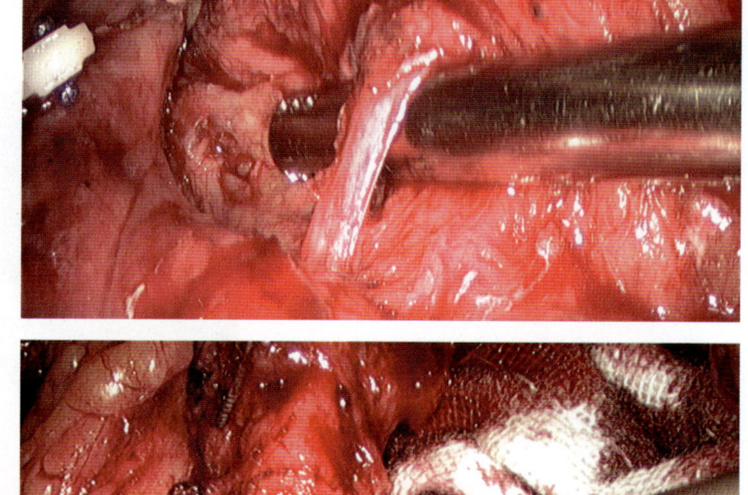

经验分享：

脾动脉起始段位置相对固定，解剖变异少，该处作为切入点。助手抓持胃胰皱襞，将胃翻向上方，以利显露。

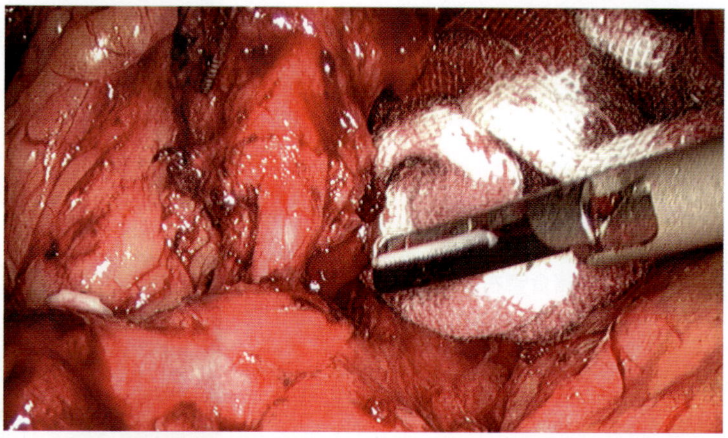

图 30-27　分离并切断胃左动脉，并进一步清扫第 7、9 组淋巴结

图 30-28　切断胃后血管

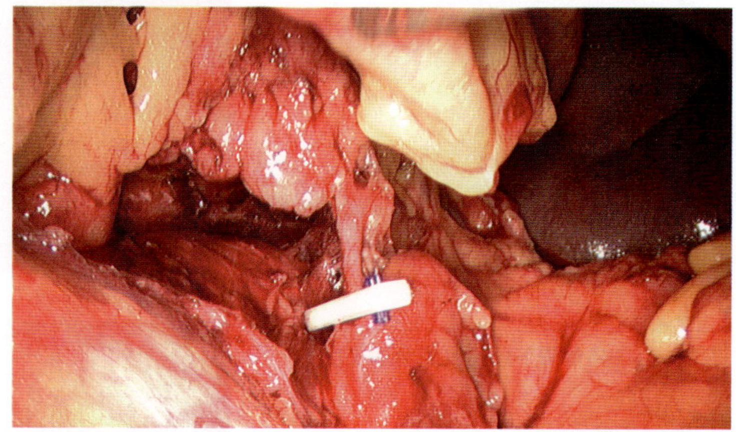

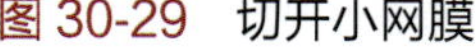

图 30-29　切开小网膜

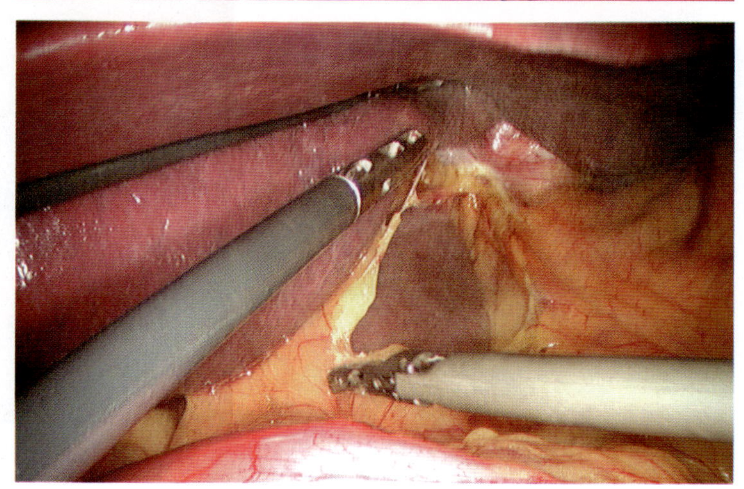

（7）游离食管下段，并清扫贲门右侧及左侧淋巴结：紧贴胃壁小弯侧，采用超声刀分层切开，切断迷走神经前干和后干，清扫贲门右侧及左侧淋巴结（第1、2组淋巴结）（图30-30~图30-32）。

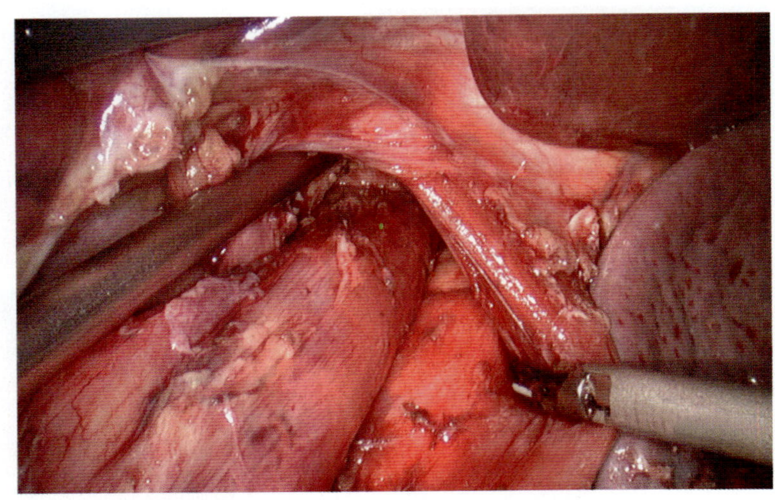

图 30-30　游离食管左侧

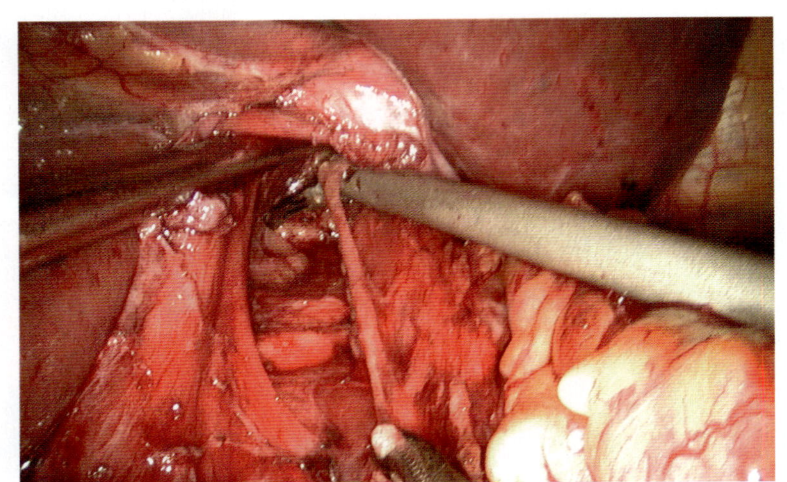

图 30-31　游离食管右侧和后方，并切断迷走神经后干

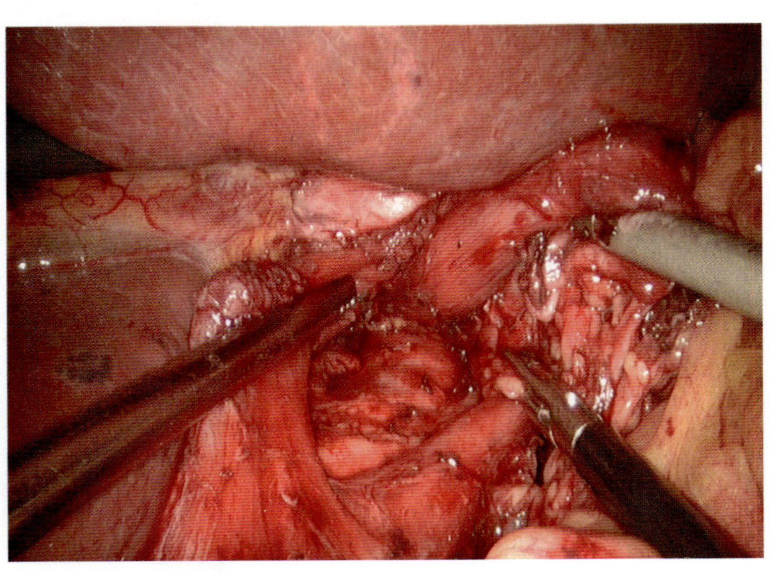

图 30-32　将食管下段游离至合适长度

经验分享：

食管下段游离合适长度，确保上切缘安全，保证吻合质量。

【标本切除与消化道重建】

1. **标本切除**　距离肿瘤上缘 3cm 切断食管，将标本置入标本袋中，暂置于左下腹，待经肛门取标本（图 30-33~ 图 30-35）。

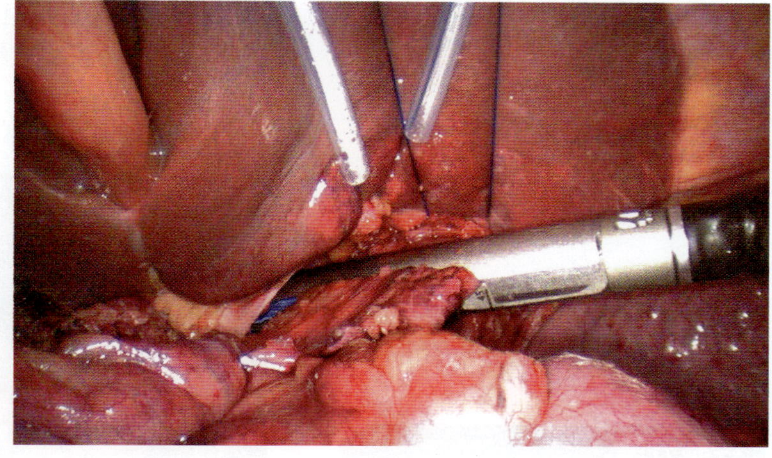

图 30-33　术中胃镜定位肿瘤上缘，切断食管

经验分享：

必要时行术中胃镜定位肿瘤上缘，术中冷冻快速病理检查确保上切缘安全。

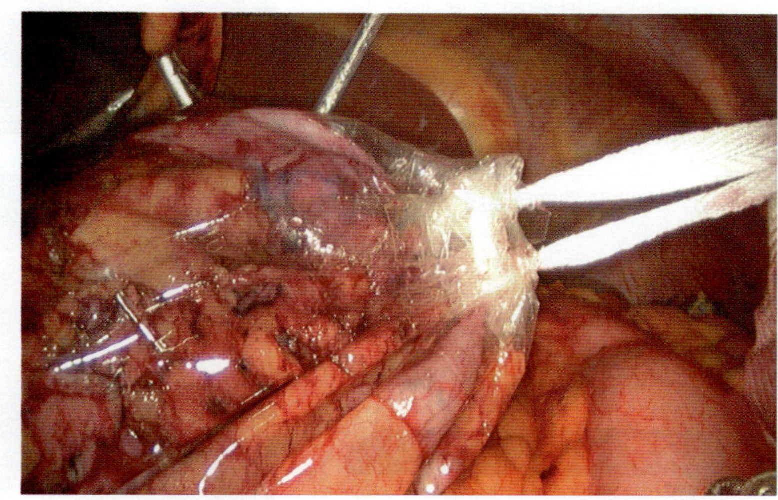

图 30-34　将标本置入标本袋中，并暂置于左下腹

经验分享：

将标本置入标本袋中确保无菌无瘤操作；暂置于左下腹，方便取出标本。

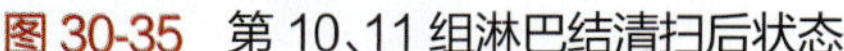

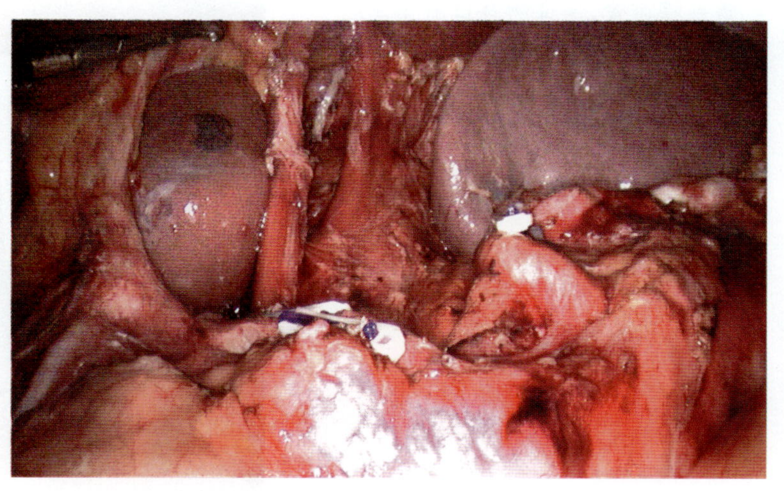

图 30-35　第 10、11 组淋巴结清扫后状态

2. 消化道重建(全腹腔镜下食管空肠 Roux-en-Y 吻合、overlap 法) 食管断端左右两侧分别用倒刺线缝合一针,用超声刀自食管断端中央部位切开(图 30-36),距屈氏韧带 20cm 处离断空肠(图 30-37、图 30-38),远端空肠与食管行 overlap 法吻合(图 30-39)。倒刺线连续缝合关闭共同开口(图 30-40、图 30-41、图 30-42)。食管空肠吻合后,距离食管空肠吻合口 40cm 空肠对系膜侧开孔,近端空肠与远端空肠使用直线切割闭合器行侧侧吻合,用 3-0 可吸收线间断缝合关闭空肠共同开口(图 30-43、图 30-44)。

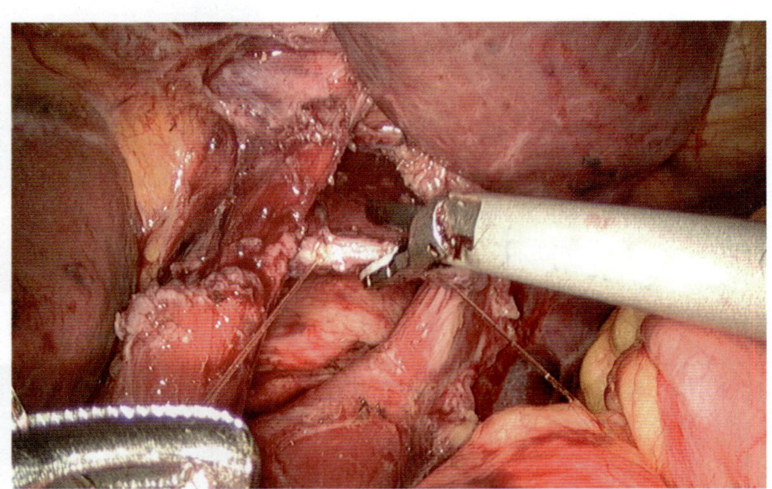

图 30-36　自食管断端中央部位切开

经验分享:

双倒刺线可牵拉食管下段,暴露充分,也有助于共同开口的缝合,确保吻合质量。

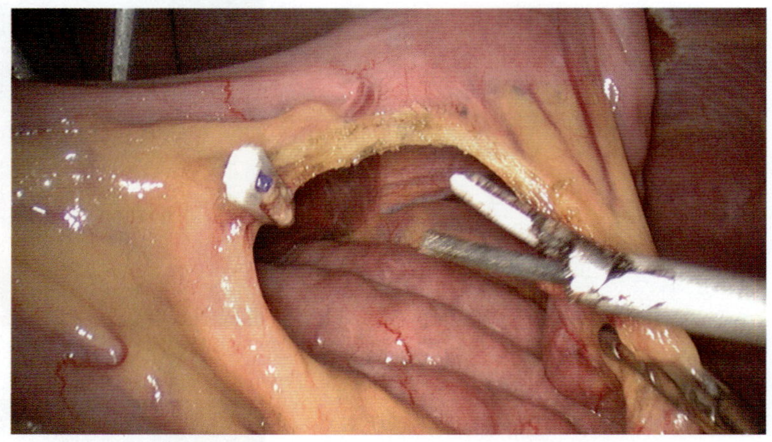

图 30-37　切断近端空肠系膜

经验分享:

切断空肠系膜,注意保护空肠系膜血管,保证吻合口血供。

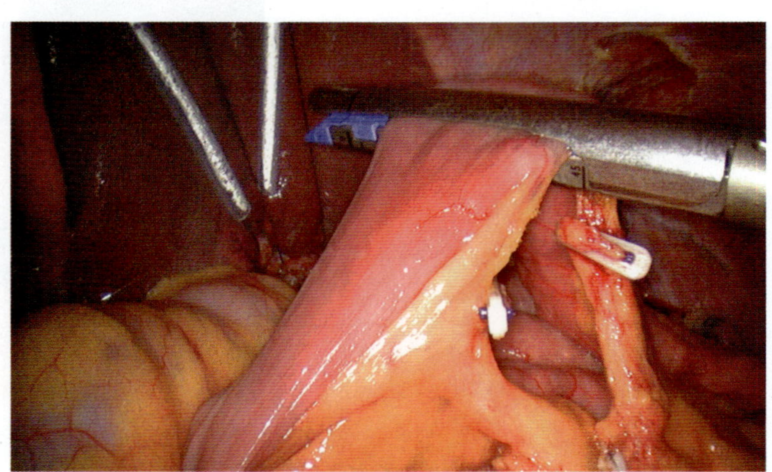

图 30-38　切断空肠

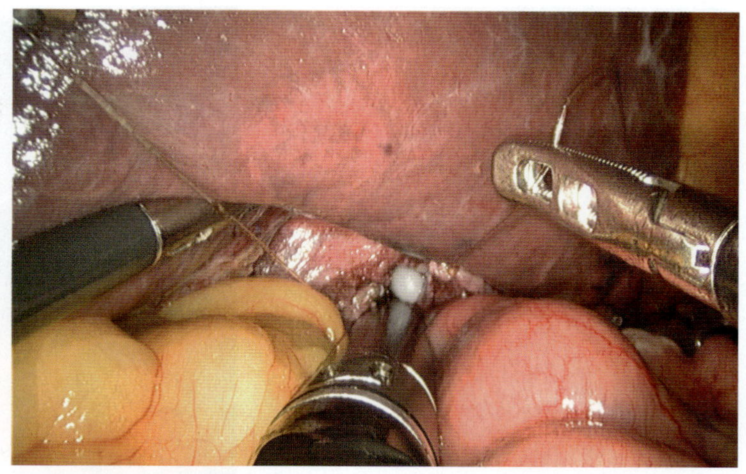

图 30-39 食管空肠 overlap 法吻合

经验分享：

胃管可引导避免进入食管夹层中；吻合时，腔内切割闭合器向上牵拉力量适中，避免撕裂空肠系膜、穿破肠壁。

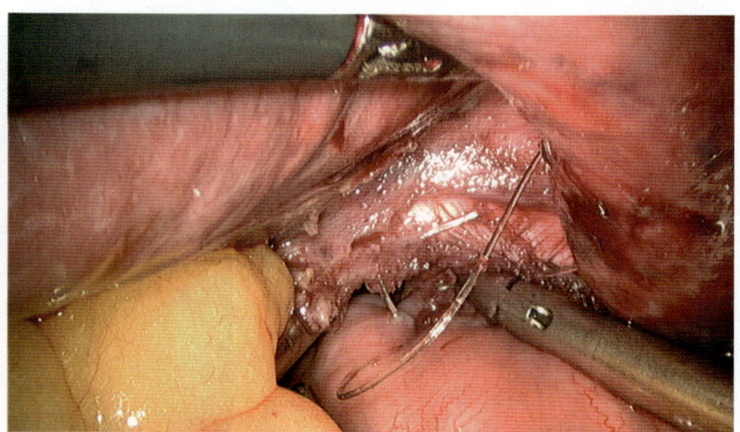

图 30-40 倒刺线双重连续缝合关闭共同开口

经验分享：

全层缝合，针距 3mm，边距 5mm；胃管引导可避免进入食管夹层中。

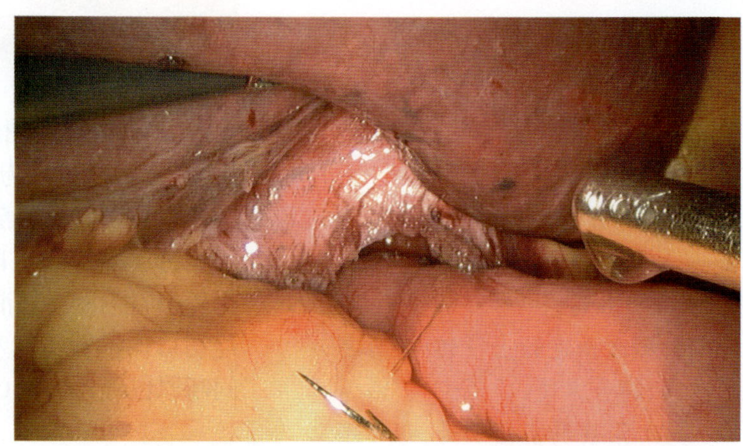

图 30-41 食管空肠吻合完毕后状态

经验分享：

检查吻合质量，必要时行术中胃镜检查。

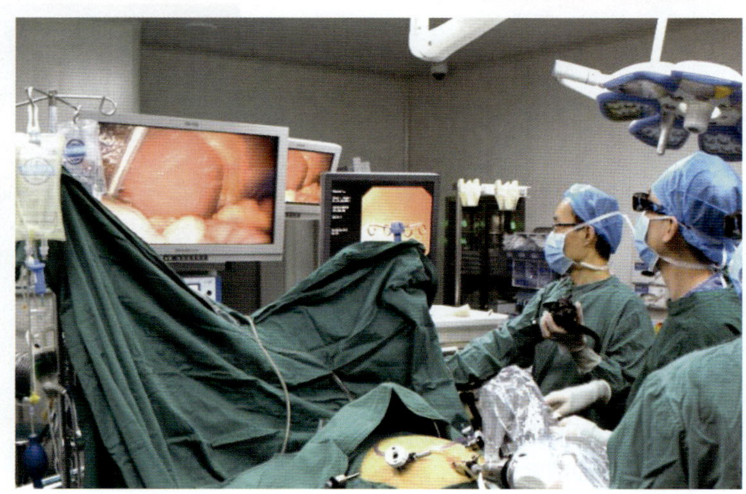

图 30-42 术中胃镜检查吻合口缝合质量

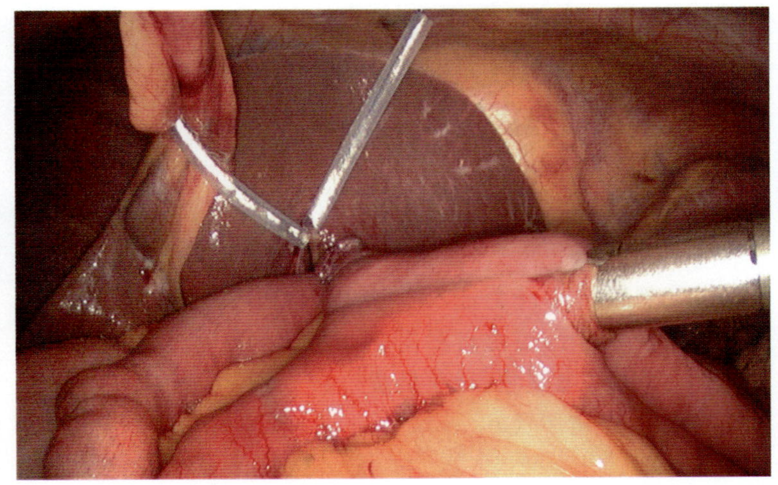

图 30-43 空肠侧侧吻合

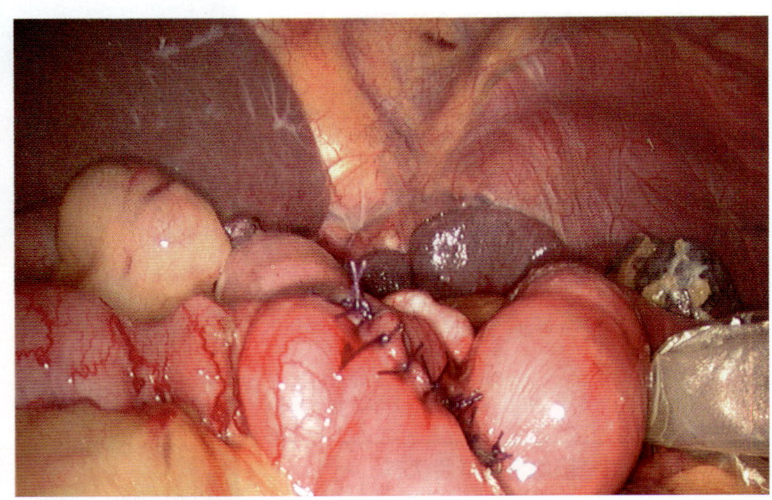

图 30-44 可吸收线间断缝合关闭共同开口

3. 经肛门取出标本 完成胃癌根治性切除及消化道重建后，患者体位更换为功能截石位，碘附消毒会阴区及直肠肠腔；调整腹腔镜监视器至患者足侧，取头低足高位，助手牵拉乙状结肠充分暴露直肠上段，于直肠上段前壁切开 5~6cm（图 30-45）。用稀碘附溶液反复消毒后置入切口保护器（图 30-46、图 30-47），经切口保护器将标本自肛门取出（图 30-48、图 30-49）。连续或间断原位缝合肠壁（图 30-50~ 图 30-52）。

操作要点：

1. 选择直肠上段切开，容易显露，缝合方便。

2. 沿直肠前壁切开，切口不容易偏斜，切开后黏膜外翻少。

3. 沿长轴充分切开 5~6cm，注意切开长度要合适，切开过短会导致取出过程中肠壁容易撕裂，切开过长会增加缝合难度及时间。

4. 助手的主要操作是将直肠取直，保持一定张力，充分暴露。

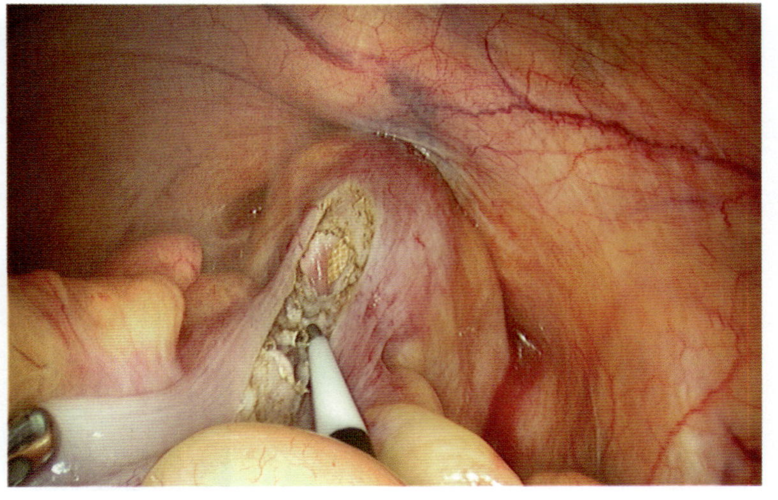

图 30-45 反复消毒肠腔后切开直肠上段前壁

图 30-46　碘附纱布反复消毒肠腔

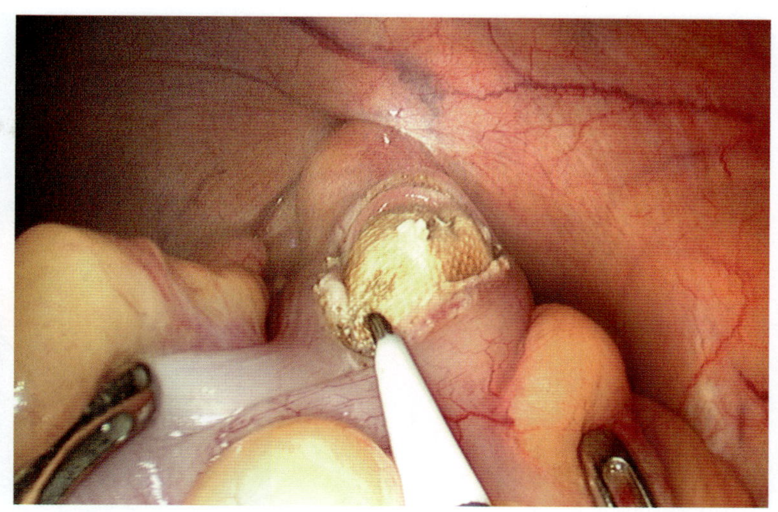

操作要点：

1. 碘附纱布反复消毒肠腔。

2. 标本袋长度足够，避免标本接触肠壁、肛门。

图 30-47　置入切口保护器

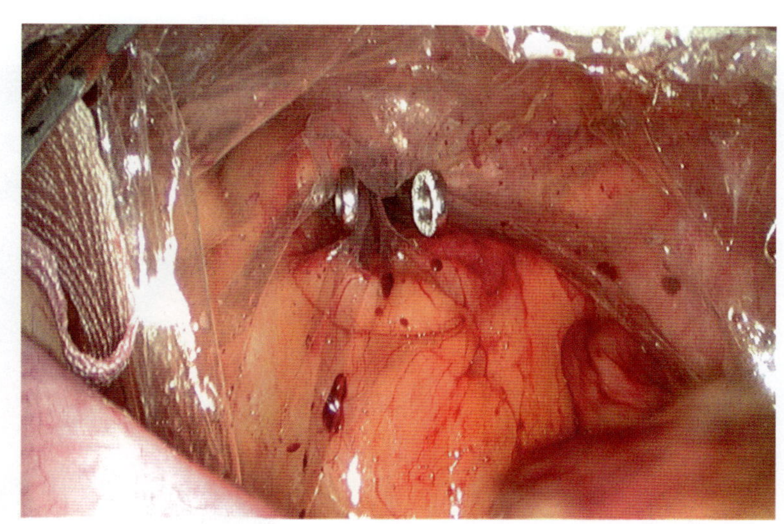

图 30-48　自切口保护器取出标本

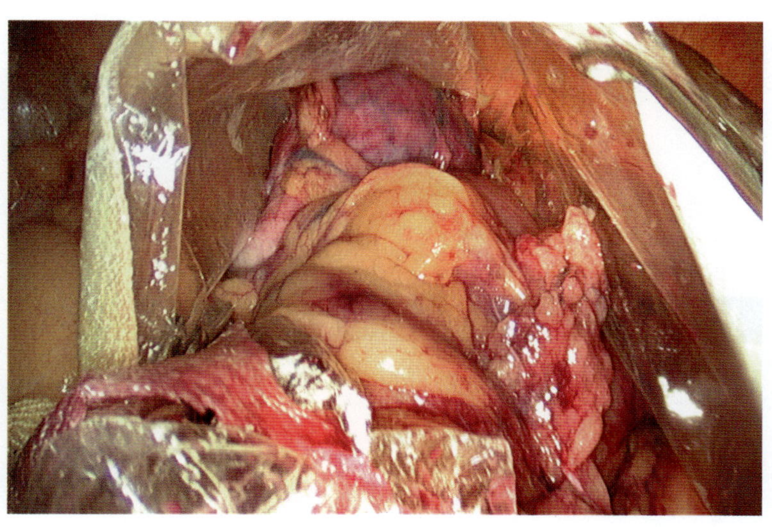

操作要点：

将切口保护器张紧，避免撕裂直肠壁，造成缝合困难。

图 30-49 标本取出过程中会阴部外观

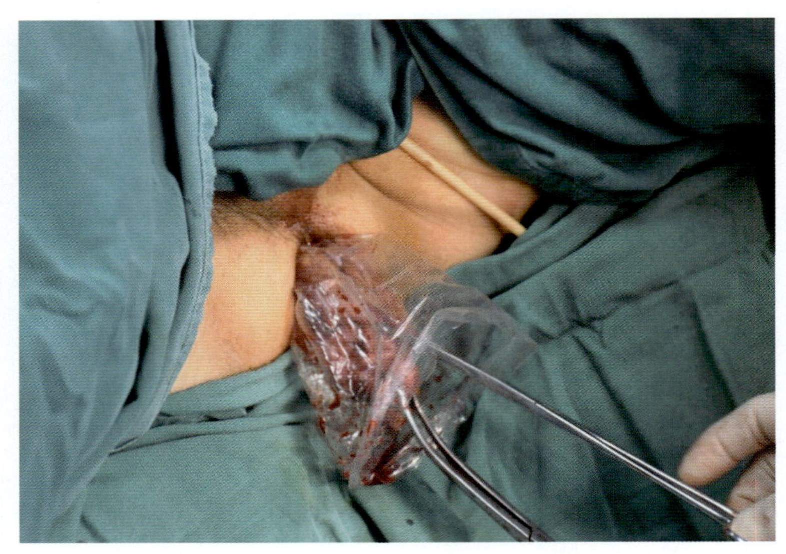

图 30-50 稀碘附溶液、生理盐水反复冲洗盆腔

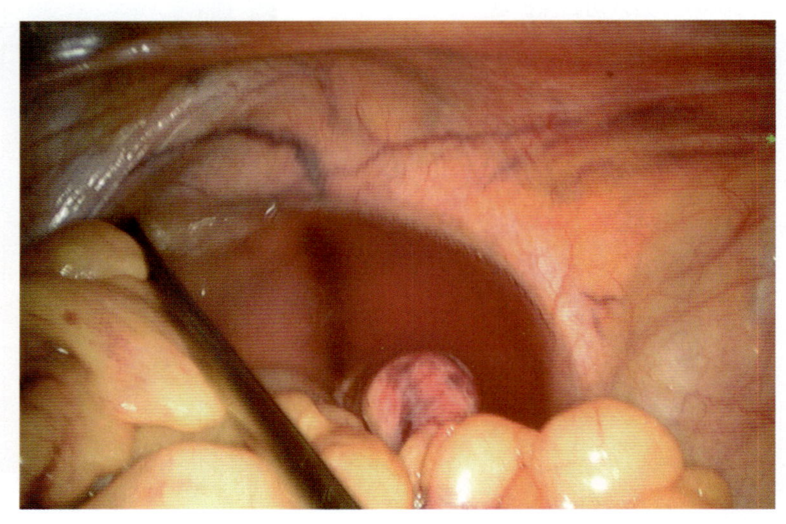

图 30-51 3-0 倒刺线双重连续缝合直肠切开处

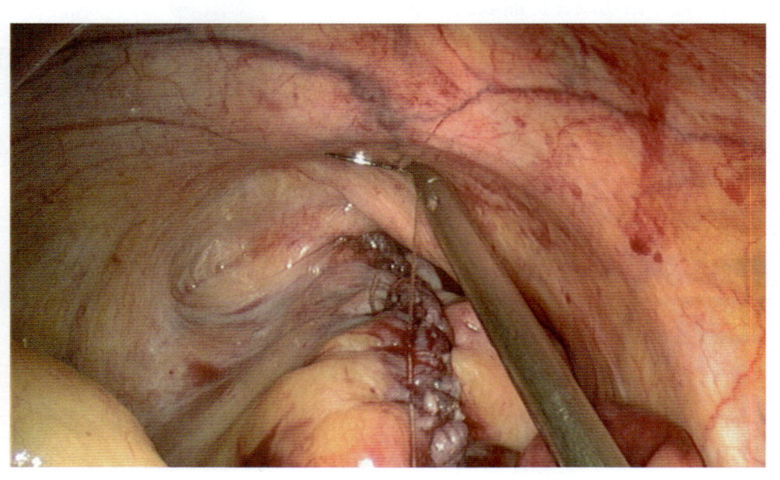

操作要点：

缝合针距、边距均为 5mm，两根倒刺线加固缝合，尽可能降低吻合口漏的发生风险。

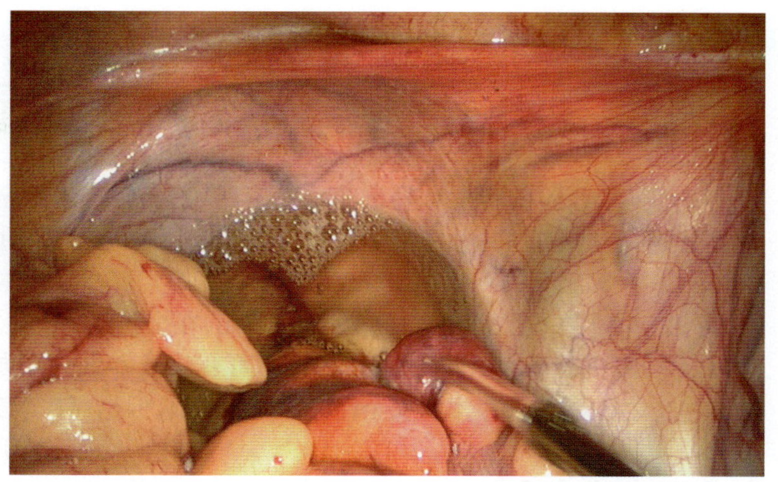

图 30-52　稀碘附溶液、生理盐水再次冲洗盆腔，并行直肠注气试验

操作要点：

1. 确保缝合严密，可行直肠注气试验或术中结肠镜检查。

2. 缝合完毕后反复冲洗盆腔，确保无菌无瘤操作。

【术后标本及腹壁照片】（图 30-53、图 30-54）

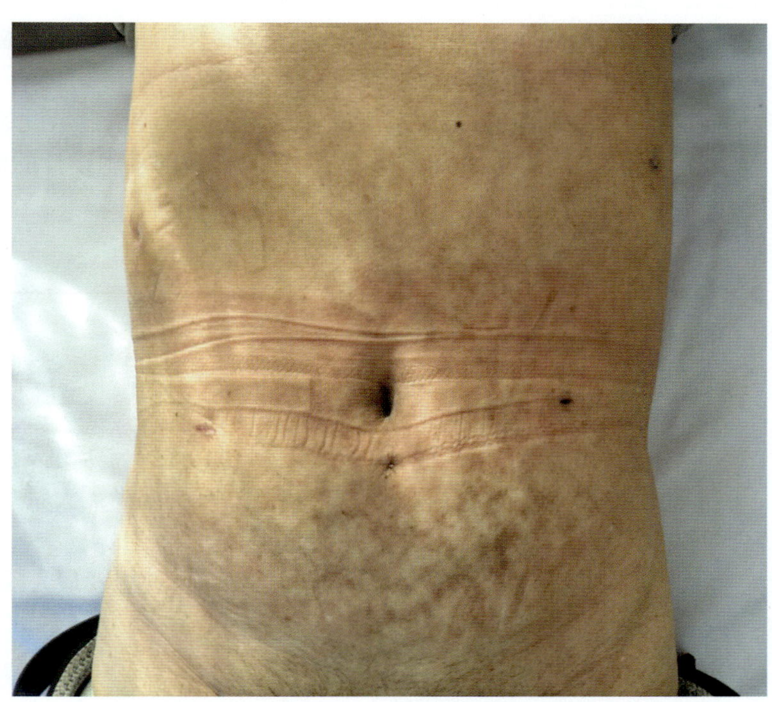

图 30-53　术后腹壁照片

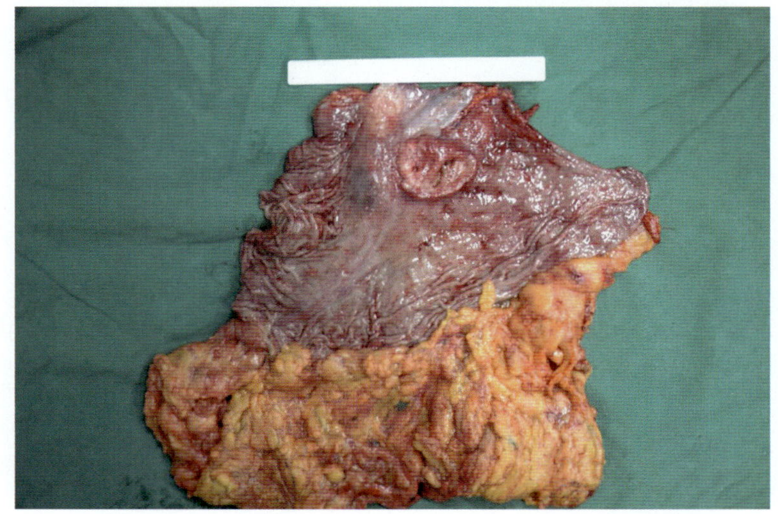

图 30-54　标本照片

第四节 手术相关要点、难点、热点剖析

随着手术经验的积累和器械的快速发展，完全腹腔镜胃癌根治术的可行性与安全性不断提高，其应用得到了越来越多的关注与重视。与此同时，在外科医师的不断探索中，NOSES 是将腹腔镜技术与 NOTES 概念相结合的一种进步。腹部无辅助切口经肛门取标本的腹腔镜全胃切除术（GC-NOSES Ⅶ式）是 NOSES 技术在腹腔镜全胃切除术中的应用，在全腹腔镜下完成全胃切除及消化道重建，操作视野更加广阔，重建时更容易判断肠管远近端方向，可有效避免在小辅助切口下暴露不足、吻合后肠管扭转、吻合口张力过大等失误，在手术的安全性方面优势明显，但也存在诸多难点及争议。

【手术难点】

1. 全腹腔镜全胃切除手术中，食管空肠吻合是难点，手术操作需一定的经验积累，全腹腔镜下吻合要求过硬的腹腔镜下缝合技术。
2. 经肛门取标本需良好的术前肠道准备，术中注意严格无瘤、无菌操作。
3. 取标本需两组人员逆向操作，更考验团队配合。
4. 需要术中调整监视器位置，或者准备两套腹腔镜显示设备。
5. 取标本时不增加戳卡孔数量，用针对上腹部手术设计的戳卡孔行下腹部手术操作，会增加操作难度，因而对术者与助手之间的配合提出了更高的要求。

【经肛门标本取出的争议】

1. 切开与原发病无关的器官。
2. 增加腹腔感染、肿瘤细胞种植播散风险。
3. 存在发生直肠瘘、出血、肠腔狭窄、排便功能异常等并发症的风险。
4. 目前 NOSES 正处于不断完善过程中，该手术尚无大宗病例报道，还需要更多的同道开展研究，观察其远期疗效。

因此，医师应严格把握适应证，保证患者安全，使患者最大限度获益。

（于 刚　王 松）

第三十一章 腹部无辅助切口经阴道取标本的腹腔镜下全胃切除术

（GC-NOSES Ⅷ式）

【前言】

腹部无辅助切口经阴道取标本的腹腔镜下全胃切除术（GC-NOSES Ⅷ式）主要适用于胃中上区及胃食管结合部癌的女性患者。与常规腹腔镜胃癌根治术一样，需严格遵循肿瘤根治、消化道重建的原则，除了取标本途径与常规腹腔镜手术有所区别，胃肠道切除、淋巴结的清扫范围、手术的游离层次等，与常规腹腔镜手术一致，为切除拖出式 NOSES。其操作特点表现为全腹腔镜下完成胃癌根治性切除及消化道重建，切开阴道后穹隆，经阴道将标本取出。在全腹腔镜下完成胃癌根治性切除及消化道重建，操作视野更加广阔，重建时更容易判断肠管远近端方向，可有效避免小切口辅助下吻合后肠管扭转、吻合口张力过大等失误。经阴道取肿瘤标本，避免了腹壁的辅助切口，最大限度地保留了腹壁的功能，减少术后疼痛，便于患者早期离床活动，缩短康复时间，将手术对患者的身体及心理影响降至最低。

第一节 适应证与禁忌证

【适应证】

1. 病变位于胃中上区及胃食管结合部的 $cT_{1\sim3}N_{1\sim2}M_0$ 期胃癌。
2. 肿瘤环周直径≤ 4cm 为宜。

【禁忌证】

1. 肿瘤体积过大，无法经阴道取出。
2. 肿瘤浸透浆膜或累及邻近脏器。
3. 过于肥胖者（$BMI>30kg/m^2$）。
4. 有严重心、肺、肝、肾疾病等不能耐受手术者。

第二节　麻醉、体位、戳卡位置与术者站位

【麻醉方式】

全身麻醉或全身麻醉联合硬膜外麻醉。

【手术体位】

患者首先取水平仰卧分腿位行胃癌切除及消化道重建操作(图 31-1),经阴道取标本时,更换为功能截石位(图 31-2)。

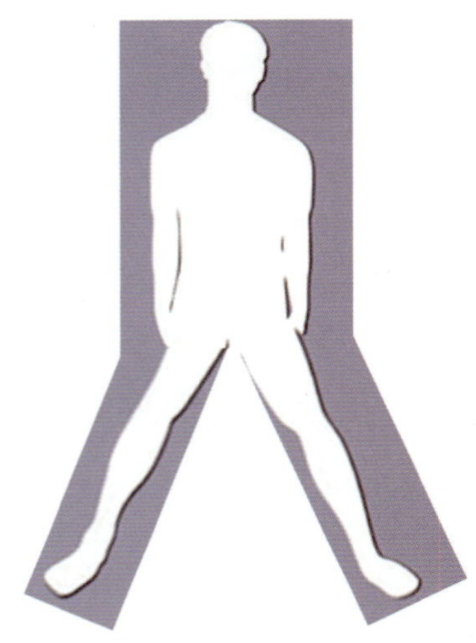

图 31-1　切除重建时体位

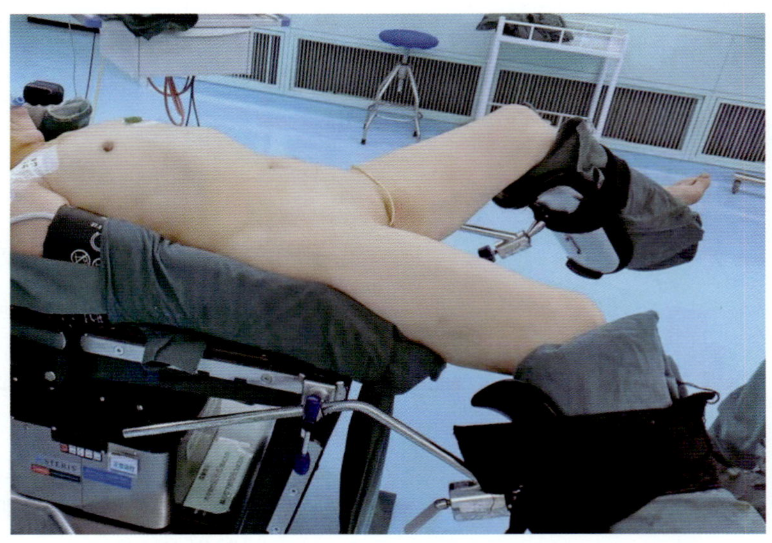

图 31-2　标本取出时体位

【戳卡位置】(图 31-3)

1. **腹腔镜镜头戳卡孔(10mm 戳卡)**　位于脐下 1cm 处。
2. **术者主操作孔(12mm 戳卡)**　位于左侧腋前线肋缘下。
3. **术者辅助操作孔(5mm 戳卡)**　位于左侧锁骨中线平脐处。
4. **助手辅助操作孔(5mm 戳卡)**　位于右侧腋前线肋缘下。
5. **助手主操作孔(12mm 戳卡)**　位于右侧锁骨中线平脐处。

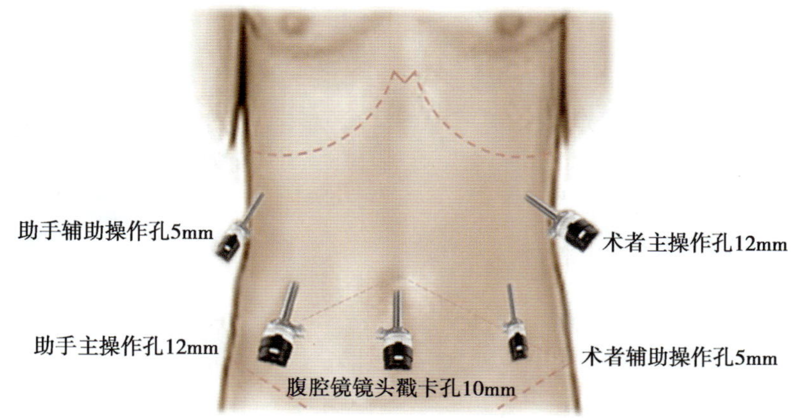

图 31-3　戳卡位置(五孔法)

【术者站位】

1. **腹腔探查、解剖分离及淋巴结清扫阶段**　术者位于患者左侧，助手位于患者右侧，扶镜手位于患者两腿之间(图 31-4)。消化道重建阶段，术者与助手交换位置。

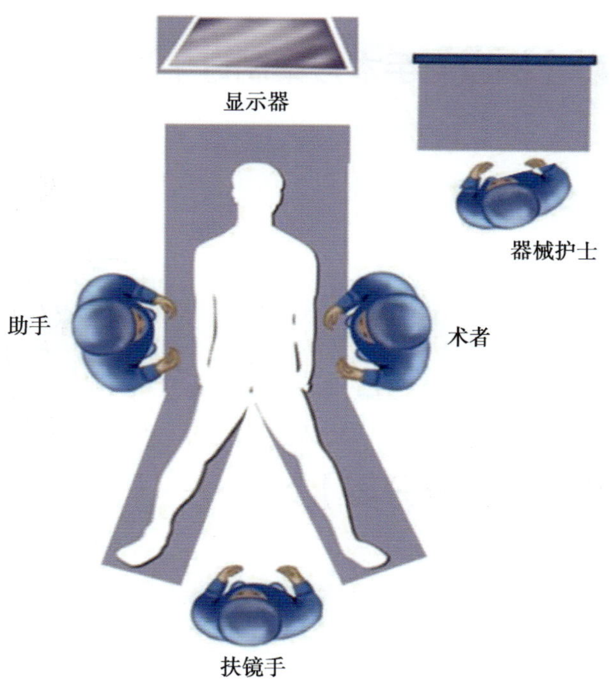

图 31-4　胃癌切除时术者站位

2. 取标本阶段　术者位于患者右侧，助手位于患者左侧，扶镜手位于助手同侧，此时应变换显示器摆放位置，摆放在患者足侧（图 31-5）。

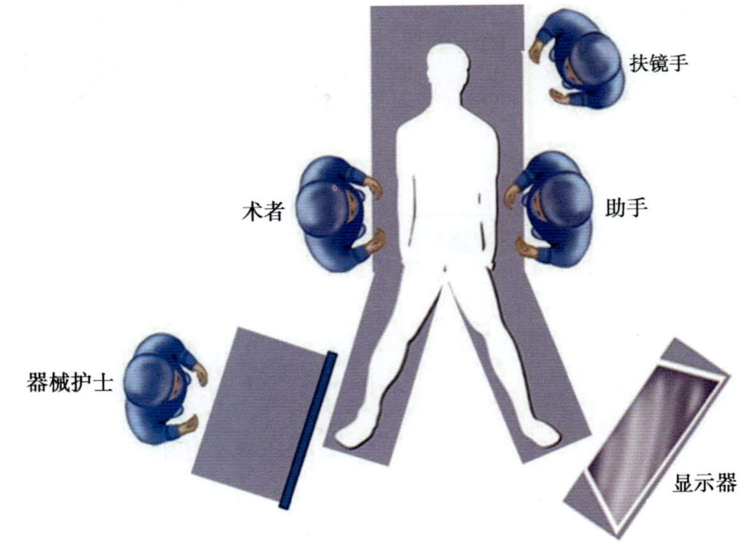

图 31-5　标本取出时术者站位

【特殊手术器械】

超声刀、60mm 直线切割闭合器、3-0 倒刺线、4-0 可吸收线、无菌保护套。

第三节　手术操作步骤、技巧与要点

【探查与手术方案制订】

1. 全面探查　在详细术前检查的基础上，全面探查腹腔内有无腹水，膈顶、结肠旁沟、腹膜、盆底、网膜、肠系膜等表面有无种植结节。重点探查肝表面、双侧卵巢有无转移灶；评估原发肿瘤情况及周围淋巴结肿大情况。必要时可调整体位以便彻底探查（图 31-6、图 31-7）。

2. 肿瘤探查　探查肿瘤大小、位置、活动度、是否侵及浆膜、有无淋巴结肿大等情况，决定手术切除范围（图 31-8）。

【解剖与分离】

1. 剥离横结肠系膜前叶，分离胃结肠韧带　将大网膜向头侧翻起，从横结肠偏左部离断大网膜，进入小网膜囊，向右侧至结肠肝曲，并在结肠系膜前叶后方分离，清除结肠系膜前叶（图 31-9）。

图 31-6　探查下腹部

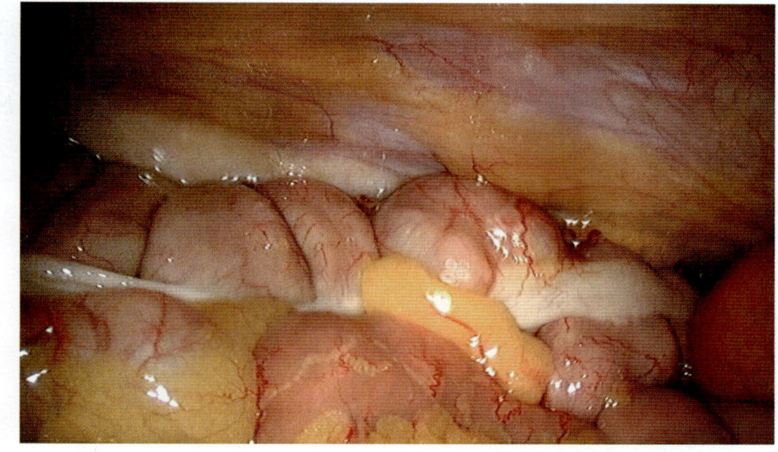

图 31-7　探查上腹部

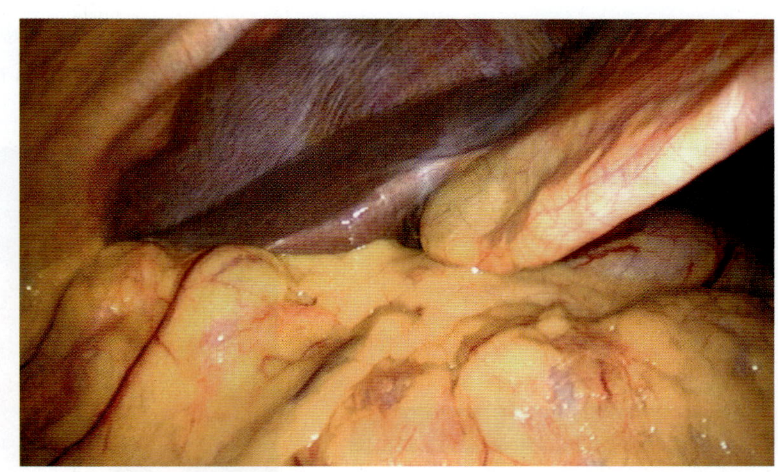

图 31-8　肿瘤探查

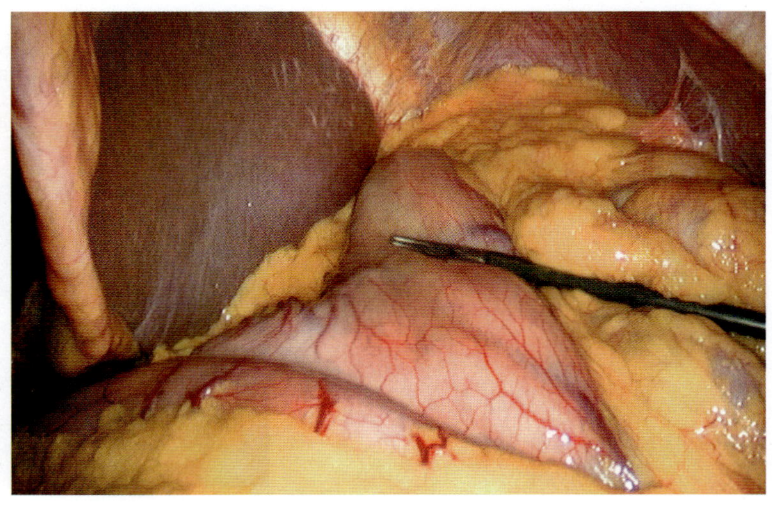

图 31-9 助手协作三角牵拉张紧网膜

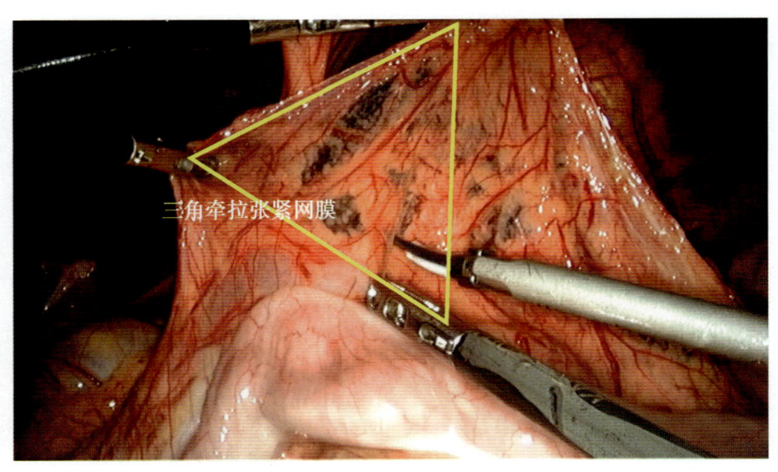

2. 胃周淋巴清扫

（1）清扫第 6 组淋巴结：以中结肠血管为标志，进入胃十二指肠和横结肠系膜之间的融合筋膜间隙，暴露胰十二指肠上前静脉，在其与胃网膜右静脉会合处上方离断胃网膜右静脉。继续沿胰头表面解剖，暴露胃十二指肠动脉，裸化胃网膜右动脉根部后离断，彻底清扫第 6 组淋巴结（图 31-10~ 图 31-12）。

图 31-10 沿融合筋膜间隙分离

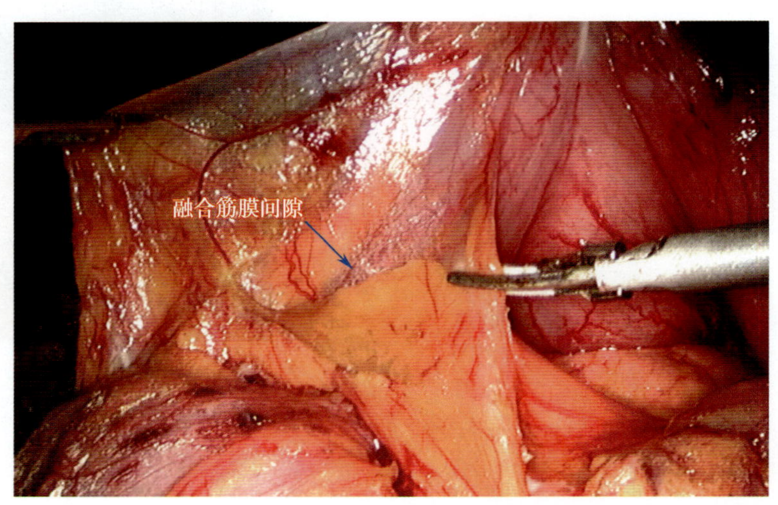

经验分享：

以中结肠血管为标志，进入胃十二指肠和横结肠系膜之间的融合筋膜间隙。

图 31-11 离断胃网膜右静脉

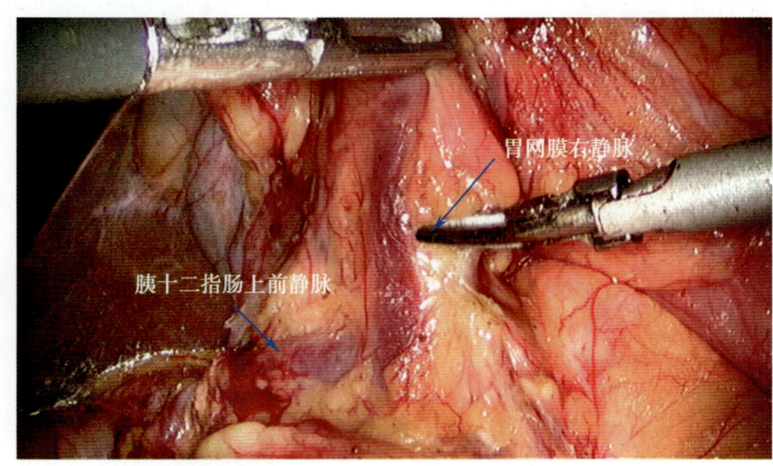

经验分享：

暴露胰十二指肠上前静脉，在其与胃网膜右静脉会合处上方离断胃网膜右静脉。

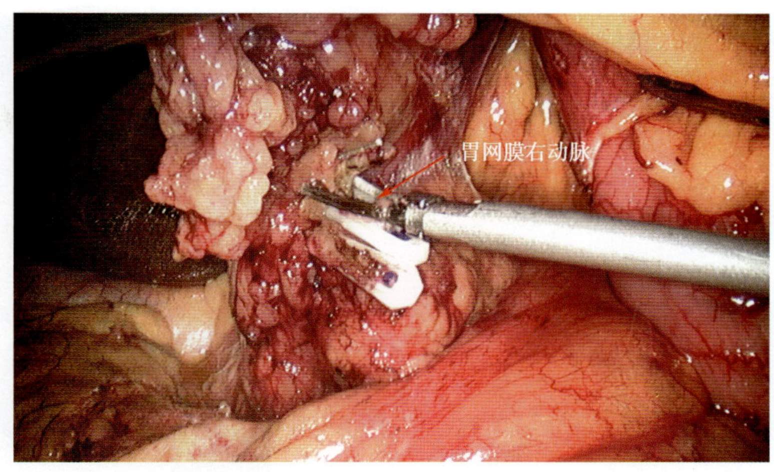

图 31-12　离断胃网膜右动脉

(2) 清扫第 4sb 组淋巴结：显露胰尾，根部显露、离断胃网膜左动、静脉，并进一步原位清扫脾门淋巴结，即沿脾动、静脉向远端分离，直至显露出脾门各分支血管，清扫第 4sa 组淋巴结(图 31-13~ 图 31-15)。

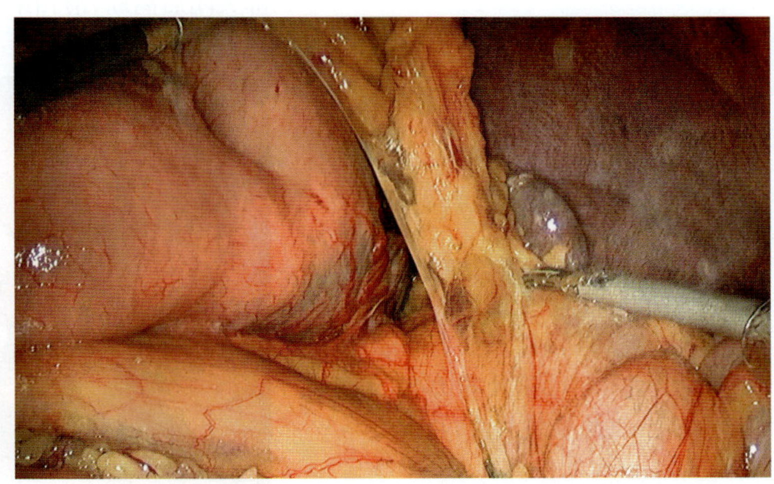

图 31-13　胃网膜左血管根部

经验分享：

松解结肠脾曲时，注意小心分离大网膜与脾中下极的粘连，避免脾撕裂。

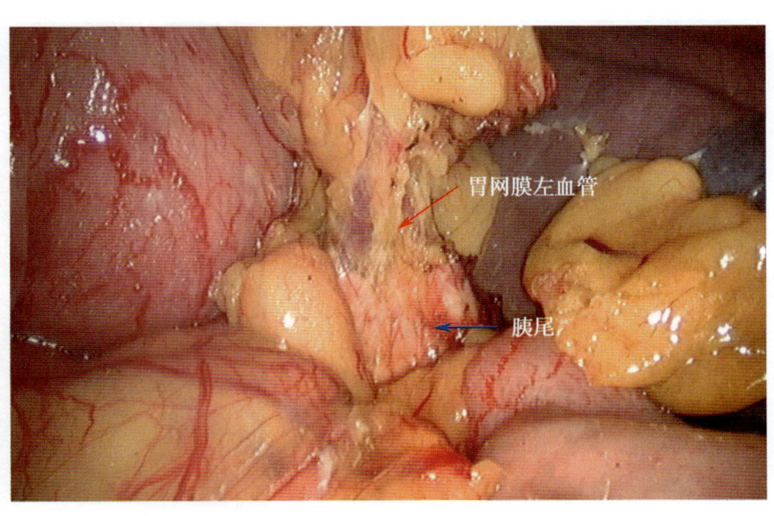

图 31-14　显露胃网膜左血管，清扫第 4sb 组淋巴结

经验分享：

以胰尾为标志，更容易定位、追踪胃网膜左血管。

图 31-15　清扫脾门区第 4sa 组淋巴结

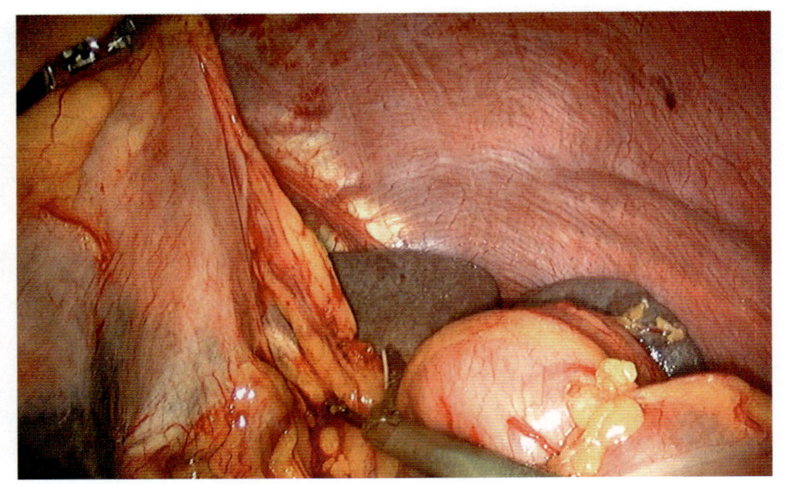

（3）清扫第 11p、11d、7、9 组淋巴结：紧贴胰腺上缘分离，暴露脾动脉近端，清扫第 11p 组淋巴结，进一步沿脾动脉清扫第 11d 组淋巴结，根据肿瘤位置及脾门淋巴结是否肿大决定是否清扫第 10 组淋巴结。显露腹腔动脉干，分离胃左动、静脉，在根部夹闭后离断，清扫第 7、9 组淋巴结（图 31-16~ 图 31-20）。

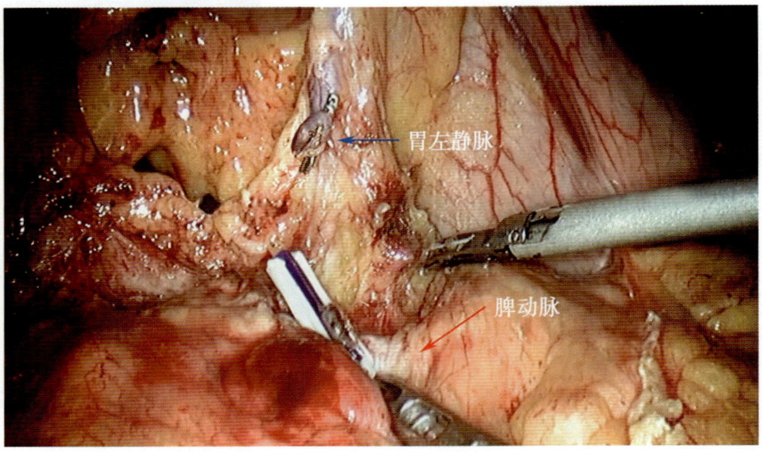

图 31-16　清扫脾动脉近端第 11p 组淋巴结

经验分享：

脾动脉起始段位置相对固定，解剖变异少，该处作为切入点。助手抓持胃胰皱襞，将胃翻向上方，以利显露。

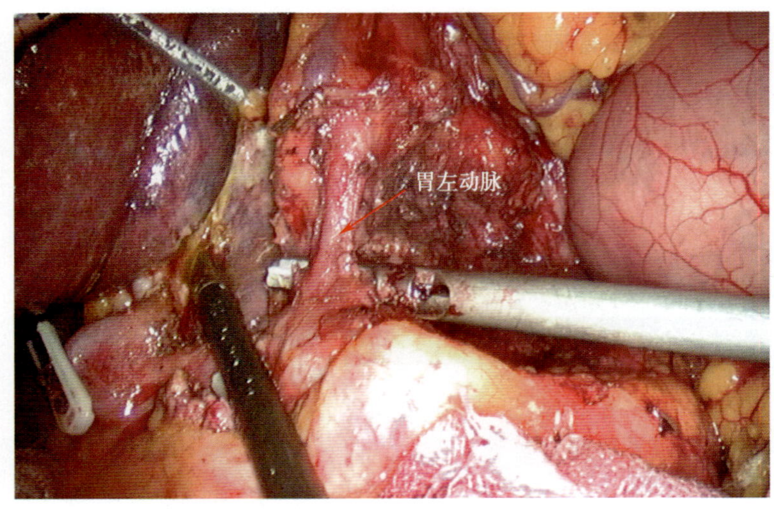

图 31-17　清扫胃左动脉周围第 7 组淋巴结

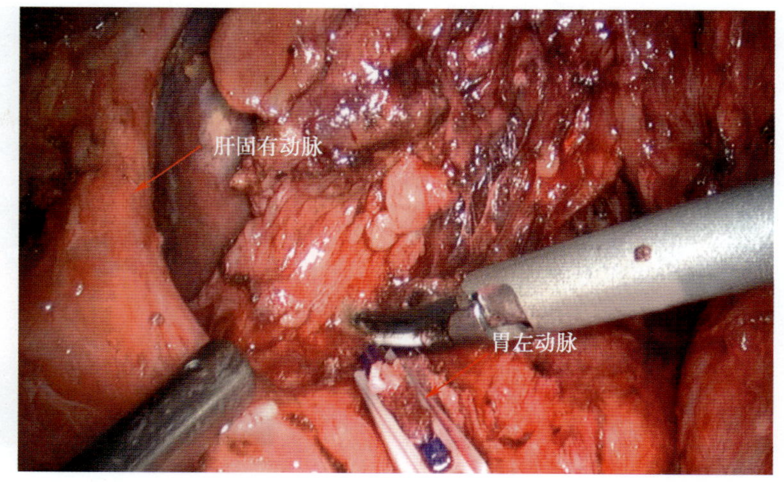

图 31-18　清扫腹腔干周围第 9 组淋巴结

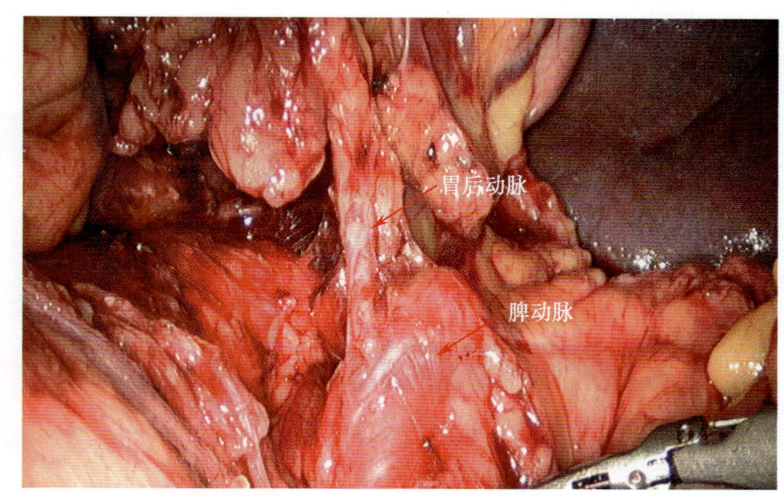

图 31-19　沿脾动脉清扫第 11d 组淋巴结

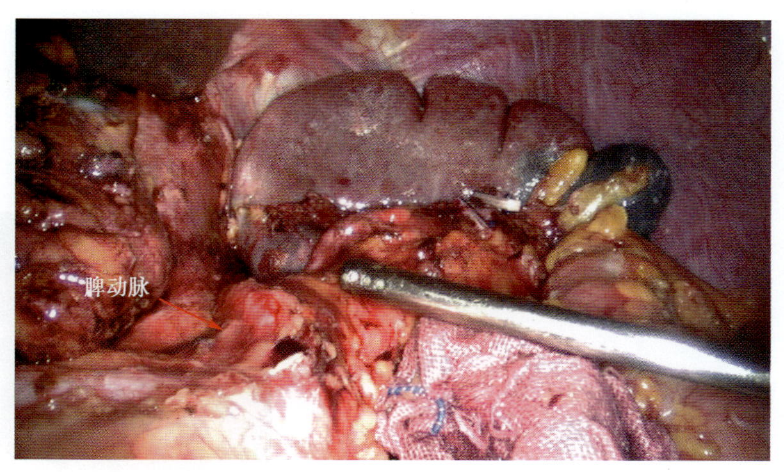

图 31-20　清扫第 10、11d 组淋巴结后

经验分享：

沿脾动、静脉向远侧分离，直至显露出脾门各分支血管，清扫第 10、11d 组淋巴结。

(4) 于幽门远端 2cm 采用直线切割闭合器离断十二指肠（图 31-21），打开肝十二指肠韧带被膜，裸化肝固有动脉前侧及左侧，于胃右血管根部夹闭后离断（图 31-22）。助手将肝总动脉向右下牵拉，清扫肝固有动脉内侧及门静脉内侧淋巴脂肪组织，即第 8a、12a 组淋巴结（图 31-23、图 31-24）。

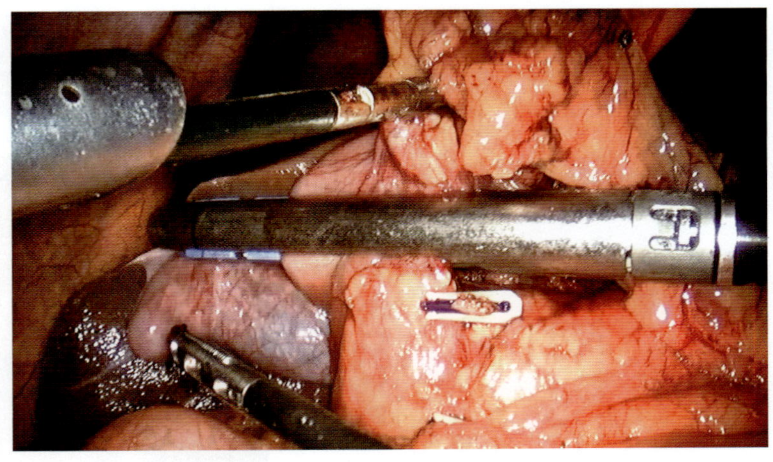

图 31-21　离断十二指肠

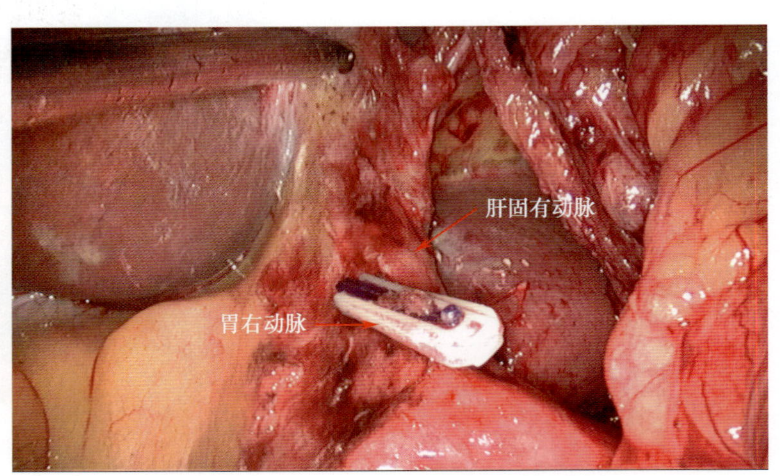

图 31-22　根部离断胃右动脉

经验分享：

先离断十二指肠，更利于暴露胃右动脉及肝十二指肠韧带，使淋巴清扫更容易。

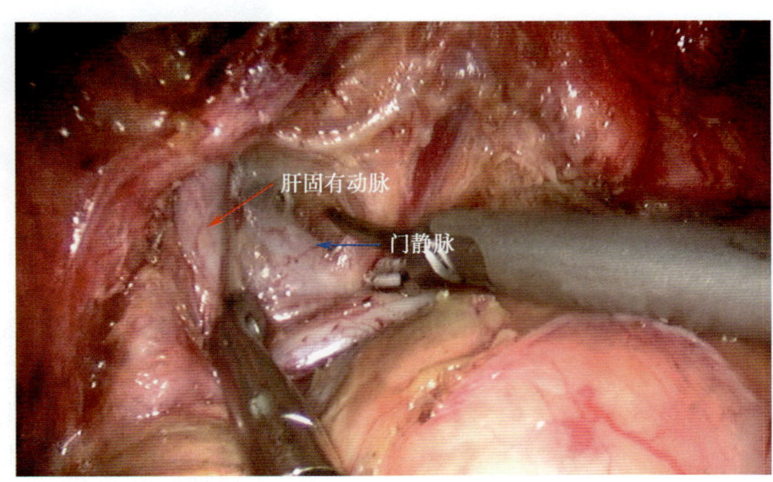

图 31-23　显露门静脉，清扫第 12a 组淋巴结

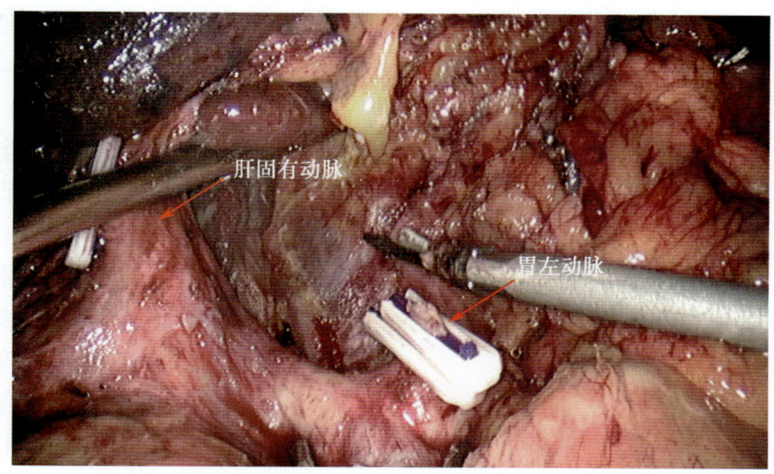

图 31-24　清扫第 8a、12a 组淋巴结

(5) 裸化食管：紧贴食管采用超声刀分层切开，离断胃前、后迷走神经，游离食管至足够长度，清扫第 110 组淋巴结(图 31-25)。当食管游离长度不足时，可在后纵隔分离，或在食管膈肌裂孔穹隆部向正前方打开膈肌 4~5cm，分离过程中注意将胸膜继续向两侧推开，避免损伤胸膜。将食管向下牵引，充分游离食管，保证上切缘安全(图 31-26)。

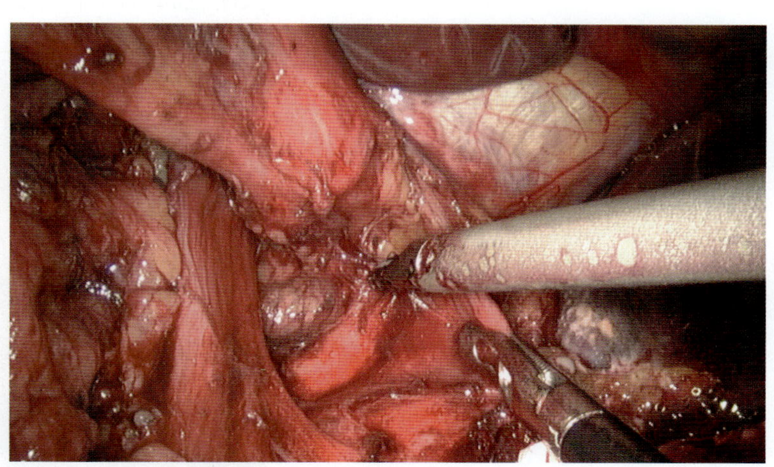

图 31-25　清扫第 110 组淋巴结

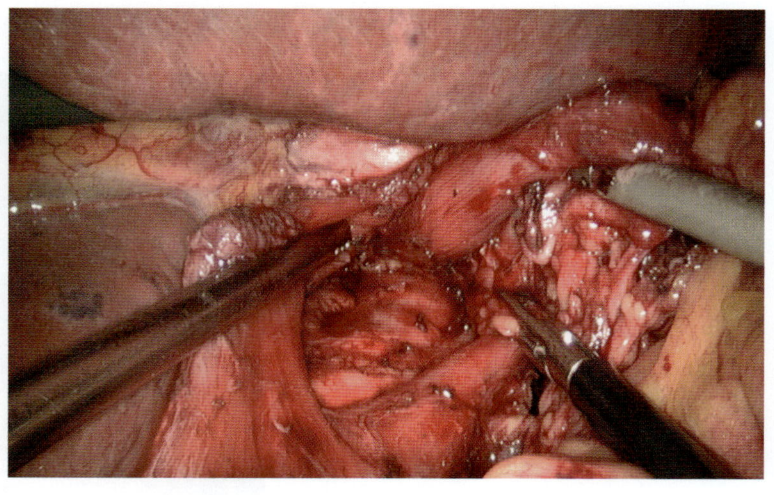

图 31-26　充分游离食管下段

【标本切除与消化道重建】

1. 消化道重建(全腹腔镜下食管空肠 Roux-en-Y 吻合)

(1)器械吻合法消化道重建:食管空肠侧侧吻合(overlap 法)。食管游离完毕后,采用直线切割闭合器横断食管(图 31-27),距屈氏韧带 25cm 处离断空肠(图 31-28)。于食管后壁及远端空肠对系膜缘各戳一小孔,分别置入直线切割闭合器两臂,击发后完成食管空肠侧侧吻合(图 31-29~ 图 31-31)。然后采用 3-0 倒刺线缝合关闭共同开口(图 31-32)。

(2)手工缝合法消化道重建:采用先吻合、后离断方式完成食管空肠吻合,即距屈氏韧带 25cm 肠管上提至食管裂孔处与食管后壁缝合 3 针固定,切开空肠侧壁及食管后壁行手工吻合(图 31-33、图 31-34)。后壁吻合采用可吸收线间断全层缝合(图 31-35)。前壁倒刺线连续缝合(图 31-36)。完成食管空肠吻合后距吻合口 3cm 离断近端空肠,距离食管空肠吻合口 40cm 空肠对系膜侧开孔,近端空肠与远端空肠使用直线切割闭合器行侧侧吻合,用 3-0 可吸收线间断缝合或 3-0 倒刺线连续缝合关闭空肠共同开口(图 31-37~ 图 31-39)。

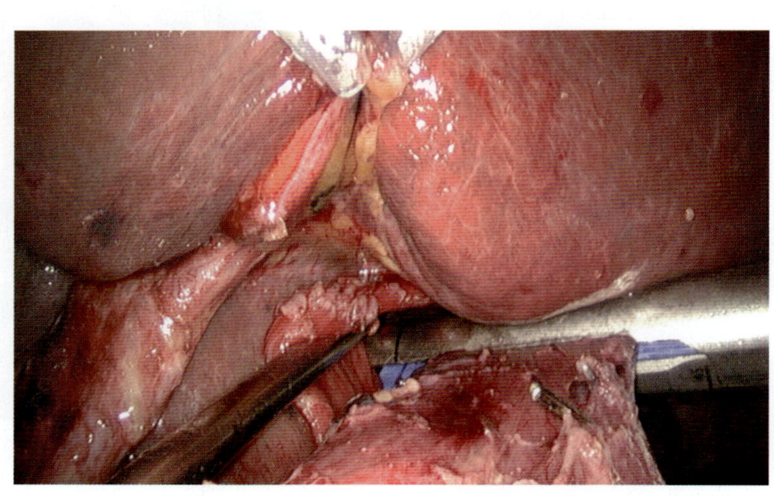

图 31-27　肿瘤近端 3cm 断食管

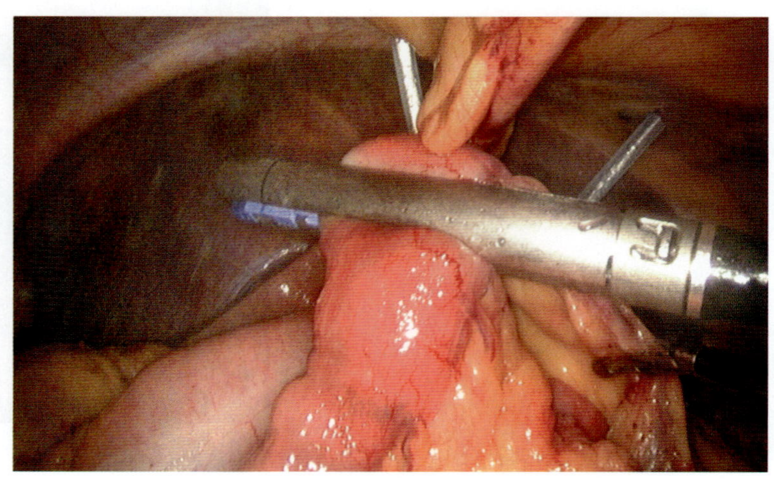

图 31-28　距屈氏韧带 25cm 为空肠离断处

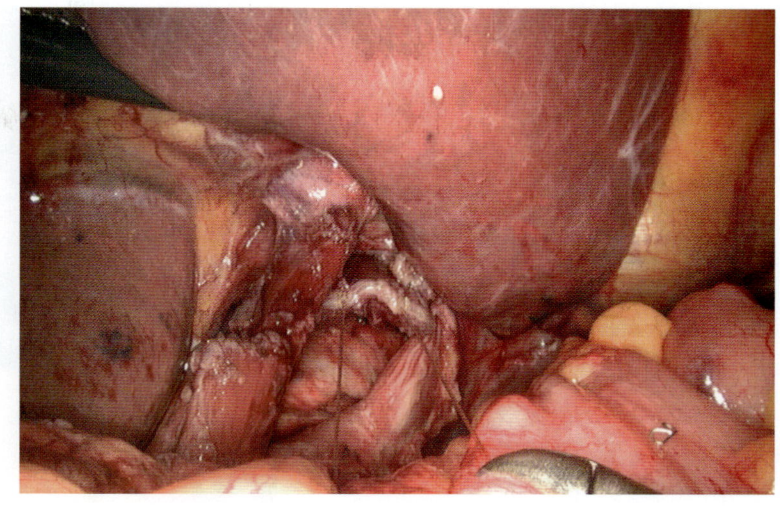

图 31-29　食管断端缝合两牵引线

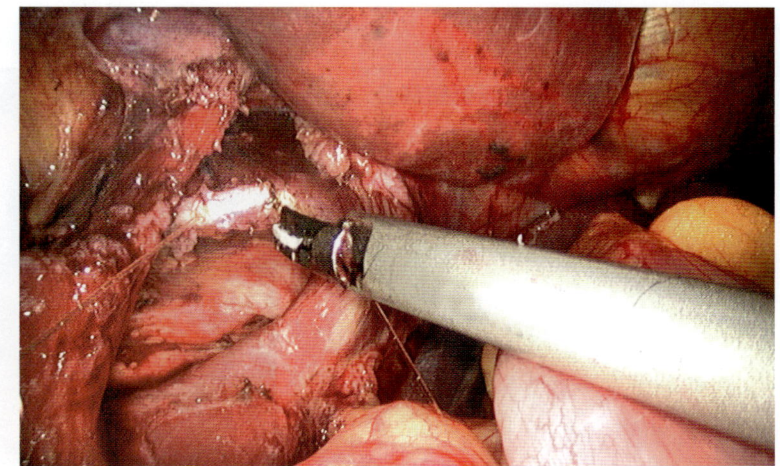

图 31-30　食管断端两牵引线之间开口

经验分享：

牵引线向下牵引食管断端，避免断端回缩，保证吻合质量。

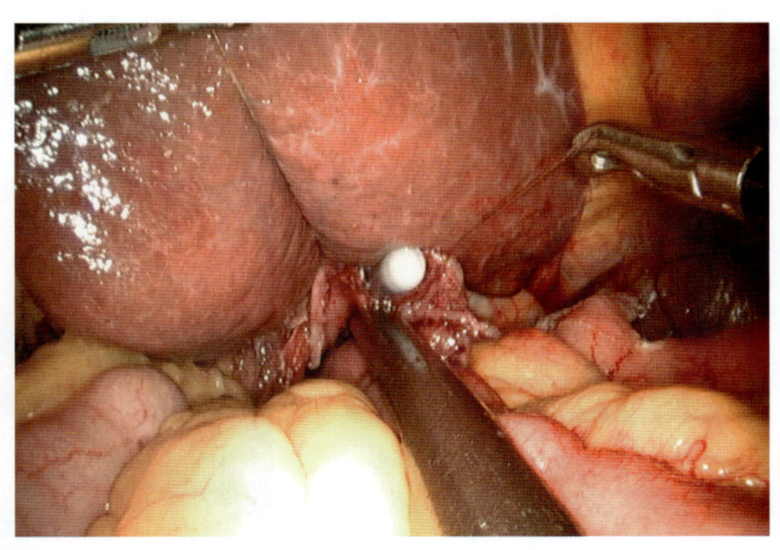

图 31-31　食管后壁与肠壁吻合

经验分享：

胃管支撑下放置及释放直线切割缝合器，避免误缝胃管，且能使食管后壁显露更佳。

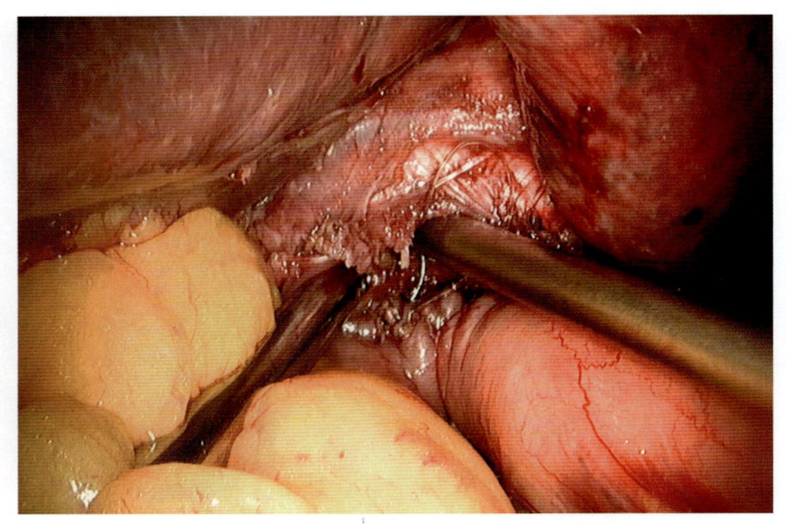

图 31-32　3-0 倒刺线连续缝合关闭共同开口

经验分享：

倒刺线缝合质量可靠，缩短手术时间。双倒刺线用于加固缝合。

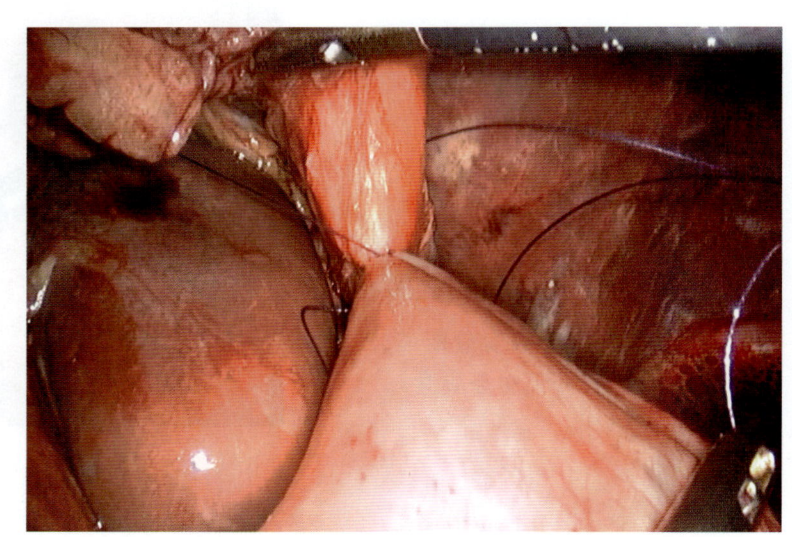

图 31-33　食管后壁与空肠侧壁缝合固定

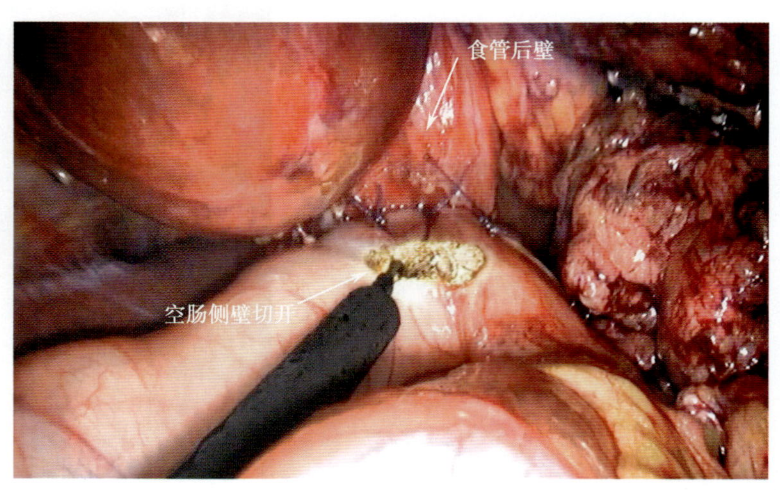

图 31-34　切开空肠前壁及食管后壁行手工吻合

经验分享：

食管后壁与空肠前壁缝合 3 针固定。注意切开吻合处距离固定针大于 5mm，为全层缝合预留空间。

图 31-35　后壁吻合采用可吸收线间断全层缝合

经验分享：

全层缝合进针针距 3mm，边距 5mm 为宜。

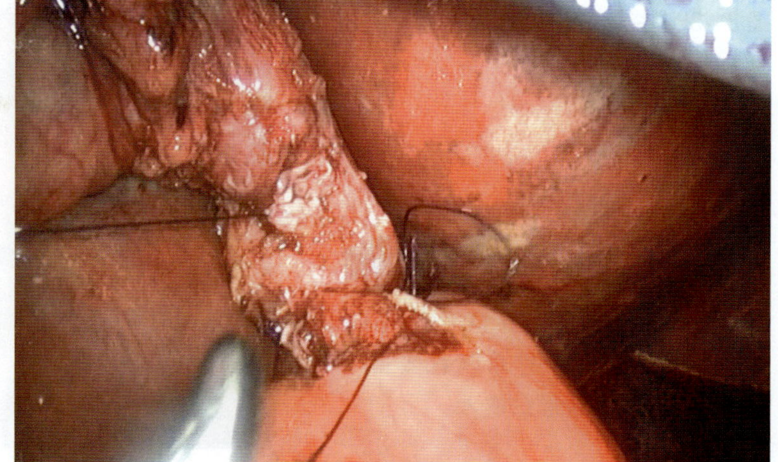

图 31-36　前壁 3-0 倒刺线连续缝合

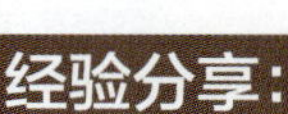

经验分享：

完成后壁吻合后可置入胃管做支撑，以利显露，且能防止误缝后壁组织。

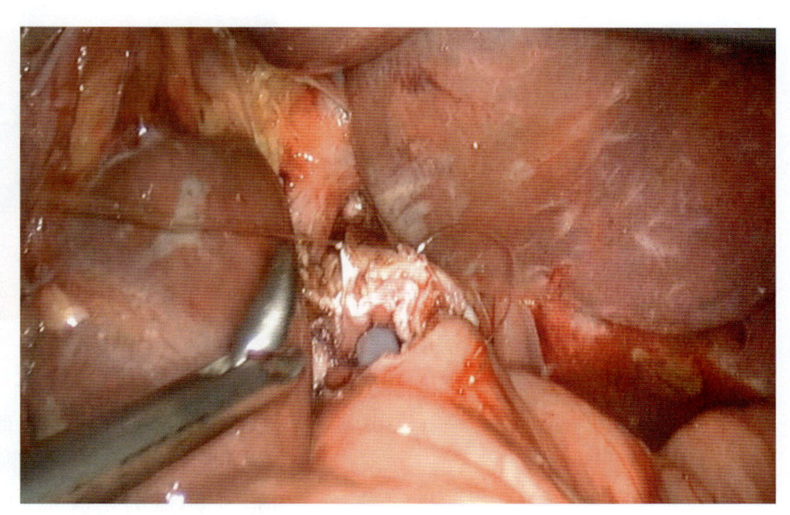

图 31-37　食管空肠吻合后离断近端空肠

经验分享：

采用先吻合、后离断方式，先完成食管空肠吻合，再离断肠管。全腹腔镜下操作，可有效避免小切口辅助下吻合后肠管扭转、吻合口张力过大等失误。

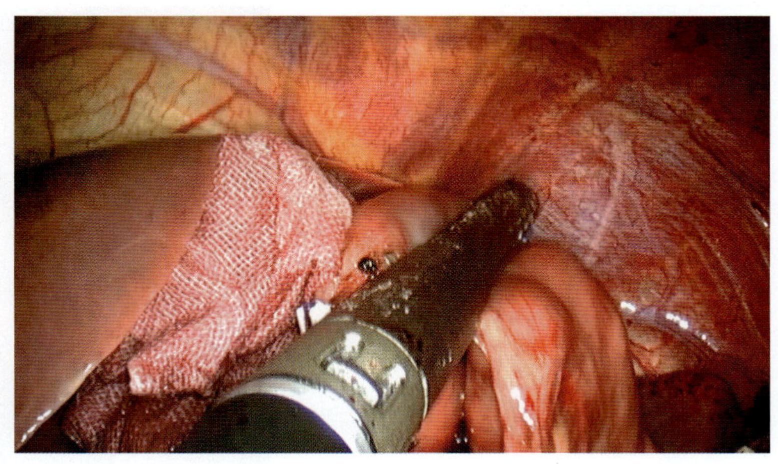

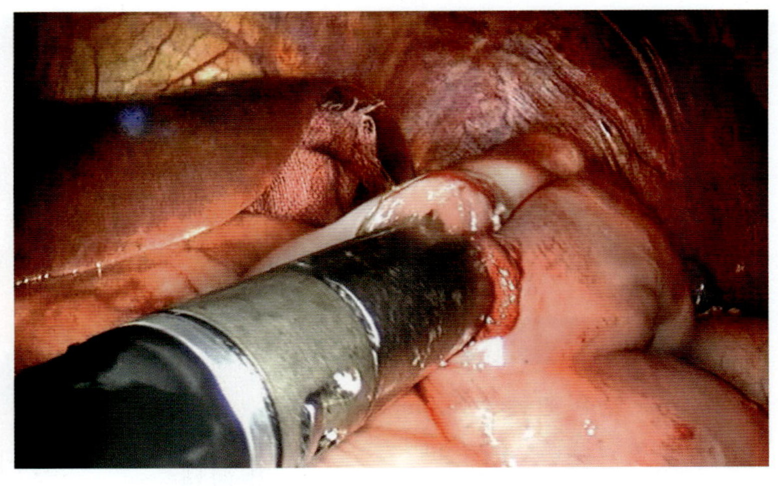

图 31-38 空肠侧侧吻合

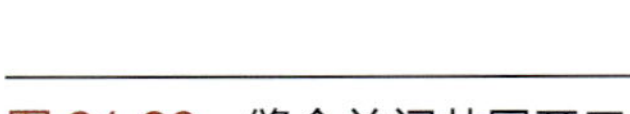

保证两侧肠管开口对齐,以缩小共同开口。对系膜缘侧肠壁吻合,无其他组织嵌入。

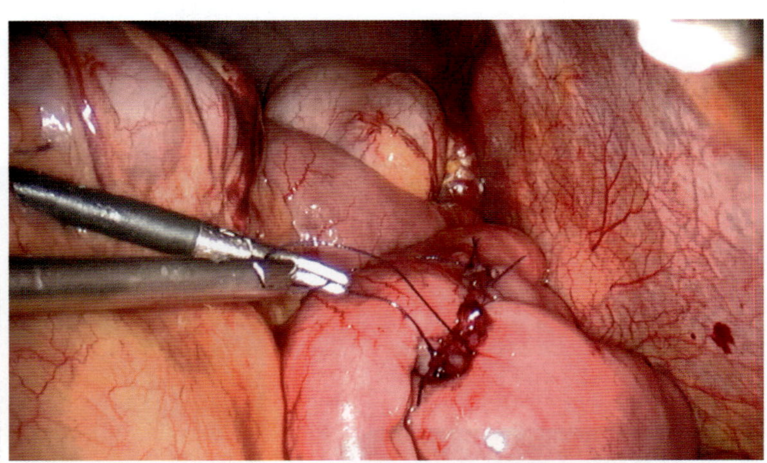

图 31-39 缝合关闭共同开口

2. 经阴道取标本 完成胃癌根治性切除及消化道重建后,患者体位更换为功能截石位,碘附消毒会阴区及阴道;调整腹腔镜监视器至患者足侧,取头低足高位,悬吊子宫暴露阴道后穹隆,于阴道后穹隆横向切开 5~6cm(图 31-40、图 31-41)。用稀碘附反复消毒后置入切口保护套,经切口保护套将标本自阴道取出(图 31-42、图 31-43)。稀碘附及生理盐水反复冲洗(图 31-44、图 31-45)。连续缝合关闭阴道后穹隆(图 31-46)。

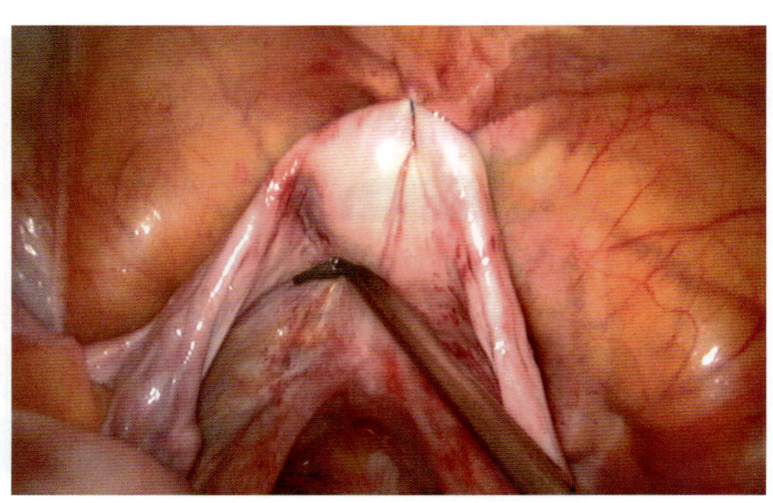

图 31-40 悬吊子宫

图 31-41　用电钩切开阴道后穹隆

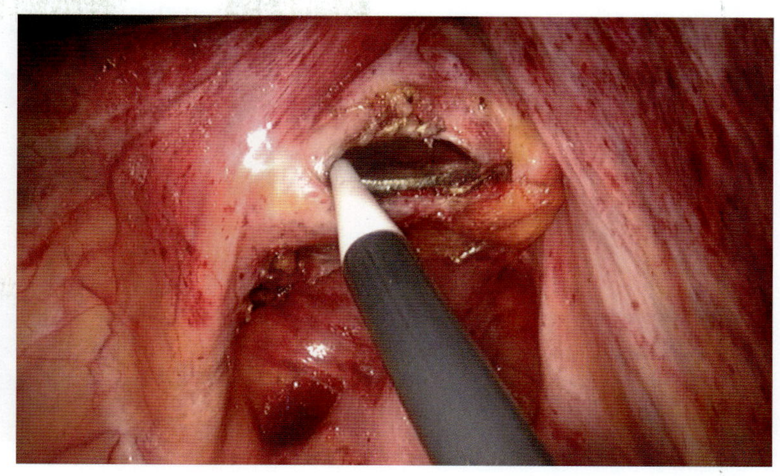

图 31-42　经切口保护套取出标本

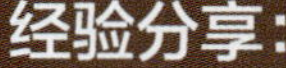

张紧切口保护套,减少标本取出阻力。

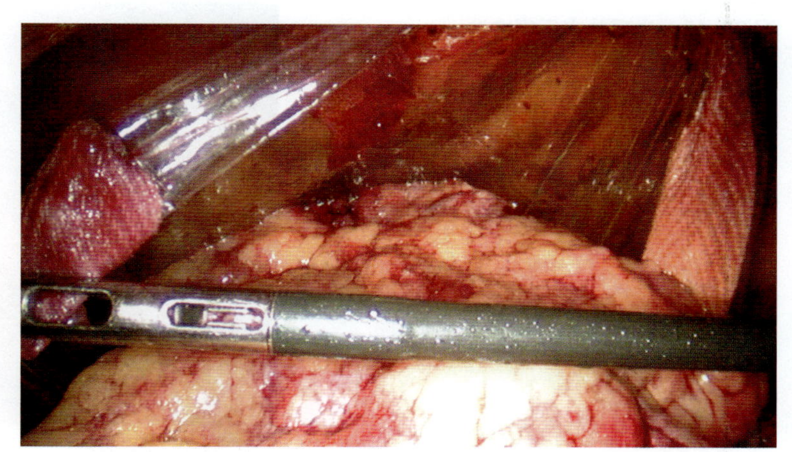

图 31-43　将标本自阴道取出

经验分享:

取标本时动作要轻柔,避免粗暴操作致标本破裂。

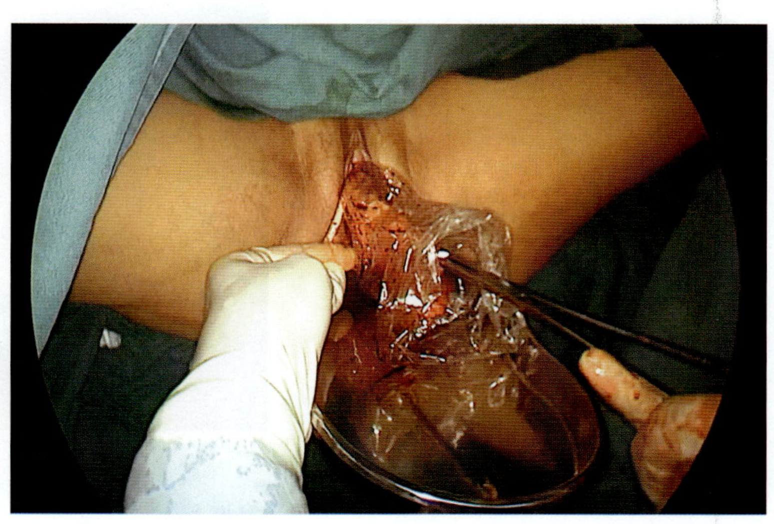

图 31-44　稀碘附溶液反复冲洗

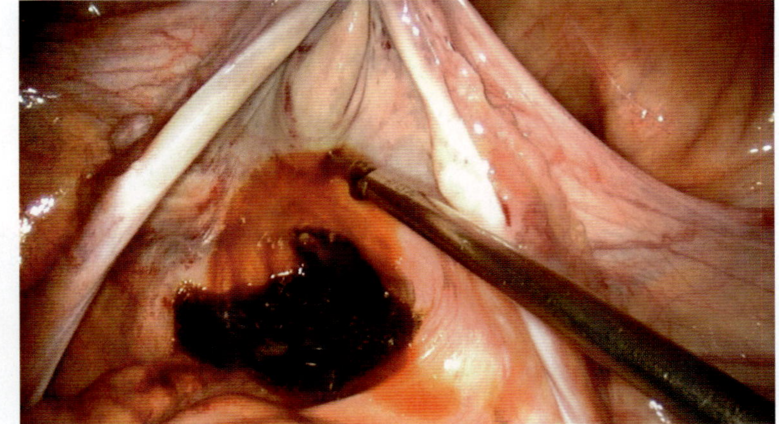

经验分享:

确保无菌、无瘤操作。

图 31-45　生理盐水反复冲洗

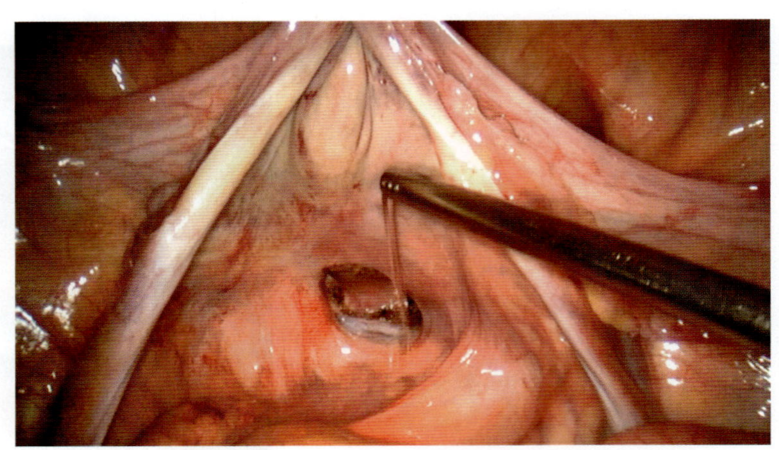

图 31-46　3-0 倒刺线连续缝合关闭阴道后穹隆切口

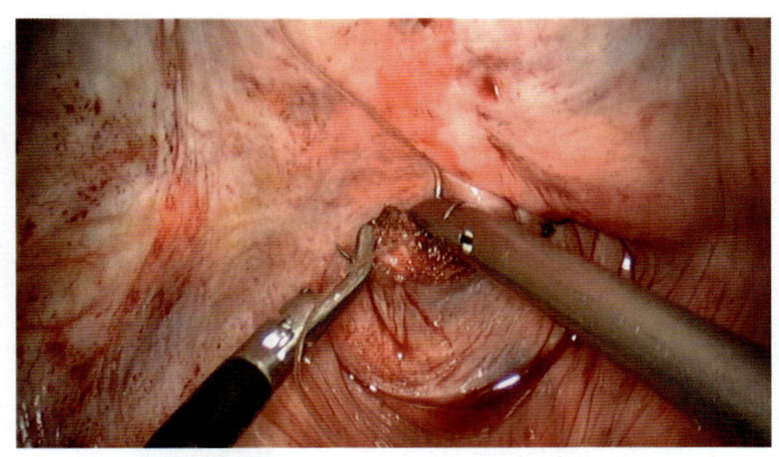

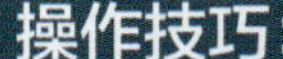

操作技巧:

头低足高位,利于暴露及缝合。

【术后腹壁及标本照片】(图 31-47、图 31-48)

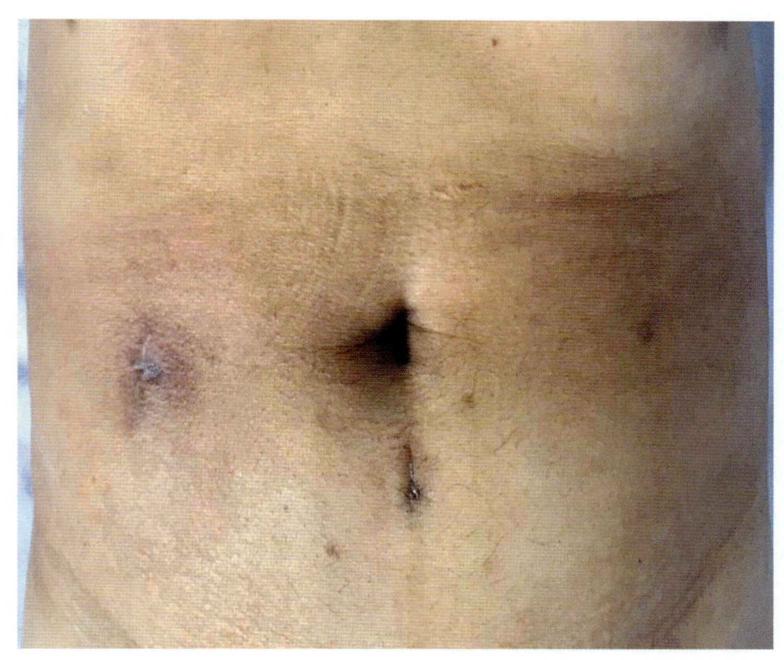

图 31-47　术后腹壁照片

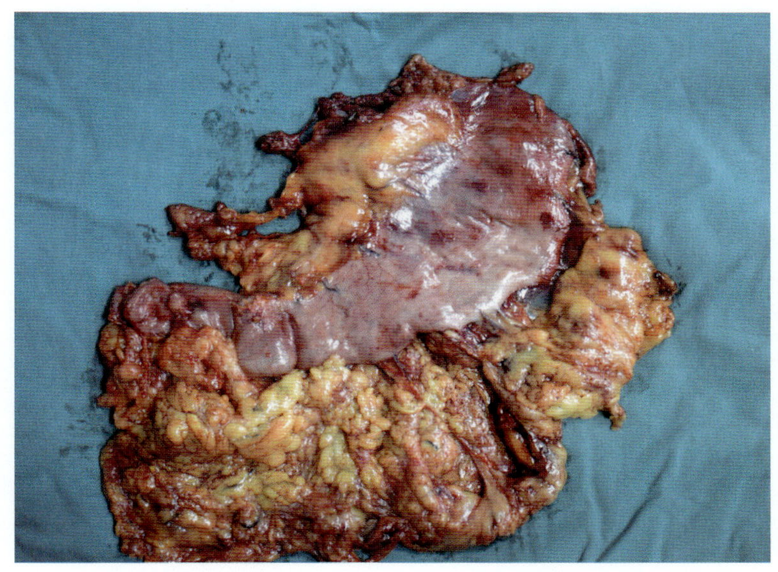

图 31-48　标本照片

第四节　手术相关要点、难点、热点剖析

1. 全腹腔镜下全胃切除适用于胃中上部进展期胃癌及侵犯黏膜下层伴淋巴结转移的早期胃癌，原则上应行 D_2 淋巴结清扫术。对于是否行脾门淋巴结清扫，可参考《腹腔镜胃癌手术操作指南(2016 版)》及《胃癌诊疗规范(2018 年版)》中描述的原则。

2. 全腹腔镜下完成胃癌根治性切除、淋巴结清扫、消化道重建，对术者的技术要求较高。取出标本时要求患者体位为功能截石位，面向足侧操作，术中需改变体位，调整监视器位置，手术时间相应延长。经阴道取标本术前建议阴道灌洗，术中注意严格无瘤、无菌操作。

3. 食管空肠吻合是手术难点：第一要保证上切缘安全，准确定位肿瘤位置；第二要避免张力吻合，保证食管、空肠充分游离，必要时需切断系膜血管；第三要保证食管和空肠的血供，降低吻合口漏的发生风险；第四要保证缝合严密，可用 2 根 3-0 倒刺线加固缝合。

4. 全腹腔镜下食管空肠吻合方式目前主要有手工缝合与器械吻合。手工缝合可节省闭合器费用，节省食管长度，有利于降低吻合口张力，但对缝合技术要求较高，目前仅有少数单位采用。器械吻合多采用直线切割闭合器，常见的有两种方式：食管空肠功能性端端吻合（functional end-to-end anastomosis，FETE）和食管空肠侧侧吻合（overlap）。①食管空肠功能性端端吻合：食管游离完毕后，采用直线切割闭合器横断食管，距屈氏韧带 25cm 处离断空肠。于食管左侧及远端空肠对系膜缘各戳一小孔，分别置入直线切割闭合器两臂，击发后完成食管空肠侧侧吻合。然后采用直线切割闭合器关闭共同开口。此项技术仅适用于胃体癌、未累及食管的胃上部癌及胃下部癌侵犯胃体者，肿瘤位置较高时，可能无法保证上切缘安全，且吻合口张力较大，远端空肠存在拐角，吻合口相关并发症发生率可能增加。②食管空肠侧侧吻合：与食管空肠功能性端端吻合比较，此方法调整了远端空肠吻合后的方向，空肠改为顺蠕动，共同开口改为手工缝合。食管残端仍需足够长度，所以建议 overlap 法用于病灶侵犯食管下端 <2cm 的患者。

（于　刚　王效明）

第三十二章　腹部无辅助切口经口取标本的胃肿瘤切除术

（GC-NOSES Ⅸ式）

【前言】

胃肠道间质瘤（gastrointestinal stromal tumor，GIST）是常见的消化道间叶组织源性肿瘤，外科手术切除是首选治疗措施。随着对 GIST 认识的不断深入和微创技术的提高，目前治疗 GIST 的手术方式已由开放手术进入了微创手术时代，保证手术安全性的同时，具有创伤小、恢复快的优点。目前开展的微创手术方法主要有内镜手术、腹腔镜手术、腹腔镜联合内镜手术等，均取得了良好的治疗效果。近年来，达芬奇机器人在国内逐渐推广，为外科手术带来了新的机遇和挑战。本章分享笔者团队开展的 1 例达芬奇机器人联合胃镜治疗胃 GIST 的手术操作。本例患者为男性，50 岁，因上腹部不适 1 个月就诊，完善超声内镜、腹部 CT 检查后，发现胃小弯前壁一大小约 2cm×2cm 肿块（图 32-1、图 32-2），考虑 GIST 可能，患者要求手术治疗并希望腹部不要留明显手术瘢痕，排除手术禁忌证后拟行达芬奇机器人联合胃镜 GIST 切除术。

第一节　适应证与禁忌证

【适应证】（图 32-1、图 32-2）

1. 胃部肿瘤可进行局部切除者。
2. 病灶最大直径 <2.5cm 者。

【禁忌证】

1. 病灶最大直径≥ 2.5cm 者。
2. 存在或高度疑似有淋巴结转移者。
3. 存在食管静脉曲张等食管疾病者。
4. 患者不理解，无法接受该手术者。

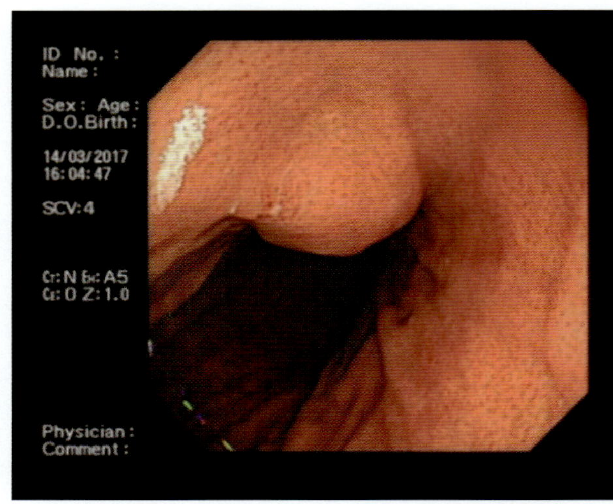

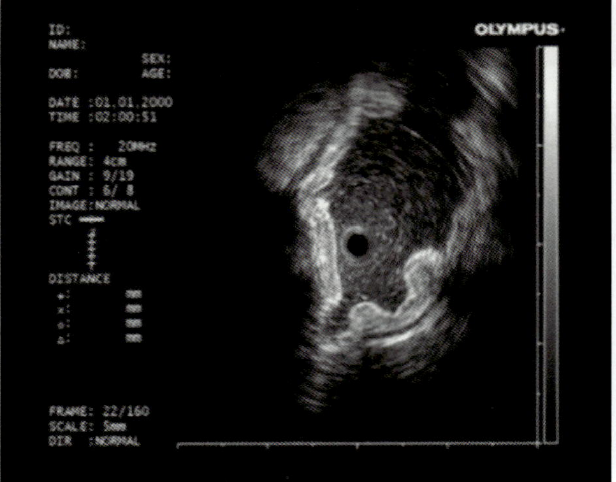

图 32-1　胃镜及超声内镜：胃小弯前壁占位性病变，大小约 2cm × 2cm

图 32-2　上腹增强 CT：胃小弯前壁占位性病变，外膜完整，大小约 2cm × 2cm

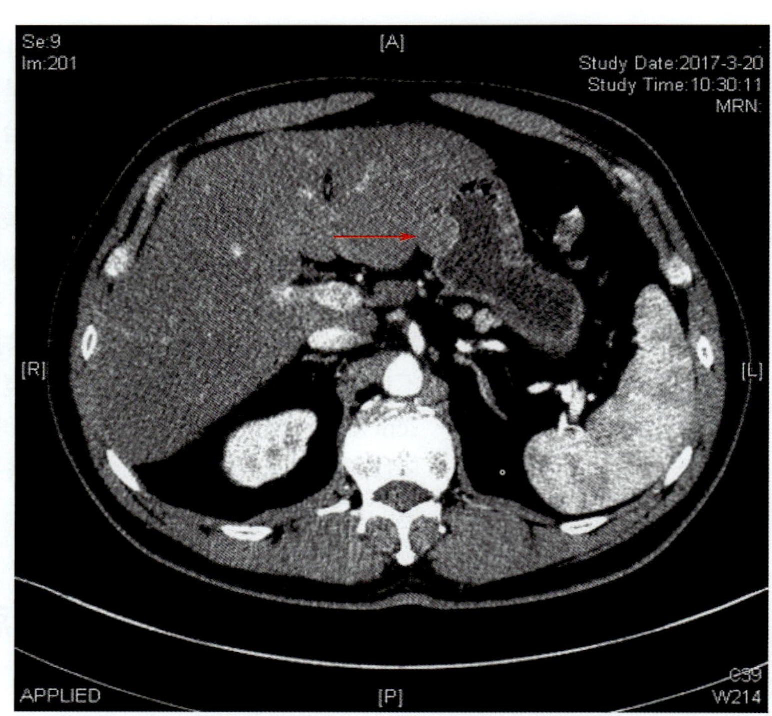

第二节　麻醉、体位、戳卡位置与术者站位

【麻醉方式】

全身麻醉或全身麻醉联合硬膜外麻醉。

【手术体位】

患者取头高足低仰卧位（图 32-3）。

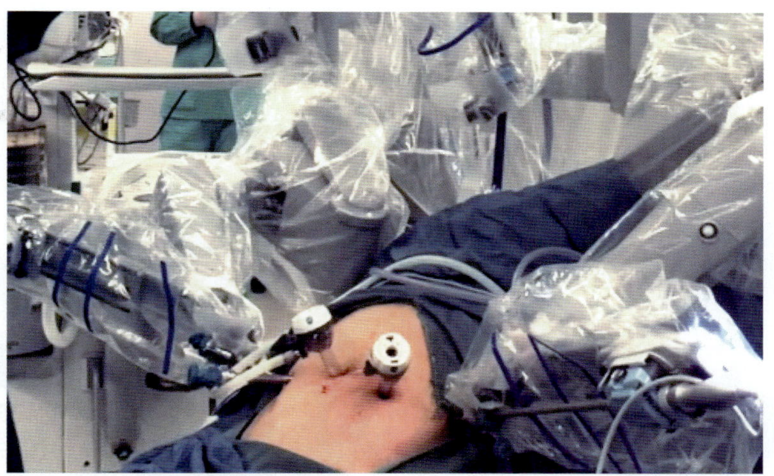

图 32-3　患者体位

【戳卡位置】(图 32-4)

1. **腹腔镜镜头孔(12mm 戳卡)**　位于脐下。

2. **助手辅助操作孔(12mm 戳卡)**　位于左侧锁骨中线平脐处。

3. **器械孔 1(8mm 戳卡)**　位于右侧锁骨中线平脐处。

4. **器械孔 2(8mm 戳卡)**　位于左侧腋前线肋下 2cm。

5. **器械孔 3(8mm 戳卡)**　位于右侧腋前线肋下 2cm。

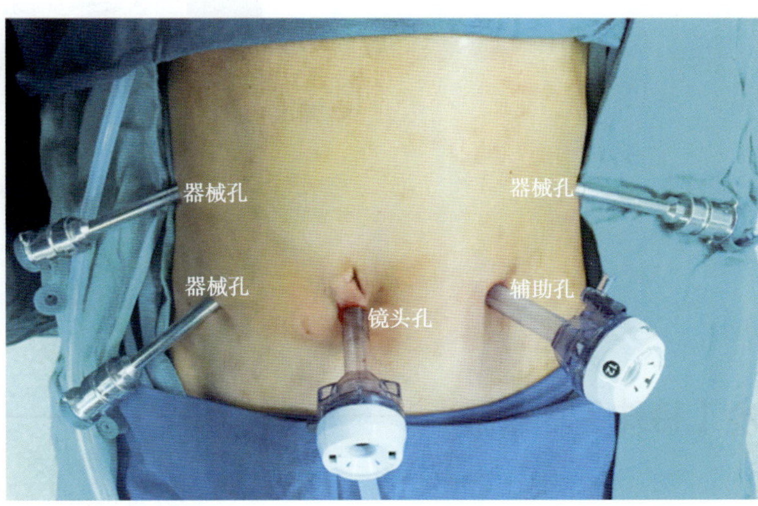

图 32-4　戳卡位置(五孔法)

【术者站位】

术者站位于达芬奇机器人操作平台前,助手站位于患者左侧(图 32-5、图 32-6)。

图 32-5 手术室布局示意图

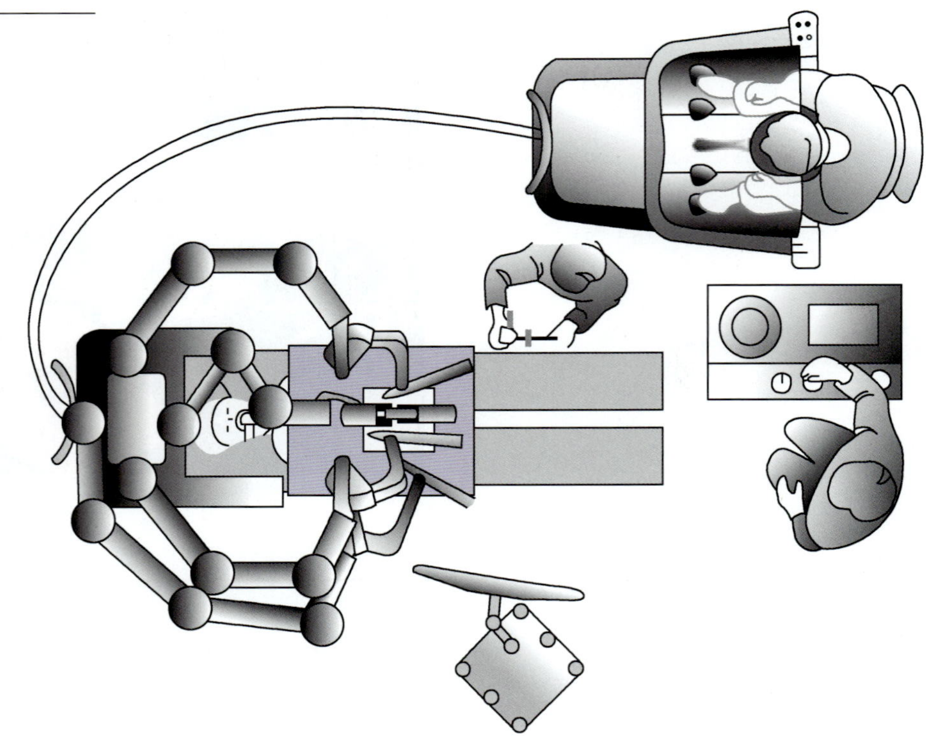

图 32-6 助手站于患者左侧

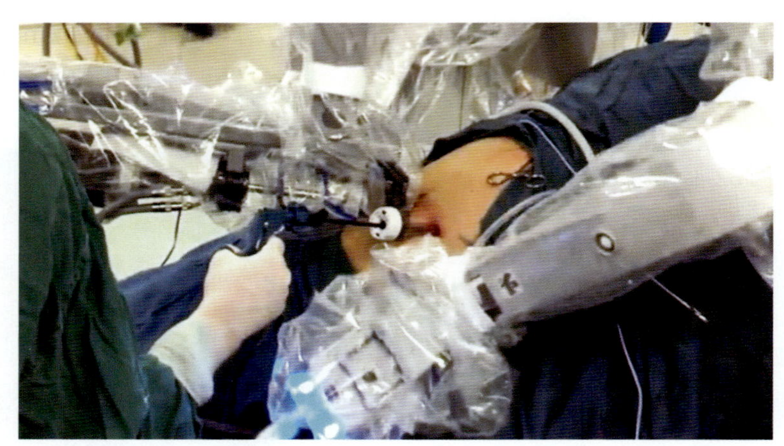

【特殊手术器械】

达芬奇机器人、胃镜。

第三节 手术操作步骤、技巧与要点

【探查与手术方案制订】

达芬奇机器人设备组装后，开始进行手术探查及操作。

1. 常规探查 进镜至腹腔，观察肝、胆囊、胃、脾、结肠、小肠、大网膜和盆腔有无肿瘤种植。

2. 肿瘤探查　采用荷包线体外打结法悬吊肝脏，暴露术野（图 32-7），机器人镜头联合胃镜探查发现胃肿瘤呈外生性生长，肿瘤位于胃小弯侧前壁，大小 2cm × 2cm（图 32-8），余腹无异常。

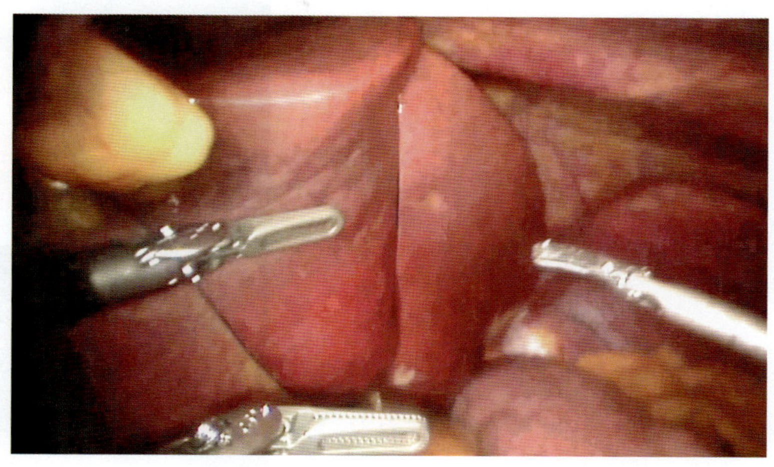

图 32-7　悬吊肝脏

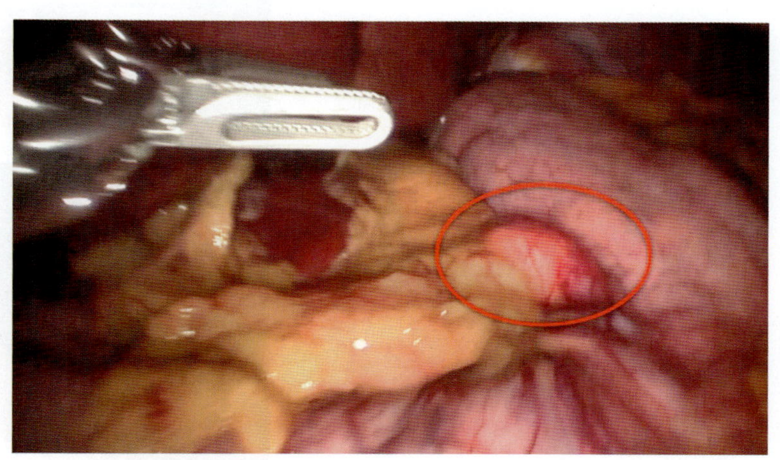

图 32-8　肿瘤位于胃小弯侧前壁

【肿瘤切除及标本取出】

1. 肿瘤完整切除　利用超声刀仔细裸化肿瘤周围的胃小弯侧胃壁（图 32-9），遇到大血管需要用钛夹进行夹闭（图 32-10），将胃小弯侧胃壁充分裸化（图 32-11）。用 3 号臂将预切除胃壁提起（图 32-12），术者用超声刀在肿瘤安全下缘打开胃壁全层（图 32-13），直视下环形完整切除肿瘤（图 32-14、图 32-15，资源十九）。

2. 标本置入胃腔　首先将切除的肿瘤置入标本袋中（图 32-16），并用 0 号线结扎袋口（图 32-17），机器人镜下将结扎好的标本袋通过胃壁切口放入胃腔（图 32-18）。

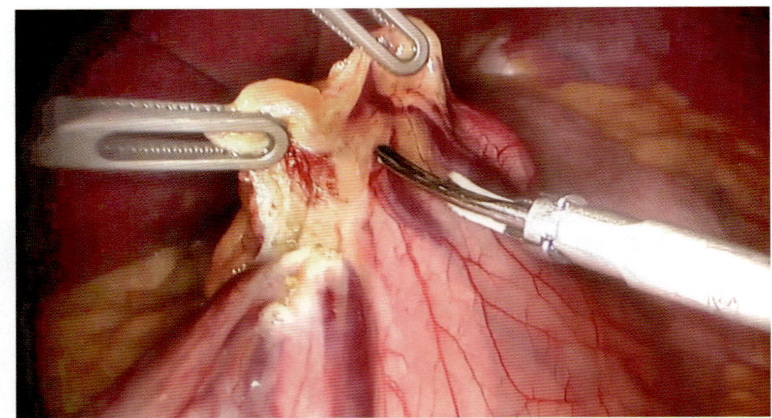

图 32-9　裸化肿瘤周围胃壁

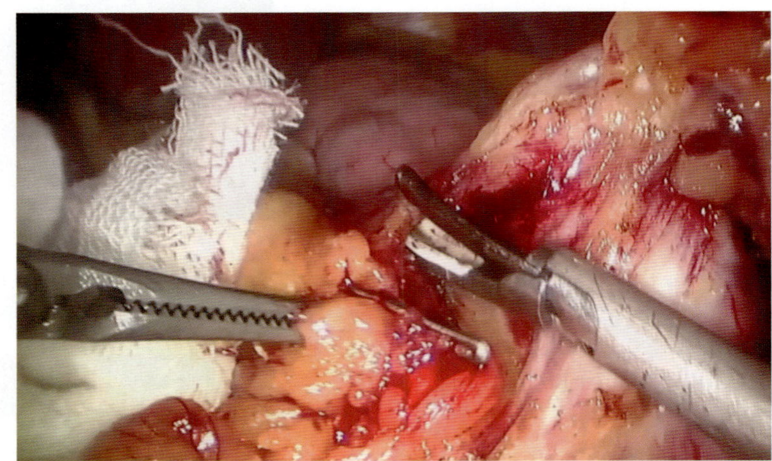

图 32-10　遇到大血管可用钛夹夹闭

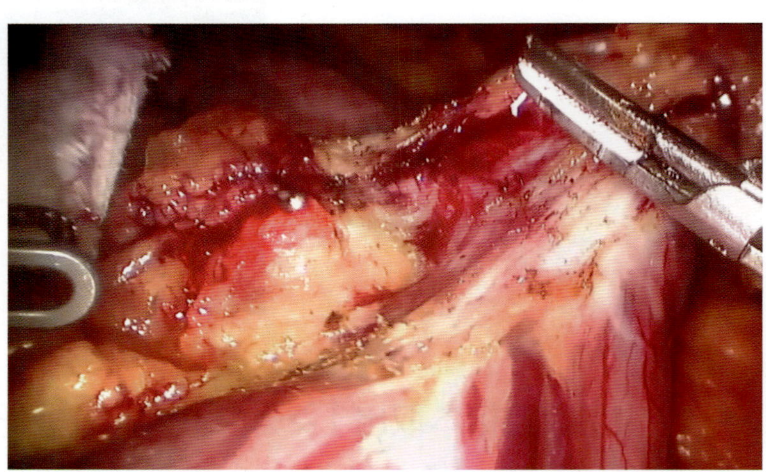

图 32-11　裸化后的胃小弯侧胃壁

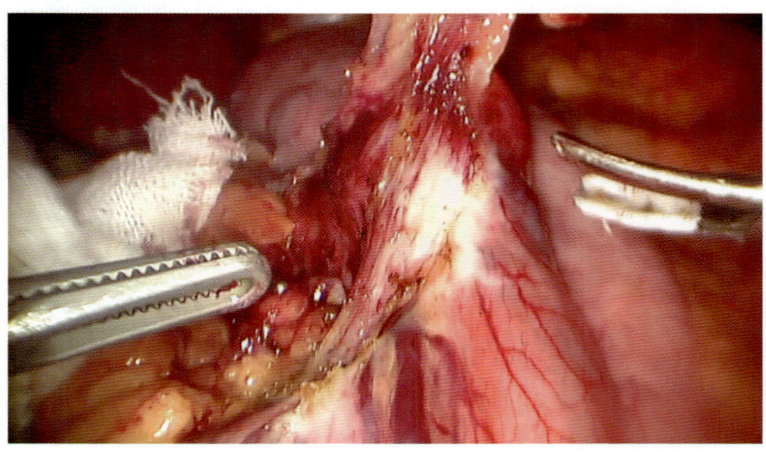

图 32-12　将肿瘤处胃壁提起

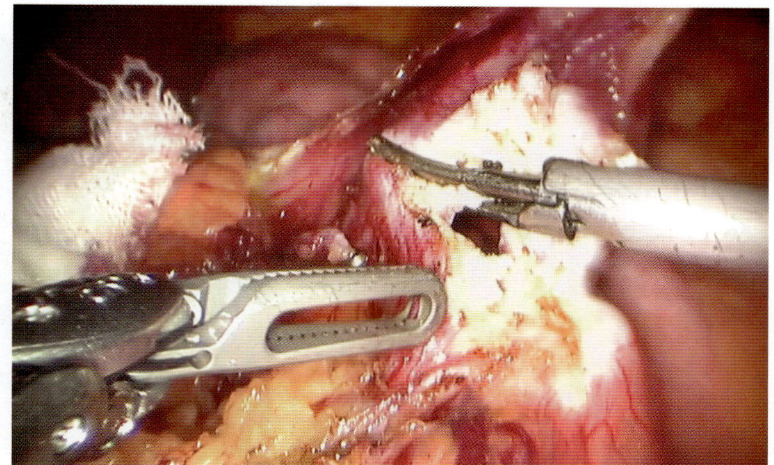

图 32-13　切开胃壁全层

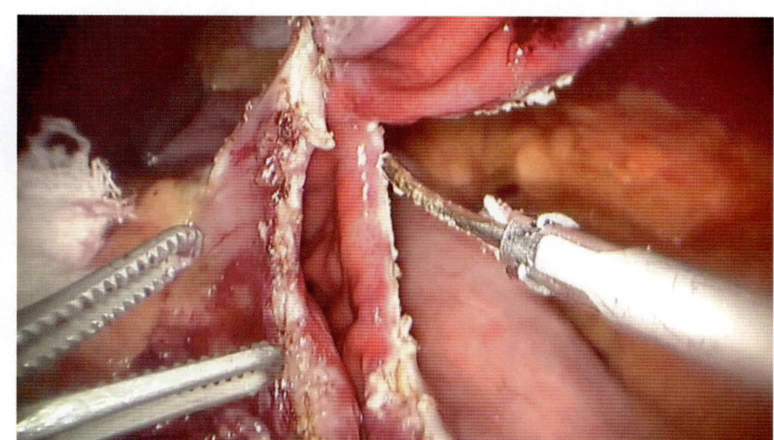

图 32-14　环形完整切除肿瘤

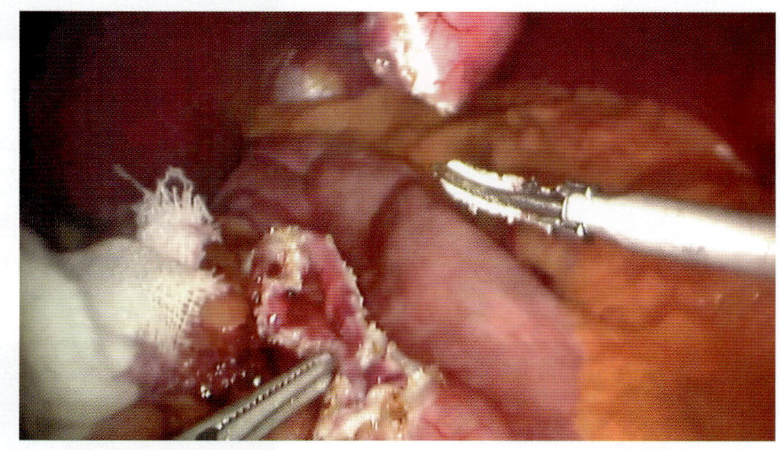

图 32-15　胃肿瘤完整切除

资源十九　胃肠道间质瘤切除

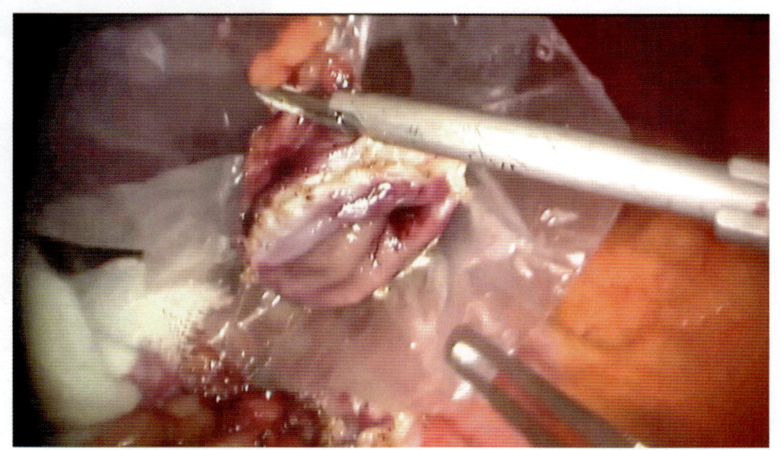

图 32-16　将肿瘤置入标本袋中

图 32-17 用 0 号线结扎袋口

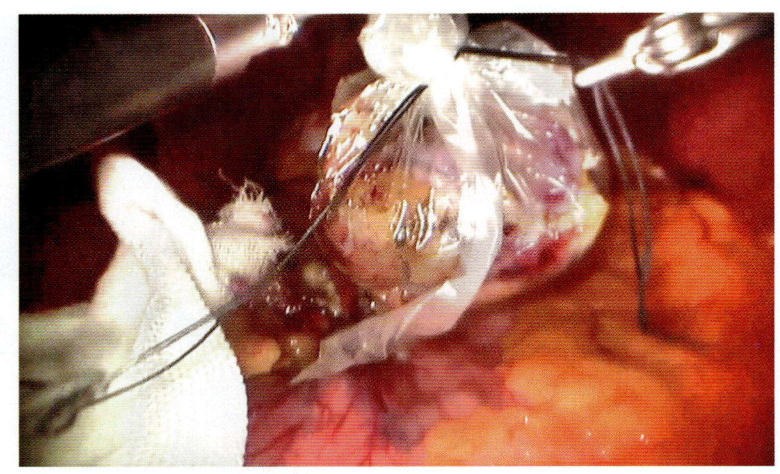

图 32-18 将标本袋放入胃腔

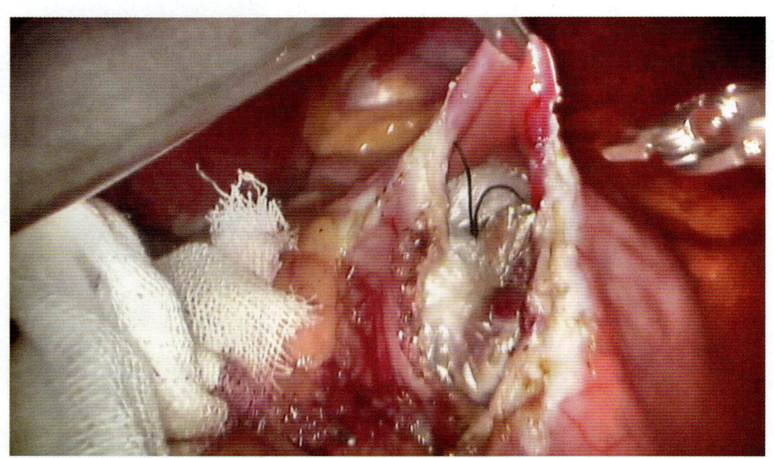

3. 关闭胃壁切口 镜下利用 3-0 单针自固定免打结缝线自切口下方向上方全层缝合关闭胃壁切口（图 32-19），再利用同一根线自上而下浆肌层包埋胃壁切口（图 32-20），再用钛夹夹闭线尾，防止缝线脱落（图 32-21）。胃切口关闭后，于腔镜下仔细检查胃切口缝合确切（图 32-22，资源二十）。

图 32-19 全层缝合胃壁切口

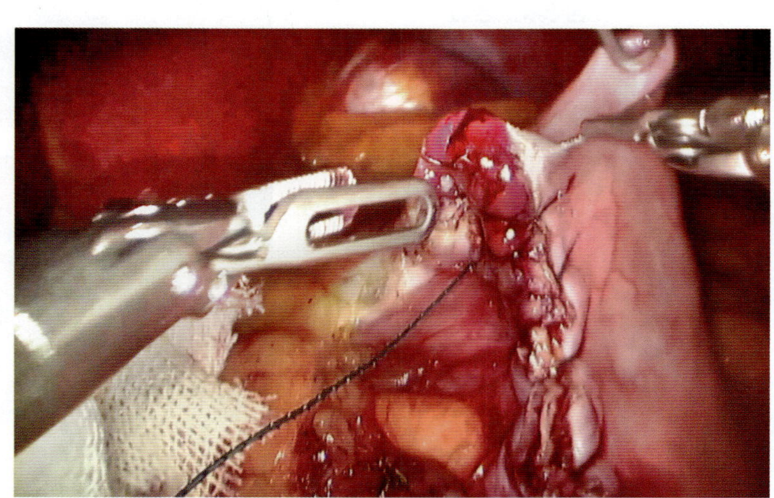

图 32-20　浆肌层包埋胃壁切口

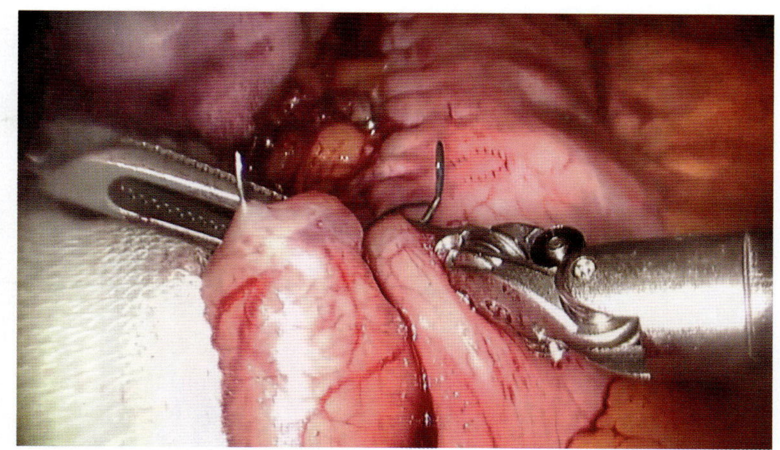

图 32-21　钛夹夹闭线尾，防止滑脱

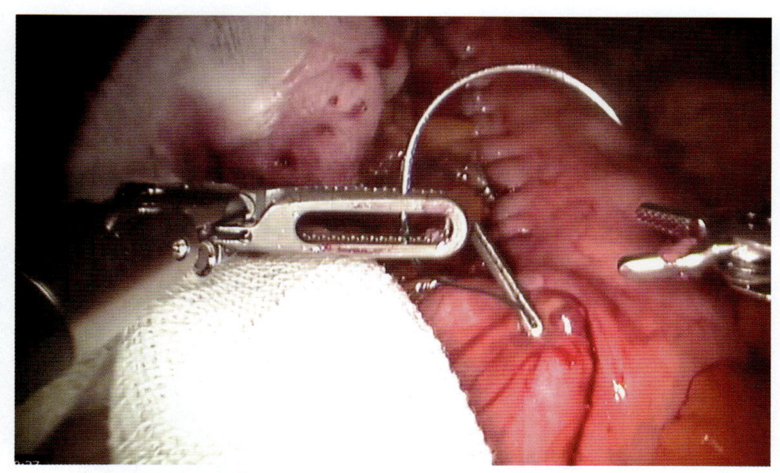

图 32-22　镜下检查胃壁切口

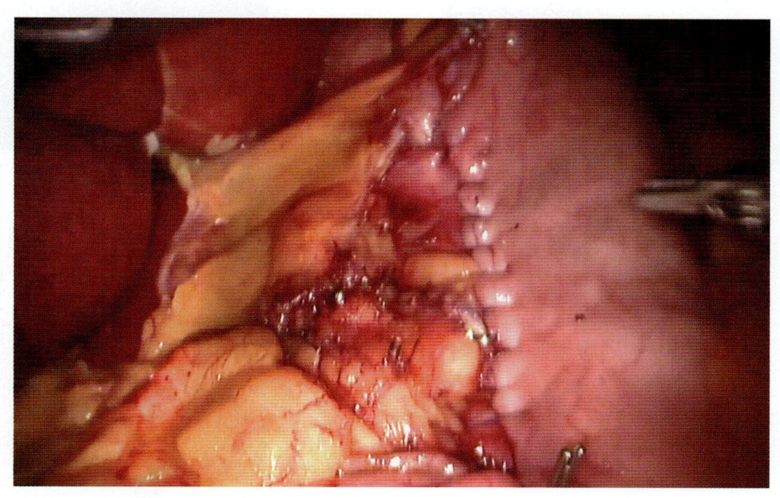

资源二十　胃壁缝合

4. 胃镜辅助下取标本　达芬奇机器人操作结束，胃镜下检查胃壁缝合切口满意，无渗血（图 32-23）。利用异物钳抓住标本袋口结扎线，缓慢退镜，顺利取出标本（**图 32-24，资源二十一**）。检查标本：标本大小 2.5cm × 3.0cm，切缘安全，送检，清点器械，缝合腹部戳卡孔，手术结束。

图 32-23　胃镜下检查胃壁切口

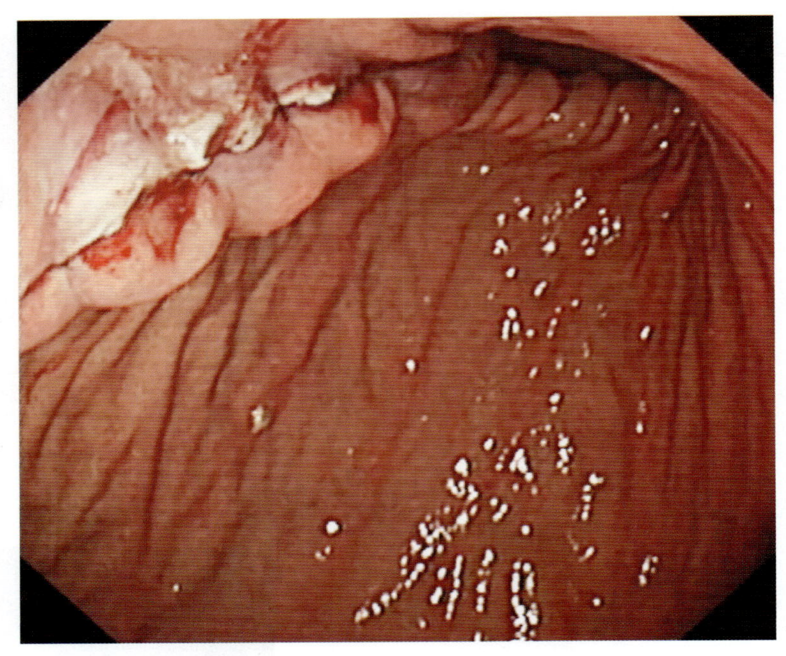

图 32-24　利用异物钳取出标本

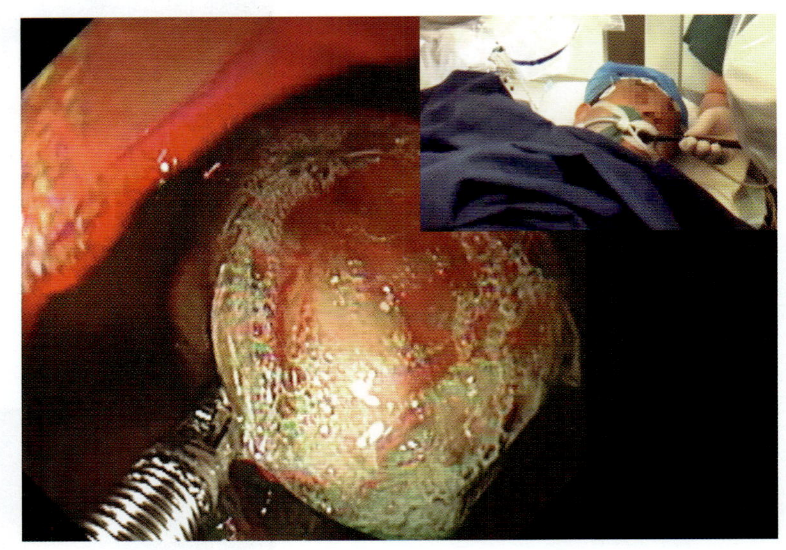

资源二十一
胃肠道间质瘤
标本取出

【术后腹壁及标本照片】(图 32-25、图 32-26)

图 32-25　术后腹壁照片

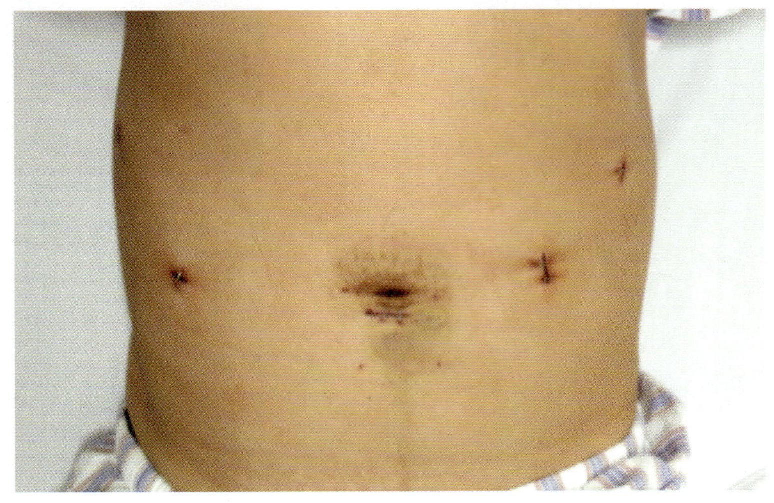

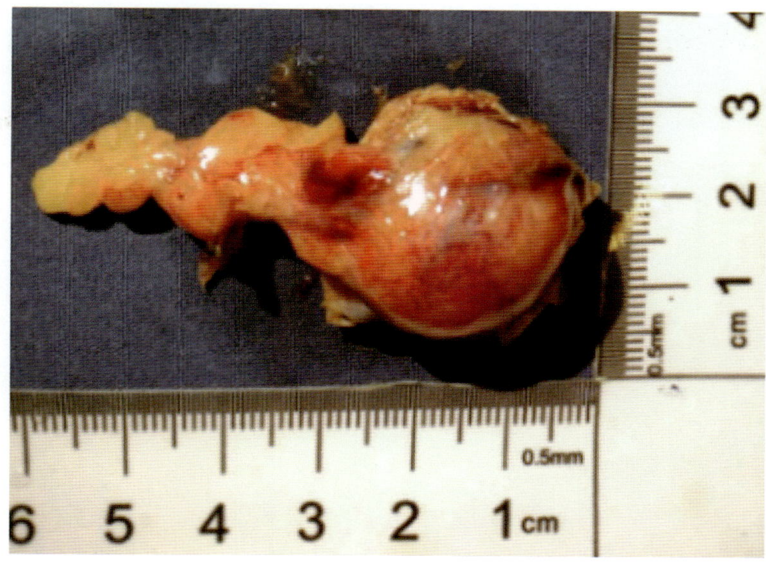

图 32-26　标本照片

第四节　手术相关要点、难点、热点剖析

【经口取标本 NOSES 注意事项】

随着微创理念的深入人心以及微创技术的快速发展，NOSES 已从起步阶段逐渐走向成熟。在胃肠 NOSES 中，取标本途径主要包括经肛门和经阴道两种，其中，结直肠标本的取标本途径多以经肛门为主，胃手术标本的取标本途径多以经阴道为主。除此两种常见的取标本途径外，也有学者开始逐渐尝试开展经口取标本的 NOSES。目前，已有研究报道了经口取标本在活体动物模型及临床患者中的初步应用，其中包括袖状胃切除术、肝活检术、胆囊切除术、脾切除术等。

与经直肠和经阴道取标本手术相比，经口取标本手术减少了腹壁的辅助切口，表现出了 NOSES 所具备的微创优势，包括腹壁功能障碍少、美容效果好、术后恢复快、切口并发症少、患者心理障碍小等优势。在经口 NOSES 中，食管是取标本途径的必经之路，这也使经口 NOSES 表现出了明显的特殊性。与直肠和阴道相比，食管的管腔更为狭长，加之食管管壁弹性差等因素，使取标本的操作难度大大增加，也对取标本的适应证提出了更高要求。同时，术者还要掌握食管的解剖结构特点，食管管腔共包括三处狭窄，分别位于食管的起始处（距离中切牙约 15cm）、食管与左主支气管交点处（距离中切牙约 25cm）、食管穿过膈的食管裂孔处（距离中切牙约 40cm），在取标本过程中需要特殊注意食管的这几处狭窄。

此外，取标本过程中还有几点需要注意。第一，由于无法在食管管腔内预先置入标本保护装置，因此在经食管取标本之前，一定要将标本提前置入密闭的取物袋内，将标本完全与外界隔离，尤其是肿瘤标本，这一点对于无瘤操作至关重要。第二，在取标本过程中，如遇到阻力无法将标本顺利取出时，切忌暴力牵拉，防止损伤食管管壁，同时需使用胃镜来协助完成标本取出。此举既可以在直视下检查胃壁切口缝合是否确切、有无出血等情况，还可以在直视下将标本经食管经口取出，最大限度地保证了取标本操作的安全性。第三，术前还要明确食管是否存在静脉曲张、占位等容易引起食管出血、狭窄的病变，来综合判断经食管经口取标本操作的风险系数，对于风险较高者，不建议开展此术式。

经口取标本 NOSES 同样表现出了良好的微创优势，同时这一技术更是对 NOSES 理论体系的补充和完善。但由于食管解剖结构的特殊性，术者在开展该术式时一定要严格把握手术适应证，也要掌握手术的操作技巧。只有在手术的安全性有了保证后，才能体现出这一技术的微创优势，才能使患者最大化受益。

（江志伟　刘 江）

第四篇

肝、胆、胰、脾肿瘤 NOSES

第三十三章 腹部无辅助切口经阴道取标本的腹腔镜下肝左叶切除术

【前言】

腹部无辅助切口经阴道取标本的腹腔镜肝肿瘤切除术主要适用于标本直径不超过 5cm 的女性患者。肝肿瘤切除操作部分与常规腹腔镜肝切除相同，取出标本采用切开阴道后穹隆，经阴道取出方式，避免了常规腹腔镜肝切除的腹壁切口，体现了“微创中的微创”的手术特点。该术式属于切除拖出式 NOSES。手术程序需要从上腹部操作调整到下腹部操作，必要时需要调整显示器及戳卡位置。此术式的主要操作特点为：①全腹腔镜下完成上腹部肝肿瘤的切除、创面检查、标本装袋；②经阴道取标本，无腹壁切口，避免了切口疼痛，加速患者康复；③此术式仅适用于女性患者，需与患者充分沟通，评估患者对此术式的接受程度。此术式大部分操作与常规腹腔镜肝切除术一样，只在标本取出方式上存在一定区别，因此只要具备腹腔镜肝切除的手术技巧，并把握好该术式的适应证，这一技术完全是科学合理、安全可行的。

第一节 适应证与禁忌证

【适应证】

1. 女性患者。
2. 预计标本直径 <5cm 的肝脏良、恶性肿瘤。

【禁忌证】

1. 未婚、未育，或有再次生育计划者。
2. 肿瘤直径 >5cm 或预计标本大于 5cm 者（如半肝切除、大的肝段切除等）。
3. 腹腔镜肝脏手术禁忌证：如无法耐受气腹者，腹腔内致密粘连，病变紧贴或直接侵犯大血管者，病变无法安全进行腹腔镜下操作，肝门部受侵犯及门静脉癌栓。
4. 盆腔手术史或存在阴道畸形。

第二节　麻醉、体位、戳卡位置与术者站位

【麻醉方式】

全身麻醉或全身麻醉联合硬膜外麻醉。

【手术体位】

患者分腿平卧位，根据病变位置选择左或右倾，取标本时取功能截石位，有利于术者操作（图 33-1）。

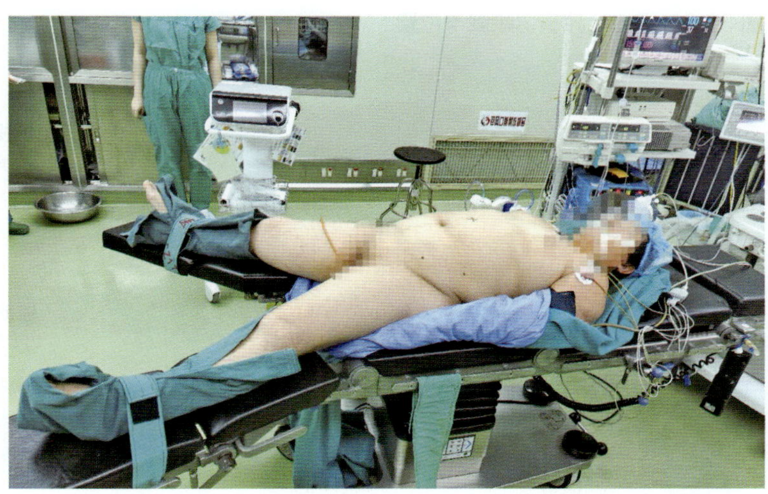

图 33-1　患者体位

【戳卡位置】（图 33-2、图 33-3）

1. 腹腔镜镜头戳卡孔（10mm 戳卡） 根据病变位置，选择位于脐中或脐水平偏右的位置。

2. 术者主操作孔（10mm 戳卡或 12mm 戳卡） 根据肝脏病灶所处位置和术者站位而定，病变在右肝者取右腋前线或剑突下，病变在左肝者取左锁骨中线或腋前线肋缘下。

3. 术者辅助操作孔（5mm 戳卡） 根据待切除的肝脏病灶所处位置而定。

4. 助手主操作孔（5mm 戳卡或 10mm 戳卡） 根据待切除的肝脏病灶所处位置而定。

5. 助手辅助操作孔（5mm 戳卡） 根据待切除的肝脏病灶所处位置而定；一般情况下病灶与左右手操作孔位置间遵循等腰三角形原则，且主操作孔要与肝断面成一定夹角。经阴道取标本时，可以根据已有操作孔位置，适当增加 1~2 个下腹部操作孔。

图 33-2　肝左外叶切除戳卡位置

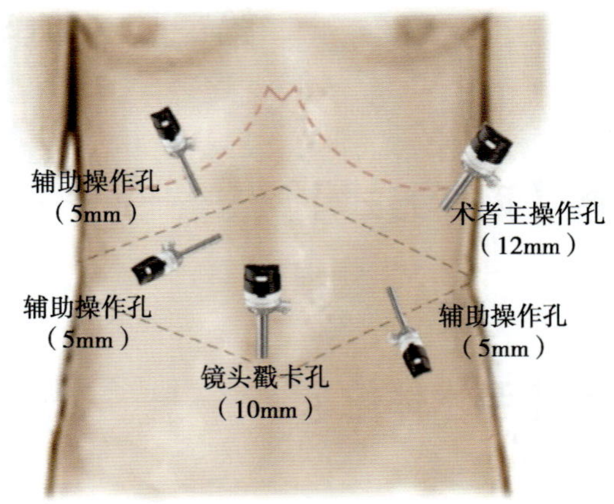

图 33-3　肝右叶肿瘤切除戳卡位置

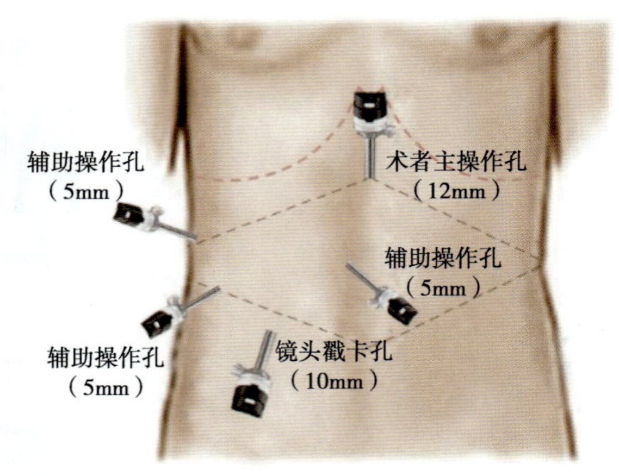

【术者站位】

1. **腹腔探查及肝切除阶段**　根据病变位置，术者站位于患者右侧或左侧，助手站位于术者对侧，扶镜手站位于术者同侧或两腿中间（图 33-4）。

图 33-4　术者站位

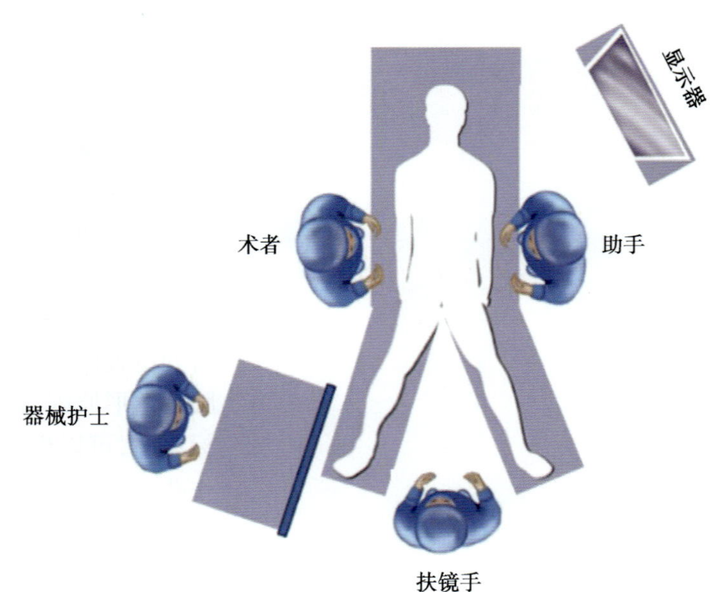

2. 经阴道拖出标本阶段 术者站位于患者右侧，助手站位于患者左侧，扶镜手站位于术者同侧，显示器位于患者足侧，戳卡孔功能做相应调整。

【特殊手术器械】

主要为分离和断肝器械，包括内镜下切割闭合器（Endo-stapler）、超声刀、CUSA、腹腔镜双极电凝、倒刺缝合线等。

第三节 手术操作步骤、技巧与要点

【探查与手术方案制订】

在详细的术前检查和术前方案评估的基础上，探查分三步。

1. 常规探查 进镜至腹腔，观察盆腔、结肠、小肠、脾、大网膜、胃有无肿瘤种植（图 33-5、图 33-6）。

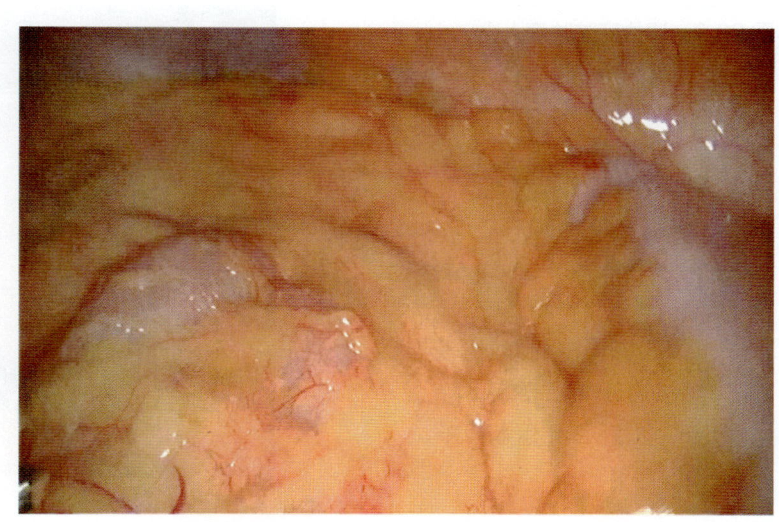

图 33-5 探查大网膜

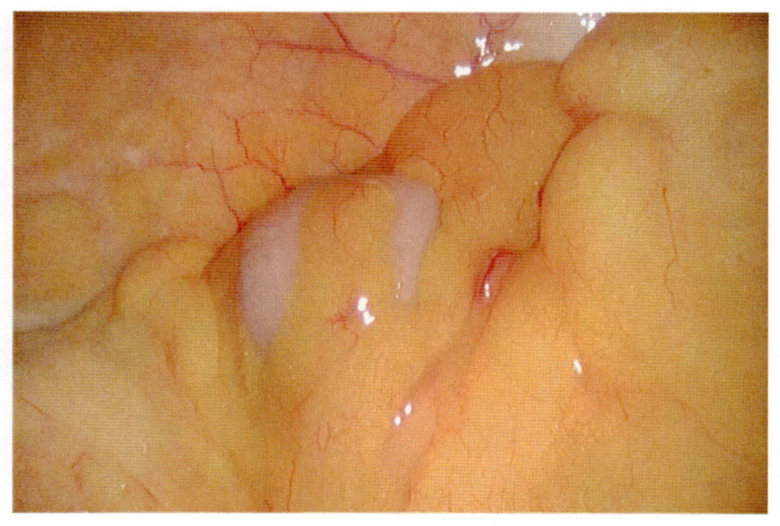

图 33-6 探查结肠、小肠、盆腔

2. 肿瘤探查 肝脏及肿瘤的具体位置、大小(图 33-7)。

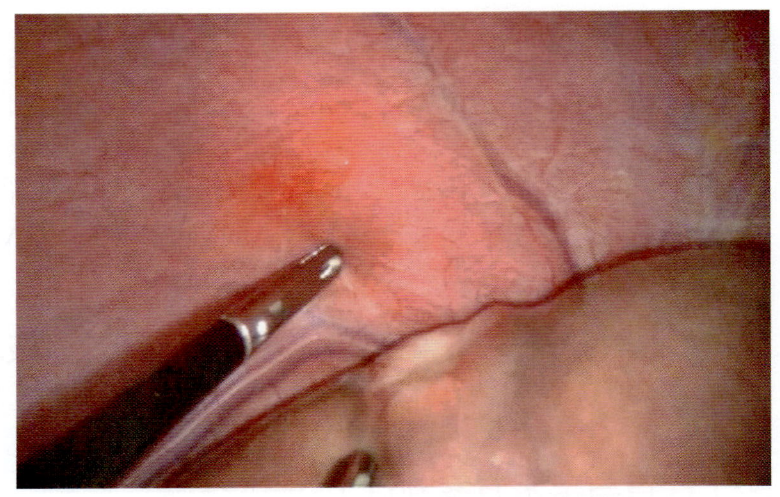

图 33-7 探查肝脏原发肿瘤位置、大小

3. 解剖结构的判定 判定肝脏及肿瘤大小程度能否合适经阴道拉出体外(图 33-8、图 33-9)。经阴道行指诊了解阴道后穹隆的状态是否适合切开并取标本。

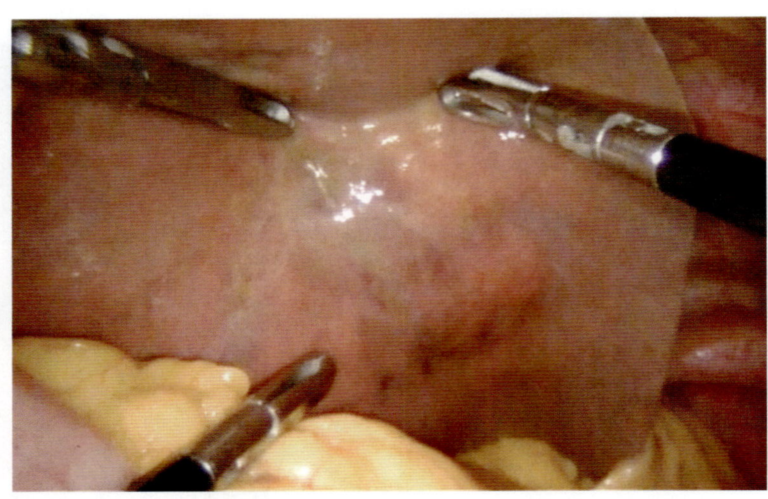

图 33-8 评估肝脏肿瘤大小

经验分享:

因肝脏质地硬韧,形变能力差,应准确评估肝脏标本直径小于 5cm,以免取出标本困难。

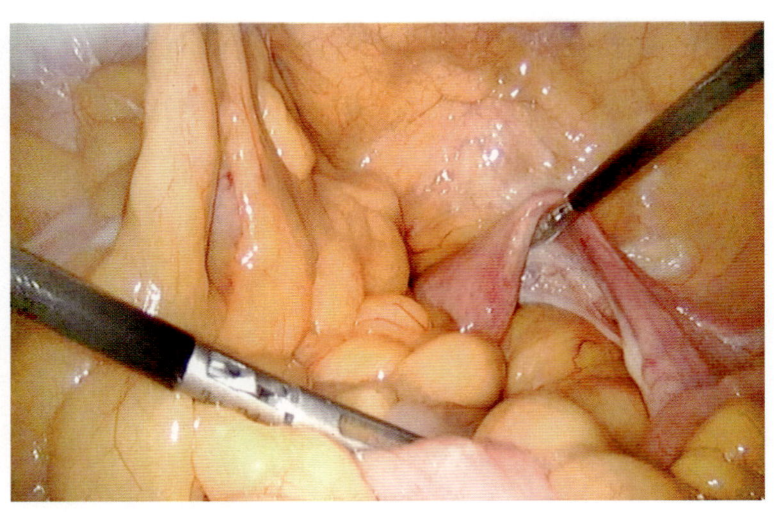

图 33-9 探查子宫、阴道后穹隆情况

【解剖与分离】

1. 第一肝门预留阻断带　首先打开肝胃韧带，预留第一肝门阻断带。一般有两种阻断方式，第一种方式应用长度约15cm的弹性胶条，从肝、十二指肠韧带后方绕过，末端应用血管夹夹闭固定（图33-10）。当需要阻断第一肝门时，上提收紧胶条后（图33-11），靠近肝、十二指肠韧带处夹闭胶条（图33-12），解除阻断时，应用超声刀切断血管夹，放松胶条（图33-13）；第二种方式为套管阻断带体外阻断方法，将阻断带绕过肝、十二指肠韧带，穿入套管引出体外，阻断第一肝门时收紧套管，解除阻断时放松套管。

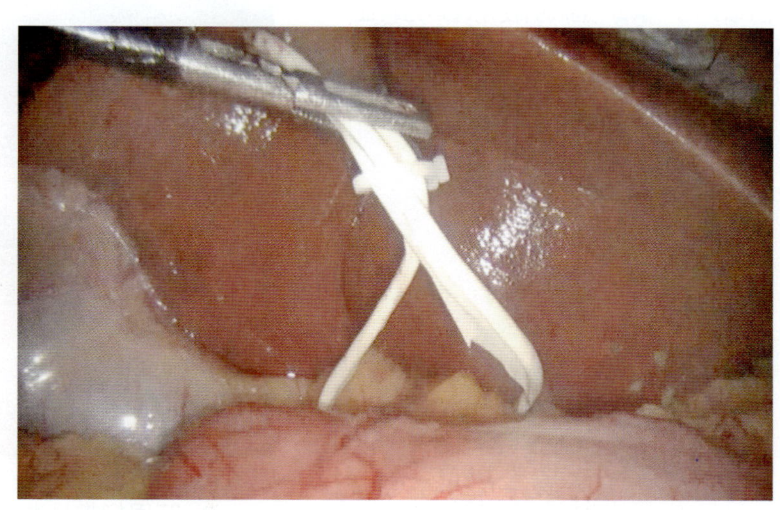

图33-10　将胶条自第一肝门后方绕过，血管夹夹住尾部并固定

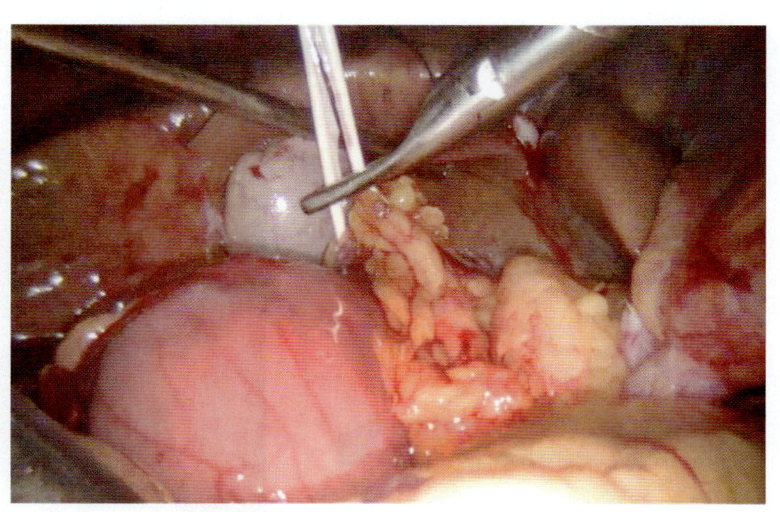

图33-11　收紧第一肝门阻断带

操作技巧：

收紧胶条后，靠近肝门处夹闭，行第一肝门阻断，采用阻断15分钟、开放5分钟的间断阻断方法。

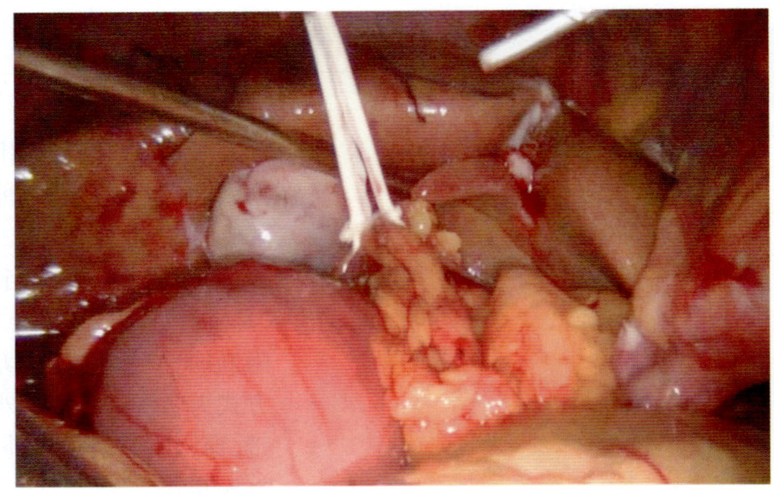
图 33-12 第一肝门阻断后

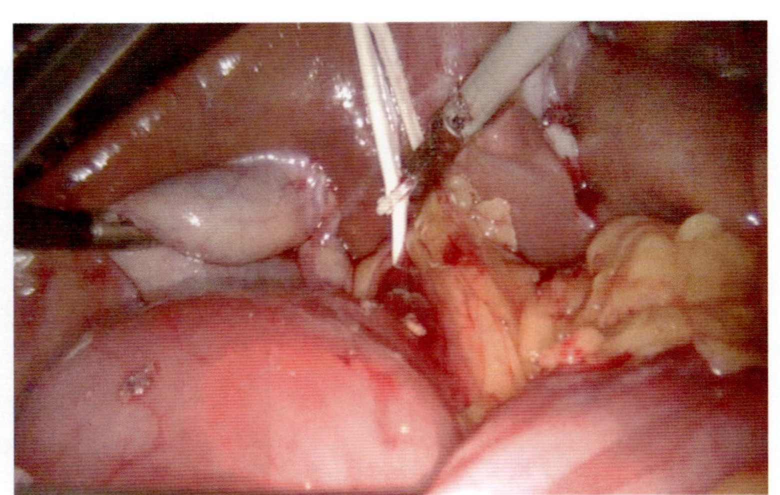
图 33-13 解除阻断时，使用超声刀将血管夹打断，放松胶条

2. 肝周韧带的游离与离断 预置肝门阻断带后，根据病灶所在位置，开始离断病灶所在肝叶的肝周韧带，如圆韧带（图 33-14）、镰状韧带（图 33-15）、冠状韧带及三角韧带（图 33-16）。圆韧带可以超声刀直接离断，如韧带内血管比较粗大，也可以血管夹夹闭后离断。镰状韧带、冠状韧带及三角韧带可以应用超声刀直接离断（图 33-17~ 图 33-19）。

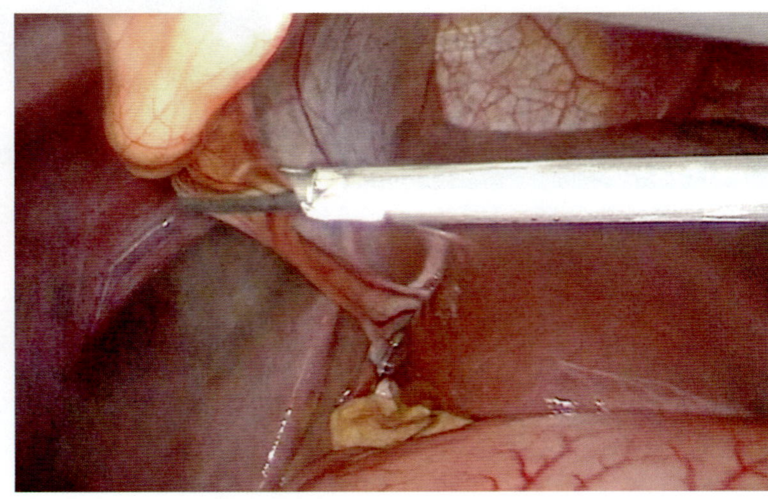
图 33-14 超声刀离断肝圆韧带

经验分享：

如肝圆韧带内血管直径较粗，可以使用血管夹夹闭后离断。

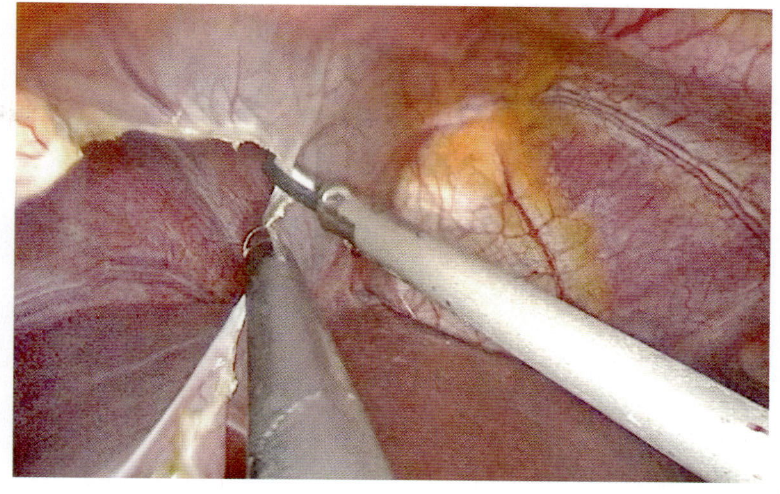

图 33-15　离断肝镰状韧带

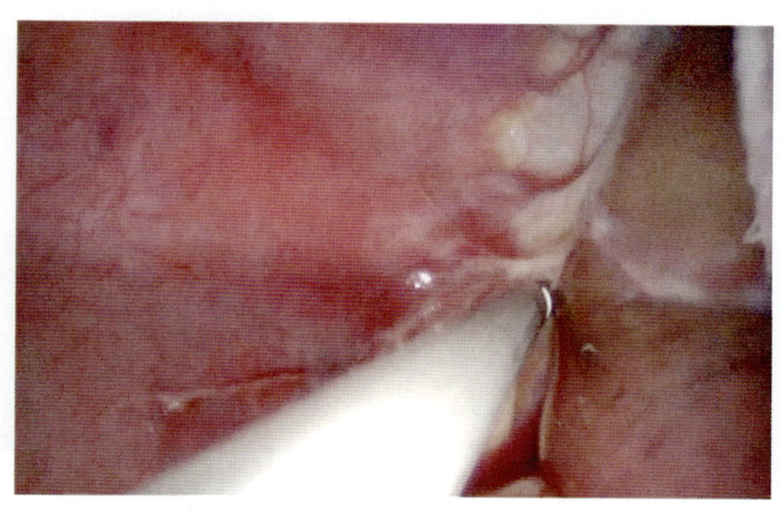

图 33-16　离断右三角韧带

操作技巧：

腹腔镜肝切除术一般采用双主刀操作，在肝周韧带离断中，可以根据“谁方便谁操作”的原则，由主刀和其助手轮换操作。

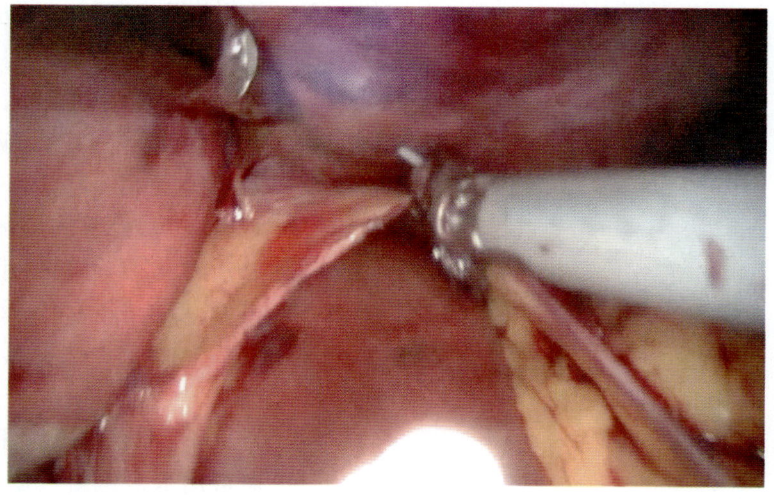

图 33-17　离断肝胃韧带

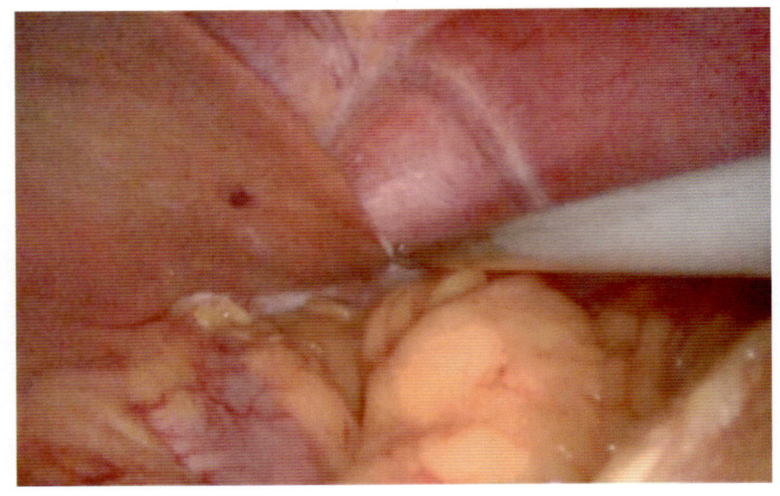

图 33-18　离断左三角韧带

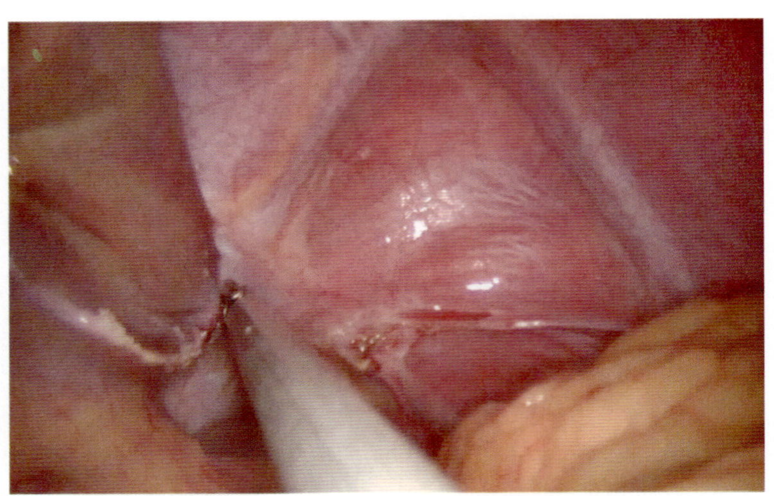

图 33-19　离断左冠状韧带

3. 离断肝实质　鉴于经阴道取标本对标本大小的限制(图 33-20、图 33-21),本术式一般不适用于规则的半肝切除,所以术中操作也基本不涉及第一肝门及第二肝门的分离解剖。若肿瘤位于表面(图 33-22),距肿瘤边缘 1cm 标出预切线(图 33-23),缝合牵引线后,由浅入深逐步切除(图 33-24)。若肿瘤位于左外叶,则需设计好切线,确保离断时有良好的视野。采用超声刀离断肝实质,小口离断,蚕食前进,离断时保持好方向,遇较大的管道组织,血管夹夹闭后再给予切断(图 33-25、图 33-26)。肝离断时,助手可以使用吸引器帮助显露断面,并随时吸引断面出血,保持肝断面干净清爽,离断肝静脉可以使用切割闭合器(图 33-27)。为了减少肝断面的出血,可采用低中心静脉压技术。

4. 肝断面的处理　完整切除病灶后肝断面彻底止血,渗血可用双极电凝或氩气刀止血,活动性出血或胆漏宜采用 4-0 至 5-0 无损伤缝线缝合。肝断面可覆盖止血材料(图 33-28、图 33-29)。

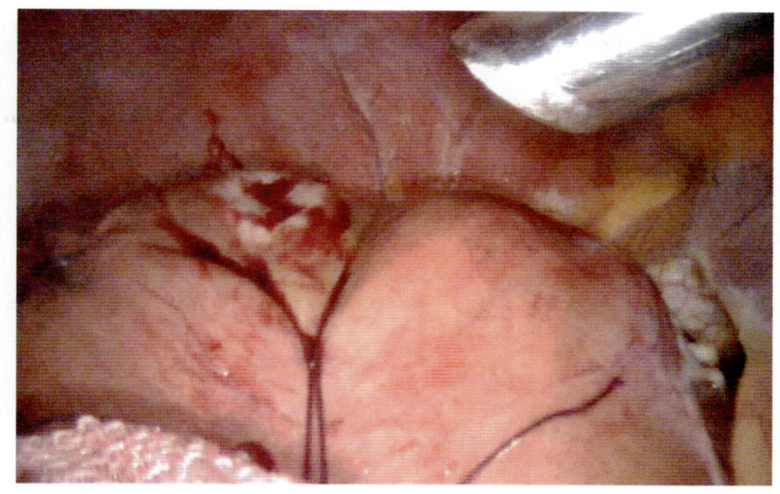

图 33-20　肿瘤位置深，不易显露，可以在肿瘤周围缝合牵引线，以便于操作

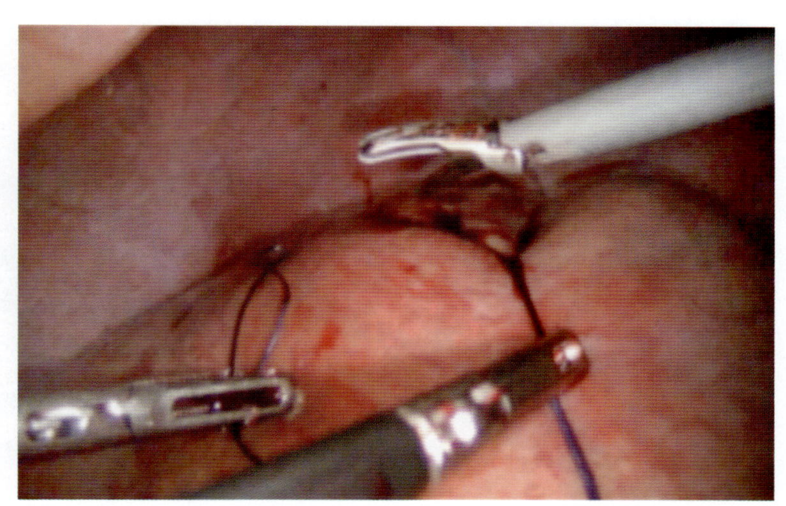

图 33-21　在牵引线帮助下，切除肿瘤

经验分享：

肝血供丰富，切除过程中为避免出血，一般应用超声刀小口蚕食离断肝实质，逐渐显露血管后，妥善处理。此外，吸引器合理应用对保持创面干净清楚十分重要。

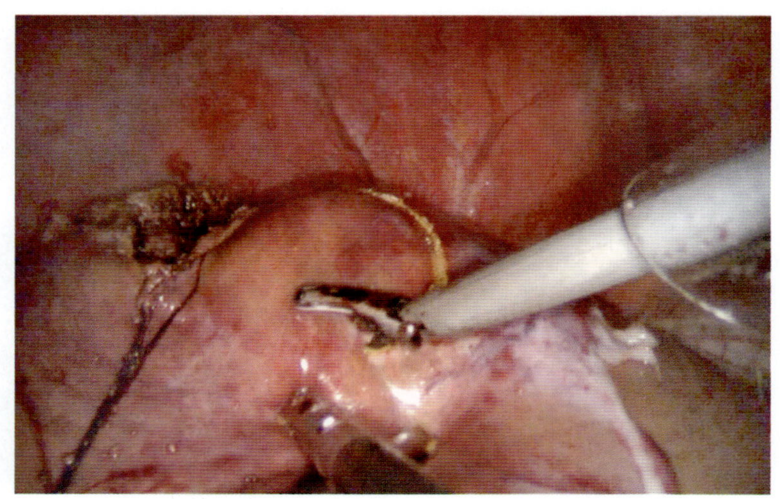

图 33-22　肿瘤较小，位置表浅，可在标记切除范围后直接切除

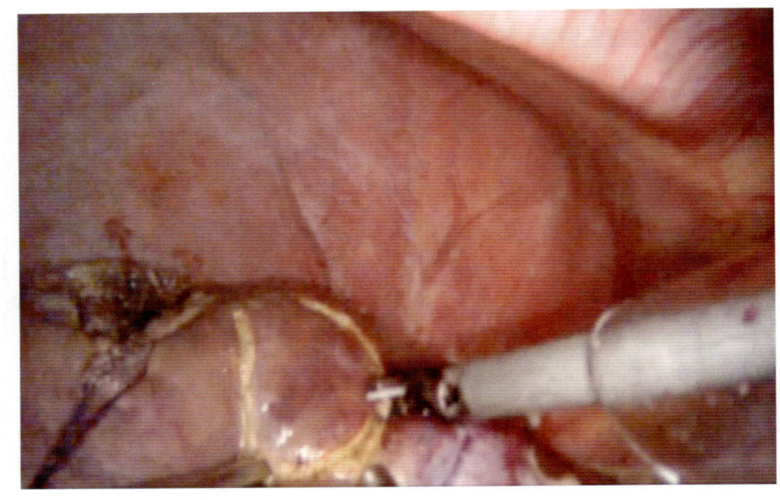

图 33-23 距离肿瘤 1cm 标记切除范围

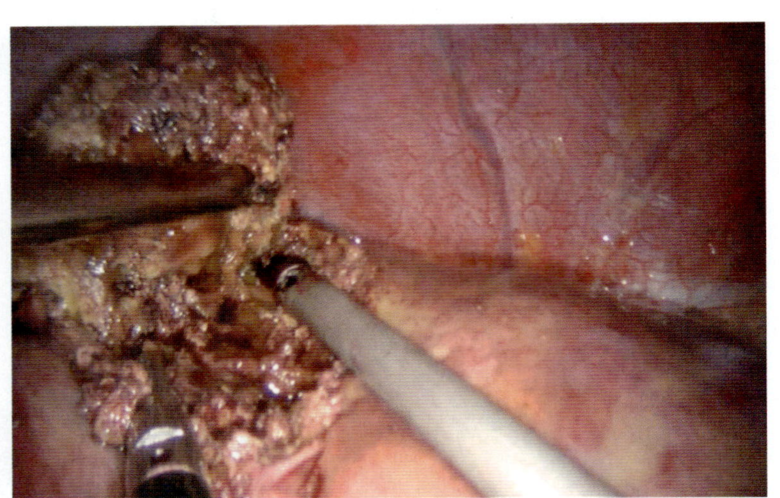

图 33-24 浅表肿瘤切除

经验分享：

控制性低中心静脉压可明显减少肝脏手术的出血，具体措施包括限制输液速度、应用硝酸甘油、呋塞米等药物，必要时还可以辅以体位调整。

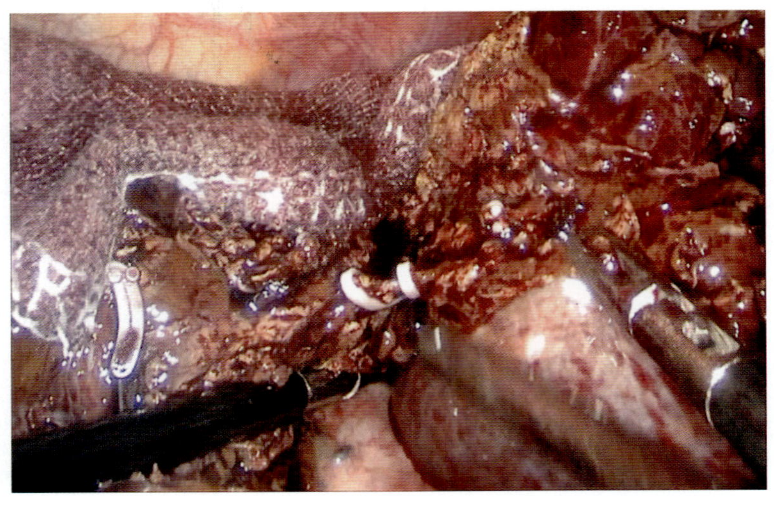

图 33-25 切除过程中大的血管应用血管夹夹闭

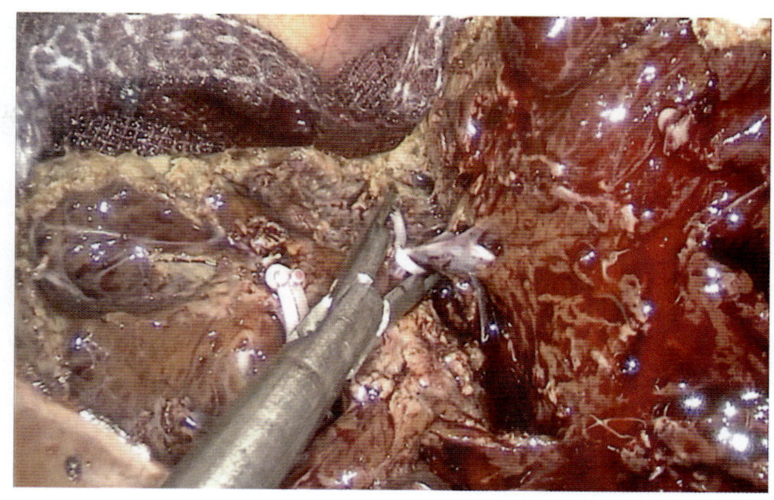
图 33-26　夹闭血管后切断

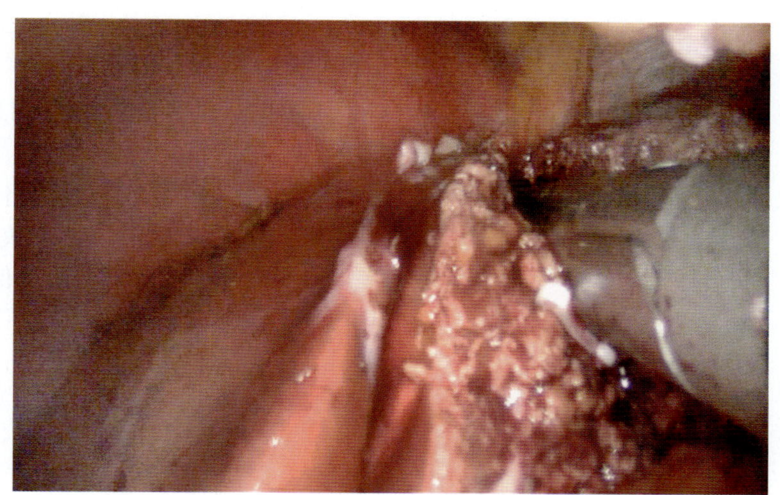
图 33-27　主要的肝静脉可以应用直线切割闭合器闭合

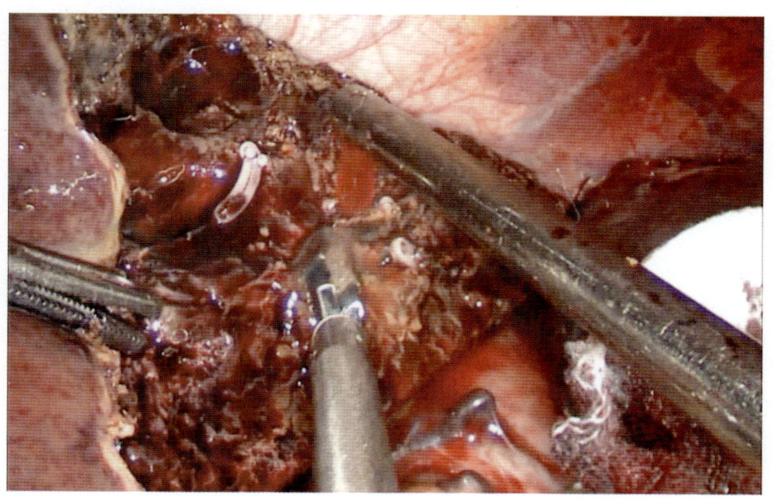
图 33-28　双极电凝处理肝断面渗血

图 33-29　双极电凝处理后的肝断面

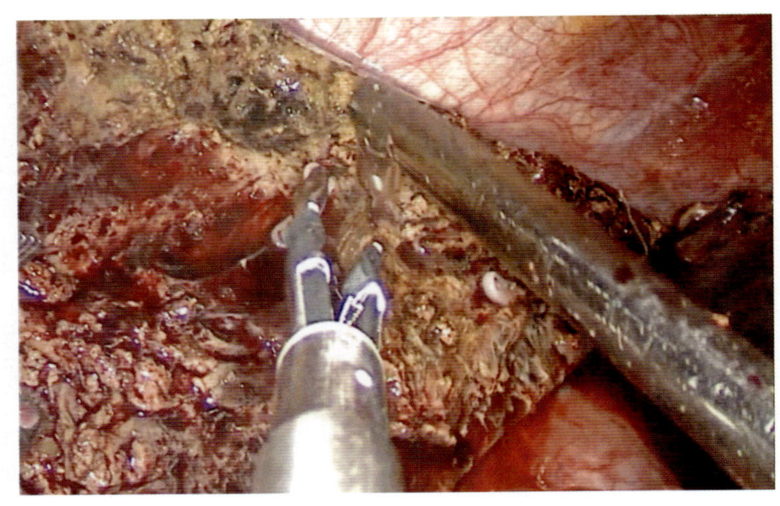

【标本取出】

助手再次消毒阴道后，将小膀胱拉钩置于阴道后穹隆起指示作用（图 33-30），术者用超声刀或电钩横行切开后穹隆（图 33-31），术者经戳卡将无菌塑料保护套送入腹腔，将切除的标本置入保护套内，夹闭保护套开口，助手用卵圆钳经阴道后穹隆切口将无菌塑料保护套拉出体外（图 33-32）。阴道切口的缝合可采用腹腔镜下缝合（图 33-33）。生理盐水或蒸馏水冲洗盆腔，留置引流管。关闭戳卡孔，清点纱布器械确切无误，术毕。

图 33-30　膀胱拉钩指引切开位置

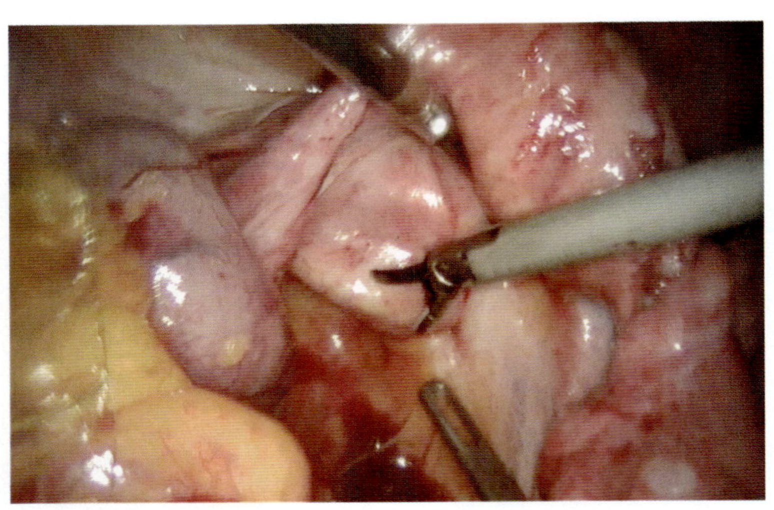

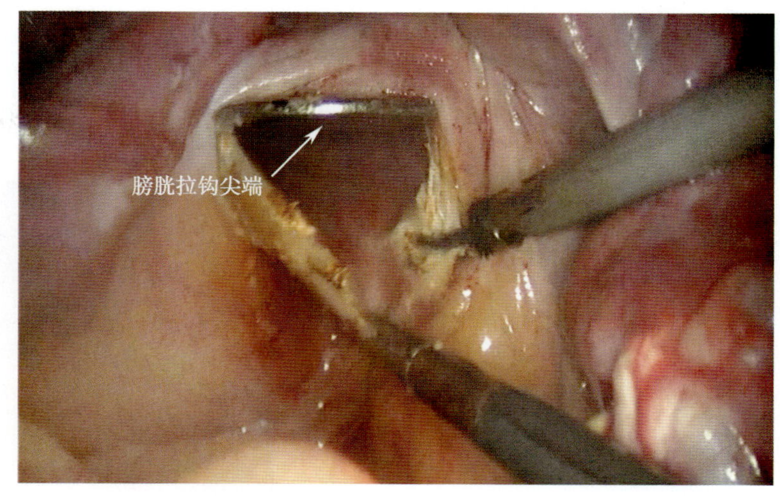

图 33-31　超声刀切开阴道后穹隆

经验分享：

术者用超声刀横行切开阴道后穹隆约 3cm，纵向牵拉使切口扩大至 5~6cm，操作时注意气腹的保持，避免漏气。

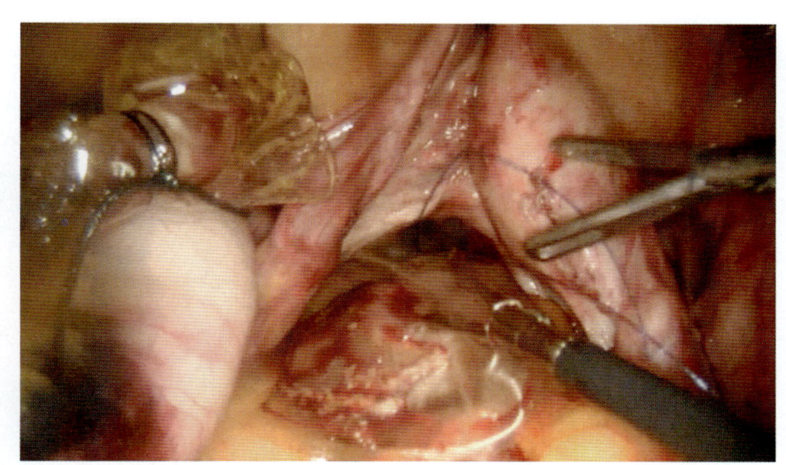

图 33-32　自阴道后穹隆取出标本

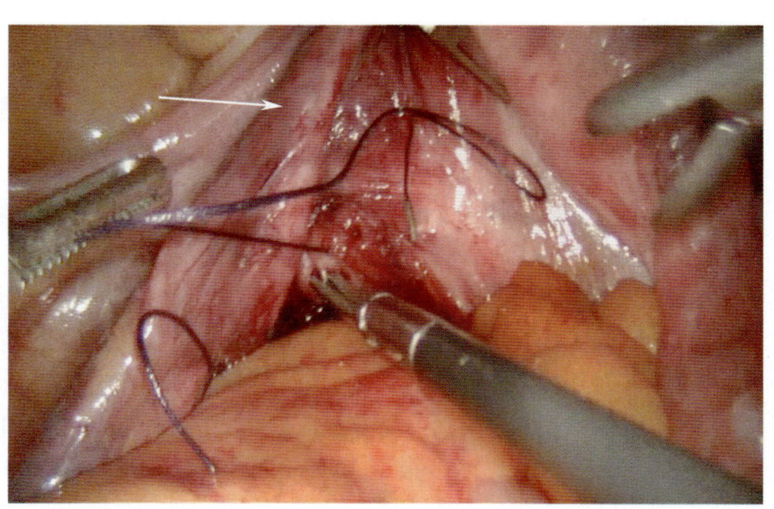

图 33-33　取出标本后，缝合阴道

操作技巧：

腹腔镜下缝合可选用倒刺缝合线，可以避免滑脱，加快缝合速度。

【术后腹壁及标本照片】(图 33-34、图 33-35)

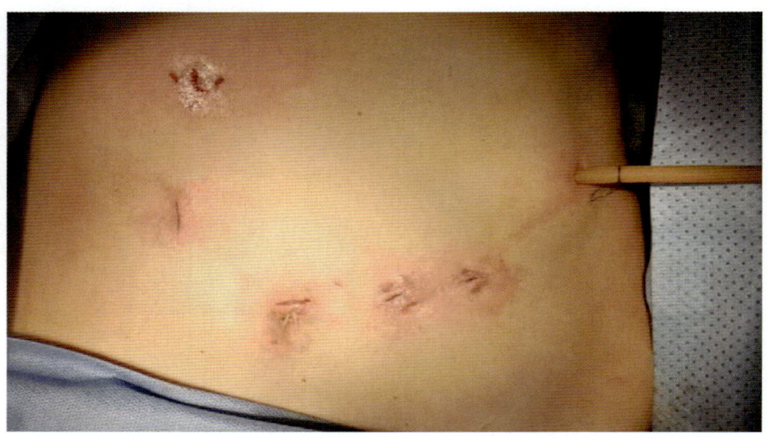

图 33-34 术后腹壁照片

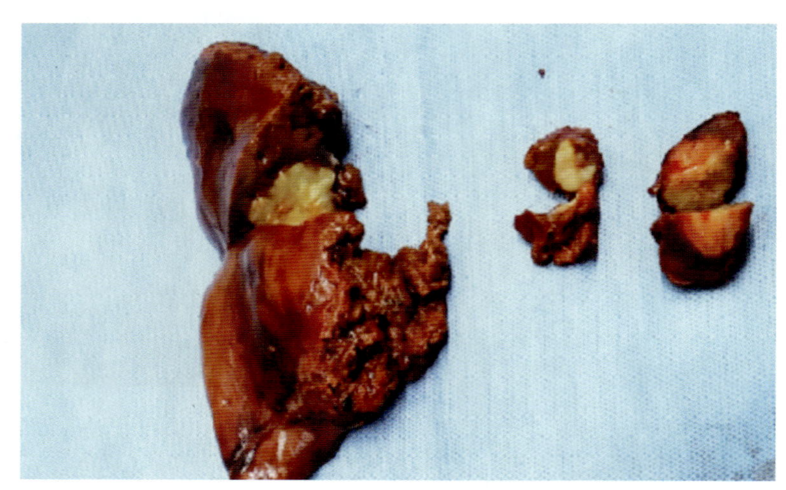

图 33-35 标本照片

第四节 手术相关要点、难点、热点剖析

1991 年，美国医师 Reich 报道腹腔镜肝良性肿瘤切除术以来，肝良、恶性疾病腹腔镜切除手术的应用发展迅速。国内自 1994 年完成大陆地区首例腹腔镜肝切除后，腹腔镜肝切除技术日益发展，手术切除范围不断增加。腹腔镜肝切除范围已经由局部切除、楔形切除逐步扩大至半肝或半肝以上切除，甚至肝移植的供肝切取等。2008 年，“Louisville 宣言” 中指出，对于有着丰富肝胆外科手术及腹腔镜手术经验的外科医师来说，腹腔镜肝脏手术是安全、有效的。近些年的临床实践也证明，与传统开腹肝切除术相比，腹腔镜肝切除术具有创伤小、全身反应轻、术中出血少、住院时间短、并发症发生率低及美容效果好等优势。更多创新术式也见诸多报道，如单孔腹腔镜肝切除、后入路腹腔镜肝切除等。在此基础上，如何进一步减少创伤已经成为外科医师关注的焦点，而无腹部辅助切口的 NOSES 结合了腹腔镜肝切除术与经自然腔道取标本手术两方面的优势，消除了切口感染、切口疼痛等相关并发症，充分体现了“微创中的微创”的手术特点，对于符合适应证的患者而言，经阴道取标本的腹腔镜肝肿瘤切除术不失为最佳选择术式。

本术式肝切除部分与常规腹腔镜肝切除步骤一致，只是在戳卡位置选择上需要考虑是否需要兼顾下腹部操作，如不能兼顾，下腹部操作需另行打孔。手术相关要点、难点为：一是掌握好手术适应证。本术式只适用于女性患者，且对未来有生育要求的育龄女性不适用。此外，与胃肠相比，肝脏质地硬韧，形变能力较差，因此应准确评估标本体积，不适用于肝肿瘤较大或规则的半肝切除等手术。二是注意手术无菌操作，术前请妇科会诊阴道情况，术中会阴部、阴道使用碘附纱布及稀碘附溶液冲洗消毒，切口保护套经腹壁戳卡置入，经阴道拉出。三是注意手术无瘤操作，手术标本切除后应立即置入标本袋中，标本袋口夹闭，防止残血流出，取标本过程中吸引器随时准备吸除可能因挤压流出标本袋的残血。四是部分较大的肝良性肿瘤，如血管瘤，如不需要保持标本完整，可以在腹腔内剪碎后再经阴道取出，可以减小取标本的难度。

（高　峰）

第三十四章 腹部无辅助切口经阴道取标本的腹腔镜下肝多发肿瘤切除术

【前言】

腹部无辅助切口经阴道取标本的腹腔镜下肝肿瘤切除手术是NOSES在肝胆外科的延展应用，目前国际上尚无文献报道。笔者主要采用NOSES Ⅲ式，该术式的操作特点为经阴道将肝手术标本取出至体外。肝为一实体脏器，手术标本体积大小不一。由于阴道具有很强的延展性，因此NOSES Ⅲ式的适应证更为宽泛，更适合标本体积较大的肝脏手术，但此术式仅局限于女性患者。本章以一例荧光腹腔镜左半肝切除病例来介绍肝胆外科中NOSES的应用。

第一节 适应证与禁忌证

【适应证】（图 34-1、图 34-2）

1. 女性患者。
2. 预计标本直径 <5cm 的肝良、恶性肿瘤。

【禁忌证】

1. 未婚、未育，或有再次生育计划者。
2. 肿瘤直径 >5cm 或预计标本 >5cm 者（如半肝切除，大的肝段切除等）。
3. 腹腔镜肝手术禁忌证：如无法耐受气腹者，腹腔内致密粘连，病变紧贴或直接侵犯大血管者，病变无法安全进行腹腔镜下操作，肝门部受侵犯及门静脉癌栓。
4. 盆腔手术史或存在阴道畸形。

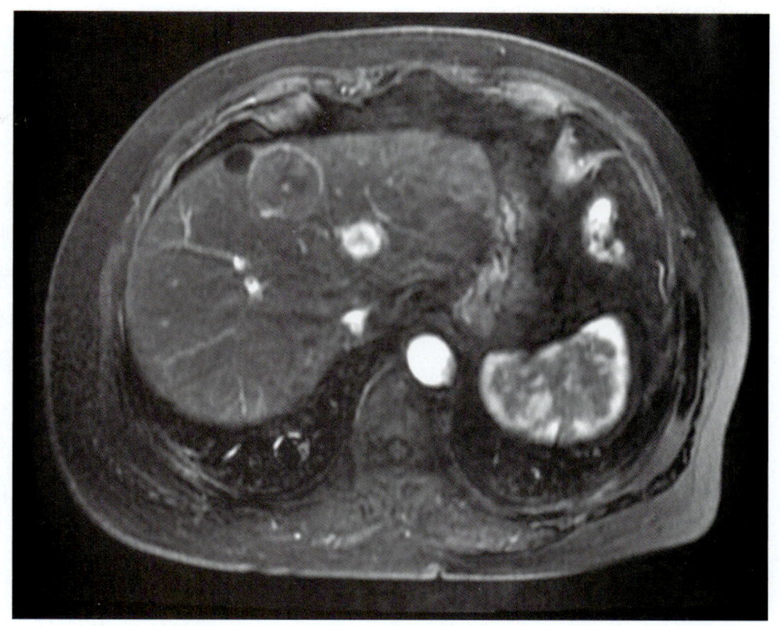

图 34-1　肝脏 MRI：增强后动脉期明显环形强化

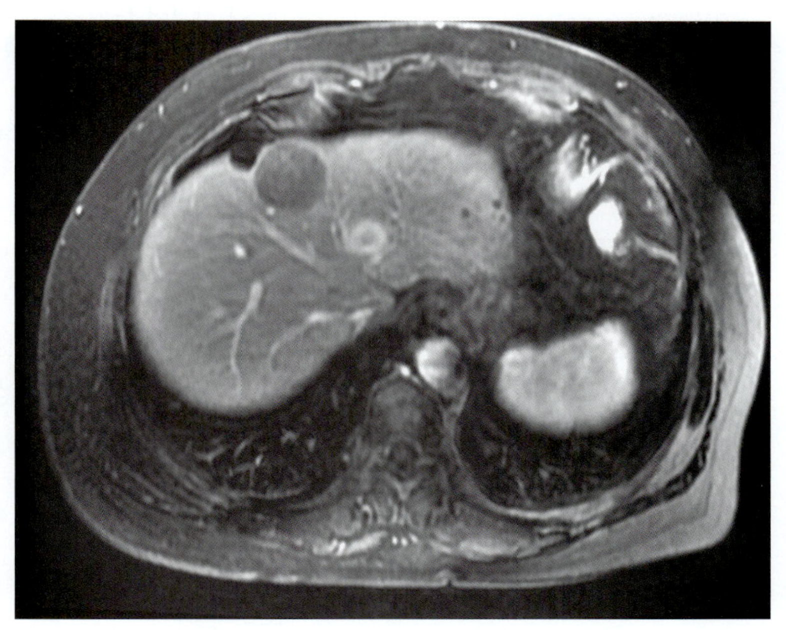

图 34-2　肝脏 MRI：静脉期强化稍减低

第二节　麻醉、体位、戳卡位置与术者站位

【麻醉方式】

全身麻醉。

【手术体位】

患者取截石位，双侧大腿需稍平一些，有利于术者操作。肝脏手术操作时取头高足低位，盆腔操作取标本时取头低足高位。

【戳卡位置】(图 34-3)

1. 肝脏手术

(1)腹腔镜镜头戳卡孔(10mm):此患者既往下腹正中切口处有补片,故通过右侧术者主操作孔建立气腹后选择脐上小切口进镜。正常患者可选择脐下或脐左切口。

(2)左侧术者主操作孔及辅助操作孔(两个 12mm 戳卡):主操作孔位于左肋缘下剑突旁开 2cm 处,辅助操作孔位于主操作孔左下方 8cm 处。

(3)右侧术者主操作孔(12mm 戳卡)及辅助操作孔(5mm 戳卡):主操作孔位于腹直肌外侧缘右肋缘下 5cm,辅助操作孔位于腋前线右肋缘下。

2. 盆腔手术

(1)术者主操作孔(5mm 戳卡):位于脐与右侧髂前上棘连线中外 1/3 处。

(2)术者辅助操作孔(5mm 戳卡):位于平行脐右侧 12cm 处。

(3)助手操作孔(5mm 戳卡):位于脐与左髂前上棘连线中外 1/3 处,该钳操作较少,主要起提拉作用。

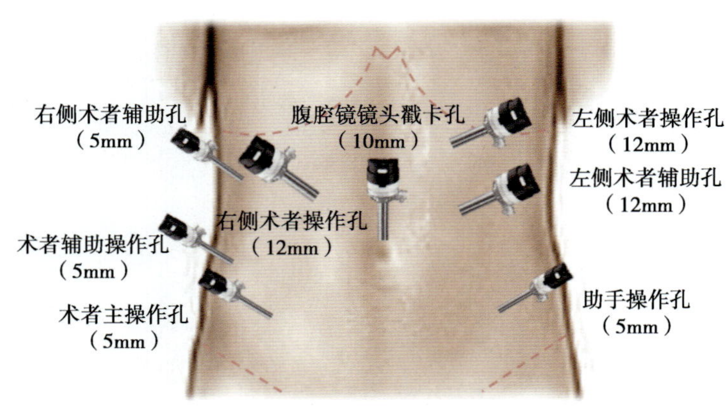

图 34-3 戳卡位置

【术者站位】(图 34-4)

肝脏操作时采取双主刀模式,患者左右各站一术者,扶镜手站位于患者两腿间。盆腔操作时术者站位于患者右侧,助手站位于患者左侧,扶镜手站位于术者同侧,取标本时第二助手站位于患者两腿之间。

【特殊手术器械】

荧光腹腔镜、超声刀、超声乳化吸引刀(CUSA)、百克钳、60mm 直线切割闭合器(白色钉仓、蓝色钉仓)、阴道缝合线、举宫器、无菌保护套。

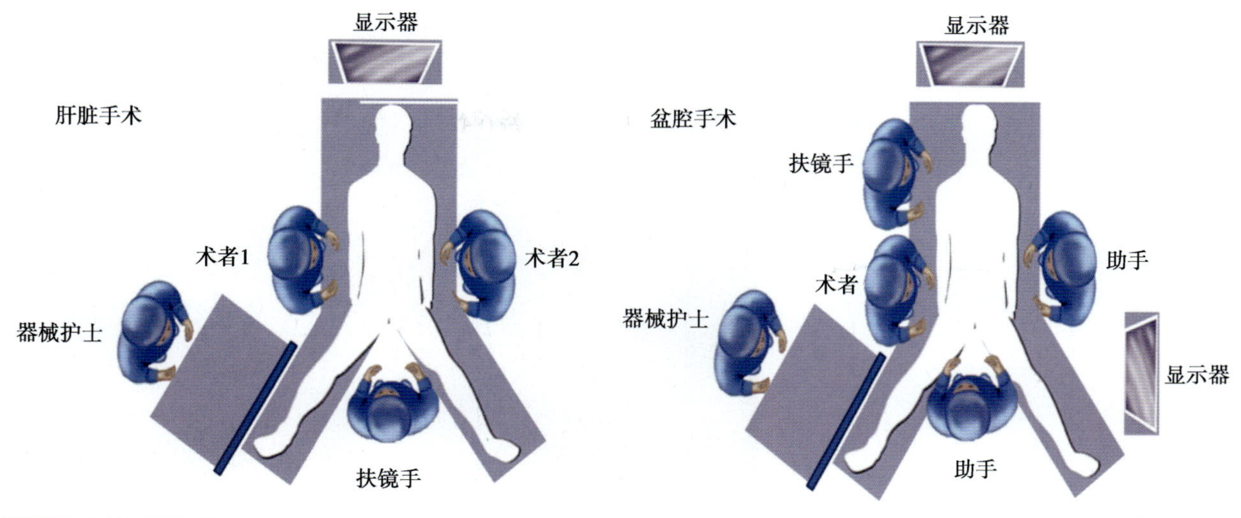

图 34-4　术者站位

第三节　手术操作步骤、技巧与要点

【探查与手术方案制订】

在详细术前检查和术前方案评估的基础上，根据探查结果决定行左半肝切除术。

1. 常规探查　进镜至腹盆腔，观察肝、胆囊、胃、脾、结肠、小肠、大网膜和盆腔有无肿瘤种植。可见既往手术导致盆腔粘连明显（图 34-5）。

2. 肿瘤探查　探查肝脏肿瘤的具体位置、大小（图 34-6）。

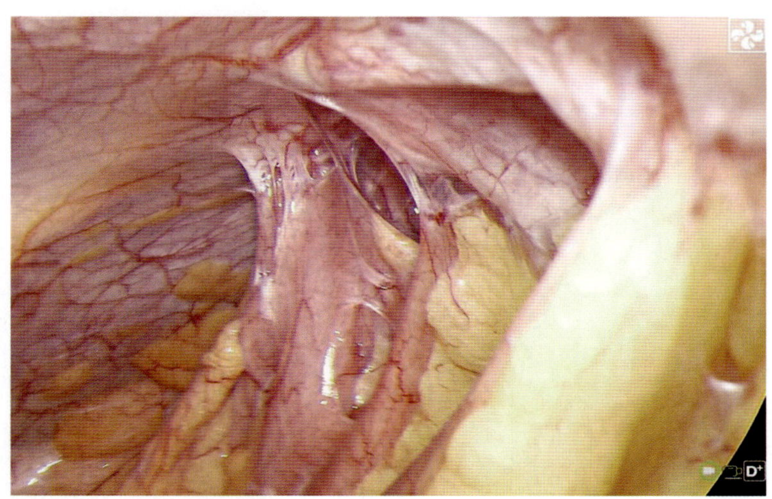

图 34-5　探查肝脏和大网膜

图 34-6　探查肿瘤位置（箭头处为肿瘤）

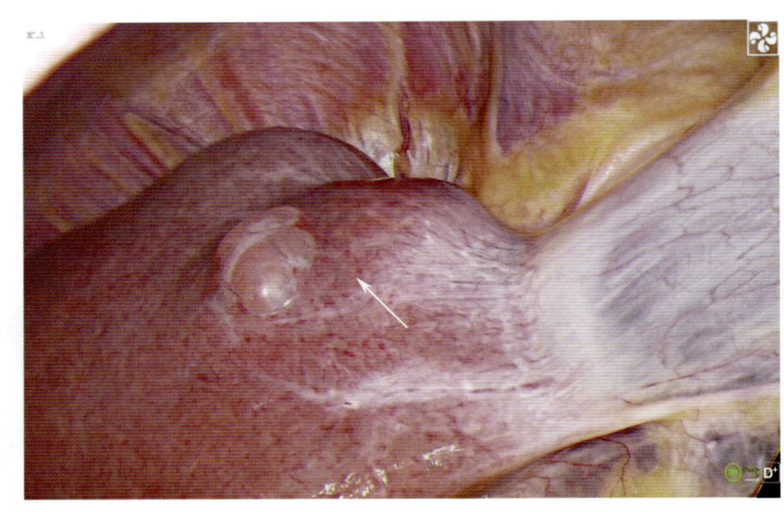

【解剖与分离】

1. 游离左肝周韧带　应用超声刀离断肝圆韧带、镰状韧带及左三角韧带，靠近第二肝门处应用电钩仔细分离。以超声刀在 Arantius 管腹侧切开左外叶和左侧尾状叶间肝组织，为鞘外解剖左肝蒂做准备（图 34-7～图 34-9）。

图 34-7　离断左三角韧带

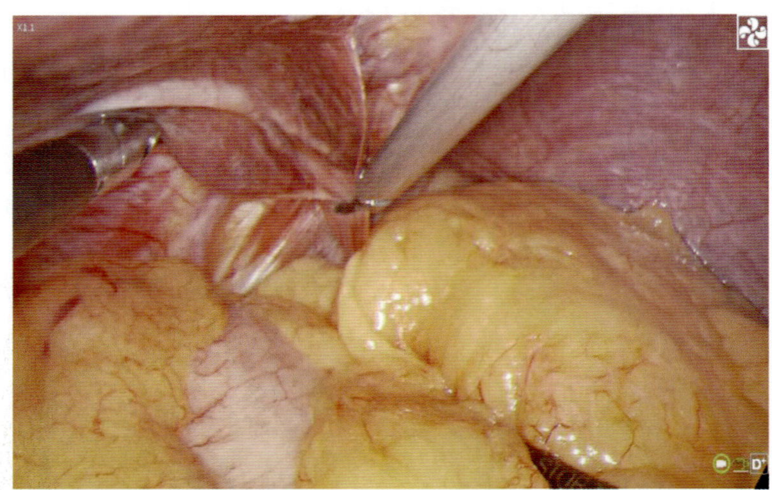

图 34-8　游离第二肝门

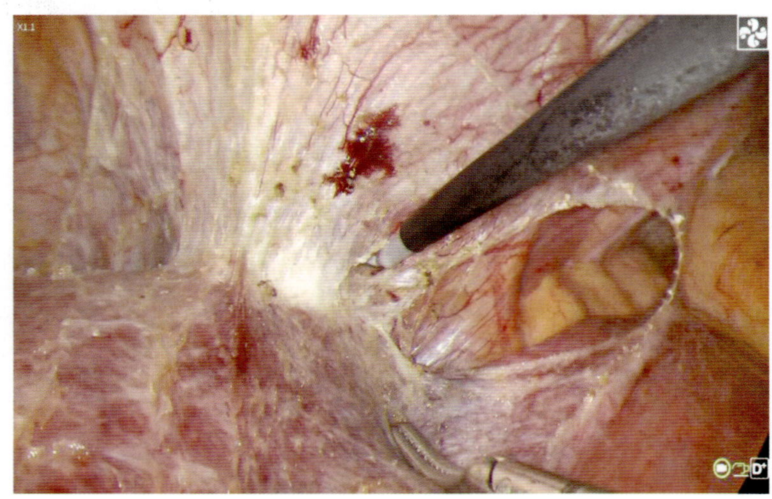

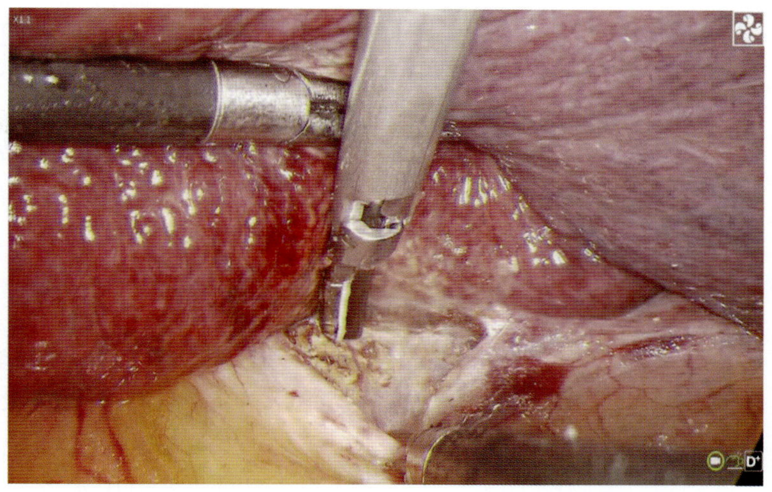

图 34-9　在 Arantius 管腹侧切开左外叶和左侧尾状叶间肝组织

2. 肝门部放置阻断带　打开小网膜囊，由右侧经肝、十二指肠韧带后方缓慢轻柔地将无损伤钳穿出至左侧，注意避让肝左外叶、肝尾状叶、食管静脉等重要结构，用力过猛可能导致损伤。将阻断绳拉至右侧（图 34-10），然后从左侧腹 5mm 戳卡孔引出，拔掉戳卡后置入阻断套管（图 34-11）。

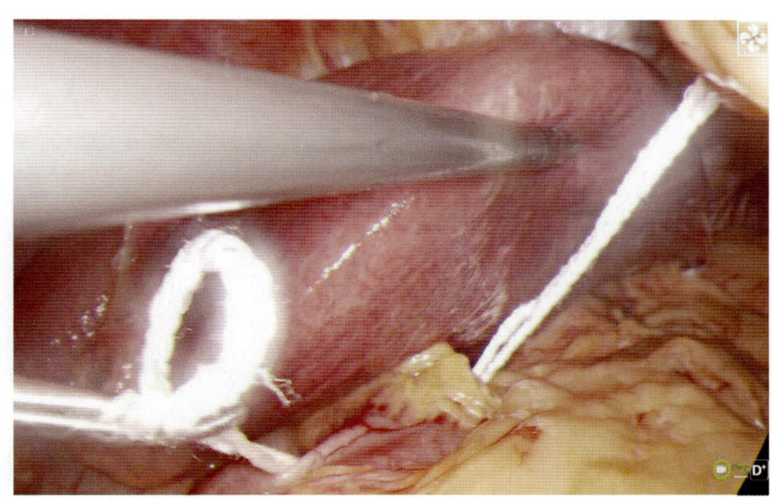

图 34-10　经第一肝门放置阻断绳

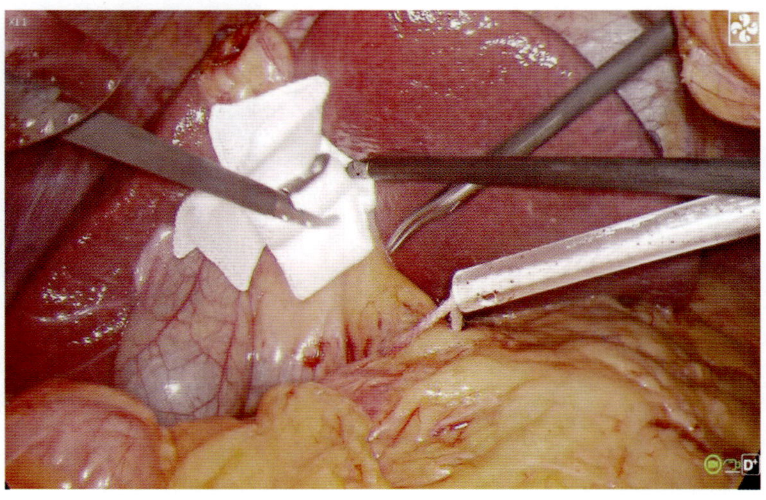

图 34-11　放置阻断套管

3. 鞘外法分离左肝蒂并离断　对于左肝蒂右侧间隙的游离，下降肝门板后，可钝性分离，沿 Laennec 膜和左肝蒂之间的间隙逐步分离。间隙明显者可用吸引器或分离钳在肝实质与左肝 Glisson 蒂间的间隙轻轻推挤和分离，细小门静脉分支行凝闭切断，游离方向为经右前方向左后方（图 34-12），打透左肝蒂后方隧道，从尾状叶前 Arantius 韧带处穿出。带线牵拉，用 Endo-GIA 离断左肝蒂（图 34-13）。使用 Endo-GIA 离断左肝蒂时，多选择右侧术者的右手主操作孔，Endo-GIA 的关节应尽量远离左支根部，偏向左侧或头侧，避免夹闭后太靠近根部累及右肝蒂，导致术后梗阻性黄疸等并发症的发生。

4. 反染法标记右半肝　将吲哚菁绿（ICG）5ml 加至 500ml 灭菌用水，取 5ml 经外周静脉注入。约 1 分钟后右半肝被染色（图 34-14）。按照染色标记范围离断左半肝，右侧术者应用 CUSA 打碎肝实质，显露肝内管道结构，左侧术者应用超声刀离断细小管道，较粗管道应用 hem-o-lok 夹闭后离断（图 34-15）。

图 34-12　鞘外法分离出左肝蒂

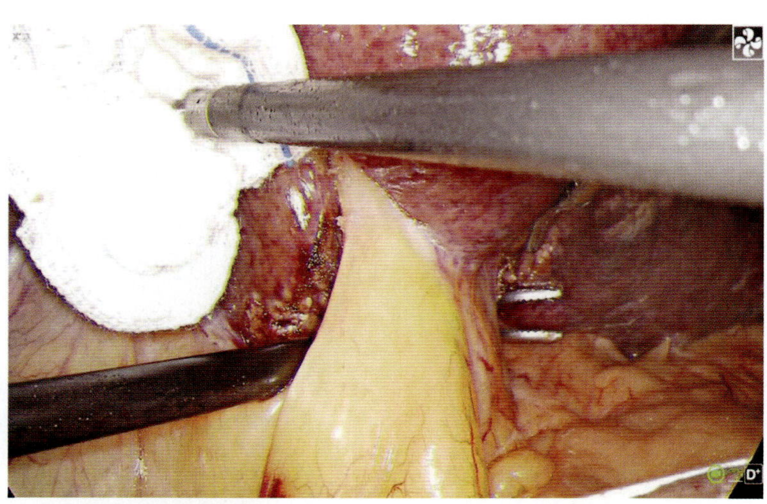

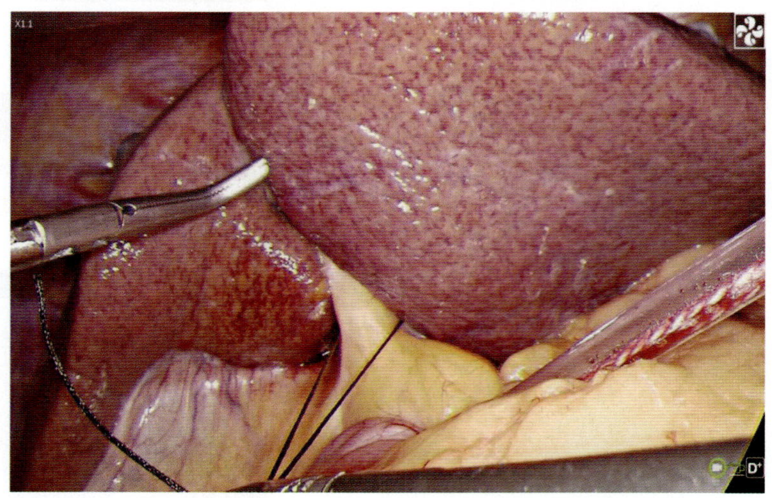

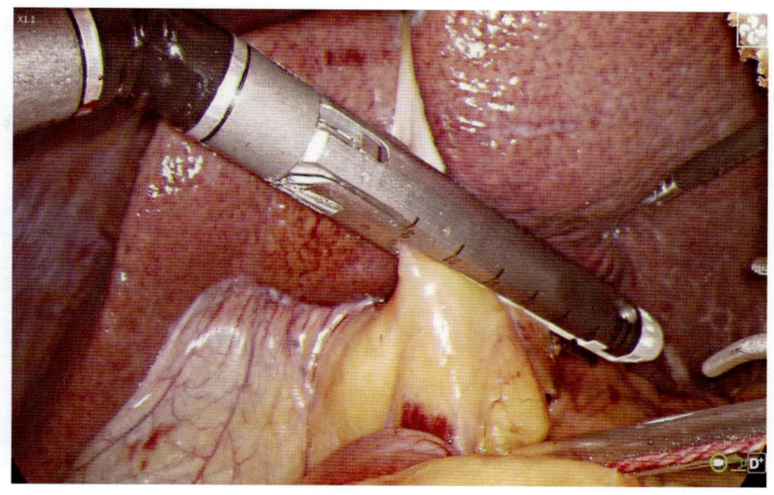

图 34-13　60mm 腔内切割闭合器离断左肝带

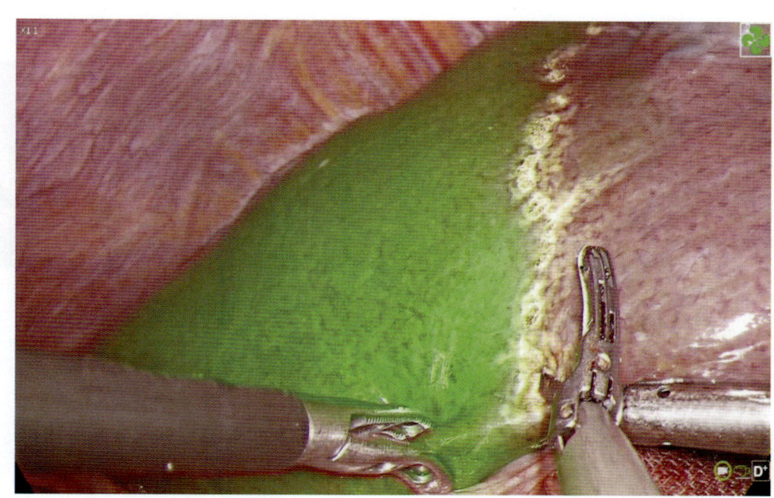

图 34-14　ICG 反染右半肝

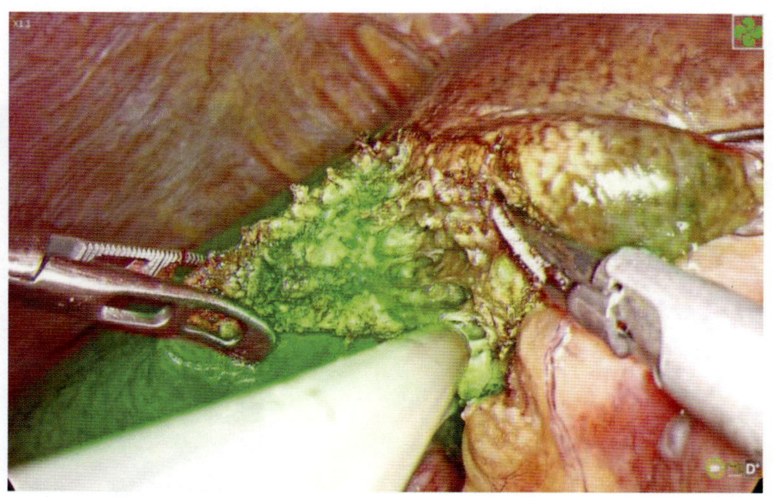

图 34-15　按照染色标记，应用 CUSA 打碎肝实质，显露管道结构

5. **循肝中静脉逐步离断左半肝**　循肝静脉的分支逐步显露肝中静脉主干，离断肝中静脉分支，优先离断肝中静脉背侧的肝组织，进一步显露肝中静脉全长（图 34-16）。继续离断肝中静脉腹侧肝组织（图 34-17），显露肝左静脉并利用腔内切割闭合器离断，完整切除左半肝（图 34-18）。

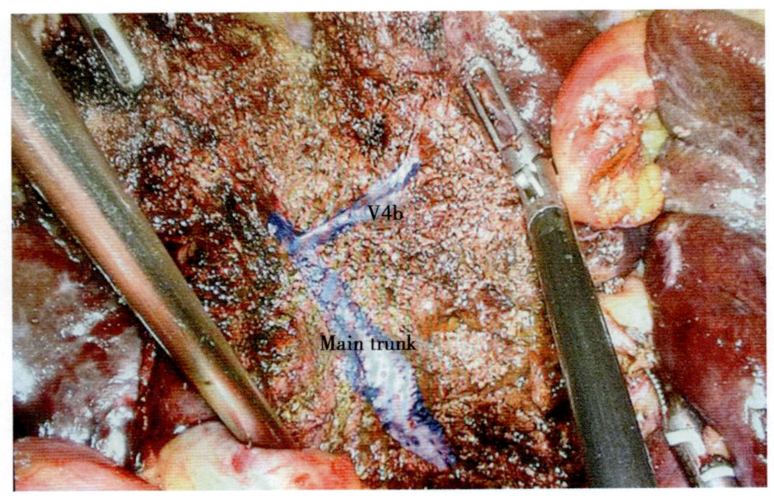

图 34-16 离断肝中静脉的分支，显露肝中静脉

Main trunk. 肝中静脉主干；V4b. S4b 段静脉。

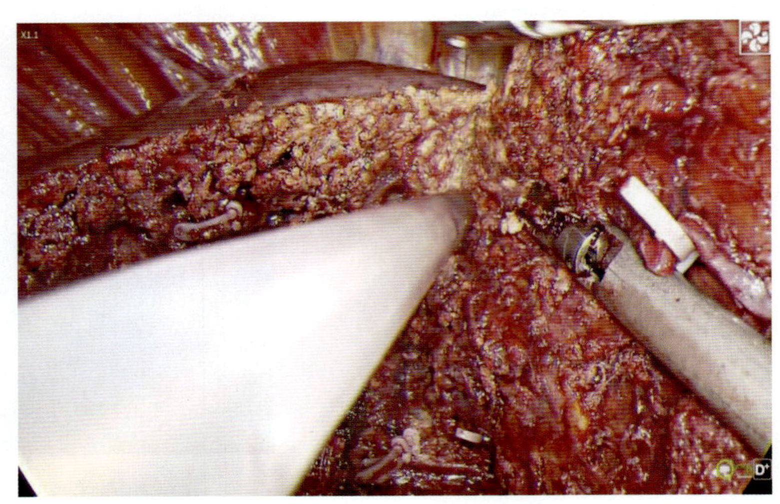

图 34-17 继续离断肝中静脉腹侧肝组织

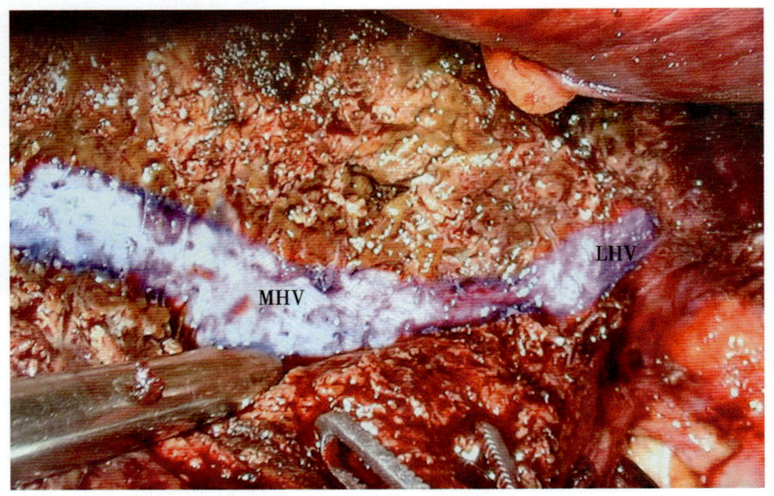

图 34-18 显露肝左静脉并切断，完整切除左半肝

MHV. middle hepatic vein，肝中静脉；LHV. Left hepatic vein，肝左静脉。

图 34-18(续)

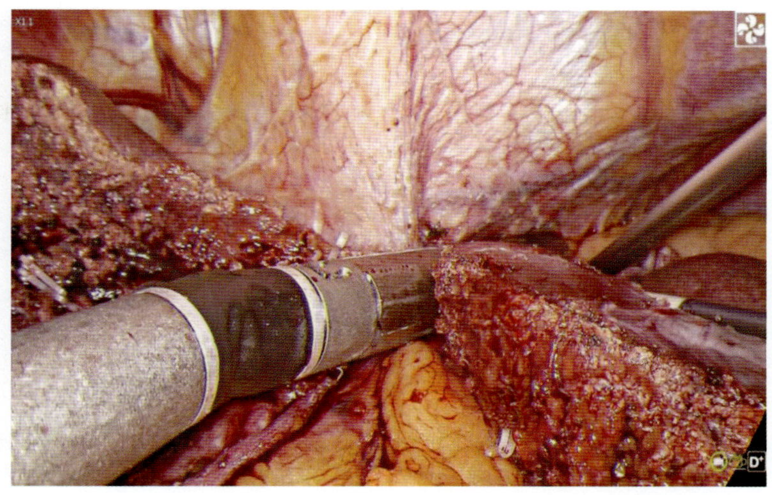

【标本取出】

1. **肝创面止血,标本置入标本袋** 肝创面彻底止血,因左半肝标本较大,利用无菌保护套自制成大小合适的标本袋,将左半肝标本装入标本袋中,放置于右下腹(图 34-19)。

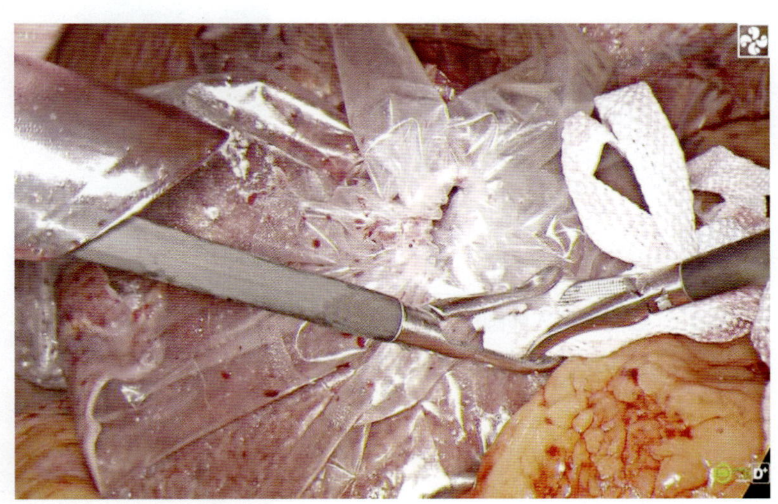

图 34-19 将左半肝标本装入标本袋中,放置于右下腹

2. **下腹部操作** 患者体位取头低足高位,于右下腹、右侧腹及左下腹戳卡孔进行盆腔操作。患者既往下腹部多次手术史,适度分离粘连。悬吊子宫后,显露阴道后穹隆(图 34-20)。助手经阴道再次消毒后,将小膀胱拉钩置于阴道后穹隆起指示作用,外周静脉注入 ICG 原液 2ml 观察阴道后壁血供,避开血管,电钩横行切开阴道后穹隆(图 34-21、图 34-22)。

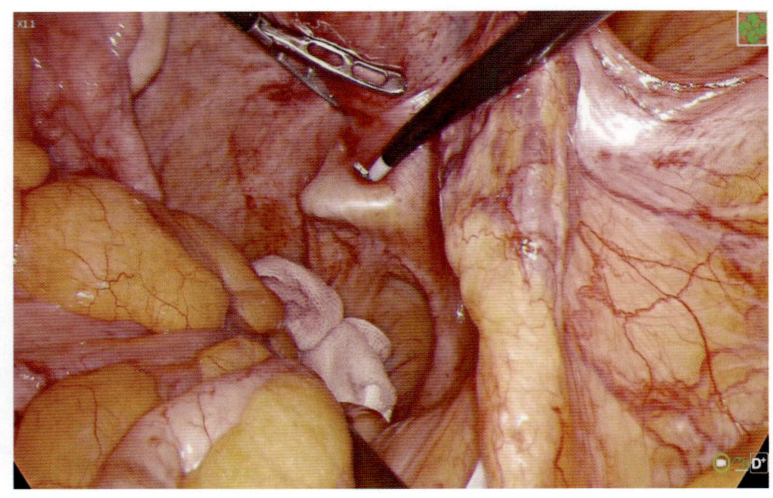

图 34-20　悬吊子宫，显露阴道后壁

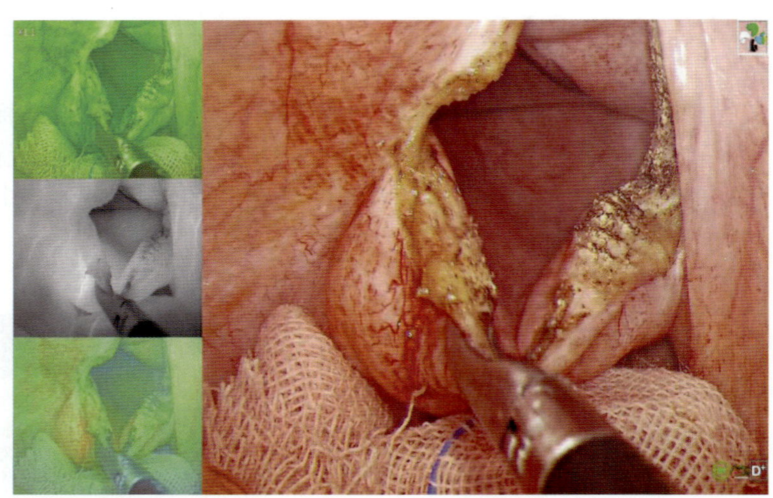

图 34-21　切开阴道后壁

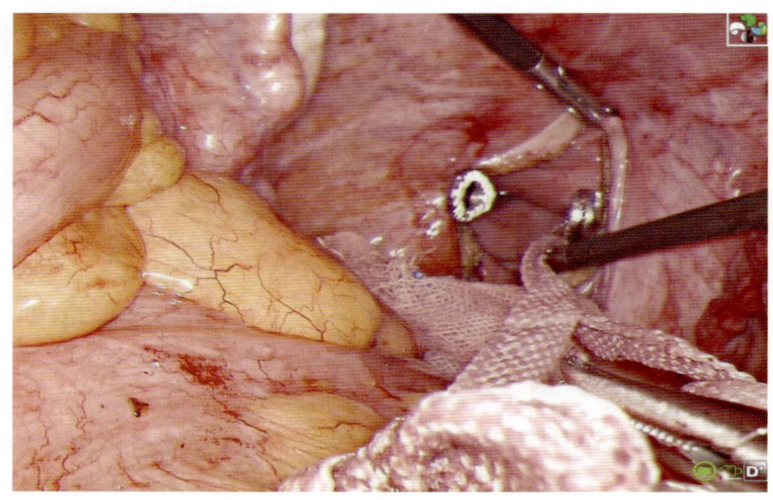

图 34-22　经阴道置入卵圆钳，夹住标本袋上的线绳，缓慢向外拖拽

台下助手充分润滑及扩张阴道，应用卵圆钳经阴道夹住标本袋后缓慢向外拖拽，并利用手指旋转标本角度，找到标本的最小径。台上术者利用纱布推压标本底部，协力将左半肝标本循序渐进地经阴道取出（图 34-23）。阴道切口止血后，应用倒刺线

连续缝合关闭(图 34-24)。处理肝创面,放置引流管,再次观察肝创面,放置止血纱布及引流管后手术结束(图 34-25)。

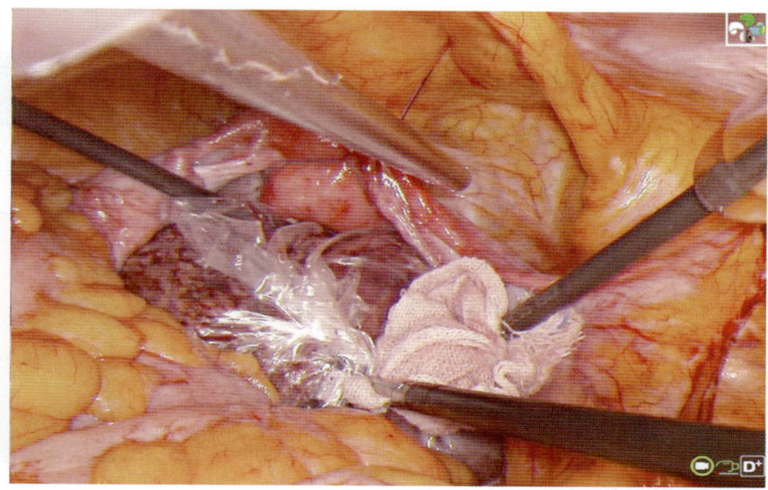

图 34-23　应用纱布推压标本袋底部,将标本经阴道取出

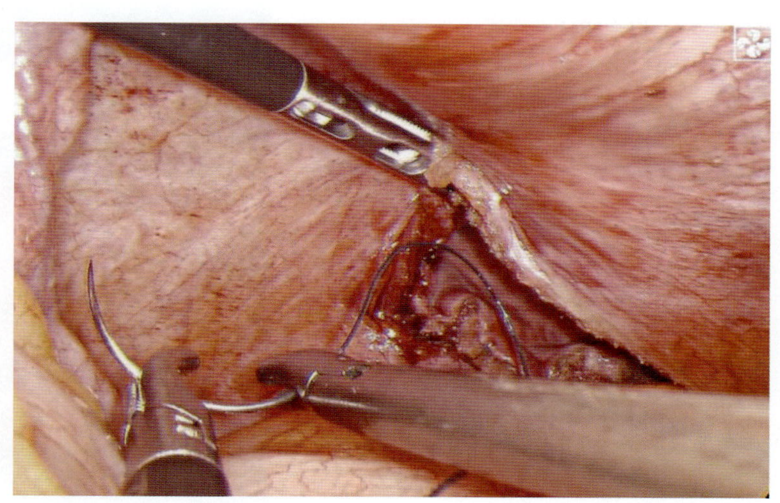

图 34-24　缝合阴道切口

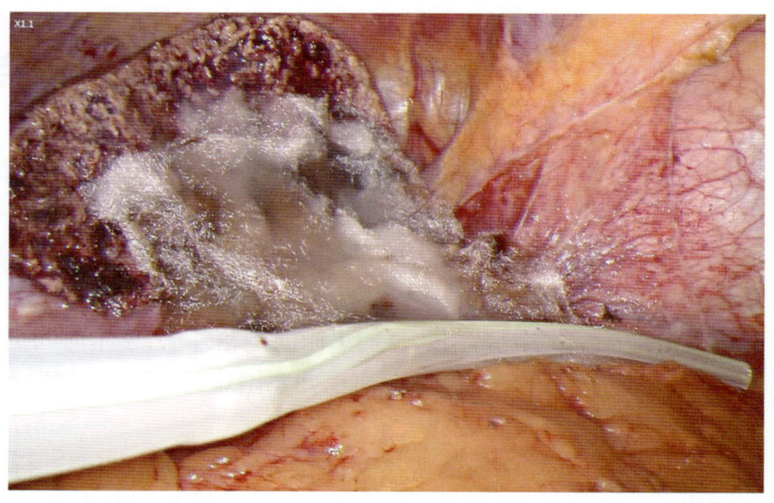

图 34-25　处理肝创面,放置引流管

【术后腹壁及标本照片】(图 34-26、图 34-27)

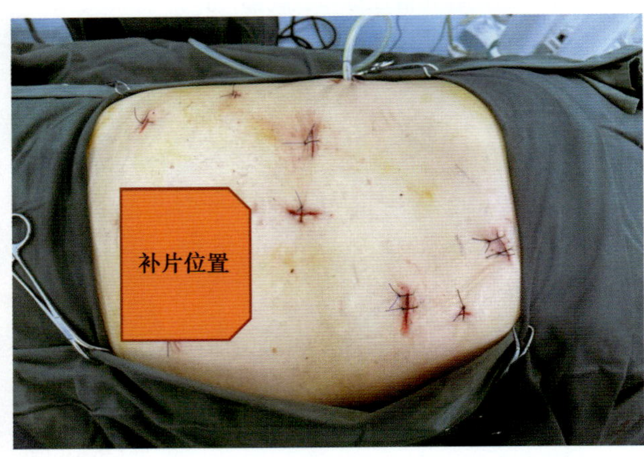

图 34-26　术后腹壁照片(橘黄色为补片位置)

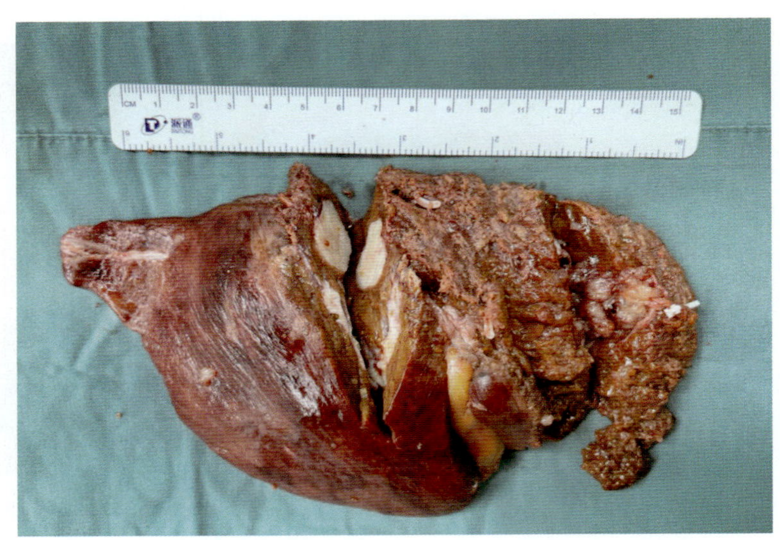

图 34-27　标本照片

第四节　手术相关要点、难点、热点剖析

1. Glisson 蒂横断尾背侧入路腹腔镜左半肝切除术　腹腔镜肝切除术于 2010 年后在我国广泛开展,从最早的不规则切除,到解剖性切除术,临床医师们在不断寻找最优化的手术入路和方法,从而达到同质化、流程化手术。腹腔镜下左半肝切除术有可能成为腹腔镜肝切除术式中的标准化手术。

优先处理肝蒂,符合解剖性肝切除术的要求,可防止在挤压肿瘤时导致肿瘤细胞沿门静脉的播散。对于左肝蒂的解剖,笔者团队目前更倾向于鞘外法,手术时间更短,这与国外一些专家的意见一致。鞘内法对门静脉左支、肝左动脉的游离也并不困难,但总体来说时间更长,对于肝门部胆管结石的病例,则只能应用鞘内法分离左肝蒂。

通常,左肝蒂左侧缘的游离一般在 Arantius 管的腹侧进行,全程游离后,于中段离断,这样更容易向足侧牵拉左肝蒂,横断更容易。由于 Spiegel 叶的门脉多来自门脉左支的横部和角部,位于 Arantius 管的足侧一端,从中段离断损伤这些管道的概率很小。有学者认为,Arantius 管应尽量不离断,其目的也是更好地保护 Spiegel 叶的肝蒂。而有的学者是在 Arantius 管背侧游离，在尾状叶打开部分肝实质，然后将“金手指”从左肝蒂右侧向此处伸出，绕线后，离断左肝蒂及 Arantius 管。一般认为，对于肿瘤累及 Arantius 管，其腹侧无法游离时，可选择这种方法。

对于左肝蒂右侧间隙的游离，下降肝门板后，可钝性分离，沿 Laennec 膜和左肝蒂之间的间隙逐步分离。Laennec 膜最早由法国医师 Laennec 提出，近两年逐渐被重视，认为 Laennec 膜与 Glisson 蒂之间有天然的间隙，以此间隙游离肝蒂，出血较少。但由于 Laennec 膜菲薄，对于有反复炎症刺激、局部间隙不明显的患者，完整分离这个间隙非常困难；可选择 CUSA 紧贴左肝蒂分离，一般需要打开少许肝实质，这样可以加快游离速度。不管哪种左肝蒂游离方法，都建议进行第一肝门的阻断，以减少出血导致的术野模糊。

腹腔镜下解剖性左半肝切除术显露肝中静脉的方法有多种，常用如头侧、尾侧入路。头侧入路，主要为单主刀操作，助手功能弱化。传统的尾侧入路，从腹侧显露肝中静脉，最大的弊端在于肝中静脉腹侧肝实质厚，在显露肝中静脉时会感觉“很深”，创面很大，同时右侧主刀右手作为主操作手，容易受到“肝静脉帐篷征（tenting sign of the hepatic vein）”的影响，导致断肝平面偏向切除侧，从而不能继续显露肝中静脉主干，且多保留了部分不该保留的肝实质。尾背侧入路的双主刀 +CUSA 肝实质离断方法，采用尾侧入路，背侧优先，显露肝中静脉，对比前面的方法，具有很大的优势：①肝中静脉背侧肝实质较薄，仅需离断较少的肝实质就可以显露肝中静脉主干；②肝中静脉后壁没有分支，背侧少有横跨的血管，出血少；③肝中静脉背侧稍偏左侧就是 Arantius 管，界线清楚，且近乎一条直线，路径短，很快就可以全程显露肝中静脉，而腹侧肝实质为弧形，路径长，在没有暴露肝中静脉主干全程的情况下，断肝速度较慢，主刀医师会时刻担心在路径中出现的血管是否为肝中静脉，心理压力较大；④进行双主刀法操作时，第二主刀操作超声刀，超声刀的方向与肝中静脉不平行，更偏保留侧，这样在断肝时不容易受“帐篷征”的影响，尤其在离断肝中静脉腹侧肝实质时与左右肝间实际平面一致，几乎无管道结构，可快速断肝；⑤双主刀法 +CUSA 肝实质离断方式，充分发挥了两位主刀同时操作的优势，避免了单主刀操作需要反复进出器械所浪费的时间，极大地提高了断肝效率。笔者团队行单纯肝实质离断的时间一般为 20~60 分钟，最短时间 12 分钟，总手术时间为 120~240 分钟［（171 ± 41）分钟］，对比文献报道的手术时间明显缩短，效率明显提升。

同时，在进行 Glisson 蒂横断尾背侧入路腹腔镜左半肝切除时需注意以下方面：①此方法在行保留尾状叶的左半肝切除时优势格外明显，若需切除尾状叶，背侧的断肝标志即为肝下下腔静脉，而非 Arantius 管；②肝中静脉全程显露需要麻醉团队的配合，要求较好地控制中心静脉压，否则小的筛状孔出血会较多，影响手术进程；③ CUSA 的正确使用很关键，不能正对血管壁操作，否则小的血管破口会导致创面出血较多；④对于肝内胆管结石，可通过腔镜超声或胆管镜判断离断处胆管内有无结石，防止 Endo-GIA 离断左肝蒂时爆钉。

综上，Glisson 蒂横断尾背侧入路腹腔镜左半肝切除术操作简便，手术速度快，出血少，术野“清爽”，有望成为腹腔镜左半肝切除术的标准入路和术式。

2. 吲哚菁绿肝段染色在腹腔镜肝脏手术中的意义　随着腹腔镜技术的进步，已有研究报道能以 Makuuchi 的标准完成 1~8 段的腹腔镜解剖性肝切除。腹腔镜解剖性肝切除的难点在于荷瘤肝段的标记及断肝平面的选择。近几年来，吲哚菁绿（ICG）荧光引导的解剖性肝切除越来越受到外科医师的重视，通过注入 ICG，术中可获得肝表面及实质内确切持久的荧光染色，既解决了传统亚甲蓝染色时间短、易洗脱的问题，也解决了由于肝表面粘连或肝硬化造成的缺血线或亚甲蓝染色范围不能清晰辨识的问题，且无须阻断肝动脉。肝实质内部的荧光标记可实时引导断肝操作中肝断面的选择，持续时间可达 8 小时以上。在 ICG 肝段染色的引导下，外科医师可完成真正意义上的腹腔镜解剖性肝切除，使肝段间凹凸不平的界面自然显露的同时，主肝静脉或其分支也获得被动显露，而非主动沿肝静脉进行剥离操作。通过 ICG 荧光融合影像引导的腹腔镜解剖性肝切除，使外科医师能够对肝实质内部立体染色区域有更加快速直接的理解，而无须在头脑中整合两个分离的影像来进一步理解肝内的解剖。

ICG 荧光肝段染色方法分为正染法和反染法。

（1）正染法：经皮超声或腹腔镜超声引导目标肝蒂门静脉穿刺，或者经解剖第一肝门（鞘内或鞘外）或劈肝后找到目标肝蒂门静脉穿刺后，注入 ICG 0.125~0.25mg（具体配制方法：将 1 支 25mg ICG 溶解于 10ml 自带注射用水中，取 1ml 注入手术台上 100ml 注射用水，然后根据目标肝段体积大小注入 5~10ml）。穿刺可选用最小号的头皮针并连接延长管，将头皮针的塑料侧翼剪掉一边后经 12mm 戳卡孔置入腹腔，穿刺前注意排空延长管内气体并充满 ICG，回抽有血后注入。

（2）反染法：通过 Glisson 蒂鞘外解剖方法找到目标肝蒂，较高分叉的肝蒂寻找通常需要根据肝表面解剖标志切开肝实质，沿低位肝蒂"爬树样"寻找高位相应肝蒂分支，阻断后经外周静脉注入 ICG 2.5mg（具体配制方法：将 1 支 25mg ICG 溶解于 10ml 自带注射用水中，取 1ml）。

对于不同肝段的染色方法及注入 ICG 的浓度和剂量，目前无统一标准，各项技术指标仍在不断优化中，总体上，应进一步减少 ICG 的用量，避免过强的荧光染色使肝段间的界面对比度过高而难于辨认。

笔者初步的经验显示，ICG 荧光肝段染色方法的选择应遵循以下原则：①单一肝段或亚肝段染色尽量选用正染法，只要穿刺成功后注入合适浓度和剂量的 ICG，经肝细胞摄取后目标肝段染色会非常持久，且不会出现随着时间的推移而发生染色范围变化的情况。②联合肝段、肝区或半肝切除时，由于目标肝蒂的数量增加会进一步加剧穿刺困难，而当目标肝段体积较大时，正染法 ICG 的剂量不易掌握，且常出现因肝脏旋转压迫等造成血流不均所致的染色不均，因而应尽量选择反染法。反染时应采用鞘外解剖法寻找并阻断目标肝蒂。因为如采用鞘内解剖阻断目标肝蒂的门静脉，ICG 会经过肝动脉或肝门板间的交通支血管再次进入目标肝蒂，而造成目标肝段短暂无染色后再次染色，从而使反染失败。

迄今为止，笔者已完成腹腔镜下 ICG 肝段染色治疗肝癌 40 多例，染色成功率不足 70%。回顾染色成功的病例不难看出，通过术前影像三维重建门静脉系统，个体化了解肿瘤所在目标肝段的肝蒂供应情况，经荷瘤门静脉流域功能标定目标肝段范围，并确定支配肝蒂的数量和穿刺部位，克服了术前二维影像对于荷瘤肝段门静脉流域的判断障碍；术中以腹腔镜超声全程确认管道结构并引导穿刺和离断，保证术前染色规划的正确实施。因此，术前的三维手术规划和精湛的腹腔镜超声技术是保证 ICG 荧光肝段染色成功的关键。总结染色失败的病例多集中在多支肝蒂供应肝段反染中，未将全部目标肝蒂阻断即注入 ICG，造成部分拟切除肝段的染色，由此造成染色失败且不可重复。早期的半肝切除常采用鞘内解剖反染的方法，也是反染失败的主要原因。实际上，肝段的解剖个体化很强。有些肝段，比如Ⅴ段有时会有 4~5 支肝蒂供应，此时任何方法都很难成功完成肝段的染色。一旦染色失败，进一步的目标肝段标定和切除需结合缺血线、腹腔镜术中超声引导及主肝静脉走行完成。ICG 荧光肝段染色的正染反染结合与开腹的亚甲蓝染色中的正染对染结合有所不同，相应技术仍需摸索。

综上所述，ICG 肝段染色可使外科医师完成真正意义上的腹腔镜解剖性肝段切除。通过联合术前三维重建手术规划、术中腹腔镜超声引导，有望进一步提高 ICG 荧光染色成功率，使其成为全新的腹腔镜解剖性肝癌切除术式。然而，长期的肿瘤学疗效仍需进一步研究。

（吴　凡　王宏光）

第三十五章 腹部无辅助切口经阴道取标本的腹腔镜下脾（肿瘤）切除术

【前言】

腹部无辅助切口经阴道取标本的腹腔镜下脾（肿瘤）切除术主要适用于脾脏肿瘤、特发性或 HIV 相关的血小板减少性紫癜、血液病性溶血性贫血、脾囊肿、游走脾、淋巴瘤、白血病等，主要手术过程包括：①腹腔镜脾切除；②经阴道取出标本。对于合适的患者，腹部无辅助切口经阴道取出标本的腹腔镜下脾（肿瘤）切除术是安全可行的。

第一节 适应证与禁忌证

【适应证】（图 35-1）

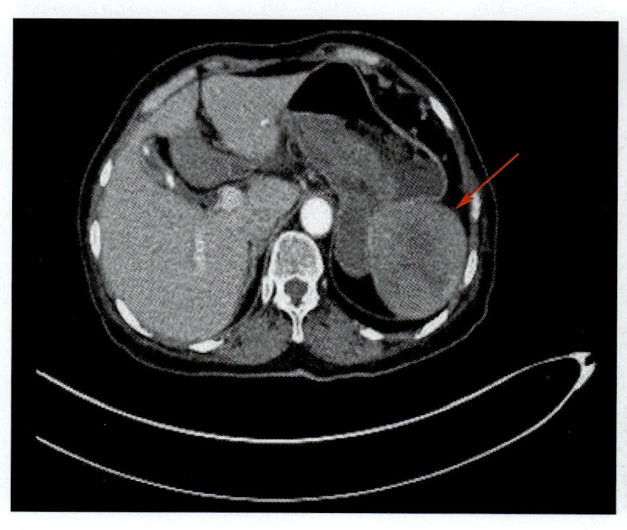

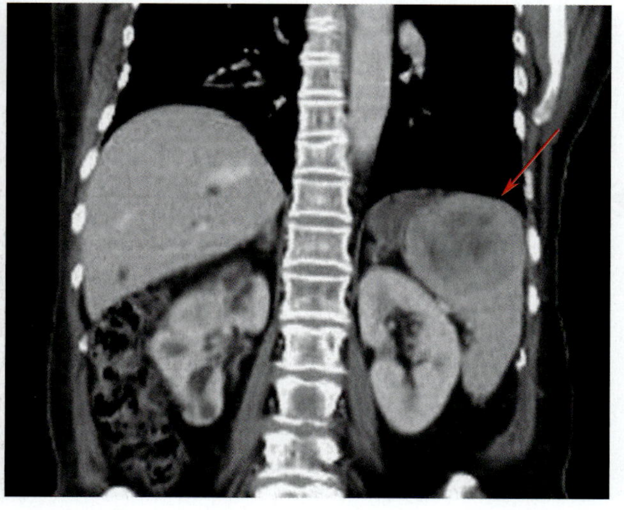

图 35-1 腹部 CT：脾脏肿瘤，大小 6.5cm×5.5cm

1. 脾脏肿瘤、特发性或 HIV 相关的血小板减少性紫癜、血液病性溶血性贫血、脾囊肿、游走脾、淋巴瘤、白血病等。

2. 肿瘤最大直径不超过 7cm。
3. 肿瘤未侵出被膜为宜。

【禁忌证】

1. 脾(肿瘤)体积过大,取出有困难者。
2. 肿瘤侵出被膜外并侵犯邻近器官和组织。
3. 患者不能耐受气腹,不能行腹腔镜手术。

第二节 麻醉、体位、戳卡位置与术者站位

【麻醉方式】

全身麻醉或全身麻醉联合硬膜外麻醉。

【手术体位】

患者取功能截石位,双侧大腿需稍平一些,有利于术者操作(图 35-2)。

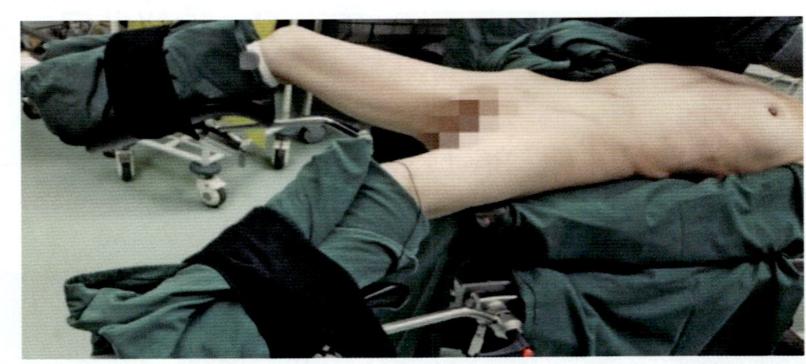

图 35-2 患者体位

【戳卡位置】(图 35-3)

1. **腹腔镜镜头戳卡孔(10mm 戳卡)** 位于脐下 1~3cm。

2. **术者主操作孔(12mm 戳卡)** 位于右侧腹,与腹腔镜镜头戳卡孔在同一水平线的右锁骨中线处。

3. **术者辅助操作孔(5mm 戳卡)** 位于右锁骨中线肋缘下。

4. **助手主操作孔(10mm 戳卡)** 位于左上腹,左锁骨中线与脐水平线稍上交叉处。

5. **助手辅助操作孔(5mm 戳卡)** 位于左下腹,脐与左髂前上棘连线中点处。

图 35-3　戳卡位置（五孔法）

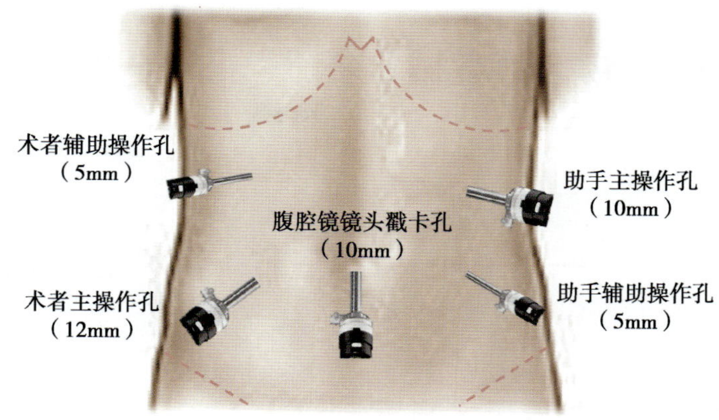

【术者站位】

脾切除时，术者站位于患者右侧，助手站位于患者左侧，扶镜手站位于患者两腿之间（图 35-4）。标本取出与阴道切口缝合时，术者站位于患者右侧，一助手站位于患者两腿之间，另一助手站位于患者左侧，扶镜手站位于术者同侧（图 35-5）。

图 35-4　术者站位（脾切除）

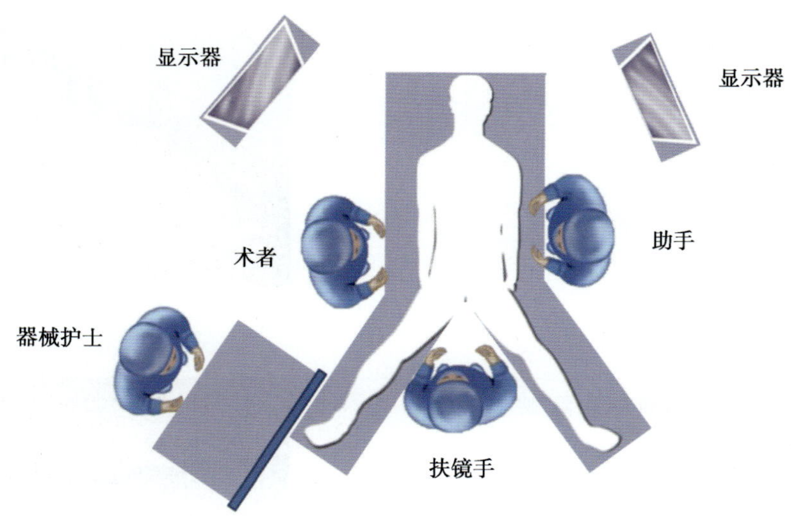

图 35-5　术者站位（标本取出与阴道切口缝合）

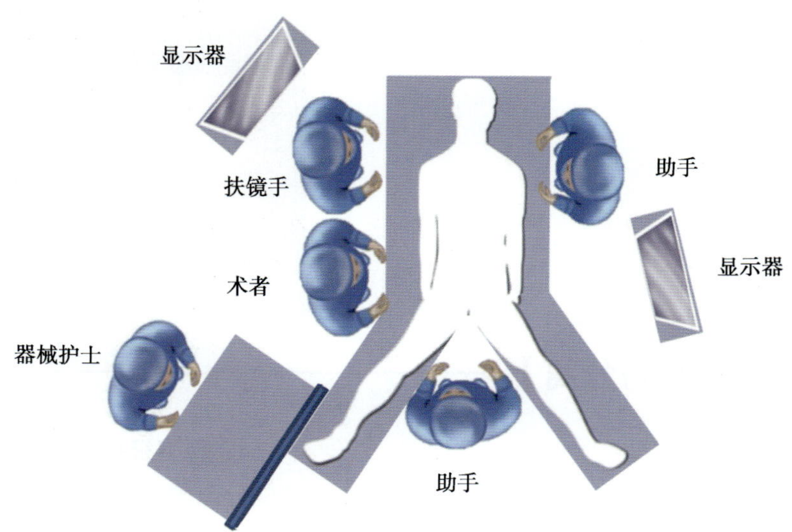

【特殊手术器械】

超声刀、60mm 直线切割闭合器、无菌保护套。

第三节 手术操作步骤、技巧与要点

【探查与手术方案制订】

在详细术前检查和术前方案评估的基础上，术中进行探查：进镜至腹腔，观察肝、胆囊、胃、脾、结肠、小肠、大网膜和盆腔有无肿瘤种植（图 35-6、图 35-7）。

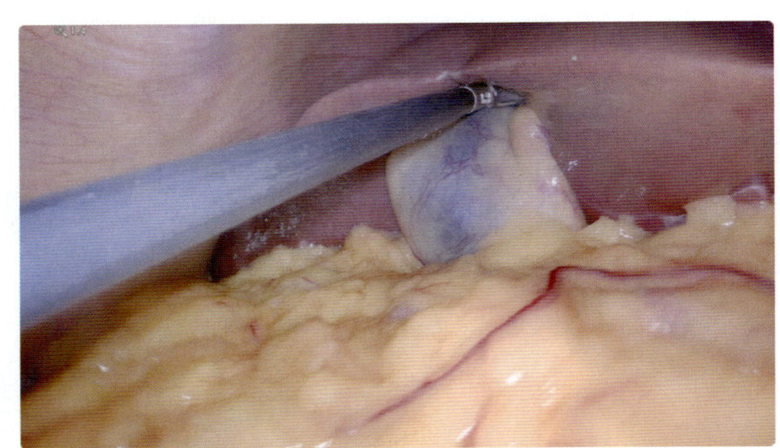

图 35-6 探查右肝、胆囊、大网膜

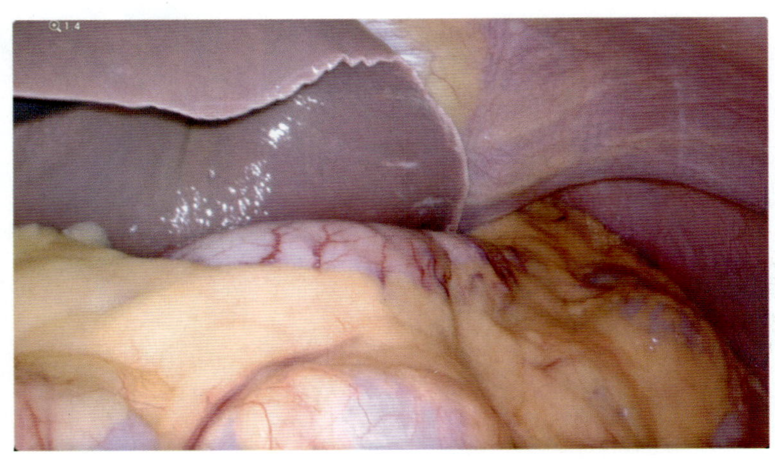

图 35-7 探查左肝、胃、脾

【解剖与分离】

1. 脾下极韧带、胃脾韧带分离 用超声刀沿脾结肠韧带近脾侧分离脾下极、后腹膜。自胃大弯侧中上部分离胃脾韧带，显露脾门。

2. 脾蒂血管的处理(图 35-8)　应用血管自动吻合器将脾蒂的主要血管一次性夹闭切断,也可应用中、大号以上钛夹夹闭后切断。为避免自动吻合器或钛夹钳夹过厚组织而使血管滑脱,钳夹前应尽量把脾蒂外脂肪组织分离干净。夹闭切断后如有出血,可在腹腔镜下对脾蒂血管进行结扎或缝扎处理,操作方法与开腹手术无异。

3. 分离脾上极、标本离断(图 35-9)

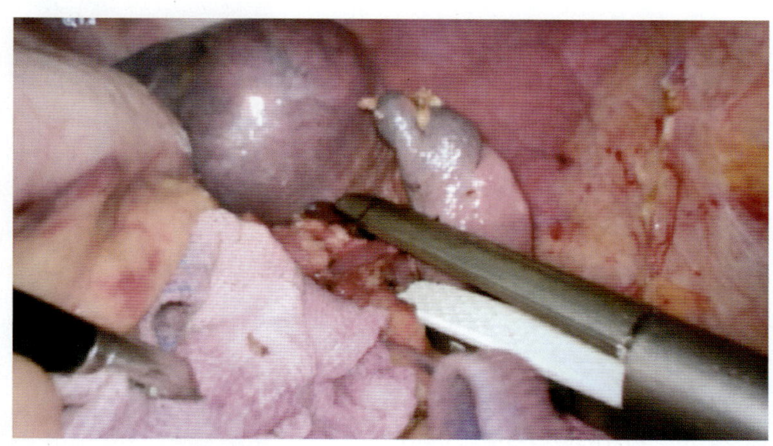

图 35-8　离断脾蒂的动、静脉

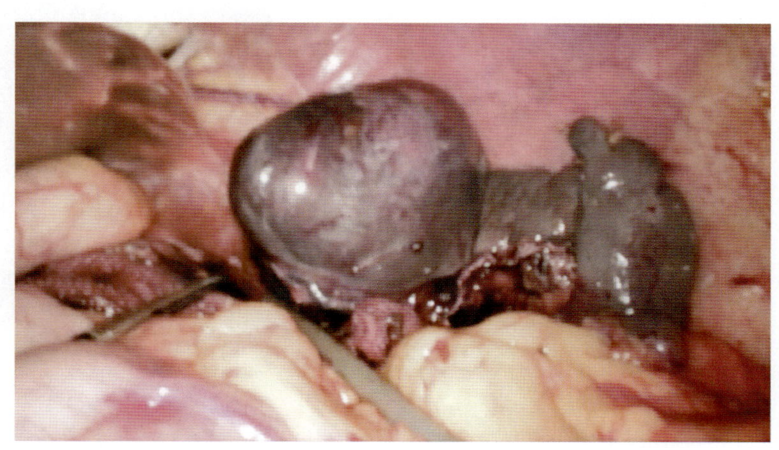

图 35-9　脾完整切除

【标本取出】

1. 脾标本取出　切断脾蒂后,将标本保护套经主操作孔置入,用钳子将标本置入保护套(图 35-10)。助手经阴道用膀胱拉钩将阴道后穹隆抬起,术者用超声刀或电钩横行切开阴道后穹隆约 5cm(图 35-11),再纵行牵拉切口,扩大至 5~6cm。用碘附纱条消毒阴道后穹隆切口后,经阴道置入卵圆钳,夹持住装有标本的保护套,缓慢、匀速地将肿瘤拉出体外(图 35-12、图 35-13)。

2. 寻找副脾　切脾操作结束后,复查术野,观察有无活动性出血和周围脏器损伤,并积极寻找有无副脾存在。

3. 缝合阴道切口(图 35-14)　阴道切口彻底止血、碘附纱条消毒,用 2-0 免结可吸收线连续、严密缝合阴道切口。

4. 放置引流管　脾窝放置引流管后,排出腹腔内气体,关闭戳卡孔。

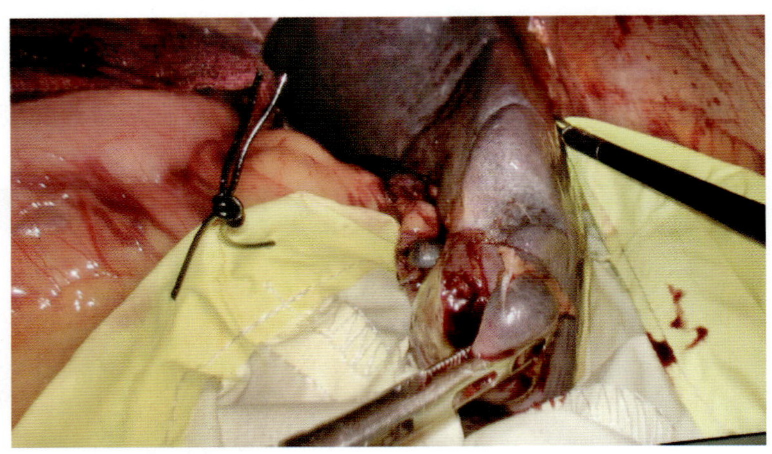

图 35-10　将标本置入标本保护袋

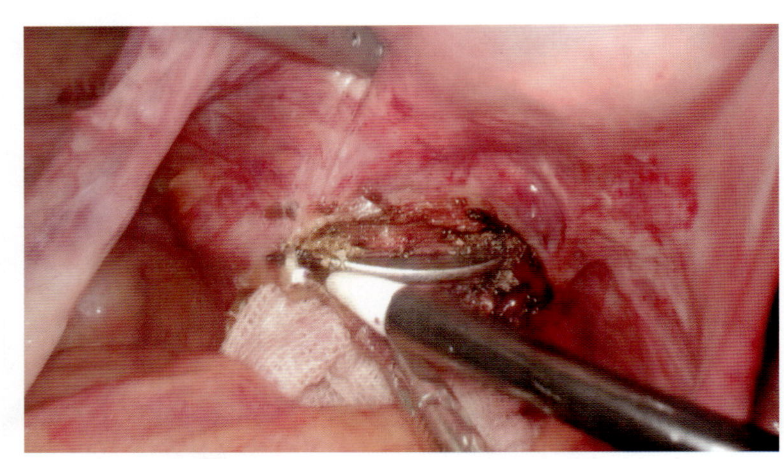

图 35-11　切开阴道后穹隆约 5cm

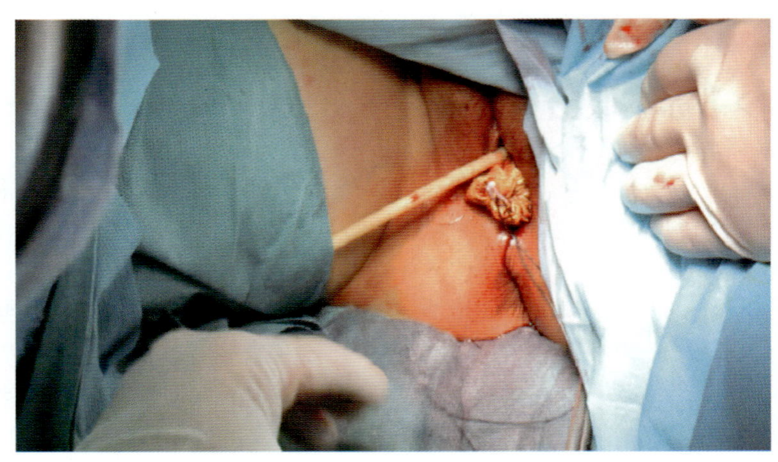

图 35-12　将标本经阴道拖出

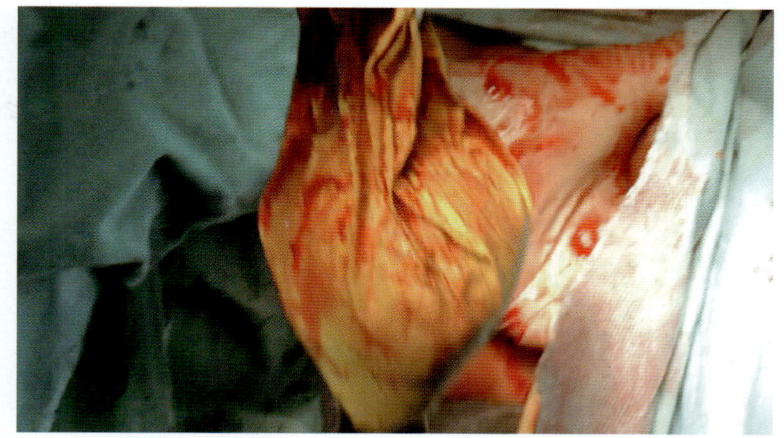
图 35-13　标本连同标本保护袋一起取出

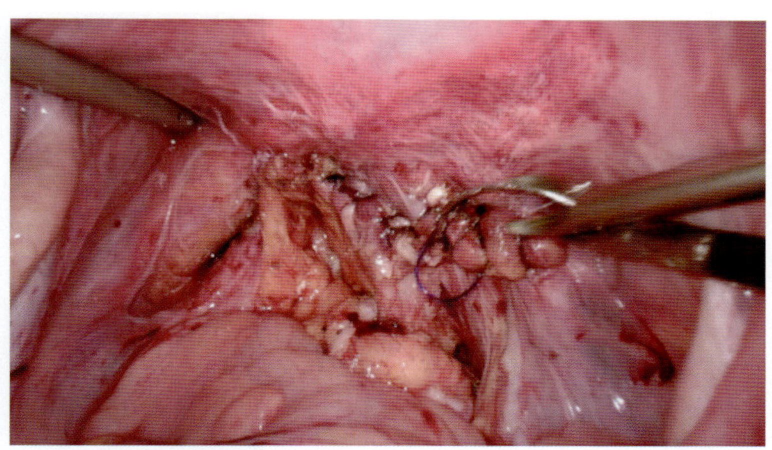
图 35-14　缝合阴道切口

【术后腹壁及标本照片】(图 35-15、图 35-16)

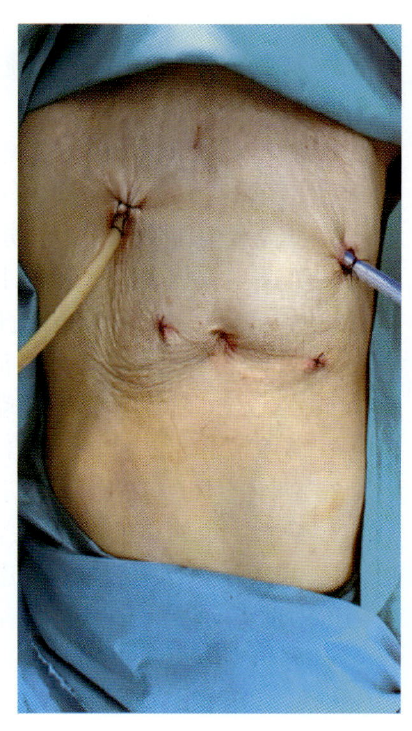
图 35-15　术后腹壁照片

图 35-16　标本照片

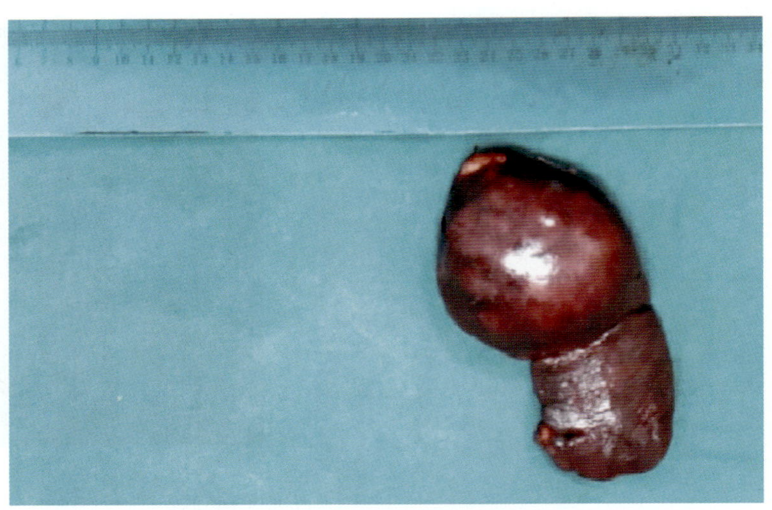

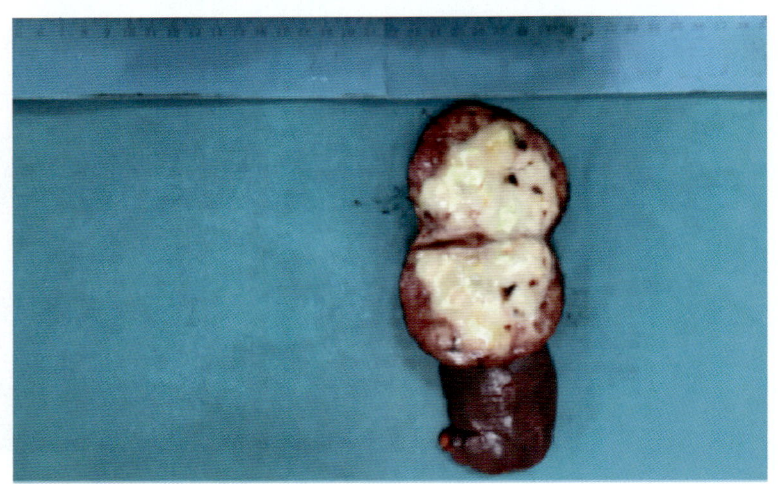

第四节　手术相关要点、难点、热点剖析

1. 脾 NOSES 手术高度依赖于患者的临床情况，患者的 BMI 应小于 $25kg/m^2$，脾肿块最大直径应不大于 7cm。

2. 显露脾周韧带的同时避免撕破脾包膜，出血是腹腔镜脾切除失败的最主要因素。一般使用超声刀离断韧带。助手不应夹、提脾，可以用挑、拨、挡等动作为主刀暴露脾脏。

3. 分离脾门血管时注意勿伤及胰尾，尽量靠近脾包膜分离。脾门部要避开胰尾，避免胰尾的损伤。

4. 经阴道取标本的过程中，助手应先经阴道用膀胱拉钩将阴道后穹隆抬起，术者根据标本大小用超声刀或电凝钩横行切开阴道合适长度的切口，再纵行牵拉切口，充分扩张阴道。

5. 切开阴道后，用碘附纱条消毒切口周围并将纱条经阴道拖出，顺势消毒阴道内壁。取标本时，助手于体外用卵圆钳夹持住标本的一端慢慢向外牵拉，术者与助手配合将置入标本的保护袋缓缓从阴道拉出。

6. 腹腔镜下取出标本和缝合阴道切口时，阴道处于开放状态，术前应做好充分的阴道准备。

7. 在打开阴道和缝合阴道切口的过程中，使用碘附小纱布对阴道开口处进行多次消毒。

8. 缝合阴道切口的过程中，需要将阴道切口上下缘向腹腔内牵拉，牵拉力量不宜过大，防止阴道出血，术者从阴道切口一端向对侧连续缝合数针，缝合后行阴道指诊检查切口是否缝合确切。缝合确切后，在阴道内填塞碘附纱布一块，术后 48 小时内取出。

（彭　健）

第三十六章 腹部无辅助切口经自然腔道取标本的全腹腔镜胰十二指肠切除术

【前言】

腹腔镜胰十二指肠切除术（laparoscopic pancreaticoduodenectomy，LPD）是应用腹腔镜技术完成或辅助完成的胰十二指肠切除手术。因该手术解剖难度大、切除器官多、消化道重建复杂、术后并发症发生风险较高等原因，腹腔镜胰十二指肠切除术被认为是一种极具挑战性的手术。该手术难度大，手术团队需具备丰富的开腹胰十二指肠切除手术经验、娴熟的腹腔镜操作技能以及默契的手术配合。

与此同时，NOSES 不断发展，其追求更小的手术切口，避免了腹壁的辅助切口，最大限度地保留了腹壁功能，表现出良好的美容效果，患者术后疼痛轻、恢复快。腹部无辅助切口经自然腔道取标本的全腹腔镜胰十二指肠切除术，除了取标本途径与常规腹腔镜手术有所区别，在标本切除、淋巴结清扫范围、手术游离层次、消化道重建等方面，与常规腹腔镜手术一致，该术式属于切除拖出式 NOSES，根据其取标本途径又分为经肛门取标本和经阴道取标本。

第一节 适应证与禁忌证

【适应证】

1. 病灶位于胰头部、壶腹部的肿瘤。
2. 肿瘤分期为 $cT_{1\sim3}N_{0\sim1}M_0$。
3. 肿瘤环周直径≤ 3cm 为宜。
4. 经肛门取标本适用于男性患者和部分不适宜经阴道取标本的女性患者；经阴道取标本仅适用于女性患者。

【禁忌证】

1. 肿瘤体积过大，无法经肛门或阴道拖出。

2. 肿瘤浸透浆膜或累及邻近脏器；病灶侵犯胰头周围大血管者。

3. 合并急性胃肠道梗阻或肿瘤穿孔，需急诊手术者。

4. 不能耐受气腹或无法建立气腹者，以及腹腔内广泛粘连和难以显露、分离病灶者。

5. 过于肥胖者（BMI>30kg/m^2）。

6. 盆腔手术史或存在阴道、直肠、肛门畸形等。

7. 未婚未育或已婚计划再育女性禁用经阴道取标本。

第二节 麻醉、体位、戳卡位置与术者站位

【麻醉方式】

全身麻醉或全身麻醉联合硬膜外麻醉。

【手术体位】

患者首先取水平仰卧分腿位行胰十二指肠切除及消化道重建操作（图 36-1），经肛门取标本时，更换为功能截石位（图 36-2）。

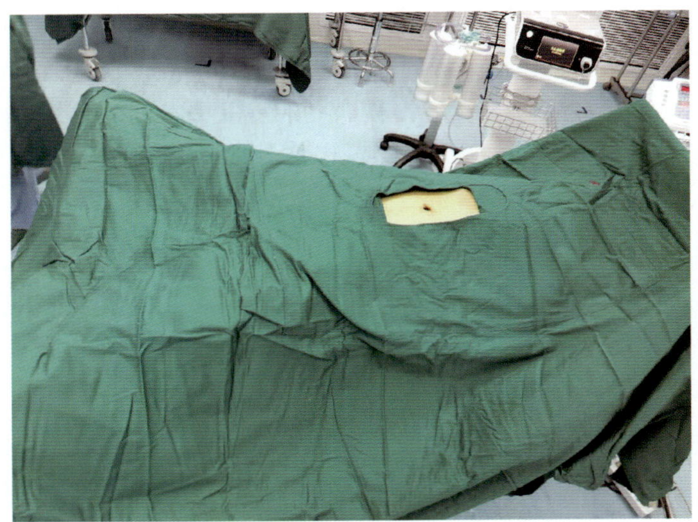

图 36-1 标本切除、消化道重建操作时患者体位

【戳卡位置】（图 36-3）

1. **腹腔镜镜头戳卡孔（10mm 戳卡）** 位于脐下 1cm 处。

2. **术者主操作孔（12mm 戳卡）** 位于左侧腋前线肋缘下 2cm 处。

3. **术者辅助操作孔（5mm 戳卡）** 位于左侧锁骨中线平脐处。

4. 助手辅助操作孔（5mm 戳卡） 位于右侧腋前线肋缘下。

5. 助手主操作孔（12mm 戳卡） 位于右侧锁骨中线平脐处。

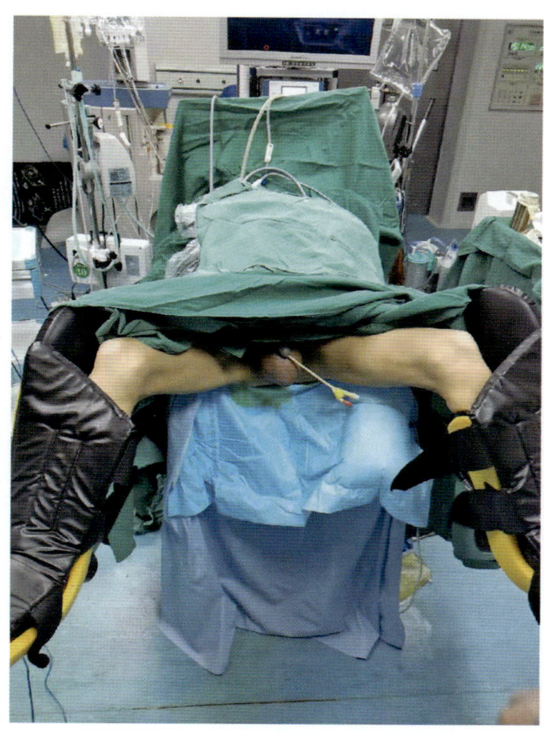

图 36-2　标本取出时患者体位

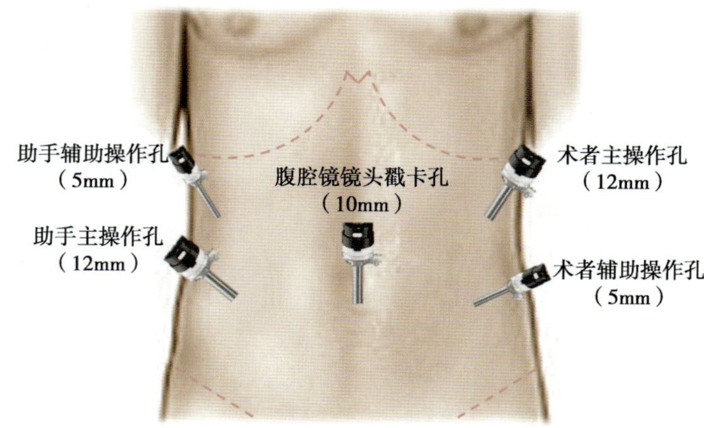

图 36-3　戳卡位置（五孔法）

【术者站位】

1. 腹腔探查、解剖分离及淋巴结清扫阶段　术者站位于患者左侧，助手站位于患者右侧，扶镜手站位于患者两腿之间（图 36-4）。消化道重建阶段，术者与助手交换位置。

2. 拖出标本阶段　术者站位于患者右侧，助手站位于患者左侧，扶镜手站位于助手同侧，取标本助手站位于患者两腿之间，此时应变换显示器摆放位置，摆放在患者足侧（图 36-5）。同时各戳卡孔功能改变（图 36-6）。

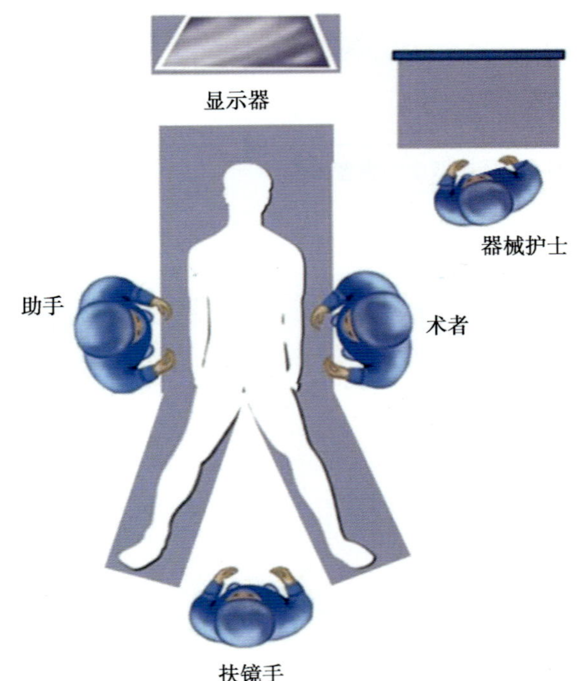

图 36-4　标本切除、消化道重建时术者站位

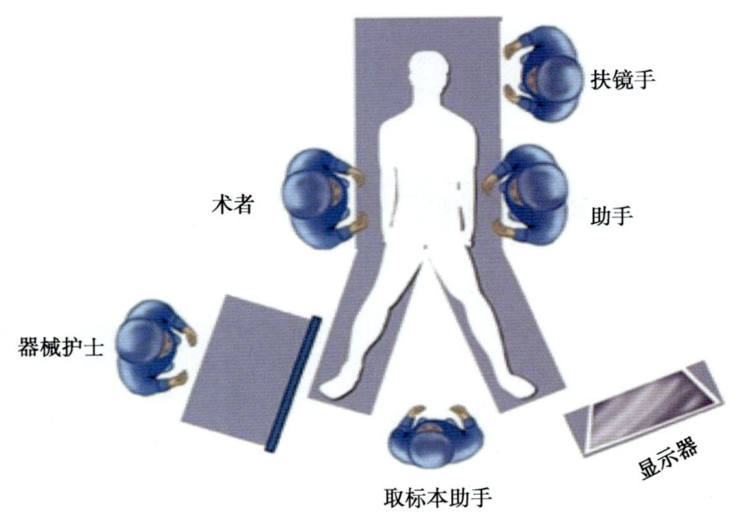

图 36-5　标本取出时术者站位

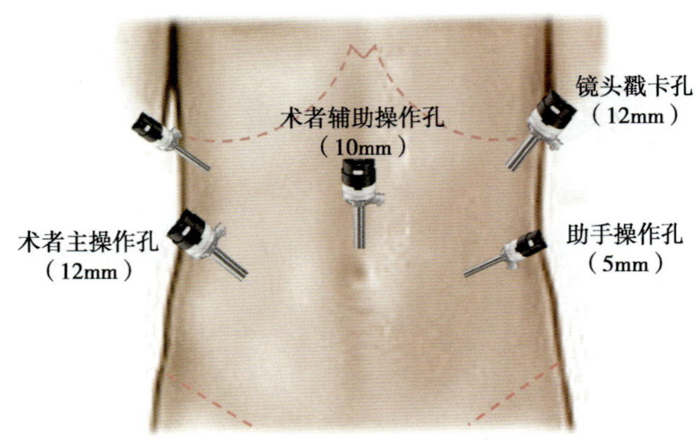

图 36-6　取标本操作时各戳卡孔功能

【特殊手术器械】

超声刀、60mm 直线切割闭合器、无菌保护套。

第三节　手术操作步骤、技巧与要点

【探查及手术方案制订】

全面探查　在详细术前检查的基础上，全面探查腹腔内有无腹水，膈顶、结肠旁沟、腹膜、盆底、网膜、肠系膜等表面有无种植结节。探查肝表面有无转移灶；评估原发肿瘤情况及周围淋巴结肿大情况（图 36-7、图 36-8）。

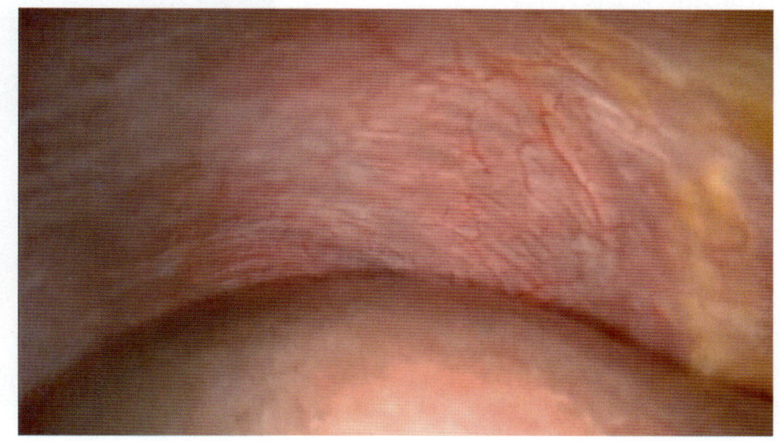

图 36-7　探查肝、膈肌

经验分享：

全面仔细的探查有助于肿瘤精准分期，制订合适的手术方案。

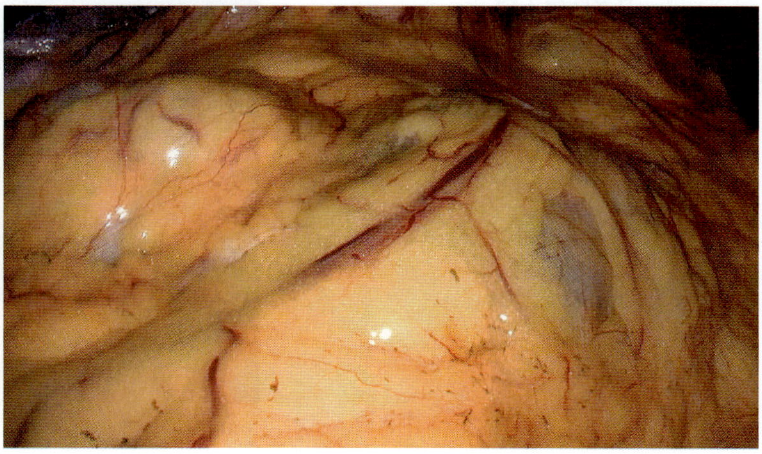

图 36-8　肿瘤探查，腹腔肠管、大网膜探查

经验分享：

对于浆膜层无法判定位置的肿瘤可联合胃镜进行肿瘤以及上下切缘精准定位。

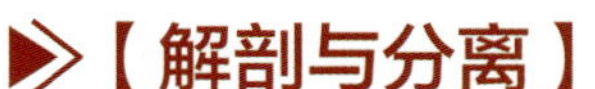

【解剖与分离】

1. 解剖肝十二指肠韧带（图 36-9），沿胰腺上缘解剖显露肝

总动脉、肝固有动脉、胃十二指肠动脉、胃右动脉，清扫肝总动脉旁淋巴结（图 36-10、图 36-11）。

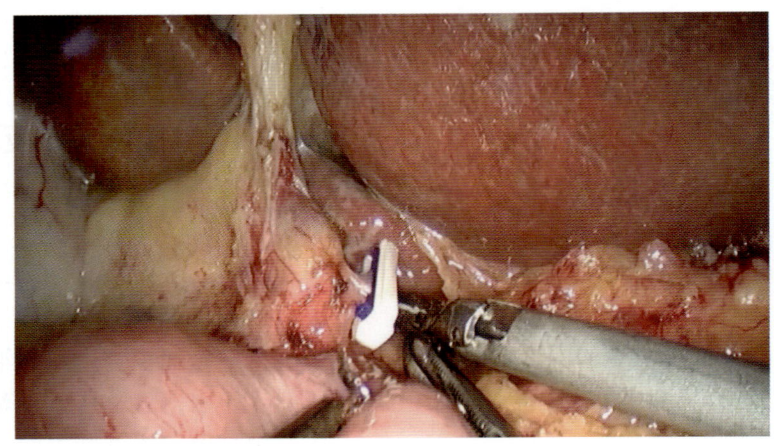

图 36-9　解剖肝十二指肠韧带

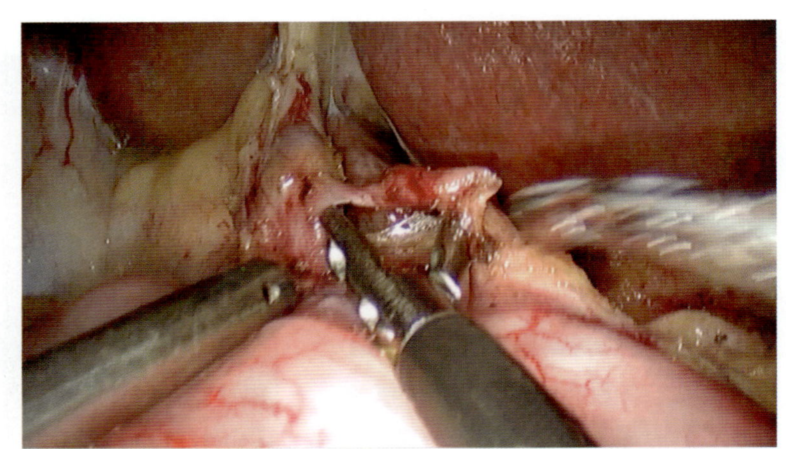

图 36-10　切断胃右动脉

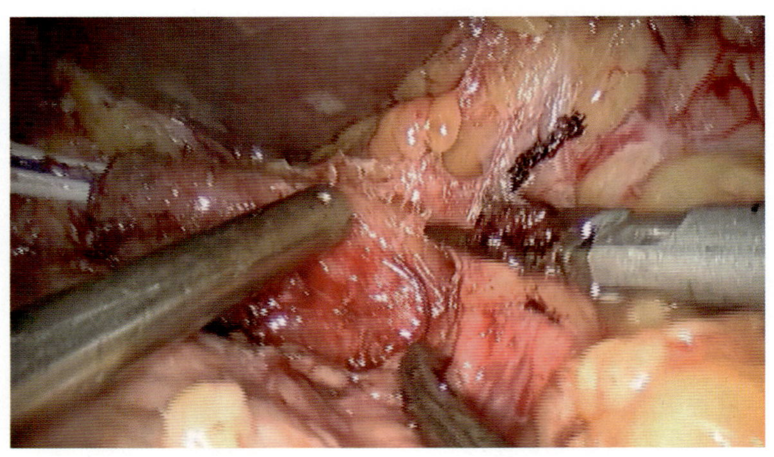

图 36-11　分离胰腺上缘

2. 分离胰颈下缘，明确肠系膜上静脉和门静脉位置（图 36-12），建立胰后隧道（图 36-13）。

3. 用超声刀与剪刀结合的方式离断胰腺颈部（图 36-14、图 36-15），注意寻找主胰管。

4. 用 60mm 直线切割闭合器在胃的约 1/3 处离断（图 36-16）。

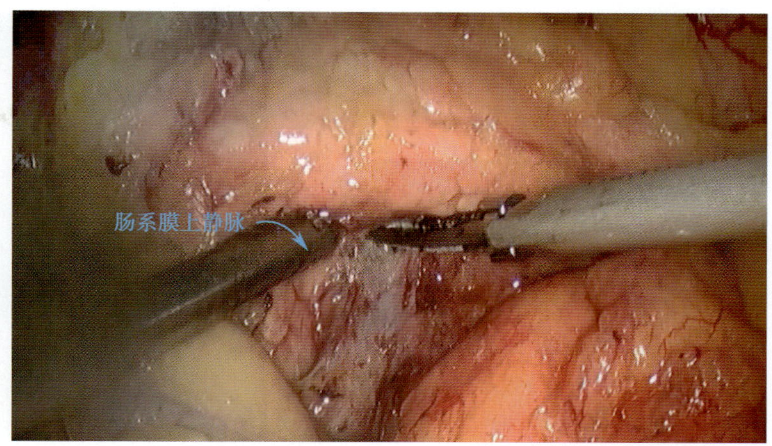

图 36-12　沿胰腺下缘解剖显露肠系膜上静脉

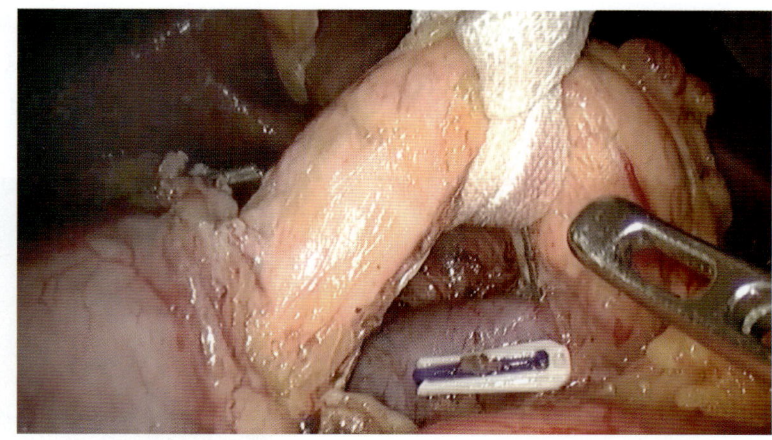
图 36-13　贯通胰后隧道

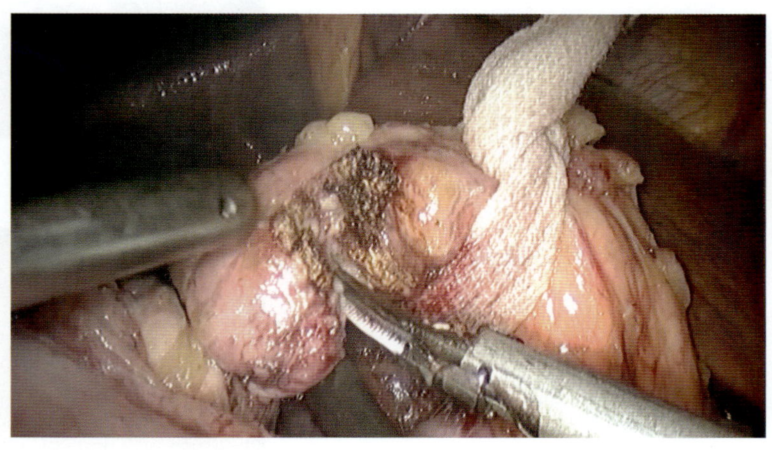
图 36-14　超声刀离断胰腺

经验分享：

以超声刀、剪刀离断胰腺，使用剪刀离断胰管，有利于进行胰腺吻合。胰腺断面仔细止血。

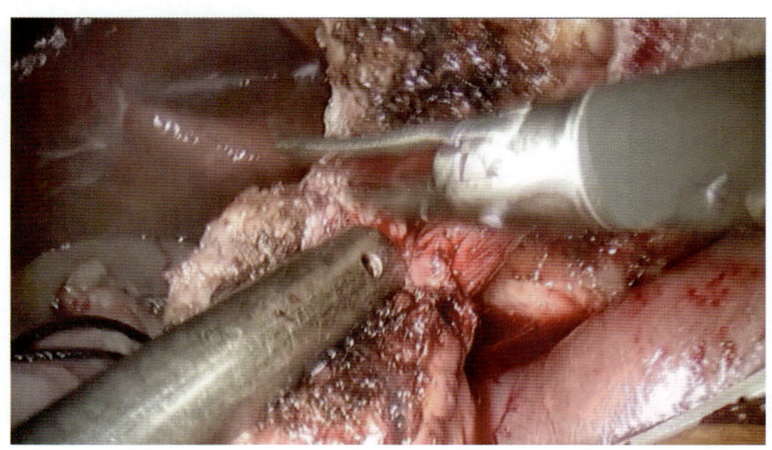
图 36-15　用剪刀离断胰腺

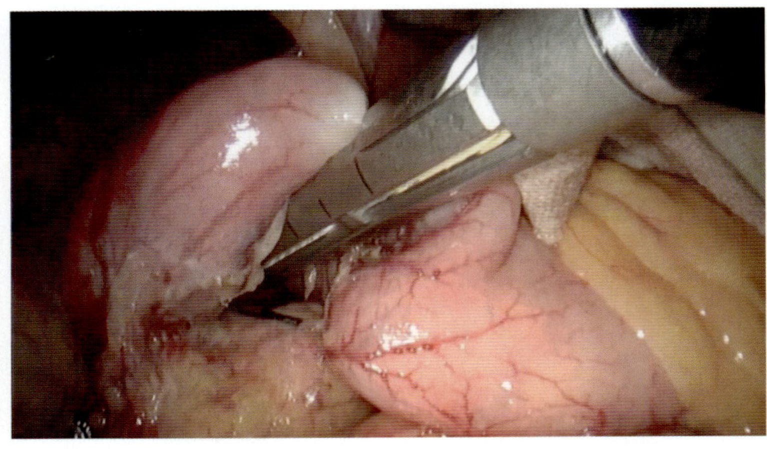
图 36-16 离断胃

经验分享：

是否保留幽门国内外学者仍有争议，在保证切缘阴性的情况下，保留和切除幽门的术式均可采纳。

5. 提起横结肠，确定空肠和屈氏韧带位置，距屈氏韧带10~15cm处离断空肠（图 36-17）。紧贴空肠游离至屈氏韧带左侧缘，注意保护肠系膜下静脉，并分离十二指肠系膜（图 36-18）。

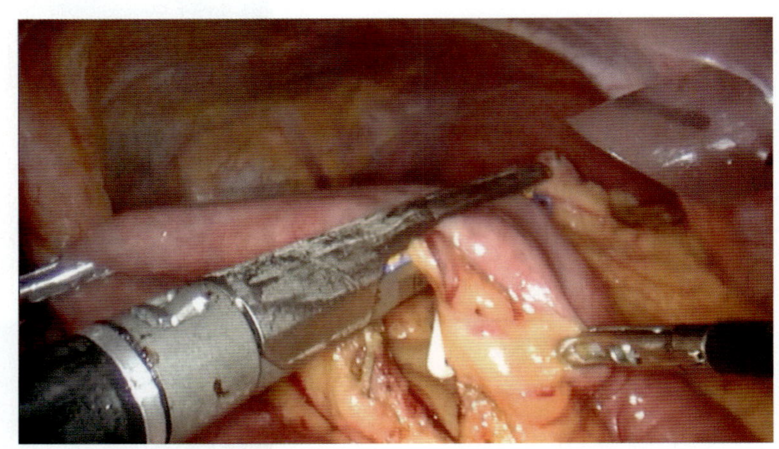
图 36-17 离断空肠

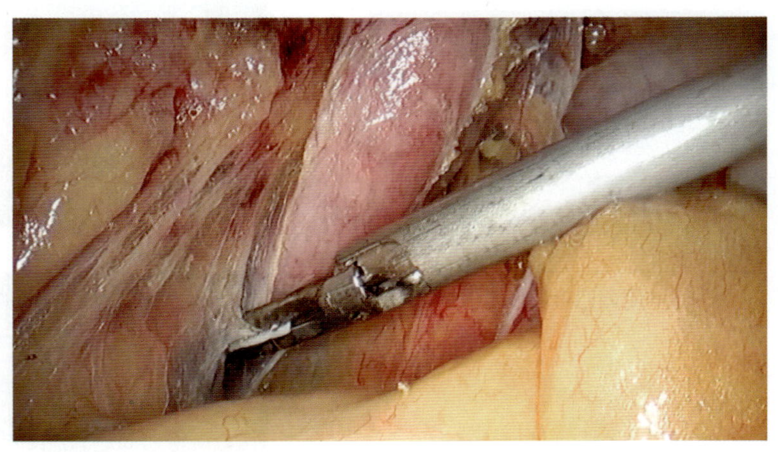
图 36-18 分离十二指肠系膜

6. 做科克尔切口（Kocher incision），沿十二指肠外侧分离（图 36-19、图 36-20），切断胃十二指肠动脉、胆总管，切除胆囊（图 36-21），切断胃十二指肠动脉和胆总管（图 36-22、图 36-23），沿肠系膜上血管离断胰腺钩突（图 36-24），此时标本游离，将标本置入标本袋中，暂置于左下腹（图 36-25）。

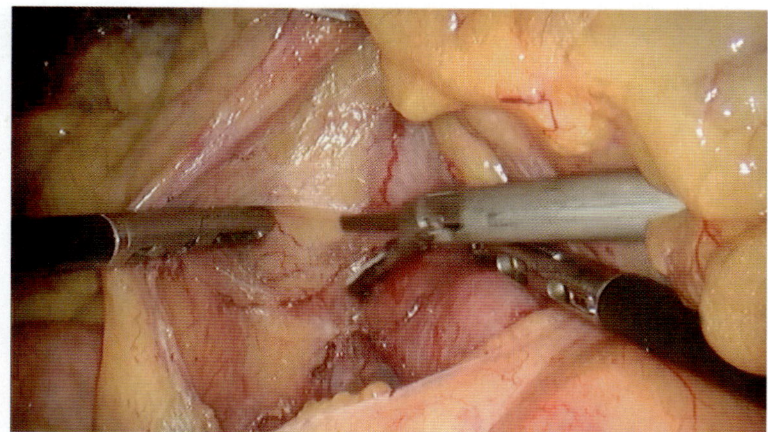
图 36-19　反向科克尔切口分离十二指肠

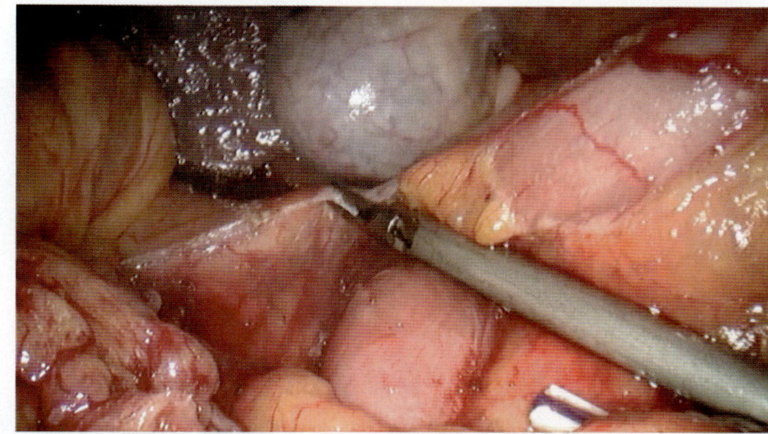
图 36-20　做科克尔切口，沿十二指肠降段外侧分离

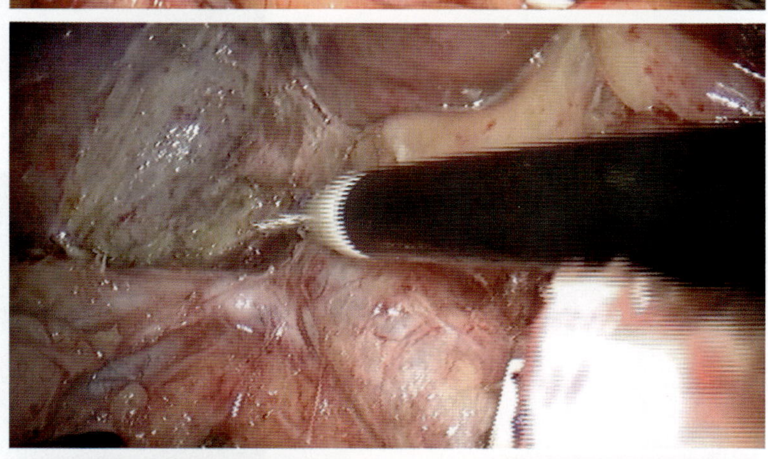
图 36-21　切除胆囊

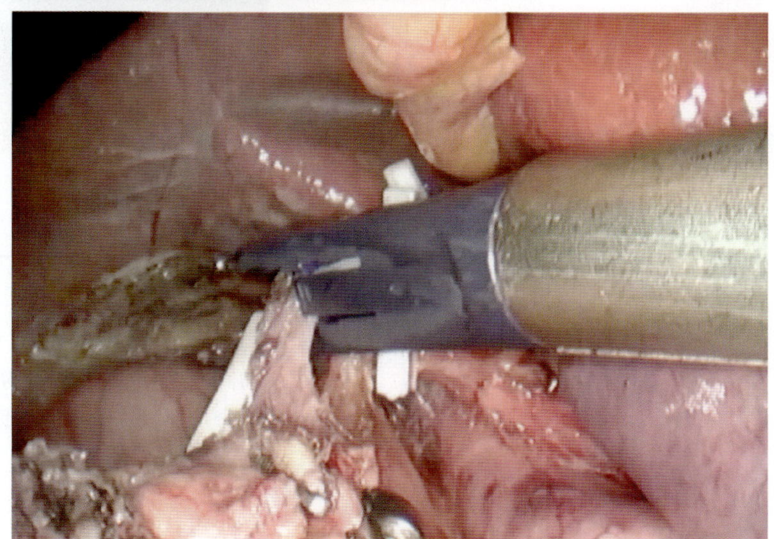
图 36-22　切断胃十二指肠动脉

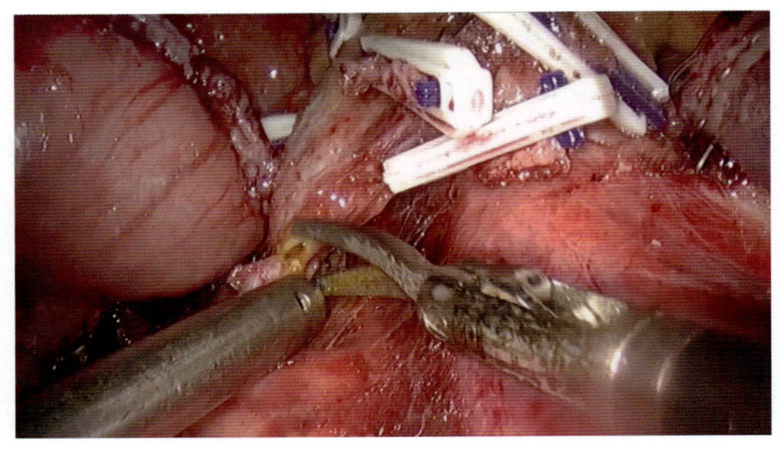
图 36-23　切断胆总管

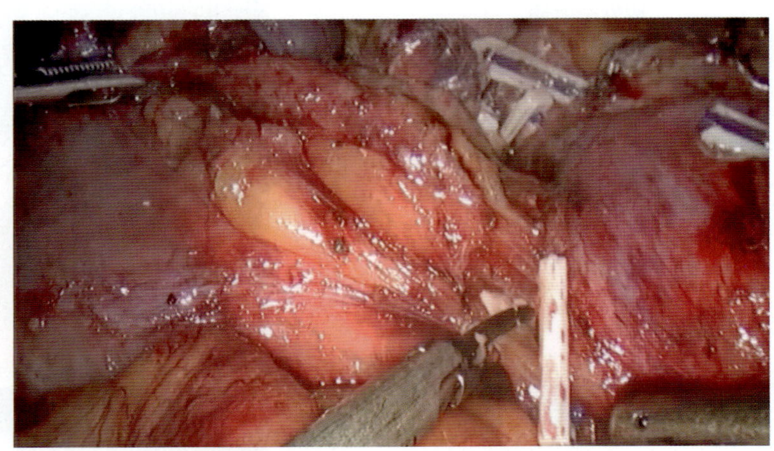
图 36-24　离断胰腺钩突

经验分享：

将胰头部提起，沿肠系膜上血管离断胰腺钩突，此处位置较深，注意勿损伤肠系膜上静脉。

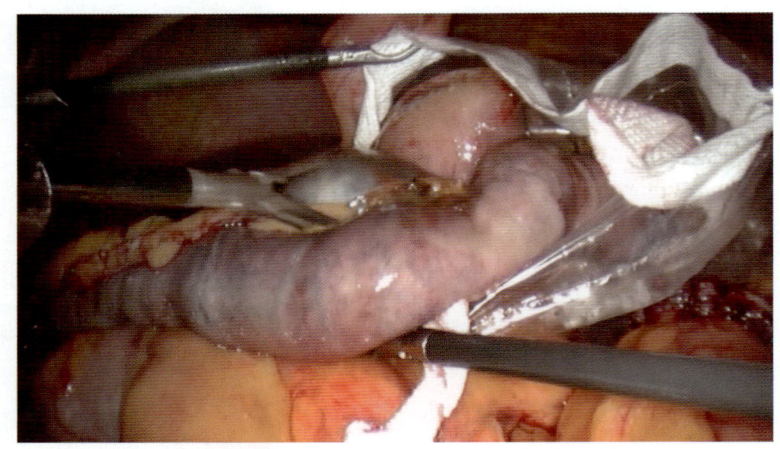
图 36-25　将标本置入标本袋中

【消化道重建】

消化道重建采用 Child 式：胰肠吻合采用胰管对空肠黏膜端侧吻合，在距胰肠吻合口 10cm 处行胆管空肠端侧吻合，胃肠吻合应用 60mm 直线切割闭合器行侧侧吻合。

1. 胰管对空肠黏膜吻合(图 36-26~ 图 36-28)

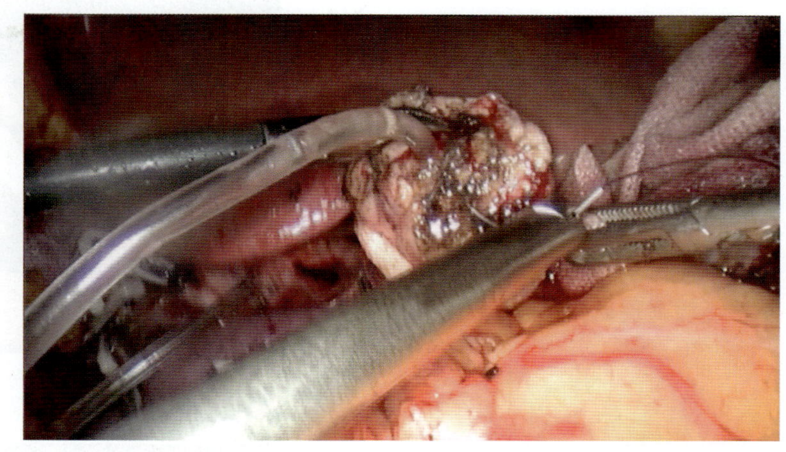

图 36-26　主胰管置入支撑管并固定

经验分享:

采用胰管对空肠黏膜吻合方式;胰肠吻合时,使用塑料管作为支撑管,既能充分引流胰液,又能够使胰管与空肠黏膜准确对合,并引导空肠黏膜与胰管的生长。

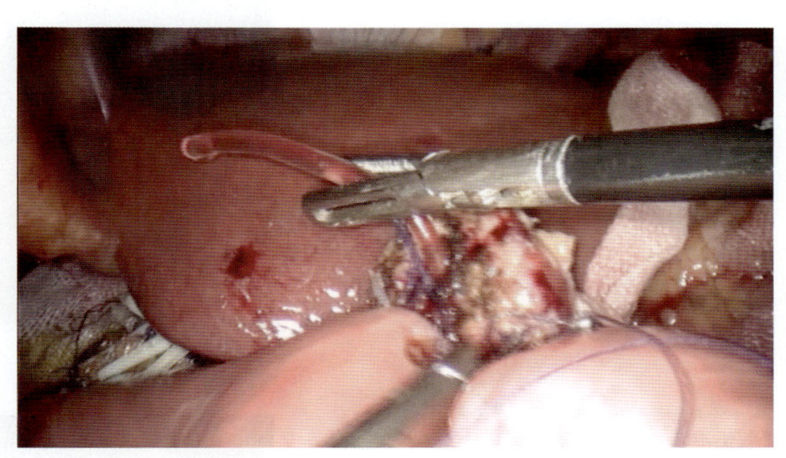

图 36-27　胰管对空肠黏膜端侧吻合

经验分享:

缝合后各缝线分别用钛夹标记,利于分别打结。

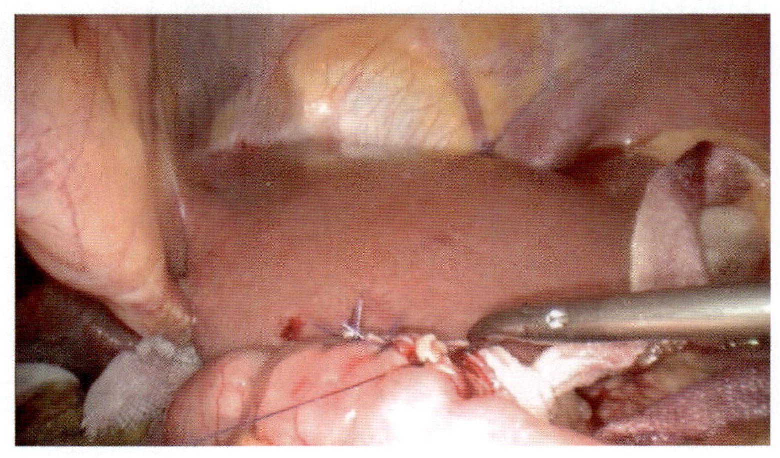

图 36-28　胰肠吻合后状态

2. 胆管空肠吻合(图 36-29、图 36-30)
3. 胃空肠吻合(图 36-31)

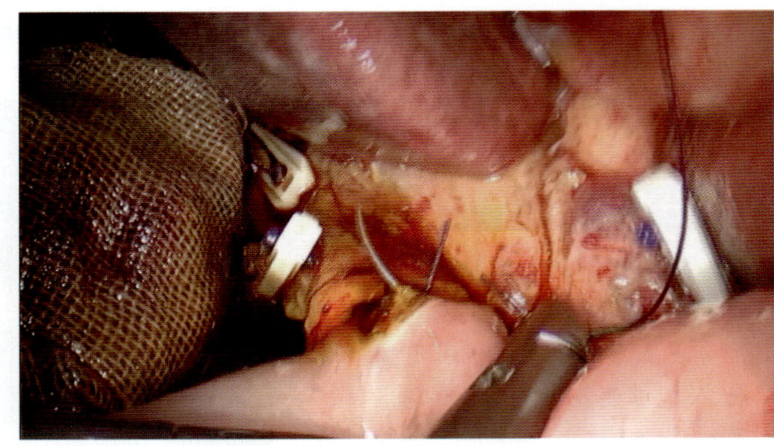

图 36-29　胆肠吻合

经验分享：

胆管空肠吻合使用腔镜下手工缝合，后壁间断缝合，前壁可连续或间断缝合。

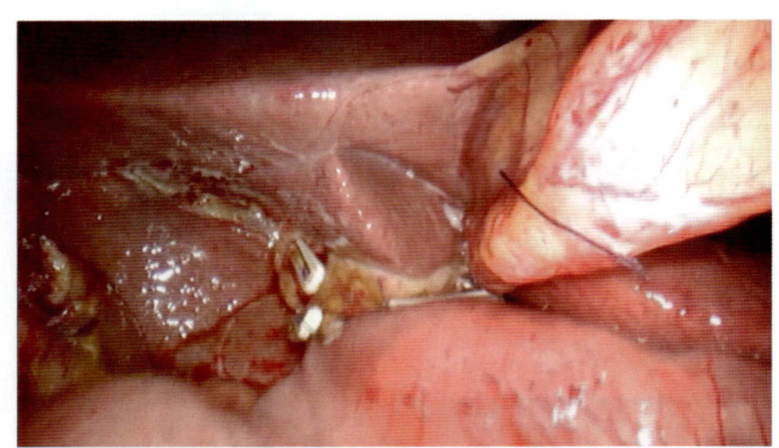

图 36-30　胆肠吻合后状态

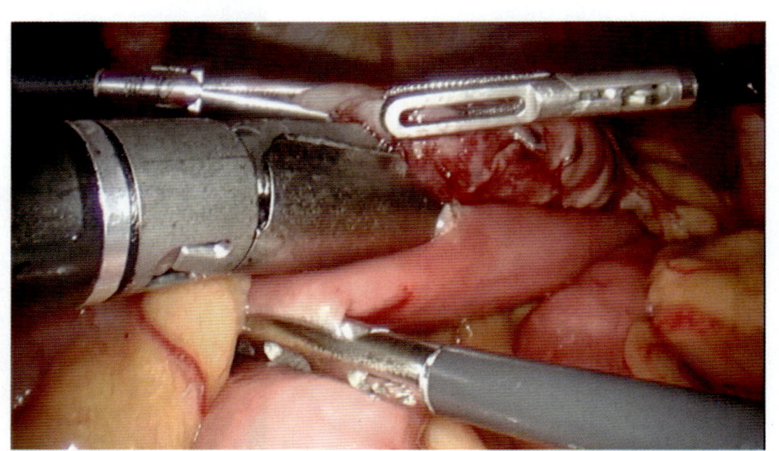

图 36-31　胃肠吻合

经验分享：

腹腔镜下用直线切割闭合器进行胃后壁与空肠的侧侧吻合，共同开口关闭可选择手工缝合或直线切割闭合器，术者可根据自身经验选择。

【经自然腔道取标本】

1. 经肛门取标本　完成标本切除及消化道重建后，患者体位更换为头低足高功能截石位，碘附消毒会阴区及直肠肠腔，调整腹腔镜监视器至患者足侧，助手牵拉乙状结肠充分暴露直肠上段，于直肠上段前壁切开 5~6cm（图 36-32）。用稀碘附溶液反复消毒后置入无菌保护套（图 36-33），经无菌保护套将标本自肛门取出（图 36-34、图 36-35）。倒刺线连续缝合肠壁，双重加固直肠切口（图 36-36）。稀碘附溶液、生理盐水再次反复冲洗盆腔，并检查直肠切口缝合是否严密。

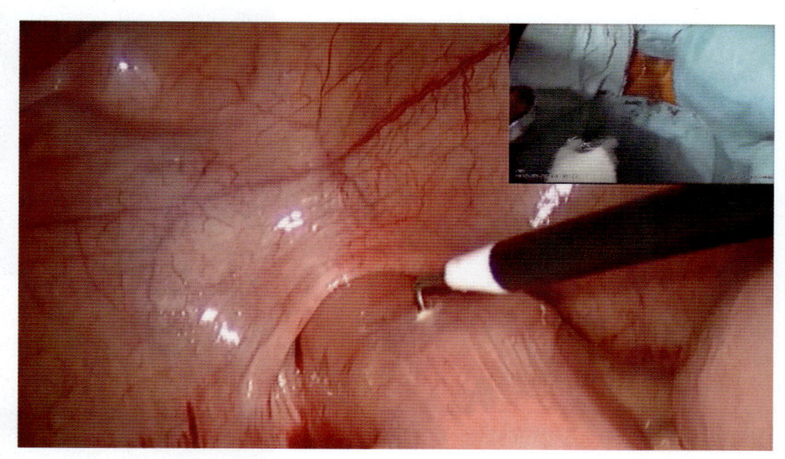

图 36-32　冲洗盆腔、消毒肠腔后切开直肠上段前壁

经验分享：

1. 选择直肠上段切开，容易显露，缝合方便。

2. 沿直肠前壁切开，切口不容易偏斜，切开后黏膜外翻少。

3. 沿长轴充分切开 5~6cm，注意切开长度要合适，切开过短在取出过程中肠壁容易撕裂，切开过长则增加缝合难度及时间。

4. 助手的主要操作是将直肠取直，保持一定张力，充分暴露。

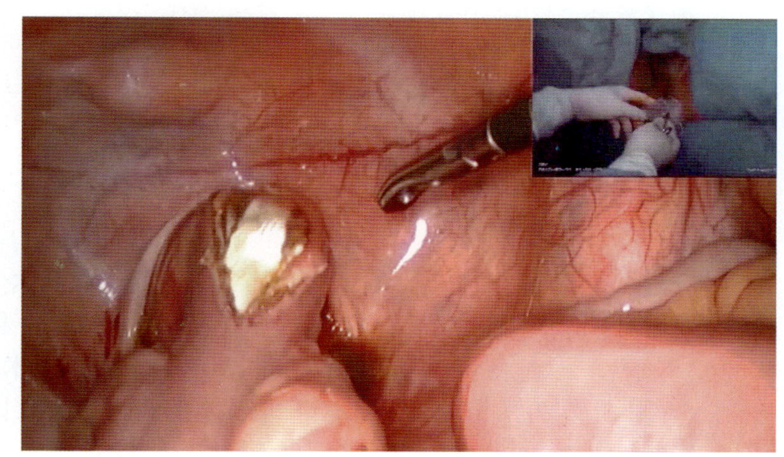

图 36-33　置入无菌保护套

经验分享：

1. 碘附纱布反复消毒肠腔。

2. 标本袋长度足够，避免标本接触肠壁、肛门。

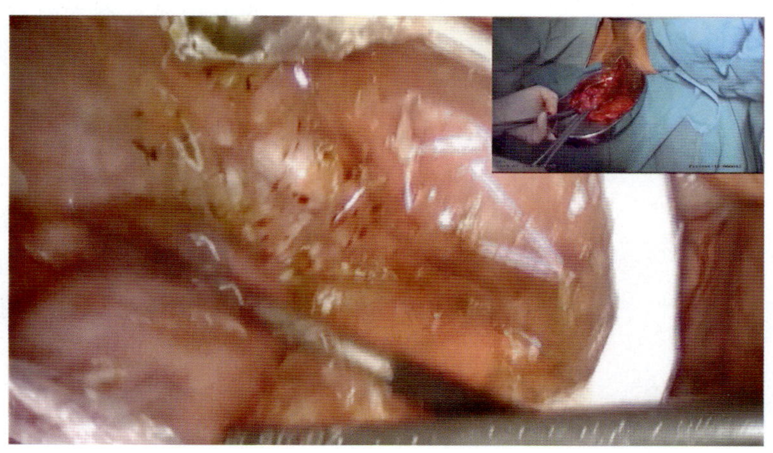

图 36-34　自肛门取出标本

经验分享：

将无菌保护套张紧，避免撕裂直肠壁，造成缝合困难。

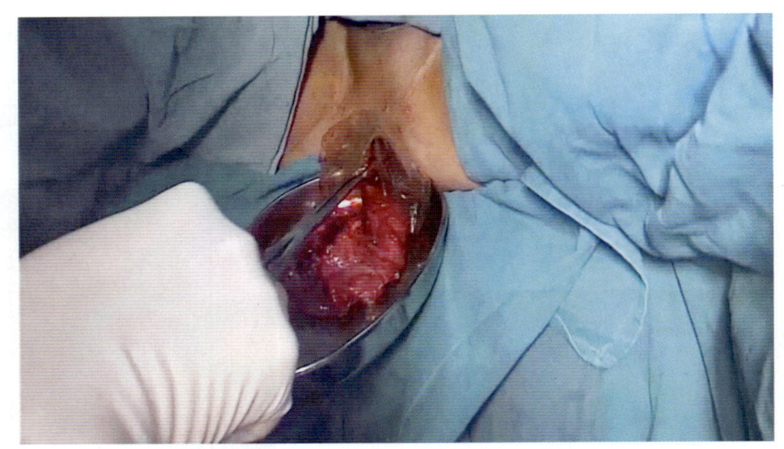

图 36-35　标本取出过程中会阴部外观

经验分享：

标本取出前充分扩肛，取出过程中用力均匀，切忌暴力拖拽。

经肛门拖出标本时，最初用力方向向后，将部分标本拖进直肠腔后，用力方向调整为向外，避免大面积撕裂直肠壁。

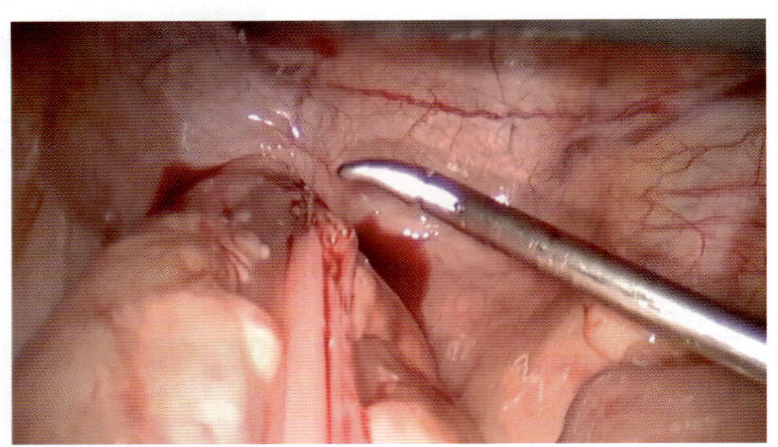

图 36-36　倒刺线双重连续缝合直肠切开处

经验分享：

缝合针距、边距均为 5mm，两根倒刺线加固缝合，尽可能降低吻合口漏的发生风险。

确保缝合严密，可行直肠注气试验或术中结肠镜检查。

缝合完毕后反复冲洗盆腔，确保无菌无瘤操作。

2. 经阴道取标本　腹部无辅助切口经阴道取标本的全腹腔镜胰十二指肠切除术属于切除拖出式 NOSES，其标本切除、淋巴结清扫范围、手术游离层次、消化道重建等步骤与经肛门取标本的全腹腔镜胰十二指肠切除术一致，仅取标本途径有所不同。

改变患者体位为头低足高右倾 30° 的膀胱截石位，调整腹腔镜显示器于患者足侧；显露并消毒会阴部，阴道用碘附纱布反复消毒；分别于阴道后穹隆切开前、切开后、标本取出后、缝合完毕后用蒸馏水、稀碘附溶液（1 000mg/L）、生理盐水彻底冲洗盆腔（图 36-37）；悬吊子宫、用压肠板将阴道后穹隆顶起，横行切开约 5cm（图 36-38、图 36-39）；自阴道或腹部戳卡孔置入无菌保护套，表面用碘附纱布擦拭润滑，用卵圆钳将标本取出，注意维持气腹压力，然后将切口保护套取出（图 36-40）；用 3-0 倒刺线连续缝合阴道后穹隆切口，确保缝合严密（图 36-41）。

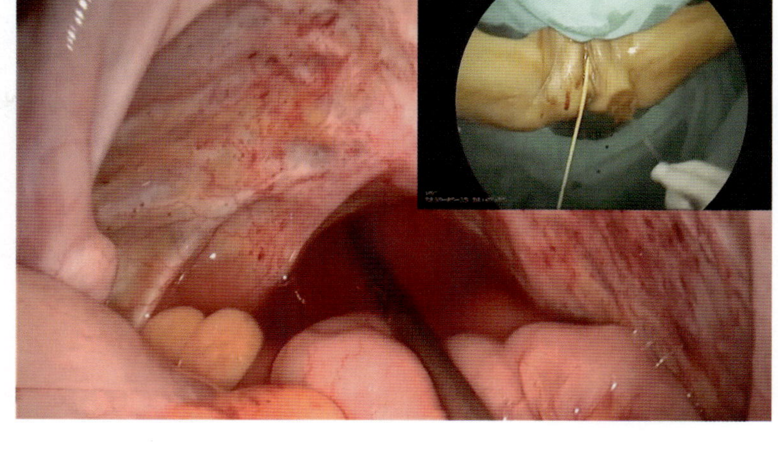

图 36-37　消毒会阴部及盆腔

经验分享：

分别于阴道后穹隆切开前、切开后、标本取出后、缝合完毕后用蒸馏水、稀碘附溶液(1 000mg/L)、生理盐水彻底冲洗盆腔。

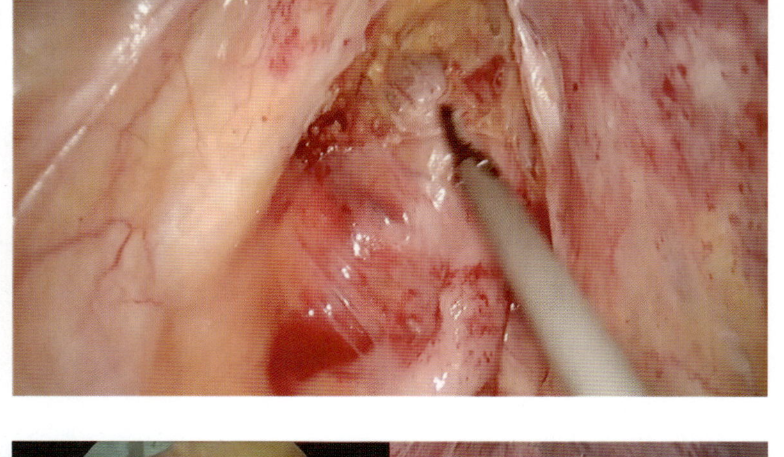

图 36-38　适当分离直肠前间隙

经验分享：

适当分离直肠前间隙可避免损伤直肠。

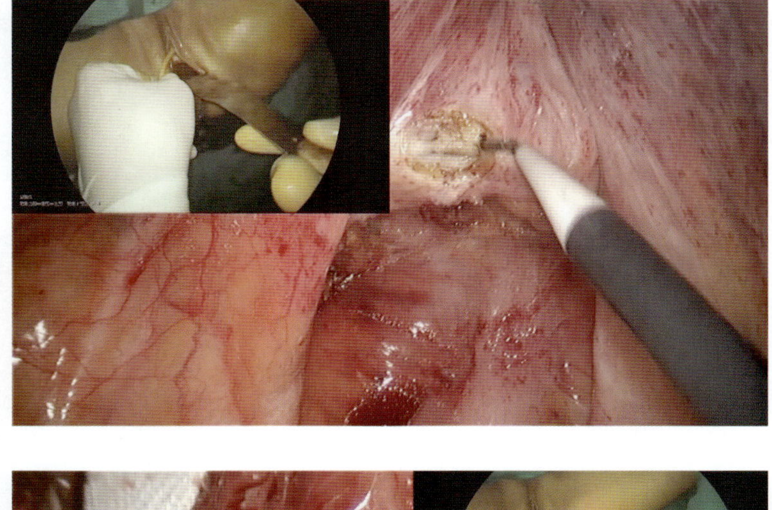

图 36-39　切开阴道后穹隆

经验分享：

压肠板顶起阴道后穹隆，用单极电凝钩切开阴道后穹隆，注意勿损伤骶韧带。

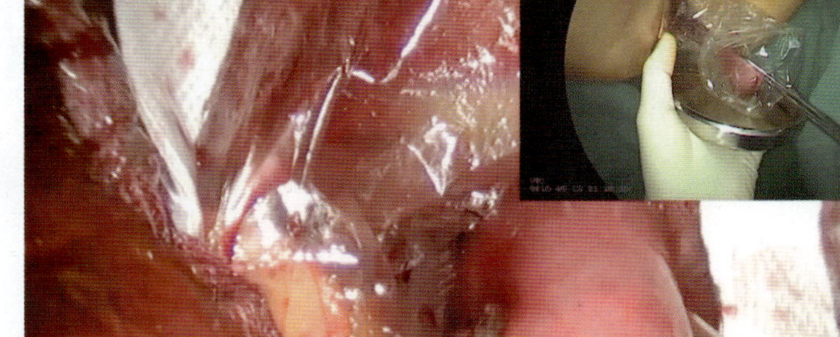

图 36-40　置入切口保护套，经阴道取出标本

经验分享：

取标本时动作要轻柔，避免粗暴操作致标本破裂。将无菌保护套取直并保持一定张力，有利于标本的取出。

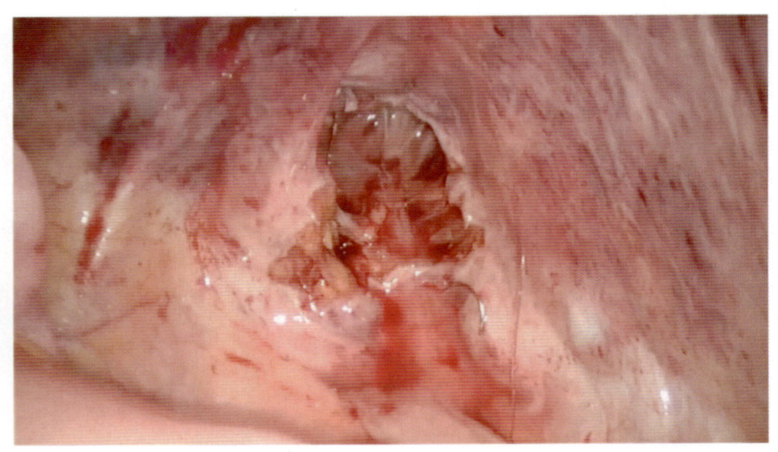

图 36-41　缝合关闭阴道后穹隆切口

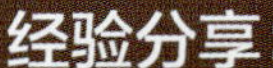

使用 3-0 倒刺线连续缝合，阴道后穹隆缝合要严密。

【术后腹壁及标本照片】(图 36-42~ 图 36-44)

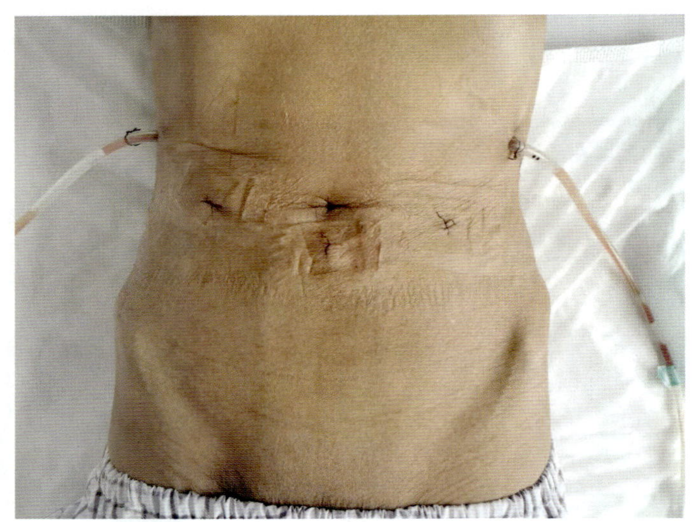

图 36-42　术后腹壁照片

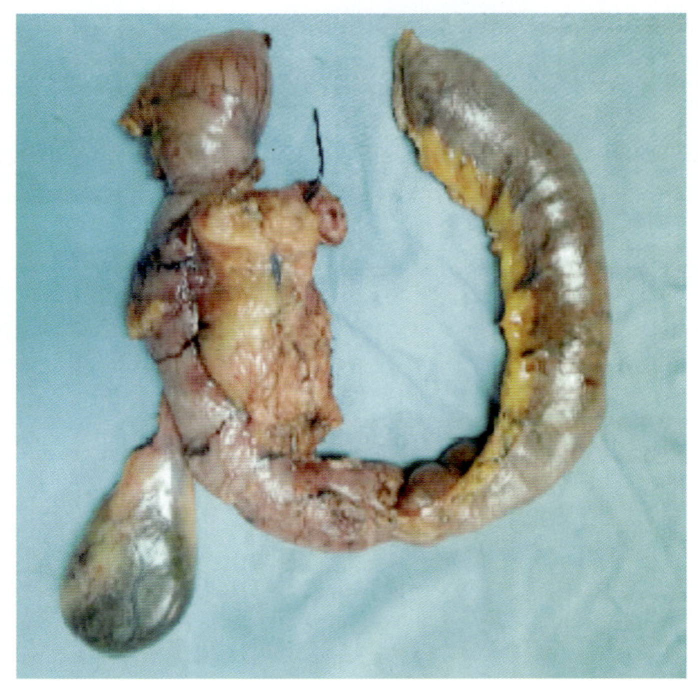

图 36-43　标本照片

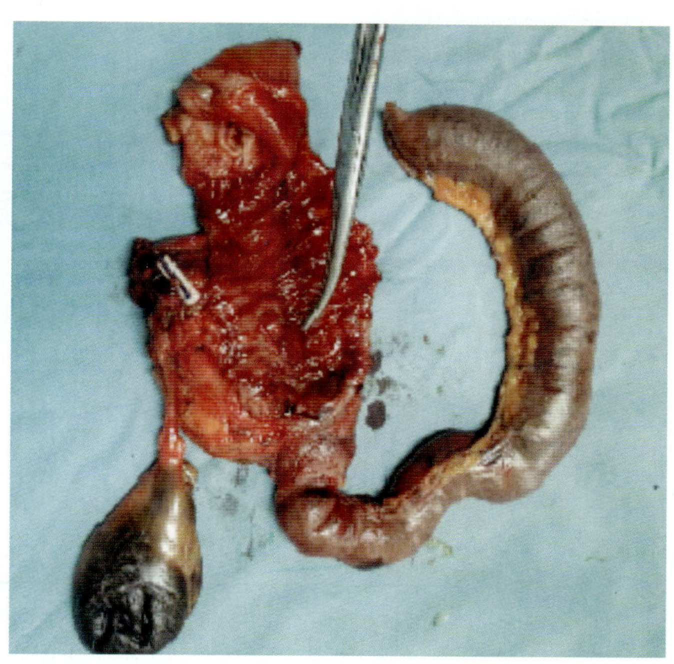

图 36-44　标本照片（剖开观）

第四节　手术相关要点、难点、热点剖析

LPD 的可行性、安全性和近期及远期治疗效果得到越来越多外科医师的认可，逐渐成为胰十二指肠切除术的研究热点。经自然腔道取标本的胰十二指肠切除术的成功实施，拓宽了 NOSES 的适用范围，再次验证了 NOSES 术式符合微创手术理念，在符合手术基本原则的前提下，通过优化手术入路，改进手术操作及保留正常组织器官的结构与功能，减少创伤，可以降低对患者生活质量的影响。

【手术难点】

1. 消化道重建是 LPD 的关键点与难点，其中，胰腺 - 消化道重建是最复杂、最易引起术后并发症的步骤。本例患者采用胰管对空肠黏膜吻合方式，胰肠吻合时，使用塑料管作为支撑管，既能充分引流胰液，又能够使胰管与空肠黏膜准确对合，并引导空肠黏膜与胰管的生长。

2. 经自然腔道取标本需良好的术前准备，术中注意严格无瘤、无菌操作。取标本需两组人员逆向操作，更考验团队配合。需要术中调整监视器位置，或者准备两套腔镜显示设备。取标本时不增加戳卡孔数量，用针对上腹部手术设计的戳卡孔行下腹部手术操作，会增加操作难度，因而对术者与助手之间的配合提出了更高的要求。

【经肛门标本取出的争议】

1. 切开与原发病无关的器官。
2. 增加腹腔感染、肿瘤细胞种植播散风险。
3. 存在发生直肠瘘、出血、肠腔狭窄、排便功能异常等并发症的风险。
4. 目前 NOSES 正处于不断完善过程中，该手术尚无大宗病例报道，还需要更多的同道开展研究，观察其远期疗效。

因此，医师应严格把握适应证，保证患者安全，使患者最大程度获益。

（于 刚　王 松）

第三十七章 腹部无辅助切口经自然腔道取标本的全腹腔镜保脾胰体尾切除术

【前言】

腹腔镜保脾胰体尾切除术在临床上的应用日益广泛，技术成熟。随着国内有关 NOSES 的研究、报道越来越多，大量研究结果表明，NOSES 具有良好的微创效果及可行性。因其避免了腹部取标本的切口，患者术后疼痛明显减轻，可减少术后镇痛药物的使用，更早期地下床活动，排气排便时间明显缩短，术后坠积性肺炎、下肢静脉血栓等卧床相关并发症的发生率也相应降低。该手术将 NOSES 应用于胰体尾切除，效果良好，属于切除拖出式。

第一节 适应证与禁忌证

【适应证】

1. 胰体尾良性及低度恶性肿瘤。
2. 肿瘤环周直径≤ 3cm。
3. 肿瘤分期为 $cT_{1\sim3}N_{0\sim1}M_0$。

【禁忌证】

1. 肿瘤体积过大，无法经肛门或阴道拖出。
2. 肿瘤浸透浆膜或累及邻近脏器；病灶侵犯胰头周围大血管者。
3. 合并急性胃肠道梗阻或肿瘤穿孔，需急诊手术者。
4. 不能耐受气腹或无法建立气腹者，以及腹腔内广泛粘连和难以显露、分离病灶者。
5. 过于肥胖者（$BMI>30kg/m^2$）。
6. 盆腔手术史或存在阴道、直肠、肛门畸形等。
7. 未婚未育或已婚计划再育女性禁用经阴道取标本。

第二节 麻醉、体位、戳卡位置与术者站位

【麻醉方式】

全身麻醉或全身麻醉联合硬膜外麻醉。

【手术体位】

患者首先取水平仰卧分腿位行腹腔镜胰体尾切除操作(图 37-1),经阴道取标本时,更换为功能截石位(图 37-2)。

图 37-1 标本切除时患者体位

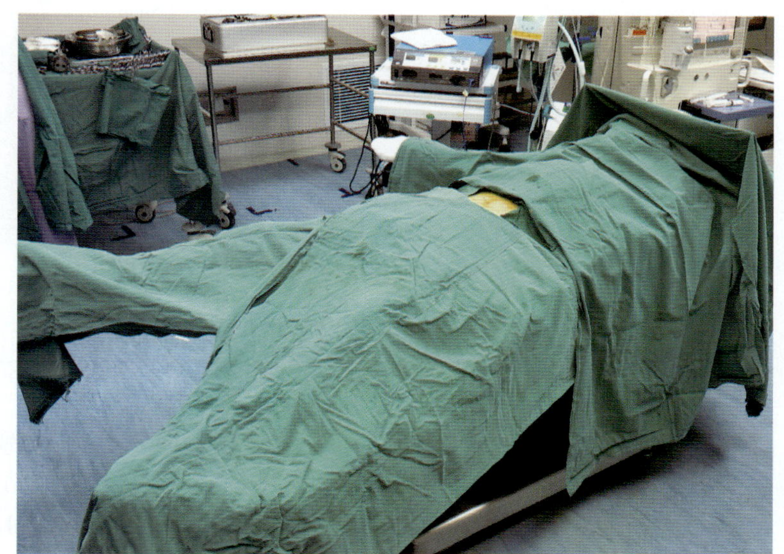

图 37-2 标本取出时患者体位

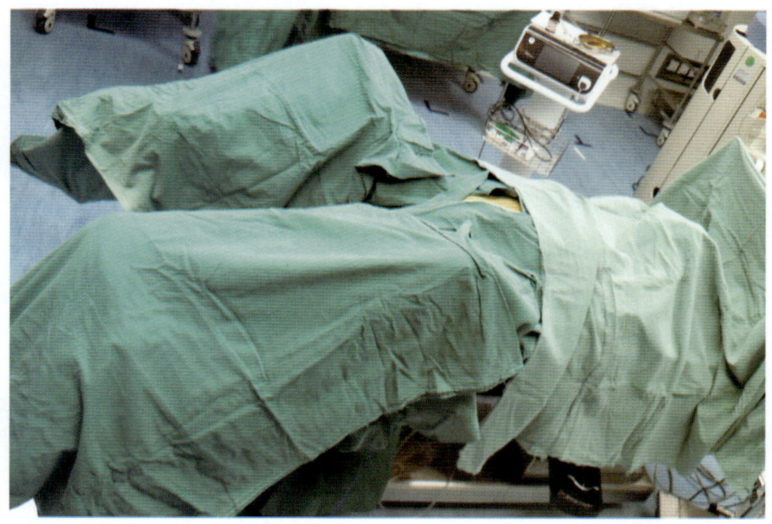

【戳卡位置】(图 37-3)

1. **腹腔镜镜头戳卡孔(10mm 戳卡)** 位于脐下 1cm 处。

2. **术者主操作孔(12mm 戳卡)** 位于左侧腋前线肋缘下 2cm 处。

3. **术者辅助操作孔(5mm 戳卡)** 位于左侧锁骨中线平脐处。

4. **助手辅助操作孔(5mm 戳卡)** 位于右侧腋前线肋缘下。

5. **助手主操作孔(12mm 戳卡)** 位于右侧锁骨中线平脐处。

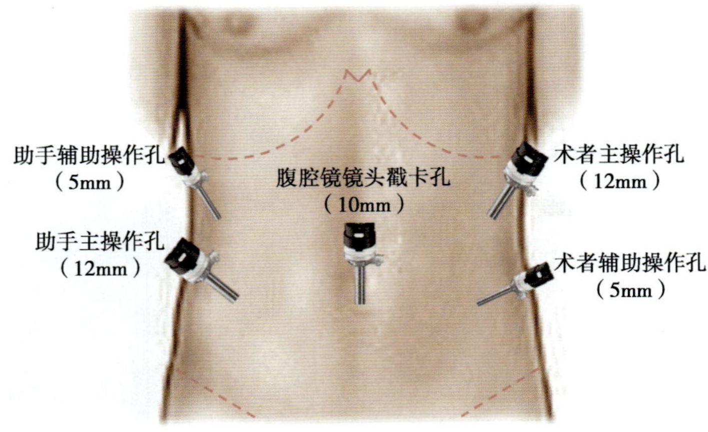

图 37-3　戳卡位置(五孔法)

【术者站位】

1. **腹腔探查、解剖分离切除阶段** 术者与助手分别站位于患者左右两侧(具体站位可根据术者习惯改变),扶镜手站位于患者两腿之间(图 37-4)。

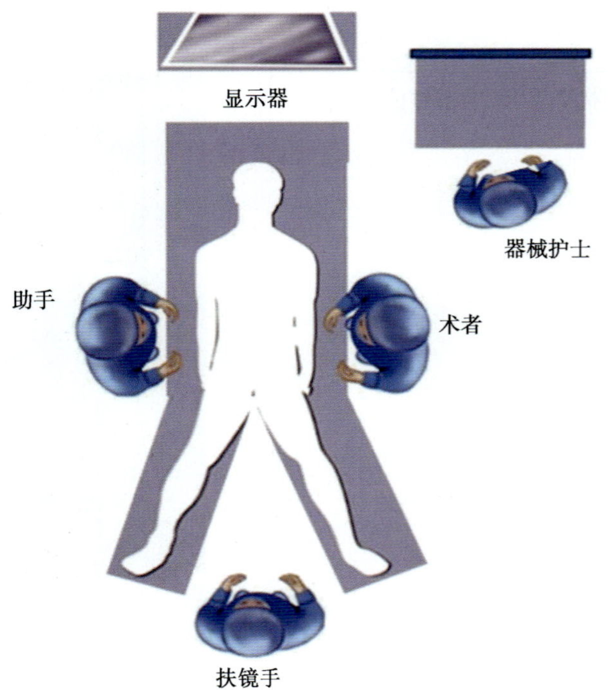

图 37-4　标本切除、消化道重建时术者站位

2. 取标本阶段　术者站位于患者右侧，助手站位于患者左侧，扶镜手站位于助手同侧，取标本助手站位于患者两腿之间，此时应变换显示器摆放位置，摆放在患者足侧（图 37-5）。同时各戳卡孔功能改变（图 37-6）。

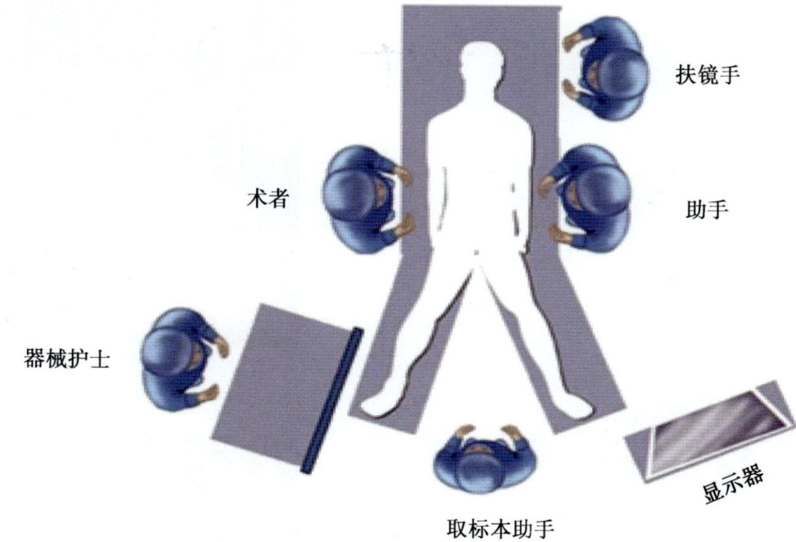

图 37-5　标本取出时术者站位

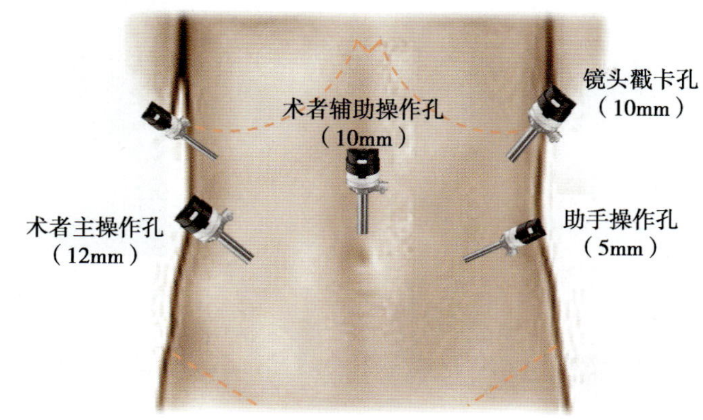

图 37-6　取标本操作时各戳卡孔功能

【特殊手术器械】

超声刀、60mm 直线切割闭合器、无菌保护套。

第三节　手术操作步骤、技巧与要点

【探查与手术方案制订】

1. 常规探查　在详细术前检查的基础上，进镜观察肝、胆囊、胃、脾、大网膜、结肠、小肠及系膜表面和盆腔脏器有无种植转移及其他异常（图 37-7）。

2. 肿瘤探查　切开胃结肠韧带，胰体部可见囊实性病变（图 37-8）。

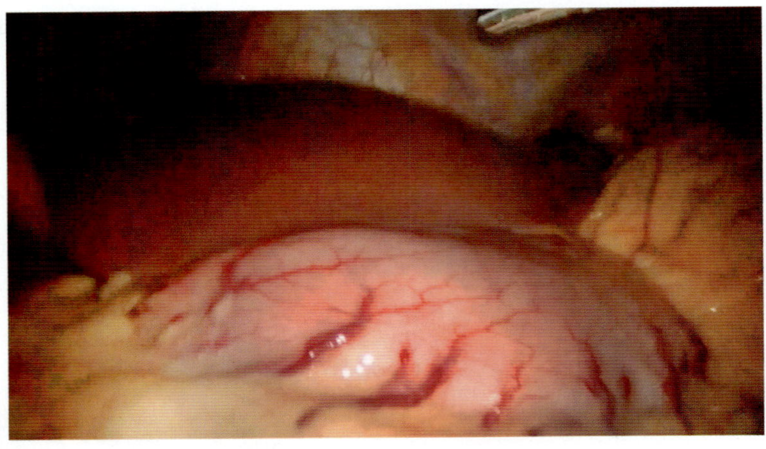

图 37-7　探查腹腔

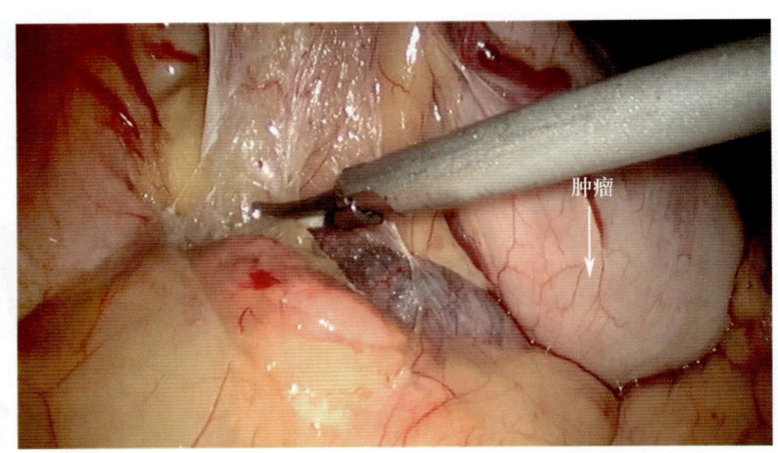

图 37-8　肿瘤探查

【解剖、分离与切除】

1. 沿胰腺下缘分离（图 37-9），进入胰后间隙；确认脾静脉（图 37-10），沿胰腺与脾静脉的间隙分离（图 37-11）。

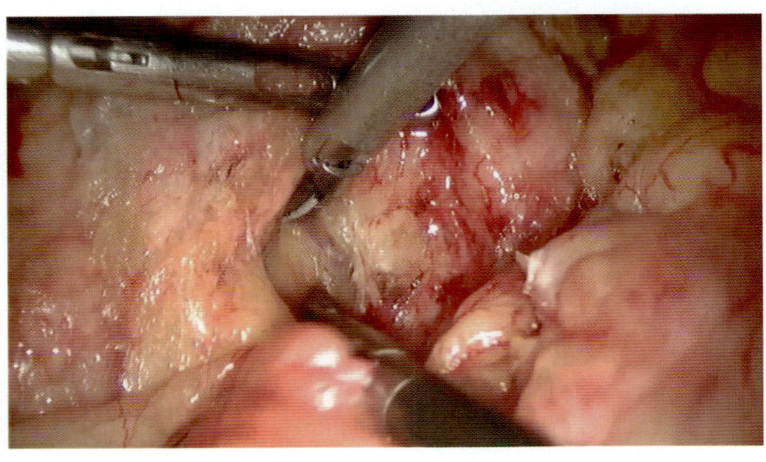

图 37-9　沿胰腺下缘分离

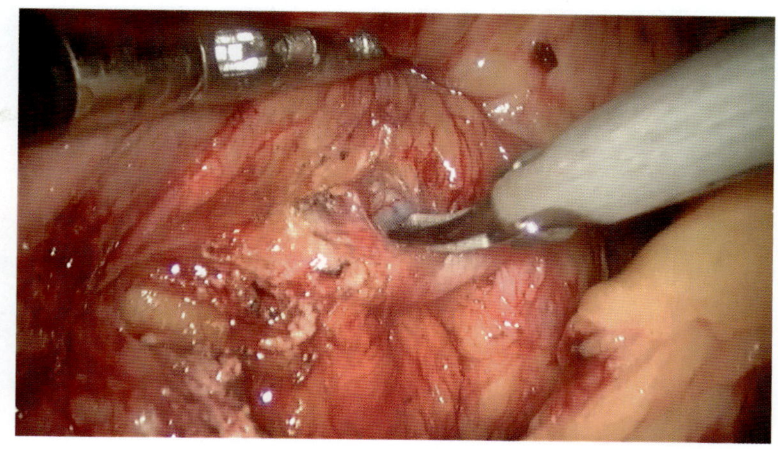

图 37-10 显露并确认脾静脉

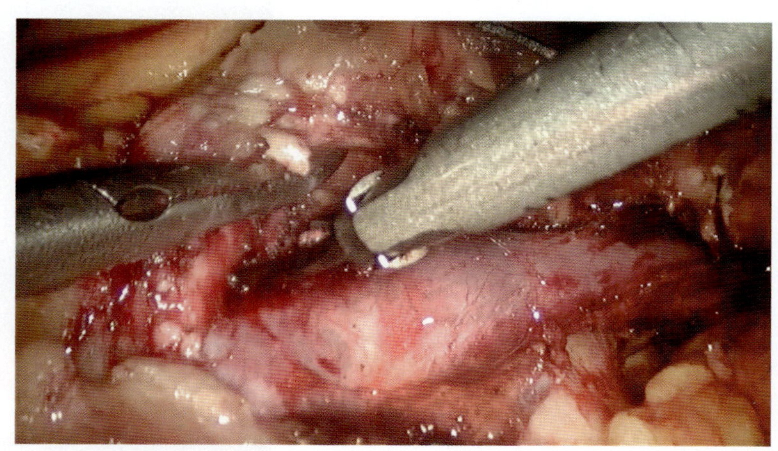

图 37-11 沿胰腺与脾静脉的间隙分离

2. 向上分离胰腺后方，显露脾动脉（图 37-12）。

3. 在胰颈部将脾动、静脉与胰腺分离后建立胰后隧道，自胰颈部用腔内切割闭合器离断胰腺，胰腺断端创面止血（图 37-13、图 37-14）。

4. 将胰体尾提起，沿胰腺与脾血管之间间隙分离，直至胰尾部（图 37-15）。切除胰体尾后显露脾动脉、脾静脉（图 37-16），将切除的标本置入标本袋中（图 37-17）。

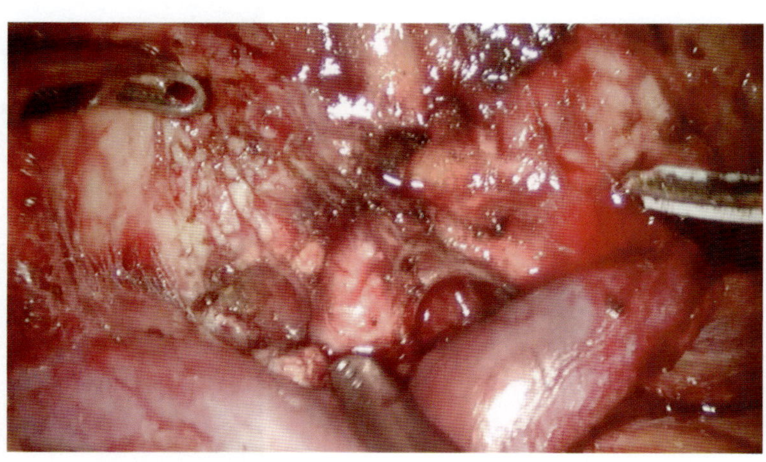

图 37-12 继续分离胰后间隙，暴露脾动脉

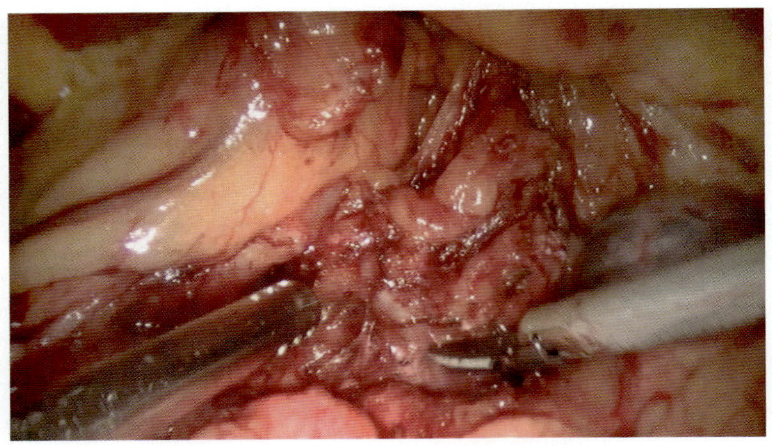
图 37-13 分离胰腺上缘

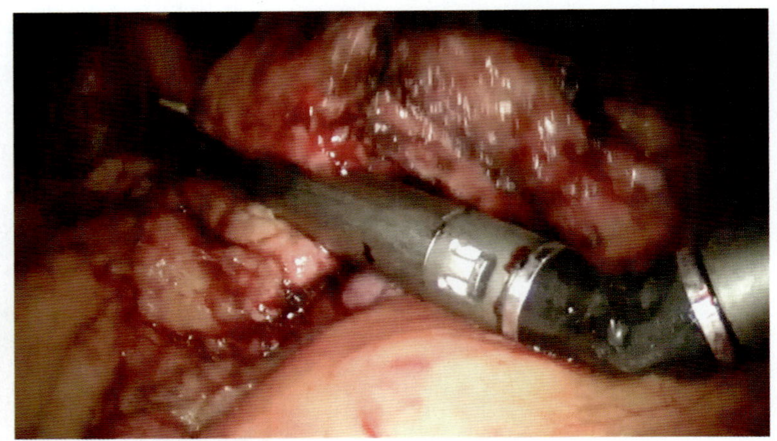
图 37-14 在胰颈部离断胰腺

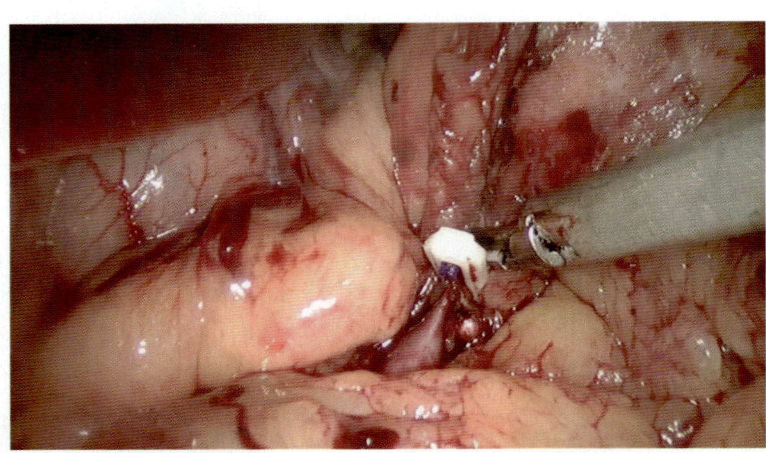
图 37-15 继续向胰腺远端分离

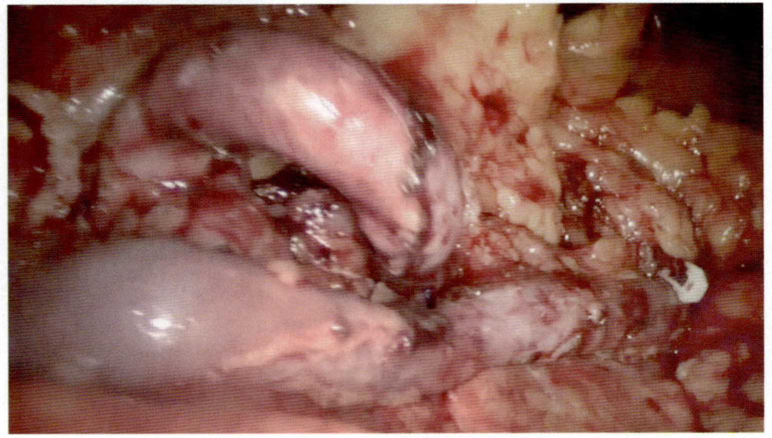
图 37-16 切除胰体尾后显露脾动脉、脾静脉

图 37-17　将切除的标本置入标本袋中

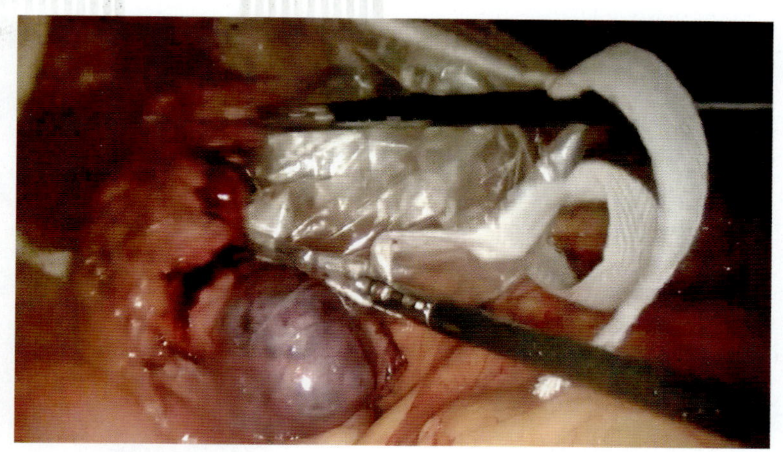

【经阴道取标本】

改变患者体位为头低足高右倾 30° 的膀胱截石位，调整腹腔镜显示器于患者足侧；观察孔调整为左侧腋前线肋缘下戳卡孔，方向调整为向足侧操作，术者站于患者右侧操作，术者操作孔更换为脐下戳卡孔和右侧锁骨中线平脐戳卡孔（图 37-18）。显露并消毒会阴部，阴道用碘附纱布反复消毒；分别于阴道后穹隆切开前、切开后、标本取出后、缝合完毕后用蒸馏水、稀碘附溶液（1 000mg/L）、生理盐水彻底冲洗盆腔。悬吊子宫、用压肠板将阴道后穹隆顶起，横行切开约 5cm（图 37-19、图 37-20）。自阴道或腹部戳卡孔置入切口保护套，表面用碘附纱布擦拭润滑，用卵圆钳将标本取出，注意维持气腹压力，然后将切口保护套取出（图 37-21、图 37-22）。用 3-0 倒刺线连续缝合阴道后穹隆切口，确保缝合严密（图 37-23、图 37-24）。

图 37-18　取标本时外景展示

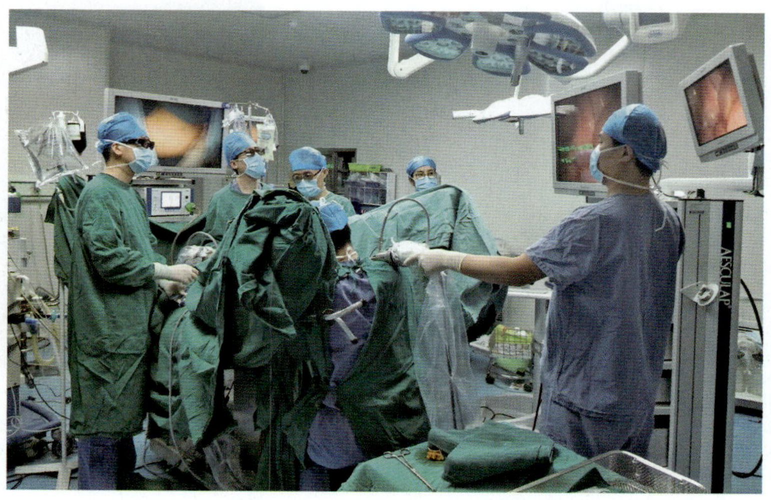

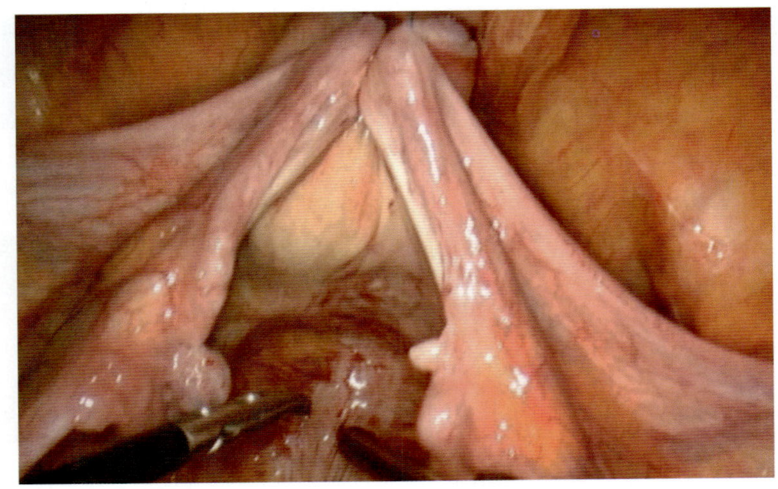

图 37-19　悬吊子宫

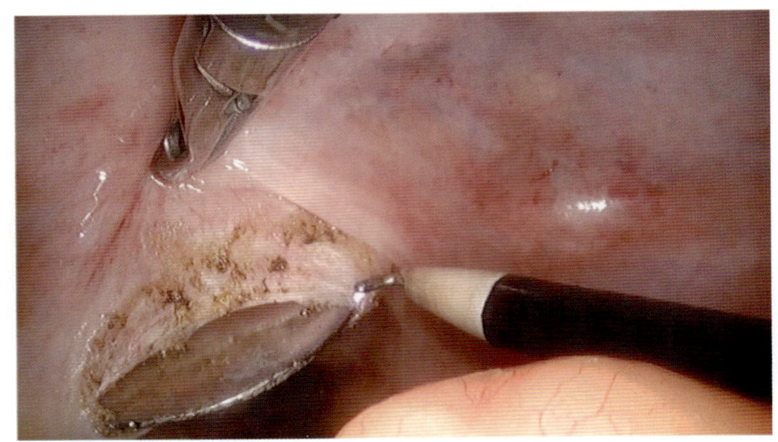

图 37-20　切开阴道后穹隆

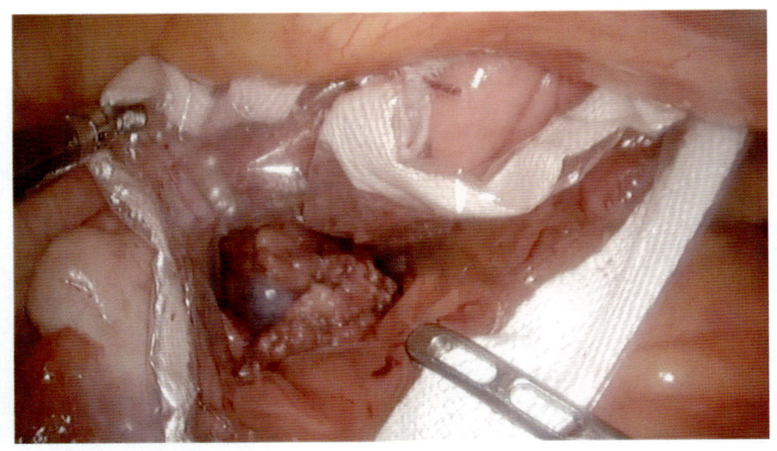

图 37-21　置入切口保护套，经阴道取出标本

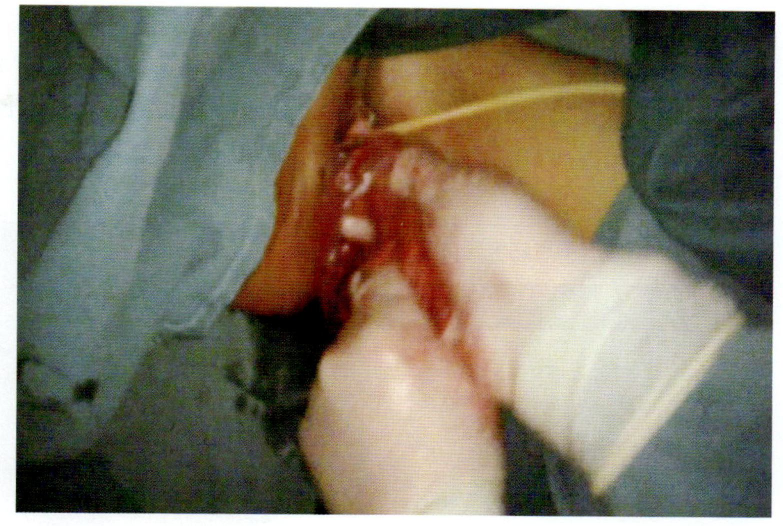

图 37-22　经阴道取标本外景

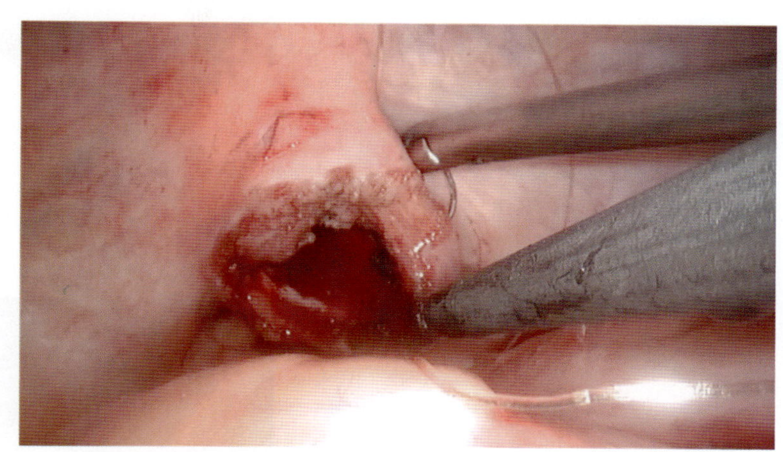

图 37-23　缝合关闭阴道后穹隆切口

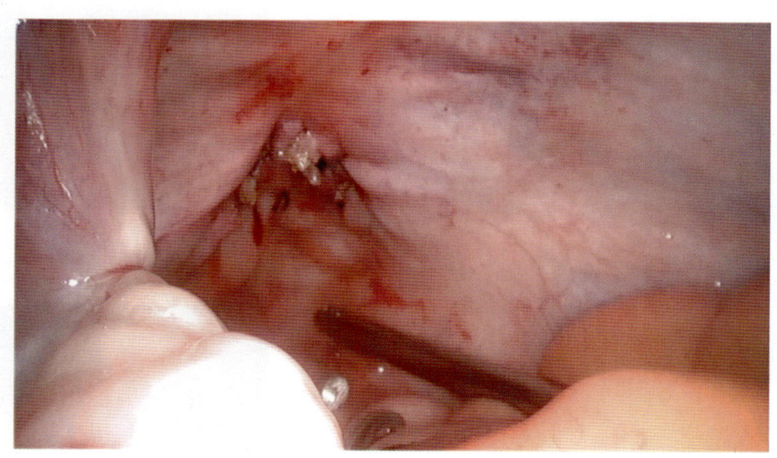

图 37-24　缝合阴道后穹隆后状态，并冲洗盆腔

【经肛门取标本】

改变患者体位为头低足高右倾 30° 的膀胱截石位，调整腹腔镜显示器于患者足侧；碘附消毒会阴区及直肠肠腔；助手牵拉乙状结肠充分暴露直肠上段，于直肠上段前壁切开 5~6cm

（图 37-25、图 37-26）。用稀碘附溶液反复消毒后置入切口保护器（图 37-27），经无菌保护套将标本自肛门取出（图 37-28、图 37-29）。消毒盆腔后连续或间断原位缝合肠壁，并检查缝合情况（图 37-30～图 37-32）。

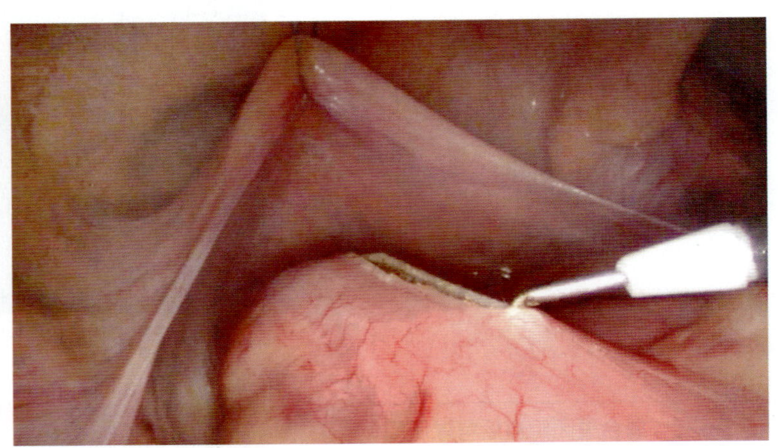

图 37-25 消毒后于直肠上段前壁切开

经验分享：

1. 选择直肠上段切开，容易显露，缝合方便。
2. 沿直肠前壁切开，切口不容易偏斜，切开后黏膜外翻少。
3. 沿长轴充分切开 5～6cm，注意切开长度要合适，切开过短在取出过程中肠壁容易撕裂，切开过长则增加缝合难度及时间。
4. 助手的主要操作是将直肠取直，保持一定张力，充分暴露。

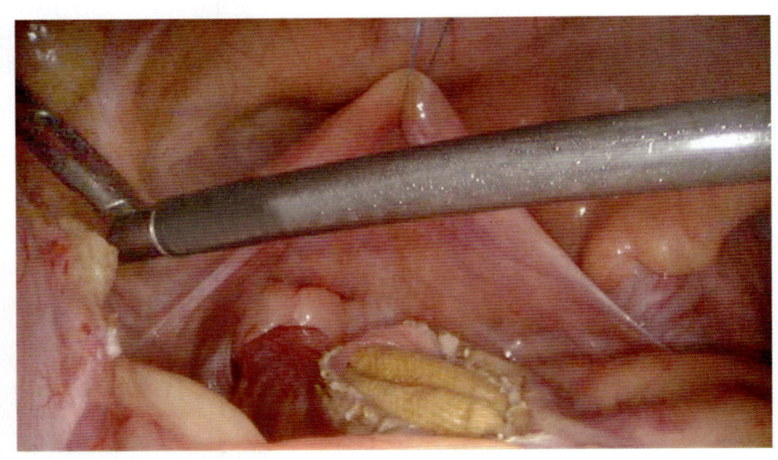

图 37-26 碘附纱布消毒直肠肠腔

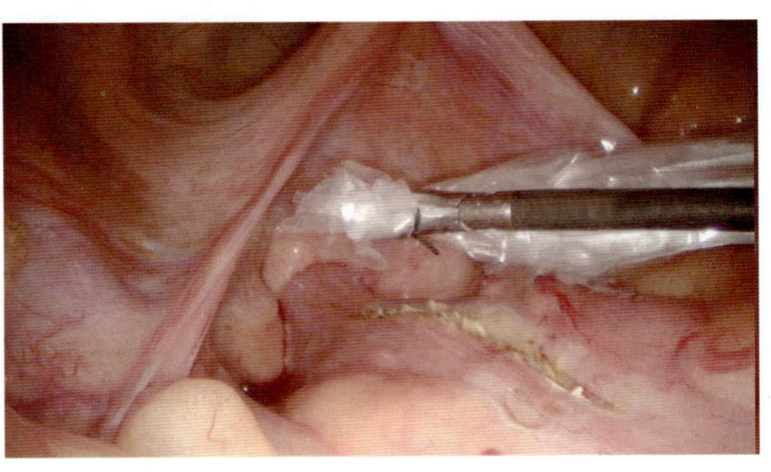

图 37-27 经戳卡孔置入无菌保护套

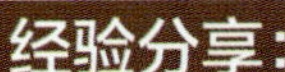

经戳卡孔置入无菌保护套可减少污染。

图 37-28　经肛门取标本

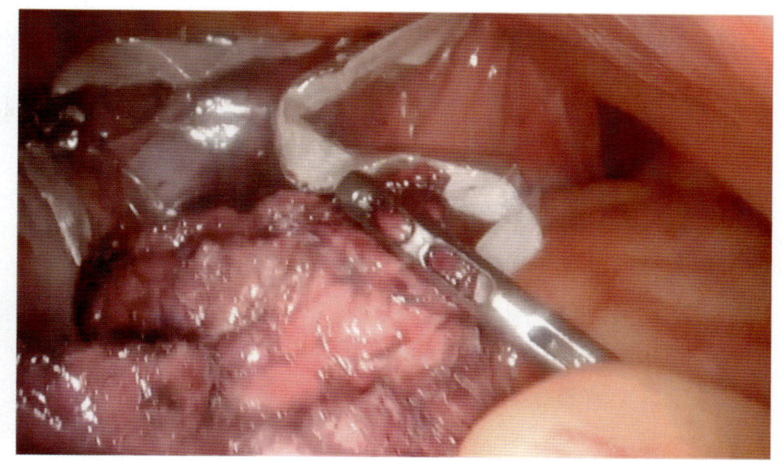

经验分享：

将无菌保护套张紧，避免撕裂直肠壁，造成缝合困难。

图 37-29　经肛门取标本外景

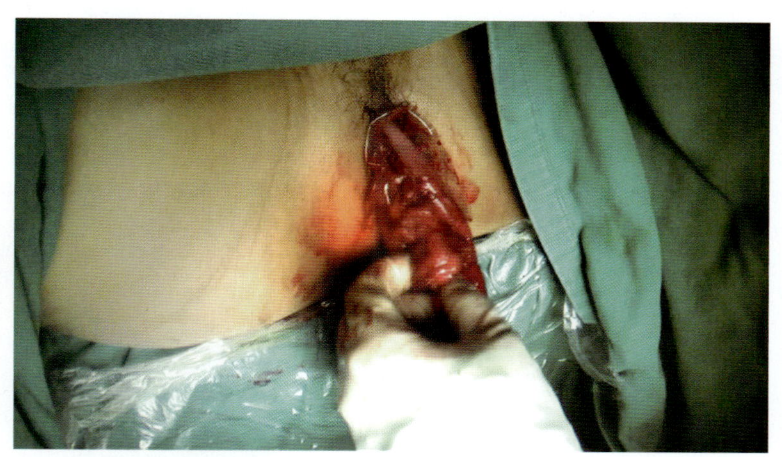

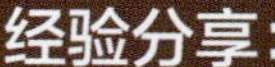

经验分享：

标本取出前充分扩肛，取出过程中用力均匀，切忌暴力拖拽。

图 37-30　反复消毒盆腔

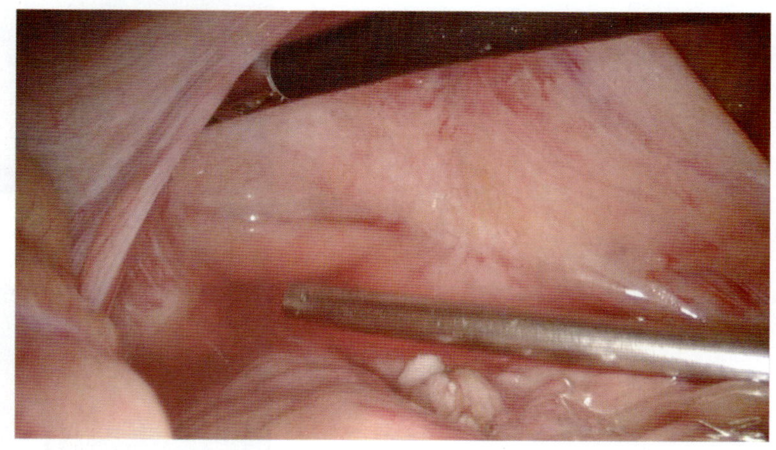

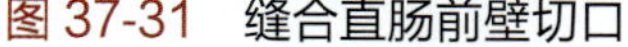

图 37-31　缝合直肠前壁切口

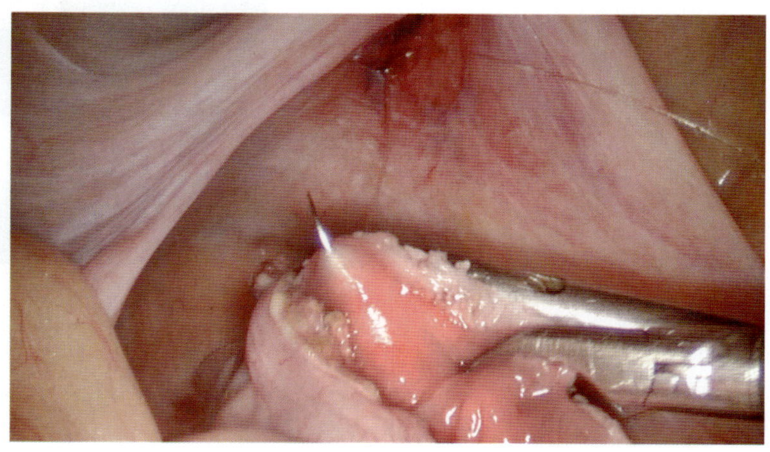

经验分享：

缝合针距、边距均为 5mm，两根倒刺线加固缝合，尽可能降低吻合口漏的发生风险。

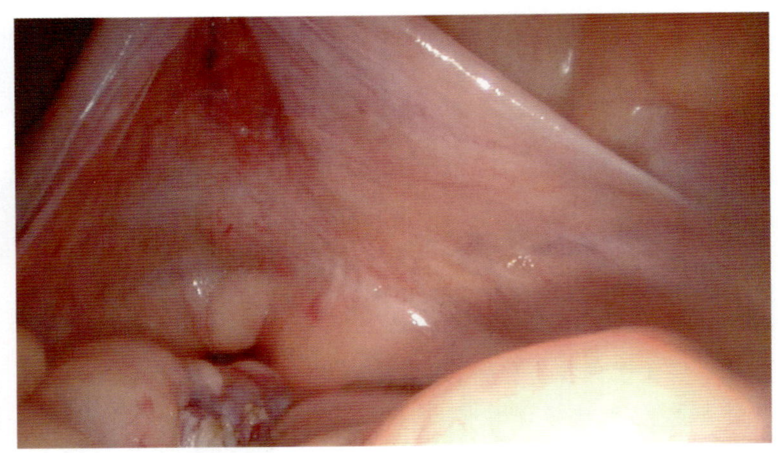
图 37-32　检查直肠切口缝合情况

经验分享：

确保缝合严密，可行直肠注气试验或术中结肠镜检查。

缝合完毕后反复冲洗盆腔，确保无菌无瘤操作。

【术后腹壁及标本照片】（图 37-33、图 37-34）

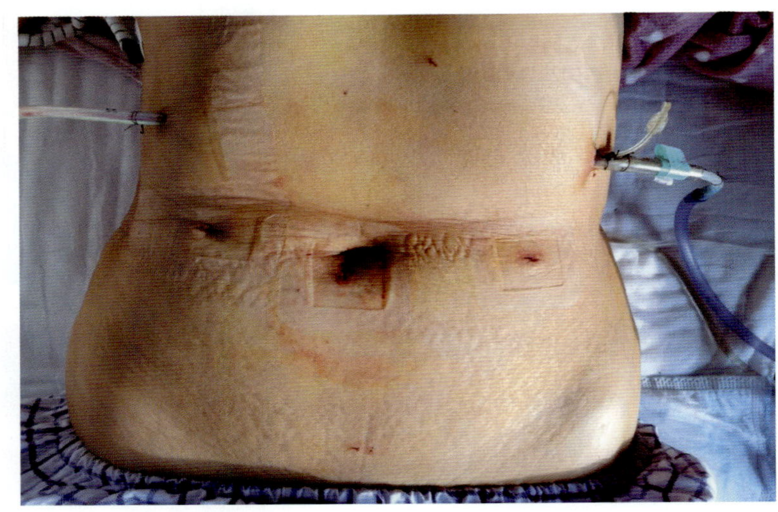
图 37-33　术后腹壁照片

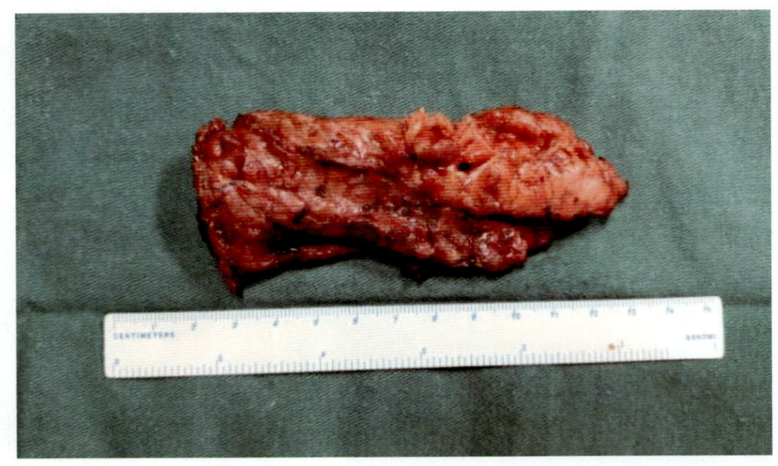
图 37-34　标本照片

第四节　手术相关要点、难点、热点剖析

脾作为人体最大的周围淋巴器官，除在滤血、造血及储血方面发挥重要作用外，在免疫调节方面受内分泌系统及神经系统的调控，具有双向性与及时性的特点。保留脾脏对患者是有益处的。

胰腺与腹腔干、脾血管、肠系膜上血管、脾等关系密切，切除难度大，但随着腹腔镜设备及技术的发展，腹腔镜保脾胰体尾切除术成为现实。目前保脾胰体尾切除术主要有两种方式：一是保留脾动、静脉的胰体尾切除术 Kimura 法；二是切断脾动、静脉，保留胃短血管、胃网膜左血管提供脾血供的 Warshaw 法。本例手术采取保留脾动、静脉的 Kimura 法，手术的难度在于完整保留脾动、静脉，游离脾动、静脉时，处理不当可引起难以控制的大出血、脾梗死等并发症，导致手术失败；如果术中出现不可控制的出血，应及时更改手术方式。

经自然腔道取标本技术，消除了切口感染、切口疝、切口裂开等切口相关并发症，减少了术后住院时间，降低了术后疼痛的程度和持续时间。由于胰体尾呈长条形，经自然腔道取胰体尾标本难度相对低，且胰体尾切除手术无须消化道重建，手术安全性相对较高，更适合经自然腔道取标本。

（于 刚　王 松）

第五篇

肾、膀胱肿瘤 NOSES

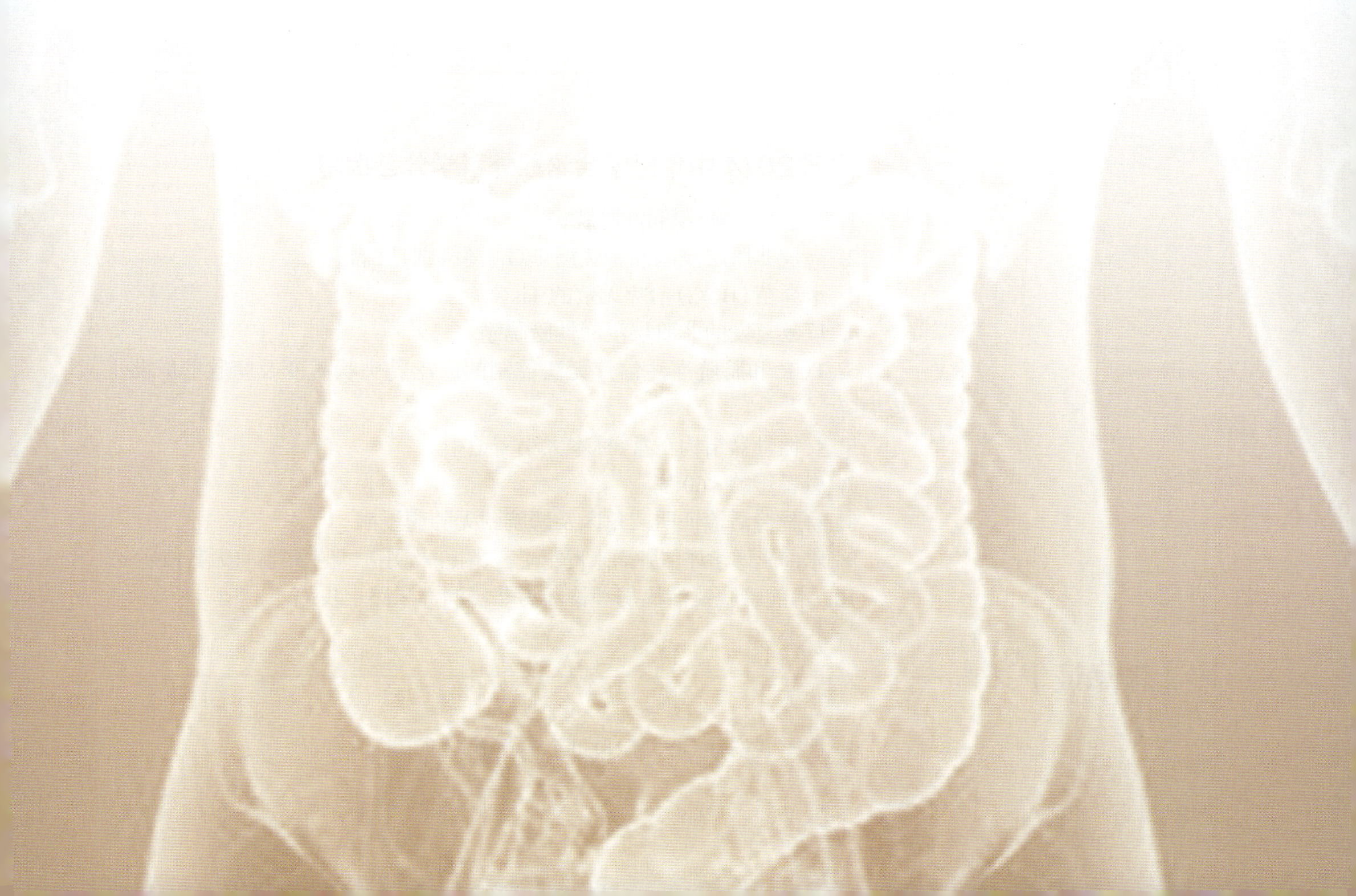

第三十八章　腹部无辅助切口经阴道取标本的腹腔镜下女性保留子宫及双附件膀胱切除术

【前言】

女性根治性膀胱切除术经典的切除范围包括膀胱、子宫、输卵管、卵巢、阴道前壁及尿道，但对于是否切除子宫及双附件一直存在争议。有学者认为女性膀胱癌患者若肿瘤未浸润周围组织，术中女性生殖器官不应切除，若女性生殖器官受累才需在术中一并切除。本章总结腹部无辅助切口经阴道后穹隆取出标本的腹腔镜下女性保留子宫及双附件的膀胱切除术。

第一节　适应证与禁忌证

【适应证】

根据 2014 中华医学会泌尿外科学分会指南

1. $T_{2\sim4a}$ $N_{0\sim x}$ M_0 浸润性膀胱癌。
2. 高危非肌层浸润性膀胱癌 T_1G_3（高级别）肿瘤。
3. 卡介苗（BCG）治疗无效的 Tis。
4. 反复复发的非肌层浸润性膀胱癌。
5. TUR 和膀胱灌注治疗无法控制的广泛乳头状病变及膀胱非尿路上皮癌等。
6. 女性骨盆结构正常、标本大小需适中。
7. 患者年龄 <60 岁。
8. 膀胱镜活检证明三角区及膀胱颈无肿瘤浸润。
9. 术前影像学评估肿瘤未侵犯子宫、附件及阴道，且生殖器官无其他病变。
10. 术前膀胱镜活检病理诊断为非浸润性尿路上皮癌。

【禁忌证】

1. 严重并发症（心、肺、肝、脑、肾等疾病）。

2. 标本体积过大，取出有困难者。
3. 盆腔放疗史及手术史（相对禁忌证）。
4. 腹部大手术史（相对禁忌证）。

第二节　麻醉、消毒、体位、戳卡位置与术者站位

【麻醉方式】

气管插管全身麻醉。

【消毒方式】

上缘至乳头，下至大腿上 1/3，两侧至腋中线，会阴部及阴道用碘附消毒三遍，最后一遍碘附纱布塞入阴道内。

【手术体位】

患者取头低足高 20°~30° 截石位（图 38-1）。

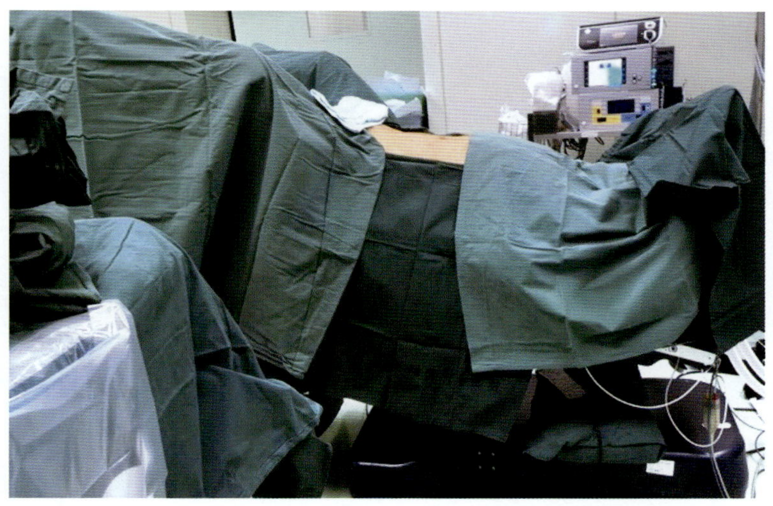

图 38-1　患者体位

【戳卡位置】（图 38-2）

1. **腹腔镜镜头戳卡孔（10mm 戳卡）** 位于脐上缘 2~4cm 处。
2. **术者主操作孔（12mm 戳卡）** 位于腹腔镜镜头戳卡孔水平于左侧腹直肌外侧缘。
3. **术者辅助操作孔（5mm 戳卡）** 位于左侧髂前上棘内侧 3cm 处。
4. **助手主操作孔（12mm 戳卡）** 位于腹腔镜镜头戳卡孔水平于右侧腹直肌外侧缘。

5. 助手辅助操作孔(5mm 戳卡) 位于右侧髂前上棘内侧3cm 处。

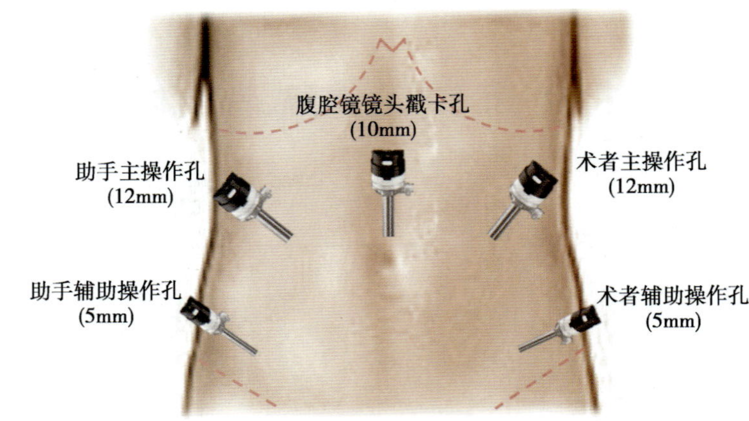

图 38-2 戳卡位置

【术者站位】

术者站位于患者左侧,助手站位于患者右侧,扶镜手站位于患者头侧(图 38-3)。

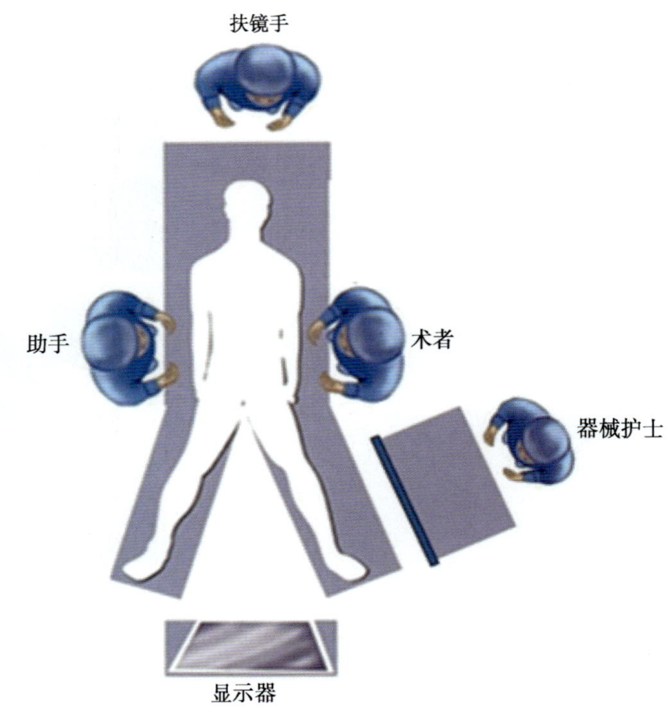

图 38-3 术者站位

第三节 手术操作步骤、技巧与要点

1. 在髂血管分叉处找到输尿管,剪开腹膜(图 38-4),将输尿管向下游离至膀胱壁外,保留卵巢固有韧带(图 38-5)。沿髂内动脉向下游离,离断脐动脉(图 38-6)。

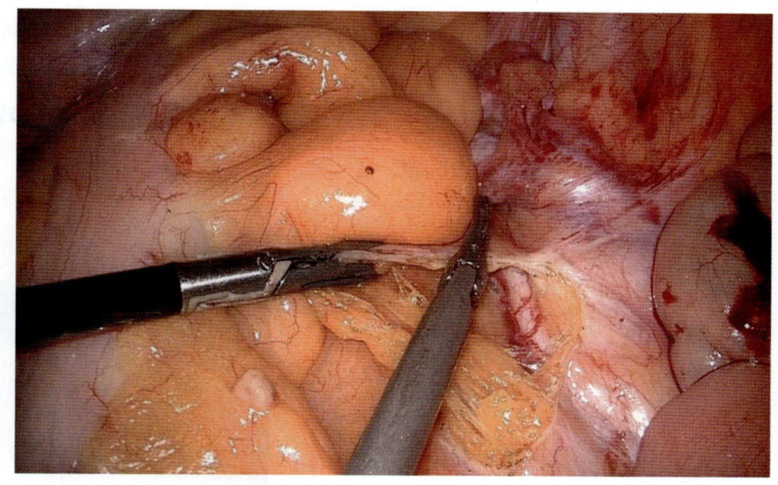

图 38-4　髂血管分叉处剪开腹膜

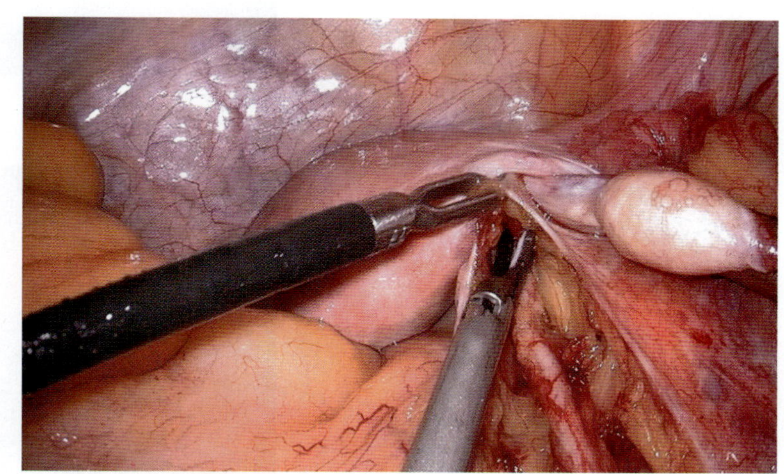

图 38-5　游离输尿管，注意保护卵巢固有韧带

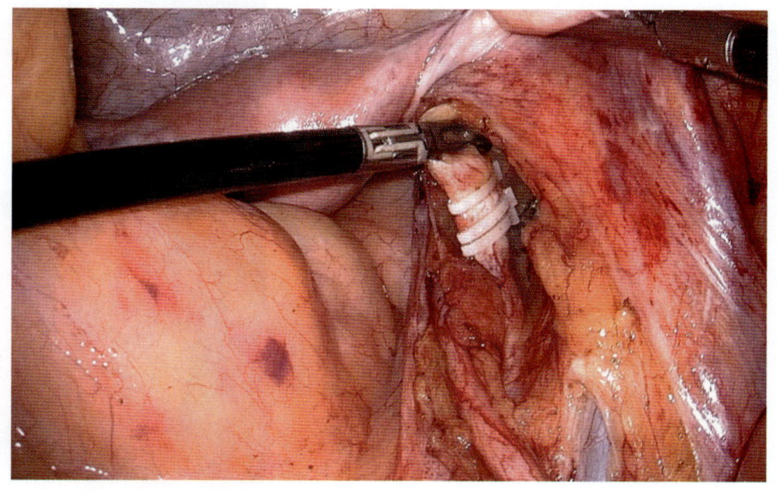

图 38-6　阻断脐动脉

2. 寻找膀胱后壁与子宫间隙(图 38-7)。处理膀胱侧韧带(图 38-8)，游离膀胱后壁和前壁，切断双侧输尿管。

3. 于膀胱后壁与子宫体、子宫颈及阴道前壁之间游离至膀胱颈处。于膀胱颈处，牵拉导尿管，判断膀胱颈口位置，通常采用“左顺右逆法”游离，即游离膀胱颈左侧时，将膀胱顺时针旋转（图 38-9）；游离膀胱颈右侧时，将膀胱逆时针旋转，充分暴露。

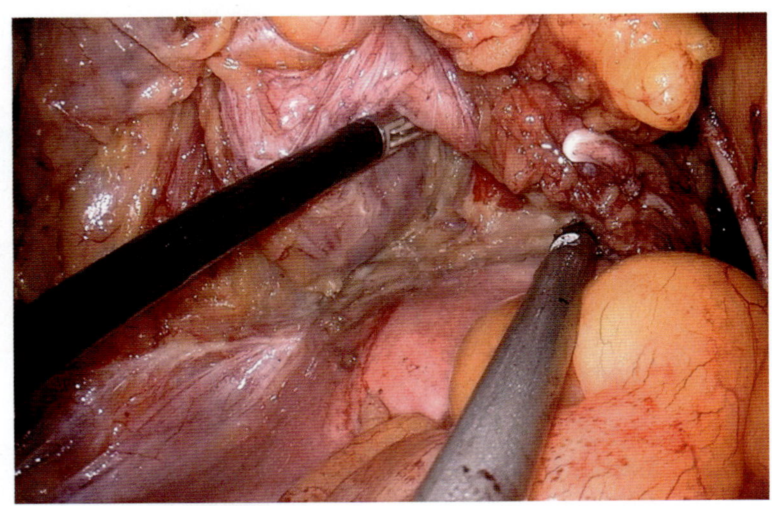
图 38-7 寻找膀胱后壁与子宫间隙

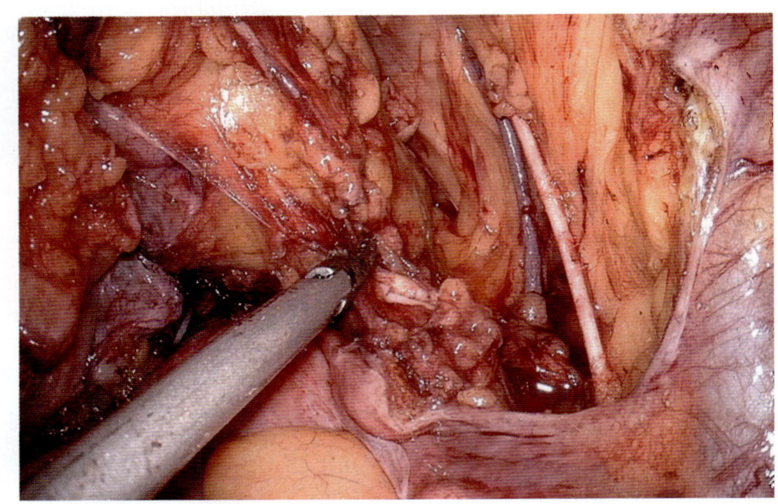
图 38-8 处理膀胱侧韧带

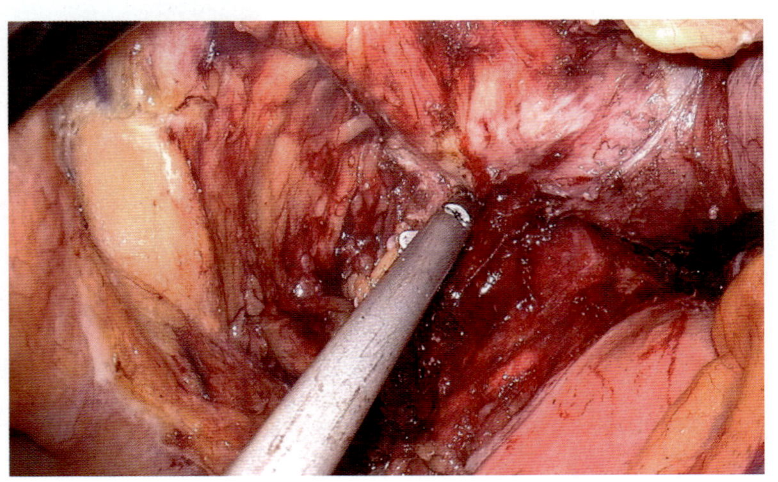
图 38-9 游离膀胱颈部左侧，顺时针旋转膀胱

4. 切开膀胱颈肌层，向远端游离尿道黏膜，至外括约肌上方，放置大号 hem-o-lok 夹，以防尿液流出，切断尿道。若行原位新膀胱术，则放置导尿管（图 38-10），否则缝合尿道。将尿道断端和输尿管断端送术中冷冻病理检查。

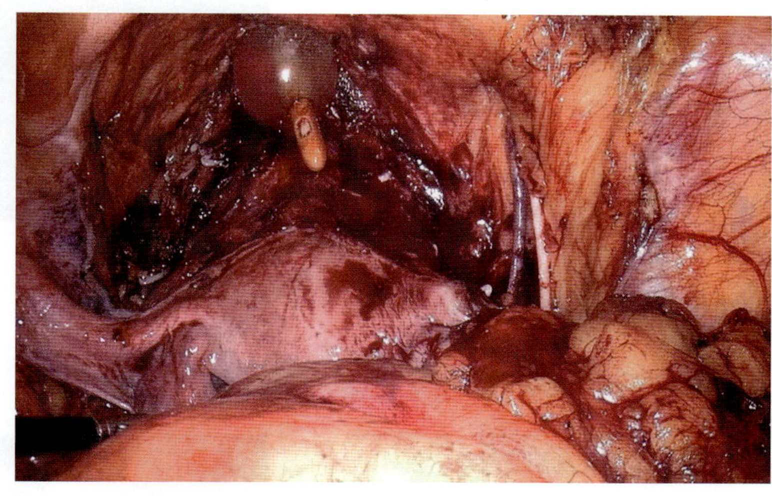

图 38-10　放置导尿管

5. 清扫淋巴结：自髂血管分叉处向远端切开髂外动脉血管鞘，清除髂外、髂内、髂总血管，以及闭孔神经、骶前、肠系膜下动脉水平腹主动脉与下腔静脉周围的脂肪淋巴组织。

6. 提起子宫，自阴道后穹隆切开阴道（图 38-11），将标本袋放入阴道后穹隆处的切口内（图 38-12），助手自阴道取出标本（图 38-13）。阴道切口用可吸收线或倒刺线闭合（图 38-14）。将标本从阴道后穹隆取出，有利于降低术后尿道阴道瘘的发生风险。

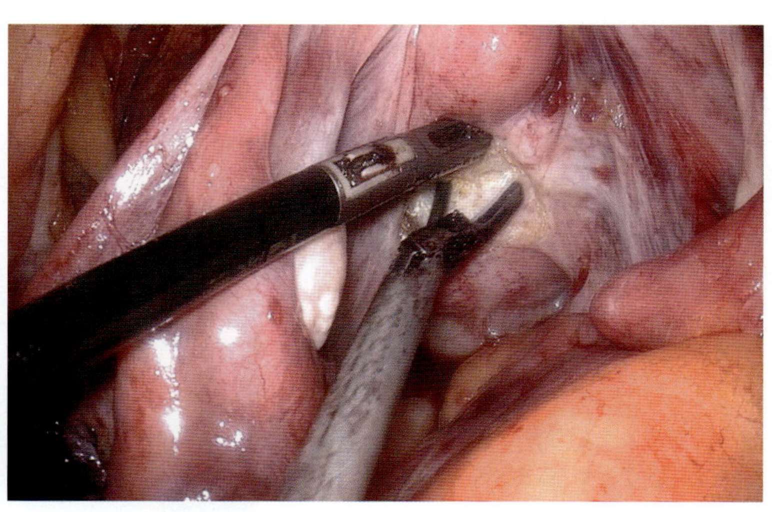

图 38-11　自阴道后穹隆切开阴道

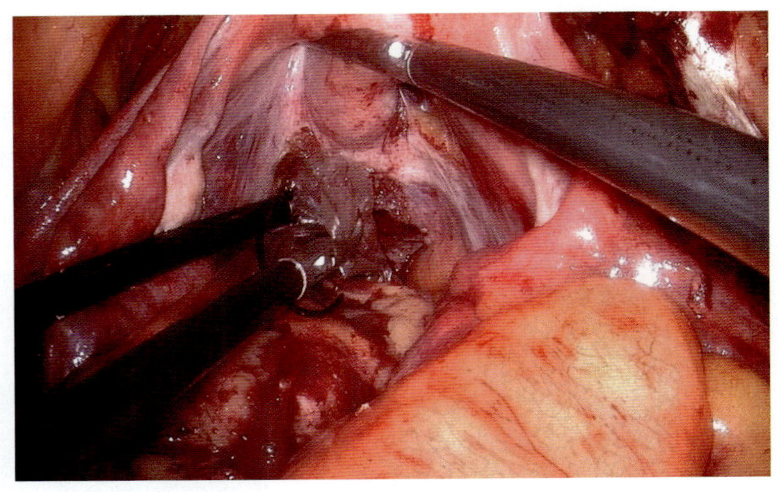
图 38-12　将标本袋放入阴道后穹隆处的切口内

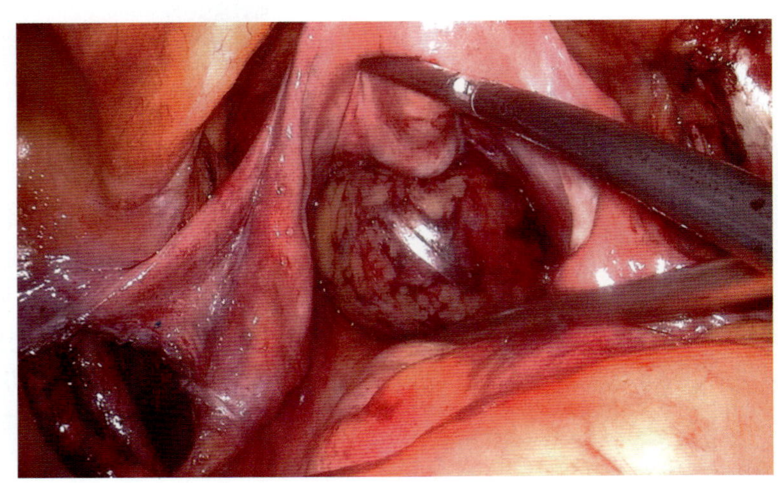
图 38-13　将标本从阴道取出

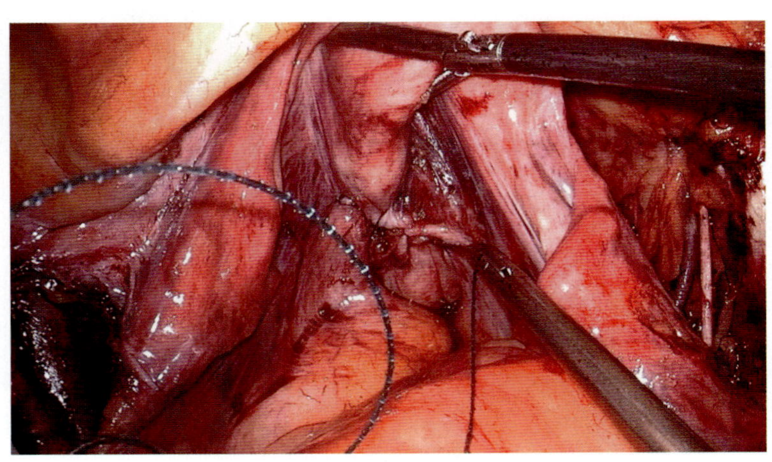
图 38-14　缝合阴道后穹隆

第四节　手术相关要点、难点、热点剖析

【手术注意事项】

1. 注意仔细分离膀胱后壁与子宫间间隙。

2. 向下游离髂内动脉，尽早离断脐动脉，减少术中出血。

3. 标本取出后，再行扩大淋巴结清扫，视野宽阔。同时，在清扫淋巴结的过程中，行尿道及输尿管断端冷冻病理检查，决定尿流改道方式。

4. 将标本从阴道前壁取出，有利于降低术后尿道阴道瘘的发生风险。

（邢念增　韩苏军　吴丽媛）

第三十九章 腹部无辅助切口经阴道取标本的腹腔镜下肾肿瘤手术

【前言】

肾脏恶性肿瘤是泌尿外科常见的恶性肿瘤之一。成人中最常见的两大类原发性肾脏恶性肿瘤为肾细胞癌及肾盂移行细胞癌，各年龄段均可发病，高发年龄为50~70岁。手术切除是治疗局限性或局部进展期肾脏恶性肿瘤的主要手段。主要的手术方式包括腹腔镜下肾部分切除术、腹腔镜下根治性肾切除术、腹腔镜下肾加输尿管全长加膀胱袖状切除术等。

对于直径大于3cm的标本常需要延长戳卡孔或在腹部或腰部另行切口取出标本，易出现切口感染、愈合不良、不美观、腹壁疝等问题。而腹部无辅助切口经阴道取出标本的手术可以避免腹壁或腰部切口，一定程度上减少术后并发症，提高美观度。

第一节 适应证与禁忌证

【适应证】

1. $T_{1\sim3}N_{0\sim x}M_0$ 肾癌及肾盂癌。
2. 女性患者，未来无生育计划，骨盆及阴道结构功能均正常。
3. 标本大小适中。

【禁忌证】

1. 严重合并症（心、肺、肝、脑等疾病）。
2. 标本体积过大，取出有困难者。
3. 标本长径 <3cm，可经戳卡孔直接取出者。
4. 标本短径 >7cm，经阴道取标本困难者。
5. 阴道活动性感染，或阴道狭窄、先天畸形、功能异常者。
6. 腹盆腔放疗或手术史致广泛粘连或纤维化者（相对禁忌证）。

第二节　麻醉、消毒、体位、戳卡位置与术者站位

【麻醉方式】

气管插管全身麻醉。

【消毒方式】

上缘至乳头，下至大腿上 1/3，患侧至腋后线，健侧至锁骨中线水平。会阴部及阴道用碘附消毒三遍，最后一遍碘附纱布塞入阴道内。

【手术体位】

患者取健侧 70°~80° 斜仰卧位，患侧下肢外展约 60°，膝关节屈曲后固定，健侧下肢略屈曲后固定(图 39-1)。

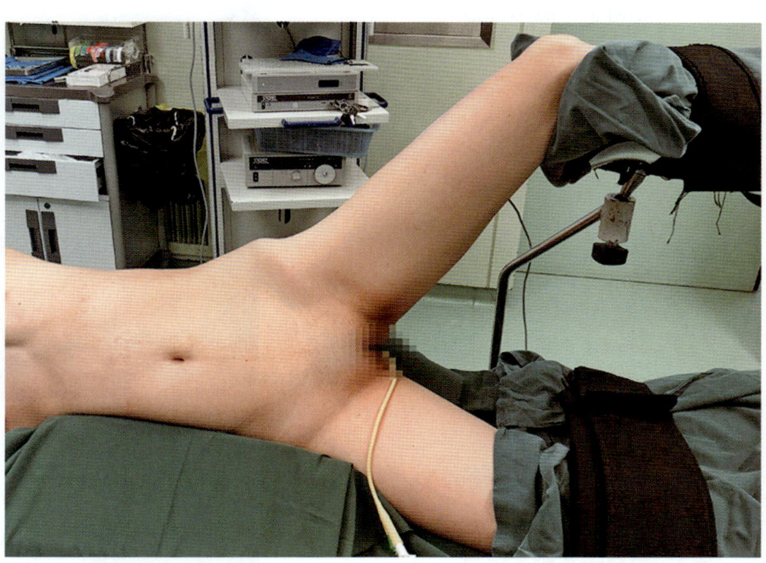

图 39-1　患者体位

【戳卡位置】

1. **左侧肾肿瘤手术**(图 39-2)

(1)腹腔镜镜头戳卡孔(A 孔，10mm 戳卡)　位于患侧脐旁约 1cm 处。

(2)术者主操作孔(D 孔，12mm 戳卡)　位于患侧髂前上棘至脐连线中点。

(3)术者第二主操作孔(E 孔，12mm 戳卡)　位于脐至耻骨联合连线中点。

(4)术者辅助操作孔(B 孔,5mm 戳卡)　位于患侧锁骨中线与肋弓交界处。

(5)助手辅助操作孔(C 孔,5mm 戳卡)　位于患侧腋前线约平脐水平处。

2. 右侧肾肿瘤手术(图 39-3)

(1)腹腔镜镜头戳卡孔(A 孔,10mm 戳卡)　位于患侧脐旁约 1cm 处。

(2)术者主操作孔(E 孔,12mm 戳卡)　位于 A 孔与剑突连线中点。

(3)术者辅助操作孔(C 孔,12mm 戳卡)　位于患侧髂前上棘至脐连线中点。

(4)术者第二辅助操作孔(B 孔,12mm 戳卡)　位于脐至耻骨联合连线中点。

(5)助手辅助操作孔(D 孔,5mm 戳卡)　位于患侧腋前线与肋弓交界处。

(6)助手第二辅助操作孔(F 孔,5mm 戳卡)　位于剑突下方,用于挑起肝脏。

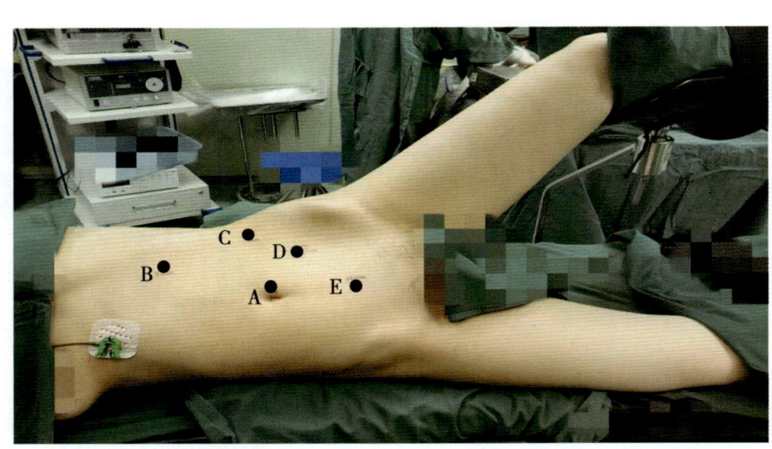

图 39-2　左肾手术戳卡位置

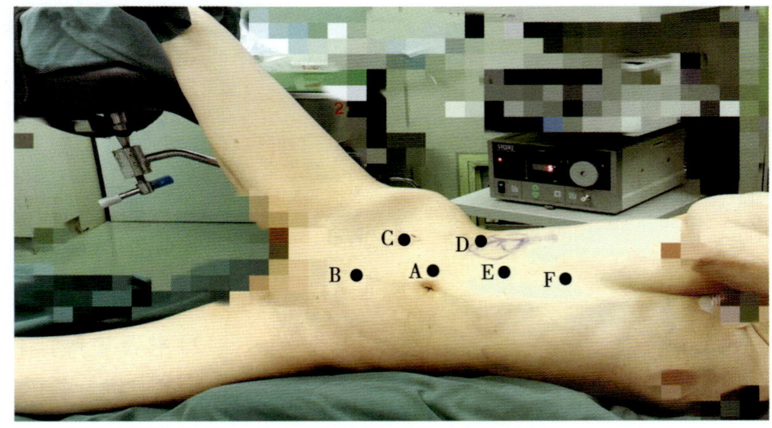

图 39-3　右肾手术戳卡位置

【术者站位】

术者及扶镜手站位于患者腹侧，根据具体情况，助手可站位于患者腹侧或背侧。显示器位于患者背侧，进行肾区操作时显示器靠近患者头侧，进行盆腔区操作时显示器靠近患者足侧，同时采取头低足高约 20° 体位。

第三节　手术操作步骤、技巧与要点

【手术操作步骤】

1. 腹腔镜下左侧肾门部肿瘤保留肾单位手术　建立气腹，放置戳卡。打开左侧结肠旁沟，游离左半结肠，显露左肾（图 39-4）。游离出左肾静脉及其后方的肾动脉（图 39-5），充分游离显露肾肿瘤（图 39-6）。阻断肾动脉（图 39-7），沿肿瘤边缘正常肾实质处切开肾实质（图 39-8），完整切除肾肿瘤（图 39-9）。电凝创面（图 39-10），有止血及降低切缘阳性率的作用。用 3-0 V-loc 线连续缝合肾髓质（图 39-11），2-0 V-loc 线环形连续缝合肾皮髓质切缘（图 39-12），使用 hem-o-lok 固定并拉紧 V-loc 缝线（图 39-13），松开肾动脉阻断，恢复肾血供（图 39-14）。关闭后腹膜创面（图 39-15）。

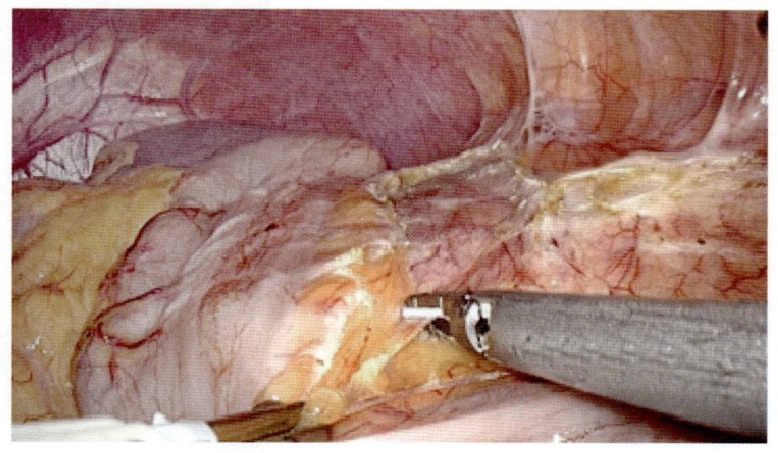

图 39-4　打开左侧结肠旁沟，游离左半结肠，显露左肾

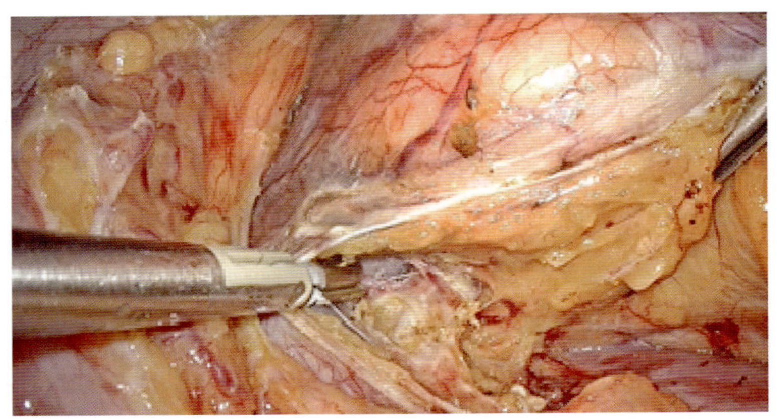

图 39-5 游离出左肾静脉及其后方的肾动脉

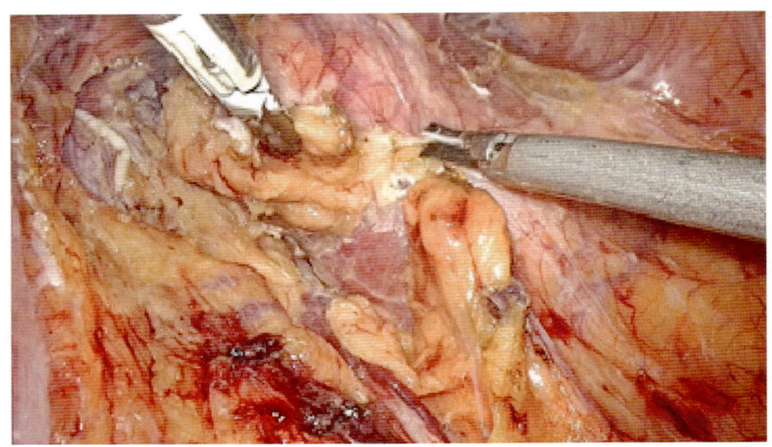

图 39-6 充分游离显露肾肿瘤

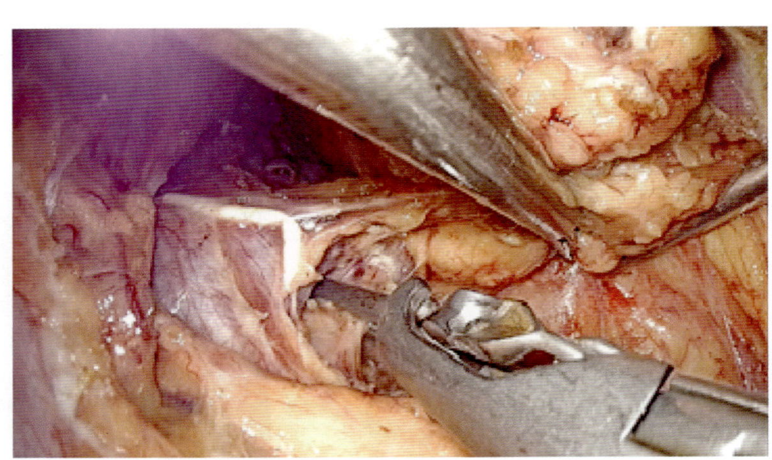

图 39-7 阻断左肾动脉

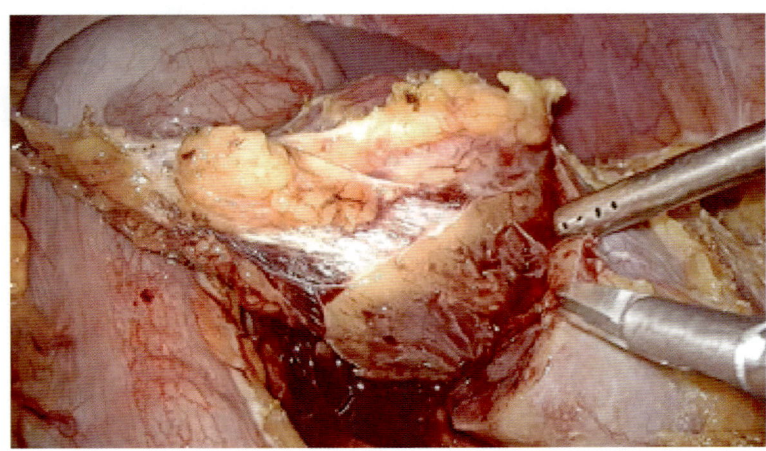

图 39-8 沿肿瘤边缘正常肾实质处切开肾实质

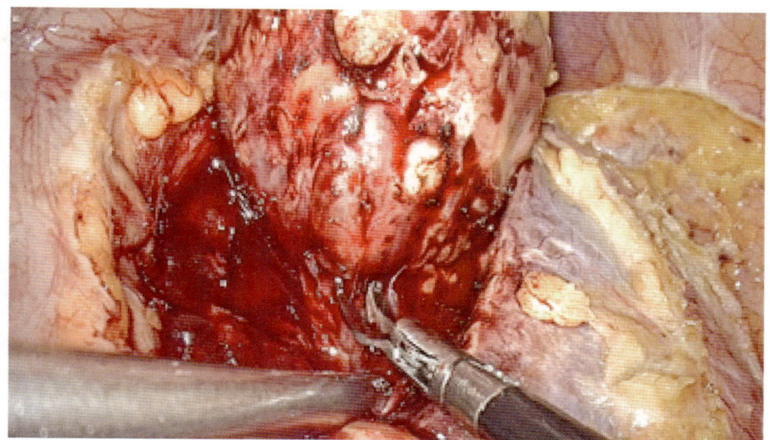
图 39-9　完整切除肾肿瘤

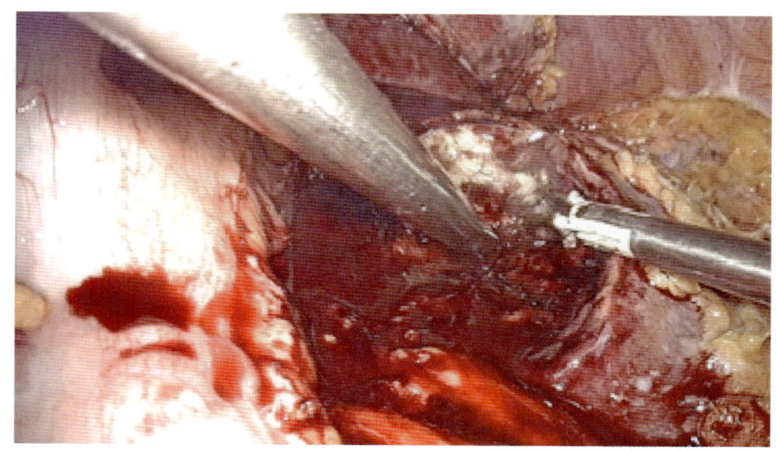
图 39-10　电凝创面

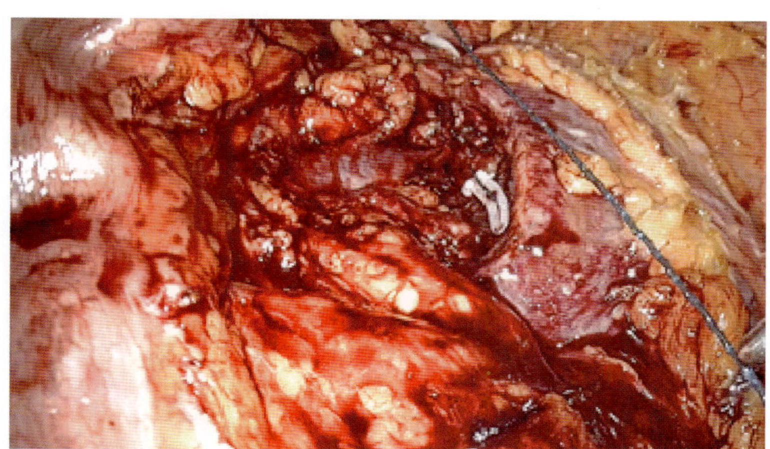
图 39-11　3-0 V-loc 线连续缝合肾髓质

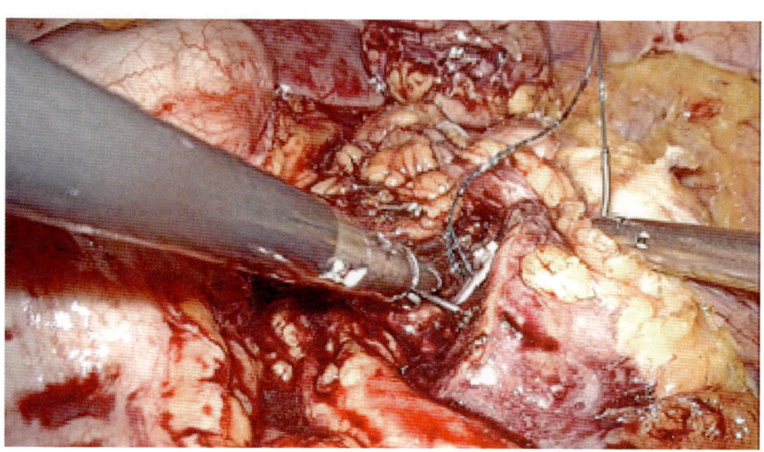
图 39-12　2-0 V-loc 线环形连续缝合肾皮髓质切缘

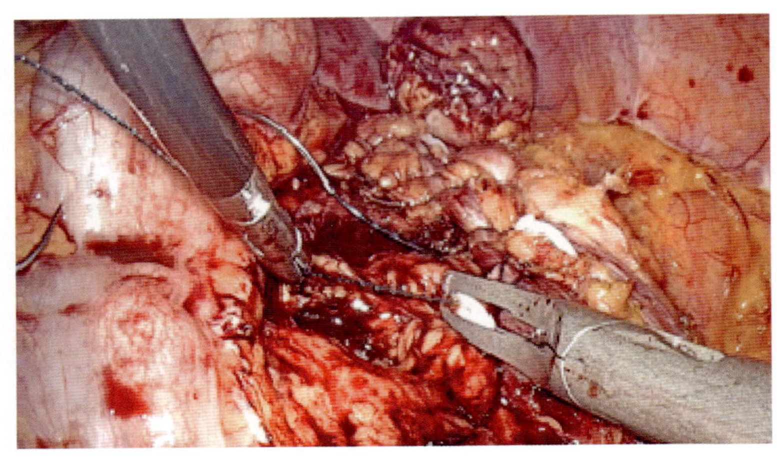

图 39-13　使用 hem-o-lok 固定并拉紧 V-loc 缝线

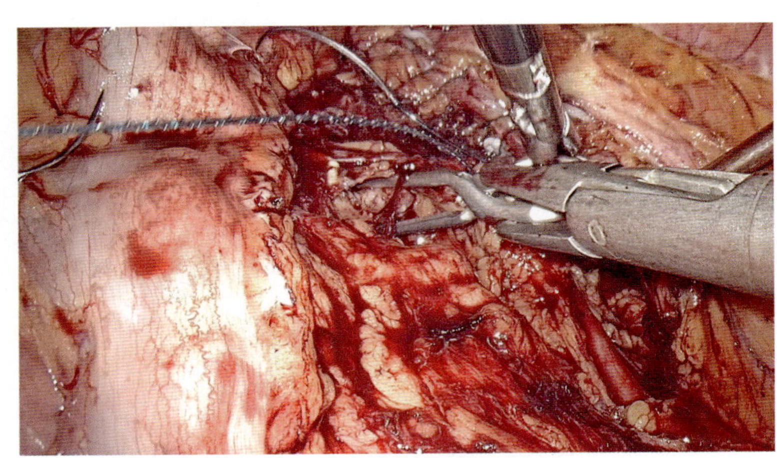

图 39-14　松开肾动脉阻断，恢复肾血供

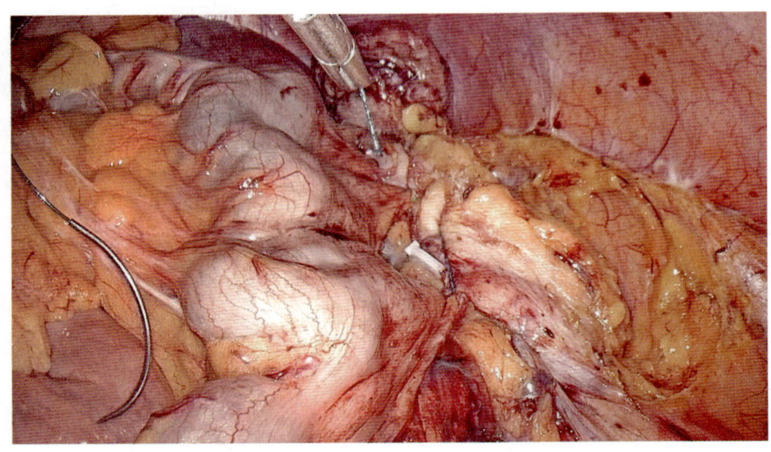

图 39-15　关闭后腹膜创面

2. 经阴道取标本（以左肾肿瘤为例） 显示器位于患者背侧，并由偏头侧移至偏足侧，手术床调整为头低足高 20°。主刀医师游离盆腔粘连，并将子宫向腹侧抬起，以显露出阴道后穹隆（图 39-16）。第二助手取出阴道内碘附纱布后，使用加长戳卡置于阴道后穹隆处（图 39-17）。主刀医师使用长电钩切开阴道后穹隆将加长戳卡经此置入盆腔（图 39-18）。

助手使用湿纱布垫堵住阴道口防止漏气，同时主刀医师使用电钩扩大阴道后穹隆切口（图 39-19），对于标本体积较大者，可将阴道呈“丁”或“十”字形切开。经阴道内戳卡放入取物袋（图 39-20）。主刀医师将标本放入取物袋内后（图 39-21），由助手收紧取物袋并将标本自阴道取出（图 39-22）。主刀医师使用 3-0 倒刺线连续缝合后穹隆创面（图 39-23），完全关闭阴道切口（图 39-24），确切止血。

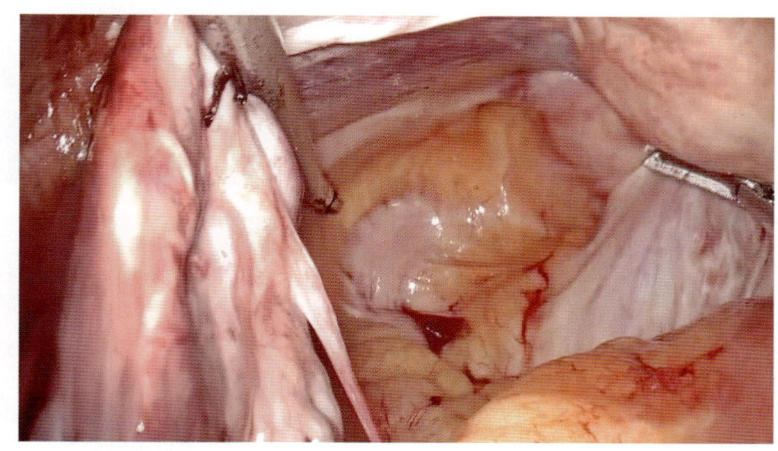

图 39-16　显露出阴道后穹隆

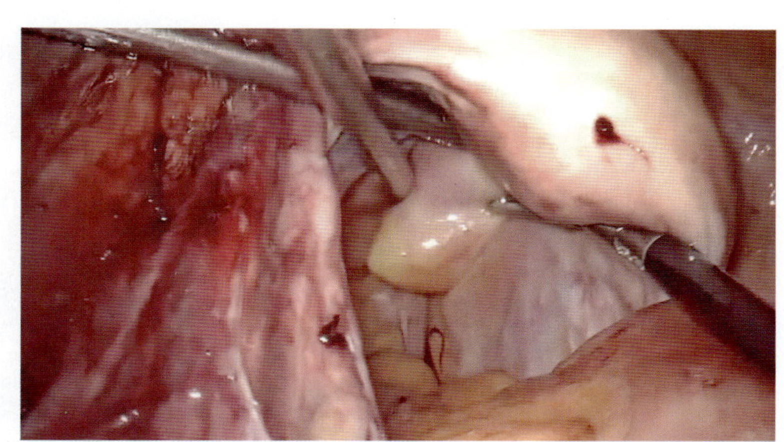

图 39-17　加长戳卡置于阴道后穹隆处

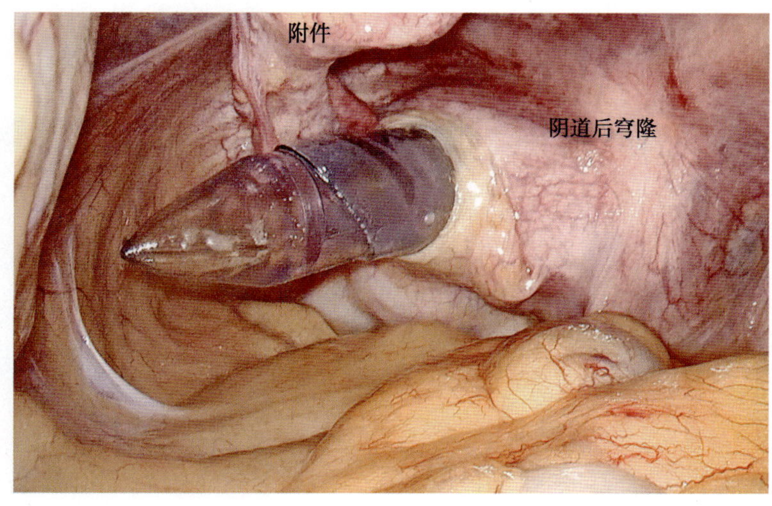

图 39-18　加长戳卡经阴道后穹隆置入盆腔

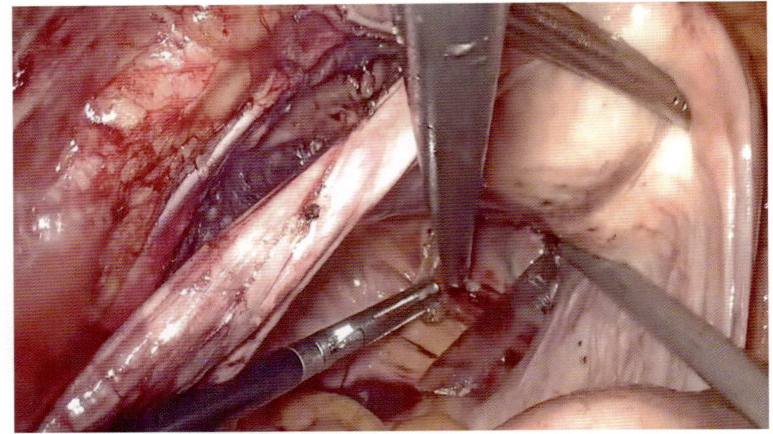

图 39-19 使用电钩扩大阴道后穹隆切口

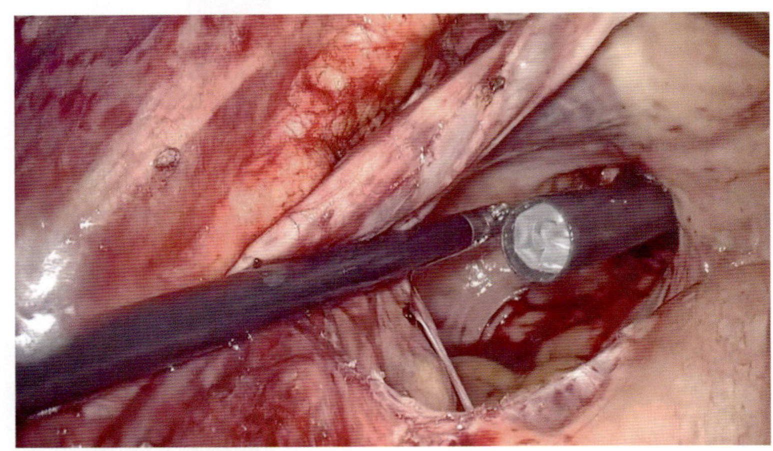

图 39-20 经阴道内戳卡放入取物袋

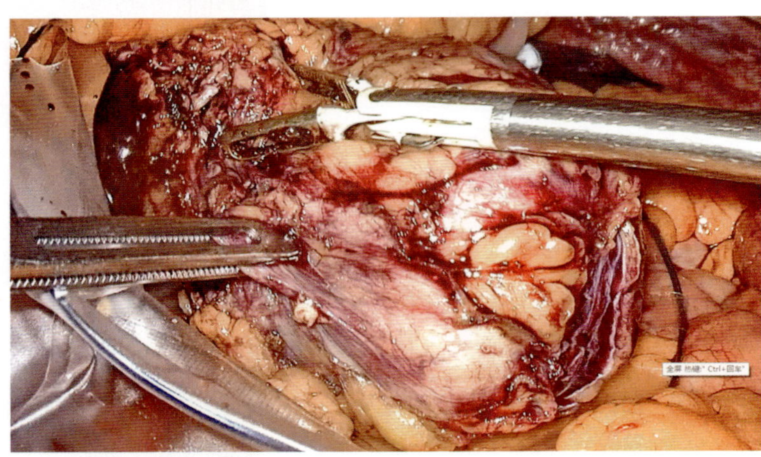

图 39-21 将标本放入取物袋内

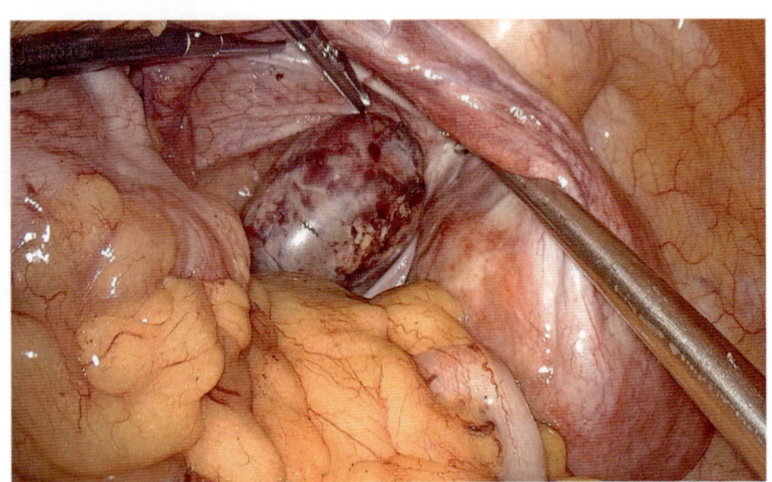

图 39-22 将标本自阴道取出

图 39-23　3-0 倒刺线连续缝合阴道后穹隆创面

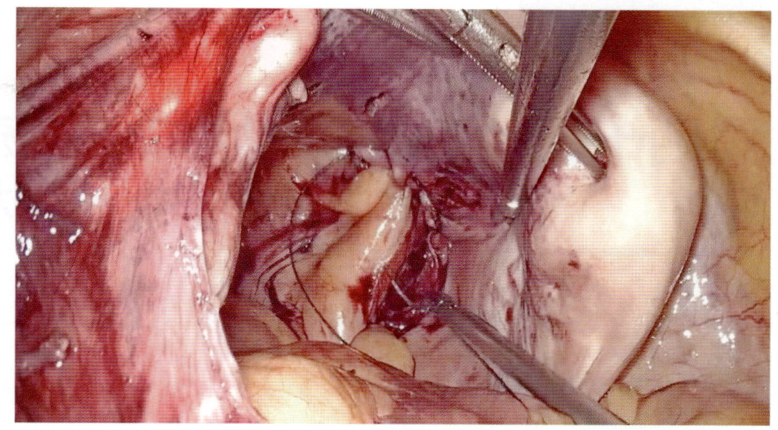

图 39-24　完全关闭阴道切口

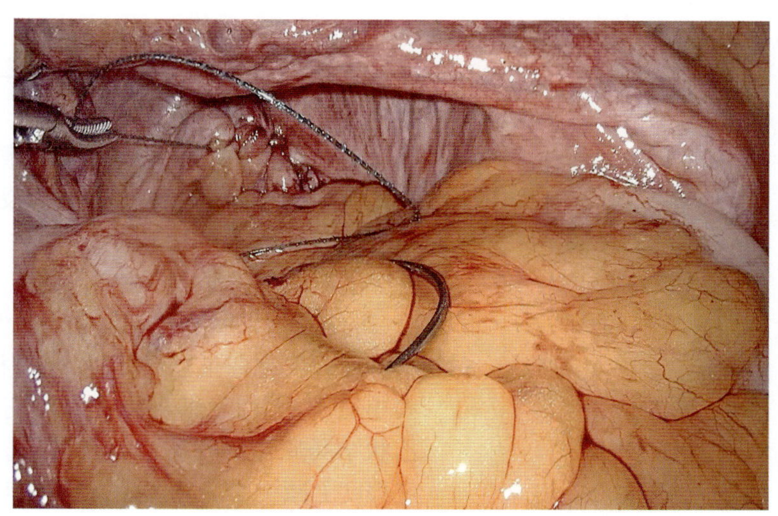

【术后腹壁照片】(图 39-25)

图 39-25　术后腹壁照片

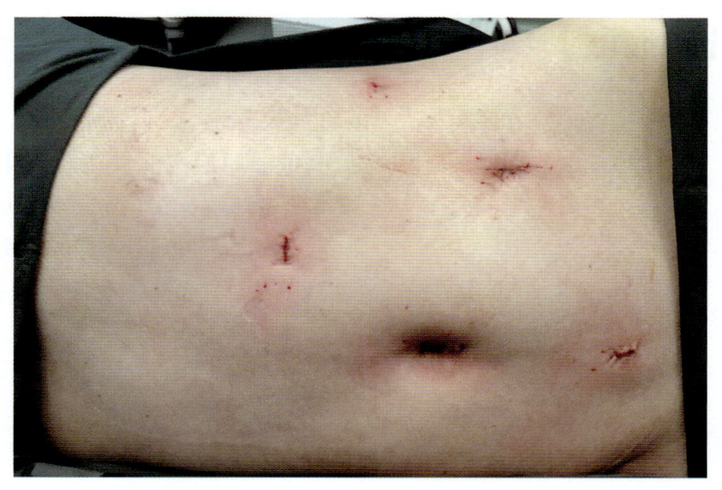

（邢念增　韩苏军）

第四十章　腹部无辅助切口经直肠取标本的腹腔镜下男性全膀胱切除术 + 乙状结肠原位新膀胱术

【前言】

膀胱恶性肿瘤是我国泌尿外科临床上常见的肿瘤之一，直接威胁患者生存。根治性膀胱切除术是肌层浸润性膀胱癌的主要治疗手段。经典的根治性膀胱切除术的手术范围包括：膀胱及周围脂肪组织，输尿管远端，并行盆腔淋巴结清扫术；男性应包括前列腺、精囊，女性应包括子宫、部分阴道前壁、附件。如果肿瘤侵犯尿道、女性膀胱颈部或男性前列腺部，或术中冷冻病理检查发现尿道切缘阳性，则需行全尿道切除。对于一些条件合适（标本大小适中、无明确结直肠及肛门病变）的男性患者，行根治性膀胱切除术 + 乙状结肠原位新膀胱术时，可以选择经直肠将标本取出，避免腹壁切口，一定程度上减少术后并发症，提高美观度。

第一节　适应证与禁忌证

【适应证】

1. $T_{2\sim4a}N_{0\sim x}M_0$ 浸润性膀胱癌。
2. 高危非肌层浸润性膀胱癌 T_1G_3（高级别）肿瘤。
3. 卡介苗（Bacille Calmette-Guérin，BCG）治疗无效的 Tis。
4. 反复复发的非肌层浸润性膀胱癌。
5. TUR 和膀胱灌注治疗无法控制的广泛乳头状病变及膀胱非尿路上皮癌等。
6. 男性骨盆结构正常、标本大小需适中。
7. 无明确结直肠及肛门病变。

【禁忌证】

1. 严重合并症（心、肺、肝、脑、肾等疾病）。
2. 标本体积过大，取出有困难者。

3. 腹盆腔放疗或手术史致广泛粘连或纤维化者(相对禁忌证)。

第二节　麻醉、消毒、体位、戳卡位置与术者站位

【麻醉方式】

气管插管全身麻醉。

【消毒方式】

上缘至乳头,下至大腿上 1/3,两侧至腋中线,外生殖器、会阴部及肛门内用碘附消毒三遍,最后一遍碘附纱布塞入肛门内。

【手术体位】

患者取头低足高 20°~30° 功能截石位(图 40-1)。

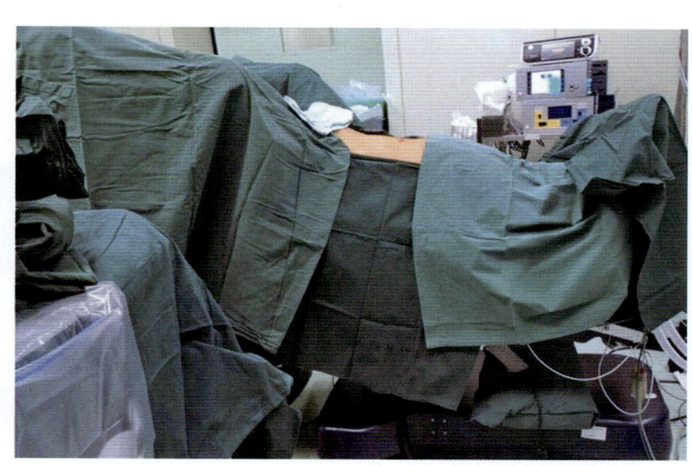

图 40-1　患者体位

【戳卡位置】(图 40-2)

1. **腹腔镜镜头戳卡孔(10mm 戳卡)**　位于脐上缘 1~2cm。
2. **术者主操作孔(12mm 戳卡)**　位于脐水平左侧腹直肌外侧缘。
3. **术者辅助操作孔(5mm 戳卡)**　位于左侧髂前上棘内侧 3cm 处。
4. **助手主操作孔(12mm 戳卡)**　位于脐水平右侧腹直肌外侧缘。
5. **助手辅助操作孔(5mm 戳卡)**　位于右侧髂前上棘内侧 3cm 处。

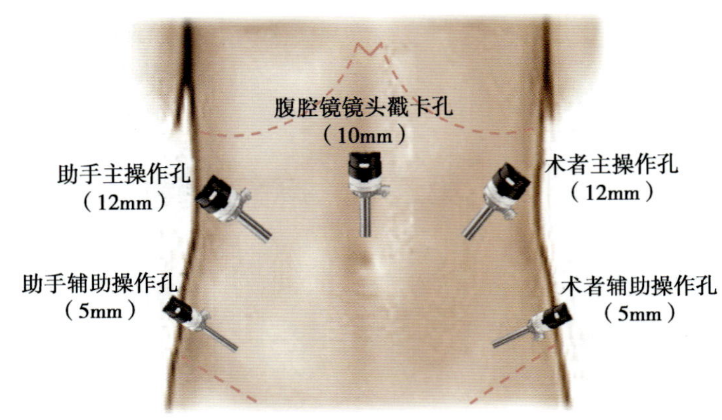

图 40-2　戳卡位置

【术者站位】

游离膀胱时，术者站位于患者左侧，助手站位于患者右侧，扶镜手站位于患者头侧（图 40-3）。游离结肠时，术者站位于患者右侧，助手站位于患者左侧，扶镜手站位于患者头侧。

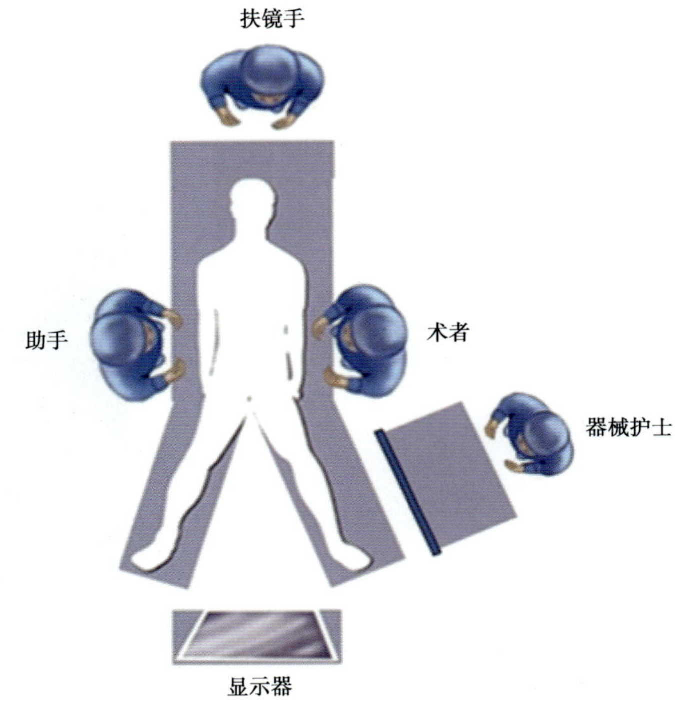

图 40-3　术者站位

第三节　手术操作步骤、技巧与要点

【手术操作步骤】

1. 腹腔镜下保留前列腺包膜的根治性膀胱切除 + 盆腔淋巴结清扫术

（1）患者麻醉后摆好体位、消毒、铺盖无菌单，留置 F12 无菌导尿管并经导尿管向膀胱内注入化疗药物后夹闭导尿管，将化疗药保留在膀胱腔内。建立气腹，放置戳卡，置入腹腔镜，观察腹腔及盆腔，分离盆腔内肠粘连，将肠管完全推入腹腔内。

(2) 在左侧髂血管分叉处剪开后腹膜，向远端游离左输尿管至近膀胱入口处，注意勿钳夹输尿管。沿髂内动脉向远端游离，游离并离断脐动脉。同法处理右侧输尿管（图 40-4）及脐动脉。

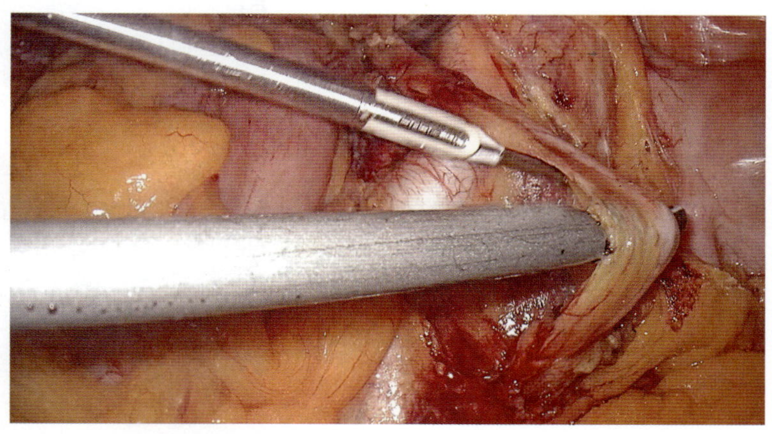

图 40-4　游离右侧输尿管

(3) 打开导尿管，排空膀胱后，助手挑起膀胱显露出直肠膀胱陷凹。切开直肠膀胱陷凹处腹膜（图 40-5），沿精囊后间隙分离暴露精囊及输精管（图 40-6），切断双侧输精管。提起精囊、输精管断端，暴露腹膜会阴筋膜（迪氏筋膜，Denonvillier's fascia），继续向远端分离膀胱前列腺和直肠之间的间隙（图 40-7）。

(4) 切开盆底侧方腹膜，自膀胱与盆壁间的无血管区游离膀胱侧壁至盆底筋膜（图 40-8）。于近前腹壁处切断腹膜反折、膀胱脐正中襞、脐外侧襞（图 40-9）。充分游离膀胱后壁及侧壁后，使用直线切割闭合器离断膀胱侧韧带（图 40-10）。

(5) 于输尿管近膀胱入口处使用 hem-o-lok 夹闭双侧输尿管，离断输尿管（图 40-11），输尿管切缘送术中快速冷冻病理检查。于耻骨后脂肪间隙游离膀胱前壁至耻骨前列腺韧带。

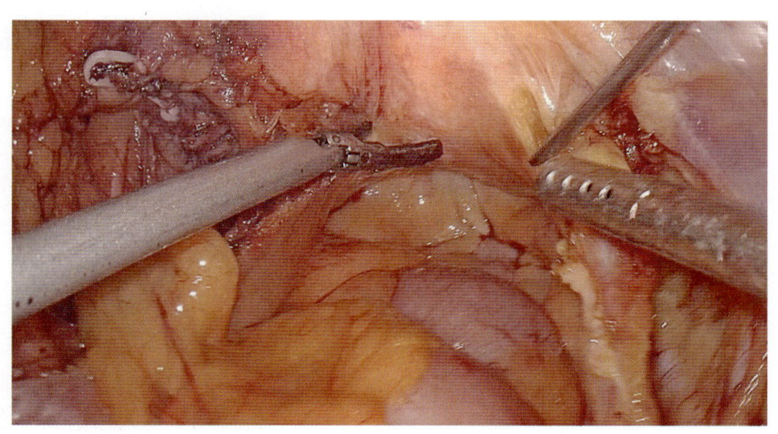

图 40-5　切开直肠膀胱陷凹处腹膜

图 40-6　分离暴露精囊及输精管

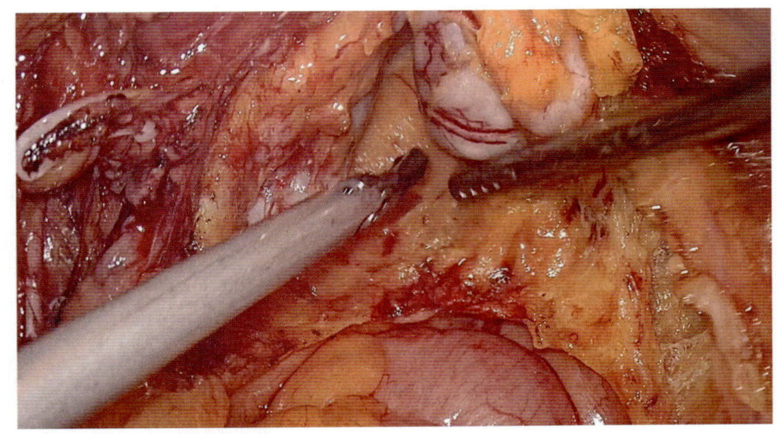

图 40-7　分离膀胱前列腺和直肠之间的间隙

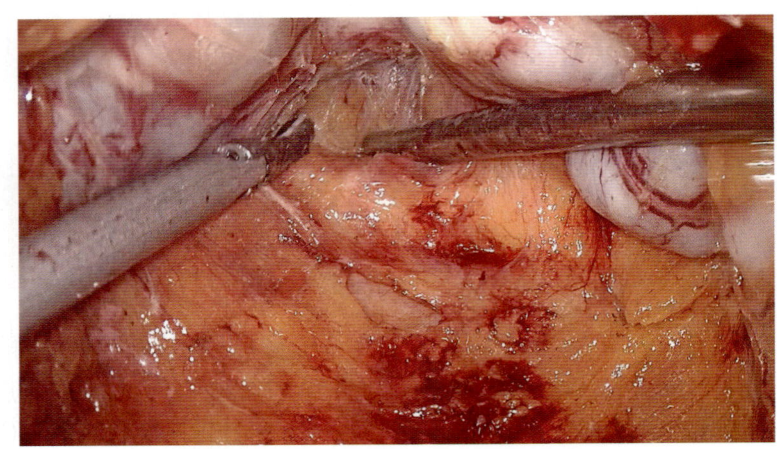

图 40-8　游离膀胱侧壁至盆底筋膜

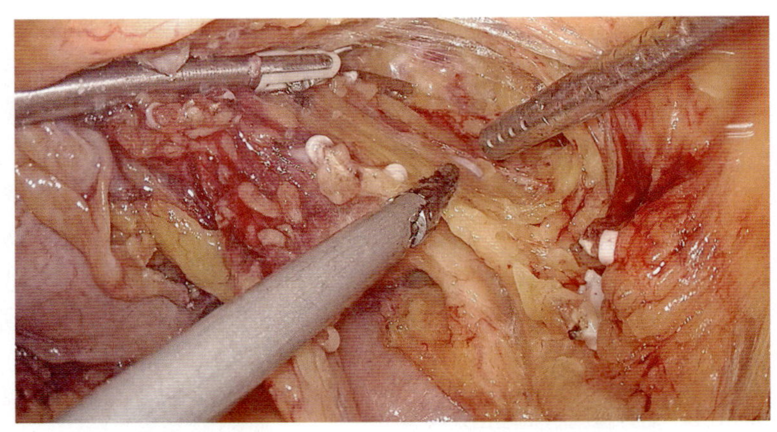

图 40-9　近前腹壁处切断腹膜反折、膀胱脐正中襞

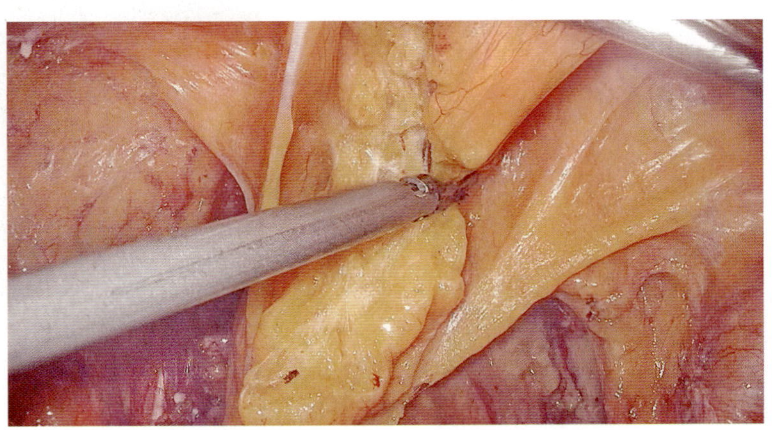

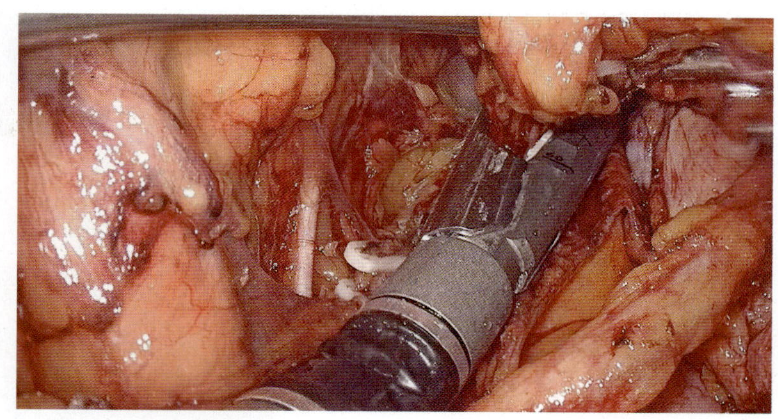
图 40-10　直线切割闭合器离断膀胱侧韧带

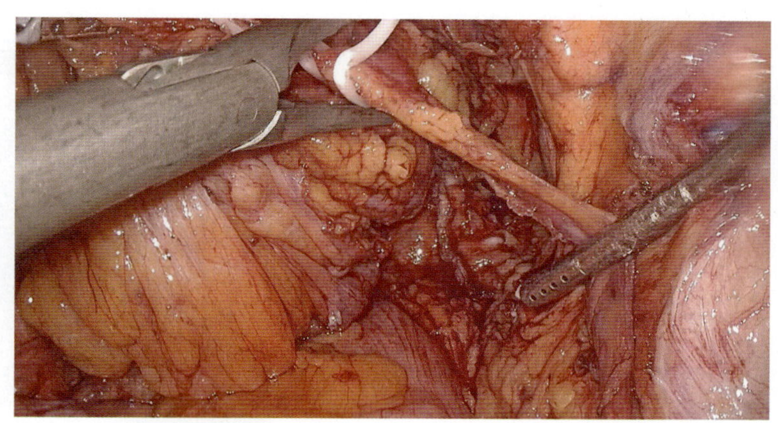
图 40-11　结扎并离断右侧输尿管

(6)保留前列腺外科包膜,使用超声刀呈圆锥形切向前列腺尖部(图 40-12),注意不要切开尿道。使用 V-loc 线缝合关闭尿道后(图 40-13),自缝线远心端切断尿道(图 40-14),取下标本。尿道切缘送术中快速冷冻病理检查。重新置入导尿管,打起水囊后,牵拉导尿管,压迫前列腺窝减少渗出。

(7)清扫双侧盆腔淋巴结(图 40-15),注意保护闭孔神经及髂血管,标本置入标本袋内。

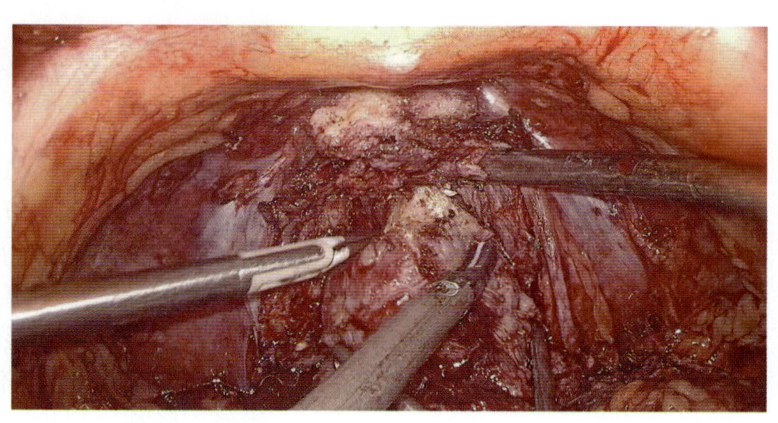
图 40-12　使用超声刀呈圆锥形切向前列腺尖部

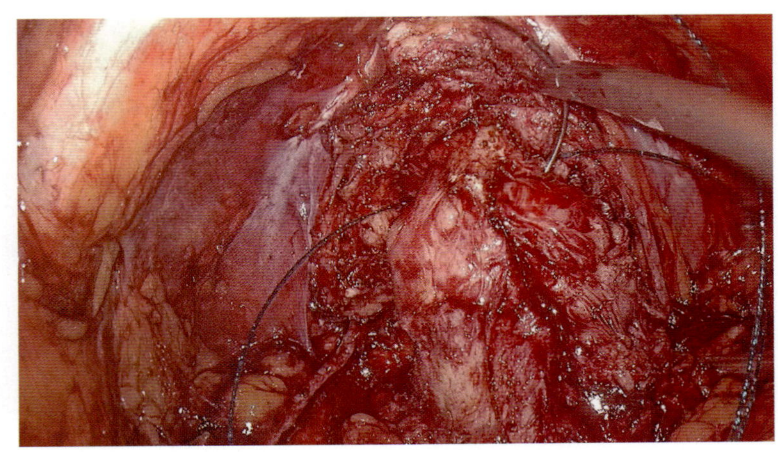
图 40-13　V-loc 线缝合关闭尿道

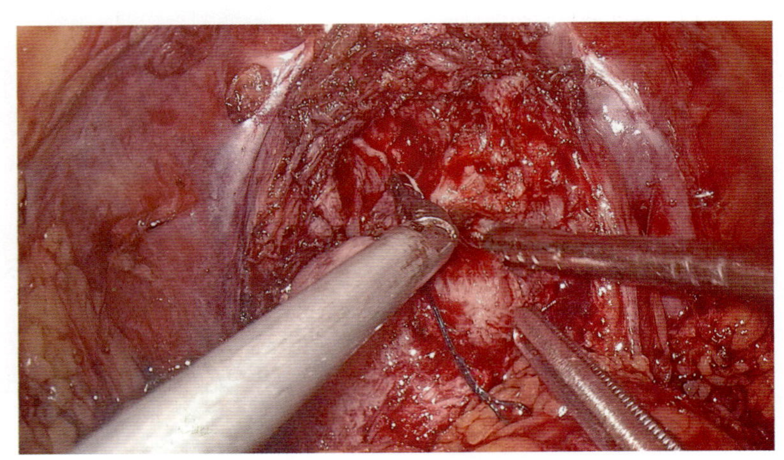
图 40-14　自缝线远心端切断尿道

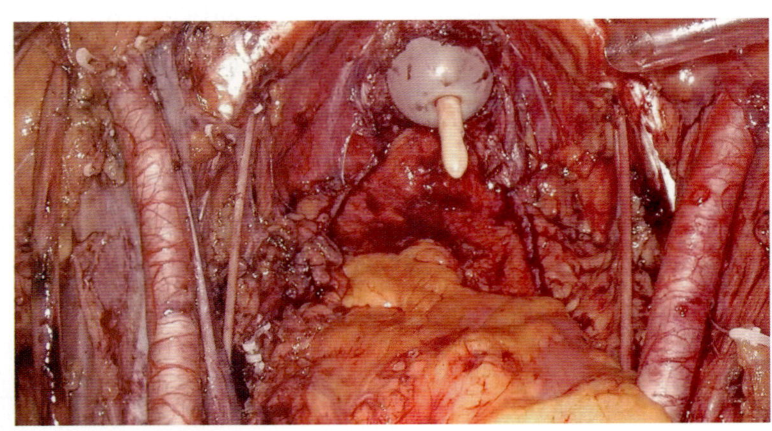
图 40-15　清扫双侧盆腔淋巴结

2. 游离带系膜血管蒂乙状结肠段＋经直肠取标本　游离末端乙状结肠，使用直线切割闭合器离断并截取 20~30cm 带系膜血管蒂乙状结肠段用于构建新膀胱（图 40-16）。助手扩张肛门，使用大量稀释碘附液冲洗直肠后，主刀医师于直肠断端处切开直肠（图 40-17），并使用碘附纱布清洁直肠黏膜（图 40-18）。经腹壁戳卡放入切口保护套（图 40-19），提起直肠壁，使用卵圆钳经直肠拖出保护套（图 40-20）。检查保护套周边直肠壁，确保无直肠壁内翻（图 40-21），展开切口保护套（图 40-22），经直肠内保护套将抵钉座放入腹腔，并将抵钉座放在降结肠吻合口旁（图 40-23）待用。将装有淋巴脂肪组织（体积较小）的标本袋以卵圆钳经直肠取出（图 40-24），将全膀胱标本（体积较大）放入保护套内，助手使用卵圆钳配合主刀医师沿标本长轴放置好标本（图 40-25），助手牵拉保护套体外端，主刀同时关闭无菌塑料保护套体内端（图 40-26），助手沿长轴方向将标本及保护套经直肠取出（图 40-27）。

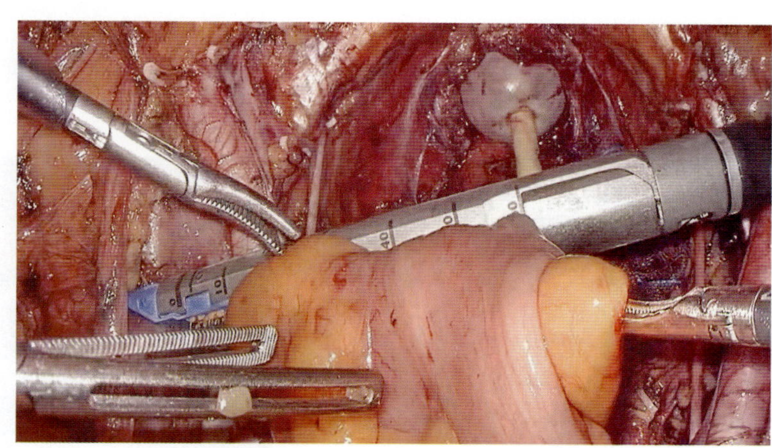

图 40-16　使用直线切割闭合器截取 20~30cm 带血管蒂乙状结肠段

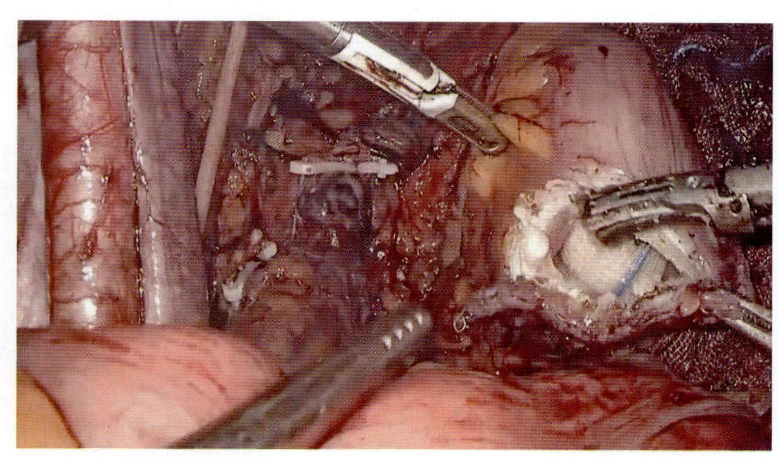

图 40-17　直肠切缘处切开直肠

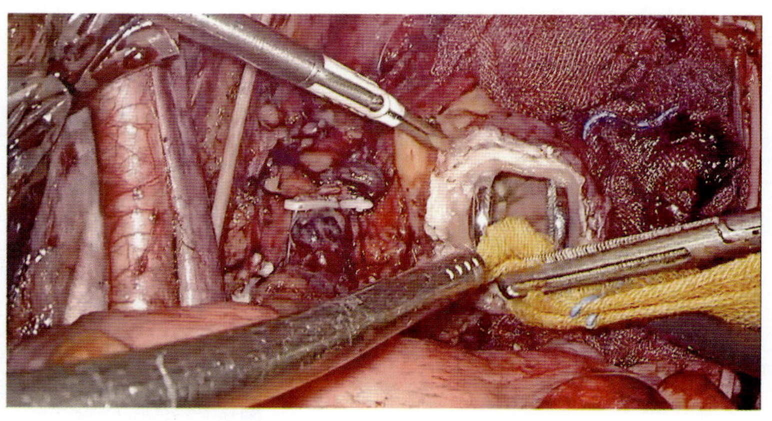

图 40-18　使用碘附纱布清洁直肠黏膜

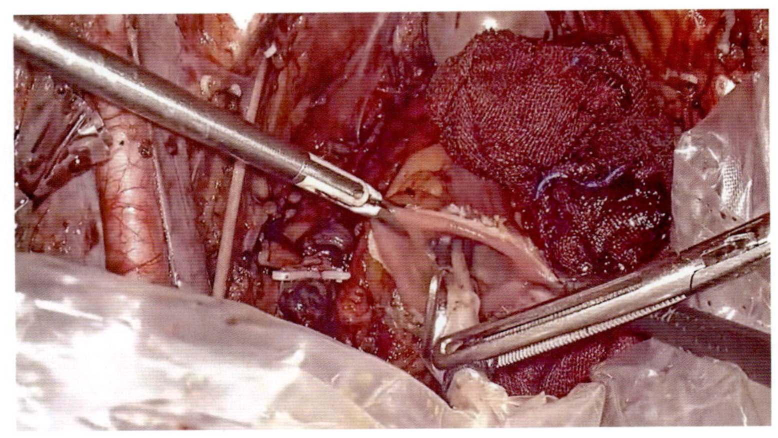

图 40-19　经腹壁戳卡放入切口保护套

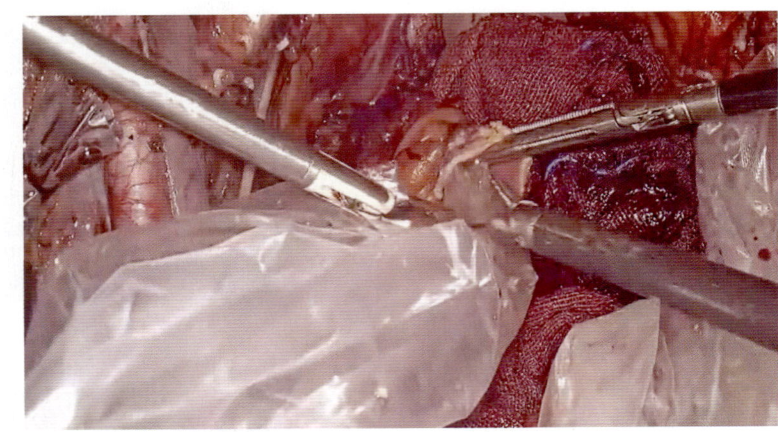

图 40-20　提起直肠壁，使用卵圆钳经直肠拖出保护套

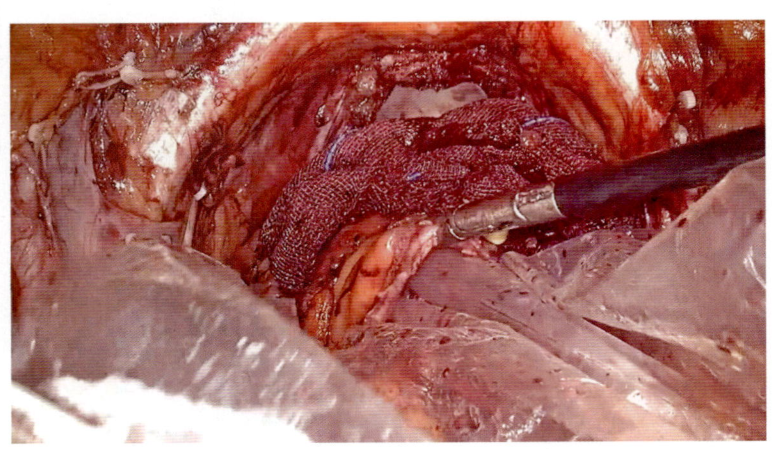

图 40-21　检查保护套周边直肠壁，确保无直肠壁内翻

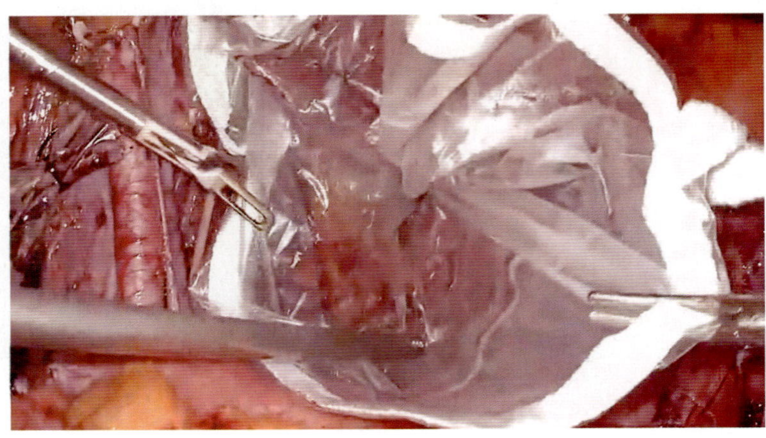

图 40-22　展开切口保护套

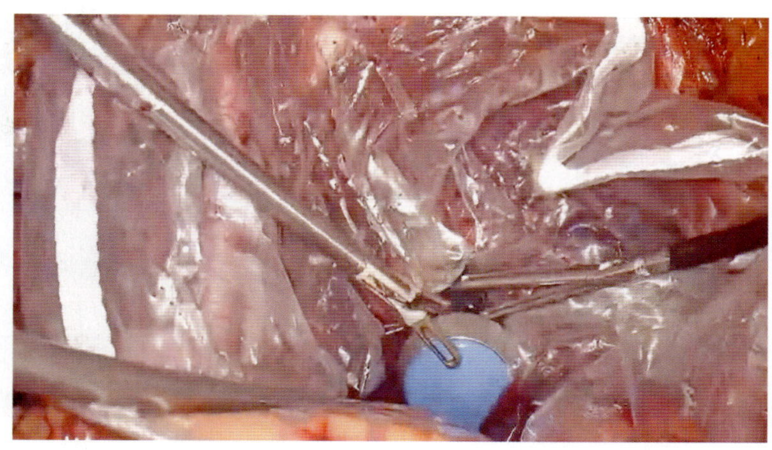

图 40-23　经直肠内保护套将抵钉座放入腹腔

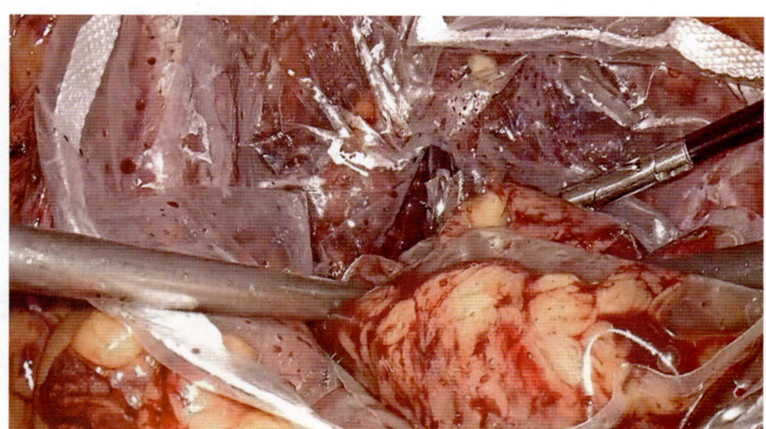

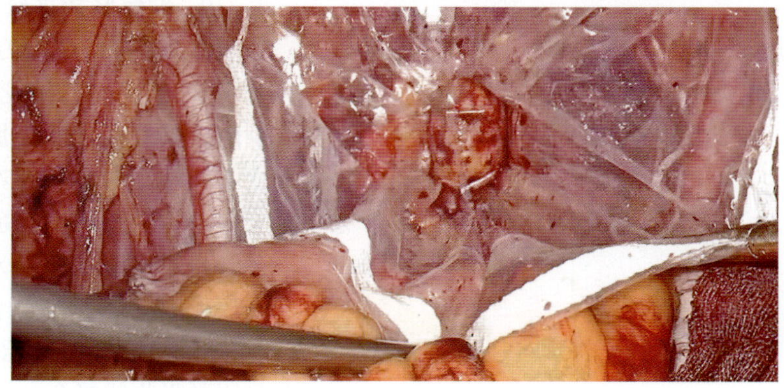

图 40-24　将装有淋巴脂肪组织（体积较小）的标本袋以卵圆钳经直肠取出

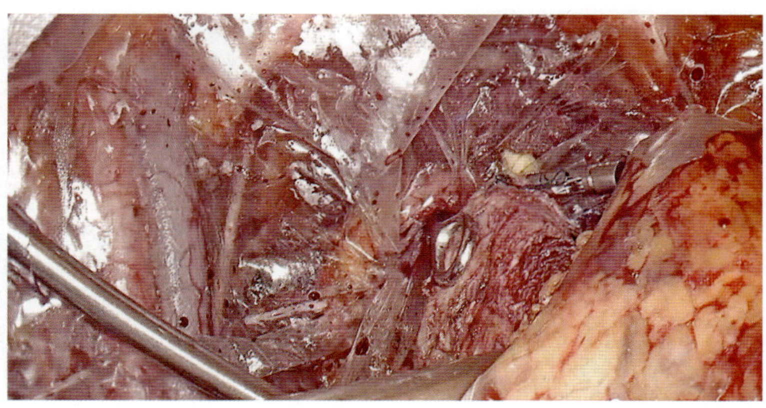

图 40-25　将全膀胱标本（体积较大）放入保护套内，助手使用卵圆钳配合主刀医师沿标本长轴放置好标本

图 40-26 助手牵拉保护套体外端，主刀同时关闭无菌塑料保护套体内端

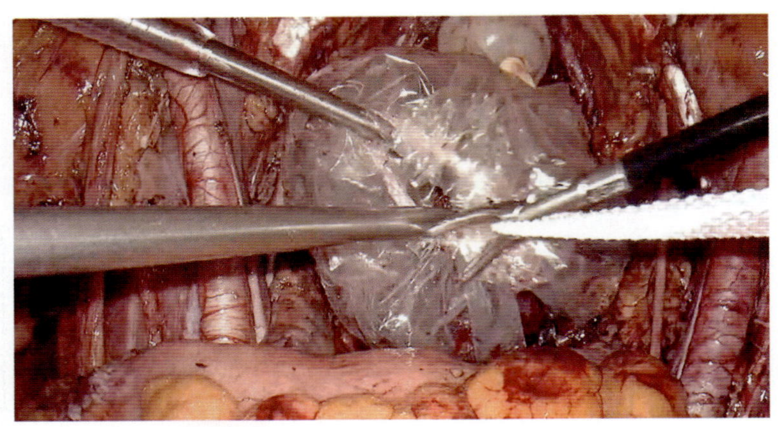

图 40-27 沿长轴方向将标本及保护套经直肠取出

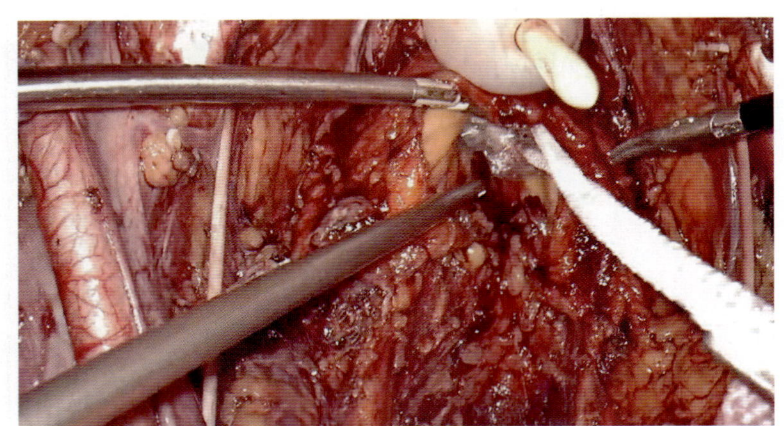

3. 恢复肠道连续性 使用直线切割闭合器关闭直肠断端(图 40-28)，使用超声刀切开乙状结肠残端切口(图 40-29)，将抵钉座卡簧管向外置入乙状结肠残端腔内(图 40-30)，使用直线切割闭合器关闭乙状结肠残端(图 40-31)。将切下的乙状结肠与直肠断端组织置入标本袋内，经主戳卡取出体外。使用超声刀头在乙状结肠断端对系膜缘打开一小孔(图 40-32)，将抵钉座卡簧管自乙状结肠断端对系膜缘开孔穿出(图 40-33)。经肛门置入环形吻合器，释放出穿刺针(图 40-34)，完成抵钉座与穿刺针连接(图 40-35)。行乙状结肠与直肠端端吻合(图 40-36)，吻合口用可吸收线缝合数针加固(图 40-37)。

图 40-28 使用直线切割闭合器关闭直肠断端

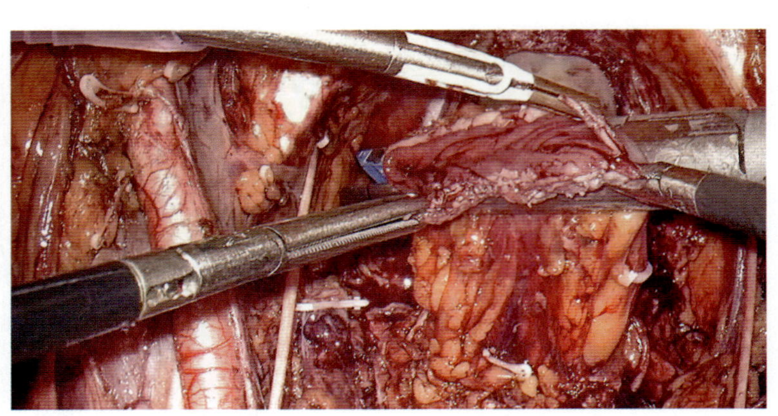

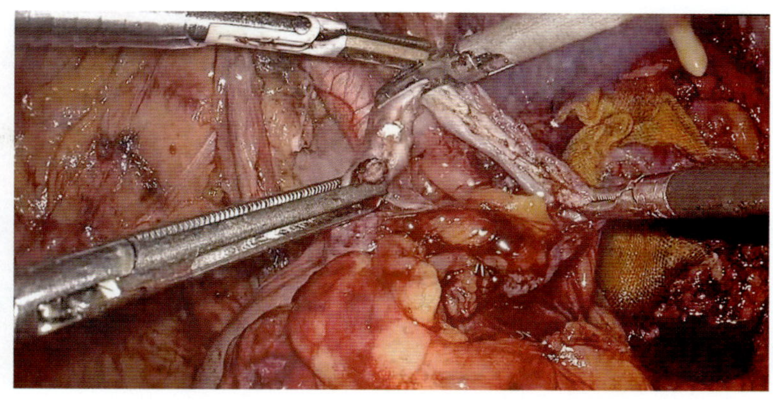
图 40-29　使用超声刀切开乙状结肠残端切口

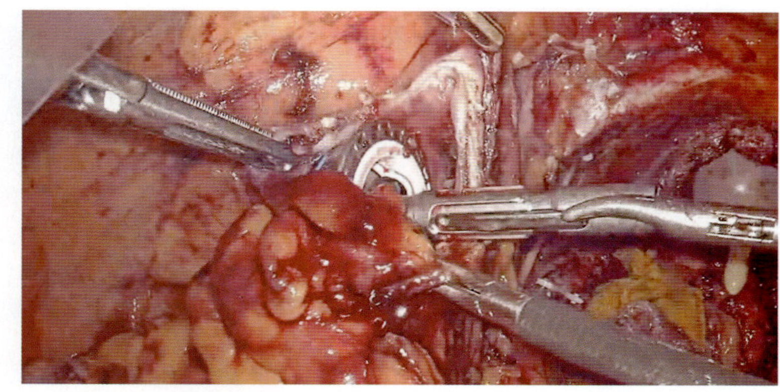
图 40-30　将抵钉座卡簧管向外置入乙状结肠残端腔内

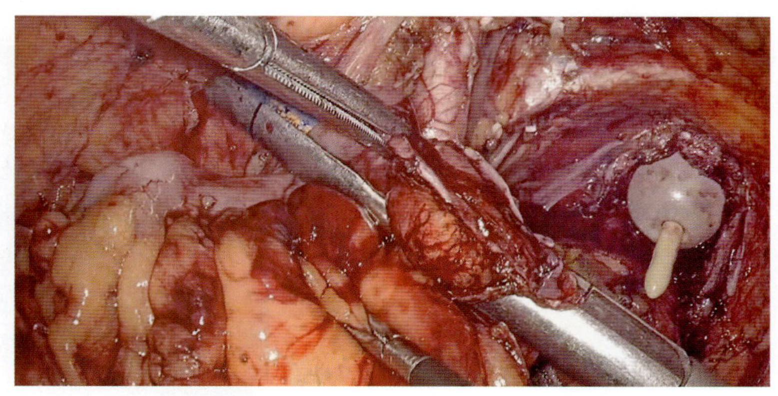
图 40-31　使用直线切割闭合器关闭乙状结肠残端

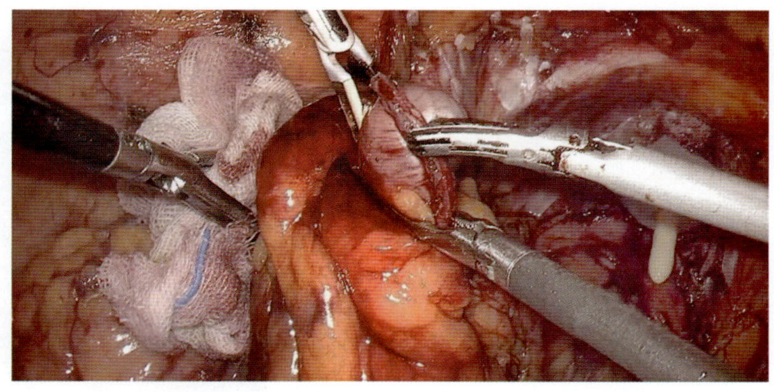
图 40-32　使用超声刀头在乙状结肠断端对系膜缘打开一小孔

图 40-33　将抵钉座卡簧管自乙状结肠断端对系膜缘开孔穿出

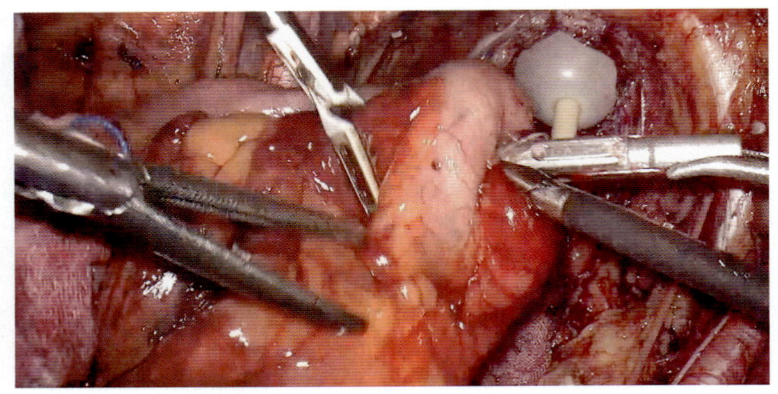

图 40-34　经肛门置入环形吻合器，释放出穿刺针

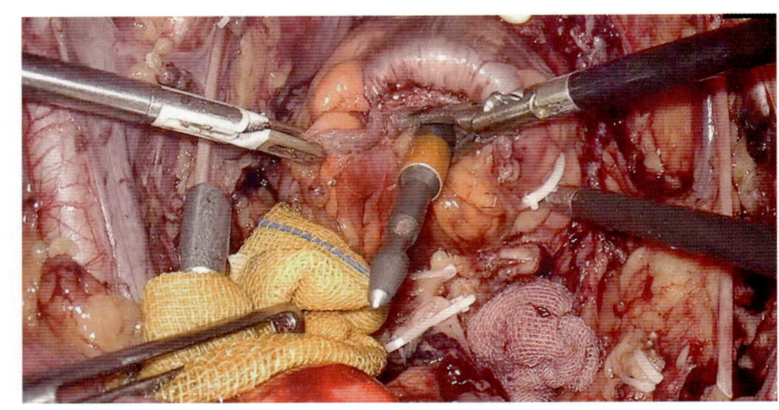

图 40-35　完成抵钉座与穿刺针连接

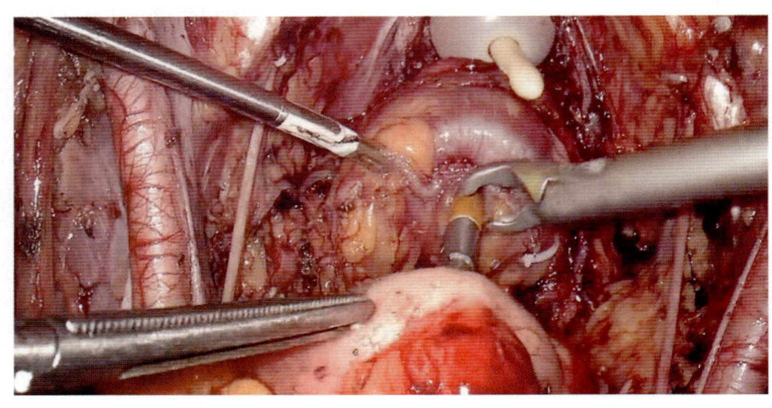

图 40-36　行乙状结肠与直肠端端吻合

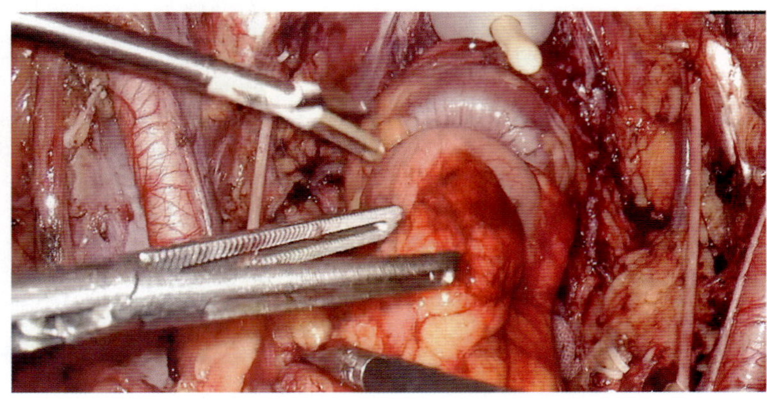

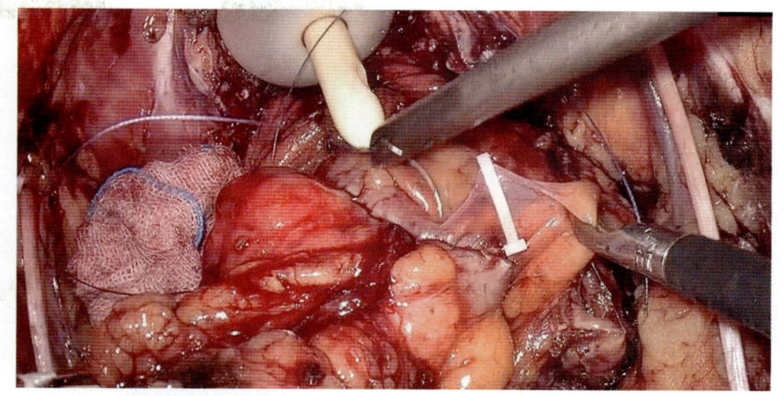
图 40-37　吻合口缝合数针加固

4. 构建乙状结肠新膀胱　沿乙状结肠对系膜缘劈开乙状结肠(图 40-38),乙状结肠侧切缘与前列腺包膜后部连续缝合,构建流出道后壁(图 40-39)。乙状结肠侧切缘与前列腺包膜左、右侧连续缝合,构建流出道两侧壁(图 40-40)。经尿道放入 F18 双腔导尿管及 2 支单 J 管(图 40-41),呈球形缝合乙状结肠新膀胱(图 40-42)。乙状结肠新膀胱与右侧输尿管吻合(置入单 J 管)(图 40-43),乙状结肠新膀胱与左侧输尿管吻合(置入单 J 管)(图 40-44)。放置引流管(图 40-45),关闭腹壁戳卡孔。

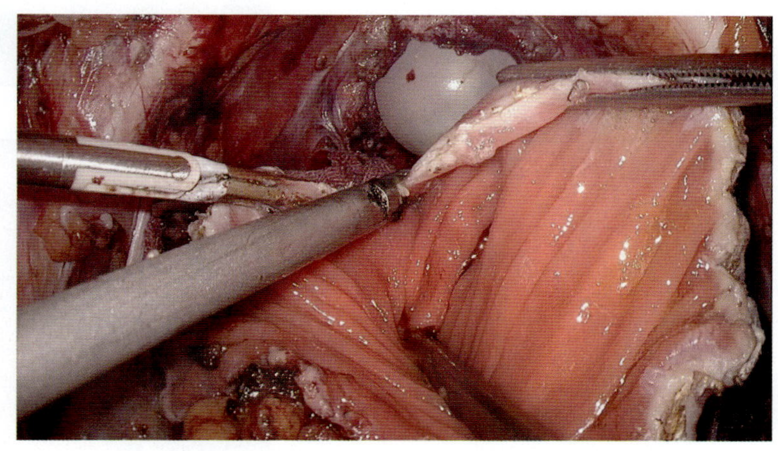
图 40-38　沿乙状结肠对系膜缘劈开乙状结肠

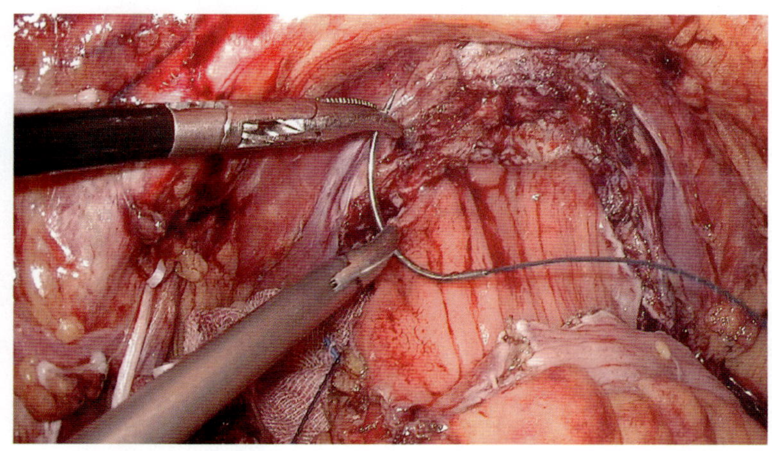
图 40-39　乙状结肠侧切缘与前列腺包膜后部连续缝合构建流出道后壁

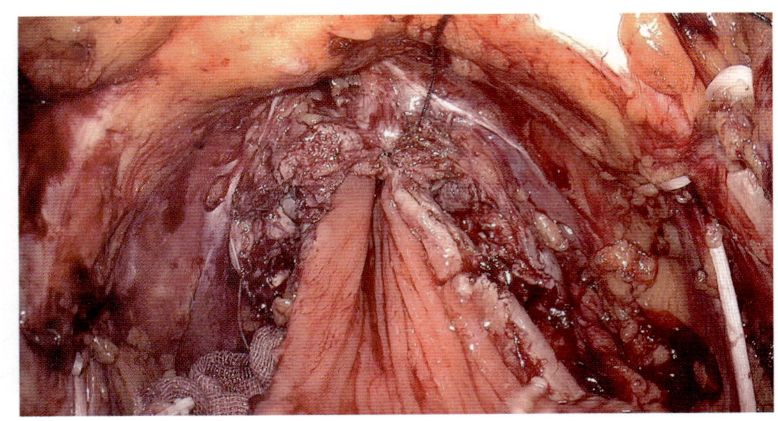

图 40-40　乙状结肠侧切缘与前列腺包膜左、右侧连续缝合构建流出道两侧壁

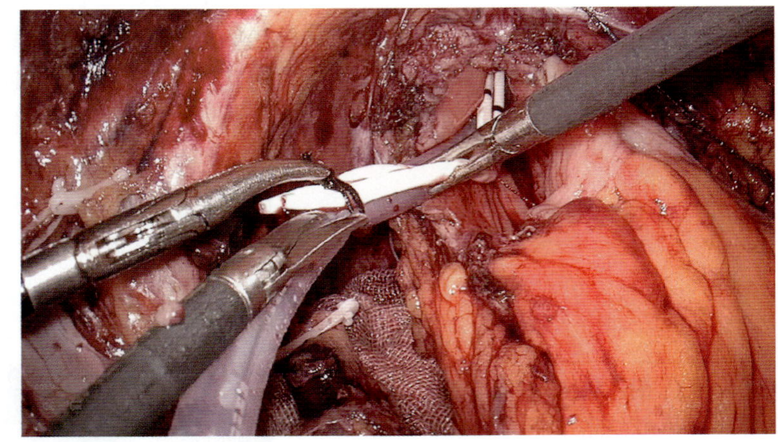

图 40-41　经尿道放入 F18 双腔导尿管及 2 支单 J 管

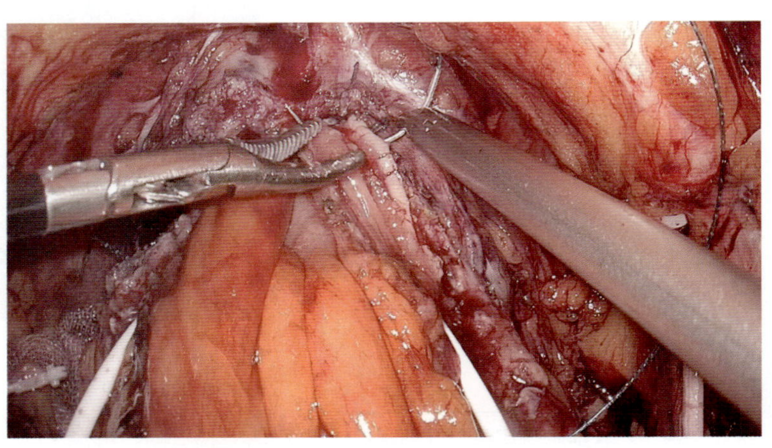

图 40-42　呈球形缝合乙状结肠新膀胱

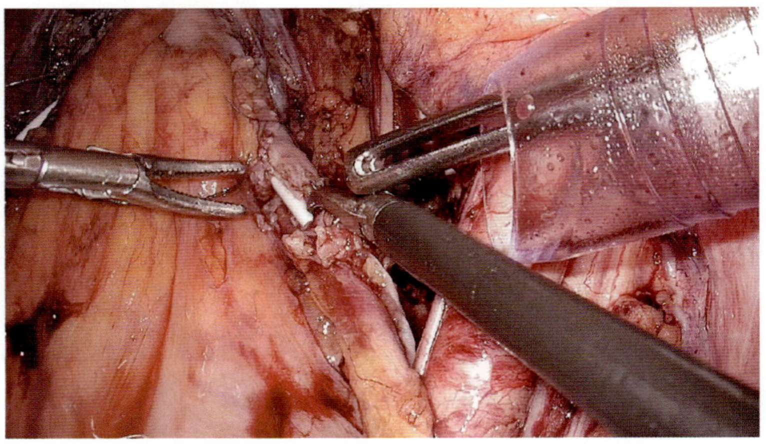

图 40-43　乙状结肠新膀胱与右侧输尿管吻合（置入单 J 管）

图 40-44　乙状结肠新膀胱与左侧输尿管吻合（置入单 J 管）

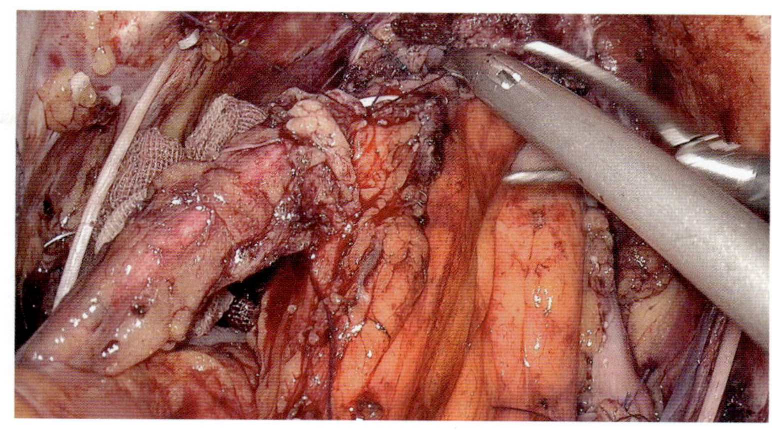

图 40-45　放置引流管

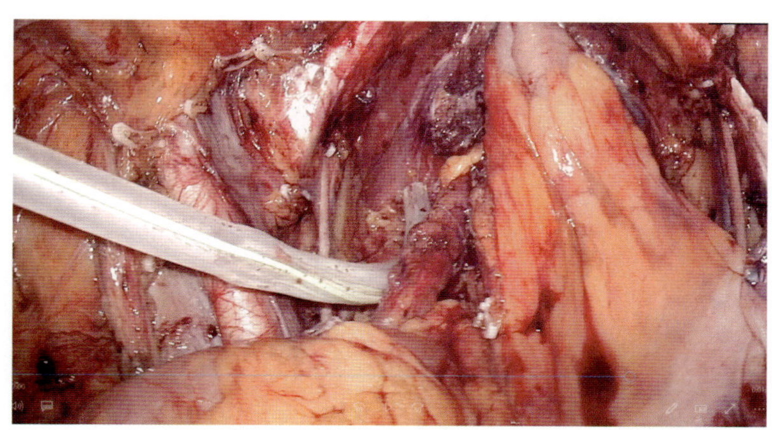

【术后腹壁照片】（图 40-46）

图 40-46　术后腹壁照片

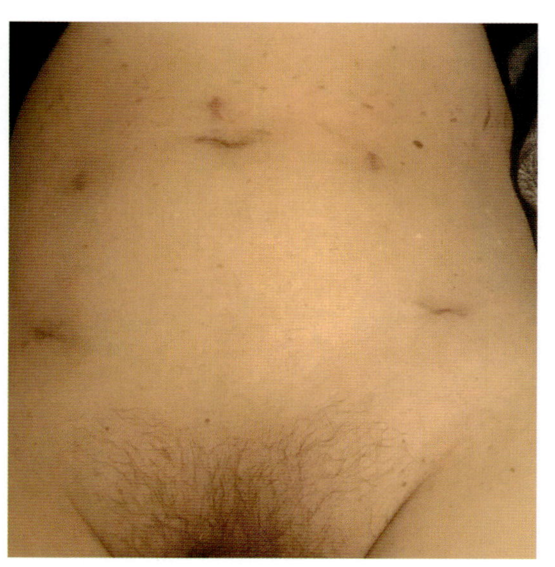

（邢念增　韩苏军）

第六篇

子宫体、子宫颈肿瘤 NOSES

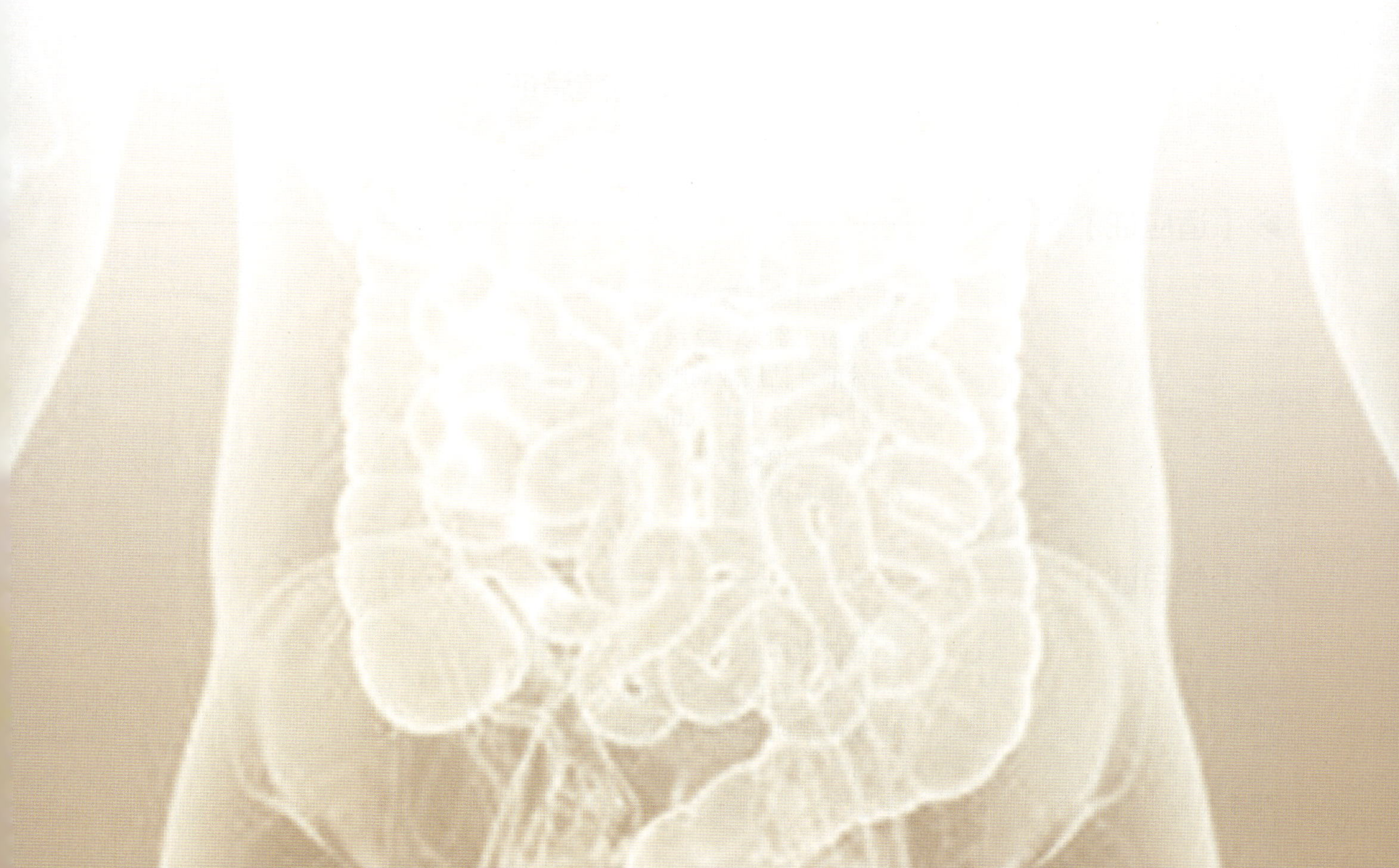

第四十一章 腹部无辅助切口腹腔镜下经阴道子宫内膜癌分期手术

【前言】

子宫内膜癌是妇科常见的一种恶性肿瘤,手术为首选治疗方法。腹腔镜手术具有创伤小、术中出血少、术后恢复快等优点,目前已是子宫内膜癌手术的常规选择。而NOTES是当前方兴未艾的妇科手术发展方向,目前已应用于输卵管结扎术、输卵管切除术、卵巢囊肿切除术及子宫切除术。NOTES是一种新的手术理念,与传统多孔腹腔镜相比,NOTES腹部没有切口,既避免了切口相关并发症,又具有最佳的美容效果。理论上,胃、食管、肠道、膀胱与阴道均是可利用的手术路径,但是阴道途径因具备不切破空腔脏器的优势而显示出较大的应用前景。笔者在前期NOTES附件手术及子宫切除手术经验的基础上将NOTES用于早期子宫内膜癌全面分期术。v-NOTES治疗子宫内膜癌具有诸多困难,具体包括手术解剖的变化、单孔腹腔镜手术操作的困难、腹主动脉淋巴清扫的困难等。

第一节 适应证与禁忌证

【适应证】

1. 子宫内膜样腺癌。
2. 肿瘤级别为1~2级。
3. 术前评估病灶局限于子宫体。
4. 肿瘤直径小于4cm。
5. 无子宫颈受累。
6. 无腹腔内转移。

【禁忌证】

1. 盆腔炎性疾病史。
2. 合并子宫内膜异位症患者。
3. 绝经后阴道萎缩狭窄患者。

第二节　麻醉、体位、戳卡位置与术者站位

【麻醉方式】

全身麻醉或全身麻醉联合硬膜外麻醉。

【手术体位】

患者取功能截石位，双侧大腿屈曲、外展，有利于术者操作(图 41-1)。

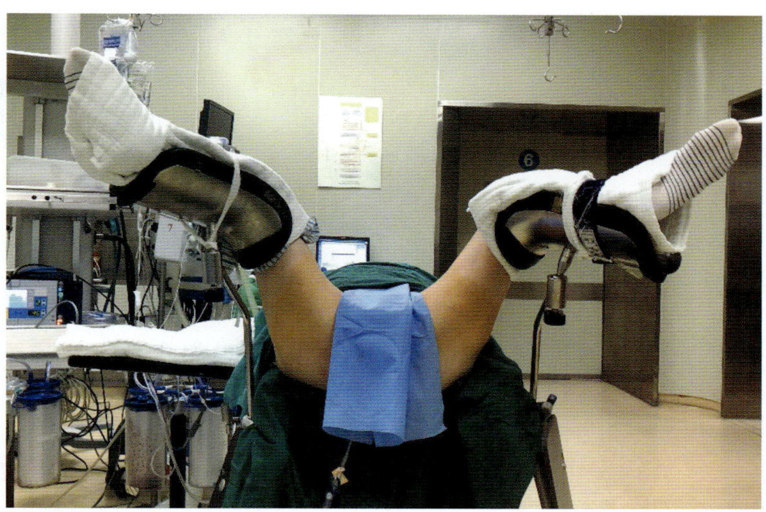

图 41-1　患者体位

【戳卡位置】

经阴道置入单孔腹腔镜专用器械平台，充入 CO_2 气体(最大压力 12mmHg)，取臀高头低位，置入腹腔镜器械(图 41-2)。

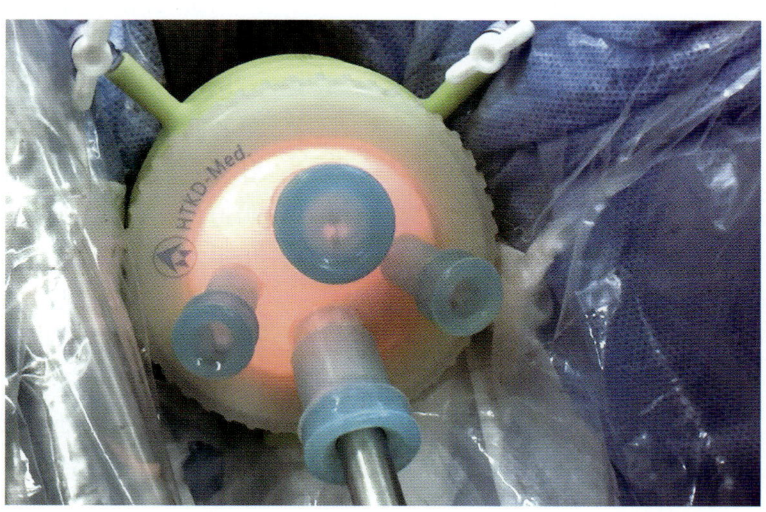

图 41-2　经阴道置入单孔腹腔镜专用器械平台

【术者站位】

术者与扶镜手坐于患者两腿之间，术者居患者右侧，扶镜手居患者左侧，第二助手站位于患者左侧（图 41-3）。

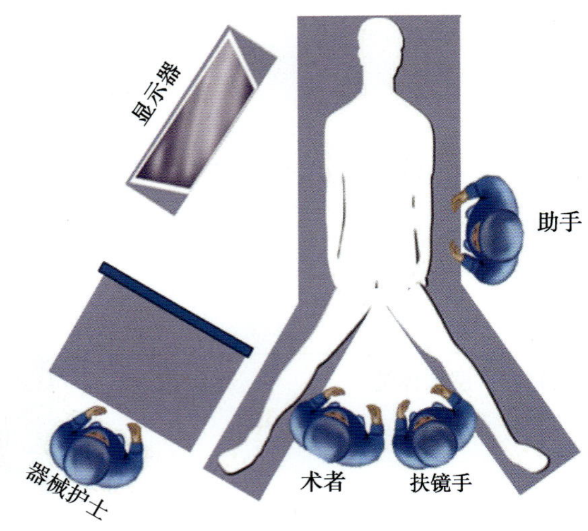

图 41-3　术者站位

【特殊手术器械】

超声刀、经阴道单孔腹腔镜专用器械平台。

第三节　手术操作步骤、技巧与要点

1. 准备阶段　患者术前预防性使用抗生素，置于截石位，全身麻醉下手术，留置导尿管。

2. 子宫切除方法　首选传统阴式子宫切除步骤切除子宫。如果传统阴式子宫切除暴露不佳，采用经阴道单孔腹腔镜手术切除子宫。

3. 经阴道单孔腹腔镜子宫切除术　缝扎宫颈口，鼠齿钳牵拉宫颈，沿阴道穹环形切开阴道黏膜，分离膀胱宫颈间隙及直肠子宫间隙，缝扎子宫骶骨韧带和部分主韧带，置入经阴道单孔腹腔镜专用器械平台。探查盆腔，双极电凝后切断子宫动脉、阔韧带、子宫圆韧带、骨盆漏斗韧带（图 41-4~ 图 41-6）。自阴道取出子宫标本。重新置入单孔腹腔镜入路平台继续下一步手术。

4. v-NOTES 盆腔淋巴结清扫　看清双侧输尿管，沿输尿管走行切开腹膜（图 41-7），将输尿管分离至背侧，解剖闭锁脐动脉（图 41-8），标示盆腔淋巴结切除内侧边界。从髂总动脉分叉开始，切除髂外动脉周围淋巴脂肪组织（图 41-9），至旋髂深静脉跨髂外动脉水平。解剖髂外静脉尾侧缘（图 41-10），暴露闭孔内肌，直至髂外静脉与髂内静脉分叉处，在此处解剖闭孔神经（图 41-11）及闭孔血管，沿闭孔神经表面切除闭孔淋巴结。至此盆腔淋巴结清扫完毕（图 41-12）。

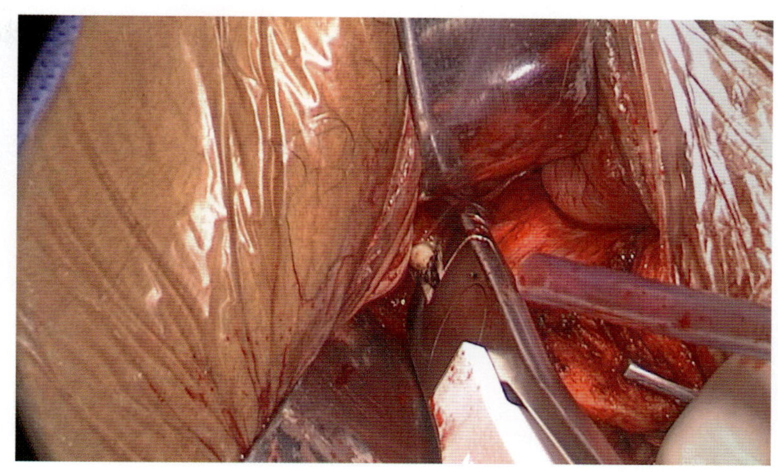

图 41-4　经阴道切除骶韧带

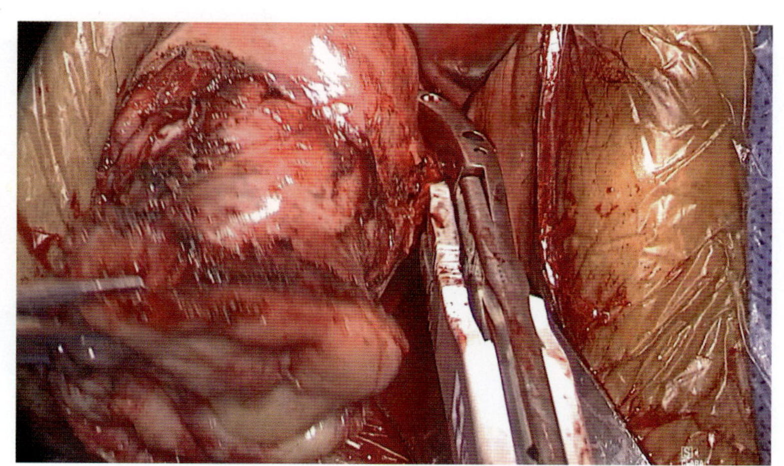

图 41-5　经阴道切除子宫

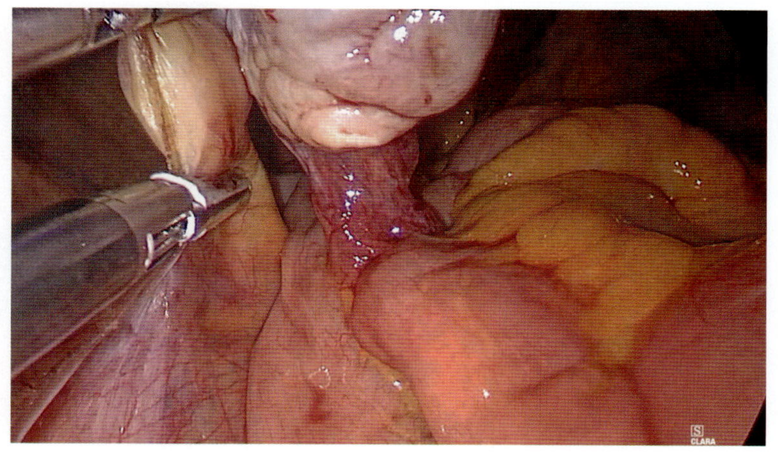

图 41-6　NOTES 切除卵巢悬韧带

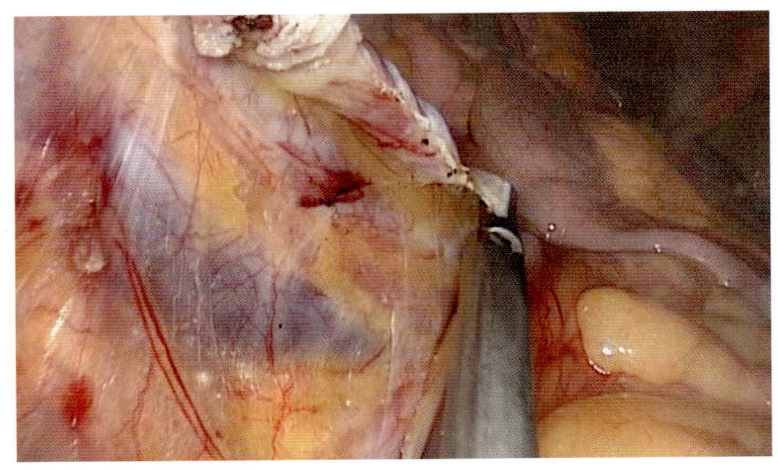

图 41-7　沿输尿管走行切开腹膜

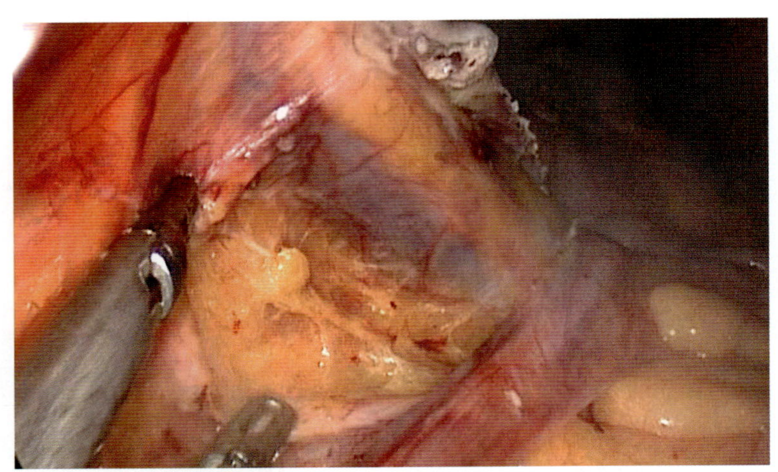

图 41-8　解剖闭锁脐动脉

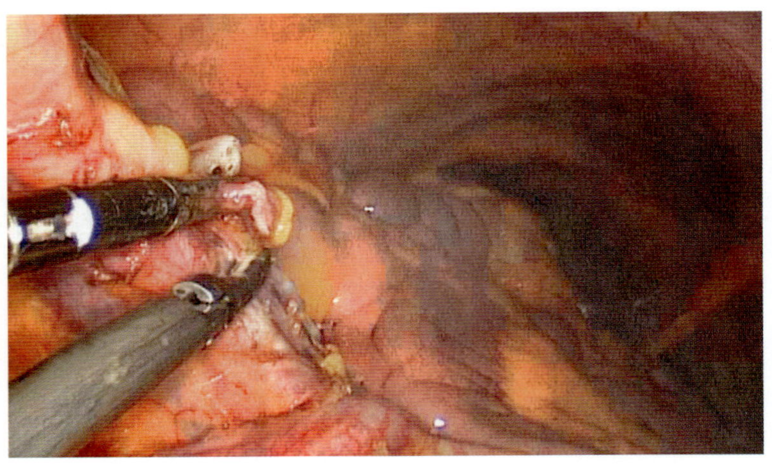

图 41-9　切除髂外动脉周围淋巴脂肪组织

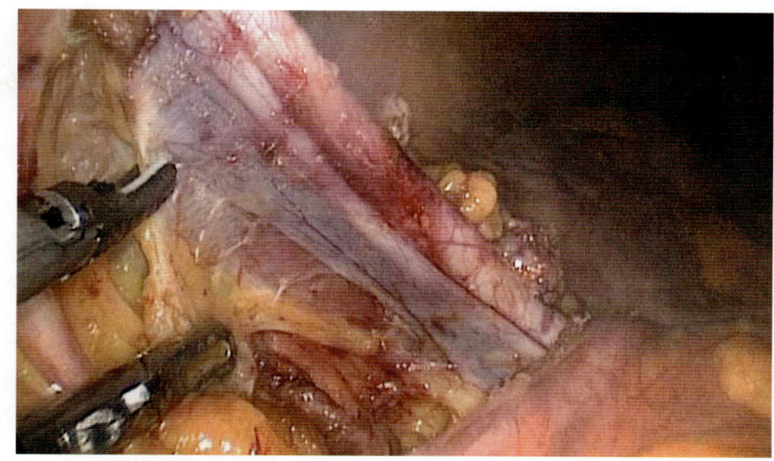
图 41-10　解剖髂外静脉

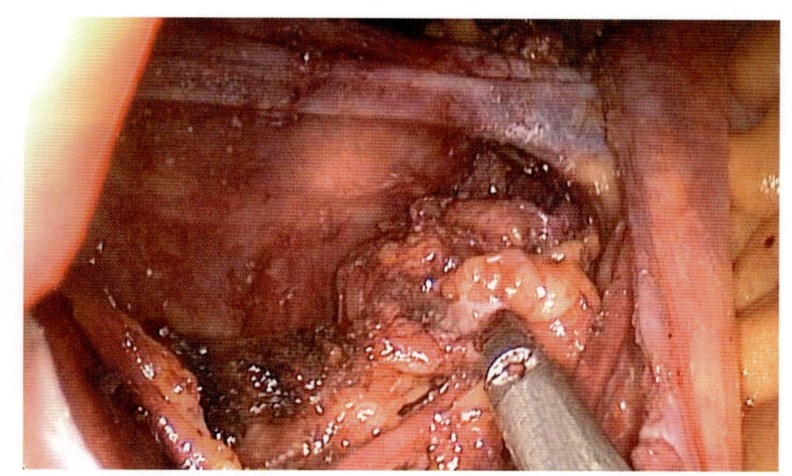
图 41-11　解剖闭孔神经

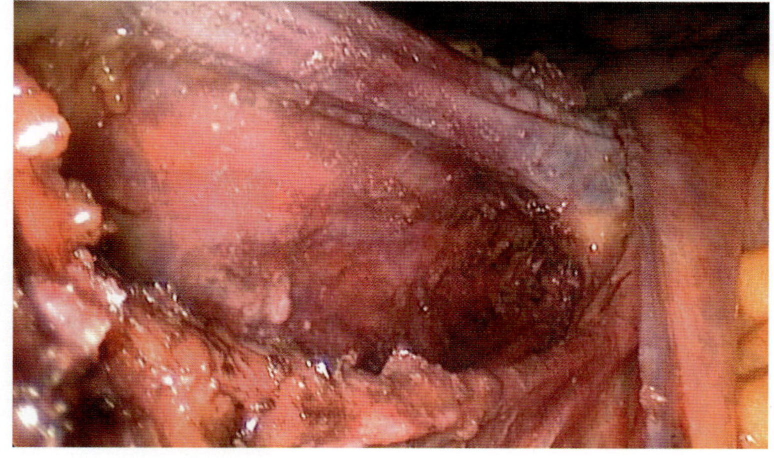
图 41-12　切除盆腔淋巴结后

5. v-NOTES 腹主动脉周围淋巴结清扫　取头低臀高位，超声刀沿髂总动脉及腹主动脉表面剪开血管鞘（图 41-13），标示淋巴结切除内边界。沿输尿管走行暴露卵巢静脉及腰大肌（图 41-14），标示淋巴切除外边界。切除腹主动脉、下腔静脉周围可见淋巴脂肪组织（图 41-15），直至肠系膜下动脉水平。至此腹主动脉周围淋巴结清扫完毕（图 41-16）。

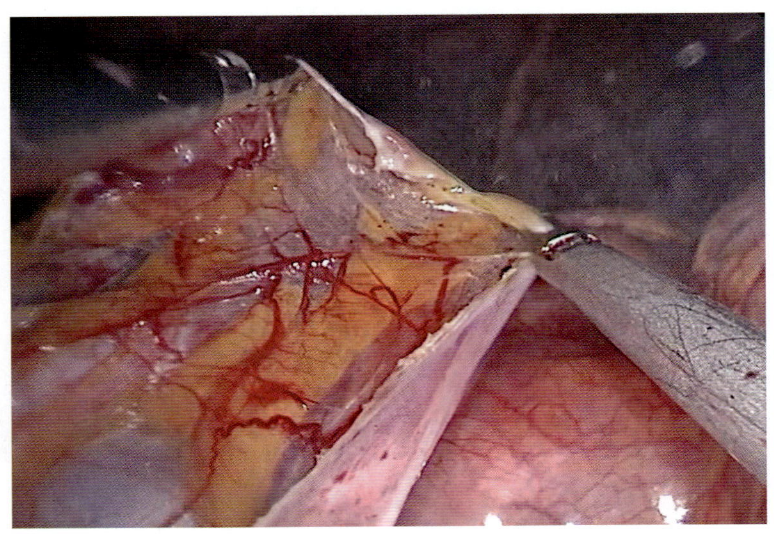

图 41-13　沿髂总动脉及腹主动脉表面剪开血管鞘

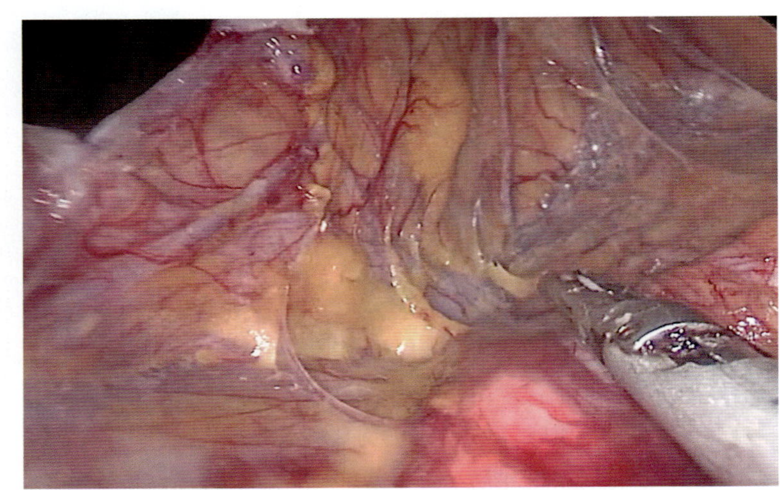

图 41-14　沿输尿管走行暴露卵巢静脉及腰大肌

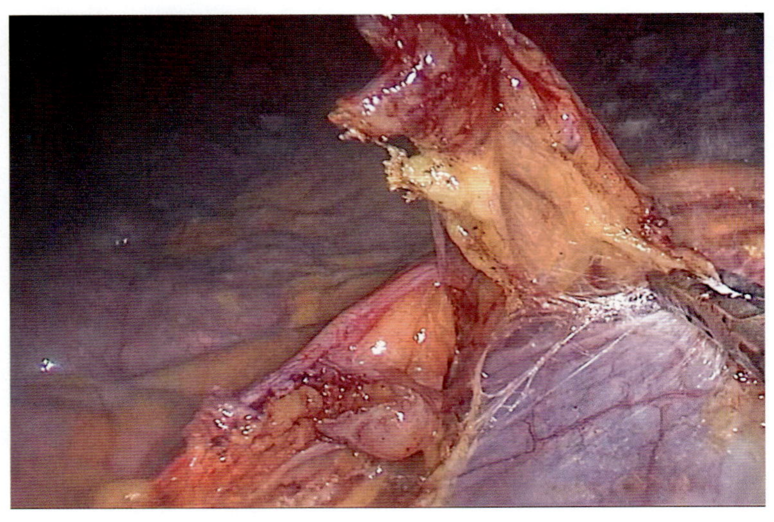

图 41-15　切除腹主动脉、下腔静脉周围可见淋巴脂肪组织

图 41-16 腹主动脉周围淋巴结切除后

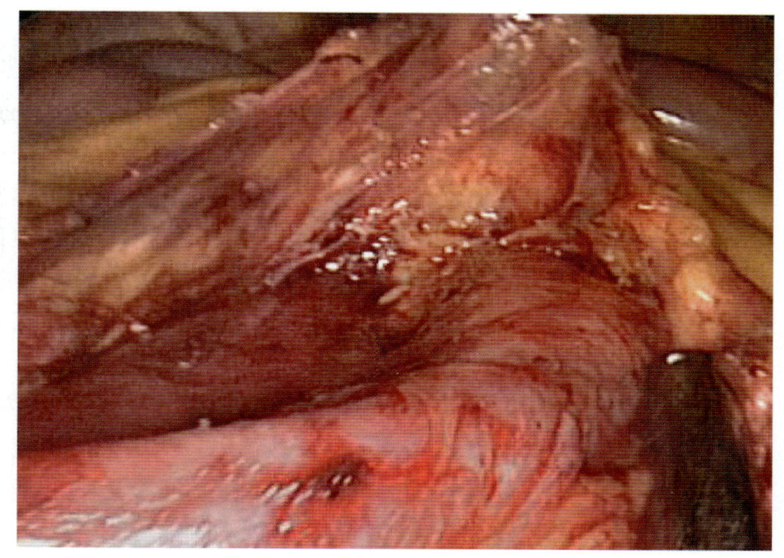

第四节 手术相关要点、难点、热点剖析

【发展现状】

2014 年李奇龙教授对 3 例 I_A 期子宫内膜癌患者成功实施 v-NOTES，平均手术时间 249 分钟，平均淋巴结切除数目 10 个。所有患者术中出血均小于 50ml，无术中输血，无术中或术后并发症，无患者中转为传统腹腔镜手术或开腹手术。2016 年 Eric Leblanc 报道了 1 例 85 岁 I_B 期子宫内膜癌患者行全子宫双附件切除及盆腔前哨淋巴结活检的案例。在所能检索的范围内，陆军军医大学西南医院是中国内地率先开展子宫内膜癌经阴道 NOTES 全面分期手术的单位。实践证明，笔者可以采用一系列方法克服手术难点，并像传统腹腔镜手术一样完成子宫切除和盆腔淋巴结清扫。

【手术难点及解决方案】

NOTES 子宫切除及盆腔淋巴结清扫手术通道的建立是本手术面临的第一个困难。笔者采用缝合膀胱子宫间隙腹膜与阴道前壁、缝合直肠子宫陷凹与阴道后壁的方法，能够避免腹膜遮挡、手术通道暴露不良的问题。NOTES 子宫切除及盆腔淋巴结清扫是从患者臀部向头部建立手术空间，因此手术解剖的重新建立是本手术面临的最主要困难。笔者采用先沿输尿管走行剖开腹膜，暴露腹膜外间隙，再解剖闭锁脐动脉标示盆腔淋巴结清扫内边界等标示重要解剖结构的方法重建了盆腔解剖。因手术视角变化，v-NOTES 术中闭孔神经与髂内、外静脉分叉的距离更大，手术中要仔细识别，避免损伤。

“筷子效应”是单孔腹腔镜手术的主要难点。笔者模仿使用筷子的方法创立了“筷子技术”以解决单孔腹腔镜中的筷子效应，即将两把腹腔镜器械，置入单孔腹腔镜器械通道中的两个通道，在两个操作器械尖端与镜头之间形成一个小的手术三角，以利于淋巴结清扫。该方法可以保证两个操作器械之间（0~3cm）的双手精细操作。目前国际上尚无有关 v-NOTES 腹主动脉周围淋巴结切除的成功经验参考。本研究采用上述操作经验，成功地完成了一例肠系膜动脉以下的腹主动脉周围淋巴结切除，切除淋巴结数目 10 枚，提示腹主动脉周围淋巴结切除亦可经 v-NOTES 完成。子宫内膜癌前哨淋巴结检测技术是子宫内膜癌精准治疗的重要发展方向，本研究将 v-NOTES 在手术微创化的优势，与前哨淋巴结活检中手术精准化的优势相结合，成功实施 v-NOTES 盆腔前哨淋巴结活检。相信随着技术的不断成熟，这一术式可能在 v-NOTES 治疗子宫内膜癌中最具优势。

总之，应用于子宫内膜癌治疗的 v-NOTES 是一种新的、安全可行的微创手术，有望扩大 v-NOTES 的手术指征至妇科肿瘤手术。但是尚需大样本量的临床研究，甚至前瞻性随机对照临床研究，以评估其临床可行性、安全性以及长期的肿瘤学结局。

妇产科医师非常擅长利用阴道这一自然腔道进行各种手术及操作，阴式手术在整个妇产科手术中占有重要的地位。对于妇科肿瘤的各类大型根治性手术，经阴道操作也是一个重要的手术入路。1898 年奥地利人 Wertheim 建立了开腹下广泛子宫切除术，开创了宫颈癌手术治疗的先河。但几乎同期，1901 年 Schauta 就完成了首例经阴式的宫颈癌根治术。从此，两种术式一直保持着齐头并进的势态，成为妇科肿瘤根治手术的特色。

直到 20 世纪 80 年代，微创大潮来袭，肿瘤外科治疗理念发生了翻天覆地的变化。在这场革命中，妇科医师又起到了排头兵的作用。1987 年法国人 Dargent 完成了第一例腹腔镜下的盆腔淋巴结清扫，并在阴式辅助下完成了广泛性的子宫切除。此后 30 多年，腹腔镜手术迅速发展，覆盖了妇科肿瘤的主要手术。目前，宫颈癌、子宫内膜癌等常见妇科恶性肿瘤的根治性手术都可以通过腹腔镜完成。此外，腹腔镜对于卵巢癌诊断及分期的价值也备受关注。这些妇科手术或多或少都要借助阴式辅助操作，至少都要经阴道取出手术标本，从而朴素地贯彻着 NOSES 利用自然腔道这一基本理念。

NOSES 是一个全新的肿瘤外科理念，除突出利用自然腔道以外，还包括“微创化操作”及“无瘤化操作”两个要素，这些反映了当前肿瘤外科治疗要求根治性与提高患者生活质量齐抓的趋势。因此，可以将 NOSES 作为衡量手术的尺度，并探讨将这一标准落实到肿瘤外科的各个领域。当然也应对妇科恶性肿瘤的各种术式制定 NOSES 分类标准。

本篇中介绍了几种富有特色的妇科肿瘤腔镜根治性手术，虽然目前没有妇科 NOSES 的分类标准，但这几种手术均具备了 NOSES 的典型特征。第四十一章介绍的经阴道 NOTES（vaginal-NOTES，v-NOTES）手术完全经阴道腔镜操作，腹部无孔；第四十二章介绍的经脐部单孔手术，术后隐藏了腹部操作孔，可达到美观效果。以上两种术式突出了术者对 NOSES 理念的极致追求，但是技术要求高，存在推广的瓶颈。第四十三章介绍了阴式辅助的腹腔镜下根治性宫颈切除术，这是一种保留生育功能的新型手术，腹腔镜与阴式联合操作，“内外夹击”，突出了 NOSES 利用自然腔道操作的特点。第四十四章介绍的子宫内膜癌全面分期手术是在腹腔镜下完成上腹部及盆腔的多项操作，几乎代表妇科肿瘤切除的最大范围，突出腹腔镜手术的“微创化”及阴道取标本的“无瘤化”，这也是 NOSES 的重要内容。

本篇内容反映了作为妇科肿瘤专家对 NOSES 理念的理解，如何将妇科肿瘤手术按照 NOSES 分类有待今后进一步探讨。此外，阴道是一个非常好的自然腔道，可供结直肠、泌尿等多个领域的肿瘤 NOSES 利用，作为妇科专家应持开放态度，积极协助，将这一理念发扬光大。

（王延洲　李　斌）

第四十二章 腹部无辅助切口单孔腹腔镜经阴道取标本的宫颈癌广泛子宫切除术及盆腔淋巴结清扫术

【前言】

在传统外科发展的历程中，手术瘢痕和疼痛被认为是手术的必然产物。近年来，NOTES 的出现让人们彻底转变了观念，完成内脏手术可以不经过体表入路，NOTES 作为微创时代的先锋，成为人们竞相追求的新目标。NOTES 的基本理念是通过自然腔道的切口进入腹腔进行手术，从而达到腹壁无瘢痕、术后疼痛更轻、更加微创、更加美观的效果。脐作为胚胎时期的自然孔道，也是人体固有的瘢痕，利用脐作为手术切口，既能隐藏腹部瘢痕，又避免了经胃、阴道、直肠的感染问题，因此经脐单孔腹腔镜手术(laparoendoscopic single-site surgery，LESS)也是 NOTES 的一种手术形式。

在妇科良性肿瘤中，单孔腹腔镜手术的应用日益增加，在较为复杂的妇科手术，如子宫内膜异位症和宫颈癌手术中，近年来单孔腹腔镜的应用也有所报道，虽然还有争议，但是许多研究都证实了这种手术的可行性与安全性。如果术者严格掌握手术适应证，并且具有熟练的手术技巧，这一技术完全是科学合理、安全可行的。

第一节 适应证与禁忌证

【适应证】

1. 组织学上确诊为原发宫颈腺癌、鳞癌或腺鳞癌。
2. 国际妇产科联盟(International Federation of Gynecology and Obstetrics，FIGO)分期为 I_{A1}(有淋巴脉管浸润)、I_{A2}、I_{B1}、II_{A1} 期。

【禁忌证】

1. 一般情况差，严重内科并发症难以耐受腹腔镜手术者。
2. 盆、腹腔巨大肿块，肿块上界超过脐孔水平或妊娠子宫大于 16 孕周，子宫肌瘤体积超过孕 4 个月时。

3. 凝血功能障碍或正在接受抗凝药物治疗者。
4. 以往曾接受化疗或盆腔放疗者。
5. 妊娠期宫颈癌患者。
6. BMI ≥ 30kg/m^2。

第二节　麻醉、体位、戳卡位置与术者站位

【麻醉方式】

全身麻醉。

【手术体位】

患者取截石位，留置导尿管，子宫内放置简易举宫器（图 42-1）。

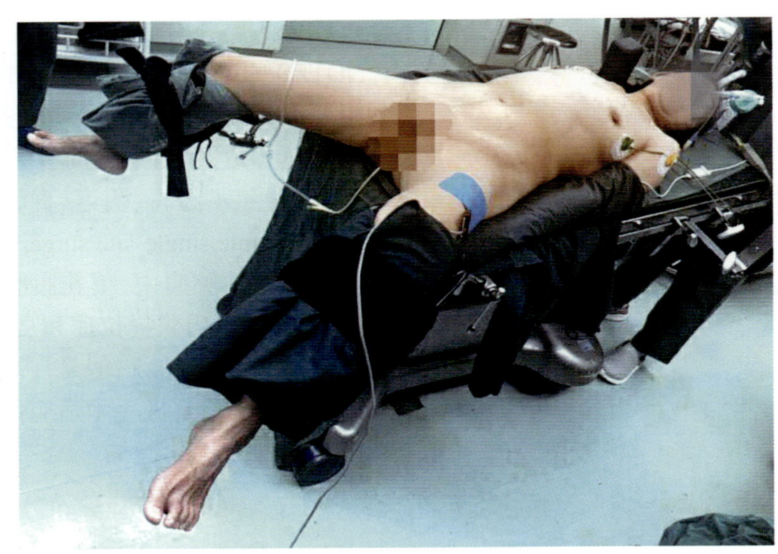

图 42-1　患者体位

【戳卡位置】

1. HangT Port 置入方法　在脐部做 2~2.5cm 纵行切口，切开皮肤、腹直肌、腹膜，以开放式方式进入腹腔。将 HangT Port 切口保护套部分置入腹腔，收紧切口保护套，撑开皮肤及腹直肌，连接上部密封盖，腹腔内充入 CO_2 形成人工气腹（气腹压力设置为 12mmHg，1mmHg=0.133kPa）（图 42-2）。

图 42-2 HangT Port 置入位置

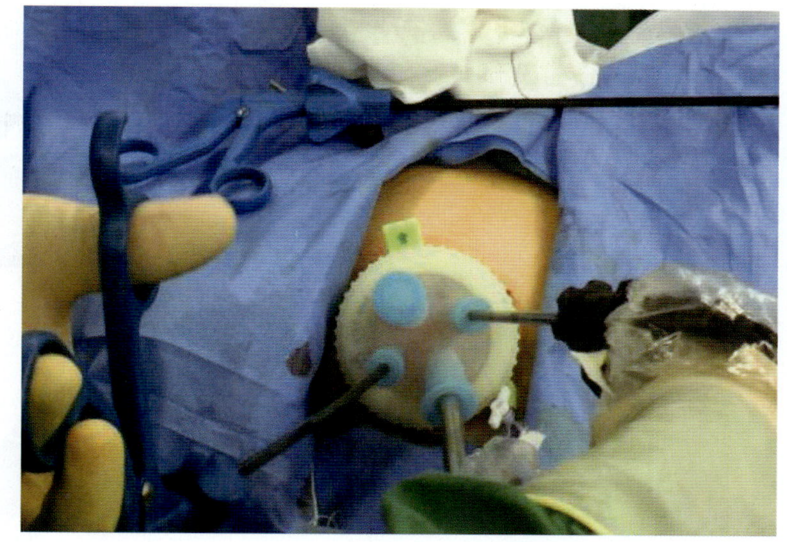

2. 单切口三通道置入方法 在脐部做 2~2.5cm 纵行切口，切开皮肤，游离皮下组织，不切开腹直肌前鞘，将皮肤外翻。组织钳提起腹直肌前鞘，于此切口头侧缘刺入 10mm 穿刺器，腹腔内充入 CO_2 形成人工气腹（气腹压力设置为 12mmHg）。观察腹腔结构，尽量靠此切口外侧缘刺入 2 个 5mm 穿刺器，三个穿刺器在切口下形成等腰三角形关系（图 42-3）。

图 42-3 单切口三通道置入位置

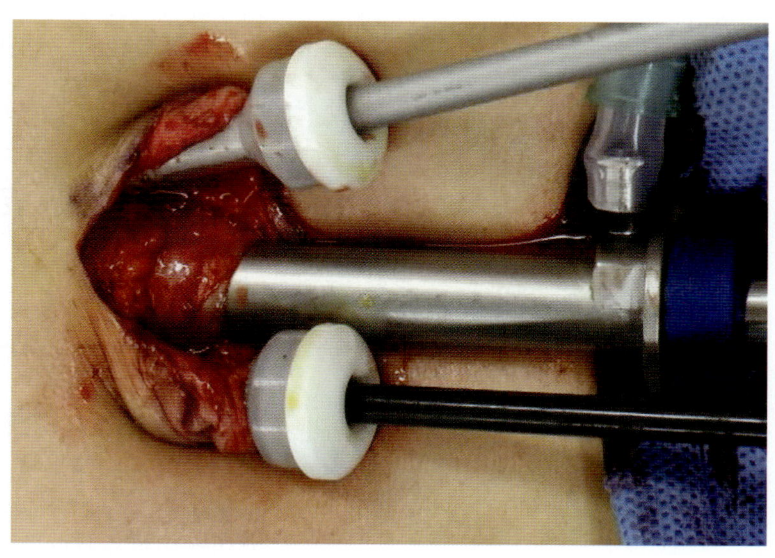

【术者站位】

手术由三名医师完成，术者站位于患者头侧，第一助手持腹腔镜站位于患者左侧，第二助手持子宫操作器站位于患者两腿之间（图 42-4）。

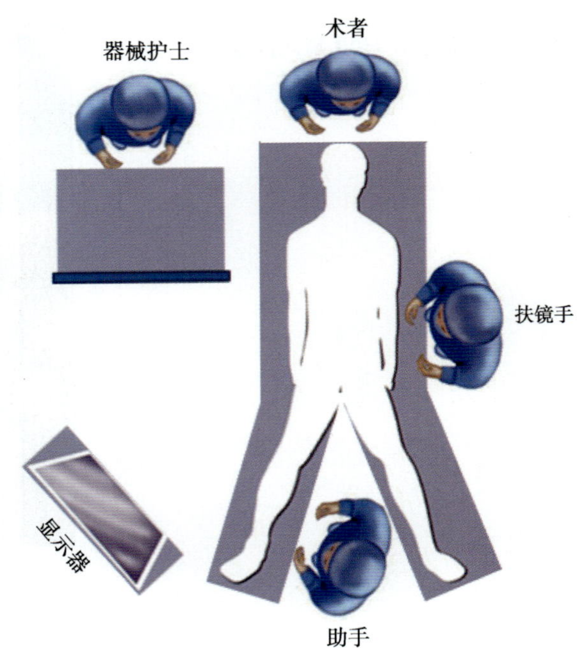

图 42-4　术者站位

【特殊手术器械】

1. 单切口三通道入路平台采用 10mm 单孔腹腔镜简易穿刺器 1 个、5mm 单孔腹腔镜简易穿刺器 2 个；软通道入路平台采用 HangT Port，4 孔入路，1 个孔径为 10mm，3 个孔径为 5mm。

2. 器械：42cm 加长的腹腔镜器械（抓钳、吸引器、持针器、单极电钩）、42cm 双极电凝钳、42cm 超声刀，未使用前段弯曲腹腔镜器械。

第三节　手术操作步骤、技巧与要点

【广泛子宫切除术】

1. **高位结扎切断卵巢血管**　提起卵巢血管表面的侧腹膜，超声刀剪开腹膜并充分暴露输尿管。游离并推开输尿管，游离卵巢血管。镜下于较高位置用双极电凝使卵巢血管脱水，超声刀切断卵巢血管即可，无须缝合结扎（图 42-5）。

2. **子宫圆韧带和子宫阔韧带的处理**　沿髂外动脉走行切开盆侧壁腹膜，延长右侧腹膜切口达子宫圆韧带腹壁附着部。靠盆壁处切断子宫圆韧带（图 42-6），再向前内方剪开子宫阔韧带前叶至膀胱子宫颈反折处。剪开子宫阔韧带后叶至右侧骶韧带，达子宫直肠腹膜反折。

3. **推离膀胱**　上推子宫，术者左手提起膀胱，右手用超声刀剪开膀胱子宫腹膜反折，横行剪开直达两侧子宫阔韧带。分离膀胱与阴道间的疏松组织，直达子宫颈外口水平下 3cm（图 42-7）。

图 42-5　高位结扎切断卵巢血管

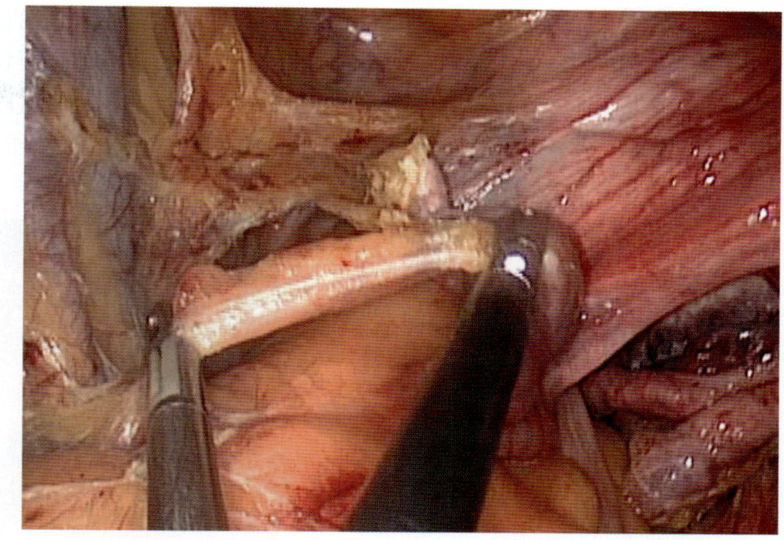

图 42-6　高位切断子宫圆韧带

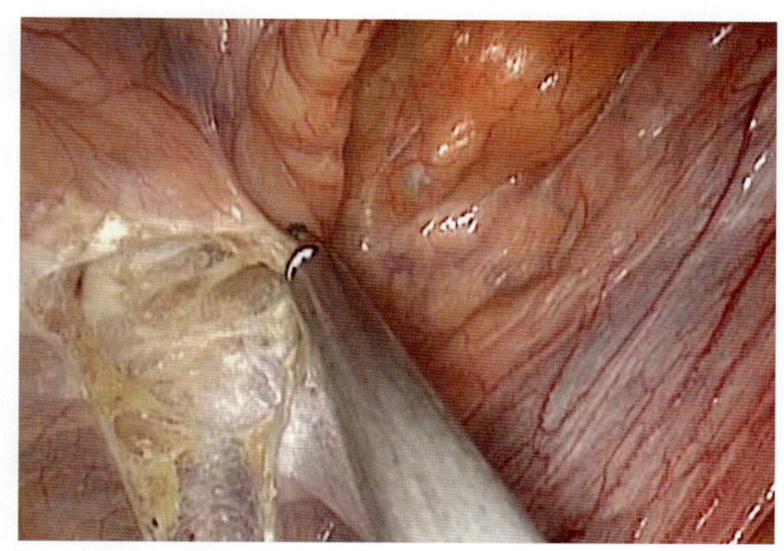

图 42-7　推离膀胱

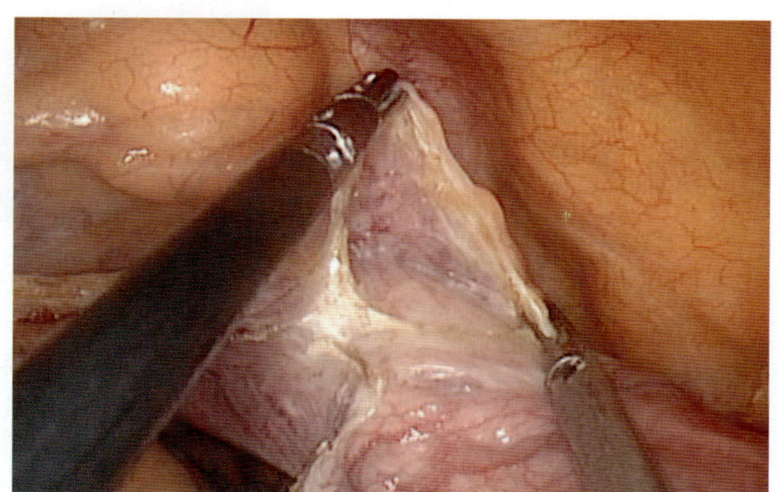

4. 子宫动、静脉的处理　在子宫动脉起始段用双极电凝使其脱水，然后用超声刀切断。提起子宫动脉断端，游离子宫旁组织，剪开近子宫颈的盆段输尿管前的结缔组织，用分离钳沿着输尿管内上侧方向游离子宫动脉，注意勿损伤输尿管（图 42-8）。

图 42-8　处理子宫动脉

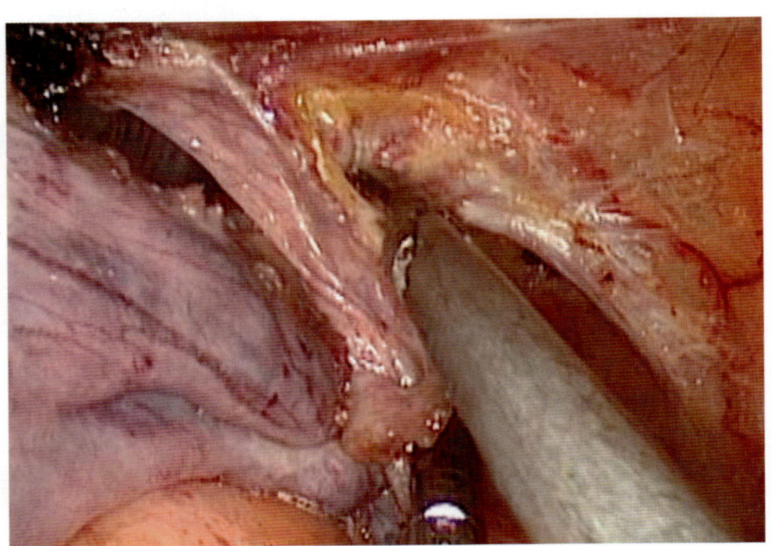

经验分享：

子宫静脉是髂内静脉的分支，其位置稍低于子宫动脉水平，到达子宫、阴道部位，形成子宫阴道静脉丛，与直肠丛、阴道丛、膀胱丛等互相交通，是一个比较容易出血的地方，一般采用双极电凝止血，也可以采用缝扎止血。

5. 充分暴露第四间隙　沿输尿管鞘膜内向下分离，并深入隧道，该韧带致密、坚韧并富有小血管，分离时需注意因组织坚韧需要适当用力，又因该处血供丰富容易出血，沿鞘膜内分离可避免以上困难（图 42-9）。

图 42-9　充分暴露第四间隙

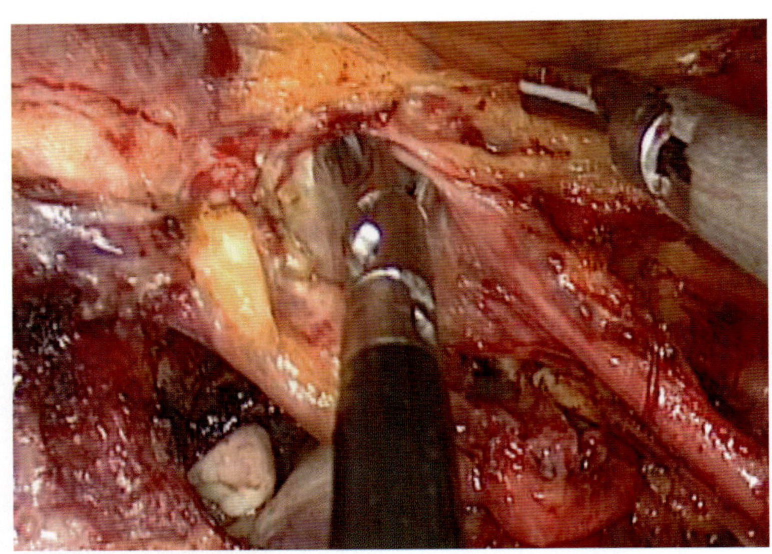

6. 充分暴露阴道旁间隙　左手提起输尿管鞘膜，右手沿输尿管内侧、阴道壁前外侧打开阴道旁间隙（图 42-10）。

7. 打开膀胱宫颈韧带前叶　分离第四间隙及阴道旁间隙后，术者将输尿管向外上方提起，用超声刀沿输尿管内侧，将膀胱宫颈韧带锐性切断。输尿管在隧道中往往呈“S”形，术者必须熟知其行径，以免在分离隧道不畅的情况下钳夹膀胱宫颈韧带前叶而误伤输尿管（图 42-11）。

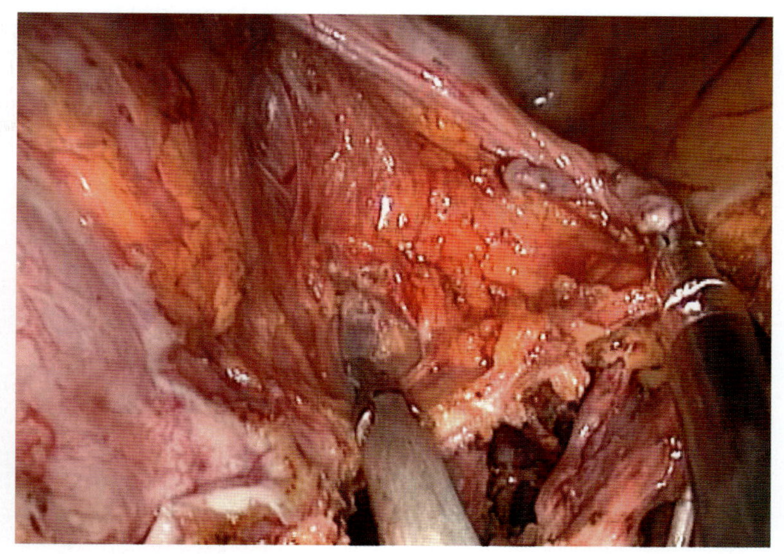

图 42-10　充分暴露阴道旁间隙

经验分享：

暴露阴道旁间隙是安全游离输尿管的关键。但此间隙一侧为阴道壁上丰富的静脉，一侧为输尿管，所以要仔细辨别，避免损伤。

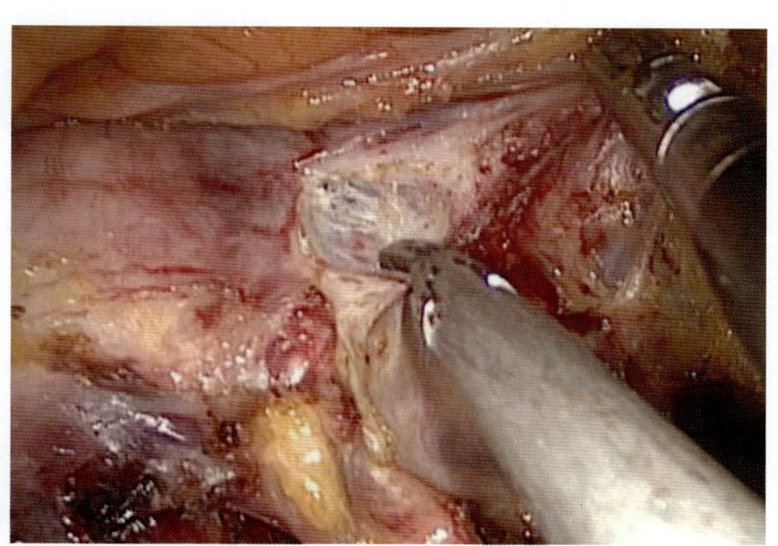

图 42-11　打开膀胱宫颈韧带前叶

8. **游离输尿管**　将输尿管向上向外侧提起，术者用超声刀沿输尿管下部的背后锐性分离膀胱宫颈韧带后叶，若有小血管予以电凝止血，从而完全游离至输尿管下部 5~7cm（图 42-12）。

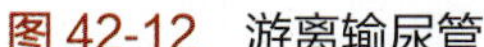

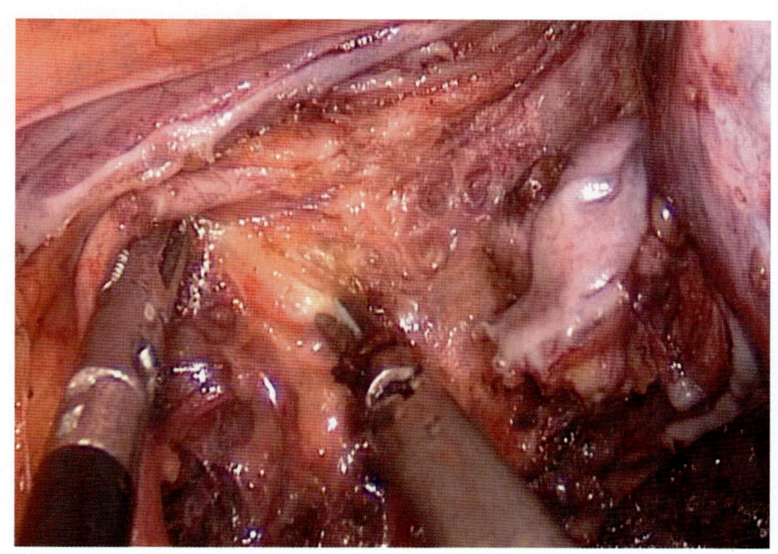

图 42-12　游离输尿管

9. 分离直肠阴道间隙　用举宫器把子宫举向前方，术者左手提起子宫直肠腹膜反折断端的子宫侧，右手以超声刀刀头贴近阴道后壁深入直肠阴道间隙轻柔推进、分离（图 42-13）。

图 42-13　分离直肠骶韧带间隙

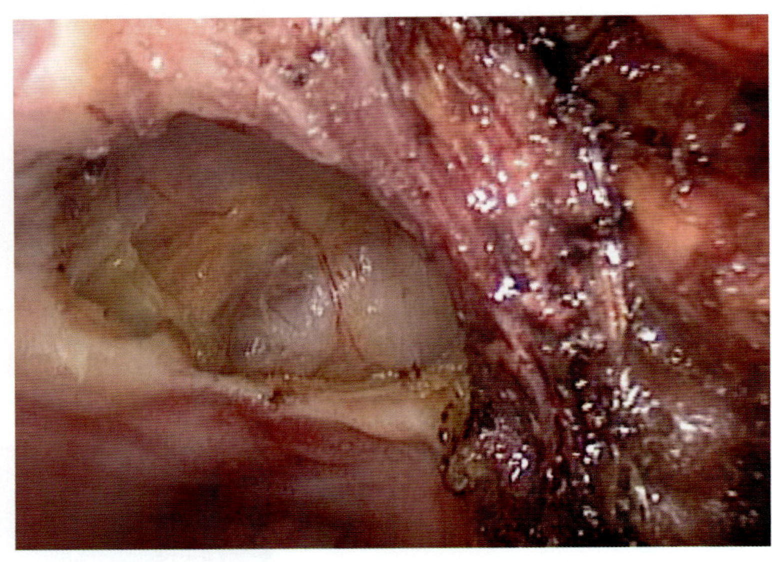

10. 切断子宫骶韧带　子宫骶韧带呈扇形附于骶骨前，而骶骨也呈扇形。术者用超声刀沿骶骨前，距宫颈 3~4cm 切断子宫骶韧带（图 42-14）。

图 42-14　切断子宫骶韧带

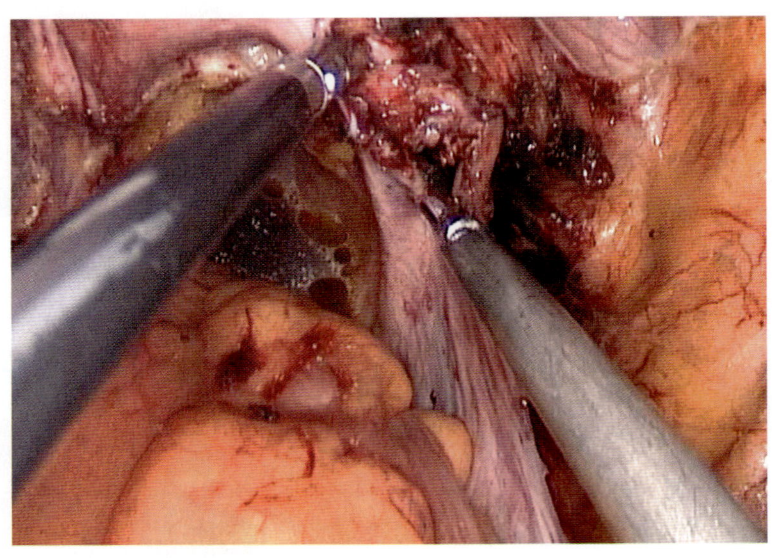

11. 切断主韧带　主韧带如扇形分布于宫颈侧面和盆壁之间，其宫颈侧壁宽阔，盆壁狭窄。术者在膀胱侧窝与直肠侧窝之间分离主韧带，然后用超声刀距宫颈 3~4cm 近盆壁切断主韧带（图 42-15）。

12. 取出子宫及切除阴道上段　取出阴道纱垫及举宫器，在阴道前壁镜下切口处钳夹阴道黏膜，排出腹腔内气体，经阴道环形切断阴道壁，连同子宫一并取出。残端用 2-0 号 Vicryl 线连续锁扣式缝合。

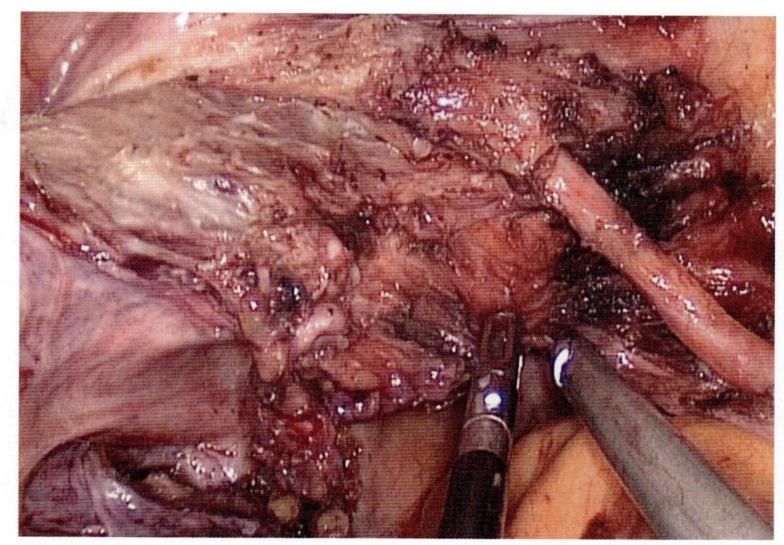

图 42-15　处理主韧带

【术后腹壁及标本照片】(图 42-16、图 42-17)

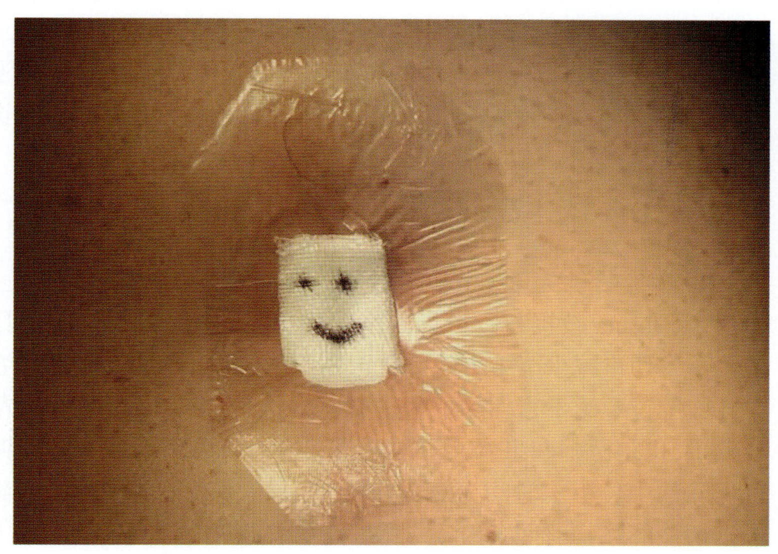

图 42-16　术后腹壁照片

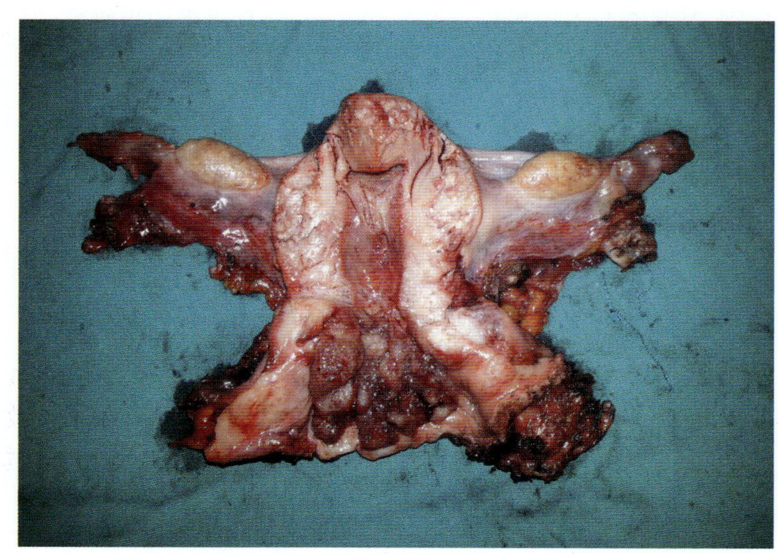

图 42-17　标本照片

第四节　手术相关要点、难点、热点剖析

【单孔腹腔镜难点及解决方案】

单孔腹腔镜手术的难点在于：管状视野、缺乏手术三角及“筷子效应”。“筷子效应”是对单孔腹腔镜手术中两个器械之间布局由传统腹腔镜“刀叉”式布局变为双器械平行的“筷子”式布局的生动描述。医者们也曾尝试采用多种方法来克服“筷子效应”，如前弯曲器械的使用、“交叉技术”（cross hand technique）等。但是在临床应用过程中，笔者体会，前弯曲器械及“交叉技术”并不能很好地克服“筷子效应”，所以笔者尝试探索在狭小空间内完成双手的配合操作。在这个过程中，中国人对筷子的使用方法给了笔者很好的提示。正确的筷子使用方法中最重要的是，筷子的手持端要保持 1~2cm 的距离，下方的筷子固定，只动上方的筷子，然后夹住食物。由此，在单切口三通道方法中，笔者将腹直肌前鞘上两个 5mm 穿刺器尽量靠外侧穿刺，增加两只器械之间的距离；在 HangT Port 中两支操作器械尽量通过密封盖直径上的两个通道进入，以增加两只器械之间的距离。而把 10mm 镜杆放在两只操作器械之间，不仅可以利用两个器械尽量靠外布局留下的中部空间，而且可以在镜头和两个操作器械尖端之间形成一个小的手术三角，以利于手术操作。临床应用中体会，这种技术对于两个操作器械之间 0~3cm 范围内的双手精细操作非常方便，而且这一范围内的操作更类似于传统腹腔镜手术，更利于传统腹腔镜到单孔腹腔镜的转换。另外，笔者体会，这种术者站在患者头侧、面对盆腔、双手利用加长器械的操作方法，更符合人体工学。

【单孔腹腔镜治疗宫颈癌的发展现状】

2013 年哈佛大学 Garrett 教授和 Boruta 教授报道了世界上第 1 例单孔腹腔镜广泛子宫切除手术。2014 年 Boruta 教授与全世界 6 家医院共同完成了 22 例 I_{A1}~ I_{B1} 期宫颈癌的病例系列研究。虽然将腹腔镜手术切口减少至 1 个的价值正在争论过程中，但是前期研究结果显示：对于 I_{A1}~ I_{B1} 期宫颈癌患者，单孔腹腔镜广泛子宫切除手术是安全、可行的。在手术安全的情况下，进一步减少手术创伤、提高切口美容效果，也是医师和患者共同的愿望和追求。根据笔者单位前期 53 例临床经验总结，单孔腹腔镜广泛子宫切除的中位手术时间为 212 分钟，较本科室既往的手术时间延长，但是明显短于全球腹腔镜手术广泛子宫切除的平均时间（251 分钟，本科室前期对全球所有腹腔镜与开腹手术治疗宫颈癌进行 meta 分析得出的结果）；手术中转率为 2%，该结果与多孔腹腔镜手术初期的经验相当；研究中发生了 2 例血管损伤并发症，其是否与术中操作难度增加有关，尚有待进一步研究，但是 2 例均在单孔腹腔镜下完成修补，这反而表明单孔腹腔镜也可以完成血管修补这种难度较大的操作。而这 2 例损伤均发生在前 20 例手术中，提示：在技术开展初期应重视预防术中并发症的发生。

（王延洲）

第四十三章　腹部无辅助切口阴式辅助的腹腔镜下根治性宫颈切除术

【前言】

阴式辅助的腹腔镜下根治性宫颈切除术（vaginal-assisted laparoscopic radical trachelectomy，VALRT）主要适用于需要保留生育功能的早期宫颈癌患者。VALRT 对宫颈进行广泛性切除，范围包括宫颈、宫颈旁组织和部分阴道，广泛性切除宫颈后再将保留的子宫与阴道断端吻合和重建。本术式的操作充分利用了阴道这一自然腔道，采用“内外夹击”式的手术入路。首先在腹腔镜下完成盆腔淋巴结切除、输尿管游离、子宫动脉上行支游离解剖至子宫峡部、离断阴道下切缘等腹腔内操作步骤。然后转为阴式操作，将子宫拉出阴道外进行子宫峡部切缘离断、成形与环扎。最后通过阴式操作将阴道与宫体吻合，完成生殖道的重建。VALRT 将腹腔镜微创手术与经自然腔道的阴式手术进行完美的结合，而且重视无瘤操作，这些都与当今 NOSES 外科新理念完全一致。此外，本术式更突出对于年轻女性生育功能的保留，帮助育龄宫颈癌患者圆她们的“母亲梦”，这不仅仅是提高术后生活质量的问题，更多体现的是一种人文关怀，从而赋予妇科 NOSES 更多的内涵。

作为一项近年来发展起来的新技术，VALRT 步骤复杂，对术者的解剖知识和操作技能要求很高，目前还没有广泛开展。但已经有越来越多的年轻宫颈癌患者通过本手术被治愈，并实现了生育。因此，普及本术式从而使更多患者受益，是非常必要的。

第一节　适应证与禁忌证

【适应证】（图 43-1、图 43-2）

1. 患者有强烈生育要求。

2. 国际妇产科联盟（International Federation of Gynecology and Obstetrics，FIGO）分期为 I_{A1} 期伴有脉管瘤栓（LVSI）、I_{A2} 期、I_{B1} 期（肿瘤直径≤ 2cm，或者新辅助化疗后肿瘤直径≤ 2cm）。

3. 病理类型为鳞癌、腺癌或腺鳞癌。
4. 病变局限于子宫颈外口，未累及子宫颈管内口。
5. 无盆腔淋巴结和远处转移。

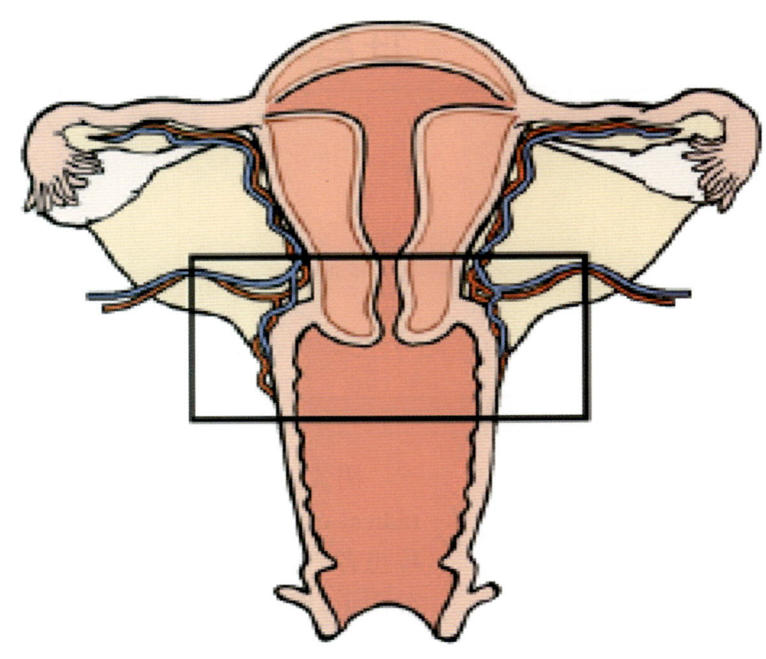

图 43-1　根治性宫颈切除术的切除范围示意图

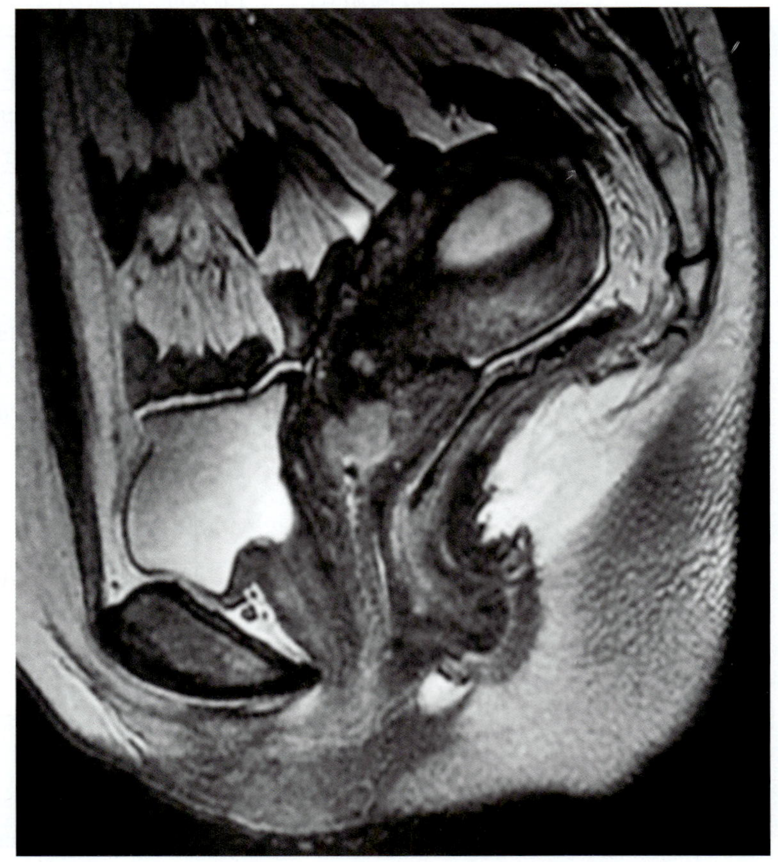

图 43-2　宫颈 MRI：宫颈异常信号影，大小 1.6cm × 1.4cm

【禁忌证】

1. I_{B2}期及以上的子宫颈癌。
2. 无生育要求。
3. 特殊病理类型。
4. 阴道穹受侵、宫颈管内口以上有肿瘤浸润。
5. 区域淋巴结转移。

第二节　麻醉、体位、戳卡位置与术者站位

【麻醉方式】

全身麻醉或全身麻醉联合硬膜外麻醉。

【手术体位】

患者取功能截石位（Trendelenberg 体位），即髋关节为平面，仅腘关节屈曲，脚架置于腓肠肌，腘窝空虚防止挤压，有利于术者操作。术中，采取头低足高 15°~25° 的体位，使用肩托可以分散下肢的受力，防止术中患者体位改变。为了便于阴式操作，建议患者臀部超出手术床沿 10cm（图 43-3）。

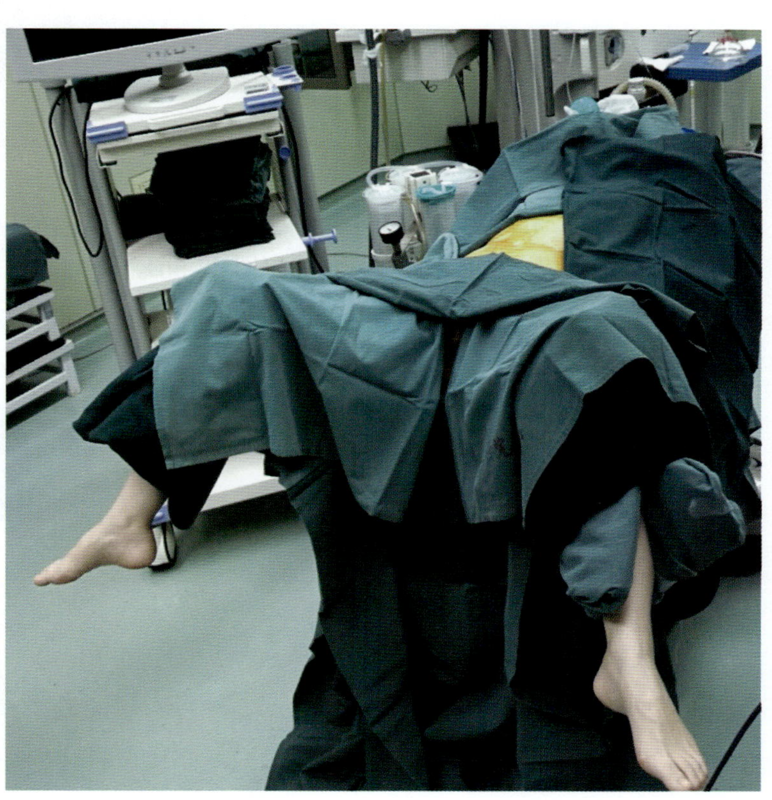

图 43-3　患者体位

【戳卡位置】(图 43-4)

1. **腹腔镜镜头戳卡孔(12mm 戳卡)**　可以选择经脐置入进镜戳卡,也可选择脐上 4~6cm 作为进镜戳卡孔,主要根据患者的体形、子宫大小或拟行手术的范围选择进镜穿刺孔的高度。

2. **术者主操作孔(12mm 戳卡)**　位于脐与左髂前上棘连线外上 1/4~1/3 处。

3. **术者辅助操作孔(5mm 戳卡)**　位于脐与左髂前上棘连线内下 1/3 处;注意术者主操作孔、辅助操作孔及腹腔镜之间要保持一定角度,避免相互干扰。

4. **助手主操作孔(5mm 戳卡)**　位于脐与右髂前上棘连线外上 1/4~1/3 处。

5. **助手辅助操作孔(5mm 戳卡)**　位于脐与右髂前上棘连线内下 1/3 处,靠外侧便于兼顾放置引流管。

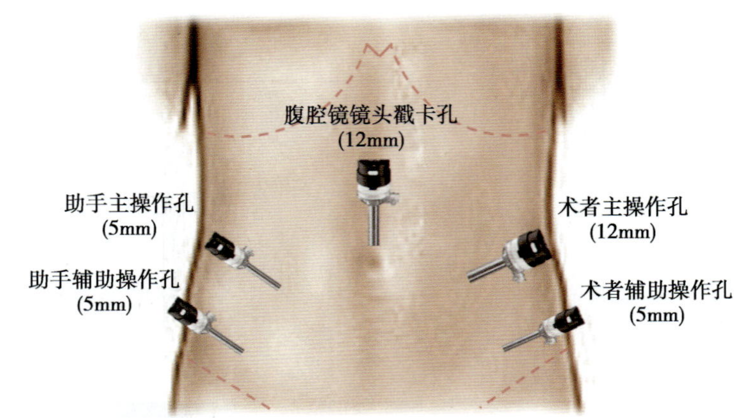

图 43-4　戳卡位置(五孔法)

【术者站位】

标本切除时,术者站位于患者左侧,助手站位于患者右侧,扶镜手站位于术者同侧(图 43-5a)。标本取出时,需另一助手站位于患者两腿之间(图 43-5b)。

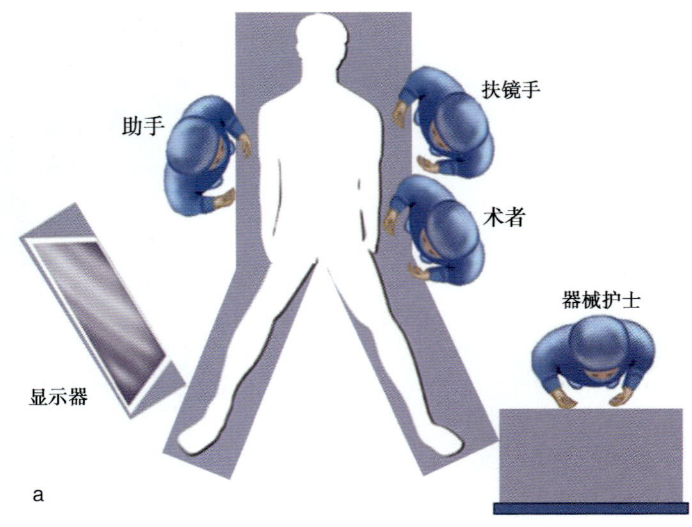

图 43-5　术者站位
a. 标本切除;
b. 标本取出。

图 43-5(续)

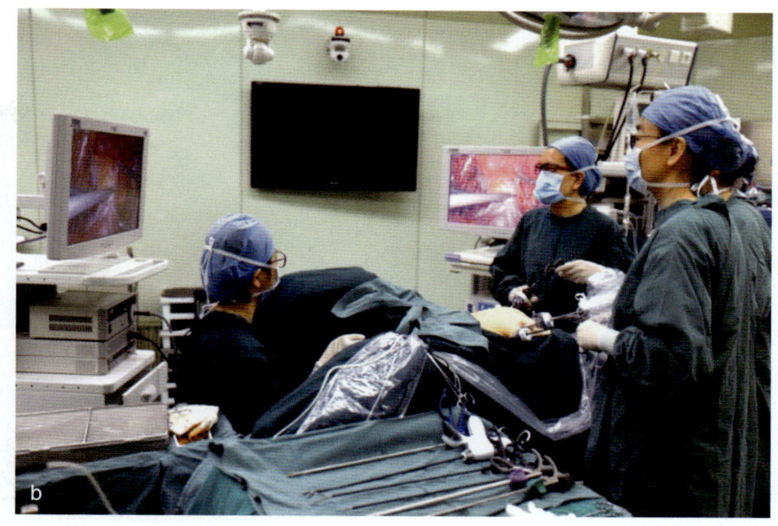

【特殊手术器械】

一次性使用戳卡(12mm 2 个,5mm 3 个)、超声刀、腹腔镜双极血管闭合切割系统、腹腔镜单极电钩、腹腔镜分离钳 2 把、腹腔镜输尿管钳 2 把、宫颈环扎带。

第三节　手术操作步骤、技巧与要点

【盆腔淋巴结处理】

1. 前哨淋巴结识别及切除　手术开始前在肿瘤周围宫颈黏膜下注射纳米碳(图 43-6)。即刻打开侧腹膜,暴露盆腔淋巴结引流区(图 43-7),沿着被纳米碳染黑的淋巴管,寻找被染色的前哨淋巴结(图 43-8)。这里可以看到左侧前哨淋巴结位于髂血管表面,淋巴引流来自宫颈,沿着子宫血管走行,这个部位的淋巴结是宫颈癌转移的好发部位。术中对这些前哨淋巴结进行单独切除送检(图 43-9)。如果前哨淋巴结冷冻病理未发现转移,可以不再进行系统的淋巴结清扫,减少扩大手术的损伤。

2. 盆腔淋巴结清扫术　目前,前哨淋巴结识别及活检对于淋巴结精细病理评估有帮助,但还不能取代常规的盆腔淋巴结清扫手术。对于浸润性宫颈癌,即便实施 VALRT,也要对盆腔淋巴结(包括髂总淋巴结)进行系统切除及术中全面冷冻病理评估。如果发现任何部位的淋巴结转移则不适合行 VALRT,需要改行广泛性子宫切除术。一般来说,子宫颈癌手术的淋巴结清扫应该是系统性盆腔淋巴结切除,其范围包括沿盆腔血管切除髂总、髂外、闭孔、髂内、宫旁、腹股沟深淋巴结及其周围的脂肪组织,腹主动脉旁淋巴结和骶前淋巴结只是在特殊情况下才需要切除。为了遵从无瘤原则,淋巴结切除应整块切除(图 43-10~ 图 43-15)。

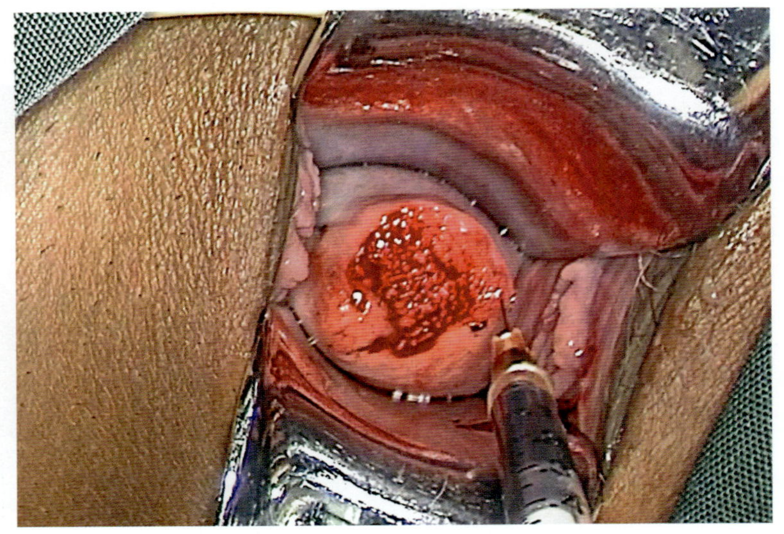

图 43-6　宫颈肿瘤周围注射纳米碳

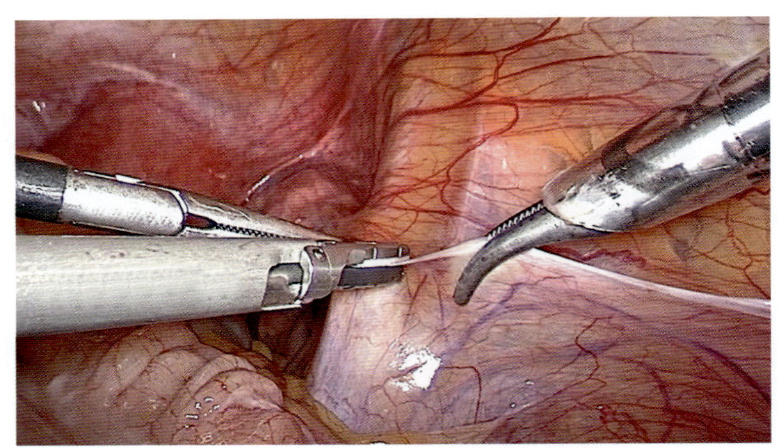

图 43-7　打开盆腔侧腹膜，暴露盆腔淋巴结引流区

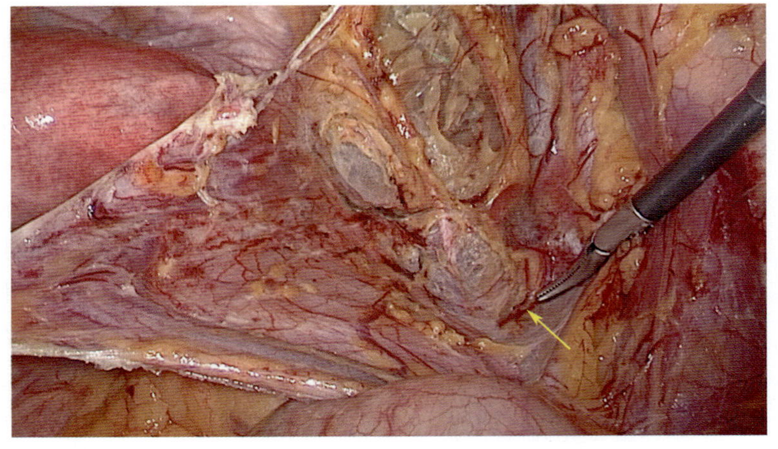

图 43-8　寻找被纳米碳染黑的淋巴管及前哨淋巴结

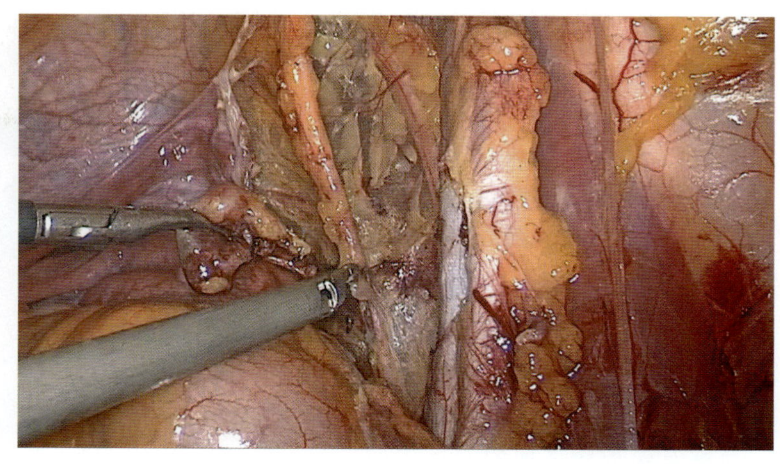

图 43-9　将前哨淋巴结进行单独切除送术中冷冻病理

经验分享：

宫颈癌具有淋巴结逐站转移的特点，前哨淋巴结是第一站淋巴结。术中可以沿着示踪剂标记的淋巴管，发现前哨淋巴结，并单独切除活检，提高了前哨淋巴结的识别率（图 43-9）。

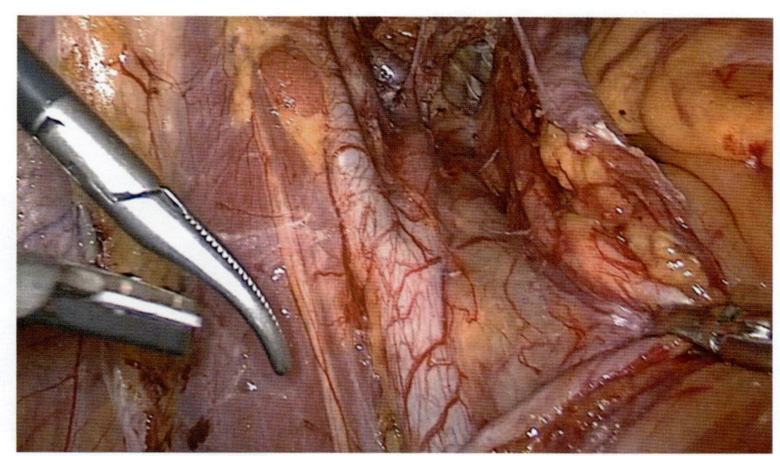

图 43-10　向外侧牵拉输尿管及卵巢血管，暴露左侧髂总动脉及髂内外动脉分叉，确定盆腔淋巴结清扫的上界，一般为髂血管分叉上 2cm

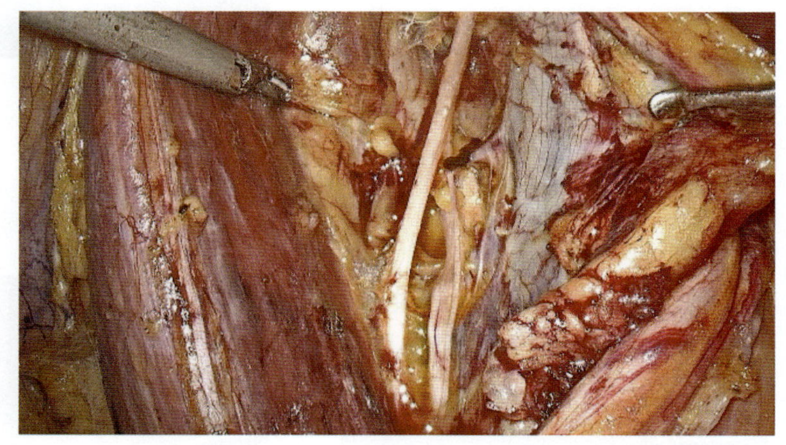

图 43-11　在左侧髂外动、静脉的外侧与髂腰肌之间打开间隙，暴露左侧闭孔神经及下方结构，确定盆腔淋巴结清扫的外侧界

经验分享：

髂血管外侧，与腰大肌之间打开，可以清扫得更加彻底。这个部位淋巴结周围有很多关键结构，包括闭孔神经、腰骶干和横跨两组神经之间的髂腰静脉。髂腰静脉出血止血较困难，电凝止血可能造成腰骶干的损伤。沿着腰大肌向下方及内侧方仔细分离很重要。

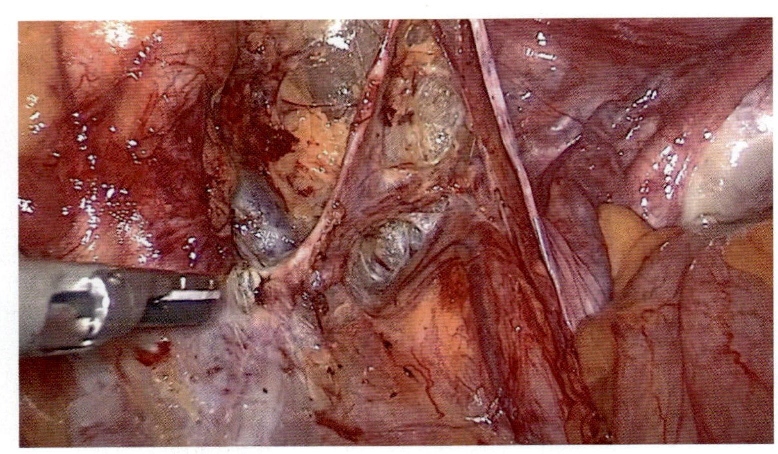

图 43-12　分离出髂内动脉作为淋巴清扫的内侧界，在髂内动脉外侧暴露闭孔窝，顺势在髂内动脉的外侧打开膀胱侧间隙与直肠侧间隙，暴露子宫血管，便于下一步宫颈切除操作

配合技巧：

助手用输尿管钳将左侧输尿管向内牵拉，有助于暴露髂内动脉与输尿管之间的直肠侧间隙，可以使输尿管远离淋巴结清扫手术视野，避免损伤。另外，助手同时向对侧牵拉髂内动脉有助于主刀操作。

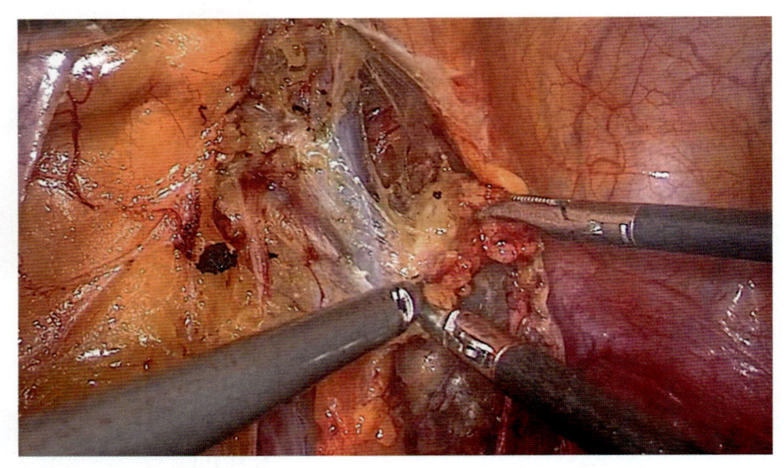

图 43-13　在腹股沟韧带下方暴露左侧旋髂深静脉，分离左侧腹股沟深淋巴结作为盆腔淋巴结清扫的下界

操作技巧：

术者可以牵拉左侧子宫圆韧带断端，助手向对侧牵拉淋巴结脂肪组织，就可以轻易发现腹股沟深淋巴结脂肪组织与腹股沟韧带之间的间隙，按这个界线操作可以减少生殖股神经和旋髂深静脉损伤。

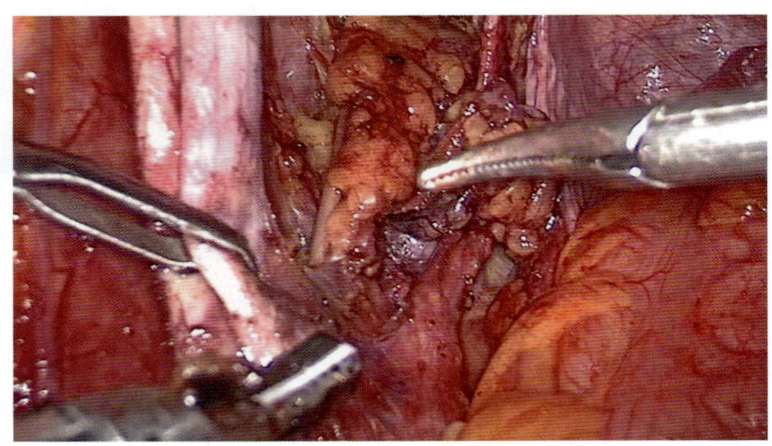

图 43-14　沿着髂血管整块游离淋巴脂肪组织翻向血管的内侧，向闭孔窝的底部位集中

经验分享：

髂内外动、静脉分叉俗称“虎口”，此处的闭孔神经要充分暴露后再进行操作，以免被“虎口咬断”，这是闭孔神经容易损伤的部位。

图 43-15　将一侧盆腔淋巴脂肪组织整块切除，显露闭孔内肌及肛提肌，达到盆腔淋巴结清扫的底界

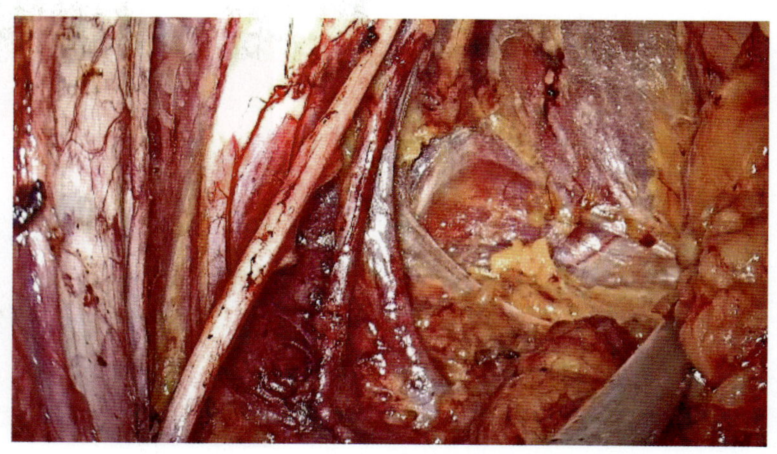

【腹腔镜宫旁组织分离】

1. 下推膀胱及第四间隙暴露　打开膀胱腹膜反折，分清子宫与膀胱之间的间隙，深度下推膀胱达到阴道穹下 3~4cm，暴露双侧的阴道旁间隙（图 43-16）。接受 VALRT 的患者很多都接受过诊断性宫颈锥切术，锥切手术会造成阴道和膀胱之间的粘连，操作时应注意分清层次，避免误伤膀胱。

图 43-16　打开膀胱子宫间隙，深度下推膀胱

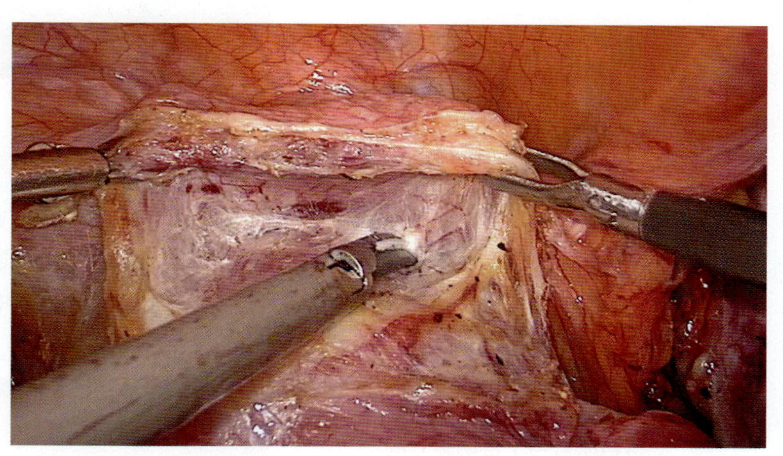

操作技巧：

深度下推膀胱是非常重要的。操作时应向腹侧牵拉膀胱，注意分清层次，避免误伤膀胱。同时将膀胱向外侧下方推出阴道旁间隙，这将有利于下一步输尿管解剖的操作。

2. 子宫骶韧带处理　将输尿管与子宫阔韧带后叶腹膜分离。将子宫阔韧带后叶腹膜向骶韧带方向打开，暴露下方的第四间隙（图 43-17）。切开子宫直肠腹膜反折后进一步下推直肠，按照 B1 型手术处理子宫骶韧带的标准，在子宫直肠腹膜反折水平切断子宫骶韧带（图 43-18）。

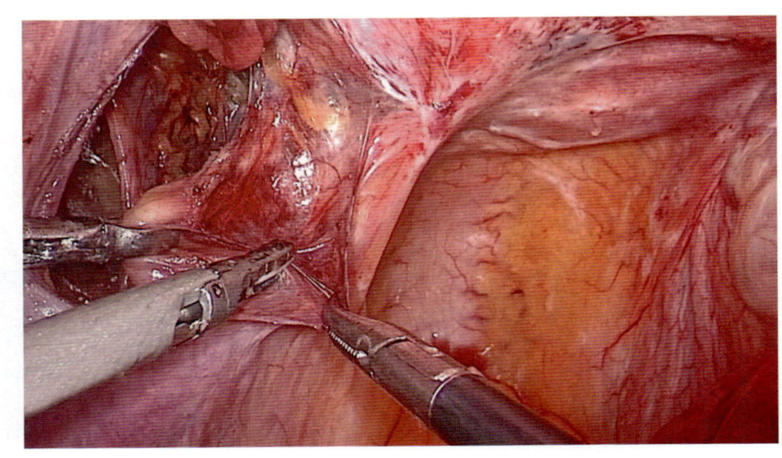

图 43-17　在子宫阔韧带后叶上开窗，在输尿管的外侧打开第四间隙

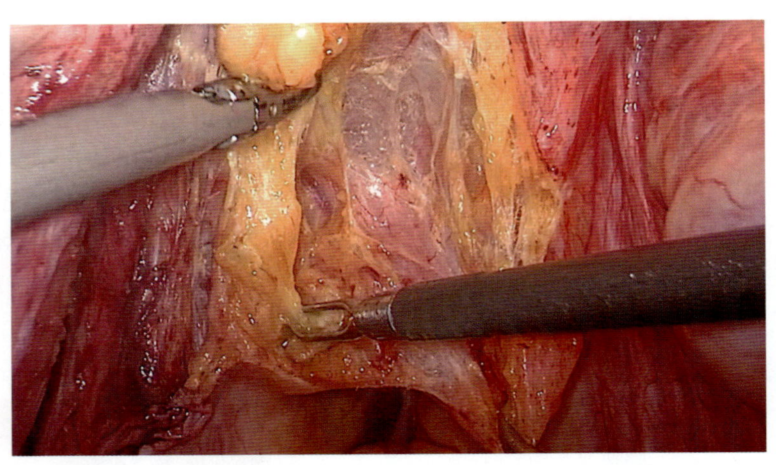

图 43-18　打开子宫直肠间隙，下推直肠，在子宫直肠腹膜反折水平切断子宫骶韧带

经验分享：

在宫颈癌根治性手术中，暴露第四间隙便于子宫骶韧带的个体化切除。

3. 输尿管游离　VALRT 采用保留子宫动脉上行支的方法，来增加子宫血供。首先要分离出子宫动脉主干。解剖子宫动脉跨越输尿管的交叉部位，切断子宫动脉发出的输尿管滋养血管，将输尿管与子宫动脉分离（图 43-19）。继续裸化子宫动脉，在子宫动脉的下方制造操作空间（图 43-20）。

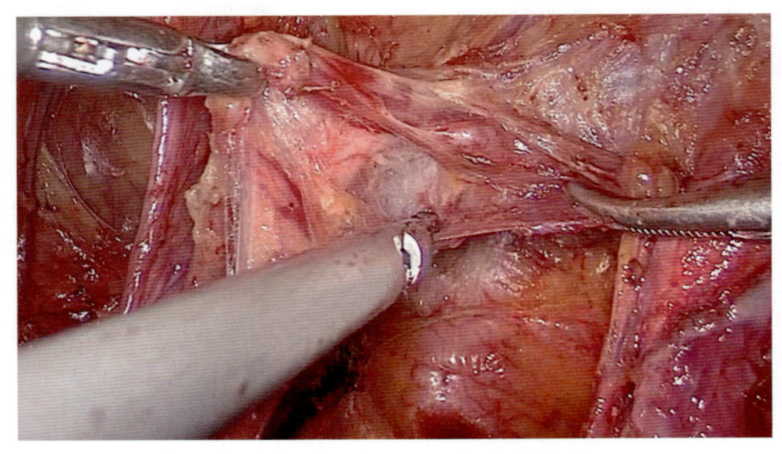

图 43-19　切断子宫动脉输尿管滋养支，将输尿管与子宫动脉分离

经验分享：

子宫动脉和输尿管关系密切，俗称“桥下流水”，切断子宫动脉发出的输尿管滋养血管，“过河拆桥”，输尿管就可以与子宫动脉分离，便于输尿管外推，创造操作空间。

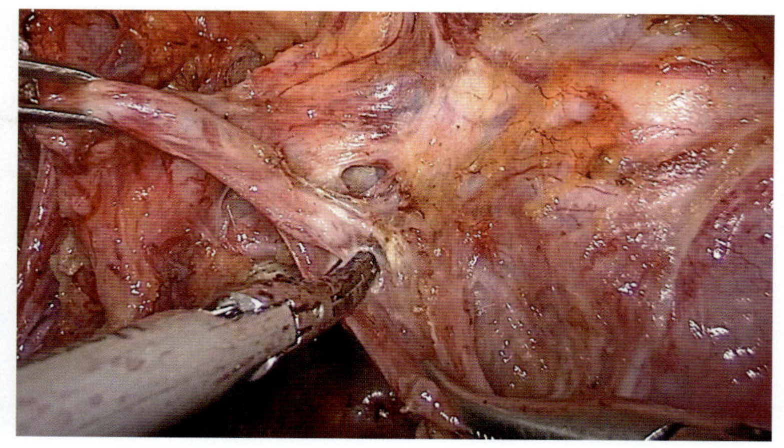

图 43-20 继续游离裸化子宫动脉

4. 宫旁和膀胱旁的静脉丛处理 超声刀打开输尿管隧道顶部（膀胱宫颈韧带前叶）**（图 43-21）**，利用阴道旁间隙将输尿管逐步向侧方推开，暴露输尿管隧道下方的子宫和膀胱的静脉丛（膀胱宫颈韧带后叶）**（图 43-22）**。将其中静脉丛进行双极电凝凝闭，切割**（图 43-23）**。

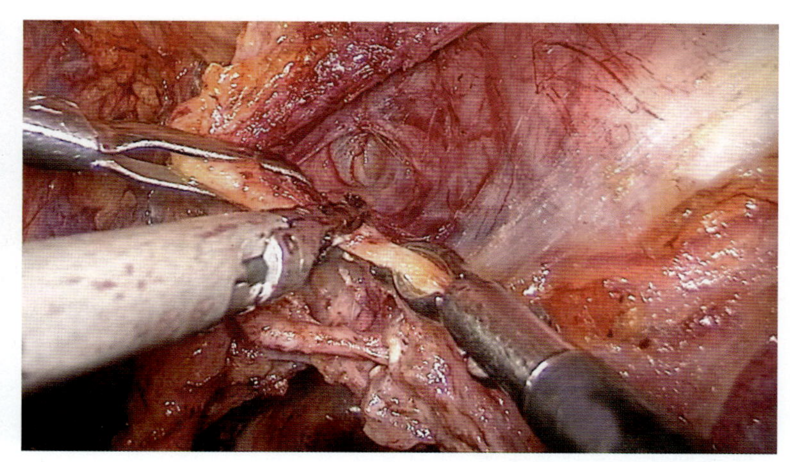

图 43-21 打开输尿管隧道顶部（膀胱宫颈韧带前叶）

操作技巧：

前方要尽量扩大阴道旁间隙，利用阴道旁间隙，缩短输尿管隧道处理的距离，打薄隧道顶部的组织，利用向侧方牵拉膀胱的动作，沿着输尿管内侧处理组织，这样就可安全、便捷地处理输尿管隧道。

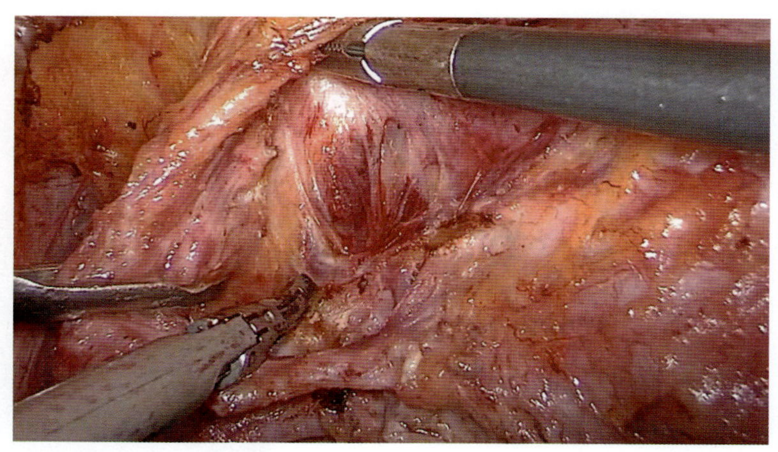

图 43-22 进入膀胱宫颈韧带后叶，显露下方的膀胱宫颈静脉丛

配合技巧：

举宫助手要始终保持子宫的对侧张力，这样有利于展开宫旁结构之间的间隙，便于主刀分离操作。

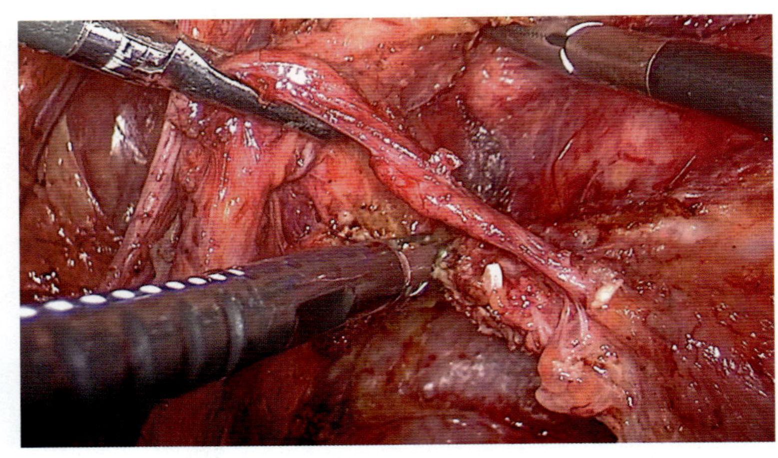

图 43-23　采用双极血管闭合器械进行整片的闭合切割宫旁静脉丛

5. 子宫动脉上、下行支的处理　进一步将子宫动脉进行精细裸化，将子宫动脉螺旋结构打开，来延长子宫动脉的长度。在贴近子宫侧壁的部位，分辨子宫动脉上行支和下行支，切断下行支(图 43-24)。以同样的方法处理对侧宫旁，按照需要的长度切开阴道，后面转入阴式操作(图 43-25、图 43-26)。

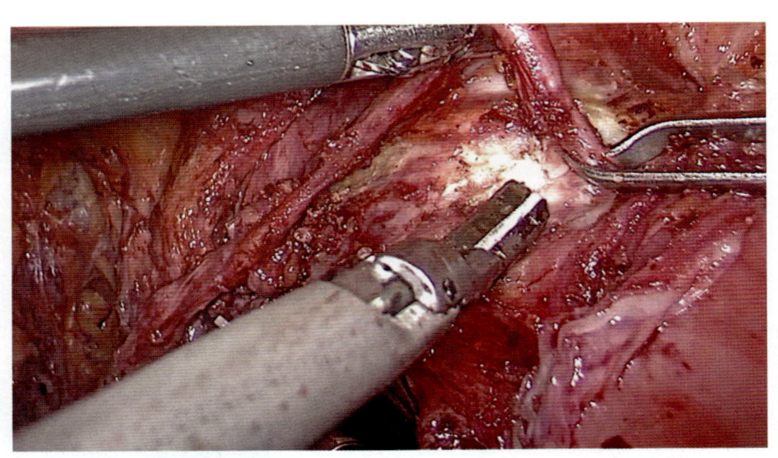

图 43-24　将子宫动脉上行支游离到子宫动脉进入子宫肌层处，要达到子宫峡部的上方，切断子宫动脉下行支

经验分享：

此处操作注意采用输尿管钳轻柔提拉子宫动脉，避免形成子宫动脉内血栓，影响保留子宫的血供。同时要尽可能游离子宫动脉达子宫峡部上方，保证足够的上切缘切除距离。

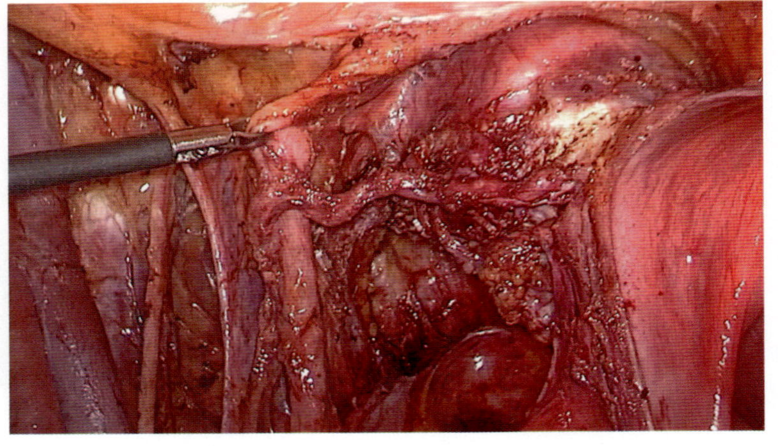

图 43-25　腹腔镜处理完宫旁组织后，显示完全游离的子宫动脉和输尿管

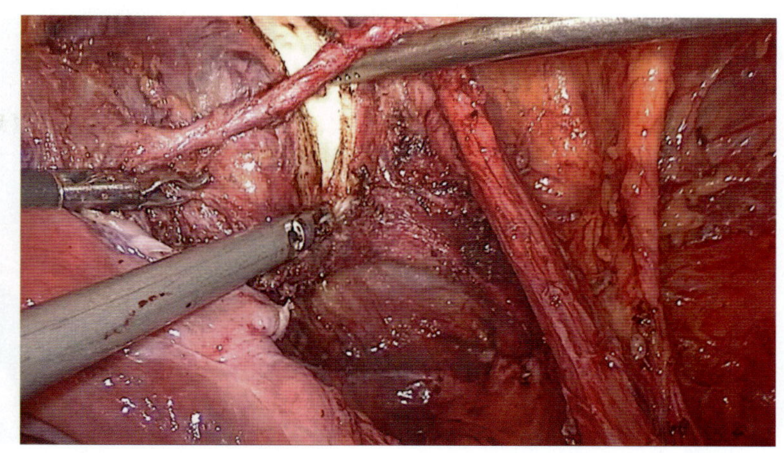

图 43-26　环形切开阴道(下切缘)

经验分享:

一般只需切除阴道约 2cm,就可以保证安全的下切缘距离。切除过长会影响生殖道重建。

【阴式标本切除与生殖道重建】

1. 经阴式标本切除与术中评估　将即将切除的标本拽出阴道,在切除的上界水平(相当于子宫峡部处)钳夹、横断宫旁组织(图 43-27)。在峡部下约 5mm 的位置横断,广泛性切除宫颈(图 43-28)。取子宫峡部的断端切缘组织送快速冷冻病理检查,如果切缘有肿瘤侵犯,则要放弃保留生育,转为子宫切除(图 43-29、图 43-30)。

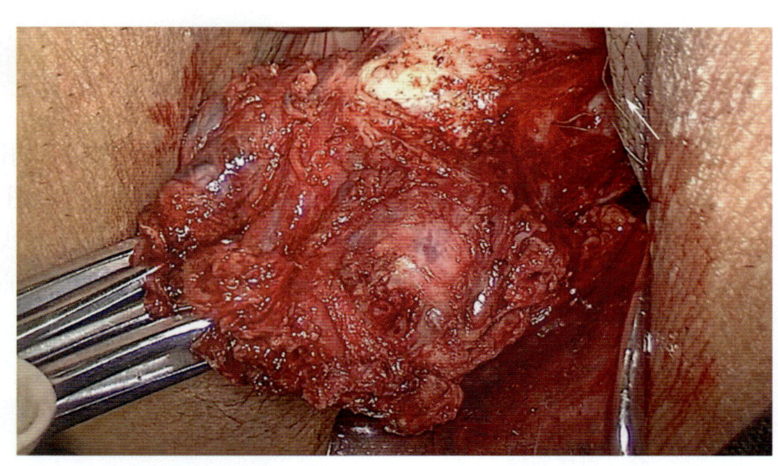

图 43-27　将计划切除的标本拉出阴道外,横断宫颈旁组织,注意保护子宫峡部的子宫动脉上行支(箭头所示)

经验分享:

用艾丽丝钳将阴道前后壁对夹闭合,封闭宫颈肿瘤组织,严格遵守无瘤原则。

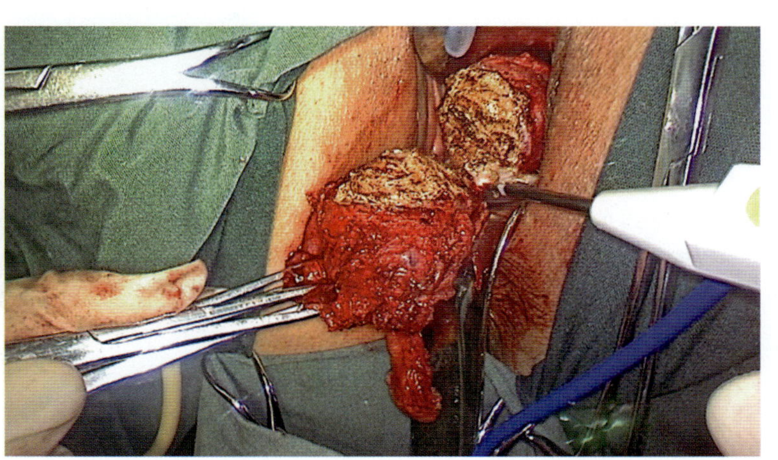

图 43-28　在子宫峡部下 5mm 切断宫颈(上切缘)

经验分享:

在子宫峡部下 5mm 切断宫颈,这样操作是在取得肿瘤安全切缘的前提下,留出一定宽度,便于缝置子宫环扎带。

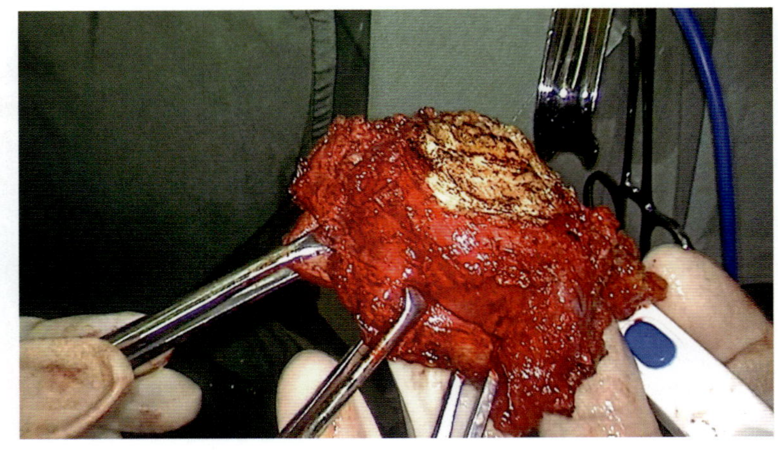

图 43-29　切除标本的上切缘需要送术中快速冷冻病理检查确认为阴性

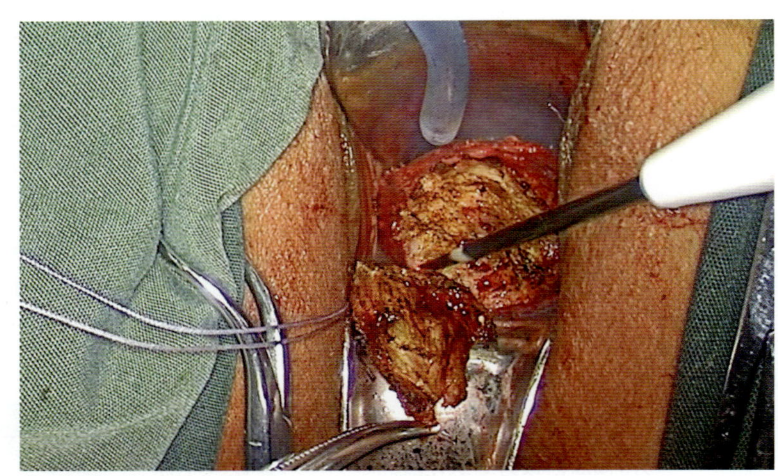

图 43-30　上切缘不足时可以补充切除，并送术中冷冻病理检查

2. 峡部整形、环扎及生殖道重建　以 1-0 可吸收线缝合宫颈创面止血并整形(图 43-31)。如患者有生育要求，吻合前要对峡部进行环扎，再将残余子宫峡部与阴道进行吻合(图 43-32、图 43-33)。吻合完毕后宫腔内放置导尿管，扩张宫口，避免粘连(图 43-34)。

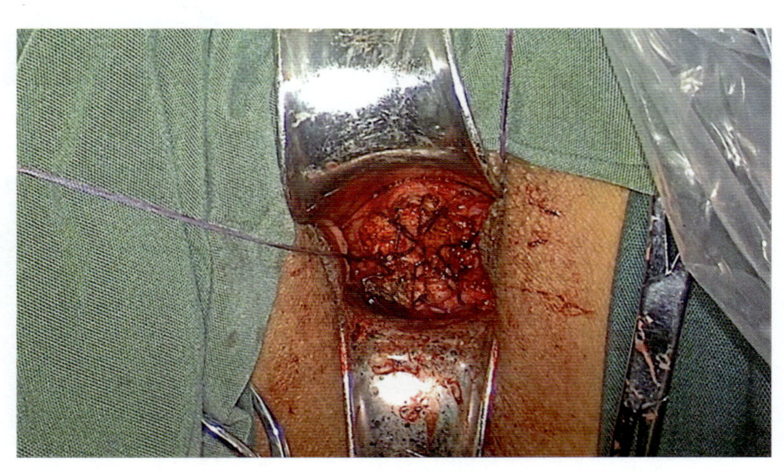

图 43-31　1-0 可吸收线间断“8”字缝合子宫体断端

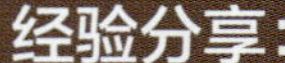

经验分享:

1-0 可吸收线间断“8”字缝合子宫体断端，可以起到止血、重塑宫颈的作用。一般 8 针即可(图 43-31)。

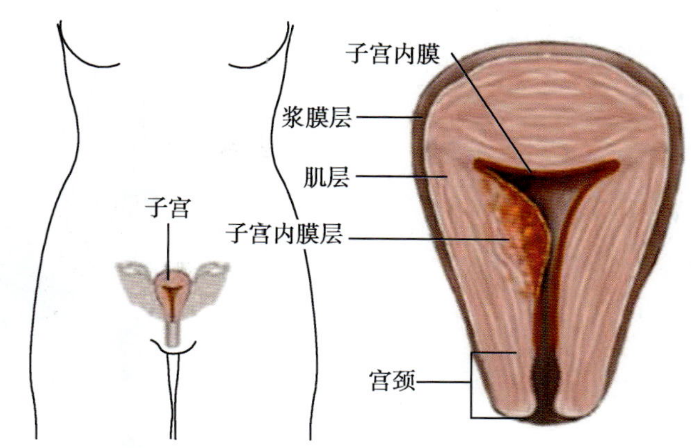

图 44-1　子宫内膜癌病变示意图

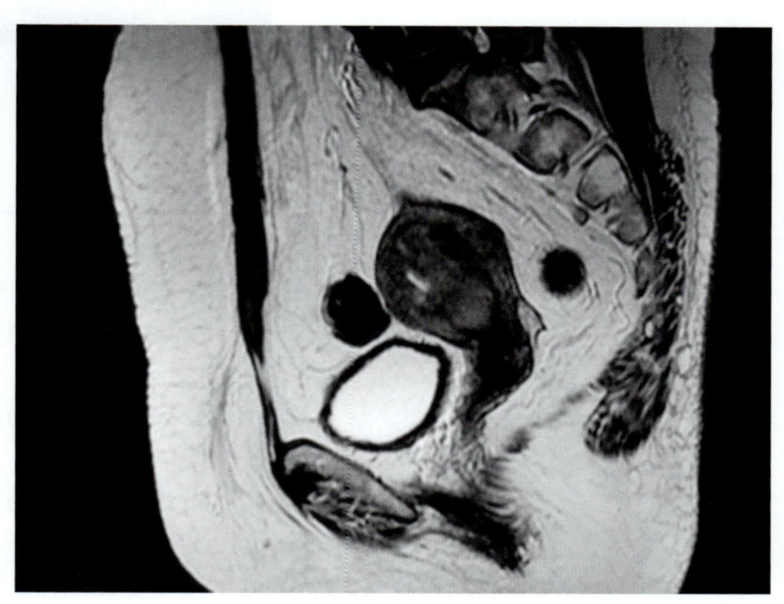

图 44-2　宫颈 MRI：子宫腔信号影，内膜回声不均，可疑肌层受侵

第二节　麻醉、体位、戳卡位置与术者站位

【麻醉方式】

全身麻醉或全身麻醉联合硬膜外麻醉。

【手术体位】

患者取头低足高截石位（Trendelenberg 体位），即髋关节为平面，仅腘关节屈曲，脚架置于腓肠肌。腘窝空虚防止挤压，有利于术者操作。下肢穿着弹力袜，防血栓处理。术中采取头低足高 15°~25° 的体位，使用肩托可以分散下肢受力，防止术中患者体位改变。为了方便举宫及阴式操作，建议患者臀部超出手术床沿 10cm（图 44-3）。

图 44-3 患者体位

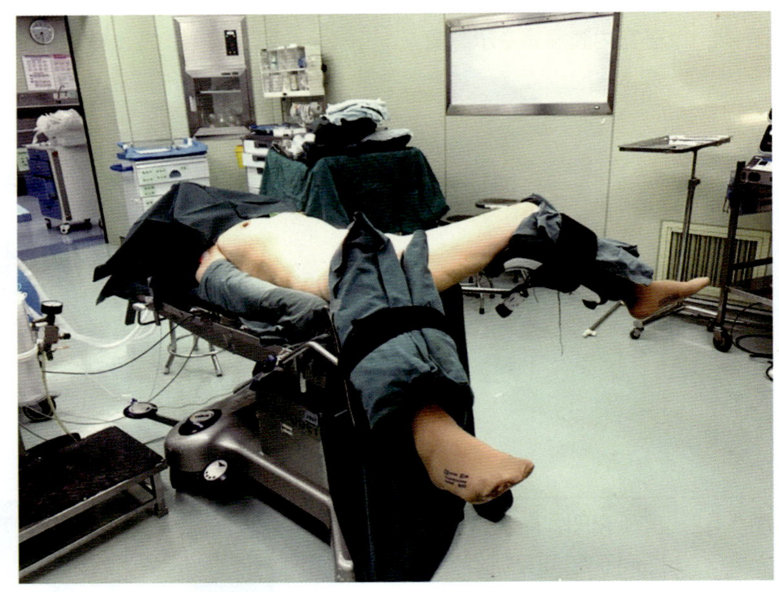

【戳卡位置】(图 44-4)

1. **腹腔镜镜头戳卡孔(12mm 戳卡)** 位于脐上 4~6cm 处。

2. **术者主操作孔(12mm 戳卡)** 位于脐与左髂前上棘连线外上 1/4~1/3 处。

3. **术者第一辅助操作孔(5mm 戳卡)** 位于脐与左髂前上棘连线内下 1/3 处。

4. **术者第二辅助操作孔(5mm 戳卡)** 位于左侧锁骨中线延长线上,左侧肋缘下 3~4cm 处,便于上腹部操作。

5. **助手主操作孔(5mm 戳卡)** 位于脐与右髂前上棘连线外上 1/4~1/3 处。

6. **助手辅助操作孔(5mm 戳卡)** 位于脐与右髂前上棘连线内下 1/3 处,靠外侧便于兼顾放置引流管。

图 44-4 戳卡位置

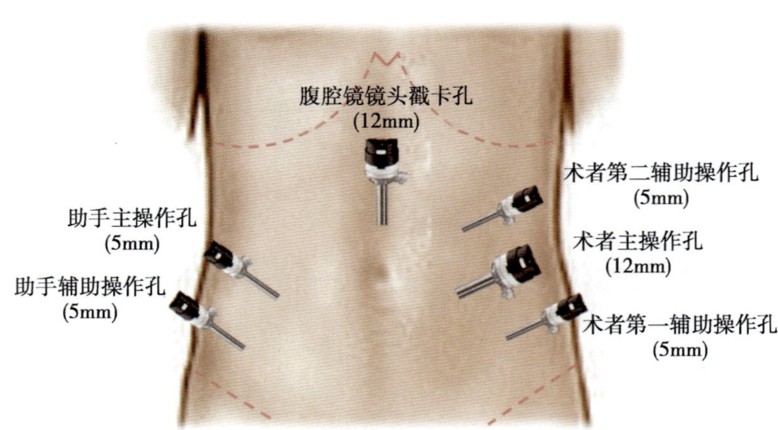

【术者站位】

标本切除时,术者站位于患者左侧,助手站位于患者右侧,扶镜手站位于患者头侧（图 44-5a）。标本取出时，需另一助手站位于患者两腿之间（图 44-5b）。

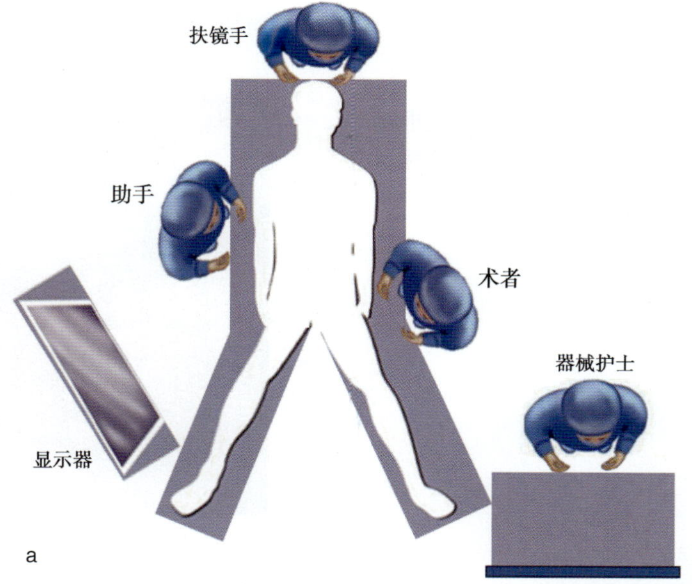

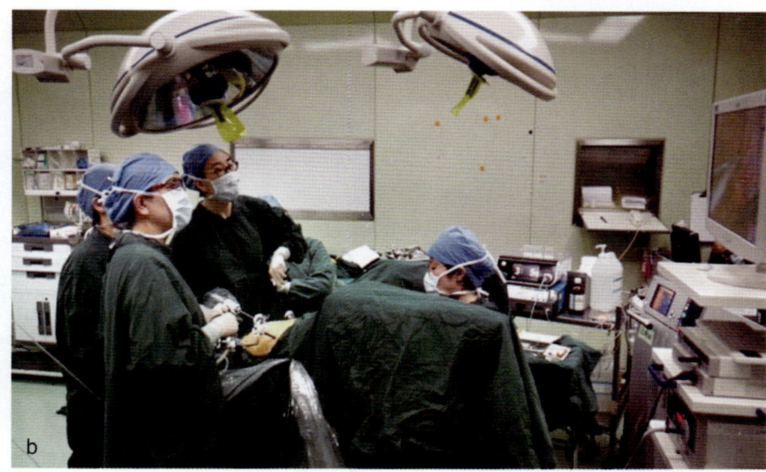

图 44-5　术者站位
a. 标本切除；b. 标本取出。

【特殊手术器械】

一次性使用戳卡（12mm 2 个，5mm 4 个）、超声刀、腹腔镜双极电凝止血器械、腹腔镜单极电钩、举宫装置、腹腔镜分离钳 2 把、腹腔镜输尿管钳 2 把。

第三节　手术操作步骤、技巧与要点

【腹部及盆腔全面探查及评估】

手术开始后，在置入举宫器械前，先凝闭双侧输卵管根部，防止宫腔内肿瘤经输卵管溢出进入腹腔（图 44-6）。接下来进行全面的盆腹腔探查，包括对横膈至盆腔的全面探查、腹盆腔冲洗液的细胞学检查、可疑腹膜病灶活检（图 44-7）。腹腔冲洗液细胞学结果不影响最终的手术分期结果，但对于冲洗液阳性患者需做大网膜切除。

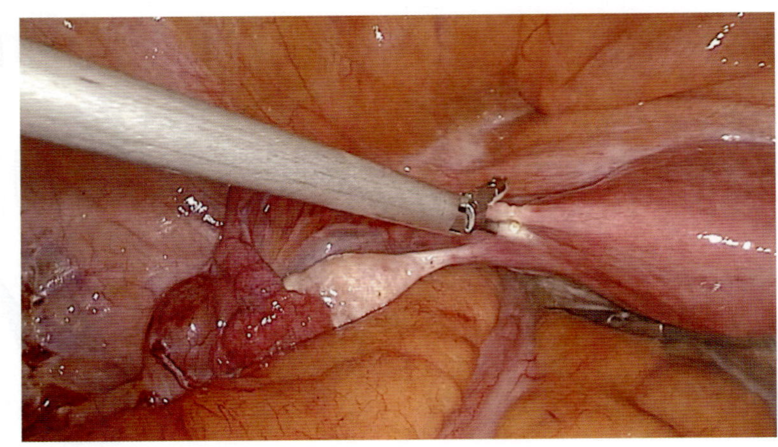

图 44-6　超声刀凝闭双侧输卵管根部，防止宫腔内肿瘤溢入腹腔

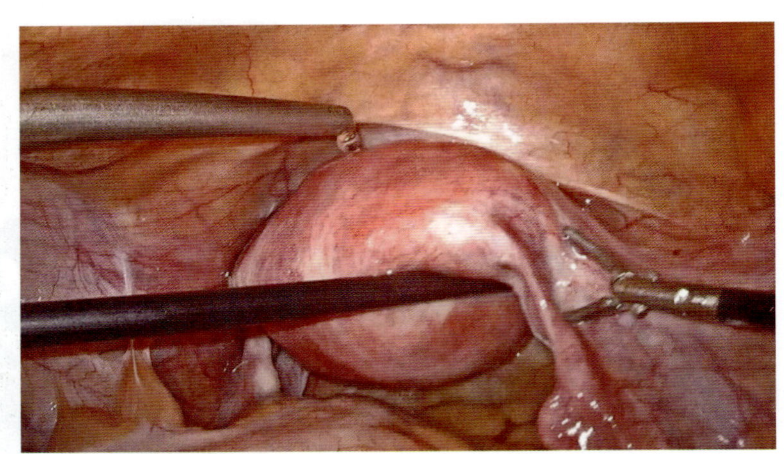

图 44-7　全面探查，行腹盆腔冲洗液的细胞学检查

【大网膜切除】

对于病理类型为浆液性癌、透明细胞癌和癌肉瘤等Ⅱ型子宫内膜癌患者，或者Ⅰ型子宫内膜癌患者，腹腔冲洗阳性则行横结肠水平的大网膜切除。由肝曲至脾曲，沿着横结肠下缘，以超声刀闭合切断网膜血管，切除网膜组织（图 44-8）。

【腹主动脉旁淋巴结清扫术】

1. 腹膜后术野暴露及准备　先沿着腹主动脉走行，在小肠系膜根部切开后腹膜，尾侧界达到右侧髂总动脉部位（图 44-9）。再向头侧打开十二指肠与腔静脉之间间隙，游离十二指肠，上界达到左肾静脉水平（图 44-10、图 44-11）。右侧打开肾脂肪囊与腰大肌之间的间隙，将右侧输尿管与肾脂肪囊一同外推，分清右卵巢静脉，显露清扫右侧界(图 44-12)。再打开结肠系膜与腹主动脉之间的间隙，游离肠系膜下动脉，将左侧输尿管与肾脂肪囊一同外推，分出淋巴清扫的左侧界(图 44-13)。

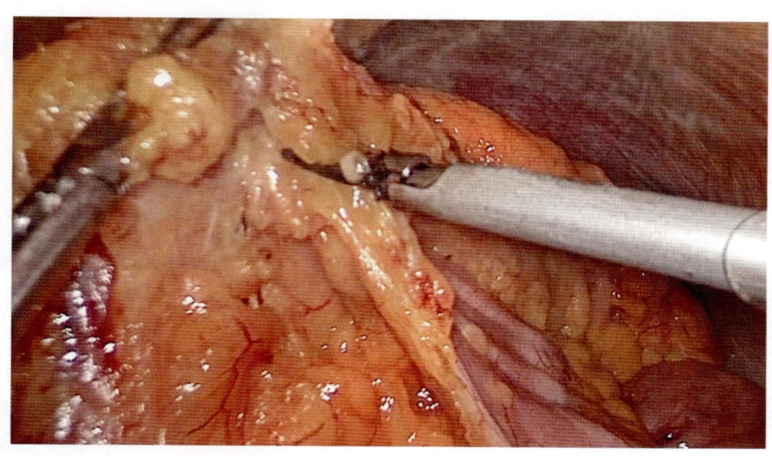

图 44-8 沿横结肠水平切除大网膜组织

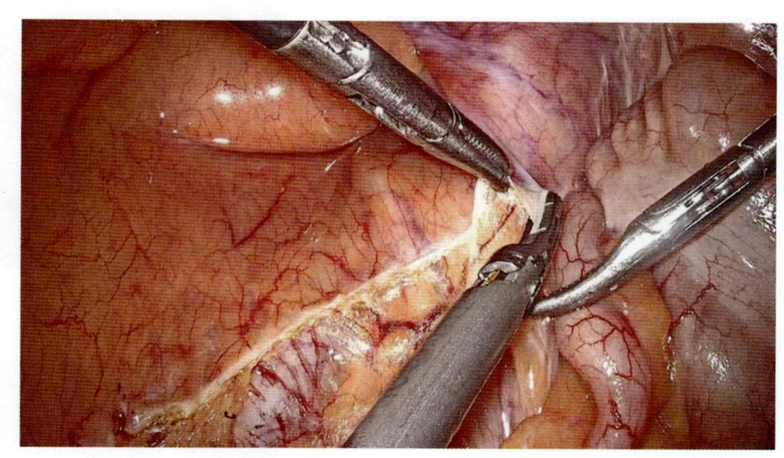

图 44-9 打开右侧髂总动脉表面腹膜，暴露腹主动脉旁淋巴切除尾侧界线

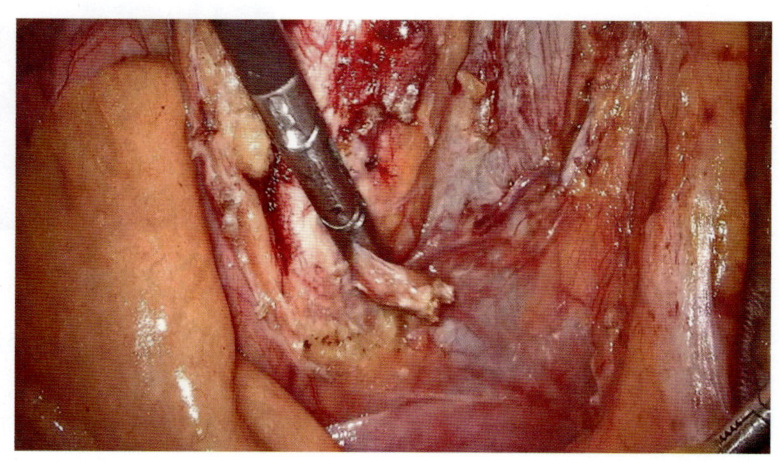

图 44-10 经小肠系膜根部由尾侧向头侧打开后腹膜，游离十二指肠

配合技巧：

助手应尽可能向侧方牵拉小肠系膜，并向头侧牵拉后腹膜，有助于术野的暴露。

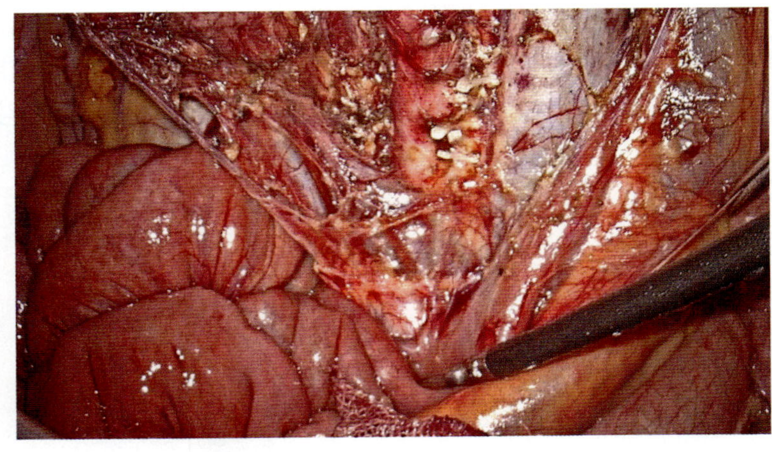

图 44-11　暴露左肾静脉，确定了高位腹主动脉淋巴结清扫的头侧界

经验分享：

左肾静脉下方是最危险的区域，淋巴切除前应清晰暴露左肾静脉及其属支——左卵巢静脉，并尽可能向外侧游离肾脂肪囊，以使输尿管外推，避免损伤。尽可能向头侧游离十二指肠有利于显露左肾静脉。

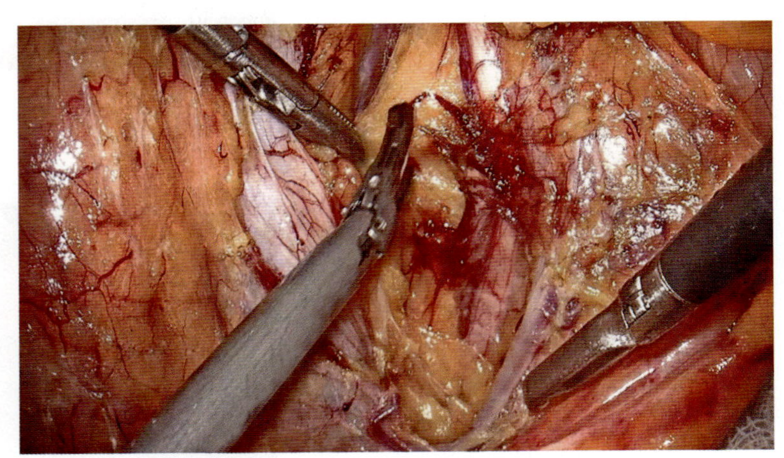

图 44-12　分离右侧肾脂肪囊及右侧腰大肌之间界线，确定淋巴结切除的右侧界，注意识别汇入下腔静脉的右卵巢静脉

配合技巧：

助手用输尿管钳将右侧输尿管向外牵拉，有助于分离右侧界线，并使输尿管远离淋巴结清扫手术视野，避免损伤（图 44-12）。

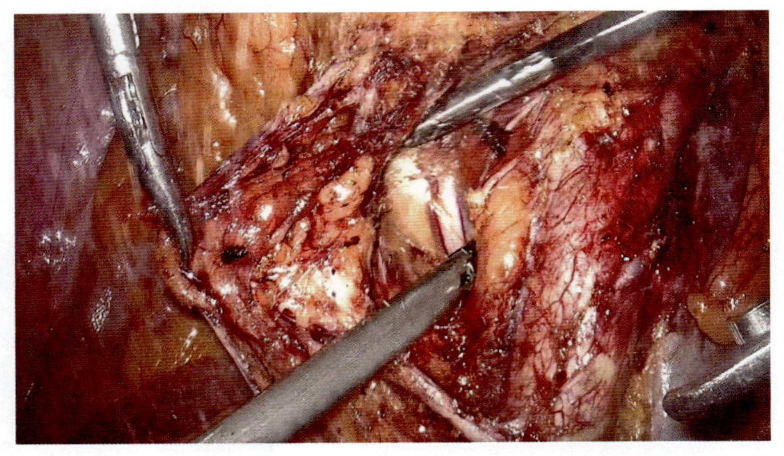

图 44-13　解剖肠系膜下动脉，暴露左侧输尿管及左侧腰大肌，确定淋巴结清扫的左侧界

操作技巧：

牵拉结肠系膜有助于识别肠系膜下动脉及左侧输尿管，沿着输尿管可以将左侧肾脂肪囊一起向侧方推开，就可以暴露淋巴清扫的外侧界，同时保护左侧输尿管免于损伤（图 44-13）。

2. 腹主动脉右旁淋巴结切除　沿着腹主动脉走行切开其表面的淋巴脂肪组织，并向下腔静脉方向游离，显露腔静脉壁。于左肾静脉水平切断下腔静脉前方的淋巴链，超声刀沿着下腔静脉前壁，分清淋巴结与血管层次，由头侧向尾侧闭合、切割，整块切除下腔静脉周围的腹主动脉右旁淋巴脂肪组织，直到右侧髂总动脉（图 44-14、图 44-15）。

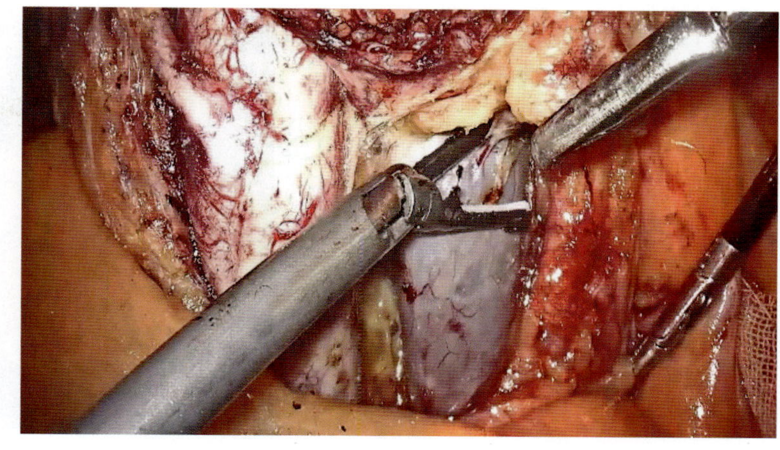

图 44-14　切除下腔静脉周围的淋巴结脂肪组织

经验分享：

下腔静脉前方的操作要点是需分清血管和淋巴的层次，注意识别穿支，用超声刀直接闭合切断，避免撕扯发生静脉壁破裂，有时需要处理的穿支不止一根，时时让术者有如履薄冰的感受。

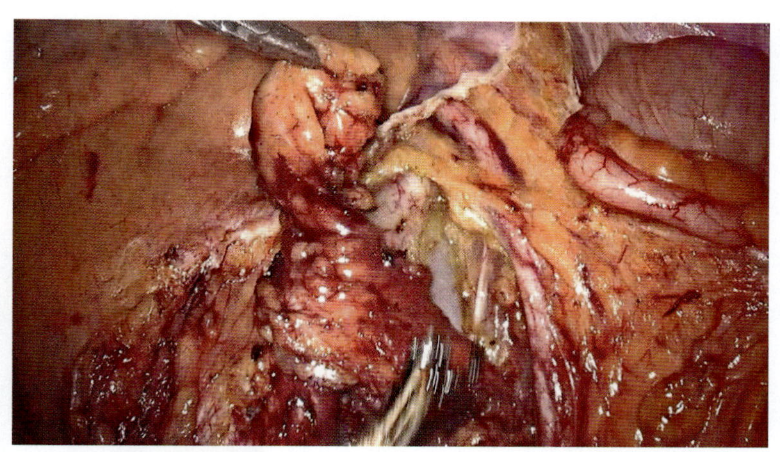

图 44-15　于右髂总动脉表面整块切除腹主动脉右旁淋巴结脂肪组织

3. **腹主动脉左旁淋巴结切除**　于左肾静脉下缘切断腹主动脉前方及左侧的淋巴链，采用超声刀闭合、切割，将腹主动脉左旁淋巴结脂肪组织内侧与腹主动脉壁分离，外侧与结肠系膜及左肾脂肪囊分离，底部与腰大肌表面分离(图 44-16)，由头侧向尾侧，绕过肠系膜下动脉，于左髂总动脉表面将淋巴脂肪组织整块切除(图 44-17~ 图 44-20)。

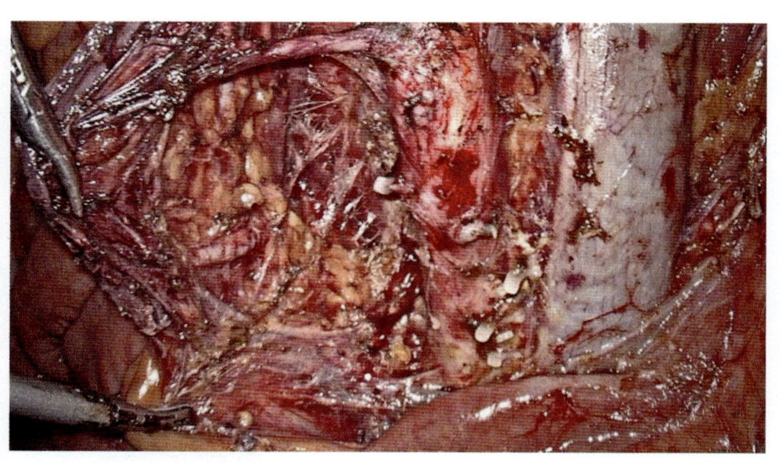

图 44-16　切除腹主动脉左旁高位淋巴结脂肪组织

经验分享：

高位腹主动脉区域有卵巢动脉等小血管从腹主动脉发出，为了安全止血，可以用血管夹夹闭。另外，对于动、静脉之间的粗大淋巴管也可以用血管夹闭合，减少术后乳糜瘘的发生。

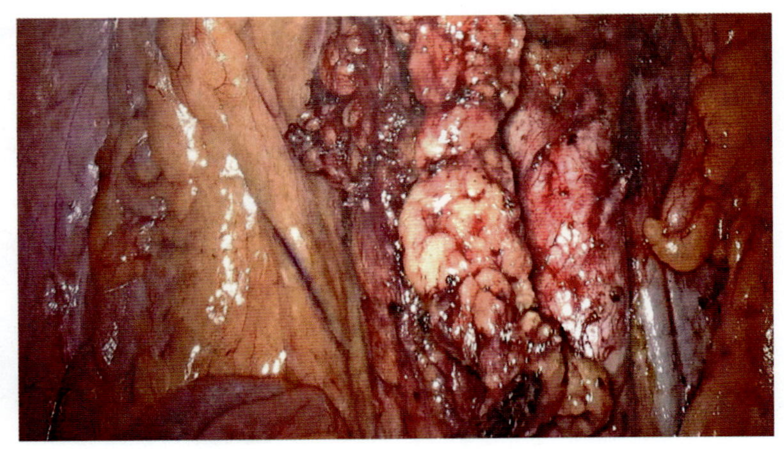

图 44-17 于左髂总动脉表面整块切除腹主动脉左旁淋巴结脂肪组织

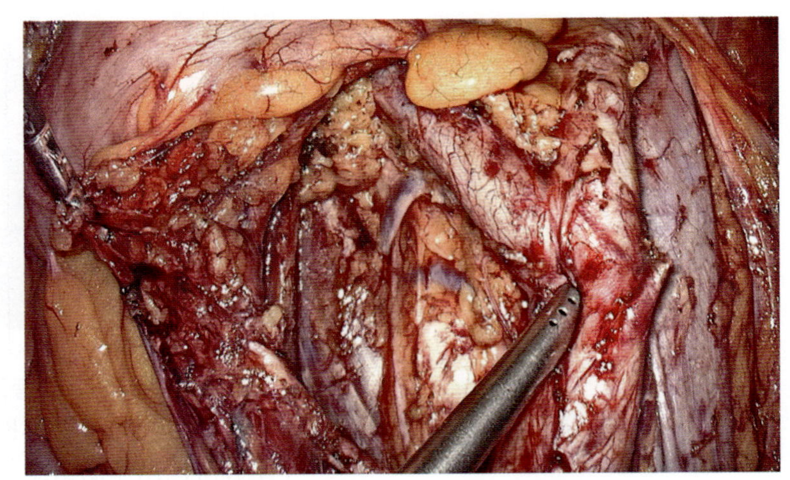

图 44-18 清扫术后显露左侧输尿管、腰大肌、腰静脉及右侧卵巢动脉断端

经验分享：

椎前筋膜表面有横向发出的多根腰静脉，损伤后止血困难。此处操作应注意将淋巴结脂肪组织拉起，不要进入椎前筋膜操作，以免损伤腰静脉。

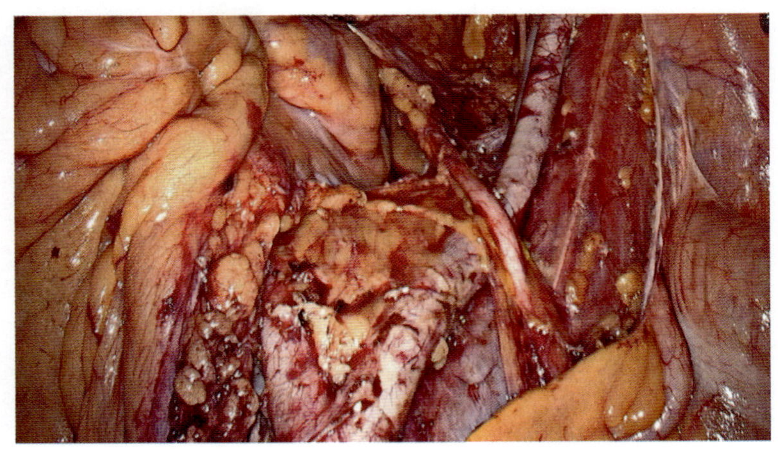

图 44-19 清扫术后显露右侧输尿管及腹主动脉分叉

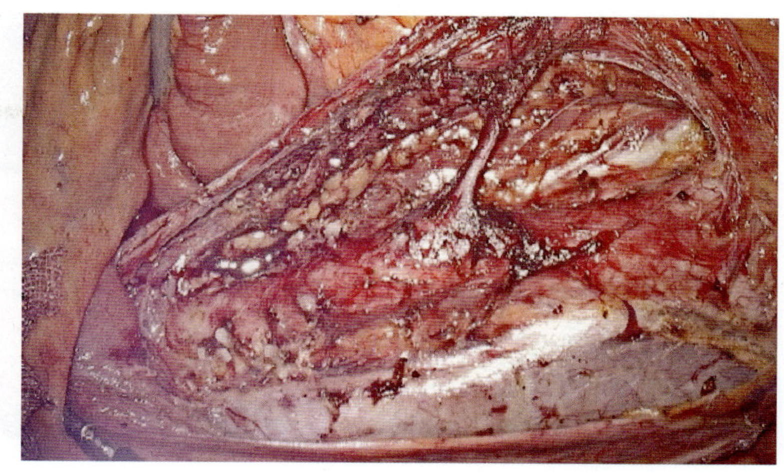

图 44-20　高位腹主动脉旁淋巴结清扫术后整体观

经验分享：

高位腹主动脉清扫术中，左肾静脉就是“天”，“心比天高”，一定要做到位。同时还要记得腔静脉穿支的危险性，它们是下腔静脉表面最薄弱的地方，形容为“命如纸薄”。主动脉分叉形成个大“人”字，提醒术者手术要“以人为本”，做到个体化处理。

【盆腔淋巴结切除术】

1. 盆腔术野暴露及准备　先沿着髂外动脉走行打开腹膜，尾侧界达到子宫圆韧带水平，顺势切断圆韧带。暴露髂外动脉，作为淋巴结清扫的外侧界。解剖髂内动脉，作为淋巴结切除的内侧界。在髂内动脉内侧暴露闭孔间隙，达到肛提肌表面，作为清扫的底部界线(图 44-21)。

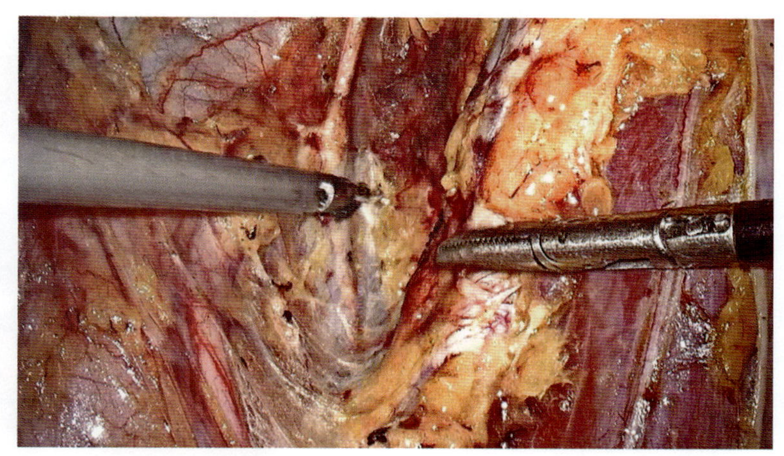

图 44-21　暴露髂血管，分清淋巴结清扫界线

经验分享：

先充分打开腹膜后间隙，分清髂血管。暴露淋巴清扫的界线非常关键，会使得手术操作更加安全，而且有利于完成整块切除。

2. 盆腔淋巴结切除　采用超声刀闭合、切割，分清淋巴脂肪组织与血管壁之间的间隙，将盆腔淋巴结脂肪组织与髂外动脉、静脉分离(图 44-22)，再将淋巴脂肪组织与髂内动脉分离，集中到闭孔窝内(图 44-23)。解剖出闭孔神经及闭孔血管，将盆腔淋巴结整块切除于肛提肌表面(图 44-24)。

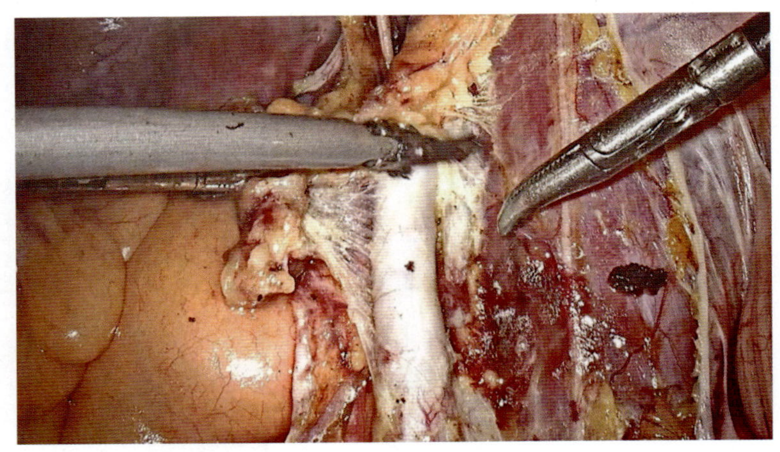

图 44-22　打开血管鞘膜，将淋巴脂肪组织与髂外血管分离

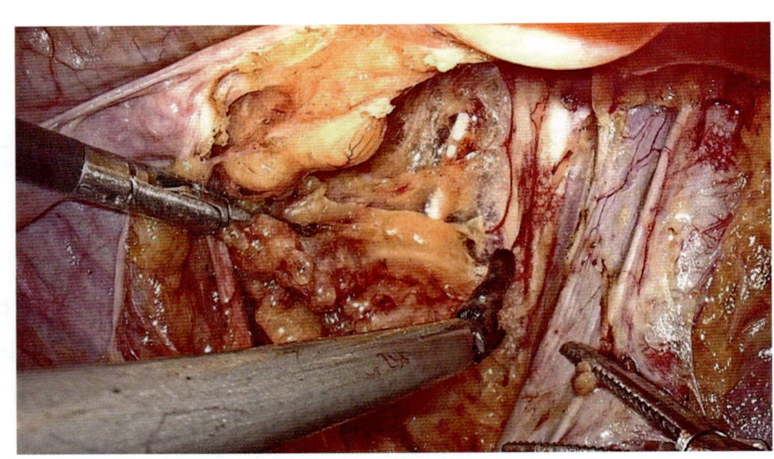

图 44-23　打开闭孔筋膜，将淋巴脂肪组织底部游离

操作技巧：

主刀要将淋巴结脂肪组织牵拉起，制造一定张力，有利于暴露与血管之间界线。要将超声刀深入淋巴组织周围界线切割。注意小血管彻底闭合。注意，“头发丝大的血管，巴掌大的出血”。

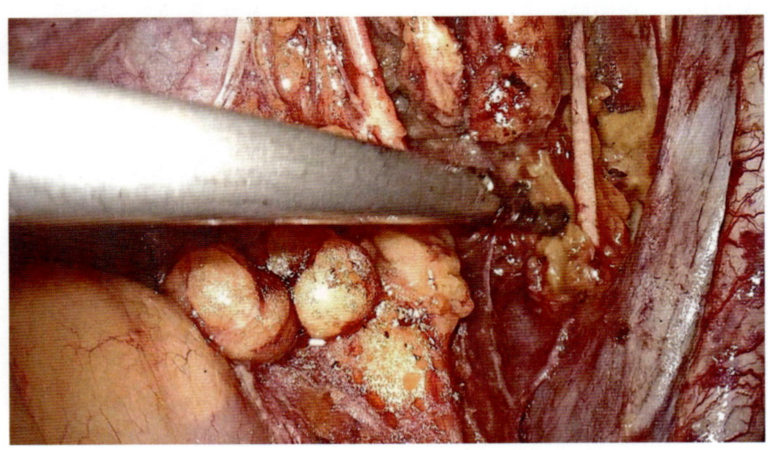

图 44-24　将盆腔淋巴结脂肪组织与闭孔神经分离，整块切除

【筋膜外全子宫双附件切除术】

1. 附件处理　打开子宫阔韧带后叶，识别输尿管走行，将骨盆漏斗韧带中的卵巢血管裸化，双极电凝凝闭、超声刀切断(图 44-25)。

图 44-25　左侧卵巢血管的高位切断

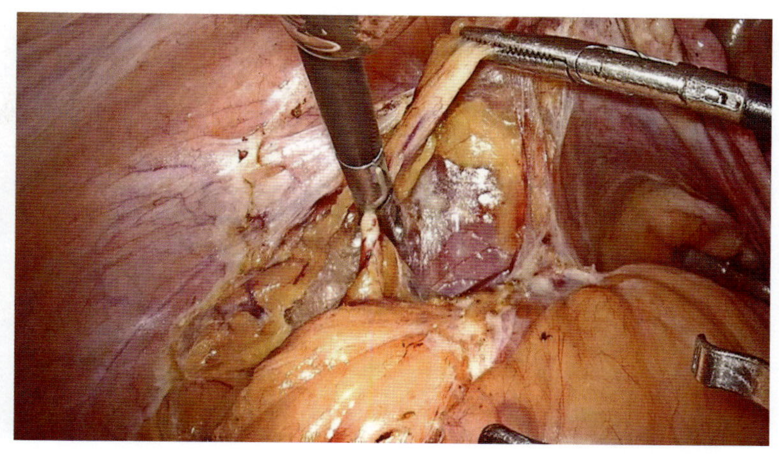

经验分享：

高位切断骨盆漏斗韧带时需要辨识输尿管。裸化骨盆漏斗韧带有助于分开输尿管，避免误伤。

2. 全子宫切除　打开膀胱子宫腹膜反折，分离、下推膀胱至子宫颈外口水平（图 44-26）。超声刀切断子宫骶韧带。轮廓化子宫动、静脉，双极电凝闭合、超声刀切断子宫血管（图 44-27~ 图 44-30）。超声刀切断宫旁软组织。以单极电钩沿阴道穹环形切开阴道，切除子宫体（图 44-31）。经阴道取出所有手术标本，1-0 可吸收线连续缝合阴道断端（图 44-32）。

图 44-26　打开膀胱腹膜反折，下推膀胱至宫颈外口水平

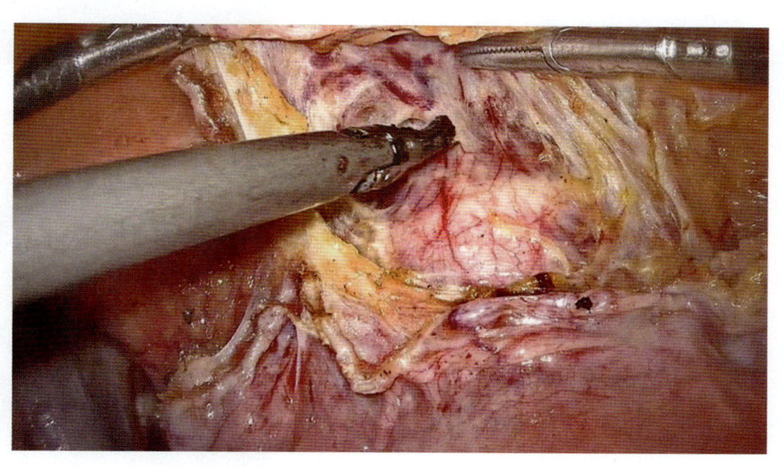

操作技巧：

将膀胱下推到阴道穹以下，并暴露侧方的阴道旁间隙，有利于宫旁组织的处理和阴道缝合操作。

图 44-27　打开子宫阔韧带后叶腹膜，外推输尿管，为裸化子宫血管做准备

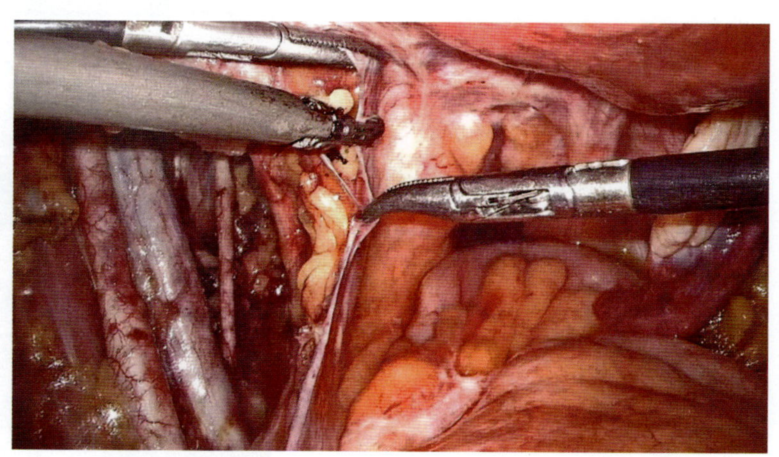

经验分享：

打开子宫阔韧带后叶腹膜，输尿管自动随腹膜外推，一方面为处理子宫血管创造安全切除距离；另一方面可以顺势切断子宫骶韧带，一举两得。

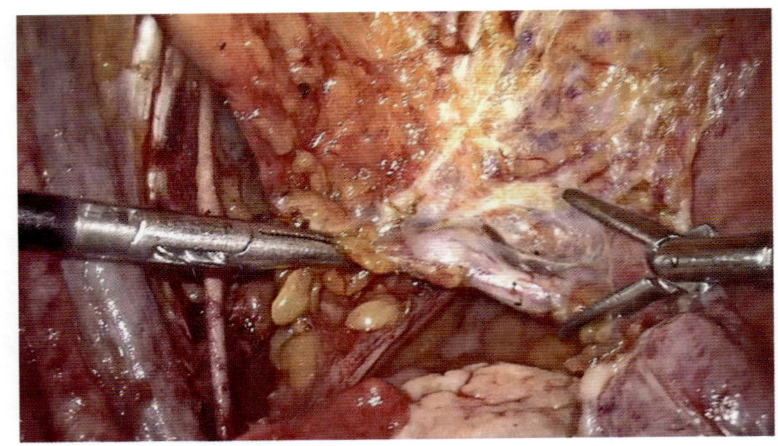

图 44-28　裸化子宫血管，同法处理右侧

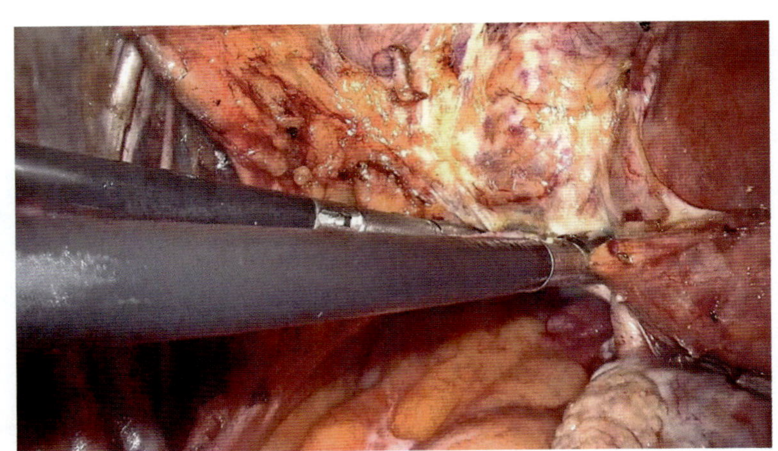

图 44-29　双极电凝子宫血管

操作技巧：

双极电凝子宫血管时，分离钳钳夹子宫血管外侧，增加组织密度，可以阻止热量向输尿管方向传导，防止热损伤（图 44-29）。

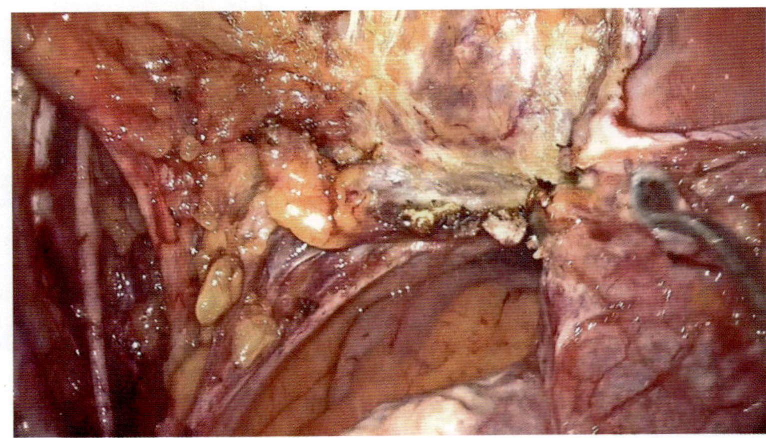

图 44-30　超声刀切断子宫血管

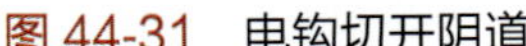

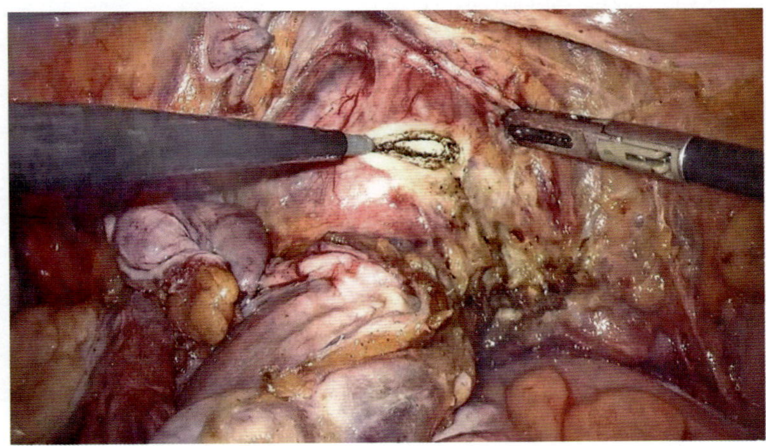

图 44-31　电钩切开阴道

图 44-32　取出标本，V-lock 线缝合阴道残端

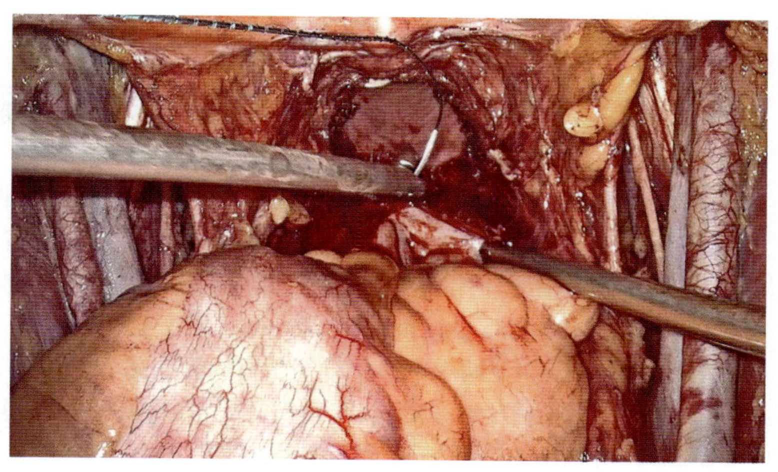

【术后腹壁及标本切除后盆腔照片】(图 44-33、图 44-34)

图 44-33　术后腹壁照片

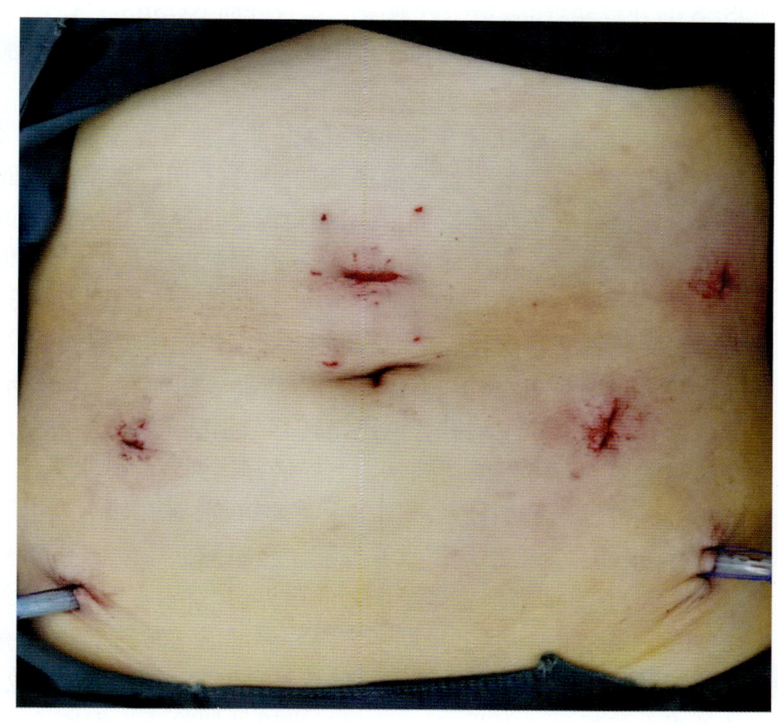

图 44-34　术后盆腔照片

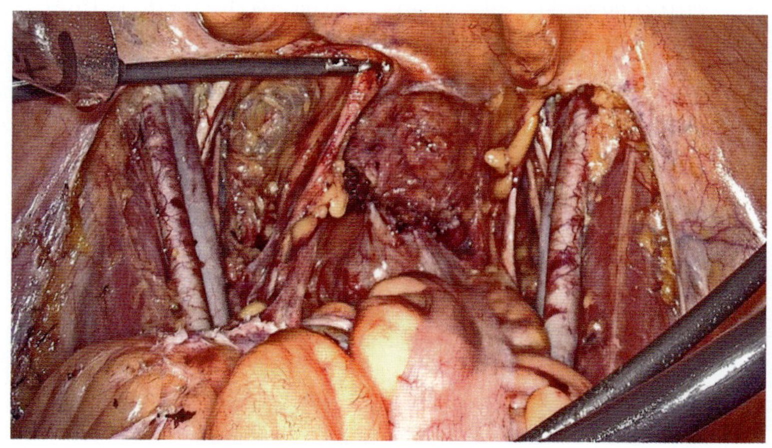

第四节　手术相关要点、难点、热点剖析

自 1993 年 Childers 等率先采用腹腔镜进行子宫内膜癌分期手术以来，已有越来越多的研究报告显示腹腔镜进行子宫内膜癌全面分期手术具有良好的安全性和有效性。腹腔镜手术可取得与开腹手术相当的疗效，而且具有术中出血少、术后恢复快等优点，这些都已被一些国际大型前瞻性研究所证实。美国妇科肿瘤学组（Gynecologic Oncology Group，GOG）已完成一个Ⅲ期随机对照研究（GOG-LAP2），对比分析腹腔镜和开腹全面分期手术治疗早期子宫内膜癌患者的疗效，结果显示，与传统开腹分期手术相比，腹腔镜手术主要并发症发生率更低，术后恢复更快，住院时间较短。Komblith 等报道的一项随机对照研究（GOG-2222）纳入了 802 例早期子宫内膜癌患者，对比分析两种术式对生存质量的影响，结果表明与开腹手术相比，腹腔镜手术患者生活质量明显较高。

腹腔镜子宫内膜癌全面分期手术步骤较为复杂，按照最高标准需要完成盆腹腔全面探查评估、大网膜切除、高位腹主动脉旁淋巴结切除、盆腔淋巴结切除及全子宫附件切除。不但涉及盆腔，也涉及上腹部的操作，难度较高。但是，在微创下完成如此复杂的手术，标本经阴道这一自然腔道取出，完美体现了 NOSES 的外科新理念，是一种典型的妇科肿瘤 NOSES。无须腹部切口使老年、肥胖合并“三高”的患者获益良多。随着先进腹腔镜和外科手术器械的应用，以及医师水平的提高，本手术已经在很多医学中心普及。

但是，对老年、肥胖合并“三高”的患者实施腹腔镜复杂手术确实也面临考验。患者对手术头低足高体位和气腹压力的耐受性是前提条件，围手术期需要术前全面评估，术中也需要有经验的麻醉医师通力配合。即便完成了腹腔镜手术，术后也需要加速康复外科（enhanced recovery aftersurgery，ERAS）手段促进患者快速康复。此外，面临的挑战还有因肥胖造成的肠管和大网膜遮挡术野，使得上腹部操作困难。适当改变手术体位和术者站位，或者增加上腹部操作孔可以降低手术难度。

对于腹腔镜子宫内膜癌全面分期手术，主要操作步骤就是盆腔及腹主动脉旁淋巴结切除术。目前子宫内膜癌采用的是 2009 年 FIGO 的手术病理分期标准。该分期把盆腔及腹主动脉旁淋巴结切除作为其中一项内容，盆腔、腹主动脉旁淋巴结转移分别确定为$Ⅲ_{C1}$和$Ⅲ_{C2}$期，强调所有分期手术应该进行系统的盆腔及腹主动脉旁淋巴结切除术。上界最好达到肾静脉水平，至少达到肠系膜下动脉水平。腹腔镜高位腹主动脉旁淋巴结清扫涉及周围多个重要解剖结构，如十二指肠、卵巢动静脉、左肾静脉、腰静脉及高位输尿管等，损伤后都会出现严重并发症。腹腔镜下高位腹主动脉旁淋巴结切除是最大难点。这里要强调暴露是关键，只有清晰地暴露了术野的边界，并对术野中的正常结构进行解剖分离，在此基础上实施淋巴结切除才是安全的。另外，早期子宫内膜癌淋巴结转移率低，一般为 5%~10%，对于这样的患者都实施系统的盆腔及腹主动脉旁淋巴结清扫显然是过度的，会有绝大多数患者“陪绑”，造成手术并发症，使微创手术的效果大打折扣。因此，对于腹膜后淋巴结切除要根据病情及患者情况，实施个体化的治疗，并不苛求每一例患者都要淋巴切除到高位。目前，国外一些医学中心已经开始以前哨淋巴结识别活检技术取代常规的淋巴清扫，这也是值得我们借鉴的。

（赵 丹　李 斌）

第四十五章 经阴道辅助腹腔镜下免举宫子宫内膜癌分期手术

【前言】

早期子宫内膜癌以筋膜外全子宫、双附件切除+盆腔淋巴结切除为主要术式，子宫内膜癌选择腹腔镜微创手术最被认可，其中，腹腔镜下淋巴结切除已经成为常规手术，技术成熟，而由于子宫腔为癌灶侵及部位，不宜选择举宫器辅助举宫，举宫杯可用于早期患者，免举宫能够最大限度地减少癌灶挤压，更符合无瘤理念，但给手术操作增加技术难度。另外，子宫切除、阴道离断时如果采用开放切开，癌细胞有脱落种植的风险，如果采用阴式辅助切除，有利于保证无瘤技术操作，同时避免了免举宫带来的技术困难。

第一节 适应证与禁忌证

【适应证】

1. 病理类型为子宫内膜样腺癌。
2. 病灶局限于宫腔。
3. 术前评估子宫大小适中，可经阴道完整取出，一般不超过妊娠8周大。
4. 术前评估病灶未侵及子宫全层。

【禁忌证】

1. 术前评估盆腔重度粘连。
2. 患者存在严重基础病变，不能耐受气腹及头高足低位。
3. 阴道严重萎缩狭窄。

第二节　麻醉、体位、戳卡位置与术者站位

【麻醉方式】

全身麻醉。

【手术体位】

患者取截石位，留置导尿（图 45-1）。

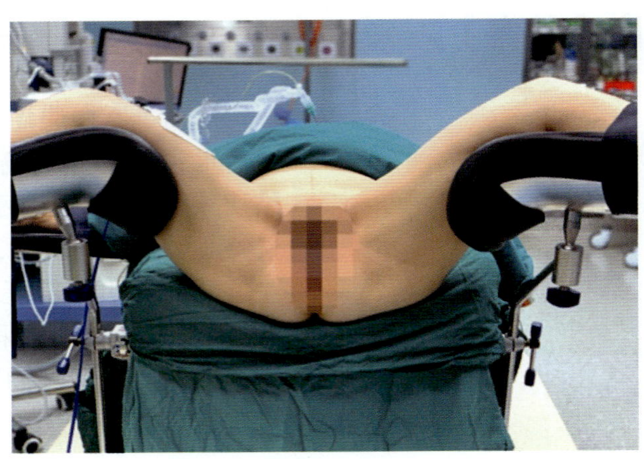

图 45-1　患者体位

【戳卡位置】（图 45-2）

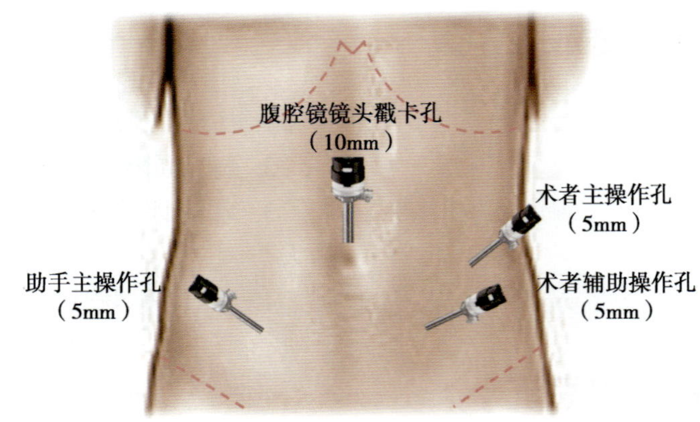

图 45-2　戳卡位置（四孔法）

1. **腹腔镜镜头戳卡孔（10mm 戳卡）**　可选择经脐置入进镜戳卡，也可选择脐上 4~6cm 作为进镜戳卡孔，主要根据患者的体形、子宫大小或拟行手术的范围选择进镜穿刺孔的高度。

2. **术者主操作孔（5mm 戳卡）**　位于脐与左髂前上棘连线外上 1/4~1/3 处。

3. **术者辅助操作孔（5mm 戳卡）**　位于脐与左髂前上棘连

线内下 1/3 处；注意术者主操作孔、辅助操作孔及腹腔镜之间要保持一定角度，避免相互干扰。

4. 助手主操作孔（5mm 戳卡） 位于脐与右髂前上棘连线外上 1/4~1/3 处。

【术者站位】

术者站位于患者左侧，助手站位于患者右侧，扶镜手站位于患者左侧（图 45-3）。

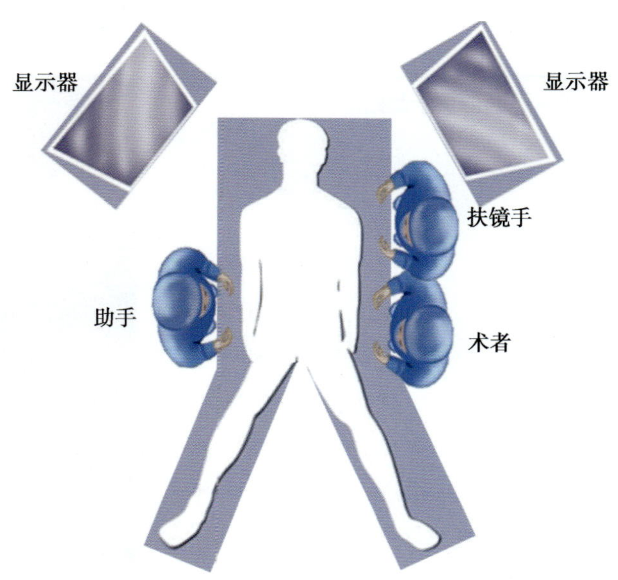

图 45-3　术者站位

第三节　手术操作步骤、技巧与要点

1. 子宫内膜癌手术为了降低肿瘤细胞经输卵管脱落种植的风险，如果既往无输卵管结扎病史的患者，于子宫角处行输卵管峡部结扎（图 45-4）。同时强调高位断扎骨盆漏斗韧带（图 45-5），宫旁组织充分切除为主，宫颈旁组织，如主韧带、骶韧带，不是重要切除目标，子宫动、静脉应该于起始部切除（图 45-6）。

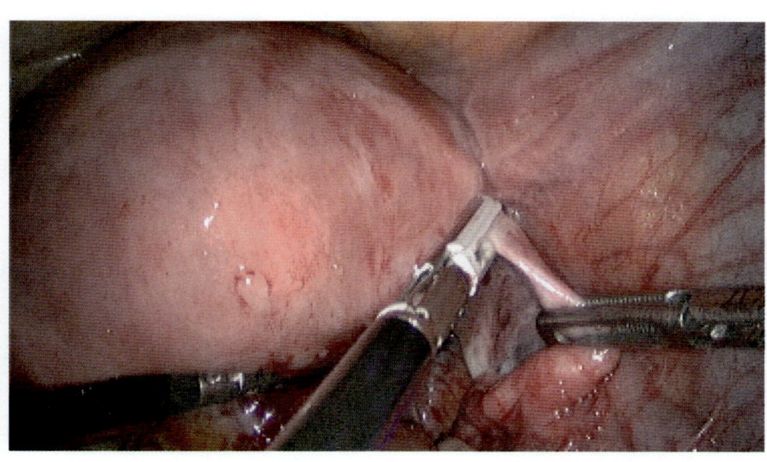

图 45-4　子宫角部输卵管峡部结扎

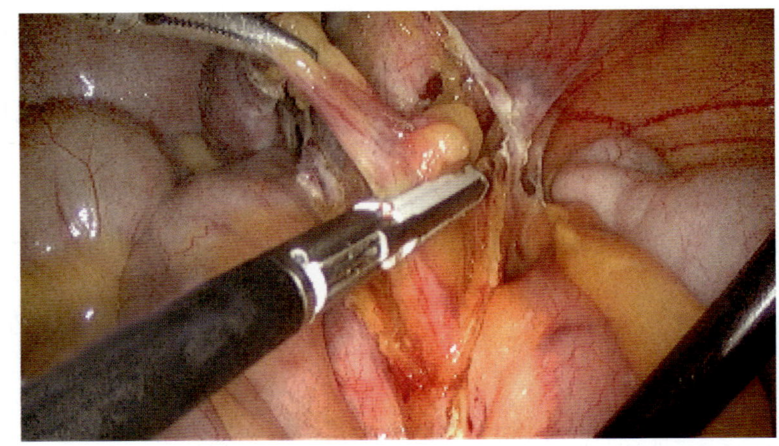

图 45-5　高位结扎骨盆漏斗韧带

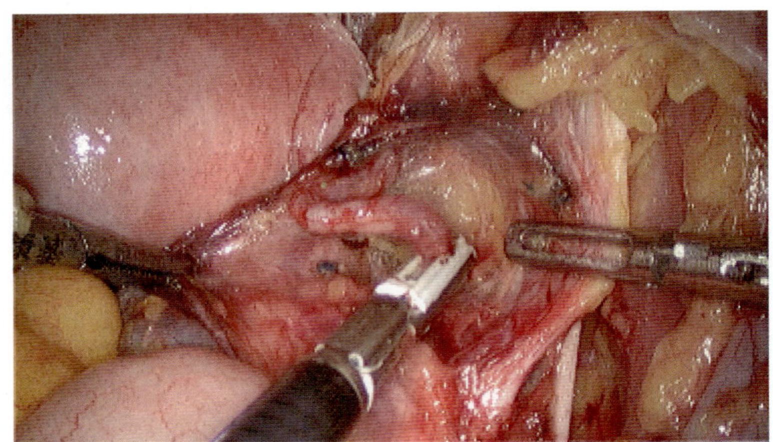

图 45-6　子宫血管于起始部凝断

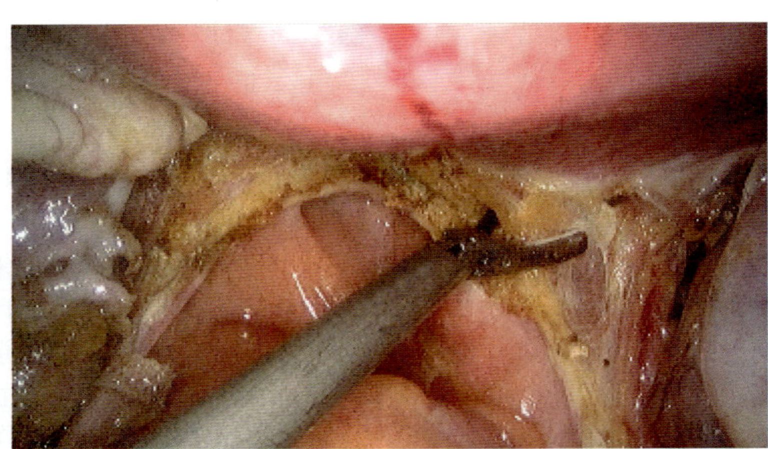

图 45-7　打开盆腔后腹膜

配合技巧：

打开盆腔后腹膜，助手配合挡住子宫，避免牵拉或过度挤压(图 45-7)。

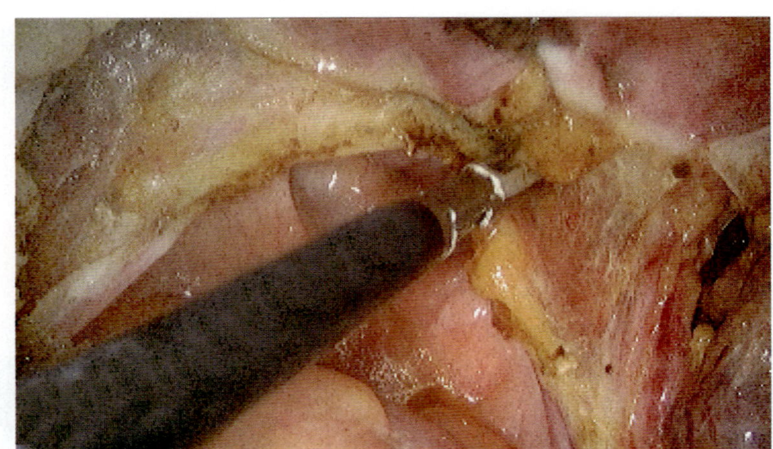

图 45-8　子宫筋膜外切断子宫骶韧带

经验分享：

子宫骶韧带切除 2cm 内，不增加手术损伤，又有别于良性疾病的子宫切除(图 45-8)。

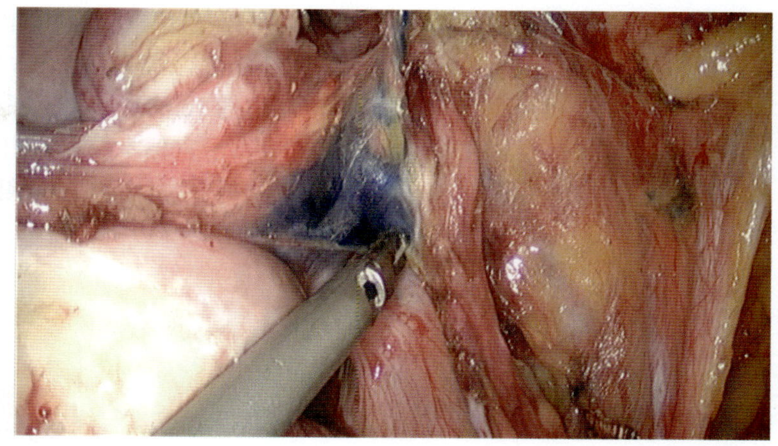

图 45-9　筋膜外凝断主韧带

2. 输尿管走行为宫颈旁 2cm 左右处，与子宫动脉呈“桥下流水”交叉，筋膜外切除主韧带 1cm 内（图 45-9），不需要充分解剖输尿管，不增加输尿管损伤风险，以切断子宫动脉为标记，凝断膀胱宫颈韧带（图 45-10）。

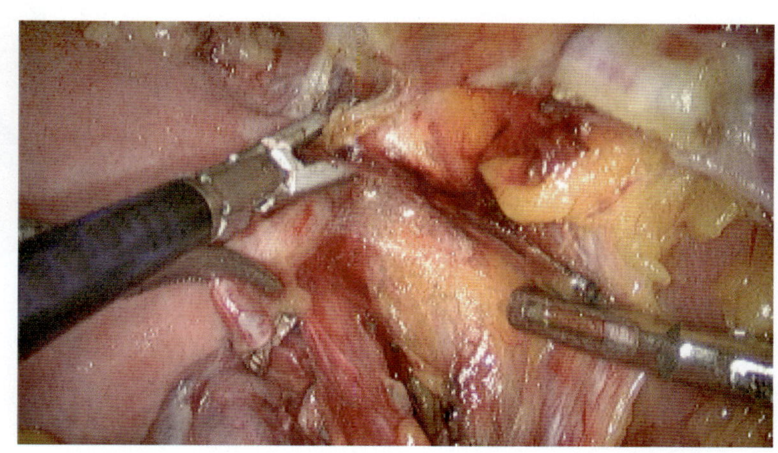

图 45-10　以切断子宫动脉为标记，凝断膀胱宫颈韧带

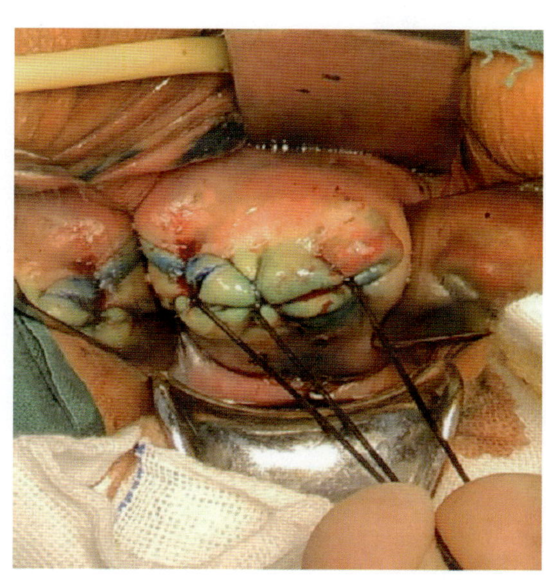

图 45-11　封闭宫口

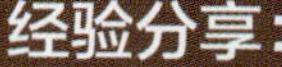

经验分享：

宫颈缝合封闭宫口，避免宫腔内癌灶溢出，保证无瘤理念操作（图 45-11）。

3. 注射止血水（1% 肾上腺素 1mg+ 生理盐水 100ml）后于阴道宫颈附着处 1cm 处切开阴道全层（图 45-12），保证切除阴道约 1cm，切断阴道部残余主韧带、骶韧带（图 45-13），上下会合后，子宫标本顺利取出（图 45-14）。于 6 点、12 点位置阴道前后壁缝合一针，阴道填碘附纱布（图 45-16）。

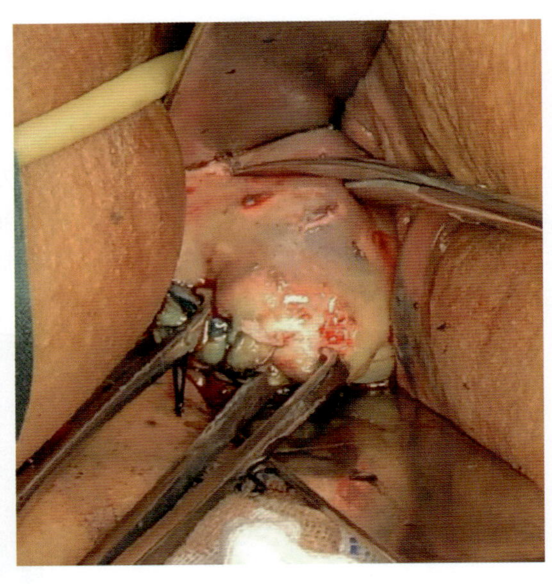

图 45-12　环形切开阴道全层

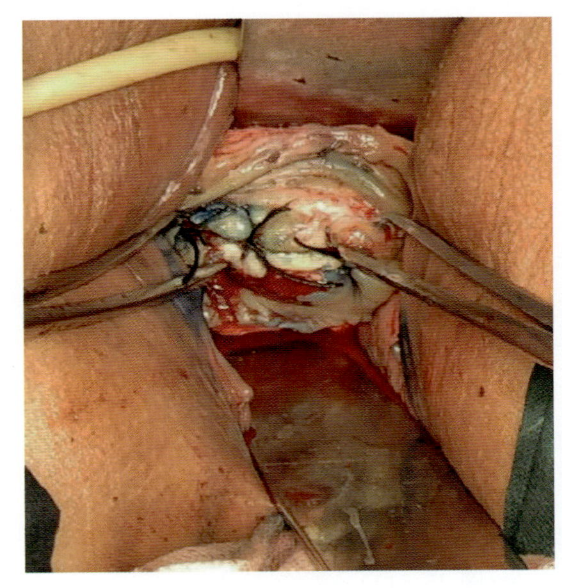

图 45-13　切断阴道部残余主韧带、骶韧带

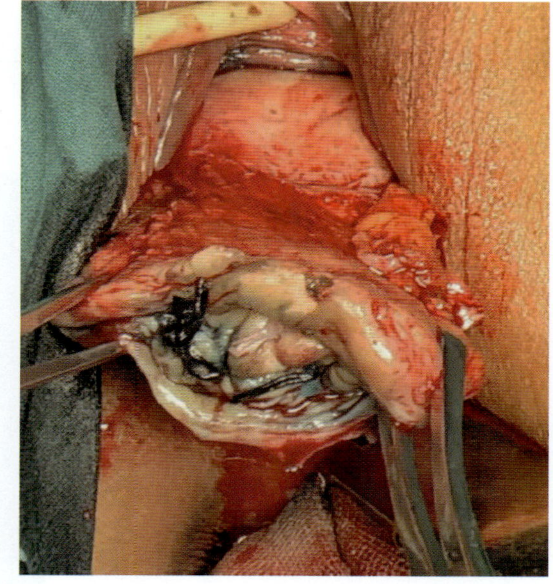

图 45-14　上下会合，子宫标本顺利取出

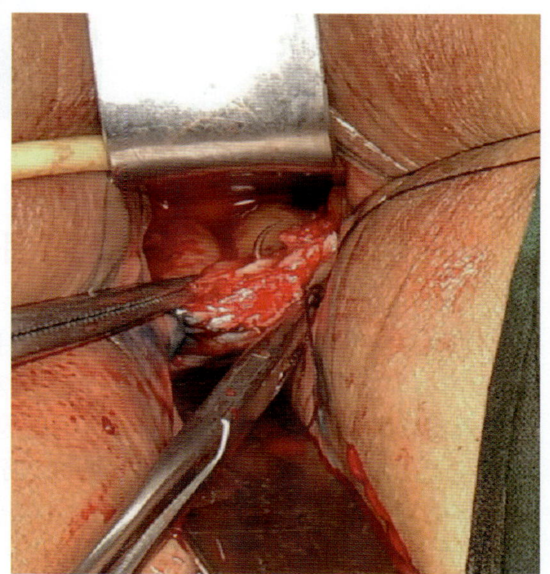

图 45-15　阴道全层、腹膜锁边开放缝合

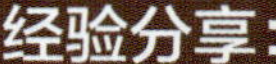

经验分享：

阴道开放缝合，利于引流，降低继发感染风险。陈旧积血是继发阴道断端感染的最重要因素(图 45-15)。

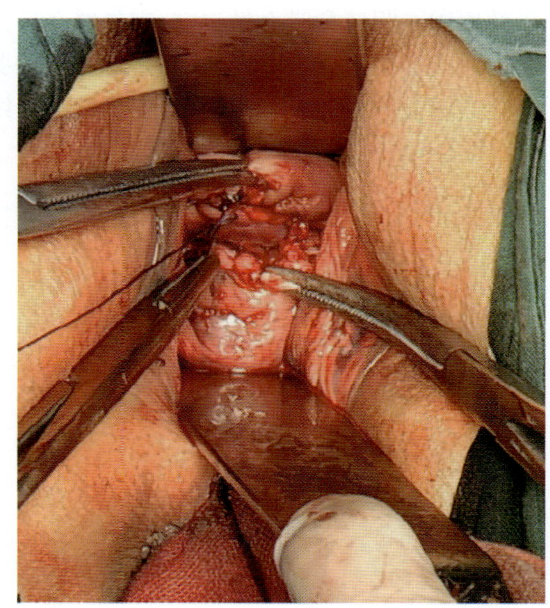

图 45-16　6 点、12 点位置阴道前后壁缝合一针，阴道填碘附纱布

【标本照片】(图 45-17)

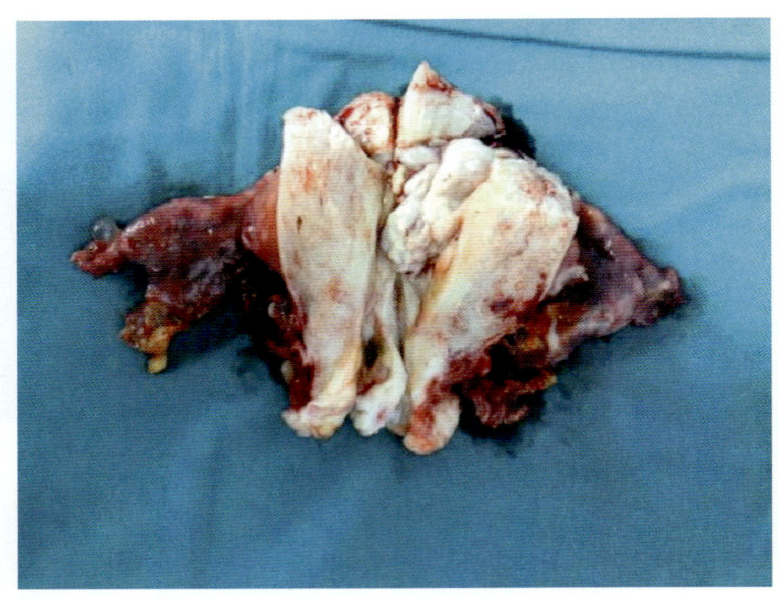

图 45-17　标本照片

第四节　手术相关要点、难点、热点问题解析

妇科恶性肿瘤中，子宫内膜癌的腹腔镜手术最被认可，手术的重要原则是保证无瘤理念，为了减少挤压，放弃举宫最符合要求，但不用举宫时，顺利完成主韧带、骶韧带切除的难度增加，而且输尿管、膀胱损伤的风险增加，尤其是阴道离断时，有可能因为子宫挤压而增加癌细胞转移或种植的风险。腹腔镜下高位断扎子宫血管，打开盆腔前后腹膜反折，筋膜外切除子宫主韧带、骶韧带等，无须过多牵拉或挤压子宫。阴式辅助切开阴道及主韧带、骶韧带时不需要过多挤压子宫，越是近子宫体宫旁组织切除越增加挤压风险，借助腹腔镜完成切除，可实现优势互补。阴道断端缝合方式也是要点之一，多数情况下经阴道缝合容易被认为是有菌环境，增加感染风险，密集闭合缝合常被作为减少感染的主要手段，而密集缝合恰恰是感染的原因。阴道黏膜血供丰富，密集缝合后，渗血聚集是导致后续感染的主要原因，而开放缝合，使少量渗出血液经阴道充分流出，才是避免感染的关键。如果术后 48 小时后出现发热、肛门坠痛，复查超声见阴道残端血肿，经阴道剪开阴道前后壁缝合线，引出陈旧积血即可改善。而解除感染积血后断端很快愈合，反而不必顾虑阴道断端疝的发生。

（王丹波）

第四十六章　阴式辅助腹腔镜下免举宫宫颈癌根治术

【前言】

宫颈癌手术指征严格，限于早期宫颈癌，宫颈癌根治术是无瘤环境的手术，标准的开腹手术与经典的阴式微创手术均强调无瘤理念。随着腹腔镜和达芬奇微创手术的推广，腹腔镜/达芬奇宫颈癌根治术以其良好的解剖视野、长臂效应等优势得到广泛推崇，但其举宫时对癌灶的直接挤压、阴道离断时癌灶的开放受到质疑。20世纪初阴式宫颈癌根治术就已经以成熟术式应用于宫颈癌手术治疗，可以称其为经典的宫颈癌微创手术，但其逆行解剖、视野受限等成为技术瓶颈，较长的成长曲线阻碍了技术推广。两种手术方式优势互补，既简化了手术技术，又可满足宫颈癌微创手术的无瘤理念。

第一节　适应证与禁忌证

【适应证】

1. 组织病理类型：宫颈鳞癌、腺癌、腺鳞癌。

2. 国际妇产科联盟（International Federation of Gynecology and Obstetrics，FIGO）分期（2018版）为 $\mathrm{I_{A1}}$（有淋巴脉管浸润）、$\mathrm{I_{A2}}$、$\mathrm{I_{B1}}$、$\mathrm{I_{B2}}$、$\mathrm{II_{A1}}$ 期。

【禁忌证】

1. 术前评估盆腔重度粘连。
2. 患者存在严重基础病变，不能耐受气腹及头高足低位。
3. 阴道严重萎缩狭窄。
4. 子宫大于妊娠8周，经阴道完整取出困难。
5. 过度肥胖为相对手术禁忌证，由术者评估。

第二节　麻醉、体位、戳卡位置与术者站位

【麻醉方式】

全身麻醉。

【手术体位】

患者取截石位，留置导尿（图 46-1）。

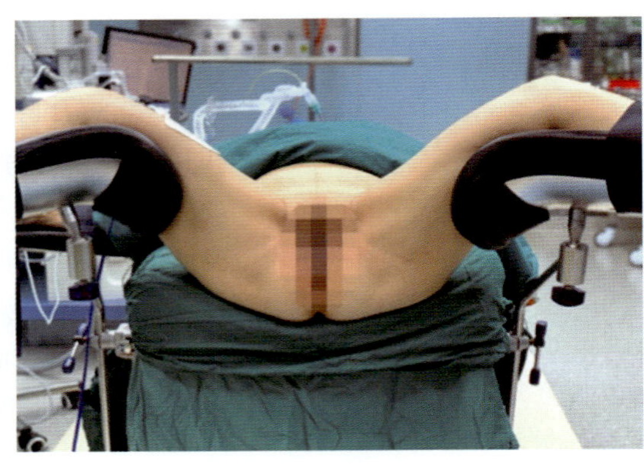

图 46-1　患者体位

【戳卡位置】（图 46-2）

1. **腹腔镜镜头戳卡孔（10mm 戳卡）** 可选择经脐置入进镜戳卡，也可选择脐上 4~6cm 作为进镜戳卡孔，主要根据患者的体形、子宫大小或拟行手术的范围选择进镜穿刺孔的高度。

2. **术者主操作孔（5mm 戳卡）** 位于脐与左髂前上棘连线外上 1/4~1/3 处。

3. **术者辅助操作孔（5mm 戳卡）** 位于脐与左髂前上棘连线内下 1/3 处；注意术者主操作孔、辅助操作孔及腹腔镜之间要保持一定角度，避免相互干扰。

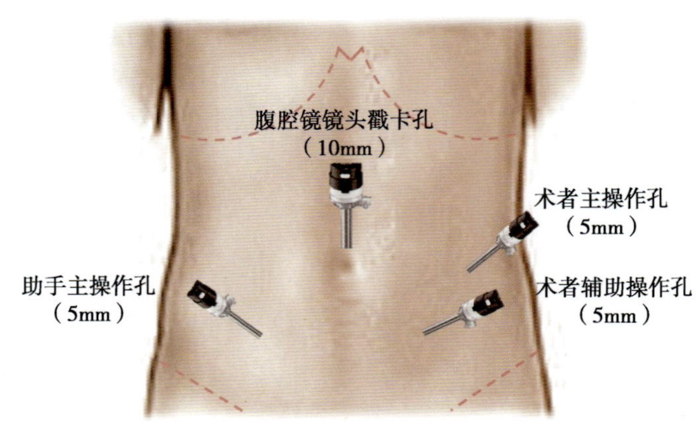

图 46-2　戳卡位置（四孔法）

4. 助手主操作孔(5mm 戳卡) 位于脐与右髂前上棘连线外上 1/4~1/3 处。

【术者站位】(图 46-3)

术者站位于患者左侧,助手站位于患者右侧,扶镜手站位于患者左侧。

图 46-3　术者站位

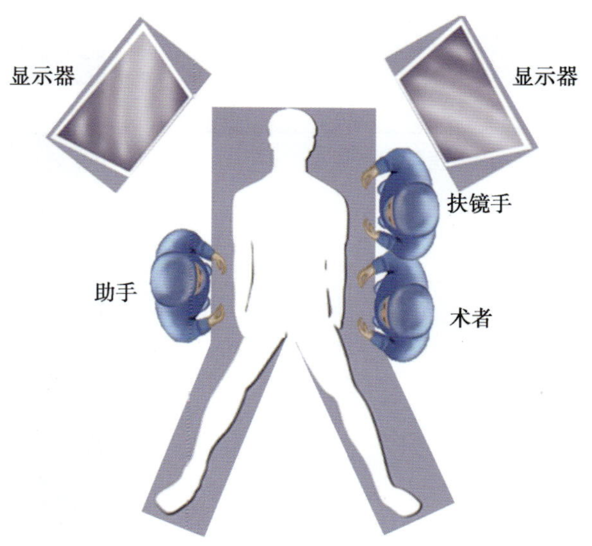

第三节　手术操作步骤、技巧与要点

【腹腔镜下手术】

1. 在良好视野下切除子宫动、静脉,游离输尿管、主韧带、骶韧带(图 46-4~ 图 46-9)。

图 46-4　子宫动脉于起始部凝断

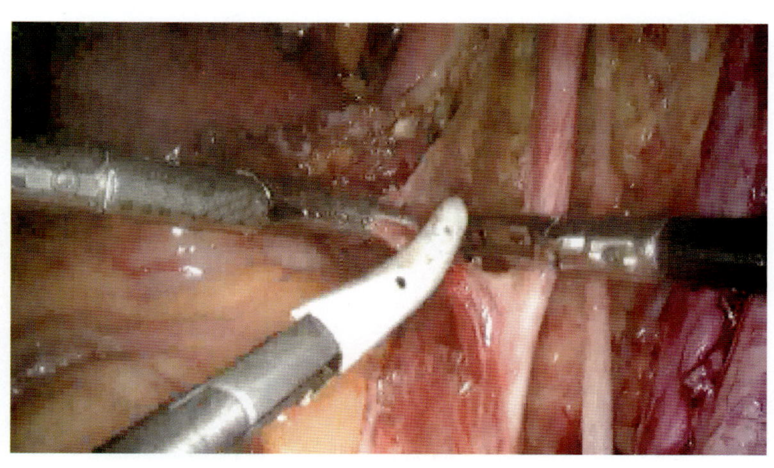

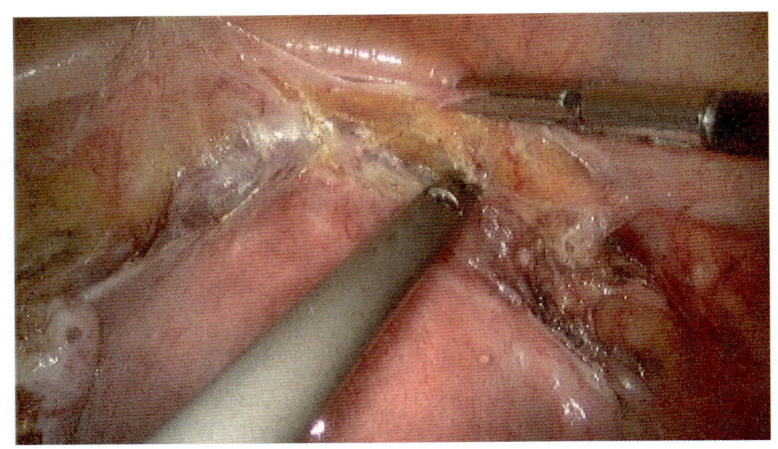

图 46-5　打开膀胱子宫腹膜反折

经验分享：

子宫正常复位，打开膀胱子宫腹膜反折，充分游离膀胱宫颈前壁疏松组织，暴露膀胱宫颈韧带内侧间隙，不需要过度剥离膀胱宫颈韧带外侧窝，减少出血风险。

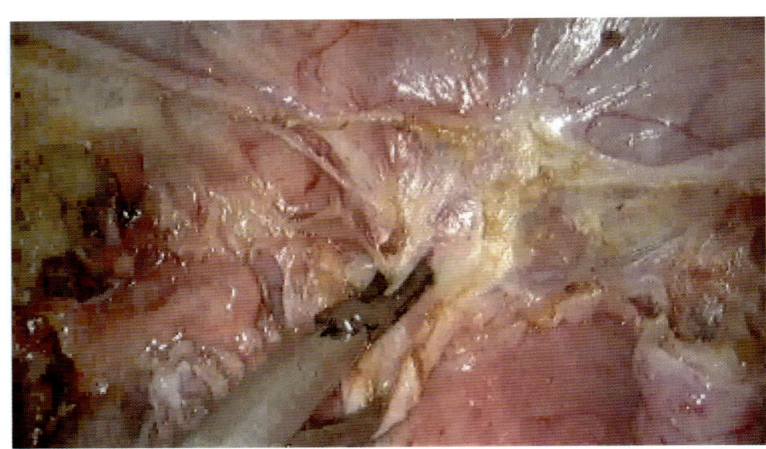

图 46-6　游离膀胱宫颈间隙

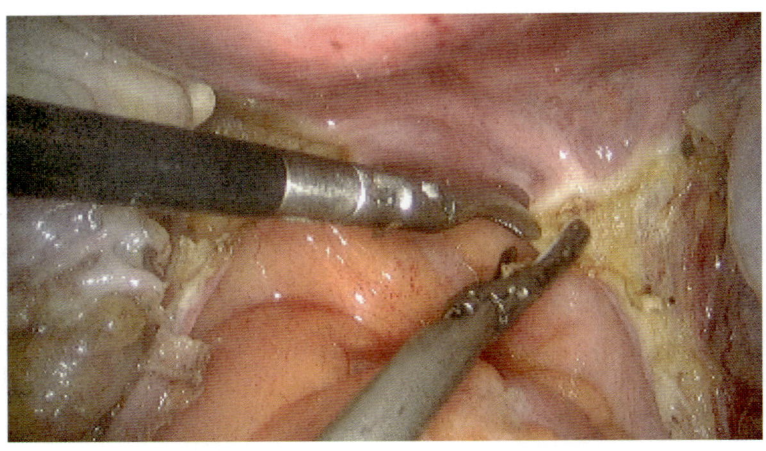

图 46-7　打开子宫直肠腹膜反折

配合技巧：

助手用剥离钳阻挡于宫体后壁，打开子宫直肠腹膜反折时，不需要牵拉挤压子宫。

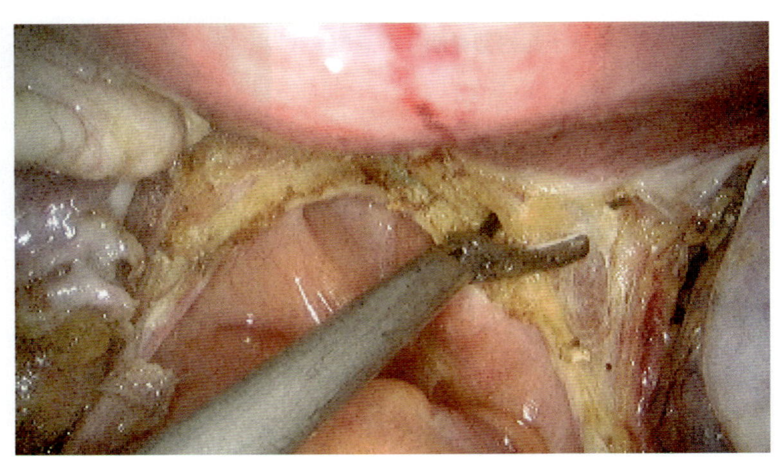

图 46-8　分离骶韧带内侧窝及直肠阴道间隙

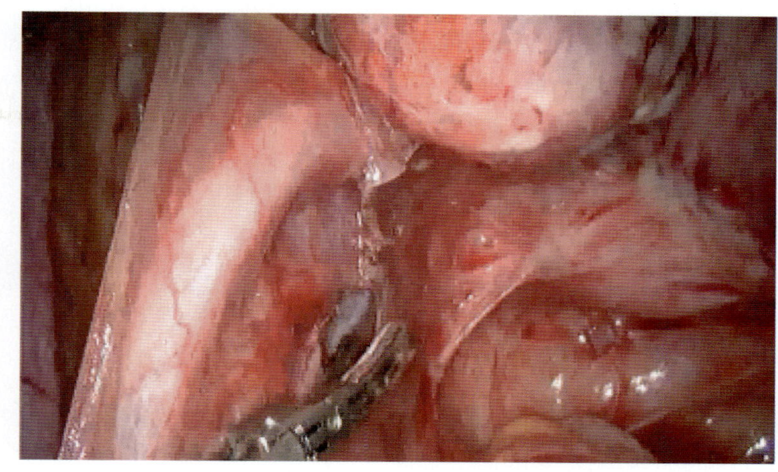
图 46-9 盆段输尿管与子宫阔韧带后叶游离

经验分享：

向盆侧推开输尿管，子宫骶韧带外侧与主韧带暴露清晰（图 46-9）。

2. 充分游离阴道后壁直肠间疏松组织并暴露子宫骶韧带内侧间隙，外侧间隙可适度暴露。

3. 盆段输尿管走行于宫颈旁 2cm 左右子宫阔韧带中，切除 3cm 以上主韧带、骶韧带可以在输尿管外侧切断，此时不需要过度游离输尿管（图 46-10~ 图 46-13）。

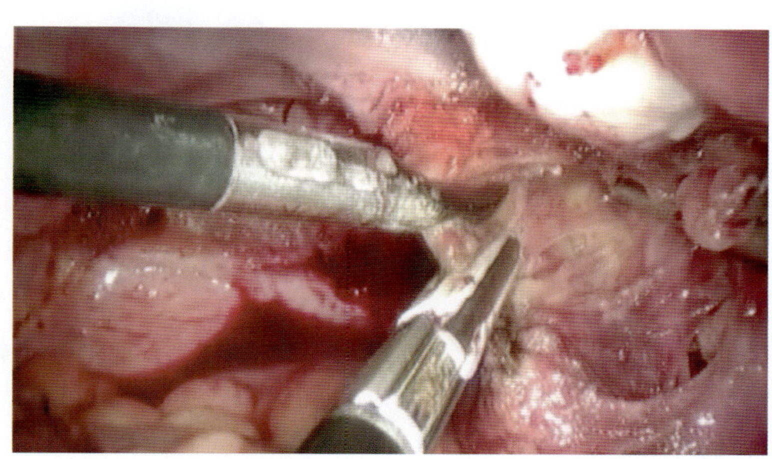
图 46-10 凝断骶韧带浅层

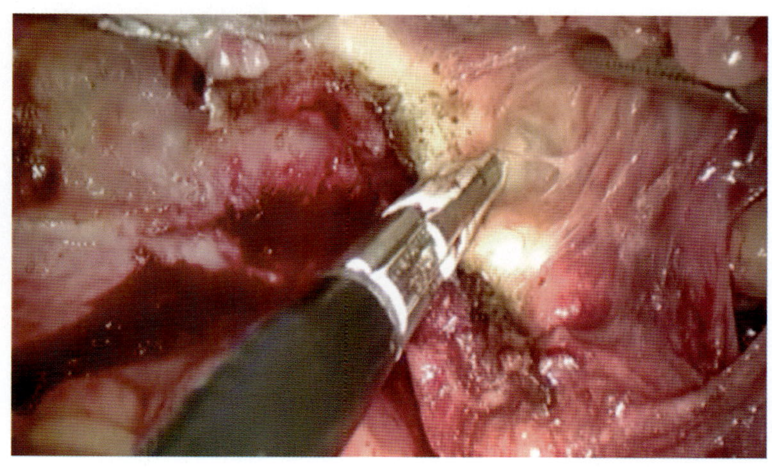
图 46-11 继续凝断骶韧带

图 46-12 能量器械切断骶韧带，由浅入深，分束凝断

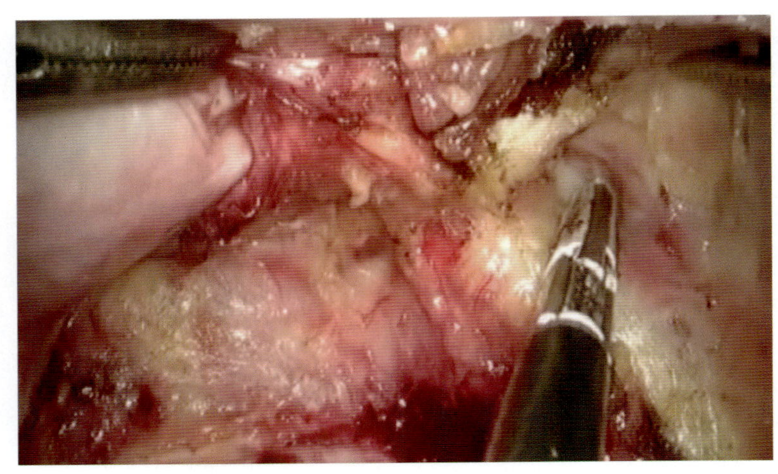

图 46-13 输尿管外侧凝断主韧带

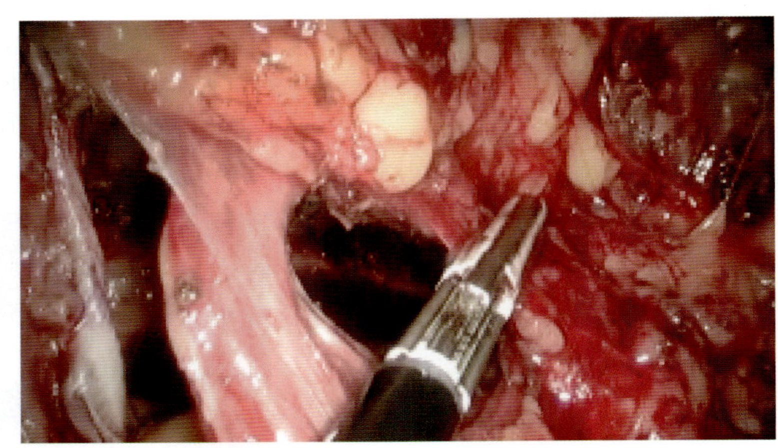

4. 子宫侧推挡输尿管，暴露主韧带，分束凝断主韧带（图 46-14）。

图 46-14 凝断阴道旁组织

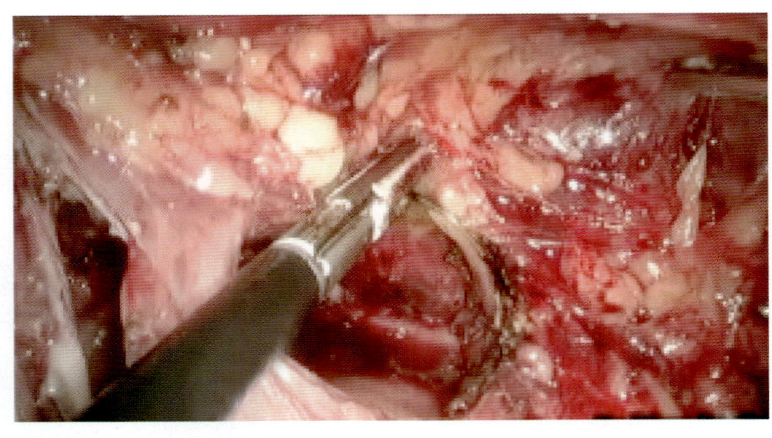

5. 子宫复位，不需要牵拉挤压，以子宫动脉断端为标记指引，由浅入深凝断。解剖子宫动脉与输尿管关系，达膀胱宫颈韧带（图 46-15）。

图 46-15　凝断膀胱宫颈韧带浅层

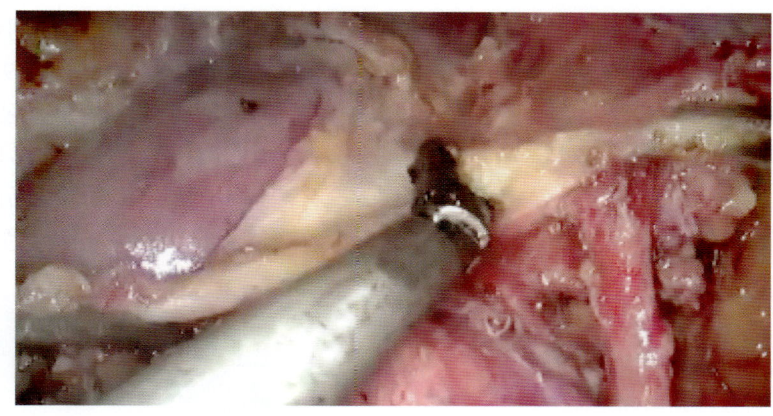

6. 输尿管上方凝断膀胱宫颈韧带，注意膀胱上动脉确切凝断（图 46-16）。

图 46-16　膀胱宫颈韧带凝断，暴露输尿管膝部

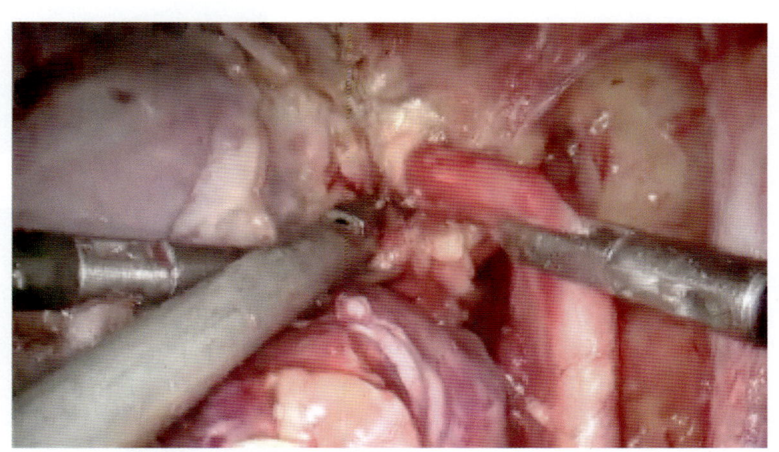

7. 输尿管膝部暴露后，充分凝断膀胱阴道前壁间隙组织，达阴道 3cm 以上（图 46-17）。

图 46-17　沿输尿管膝部游离膀胱阴道间隙

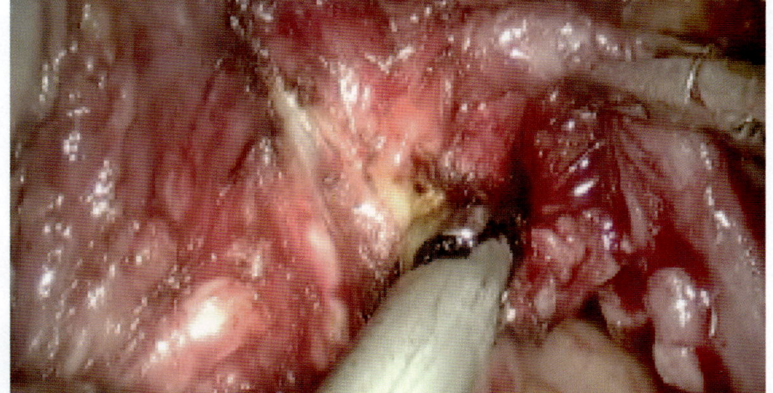

配合技巧：

助手配合将子宫推向对侧，能量器械凝断阴道旁组织。

【经阴道辅助手术】

按照阴道切除长度切开阴道全层，阴道缝合封闭癌灶，切除残留阴道旁组织、主韧带、骶韧带后会合，子宫广泛切除完成。

1. 于 3 点、6 点、9 点、12 点位置用组织钳标记阴道黏膜，环形注射 0.1% 肾上腺素止血水（1% 肾上腺素 1mg+ 生理盐水 100ml），镰状刀片环形切开阴道全层（图 46-18、图 46-19）。缝合封闭阴道，离心端凝断阴道前后壁间隙组织，阴道旁电刀凝断阴道旁组织（图 46-20~ 图 46-22）。

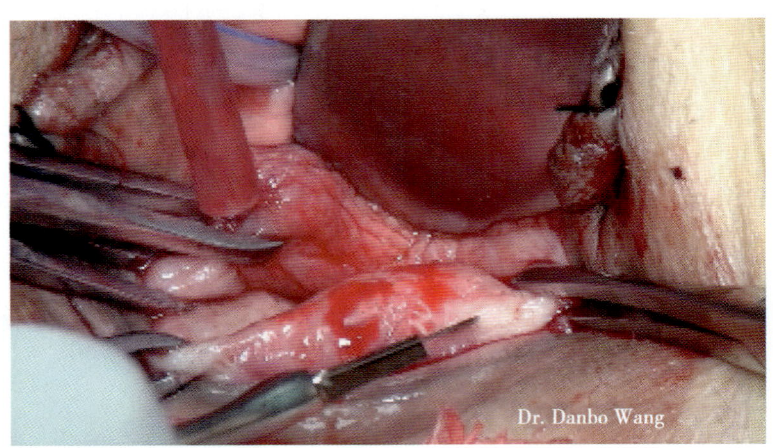

图 46-18　环形切开阴道全层

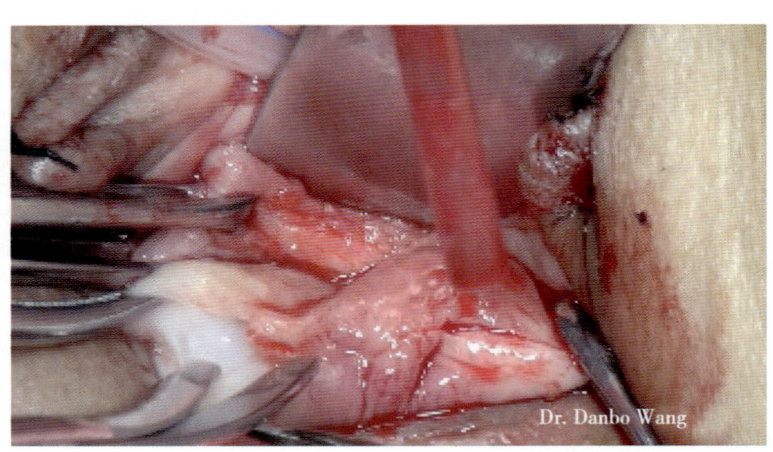

图 46-19　剪刀配合全层阴道剪开

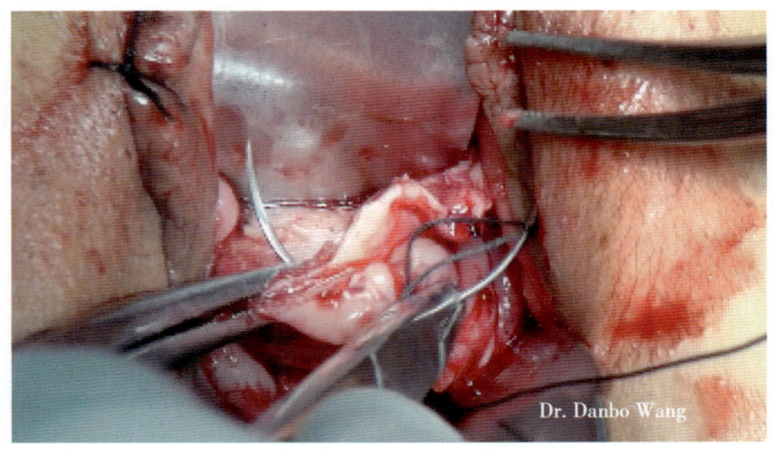

图 46-20　缝合封闭阴道

图 46-21　离心端凝断阴道前后壁间隙组织

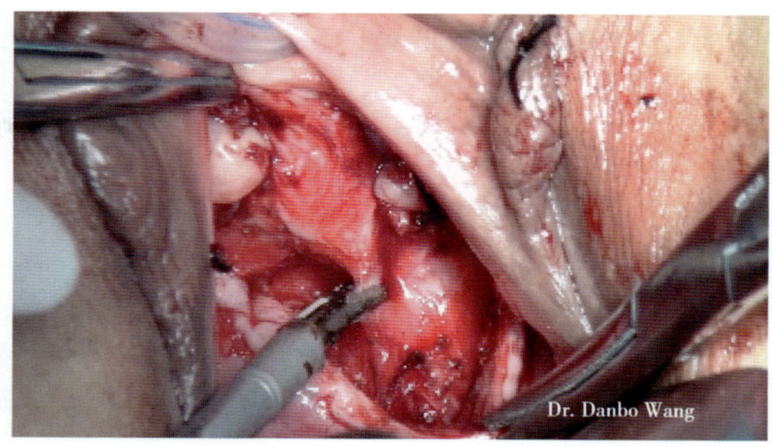

图 46-22　阴道旁电刀凝断阴道旁组织

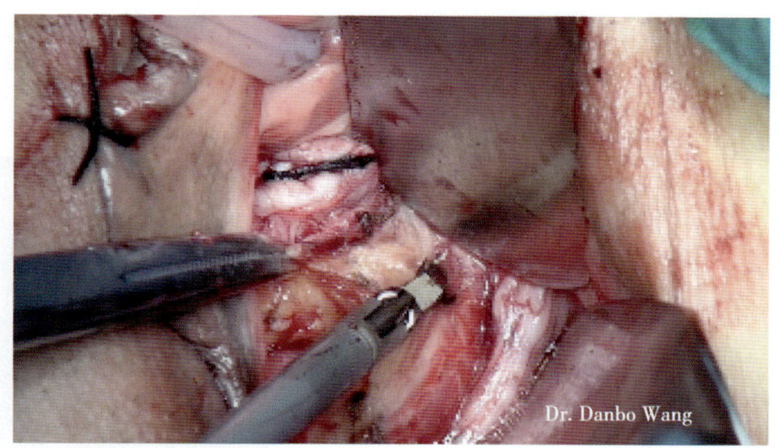

2. 与盆腔内会师交通后，手指指示下凝断残留膀胱宫颈韧带，子宫离体（图 46-23、图 46-24）。

图 46-23　手指指示下凝断残留膀胱宫颈韧带

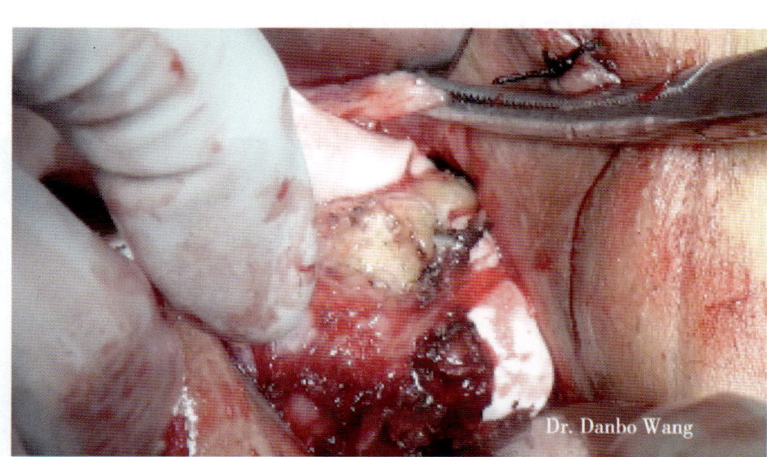

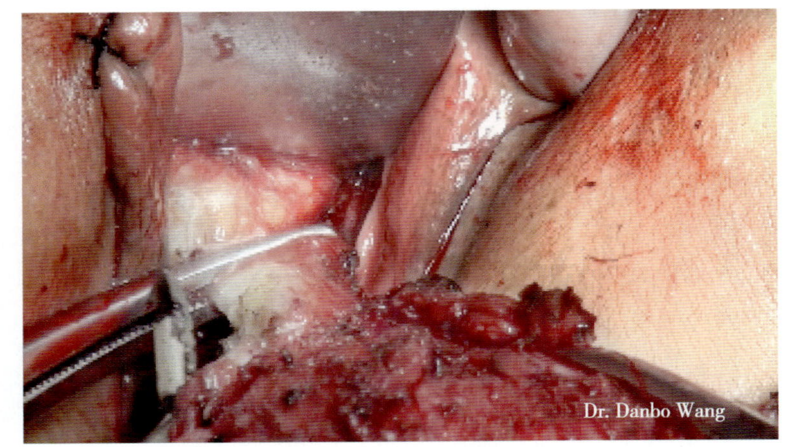

图 46-24　子宫取出后切除对侧残余膀胱宫颈韧带

3. 暴露腹膜，腹膜阴道全层环形缝合，留置引流管后于 6 点、12 点位置缝合一针闭合（图 46-25），阴道填塞碘附纱布。

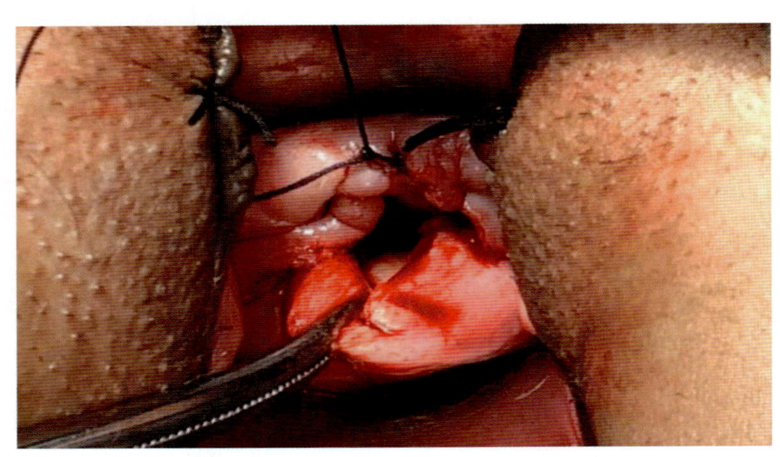
图 46-25　腹膜阴道全层环形缝合

【标本照片】（图 46-26）

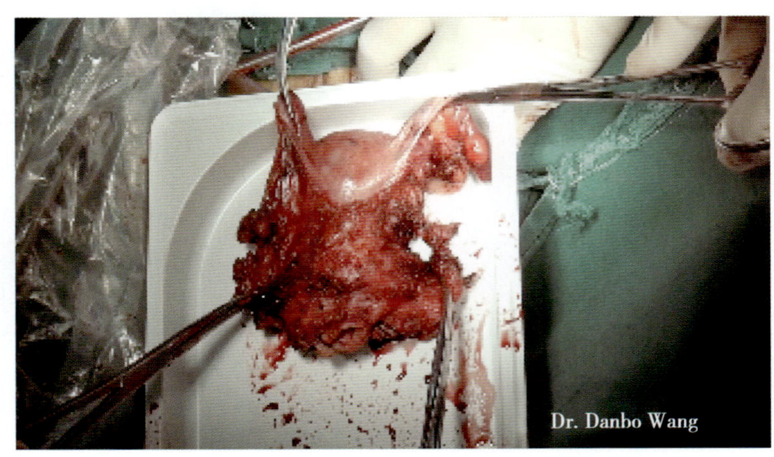

图 46-26　标本照片

第四节　手术相关要点、难点、热点问题解析

该术式最重要的特点是腹腔镜、阴式两种术式结合，优势互补，发挥了腹腔镜下视野好、便于操作及技术推广的优势，必须使用举宫的操作部分可以经阴道完成而简化手术；而阴式辅助，保证了足够的阴道切除长度，而且封闭癌灶，实现无瘤理念，子宫主要韧带切除后，子宫呈现“脱垂”状态，更加利于阴式操作，阴式操作最困难部分均已经腹腔镜完成，最大限度地简化了阴式操作难度。

免举宫、减少宫颈癌灶挤压导致的侵袭种植风险，最理想的办法是尽量不过多触碰子宫，而根治性子宫切除术，关键是在远端切除主韧带、骶韧带，如果解剖清楚，可以利用腔镜的放大作用在尽量不干扰子宫，即免举宫的基础上顺利操作。另外，在宫颈癌手术中，一直将打开输尿管“隧道”作为充分切除子宫主韧带、骶韧带的关键步骤，而随着结直肠外科领域关注的膜解剖概念的认识，输尿管盆段走行更应该理解为与子宫动静脉、主骶韧带、宫旁组织是毗邻关系，而且是近子宫侧的毗邻关系，因此在近起始部切断主韧带、骶韧带，对输尿管并没有威胁，而是将输尿管从已经切断的主韧带、骶韧带上游离出去而已。而膀胱宫颈韧带是连接膀胱顶部与宫颈间的一对儿韧带，其根部恰恰是输尿管进入膀胱的入口处，因此在其上端切断膀胱宫颈韧带后，输尿管膝部即处于游离状态，借助膜解剖概念，可以根据阴道切除范围确定膀胱游离范围并顺利切断阴道旁组织。至此，理论上已经腹腔镜切除了子宫所有韧带，子宫处于游离状态，为阴式操作创造便利。

（王丹波）

第七篇

罕见、疑难 NOSES

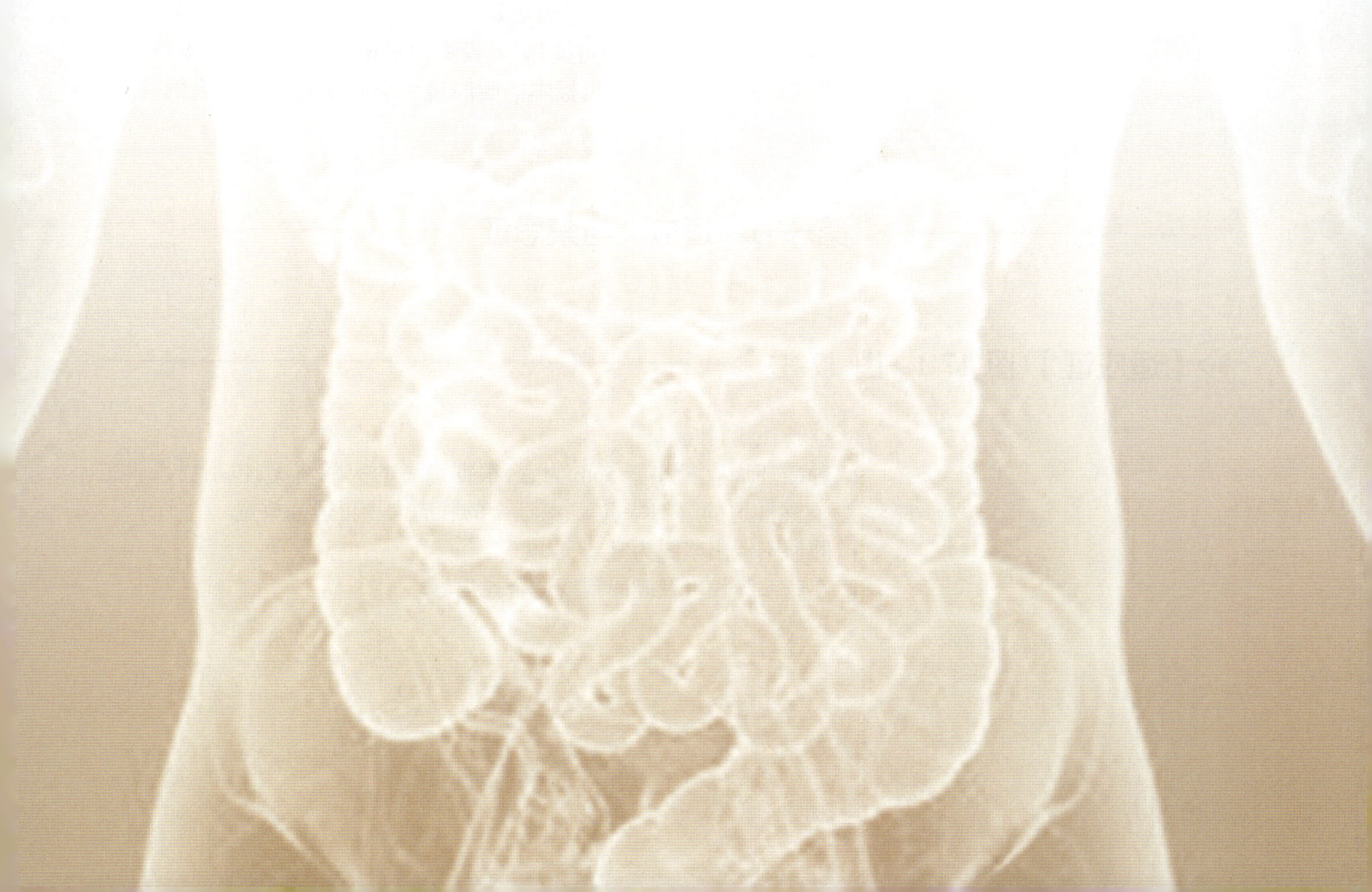

第四十七章 腹部无辅助切口经直肠取标本的小肠肿瘤切除术

【前言】

小肠肿瘤是指从十二指肠起到回盲瓣止的小肠肠管所发生的肿瘤。小肠肿瘤的发生率仅占胃肠道肿瘤的 5% 左右，小肠恶性肿瘤则更为少见。小肠肿瘤的临床表现很不典型，一般与肿瘤的类型、部位、大小、性质及是否有梗阻、出血和转移有关，其诊断较困难，易延误诊断及治疗。良性肿瘤常见有间质瘤、腺瘤、平滑肌瘤、脂肪瘤、血管瘤等，部分可恶变，外科手术是目前的主要治疗方法。随着 NOSES 微创理念的发展以及腹腔镜下消化道重建技巧的提高，NOSES 完全可以治疗小肠肿瘤，取标本的通道可以选择直肠或阴道，这样避免了腹壁取标本的辅助切口，术后腹壁仅存留几处微小的戳卡瘢痕。因此，对于患者来讲，NOSES 表现出了完美的微创效果，加速患者术后康复，减少患者心理创伤，使患者更好地回归社会。同时，对于医师来讲，NOSES 具有良好的安全性和可操作性，没有明显增加手术难度。本章以腹部无辅助切口经直肠肛门取出标本的腹腔镜小肠间质瘤切除术为例，详细介绍。

第一节 适应证与禁忌证

【适应证】（图 47-1~ 图 47-3）

1. 空肠、回肠肿瘤。

2. 肿瘤环周直径小于 5cm 为宜，根据患者的实际情况，包括肠系膜肥厚程度、自然腔道的解剖特点等，其适合的肿瘤大小可适当放宽。

3. 肿瘤不侵出浆膜为宜。

4. 小肠系膜长度及肥厚程度适合拉出者。

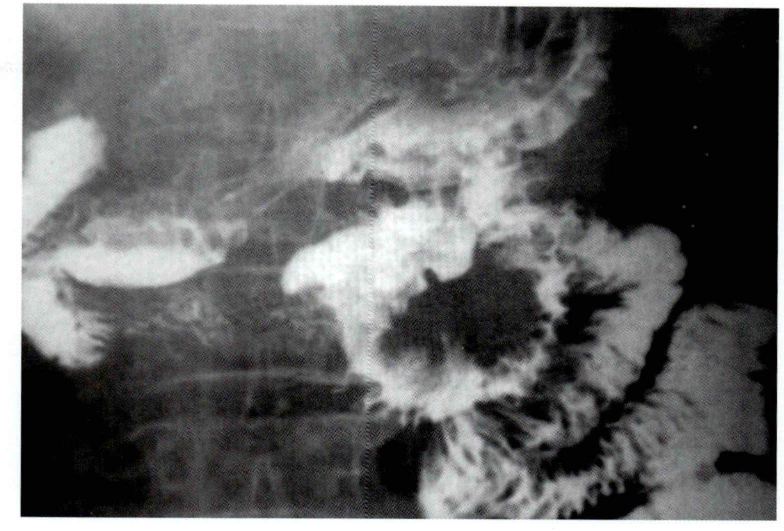

图 47-1　小肠腺瘤

消化道钡剂造影充盈相，空肠近段肠腔局限性狭窄，狭窄区界线分明，管壁僵硬。

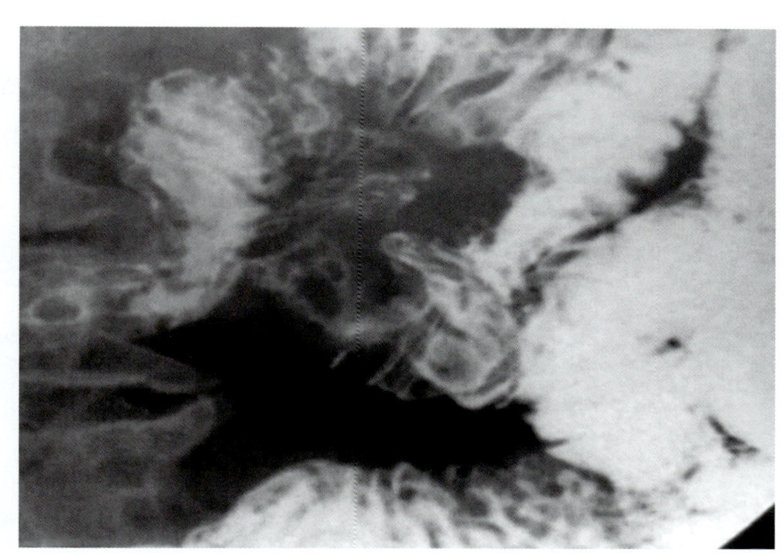

图 47-2　小肠腺瘤

消化道钡剂造影黏膜相，局部黏膜破坏并息肉样黏膜缺损。

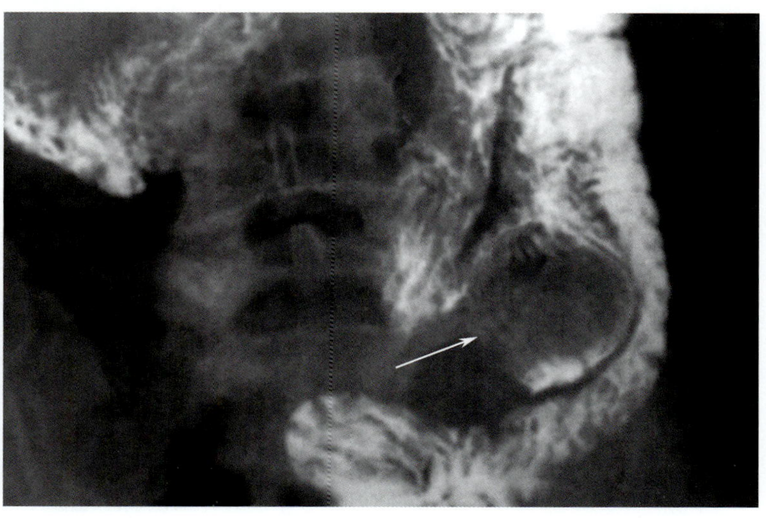

图 47-3　小肠间质瘤

消化道钡剂造影小肠处可见类圆形充盈缺损(箭头)，轮廓光整，表面黏膜展平，邻近肠曲推移。

【禁忌证】

1. 肿瘤体积过大，取出有困难者。
2. 小肠系膜过于肥厚无法经直肠或阴道拉出者。
3. 过于肥胖者（BMI>35kg/m^2）。

第二节 麻醉、体位、戳卡位置与术者站位

【麻醉方式】

全身麻醉或全身麻醉联合硬膜外麻醉。

【手术体位】

患者取平卧截石位，右侧大腿需稍平一些，有利于术者操作（图 47-4）。经直肠取出标本时调整为头低足高位，有利于盆腔手术区域操作（图 47-5）。

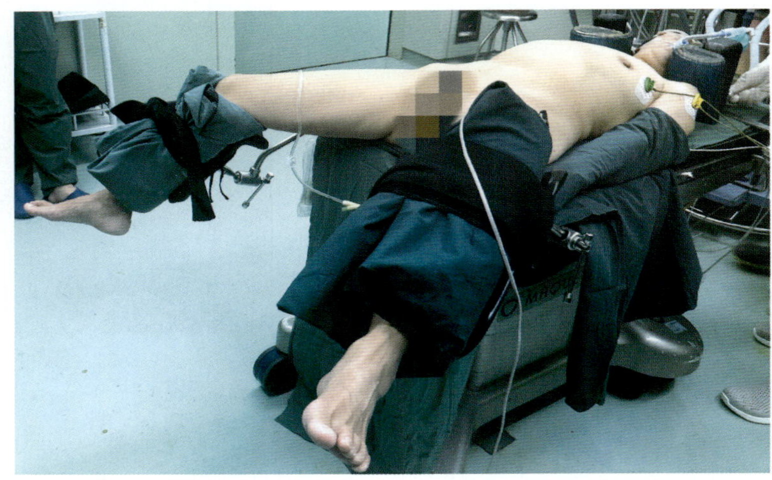

图 47-4 小肠部位操作患者体位

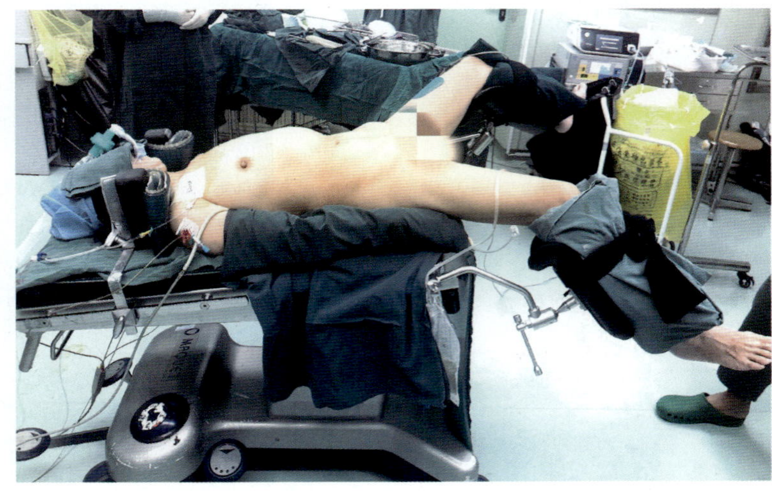

图 47-5 盆腔操作患者体位

【戳卡位置】(图 47-6)

小肠活动度大，肿瘤位置不易确定，可先放置镜头戳卡孔和主操作戳卡孔探查，然后再确定其他操作孔位置，但仍需兼顾盆腔区域手术操作。

1. 腹腔镜镜头戳卡孔（10mm 戳卡） 位于脐窗中。

2. 术者主操作孔（12mm 戳卡） 位于脐与右侧髂前上棘连线中外 1/3 处。

3. 术者辅助操作孔（5mm 戳卡） 位于平行脐右侧 10cm 处。

4. 助手操作孔（5mm 戳卡） 位于脐水平左上方腹直肌外缘。

以上为四孔法戳卡位置，根据患者肿瘤位置、患者体形、肠系膜肥厚程度、操作过程等，可放置助手辅助操作孔。

5. 助手辅助操作孔（5mm 戳卡） 位于脐与左髂前上棘连线中外 1/3 处，该钳操作较少，主要起提拉作用，靠外侧便于兼顾放置引流管。

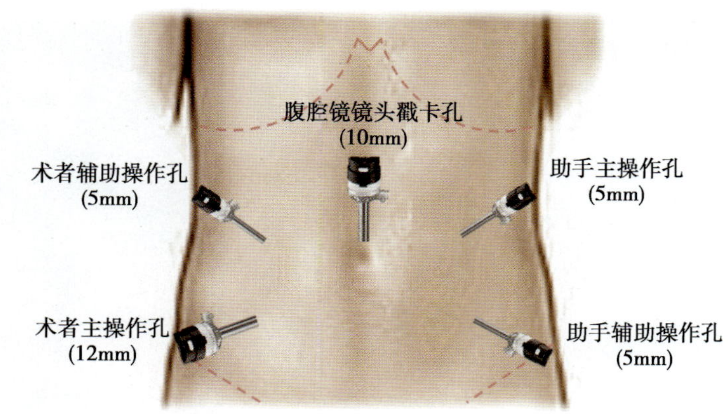

图 47-6　戳卡位置（五孔法）

【术者站位】

术者站位于患者右侧，助手站位于患者左侧，扶镜手站位于术者同侧（图 47-7）。

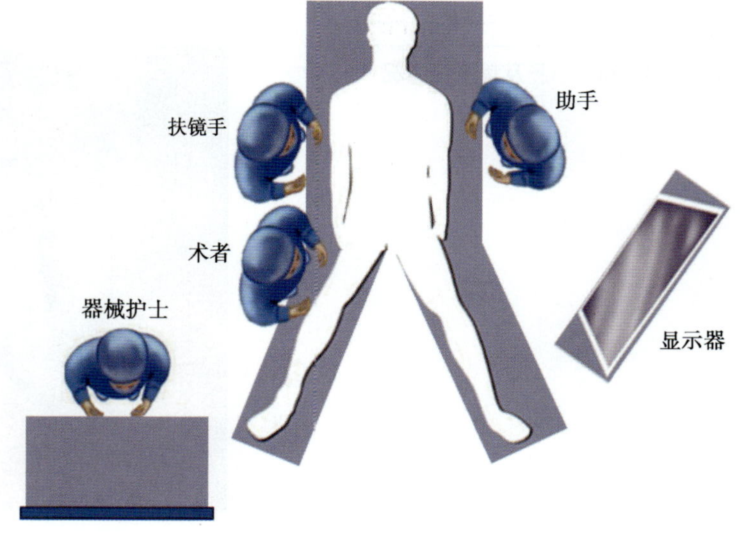

图 47-7　术者站位

【特殊手术器械】

根据小肠肿物特点及取出标本腔道，可选择的特殊手术器械包括超声刀、腔内切割闭合器、无菌保护套等。

第三节　手术操作步骤、技巧与要点

【探查与手术方案制订】

在详细的术前检查和术前方案评估的基础上，探查分三步。

1. 常规探查　进镜至腹腔，观察肝、胆囊、胃、脾、结肠、小肠、大网膜和盆腔有无肿瘤种植。

2. 肿瘤探查　肿瘤的具体位置、大小（图 47-8）。

图 47-8　探查肿瘤位置

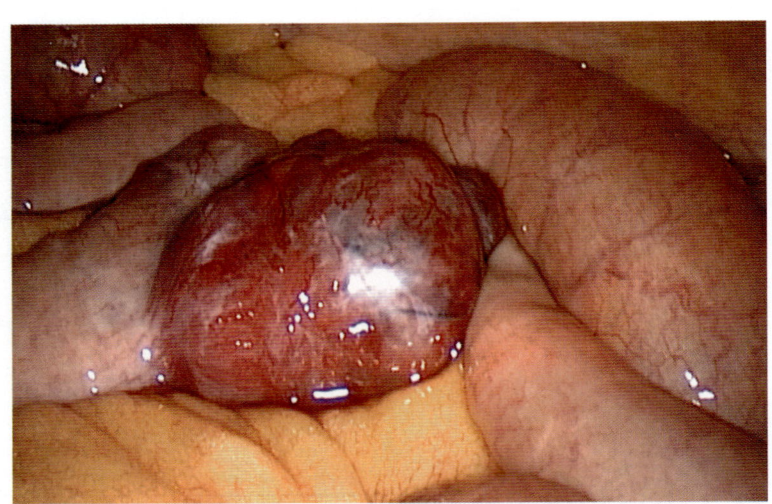

3. 解剖结构的判定　判定小肠系膜肥厚程度是否合适经直肠拉出体外（图 47-9）。同时探查盆腔有无异常，是否可以进行经直肠肛门取标本的操作。

图 47-9　判定小肠及其系膜情况

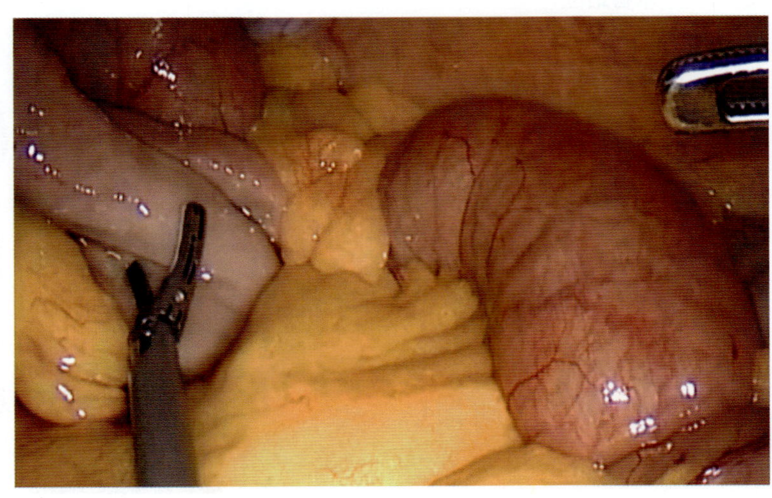

【解剖与分离】

1. 确定切除范围及小肠系膜裁剪 术者与助手将肿瘤所在的小肠肠袢伸平展开，观察系膜血管走行及三级弓，确定手术切除范围。术者用超声刀裁剪小肠系膜（图 47-10），离断系膜血管，根据小肠肿瘤性质及小肠血供情况在距肿瘤上、下缘5~10cm处裸化小肠（图 47-11、图 47-12）。

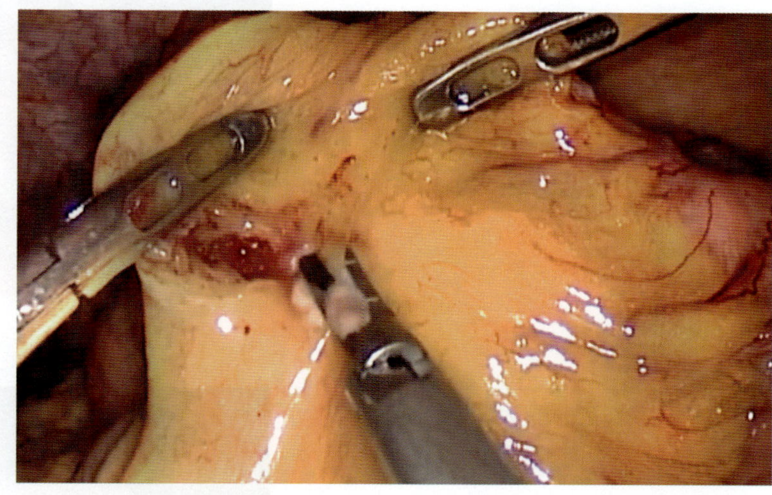

图 47-10 裁剪小肠系膜

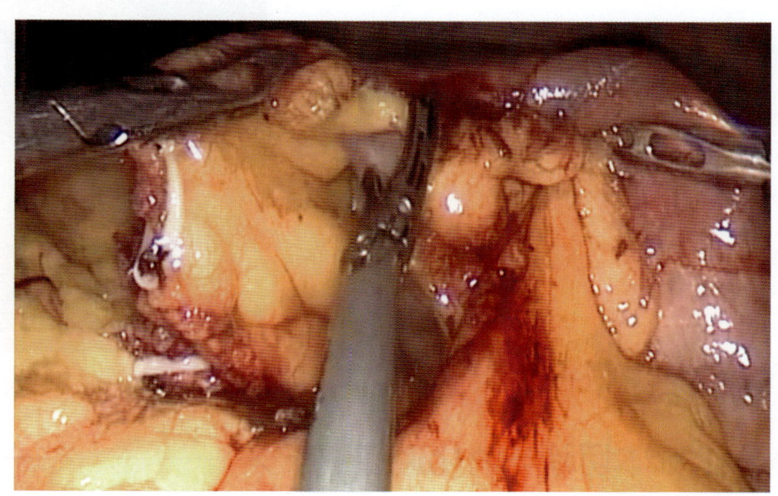

图 47-11 根据肿瘤位置及血供情况离断系膜血管、裸化小肠

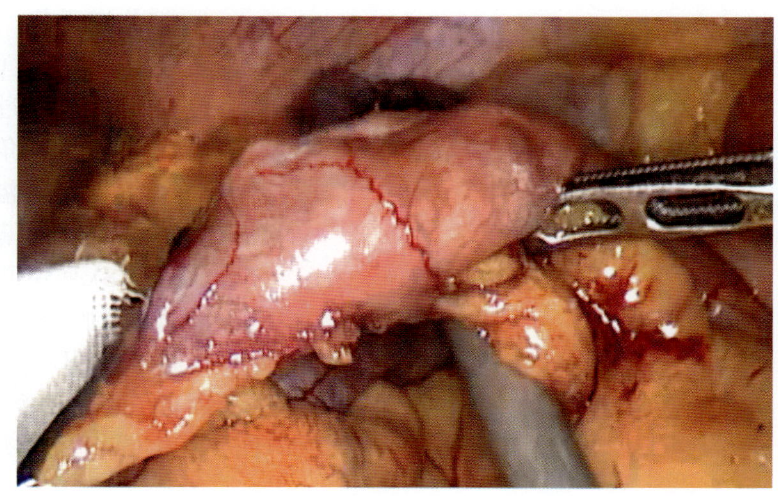

图 47-12 裸化的小肠

2. 小肠的离断　术者使用腔内切割闭合器在小肠裸化处血供线内离断小肠，手术过程中应时刻遵循无菌无瘤原则，使用酒精纱布片擦拭小肠残端（图 47-13、图 47-14）。

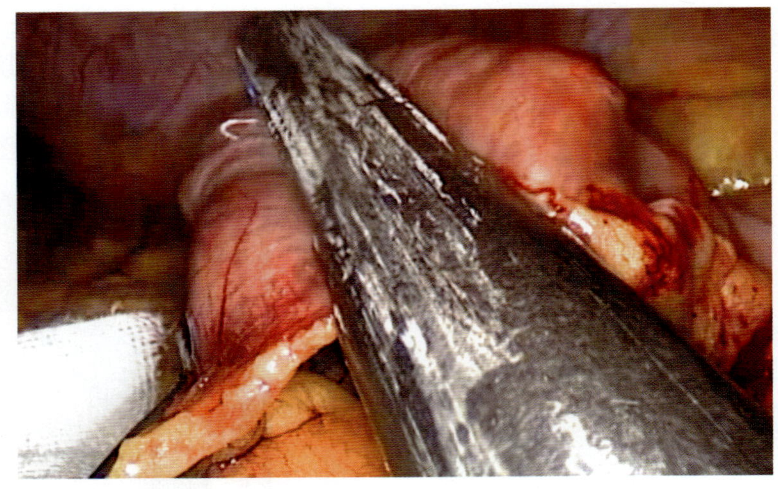

图 47-13　腔内切割闭合器在小肠预切断处离断小肠

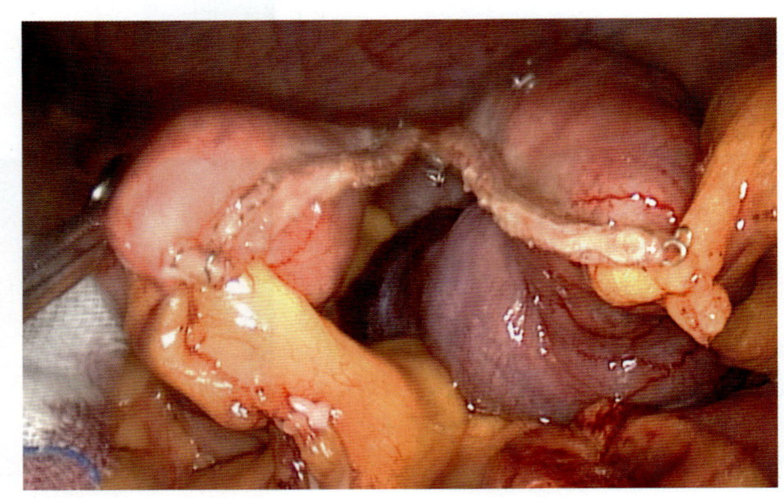

图 47-14　离断后的小肠

【标本切除与消化道重建】

1. 消化道重建　将距离小肠远、近残端 6~8cm 处（根据腔内切割闭合器长度而定）的小肠行“8”字缝合，以确定小肠吻合位置，避免操作过程中小肠滑脱（图 47-15）。使用超声刀将小肠远、近残端一角切除，暴露肠腔，切口大小 0.5~1cm，避免切口过大、小肠液溢出，也方便下一步闭合操作（图 47-16、图 47-17）。将腔内切割闭合器置入肠腔，行小肠对系膜侧切割闭合（图 47-18），使用酒精纱布片消毒肠腔内闭合端，同时观察有无活动性出血，如有活动性出血，需缝合止血（图 47-19）。最后使用腔内切割闭合器闭合小肠共同开口，闭合前可使用可吸收线固定预闭合端，闭合后需再次使用酒精纱布片消毒闭合端（图 47-20、图 47-21），并检查吻合口是否通畅、确切。

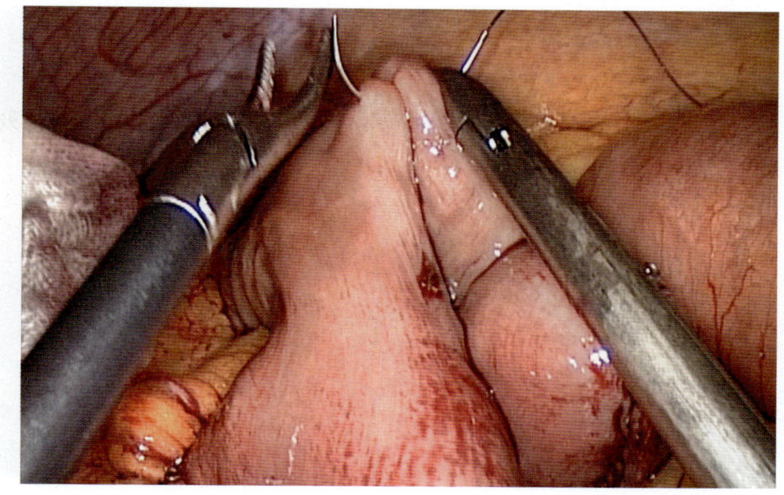

图 47-15　“8”字缝合固定小肠

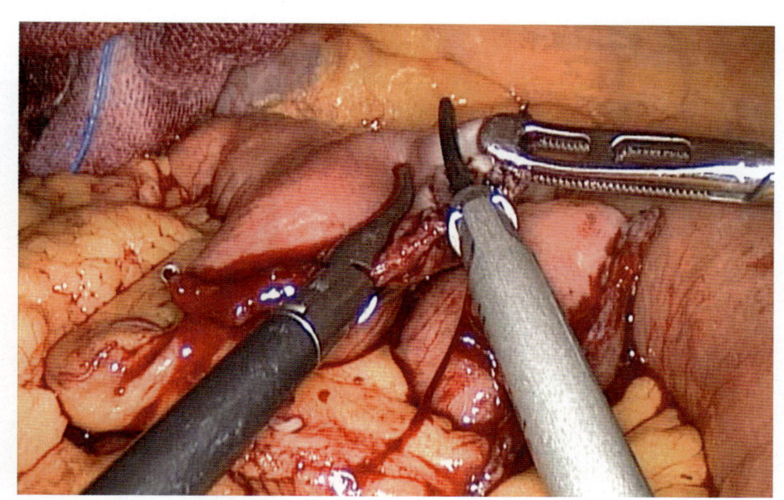

图 47-16　超声刀切除小肠闭合端一角，暴露肠腔

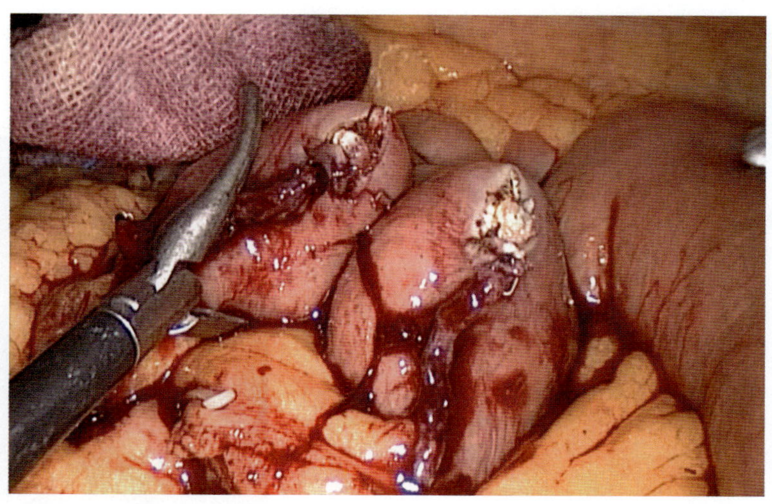

图 47-17　小肠肠腔暴露

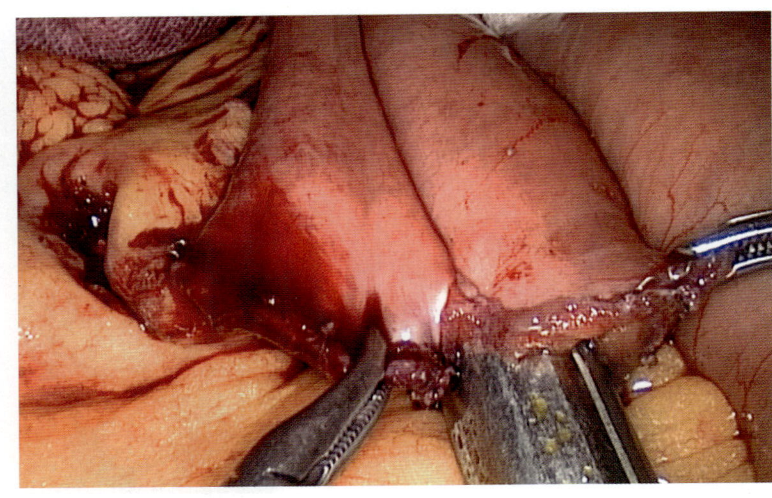

图 47-18 将腔内切割闭合器置入肠腔，行小肠对系膜侧切割闭合

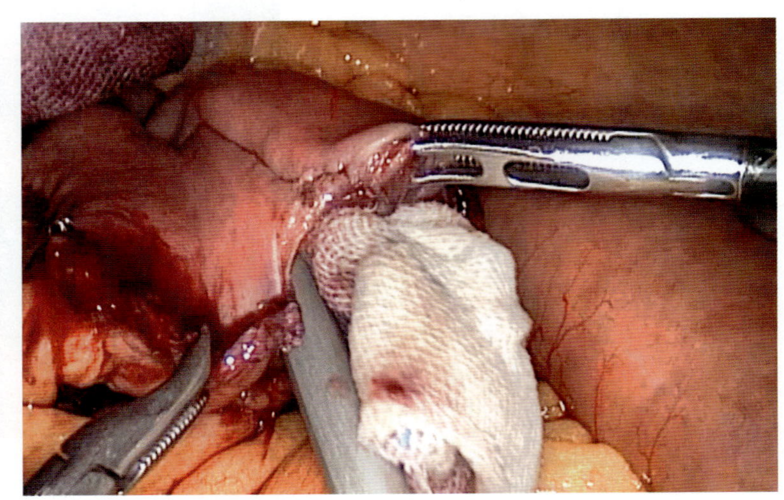

图 47-19 酒精纱布片消毒肠腔，并观察有无活动性出血

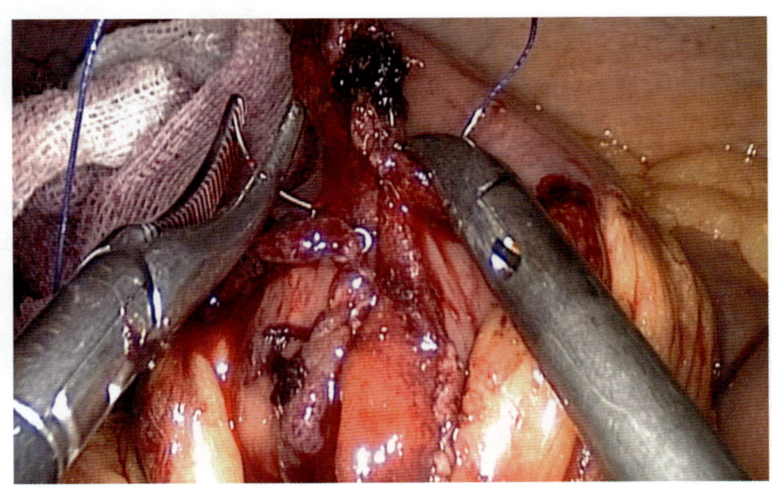

图 47-20 可吸收线固定小肠切口

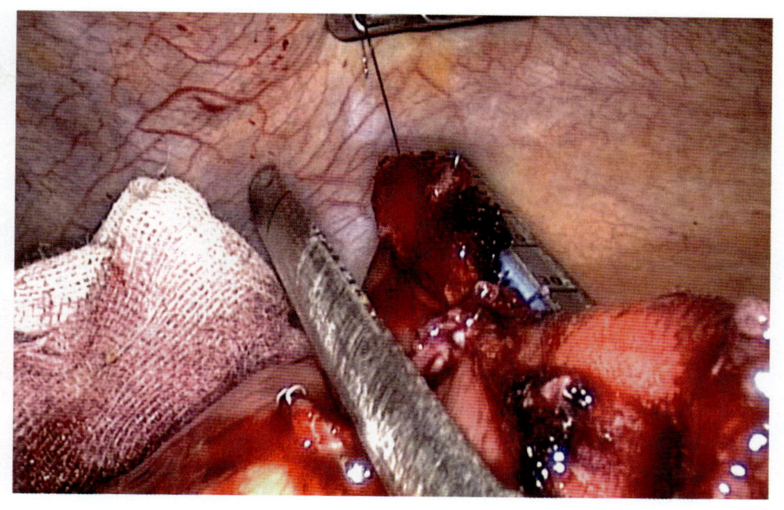

图 47-21 腔内切割闭合器闭合小肠切口

2. **关闭小肠系膜** 关闭小肠系膜，避免术后出现内疝（图 47-22）。

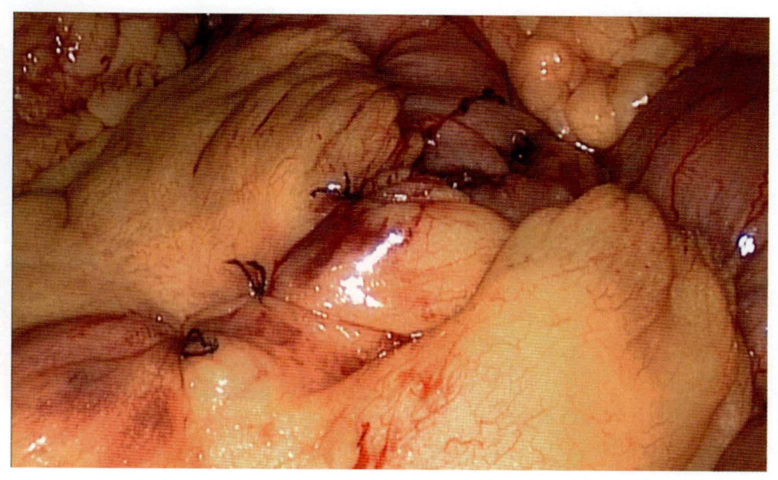

图 47-22 关闭小肠系膜

3. **打开直肠前壁、放置无菌塑料保护套** 充分扩肛后，用大量碘附盐水冲洗直肠，使用超声刀切开直肠前壁。无菌塑料保护套内层涂抹碘附润滑，术者将保护套经主操作孔置入腹腔（图 47-23）。助手自肛门将卵圆钳经直肠放置至直肠前壁切口处（图 47-24）。卵圆钳夹住无菌塑料保护套的一端，术者和助手夹住切口处远端直肠，避免直肠外翻，向外拖出部分无菌保护套，剩余在盆腔内的部分应避免过短难以钳夹（图 47-25、图 47-26）。

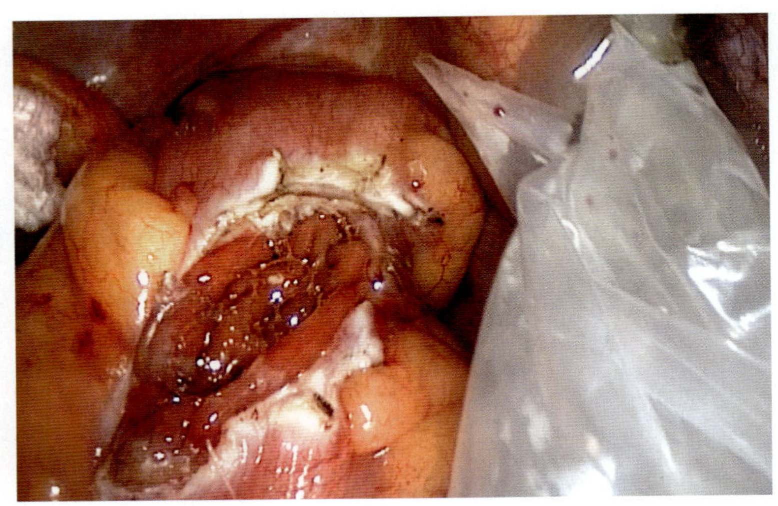

图 47-23 切开直肠前壁、放置无菌塑料保护套

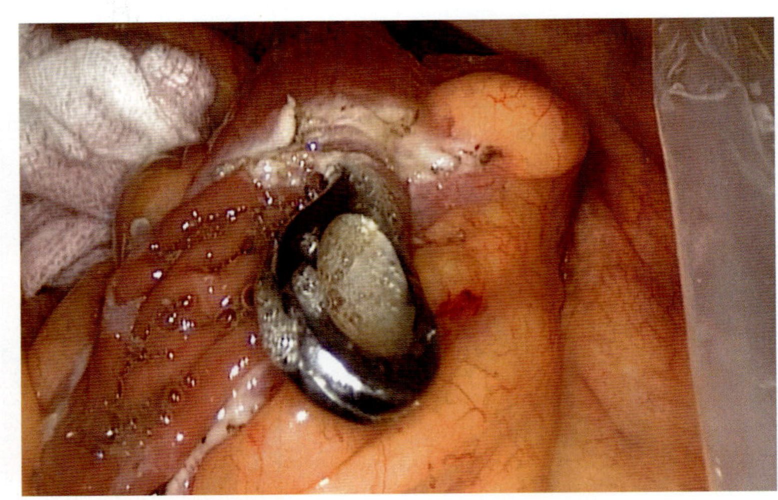

图 47-24 置入卵圆钳

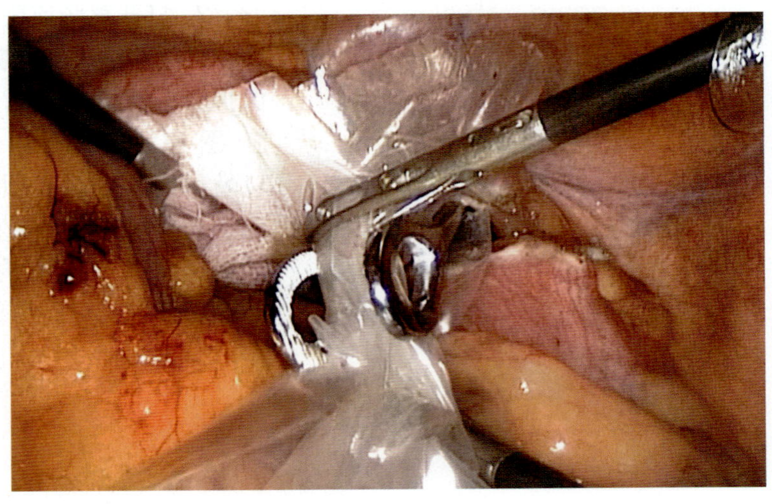

图 47-25 将无菌塑料保护套经直肠前壁切口拖出

图 47-26 部分无菌塑料保护套应留在盆腔内

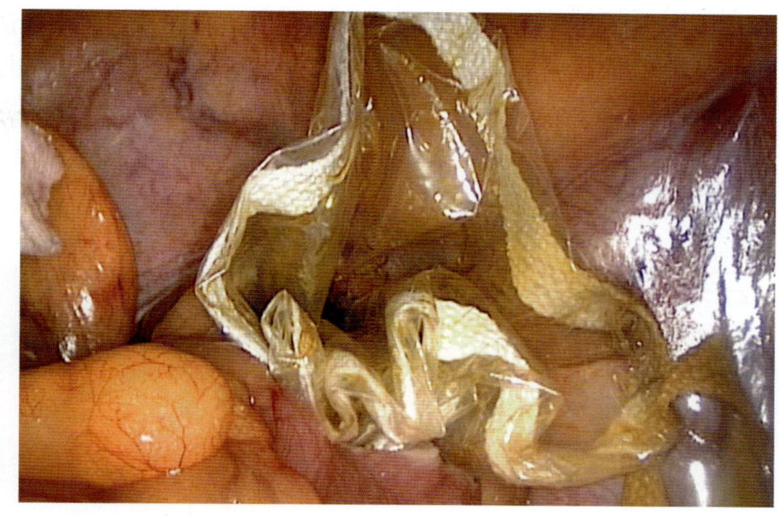

4. 小肠及系膜标本的取出 术者或助手钳夹无菌保护套，将小肠及系膜标本置入保护套内，调整方向，与助手配合，柔和缓慢地将标本经无菌保护套拖出(图 47-27)。标本拖出后，拉紧或系紧无菌塑料保护套末端，将保护套一并拖出(图 47-28)。

图 47-27 小肠及系膜标本经直肠拖出

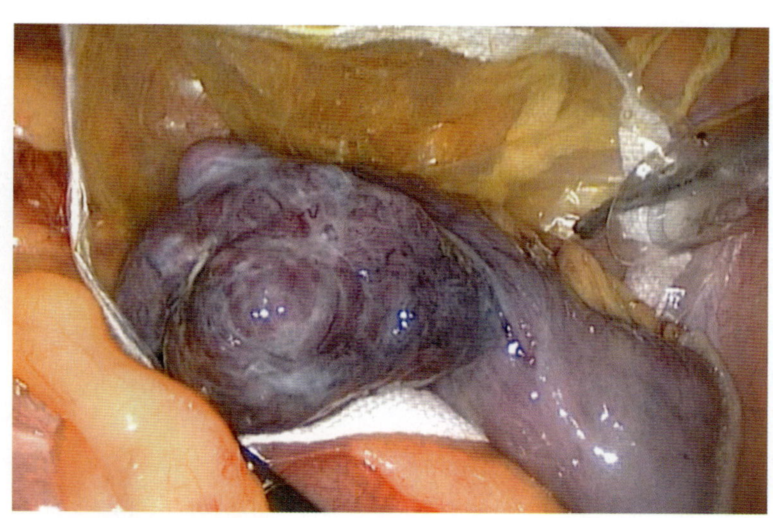

图 47-28 拖出无菌塑料保护套

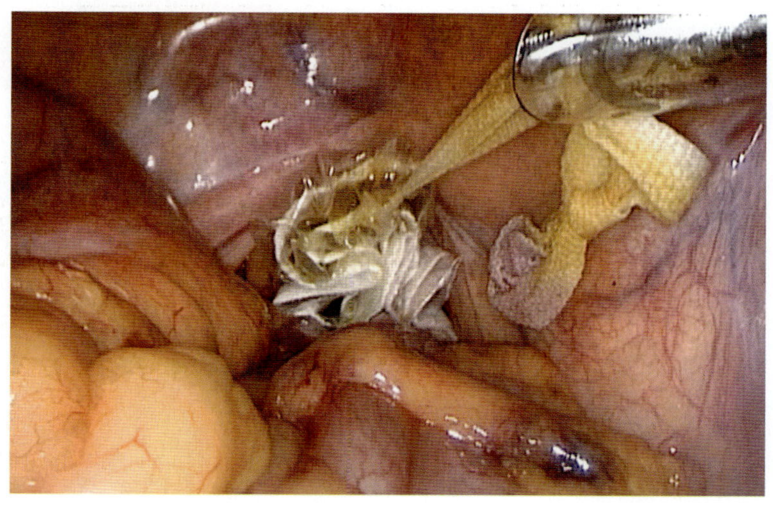

5. 闭合直肠前壁切口　可缝合固定直肠前壁切口两端，避免闭合过程中肠管脱出，使用腔内切割闭合器闭合直肠前壁切口(图 47-29)，闭合后用酒精纱布片消毒闭合端，如有出血可缝合止血。注水注气试验检查直肠闭合处是否通畅，有无出血及渗漏(图 47-30)。

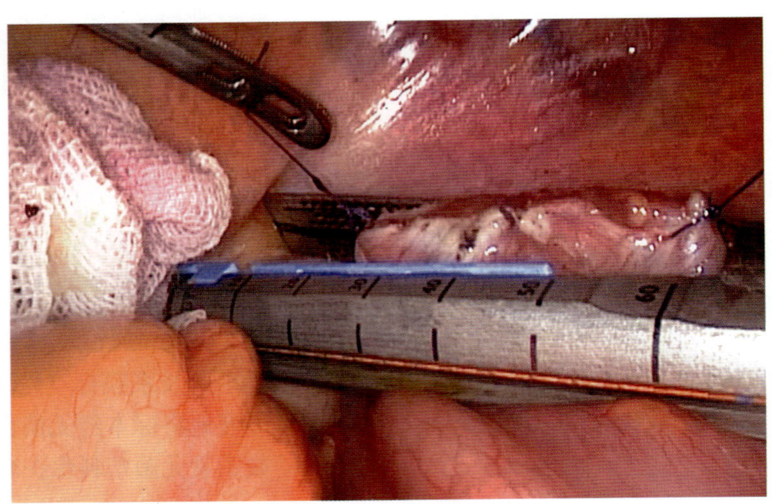

图 47-29　切割闭合器闭合直肠前壁切口

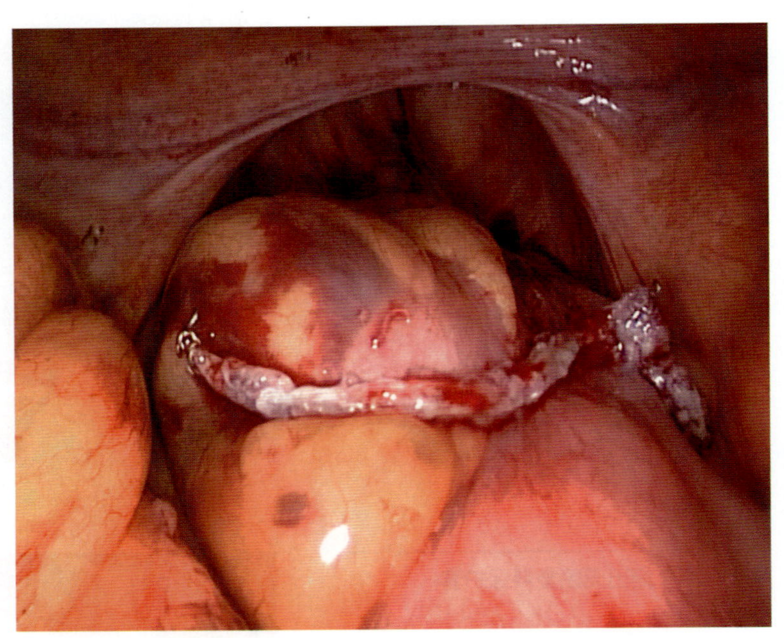

图 47-30　检查吻合口

6. 腹腔冲洗、留置引流管　用生理盐水或蒸馏水冲洗盆腔，留置引流管。关闭戳卡孔，清点纱布器械确切无误，术毕。

【术后腹壁及标本照片】(图 47-31、图 47-32)

图 47-31　术后腹壁照片

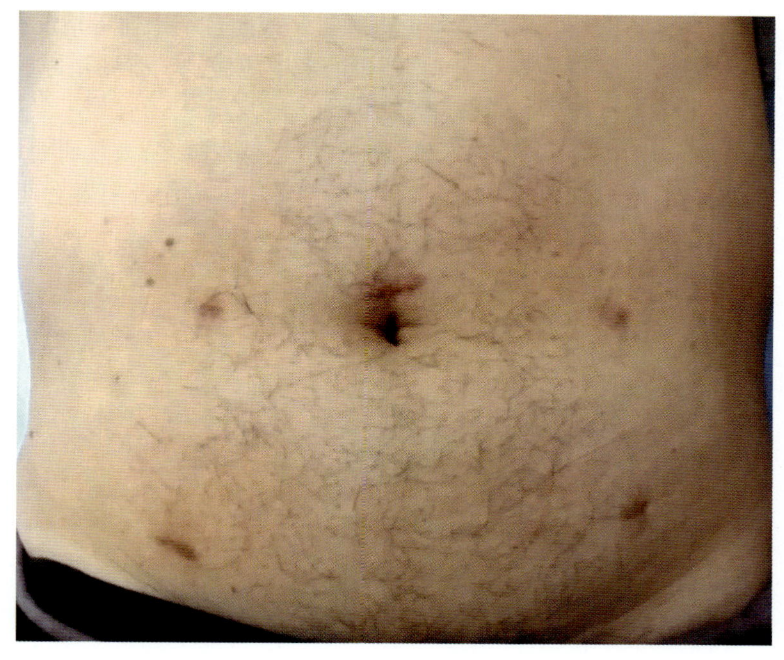

图 47-32　标本照片

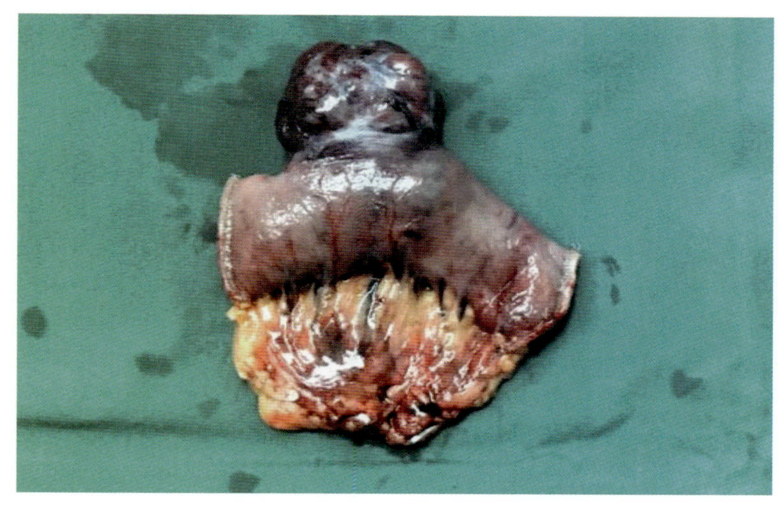

第四节　手术相关要点、难点、热点剖析

对于小肠肿瘤，如小肠间质瘤，肿瘤完整切除是施行手术治疗的基本原则，这就要求手术切除范围足够，尽量达到切缘阴性的标准，即应做到 R_0 切除(显微镜下无肿瘤残留)。除此之外，小肠间质瘤大多悬垂在小肠浆膜面或其肠系膜上，特别是肿瘤体积较大者，若术中操作不当极易造成肿瘤破溃，故术中需仔细小心操作，注意保持肿瘤包膜的完整性。原则上不在手术过程中进行瘤体探查，以避免器械及手术操作过程中带来的各种锐、钝性损伤，而造成肿瘤在腹腔内广泛播散及种植转移。大多数学者一般认为，在完整切除肿瘤的基础上，不需要进行淋巴结广泛清扫，这是由于胃肠间质瘤不同于癌，其主要生长方式为外

生膨胀性，而非弥漫浸润性，主要转移途径为血行转移及腹腔种植转移，而极少发生淋巴转移。因此，系统化淋巴结清扫可能适得其反，在增加并发症的同时，还会影响患者术后的恢复。其他小肠肿瘤也应根据其肿瘤特点选择个体化的手术方案。

除此之外，术中应进行充分扩肛，标本取出过程中避免暴力拉拽，仔细轻柔操作以预防肛门括约肌损伤，闭合直肠残端时应严格避免直肠狭窄或闭合端出血等情况的出现。有条件的单位也可运用术中肠镜进行确认，此举更为安全可靠。并且，术中应做到消毒肠道断端、使用标本袋拖出标本、术后冲洗腹腔和盆腔等，手术过程尽可能符合无菌原则。

如今，国内有关 NOSES 的研究和报道越来越多，大量研究结果也表明，NOSES 具有良好的微创效果和可行性，但对于 NOSES 在小肠肿瘤患者中的应用及患者远期获益的研究，尚需外科医师通过大量的此类手术来进一步探索。

（王雪玮 周海涛）

第四十八章　腹部无辅助切口经阴道取标本的小肠肿瘤切除术

【前言】

小肠肿瘤作为临床罕见的肿瘤，由于其早期症状不典型，病理类型复杂，导致其早期诊断困难，误诊率高，缺乏规范化的治疗方法和手段，最终导致该类患者的预后较差。在治疗方面，手术仍然是根治小肠肿瘤的最主要的治疗方法，与此同时，以腹腔镜手术为代表的微创外科更是异军突起。研究表明，与开腹手术相比，腹腔镜小肠切除具有良好的短期收益。随着手术入路从“常规切口”逐渐向“最小切口”，甚至“无切口”方向的演进，小肠肿瘤 NOSES 的可行性和安全性也在进一步被探索。与第四十七章经直肠取标本的小肠肿瘤 NOSES 相比，经阴道取标本手术能够充分利用阴道的延展性，并且能够避免直肠切口的产生，因此更推荐女性小肠患者采用该种方式。

第一节　适应证与禁忌证

【适应证】

1. 空肠、回肠肿瘤。
2. 肿瘤环周直径小于 5cm 为宜，根据患者的实际情况，包括肠系膜肥厚程度、自然腔道的解剖特点等，其适合的肿瘤大小可适当放宽。
3. 肿瘤不侵出浆膜为宜。
4. 小肠系膜长度及肥厚程度适合拉出者。

【禁忌证】

1. 肿瘤体积过大，取出有困难者。
2. 小肠系膜过于肥厚无法经阴道拉出者。
3. 过于肥胖者（BMI>35kg/m^2）。

第二节　麻醉、体位、戳卡位置与术者站位

【麻醉方式】

全身麻醉或全身麻醉联合硬膜外麻醉。

【手术体位】

患者取平卧截石位，右侧大腿需稍平一些，有利于术者操作（图 48-1）。

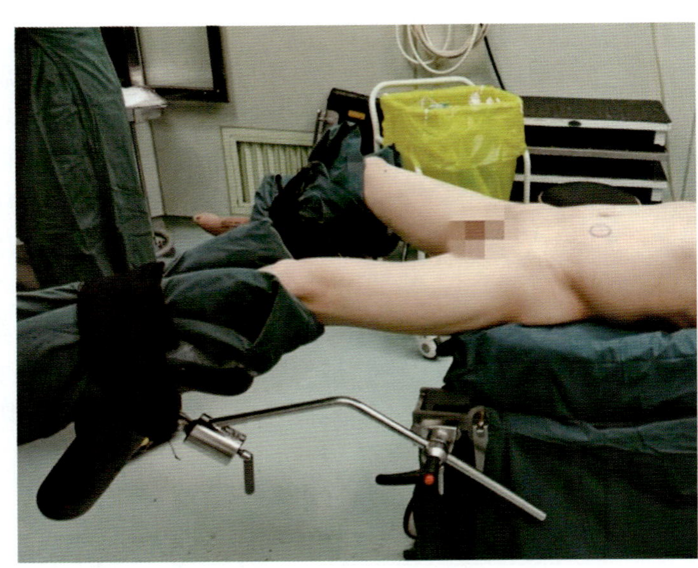

图 48-1　患者体位

【戳卡位置】（图 48-2）

小肠活动度大，肿瘤位置不易确定，可先放置镜头戳卡孔和主操作戳卡孔探查，然后再确定其他操作孔位置，但仍需兼顾盆腔区域手术操作。

1. **腹腔镜镜头戳卡孔（10mm 戳卡）**　位于脐窗中。

2. **术者主操作孔（12mm 戳卡）**　位于脐与右侧髂前上棘连线中外 1/3 处。

3. **术者辅助操作孔（5mm 戳卡）**　位于平行脐右侧 10cm 处。

4. **助手操作孔（5mm 戳卡）**　位于脐水平左上方腹直肌外缘。

以上为四孔法戳卡位置，根据患者肿瘤位置、患者体形、肠系膜肥厚程度、操作过程等，可放置助手辅助操作孔。

5. **助手辅助操作孔（5mm 戳卡）**　位于脐与左髂前上棘连线中外 1/3 处，该钳操作较少，主要起提拉作用，靠外侧便于兼顾放置引流管。

图 48-2　戳卡位置(五孔法)

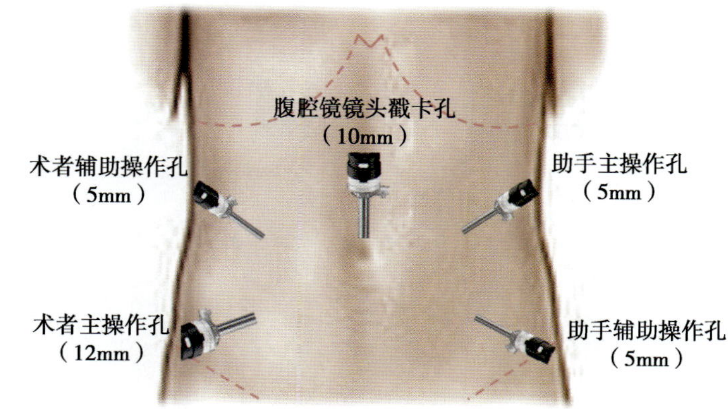

【术者站位】

术者站位于患者右侧,助手站位于患者左侧,扶镜手站位于术者同侧(图 48-3)。

图 48-3　术者站位

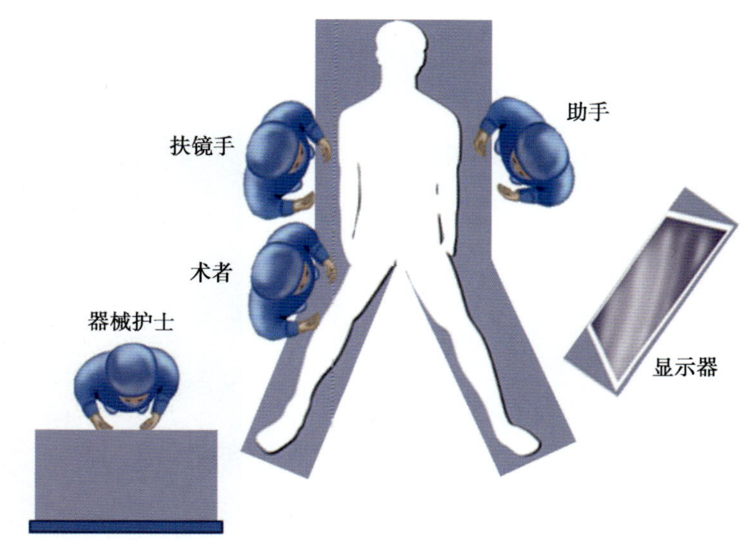

【特殊手术器械】

根据小肠肿物特点及取出标本腔道,可选择的特殊手术器械包括超声刀、腔内切割闭合器、无菌保护套等。

第三节　手术操作步骤、技巧与要点

【探查与手术方案制订】

在详细的术前检查和术前方案评估的基础上,探查分三步。

1. 常规探查　进镜至腹腔,观察肝、胆囊、胃、脾、结肠、小肠、大网膜和盆腔有无肿瘤种植。

2. 肿瘤探查 肿瘤的具体位置、大小(图 48-4)。

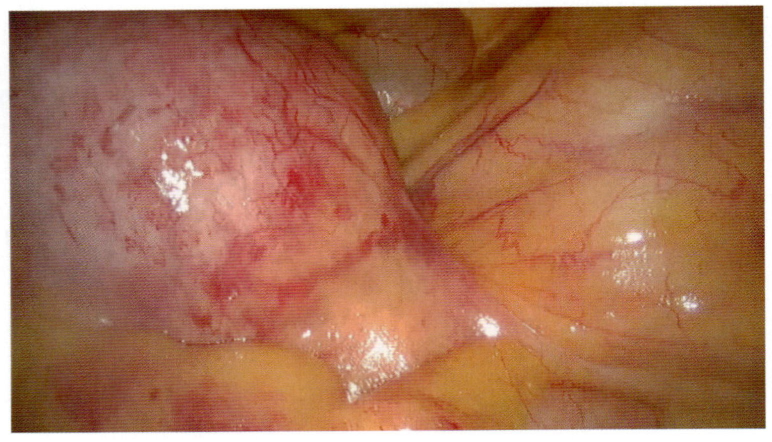

图 48-4 探查肿瘤位置

3. 解剖结构的判定 判定小肠系膜肥厚程度是否合适经阴道拉出体外(图 48-5)。同时探查盆腔有无异常,是否可以进行经阴道取标本的操作。

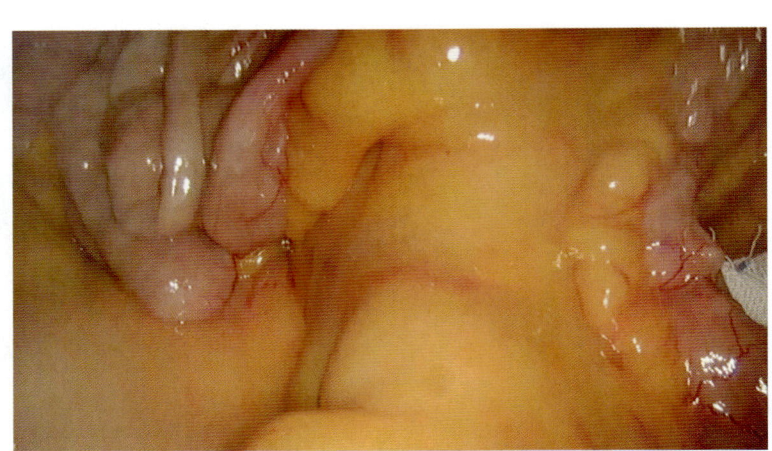

图 48-5 判定小肠及其系膜情况

【解剖与分离】

1. 确定切除范围及小肠系膜裁剪 术者与助手将肿瘤所在的小肠肠袢伸平展开,观察系膜血管走行及三级弓,确定手术切除范围。术者用超声刀裁剪小肠系膜(图 48-6),离断系膜血管,根据小肠肿瘤性质及小肠血供情况在距肿瘤上、下缘5~10cm 处裸化小肠(图 48-7、图 48-8)。

2. 小肠的离断 术者使用腔内切割闭合器在小肠裸化处血供线内离断小肠,手术过程中应时刻遵循无菌无瘤原则(图 48-9、图 48-10)。

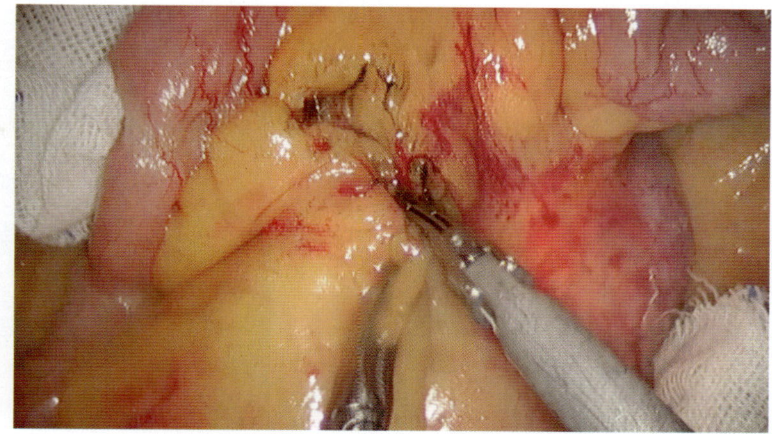

图 48-6　裁剪小肠系膜

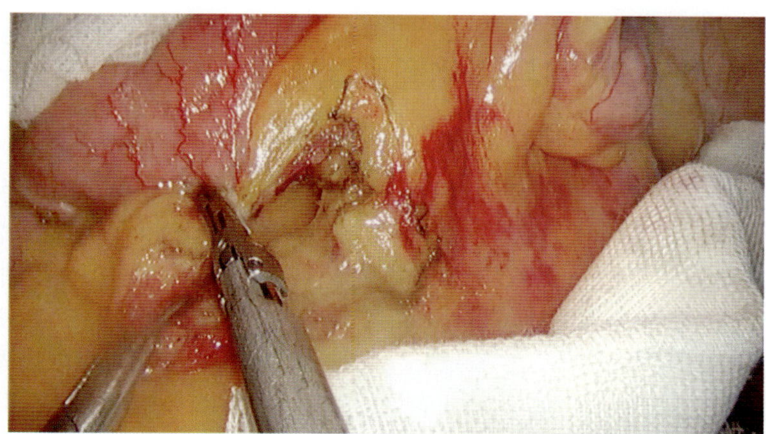

图 48-7　根据肿瘤位置及血供情况离断系膜血管、裸化小肠

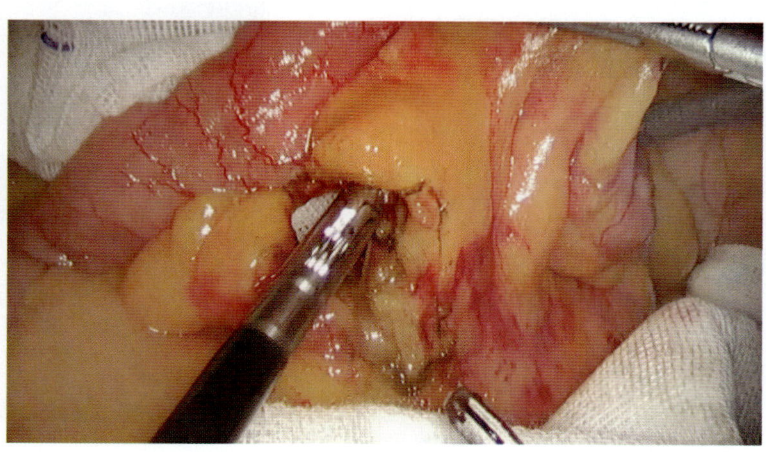

图 48-8　裸化的小肠

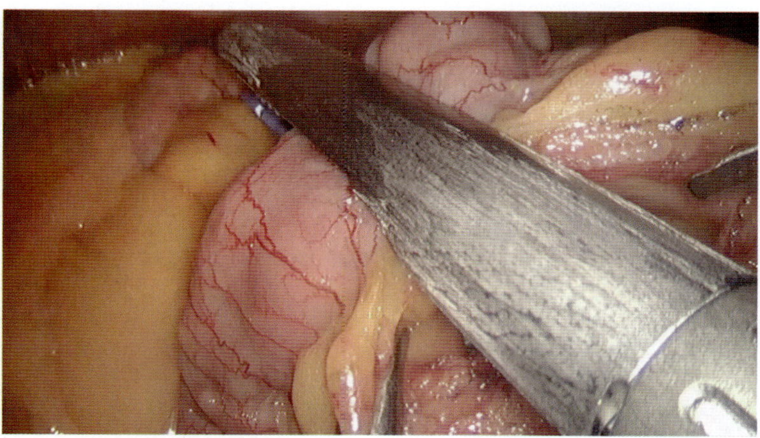

图 48-9　腔内切割闭合器在小肠预切断处离断小肠

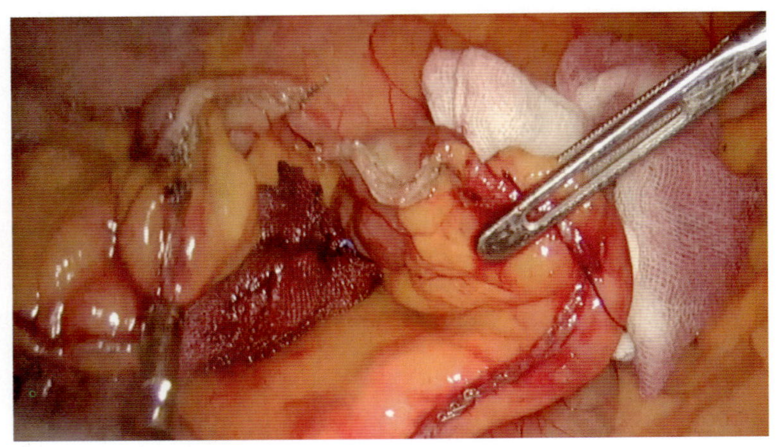

图 48-10 离断后的小肠

【标本切除与消化道重建】

1. 消化道重建 使用超声刀将小肠远、近残端一角切除，暴露肠腔，切口大小 0.5~1cm，避免切口过大、小肠液溢出(图 48-11)。将腔内切割闭合器置入肠腔，行小肠对系膜侧切割闭合(图 48-12)，使用酒精纱布片消毒肠腔内闭合端，同时观察有无活动性出血。最后使用腔内切割闭合器闭合小肠共同开口，闭合前可使用可吸收线固定预闭合端，闭合后需再次使用酒精纱布片消毒闭合端(图 48-13、图 48-14)，并检查吻合口是否通畅、确切。

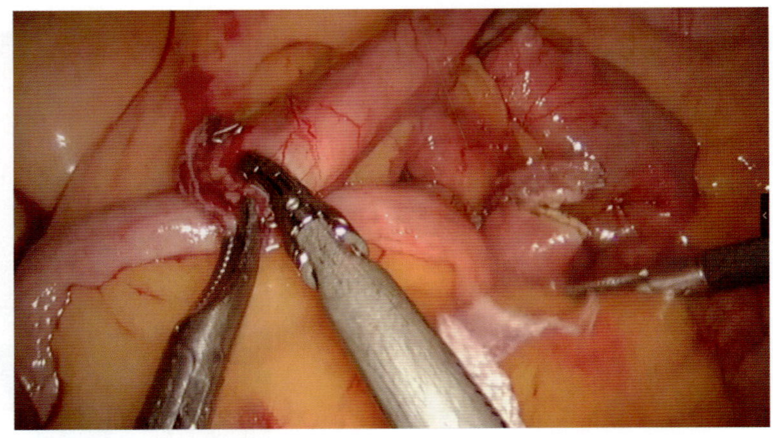

图 48-11 超声刀切除小肠闭合端一角，暴露肠腔

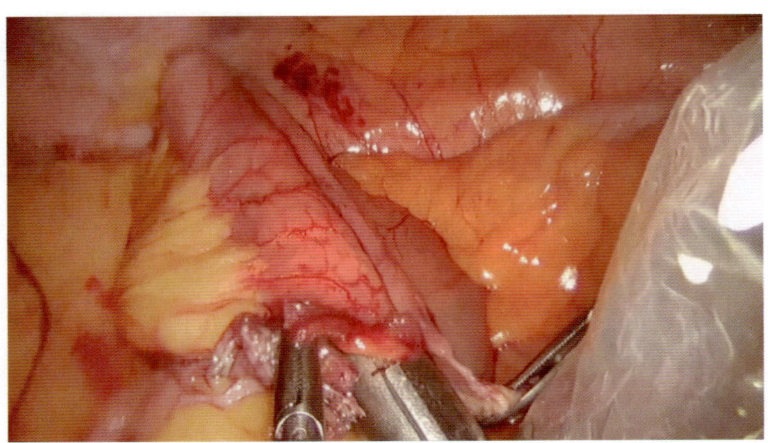

图 48-12 将腔内切割闭合器置入肠腔，行小肠对系膜侧切割闭合

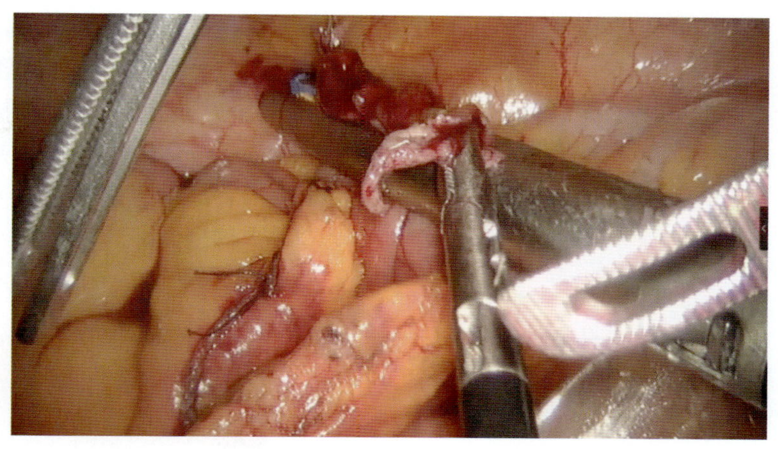
图 48-13　腔内切割闭合器闭合小肠切口

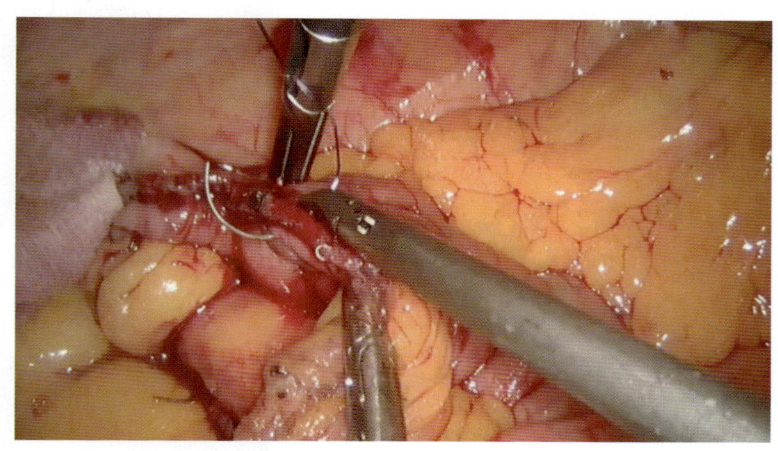
图 48-14　可吸收线加固缝合小肠切口

2. 关闭小肠系膜　关闭小肠系膜，避免术后出现内疝（图 48-15）。

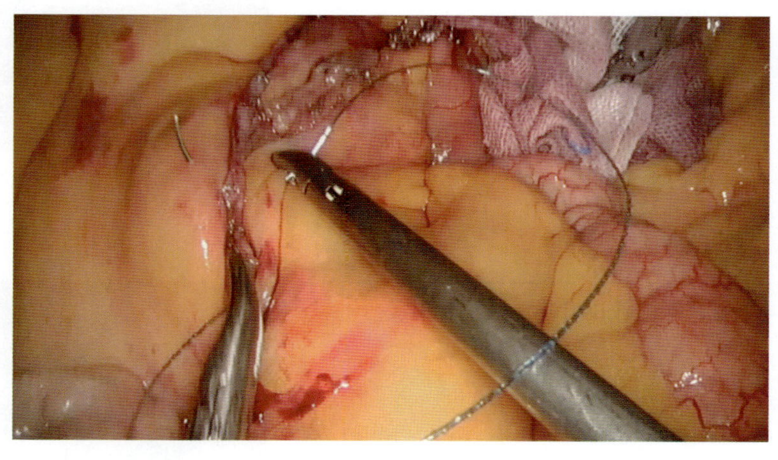
图 48-15　关闭小肠系膜

3. 打开直肠前壁、放置无菌塑料保护套　经左上腹 12mm 戳卡置入无菌塑料保护套（图 48-16），术者与助手配合，撑开无菌套，将腹腔内的纱布及标本置于保护套内（图 48-17），袋口扎紧后以 ham-o-lock 夹紧（图 48-18）。在切开阴道之前，术者需换位置于患者右侧，同时转换腹腔镜显示器位置，患者体位由头高足低位改为头低足高位，助手于体外用举宫器将子宫抬起，进而充分暴露阴道后穹隆（图 48-19）。术者用超声刀横行切开阴道 3cm（图 48-20），纵向牵拉将切口扩展至 5~6cm。术者与助手配合，助手于体外用卵圆钳夹持住标本一端慢慢向外牵拉（图 48-21），术者与助手配合将置入标本的保护套缓缓从阴道拉出，至此标本移出体外。

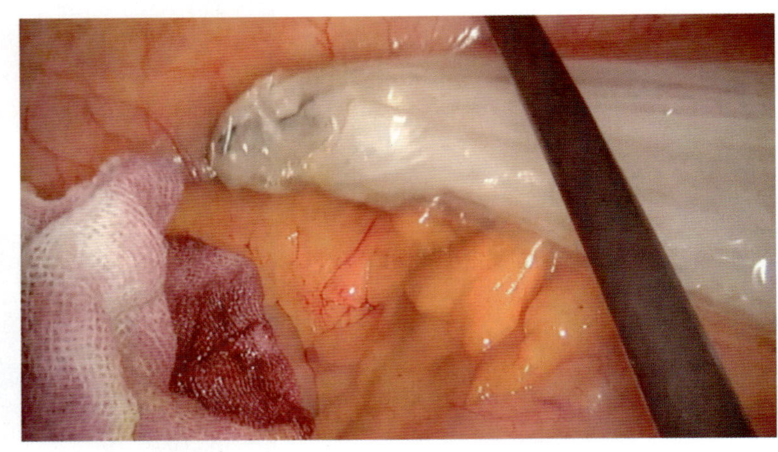

图 48-16　经戳卡置入标本保护套

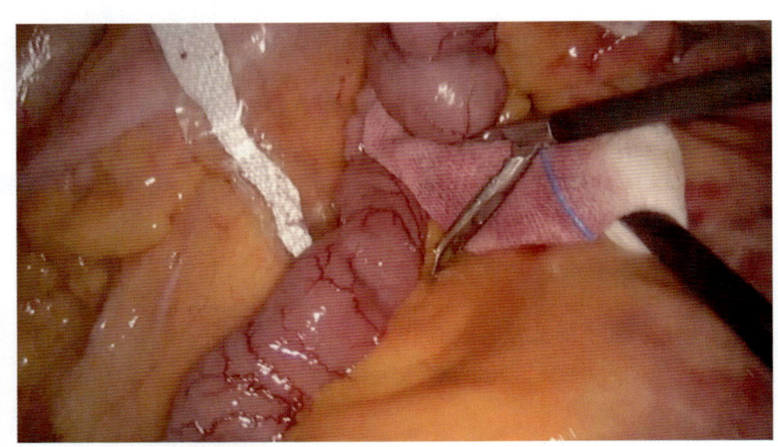

图 48-17　纱布及标本置于保护套内

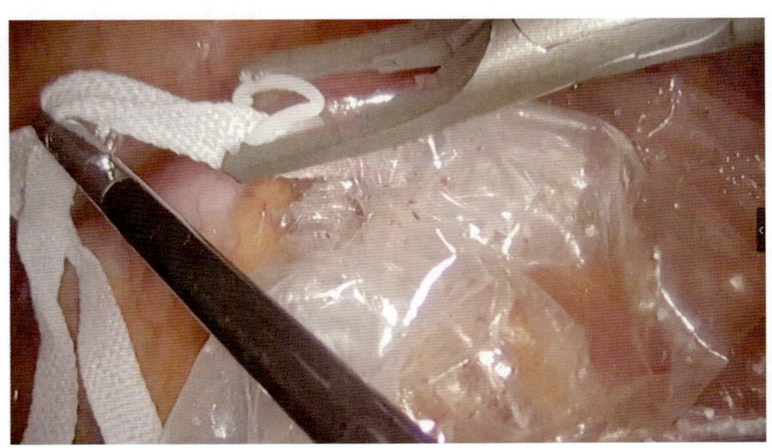

图 48-18　袋口以 ham-o-lock 夹紧

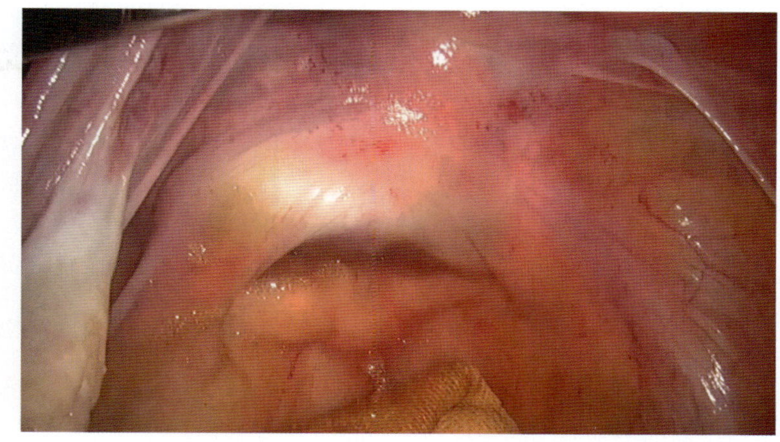

图 48-19　暴露阴道后穹隆

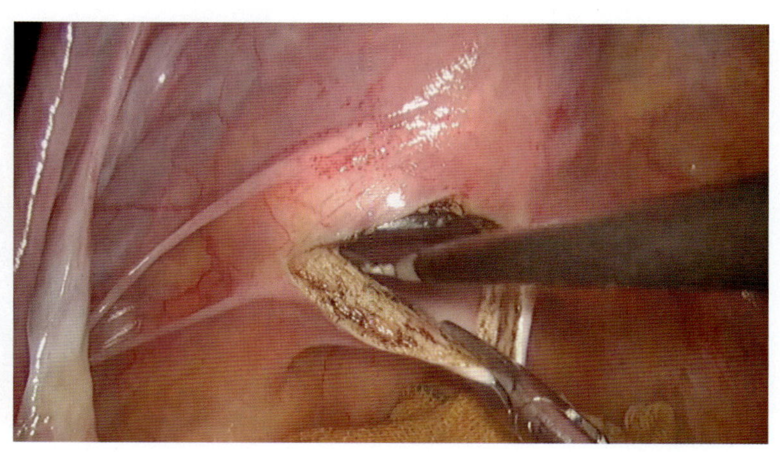

图 48-20　打开阴道后穹隆

配合技巧：

在行阴道切开时，助手将膀胱拉钩尖端置入阴道内，以其尖端顶起阴道后穹隆，有助于术者选择阴道后穹隆的切入点。

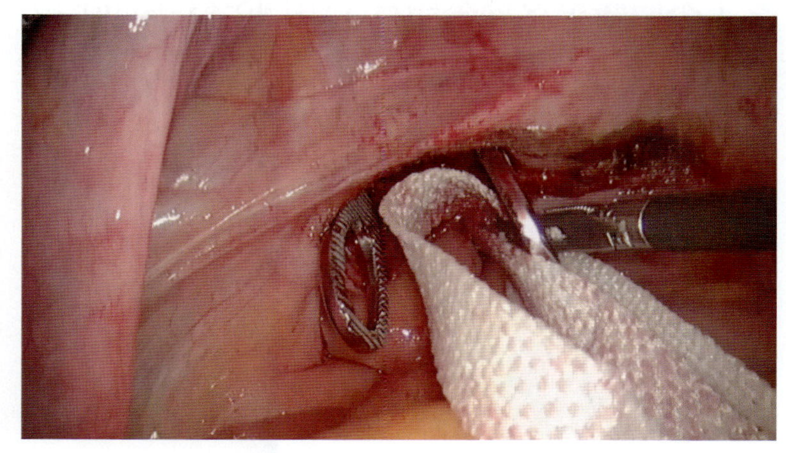

图 48-21　经阴道置入卵圆钳夹持内有标本的保护套

经验分享：

经阴道取标本是手术成功的关键：①准确判断肿瘤的大小及位置。②阴道切口大小要适当。③由于标本两端都是闭合的，往往肠腔内积气，取标本时形成气囊，不利于标本取出。故当一部分标本取出体外时，可在阴道外剖开肠管，减压吸净肠腔内气体，使标本易取出。

4. 缝合阴道切口，关闭戳卡孔　镜下缝合阴道：充分暴露后穹隆切口，使用 V-lock 倒刺线对切口进行连续缝合（图 48-22、图 48-23）。

图 48-22 充分暴露并缝合阴道切口

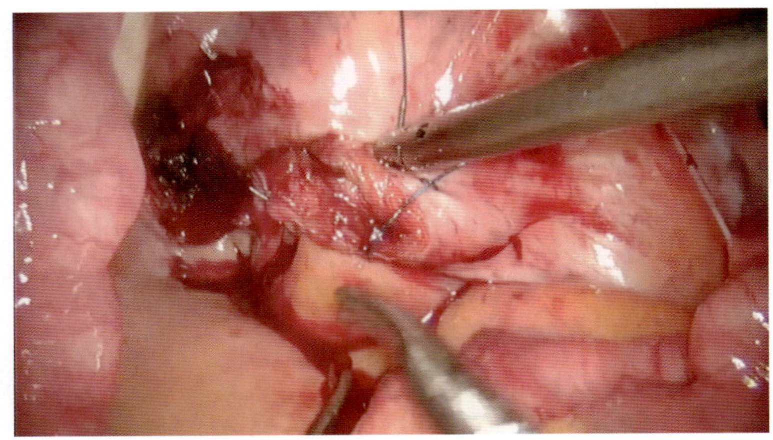

图 48-23 连续缝合阴道切口

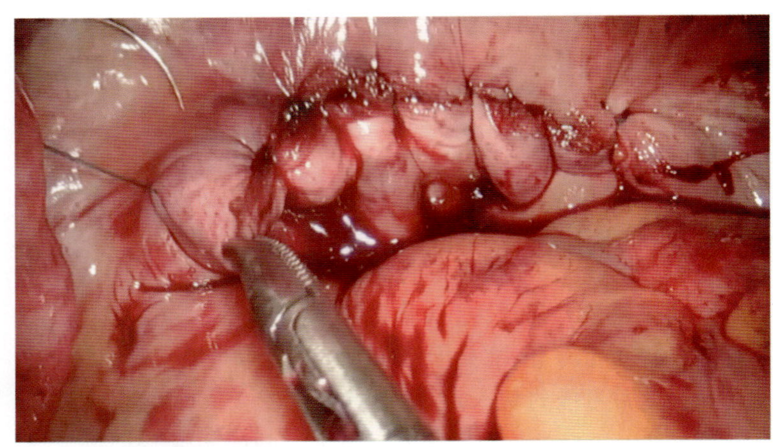

【术后腹壁及标本照片】(图 48-24、图 48-25)

图 48-24 术后腹壁照片

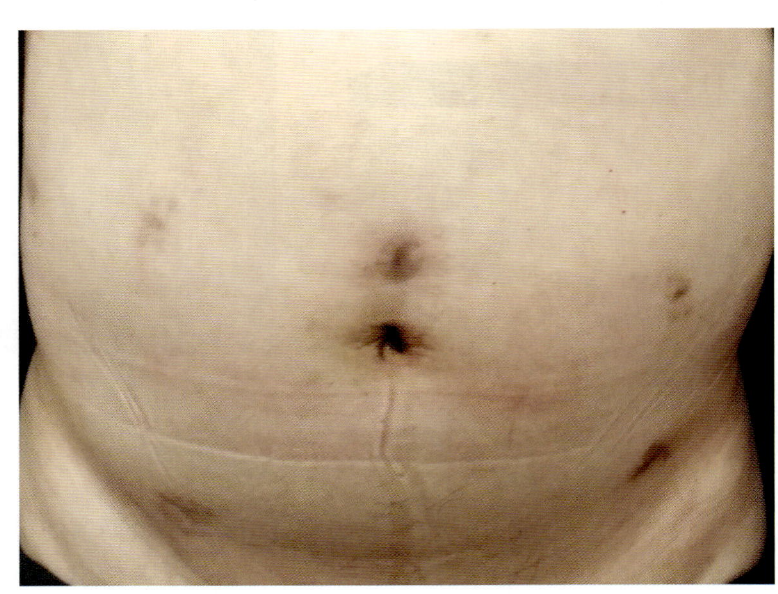

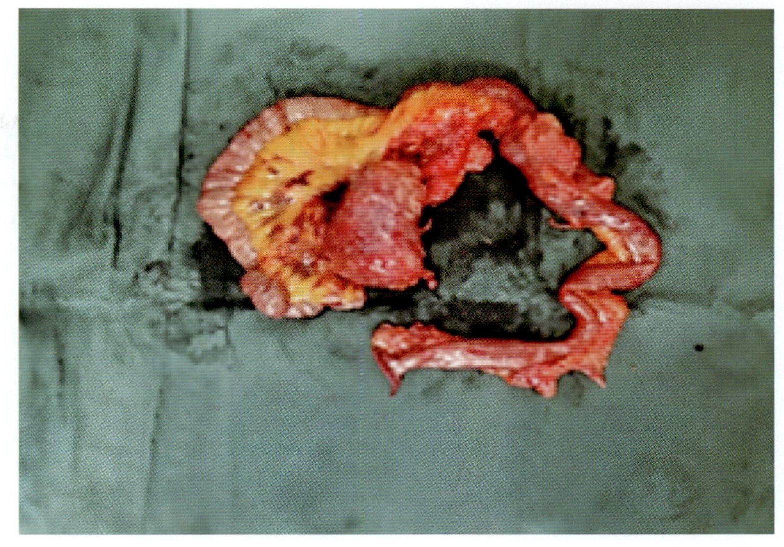

图 48-25　标本照片

第四节　手术相关要点、难点、热点剖析

小肠肿瘤的外科治疗要严格遵循相关原则，外科医师应该根据肿瘤的位置、大小及与周围脏器的关系进行充分的术前判定，严格掌握手术适应证。对于能够根治性切除的患者，建议切除包括肿瘤在内的近端和远端 10~15cm 的肠段，在肠系膜上动脉根部切断、结扎供应血管，同时切除所属系膜及区域淋巴结，如病变累及邻近器官者可行联合脏器切除。对于肿瘤位于末段回肠者，应采取右半结肠切除术。对于病情分期较晚，无法进行根治性手术的患者，可考虑姑息性切除，旨在缓解患者出血或梗阻症状。

目前已有研究证实，与传统开腹手术相比，腹腔镜辅助下切除原发性小肠恶性肿瘤在术中出血量、切口长度、术后疼痛及并发症等方面具有明显优势。但原发性小肠恶性肿瘤位置比较特殊的患者并不适合做腹腔镜辅助手术，其风险较大，因此需要充分的术前评估及 MDT 讨论。另外，对于 NOSES 在小肠肿瘤中的应用仍然处于探索阶段，尚需对其在小肠肿瘤患者中的应用及患者获益进行进一步研究。

（赵志勋　王锡山）

第四十九章 腹部无辅助切口低位直肠癌侧方淋巴结整块清扫扩大根治术(王氏入路法)

【前言】

中低位直肠癌出现侧方淋巴结转移是客观事实,也是一种直肠的淋巴引流途径,文献报道侧方淋巴结转移率为9%~25%,这与各中心病例选择有关。由于数据不一致及侧方淋巴结清扫技术难度高,关于直肠癌侧方淋巴结的清扫争论不休。事实上,这是理念与技术问题:理念是该不该做,这应遵循客观规律;技术是能不能做,是外科技巧与水平问题。就技术而言,关于整块切除,更是难以做到。无论开放手术还是常规腹腔镜手术,均是将标本切除后再进行淋巴结清扫。NOSES概念提出以后,其标本取出尽量整块一次取出,这促使我们思考:如何做到整块切除?在哪一部分能够将侧方及闭孔清除的淋巴组织与直肠完整连在一块?常规手术入路是无法完成的。因此,本章介绍一种另辟蹊径的入路方法,无法确切命名,遂以“王氏入路法”称之。同时,也证明腹腔镜下是可以做到中低位直肠癌侧方淋巴结整块清扫扩大根治术的。本章介绍的是NOSES ⅠE法联合侧方淋巴结整块清扫手术。

第一节 适应证与禁忌证

【适应证】(图49-1~图49-3)

1. 中低位直肠癌。
2. MRI提示侧方闭孔有转移淋巴结。

【禁忌证】

1. 肿瘤局部浸润转移。
2. 有远处无法切除的癌灶。
3. 心肺功能及凝血机制不佳者。

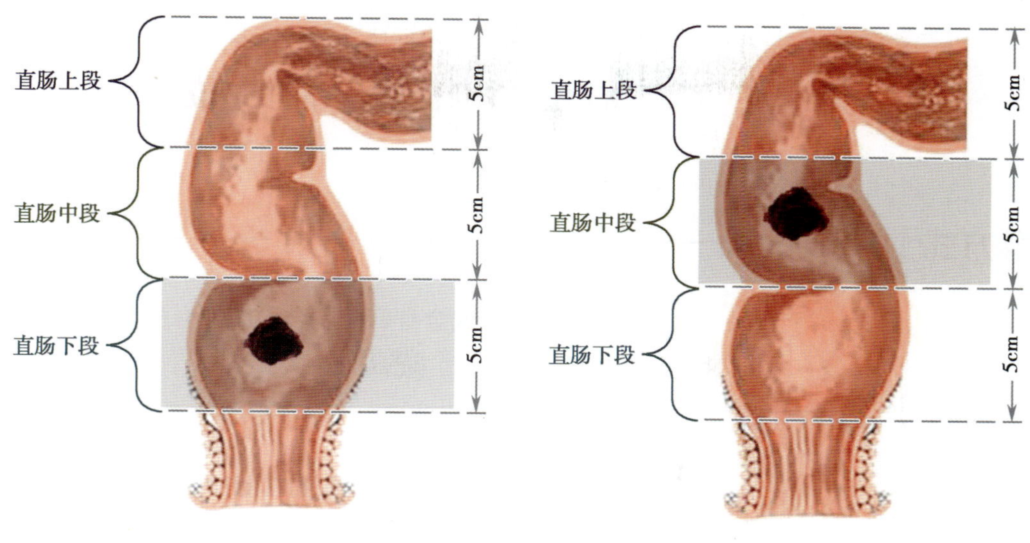

图 49-1　适用本术式的肿瘤位置示意图

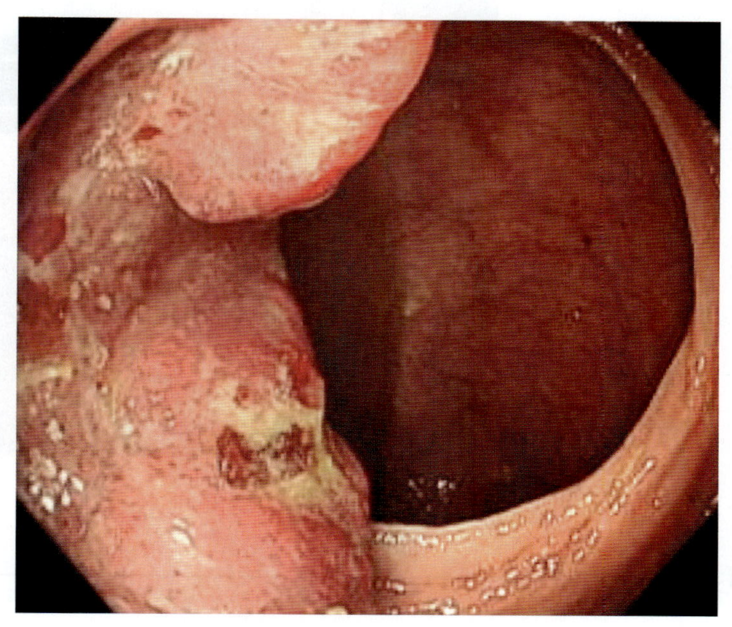

图 49-2　肠镜：肿瘤距肛门 5cm，溃疡隆起型肿物

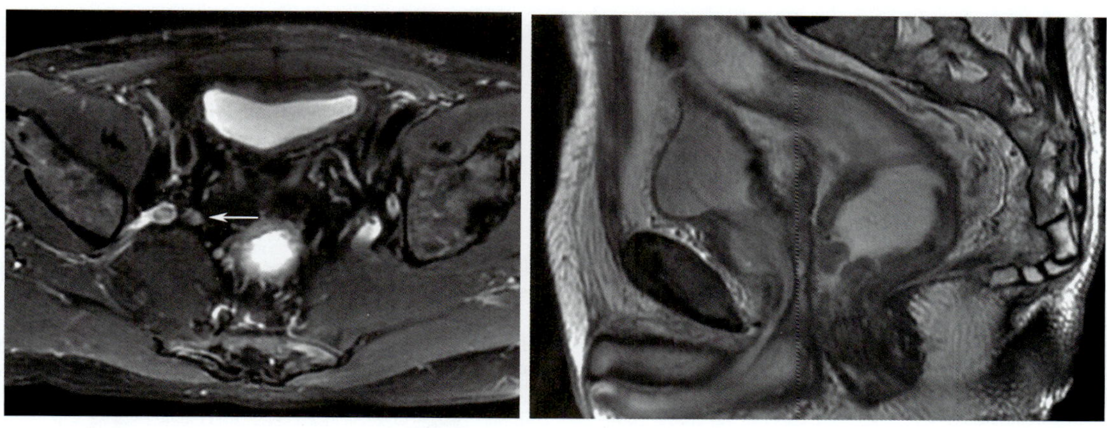

图 49-3　直肠 MRI：男性，右侧髂血管区可见肿大淋巴结

第二节　麻醉、体位、戳卡位置与术者站位

【麻醉方式】

全身麻醉或全身麻醉联合硬膜外麻醉。

【手术体位】

患者取改良截石位，头低右侧倾斜，右侧大腿需稍平一些，有利于术者操作(图 49-4)。

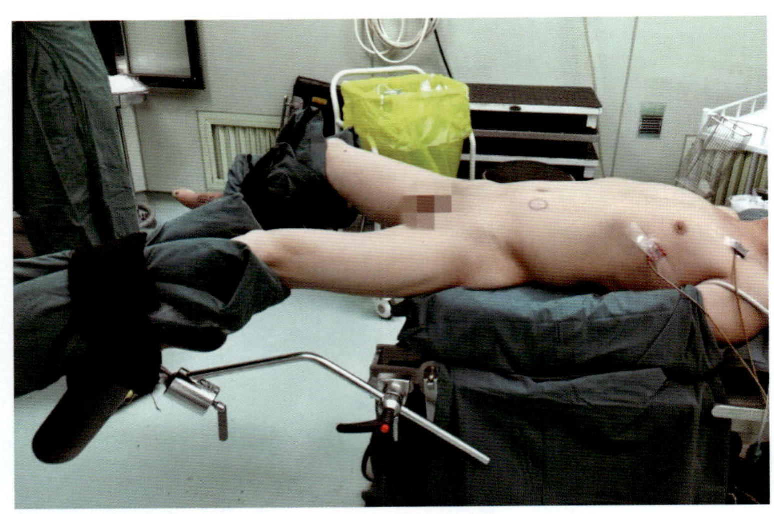

图 49-4　患者体位

【戳卡位置】(图 49-5)

1. 腹腔镜镜头戳卡孔(10mm 戳卡)　位于脐窗中或脐上 2cm 以内范围。

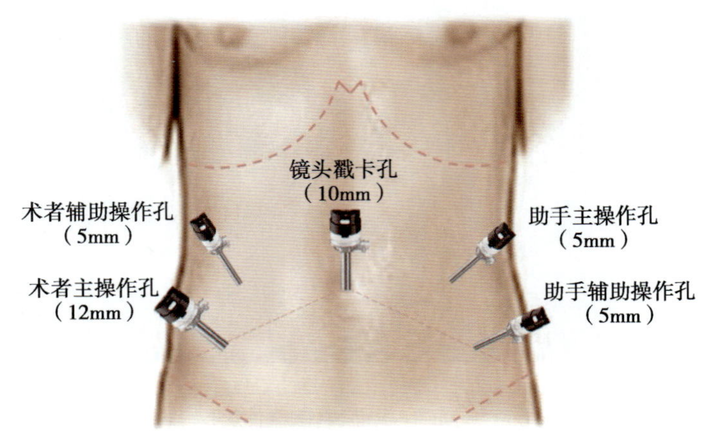

图 49-5　戳卡位置(五孔法)

2. 术者主操作孔(12mm 戳卡) 位于脐与右侧髂前上棘中外 1/3(麦氏点)。

3. 术者辅助操作孔(5mm 戳卡) 位于脐旁右旁正中线上 5cm。

4. 助手辅助操作孔(5mm 戳卡) 位于左髂前上棘与脐连线中外 1/3 处。

5. 助手主操作孔(5mm 戳卡) 位于脐水平左腹直肌外缘。

【术者站位】

腹部操作:术者站位于患者右侧,助手站位于患者左侧,扶镜手站位于术者同侧(图 49-6a)。会阴部操作:术者位于患者两腿中间,助手位于患者两侧(图 49-6b)。

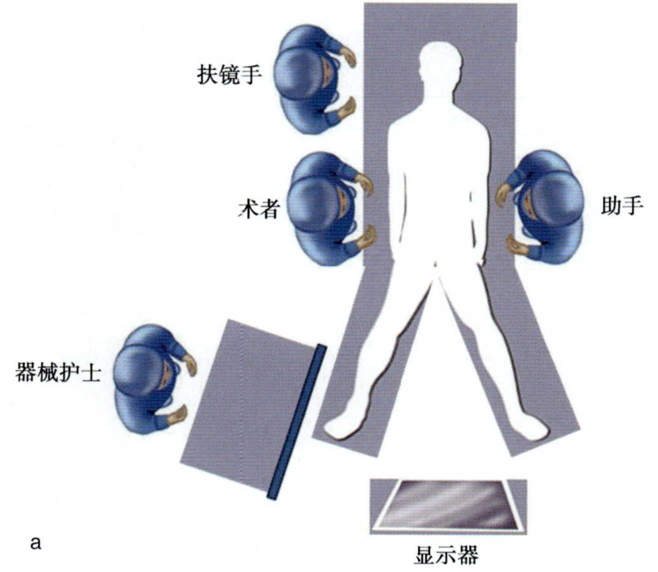

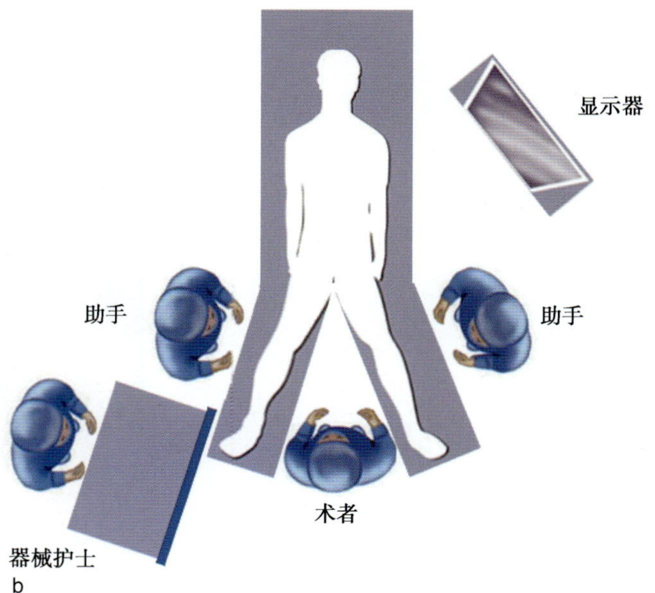

图 49-6　术者站位

a. 腹部操作;b. 会阴部操作。

【特殊手术器械】

超声刀、针式电刀、肛门牵拉器、输尿管钳。

第三节 手术操作步骤、技巧与要点

【探查与手术方案制订】

1. **常规探查** 腹腔镜探查的优点在于它是术者视觉的延伸，可以看到常规开腹手术看不到的地方，而缺点是没有触觉。所以应在详细术前检查的基础上，进镜观察肝、胆囊、胃、脾、大网膜、结肠、小肠及系膜表面和盆腔脏器有无种植转移（图 49-7）。

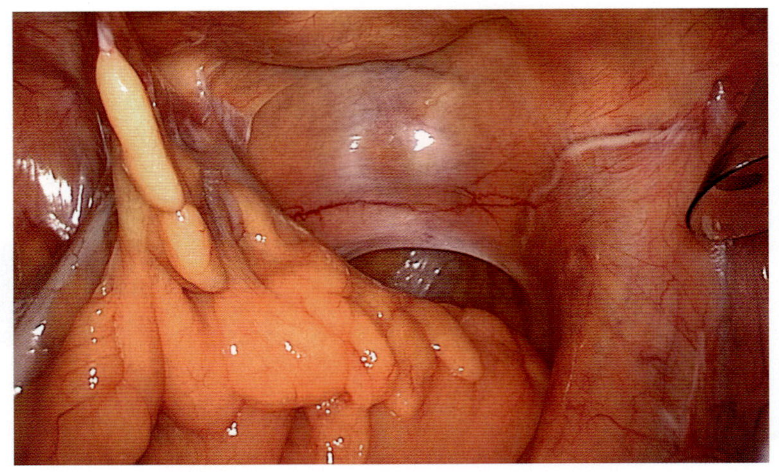

图 49-7 探查盆腔

2. **肿瘤探查** 中低位直肠肿瘤往往位于腹膜反折以下，术者可联合直肠指检进行探查。如患者的肿瘤较小，术前也可应用示踪剂，辅助腹腔镜下寻找肿瘤（图 49-8）。

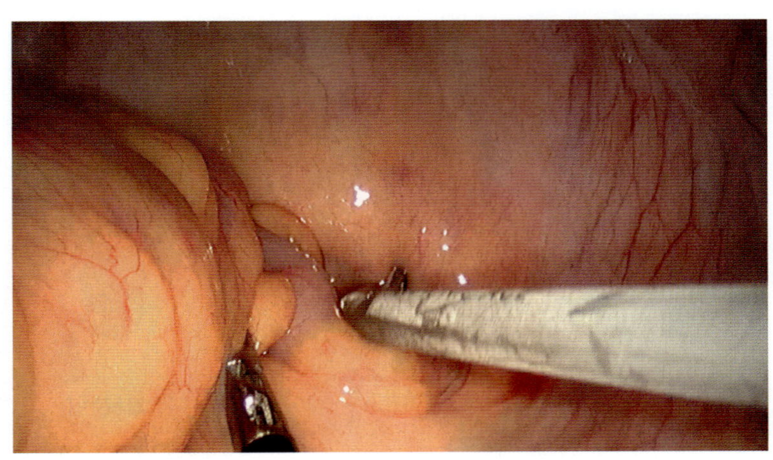

图 49-8 肿瘤探查

3. 解剖结构判定　明确髂血管、肠系膜下动脉、肠系膜下静脉的位置(图 49-9)。判定乙状结肠及其系膜血管长度,判定中段直肠系膜肥厚程度,能否拉出肛门外(图 49-10)。

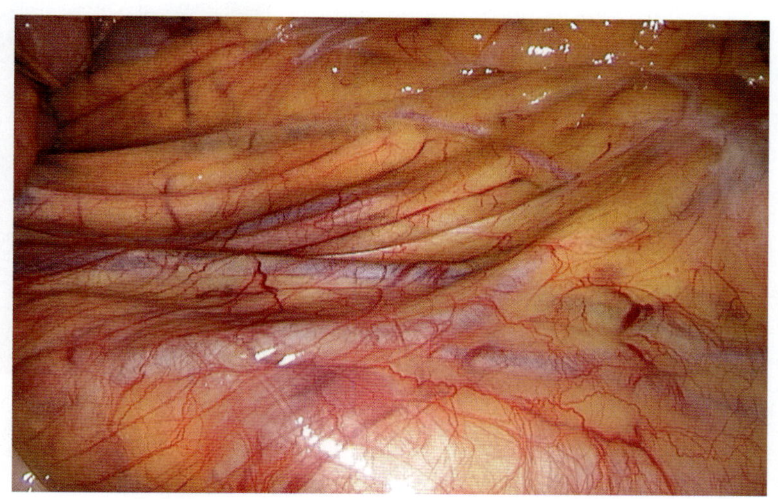

图 49-9　肠系膜下动、静脉及髂血管位置

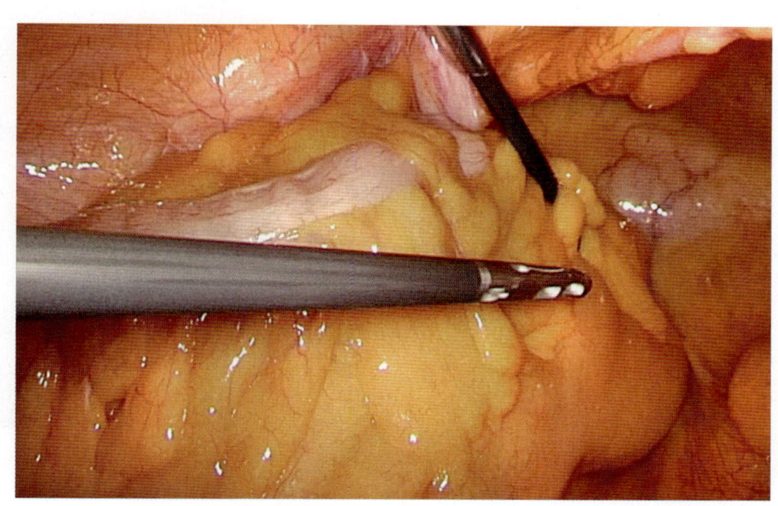

图 49-10　评估系膜长度

【解剖与分离】

1. 第一刀切入点　患者头低足高,将小肠移至右上腹部,充分显露整个盆腔。术者用超声刀在髂外动脉与输精管交界处(男性),或卵巢悬韧带交界处(女性)行第一刀,肥胖、看不清结构者可在髂外动脉与腹股沟腹膜反折处行第一刀(图 49-11)。

2. 确定切除范围　第一刀切开后,可沿髂外动脉、髂总动脉、下腔静脉的外侧至腹主动脉前,将后腹膜打开(图 49-12)。注意保护右侧输尿管,然后在第一刀切入点向内、向下沿输精管走行,打开腹膜至盆底直肠腹膜反折处(图 49-13),注意勿损伤输尿管的下段,要点是只打开后腹膜。

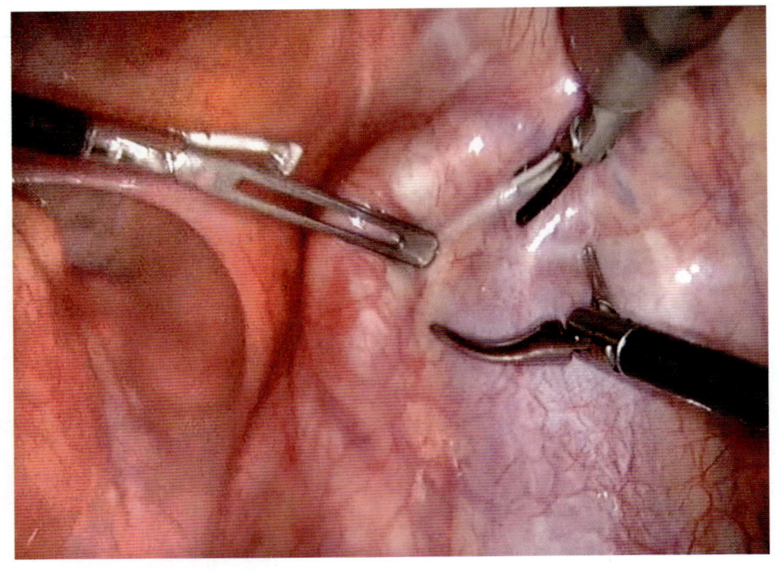
图 49-11　第一刀切入点

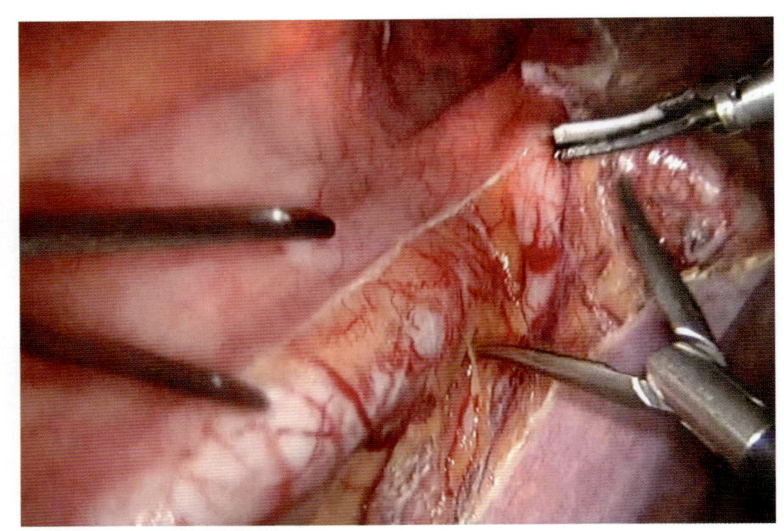
图 49-12　沿右侧髂总动脉前方打开后腹膜

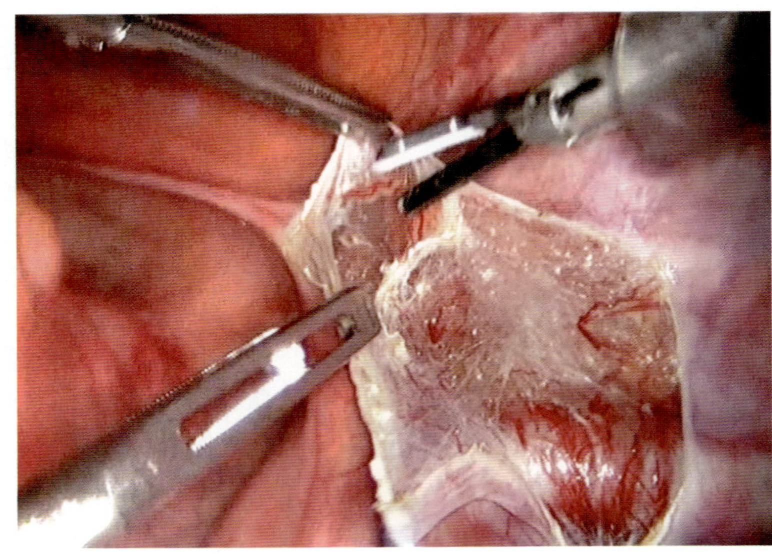
图 49-13　打开腹膜至盆底直肠腹膜反折处

3. 清扫右侧闭孔及右侧髂动脉区 沿髂外动脉的外侧分离（图 49-14、图 49-15），紧贴近血管，由外向内、上下结合，始终保持整块切除的思想，再沿髂外静脉表面上下分离（图 49-16），由静脉向下、向内分离至闭孔内，至闭孔神经上、下游离（图 49-17、图 49-18），注意保护神经，动作轻柔，将闭孔内淋巴结缔组织整体向内推（图 49-19），分离髂内动脉各分支。此时，可见闭孔神经、髂内动脉分支、膀胱上动脉、膀胱下动脉、闭孔动脉，有时可见臀上动脉（图 49-20、图 49-21）。此时闭孔清扫完毕，可在闭孔内塞一小纱布，一是压迫止血，二是阻挡清扫出的组织作为标志（图 49-22）。

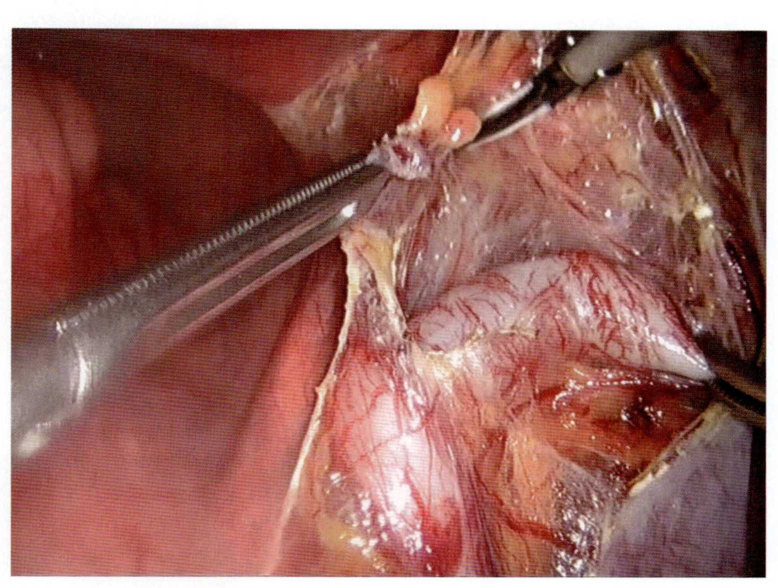

图 49-14 分离髂外动脉

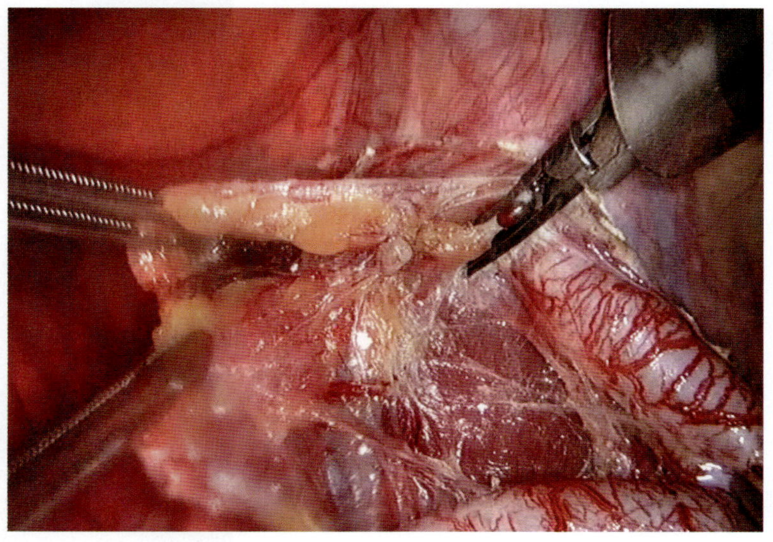

图 49-15 沿髂外动脉外侧分离

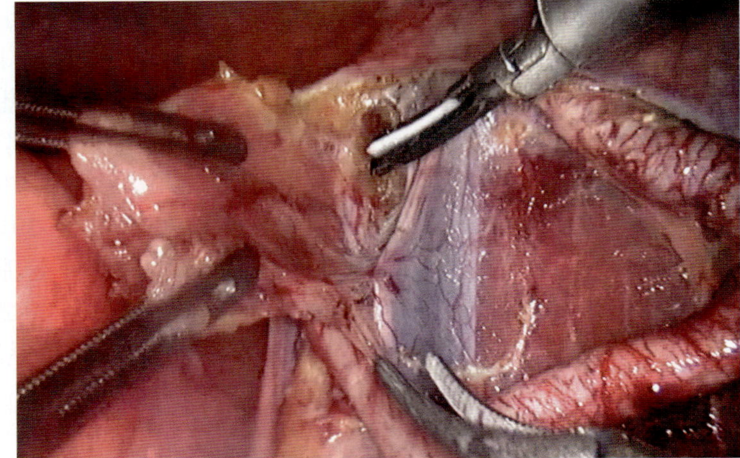
图 49-16　沿髂外静脉上下分离

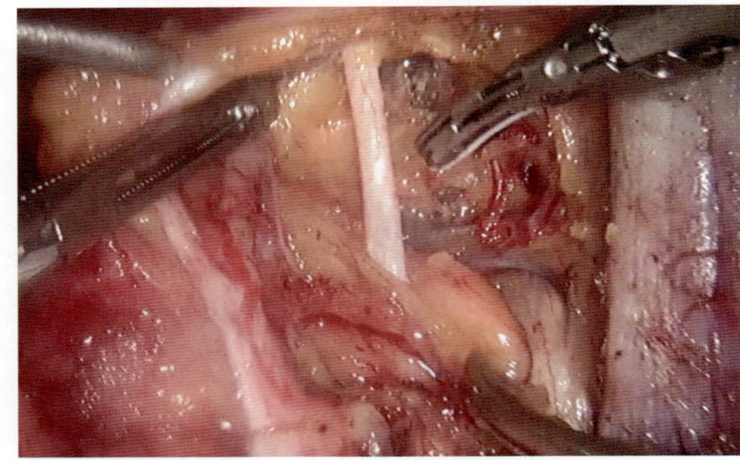
图 49-17　沿闭孔神经上方游离

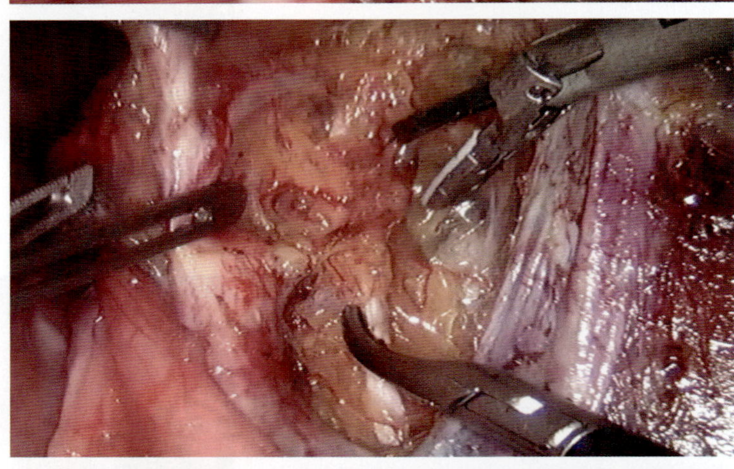
图 49-18　沿闭孔神经下方游离

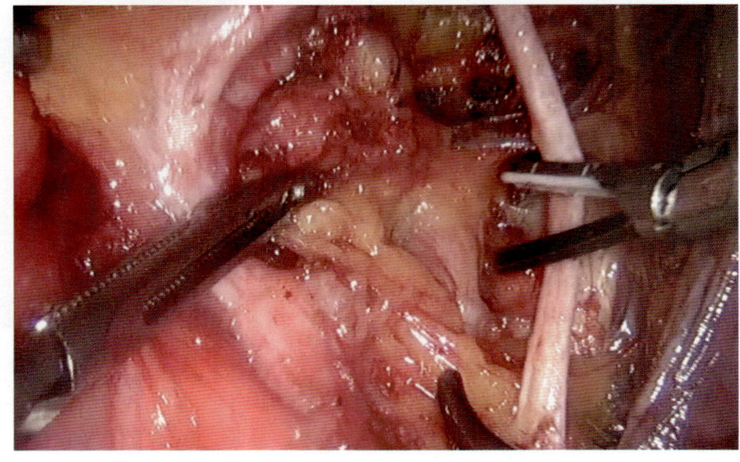
图 49-19　游离完闭孔内淋巴结缔组织，将其整体向内推

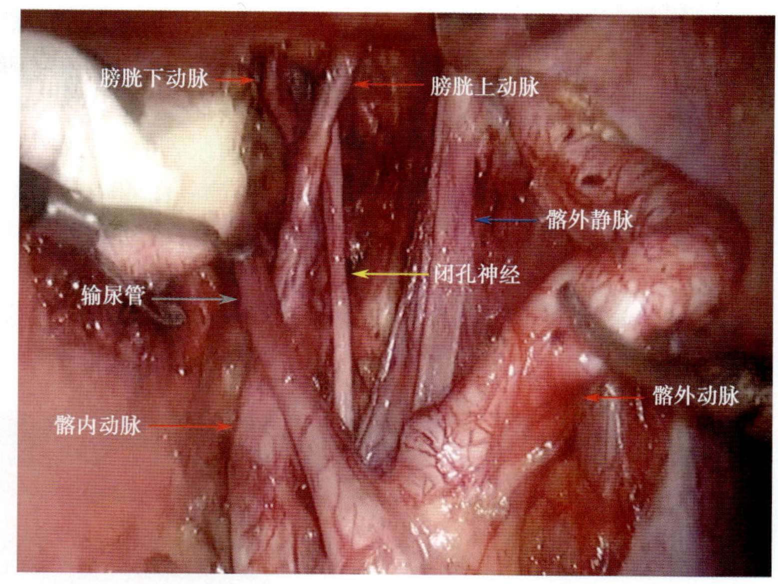

图 49-20　闭孔区各血管、神经分支

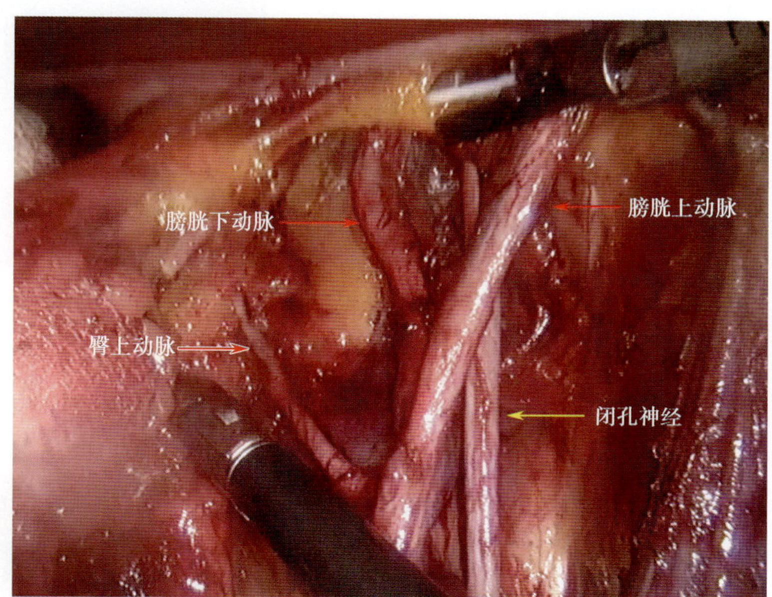

图 49-21　髂内动脉各分支

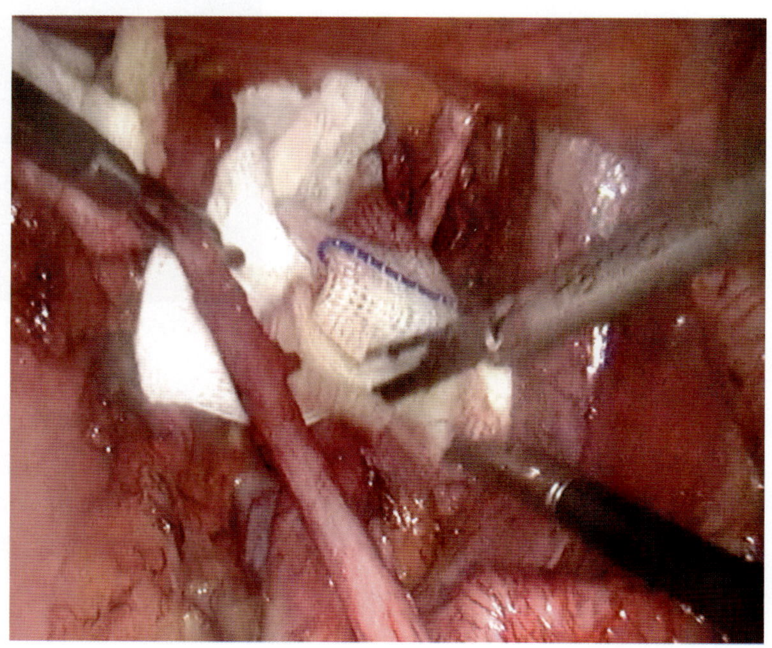

图 49-22　右侧闭孔区留置纱布作为标志

4. 游离右侧输尿管 从右侧髂总血管的上方分离出输尿管，将其用吊带标志、提拉。用输尿管钳提拉，沿其走行向下方分离（图 49-23），这也是侧方淋巴结缔组织能整块切除的关键。在输尿管的后方打开，将侧方组织绕过输尿管外侧、前方，向内侧推离（图 49-24）。这样，保证闭孔组织通过后腹膜与直肠完整地联系在一起。输尿管全程游离后，可进一步向直肠系膜的间隙游离。

图 49-23 沿输尿管走行向下方游离

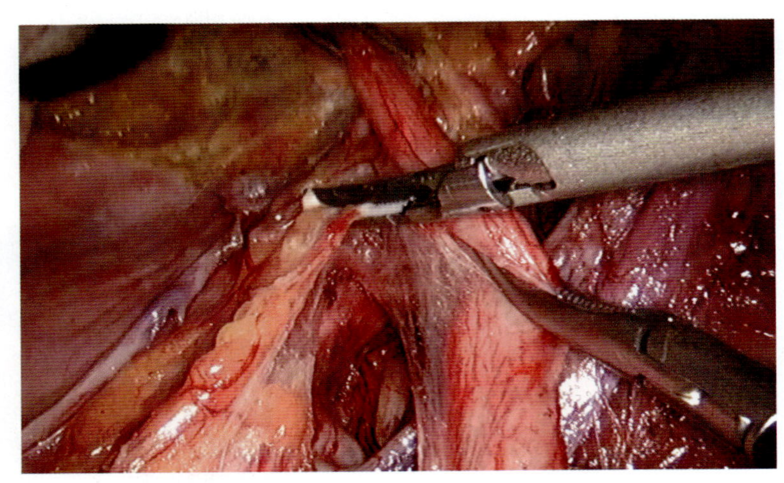

图 49-24 绕过输尿管，将侧方组织向内侧推离

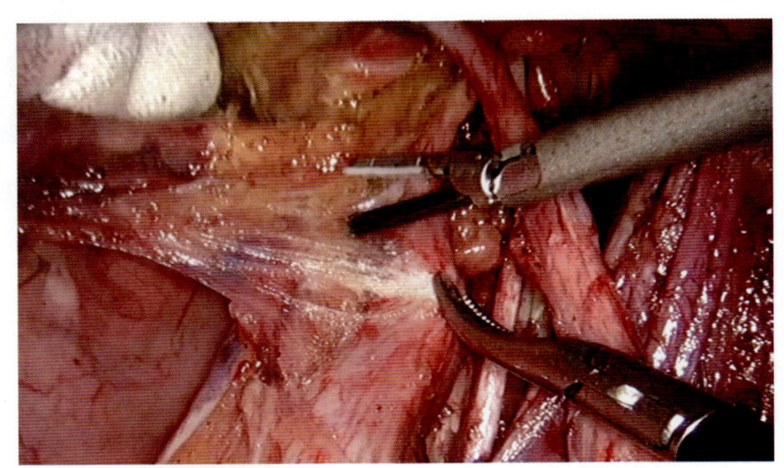

5. 清扫右髂总动脉、下腔静脉及游离骶前间隙 将右侧输尿管拉向外侧，沿着髂总动脉表面向内、向上游离，沿着下腔静脉表面向上、向内分离切割（图 49-25、图 49-26），注意保护十二指肠水平部。同时，骶前、直肠系膜后间隙进一步游离，增加操作空间（图 49-27）。

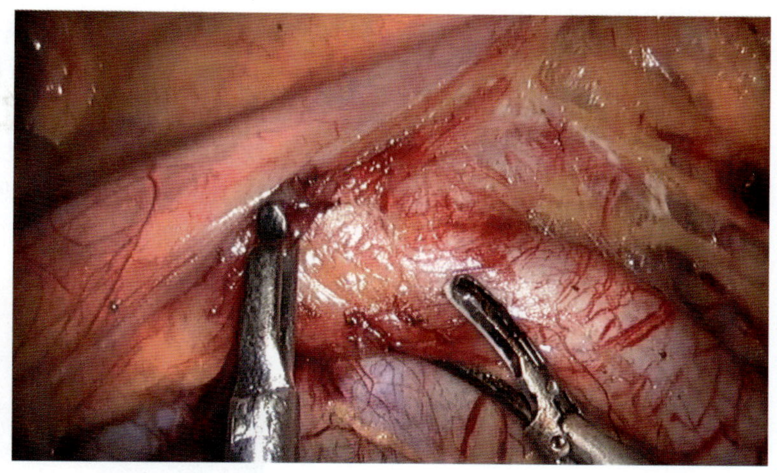

图 49-25　沿着右侧髂总动脉继续向上、向内游离

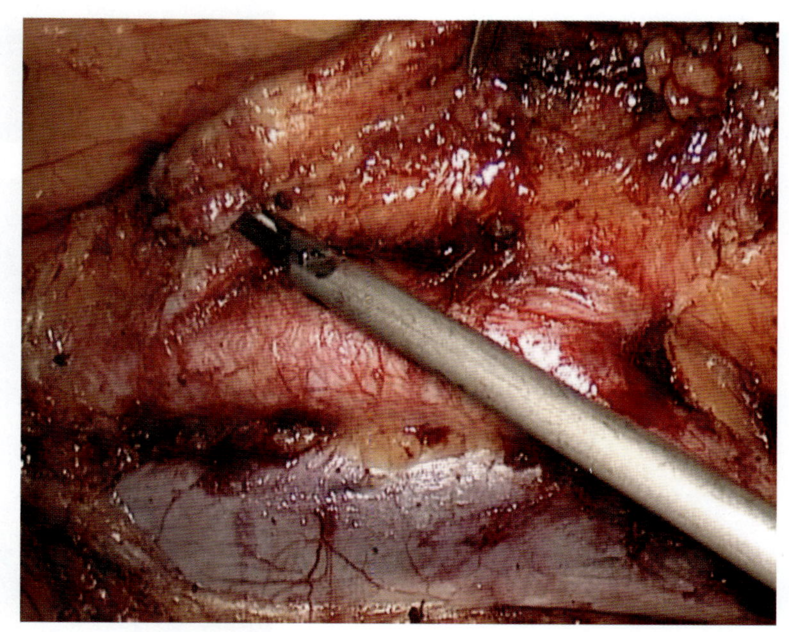

图 49-26　沿着下腔静脉继续向上、向内游离

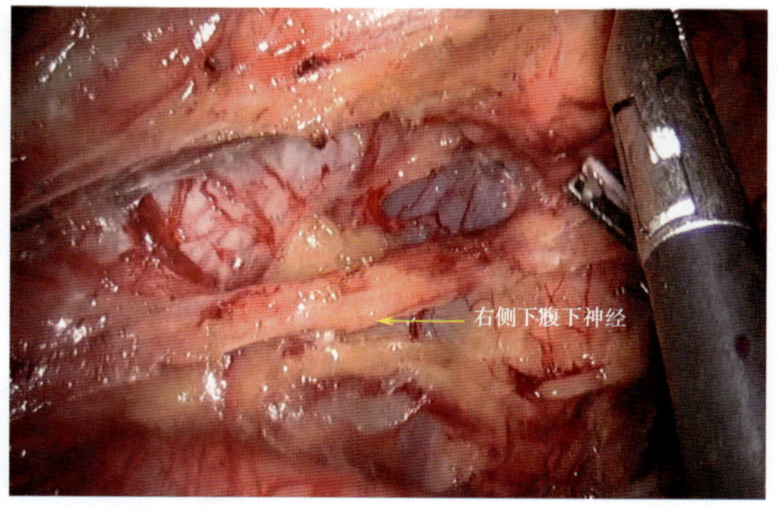

图 49-27　继续向骶前、直肠后间隙游离

6. 清扫腹主动脉、结扎肠系膜下动脉　在下腔静脉表面向内分离至腹主动脉右侧，再从右侧髂总动脉表面向内、向上分离，同时将下腔静脉前方清扫的淋巴结缔组织扫向内侧，以达整块切除（图 49-28）。显露肠系膜下动脉根部，裸化肠系膜下动脉根 1cm 即够（够结扎即可）（图 49-29）。随后，用 ham-o-lock 夹，结扎切断（图 49-30）。

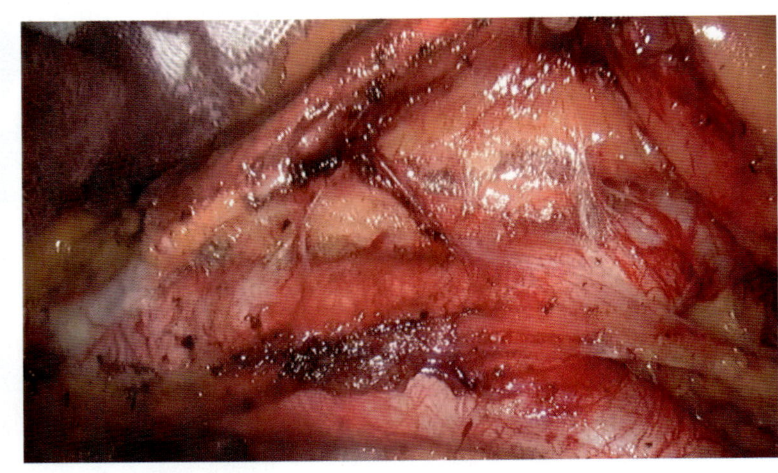

图 49-28　清扫腹主动脉前方淋巴结缔组织

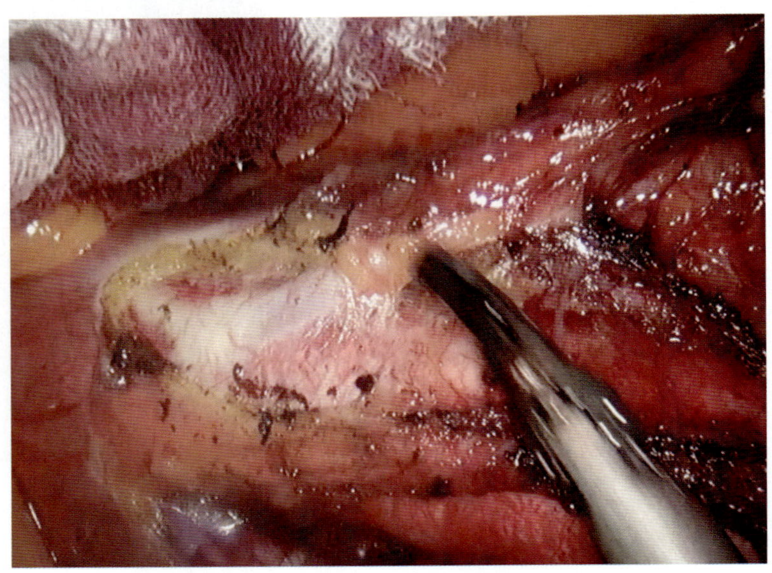

图 49-29　裸化肠系膜下动脉

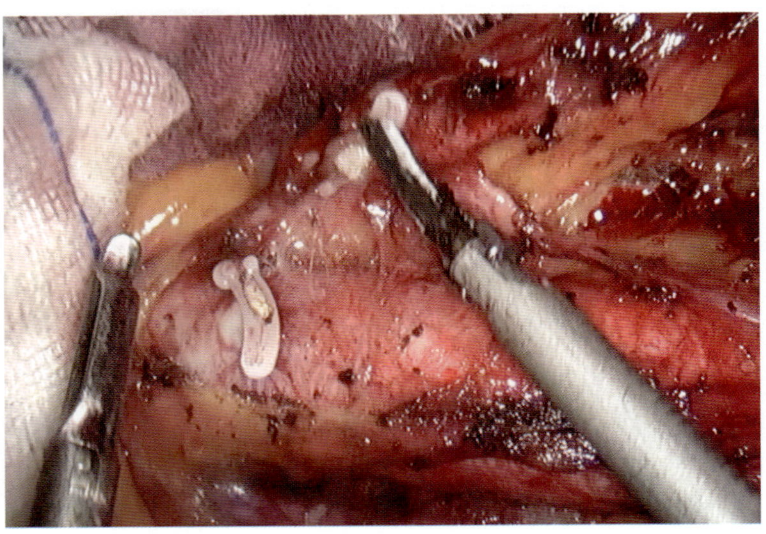

图 49-30　结扎切断肠系膜下动脉

7. 结扎肠系膜下静脉　沿腹主动脉向左、向上分离，向外侧分离逐渐回归到 Toldt 平面(由于扩大清扫，腹主动脉前与 Toldt 是不在一个平面的)，可见左侧输尿管和左侧生殖血管(图 49-31)；向上、向左外可见肠系膜下静脉走行，并可见乙状结肠系膜无血管区。在平行腹主动脉清扫范围平面水平，结扎切断肠系膜下静脉(图 49-32、图 49-33)，并向乙状结肠系膜无血管区少量分离(切忌直接分离到边缘血管弓，万一损伤，超低位吻合保肛就不可能了)。

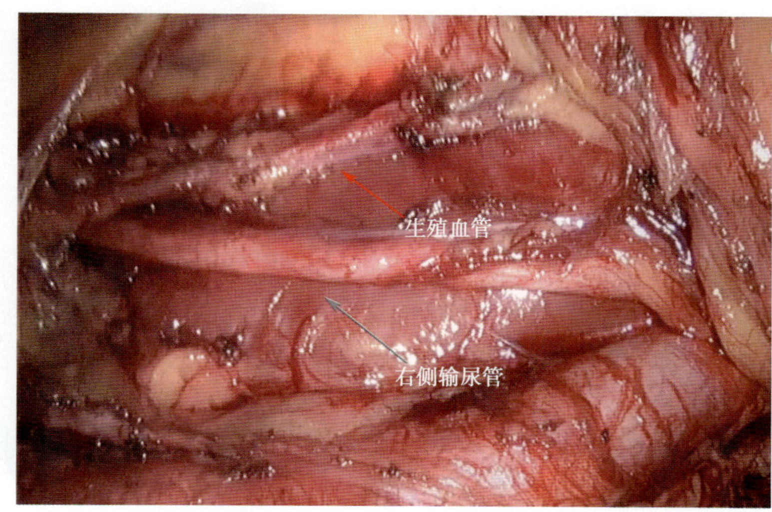

图 49-31　沿 Toldt 间隙向外侧游离，显露左侧输尿管、生殖血管

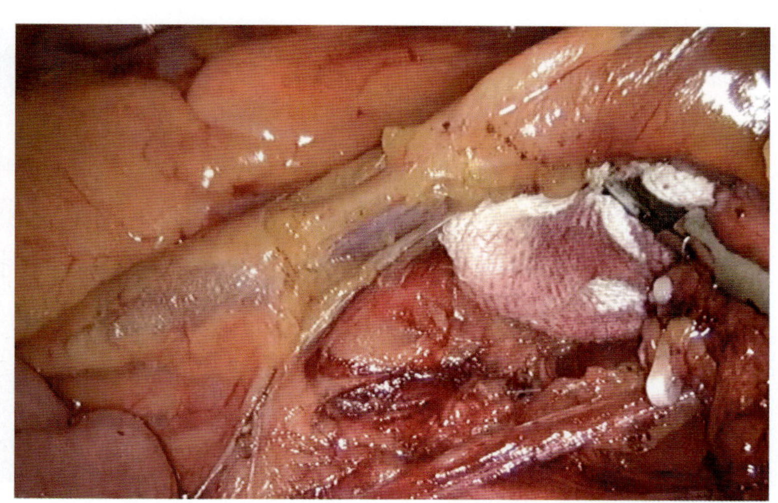

图 49-32　裸化肠系膜下静脉

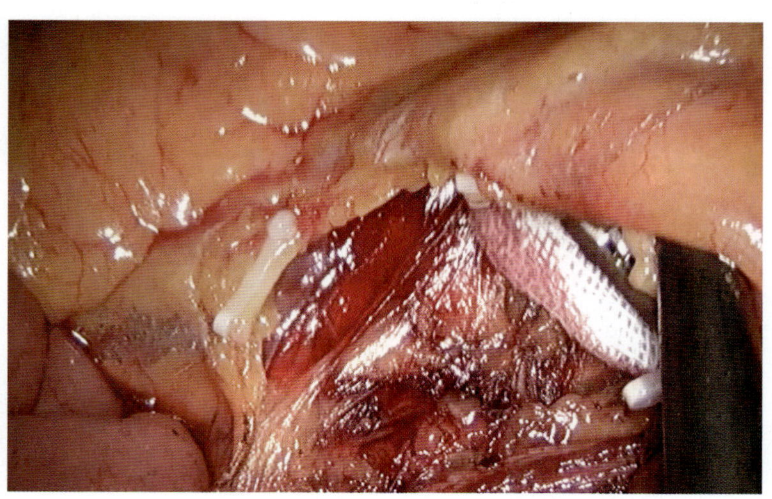

图 49-33　结扎切断肠系膜下静脉

8. 清扫左髂总动脉、髂内动脉、髂外动脉　切断肠系膜下静脉后，将肠系膜断端提起，向下分离至髂总动脉上方（图 49-34）。将左侧输尿管分离、提起（可用吊带提起保护）（图 49-35）。沿着腹主动脉、左侧髂总动脉表面向下、向左外侧清扫，在左输尿管的后方，向左侧髂内动脉分离清扫，向左侧髂外动脉分离至中部（图 49-36、图 49-37）。系膜下垫上小纱条。

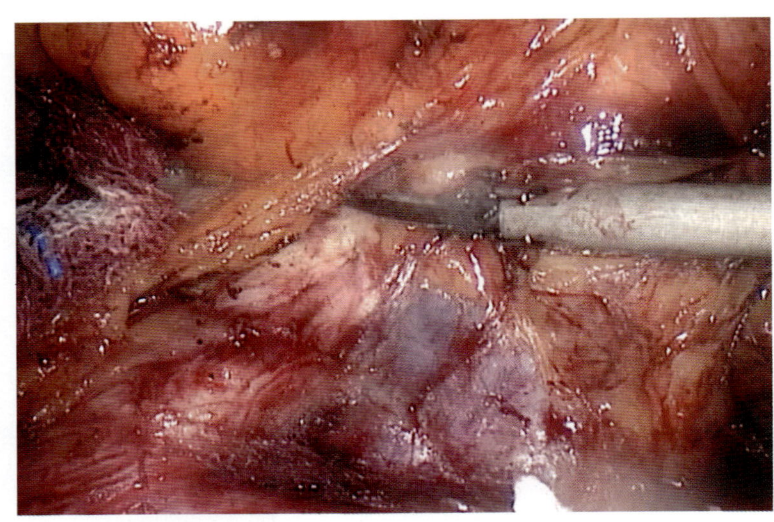

图 49-34　沿左侧髂总动脉上方分离

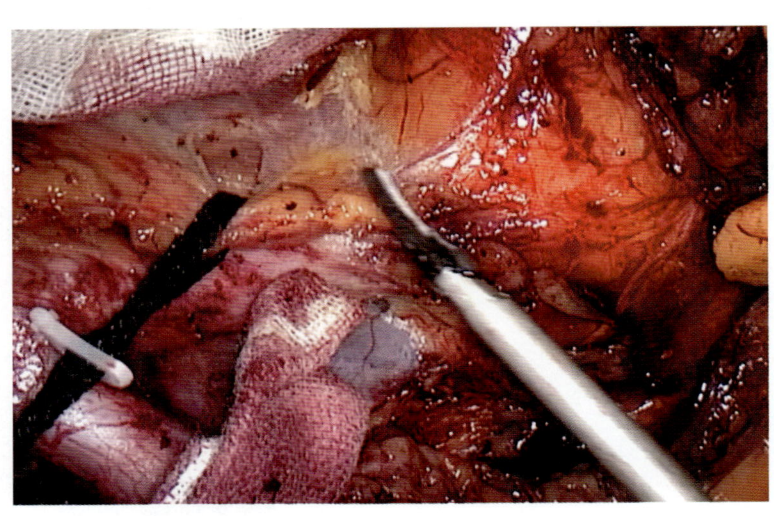

图 49-35　分离、提起左侧输尿管

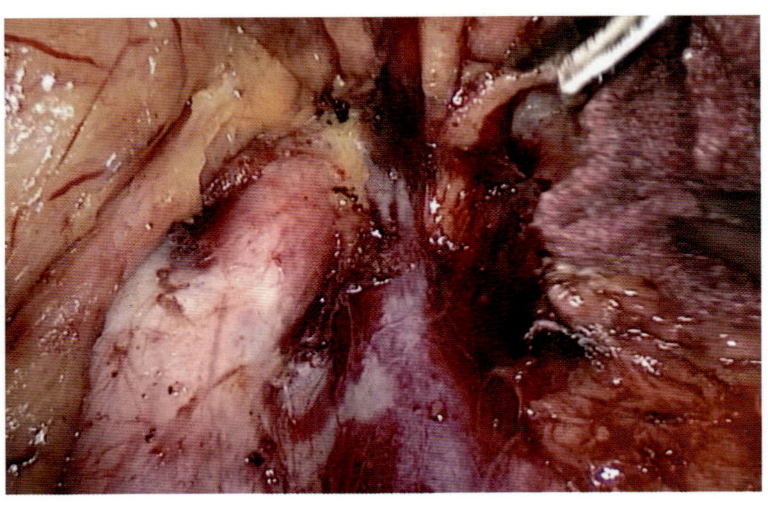

图 49-36　在左侧输尿管下方，向左侧髂内动脉分离

图 49-37　在左侧输尿管下方，向左侧髂外动脉分离

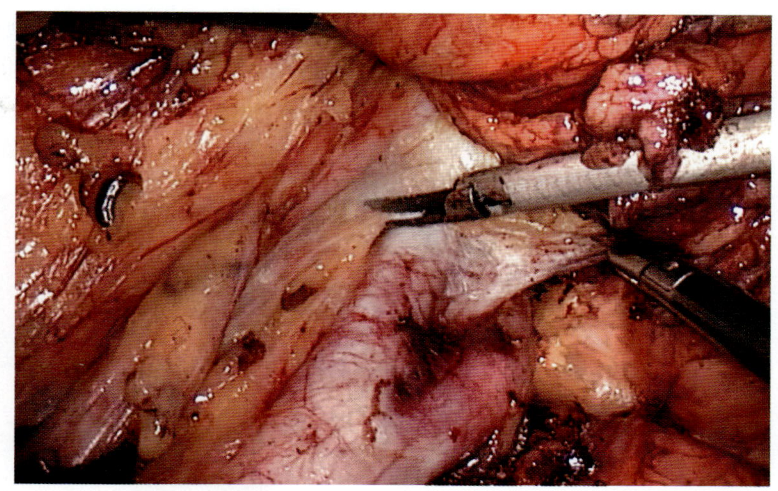

9. 进一步游离直肠系膜后间隙　当左侧髂内动脉清扫到位后，即可转向游离直肠系膜后壁（图 49-38）。后壁游离切忌粗暴，进入神圣平面，可见“天使之发”，尽量多向盆底游离，可见肛提肌平面（图 49-39）。

图 49-38　继续向直肠后间隙游离

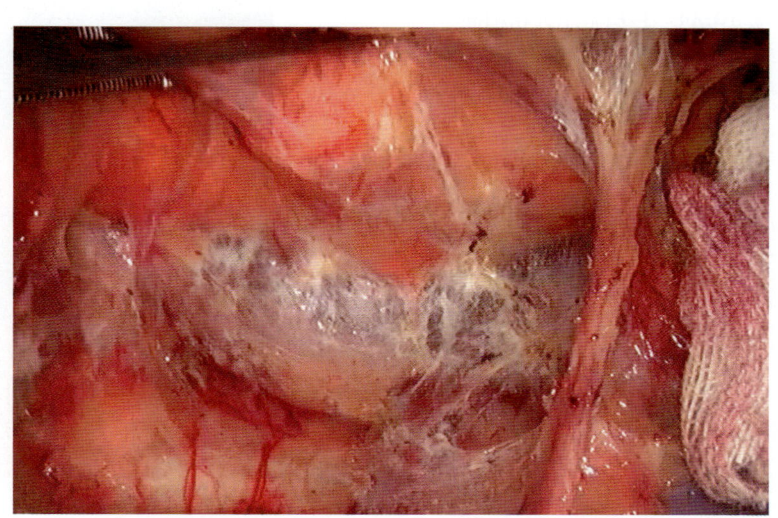

图 49-39　直至肛提肌平面

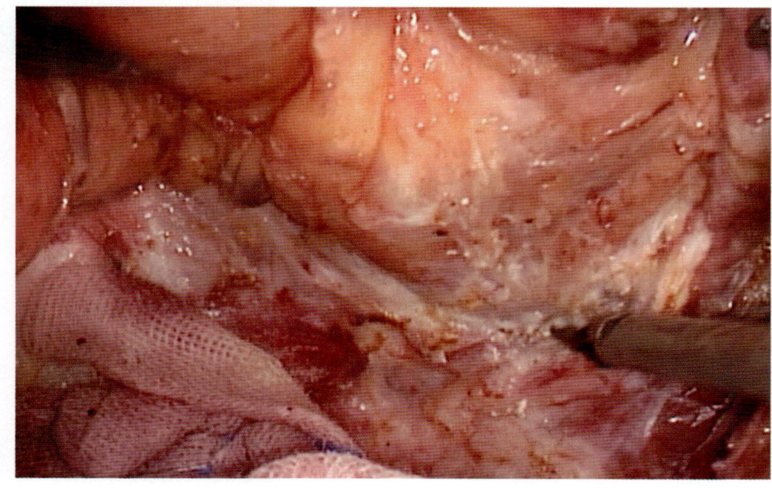

10. 游离乙状结肠粘连带　将乙状结肠翻转至右侧，打开乙状结肠粘连带（图 49-40），进入 Toldt 间隙。分离扩展平面可见后方用于保护和标志的小纱布（图 49-41）。打开筋膜，向上肾前间隙游离，游离至外侧。对降结肠延伸，无牵拉作用时即可（图 49-42）。

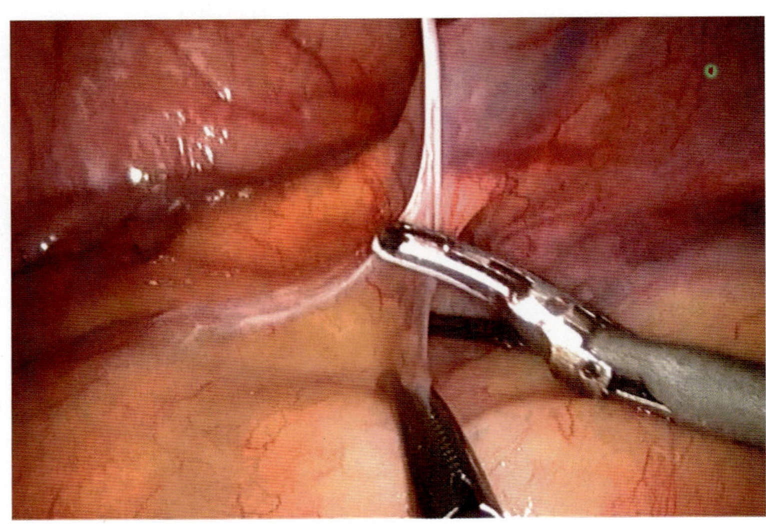
图 49-40　打开乙状结肠粘连带

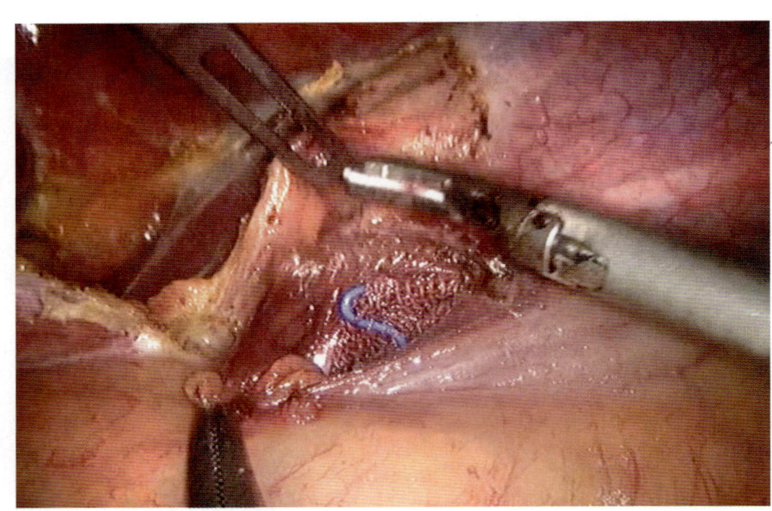
图 49-41　与后方小纱布相通

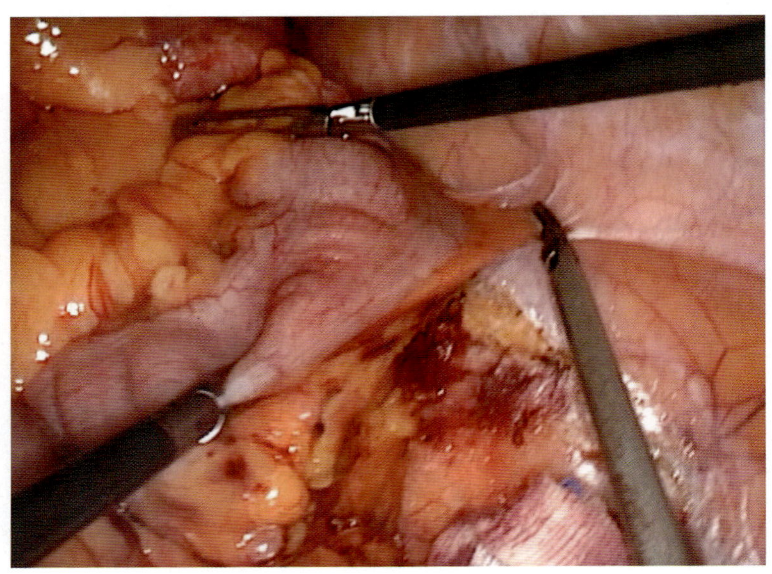
图 49-42　继续沿降结肠延伸、分离

11. 确定左侧整块扩大清扫腹膜标志　将左侧后腹膜自左侧髂总动脉、向左侧髂外动脉游离至腹股沟反折点(图 49-43)。然后,从此反折点沿左侧输精管,向下向内游离至盆底直肠腹膜反折处,与右侧相通(图 49-44)。至此整块切除范围如同蝴蝶的翅膀。

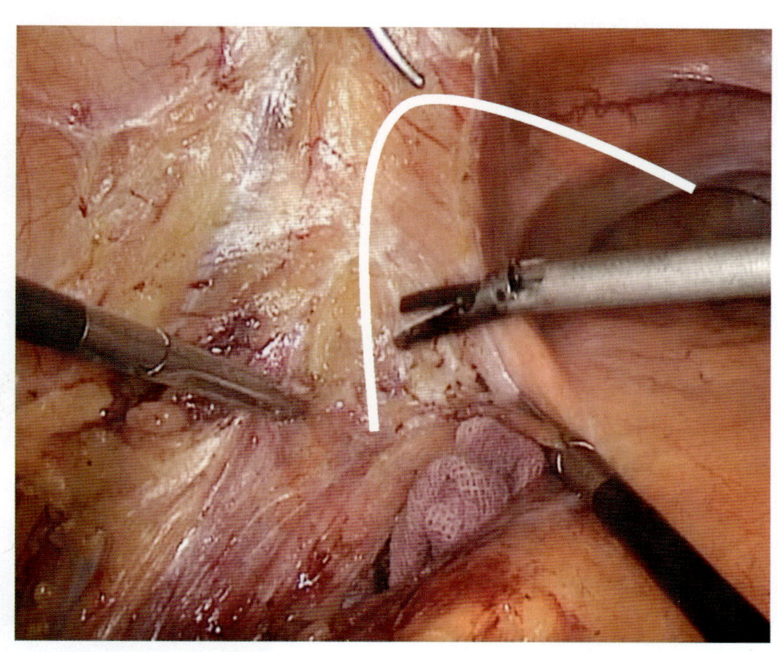

图 49-43　确定左侧腹膜切除范围

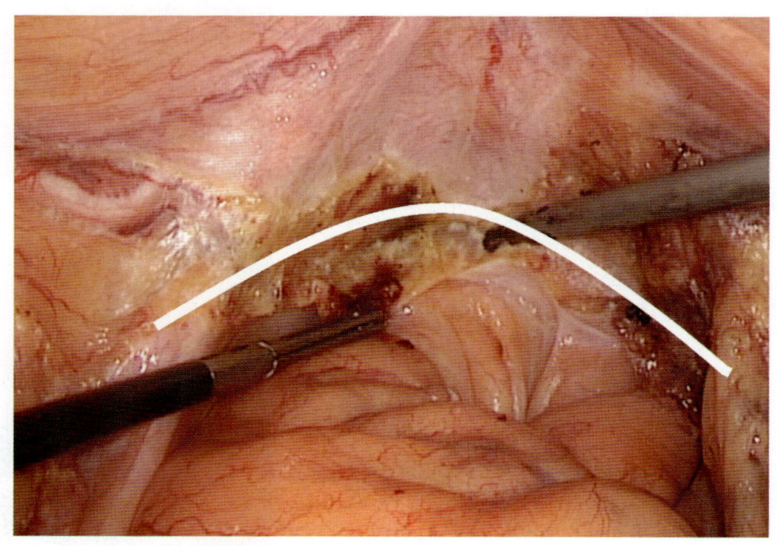

图 49-44　左右盆底腹膜相互贯通

12. 清扫左侧闭孔区 扩大清扫范围确定后，沿髂外动脉、髂外静脉向闭孔区分离至闭孔神经（图 49-45）。在髂外静脉与髂内动脉夹角处分离（图 49-46），将整个闭孔区淋巴结缔组织推向前方（图 49-47），清楚显露闭孔神经、髂内动脉分支和闭孔动脉等（图 49-48）。可用纱条填塞闭孔区，目的同上（图 49-49）。

图 49-45 沿髂外动脉、髂外静脉分离闭孔区组织

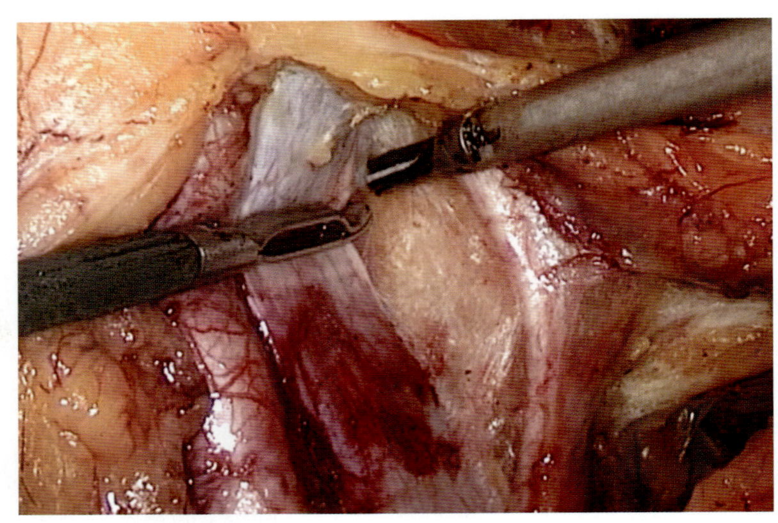

图 49-46 沿髂外静脉与髂内动脉夹角处继续分离闭孔区组织

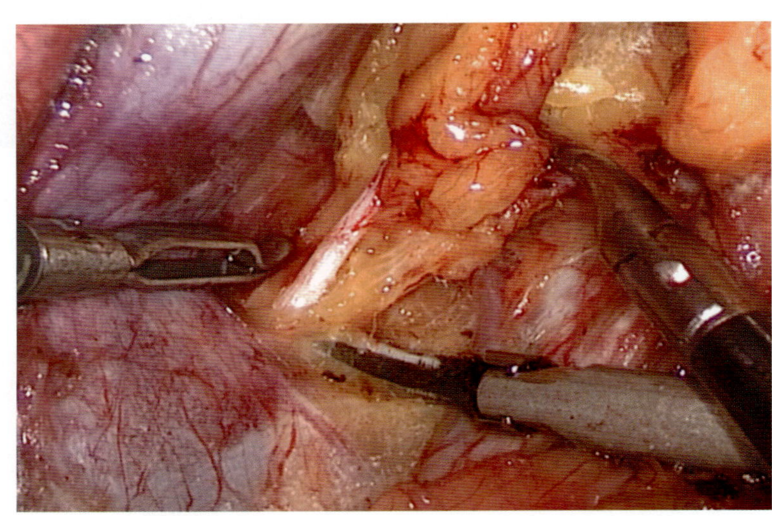

图 49-47 将整个左侧闭孔区结缔组织推向前方

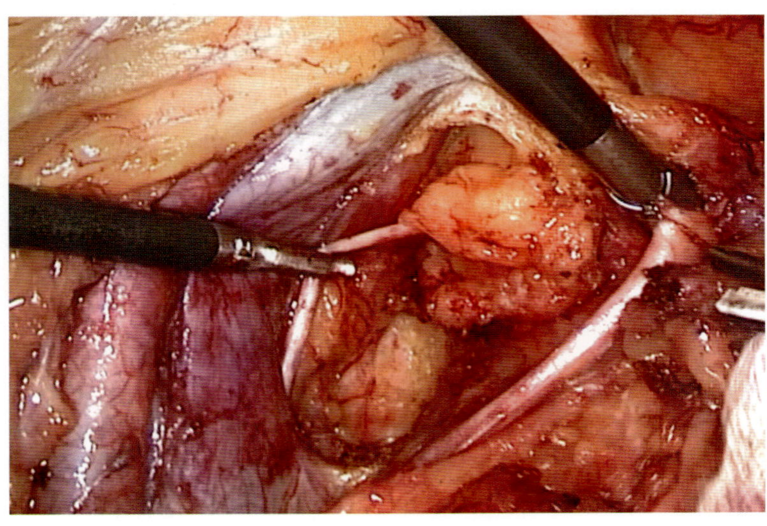

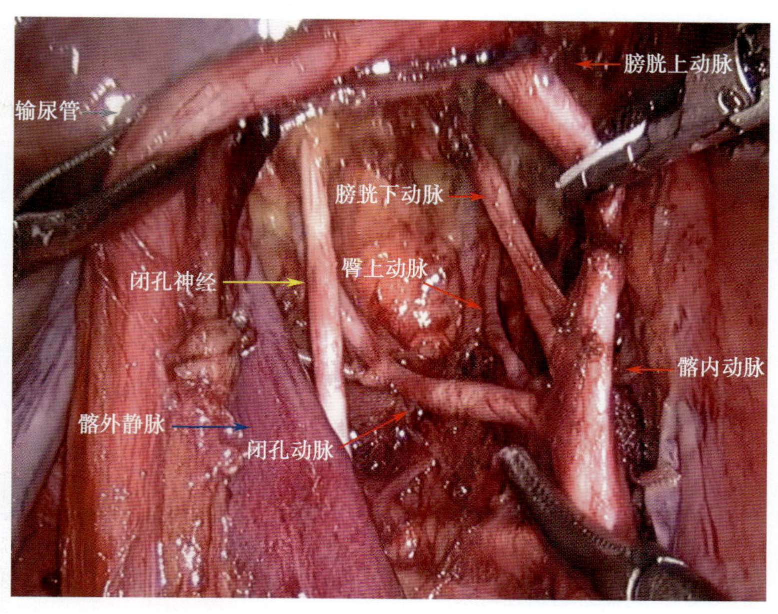

图 49-48　左侧闭孔区各血管分支、神经

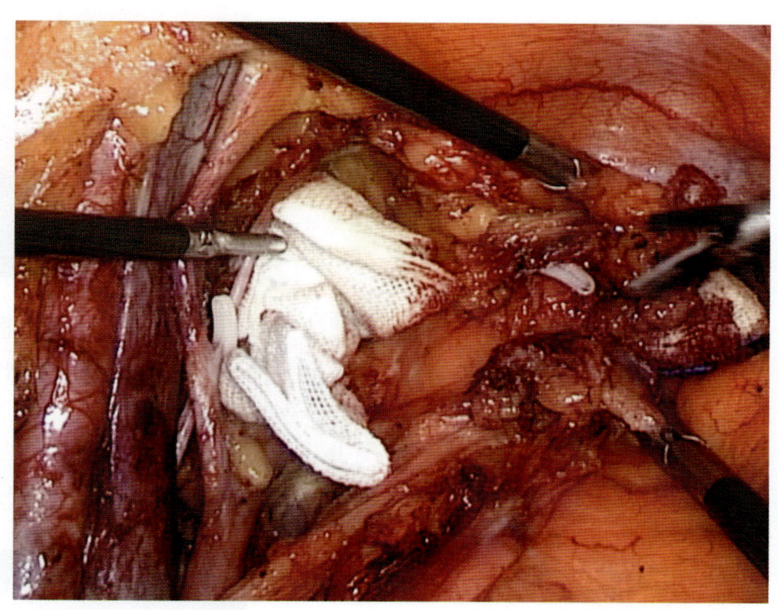

图 49-49　留置纱布作为指示

13. 游离左侧输尿管　当左侧闭孔侧方淋巴结缔组织清扫完成后，在左侧髂总动脉处提起输尿管吊带(图 49-50)。在其后方向下分离，同时将侧方清扫的组织经输尿管前方，借助后腹膜连在一起，推向内侧(图 49-51)。向下充分游离输尿管至与输精管相交处。至此，淋巴结整块清扫和直肠系膜游离基本完成。

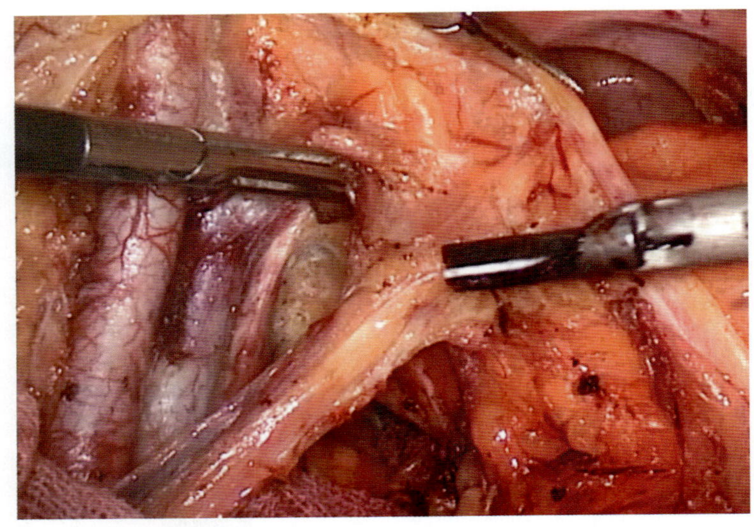

图 49-50　游离左侧输尿管

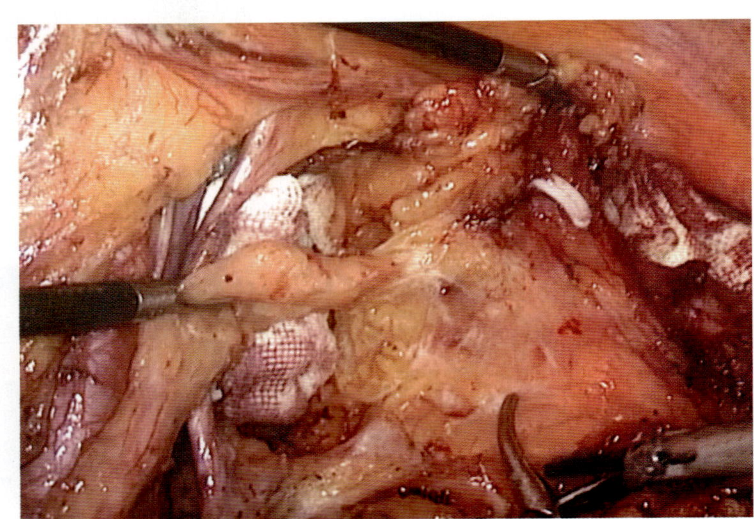

图 49-51　将侧方组织经输尿管前方推向内侧

14. 进一步裸化直肠远端至肿瘤下缘　这一步，将根据肿瘤的位置、大小、病理性质、浸润程度来决定完成。可用 Miles、Dixon 以及 NOSES Ⅰ式（A 法 ~E 法）。本例决定行 NOSES Ⅰ式 E 法（Bacon）手术。进一步裸化直肠前壁和后壁至肛管水平，并于肠管四周留置小纱条（图 49-52~ 图 49-54）。

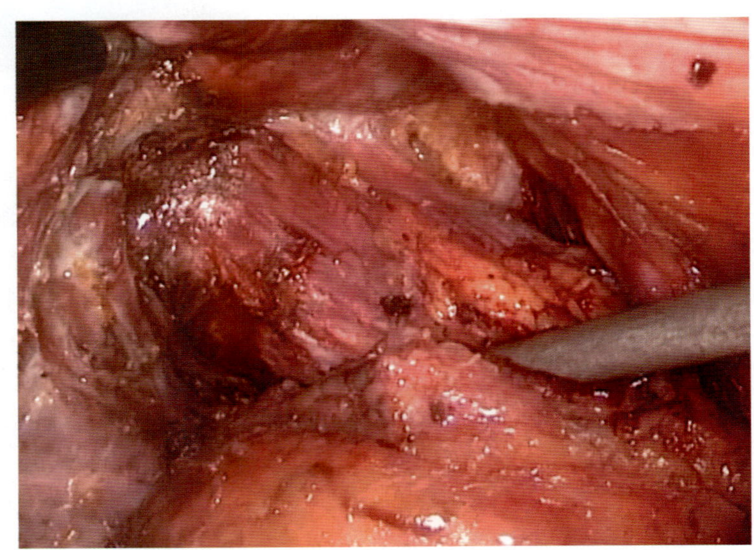

图 49-52　裸化直肠至肛管水平

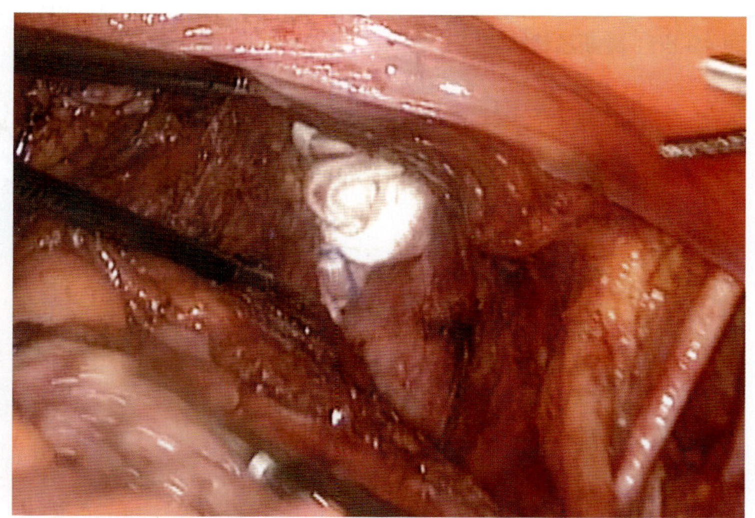
图 49-53　留置小纱布于直肠右侧

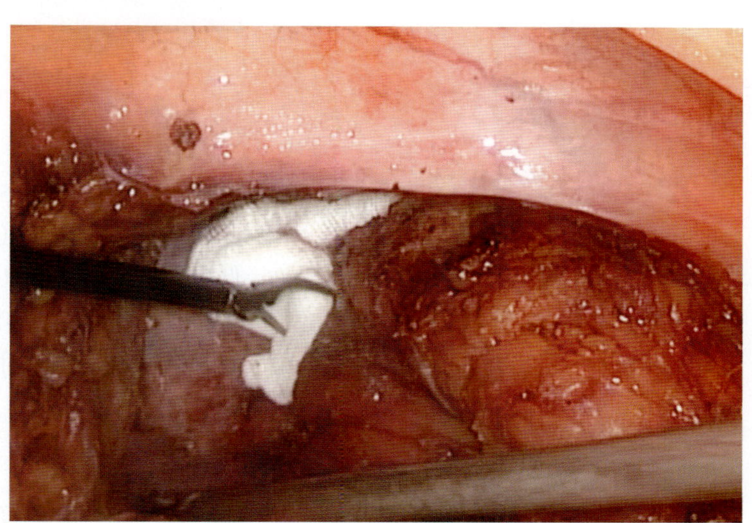
图 49-54　留置小纱布于直肠左侧

15. 裁剪乙状结肠系膜，切断预切线　手术方式决定后，将乙状结肠伸直，后方垫入纱布，采用平行逆向裁剪法进行乙状结肠系膜裁剪(图 49-55)。结扎切断几支乙状结肠动脉，由有经验的医师进行判定测量，留出足够长度，能将乙状结肠拉出肛门外约 5cm，裁剪到预定线，用切割器切断肠管(图 49-56)。

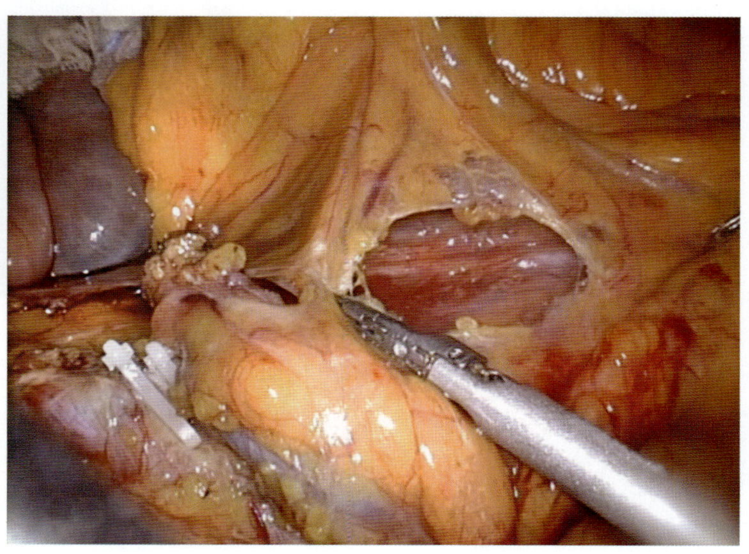
图 49-55　逆向裁剪乙状结肠系膜

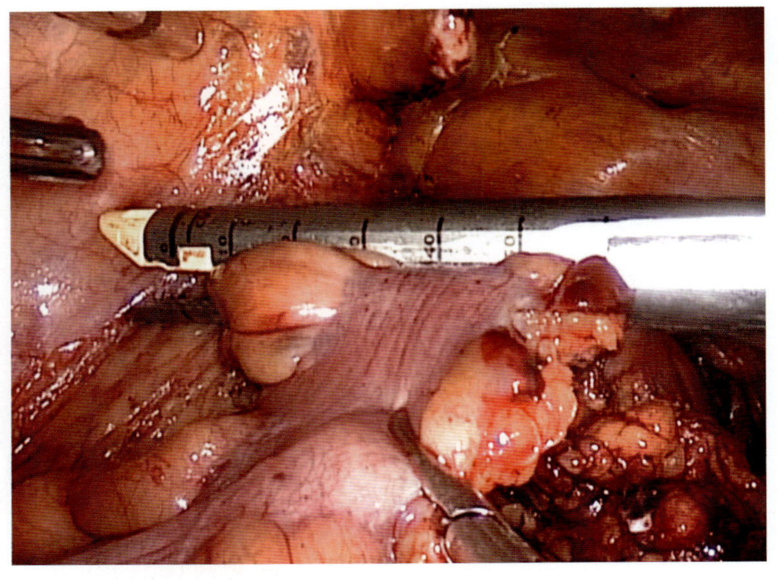

图 49-56　离断乙状结肠

16. 经肛操作　充分扩肛(图 49-57)，可见肿瘤下缘，根据距离可在肿瘤下缘 5~10mm 做个环周肠内缝合闭合(图 49-58)。肠腔也可边切边缝(对称切开，即 3 点对 9 点，对称包边缝合)。低位置可不缝合，但要充分运用吸引器，及时吸净液体、碎组织等物质。采用针式电刀，在肿瘤下缘 1cm 环形切开肠壁，与盆腔预先垫入环形纱布围脖相对合(图 49-59)。至此，淋巴整块清扫和标本切除完成。

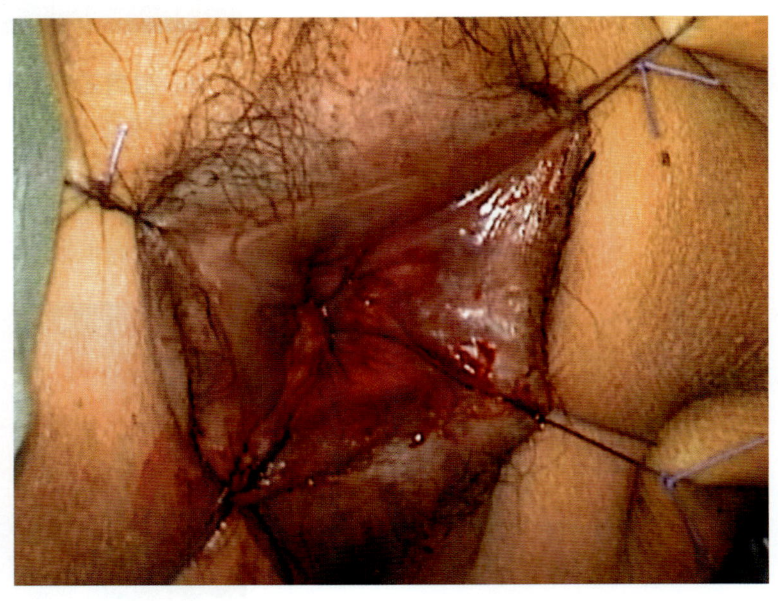

图 49-57　肛门充分外展

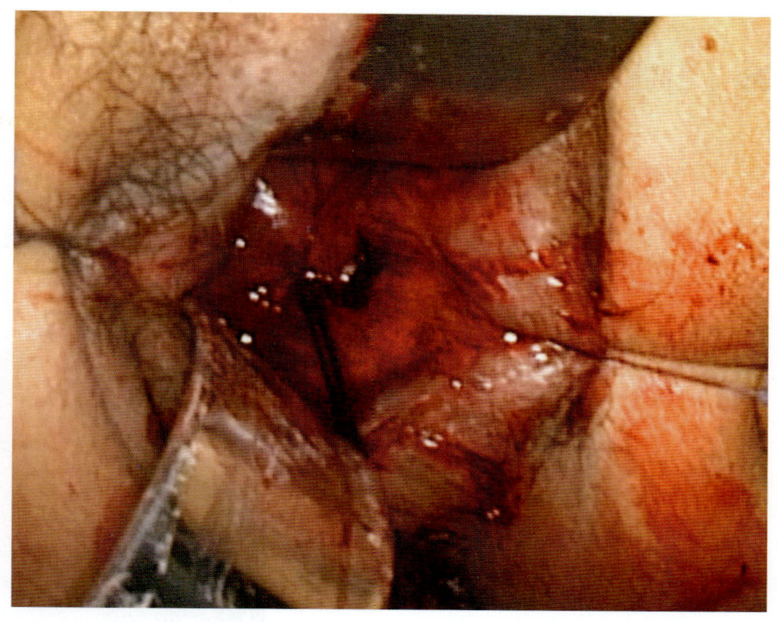

图 49-58　肠内缝合闭合

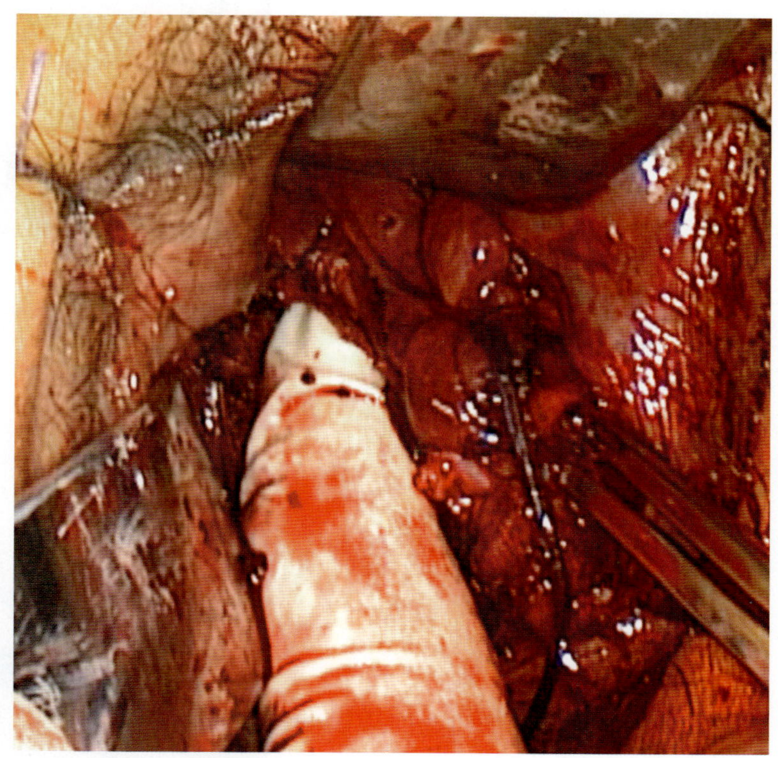

图 49-59　环形切开肠壁，与内对合

【标本取出与消化道重建】

1. 标本取出 经肛门置入无菌塑料保护套，在腹腔内顺畅将已切除的标本置入保护套内（图 49-60），尤其注意两侧方的淋巴结，一定顺畅放置避免暴力牵拉。同时将腹腔内使用的纱布一同置入保护套内，一同经肛门取出（图 49-61）。

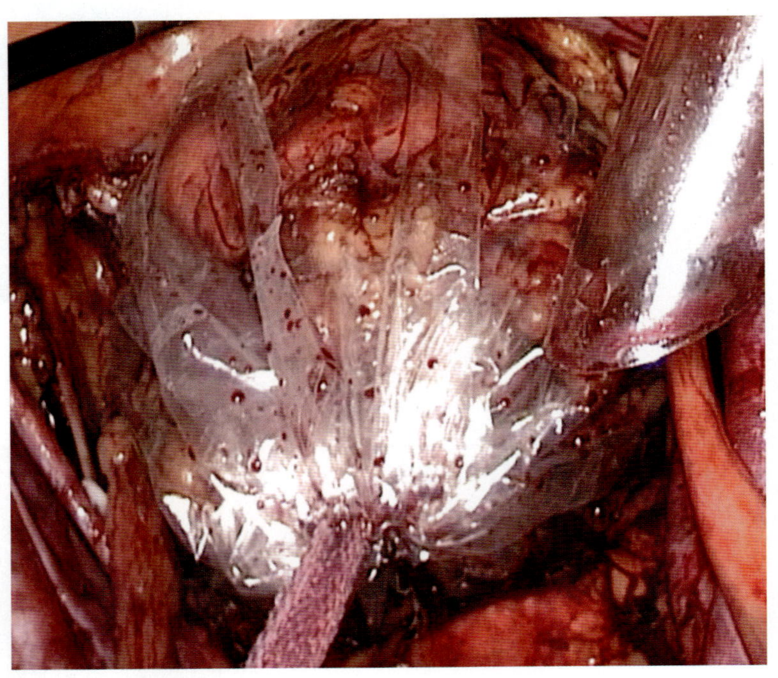

图 49-60 标本置入保护套内

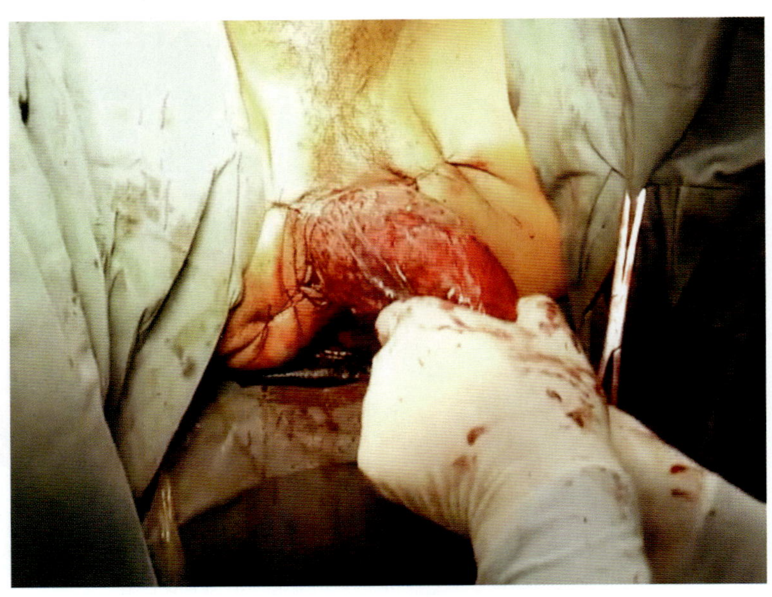

图 49-61 经肛门取出标本

2. 消化道重建 腹腔蒸馏水冲洗、止血后（图 49-62），将乙状结肠断端轻柔地经肛门提出，肠系膜方向勿扭转（图 49-63）。拉出肛门外约 5cm，在肛管断端与乙状结肠壁间断缝合 6~8 针。术后 3~4 周，二次手术肛门成形术同前。留置引流管，关腹。

图 49-62　盆腔冲洗，检查有无出血

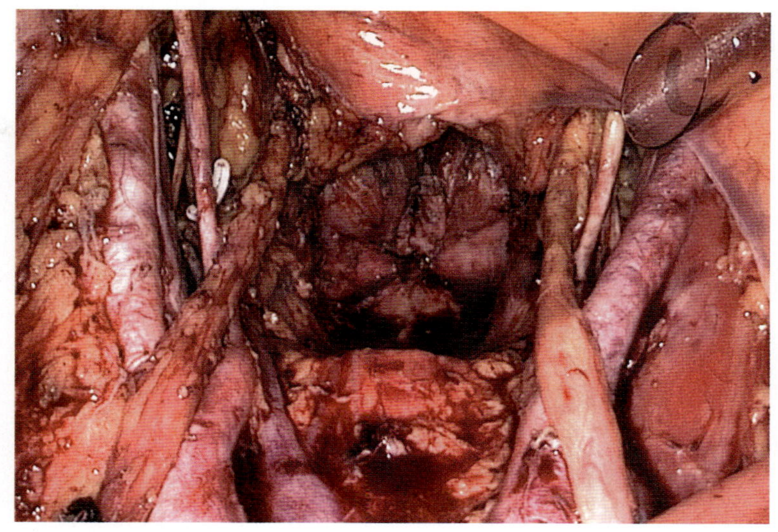

图 49-63　检查乙状结肠系膜有无扭转

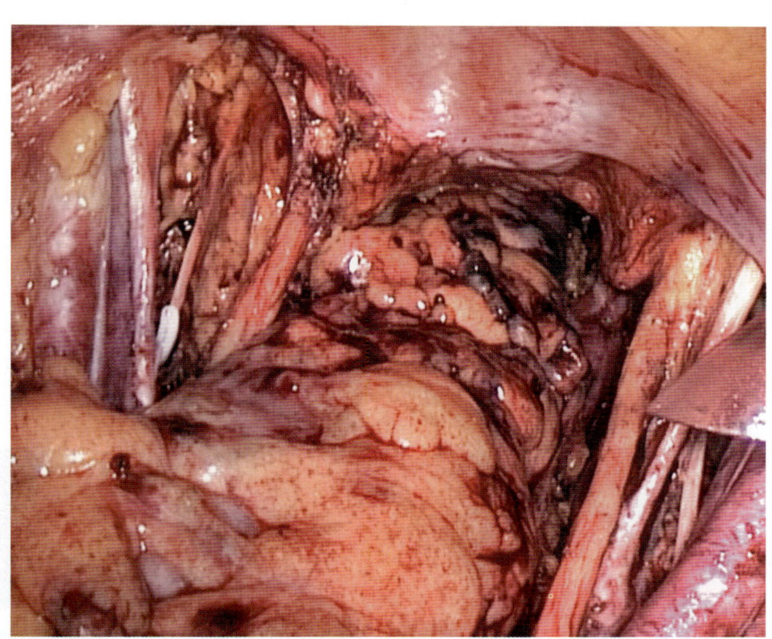

【术后腹壁及标本照片】(图 49-64~ 图 49-67)

图 49-64　术后腹壁照片

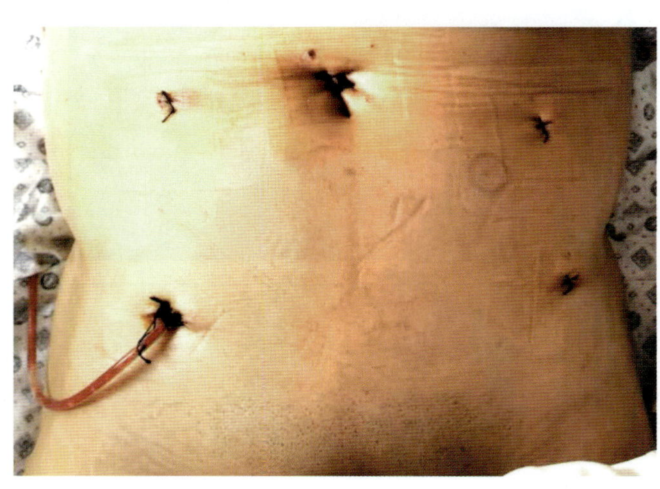

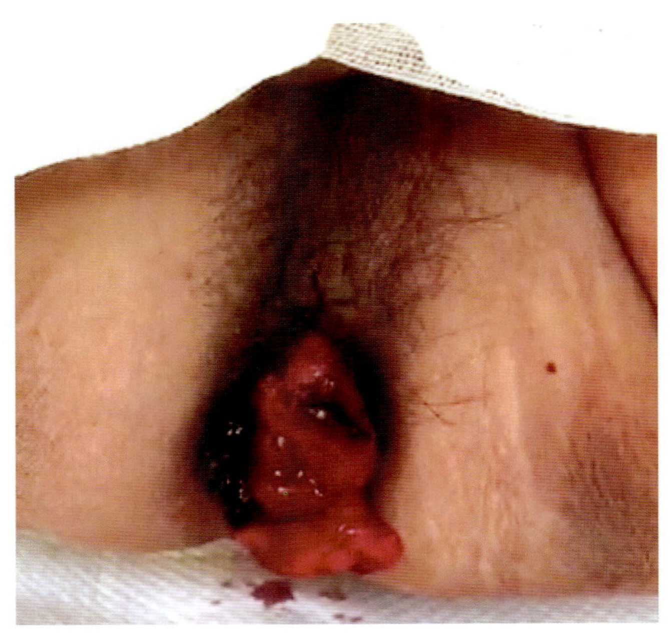

图 49-65　术后第 1 天会阴区

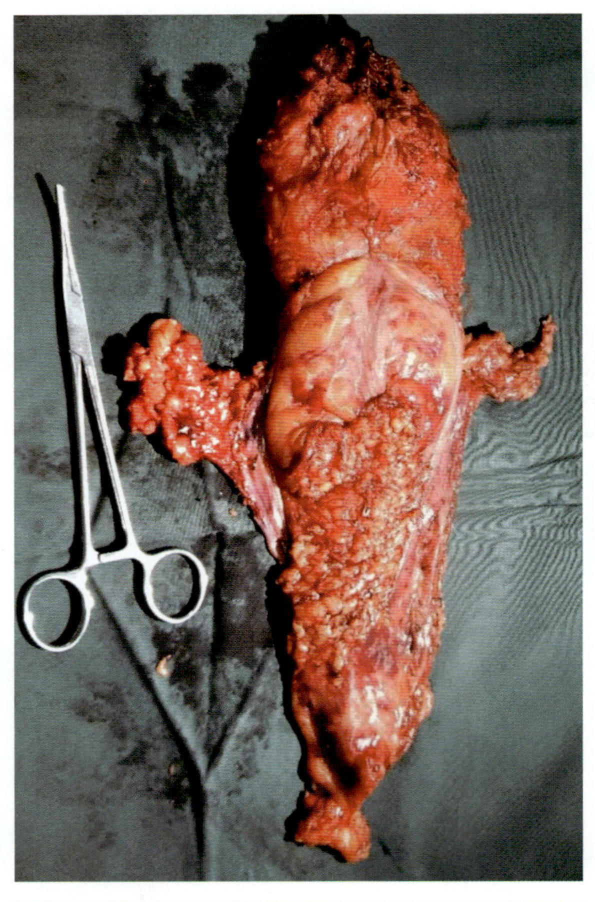

图 49-66　标本照片

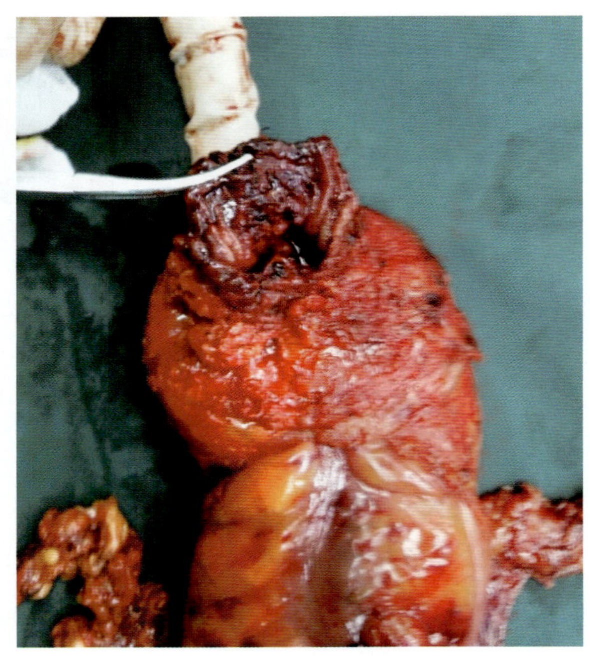

图 49-67　肿瘤下切缘判断

第四节　手术相关要点、难点、热点剖析

【直肠癌侧方淋巴结转移的解剖学基础】

大量解剖学研究表明,直肠淋巴引流分为向上、侧方和向下 3 个引流方向。其中,侧方引流又是腹膜反折以下直肠和肛管淋巴引流的重要途径。对于腹膜反折以下直肠癌患者,侧方淋巴结转移的概率为 10%~25%,$T_{3/4}$ 期患者侧方淋巴结转移率为 20.1%。侧方淋巴结引流主要包括 3 个方向:向前外侧沿膀胱上动脉、膀胱下动脉、闭孔动脉到髂外动脉内侧缘的淋巴结;向外侧沿直肠中动脉至髂内淋巴结,再经髂总淋巴结至腹主动脉旁淋巴结;向后沿骶正中动脉进入骶淋巴结,再向上进入腹主动脉分叉处淋巴结。此外,《日本结直肠癌协会(JSCCR)结直肠癌治疗指南》又将侧方淋巴结引流细分为五个区域,分别为髂总血管区、髂外血管区、髂内近端血管区、髂内近端血管区以及闭孔区。这五个淋巴引流区域是侧方淋巴结转移的主要部位,也是淋巴结清扫术的标准手术范围。因此,为了确保肿瘤的根治效果,必须掌握侧方淋巴结引流的解剖特点以及淋巴结清扫的手术范围,这对于中低位直肠癌的外科治疗至关重要。

(王锡山　郑朝旭　陈海鹏)

第五十章 腹部无辅助切口经阴道取标本的腹腔镜下横结肠癌根治术

【前言】

随着腹腔镜设备和外科技术的进步，结直肠癌的外科治疗有了显著变化，但是在横结肠癌的外科术式选择方面仍存在起争议。常规的手术方法是根据肿瘤位置不同选择腹腔镜下的扩大右半结肠切除术或左半结肠切除术。然而，在对横结肠癌患者的手术方法进行系统评价和荟萃分析时已发现，切除距离肿瘤近、远端 10cm 肠管的局部切除术是安全可行的，且与扩大右 / 左半结肠切除术的肿瘤学结果相当。因此，对于女性横结肠癌患者可选择行腹部无辅助切口经阴道取出切除标本的腹腔镜下横结肠癌根治术。该术式的操作特点表现在：①根据肿瘤的位置需要进行腹腔内肝曲或脾曲游离，甚至回盲部的游离；②不需要在腹腔内剖开肠管，更符合无菌术要求；③对阴道的术前准备要求更加严格；④经阴道途径取标本，由于阴道具有很强的延展性，因此其适应证更为宽泛，但仅局限于女性患者。该术式的难点主要体现在两个方面：①一个难点体现为腹腔镜手术的共性关键技术，包括正确辨认解剖标识、合理的手术入路、完整的系膜切除、系膜根部血管结扎和淋巴结清扫以及重要组织器官的显露和保护；②另一个难点体现在 NOSES 特有的全腔镜下消化道重建，即使用腔镜下切割闭合器的重叠式三角吻合，重建难度也超过其他术式。因此，该术式需要更严格地把握适应证，具有清晰的手术思路，以及娴熟的操作技巧。

第一节 适应证与禁忌证

【适应证】(图 50-1~ 图 50-3)

1. 女性横结肠癌或良性肿瘤。
2. 肿瘤环周直径为 3~5cm。
3. 肿瘤不侵出浆膜为宜。

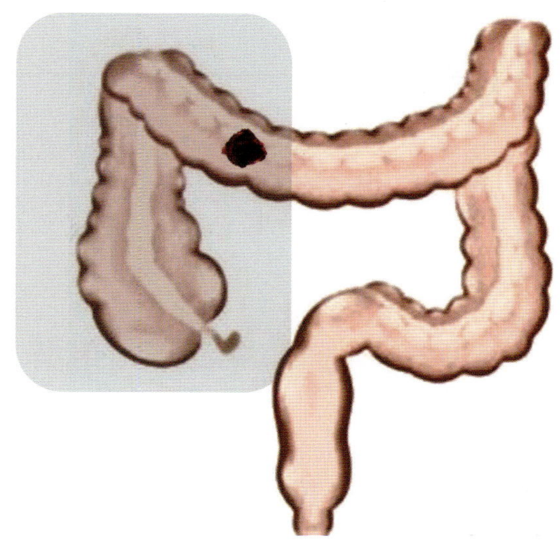

图 50-1　肿瘤所在位置示意图

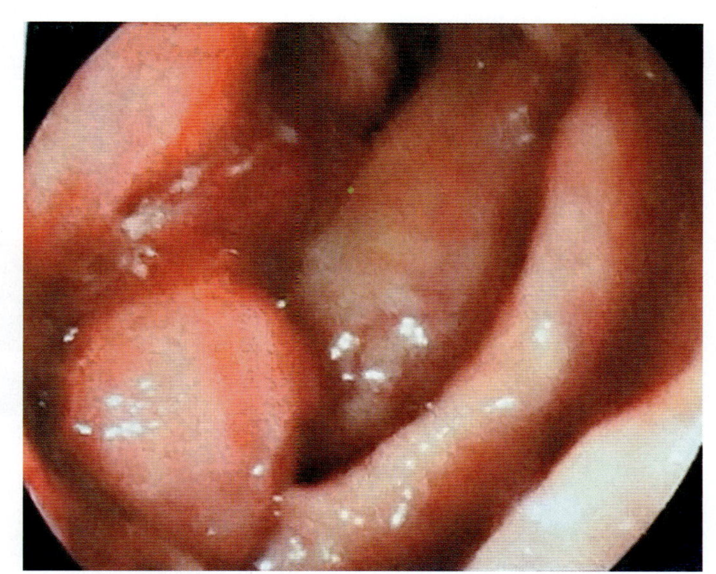

图 50-2　肠镜：横结肠近肝曲可见一菜花样肿物，最大径为 3cm，环 1/3 肠周，肠镜活检病理回报中分化腺癌

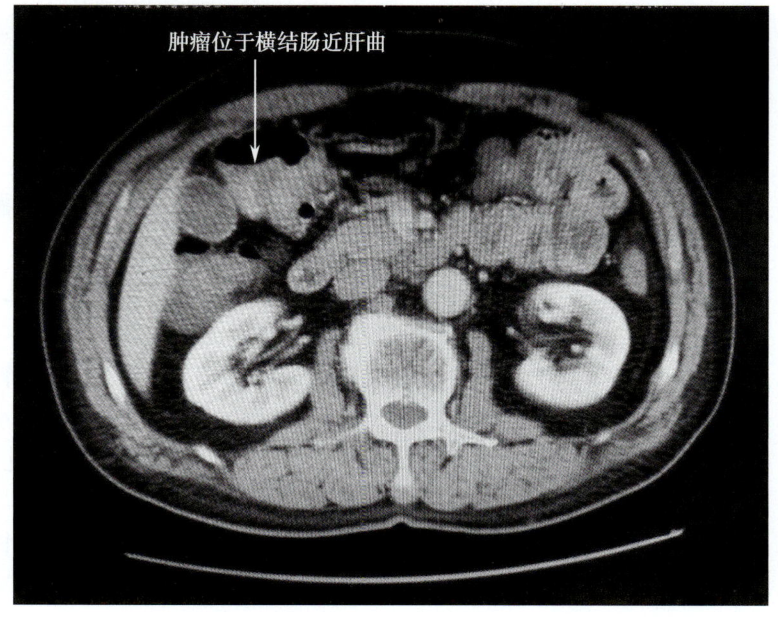

图 50-3　腹部 CT：肿瘤位于横结肠近肝曲

【禁忌证】

1. 肿瘤体积过大，取出有困难者。
2. 肿瘤侵犯周围组织器官。
3. 过于肥胖者（BMI>35kg/m^2）。

第二节 麻醉、体位、戳卡位置与术者站位

【麻醉方式】

全身麻醉或全身麻醉联合硬膜外麻醉。

【手术体位】

患者取功能截石位，左侧大腿需稍平一些，有利于术者操作（图 50-4）。

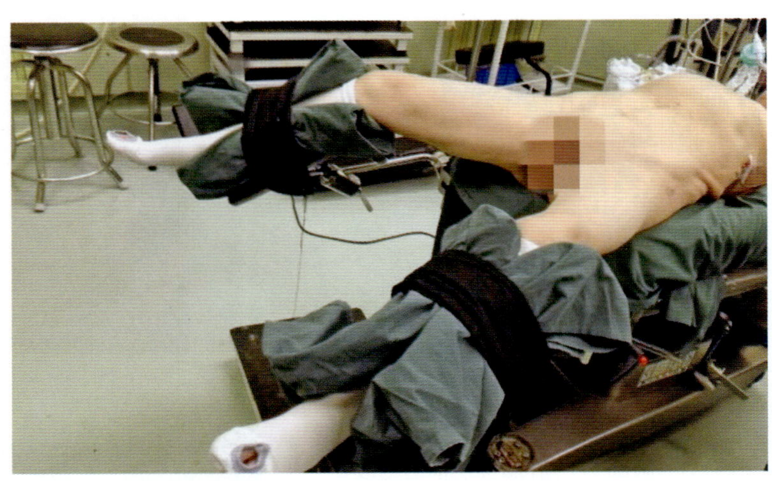

图 50-4 患者体位

【戳卡位置】（图 50-5）

1. **腹腔镜镜头戳卡孔（10mm 戳卡）** 位于脐至脐下方 5cm 的范围内均可。

2. **术者主操作孔（12mm 戳卡）** 位于左上腹中部，腹直肌外侧缘。

3. **术者辅助操作孔（5mm 戳卡）** 位于左下腹，与腹腔镜镜头戳卡孔不在同一水平线。

4. **助手主操作孔（5mm 戳卡）** 位于右下腹脐与髂前上棘连线中外 1/3 处。

5. **助手辅助操作孔（5mm 戳卡）** 位于右上腹，右锁骨中线与横结肠投影区交叉处。

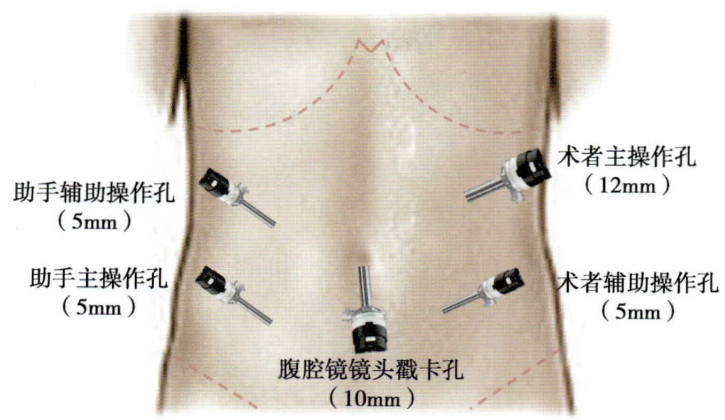

图 50-5　戳卡位置（五孔法）

【术者站位】

术者站位于患者左侧，助手站位于患者右侧，扶镜手站位于术者同侧或患者两腿之间（图 50-6）。

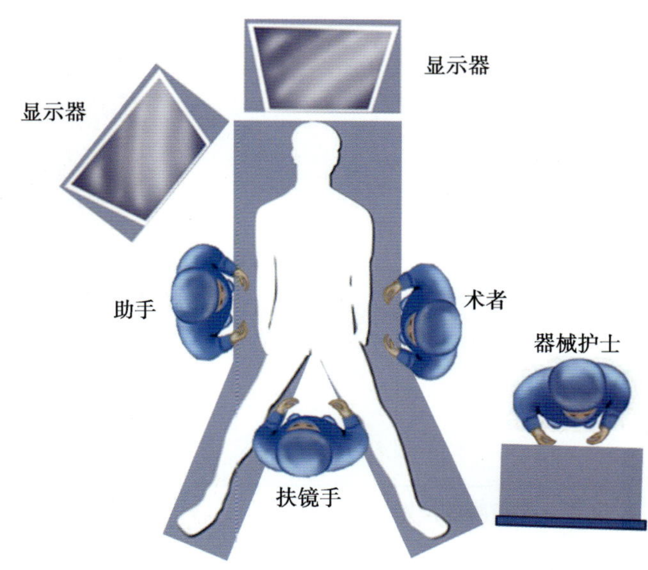

图 50-6　术者站位

【特殊手术器械】

超声刀、60mm 直线切割闭合器、V-loc 线、无菌保护套。

第三节　手术操作步骤、技巧与要点

【探查与手术方案制订】

在详细的术前检查和术前方案评估的基础上，探查分三步。

1. 常规探查　进镜至腹腔后，常规探查肝、胆囊、胃、脾、结肠、小肠、大网膜和盆腔有无肿瘤种植和腹水（图 50-7、图 50-8）。

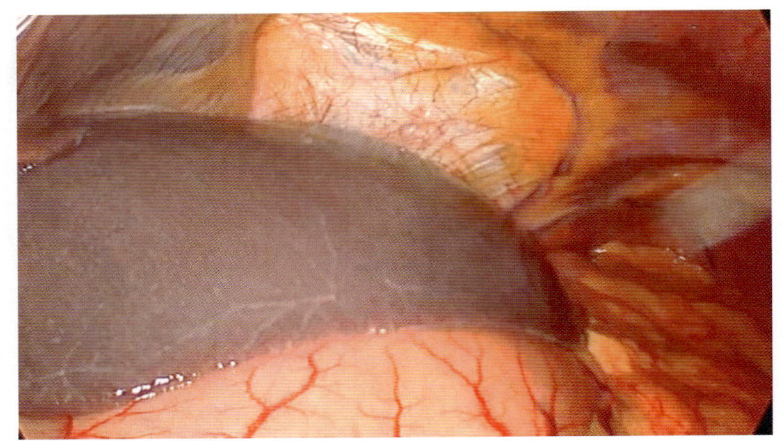

图 50-7 探查胃及肝左叶脏面

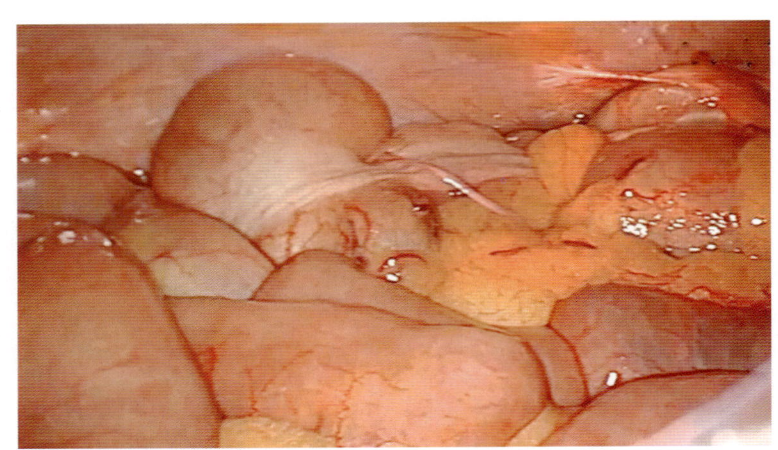

图 50-8 探查腹腔

2. **肿瘤探查** 肿瘤位于横结肠近肝曲(图 50-9)。

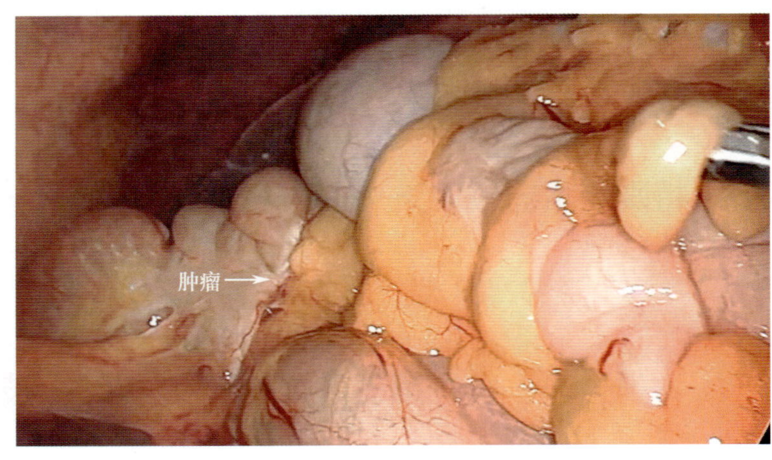

图 50-9 探查肿瘤位置

3. **解剖结构的判定** 右半结肠毗邻脏器多、血管关系复杂,需判定回结肠动静脉、右结肠动静脉、中结肠动静脉。此外,还需判定升结肠和横结肠游离后可否行镜下升结肠横结肠重叠式三角吻合术。

【解剖与分离】

1. 右结肠动、静脉根部的处理　术者左手持钳，沿肠系膜上静脉充分暴露系膜表面。术者用超声刀在胰颈下缘横结肠系膜薄弱处行第一刀切割，刀头热量产生汽化，沿横结肠系膜间隙扩散。用刀头上下拨动，可见胰腺前白色被膜，表明此间隙正确，用超声刀向上及右侧扩展空间(图50-10~图50-12)。沿肠系膜上静脉向上分离可见右结肠动脉(图50-13)，在根部结扎切断(图50-14)。此例患者右结肠静脉缺如。

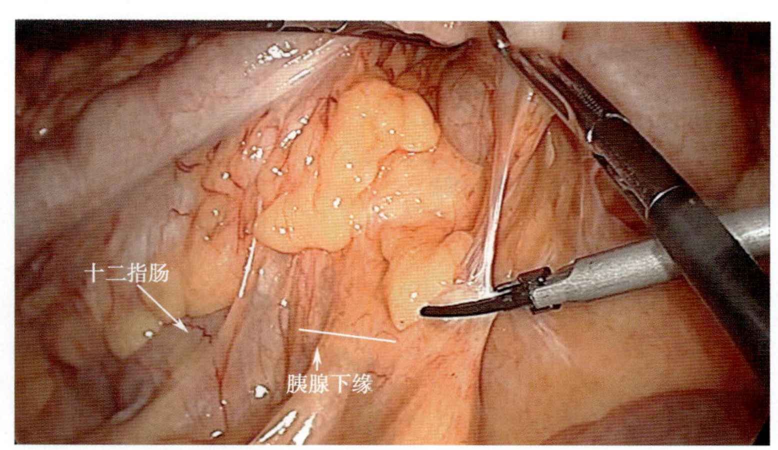

图50-10　第一刀切入点

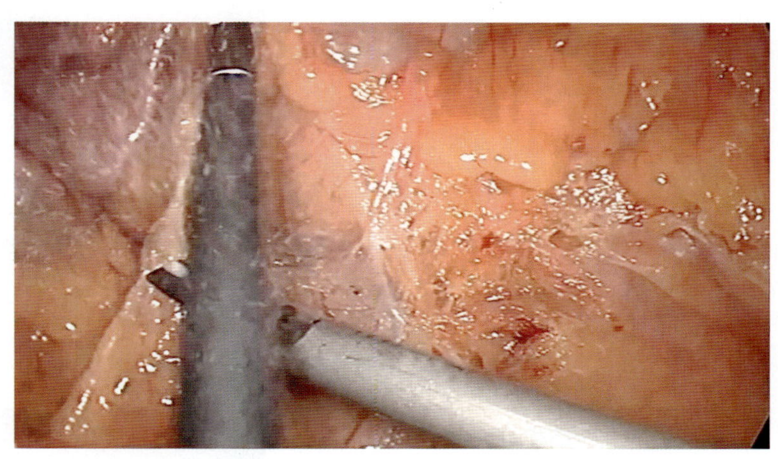
图50-11　进入Toldt间隙

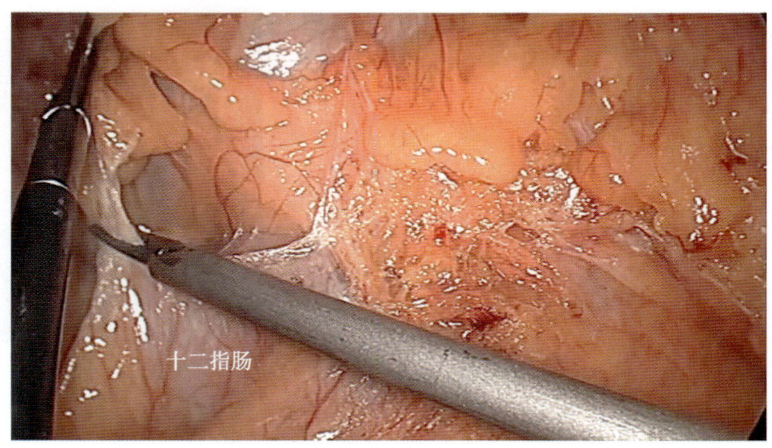

图50-12　沿Toldt间隙向上及右侧游离

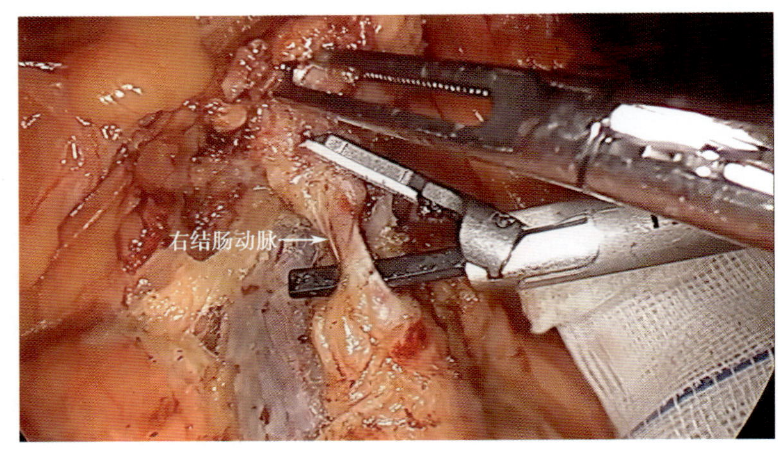

图 50-13　裸化右结肠动脉根部

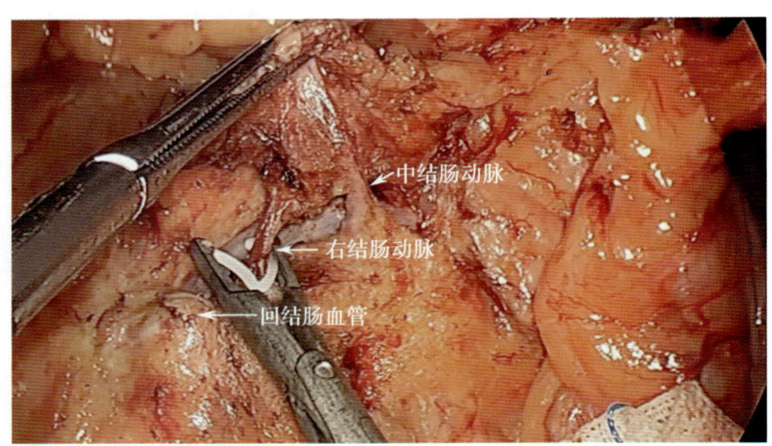

图 50-14　结扎切断右结肠动脉

2. 中结肠动、静脉的处理　分离完右结肠动脉，继续向上分离，于胰腺下缘分离出中结肠动、静脉，结扎切断（图 50-15~图 50-18）。

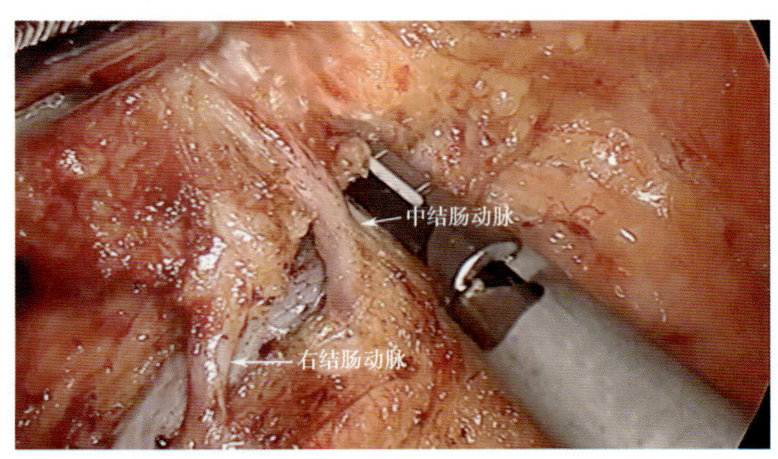

图 50-15　裸化中结肠动脉

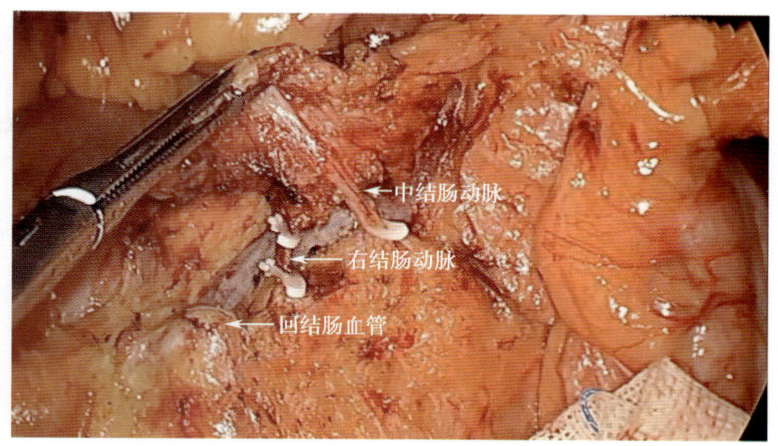

图 50-16　结扎切断中结肠动脉

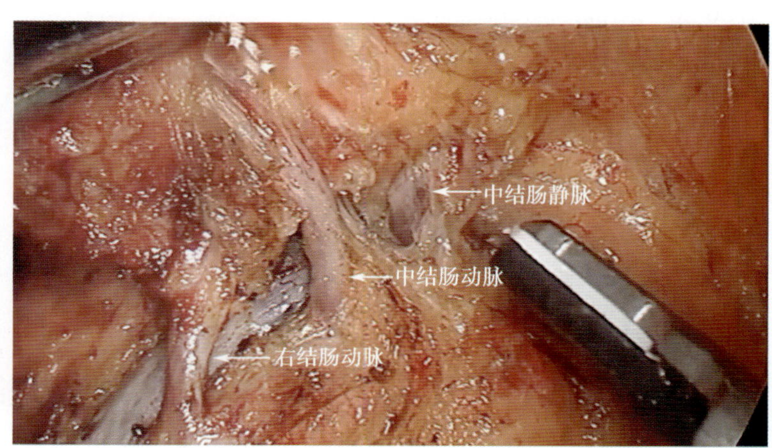

图 50-17　裸化中结肠静脉

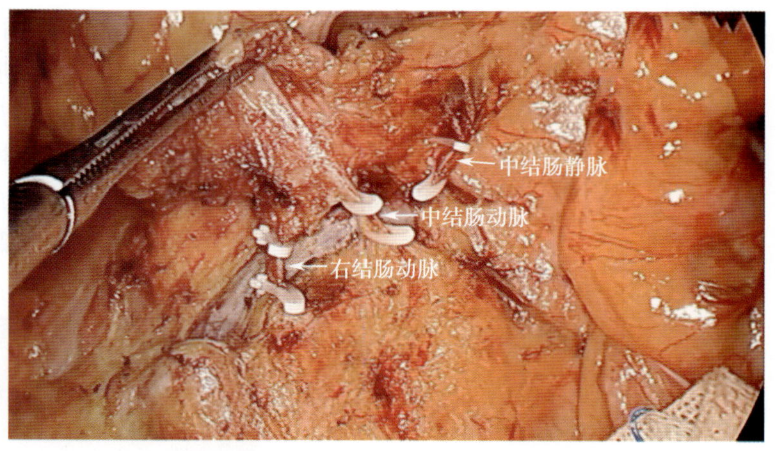

图 50-18　结扎切断中结肠静脉

3. 胃结肠干(亨勒干,Henle trunk)的处理　继续沿着胰前间隙在十二指肠及胰头表面游离,仔细分离后可见副右结肠静脉、胃网膜右静脉、胰十二指肠上前静脉会成 Henle 干后进入肠系膜上静脉,结扎切断副右结肠静脉(图 50-19、图 50-20)。

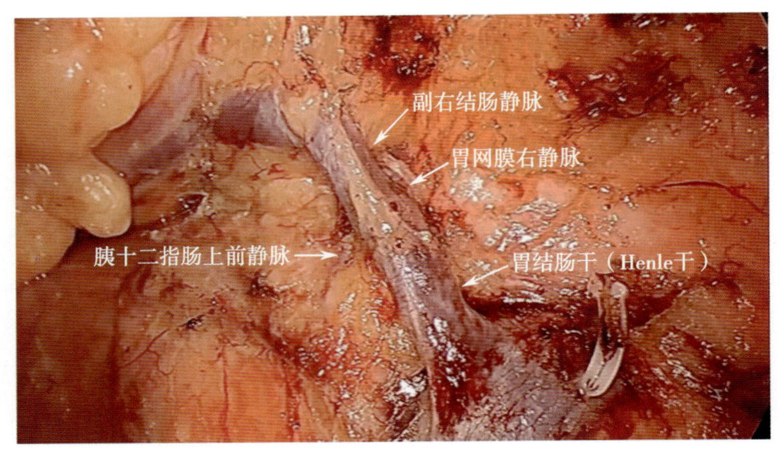

图 50-19　裸化副右结肠静脉根部

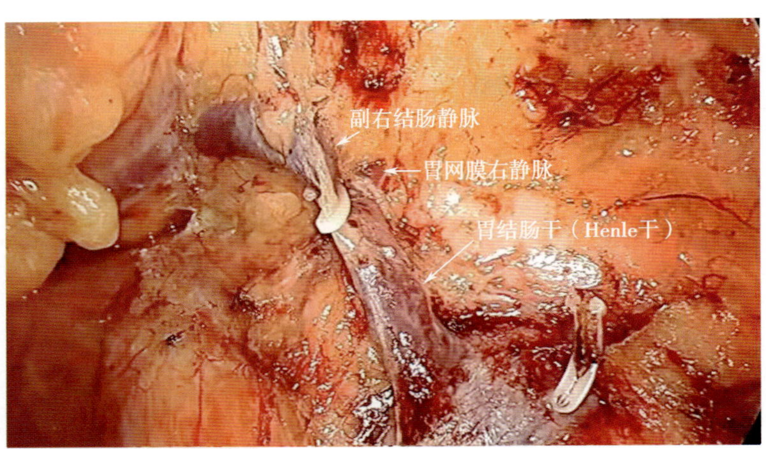

图 50-20　结扎切断副右结肠静脉

4. 大网膜及第 6 组淋巴结的处理　距离肿瘤远端 10cm 处判断横结肠远端预切定线，游离大网膜。用超声刀裁剪大网膜至横结肠远端预切除处肠壁。然后寻找胃结肠韧带，将其向前腹壁牵起，助手左手持钳提起胃壁，可见胃网膜右动、静脉走行。从横结肠向胃网膜血管方向分离、切断胃结肠韧带，进入网膜腔（图 50-21）。沿胃网膜右动、静脉血管弓外缘向右侧分离切断，弓外清扫第 6 组淋巴结（图 50-22），分离至胰头表面与下方游离处贯通，注意保护胃网膜右静脉与 Henle 干。然后向右侧沿 Toldt 间隙游离升结肠肝曲，并离断肝结肠韧带。

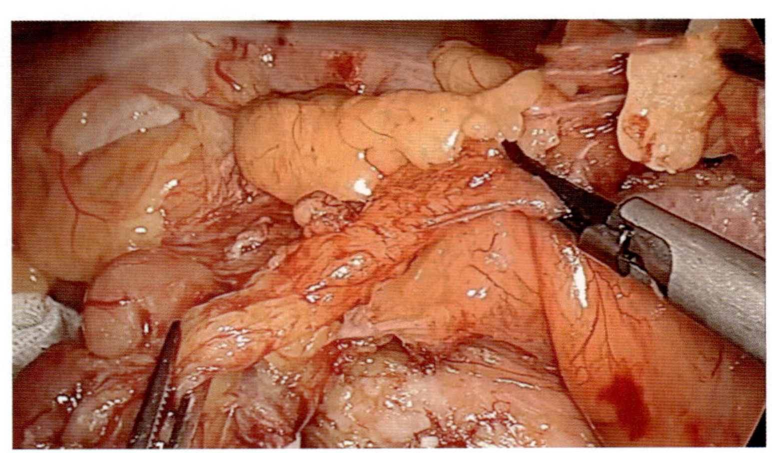

图 50-21　分离切断胃结肠韧带，进入网膜腔

图 50-22　弓外清扫第 6 组淋巴结

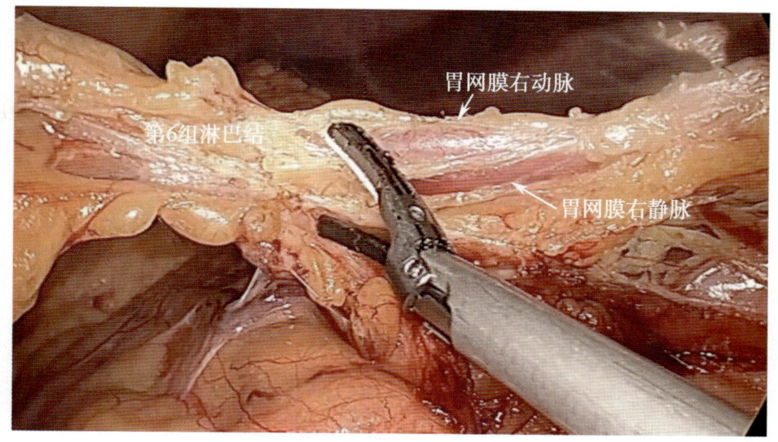

5. 升结肠系膜的游离及处理　沿 Toldt 筋膜由内向外分离直至右侧结肠旁沟，注意保护右侧生殖血管、胰头及十二指肠，完整游离升结肠系膜及右侧横结肠系膜。根据肿瘤所在位置，充分游离升结肠系膜，便于镜下消化道重建。于距肿瘤近端约 10cm 处确定升结肠预切除部位（图 50-23），裁剪升结肠系膜（图 50-24），并裸化肠管（图 50-25）。

图 50-23　确定升结肠预切除部位

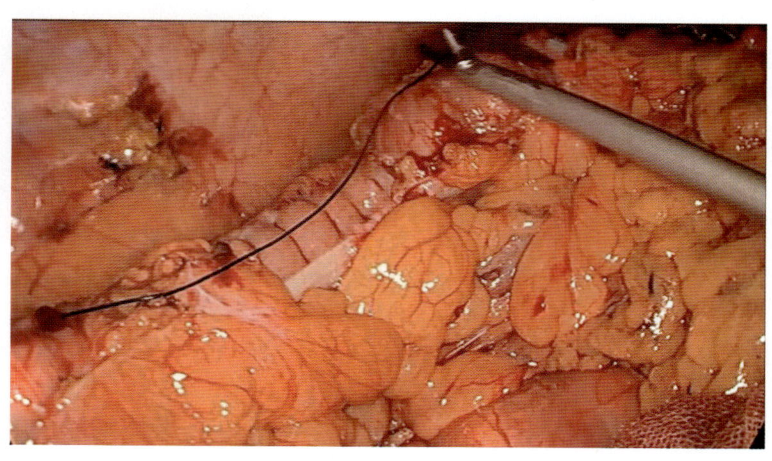

图 50-24　裁剪升结肠系膜

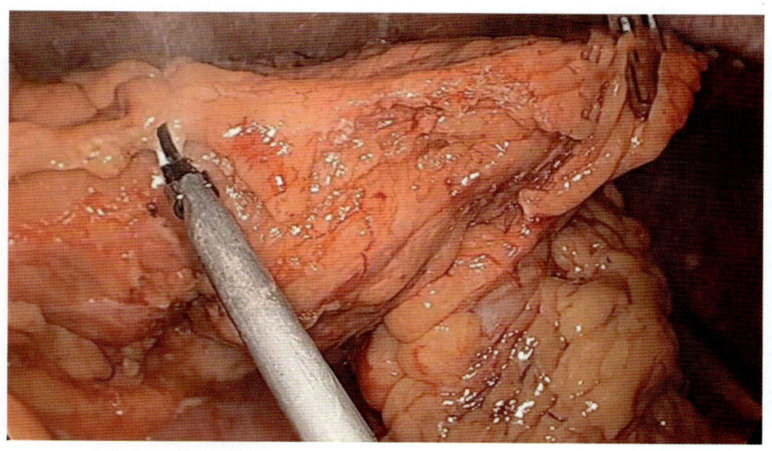

图 50-25 裸化升结肠肠壁

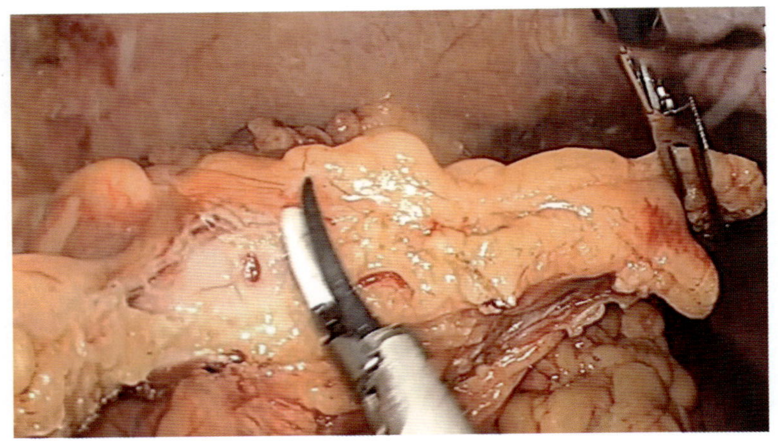

6. 横结肠系膜的处理 向横结肠预切线方向分离裁剪横结肠远端系膜，结扎离断边缘血管弓，并裸化预切除处横结肠肠壁（图 50-26）。

图 50-26 裁剪横结肠系膜并裸化横结肠肠壁

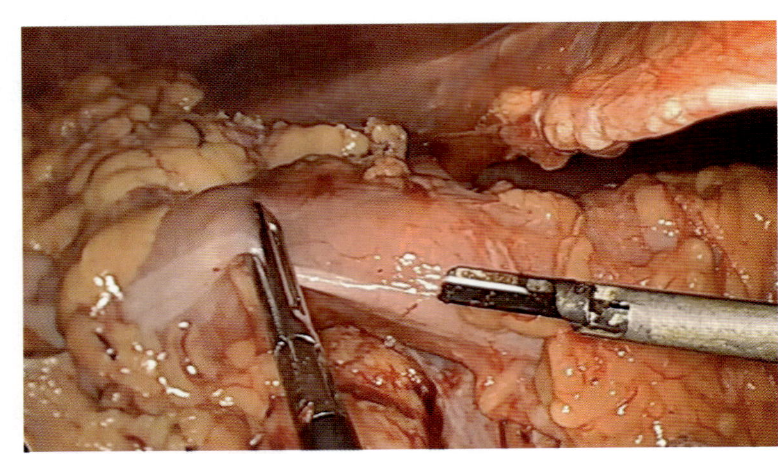

【标本切除与消化道重建】

1. 标本切除 用腹腔内直线切割闭合器在横结肠预定线处闭合切断肠管（图 50-27），然后在肿瘤近端升结肠预切除处，用直线切割闭合器闭合切断升结肠（图 50-28）。至此，横结肠肿瘤根治切除完成，将标本置入标本袋中，置于盆腔（图 50-29）。

图 50-27 闭合切断横结肠

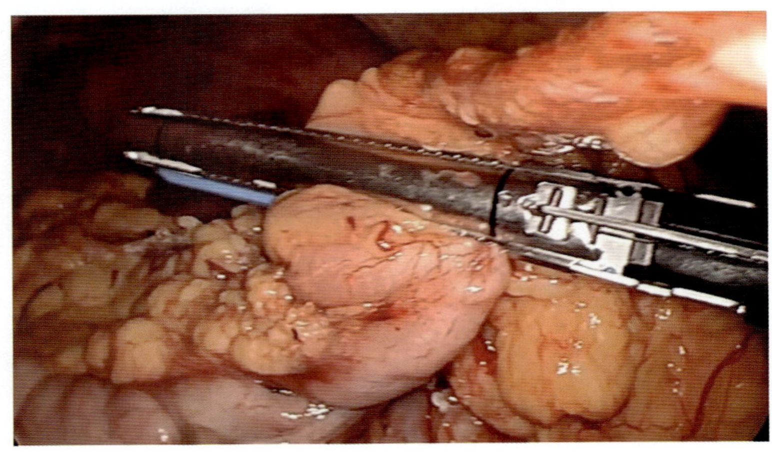

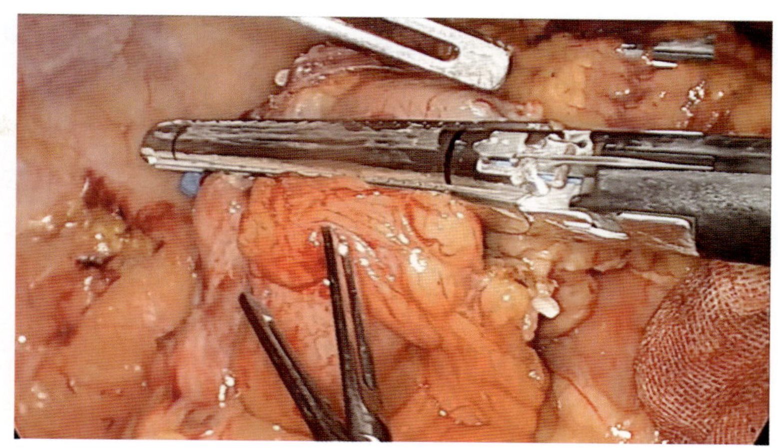

图 50-28　切割闭合升结肠

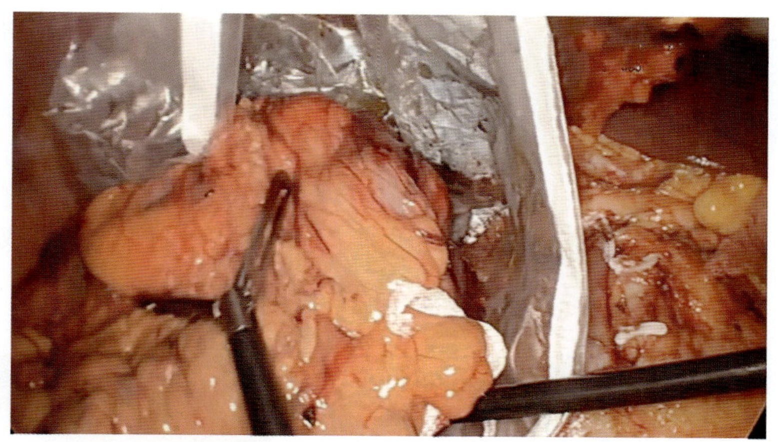

图 50-29　将标本放入标本袋中

2. 消化道重建　将横结肠断端向右侧牵拉摆放，并将升结肠断端拉至上腹部与横结肠重叠摆放（图 50-30）。然后将横结肠断端与距升结肠断端 7cm 处肠管缝合固定（图 50-31），检查两侧肠管血供良好，估计两侧吻合口无张力后，分别于升结肠断端对系膜侧与相应位置的横结肠对系膜侧做 1cm 切口（图 50-32、图 50-33），酒精或碘附纱条消毒肠壁切口。经术者主操作孔置入直线切割闭合器，分别将钉仓两侧置入升结肠及横结肠肠腔，进行必要的调整，确认无误后击发，完成升肠横结肠侧侧吻合（图 50-34、图 50-35）。

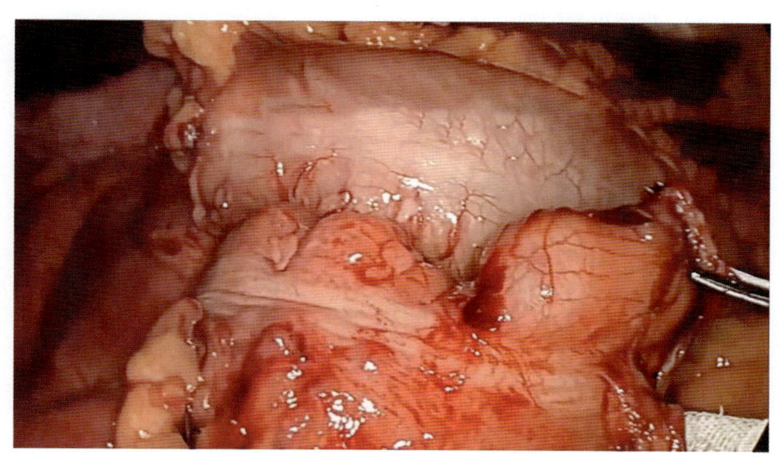

图 50-30　升结肠与横结肠重叠摆放

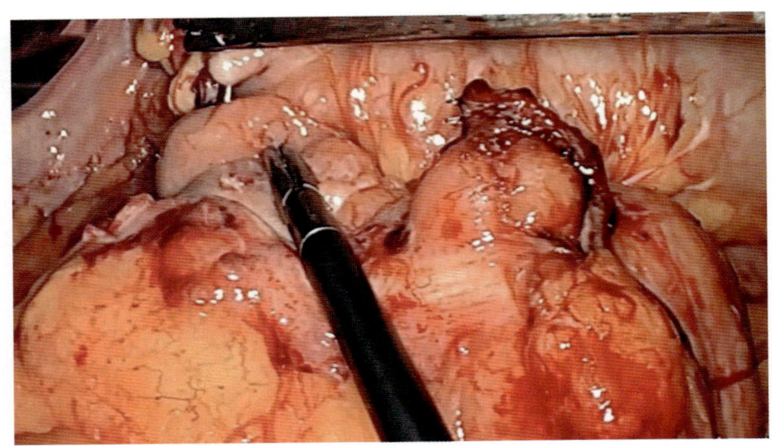
图 50-31 横结肠断端与距升结肠断端7cm 处肠管缝合固定

再次以酒精或碘附纱条消毒升结肠和横结肠的共同开口，检查肠腔内侧侧吻合口有无明显出血，如有出血可以缝合止血（图 50-36）。确认无活动性出血后，在两侧肠管共同开口的两端及中间各缝合 1 针用于牵拉固定（图 50-37），术者及助手分别牵拉缝线尾端，牵开侧侧吻合口呈“V”形，最后用直线切割闭合器关闭共同开口，完成回肠横结肠重叠式三角吻合（图 50-38、图 50-39）。

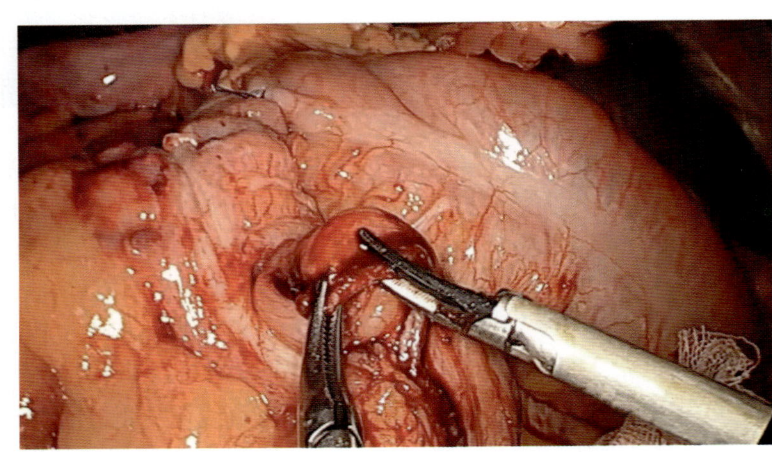
图 50-32 升结肠断端做 1cm 切口

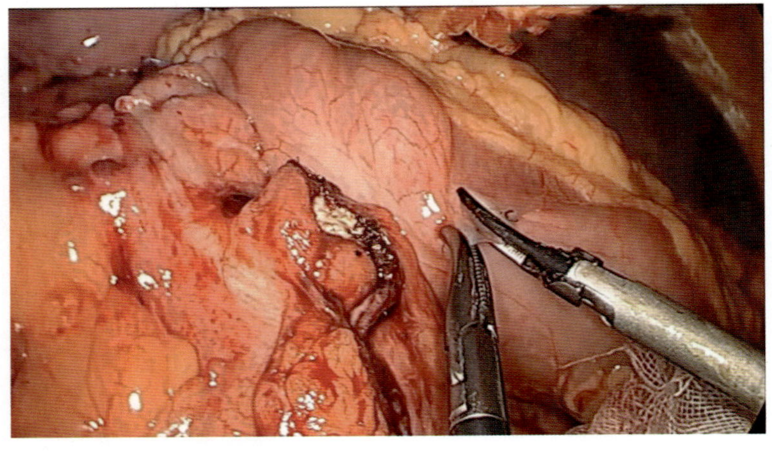
图 50-33 相应位置的横结肠对系膜侧做 1cm 切口

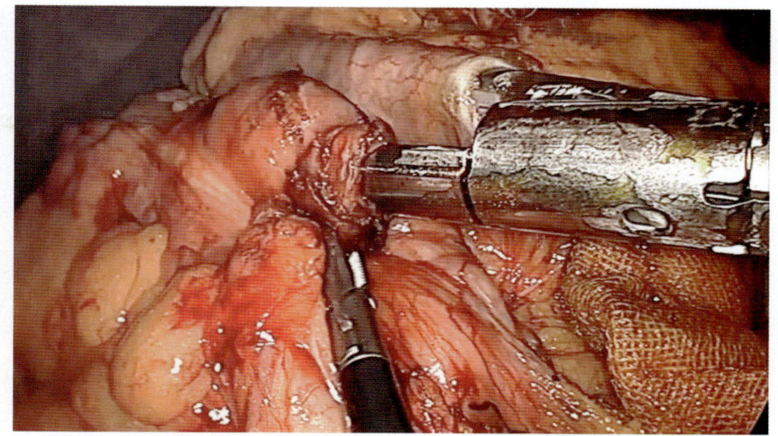

图 50-34　直线切割闭合器置入两侧肠管

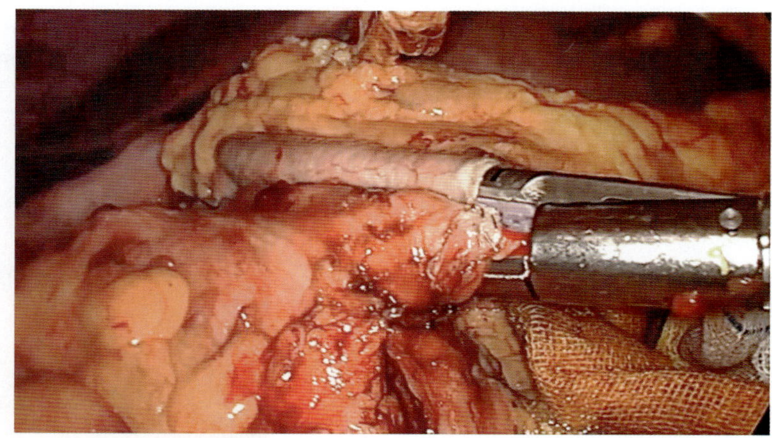

图 50-35　完成回肠横结肠侧侧吻合

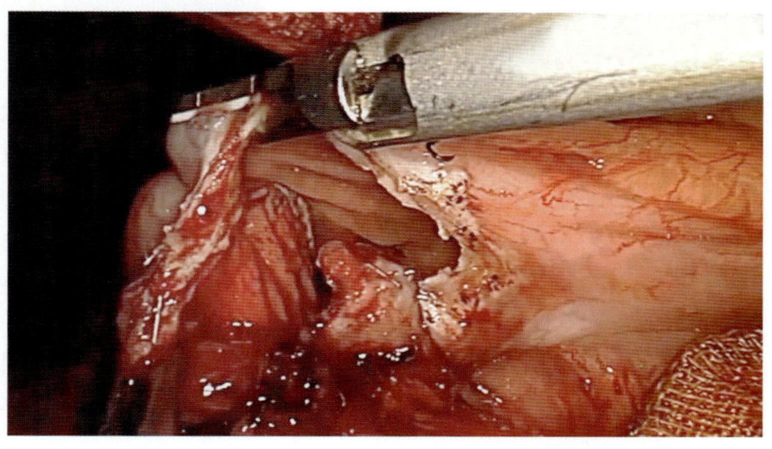

图 50-36　查看吻合口情况

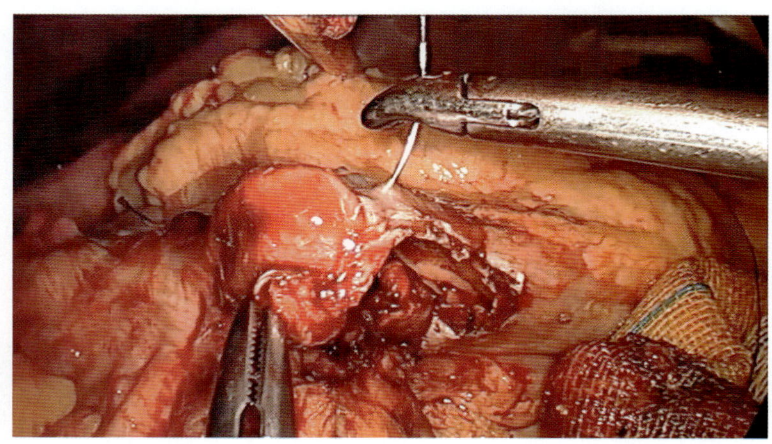

图 50-37　两侧肠管断端缺口两端及中间各缝合 1 针

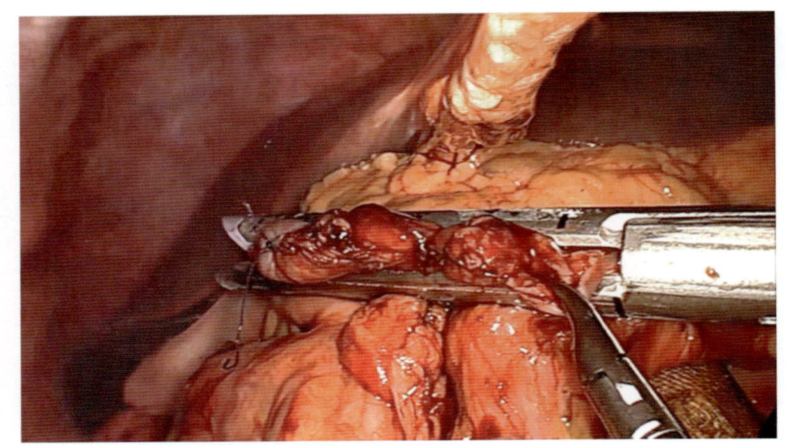

图 50-38　闭合两侧肠管共同开口

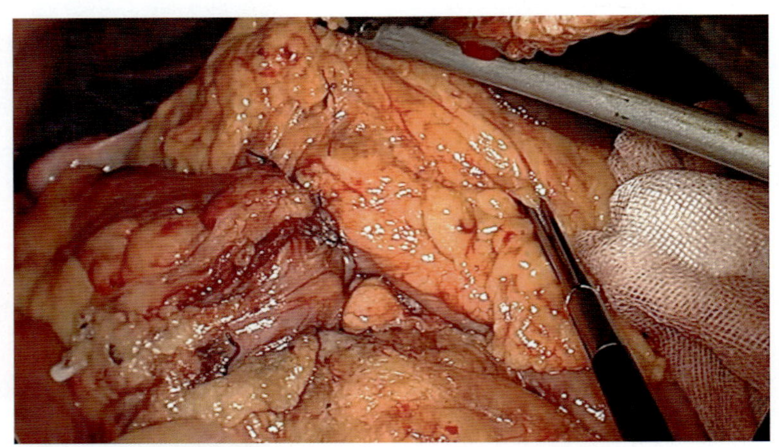

图 50-39　重叠式三角吻合

3. 标本取出　助手经阴道消毒后，将卵圆孔置于阴道后穹隆并向上、下打开起指示作用（图 50-40），术者用超声刀横行切开后穹隆 3~5cm 切口（图 50-41），助手将卵圆钳经阴道后穹隆切口置入腹腔并夹持住标本保护套及肠管一端（图 50-42、图 50-43），缓慢经阴道切口拉出标本及保护套，至此标本移出体外（图 50-44）。

腹腔镜下应用 V-loc 倒刺线连续缝合阴道后穹隆切口（图 50-45、图 50-46）。蒸馏水冲洗腹腔，检查器械无误，确认无活动性出血后，经右侧 12mm 戳卡孔留置腹腔引流管一根。停止气腹，排出腹腔气体，关闭戳卡孔。

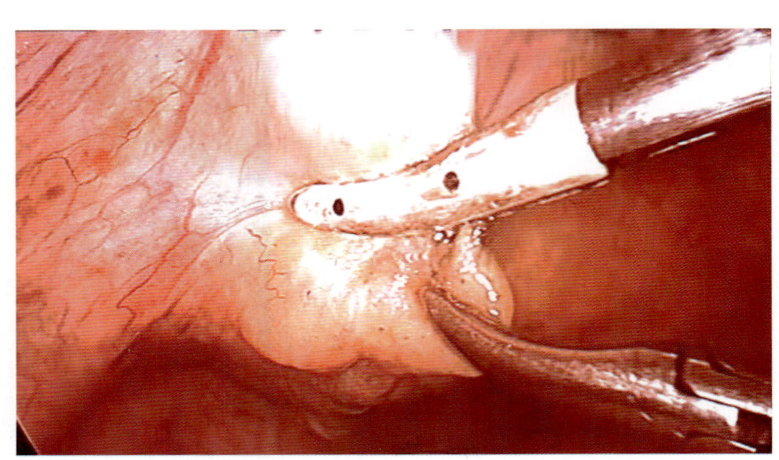

图 50-40　经卵圆钳指示切开阴道后穹隆

图 50-41　切开阴道后穹隆

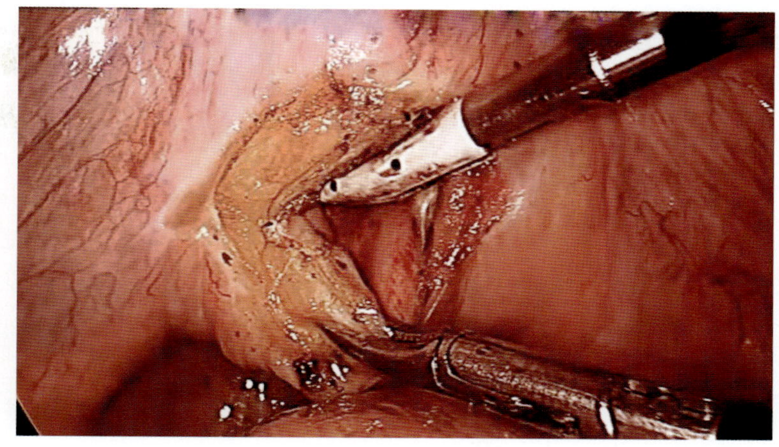

图 50-42　卵圆钳经阴道置入腹腔

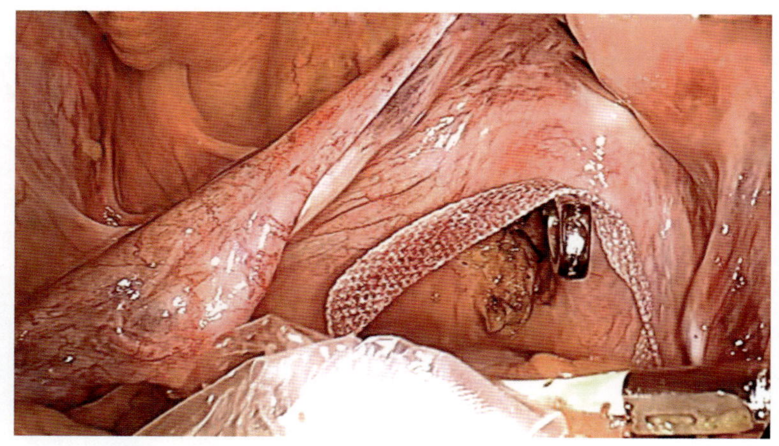

图 50-43　卵圆钳夹持住标本

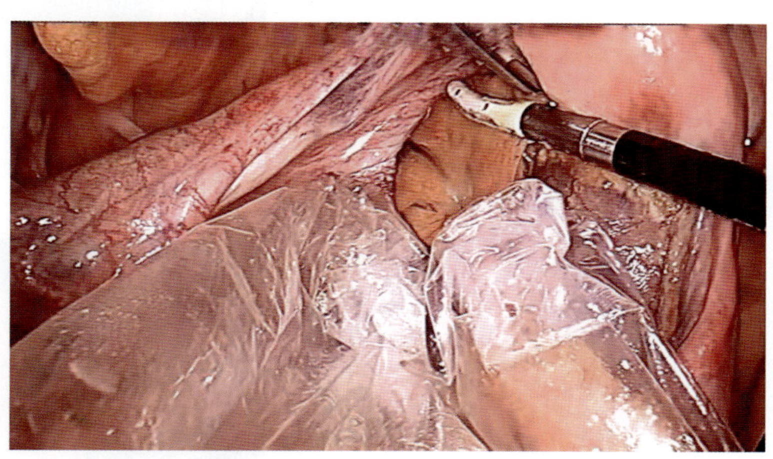

图 50-44　标本移出体外

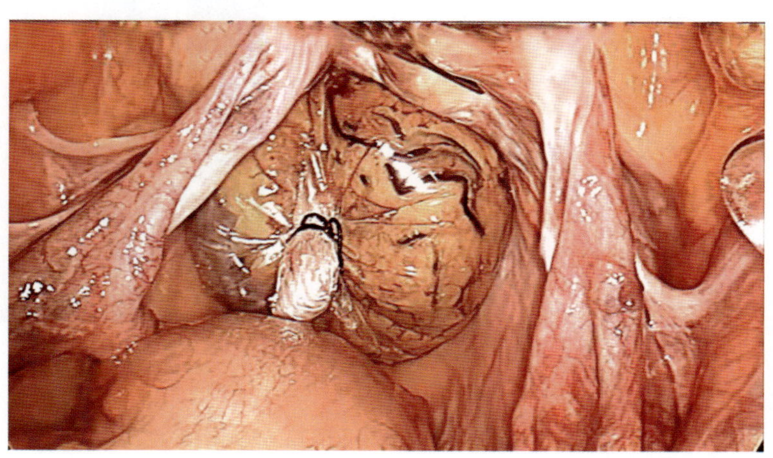

图 50-45 腹腔镜下缝合阴道切口

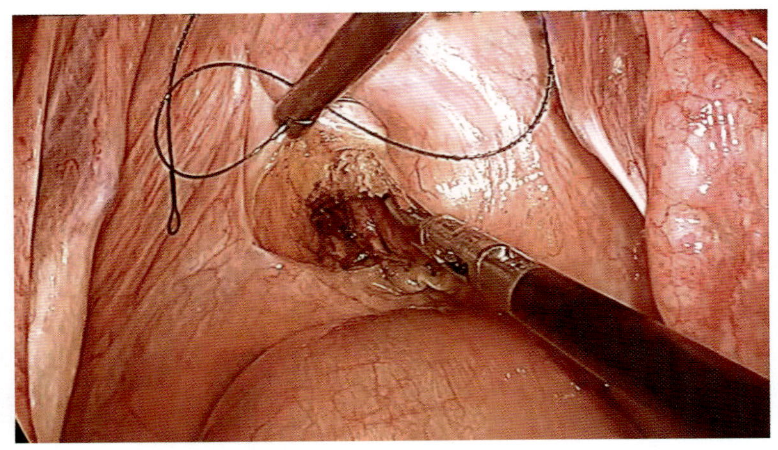

图 50-46 完整闭合阴道切口

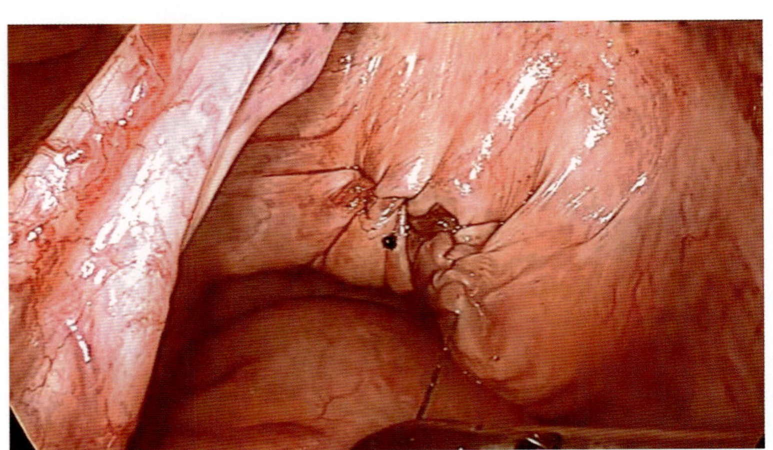

【术后标本照片】(图 50-47)

图 50-47 标本照片

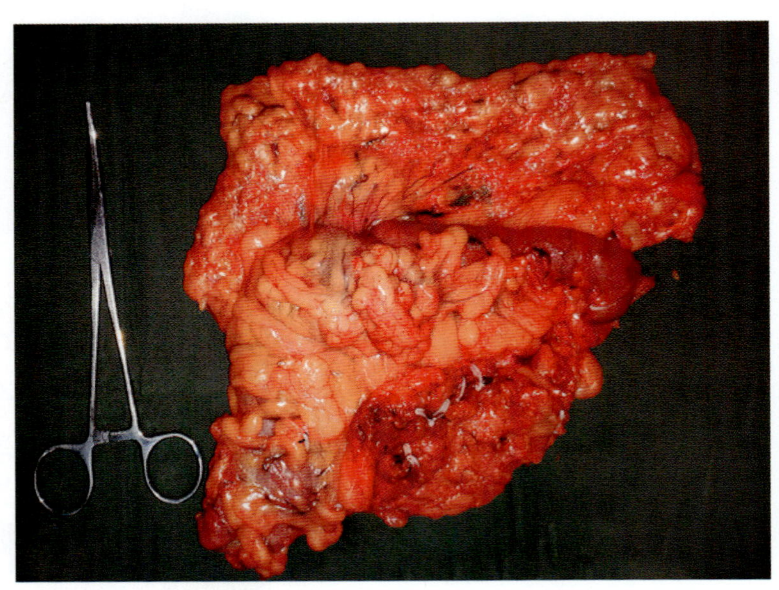

第四节 手术相关要点、难点、热点剖析

【扩大右/左半结肠切除术还是横结肠切除术】

对于横结肠癌的手术治疗，目前仍无确切的标准方法，多取决于外科医师的偏好而进行扩大的右/左半结肠切除术或局部切除术。几项针对横结肠癌患者的回顾性研究证实，扩大右/左结肠切除术和切除距离肿瘤近、远端 10cm 肠管的横结肠切除术，在术后风险和肿瘤学结局方面没有差异。同时，针对结肠癌淋巴结转移规律的研究发现，结肠癌的转移淋巴结几乎都位于距病变远、近端 10cm 范围的系膜内。因此，对于位于横结肠的肿瘤，横结肠切除术可作为标准术式之一。

【重叠式三角吻合的优势与可行性】

传统开放及常规腹腔镜横结肠切除术采用的吻合方法是结肠与结肠的端侧吻合或端端吻合。在腹部无辅助切口经直肠取出切除标本的腹腔镜下横结肠癌根治术中，笔者中心采用的消化道重建方式较多的是重叠式三角吻合术。该方法仅需要使用直线切割闭合器即可完成腔镜下消化道重建，是腹腔镜下横结肠癌根治术中消化道重建的一种安全可行的吻合方法。与端侧吻合相比，重叠式三角吻合主要表现为以下几方面优势：①减少吻合口狭窄。此种吻合方式的吻合口面积最大，可以避免出现吻合口狭窄的发生，也可以解决肠管两端管径粗细不均的问题。②操作方式简单快速，可缩短手术时间，降低手术难度，减轻术中污染可能。③避免了端侧吻合形成的结肠盲袋。端侧吻合在远端结肠会形成一个盲端，该盲端可能是术后出现并发症的一个因素。

（包满都拉　周海涛）

第五十一章 腹部无辅助切口经直肠切口取标本的腹腔镜下横结肠癌根治术

【前言】

随着腹腔镜设备和外科技术的进步,结直肠癌的外科治疗有了显著变化,但是在横结肠癌的外科术式选择方面仍存在起争议。常规的手术方法是根据肿瘤位置不同选择腹腔镜下的扩大右半结肠切除术或左半结肠切除术。然而,在对横结肠癌患者的手术方法进行系统评价和荟萃分析时发现,切除距离肿瘤近、远端 10cm 肠管的局部切除术是安全可行的,且与扩大右 / 左半结肠切除术的肿瘤学结果相当。因此,横结肠癌患者可行腹部无辅助切口经肛门取出切除标本的腹腔镜下横结肠癌根治术。该术式的操作特点表现在根据肿瘤的位置需要进行腹腔内肝曲或脾曲游离,甚至回盲部游离。该术式的难点主要体现在两个方面:①腹腔镜手术的共性关键技术,包括正确辨认解剖标识、合理的手术入路、完整的系膜切除、系膜根部血管结扎和淋巴结清扫以及重要组织器官的显露和保护;② NOSES 特有的全腔镜下消化道重建,即使用腔镜下切割闭合器的重叠式三角吻合,重建难度也超过其他术式。因此,该术式需要更严格地把握适应证,具有清晰的手术思路,以及娴熟的操作技巧。本章以横结肠癌的腹部无辅助切口经直肠取出标本的腹腔镜横结肠癌根治术为例进行讲解。

第一节 适应证与禁忌证

【适应证】(图 51-1~ 图 51-3)

1. 横结肠癌或良性肿瘤。
2. 肿瘤环周直径为 3~5cm。
3. 肿瘤不侵出浆膜为宜。

【禁忌证】

1. 肿瘤体积过大,取出有困难者。

2. 肿瘤侵犯周围组织器官。
3. 过于肥胖者（BMI＞35kg/m^2）。

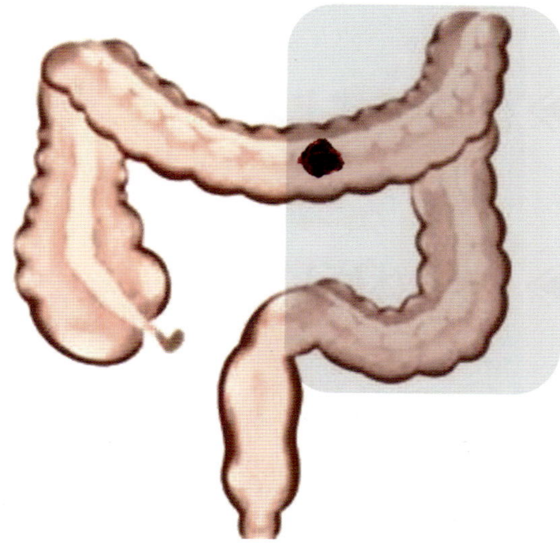

图 51-1　肿瘤所在位置示意图

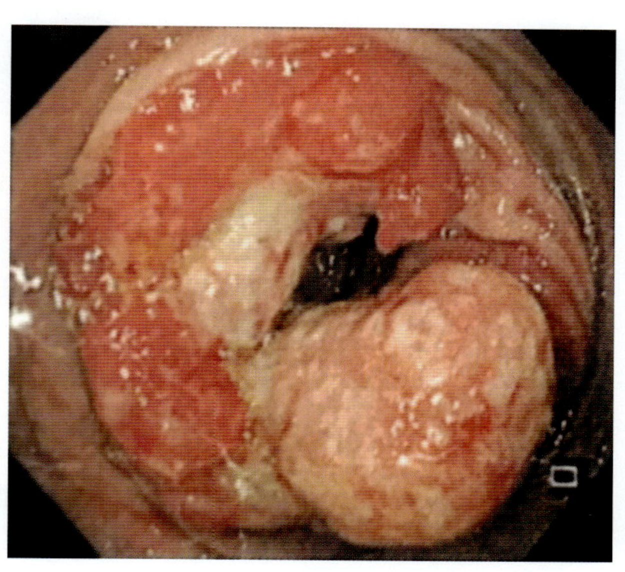

图 51-2　肠镜：距肛门 60~64cm 见不规则隆起性病变，基本环周，边界不整，肠腔明显狭窄，内镜勉强能够通过，活检质硬，接触性出血明显，肠镜活检病理回报腺癌

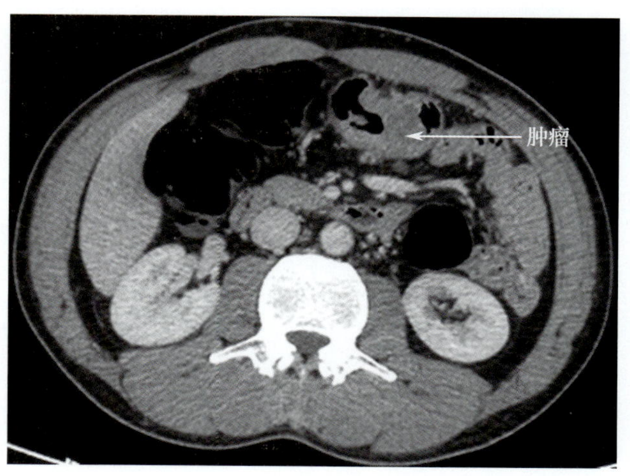

图 51-3　腹部 CT：肿瘤位于横结肠

第二节 麻醉、体位、戳卡位置与术者站位

【麻醉方式】

全身麻醉或全身麻醉联合硬膜外麻醉。

【手术体位】

患者取功能截石位，左侧大腿需稍平一些，有利于术者操作(图 51-4)。

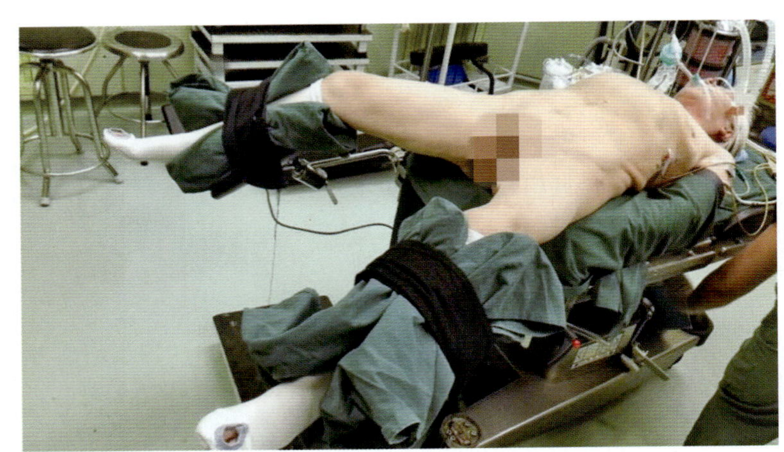

图 51-4 患者体位

【戳卡位置】(图 51-5)

1. **腹腔镜镜头戳卡孔(10mm 戳卡)** 位于脐至脐下方 5cm 的范围内均可。

2. **术者主操作孔(12mm 戳卡)** 位于左上腹中部，腹直肌外侧缘。

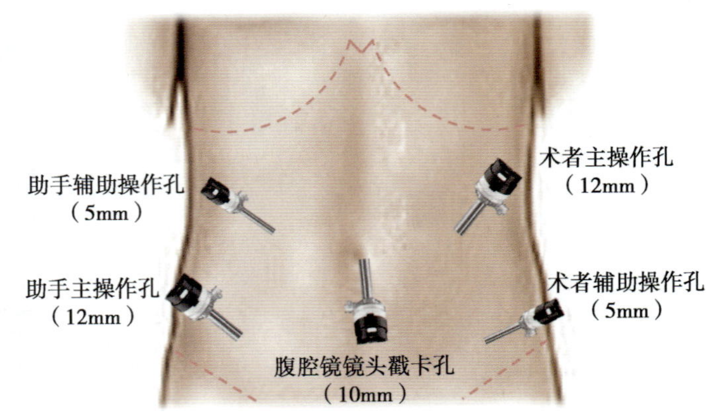

图 51-5 戳卡位置(五孔法)

3. 术者辅助操作孔（5mm 戳卡） 位于左下腹，与腹腔镜镜头戳卡孔不在同一水平线。

4. 助手主操作孔（12mm 戳卡） 位于右下腹脐与髂前上棘连线中外 1/3 处。

5. 助手辅助操作孔（5mm 戳卡） 位于右上腹，右锁骨中线与横结肠投影区交叉处。

【术者站位】

术者站位于患者左侧，助手站位于患者右侧，扶镜手站位于术者同侧或患者两腿之间（图 51-6）。

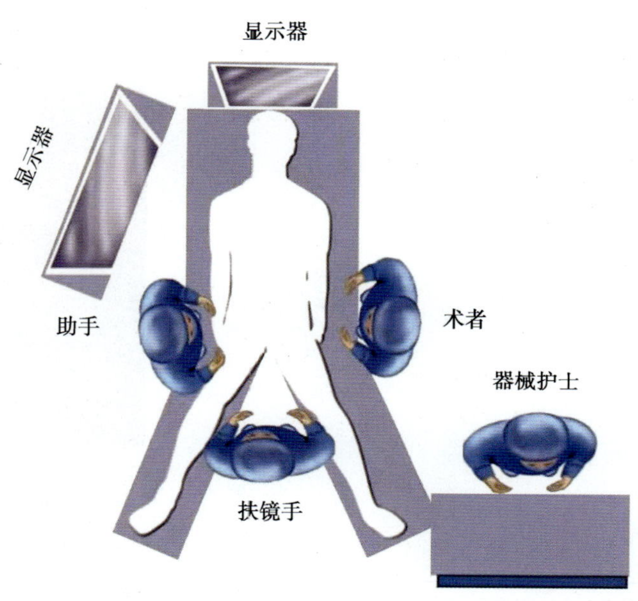

图 51-6　术者站位

【特殊手术器械】

超声刀、60mm 直线切割闭合器、V-loc 线、无菌保护套。

第三节　手术操作步骤、技巧与要点

【探查与手术方案制订】

在详细的术前检查和术前方案评估的基础上，探查分三步。

1. 常规探查 进镜至腹腔后，常规探查肝、胆囊、胃、脾、结肠、小肠、大网膜和盆腔有无肿瘤种植和腹水（图 51-7、图 51-8）。

图 51-7　探查胃及肝左叶脏面

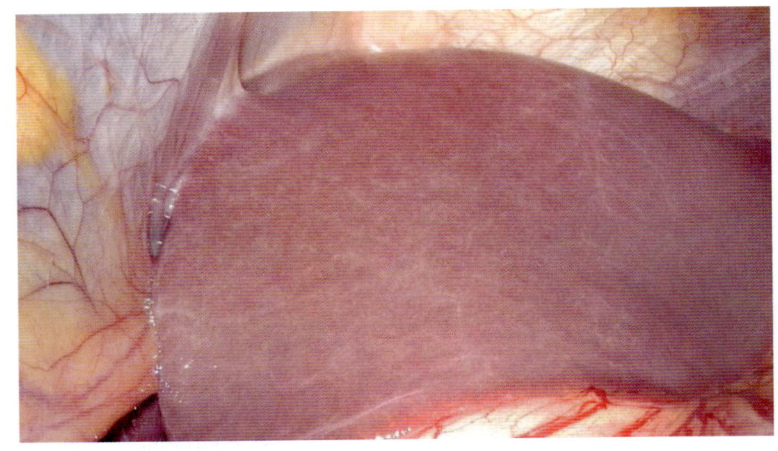

图 51-8　探查腹腔

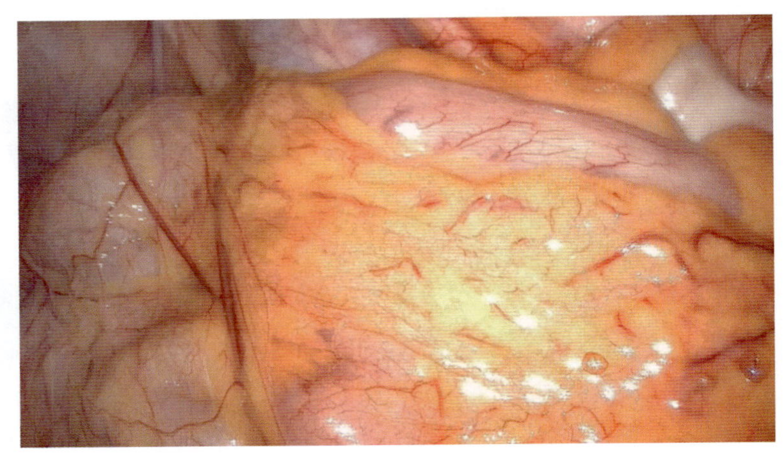

2. 肿瘤探查　肿瘤位于横结肠(图 51-9)。

图 51-9　探查肿瘤位置

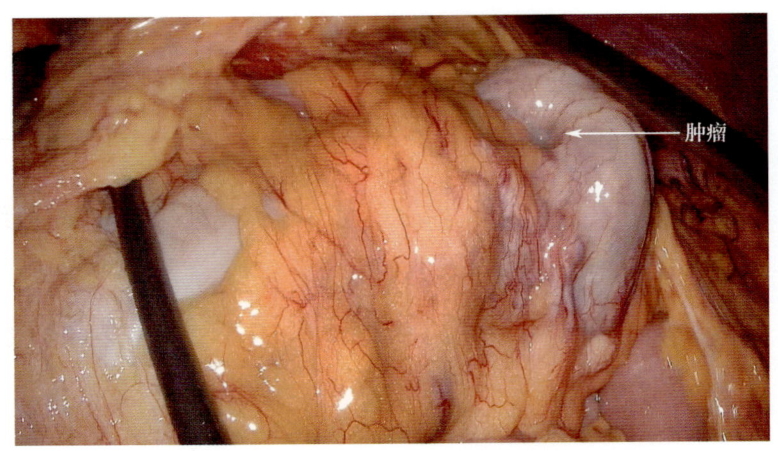

3. 解剖结构的判定　横结肠毗邻脏器较多、血管关系复杂,需判定中结肠动、静脉。此外,还需判定横结肠游离后可否行镜下肠管重叠式三角吻合术。

【解剖与分离】

1. 中结肠动、静脉根部的处理　术者左手持钳,沿肠系膜上静脉充分暴露系膜表面。术者用超声刀在胰颈下缘横结肠系膜右结肠动脉水平行第一刀切割，刀头热量产生汽化，沿横结肠系膜间隙扩散。用刀头上、下拨动，可见胰腺前白色被膜，表明此间隙正确，用超声刀向上及右侧扩展空间（图 51-10、图 51-11）。沿肠系膜上静脉向上分离，于胰腺下缘可见右结肠动脉、中结肠动静脉，此例患者有一条中结肠动脉及两条副中结肠动脉，其中副中结肠动脉 1 与右结肠动脉共干。分别将中结肠静脉及副中结肠动脉结扎切断（图 51-12~ 图 51-16）。

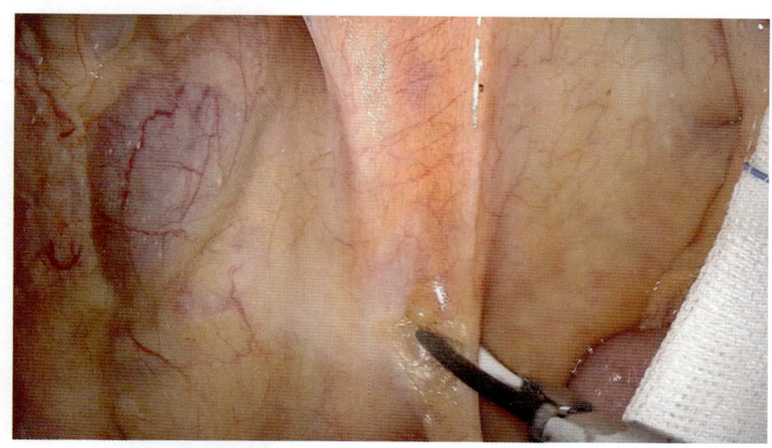

图 51-10　第一刀切入点

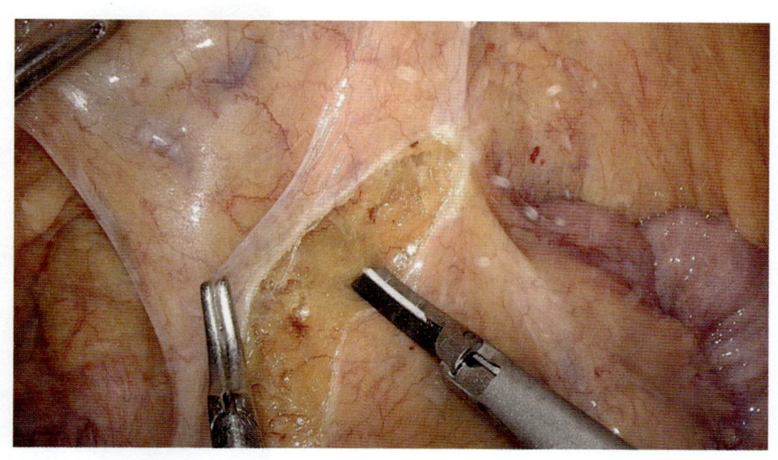

图 51-11　进入 Toldt 间隙

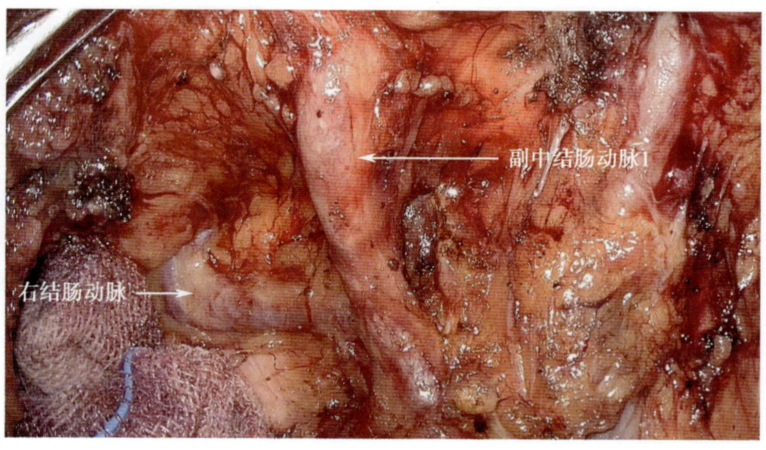

图 51-12　裸化副中结肠动脉 1 与右结肠动脉

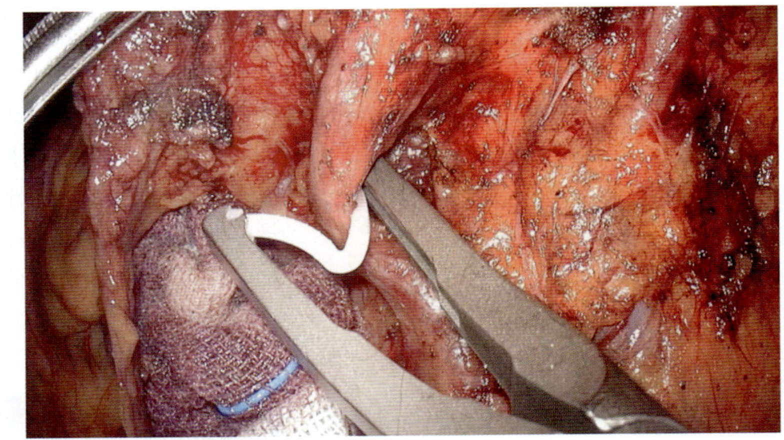

图 51-13　结扎切断副中结肠动脉 1

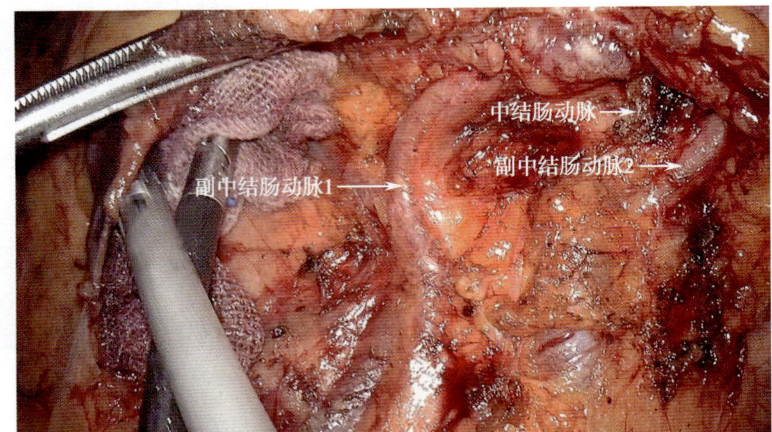

图 51-14　裸化中结肠动、静脉与两条副中结肠动脉

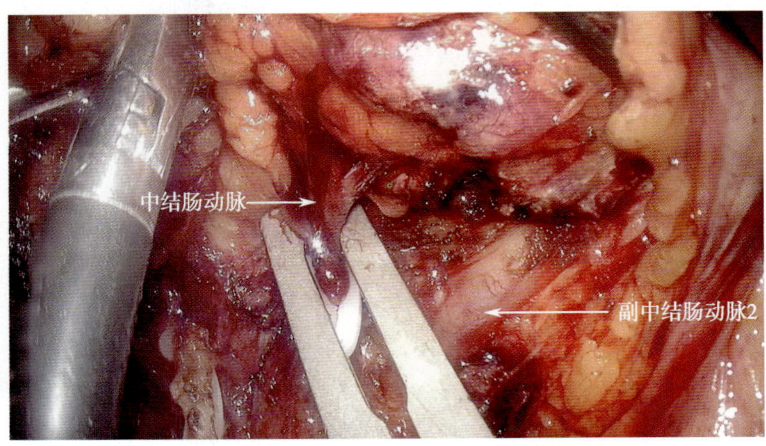

图 51-15　结扎切断中结肠动、静脉

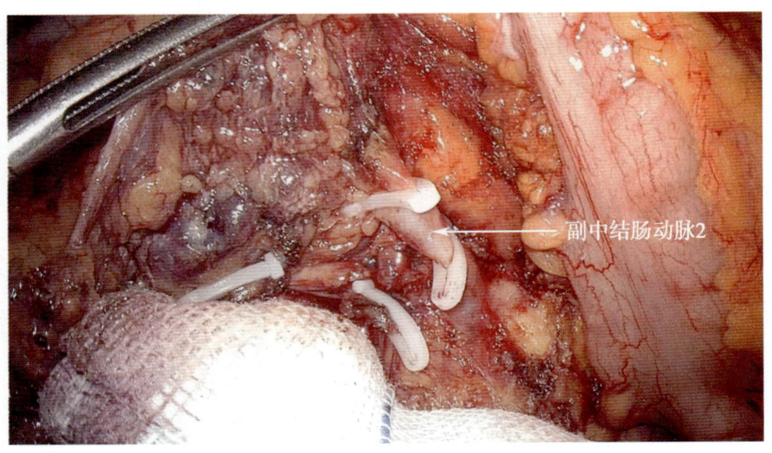

图 51-16　结扎切断副中结肠动脉 2

2. 大网膜及第6组淋巴结的处理 距离肿瘤远端10cm处判断横结肠远端预切线(图51-17),游离大网膜。用超声刀裁剪大网膜至横结肠远端预切除处肠壁。然后寻找胃结肠韧带,将其向前腹壁牵起,助手左手持钳提起胃壁,可见胃网膜右动、静脉走行。从横结肠向胃网膜血管方向分离、切断胃结肠韧带,进入网膜腔(图51-18)。沿胃网膜右动、静脉血管弓外缘向右侧分离切断,弓外清扫第6组淋巴结(图51-19),分离至胰头表面与下方游离处贯通,注意保护胃网膜右静脉与胃结肠干(亨勒干,Henle trunk)。然后向右侧沿Toldt间隙游离升结肠肝曲,并离断肝结肠韧带。

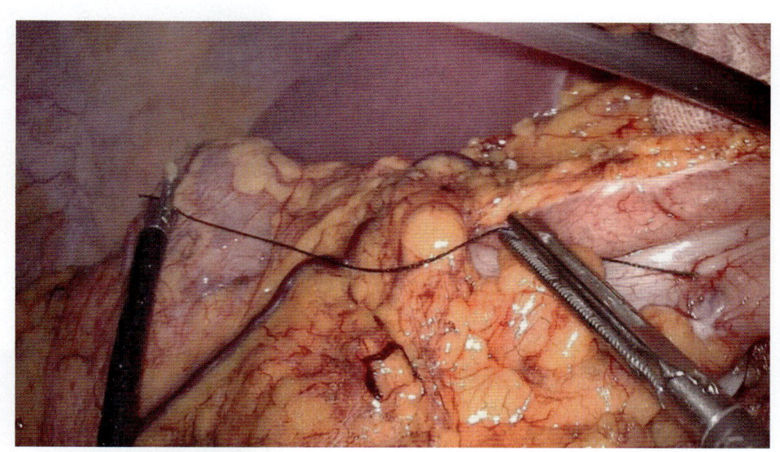
图51-17　确定横结肠预切除部位

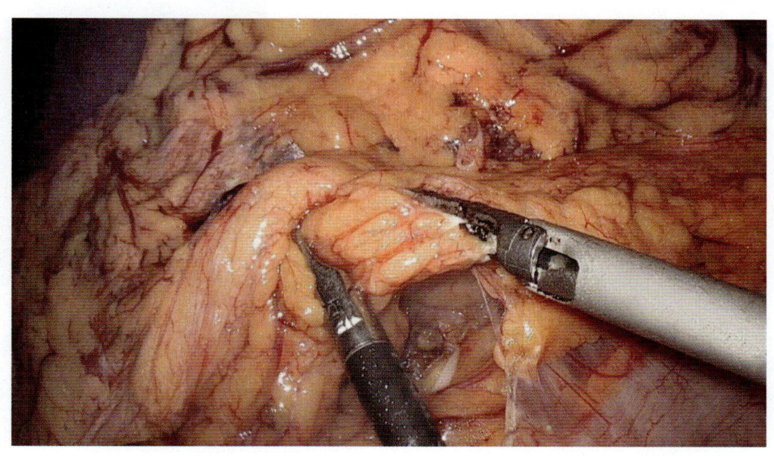
图51-18　分离切断胃结肠韧带,进入网膜腔

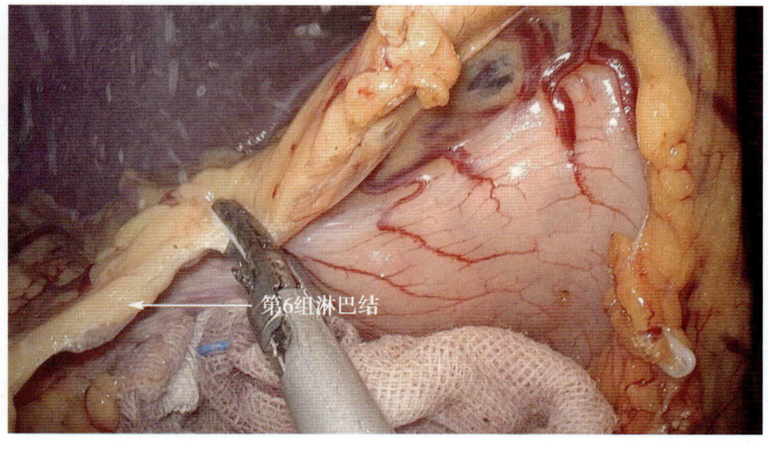

图51-19　弓外清扫第6组淋巴结

3. 预切除肠管近端系膜的游离及处理 沿 Toldt 筋膜由内向外分离直至右侧结肠旁沟，注意保护右侧生殖血管、胰头及十二指肠，根据肿瘤所在位置，充分游离升结肠系膜，便于镜下消化道重建。于距肿瘤近端约 10cm 处确定近端横结肠预切除部位，裁剪结肠系膜（图 51-20），并裸化肠管（图 51-21）。

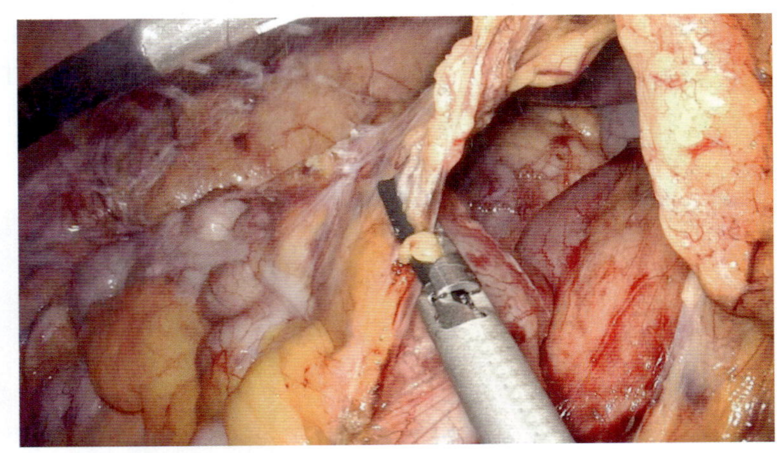

图 51-20 裁剪与切除肠管近端结肠系膜

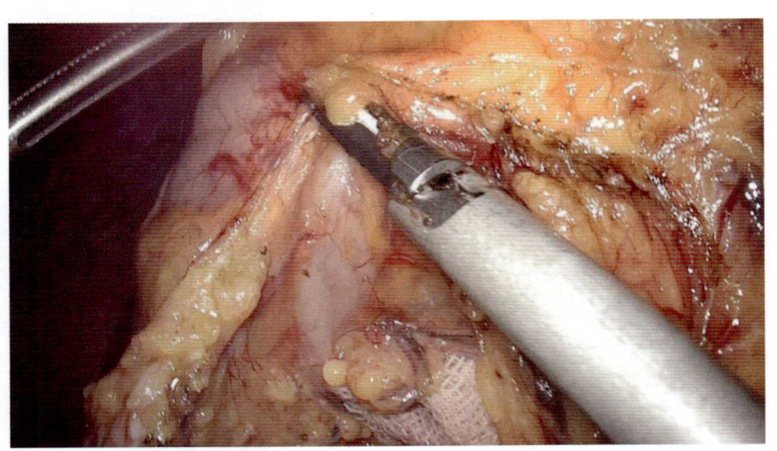

图 51-21 裸化近端横结肠肠壁

4. 预切除肠管远端系膜的游离及处理 向横结肠远端预切线方向分离裁剪横结肠系膜，结扎离断边缘血管弓，并裸化预切除处横结肠肠壁（图 51-22）。

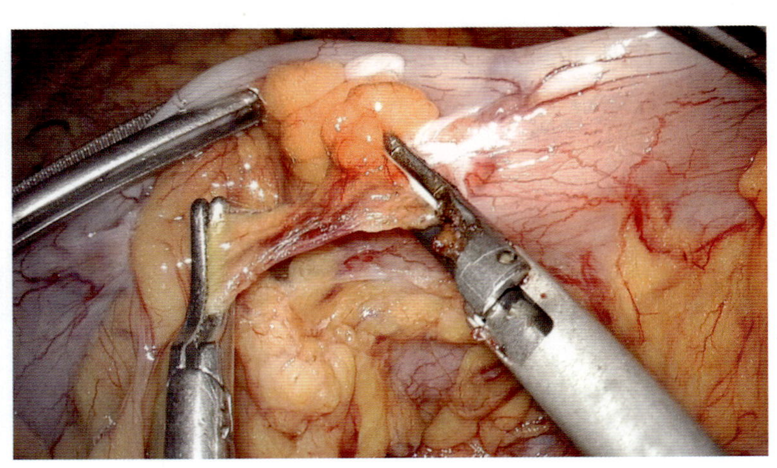

图 51-22 裁剪横结肠系膜并裸化横结肠肠壁

【标本切除与消化道重建】

1. **标本切除**　用腹腔内直线切割闭合器在横结肠预定线处闭合切断肠管(图 51-23),然后在肿瘤近端横结肠预切除处,用直线切割闭合器闭合切断横结肠(图 51-24)。至此横结肠肿瘤根治切除完成,将标本置入标本袋中,置于盆腔(图 51-25)。

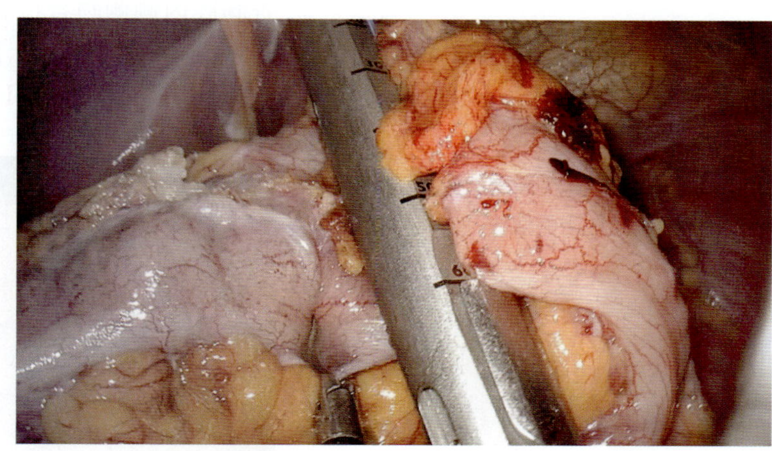

图 51-23　闭合切断远端横结肠

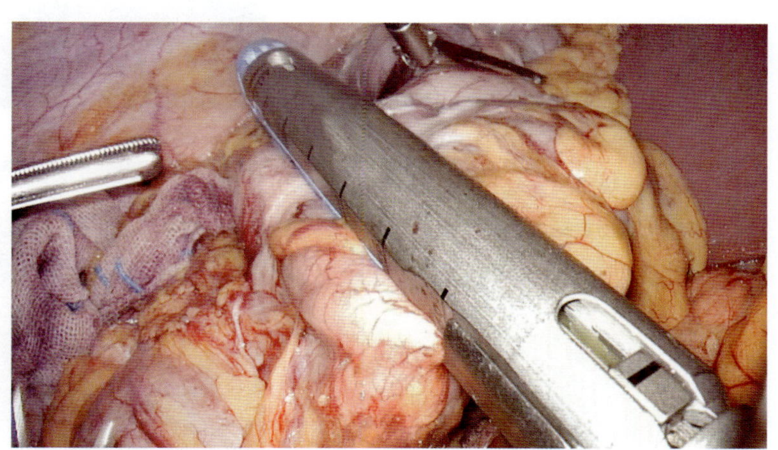

图 51-24　切割闭合近端横结肠

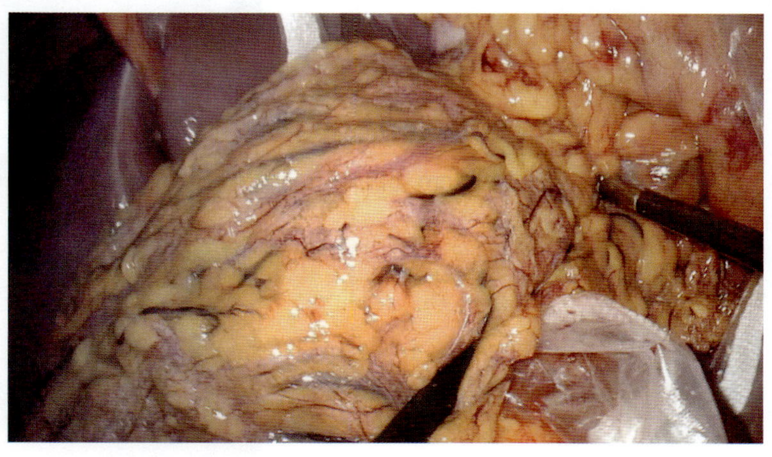

图 51-25　将标本放入标本袋中

2. **消化道重建**　将横结肠两断端重叠摆放(图 51-26)。然后将横结肠远断端与近断端 7cm 处肠管缝合固定(图 51-27),

检查两侧肠管血供良好，估计两侧吻合口无张力后，分别于横结肠近断端对系膜侧与相应位置的远端横结肠对系膜侧做 1cm 切口（图 51-28、图 51-29），酒精或碘附纱条消毒肠壁切口。经术者主操作孔置入直线切割闭合器，分别将钉仓两侧置入横结肠近断端及横结肠远断端肠腔，进行必要的调整，确认无误后击发，完成横结肠侧侧吻合（图 51-30、图 51-31）。

再次以酒精或碘附纱条消毒两断端横结肠的共同开口，检查肠腔内侧侧吻合口有无明显出血，如有出血可以缝合止血。确认无活动性出血后，腹腔镜下应用 V-loc 倒刺线连续缝合两侧肠管共同开口（图 51-32）。

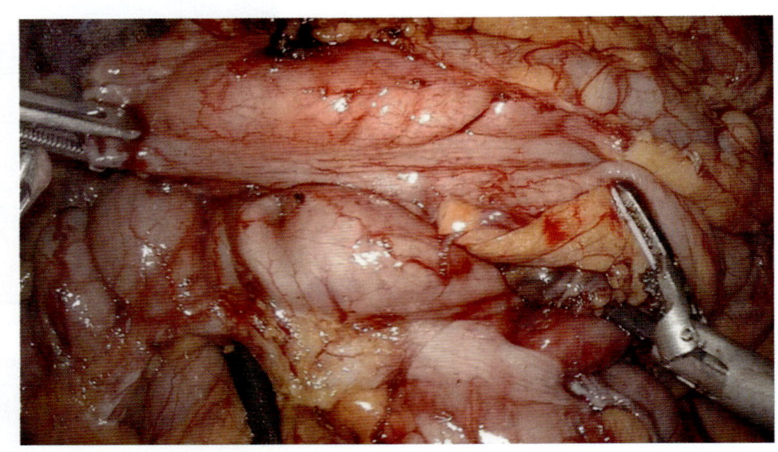

图 51-26 近端横结肠断端与远端横结肠断端重叠摆放

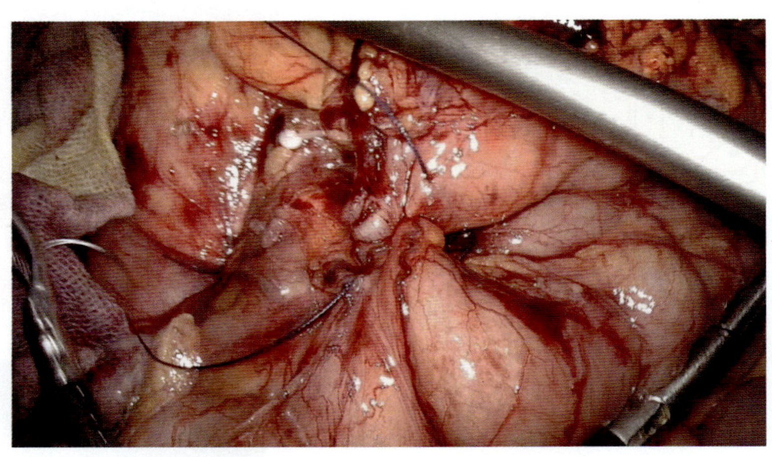

图 51-27 横结肠远断端与近断端 7cm 处肠管缝合固定

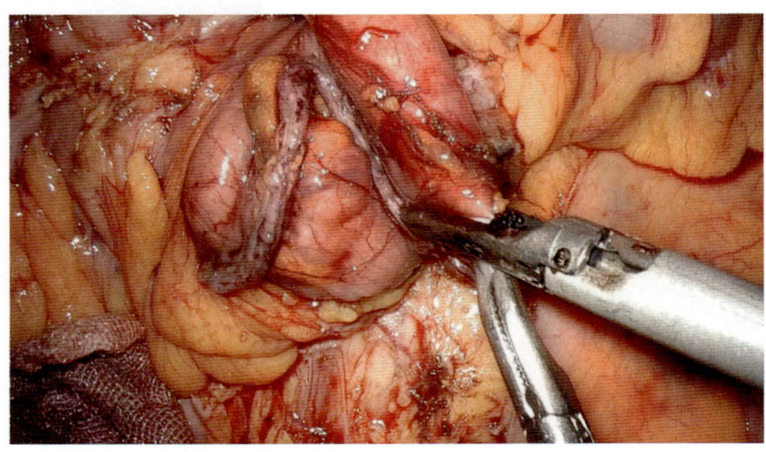

图 51-28 横结肠近断端做 1cm 切口

图 51-29　相应位置的远端横结肠对系膜侧做 1cm 切口

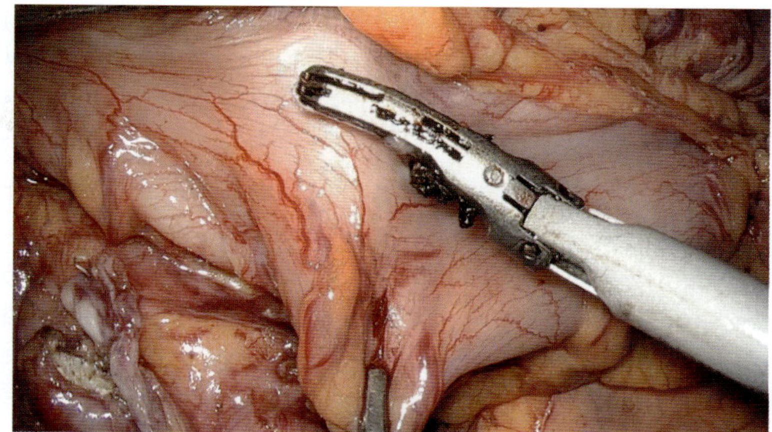

图 51-30　直线切割闭合器置入两侧肠管

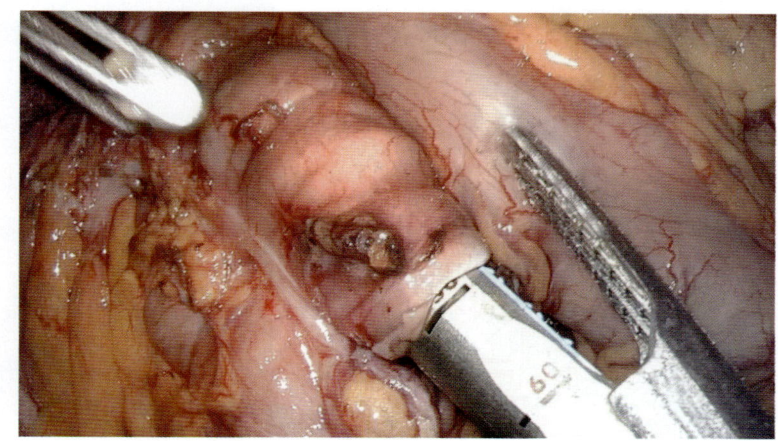

图 51-31　完成横结肠侧侧吻合

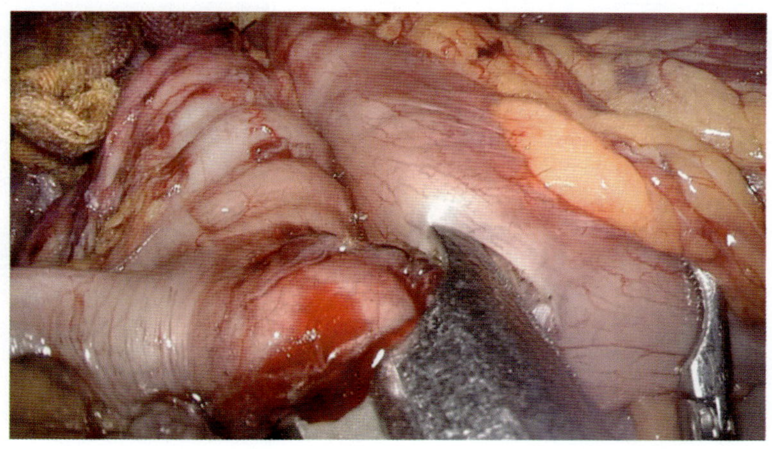

图 51-32　两侧肠管断端缺口连续缝合及浆肌层缝合

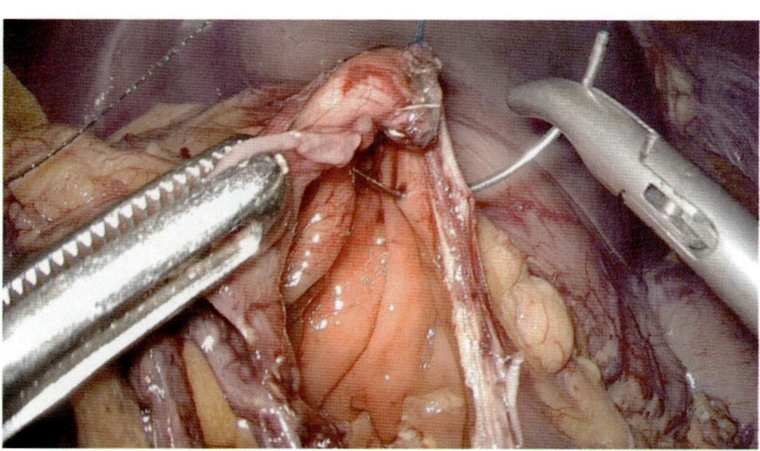

3. 标本取出 经肛门直肠消毒后，助手用卵圆钳夹取碘附纱布置于直肠并向左右打开起指示作用（图 51-33），术者用电刀纵行切开直肠前壁 3~5cm 切口（图 51-34），助手将卵圆钳经直肠前壁切口置入腹腔并夹持住标本保护套及肠管一端（图 51-35、图 51-36），缓慢经直肠切口拉出标本及保护套，至此，标本移出体外（图 51-37）。

腹腔镜下应用 V-loc 倒刺线连续缝合直肠前壁切口（图 51-38、图 51-39）。蒸馏水冲洗腹腔，检查器械无误，确认无活动性出血后，经右侧 12mm 戳卡孔留置腹腔引流管一根。停止气腹，排出腹腔气体，关闭戳卡孔。

图 51-33 经卵圆钳指示切开直肠前壁

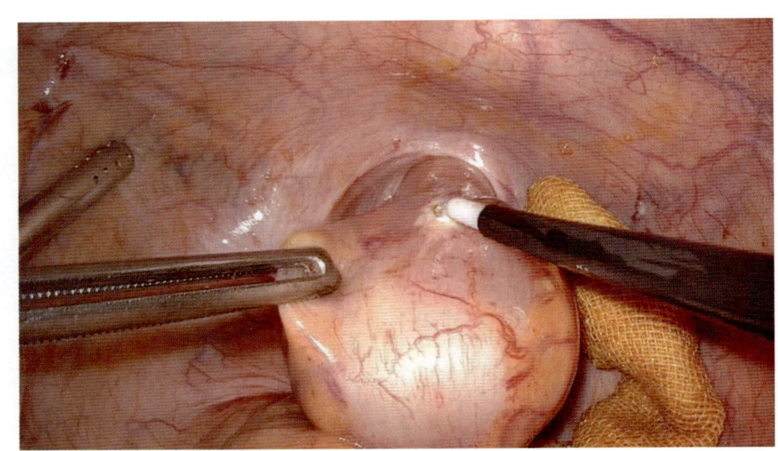

图 51-34 切开直肠前壁

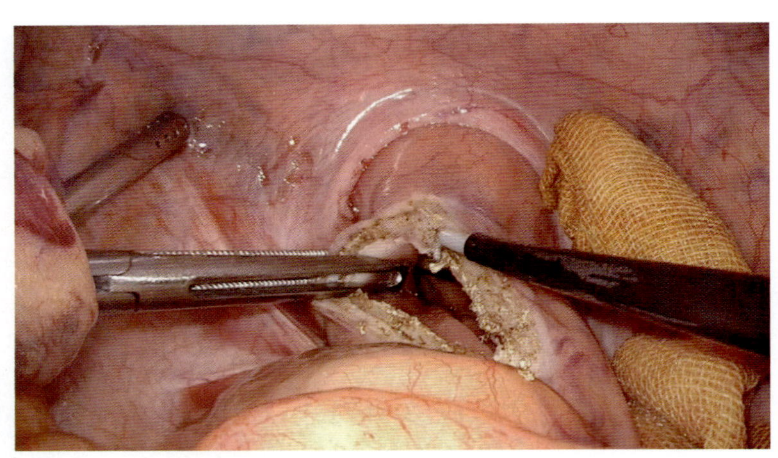

图 51-35 卵圆钳经直肠置入腹腔

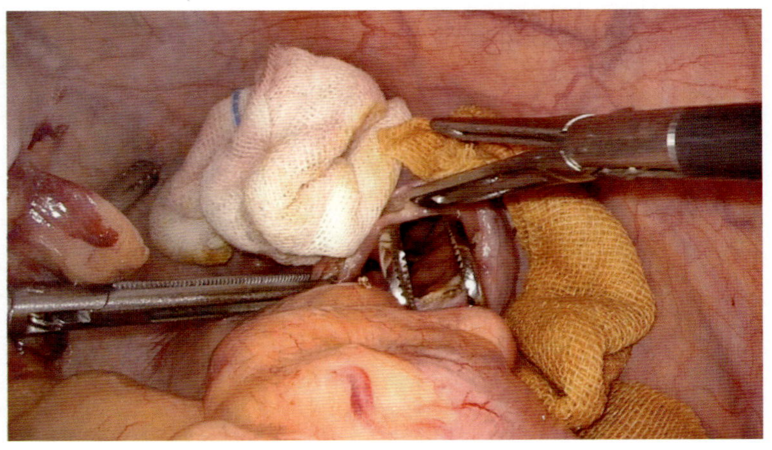

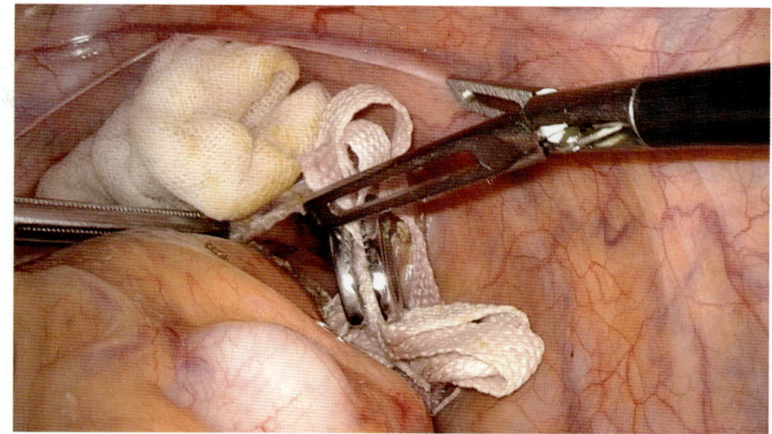
图 51-36　卵圆钳夹持住标本

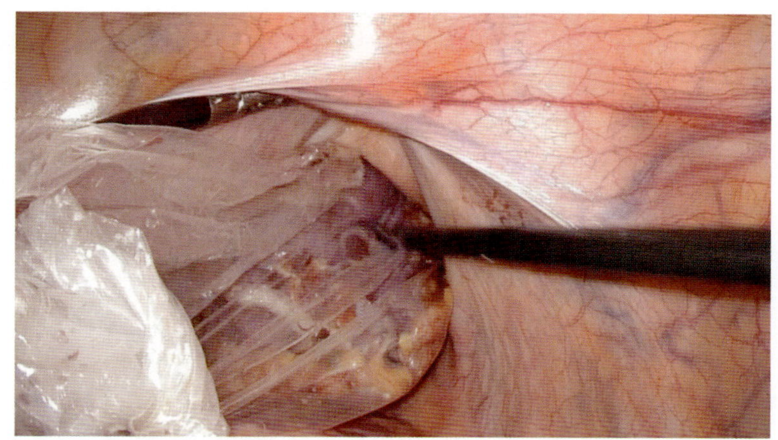
图 51-37　标本移出体外

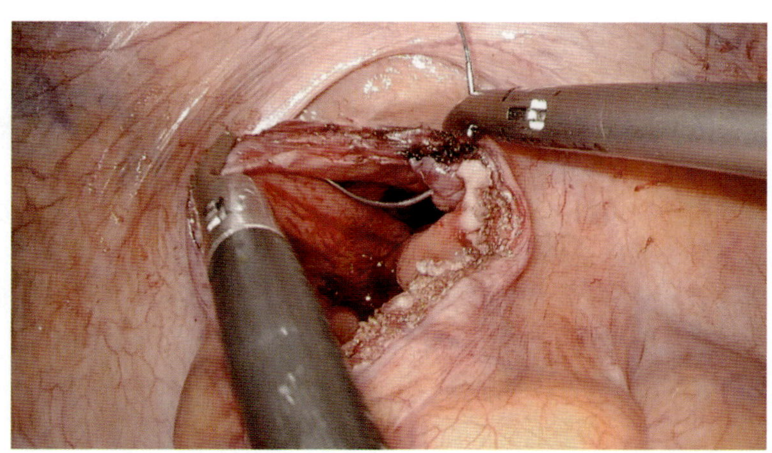
图 51-38　腹腔镜下缝合直肠前壁切口

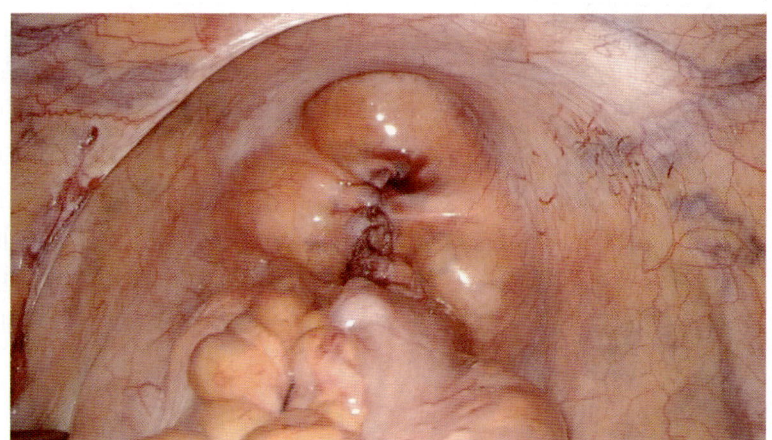
图 51-39　完整闭合直肠前壁切口

【术后腹壁照片】(图 51-40)

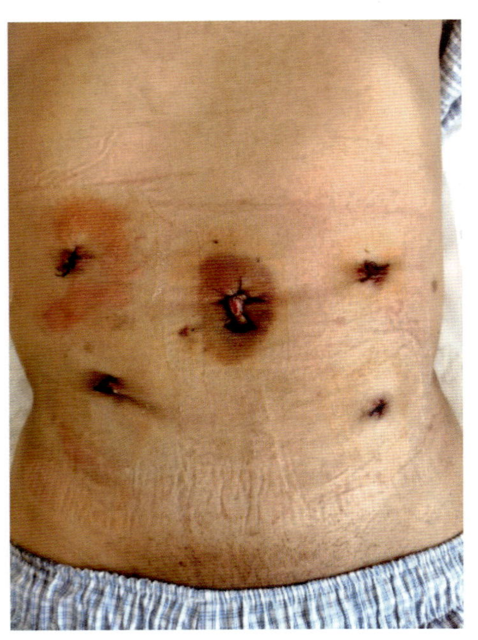

图 51-40 术后腹壁照片

第四节 手术相关要点、难点、热点剖析

【扩大右 / 左半结肠切除术还是横结肠切除术】

对于横结肠癌的手术治疗,目前仍无确切的标准方法,多取决于外科医师的偏好而进行扩大的右 / 左半结肠切除术或局部切除术。几项针对横结肠癌患者的回顾性研究证实,扩大右 / 左结肠切除术和切除距离肿瘤近、远端 10cm 肠管的横结肠切除术,在术后风险和肿瘤学结局方面没有差异。同时,针对结肠癌淋巴结转移规律的研究发现,结肠癌的转移淋巴结几乎都位于距病变远、近端 10cm 范围的系膜内。因此,对于位于横结肠的肿瘤,横结肠切除术可作为标准术式之一。

【重叠式三角吻合的优势与可行性】

传统开放及常规腹腔镜横结肠切除术采用的吻合方法是结肠与结肠的端侧吻合或端端吻合。在腹部无辅助切口经直肠取出切除标本的腹腔镜下横结肠癌根治术中,笔者中心采用的消化道重建方式较多的是重叠式三角吻合术。该方法仅需要使用直线切割闭合器即可完成腔镜下消化道重建,是腹腔镜下横结肠癌根治术中消化道重建的一种安全可行的吻合方法。与端侧吻合相比,重叠式三角吻合主要表现为以下三方面优势:①减少吻合口狭窄。此种吻合方式的吻合口面积最大,可以避免出现吻合口狭窄的发生,也可以解决肠管两端管径粗细不均的问题。②操作方式简单快速,可缩短手术时间,降低手术难度,减轻术中污染可能。③避免了端侧吻合形成的结肠盲袋。端侧吻合在远端结肠会形成一个盲端,该盲端可能是术后出现并发症的一个因素。

(陈海鹏 吕靖芳 王锡山)

第五十二章　腹部无辅助切口经自然腔道取标本的食管胃结合部癌手术

【前言】

肿瘤位于食管胃结合部，包括 Siewert Ⅰ型、Ⅱ型和Ⅲ型，分期在 $T_2N_0M_0$ 以内，且肿瘤最大径小于 4cm，在完成胃周和 / 或下后纵隔淋巴结清扫后，将标本装入标本袋内，由下后纵隔移入腹腔并装入标本袋内，再经直肠或者阴道将标本取出体外，这种经自然腔道取标本的术式称为食管胃结合部癌 NOSES。该术式不需要额外增加腹部及胸部辅助切口，就可以将标本取出体外，腹部及胸部仅留有微小的穿刺孔，是真正意义上的完全胸腹腔镜下的食管胃结合部癌根治术。该术式不仅胸腹部美容效果佳，而且降低了因额外辅助切口造成的术后疼痛和感染的发生概率，尤其减少了胸部并发症，同时最大限度地降低了患者生理和心理创伤，术后患者恢复快、胸腹壁功能障碍少、心理暗示轻。开展该术式需严格掌握其适应证及禁忌证。

第一节　适应证与禁忌证

【适应证】

1. 食管胃结合部癌 Siewert Ⅰ型、Ⅱ型和Ⅲ型。
2. 肿瘤分期 $T_{1\sim2}N_0M_0$，且原发肿瘤直径 ≤ 4cm。
3. 术前检查排除第 3b、第 5、第 6 组淋巴结转移。
4. BMI ≤ $26.8kg/m^2$。
5. 有美容需求的患者。

【禁忌证】

1. 肿瘤体积过大，无法经直肠或者阴道拖出。
2. 怀疑肿瘤浸透浆膜或累及邻近脏器。
3. 合并急性胃肠道梗阻或者肿瘤穿孔，需急症手术者。
4. 过于肥胖者（BMI > $30kg/m^2$），尤其是内脏脂肪含量高的患者。

5. 盆腔手术史或存在直肠、肛门或阴道畸形等。

第二节　麻醉、体位、戳卡位置与术者站位

【麻醉方式】

全身麻醉或全身麻醉联合硬膜外麻醉。

【手术体位】

患者采取分腿头高足低“人”字形体位，进行胃周淋巴结清扫及经腹后纵隔清扫术（图 52-1）；经肛门或者阴道取标本时，患者采取头低足高“人”字形分腿位（图 52-2）。

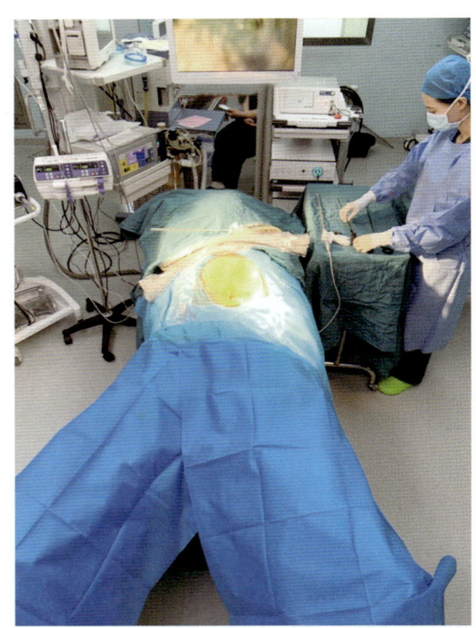

图 52-1　分腿头高足低“人”字形体位

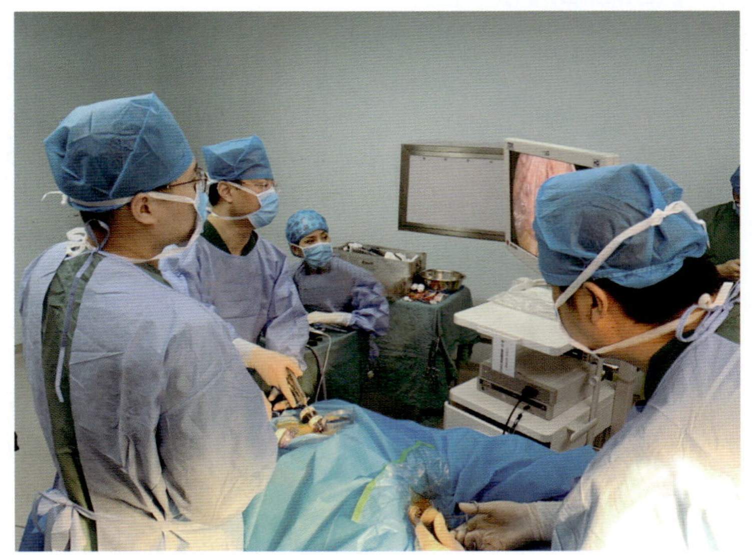

图 52-2　取标本标时患者呈头低足高“人”字形体位

【戳卡位置】

1. 腹部戳卡位置　原则上与腹腔镜胃癌根治术穿刺孔布局无区别，常规采取 5 孔法(图 52-3)，根据患者 BMI 及腹形适当调整穿刺孔布局。

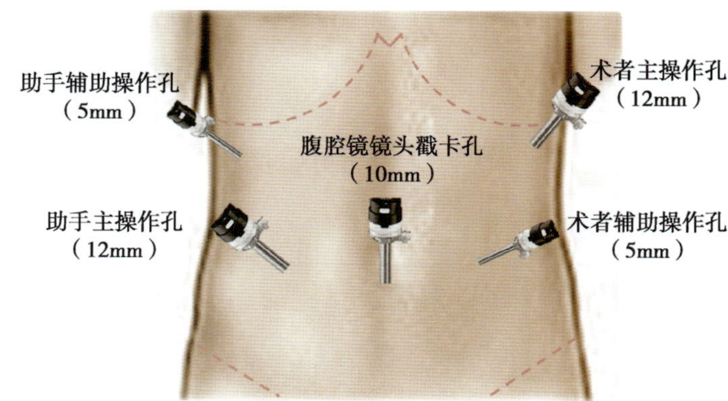

图 52-3　戳卡位置(五孔法)

(1) 观察孔(10mm 戳卡)　经脐孔或根据患者腹形沿脐上下移动 1cm 处。

(2) 术者主操作孔(12mm 戳卡)　位于左侧腋前线肋缘下 1~2cm 处。

(3) 术者辅助操作孔(5mm 戳卡)　位于左侧锁骨中线平脐处。

(4) 助手辅助操作孔(5mm 戳卡)　位于右侧腋前线肋缘下 1~2cm 处。

(5) 助手主操作孔(12mm 戳卡)　位于右侧锁骨中线平脐处。

2. 胸部戳卡位置　患者取左侧 135° 俯卧位，右侧腋前线第 4 肋间置入 12mm 穿刺器作为主操作孔，右侧腋前线第 6 肋间置入 10mm 穿刺器作为观察孔，右侧腋后线与肩胛下角线之间第 8 肋间置入 12mm 穿刺器作为辅助操作孔(图 52-4)。此外，也可根据手术情况及患者体形增加穿刺孔，如在右侧腋后线与肩胛下角线之间第 6 肋间置入 10mm 穿刺器。

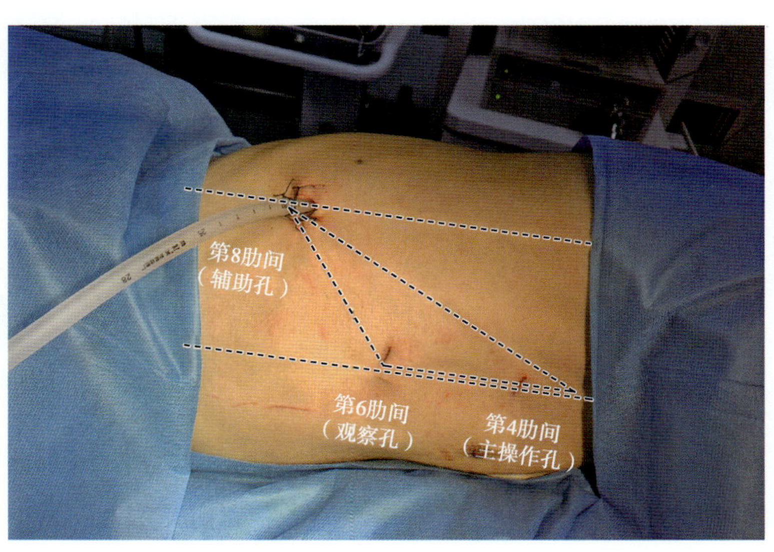

图 52-4　胸部戳卡位置(三孔法)

【术者站位】

多数术者习惯站位于患者左侧完成胃周淋巴结的清扫，扶镜手站位于患者两腿之间，助手站位于患者右侧(图 52-5)。当经腹后纵隔淋巴结清扫时，术者可以站位于患者两腿之间，扶镜手随之站位于患者右侧。此外，当从直肠或阴道取标本时，助手站位于患者两腿之间，术者站位于患者左侧及头侧协助助手将标本自肛门取出(图 52-6)。

胸部操作时，术者和扶镜手均站位于患者左侧，助手站位于患者右侧(图 52-7)。

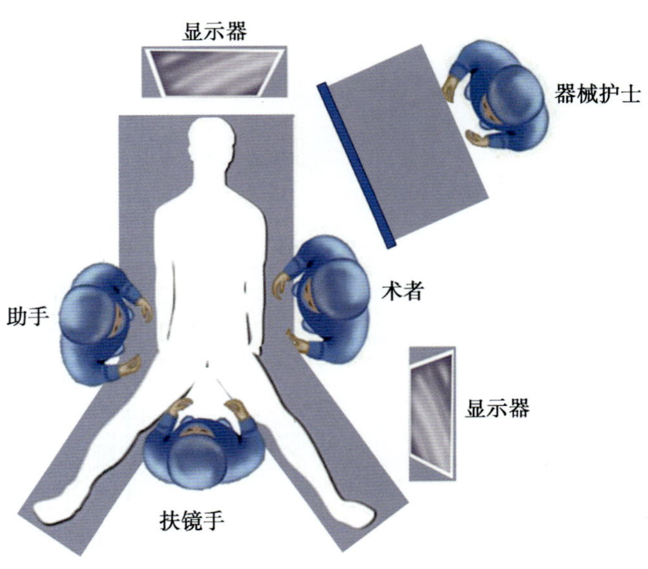

图 52-5 胃癌根治术时术者站位

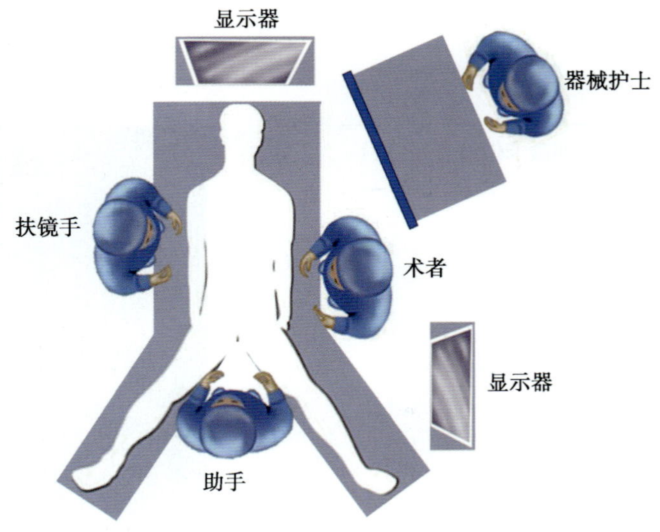

图 52-6 经直肠取标本时术者站位

图 52-7　胸部操作时术者站位

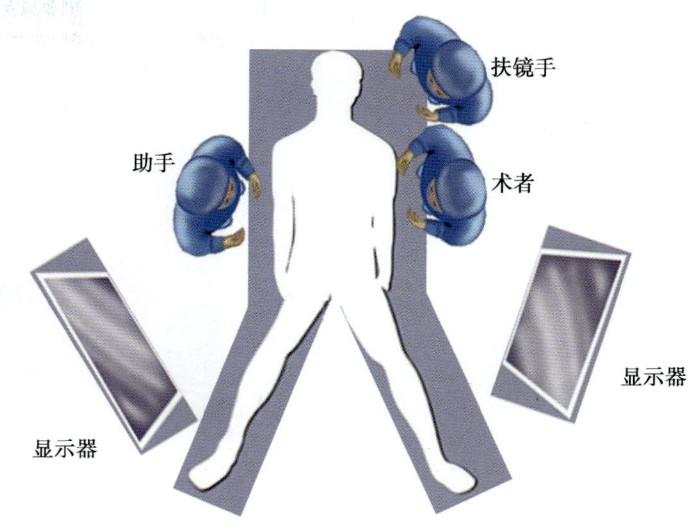

【特殊手术器械】

超声刀、电凝钩、60mm 直线切割闭合器、45mm 直线切割闭合器、3-0 倒刺线、4-0 可吸收线、标本袋、无菌切口保护套等。

第三节　手术操作步骤、技巧与要点

【探查腹腔及盆腔】

镜头伸入腹腔后，逆时针探查腹腔及盆腔。先观察肝左叶及肝右叶（图 52-8、图 52-9），然后观察右侧腹腔并到达右侧髂窝，到达盆腔后观察盆腔有无粘连，尤其是直肠子宫陷凹有无结节及积液（图 52-10），观察左侧髂窝及左侧腹腔，到达上腹后，观察脾表面、大网膜表面有无结节及粘连，嘱巡回护士将胃腔内容物抽尽后，探查原发癌灶位置及胃周淋巴结转移情况，必要时打开小网膜囊，沿右侧膈肌脚向头侧进入后纵隔探查肿瘤。必要时，可以进行腹腔脱落细胞学检查，排除是否存在腹膜转移（图 52-11）。

图 52-8　探查肝左叶

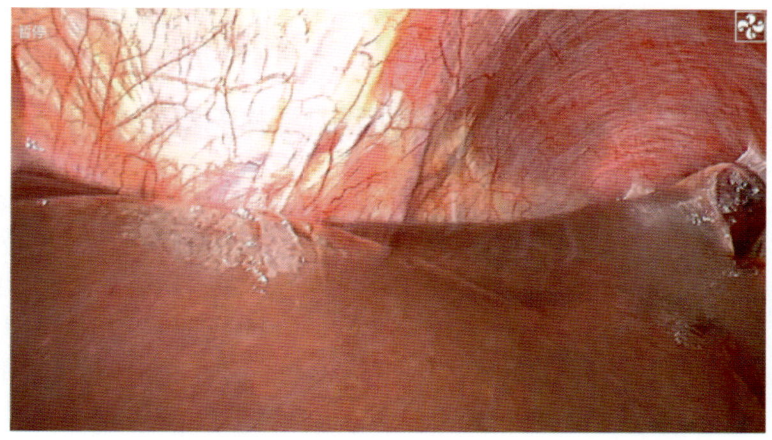

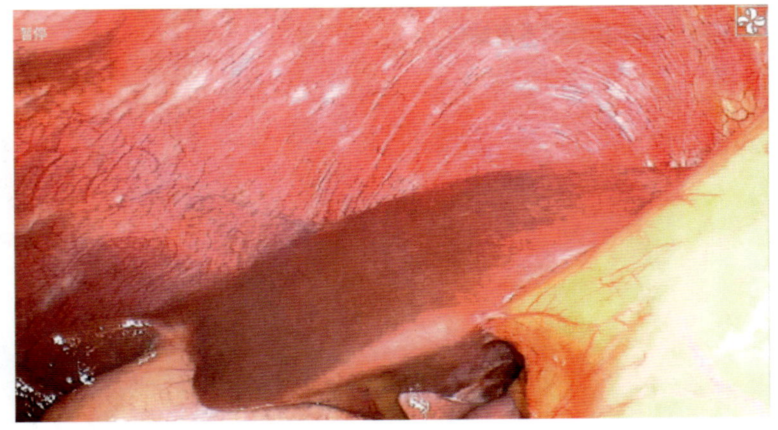

图 52-9 探查肝右叶

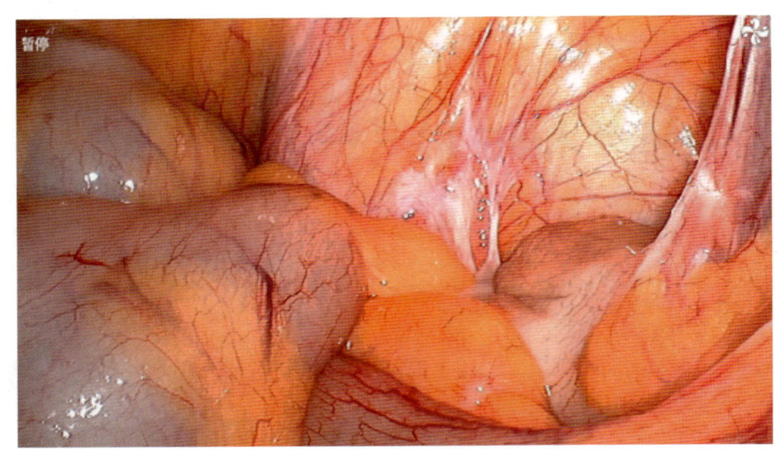

图 52-10 探查盆腔

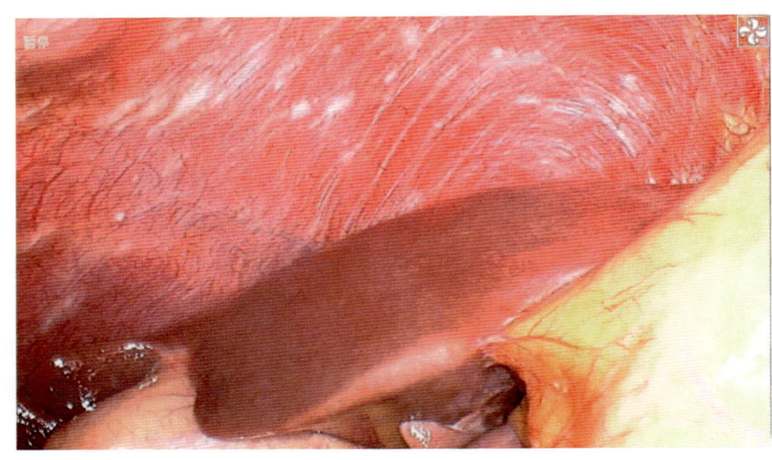

图 52-11 探查腹膜有无结节

【胃周淋巴结和经腹后纵隔淋巴结清扫】

1. 第 4sb、第 4sa、第 2 组淋巴结清扫 术者站位于患者两腿之间，扶镜手站位于患者右侧。首先，在胃大弯侧将大网膜向腹侧和头侧提起，沿着胃大弯侧血管弓外侧无血管区域切开大网膜，向脾下极游离，然后将胃向头侧掀起，显露胃网膜左系膜蒂，沿着胰腺体尾部上缘向胃网膜左血管根部解剖，显露胃网膜左血管根部，有时可以看到脾下极血管，保留脾下极血管，结扎并切断胃网膜左动、静脉，完成第 4sb 组淋巴结清扫（图 52-12、图 52-13）。继续沿着胃脾韧带向头侧离断胃短血管，同时完成对第 4sa 组淋巴结的清扫。到达贲门右侧，小心分离左膈下动脉贲门胃底支予以结扎切断，完成第 2 组淋巴结的清扫。此时，可以清晰看到左侧膈肌脚及其前方的左膈下动脉。

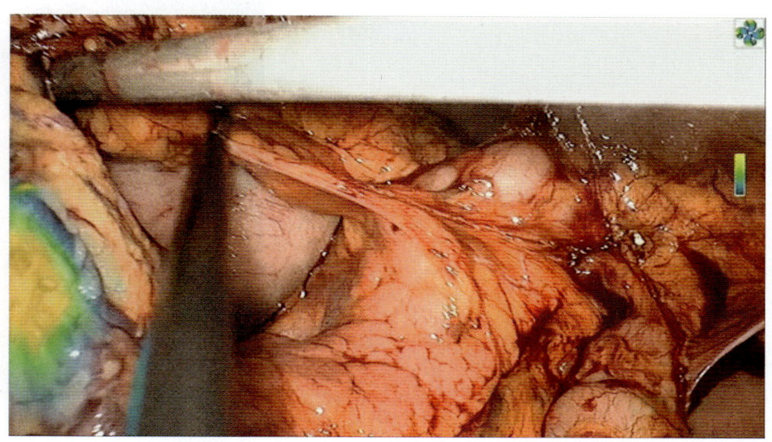

图 52-12　胃网膜左系膜

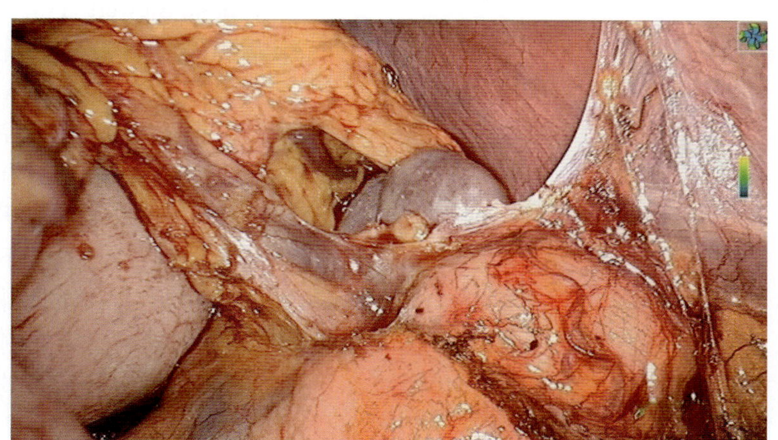

图 52-13　胃网膜左血管

2. 第 7、第 8a、第 9、第 11p、第 3a、第 1 组淋巴结清扫　切开小网膜，显露胰腺上缘的胃左系膜，用无创抓钳将胃左系膜向头侧及腹侧提起，用超声刀切开胰腺上缘与胃左系膜蒂之间的膜桥，进入无血的筋膜间隙内（图 52-14），其背侧是肾筋膜（杰罗塔筋膜，Gerota fascia），注意胃左静脉的解剖变异，多数情况下，胃左静脉位于肝总动脉或脾动脉的前方，并汇入脾静脉，有时胃左静脉位于肝总动脉后方或直接汇入门脾角，将胃左静脉予以结扎切断。沿着脾动脉起始部清扫第 11p 组淋巴结，结扎切断胃后动脉，必要时显露胰腺背侧脾动脉后方的脾静脉。沿着肝总动脉、脾动脉和腹腔动脉前方的筋膜间隙清扫第 9 组淋巴结。沿着肝总动脉鞘前方的迷走神经彻底清扫其表面的淋巴脂肪组织，完成第 8a 组淋巴结的清扫。此时，完全显露胰腺上区域的腹腔动脉、胃左动脉、肝总动脉以及脾动脉起始部，在根部结扎切断胃左动脉，完成第 7 组淋巴结清扫。此时，沿着胃后系膜与右侧膈肌脚之间的筋膜间隙向头侧及食管裂孔处解剖。对于早期食管胃结合部癌 Siewert Ⅱ型和Ⅲ型，如果没有侵犯食管，不需要清扫下后纵隔淋巴结。显露腹段食管右侧壁，沿着食管外膜剔除腹段食管系膜，同时切断迷走神经，沿着胃小弯向尾侧继续剥离小弯侧的淋巴结及脂肪组织，完成第 1、第 3a 组淋巴结清扫。

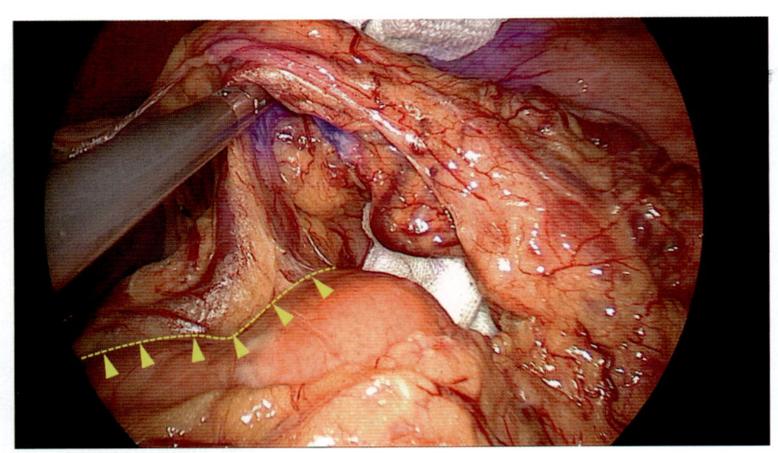
图 52-14　胃左系膜蒂与胰腺上缘间隙

3. 第 110、第 111、第 112 组淋巴结清扫　对于食管胃结合部癌 Siewert Ⅰ型、Ⅱ型及Ⅲ型侵犯食管时，需要同时清扫下后纵隔第 110、第 111、第 112 组，甚至中纵隔淋巴结。一般对于食管胃结合部癌 Siewert Ⅱ型及Ⅲ型，经腹后纵隔可以完成第 110、第 111、第 112 组淋巴结清扫，Siewert Ⅰ型则需要经胸完成膈上及中纵隔淋巴结的清扫。将食管裂孔处的左、右膈肌脚充分牵引开，必要时切开部分膈肌脚，沿着食管右侧的心下囊向头侧解剖，清扫右侧下后纵隔内的淋巴脂肪组织。将食管向腹侧挑起，沿着腹主动脉前筋膜彻底廓清食管后方的淋巴脂肪组织，同时清扫食管左侧后纵隔内的淋巴脂肪组织，助手小心挑起心包，清扫食管前方的淋巴脂肪组织，一直到肺静脉水平，完成下后纵隔淋巴结的清扫（图 52-15~ 图 52-19）。有条件的中心，建议通过术中内镜进一步明确病灶上极的位置，距离病灶上极 3cm 处用 45mm 直线闭合器离断食管。距离病灶下极 4~6cm 处离断近段胃，将标本装入标本袋内。将远端残胃缝合两针固定于膈肌脚处，便于将残胃提入胸腔吻合。

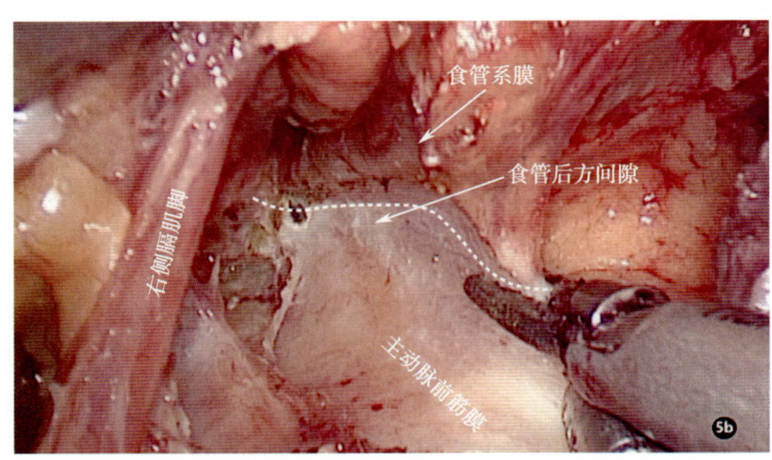

图 52-15　食管系膜床

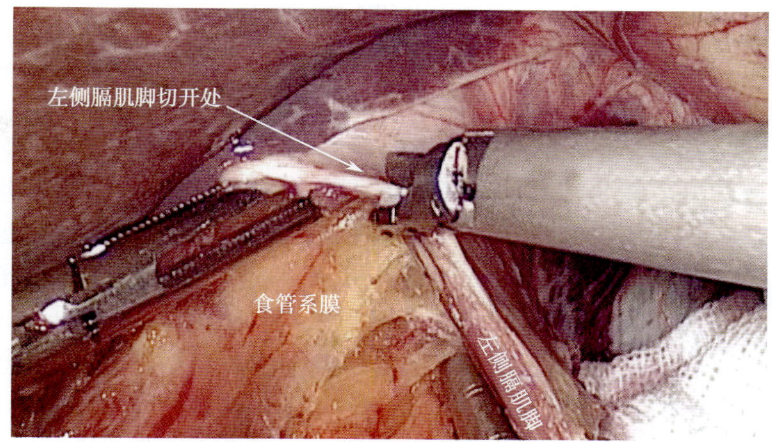

图 52-16　左侧膈肌脚切开部位

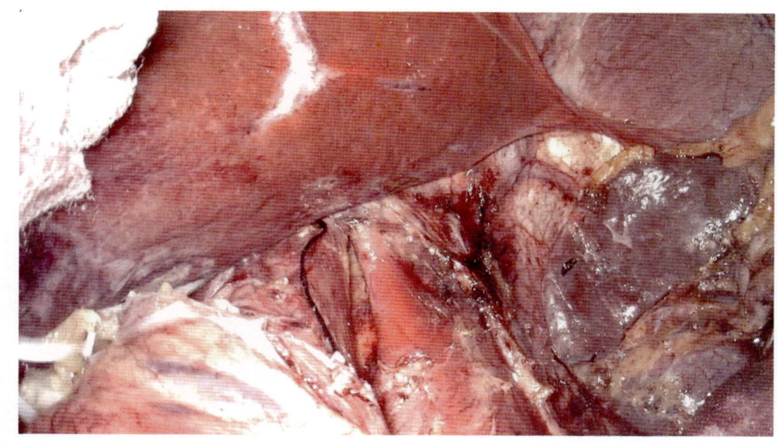

图 52-17　游离食管长度约 5cm

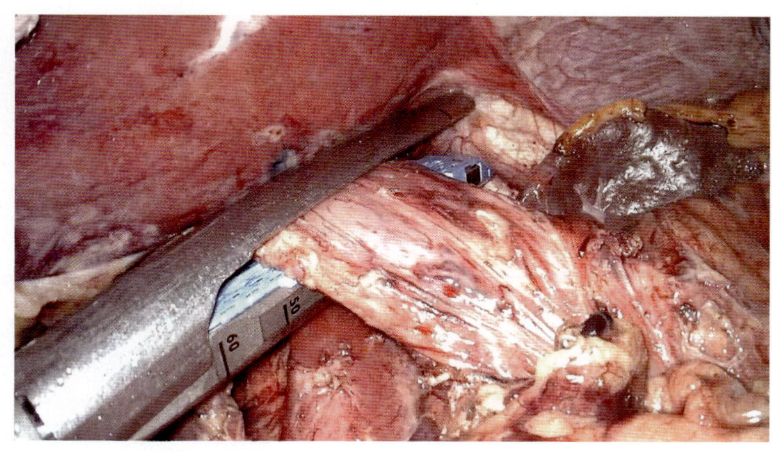

图 52-18　离断食管

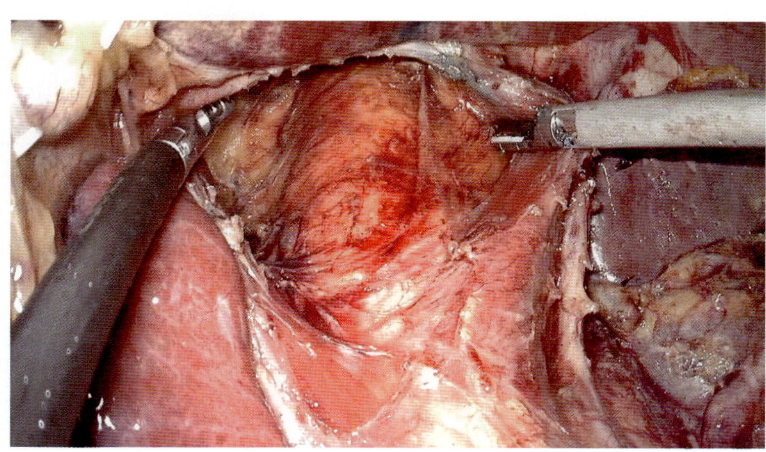

图 52-19　下后纵隔清扫后的手术野

【标本切除与消化道重建】

1. 转移标本及经阴道或直肠取标本　此时，患者采取头低足高位，术者位于患者头侧或患者左侧，扶镜手位于患者右侧，助手位于患者两腿之间。将标本袋由上腹部转运到右侧髂窝，然后，用荷包线将子宫悬吊起来，充分显露盆底阴道后穹隆，助手用 S 拉钩将子宫向腹侧挑起，术者用电钩切开阴道后穹隆 4cm 左右，从腹腔将切口保护器从阴道拉出体外，之后助手将无创钳自阴道伸入盆腔，术者将标本袋传递给助手钳，缓慢轻柔地将标本袋拖出体外（图 52-20、图 52-21）。检查标本袋完好无损后，用碘附反复冲洗盆腔干净后，用 3-0 倒刺线连续缝合阴道后穹隆，完成标本经阴道的取出（图 52-22）。

图 52-20　标本经阴道后穹隆取出

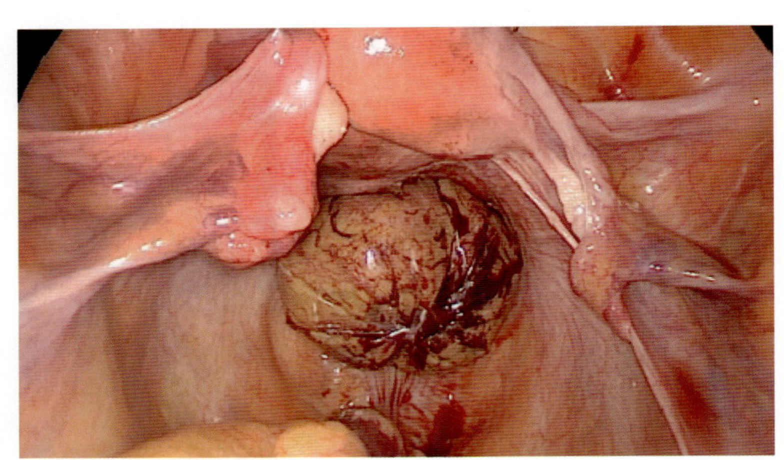

图 52-21　取出标本后

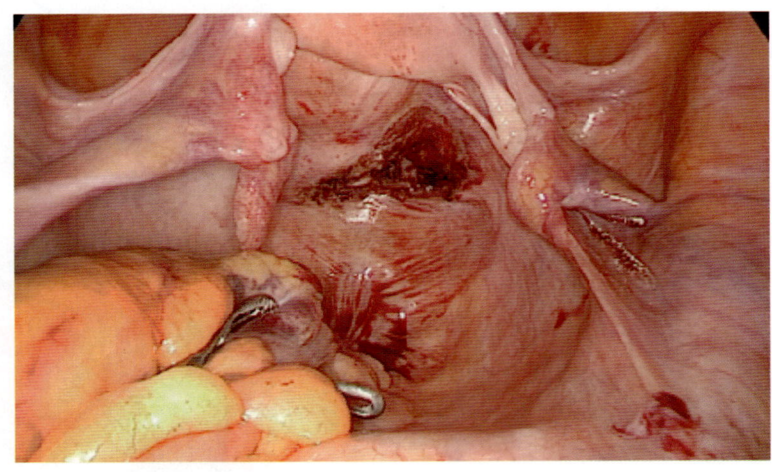

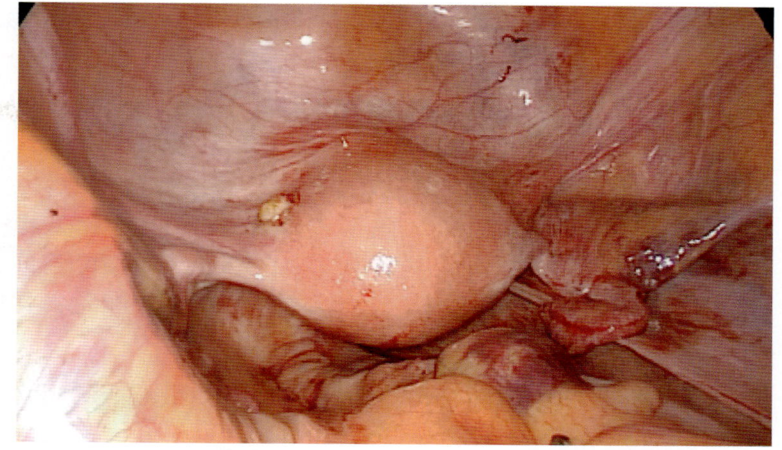

图 52-22　缝合阴道后穹隆

2. 经胸腔镜消化道重建——食管胃 overlap 吻合术　对于早期食管胃结合部癌肿瘤大小不超过 4cm 者，可以行食管胃 overlap 吻合术（图 52-23），具体操作如下：患者改变体位呈左侧 135° 俯卧位，重新消毒铺单。探查胸腔无粘连及转移后，用超声刀切开食管右侧胸膜，对于食管胃结合部癌 Siewert Ⅰ型，同时清扫食管旁淋巴脂肪组织，结扎并切断奇静脉，清扫奇静脉后方的淋巴脂肪组织。必要时一并清扫气管隆嵴处的淋巴结。清扫完毕，将远端残胃提入胸腔，距离残胃头侧 5cm 处开一小孔，同时食管残端开孔，将 45mm 直线切割吻合器分别插入胃和食管开孔，击发吻合器，完成食管胃的吻合。检查吻合口内无活动性出血后，用 3-0 倒刺线连续缝合关闭共同开口。重建食管裂孔，冲洗胸腔干净后，留置胸腔闭式引流管 1 根。

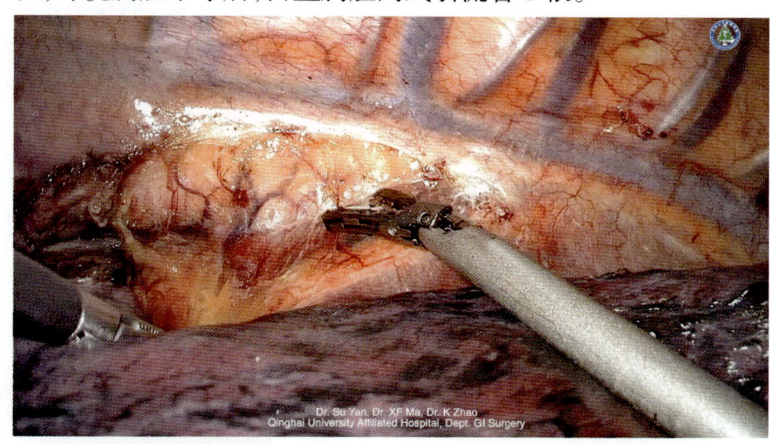

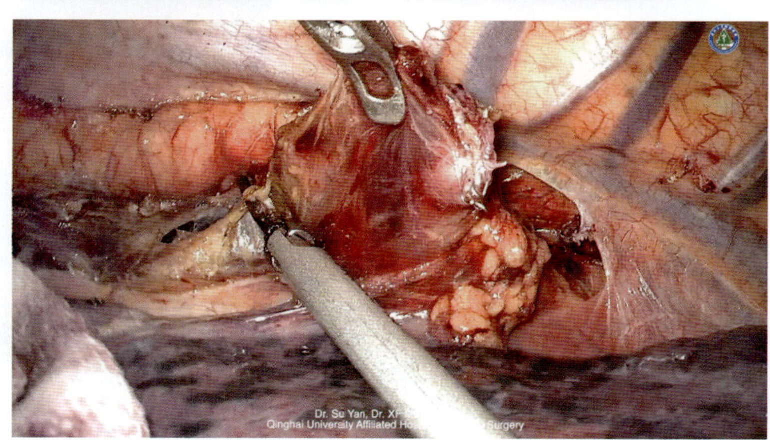

图 52-23　食管空肠 overlap 吻合术

图 52-23（续）

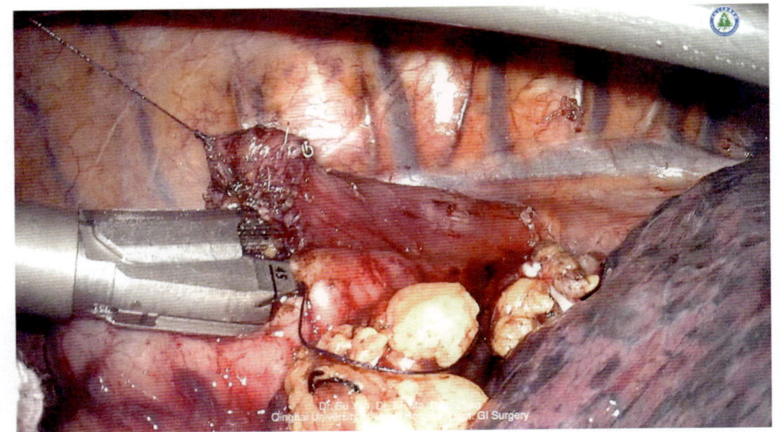

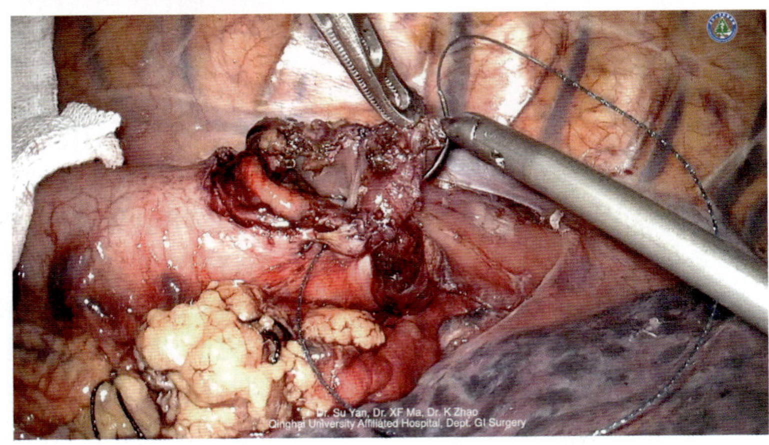

对于食管胃结合部癌 Siewert Ⅱ型及Ⅲ型，需要行全胃切除的患者，消化道重建采用食管空肠 overlap 吻合术。距离屈氏韧带 25cm 处离断空肠，距离远端空肠输出袢 45~50cm 处行空肠空肠侧侧吻合，将空肠输出袢缝合固定于膈肌脚处，便于将空肠提入胸腔吻合。同样，在胸腔镜下游离食管，用 45mm 直线吻合器分别插入空肠开孔内和食管残端开孔内，击发吻合器，完成空肠食管 overlap 吻合术，共同开口采用 3-0 倒刺线连续缝合关闭。重建食管裂孔，冲洗胸腔干净后，留置胸腔闭式引流管 1 根（图 52-24）。

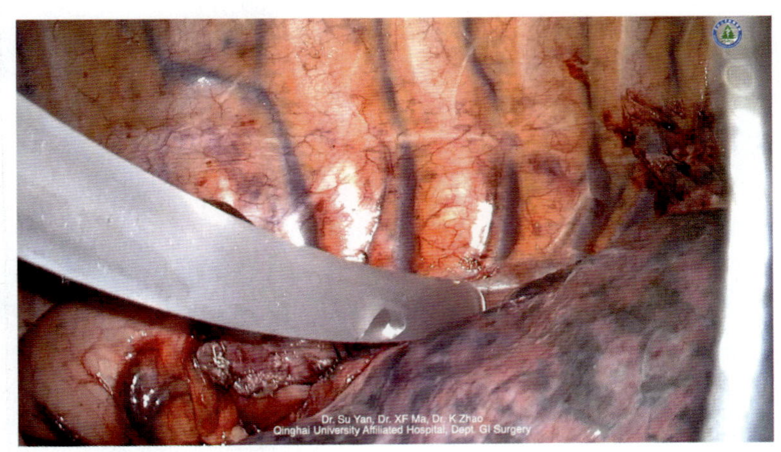

图 52-24 留置胸腔闭式引流管

【术后胸腹壁照片】

术后7天，在患者胸壁及腹壁仅见愈合后的穿刺孔（图52-25）。

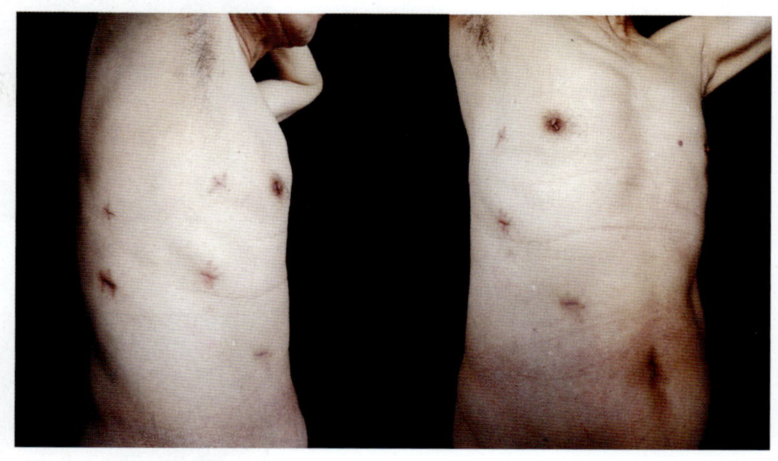

图52-25　术后患者胸腹壁照片

第四节　手术相关要点及难点解析

【经腹后纵隔淋巴结清扫要点及难点】

按照第5版日本《胃癌治疗指南》，对于食管胃结合部癌食管受侵时，需要清扫下后纵隔淋巴结，包括第19、第20、第110、第111、第112组淋巴结，经腹清扫后纵隔淋巴结时，由于显露困难，对清扫造成一定困难，尤其是第111组和第112组淋巴结。保证下段食管系膜的完整性，是彻底清扫第19和第20组淋巴结的关键。手术中，需要切断部分膈肌脚，将膈肌脚悬吊起来，有助于显露和清扫。术中需要显露肺下静脉、心包、胸主动脉前筋膜。经腹无法完成清扫时，需要改变体位，在胸腔镜下完成第111及第112组淋巴结的清扫，同时在胸腔镜下有利于消化道重建。

【胸腔镜下食管胃overlap吻合术及食管空肠overlap吻合术】

胸腔镜下进行食管胃overlap吻合或食管空肠overlap吻合术术野清晰，操作简便。吻合过程中，避免远端胃发生扭转，将胃小弯侧固定于右侧膈肌脚处，胃大弯固定于左侧膈肌脚处，将远端胃提入胸腔时仔细辨识远端胃大、小弯侧。此外，将直线吻合器插入食管腔内，要避免进入食管假道或食管穿孔。关闭共同开口时，要注意对合整齐，尽可能黏膜内翻缝合，建议采用Gambee缝合法（图52-26）。消化道重建完成后，将胃与膈肌进行缝合固定，防止发生食管裂孔疝（图52-27）。

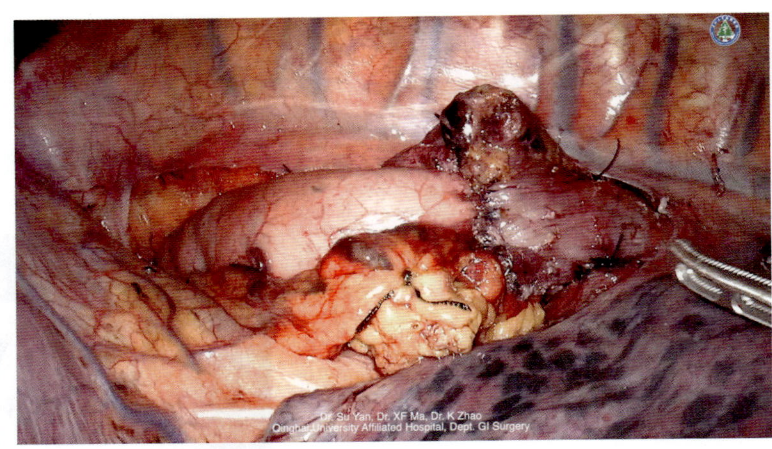

图 52-26　食管胃 overlap 吻合完成

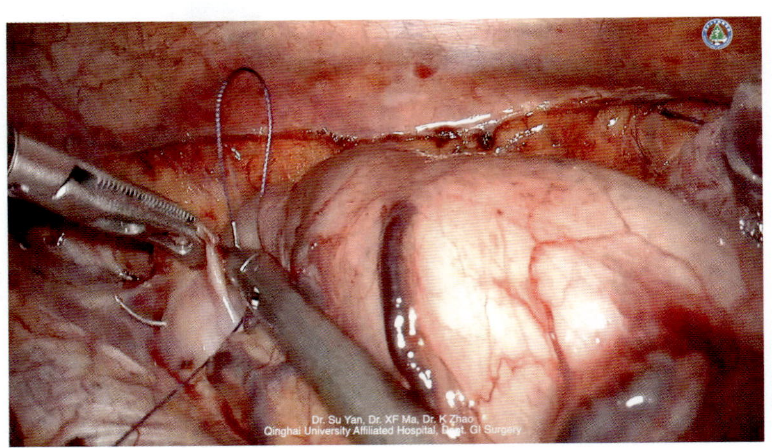

图 52-27　重建食管裂孔

整个手术操作过程，需要严格遵守无菌无瘤原则，在切开肠道前后、标本转运和取出，以及消化道重建时均要注意无菌操作和术野的冲洗消毒，防止发生胸腹盆腔的感染相关并发症。

（燕　速　马新福）

第八篇

联合脏器及多脏器切除NOSES

第五十三章　腹部无辅助切口经自然腔道取标本的腹腔镜下右半结肠联合胰十二指肠切除术

【前言】

结肠癌属于常见的消化道恶性肿瘤之一，侵犯胰头和十二指肠者较少见，一旦侵犯，如需达到 R_0 切除，必须扩大手术范围，联合胰十二指肠切除。现如今，微创技术正在颠覆传统的手术方式及理念。全腹腔镜下 D_3 右半结肠切除联合胰十二指肠切除术，同时施行 NOSES，是操作最复杂的术式。该术式操作的难点主要体现在：第一，腹腔镜手术的共性关键技术，包括正确辨认解剖标志、合理的手术入路、完整的系膜切除、系膜根部血管结扎和淋巴结清扫，以及重要组织器官的显露和保护。第二，全腹腔镜下进行消化道重建。该术式消化道重建难度远超其他术式。第三，NOSES 特有的操作步骤，无菌无瘤操作的保证。第四，团队协作能力。该术式切除范围广、消化道重建难度大，因此不仅考验术者的技术，并且对团队的配合提出了更高的要求。

第一节　适应证与禁忌证

【适应证】（图 53-1）

1. 局部晚期右半结肠癌，侵及胰头、十二指肠，无远处转移。
2. 肿瘤环周长径小于 5cm。

【禁忌证】

1. 肿瘤体积过大，取出有困难者。
2. 远处转移。
3. 过于肥胖者（BMI>30kg/m^2）。
4. 身体状况差，不能耐受复杂手术者。

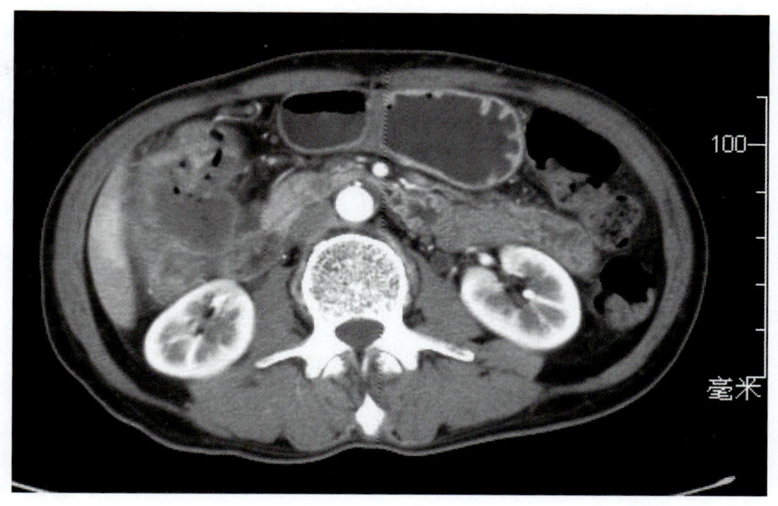

图 53-1　肿瘤所在位置示意图

第二节　麻醉、体位、戳卡位置与术者站位

【麻醉方式】

全身麻醉或全身麻醉联合硬膜外麻醉。

【手术体位】

患者取功能截石位（图 53-2）。

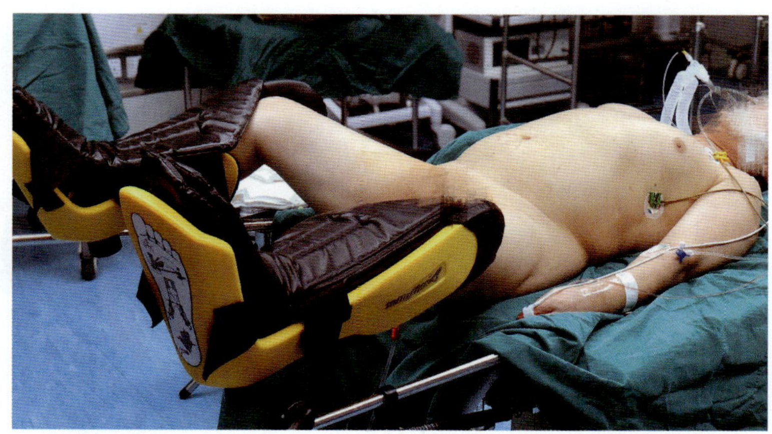

图 53-2　患者体位

【戳卡位置】（图 53-3）

1. 腹腔镜镜头戳卡孔（10mm 戳卡）　位于脐下方 5cm 处。

2. 术者主操作孔（12mm 戳卡）　位于左上腹，左侧腋前线肋缘下 2cm。

3. 术者辅助操作孔（5mm 戳卡）　位于左下腹，左锁骨中线平脐处。

4. 助手主操作孔(12mm 戳卡) 位于脐与右侧髂前上棘连线中外 1/3 交界处。

5. 助手辅助操作孔(5mm 戳卡) 位于右锁骨中线肋缘下 2cm。

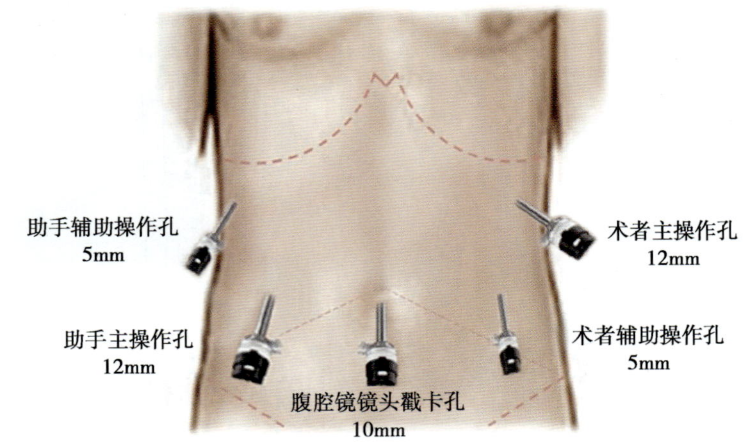

图 53-3　戳卡位置(五孔法)

【术者站位】

术者站位于患者左侧,助手站位于患者右侧,扶镜手站位于术者同侧或患者两腿之间(图 53-4)。

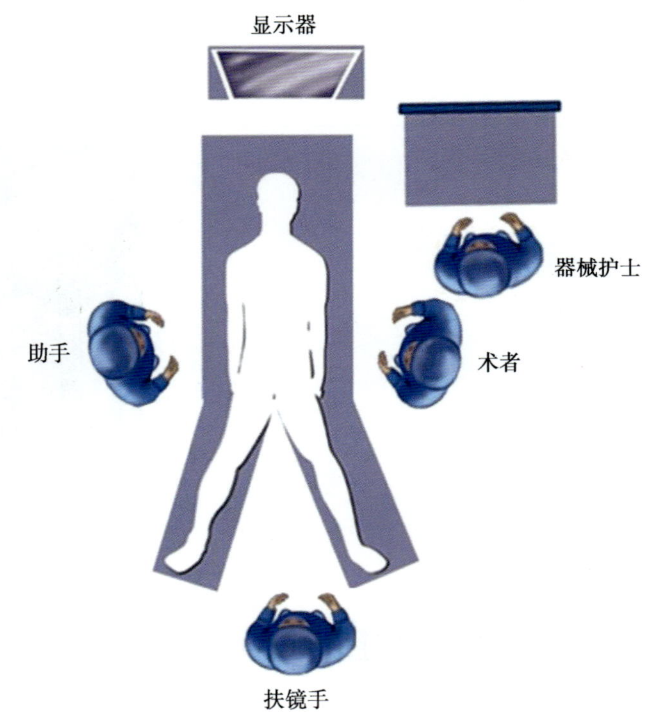

图 53-4　术者站位

经阴道或肛门取标本阶段:取标本阶段戳卡孔功能有相应变化(图 53-5)。术者站位于患者右侧,助手站位于患者左侧,扶镜手站位于助手同侧。此时显示器变换摆放位置,摆放于患者左足侧(图 53-6)。

图 53-5　取标本阶段戳卡孔功能变动

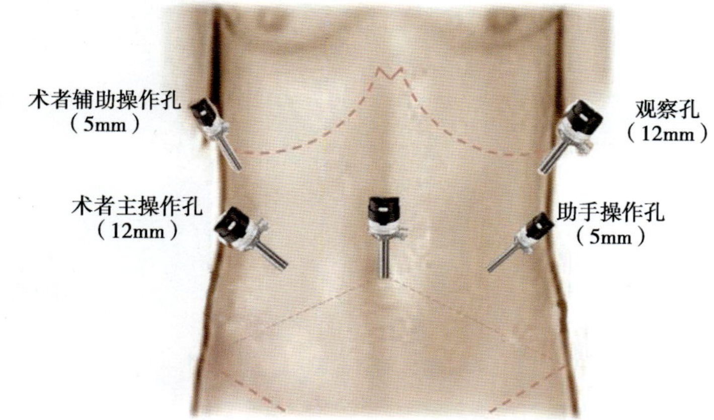

图 53-6　取标本阶段术者站位

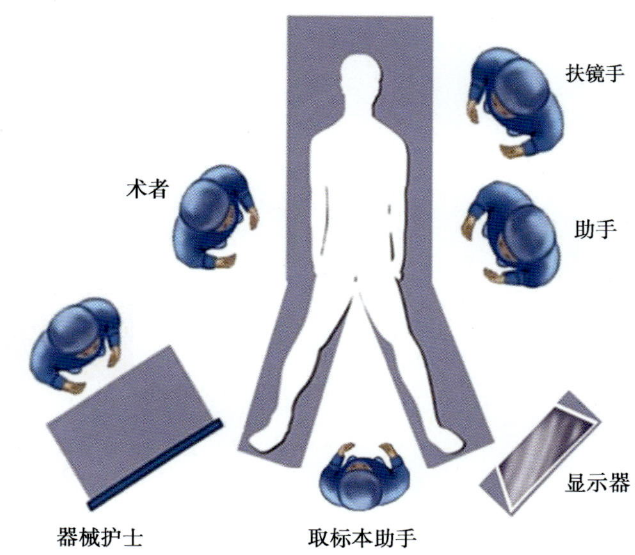

【特殊手术器械】

超声刀、60mm 直线切割闭合器、3-0 倒刺线、4-0 可吸收线、无菌保护套。

第三节　手术操作步骤、技巧与要点

【探查与手术方案制订】

在详细的术前检查和术前方案评估的基础上，探查分三步。

1. 常规探查　进镜至腹腔，观察肝、胆囊、胃、脾、结肠、小肠、大网膜和盆腔有无肿瘤种植（图 53-7）。

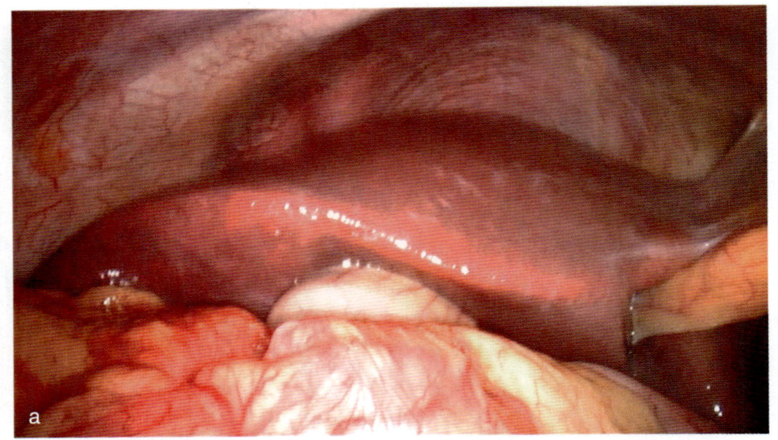
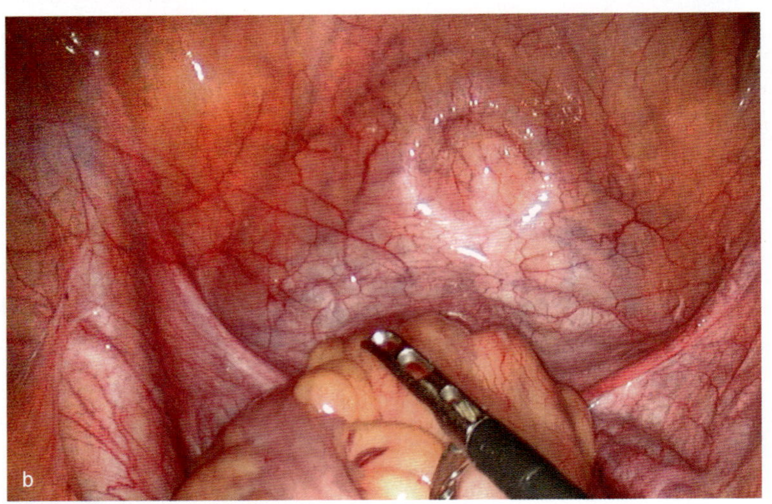

图 53-7 常规探查
a. 探查肝;b. 探查盆腔。

2. **肿瘤探查** 探查肿瘤的具体位置、大小、活动度及有无侵透浆膜等(图 53-8)。

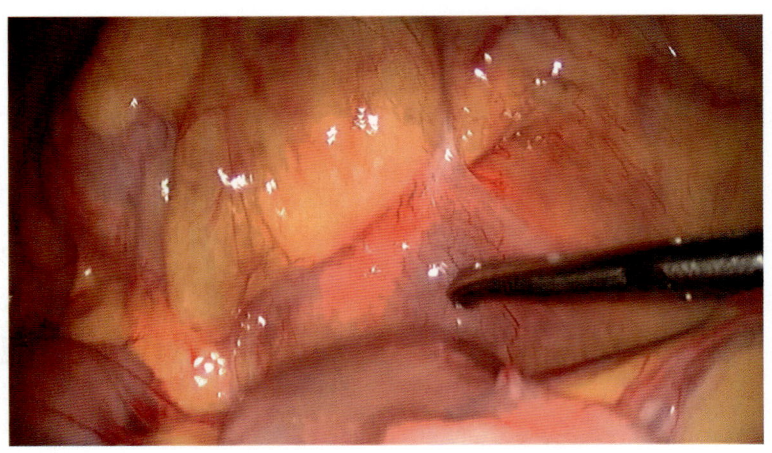

图 53-8 探查肿瘤位置

3. **解剖结构的判定** 右半结肠切除术较为复杂,毗邻脏器较多,同时联合脏器切除,肿瘤体积较大,需判定能否合适经自然腔道取出。此外,还需判定能否在全腹腔镜下完成消化道重建,如系膜过短、吻合困难,不适合实施该手术(图 53-9、图 53-10)。

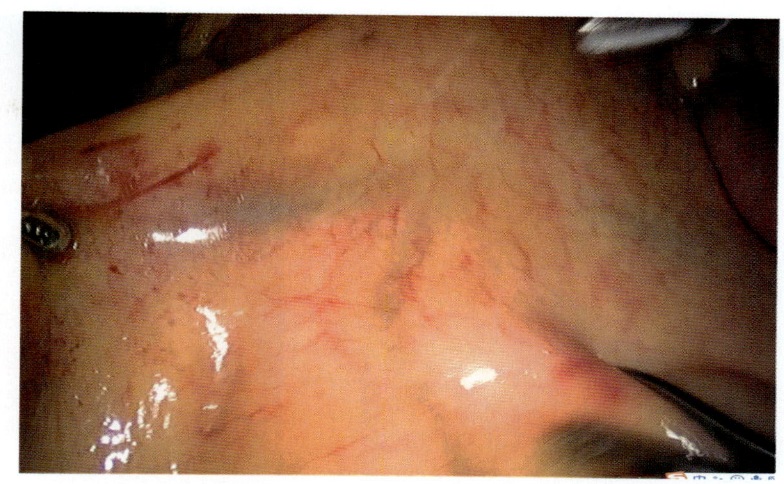

图 53-9　判断右半结肠及其系膜情况

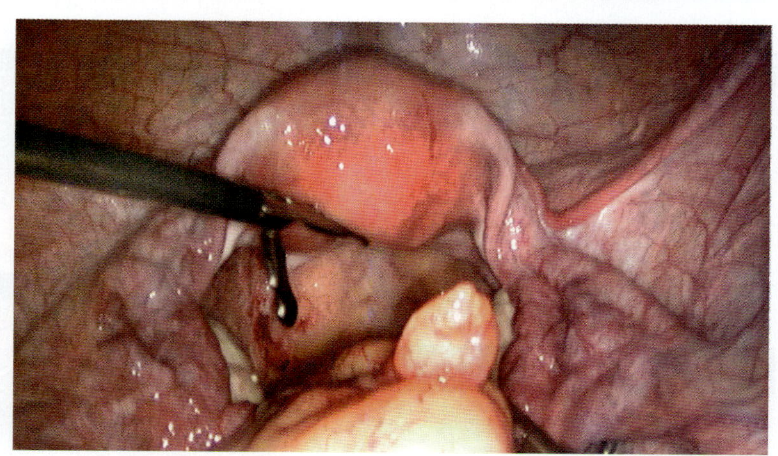

图 53-10　探查直肠、阴道后穹隆状态

经验分享：

此术式适合肿瘤体积较小，无继续生育要求的女性。

【解剖与分离】

1. 回结肠动、静脉根部解剖与离断　患者取左倾位，将小肠及大网膜推向左侧腹，沿肠系膜上静脉走行充分暴露系膜表面。此时可见回结肠动、静脉与肠系膜上静脉夹角有一凹陷薄弱处，用超声刀打开此处系膜，裸化血管。沿 Toldt 间隙向上、向外侧分离，呈洞穴状，向上游离可见十二指肠水平段，表明间隙正确。在回结肠动、静脉根部分离肠系膜上静脉，由下向上，在其右侧与后方相贯通。裸化回结肠动、静脉根部，清扫淋巴脂肪组织，结扎切断回结肠血管（图 53-11~ 图 53-13）。

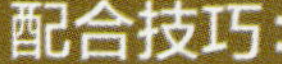

图 53-11　第一刀切入点

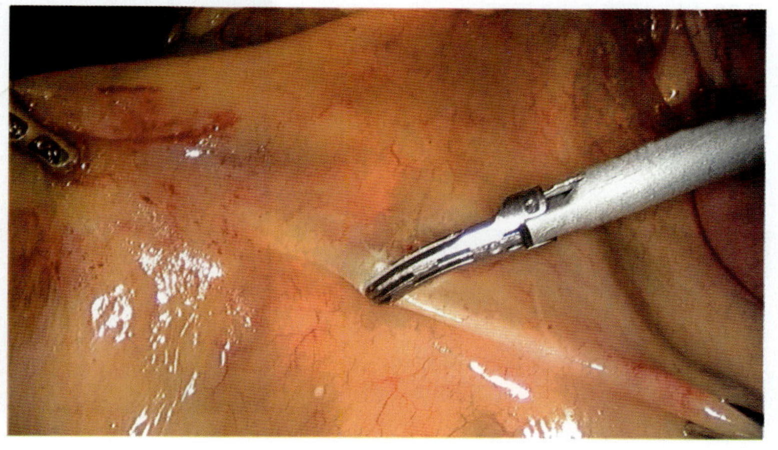

配合技巧：

助手左手持钳提起横结肠系膜，右手持钳提起回结肠系膜，充分展平右结肠系膜。

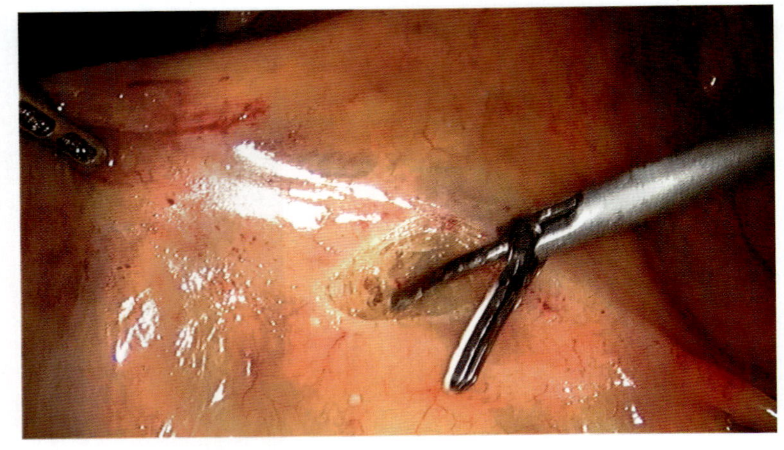

图 53-12　寻找 Toldt 间隙

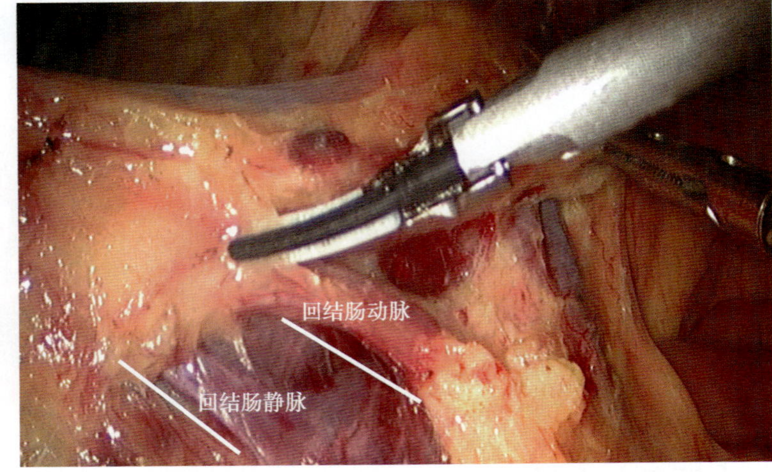

图 53-13　裸化切断回结肠血管

操作技巧：

裸化回结肠血管长度应适中，以容纳两个血管夹为宜。

2. 右结肠动、静脉根部的处理　沿着肠系膜上静脉右侧游离，清扫淋巴脂肪组织，该术式联合胰十二指肠切除，无须将右结肠静脉、胃网膜右静脉、胰十二指肠上前静脉分离，可直接在根部结扎胃结肠干（亨勒干，Henle trunk）；在肠系膜上静脉左侧可见右结肠动脉自肠系膜上动脉发出，在根部结扎切断（图 53-14、图 53-15）。至十二指肠水平段下方，向后分离，进入胰头十二指肠后间隙。

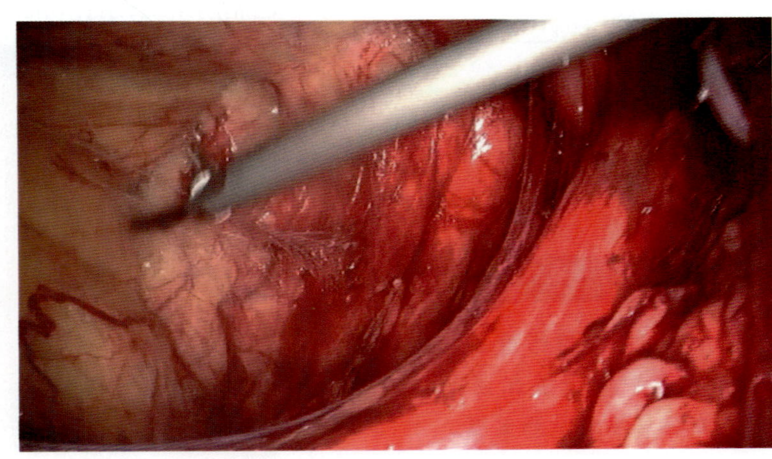

图 53-14　拓展 Toldt 间隙

操作技巧：

拓展 Toldt 间隙时，可采用锐性和钝性分离相配合操作。

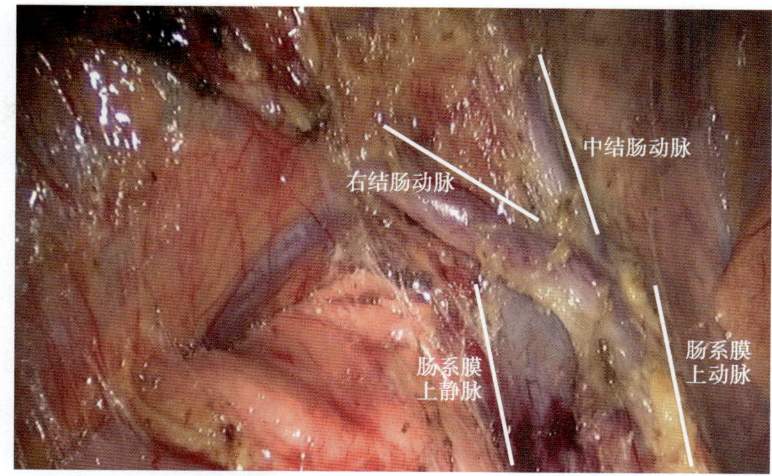

图 53-15　显露右结肠动脉

3. 中结肠动、静脉的处理　在离断右结肠动脉之后，沿肠系膜上静脉向上分离。于胰腺下缘分离出中结肠动、静脉，根据肿瘤位置决定血管切断的位置（图 53-16）。

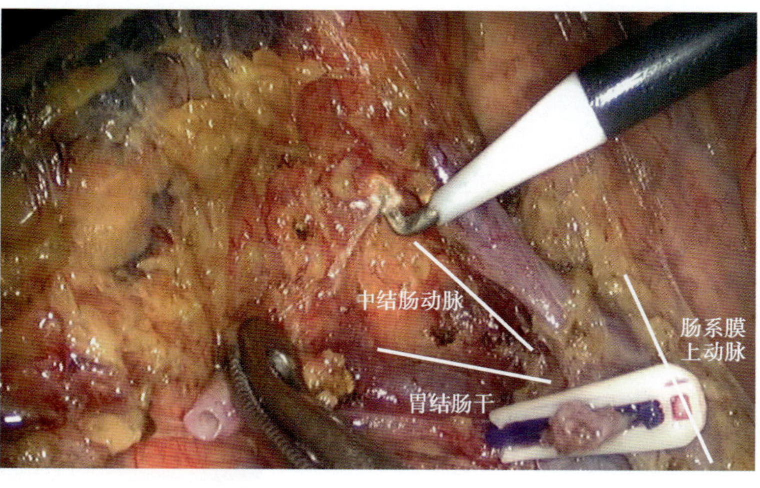

图 53-16　结扎切断中结肠血管

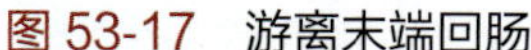
经验分享：

如肿瘤位于升结肠，可结扎切断中结肠动脉右支，保证远端肠管血供。

4. 回肠系膜的处理　助手将回盲部向前上方提起，张紧结肠系膜与回肠系膜融合处，切开进入 Toldt 间隙，与上方贯通，向左侧充分游离，增大回肠的游离度，便于腔内吻合。超声刀裁剪回肠系膜至回肠壁，注意系膜的方向及肠管血供。将回肠结扎、切断待吻合（图 53-17、图 53-18）。

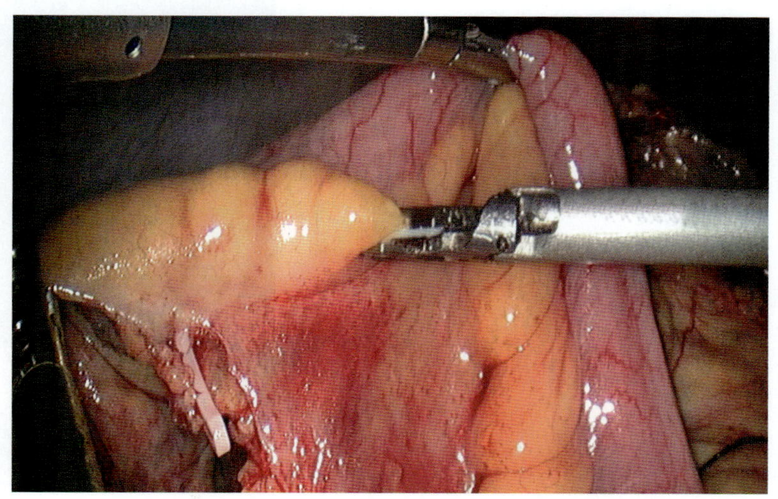
图 53-17　游离末端回肠

图 53-18 切断回肠

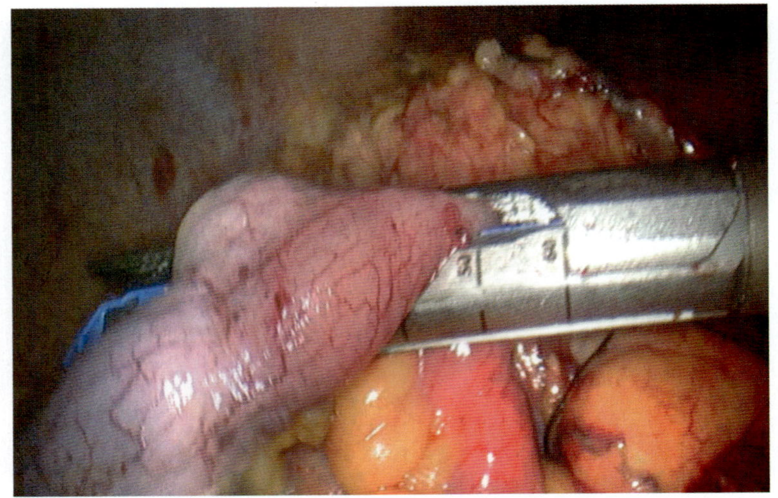

5. 胃和大网膜的处理 判断横结肠预切除线，游离大网膜。鉴于肿瘤局部分期较晚，且该手术需切除胃窦，一般选用弓内游离胃大弯。助手提起胃壁，术者用超声刀裁剪右侧大网膜至横结肠壁，可见胃网膜右静脉走行，切断胃结肠韧带，沿胃网膜右静脉在血管弓内向右侧分离切断，使用直线切割闭合器将胃切断。不需切断胃网膜右动脉，而在胃十二指肠动脉根部切断，以保证做到整块切除(图 53-19~ 图 53-22)。

图 53-19 游离胃大弯

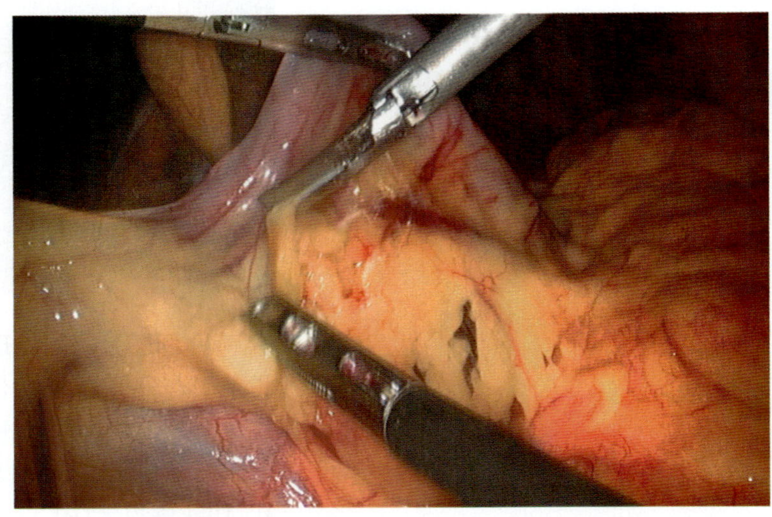

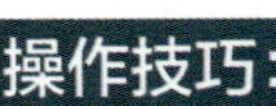

操作技巧:

一般使用超声刀慢挡离断，无须使用血管夹。

图 53-20 切断胃网膜右血管

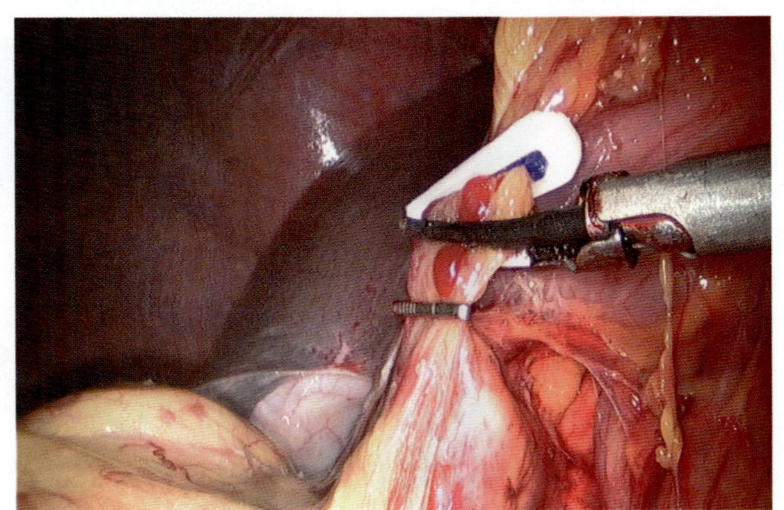

图 53-21　结扎切断胃十二指肠动脉

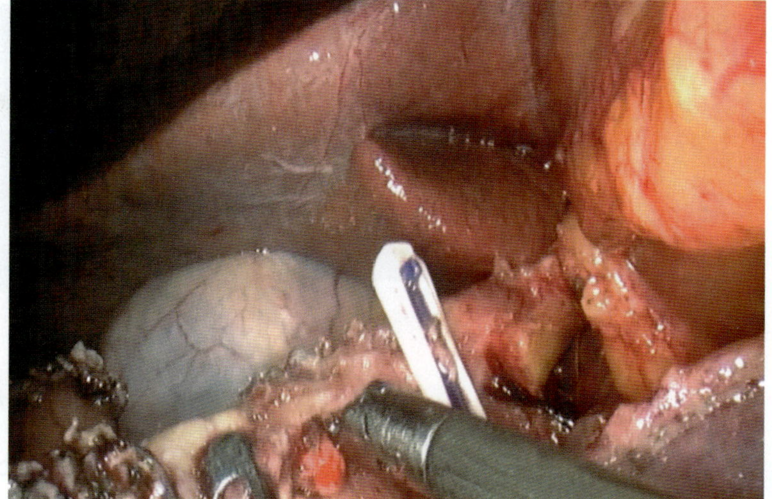

经验分享：

注意保护肝固有动脉。

图 53-22　切断胃

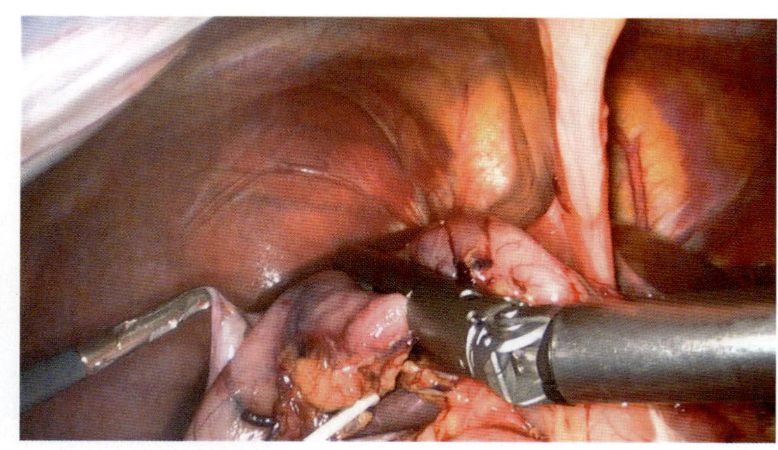

经验分享：

根据胃壁厚度不同选用合适的切割闭合器。

6. **横结肠系膜的处理**　沿横结肠预切除线方向，切开系膜，向横结肠系膜无血管方向分离，结扎切断边缘血管，裸化预切断处横结肠，将横结肠切断（图 53-23、图 53-24）。

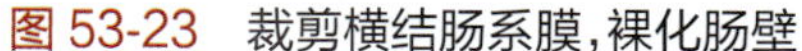

图 53-23　裁剪横结肠系膜，裸化肠壁

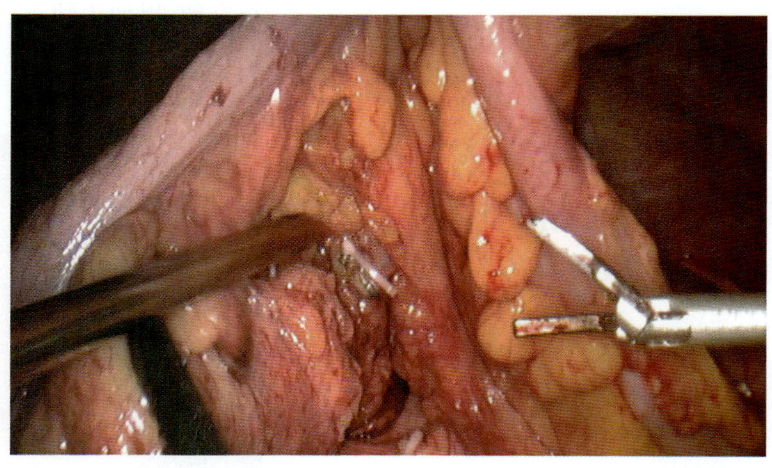

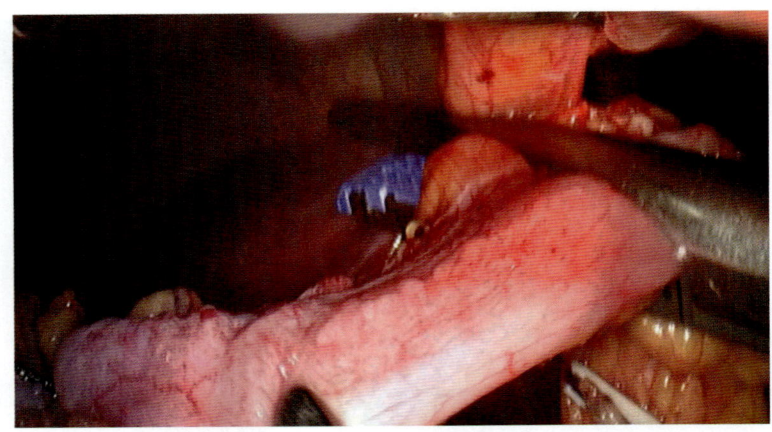

图 53-24 切断横结肠

经验分享:

横结肠切断方向与肠管纵轴垂直。

7. 十二指肠的处理 此时右半结肠内侧已完成游离,术野更开阔,切开升结肠外侧腹膜,继续向内侧分离,与胰头十二指肠后间隙会合,进一步探查胰腺后方,通过钝性分离配合超声刀,扩展胰头十二指肠后间隙(图 53-25)。

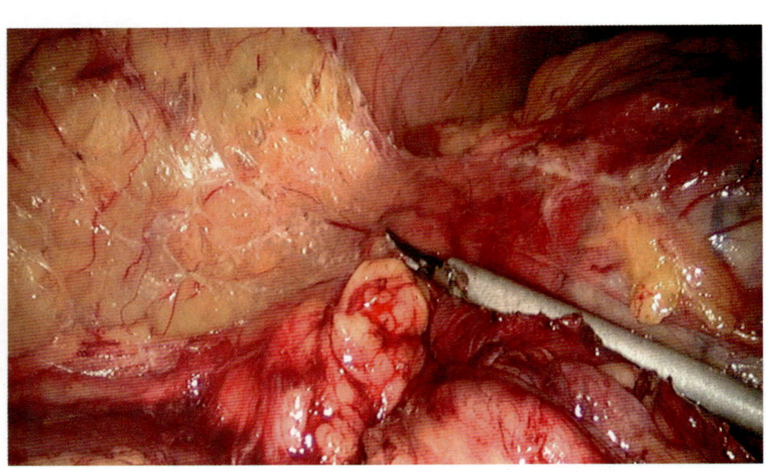

图 53-25 切开侧腹膜,进入 Told 间隙

经验分享:

辨识层次,避免进入肾脂肪囊后方间隙。

8. 空肠的处理 提起横结肠,找到屈氏韧带,确认空肠起始段,沿肠壁游离近端空肠,在离屈氏韧带 10~15cm 处使用切割闭合器切断空肠,可将近端空肠经肠系膜上血管后方隧道提拉至右侧,以便于胰头的切除,为游离胰腺钩突做准备(图 53-26、图 53-27)。

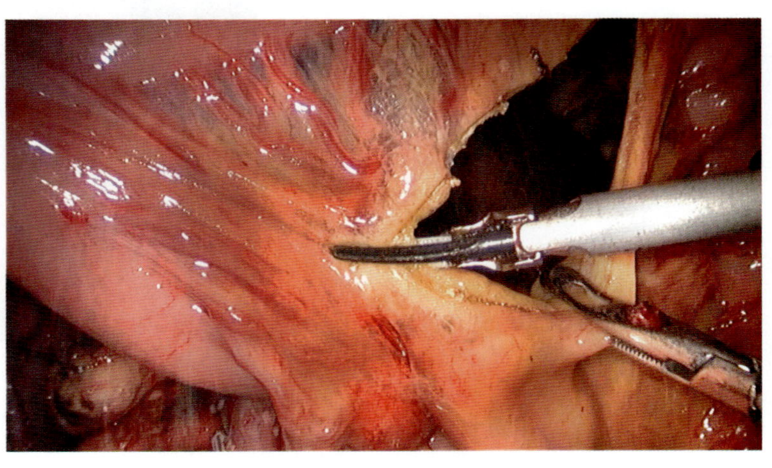

图 53-26 游离近端空肠

经验分享:

游离近端空肠时,注意保护拟保留肠管的血供。

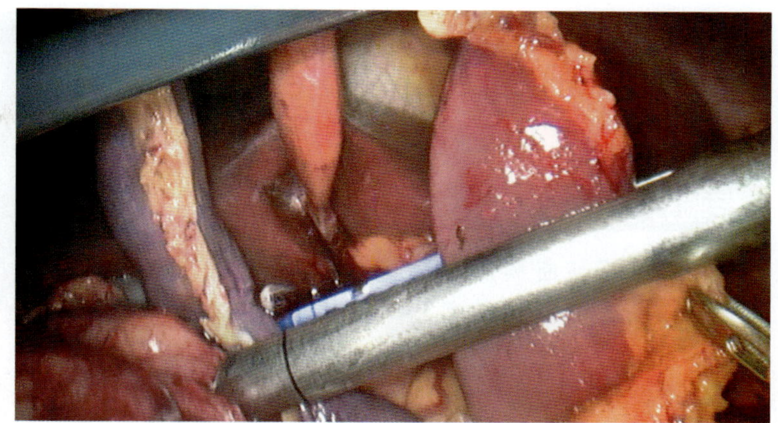

图 53-27　切断空肠

9. 胰腺的切断　将右半结肠及十二指肠牵拉至右上腹，显露胰腺，肠系膜上静脉前方胰颈设为预切断处，沿胰腺上缘游离，显露肝总动脉、门静脉，在胰颈下缘找到肠系膜上静脉，在其前方小心分离，贯通胰后隧道。离断胰腺时，先使用超声刀切断胰颈下部，靠近胰颈上部主胰管时使用剪刀切断胰腺，防止主胰管断端闭合，难以辨认。切断后观察断面，仔细寻找并确认主胰管。游离钩突时小心处理胰腺下后动脉和钩突动脉。注意辨认空肠第一支血管和胰腺下后静脉，防止撕裂出血（图 53-28~图 53-32）。

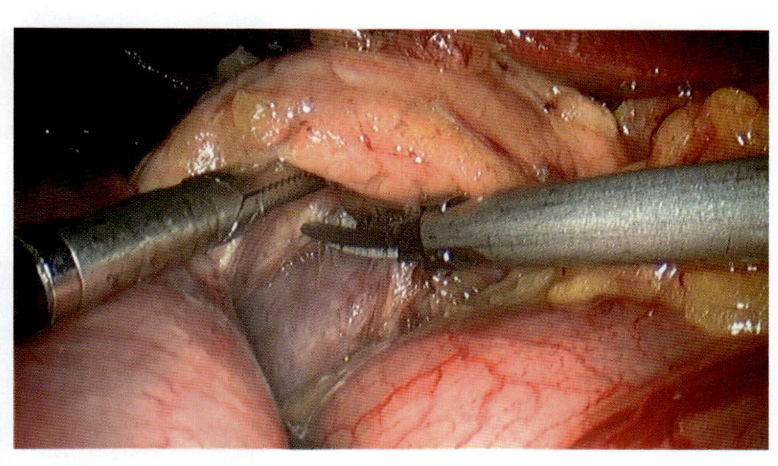

图 53-28　游离胰腺

操作技巧：

在胰腺下缘解剖显露肠系膜上静脉，向头侧分离，贯通胰后隧道。

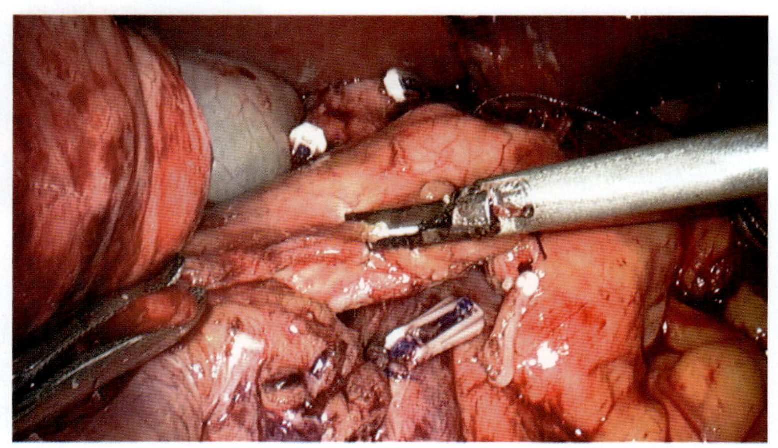

图 53-29　离断胰腺

经验分享：

随时调整切断方向，保持断面整齐。

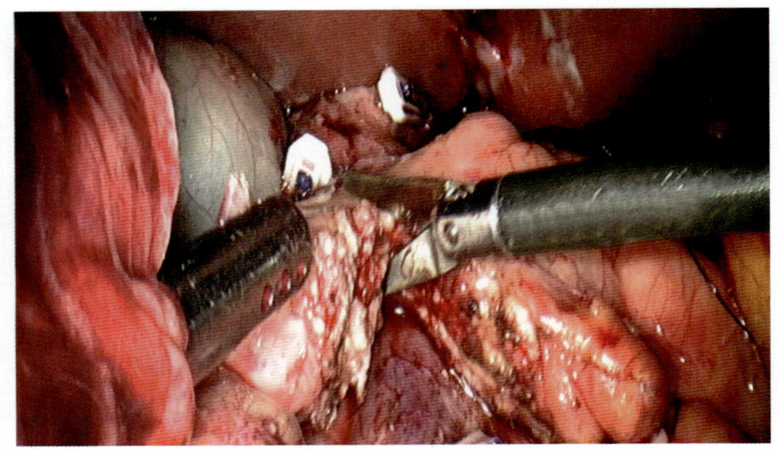

图 53-30　剪断主胰管

经验分享：

超声刀切断胰腺，至主胰管处改用剪刀将胰腺剪断，有助于寻找辨认主胰管，备行胰肠吻合。

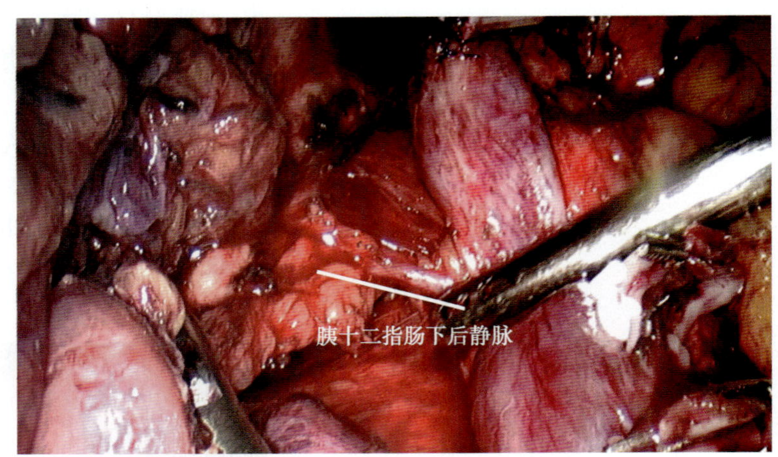

图 53-31　分离胰十二指肠下后静脉

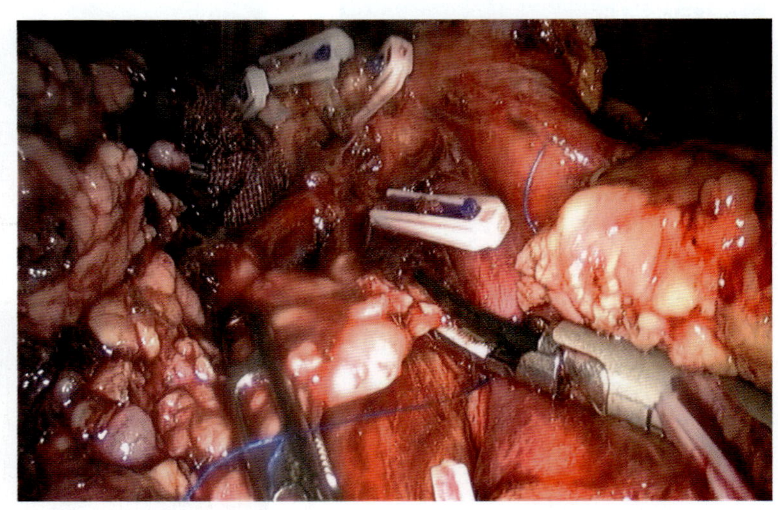

图 53-32　游离钩突

经验分享：

游离胰腺钩突时，术者站位于右侧操作更方便。

10. **胆囊的处理**　提起胆囊，暴露 Calot 三角并打开，显露胆囊动脉、胆囊管，分别结扎切断，将胆囊从胆囊床剥离，沿胆囊管继续向下游离，显露胆总管，可预先夹闭胆总管，避免切断后胆汁流出，污染腹腔（图 53-33、图 53-34）。

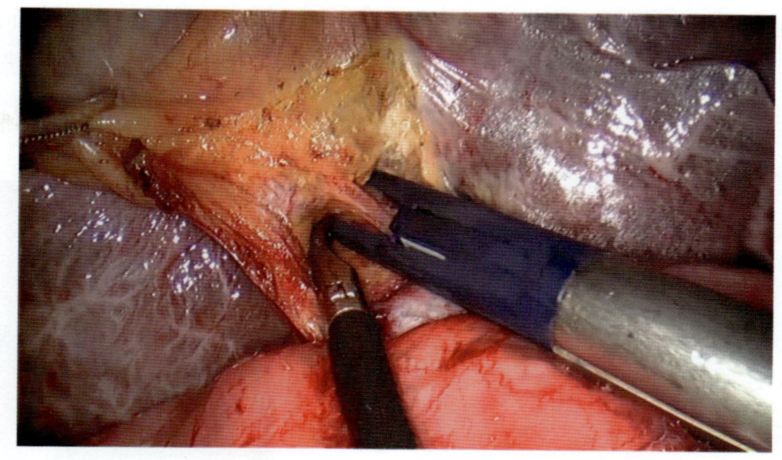

图 53-33　结扎胆囊动脉

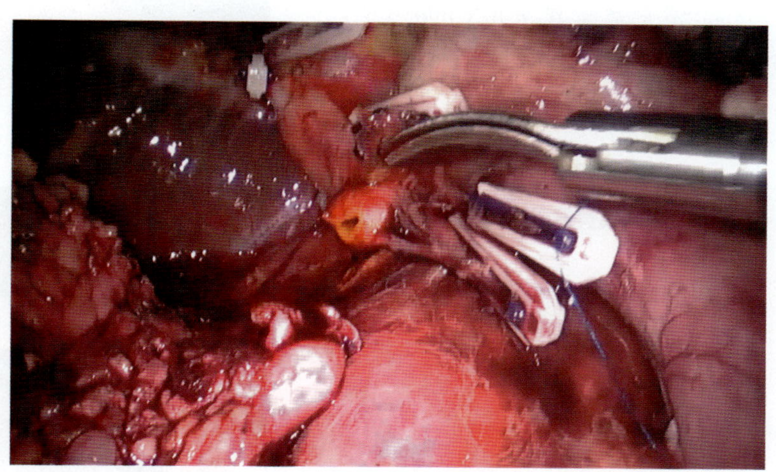

图 53-34　切断胆总管

【消化道重建】

使用腹腔镜镜套自制标本袋，将标本置入标本袋中，严格无瘤操作。

胰肠吻合：先用电钩在空肠对系膜缘拟吻合处开孔，使用 4-0 Prolene 线先将空肠浆肌层与胰腺断端间断缝合 3 针，再行主胰管后壁与空肠间断缝合。经主胰管断端置入胰管引流管 4~5cm，再将引流管经空肠开孔置入肠腔 5~6cm，达到主胰管与空肠黏膜的精准对合，再行主胰管前壁与空肠壁全层间断缝合，最后行吻合口前方胰腺实质与空肠浆肌层间断缝合（图 53-35~图 53-38）。

胆肠吻合：使用 4-0 可吸收线或 4-0 Prolene 线间断或连续缝合胆总管后壁，经吻合口置入胆管支撑管后，行前壁间断缝合，针距 2mm（图 53-39）。

胃空肠吻合：残胃断端胃大弯侧切开，在胆肠吻合口远端 40cm 处切开空肠，使用 60mm 直线切割闭合器行侧侧吻合，缝合关闭共同开口（图 53-40）。

回结肠吻合：分别将回肠、横结肠断端处切开，按照系膜方向将回肠、横结肠断端对齐，用 60mm 直线切割闭合器行回肠横结肠侧侧吻合，用闭合器关闭共同开口（图 53-41）。

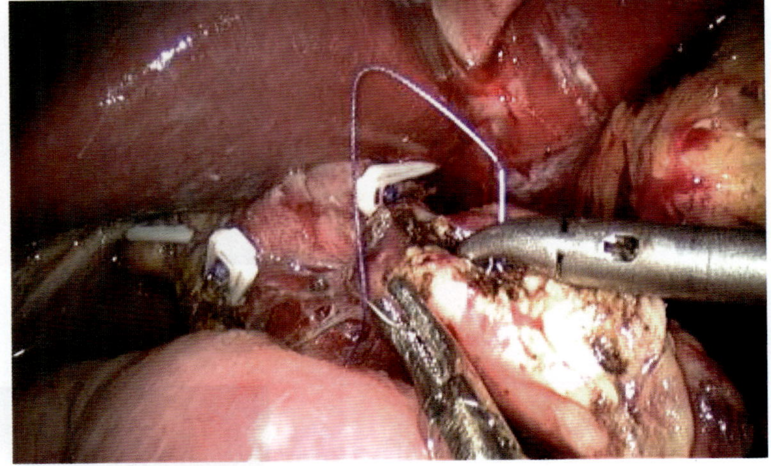

图 53-35　胰肠吻合

经验分享：

消化道重建采用 Child 式，胰肠吻合采用胰管对黏膜吻合。

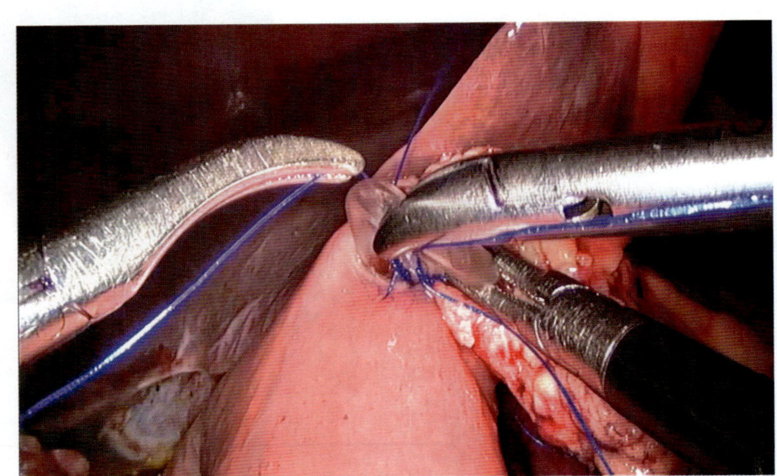

图 53-36　主胰管置入胰管引流管

经验分享：

主胰管无扩张时，为方便插入，可选用双 J 管。

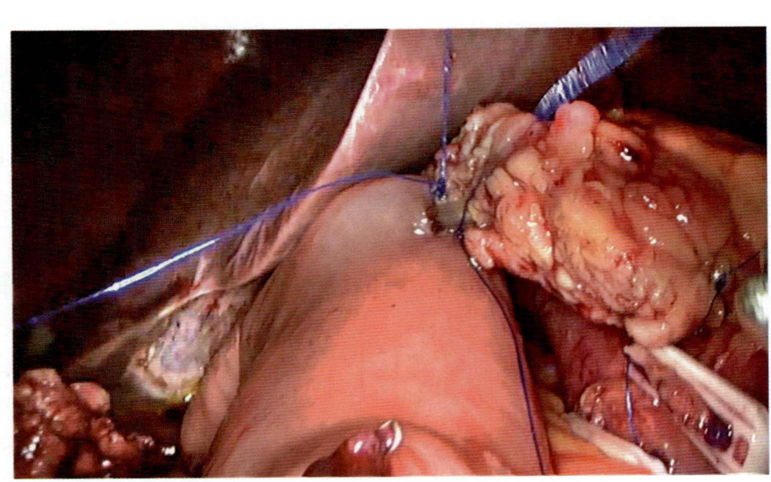

图 53-37　主胰管与空肠对合

操作技巧：

行胰肠吻合时，主胰管黏膜与空肠黏膜的精确对合，达到精准吻合。

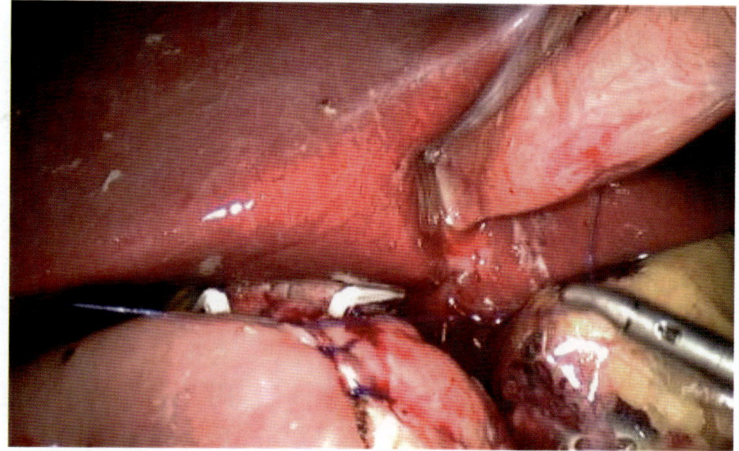

图 53-38　空肠浆肌层与胰腺断端间断缝合

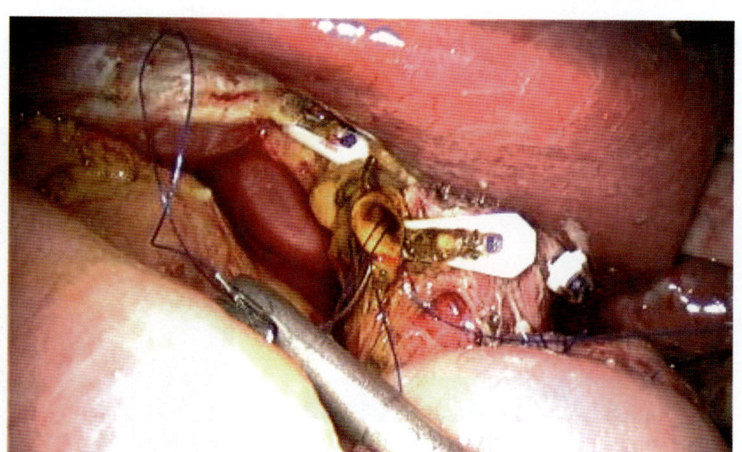

图 53-39　胆肠吻合

操作技巧：

在胰肠吻合口远端 5~10cm 处行胆管空肠端侧吻合，良好的暴露是关键。

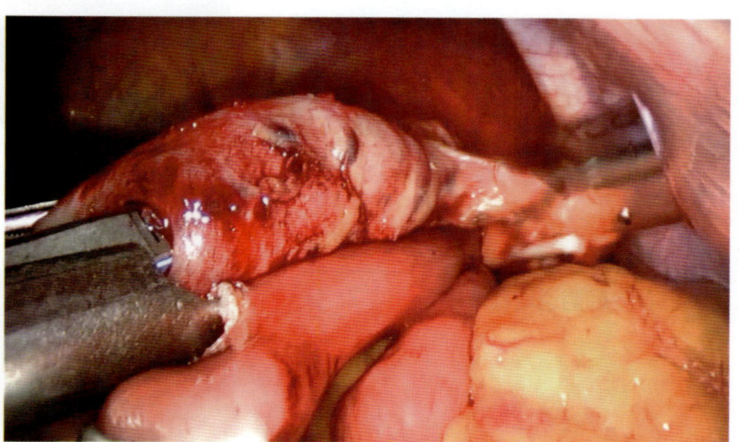

图 53-40　胃空肠吻合

经验分享：

一般采用逆蠕动吻合，保持肠管走行顺畅。

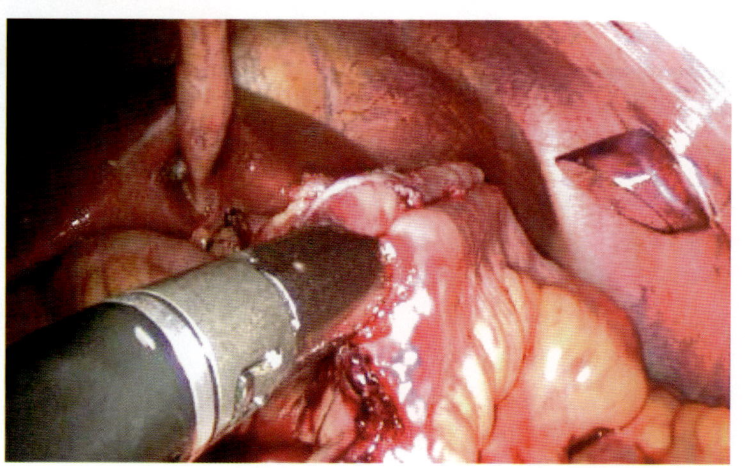

图 53-41　回结肠吻合

操作技巧：

吻合时注意肠系膜方向，在对系膜缘吻合，避免系膜扭转。

【经阴道取标本】

患者体位调整为头低足高位，将子宫悬吊，充分显露阴道后穹隆。充分消毒后，助手将压肠板置入阴道，轻轻顶起后穹隆处作为标志。术者横行切开阴道后穹隆，助手将切口牵开器置入阴道后穹隆切口，同时用卵圆钳经牵开器或经主操作孔将无菌塑料保护套送入腹腔，助手经牵开器将标本及保护套拖出体外(图 53-42~ 图 53-44)。标本取出后用蒸馏水、稀碘附及生理盐水反复冲洗盆腔。3-0 倒刺线连续缝合关闭阴道后穹隆切口(图 53-45)。关闭戳卡孔，清点纱布器械确切无误，术毕。

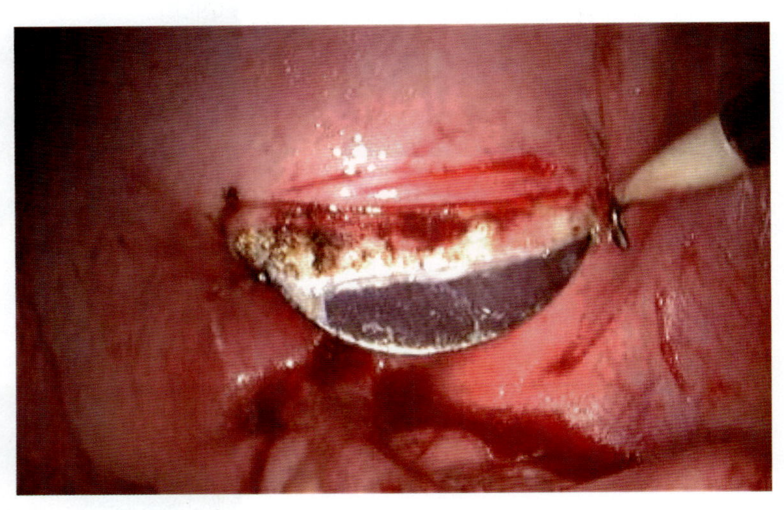

图 53-42　切开阴道后穹隆

操作技巧：

术者将阴道后穹隆切开后，助手暂时封堵阴道外口，避免漏气，维持气腹压力。

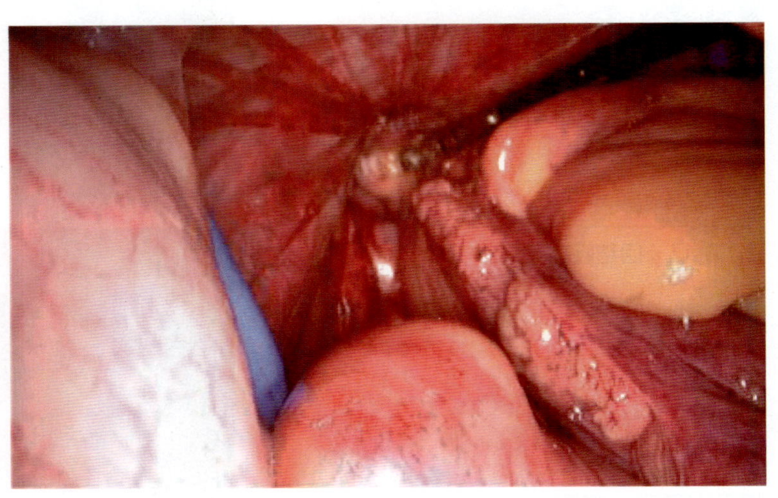

图 53-43　经阴道取标本内景

经验分享：

置入切口牵开器可以缩短标本取出的距离，减小阻力，避免污染。

图 53-44　经阴道取标本外观

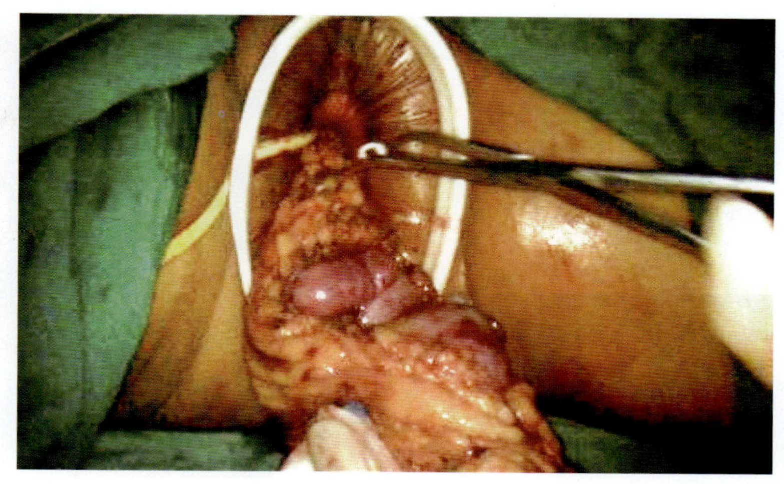

操作技巧：

助手在操作时，需要平稳将标本拉出体外，切勿粗暴操作。

图 53-45　腹腔镜下缝合阴道切口

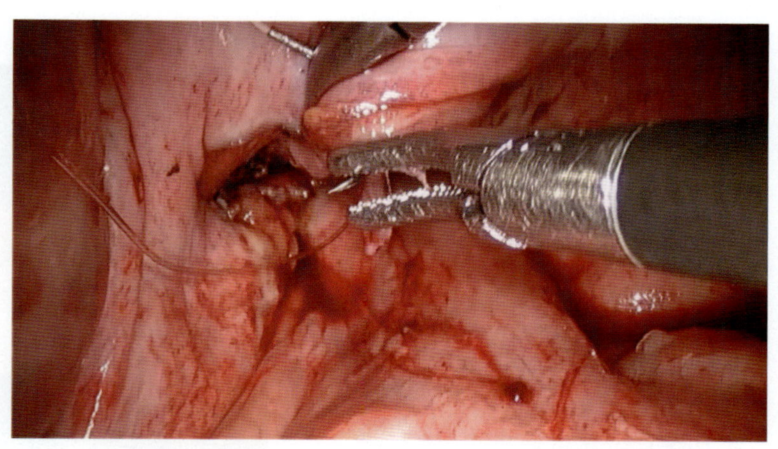

操作技巧：

腹腔镜下缝合选用 3-0 倒刺线，可以减少打结，加快缝合速度。

【经肛门取标本】

患者取头低足高功能截石位，碘附消毒会阴区及直肠肠腔，助手牵拉乙状结肠远端，充分显露直肠上段，于直肠前壁切开 5~6cm。置入切口保护套，经肛门取出标本，3-0 倒刺线连续原位缝合直肠壁（图 53-46~ 图 53-49）。缝合后用蒸馏水、稀碘附及生理盐水反复冲洗盆腔，关闭戳卡孔。清点纱布器械确切无误，术毕。

图 53-46　切开直肠前壁

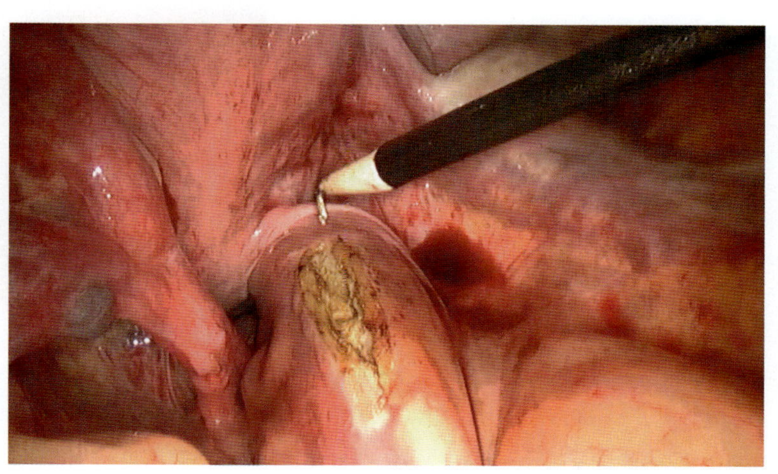

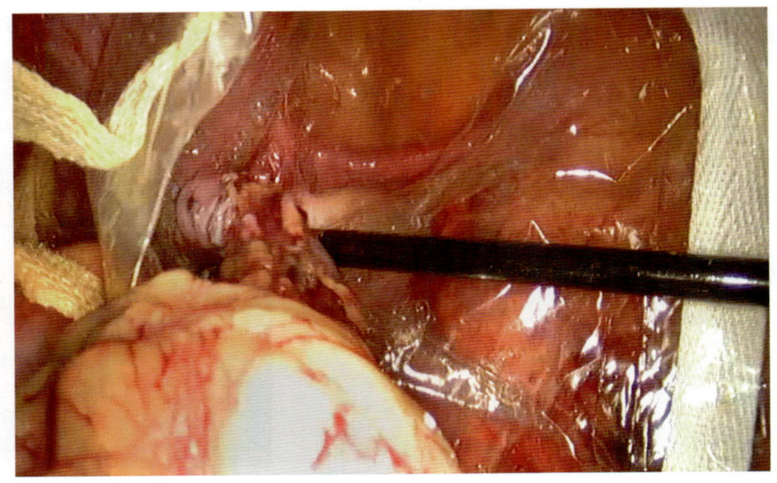

图 53-47　经肛门取出标本

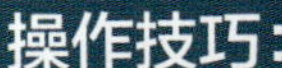

置入切口保护器，严格无瘤操作。

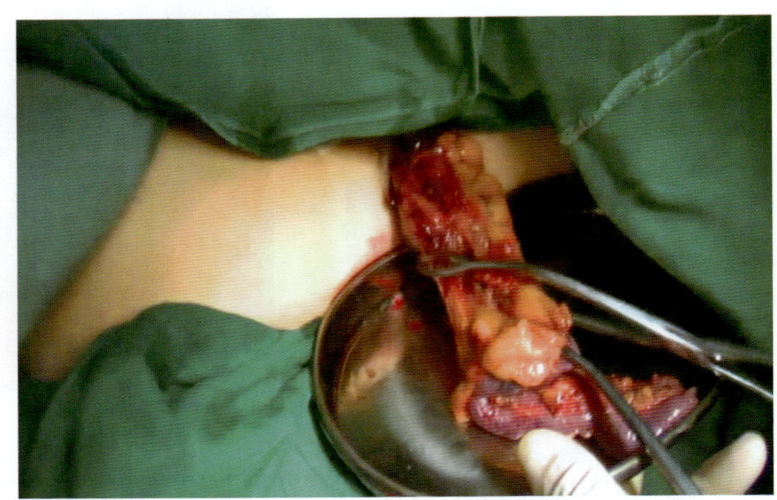

图 53-48　经肛门取出标本

操作技巧:

助手在操作时，需要小心缓慢地将标本拉出肛门外，切勿粗暴操作。

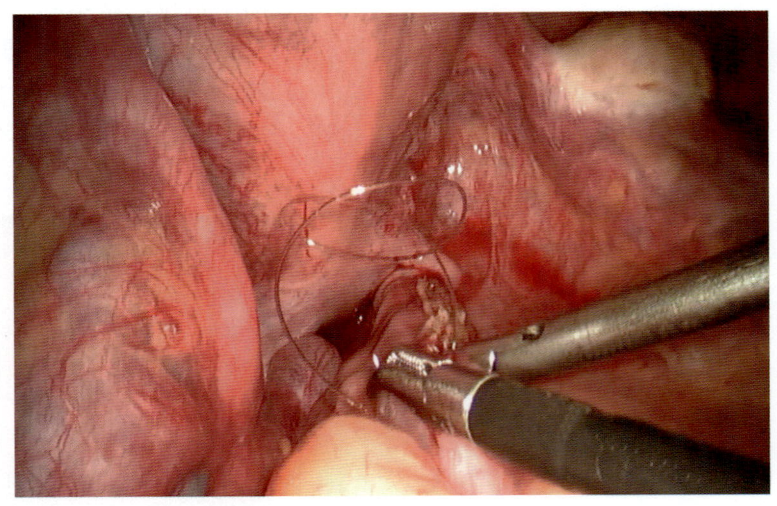

图 53-49　缝合直肠前壁

【术后腹壁及标本照片】(图 53-50、图 53-51)

图 53-50　术后腹壁照片

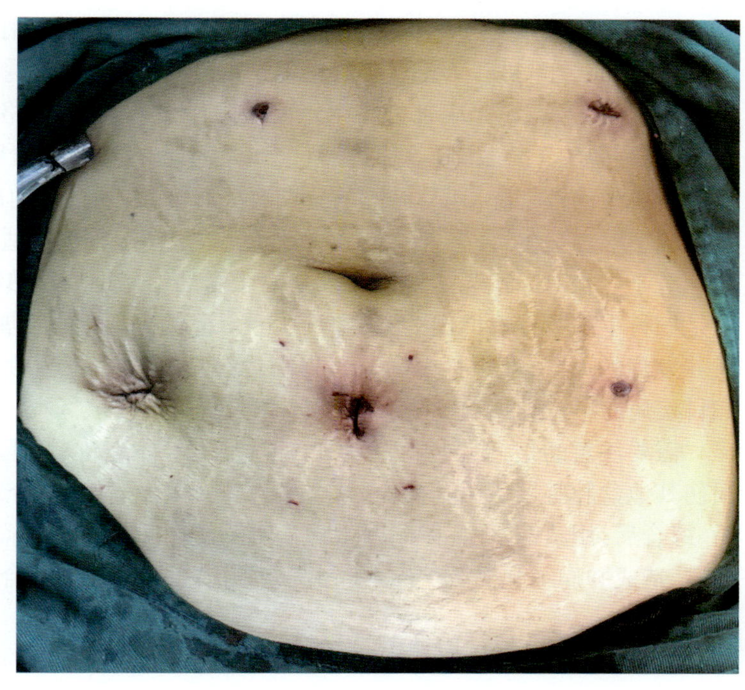

图 53-51　标本照片

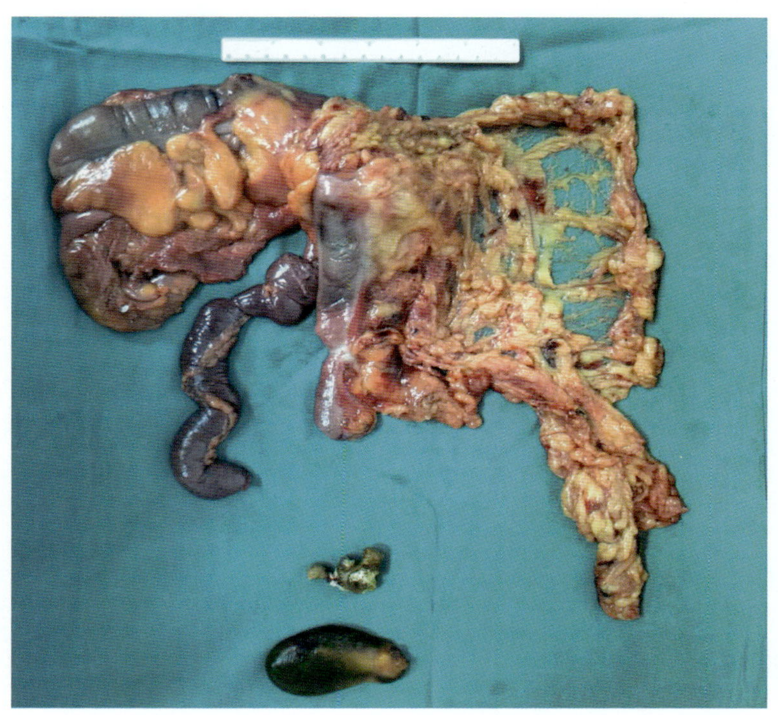

第四节 手术相关要点、难点、热点剖析

该术式的操作要点及难点主要体现在联合脏器的切除、消化道重建方式和标本的取出途径上。

Whipple 手术被认为是普外科最复杂的经典手术，腹腔镜 D_3 右半结肠切除联合胰十二指肠切除术同时施行 NOSES 可谓是腹部外科手术的极限操作。因此，严格把握手术适应证仍是重点。对于局部晚期肿瘤，浸润胰头、十二指肠等邻近器官，如无远处转移，行联合脏器切除可使患者获益，患者的预后不仅取决于整块根治性切除，还与肿瘤的分期有关。因此，通过术前准确评估肿瘤位置、大小、浸润深度等，制订详尽的手术方案，结合患者年龄、肥胖程度、婚育情况等选择适合病例。

对于 NOSES 而言，考验的不仅是对手术的整体把控和熟练操作，更需要团队的协作配合。阴道后穹隆是妇科手术及标本取出的常用通道，因阴道具有良好的延展性，无切开直肠后出现肠漏、肠腔狭窄等严重并发症的风险，取出标本安全性较高，女性患者应首选经阴道取标本，但未婚女性、有生育要求或者有妇科疾病的患者则不宜经阴道取标本，可选择经肛门取标本。

需要注意的是：会阴组完成阴道冲洗后需经阴道将后穹隆部位尽量托起，充分暴露术野，避免切开时损伤其他盆腔脏器。手术操作时，严格遵守无菌无瘤操作，分别于切开直肠（或阴道后穹隆）前、取出标本后、缝合后，用蒸馏水、稀碘附及生理盐水反复冲洗盆腔；取标本时使用切口保护器，避免生拉硬拽而撕裂肿瘤，造成肿瘤细胞播散。标本取出后行阴道后穹隆连续缝合，关闭切口。

（于 刚）

第五十四章　腹部无辅助切口经直肠拖出标本的腹腔镜下右半结肠癌＋直肠癌根治术

【前言】

目前，随着结直肠癌患病率的上升，结直肠多原发癌（multiple primary colorectal cancer，MPCRC）的发生率、确诊率也在逐步上升。右半结肠癌合并直肠癌的患者需要行右半结肠癌根治术和直肠癌根治术，该术式涉及脏器多，加之右半结肠毗邻器官多、血管关系复杂、解剖变异大，因此该术式也是 NOSES 系列中难度很大的一种术式。单独行右半结肠 NOSES，标本的取出途径仅适用于阴道，但合并直肠癌时可借助肛门一并取出右半结肠标本和直肠标本。行右半结肠切除的操作特点表现为腹腔内完全游离切断右半结肠，再进行全腹腔镜下末端回肠与横结肠的功能性端端吻合，经直肠或阴道将右半结肠标本取出体外。行直肠切除时根据肿瘤部位不同，取标本的方式也不尽相同，但均需严格遵循 TME 原则，在正确的手术层面进行解剖和游离，这也是能够快速安全完成手术的先决条件。该术式的难点主要体现在三个方面：第一，腹腔镜手术的共性关键技术，包括正确地辨认解剖标志，合理的手术入路及完整的系膜切除，系膜根部血管结扎和淋巴结清扫，以及重要组织器官的显露和保护。第二，右半结肠癌和直肠癌 NOSES 特有的操作步骤，即全腹腔镜下进行两次消化道重建，重建难度超过其他术式。第三，该术式对术者技术以及助手配合提出了更高要求，尤其是在标本取出的过程中，无菌、无瘤原则的精准运用至关重要。

第一节　适应证与禁忌证

【适应证】（图 54-1）

1. 右半结肠肿瘤合并直肠肿瘤。
2. 最大肿瘤环周径小于 5cm（经阴道）。
3. 最大肿瘤环周径小于 3cm（经直肠）。
4. 肿瘤未侵出浆膜为宜。

【禁忌证】

1. 最大肿瘤环周径大于 5cm。
2. 肿瘤侵犯周围组织器官。
3. 患者过于肥胖(BMI>35kg/m^2)。

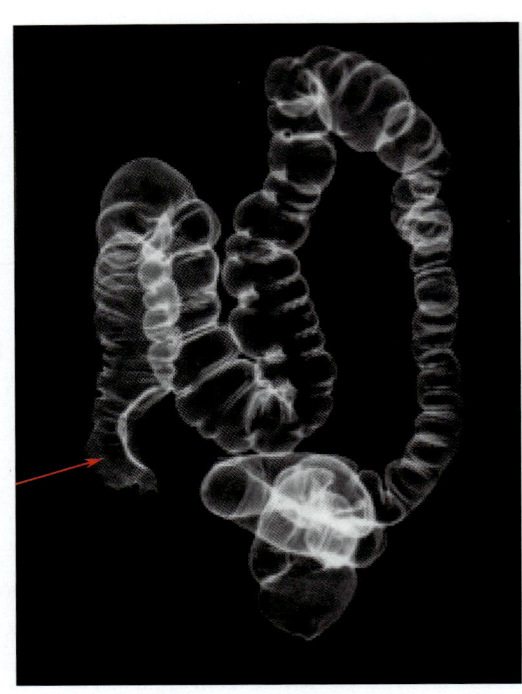
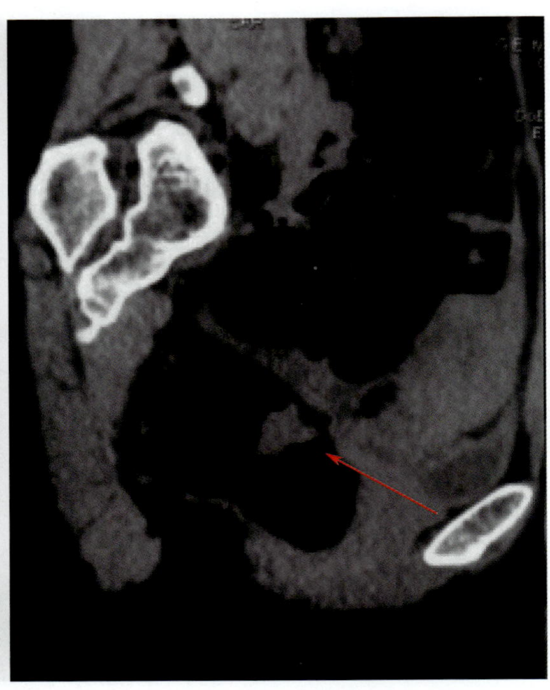

图 54-1 结肠三维重建 CT：肿瘤位于升结肠和直肠

第二节 麻醉、体位、戳卡位置与术者站位

【麻醉方式】

全身麻醉或全身麻醉联合硬膜外麻醉。

【手术体位】

功能截石位(图 54-2)。

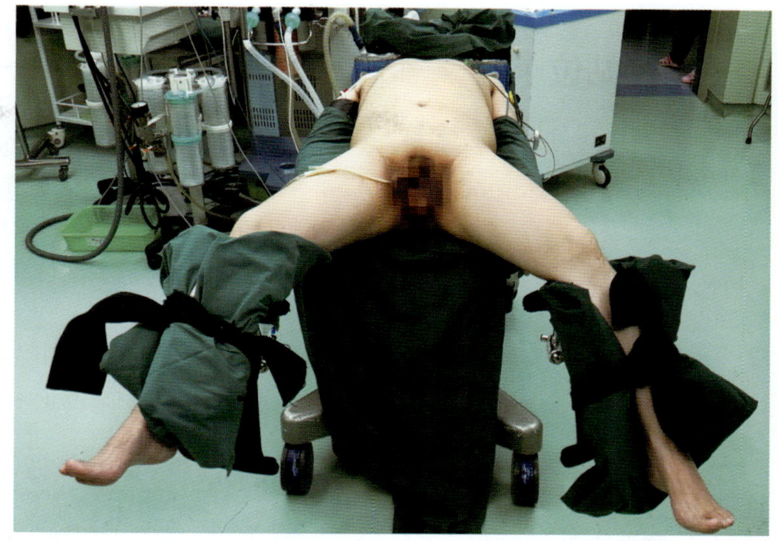

图 54-2　患者体位

【戳卡位置】(图 54-3)

1. **腹腔镜镜头戳卡孔(10mm 戳卡)**　位于脐至脐下方 2cm 的范围内均可,要同时兼顾右半结肠和直肠的操作。

2. **术者主操作孔(12mm 戳卡)**　位于左上腹中部,腹直肌外侧缘。

3. **术者辅助操作孔(5mm 戳卡)**　位于左下腹,与腹腔镜镜头戳卡孔不在同一水平线。

4. **助手主操作孔(12mm 戳卡)**　位于右下腹并尽量靠外侧脐与髂前上棘连线中外 1/3 处,便于消化道重建时放入直线切割闭合器。

5. **助手辅助操作孔(5mm 戳卡)**　位于右上腹,右锁骨中线与横结肠投影区交叉处。

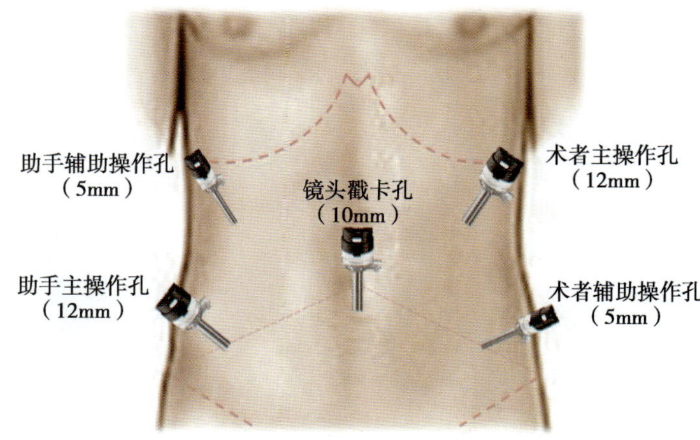

图 54-3　戳卡位置(五孔法)

【术者站位】

右半结肠游离与切除：术者站位于患者左侧，助手站位于患者右侧，扶镜手站位于术者同侧或患者两腿之间(图 54-4a)。消化道重建：术者站位于患者右侧，助手站位于患者左侧，扶镜手站位于术者同侧；标本取出：站位同直肠游离与切除(图 54-4b)。

直肠游离与切除：术者站位于患者右侧，助手站位于患者左侧，扶镜手站位于术者同侧(图 54-4b)。

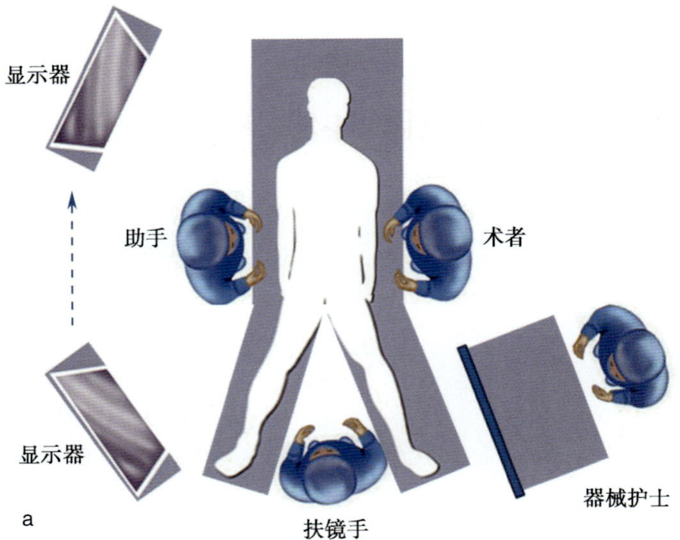

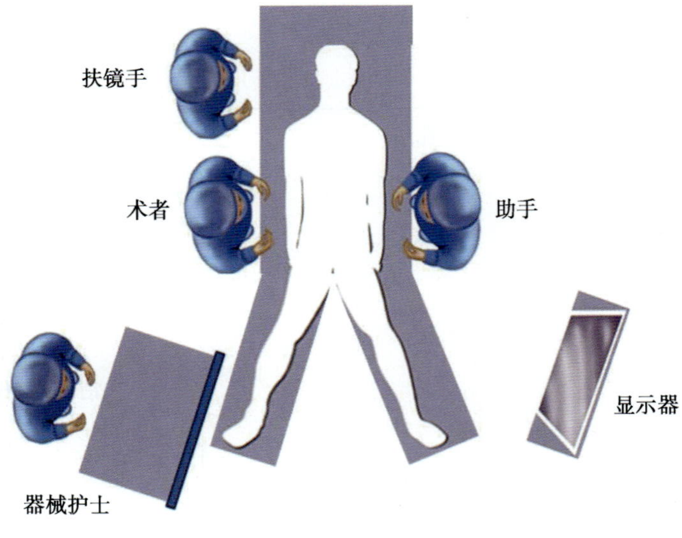

图 54-4　术者站位

a. 右半结肠游离与切除；

b. 直肠游离与切除及标本取出。

【特殊手术器械】

超声刀、60mm 直线切割闭合器、29mm 环形吻合器、阴道缝合线（经阴道取标本使用）、无菌保护套、举宫器（女性患者）。

第三节　手术操作步骤、技巧与要点

【探查与手术方案制订】

在详细术前探查和手术评估的基础上，探查分三步。

1. 常规探查　进镜至腹腔后，常规探查肝、胆囊、胃、脾、结肠、小肠、大网膜和盆腔有无肿瘤种植和腹水（图 54-5）。

2. 肿瘤探查　肿瘤位于右半结肠及直肠腹膜反折附近，两处肿瘤均未侵出浆膜，肿瘤环周径 <5cm，可经肛门完成标本取出。

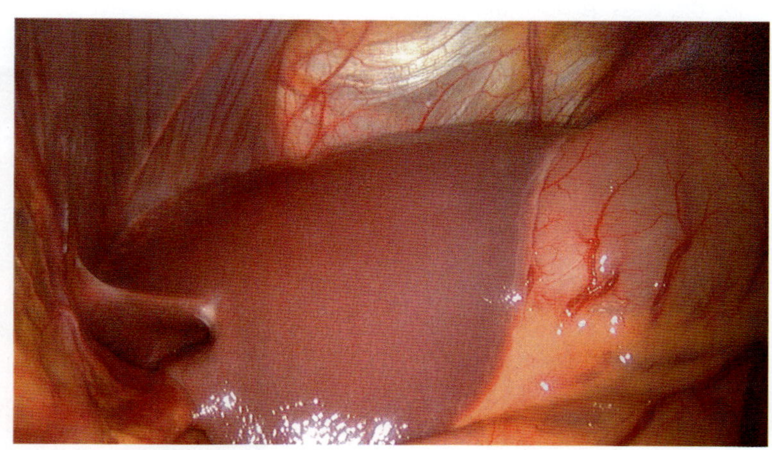

图 54-5　探查胃及肝

3. 解剖结构的判定　右半结肠切除术较为复杂，毗邻脏器较多，需判定回结肠动静脉、右结肠动静脉、中结肠动静脉，尤其中结肠动静脉，血管分支较多，如果处理困难，建议在中结肠动、静脉根部结扎切断。此外，还需判定横结肠游离后可否行镜下回肠横结肠功能性端端吻合。因为目前的设备、技术条件无法完成全腹腔镜下环形吻合器下的回肠横结肠端端吻合或端侧吻合。如横结肠系膜过短，勿实施该手术。判定乙状结肠及其系膜血管长度，判定中段直肠系膜肥厚程度，能否经直肠或阴道取出。

【右半结肠解剖与分离】

1. 回结肠动、静脉根部解剖与离断　助手将小肠及大网膜推向左上腹，肠系膜上血管走行可暴露于系膜表面。此时可见回结肠动、静脉与肠系膜上静脉夹角有一凹陷薄弱处（图 54-6），用超声刀打开此处系膜，慢慢分离裸化血管。沿 Toldt 间隙向上、向外侧分离，呈洞穴状，向上游离可见十二指肠，表明间隙正确。在回结肠动、静脉根部尽量打开肠系膜上静脉鞘（图 54-7），向上分离，在其右侧与后方相贯通。裸化回结肠动、静脉根部，清扫淋巴脂肪组织，用血管夹双重结扎切断（图 54-8、图 54-9）。

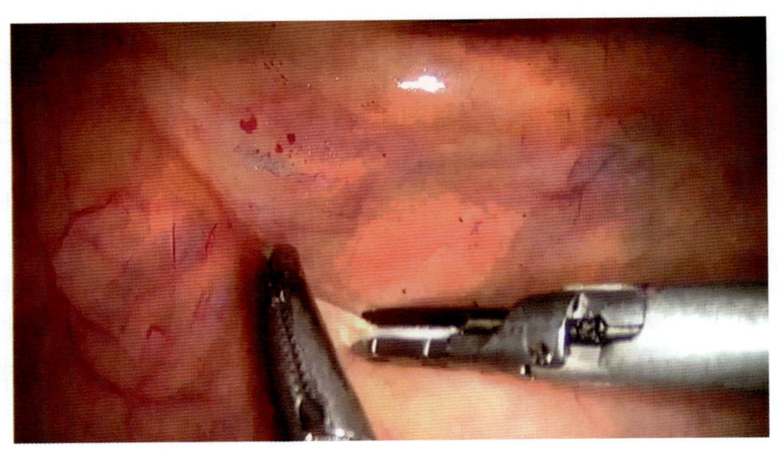

图 54-6　肠系膜上静脉与回结肠血管交角处

经验分享：

采用内侧入路，回结肠动、静脉的寻找至关重要，对于体形偏瘦的患者并不困难，但对于肥胖患者有一定难度，需要外科医师有立体的解剖思维，判定的标志有三点：①肠系膜上静脉走行有个"脊"；②十二指肠水平部往往能看到；③回结肠动、静脉往往有个隆起的"脊"。

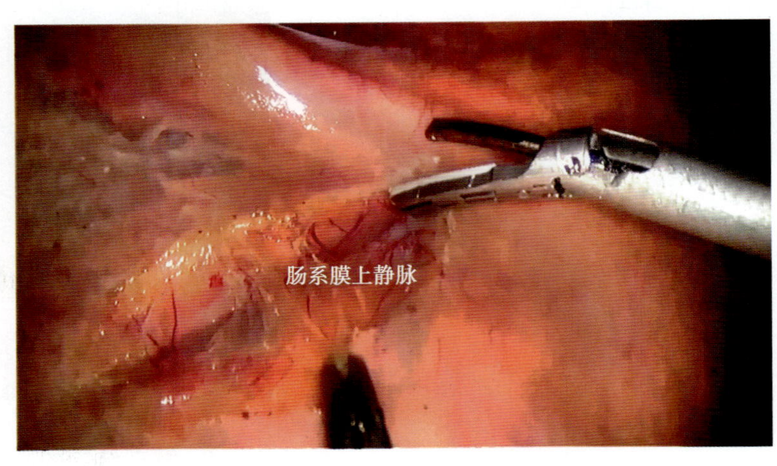

图 54-7　打开肠系膜上静脉鞘

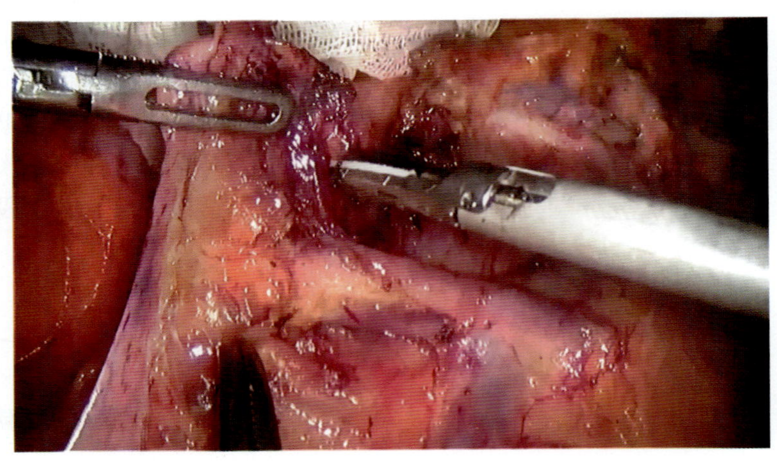

图 54-8　裸化回结肠血管根部

经验分享：

这个区域血管较多，必须谨慎细致地进行操作，也可在术野旁放置一块小纱布，如遇出血等情况，可迅速进行压迫止血。

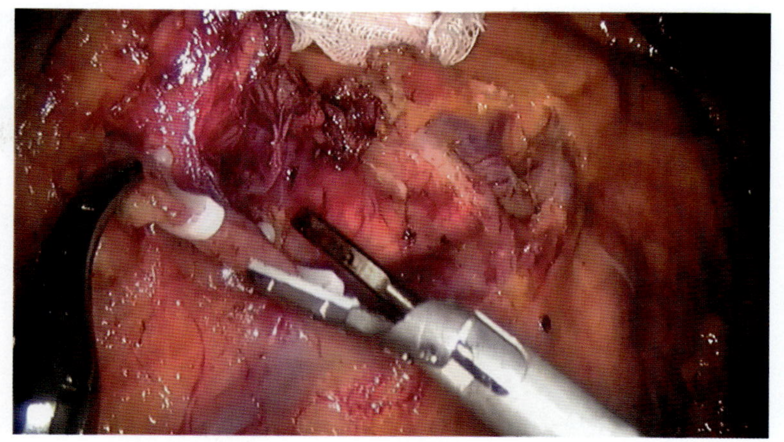

图 54-9　结扎切断回结肠血管

2. 右结肠动、静脉根部的处理　沿着 Toldt 筋膜在十二指肠表面游离，仔细分离后可见右结肠静脉、胃网膜右静脉、胃结肠干（亨勒干，Henle trunk）共同汇合进入肠系膜上静脉，结扎切断右结肠静脉，沿肠系膜上静脉向上分离可见右结肠动脉，在根部双重结扎切断（图 54-10、图 54-11）。可见右结肠动、静脉周围血管毗邻较多（图 54-12）。

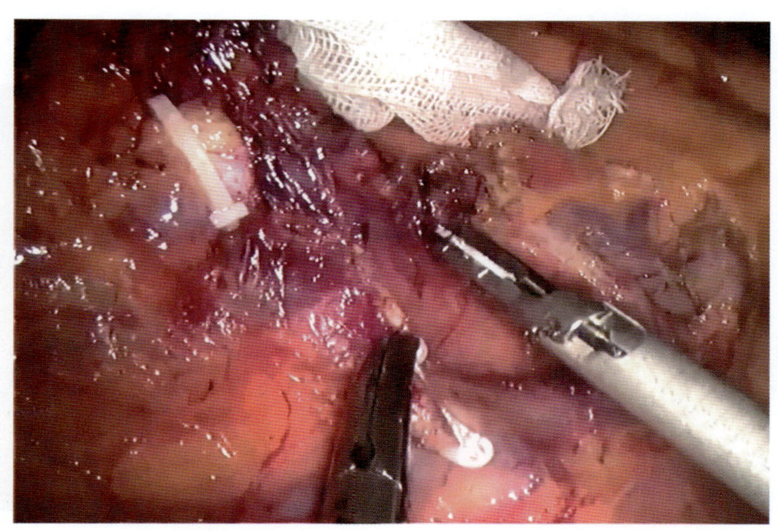

图 54-10　裸化右结肠动脉

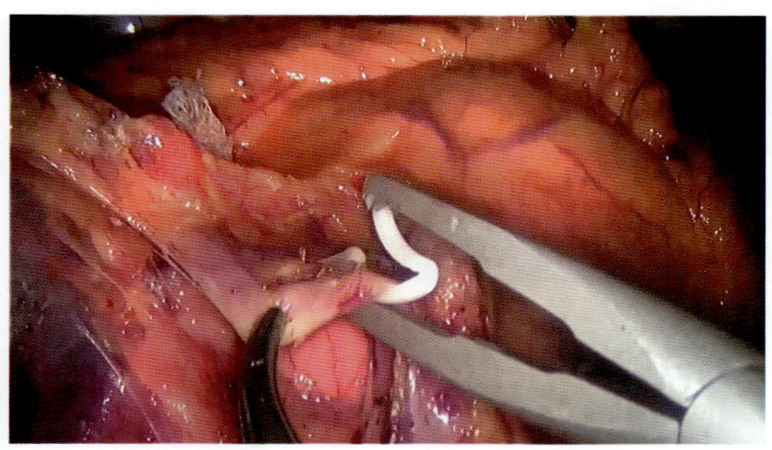

图 54-11　结扎右结肠动脉

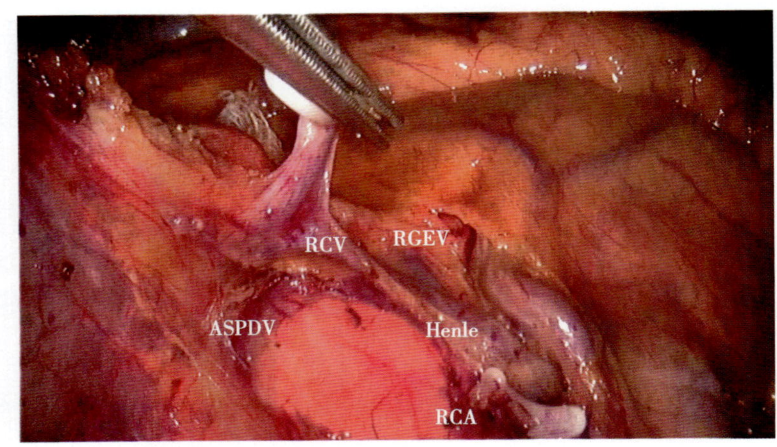

图 54-12 右结肠动、静脉的血管毗邻关系

RCV. 右结肠静脉;RCA. 右结肠动脉;Henle. 胃结肠干;RGEV. 胃网膜右静脉;ASPDV. 胰十二指肠上静脉。

3. 中结肠动、静脉根部的处理 分离完右结肠动、静脉之后,继续向上分离。在胰颈表面透过一层薄膜可见胃窦后壁即停止分离,随即垫一块小纱条。沿肠系膜上静脉向上分离,于胰腺下缘双重结扎切断中结肠动、静脉。至此供应右半结肠的血管均解剖离断。

4. 结肠系膜的游离 继续沿 Toldt 间隙进一步向外侧、上方及下方分离,可见整个游离的表面光滑、平整、干净(图 54-13)。

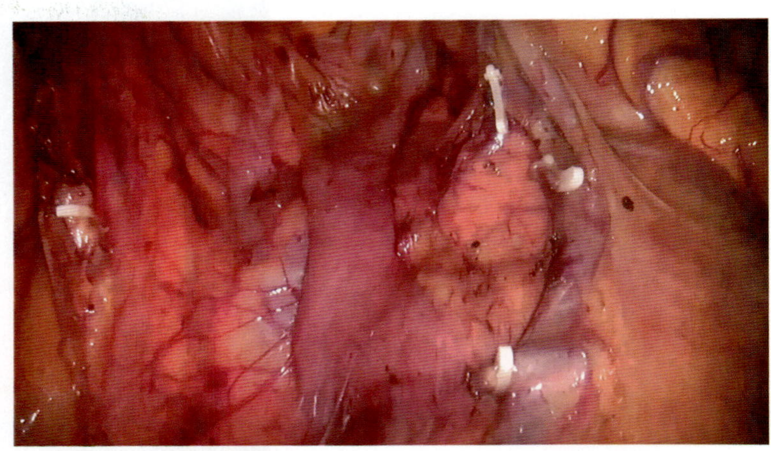

图 54-13 游离平面光滑、平整

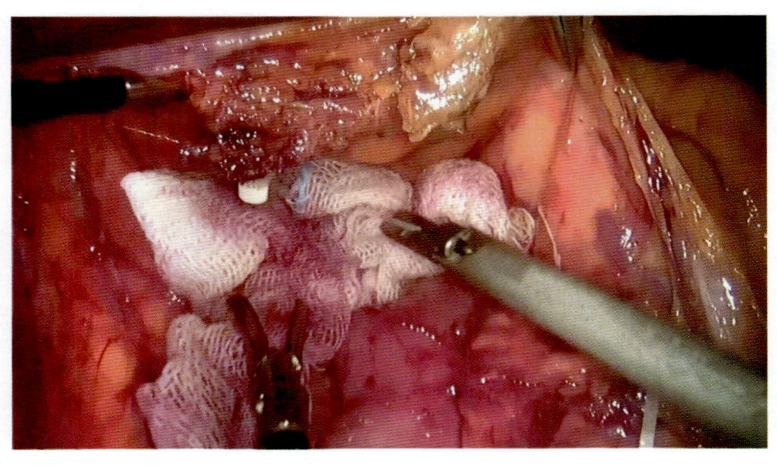

图 54-14 小纱布置于系膜下方

小纱布妙用:

在游离的系膜下方,平行放置一纱布条,起到保护和标识作用(图 54-14)。

5. 回肠系膜的处理　当盲肠下部腹膜打透贯穿后，其根部附着的筋膜尽量打开，使回肠的游离度变大一些，便于镜下肠管吻合（图 54-15）。助手提起末端回肠，术者用超声刀裁剪回肠系膜，注意系膜的血供走行与方向。切割至末端回肠壁，向近端裸化 2cm 肠管。

图 54-15　打开盲肠后方腹膜

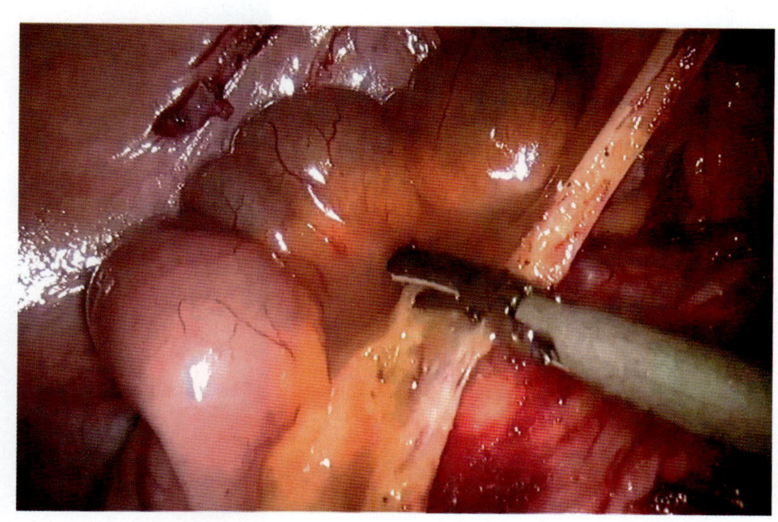

经验分享：

(1) 小肠血供丰富，供血的节段性十分明显，裸化小肠壁后可清晰见到肠管的血供分界线。(2) 末段回肠系膜的分离，游离度应大一些，提拉至上腹部便于吻合。

6. 大网膜及第 6 组淋巴结的处理　判断横结肠预切定线，游离大网膜（图 54-16）。用超声刀裁剪右侧大网膜至横结肠壁。将其拉向右侧腹腔，助手左手持钳提起胃壁，可见胃网膜右动、静脉走行。从横结肠向其分离切断胃结肠韧带进入网膜腔（图 54-17），沿胃网膜右动、静脉血管弓外缘向右侧分离切断（图 54-18），分离至胰头可见胃网膜右静脉与胃结肠干，同时与下方游离间隙贯通。

图 54-16　游离大网膜

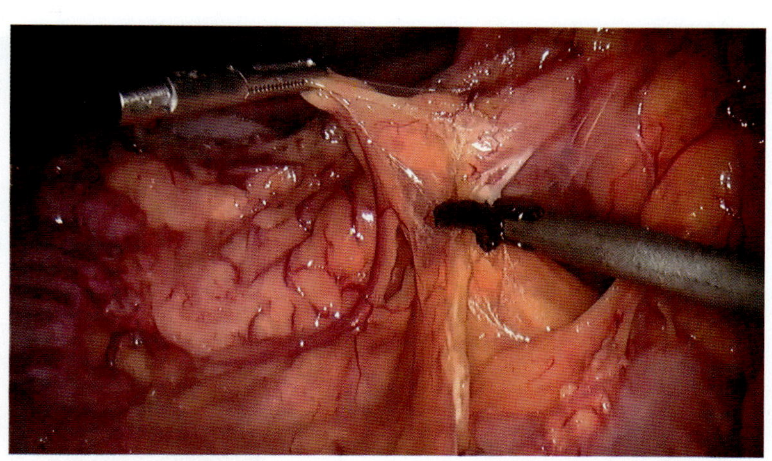

图 54-17　分离切断胃结肠韧带

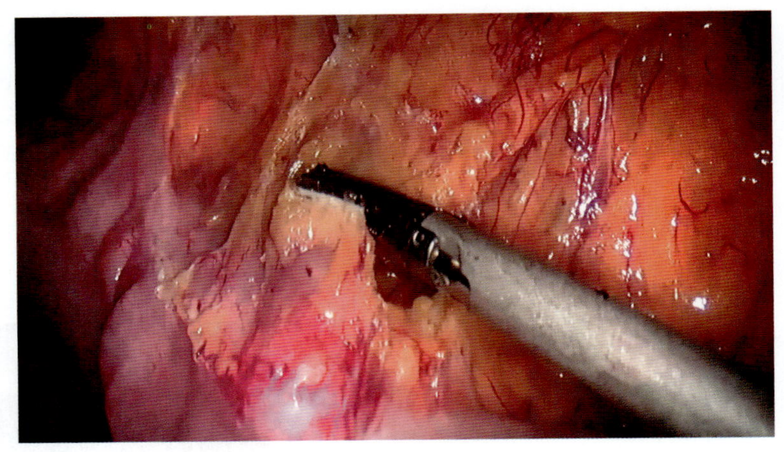

图 54-18　沿胃网膜右动静脉血管弓外缘向右侧分离

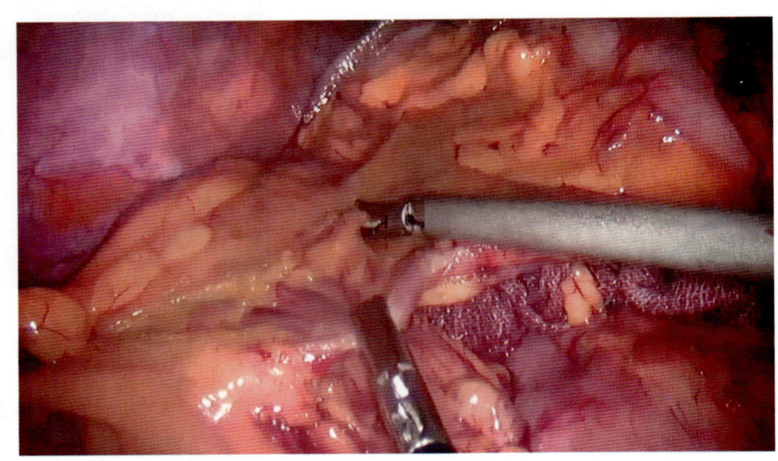

7. 横结肠系膜的处理　在胃窦十二指肠胰头区离断后，可见垫于系膜后方的纱布条，将其横行切开，向横结肠系膜无血管方向分离。结扎离断边缘血管，进一步向横结肠预切定线分离，裸化肠壁 1cm（图 54-19）。

图 54-19　裁剪横结肠系膜，裸化横结肠

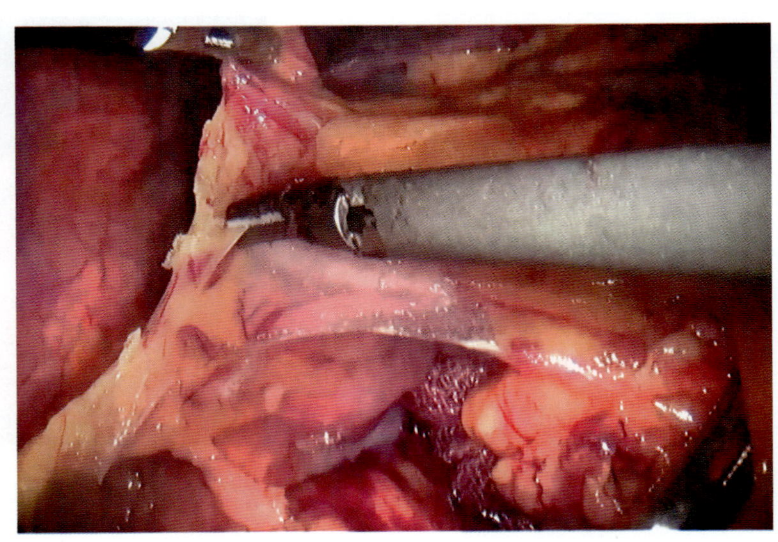

【右半结肠标本的切除与消化道重建】

1. **标本切除**　用直线切割器在横结肠预切定线处缝合切割肠管（图 54-20），将近端翻向右下腹，此时其在右结肠旁沟及肝下的附着处清晰可见，并可见后方垫的纱布条。用超声刀在纱布条的指示和保护下沿右结肠旁沟向右髂窝分离，直至与下方贯通（图 54-21）。在回肠裸化区，血供分界线清晰可见，用直线切割闭合器在血供线内侧横断回肠。至此，右半结肠切除完成，将标本置于右上腹肝下。

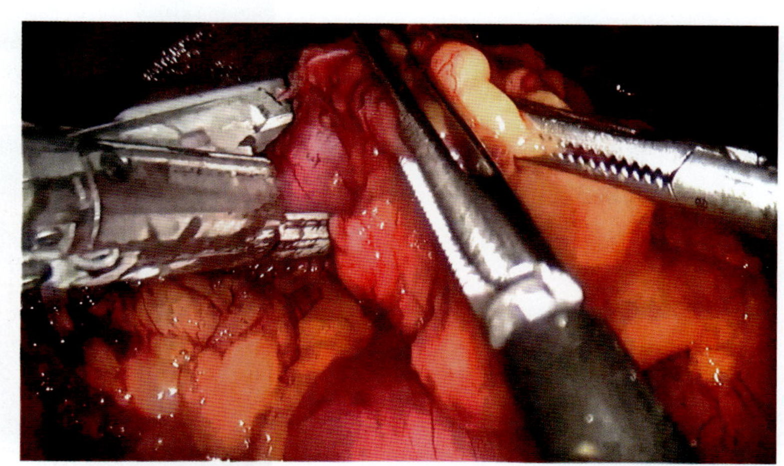

图 54-20　闭合切断横结肠

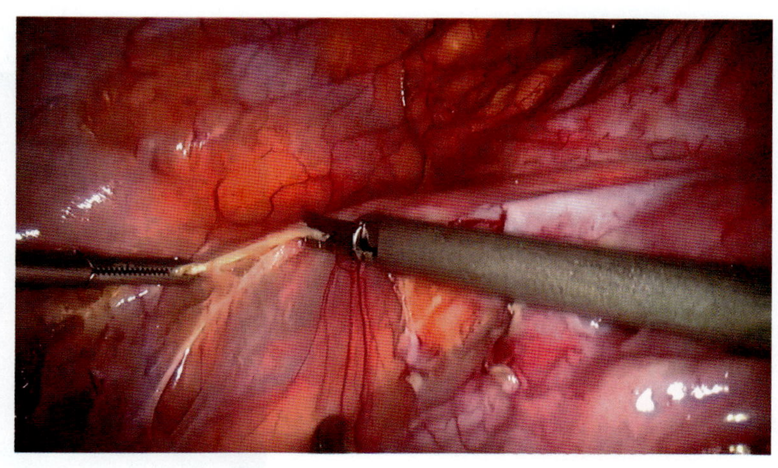

图 54-21　沿右结肠旁沟向下游离

2. **消化道重建**　将横结肠拉直摆放，并将末端回肠拉至上腹部与横结肠平行摆放。将回结肠末端一角用剪刀沿吻合钉剪开 5mm 小口（图 54-22），助手经右下腹 12mm 戳卡置入 60mm 直线切割闭合器，将钉座侧置入回肠肠腔内并含住。同样在横结肠断端一角剪开约 10mm 小口，助手和术者将结肠提起，将直线切割闭合器钉仓侧套入结肠肠腔内（图 54-23），确认无误后击发，完成回肠横结肠侧侧吻合（图 54-24）。

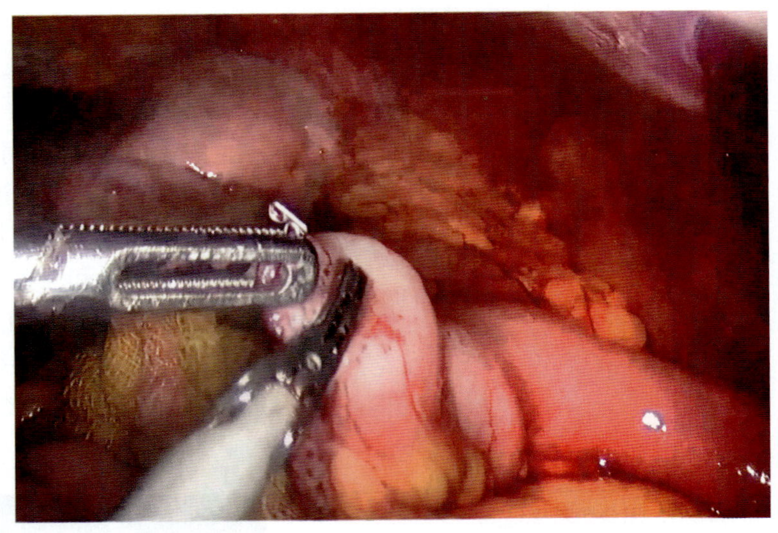

图 54-22 剪开末端回肠

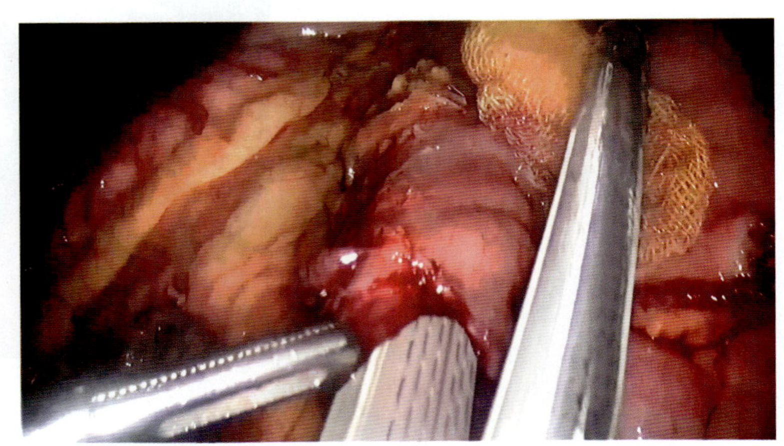

图 54-23 将直线切割闭合器钉仓侧置入横结肠

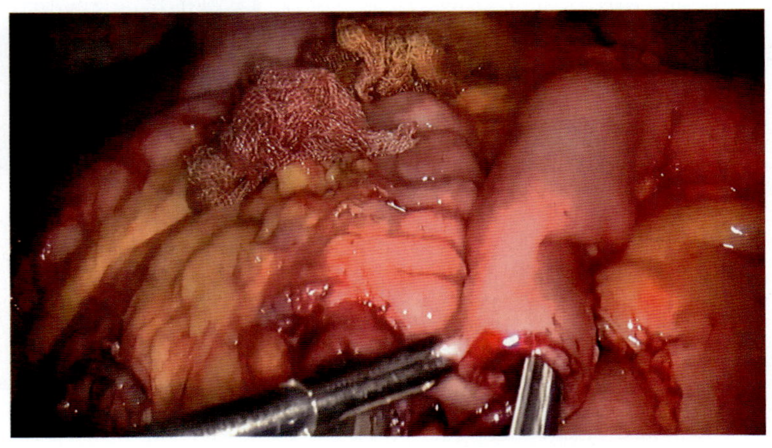

图 54-24 回肠横结肠侧侧吻合

检查吻合口内腔有无明显出血，确认无出血后，提起断端，术者经左上腹 12mm 戳卡置入直线切割器，横行闭合残端，完成功能性端端吻合（图 54-25），切下的残端组织用取物袋经 12mm 戳卡取出。镜下浆肌层缝合回肠横结肠吻合结合处，以减轻吻合口张力（图 54-26）。至此完成右半结肠切除后的消化道重建。将切除的右半结肠旷置在右上腹，继续进行直肠的游离与切除。

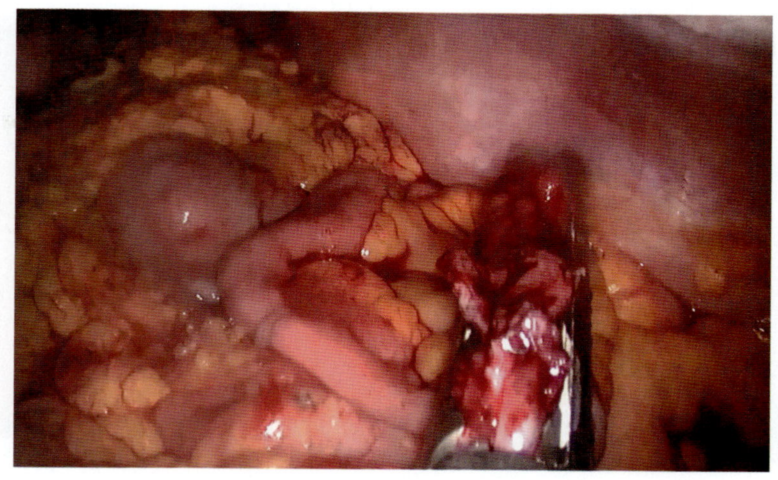

图 54-25　横行闭合残端

经验分享：

(1) 在进行回肠横结肠吻合前，需检查回肠横结肠侧面对合情况，勿夹入系膜和脂肪垂；(2) 在进行回肠横结肠吻合时，需要术者和助手密切配合。

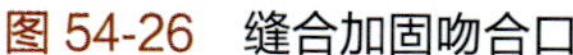

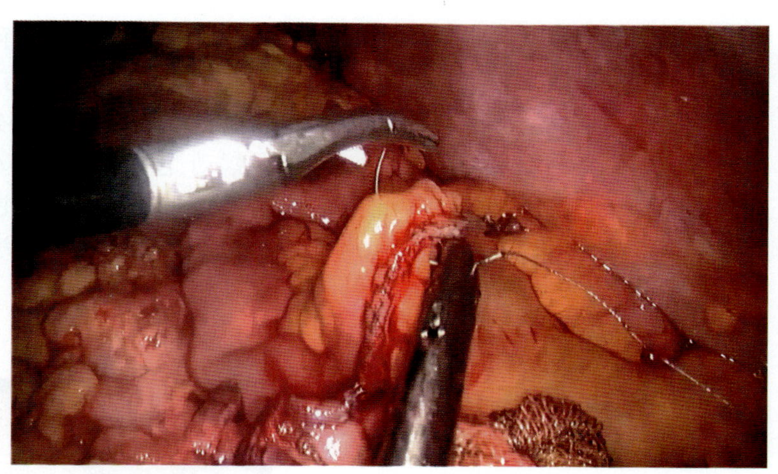

图 54-26　缝合加固吻合口

【直肠解剖与分离】

1. 第一刀切入点　患者体位调至头低足高位，将小肠移至上腹部，充分显露整个盆腔及肠系膜下动、静脉根部，术者在骶骨岬下方 3~5cm 直肠系膜薄弱处切割第一刀(图 54-27)。

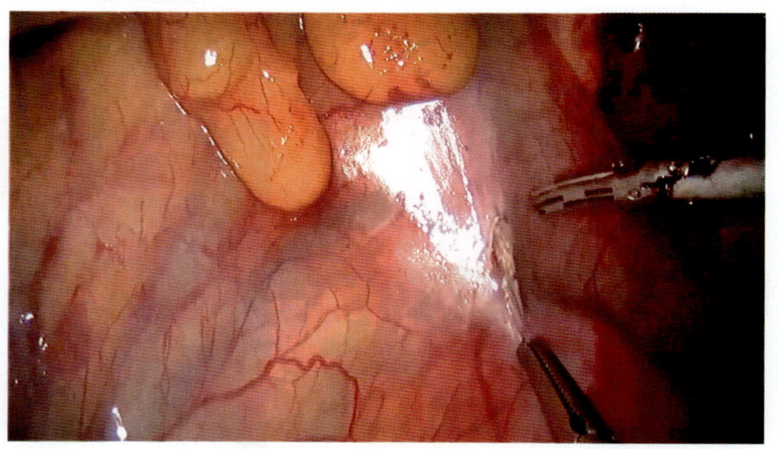

图 54-27　第一刀切入点

操作技巧：

(1) 超声刀热量可产生汽化，使系膜间隙分离。术者可沿骶前筋膜扩展，用刀头上下推动，可见白色蜂窝状组织，在此间隙分离一定范围，使系膜能提起有一定空间(图 54-28)；(2) 助手提起上段直肠前壁和肠系膜下动脉根部，充分展示全盆腔及肠系膜下血管的全貌和走行。

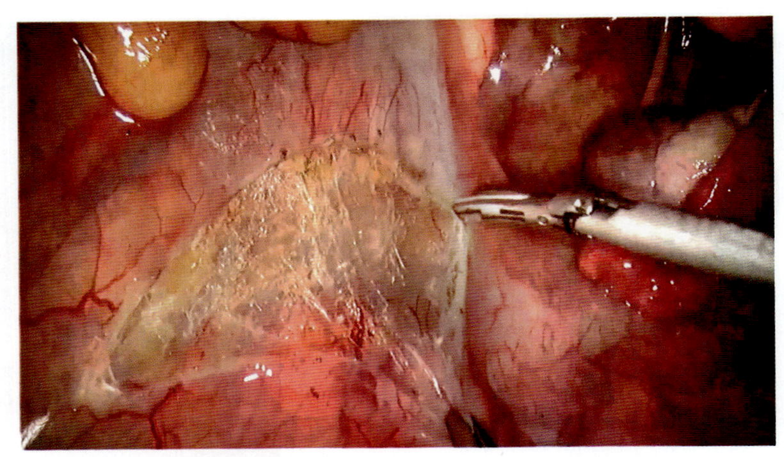
图 54-28　进入 Toldt 间隙

2. 肠系膜下动、静脉根部游离与离断　提起直肠系膜向肠系膜下动、静脉根部方向及左侧系膜游离，沿此 Toldt 筋膜上、下游离扩展空间(图 54-29)。游离过程中可见左侧输尿管走行及蠕动，注意保护。将小纱布团置于肠系膜下动、静脉后方及左外侧(图 54-30)，此处往往是乙状结肠系膜无血管区。用超声刀在根部预切线逐层分离裸化肠系膜下动、静脉，充分裸化后进行结扎切断(图 54-31)。

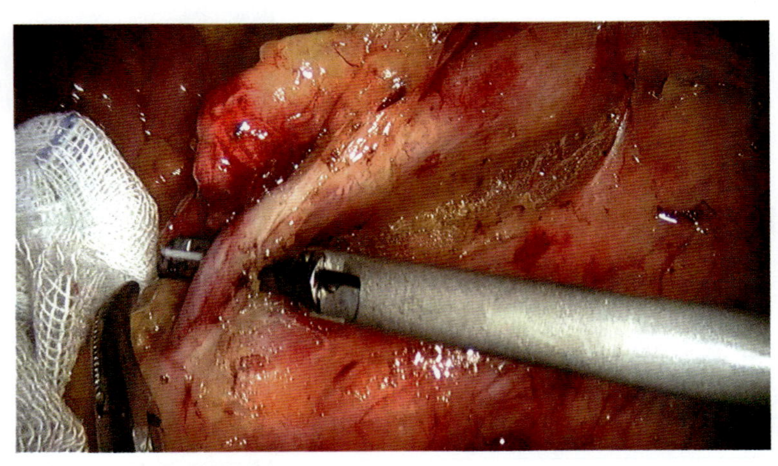
图 54-29　游离肠系膜下动脉根部

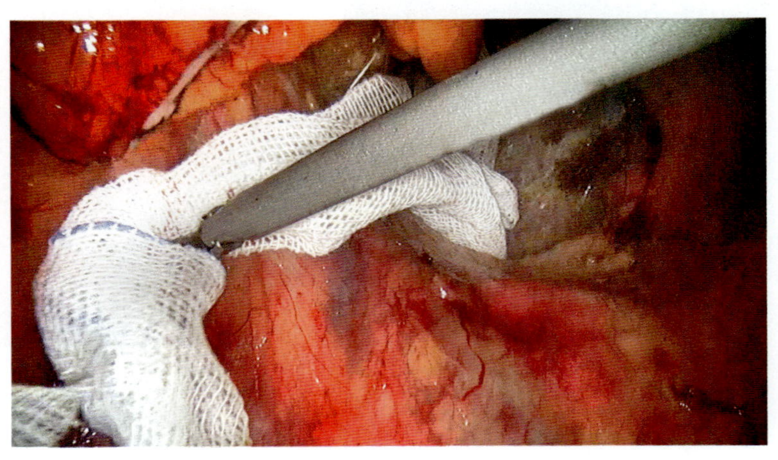
图 54-30　纱布条置于系膜左外侧

小纱布妙用：

纱布可用于保护后方的输尿管。转动镜头，可见肠系膜下动、静脉后方的纱布标识(图 54-30)。

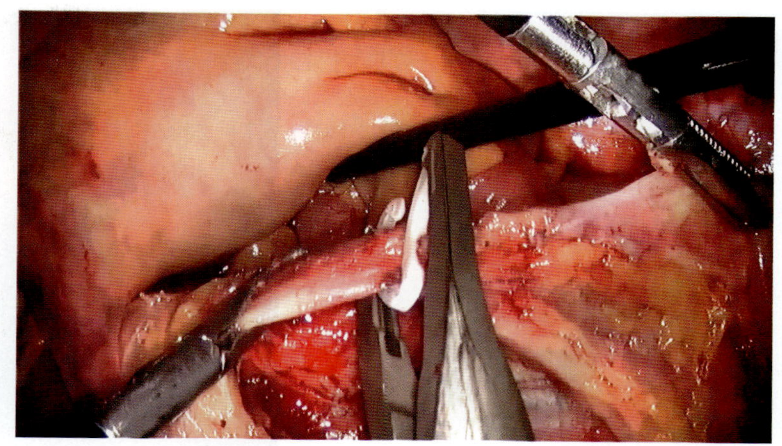

图 54-31 结扎切断肠系膜下动脉

经验分享：

(1)系膜根部淋巴结清扫应掌握整块切除技术;(2)血管裸化距离不应过长,够结扎即可。肠系膜下动、静脉距离近时,可同时结扎动、静脉,有间隙可分别结扎。

3. 直肠系膜的游离 当肠系膜下动、静脉离断后,可部分打开乙状结肠系膜无血管区(图 54-32),操作过程中需找到左侧输尿管和左侧生殖血管,并注意保护(图 54-33)。向下向外游离至左侧髂总动脉分叉处。沿骶前间隙向下方分离,可见下腹下丛走行,在分叉处沿神经表面用超声刀匀速推行分离(图 54-34、图 54-35)。向下游离范围与直肠左右侧游离范围相结合,至肿瘤下方约 5cm。直肠右侧的分离与骶前分离相结合(图 54-36),注意游离的范围不宜过大。

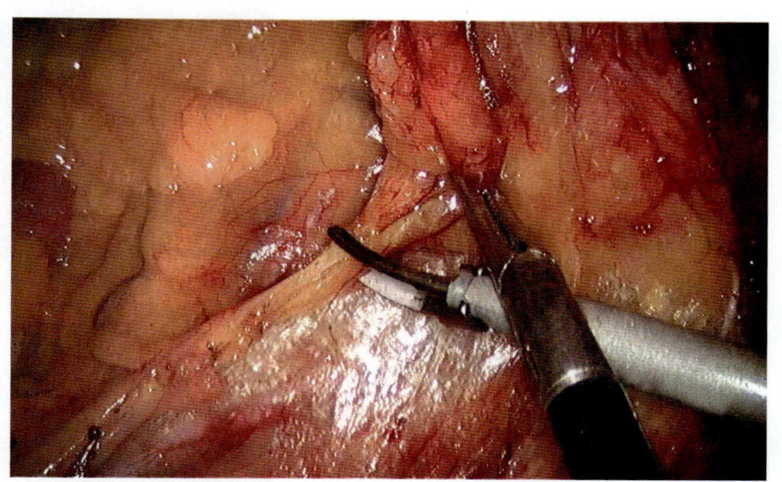

图 54-32 打开乙状结肠系膜无血管区

经验分享：

此时乙状结肠系膜不宜过多游离,否则将导致乙状结肠活动度增大,影响后续操作。

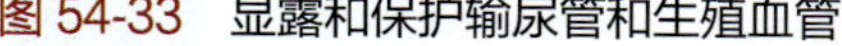

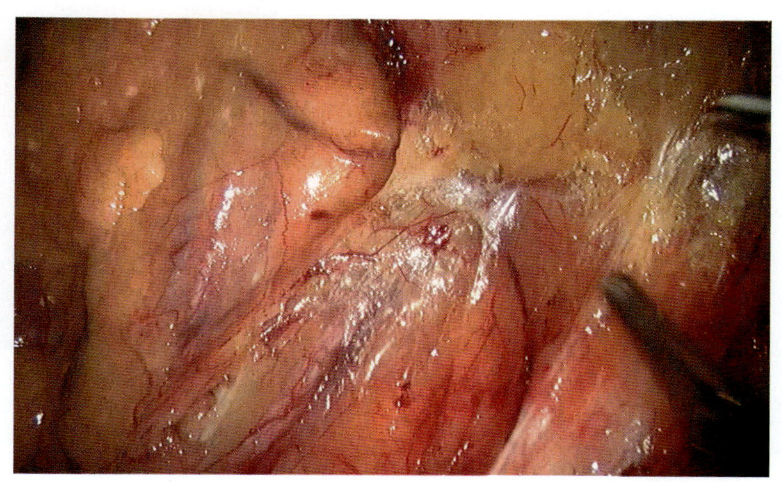

图 54-33 显露和保护输尿管和生殖血管

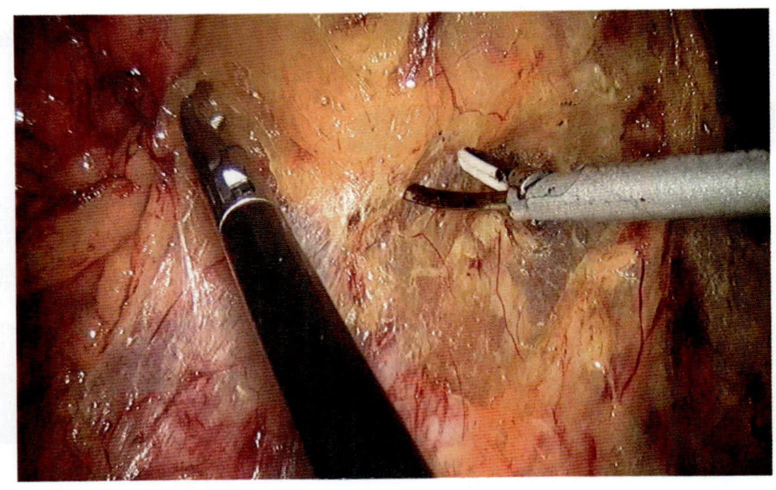

图 54-34　由骶前间隙向左游离

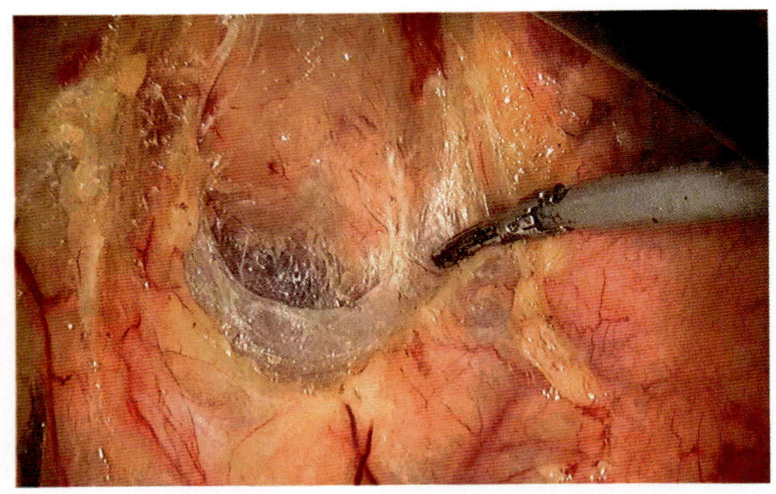

图 54-35　由骶前间隙向右游离

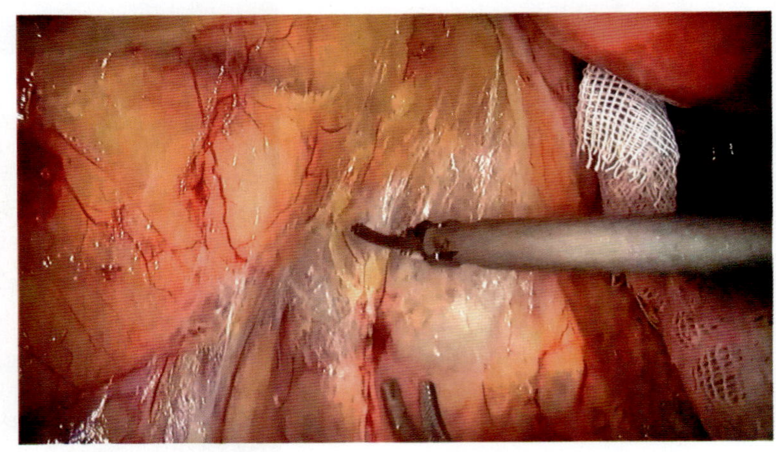

图 54-36　游离直肠右侧壁

4. 乙状结肠及直肠左侧的游离　切断乙状结肠粘连带(图 54-37),沿 Toldt 筋膜向内侧游离,打开系膜(图 54-38),向上继续分离,一般无须游离脾曲,向下游离直肠左侧至腹膜反折处与右侧会合(图 54-39)。

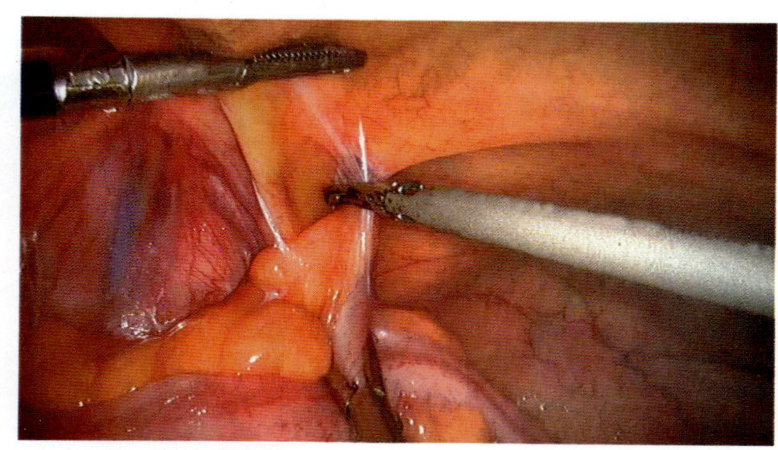

图 54-37　游离乙状结肠生理性粘连处

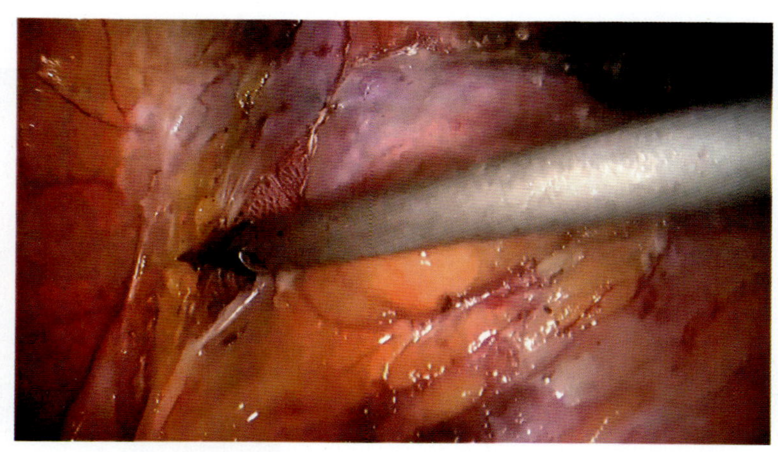

图 54-38　向内侧游离乙状结肠系膜

小纱布妙用:

打开乙状结肠系膜时,可通过预先放置于系膜下方的纱布进行标识和保护,防止误损伤。

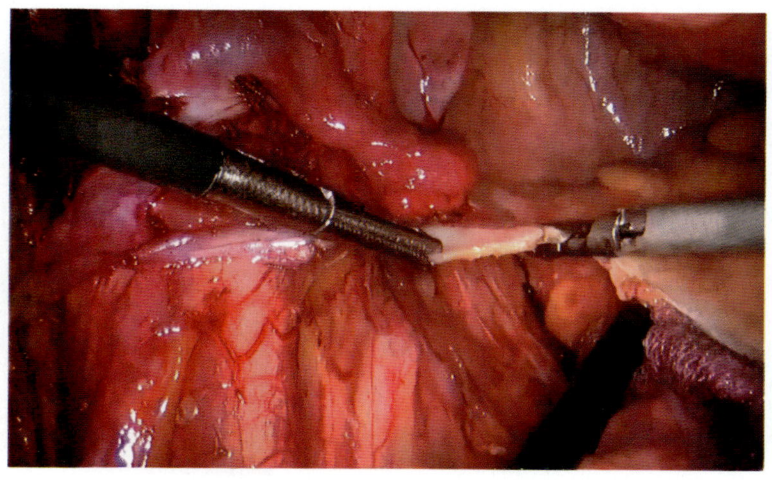

图 54-39　向下游离直肠左侧壁

5. 肿瘤下方肠管的裸化 确定肿瘤位置，在肿瘤下方5cm内进行肠壁裸化约3cm范围。在腹膜反折处继续向下沿腹膜会阴筋膜（迪氏筋膜，Denonvillier's fascia）分离，显露精囊（图54-40），向右侧裸化肠壁（图54-41），同时向后方横断系膜。再进行左侧肠壁裸化（图54-42），并与右侧相通。

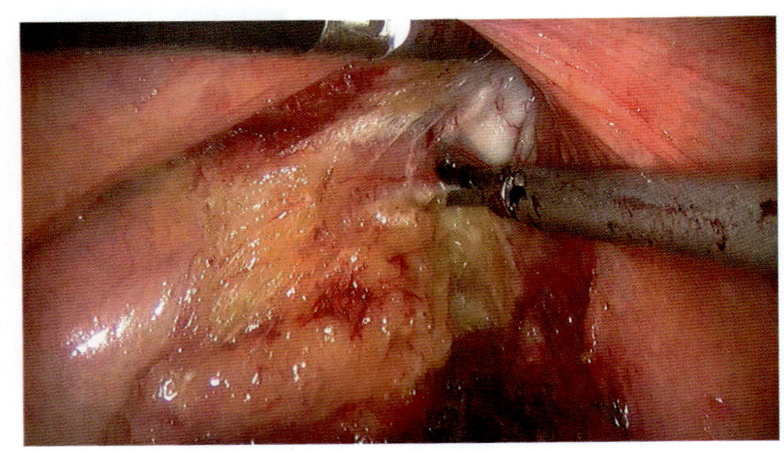

图54-40 游离直肠前壁

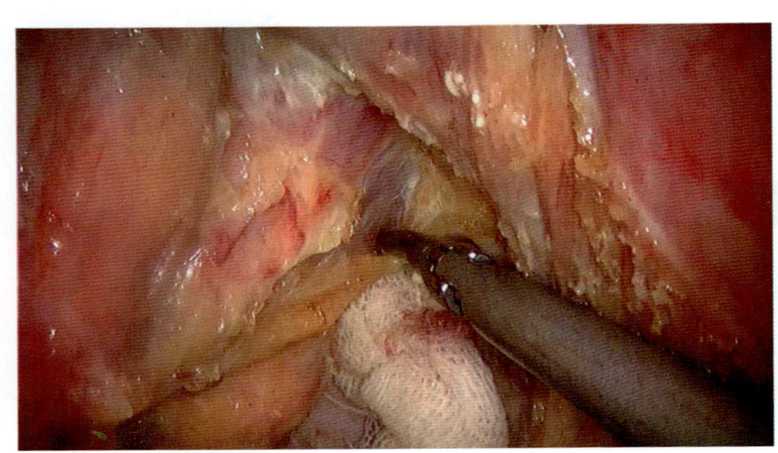

图54-41 裸化直肠右侧壁

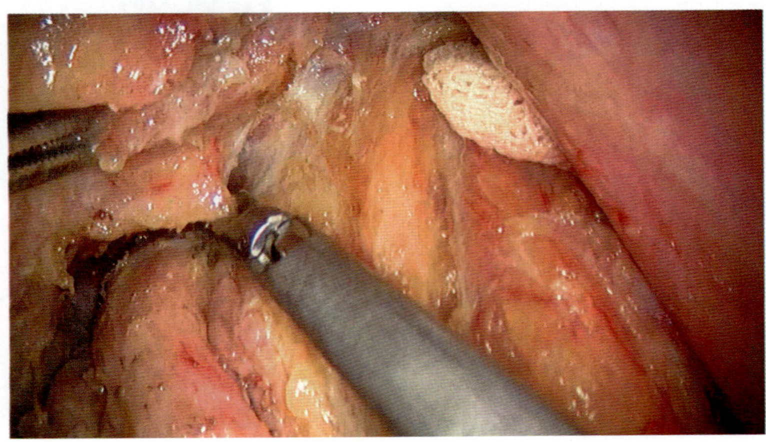

图54-42 裸化直肠左侧壁

6. 乙状结肠系膜的裁剪　将乙状结肠翻向左侧，可见系膜后方纱布条，目测裁剪范围，确定吻合预切定线（图 54-43）。将系膜提起，可见肠系膜下动、静脉走行，沿其走行进行裁剪，分别结扎切断几支乙状结肠动、静脉（图 54-44），逐渐向预切定线分离至肠壁裸化 2cm 范围（图 54-45），预判其游离长度是否可从肛门拉出体外。

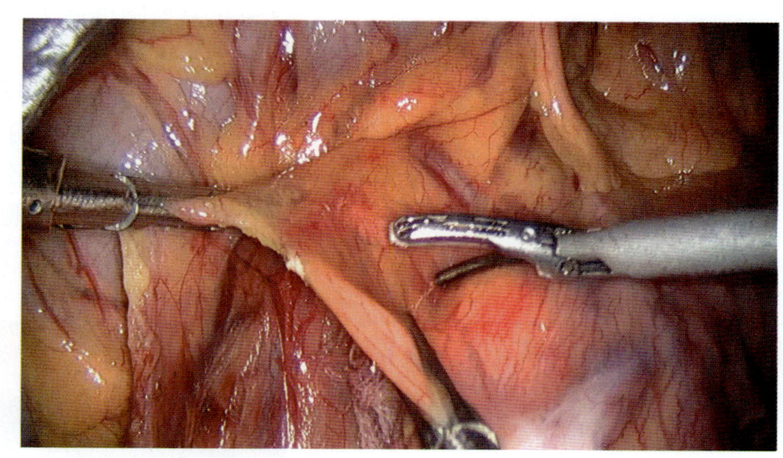

图 54-43　裁剪乙状结肠系膜

经验分享：

乙状结肠系膜游离的长度要长一些，即直肠残端长 5~7cm，才可拉出肛门外。

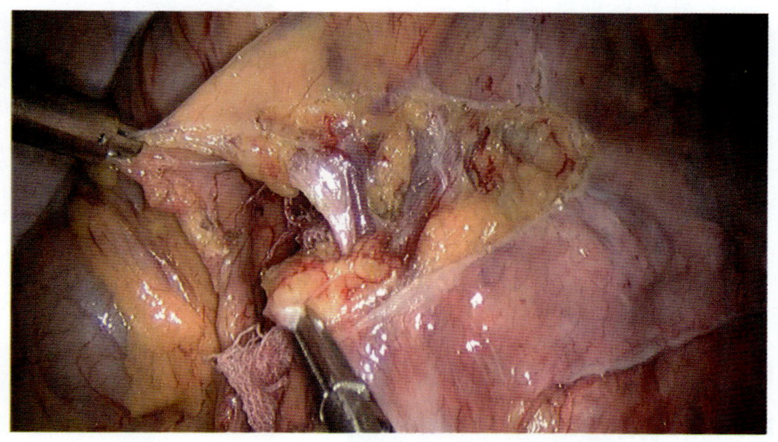

图 54-44　游离、结扎切断乙状结肠系膜血管

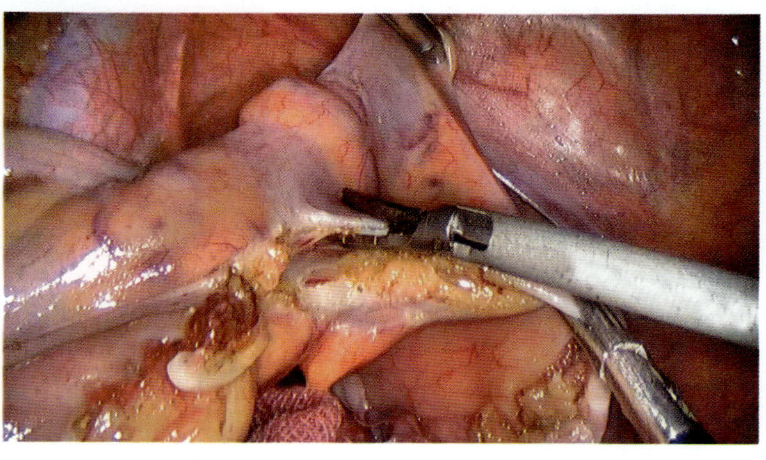

图 54-45　裸化乙状结肠肠壁

【标本取出与消化道重建】

1. 标本取出(经肛门)　助手充分扩肛冲洗后，可经肛置一碘附纱团于肿瘤下方。助手右手持吸引器，于肿瘤下方约 2cm 处，横行切开肠管时，及时吸尽肠内容物。术者用超声刀在肿瘤下方约 2cm，肠腔内纱布团指引下横行切开肠管(图 54-46)。助手经肛置卵圆钳，取出碘附纱团，随后置入无菌塑料套进入腹腔(图 54-47)，将游离的右半结肠标本置入套内，助手用卵圆钳将标本缓慢经肛门拉出(图 54-48)。然后术者与助手将直肠断端及游离的直肠置入套内(图 54-49)，助手经肛用卵圆钳夹住直肠断端，缓慢经肛拉出。分离的标本拉出肛门，在肛门外乙状结肠预切线处上荷包钳，切断直肠移去标本。

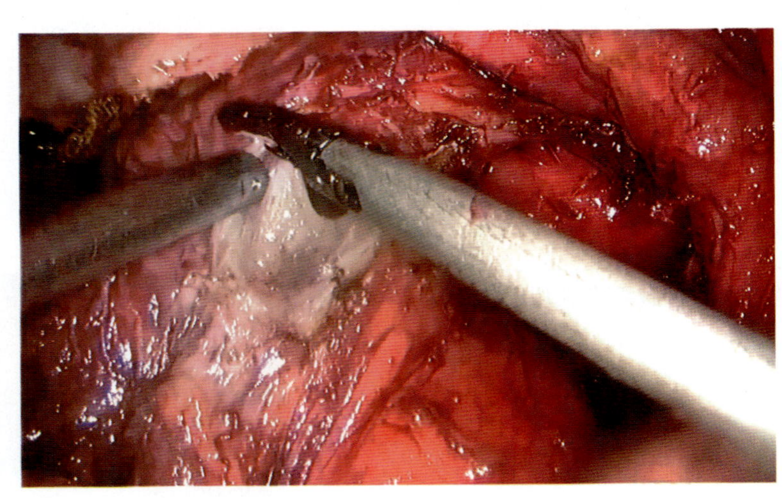

图 54-46　横行切开直肠

操作要点：

腹腔内剖开肠管是本术式的一个特殊步骤，操作不当可能引起肠内容物进入腹腔。因此，操作过程中术者和助手应密切配合，严格掌握无菌操作原则。

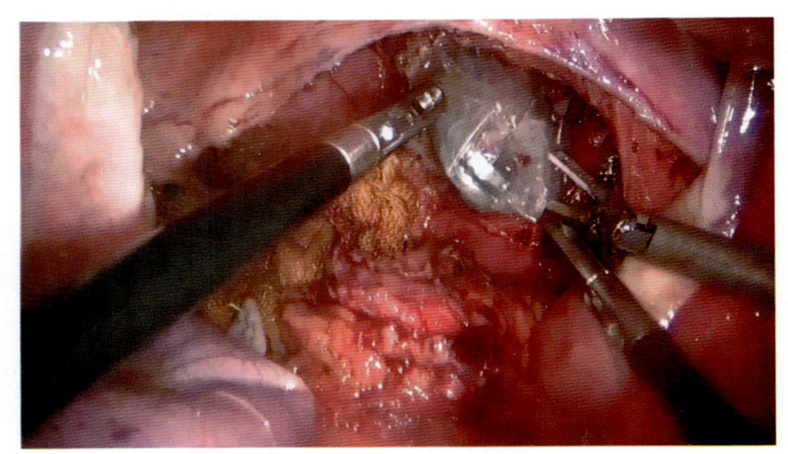

图 54-47　经肛置入无菌塑料保护套

操作技巧：

(1) 卵圆钳夹持肠管断端时应确切，勿夹持其他组织，导致副损伤；(2) 操作过程中注意尽量避免肛门漏气，保持气腹；(3) 肠管拉出体外时，应操作轻柔缓慢，切忌暴力；(4) 经肛门置入无菌塑料套可起到润滑、支撑和隔离保护的作用，是无菌术和无瘤术操作的关键点之一。

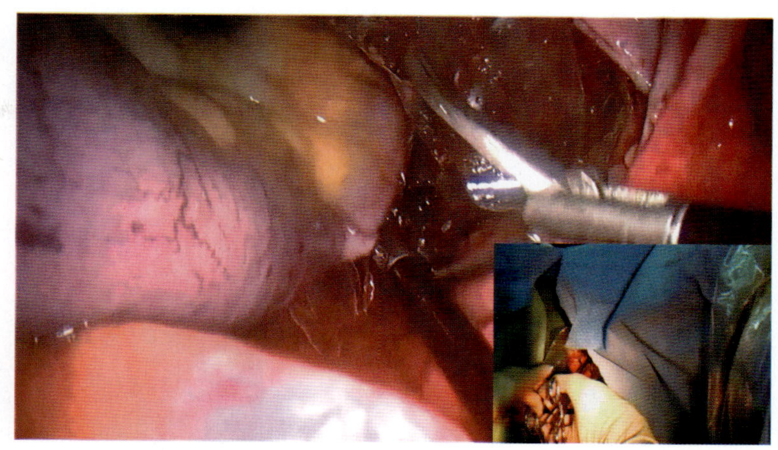

图 54-48　经肛门取出右半结肠标本

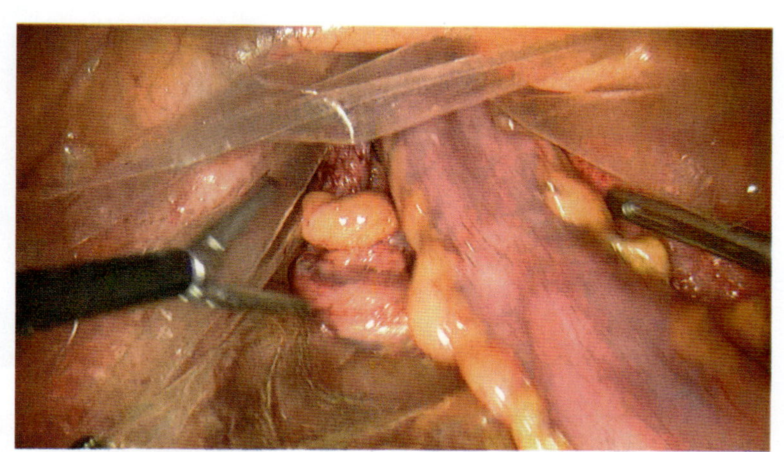

图 54-49　经肛门将直肠标本拉出体外

2. 消化道重建　将抵钉座置入乙状结肠断端，收紧荷包，冲洗消毒后，用卵圆钳将其送回腹腔。向腹腔内注入 1 000ml 碘附盐水冲洗盆腔并扩肛。用直线切割闭合器闭合直肠残端（图 54-50）。经肛门置入环形吻合器，将抵钉座与机身对接，完成端端吻合（图 54-51、图 21-52）。注水注气试验检查吻合口有无出血、渗漏，是否通畅确切（图 54-53）。于盆腔放置两枚引流管（图 54-54）。

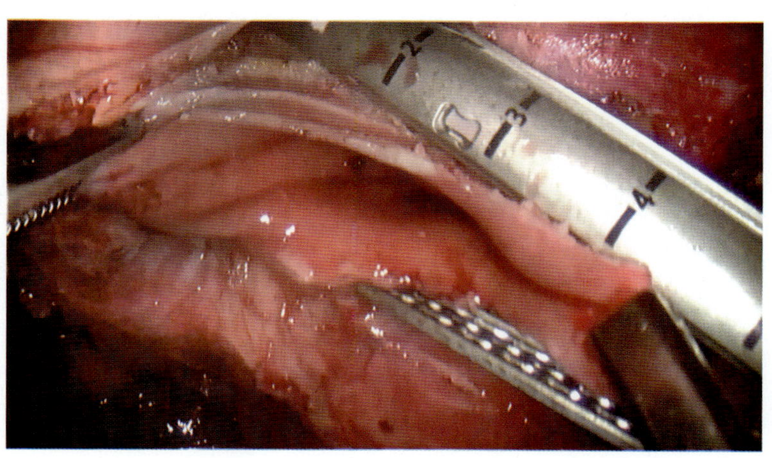

图 54-50　闭合直肠断端

图 54-51　于直肠断端一角旋出吻合器穿刺针

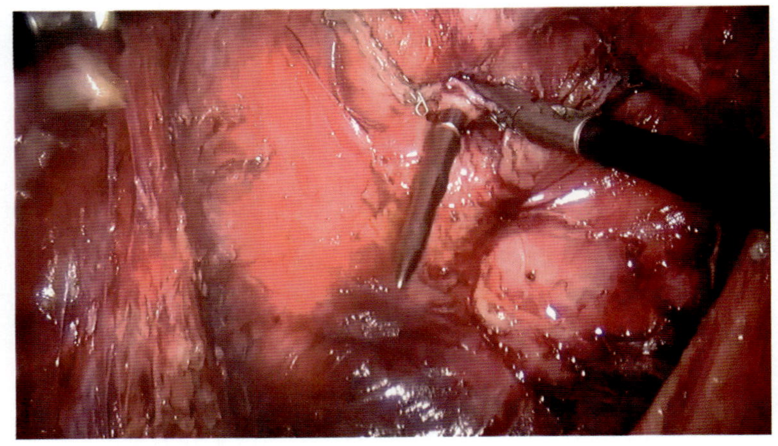

图 54-52　乙状结肠直肠端端吻合

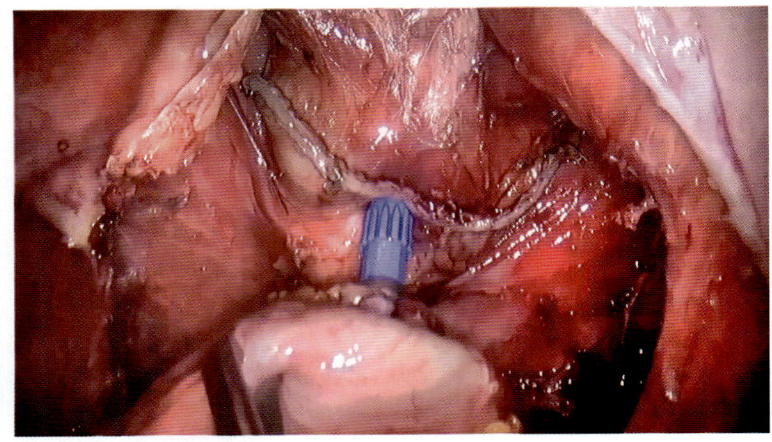

图 54-53　注水注气试验

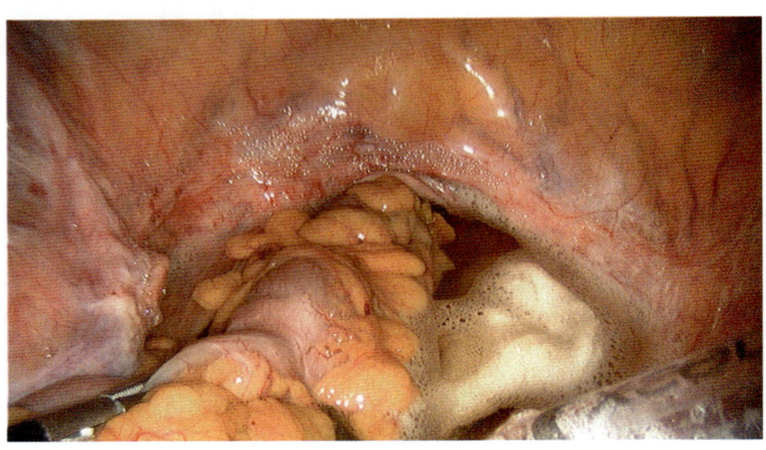

经验分享：

注气注水试验在本术式中十分必要，如出现吻合口渗漏可在腹腔镜下进行“8”字缝合加固。

图 54-54　置入引流管

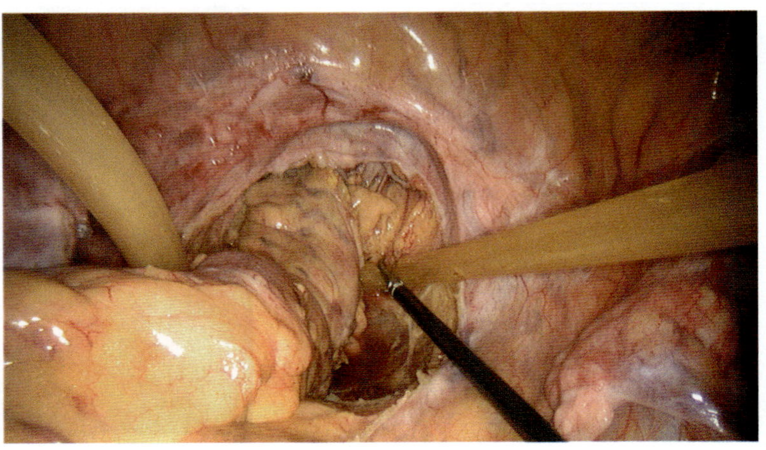

【术后腹壁及标本照片】(图 54-55、图 54-56)

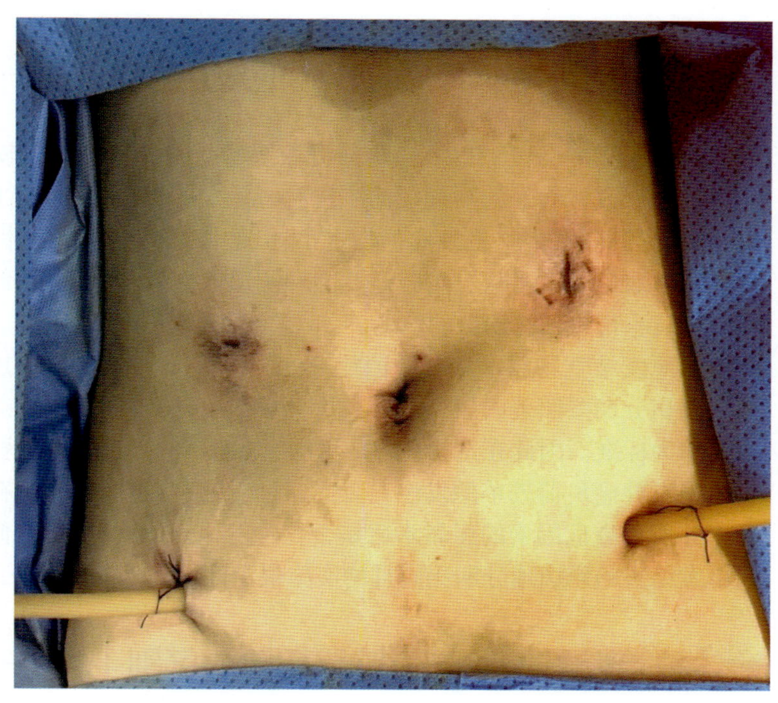

图 54-55　术后腹壁照片

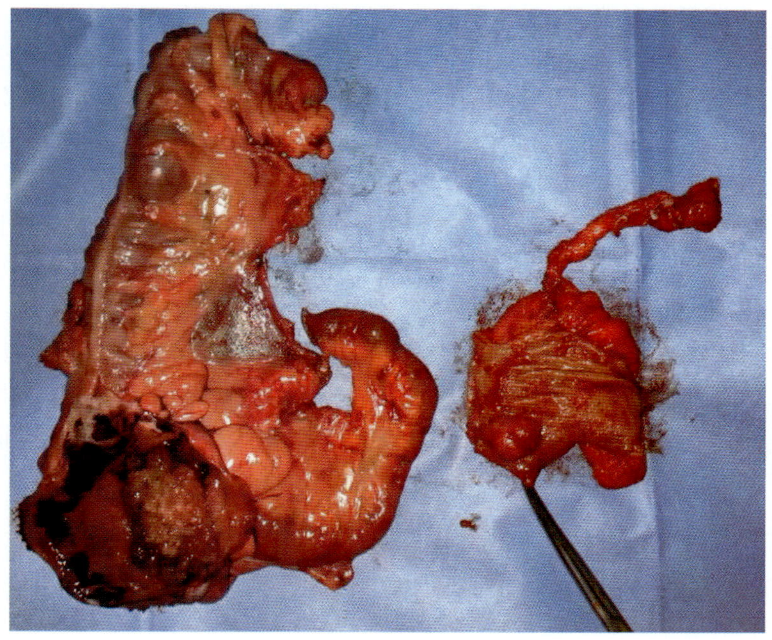

图 54-56　标本照片

第四节　手术相关要点、难点、热点剖析

【微创治疗在 MPCRC 中的应用】

对于非同一肠段 MPCRC，传统开腹手术带给患者的创伤较大，需要贯穿上下腹部的“通天口”才能完成双病灶或多病灶的同期根治。腹腔镜手术的普及，给 MPCRC 的治疗带来新的方式。腹腔镜手术在达到根治的同时，带给患者的创伤更小，但是传统的腹腔镜手术除了戳卡孔外还需要 5~8cm 的切口。经自然腔道取标本手术从自然腔道肛门和阴道取出标本，是一种创伤更小、效果更好的微创手术方式，真正实现了从小切口到无切口的转变。

多原发结直肠癌术后辅助治疗缺乏统一标准。MPCRC 的病理类型与单发 CRC 类似，以腺癌为主。最终疾病分期参照美国癌症联合委员会（AJCC）CRC 分期标准（第 8 版），以该患者多个病灶中最高 TNM 分期作为标准。因此在选择化疗方案时，以 TNM 分期最高的病灶为主。结合笔者的临床经验，考虑多原发癌患者肿瘤负荷较单原发癌患者大，且同一患者不同癌灶存在病理类型和分化程度不同等情况，因此，对于Ⅱ期无高危因素的患者术后是否行辅助化疗的问题，笔者倾向于推荐使用化疗。研究表明，MPCRC 与单发结直肠癌病理分期相同且均实施根治性切除术的情况下，预后无明显差异。

【联合脏器切除与多脏器切除的区别】

想要对联合脏器切除与多脏器切除的概念进行准确定义，首先要明确晚期肠癌应包含局部晚期和全身晚期 2 种类型，对于全身晚期患者即Ⅳ期患者，想要达到手术根治的目的，需行多脏器切除，如，直肠癌根治术联合部分肝转移灶切除术等；而对于局部晚期（概念如上述），在根治目的的前提下须切除肿瘤侵犯的周围脏器，进而实施联合脏器切除，如，结肠肝曲癌侵犯部分肝的手术。也就是说，多脏器切除指肿瘤转移至远隔脏器，因根治需求，行 2 个以上脏器的切除术；而联合脏器切除指因肿瘤侵犯（炎性或癌性）周围脏器，完整切除需行 2 个以上相邻脏器的切除术。

明确联合脏器切除与多脏器切除的概念可以避免临床上医学词汇的使用混乱，同时也可准确地评估患者预后、临床多中心数据整理建立统一标准提供可能。在临床工作中，随着亚专科的细化，越来越多的多脏器切除手术需要结直肠肿瘤外科医师联合肝胆外科、胸外科医师协同完成，这也符合多学科诊疗（MDT）协作的原则与趋势。相对于此，联合脏器切除则通常由结直肠肿瘤外科医师独立完成。然而，由于专科细化越来越明显，对于多数年轻医师来说，主观判定肿瘤可切除抑或不可切除的确存在困难，此外，在目前的医疗现状下施行较大的手术，其潜在的风险不言而喻，因此术者需在术前取得患者及家属的充分信任和理解。

（王贵玉　张　骞　王玉柳明）

第五十五章　腹部无辅助切口经阴道拖出标本的腹腔镜下右半结肠癌 + 乙状结肠癌根治术

【前言】

目前，随着结直肠癌患病率的上升，结直肠多原发癌（multiple primary colorectal cancer，MPCRC）的发生率、确诊率也在逐步上升。右半结肠癌合并乙状结肠癌的患者需要行右半结肠癌根治术和乙状结肠癌根治术，该术式涉及脏器多，加之右半结肠毗邻器官多、血管关系复杂、解剖变异大，因此该术式也是NOSES系列中难度很大的一种术式。行右半结肠切除的操作特点表现为腹腔内完全游离切断右半结肠，再进行全腹腔镜下末端回肠与横结肠的功能性端端吻合，经阴道将右半结肠标本取出体外。行乙状结肠切除时根据肿瘤部位不同，取标本的方式也不尽相同，但均需严格遵循CME原则，在正确的手术层面进行解剖和游离，这也是能够快速安全完成手术的先决条件。该术式的难点主要体现在三个方面：第一，腹腔镜手术的共性关键技术，包括正确地辨认解剖标识、合理的手术入路及完整的系膜切除、系膜根部血管结扎和淋巴结清扫，以及重要组织器官的显露和保护；第二，右半结肠癌和乙状结肠癌NOSES特有的操作步骤，即全腹腔镜下进行两次消化道重建，重建难度超过其他术式；第三，该术式对术者技术及助手配合提出了更高要求，尤其是在标本取出的过程中，无菌、无瘤原则的精准运用至关重要。

第一节　适应证和禁忌证

【适应证】（图55-1）

1. 右半结肠肿瘤合并乙状结肠肿瘤。
2. 最大肿瘤环周径小于5cm。
3. 肿瘤未侵出浆膜为宜。

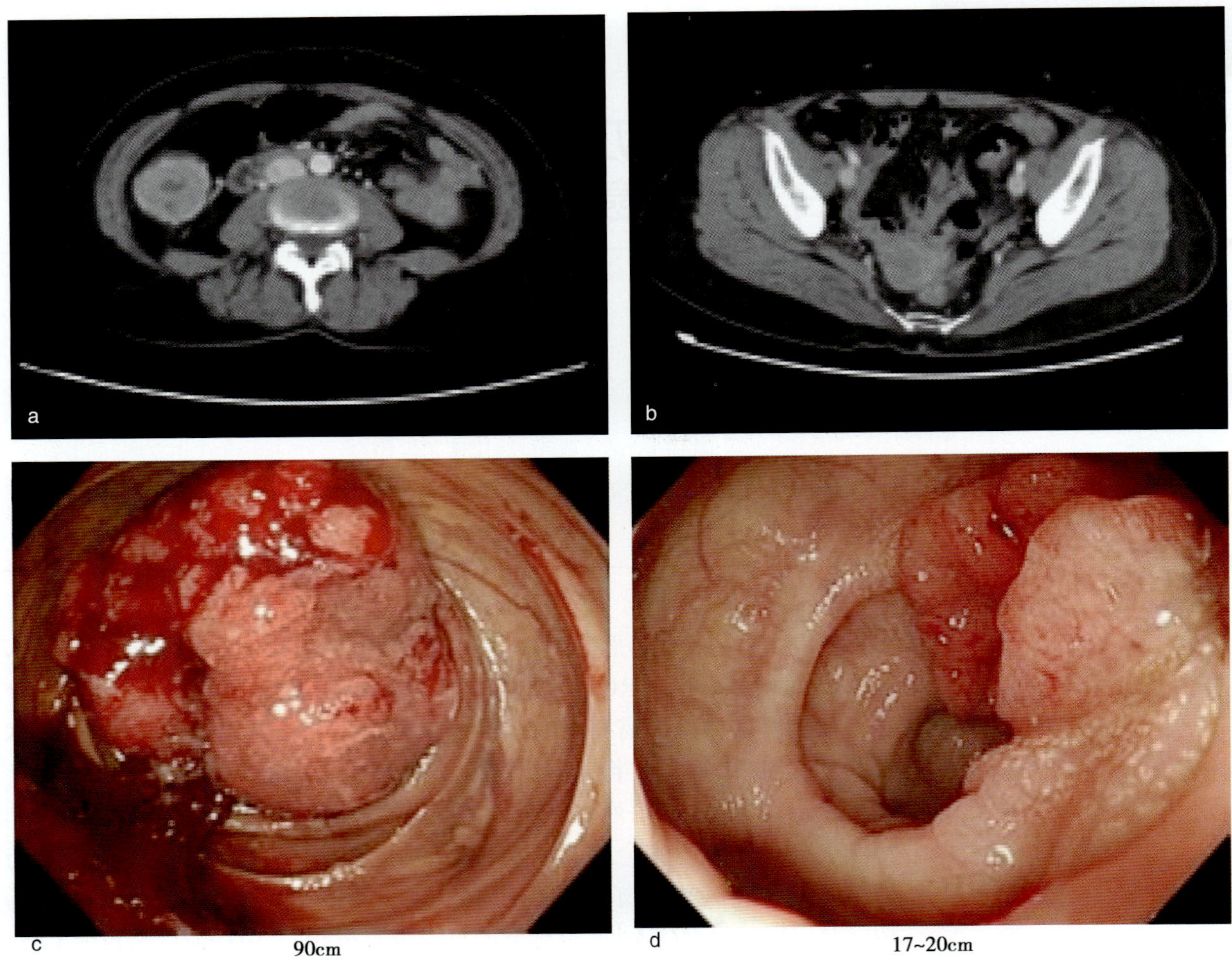

图 55-1 腹腔和盆腔增强 CT 和肠镜检查
a、c. 升结肠病变；b、d. 乙状结肠病变。

【禁忌证】

1. 最大肿瘤环周径大于 5cm。
2. 肿瘤侵犯周围组织器官。
3. 患者过于肥胖（BMI>35kg/m^2）。

第二节 麻醉、体位、戳卡位置与术者站位

【麻醉方式】

全身麻醉或全身麻醉联合硬膜外麻醉。

【手术体位】

功能截石位(图 55-2)。

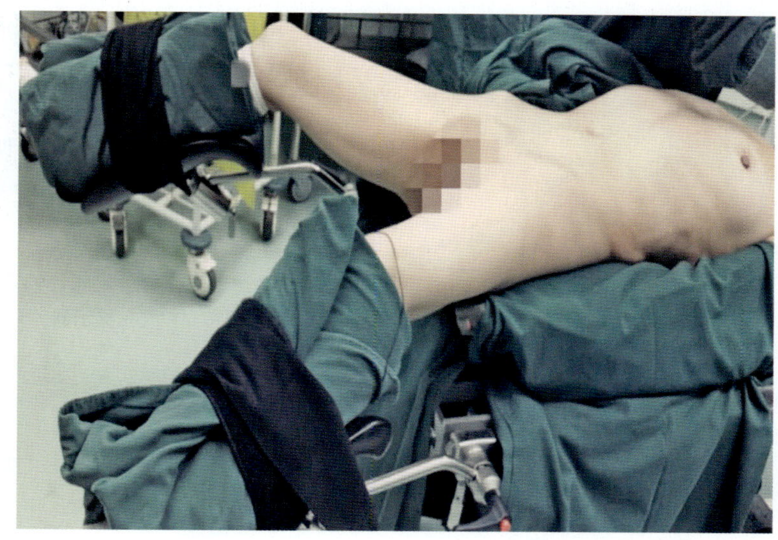

图 55-2　患者体位

【戳卡位置】(图 55-3)

1. **腹腔镜镜头戳卡孔(10mm 戳卡)**　位于脐至脐下方 2cm 的范围内均可,要同时兼顾右半结肠和乙状结肠的操作。

2. **术者主操作孔(12mm 戳卡)**　位于左上腹中部,腹直肌外侧缘。

3. **术者辅助操作孔(5mm 戳卡)**　位于左下腹,与腹腔镜镜头戳卡孔不在同一水平线。

4. **助手主操作孔(12mm 戳卡)**　位于右下腹并尽量靠外侧脐与髂前上棘连线中外 1/3 处,便于消化道重建时放入直线切割闭合器。

5. **助手辅助操作孔(5mm 戳卡)**　位于右上腹,右锁中线与横结肠投影区交叉处。

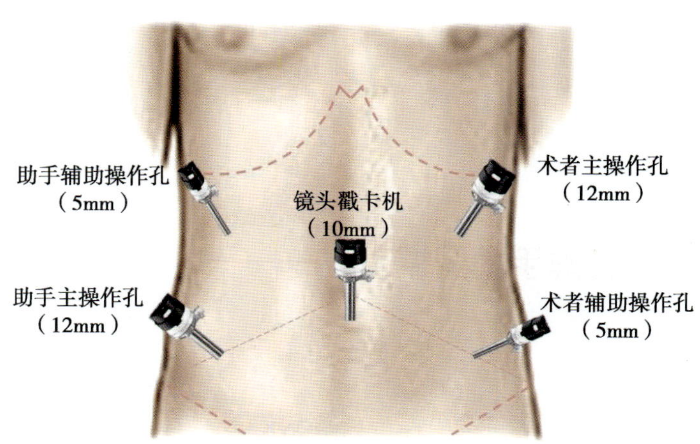

图 55-3　戳卡位置(五孔法)

【术者站位】

右半结肠游离与切除：术者站位于患者左侧，助手站位于患者右侧，扶镜手站位于术者同侧或患者两腿之间（图 55-4a）。消化道重建：术者站位于患者右侧，助手站位于患者左侧，扶镜手站位于术者同侧；标本取出：站位同乙状结肠游离与切除（图 55-4b）。

乙状结肠游离与切除：术者站位于患者右侧，助手站位于患者左侧，扶镜手站位于术者同侧（图 55-4b）。

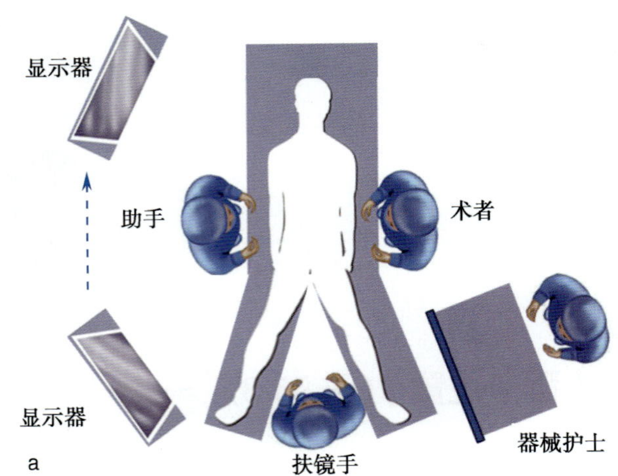

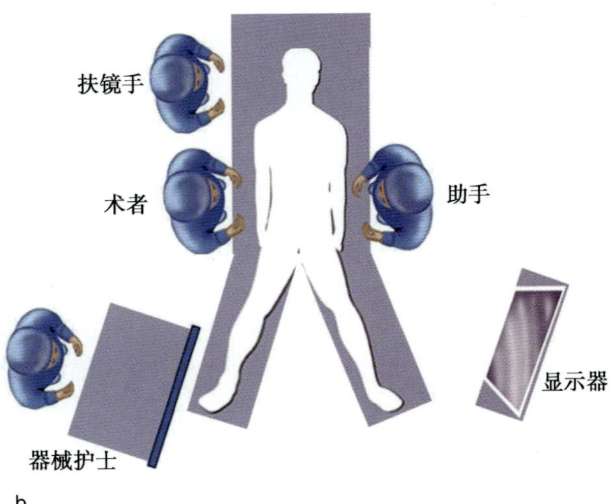

图 55-4　术者站位
a. 右半结肠游离与切除；b. 乙状结肠游离与切除及标本取出。

【特殊手术器械】

超声刀、60mm 直线切割闭合器、29mm 环形吻合器、阴道缝合线、无菌保护套、举宫器。

第三节　手术操作步骤、技巧与要点

【探查与手术方案制订】

在详细的术前探查和手术评估的基础上，探查分三步。

1. 常规探查　进镜至腹腔后，常规探查肝、胆囊、胃、脾、结肠、小肠、大网膜和盆腔有无肿瘤种植和腹水（图 55-5）。

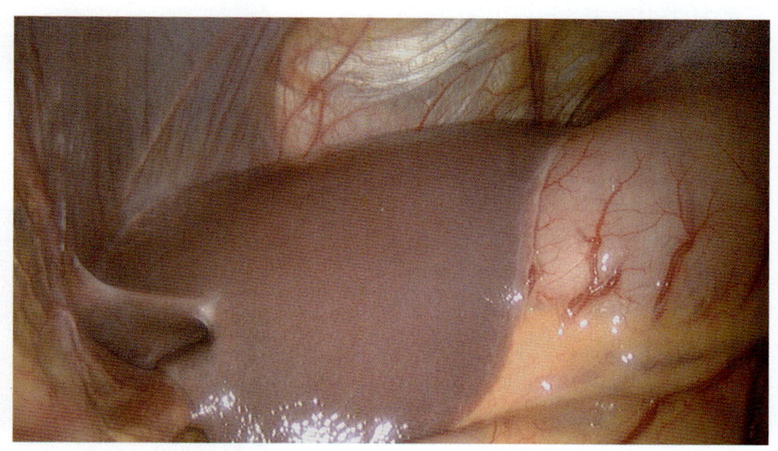

图 55-5　探查胃及肝

2. 肿瘤探查　肿瘤位于右半结肠及乙状结肠中段，两处肿瘤均未侵出浆膜，肿瘤环周径 <5cm，可经阴道完成标本取出。

3. 解剖结构的判定　右半结肠切除术较为复杂，毗邻脏器较多，需判定回结肠动静脉、右结肠动静脉、中结肠动静脉，尤其中结肠动、静脉，血管分支较多，如果处理困难，建议在中结肠动、静脉根部结扎切断。此外，还需判定横结肠游离后可否行镜下回肠横结肠功能性端端吻合。因为目前的设备、技术条件无法完成全腔镜下环形吻合器下的回肠横结肠端端吻合或端侧吻合。如横结肠系膜过短，勿实施该手术。判定乙状结肠和系膜血管长度，以及系膜厚度，能否经阴道取出。

【右半结肠解剖与分离】

1. 回结肠动、静脉根部解剖与离断　助手将小肠及大网膜推向左上方，将肠系膜上血管充分暴露系膜表面。此时可见回结肠动、静脉与肠系膜上静脉夹角有一凹陷薄弱处（图 55-6），用超声刀打开此处系膜，慢慢分离裸化血管。沿 Toldt 间隙向上、向外侧分离，呈洞穴状，向上游离可见十二指肠，表明间隙正确。在回结肠动、静脉根部尽量打开肠系膜上静脉鞘（图 55-7），向上分离，在其右侧与后方相贯通。裸化回结肠动、静脉根部，清扫淋巴脂肪组织，用血管夹双重结扎切断（图 55-8、图 55-9）。

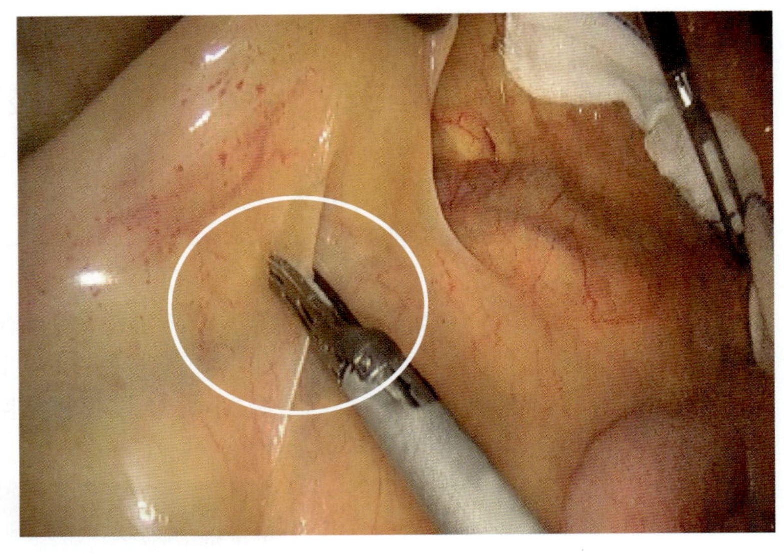

图 55-6 肠系膜上静脉与回结肠血管交角处

经验分享：

采用内侧入路，回结肠动、静脉的寻找至关重要。对于体形偏瘦的患者并不困难，但对于肥胖患者有一定难度，需要外科医师要有立体的解剖思维，判定的标志有三点：①肠系膜上静脉走行有个“脊”；②十二指肠水平部往往能看到；③回结肠动静脉往往有个隆起的“脊”。

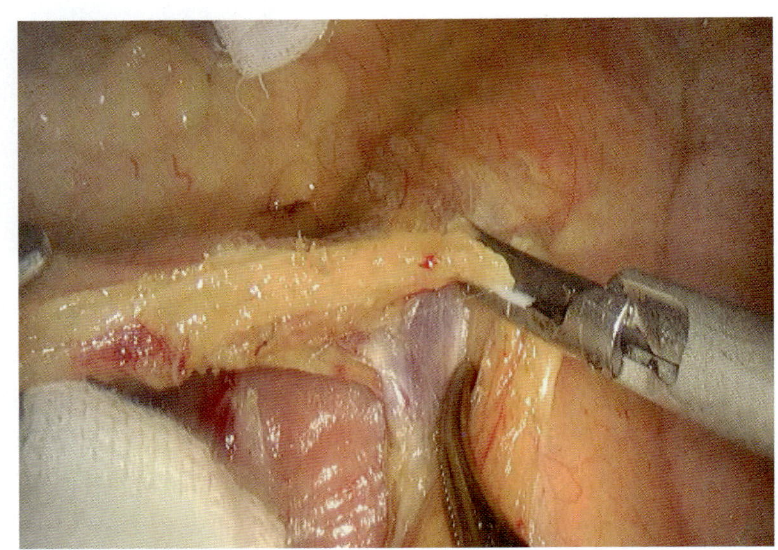

图 55-7 打开肠系膜上静脉鞘

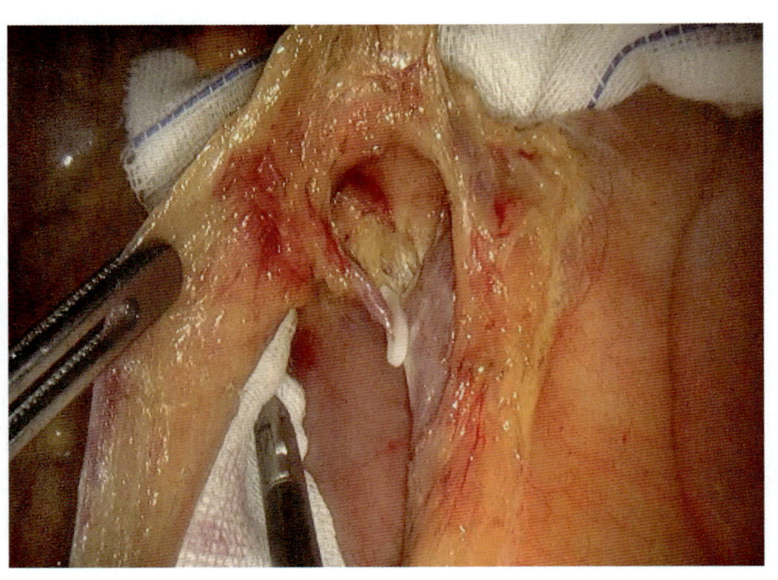

图 55-8 结扎、切断回结肠静脉根部

经验分享：

这个区域血管较多，必须谨慎细致地进行操作，也可在术野旁放置一块小纱布，如遇到出血等情况，可迅速进行压迫止血。

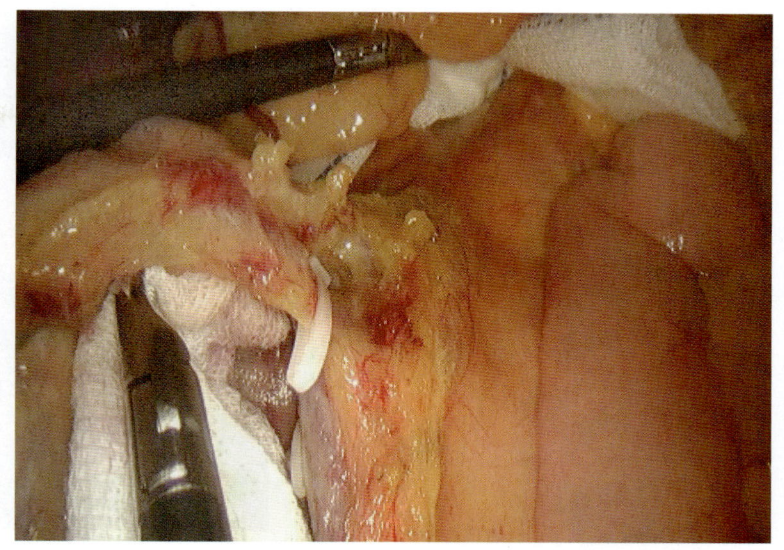

图 55-9　结扎、切断回结肠动脉

2. **右结肠动、静脉根部的处理**　沿着 Toldt 筋膜在十二指肠表面游离，仔细分离后可见右结肠静脉、胃网膜右静脉、胃结肠干（亨勒干，Henle trunk）共同会合进入肠系膜上静脉，结扎切断右结肠静脉，沿肠系膜上静脉向上分离可见右结肠动脉，在根部双重结扎切断（图 55-10）。

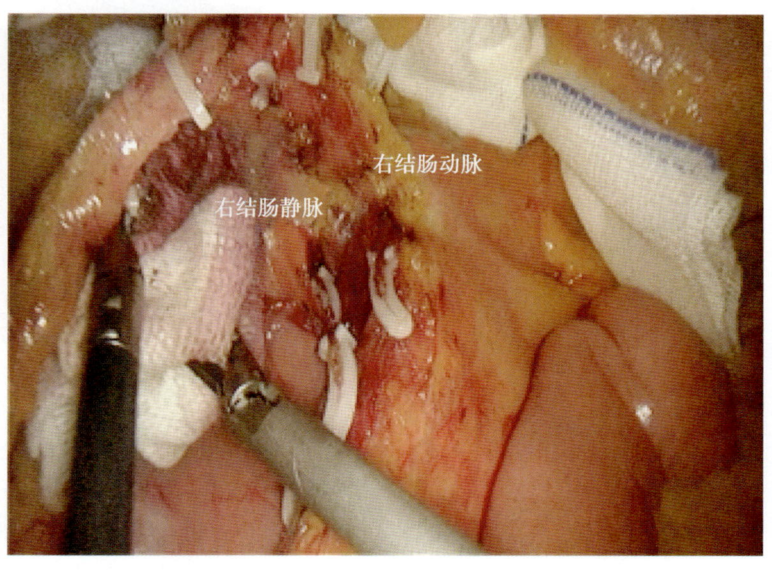

图 55-10　结扎、切断右结肠血管

3. **中结肠动、静脉根部的处理**　分离完右结肠动、静脉后，继续向上分离。在胰颈表面透过一层薄膜可见胃窦后壁即停止分离，随即垫一块小纱条。沿肠系膜上静脉向上分离，于胰腺下缘双重结扎切断中结肠动、静脉（图 55-11）。至此，供应右半结肠的血管均解剖离断。

图 55-11　显露中结肠动、静脉右支

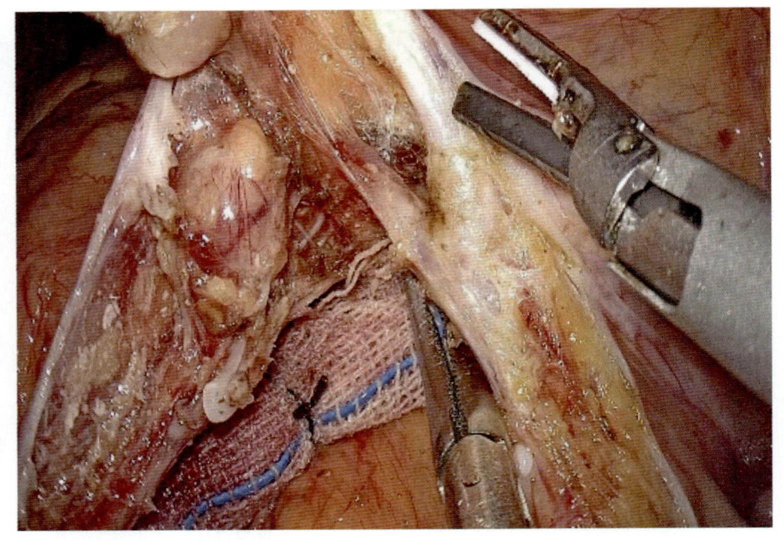

4. **结肠系膜的游离**　继续沿 Toldt 间隙进一步向外侧、上方及下方分离，可见整个游离表面光滑、平整、干净(图 55-12)。

图 55-12　游离平面光滑、平整

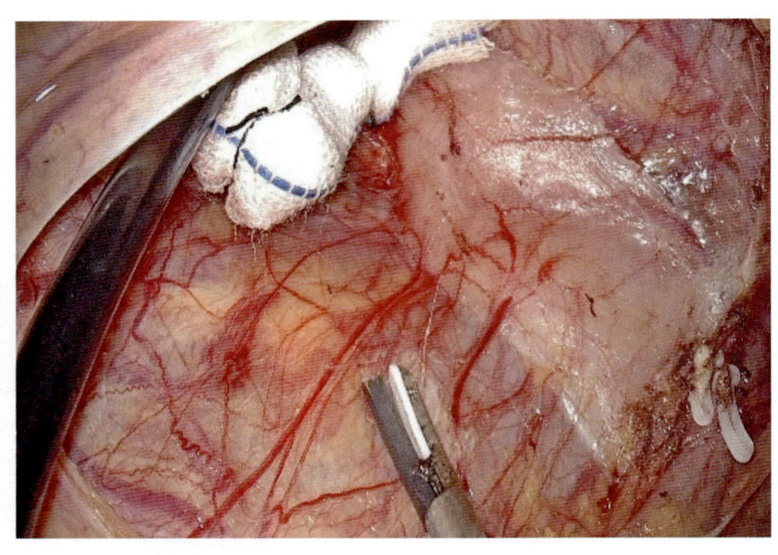

5. **回肠系膜的处理**　当盲肠下部腹膜打透贯穿后，其根部附着的筋膜尽量打开，以增大回肠的游离度，便于镜下肠管吻合。助手提起末端回肠，术者用超声刀裁剪回肠系膜，注意系膜的血供走行与方向。切割至末端回肠壁，向近端裸化 2cm 肠管(图 55-13)。

6. **大网膜及第 6 组淋巴结的处理**　判断横结肠预切定线，游离大网膜(图 55-14)。用超声刀裁剪右侧大网膜至横结肠壁。将其拉向右侧腹腔，助手左手持钳提起胃壁，可见胃网膜右动、静脉走行。从横结肠向其分离切断胃结肠韧带进入网膜腔，沿胃网膜右动、静脉血管弓外缘向右侧分离切断(图 55-15)，分离至胰头可见胃网膜右静脉与胃结肠干，同时与下方游离间隙贯通。

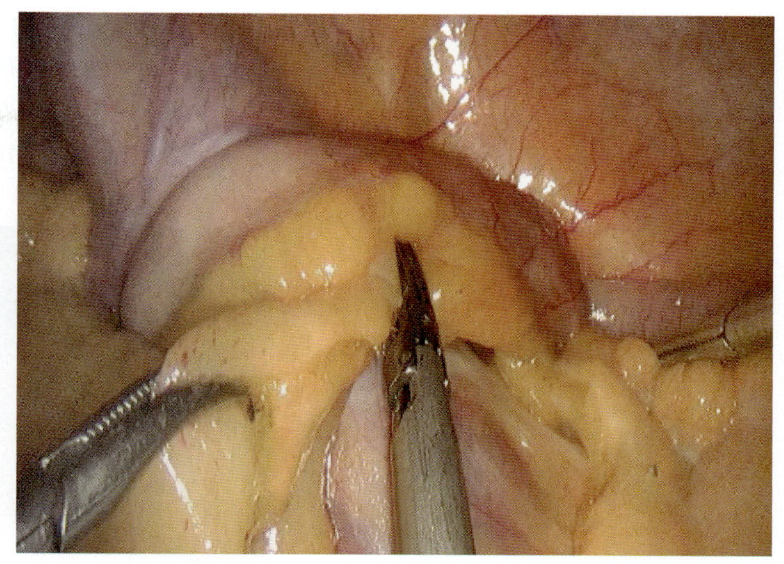

图 55-13　裁剪回肠系膜

经验分享：

(1) 小肠血供丰富，供血的节段性十分明显，裸化小肠壁后可清晰见到肠管的血供分界线。(2) 末段回肠系膜的分离，游离度应大一些，提拉至上腹部便于吻合。

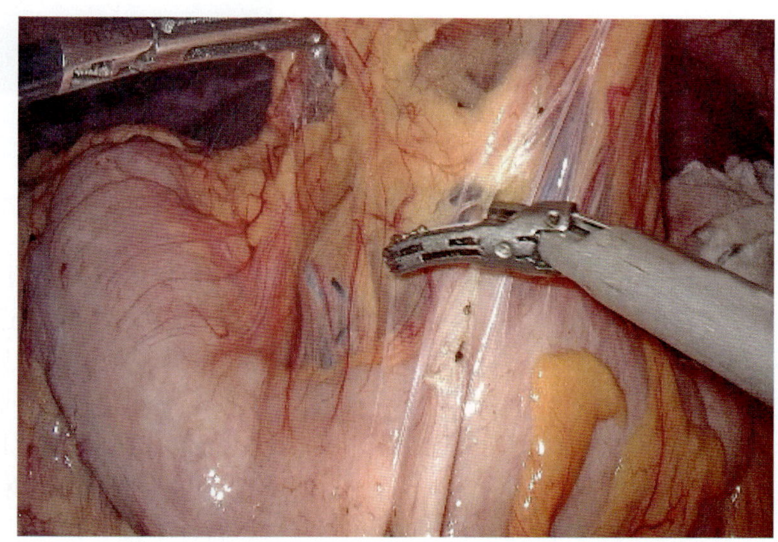

图 55-14　游离大网膜

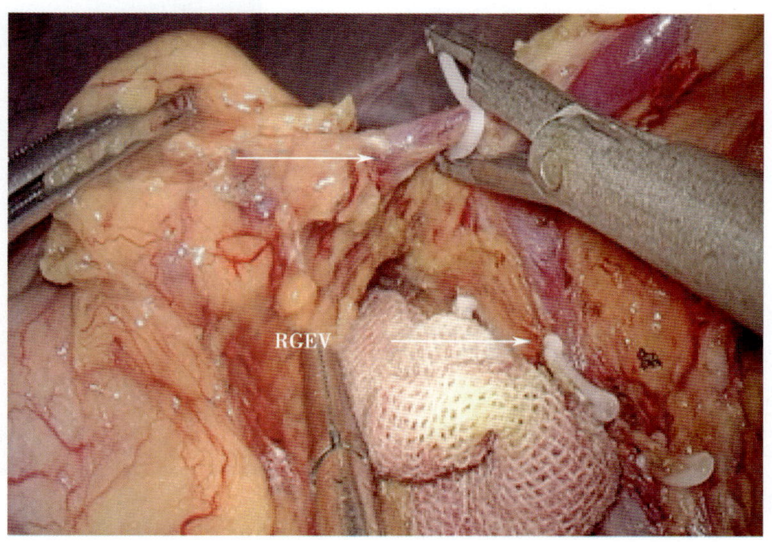

图 55-15　沿胃网膜右动、静脉血管弓外缘向右侧分离切断

RGEV. 胃网膜右静脉。

7. 横结肠系膜的处理　在胃窦十二指肠胰头区离断后，可见垫于系膜后方的纱布条，将其横行切开，向横结肠系膜无血管方向分离。结扎离断边缘血管，进一步向横结肠预切定线分离，裸化肠壁 1cm（图 55-16）。

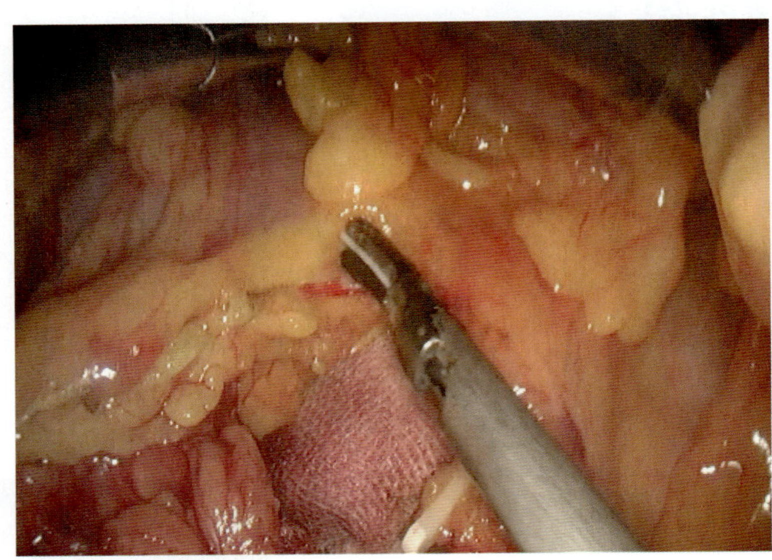

图 55-16　裁剪横结肠系膜，裸化横结肠

【右半结肠标本的切除与消化道重建】

1. 标本切除　用直线切割器在横结肠预切定线处闭合切割肠管（图 55-17），将近端翻向右下腹，此时其在右结肠旁沟及肝下的附着处清晰可见，并可见后方垫的纱布条。用超声刀在纱布条的指示和保护下沿右结肠旁沟向右髂窝分离，直至与下方贯通。在回肠裸化区，血供分界线清晰可见，用直线切割闭合器在血供线内侧横断回肠（图 55-18）。至此，右半结肠切除完成，将标本置于右上腹肝下。

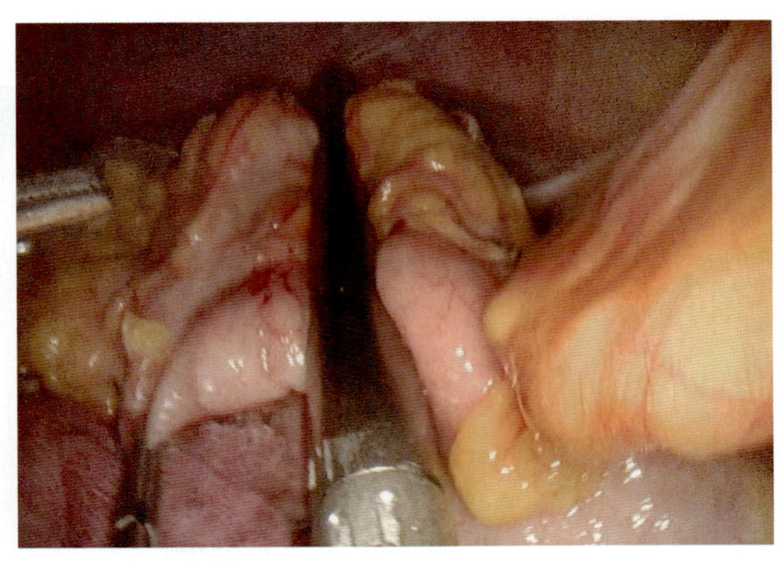

图 55-17　闭合切断横结肠

图 55-18　闭合切断末端回肠

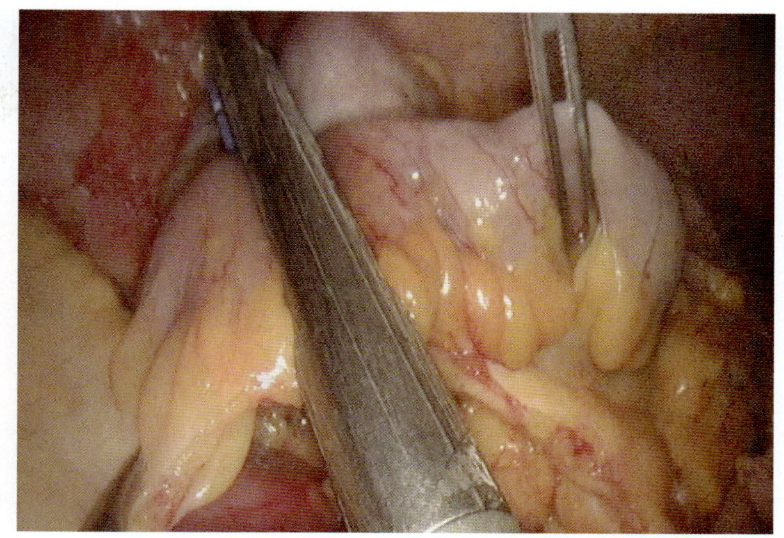

2. 消化道重建　将横结肠拉直摆放，并将末端回肠拉至上腹部与横结肠平行摆放。将回结肠末端一角用剪刀沿吻合钉剪开 10mm 小口(图 55-19)，助手经右下腹 12mm 戳卡置入 60mm 直线切割闭合器，将钉座侧置入回肠肠腔内并含住(图 55-20)。同样在横结肠断端一角剪开约 10mm 小口，助手和术者将结肠提起，将直线切割闭合器钉仓侧套入结肠肠腔内，确认无误后击发，完成回肠横结肠侧侧吻合(图 55-21)。

检查吻合口内腔有无明显出血，确认无出血后，提起断端，术者经左上腹 12mm 戳卡置入直线切割器，横行闭合残端，完成功能性端端吻合(图 55-22)，切下的残端组织用取物袋经 12mm 戳卡取出。镜下浆肌层缝合回肠横结肠吻合结合处，以减轻吻合口张力(图 55-23)。至此，完成右半结肠切除后的消化道重建。将切除的右半结肠、残端和用过的纱布放入保护套内(图 55-24)，将保护套扎紧，旷置在右上腹，继续进行乙状结肠的游离与切除。

图 55-19　剪开末端回肠

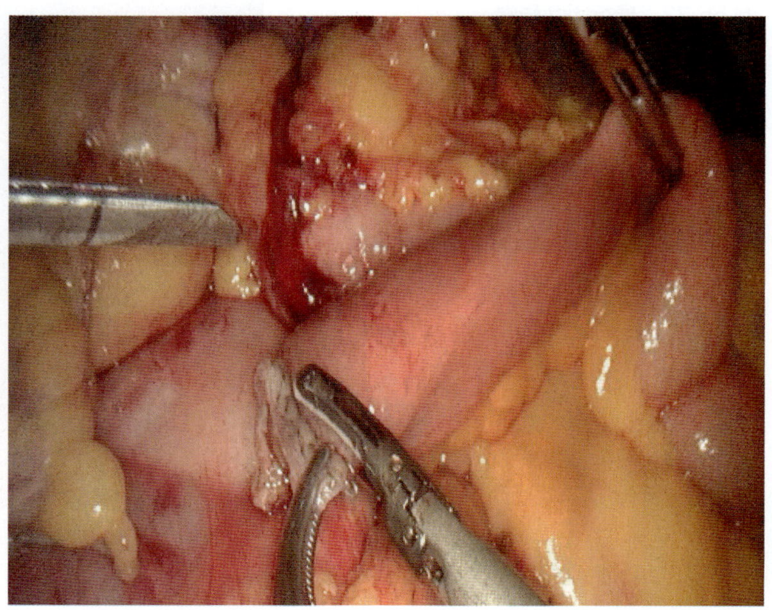

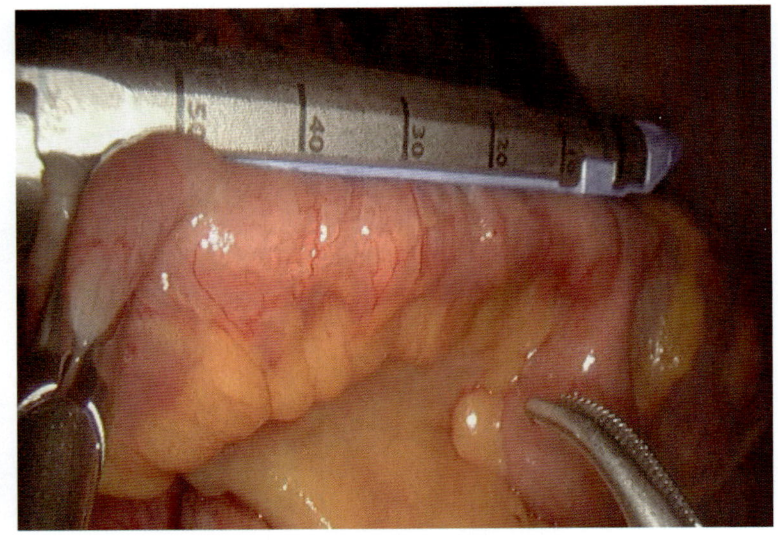

图 55-20 将直线切割闭合器钉仓侧置入回肠

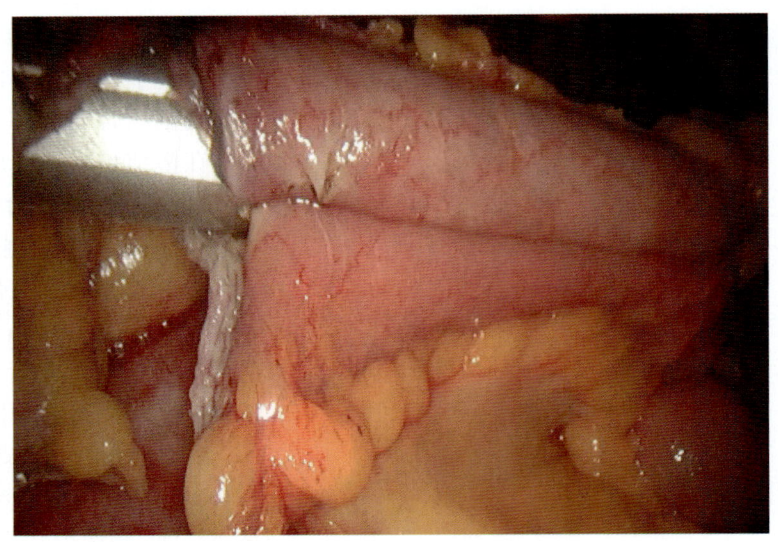

图 55-21 回肠横结肠侧侧吻合

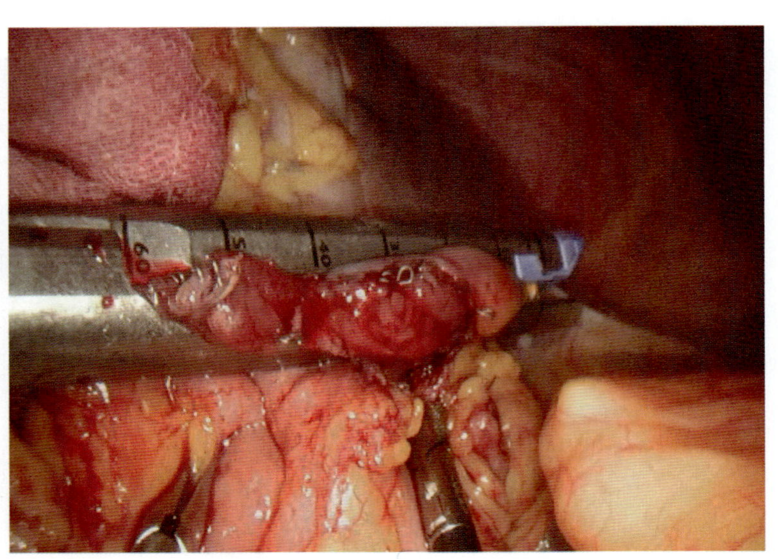

图 55-22 横行闭合残端

经验分享：

(1)在进行回肠横结肠吻合前，需检查回肠横结肠侧面对合情况，勿夹入系膜和脂肪垂；(2)在进行回肠横结肠吻合时，需要术者和助手密切配合。

图 55-23　缝合加固吻合口

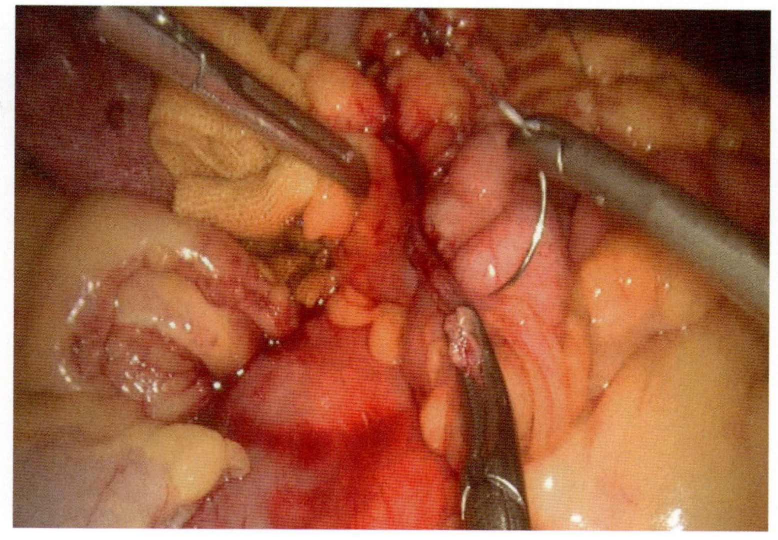

图 55-24　将切除的右半结肠、残端和用过的纱布放入保护套内并扎紧

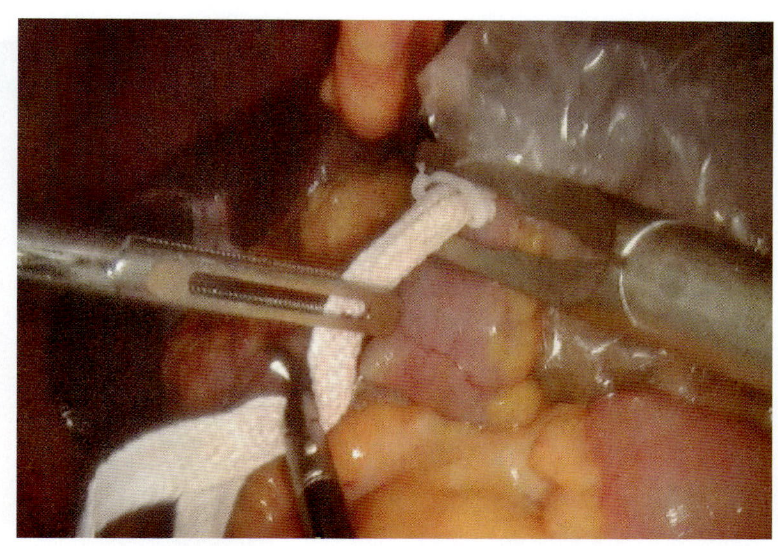

【乙状结肠解剖与分离】

1. 第一刀切入点　患者体位调至头低足高位，将小肠移至上腹部，充分显露整个盆腔及肠系膜下动、静脉根部，术者在骶骨岬下方 3~5cm 直肠系膜薄弱处切割第一刀（图 55-25、图 55-26）。

2. 肠系膜下动、静脉根部游离与离断　提起直肠系膜向肠系膜下动、静脉根部方向及左侧系膜游离，沿此 Toldt 筋膜上、下游离扩展空间。游离过程中可见左侧输尿管走行及蠕动，注意保护。将小纱布团置于肠系膜下动、静脉后方及左外侧，此处往往是乙状结肠系膜无血管区。用超声刀在根部预切线逐层分离裸化肠系膜下动、静脉（图 55-27），充分裸化后，将左结肠血管和乙状结肠血管进行结扎切断（图 55-28、图 55-29）。

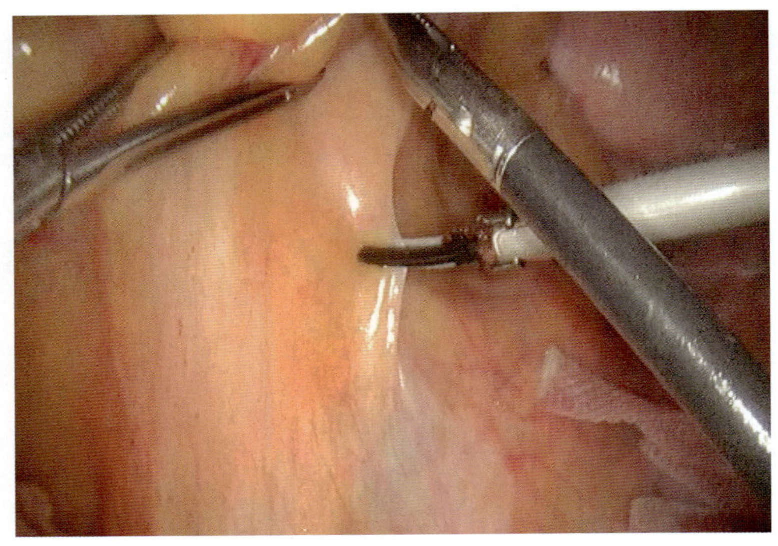

图 55-25 第一刀切入点

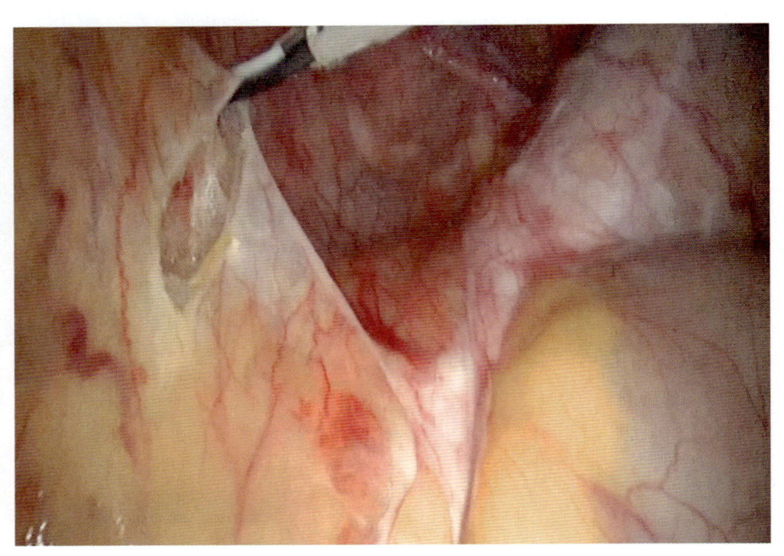

图 55-26 进入 Toldt 间隙

操作技巧：

(1) 超声刀热量可产生汽化，使系膜间隙分离。术者可沿骶前筋膜扩展，用刀头上下推动，可见白色蜂窝状组织，在此间隙分离一定范围，使系膜能提起有一定空间(图 55-26)；(2) 助手提起乙状结肠前壁和肠系膜下动脉根部，充分展示全盆腔及肠系膜下血管的全貌和走行。

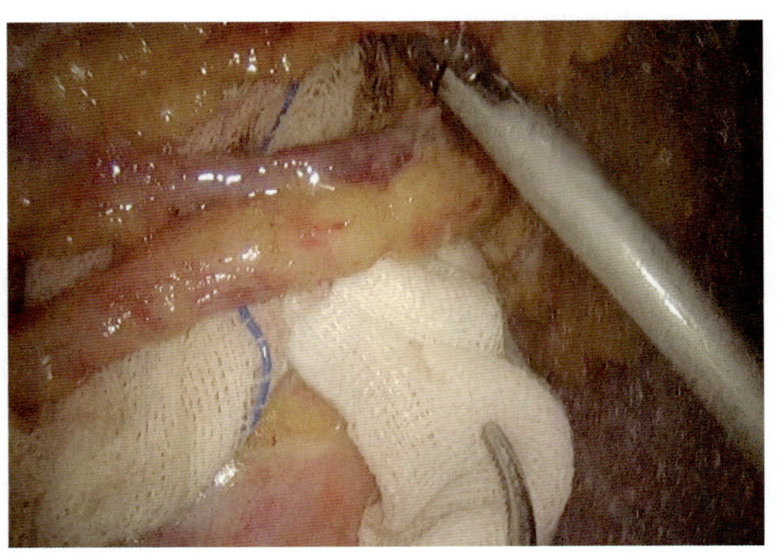

图 55-27 游离肠系膜下动脉根部

小纱布妙用：

纱布可用于保护后方的输尿管。转动镜头，可见肠系膜下动、静脉后方的纱布标识(图 55-27)。

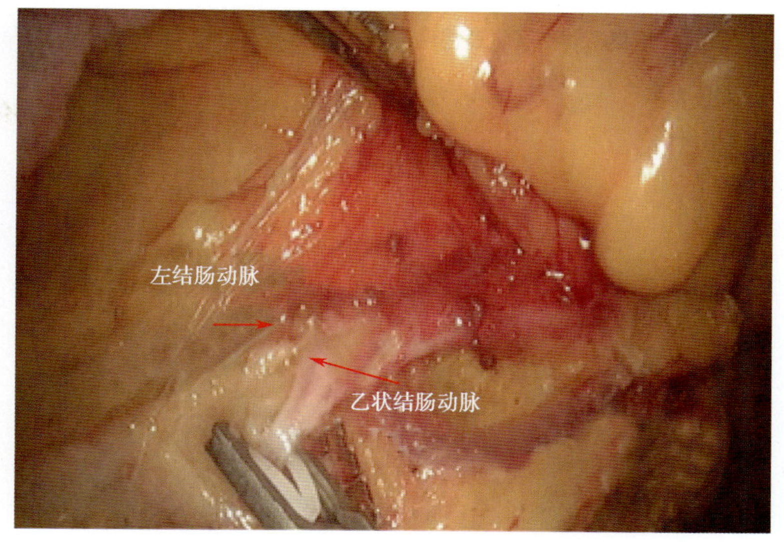

图 55-28　结扎左结肠动脉和乙状结肠动脉

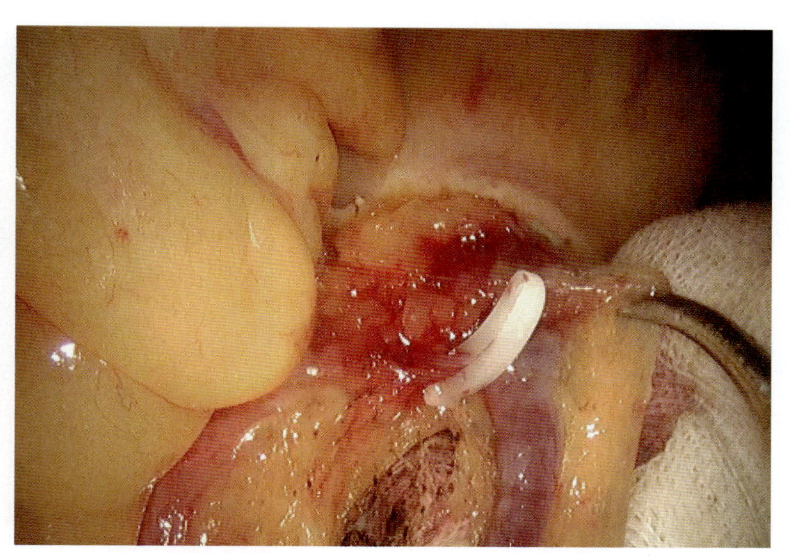

图 55-29　结扎乙状结肠静脉

经验分享：

(1) 系膜根部淋巴结清扫应掌握整块切除技术；(2) 血管裸化距离不应过长，够结扎即可。肠系膜下动、静脉距离近时，可同时结扎动、静脉，有间隙可分别结扎。

3. 直肠系膜的游离　当肠系膜下动、静脉离断后，可部分打开乙状结肠系膜无血管区，操作过程中需找到左侧输尿管和左侧生殖血管，并注意保护。向下向外游离至左侧髂总动脉分叉处。沿骶前间隙向下方分离，可见下腹下丛走行，在分叉处沿神经表面用超声刀匀速推行分离。向下游离范围与直肠左、右侧游离范围相结合，至肿瘤下方约 5cm。直肠右侧的分离与骶前分离相结合，注意游离的范围不宜过大。

4. 乙状结肠及直肠左侧的游离　在乙状结肠和直肠系膜下放置一块纱布。将乙状结肠推向右侧，切断乙状结肠粘连带(图 55-30)，沿 Toldt 筋膜向内侧游离，打开系膜(图 55-31)，向上继续分离，一般无须游离脾曲，向下游离直肠左侧至腹膜反折处与右侧会合(图 55-32)。

图 55-30 游离乙状结肠生理性粘连处

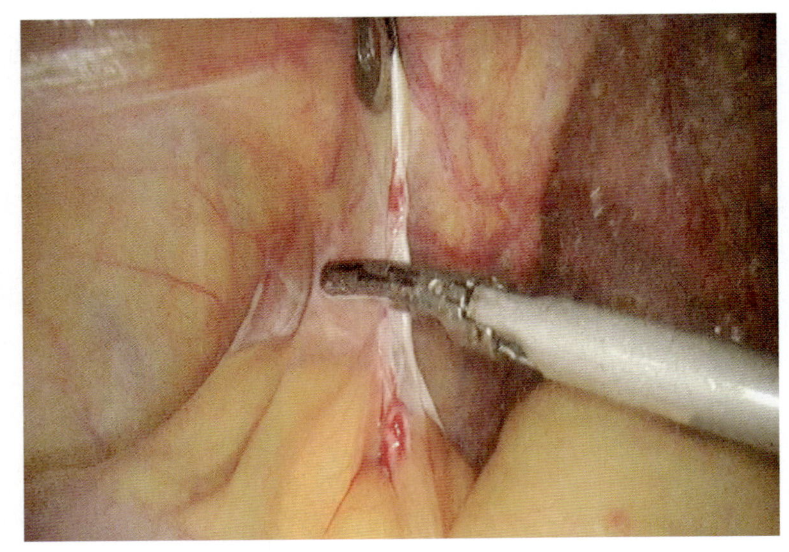

图 55-31 向内侧游离乙状结肠系膜

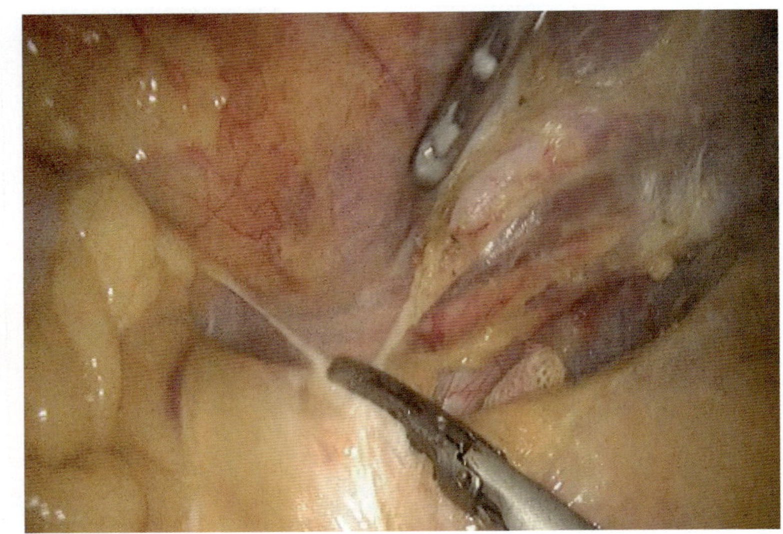

小纱布妙用：

打开乙状结肠系膜时，可通过预先放置于系膜下方的纱布进行标识和保护，防止误损伤。

图 55-32 向下游离直肠左侧壁

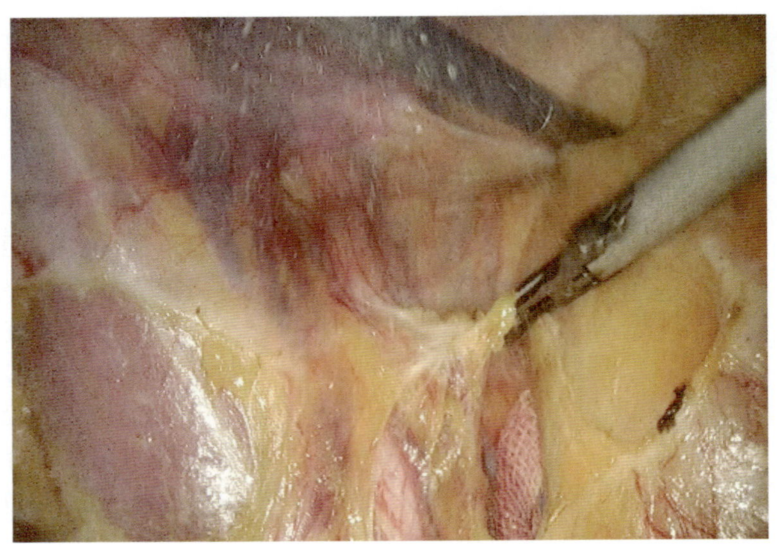

5. 肿瘤下方肠管的裸化　确定肿瘤位置，在肿瘤下方 5cm 内进行肠壁裸化约 2cm 范围（图 55-33）。用直线切割闭合器切断并闭合远端肠管（图 55-34）。

图 55-33　游离肿瘤下方肠管

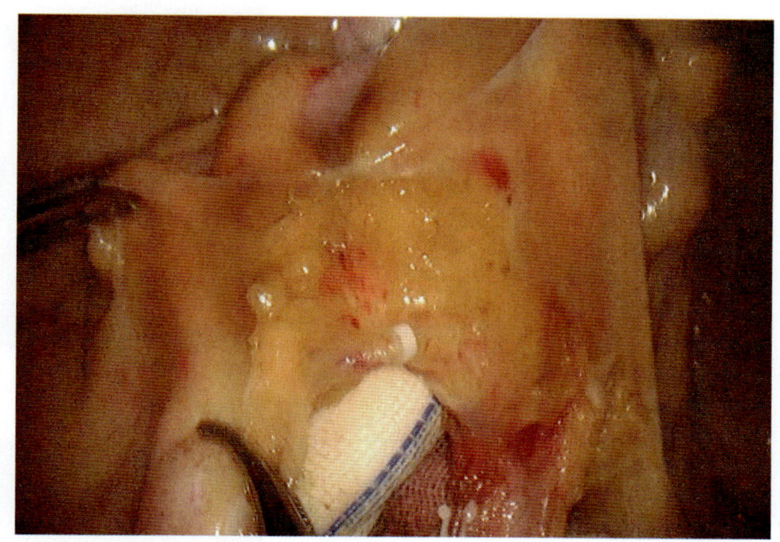

图 55-34　切断闭合远端肠管

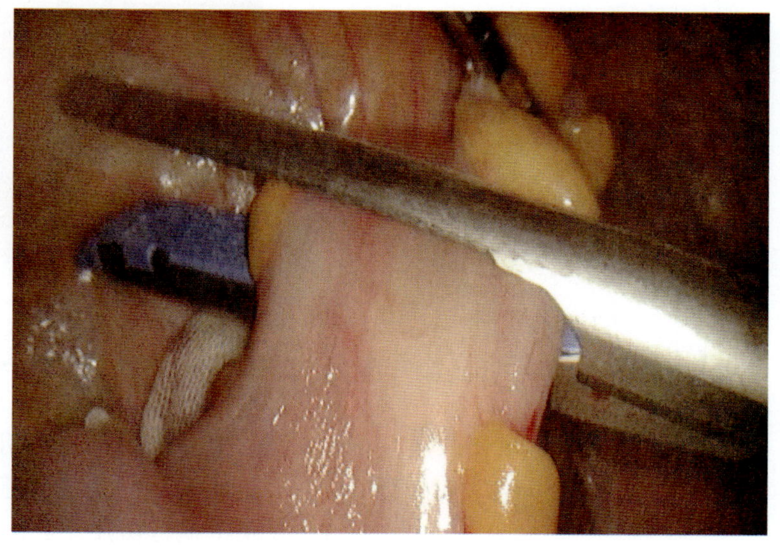

6. 乙状结肠系膜的裁剪　将乙状结肠翻向左侧，可见系膜后方纱布条，目测裁剪范围，确定吻合预切定线。将系膜提起，可见肠系膜下动、静脉走行，沿其走行进行裁剪，分别结扎切断几支乙状结肠动、静脉（图 55-35），逐渐向预切定线分离至肠壁裸化 5cm 范围（图 55-36）。

图 55-35　裁剪乙状结肠系膜

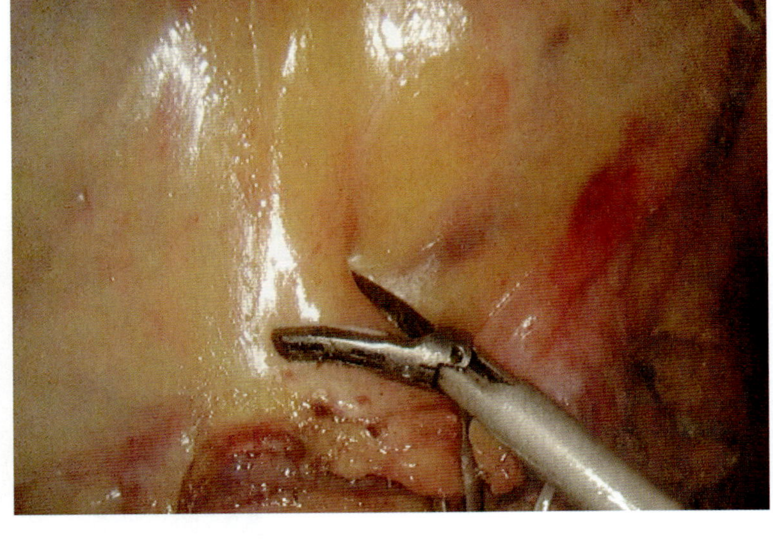

经验分享：

在对预切定线进行解剖时，应注意边缘血管的状况。不要平行横切，而应该用一条反向弧线来进行切割。

图 55-36　游离乙状结肠肠壁

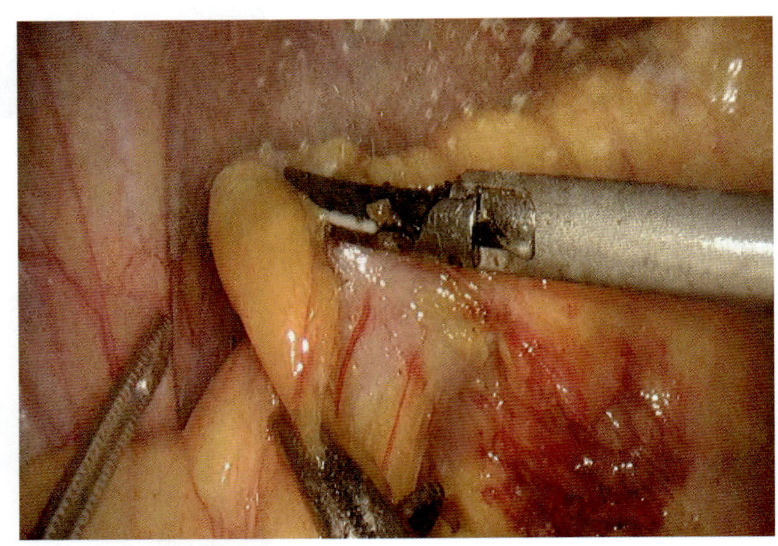

【标本取出与消化道重建】

1. 标本取出　用碘附纱布对阴道进行充分消毒，助手经阴道用膀胱拉钩将阴道后穹隆抬起（图 55-37），术者用电钩在阴道上横行切开一个长度约 4cm 的切口（图 55-38）。术者从主操作孔置入保护套，助手经阴道置入卵圆钳将保护套拉出体外并撑开（图 55-39），再经保护套将抵钉座送入腹腔（图 55-40）。在肿瘤上方乙状结肠预切定线下方 1cm 纵行切开肠壁，助手用吸引器及时将肠内容物吸净（图 55-41），并用碘附纱布清洗肠腔（图 55-42）。将抵钉座置入乙状结肠近端肠腔内（图 55-43），用直线切割闭合器横断乙状结肠（图 55-44）。至此，乙状结肠肿瘤及肠段完全切除，游离于腹腔。术者和助手将标本及用过的小纱布全部置入保护套中，并拉紧保护套内口，另一助手用卵圆钳在保护套内夹持住肿瘤下方肠壁断端，缓慢、匀速地将肿瘤及纱布拉出体外（图 55-45、图 55-46）。

图 55-37　膀胱拉钩体外指示

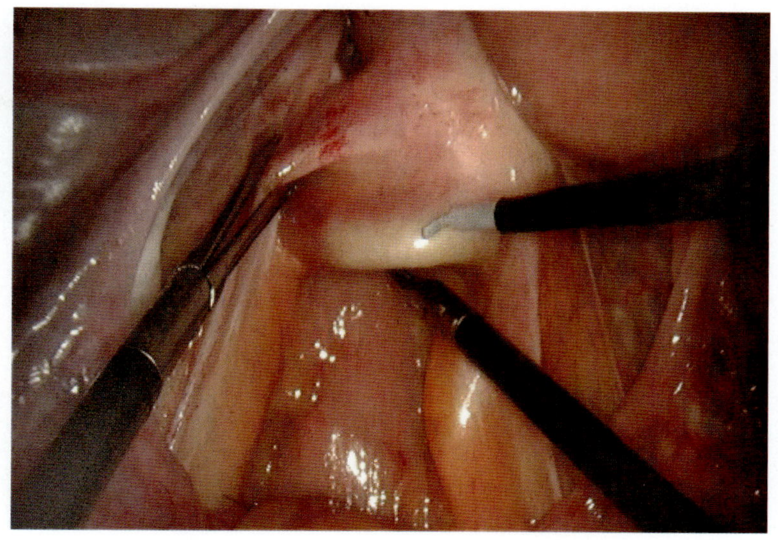

图 55-38　切开阴道后穹隆

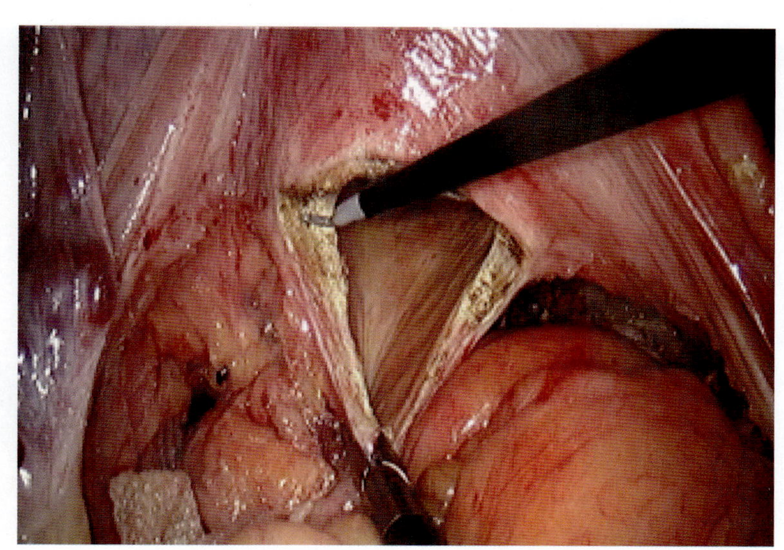

图 55-39　经阴道将保护套拉出体外并撑开

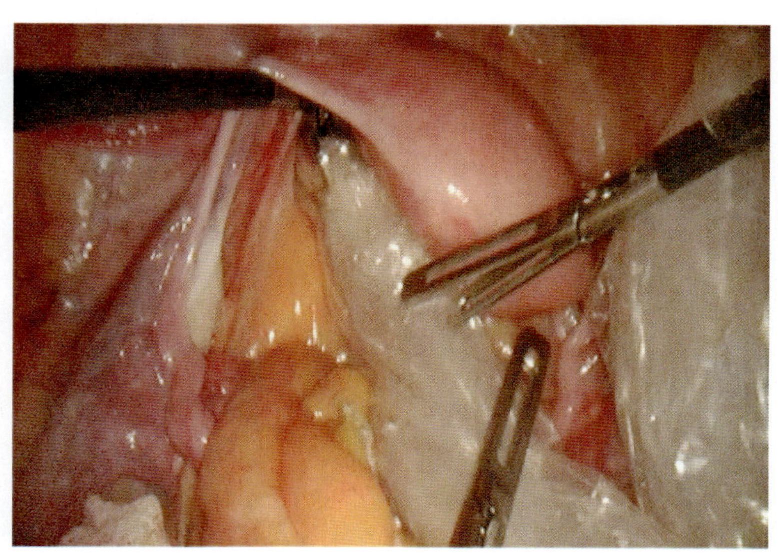

图 55-40　经阴道置入抵钉座

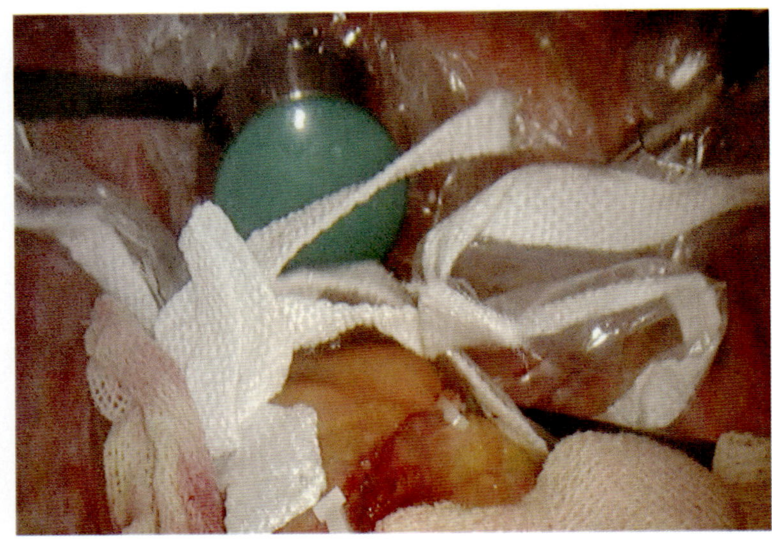

图 55-41　在肿瘤上方肠壁切开一小口

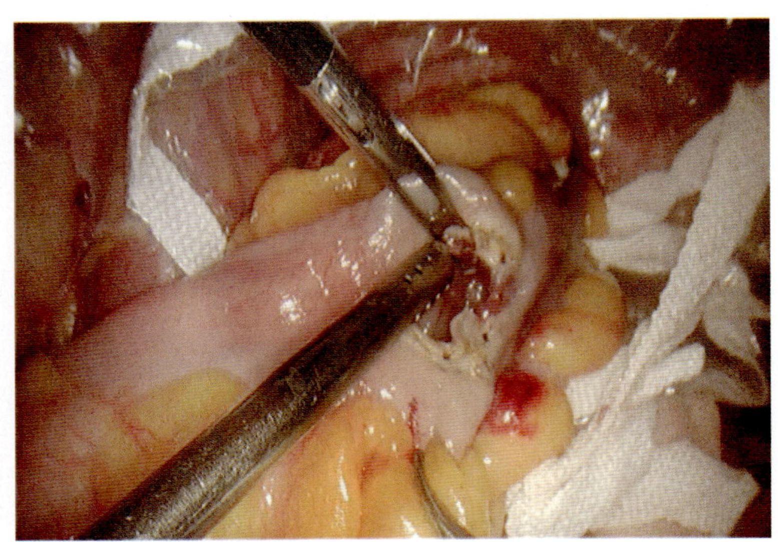

图 55-42　用碘附纱布消毒肠管

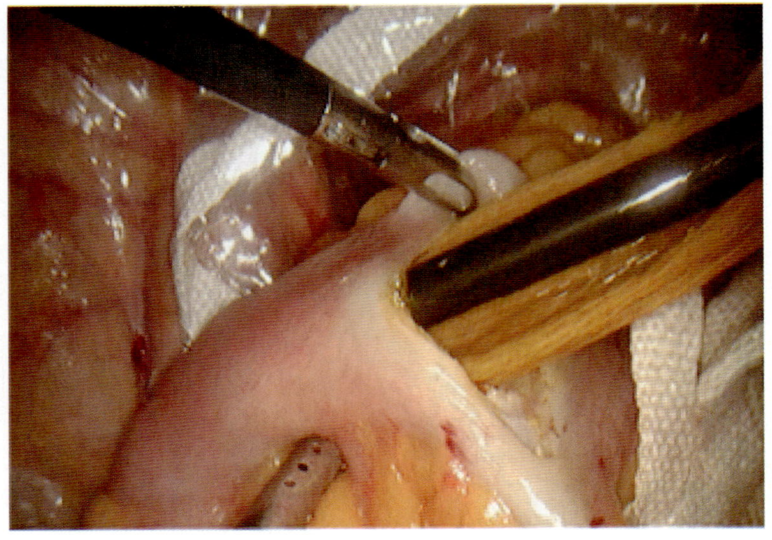

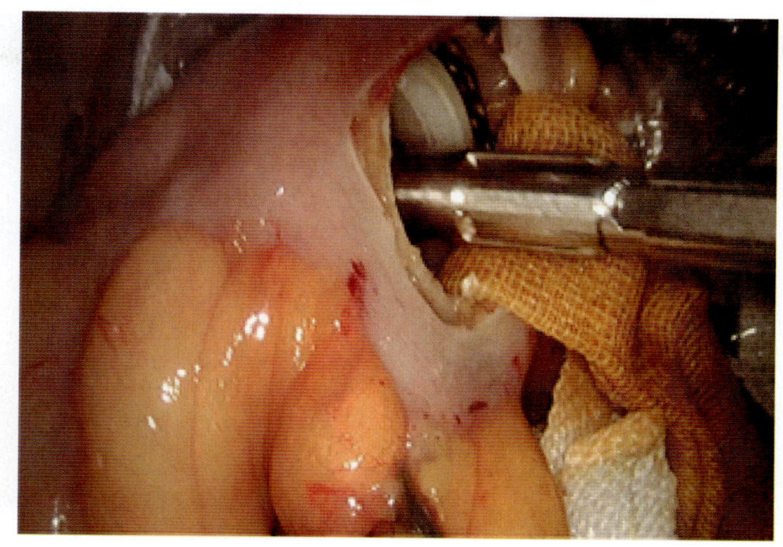

图 55-43　将抵钉座置入乙状结肠近端

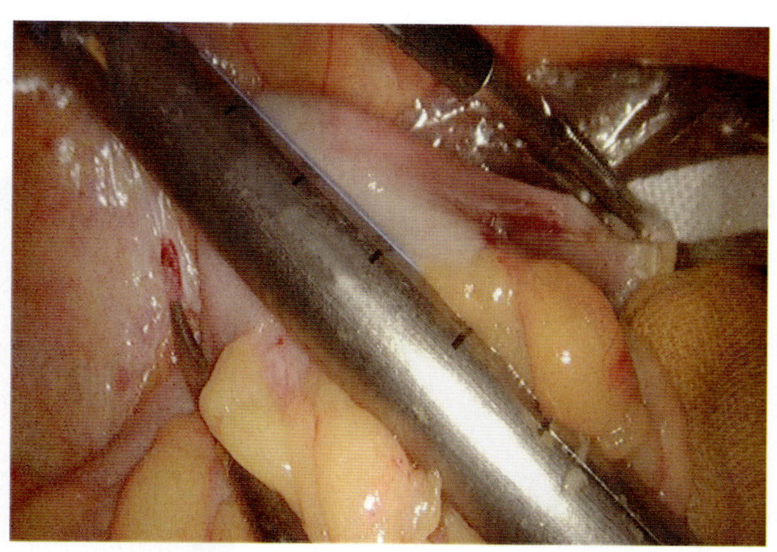

图 55-44　切割闭合乙状结肠肠管

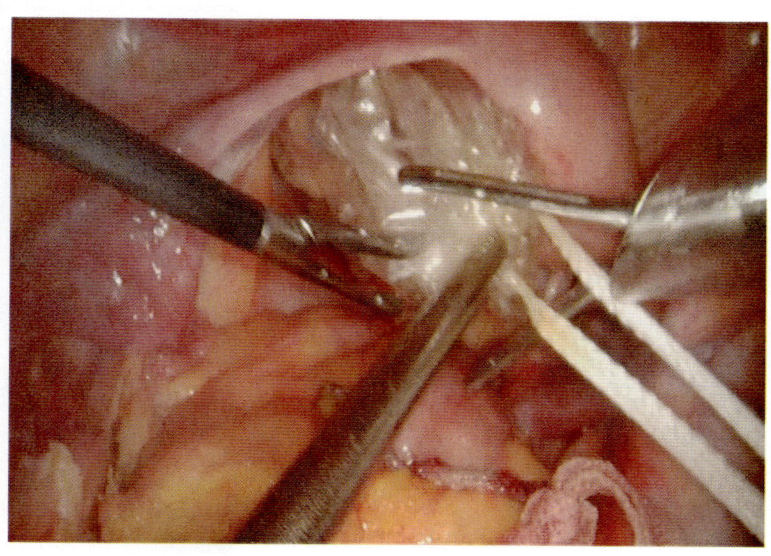

图 55-45　经阴道取出乙状结肠肿瘤标本及纱布

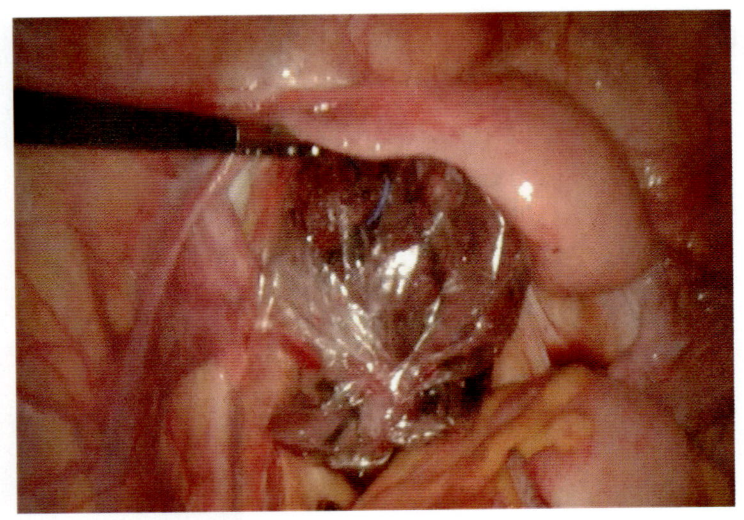
图 55-46　经阴道取出右半结肠标本

2. 消化道重建　在乙状结肠断端一角做一小切口(图 55-47)，取出抵钉座连接杆(图 55-48)。经肛门置入环形吻合器并旋出吻合器穿刺针(图 55-49)，完成乙状结肠直肠端端吻合(图 55-50)。最后进行注水注气试验，检查吻合口完整性，可以加固缝合“危险三角”(图 55-51)。再次检查吻合口通畅性，确切无出血。温生理盐水或蒸馏水冲洗腹腔后，经腹或经阴道放置腹腔引流管。

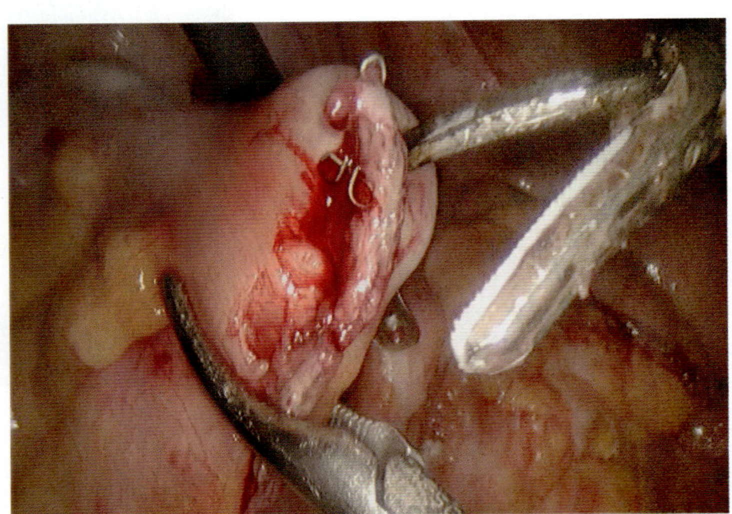
图 55-47　切开乙状结肠残端一角

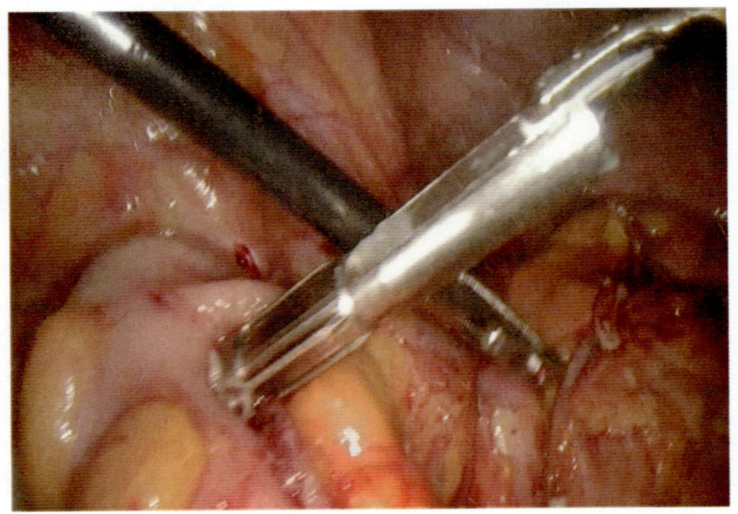
图 55-48　取出抵钉座连接杆

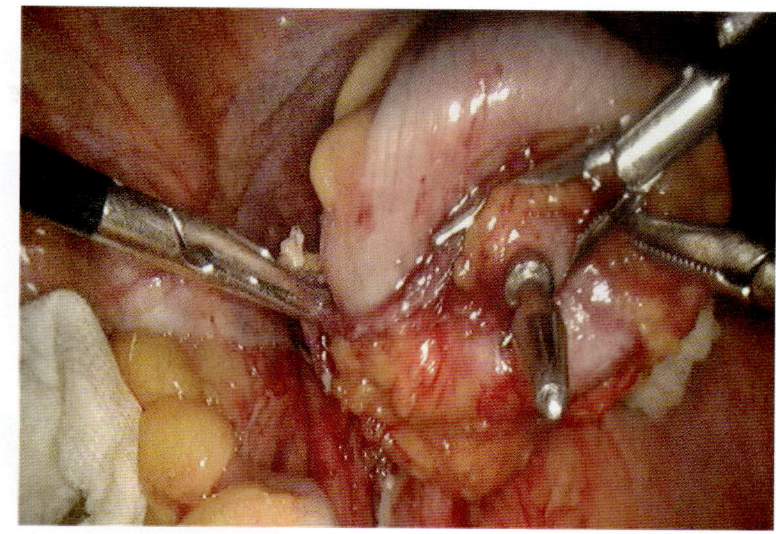

图 55-49　旋出吻合器穿刺针

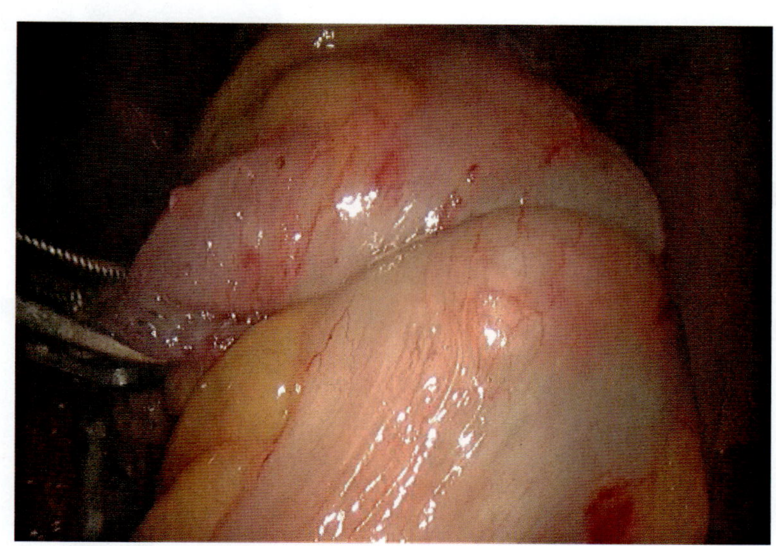

图 55-50　乙状结肠直肠端端吻合

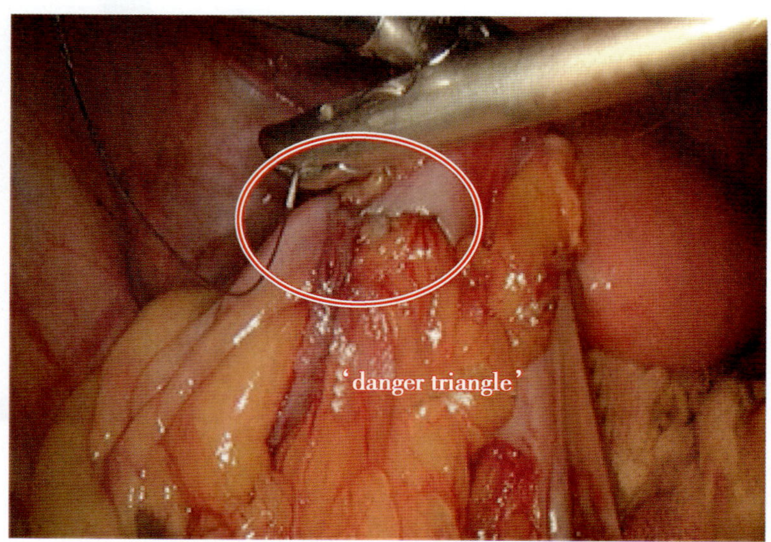

图 55-51　“危险三角”（danger triangle）加固缝合

3. 缝合阴道切口和戳卡孔　镜下缝合阴道切口(图 55-52)，引流管摆放好后，排出腹腔气体，缝合戳卡孔。

图 55-52　缝合阴道后穹隆切口

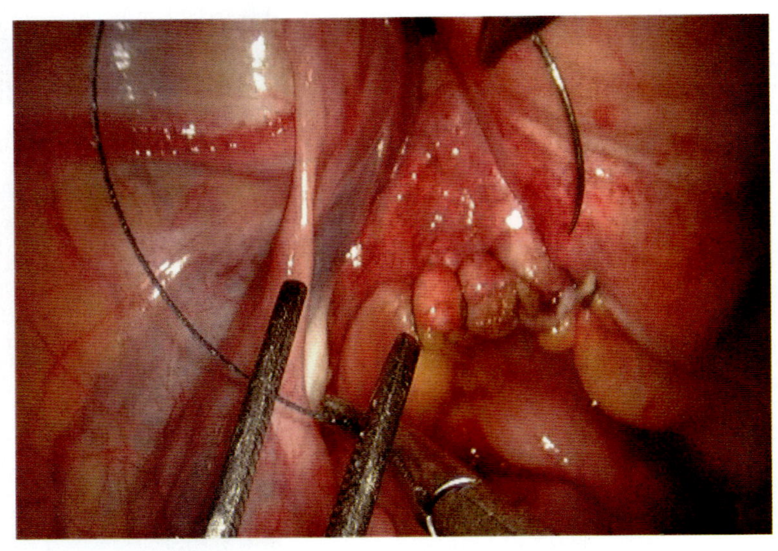

【术后腹壁及标本照片】(图 55-53~ 图 55-55)

图 55-53　术后腹壁照片

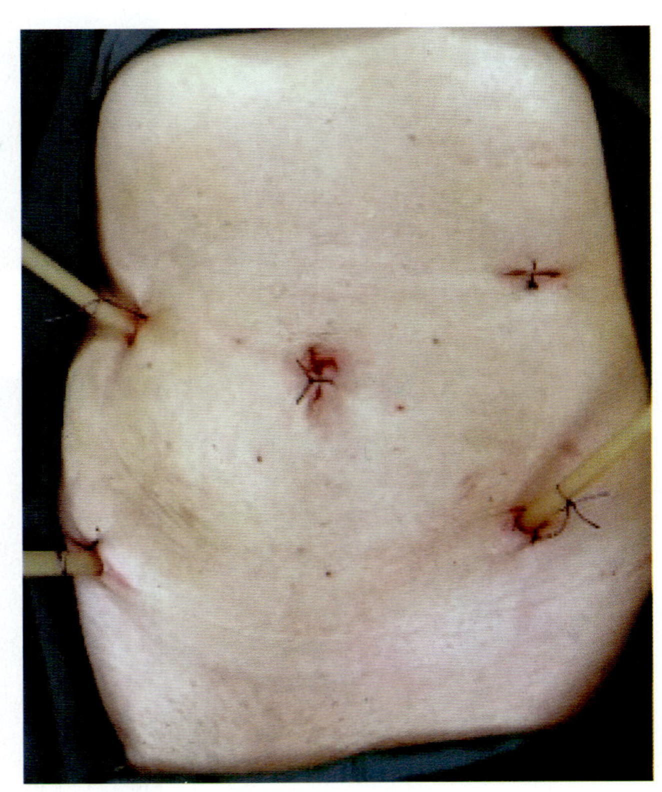

图 55-54　术后 1 个月腹壁照片

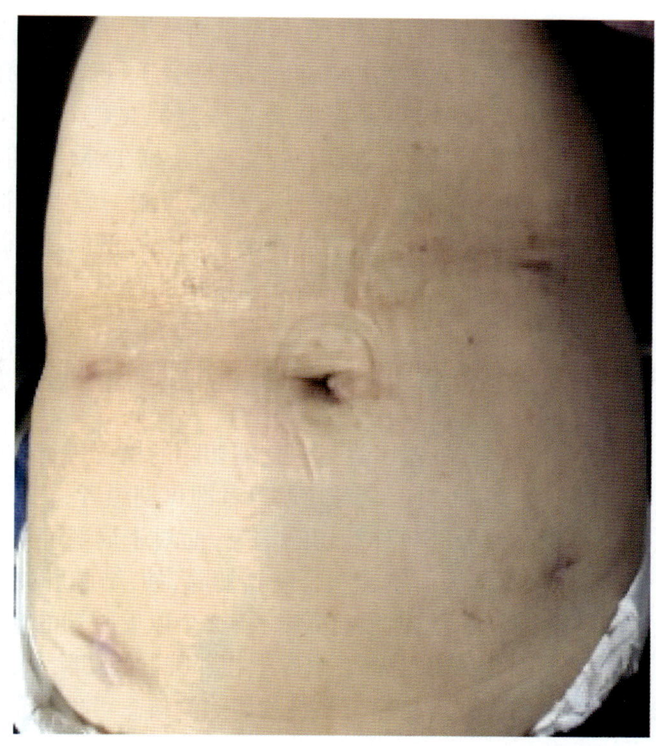

图 55-55　标本照片

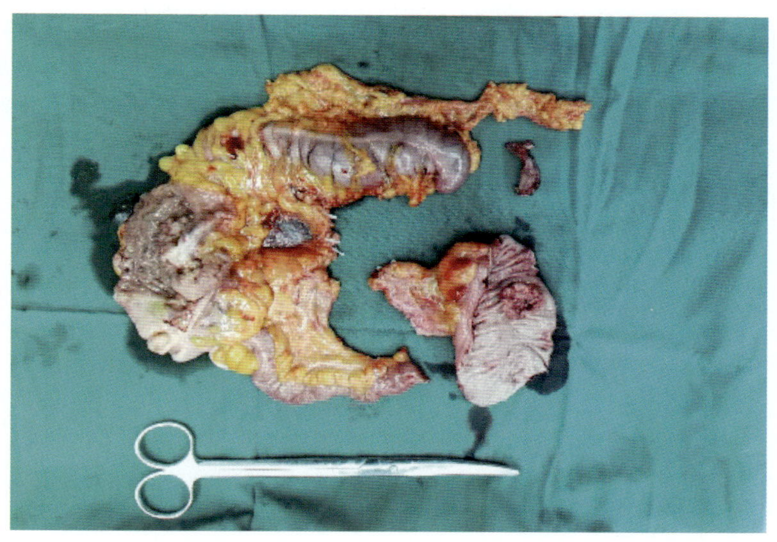

第四节　手术相关要点、难点、热点剖析

【微创治疗在 MPCRC 中的应用】

对于非同一肠段 MPCRC，传统开腹手术带给患者的创伤较大，需要贯穿上下腹部的“通天口”才能完成双病灶或多病灶的同期根治。腹腔镜手术的普及，给 MPCRC 的治疗带来新的方式。腹腔镜手术在达到根治的同时，带给患者的创伤更小，但是传统的腹腔镜手术除了戳卡孔外还需要 5~8cm 左右的切口。经自然腔道取标本手术从自然腔道肛门和阴道取出标本，是一种创伤更小、效果更好的微创手术方式，真

正实现了从小切口到无切口的转变。

结直肠多原发癌术后辅助治疗缺乏统一标准。MPCRC 的病理类型与单发 CRC 类似，以腺癌为主。最终疾病分期参照美国癌症联合委员会（AJCC）CRC 分期标准（第 8 版），以该患者多个病灶中最高 TNM 分期作为标准。因此在选择化疗方案时，以 TNM 分期最高的病灶为主。结合笔者的临床经验，考虑多原发癌患者肿瘤负荷较单原发癌患者大，且同一患者不同癌灶存在病理类型和分化程度不同等情况，对于Ⅱ期无高危因素的患者术后是否行辅助化疗的问题，笔者倾向于推荐使用化疗。研究表明，MPCRC 与单发结直肠癌病理分期相同且均实施根治性切除术的情况下，预后无明显差异。

【联合脏器切除与多脏器切除的区别】

想要对联合脏器切除与多脏器切除的概念进行准确定义，首先要明确晚期肠癌应包含局部晚期和全身晚期 2 种类型，对于全身晚期患者即Ⅳ期患者，想要达到手术根治的目的，需行多脏器切除，如，直肠癌根治术联合部分肝转移灶切除术等；而对于局部晚期（概念如上述），在根治目的的前提下须切除癌肿侵犯的周围脏器，进而实施联合脏器切除，如，结肠肝曲癌侵犯部分肝的手术。也就是说，多脏器切除指肿瘤转移至远隔脏器，因根治需求，行 2 个以上脏器的切除术；而联合脏器切除指因肿瘤侵犯（炎性或癌性）周围脏器，完整切除需行 2 个以上相邻脏器的切除术。

明确联合脏器切除与多脏器切除的概念可以避免临床上医学词汇的使用混乱，同时也为更为准确地评估患者预后、临床多中心数据整理建立统一标准提供可能。在临床工作中，随着亚专科的细化，越来越多的多脏器切除手术需要结直肠肿瘤外科医师联合肝胆外科、胸外科医师协同完成，这也符合多学科诊疗（MDT）协作的原则与趋势。相对于此，联合脏器切除则通常由结直肠肿瘤外科医师独立完成。然而，由于专科细化越来越明显，对于多数年轻医师来说，主观判定癌肿可切除抑或不可切除的确存在困难，此外，在目前的医疗现状下施行较大的手术，其潜在的风险不言而喻，因此术者需在术前取得患者及家属的充分信任和理解。

（王锡山　陈海鹏　王贵玉　张　骞）

第五十六章 腹部无辅助切口经直肠拖出标本的腹腔镜下直肠癌根治术＋肝转移瘤切除术

【前言】

直肠癌及乙状结肠癌肝转移临床常见，其临床特点是病灶多发，并且转移瘤多位于肝表面，因而同期手术切除是有效可行的治疗方法。腹部无辅助切口经直肠拖出标本腹腔镜下直肠癌根治术＋肝转移瘤切除术主要适用于肿瘤较小的直肠癌合并肝转移的患者。此类手术的操作特点主要有：① NOSES 采用经自然腔道取标本的手术方式，减少了腹壁辅助切口；②一次微创手术同时切除直肠原发病灶＋肝转移灶，损伤最小化。术前除对原发病灶和肝转移灶进行充分评估外，还需要结合患者的全身状况、手术难易程度及手术团队的经验等多方面因素，经多学科团队充分讨论后，作出个性化的选择。术中需严格遵守全直肠系膜切除术原则，无论肛管括约肌保留与否，原发直肠癌均需达到根治性切除，同时肝转移病灶得到 R_0 切除。由于直肠癌解剖位置深在，治疗策略复杂，导致其治疗策略不同于结肠癌合并肝转移。同时，在手术治疗时机的把握和方式的选择方面，需结合患者和医师自身情况做出个性化安排。

第一节 适应证与禁忌证

【适应证】(图 56-1~ 图 56-4)

1. 对于直肠原发病灶

(1) 直肠、直肠乙状结肠交界、乙状结肠和降结肠乙状结肠交界处肿瘤。

(2) 术中判断肠管连同系膜和瘤体的最大直径小于 7cm。

(3) 肿瘤没有侵犯周围脏器，不侵出浆膜层为宜。

(4) 患者 $BMI<25kg/m^2$。

2. 对于肝转移瘤

(1) 原发病灶和肝转移灶均能达到 R_0 切除，并且能保留足够的残肝功能(残存肝体积一般要求 >50%)。

(2) 肝转移灶直径 ≤ 3cm，数目 ≤ 6 个。

(3) 肿瘤位于第Ⅱ、Ⅲ、Ⅳb、Ⅴ和Ⅵ段肝表面或周边，与肝大血管及二级分支血管无密切关系。

(4) 肝门淋巴结无须清扫。

【禁忌证】

1. 对于直肠原发病灶

(1) 既往有肛管、肿瘤远侧直肠手术和/或外伤等导致的直肠肛管狭窄或缺乏扩张能力等。

(2) 肿瘤远侧肠管合并溃疡性结肠炎、克罗恩病、放射性直肠炎等。

(3) 合并急性肠梗阻。

(4) 患者 BMI>30kg/m^2。

2. 对于肝转移瘤

(1) 肝肿瘤位于肝实质内不易切除者。

(2) 侵犯肝大血管及其二级分支血管者。

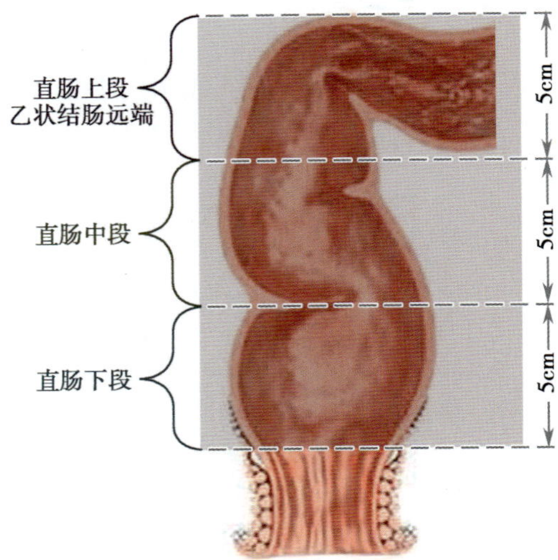

图 56-1 适用的肿瘤位置

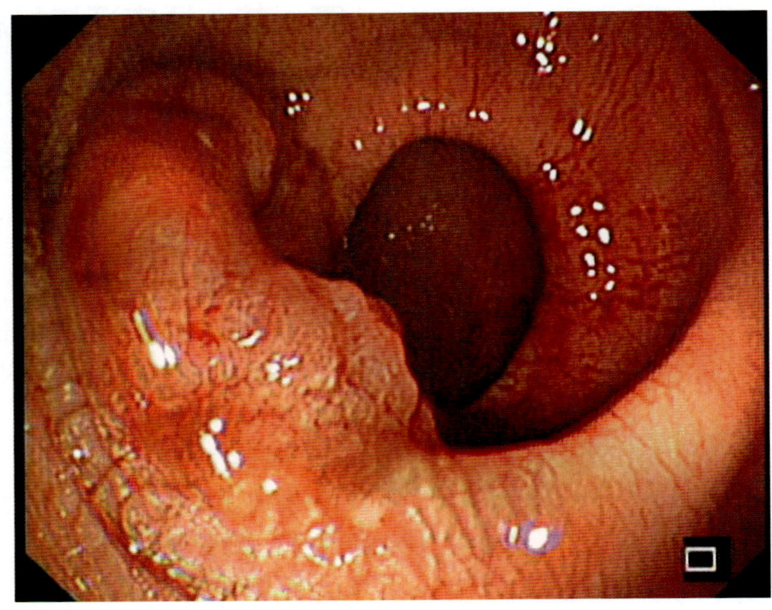

图 56-2 结肠镜：肿瘤距肛门约 6cm，最大径约 3cm

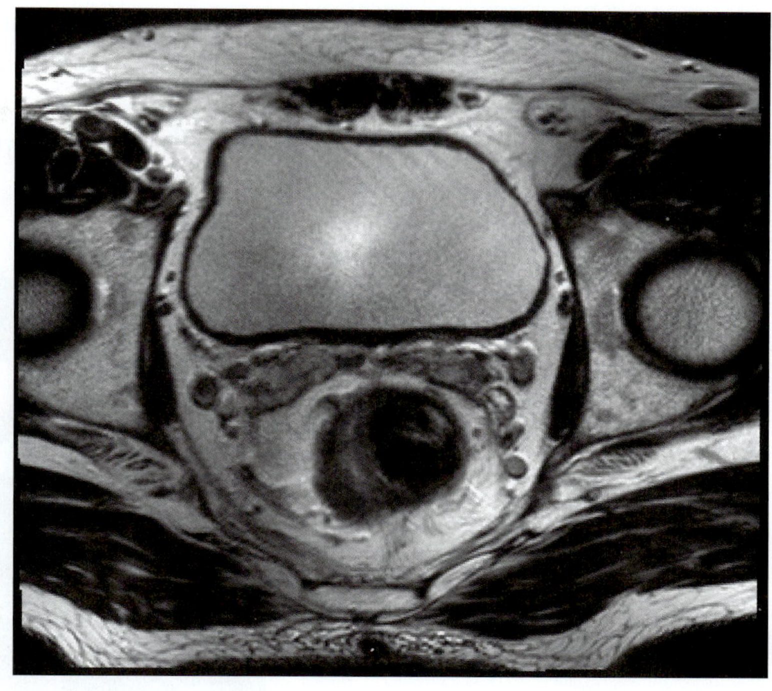

图 56-3　直肠 MRI：T_2，肿瘤最大径 5.3cm

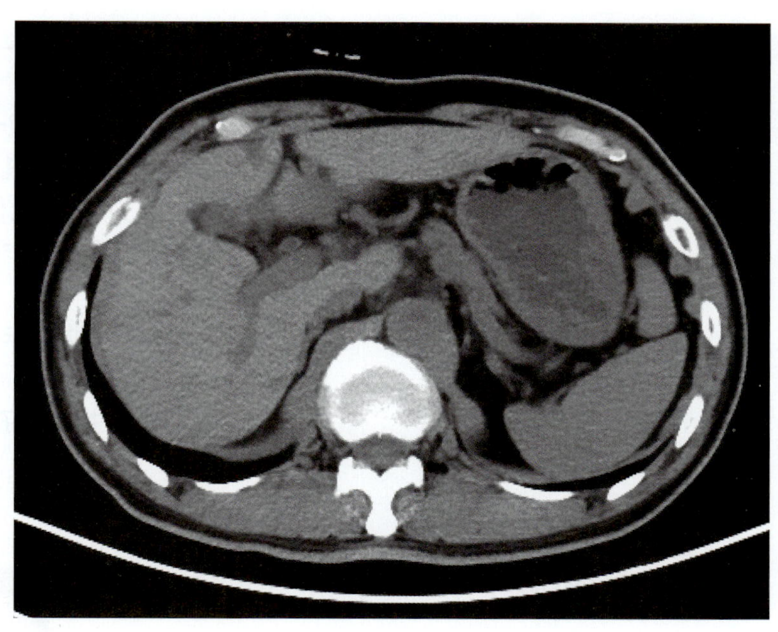

图 56-4　肝 CT：肿块位于表面

第二节　麻醉、体位、戳卡位置与术者站位

【麻醉方式】

全身麻醉。

【手术体位】

患者取截石位，右侧大腿稍低（图 56-5）。

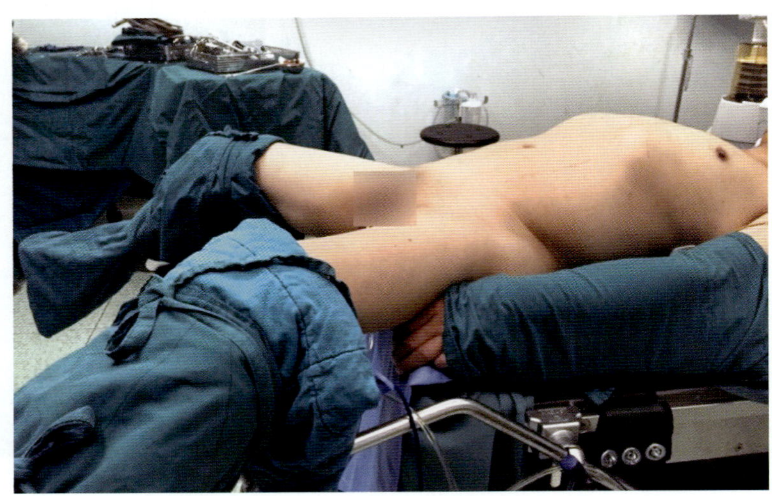

图 56-5　患者体位

【戳卡位置】（图 56-6）

1. 腹腔镜镜头戳卡孔（10mm 戳卡）　位于脐上 2cm。

2. 术者主操作孔（12mm 戳卡）　位于脐与右髂前上棘连线中外 1/3 为宜，超低位直肠手术时可稍偏内侧。

3. 术者辅助操作孔（5mm 戳卡）　位于脐旁右旁正中线上 5cm。

4. 助手辅助操作孔（5mm 戳卡）　位于左髂前上棘与脐连线中外 1/3 处。

5. 助手主操作孔（12mm 戳卡）　位于脐水平左腹直肌外缘。

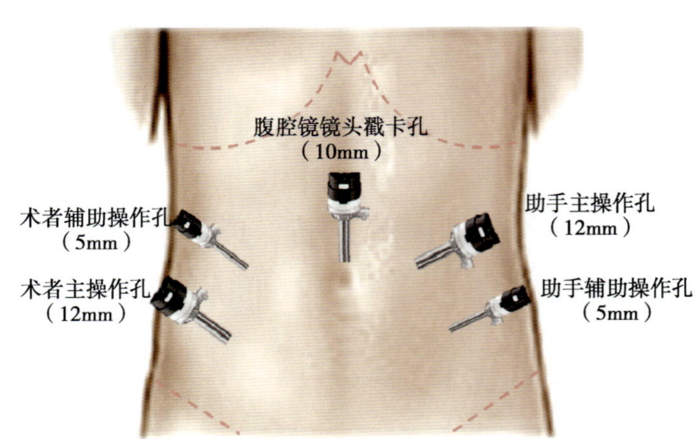

图 56-6　戳卡位置（五孔法）

【术者站位】

切除直肠肿瘤时，术者站位于患者右侧，助手站位于患者左侧，扶镜手站位于术者同侧(图 56-7)。切除肝肿瘤时，显示器置于患者右前侧，术者站位于患者两腿之间，助手和扶镜手站位于患者左侧。

图 56-7 术者站位

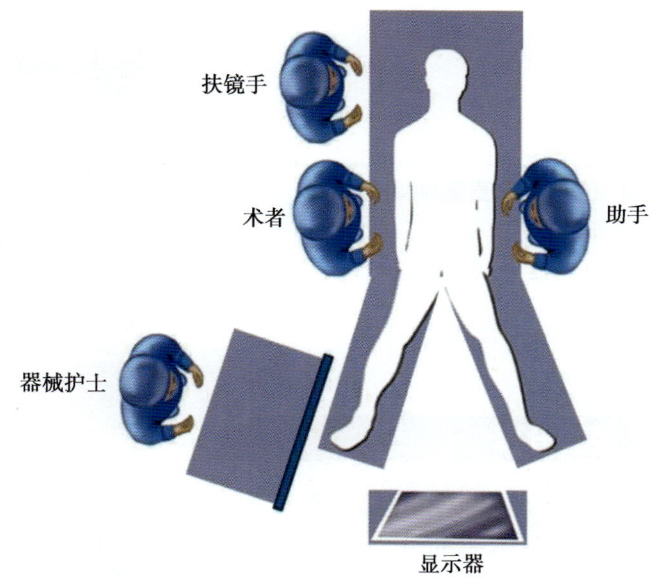

【特殊手术器械】

超声刀、电铲、45/60mm 直线切割闭合器、28mm 环形吻合器、无菌保护套。

第三节 手术操作步骤、技巧与要点

【探查与手术方案制订】

1. **常规探查** 仔细观察肝、胆囊、胃、脾、大网膜、结肠、小肠及系膜表面和盆腔脏器有无种植转移(图 56-8)。

2. **探查肿瘤** 观察肿瘤的位置、大小、是否累及浆膜面，判定系膜肥厚程度、肿瘤及系膜最长径，能否经肛门拖出标本(图 56-9)。

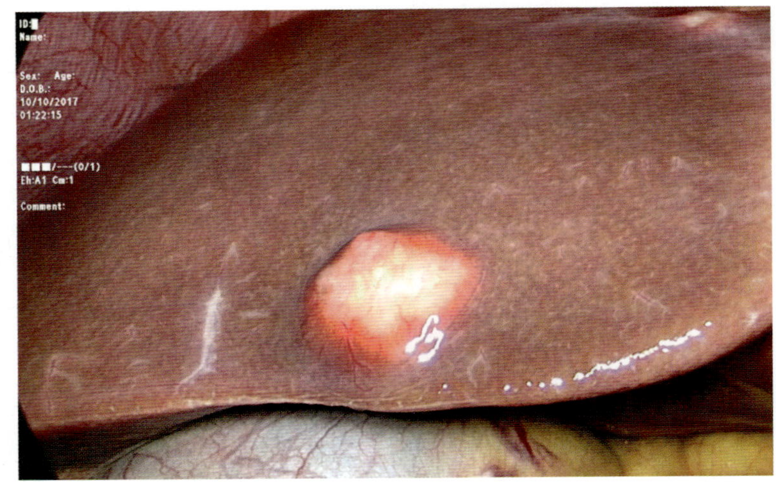

图 56-8　探查肝

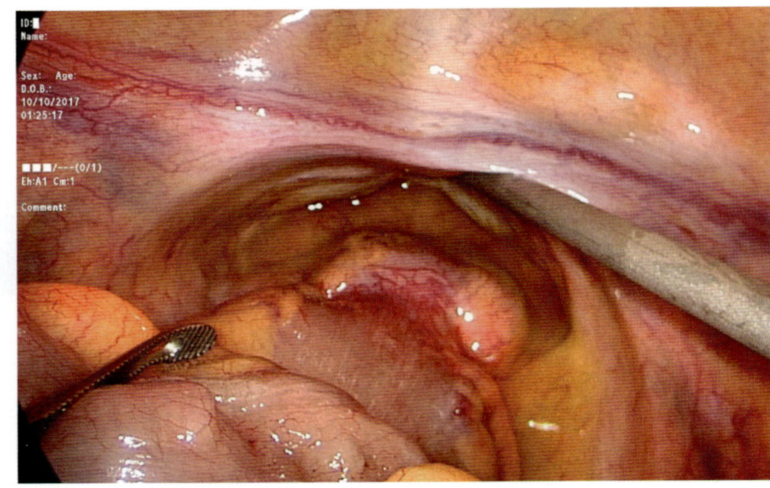

图 56-9　探查直肠肿瘤

经验分享：

肿瘤较小未侵犯浆膜层时不易定位，可钳夹肠管仔细感触，必要时行术中肠镜定位。

【解剖与分离】

1．切开乙状结肠右侧系膜　采取中间入路，沿乙状结肠右侧“黄白交界线”纵行切开后腹膜，上至肠系膜下动脉根部上方，下至肿瘤远侧 5cm 或盆底腹膜处，进入 Toldt 间隙（图 56-10~图 56-12）。

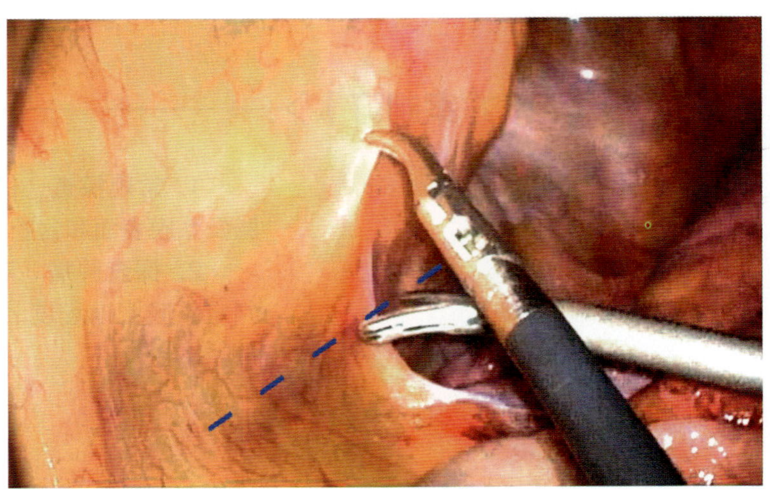

图 56-10　辨认“黄白交界线”，于骶骨岬水平切开

图 56-11　寻找并进入 Toldt 间隙

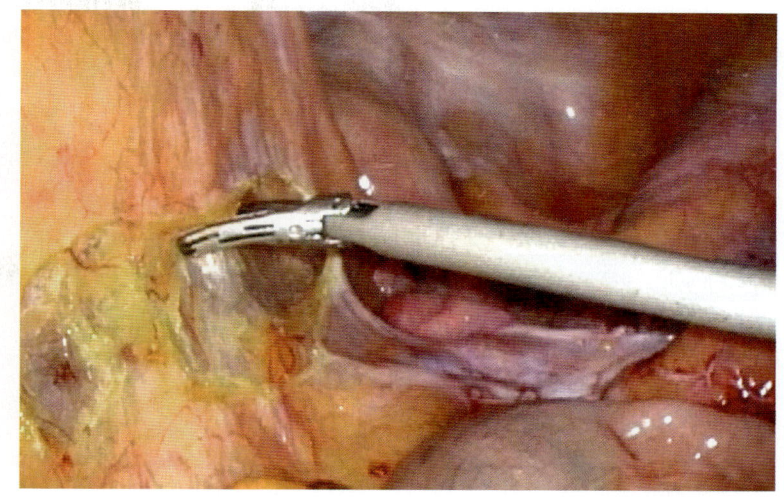

经验分享：

助手将乙状结肠系膜充分展开，利用超声刀的气泡效应，很容易找到 Toldt 间隙。

图 56-12　拓展 Toldt 间隙

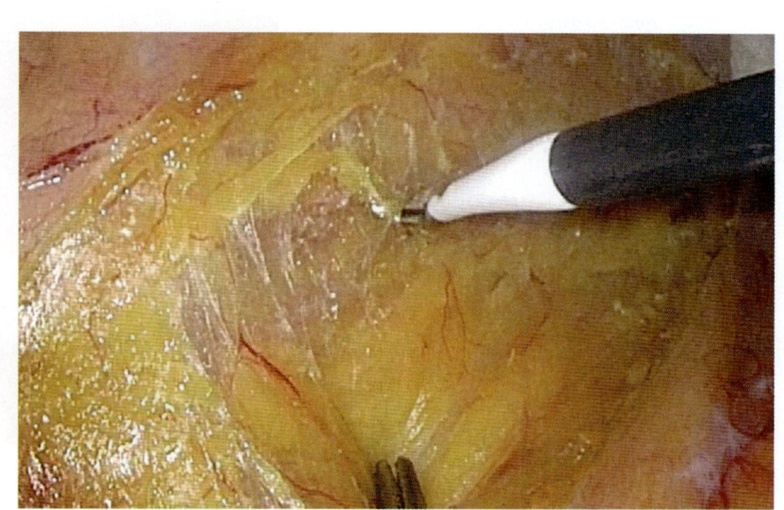

经验分享：

正确地使用电铲能达到更好的分离，并且不容易走错层次。

2. 显露并离断肠系膜下动脉根部　向左侧、头侧拓展 Toldt 间隙，显露肠系膜下动脉根部，根部用 hem-o-lock 闭合离断，一直游离至降结肠旁沟外侧，注意保护生殖血管及输尿管（图 56-13～图 56-15）。

图 56-13　离断肠系膜下动脉根部

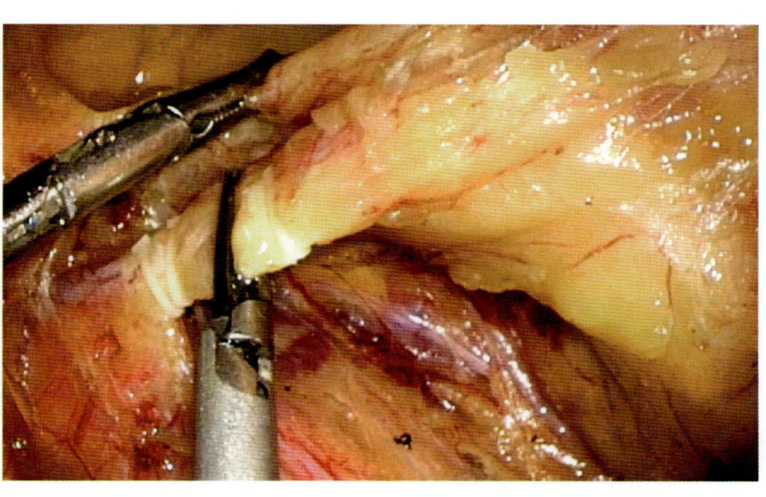

经验分享：

距根部 2cm 切断肠系膜下动脉为宜，注意勿损伤血管鞘周围的肠系膜下丛神经。

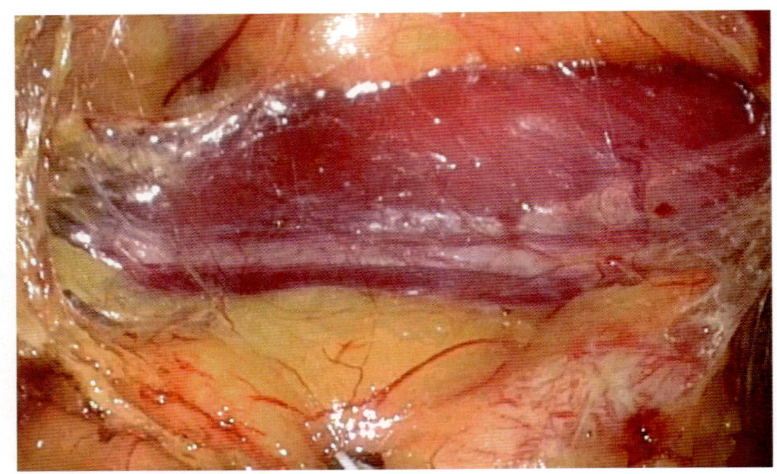

图 56-14　向头侧、外侧拓展 Toldt 间隙

经验分享：

始终顺 Toldt 间隙分离，保留输尿管前方的一层薄膜，可避免损伤输尿管。

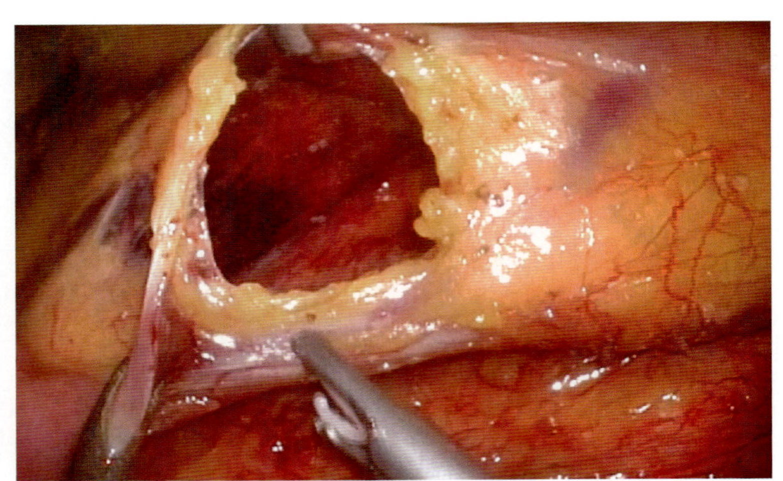

图 56-15　离断肠系膜下静脉

经验分享：

不要急于离断肠系膜下静脉，否则不容易形成“帐篷”样结构，不利于拓展 Toldt 间隙。

3. 游离直肠　顺 Toldt 间隙向下方游离，依次分离直肠后壁、侧壁及直肠前壁，注意保护腹下神经及盆神经（图 56-16~图 56-20）。游离前壁时，在腹膜反折上方 2cm 打开腹膜，离断腹膜会阴筋膜（迪氏筋膜，Denonvillier's fascia），显露精囊腺或阴道壁。裁剪乙状结肠系膜后，在肿瘤下方 2cm 以上裸化直肠壁（图 56-21）。

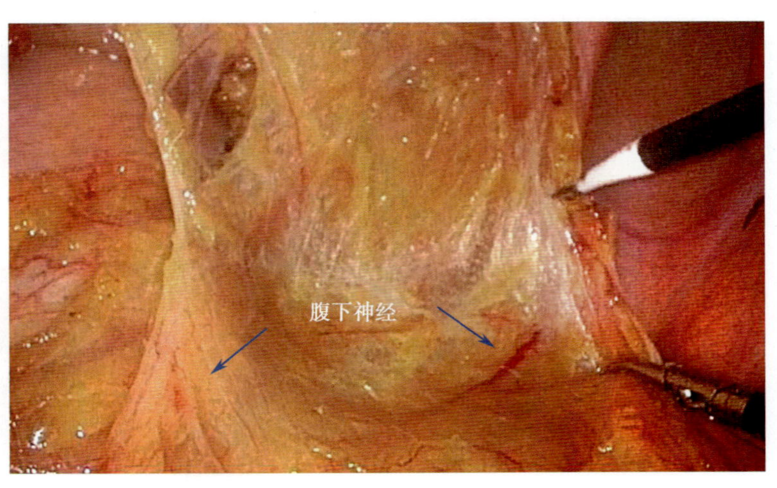

图 56-16　游离直肠后壁

经验分享：

注意保护双侧腹下神经及盆神经。

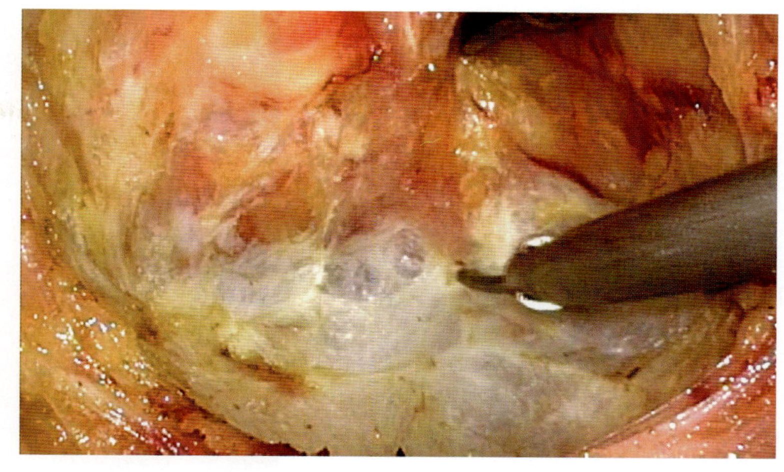

图 56-17　游离直肠后壁

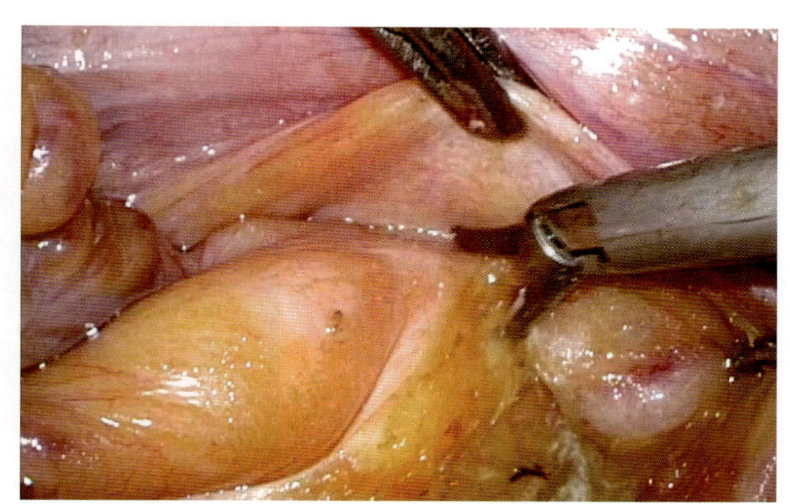

图 56-18　游离直肠右侧壁

经验分享：

显露精囊腺以后，需注意超声刀行进的方向始终与“精囊腺尾部和腹下神经连线”保持一致。当游离至精囊腺尾部时，分离的方向应偏向内侧，以免损伤泌尿生殖神经血管束。

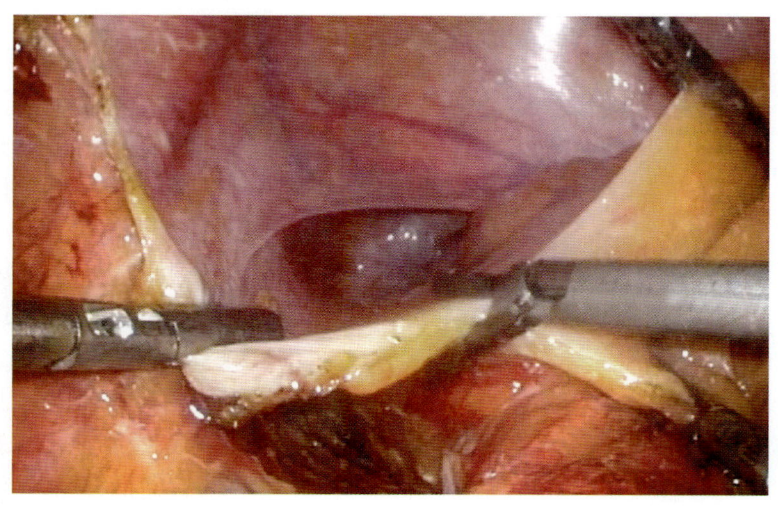

图 56-19　游离直肠左侧壁

经验分享：

当肿瘤位置较低时，左侧腹膜不宜切除过多，以免缝合盆底时张力过高。

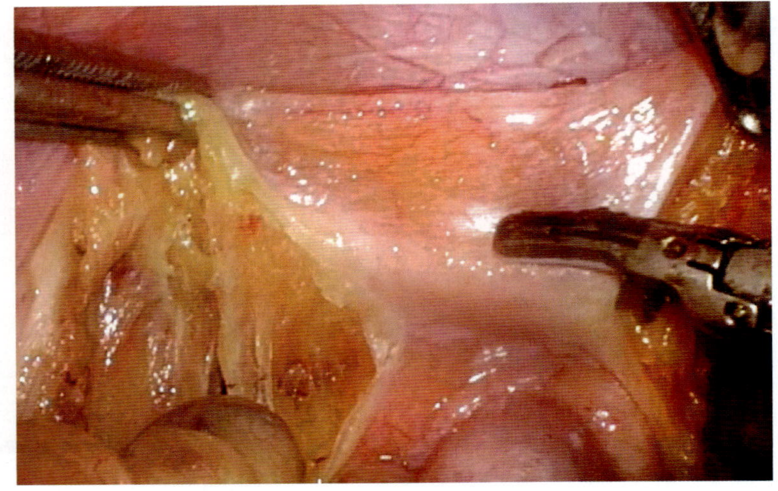

图 56-20　游离直肠前壁

经验分享：

精囊腺和迪氏筋膜间有一疏松间隙，正确的解剖应在此间隙内前进。当直肠前间隙分离至双侧精囊腺完全显露后，要横断迪氏筋膜，否则容易导致出血并损伤支配精囊腺的神经。

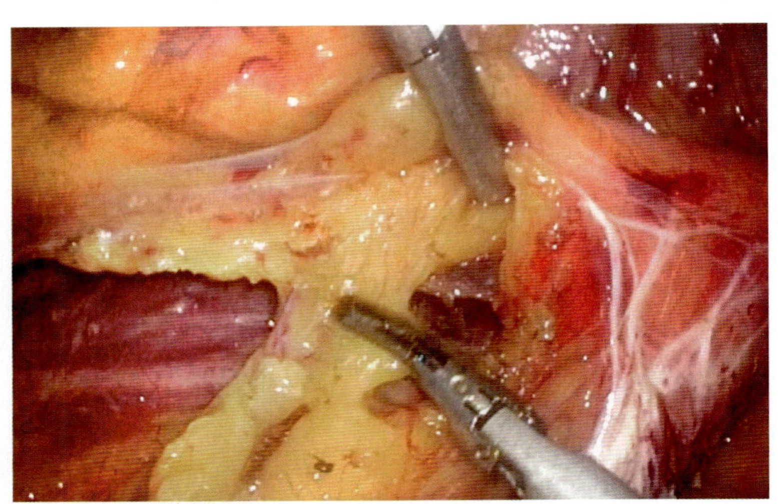

图 56-21　裁剪乙状结肠系膜

【标本切除与消化道重建】

1. 直肠标本切除及拖出　肿瘤近侧约 10cm 处选择拟切断吻合部位，测量确定保留足够长度与远端吻合无张力。裸化肠壁，腹腔镜切割闭合器切断闭合肠管。距离肿瘤下缘 2~4cm 处裸化肠管，纱线条结扎肠管（图 56-22）。肿瘤远端结扎线远侧约 1cm 处用超声刀横断远侧肠壁，碘附纱条局部消毒（图 56-23、图 56-24）。经右下腹主操作戳卡内置入长 25cm 的标本保护套（图 56-25、图 56-26）。

会阴组：会阴组医师充分扩肛至 4 指，生理盐水反复冲洗直肠肠腔，用干净纱布去除腔内多余的水分。经肛门插入带齿 kock 钳至直肠残端上方 4~5cm，钳夹标本保护套结扎一端，从直肠腔内经肛门拖出，腹腔内直肠残端上方保留长 7~8cm。

剪除经肛拖出保护套的结扎部分，用 kock 钳钳夹 28# 或 29# 吻合器抵钉座，经保护套将其放入腹腔（图 56-27）。kock 钳钳夹已切除游离的体积较细的近侧肠管残端，经标本保护套内向体外拖出（图 56-28~ 图 56-30）。

图 56-22　纱条结扎肿瘤远端肠管

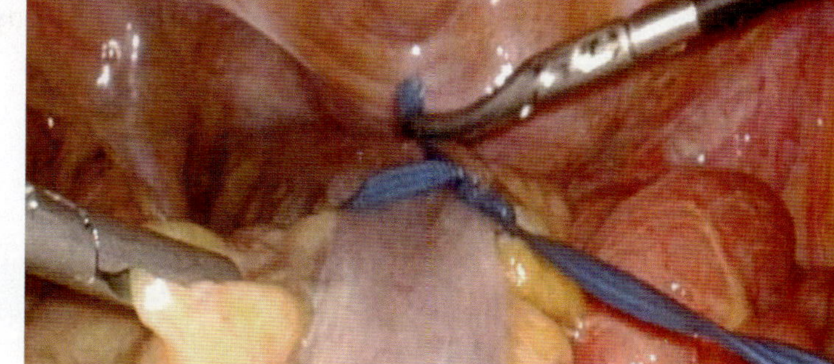

经验分享：

纱条结扎牢靠，并可节省钉仓，一举两得。

图 56-23　切割闭合器离断近端肠管

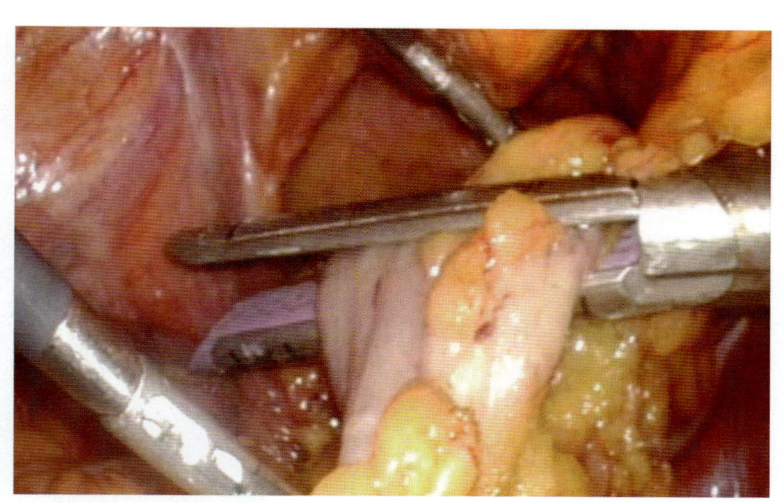

图 56-24　碘附纱条消毒切开的肠腔

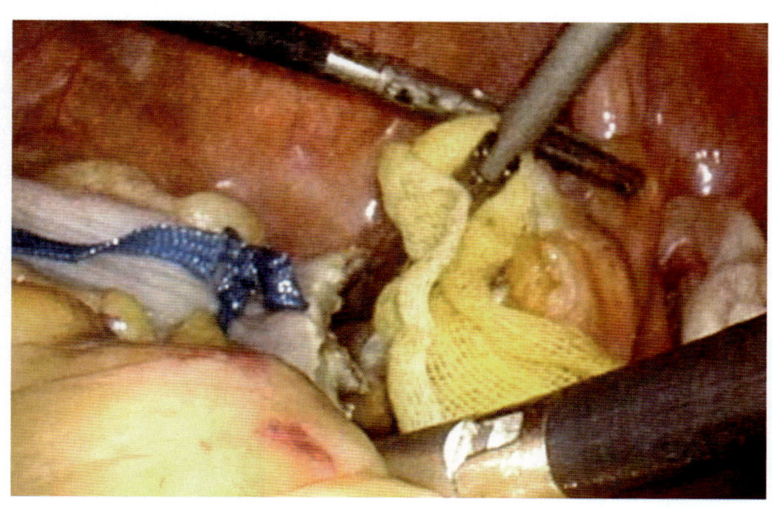

图 56-25　经主操作戳卡置入塑料保护套

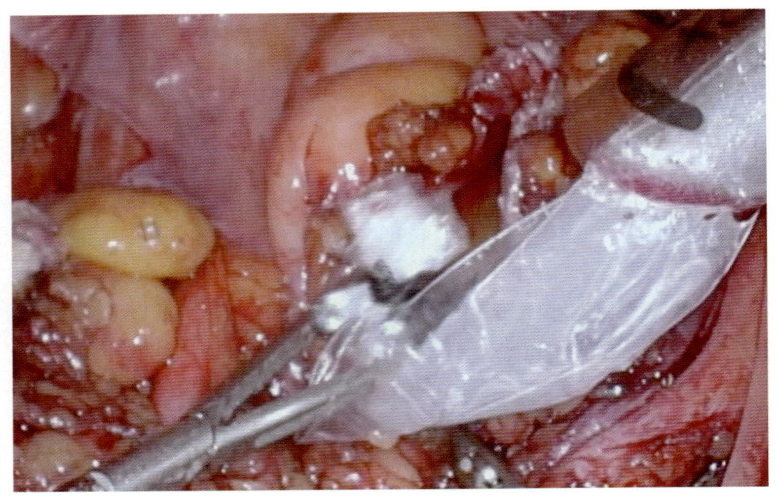

经验分享：

无菌标本套自腹腔内进入，再从直肠残端拖出肛门外，有效避免了腹腔内的逆行污染。

图 56-26　置入的腔镜保护套

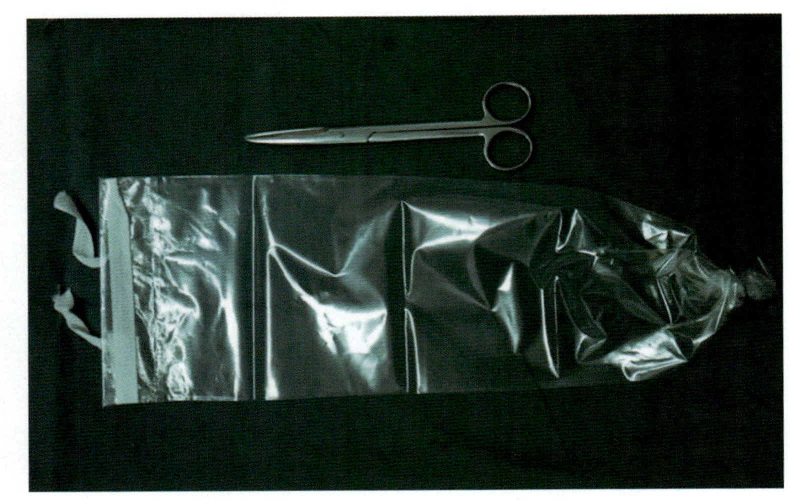

经验分享：

标本保护套采用我国 3L 公司生产的腹腔镜保护套剪裁而成，根据远侧直肠保留的长度，截取保护套一端长 25~35cm 制作而成；一端结扎，一端为开放的带有结扎带的开口；准备过程中袋内置约 5ml 石蜡油冲洗润滑。

图 56-27　自肛门经保护套置入吻合器抵钉座

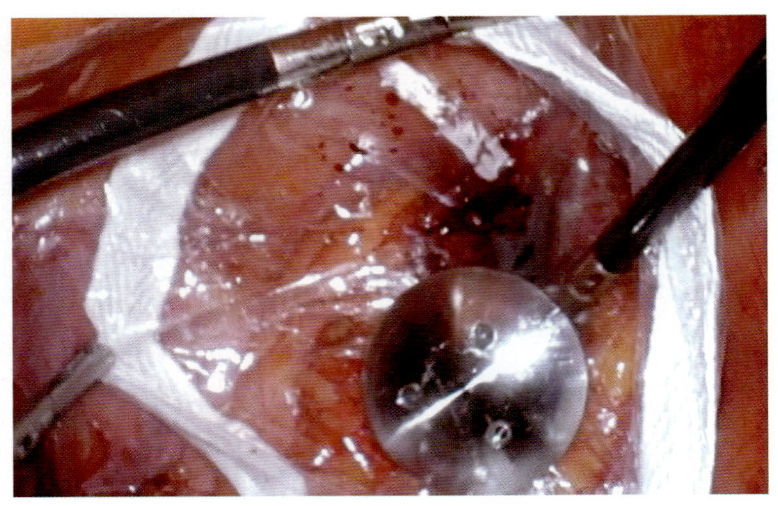

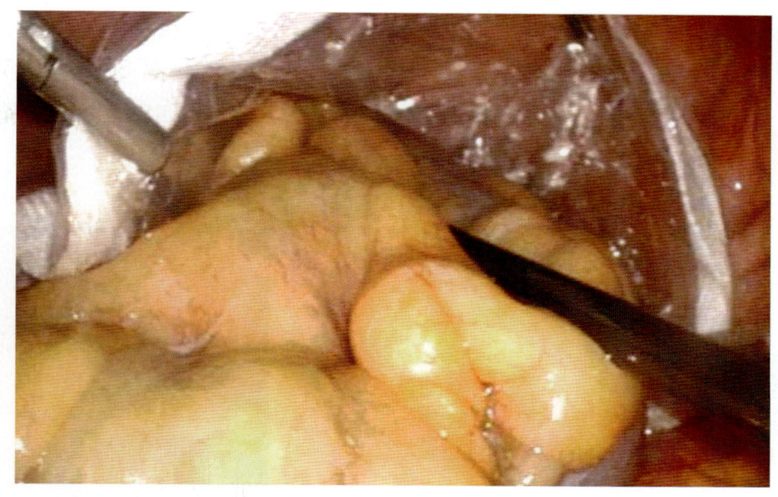

图 56-28 将切除的标本置入保护套

经验分享:

kock 钳钳夹已切除游离的体积较细的近侧肠管残端。术者和助手用钳夹钳向上方牵拉直肠残端的边缘,防止一起被翻入腔内,影响标本的拖出。

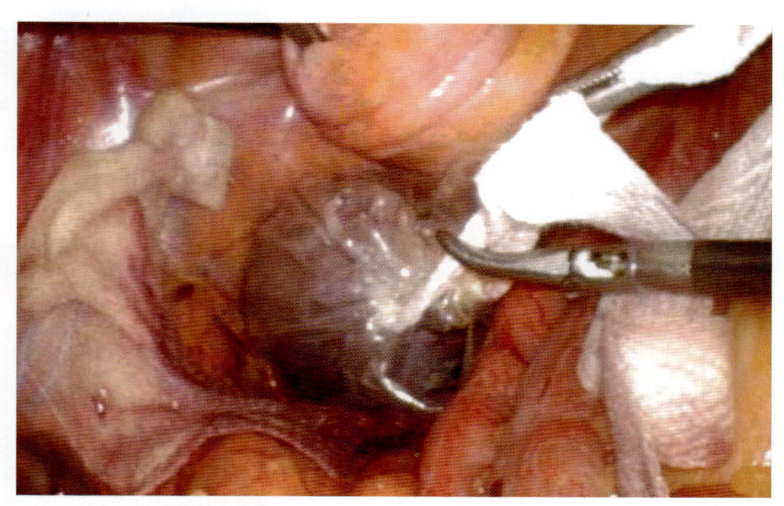

图 56-29 经肛门拖出标本和保护套

经验分享:

标本完全进入保护套后,收紧近侧保护套开口处的结扎带,用大的 hem-o-lock 钳夹、闭合;保护套连同标本一起拖出。

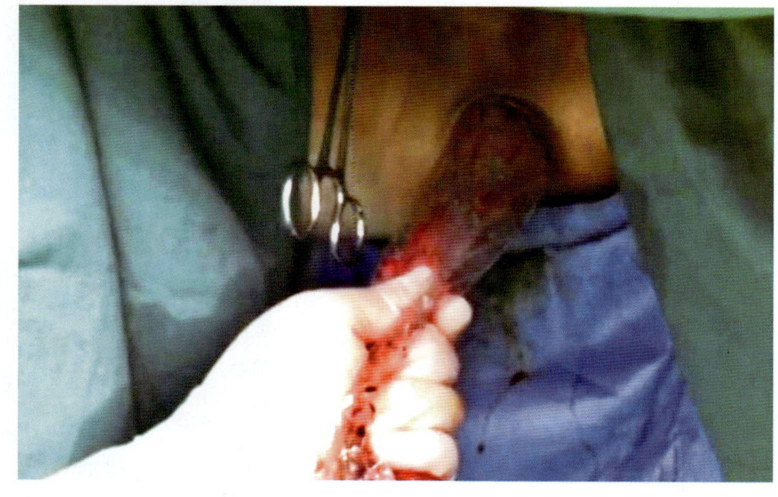

图 56-30 会阴组经肛门拖出标本及保护套

2. **消化道重建** 盆腔彻底冲洗后,对于中、高位直肠癌,钳夹提起远侧直肠残端,腹腔镜切割闭合器闭合残端(图 56-31)。近端肠管残端下方放置干净纱布,剪除残端闭合缘,局部碘附消毒开放的残端肠腔(图 56-32)。将吻合器抵钉座置入残端肠腔,残端肠壁边缘用 2~3 枚 hem-o-lock 闭合(图 56-33)。用圈套器将残端肠壁环形固定于抵钉座中心杆上，剪刀清除多余肠壁组织(图 56-34、图 56-35)。经肛门置入 28# 管状吻合器，中心杆从远侧直肠残端中部穿出，与近端抵钉座合拢，完成吻合(图 56-36)。

图 56-31　切割闭合器关闭直肠残端

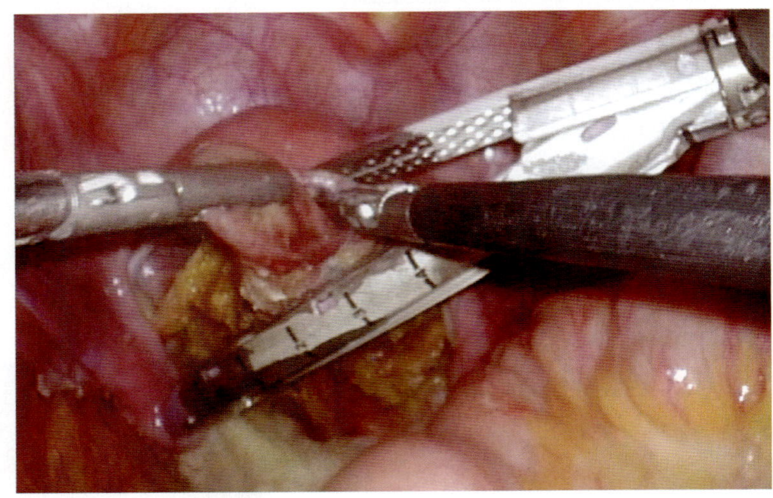

图 56-32　剪开近端残端

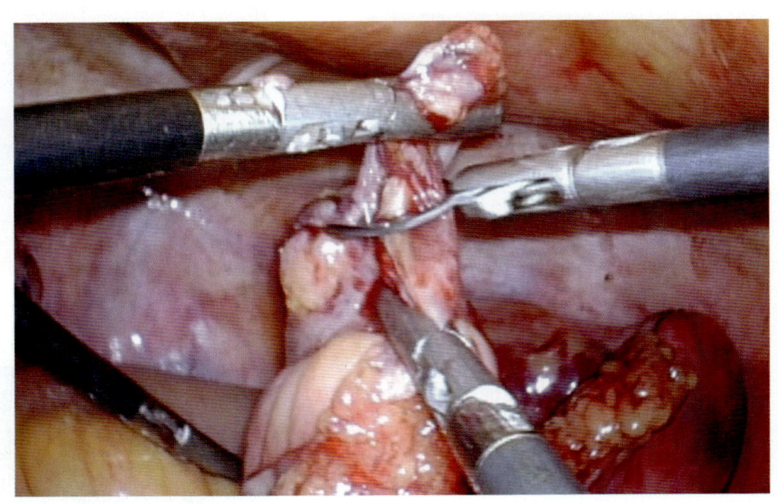

图 56-33　置入吻合器抵钉座

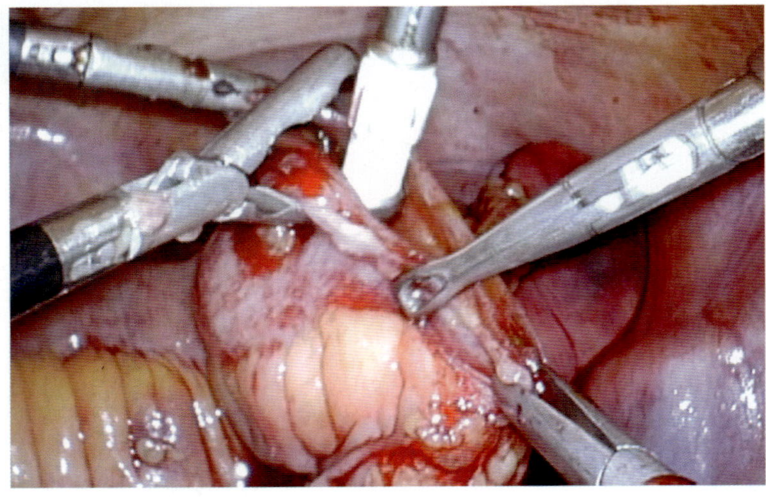

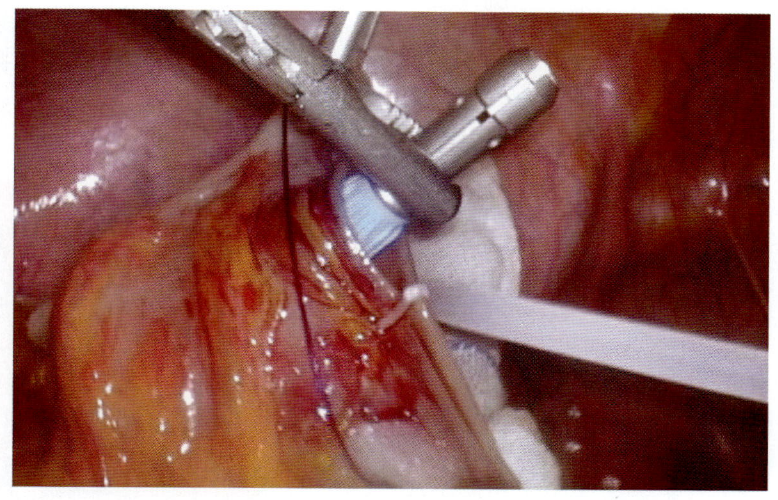

图 56-34 血管夹 + 圈套器固定抵钉座

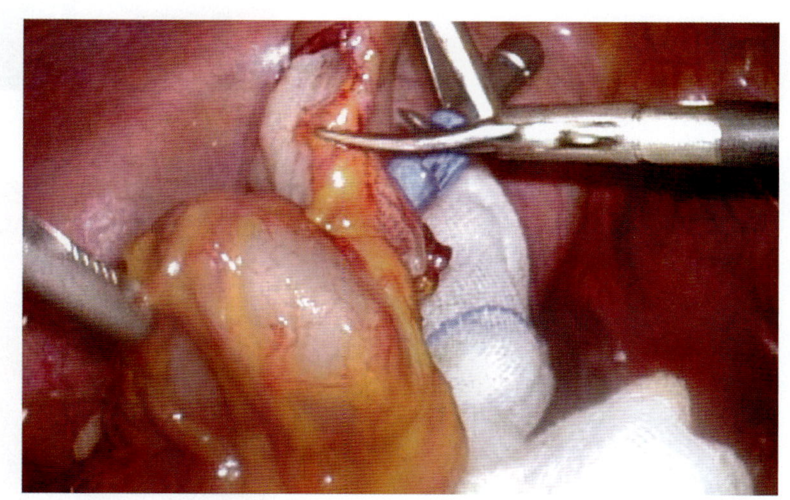

图 56-35 修剪多余组织

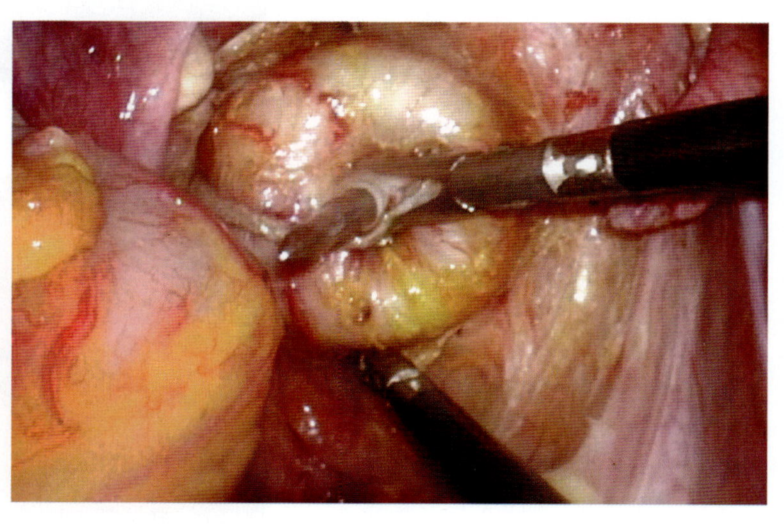

图 56-36 管状吻合器自肛门吻合

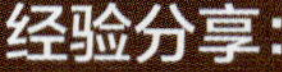

对于中、高位直肠，若吻合不满意，可以用倒刺线连续浆肌层缝合加固吻合口。

对于低位直肠癌，尤其是吻合口距离齿状线 <4cm，闭合器关闭残端存在困难者，可用倒刺线连续荷包缝合法封闭远端(图 56-37、图 56-38)，再以管状吻合器吻合。检查吻合圈是

否完整，V-lock 倒刺线连续缝合吻合口后方远、近侧系膜，以及前壁和两侧肠管的浆肌层。对于低位直肠，应缝合盆底腹膜(图 56-39)。

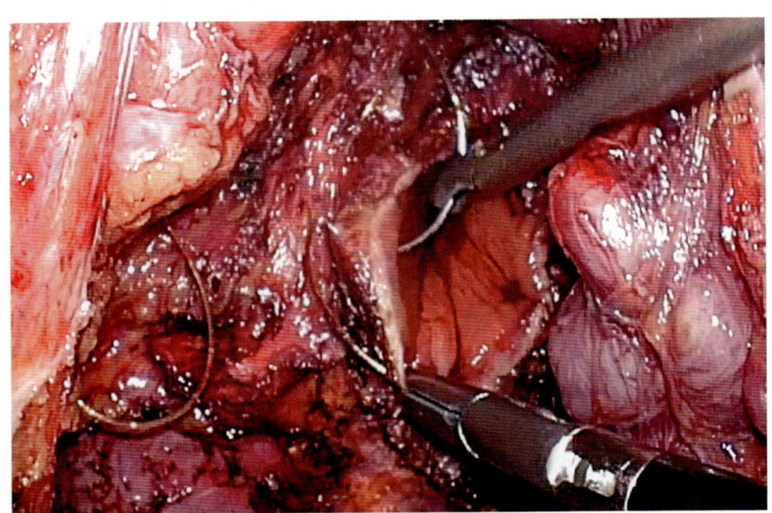

图 56-37　倒刺线连续缝合直肠残端

经验分享：

若直肠远残端长度不够，切割闭合器关闭存在困难时，可以用倒刺线连续荷包缝合法封闭远端。

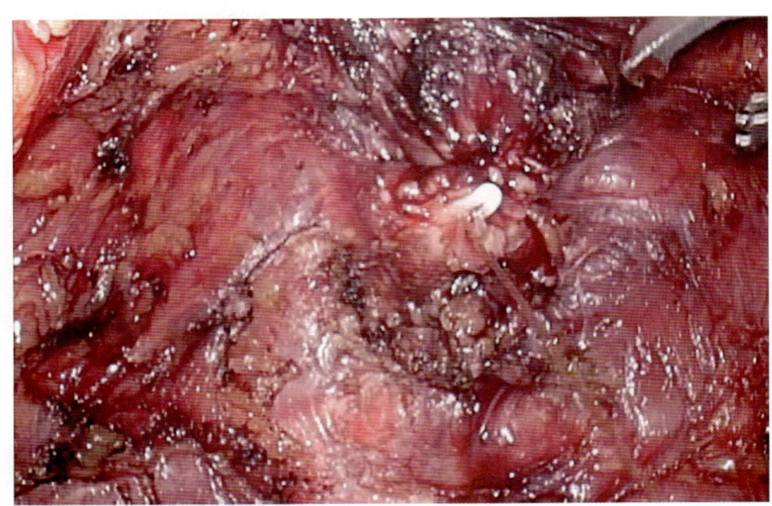

图 56-38　倒刺线连续缝合直肠残端

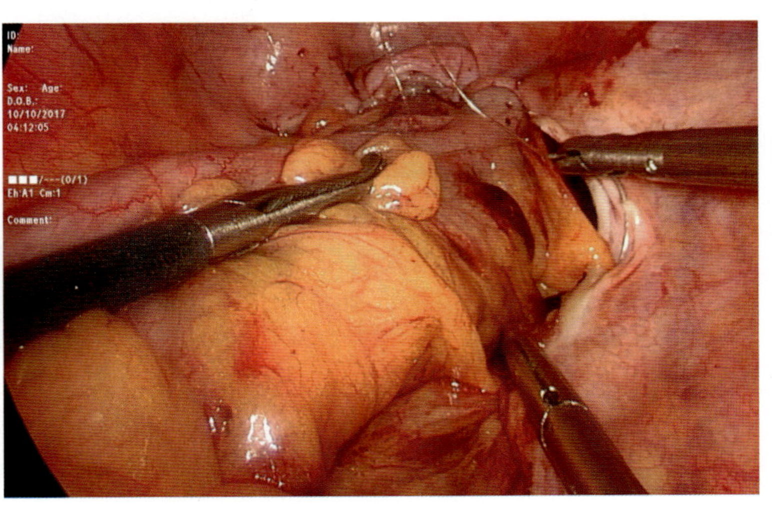

图 56-39　关闭盆底

经验分享：

对于腹膜反折以下肿瘤，应常规关闭盆底，预防术后盆底疝的发生，同时可以预防吻合口漏导致的腹腔感染。

【肝转移瘤切除】

超声刀离断镰状韧带和肝圆韧带，充分显露肝转移病灶（图 56-40、图 56-41）。对于肝肋缘的肿瘤，通过超声刀距离肿瘤边界 0.5cm 环形切开肝组织，先行逐一切除，置入取物袋中暂时置于上腹部（图 56-42、图 56-43）。切除分离过程中对于明显管道以钛夹或 hem-o-lock 夹闭，切除创面以双极电凝仔细止血，并填塞止血纱布（图 56-44）。

对于肝表面可见的肿瘤，可先用电凝钩或电铲在肿瘤周边 0.5cm 电灼做好预切标记，再用超声刀挖除肿瘤（图 56-45~图 56-47）。对于多发的肝表面转移瘤，电铲烧灼"毁瘤"也可以达到很好的效果（图 56-48）。

图 56-40 离断镰状韧带

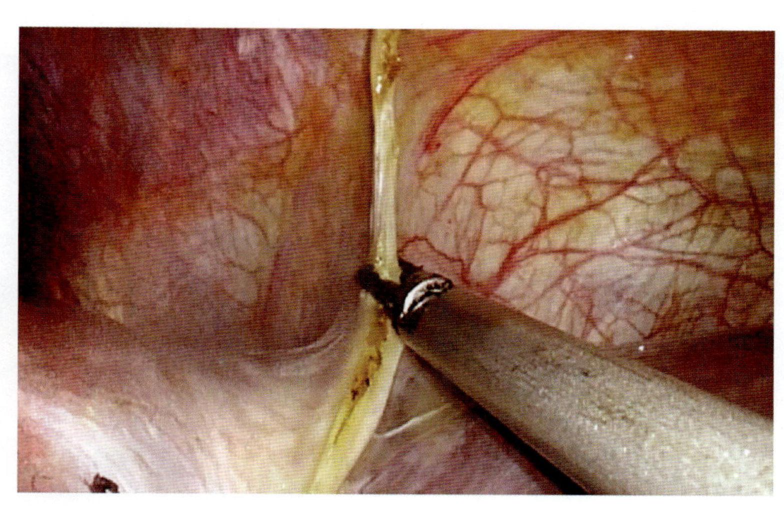

经验分享：

肠癌合并肝转移，一般建议先行肝转移瘤切除，再更换显示器位置，切除肠道肿瘤。

图 56-41 离断肝圆韧带

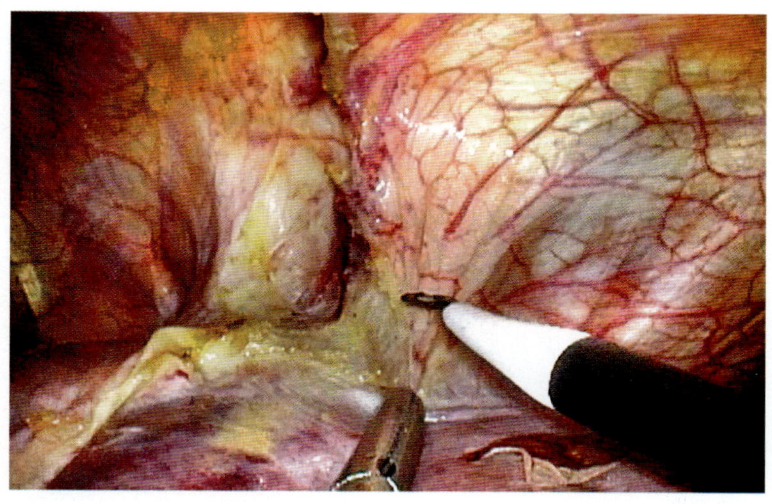

图 56-42　肿瘤边缘 0.5cm 做好标记

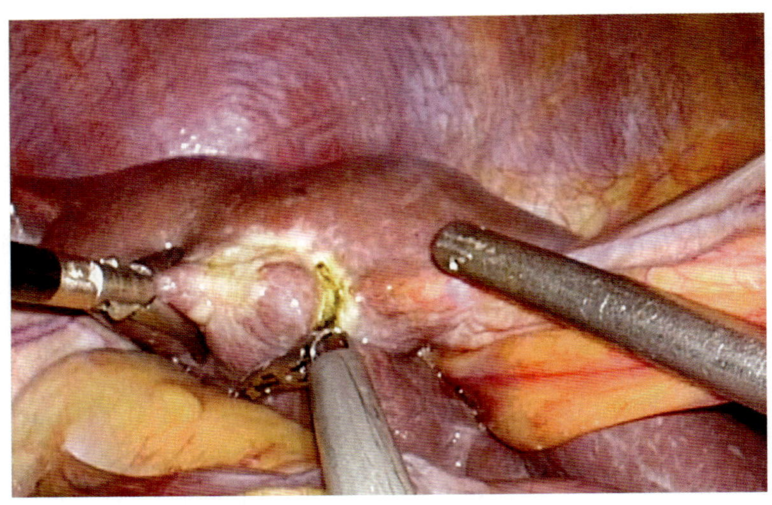

经验分享：

超声刀保持半闭合姿势，边切边收紧。此外需注意尽量保证切缘阴性。

图 56-43　完整切除肿瘤

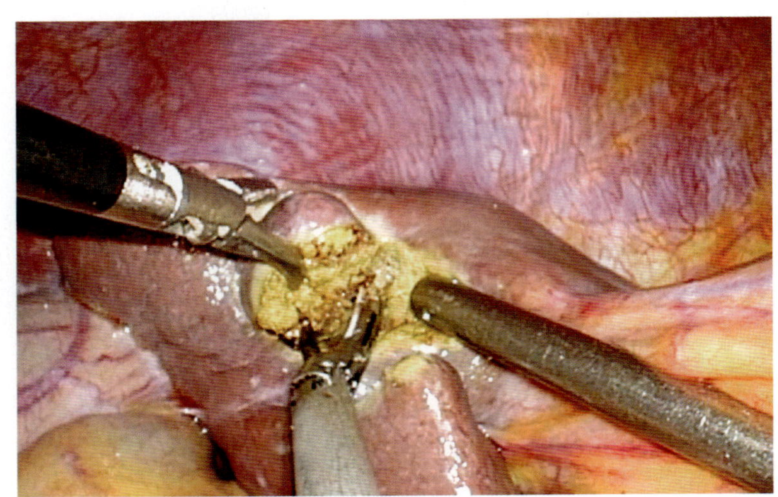

图 56-44　创面止血

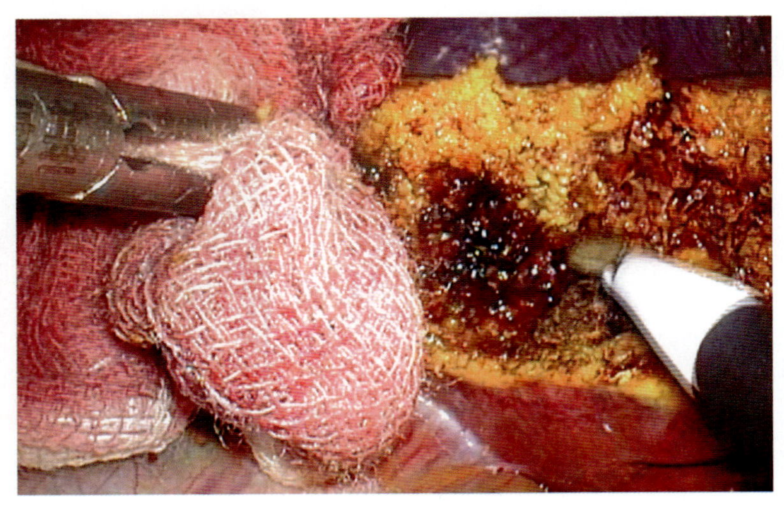

经验分享：

对术前肝磁共振成像提示位于肝深部或距离主要血管较近、直径≤3cm 的转移灶，采用腹腔镜联合术中射频消融的方式进行灭瘤。

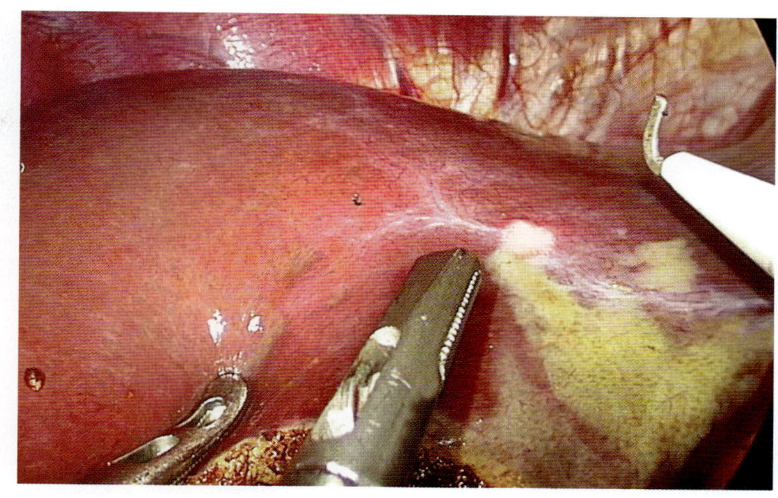

图 56-45　位于肝表面的肿瘤

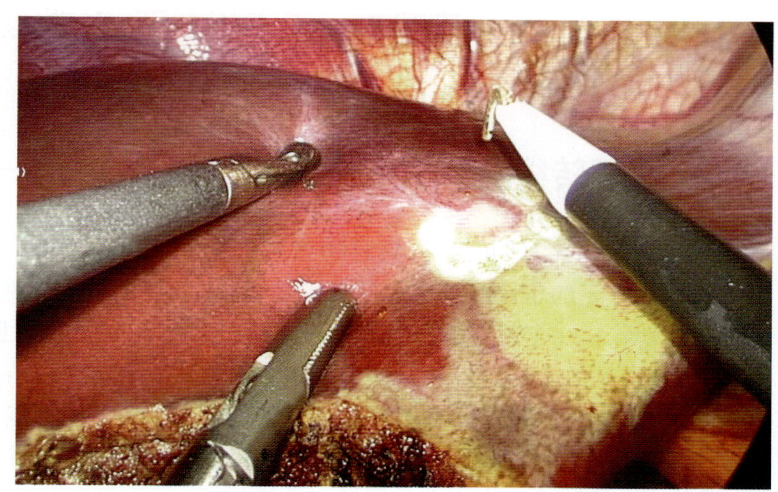

图 56-46　电凝标记预切范围

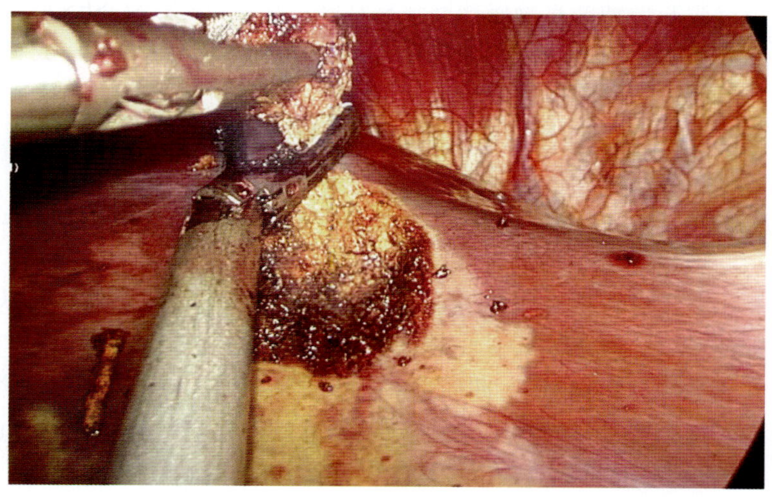

图 56-47　完整切除肿瘤

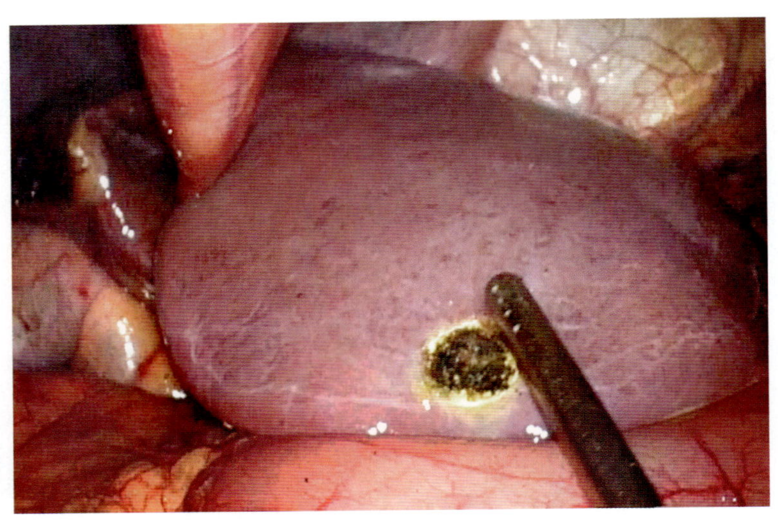

图 56-48　电铲烧灼毁瘤

第四节　手术相关要点、难点、热点剖析

【肠癌肝转移的手术策略】

对于直肠癌伴有同时性肝转移的患者，如果原发病灶和转移病灶均为可切除，是同期切除还是分期切除尚存有一定的争议。通常包括 3 种策略：①经典的分期切除，即先切除直肠原发病灶，再行化疗后行肝转移灶切除；②同期手术切除；③"肝脏优先"原则，即先切除肝转移灶，再切除原发病灶。随着技术的进步，肝转移灶的大小、数目、部位、分布等已不再是影响判断结直肠癌肝转移患者是否适宜手术的单一决定因素。是否进行同时切除应当根据原发和转移病灶的特点、患者的全身状况、手术的难易程度以及手术团队的经验等多方面因素，经多学科团队充分讨论后作出个性化的选择。同期切除一般需要满足以下几个条件：①结直肠癌原发灶能够根治性切除；②根据肝解剖学基础和病灶范围，肝转移灶可 R_0 切除，且要求保留足够的肝功能（剩余肝体积 ≥ 50%）；③患者全身状况允许，没有不可切除的肝外转移病变，或仅为肺部结节性病灶，但不影响肝转移灶切除决策的患者。

肠癌肝转移同期手术的方式包括以下几种：传统开腹手术、腹腔镜直肠癌切除联合开腹肝病灶切除、传统腹腔镜辅助直肠癌和肝转移灶联合切除，以及 NOSES 联合肝转移灶切除。对于合并肝转移的直肠癌患者行 NOSES 应严格掌握适应证，尤其是肝转移瘤，一般要求肝肿瘤直径 ≤ 3cm、单发或少数几个、位于肝表面或周边且腹腔镜下易于操作，对需行解剖性肝切除、半肝切除或肝门淋巴结清扫者，应谨慎选择。此外，术中应注意切缘问题，尽量做到 R_0 切除。

【肝转移瘤切缘问题探讨】

对于肝转移病灶的切除，既往指南大多推荐切缘 >1cm 作为标准。但近年研究发现，只要切缘阴性，即使距离肿瘤切缘小于 1cm 也不会增加局部复发风险，其总生存时间及无疾病生存时间与切缘 >1cm 者并无差异。研究显示，即使是 R_1 切除，其远期的疗效也优于单纯化疗的患者，尤其是腹腔镜肝转移病灶的切除主要采用超声刀等能量平台工具，不仅具有很好的术中止血作用，同时切缘的烧灼损毁组织可深达 1cm 以上，可以有效减少切缘阳性，更好地达到 R_0 切除效果。

【标本拖出技巧】

1. 钳夹近侧残端向外牵拉。切除标本的远侧端为肿瘤一侧，切缘与肿瘤的距离较近，同时由于肿瘤的存在，又为直肠壶腹部，系膜脂肪较多，肠管的直径通常较近侧残端更大；如果钳夹这一侧向外牵拉往往比较困难，而且在牵拉的过程中很容易导致肿瘤的破损，影响病理检查的准确性。因此，向外牵拉时应当避开体积较大的一侧，选择钳夹近侧较细的肠管，先行经标本袋拉出体外。

2. 如果标本直径较粗，拖出有一定难度，可以用 kock 钳横行钳夹已拖出体外的肠管，帮助用力；如果标本已经完全进入标本袋中，可以结扎近端的结扎带，会阴部标本和保护套一起牵拉，可以有助于标本的拖出，并保持肿瘤部位标本的完整。

3. 对于切除肠管较长、肠腔内尚有一些气体或液体的标本，部分拖出后留在体内的部分会出现肠管扩张而难以继续拖出。此时，可以在已拖出体外肠管的一侧切一小口，从中插入吸引器的外套管至扩张肠管部分，将气体和液体放出，塌瘪后的肠管即可顺利拖出。通过采取以上措施，可有效地避免腹腔内的污染，降低术后感染机会，同时即使体积比较大的标本也可以顺利取出。

【神经保护】

1. 直肠后间隙的游离　进入正确的直肠后间隙是保护此处神经的关键。如前所述，进入直肠后间隙后先游离直肠后壁，利用 3D 腹腔镜的可旋转摄像头深入盆底，仔细辨认层次，沿直肠后间隙隧道式分离后，转向两侧游离，在接近两侧直肠旁沟皱褶时一般能见到相对粗大的双侧腹下神经，一般距离输尿管 1~2cm 并与其伴行。对于一些神经显露不明显的患者，不推荐“主动解剖”腹下神经，容易造成“人为性损伤”。正确的做法是：始终顺着直肠后间隙这一正确的解剖层面前进。

2. 迪氏筋膜的处理　游离直肠前壁的技巧在于：遵循“后壁—两侧—前壁”的顺序，即先从直肠后间隙向下游离至直肠骶骨筋膜，即 Waldyer 筋膜，然后继续游离直至肛提肌水平。需注意，在 S_4 水平以下直肠深筋膜与骶前筋膜相互愈合，此处需调整 3D 腹腔镜的可旋转头在直视下仔细游离，勿损伤骶前筋膜后方的静脉丛及神经。由后方转向两侧时，沿两侧直肠旁沟切开至腹膜反折部。显露精囊腺以后，需注意超声刀行进的方向始终与“精囊腺尾部和腹下神经连线”保持一致。当游离至精囊腺尾部时，分离的方向应偏向内侧，因为泌尿生殖神经血管束位于前列腺包膜之外、迪氏筋膜的外侧边缘，此处的神经损伤容易导致勃起功能障碍。另外，应尽量避免 2 点、10 点方向位置的暴力牵拉，也容易损伤神经。

（傅传刚）

第五十七章 腹部无辅助切口经阴道取标本的腹腔镜下女性前盆腔脏器切除术

【前言】

膀胱恶性肿瘤是我国泌尿外科临床上最常见的肿瘤之一，是一种直接影响人类健康的疾病。根治性膀胱切除术是肌层浸润性膀胱癌的主要治疗手段。女性根治性膀胱切除术的标准治疗术式是膀胱、子宫、双附件及阴道前壁切除术，即腹腔镜下女性前盆腔脏器切除术。以往取标本途径为腹部正中切口，易出现切口感染、愈合不良、不美观、腹壁疝等问题。而腹部无辅助切口经阴道取出标本的腹腔镜下女性前盆腔脏器切除术可以避免腹壁正中切口，选择从阴道将标本取出，一定程度上减少术后并发症。经阴道取出标本的腹腔镜下女性前盆腔脏器切除术主要适用于标本大小适中、可以从阴道取出的女性膀胱癌患者。

第一节 适应证与禁忌证

【适应证】

1. $T_{2\sim4a}N_{0\sim x}M_0$ 浸润性膀胱癌。
2. 高危非肌层浸润性膀胱癌 T_1G_3（高级别）肿瘤。
3. 卡介苗（BCG）治疗无效的 T_{is}。
4. 反复复发的非肌层浸润性膀胱癌。
5. 经尿道膀胱肿瘤电切术和膀胱灌注治疗无法控制的广泛乳头状病变及膀胱非尿路上皮癌等。
6. 女性骨盆结构正常、标本大小适中。

【禁忌证】

1. 严重合并症（心、肺、肝、脑、肾等疾病）。
2. 标本体积过大，取出有困难者。
3. 盆腔放疗史及手术史（相对禁忌证）。
4. 腹部大手术史（相对禁忌证）。

第二节　麻醉、消毒、体位、戳卡位置与术者站位

【麻醉方式】

气管插管全身麻醉。

【消毒方式】

上缘至乳头，下至大腿上 1/3，两侧至腋中线，会阴部及阴道用碘附消毒 3 遍，最后一遍碘附纱布塞入阴道内。

【手术体位】

患者取头低足高 20°~30° 截石位(图 57-1)。

图 57-1　患者体位

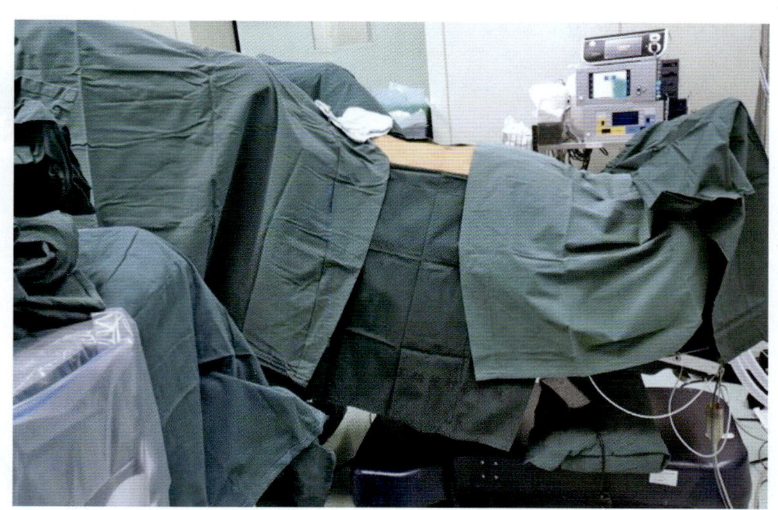

【戳卡位置】(图 57-2)

1. **腹腔镜镜头戳卡孔(10mm 戳卡)**　位于脐上缘 2~4cm。

2. **术者主操作孔(12mm 戳卡)**　位于腹腔镜镜头戳卡孔水平于左侧腹直肌外侧缘。

3. **术者辅助操作孔(5mm 戳卡)**　位于左侧髂前上棘内侧 3cm 处。

4. **助手主操作孔(12mm 戳卡)**　位于腹腔镜镜头戳卡孔水平于右侧腹直肌外侧缘。

5. **助手辅助操作孔(5mm 戳卡)**　位于右侧髂前上棘内侧 3cm 处。

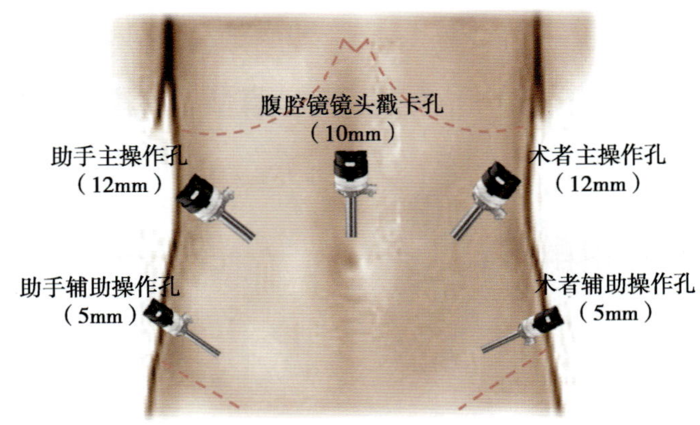

图 57-2　戳卡位置

【术者站位】

术者站位于患者左侧，助手站位于患者右侧，扶镜手站位于患者头侧（图 57-3）。

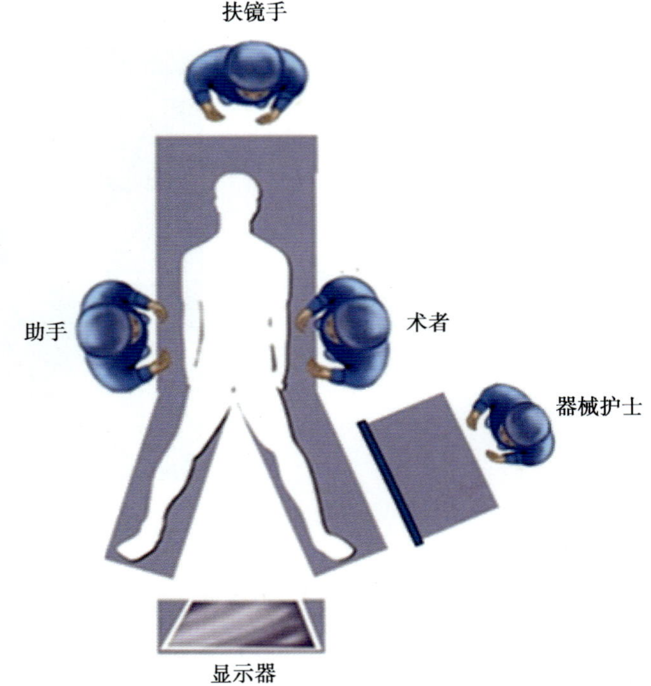

图 57-3　术者站位

第三节　手术操作步骤、技巧与要点

【手术操作步骤】

1. 在输卵管伞及卵巢外侧分离卵巢悬韧带，并切断结扎(图 57-4)。

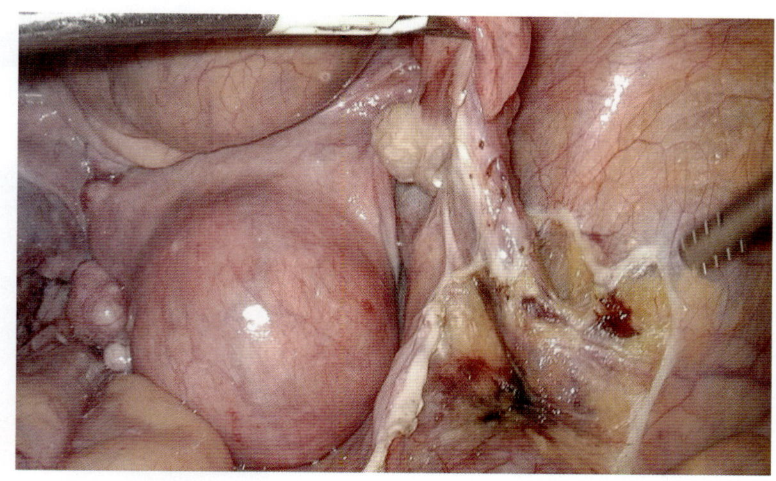

图 57-4　切断卵巢悬韧带

2. 在髂血管分叉处剪开腹膜，游离输尿管(图 57-5)。沿髂内动脉向下游离，离断脐动脉(图 57-6)。

3. 沿盆壁向下游离子宫阔韧带，切断子宫主韧带。将子宫前移，暴露骶子宫韧带并切断，打开直肠子宫陷凹，游离并结扎子宫颈旁的子宫动脉。用抓钳提起子宫及双附件，横行切断阴道穹(图 57-7)。在阴道前壁与膀胱之间游离至后尿道。若肿瘤位于膀胱后壁，则切除阴道前壁。

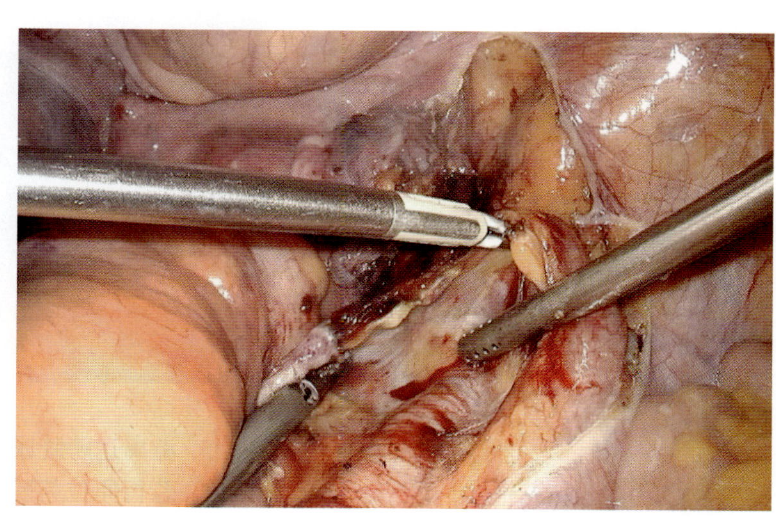

图 57-5　游离输尿管

图 57-6　阻断脐动脉

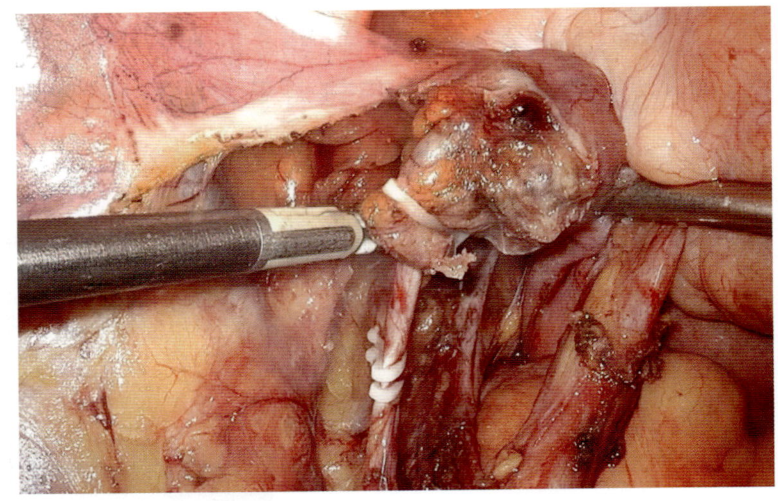

图 57-7　横断阴道穹

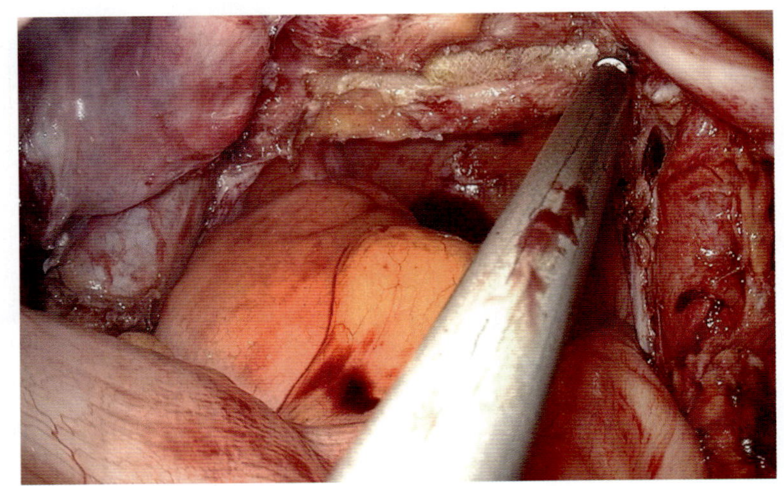

4. 游离膀胱侧壁，处理膀胱侧韧带（图 57-8）。

图 57-8　处理膀胱前侧壁

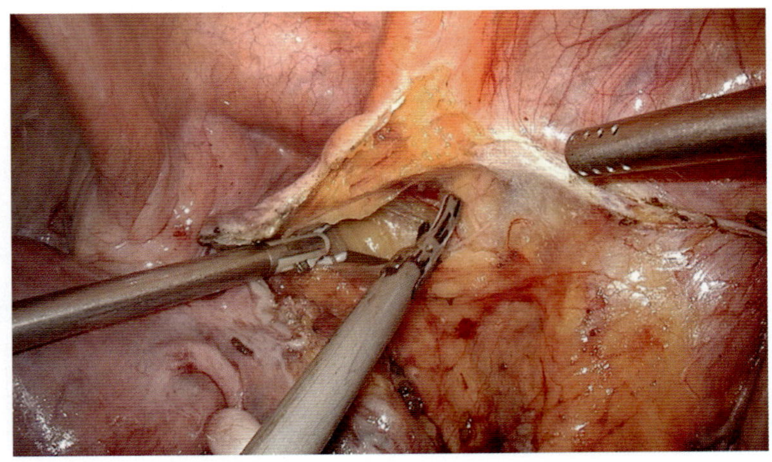

5. 游离达膀胱尿道交界处，暴露耻骨尿道韧带（图 57-9）。

6. 若行原位新膀胱术，可牵拉气囊尿管，判断膀胱颈位置，沿膀胱颈继续向尿道远端游离，剪刀圆锥形离断尿道，尽量保护尿道环形肌（图 57-10）。

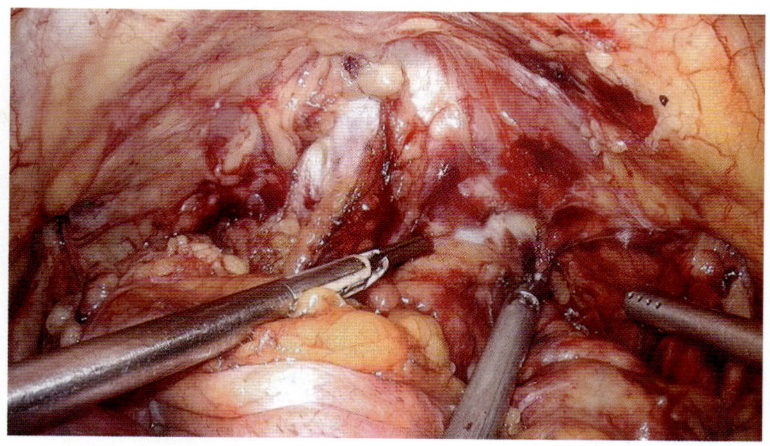

图 57-9 暴露耻骨尿道韧带

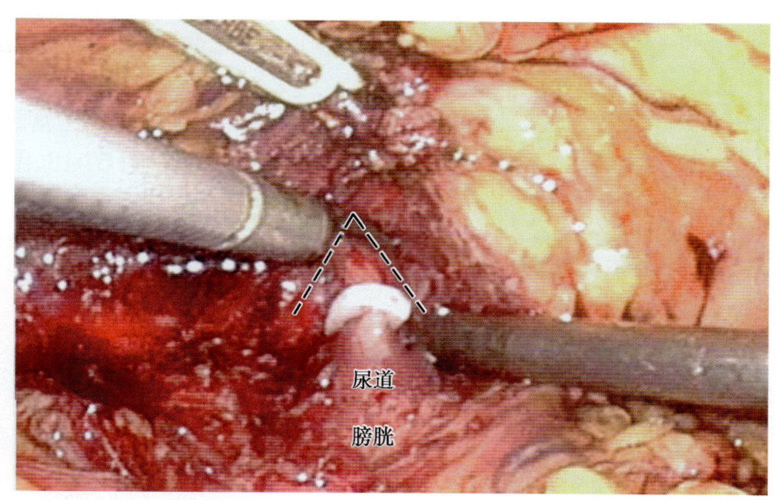

图 57-10 锥形离断尿道

7. 切断尿道前，在近端放置大号 hem-O-lock 夹，以防尿液流出。尿道及输尿管断端送冷冻病理检查。

8. 清扫淋巴结。自髂血管分叉处向远端切开髂外动脉血管鞘，清除髂外、髂内、髂总血管，以及闭孔神经、骶前、肠系膜下动脉水平腹主动脉与下腔静脉周围的脂肪淋巴组织（图 57-11、图 57-12）。

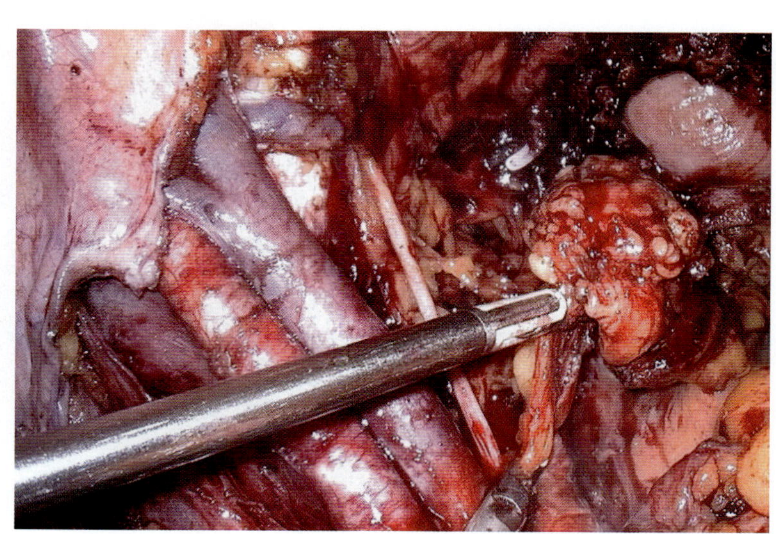

图 57-11 淋巴结清扫

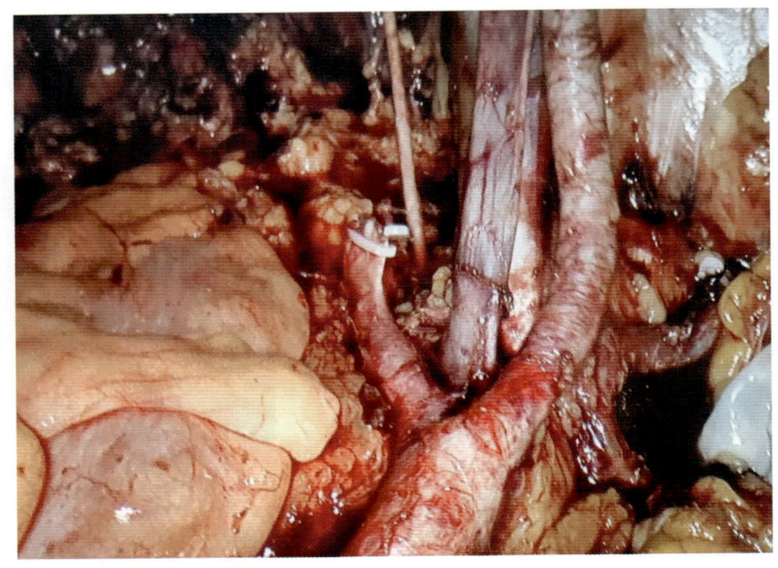

图 57-12　淋巴结清扫

9. 将膀胱、子宫、附件及阴道前壁放入标本袋内，由助手自阴道取出(图 57-13、图 57-14)，缝合阴道。

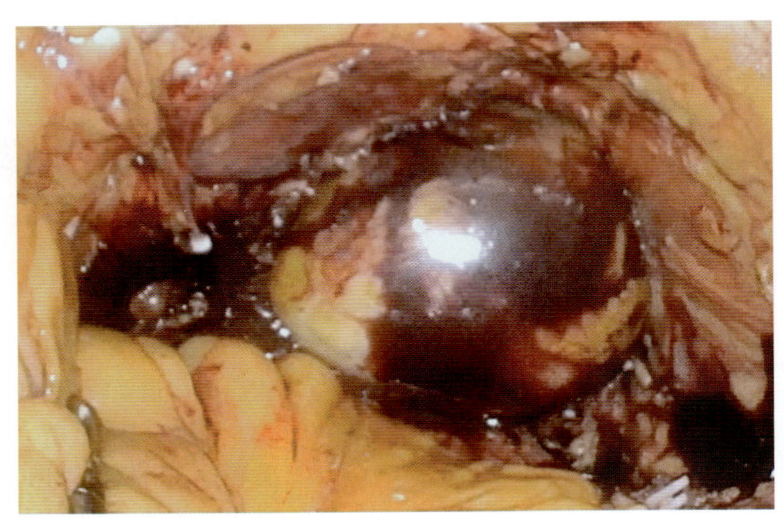

图 57-13　标本从阴道直接取出

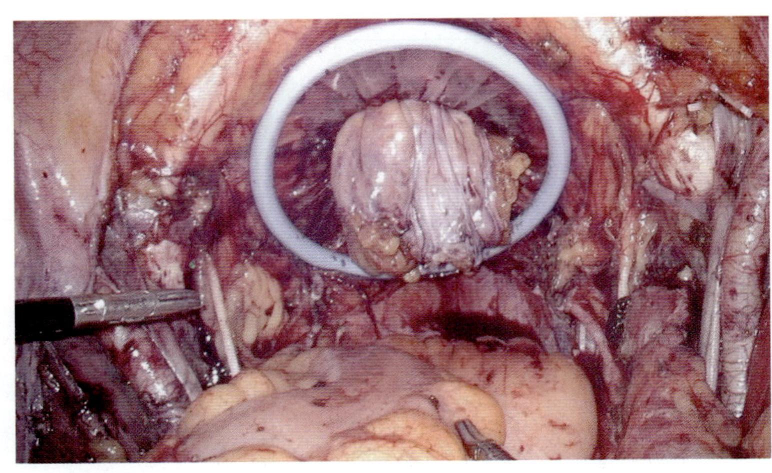

图 57-14　标本从阴道通过保护套取出

【术后腹壁照片】(图 57-15)

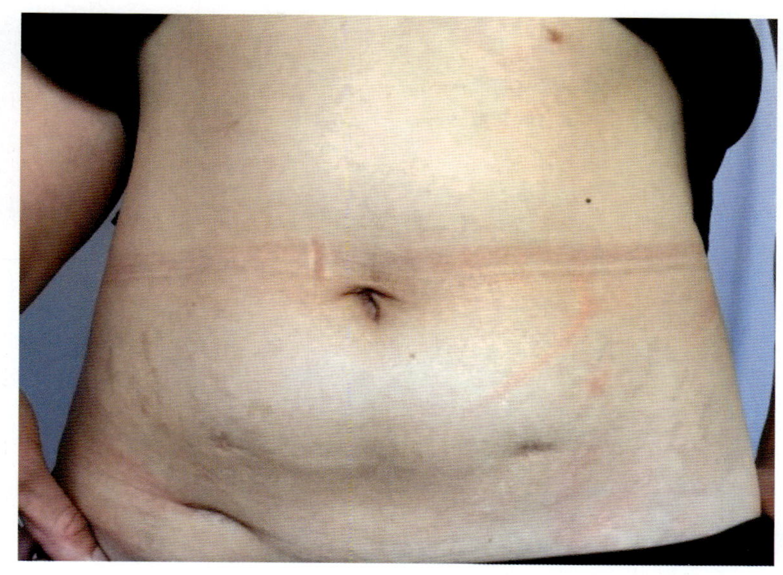

图 57-15　术后腹壁照片

第四节　手术相关要点、难点、热点剖析

【手术技巧与要点】

1. 行腹腔镜下女性前盆腔脏器切除术，横行切断阴道穹后，直接游离阴道前壁与膀胱之间的间隙至后尿道。子宫前壁与膀胱后壁不游离，整块切除可简化手术步骤。

2. 向下游离髂内动脉，尽早离断脐动脉，减少术中出血。

3. 将标本放入标本袋内，由助手自阴道取出，可用长镊夹住标本袋口辅助取出。若标本体积偏大，可用长镊夹住子宫及附件将标本拉长后依次拽出，切勿损伤膀胱。

4. 标本取出后，再行扩大淋巴结清扫，视野宽阔。同时，在清扫淋巴结的过程中，行尿道及输尿管断端冷冻病理检查，决定尿流改道方式。

【子宫相关韧带与卵巢相关韧带】(图 57-16)

1. **子宫阔韧带**　由双侧腹膜构成，限制子宫向两侧移动。

2. **子宫圆韧带**　在子宫阔韧带内穿行，维持子宫前倾。

3. **子宫主韧带**　连于子宫颈与盆侧壁之间，防止子宫下脱。

4. **子宫骶韧带**　起自子宫颈后面过直肠，附于骶骨前面，维持子宫前屈位。

5. **卵巢悬韧带(骨盆漏斗韧带)**　起自小骨盆缘，至卵巢的输卵管端，韧带内含有卵巢血管、淋巴管、神经丛、结缔组织及平滑肌纤维。

6. **卵巢固有韧带**　自卵巢子宫端连至子宫与输卵管结合处的后下方。

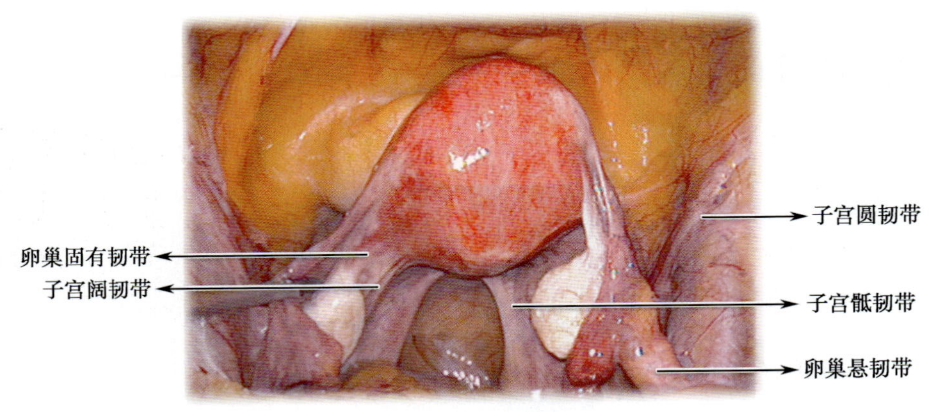

图 57-16　子宫及附件相关韧带

（邢念增　韩苏军　吴丽媛）

第五十八章 腹部无辅助切口经阴道取标本的腹腔镜下女性后盆腔脏器切除术

【前言】

腹部无辅助切口腹腔镜下后盆腔脏器切除NOSES主要适用于直肠肿瘤侵犯子宫、阴道后壁需联合行后盆腔脏器切除术的局部进展期直肠癌。该术式的操作特点表现为经阴道将直肠联合受侵的子宫或阴道壁拉至体外，再进行全腹腔镜下乙状结肠与直肠的端端吻合或行Hartmann术。需要说明的是，仅小部分联合脏器的标本能经阴道取出，当肿瘤较大时，仍需行辅助切口。

第一节 适应证与禁忌证

【适应证】(图58-1~图58-3)

1. 女性局部进展期直肠癌(距肛缘≥4cm)或乙状结肠癌。
2. 肿瘤局部侵犯子宫或阴道后壁，环周直径小于7cm。

【禁忌证】

肿瘤体积过大，取出有困难者。

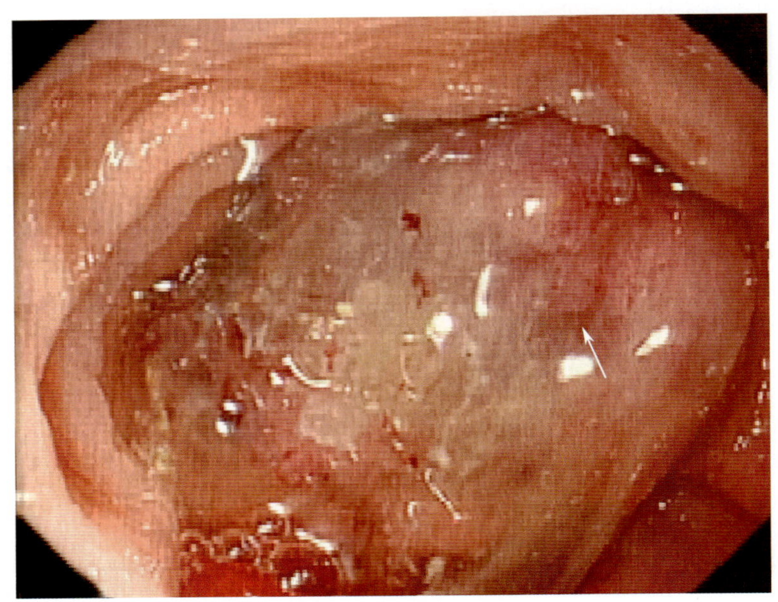

图 58-1　肠镜：距肛门 5cm，溃疡型，环周，局部狭窄

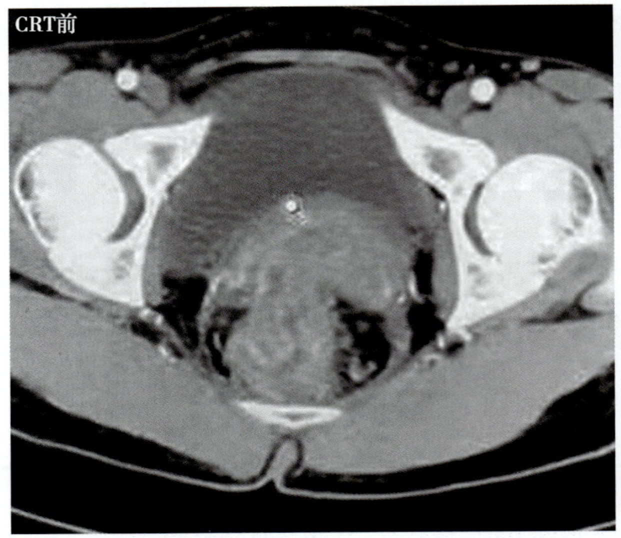

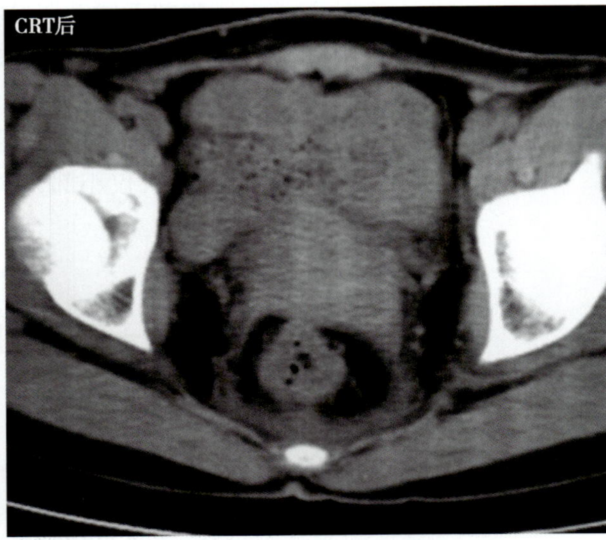

图 58-2　新辅助放化疗（CRT）前后 CT 检查：直肠肿瘤侵及阴道后壁

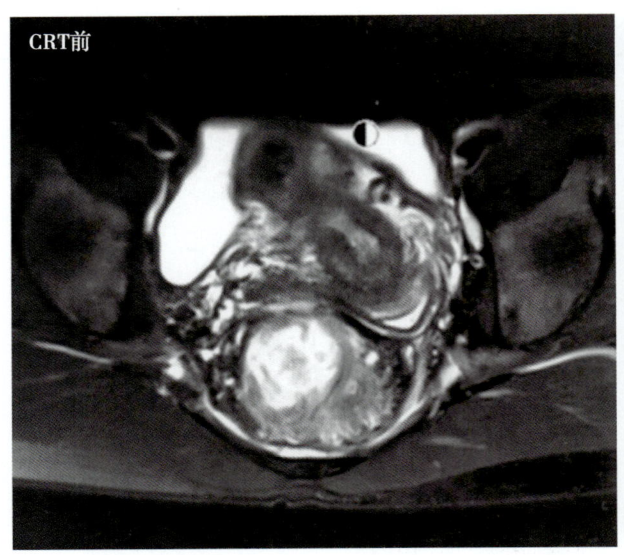

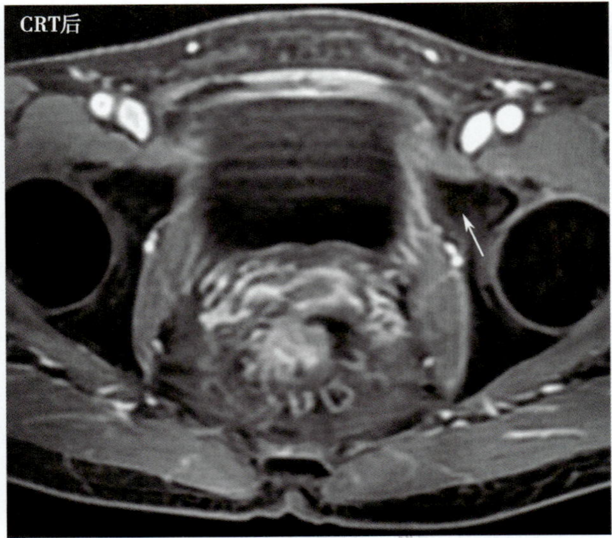

图 58-3　新辅助放化疗（CRT）前后 MRI 检查：直肠肿瘤侵及阴道后壁

第二节　麻醉、体位、戳卡位置与术者站位

【麻醉方式】

全身麻醉或全身麻醉联合硬膜外麻醉。

【手术体位】

采用改良 Lloyd-Davis 体位，头低足高 15°，右侧倾斜 15°。除常规会阴部消毒外，术前还需用 0.5% 碘附原液浸泡的棉球行阴道擦洗消毒。

【戳卡位置】(图 58-4)

1. **腹腔镜镜头戳卡孔（10mm 戳卡）** 位于脐环上。
2. **术者主操作孔（12mm 戳卡）** 位于右侧髂前上棘水平内侧 3cm。
3. **术者辅助操作孔（5mm 戳卡）** 位于脐水平右侧 10cm。
4. **助手主操作孔（5mm 戳卡）** 位于脐水平腹直肌外缘。
5. **助手辅助操作孔（5mm 戳卡）** 位于左髂前上棘内侧与助手主操作孔同一垂直线。

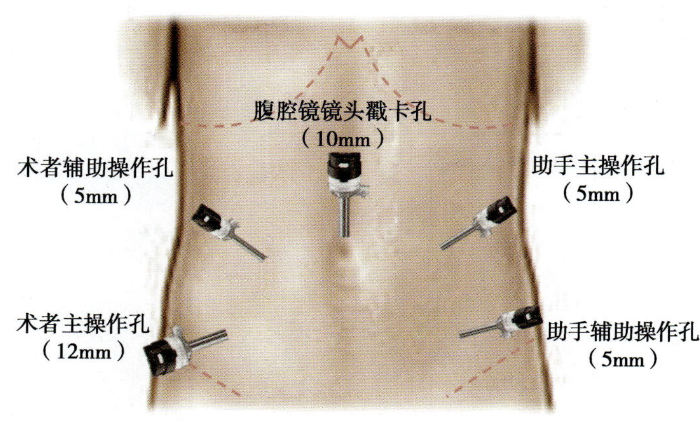

图 58-4　戳卡位置（五孔法）

【术者站位】

术者站位于患者右侧，助手站位于患者左侧，扶镜手站位于术者同侧(图 58-5)。

【特殊手术器械】

电钩、双极电凝、超声刀、45mm 直线切割闭合器、29mm 环

形吻合器、阴道缝合线、无菌保护套。

图 58-5　术者站位

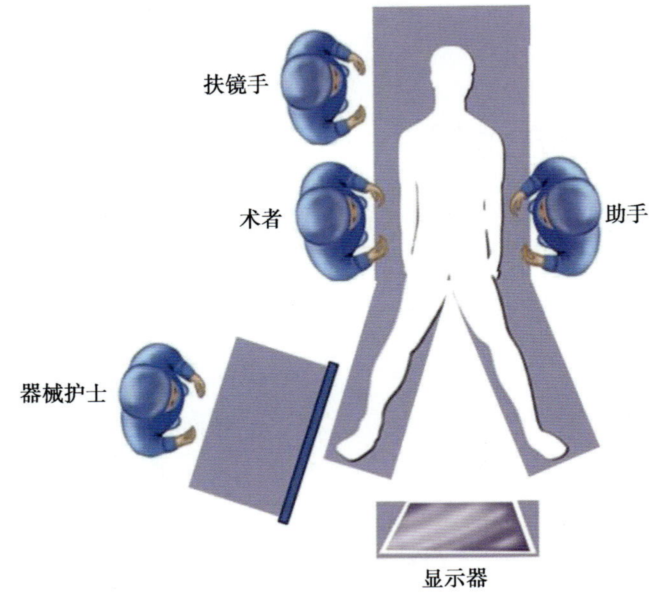

第三节　手术操作步骤、技巧与要点

【探查与手术方案制订】

1. 常规探查　进镜至腹腔，观察肝、胆囊、胃、脾、结肠、小肠、大网膜和腹盆腔有无肿瘤种植（图 58-6）。

图 58-6　探查肝和大网膜

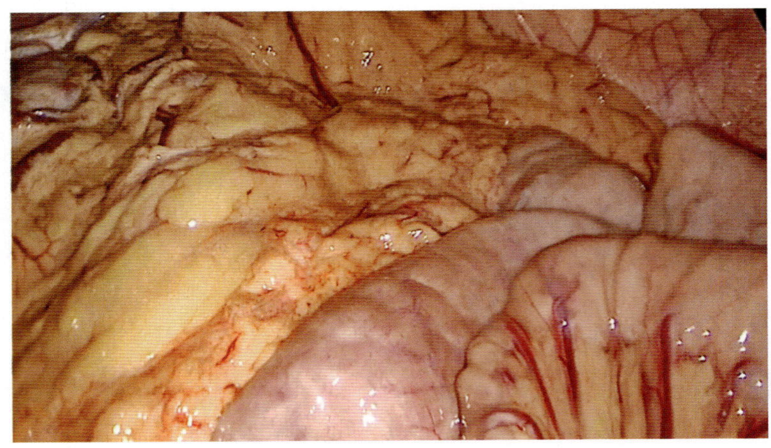

2. 肿瘤探查　探查肿瘤的具体位置、大小（图 58-7）。

3. 解剖结构的判定　直肠距肛缘 5cm 前壁溃疡型肿瘤，阴道指诊可及 0.5cm 的后壁溃疡，距阴道口 4cm，结合子宫多发肌瘤，决定行后盆腔脏器联合切除，并保留肛门及双侧附件（图 58-8）。

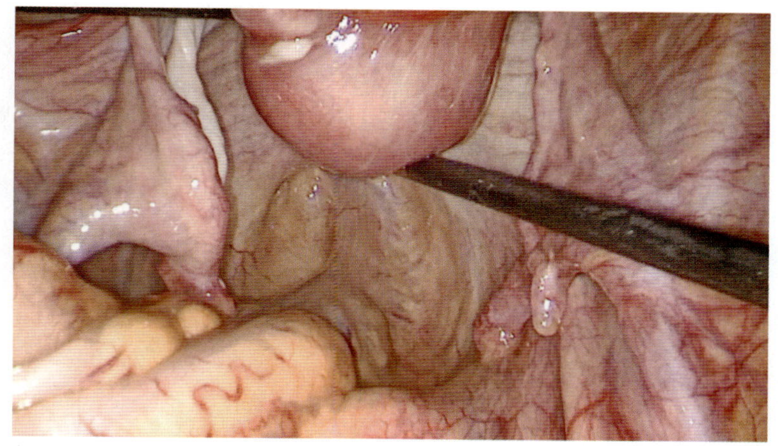

图 58-7　探查肿瘤位置：腹膜反折以下

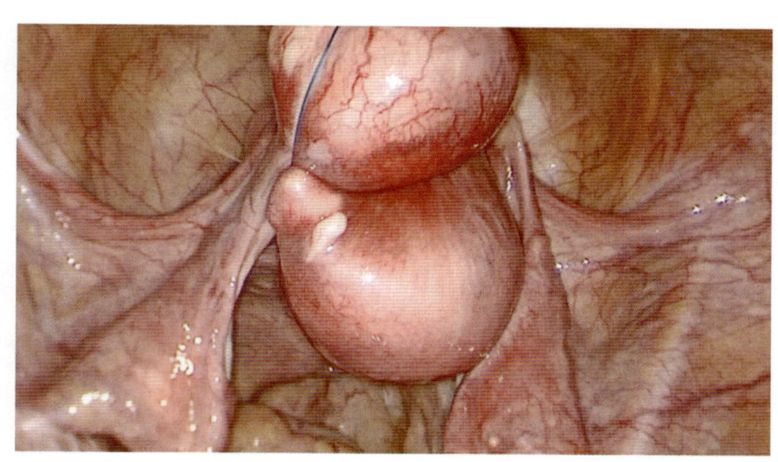

图 58-8　探查子宫及阴道壁受侵情况

经验分享：

直肠前壁的肿瘤应该常规行阴道指诊或双合诊，初步判断阴道壁受侵情况。

【解剖与分离】

1. **第一刀切入点**　助手提起直肠乙状结肠系膜（图 58-9），呈扇形展平，向腹侧及左侧保持张力（图 58-10），术者左手钳住腹膜往右侧牵拉，电钩切开膜桥（图 58-11），利用电钩或超声刀空泡效应，可清晰见到膜间溕被气体充盈展开（图 58-12）。

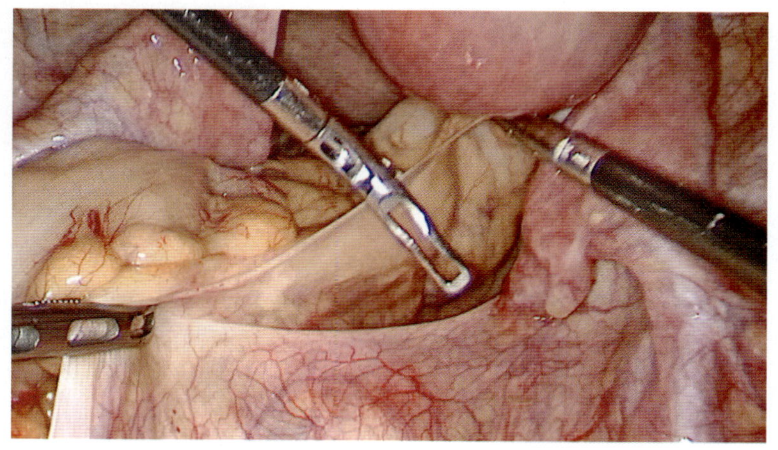

图 58-9　助手夹持部位

配合技巧：

助手右手钳提起直肠乙状结肠动脉及系膜根，左手夹持乙状结肠近肠管处系膜，向腹侧、左侧牵拉，并呈扇形展平，保持张力，充分暴露。

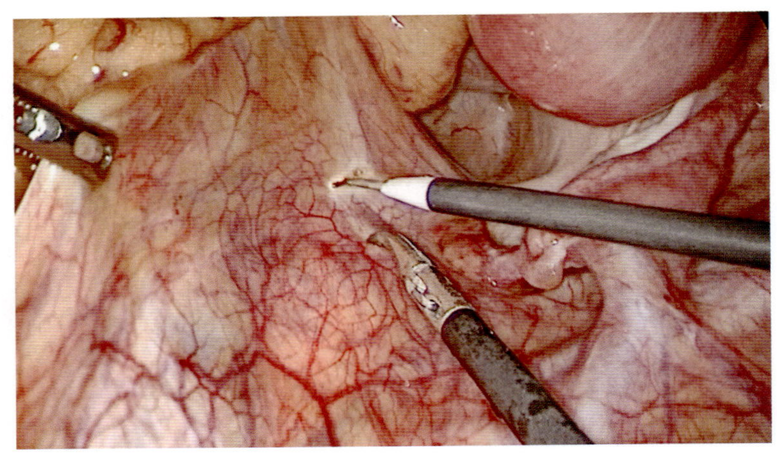

图 58-10　牵拉系膜，保持张力

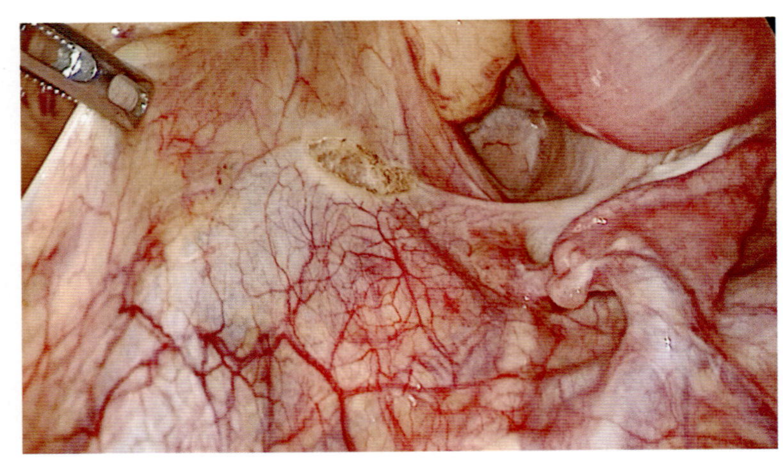

图 58-11　骶骨岬切开点与 CO_2 气体的“空泡效应”

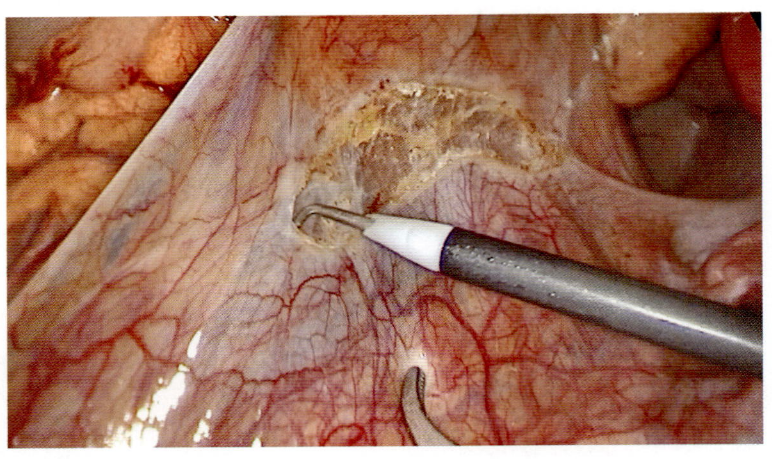

图 58-12　利用空泡效应，指示向肠系膜下动脉根部分离的切割线

2. 肠系膜下动脉根部的游离与离断　助手上提，高张力状态下可见直肠固有筋膜背侧与腹下神经前筋膜间的疏松间隙，切断两者间的纤维条索及肠系膜下丛、上腹下丛的乙状结肠支(图 58-13)。术者左手持钳轻轻夹起腹下神经，对抗牵引，沿神经导向于腹下神经前筋膜前间隙向尾侧游离直肠，向外侧拓展间隙显露左输尿管(图 58-14)。沿着肠系膜下动脉头侧切开主

动脉前方腹膜，进入左结肠后间隙，清扫第253组淋巴结，根部结扎处理肠系膜下动脉（图58-15、图58-16），离断后继续向左侧拓展Toldt筋膜间隙将变得简单，直至显露降结肠背侧或者左侧腹壁（图58-17），并夹闭肠系膜下静脉（图58-18）阻断静脉回流。

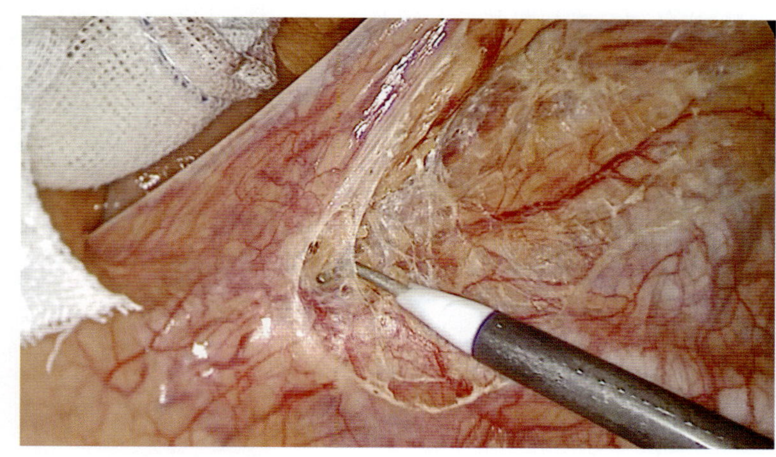

图58-13 切断直肠固有筋膜与腹下神经前筋膜间的纤维条索及神经分支

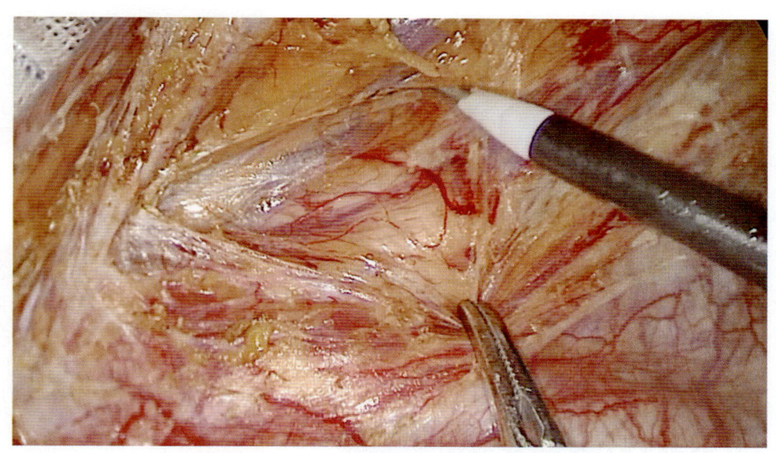

图58-14 显露左输尿管

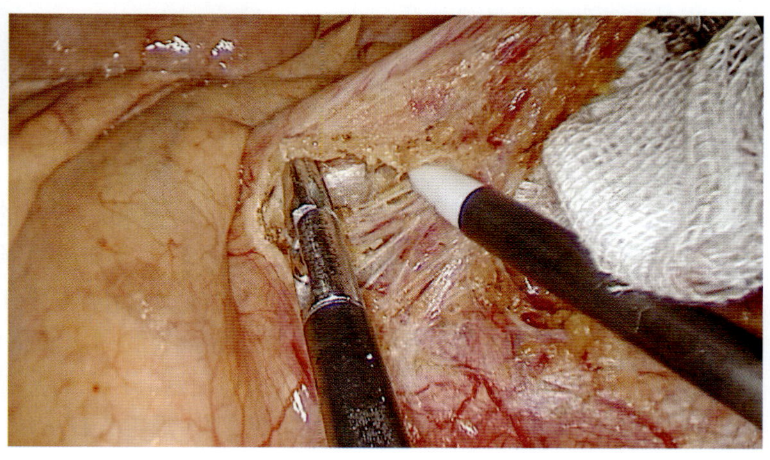

图58-15 充分显露肠系膜下动脉根部及肠系膜下丛

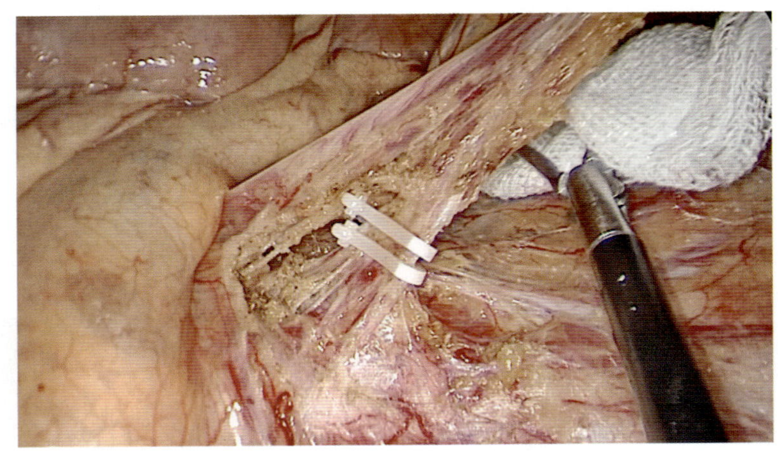

图 58-16　根部离断肠系膜下动脉

操作技巧：

253 淋巴结清扫时极易损伤肠系膜下丛的左侧束。左侧束常有分支加入肠系膜下动脉鞘，应仔细分离切断其汇入肠系膜下动脉的分支，并保留主干的完整。

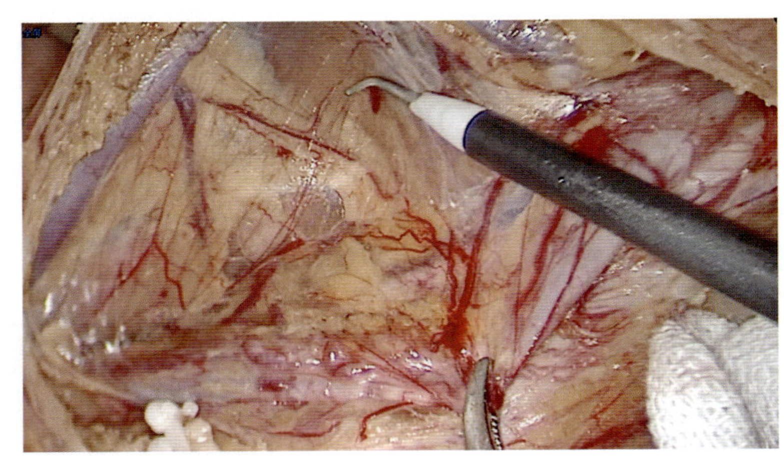

图 58-17　向左侧拓展 Toldt 筋膜间隙

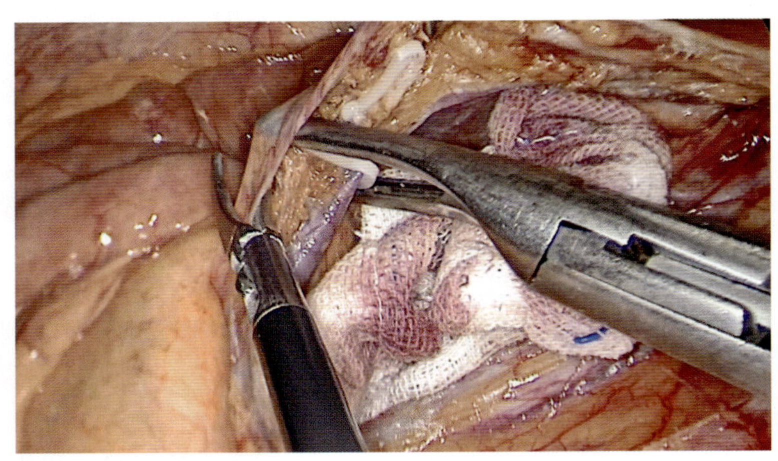

图 58-18　夹闭肠系膜下静脉

操作技巧：

肠系膜下静脉在需要脾曲游离时在胰腺下缘根部结扎，此时的夹闭主要遵循肿瘤根治时提前结扎回流静脉的需要。

3. 直肠后间隙的游离　助手右手用肠钳夹持直肠系膜的左侧缘，左手钳夹直肠系膜右侧缘，将直肠系膜向腹侧顶起展平（图 58-19）；术者左手用肠钳轻轻牵拉腹下神经前筋膜（图 58-20），或轻推直肠固有筋膜（图 58-21），将直肠固有筋膜和腹下神经前筋膜间隙分开，可见位于背侧的腹下神经前筋膜内网状的血管纹理。通常先在中线 6 点方向游离，向两侧扩大到 4~8 点位置。至 S_3 水平，可见直肠后间隙变窄，不易分离，此时应考虑直肠骶骨筋膜(Waldeyer 筋膜)融合位置，切开直肠骶骨筋膜，可见其后更加疏松的“天使之发”(图 58-22)，隐约可见骶前筋膜后叶深方的骶前静脉走行，继续向肛侧游离，可见肛提肌及肛尾韧带，此为第一隧道(图 58-23)。

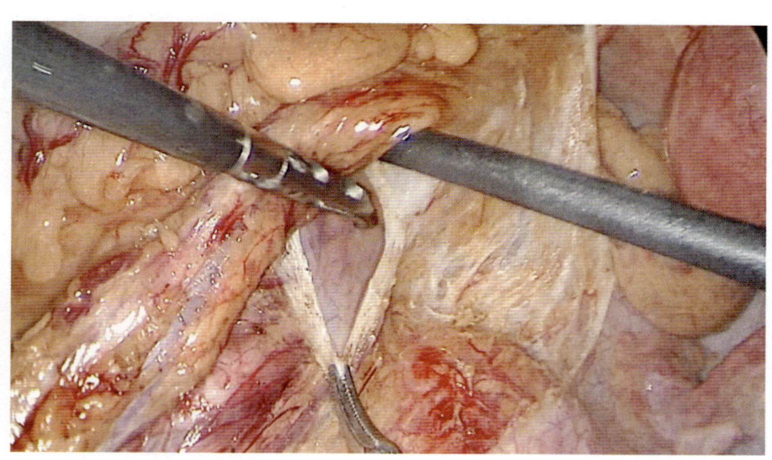

图 58-19　完全内侧入路完成会合

经验分享：

内侧入路可见白色稍厚半透明的直肠左侧旁沟腹膜，切开此膜可完成内外侧的会合。

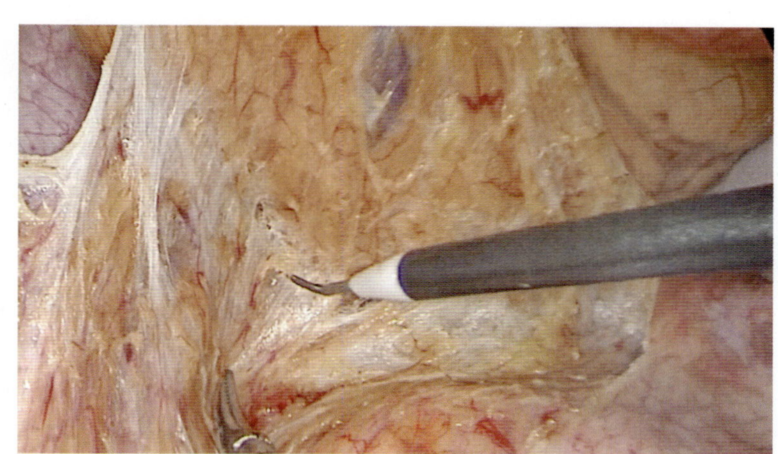

图 58-20　术者左手向后向头侧牵拉腹下神经前筋膜

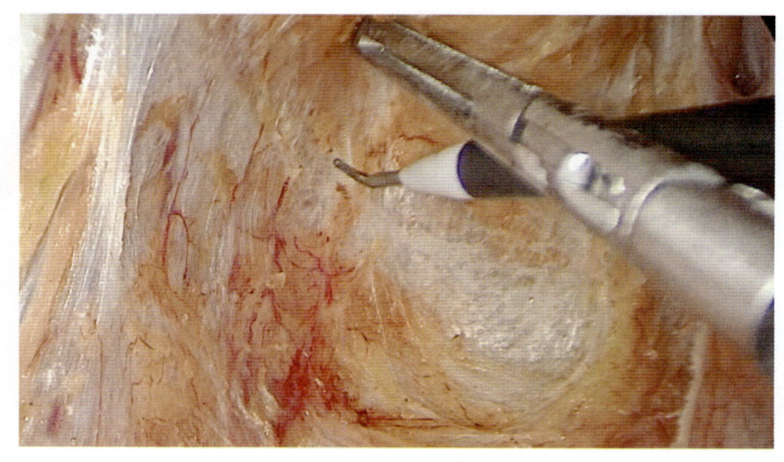

图 58-21　术者左手向腹侧上抬直肠固有筋膜

经验分享：

骨盆入口处直肠后间隙的游离遵循中线 6 点、右后侧、左后侧游离顺序；可以牵拉腹下神经前筋膜或上抬直肠固有筋膜扩大分离间隙。

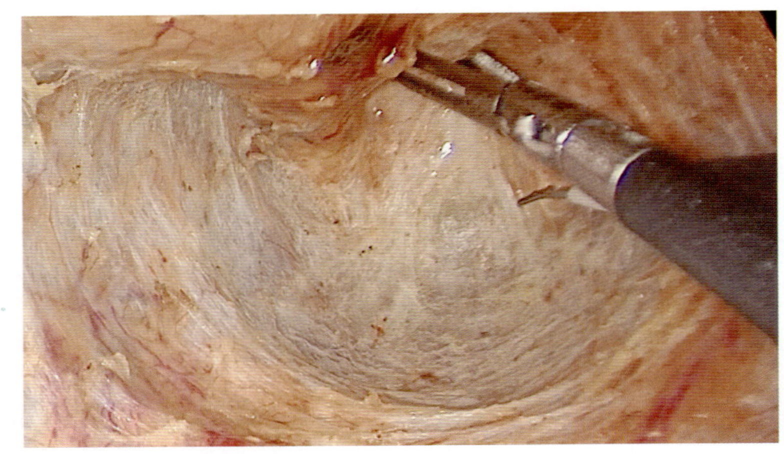

图 58-22　切开直肠骶骨筋膜，进入骶前间隙

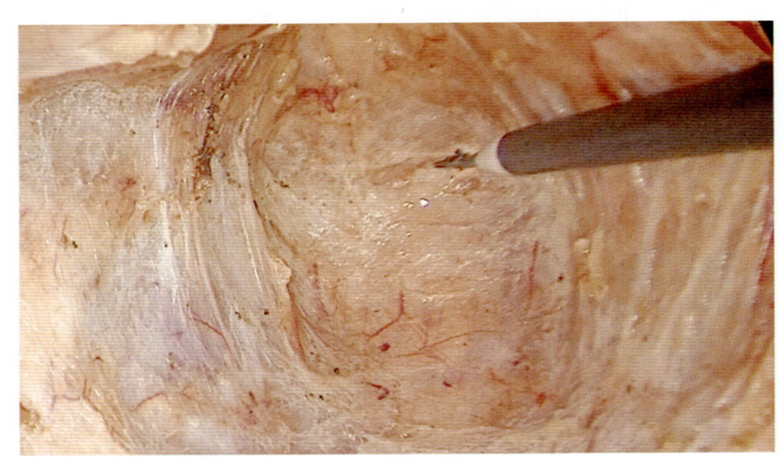

图 58-23　直肠后壁游离至肛提肌平面，可见 S_2~S_4 神经

4. 乙状结肠及上段直肠的游离　电钩分离乙状结肠先天粘连（图 58-24），顺利完成左右会合，助手右手钳将乙状结肠向右侧牵拉，可见左侧直肠旁沟及腹膜反折，沿此线切开膜桥（图 58-25）。将乙状结肠向左牵拉，显露右侧直肠旁沟，同法完成右侧膜桥的切开（图 58-26）。

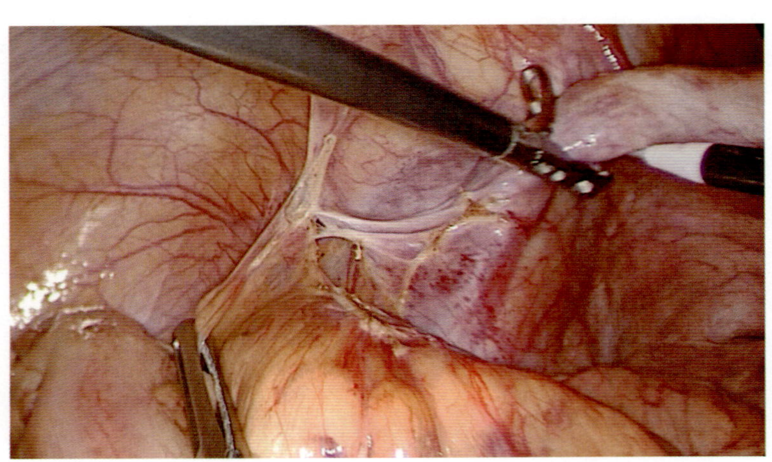

图 58-24　分离左侧先天粘连

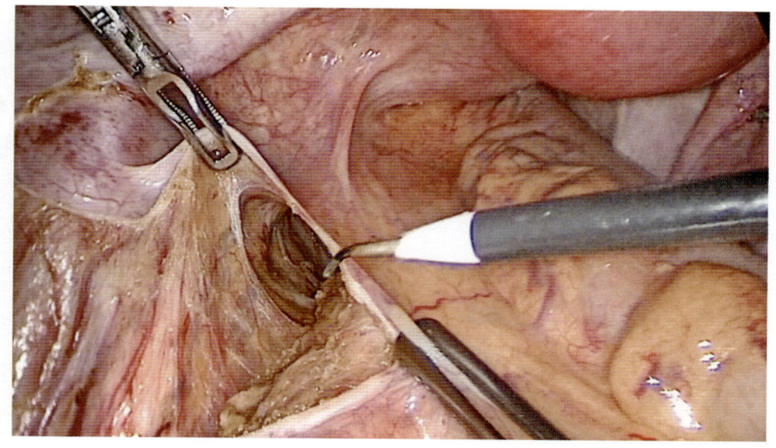

图 58-25 切开左侧膜桥

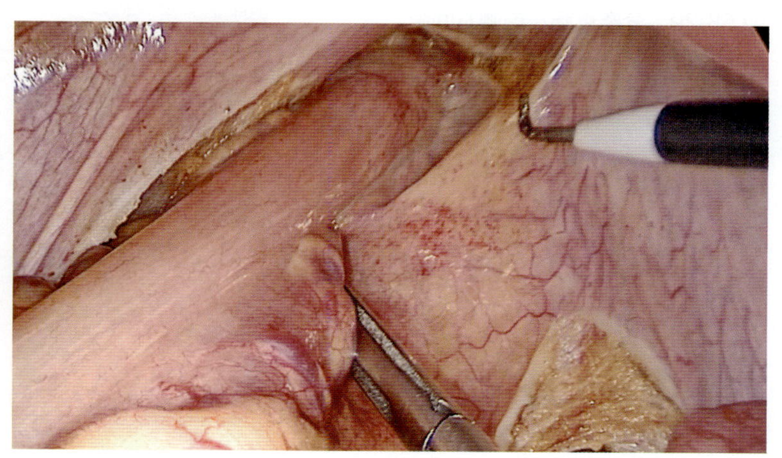

图 58-26 切开右侧膜桥

经验分享：

直肠腹膜反折的切割线：女性患者建议在腹膜反折的最低点切开。

5. 直肠前方、侧方间隙的游离 腹膜反折近端 10cm 系牵引带，捆绑直肠（图 58-27），助手左手钳夹持系带向头侧反向牵引，助手右手钳顶起阴道后壁，游离直肠前间隙，可见阴道后壁偏右侧约 2cm 范围局部受侵（图 58-28），难以分开，阴道指诊确认受侵；将直肠向右上腹牵拉，显露直肠左前侧方间隙（图 58-29），约 10 点方向，予以分离至肛提肌平面，此为第二隧道（图 58-30）；离断左侧直肠侧韧带（图 58-31）及多数情况下在 9 点方向走行的直肠中动脉（图 58-32），完成左侧方的分离（图 58-33）；同法完成右侧方第三隧道的分离及直肠侧韧带的离断（图 58-34）。

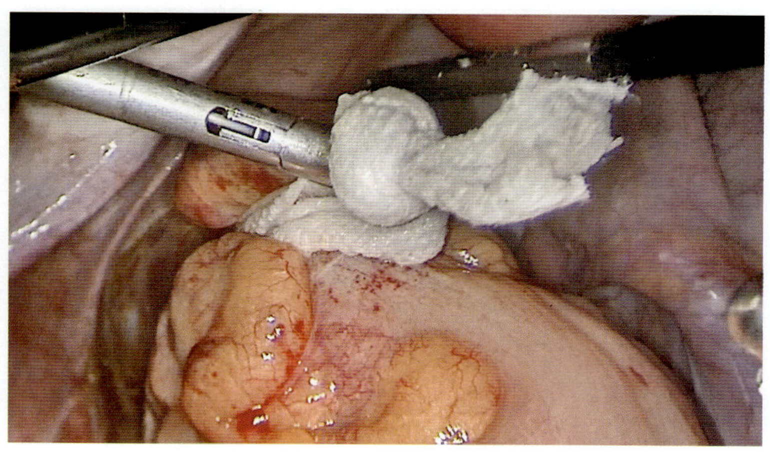

图 58-27 捆绑直肠，反向牵引

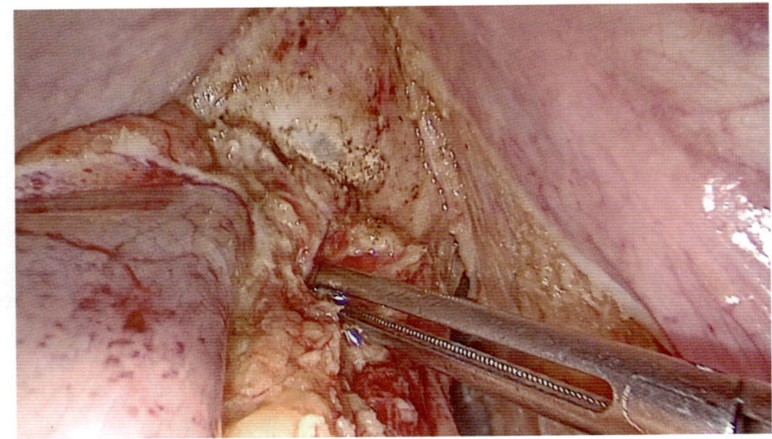

图 58-28　直肠肿瘤向前累及阴道后壁

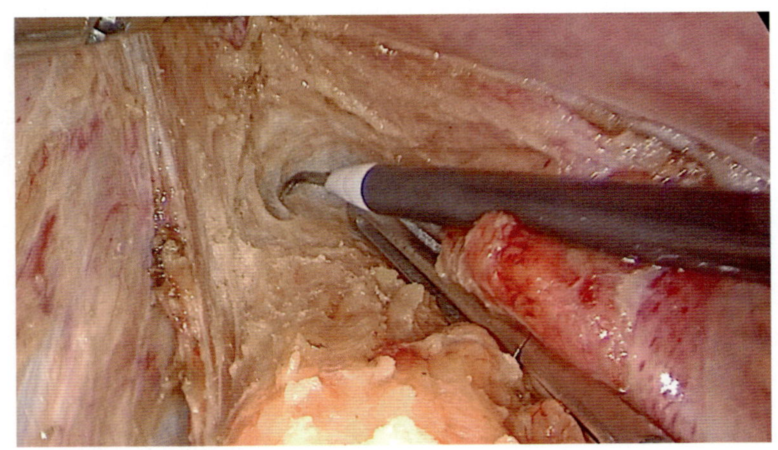

图 58-29　分离直肠左前侧方间隙

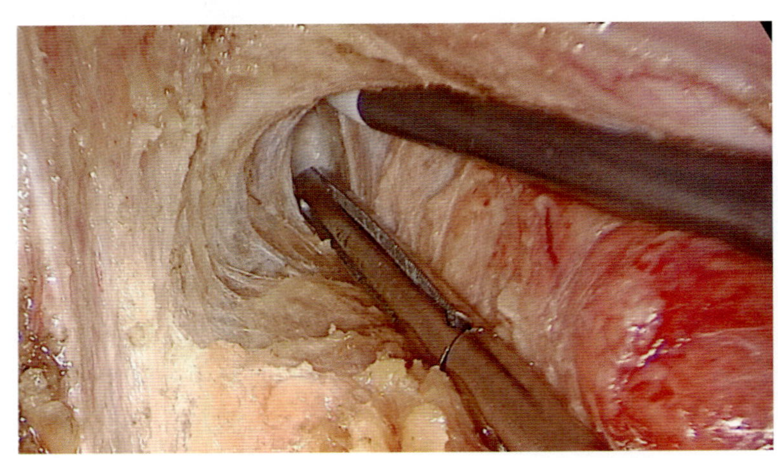

图 58-30　10 点方向建立的第二条隧道

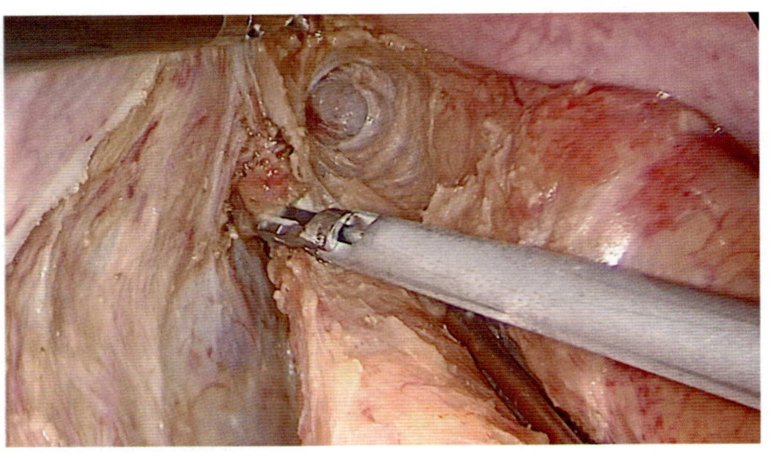

图 58-31　超声刀离断左侧直肠侧韧带

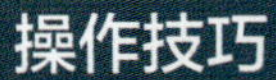

操作技巧：

下段直肠的游离遵循“后前、左侧、右侧”的顺序，将与盆丛、直肠中血管关系密切的侧方在前后层面显露清楚后离断，可以较好地保护神经功能。

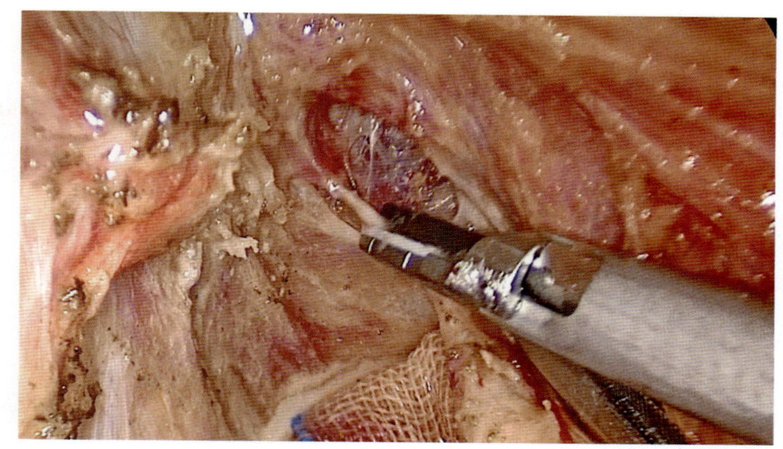

图 58-32　离断左侧 9 点方向的直肠中动脉

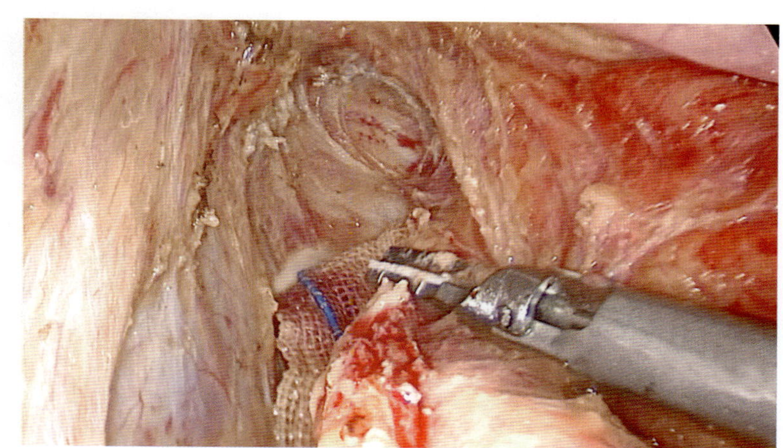

图 58-33　直肠固有筋膜左侧间隙分离后的场景

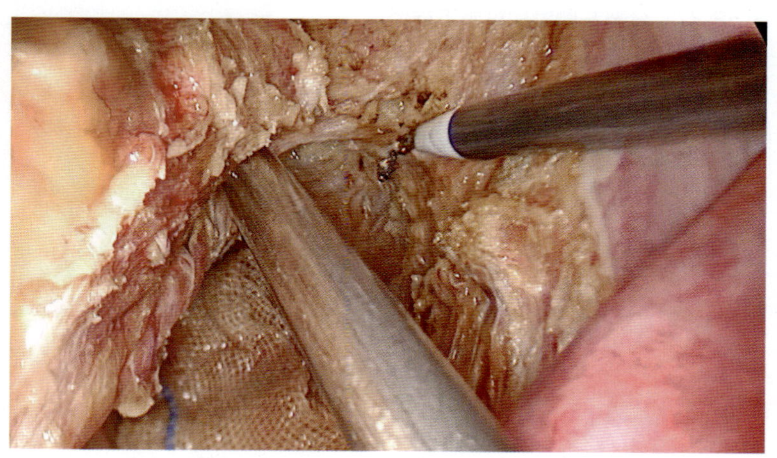

图 58-34　同法游离直肠右侧间隙

6. 左侧方盆腔淋巴结清扫层面的建立　沿着左脐内侧襞外侧顺着脐动脉走行方向切开腹膜(图 58-35),离断子宫圆韧带(图 58-36),沿着左输尿管腹下神经筋膜平面游离输尿管、腹下神经,建立侧方淋巴结清扫的内侧界(图 58-37、图 58-38);沿髂外静脉下缘显露髂腰肌(图 58-39、图 58-40)、耻骨梳韧带(图 58-41)、显露腰骶干(图 58-42),结扎髂腰动、静脉分支(图 58-43),游离闭孔神经至闭孔处(图 58-44,图 58-45);继续沿着闭孔内肌分离至肛提肌腱弓水平,建立侧方淋巴结清扫的外侧界;可见阴部内动脉,继续向远侧分离可见 Alcock 管(图 58-46),清扫其淋巴脂肪组织,此为侧方清扫的下界。

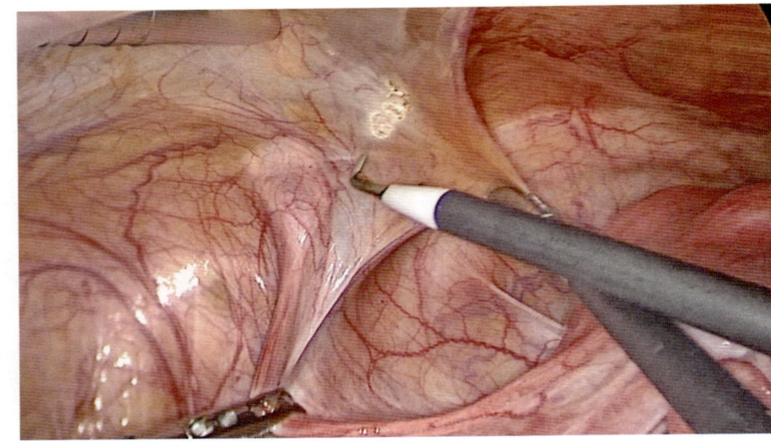

图 58-35 沿脐内侧襞的外侧切开腹膜至输尿管

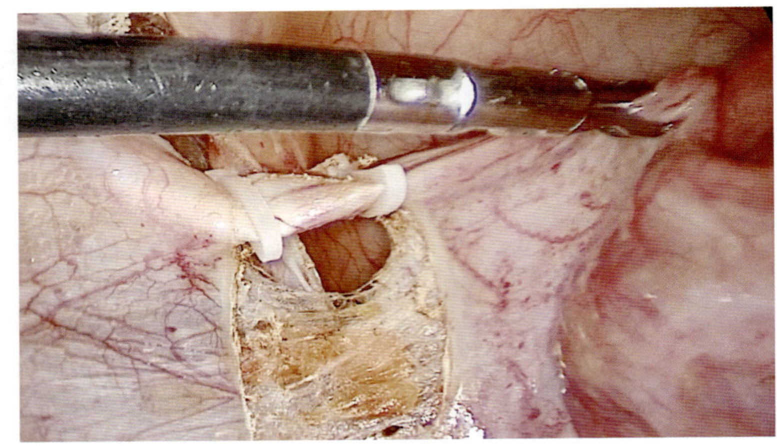

图 58-36 离断左侧子宫圆韧带

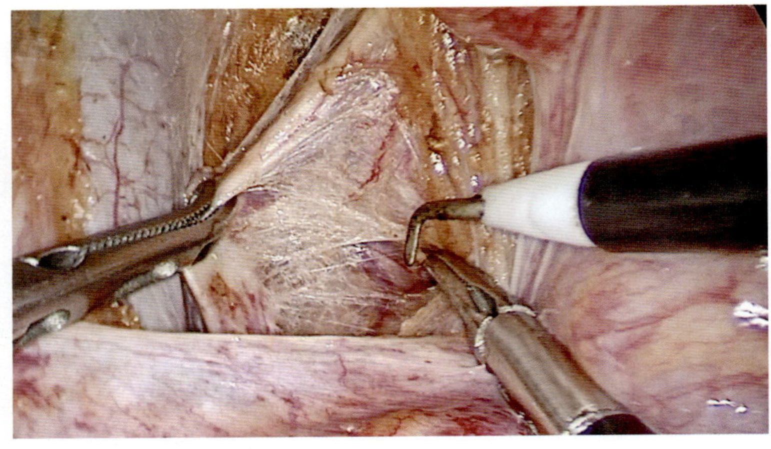

图 58-37 分离左侧输尿管腹下神经层面

操作技巧：

内侧层面的建立旨在保护侧方淋巴结清扫手术的两个重要组织：输尿管及盆神经，故通常以显露 S_4 神经为内侧界的游离终点。

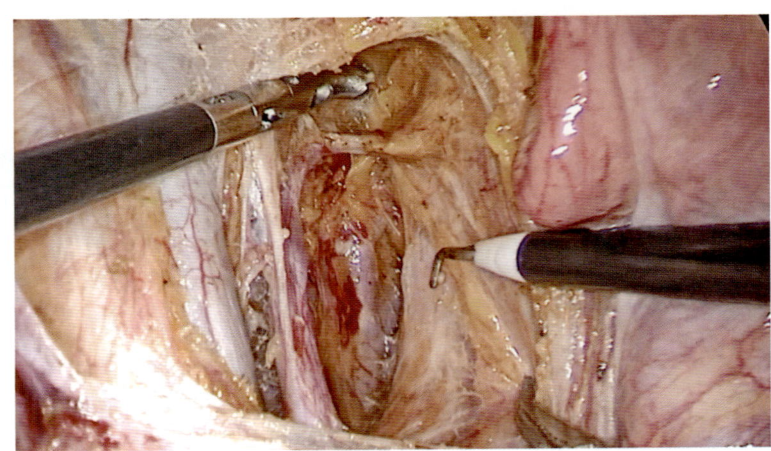

图 58-38 子宫动脉骑跨输尿管，即“桥下流水”

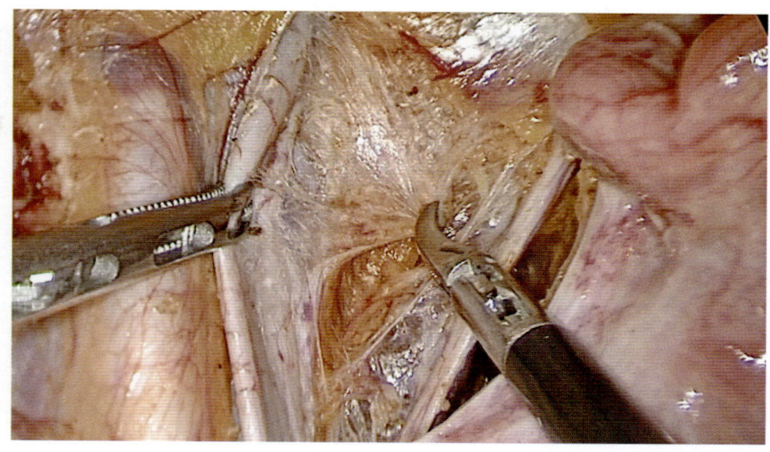

图 58-39　沿髂外静脉下缘分离侧方清扫的外侧层面

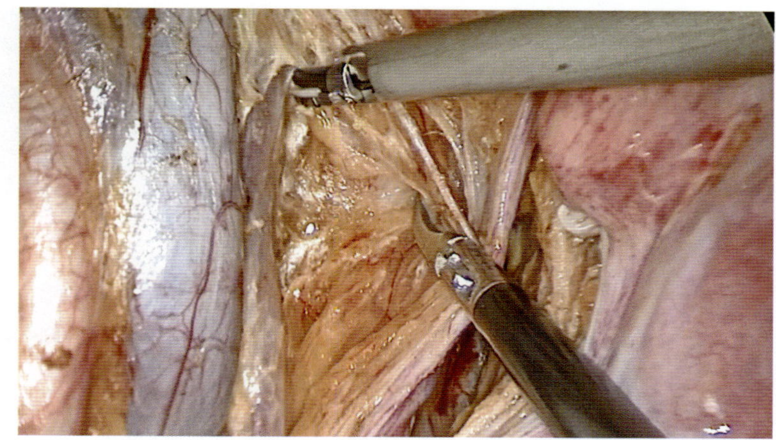

图 58-40　显露髂腰肌

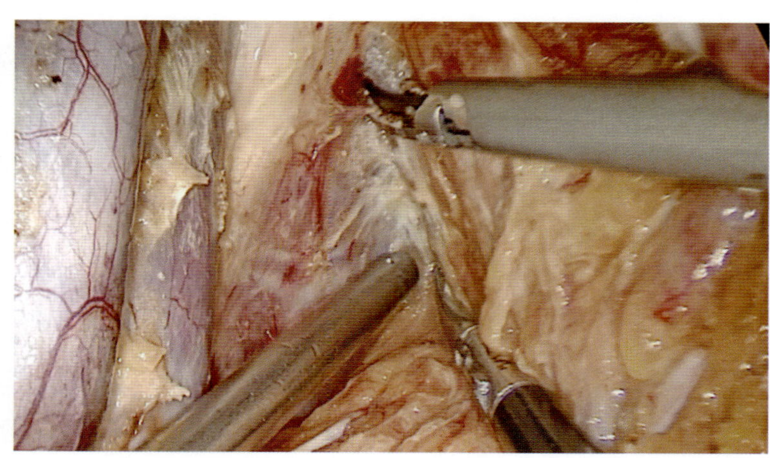

图 58-41　显露耻骨梳韧带及闭孔内肌

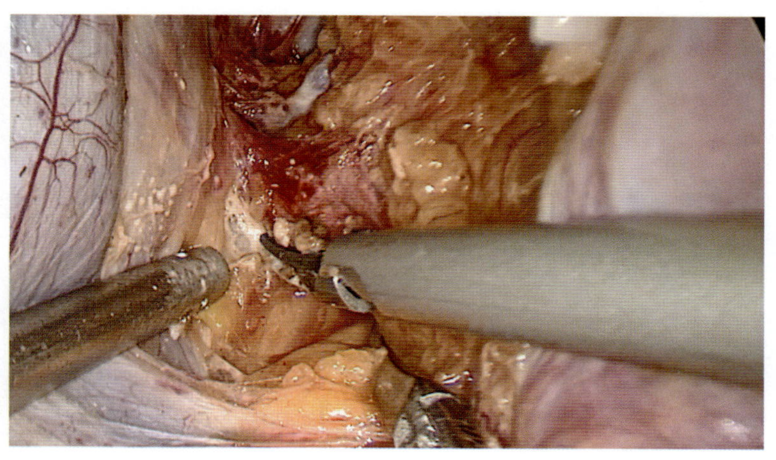

图 58-42　显露侧方淋巴结清扫背侧的腰骶干

图 58-43　离断髂腰动、静脉分支

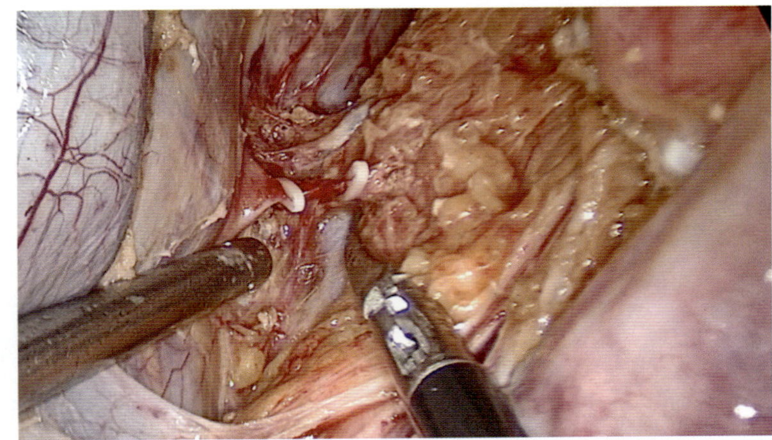

图 58-44　游离闭孔神经

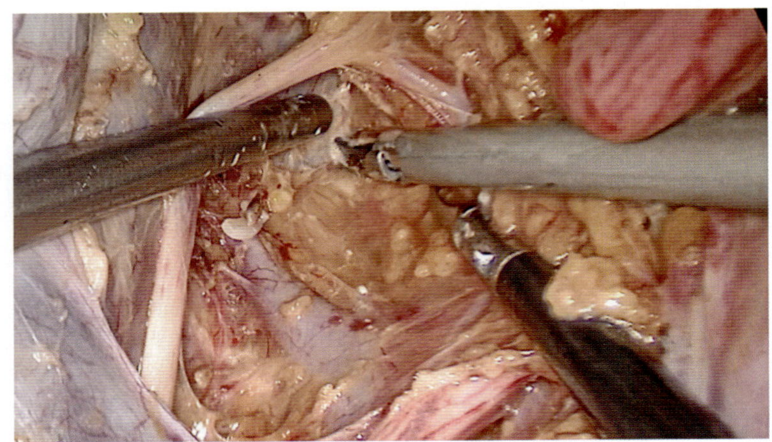

图 58-45　显露闭孔、闭孔神经及闭孔动、静脉

操作技巧:

侧方淋巴结清扫的外侧层面即肌性平面的建立主要沿着闭孔内肌走行分离，要注意避免闭孔神经出闭孔处被误伤，而一旦离断，建议将神经两头用 Prolene 线将神经外膜缝合连接。

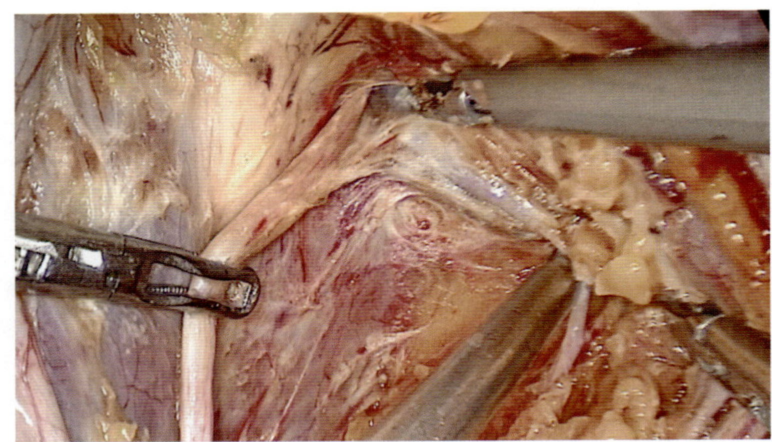

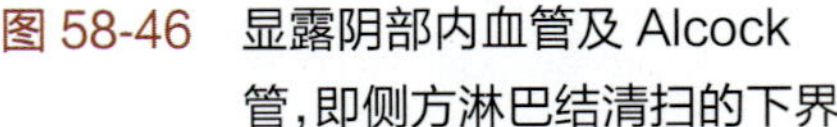

图 58-46　显露阴部内血管及 Alcock 管，即侧方淋巴结清扫的下界

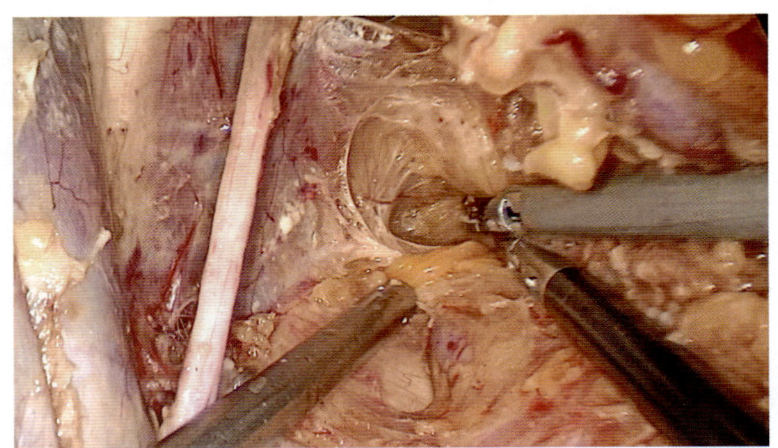

7. 左侧方盆腔淋巴结清扫血管的处理　沿髂内动脉前干解剖(图 58-47),依次结扎处理脐动脉、膀胱上动脉与子宫动脉的共干(图 58-48)、闭孔动脉(图 58-49)、闭孔静脉与膀胱上静脉(图 58-50),膀胱下动、静脉视具体情况决定取舍,第 263d 组淋巴结清扫尾端边界应显露阴部内动脉及 Alcock 管(图 58-51),至此,完成侧方淋巴结清扫的底面或背侧面。结扎处理上述血管的闭孔侧(图 58-52)及膀胱侧(图 58-53、图 58-54)分离,完成淋巴结的清扫(图 58-55)。

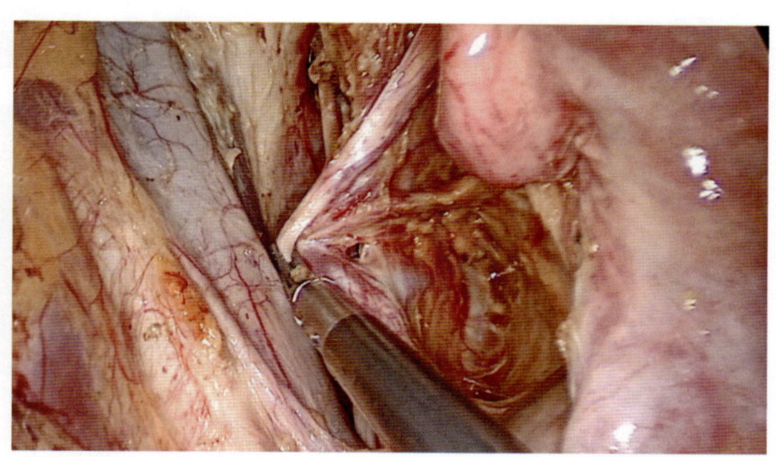

图 58-47　髂内动脉前干分出的三个共干分支:腹侧走行的脐动脉、膀胱上动脉及内侧走行的子宫动脉

操作技巧:

以髂内动脉前干作为解剖标志,所有前向、侧向的分支将逐级显露,以根治为前提,根据具体情况决定动脉的取舍。

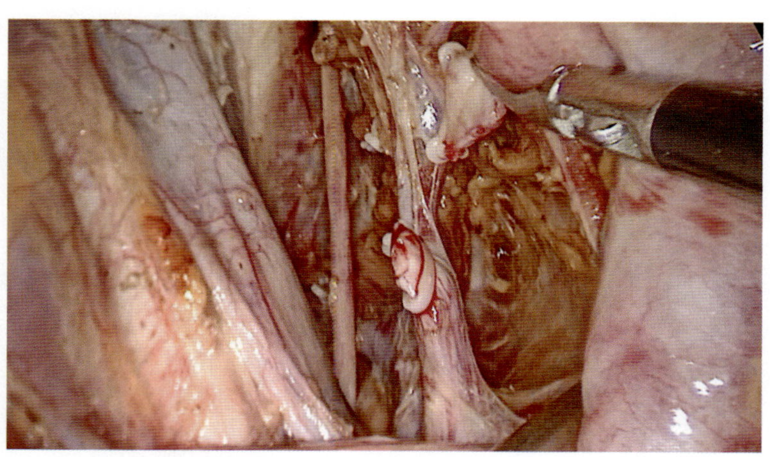

图 58-48　结扎并离断三支动脉(脐动脉、膀胱上动脉及子宫动脉)的共干

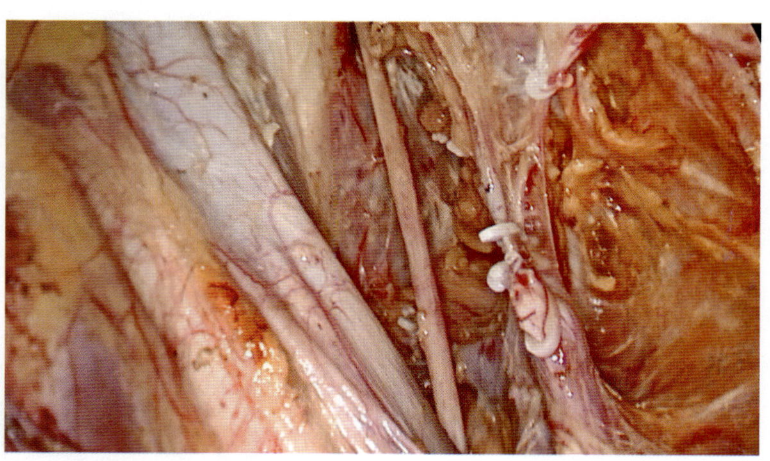

图 58-49　结扎切断外侧走行的闭孔动脉

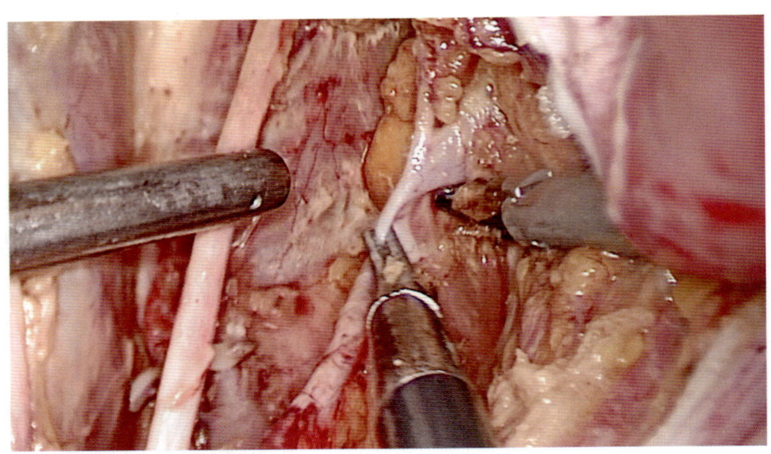

图 58-50 结扎切断闭孔静脉与膀胱上静脉共干

操作技巧：

髂内静脉各分支与动脉常不伴行，且都有较大的变异，静脉处理较动脉困难，易于撕裂而致出血，优先离断各动脉分支减小了侧方清扫的难度。

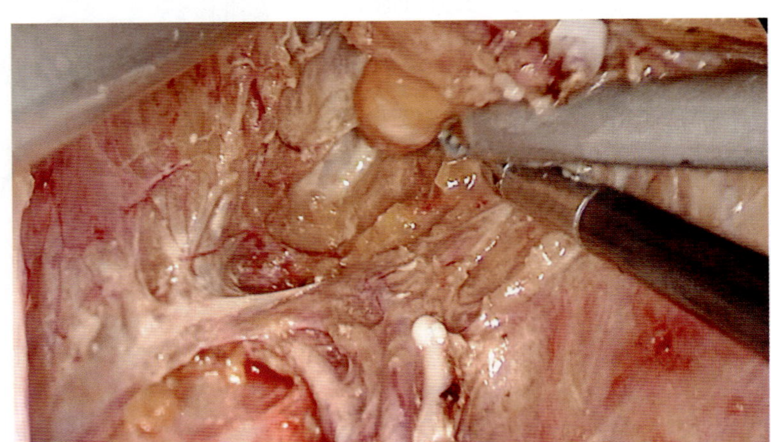

图 58-51 显露阴部内动脉，清扫 Alcock 管淋巴脂肪组织

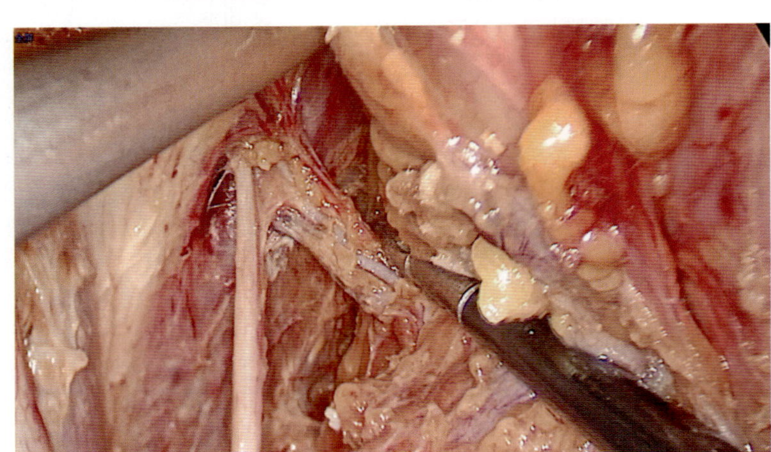

图 58-52 结扎切断闭孔处的闭孔动、静脉

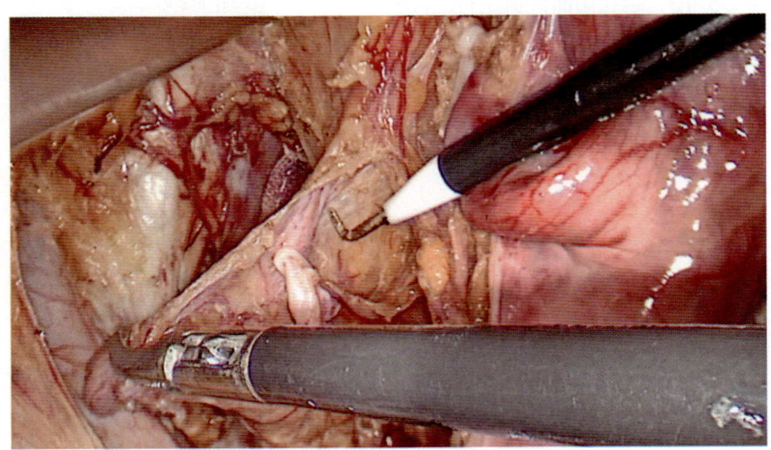

图 58-53 结扎脐动脉的远端

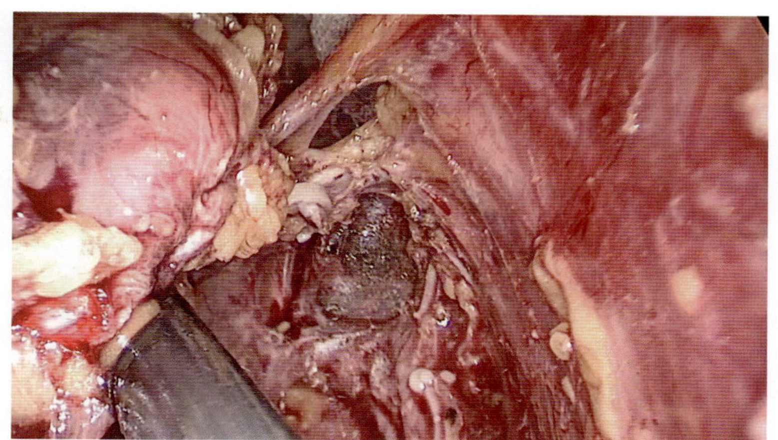

图 58-54　结扎膀胱侧的膀胱上动、静脉

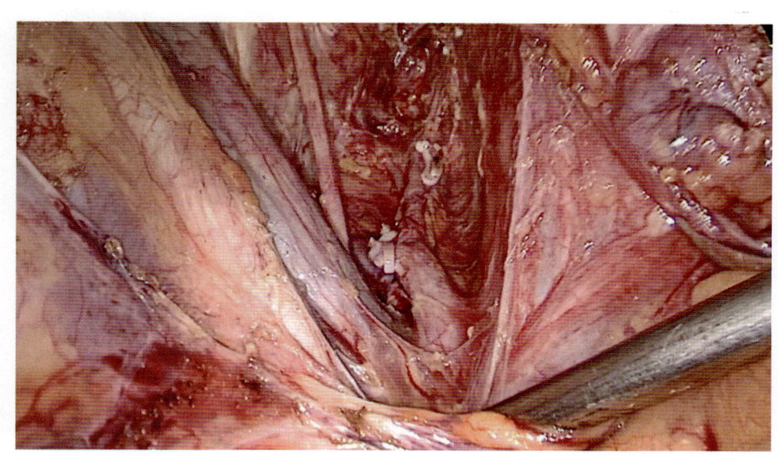

图 58-55　左侧方淋巴结清扫后的视野

8. 子宫韧带及血管的离断　依次离断左侧输卵管(图 58-56)、卵巢固有韧带(图 58-57)、子宫阔韧带(图 58-58)、子宫动脉(已根部离断),双极电凝处理宫颈旁组织及子宫静脉丛,沿着子宫阔韧带前叶至膀胱腹膜反折(图 58-59),向下分离膀胱阴道前间隙,显露宫颈及阴道前壁(图 58-60);同法处理右侧子宫韧带和血管,紧邻宫颈游离出右侧子宫动脉并离断(桥下流水),子宫静脉用双极电凝凝固后离断(图 58-61)。

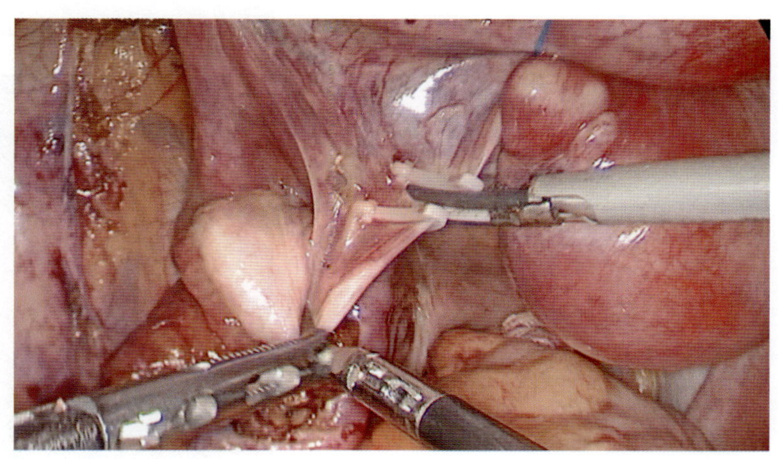

图 58-56　离断输卵管

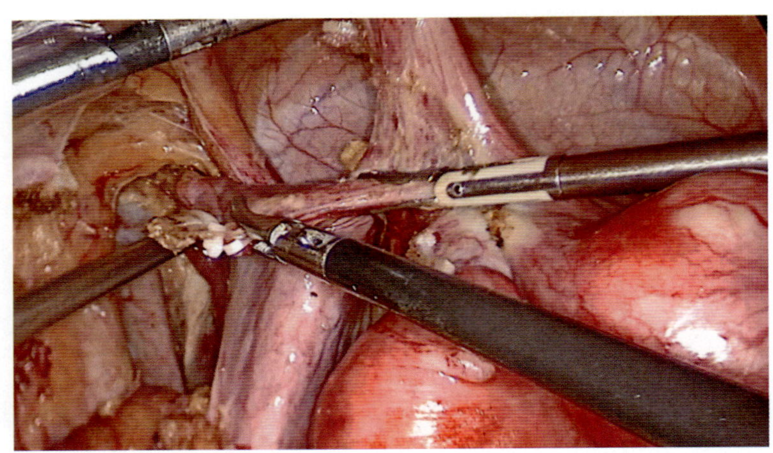

图 58-57　双极电凝后离断卵巢固有韧带

操作技巧：

双极电凝在脏器联合切除妇科器官中发挥无可替代的作用，卵巢固有韧带、宫颈、阴道壁均血供丰富，双极电凝可以起到确切的止血功能，而这一点常被胃肠外科医师所忽视。

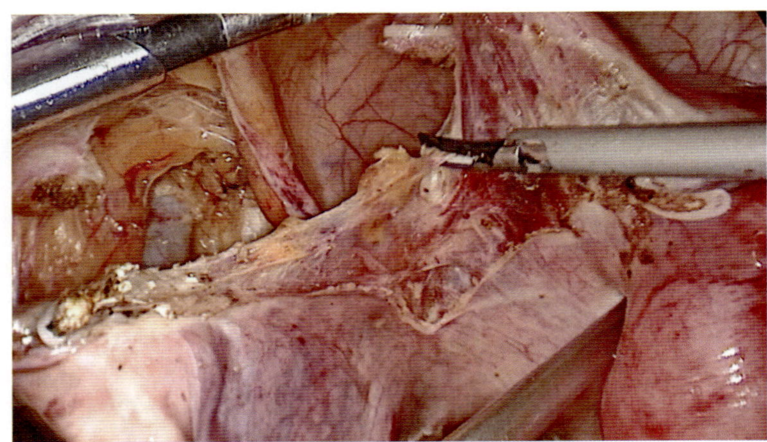

图 58-58　离断子宫阔韧带

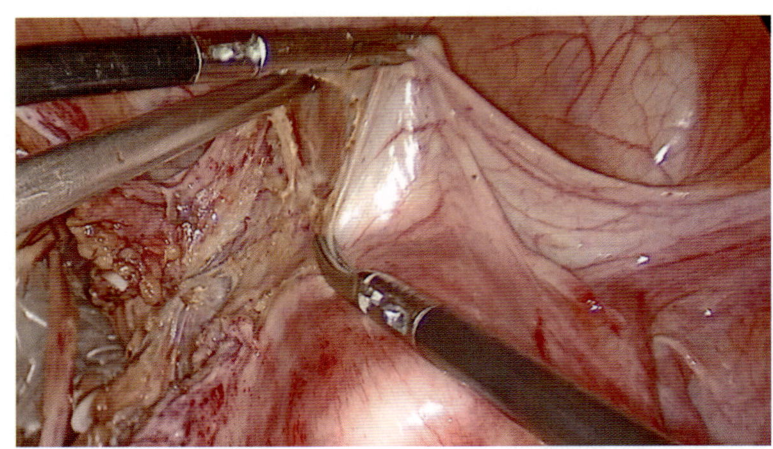

图 58-59　沿子宫阔韧带前叶分离至膀胱腹膜反折

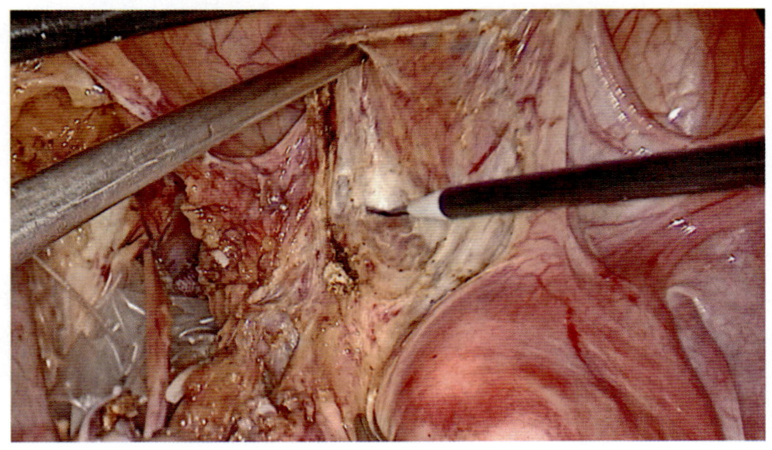

图 58-60　分离膀胱阴道间隙

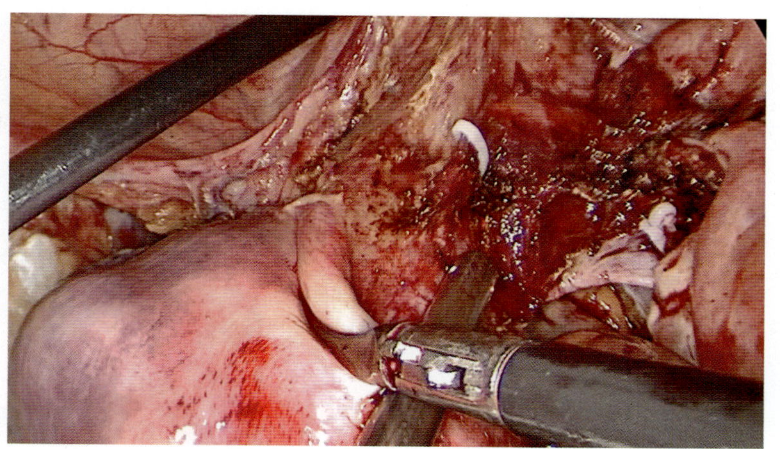

图 58-61　宫颈旁离断左侧子宫动脉

9. 阴道的离断　阴道前壁未受肿瘤侵及，卵圆钳指引下切开阴道前壁（图 58-62、图 58-63）、左右侧壁（图 58-64），可见肿瘤累及阴道后壁并形成溃疡，沿阴道两侧壁下行离断（图 58-65），至肿瘤下缘 1cm，然后横断阴道后壁（图 58-66），离断时在肛门指诊指引下操作（图 58-67），离断完阴道后即可见后方完整的直肠前壁（图 58-68）。

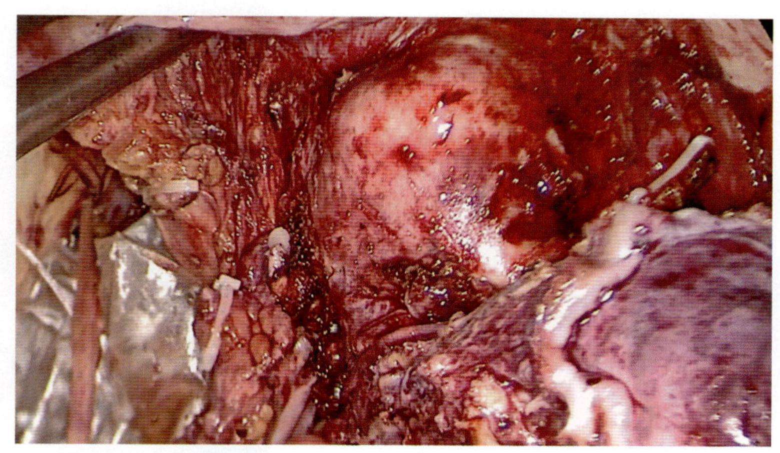

图 58-62　显露阴道前壁，卵圆钳指引阴道前穹隆

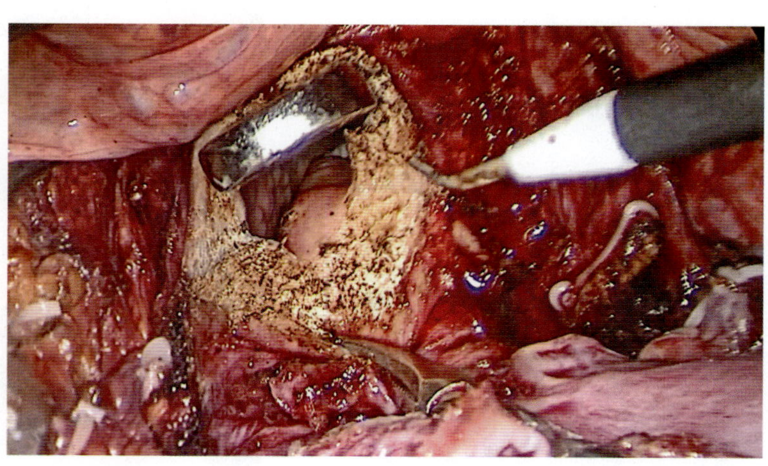

图 58-63　切开阴道前壁

操作技巧：

举宫器在妇科恶性肿瘤治疗中的应用被质疑，主要是担心举宫中肿瘤细胞的脱落，选择体积较小的镊子柄或卵圆钳也可以发挥指引作用。

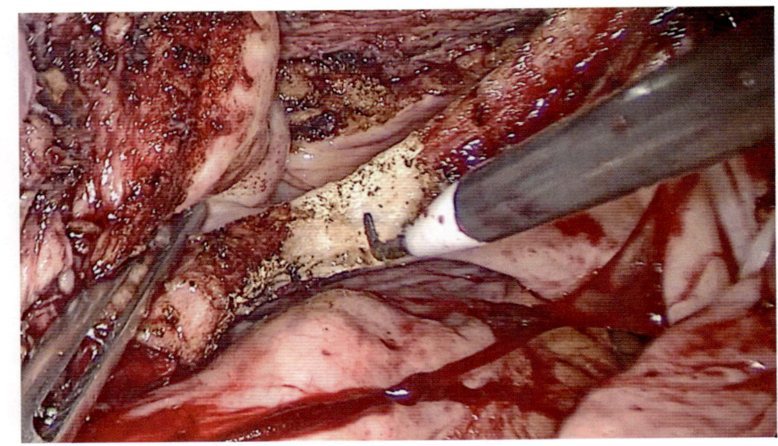

图 58-64 切开阴道侧壁

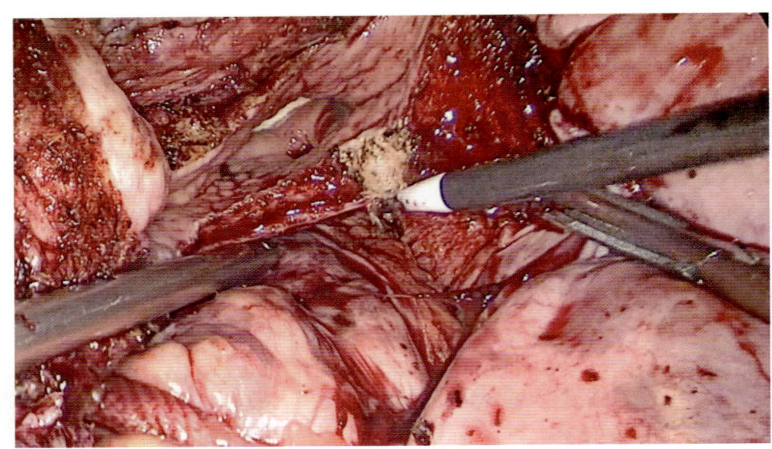

图 58-65 沿阴道侧壁下行分离至肿瘤远 1cm

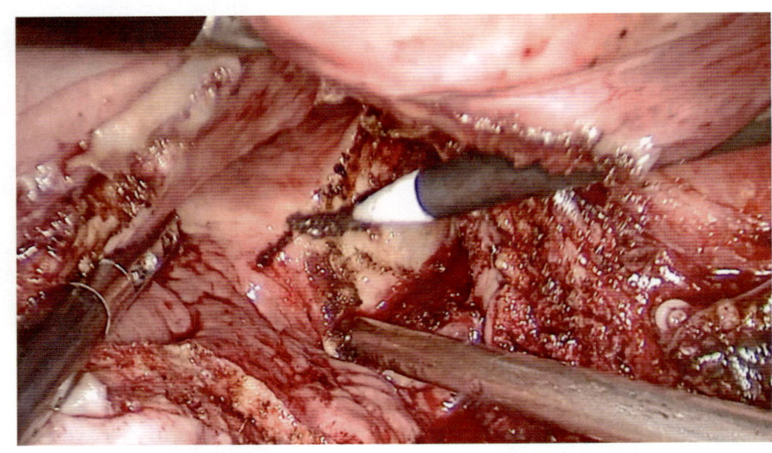

图 58-66 受侵阴道壁下缘 1cm 横断阴道后壁

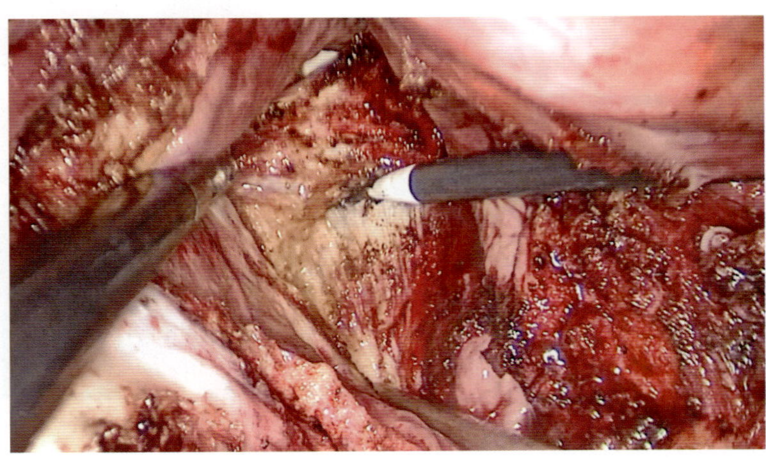

图 58-67 肛门指检确认直肠前壁完整

操作技巧：

肛门指检可以帮助避免在阴道后壁切除时意外损伤直肠，同时帮助判断直肠游离的范围。

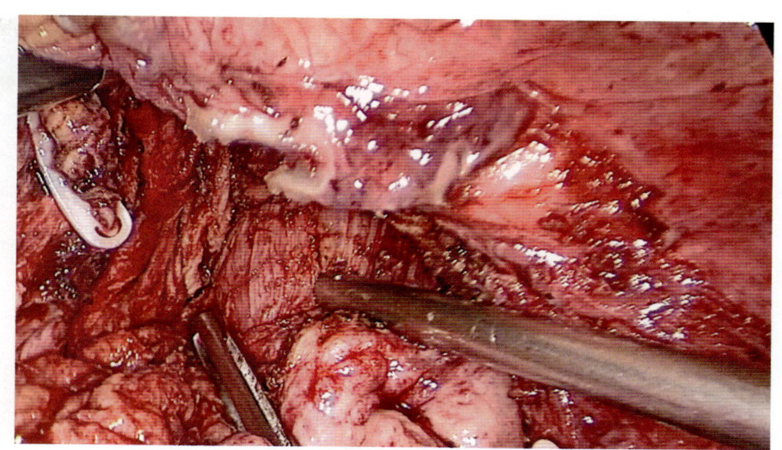

图 58-68　完全离断阴道后，显露直肠前壁

【标本切除与消化道重建】

1. **标本切除**　用直线切割闭合器在肿瘤下方 2cm 处切断肠管（图 58-69、图 58-70）。转向头侧，拓展左侧 Toldt 筋膜间隙（图 58-71），外至降结肠侧腹膜（图 58-72），上缘至胰腺下缘，内侧入路切开脾结肠韧带（图 58-73），向下切开降结肠侧腹膜，胰腺下缘离断肠系膜下静脉（图 58-74），并向左侧切开胰结肠韧带（图 58-75），行降结肠系膜的裁剪（图 58-76），处理左半胃结肠韧带，完成脾曲的游离（图 58-77）。

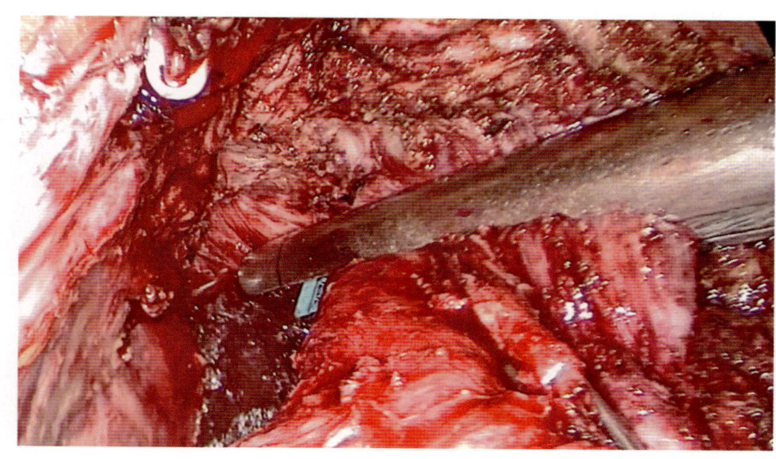

图 58-69　内镜下用直线切割缝合器离断直肠

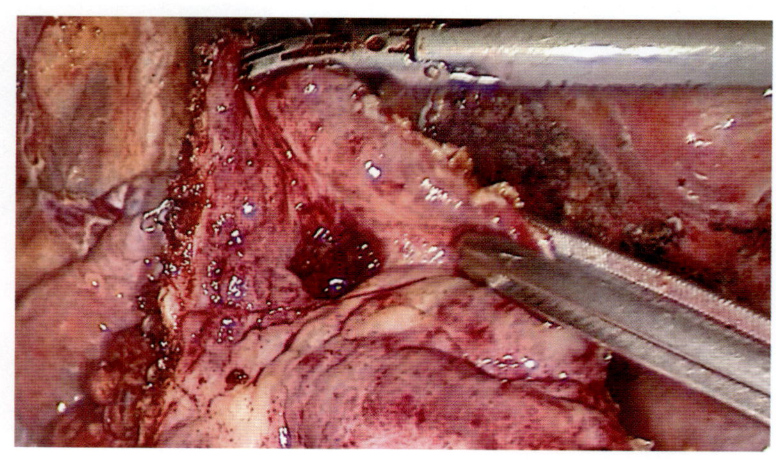

图 58-70　阴道后壁的溃疡

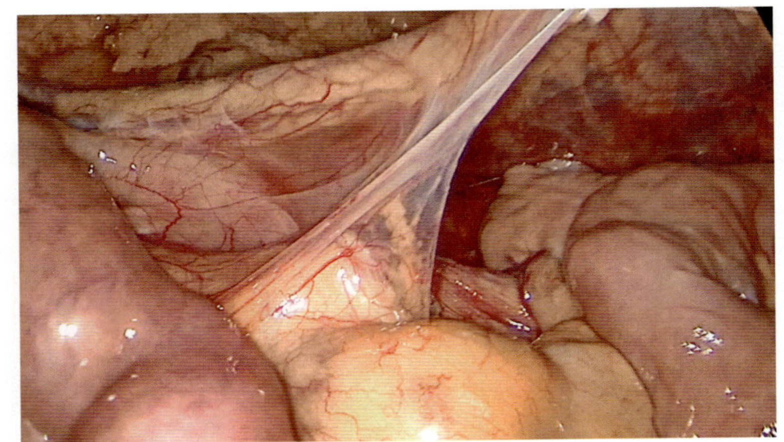

图 58-71　沿 Toldt 筋膜向头侧游离，显露肠系膜下静脉

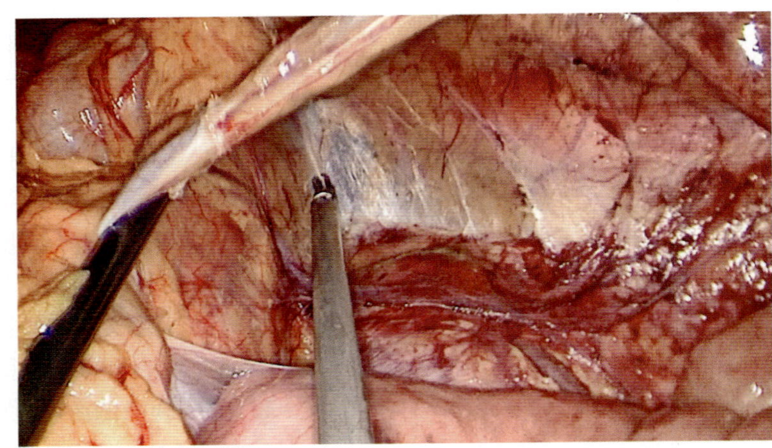

图 58-72　沿 Toldt 筋膜间隙向外侧游离至侧腹壁

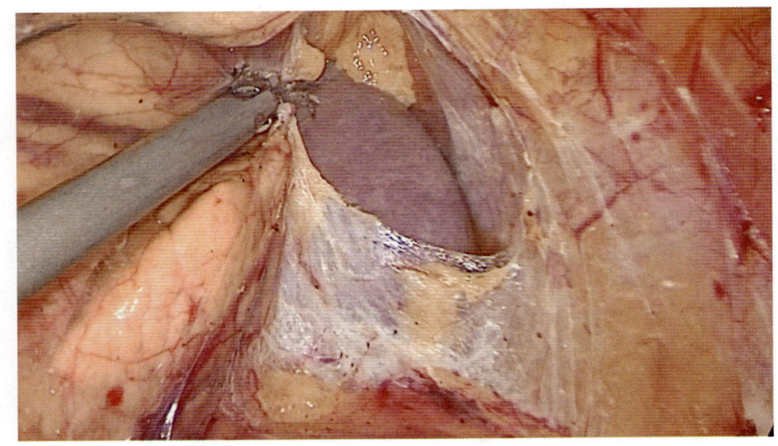

图 58-73　从内侧切开脾结肠韧带，显露脾下极

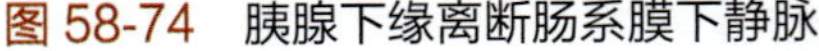

操作技巧：

完全内侧入路脾曲的游离可以在不变换操作视角下完成左半系膜的游离，减少变换位置或脾曲牵拉造成脾下极的撕裂，对于肥胖系膜或脾曲位置较高的患者更能显示其优势。

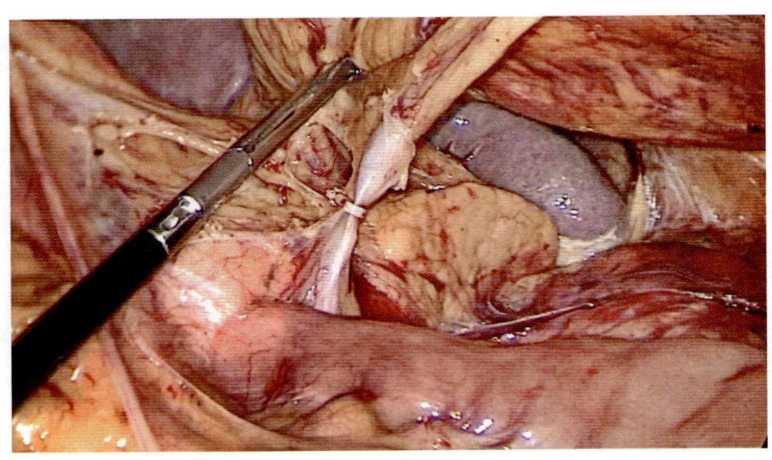

图 58-74　胰腺下缘离断肠系膜下静脉

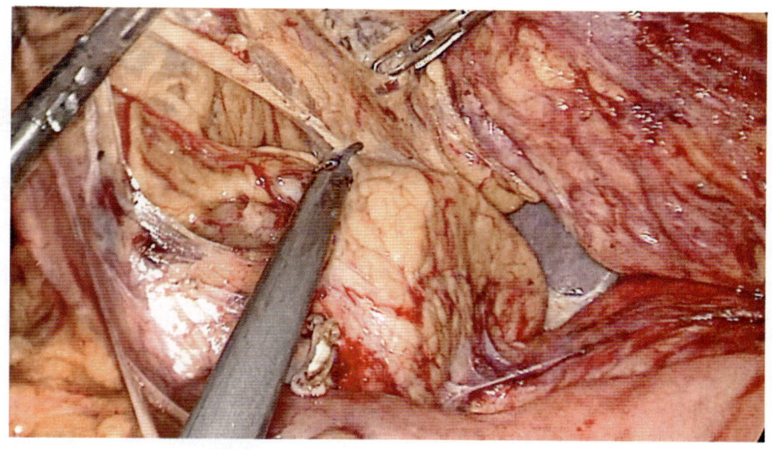

图 58-75　离断左半胰结肠韧带

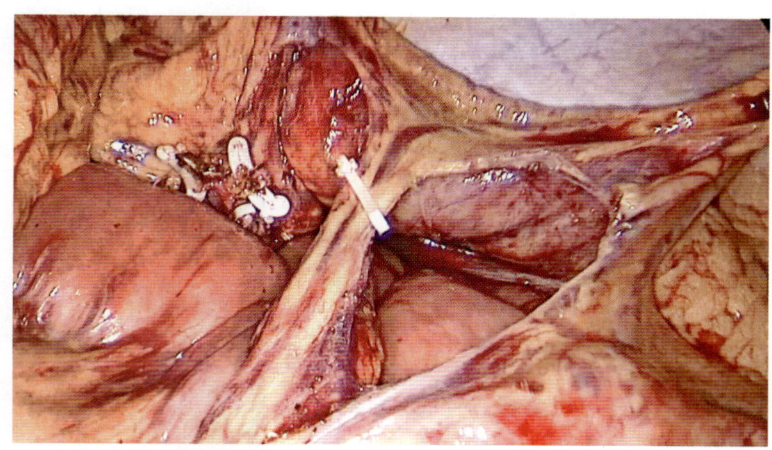

图 58-76　裁剪降结肠系膜

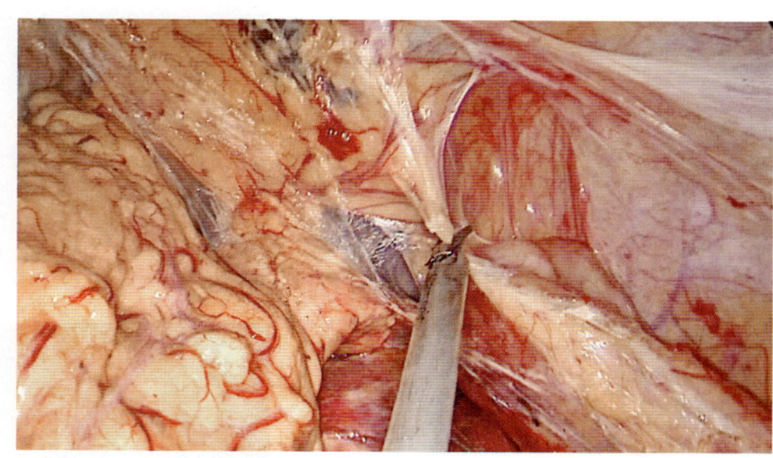

图 58-77　保留网膜，松解结肠脾曲

2. 消化道重建 将无菌塑料保护套经主操作孔送入腹腔，会阴操作助手用卵圆钳取出，经保护套用卵圆钳夹住标本牵拉(图 58-78)，并在套内劈开子宫肌瘤(图 58-79)，此时标本才容易拉出体外(图 58-80)，距肿瘤近端 20cm 离断全部乙状结肠，并放置吻合器抵钉座(图 58-81)，用卵圆钳将乙状结肠送回腹腔。腔镜直视下用倒刺线完成阴道断端的缝合(图 58-82)，经肛门置入管状吻合器，完成降结肠与直肠的端端吻合(图 58-83)。检查吻合环的完整性，行注水注气试验检查吻合口是否渗漏，并留置盆腔引流管(图 58-84)。

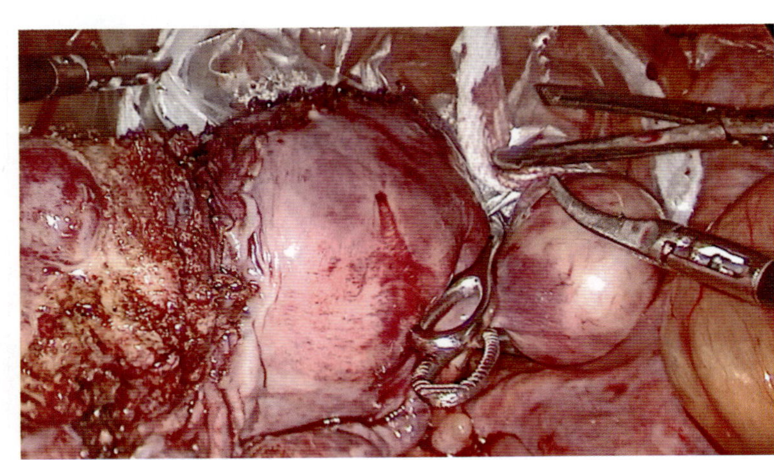

图 58-78 卵圆钳经阴道切口保护套内夹住子宫

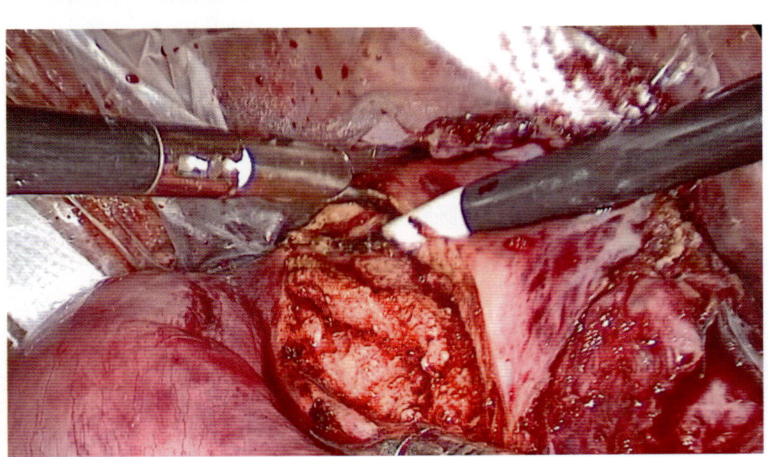

图 58-79 劈开子宫肌瘤，方便取出标本

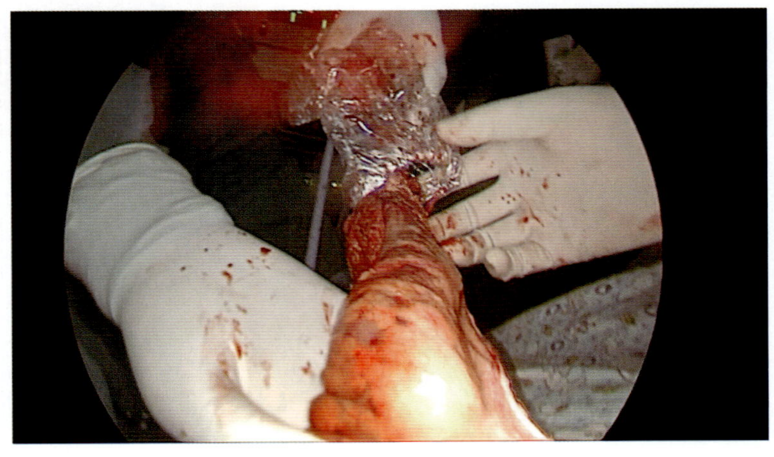

图 58-80 标本经阴道取出

图 58-81　放置吻合器抵钉座

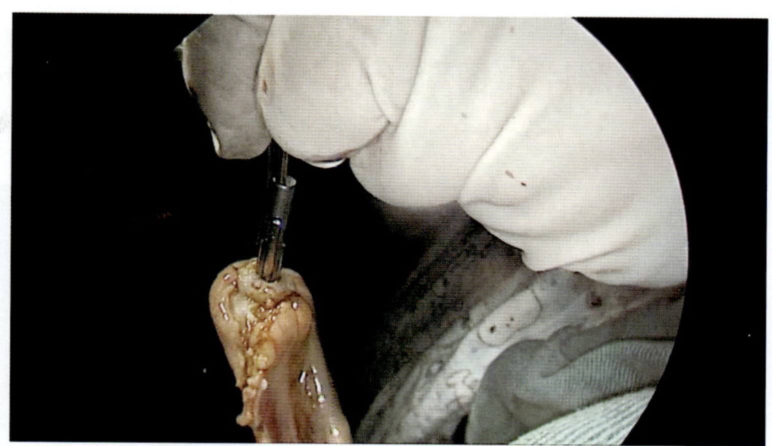

图 58-82　腔镜下倒刺线完成阴道断端的缝合

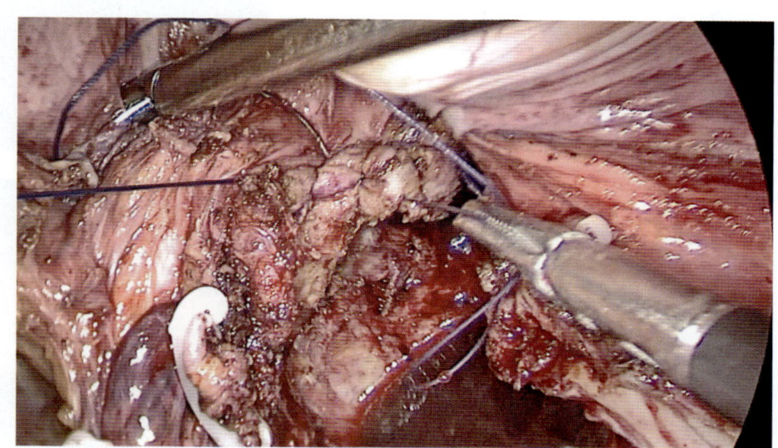

图 58-83　降结肠直肠端端吻合

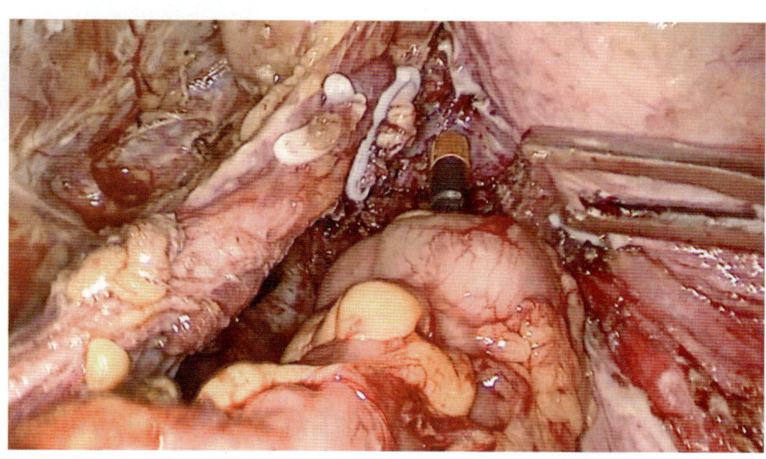

图 58-84　留置盆腔引流管

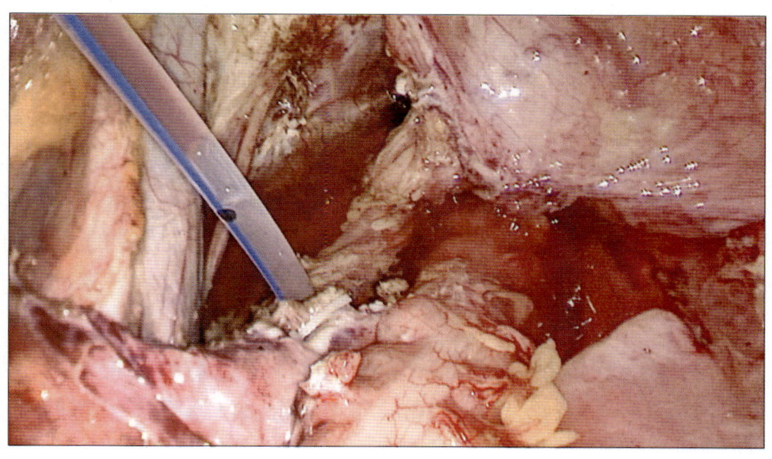

【标本照片】(图 58-85)

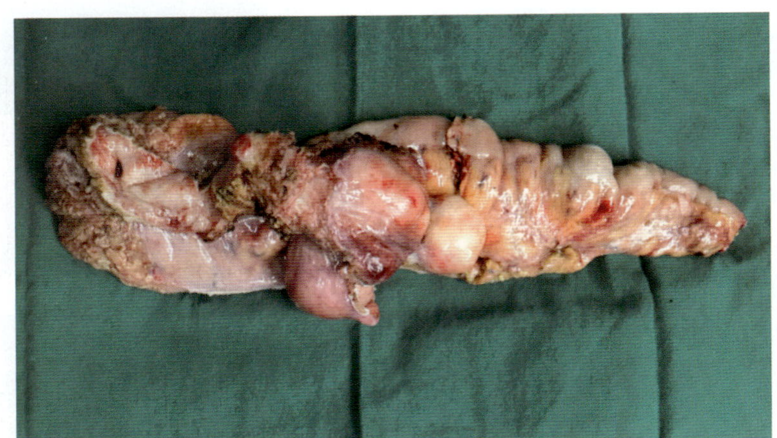

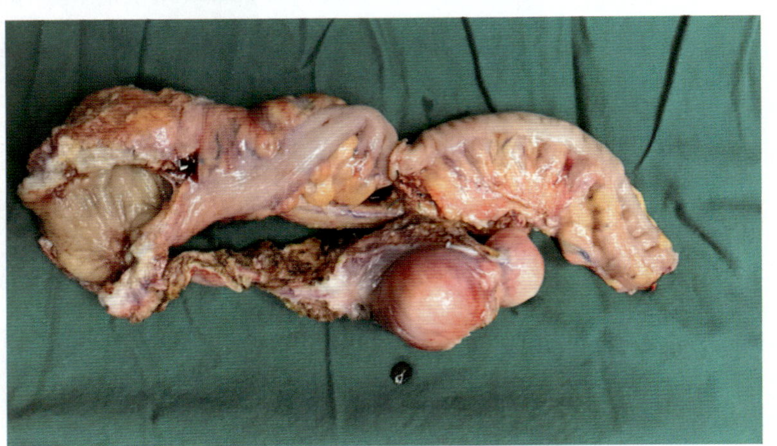

图 58-85　标本照片

第四节　手术相关要点、难点、热点剖析

【女性直肠癌盆腔脏器联合切除术的应用现状及进展】

近 10% 的结直肠癌临床分期为 cT_{4b}，其定义为术前检查提示肿瘤与邻近脏器界线不清，术后病理可分为炎性粘连或癌性侵犯。此部分患者虽局部分期较晚，但常无远处转移，临床诊治较为棘手，常需 MDT 和多脏器联合切除(multi-visceral resection，MVR)。女性直肠癌患者因特殊的生理结构，直肠癌向前方粘连或侵犯的首要脏器为子宫双附件或阴道后壁，直接累及膀胱的情况相对少见，女性直肠癌侵及生殖器官的发生率据报道高达 18%，联合直肠、子宫、卵巢、阴道等整块切除的后盆腔脏器切除术(posterior pelvic exenteration，PPE)是目前广为接受的治疗方案，也是患者获得临床治愈的唯一机会。PPE 因涉及普通外科及妇科，手术难度大，并发症发生率亦高于传统全直肠系膜切除术(total mesorectal excision，TME)。

目前腹腔镜技术已广泛应用于外科结直肠肿瘤根治术及妇产科子宫附件手术，但在盆腔联合脏器切除应用的报道仍不多。2006 年 Lakshman 等报道了腹腔镜后盆腔脏器切除术(laparoscopic posterior pelvic exenteration，LPPE）用于治疗子宫内膜异位症、乙状结肠癌侵犯卵巢输卵管、直肠癌侵犯子宫各1例患者的情况，手术时间为180~270分钟，术中出血量为100~200ml，术后住院时间为3~4天，3例患者均未出现手术相关并发症。2011年Puntambekar等报道了迄今包含病例数最多的LPPE治疗妇产科恶性肿瘤的研究，共纳入10例患者，平均手术时间210分钟，平均住院天数9天，平均失血量360ml。2013年Puntambekar等报道了1例经阴道取标本及结直肠手工吻合的全腹腔镜PPE治疗局部进展期直肠癌的情况。2018年池畔等报道了1例机器人PPE治疗进展期直肠癌。2019年印度Pokharkar等报道了迄今病例数最多的LPPE治疗女性局部进展期直肠癌的研究，共纳入7例患者，4例出现术后并发症，无围手术期死亡病例，提示LPPE治疗局部进展期直肠癌技术上可行，近期肿瘤学疗效安全。2020年国内汤坚强团队报道了15例局部进展期直肠癌行LPPE，平均手术时间268.3分钟，中位术中出血量100ml，术后并发症发生比例为2∶15，均少于Pokharkar所报道的408.6分钟及700ml，提示LPPE仍存在一定技术难度，在有较多PE及腹腔镜手术经验的中心开展可提高其安全性。

【LPPE技术要点】

LPPE强调直肠与子宫阴道的整块切除，因常不涉及膀胱的切除，故自主神经的保留以及输尿管的保护与传统TME手术一样重要。输尿管腹下神经层面的游离可以有效判断输尿管有无受侵、输尿管与盆丛的关系，以及输尿管与子宫动脉的关系。子宫动脉与输尿管位置极近，此处操作须谨记“桥下流水”的解剖关系，避免损伤。

本例手术展示了不同子宫动、静脉处理的技巧（髂内血管根部离断或宫颈旁离断），同时分享了结直肠外科医师较少使用的双极电凝技术。

（汤坚强）

第五十九章　腹部无辅助切口经肛门取标本的腹腔镜下胃癌根治联合直肠癌根治术

【前言】

多原发恶性肿瘤(multiple primary malignant neoplasms，MPMN)是指同一个体同时或先后在2个或多个器官发生的病理类型相同或不同的恶性肿瘤。其中，同时发病于胃和结直肠的恶性肿瘤称为胃肠道多原发恶性肿瘤。腹腔镜胃肠道多原发肿瘤根治切除后经自然腔道取出，并完成腹部无辅助切口手术的病例报道少见。笔者团队曾完成一例腹腔镜胃间质瘤局部切除联合直肠癌根治NOSES Ⅳ式(胃间质瘤经直肠取出)和一例腹腔镜远端胃癌根治联合直肠癌根治NOSES Ⅰ式B法(胃癌标本经直肠取出)。胃肠道多原发肿瘤能否完成NOSES，取决于各肿瘤的部位、大小及分期，肿瘤根治均要符合"无菌无瘤原则"且满足经自然腔道取标本的条件。本章以后者为例，分享胃肠道多原发肿瘤NOSES的初浅经验。

第一节　适应证与禁忌证

【适应证】(图59-1~图59-4)

1. 原发早期胃癌。
2. 原发直肠癌，未侵及浆膜。

【禁忌证】

1. 肿瘤体积过大，取出有困难者。
2. 过于肥胖者(BMI>35kg/m^2)。

2. **肿瘤探查**　探查肿瘤的具体位置、大小(图 59-9)。

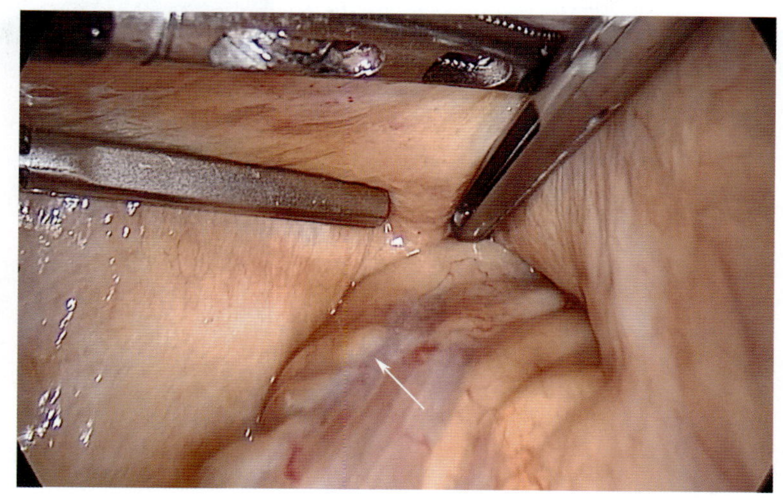

图 59-9　探查盆腔、直肠肿瘤位置(腹膜反折以下)

3. **解剖结构的判定**　判定胃肿瘤未侵及浆膜,肿瘤分期较早,直肠肿瘤偏早期,胃标本可以经直肠拉出体外。

【解剖与分离】

1. **胃血管的离断及淋巴结清扫(D_2+ 保留大网膜)**　助手提起胃,显露胃结肠韧带(图 59-10),术者用超声刀离断胃结肠韧带,保留大网膜(图 59-11),根部结扎处理胃网膜左血管,清扫第 4sb 组淋巴结,根部结扎处理胃网膜右动、静脉及幽门下血管,清扫第 6 组淋巴结(图 59-12);显露胰腺上缘,根部结扎处理胃左动、静脉,清扫第 7、第 8a、第 11p 组淋巴结(图 59-13、图 59-14);十二指肠球部上缘开窗,游离十二指肠并离断(图 59-15),根部结扎处理胃右静脉、动脉,清扫第 5、第 12a 组淋巴结(图 59-16),离断肝胃韧带至右侧膈肌脚(图 59-17),裸化胃小弯侧,并清扫第 1 组淋巴结(图 59-18)。

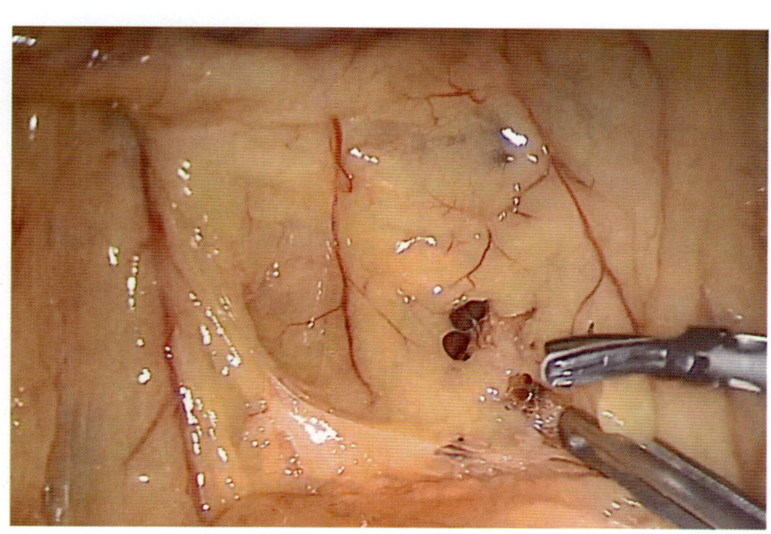

图 59-10　助手展平胃结肠韧带,可见天然的裂孔

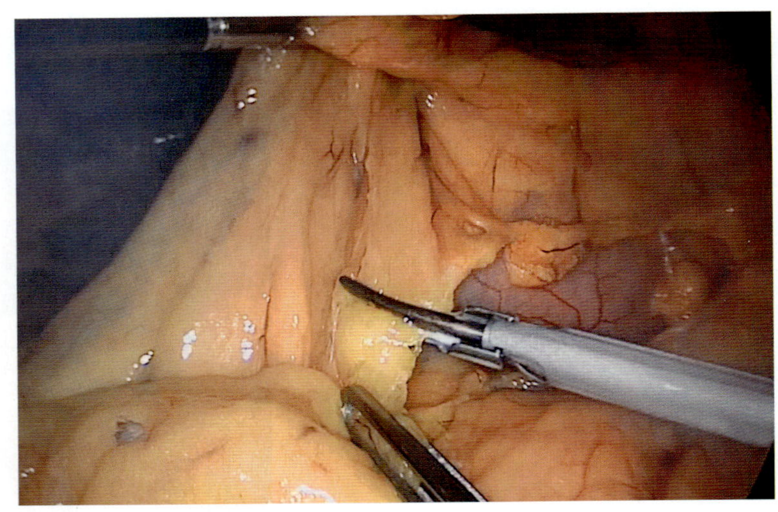

图 59-11　切开胃结肠韧带，保留横结肠下方大网膜

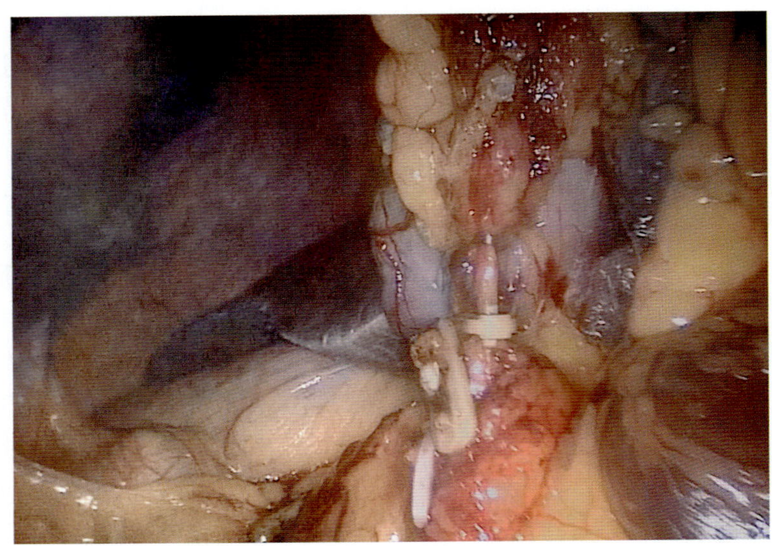

图 59-12　清扫第 6 组淋巴结

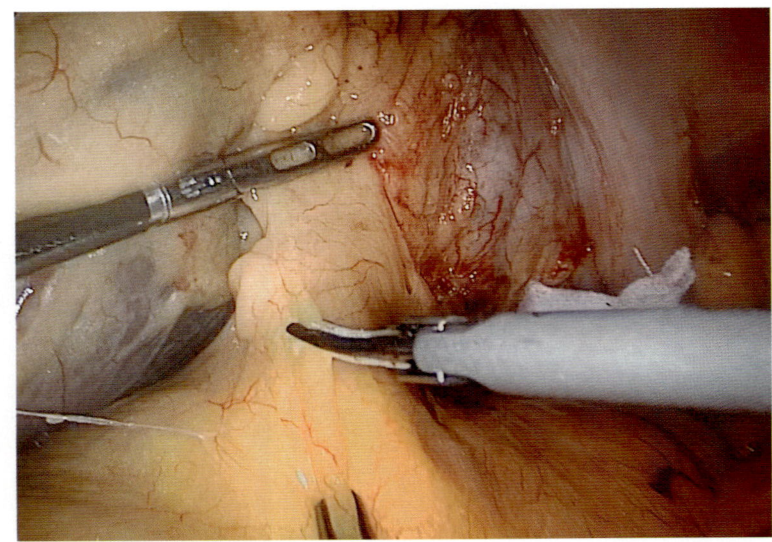

图 59-13　显露胰腺上缘

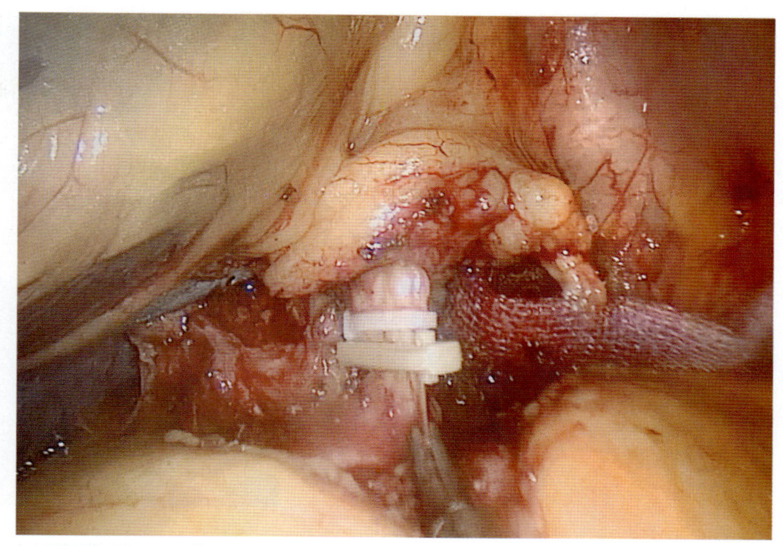

图 59-14　离断胃左动脉，清扫第 7 组淋巴结

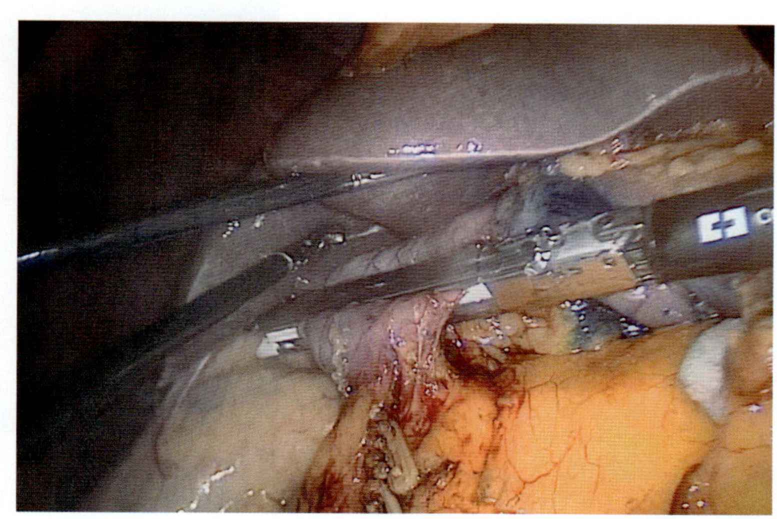

图 59-15　十二指肠上缘开窗后，优先离断十二指肠

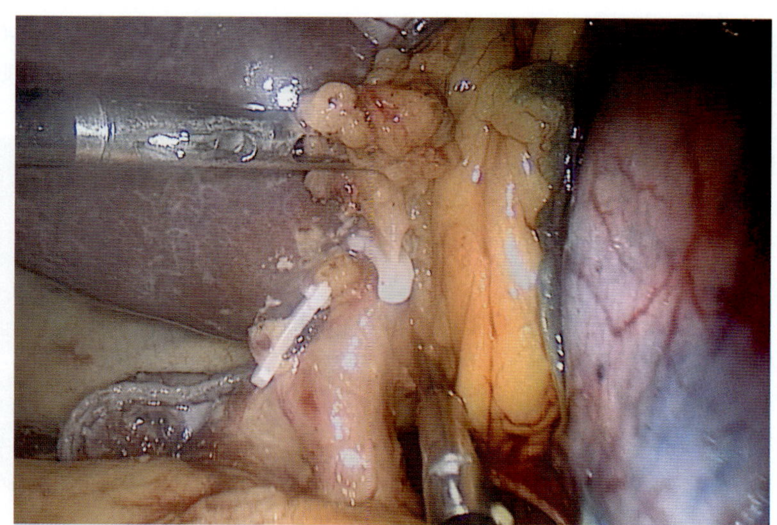

图 59-16　结扎胃右动脉，清扫第 5、第 12 组淋巴结

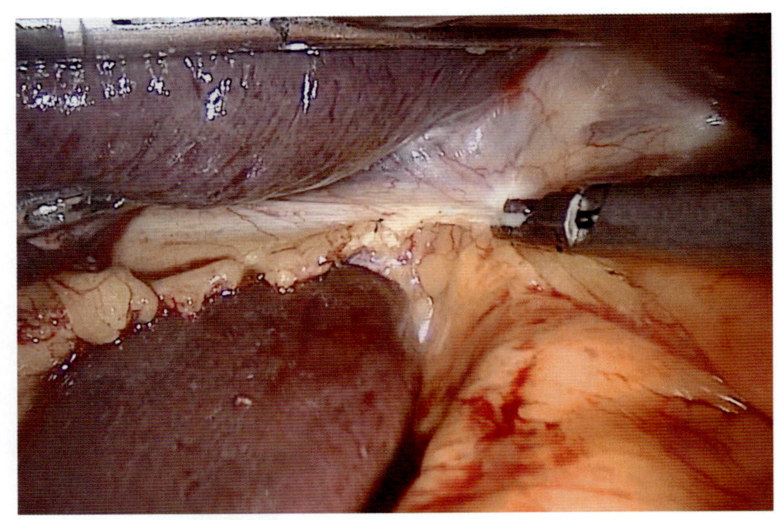

图 59-17　离断肝胃韧带，至右侧膈肌脚

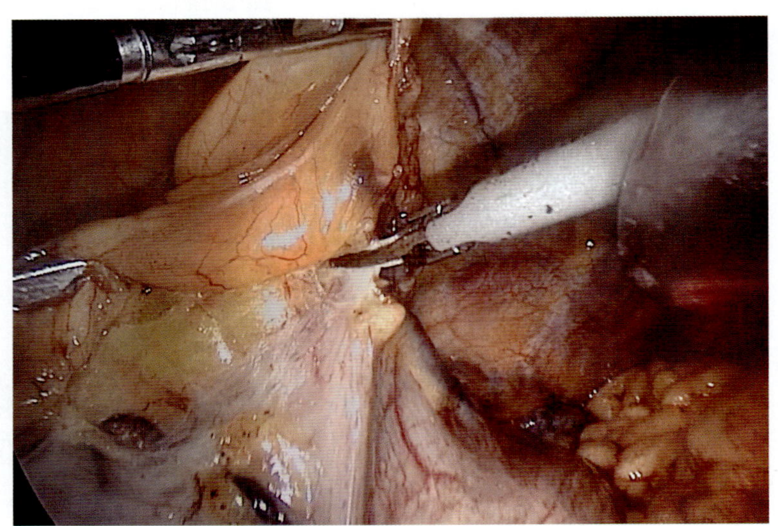

图 59-18　清扫第 3、第 1 组淋巴结，裸化胃小弯侧

2. 胃的离断与重建（毕Ⅱ式） 肿瘤近端 4cm 用 60mm 直线切割闭合器离断远端胃 2/3（图 59-19），将胃标本置于标本袋内（图 59-20），取距屈氏韧带 20cm 近端空肠，行腔镜下胃空肠侧侧吻合（图 59-21），3-0 倒刺线完成共同开口的关闭（图 59-22、图 59-23），留置十二指肠残端引流管 1 根（图 59-24）。

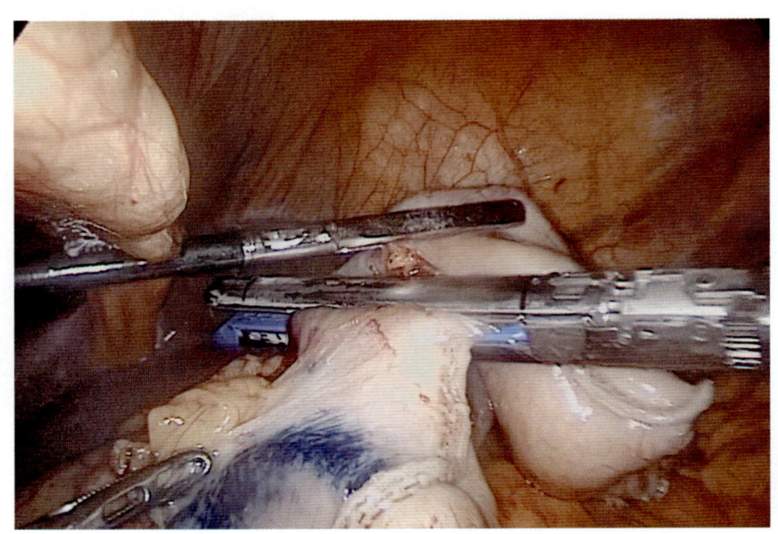

图 59-19　60mm 直线切割闭合器离断远端胃

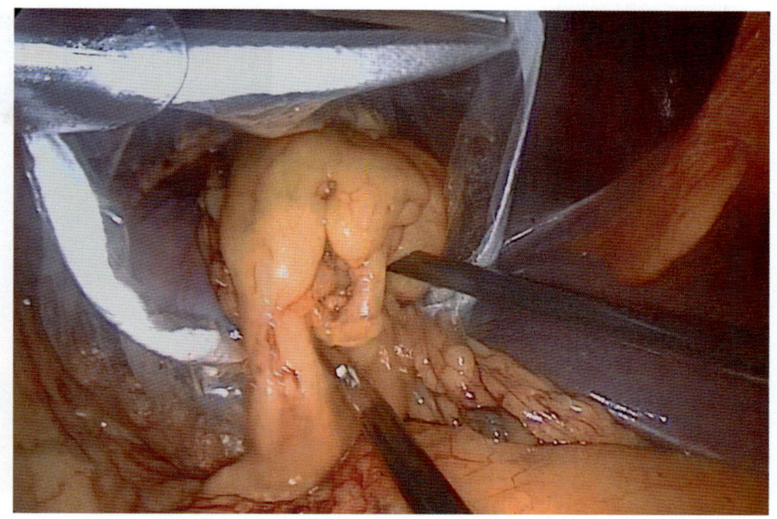

图 59-20　将胃标本置于标本袋内

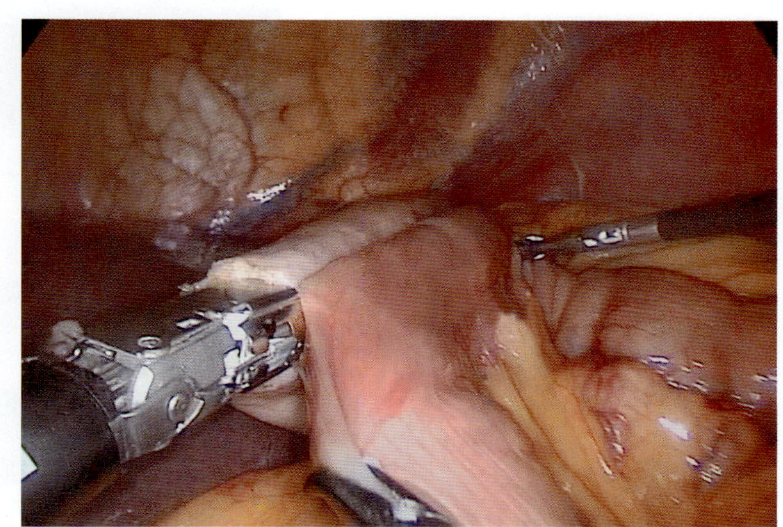

图 59-21　60mm 直线切割闭合器完成胃空肠侧侧吻合

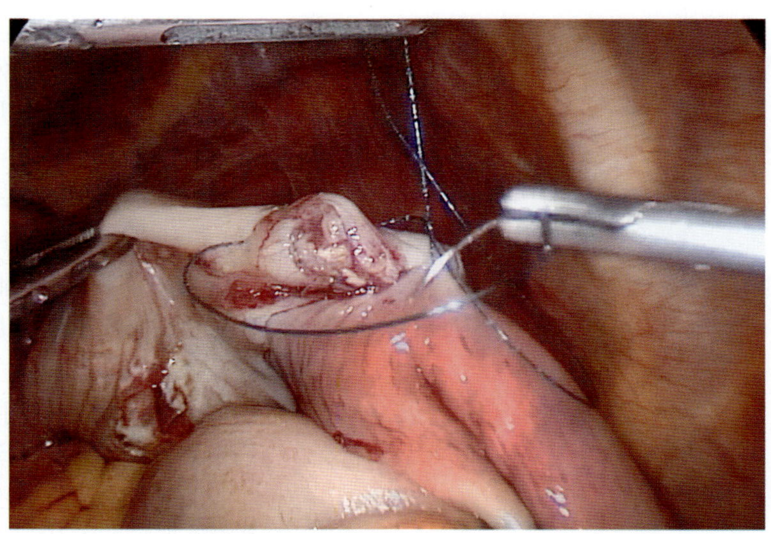

图 59-22　3-0 倒刺线关闭共同开口

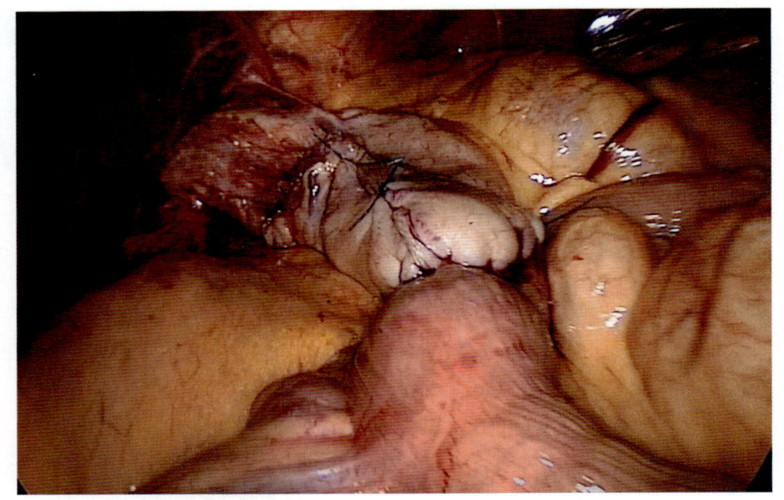

图 59-23 完成消化道重建

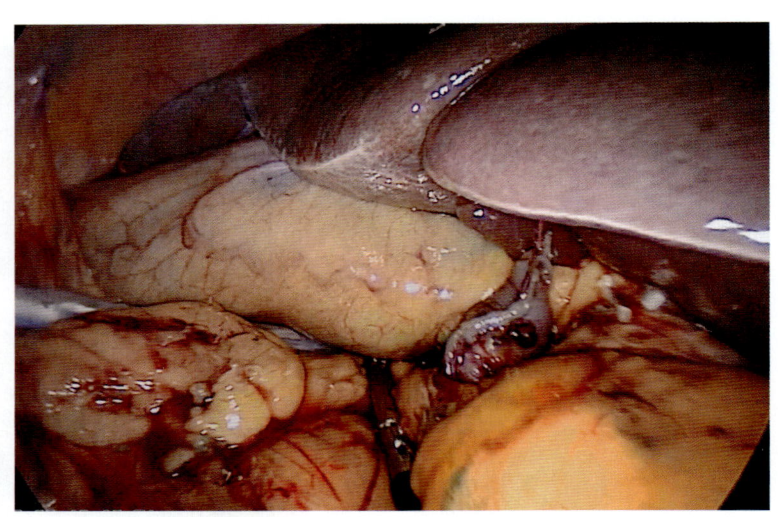

图 59-24 十二指肠残端旁留置引流管

3. 肠系膜下血管的处理与全直肠系膜切除术 助手提起直肠乙状结肠系膜，呈扇形展平，向腹侧及左侧保持张力，电钩切开膜桥，利用电钩空泡效应，沿着肠系膜下动脉头侧切开至主动脉前方腹膜（图 59-25），进入左结肠后间隙，清扫第 253 组淋巴结，显露左结肠动脉，其分支以下根部结扎处理直肠上动脉、乙状结肠动脉第一、第二分支及肠系膜下静脉（图 59-26）。助手提起血管断端，向左侧拓展 Toldt 筋膜间隙（图 59-27），并沿腹下神经前筋膜向尾侧游离直肠后间隙，切开直肠骶骨筋膜（Waldeyer 筋膜）进入骶前间隙（图 59-28），并分离至肛提肌上间隙。电钩分离乙状结肠先天粘连，顺利完成左右会合，近端游离至降乙交界处，沿左侧直肠旁沟及腹膜反折最高点切开膜桥（图 59-29），助手持左手钳将膀胱侧腹膜向前对抗牵拉，保留迪氏筋膜于精囊腺侧，同法切开右侧膜桥，并会合（图 59-30）。按照“后前、左侧、右侧”的分离顺序游离盆段直肠，于迪氏筋膜后间隙游离直肠前方（图 59-31），离断左、右侧直肠侧韧带（图 59-32、图 59-33），并裸化末端直肠系膜（图 59-34）。

图 59-25　沿右侧膜桥向肠系膜下动脉根部分离

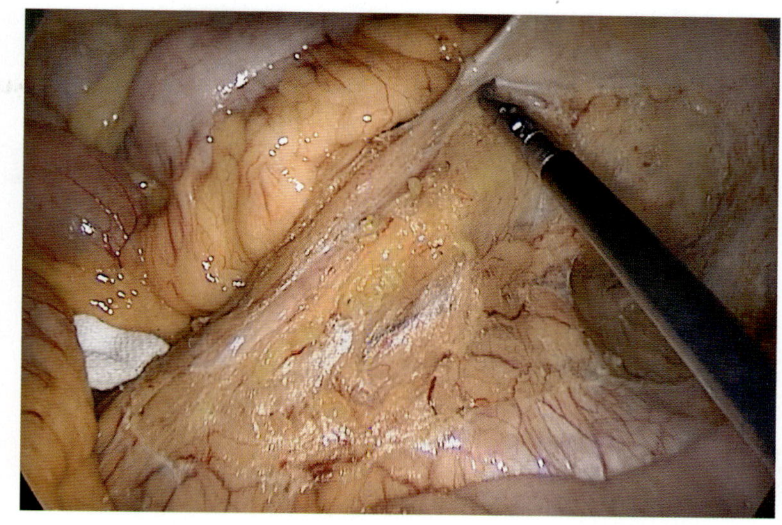

图 59-26　保留左结肠动脉，依次离断直肠上动脉、乙状结肠动脉及肠系膜下静脉

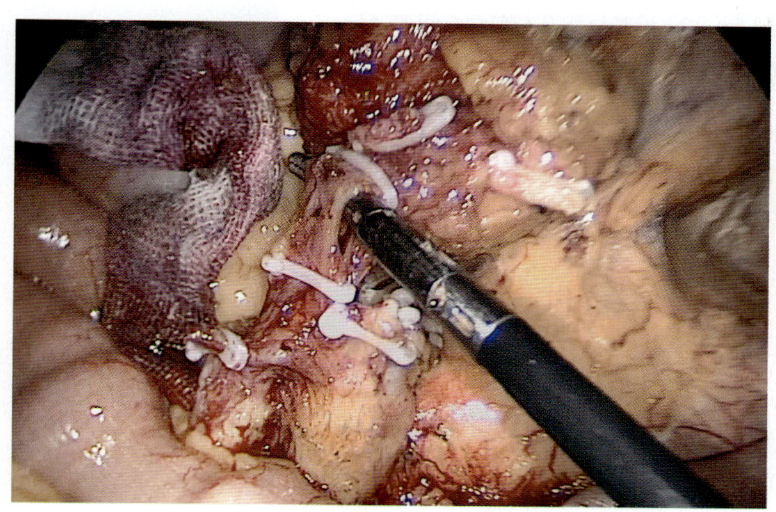

图 59-27　向左侧拓展 Toldt 筋膜间隙

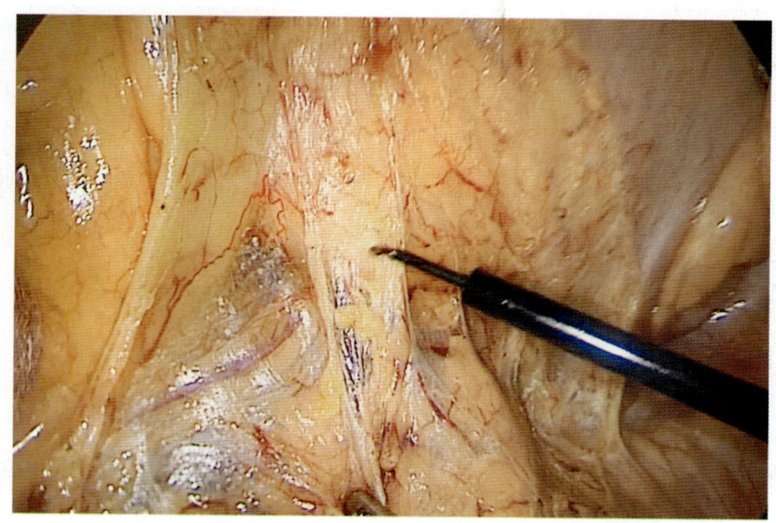

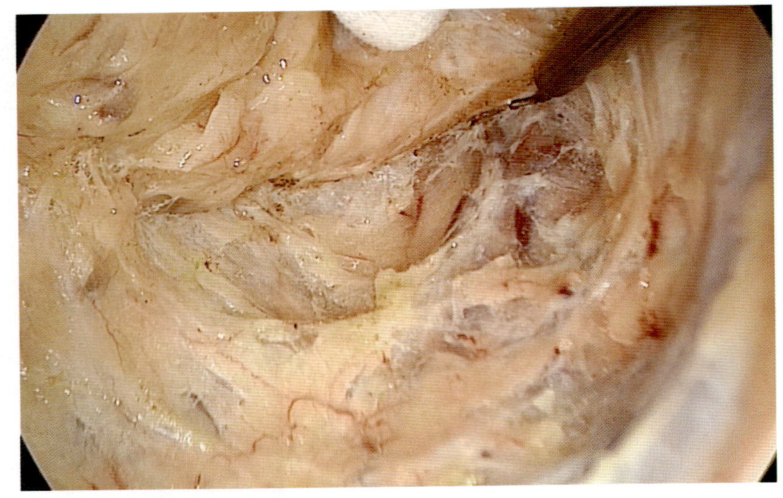

图 59-28　游离骶前间隙

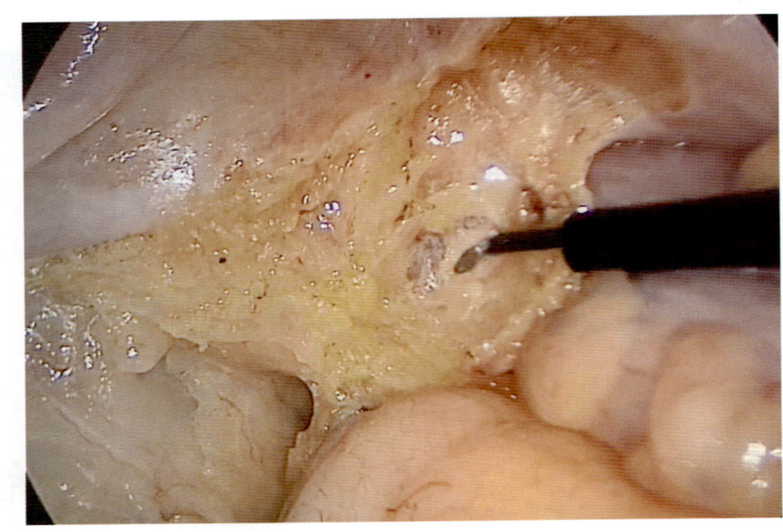

图 59-29　沿膜桥切开左前侧方间隙，保留迪氏筋膜

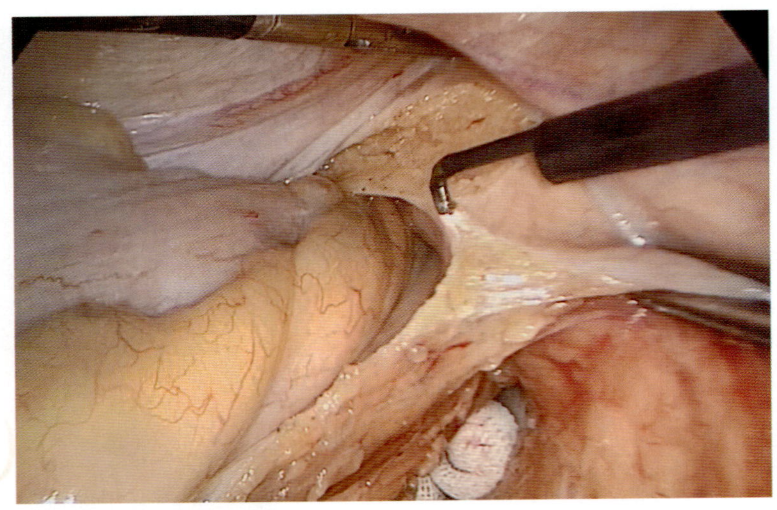

图 59-30　沿膜桥切开右前侧方间隙，保留迪氏筋膜

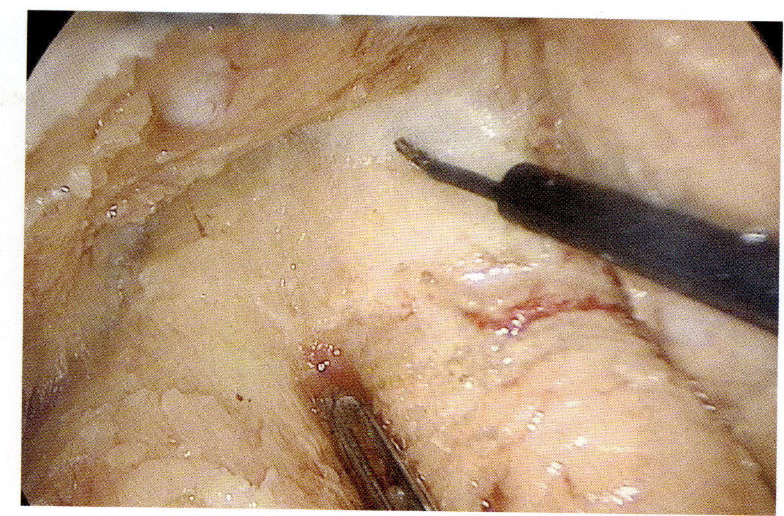

图 59-31　沿迪氏筋膜后间隙游离直肠前壁

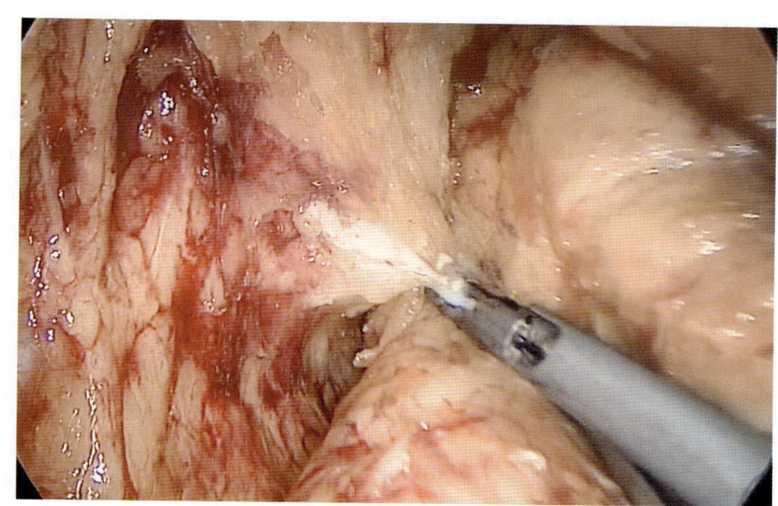

图 59-32　离断左侧直肠侧韧带

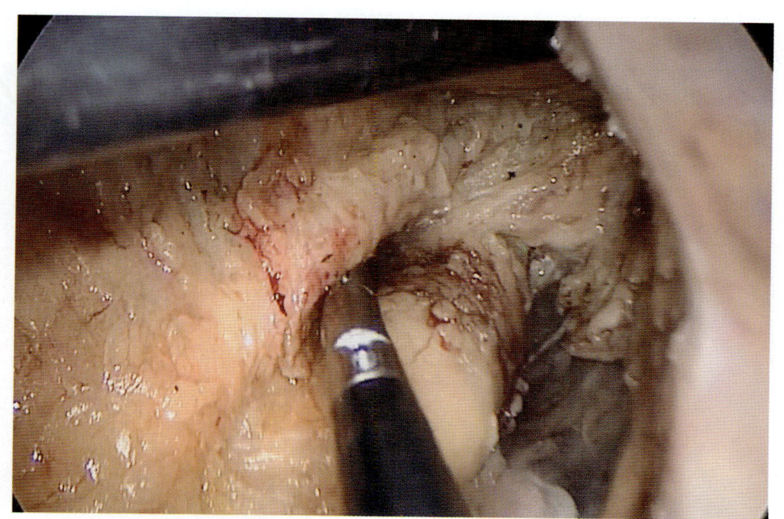

图 59-33　离断右侧直肠侧韧带

图 59-34　裸化末端直肠系膜

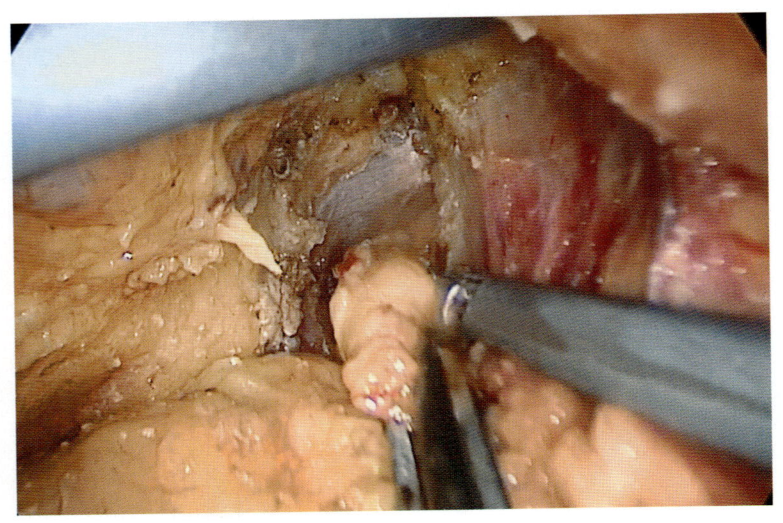

【标本切除与消化道重建】

1. 标本切除　裁剪乙状结肠系膜，距肿瘤近端 10cm 用直线切割闭合器离断乙状结肠（图 59-35）。会阴操作组扩肛，用碘附水完成直肠腔的冲洗，经肛置入有齿卵圆钳钳夹直肠残端（图 59-36），并经肛门外翻（图 59-37），可见直肠距肛缘 4cm 右侧壁及距肛缘 6cm 左侧壁两处隆起型肿瘤，直径均约 3cm（图 59-38），再次用碘附水冲洗直肠，切开肿瘤远端直肠前壁，将直肠乙状结肠系膜翻出，将胃标本经直肠取出（图 59-39、图 59-40），并将吻合器抵钉座经直肠置入腹腔（图 59-41）。切开乙状结肠断端，将抵钉座置于近端结肠（图 59-42），60mm 直线切割闭合器再次切除缺血的乙状结肠残端（图 59-43），并将抵钉座针尖经系膜对侧角穿出（图 59-44）。直肠肿瘤远端 2cm 用 60mm 直线切割闭合器离断，完成标本的切除（图 59-45）。

图 59-35　乙状结肠裁剪后，直肠肿瘤近端 10cm 离断乙状结肠

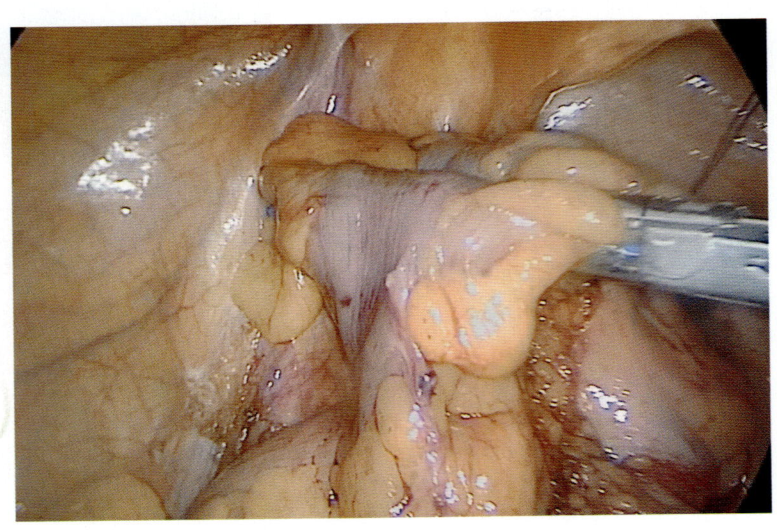

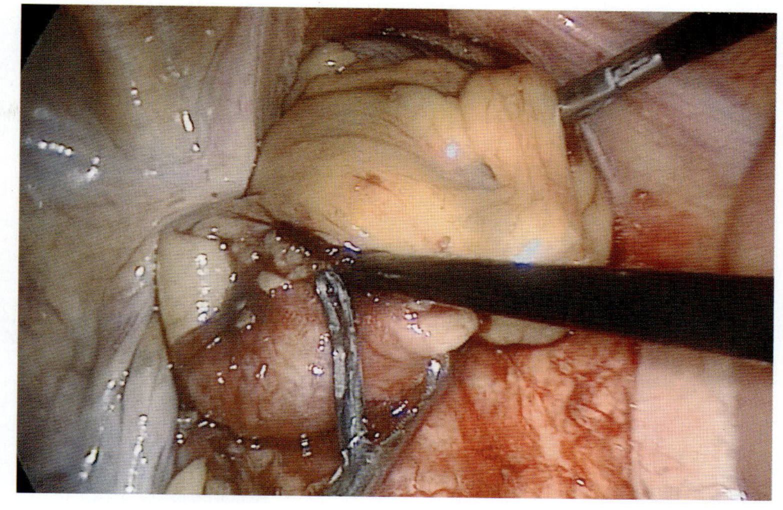

图 59-36　有齿卵圆钳夹住直肠断端

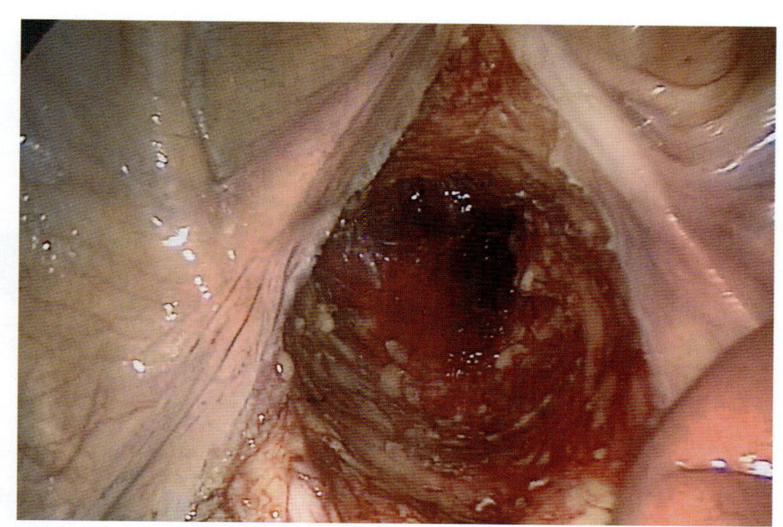

图 59-37　直肠翻出后的盆腔

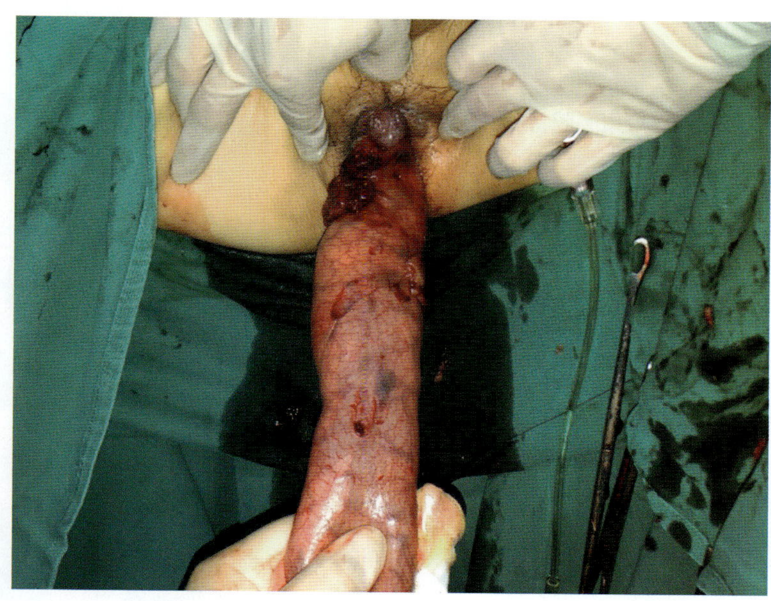

图 59-38　外翻的直肠乙状结肠及两处直肠肿瘤

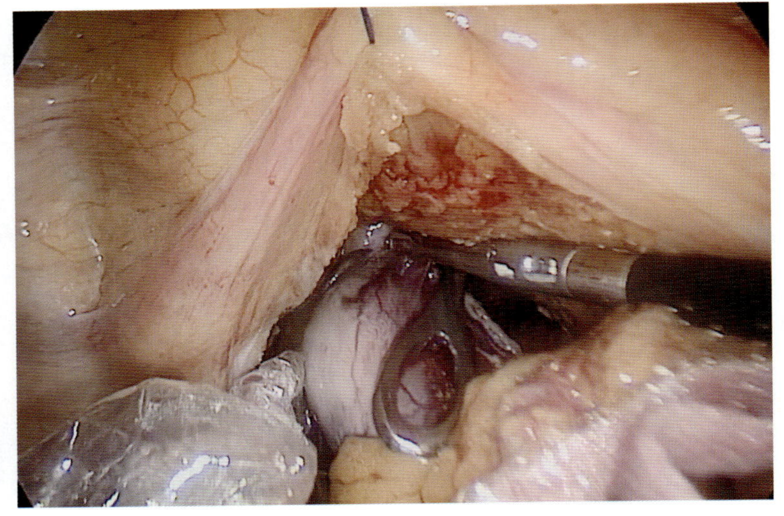

图 59-39　有齿卵圆钳夹住胃标本

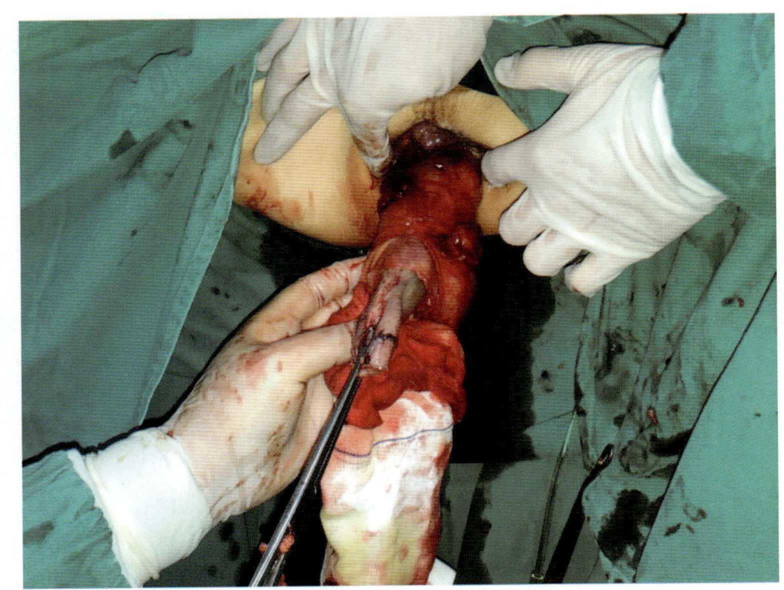

图 59-40　将远端胃癌标本经直肠取出

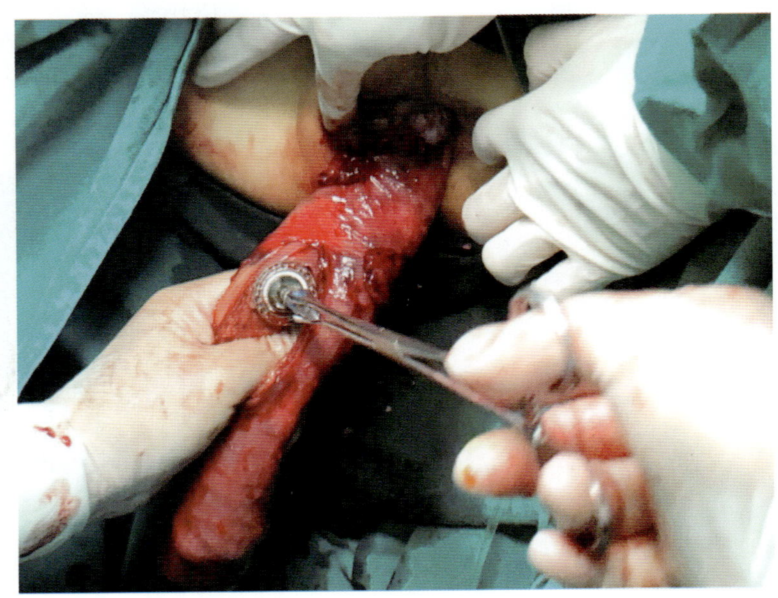

图 59-41　经直肠腔将抵钉座置入腹腔

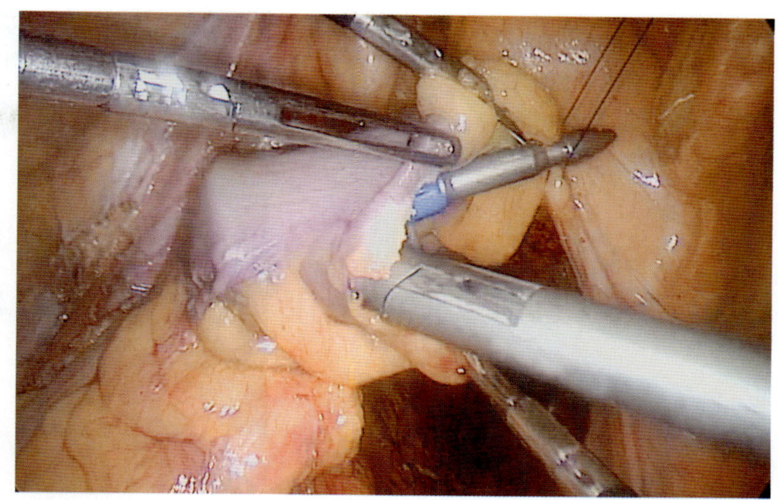

图 59-42　将抵钉座置入近端乙状结肠

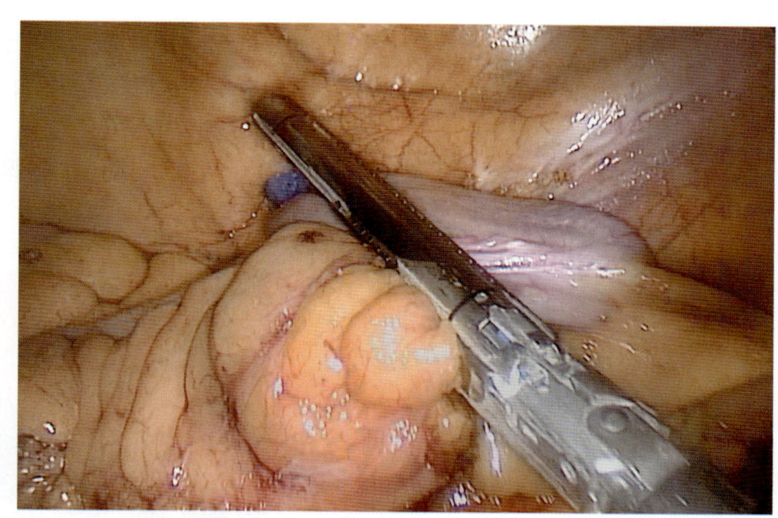

图 59-43　切除多余的乙状结肠断端

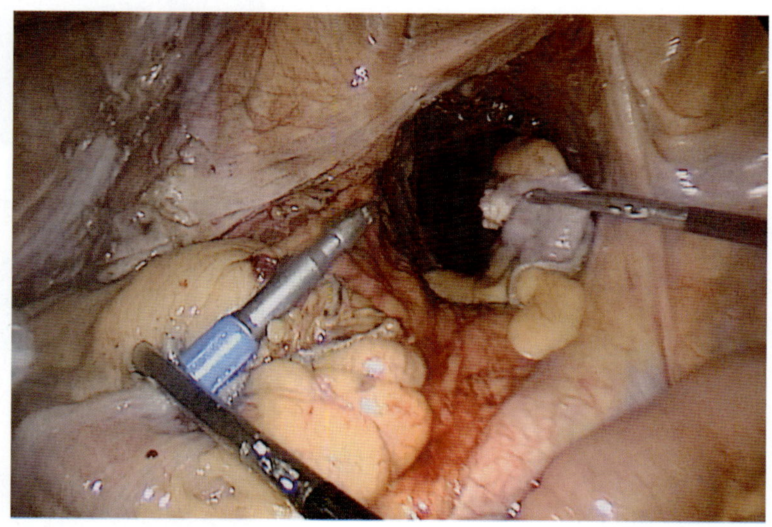

图 59-44　抵钉座经系膜对侧肠壁穿出，切除多余的乙状结肠经直肠取出

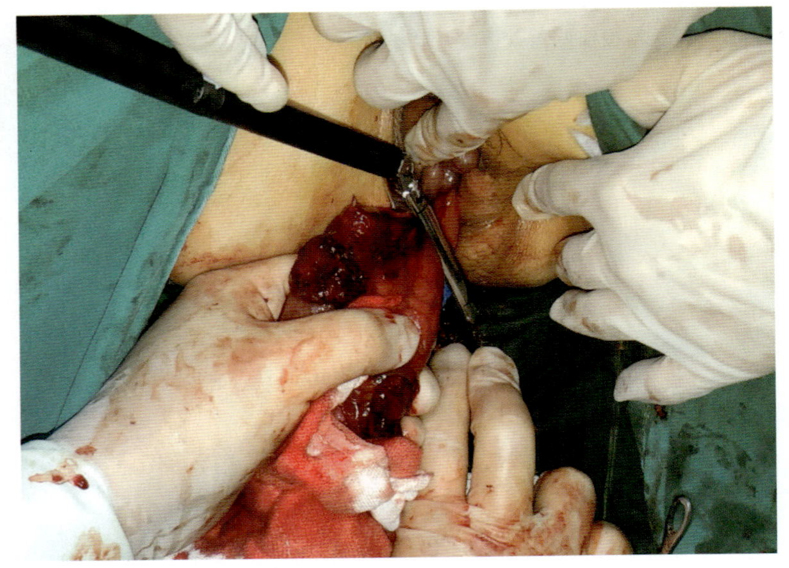

图 59-45　内镜用 60mm 直线切割闭合器于直肠肿瘤远 2cm 完成离断

2. 消化道重建　经肛门置入管状吻合器(图 59-46),完成抵钉座与穿刺针连接后,行乙状结肠与直肠的端端吻合(图 59-47),检查吻合环的完整性,注水注气试验检查吻合口是否完整。用 3-0 倒刺线缝合盆底腹膜(图 59-48),并放置直肠吻合口旁引流管 1 根(图 59-49)。

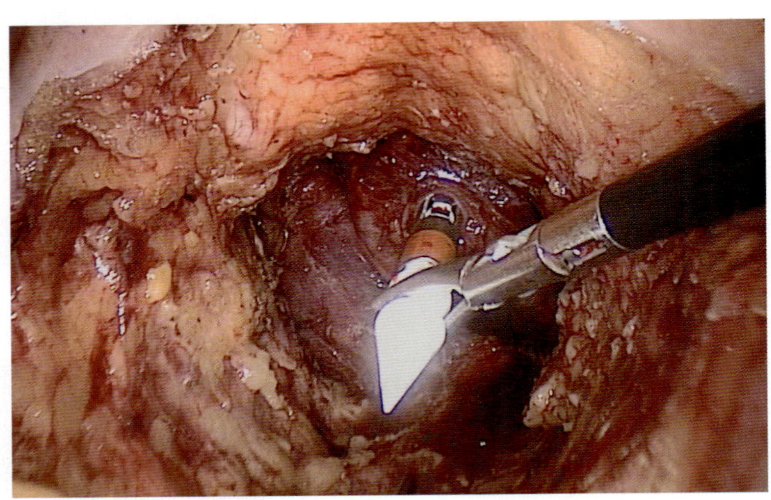

图 59-46　经肛置入管状吻合器

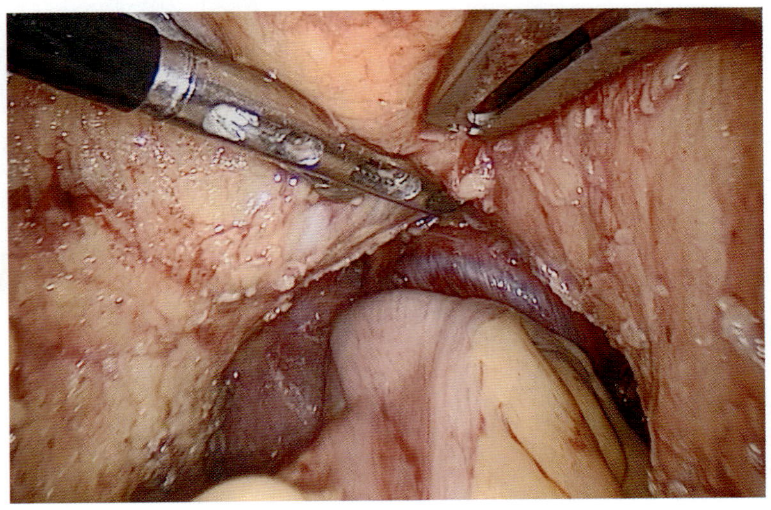

图 59-47　完成结肠直肠吻合

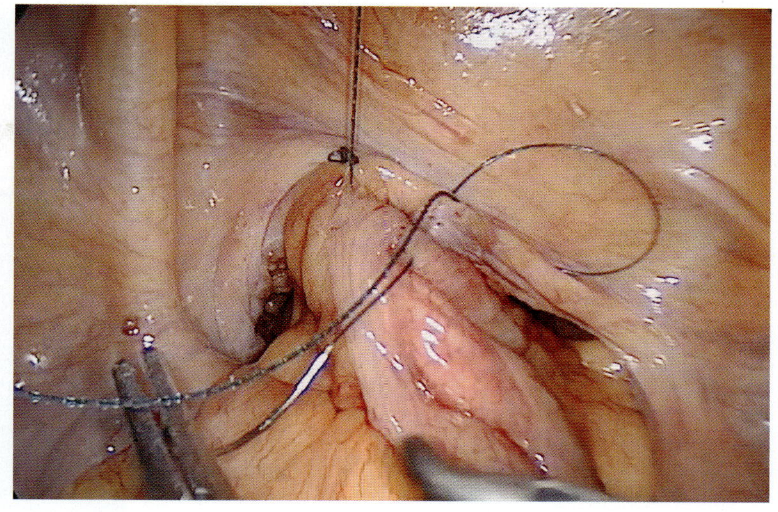

图 59-48　缝合盆底腹膜

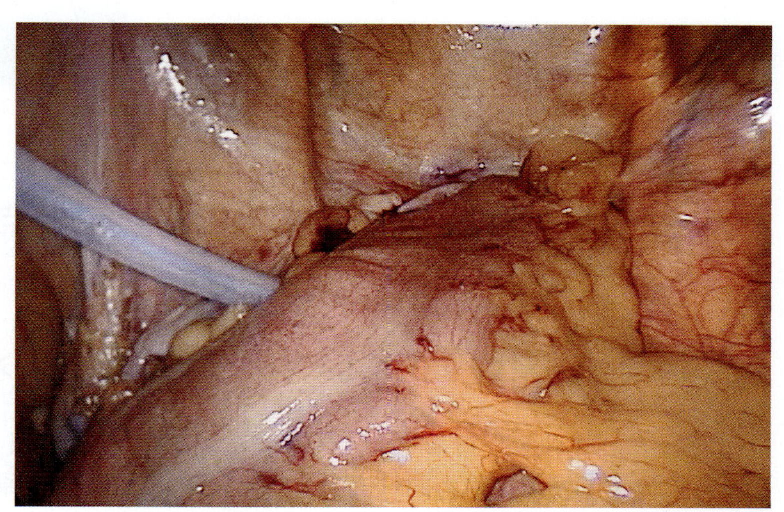

图 59-49　骶前留置吻合口旁引流管，关闭盆底腹膜

【术后腹壁及标本照片】（图 59-50、图 59-51）

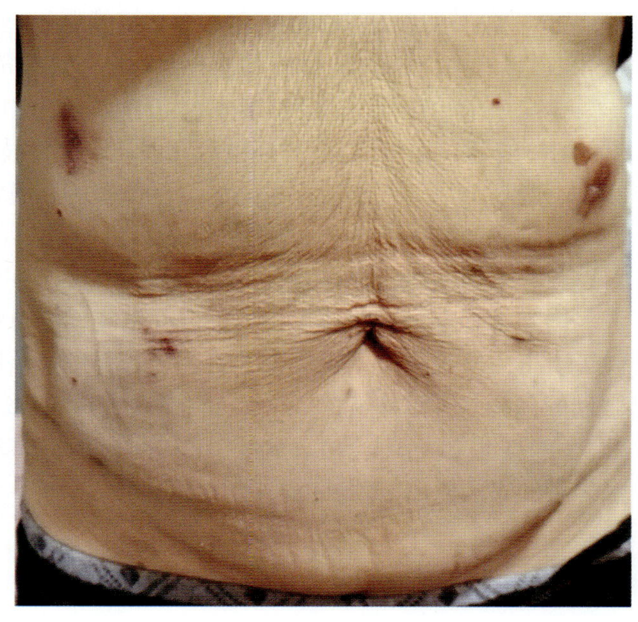

图 59-50　术后 1 个月腹壁照片

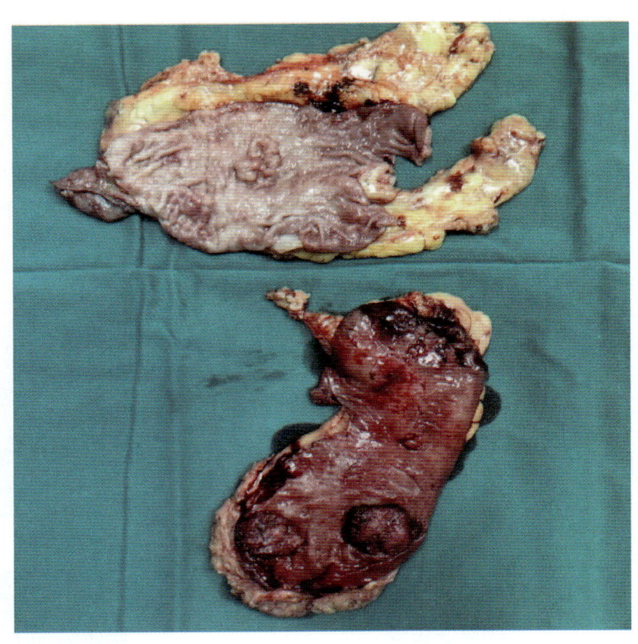

图 59-51　标本照片

第四节　手术相关要点、难点、热点剖析

【胃肠多原发肿瘤的诊治现状与文献复习】

多原发恶性肿瘤是指某一个体同时或先后发生 2 个或以上的原发性恶性肿瘤。肿瘤同时发现或在 6 个月以内相继发现者称为同时癌，反之为异时癌。胃肠道多原发恶性肿瘤多见于结直肠多原发恶性肿瘤、结直肠癌与其他胃肠外器官多原发肿瘤（如泌尿系肿瘤、妇科肿瘤），而结直肠癌合并胃恶性肿瘤的文献报道多为个案，有文献报道：国内单中心 1 117 例胃肠道恶性肿瘤，结直肠癌合并胃癌的发生率为 0.4%（5/1 117）。

双原发癌的发病机制目前尚不完全清楚，可能与遗传因素、基因缺陷、外源性致癌因子长期作用及体内免疫水平改变等诸多因素有关。结直肠双原发癌已证明与遗传性非息肉病性结直肠癌（hereditary non-polyposis colorectal cancer，HNPCC）关系密切，结直肠多原发癌在散发癌中的检出率为 1.8%，而在 HNPCC 患者中为 5.8%。结直肠癌合并胃癌考虑可能与前两者类似的致癌因素持续作用有关。

传统手术治疗同时性胃肠肿瘤时，因两处病灶相距较远，难以在一个腹部切口下完成联合手术，常需 2 个切口或延长切口，甚至分期手术完成。腹腔镜技术改变了传统外科的治疗理念与模式。腹腔镜技术在结直肠癌与早期胃癌治疗中的应用已经有较高级别的循证医学证据支持，并被广泛接受。腹腔镜技术及全腔镜吻合技术的改进，使两处肿瘤可以通过一个共同的辅助小切口完成重建吻合及标本取出，甚至可以腹部无辅助切口经自然腔道取出标本，即 NOSES。

国外学者 Sumer 报道 1 例胃癌合并结肠癌经自然腔道取标本手术；国内哈尔滨医科大学附属第二医院王贵玉团队报道 1 例胃癌合并直肠癌行胃癌根治联合直肠癌根治 NOSES，取得较好的近期效果，体现微创的优势。本章病例的不同之处在于：①胃、直肠三重癌；②直肠肿瘤距肛缘仅 4cm，且直肠有两处癌灶，手术难度更大，吻合位置更低，且未行预防性造口；③直肠切除采用 NOSES Ⅰ式 B 法，远端胃癌标本经外翻的直肠取出，直肠肿瘤外翻切除。

（汤坚强）

第六十章　腹部无辅助切口经阴道取标本的腹腔镜下直肠癌联合子宫附件切除术

【前言】

进展期结直肠癌分为局部进展期和全身晚期(远处转移),局部进展期是指肿瘤生长至浆膜以外侵犯周围脏器,其中乙状结肠癌及直肠癌最易发生。可能受侵的脏器主要有:泌尿生殖系统的膀胱、输尿管、肾周脂肪、前列腺、精囊腺,子宫及附件等;消化系统包括腹腔内的任何空腔及实质消化器官,以小肠受侵最多,腹腔内的壁腹膜、膈肌、大网膜、盆壁等也可受侵,其中大网膜和壁腹膜最多见,横结肠癌可浸润至胰腺、胃和脾等器官,升结肠癌可累及肾、小肠。局部进展期包含可切除和不可切除两种情况,可切除又包含受累器官为癌性浸润和炎性浸润。远处转移泛指Ⅳ期患者,以肝最为常见,也可累及肺、骨骼等器官。对于临床上无远处转移的局部进展期结直肠癌病例,即便侵犯多个脏器,只要能够做到肿瘤的彻底切除,并且不影响患者术后重要脏器功能情况,对于改善患者的预后仍具有重要意义。全盆腔脏器切除手术难度大、手术风险高、并发症多,未普遍开展。总体手术原则为癌肿局限于盆腔内,无盆腔外淋巴转移,无腹水,无心肺等重要脏器功能障碍,切除范围包括癌肿及其浸润脏器(膀胱、输尿管下段、子宫、附件和盆腔内所有转移淋巴结),女性患者较少累及膀胱,多数行后盆腔脏器切除。

将 NOSES 技术应用于结直肠癌联合脏器切除目前仍然处于探索阶段,在手术前应该明确,患者是否有开腹完成此手术的可能。由于微创技术(腹腔镜、达芬奇机器人等)缺乏触觉反馈,因此很难通过微创技术来评估完成联合脏器切除的可能性。如果可行,再进一步确定有没有完成 NOSES 联合脏器切除的可能性,即根据 NOSES 的规范,在全腔镜或全机器人下完成前期操作(包括消化道重建)以后根据标本的大小和患者自然腔道(直肠、阴道等)的具体情况来实施经自然腔道取标本的可能,切忌为了 NOSES 而盲目扩大适应证。因此,应该常规进行术前 MDT,进行详细的讨论研究,在详细了解影像学资料的基础上与受累及器官所属科室如泌尿外科、妇产科、肝胆外科等共同制订周密细致的方案。

第一节　适应证与禁忌证

【适应证】

1. 结直肠癌累及周围脏器经多学科讨论认为可以行联合切除者。

2. 肿瘤及联合切除脏器最大直径不超过 5cm（经直肠取标本）和 7cm（经阴道取标本）。

3. 年龄一般不超过 70 岁。

4. 无重要脏器功能障碍（中度以上）。

5. 患者和家属充分理解此类手术风险并有较强的治疗意愿。

6. 术者应具备丰富的临床经验及娴熟的手术技巧，进行充分的术前准备：术前纠正贫血、营养状态和电解质紊乱；术前评估心、脑、肝、肺和肾等重要脏器的功能；充分的肠道准备；手术器械的准备，特别是血管吻合器械。

【禁忌证】

1. 肿瘤体积过大，取出有困难者。

2. 过于肥胖者（$BMI>35kg/m^2$）。

3. 已有广泛淋巴、血行转移和腹膜种植的患者，或肿瘤侵犯大血管及神经、骨盆受侵者。

第二节　麻醉、体位、戳卡位置与术者站位

【麻醉方式】

全身麻醉。

【手术体位】

患者取功能截石位，右侧大腿需稍平，有利于术者操作。

【戳卡位置】

结直肠肿瘤操作部分根据具体位置（直肠、乙状结肠、左半结肠、右半结肠、横结肠）按常规打孔。联合切除的脏器若为盆腔内脏器可借用直肠癌操作的戳卡孔，若为盆腔以外的腹腔内脏器（肝、小肠、胃等）则根据具体需要灵活选取戳卡孔位置以便于操作。

【术者站位】

乙状结肠和直肠癌联合切除的肿瘤位于盆腔内时参考直肠癌切除的术者站位，即术者站位于患者右侧，助手站位于患者左侧，扶镜手站位于术者同侧（图 60-1）。当肿瘤位于盆腔以外的腹腔内时，则根据肿瘤和联合切除的脏器具体位置灵活选取术者、助手和扶镜手的站立位置，基本原则是要便于在腹腔镜下显露、便于操作又能避免相互干扰。

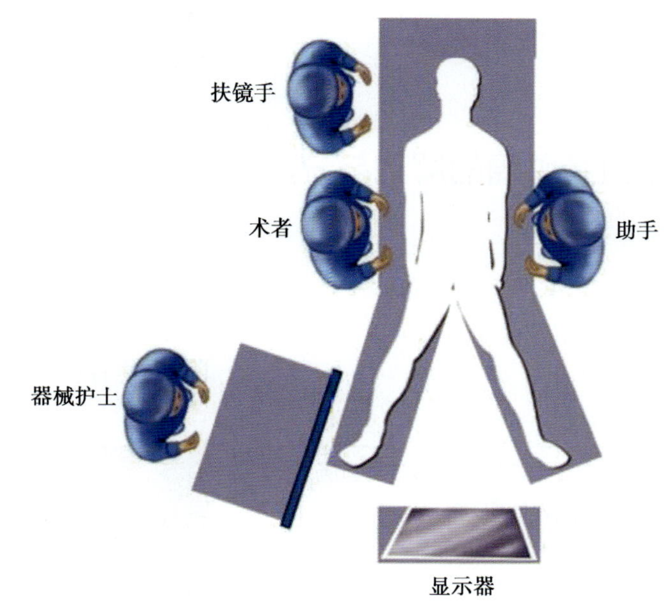

图 60-1　术者站位

【特殊手术器械】

超声刀、直线切割闭合器、29mm 环形吻合器、倒刺缝合线、举宫器、无菌标本袋、无菌保护套。

第三节　手术操作步骤、技巧与要点（以 NOSES Ⅲ式联合子宫附件切除为例）

【探查与手术方案制订】

探查包括常规探查、肿瘤（原发肿瘤和受累器官）探查、自然腔道的探查。进镜至腹腔后按顺序常规探查观察肝、胆囊、胃、脾、结肠、小肠、大网膜和盆腔有无肿瘤种植。接着进行肿瘤探查，包括原发肿瘤和受累器官，判断切除的可能性及难度。之后进行自然腔道的探查，即阴道或直肠的情况，判定将标本从自然腔道取出体外的可能性及难度（图 60-2）。

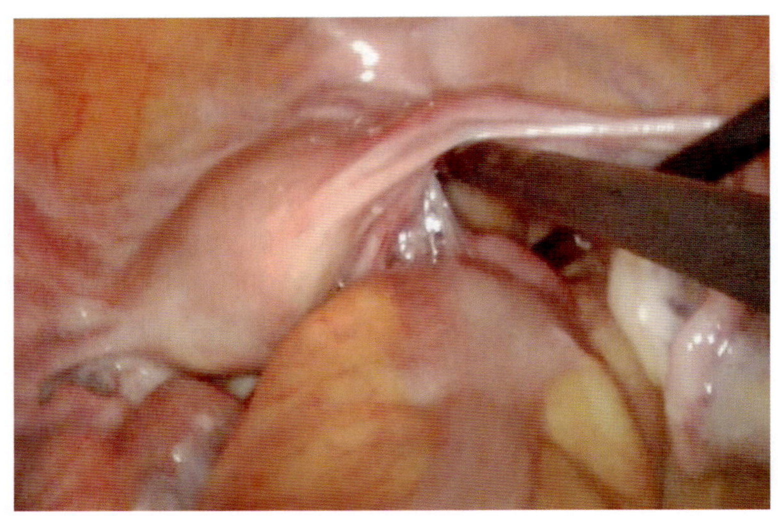
图 60-2 探查发现直肠肿瘤位于腹膜反折上直肠前壁并侵犯子宫后方

【直肠肿瘤的解剖与分离】

1. 第一刀切入点(右侧骶骨岬) 用超声刀在于右侧骶骨岬盆腹膜与直肠系膜交界处切开行第一刀切割，利用超声刀的空泡效应，进入白色直肠后间隙，再用超声刀钝锐结合扩展空间，注意保护下腹下神经及右侧输尿管(图 60-3、图 60-4)。

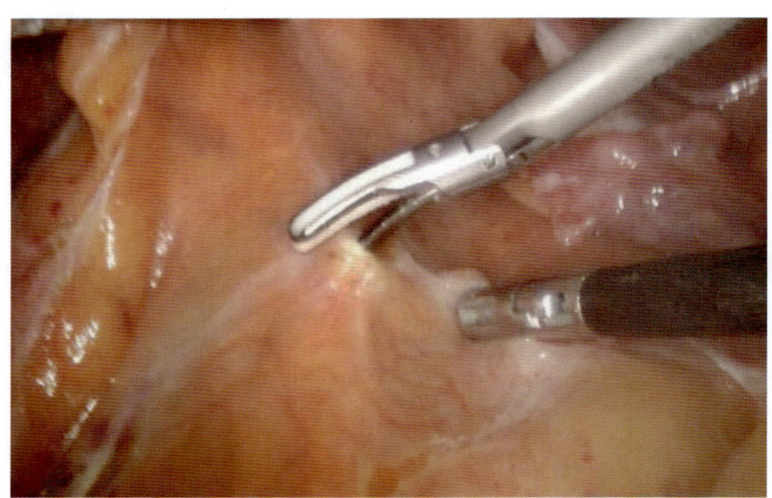
图 60-3 于右侧骶骨岬盆腹膜与直肠系膜交界处切开

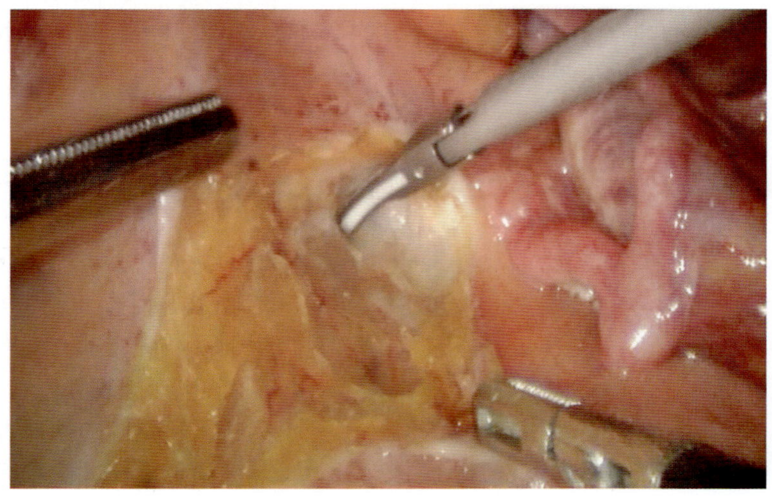
图 60-4 沿直肠后间隙向盆底游离

2. 肠系膜下动、静脉根部的游离与离断　将纱布条置于直肠系膜根部与小肠之间，将其隔离开。在助手配合下，术者用左手把持钳将直肠系膜根部提起，右手持超声刀，沿 Toldt 间隙向系膜根部游离。将肠系膜下动脉游离至根部，清扫第 253 组淋巴结，有条件的可以保留乙状结肠动脉第一支，在距肠系膜下动脉根部 2cm 处将其结扎切断，在同平面结扎切断肠系膜下静脉，注意保护腹下神经（图 60-5、图 60-6）。

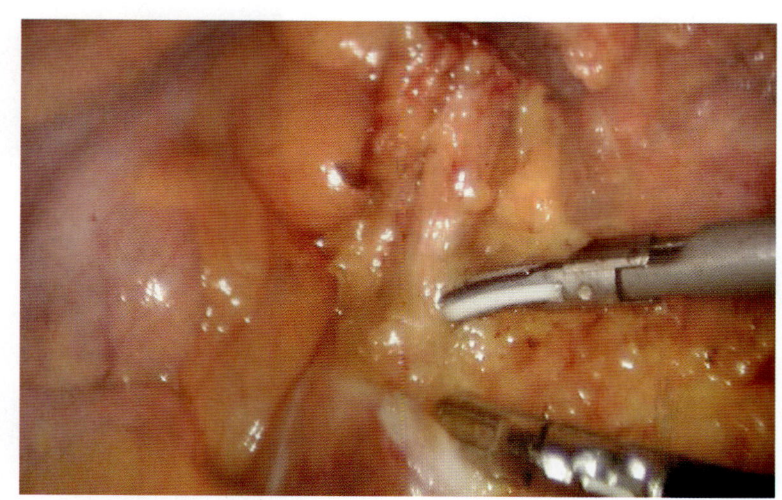

图 60-5　游离肠系膜下动脉并清扫第 253 组淋巴结

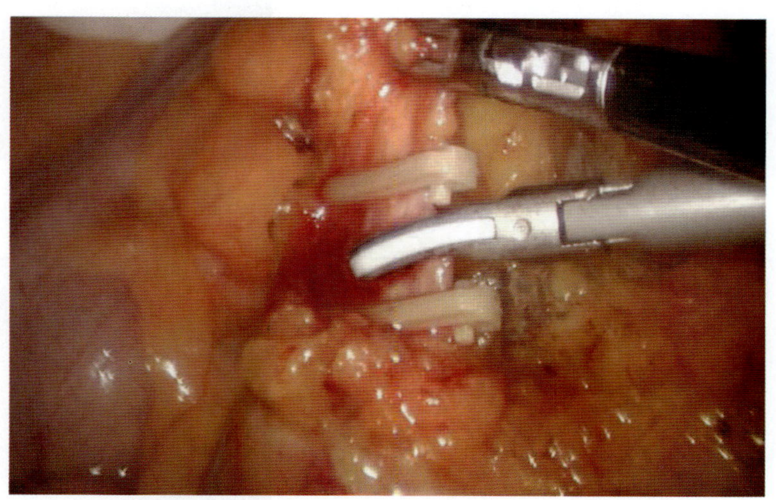

图 60-6　夹闭并切断肠系膜下动脉

3. 左侧直肠系膜的游离　当直肠右侧系膜切开并向左侧游离直肠后间隙以后，离断肠系膜下动、静脉，可打开左侧直肠系膜及乙状结肠系膜无血管区，并与右侧游离平面会合。注意保护左侧输尿管及生殖血管（图 60-7、图 60-8）。

4. 直肠后方及前方分离　沿直肠后方在白色间隙内向下朝盆底游离，注意勿伤及骶前静脉丛和双侧腹下神经，依据肿瘤位置一般游离到在肿瘤下方 3~5cm，在直肠前方切开腹膜反折，向下在迪氏筋膜前方（男性）或直肠阴道间隙（女性）内游离至肿瘤远端 3~5cm 处，同时游离直肠两侧系膜至同平面，横断迪氏筋膜（男性）或直肠前壁（女性）（图 60-9、图 60-10）。

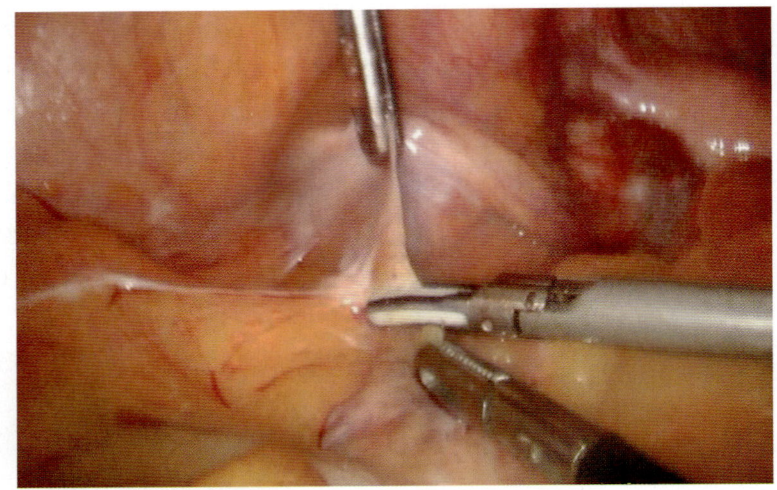

图 60-7 切开直肠左侧腹膜

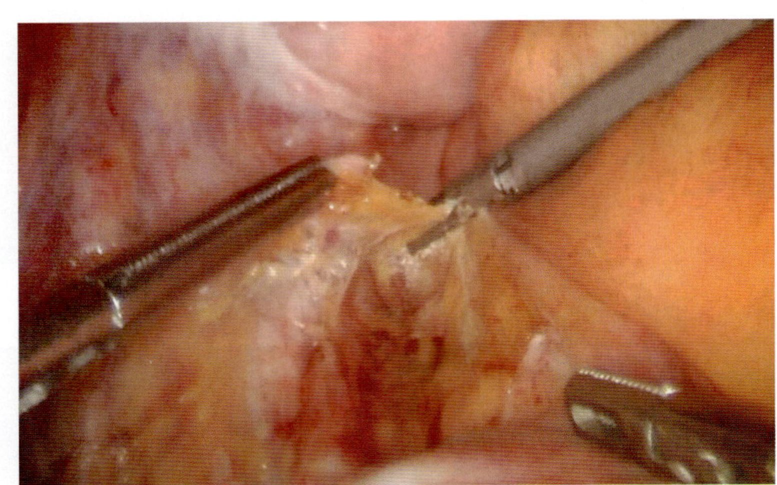

图 60-8 直肠左侧向盆底游离

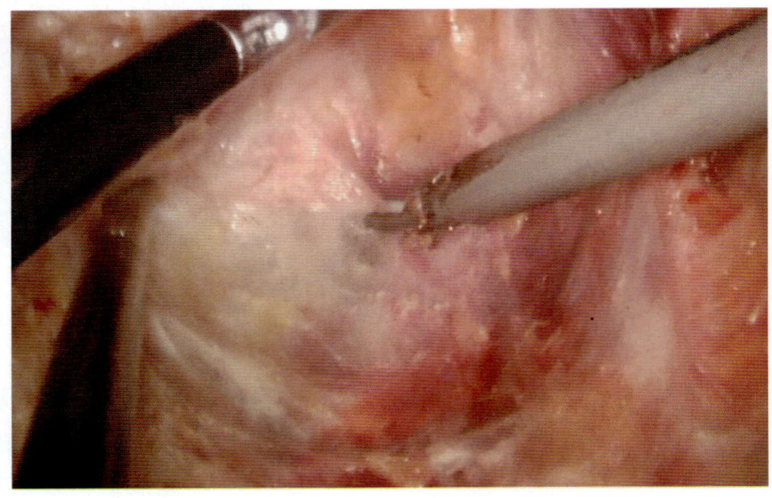

图 60-9 于直肠后间隙向盆底游离至肿瘤远端

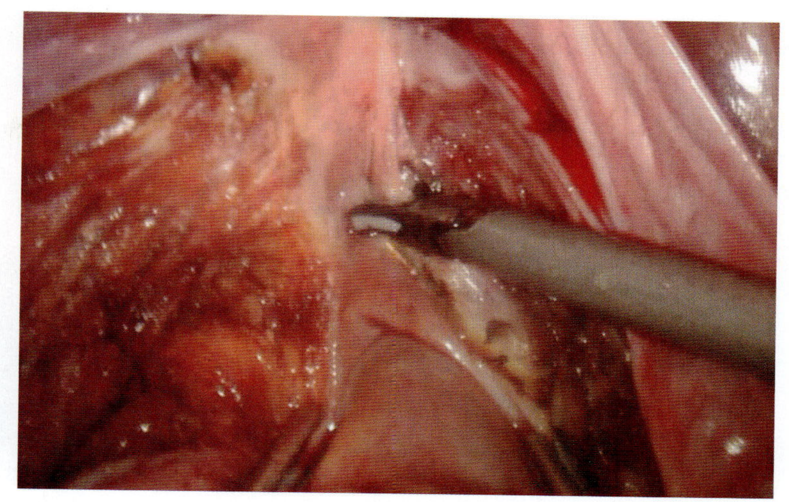

图 60-10　切开腹膜反折并分离阴道直肠间隙

5. 子宫及双侧附件的游离与切除　用举宫器将子宫向操作方向对侧牵拉，先将子宫两侧阔韧带表面腹膜切开，将阔韧带游离，用双极电凝凝闭，结扎切断。游离子宫两侧的子宫动脉，双极电凝凝闭，结扎切断。再沿膀胱与子宫前方交界处切开腹膜，沿膀胱子宫间隙向宫颈游离，在宫颈远端将阴道切断（图 60-11~ 图 60-17）。

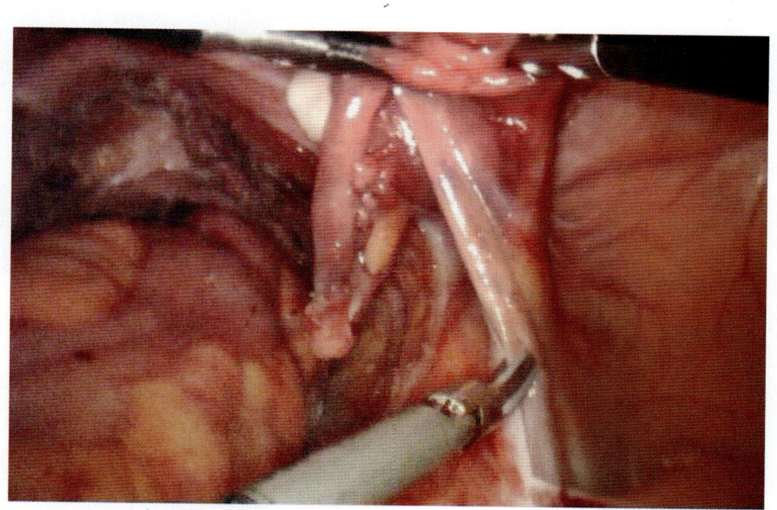

图 60-11　切开右侧子宫悬韧带表面腹膜并将其游离

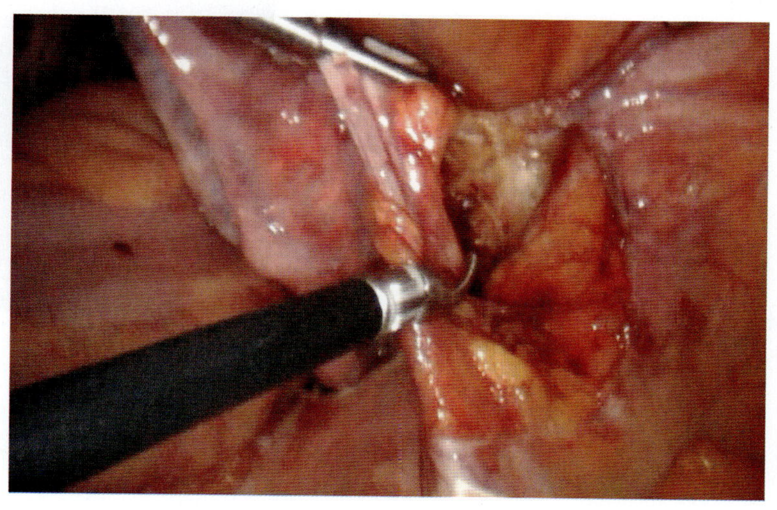

图 60-12　双极电凝将右侧子宫悬韧带凝闭切断

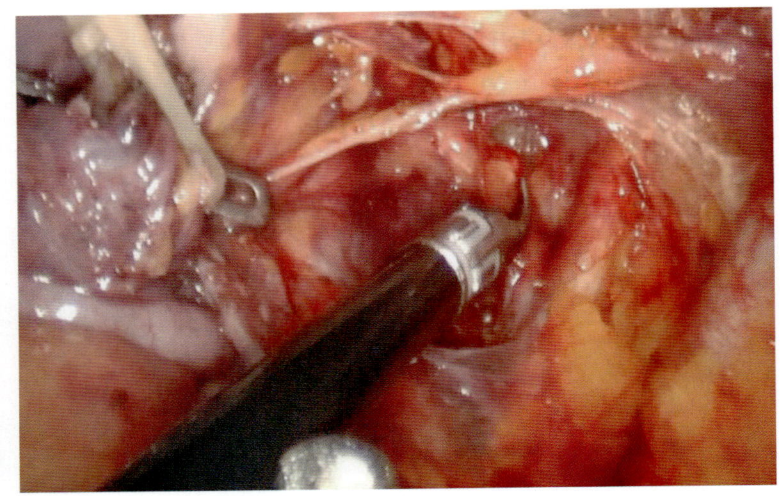

图 60-13　游离右侧子宫动脉并凝闭切断

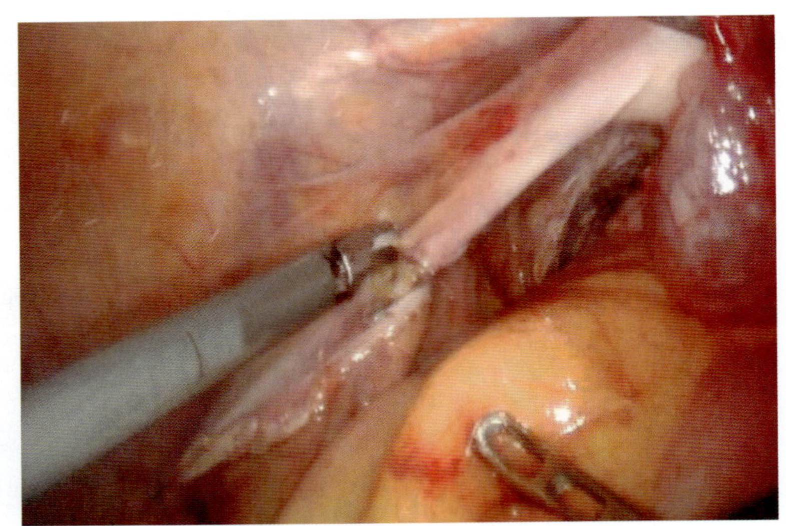

图 60-14　切开左侧子宫悬韧带表面腹膜并将其游离

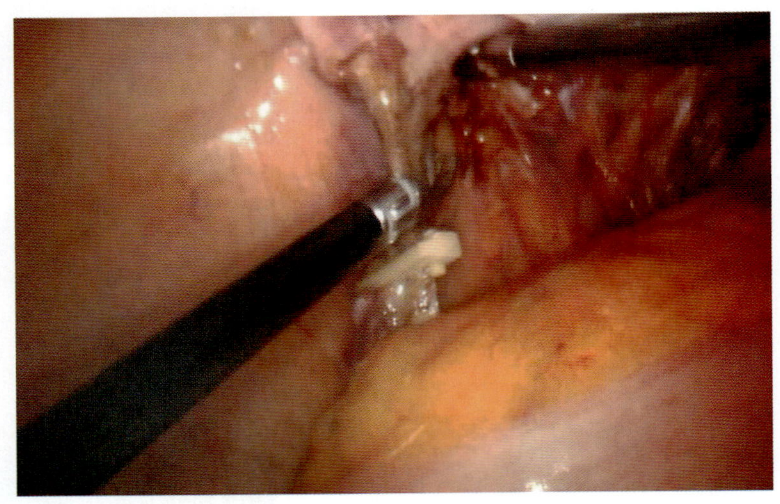

图 60-15　双极电凝将左侧子宫悬韧带凝闭切断

图 60-16　游离左侧子宫动脉并凝闭切断

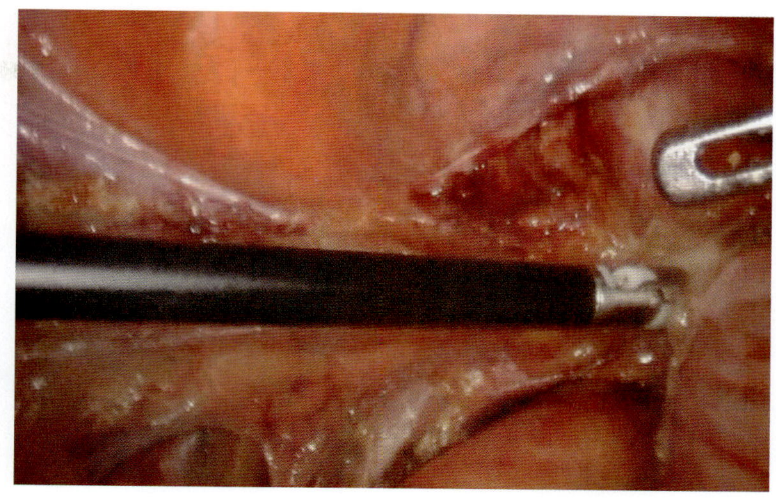

图 60-17　于宫颈远端将其与阴道切断分离

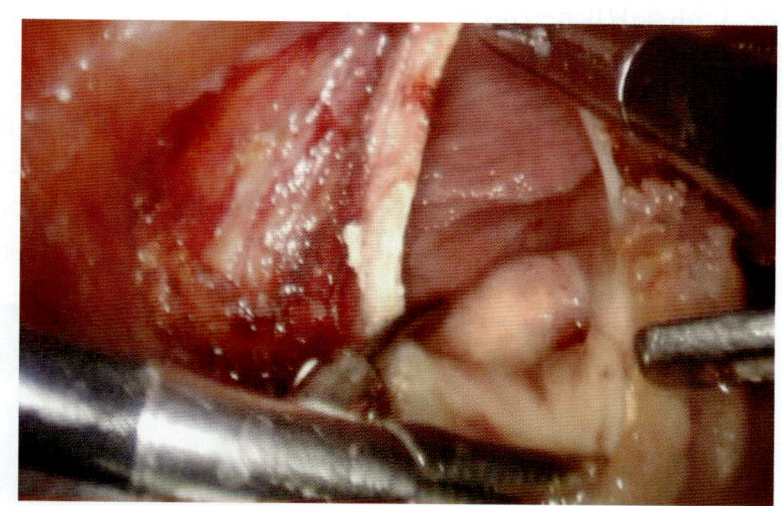

6. **直肠切断和乙状结肠系膜的裁剪**　裸化肿瘤远端直肠系膜后用直线切割闭合器切断直肠。将直肠近端系膜提起，可见肠系膜下动、静脉和直肠上动、静脉的走行，沿此二血管向直肠远端游离至预切断平面，注意勿伤及直肠边缘血管弓，以免造成直肠缺血（图 60-18、图 60-19）。

图 60-18　直线切割器于直肠肿瘤远端将其切断

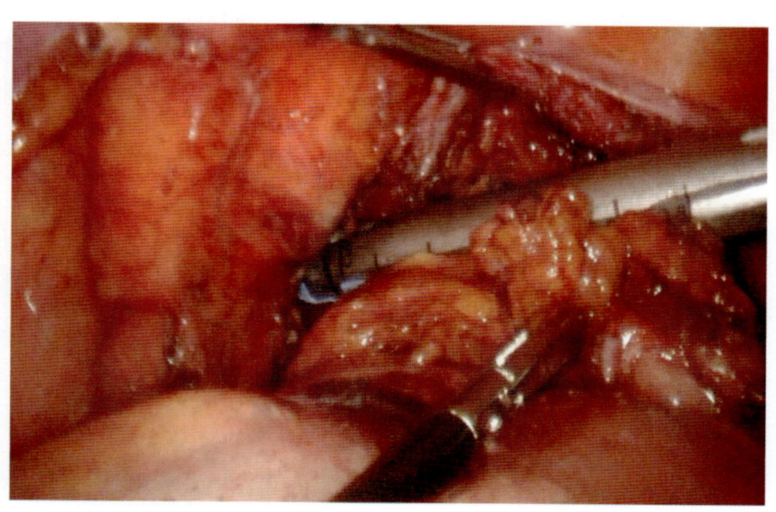

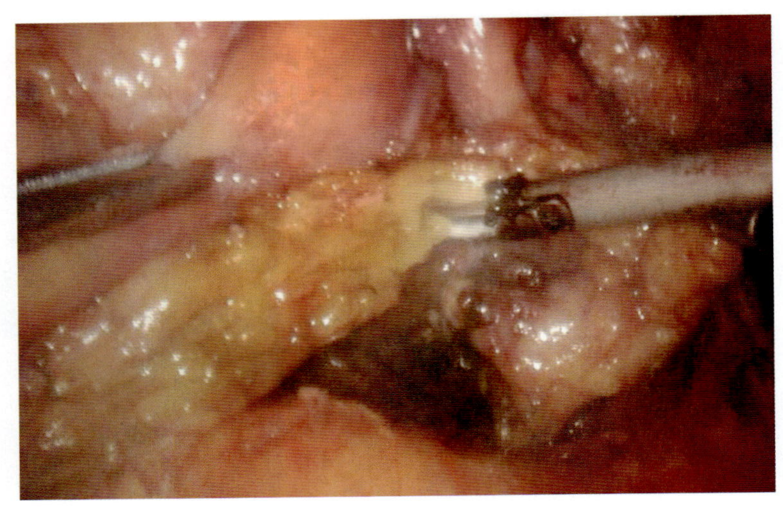

图 60-19 裁剪直肠系膜

【标本切除与消化道重建】

1. 标本切除并经自然腔道取出体外 切口保护套由右下腹戳卡孔放入腹腔，经阴道拉出隔绝阴道，将切除的子宫附件从保护套取出体外，更换保护套，再将直肠肿瘤从保护套拖出体外，切除肿瘤。取标本过程要动作轻柔，勿用暴力，以免造成阴道撕裂（图 60-20~ 图 60-24）。

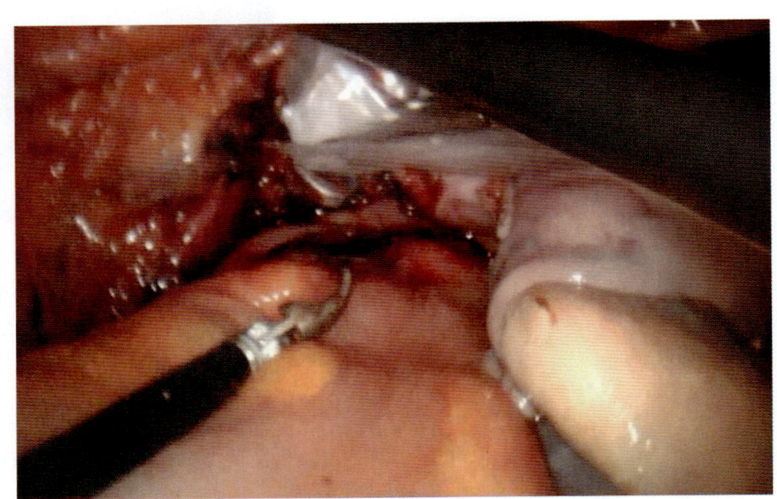

图 60-20 于右下腹戳卡孔置入保护套从阴道拉出

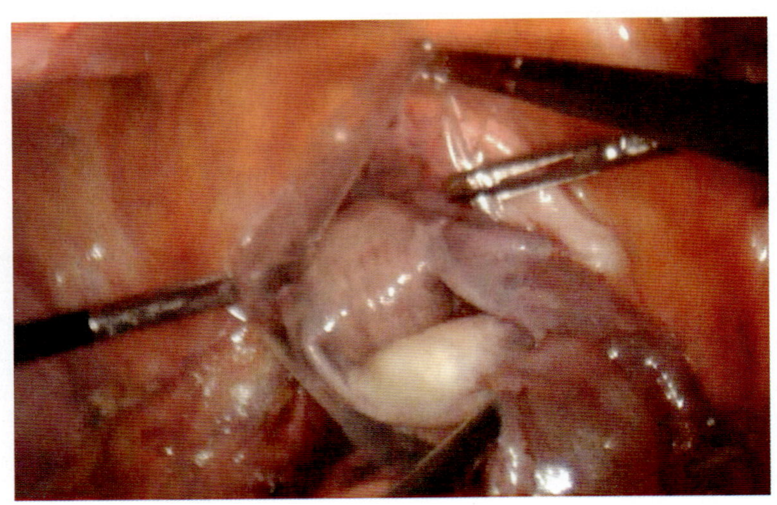

图 60-21 将子宫附件从保护套内经阴道取出体外

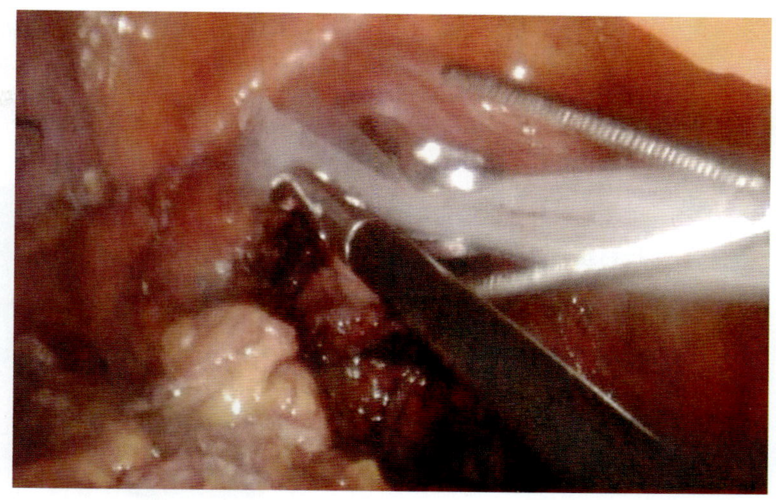

图 60-22　再次从右下腹戳卡孔置入保护套并从阴道拉出体外

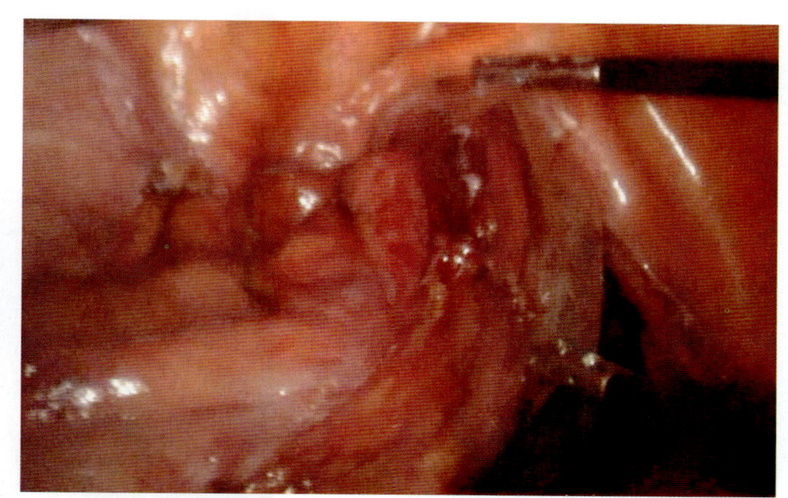

图 60-23　将直肠肿瘤从保护套内经阴道拉出体外切除

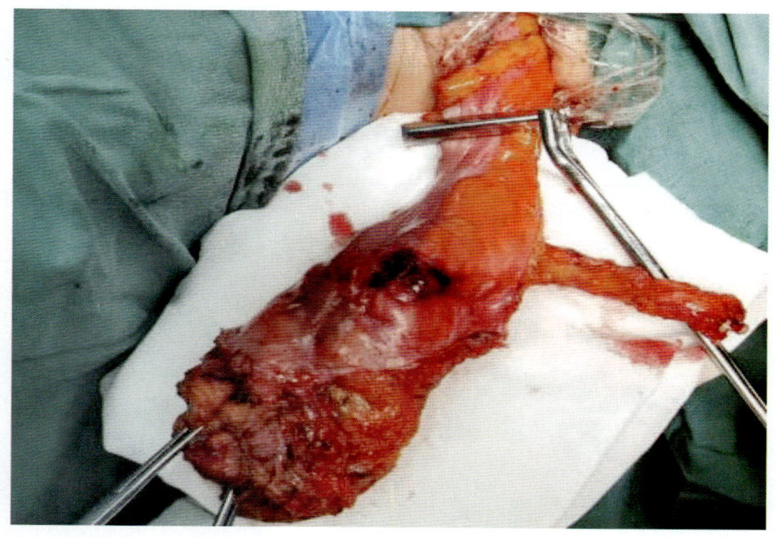

图 60-24　将直肠肿瘤经阴道拖出体外切除

2. 消化道重建　将吻合器抵钉座置入直肠残端，收紧荷包。冲洗消毒后，用卵圆钳将乙状结肠送回腹腔。碘附水冲洗直肠残端，经肛门置入圆形吻合器，完成抵钉座与穿刺针连接后，击发吻合器行端端吻合。检查吻合环的完整性。视情况用可吸收缝线在吻合口两侧“耳朵”缝合加固。行注水注气试验检查吻合口是否有渗漏（图 60-25~ 图 60-31）。

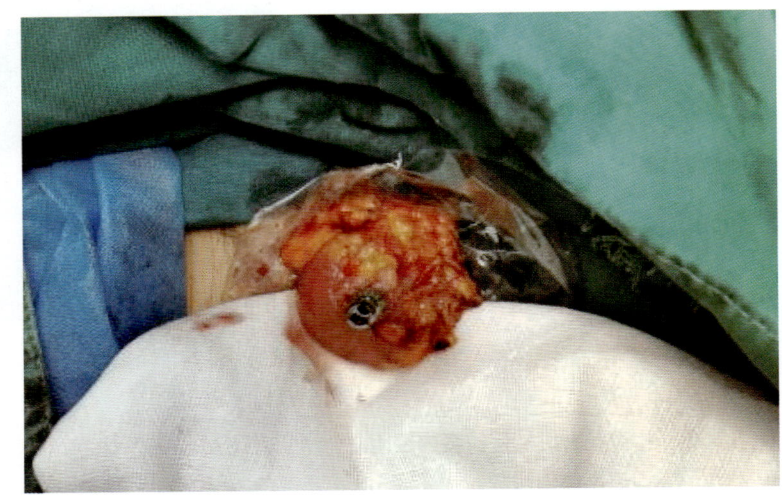

图 60-25　肿瘤切除后置入圆形吻合器抵钉座并荷包关闭

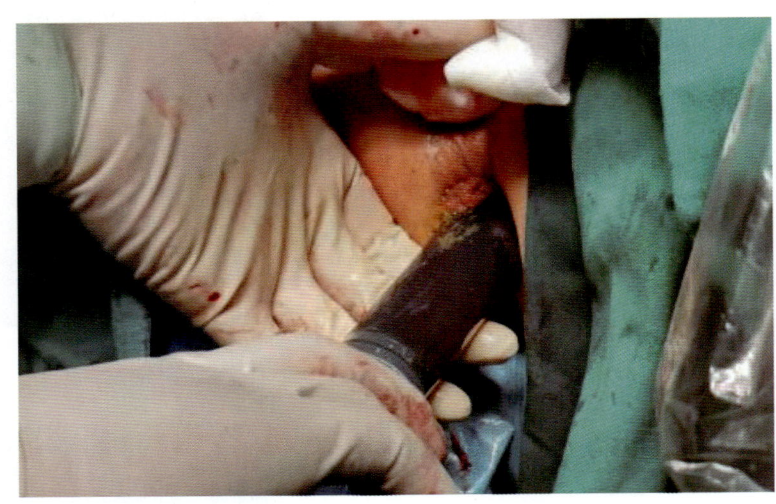

图 60-26　直肠残端用碘附水冲洗

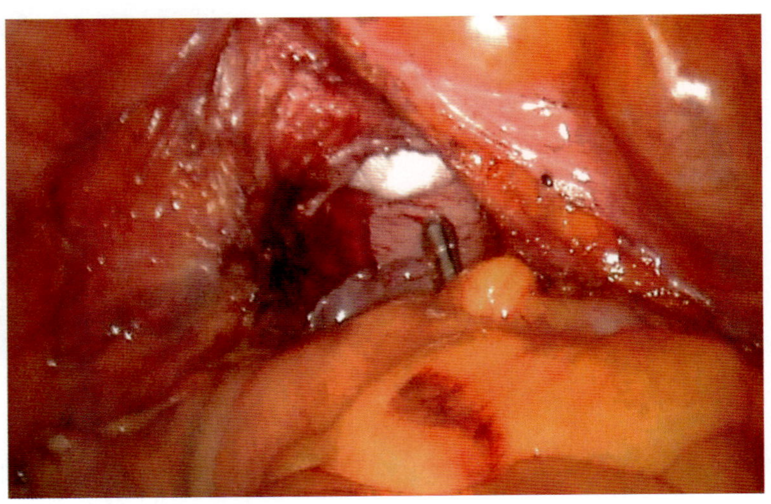

图 60-27　将带圆形吻合器抵钉座的肿瘤近端直肠经阴道放回盆腔

图 60-28　将圆形吻合器手柄放入直肠残端并旋出连接针

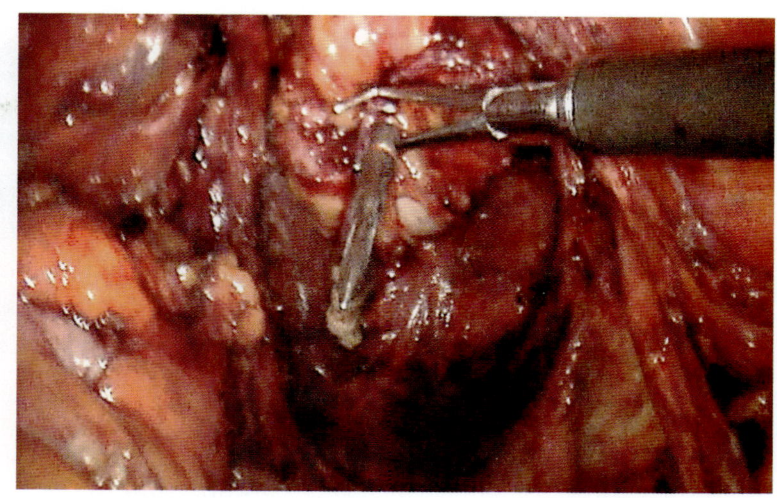

图 60-29　将圆形吻合器抵钉座和手柄连接

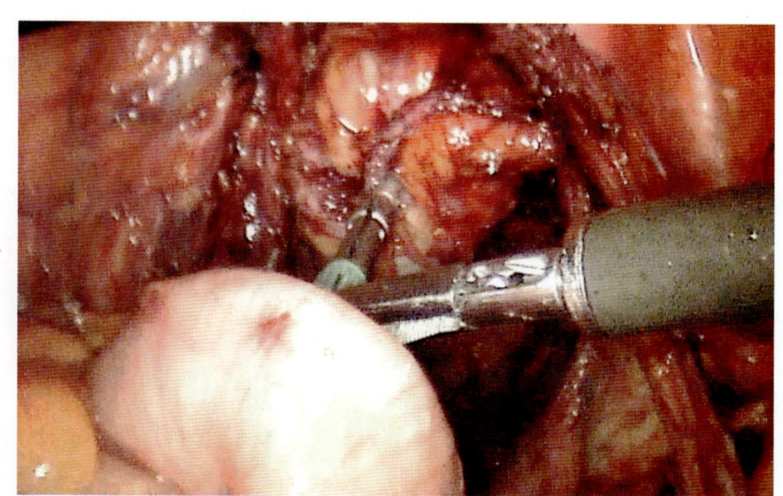

图 60-30　圆形吻合器击发完成吻合

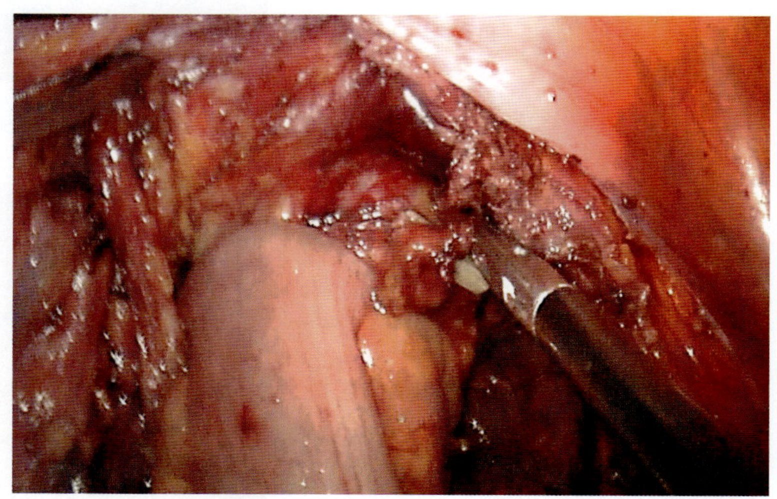

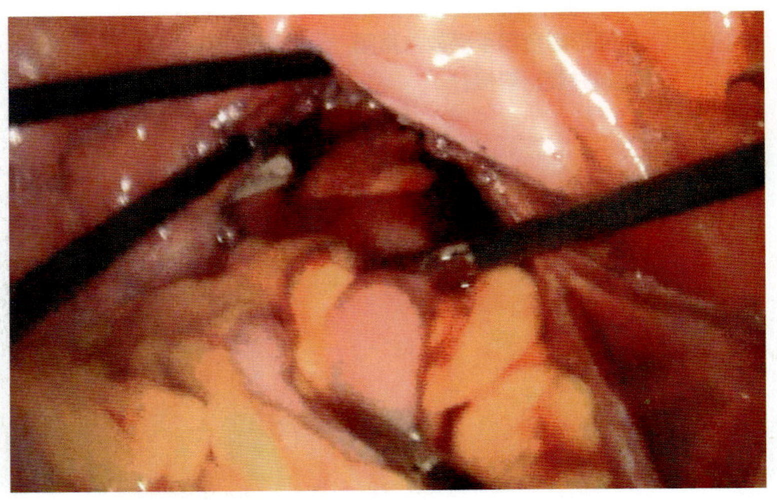

图 60-31　注水充气试验检查吻合口密闭性

3. 关闭缝合阴道切口　腹腔镜下倒刺线缝合关闭阴道残端，检查严密性，确保无出血，也可用窥阴器在直视下手工缝合关闭，腹腔化疗药物灌洗，放置引流管(图 60-32~ 图 60-34)。清点纱布器械。

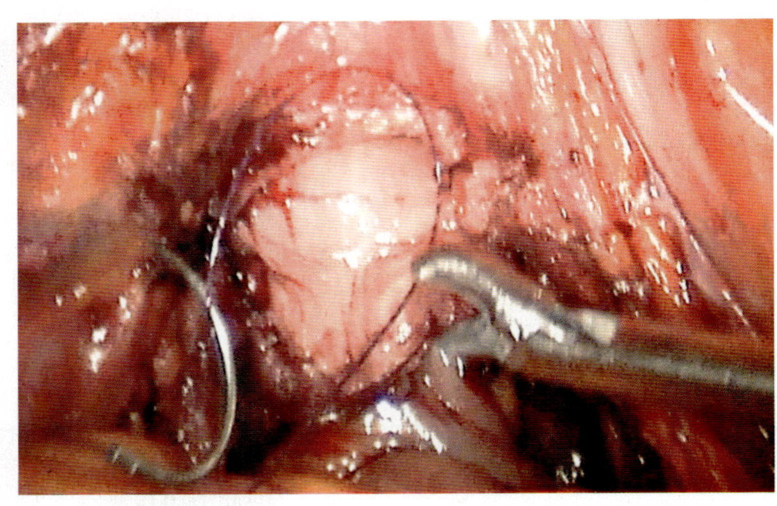

图 60-32　倒刺线缝合关闭阴道残端

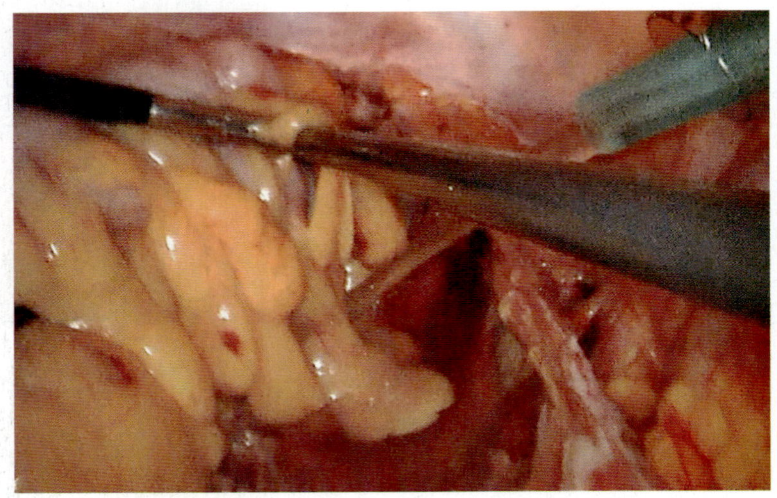

图 60-33　洛铂溶液进行腹腔灌洗化疗

图 60-34　放置橡胶引流管

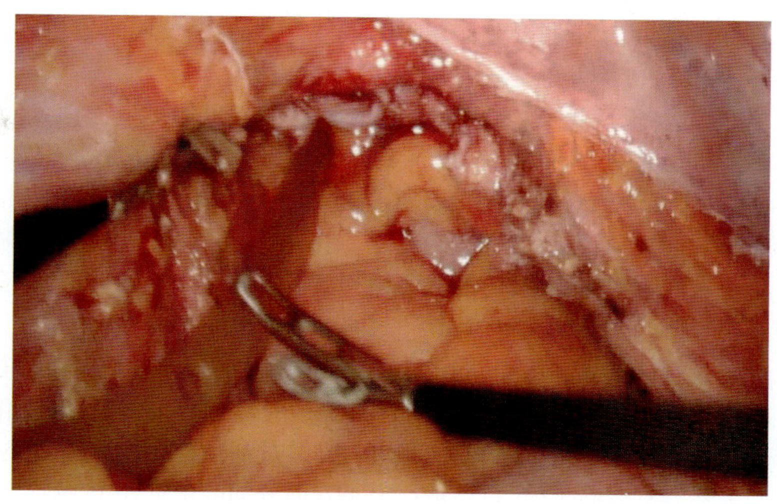

【术后腹壁及标本照片】（图 60-35、图 60-36）

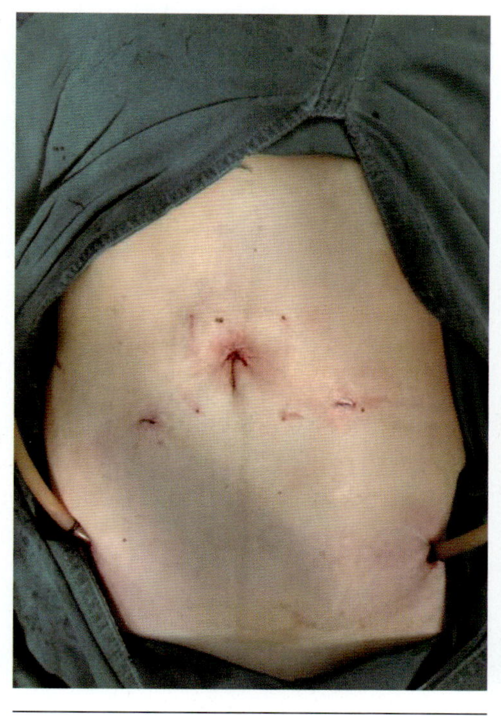

图 60-35　术后腹壁照片

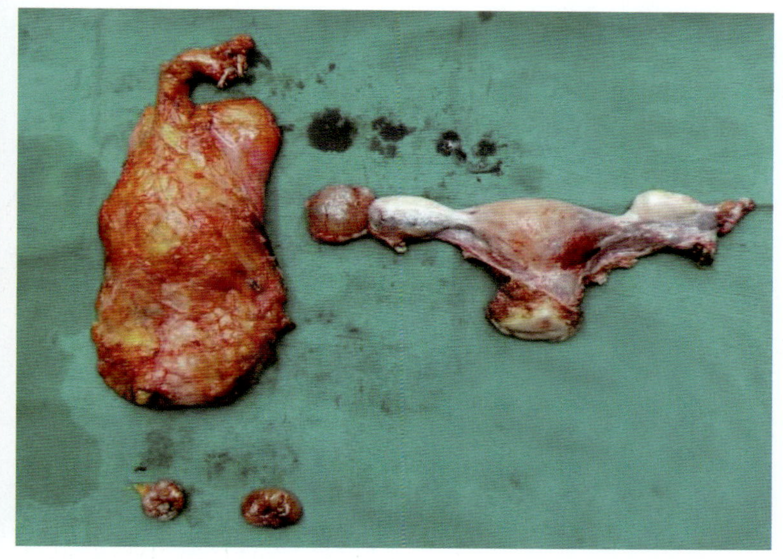

图 60-36　标本照片

第四节　手术相关要点

首先，手术适应证的把控。NOSES 技术是一个有严格适应证的技术，并不适用于所有患者。而要将 NOSES 技术应用于联合脏器切除显然只适合于部分患者，大多数患者仍然需要开腹手术和常规腹腔镜手术来完成。对于医师来讲，需要熟练掌握经自然腔道取标本的技术；对患者来讲，既要有接受联合脏器切除的可能性，又要满足实施 NOSES 的条件，包括肿瘤的大小、自然腔道的条件、全腔镜下消化道重建的条件、全腔镜下联合脏器切除的条件等方面，需要同时具备。所以，在手术适应证的把控方面要更加严格，切忌盲目扩大适应证。

其次，无菌无瘤原则是 NOSES 开展的必要原则。无菌无瘤原则永远是手术需要遵循的基本原则，由于 NOSES 技术的特殊性，在此方面要更加注意，包括术前严格的肠道准备、打开自然腔道前吸引器的预备、打开后碘附纱布的消毒、标本和纱布装入标本袋并严密封口、取标本时充分扩肛、用碘附水冲洗直肠残端、动作轻柔勿使标本袋破裂、用保护套将标本与自然腔道隔离等多方面。考虑到行 NOSES 联合脏器切除的患者为晚期，可能已经出现腹腔内转移，术毕使用化疗药物如洛铂、雷替曲塞等行腹腔灌洗十分必要。

最后，MDT 的重要性。MDT 在 NOSES 结直肠癌联合脏器切除中的应用包含多个方面。第一，此类患者为晚期，需要联合放疗、化疗医师一起制订术前、术后的放化疗及靶向治疗方案。第二，准确的术前分期是确定治疗方案的基础。MRI 成像对判断直肠癌肿瘤大小、浸润扩散范围、浸润深度及与周围组织的关系等有诊断价值，目前被认为是术前分期的依据，CT、肠镜也是了解肿瘤的重要手段，PET/CT 有助于了解肿瘤全身的转移情况。第三，在放射科专家详细解读影像学资料的基础上与受累及器官所属科室如泌尿外科、妇产科、肝胆外科等共同探讨手术的可行性及具体的实施方案。第四，因为此手术风险大、手术时间长、术后并发症多，要协同相关科室积极处理并发症，使心、肝、肺、肾等器官的功能能够满足手术的要求，并联合营养科专家给予有力的营养支持，在麻醉医师的紧密配合下，保证手术的顺利实施。

（马　丹）

第六十一章 腹部无辅助切口经阴道取标本的腹腔镜下乙状结肠联合左肾部分切除术

【前言】

肿瘤的发生、发展机制一直是需要科研攻克的重点和难点，复杂的发病机制会增加对肿瘤进展及预后的判断难度。随着结直肠癌患病率的逐年上升以及诊断手段的进步，多器官原发癌的发生率、确诊率也在逐步上升。乙状结肠癌合并左肾癌的患者需要进行乙状结肠癌根治术联合左肾部分切除术，该术式涉及脏器多、解剖变异大，术中需要对左肾动脉进行夹闭，对手术时间有严格限制，因此该术式也是NOSES系列中难度很大的一种术式。乙状结肠切除的操作特点表现为腹腔内完全游离左半结肠并切断乙状结肠，进行全腹腔镜下左半结肠与直肠的功能性端端吻合，再进行左肾部分切除术，经阴道将乙状结肠及左肾标本取出体外。全过程均需严格遵循CME原则，在正确的手术层面进行解剖和游离，这也是能够快速安全完成手术的先决条件。该术式的难点主要体现在三个方面：第一，腹腔镜手术的共性关键技术，包括正确辨认解剖标识、合理的手术入路及完整的系膜切除、系膜根部血管结扎和淋巴结清扫，以及重要组织器官的显露和保护。第二，乙状结肠癌联合左肾切除术NOSES特有的操作步骤，即全腹腔镜下进行一次消化道重建，并对相邻左肾进行部分切除。第三，该术式对术者技术及助手配合提出了更高要求，尤其是在标本取出的过程中，无菌、无瘤原则的精准运用至关重要。

第一节 适应证和禁忌证

【适应证】（图61-1）

1. 乙状结肠肿瘤及左肾占位。
2. 最大肿瘤环周径小于5cm。
3. 双侧肿瘤未侵出浆膜为宜。

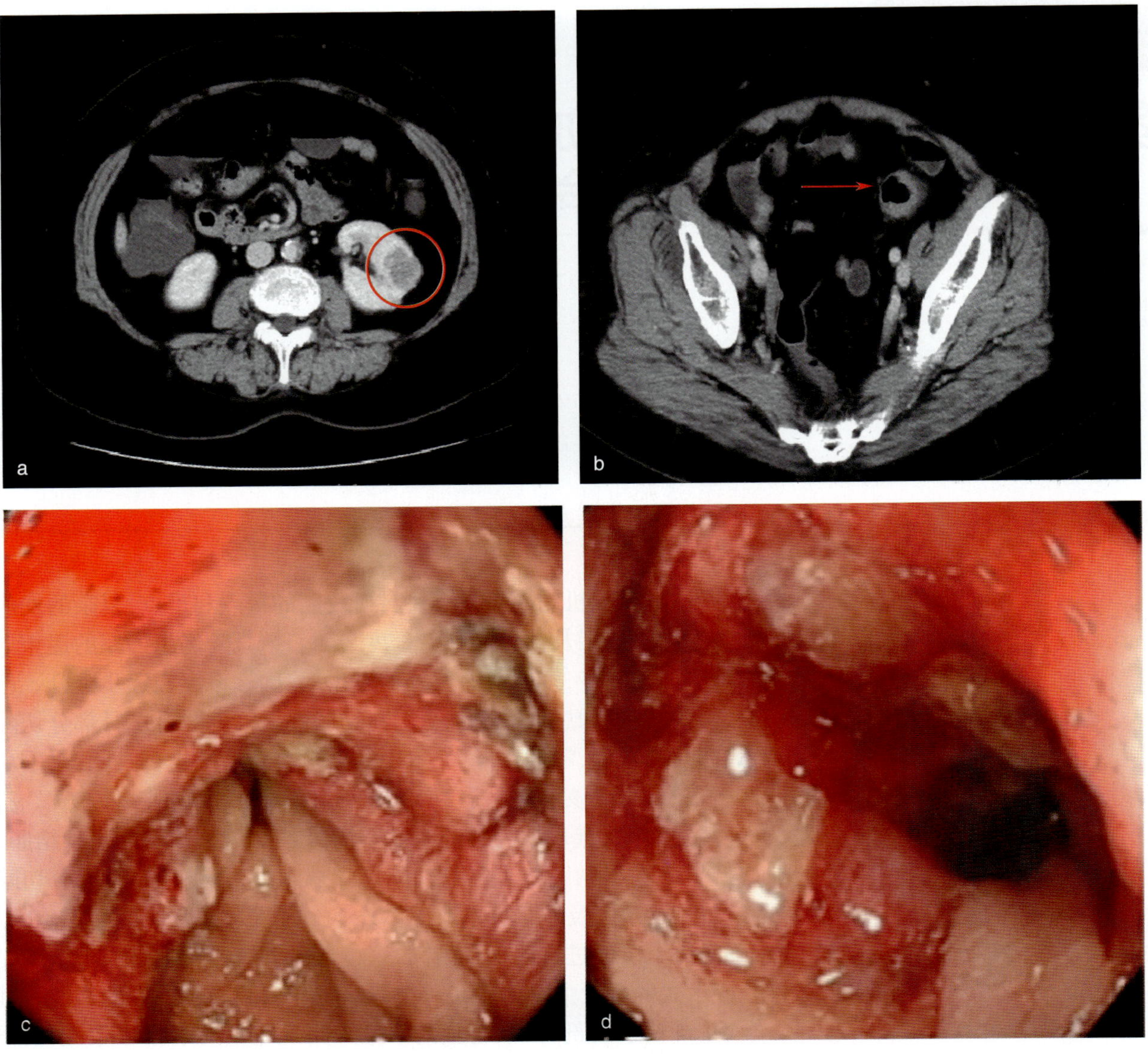

图 61-1　腹腔和盆腔增强 CT 和肠镜检查
a. 左肾占位；b~d. 乙状结肠病变。

【禁忌证】

1. 最大肿瘤环周径大于 5cm。
2. 肿瘤侵犯周围组织器官。
3. 患者过于肥胖（BMI>35kg/m^2）。

第二节　麻醉、体位和戳卡位置与术者站位

【麻醉方式】

全身麻醉或全身麻醉联合硬膜外麻醉。

【手术体位】

功能截石位，右侧大腿需稍平一些，有利于术者操作（图 61-2）。

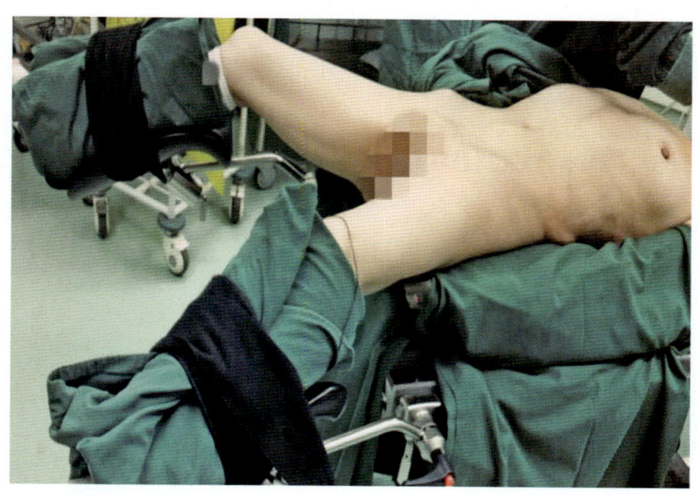

图 61-2　患者体位

【戳卡位置】（图 61-3）

1. **腹腔镜镜头戳卡孔（10mm 戳卡）** 位于脐至脐下方 2cm 的范围内均可，要同时兼顾乙状结肠及左肾的操作。

2. **术者主操作孔（12mm 戳卡）** 位于左上腹中部，腹直肌外侧缘。

3. **术者辅助操作孔（5mm 戳卡）** 位于左下腹，与腹腔镜镜头戳卡孔不在同一水平线。

4. **助手主操作孔（12mm 戳卡）** 位于右下腹并尽量靠外侧，脐与髂前上棘连线中外 1/3 处，便于消化道重建时置入直线切割闭合器。

5. **助手辅助操作孔（5mm 戳卡）** 位于右上腹，右锁中线与横结肠投影区交叉处。

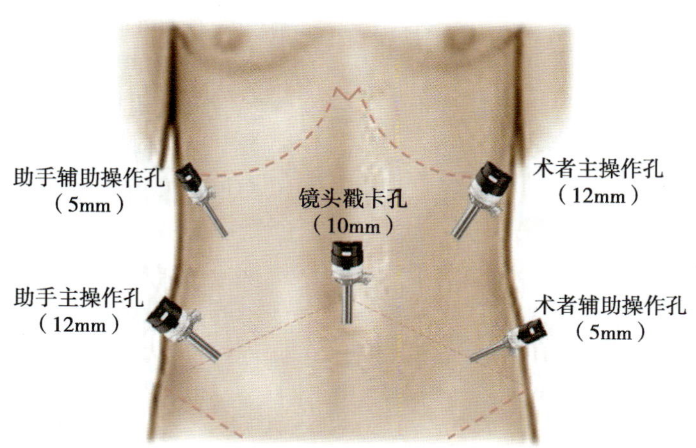

图 61-3　戳卡位置（五孔法）

【术者站位】

乙状结肠游离与切除：术者站位于患者右侧，助手站位于患者左侧，扶镜手站位于术者同侧（图 61-4）。

左肾游离与切除：术者站位与乙状结肠切除时相同，在处理脾曲时，助手移至患者两腿之间；消化道重建和标本取出时，助手返回患者左侧。

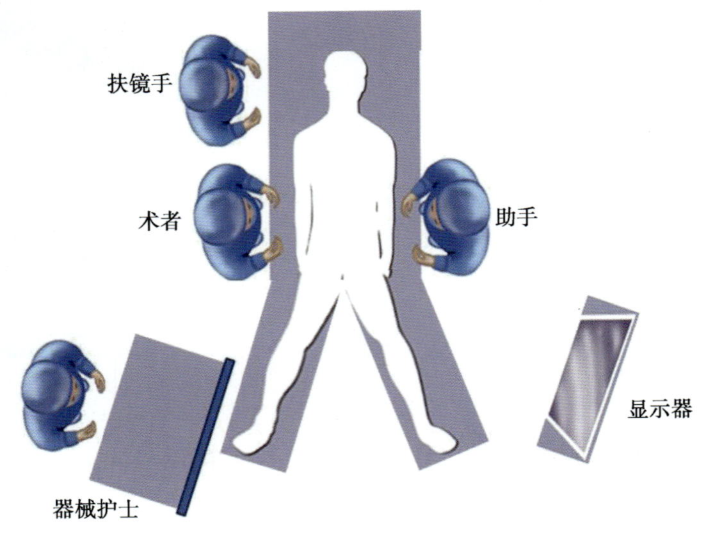

图 61-4　术者站位（乙状结肠切除）

【特殊手术器械】

超声刀、60mm 直线切割闭合器、29mm 环形吻合器、阴道缝合线、无菌保护套、举宫器。

第三节　手术操作步骤、技巧与要点

【探查与手术方案制订】

在详细术前探查和手术评估的基础上，探查分三步。

1. 常规探查　进镜至腹腔后，常规探查肝、胆囊、胃、脾、结肠、小肠、大网膜和盆腔有无肿瘤种植和腹水（图 61-5）。

2. 肿瘤探查　肿瘤位于乙状结肠上段及左肾中部，两处肿瘤均未侵出浆膜，肿瘤环周径 <5cm，可经阴道完成标本取出。

3. 解剖结构的判定　肾部分切除术涉及肾动脉阻断，需要选取肾动脉阻断处，评估阻断时间，尽可能减少阻断时间，以减少肾功能损伤。需判定降结肠游离后可否行镜下结肠直肠功能性端端吻合。此外，还需判定乙状结肠和系膜血管长度、系膜厚度，以及肾切除部分标本的大小，能否经阴道取出。

图 61-5　腹腔探查

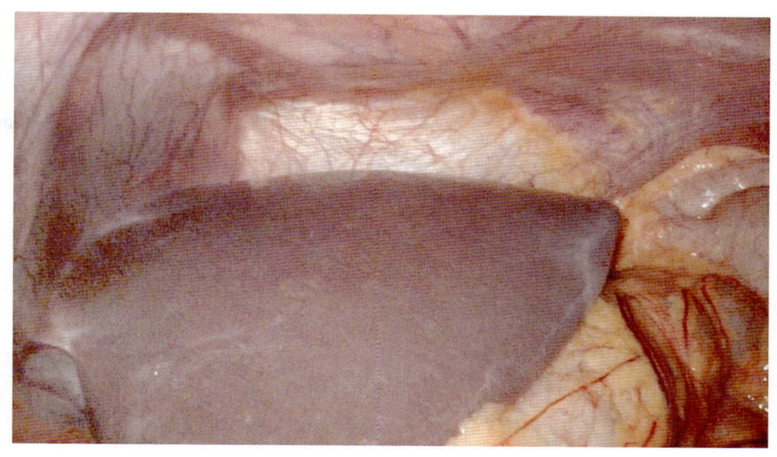

【乙状结肠解剖与分离】

1. 第一刀切入点　患者体位调至头低足高位，将小肠移至上腹部，充分显露整个盆腔及肠系膜下动、静脉根部，术者在骶骨岬下方 3~5cm 直肠系膜薄弱处切割第一刀（图 61-6、图 61-7）。

图 61-6　第一刀切入点

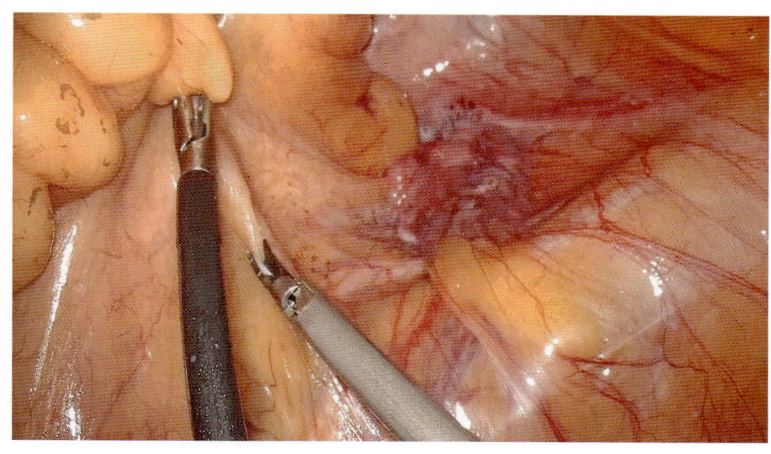

图 61-7　进入 Toldt 间隙

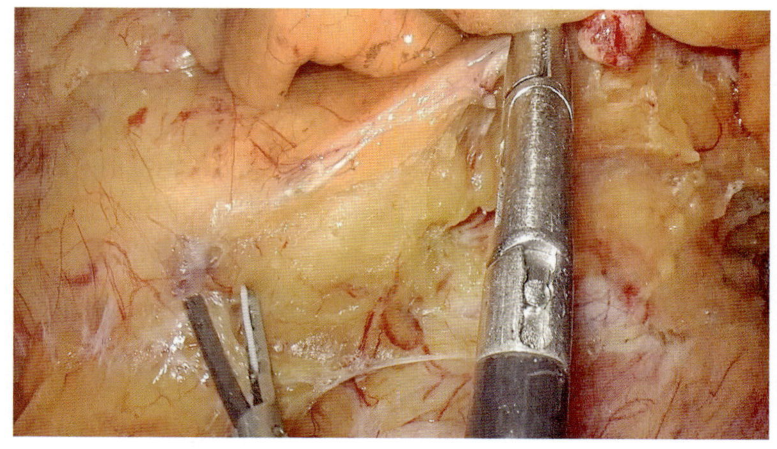

2. 肠系膜下动、静脉根部游离与离断　提起直肠系膜向肠系膜下动、静脉根部方向及左侧系膜游离，沿 Toldt 筋膜上、下游离扩展空间。游离过程中可见左侧输尿管走行及蠕动，注意保护。将小纱布团置于肠系膜下动、静脉后方及左外侧，此处往往是乙状结肠系膜无血管区。用超声刀在根部预切线逐层分离裸化肠系膜下动、静脉（图 61-8），充分裸化后，将左结肠血管和乙状结肠血管进行结扎切断（图 61-9）。

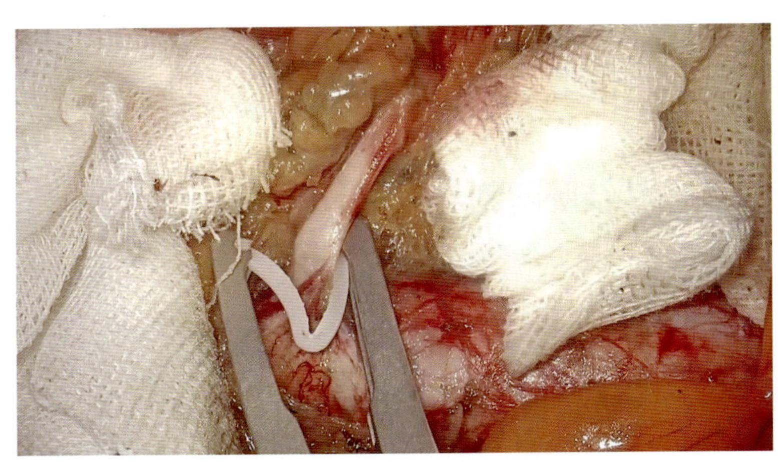

图 61-8　游离肠系膜下动脉根部

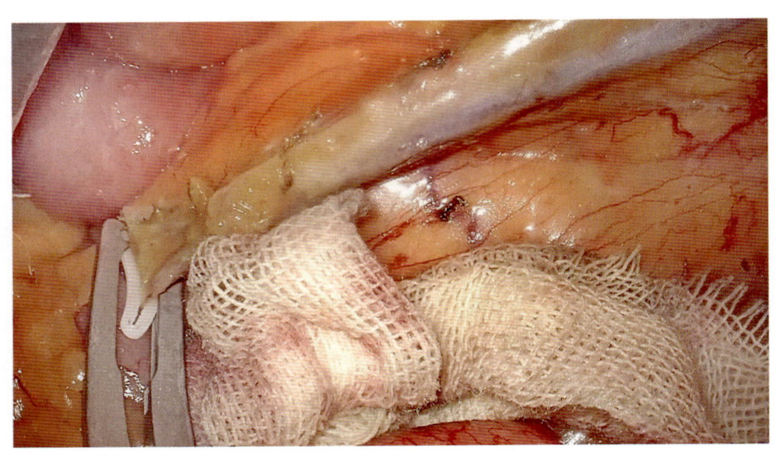

图 61-9　结扎乙状结肠静脉

3. 直肠系膜的游离　当肠系膜下动、静脉离断后，可部分打开乙状结肠系膜无血管区，操作过程中需找到左侧输尿管和左侧生殖血管，并注意保护。向下向外游离至左侧髂总动脉分叉处。沿骶前间隙向下方分离，可见下腹下丛走行，在分叉处沿神经表面用超声刀匀速推行分离。向下游离范围与直肠左右侧游离范围相结合，至肿瘤下方约 5cm。直肠右侧的分离与骶前分离相结合，注意游离的范围不宜过大。

4. 乙状结肠及直肠左侧的游离　在乙状结肠和直肠系膜下放置一块纱布。将乙状结肠推向右侧，切断乙状结肠粘连带（图 61-10），沿 Toldt 筋膜向内侧游离，打开系膜（图 61-11），向上继续分离，向下游离直肠左侧至腹膜反折处与右侧会合（图 61-12）。

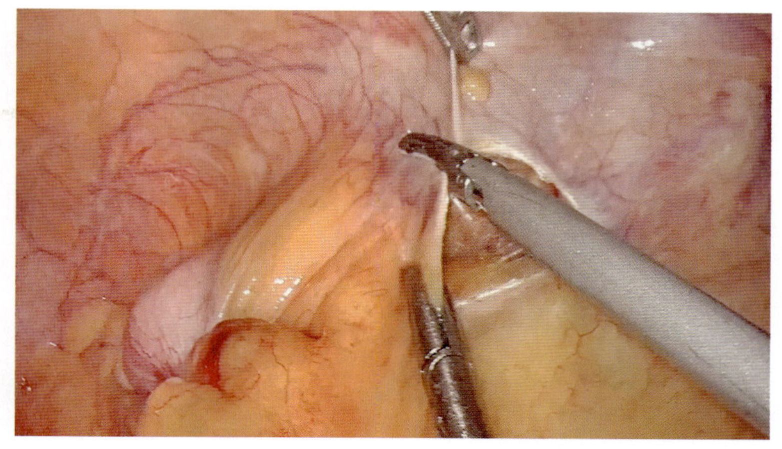

图 61-10　游离乙状结肠生理性粘连处

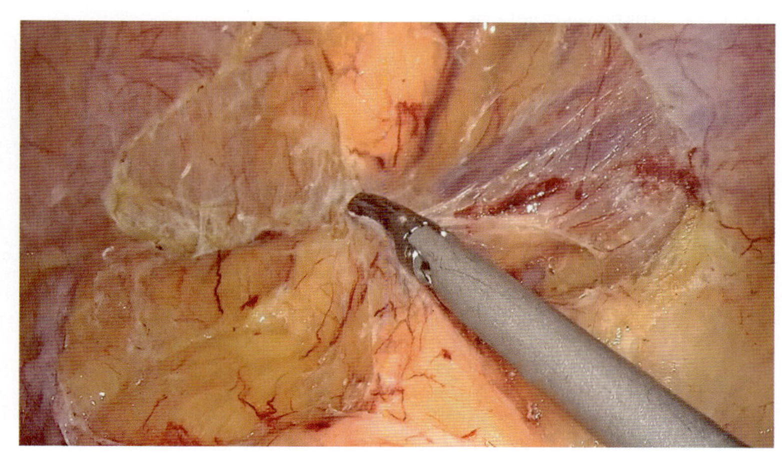

图 61-11　向内侧游离乙状结肠系膜

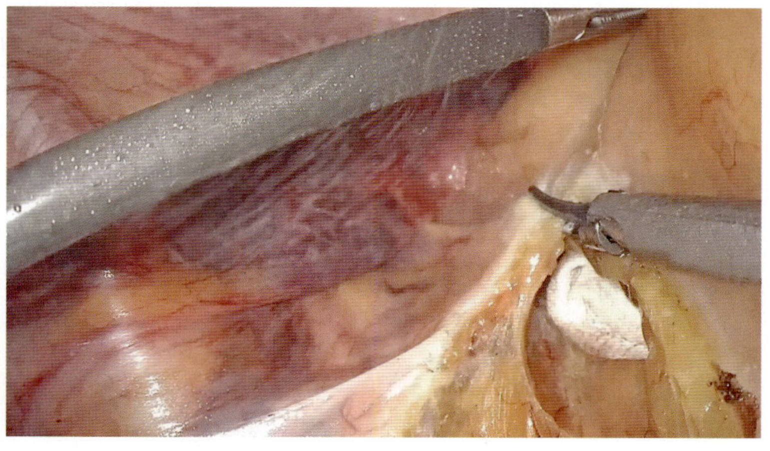

图 61-12　向下游离直肠左侧壁

5. 肿瘤下方肠管的裸化　确定肿瘤位置，在肿瘤下方 5cm 内进行肠壁裸化约 2cm 范围(图 61-13)。用直线切割闭合器切断闭合远端肠管(图 61-14)。

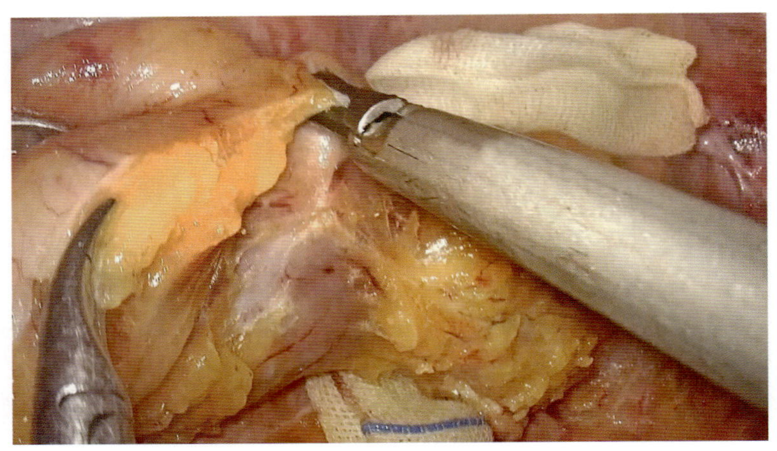

图 61-13　游离肿瘤下方肠管

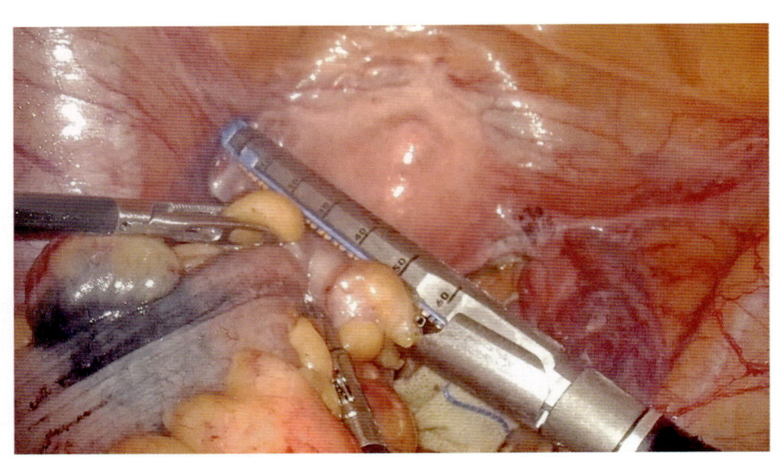

图 61-14　切断闭合远端肠管

6. 乙状结肠系膜的裁剪　将乙状结肠翻向左侧，可见系膜后方纱布条，目测裁剪范围，确定吻合预切定线。将系膜提起，可见肠系膜下动、静脉走行，沿其走行进行裁剪（图 61-15），分别结扎切断几支乙状结肠动、静脉，逐渐向预切定线分离至肠壁裸化 5cm 范围（图 61-16）。

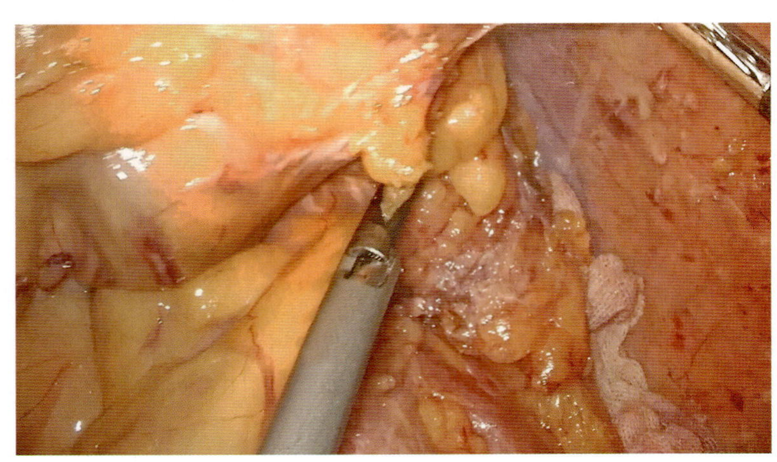

图 61-15　裁剪乙状结肠系膜

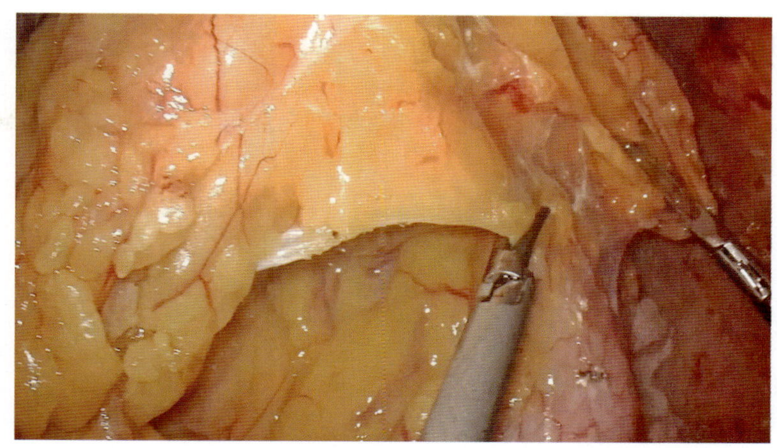
图 61-16　游离乙状结肠肠壁

【乙状结肠标本的切除】

用直线切割闭合器横断乙状结肠(图 61-17)。至此,乙状结肠肿瘤及肠段被完全切除,游离于腹腔。术者和助手将标本及用过的小纱布全部置入保护套中,并拉紧保护套内口。

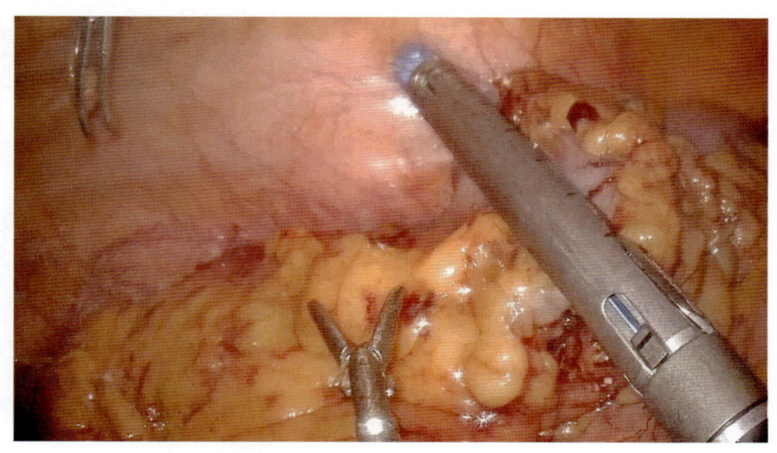
图 61-17　切割闭合乙状结肠肠管

【左肾解剖与切除】

患者体位调至右低左高位,经腹入路打开左肾周脂肪(图 61-18),可见左肾中部占位。暴露左肾动、静脉,观察左肾动脉情况,如见严重动脉粥样硬化部分需绕开,选取正常动脉处,血管夹阻断(图 61-19);行左肾部分切除术切除左肾占位(图 61-20),解除阻断,记录阻断时间,充分止血后缝合肾周脂肪(图 61-21)。术者和助手将标本及用过的小纱布全部置入保护套中,并拉紧保护套内口。

图 61-18 打开左肾周脂肪

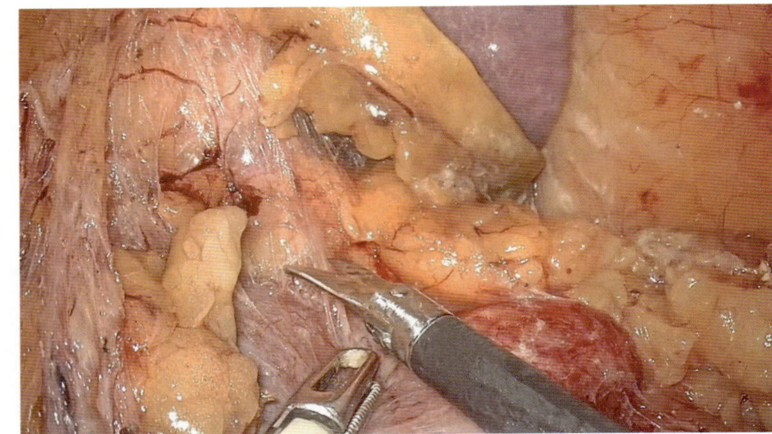

图 61-19 血管夹阻断左肾动脉

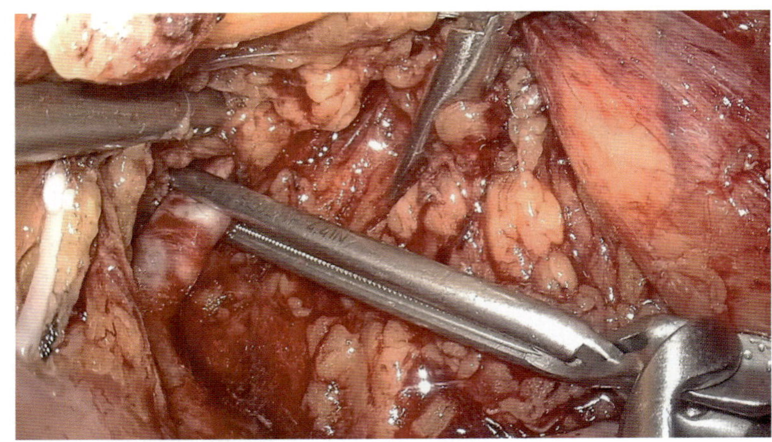

图 61-20 切除左肾占位

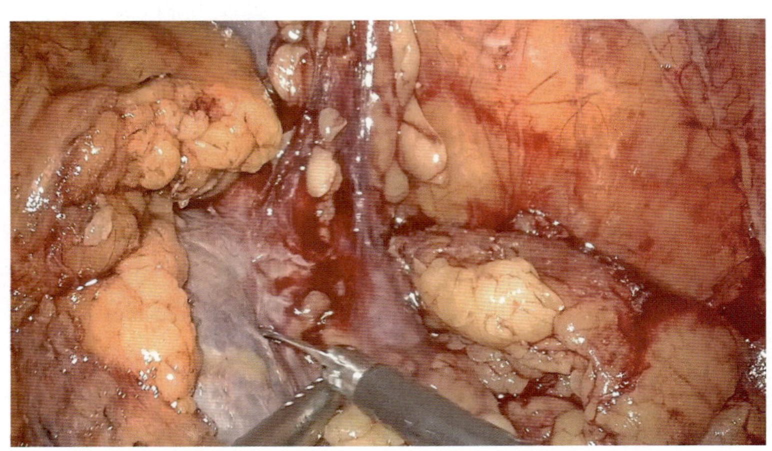

图 61-21 缝合肾周脂肪

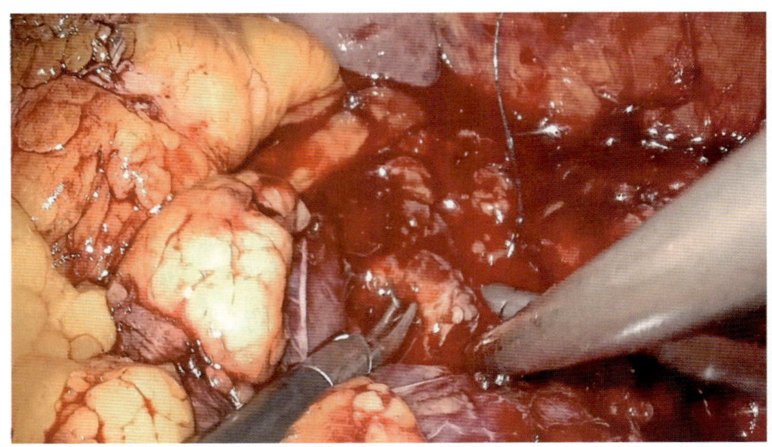

【标本取出与消化道重建】

1. 标本取出　用碘附纱布对阴道进行充分消毒，助手经阴道用膀胱拉钩将阴道后穹隆抬起(图61-22)，术者用电钩在阴道上横行切开一个长度约4cm的切口(图61-23)。术者从主操作孔置入保护套，助手经阴道置入卵圆钳将保护套拉出体外并撑开，再经保护套将抵钉座送入腹腔。在肿瘤上方乙状结肠预切定线下方1cm纵行切开肠壁(图61-24)，助手用吸引器及时将肠内容物吸净，并用碘附纱布清洗肠腔。将抵钉座置入乙状结肠近端肠腔内(图61-25)，使用闭合器横断乙状结肠(图61-26)。助手用卵圆钳在保护套内夹持住肿瘤下方肠壁断端，缓慢、匀速地将肿瘤及纱布拉出体外(图61-27)。

图61-22　膀胱拉钩体外指示

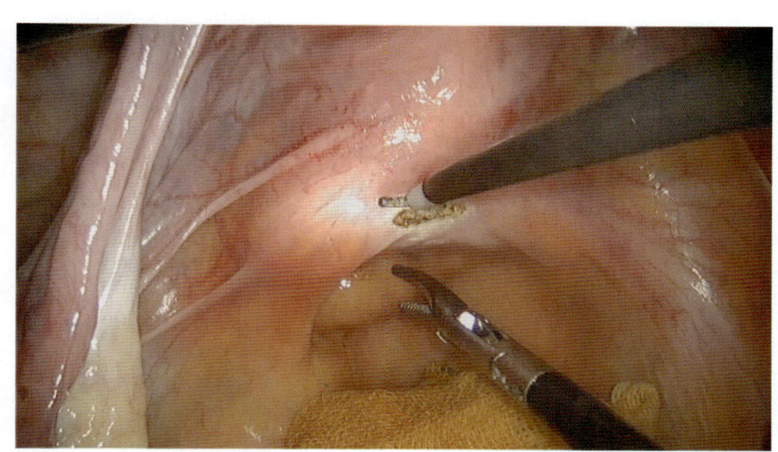

图61-23　切开阴道后穹隆

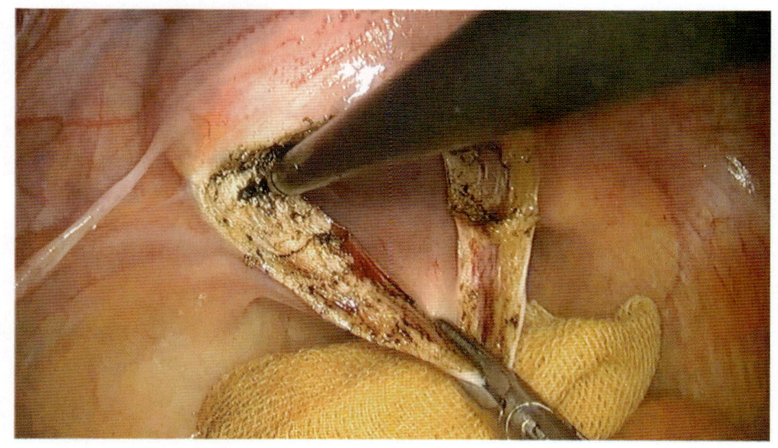

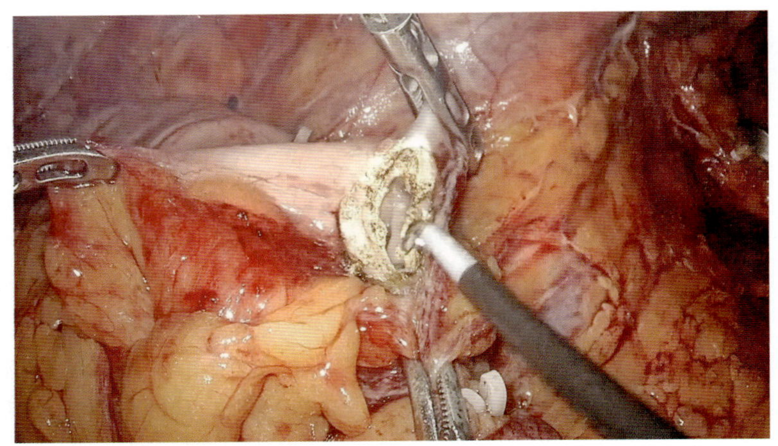

图 61-24 在肿瘤上方肠壁切开一小口

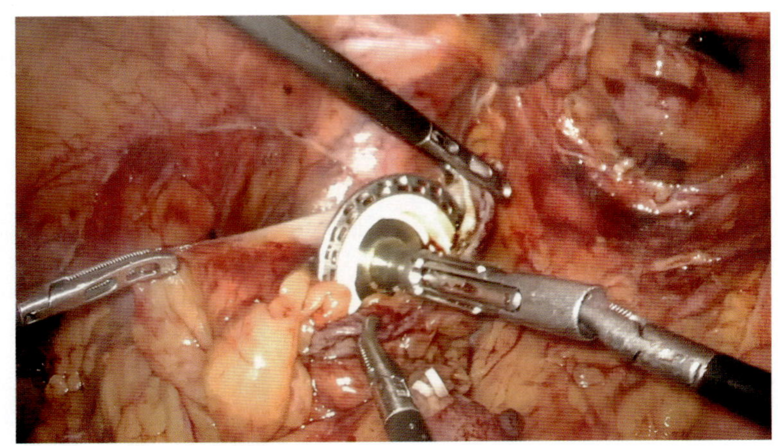

图 61-25 将抵钉座置入乙状结肠近端

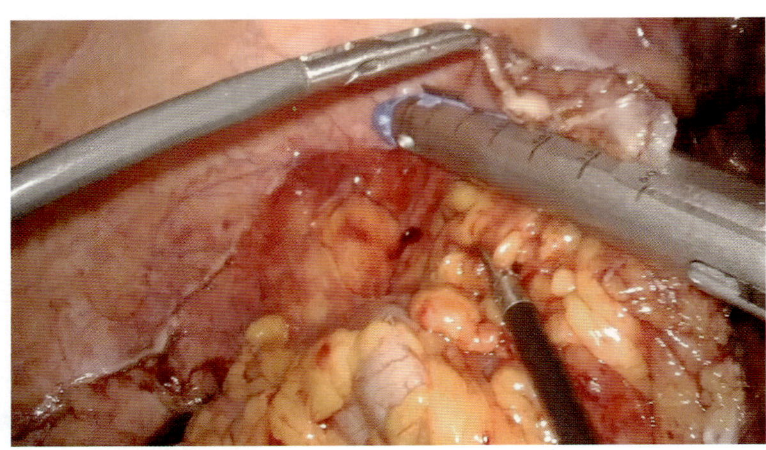

图 61-26 切割闭合乙状结肠肠管

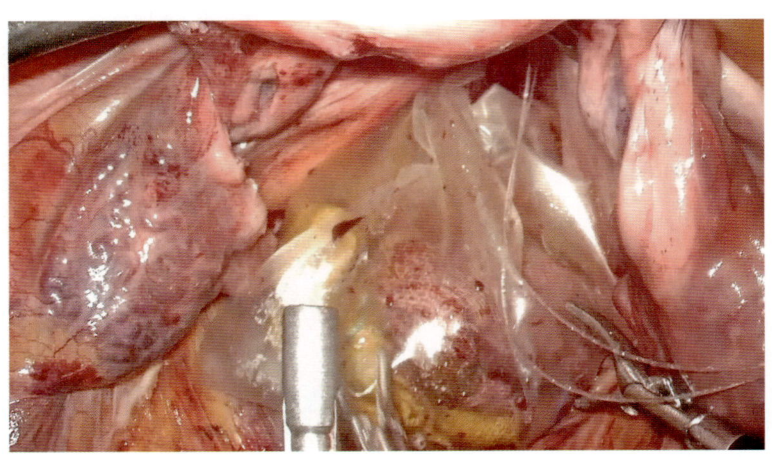

图 61-27 经阴道取出乙状结肠肿瘤标本及纱布

2. 消化道重建　在乙状结肠断端一角做一小切口（图 61-28），取出抵钉座连接杆（图 61-29）。经肛门置入环形吻合器并旋出吻合器穿刺针，完成乙状结肠直肠端端吻合（图 61-30）。最后进行注水注气试验，检查吻合口完整性，可以加固缝合“危险三角”。再次检查吻合口通畅性，确切无出血。温生理盐水或蒸馏水冲洗腹腔后，经腹或经阴道放置腹腔引流管。

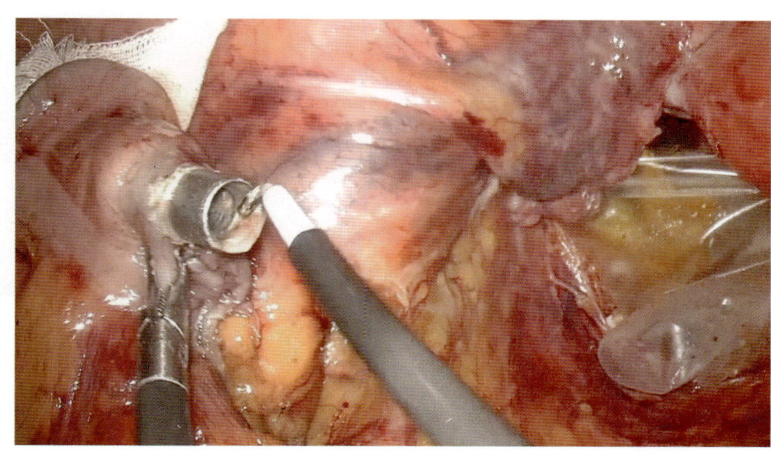

图 61-28　切开乙状结肠残端一角

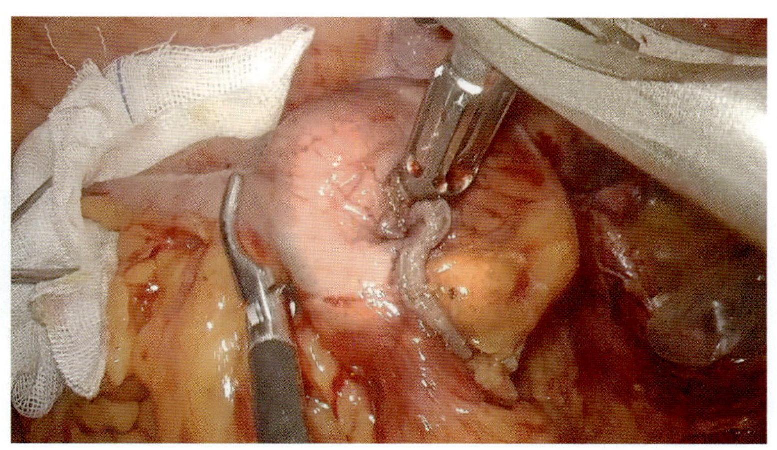

图 61-29　取出抵钉座连接杆

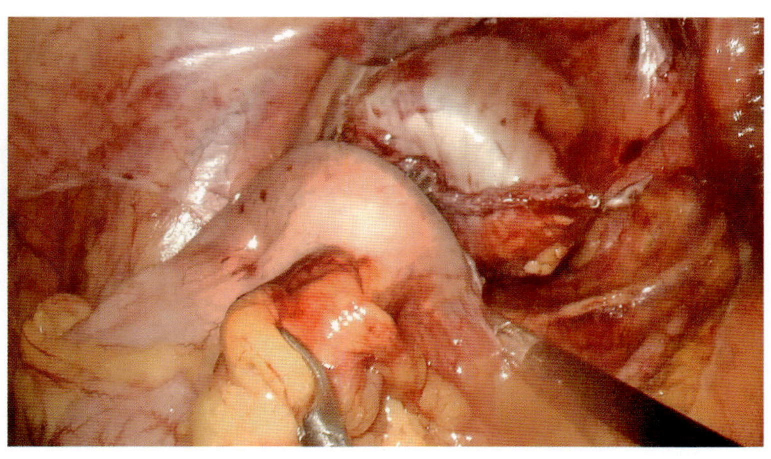

图 61-30　乙状结肠直肠端端吻合

3. 缝合阴道切口和戳卡孔 镜下缝合阴道切口(图 61-31),引流管摆放好后,排出腹腔气体,缝合戳卡孔。

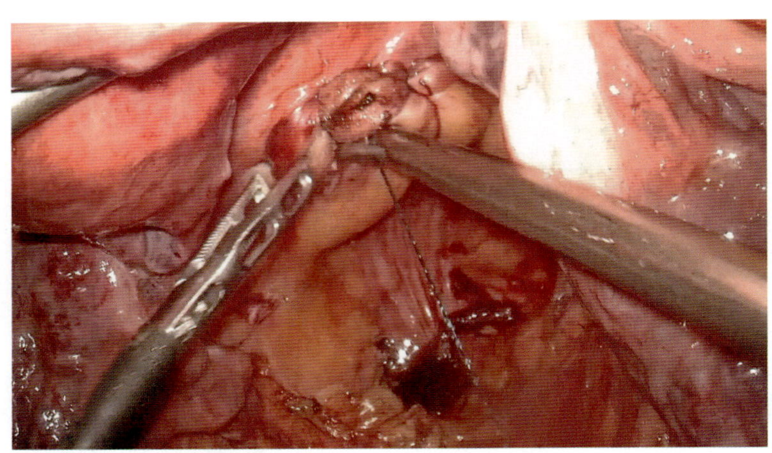

图 61-31 缝合阴道后穹隆切口

【术后腹壁及标本照片】(图 61-32、图 61-33)

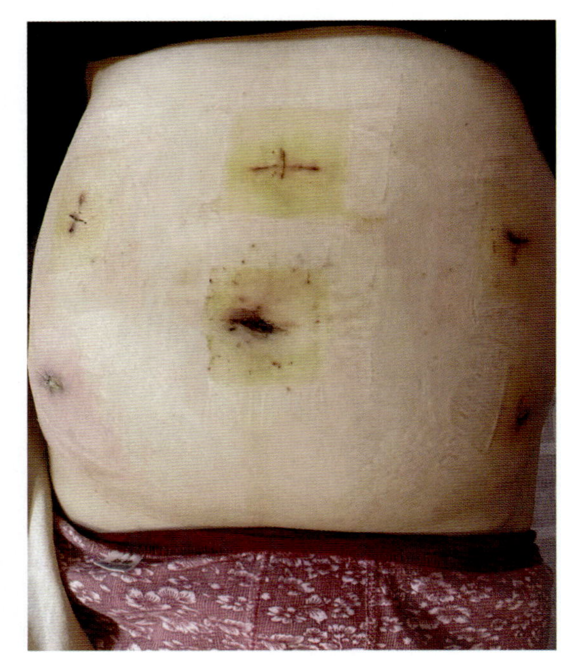

图 61-32 术后腹壁照片

图 61-33　标本照片

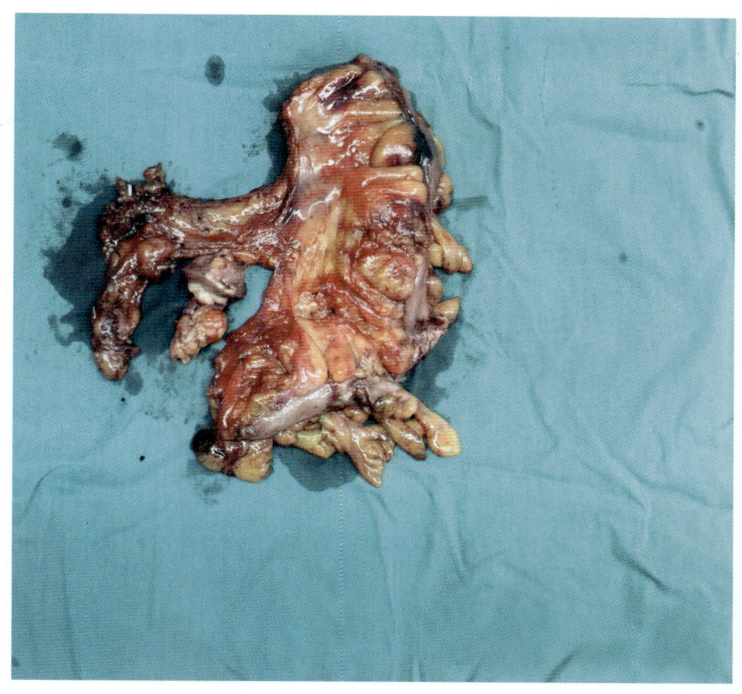

（邢念增　魏　然）

第九篇

经自然腔道内镜手术

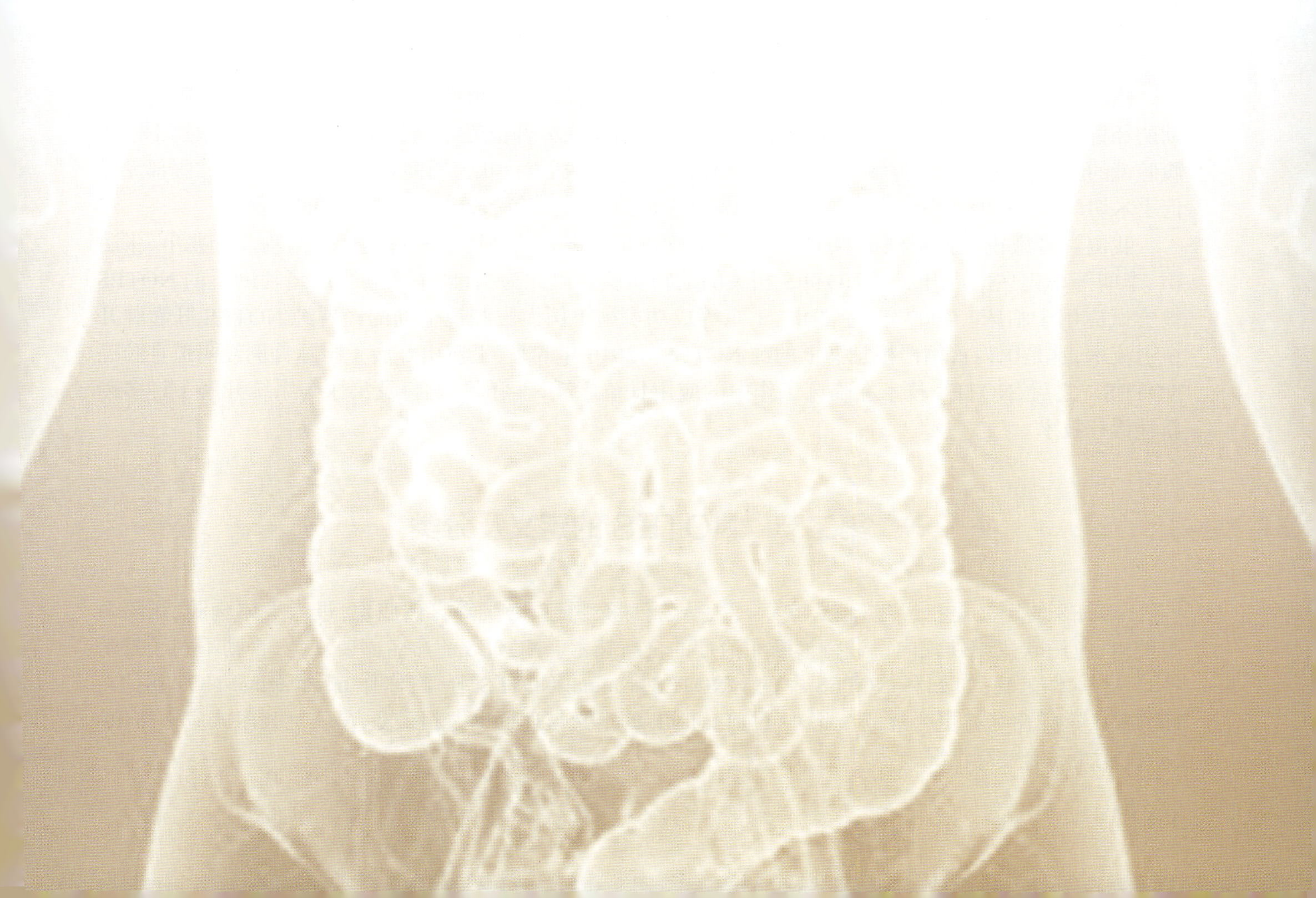

第六十二章　NOTES 总论

第一节　NOTES 的诞生背景

在传统外科发展的历程中，手术瘢痕和疼痛被认为是手术的必然产物。近年来，NOTES 的出现让人们彻底转变了外科治疗的理念，完成内脏手术可以不经过体表入路，NOTES 作为微创时代的先锋，成为人们追求的新目标。

自 NOTES 的概念由美国的 Peter Wilk 等于 1994 年首次提出以来，NOTES 的发展在国际上经历了概念的提出、研究团队成立、动物实验、临床应用几大阶段。1998 年美国 5 所大学的专家组成“Apollo 小组”，开展关于 NOTES 的联合研究。2000 年，美国约翰·霍普金斯医院的 Kalloo 等首次报道了经胃内镜下腹腔探查术和肝活检的动物实验研究。

此后，动物实验如火如荼地开展起来，各种关于 NOTES 的动物研究报道层出不穷，如腹腔镜辅助下经胃内镜腹腔探查术、经胃内镜胆囊切除术、双钳道经胃内镜下输卵管结扎术等。进入自然腔道的途径也由只经胃入路逐渐发展为经阴道、膀胱等。然而，此时期的动物实验仍需在腹腔镜辅助下完成，并不能独立完成，因此将其称为杂合 NOTES。

临床研究方面，2003 年，印度的 Rao 和 Reddy 使用胃镜对 1 名男性烧伤患者完成首例人体腹腔镜辅助的经胃内镜阑尾切除术。2007 年，法国 Marescaux 等首次公开报道完成了世界首例腹部无瘢痕不依赖腹腔镜的经阴道软式内镜胆囊切除术。手术中除了在脐部插入针状镜辅助观察和维持气腹外，腹部无任何手术切口。这是真正意义上的临床 NOTES，是 NOTES 从实验阶段走向临床应用的里程碑。

我国学者敏锐地捕捉到了 NOTES 这一革故鼎新的概念并开展了一系列研究活动。李兆申、张澍田、李闻等率先在国内开展了 NOTES 相关的动物实验。以此为基础，一系列腹腔镜辅助下的 NOTES 被尝试应用于临床。2009 年，李兆申、王东等成功实施 1 例无腹腔镜辅助的经胃纯 NOTES 肝囊肿开窗引流术，这是国内首例严格意义上的纯 NOTES。2010 年 6 月，王锡山开展了国际首例经阴道直肠癌 NOTES。之后，NOTES 技术在临床工作中的应用日益广泛，于肝胆、妇科及泌尿等系统开展了许多创新性诊疗技术。

第二节　NOTES 的定义及分类

NOTES 的定义是指经过口腔、食管、胃、结(直)肠、阴道、膀胱等自然腔道，进入人体胸腔、纵隔及腹腔内，应用软式或硬式内镜进行诊断和治疗的全新技术。NOTES 的命名需要规范，否则不利于技术推广及学术交流，如妇科 NOTES 中的 v-NOTES(vaginal-NOTES)应该称作 transvaginal-NOTES(Tv-NOTES)，这样命名将更为规范。此外，目前 taTME 的定义与理解也大相径庭，事实上该术式应称作 Ta-NOTES，更符合实际情况。

自 NOTES 诞生以来，很多学者都在尝试开展不同类型的 NOTES。随着这种技术的推广，NOTES 这一技术的本身含义也开始逐渐弱化，取而代之的是 NOTES 已经演变成为一个微创的代名词，成为了人们对微创的至高追求。在 NOTES 的冲击下，各类经自然腔道手术层出不穷，但仍然缺少系统分类。针对此现状，王锡山教授对 NOTES 分类进行了探讨。从广义上看，NOTES 应分为体表无瘢痕 NOTES 和体表无可见瘢痕 NOTES（表 62-1），前者是指软式内镜 NOTES，所有手术操作均经自然腔道进行，这也是真正意义上的 NOTES，或者叫 pure-NOTES。后者是指经自然腔道进行手术操作，经脐进行辅助操作，术后体表无可见瘢痕。

表 62-1 NOTES 分类

NOTES 分类	开展医师	应用器械	操作特点
体表无瘢痕 NOTES	消化科或内镜科医师为主	软质内镜为主	所有手术操作均经自然腔道进行，体表无任何手术瘢痕
体表无可见瘢痕 NOTES	外科医师为主	硬质腔镜器械为主	经自然腔道进行手术操作，经脐进行辅助操作，体表无可见瘢痕

此外，根据不同自然腔道手术入路，NOTES 又分为如下几种：经胃 NOTES（transgastric-NOTES，Tg-NOTES）、经食管 NOTES（transesophageal-NOTES，Te-NOTES）、经肛门 NOTES（transanal-NOTES，Ta-NOTES）、经阴道 NOTES（transvaginal-NOTES，Tv-NOTES）、经膀胱 NOTES（transbladder-NOTES，Tb-NOTES）、经脐 NOTES（transumbilical-NOTES，Tu-NOTES）。经胃 NOTES 先由口腔经食管进入胃部，胃部切口位置的选择需避开神经血管密集处，常选择胃窦或胃前壁进入腹腔。经食管 NOTES 也是由口腔进入食管，通过食管开口进行胸腔或纵隔手术操作。经肛门 NOTES 的切口常选择在腹膜反折以上直肠前壁，穿刺时需避免损伤腹盆腔内肠管。经阴道 NOTES 是目前临床中应用最广的手术入路，也是可行性最高的操作途径，切口位置主要选择在阴道后穹隆处。经膀胱 NOTES 切口位置的选择常需输尿管镜进行辅助确认，由于该腔道口径小，因此该手术尚处于临床前期的实验研究阶段。经脐 NOTES 也是目前临床中的一种 NOTES 方式，该手术与单孔腹腔镜技术较为相似，利用脐孔的褶皱，巧妙地隐藏体表的手术瘢痕，该手术即前文提到的“体表无可见瘢痕 NOTES”。

第三节 NOTES 的优势与挑战

从体表大切口到小切口，再从小切口到体表无切口，每一次手术技术和观念的革新都令人无比振奋。NOTES 作为一种全新的超微创手术，其优势显而易见：①与外科手术（开腹或腹腔镜）相比，具有创伤微小、体表无切口，无术后胸、腹壁疼痛，术后内脏疼痛轻微的优点；②无体表手术瘢痕，是一种完美的美容手术；③术后恢复快，并发症少，住院时间短；④对麻醉的要求也较低。

虽然 NOTES 技术给人们带来热切的希望，但是 NOTES 的发展并不如预期的那样顺利。在一段热情高涨的探索后，逐渐因其所面临的困难和障碍而慢慢冷却下来。主要原因是：① NOTES 初期研究多以外科医师为主，多使用硬式内镜操作，因此受到很大限制；②配套的手术器械研发滞后，在器官切除、缝合及止血等重要操作方面，相关器械研发进展缓慢，制约了 NOTES 的大范围推广；③用传统方法解决全新问题，应用硬式内镜进行 NOTES 面临着许多不可逾越的障碍。因此，外科医师逐渐放弃了对 NOTES 的研究。软式内镜具有硬式内镜不具备的许多优势，但也有许多障碍要克服，许多理念要更新，许多技术要突破。有关感染控制入路、器械和手术空间无菌化以及创面闭合技术等问题需要进行深入细致的研究。

第四节　NOTES 的器械设备研发及新概念

作为新型微创治疗技术，NOTES 在内镜设备、器械研发、人员培训等方面有着独特要求。对于内镜设备方面，NOTES 有腹腔脏器准确定位、手术术野稳定成像、工作通道充足灵活、承重力及扭转力提升等要求；对于器械研发方面，NOTES 有入路口严密闭合、腹腔止血安全有效等要求；对于人员培训方面，NOTES 有虚拟现实模拟器安全有效、评估系统客观准确等要求。近年来，尽管专家、学者们相继研发出 R 型内镜、EndoSamurai 内镜等多通道内镜系统及虚拟经自然腔道内镜手术训练模拟器，但仍旧无法做到充分全面的解决问题（图 62-1）。只有在操作需求的持续推动下，NOTES 相关器械设备的设计研发才能日益成熟；而相关医疗器械设备的飞速发展及不断创新，也能为 NOTES 新技术的出现助力。多种内镜技术的联合、多学科的联合、临床医师和工程师的联合将会是未来发展的趋势！

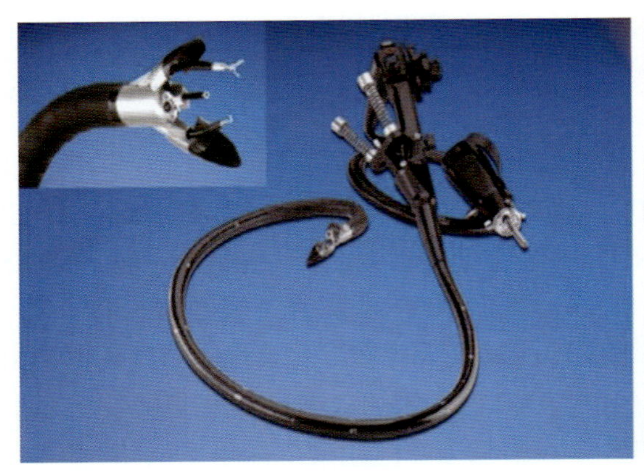

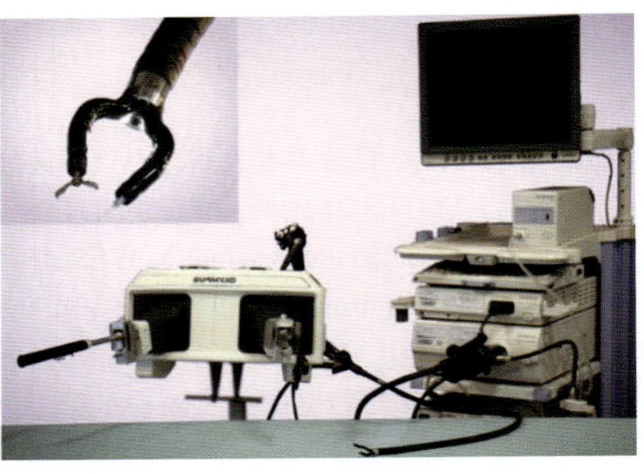

图 62-1　NOTES 多通道操作平台

近年来，在分析和研究现代内镜技术发展现状和未来趋势的基础上，李兆申院士提出了“新 NOTES”概念。与传统 NOTES 概念不同，新 NOTES 概念中的内镜操作空间不局限于胸腹浆膜腔，还可延伸至胃肠道管壁。该概念拓宽了内镜医师的思路，扩大了内镜医师的视野，提供了一个新兴可行的内镜技术发展方向。基于此，经口内镜下肌切开术（peroral endoscopic myotomy，POEM）、经口内镜下幽门肌切开术（peroral endoscopic pyloromyotomy，POP）；内镜经黏膜下隧道技术（submucosal tunneling endoscopic resection，STER）、经隧道内镜下肌层剥离技术（tuneling endoscopic muscularis dissection，tEMD）、内镜下全层切除术（endoscopic full-thickness resection，EFTR），以及 EUS 引导下内镜操作（包括胰腺坏死清创术、胰腺假性囊肿引流术、胰胆管引流术、胃肠吻合术等）的研究及临床应用，亦成为新 NOTES 技术的一个组成部分。

对新 NOTES 技术的适应证、禁忌证、规范化操作手术流程、手术入路对比、腹腔感染防治、腹腔脏器定位、夹闭封堵技术、特殊器械研发、疗效评价、围术期管理等方面的研究，都将是消化科专家共同致力研究的方向。

第五节　NOTES 的开展现状

正是因为上述诸多因素的限制，自 2009 年以后，国内外从事 NOTES 研究和应用的学者越来越少。为了改变 NOTES 的开展现状，2005 年 7 月，美国胃肠内镜医师学会和美国胃肠内镜外科医师学会成立了由 14 位专家组成的工作组，即自然腔道手术评估与研究学会（Natural Orifice Surgery Consortium for

Assessment and Research，NOSCAR)，并于当年 10 月发表了有关 NOTES 研究成果、指南、需要解决的主要问题及研究方向的《白皮书》(图 62-2)。NOSCAR 研究组的成立对于协调和监督世界范围内的 NOTES 研究有着极为重要的意义，也便于以后开展多中心临床研究。自此以后，世界各国纷纷成立了旨在指导 NOTES 研究和临床应用的工作组，如 EURO-NOTES、EATS、D-NOTES、APNOTES、NOSLA、JAPAN-NOTES 和 INDIA-NOTES 等。2008 年 NOTES 被《时代》杂志评为年度十大医学进展之一(图 62-3)。2009 年 7 月，NOSCAR 在美国波士顿召开了第四次峰会，并宣布开展 NOTES 前瞻性多中心人体试验。2010 年 9 月，在罗马召开了第四届欧洲 NOTES 研讨会，会议分别就五大主题进行了探讨，包括操作平台和机器人、切开和闭合、感染和免疫、培训和教育、适应证和跨学科。2011 年 2 月 27 日，NOSCAR 又发布了新一版的《白皮书》，对过去 5 年 NOTES 的发展进行了总结。自此以后，NOTES 的临床应用如火如荼地开展起来。

在我国消化病学领域，也有很多医师在坚持不懈地努力，并取得了新的突破。他们完成了经胃内镜异位妊娠切除术、经胃内镜卵巢囊肿剥离术、经阴道后穹隆内镜异位妊娠切除术。2014 年起，刘冰熔等完成的经直肠入路保胆胆囊结石取出 / 息肉摘除术，实现了纯 NOTES 治疗技术临床应用的新突破，进行了系列临床实践，取得良好效果。周平红等开创的经胃纯 NOTES 保胆取石术，开辟了 NOTES 的又一个有效途径。

NOTES 的开展必须由具有丰富经验的内镜和腹腔镜外科医师组成的团队协作完成，开展 NOTES 的医师需要接受专门的内镜和外科操作的多学科培训，既要掌握软式内镜的操作技巧，也需具备开腹和腹腔镜手术的技能。在开展临床 NOTES 的初期应该进行动物手术的协调训练，可以结合腹腔镜技术来完成，并逐渐过渡到单纯 NOTES。在 2010 年 7 月 28 日召开的“第三届中国经自然腔道内镜外科大会”上，我国首次颁发了“内镜医师(教师)证”，希望通过规范化的管理和系统的培训，在 NOTES 这一探索性

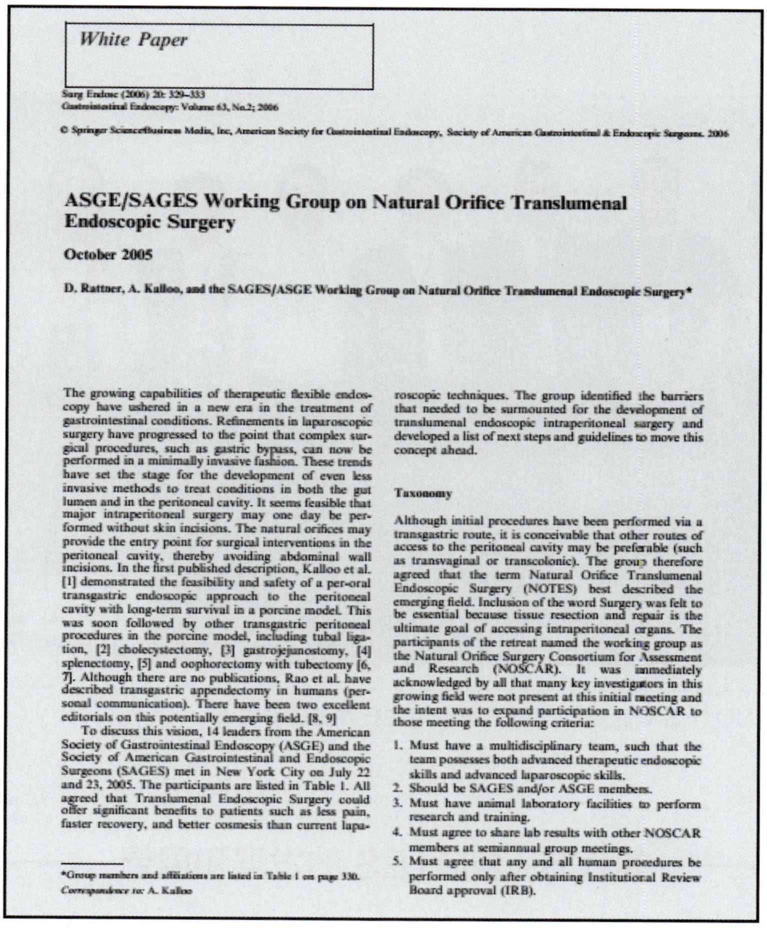

White Paper

Surg Endosc (2006) 20: 329–333
Gastrointestinal Endoscopy: Volume 63, No.2; 2006

© Springer Science+Business Media, Inc, American Society for Gastrointestinal Endoscopy, Society of American Gastrointestinal & Endoscopic Surgeons. 2006

ASGE/SAGES Working Group on Natural Orifice Translumenal Endoscopic Surgery

October 2005

D. Rattner, A. Kalloo, and the SAGES/ASGE Working Group on Natural Orifice Translumenal Endoscopic Surgery*

The growing capabilities of therapeutic flexible endoscopy have ushered in a new era in the treatment of gastrointestinal conditions. Refinements in laparoscopic surgery have progressed to the point that complex surgical procedures, such as gastric bypass, can now be performed in a minimally invasive fashion. These trends have set the stage for the development of even less invasive methods to treat conditions in both the gut lumen and in the peritoneal cavity. It seems feasible that major intraperitoneal surgery may one day be performed without skin incisions. The natural orifices may provide the entry point for surgical interventions in the peritoneal cavity, thereby avoiding abdominal wall incisions. In the first published description, Kalloo et al. [1] demonstrated the feasibility and safety of a per-oral transgastric endoscopic approach to the peritoneal cavity with long-term survival in a porcine model. This was soon followed by other transgastric peritoneal procedures in the porcine model, including tubal ligation, [2] cholecystectomy, [3] gastrojejunostomy, [4] splenectomy, [5] and oophorectomy with tubectomy [6, 7]. Although there are no publications, Rao et al. have described transgastric appendectomy in humans (personal communication). There have been two excellent editorials on this potentially emerging field. [8, 9]

To discuss this vision, 14 leaders from the American Society of Gastrointestinal Endoscopy (ASGE) and the Society of American Gastrointestinal and Endoscopic Surgeons (SAGES) met in New York City on July 22 and 23, 2005. The participants are listed in Table 1. All agreed that Translumenal Endoscopic Surgery could offer significant benefits to patients such as less pain, faster recovery, and better cosmesis than current laparoscopic techniques. The group identified the barriers that needed to be surmounted for the development of translumenal endoscopic intraperitoneal surgery and developed a list of next steps and guidelines to move this concept ahead.

Taxonomy

Although initial procedures have been performed via a transgastric route, it is conceivable that other routes of access to the peritoneal cavity may be preferable (such as transvaginal or transcolonic). The group therefore agreed that the term Natural Orifice Translumenal Endoscopic Surgery (NOTES) best described the emerging field. Inclusion of the word Surgery was felt to be essential because tissue resection and repair is the ultimate goal of accessing intraperitoneal organs. The participants of the retreat named the working group as the Natural Orifice Surgery Consortium for Assessment and Research (NOSCAR). It was immediately acknowledged by all that many key investigators in this growing field were not present at this initial meeting and the intent was to expand participation in NOSCAR to those meeting the following criteria:

1. Must have a multidisciplinary team, such that the team possesses both advanced therapeutic endoscopic skills and advanced laparoscopic skills.
2. Should be SAGES and/or ASGE members.
3. Must have animal laboratory facilities to perform research and training.
4. Must agree to share lab results with other NOSCAR members at semiannual group meetings.
5. Must agree that any and all human procedures be performed only after obtaining Institutional Review Board approval (IRB).

*Group members and affiliations are listed in Table 1 on page 330.
Correspondence to: A. Kalloo

图 62-2 NOSCAR 发表的《白皮书》截图

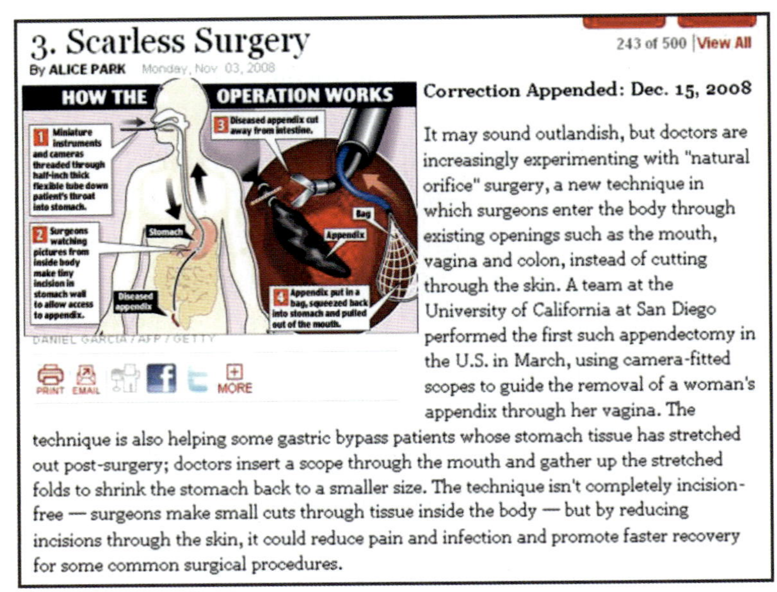

3. Scarless Surgery

243 of 500 | View All

By ALICE PARK　Monday, Nov 03, 2008

Correction Appended: Dec. 15, 2008

It may sound outlandish, but doctors are increasingly experimenting with "natural orifice" surgery, a new technique in which surgeons enter the body through existing openings such as the mouth, vagina and colon, instead of cutting through the skin. A team at the University of California at San Diego performed the first such appendectomy in the U.S. in March, using camera-fitted scopes to guide the removal of a woman's appendix through her vagina. The technique is also helping some gastric bypass patients whose stomach tissue has stretched out post-surgery; doctors insert a scope through the mouth and gather up the stretched folds to shrink the stomach back to a smaller size. The technique isn't completely incision-free — surgeons make small cuts through tissue inside the body — but by reducing incisions through the skin, it could reduce pain and infection and promote faster recovery for some common surgical procedures.

图 62-3　2008 年 NOTES 被评为年度十大医学进展之一

治疗领域取得先机。

此外，为了更好地促进 NOTES 在临床规范开展，2018 年 8 月 31 日，中国医师协会结直肠肿瘤专业委员会 NOTES 专业委员会成立会议在北京会议中心召开，刘冰熔教授担任主任委员（图 62-4）。该学术组织的建立也标志着我国 NOTES 进入了一个崭新阶段，也为 NOTES 下一步发展提供了一个良好的学术交流平台和媒介。

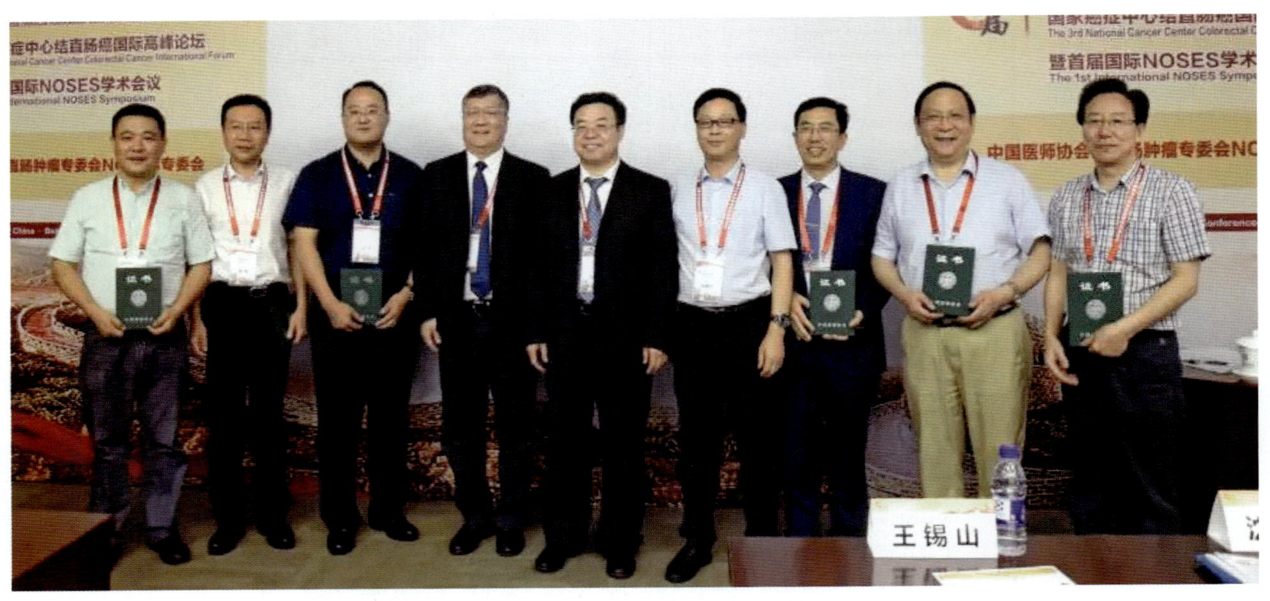

图 62-4　王锡山教授为 NOTES 专业委员会主任委员、副主任委员颁发聘书

第六节　NOTES 的发展和展望

NOTES 技术具有创伤微小、体表无切口，无术后胸、腹壁疼痛，术后内脏疼痛轻微，无体表手术瘢痕、

术后恢复快、并发症少、住院时间短，对麻醉要求较低等优点，是比腹腔镜技术更加微创的手术技术。经过一段时间的低潮阶段，在以中国医师为主的 NOTES 技术研究队伍的不断努力下，NOTES 技术不断完善和进步，在临床实践中，显示出顽强的生命力，并且逐步为更多医师和研究者所认可和接受。当然，NOTES 技术的发展还需要更多人员的努力，以及更加深入的研究和探索。

近年来，我国消化病学领域的医务工作者在内镜微创治疗的舞台上扮演着越来越重要的角色。回顾过去，中国消化病学领域的医务工作者对国际内镜治疗技术的发展做出了不懈努力，在 NOTES 领域里也做出一定贡献。展望未来，NOTES 将会在理念更新、技术完善、器械配套研发、感染预防与控制方面做精、做细、做优。我们相信，经过不断努力，在不远的将来，NOTES 会有更大发展。中国医师也将会对 NOTES 的发展做出更多、更大的贡献。

正如腹腔镜手术没有、无法，也不会完全取代开腹手术一样，NOTES 也不会取代腹腔镜。腹腔镜等手术设备及器械的改进确实将微创医学向前大大地推进了一步，拓展了思路，改变了传统的思维模式，使现代医学进入了微创时代。相信在 NOTES 专业委员会的领导下，本着在规范中创新、在创新中务实、在务实中求真、在求真中前行的宗旨，严格选择适应证，严格规范和训练技术流程，一定会为有需求的患者群体带来巨大利益，也会在微创领域赢得一席之地和应有的光辉。

（刘冰熔　刘　丹　关　旭　王锡山）

第六十三章　经胃 NOTES 腹腔探查手术

第一节　适应证与禁忌证

【适应证】

1. 不明原因腹水。
2. 腹腔恶性肿瘤术前分期。
3. 性质不明腹部肿块。
4. 腹腔粘连。
5. 腹膜活检。

【禁忌证】

1. 严重腹腔感染或粘连者，腹腔广泛粘连难以在镜下良好显露者。
2. 由于各种原因无法行胃镜检查者。

第二节　麻醉、体位、术者站位与术前准备

【麻醉方式】

气管插管，全身静脉麻醉。

【手术体位】

患者取仰卧位或左侧卧位（图 63-1）。

【术者站位】

术者站位于患者正面，助手及器械护士分别站位于术者左、右侧协助操作（图 63-2）。

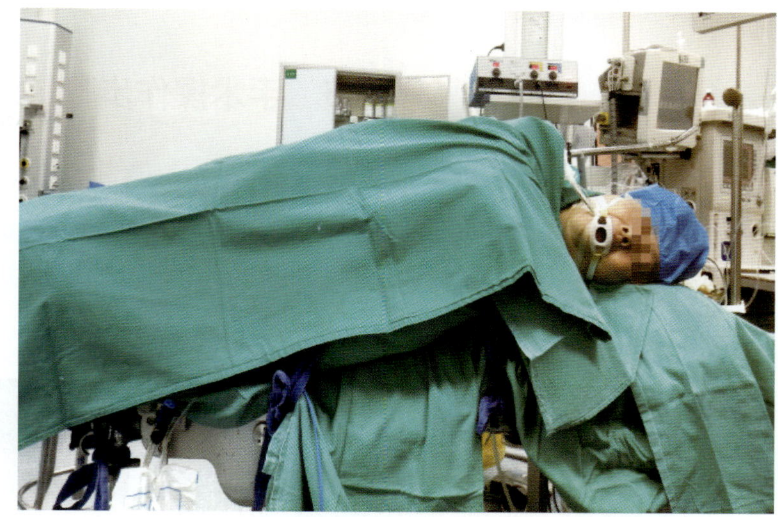

图 63-1 患者体位

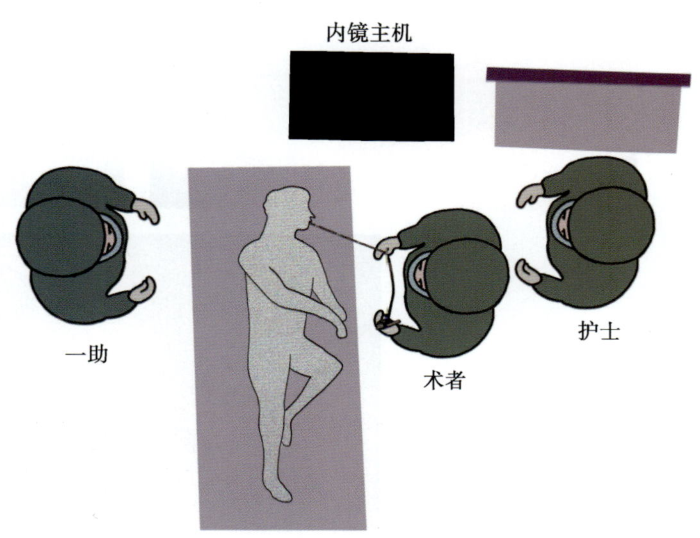

图 63-2 术者站位

【术前准备】

1. **常规检查** 血、尿、便常规，血型，凝血功能，生化系列，传染病筛查，消化道肿瘤标志物。

2. **特殊检查** 腹水常规，腹水生化，腹水脱落细胞学，腹水结核菌素实验，结核抗体化验。

3. **有相关病史及老年患者选做心肺功能评估** 心脏彩超，动态心电图，心肌酶，肺功能等。

4. **相关影像学检查** 胸片，胃、肠镜检查，全腹部平扫加增强 CT，磁共振成像（MRI）。

5. **特殊手术器械** 黏膜切开刀，热活检钳，一次性活检钳，一次性高频止血钳。

第三节　手术操作步骤、技巧与要点

1. 胃腔清洗　高水平消毒胃镜经食管进入胃腔，使用生理盐水冲洗胃腔后吸净至无胃液残留。

2. 胃壁切开　应用与PEG操作相同的办法，由助手于上腹壁表面按压确定胃壁前壁。常规于胃体前壁行胃壁切开。利用黏膜切开刀做一直径约1.5cm的纵行切口。逐层切穿胃壁，进入腹腔（图63-3）。术中注意严重出血并做好止血准备。

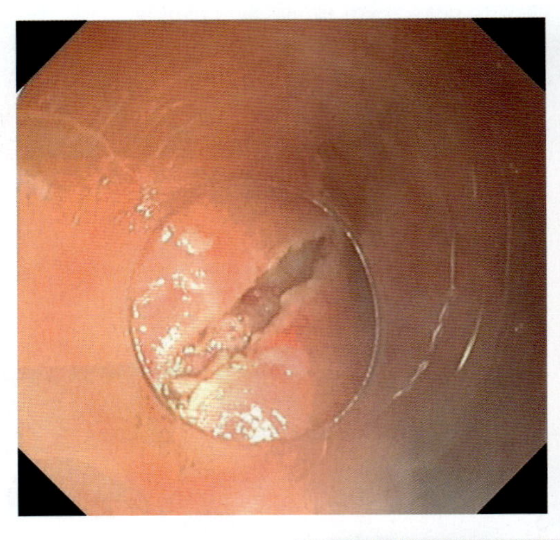
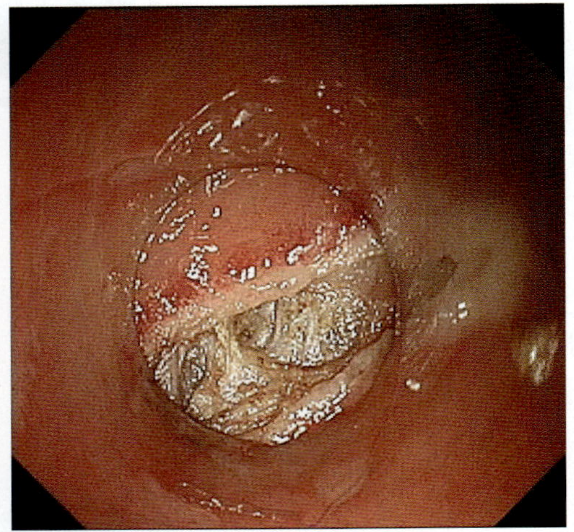
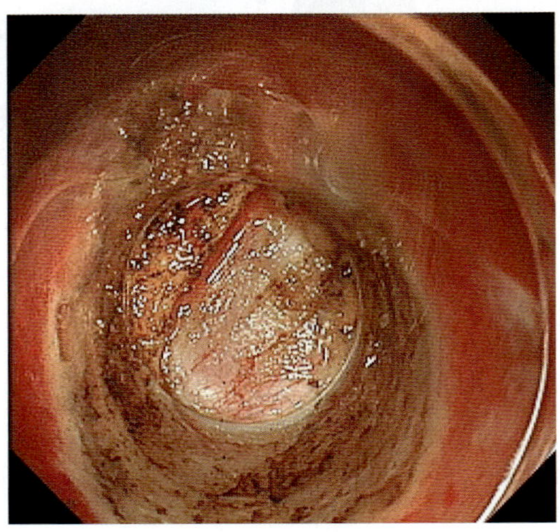

图63-3　逐层切开胃壁

3. 腹腔活检　沿腹壁向盆腔方向进镜，助手按压腹壁可以帮助确定进镜方向。依次探查腹壁、大网膜、盆腔（图63-4）。认真观察壁腹膜及脏腹膜的表面形态，及时发现肿物（图63-5）或结节样病变（图63-6），初步评估腹腔肿物、结节的位置、大小、浸润程度及与周围器官组织毗邻关系。以一次性活检钳钳取异常组织和/或脏、壁腹膜等部分组织送病理检查，通过热活检钳电凝止血，观察有无活动性出血。吸尽腹腔气体，退镜。

4. 腹腔粘连松解　沿腹壁向盆腔方向进镜，必要时助手按压腹壁辅助进镜。观察腹腔内腹水颜色及性状、粘连带位置及性状（图63-7）。通过黏膜切开刀切开或热活检钳电凝松解粘连带，观察有无活动性出血。吸尽腹腔气体，退镜。

5. 胃壁切口缝合　退镜至胃腔内，通过金属夹直接夹闭或尼龙绳荷包缝合法将胃壁切口严密夹闭（图63-8）。

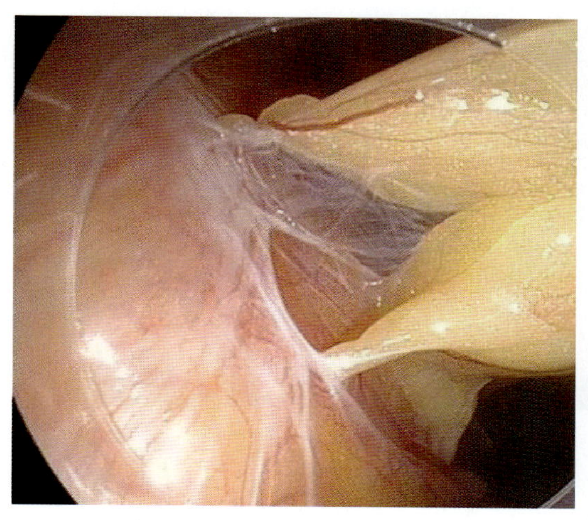

图 63-4　探查大网膜

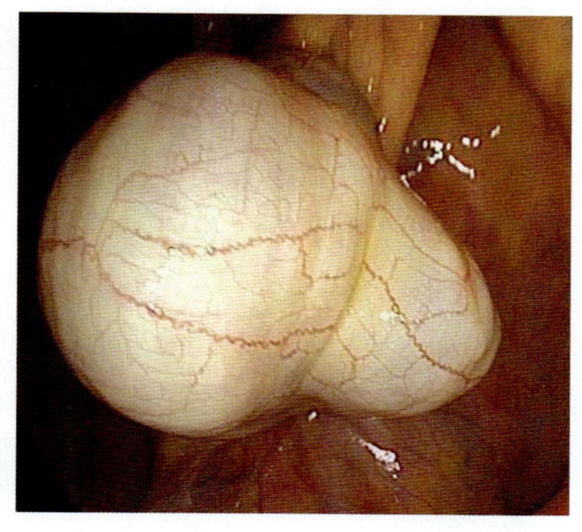

图 63-5　发现腹腔肿物

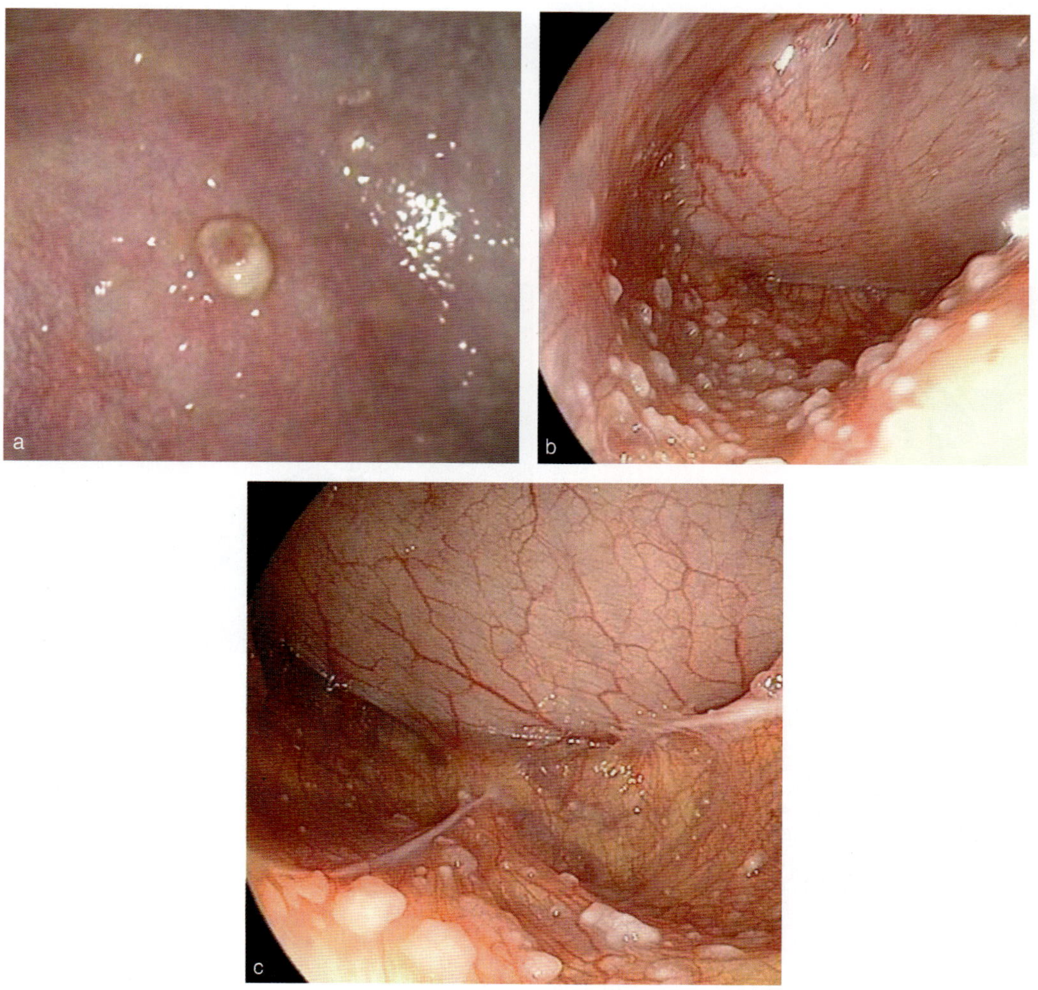

图 63-6　发现结节样病变

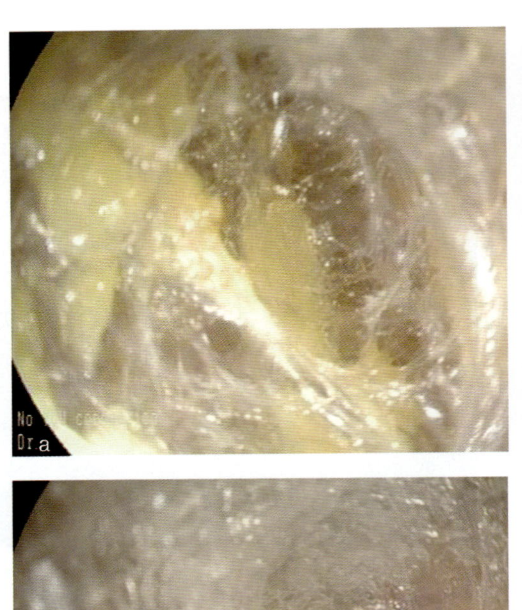

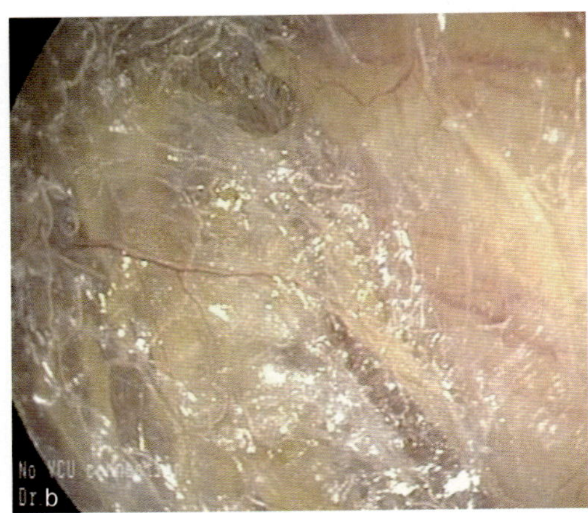

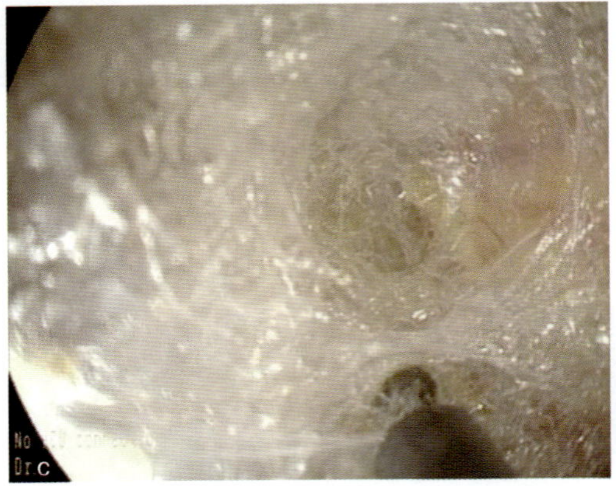

图 63-7 腹腔粘连

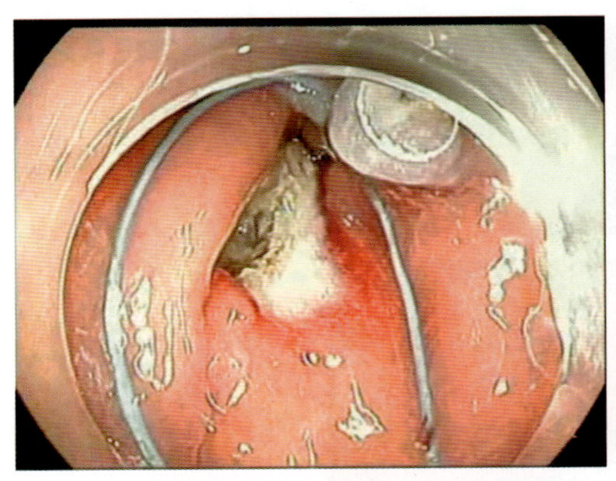

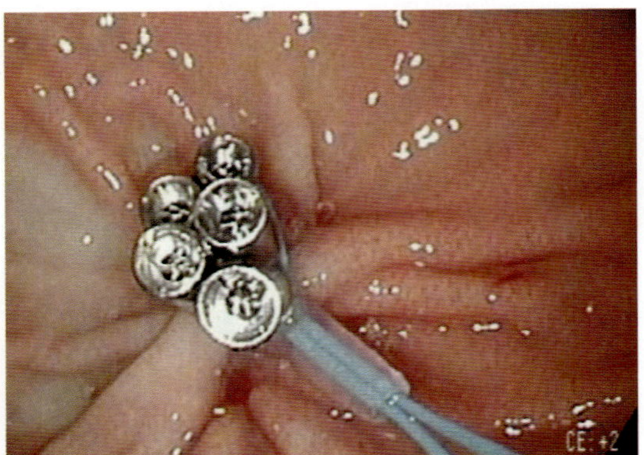

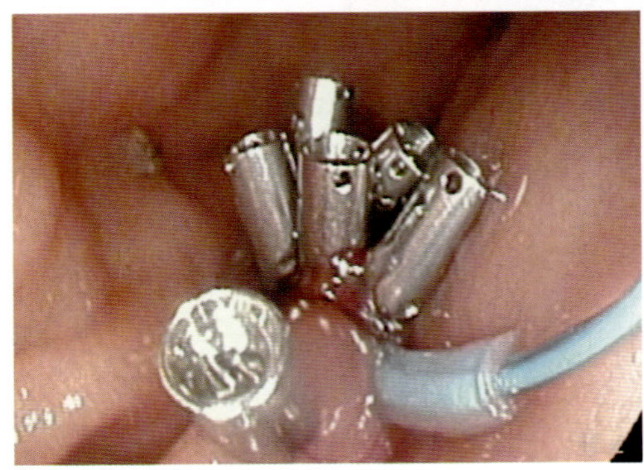

图 63-8 尼龙绳荷包缝合

（刘 丹 刘冰熔）

第六十四章　软式内镜经自然腔道(NOTES)保胆手术

第一节　经直肠 NOTES 保胆取石手术

【适应证】

1. 经 B 超或其他影像学检查确诊且具有临床症状的胆囊结石(图 64-1)。
2. 经 B 超或其他影像学检查确诊且直径 >5mm 的胆囊息肉。

【禁忌证】

1. 急性胆囊炎。
2. 慢性萎缩性胆囊炎。
3. 胆囊癌或胆囊隆起性病变疑诊为胆囊癌。
4. 胆囊萎缩、胆囊腔消失。
5. 弥漫性胆囊腺肌瘤。
6. 因各种原因不能行内镜检查。

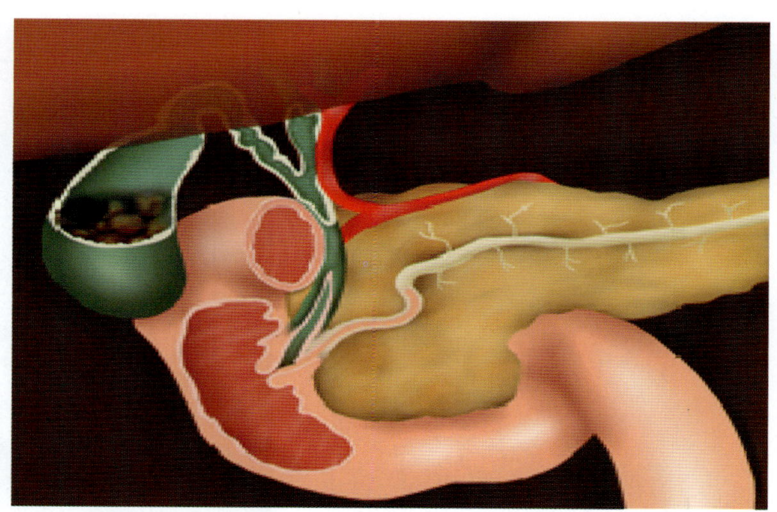

图 64-1　胆囊结石示意图

【术前准备】

1. 常规检查检验　血、尿、便常规，血型，凝血功能，生化系列，传染病筛查，消化道肿瘤标志物等。

2. 相关病史及老年患者进行心肺功能评估。

3. 影像学检查　胆囊结石及息肉的检查：①胆囊结石，肝胆胰脾彩超＋磁共振胰胆管成像（magnetic resonance cholangiopancreatography，MRCP）（图 64-2）；②胆囊息肉，肝胆胰脾彩超＋上腹部平扫加增强 CT（图 64-3）。

4. 胆囊功能评估　脂餐实验、口服胆囊造影或放射性核素碲 -99（^{99}Te）CT。

图 64-2　胆囊结石 MRCP 检查

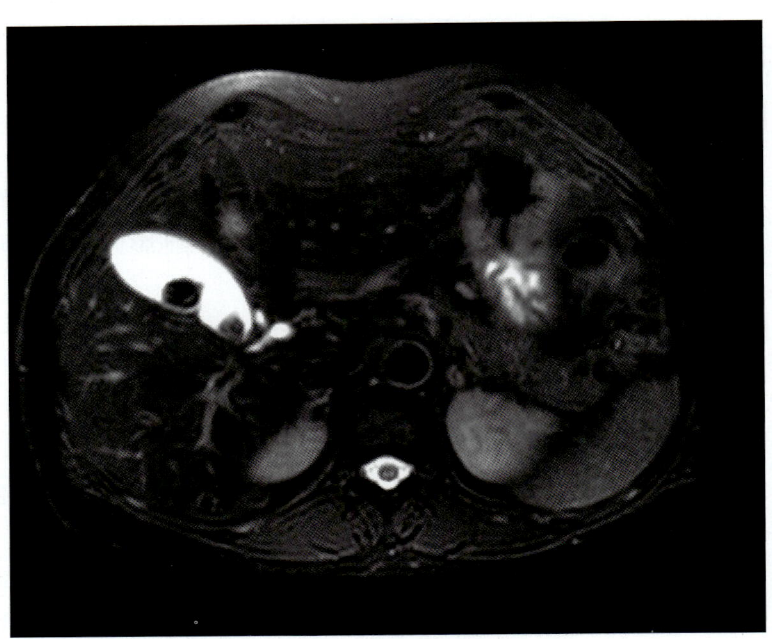

图 64-3　胆囊息肉 CT 检查

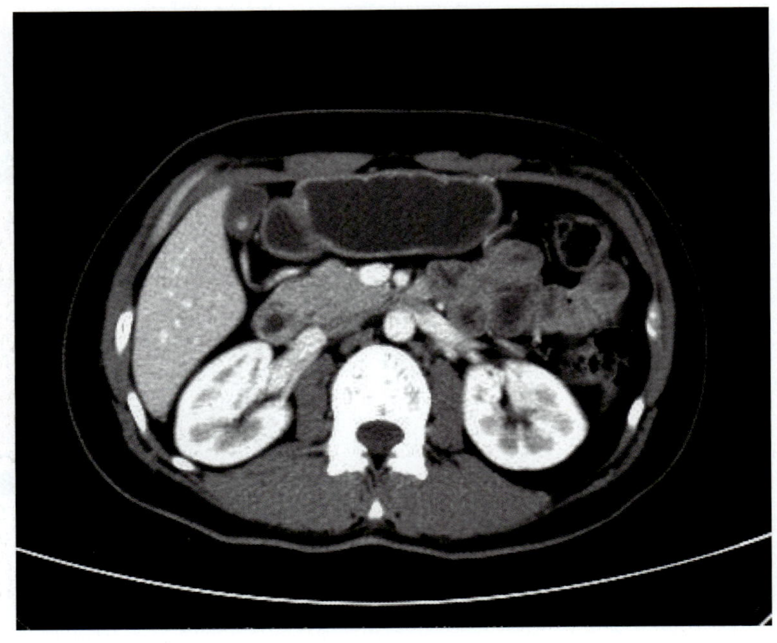

5. 术前谈话并签署知情同意书。

6. 胃肠道准备　①饮食：术前1天流质饮食，术前禁食、禁水至少6小时；②经直肠入路的肠道准备：常用的口服导泻剂包括聚乙二醇电解质散、硫酸镁、磷酸钠盐口服液，直至排清水样便。

【器械准备】

1. 内镜准备　按照软式内镜清洗消毒规范准备两条软式内镜，包括一条高水平消毒内镜，用于清洁、消毒胃、肠道及置入气囊；另一条低温环氧乙烷灭菌内镜(图64-4)，用于清洁消毒后的内镜下操作。

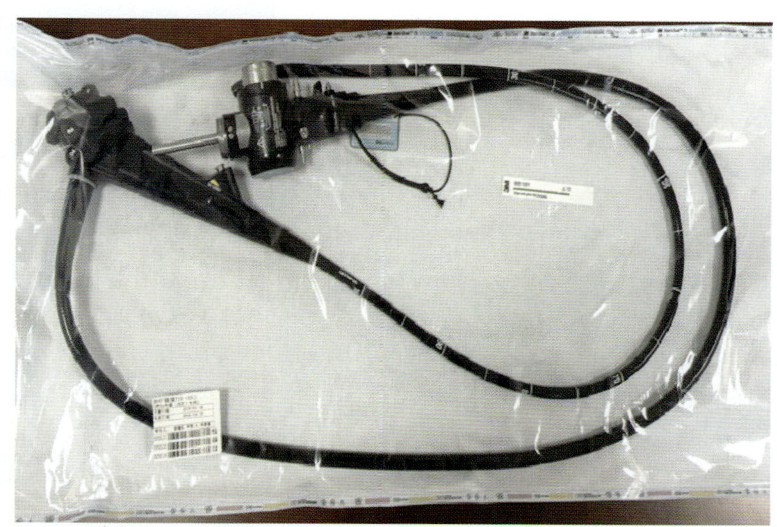

图64-4　低温环氧乙烷灭菌内镜

2. 附件准备　最好使用一次性附件(图64-5)。对于可重复用附件，与内镜一样需先行彻底的高水平消毒，包括超声清洗及应用水溶性润滑防锈剂保养。用目测法或白纱布法检测清洗消毒效果达到合格为止，再按说明书进行高温高压灭菌或低温环氧乙烷灭菌。

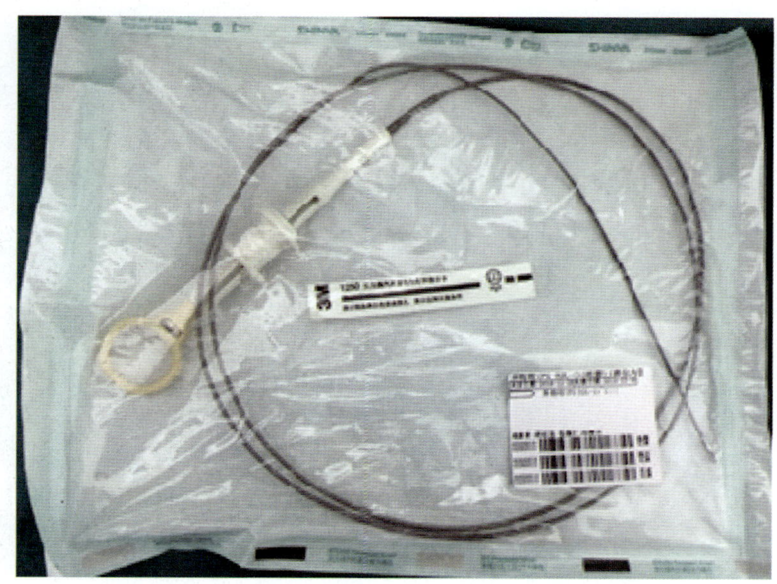

图64-5　一次性附件

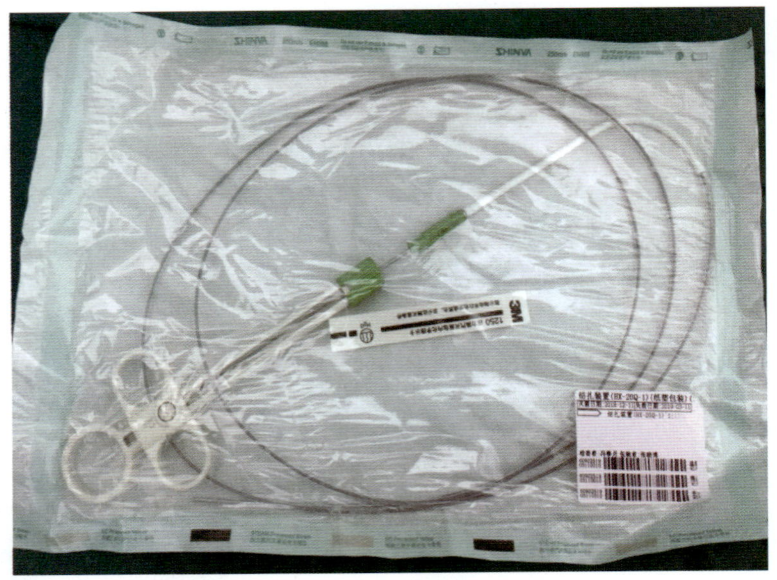

图 64-5（续）

3. 设备准备　将内镜主机台车（图 64-6）、二氧化碳气泵、附送水泵高频电发生器（图 64-7）的各导线清洁后用 500mg/L 含氯消毒剂擦拭消毒。以透明无菌罩覆盖设备表面形成无菌区域。与无菌器械相连接的导线、水封瓶及附送水连接管需环氧乙烷灭菌处理。器械台按外科手术台铺设（图 64-8）。

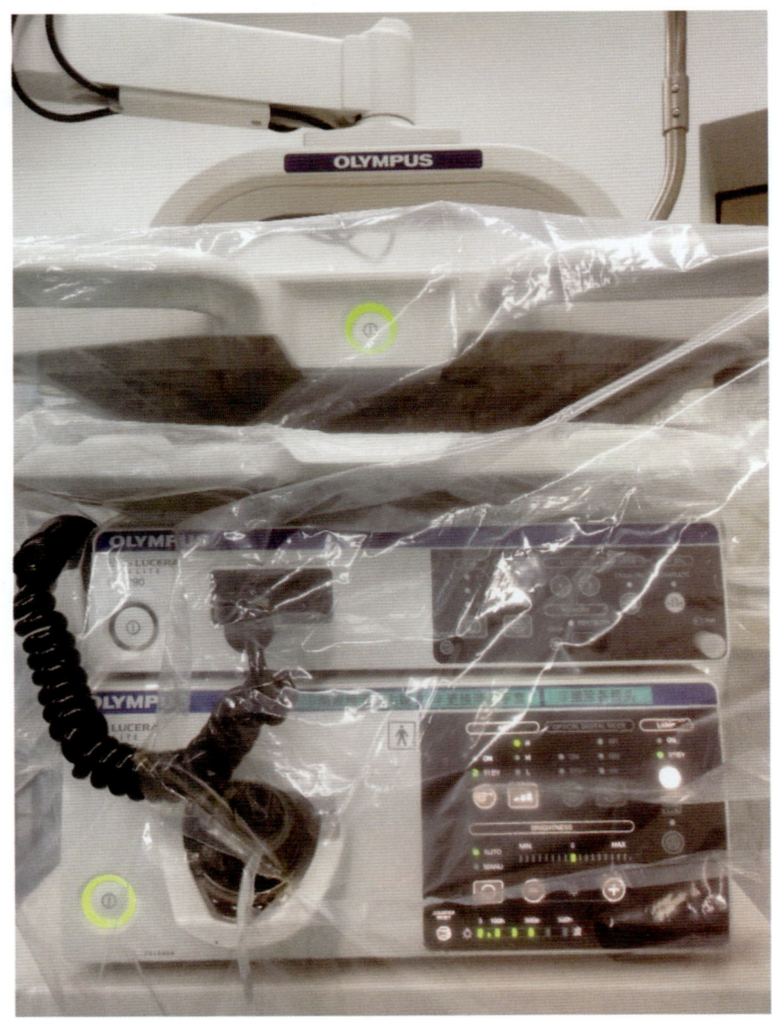

图 64-6　内镜主机台车

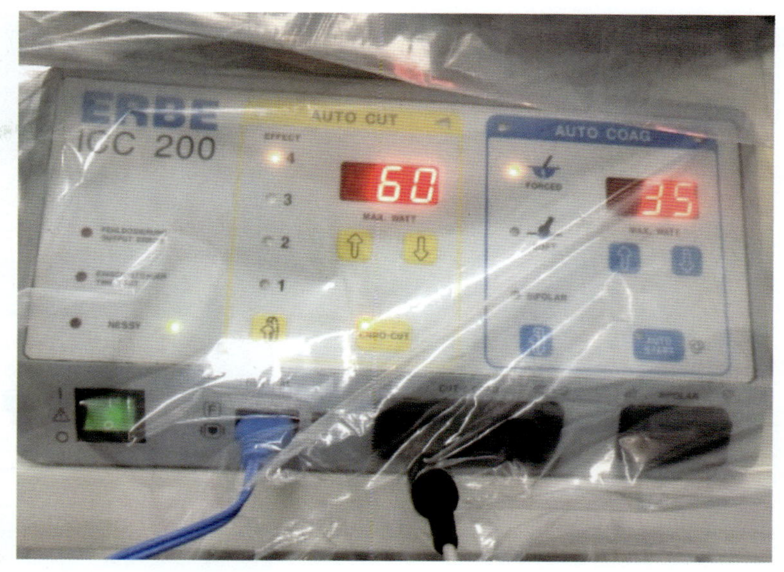

图 64-7　附送水泵高频电发生器

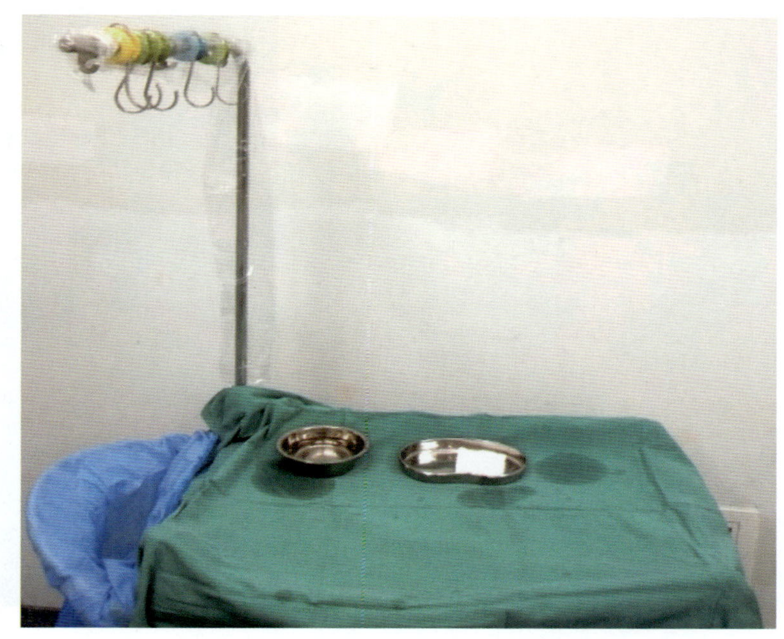

图 64-8　器械台

4. **特殊手术器械**　黏膜切开刀(根据医生习惯及需要选择不同型号)、一次性高频止血钳;电圈套器、取石网篮及网兜、一次性热活检钳等特殊结石取出(息肉摘除)装置;金属夹、尼龙绳、注射针等;特殊闭合创面器械及探查胆囊管设备(如SpyGlass、超细胃镜)等。

5. 可脱离式术野保护气囊(专利号:CN104083215A)(图 64-9)。

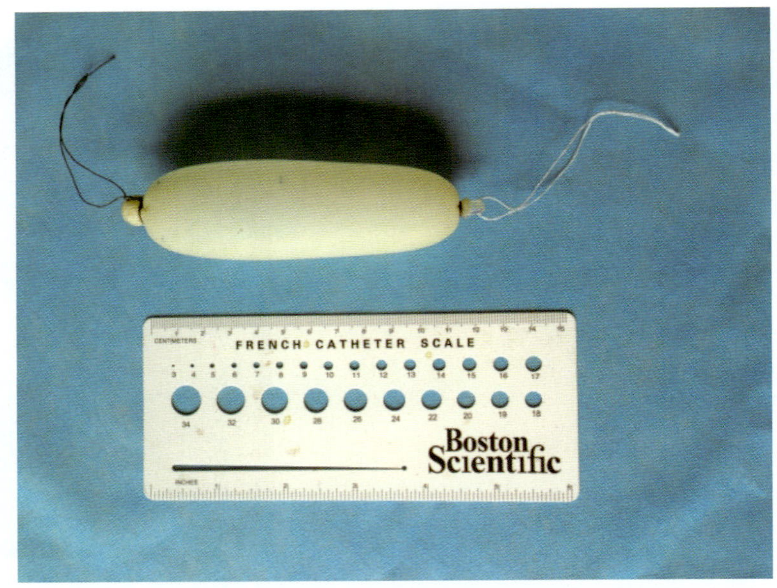

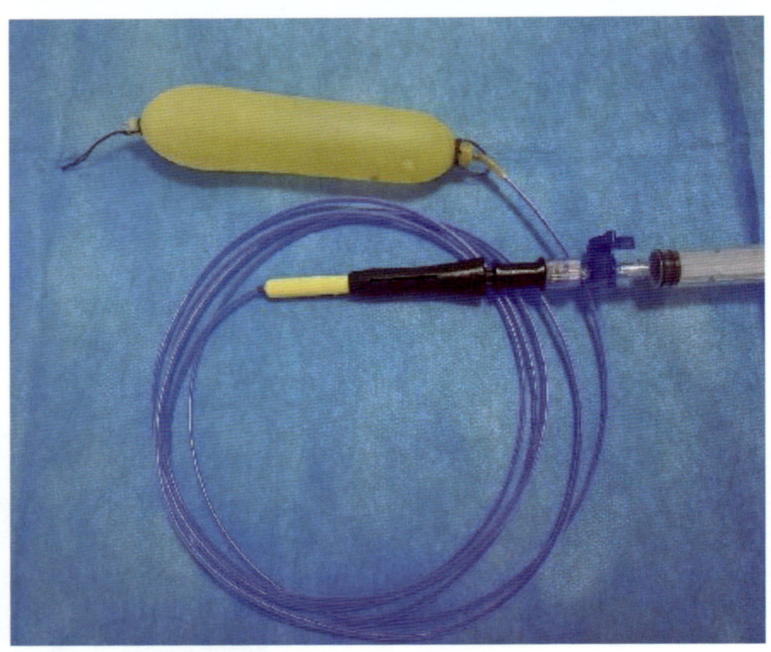

图 64-9　可脱离式术野保护气囊

【麻醉方式、手术体位、术者站位】

1. **麻醉方式**　气管插管，全身静脉麻醉。

2. **手术体位**　患者取功能截石位及头低足高位。两手置于身体两侧，两腿分开置于托腿架，腘窝及腿架间留一定空间预防腓肠肌及腘窝处血管、神经损伤。臀部距离检查床缘 20cm 为宜，保证最大限度暴露会阴部的同时为内镜操作提供支点(图 64-10)。

图 64-10　患者体位

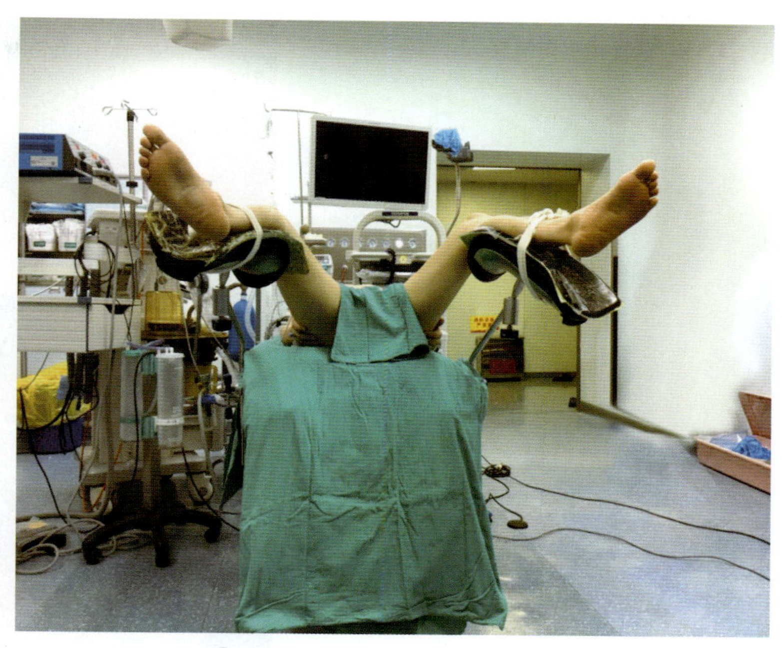

经验分享：

头低足高位，该体位使得腹腔肠管整体向上腹部移动，减少盆腔肠管堆积，更好地暴露直肠壁外腹膜腔，有利于内镜顺利到达上腹部。

3. **术者站位**　术者站立于两托腿架之间，正对患者肛侧。一助及器械护士分别站位于术者左、右侧协助操作(图 64-11)。

图 64-11　术者站位

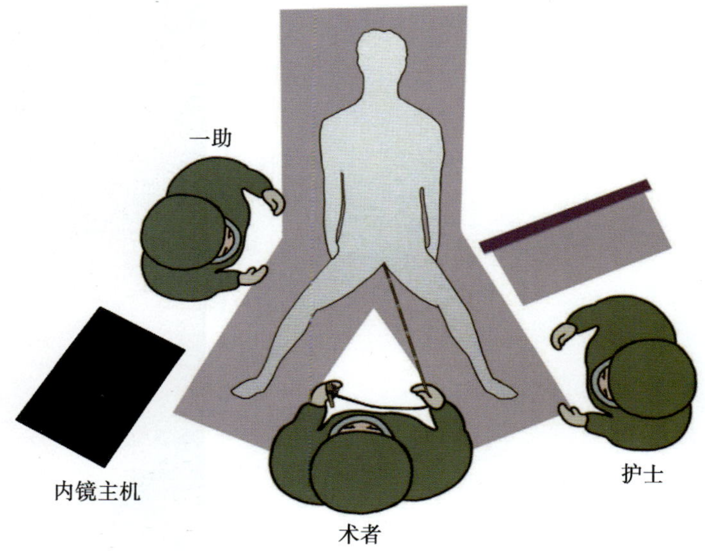

【手术操作步骤】

1. **消毒肠腔**　以高水平消毒肠镜经肛进至回盲部，生理盐水充分冲洗肠腔至无粪水残留。活检钳夹持可脱离术野保护气囊至横结肠或降结肠，将气囊充气以封堵结肠腔，预防粪水污染术野(图 64-12、图 64-13)。以 0.1% 碘附喷洒气囊肛侧肠腔，进行黏膜消毒。再次应用生理盐水冲洗肠腔。

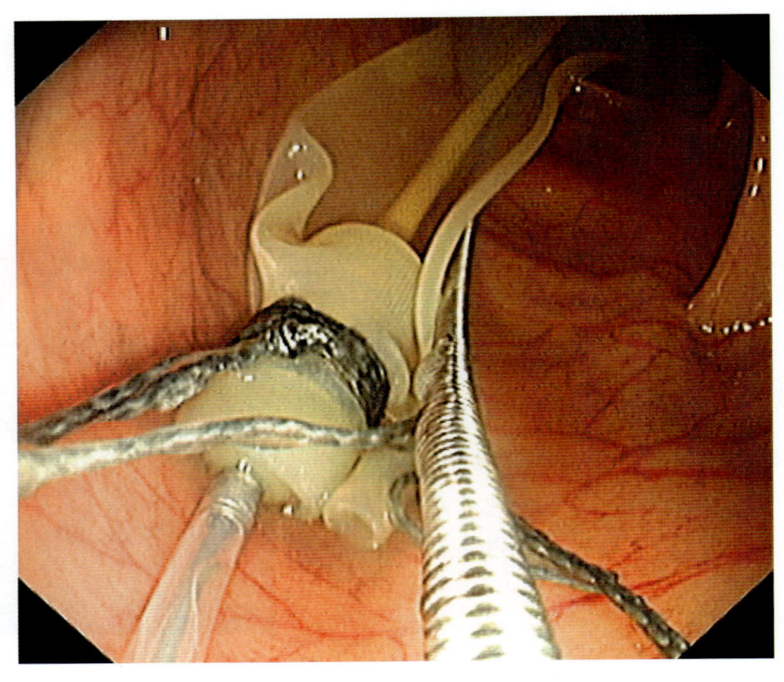

图 64-12　活检钳夹持气囊

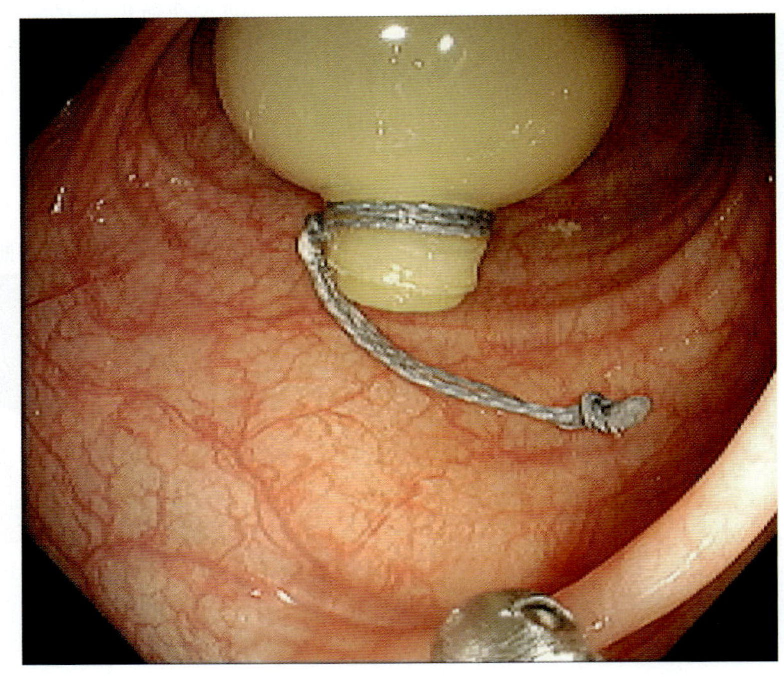

图 64-13　气囊充气封堵肠腔

2. 消毒铺巾　常规铺巾方法。

3. 切开肠壁　更换低温环氧乙烷灭菌内镜，内镜头端带透明帽。常规取距肛门 15~18cm 的直肠右前壁（直肠、乙状结肠交界处肛侧段），沿肠腔纵轴将黏膜层切开一长 1.5~2cm 切口（图 64-14~ 图 64-16），逐层切穿肠壁，进入腹腔（图 64-17）。

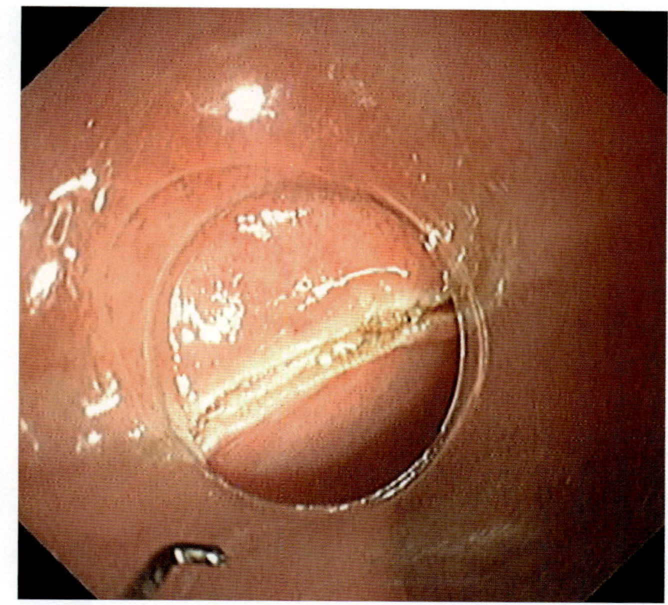

图 64-14　切开肠壁黏膜层

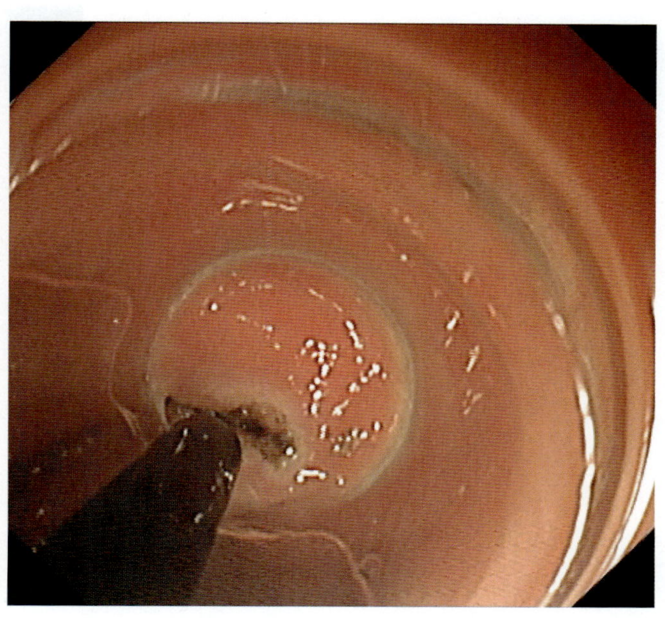

图 64-15　切开肠壁肌层

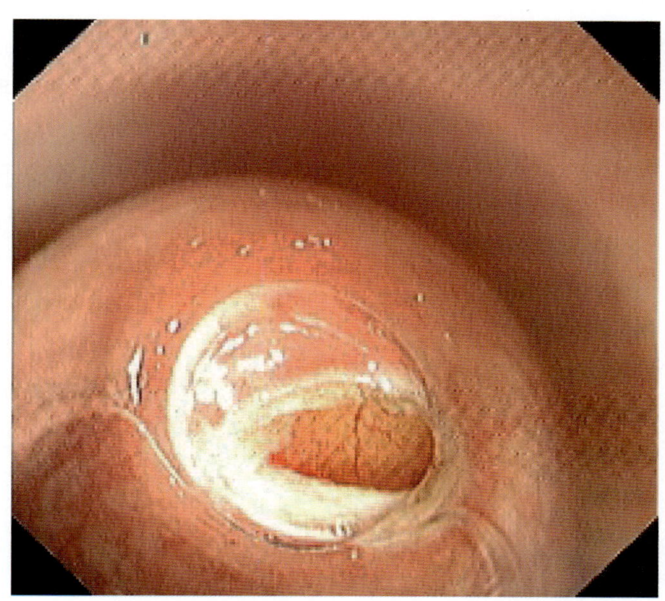

图 64-16　切穿肠壁

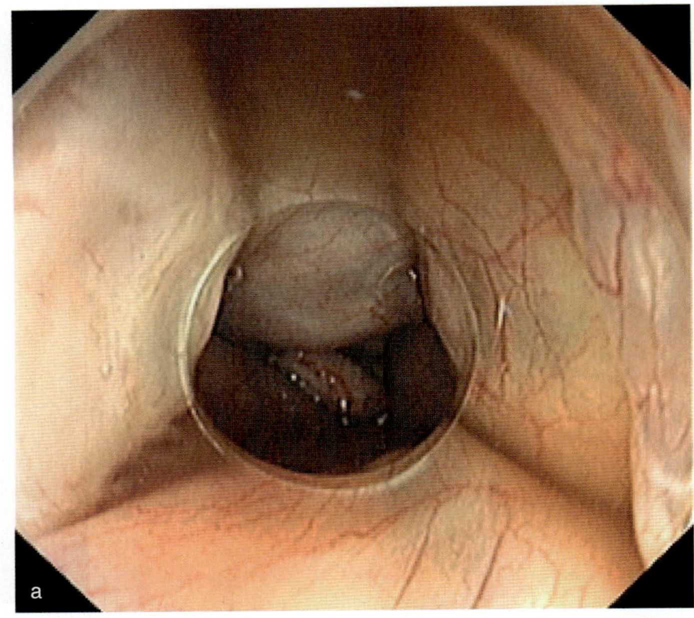

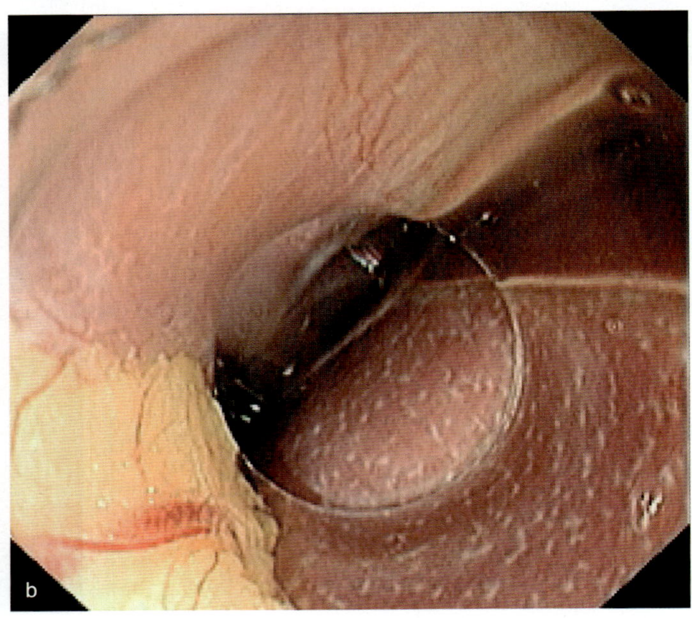

图 64-17　进入腹腔

4. 寻找胆囊　沿直肠右前壁切口进入腹腔，可见肝圆韧带将上腹腔分为左、右两部分，进镜至右半部分找到肝右叶，胆囊呈囊袋状位于胆囊窝即肝下缘（图 64-18）。

5. 切开胆囊　通常选择胆囊底、体部。应用黏膜切开刀做一纵行小切口，逐层（外膜层、肌层、黏膜层）切开胆囊（图 64-19）。以内镜头端透明帽于胆囊短切口处尽量吸尽胆汁，尽量防止胆汁外溢至腹腔（图 64-20）。通过黏膜切开刀逐步扩大胆囊切口至 1.5cm 左右。内镜进入胆囊并进行胆囊腔探查（图 64-21）。

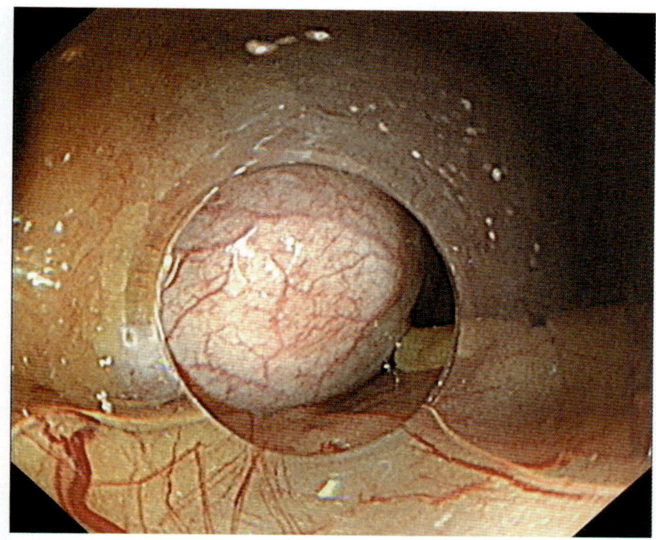

图 64-18　胆囊显露

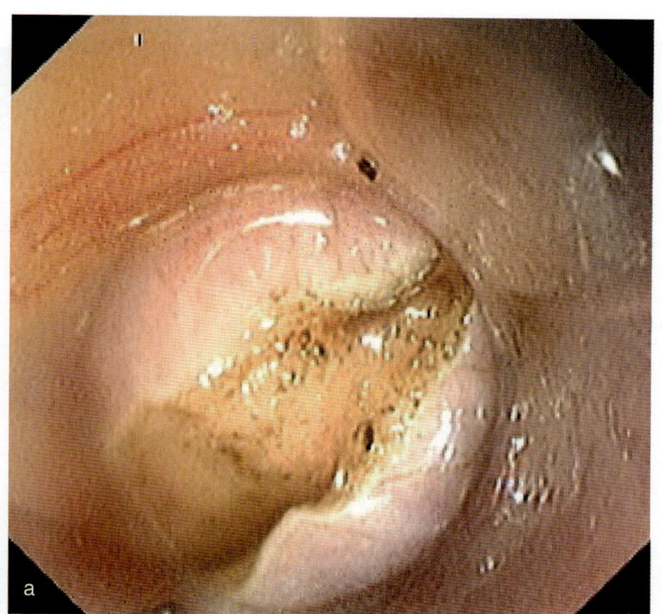

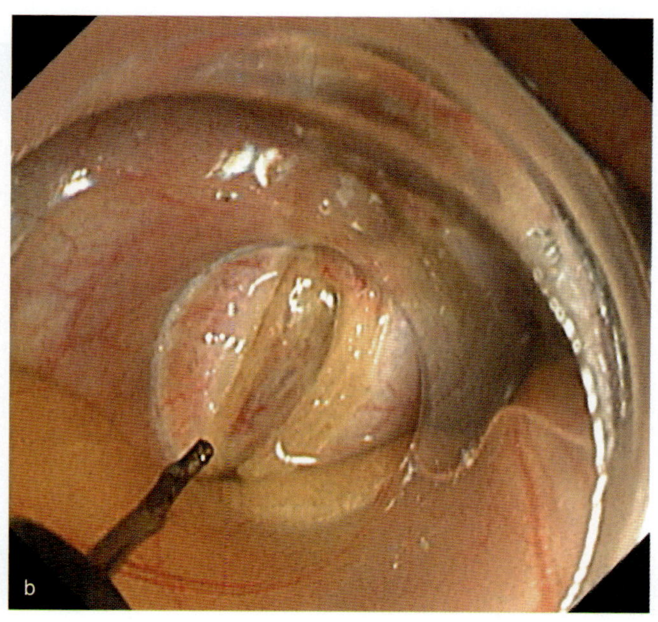

图 64-19　逐层切开胆囊

a. 切开胆囊外膜层；

b. 切开胆囊肌层；

c. 切开胆囊全层。

图 64-19（续）

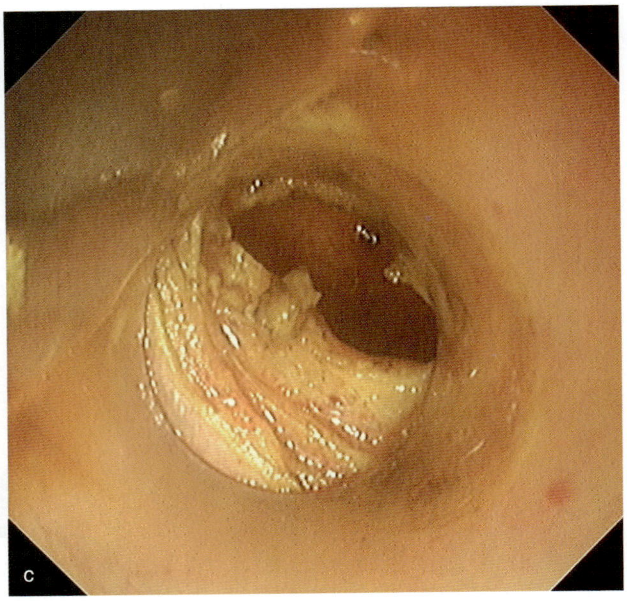

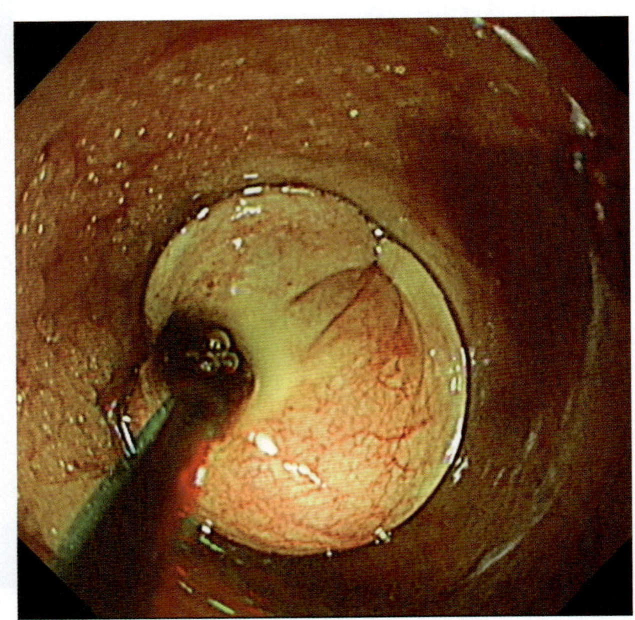

图 64-20　胆汁吸引

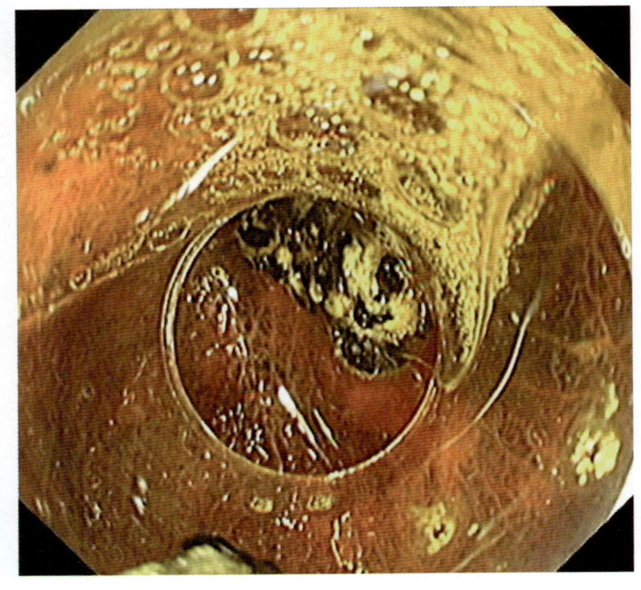

图 64-21　胆囊腔探查

6. 取出结石　①泥沙样或小结石应用内镜吸引或前端透明帽取出；②中等大小结石应用取石网篮(图 64-22)、网兜取出(图 64-23)；③体积过大的结石可通过激光、液电、机械碎石后应用取石网篮、网兜分次取出(图 64-24~ 图 64-26)。

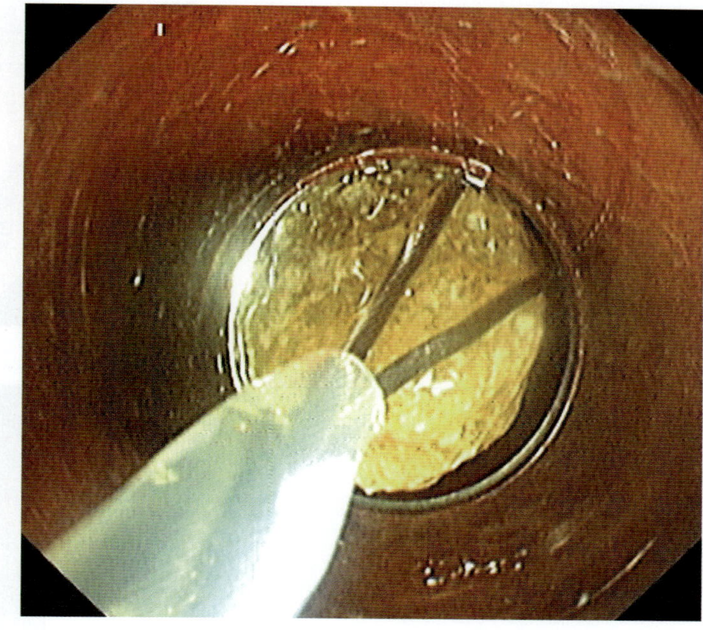

图 64-22　取石网篮取石

经验分享：

根据结石大小和质地选择取石方法。

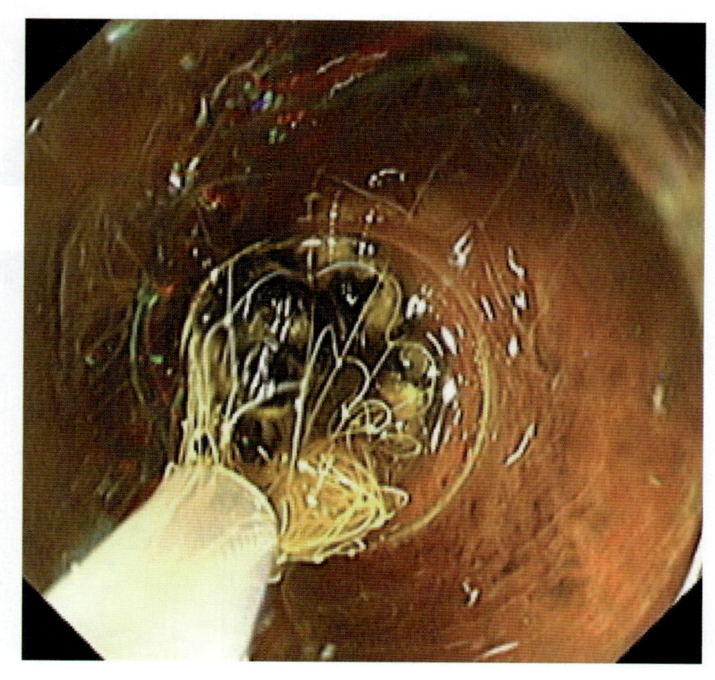

图 64-23　取石网兜取石

图 64-24　激光碎石前

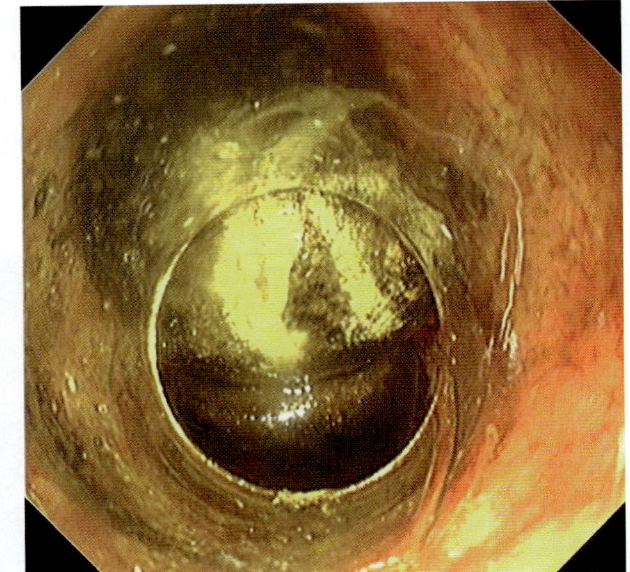

图 64-25　激光碎石后

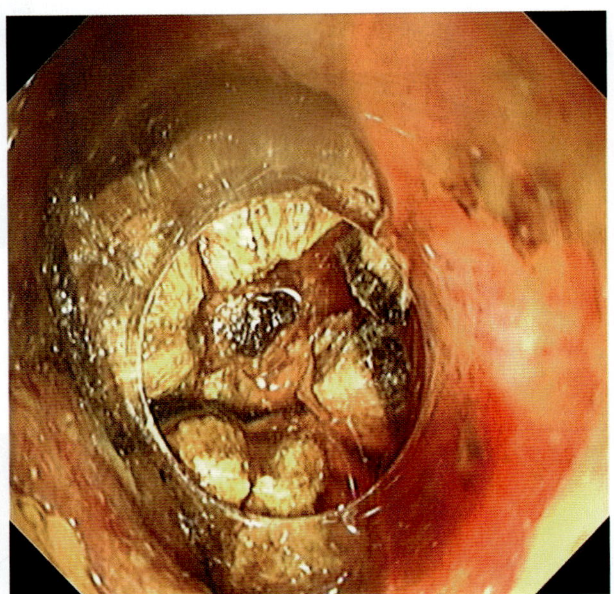

图 64-26　激光碎石后取石网篮取石

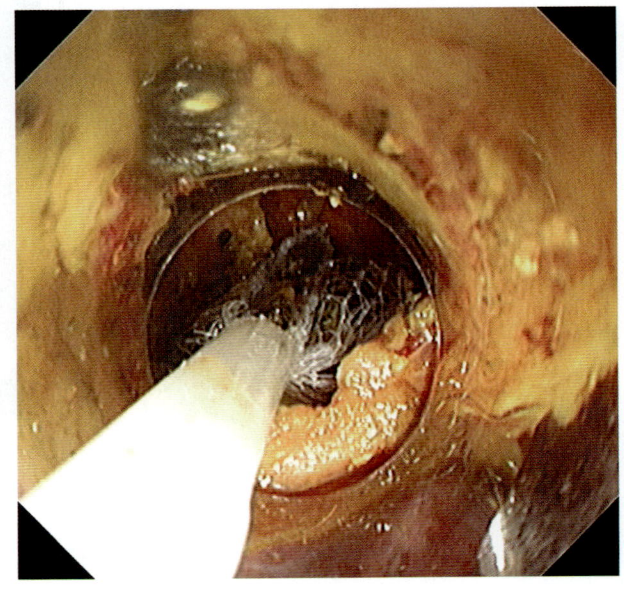

7. 探查胆囊管　应用常规内镜探查胆囊颈观察有无结石残留。判断胆囊管是否通畅的方法为观察是否有胆汁进入胆囊腔,如胆汁流出不畅则应用超细内镜或SpyGlass胆道镜进行胆囊管探查(图64-27)。

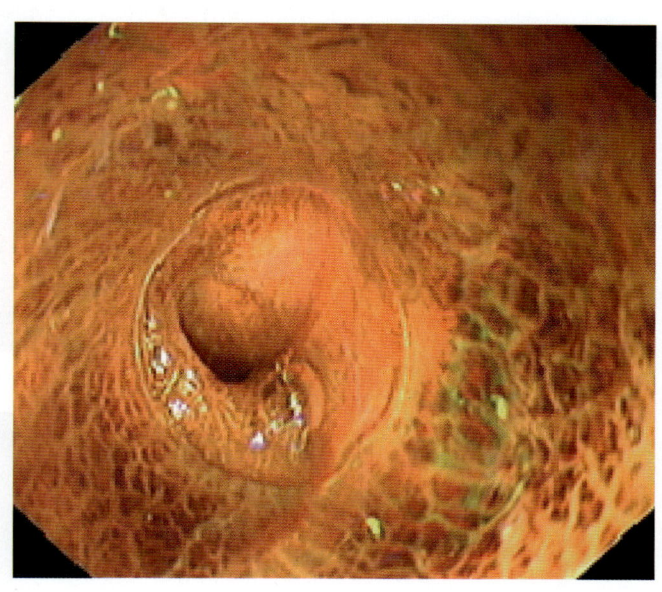

图64-27　胆囊管探查

8. 夹闭胆囊切口　内镜下冲洗胆囊,充分止血。先以金属夹间断夹闭胆囊切口处肌层,再以金属夹于胆囊外膜层连续夹闭胆囊切口。确保胆囊切口夹闭严密,预防术后胆漏及胆汁性腹膜炎(图64-28)。

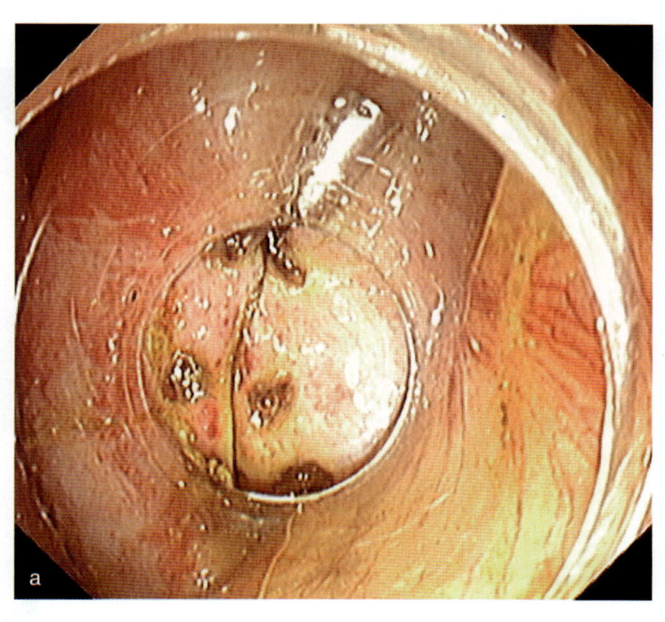

图64-28　逐层夹闭胆囊切口
a. 夹闭胆囊黏膜层;
b. 夹闭胆囊肌层;
c. 夹闭胆囊外膜层;
d. 完全夹闭胆囊切口。

经验分享:

对于胆囊壁弹性差、较僵硬的患者,金属夹不能完全夹闭胆囊。可先利用黏膜切开刀于胆囊壁切口外侧对称制作两凹陷,再将金属夹夹臂分别插入两凹陷夹闭胆囊。

图 64-28（续）

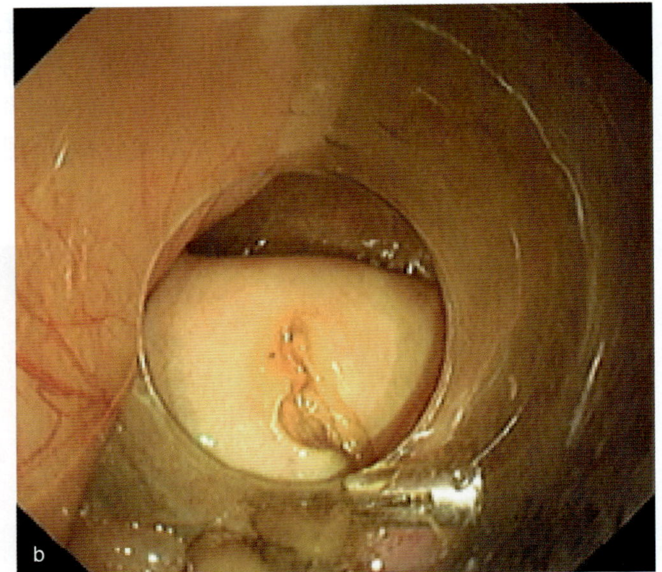

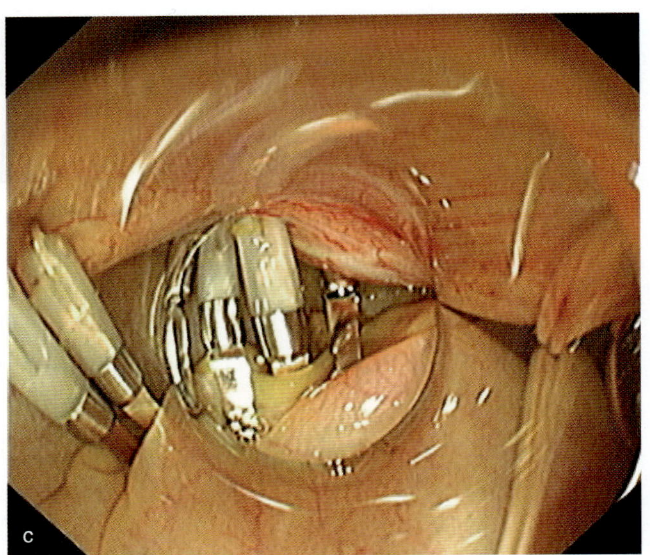

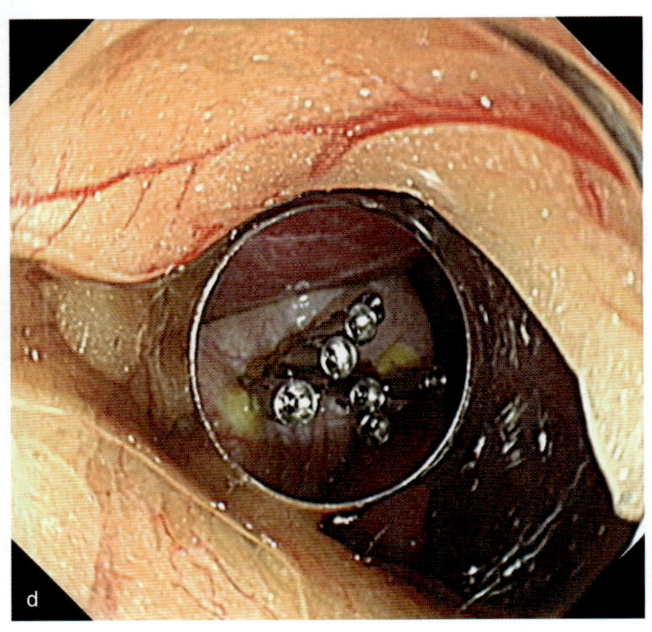

9. **冲洗腹腔**　使用大量无菌生理盐水充分冲洗腹腔，冲洗重点部位为肝周、盆腔、膈肌下方。冲洗至腹腔液清亮后，退镜至盆腔进行反复冲洗，至盆腔液清亮后退镜至肠腔内(图 64-29、图 64-30)。

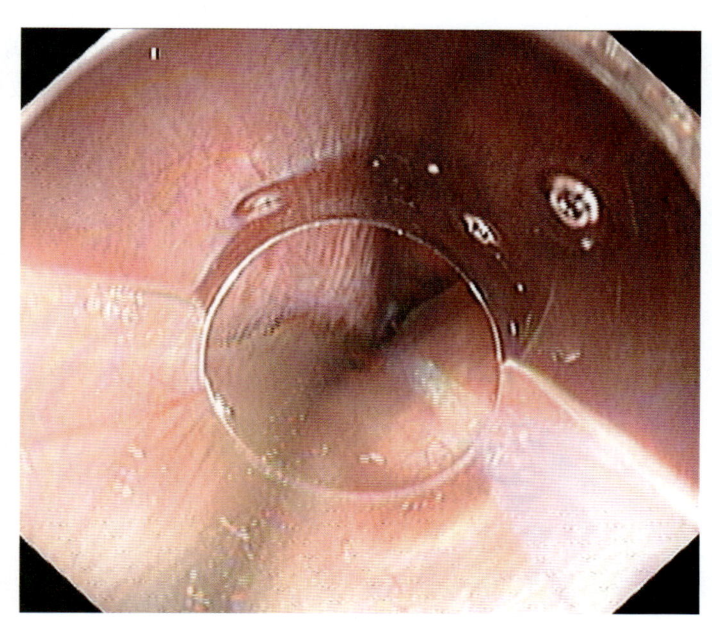

图 64-29　冲洗腹腔

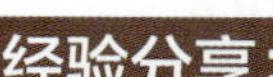

必要时变换患者体位为头高足低位。

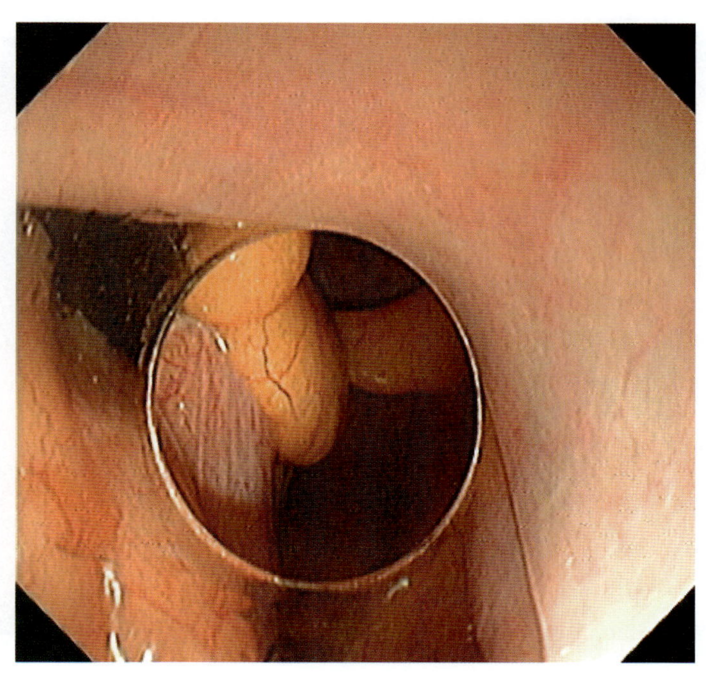

图 64-30　冲洗腹腔后

10. 夹闭肠壁切口　利用尼龙绳及金属夹，通过对吻缝合法将肠壁切口严密夹闭。消化道管壁切口的常用关闭技术有以下几种。

（1）刘氏对吻缝合：应用单钳道内镜将尼龙绳固定于镜前端透明帽外，进镜后将其释放于肠壁切口附近。通过金属夹将尼龙绳两侧分别固定于肠壁切口的两侧。收紧尼龙绳，使切口线性化。应用金属夹于尼龙绳两端连续夹闭切口，确保肠壁切口完全闭合后释放尼龙圈（图 64-31、图 64-32）。

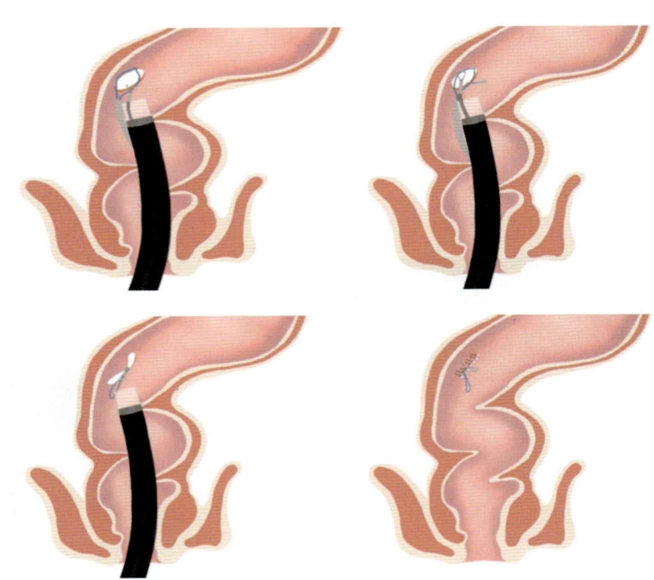

图 64-31　刘氏对吻缝合夹闭肠壁示意图

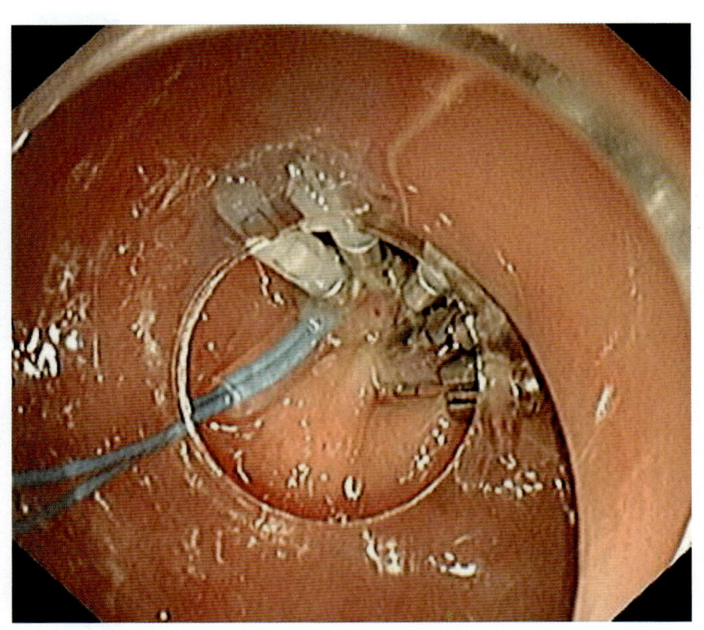

图 64-32　刘氏对吻缝合法夹闭肠壁

(2)尼龙绳荷包缝合。应用单钳道内镜荷包缝合技术:内镜前端带尼龙绳进入肠腔后,进镜后将尼龙绳释放于肠壁切口附近。应用双钳道内镜的荷包缝合技术:经内镜2个孔道分别置入金属夹及尼龙绳,应用金属夹将尼龙绳环周固定于切口边缘全层或肌层或周边黏膜处,缓慢收紧尼龙绳,确保切口完全闭合后释放。

11. 取出气囊 以注射针将气囊刺破释放气体。利用异物钳将气囊取出。再次进镜观察留置气囊处肠黏膜有无出血、坏死、缺损(图64-33)。

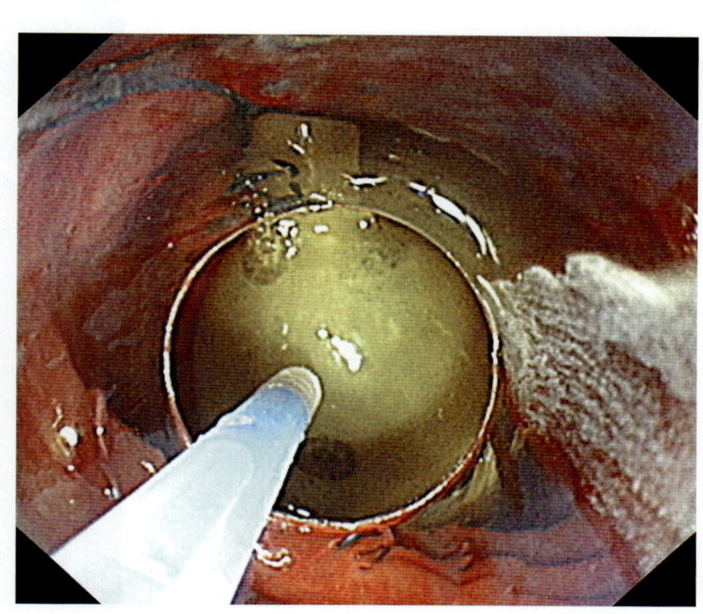

图64-33 注射针刺破气囊

第二节 经直肠NOTES保胆息肉摘除术

【手术操作步骤】

该手术中肠腔消毒、消毒铺巾、切开肠壁、寻找胆囊、切开胆囊、探查胆囊管、夹闭胆囊、腹腔冲洗、夹闭肠壁、取出气囊几个步骤同经直肠NOTES保胆取石术,详见本章第一节,本节重点阐述息肉摘除的相关操作。

常规于胆囊体、底部切开，尽量避开息肉所在部位。首先使用黏膜切开刀纵行切开外膜，逐层向深部切穿胆囊壁，通过该切口尽量吸净胆囊内胆汁。而后扩大切口至1.5cm使内镜可进入胆囊腔，观察息肉大小（图64-34）。一般使用活检钳冷切除或热活检钳切除较小息肉，用电圈套器切除较大息肉。息肉切除后的活动性出血可使用电凝钳进行止血，止血后必须仔细清除胆囊腔内的所有凝血块和絮状物。关闭胆囊前要进行胆囊腔内探查，确保无息肉残留。

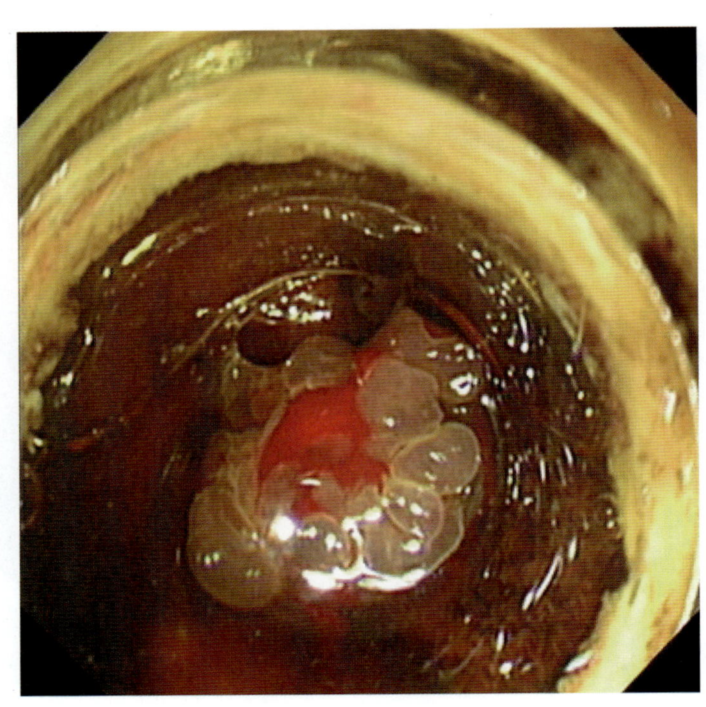

图64-34　胆囊息肉

第三节　经胃NOTES保胆取石手术

【麻醉方式、手术体位、术者站位】

1. 麻醉方式　气管插管，全身静脉麻醉。

2. 体位选择　患者选择左侧卧位，背部与手术台垂直，左腿呈屈膝位，右腿伸直，于手术台左右两侧均放置靠板并使用弹性绷带固定以防止坠床（图64-35）。

3. 术者站位　术者面对患者，器械护士站位于术者右侧以协助操作（图64-36）。

图 64-35　患者体位

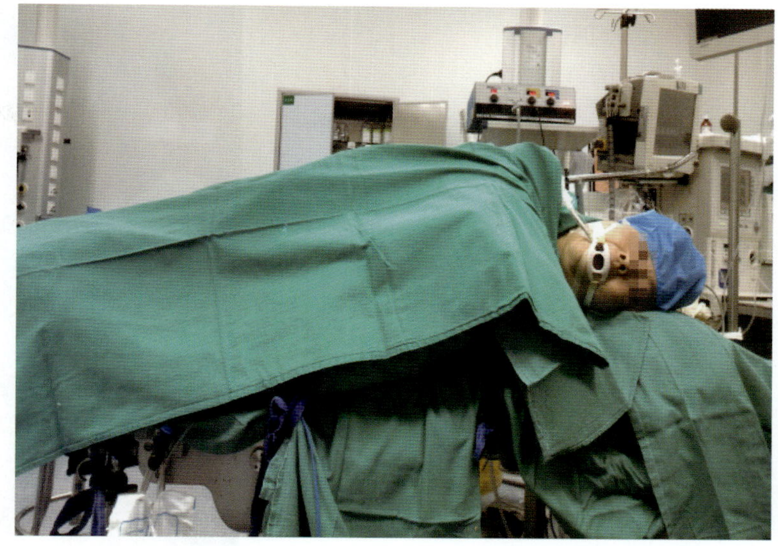

图 64-36　术者站位

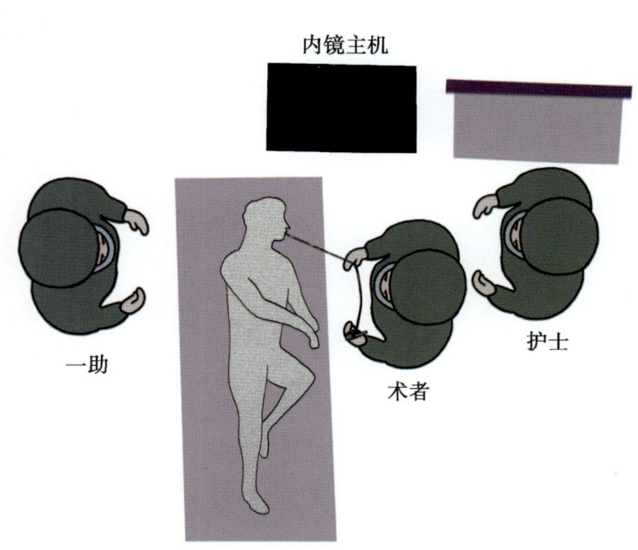

【手术操作步骤】

1. **冲洗食管腔及胃腔**　高水平消毒胃镜经口进入食管至十二指肠球部，反复使用生理盐水冲洗黏膜，直至黏膜表面无胆汁、黏液及食物残渣残留。

2. **切开胃壁**　更换灭菌胃镜，根据术前腹部 CT/MRCP/ 超声胃镜（EUS）等辅助检查确定胃壁开口位置（常规于胃窦大弯侧或胃窦前壁）。沿胃壁纵轴将黏膜层切开一长 1.5~2cm 切口，并逐层切穿胃壁（图 64-37）。

3. **寻找胆囊**　于胃壁切口处进入腹腔，内镜下往往可先看到肝，胆囊是与肝紧密相连的囊袋样结构（图 64-38）。

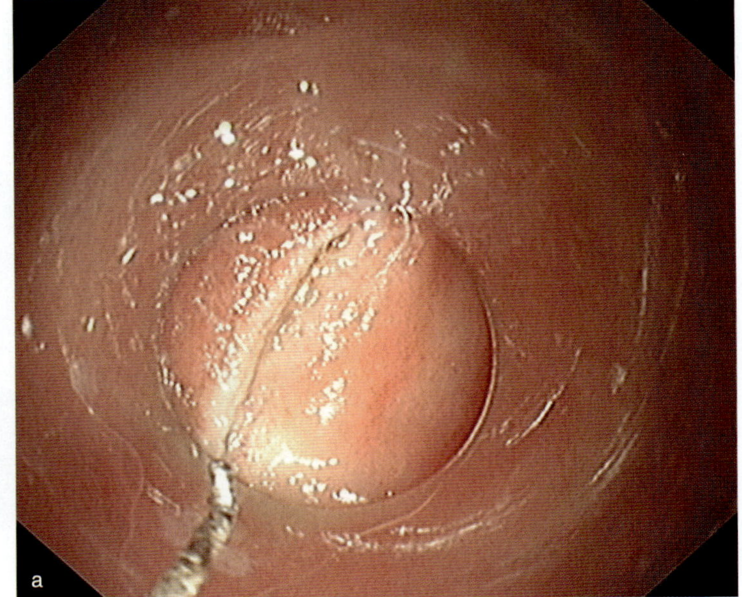

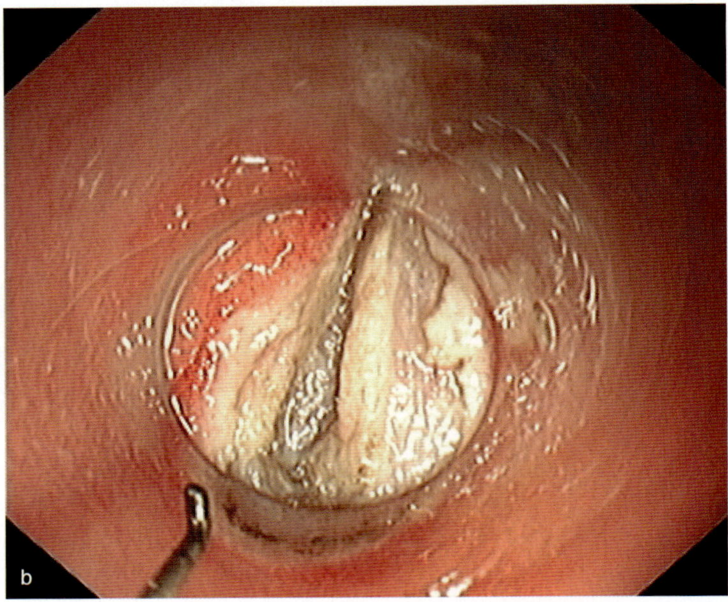

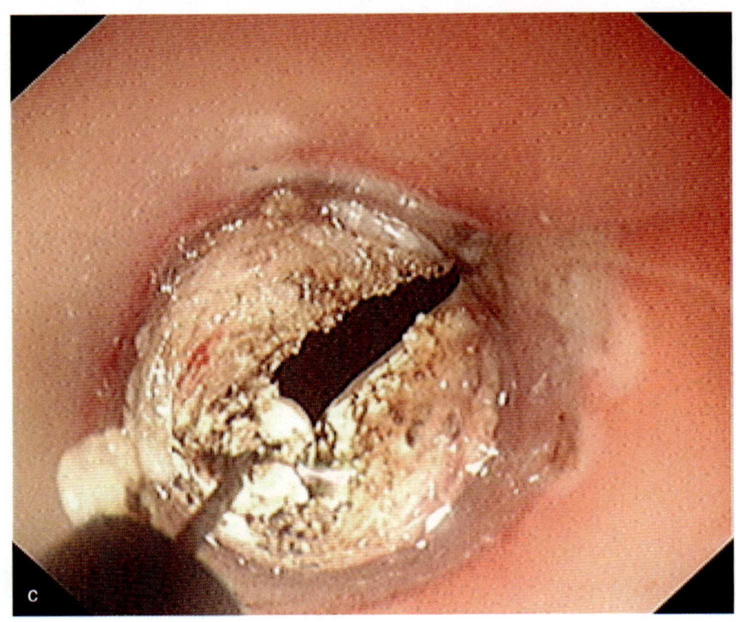

图 64-37　逐层切开胃壁

a. 切开胃壁黏膜层；
b. 切开胃壁肌层；
c. 切开胃壁全层。

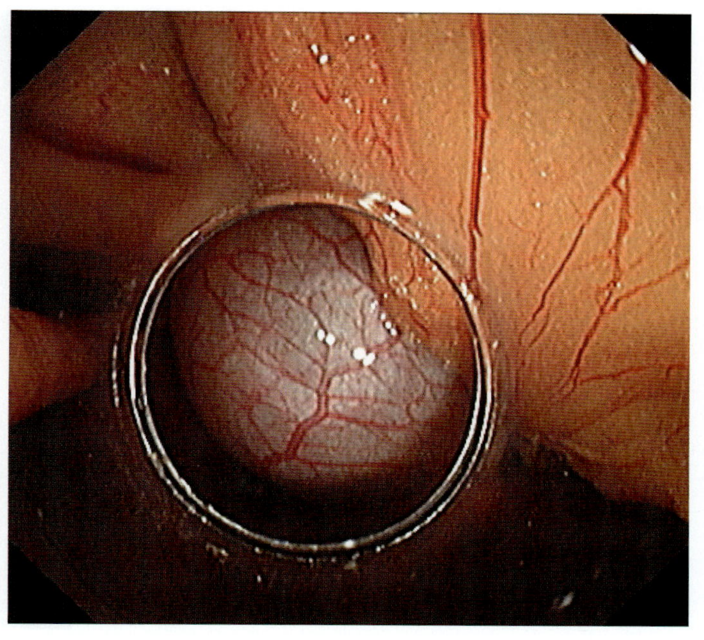
图 64-38　显露胆囊

4. **切开胆囊并取石**　常规选择胆囊体、底部切开胆囊。首先使用黏膜切开刀纵行切开胆囊外膜,向深部逐层切穿胆囊壁(图 64-39、图 64-40)。通过该切口尽量吸净胆囊内胆汁(图 64-41)。而后逐步扩大切口至 1.5cm(图 64-42)。仔细寻找腔内结石,观察结石的大小及形状(图 64-43)。多数结石可通过取石网篮、取石网兜取出,巨大结石可先行激光、液电或机械碎石后再以取石网篮分次取出(图 64-44、图 64-45)。

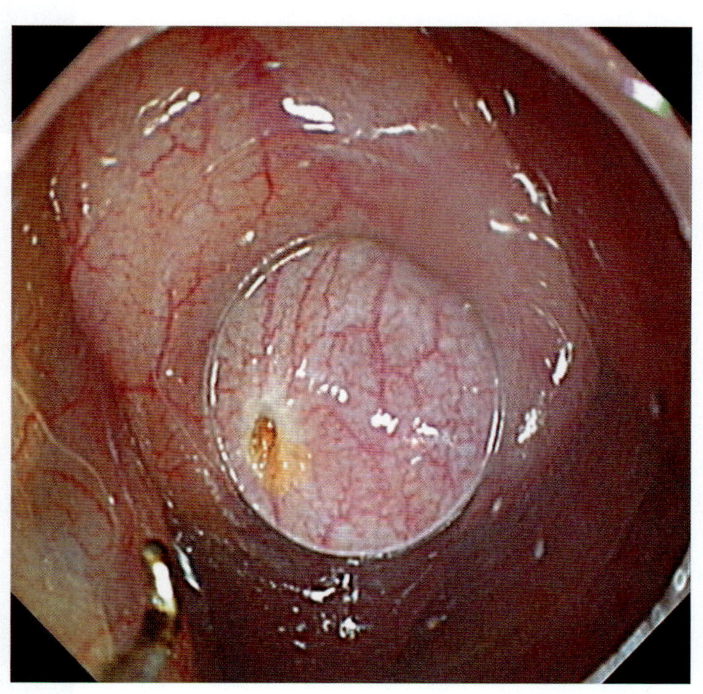
图 64-39　逐层切开胆囊壁

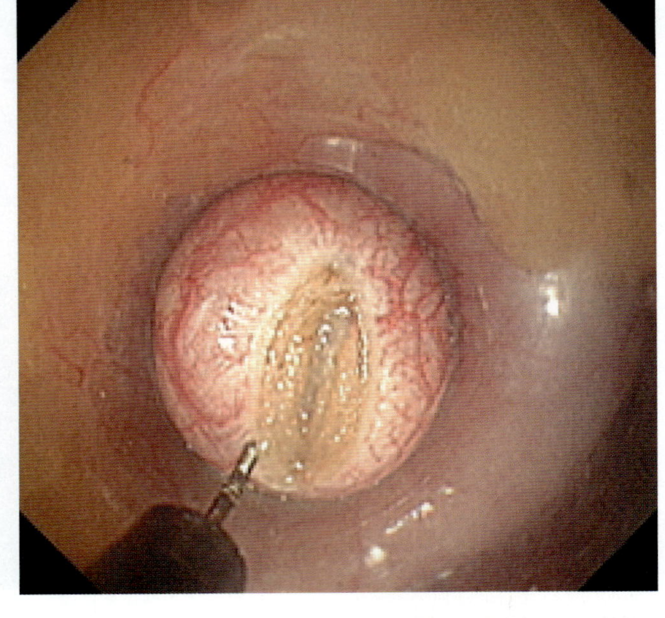

图 64-40　切开胆囊壁全层

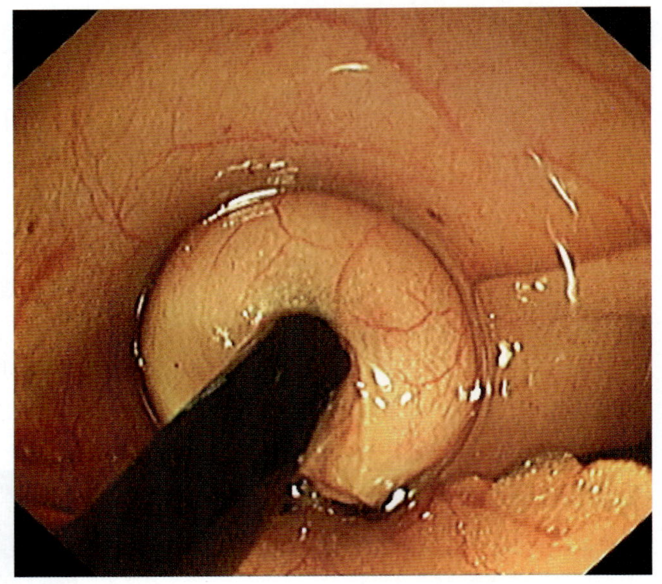

图 64-41　吸引胆汁

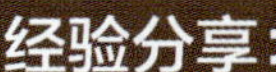

经验分享:

先于胆囊壁做一小切口,尽量吸净胆汁后再扩大切口,可减少胆汁流入腹腔,减轻患者术后腹部症状。

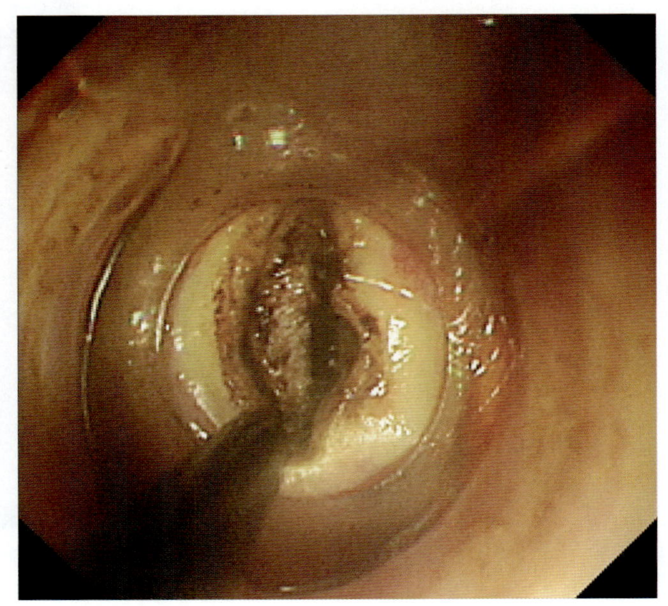

图 64-42　扩大切口

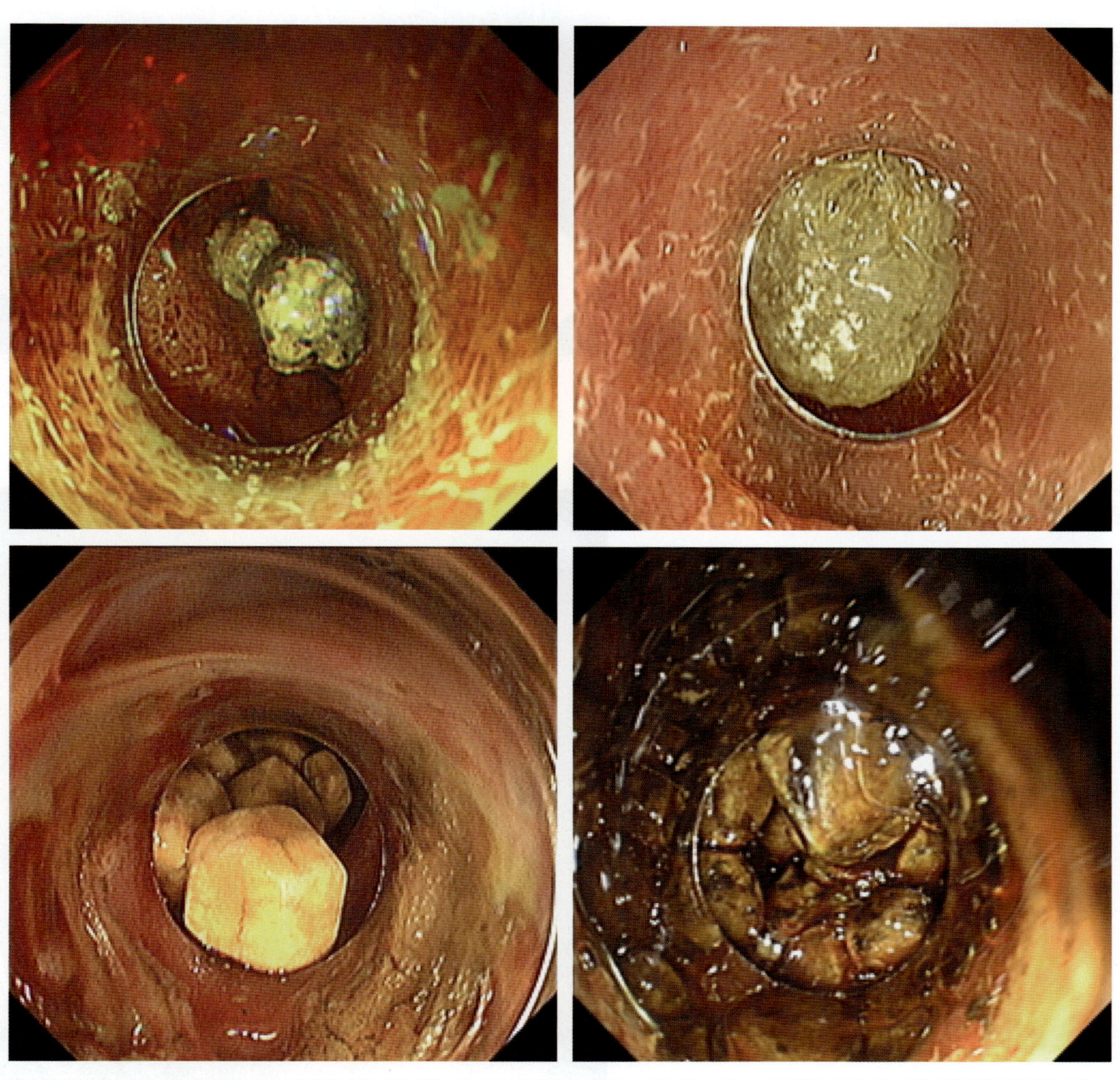

图 64-43　进入胆囊内可见结石

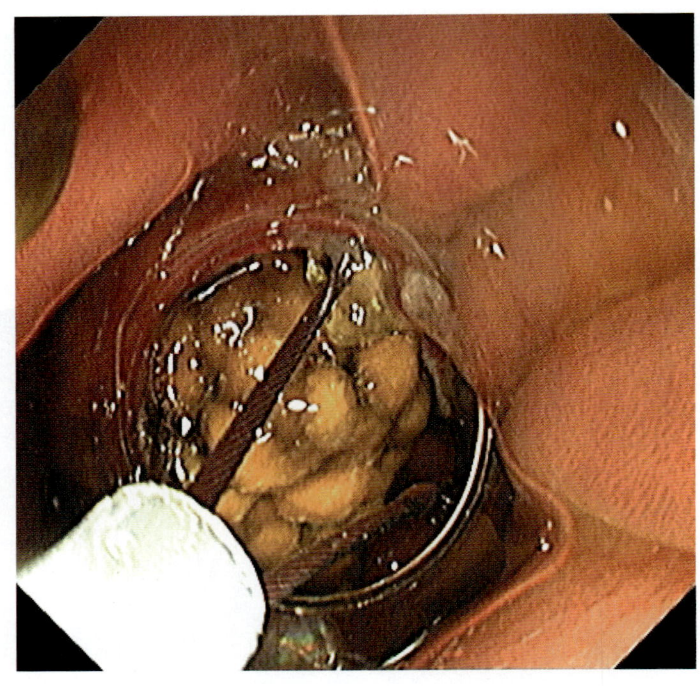

图 64-44　取石网篮取石

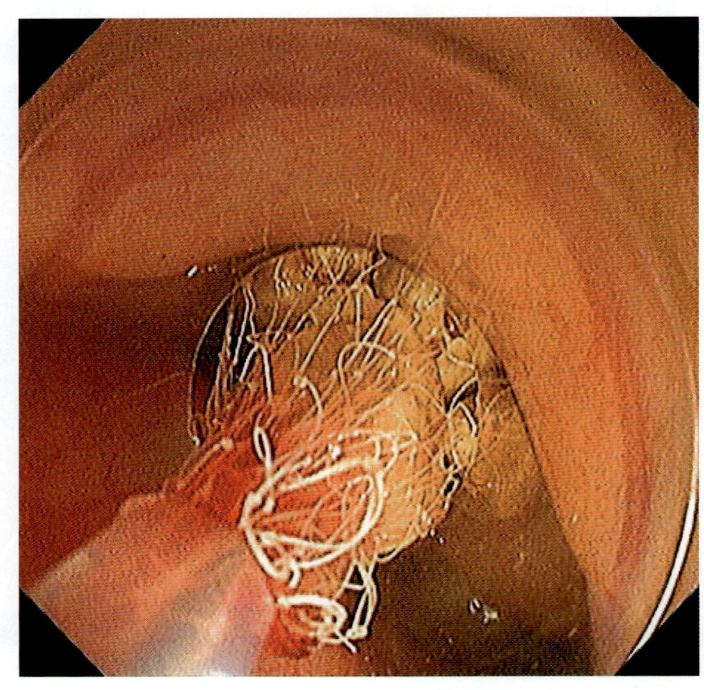

图 64-45　取石网兜取石

5. **胆囊管探查**　继续向前送镜至胆囊颈部，仔细探查有无胆囊管残留结石（图 64-46）。如胆囊管通畅，则可见大量黄绿色胆汁间断或持续进入胆囊腔内，用大量生理盐水多次冲洗胆囊腔。

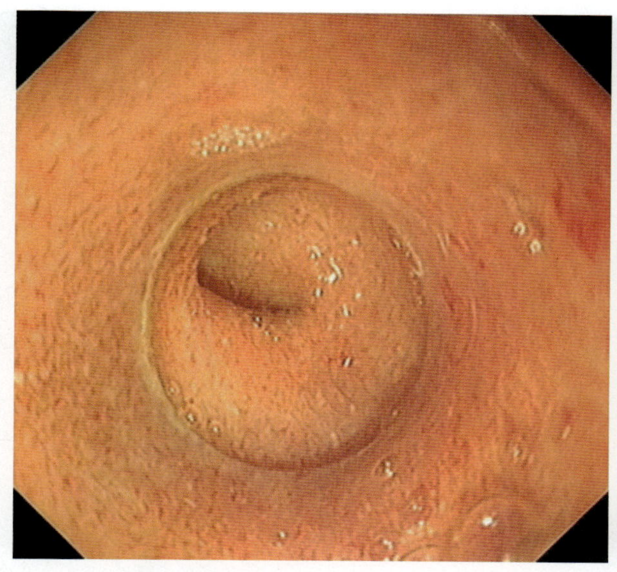
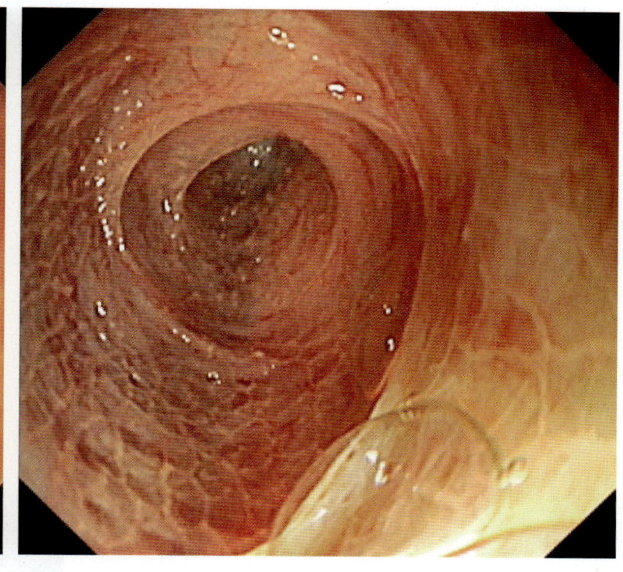

图 64-46　探查胆囊管

6. 闭合胆囊壁　胆囊壁切口可使用双层缝合法来夹闭(图 64-47)。先使用金属夹间断闭合胆囊壁切口的肌层，而后再按照一定顺序连续夹闭胆囊壁切口。

图 64-47　逐层夹闭胆囊切口
a. 夹闭胆囊肌层；
b. 夹闭胆囊外膜层。

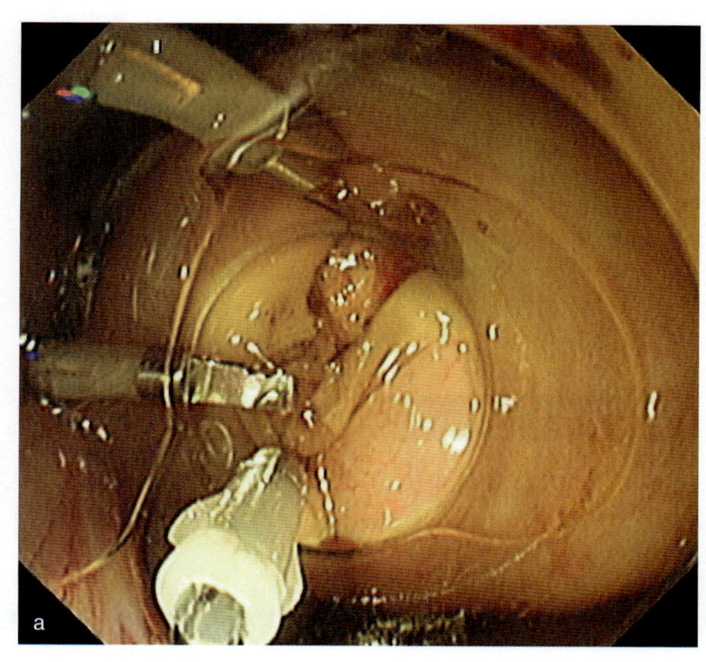

图 64-47（续）

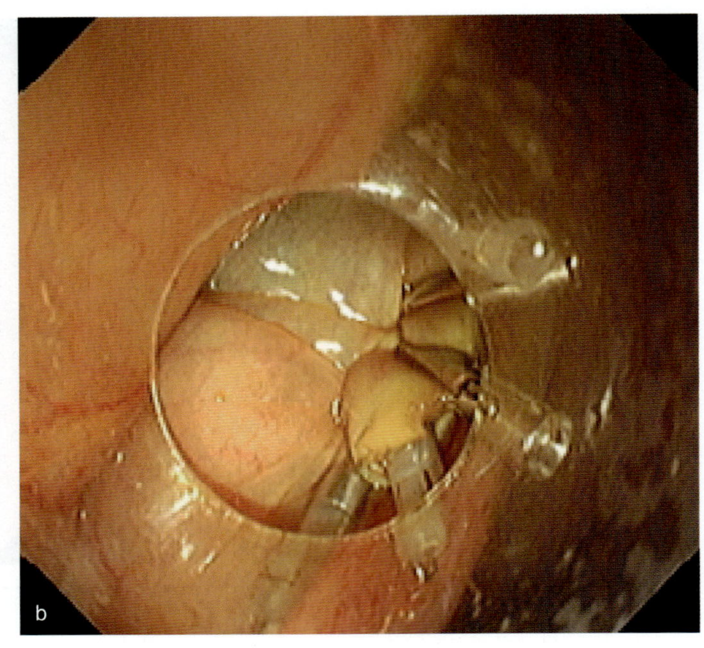

7. 腹腔冲洗　手术操作过程中无法完全防止胆囊持续排出的胆汁流入腹腔，胆囊壁闭合后，应使用大量生理盐水充分冲洗腹腔以稀释胆汁（图 64-48），尤其是膈肌下方、肝周间隙、盆腔等易积聚液体部位，大量冲洗直至冲洗液清亮，以减轻胆汁对腹膜的刺激，减少患者术后的腹部症状。

图 64-48　腹腔冲洗

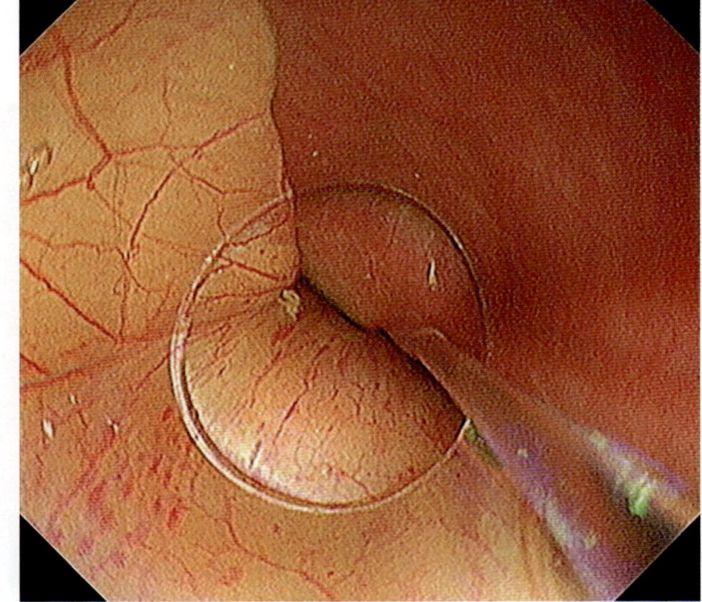

经验分享：

可通过变换体位充分冲洗。

8. 闭合胃壁　退镜至胃内后，使用尼龙绳、金属夹对吻缝合（图 64-49）或荷包缝合（步骤同第一节，图 64-50）以闭合胃壁切口。充分抽吸胃内积液积气。部分患者可以留置胃肠减压管于胃内，24 小时或 48 小时后拔除。

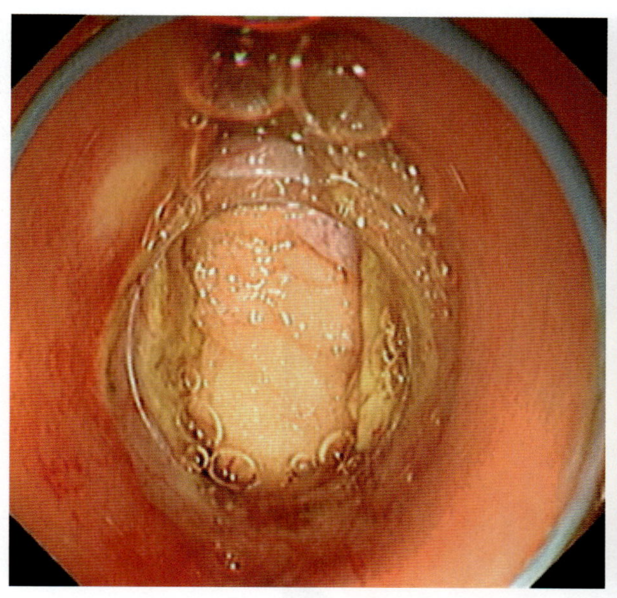
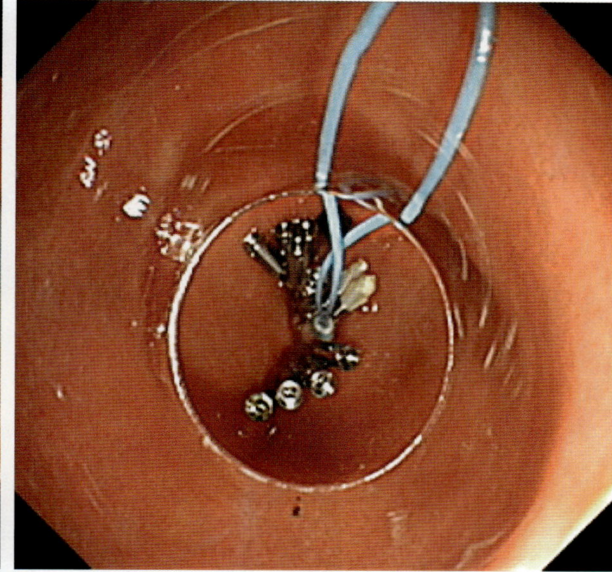

图 64-49　对吻缝合法闭合胃壁

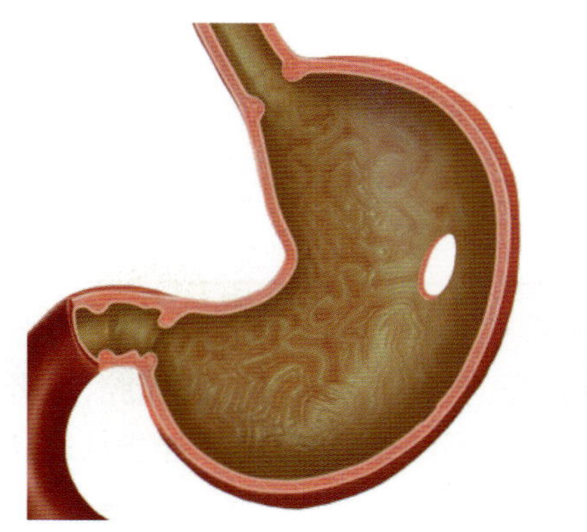
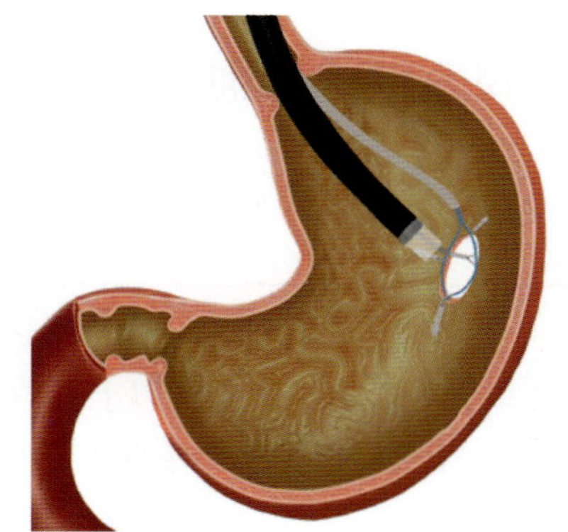
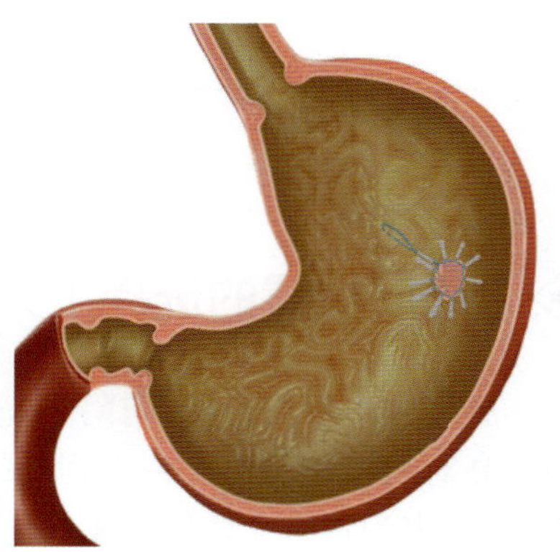

图 64-50　荷包缝合法闭合胃壁

第四节　经胃 NOTES 保胆息肉摘除术

【手术操作步骤】

该手术中的冲洗食管腔及胃腔、切开胃壁、寻找胆囊、闭合胆囊壁、腹腔冲洗、闭合胃壁几个步骤同本章第三节，本节省略该步骤，重点阐述切开胆囊并摘除息肉的操作要点。

根据息肉部位选择切口位置，常规于胆囊体、底部。手术操作步骤见本章第二节(图 64-51)。摘除息肉过程中可使用高频止血钳止血，止血后必须仔细清除胆囊腔内的所有凝血块和絮状物。

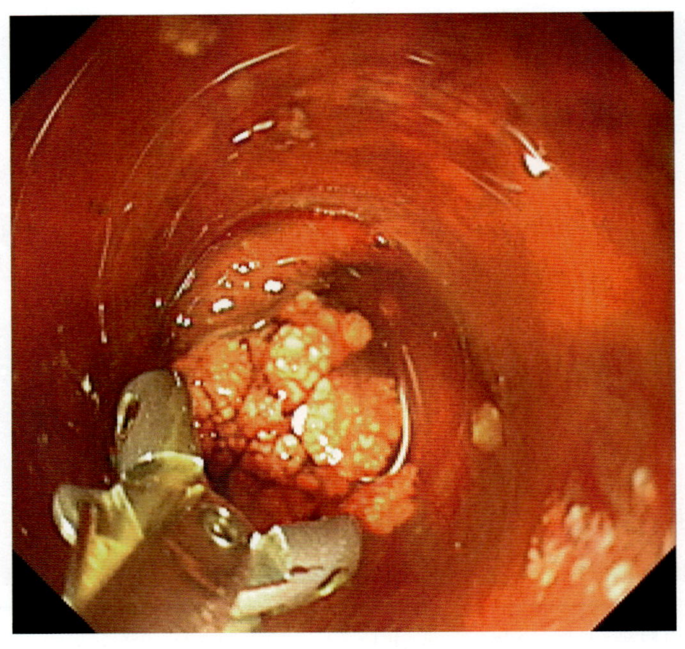

图 64-51 钳除胆囊息肉

第五节 NOTES 保胆手术操作要点

【切口位置的选择】

肠壁及胃壁切口的选择：肠壁切口一般于直肠腹膜反折以上部位切开，有利于内镜进入腹膜腔，患者的身高对切口位置也会一定程度的影响。胃壁切口可根据术前 CT 或 EUS 等检查确定，选择合适且最佳的部位（多为胃窦大弯侧近幽门处）。

【胆囊的寻找和辨认】

多数情况下，胆囊与肠管的颜色相近，应避免把肠壁错误地认为是胆囊而盲目地切开。胆囊壁柔软，内镜下有时略呈蓝色，附着于肝下方，与肝紧密相依，可找到一侧为盲端；肠道虽紧靠于肝，但无附着，一直延伸至腹腔深部。一般由此鉴别肠道与胆囊。

【止血】

胃壁及胆囊壁切开过程中出现出血，可先行透明帽按压止血，而后稍退镜，仔细寻找出血点后再行高频止血钳止血。如若发生腹腔内血管出血，其处理与胆囊壁切口出血的处置方法不同，可行透明帽按压止血后再使用金属夹夹闭出血血管。

【胆囊管的探查】

胆囊结石取出后，仔细观察胆囊管开口，正常情况下可见大量黄绿色胆汁持续或间断经胆囊管排入胆囊;若未观察到胆汁排入,考虑有结石于胆囊管开口处梗阻或 Hartmann 袋处嵌顿,可行超细胃镜检查、取石,必要时切开胆囊管开口处,行碎石、取石处理,确保无结石残留。

【气腹管理】

该手术多不需要专门的人工气腹机。术中经内镜送气管道即可建立手术操作空间,实现术野清晰。若送气较多使患者腹部张力增高,影响其呼吸运动,一般使用内镜抽气来缓解;特殊情况下可术中或术后使用 12 号注射器针头于右侧腹直肌外缘处穿刺以排出气体,降低腹腔内压力。

【术后处理】

1. 术后 24~48 小时可逐渐饮水至清淡流食,并逐渐过渡到常规饮食。
2. 手术后 1 周开始服用熊去氧胆酸或牛磺熊去氧胆酸胶囊,至少服用 6 个月。
3. 建议终身随访。第一年分别于术后 3 个月、6 个月、一年随访。以后每年至少随访一次。随访的内容包括:①症状、体征变化情况;②肝胆超声,主要了解胆囊结石、息肉有无复发,胆囊大小、形态、壁厚,胆囊腔内胆汁透声情况,胆总管有无扩张,有无肝内外胆管结石等;③必要时行 MRCP、增强 CT 等。

(刘 丹　刘冰熔)

第六十五章 软式内镜经自然腔道(NOTES)肝囊肿开窗术

第一节 适应证及禁忌证

【适应证】

多发巨大肝囊肿,且有不适症状或肝功能改变者。

【禁忌证】

1. 术前影像学检查发现囊肿与胆道相通。
2. 肝棘球蚴病(肝包虫病)。
3. 肝血管瘤。
4. 肝囊性肿瘤。
5. 由于各种原因无法行胃镜检查或操作者。

第二节 麻醉、体位、术者站位与术前准备

【麻醉方式】

气管插管,全身静脉麻醉。

【手术体位】

患者选择左侧卧位,背部与手术台垂直,左腿呈屈膝位,右腿伸直,于手术台左右两侧均放置靠板并使用弹性绷带固定以防止坠床(图 65-1)。

图 65-1　患者体位

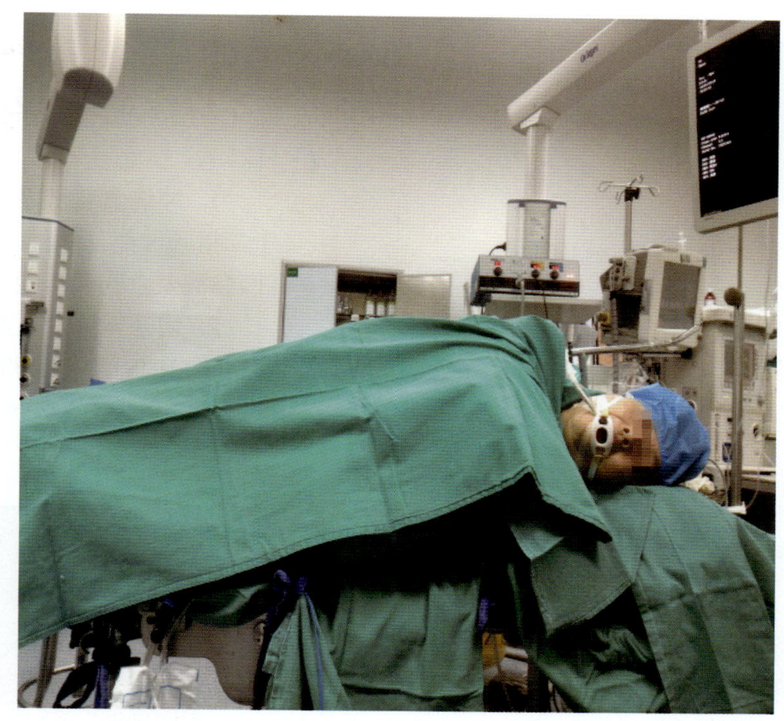

【术者站位】

术者面对患者，器械护士站位于术者右侧以协助操作(图 65-2)。

图 65-2　术者站位

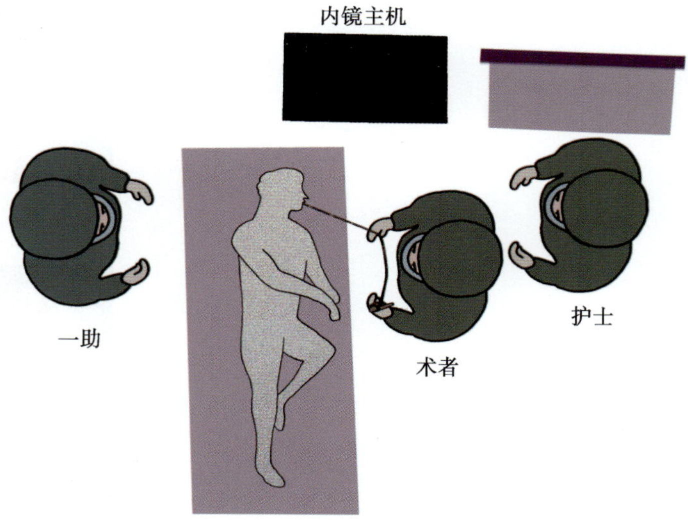

【术前准备】

1. **常规检查检验**　血、尿、便常规，血型，凝血功能，生化系列，传染病筛查，消化道肿瘤标志物等。

2. 相关病史及老年患者进行心肺功能评估。

3. **影像学检查**　术前行 B 超、上腹部 CT 或 MRI 增强检查排除手术禁忌证。

4. 术前谈话并签署知情同意书。

5. **胃肠道准备**　术前禁食、禁水至少 6 小时。

6. **器械准备**　内镜、附件及设备的准备同第 64 章。

第三节　手术操作步骤、技巧与要点

1. 冲洗食管腔及胃腔　高水平消毒胃镜经口进入食管至十二指肠球部，反复使用生理盐水冲洗黏膜，直至黏膜表面无胆汁、黏液及食物残渣残留。

2. 切开胃壁　更换灭菌胃镜，根据术前腹部 CT/MRCP/ 超声胃镜（EUS）等辅助检查确定胃壁开口位置。沿胃壁纵轴将黏膜层切开一长 1.5~2cm 切口，并逐层切穿胃壁（图 65-3）。

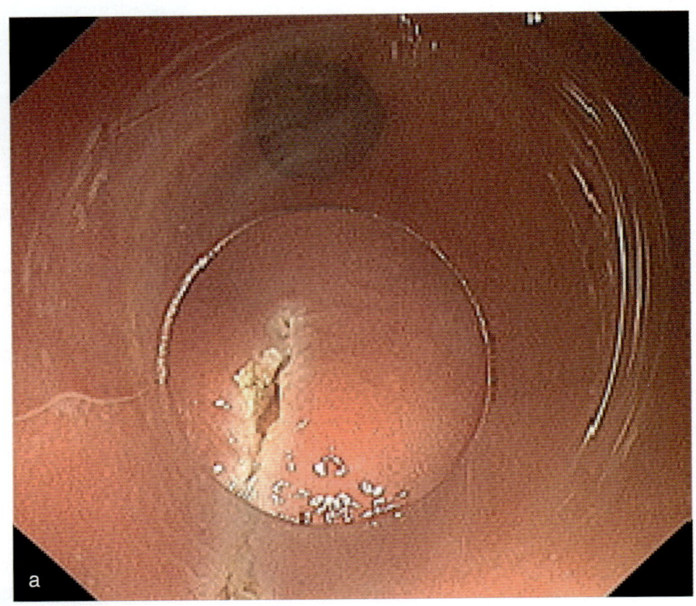

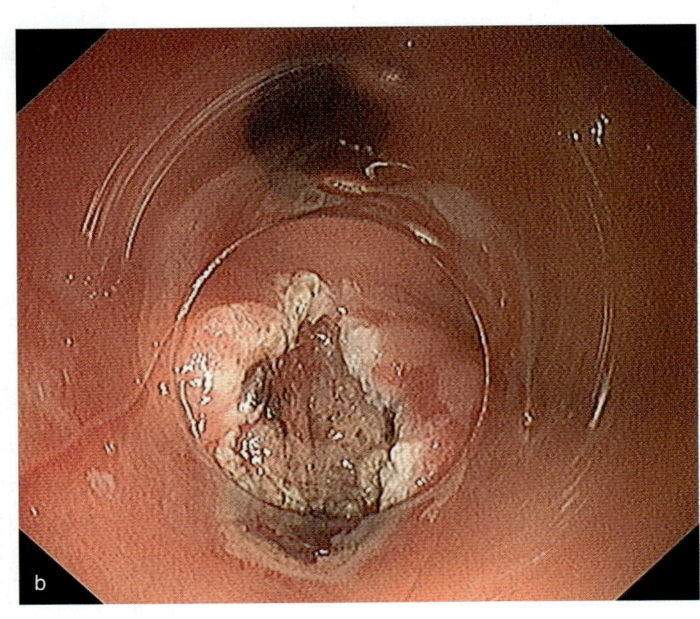

图 65-3　逐层切开胃壁

a. 切开胃壁黏膜层；
b. 切开胃壁肌层；
c. 切开胃壁全层。

图 65-3（续）

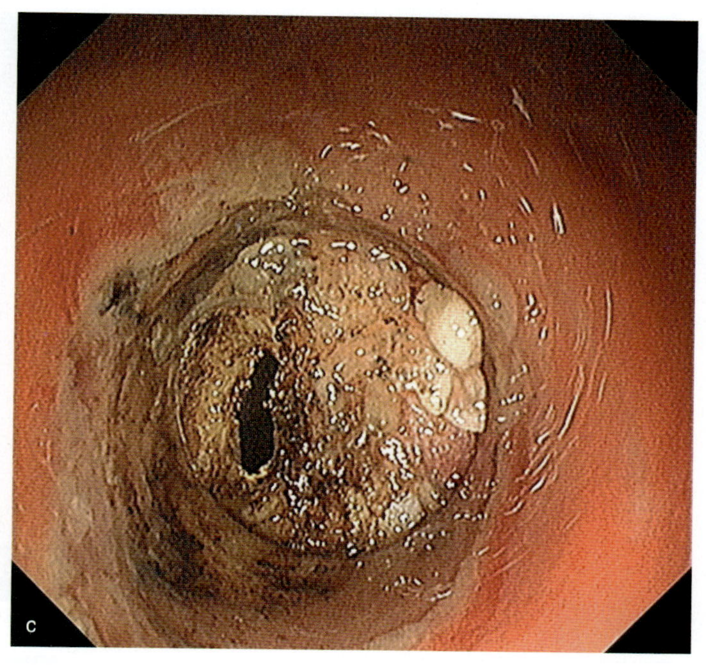

3. **囊肿开窗**　于腹腔右侧肝表面见巨大圆形囊肿（图 65-4）。囊肿常呈淡紫色或灰白色，与正常肝组织相区别。以黏膜切开刀切开突出肝表面外的囊壁（图 65-5），可见大量清亮液体流出（图 65-6）。进入囊肿内可见光滑的囊壁（图 65-7）。囊肿逐渐萎缩并与正常组织有明显界线（图 65-8）。使用异物钳扩大切口，切除部分囊壁，保证囊肿充分开窗，以防止囊肿复发（图 65-9）。

图 65-4　巨大圆形囊肿

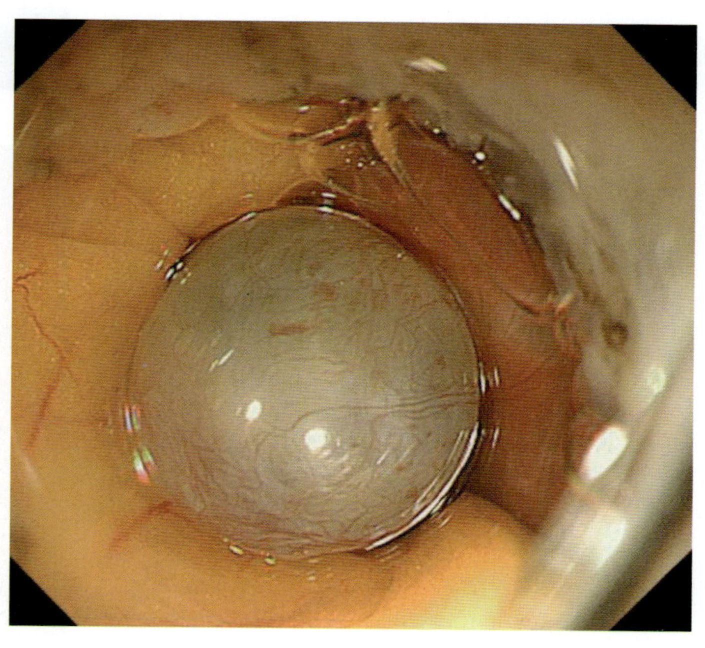

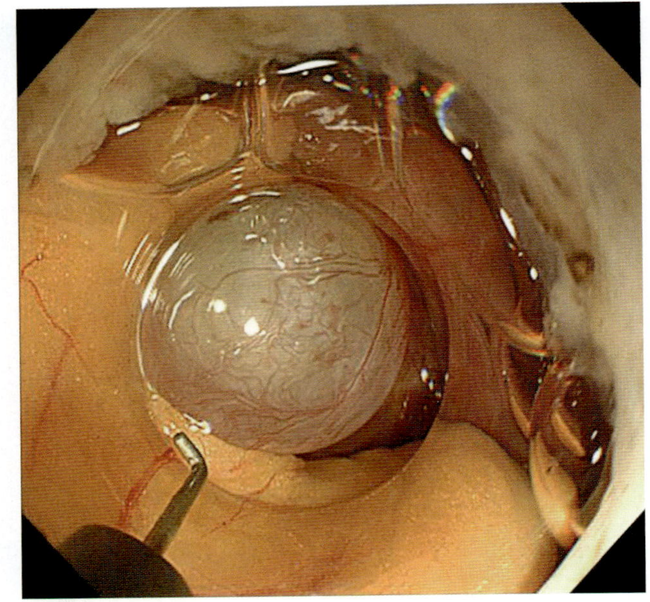

图 65-5　切开囊肿壁

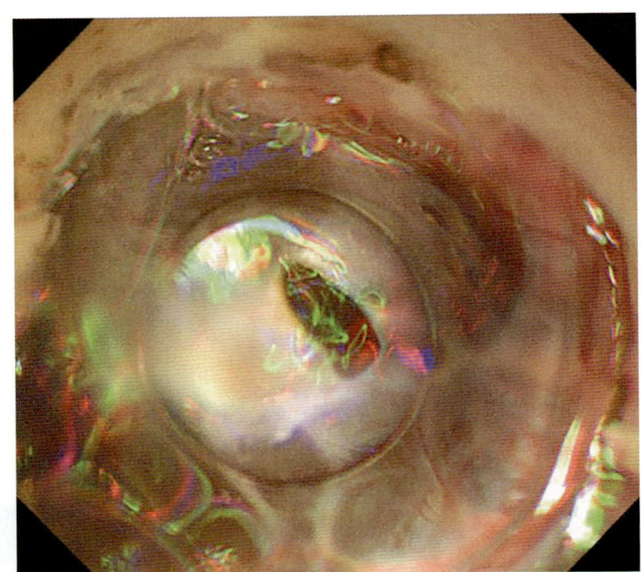

图 65-6　大量清亮囊液流出

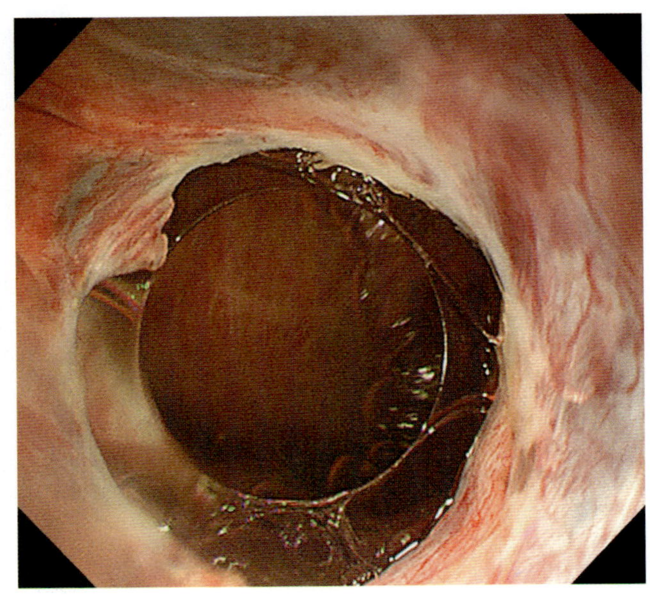

图 65-7　光滑的囊壁

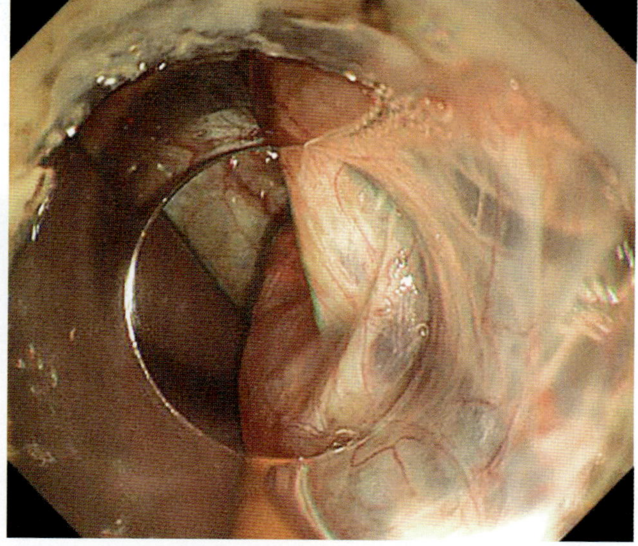

图 65-8　囊肿萎缩

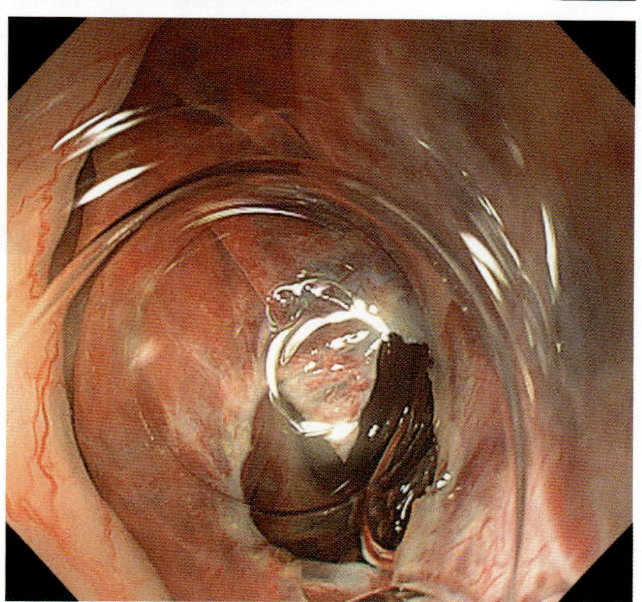

图 65-9　充分开窗

4. 腹腔冲洗　术后使用大量生理盐水充分冲洗腹腔（图 65-10）。

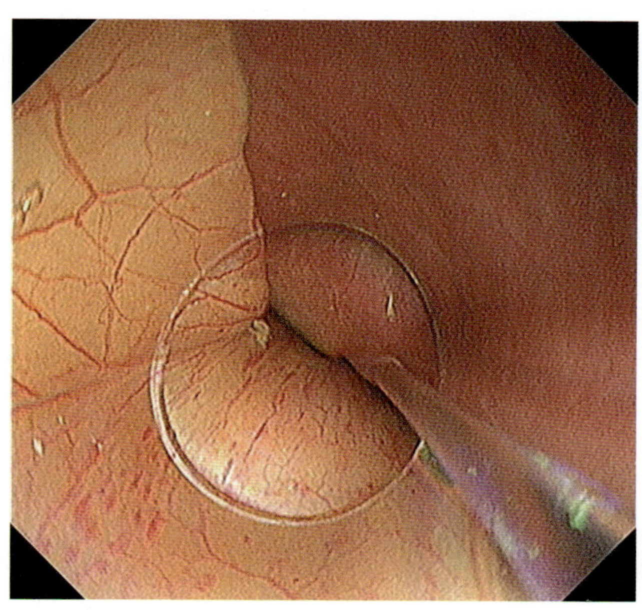

图 65-10　冲洗腹腔

5. 闭合胃壁　退镜至胃内后，使用尼龙绳、金属夹对吻缝合（具体见第六十四章第一节）以闭合胃壁切口（图 65-11）。充分抽吸胃内积液积气。部分患者可以留置胃肠减压管于胃内，24 小时或 48 小时后拔除。

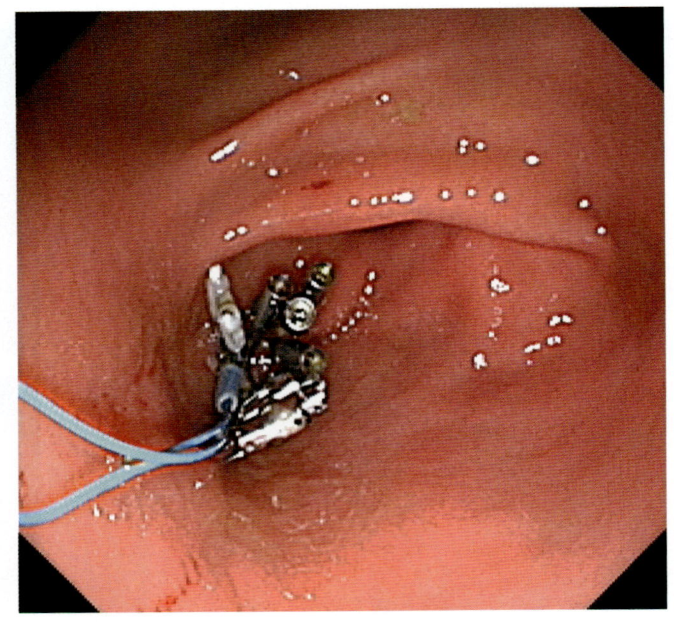

图 65-11　对吻缝合法闭合胃壁

（刘　丹　刘冰熔）

第六十六章　软式内镜经自然腔道（NOTES）治疗异位妊娠

第一节　经阴道纯 NOTES 治疗异位妊娠

【适应证】

1. 确诊输卵管异位妊娠。
2. 血清人绒毛膜促性腺激素（β-hCG）>2 000U/L。
3. 超声显示孕囊直径 <4cm。
4. 愿意行经阴道 NOTES。

【禁忌证】

1. 除剖宫产外的腹部手术史。
2. 盆腔炎、阴道炎。
3. 疑有重度子宫内膜异位症。
4. 输卵管妊娠破裂或出血。
5. 严重的系统性疾病，如心力衰竭、血液病等。
6. 患有严重的神经症，情绪不稳定者。

【术前准备】

1. **常规检查检验**　血、尿、便常规，血型，凝血功能，生化系列，传染病筛查，β-hCG 等。

2. 相关病史者进行心肺功能评估。

3. **术前检查**　阴道彩超或盆腔彩超。由于经阴道 NOTES 的手术路径为切开阴道后穹隆进入盆腔，因此还需行妇科检查以排除阴道狭窄、直肠子宫陷凹封闭、盆腔炎症等。术前 2~3 天行阴道分泌物及阴拭子检查，对于结果异常者予积极治疗后再行手术。

4. 术前谈话并签署知情同意书。

5. **肠道准备**　术前 1 天流质饮食，术前至少 6 小时禁食、禁水。阴道后穹隆切开后，随之暴露的便是直肠子宫陷凹，充足的肠道准备使得直肠损伤后能直接行修补术。

6. 阴道准备　术前1天剃除手术区阴毛，以充分暴露外阴，降低毛发导致的手术野感染发生率。阴道是连接女性体内、外的重要通道，手术标本也经此通道取出，内镜在进出阴道时，易将细菌、真菌等微生物通过阴道后穹隆切口带入腹腔，导致腹腔感染。因此，充足的阴道准备是预防腹腔感染的重要措施。术前1天常规给予碘附阴道擦洗及冲洗2次；手术当天再次给予碘附阴道冲洗及擦洗1次。冲洗和擦洗需在光线充足处进行，充分暴露阴道、宫颈及阴道后穹隆部位，尤其是阴道皱褶和后穹隆处需反复充分地冲洗和擦洗。

【器械准备】

特殊手术器械：黏膜切开刀、一次性高频止血钳、电圈套器、金属夹、尼龙绳、注射针等。

【麻醉方式、手术体位、术者站位】

1. 麻醉方式　气管插管，全身静脉麻醉。

2. 体位选择　患者取膀胱截石位，头低足高，留置导尿管(图66-1)。

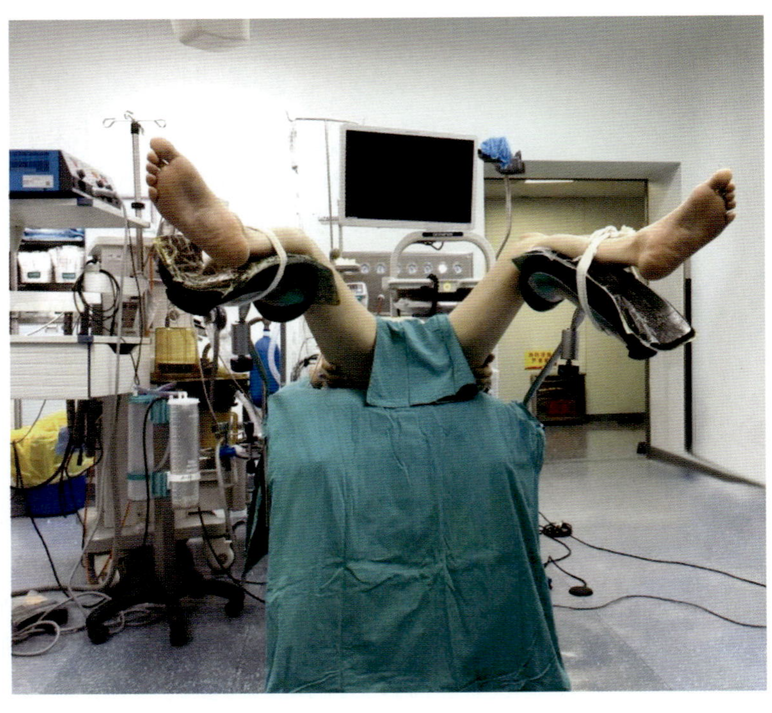

图66-1　截石位示意

3. 术者站位　术者站位于两托腿架之间，正对患者盆部。器械护士站位于术者右侧协助操作(图66-2)。

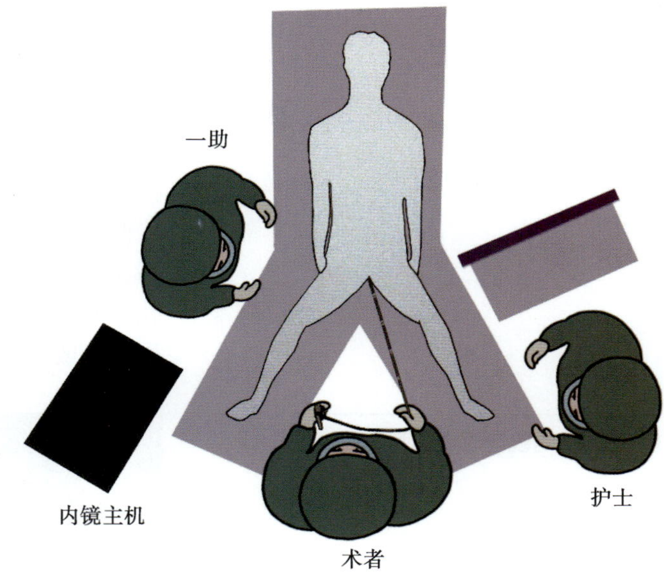

图 66-2 术者站位

【手术操作步骤】

1. 建立经阴道路径 于阴道后穹隆处切开阴道壁 1.5cm，切口位于宫颈阴道黏膜下方 2mm 处。一个 10mm 的戳卡(套管)通过此切口进入盆腔，阴道后穹隆的切开位点暂时用荷包缝合法封闭，以固定套管，从而形成了一个进入阴道的通道口(图 66-3)。

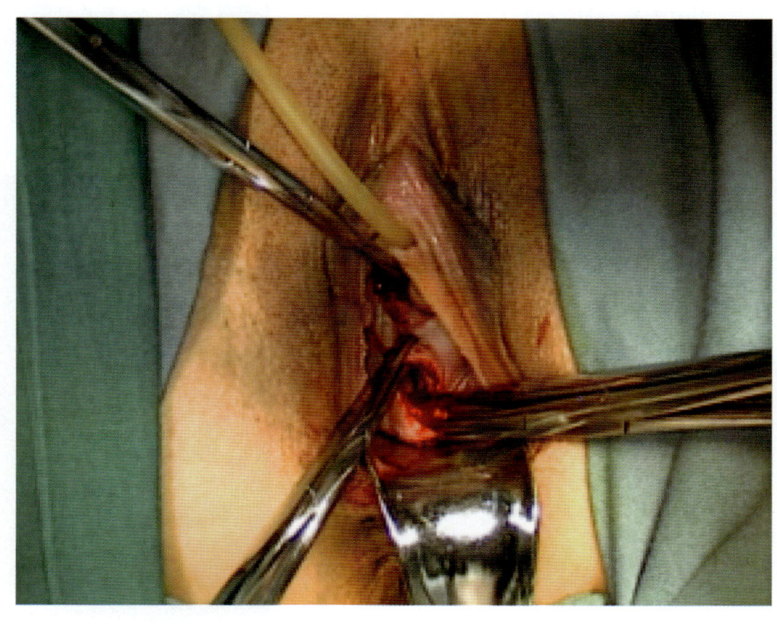

图 66-3 切开阴道后穹隆

经验分享:

切开阴道后穹隆后，开窗不能过大，也不能偏向两旁，避免损伤宫颈两侧的子宫动脉。

2. 建立气腹与探查盆腹腔 双通道治疗内镜经切口通过阴道后穹隆穿刺进入盆腔，并建立足够的气腹。气腹建立有两种方式：①经脐孔置气腹针，接腹腔镜气腹机建立 CO_2 气腹，压力 12mmHg(1mmHg=0.133kPa)；②直接通过阴道切口置入内镜，穿刺进入腹腔，通过内镜注气孔持续注气，压力同上，建立气腹（图 66-4）。内镜进入腹腔后，需反转镜身观察整个盆腔，检查子宫和双侧附件的情况，清除血块及不凝血，确认输卵管妊娠孕囊位置、大小及与周围组织有无粘连（图 66-5、图 66-6）。

3. 输卵管切除及标本取出 从双通道治疗内镜的其中一个通道置入活检钳，用活检钳提起输卵管伞端，注意保护同侧卵巢，于另一通道置入尼龙套扎器套扎输卵管及孕囊，离尼龙绳结扎点 0.5cm，用圈套器电凝电切，切除患侧输卵管及其孕囊，并用圈套或网篮套住，经阴道取出（图 66-7~ 图 66-10）。

图 66-4　内镜自阴道穿刺进入腹腔

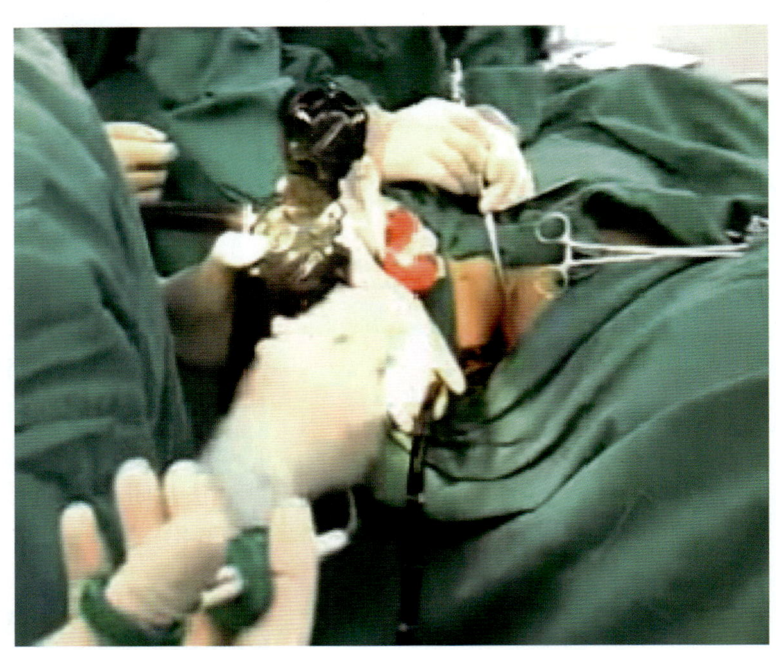

图 66-5　内镜自阴道切口进入腹腔

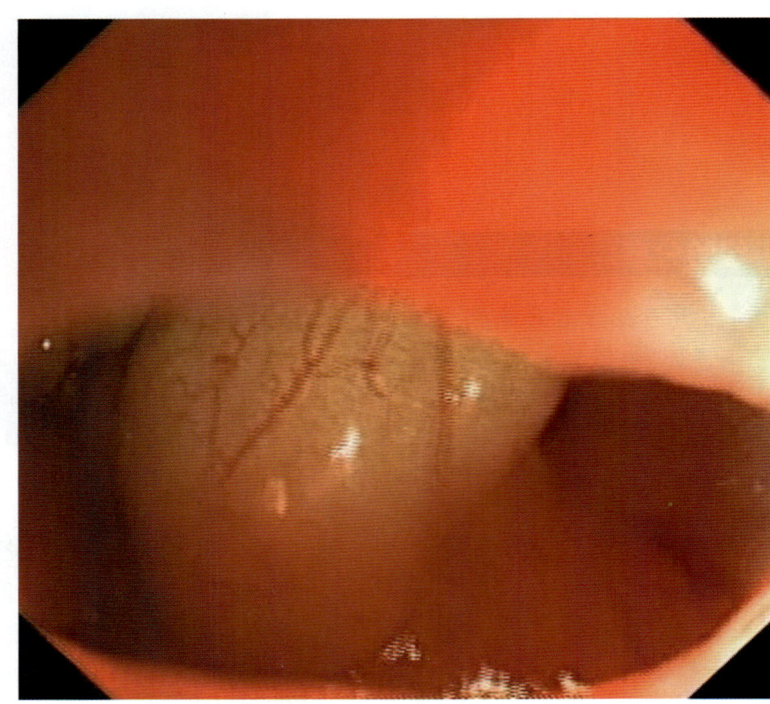

经验分享：

先探查肝与胃，再倒镜找到子宫和双侧附件。

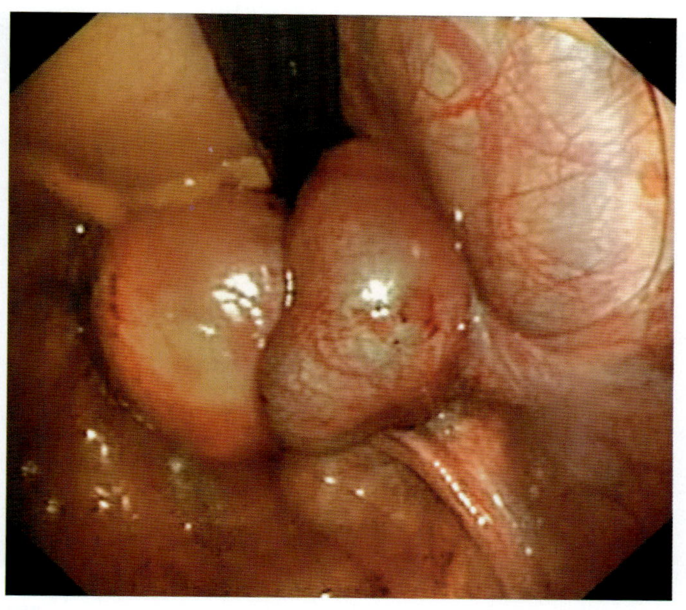

图 66-6 输卵管异位妊娠

经验分享:

找到位于输卵管狭部的孕囊,避免切除卵巢,卵巢为白色。

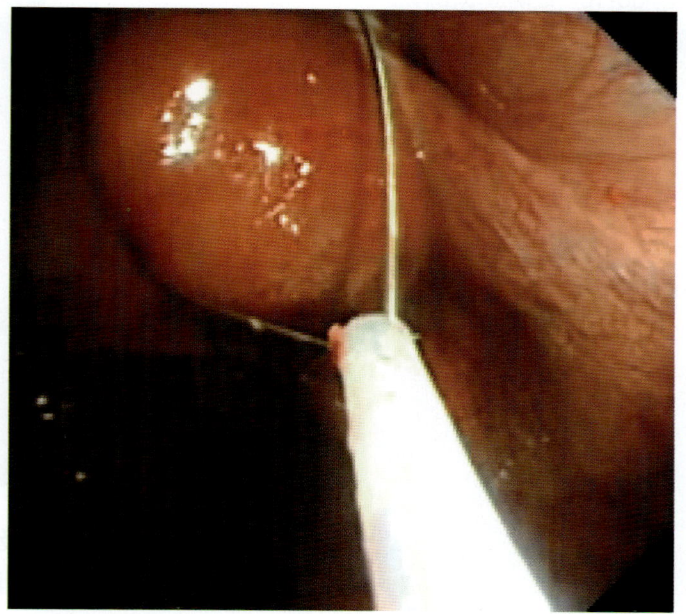

图 66-7 套扎输卵管及孕囊

经验分享:

大概预测孕囊根部大小,若根部较大,说明血供丰富,需先行尼龙绳结扎。

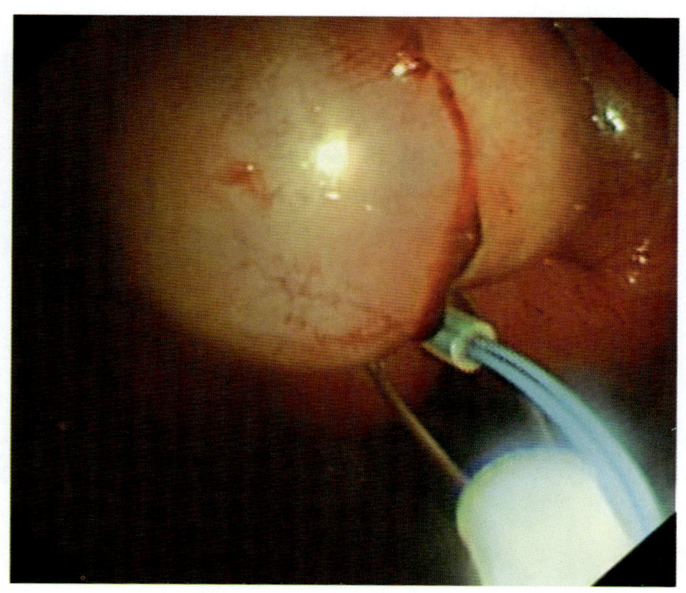

图 66-8 圈套器电凝电切

经验分享:

尼龙绳结扎以避免出血过多,保证手术视野。

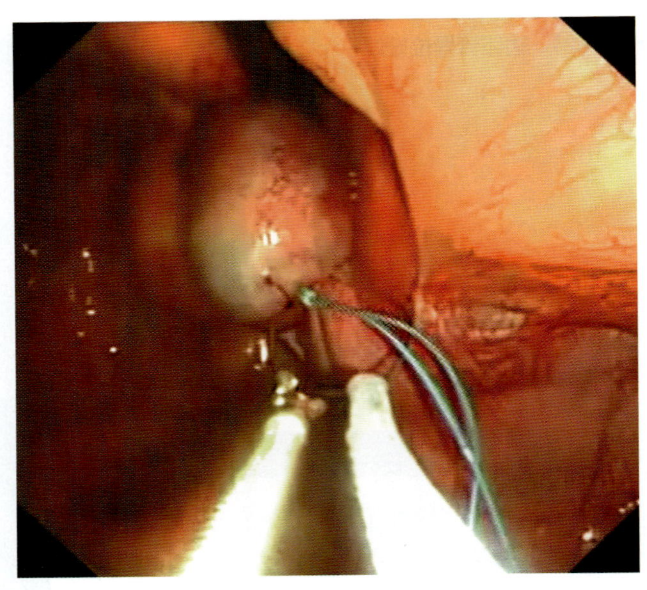
图 66-9　切除患侧输卵管及其孕囊

经验分享：

切除孕囊时先电凝后电切，以减少出血。

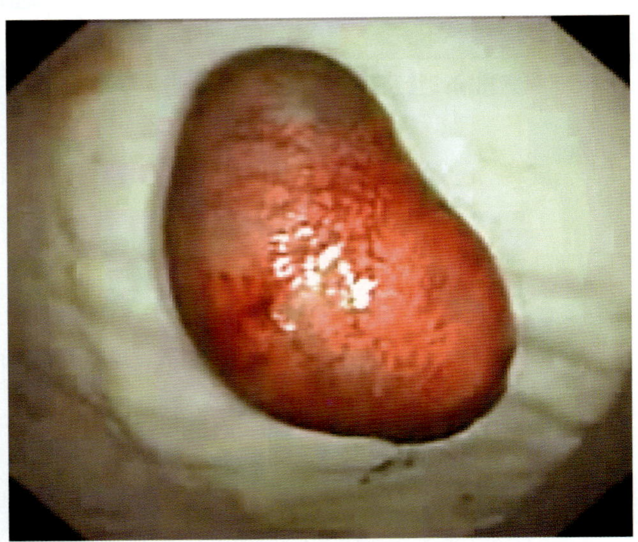
图 66-10　经阴道取出病灶

4. 止血及缝合阴道切口　内镜再次经阴道进入腹腔，观察输卵管残端无渗血，吸净盆腔渗液。退镜后，用可吸收线缝合阴道切口（图 66-11）。

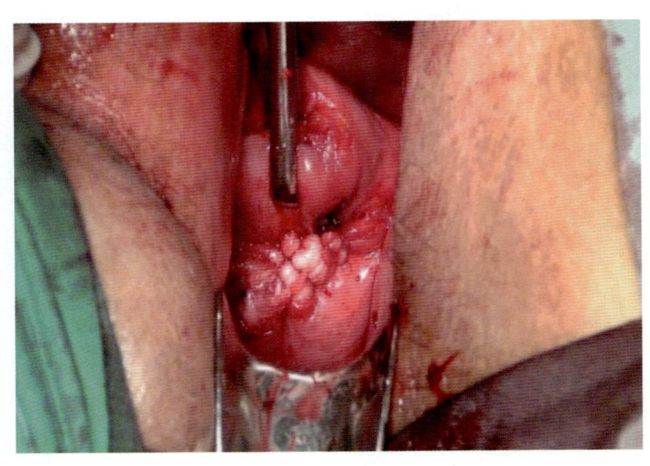
图 66-11　缝合阴道切口

（范志宁）

第二节　经胃纯 NOTES 治疗异位妊娠

【麻醉方式、手术体位、术者站位】

1. **麻醉方式**　气管插管，全身静脉麻醉。

2. **体位选择**　患者选择左侧卧位，背部与手术台垂直，左腿呈屈膝位，右腿伸直，于手术台左右两侧均放置靠板并使用弹性绷带固定以防止坠床（图 66-12）。

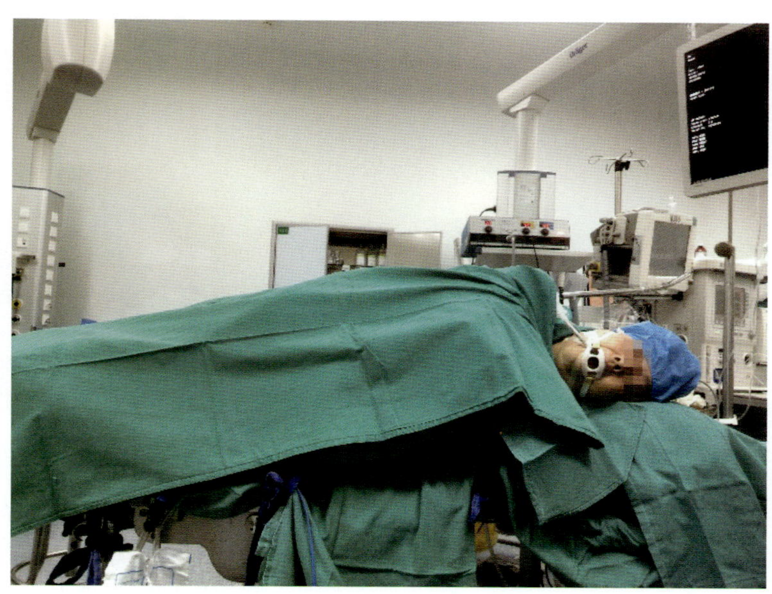

图 66-12　患者体位

3. **术者站位**　术者面对患者，器械护士站位于术者右侧以协助操作（图 66-13）。

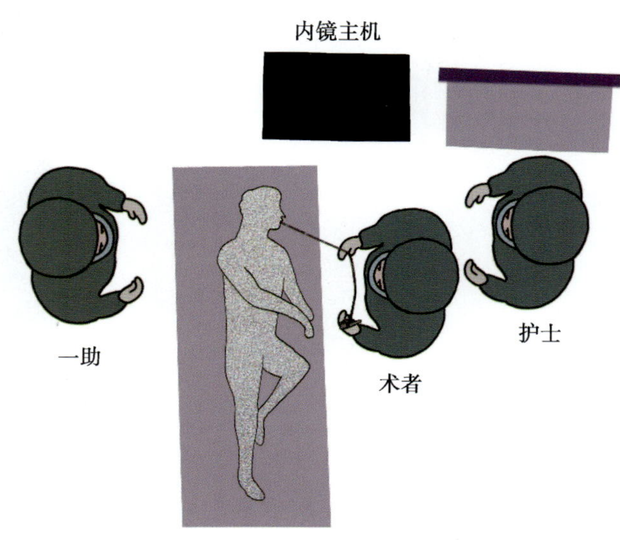

图 66-13　术者站位

【手术操作步骤】

1. 消毒胃腔 高水平消毒胃镜经口进入食管至十二指肠球部，反复使用生理盐水冲洗黏膜，直至黏膜表面无胆汁、黏液及食物残渣残留（图 66-14）。

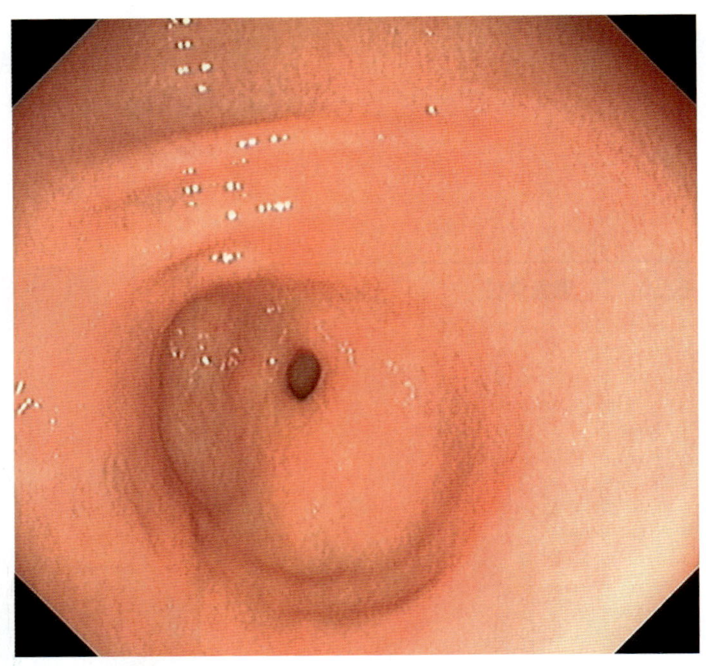

图 66-14 消毒后的胃腔

2. 切开胃壁 更换灭菌胃镜，根据术前腹部 CT/MRCP/ 超声胃镜（EUS）等辅助检查确定胃壁开口位置（常规于胃窦大弯侧或胃窦前壁）。沿胃壁纵轴将黏膜层切开一长 1.5~2cm 切口，并逐层切穿胃壁（图 66-15）。

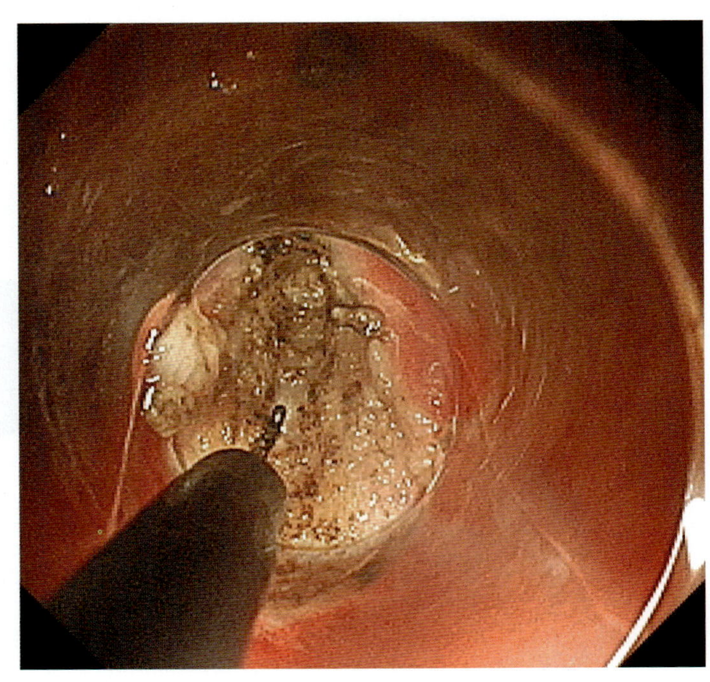

图 66-15 切开胃壁

3. 定位子宫及附件 经腹腔入盆腔，于盆腔中部可见一倒置三角形结构即子宫，内镜下依次检查子宫及其两侧附件表面(图 66-16)。

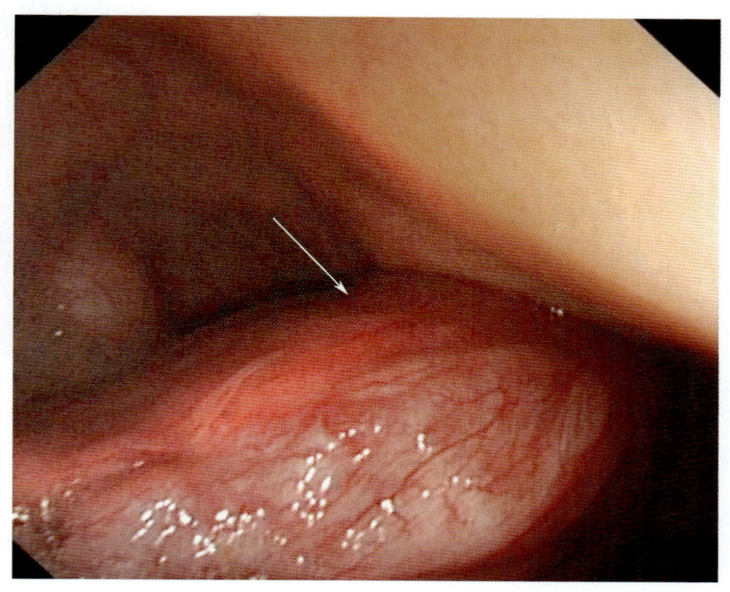

图 66-16 子宫

4. 切除病变 定位异位妊娠病变(常见于输卵管处)，内镜下可呈黑紫色(图 66-6)，使用黏膜切开刀逐层剥离。首先切开浆膜层及肌层，将所见病变从子宫内膜中剥离出来(图 66-17、图 66-18)。

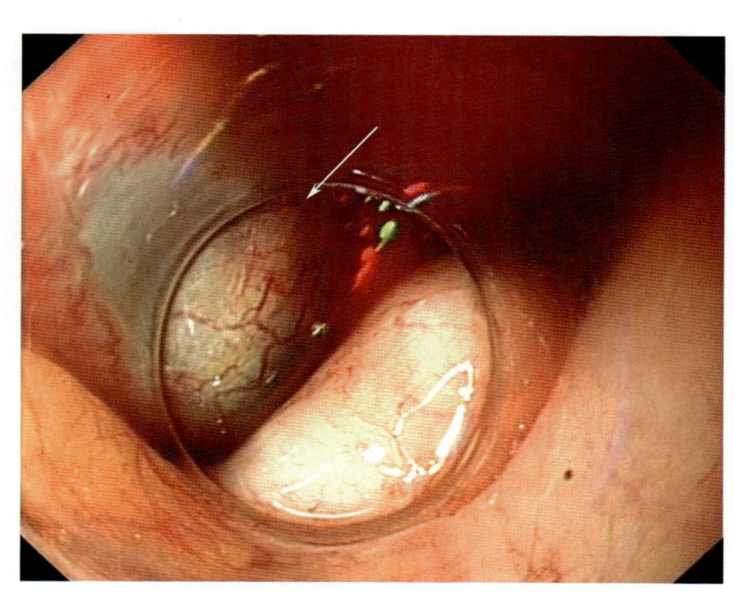

图 66-17 异位妊娠

经验分享:

明确位置，较大者可先行套扎后再内镜下剥离。

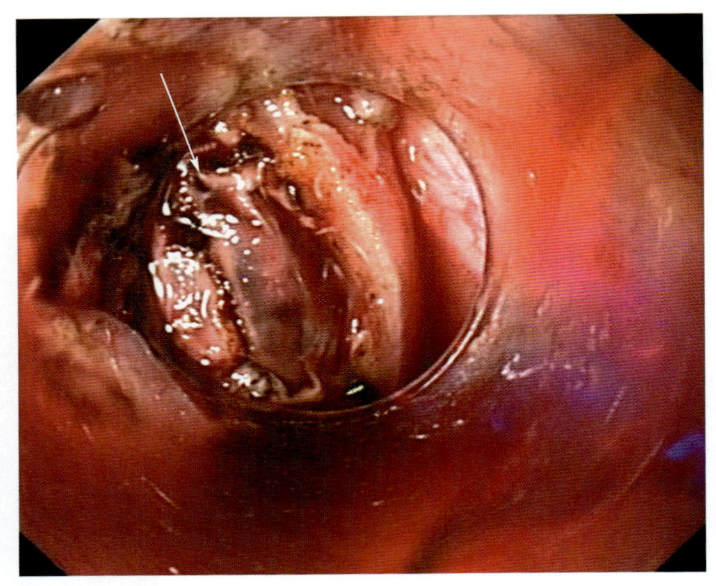
图 66-18 剥离病变

5. 取出病变 切除病变后，可使用圈套器取出，确认无残余组织遗留（图 66-19）。大量生理盐水充分冲洗盆腔。

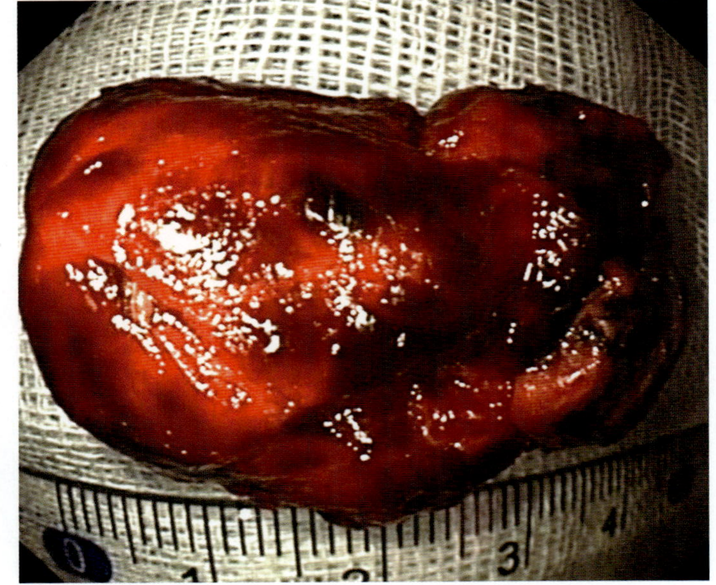

图 66-19 异位妊娠卵囊

经验分享：

若病变巨大，可分次取出。

6. 夹闭胃壁　退镜至胃内后,使用尼龙绳、金属夹等(详见第六十四章第一节)闭合胃壁切口(图 66-20)。

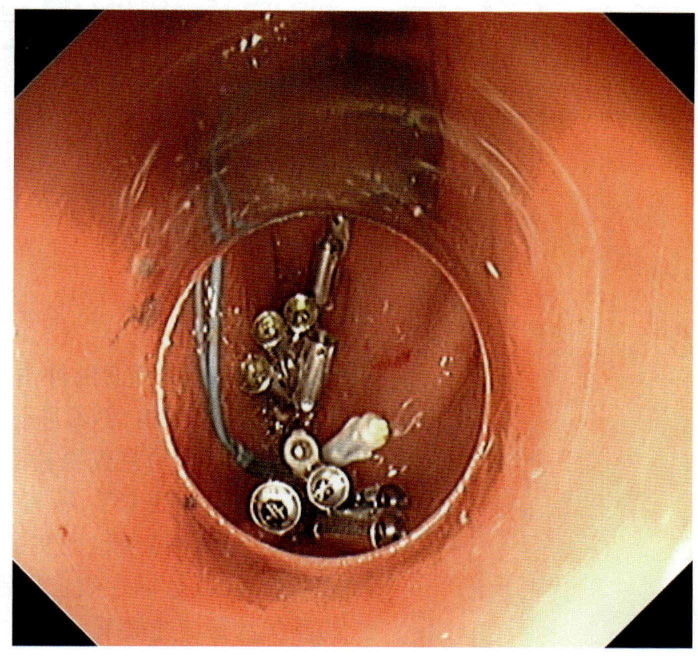

图 66-20　夹闭胃壁切口

经验分享:

联合使用尼龙绳和金属夹,可严密夹闭切口。

【术后处理】

建议定期复查。随访的内容包括:①症状、体征变化情况;②阴道超声、β-hCG 等了解有无异位妊娠残留。

(刘 丹　刘冰熔)

第六十七章 硬质镜经阴道直肠癌根治术（直肠 Tv-NOTES）

在 NOTES 理念的冲击下，王锡山教授于 2010 年率先尝试开展了两例直肠肿瘤 NOTES，手术进行顺利，术后患者恢复快，也表现出了良好的近期疗效。该手术的完成填补了 NOTES 在直肠癌治疗领域的空白。现患者已术后高质量存活 9 年，所有复查随访资料显示，两例患者无任何肿瘤复发转移迹象。这一结果也证实了硬质腔镜 NOTES 治疗直肠癌不仅具有良好的近期疗效，其远期疗效也得到了保证。本章将硬质镜直肠癌经阴道 NOTES 的操作步骤详述如下。

第一节 适应证与禁忌证

【适应证】

1. 高位直肠肿瘤且乙状结肠较长者。
2. 标本环周径 <5cm 为宜。
3. 肿瘤分期为 T_2、T_3 期为宜。
4. 内镜无法切除的良性肿瘤。

【禁忌证】

1. 伴有严重心、脑等全身疾病。
2. 盆腔炎、阴道炎。
3. 疑有重度子宫内膜异位症。
4. 除剖宫产外的腹部手术史。
5. 输卵管妊娠破裂或出血。
6. 严重系统性疾病，如心力衰竭、血液病等。

第二节　麻醉、体位、戳卡位置与术者站位

【麻醉方式】

气管插管，全身静脉麻醉。

【手术体位】

患者取功能截石位，双侧大腿屈曲、外展，有利于术者操作（图 67-1）。

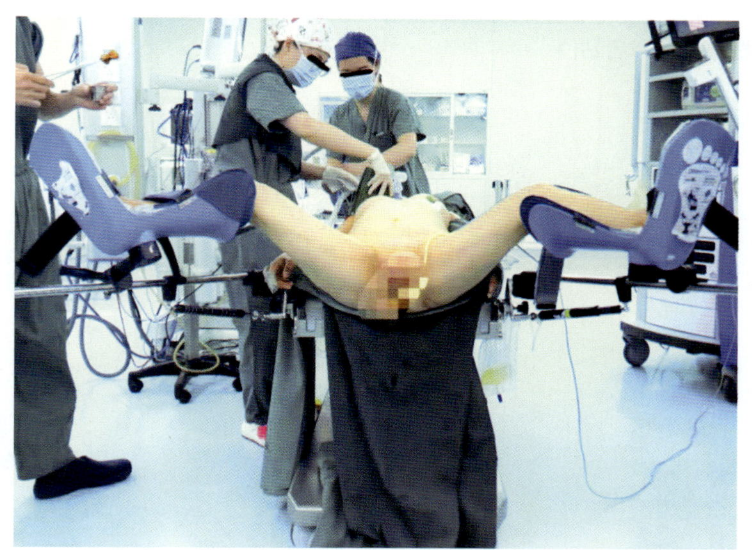

图 67-1　患者体位

【戳卡位置】

于脐孔内切开皮肤置入 10mm 戳卡作为观察孔，建立气腹，插入 30° 腹腔镜镜头。在镜头直视下，于阴道后穹隆左右两侧分别置入 5mm 和 10mm 戳卡作为主操作孔和辅助操作孔（图 67-2）。

【术者站位】

术者与助手坐于患者两腿之间，术者居患者右侧，助手居患者左侧，扶镜手站位于患者左侧（图 67-3）。

【特殊手术器械】

超声刀、经阴道腹腔镜专用器械平台。

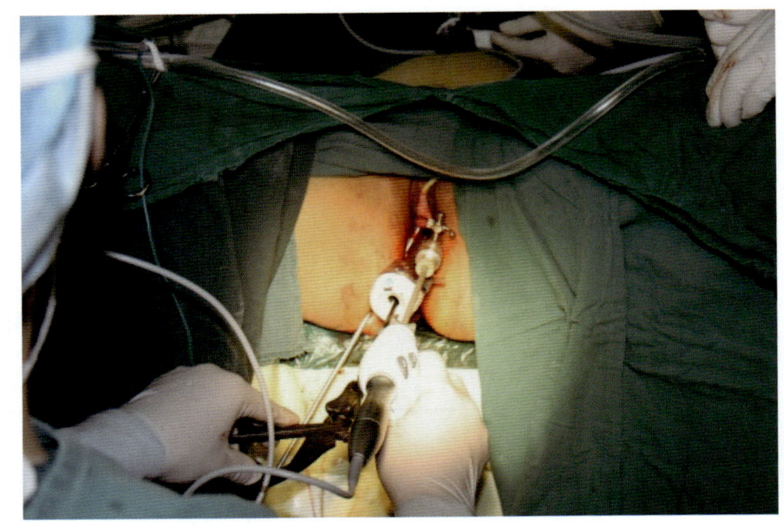

图 67-2 经阴道后穹隆置入操作孔

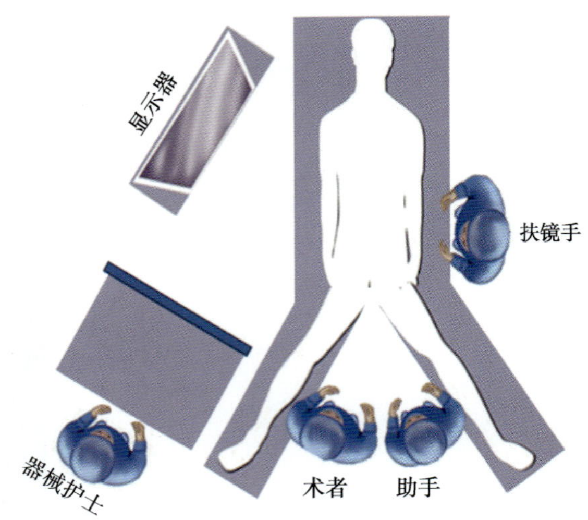

图 67-3 术者站位

第三节 手术操作步骤、技巧与要点

【腹腔探查】

先行腹腔探查，未见肝和盆腔转移病灶，子宫及双侧附件未见异常，病灶位于直肠上段。

【淋巴结清扫及血管结扎】

用举宫器将子宫向腹壁举起，便于手术操作，使用超声刀切开直肠盆底右侧腹膜，逐渐向肠系膜下动脉根部方向游离，游离并分离肠系膜下动脉根部，在直肠盆底左侧腹膜用超声刀游离，向上至乙状结肠外侧达降结肠乙状结肠交界水平，向内侧分离，与对侧会合，进一步分离直肠上动脉根部，清扫肠系膜下动脉根部淋巴结(图 67-4),切断闭合肠系膜下动、静脉(图 67-5),再进一步分离系膜,沿骶前方向向下分离,在肿瘤下方约 5cm 处,处理直肠系膜至肠壁。

图 67-4　清扫肠系膜下动脉根部淋巴结

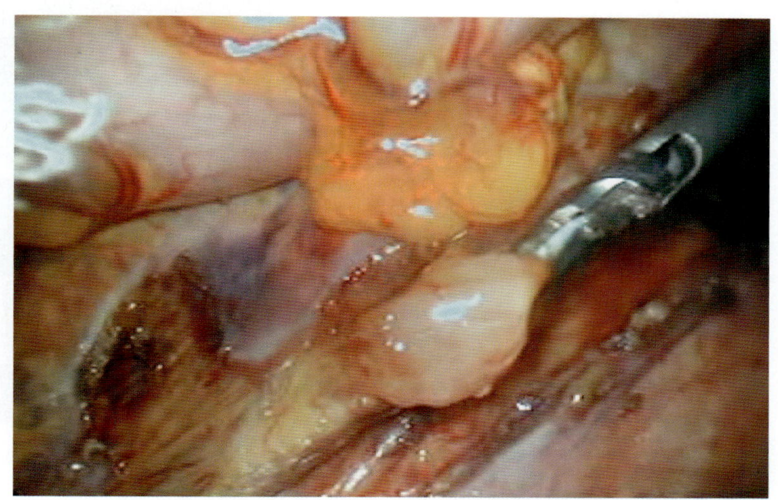

图 67-5　切断闭合肠系膜下动、静脉

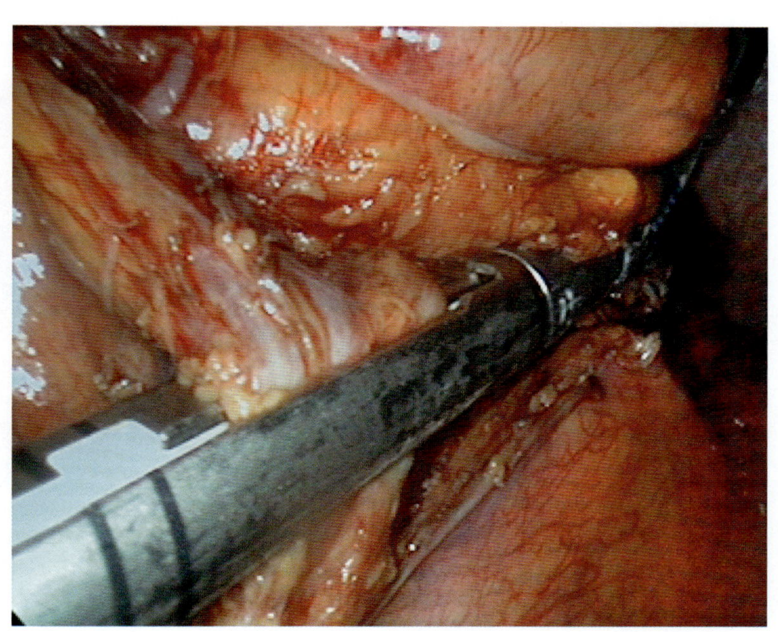

【标本切除及消化道重建】

判定乙状结肠系膜裁剪游离后的长度能够拉出体外后,解除气腹,横行切开阴道后穹隆,自阴道开口置入切口保护器,将乙状结肠下段及直肠上段肠管拖出,距离肿物下缘 5cm 用弧形切割闭合器切断直肠,将直肠及肿物经阴道拉出体外,距离肿物上缘 8cm 处切断肠管(图 67-6),移除标本,置入管状吻合器抵钉座,于近端肠管内收紧荷包线,送回腹腔,再次建立气腹,经肛门置入管状吻合器,小心旋出穿刺杆,与抵钉座对合(图 67-7)。

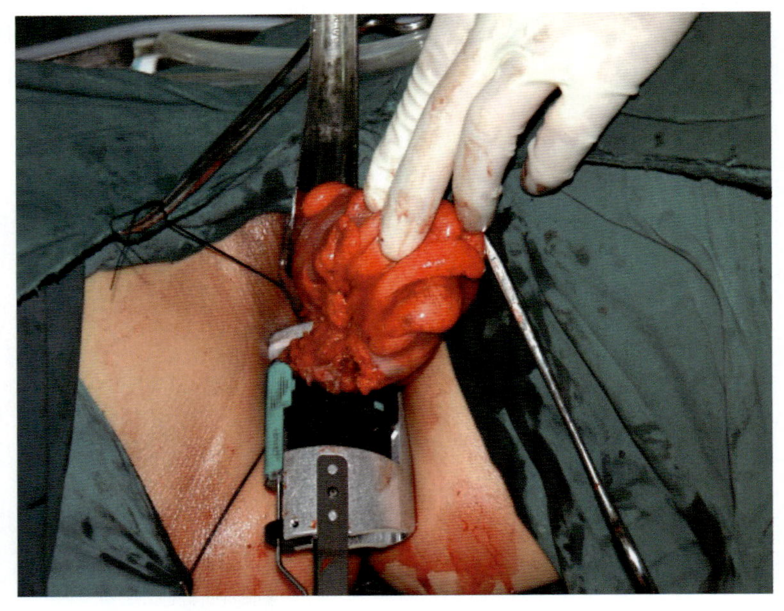

图 67-6　体外用弧形闭合器闭合肿瘤上端肠管

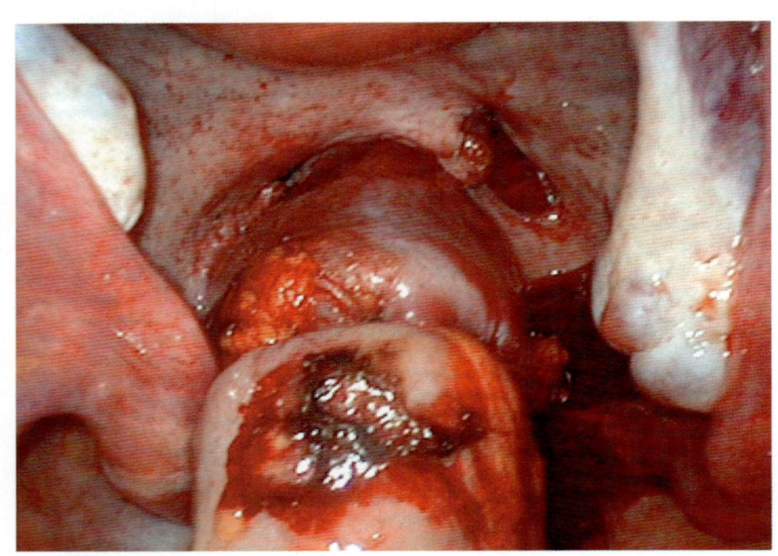

图 67-7　乙状结肠与直肠端端吻合

【阴道切口关闭】

经检查吻合确切后，冲洗腹腔，解除气腹。经阴道置入一根引流管于盆底，可吸收缝线间断闭合阴道残端(图 67-8)，关闭脐孔，手术结束。

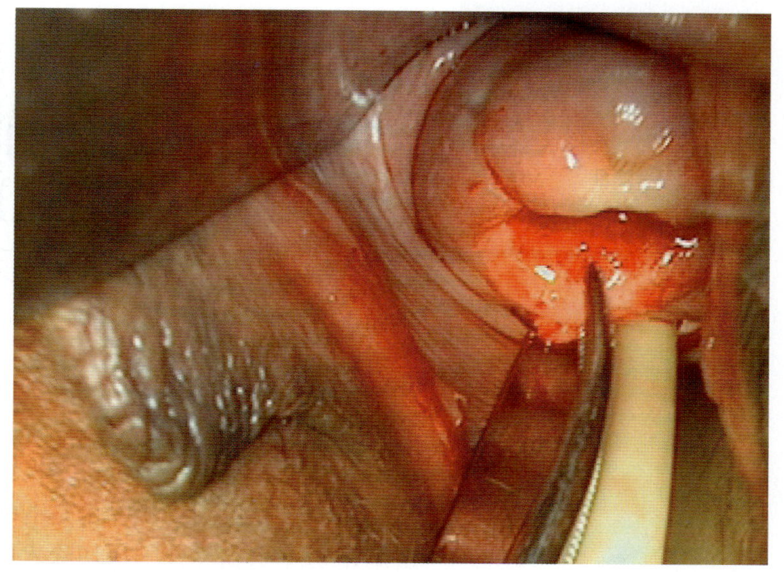

图 67-8　于体外缝合阴道切口

【术后腹壁照片】(图 67-9)

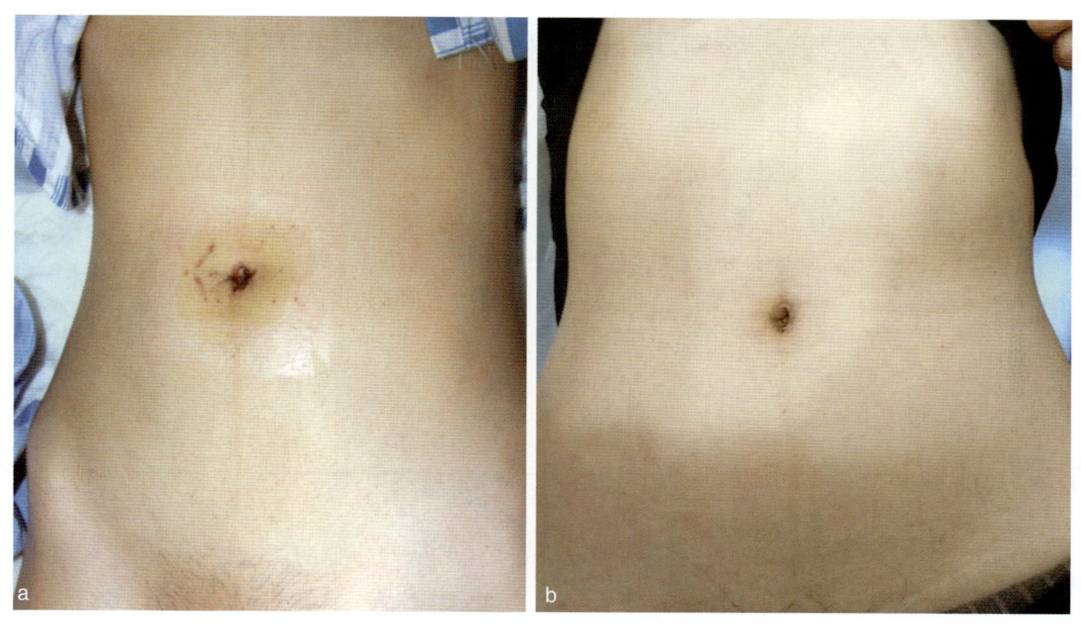

图 67-9　术后腹壁照片
a. 术后 1 周;b. 术后 9 年。

(刘 正　关 旭　王锡山)

第六十八章 纯 NOTES 经肠内镜下阑尾切除手术（阑尾 Ta-NOTES）

经自然腔道阑尾切除术是 NOTES 中最初尝试的术式之一。以往经阴道阑尾切除术和经胃阑尾切除术的病例报道已证实体表无创的 NOTES 阑尾切除术可行。然而，包括腹腔镜阑尾切除术在内的这些术式，依然存在无法切除阑尾开口肿物、术后阑尾残株炎的可能。纯 NOTES 经肠内镜下阑尾切除手术可以避免这些问题，并已有了初步的成效。

第一节 适应证与禁忌证

【适应证】

1. 阑尾开口占位性病变（直径小于 2cm）。
2. 盲肠侧向发育性肿瘤累及阑尾开口。
3. 急性单纯性阑尾炎。
4. 反复发作的慢性阑尾炎。

【禁忌证】

1. 全身情况极差，或伴有严重的心肺功能障碍，无法耐受全身麻醉或气腹的患者。
2. 严重腹腔感染或粘连者，腹腔广泛粘连难以在镜下良好显露者。
3. 坏疽性及穿孔性阑尾炎、阑尾周围脓肿、合并严重腹膜炎及严重全身感染的急性阑尾炎者。
4. 妊娠 6 个月以上。
5. 由于各种原因无法行肠道准备者。

第二节 手术操作步骤、技巧与要点

1. **肠道准备** 患者流质饮食 1 天，常规口服复方聚乙二醇散行肠道准备。消毒肠镜进镜至盲肠，使用生理盐水冲洗肠腔后吸净至无粪质残留。

2. 肠壁切开　全身静脉麻醉下取左侧卧位行肠镜下治疗，寻找阑尾开口(图 68-1),沿阑尾开口旁进行黏膜下注射,使用黏膜切开刀逐步环周切开结肠黏膜(图 68-2),直至全层切开,肠镜进入腹腔(图 68-3)。

图 68-1　阑尾开口

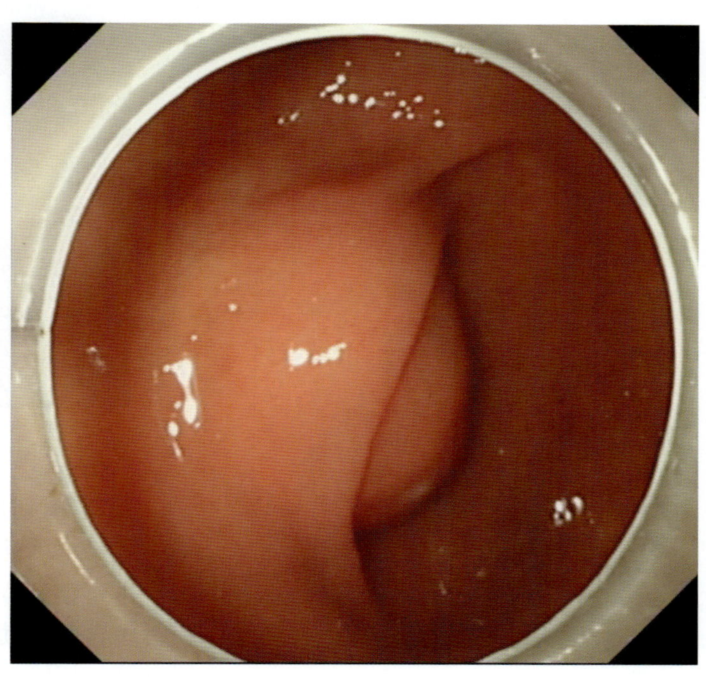

图 68-2　环周切开阑尾开口周围黏膜

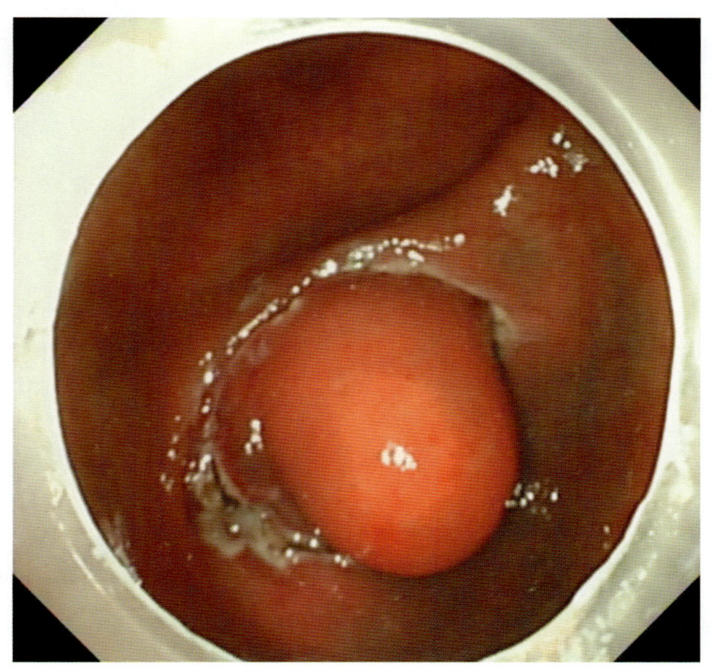

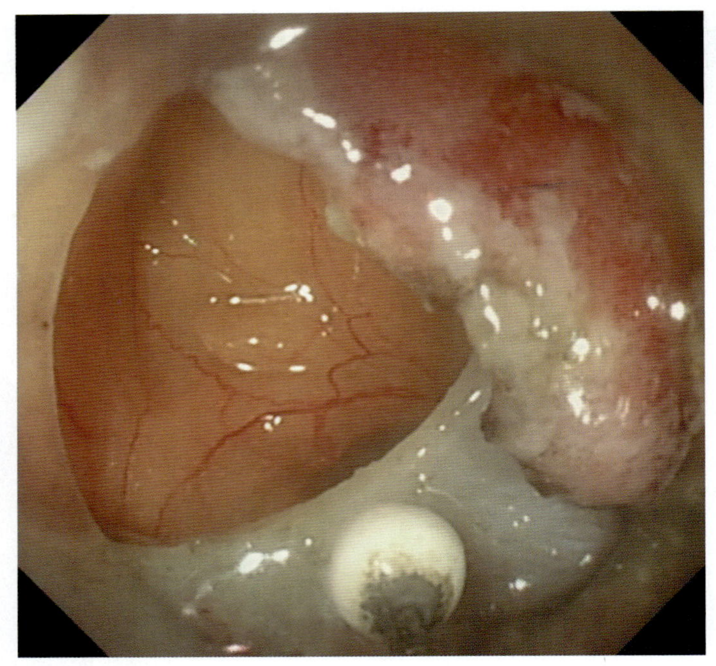

图 68-3　全层切开肠壁进入腹腔

3. 游离切除阑尾　肠镜进入腹腔后，使用黏膜切开刀（根据病变及周围结构选择钩刀、IT 刀等）逐步沿阑尾根部向头端进行游离切除（图 68-4）。分离过程中，注意分离阑尾系膜时内含阑尾动、静脉，骨骼化血管后使用止血钳电凝烧灼阑尾血管。切除过程中，注意腹腔内压力，必要时细针穿刺腹壁排气。

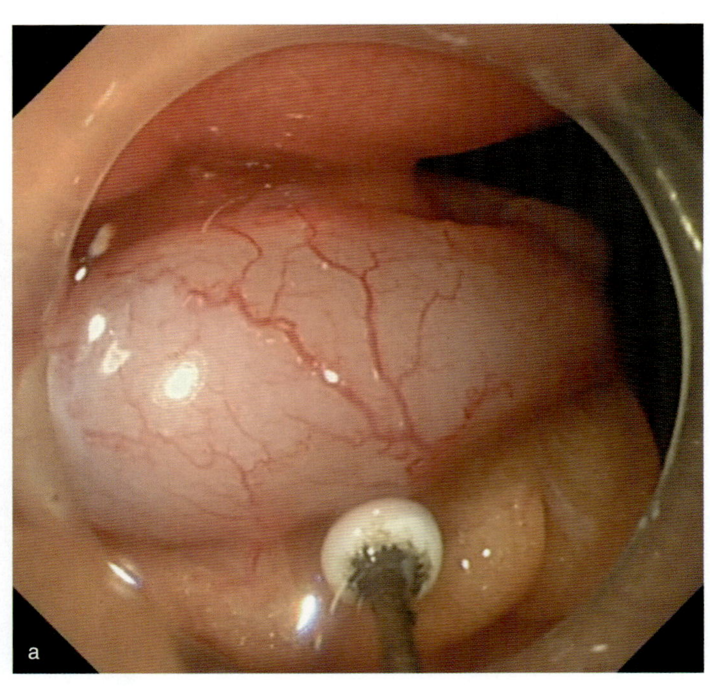

图 68-4　游离切除阑尾

a. 暴露阑尾并进行游离；
b. 逐步游离至阑尾头端；
c. 完全游离阑尾。

图 68-4(续)

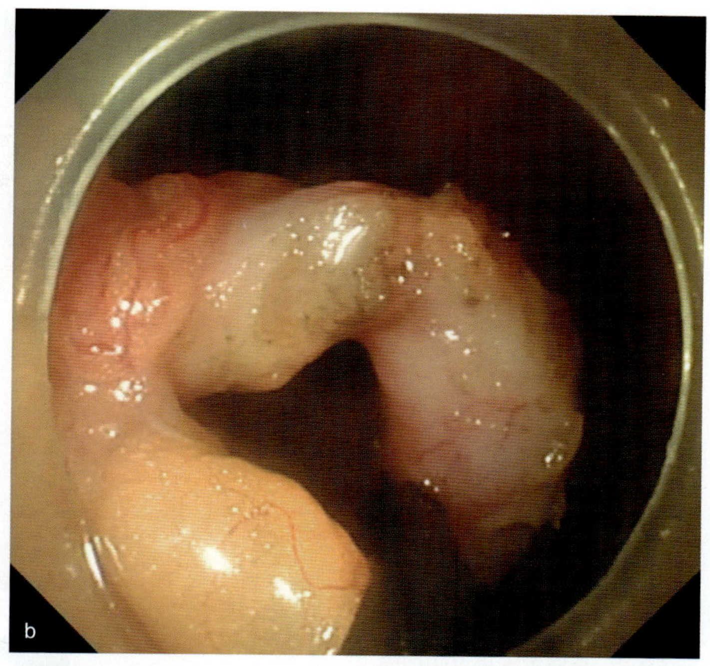

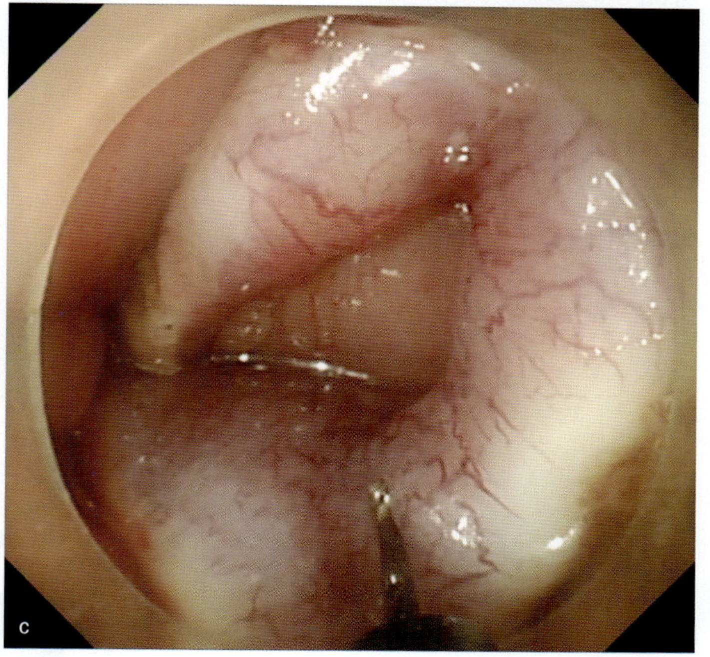

4. 肠壁切口缝合 再次进镜至盲肠，阑尾全层切除创面(图 68-5)予止血钳充分止血后，使用金属夹完整夹闭创面(图 68-6、图 68-7)，并使用尼龙绳于金属夹基底部加固(图 68-8~图 68-10)。尽量吸尽肠腔内气体后退镜，使用圈套器将阑尾标本经肛取出(图 68-11)。必要时留置肛管接引流袋。

图 68-5　阑尾全层切除创面

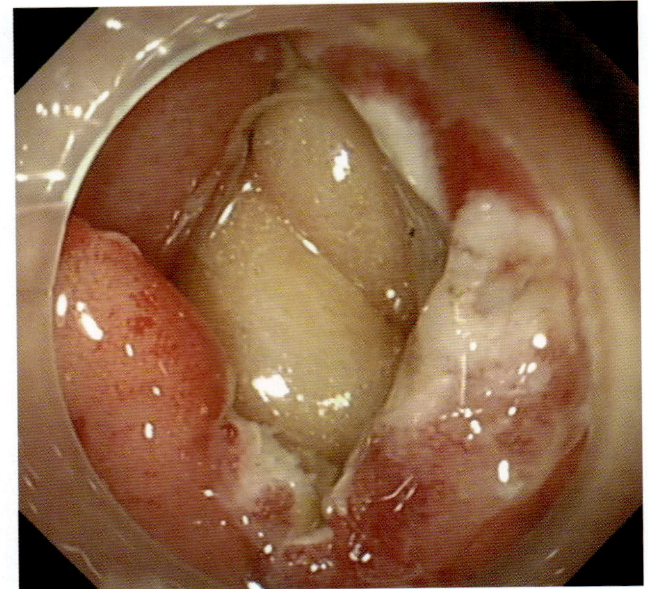

图 68-6　金属夹逐步夹闭创面

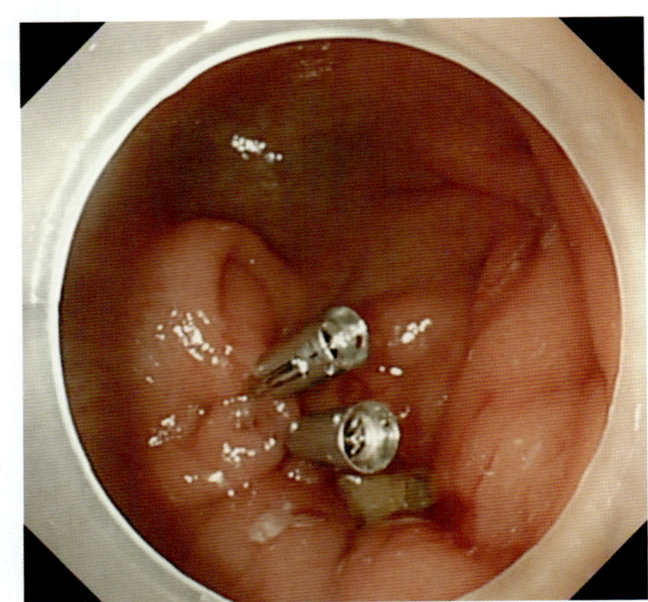

图 68-7　金属夹完全夹闭创面

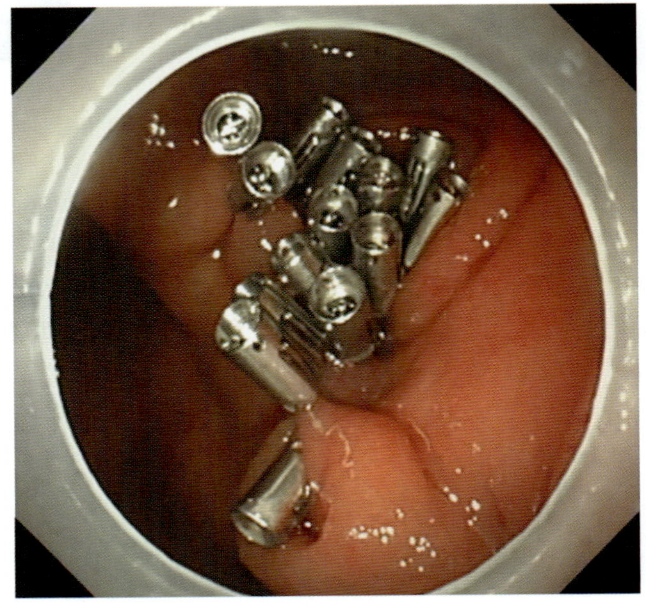

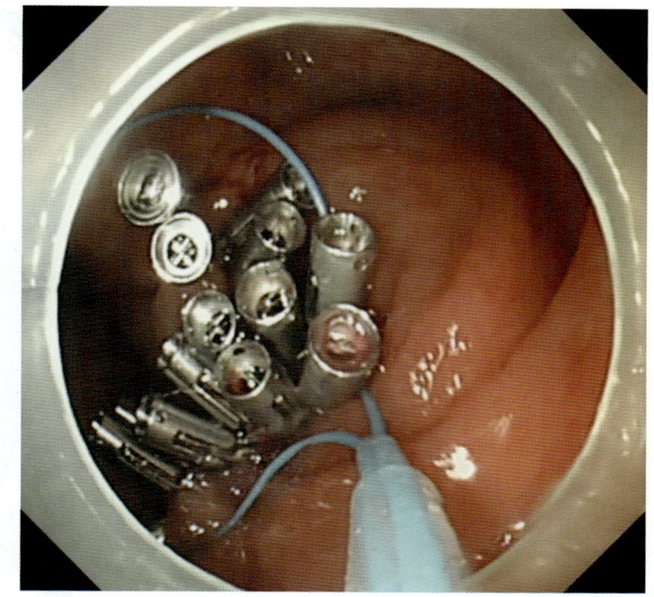
图 68-8　尼龙绳套于金属夹根部

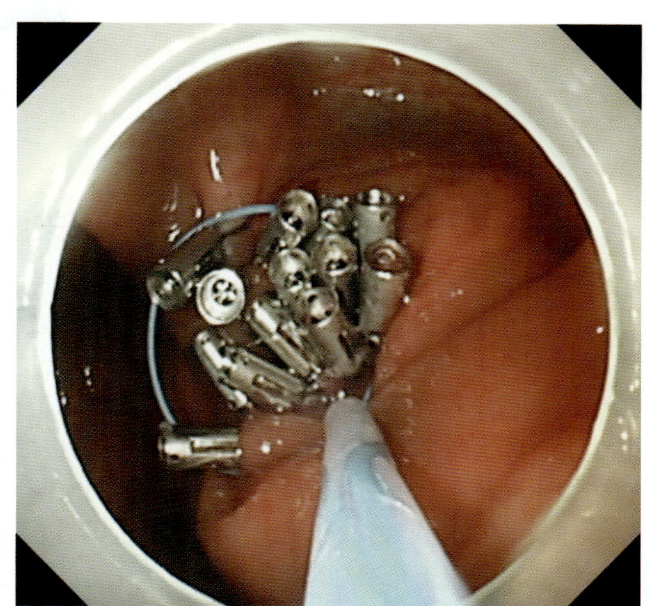
图 68-9　逐步收紧尼龙绳

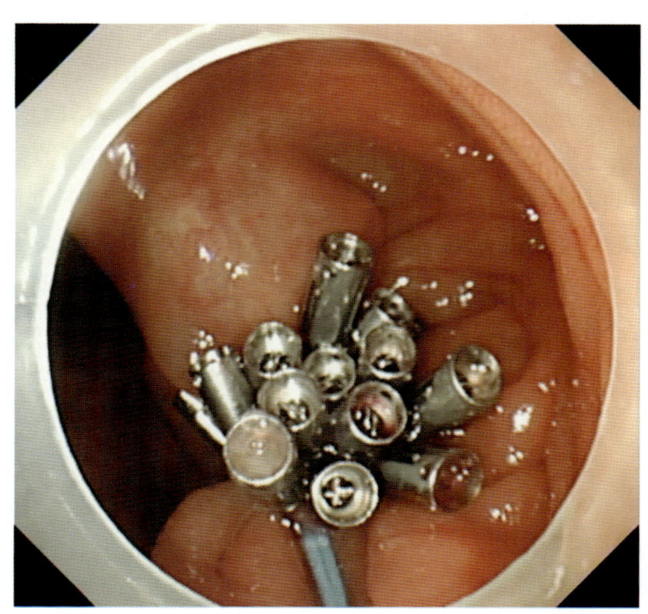
图 68-10　尼龙绳于金属夹基底部加固

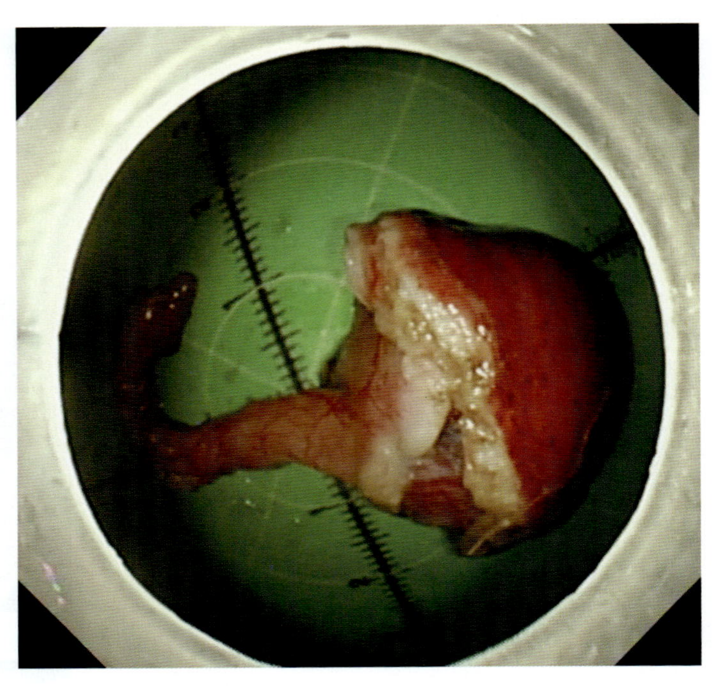

图 68-11 完整切除阑尾标本

第三节 手术相关要点、难点、热点剖析

内镜下经盲肠阑尾切除术兼顾了 NOTES 体表无创的优点，又避免了其他无关脏器的损伤。经肠阑尾切除术无腹壁切口，经由盲肠腔内行全层切除，避免了术后发生腹壁切口感染、切口疝、阑尾残株炎等传统阑尾切除术后并发症发生的可能。同时，对于盲肠侧向发育性肿瘤累及阑尾开口的病例，使用内镜黏膜下剥离术结合纯 NOTES 经肠阑尾切除术的方式可避免术中阑尾开口处病灶残留、术后复发的可能。在内镜下剥离阑尾的过程中，可以在直视下观察阑尾血管并进行确切电凝烧灼，避免损伤周围组织及脏器。纯 NOTES 经肠内镜下阑尾切除术患者术后恢复快，术后近期并发症发生率低，是一项安全、有效的手术方式。内镜下全层切除术不仅可以广泛应用于上消化道，还有望在不久的将来应用于右半结肠、下消化道的病变。

内镜下经盲肠阑尾切除术的难点在于全层切除过程中对血管的处理、出血的控制以及创面的缝合。以往认为，内镜下对阑尾动脉的处理较为困难，但在实际手术过程中，内镜直视下可以清晰显露动脉，对血管进行骨骼化处理后应用止血钳可以更为精确地对血管进行电凝、烧灼处理。需要注意的是，全层切除过程中，肠壁浆膜面的出血是内镜治疗仍需谨慎避免的情况。应用 IT 刀、使用切凝混合模式进行操作可以降低出血的风险。另外，肠壁全层切除后的创面缝合与上消化道缝合的方式略有差异，先使用金属夹夹闭后再以尼龙绳进行根部结扎加固可以降低术后肠壁缺损创面裂开的可能。

内镜下经盲肠阑尾切除术的推广仍需时日，有关术前准备、是否需要留置腹腔引流等问题仍需进行全面论证。但是，随着 NOTES 技术的不断发展和相关器械、配件的不断创造更新，相信在不久的将来，内镜下经盲肠阑尾切除术将会成为常规手术之一，为更多的患者提供更安全、有效、微创的治疗。

（钟芸诗　周平红）

第六十九章　经肛门全直肠系膜切除手术(taTME)

【前言】

直肠 taTME 手术是经肛门内镜显微手术(transanal endoscopic microsurgery, TEM)、经肛微创手术(transanal microinvasive surgery)、经腹切除经肛门拖出吻合手术及 TME 等的有机结合,符合 NOTES 理念范畴。在我国,taTME 手术标本多经肛门取出,从这一角度来看,taTME 又属于 NOSES 的范畴。目前相关临床研究表明,taTME 在保证肿瘤根治性切除的基础上,又可最大限度地保留器官和保护神经功能,对低位直肠癌可以实现最大限度保肛手术,改善了患者的术后生活质量。根据 taTME 实施策略的不同,又分为完全 taTME 和腹腔镜辅助 taTME。直肠 taTME 手术与传统的直肠手术存在一定区别,首要的是其与传统经腹操作术式的入路相反,因此 taTME 存在独特技术特点,操作要求较高,学习曲线也较传统手术为长。

第一节　适应证与禁忌证

【适应证】

1. 中低位直肠癌,尤其是距肛缘 5cm 以下的低位直肠癌。
2. 直肠上段肿瘤,但与膀胱或子宫、精囊腺粘连紧密,经腹入路难以明确肿瘤下缘者。
3. 直肠弥漫性海绵状血管瘤等累及直肠下段及肛管的各种良性疾病。
4. 有腹部手术史,腹腔粘连者。

【禁忌证】

1. 肛门狭窄或有损伤史者。
2. 全身状态和各脏器功能不能耐受手术和麻醉。
3. 广泛远处转移,无法完整切除,无须急诊处理并发症者。

第二节　麻醉、体位、戳卡位置与术者站位

【麻醉方式】

全身麻醉或全身麻醉联合硬膜外麻醉。

【手术体位】

采用头低足高的截石位，双侧下肢需抬高并外展，患者臀部要超出手术床边缘以充分显露肛门，保证肛门侧有足够的操作空间，准备与手术床平齐的操作台以备放置器械（图 69-1）。

图 69-1　患者体位

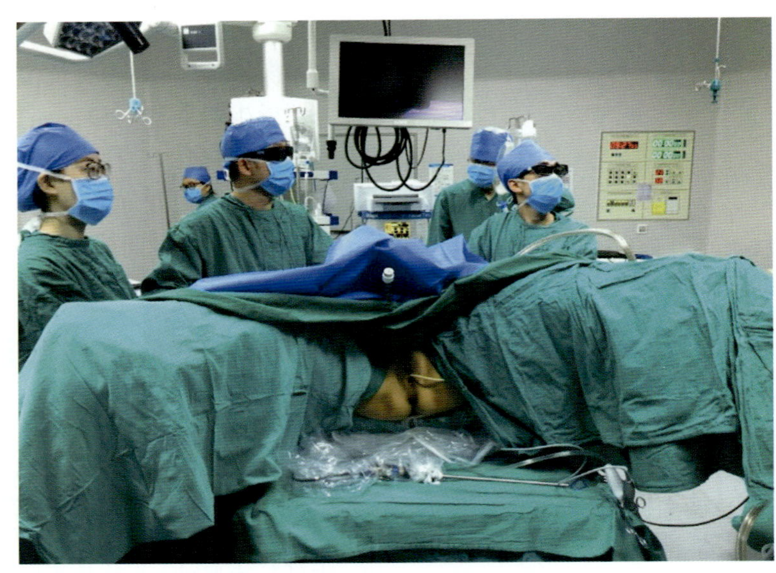

【戳卡位置】

经腹腹腔镜操作部分的戳卡位置与传统直肠 TME 手术一致。

【术者站位】

经腹手术时，站位同常规腹腔镜辅助 TME 手术。经肛手术操作时，术者坐在患者两腿之间（图 69-2）。

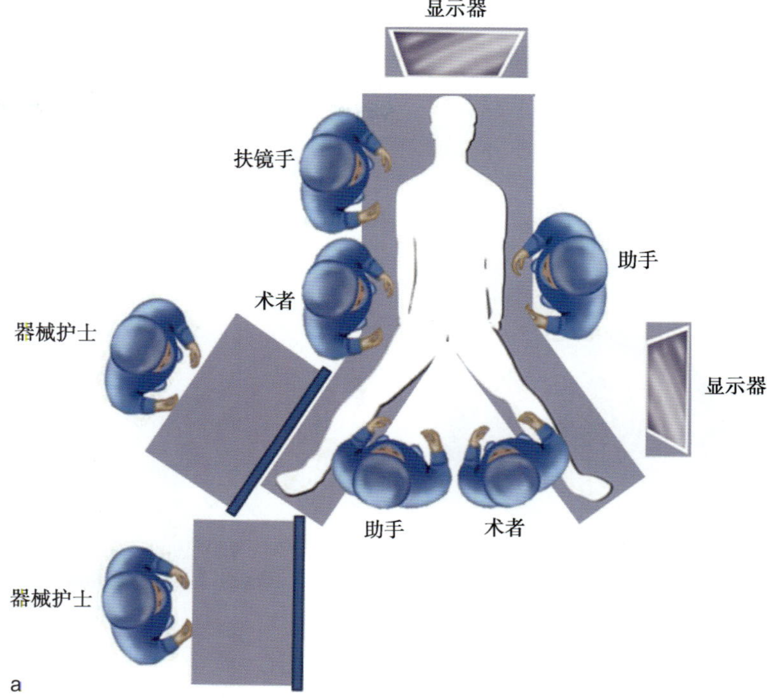

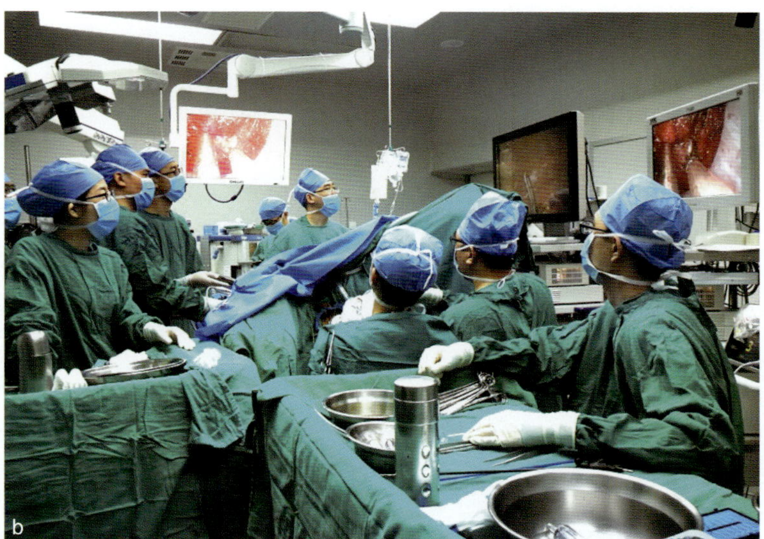

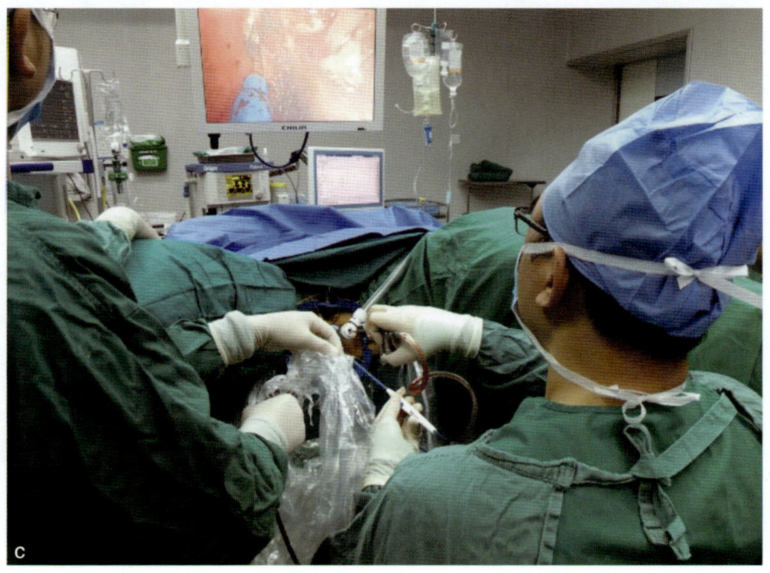

图 69-2 术者站位

a. 术者站位；

b. 联合经肛手术的术者位置；

c. 完全经肛手术的术者位置。

【特殊手术器械】

经肛开放手术操作平台，恒压气腹机，肛门拉钩（图 69-3~图 69-5）。

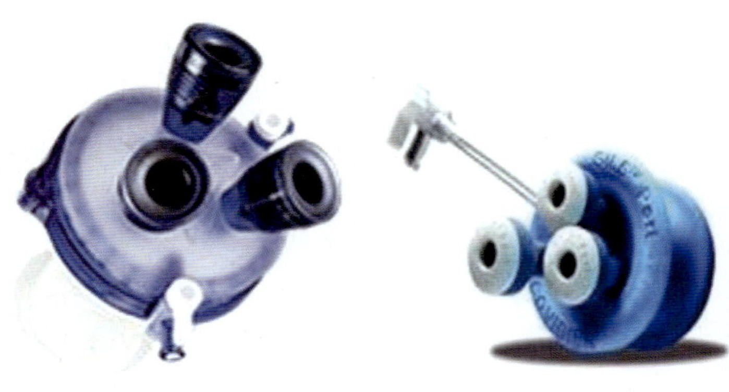
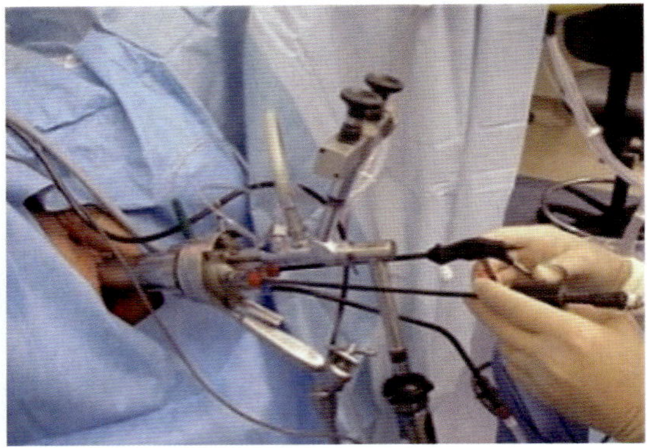

图 69-3 常用的经肛开放手术操作平台

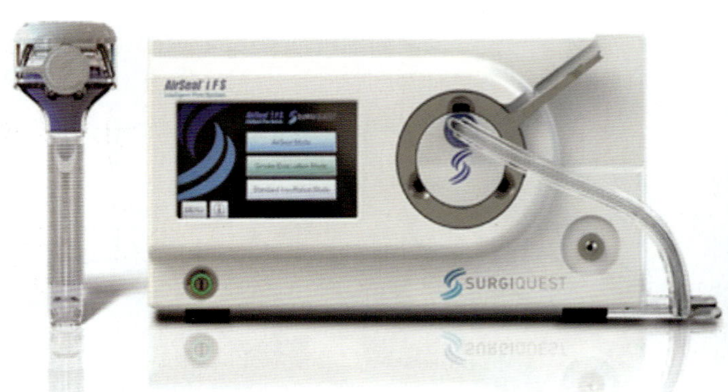

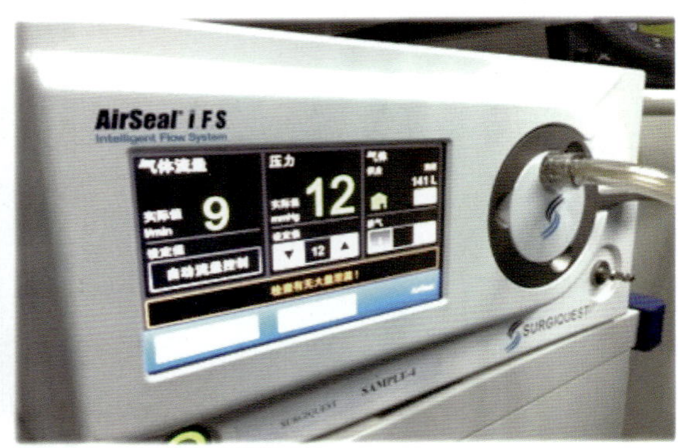

图 69-4 恒压气腹机

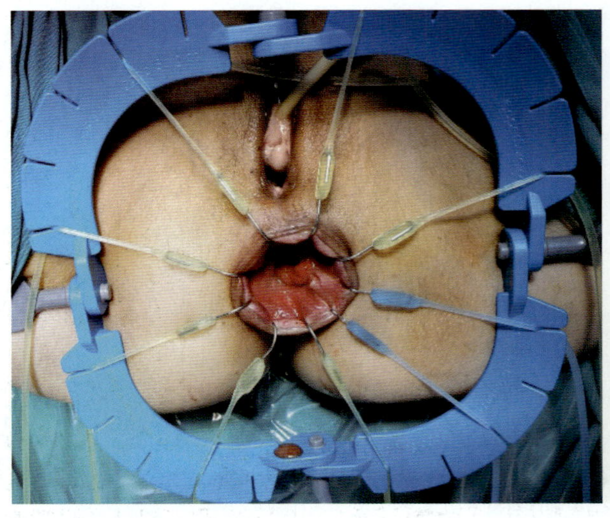
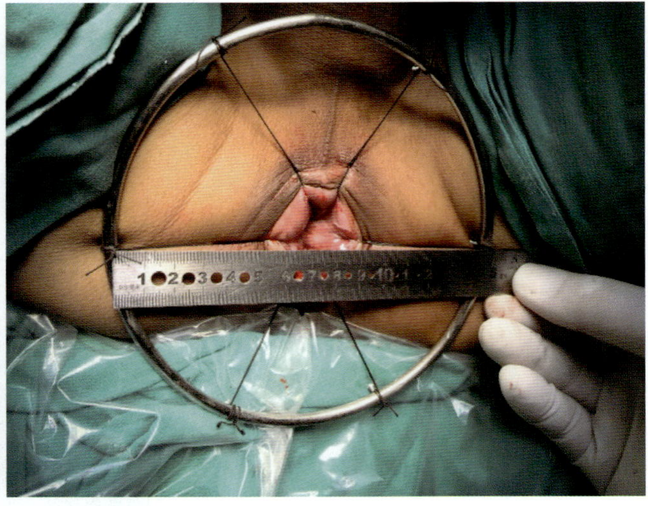

图 69-5 肛门拉钩

第三节 手术操作步骤、技巧与要点

一、腹腔镜辅助 taTME

【经腹操作部分】

经腹腹腔镜手术步骤与传统腹腔镜直肠 TME 操作步骤大致一致。

腹腔镜下按照 TME 原则游离直肠系膜至盆底，经腹手术的建议止点：直肠前方切开腹膜反折，直肠后方系膜游离至第 3 骶椎骶骨直肠韧带水平。两侧切开侧腹膜约 2cm。达到经腹止点后，建议在骶前放置纱布块吸收局部渗液，同时为经肛手术骶前操作平面提供辨识。

有时为保证经肛拖出标本，且吻合口无张力，需游离结肠脾曲。

【经肛操作部分】

1. 会阴区消毒，碘附溶液冲洗肠腔，充分扩肛后用肛门拉钩牵开肛门（图 69-6）。

图 69-6 肛门拉钩牵开肛门

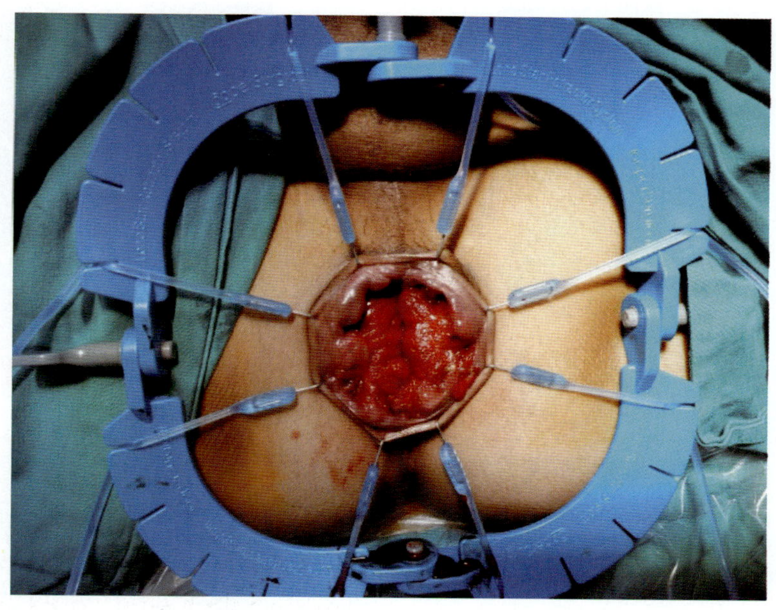

2. 对于肿瘤下缘距离肛缘不足 5cm 的直肠癌患者，先直视下用半圆肛窥器显露肿瘤（图 69-7），距肿瘤下缘 1~2cm 处做荷包缝合，封闭肠腔，隔离肿瘤，充分冲洗（图 69-8）。而后在荷包缝线下缘环形依次分层切开肠壁全层（图 69-9），必要时切除部分或全部内括约肌，进入直肠与周围脏器之间间隙（图 69-10）。对于已累及肛管的疾病，需先切开肠壁方能进行荷包线缝合。

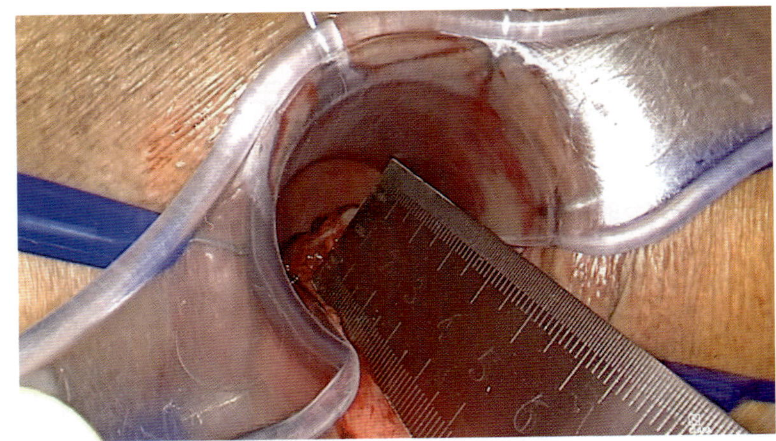

图 69-7　半圆肛窥器显露肿瘤

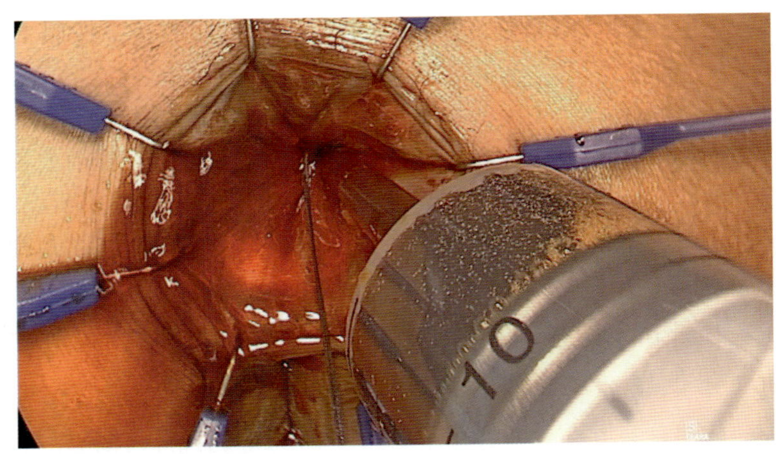

图 69-8　荷包缝合隔离肿瘤并冲洗

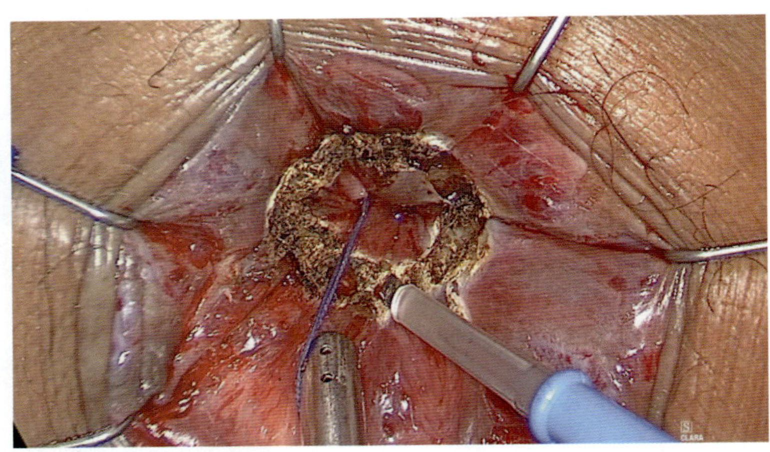

图 69-9　直视下切开肠壁

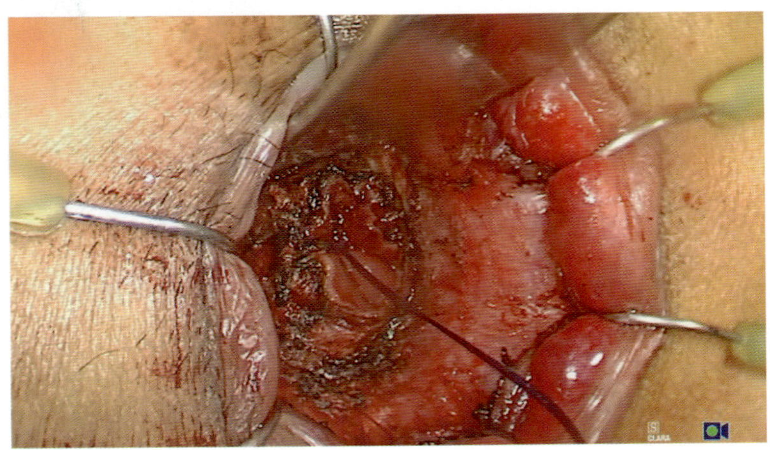

图 69-10　直视下游离出层面

3. 直视下游离 4cm 以上后,可置入经肛手术操作平台和手术器械。用恒压气腹机建立气腔,压力维持在 12~15mmHg,沿层面从下往上进行分离。

4. 对于肿瘤下缘距离肛缘 >5cm 的患者,可先直接放入操作平台后,完全在腔镜下完成以上操作(图 69-11)。

图 69-11　全腔镜下游离

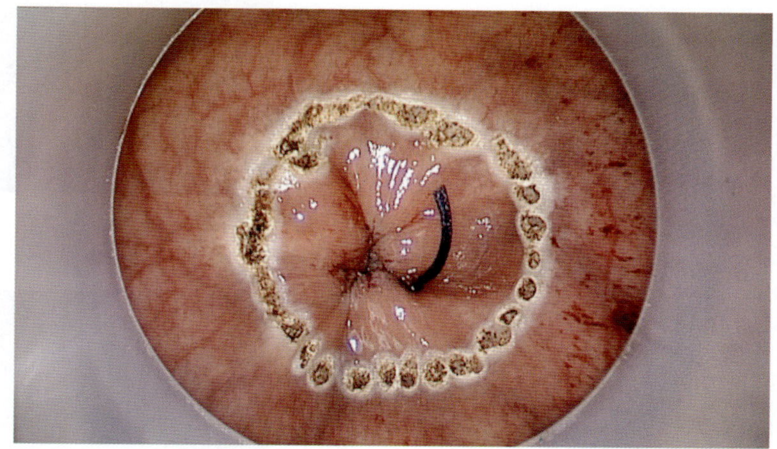

5. 游离过程中,先环形标记切缘,从侧方由里向外全层切开,切开联合纵肌后即可看到盆膈上筋膜(图 69-12),此时已进入游离层面,沿层面由远端往近端向前后两方拓展,同法游离对侧,往前方拓展过程中进入前方迪氏筋膜间隙(图 69-13),后方进入直肠后方间隙(图 69-14),男性患者低位前方游离时注意直肠尿道肌,后方注意 hiatal 韧带(图 69-15)。继续循盆筋膜脏层与壁层间的“神圣平面”环形自下向上游离直肠系膜,直至与腹部操作平面会合(图 69-16~ 图 69-19),即完成全直肠系膜的游离。

图 69-12　联合纵肌

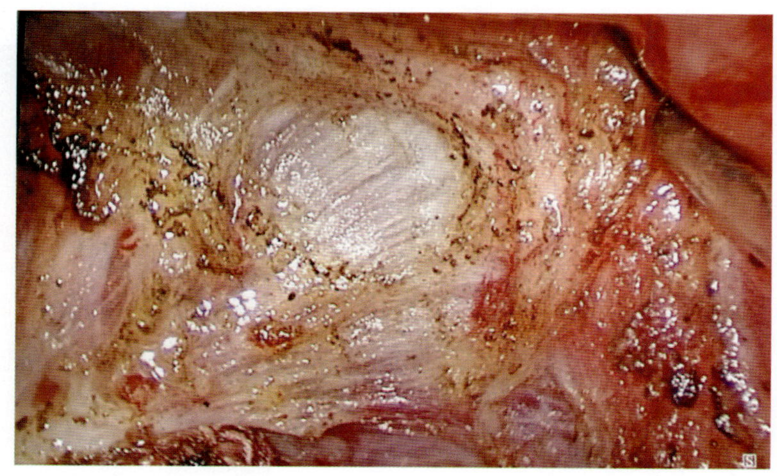

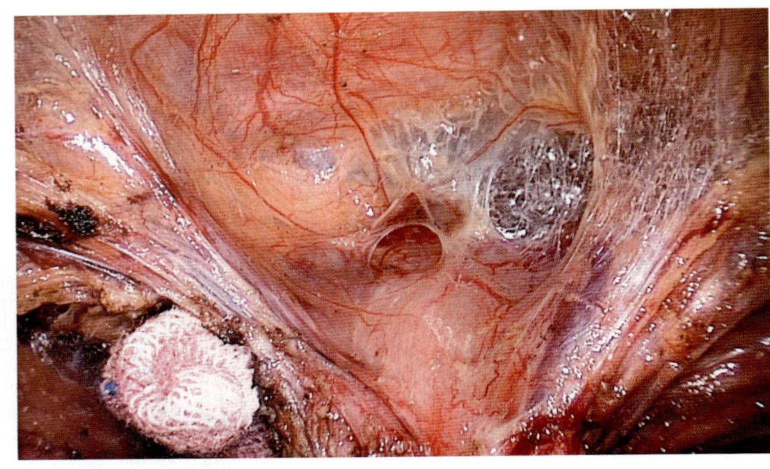

图 69-13　直肠前方迪氏筋膜间隙及双侧韧带

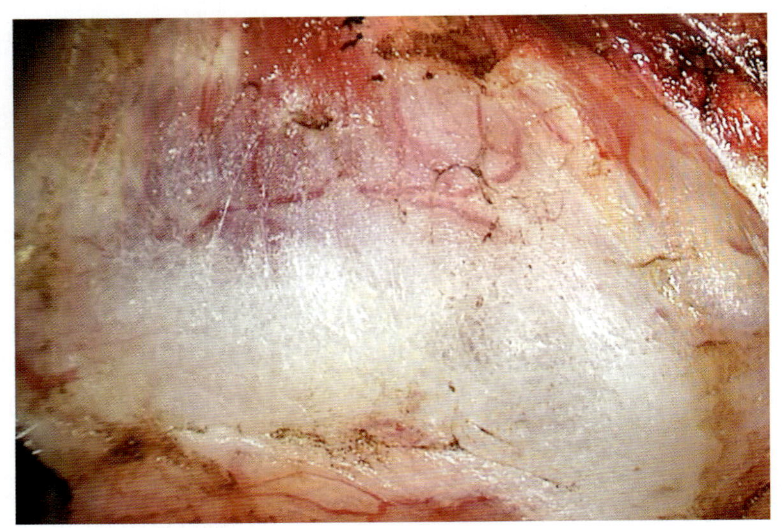

图 69-14　直肠后方间隙

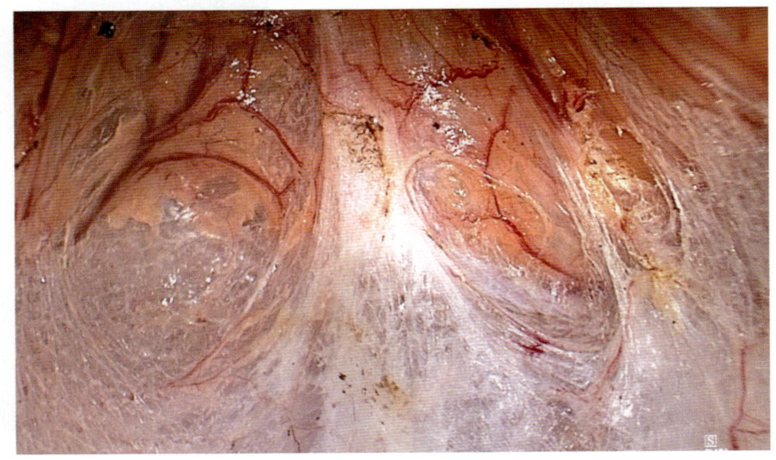

图 69-15　hiatal 韧带

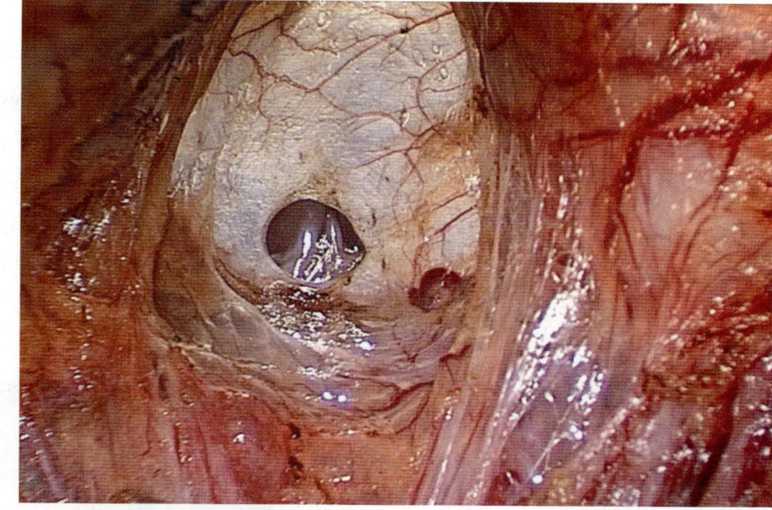
图 69-16　切开腹膜反折

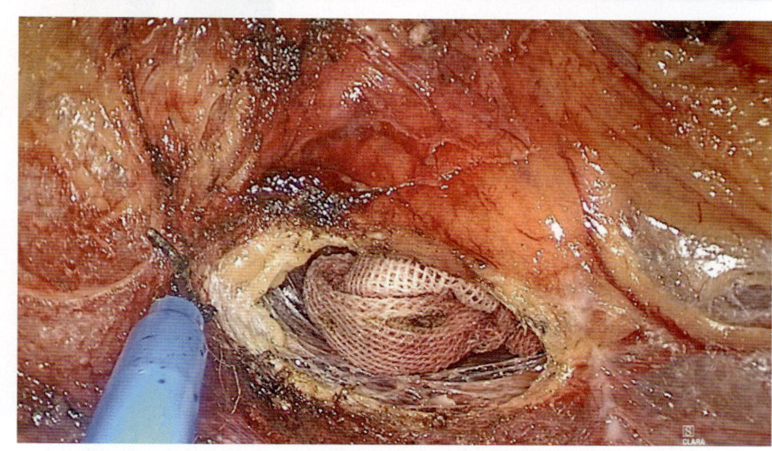
图 69-17　后方会合

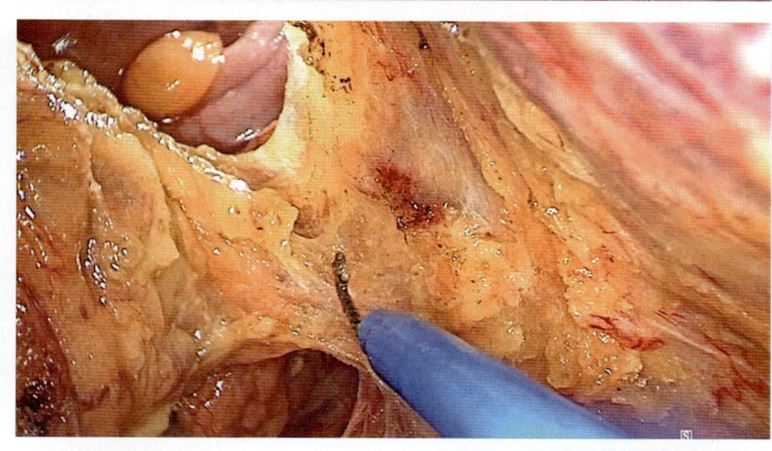
图 69-18　左侧上下会合

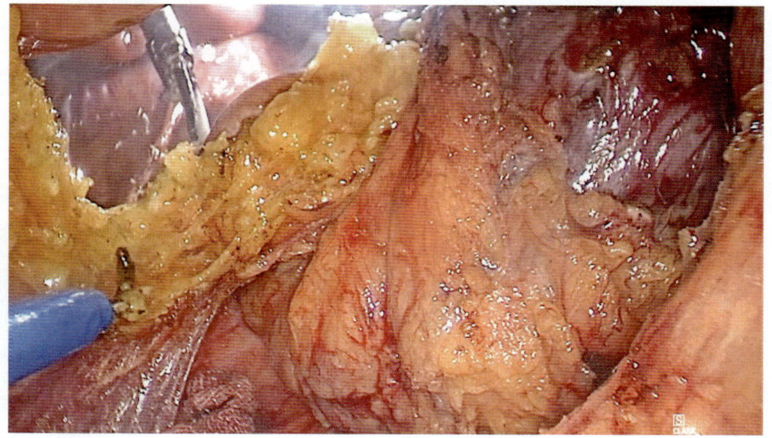
图 69-19　右侧上下会合

【标本移除及消化道重建】

1. 移去操作平台，置入切口保护套，经肛拖出直肠癌手术标本（图 69-20）。如果标本太大，需另外做腹部切口移除标本（图 69-21）。按肿瘤根治原则裁剪系膜，距肿瘤近端 10cm 以上离断肠管。然后进行盆腔冲洗（图 69-22），检查创面（图 69-23~图 69-26）。

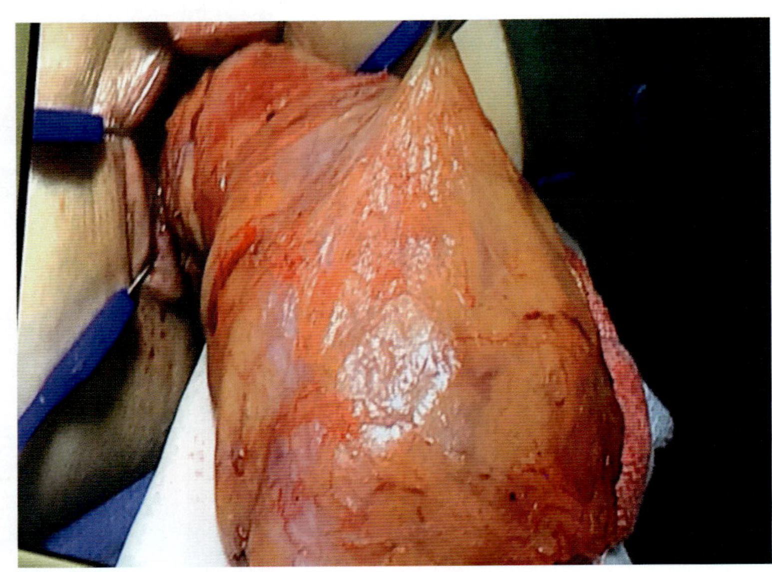

图 69-20 经肛移除标本

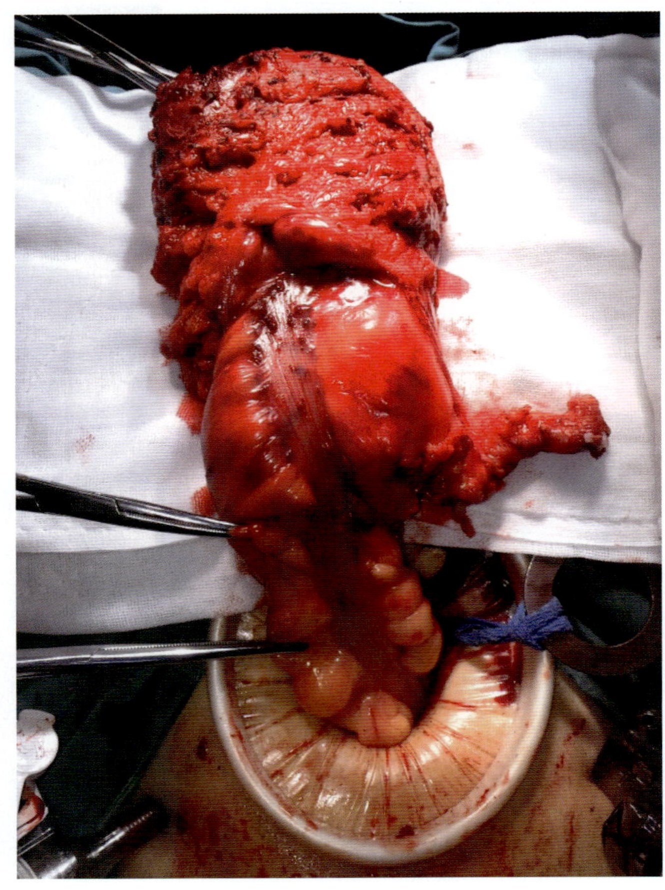

图 69-21 经腹移除标本

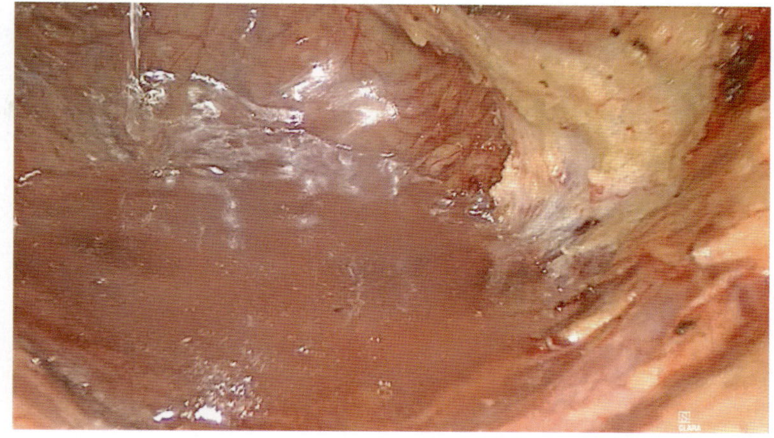

图 69-22　盆腔冲洗

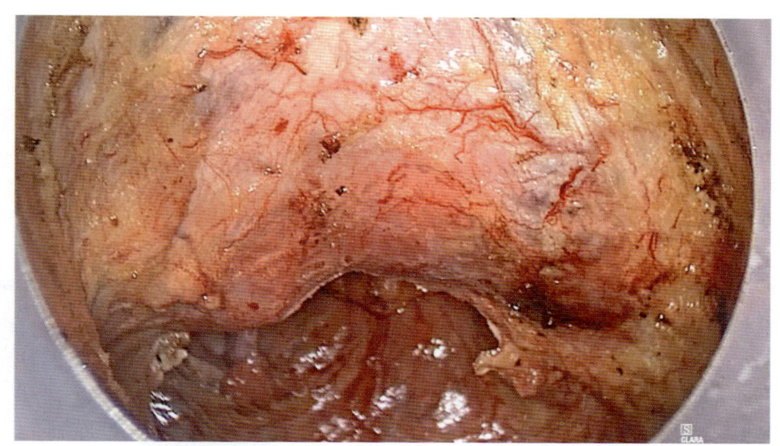

图 69-23　前方术后创面

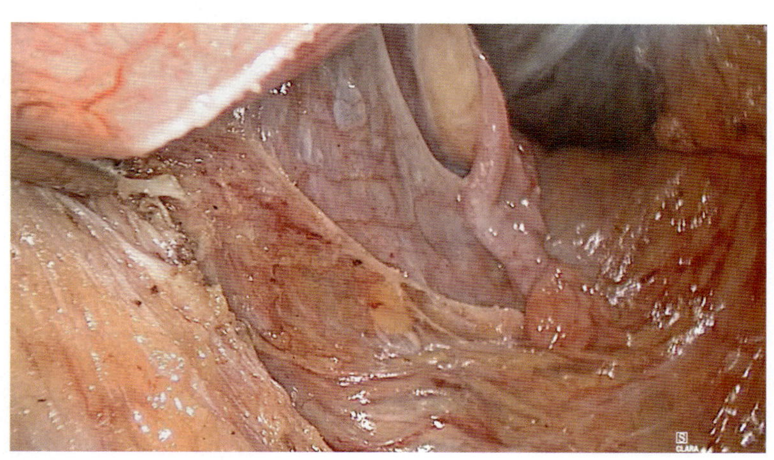

图 69-24　右侧术后创面

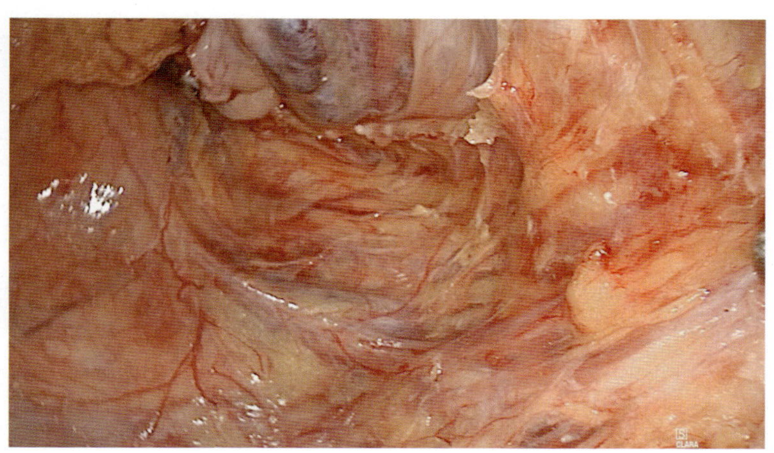

图 69-25　左侧术后创面

图 69-26 后方术后创面

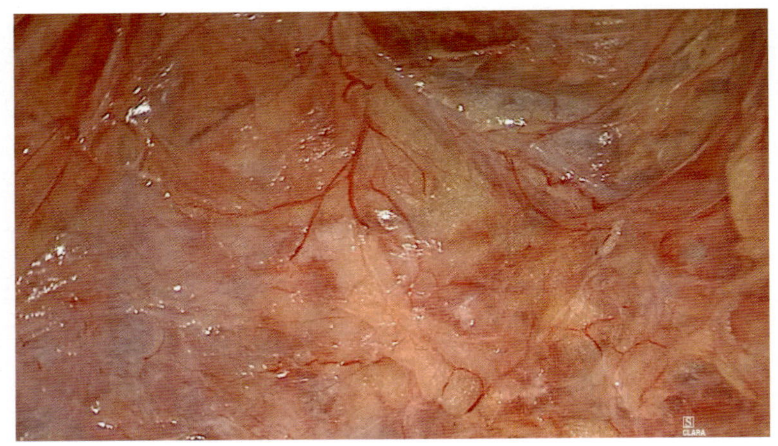

2. 如果切缘距齿状线 2cm 以上，可以用吻合器吻合的方式重建消化道，将抵钉座置入近端肠管，经肛侧断端完成全层荷包缝合后，将荷包线收紧在已还纳入盆腔的抵钉座连接杆上，确定肠管无扭转后将吻合器与外置中心杆对接，完成端端吻合(图 69-27)。

图 69-27 吻合器吻合

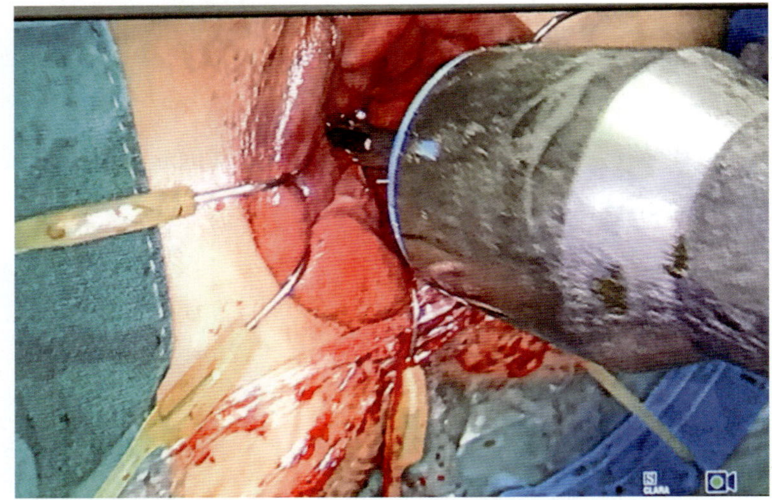

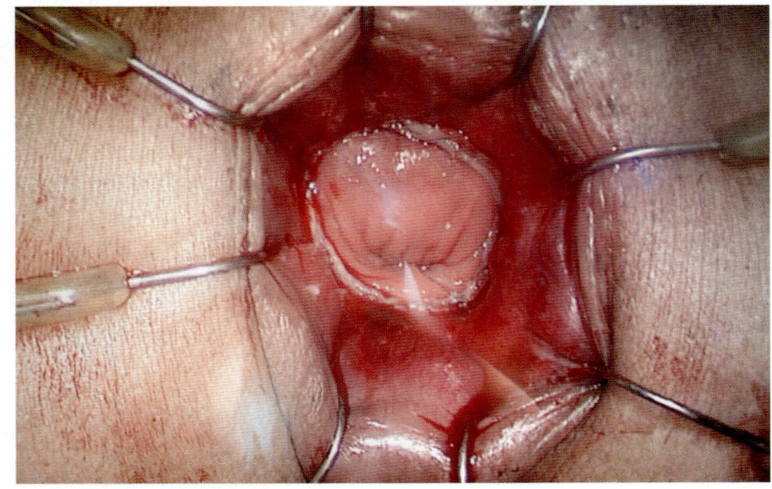

3. 如果吻合口距齿状线 2cm 以内，可在直视下用 3-0 或 2-0 倒刺线进行连续全层肠管端端吻合(图 69-28)。

图 69-28　倒刺线连续缝合完成吻合

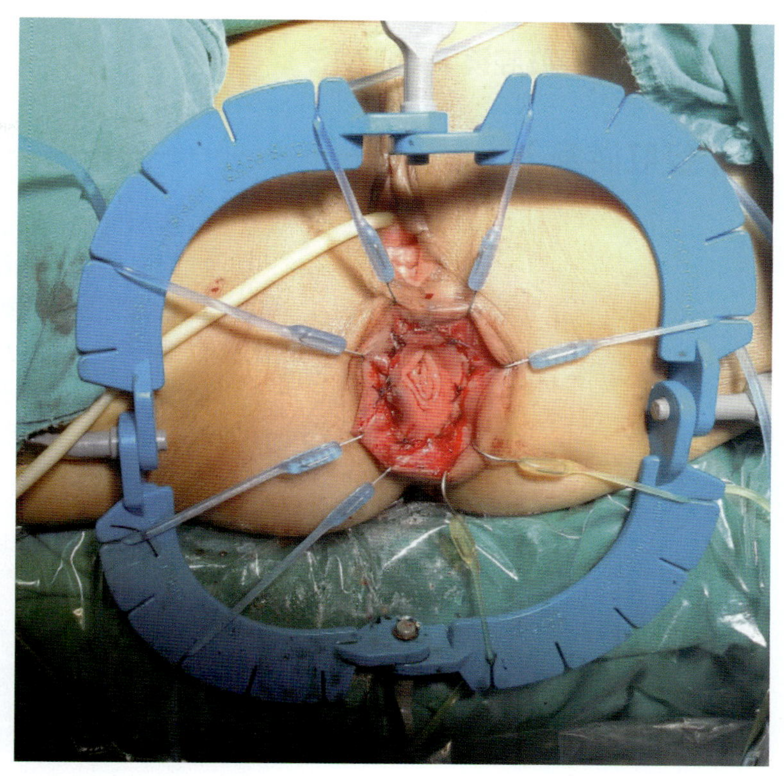

【引流管及保护性造口】

经腹部戳孔放置盆腔引流管，新辅助放疗后低位直肠癌，吻合不满意者行保护性回肠造口，放置肛管(图 69-29)。

图 69-29　盆腔引流管及肛管

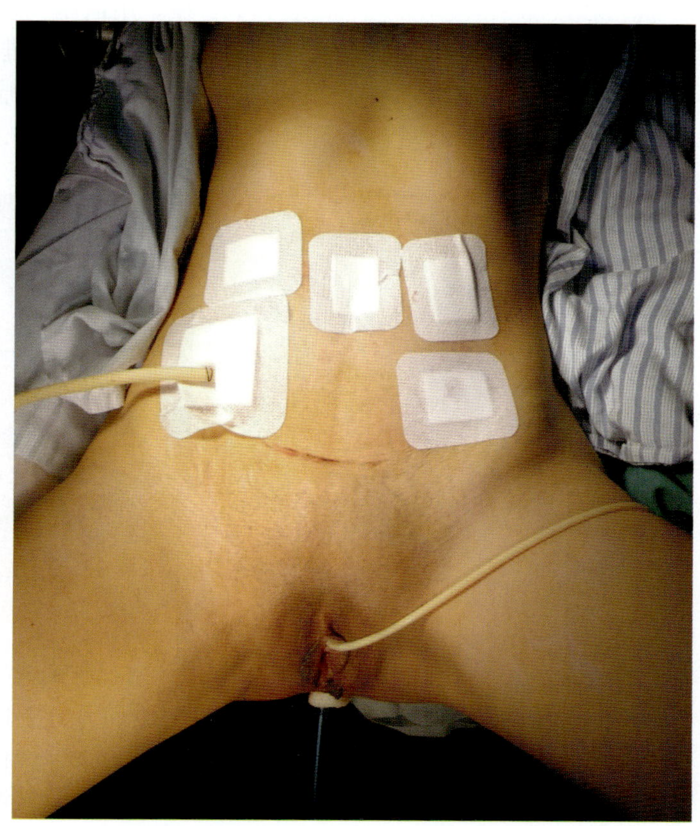

二、完全经肛腔镜下 taTME

【经肛游离】

1. 会阴区消毒，充分扩肛后用肛门拉钩牵开肛门。

2. 对于肿瘤下缘距离肛缘 5cm 以下的直肠癌患者，用半圆肛窥器显露肿瘤，直视下距肿瘤下缘 1~2cm 处做荷包缝合，封闭肠腔，隔离肿瘤（图 69-30）。冲洗远端肠腔。而后在荷包缝线下缘环形依次分层切开肠壁全层，顺利进入直肠与周围脏器之间间隙。对于已累及肛管的疾病，需先切开肠壁，必要时切除部分或全部内括约肌后，方能进行荷包缝合。

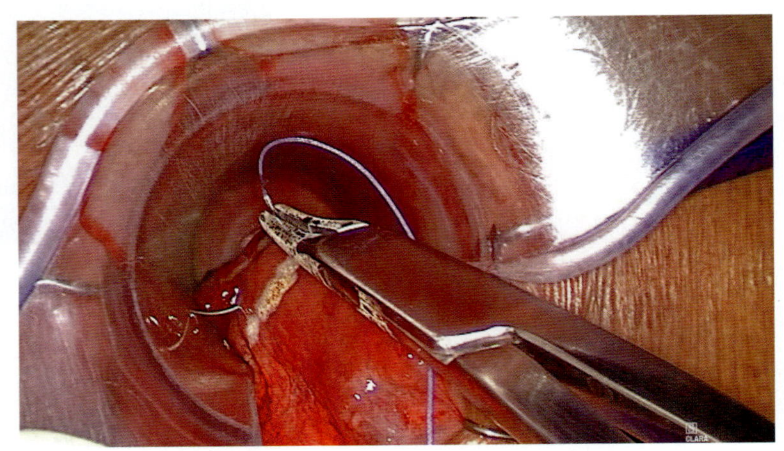

图 69-30　肿瘤下缘行荷包缝合及切开标记

3. 直视下游离约 4cm 后，置入经肛手术操作平台和手术器械。用恒压气腹机建立气腔，压力维持在 12~15mmHg，沿游离层面从下往上进行分离。

4. 对于肿瘤下缘距离肛缘 >5cm 的患者，可直接放入操作平台，建立气腔，在腔镜下完成荷包缝合（图 69-31）。

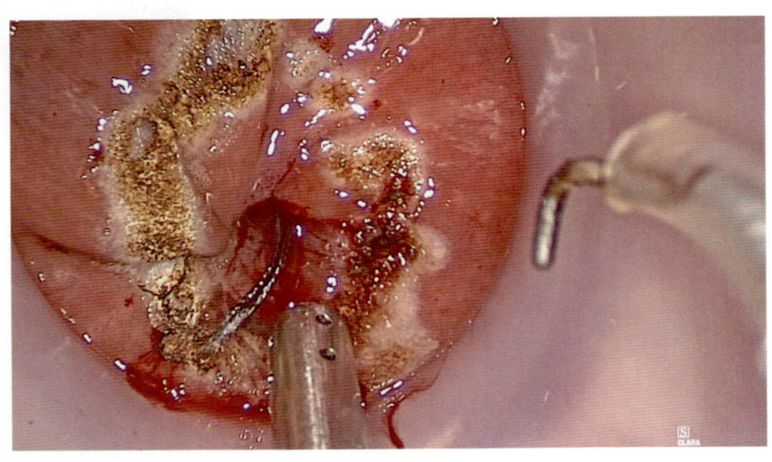

图 69-31　腔镜下环形标记切缘

5. 游离过程中，先环形标记切缘，从侧方开始由里向外全层切开（图 69-32），切开联合纵肌后即可看到盆膈上筋膜（图 69-33），此时已进入游离层面，沿层面由远端往近端向前后两方拓展，同法游离对侧，往前方拓展过程中进入前方迪氏筋膜间隙,后方进入直肠后间隙,男性患者低位前方游离时注意直肠尿道肌,后方注意 Hiatal 韧带**(图 69-34)**。

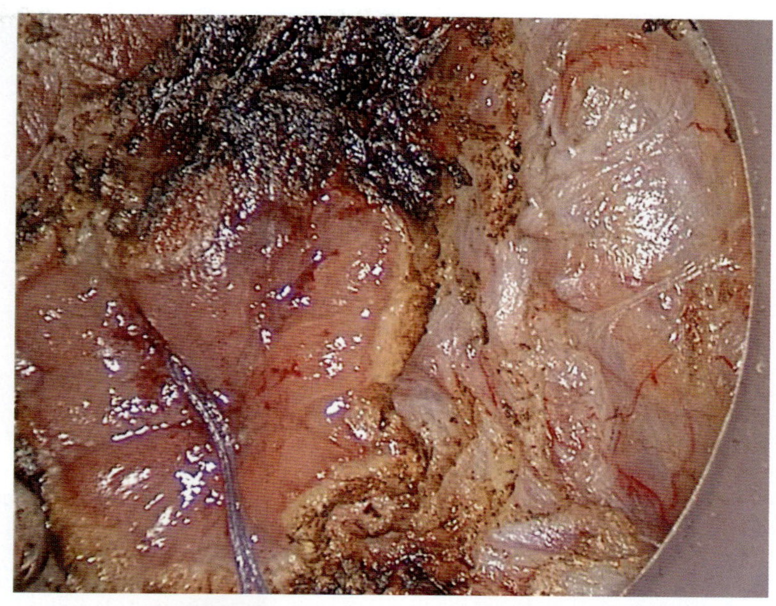

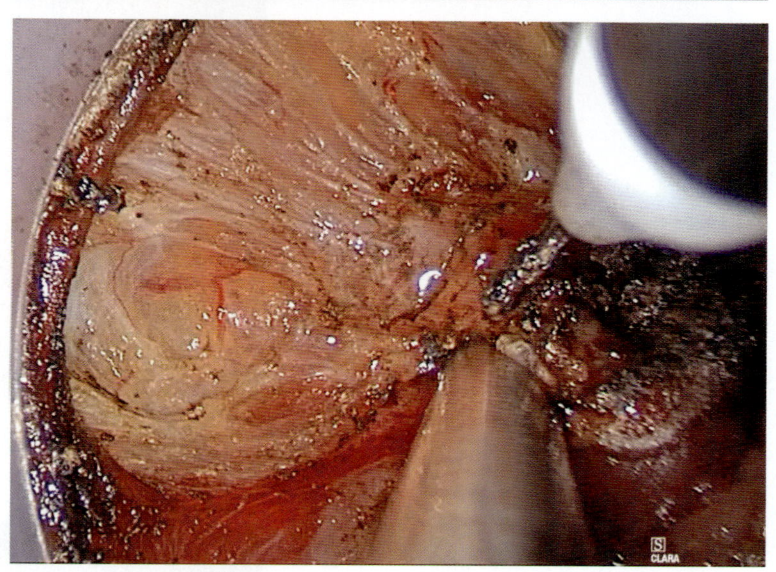

图 69-32　侧方开始游离切开肠壁全层

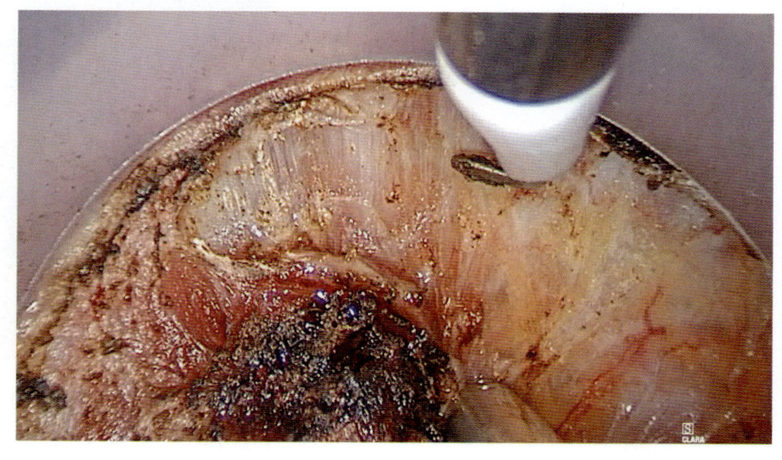

图 69-33　前方切开联合纵肌,进入游离层面

6. 继续循盆筋膜脏层与壁层间的"神圣平面"环形自下向上游离直肠系膜。后方切开直肠骶骨筋膜**(图 69-35)**,继续沿直

肠后间隙向近端游离，直至骶岬平面。侧方同样沿层面在两侧侧韧带内侧向近端游离。

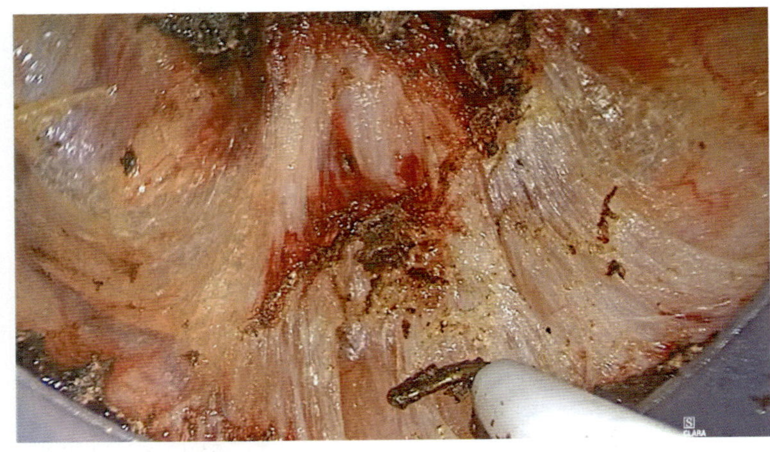

图 69-34　后方切开 Hiatal 韧带

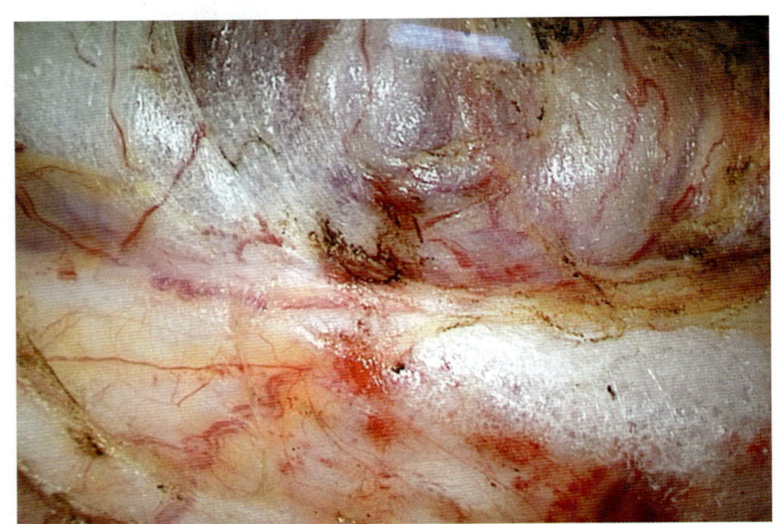

图 69-35　直肠骶骨筋膜

7. 前方沿迪氏筋膜间隙继续向近端分离，打开腹膜反折，进入腹腔（图 69-36）。

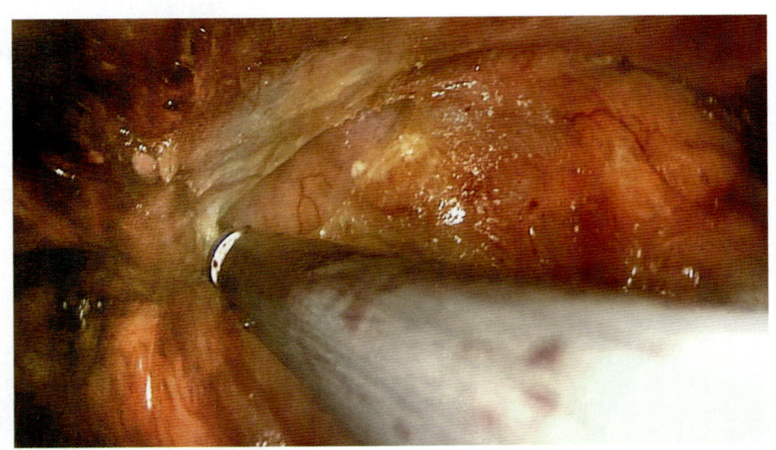

图 69-36　打开腹膜反折

8. 将游离远端直肠沿腹膜反折切开处翻转入腹腔（图 69-37），紧贴直肠深筋膜继续向近端游离，至左右髂总动脉交叉处上方 2cm 左右可见肠系膜下动脉根部（图 69-38）。

9. 结扎切断肠系膜下血管（图 69-39）。

图 69-37　将游离肠管翻转入腹腔

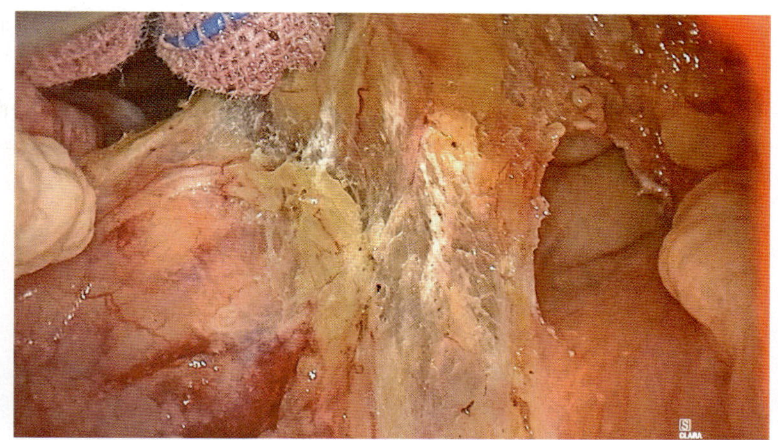

图 69-38　经肛游离至肠系膜下血管根部

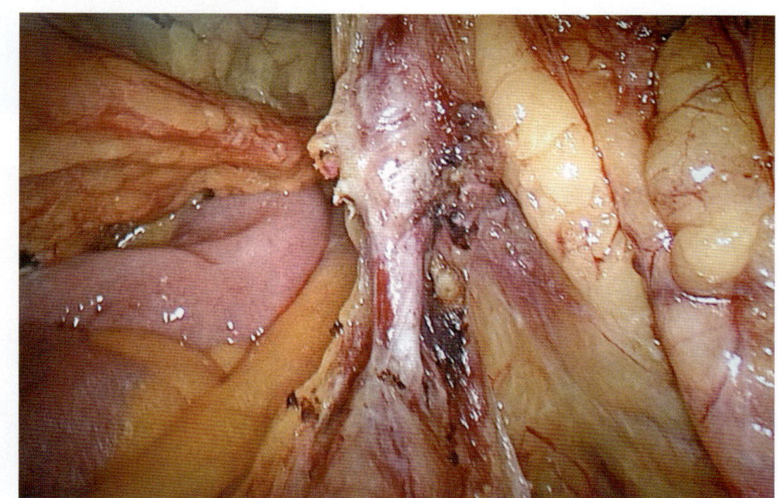

图 69-39　经肛结扎肠系膜下血管根部

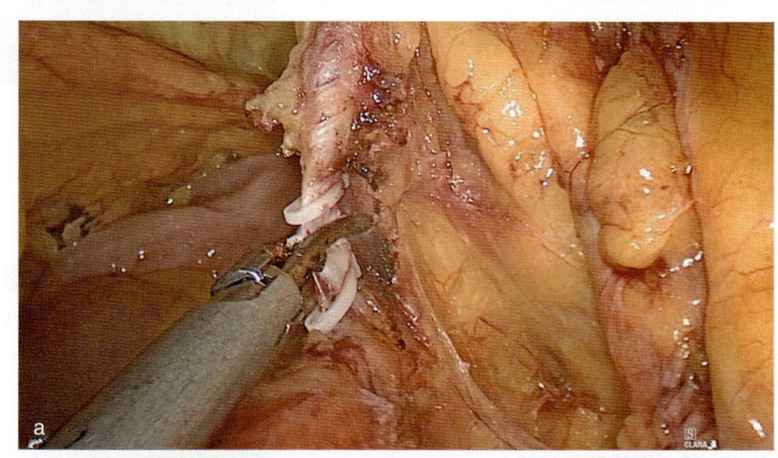

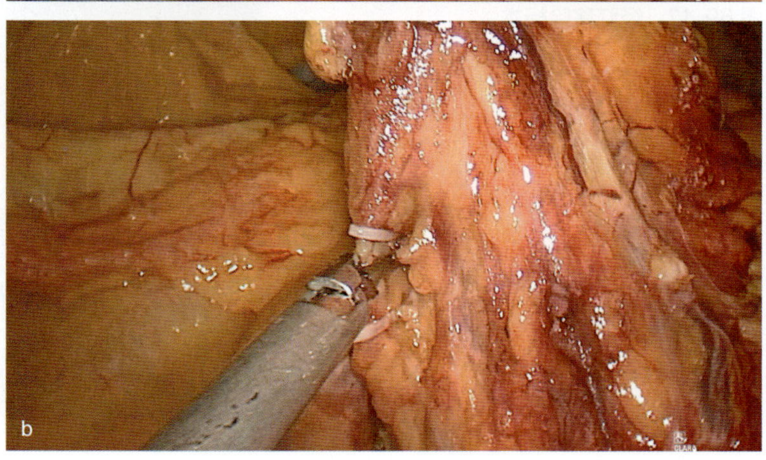

10. 充分游离乙状结肠系膜(图 69-40)。裁剪直肠系膜(图 69-41)。

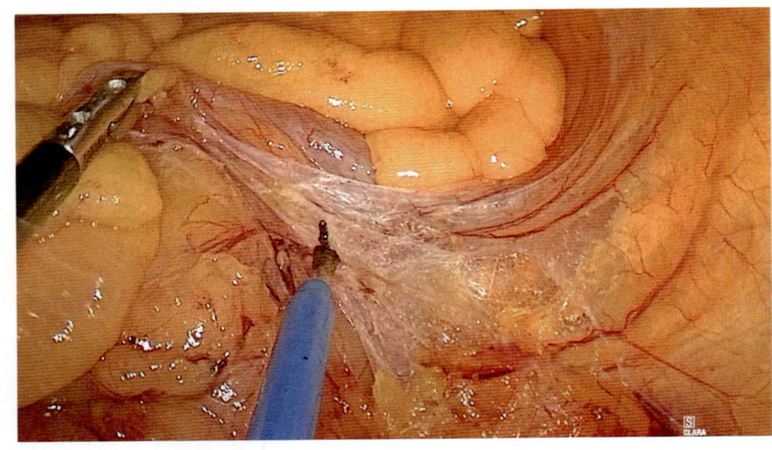
图 69-40　游离乙状结肠系膜

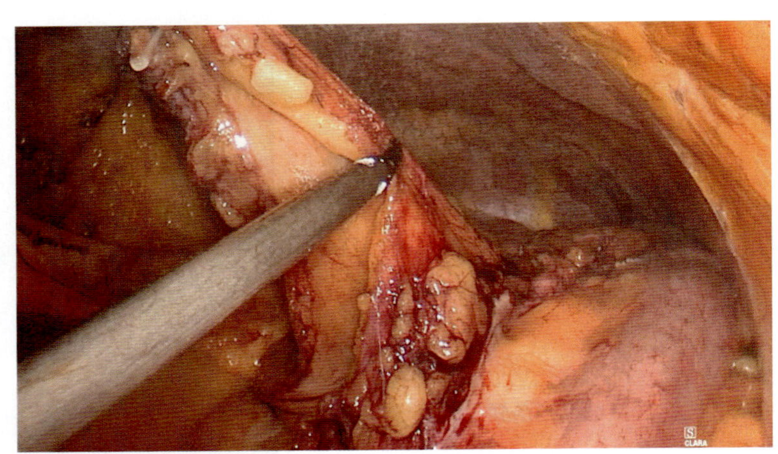
图 69-41　裁剪直肠系膜

【标本移除及消化道重建】

经肛移除标本(图 69-42),吻合口距齿状线 2cm 以上可行吻合器吻合(图 69-43),吻合口距齿状线 2cm 以内宜行手工吻合,推荐 3-0 倒刺线连续缝合(图 69-44)。

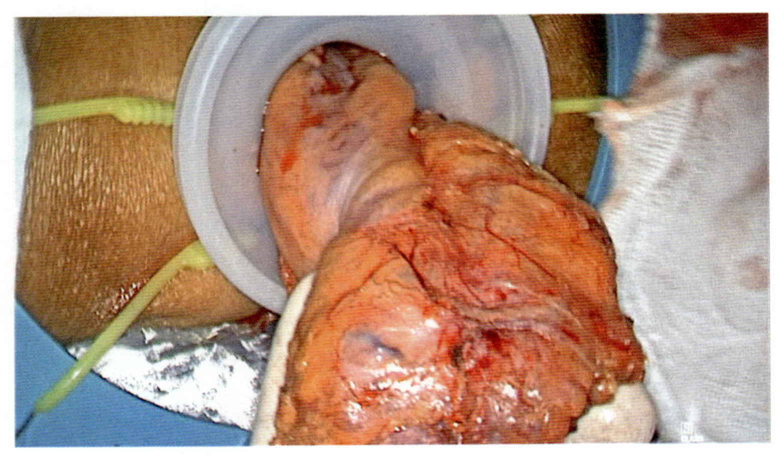
图 69-42　经肛移除标本

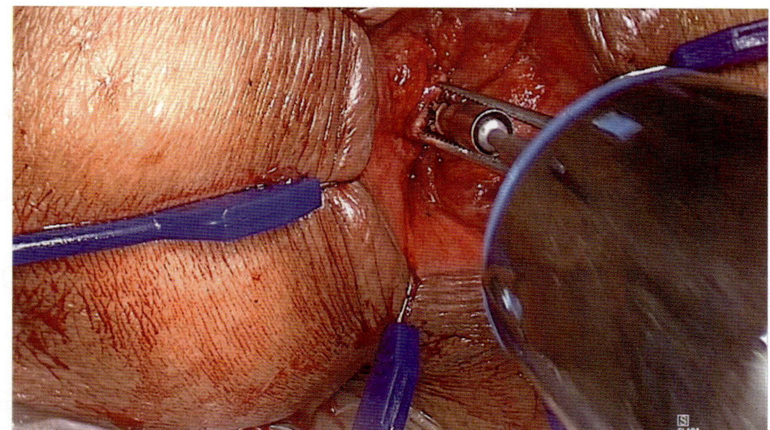

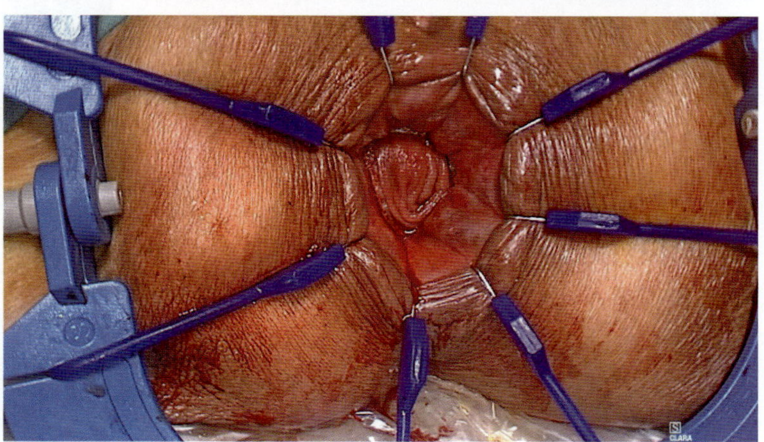

图 69-43　吻合器吻合

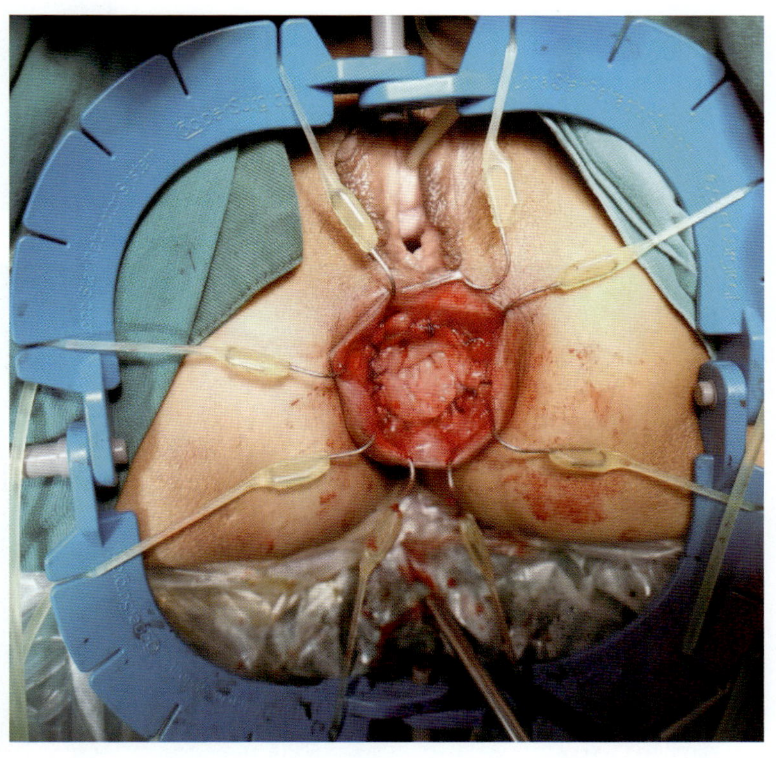

图 69-44　倒刺线连续缝合完成吻合

【引流管及保护性造口】

创面渗出较多时，经会阴放置盆腔引流管，是否行保护性回肠造口据术中情况而定。

【术后放置肛管及标本照片】(图 69-45、图 69-46)。

图 69-45　完全 taTME 术后

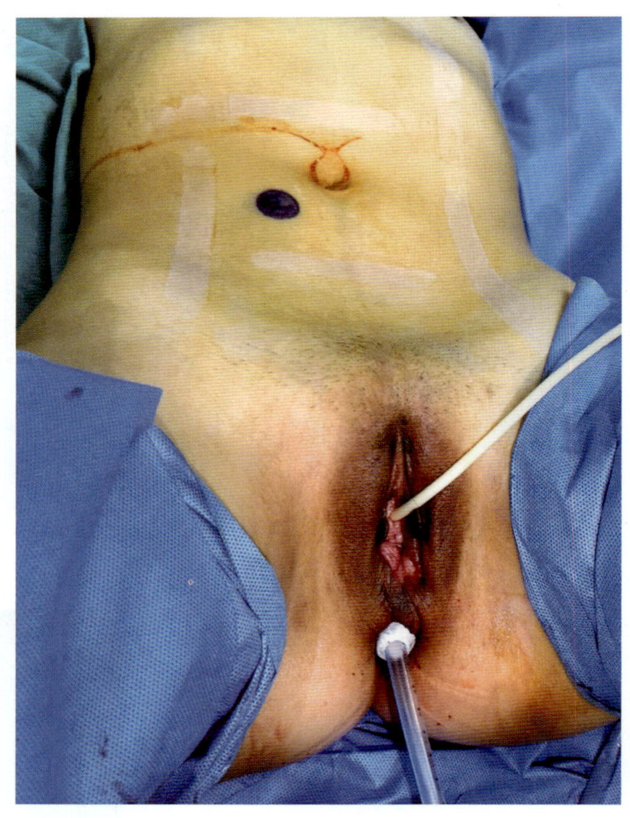

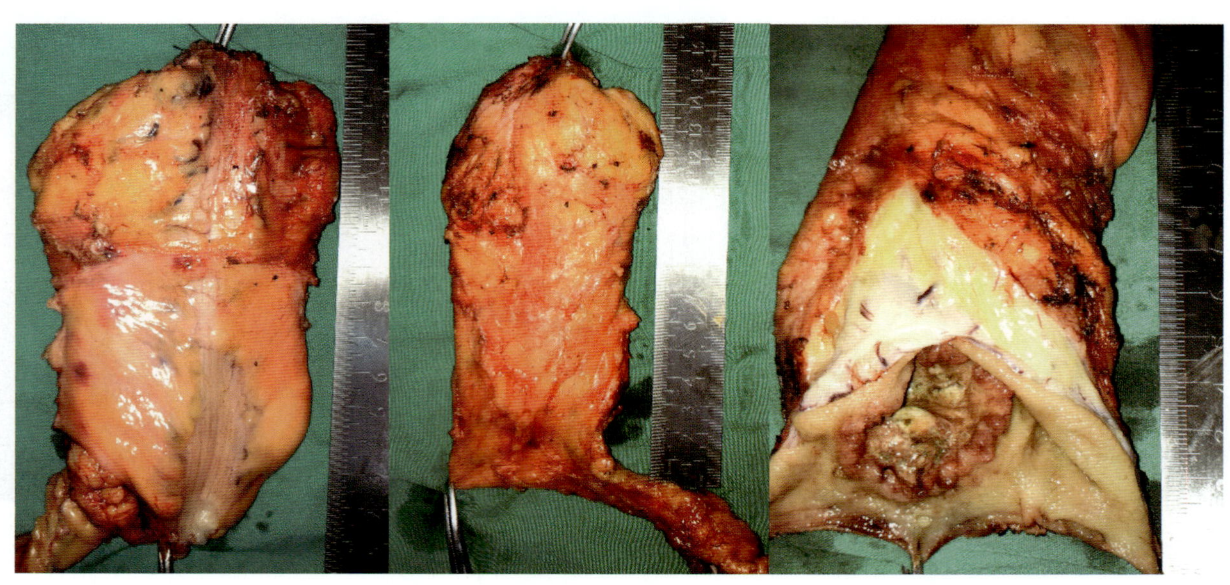

图 69-46　标本照片

第四节　手术相关要点、难点、热点剖析

目前根据国内外相关直肠 taTME 手术的初步临床研究结果显示,直肠 taTME 可以达到 TME 的效果,是安全可行的,其在肥胖、"困难骨盆"患者的治疗及神经保护等方面具有优势。传统胃肠道手术中,无论经腹入路,或者经骶后、会阴入路,均需先分离胃肠道与后腹膜的融合附着部位,先切断肠道血管,再断开肠管。但是经肛手术采取的是与之完全不一样的理念。经肛手术时先从肠道黏膜面开始,随之逐层切开肠壁各层至浆膜外,因此其首先离断肠管,然后再分离胃肠道与后腹膜附着部位,逐步游离肠管,清扫系膜淋巴结。此时,如果是完全经肛门 taTME,在最后才能离断供血回流血管及探查腹腔。

如前所述,直肠 taTME 手术包括经腹和经肛门联合入路、序贯入路以及完全经肛入路三种入路方式。①经腹和经肛门联合入路:该入路方式为经腹和经肛门入路两组手术人员同时进行操作,这种入路的优势在于可充分发挥腹腔镜和经肛门入路两者的优势,两组人员可以相互指引方向便于操作,亦利于经肛门操作组积累前期经验。同时,由于"上下"同时开工,也可以大幅度缩短手术时间,降低相关并发症的发生风险。但是由于该入路需要两组手术人员以及两套腔镜设备,其经济花费较高。②序贯入路:该入路方式与经腹、经肛门联合入路相类似,但只需要一组手术人员,先经腹操作,然后从肛门向上游离,打开腹膜反折与腹部会合。也可以先经肛门操作再进行经腹部操作。③完全经肛门入路:该入路需要完全经肛门将已游离的直肠翻转入腹腔,游离直肠侧方及后方到肠系膜下血管,游离左结肠系膜及结扎肠系膜下血管,并且在经肛门打开直肠前方腹膜反折后,由于气体进入腹腔会导致直肠外侧空间缩小,导致操作难度进一步增大。由于目前设备及器械尚不能完全满足现有手术的要求,目前暂不推荐常规进行。

在初步开展直肠 taTME 手术时,建议采用经腹、经肛门联合入路的方法,该入路既可通过互相指引降低手术难度,也有利于积累经肛门手术经验,为开展其他入路奠定基础。此外,在前期开展时建议选择肿瘤位置较高、肿瘤直径较小、分期较早且未接受过新辅助放化疗的病例,有利于早日完成学习曲线。待积累了足够的经验后再常规开展。

（康　亮　曾子威）

第七十章　纯 NOTES 经口入路腔镜甲状腺手术

【前言】

经口入路腔镜甲状腺手术（transoral endoscopic thyroidectomy，TOET）是经口腔自然腔道进行的腔镜甲状腺手术，属于经自然腔道内镜手术（natural orifice translumenal endoscopic surgery，NOTES）。不同于大多数采用软式内镜操作的 NOTES，TOET 采用传统的硬式腔镜器械为主。TOET 标本可通过腔镜观察孔取出，做到体表完全无瘢痕，因此属于真正意义上的 NOTES——纯 NOTES。

TOET 可以分为经口底入路和经口腔前庭入路，目前采用后者入路较多，故本章阐述的主要是经口腔前庭入路手术方式。TOET 可以同时处理甲状腺双侧叶病变，且对低位中央区淋巴结清扫具有明显优势。但 TOET 将一类切口变为二类切口，增加了感染风险；对于上极病变的处理较为困难。因此，TOET 的开展必须严格掌握手术的适应证。

第一节　适应证和禁忌证

【适应证】

有颈部不留瘢痕的美容要求，且符合如下条件者。

1. 甲状腺良性结节（包括胸骨后甲状腺肿）：直径≤ 4cm，以囊性为主的结节可以适当放宽指征。

2. 分化型甲状腺癌：直径≤ 2cm，cN_0，无远处转移者。

3. 原发性甲状腺功能亢进：Ⅱ度以下肿大者。

【禁忌证】

1. 存在口腔畸形、局部感染等影响因素。

2. 肿瘤位于上极较高位置或紧邻喉返神经（recurrent laryngeal nerve，RLN）入喉处者。

3. Ⅲ度以上肿大的甲状腺功能亢进者。

4. 既往颈部有手术史或放射治疗史者。

第二节 术前口腔准备、麻醉、体位、戳卡位置与术者站位

【术前口腔准备】

术前 1 天可用氯己定含漱液等漱口。

【麻醉方式】

全身麻醉，气管插管可选择经口腔或经鼻腔插管，经口插管并不会影响手术操作。

【手术体位】

患者取仰卧位，颈部垫高处于过伸位。(图 70-1)

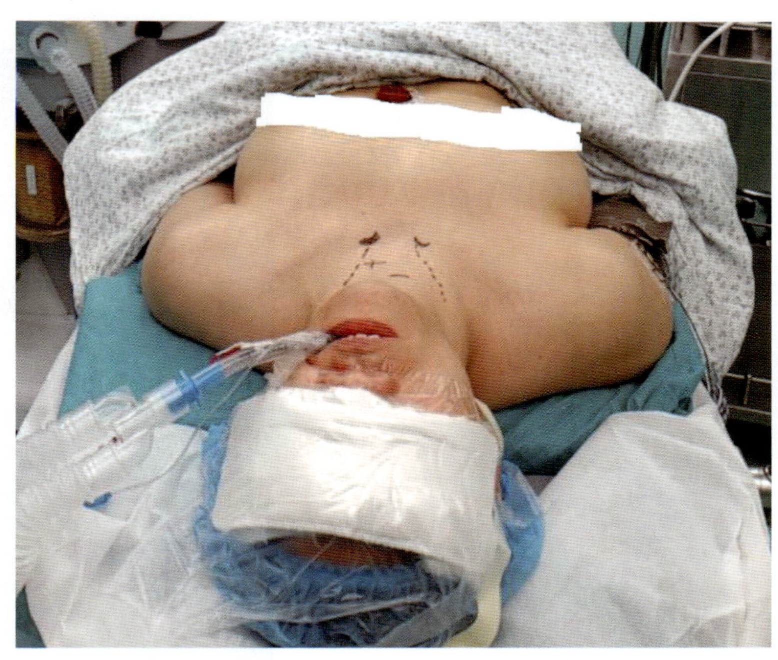

图 70-1 患者体位

【戳卡位置】(图 70-4)

TOET 放置 1 个腔镜观察孔和 2 个操作孔。可选用头部较细带有螺纹的加长戳卡，减少戳卡之间的相互干扰。

1. 腔镜观察孔(10mm)：在唇系带前方距离牙龈根部 5~10mm 处做一约 2cm 的横行切口，置入 10mm 戳卡(图 70-2)。

2. 左侧操作孔(5mm)：在左侧第一前磨牙处距离牙龈根部颊黏膜做一约 5mm 纵行切口，置入 5mm 戳卡(图 70-3)。

3. 右侧操作孔(5mm)：在右侧相应位置。

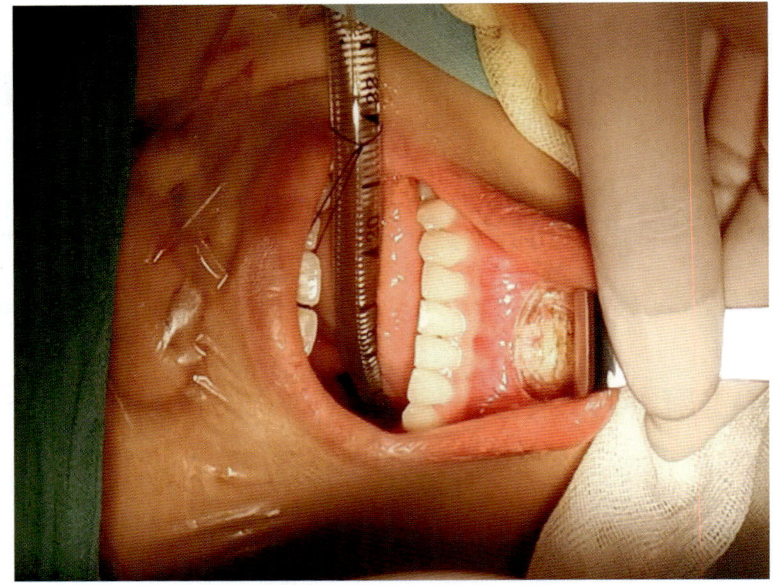

图 70-2　中间腔镜观察孔位置

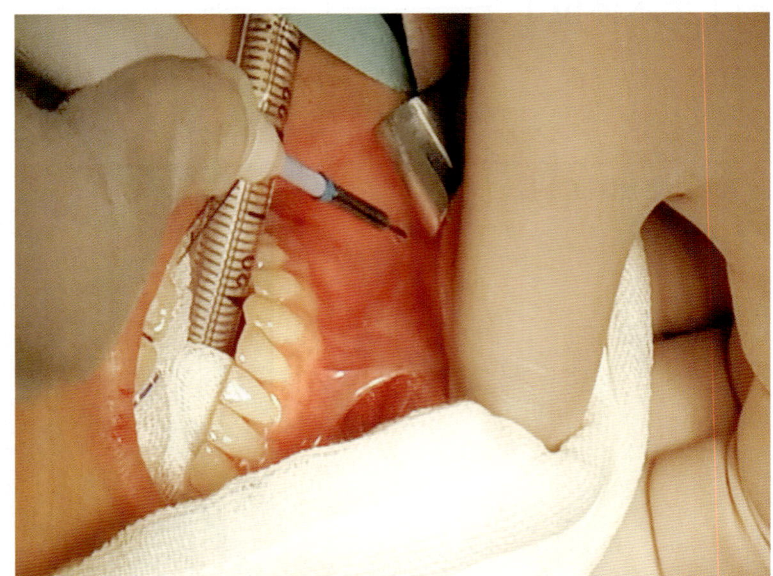

图 70-3　左侧操作孔位置

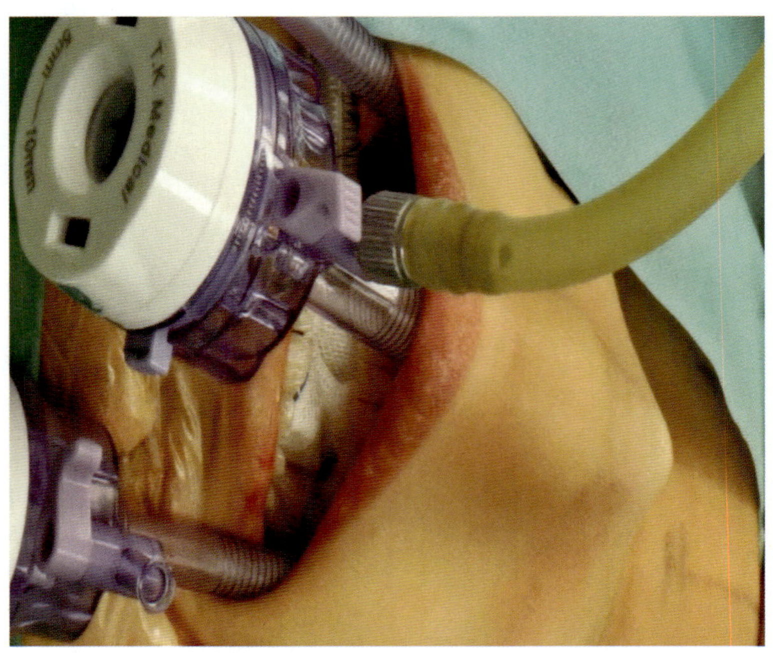

图 70-4　三个戳卡摆放位置

【术者站位】(图 70-5)

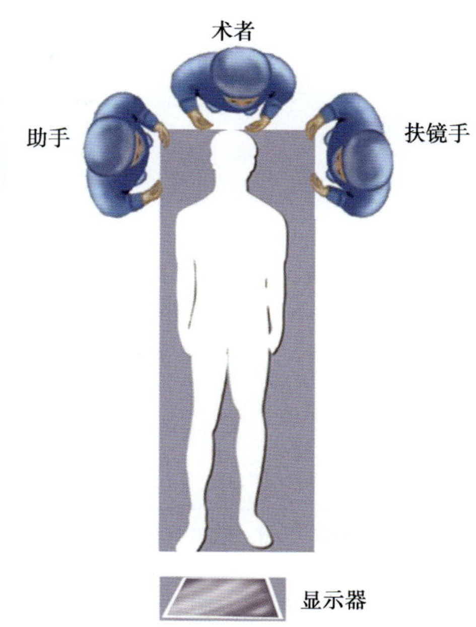

图 70-5　术者站位

第三节　手术操作步骤、技巧与要点

【手术空间的建立和维持】

空间的初步建立：在置入戳卡之前，在观察孔切口处可注入约 50ml 事先配置好的膨胀液（含 1∶50 万浓度的肾上腺素生理盐水）以减少皮瓣剥离过程中的出血。用带有橄榄头的金属剥离棒在颈阔肌深面进行多次分离，下缘可达胸骨上窝，两侧达胸锁关节处。

空间维持：手术空间的维持一般采取 CO_2 充气和悬吊的混合方法，CO_2 的压力一般维持不大于 8mmHg。各单位悬吊所用的器械和方法有所不同，中南大学湘雅医院采用图 70-6 所示方法进行。近来也有一些单位采用悬吊的免充气方法进行手术空间的维持。

【手术空间的完全建立】

完成以上步骤后，置入腔镜和操作器械将手术空间继续扩大，分离的界线一般是下界达胸骨上窝，两侧界达胸锁乳突肌内侧缘（图 70-7、图 70-8）。

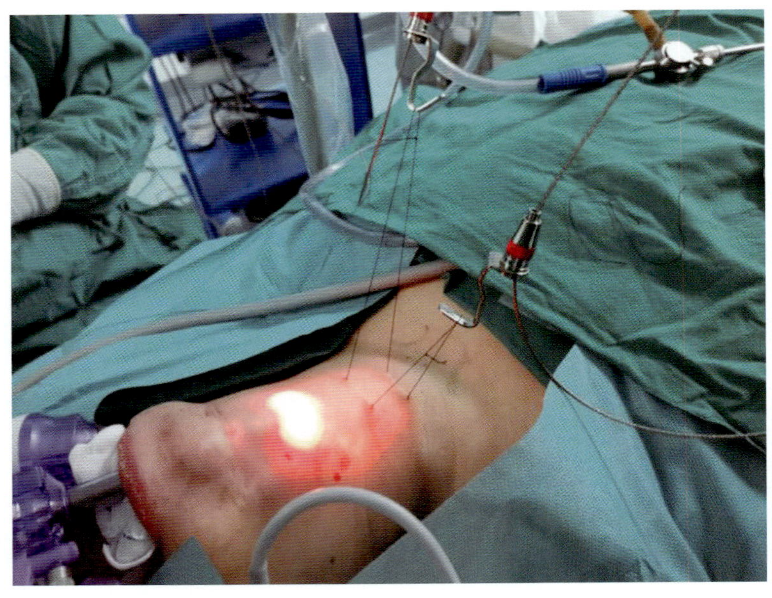

图 70-6　颈部皮肤悬吊和 CO_2 充气维持空间

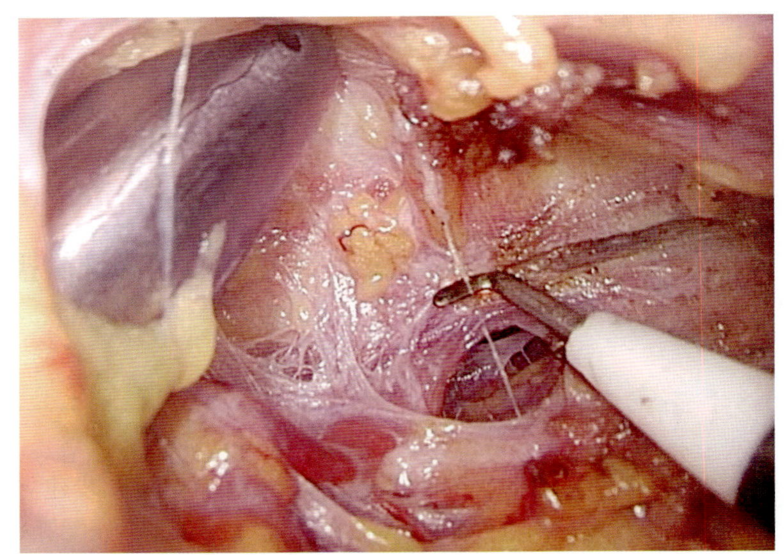

图 70-7　游离颈前皮瓣，增加操作空间

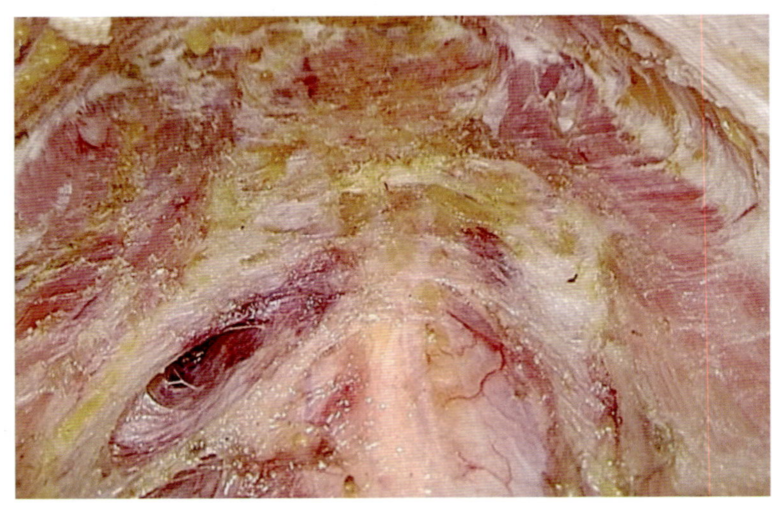

图 70-8　手术操作空间建立完成

【甲状腺腺叶切除术】

切开颈白线(图 70-9):可以自中间部分打开,下至胸骨上窝;向上方打开根据需要充分显露甲状腺椎体叶和喉前淋巴结。

图 70-9 切开颈白线

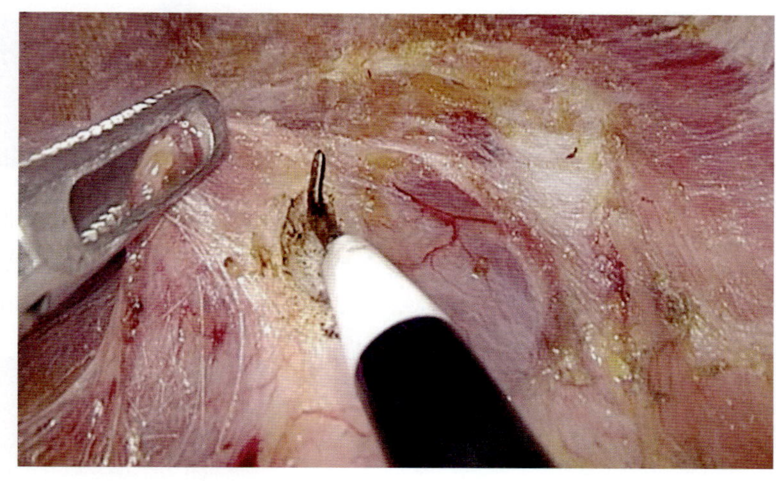

离断甲状腺峡部,显露气管(图 70-10、图 70-11):自上方逐渐用超声刀离断甲状腺峡部,显露气管正前方;并将峡部向外侧牵开,分离和离断甲状腺和气管外侧面间隙。

图 70-10 超声刀离断峡部

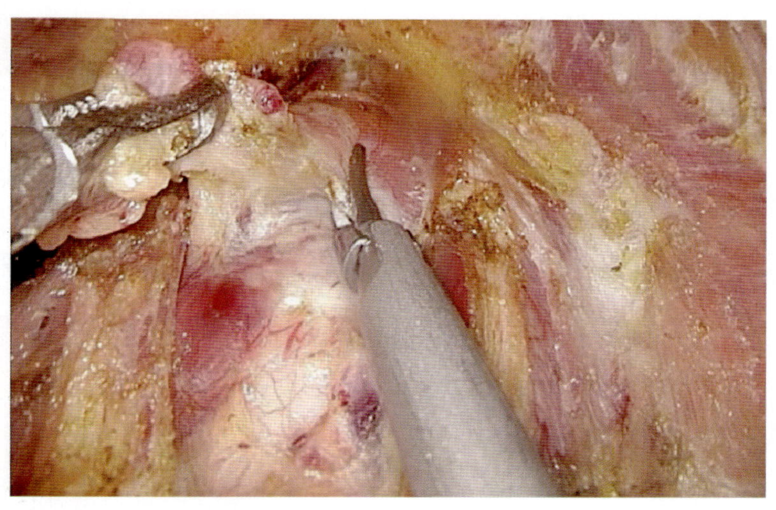

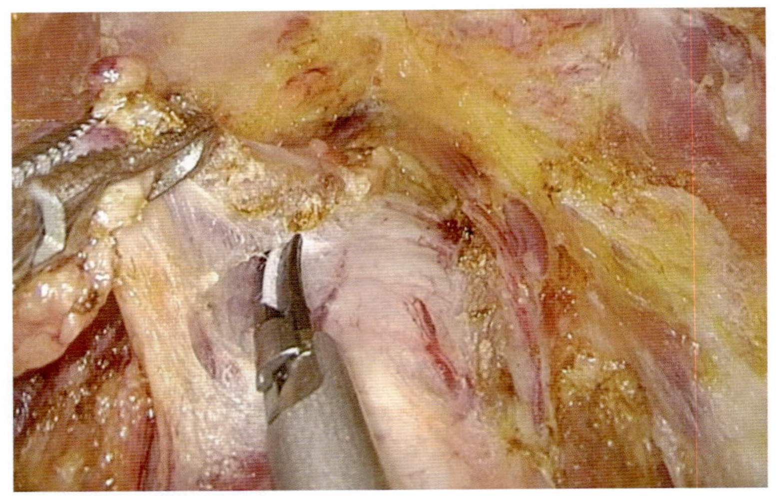

图 70-11　离断甲状腺和气管外侧面间隙

探查患侧腺叶和肿块位置(图 70-12):将腺体向内上方(气管方向)提起,置入拉钩或缝线悬吊将带状肌向外侧牵开,显露和探查患侧甲状腺腺叶。

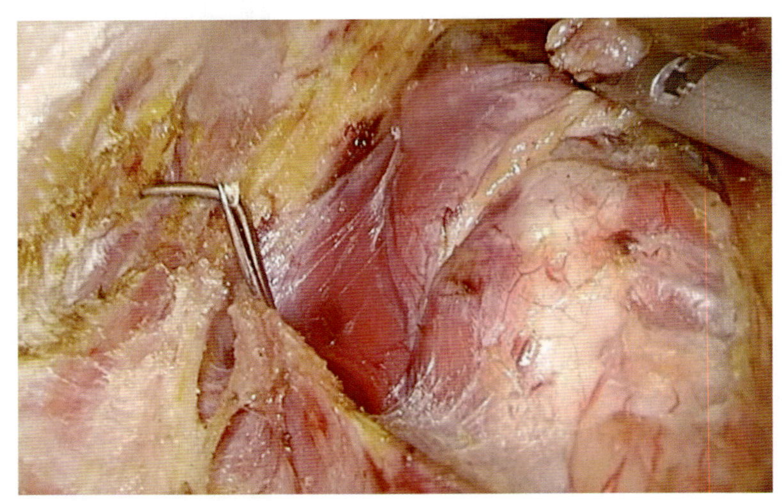

图 70-12　置入专用拉钩,显露患侧甲状腺腺叶

游离甲状腺外侧面(图 70-13):沿外侧面游离甲状腺与带状肌之间的间隙,并离断甲状腺中静脉。将甲状腺向内侧翻起,显露颈鞘后,如术中使用神经监测设备,可以置入探针监测喉返神经的 V_1 信号,也可以采用尾部连接神经监测仪专用的分离钳。

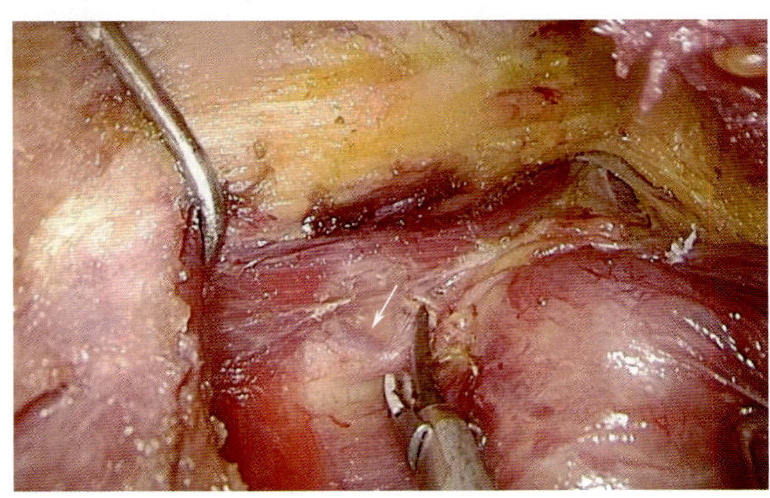

图 70-13　游离甲状腺外侧面,离断甲状腺中静脉(箭头所示)

显露并离断甲状腺上极(图 70-14~ 图 70-17)：甲状腺上极内侧游离环甲间隙，然后逐次凝闭甲状腺上动脉分支；如上极显露困难，可以切断部分胸骨甲状腺肌，增加操作空间。离断上极应紧贴上极腺叶，避免损伤喉上神经外支，也可用神经探针探查观察环甲肌的颤动以助判断。

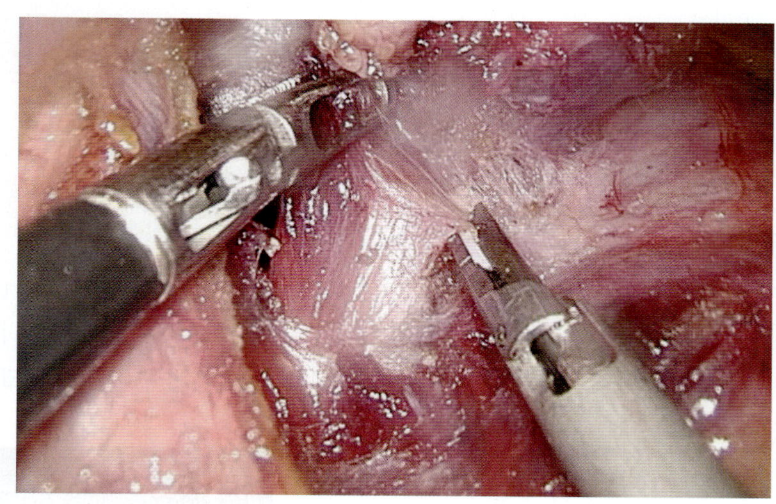

图 70-14 在甲状腺上极内侧游离环甲间隙

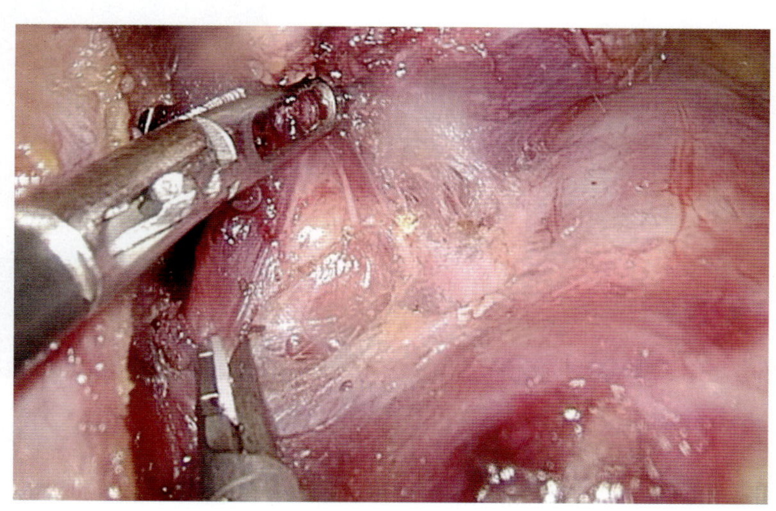

图 70-15 紧贴甲状腺上极逐次凝闭离断甲状腺上动脉分支

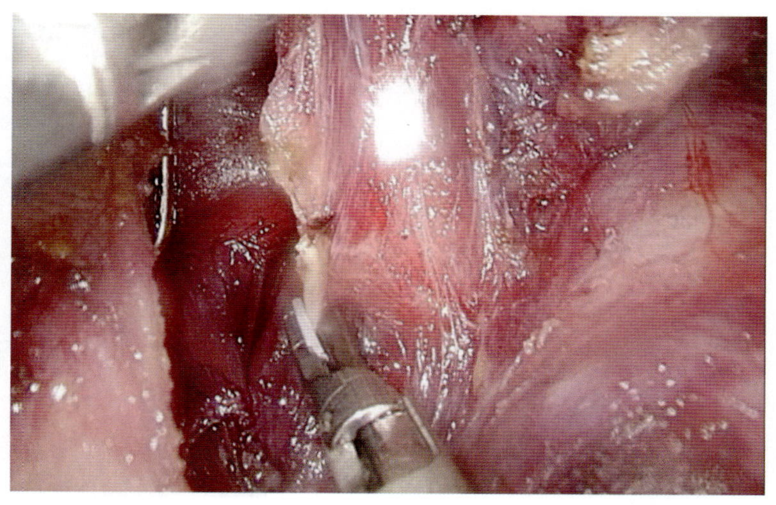

图 70-16 紧贴甲状腺上极逐次凝闭离断甲状腺上动脉分支

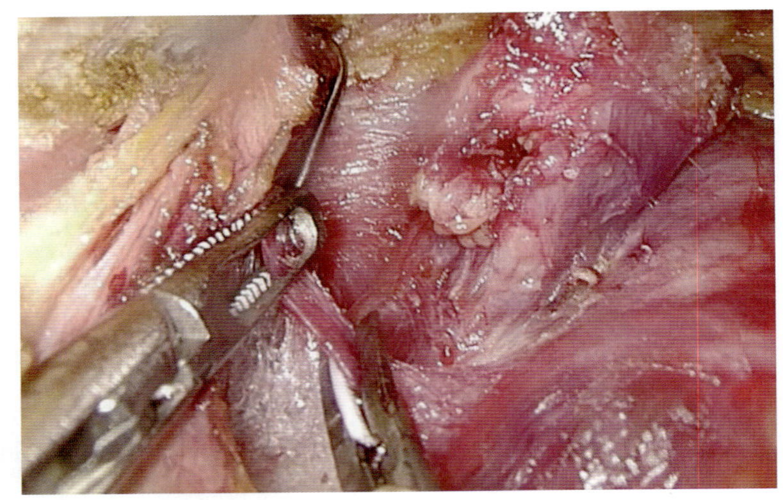

图 70-17　切断部分胸骨甲状腺肌，增加操作空间

显露和保护上位甲状旁腺(图 70-18)：上极离断后可在上极后方或外侧方找到上位甲状旁腺，注意部分上位甲状旁腺的血供来自于甲状腺上动脉后支，应注意保留旁腺的血供。

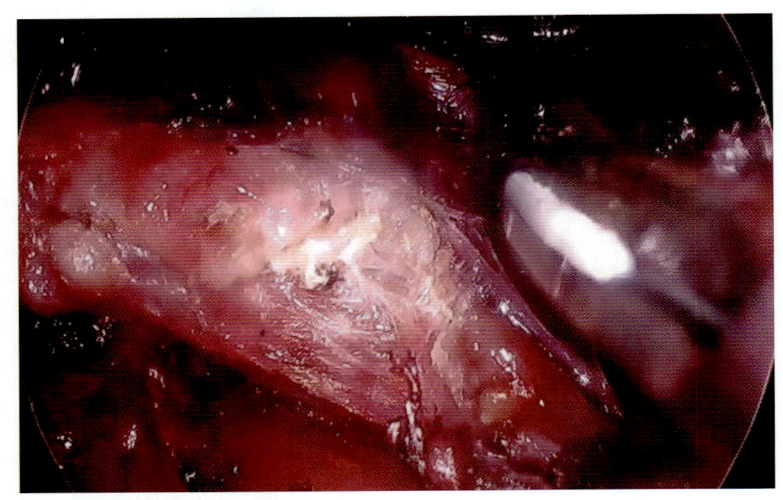

图 70-18　显露和保护上位甲状旁腺

在入喉处显露和保护喉返神经(图 70-19)：喉返神经在入喉处的位置相对固定，可在 ZukerKandl 结节后方游离找到神经入喉处。

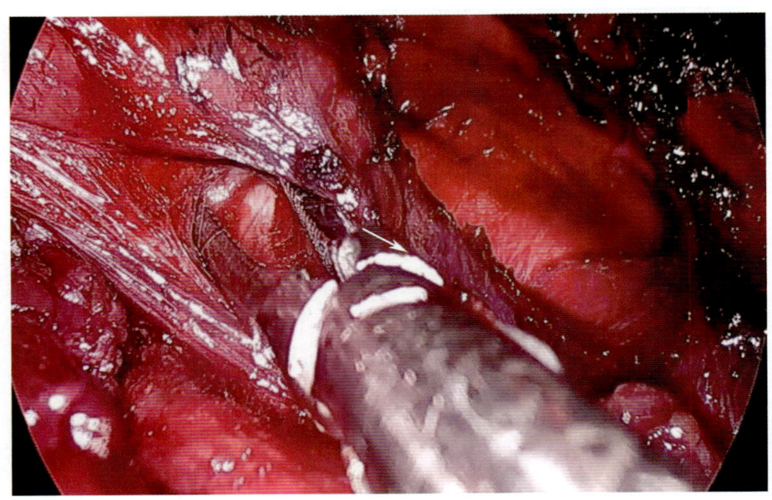

图 70-19　在入喉处显露和保护喉返神经(箭头所示)

自上而下切除甲状腺腺叶，保护下位甲状旁腺（图 70-20~图 70-22）：沿喉返神经向下方分离，使腺叶外侧面充分游离，最后在腺叶最下方离断切除整个腺叶；下极和侧面附近可发现下位甲状旁腺，予以原位保留。如发现甲状旁腺明显变黑或无法原位保留，应行自体移植。

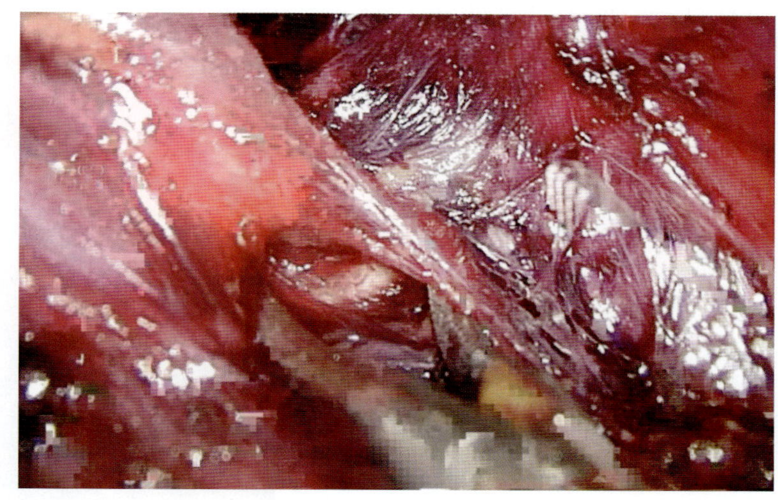

图 70-20　沿喉返神经向下，充分游离甲状腺外侧面

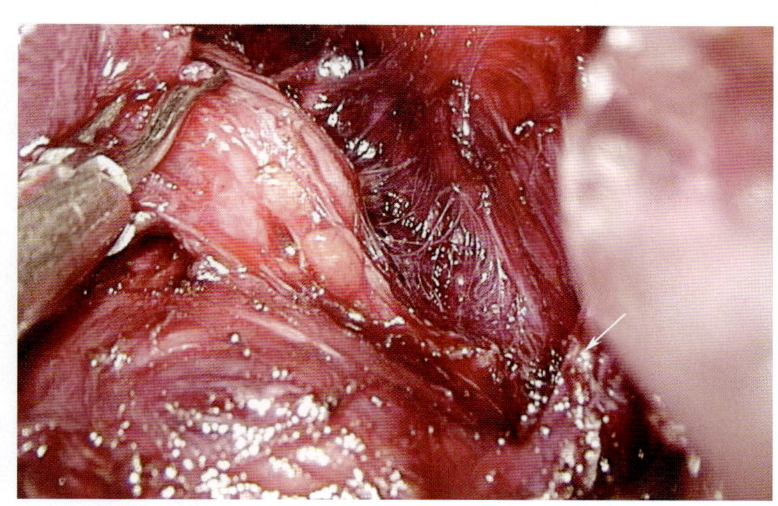

图 70-21　在甲状腺下极附近原位保留下位甲状旁腺（箭头所示）

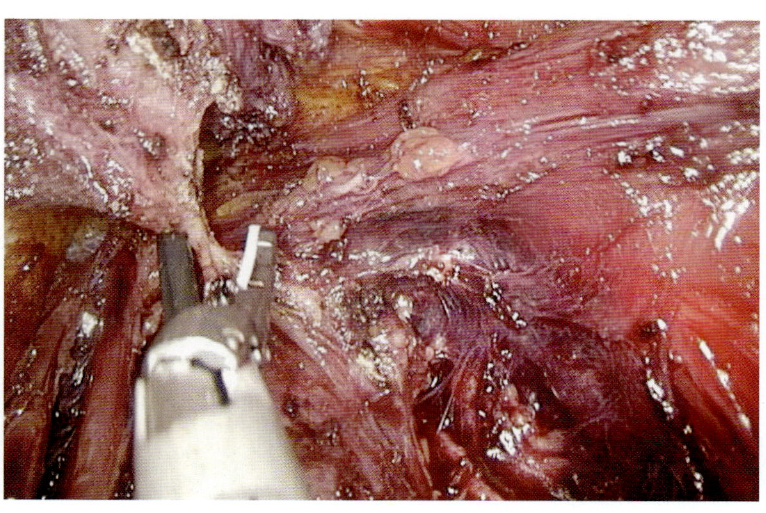

图 70-22　离断甲状腺下极，切除整个腺叶

中央区淋巴结的清扫(central node dissection,CND)(图 70-23~图 70-26):TOET 对于 CND 具有较大的优势,尤其是低位中央区淋巴结。CND 可在切除腺叶后单独进行或连同甲状腺腺叶整块切除,清扫范围包括喉前、气管前和气管旁淋巴结。沿喉返神经向下游离,显露神经全程;向外侧达颈总动脉,内侧达对侧气管侧方,向下达头臂干(右侧)或相应水平的位置(左侧)。

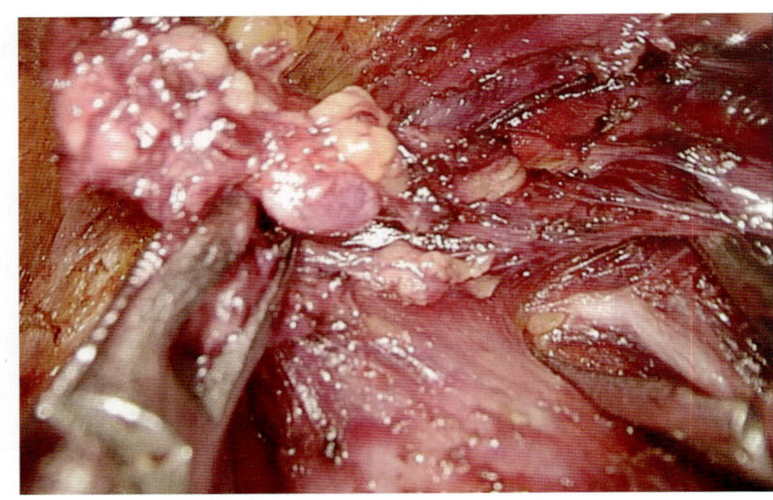

图 70-23　沿右侧喉返神经向下显露神经全程,清扫气管旁淋巴结

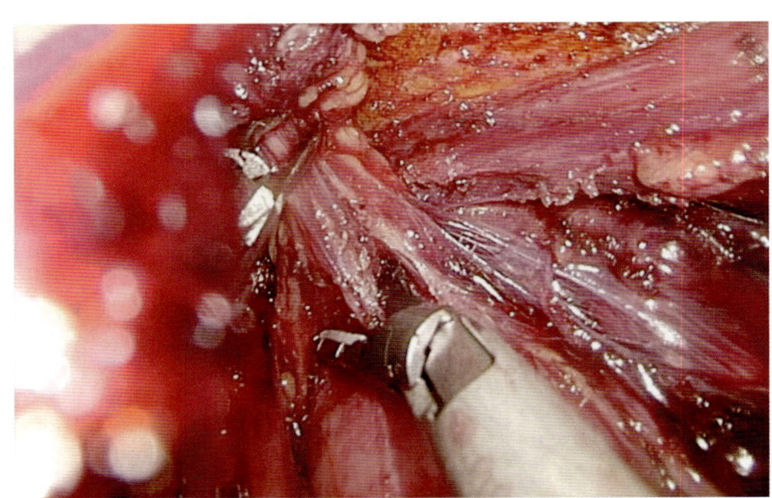

图 70-24　清扫气管前淋巴结

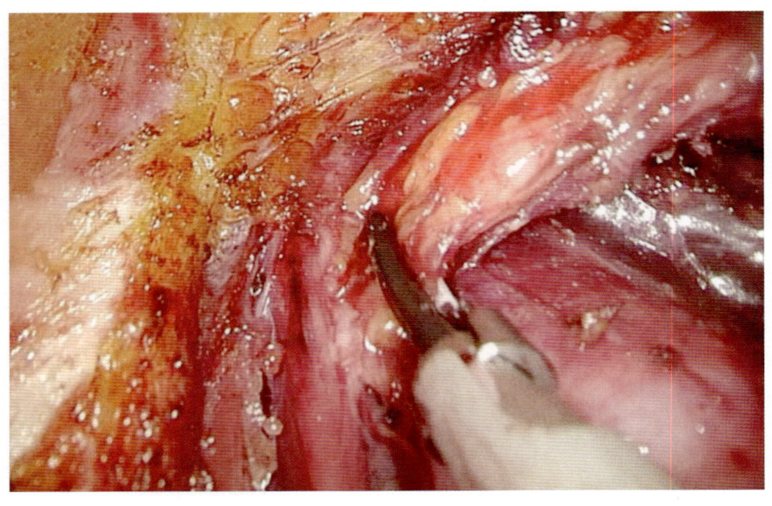

图 70-25　沿气管左侧离断淋巴脂肪组织

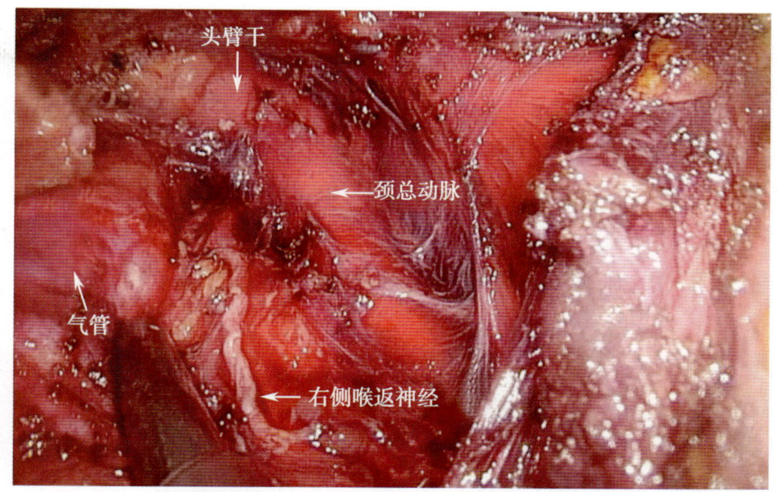

图 70-26 右侧中央区淋巴结清扫后

标本取出(图 70-27):由于甲状腺和瘤体组织可能造成播散,应使用标本袋将标本完整取出;一般标本自腔镜观察孔取出。

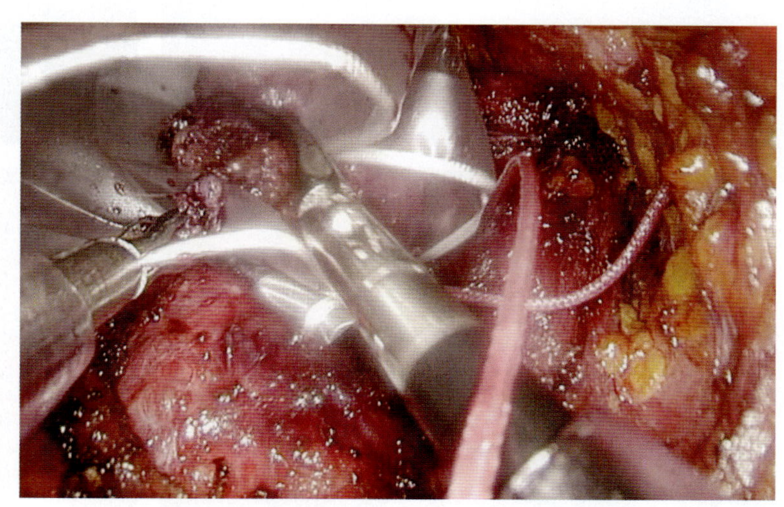

图 70-27 取出标本

第四节 手术相关要点、难点、热点剖析

【颏神经的保护】

下牙槽神经自颏孔穿出后终支成为颏神经,分布支配唇颊侧牙龈、下唇黏膜、下唇皮肤及颏前皮肤。颏神经损伤后,可导致该神经支配区感觉麻木,易咬伤或烫伤而影响进食。TOET 的入路经口腔前庭至颈部,应避免在置入戳卡过程中损伤颏神经,尤其是两侧戳卡的位置较为接近颏孔。远离(>5mm)牙龈侧置入侧方戳卡可降低颏神经损伤的概率。有报道采用解剖颏神经的方法可以减少或避免神经损伤,但是否需要常规解剖颏神经还存在争议。不管是规避颏神经还是解剖颏神经,术后仍有 1%~5% 的患者出现由于牵拉导致的神经损伤。TOEF 术后出现的下唇部感觉障碍,一般在术后 3 个月左右逐渐恢复。

【术中喉返神经的显露和保护】

识别和完整显露喉返神经同样是 TOET 术中保护神经功能最安全可靠的方法。由于 TOET 独特的自上而下的视角,一般术中首先在入喉处识别和显露喉返神经。RLN 在入喉处行程位置较为固定,

Zukerkandl 结节是可靠的定位标志。Zukerkandl 结节外侧面和 Berry 韧带附近解剖过程中很容易出血，应尽量避免造成视野模糊；此外，RLN 较细的远端分支需要与伴行的小血管区分鉴别。应该注意这种上方入路显露的 RLN 可能只是其喉外分支之一，不能简单推断为 RLN 整体结构。由于 RLN 远段与周围组织相对固定，解剖过程中应避免过度牵拉而造成神经损伤。罕见的非返性 RLN 变异也是上方入路时需要特别注意，神经监测作为视觉辅助的手段可起到重要作用。有条件的单位可采用术中神经电生理监测（intraoperative neurophysiological monitoring，IONM）监测 RLN 功能，IONM 可按照标准的四步法先后监测 V_1、R_1、R_2 和 V_2 信号，以确定神经功能的完整（图 70-28）。

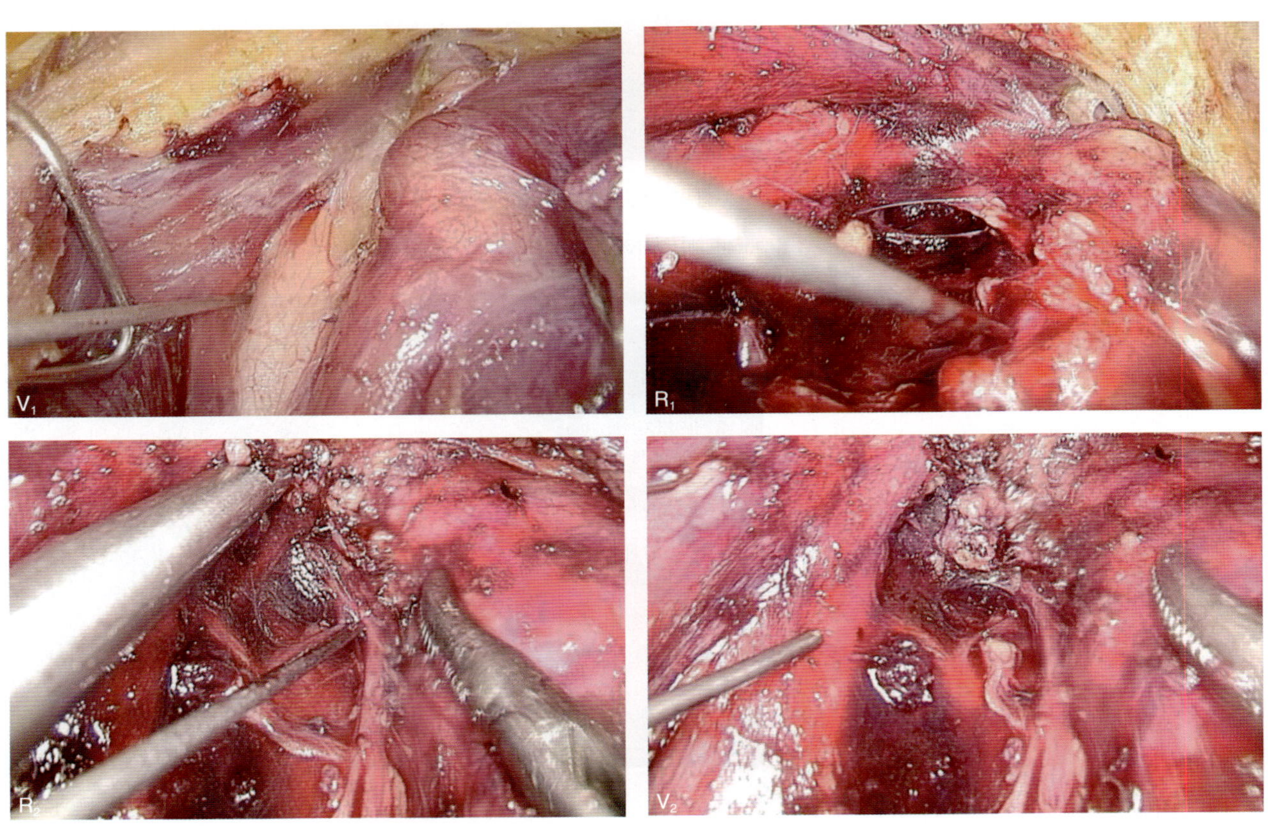

图 70-28　应用 IONM 监测喉返神经信号

【术中甲状旁腺的保护】

甲状旁腺损伤造成的术后低钙血症是甲状腺术后常见的并发症之一。由于腔镜的放大作用，甲状旁腺可在 TOET 中得到很好的显露和保护。保留血供的原位保留仍然是术中保护甲状旁腺功能的主要方法。上位甲状旁腺位于上极背面附近，位置较为固定。TOET 离断甲状腺上极时，应先观察后支血管和上位甲状旁腺的关系，避免造成以上极血管为主要供血的甲状旁腺缺血。紧贴甲状腺真被膜的精细解剖可减少和避免甲状旁腺的损伤，TOET 术中应避免超声刀凝断组织时造成热损伤。下位甲状旁腺位置变化较大，保留血供有时较为困难，尤其对于需要同时行中央区淋巴结清扫的患者。对于术中明显缺血变黑的甲状旁腺，应及时采用自体移植。甲状腺内注射淋巴结示踪剂纳米碳后，甲状旁腺负显影有助于术中与淋巴结鉴别。

（李新营）

第七十一章　经口入路甲状腺肿瘤切除术

【前言】

经自然腔道内镜甲状腺肿瘤手术始于2008年，Witzel等首次基于解剖学试验提出经口入路的腔镜甲状腺切除术（transoral endoscopic thyroidectomy，TOET）。Wilhelm等于2009年首次报道经口底入路甲状腺肿瘤切除手术病例，随后，也有学者报道采用口腔前庭入路进行手术。我国首例TOET由吴国洋等在2011年完成。由于TOET具有体表完全无瘢痕、分离路径相对较短、低位中央区及上纵隔清扫较为便利等优点，在报道后迅速得到广泛关注，目前在部分单位有成为腔镜甲状腺手术首选术式的趋势。

第一节　适应证与禁忌证

【适应证】

患者有较强的美容需求且符合如下肿瘤学特征。

1. 良性结节一般不超过4cm。
2. 分化型甲状腺癌肿瘤≤2cm。
3. 无明显腺外侵犯，无侧颈淋巴结转移，无明显中央区淋巴结转移或转移淋巴结较小，无明显外侵。

【禁忌证】

1. 口腔畸形或感染影响手术操作或增加感染风险的患者。
2. 甲状腺髓样癌或未分化癌。
3. 上极较大肿瘤或可疑喉返神经、气管、食管侵犯的患者。
4. 合并严重甲状腺功能亢进、甲状腺炎的患者。

第二节 术前准备、麻醉、体位、戳卡位置与术者站位

【术前口腔准备】

TOET 术前准备大致同开放甲状腺手术，推荐术前漱口液漱口和预防性应用抗生素。

【麻醉方式】

经口或经鼻气管插管全身麻醉，经口插管气管导管需固定于一侧口角且不能使用牙垫，为了预防高碳酸血症及 CO_2 气体栓塞发生，建议术中常规行呼气末 CO_2 分压监测，气腹机 CO_2 压力一般小于 8mmHg。

【手术体位】

患者取仰卧位，颈部轻度过伸。

【切口位置】

目前 TOET 多采用口腔前庭入路，采用充气和悬吊混合建腔的方式。观察孔位于口腔前庭正中，下唇系带前方远离牙龈根部 >5mm，一般做长约 2cm 的横行切口，斜行向深部游离至下颌骨骨面转折处，随后置入 10mm 戳卡。双侧操作孔位于双侧第一前磨牙根部水平远离牙龈根部 >5mm，多为 5mm 纵行切口（图 71-1）。

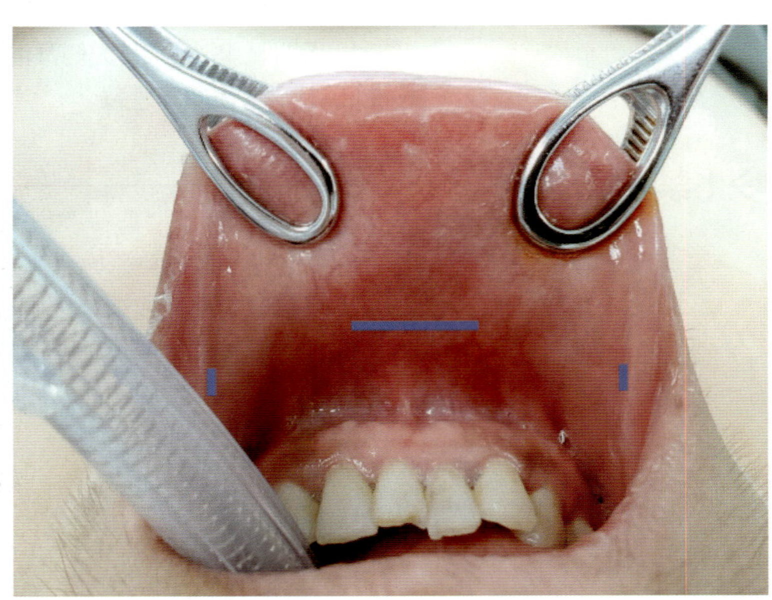

图 71-1 口腔内切口示意图

观察孔紧贴下颌骨骨面分离至颏部转折处后置入分离棒进行分离，可注入或不注入含有肾上腺素和罗哌卡因的膨胀液（1∶50 万浓度的肾上腺素生理盐水 50ml 加 10~20ml 罗哌卡因）。分离层次与开放手术相同，在颈阔肌和颈前静脉之间，朝向胸骨方向，可仅分离至甲状软骨切迹上缘并向两侧适当分离，以方便两侧戳卡进入操作隧道，下部皮瓣待置入内镜及器械后直视下锐性分离。观察孔置入 30° 镜并充气，两侧置入 5mm 戳卡，穿刺方向首先朝向下颌骨骨面，随后沿骨面向同侧胸锁关节方向进入操作隧道。用电钩或超声刀沿既有层次继续分离皮瓣，皮瓣分离范围向下达胸骨切迹，两侧暴露双侧胸锁乳突肌前 1/2。为了便于空间的维持与手术操作，可配合颈前皮瓣悬吊（使用悬吊器械或缝线悬吊）。

TOET 操作空间较小，手术烟雾的及时排出是获得良好清晰暴露的关键一环，主要措施包括：准备两套吸引系统，除腔镜吸引器外，可于一侧戳卡接另一吸引器用于排烟，保持 CO_2 高流量和低压力状态，维持气体循环，注意激发能量器械时镜头稍微远离手术区域，采用较热的生理盐水清洗镜头等。

第三节　手术操作步骤、技巧与要点

TOET 建腔后的操作与开放手术大致相同，需注意的操作要点主要包括：由于完全腔镜手术操作难度较大，有条件时最好常规应用术中神经监测设备，以辅助喉返神经的寻找，降低损伤风险；术中应及时处理静脉特别是颈前静脉的出血，避免发生 CO_2 气体栓塞；操作角度自上而下，多数情况下需自喉返神经入喉处寻找神经，这与开放手术操作的一般习惯不同；可采用拉钩或缝合等方法牵拉术侧胸锁乳突肌。

甲状腺上极的处理是 TOET 的难点，需耐心游离并以无损伤抓钳向下牵拉上极，必要时可切断部分胸骨甲状肌，调整腔镜适合的角度观察上极结构，清楚暴露喉上神经外支及上极血管后在无张力状态下小心凝闭上极血管（图 71-2）。

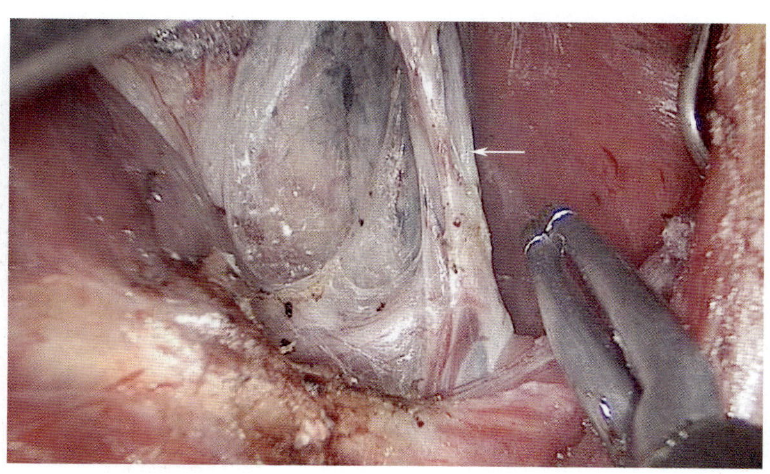

图 71-2　喉上神经外支及甲状腺上极血管（右侧）

切断甲状腺上极血管后，注意辨认和保护甲状腺上极背侧的上位甲状旁腺（图 71-3），将甲状旁腺与甲状腺上极分离后，于接近环甲关节后方的位置注意喉返神经的走行，以分离钳仔细寻找辨认神经，动作轻柔以避免损伤周围小血管而污染术野（图 71-4）。

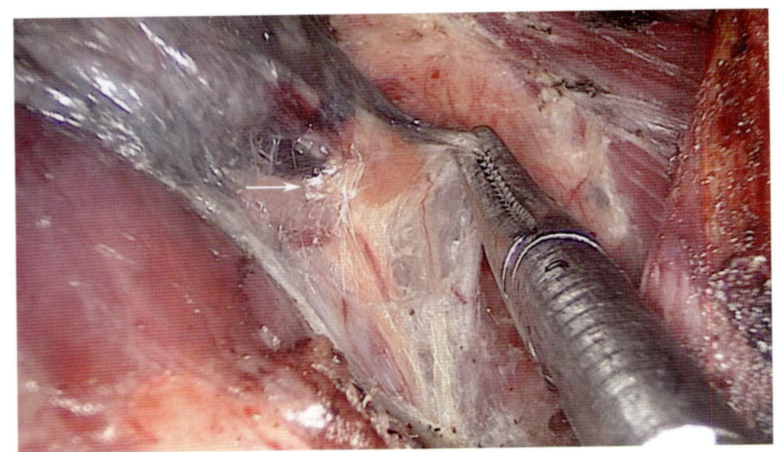

图 71-3　上位甲状旁腺（右侧）

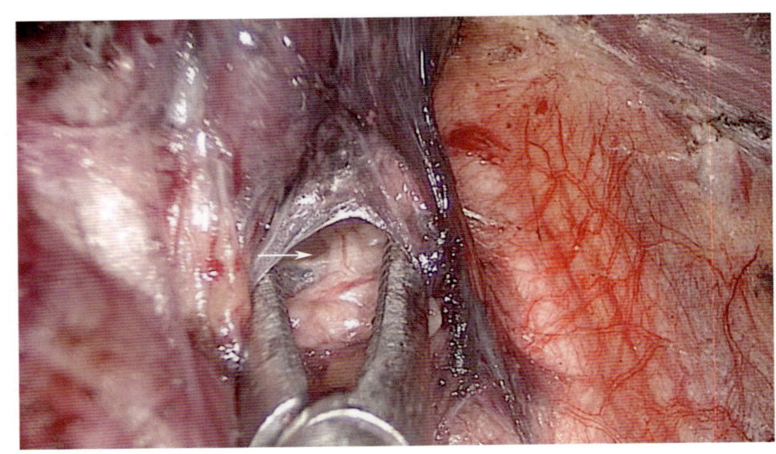

图 71-4　入喉处寻找喉返神经（右侧）

TOET 在喉返神经于入喉点暴露后的操作较为简便，可自上而下解剖喉返神经，在妥善保护神经的基础上切断甲状腺外侧和气管侧的附着。中央区清扫可在切除腺叶后或与腺叶一起整块完成，经口手术较容易暴露中央区下界（图 71-5）。

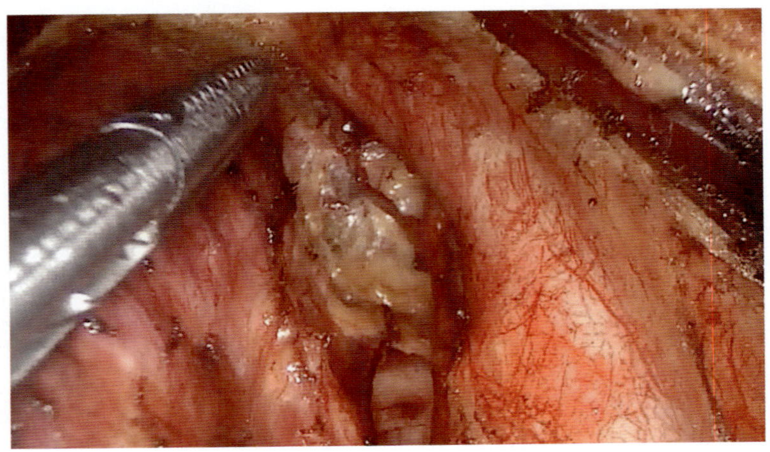

图 71-5　中央区清扫中无名动脉的暴露

引流管可从口腔两侧切口处引出或自颈部隐蔽处穿出，术后应用抗生素 2~3 天，可于颏部适当加压以减轻下颌部水肿。

TOET 特有并发症包括下唇麻木和 CO_2 气体栓塞，下唇麻木多于术后 2 周至 3 个月自行缓解，CO_2 气体栓塞需术中控制气体压力，减少和及时处理静脉出血，并于术中警惕、早期识别。

TOET 作为一种颈部完全无瘢痕的 NOTES 经历了从争议到逐渐被接受的过程。应该看到，除无痕外，口腔作为距离甲状腺路径较近的自然腔道，手术自上而下的视野和操作，使得 TOET 有其特有的适合人群。但是，由于 TOET 操作空间较小，手术难度大，应严格把握适应证，根据具体情况审慎实施。

（刘　杰）

第七十二章 双镜联合双向胸部无辅助切口食管癌根治术

第一节 适应证及禁忌证

【适应证】

1. $T_{1b\sim3}N_{0\sim1}M_0$ 期食管癌 。
2. 无颈部手术史。

【禁忌证】

1. $T_{4b}N_3M_1$ 期食管癌。
2. 由于各种原因无法耐受手术者。

第二节 术前准备、麻醉、体位与术者站位

【术前准备】

1. **常规化验** 血、尿、便常规，血型，凝血功能，生化系列，传染病筛查，肿瘤标志物。

2. **有相关病史及老年患者选做心肺功能评估** 心脏彩超、动态心电图、心肌酶、肺功能等。

3. **相关影像学检查** 胃镜及活检组织学评估，超声内镜检查以辅助术前分期，全腹部平扫及增强CT。

【麻醉方式】

气管插管，全身静脉麻醉。

【手术体位】

患者取仰卧位。

【术者站位】

内镜术者站位于患者左侧头端，器械护士站位于术者右侧协助操作；胸外科术者站位于患者右侧，一助站位于术者对侧，二助站位于术者右侧（图 72-1）。

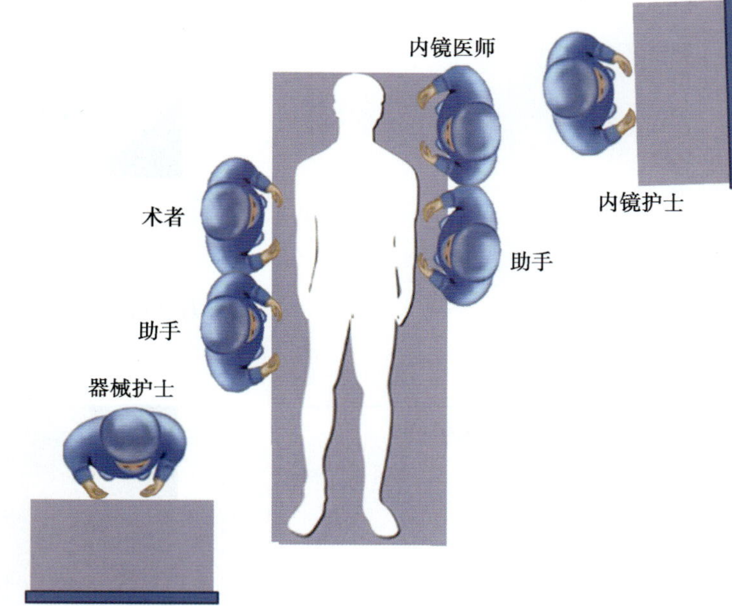

图 72-1　术者及助手站位

【特殊手术器械】

高频切开刀、一次性活检钳、一次性高频止血钳。

第三节　手术操作步骤、技巧与要点

1. 内镜进入纵隔腔入路可选择经颈部或经上腹部戳卡。根据不同入路进行术野的消毒、铺巾。

2. 经颈部入路通常选择患者左颈部横行切开；经腹部入路，利用腹腔镜上腹部的戳卡通路进镜（图 72-2）。

3. 经颈部入路进软式胃镜至纵隔腔内；经腹部入路需经食管裂孔进入纵隔腔。此外，经颈部入路可先将颈部食管离断后，以圈套器进行牵拉，再环周游离食管，也可游离食管后再行离断。

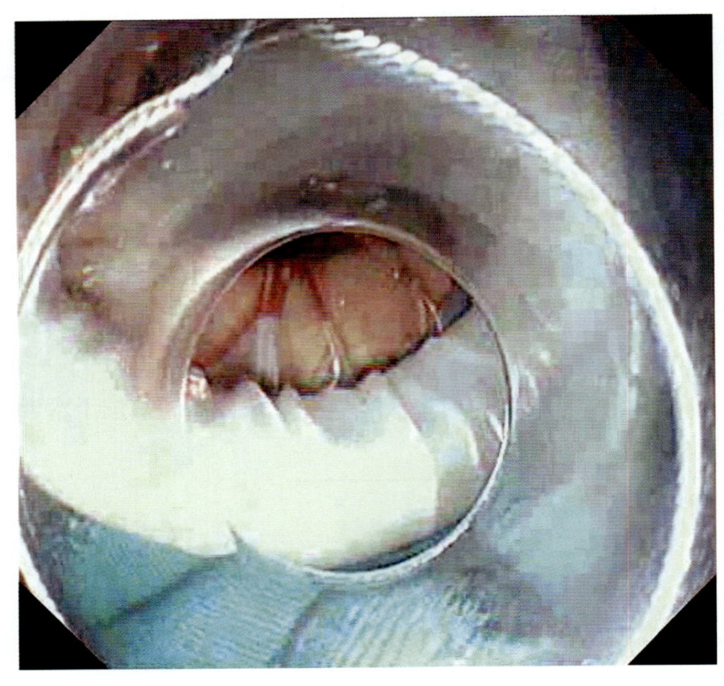

图 72-2　经腹腔镜上腹部戳卡通路进镜

4. 食管旁间隙注射生理盐水使其分界清晰(图 72-3),应用 IT 刀、hook 刀逐步游离食管(图 72-4、图 72-5)。

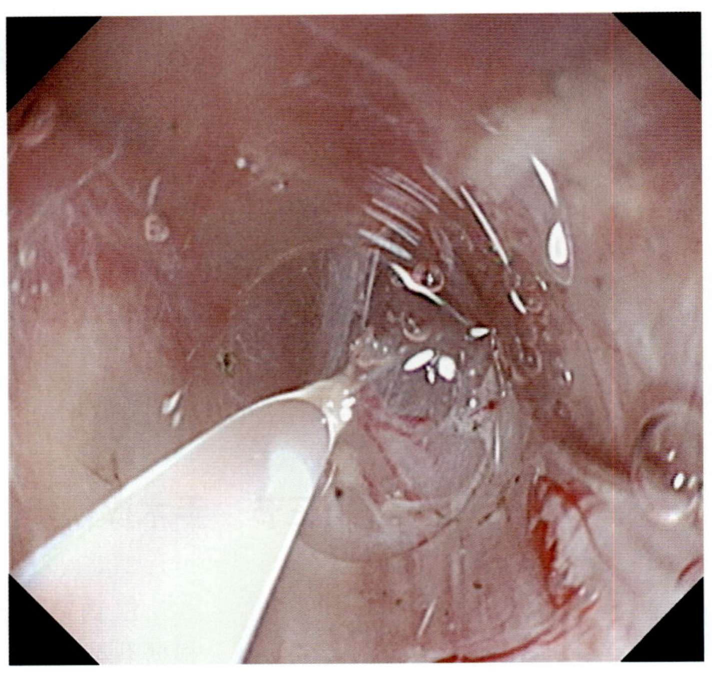

图 72-3　食管旁组织间隙内注射

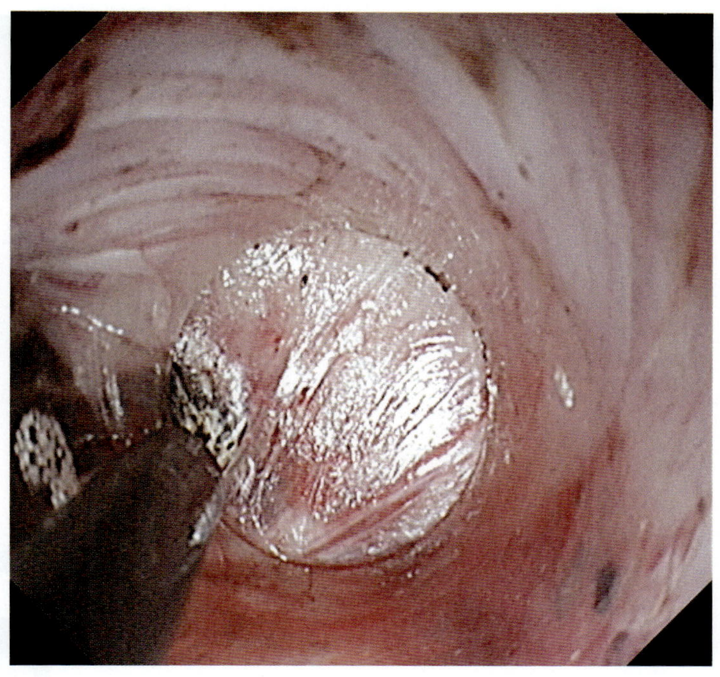

图 72-4 纵隔腔内分离食管及周边组织

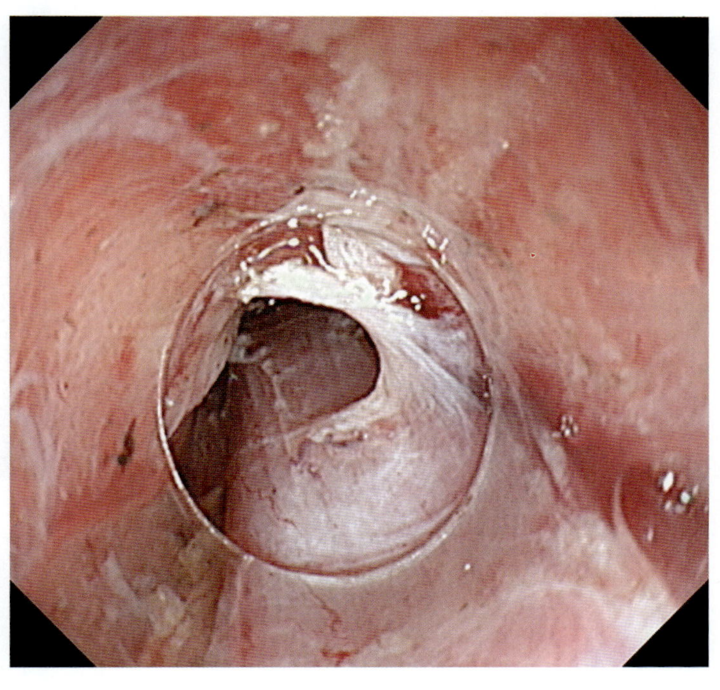

图 72-5 软式内镜纵隔腔内游离食管

5. 内镜直视下寻找食管旁淋巴结(纳米碳染色呈黑色,图 72-6);随后,以 IT 刀和 hook 刀剥离淋巴结周边组织后,应用圈套器将食管旁淋巴结切除(图 72-7)。

6. 经颈部入路时,内镜医师游离食管的同时外科医师进行管状胃的制作,当游离至腹部食管时,外科医师将颈部切断的游离食管取出;于腹部戳卡通路进镜时,外科医师于腹部游离并制作管状胃后,内镜医师游离食管至颈部,再由外科医师切断颈部食管,取出标本(图 72-8)。

7. 软式胃镜将管状胃上提至颈部,外科医师于腔镜下完成胃食管吻合。

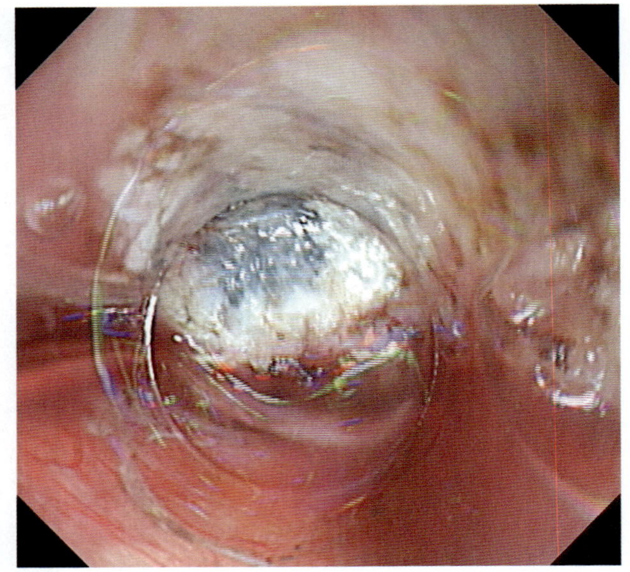

图 72-6 内镜下显露食管旁淋巴结

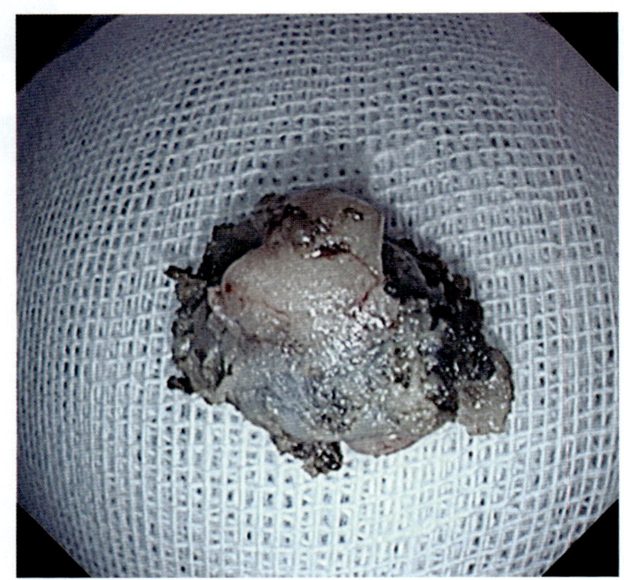

图 72-7 切除食管旁淋巴结

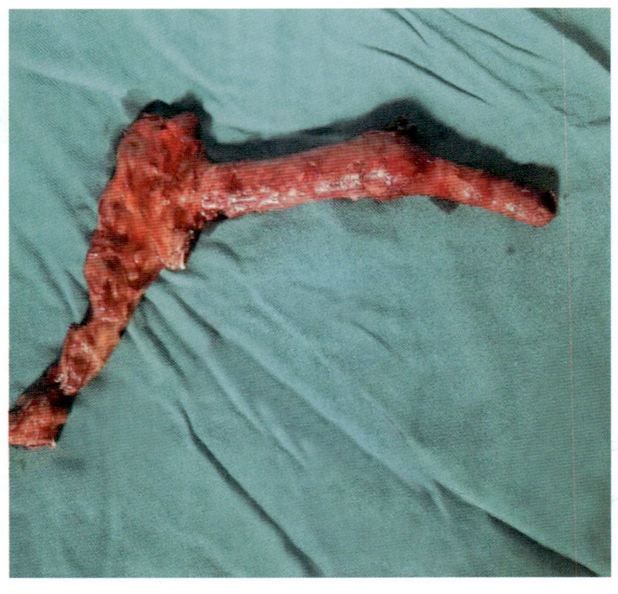

图 72-8 切除标本

（刘冰熔）

第十篇

类 -NOSES 与借道 NOSES

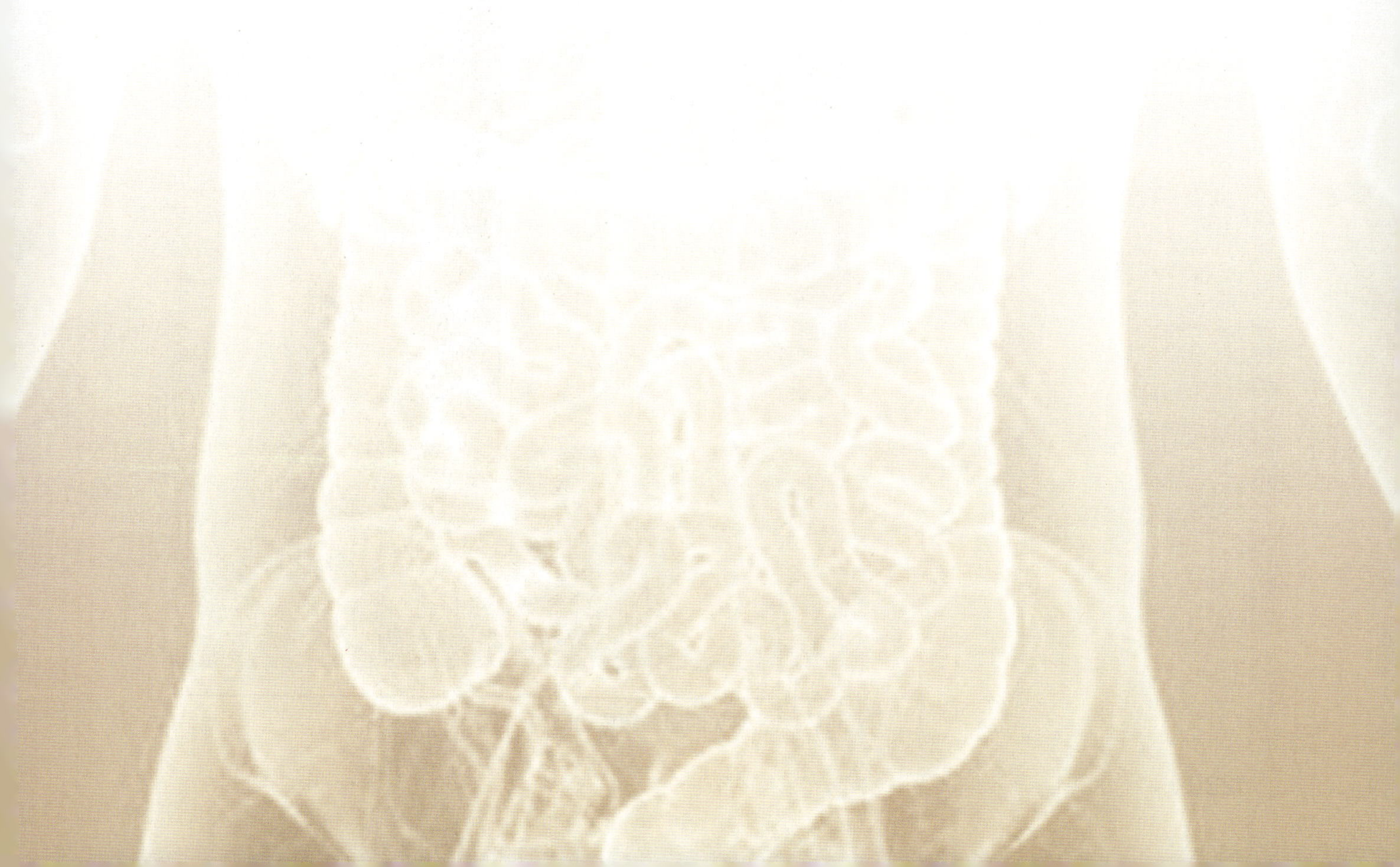

第七十三章 经脐切口取标本的腹腔镜胃癌根治术（类-NOSES）

【前言】

随着对 NOSES 理念认识的加深，为了规范相似手术方式的命名，2019 年出版的《结直肠肿瘤经自然腔道取标本手术专家共识(2019 版)》提出了类-NOSES 概念。这一概念的要点有两个：①在微创设备的辅助下完成腹盆腔肿瘤切除及消化道重建过程，即“全腔镜”；②经隐蔽的腹壁切口取标本，如经脐切口、经脐皱襞切口、耻骨上切口及既往腹壁瘢痕(图 73-1)等。基于此，经腹壁隐蔽切口取标本的全腹腔镜或全机器人胃癌根治术也属于类-NOSES 概念范畴，故称为“胃癌类-NOSES”。如果胃肿瘤巨大，无法经腹壁隐蔽切口完成标本取出，则应称为常规全腔镜胃癌根治术。

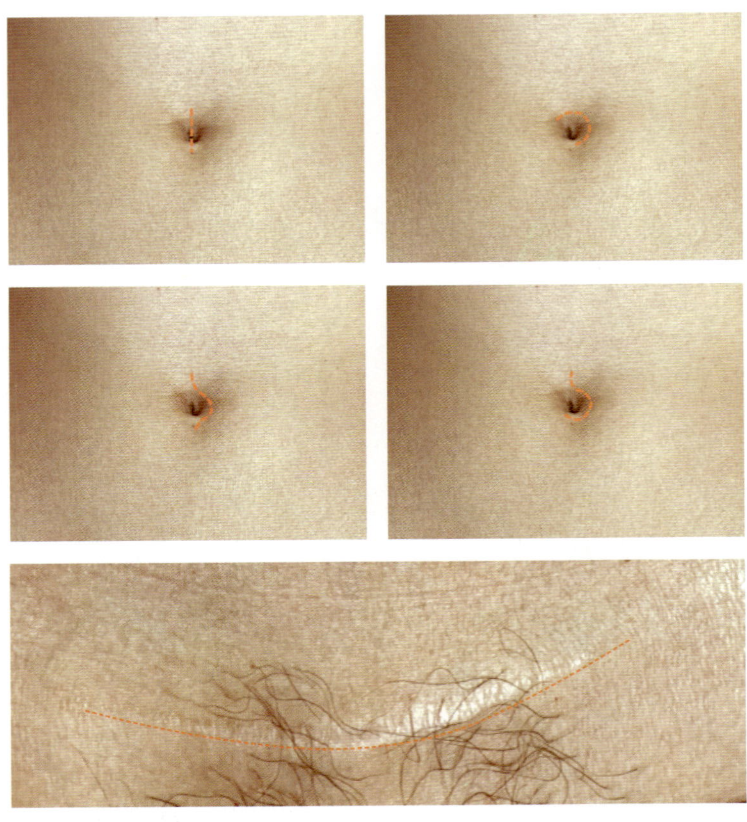

图 73-1 常见隐蔽的腹壁切口

胃癌类-NOSES，根据手术设备不同分为：①腹腔镜胃癌类-NOSES；②机器人胃癌类-NOSES。根据胃切除范围不同分为：①根治性远端胃切除胃癌类-NOSES；②根治性全胃切除胃癌类-NOSES；③根治性近端胃切除胃癌类-NOSES。

第一节　适应证与禁忌证

【适应证】

1. 胃肿瘤诊断明确，临床检查不支持远处转移。
2. 肿瘤环周直径为3~5cm。
3. 肿瘤不侵出浆膜为宜。

【禁忌证】

1. 肿瘤体积过大，取出有困难者。
2. 难以耐受微创手术者。

【补充说明】

肥胖患者(BMI ≥ 30kg/m^2)，不应作为胃癌类-NOSES的禁忌证。原因为：①肥胖患者手术标本巨大，但多为脂肪组织，组织适形性好，注意取标本技巧，多不会影响手术标本取出。②肥胖患者是否可行胃癌类-NOSES，主要决定因素依然是肿瘤分期及肿瘤环周直径。

第二节　麻醉、体位、戳卡位置与术者站位

【麻醉方式】

全身麻醉。

【手术体位】

患者取平卧分腿位(图73-2)。

【戳卡位置】(图73-3)

1. **腹腔镜镜头戳卡孔(10mm戳卡)**　位于脐窗中或经脐皱襞。

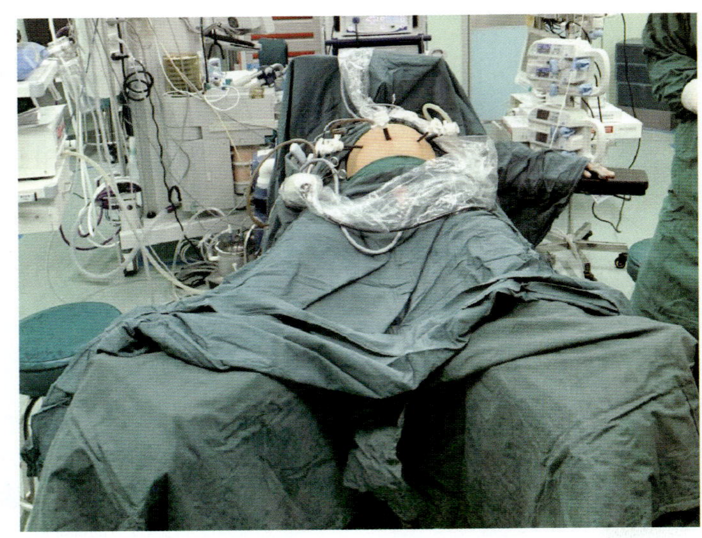

图 73-2　患者体位

2. 术者主操作孔（12mm 戳卡） 位于左腋前线内左肋弓下约 2cm。

3. 术者辅助操作孔（5mm 戳卡） 位于左锁骨中线外侧，腹腔镜镜头戳卡孔与术者主操作孔连线下约 2cm。

4. 助手主操作孔（12mm 戳卡） 与术者辅助操作孔对称。

5. 助手辅助操作孔（5mm 戳卡） 与术者主操作孔对称。

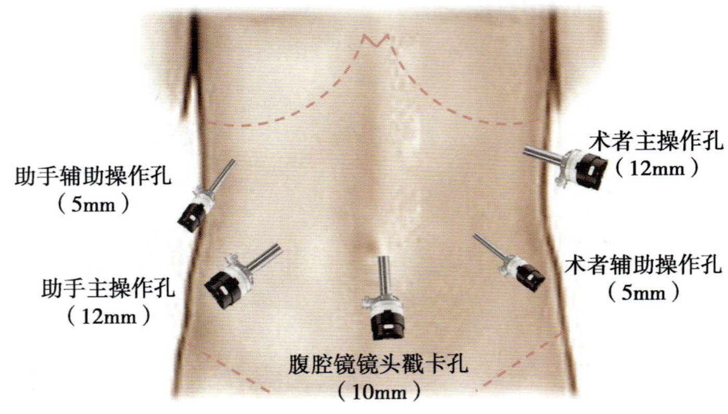

图 73-3　戳卡位置（五孔法）

【术者站位】

术者站位于患者左侧，助手站位于患者右侧，扶镜手站位于术者同侧（图 73-4）。日韩学者站位多与中国学者相反，术者多站位于患者右侧。

【特殊手术器械】

超声刀、60mm 直线切割闭合器及钉仓、标本袋。

图 73-4　术者站位

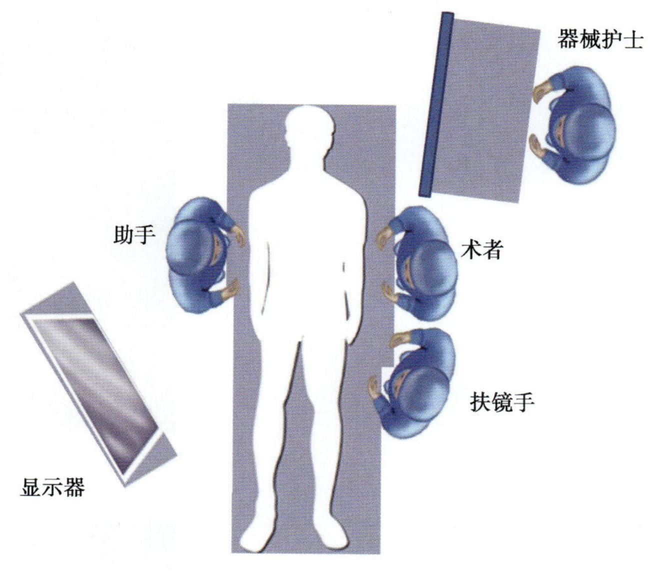

第三节　手术操作步骤、技巧与要点

【探查与手术方案制订】

在详细术前检查和术前方案评估的基础上，探查分三步。

1. **常规探查**　进镜至腹腔，观察肝、胆囊、胃、脾、结肠、小肠、大网膜和盆腔有无肿瘤种植（图 73-5）。

图 73-5　探查肝

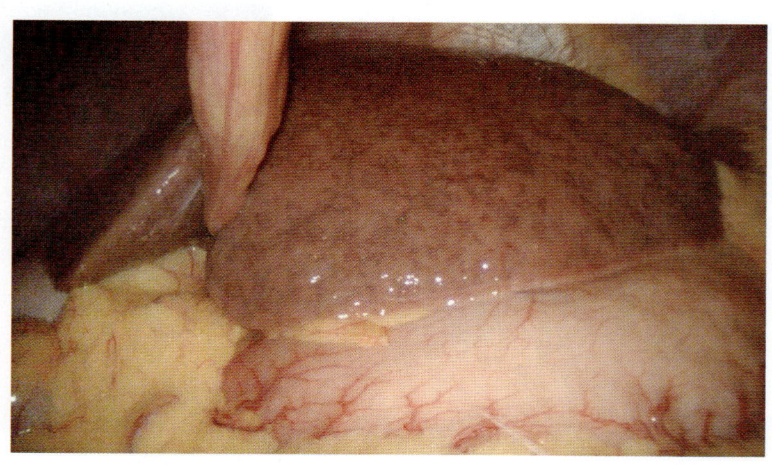

2. **肿瘤探查**　肿瘤的具体位置、大小及横结肠系膜是否被侵犯（图 73-6、图 73-7）。

3. **解剖结构的判定**　判定胃周淋巴脂肪组织，尤其是大网膜组织，是否粘连成团，能否经腹壁小切口取出体外（图 73-8）。

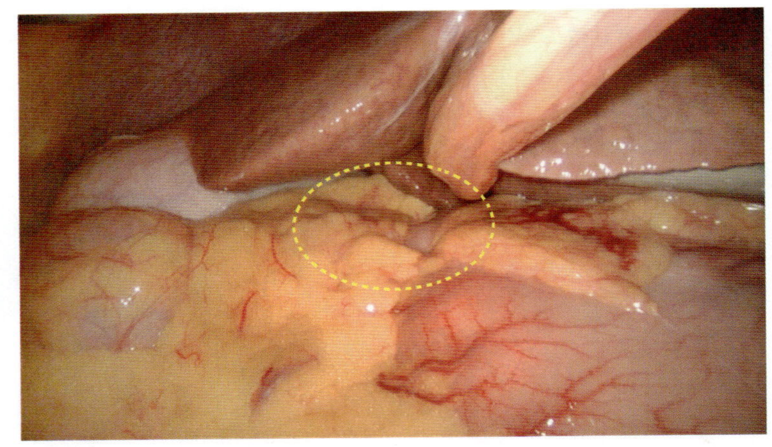

图 73-6 探查肿瘤位置

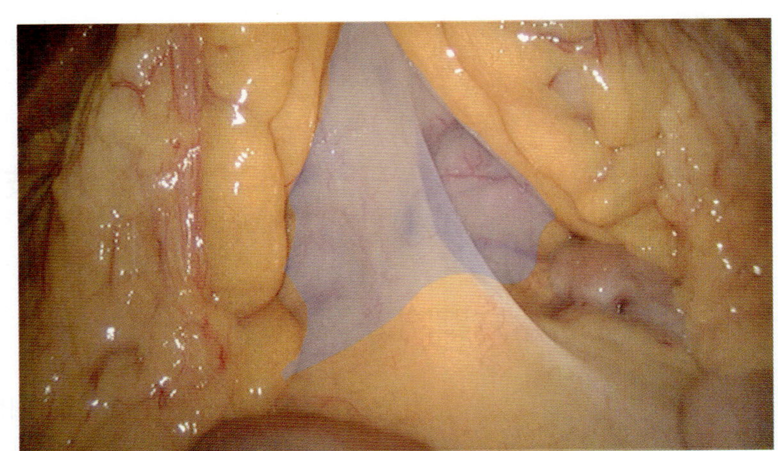

图 73-7 探查横结肠系膜是否被侵犯

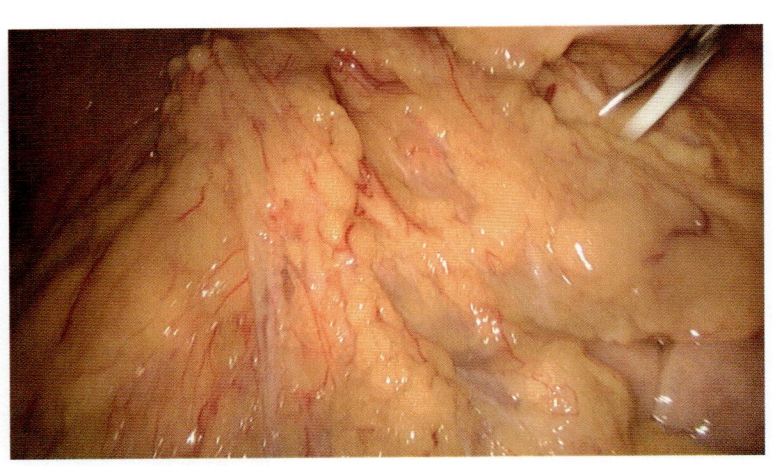

图 73-8 判定大网膜组织与周围粘连情况

【解剖与分离】

本章仅以"远端进展期胃癌根治术"为例，介绍胃癌类-NOSES的相关手术细节及要点。笔者中心远端胃癌根治手术参照2018年第5版《日本胃癌治疗指南》行标准的D_2淋巴结清扫术。常规清扫顺序为：①幽门下区淋巴结清扫（第6组）；②胰腺上区淋巴结清扫（第5、12a、7、8a、9、11p组）；③贲门区淋巴结清扫(第1、3组);④脾下极区淋巴结清扫(第4sb组)(表73-1)。

表73-1　根治性远端胃癌 D_2 淋巴结组别范围简介

清扫区域	淋巴结组别		范围[#]
幽门下区	No.6	No.6a	胃网膜右动脉(RGEA)根部至胃大弯第1支
		No.6i	幽门下动脉(IPA)淋巴结
		No.6v	胃网膜右静脉(RGEV)与胰十二指肠上前静脉(SAPDV)汇合部
胰腺上区	No.5		胃右动脉根部至其进入胃壁的第1支(含第1支)
	No.12a		沿肝固有动脉近端1/2分布
	No.7		胃左动脉主干至上行支的分支处
	No.8a		沿肝总动脉上前表面分布
	No.9		腹腔干周围(胃左动脉根部、肝总动脉根部、脾动脉根部)
	No.11p		沿脾动脉近侧端(近侧1/2)分布
贲门右区	No.1		贲门右侧及分布于胃左动脉上行支第1支周围
	No.3		小网膜两层腹膜之间,分布于胃左、右动脉第1支之间
脾下极区	No.4sb		沿胃网膜左动脉第2胃壁支及其以远胃壁支部分(第1支至该动脉根部淋巴结属于No.10组)

[#]Japanese Gastric Cancer Association.Japanese classification of gastric carcinoma:3rd English edition.Gastric Cancer,2011,14(2):101-112. DOI:10.1007/s10120-011-0041-5.PMID:21573743.

1. 幽门下区淋巴结清扫　幽门下区淋巴结清扫,主要完成第6组淋巴结清扫。

第6组淋巴结清扫步骤:首先,切除大网膜、剥离胃系膜与结肠系膜间融合间隙。助手将大网膜置于横结肠上方,用无损伤抓钳将大网膜向上提起并对向展开,术者左手钳向下方反向牵拉横结肠,形成"三角牵拉",使大网膜张紧(图73-9)。术者用超声刀(电刀)沿横结肠切开胃结肠韧带,向右侧分离至结肠肝曲。助手将游离的网膜组织置于肝胃之间,提起胃窦后壁,显露幽门下区。术者左手向足背侧牵拉横结肠系膜,使胃系膜和横结肠系膜之间维持一定张力,显露系膜间的疏松结缔组织,术者借势分离此融合间隙,钝锐交替分离,直至分离显露十二指肠降部(图73-10)。助手左手钳再次上提并顺时针略翻转,超声刀自胰十二指肠上前静脉(superior anterior pancreaticoduodenal vein,SAPDV)与胃网膜右静脉(right gastroepiploic vein,RGEV)会合处始,沿着RGEV表面继续向上沿着胰头下缘做"爬坡式"分离,裸化并离断RGEV(图73-11)。继续向上清扫,分离并离断胃网膜右动脉(right gastroepiploic artery,RGEA)。助手调整牵拉方向,向右腹侧推开十二指肠球部,术者轻轻下压胰头,显露胰十二指肠间沟。术者循着胃十二指肠动脉(gastroduodenal artery，GDA）清扫同时向胰腺上区过渡。助手右手钳辅助左手钳，将十二指肠继续向右腹侧推开，显露十二指肠和幽门上缘，术者切开此处，完成十二指肠球部裸化。直线切割闭合器离断十二指肠，完成第6组淋巴结的清扫（图73-12、图73-13）。

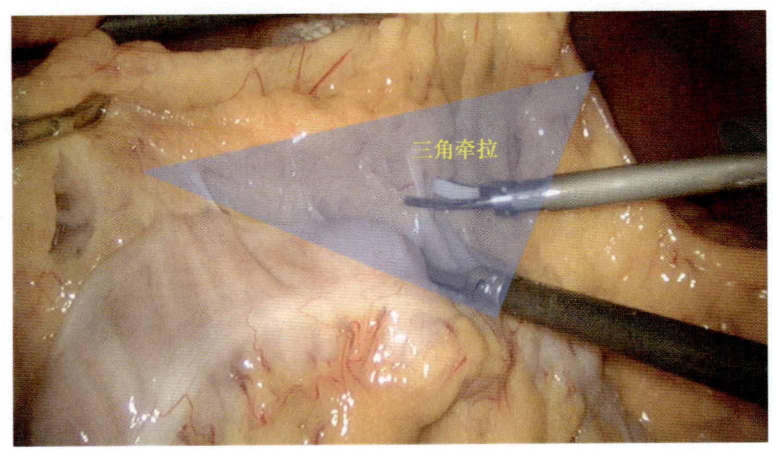

图73-9 三角牵拉，张紧大网膜

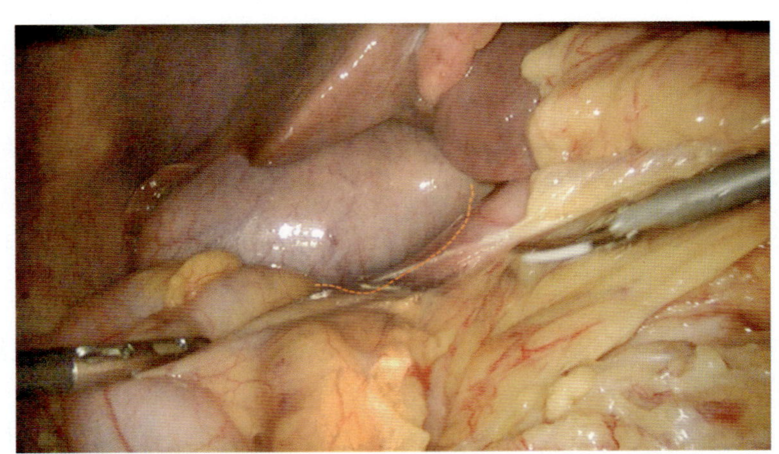

图73-10 显露十二指肠

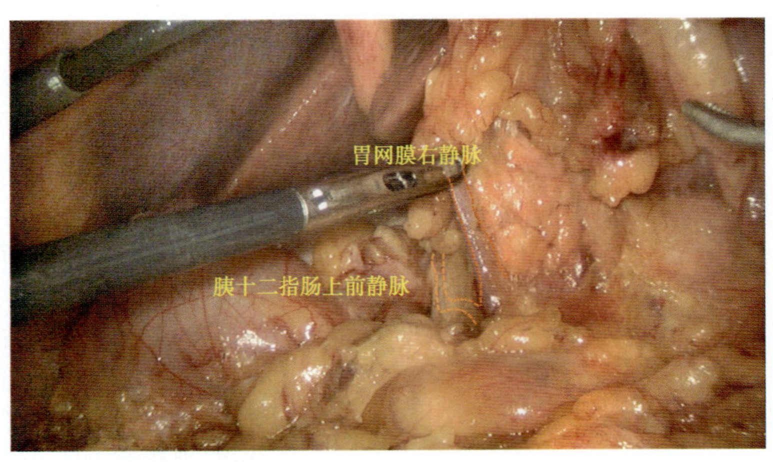

图73-11 清扫第6v组淋巴结

2. 胰腺上区淋巴结清扫 胰腺上区淋巴结清扫，包括第5、12a、7、8a、9、11p组淋巴结。

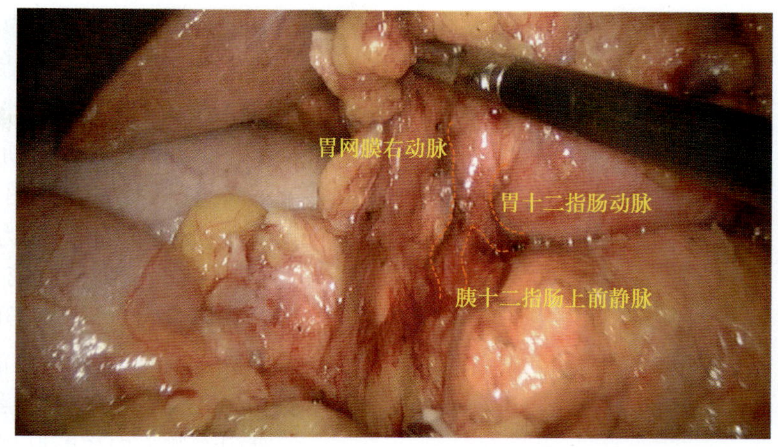

图 73-12 清扫第 6a 组淋巴结

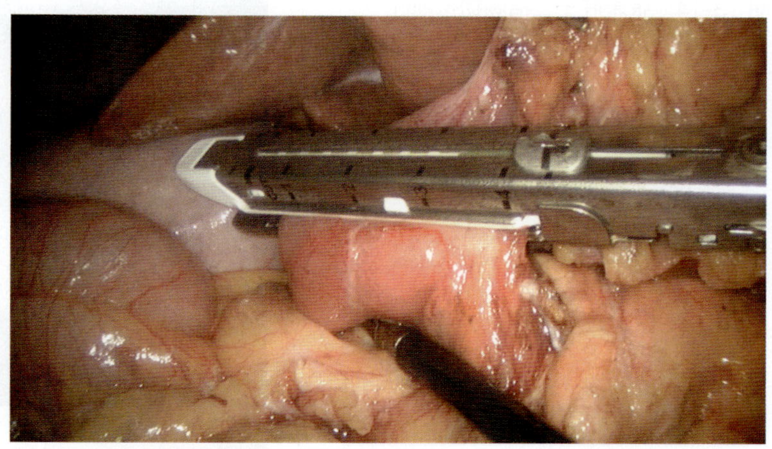

图 73-13 离断十二指肠

胰腺上区淋巴结各站之间有明确的解剖界线,但在临床实践中,常由于淋巴结肿大融合、患者肥胖、解剖结构变异等因素,导致淋巴结各站之间界线模糊,难以精准区分。故本章中将胰腺上区淋巴结清扫过程一并描述,不做分组赘述。

胰腺上区淋巴结清扫步骤:离断十二指肠后,助手将网膜组织连同胃组织翻卷至左上腹,左手钳上提肝胃韧带右侧缘和胃窦后壁,张紧肝十二指肠韧带前叶(图 73-14)。术者轻轻下压胰腺,以 GDA 为导向,沿着肝固有动脉(proper hepatic artery,PHA)表面向第 1 肝门方向裸化 PHA,途中显露胃右动脉(right gastric artery,RGA)根部,仔细分离离断 RGA,完成第 5 组淋巴结清扫(图 73-15)。翻书式掀起肝十二指肠韧带前叶,显露 PHA,此步骤暂游离至此(此处暂称为“翻书式清扫”,便于后续描述)(图 73-16)。

助手左手钳牵拉位置调整至胃胰皱襞,向头腹侧牵拉,张紧胃胰皱襞(图 73-17)。术者左手轻轻下压胰腺最高处,展开胰腺上缘。超声刀沿胰腺上缘切开并进入胰后间隙,显露脾动脉(splenic artery,SA)。向左侧游离,以 SA 为导向,以肾筋膜(杰罗塔筋膜,Gerota fascia)为基底,游离至脾动脉近侧 1/2 处(或者以胃后动脉为界线),完整清扫第 11p 组淋巴结(图 73-18)。向右侧游离,以 SA 为导向逐步过渡到以肝总动脉(common hepatic artery，CHA）为导向，此处小心离断胃左静脉，直至完整清扫第 8a 组淋巴结并会合翻书式清扫处（图 73-19）。清扫 LGA 前方和右侧缘，并逐步过渡到左侧缘和后方，裸化 LGA 根部，血管夹夹闭后离断胃左动脉（left gastric artery，LGA），完成第 7 组淋巴结清扫（图 73-20）。助手左手钳牵拉已游离的组织向左、向头腹侧牵拉，为第 12a 组淋巴结清扫提供合适张力同时将肝挑起，清晰暴露第 12a 组淋巴结区域。术者左手钳将 PHA 向右侧牵拉，助手右手吸引器配合术者超声刀逐步分离显露门静脉（portal vein，PV）前壁，完成 PHA 左侧及后方的淋巴结清扫，完成第 12a 组淋巴结清扫（图 73-21）。同时顺势沿肝下缘向贲门右侧方向离断肝胃韧带，过渡至贲门右区清扫（图 73-22）。

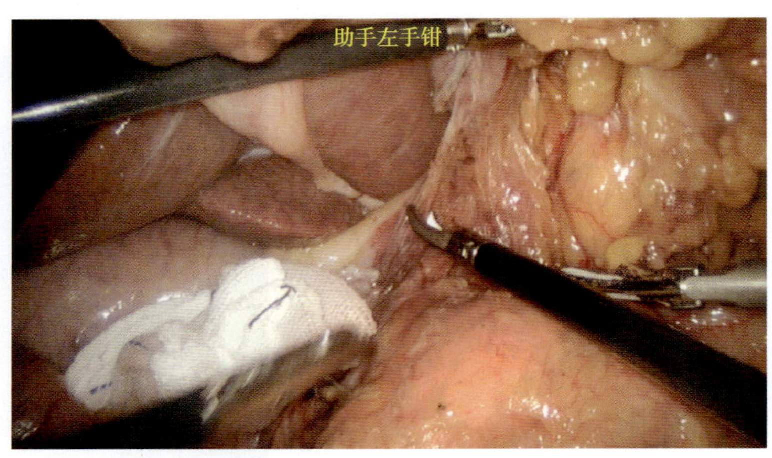

图 73-14　张紧肝十二指肠韧带前叶

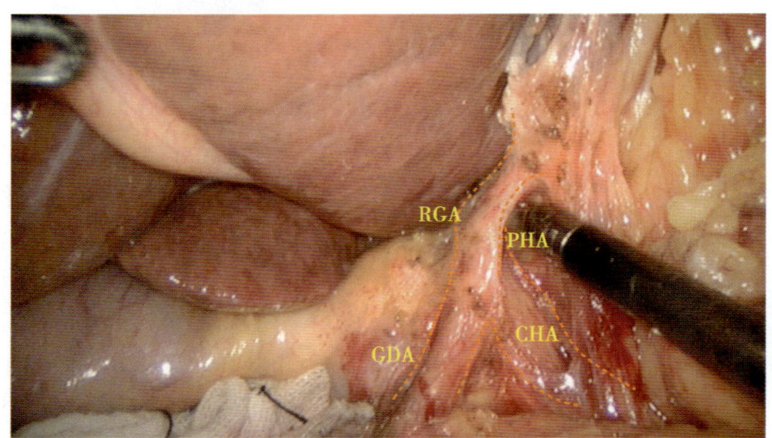

图 73-15　离断胃右动脉
RGA. 胃右动脉；
GDA. 胃十二指肠动脉；
PHA. 肝固有动脉；
CHA. 肝总动脉。

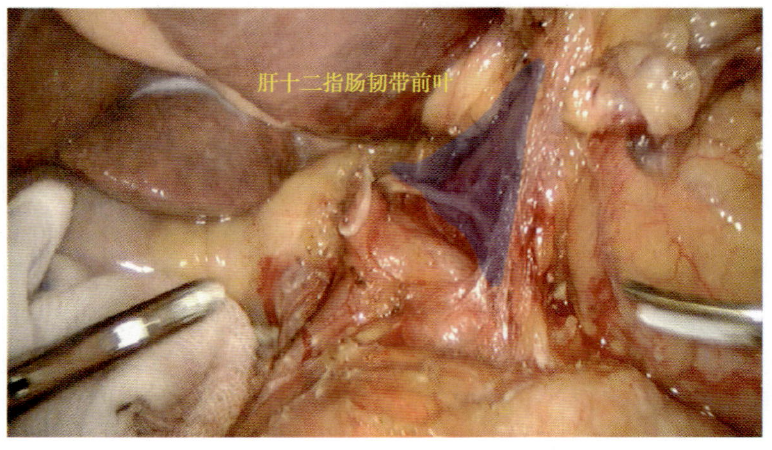

图 73-16　“翻书式”游离肝十二指肠韧带前叶，显露肝固有动脉

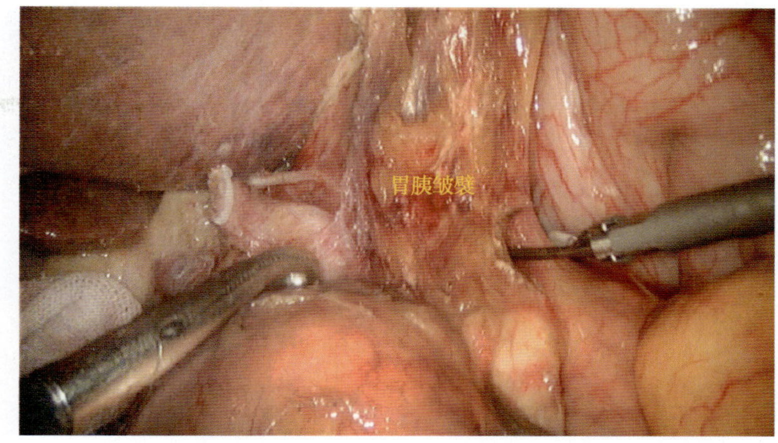

图 73-17 张紧胃胰皱襞

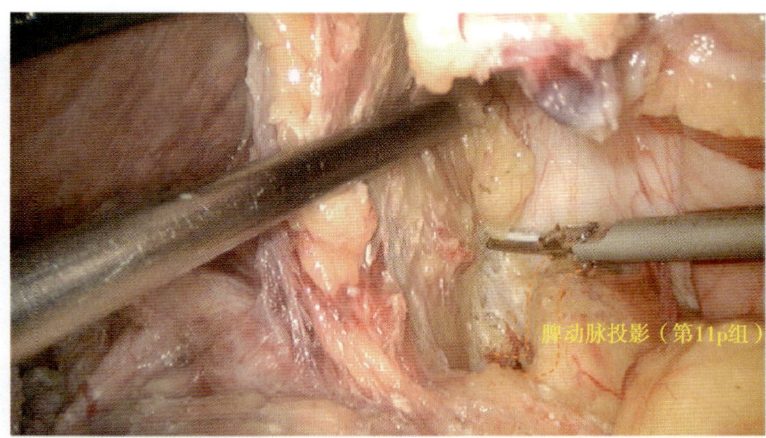

图 73-18 完成第 11p 组淋巴结清扫

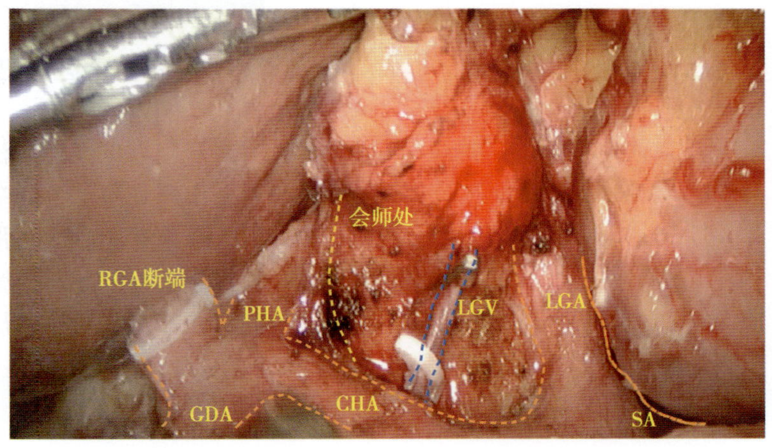

图 73-19 裸化肠系膜下动脉

RGA. 胃右动脉；
GDA. 胃十二指肠动脉；
PHA. 肝固有动脉；
CHA. 肝总动脉；
LGV. 胃左静脉；
LGA. 胃左动脉；
SA. 脾动脉。

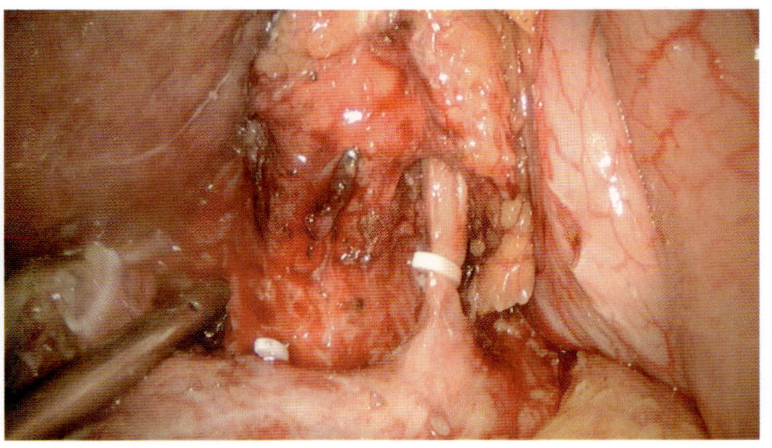

图 73-20 结扎切断胃左动脉

图 73-21　第 12a 组淋巴结清扫

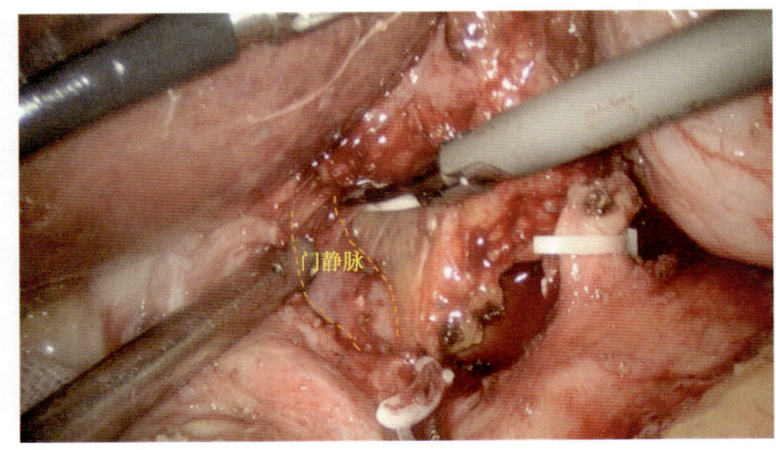

图 73-22　过渡到贲门右区

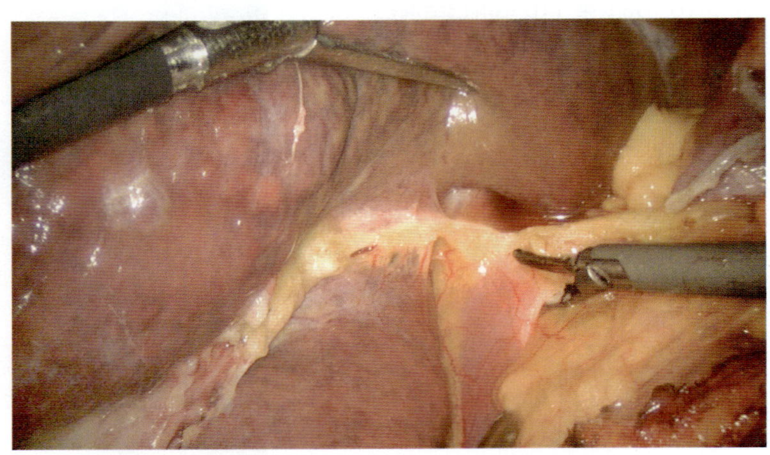

3. 贲门右区淋巴结清扫　贲门右区淋巴结清扫，包括第 1、3 组淋巴结。

贲门右区淋巴结清扫步骤：助手左手钳提拉胃上部小弯侧后壁小网膜向足腹侧牵拉，术者夹持胃体后壁向足背侧牵拉，使胃上部小弯侧后壁呈张紧状态。超声刀沿小弯侧胃后壁切开肝胃韧带后叶，紧贴胃壁钝、锐结合，交替分离，逐层切开至肝胃韧带前叶，同时紧贴胃壁向贲门右侧方分离，彻底离断肝胃韧带前、后叶，完成胃小弯上部胃壁裸化，完成第 1、3 组淋巴结清扫（图 73-23、图 73-24）。

图 73-23　胃小弯裸化

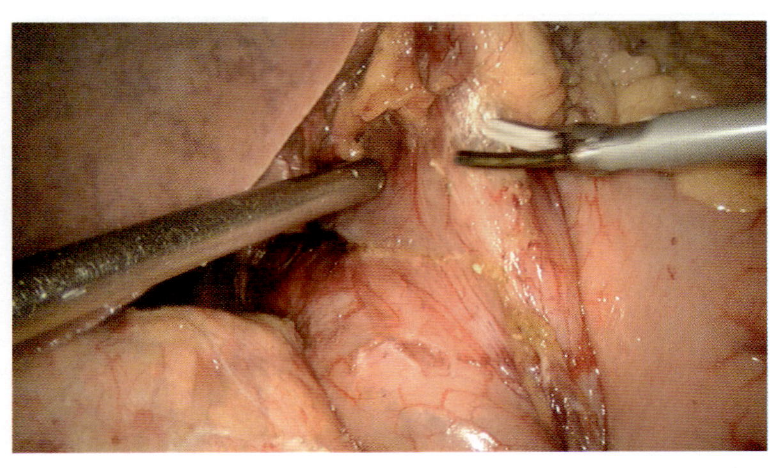

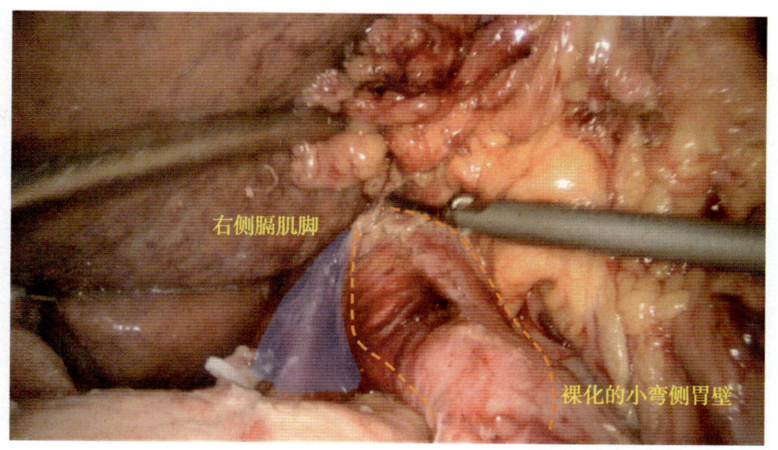

图 73-24　完成第 1、3 组淋巴结清扫

4. 脾下极区淋巴结清扫　脾下极区淋巴清扫，即第 4sb 组淋巴结。

脾下极区淋巴清扫步骤：助手将所有已游离的淋巴脂肪组织及远端胃组织牵向右侧腹。助手将左侧半大网膜置于横结肠上方，用无损伤抓钳将大网膜向上提起并对向展开，术者左手钳向下方反向牵拉横结肠，三点形成“三角牵拉”，使大网膜张紧，而后术者用超声刀(电刀)沿横结肠向左切开胃结肠韧带，分离至结肠脾曲，将游离后的网膜组织置于肝胃之间。助手左手提起胃脾韧带、胃结肠韧带，显露脾下极区域(图 73-25)。术者左手向背侧轻轻下压结肠脾曲系膜，超声刀沿结肠系膜表面向胰尾部分离，脾下极附近可以显露胃网膜左血管，超声刀仔细分离后离断该血管(图 73-26)。继续向上离断胃脾韧带，离断 1~2 支胃短血管，将胃脾韧带劈开至胃壁大弯侧(图 73-27)。而后将胃放回原位，助手左手钳向腹侧提起大弯侧胃前壁，术者左手向足背侧牵拉网膜组织，清晰显露胃壁大弯侧间隙，超声刀沿该间隙离断大网膜至大弯侧胃壁预切除线，完成大弯侧裸化，完成第 4sb 组淋巴结清扫(图 73-28)。

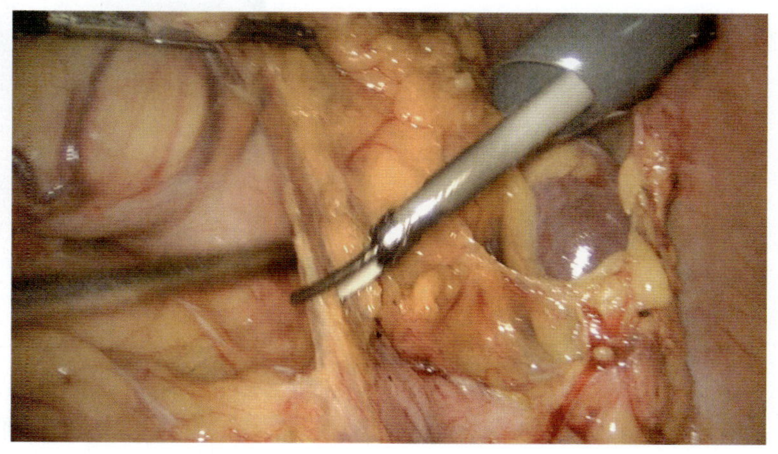

图 73-25　显露脾下极区

图 73-26 离断胃网膜左血管

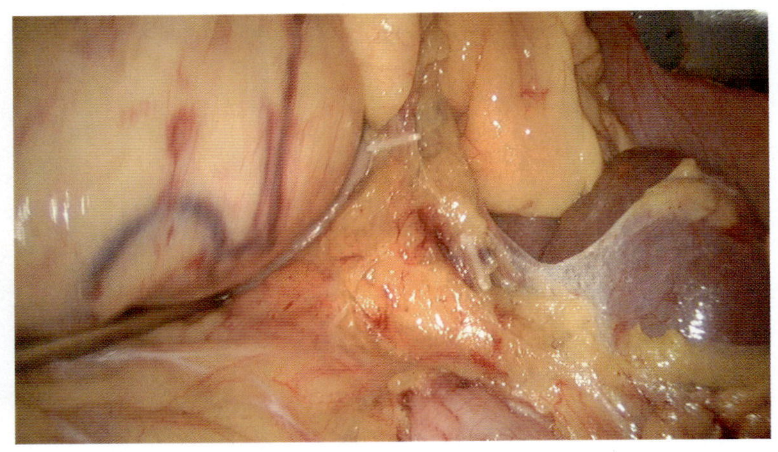

图 73-27 劈开脾胃韧带至胃壁大弯侧

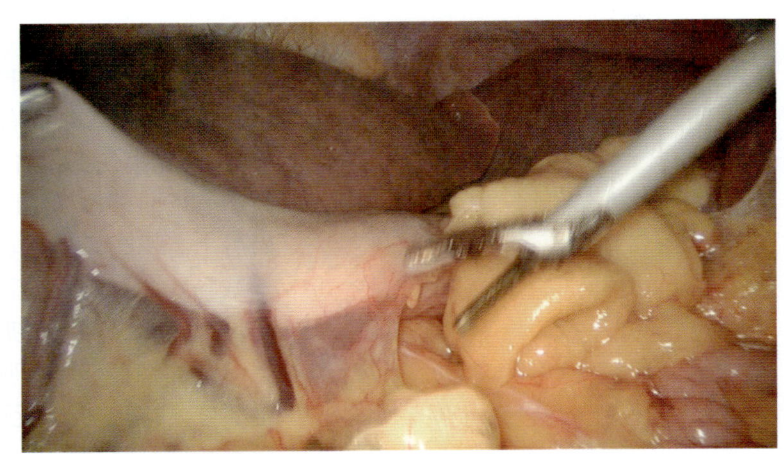

图 73-28 清扫 No.4sb 组淋巴结

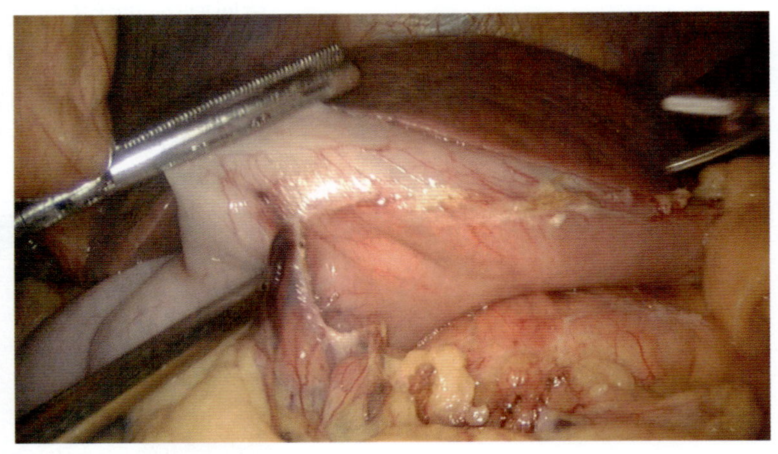

【标本切除与消化道重建】

1. 标本切除 确认肿瘤位置并明确预切除线后，用直线切割闭合器在肿瘤近端约5cm处（早期胃癌约3cm）切割闭合离断胃壁。常规使用两次直线切割闭合器离断胃壁，称为“两枪法”。第1枪，垂直胃大弯切割闭合胃壁（图73-29）。切割线与大弯侧交角勿过小，以免造成胃肠吻合后交角处胃壁缺血，导致术后严重的吻合口漏。第2枪,闭合器上缘靠近贲门,再次切割闭合离断胃壁,切除标本(图73-30)。小弯侧肿瘤,必须在保证肿瘤近端切除距离的同时,勿损伤贲门,以免造成术后贲门狭窄。

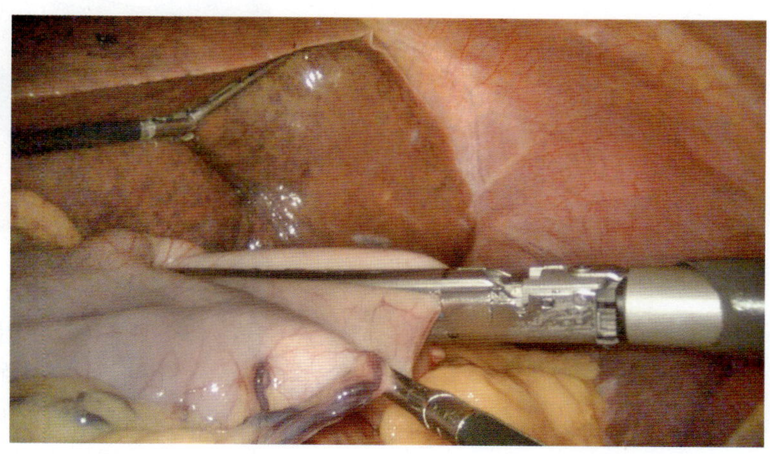

图73-29 第1枪,垂直胃大弯切割闭合胃壁

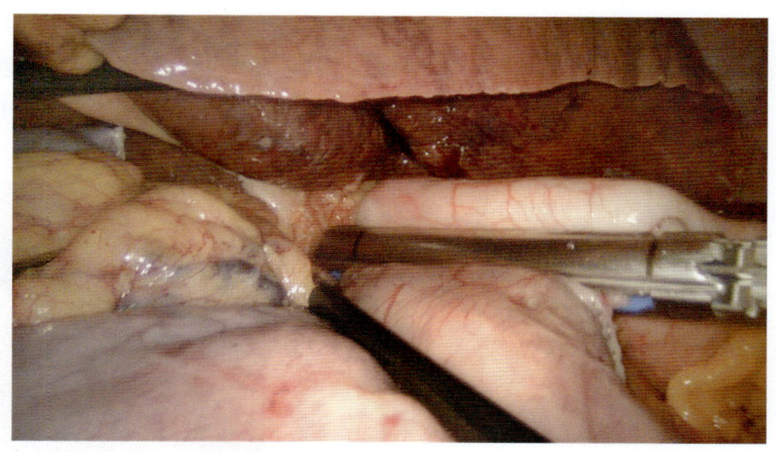

图73-30 第2枪,切割闭合胃壁

标本完全游离后,置入标本袋(图73-31)。此时可以选择“先取后建”,即先经腹壁隐蔽小切口,取出标本,确认胃壁切除范围后,重建气腹,后完成消化道重建,适用于胃中部癌。亦可以选择“先建后取”,即标本置入标本袋后暂放于右下腹,先完成消化道重建,后经腹壁隐蔽小切口,取出标本。适用于:①胃下部癌。如果肿瘤位于小弯侧靠近胃角,建议使用“先取后建”,确保足够切缘。②胃中部早期癌,建议行术中胃镜进行肿瘤定位,确保切除范围充足,也可选择该方法。

2. 消化道重建 消化道重建方式:目前根治性远端胃切除术后全腹腔镜下消化道重建方式主要有毕Ⅰ式、毕Ⅱ式、毕Ⅱ式+Braun及Roux-en-Y吻合。毕Ⅰ式吻合,主要适用于T_1/T_2、位于幽门管的肿瘤。目前全腔镜下吻合方法主要使用直线切割闭合器完成吻合。如韩国学者Sang-uk Han提出的直线形吻合(linear shaped anastomosis)、日本学者Kanaya提出的三角形吻合(delta shaped anastomosis)及中国学者黄昌明提出的改良三

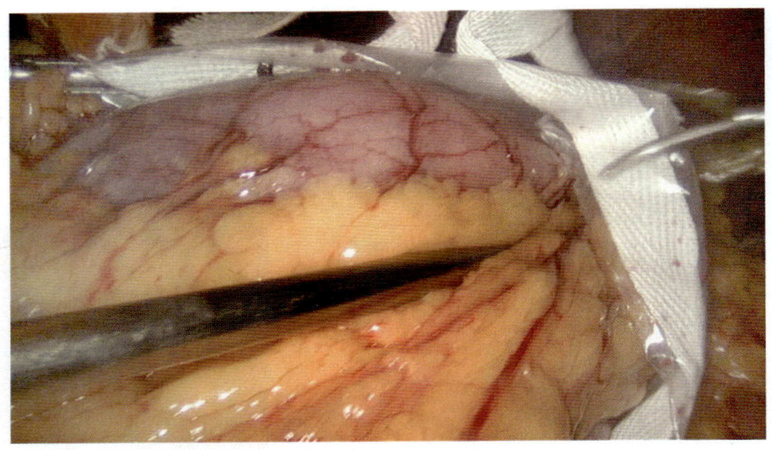

图 73-31 标本装袋

角吻合(modified delta shaped anastomosis)等。目前我中心毕Ⅰ式吻合重建,主要使用手工缝合(hand-sewn anastomosis)方式,完成残胃和十二指肠的端对端吻合(图 73-32)。毕Ⅱ式、毕Ⅱ式+Braun 及 Roux-en-Y 吻合,主要适用于进展期肿瘤,无法行毕Ⅰ式吻合重建的患者。对于碱性反流性胃炎的控制,有文献报道,毕Ⅱ式+Braun 和 Roux-en-Y 优于毕Ⅱ式吻合。但三者之间优劣,目前争论较大,并没有达成统一共识。笔者中心践行如下原则:如果肿瘤分期偏晚,倾向毕Ⅱ式吻合重建;如果肿瘤分期较早,多选择毕Ⅱ式+Braun 或者 Roux-en-Y 吻合重建。

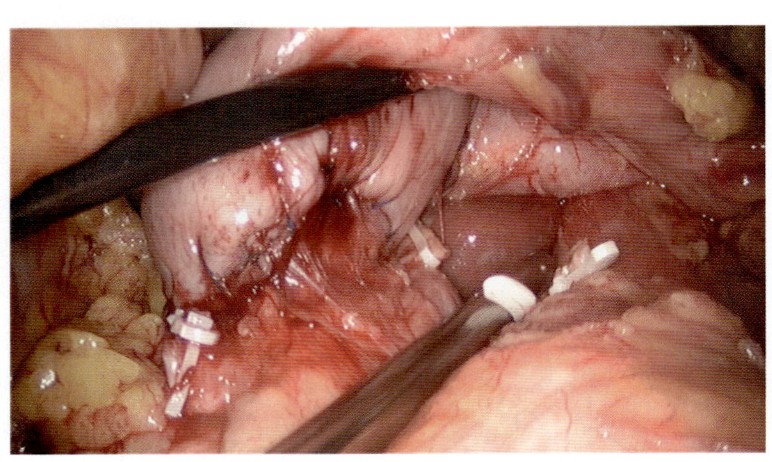

图 73-32 毕Ⅰ式腹腔镜下手工缝合重建

本章仅以毕Ⅱ式吻合为例,进行介绍。其余吻合重建方式,请参考 2018 版《完全腹腔镜胃癌手术消化道重建专家共识及手术操作指南》。

消化道重建步骤:将残胃大弯与闭合钉线夹角切开,切口大小约 1.5cm(超声刀刀头长度)为宜(图 73-33)。切开过大,吻合后共同开口过大,导致关闭困难;切开过小,难以切开胃壁黏膜层,而后反复补切,不但容易发生不必要的出血,而且易进入胃壁假道。超声刀切开后,抓钳轻捏切开处胃壁,胃黏膜随即翻出,胃腔入口清晰可见,此时亦可用分离钳确认。助手使用吸引器通过此开口吸引残胃内容物。注意"退吸"技巧,即吸引器伸入残胃近端,一边退一边吸引(图 73-34)。而不是伸入过程吸引,易造成胃黏膜损伤出血。助手左手提起横结肠系膜后叶,显露十二指肠空肠曲,于距屈氏韧带 15~20cm 空肠对系膜缘处超声刀切开空肠肠壁,切口大小约 0.7cm(超声刀 1/2 刀头长度)为宜(图 73-35)。切开过大,吻合后共同开口过大且小肠过度外翻,导致关闭困难。切开过小,置入直线切割闭合器钉仓臂困难。笔者中心多采用逆蠕动、空肠对残胃大弯吻合。吻合完成后,输出袢位于吻合口最低处,且避免残胃或空肠非生理性旋转。

图 73-33　残胃开孔

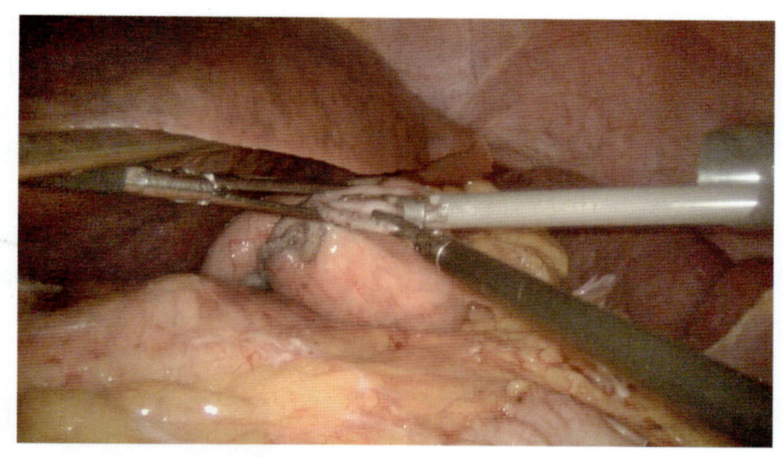

图 73-34　“退吸”技巧

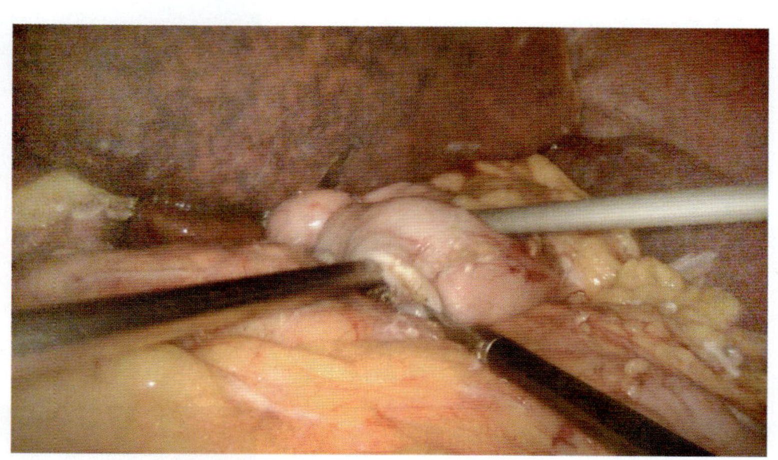

图 73-35　空肠开孔

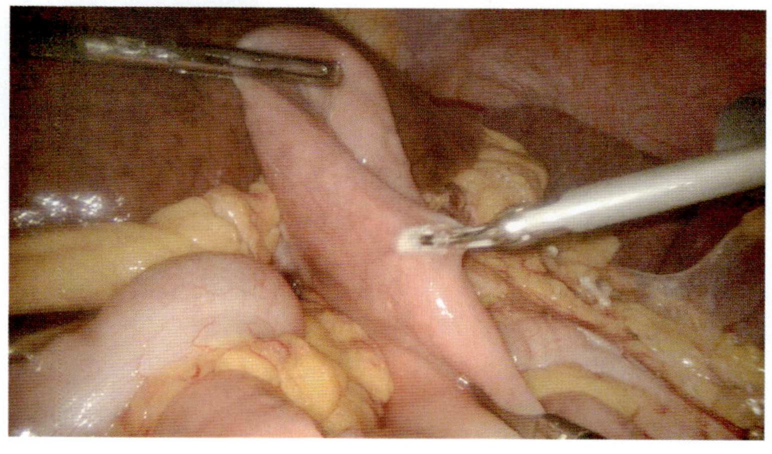

助手左手钳距离空肠开口远端7~8cm向头腹侧提起输出袢,右手钳配合术者将切割闭合器钉仓臂置入空肠开口,术者右手钳固定空肠,避免空肠脱出(图73-36)。这时助手左手钳提起残胃断端,右手配合术者将切割闭合器抵钉座置入残胃。随后助手左手钳将残胃向左腹足侧上提,右手钳提起胃后壁大弯侧,协助术者对齐胃壁大弯侧与空肠对系膜缘,夹闭后确认无误,击发吻合器完成胃空肠吻合(图73-37)。最后关闭共同开口。可使用器械关闭,也可使用手工缝合方法。笔者推荐免打结倒刺线(V-loc线、Stratafix线等)缝合关闭共同开口,同时浆肌层包埋缝合加固吻合口和胃断端。首先使用3-0、15cm V-loc线将共同开口自左向右全层连续缝合关闭,而后同一根线自右向左浆肌层包埋至吻合口后壁(图73-38)。另取3-0、30cm V-loc线自残胃小弯侧连续浆肌层包埋缝合至吻合口,而后转向吻合口后壁浆肌层包埋缝合,并与第一根缝线会合(图73-39)。剪断缝线,使用剩余缝线内翻包埋缝合十二指肠残端(图73-40),作用有两个:①十二指肠残端浆膜化,加速术后愈合;②降低十二指肠残端漏发生率。

图73-36 吻合器钉仓臂置入空肠

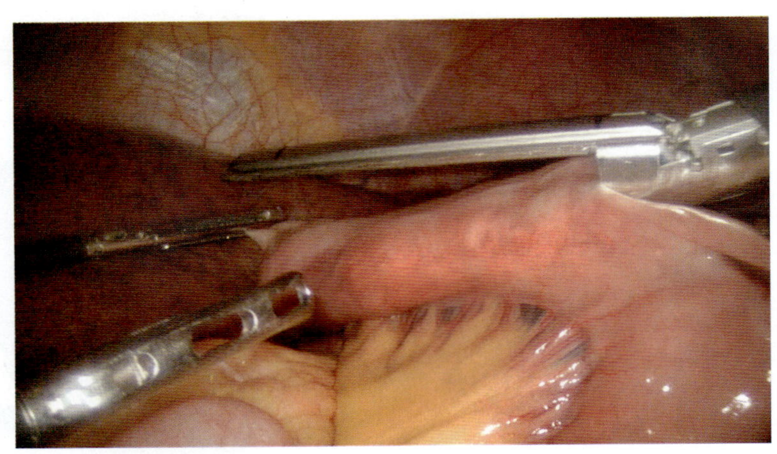

图73-37 完成胃空肠侧侧吻合

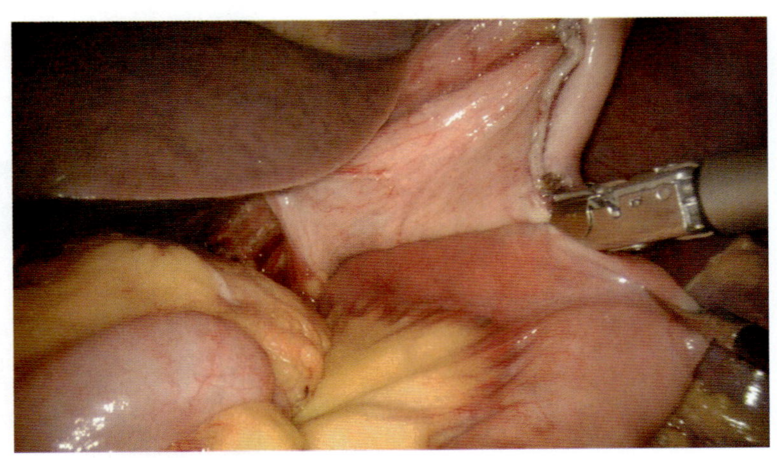

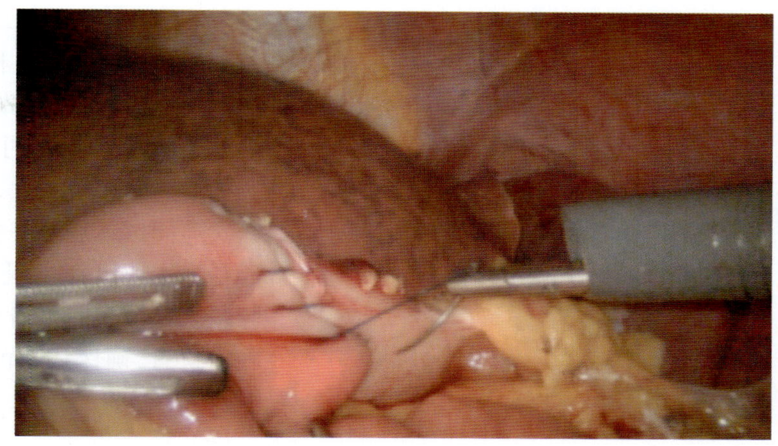

图 73-38　第 1 针缝合

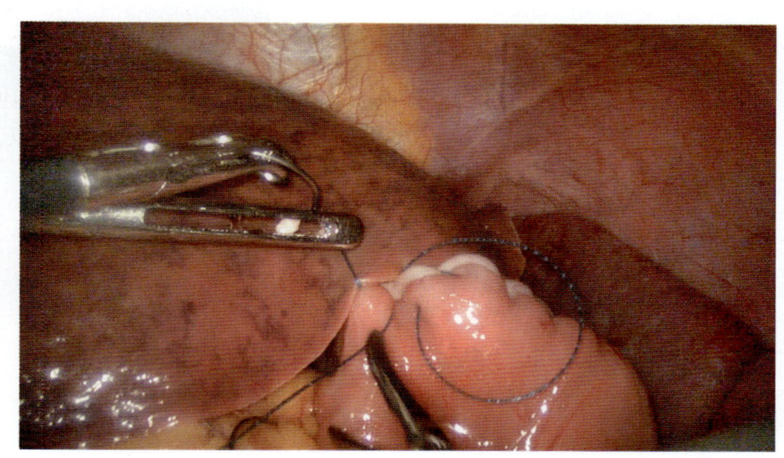

图 73-39　第 2 针缝合

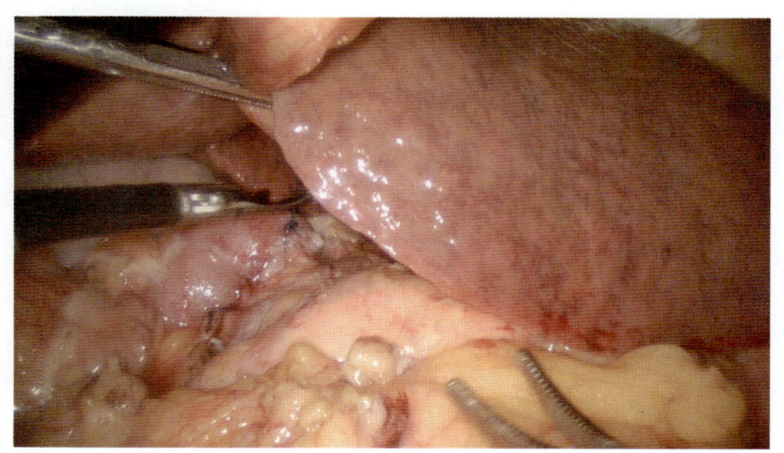

图 73-40　连续内翻缝合，关闭十二指肠残端

完成消化道重建后，整理横结肠及吻合口位置，使得吻合口平坦地躺在横结肠上(图 73-41、图 73-42)。大量温等渗液反复冲洗术区，确认无活动性出血后，经 Winslow 孔摆放肝下引流管一枚，经助手左手戳卡孔引出体外，引流管尖端置于吻合口后方。清点器械及纱布无误后，准备取出标本。

3. 取出标本，缝合戳卡孔及脐部小切口　取脐部经脐直切口或经脐皱襞弧形切口，或耻骨上横行切口（女性剖宫产术后可以利用该手术瘢痕），长度2~4cm。依次切开入腹，将标本袋口捆扎线提出切口外，此时取标本有两种方法：①如果肿瘤较小，淋巴脂肪组织较少，可以直接将标本连同标本袋一并取出体外；②如果肿瘤相对较大，可以先打开标本袋，首先取出网膜组织，其次连同标本袋一并将标本取出。一般胃腔会有少量气体，阻碍胃标本取出，此时取胃标本时可以"四方向晃动"标本，将胃腔内气体经腹腔侧挤压到腹壁侧，从而将标本顺利取出。查看肿瘤位置，确保切除范围后，缝合关闭各个戳卡孔及脐部切口（图73-43）。

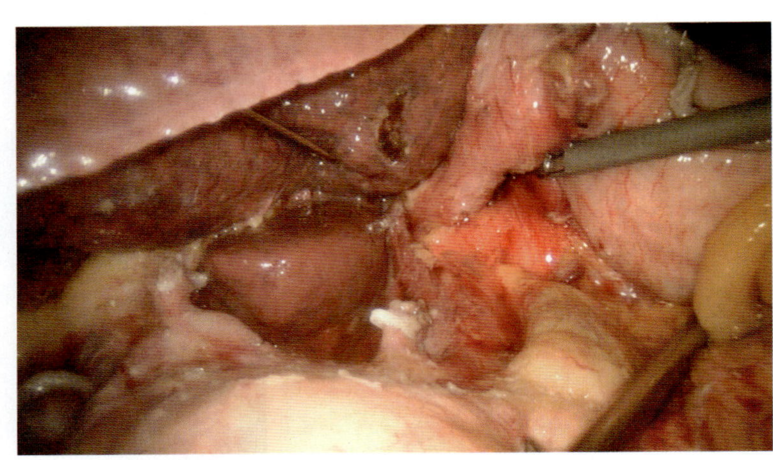

图73-41 术区清扫后全景

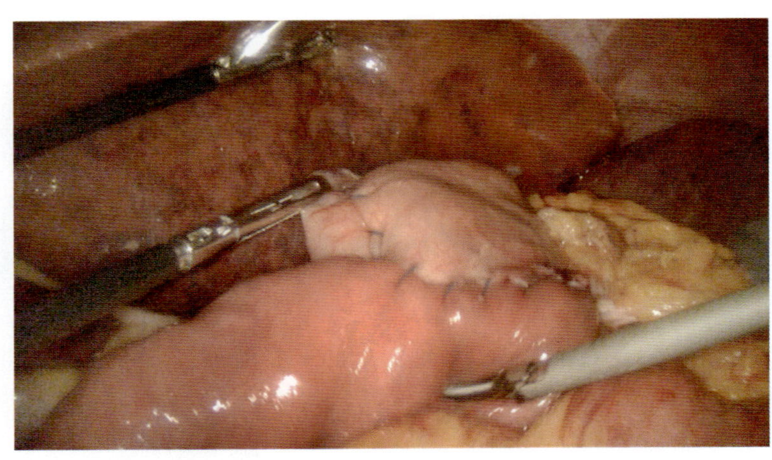

图73-42 吻合完成全景

图 73-43　取出标本

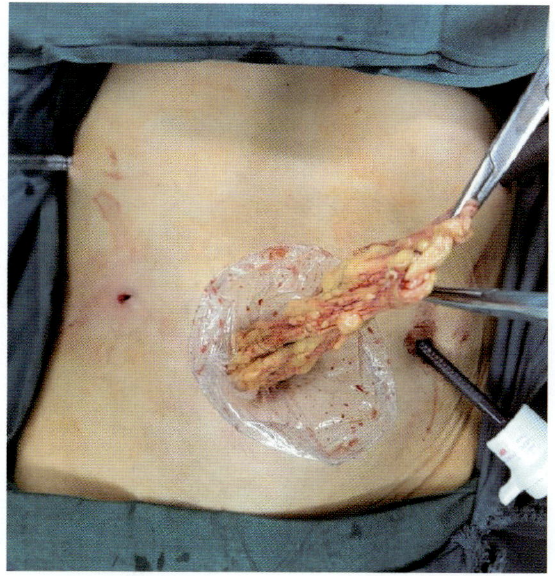

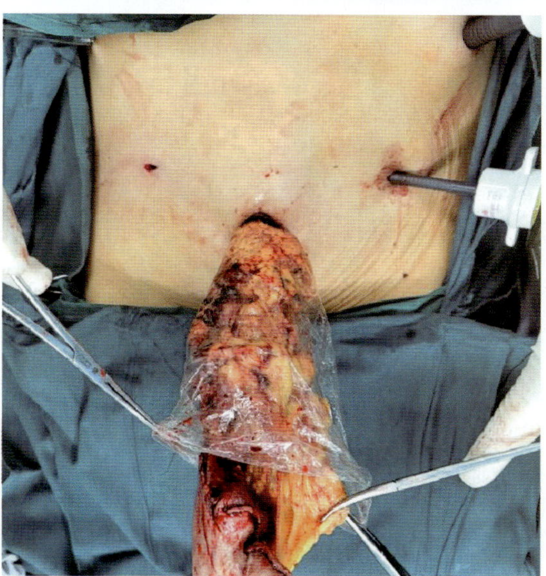

【术后腹壁及标本照片】(图 73-44、图 73-45)

图 73-44　术后腹壁照片

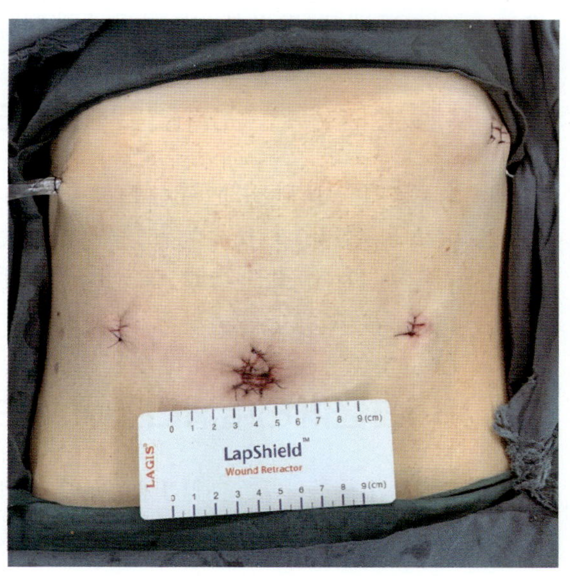

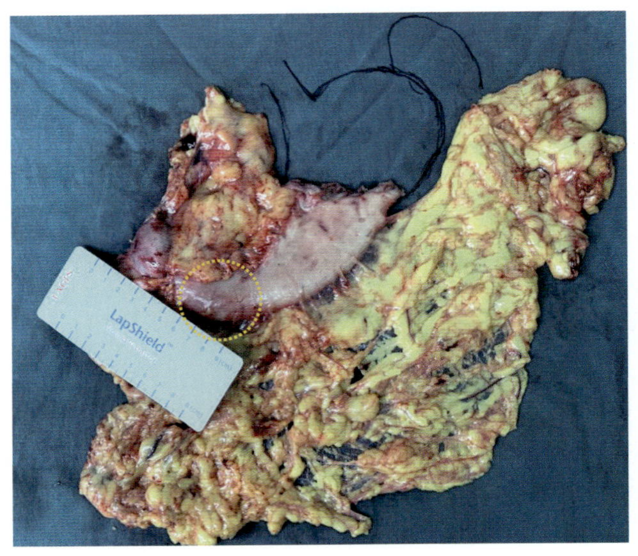

图 73-45 标本照片

第四节 淋巴结清扫要点及注意事项解析

【第 6 组淋巴结清扫要点及注意事项解析】

1. “三角牵拉”的应用，可以高效、高质量地完成胃结肠韧带离断步骤。

2. 进入胃系膜与结肠系膜间融合系膜间隙入路主要有 2 个，供初学者参考。一个是胰腺下缘入路。因为横结肠系膜止于胰腺下缘并附着于后腹壁，所以沿着胰腺下缘很容易过渡进入融合系膜间隙。另一个是中结肠静脉。因为中结肠静脉多走行于结肠系膜浅面且位置相对固定，便于解剖显露，而后沿着中结肠血管表面进入融合系膜间隙。

3. 清扫第 6v 组淋巴结时，建议沿着胰头下缘做“爬坡式”分离，切勿损伤胰腺组织。

4. 清扫第 6a 组淋巴结时，部分患者胰十二指肠上前动脉（SAPDA）发出点较高，结扎离断 RGEA 时，极易损伤 SAPDA，应尽量避免。

清扫第 6i 组淋巴结时，如遇较粗大的幽门下动脉（IPA）时，建议使用血管夹夹闭。同时分离裸化 IPA 时，避免损伤十二指肠球部下缘。日本学者 Shusuke H. 依据 IPA 起源不同，将 IPA 分为三型，即近端型（发自 GDA）、远端型（发自 SAPDA）和头端型（发自 RGEA），供参考。

【胰腺上区淋巴结清扫要点及注意事项解析】

1. 术者左手下压胰腺时，建议钳夹一块小纱布后再间接按压胰腺，避免挫伤胰腺组织。

2. LGA 断端以 0.5~1cm 为宜，避免血管夹脱落或血管夹近端出血后，无法二次置夹的窘况。

3. 清扫第 11p 组淋巴结时，建议助手右手持吸引器，边吸引组织碎片及渗液，边协助术者做钝性分离，这样可以高效地完成该组淋巴结清扫。

【贲门右区淋巴结清扫要点及注意事项解析】

由于该处小血管丰富，一旦出血，血管回缩至胃壁后，不易止血且容易损伤胃壁，所以此处分离应避免“孤军深入”式分离，一定遵循“层面优先”的原则。由肝胃韧带后叶逐层切开至前叶，完成淋巴结的清扫。

【脾下极区淋巴结清扫要点及注意事项解析】

1. 不必强求根部离断胃网膜左血管,原因有 2 个:①胃网膜左血管根部淋巴结属于第 10 组淋巴结,不是远端胃癌 D_2 淋巴结清扫范围;②胃网膜左血管根部远心端多有脾下极血管分支发出,如强行根部离断可能造成脾下极梗死。

2. 助手避免暴力盲目地牵拉,以免造成不必要的脾被膜撕裂伤;提前离断大网膜与脾的粘连带,避免助手牵拉脾胃韧带时撕裂脾被膜。

3. 脾被膜撕裂时,不要盲目止血。建议止血方法:①纱布压迫止血。可以在撕裂处压迫小纱布一块,暂不做额外处理,待清扫结束后,在暴露清楚的情况下,仔细止血。②电凝止血。将电凝功率调至 80~100W、high/spray 模式,电钩稍离开出血部位,进行电凝止血,多可成功。③也可以将潮湿纱布垫于出血处,用高功率电凝直接作用于纱布处,亦可达到止血目的。

(王 波　任双义)

第七十四章 经下腹部横行切口取标本的食管胃结合部（贲门）癌根治术（类-NOSES）

【前言】

胃食管结合（贲门）部癌类-NOSES采用全腔镜下吻合，会阴部小切口取出标本。本章通过贲门癌借道NOSES举例说明此手术的开展过程。本手术适用于胃食管结合部肿瘤，采用腹腔镜下胃部肿瘤的游离和管状胃的制作，胸腔镜下食管与管状胃的吻合完成消化道重建，手术切除标本通过会阴部隐形切口取出。本手术与传统贲门癌根治术的区别在于：①在完整切除肿瘤的基础上，保证足够的切缘距离，完整切除肿瘤及系膜内淋巴结，更符合根治要求；②胸腹腔的手术均在腔镜下完成，仅有腹部和胸部戳卡孔，手术更加微创；③手术标本通过会阴部的微小切口取出，切口更为隐蔽，美容缝合后基本无瘢痕。类-NOSES贲门癌根治术与传统的贲门癌根治术相比，对腔镜下的吻合操作要求更高，手术效果安全可靠。严格掌握该术式的适应证，具有清晰的手术思路，以及精密的腔镜操作技巧，这一技术完全是科学合理、安全可行的。

第一节 适应证与禁忌证

【适应证】(图 74-1)

1. 胃食管结合部肿瘤，肿瘤直径≤ 3cm。
2. 肿瘤临床分期为早期或进展期，无远处转移。
3. 肿瘤未侵出浆膜层。
4. 既往无食管或胃部手术史。

【禁忌证】

1. 肿瘤体积过大，取出有困难者。
2. 淋巴结转移灶融合包绕重要血管者。
3. 肿瘤与周围组织广泛浸润不适应腔镜手术者。

4. 全身情况差,有严重心、肺、肝、肾疾病,不能耐受手术者。

5. 胸腹腔严重粘连不适宜腔镜手术者。

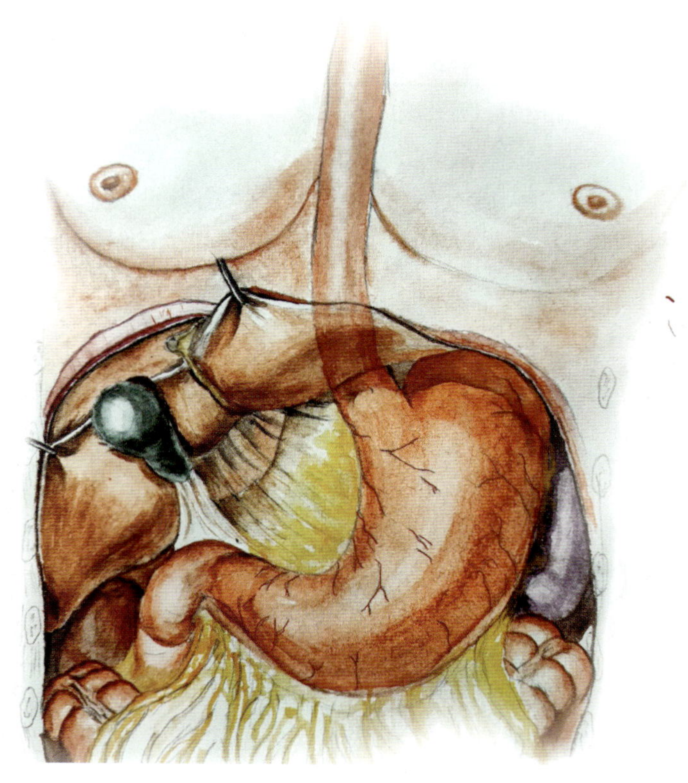

图 74-1　胃食管结合部肿瘤解剖位置示意图

第二节　麻醉、体位、戳卡位置与术者站位(腹部)

【麻醉方式】

全身麻醉或全身麻醉联合硬膜外麻醉(术前会阴区备皮)。

【手术体位】

患者取仰卧位,两腿并立,头高足低位(10°倾斜),有利于术者操作。

【戳卡位置】(图 74-2)

1. **腹腔镜镜头戳卡孔(10mm 戳卡)**　位于脐窗中。

2. **术者主操作孔(12mm 戳卡)**　位于左侧腋前线肋缘下2cm处。

3. **术者辅助操作孔(5mm 戳卡)**　位于左侧锁骨中线与脐

上 2cm 平线交叉处。

4. 助手辅助操作孔 1(5mm 戳卡)　位于右侧腋前线肋缘下 2cm 处。

5. 助手辅助操作孔 2(5mm 戳卡)　位于右侧锁骨中线与脐上 2cm 平线交叉处。

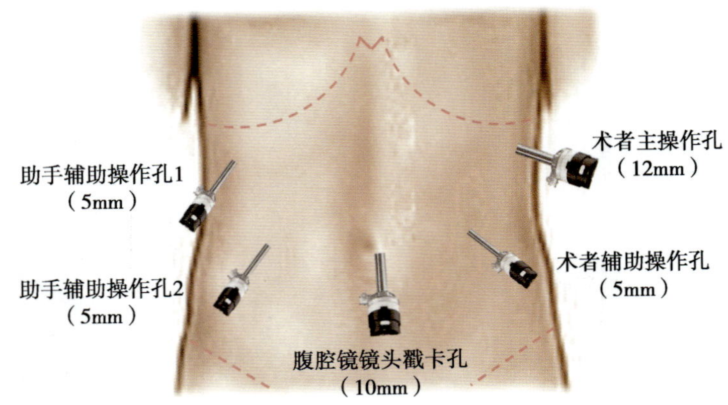

图 74-2　戳卡位置(五孔法)

【术者站位】

术者站位于患者左侧,助手站位于患者右侧,扶镜手站位于术者同侧(患者左侧、术者左后方)(图 74-3)。

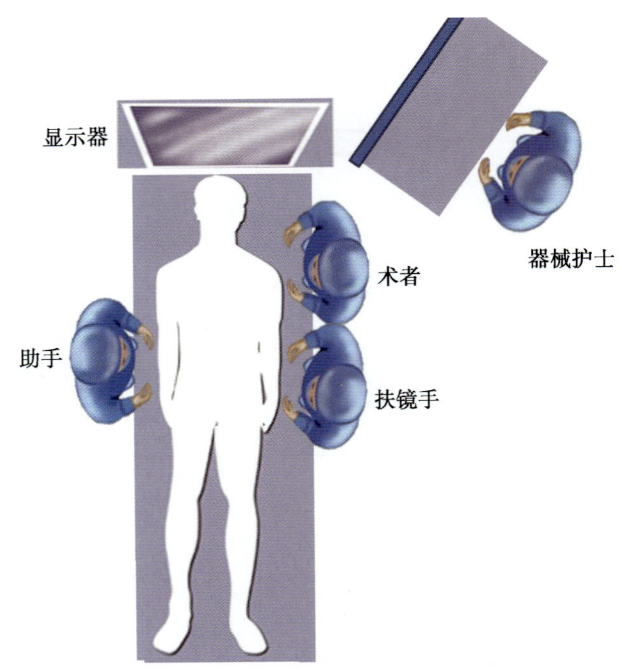

图 74-3　术者站位

【特殊手术器械】

超声刀,45mm、60mm 镜下直线切割闭合器,3-0 可吸收线、3-0 可吸收倒刺线,无菌保护套,负压引流瓶。

第三节　手术操作步骤、技巧与要点(腹部)

【探查与手术方案制订】

在详细术前检查和术前方案评估的基础上,探查分两步。

1. **常规探查**　建立气腹,维持气腹压力13mmHg,进镜至腹腔,观察肝、胆囊、胃、脾、结肠、小肠、大网膜和盆腔有无肿瘤种植。(图74-4)

图74-4　探查肝和大网膜

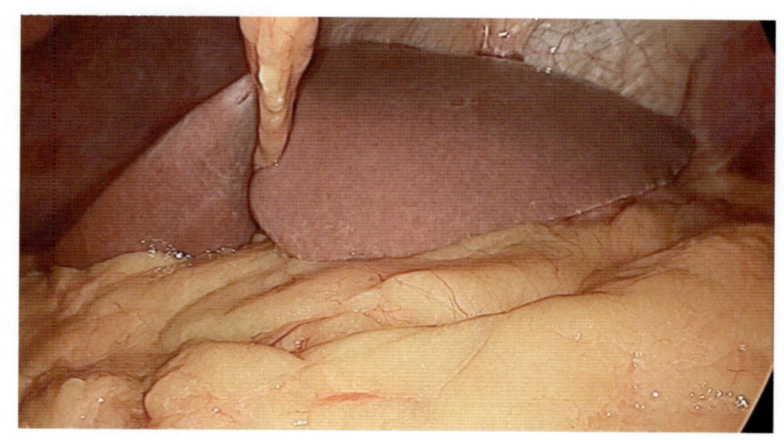

2. **肿瘤探查**　通过器械触诊,判断肿瘤位置、大小,并判断进行该手术可能性的大小。判断切缘及预做管状胃长度,是否适合与食管吻合(图74-5)。

图74-5　探查肿瘤位置

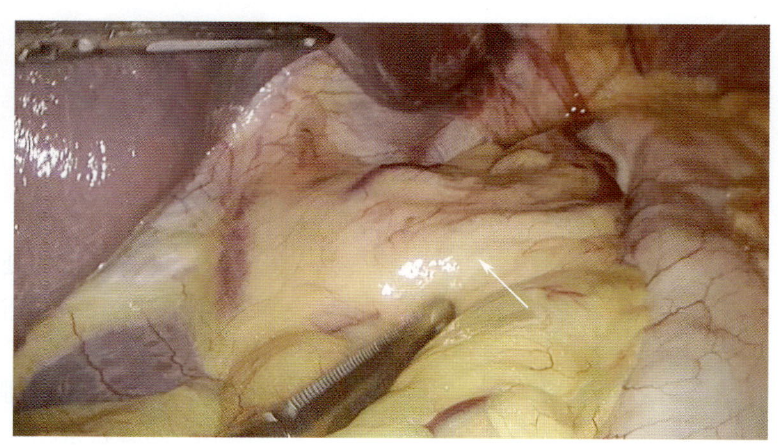

【解剖与分离】

1. **大网膜的游离**　助手将大网膜向头侧翻起,置于肝胃之间,暴露横结肠,于胃体处距横结肠2cm提起大网膜并展开,术者左手钳夹持横结肠向下牵拉,沿结肠上缘打开胃结肠韧带,进入小网膜囊。沿此间隙游离大网膜，右侧至结肠肝曲，左侧至结肠脾曲（图74-6）。

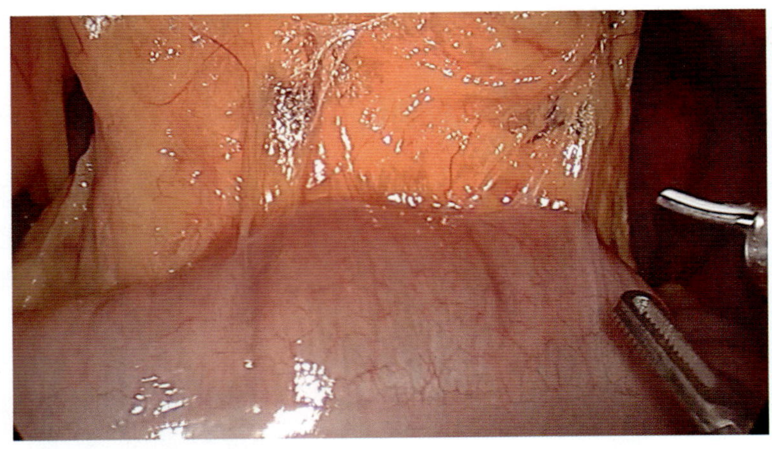

图74-6 游离大网膜

2. 胃网膜左血管的处理 助手将大网膜向右上腹推拉，左手钳提起胃网膜左系膜，右手钳将胃后壁向右上方推挡，术者左手钳向下方按压胰尾，张紧网膜左系膜，超声刀沿胰尾表面间隙分离，于脾下极脾胃韧带处显露脾血管主干的末端，沿此血管表面分离，显露网膜左血管根部并裸化，于脾下极血管与网膜左血管会合处远端结扎胃网膜左血管（图74-7）。

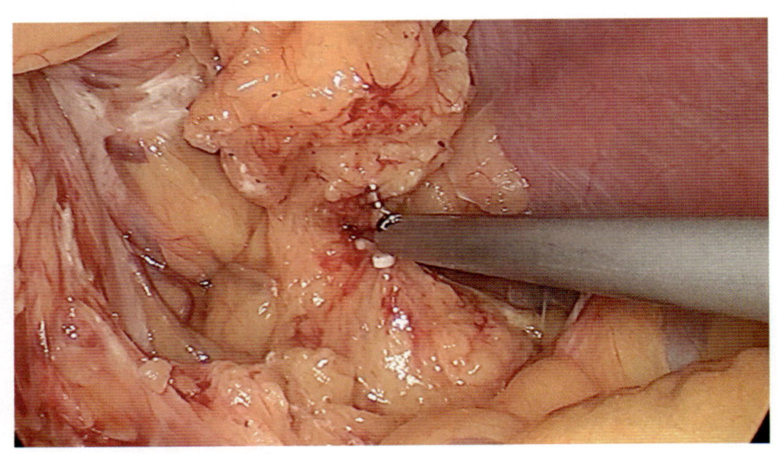

图74-7 胃网膜左血管处理

3. 脾胃韧带的处理 助手进一步将大网膜及胃大弯向右侧牵拉，左手钳夹持脾胃韧带，右手钳向右上方推挡胃壁，术者左手钳下压胰尾，张紧脾胃韧带，于脾胃韧带脾门附着处逐一夹闭离断胃端血管直达脾上极（图74-8）。

4. 网膜右系膜处理 助手将大网膜推挡至左上腹，左手钳向上挑起胃窦，右手钳张紧胃网膜右系膜，沿胰腺表面游离直达网膜右血管根部，外侧直达十二指肠前壁。提起胃前壁，于胃网膜右血管弓外离断大网膜，向右直达十二指肠前壁。根据管状胃长度需要，夹闭离断胃大弯侧血管弓（图74-9）。

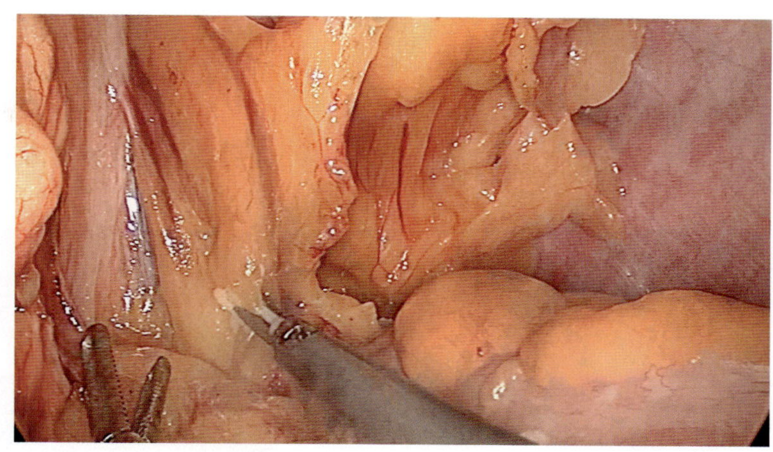

图 74-8 脾胃韧带的处理

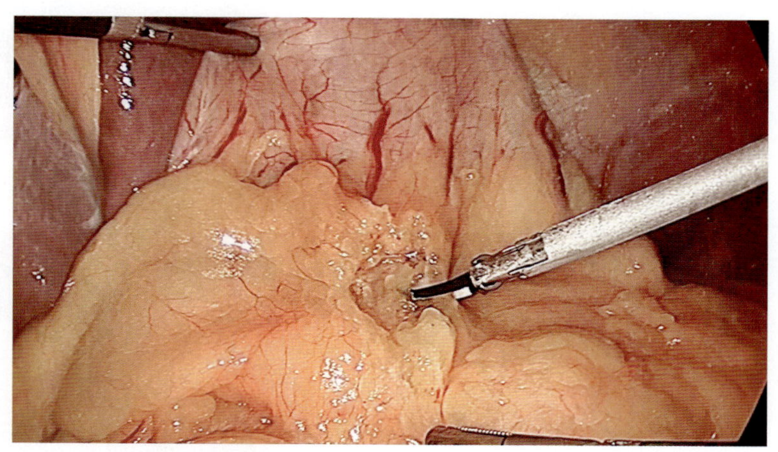

图 74-9 胃网膜弓外离断大网膜

5. **胃右血管的处理** 助手左手钳挑起胃体，左手钳向外上方推挡十二指肠后壁。术者左手钳下压胰腺，沿胰腺表面裸化胃十二指肠动脉及肝总动脉右侧段。沿十二指肠壁打开系膜直达肝下，助手右手钳深入此间隙向外上方推挡十二指肠，张紧胃右系膜，沿肝总动脉及胃十二指肠动脉游离胃右血管，夹闭离断(图 74-10)。

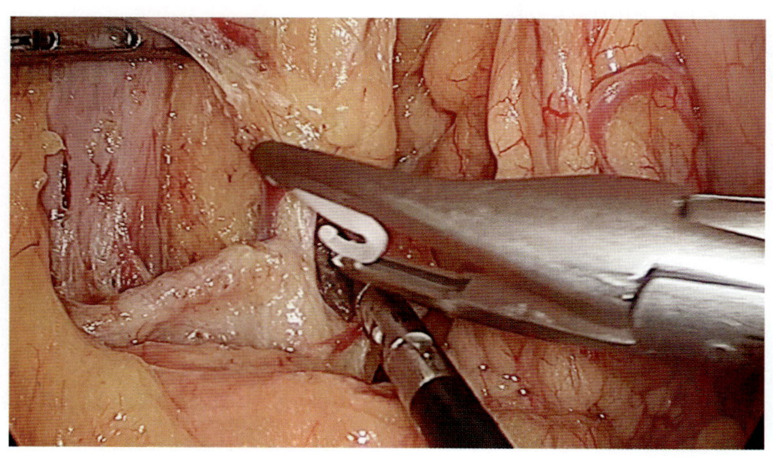

图 74-10 胃右血管的处理

6. **胃左血管的处理** 助手将胃向上翻起，左手钳夹持胃左系膜上提，右手钳推挡胃小弯系膜。术者左手钳下压胰腺，沿胰腺上缘向右分离肝总动脉左侧段，结扎胃左静脉（图74-11）。沿胃左动脉左侧间隙分离，扩展胃后间隙向上直达膈肌裂孔（图74-12），离断胃左动脉（图74-13）。沿肝总动脉上后缘游离，向后直达门静脉壁，向上直达左肝动脉分支处。

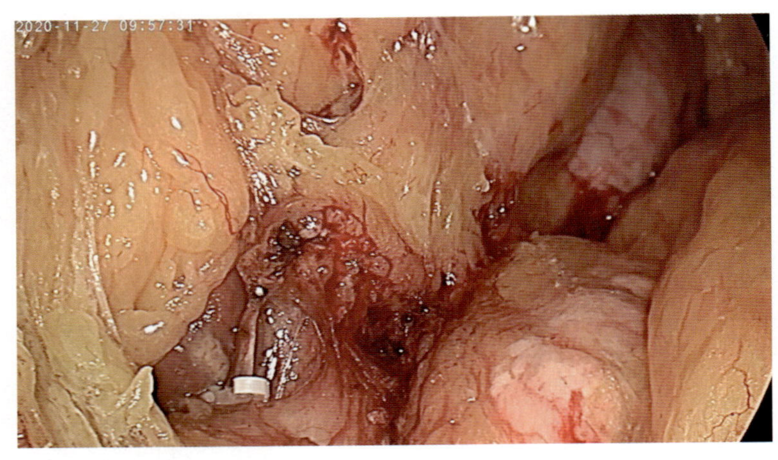

图74-11　结扎胃左静脉

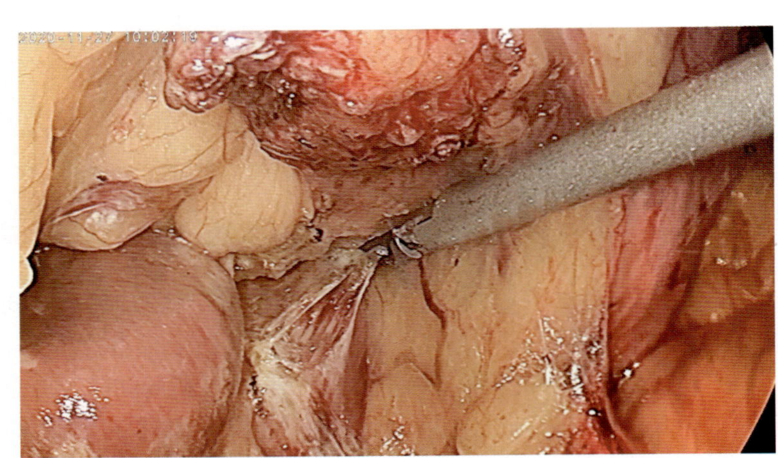

图74-12　扩展胃后间隙

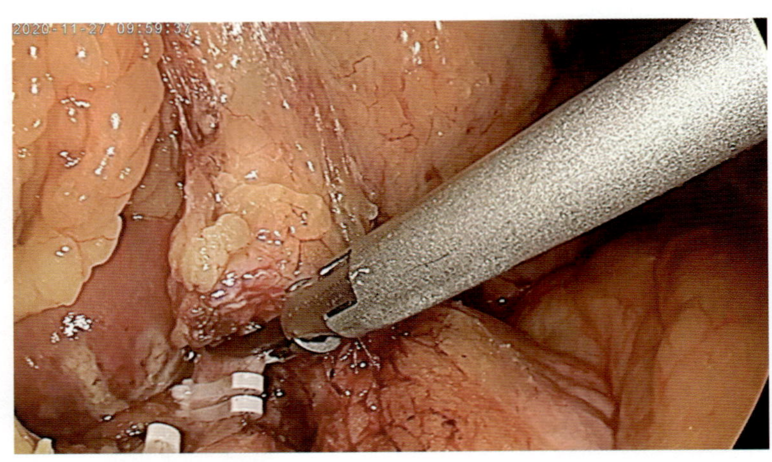

图74-13　离断胃左动脉

7. 胃后系膜处理　将胃向右上方翻起，助手左手钳提起胃底，左手钳提起胃后系膜，术者左手钳下压胰腺上缘，沿脾动脉表面游离（图74-14），与脾上极游离处会合，继续向右侧翻起胃底,游离胃壁与左侧膈肌脚附着处。

图 74-14　离断胃后系膜

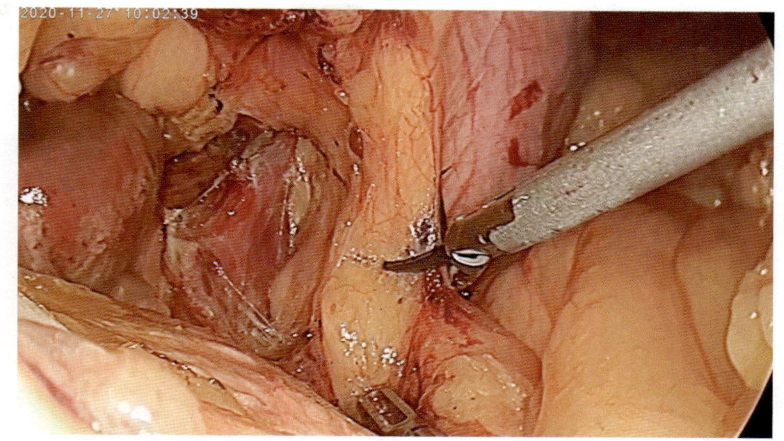

8. 肝胃韧带处理　助手将网膜下拉,左手钳于裂孔上方膈肌处将肝向右上方推挡。右手钳下压胃窦,沿肝十二指肠韧带前壁向左离断肝胃韧带直达右侧膈肌脚,注意结扎副左肝动脉(**图 74-15**)。助手右手钳提起胃窦小弯侧系膜,沿胃壁裸化此处系膜(**图 74-16**)。

图 74-15　处理肝胃韧带

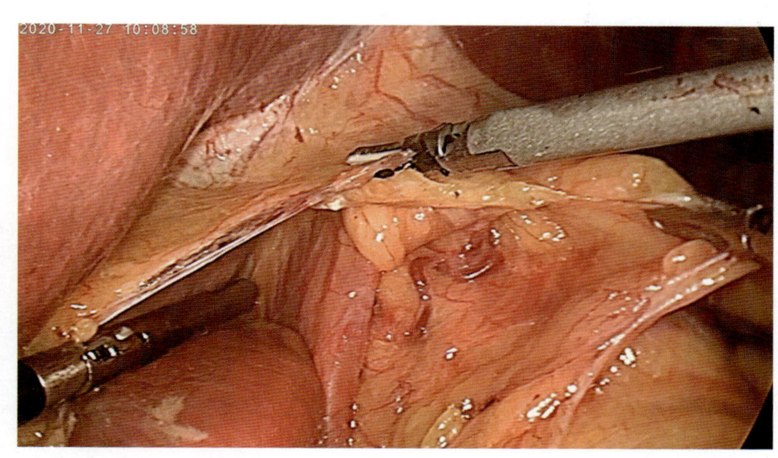

图 74-16　裸化胃窦小弯侧系膜

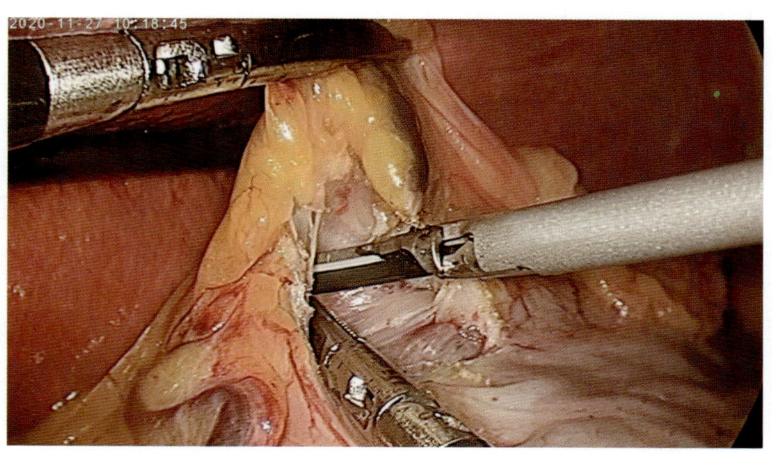

经验分享:

幽门上及胃窦小弯侧系膜裸化和胃壁血管彻底止血,可避免闭合器离断后出血。为安全起见,也可用缝线连续缝合闭合钉处胃壁。

9. 下纵隔食管游离　助手左手钳提挡肝左叶,右手钳挡开膈肌脚，术者向对侧牵拉食管，沿膈肌裂孔进入下纵隔，两侧沿纵隔胸膜向上游离、前方沿心包后方游离、后侧沿胸主动脉前壁游离食管直达肺动脉下缘。于肺动脉下缘处裸化食管，离断迷走神经(图74-17)。

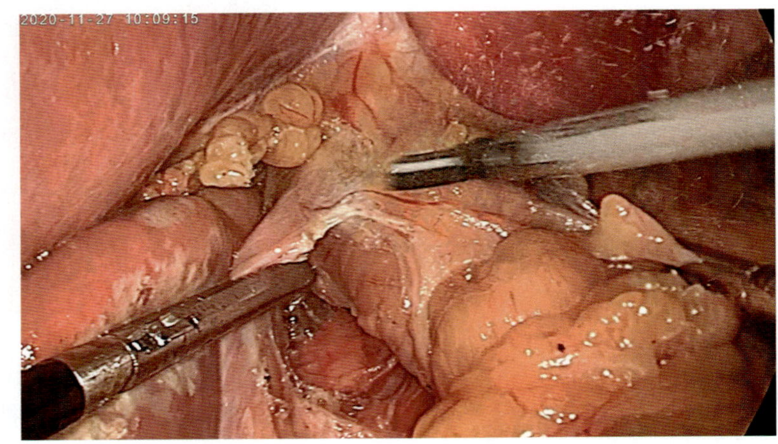

图74-17　下纵隔食管游离

10. 离断食管　助手左手钳提挡肝左叶，右手钳挡开膈肌脚，术者向对侧牵拉食管，于肺静脉下缘1cm处(自然状态)，以45cm镜下切割闭合器离断食管(图74-18)。

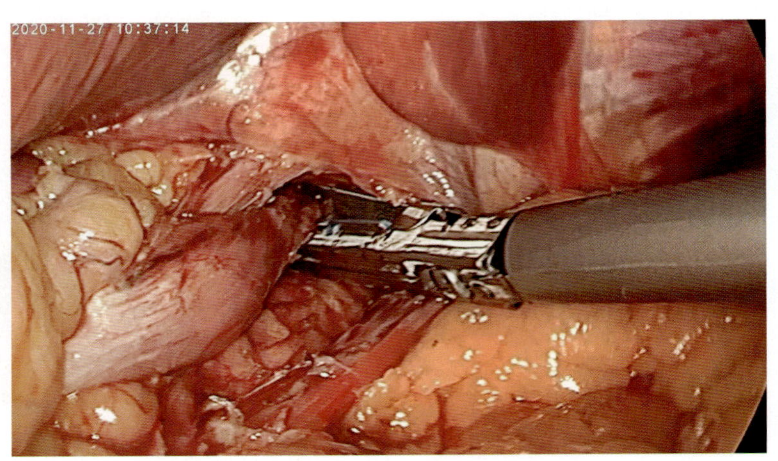

图74-18　离断食管

经验分享：

超声刀适当打开双侧膈肌，可扩大操作空间，更利于切割闭合器钉仓转弯。

11. 管状胃制作　助手左手钳向上挑起肝，右手钳协助将胃壁送入切割闭合器内，于胃体沿胃壁大弯侧(垂直于大弯)以60mm切割闭合器离断胃体，沿胃小弯、自胃体向十二指肠方向以60mm切割闭合器制作管状胃，完全离断标本(图74-19)。

12. 标本装袋与取出　经主操作孔置入标本袋，标本装袋，收紧标本袋口，将标本移至下腹部(图74-20)。沿耻骨联合上方正中以长约5cm横行切口切开皮肤、皮下组织(图74-21)，向上潜行游离，纵行切开前鞘直达腹腔，切口保护套保护切口，将标本经此切口取出(图74-22)。关闭切口(图74-23)。

13. 引流管放置　再次建立气腹，冲洗腹腔干净，将管状胃经裂孔塞进纵隔，将胃壁与裂孔用丝线固定，防止体位更换过程中管状胃移位(图74-24)。裂孔处放置引流管1根自右侧腹壁引出。固定引流管，撤除腔镜器械，关闭戳卡孔（图 74-25）。

图 74-19　制作管状胃

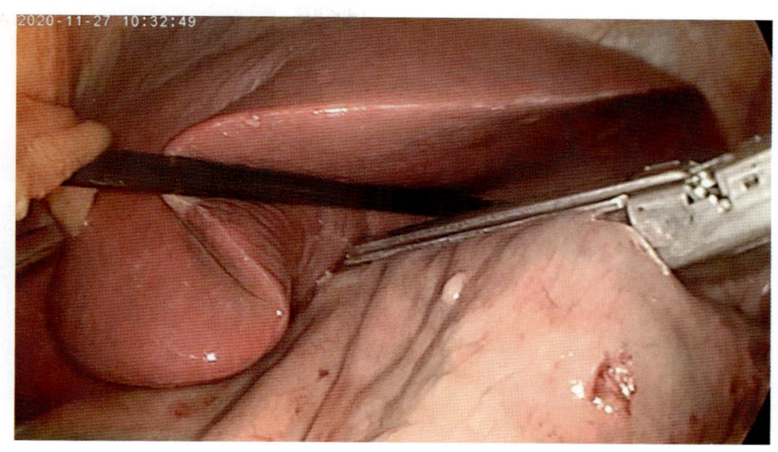

经验分享：

利用大弯侧胃壁制作管状胃，切割闭合器与胃大弯平行，管状胃直径 3~4cm 为宜。在保证切缘的同时，制作尽量长的管状胃，以确保吻合没有张力。

图 74-20　标本装袋

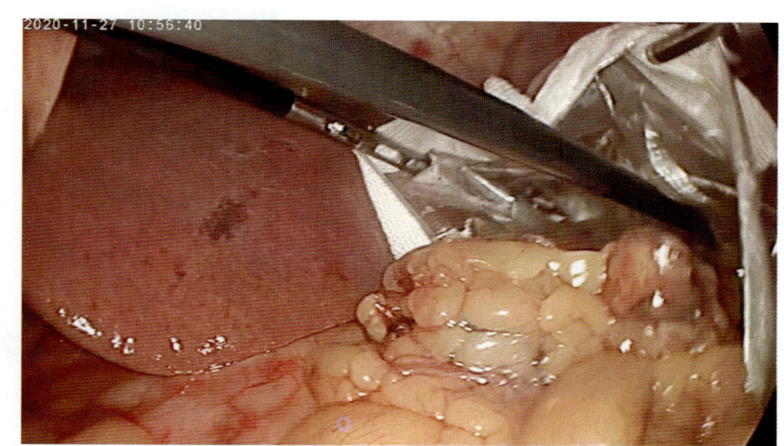

图 74-21　会阴处做横行切口

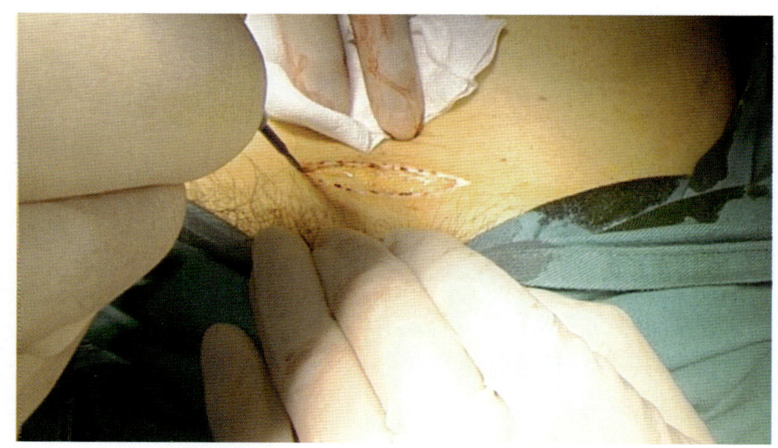

图 74-22　取出标本

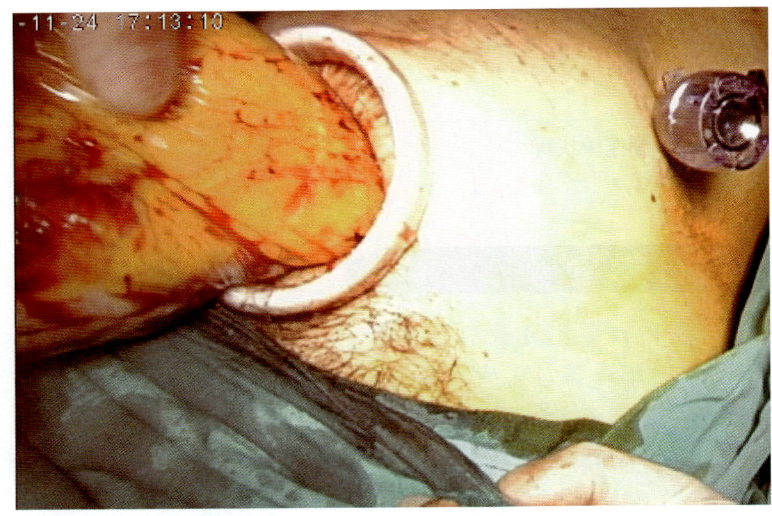

图 74-23　缝合切口

经验分享：

可吸收线皮内缝合皮肤使瘢痕更小，愈合后更美观。

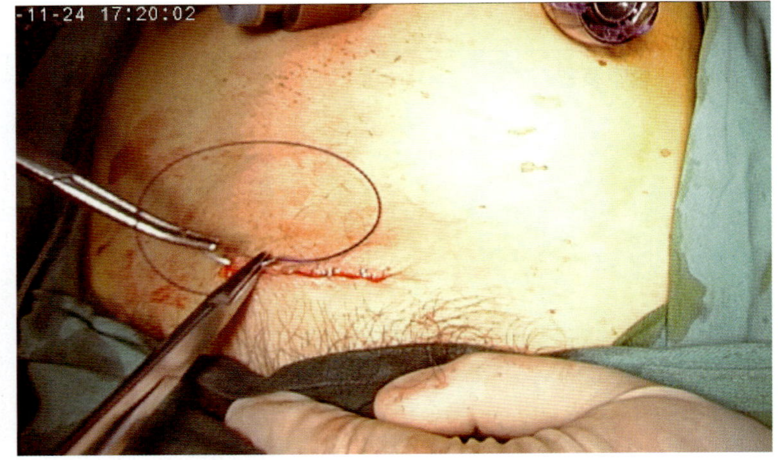

图 74-24　将管状胃固定于裂孔肌

经验分享：

如患者合并裂孔疝或离断食管时打开膈肌，可通过缝合缩小膈肌裂孔，避免裂孔疝的发生。

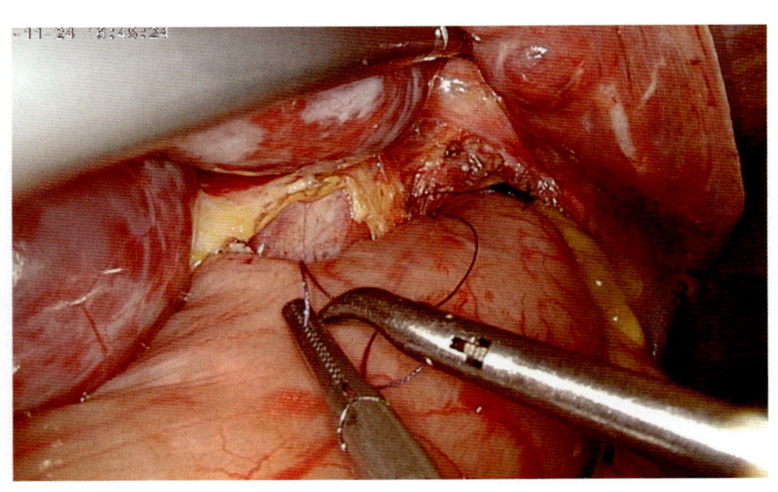

图 74-25　放置引流管

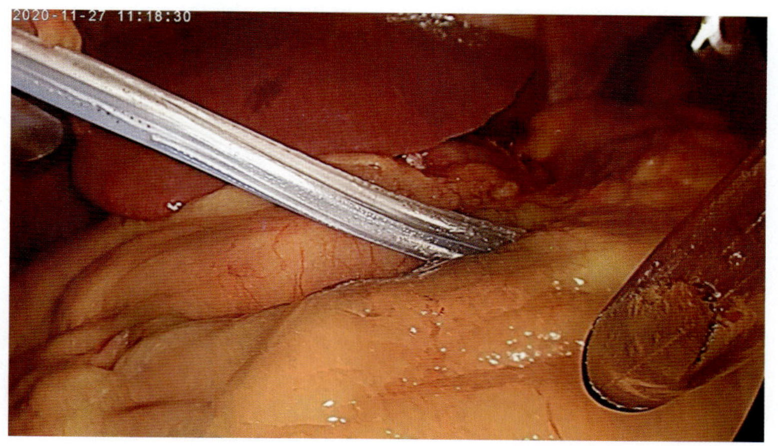

第四节　更换体位、戳卡位置与术者站位(胸部)

【麻醉方式】

全身麻醉或全身麻醉联合硬膜外麻醉。

【手术体位】

体位变换(15 分钟)。患者取俯卧位(头高 2°、右侧高 2°),有利于术者操作。

【戳卡位置】(图 74-26)

1. **胸腔镜镜头(观察孔,10mm 戳卡)**　位于右侧肩胛下角肋间隙。
2. **术者主操作孔(12mm 戳卡)**　位于右侧肩胛骨内侧缘第 5 肋间隙。
3. **术者辅助操作孔(5mm 戳卡)**　位于观察孔内侧 1cm 第 7 肋间隙。

图 74-26　戳卡位置(三孔法)

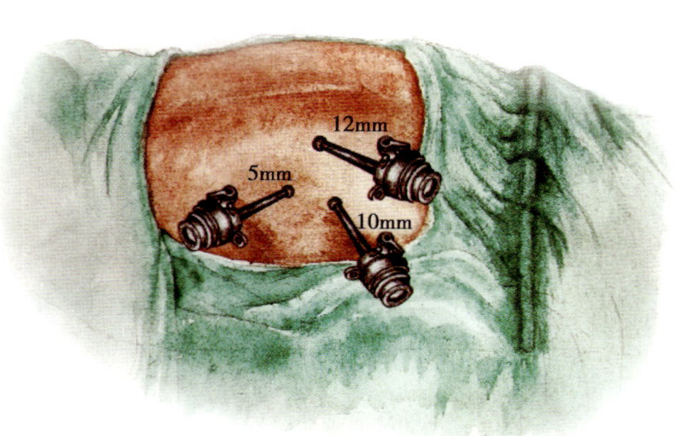

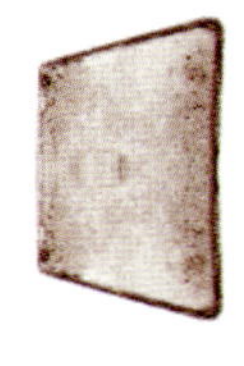

【术者站位】

术者站位于患者右侧，扶镜手站位于术者同侧（术者左后方）（图 74-27）。

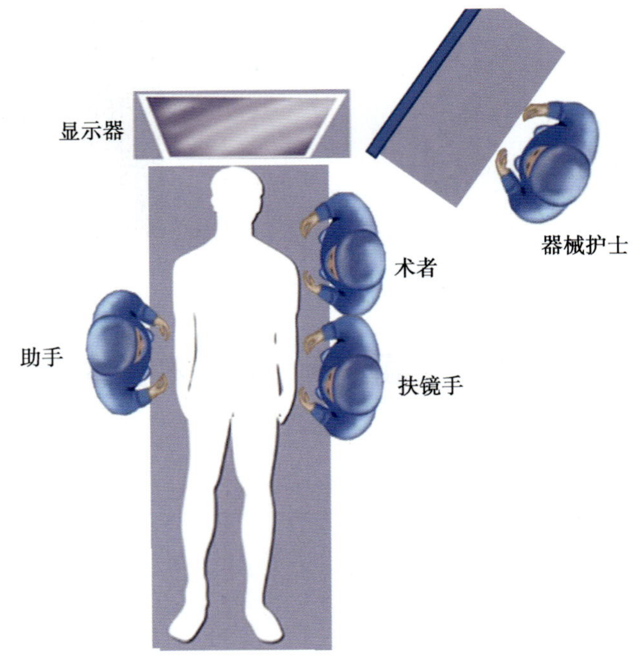

图 74-27　术者站位

【特殊手术器械】

超声刀，3-0 可吸收线、3-0 可吸收倒刺线，无菌保护套，负压引流瓶。

第五节　手术操作步骤、技巧与要点（胸部）

1. 常规探查　胸腔有无粘连，肺叶、胸膜有无肿瘤种植，纵隔淋巴结有无肿大。器械触诊肿瘤上界位置，判断上切缘位置。提拉管状胃，判断管状胃长度，吻合有无张力（图 74-28）。

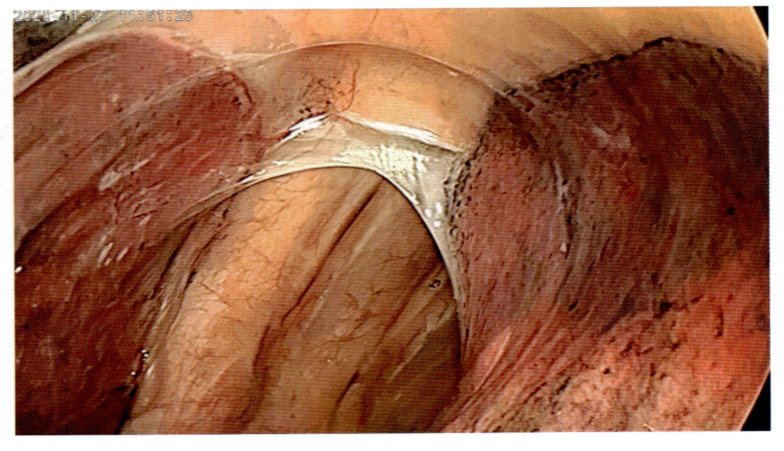

图 74-28　胸腔探查

2. 管状胃及食管残端修饰　超声刀打开管状胃残端,切除该部分闭合钉。根据吻合需要,切除多余管状胃,修剪过多外翻胃黏膜。打开食管残端,根据吻合需要,切除该部分闭合钉,适当游离食管残端(图 74-29)。

图 74-29　管状胃与食管残端修饰

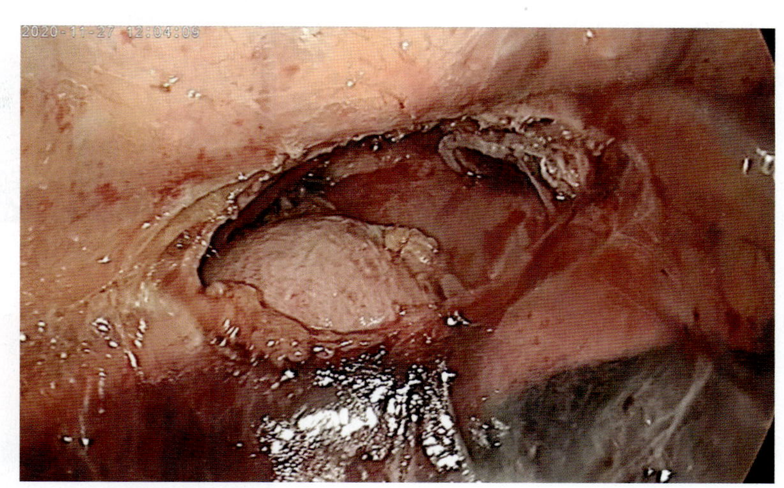

经验分享:

食管残端保证 2cm 的游离度,使吻合更利于暴露。

3. 食管与管状胃手工端端吻合　3-0 可吸收缝线将食管及管状胃对侧外层缝合固定,使管状胃与食管残端靠拢。3-0 自缝线(17mm 针)(3-0 快翎线备用)连续缝合后壁。直视下将胃管经此吻合口放置于管状胃腔内。3-0 自缝线(17mm 针)连续缝合前壁(图 74-30)。

图 74-30　食管 - 管状胃手工端端吻合

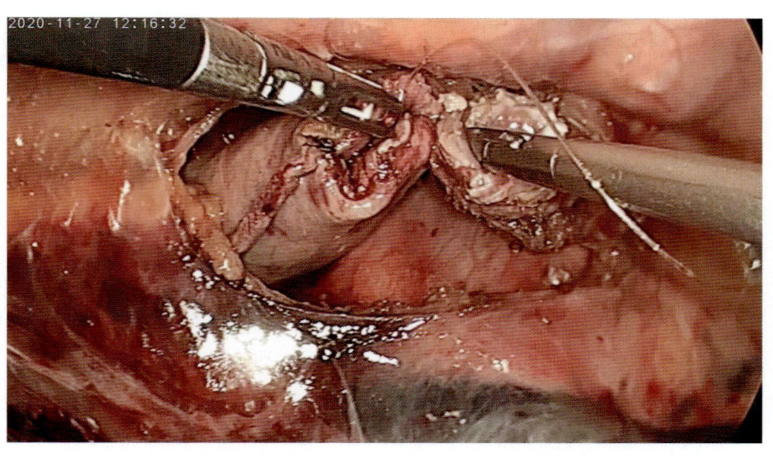

4. 吻合口测漏　胸腔内注入生理盐水,向胃管内注入气体,测试吻合口是否漏气(图 74-31)。

5. 引流管放置　经副操作孔置入引流管,固定引流管,撤出腔镜器械,关闭戳卡孔(图 74-32)。

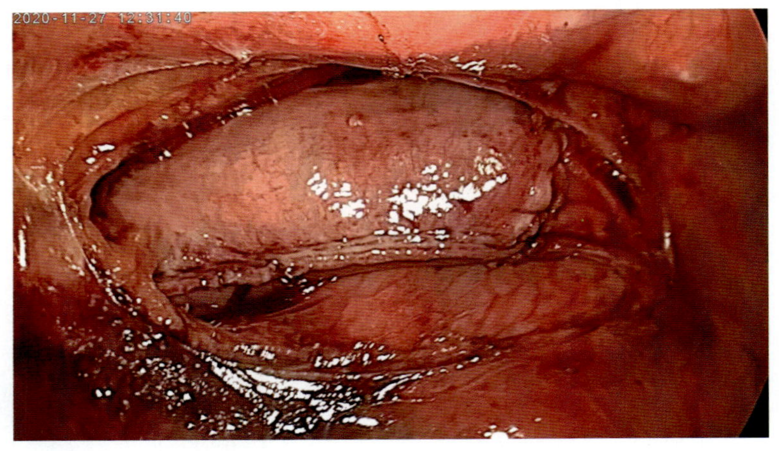

图 74-31 注气试验测试吻合口

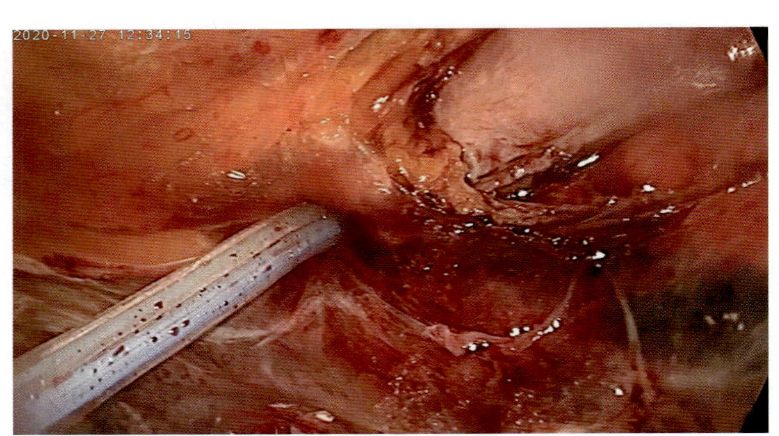

图 74-32 放置胸腔引流管

第六节 手术相关要点、难点、热点剖析

【食管周围间隙与食管系膜】

外科手术的顺利进行一方面得益于良好的术野暴露,另一方面是在正确的间隙分离。正确的间隙即存在于两层组织间的一个潜在的、没有神经血管分布的区域。在此间隙进行分离,不但能保证干净无血的手术视野,也能更好地保护周围脏器、神经、血管。此间隙在 TME(total mesenteric excision)直肠癌根治术和 CME(complete mesenteric excision)结肠癌、胃癌根治术中已被广泛应用。在长期的贲门癌根治术中,进行下段食管游离和下纵隔淋巴结清扫时,笔者发现在食管周围也存在有一个潜在的、没有神经血管分布的间隙,在此间隙进行食管的游离基本能够保证无血手术视野。此间隙前壁为心包,后壁为胸主动脉,两侧为纵隔胸膜。

在食管周围间隙与食管壁最外层纤维膜之间存在一层脂肪结缔组织,此组织中有淋巴结管、血管、迷走神经走行。参照直肠系膜的概念,笔者将这层脂肪结缔组织定义为"食管系膜"。此系膜在食管下段最为明显,在食管中段和食管上段逐渐变薄,在食管上段甚至完全退化,纵隔胸膜直接与食管纤维膜贴合,食管周围间隙游离较为困难。贲门癌手术进行食管下段游离和下纵隔淋巴结清扫过程中,应沿食管周围间隙进行,完整切除食管系膜。

【贲门癌分型的理论与实践】

贲门癌是食管胃结合部腺癌（adenocarcinoma of esophagogastric junction，AEG）的笼统称谓。近年来，AEG 的患病率和病死率在全球范围内成上升趋势，相对于胃体、胃窦的腺癌，AEG 预后更差。外科手术作为 AEG 综合治疗中的重要手段，完整切除肿瘤原发灶并行区域淋巴结清扫是其主要目的。AEG 分型的主要目的是为手术入路、淋巴结清扫和消化道重建提供便利。Siewert 分型是目前最被广泛接受的 AEG 分型方法，对于肿瘤手术治疗策略的选择具有重要的指导意义。而国际抗癌联盟（Union for International Cancer Control，UICC）和美国癌症联合委员会（American Joint Committee on Cancer，AJCC）和日本的“E-G 分型”则更强调肿瘤中心与食管 - 胃交界部（esophagogastric junction，EGJ）的距离。

肿瘤的 R_0 切除是外科医师追求的目标，因此，AEG 手术中，笔者更关注切缘阴性，即肿瘤上界与切缘的距离，而不是肿瘤中心与 EGJ 的距离。在直肠癌根治术中，笔者根据肿瘤下缘与齿状线的距离来决定是否保留肛门功能和手术方式，同样，在 AEG 外科治疗过程中更应该根据肿瘤上界的位置来决定手术切除范围和消化道重建方式。

AEG 手术必然涉及胃和食管的切除和消化道重建。从胚胎发育上看，食管和胃均由前肠发育而来，食管和胃被看作一个器官的两个部分似乎更为合理，而不能因为一个主要位于胸腔、一个位于腹腔而人为地区别看待。在传统的分科系统里，食管疾病的外科治疗主要由胸外科医师承担，而胃部疾病的外科治疗主要由胃肠外科医师承担，随着 AEG 手术的开展，要求胃肠外科医师更多地关注和熟悉胸腔的解剖和操作，胸外科医师更多地关注和熟悉腹腔的解剖和操作。在此过程中，谁走得更快，谁对胸腔和腹腔的解剖和操作更熟悉，在外科治疗 AEG 的道路上就走得更远。也必将有一部分外科医师突破分科的限制，在 AEG 的手术治疗中脱颖而出，成为这方面的专家。

（王国俊）

第七十五章 经下腹部横行切口取标本的腹腔镜右半结肠癌根治术（类-NOSES）

【前言】

类-NOSES，指使用腹腔镜器械、TEM或机器人等设备完成腹腔内手术操作（包括标本切除与消化道重建等），在无法避免腹壁取标本的辅助切口时，可以选择经腹壁隐蔽切口（脐窗切口、下腹部横行小切口等）、原手术切口（剖宫产、阑尾手术切口）等完成标本取出。该手术虽然并非严格意义上的腹部无辅助切口手术，但与NOSES具有相似的微创效果，故名类-NOSES。

类-NOSES适用于虽能够在全腹腔镜下进行消化道重建，但肿瘤偏大或系膜肥厚，无法安全经直肠或经阴道取出标本的患者。对于既往腹部已有陈旧手术瘢痕的患者而言，该术式则更为适合。类-NOSES旨在最小化疼痛、最小化额外创伤，是传统腹腔镜手术与NOSES之间的桥梁与过渡，是对NOSES的补充与完善，也是NOSES微创理念的进一步延伸。其手术操作更简便，适应证更宽，利于临床推广使用。

本章中以经下腹部横行切口（陈旧剖宫产瘢痕）取标本的全腹腔镜下右半结肠癌根治术为例，提出了类-NOSES的一种临床应用。右半结肠肿瘤本身体积往往较大，加之标本含有系膜、小肠等组织，经阴道或直肠取出标本指征严格，操作难度偏大，风险偏高。与传统上腹部纵行切口相比，经下腹部横切口取标本的类-NOSES创伤更小，对于不适合进行标准NOSES的患者或尚无条件开展NOSES的中心而言，是一种合理的替代选择。该术式操作特点包括：腹腔内完全离断右半结肠，进行全腹腔镜下末端回肠与横结肠的功能性端端吻合，再经下腹部横行小切口将右半结肠标本取出体外。

第一节 适应证和禁忌证

【适应证】（图75-1~图75-3）

1. 右半结肠肿瘤。

2. 肿瘤环周径小于 7cm 为宜。
3. 肿瘤未侵出浆膜为宜。

【禁忌证】

1. 肿瘤环周径大于 7cm。
2. 肿瘤侵犯周围组织器官。
3. 患者过于肥胖(BMI>35kg/m^2)。

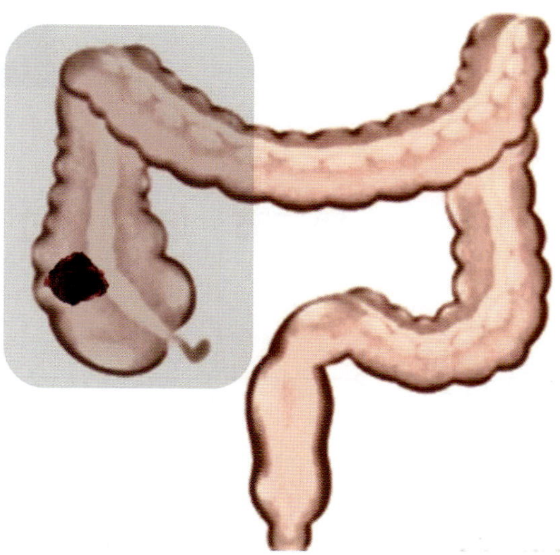

图 75-1　手术切除范围

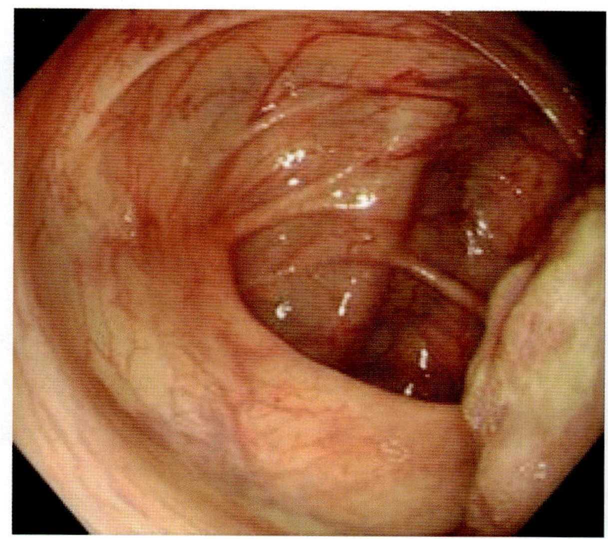
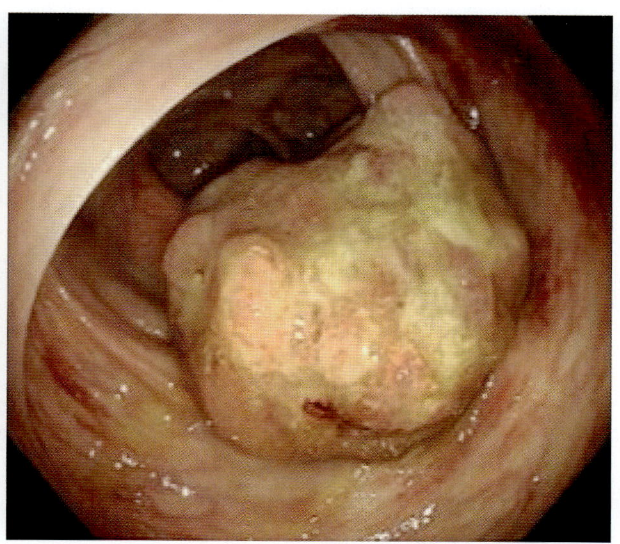

图 75-2　肠镜：肿瘤位于回盲部

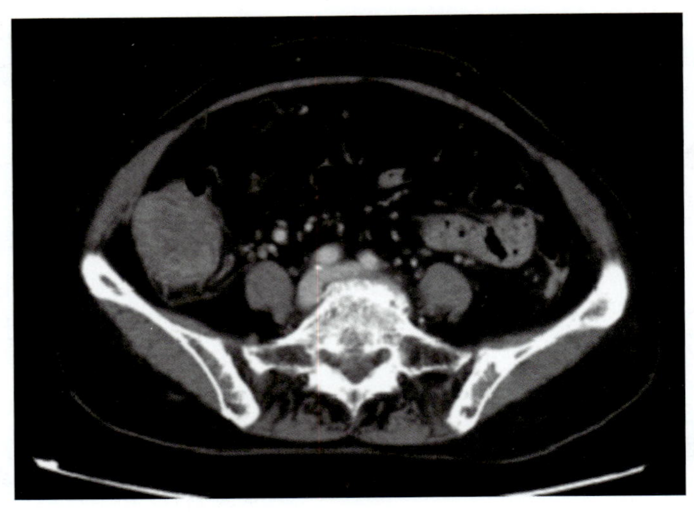

图75-3 腹部增强CT：肿瘤位于回盲部，直径约6cm

第二节 麻醉、体位、戳卡位置与术者站位

【麻醉方式】

全身麻醉或全身麻醉联合硬膜外麻醉。

【手术体位】

分腿平卧位或功能截石位（图75-4）。

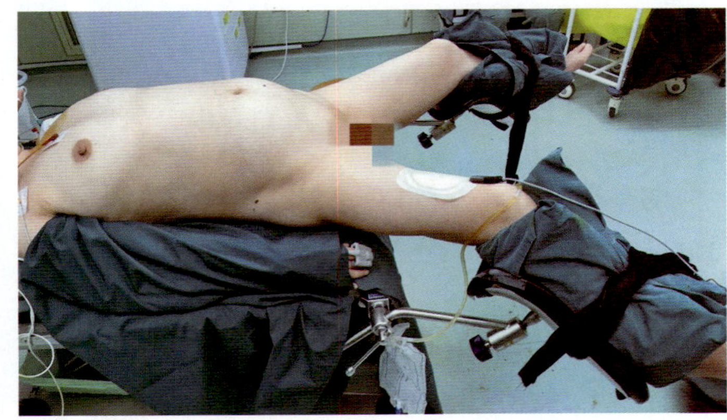

图75-4 患者体位

【戳卡位置】（图75-5）

1. **腹腔镜镜头戳卡孔（10mm戳卡）** 位于脐至脐下方5cm的范围内均可。
2. **术者主操作孔（12mm戳卡）** 位于左上腹中部，腹直肌外侧缘。
3. **术者辅助操作孔（5mm戳卡）** 位于左下腹，与腹腔镜镜头戳卡孔不在同一水平线。

4. 助手主操作孔(12mm 戳卡) 位于右下腹并尽量靠外侧脐与髂前上棘连线中外 1/3 处,便于消化道重建时放入直线切割闭合器。

5. 助手辅助操作孔(5mm 戳卡) 位于右上腹,右锁骨中线与横结肠投影区交叉处。

图 75-5　戳卡位置(五孔法)

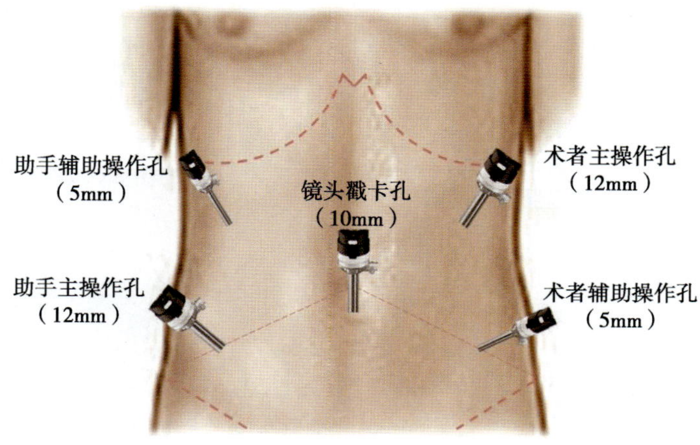

【术者站位】

右半结肠游离与切除:术者站位于患者左侧,助手站位于患者右侧,扶镜手站位于术者同侧或患者两腿之间(图 75-6);消化道重建及标本取出:术者站位于患者右侧,助手站位于患者左侧,扶镜手站位于术者同侧。

图 75-6　术者站位(右半结肠切除)

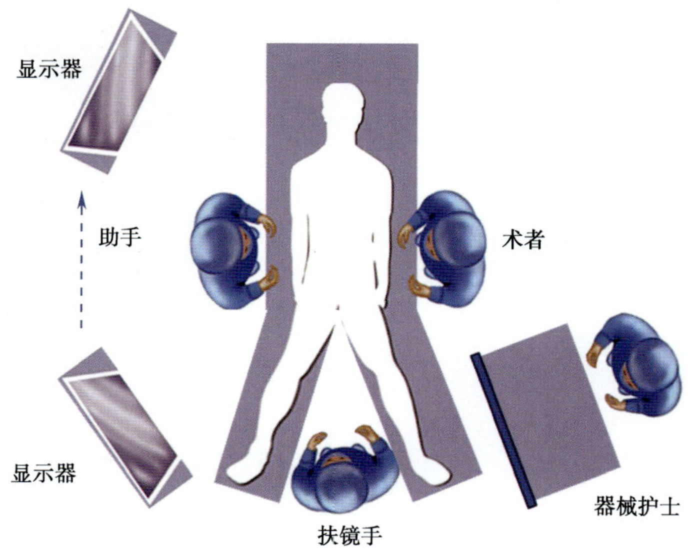

【特殊手术器械】

超声刀、60mm 直线切割闭合器、无菌保护套、切口保护套。

第三节　手术操作步骤、技巧与要点

【探查与手术方案制订】

在详细的术前探查和手术评估的基础上，探查分三步。

1. 常规探查　进镜至腹腔后，常规探查肝、胆囊、胃、脾、结肠、小肠、大网膜和盆腔有无肿瘤种植和腹水（图 75-7、图 75-8）。

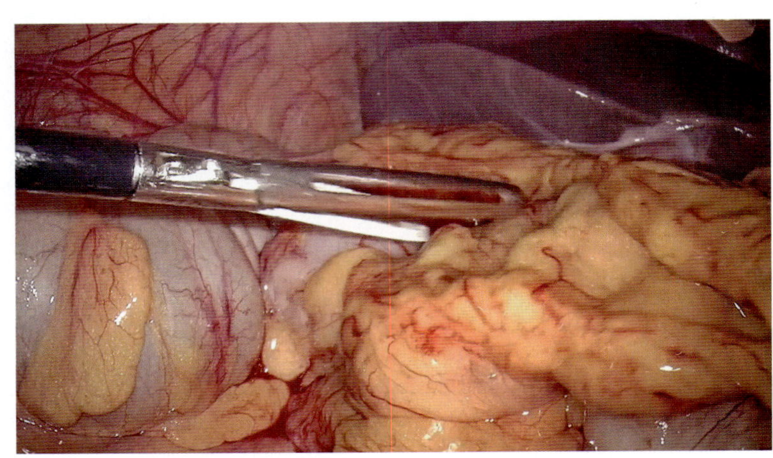

图 75-7　探查肝及大网膜

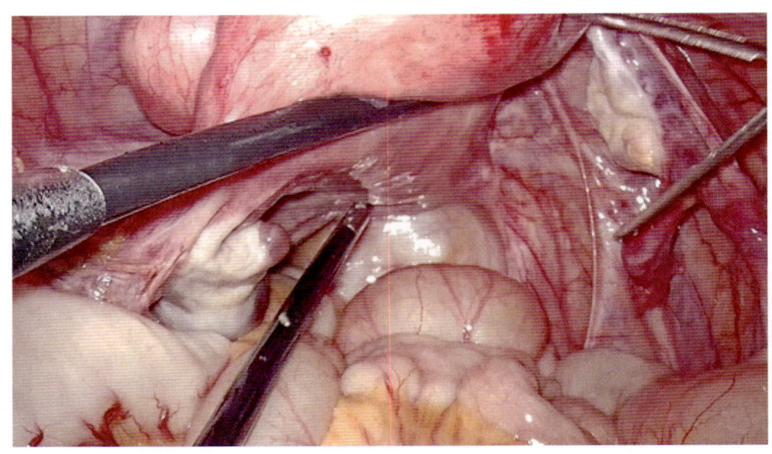

图 75-8　探查盆腔

2. 肿瘤探查　肿瘤位于右半结肠，未侵出浆膜，肿瘤环周径 <7cm 为宜（图 75-9）。

3. 解剖结构的判定　右半结肠毗邻脏器较多，血管变异复杂，术中出血与损伤风险相对较高。需谨慎操作，小心止血，并准确定位回结肠动静脉、右结肠动静脉、中结肠动静脉的发出、汇入位置。此外，还需注意预估游离横结肠后其系膜长度能否允许完成腔内回肠横结肠功能性端端吻合。如预计操作困难，勿勉强行腔内吻合。

图 75-9　探查肿瘤位置

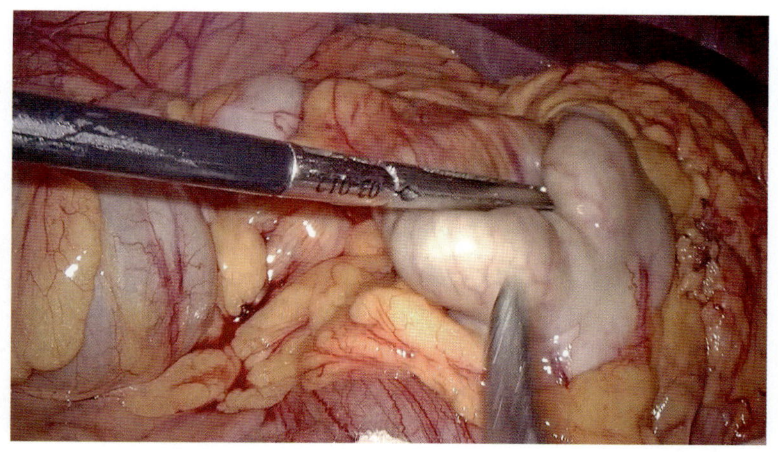

【解剖与分离】

1. 回结肠动、静脉根部解剖与离断　术者左手持钳,沿肠系膜上静脉充分暴露系膜表面。此时可见回结肠动、静脉与肠系膜上静脉夹角有一凹陷薄弱处,用超声刀打开此处系膜(图 75-10),逐步分离进入沿 Toldt 间隙。沿 Toldt 间隙向上、向外侧分离,呈洞穴状,向上游离可见十二指肠,表明间隙正确(图 75-11)。在回结肠动、静脉根部尽量打开肠系膜上静脉鞘,向上分离(图 75-12),在其右侧与后方相贯通。裸化回结肠动、静脉根部(图 75-13),清扫淋巴脂肪组织,用血管夹双重结扎切断(图 75-14)。

图 75-10　打开回结肠动、静脉与肠系膜上静脉夹角凹陷处系膜

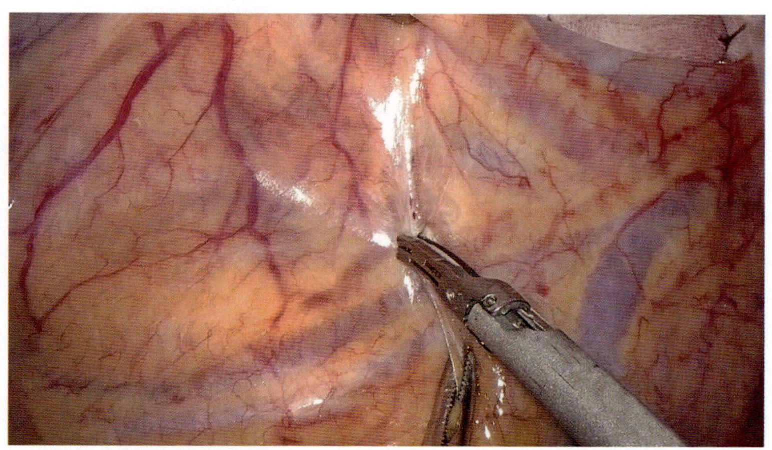

2. 右结肠动、静脉根部的处理　沿着 Toldt 间隙在十二指肠表面游离,拓展这一间隙(图 75-15)。沿肠系膜上静脉向头侧分离,可见右结肠动脉,在根部双重结扎切断(图 75-16)。继续向头侧分离后可见右结肠静脉、上右结肠静脉(又称副右结肠静脉)汇入胃结肠干(亨勒干,Henle trunk)后进入肠系膜上静脉,予以逐一结扎切断(图 75-17~ 图 75-19)。此处血管变异较多,操作时需格外小心,谨防出血。

图 75-11　进入 Toldt 间隙

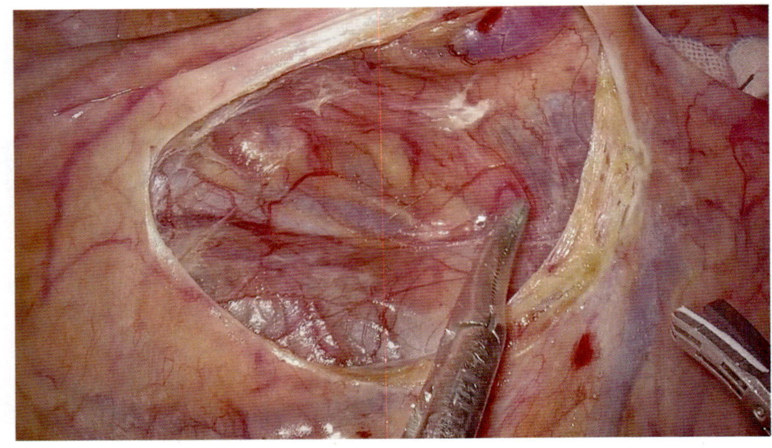

图 75-12　打开肠系膜上静脉鞘

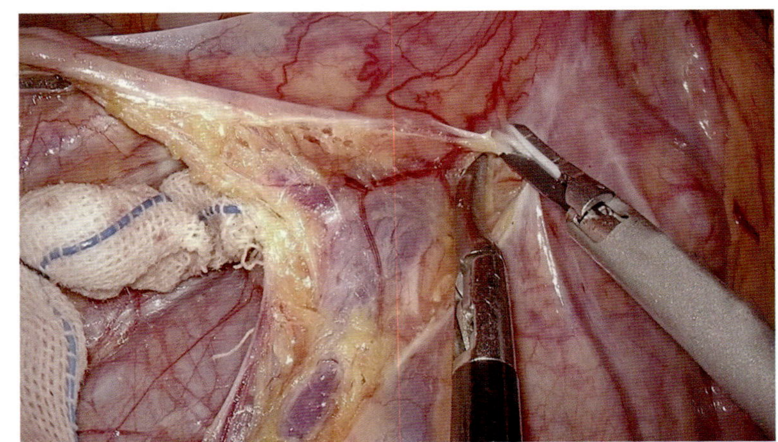

图 75-13　裸化回结肠动、静脉根部

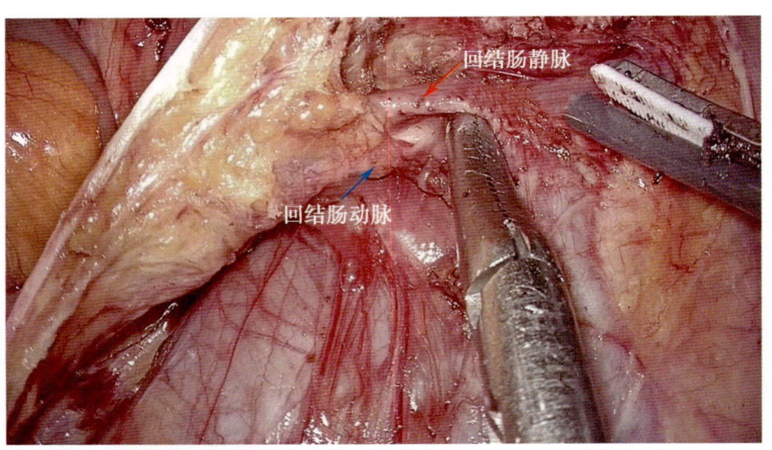

图 75-14　结扎切断回结肠动、静脉

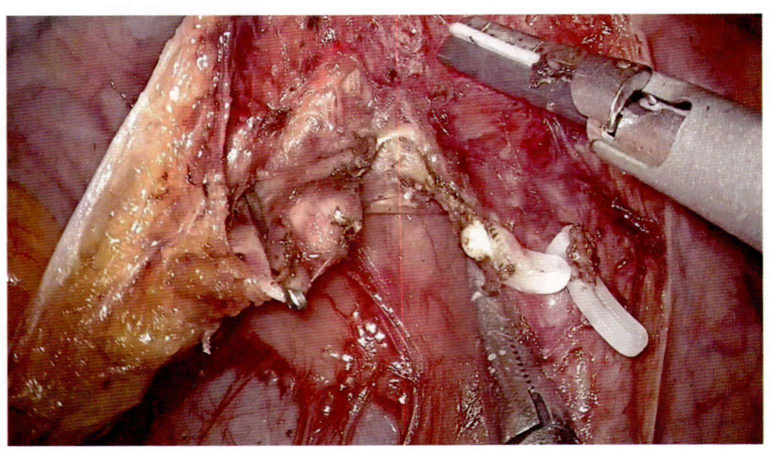

图 75-15　沿十二指肠表面游离

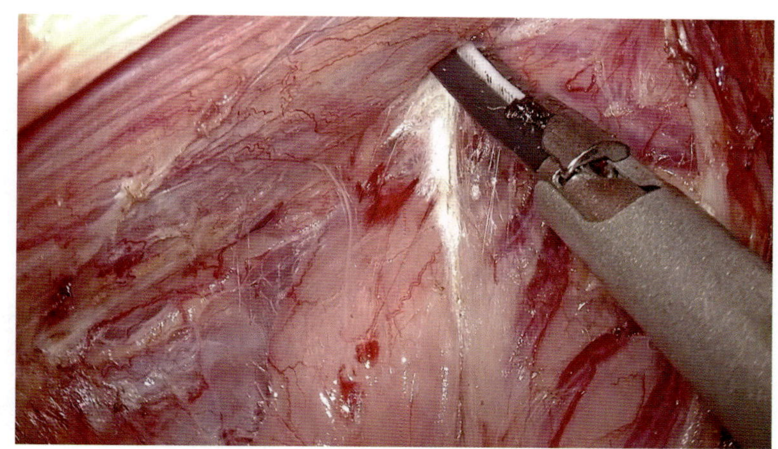

图 75-16　结扎切断右结肠动脉

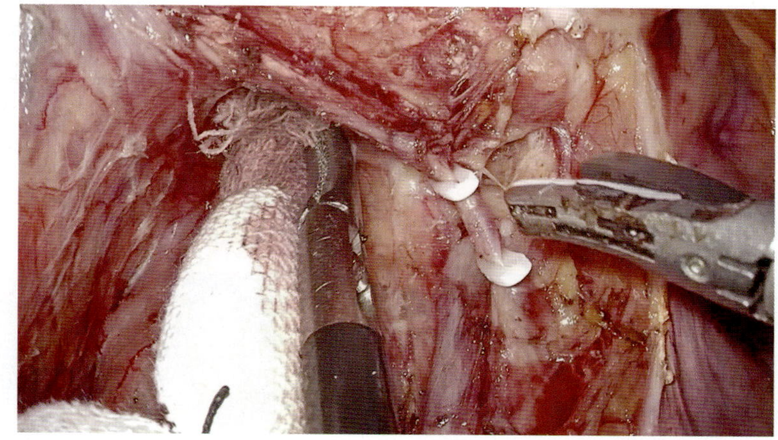

图 75-17　结扎切断右结肠静脉

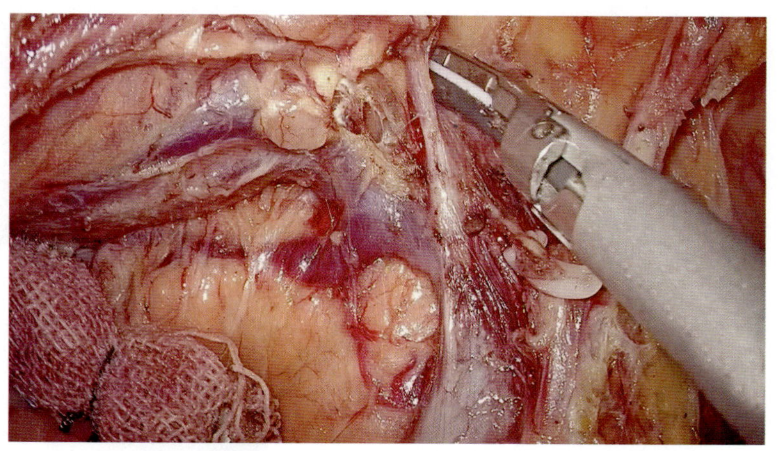

图 75-18　结扎切断另一支右结肠静脉

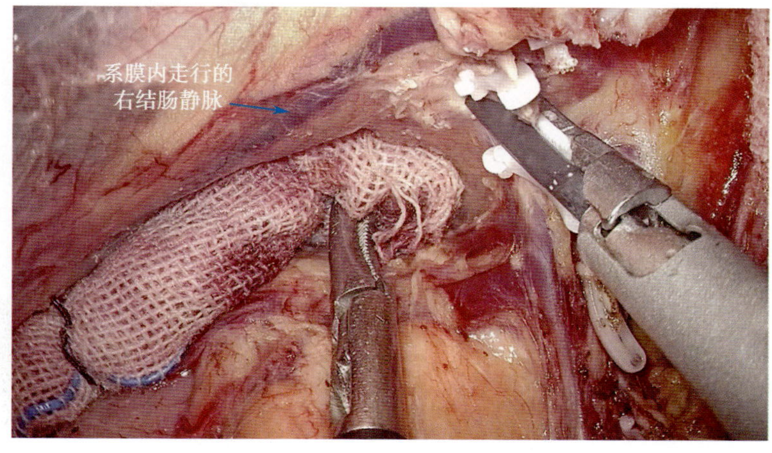

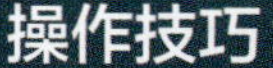

操作技巧:

在升结肠系膜背侧往往可见右结肠静脉走行(图 75-18),以此为标记向胰头方向分离,容易分辨出右结肠静脉、胃网膜右静脉及胃结肠干。

图 75-19 结扎切断上右结肠静脉

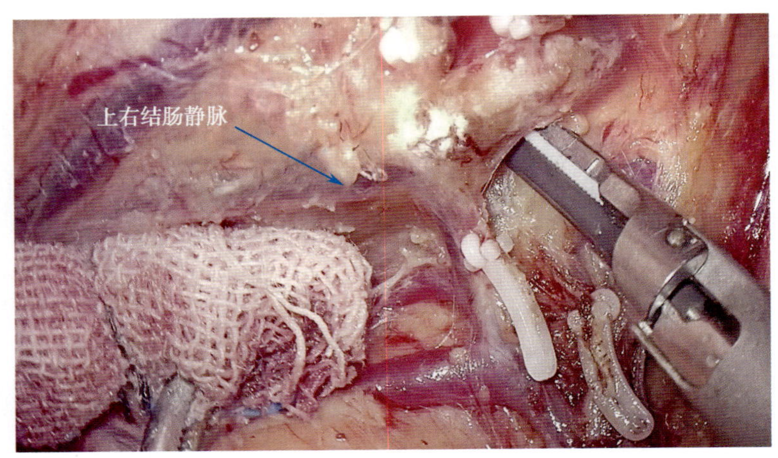

3. 中结肠动、静脉根部的处理 离断右结肠动、静脉之后，继续向头侧分离。在胰颈表面透过一层薄膜可见胃窦后壁即停止分离，随即垫一块小纱条。沿肠系膜上静脉向上分离，于胰腺下缘双重结扎切断中结肠动脉右支（图 75-20）、中结肠静脉右支（图 75-21）。至此供应右半结肠的血管均解剖离断。

图 75-20 结扎切断中结肠动脉右支

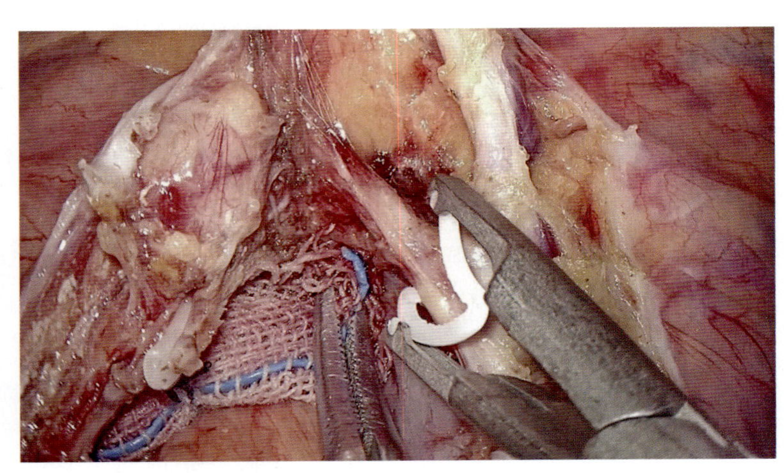

经验分享：

右半结肠癌根治术中，中结肠动脉的结扎位置要根据肿瘤的位置和切除的范围而定，如切除范围是扩大的右半结肠切除，可考虑于结肠中动脉根部结扎该血管，如切除范围较小，可保留中结肠动脉左支，仅结扎切断右支即可。

图 75-21 结扎并切断中结肠静脉右支

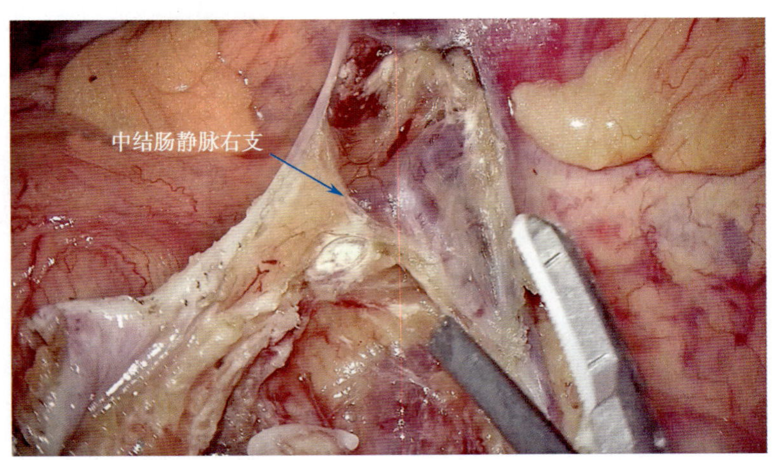

4. 结肠系膜的处理及游离　切断中结肠动、静脉后，向横结肠肠壁方向裁开横结肠系膜，进入小网膜囊(**图 75-22**)。可于此处留置纱布作为后续辨识的标志。继续沿 Toldt 间隙进一步向外侧、头侧及尾侧分离，直至右侧结肠旁沟，注意保护右侧生殖血管、胰头及十二指肠，可见整个游离表面光滑、平整、干净(**图 75-23**)。随后由回盲部开始，沿右结肠旁沟由尾侧至头侧逐步分离腹膜与结肠系膜，并与结肠后间隙相通，直至肝曲(**图 75-24**)。

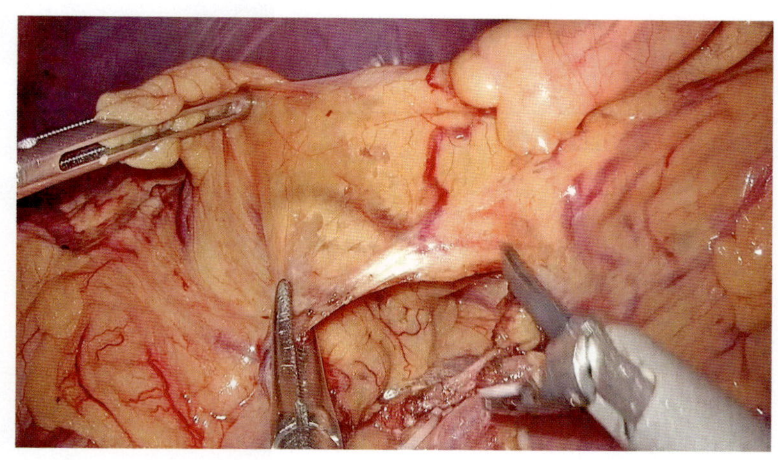

图 75-22　裁剪横结肠系膜

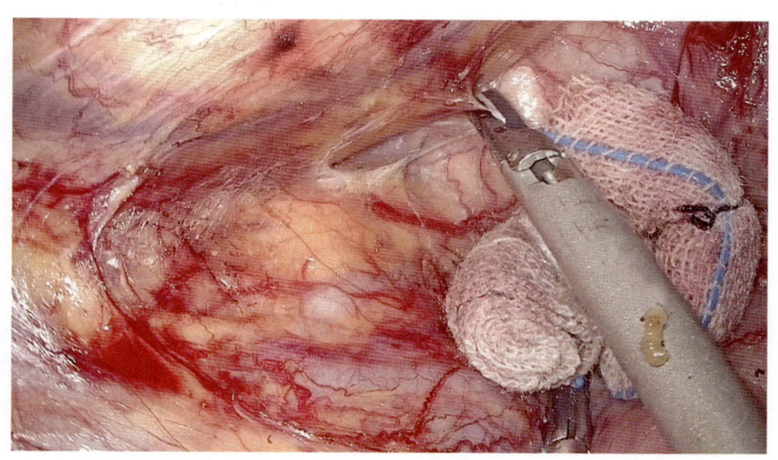

图 75-23　沿 Toldt 间隙向外侧游离

5. 回肠系膜的处理　将盲肠与周围腹膜完全分离后，抬起回盲部，探查小肠系膜根部附着的位置，由此向头侧充分游离回肠系膜，以便完成镜下吻合。助手提起末端回肠，术者用超声刀裁剪回肠系膜，注意系膜的血供走行与方向(**图 75-25**)。裁剪至末端回肠壁后，向近端裸化 2cm 肠管(**图 75-26**)。

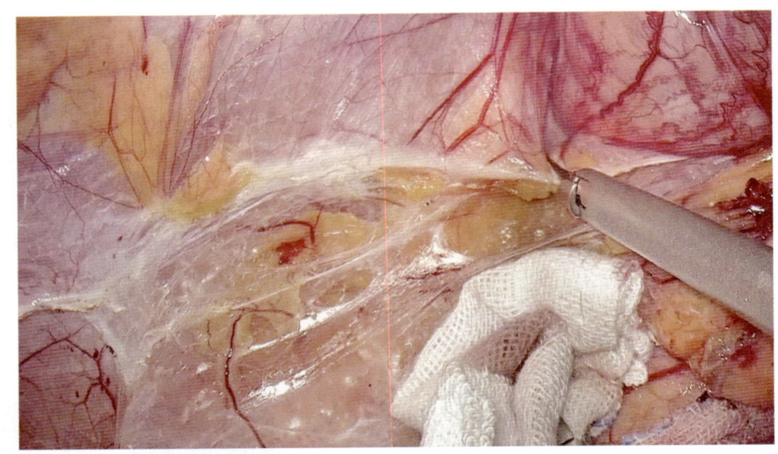

图 75-24　分离腹膜与结肠系膜

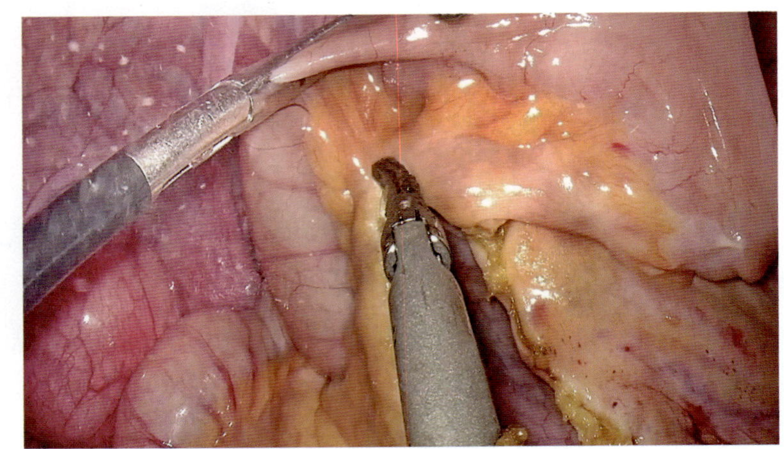

图 75-25　裁剪回肠系膜

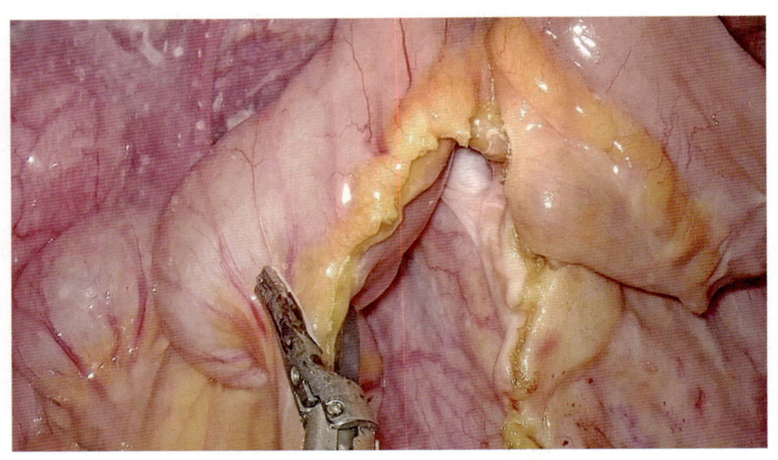

图 75-26　裸化回肠肠壁

经验分享：

(1) 小肠血供丰富，供血的节段性十分明显，裸化小肠壁后可清晰见到肠管的血供分界线。(2) 充分游离末段回肠系膜，以便随后提拉至上腹部行腔内吻合。

6. 大网膜及第 6 组淋巴结的处理　判断横结肠预切定线，并由此以超声刀裁剪分开大网膜(图 75-27)。将右侧大网膜拉向右侧腹腔，助手左手持钳提起胃壁，可见胃结肠韧带，内有胃网膜右动、静脉走行。从横结肠向胃网膜血管弓方向切开胃结肠韧带，进入小网膜囊。随后沿胃网膜右动、静脉血管弓外缘向肝曲方向离断胃结肠韧带，并清扫第 6 组淋巴结。分离至胰头时，可见胃网膜右静脉汇入胃结肠干，于此处可与已游离的结肠后间隙贯通。途中有时可见来源于结肠的静脉分支汇入胃网膜右静脉主干，予结扎离断(图 75-28)。继续向右游离直至离断胃结肠韧带、肝结肠韧带(图 75-29)。

【标本切除与消化道重建】

1. 标本切除　进一步向横结肠预切定线裁开残余横结肠系膜，沿途结扎边缘血管，并裸化肠壁 1cm(图 75-30)。用直线切割闭合器在预切定线处离断横结肠(图 75-31)。此时，在回肠裸化区，血供分界线已清晰可见，用直线切割闭合器在血供线内侧离断回肠(图 75-32)。至此，右半结肠切除完成，将标本置于盆腔。

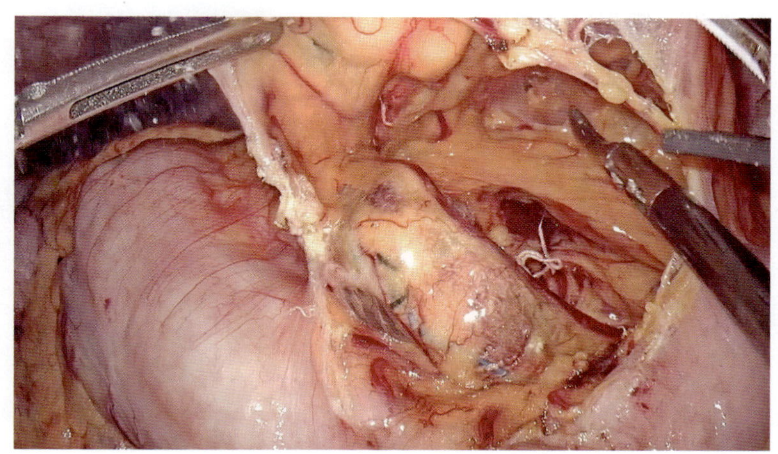

图 75-27　裁剪大网膜

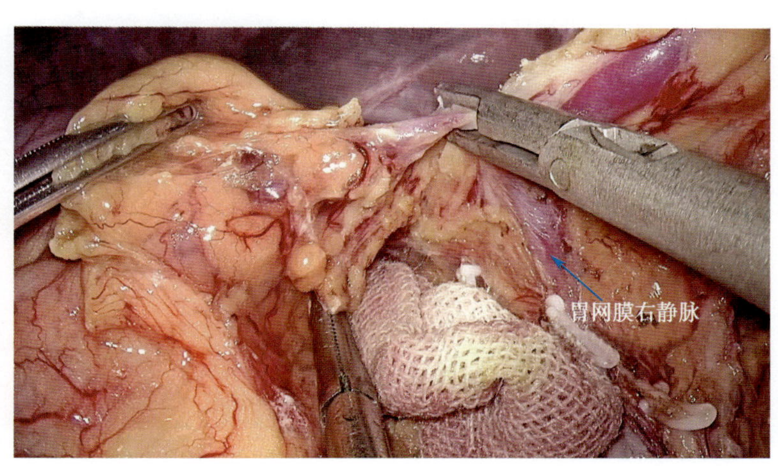

图 75-28　沿胃网膜右动、静脉血管弓外缘向右侧分离

经验分享：

进入网膜囊后，可透过网膜囊内侧壁与横结肠系膜看到此前留置在结肠后间隙的标记纱布。

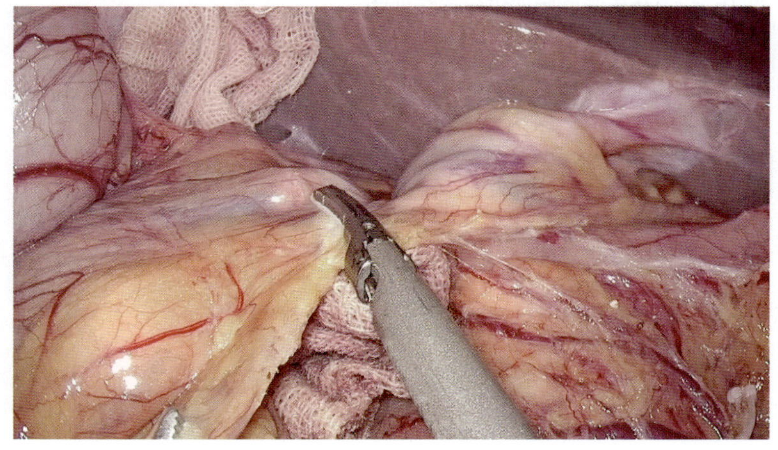

图 75-29　继续向右离断胃结肠韧带、肝结肠韧带

2. 消化道重建 将横结肠拉直摆放，并将末端回肠拉至上腹部与横结肠平行摆放(图 75-33)。将回肠断端对系膜缘处用剪刀沿吻合钉剪开 5mm 小口，助手经右下腹 12mm 戳卡置入 60mm 直线切割闭合器，将抵钉座侧置入回肠肠腔内并含住(图 75-34)。同样，在横结肠断端系膜缘处剪开约 10mm 小口，助手和术者将结肠提起，将直线切割闭合器钉仓侧套入结肠肠腔内，确认无误后击发，完成回肠横结肠侧侧吻合。

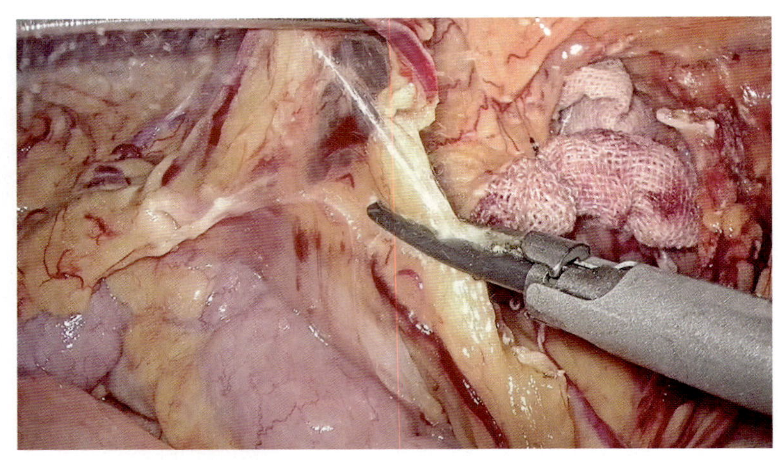

图 75-30 裸化横结肠肠壁

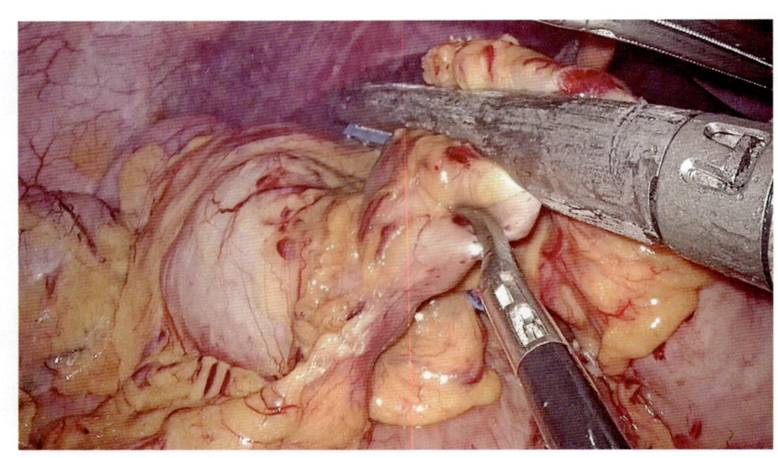

图 75-31 闭合切断横结肠

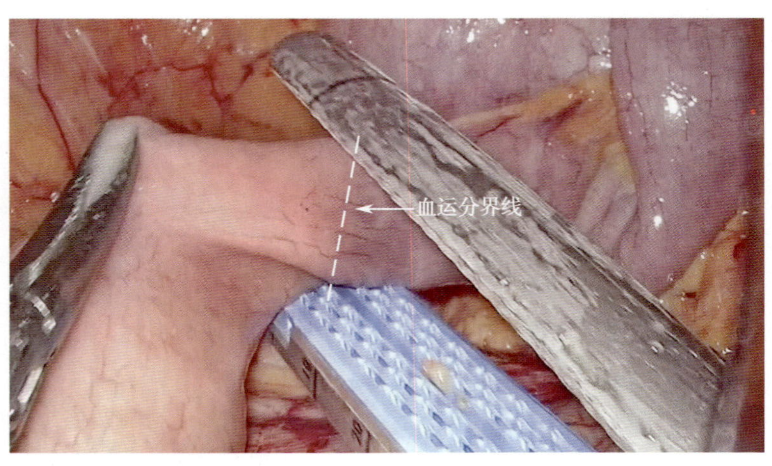

图 75-32 在末端回肠血供分界线处闭合切断回肠

经验分享：

由于小肠血供丰富，节段性明显，因此建议分界线出现后再进行切割吻合，这样更加安全可靠。

检查吻合口内腔有无明显出血。确认无出血后,提起断端,术者经左上腹 12mm 戳卡置入直线切割器,横行闭合残端,完成功能性端端吻合(图 75-35),切下的残端组织用取物袋经 12mm 的戳卡取出。镜下浆肌层缝合吻合口,以减轻其张力(图 75-36)。至此完成右半结肠切除后的消化道重建。

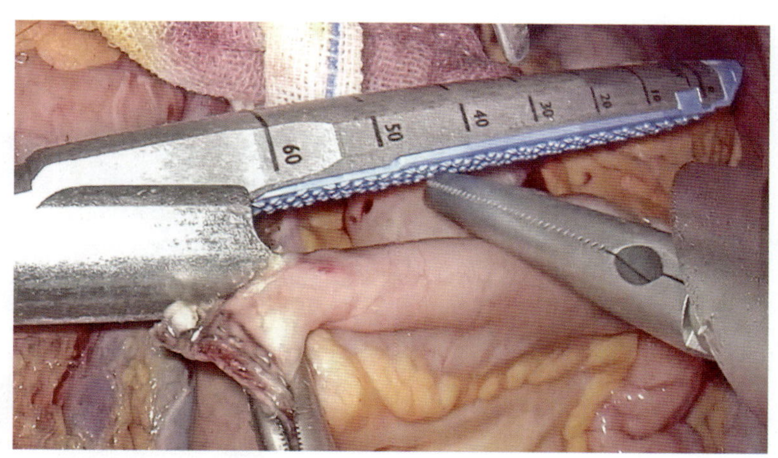

图 75-33　剪开末端回肠,置入直线切割闭合器

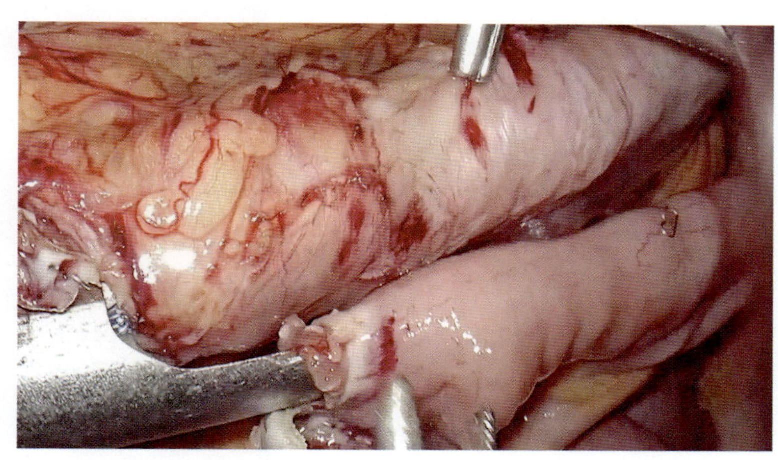
图 75-34　剪开横结肠,置入直线切割闭合器

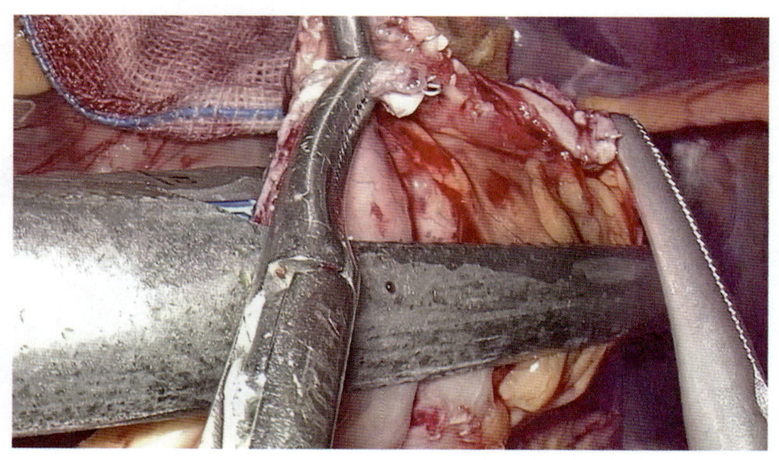
图 75-35　横行闭合残端

经验分享:

(1) 在进行回肠横结肠吻合前,需检查回肠横结肠侧面对合情况,勿夹入系膜和脂肪垂;(2) 在进行回肠横结肠吻合时,需要术者和助手密切配合。

3. 标本取出　经左上腹 12mm 戳卡置入无菌塑料保护套。术者与助手配合,撑开无菌套,将腹腔内的纱布及标本置于保护套内,袋口扎紧后以血管夹夹紧(图 75-37)。

采用“外横内纵”的方式，借患者陈旧剖宫产切口入腹。剔除陈旧横行瘢痕，横行切开皮肤与皮下组织后，改为纵行切开前鞘，不切断腹直肌，以止血钳在两腹直肌间分离，以直至腹膜(图75-38)。随后纵行切开腹膜进入腹腔，注意勿损伤膀胱。置入切口保护套，在切口保护套及无菌塑料保护套“双套保护”下，严格按照无菌无瘤原则，取出切除的右半结肠标本及纱布条(图75-39)。充分冲洗术野，利用右侧两个戳卡孔留置两枚引流管于右上腹。

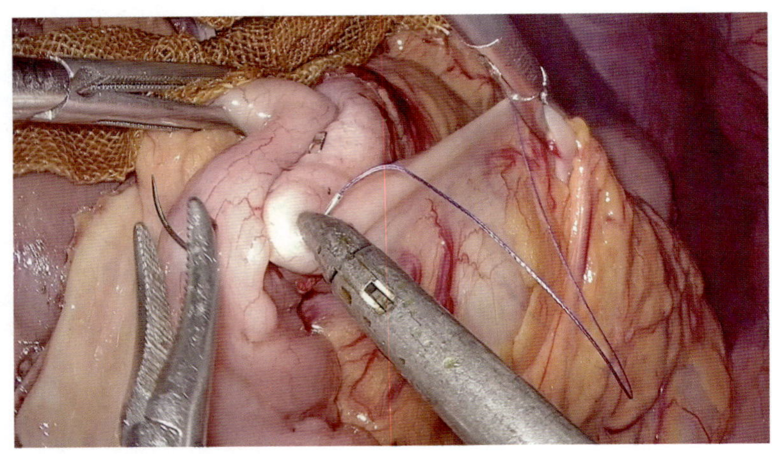
图75-36　缝合加固吻合口

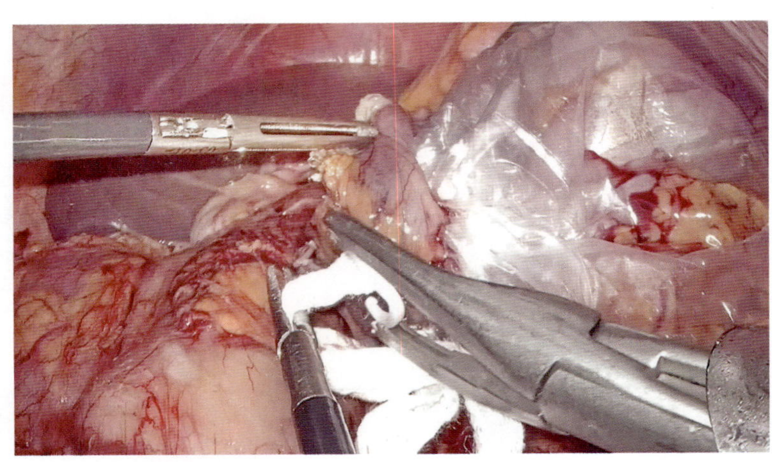
图75-37　袋口以血管夹夹紧

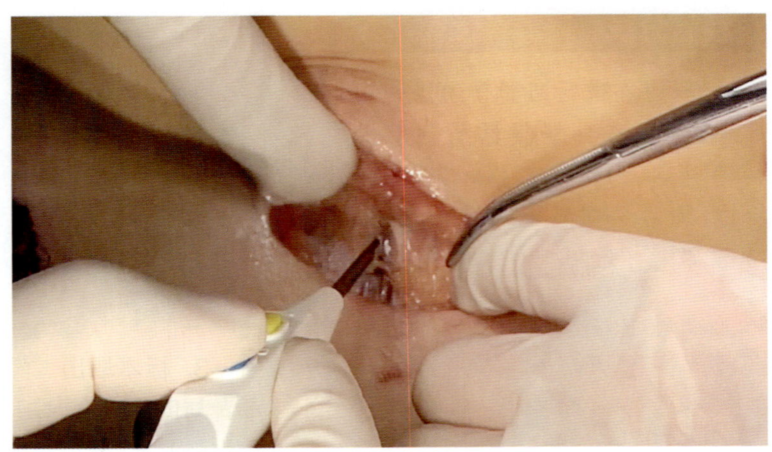
图75-38　下腹部“外横内纵”小切口

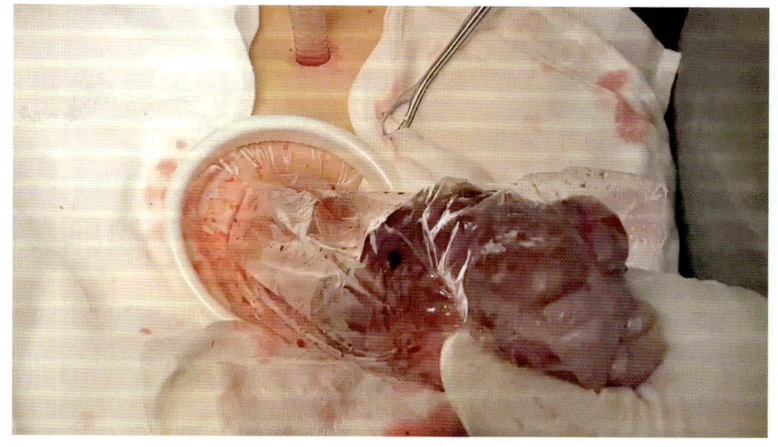

图 75-39 “双套保护”下取出标本

【术后腹壁及标本照片】(图 75-40、图 75-41)

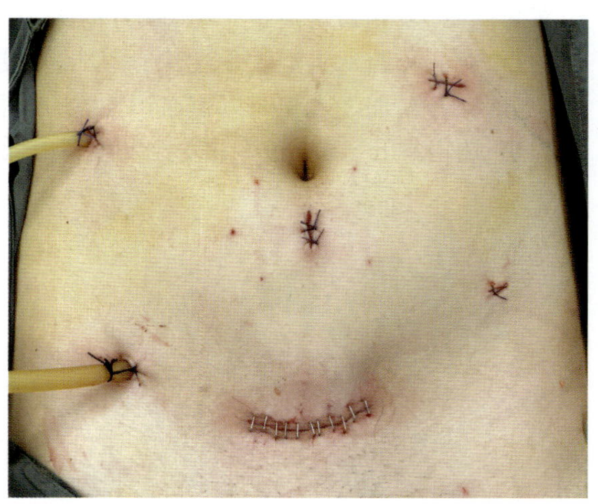

图 75-40 术后腹壁照片

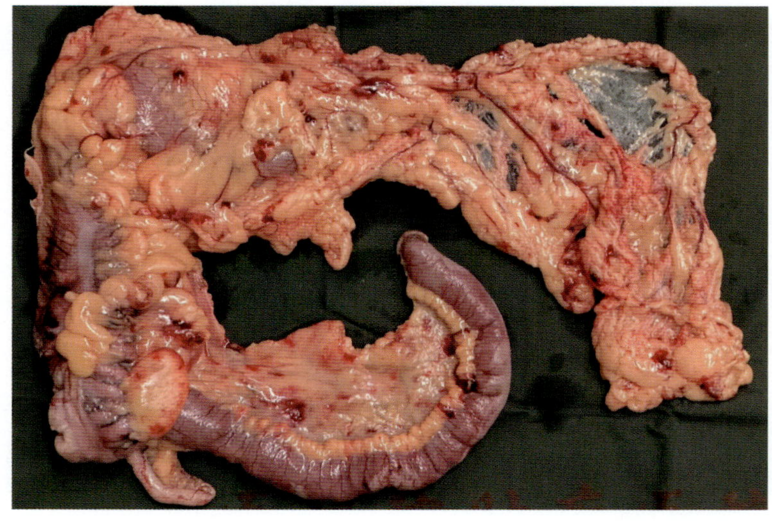

图 75-41 标本照片

第四节 手术相关要点、难点、热点剖析

【一种常用的类 - NOSES 切口：下腹部“外横内纵”小切口】

因无法避免腹壁取标本的辅助切口，需实施类 -NOSES 时，可以选择经腹壁隐蔽切口（脐窗切口、下腹部横行小切口等）、原手术切口（剖宫产、阑尾手术切口）等完成标本取出。其中，下腹部“外横内纵”小切口是笔者临床工作中最为常用的辅助切口。

下腹部“外横内纵”小切口位置通常选取在下腹双侧髂前上棘水平以下，多在耻骨联合与脐连线中点，也可沿患者下腹部皮肤自然弧形皱褶，长度一般为 5cm。入腹时，采用“外横内纵”的方式：横行切开皮肤及皮下组织后，改为纵行切开前鞘。切开前鞘后，不再继续使用电外科器械切断腹直肌，改以止血钳在两腹直肌间钝性分离，随后纵行切开腹膜进入腹腔。

与传统腹腔镜纵行切口相比，选择这一方式入腹主要具有如下优势：①切口较传统腹腔镜切口更短，位置更隐蔽，且切口与皮纹平行，张力较低，因而切口愈合更快，瘢痕更小，美容效果好；②切口方向与神经走行方向一致，对神经损伤更小，术后疼痛更轻，利于术后呼吸及活动的恢复；③切口方向与肌肉收缩牵拉方向一致，加之入腹时以止血钳钝性分离而非以电刀切断肌纤维，对腹壁损伤较小，因而缝合后切口张力小，切口裂开、切口疝等并发症发生率更低。

（王锡山 陈海鹏 胡茜玥）

第七十六章　经预防造口取标本的腹腔镜低位直肠前切除术（借道 NOSES）

【前言】

结直肠癌借道 NOSES（直肠癌前切除术经预防造口取标本）主要适用于肿瘤位于直肠癌行预防性造口的患者，该术式的操作特点表现为在腹腔内完全游离切断直肠，经预防造口将直肠标本取出体外，再进行全腹腔镜下乙状结肠与直肠的端端吻合。与常规直肠癌前切除术的区别在于：经预防造口取标本，避免了额外的辅助切口对患者的创伤，因此结直肠癌借道 NOSES（直肠癌前切除术经预防造口取标本）对患者造成的创伤更小。只要熟练掌握该技术的操作要点，术中注意无菌无瘤原则，结直肠癌借道 NOSES（直肠癌前切除术经预防造口取标本）既能保证肿瘤的根治效果，又能保护器官组织的结构功能。

第一节　适应证与禁忌证

【适应证】（图 76-1、图 76-2）

1. 直肠肿瘤、直肠乙状结肠交界肿瘤。
2. 肿瘤环周径介于 3~5cm。
3. 肿瘤未侵出浆膜为佳。

【禁忌证】

1. 非此肠段肿瘤。
2. 肿瘤环周径大于 5cm，经预防造口取出困难者。
3. 肿瘤侵出浆膜，经预防造口取出有肿瘤种植风险者。
4. 过于肥胖者（BMI>35kg/m^2）。

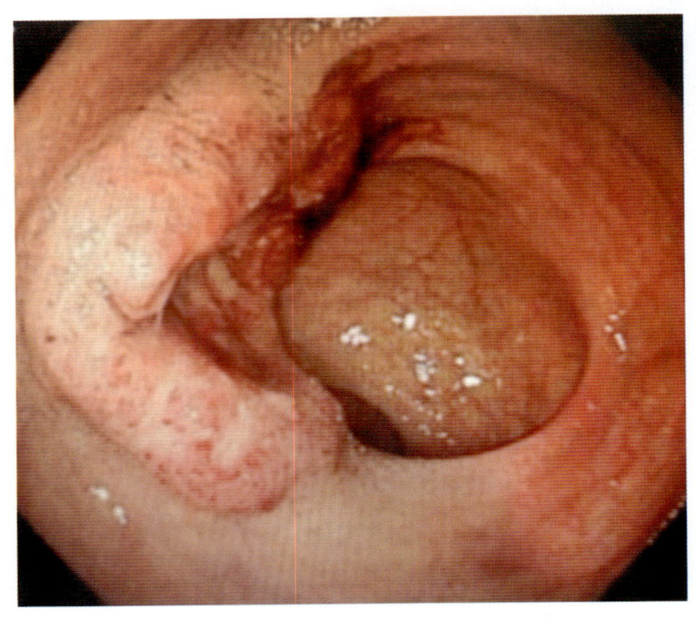

图76-1 肠镜：肿瘤距肛门5~8cm，溃疡型，溃疡堤不规则隆起

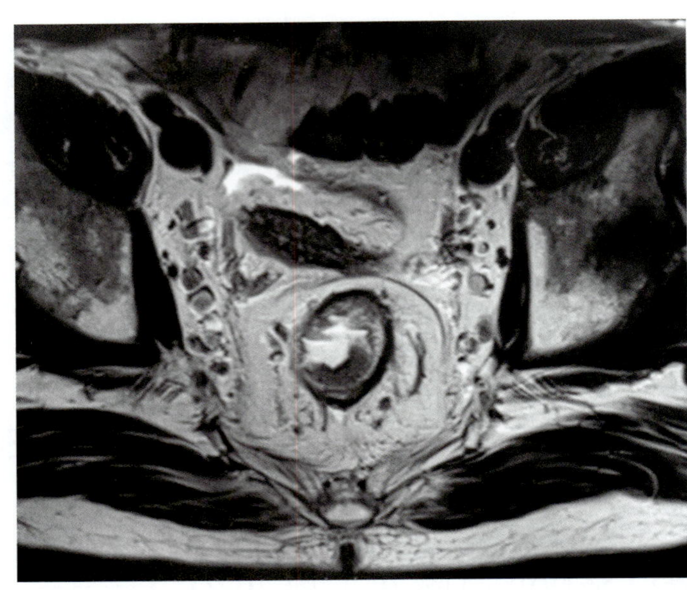

图76-2 直肠MRI：距齿状线4.3cm，最大径3.7cm

第二节 麻醉、体位、戳卡位置与术者站位

【麻醉方式】

全身麻醉或全身麻醉联合硬膜外麻醉。

【手术体位】

患者取功能截石位，右侧大腿需稍平一些，有利于术者操作(图76-3)。

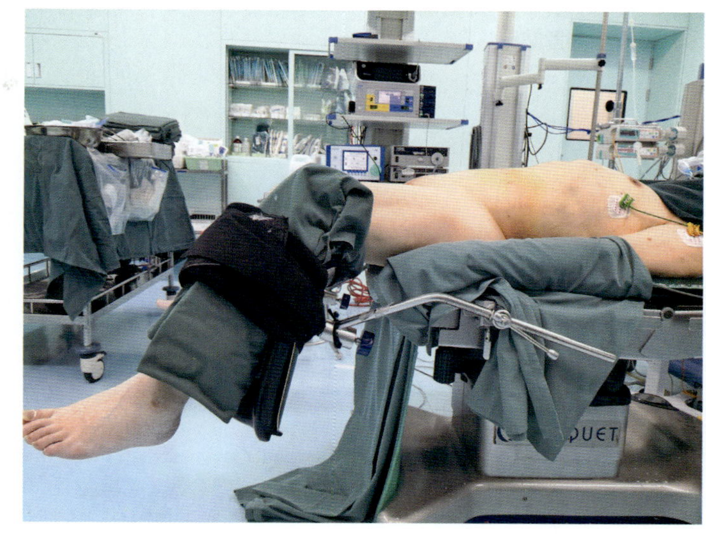

图 76-3　患者体位

【戳卡位置】（图 76-4）

1. **腹腔镜镜头戳卡孔（10mm 戳卡）** 位于脐上 3~5cm 处。

2. **术者主操作孔（12mm 戳卡）** 位于右髂前上棘与脐连线中外 1/3 点偏上。

3. **术者辅助操作孔（5mm 戳卡）** 位于右腹直肌旁，脐右侧 5~10cm 处。

4. **助手主操作孔（5mm 戳卡）** 位于左腹直肌旁，平脐处。

5. **助手辅助操作孔（5mm 戳卡）** 位于脐与左髂前上棘连线中外 1/3 偏外，便于放置引流管充分引流。

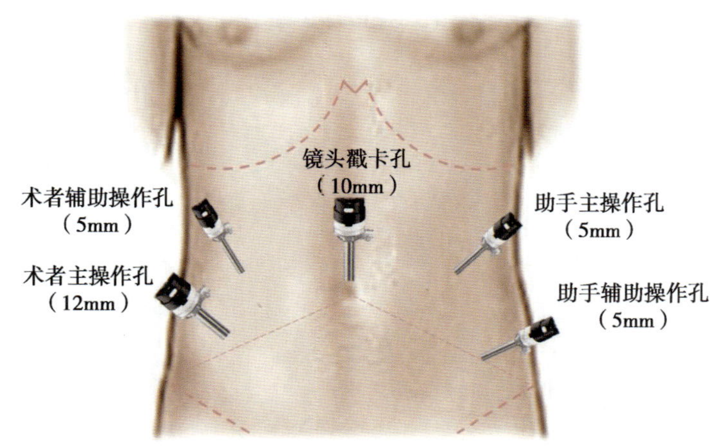

图 76-4　戳卡位置（五孔法）

【术者站位】

术者站位于患者右侧，助手站位于患者左侧，扶镜手站位于术者同侧（图 76-5）。

图 76-5　术者站位

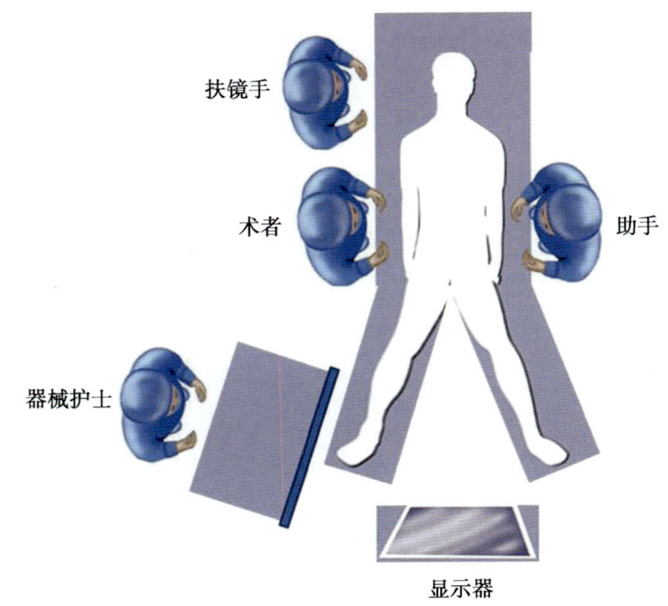

【特殊手术器械】

超声刀、60mm 直线切割闭合器、29mm 环形吻合器、无菌保护套。

第三节　手术操作步骤、技巧与要点

【探查与手术方案制订】

在充分的术前检查和术前讨论方案评估的基础上，探查分三步。

1. 常规探查　进镜至腹腔，常规观察肝、胆囊、胃、脾、结肠、小肠、大网膜和盆腔有无肿瘤种植和腹水。

2. 肿瘤探查　判断肿瘤的位置、大小。详细评估肿瘤经预防造口拉出体外的可能性（图 76-6）。

图 76-6　探查肿瘤

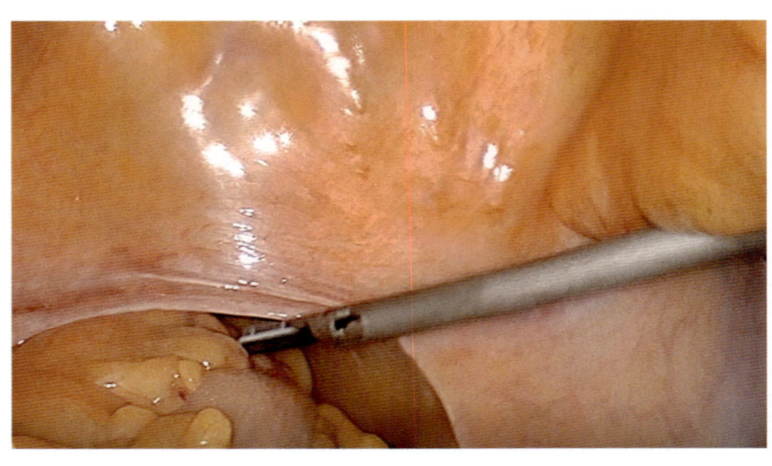

3. 解剖结构的判定 判定乙状结肠及其系膜长度、系膜肥厚程度能否经预防造口拉出体外。

【解剖与分离】

1. 第一刀切入点 助手左手持钳提起肿瘤下方直肠前壁,右手持钳提起系膜(图 76-7)。术者可根据情况在骶骨岬或下方打开系膜(图 76-8)。

图 76-7 暴露肠系膜根部

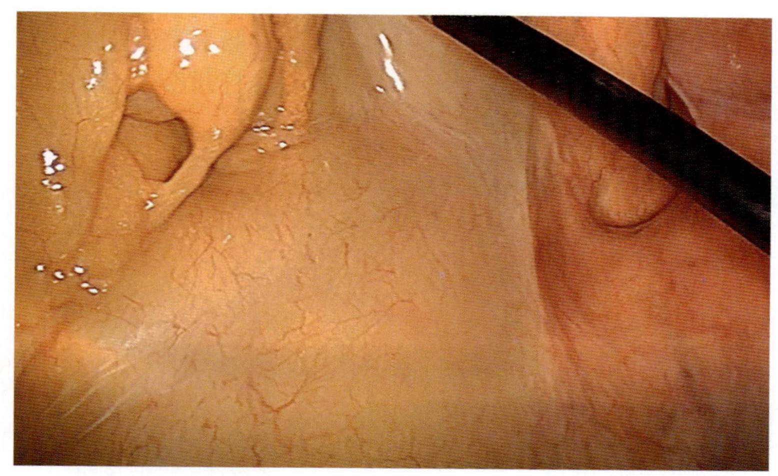

图 76-8 第一刀切入点

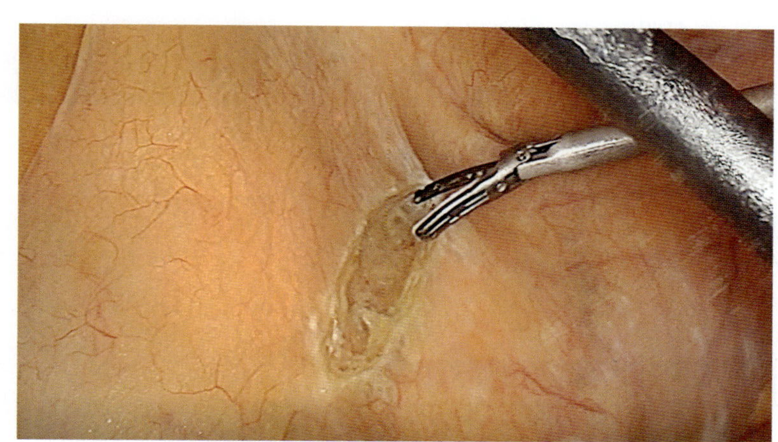

图 76-9 进入 Toldt 间隙

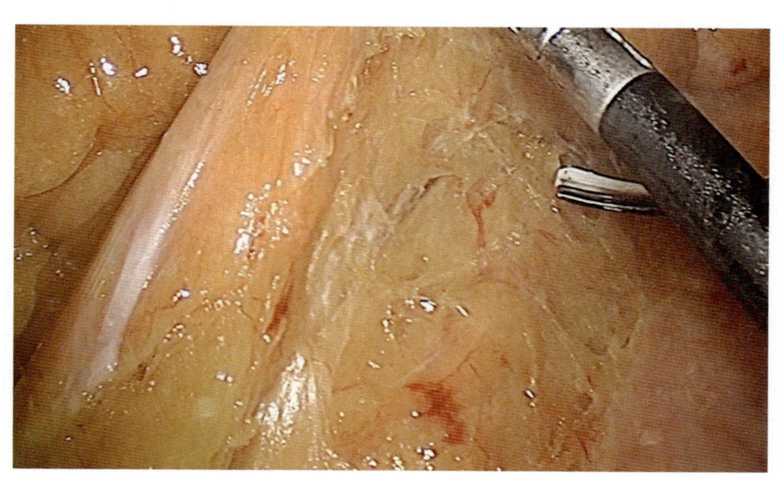

经验分享:

刀头热量汽化沿着骶前间隙扩展。刀头上下推动,见白色蜂窝状组织,表明游离间隙正确(图 76-9)。

2. 肠系膜下动、静脉根部清扫与离断 沿着Toldt间隙向上向左侧分离，沿着乙状结肠系膜与回肠系膜分界线，逐层向肠系膜下动脉根部打开，游离Toldt间隙直至显露输尿管（图76-10）。将纱布条向上后方推动，置于肠系膜下动、静脉根部后方，起到保护和指示作用。转换镜头，可见乙状结肠系膜无血管区后方的纱布。在纱布的保护下，术者可放心在肠系膜下动脉根部预切定线清扫淋巴脂肪组织，并于根部结扎肠系膜下动脉（图76-11）。继续向左外侧分离，翻转系膜可见肠系膜下静脉走行，裸化肠系膜下静脉并非必要，切莫为了裸化而裸化。显露肠系膜下静脉后可结扎切断该血管（图76-12、图76-13），并部分打开乙状结肠系膜无血管区（图76-14）。

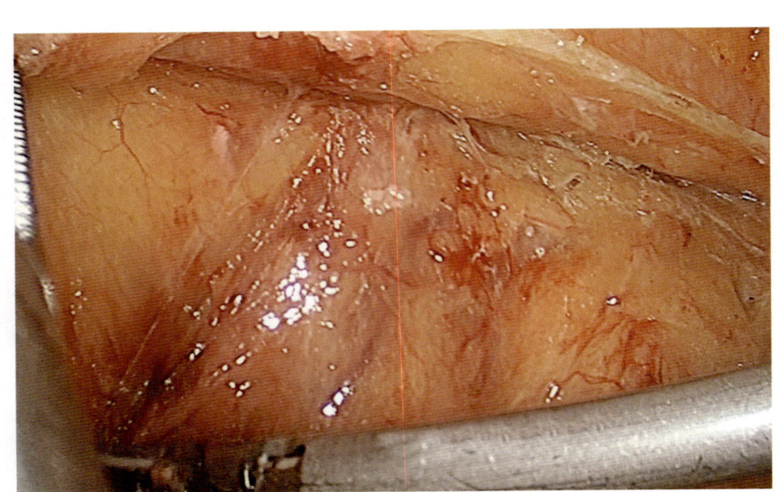

图76-10 继续游离直至显露输尿管

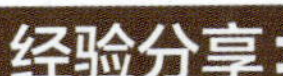

经验分享：

此处也可用小纱布条钝性分离Toldt间隙，如游离平面光滑、平整、干净，即为最佳状态。

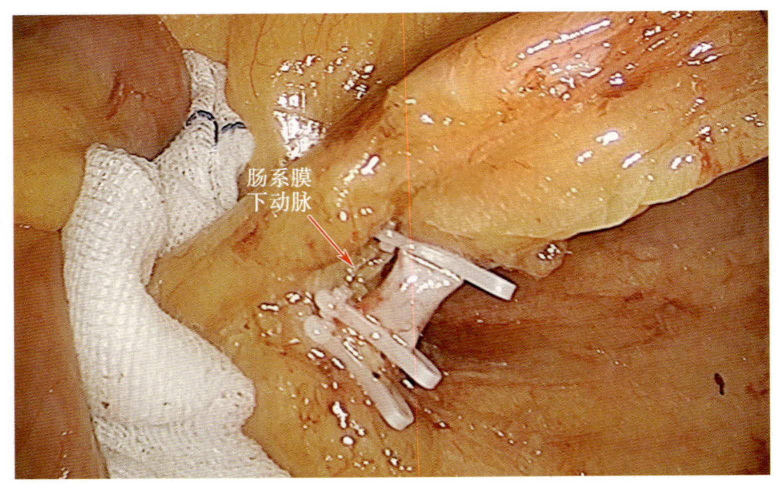

图76-11 结扎切断肠系膜下动脉

经验分享：

裸化血管并非必须，尤其对于高龄伴有动脉硬化的患者。在肠系膜下动脉根部双重结扎离断时，血管夹比系膜筋膜夹持更紧一些，可避免血管夹脱落。

3. 直肠系膜的游离 当肠系膜下动、静脉离断后，助手可提起直肠系膜后方，术者用超声刀沿Toldt间隙向下、向后方分离（图76-15、图76-16）。

4. 直肠右侧的分离 直肠右侧壁的游离，可预先确定肿瘤下方切除范围，从外侧向预定肠壁游离（图76-17）。

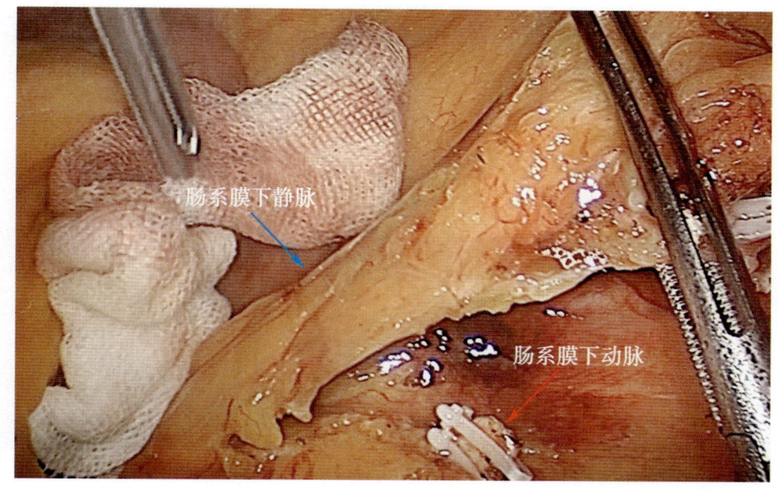

图 76-12　显露肠系膜下静脉

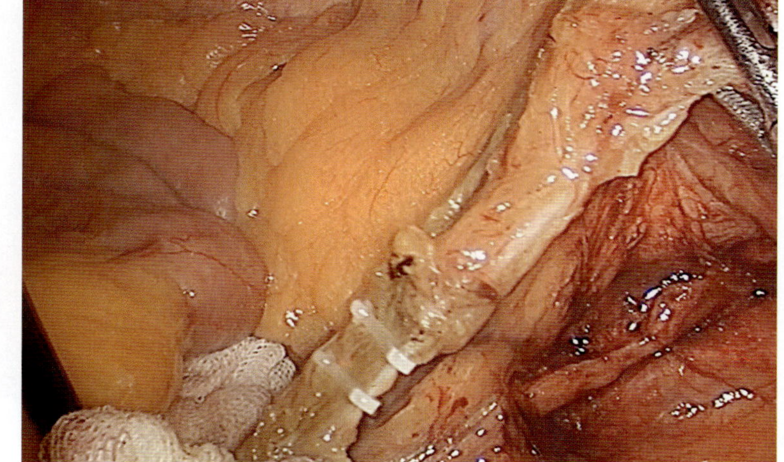

图 76-13　结扎切断肠系膜下静脉

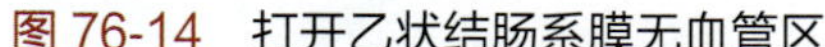

经验分享:

在肠系膜下动脉根部外侧，根据系膜内血管弓走向决定是否切断肠系膜下静脉。

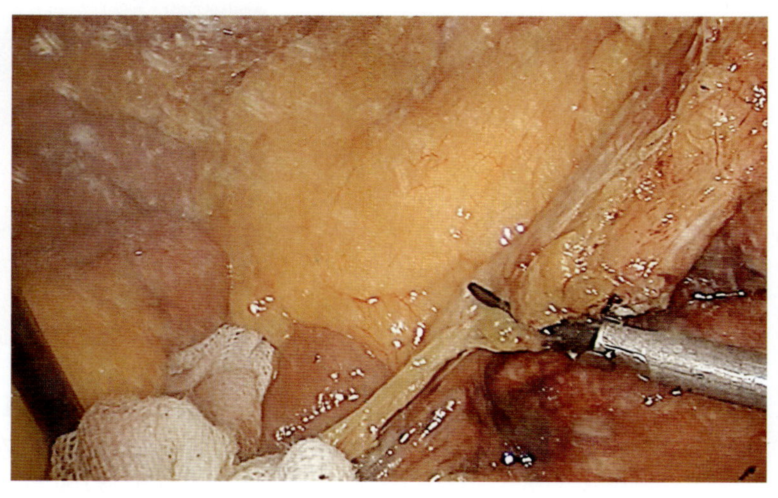

图 76-14　打开乙状结肠系膜无血管区

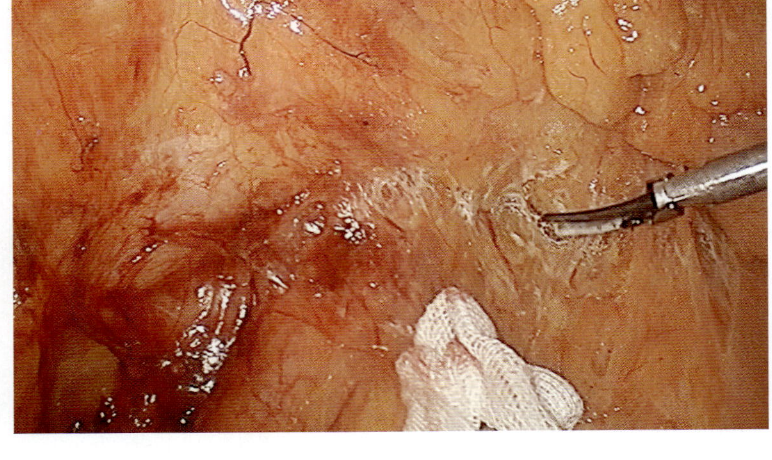

图 76-15 沿 Toldt 间隙向下方游离

经验分享：

分离过程中可见下腹下神经分叉向下走行。没有必要分离到盆丛，以免增加无谓损伤。

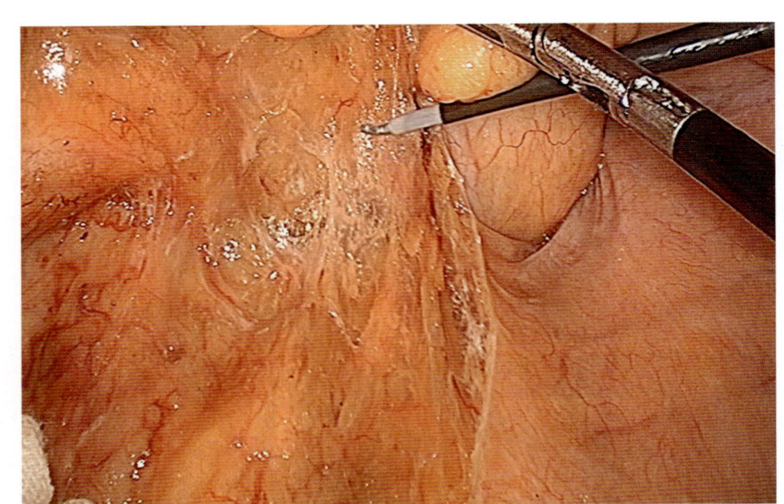

图 76-16 沿直肠右侧向下游离

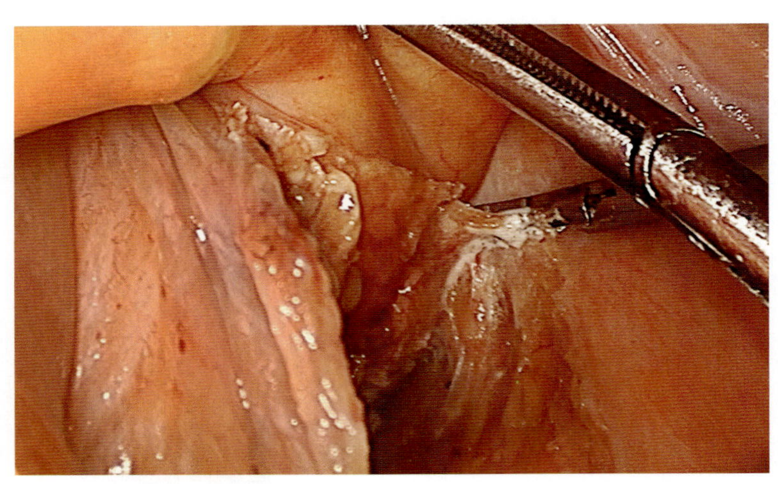

图 76-17 游离直肠右侧壁

5. 乙状结肠和直肠左侧的分离 在乙状结肠和直肠系膜后方置一纱布条（图 76-18），将乙状结肠翻向右侧，打开乙状结肠外侧粘连带（图 76-19）。沿 Toldt 间隙向内侧游离，打开系膜左右贯通向上进一步分离（图 76-20）。一般无须游离脾曲，向下游离至与右侧同一水平面（图 76-21）。

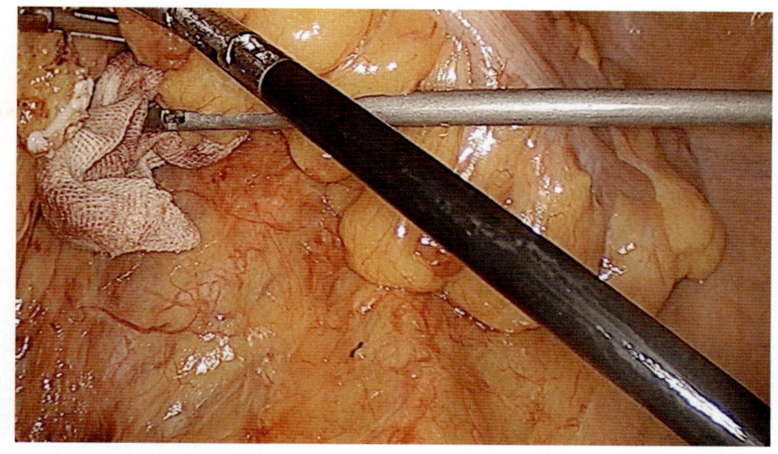
图 76-18　小纱布置于系膜后方

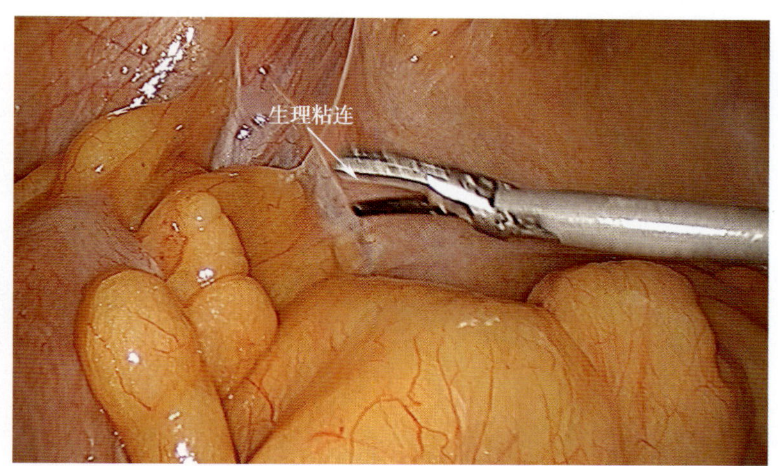

图 76-19　游离乙状结肠生理性粘连处

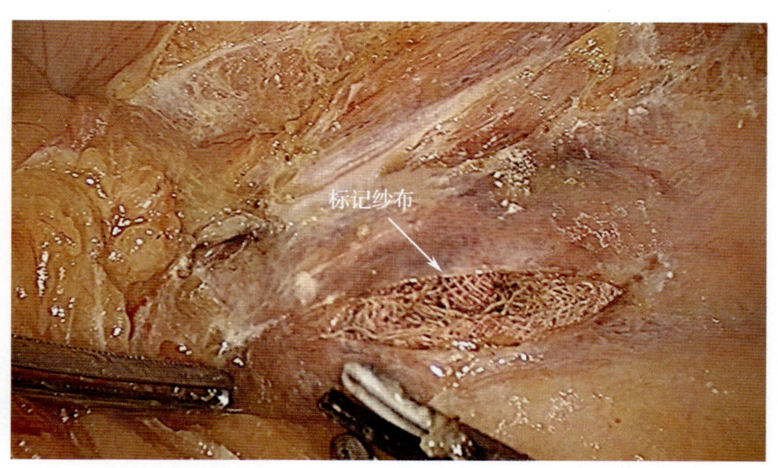

图 76-20　打开乙状结肠左侧腹膜

小纱布妙用：

沿 Toldt 间隙向内侧游离过程中，可见系膜下方的纱布条，指示并保护后方组织避免损伤(图 76-20)。

6. **肿瘤下方肠管的裸化**　在肿瘤下方 2~3cm 裸化肠管，肿瘤下方肠管裸化范围约 2cm 即可(图 76-22)。

7. **乙状结肠系膜的裁剪**　在系膜后放置一枚纱布条，目测或测试肠管需吻合的长度，沿着肠系膜下动、静脉走行分离解剖裁剪(图 76-23)，并裸化约 2cm 乙状结肠备用(图 76-24)。

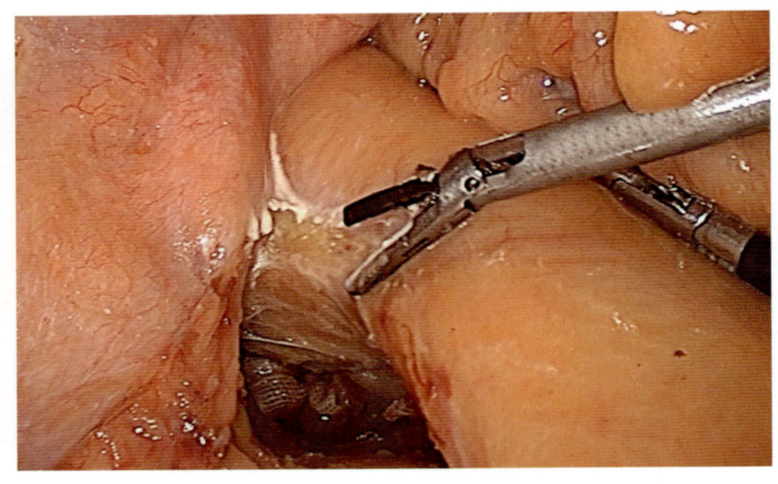

图 76-21 向下游离直肠左侧壁

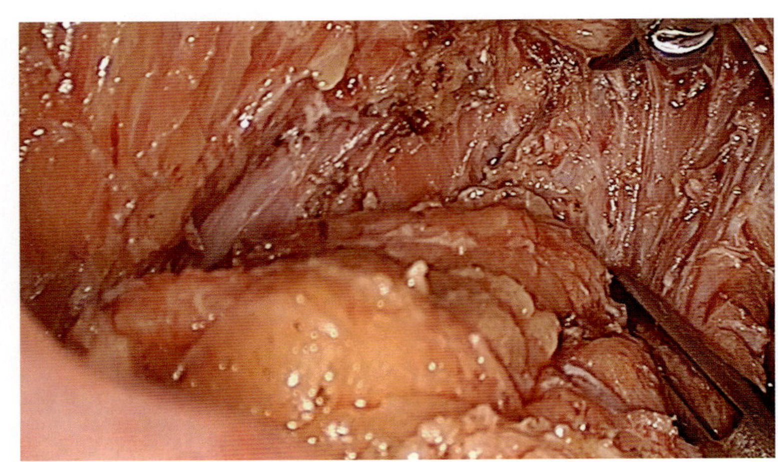

图 76-22 裸化肿瘤下方肠管

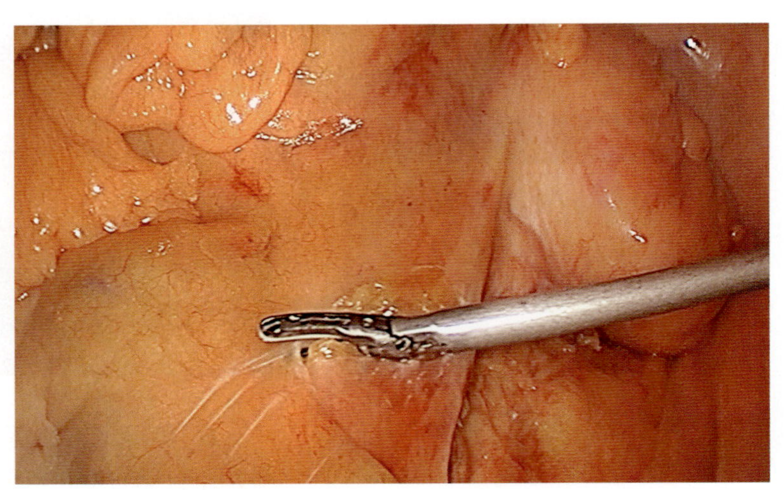

图 76-23 裁剪乙状结肠系膜

操作技巧：

向预定的肠管分离，分离系膜应该注意血管弓的情况，不要平行切割，应按反抛物线形裁剪。

图 76-24　裸化乙状结肠肠壁

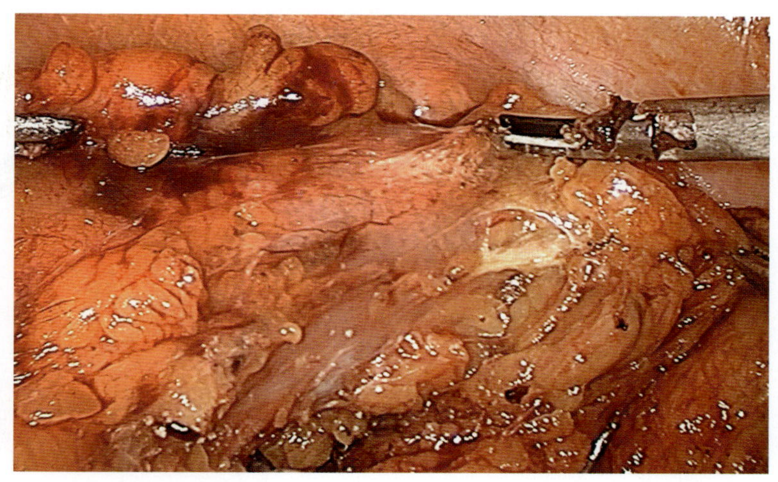

【标本切除与消化道重建】

1. **标本切除**　用直线切割闭合器在肿瘤下方肠管裸化区横行切断直肠(图 76-25),再用直线切割闭合器横断乙状结肠(图 76-26)。至此,直肠肿瘤及肠段完全游离于腹腔。将保护套经主操作孔置入(图 76-27),术者与助手将标本及用过的小纱布置入保护套内(图 76-28)。经预防造口处,用卵圆钳在保护套内夹持住肿瘤下方肠壁断端,缓慢、匀速地将肿瘤从预防造口处拉出体外(图 76-29)。

图 76-25　切断闭合肿瘤下方直肠肠管

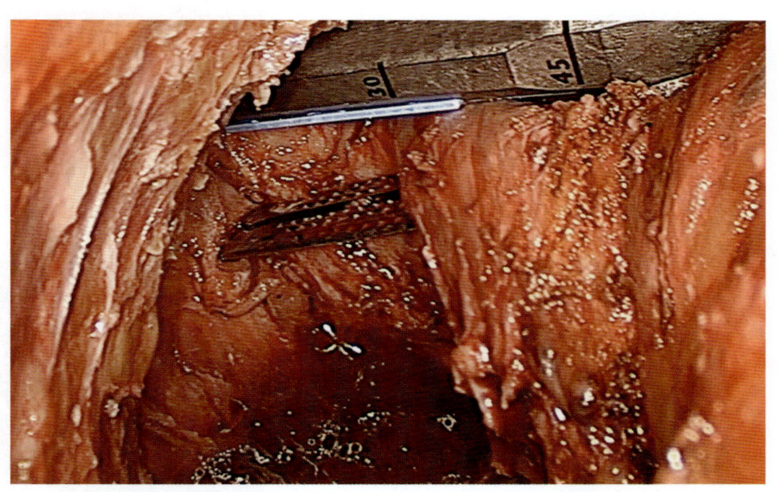

2. **消化道重建**　将抵钉座置入乙状结肠近端肠腔内(图 76-30),经肛门置入环形吻合器并旋出吻合器穿刺针(图 76-31),将抵钉座与吻合器机身对接(图 76-32),完成乙状结肠直肠端端吻合(图 76-33)。检查吻合环的完整性,可以加固缝合“危险三角”。最后进行注水注气试验再次检查吻合口通畅性,确切无出血。

3. **关闭戳卡孔行末端回肠双腔造口术**　用生理盐水或蒸馏水冲洗腹腔后,经腹放置盆腔引流管(图 76-34)。引流管摆放好后,排出腹腔气体,关闭戳卡孔,提出末端回肠,行末端回肠双腔造口术。

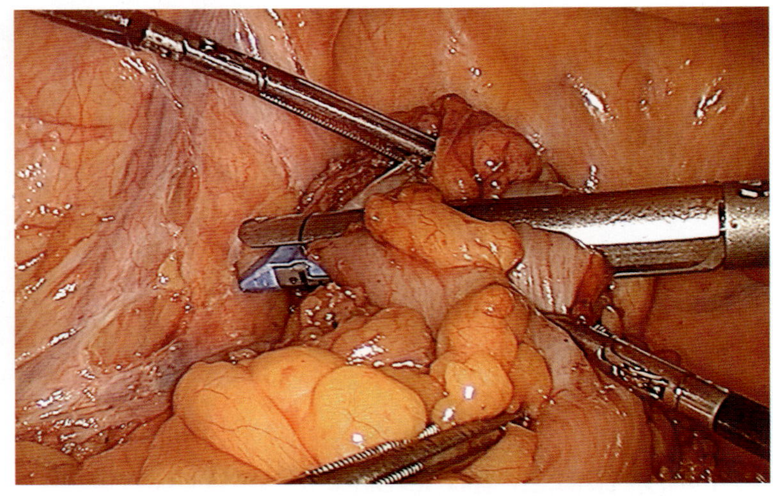

图 76-26 切断闭合乙状结肠肠管

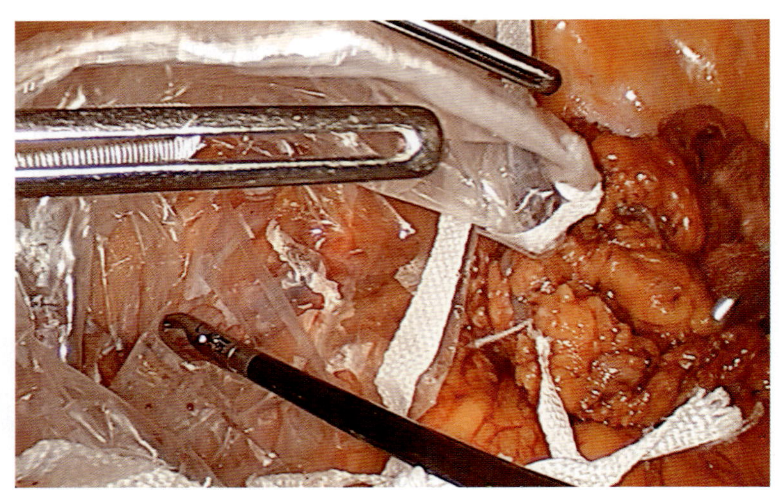

图 76-27 经主操作孔置入保护套

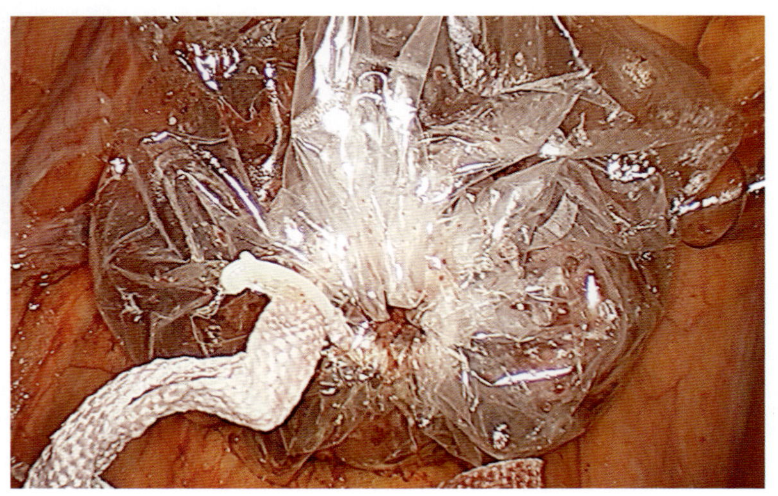

图 76-28 将直肠标本及小纱布放入标本袋

图 76-29　经预防造口将标本取出

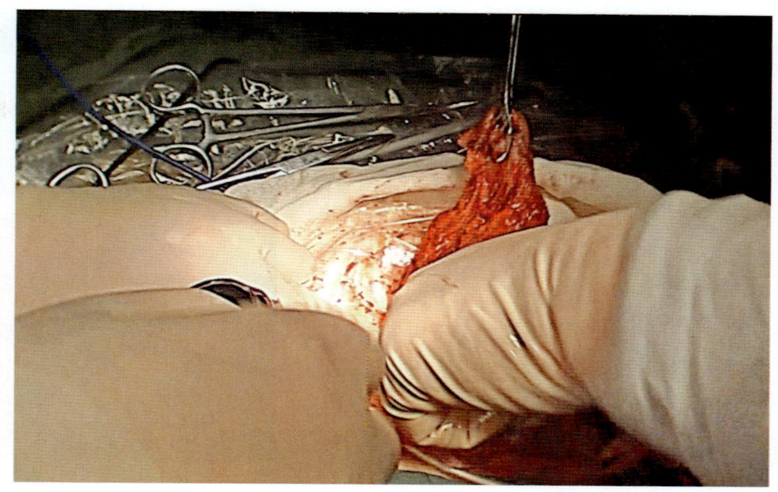

图 76-30　将抵钉座置入乙状结肠近端肠腔内

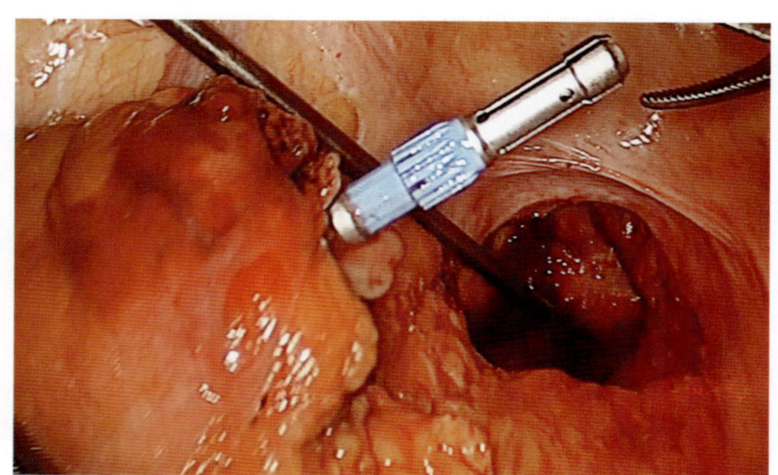

图 76-31　旋出吻合器穿刺针

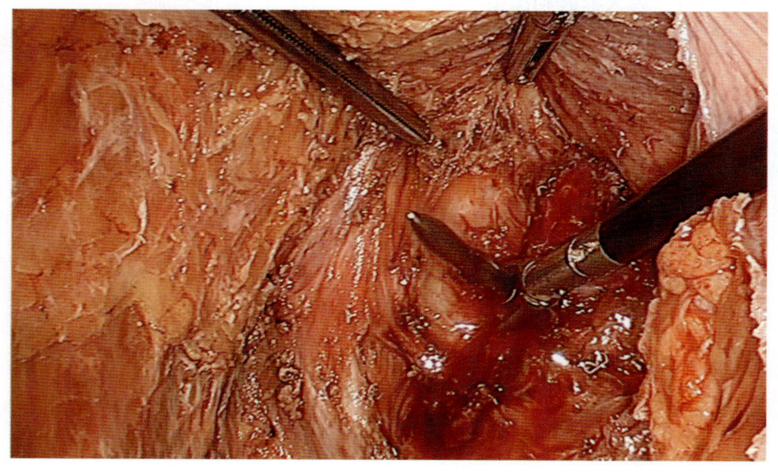

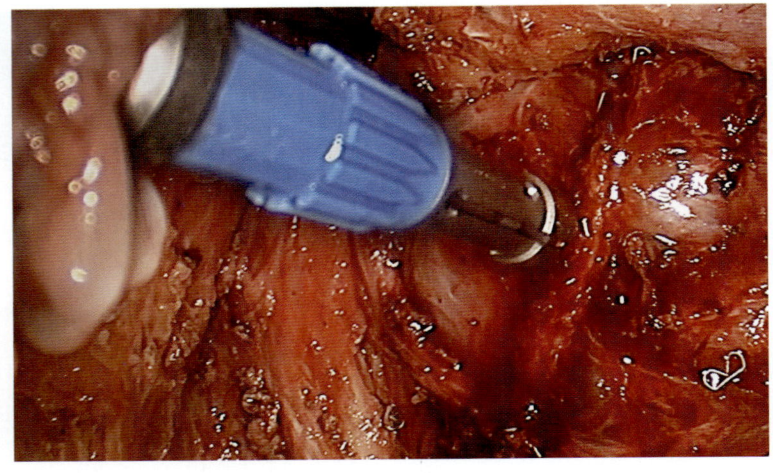

图 76-32　连接吻合器穿刺杆

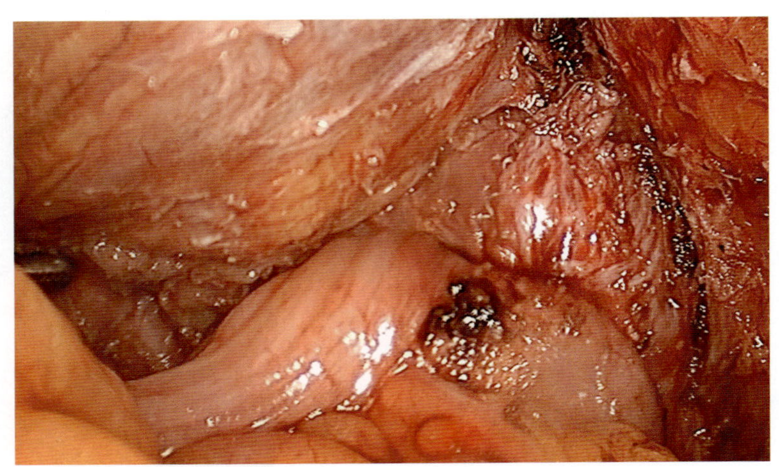

图 76-33　乙状结肠直肠端端吻合

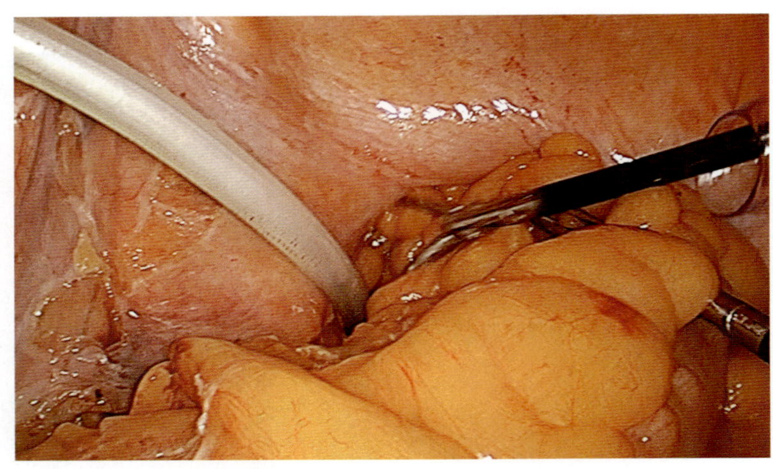

图 76-34　置入盆腔引流管

【术后腹壁及标本照片】(图 76-35、图 76-36)

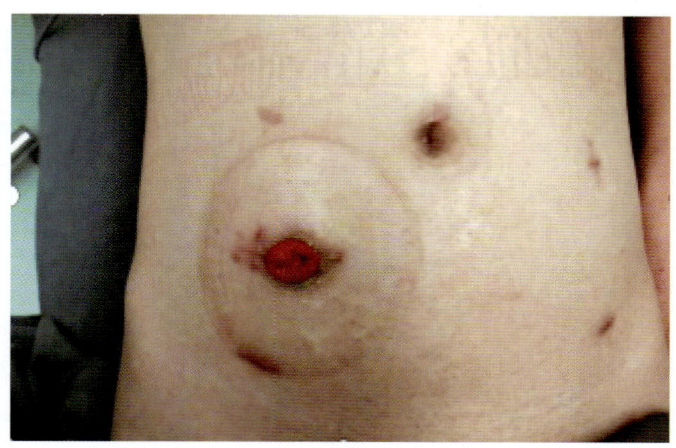

图 76-35　术后腹壁照片

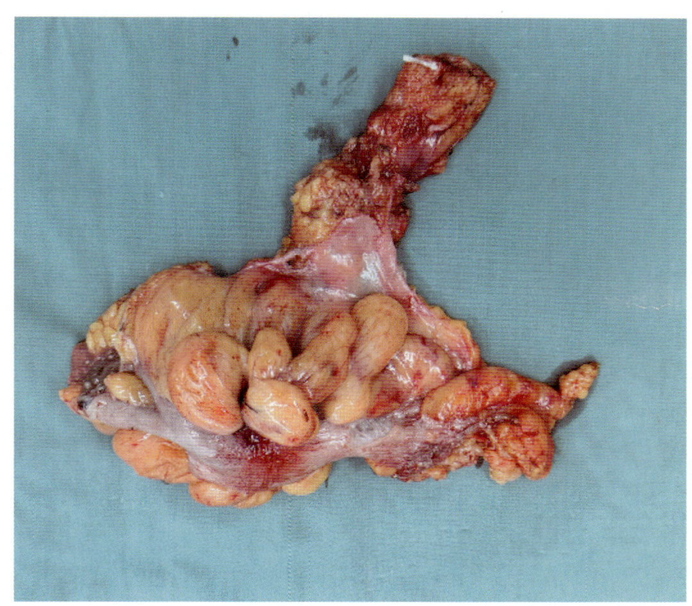

图 76-36　标本照片

第四节　手术相关的要点、难点、热点问题解析

【直肠癌前切除术行预防性肠造口术】

直肠癌前切除术是治疗直肠癌的主要手术方式,随着临床医疗水平的不断提高,手术技术以及吻合技术均有明显改进,但吻合口漏仍是术后一项严重的并发症,一旦发生可导致患者产生败血症,增加再次手术的风险,重则危及患者生命。尤其是低位保肛及超低位保肛手术的开展,直肠癌术后吻合口漏更是成为结直肠外科的热点问题。影响吻合口漏的因素很多,如年龄、性别、肥胖、营养不良、低蛋白血症、糖尿病、肠梗阻、肠道准备不充分、术前行新辅助放化疗或应用免疫抑制药、骨盆狭窄者、注水注气试验阳性、吻合后切割圈不完整、吻合口张力过大、吻合口血供不良、低位或超低位吻合等,如何预防及减少吻合

口漏的发生，仍是直肠癌手术面临的难题之一。

预防性肠造口是在吻合口近端的肠管上建立造口以转流肠内容物，避免肠内容物对吻合口形成致病菌污染或机械压力，从而对吻合口产生保护作用。目前对于预防性肠造口是否可以降低吻合口漏的发生率仍存有争议，但公认的观点是接受预防性肠造口术，可减轻吻合口漏所引起的严重并发症程度、降低吻合口漏后再手术率和病死率。因此，预防性造口有其存在的价值，对于伴有吻合口漏高危因素的患者，直肠癌前切除术术中可考虑行预防性肠造口术。

（权继传　王锡山）

第十一篇

NOSES 常见并发症及处理

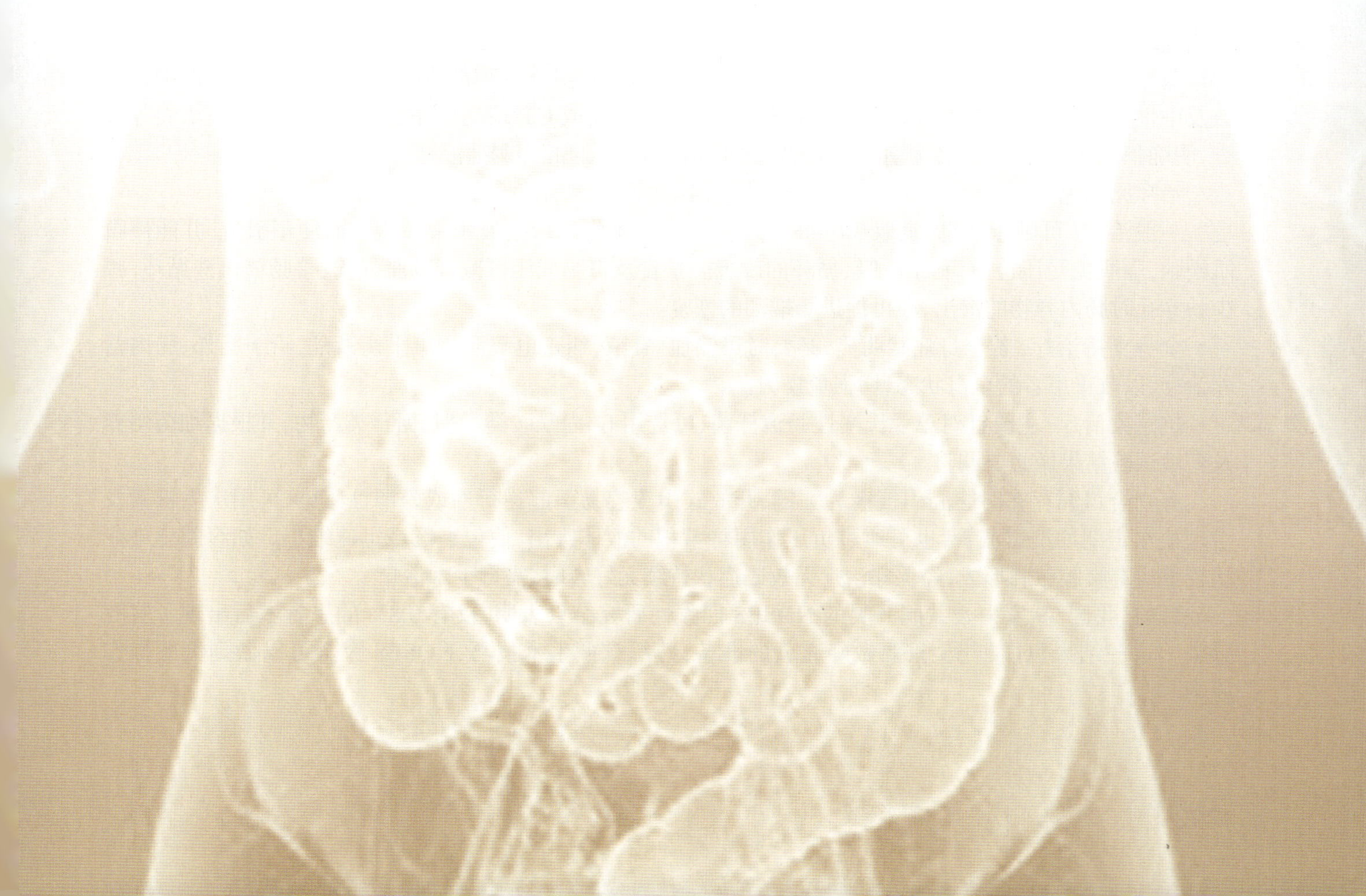

第七十七章　消化道 NOSES 常见并发症及处理

NOSES 作为一种手术技术，在标本取出方式以及消化道重建方式方面具有特殊性，但在手术并发症方面与开腹手术、常规腹腔镜手术类似。以下列举了消化道 NOSES 相关并发症的原因、临床表现及处理原则。

第一节　腹腔感染

胃肠手术导致的腹腔感染的致病菌多来自胃肠道，以大肠埃希菌为主的革兰氏阴性杆菌占主导地位。NOSES 发生腹腔感染的原因主要包括以下几点：术前肠道准备不充分，术中无菌操作不规范，术后吻合口漏，腹腔引流不充分，患者状态差，伴发糖尿病、高龄、营养不良等因素。因此，腹腔感染的预防也必须防范上述几个危险因素，降低腹腔感染的概率。

腹腔感染的临床表现以发热、腹痛、腹膜炎体征为主，常伴有恶心、呕吐、腹胀、低血压、脉速、气急、白细胞增多等中毒现象。晚期则全身衰竭，出现重度失水、代谢性酸中毒或感染性休克。

腹腔感染的诊断除依据病史、临床表现，更需根据引流液的性状及辅助检查加以确诊。如患者出现发热、腹痛等症状，需密切观察引流液的性状。如引流液呈黄色，多为脓性，考虑腹腔感染可能。如为吻合口漏导致的腹腔感染，引流液中可见粪便沉渣，引流液多伴臭味。辅助检查包括实验室检查（白细胞计数及中性粒细胞比例、生化检查等），影像学检查（X 线、彩超或 CT），取引流液行腹水分析、细菌培养等检查，明确积液的性质（如患者无引流管或引流管已脱离，可行腹腔穿刺抽液）。

治疗原则包括一般治疗、全身支持治疗、抗感染治疗、腹腔引流治疗和手术治疗。

一般治疗：可卧床休息，宜取 30°~45° 半卧位，有利于腹内渗出液积聚在盆腔而便于引流，并能使腹肌松弛，膈肌免受压迫，有利于呼吸、循环的改善。禁食及胃肠减压可减轻肠胀气，改善肠壁血液循环，减少肠穿孔时肠内容物的渗出，亦可促进肠蠕动的恢复。

全身支持治疗：若全身症状明显，必要时可输血、补液，纠正电解质酸碱平衡紊乱，给予肠外、肠内营养治疗，以改善患者的全身状态，增强免疫力。

抗感染治疗：主要针对革兰氏阴性肠道杆菌，可选用 β- 内酰胺类、氨基糖苷类药物，并根据细菌培养及药敏试验结果做必要调整。

有吻合口漏存在时腹腔引流极为关键，开放式引流容易引起逆行性或外源性感染，可用庆大霉素及生理盐水定期冲洗引流管，也可通过负压作用将蓄积的液体吸出，使包裹区域迅速缩小。如腹腔感染症状较重或有腹腔脓肿形成，经保守治疗无效或症状持续无好转时，需行手术治疗。

目前，我国 79 家中心共同开展的 NOSES 回顾性研究结果表明，仅有 0.8% 的患者术后出现了腹腔感染。这一结果也能证明，只要做好充分的准备，熟练掌握手术技巧，NOSES 完全可以做到无菌操作原则。

第二节　吻合口出血

吻合口出血是术后早期并发症之一，腹腔镜手术一般采用机械吻合，造成吻合口出血最主要原因是吻合口所在肠系膜裸化不全而存在血管，吻合钉未能有效闭合血管导致出血。吻合区域出血通常在术后 48 小时内出现，盆腔血肿经吻合口后壁破入出血通常在术后 7 天以后出现。我国 79 家中心开展的 NOSES 回顾性研究结果表明，0.9% 的患者 NOSES 术后出现了吻合口出血。

吻合口出血关键在于预防，术中吻合消化道时，需仔细检查吻合口有无出血，可行注水注气试验检查吻合确切与否。有条件的医院可于术中用腹腔镜检查吻合口情况，必要时可对吻合口，尤其是吻合部位的“危险三角”进行加固缝合。

多数患者术后早期表现为无明显诱因出现持续性便血，颜色鲜红或暗红，便血的颜色取决于吻合口与肛门的距离及出血量。查体可发现引流液呈淡粉色或红色。部分患者可伴局部压痛。如吻合口出血较重或继发感染，引起吻合口漏的发生，患者可出现寒战、高热、腹痛、腹膜刺激征等吻合口漏的临床表现。

吻合口出血绝大多数能自行停止，少部分患者需要采取干预措施。干预措施主要包括药物治疗、内镜治疗和手术治疗。药物治疗包括口服或肌内注射止血药，当出血量较大时，可在内镜下找到出血点并用止血夹钳夹止血。若内镜治疗不成功，最后可选取手术治疗，结扎出血点及加固缝合吻合口。此外，对于低位、超低位保肛吻合口出血，可采用经肛加固缝合进行止血。

第三节　腹 腔 出 血

NOSES 术后腹腔出血通常是由于手术时止血或血管结扎不牢固，或者患者有血液系统或其他系统疾病造成凝血功能障碍，未采取有效措施，还包括各种原因造成的组织坏死或血管结扎部位脱落发生自发性大出血。

腹腔出血的预防关键在于术中仔细认真的操作，切勿追求手术的速度而忽略质量，确保血管结扎确切可靠，对于高龄或动脉硬化者，切忌过度裸化血管，同时避免伴有高血压患者术中、术后血压波动过大。术中出血时，必须进行确切止血，尤其是大血管的出血。如直肠癌根治术中，肠系膜下动脉的出血处理需要一定的经验和技巧，根据不同情况，采取不同的处理方式(资源二十二、资源二十三)。

资源二十二　肠系膜下动脉出血的处理（部分离断）

腹腔出血的临床表现取决于出血部位、出血量及出血时间。患者可有腹部不适、轻度腹胀的表现。出血部位有局限性隆起，可伴轻度压痛，局部浊音区扩大。出血量较大，叩诊移动性浊音阳性，伴有生命体征不稳定，脉搏细速、呼吸频率加快、血压下降，腹腔出血后引流液多呈鲜红色，引流量持续不减少或增加。一般情况下，引流管内血性液体的引流，往往提示存在活动性出血的可能。根据腹腔出血的临床表现，不难诊断。

资源二十三　肠系膜下动脉出血的处理（完全离断）

术后少量出血可口服或肌内注射止血药物，密切观察病情变化。大量出血应密切关注血压、脉搏等生命体征，并做好随时手术探查的准备。一旦发现腹腔内活动性出血且出血量较大，应及时行二次手术探查并止血。进入腹腔后尽快吸尽积血及血块，在原手术部位探查，寻找出血点予以钳夹或缝扎止血，再检查原手术部位。二次手术的患者中 60%~70% 找不到明确的出血点，但是应彻底清除积血，冲洗观察后关腹。

第四节 吻合口漏

吻合口漏的发生包括局部因素、全身因素及技术因素，全身因素有营养状态不良、长期应用糖皮质激素类药物、术前行放化疗、伴发糖尿病等慢性疾病。局部因素包括吻合口血供障碍、吻合口张力大、吻合口周围感染、吻合口区域肠管水肿等，吻合技术相关因素包括缝合不严密、机械压榨强度较大、吻合器械本身（钉针高度）的问题等。因此，预防吻合口漏需做好上述几点，还需通过注水注气试验来检查吻合口是否通畅，有无出血和渗漏。有条件的医院应进行术中肠镜检查，更为安全可靠。

多数吻合口漏患者以发热或腹痛为首发症状，可伴有腹膜刺激征，腹腔感染较重者可出现中毒性休克及多器官衰竭。发热可以出现在吻合口漏的任何时期，有的吻合口漏表现为术后体温一直不退或持续升高。腹痛早期可表现为下腹坠胀不适，也可为突发剧烈腹痛，并伴有压痛、反跳痛等急性腹膜炎的症状和体征。如腹腔炎症局限，可呈局限性腹膜炎或可触及肿大包块。如有引流管，肠内容物可从引流管流出，引流液突然增多、浑浊，有粪样物及腐臭味，引流口周围红肿，有时可有气泡出现。

吻合口漏确诊后，应尽早治疗。局部通畅引流、控制感染是早期治疗的关键。大多数吻合口漏通过引流冲洗能达到自行愈合。如较长时间不能自愈应考虑手术治疗，可行粪便转流术或再次行肠切除吻合，合理的治疗可使其转化为可控性漏或者局限性漏，直至痊愈。

目前，我国 79 家中心开展的 NOSES 研究结果显示，NOSES 术后吻合口漏的发生率为 3.5%。虽然 NOSES 不增加吻合口漏的发生，但术者需要做好预防，关键是要保证吻合口无张力、无感染、良好血供，还需注意肠蠕动时产生的“蠕动张力”。笔者并不提倡对所有直肠患者均给予预防性造口，预防性造口并不降低术后吻合口漏的发生率，而且会带来一系列问题。但对于以下情况不反对进行预防性造口：术前肠道准备不佳，合并不全梗阻；高龄体弱，合并如糖尿病等相关基础疾病；合并重度贫血，营养不良；术前施行新辅助放化疗；骨盆狭小手术不易操作或肥胖等特殊高危体质；肿瘤位置低，行超低位吻合保肛手术。

第五节 直肠阴道瘘

经阴道取标本手术方式在腹腔镜手术中早已有之，在早期的研究中，腹部尚需要辅助切口。笔者的团队经过两年多的实践和随访，已经验证了经阴道取标本的可行性和安全性。

标本从阴道取出主要受以下两个因素影响：①患者阴道的延展性；②标本的环周径。标本的环周径主要由肿物的横径、肠壁、肠管外脂肪等构成，因此，不应单纯以肿物直径大小来衡量是否容易取出标本。术中切断肠管时很可能有部分肠内容物流出，增加腹腔内感染的风险。取出标本时，肠管受挤压导致肠腔内液体流入腹腔，亦可增加腹腔内感染风险。如在此基础上出现吻合口漏，同时有阴道切口的存在，可增加直肠阴道瘘的风险。

直肠阴道瘘的原因可分为医源性因素和患者自身因素，而医源性因素，尤其是手术操作，与直肠阴道瘘的发生有重要的关系。一般由于直肠癌病变位置较低，手术牵拉以及视野不清，导致阴道后壁被闭合在吻合口内或者对阴道后壁造成挤压性损伤。因此，良好的术野显露和吻合器击发之前对于阴道后壁关系的确认，对于预防直肠阴道瘘的发生尤为关键。此外，加固缝合时也要注意勿将阴道后壁与吻合口一同缝合。

虽然直肠阴道瘘的发生率不高，但不可小视这一复杂并发症，对于术后直肠阴道瘘，特别是医源性直肠阴道瘘者应慎重选择手术时机，切勿因患者迫切要求而立即手术。手术应等待局部及全身炎症消退、瘢痕软化，在受伤或已行修补术 3 个月后进行。

第六节　肠　梗　阻

肠梗阻是腹部手术后的常见并发症，术后的粘连、内疝、扭曲及感染等因素均有导致肠梗阻的可能。术后早期肠梗阻，多为麻痹性肠梗阻，与全身状态不良、腹腔内感染、水电解质酸碱平衡紊乱等有关。术后晚期肠梗阻常由肠粘连或粘连带所致，多表现为机械性肠梗阻。少数患者也可由于肠扭转、肠套叠导致机械性肠梗阻。根据我国 NOSES 多中心研究结果显示，NOSES 术后肠梗阻的发生率为 0.6%，主要表现为腹痛、腹胀、呕吐、停止排气排便等症状。由于肠梗阻的病因、类型、部位和程度各不相同，临床表现各有特点，如为绞窄性肠梗阻，病情进展迅速，可出现休克症状，因此，早期监测患者症状及体征可为梗阻治疗提供重要依据。

关于术后肠梗阻的预防，在技术层面上应尽量避免肠内容物外溢，若术中出现污染，应彻底清洗腹腔。关腹时应仔细检查腹腔有无异物残留，并将小肠按照正常的生理顺序和位置进行排序，并用大网膜覆盖。应鼓励患者早期下床活动，减少术后肠粘连的发生。此外，也有研究报道肠袢疝入戳卡孔而导致肠梗阻的病例，因此关闭缝合戳卡孔也至关重要。

肠梗阻作为结直肠外科的常见术后并发症，其临床诊治并不难。治疗原则是解除梗阻的同时纠正内环境紊乱，治疗方法的选择要根据肠梗阻的原因、性质、部位以及全身情况和病情严重程度而定，在此不再赘述。

第七节　肠　扭　转

肠扭转既可发生在术后早期，也可发生于术后晚期，通常是一段肠管甚至全部小肠及其系膜沿系膜轴扭转 360°~720°，因此既有肠管梗阻，也有肠系膜血液循环受阻，该并发症发病凶险、进展迅速，是最严重的术后并发症之一。

如术后肠管发生粘连，肠内容物较多，均是形成肠扭转的潜在因素，在强烈肠蠕动或体位改变的刺激下，肠袢产生不同步的运动，进而引起肠袢的扭转。肠扭转的预防应重视术后的宣教，叮嘱患者注意术后相关事项，避免因腹压突然增大而导致肠扭转的发生。

肠扭转可在短期内发生肠绞窄、坏死，因此，及时实施手术治疗，将扭转的肠袢复位，可降低病死率，更可减少小肠大量切除后短肠综合征的发生。对于腹膜炎体征不明显、无结肠坏死，且在纤维结肠镜下检查无肠壁坏死的患者，可通过肠镜的引导使软导管缓慢经过梗阻部位，进入扭转肠袢，排出大量气体和粪便，使扭转自行恢复。如肠壁已部分坏死，则需手术治疗。如腹膜炎体征明显，考虑结肠坏死者，也应果断进行手术治疗。手术方式为肠粘连松解，切除坏死结肠及部分冗长的结肠，恢复结肠的正常解剖位置。

第八节　腹　内　疝

内疝为小肠通过腹腔先天性或继发性脏腹膜孔道形成，内疝多缺乏显著的临床表现，故极易造成误诊。内疝通常以腹胀、腹痛、腹部不适为主要表现，部分伴有慢性肠梗阻症状。故术前选择合适的影像技术科学诊断是提高确诊率，为医师提供手术依据的关键。可考虑在术中关闭系膜内孔来预防腹内疝的发生。

X 线片检查仅显示液 - 气平面、肠管扩张等肠梗阻征象，一般推荐 CT 检查，可协助判断内疝的部位、范围、大小，即使内疝的部位较为隐蔽，也能为诊断提供准确的参考依据。一旦诊断明确，往往需要及时手术治疗，避免肠缺血、坏死。腹内疝的预防在于精细操作，尽可能关闭系膜裂孔，不能过于自信，操作完成后要仔细检查，排除危险因素，及早处理。

第九节　戳卡孔和阴道切口肿瘤种植

由于 NOSES 无腹部辅助切口，戳卡孔和阴道切口成为可能造成肿瘤种植的位置，一般认为 CO_2 气腹可造成肿瘤细胞雾化状态，促进肿瘤转移。预防措施在于术中注意无瘤操作，取标本的过程中应用无菌保护套隔离肿瘤，在术中排烟时，应从戳卡阀门外接的排气管缓慢排烟。手术结束时，待腹腔内气体排尽后再将戳卡拔出，避免通过戳卡孔直接排气而造成的“烟囱效应”。所有戳卡均应避免在腹壁上来回移动，应尽量使用带有螺纹的防脱戳卡，术中如发现戳卡密封圈损坏出现漏气现象，应及时更换，确保整个气腹的密闭性。此外，为了减少腹腔种植发生，对于 T_4 期肿瘤患者不建议采用本手术方式。笔者在术中通常采用碘附溶液和蒸馏水冲洗腹腔和阴道，蒸馏水为低渗性，冲洗腹腔可使肿瘤细胞肿胀破裂而失活，同时肿瘤组织因受热使癌细胞微小血管栓塞，从而引起癌细胞缺氧、酸中毒及代谢障碍而裂解，而正常组织细胞可通过血管扩张、散热等保持正常。严格实施无瘤操作是 NOSES 的基本要求，也是改善患者预后的关键点之一。

第十节　十二指肠残端漏

十二指肠残端漏发生于胃癌 NOSES 行毕Ⅱ式吻合或全胃切除术的患者。十二指肠残端漏是影响患者术后恢复，甚至导致死亡的主要因素之一。其发生的可能原因除贫血、营养不良等全身因素外，在胃癌 NOSES 中残端缝合钉的脱落、超声刀对十二指肠的热损伤、输入袢不全梗阻以及张力过大等均可造成十二指肠残端漏。术中对于十二指肠残端的正确处理，是预防十二指肠残端漏的关键因素之一，技术熟练的医师在腹腔镜下采用倒刺线进行十二指肠残端大荷包包埋是简单、有效的方法。十二指肠残端漏多发生在术后 3~8 天，表现为突发上腹部剧烈疼痛或胀痛，伴有体温升高和心率增快，右上腹有压痛和腹肌紧张，白细胞计数升高。有腹腔引流管的患者可引流出含胆汁的肠液，或者超声检查可见腹腔积液，腹腔穿刺抽出黄色胆汁、脓液。在治疗上，大部分可采用充分腹腔引流、肠外营养等保守治疗治愈。如为输入袢梗阻导致的十二指肠残端漏，需再次手术行 Roux-en-Y 吻合。

第十一节　输入袢梗阻

胃癌术后输入袢梗阻较罕见，是胃癌术后特有的高位肠梗阻，主要由胆汁、胰液、肠液淤积在吻合口以上的肠腔内所致，是一种闭袢机械性肠梗阻，易发生肠绞窄，需要手术才能解除梗阻。典型症状是上腹部突然发生剧烈疼痛，频繁出现恶心、呕吐，吐出少量不含胆汁的胃内容物，右上腹有压痛，有可能扪及包块。消化道造影检查可见造影剂能顺利通过吻合口进入输出袢空肠，而不能进入输入袢空肠，或者仅有少量造影剂缓慢进入输入袢，并呈现明显扩张改变，超声检查可发现十二指肠扩张，呈液性暗区。未发生肠绞窄者，手术原则是去除病因，解除梗阻并建立符合生理的通道；已发生肠绞窄者，手术需去除病灶、解除梗阻、加强引流，若十二指肠第二、三段坏死者，则不可避免行胰十二指肠切除术。

第十二节　输出袢梗阻

胃癌术后输出袢梗阻不多见，其发生原因可能是腹腔粘连造成输出袢成角或者粘连带压迫肠管、输出袢逆行性套叠、输出袢肠段和吻合口成角、输出袢内疝等。主要表现为高位小肠梗阻的征象，上腹部饱胀，伴恶心、呕吐，呕吐物为食物及胆汁，诊断主要依靠上消化道造影，CT 可显示扩张的肠管。可先行保守治疗，经保守治疗无好转或者不能排除机械性肠梗阻者，可考虑手术探查，手术原则是去除肠梗阻原因，切除坏死肠段，恢复肠道通畅。

第十三节　术后胰腺炎及胰瘘

随着胃癌腹腔镜 D_2 根治术在国内的广泛开展及推广，高频电刀和超声刀在胃癌 NOSES 的应用，术后胰瘘及胰腺炎的发生率似乎成上升趋势，文献报道腹腔镜胃癌术后胰瘘的发生率为 0.9%。胰瘘的腐蚀导致脏器穿孔、出血及严重感染等并发症时有报道。胃癌术后胰腺炎诊断困难，延误治疗，可导致患者病情加重甚至死亡。胃癌手术区域的解剖特点和手术本身医源性的机械损伤可能导致术后胰瘘、胰腺炎的发生。术后胰腺炎及胰瘘的临床症状缺乏特异性，多发生于术后第 3~10 天，常以上腹痛为主要表现，但疼痛位置模糊，常伴有腰背部放射性疼痛，无其他原因可解释的恶心、呕吐、腹胀；胃肠功能恢复缓慢，与病程恢复进度不相符；持续性发热或者白细胞计数增高，严重者甚至出现败血症或者多器官功能衰竭。胰瘘的诊断主要依据腹腔引流液淀粉酶、血尿淀粉酶及临床症状确诊，腹腔引流液淀粉酶升高定义为术后 3 天及以上，腹腔引流液淀粉酶升高大于正常血清淀粉酶测定值上限 3 倍。动态增强 CT 是临床诊断胃癌术后胰腺炎有无坏死及判断坏死程度的金标准。一旦出现胰瘘，应保持腹腔引流通畅、禁食、胃肠减压，并及时使用抑制胰腺分泌的药物，必要时实施外科手术引流和灌洗。

第十四节　术后淋巴漏

胃癌手术后，淋巴管主要分支破损引起的乳糜液溢出，称为淋巴漏，亦称乳糜漏。由于胃癌 NOSES 采用超声刀进行切割、分离，理论上较传统手术发生淋巴漏的概率更低。淋巴漏的发生与术中对淋巴管的处理密切相关，因此，最主要的是术中预防。患者术后开始进食时，如出现腹腔乳白色引流物增加，且无伴随症状（如发热、疼痛），且引流液乳糜试验阳性，即可确诊。治疗方面以非手术方法为主，包括全肠外营养、内环境维持和补充白蛋白以及尝试性夹管观察。绝大多数淋巴漏经保守治疗在 2 周内愈合，很少需要手术治疗。

第十五节　术 后 胃 瘫

术后胃排空延迟是胃肠手术后以胃排空障碍为主要表现的综合征，主要见于胃手术，也见于肠道、胰腺及其他腹部和妇科手术。由于手术方式及手术切除范围等因素不同，术后胃排空延迟的发生率不尽相同，国外文献报道为 0.6%~7.4%，国内为 5.0%~10.0%。术后胃排空延迟的发病机制尚未完全明确，可能与手术改变正常神经激素和肌源性因素对胃排空的调控有关。通常发生在术后 2~3 天，多发生在饮食由禁食改为流质或流质改半流质时。患者出现恶心、呕吐，呕吐物多为残胃内容物。术后胃瘫的诊断标准尚未统一，但核心的条件是排除残胃流出道的机械性梗阻。治疗上多采用禁食、持续胃肠减压、促进胃肠蠕动、加强肠外营养等措施，并做好与患者的沟通，树立信心，经保守治疗可以治愈。近年来，中医药在术后胃排空延迟治疗方面取得了一定的成功，针灸、艾灸、中药敷贴可尝试应用，加快术后胃瘫的康复。

（陈瑛罡　田艳涛　刘　骞）

第七十八章　泌尿系统 NOSES 常见并发症及处理

根治性膀胱切除术加尿流改道术是泌尿外科最复杂及重大的手术之一，手术时间长、手术风险大、并发症发生率较高。随着对盆腔外科解剖的深入了解、外科医师手术技巧的不断改进，以及微创外科和加速康复外科的快速发展，围手术期病死率及并发症发生率已明显下降。目前根治性膀胱切除术加尿流改道术围手术期病死率一般低于 5%。

第一节　术中主要并发症

1. **术中出血**　出血是根治性膀胱切除术中最常见的并发症之一，术中的出血常发生在处理膀胱侧血管蒂及淋巴结清扫时，重点在于术中清晰而细致的解剖操作，如尽早离断髂内动脉的分支脐动脉及膀胱上动脉等可预防出血。对于手术切除困难伴失血较多者，应积极输血避免失血性休克。

2. **直肠损伤**　女性膀胱与直肠间因存在子宫、阴道，因此行根治性膀胱切除术时一般不会损伤到直肠。但对于有盆腔多次手术史或盆腔放疗史患者，如处理不当可造成直肠损伤，导致肠瘘、腹腔感染等严重并发症。术前应常规行肠道清洁准备。术中一旦发生直肠损伤，如术前肠道准备充分，应在完成膀胱切除后即刻予以修补并充分引流。可用大量碘附溶液冲洗后，做全层及浆肌层两层横行修补，不必常规行结肠造口术，但术后引流要充分，加强静脉高营养及广谱抗生素治疗，适当延长禁食时间，并避免便秘，同时留置肛管可能有一定帮助。否则需行暂时性结肠造口术。如术后发现直肠损伤，需行清创处理，并行结肠造口术。

3. **闭孔神经损伤**　闭孔神经损伤主要发生于盆腔淋巴结清扫术中，发生率较低，可导致同侧下肢内收运动障碍。术中应仔细辨认并解剖出闭孔神经，避免其损伤是关键。术中一旦发现切断闭孔神经，应用细的不吸收缝线吻合，部分患者可恢复功能。

第二节　术后主要并发症

1. **血栓栓塞性疾病**　血栓栓塞性疾病，特别是深静脉血栓形成是根治性膀胱切除术后最重要的并发症之一，可并发心、脑血管意外，急性肺动脉栓塞等严重并发症。该并发症重在预防，围手术期穿戴抗血栓弹力袜，术后卧床期间鼓励患者做足部的背屈活动，并同时做下肢辅助按摩，鼓励患者尽早下地活动等是有效的预防措施。对于具有血栓栓塞性疾病高危风险的患者，围手术期可适当应用短效的抗凝血药以降低血栓风险，但应注意其可能增加术后出血的危险。

2. **出血**　术后出现需要输血或外科处理的大出血并不常见，主要见于患者围手术期使用影响凝血功能的药物（如阿司匹林）、血管结扎夹脱落、患者自身伴有凝血功能障碍性疾病等。

3. **尿道阴道瘘**　女性患者行根治性膀胱切除术加原位膀胱术时，如局部感染、缺血，阴道关闭不严，术中新膀胱与尿道吻合不佳以及合并严重糖尿病,术后可发生尿道阴道瘘。对于存在以上危险因素的患者,术中游离带血管蒂的网膜组织填塞于修补好的阴道前壁处,将其与尿道新膀胱吻合口隔离,可降低术后发生尿道阴道瘘的风险。对于可以保留子宫附件的患者,术中采取经阴道后穹隆切开取标本的方式可以降低术后发生尿道阴道瘘的风险。术后发生尿道阴道瘘的患者,如瘘口较小且不伴有腹膜炎者,可尝试留置导尿管,同时加强营养支持及应用广谱抗生素预防、治疗感染,部分患者可自愈。对于保守治疗无效、瘘口较大或伴有腹膜炎的患者应积极行手术修补。

4. 吻合口漏尿 根治性膀胱切除术后,腹腔引流管及输尿管导管应保持通畅,腹腔引流量较多且清亮时,应怀疑吻合口漏尿,但有时淋巴结清扫后,淋巴引流量也较多,此时可测定引流物的肌酐水平,以判断是否漏尿。一旦吻合口漏尿成立,应延长腹腔引流管及输尿管导管留置时间并保持尿液引流通畅,大部分患者在充分引流后可自行愈合。

5. 输尿管导管及腹腔引流管脱落 重点在于预防,手术中及术后应注意输尿管导管及腹腔引流管的外固定。

6. 阴道及尿道漏液 可能因阴道及尿道残端关闭不严造成。充分引流、增加营养、预防感染等保守治疗是首选方案。

7. 切口并发症 切口感染、皮下脂肪液化、切口裂开等,与感染、肥胖、营养不良、引流不畅、有盆腔放疗史等有关,重点在于预防。

8. 阴道残端感染 经阴道取标本患者可出现发热、腹部坠胀感、腹痛、血性或黄水样白带,且伴有异味等问题。行血常规提示有感染,经彩色多普勒超声检查可发现阴道残端有强回声区或不规则包块,超声引导下穿刺抽出脓液。治疗需要用过氧化氢溶液、生理盐水、甲硝唑液体做阴道冲洗,脓肿者行扩开冲洗引流。一旦确诊立即取分泌物做培养及药敏试验,同时结合临床经验,给予三代头孢、喹诺酮类药物进行抗感染治疗。再根据药敏结果选择敏感抗生素。嘱咐患者取半卧位,进行适当的活动,促进引流通畅。

9. 反复泌尿系感染 行尿培养检查,用敏感抗生素治疗。检查是否存在新膀胱残余尿量多、输尿管梗阻等感染因素,如存在及时处理。

10. 输尿管狭窄 术中应首先游离出输尿管,避免破坏输尿管血供。要仔细辨别,不要紧贴输尿管游离,尽量减少对输尿管的钳夹及电灼,而应采用挑拨的方式游离输尿管。术后发生输尿管轻度狭窄,积水不严重时可暂时观察。如梗阻较重、输尿管扩张、肾积水明显,可再次行输尿管新膀胱再植术或输尿管输入袢再吻合术。

11. 淋巴漏和淋巴囊肿 重在预防,盆腔淋巴结清扫术中需确切夹闭主要淋巴管,尤其是在即将进入股管时需要集束夹闭淋巴组织。淋巴漏和淋巴囊肿在腹腔镜手术的发生率比开腹手术低,使用超声刀操作可能好于电刀。经腹腔手术淋巴漏和淋巴囊肿的发生率低于经腹膜外途径手术。对于无症状的淋巴囊肿可不予处理;对于有压迫等症状的淋巴囊肿可予以穿刺引流。

12. 盆底功能障碍 术后 3 个月出现阴道松弛、性生活不满意、小腹坠胀、便秘、直肠脱垂等问题,应尽早进行盆底康复训练。

（邢念增 韩苏军 吴丽媛）

第七十九章 妇科 NOSES 常见并发症及处理

妇科 NOSES 是一种突出利用自然腔道的微创手术，具有创伤小、康复快等优势。但是，相对于开放性手术，妇科 NOSES 局限于狭小空间内操作，技术难度较大，一旦发生术中出血等情况往往难以处理。此外，NOSES 主要依赖电外科器械，容易造成电热损伤，危及输尿管等器官，造成的并发症有迟发的特点，处理也非常棘手。另外，NOSES 强调经阴道操作和取出标本，逆行感染问题不容忽视，无瘤操作也要非常重视。NOSES 没有腹部切口，美容效果好，因而备受广大女性患者青睐。但是，这只是术后生活质量的一部分。腔镜妇科肿瘤根治性手术范围扩大，如宫颈癌手术强调对盆腔淋巴结的清扫及对子宫的大范围切除，会导致阴道缩短、卵巢功能受损、盆腔神经损伤，均可以严重影响患者术后性功能，而术后辅助放疗更是雪上加霜。此外，还有不可估量的心理创伤问题，绝对不容忽视。本章就妇科 NOSES 一些常见的手术并发症，如出血、盆腔感染、输尿管损伤、阴道切口愈合不良及性功能影响，分别阐述。每个手术医师都应该重视手术并发症，了解常见并发症产生的原因及处理方法，并做到预防为主，提高手术质量及安全性，以达到 NOSES 改善患者术后生活质量的目的。

第一节 出　血

术中出血是妇科肿瘤根治性手术最常见的手术并发症，肿瘤所导致的盆腔静脉丛充血及术前新辅助化疗所导致的创面渗血均增加了术中出血的风险。妇科 NOSES 突出经自然腔道操作，特别是经阴道腔镜 v-NOTES 和经脐单孔手术，操作空间非常有限，一旦出血很难控制。对于以上术式需严格掌握适应证，并强调准入，保证由腹腔镜根治手术经验丰富的术者完成，以减少手术风险。对于腹部多孔的腹腔镜 NOSES，由于操作孔的增加，器械操作空间有所扩大，但相较开腹止血操作还是受限的。腹腔镜手术术者应充分考虑术中“隔腹止血”的困难性，术中腹腔内放置一块“救命纱”，以便随时压迫止血，是个不错的操作习惯。另外，一旦出现术中出血情况，为了方便止血操作，可以随时增加腹壁操作孔，如果判断镜下止血困难，应果断转为开腹。尽管微创是追求的目标，但绝不能苛求，因为患者的安全永远是第一位的。

妇科恶性肿瘤手术一般都包括盆腔及腹主动脉旁的淋巴结清扫，术中与大血管“亲密接触”，增加了损伤概率，处理不当会危及患者生命。避免大血管损伤的操作要点是淋巴清扫前先暴露大血管的走行，再分离血管壁与淋巴脂肪组织之间的间隙，淋巴结切除时应始终沿着血管壁操作，使用超声刀操作是比较安全的，一般不易直接伤至血管壁，动脉壁较静脉壁更加不易损伤。大静脉壁的损伤相对常见，可由于解剖不清，操作直接损伤，但很多情况都是由于对小穿支的撕扯或者对静脉属支的止血操作牵拉导致的，如在进行腹主动脉旁淋巴结清扫时，下腔静脉分叉上方的小穿支撕裂静脉壁造成大出血(图 79-1)。尽管是大静脉损伤，也可以尝试先压迫，很多情况下都可以通过压迫彻底止血。如果压迫失败，血管破口能清晰暴露的条件下，可以试行缝合，一般根据破口大小，采用血管线“8”字或连续缝合(图 79-2)。对于缝合技术不熟练的术者，盲目操作往往有进一步撕裂静脉的风险。另外，对于背侧面的静脉破口或者分叉部位的损伤，腔镜下往往难以修补，安全起见，上述情况应及时开腹。大血管损伤开腹止血永远是“金标准”。

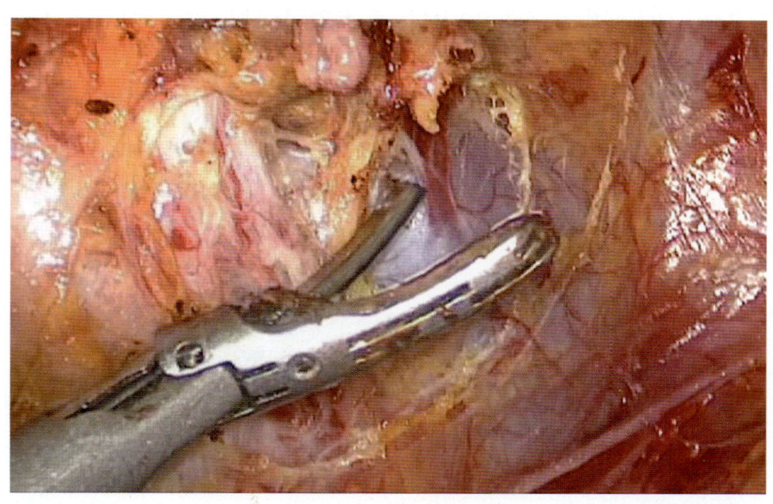

图 79-1　下腔静脉表面的静脉穿支应注意直接闭合，避免撕扯造成腔静脉壁撕裂

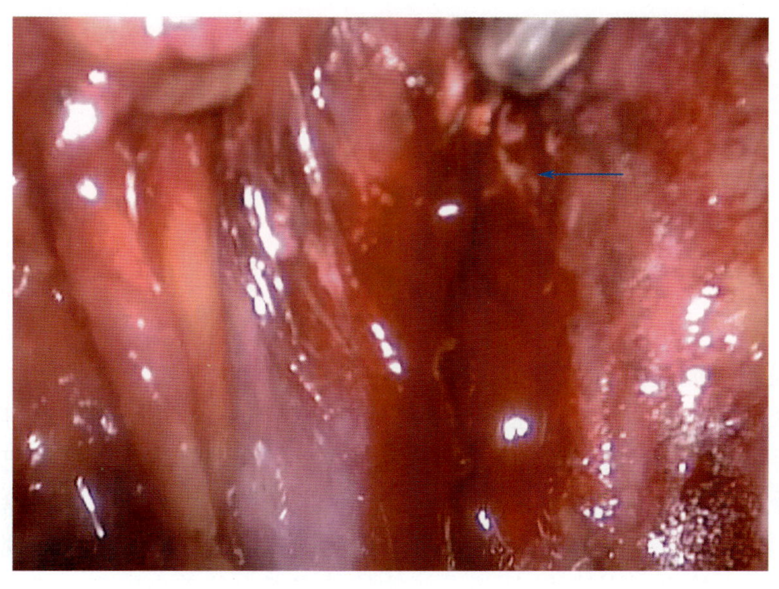

图 79-2　右侧髂总静脉被超声刀损伤，有一较大破口出血，需要缝合

腹腔镜具有放大效应，外加气腹压力，非常利于术者处理细小的血管，保持术野的干净，所以腹腔镜手术又叫“无血手术”。但是，腹腔镜下难以清理血液，一点出血就会渗入周围组织，造成严重的术野污染，所谓“头发丝大的血管，巴掌大的出血”。术中应注意采用超声刀仔细凝闭小的血管。一旦有小血管出血应在第一时间用纱布压迫，仔细暴露出血位置，及时凝闭，以保持术野的清晰。在妇科恶性肿瘤实施根治性手术时，也常常遭遇静脉丛出血，难以控制。如广泛性子宫切除会遭遇宫旁及膀胱静脉丛，盆腔淋巴结清扫会遭遇闭孔静脉丛，有时出血非常凶险。术者一定要镇定，慌乱是处理大出血的第一大忌，应第一时间用纱布压迫出血点，尽量分离周围解剖结构，避免止血操作误伤周围正常组织，然后因地制宜地采用“压”“凝”“夹”“缝”等多种止血方法。对于顽固静脉丛出血，缝合是个相对可靠的止血手段。如出

血难以控制，果断中转开腹是正确的，必要时请血管专科医师给予协助。

腹腔镜手术一定要想到操作孔出血问题。既往有进镜戳卡盲穿导致下腔静脉损伤，大出血致使患者死亡的报道。目前临床常用一次性非金属穿刺套管，大大增加了第一穿刺孔的操作安全性。但是，术后穿刺孔出血的情况时有发生（图 79-3）。手术结束时应注意对每个操作孔进行检查，彻底止血。

另外，在手术结束时一定要仔细认真地检查手术创面是否有活动性出血，在保持气腹压力的情况下，创面渗血容易被忽视，术毕放空气体后创面可能会有明显出血，特别是术前接受过化疗的患者。因此，术后麻醉恢复期应在手术室内仔细观察引流情况，如有明显的活动性出血，则应及时再次手术探查止血。

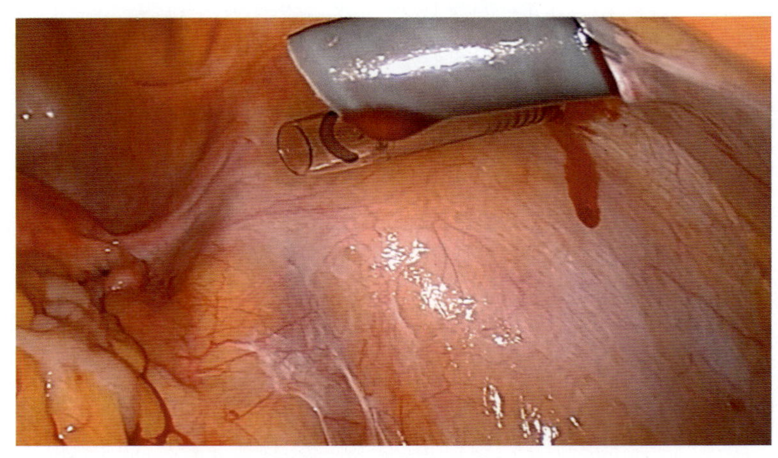

图 79-3　穿刺孔出血，术中套管压迫出血不明显，术后有明显出血

第二节　盆腔感染

妇科 NOSES 强调经阴道操作或者取出标本，本身会造成一定的污染机会。术后应注意阴道消毒和盆腔清洗，减少逆行感染的发生。在进行盆腔淋巴结清扫及子宫广泛切除以后，盆腔实现了骨骼化，从而留下大量间隙，术后淋巴液渗入，在引流不畅的情况下容易潴留，形成淋巴囊肿。经阴道细菌侵入盆腔，淋巴结囊肿作为良好培养基，以上两个诱因造成盆腔感染好发。术后盆腔感染以发热为主要表现。血常规、C 反应蛋白、降钙素原等检查有助于明确感染的诊断。术后出现盆腔感染要注意寻找感染源，可通过病原学检查对引流液、阴道分泌物培养或者血培养来确定。微生物药敏试验为选用抗生素提供依据。行腹盆腔超声检查，必要时行盆腹腔 CT 及磁共振成像检查有助于明确感染灶位置及范围并引导穿刺引流。单纯盆腔感染多在充分引流、加强抗感染治疗后症状迅速缓解。如果一旦形成深部间隙的脓肿，抗感染治疗无效时，则需行 B 超等影像引导下脓肿穿刺引流或者阴道残端扩开引流脓液，必要时甚至需要二次手术清创（图 79-4）。总之，对于盆腔感染的患者，充分引流是最行之有效的方法。此外，注意营养支持对于抗感染也非常重要。所谓“营养是机体，引流是灵魂，抗炎是辅助”。

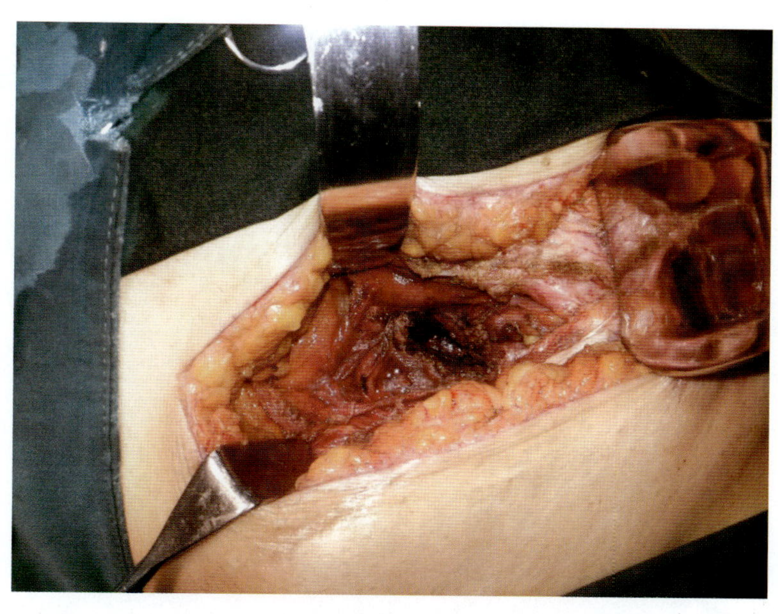

图 79-4　术后右侧闭孔窝淋巴囊肿合并感染，经久不愈，二次手术清理感染灶

第三节　输尿管损伤

妇科肿瘤手术与输尿管关系非常密切，广泛性子宫切除需要解剖盆腔段输尿管，如果进行腹主动脉旁淋巴结清扫，则需要解剖上段输尿管。输尿管损伤是妇科手术严重并发症之一，在宫颈癌根治术的发生率约为 0.5%。妇科腹腔镜手术常规采用电手术器械进行操作，增加了输尿管热损伤的概率。而 NOSES 经阴式操作较多，空间狭小，暴露困难，更需要重视输尿管损伤问题。

输尿管全长十几厘米，自身没有单独血管供应，全靠邻近的动脉形成滋养支“借血”。输尿管血供全靠鞘膜维持，鞘膜是输尿管的“命根子”。手术中切断几根滋养支往往不会影响输尿管血供，可一旦破坏了输尿管的鞘膜结构，输尿管的血供将受到严重影响，抗损伤能力会大大降低。对于妇科肿瘤的复杂手术，先明确输尿管走行，把输尿管“放在眼前”是个非常不错的操作习惯。在游离输尿管时应注意分清层次。由于炎症等情况，输尿管经常会与周围组织粘连，层次不清，分离时需注意保护好鞘膜的完整性。夹持输尿管时也要用专用的器械，以免损伤鞘膜。

术中对于输尿管的机械性损伤（如切开、剪断或结扎），如果及时发现，修补并不困难，可以进行输尿管的端端吻合或者膀胱再植，再经膀胱置入双 J 管，术后留置 4~12 周，输尿管就可以完全愈合。但是，看不见的损伤其实更可怕。电热损伤问题是腹腔镜手术的一个特点，在输尿管损伤中占很高比例，术中难以发现，危害更大。在宫颈癌广泛性子宫切除术中，解剖输尿管隧道是关键步骤，宫旁段输尿管周围交错分布着宫旁和膀胱的静脉丛，处理这个部位，极易造成出血。在此处过度电凝止血，热损伤会危及输尿管鞘膜，造成输尿管慢性缺血坏死（图 79-5）。这种热损伤在术中往往不易发现，而是在术后一段时间才出现尿瘘症状。一旦发现引流量异常增多，则考虑输尿管瘘的可能。首先通过测定盆腔引流液肌酐指标和亚甲蓝试验可确定是否有泌尿系统瘘；进一步行膀胱镜检查、超声检查可发现患者肾盂积水及输尿管扩张，静脉肾盂造影（intravenous pyelogram，IVP）或者 CT 泌尿系成像（CTU）可明确损伤侧别及瘘口位置。需要鉴别膀胱瘘还是输尿管瘘及是否有复合瘘的情况。

术后一旦发现输尿管损伤，应该尽早积极处理。首先考虑经膀胱镜或者输尿管镜行患侧输尿管双 J 管置入术，放置成功后则输尿管漏尿情况会明显减少甚至消失，输尿管损伤部位多可自愈。如果输尿管支架失败，可立即行输尿管端端吻合或者输尿管膀胱种植术，但有修复失败可能；安全起见，也可先行肾盂穿刺造瘘，待局部条件好转后再二期手术修复。若输尿管高位损伤不能吻合，可行回肠代输尿管术或自体肾移植术。

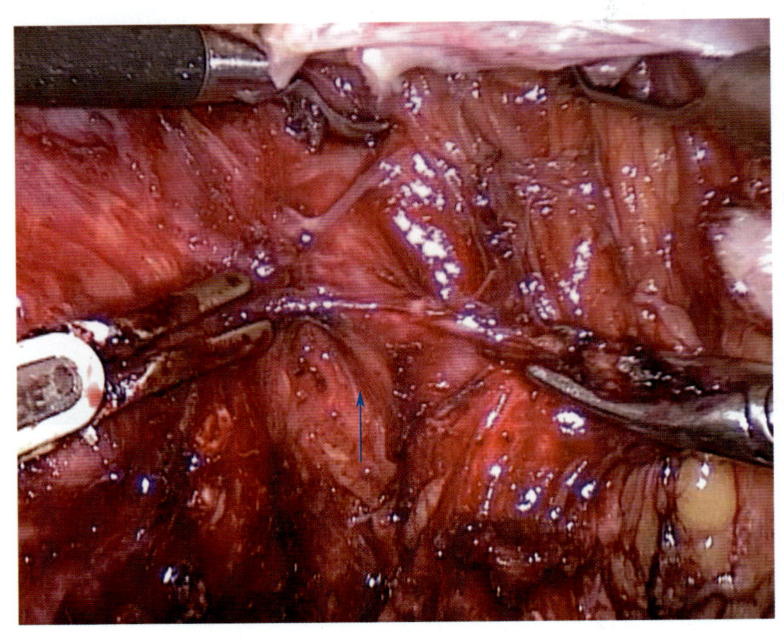

图 79-5　右侧输尿管与宫旁组织粘连，过于贴近输尿管双极电凝止血，造成电热损伤

即便术中没有发生输尿管损伤，术后也可以由于粘连问题发生输尿管狭窄，表现为肾盂积水，若不及时发现则可能使一侧肾功能受损。处理方法首选经膀胱置入双 J 管支架。为了保证置管成功，可选择输尿管镜辅助置管。

输尿管损伤是妇科医师的“达摩克利斯之剑”，是需要重点预防的手术并发症。术毕要仔细检查输尿管，确保没有肉眼损伤；术后注意测定引流物肌酐指标，以及时发现尿瘘；随诊时也要常规行双肾超声检查，及早发现输尿管积水。重视以上“三步曲”，才能有效预防输尿管并发症。

第四节　阴道切口愈合及性功能影响

妇科肿瘤 NOSES 依赖经阴道的操作，应重视阴道的术后愈合问题。对于多孔 NOSES，腹腔镜下缝合阴道残端较为便利。缝合残端后还可以缝合盆底腹膜进行加固，以减少阴道裂开、肠管疝的可能。v-NOTES 及经脐单孔手术多采用阴式缝合的方法。一般采用 1-0 可吸收线缝合。阴道残端愈合时间为 8~12 周。采用倒刺线连续缝合，缝线吸收时间可长达 90 天，保证阴道牢固愈合。术后局部炎症、线结吸收反应可以延迟残端愈合。一般术后 3 个月内应禁止性生活，以免过早开始性生活导致阴道残端裂开。但如果患者接受了盆腔放疗，则会长时间面临残端裂开风险。阴道残端裂开，如有肠管疝出，应及时加固缝合。

单纯全子宫切除术阴道长度不受影响，对盆腔神经及盆底结构的扰动也不大。相关研究一般认为，单纯子宫切除术后性欲及性高潮频率都没有变化，并与是否保留宫颈无关。但对于妇科恶性肿瘤患者如果接受广泛性子宫切除手术，就会对性功能造成很大影响。传统的根治性手术中，阴道切除长度较长，宫旁组织的切除范围也较宽。阴道切除过长会直接对性生活产生影响。大范围切除宫旁组织也会损伤盆腔自主神经丛，导致性唤起、性高潮障碍和阴道润滑度下降等，均会对性生活造成严重影响。此外，还有卵巢功能的下降。年轻妇科恶性肿瘤患者切除卵巢，内分泌水平会直接进入更年期状态。即便保留卵巢进行移位悬吊，也会影响卵巢功能。如果术后再行盆腔放疗，卵巢功能就会损失殆尽。卵巢功能破坏会引起阴道干涩、萎缩，加剧性功能的恶化。术后生活质量下降，不止性生活的问题，盆腔自主神经损伤和手术对盆底功能的破坏还会导致尿失禁、尿潴留、腹泻、便秘等多种生活质量问题。

宫颈癌的年轻化趋势使妇科肿瘤医师需关注术后影响性功能的问题。生活质量与手术根治性提到了一个等同的高度。法国妇科专家 Querleu 和美国妇科专家 Morrow 共同提出了子宫颈癌根治性手术的 Q-M 新分型方法，被视为新的里程碑。Q-M 分型将子宫根治性切除的方法分为 A、B、C、D 4 型，并且对 B、C、D 分型又设亚型。新分型强调对于阴道穹没有受侵的年轻子宫颈癌患者，过长地切除阴道显然没有必要，应重视在不影响根治的前提下尽可能保留阴道长度。由此可见，Q-M 分型不但要求手术技术“标准化”，也要求“精细化”和“个体化”，并突出对患者术后生活质量的改善。若阴道切除过多可做延长阴道的处理，以最大限度保证患者在术后恢复正常的性生活。同时，保留盆腔自主神经的宫颈癌根治术是近年发展起来的新技术，该技术的要点是在处理宫旁组织时将盆腔自主神经结构分离并保留，可以改善患者术后的膀胱功能、直肠功能以及性生活质量。本术式已经列入宫颈癌手术新分型，归为 C_1 类手术，具有较好的应用前景。

其实，妇科恶性肿瘤患者治疗后性生活问题非常普遍，多数患者对此羞于启齿并产生错误认知。担心切口裂开或感染，担心刺激肿瘤复发，性器官被切除而产生自卑，以及出现抑郁情绪，这些都成为影响患者性生活恢复的主要心理因素。手术医师在肿瘤治疗过程中不应只关注癌症本身，还要重视对患者的心理问题的疏导和对性问题的指导，鼓励患者及配偶早日开始性生活。当今，重视患者术后性健康问题对妇科肿瘤医师而言尤为重要，我们采用 NOSES 不仅仅为了最佳的切口的美观效果，也是为了帮助患者重塑自信，更好地回归社会、家庭，在某种程度上也是对患者术后生活质量的一种质的提升。

（赵丹　李斌）

第十二篇

NOSES 专家经验集锦

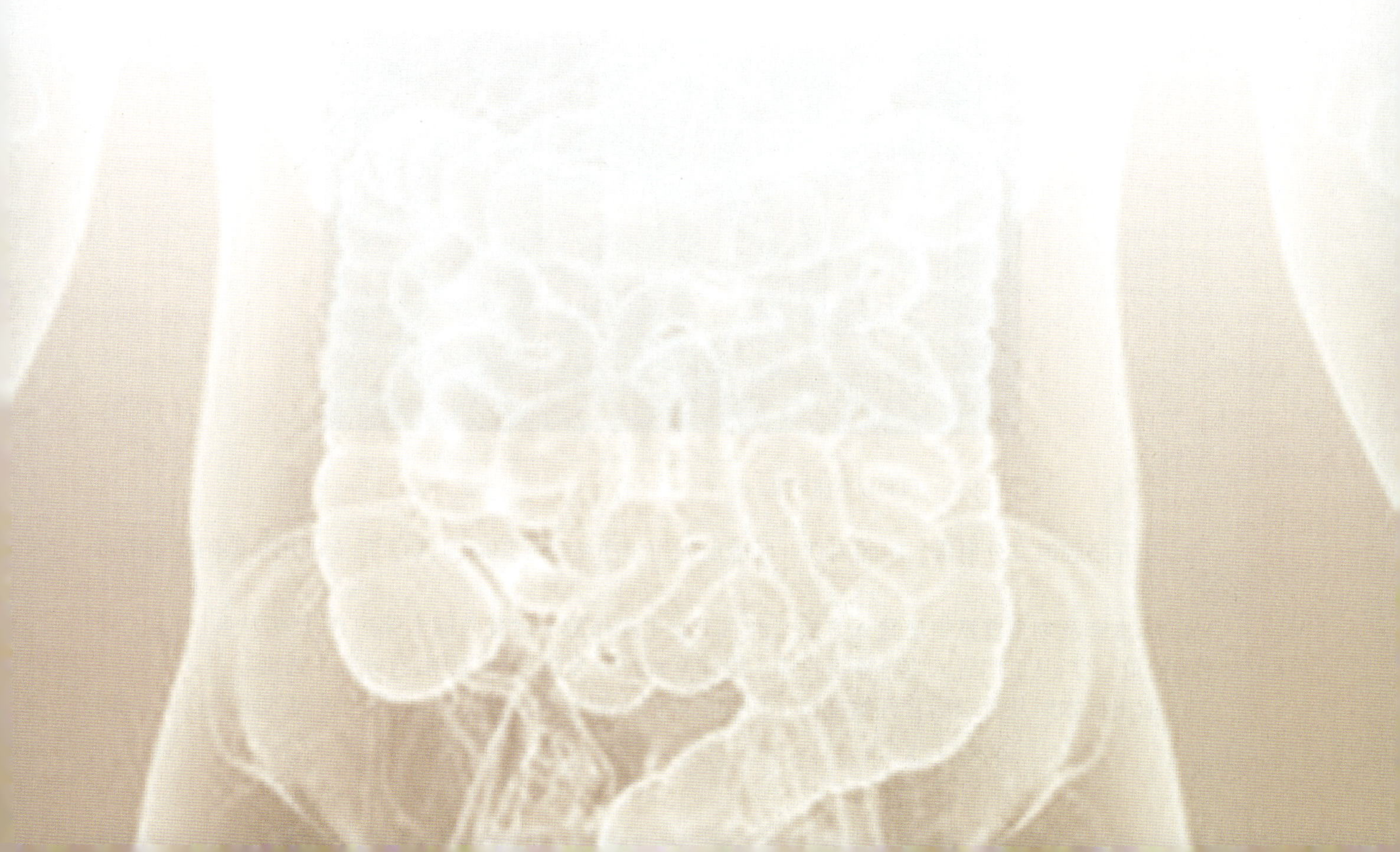

第八十章　NOSES 无菌无瘤技术经验分享

第一节　直肠癌 NOSES 无菌无瘤术的操作要点

NOSES 的直肠癌手术日渐成熟，目前的手术方式有多种，根据标出取出方式可以分为拖出式和翻出式，根据取出途径可分为经直肠、经肛门和经阴道等。NOSES 的核心问题是如何将切除的标本完整取出，并在此过程中避免因肠腔内容物溢出导致腹腔内细菌污染和肿瘤细胞散落。虽然文献中已有多种方法的报道，但均难以很好地达到上述要求。笔者团队于 2014 年 10 月开始进行直肠、乙状结肠 NOSES，本章就手术中的无菌无瘤操作要点总结如下。

1. 充分冲洗直肠远端　肿瘤上方封闭肠管后，会阴操作组使用洗必泰（0.05% 醋酸氯己定）反复冲洗直肠，干纱条蘸干，可有效减少吻合时肠腔污染。

2. 采用自制标本套取出标本　标本保护套采用腹腔镜保护套剪裁而成，根据远端直肠保留的长度，截取保护套长 25~35cm 的一段制作而成；一端结扎，一端为开放的带有结扎带的开口（图 80-1）；准备过程中袋内以约 5ml 液体石蜡冲洗润滑。自制标本套简单、经济，可有效减少远端肠壁损伤和肠内容物腹腔内污染的机会。此外，一端带有结扎带，收紧后可避免拖出时挤压肠腔导致的污染。

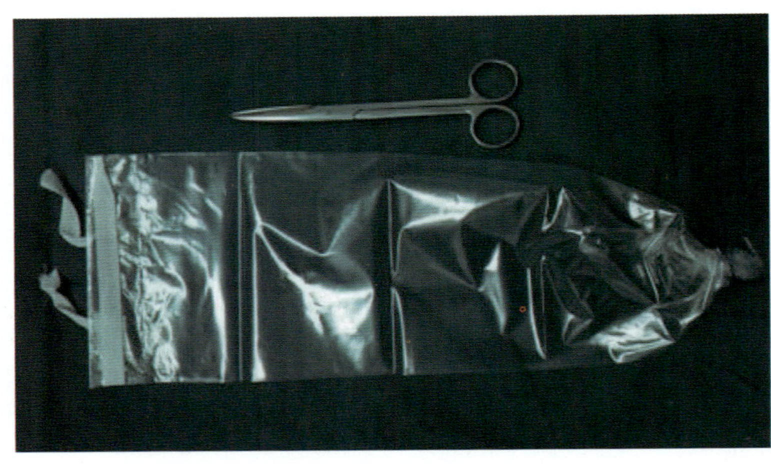

图 80-1　自制标本保护套

3. 切开肠腔时充分消毒　腹腔内切开肠腔前先用干净纱条保护周围，切开后立即用稀碘附纱条消毒肠腔。

4. 标本套及吻合器抵钉座置入方式　经右下腹主操作戳卡内置入标本保护套，然后从肛门拖出，建立无菌通道，之后从肛门置入吻合器抵钉座。操作全程符合无菌、无瘤原则，有效减少污染。

5. 取出标本时从近端肠管开始拖出　切除标本的远侧残端为肿瘤侧，切缘与肿瘤的距离较近，同时由于肿瘤的存在，又为直肠壶腹部，系膜脂肪较多，肠管的直径通常较近侧残端更大；如果钳夹这一侧向外牵拉往往比较困难，而且在牵拉的过程中很容易导致肿瘤的破损，影响病理检查的准确性。因此，向外牵拉时应当避开体积较大的一侧，选择钳夹近侧较细的肠管，先行经标本袋拉出体外。

6. 必要时切开肠腔吸引　对于切除肠管较长、肠腔内尚有一些气体或液体的标本，部分拖出后留在体内的部分会出现肠管扩张而难以继续拖出。此时，可以在已拖出体外的肠管的一侧切一小口，从中插入吸引器的外套管至扩张肠管部分，将气体和液体放出，塌瘪后的肠管即可顺利拖出。

7. 取出标本后充分冲洗腹腔　取出标本后，用大量蒸馏水冲洗腹腔，可减少细菌污染。笔者对 48 例 NOSES 患者取腹腔内最后一次冲洗液行细菌培养，均为阴性。

（傅传刚）

第二节　结直肠癌 NOSES 无菌无瘤操作及检测

针对 NOSES 结直肠癌术中无菌、无瘤的预防和检测，笔者通过 50 例临床病例研究，得出初步结论：只要严格遵守无菌、无瘤操作规程，NOSES 结直肠癌手术可以达到与开腹和常规腹腔镜结直肠癌手术同等的无菌、无瘤效果，不会增加腹腔感染和肿瘤种植转移的概率，符合恶性肿瘤根治术的无菌无瘤原则。

1. 术前做好充分的肠道准备。良好的肠道准备是结直肠手术前的一项重要准备工作，充分的肠道准备不仅有利于手术操作，并能降低术后腹腔感染和吻合口漏等并发症的发生率。肠道准备主要包括饮食准备和药物准备两个方面。①饮食准备：术前一天进食流质饮食，避免进食高纤维素如蔬菜、水果等食物。②药物准备：口服复方聚乙二醇电解质散或磷酸钠盐口服液及 2 000~3 000ml 温开水，半小时内服用完毕，并适当活动，有利于粪水排出。此外，由于很多结直肠癌患者术前已存在进食减少、营养不良等情况，口服泻剂后会导致部分电解质的丢失，因此，在肠道准备的同时可给予静脉补液。③术前晚上再用生理盐水清洁灌肠 1 次。

2. 术中肿瘤两端肠管采用切割闭合器离断，避免肠道内容物流入腹腔。将塑料透明标本保护套涂抹液体石蜡，从腹腔镜主操作孔置入腹腔，并将切除的标本放入塑料透明标本保护套，两端收紧关闭。

3. 会阴部操作医师将会阴部再次充分消毒，并用稀释碘附从肛门灌洗远端肠管 3 次。

4. 切开远端肠管时用碘附纱布条擦洗消毒，并用抽吸器吸净残液。再将另一个塑料透明标本保护套从腹腔镜主操作孔置入腹腔，会阴部操作医师从肛门伸入抓钳，将标本保护套的一端拉出肛门外，然后，将管状吻合器的抵钉座涂抹液体石蜡，从保护套内塞入腹腔，放到左侧髂窝。

5. 标本取出时，会阴部操作医师从肛门外的塑料透明标本保护套内伸入抓钳，进入腹腔，抓住装有肠管标本的保护套一端，连同保护套内的一端肠管，经远端肠管肛门内的另一个保护套内向外轻缓拉出肛门外。然后，将远端肠管肛门内的保护套从肛门拉出。

6. 腹腔镜下将远端肠管用切割闭合器关闭，残端用小标本袋装下，经主操作孔取出，或者腹腔镜下荷包缝合，稍收紧打结。

7. 腹腔镜下切开近端结肠肠管，碘附纱布条擦洗消毒，并用抽吸器吸净残液。将管状吻合器的抵钉座置入肠管，腔镜下荷包缝合，收紧打结，或者腔镜下用切割闭合器关闭，拉出抵钉座针芯。

8. 会阴部操作医师将管状吻合器从肛门伸入，小心旋出穿刺杆，与近端肠管内的吻合器抵钉座对合，收紧，击发，完成肠管吻合。

9. 吻合后用稀释碘附和灭菌高渗盐水浸泡冲洗，然后用生理盐水冲洗 3 遍，留取最后一次冲洗液分装两管，分别做肿瘤细胞学检测及细菌培养。

10. 腹腔冲洗液肿瘤细胞学检测及细菌培养结果。50 例完全腹腔镜下 NOSES 结直肠癌根治术患者的腹腔冲洗液中，见间皮细胞及淋巴细胞，均未见癌细胞，肿瘤细胞阳性率为 0（0∶50）（图 80-2）。10 例患者腹腔冲洗液细菌培养为阳性，细菌培养阳性率为 24%（12∶50），其中大肠埃希菌 7 例，鸟肠球菌 2 例，产气肠杆菌 1 例，肺炎克雷伯菌 1 例，阴沟肠杆菌 1 例。至随访截止日，全部患者均未发生盆、腹腔感染症状及肿瘤复发转移。这一结果与国内外文献报道的开腹及常规腹腔镜结直肠癌根治术后腹腔冲洗液的肿瘤细胞学检查（0~45.5%）和细菌培养结果（20%~32.5%）相近。

因此，与开腹和常规腹腔镜结直肠癌根治术相比，NOSES 结直肠癌根治术未增加患者术后盆腹腔感染的发生率，亦未促进肿瘤细胞种植转移，符合恶性肿瘤根治术的无菌无瘤原则，值得临床推广应用。

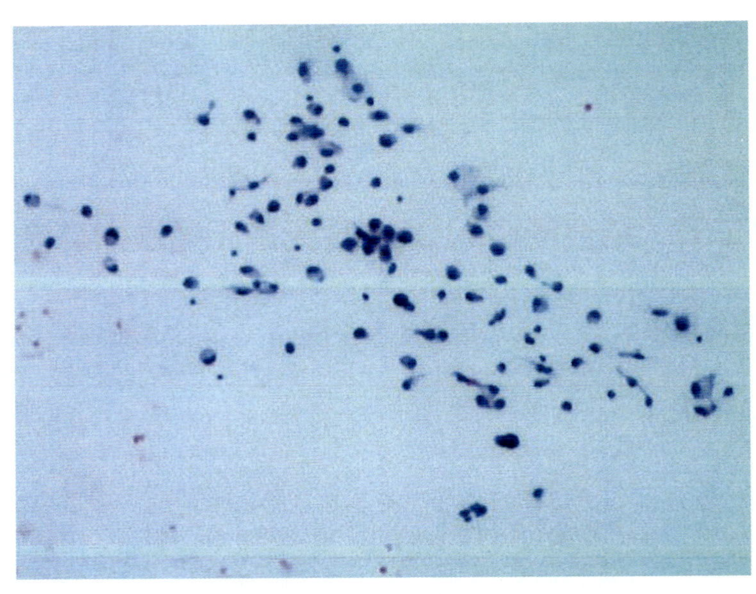

图 80-2　结直肠癌 NOSES 术后腹腔冲洗液镜下图片

（彭　健）

第三节　NOSES 无菌无瘤关键技术

近年来，以腹腔镜手术为代表的微创外科在结直肠外科领域得到了快速普及和推广。随着对微创理念认识的不断深入，以及对微创技术的不懈追求，体表无切口的 NOSES 得到越来越多的认可。然而，其操作一般都需要在腹腔内将肠腔开放或经直肠越过肿瘤置入吻合器抵钉座，标本通过狭小的自然孔道在挤压状态下取出，故无菌、无瘤一直是被人们所质疑的两大焦点问题，也是开展 NOSES 不得不逾越的两座大山。现以腹腔镜直肠癌切除拖出式（标本在体内完全切除，并经直肠拖出体外，NOSES Ⅳ式）为例，介绍 NOSES 中无菌无瘤关键技术的应用。关键步骤如下。

1. 术前进行充分的肠道准备是 NOSES 无菌操作的基础，包括术前 3 天全流无渣饮食、口服泻剂及术前清洁灌肠；术中充分扩肛，碘附溶液冲洗消毒肠腔，尽量排出肠腔的积气、积液。

2. 在肿瘤远端预定切断部位裸化肠管后，在预定切开肠管部位的近端行浆肌层荷包缝合，收紧后阻断（图 80-3a）。之后经肛门用 500ml 生理盐水灌洗远端直肠。同样，在肿瘤近端预定切断部位裸化完成后，在肿瘤近端预切开肠管的远端同样行浆肌层荷包缝合并结扎。

3. 在切开肿瘤远端肠管经肛门向腹腔内放入抵钉座之前，先经右下腹 12mm 戳卡置入碘附纱条一个，放置于切开肠管处，切开部位消毒后经肛门用卵圆钳取出（图 80-3b）。

4. 再经右下腹 12mm 戳卡放入口径 8cm 的腔镜导线塑料保护套，然后经肛门用卵圆钳从切开的直肠壁开口处自内而外拖出肛门外，再经保护套内同样用卵圆钳将抵钉座送入腹腔（图 80-3c）。

5. 在腹腔内操作时，剪开近端乙状结肠准备用反穿刺技术放入抵钉座前，同样经右下腹 12mm 戳卡置入碘附纱条一个，还要在腹腔内放置一个小的塑料标本袋，消毒肠腔后的纱条、远端再次闭合的残端可以先放入标本袋内，不会因随意放置而污染盆、腹腔，取出时也不必担心污染戳卡孔道（图 80-3d）。

6. 通过塑料保护套将切除的肠段拖出体外，充分起到无菌无瘤的保护作用。

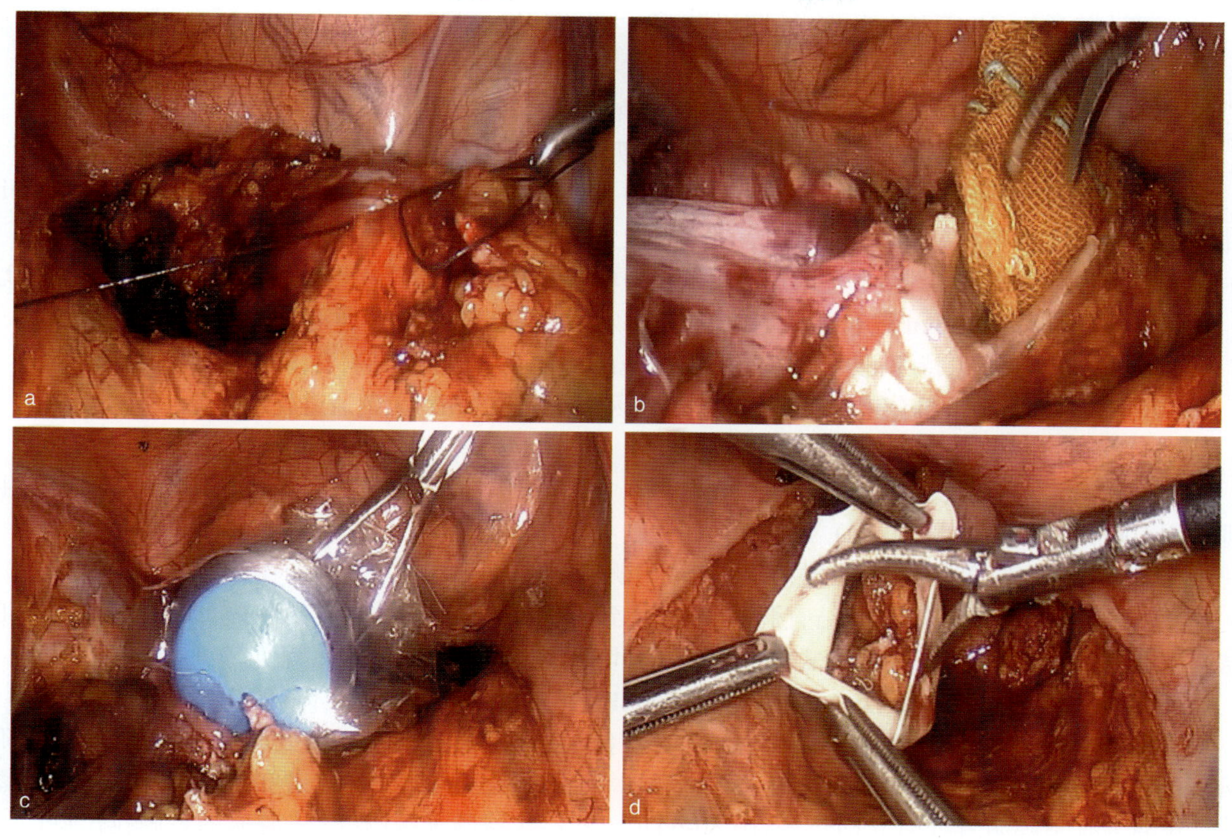

图 80-3　NOSES 无菌操作技巧

a. 肿瘤远端预切开肠管的近端荷包缝合后收紧，阻断肠腔；b. 经戳卡置入碘附纱条，局部消毒后经肛门用卵圆钳取出；c. 经戳卡孔放入腔镜导线塑料保护套，然后用卵圆钳经肛门从切开的直肠壁自内向外拖出肛门外，再经保护套将抵钉座置入腹腔；d. 在腹腔内放置一个小的塑料标本袋，消毒肠腔的碘附纱条、远端闭合后部分残端等都可以先放入标本袋内。

目前，我们欣喜地看到，在 NOSES 面对无菌和无瘤挑战的过程中，外科医师做出了很多探索和尝试。王锡山教授牵头开展的多中心研究结果也表明，NOSES 术后腹腔感染的发生率仅为 0.8%。从这一较低的腹腔感染率来看，NOSES 是安全可行的。目前文献检索结果显示，NOSES 术后患者的肿瘤局部复发率并不高于常规腹腔镜手术，也并没有文献报道 NOSES 术后患者出现肿瘤在自然腔道发生种植的情况。这也表明只要严格掌握手术适应证，NOSES 是完全可以达到无瘤技术要求的。作为一种新兴术式，NOSES 仍需要大样本、多中心的前瞻性研究，来进一步探讨它的安全性以及近期、远期疗效，得出更加科学可信的结论。我们的共同目标是：在挑战和质疑中完善、完美 NOSES 的无菌无瘤技术。

（刘鼎盛　张 宏）

第四节　NOSES 无菌无瘤操作流程

如何在 NOSES 过程中做好无瘤无菌管控，是 NOSES 能否实施的关键，综合部分专家经验及笔者临床实践经验，现总结归纳如下。

1. **术中要把握好以下关键步骤**

（1）术前肠道准备。术前 2~3 天高营养流质饮食；术前 1 天口服泻剂；术前 2 小时口服碳水化合物 400~800ml；术前 1 小时及术中预防性使用抗生素。

（2）术中忌接触、挤压、切割肿瘤，T_4 期肿瘤可用“封胶”涂抹浆膜面。

（3）纱布条不经戳卡孔取出，应从保护套中取出。

（4）单独清扫的淋巴结不经戳卡孔取出，应装入保护套或与手术标本一起取出。

（5）用系肠带结扎或“哈巴狗”夹闭肿瘤两侧预切线处肠管（图 80-4a）。

（6）腹腔内切开肠壁前先用大量（500ml）灭菌注射用水 / 生理盐水冲洗直肠 / 阴道，再用碘附（50ml）冲洗。

（7）切开肿瘤两端预切线处肠壁时用吸引器吸净可能溢出的肠内容物，并用碘附纱条消毒（图 80-4b）。

（8）无菌塑料套经 12mm 戳卡送入腹腔，再经直肠 / 阴道拉出建立无菌通道（图 80-4c）。

（9）采用“轻柔、缓慢、持续、顺滑、逐步”技巧，先拖出标本，再拖出无菌塑料套，防止塑料套内液体溢出。

（10）抵钉座经无菌塑料套建立的无菌通道或直肠外翻建立的相对无菌通道放入腹腔。

（11）离断肠管后断端用碘附纱条消毒。

（12）取出标本后用大量（2 000ml）灭菌注射用水 / 生理盐水冲洗腹腔，吻合后再用碘附 60~120ml+ 生理盐水 500ml 冲洗腹腔（图 80-4d）。

（13）接触过污染区域的手术器械立即更换或用碘附浸泡（图 80-4e）。

2. 根据标本取出方式不同，结直肠 NOSES 大致分为三类：外翻（体外）切除式（NOSES Ⅰ式 A、B 法）；拖出（体外）切除式（NOSES Ⅱ式、Ⅲ式）；（体内）切除拖出式（NOSES Ⅳ式、Ⅹ式）。

现分别以 NOSES Ⅰ式 B 法、NOSES Ⅱ式、NOSES Ⅳ式为例介绍各类手术无瘤无菌操作流程。

（1）NOSES Ⅰ式 B 法：用系肠带结扎或“哈巴狗”夹闭肿瘤近侧预切线处肠管；充分扩肛后碘附溶液冲洗直肠腔；于近侧预切线处离断乙状结肠；将乙状结肠及直肠外翻拉出肛门外，当正常肠管“逐步”外翻至有系膜附着处时立即暂停（图 80-5a）；切开乙状结肠远端肠壁；将游离的系膜拉出肛门外（图 80-5b）；再翻出肿瘤部位肠管（图 80-5c）；碘附溶液冲洗外翻至体外的肠壁；在肿瘤对系膜缘切开直肠壁，将抵钉座经外翻后形成的肠壁通道送入盆腔（图 80-5d）；于肿瘤下缘 2cm 处离断直肠（图 80-5e）；在乙状结肠近端切一小口，将抵钉座置入乙状结肠腔内；关闭乙状结肠切口；在乙状结肠近端对系膜缘侧取出抵钉座连接杆；再次扩肛后用碘附溶液冲洗直肠腔；并用碘附溶液浸泡盆腔；最后实施乙状结肠直肠端端吻合术。

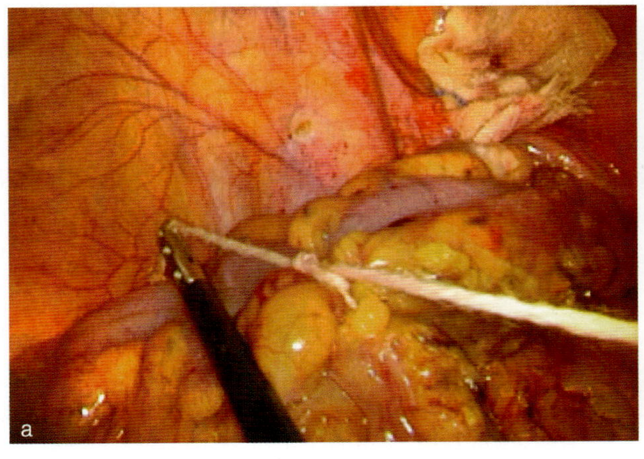

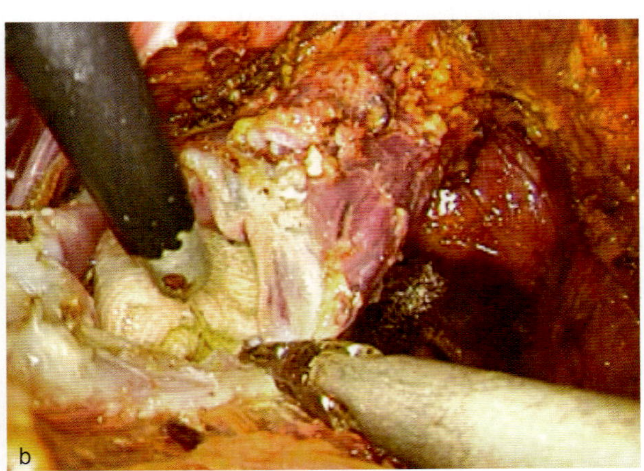

图 80-4　NOSES 术中关键步骤

a. 结扎肿瘤两侧肠管；b. 吸引器配合离断肠管；c. 经 12mm 戳卡送入无菌塑料套；d. 碘附浸泡盆腔；e. 碘附浸泡污染器械。

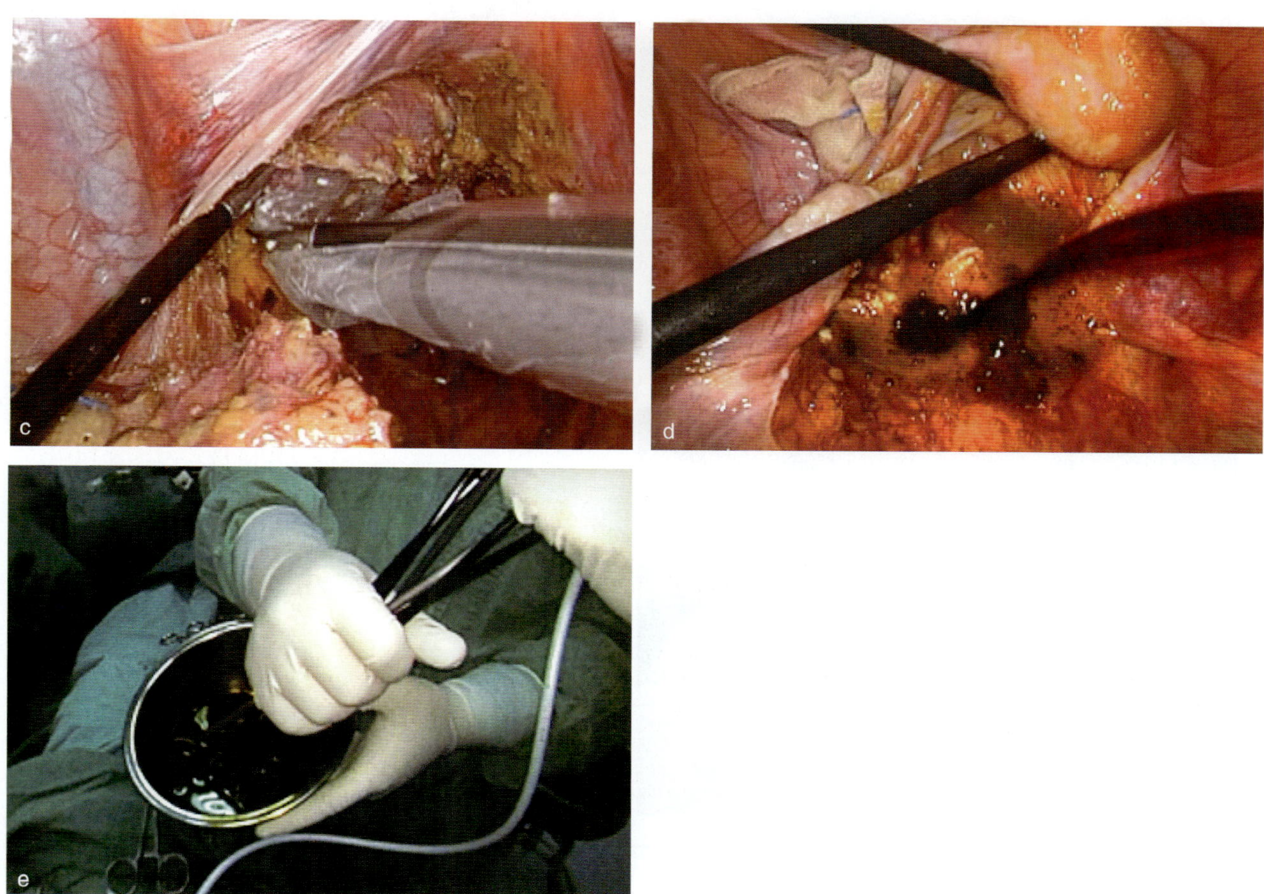

图 80-4（续）

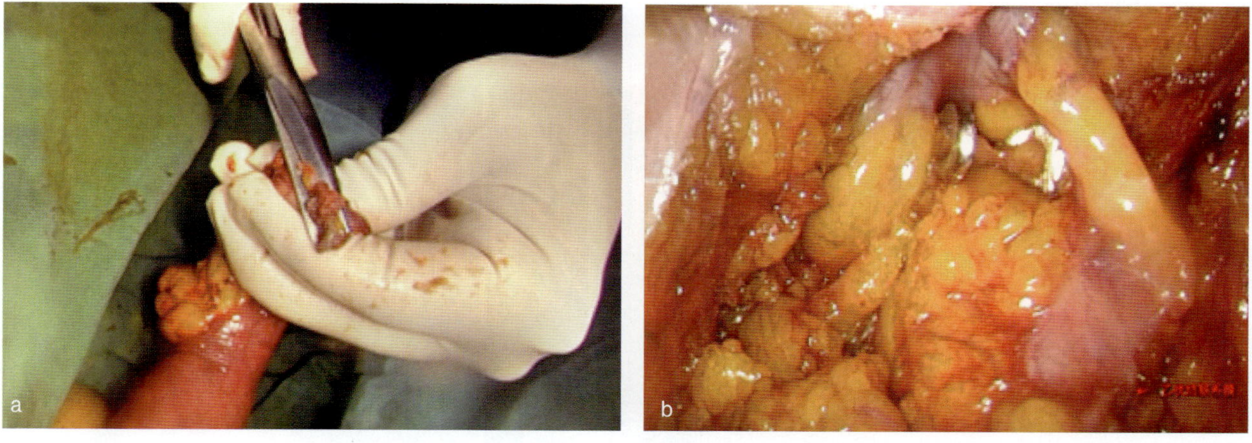

图 80-5 NOSES Ⅰ式 B 法标本取出关键步骤

a. 外翻至有系膜附着处时立即暂停；b. 卵圆钳伸进外翻后形成的肠壁通道将系膜拉出；c. 翻出肿瘤部位肠管；d. 经外翻的肠壁通道送入抵钉座；e. 直视下于肿瘤下缘 2cm 处离断直肠。

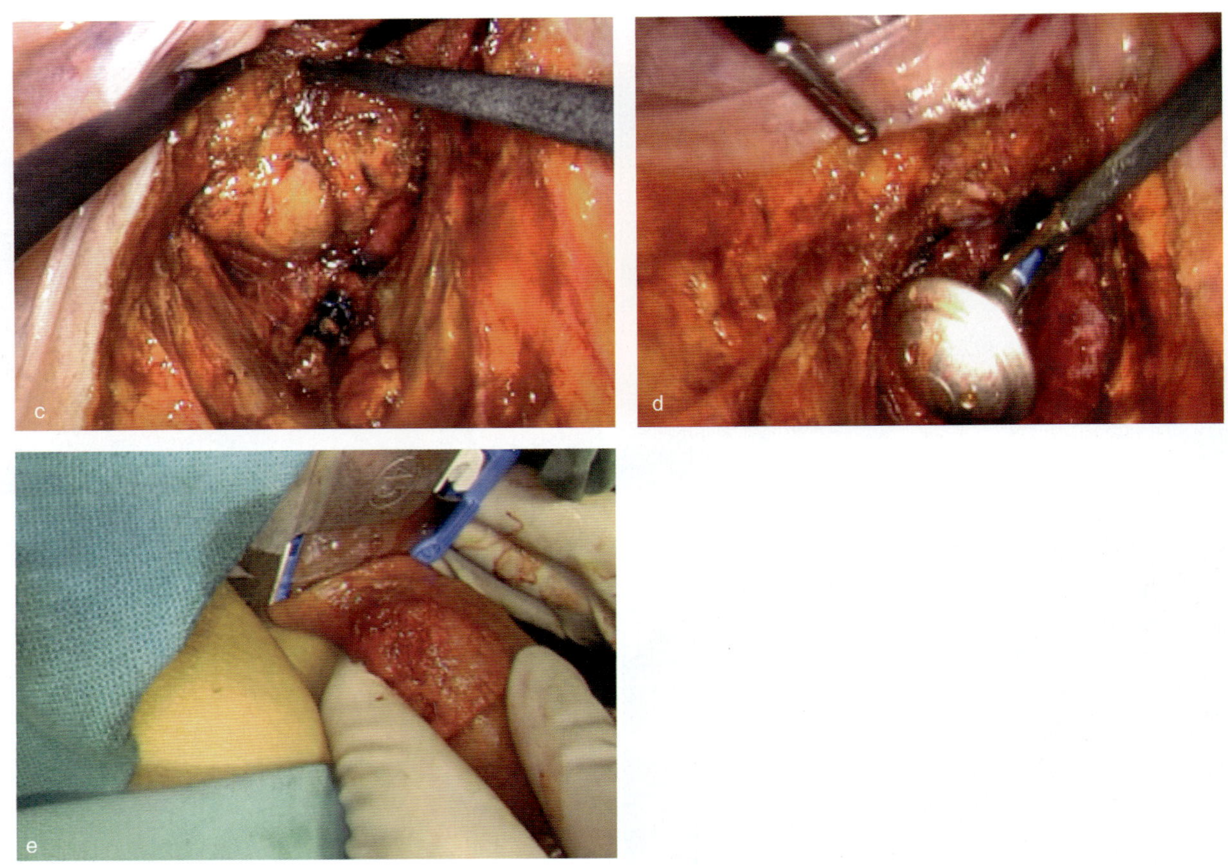

图 80-5（续）

（2）NOSES Ⅱ式：用系肠带结扎或“哈巴狗”夹闭肿瘤两侧预切线处肠管；充分扩肛后用碘附溶液冲洗直肠腔；经肛填塞小纱团于肿瘤远侧预切线处；于小纱团标示处横断直肠（边断边吸）；将无菌塑料套经 12mm 戳卡送入盆腔，将塑料套一端拉出肛门外；随后将直肠及乙状结肠拉出肛门外（图 80-6a）；离断肠管、置入抵钉座、碘附溶液冲洗后将外露肠管送回盆腔（图 80-6b）；之后闭合直肠残端；用碘附溶液冲洗盆腔；最后实施乙状结肠直肠端端吻合术。

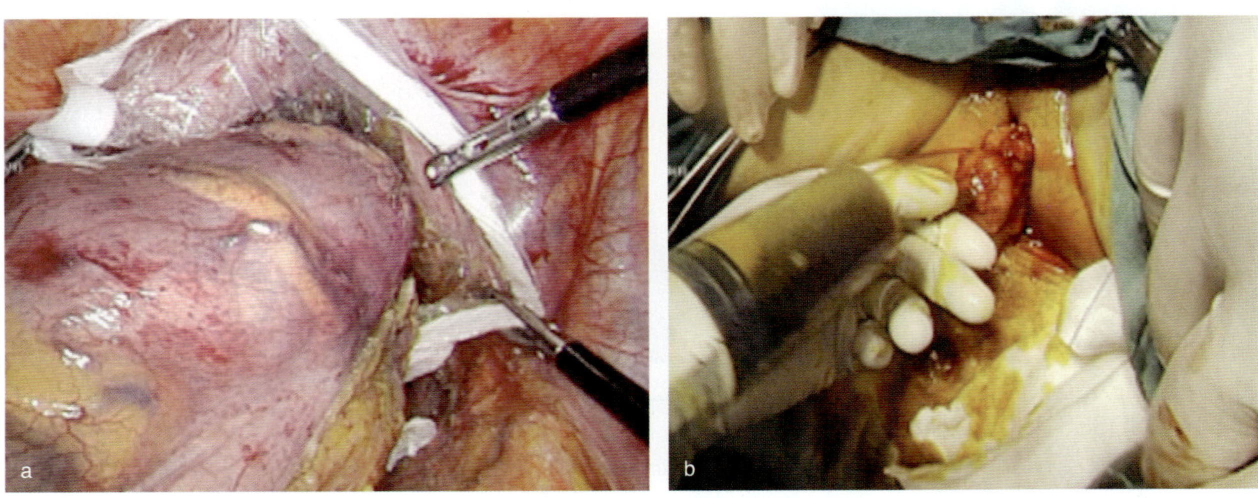

图 80-6　NOSES Ⅱ式及Ⅳ式标本取出关键步骤

a. 肿瘤经塑料套拖出体外；b. 碘附冲洗外露肠管。

(3) NOSES Ⅳ式：用系肠带结扎或“哈巴狗”夹闭肿瘤两侧预切线处肠管；充分扩肛后用碘附溶液冲洗直肠腔；经肛填塞小纱团于肿瘤远侧预切线；于小纱团标示处横断直肠（边断边吸）；将无菌塑料套经 12mm 戳卡送入盆腔，将塑料套一端拉出肛门外；随后将抵钉座经塑料套送入盆腔（图 80-7a）；肿瘤近端预切线处纵行切开肠壁（图 80-7b），碘附消毒后于近端肠腔置入抵钉座；切割闭合近端肠管；把游离标本经塑料套拉出体外（图 80-7c）；切割闭合直肠残端；取出抵钉座连接杆；碘附溶液冲洗术野；最后实施乙状结肠直肠端端吻合术。

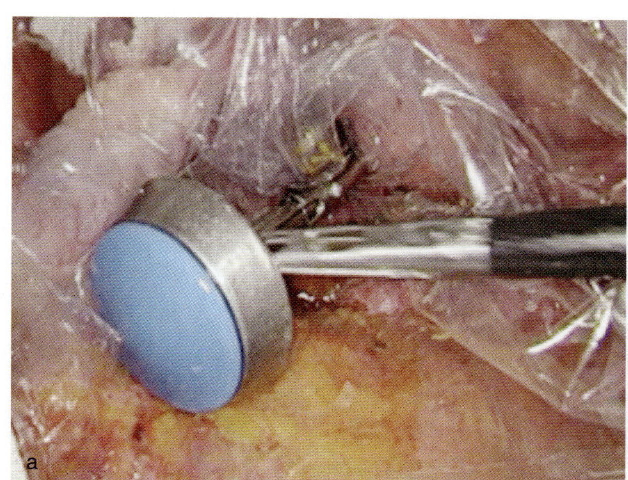

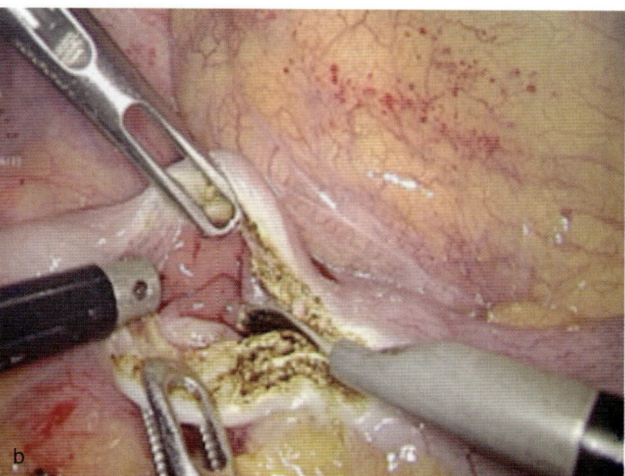

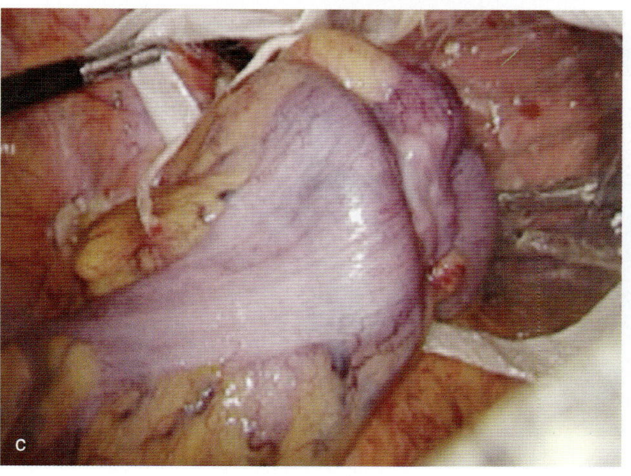

图 80-7　NOSES Ⅳ式标本取出关键步骤

a. 经无菌塑料套送入抵钉座；b. 在吸引器配合下切开肿瘤近侧肠壁；c. 无菌塑料套保护下拖出游离标本。

（王泽军）

第五节　NOSES 无菌无瘤操作如何更加完美

目前，尽管 NOSES 得到越来越多医师的认可和推崇，但无菌无瘤操作一直都是 NOSES 永恒不变的难题和挑战。本节内容分享笔者团队在 NOSES 无菌无瘤方面的操作技巧和经验。

1. 常规操作中经常会经过戳卡取出腹腔内用于止血的纱布，存在以下潜在风险：①肿瘤细胞经过戳卡造成皮肤肿瘤种植，此外，使用的其他腹腔镜器械，如超声刀、持物钳等，经过该戳卡时，肿瘤细胞污染器械，再接触腹盆腔脏器存在肿瘤种植可能；②饱和纱布经过戳卡取出，造成人为挤压纱布，其吸纳的体液回流腹腔内，易出现感染和腹盆腔肿瘤细胞播散（图 80-8a）；③反复经戳卡取纱布，损害戳卡与腹壁气体密封性，同时易于造成戳卡松动，均影响手术操作；④反复经戳卡取纱布，易造成其损坏，更换器械影响手术顺畅完成；⑤经过戳卡取纱布，经常损坏纱布，影响术后纱布计数，又可造成纱布部分残留体内（图 80-8b）。

2. 标本经戳卡取出同样存在上述风险，为解决此类问题，笔者应用“套中套”，即常用裁剪的手套拇指、标本取物袋或超声刀保护套等取出切除的标本（图 80-8c）。

3. 碘附小纱条消毒直肠残端等潜在污染部位，也可以应用结扎带等封闭近端肠管避免肿瘤细胞在肠腔内播散（图 80-8d）。

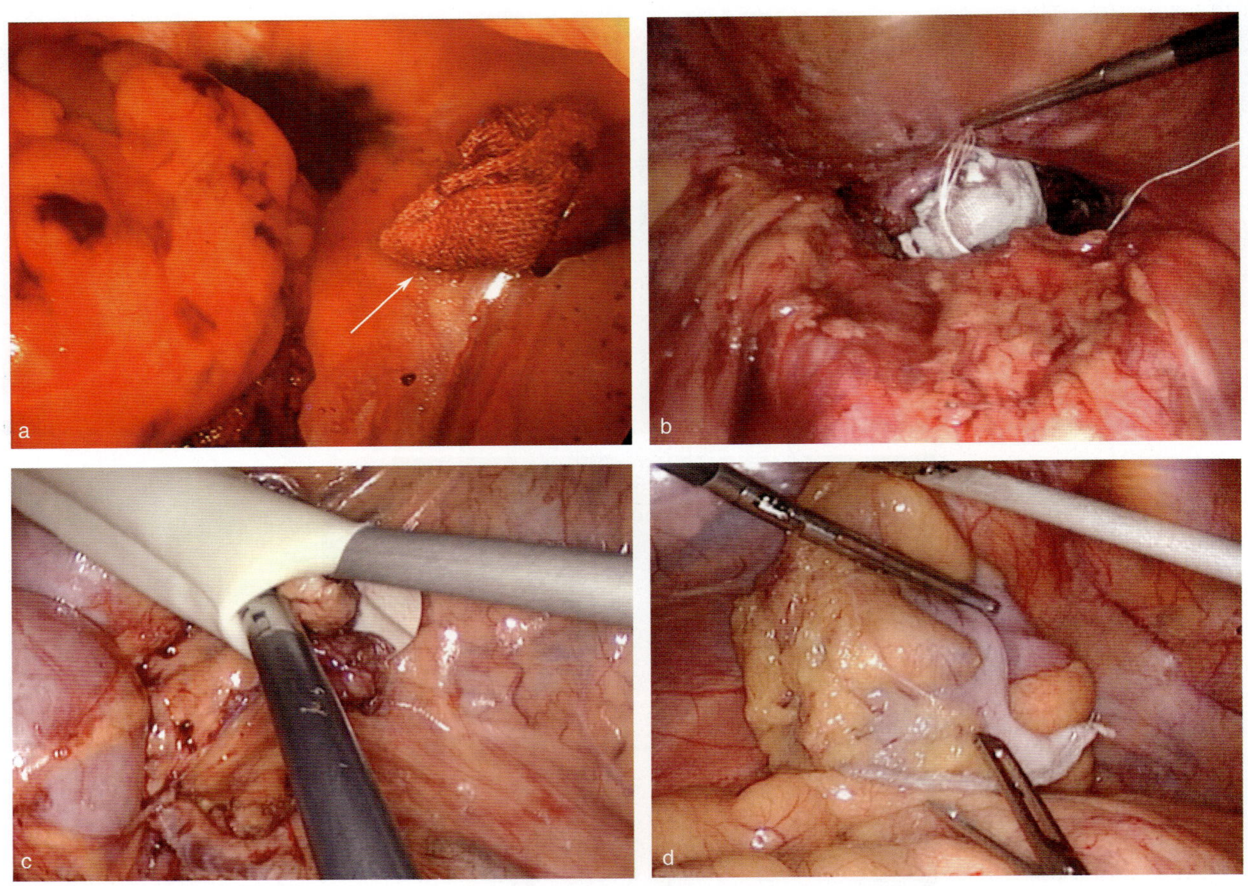

图 80-8 NOSES 无菌无瘤细节分享

a. 经过戳卡取出纱布；b. 经过戳卡损坏纱布；c. 应用指套取出切除标本；d. 未经保护的切除标本断端。

4. 完成体内消化道重建后，应用碘附溶液或 42℃蒸馏水充分冲洗腹盆腔。

5. 对于符合适应证患者，也可选择洛铂、雷替曲塞等腹腔化疗药物。

（姜 争 王锡山）

第六节 改良 NOSES Ⅱ式的无菌无瘤操作要点经验分享

NOSES Ⅱ式主要适用于肿瘤较小、乙状结肠较长的中位直肠癌患者。与常规腹腔镜直肠癌根治术一样，NOSES Ⅱ式需严格遵循 TME 原则，在正确的手术层面进行解剖和游离，这也是该手术能够快速安全进行的先决条件。传统 NOSES Ⅱ式的操作流程：在自制保护套的保护下经肛门将直肠病变拉至体外，在体外切除肿瘤、完成荷包缝合并置入抵钉座，再进行全腹腔镜下乙状结肠与直肠的端端吻合。虽然传统的 NOSES Ⅱ式操作已经注意无菌无瘤术，但是笔者认为这并不是极致的方式。现将笔者新近完成的改良 NOSES Ⅱ式无菌无瘤操作方式介绍如下。

【标本切除及取出】

1. 术者用直线切割闭合器在距肿瘤下缘至少 2cm 处切断远端肠管(图 80-9a),距肿瘤上缘约 15cm 处切断近端肠管(图 80-9b),经右侧主操作孔置自制无菌塑料套入腹腔(图 80-9c)。

2. 第二助手充分扩肛,碘附溶液冲洗远端闭合肠管,可经肛置一碘附纱布于远端闭合口下方。术者用超声刀完全切开远端肠管,碘附纱条消毒。第一助手右手持吸引器,在术者用超声刀切开肠管时,及时吸尽肠内容物(图 80-9d)。

3. 第二助手经肛置入卵圆钳,将自制无菌塑料套一端拉出,术者与第一助手将切断的肠管(图 80-9e),连同腹腔内所有纱布一同置入套内(图 80-9f),扎紧塑料套腔内口(图 80-9g)。

4. 第二助手经肛用卵圆钳将塑料套及内容物经肛拉出体外。

5. 将所有使用过的腹腔镜器械进行消毒,再次经主操作孔置入一新保护套(图 80-9h),第二助手将卵圆钳用碘附消毒后,再次经肛门置入,将无菌塑料套一端拉出,术者与第一助手将乙状结肠残端置入塑料套内,由第二助手持卵圆钳在无菌塑料套的保护下将残端经肛缓缓拉出。

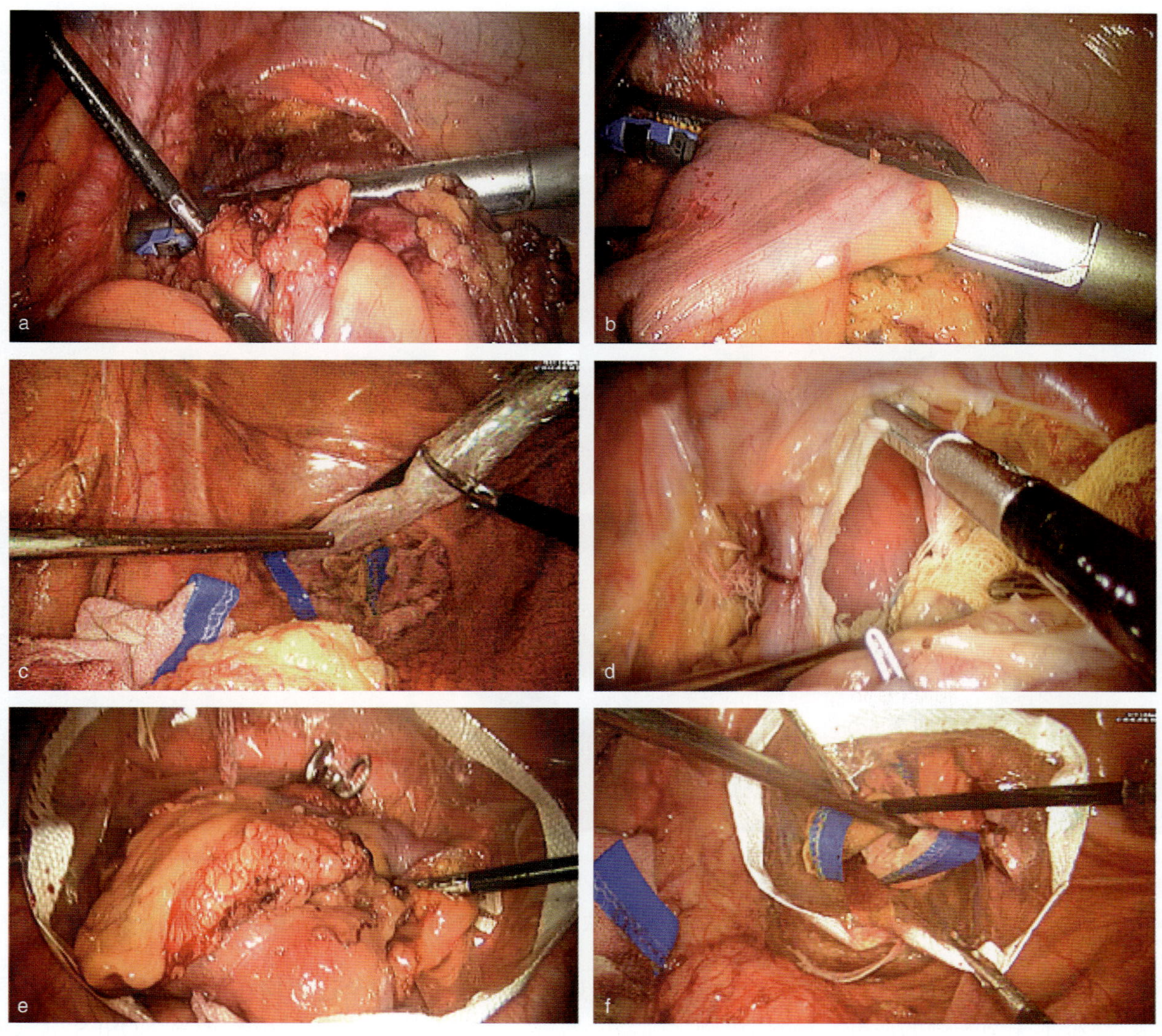

图 80-9　改良 NOSES Ⅱ式标本切除及取出操作步骤

a. 切割闭合器切断远端肠管;b. 切割闭合器切断近端肠管;c. 经主操作孔置入无菌塑料套;d. 横行切开远端肠管;e. 将切断的肠管置入塑料套内;f. 将腹腔内纱布置入塑料套内;g. 将塑料套腔内口扎紧;h. 再次置入新塑料套。

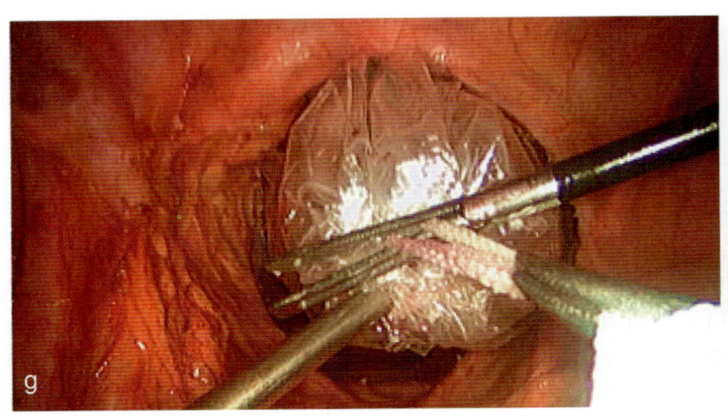

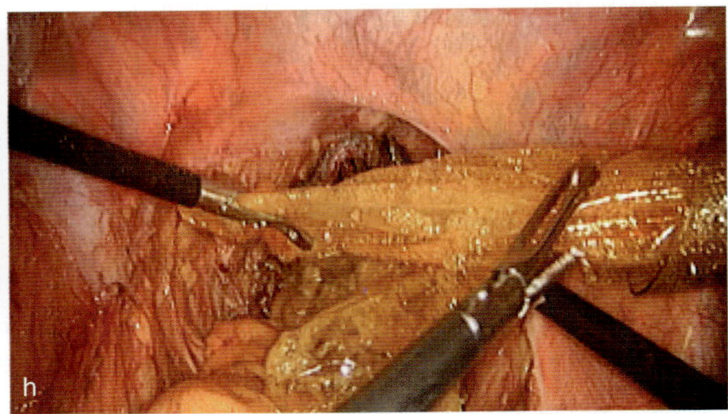

图 80-9(续)

【消化道重建】

1. 术者将抵钉座置入乙状结肠断端，收紧荷包，冲洗消毒后，用卵圆钳将其送回腹腔(图 80-10a)。

2. 用直线切割闭合器闭合直肠残端(图 80-10b)，切除的直肠闭合端用取物袋经主操作孔取出(图 80-10c)。

3. 经肛门置入环形吻合器，于直肠断端一角旋出吻合器穿刺针(图 80-10d)，将抵钉座与机身对接，完成端端吻合。

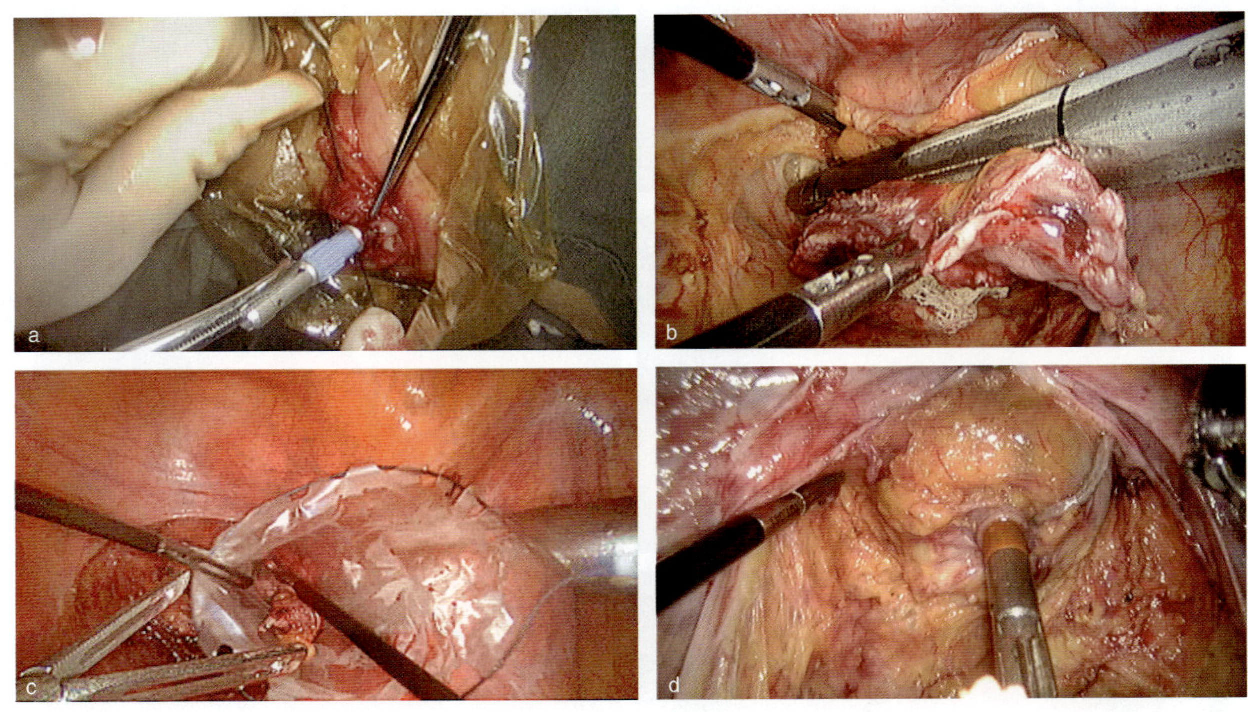

图 80-10　改良 NOSES Ⅱ式消化道重建操作步骤

a. 乙状结肠近端置入抵钉座；b. 闭合直肠断端；c. 取出切除的直肠闭合端；d. 乙状结肠直肠端端吻合。

综上所述，改良 NOSES Ⅱ式无论是标本取出，还是抵钉座置入的全过程均在无菌塑料套的保护下完成，减少了无菌无瘤的质疑。而且，接触过肿瘤的器械需要二次消毒处理。因此，改良 NOSES Ⅱ式既能保证肿瘤根治效果，又能降低器官组织损伤，使无菌无瘤操作更加完美，是符合功能外科要求的理想术式。

（陈海鹏　王锡山）

第八十一章 NOSES 消化道重建经验分享

第一节 功能性侧侧吻合消化道重建术在 NOSES 中的应用

消化道重建是结直肠手术至关重要的一个步骤，NOSES 的消化道重建要求在全腹腔镜下完成，这也是区别于常规腹腔镜手术的重要一步。本节介绍功能性侧侧吻合在 NOSES 中的应用。之所以命名为功能性侧侧吻合，主要是由于这种吻合方式顺应了肠管蠕动方向，保持了两端肠管蠕动的连续性，故名“功能性”。下面将详细介绍这种吻合方式的具体操作方法。

将横结肠拉直摆放，并将乙状结肠拉至上腹部与横结肠重叠摆放(图 81-1a)。将横结肠残端与距乙状结肠残端 8cm 处肠管缝合固定(图 81-1b)，检查两侧肠管血运，估计两侧吻合口张力。先后于乙状结肠残端对系膜侧与相应位置的横结肠对系膜侧做 1cm 切口(图 81-1c、图 81-1d)，碘附纱布消毒肠腔。经主操作孔置入直线切割闭合器，于一侧肠腔内置入直线切割闭合器抵钉座，暂时闭合钳口，术者和助手抓取另一侧肠腔，松开钳口，将钉仓置入该侧肠腔，进行必要的调整，确认无误后击发，完成横结肠与乙状结肠侧侧吻合(图 81-1e、图 81-1f、图 81-2a)。

碘附纱条擦拭消毒肠腔，检查吻合口腔内有无明显出血。确认无出血后，在共同开口两端各缝合 1 针作为牵引(图 81-2b)，术者及助手分别牵拉两侧线尾，使共同开口残端肠壁对齐，直线切割闭合器闭合肠管共同开口，完成顺蠕动功能性侧侧吻合消化道重建术(图 81-2c、图 81-2d)。“8” 字缝合加固吻合口(图 81-2e)。

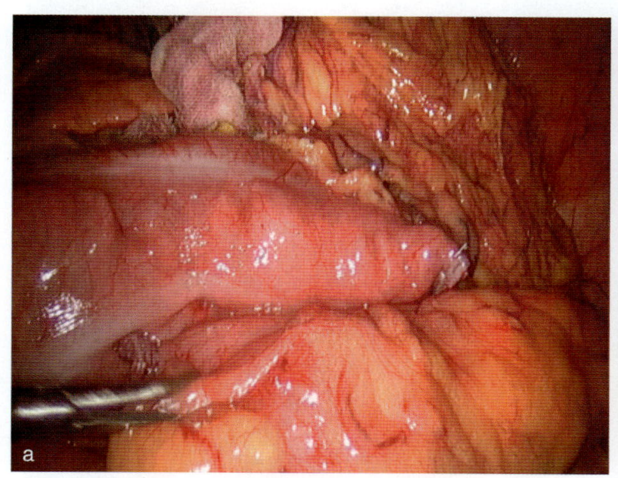

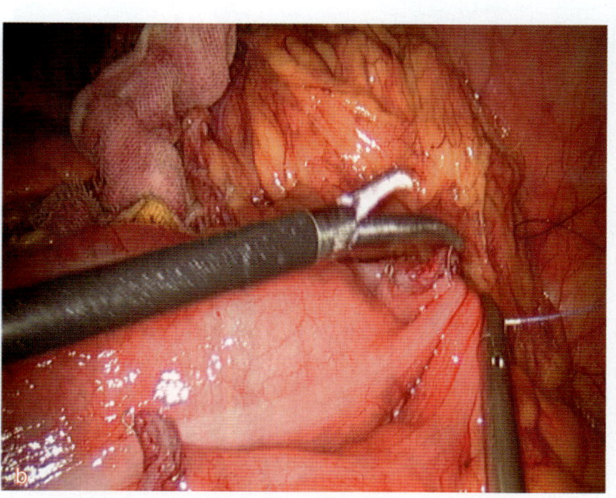

图 81-1 功能性侧侧吻合手术步骤

a. 乙状结肠与横结肠重叠摆放；b. 横结肠残端与距乙状结肠残端 8cm 处肠管缝合固定；c. 乙状结肠残端做 1cm 切口；d. 相应位置的横结肠对系膜侧做 1cm 切口；e. 直线切割闭合器置入乙状结肠；f. 直线切割闭合器置入两侧肠管。

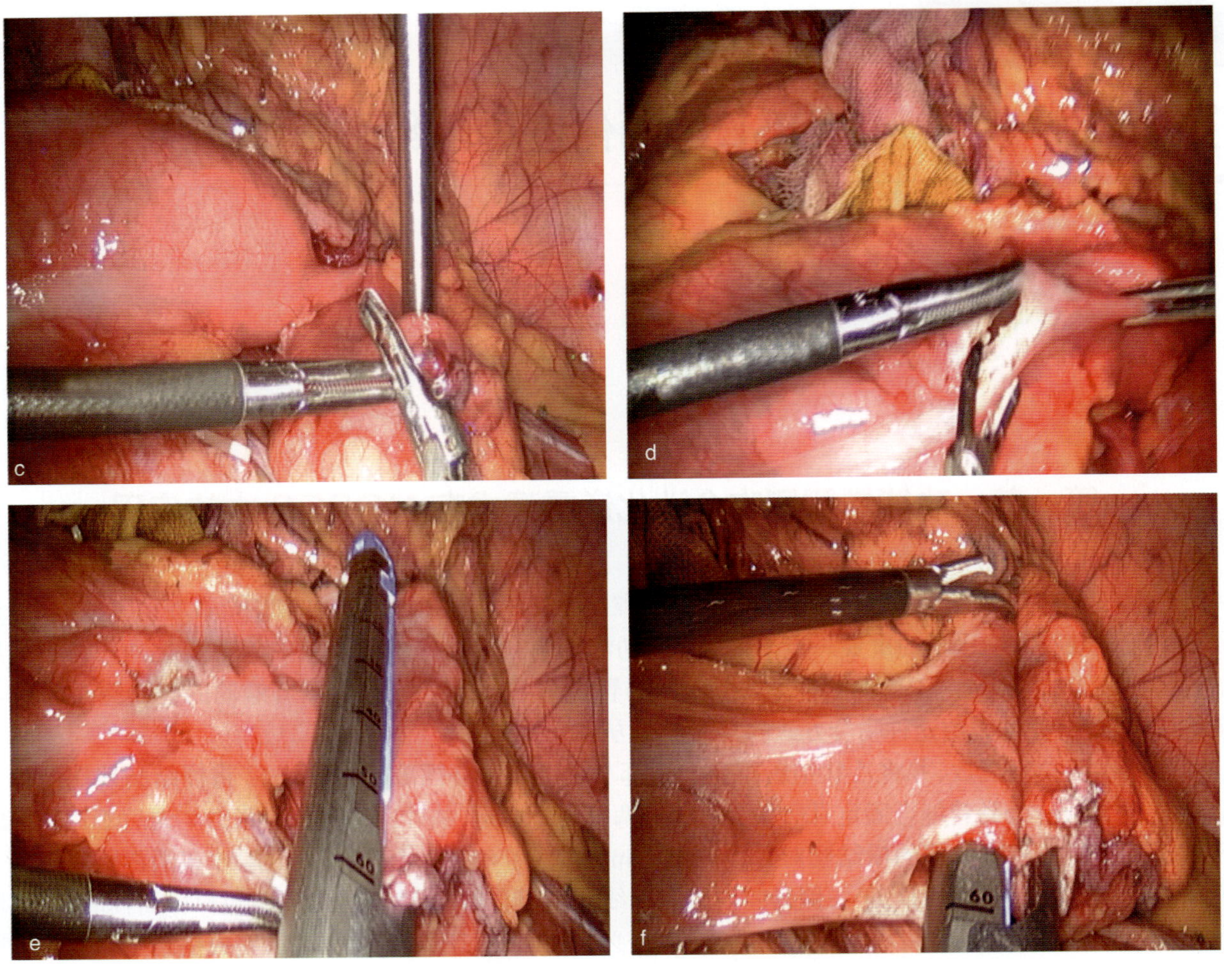

图 81-1（续）

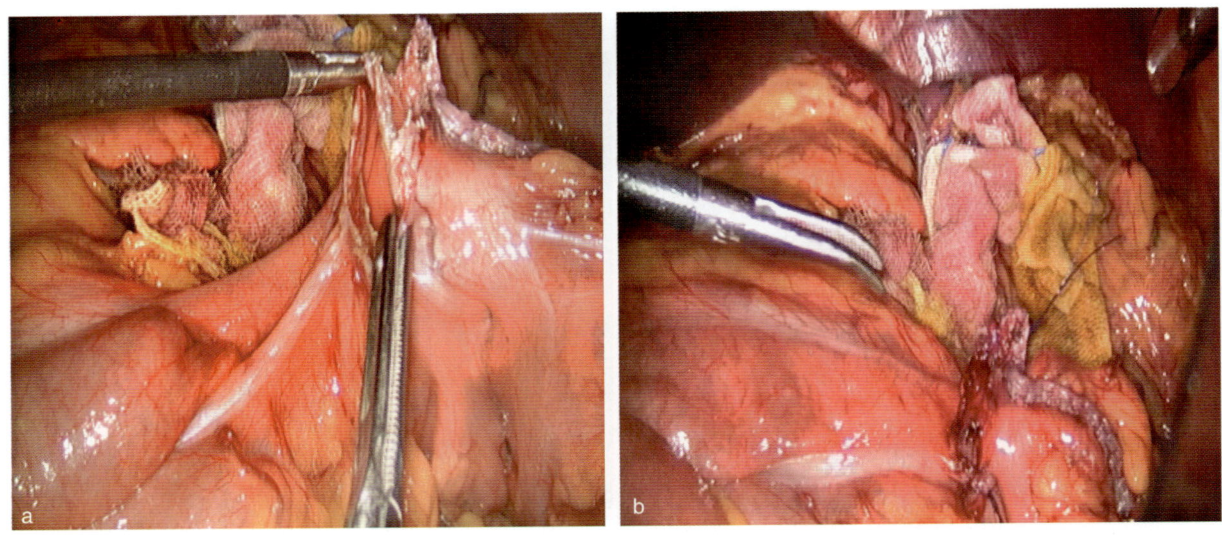

图 81-2　功能性侧侧吻合手术步骤

a. 完成乙状结肠与横结肠侧侧吻合；b. 共同开口两端各缝合 1 针；c. 闭合肠管共同开口；d. 顺蠕动功能性侧侧吻合消化道重建；e. "8" 字缝合加固吻合口。

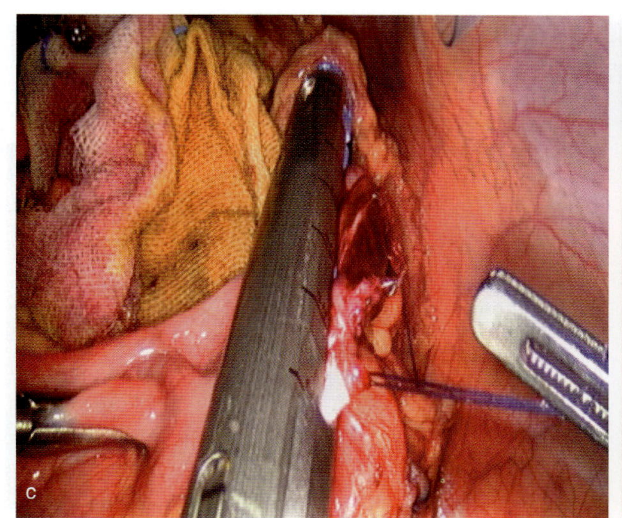

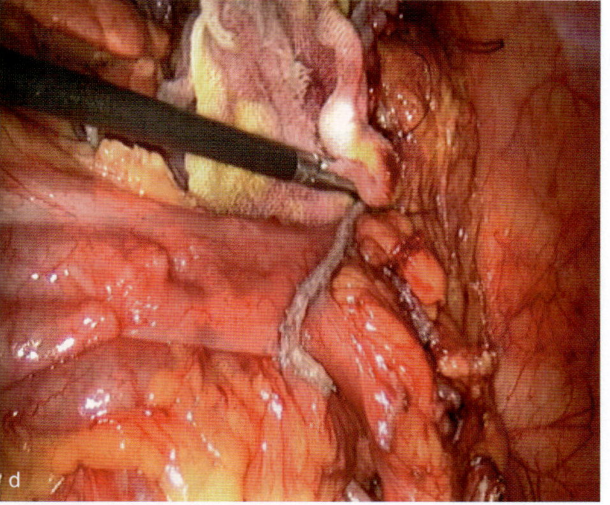

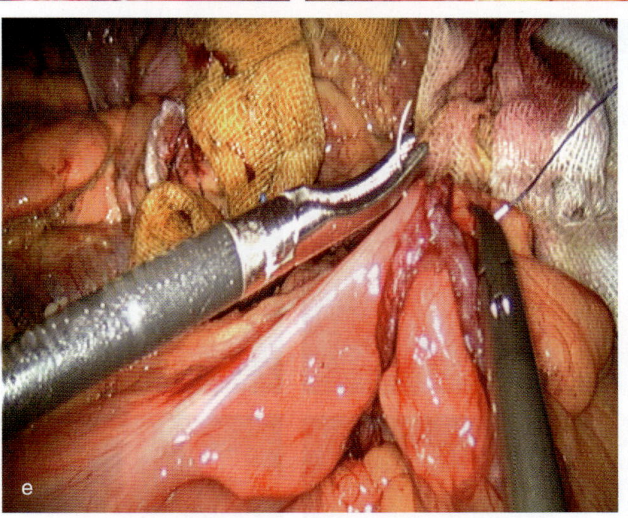

图 81-2（续）

理论上，顺蠕动功能性侧侧吻合消化道重建术保持了近端肠管与远端肠管蠕动方向的连续性，使肠管蠕动更加顺畅，这对于患者术后的恢复具有重要作用。根据笔者中心开展的结果显示，顺蠕动侧侧吻合消化道重建术并没有增加手术时间，也没有增加围手术期并发症的发生率。但作为一种新的吻合方式，仍需要更大样本的研究来得出更具有说服力的研究结果，以支持该技术的应用和推广。

（王锡山　陈海鹏）

第二节　功能性端端吻合消化道重建术在 NOSES 中的应用

常规右半结肠切除术采用的吻合方法是回肠与横结肠的端侧吻合。然而，在 NOSES Ⅷ式中，消化道重建方式是回肠与横结肠的功能性端端吻合。该方法仅需使用四把直线切割器即可完成吻合，是腹腔镜下右半结肠消化道重建的一种安全可行的吻合方法，也是目前 NOSES Ⅷ式中最常用的吻合方法。

手术操作步骤：完成右半结肠的游离后，分别在预切除线处切断横结肠和末端回肠。将横结肠拉直摆放，并将末端回肠拉至上腹部与横结肠平行摆放。将回结肠末端一角用剪刀沿吻合钉剪开 5mm 小口（图 81-3a），助手经右下腹 12mm 戳卡置入 60mm 直线切割闭合器，将钉座侧置入回肠肠腔内并含住（图 81-3b）。同样在横结肠断端一角剪开约 10mm 小口（图 81-3c），助手和术者将结肠提起，将直线切割闭合器钉仓侧套入结肠肠腔内（图 81-3d），确认无误后击发，完成回肠横结肠侧侧吻合。术者经左上腹

12mm 戳卡置入直线切割器，横行闭合残端，完成功能性端端吻合（图 81-3e），切下的残端组织用取物袋经 12mm 戳卡取出。镜下浆肌层缝合回肠横结肠吻合结合处，以减轻吻合口张力（图 81-3f）。

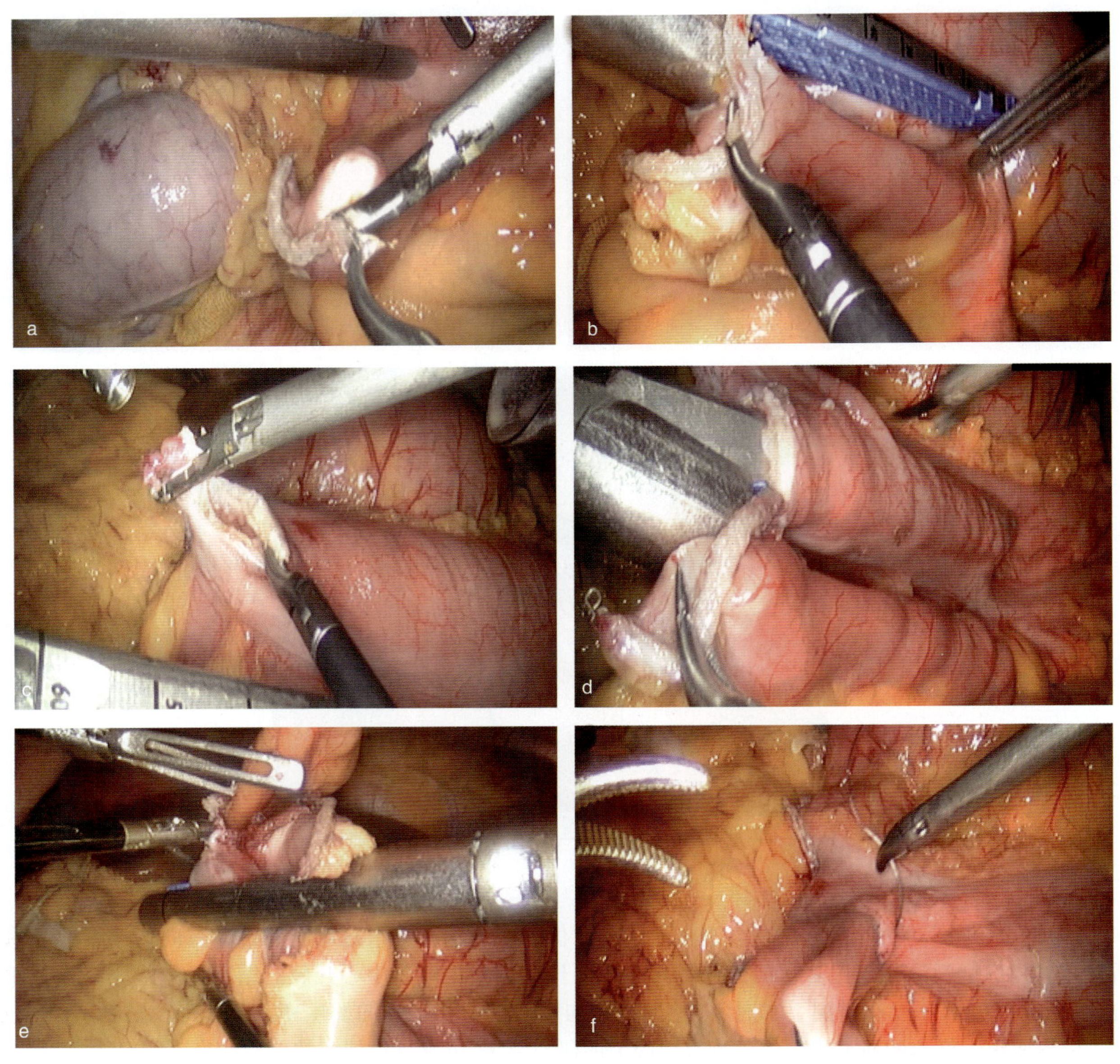

图 81-3 功能性端端吻合手术步骤

a. 剪开末端回肠；b. 将直线切割闭合器钉座侧置入回肠；c. 剪开横结肠；d. 将直线切割闭合器钉仓侧置入横结肠；e. 横行闭合残端；f. 缝合加固吻合口。

与端侧吻合相比，功能性端端吻合主要表现出以下几方面优势：①减少吻合口狭窄。这种吻合方式的吻合口径宽大，可以降低吻合口狭窄的发生率，也可解决肠管两端管径粗细不均的问题。②操作方式简单快速，可缩短手术时间，降低手术难度，降低术中污染可能。③避免了端侧吻合形成的回肠盲袋。端侧吻合在结肠侧方会形成的一个盲端，该盲端往往是术后出现并发症的一个主要因素，同时也可避免端侧吻合在一侧肠管出现的无血管区，降低吻合口血供不良的可能性。由于右半结肠的肠内容物较多，术中若操作不当容易引起肠内容物进入腹腔，导致腹腔感染。因此，在进行消化道重建时，需严格注意无菌操作，包括吸引器及时清除肠内容物、碘附纱布条的消毒等，这些操作对术者和助手之间的配合提出了更高的要求。

（马天翼 王锡山）

第三节　改良式抵钉座绑线反穿法在结直肠 NOSES 消化道重建中的应用

在结直肠 NOSES 消化道重建过程中，传统的荷包缝合抵钉座吻合是常用的方式。但腹腔镜下荷包缝合抵钉座较为困难，耗时较长，以往的抵钉座绑线反穿法由于抵钉座杆穿出后，肠管断端两侧各有一个角，且砧板上覆盖较多系膜脂肪组织，使术者担心吻合质量。笔者采取改良式抵钉座绑线反穿法，使操作更简捷，吻合质量更高。

操作方法：①将吻合器抵钉座绑线并送入腹腔。抵钉座送进腹腔之前，在抵钉座杆末端捆绑丝线。绑线方法：对于尖头抵钉座，若其尖端有小孔，可以将线穿过小孔后打结，对于尖端没有小孔的抵钉座，可把线绑在靠近尖端的较细的部位（图 81-4a）。对于平头抵钉座，可以在靠近尾部较细的部位对称绑线两根，再把这两根线拉直后，于靠近抵钉座尾部处绑在一起（图 81-4b），这种绑线方式有利于抵钉座尖端取出。切开保留的直肠（乙状结肠）远侧残端，于肛门置入 TEM 内镜，将抵钉座通过 TEM 内镜（或保护套）送入腹腔（图 81-5a）。②将抵钉座送入近端肠管。在拟切断结肠处开始向远侧切开，切口位于系膜对侧，与肠管纵轴平行，把抵钉座送入近端肠管，绑线预留于肠管外（图 81-5b）。③抵钉座反穿出近侧肠管。将预留线沿着肠壁纵轴向近侧轻拉（图 81-5c），同时把远侧肠管旋转 90°，并使肠壁切口呈线状（图 81-5d），在镜下切割器和系膜基本平行时紧靠预留线切断肠管（图 81-5e）。将带有预留线的抵钉座留在近侧肠腔内，提拉预留线，通过预留线处小孔将吻合器钉座的钉针穿出（图 81-5f）。④标本取出：切断肿物两侧肠管后，通过 TEM 内镜在腹腔镜监视下将标本自肛门完整取出。⑤消化道重建：用镜下切割闭合器闭合远端肠管残端，经肛门置入吻合器，完成端端吻合。

从笔者的操作经验看，荷包缝合法在手术时间上明显比抵钉座绑线反穿法长，说明腹腔镜下荷包缝合难度大，对术者技术要求高，且程序相对复杂，不如反穿法简捷。抵钉座绑线反穿法安全性优于传统荷包缝合法，因为其操作简单，且杆部是从针孔样小缺损里穿出来，拉出抵钉座杆部后，周围肠壁组织严密包围抵钉座杆，不容易发生吻合不完全的情况。

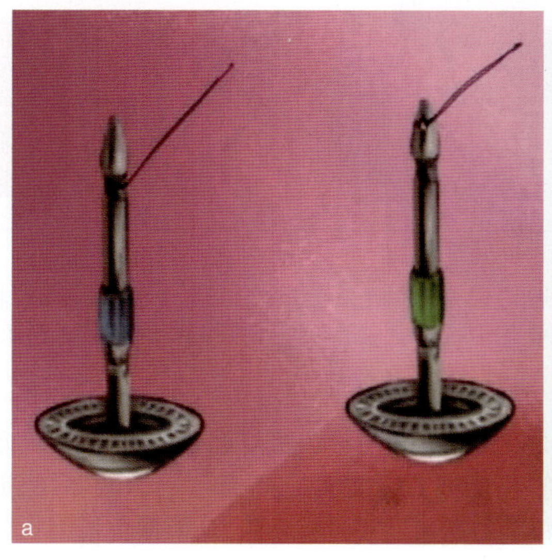

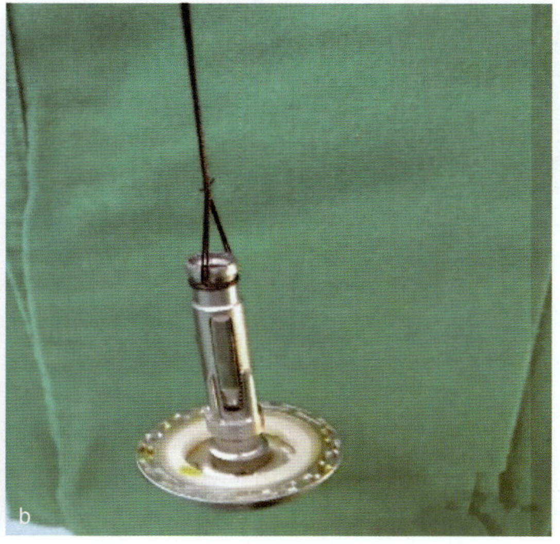

图 81-4　抵钉座绑线法示意图

a. 尖头抵钉座（左：无小孔；右：有小孔）；b. 平头抵钉座。

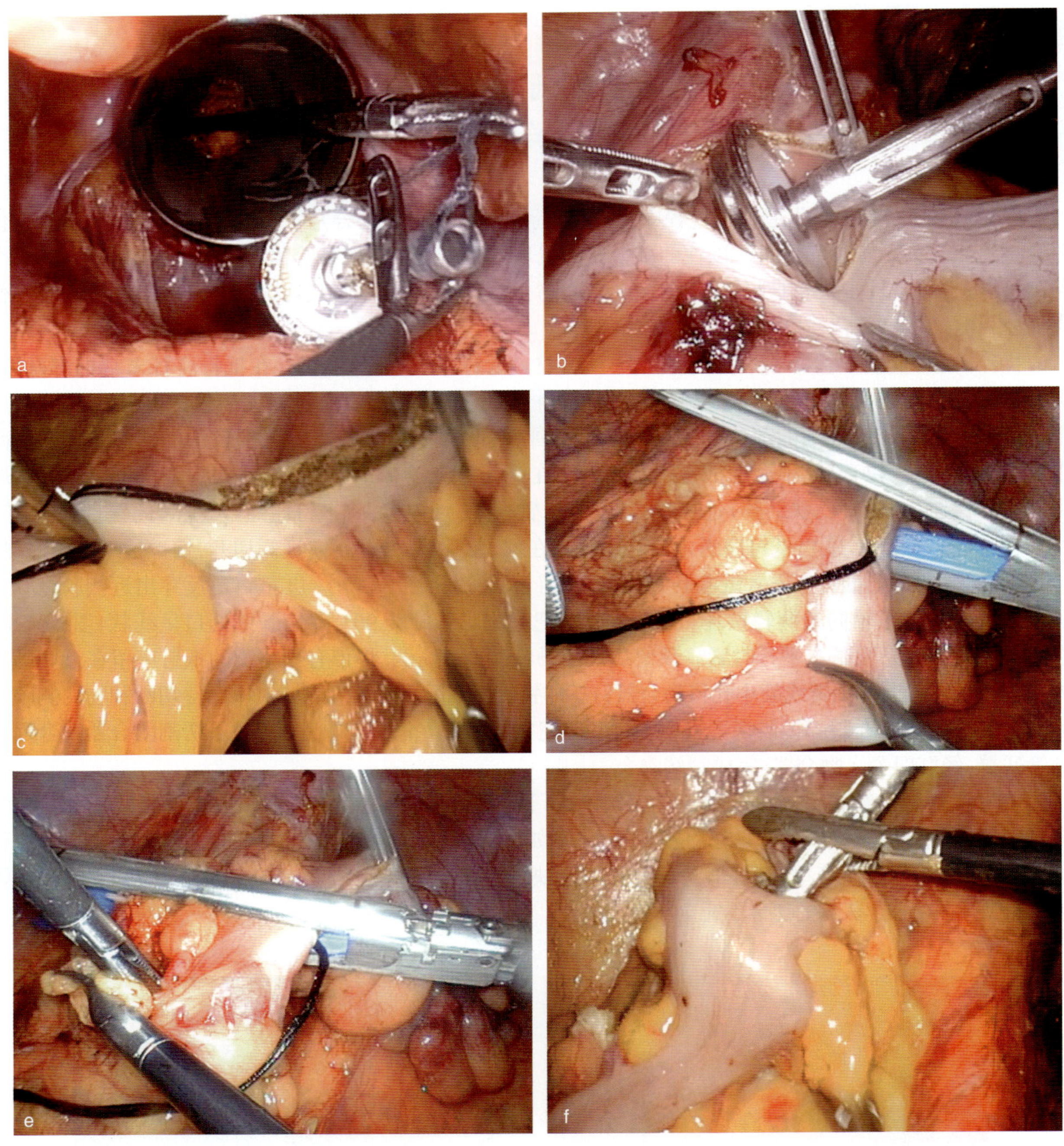

图 81-5　抵钉座的置入与取出

a. 通过 TEM 内镜将抵钉座送入腹腔；b. 把抵钉座送入近侧肠管并至适当深度；c. 将肠壁切口沿肠管纵轴拉直；d. 将远侧肠管旋转 90°，并使肠壁切口呈线状；e. 在镜下切割器和系膜基本平行时紧靠预留线切断肠管；f. 抵钉座反穿出近侧肠管。

改良式抵钉座绑线反穿法与传统反穿法的不同之处在于：切割器在切割近端肠管时，传统方法是切割器与系膜成垂直状态，而笔者的经验是将远端肠管旋转 90°，使切割器与系膜平行，切割后确定了抵钉座从系膜对侧肠壁穿出，这样抵钉座穿出后，砧板上覆盖的肠壁近乎没有系膜，从而避免了因吻合时过度挤压造成吻合口狭窄或上切缘环不完整的情况，使吻合更确切，降低发生吻合口漏的概率。另外，由于抵钉座自预留小孔穿出，其位置及大小准确无误，吻合比较精确，也提高了手术安全性。以笔者的实践经验，改良式抵钉座绑线反穿法与其他方法相比，明显缩短了手术时间，具有简单快捷、吻合精确、安全的优势，应用前景广阔。

（孙东辉）

第四节　结肠癌 NOSES 消化道重建技巧

消化道重建是结直肠癌 NOSES 中最为关键的步骤之一。直肠癌及部分乙状结肠癌多采用管状吻合器重建消化道，而大部分结肠癌 NOSES 无法使用管状吻合器，以往多采用手工缝合方法，但其操作难度高，手术耗时长，往往导致结肠癌 NOSES 的失败。笔者借鉴完全腹腔镜下胃癌根治术中三角吻合的方法，采用三角吻合技术及重叠三角吻合技术进行结肠癌 NOSES 的消化道重建，大大降低了手术难度，节省手术时间，并且吻合更为确切。

一、三角吻合技术手术步骤

1. 按照 CME 原则完成肠管及其系膜的游离，裁剪系膜，于肿瘤上、下各 10cm 处裸化肠管，并以切割闭合器离断（图 81-6a），将标本经肛或者经阴道取出。

2. 拉拢两侧肠管，并将两侧肠管距断端 8cm 处缝合固定（图 81-6b），检查两侧肠管血供，估计两侧吻合口张力。

3. 分别于两侧肠管断端对系膜侧闭合处做 5mm 切口（图 81-6c），酒精纱布消毒肠腔。

4. 先在一侧肠腔内置入直线切割闭合器钉仓，暂时关闭钳口，然后抓取另一侧肠腔，松开钳口，将肠管套上抵钉座，进行必要的调整后闭合对系膜侧肠管（图 81-6d）。

5. 酒精棉球擦拭肠腔，检查无出血后，将两侧肠管断端缺口缝合 3 针固定，用直线切割闭合器闭合两侧肠管共同开口（图 81-6e）。

6. 完成吻合（图 81-6f）。模式图见图 81-7。

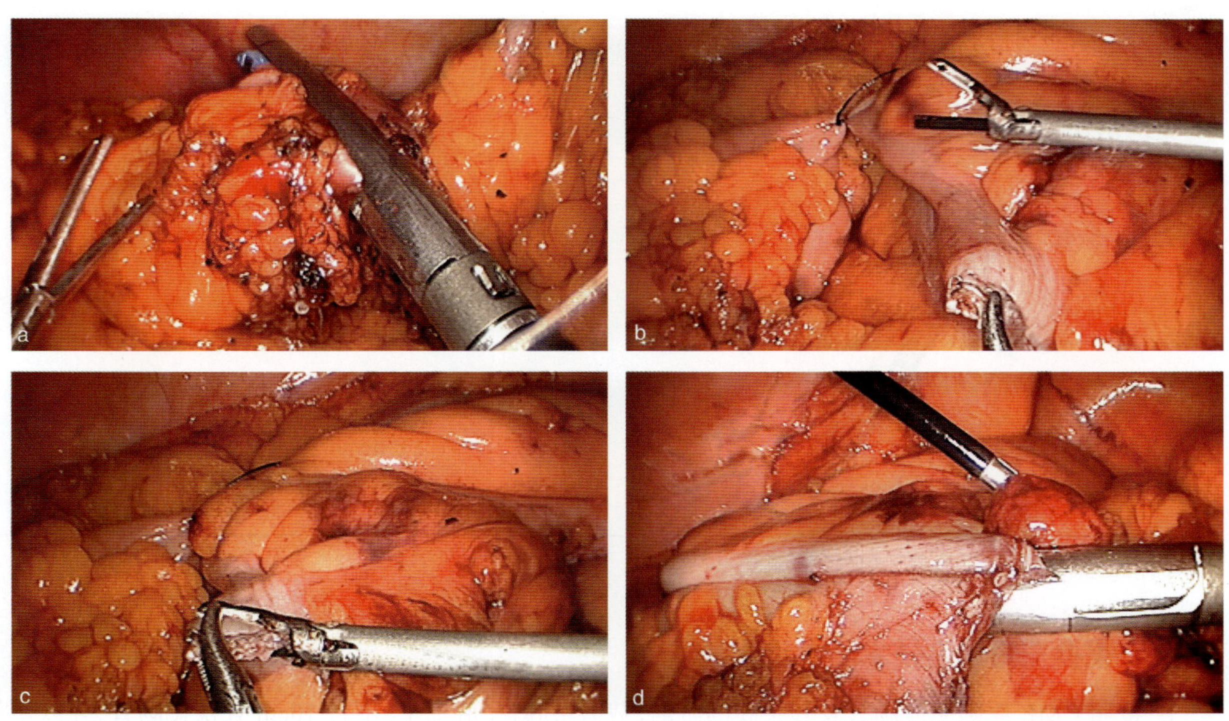

图 81-6　三角吻合技术手术步骤

a. 以切割闭合器离断肠管；b. 将两侧肠管距断端 8cm 处缝合固定；c. 于两侧肠管断端对系膜侧闭合处做 5mm 切口；d. 将切割闭合器置入两侧肠腔内；e. 用直线切割闭合器闭合两侧肠管共同开口；f. 完成吻合。

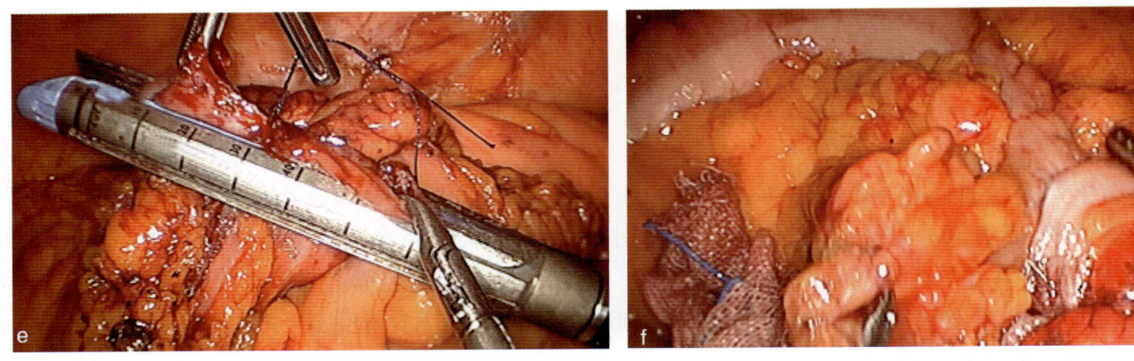

图 81-6（续）

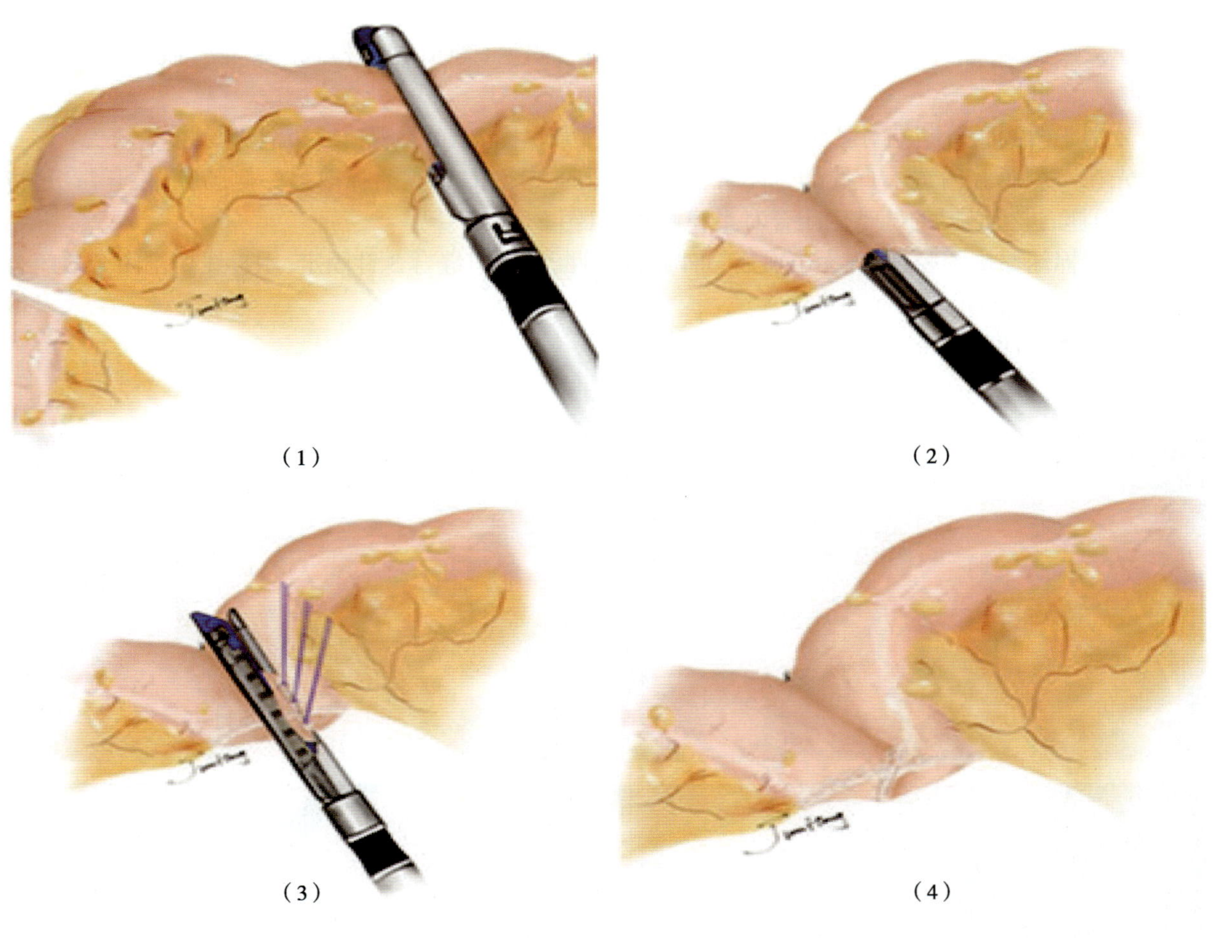

图 81-7　结肠癌 NOSES 中三角吻合模式图

二、重叠三角吻合技术手术步骤

1. 按照 CME 原则完成肠管及其系膜的游离，裁剪系膜，于肿瘤上、下各 10cm 处裸化肠管，并以切割闭合器离断（图 81-8a），将标本经肛或者经阴道取出。

2. 拉拢两侧肠管，并将一侧断端与距离另一侧断端约 8cm 处肠管缝合固定（图 81-8b），检查两侧肠管血供，估计两侧吻合口张力。

3. 分别于一侧断端对系膜侧闭合处及相对应位置的另一侧断端对系膜侧做 5mm 切口（图 81-8c），酒精纱布消毒肠腔。

4. 将直线切割闭合器钉仓与抵钉座分别置入两侧肠管切口(图 81-8d),进行必要的调整后闭合对系膜侧肠管。

5. 酒精棉球擦拭肠腔,检查无出血后,将两侧肠管共同开口处缝合 3 针固定,用直线切割闭合器闭合两侧肠管共同开口(图 81-8e)。

6. 完成吻合(图 81-8f)。模式图见图 81-9。

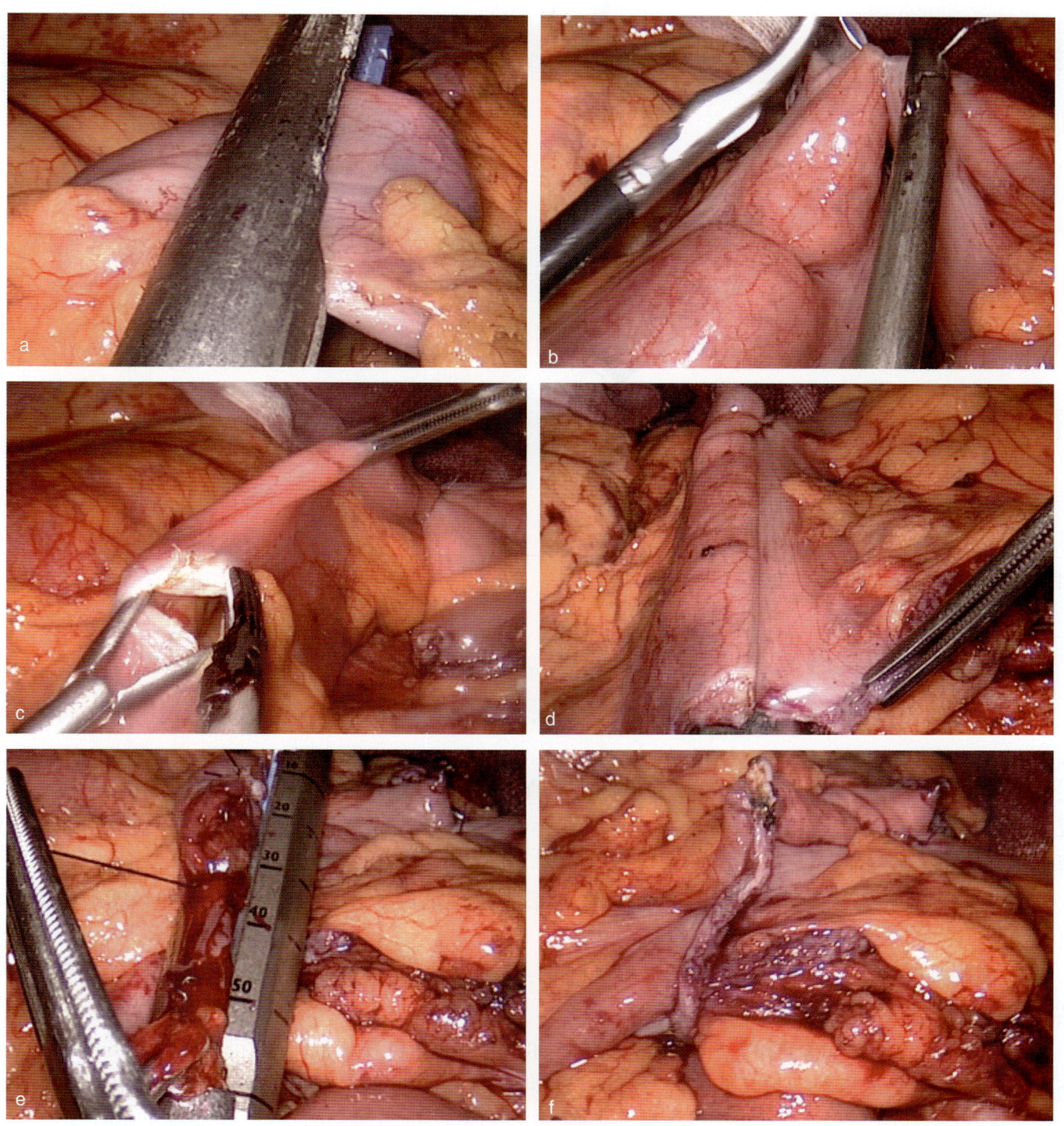

图 81-8　重叠三角吻合技术手术步骤

a. 切割闭合器离断肠管;b. 将一侧断端与距离另一侧断端约 8cm 处肠管缝合固定;c. 分别于一侧断端对系膜侧闭合处及另一侧断端对系膜侧做切口;d. 将直线切割闭合器钉仓与抵钉座分别置入两侧肠管切口;e. 用直线切割闭合器闭合两侧肠管共同开口;f. 完成吻合。

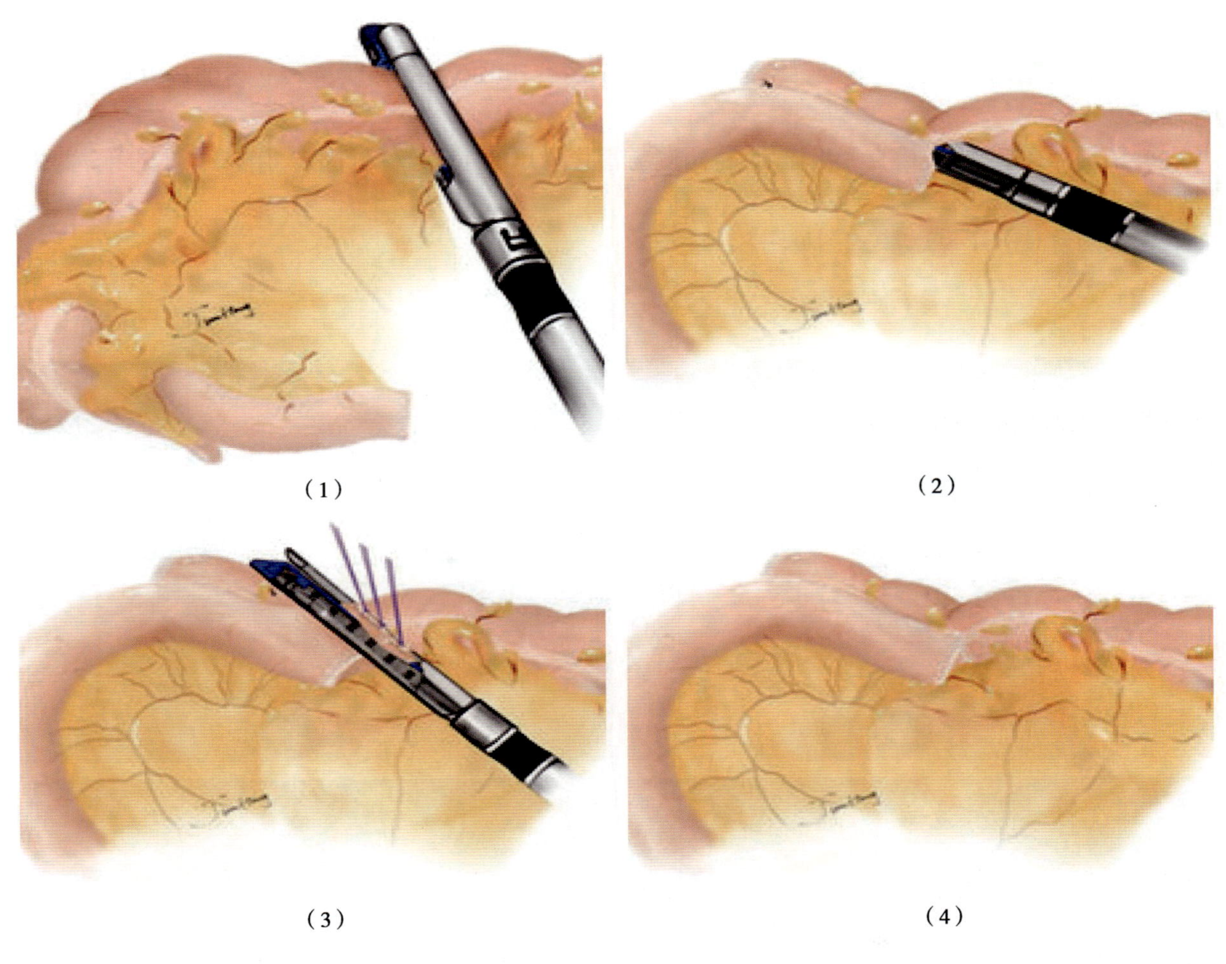

（1）　（2）

（3）　（4）

图 81-9　结肠癌 NOSES 中重叠三角吻合模式图

三、手术相关要点

1. 三角吻合技术需要熟练的腹腔镜操作技术，完善的器械设备，以及术者和持镜医师之间默契的配合。

2. 选择合适的人群。通常认为，术前影像学检查肿瘤分期 T_1~T_3、BMI≤30kg/m^2、经评估可耐受常规腹腔镜手术的患者方可选择此手术。如经直肠取标本，因直肠乙状结肠交界处肠管相对狭窄，应选择肿瘤较小、BMI 较小患者为宜。

3. 良好的肠道准备及术中无菌、无瘤操作，如酒精棉球消毒肠腔、肿瘤切除后立即经塑料保护套取出等。

4. 准确判断预切除部位，游离合适长度的肠管，裸化结肠血管时，注意保留血管弓，保证吻合口的血供，避免吻合口漏的发生。

5. 不要试图将两端肠管并拢后同时置入直线切割闭合器的钉仓和抵钉座，可先在一侧肠腔内置入钉仓，暂时关闭钳口，然后抓取另一侧肠腔，松开钳口，将肠管套上抵钉座，最后进行必要的调整。

6. 肠壁吻合应对系膜侧吻合，吻合口无须常规缝合加固，仅当切割闭合后，残端有出血时，可行镜下缝合止血。

7. 吻合完成后应评估吻合口张力，对于吻合有张力的患者，可通过游离两端肠管或吻合口减张缝合等方法解决。

（王 鹏　周海涛）

第五节 单吻合器双荷包吻合法在低位直肠癌前切除术中的应用

本节介绍的是一种新颖的吻合技术在低位直肠癌前切除术中的应用。该吻合技术的优点表现为：①在超低位结肠肛管吻合术中实现了吻合器吻合法，有利于降低超低位结肠肛管吻合口漏和吻合口狭窄的发生率；②在低位结直肠吻合术中节省了腔内切割闭合器的使用，降低了手术费用；③直视下安全离断肿瘤远端肠管，保证了远切缘病理学阴性。

手术分为腹部和会阴部两部分。腹部手术步骤按常规腹腔镜下低位直肠癌前切除 TME 术式进行。

一、会阴部手术步骤操作

1. 重新会阴部消毒后，经肛门置入痔吻合器中的扩肛器，并缝合固定于肛周皮肤（图 81-10a）。
2. 生理盐水及蒸馏水冲洗直肠腔，在距离肿瘤下缘 1~2cm 处荷包缝合直肠腔一周，隔离肿瘤（图 81-10b）。
3. 于荷包缝合线远端 0.5~1cm 处以电刀环形切开直肠壁并向上游离，与盆腔游离平面会合（图 81-10c）。
4. 经肛门拖出直肠。
5. 距离肿瘤近端约 10cm 处裸化肠壁并以荷包钳钳夹离断肠管，去除标本（图 81-10d）。
6. 近端乙状结肠断端置入抵钉座，并送回盆腔（图 81-10e）。
7. 再次蒸馏水及生理盐水冲洗盆腔后，荷包缝合远端直肠断端或肛管断端，不收紧荷包（图 81-10f、图 81-11a）。
8. 将抵钉座拉入远端荷包中，收紧荷包并打结，将直肠或肛管远端固定于抵钉座底部（图 81-11b、图 81-11c）。
9. 将吻合器砧杆插入抵钉座，收紧吻合器，击发完成结肠直肠或结肠肛管吻合（图 81-11d、图 81-11e）。
10. 常规盆腔置入引流管，关闭气腹及腹部各戳卡孔，术毕。

二、经验分享

1. 蒸馏水、生理盐水反复冲洗，勤换手套，注意无菌无瘤原则。
2. 肿瘤体积大或直肠系膜肥厚不易经扩肛器取出时，可拆掉扩肛器，经肛门拖出直肠，待标本离断，近端结肠置入抵钉座后再次经肛置入扩肛器完成后续操作。

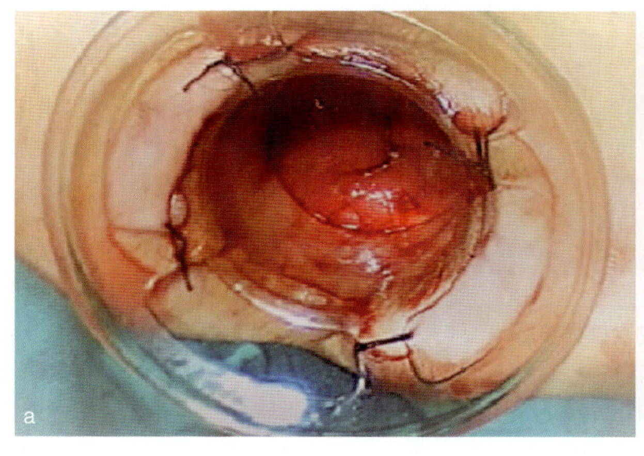

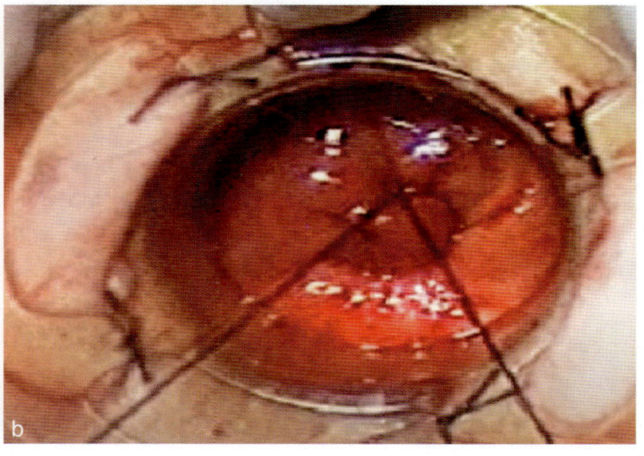

图 81-10 单吻合器双荷包吻合操作步骤

a. 经肛门置入痔吻合器中的扩肛器，并缝合固定于肛周皮肤；b. 在距离肿瘤下缘 1~2cm 处荷包缝合直肠腔一周隔离肿瘤；c. 于荷包缝合线下 0.5~1cm 处以电刀环形切开直肠壁；d. 距离肿瘤近端约 10cm 处以荷包钳钳夹离断肠管；e. 近端乙状结肠断端置入抵钉座；f. 荷包缝合远端直肠断端或肛管断端（不收紧荷包）。

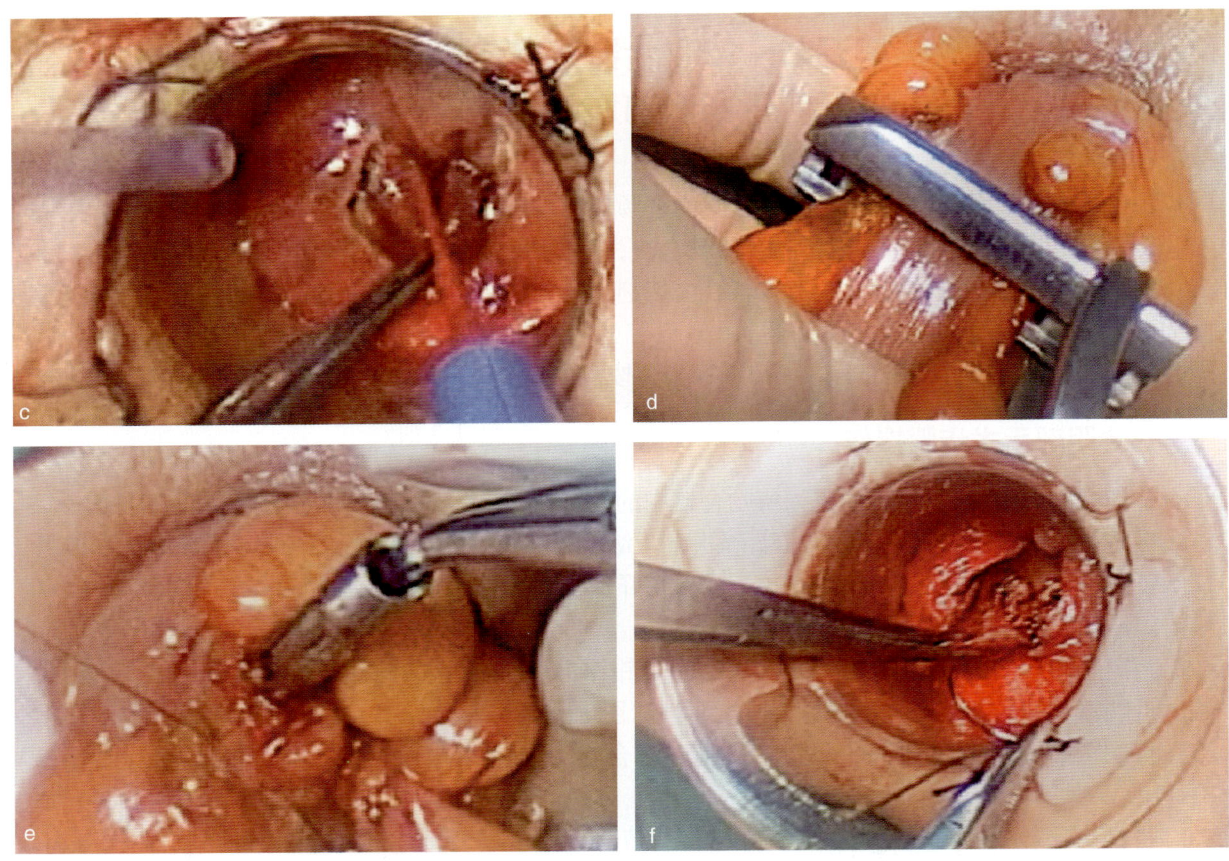

图 81-10（续）

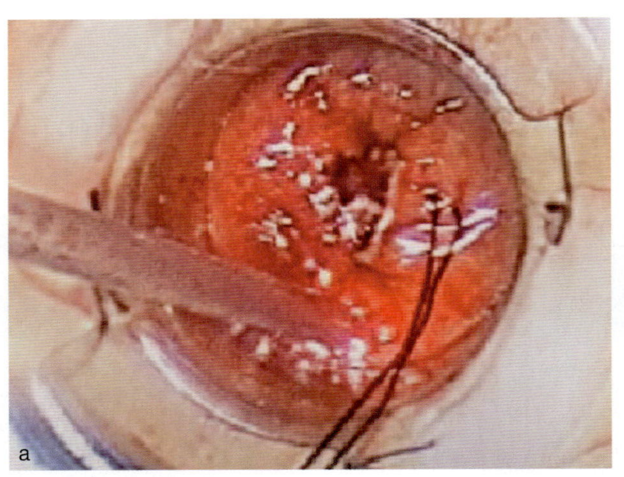

图 81-11　单吻合器双荷包吻合操作步骤

a. 荷包缝合远端直肠断端或肛管断端（不收紧荷包）；b、c. 将抵钉座拉入远端荷包中，收紧荷包并打结；d. 将吻合器砧杆插入抵钉座，收紧吻合器，击发完成结肠直肠或结肠肛管吻合；e. 吻合圈展示。

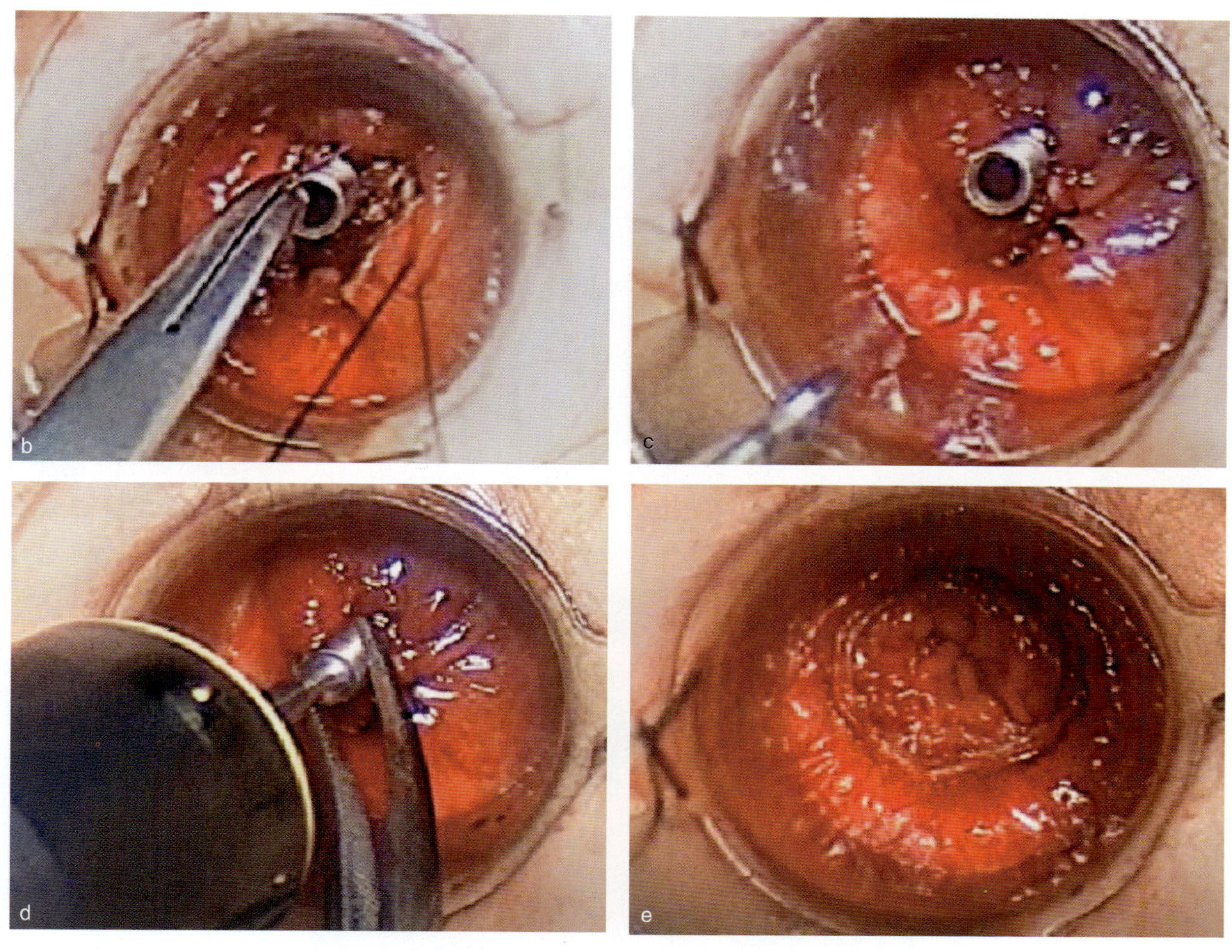

图 81-11(续)

(宋军民　张 炜)

第六节　腹腔镜经括约肌间切除术器械吻合经验

低位直肠癌的经括约肌间切除术(intersphincteric resection,ISR)是通过切除内括约肌的方法来获得远端的安全切缘,分为部分、次全和完全 ISR 三种术式。对于部分或次全 ISR,可以通过器械吻合的方式来完成消化道的重建,主流的吻合方式有两种,一种是经盆腔途径的游离来实现经典的双吻合技术(double stapling technique,DST)吻合,另外一种则是经肛门途径缝合荷包线的方式来实现传统的单吻合器吻合。单吻合器吻合由于游离方式的不同,导致吻合效果也略有差异,技术的关键是如何保证远端“甜甜圈”的完整。笔者的经验是经盆腔途径游离、经肛门的单吻合器吻合,以期减少吻合的并发症。现将其步骤介绍如下。

1. 经盆腔的 DST 吻合

(1)游离直肠到肛提肌水平。

(2)离断 Hiatal 韧带(图 81-12a)、暴露肛提肌裂孔(图 81-12b)。

(3)钝性分离肛门内、外括约肌间隙至肿瘤下缘 2cm 水平。

(4)充分扩肛后用腔内切割闭合器切断、闭合直肠。

(5)取出近端直肠,切除肿瘤,结肠近端置入吻合器抵钉座,经肛门置入吻合器枪身完成吻合(图 81-12c)。

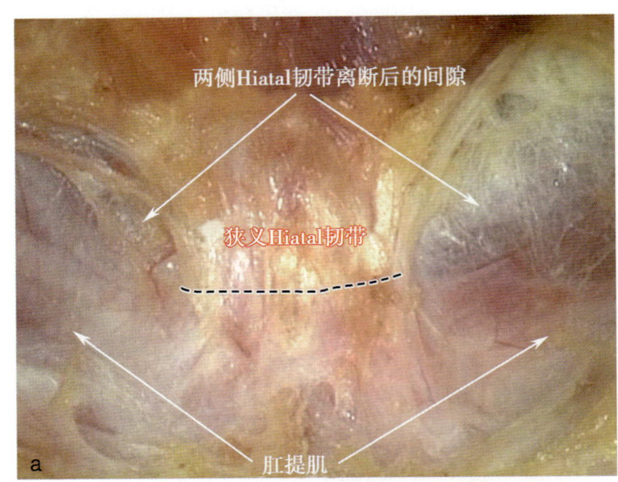

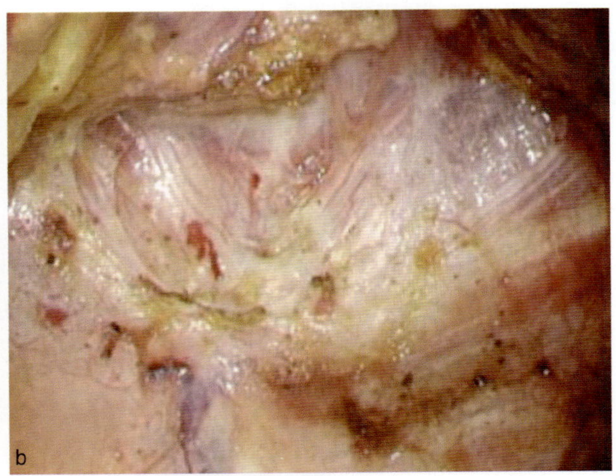

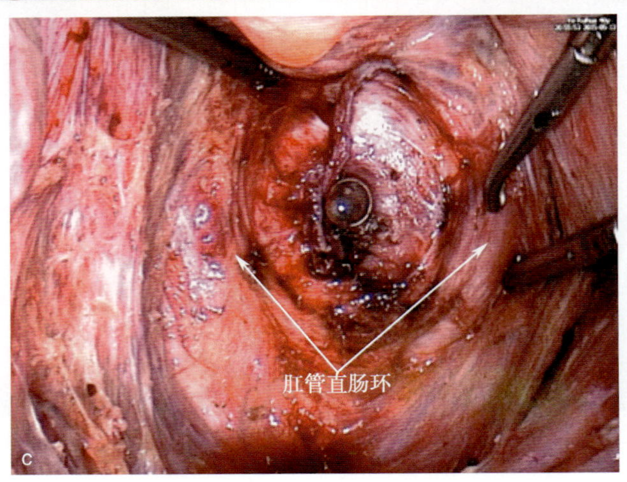

图 81-12　经盆腔的 DST 吻合

a. 先于两侧 Hiatal 韧带薄弱处离断，后离断正中肥厚处；b. 离断 Hiatal 韧带后即可见括约肌间隙，以后正中明显；c. 自肛门置入吻合器枪身前需充分扩肛，通常需要在枪身的引导下继续游离括约肌间隙以防止耻骨直肠肌夹在吻合器内。

2. 经肛的单吻合器吻合　有三种游离方式的差异。

(1)传统的 ISR 游离方式：①游离直肠到肛提肌水平，离断或不离断 hiatal 韧带均可。②腔镜下裁剪直肠系膜。③标记远端切缘，封闭肠腔，全层切开肠壁至肛门内、外括约肌间隙。④向头侧游离肛门内、外括约肌间隙与腹腔游离层面会合。⑤经肛门拖出直肠，切除肿瘤，结肠近端置入吻合器抵钉座头送回盆腔。⑥于远切缘缝合荷包线，经肛门置入吻合器枪身完成吻合。

(2)以 taTME 的方式来完成 ISR 手术，游离后的吻合与第一种方式一样，共性问题是远端切缘未行尾侧的游离。

(3)笔者的经验，首先是与 DST 吻合一样经盆腔途径游离括约肌间隙(图 81-13a)，然后是经肛门途径离断肠管(图 81-13b)，由于括约肌间隙已经游离，所以离断肠管后就可以直接取标本吻合了(图 81-13c)。笔者这种方式与前两种的区别是远端切缘的尾侧是游离的，这在吻合时就会显现出差异。

至于经肛单吻合器吻合的具体吻合过程也有不同的方式，一种是远端荷包线系在枪身的中心杆上，由经盆腔的类似 DST 吻合的方式完成吻合；另一种是将吻合器抵钉座头拉至肛门远切缘处，由经肛的途径完成吻合，后者又分为将荷包线系在抵钉座头上以及连接后系在枪身的中心杆上两种方式。

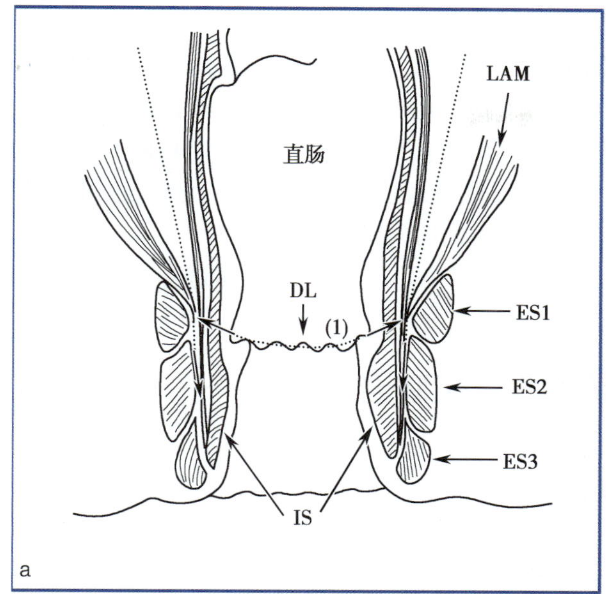

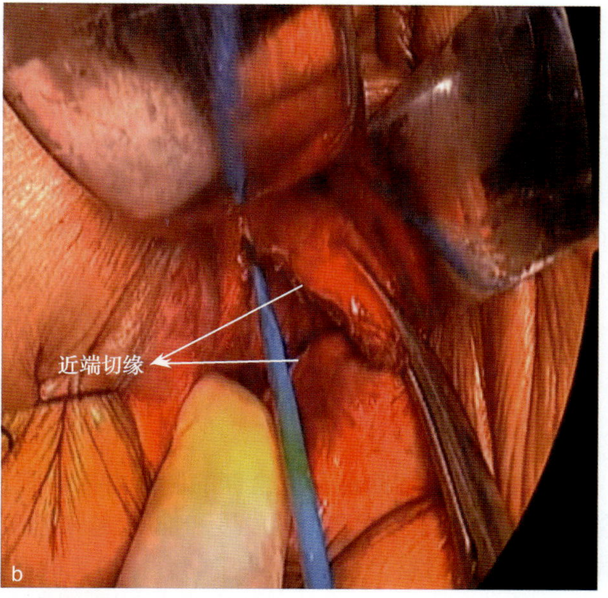

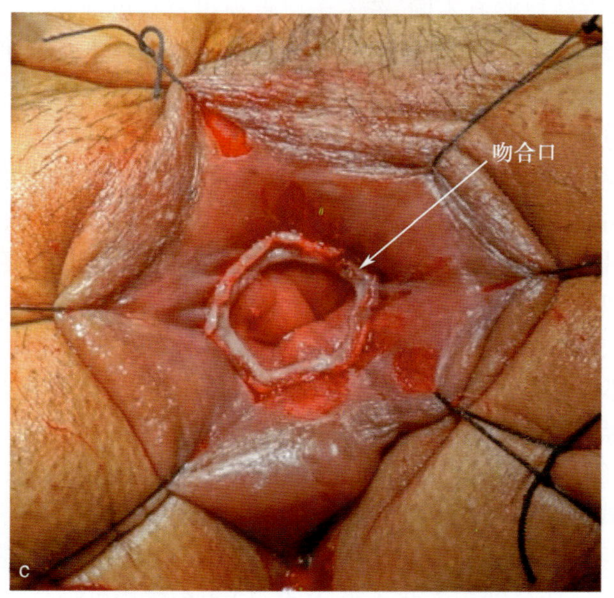

图 81-13　经肛的单吻合器吻合

LAM. 肛提肌；ES. 外括约肌；IS. 内括约肌；DL. 齿状线。

a. 先经盆腔途径游离括约肌间隙，游离越过拟定切除线远端 2cm 距离；b. 由于括约肌间隙已经游离，自肛门离断肠管后直接和盆腔相通；c. 吻合确切没有缺损。

采用经盆腔途径游离后实施的 DST 吻合，切记要先扩肛然后再闭合切断直肠，否则，一方面有可能会把肛缘的皮肤牵拉进切割闭合器，另一方面闭合后扩肛有可能会造成闭合端的破裂，而且 ISR 的闭合远端通常在肛门直肠环附近，也就是扩肛需要松弛的部分，闭合后扩肛很难实施，进而导致吻合器置入困难、吻合失败。另外，由于直肠远断端已缩回肛管直肠环远侧，所以吻合时也需避免耻骨直肠肌嵌入抵钉座头与吻合器之间，造成耻骨直肠肌损伤及吻合口愈合不良。

经肛单吻合器吻合，最关键的问题就是经常会出现吻合后远端“甜甜圈”不完整或缺少足够的肌层组织，尤其是前侧壁 1 点和 11 点附近的位置。主要原因是远端切缘的尾侧并未游离。能够实施吻合器吻合的 ISR 手术远切缘基本上都在齿状线附近，在这个位置切开直肠全层后，受 Hiatal 韧带的牵拉，直肠纵肌都会缩向远端，这种情况下经肛门缝合荷包线就容易遗漏直肠的纵肌层，而过深的缝合一方面不容易收紧荷包线，尤其是 1 点和 11 点附近的位置，因为肛门内、外括约肌的间隙在这个部位是最为紧密的，另一方面可能会导致术后的直肠阴道瘘或直肠尿道瘘。手术中经常会用一个尿管套在吻合器的中心杆上，原因是荷包线收不紧，容易导致抵钉座头或枪身回缩，而采用滑线也往往只是造成表面上系紧了而已。笔者曾尝试取出标本后，再继续向尾侧端游离远切缘，目前看来由于缺乏直肠的牵引和器械的限制（笔者单位没有手术机器人），无论是经肛途径还是经盆腔途径都不确切。不过，需要实施 ISR 手术的低位直肠癌患者或多或少会有直肠脱垂的征象，所以多数情况下即便是远切缘的尾侧并未游离，也可以获得完整的“甜甜圈”，只不过笔者所用的游离方式对于吻合来说更为确切而已。

（从进春　张 宏）

第七节　经括约肌间切除术手工吻合经验

经典 ISR 是切除部分或全部的肛门内括约肌，然后将游离好的结肠拉到肛门行结肠肛管的手工吻合。近年来，由于手术器械的发展和推广，越来越多的 ISR 手术得以通过器械吻合的方式实施，但是其弊端和局限性也日益呈现，所以手工吻合技术又重新回到结直肠外科的视野。ISR 手术由于其操作空间和解剖的特殊性，手工吻合的方法也略有不同，若不予以重视很容易出现吻合口并发症。目前主要的吻合方式分为两种，一种是间断缝合，另一种是连续缝合，现将两种缝合方式介绍如下。

1. 间断缝合

（1）离断直肠后，近端肠管无张力拉出肛门外。

（2）先于近端肠管均匀缝合 8 针（采用 4-0 的一针一线的可吸收线），均由内向外缝合（黏膜层进针，浆膜层出针，勿去针），缘距 > 5mm**（图 81-14a）**。

（3）将近端肠管送回远切缘近端，将此 8 针缝合在远切缘对应的 8 点上**（图 81-14b）**，注意“深进针、远出针”**（图 81-14c）**，且近端切缘压在远端切缘上至少 5mm，注意肠管勿扭转。

（4）缝合的 8 针先系紧 3 点、6 点、9 点、12 点位置缝线，然后在每两针之间均匀加一针，整个吻合共计 16 针，每个象限中的 3 针都缝合完毕后再一起打结**（图 81-14d）**。由于个体化差异，对于肛门狭小者，则共计缝合 12 针，即在 3 点、6 点、9 点、12 点位置每两针之间加 2 针。

2. 连续缝合　连续缝合有两种方式，第一种是用一根针线直接缝合一周，第二种是用 4 根针线、每根缝合一个象限。第一种方式通常采用倒刺线缝合：①将近端肠管无张力拉至远切缘处；②从 9 点位置开始缝合，顺时针方向**（图 81-15a）**，注意远端切缘不要折叠遗漏，也无须特意牵拉肠管，边缝边注意两端的口径差异，随时找补；③缝合完毕分别在 3 点、6 点、9 点、12 点位置用可吸收线各加固一针，加固缝合的线要包纳连续缝合的倒刺线**（图 81-15b）**。第二种方法采用倒刺线或普通可吸收线：①先在 3 点、6 点、9 点、12 点位置各全层缝合一针并系紧；②从 9 点开始向 12 点方向顺时针连续缝合，然后与 12 点缝线系紧；③依次缝合其余象限。

经肛手工吻合的关键问题就是要保证全层和均匀缝合。若直接在远切缘处一针针地依次缝合，对于肠系膜肥厚而肠管管腔狭小的病例，很容易出现遗漏浆肌层的现象，而且也容易出现缝合完大部分肠管后发现剩余两端的口径相差较大的情况。这样一方面吻合不确切容易出现吻合口漏，另一方面反复地加针还容易导致吻合口狭窄，这两者都是吻合最常见的并发症。若是直接在远切缘处也按照 8 个方向原位缝合，虽然能解决均匀的问题，但是对于狭小的肛门，还是容易出现肠管浆肌层遗漏的现象。所以笔者的经验是先在肛门外缝合近端肠管的全层，然后送回肛门内再缝合远端，这样就不会遗漏浆肌层。确切的缝合需在每个象限中的 3 针都缝合完毕后再一起打结，否则后加的一针就是盲缝，不能直视下确定是否缝合到全层，不过多数情况下也可以直接系紧 8 针，因为这种情况下每两针之间的浆肌层缩回去的可能性不大。不要求所有病例都能达到完全均匀，多一针少一针问题不大，保证全层缝合和没有遗漏即可。另外，笔者这种近端压远端的缝合方法类似于改良 Bacon 吻合，采用这种缝合方式只要张力和血供没有问题，通常不需要做保护性造口，吻合口不裂开就不太可能出现吻合口漏。

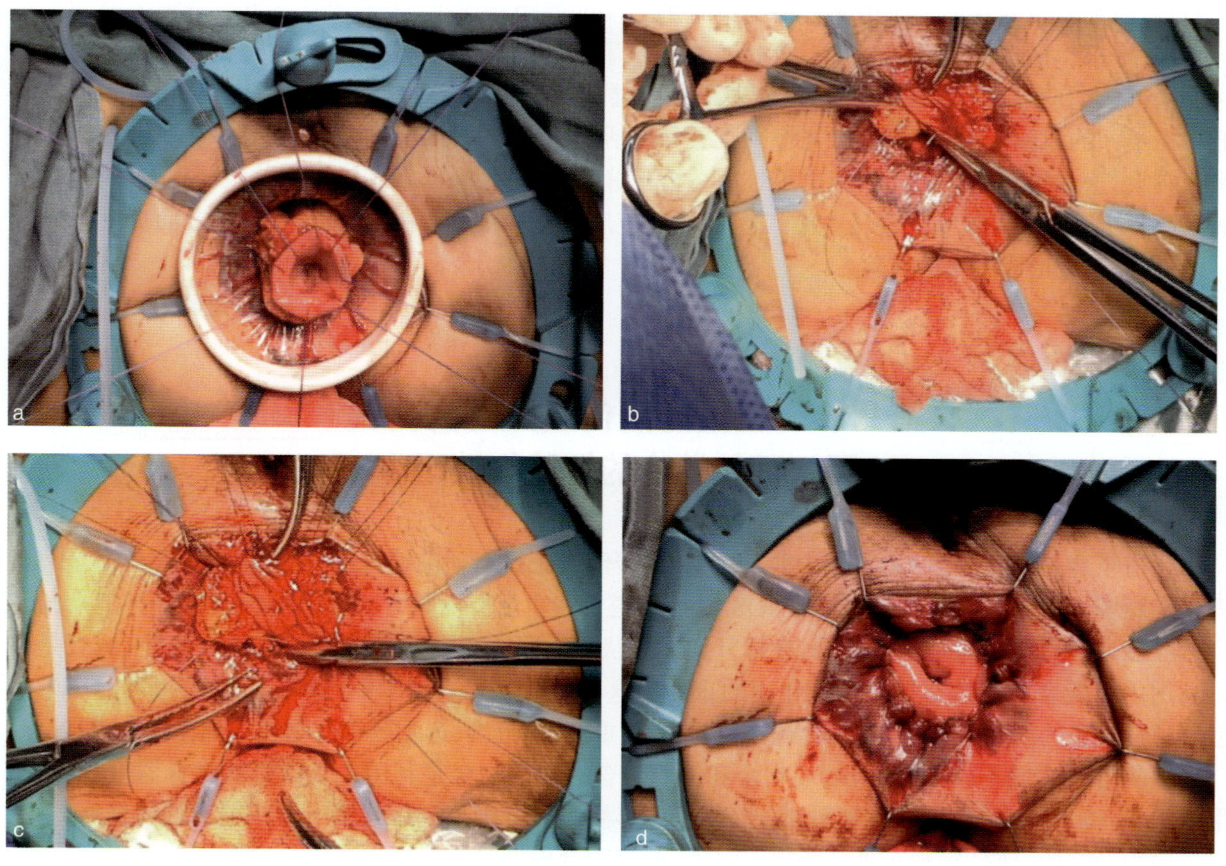

图 81-14　间断缝合

a. 于肛门外近端肠管均匀缝合 8 针；b. 由于缝线均未系紧，故在肛管侧的每针缝合均有足够的间隙；c. 肛管侧“深进针，远出针”；d. 手工的间断吻合，通常无须保护性造口。

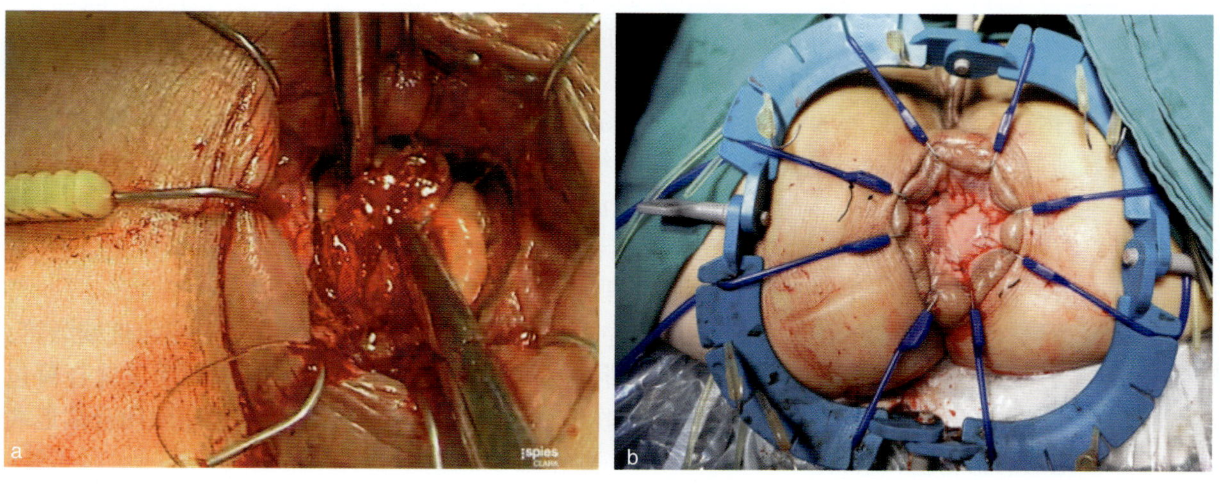

图 81-15　连续缝合

a. 用倒刺线从截石位 9 点位置开始顺时针方向缝合；b. 手工的连续缝合，通常 1 根倒刺线正好缝合一周（中山大学附属第六医院康亮供图）。

至于连续缝合，通常是从 9 点位置开始顺时针缝合，因为前壁是不易缝合的部位（多数人是右利手者，截石位时前壁背对视野），如果缝合快结束时远近端的差距有点大，于术者左下方位置很容易纠正补偿，而且这个部位的解剖也比较松弛。不过这也提示了一个问题，即一根针线的连续缝合容易出现口径不一的情况，尤其在缝合快结束时，还可能遗漏浆肌层，所以，先固定 4 点的连续缝合方法相对来说能够降低口径不一的风险。另外，也可以先将浆肌层和外括约肌固定几针，目的是防止结肠缩回腹腔，不过若是张力较大，这几针能起到多大作用也很难说。至于缝线的选择，采用倒刺线不需要收得很紧，可降低缺血的风险，倒刺线炎性反应也较轻。手工吻合最好应用可吸收线，若用普通的丝线，一方面炎性反应较重，另一方面还有形成肛瘘的风险。

（丛进春　张 宏）

第八节　腹腔内消化道重建闭合式手工荷包缝合的经验与技巧

消化道重建是结直肠癌 NOSES 中非常重要的一环，由于没有辅助切口，消化道重建的部分或全部操作需要在腹腔内进行。目前，结直肠癌 NOSES 消化道重建主要有两种方式：①体外重建，即把近端肠管经自然腔道（直肠或阴道）拖出至体外，在体外完成管状吻合器的抵钉座包埋，然后还纳入腹腔；或者是在体外利用手工缝合的方法直接进行消化道的重建。这种方式主要适用于中、低位直肠癌，也可适用于部分近端肠管较长的高位直肠癌和乙状结肠癌。②体内重建，即近端、远端肠管的吻合全部在体内进行。

根据吻合方式的不同，可分为端端吻合和侧侧吻合。端端吻合是利用一次性管状吻合器进行，主要适用于中、高位直肠癌、乙状结肠癌和部分降结肠癌。侧侧吻合则是利用腔镜下直线型切割吻合器进行，主要适用于降结肠、横结肠和右半结肠癌。另外，端端吻合根据吻合口近端肠管抵钉座放置方式的不同，又可分为抵钉座反穿刺法和荷包缝合法，而后者又有圈套结扎和手工缝合两种方式。笔者认为，不管采用哪种吻合方式，一种好的消化道重建方式必须兼顾几个原则，即既要顺应生理、操作简单、吻合可靠，又要性价比高。

在结直肠癌 NOSES 中，对于需要通过端端吻合的方式进行消化道重建的病例，笔者通常使用手工缝合荷包的方法进行吻合器抵钉座的包埋，该方法的优势是，吻合后近端肠管不会形成“狗耳朵”，重建后的肠道既符合生理状态，又安全可靠，可以进一步降低吻合口漏的发生率；同时，因为不需要使用切割吻合器进行二次闭合，性价比更高。

由于在腹腔内进行肠管抵钉座的包埋，需要开放肠腔，为了尽可能缩短肠腔开放的时间，降低腹腔污染的风险，更好地遵循无菌原则和无瘤原则，笔者对传统开放状态下缝合荷包的手术程序进行改进：即先不开放肠腔，在肠道闭合状态下缝合荷包，荷包缝合完成后再开放肠腔置入吻合器抵钉座。通过 30 余例以该吻合方式完成的结直肠癌 NOSES 的临床实践，笔者认为，只要术者操作熟练，团队配合默契，该种方式简单快捷、吻合可靠，值得进一步推广。现将手术过程和操作技巧详述如下。

1. 手工缝荷包　在近端肠管闭合状态下，助手左、右手分别夹持肠管闭合端两侧，提起近端肠管。术者使用 1-0 带针线，先从肠管系膜侧浆肌层开始，距离闭合端约 0.5cm，环绕肠管一圈手工缝合荷包（图 81-16a）。为便于缝合及避免之后裁剪肠脂垂时误伤缝线，建议在开始缝合荷包前先剔除闭合端近端 1.2~1.5cm 肠段范围的肠脂垂和系膜。

2. 切除闭合端　于肠管闭合端近端 10~15cm 处施以哈巴狗钳头，轻轻钳夹阻断肠腔，防止近端肠腔内容物下行（图 81-16b）；然后，经戳卡孔放入无菌标本袋置于盆腔备用；再放入一条碘附纱布，环绕肠管闭合端一周，用于隔离保护，以防肠腔开放时内容物外溢污染腹腔（图 81-16c）。在充分保护状态下，沿荷包缝合线外缘 0.3~0.5cm 环形切开肠壁，移除闭合端，放入标本袋中，经戳卡取出。

3. 置入抵钉座　助手双手持钳分别夹持肠管断端和术者左手一起牵拉肠管，呈三角形开口（图 81-16d），术者右手钳夹吻合器抵钉座顺势置入肠腔，随即收拢缝线，打结。妥善荷包包埋后，以碘附纱条消毒断端，用稀释碘附溶液和温蒸馏水先后彻底冲洗腹腔。

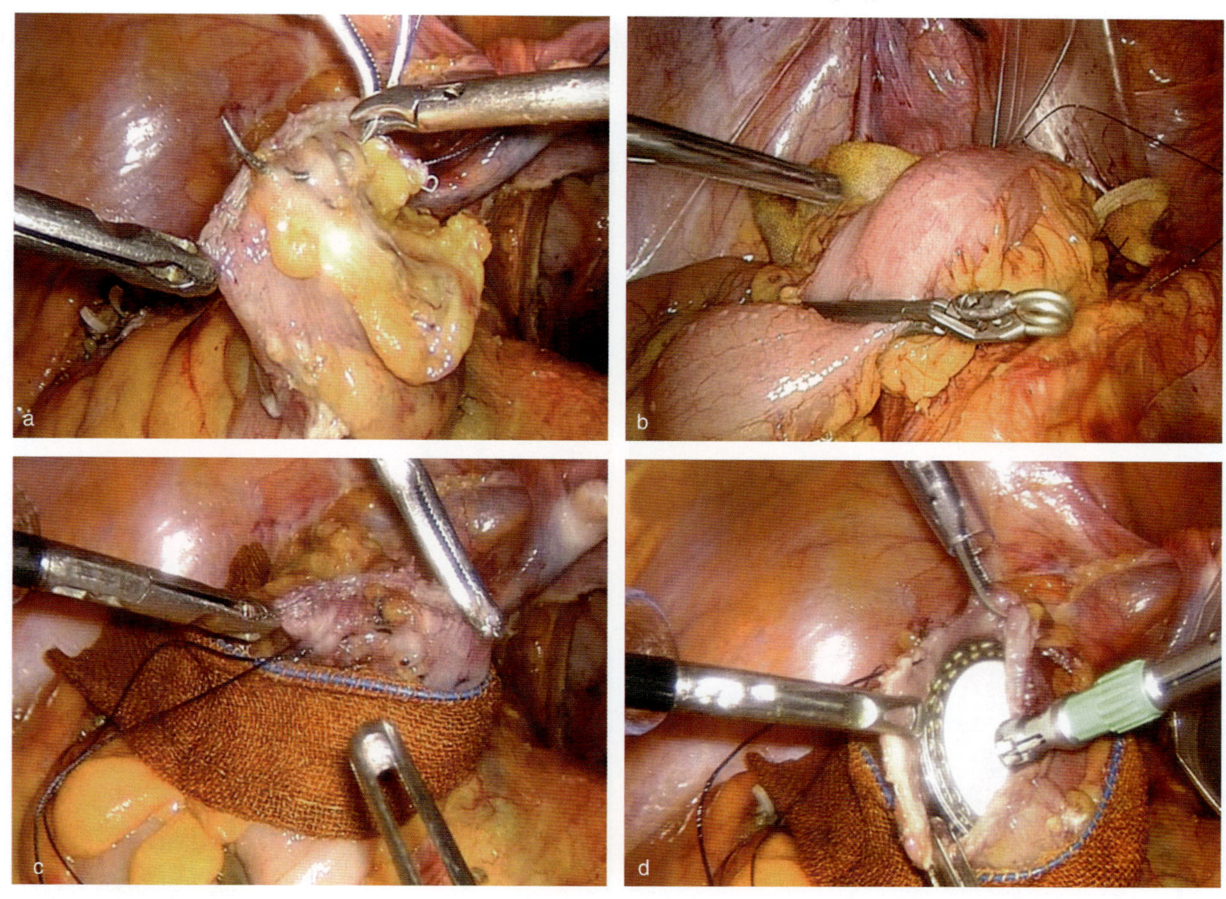

图 81-16　手工荷包操作技巧

a. 闭合状态下缝合荷包；b. 哈巴狗钳头阻断肠腔；c. 碘附纱条隔离保护；d. 三角牵拉置入抵钉座。

腹腔内开放肠腔进行操作时，最大的担心是肠腔内容物外溢污染腹腔。但笔者观察到，在 CO_2 气腹压的作用下，肠腔即便开放，一般也不会有肠内容物溢出。除非术前肠道准备欠佳，肠内容物较多，导致肠腔压力过高；或者因体位摆设不当，肠腔内容物因重力的下行作用超过气腹压的阻止作用。

为了应对可能存在的肠道内容物外溢的风险，在打开肠腔前，先在近端肠管施以哈巴狗钳头夹闭肠腔，阻断上游肠内容物下行；同时，在肠管游离端围以碘附纱条，起隔离和保护作用；其次，笔者采取闭合状态下缝荷包的方式，在荷包缝合完成后，再开放肠腔，这样可以缩短肠腔开放的时间，减少器械与肠腔接触的机会，有效降低腹腔污染的风险。因此，只要术前进行充分的肠道准备，术中注意操作技巧和配合，并巧妙使用哈巴狗钳、碘附纱条隔离保护，配合腹腔的彻底冲洗，可以最大限度地降低腹腔污染的风险。

（郑阳春）

第九节　拖出式 NOSES 消化道重建技巧及经验分享

笔者根据多年经验，针对直肠切除拖出式 NOSES 采用以下方式保证无菌及无瘤操作：当肿瘤游离步骤完成后，用切割闭合器（Endo-GIA）离断肿瘤下缘。助手予以扩肛后，经肛门用稀碘附溶液冲洗直肠残端。经主操作孔置入保护膜，切开直肠残端，经肛门置入卵圆钳（图 81-17a），将保护套经残端拖至肛门外（图 81-17b），经肛门自保护套内置入吻合器抵钉座（抵钉座前端置入丝线，打结，预留 2cm 线尾）（图 81-17c）。经主操作孔置入碘附纱布，于肿瘤上缘近端 10cm 处切开肠壁，碘附纱布消毒肠腔，将抵钉座完全置入肠道内，用分离钳牵引线尾（图 81-17d），用切割闭合器离断肿瘤上缘，预留约 0.5cm 肠壁缺口（图 81-17e），将抵钉座自缺口处拖出（图 81-17f）。经肛门于保护套内再次置入卵圆钳，夹住标本下缘，助手于腹腔内外翻保护套，经肛门将标本拖出体外，同时将保护套拖出体外；用切割闭合器夹闭直肠残端，经肛门置入吻合器，行结肠直肠端端吻合。

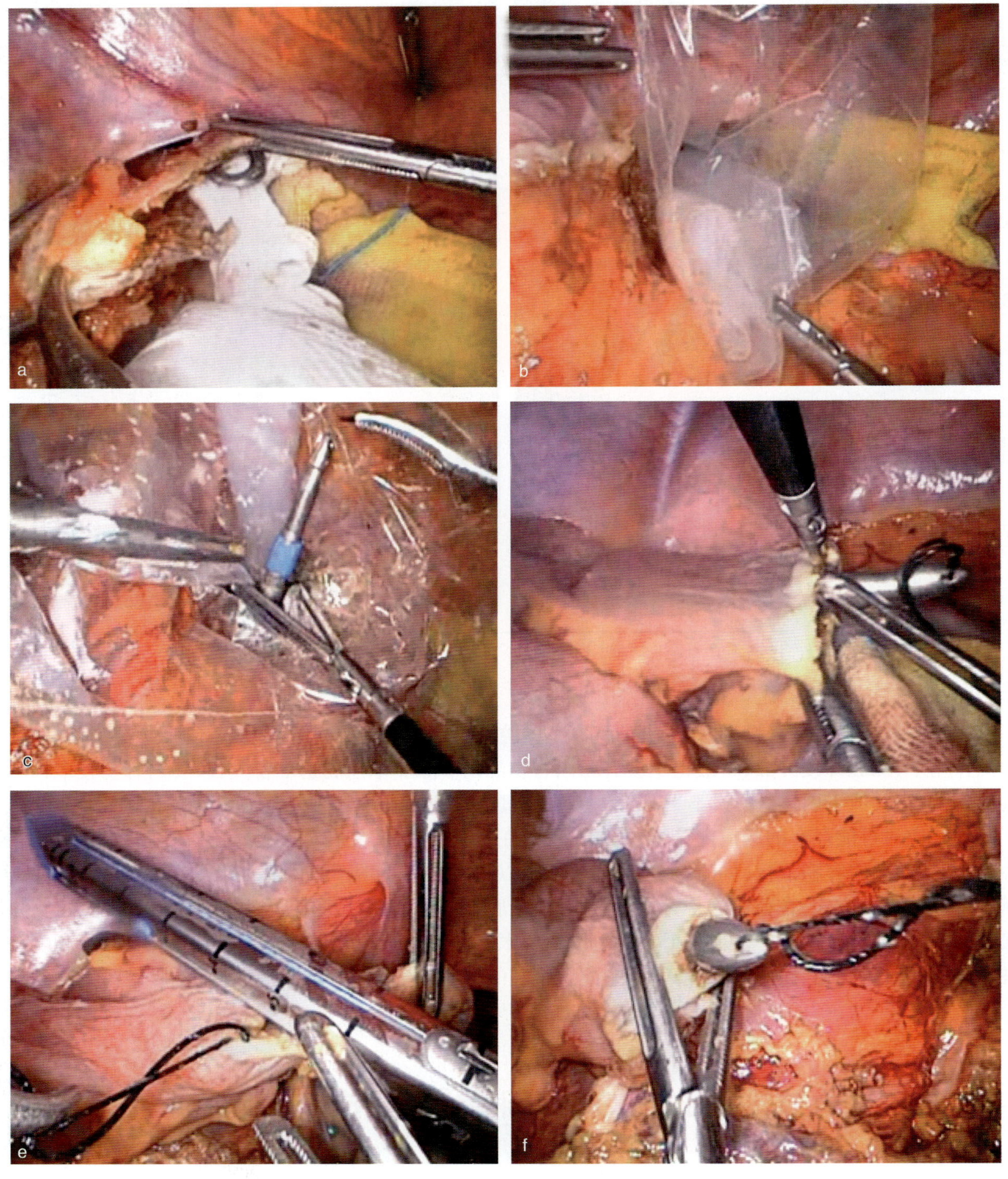

图 81-17　抵钉座的置入与取出

a. 经肛门置入卵圆钳；b. 将腹腔内保护套自直肠残端拖出肛门；c. 经肛门置入吻合器抵钉座；d. 肿瘤上缘约 10cm 切开肠壁，置入抵钉座；e. 离断直肠，预留破口；f. 自预留破口拖出抵钉座。

（鲍传庆　许炳华）

第十节 改良抵钉座体外置入法在 NOSES Ⅰ式 A、B 法中的应用

经肛门外翻切除标本的腹部无辅助切口低位直肠癌根治术是一种常见的 NOSES 术式，根据抵钉座置入方式的不同，分为 A 法和 B 法。由于采用经肛门置入抵钉座，尽管有一定优势，但不可否认亦存在一定局限性。经过不断总结探索，笔者采用改良抵钉座体外置入法，具有更佳疗效。

具体操作方法如下：腹腔操作部分遵循 TME 的原则进行；充分游离近端乙状结肠系膜，确保乙状结肠残端有足够长度拉出体外进行抵钉座置入；用直线切割闭合器在肿瘤近端预切割线处切断乙状结肠（图 81-18a）；经肛门置入卵圆钳夹取直肠断端将直肠外翻于体外（图 81-18b）；更换手套进行会阴部操作，先用碘附冲洗直肠（图 81-18c），并在肿瘤下缘 1cm 用荷包钳夹闭切断直肠；用卵圆钳将乙状结肠远端经肛门拉出体外，置入抵钉座后收紧荷包（图 81-18d）；将乙状结肠近端送回腹腔（图 81-18e）；荷包缝合直肠残端后进行吻合（图 81-18f）。

该操作方法的优点如下：①避免腹腔内切开肠管置入抵钉座过程中造成腹腔感染的可能；②避免保护套和抵钉座置入过程中接触肿瘤组织，造成肿瘤细胞经肠腔播散种植的可能；③消除吻合线重叠形成的危险三角，降低吻合口漏的发生率；④减少切割闭合器的使用，降低了患者的住院费用。

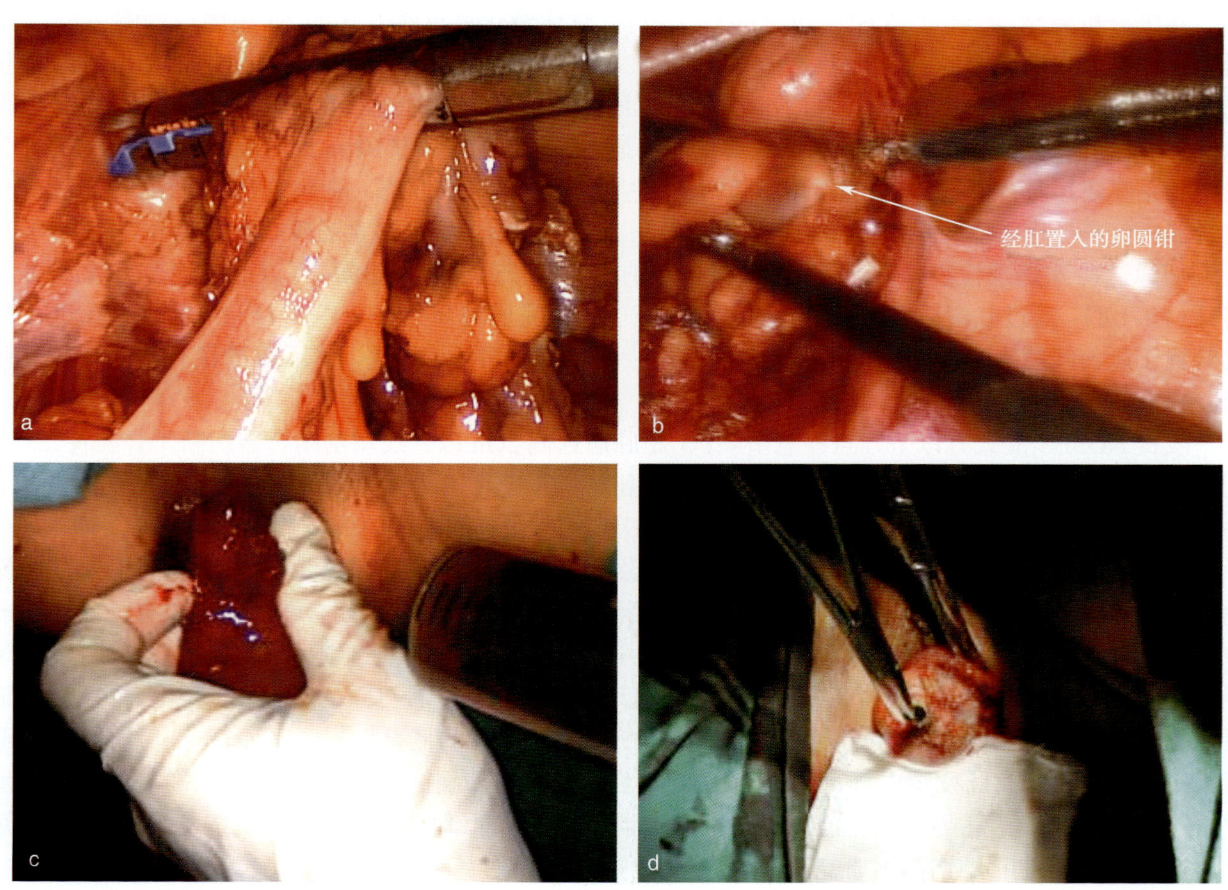

图 81-18 改良抵钉座体外置入法操作步骤

a. 肿瘤上方预切断处离断肠管；b. 将直肠外翻于体外；c. 更换手套，碘附冲洗直肠；d. 将抵钉座置入乙状结肠近端，荷包缝合；e. 将乙状结肠远端送回腹腔；f. 行直肠乙状结肠端端吻合。

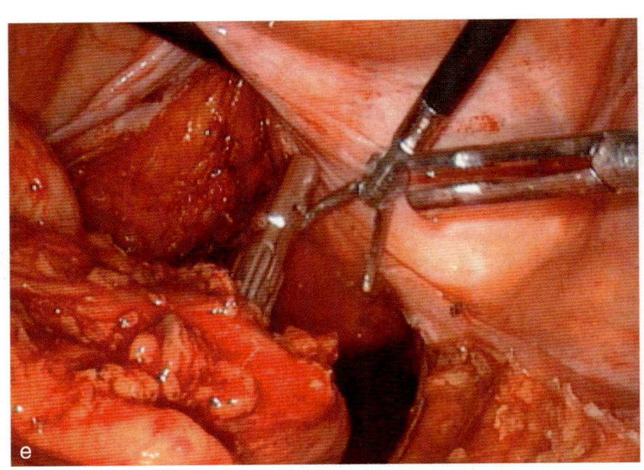

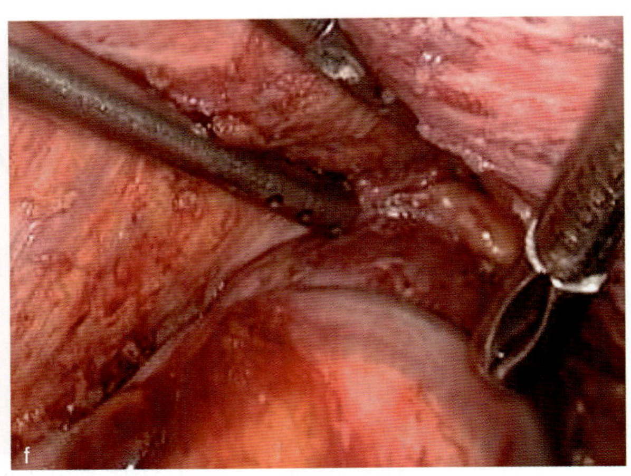

图 81-18（续）

（胡军红）

第十一节　改良 NOSES Ⅱ式消化道重建经验分享

基于分析总结，笔者对 NOSES Ⅱ式进行了改良，具体消化道重建方式如下：距肿瘤远侧 2cm 以直线切割闭合器切断闭合肠管（图 81-19a）。充分扩肛后在腹腔镜引导下用卵圆钳或组织钳夹抓住远端直肠残端中部，将游离的远端直肠经肛门小心外翻拖出（图 81-19b），碘附消毒直肠黏膜，体外敞开肠管后置入保护套，用卵圆钳将近端结直肠经保护套从肛门拖出，距肿瘤近端约 10cm 处离断肠管（图 81-19c），乙状结肠系膜较短时，可通过充分游离结肠脾曲，让左半结肠处于游离状态。荷包缝合近端结肠残端，置入吻合器抵钉座后送入盆腔（图 81-19d）。远端直肠用直线切割闭合器紧贴直肠残端切割闭合（图 81-19e），残端切缘送冷冻病理检查，确定无肿瘤残留后还纳盆腔。若远端直肠过短，可以荷包缝合后置入吻合器（图 81-19f）。通过肛门插入圆形吻合器于腹腔镜引导下完成吻合（图 81-19g），自左下腹戳卡孔送入引流管置于骶前间隙吻合口处，吻合过程顺利，术后检查吻合口切环均完整。术后腹壁仅有几处戳卡瘢痕（图 81-19h）。

改良 NOSES Ⅱ式有以下几点注意事项：①距肿瘤远侧 2cm 以直线切割闭合器切断闭合肠管，然后把远端直肠外翻至肛门，于体外敞开肠管，可有效地避免肠内容物溢入盆腔，减少腹腔污染风险。②体外一次完成闭合远端直肠或荷包缝合，避免腹腔内多次切割直肠远端造成的成角，消除“猫耳朵”，使“无成角吻合技术”简化，可减少吻合口漏风险。③下切缘可在直视下完成，确保切缘无肿瘤，提高了低位直肠癌前切除的成功率。若术中快速病理检查示切缘癌细胞残留，可通过切割闭合器切除远端直肠残端 2cm 以保证手术根治性，即可最大限度地保留远端直肠，避免过度治疗。④经过细致的扩肛，可使肛门直肠直径达到 6cm 左右，从肛门送入一保护套，先在保护套内夹住标本一端肠管取出标本，再拉出保护套，保证无瘤化操作，避免了肿瘤细胞局部种植的可能。⑤充分游离远端直肠至肛提肌平面，扩肛后用卵圆钳或者组织钳抓住远端直肠残端中部，在腹腔镜引导下经肛门小心外翻拖出，这样可避免撕裂宝贵的直肠远端，操作相对简单，能完成腹腔镜 TME 者经简单培训即能完成，既保证了传统腹腔镜技术的优点，又避免了腹部切口带来的并发症，术后康复快，达到更加微创与美容效果。

笔者认为，该术式适用于瘤体直径不大于 5cm、肿瘤下缘距齿状线至少 5cm 者；对于肠系膜短者可充分松解脾曲，让左半结肠处于游离状态；对于肿瘤巨大、肠系膜肥厚者，经肛门外翻拖出存在一定的技术难度和风险。笔者从 2011 年 1 月起开展了改良 NOSES Ⅱ式腹腔镜直肠癌根治术共 56 例，其中患者男性 21 例，女性 35 例；年龄 33~76（57.8 ± 15.6）岁，肿瘤大小 1.3~5cm，肿瘤下缘距肛缘 5~10cm。所有患者均经腹腔镜顺利完成，无中转开腹。所有患者远端切缘均未发现癌细胞，2 例患者出现吻合口漏，经保守

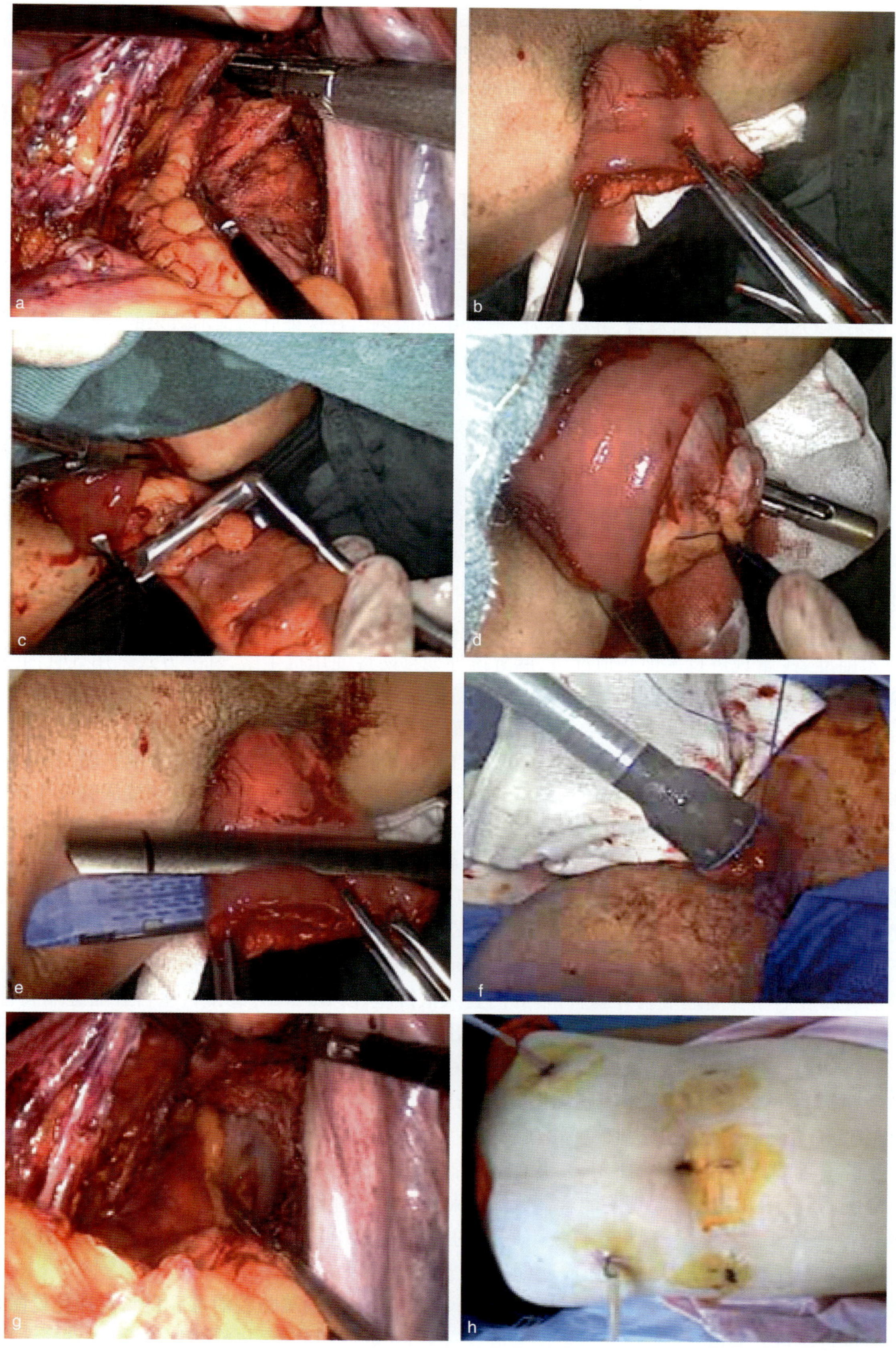

图 81-19　改良 NOSES Ⅱ式手术过程

a. 切断闭合肠管；b. 经肛门将直肠外翻；c. 经肛门拖出标本并于体外切除；d. 荷包缝合近端结肠残端并置入抵钉座；e. 闭合直肠残端；f. 若远端直肠过短，可以荷包缝合后置入吻合器；g. 腹腔镜引导下体内完成吻合；h. 术后腹壁情况。

治疗后痊愈，1 例患者术后吻合口出血，经输血、应用止血药物等保守治疗后缓解，余患者术后恢复顺利。笔者的初步实践结果显示，改良 NOSES Ⅱ式符合肿瘤根治原则和无菌原则，并可实现更高程度微创化和美容效果。该术式顺应了微创发展趋势，随着更深入的临床实践，其手术适应证有望进一步扩大。

（秦长江）

第十二节 抵钉座反穿刺技术在结直肠 NOSES 消化道重建中的应用

近年来，NOSES 走上外科舞台，并被称为“微创中的微创”，在保证肿瘤根治效果的同时，极大减轻了患者的手术痛苦，改善了患者的就医体验。NOSES 消化道重建一个关键的技术难点就是如何将吻合器抵钉座置入近端肠管并固定。笔者所在中心自 2016 年 1 月至 2018 年 6 月行采用反穿刺技术固定吻合器抵钉座的手术 61 例，取得了良好的近期疗效，现总结报告如下。

一、资料与方法

1. 一般资料 2016 年 1 月至 2018 年 6 月期间，山东大学齐鲁医院普外科共完成 61 例腹部无切口腹腔镜结直肠癌根治术，采用反穿刺技术自肛门置入抵钉座，所有手术均由本中心胃肠外科手术团队完成，所有患者术前均经病理证实为腺癌。肿瘤过大、肥胖及局部晚期的肿瘤患者不适合该手术。

2. 手术方法

（1）术前准备：常规进行术前肠道准备，麻醉诱导期预防性使用抗生素，麻醉方式采用气管内插管全身麻醉，保证术中良好肌肉松弛状态，常规留置导尿管，必要时放置胃管。患者取截石位，左腿抬高，右腿略低平，建立气腹，按照常规腹腔镜结直肠手术进行戳卡放置。

（2）手术步骤：自骶骨岬水平切开结肠系膜，在 Toldt 间隙内辨认腹主动脉，向头侧扩展，找到肠系膜下动脉根部，沿着肠系膜下动脉根部向远端裸化血管，清扫淋巴结，保护深面的左侧输尿管及生殖血管，手术严格按照肿瘤根治术的原则进行。确定近、远端肠管切断位置，裸化肠管，切开远端肠管，消毒后自肛门置入抵钉座，从远端肠管取出。切开近端肠管，将抵钉座置入近端肠腔，以反穿刺技术将抵钉座针头穿出，闭合器紧贴抵钉座针头闭合，自远端肠管切口处取出标本，闭合器闭合远端肠管，自肛门置入吻合器，腹腔镜监视下完成吻合，放置腹腔引流管。

（3）乙状结肠癌及高位直肠癌采用拖出法取出标本后吻合：①充分游离裸化肿瘤近、远端肠管，自肛门充分消毒肠腔后于肿瘤远端切开肠管，自肛门置入抵钉座（图 81-20a）；②抵钉座自肿瘤近端肠管裸化区反穿刺肠管（图 81-20b）；③切割闭合器紧贴穿刺出的抵钉座切断肠管（图 81-20c）；④自远端肠腔取出标本（图 81-20d）；⑤切割闭合器关闭残端（图 81-20e）；⑥自肛门置入吻合器（图 81-20f）；⑦完成近、远端肠管吻合（图 81-20g）；⑧放置盆腔引流管（图 81-20h）。

（4）中低位直肠癌采用翻出法取出标本后吻合：①充分游离裸化肿瘤近、远端肠管，自肛门充分消毒肠腔后于肿瘤近端切开肠管（图 81-21a）；②自肛门置入抵钉座（图 81-21b）；③抵钉座自肿瘤近端肠管裸化区反穿刺肠管（图 81-21c）；④切割闭合器紧贴穿刺出的抵钉座切断近端肠管（图 81-21d）；⑤自肛门置入卵圆钳将肠管外翻（图 81-21e）；⑥直视下判断切线（图 81-21f）；⑦切割闭合器切断肠管（图 81-21g）；⑧自肛门置入吻合器（图 81-21h）；⑨完成近、远端肠管吻合（图 81-21i）。

3. 技术要点总结 ①原则：先离断肠管、血管，后取标本；②远端肠腔消毒后自肠管裸化处敞开，置入吻合器抵钉座进入腹腔；③抵钉座自近端肠腔反穿刺，完成后闭合器闭合肠腔；④近、远端完全离断的标本自肛门取出；⑤取出过程中，用保护套充分隔绝标本。

4. 随访 采用胃肠外科门诊、电话及信件随访相结合的形式对患者或家属进行随访，随访起点为手术日期，随访截止时间为 2018 年 8 月 31 日，记录患者的术后并发症、生存状态及肿瘤复发转移情况。

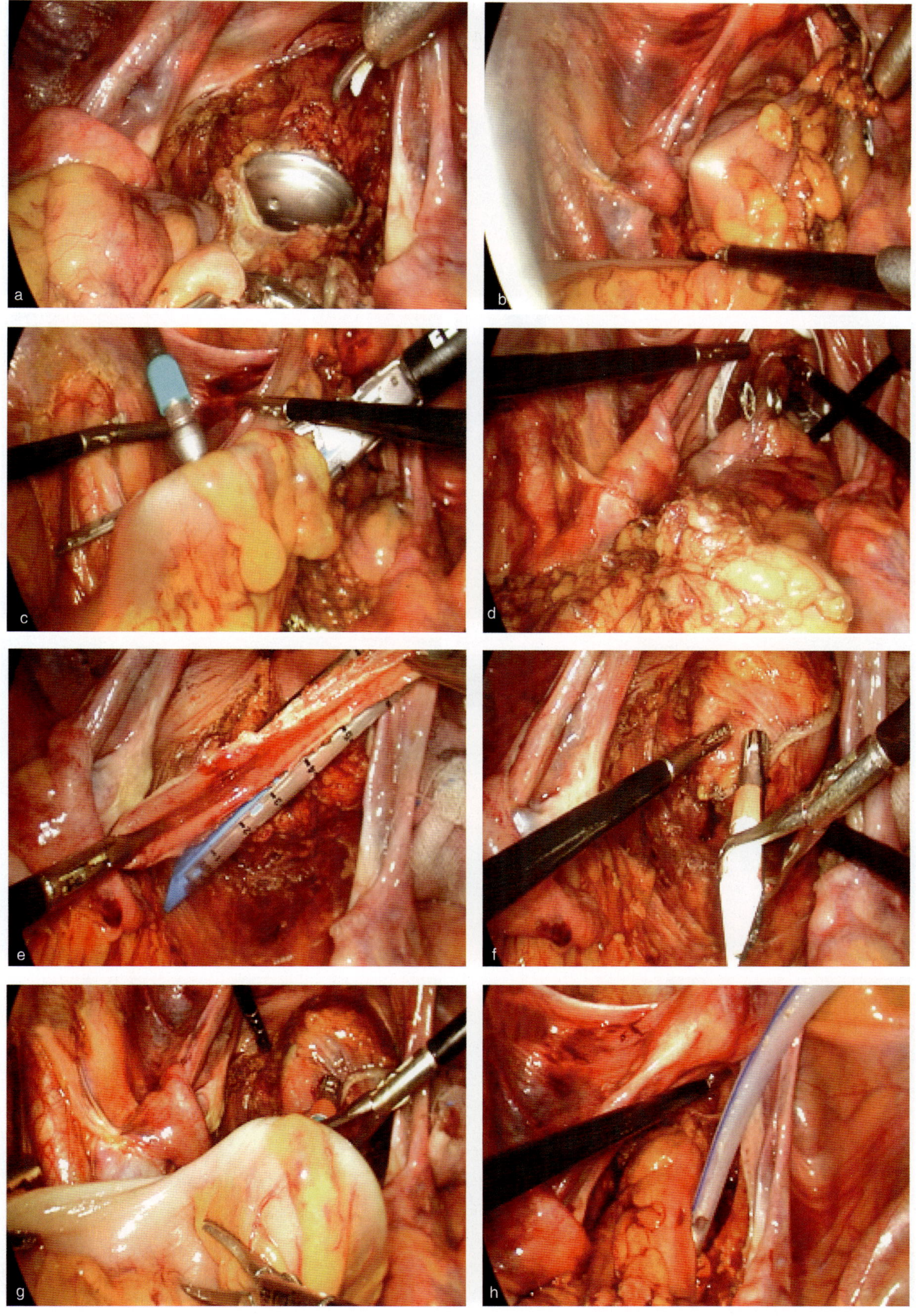

图 81-20　拖出法取出标本后吻合手术步骤

a. 置入抵钉座；b. 近端肠管反穿刺；c. 切断近端肠管；d. 拖出法取出标本；e. 关闭残端；f. 自肛门置入吻合器；g. 完成吻合；h. 放置盆腔引流。

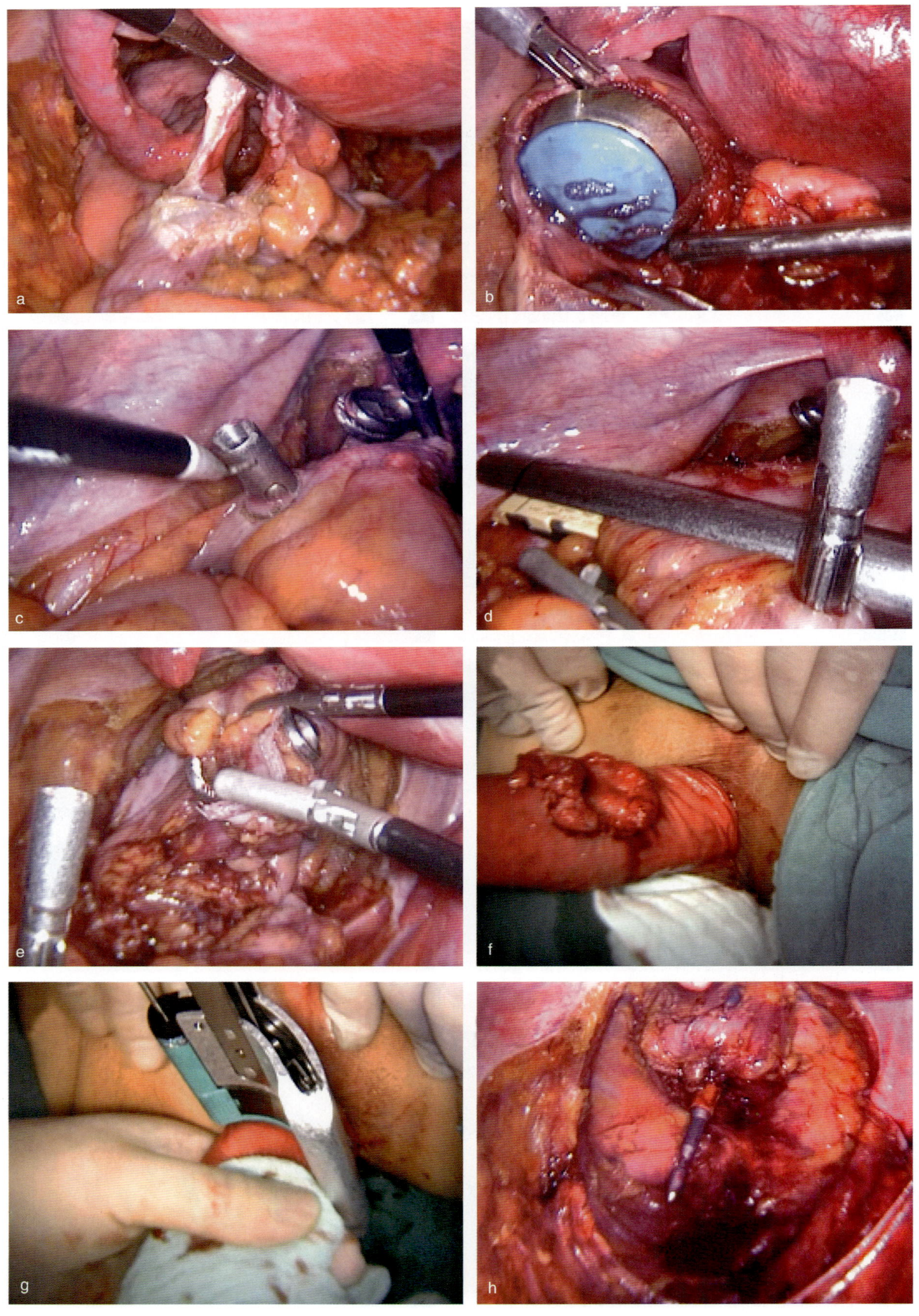

图 81-21　翻出法取出标本后吻合手术步骤

a. 切开近端肠管；b. 置入抵钉座；c. 完成抵钉座反穿刺；d. 切断近端肠管；e. 肠管翻出；f. 直视下判断切线；g. 切断肠管；h. 置入吻合器；i. 完成吻合。

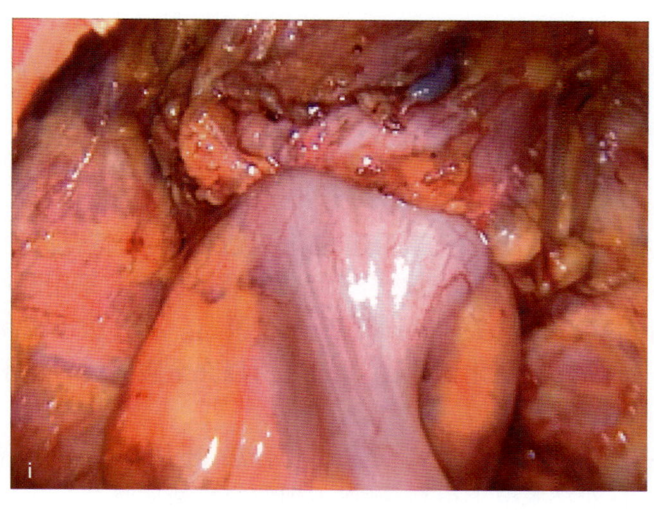

图 81-21（续）

二、结果

所有患者的手术均成功实施，术中没有出现中转开腹及其他紧急情况。术后随访结果显示，截至2018 年 12 月底，患者中位随访时间为 13.9 个月，随访期间无迟发型吻合口漏、肠梗阻及严重心肺并发症等情况。细菌学检查方面，没有腹腔感染、盆腔脓肿等感染性并发症；功能学方面，所有患者没有明显的排尿功能、性功能障碍，无明显排便障碍等；肿瘤学治疗方面，1 例患者术后 18 个月出现肝转移，61 例患者均未出现与肿瘤相关死亡。

三、讨论

无瘤是 NOSES 的核心问题。早期结直肠肿瘤标本的取出多采取拖出法或翻出法进行体外切除，但这两种方法无一例外都涉及挤压肿瘤的问题。在没有离断肿瘤部分肠管血供的前提下，是否会挤压肿瘤细胞回流入血？事实上，辅助切口的体外切断肠管并置入抵钉座也存在这个问题。近端抵钉座反穿刺技术完美地解决了上述问题，在取标本前就已经离断肠管及血供，完全避免了肿瘤细胞挤压回流入近端肠管的问题，在取出标本前，肿瘤已经完全进入保护套中，因为有保护套的严密保护，标本在取出过程中即便受到一定挤压也不需要担心。同时，还避免了拖出法中拖出近端肠管及系膜时对系膜血管牵拉导致血管受损引起肠管血供障碍的问题。

无菌是 NOSES 另一核心问题。采用反穿刺技术在取标本前，对远端肠管进行充分消毒后再完全切断远端肠管，抵钉座固定于近端肠管后闭合器紧贴穿刺口切断肠管关闭肠腔，降低了腹腔感染的概率。Ngu 对 NOSES 中腹腔冲洗液进行细菌学培养，发现仅 20% 为阳性，但所有患者均未出现细菌感染相关的并发症。国内彭建对 30 例结直肠 NOSES 腹腔冲洗液进行细菌培养，阳性率为 33%，全部患者均无腹、盆腔相关的细菌感染症状。

综上所述，反穿刺技术作为抵钉座近端肠管置入的一种新方法，能够在 NOSES 中较好地保证无菌无瘤原则，是一种值得推广的技术，也会越来越受到外科医师和结直肠肿瘤患者的青睐。

（何庆泗　曲　辉）

第十三节 经自然腔道重建的双圆形吻合器 NOSES 全腹腔镜胃切除术

采用圆形吻合器完成 Roux-en-Y 法消化道重建有诸多优点：第一，符合消化道的天然生理状态，吻合口接近自然，较为规整；第二，采用圆形吻合器吻合术后不易狭窄；第三，采用圆形吻合器吻合后再使用直线切割闭合器来关闭残端，不需要缝合关闭共同开口，简便易行。在开腹手术和腹腔镜辅助的胃切除时代，圆形吻合器吻合法是一种常用的消化道重建方法，之所以在全腹腔镜胃手术时代未能得到应用是因为还没有找到一种适合的新方法。

现行常用的 Roux-en-Y 法消化道重建不论是"π"吻合法，还是 overlap 法，都使用直线切割吻合器，就食道(残胃)空肠吻合而言，对技术要求很高，操作不到位容易造成吻合口狭窄，需再次手术；同时需要手工缝合关闭部分吻合口，操作困难，或使用达芬奇机器人，价格昂贵，不易推广；而且当患者肥胖、肿瘤位置较高和患者肋脊角小的情况下，此法操作更为困难。另外，在全腔镜下完成空肠空肠吻合也较为困难，所以目前都采用在脐旁做辅助切口开腹完成，这使手术的微创性大打折扣，或在腹腔镜下手工缝合，操作困难，或在达芬奇机器人下完成，费用高昂，不易推广。

OrViL™ 法是近年来出现的一种圆形吻合器吻合法，它经口置入吻合器钉砧，用它来完成食道(残胃)空肠吻合，能够实现"吻得高，免荷包"，在患者肥胖、肿瘤位置较高和患者肋脊角小的情况下也能较顺利完成。当前，NOSES 已经在国内较为广泛开展，是指用腹腔镜完成腹腔内操作后，利用人体自然腔道(口、阴道、直肠)取出标本，避免为取标本专门做切口，不仅可以进一步减轻创伤，还具有更加美观、使患者康复更快速等多项优点，被誉为"微创中的微创"，目前在结直肠癌手术中已经普遍开展。受此启发，笔者将圆形吻合器从体外由阴道后穹隆置入腹腔内，采用 OrViL™ 法完成食道(残胃)空肠吻合，再采用小号圆形吻合器(直径 21mm)同样从体外由阴道后穹隆置入腹腔内完成空肠空肠吻合，使这两个吻合操作变得既可靠又简便。最后，联合 NOSES 技术将标本从阴道取出，既能获得圆形吻合器吻合的诸多优点，又能实现腹部无切口，是全腹腔镜胃手术的一个新的尝试。

具体操作步骤：①经鼻行气管插管。麻醉时采用经鼻气管插管方式进行。②手术体位为截石位。③腹腔镜下常规五孔法完成胃的游离及淋巴结清扫，病变远、近两端用直线切割闭合器切断，此步骤与常规方法相同。④ Roux-en-Y 法消化道重建，采用两个圆形吻合器(其中一个为 OrViL™ 套件，直径为 25mm，另一个为直径 21mm 的圆形吻合器)，从体外经阴道后穹隆进入腹腔完成食管空肠吻合和空肠空肠吻合。标本经阴道后穹隆取出体外。此步骤的详细过程见图 81-22~ 图 81-39。

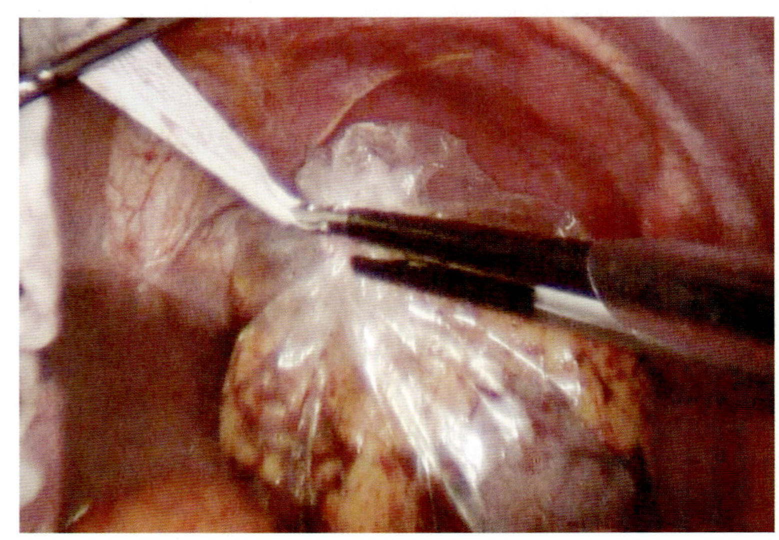

图 81-22 完成胃的离断及淋巴结清扫后将标本装入标本袋并扎口密闭

图 81-23　将 OrViL™ 的吻合器钉砧由口腔置入从食管残端拉出

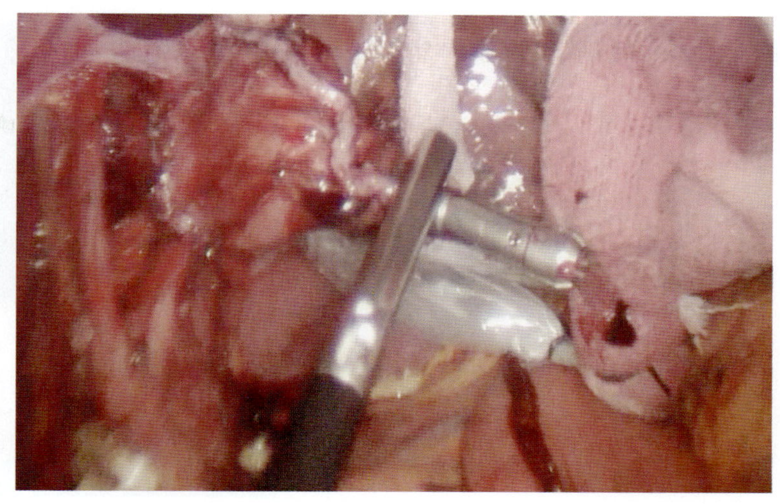

图 81-24　超声刀切开阴道后穹隆

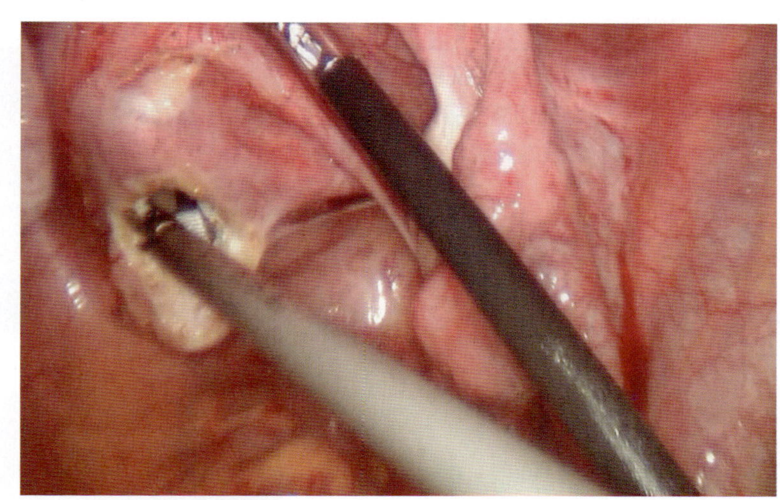

图 81-25　自阴道后穹隆将标本袋完整取出体外

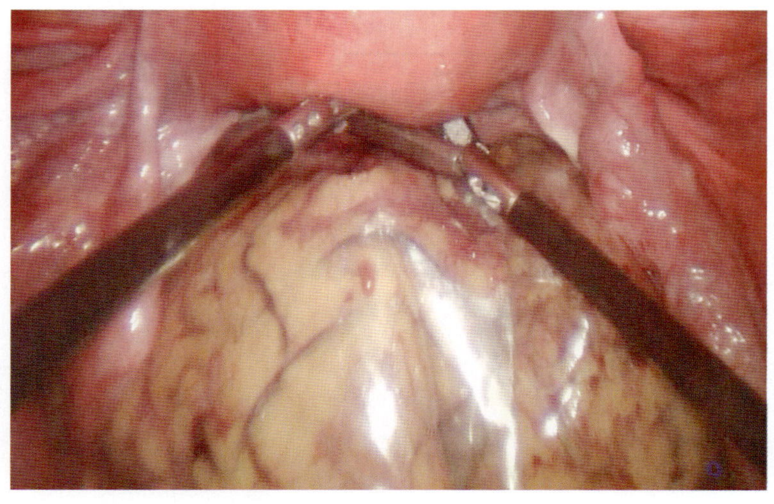

图 81-26　经阴道取出胃标本（体外视角）

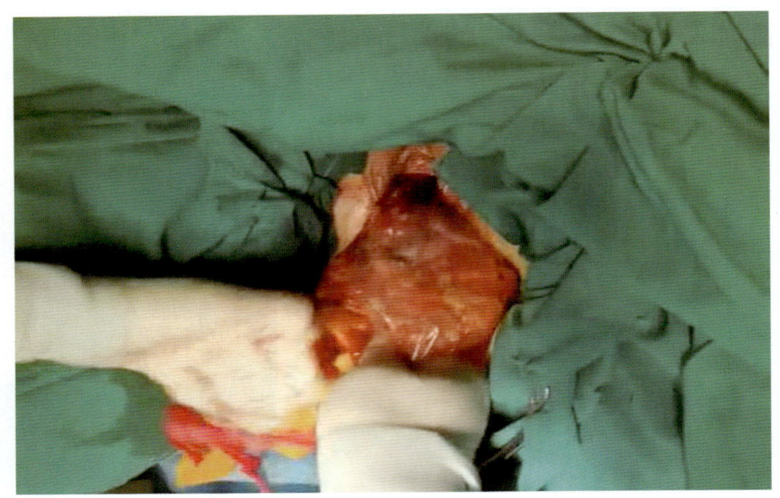

图 81-27　直线切割器于距屈氏韧带下方 25cm 处切断空肠后打开远端空肠残端肠腔

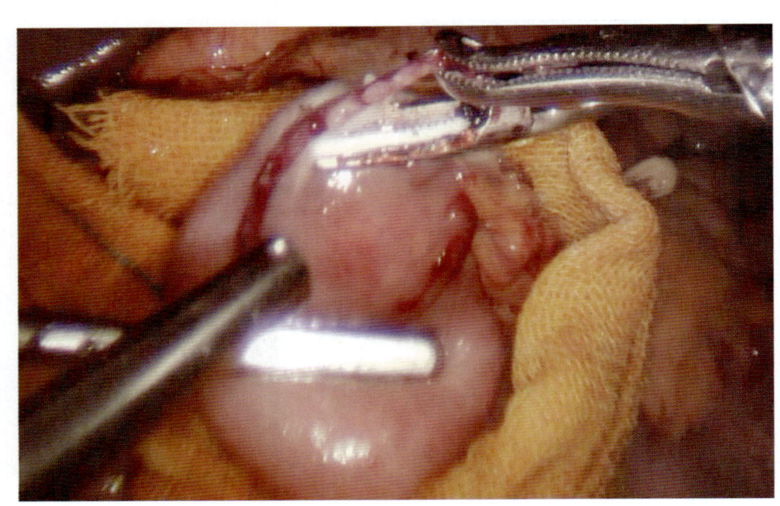

图 81-28　自体外经阴道后穹隆将 OrViL™ 吻合器的手柄放入腹腔内

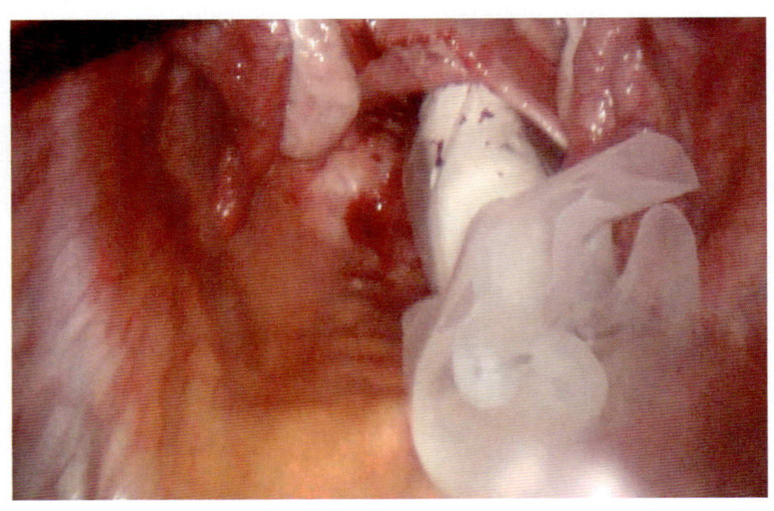

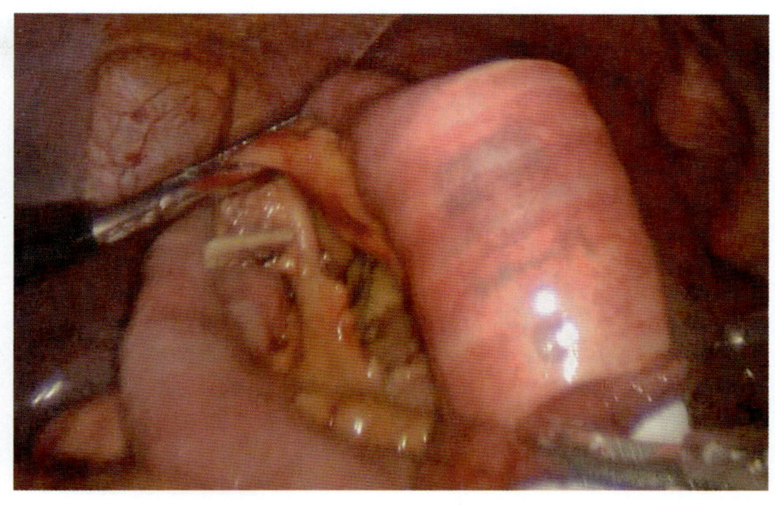

图 81-29　自体外经阴道后穹隆将 OrViL™ 吻合器手柄放入远端空肠肠腔

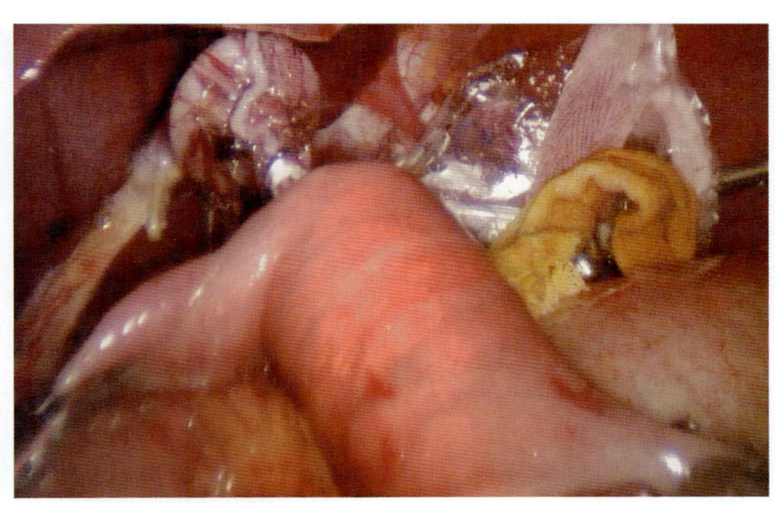

图 81-30　OrViL™ 吻合器的手柄与钉砧连接完成食管空肠吻合

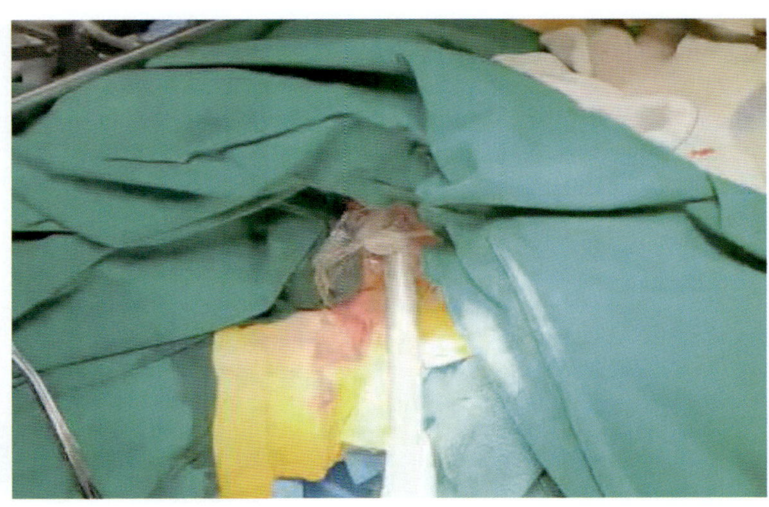

图 81-31　用圆形吻合器经阴道入腹腔进行吻合（体外视角）

图 81-32 直线切割器关闭食管空肠吻合口旁的空肠残端

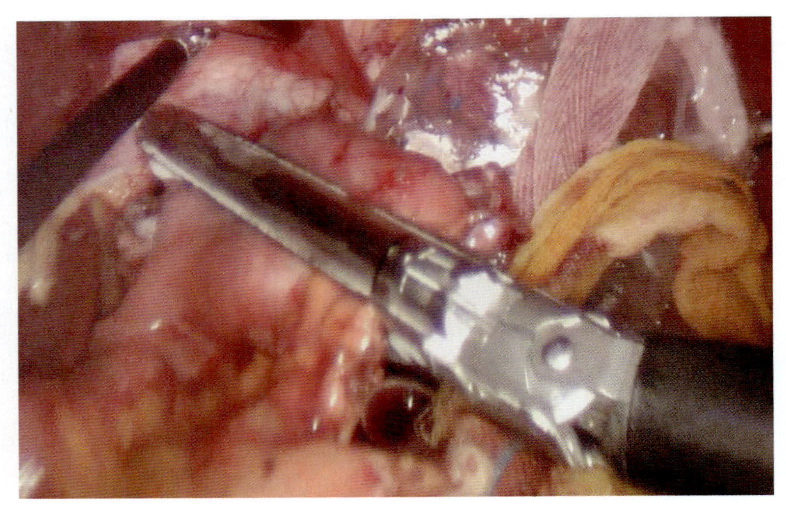

图 81-33 距食管空肠吻合口远端 40cm 处切开空肠，经阴道后穹隆放入直径 21mm 圆形吻合器钉砧，荷包缝合

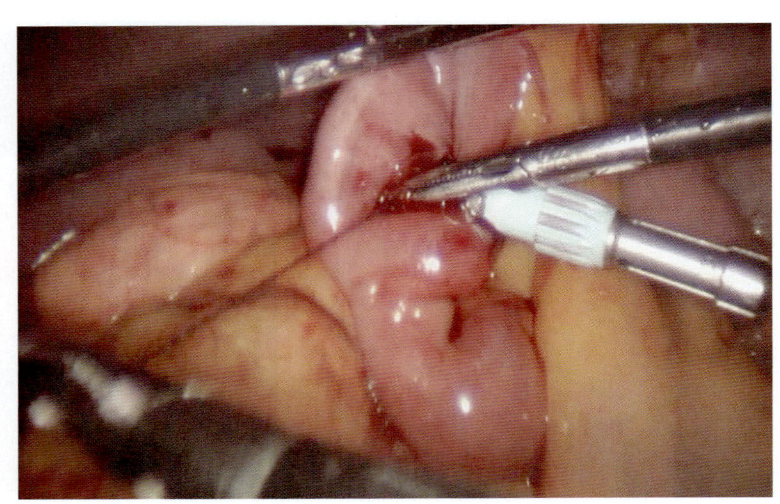

图 81-34 打开近端空肠残端的肠腔

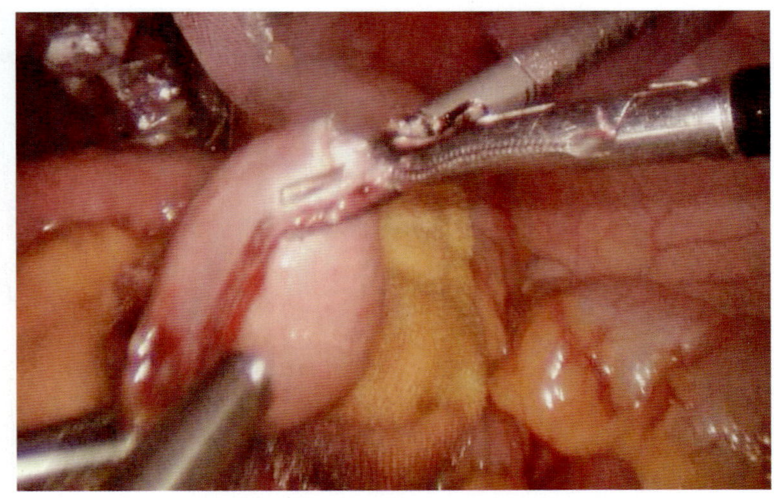

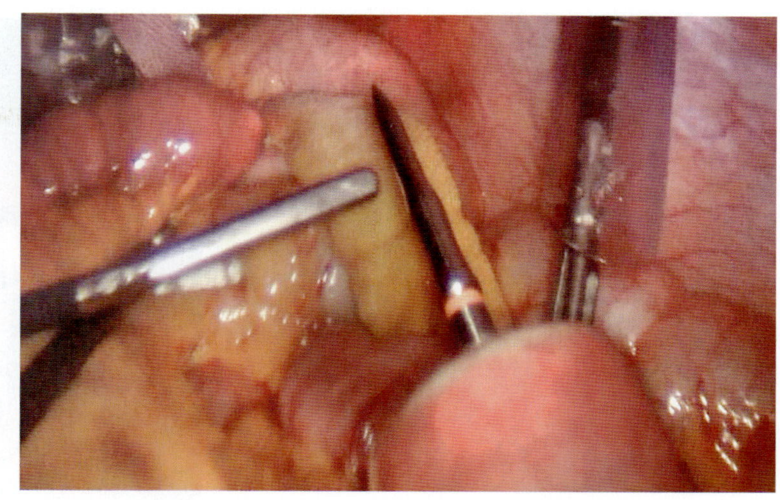

图 81-35　自体外经阴道后穹隆将直径 21mm 吻合器手柄放入近端空肠肠腔并与钉砧连接完成吻合

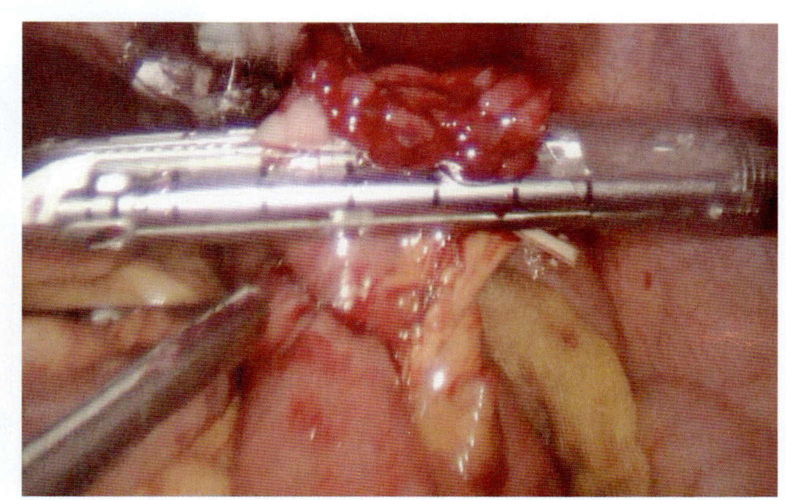

图 81-36　直线切割器关闭空肠空肠吻合口旁的空肠残端

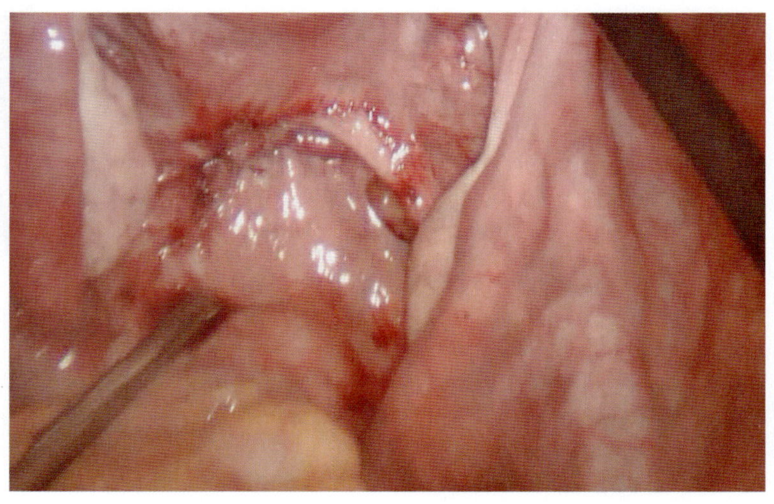

图 81-37　倒刺线缝合关闭阴道后穹隆

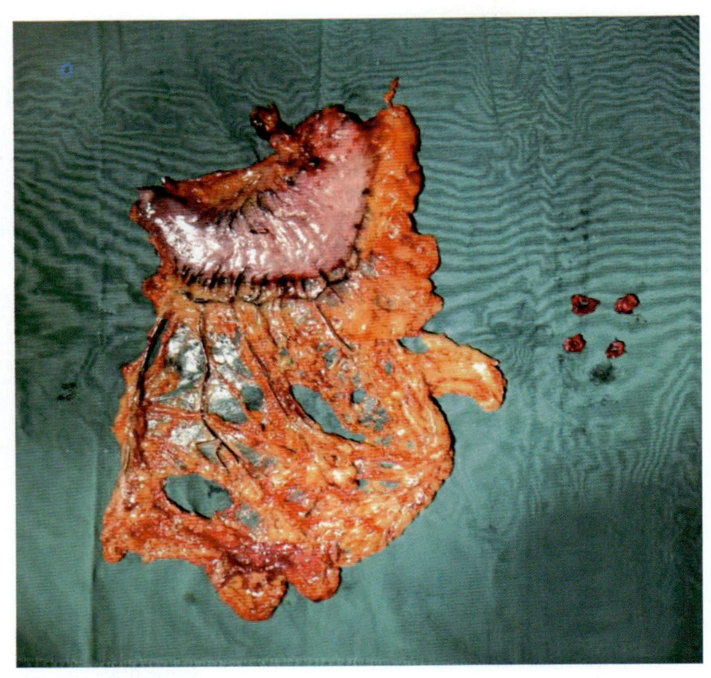

图 81-38 经阴道取出的全胃手术标本

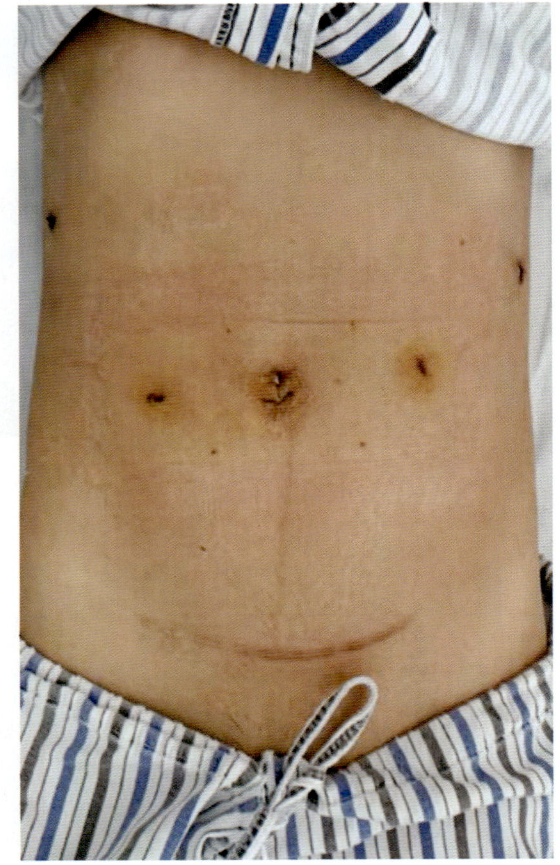

图 81-39 患者术后腹壁情况（下腹切口为术前剖宫产遗留）

（马 丹）

第八十二章 NOSES 经自然腔道取标本经验分享

第一节 结直肠外科 NOSES 经肛门直肠手术技巧分享

“大医生，大切口”正逐渐淡出这个时代。微创早已不仅仅是一个理念，而是真切的一个现实，而现实的要求可能更是：在合理的情况下，外科医师应该怎样努力去实现“更微创”。NOSES 是近年来结直肠外科源于中国、根植于腔镜外科发展的最重要的进展之一。在大量的临床实践结果证据支持下，结直肠外科 NOSES 是安全、合理的。在结直肠外科 NOSES 的临床实践中，肛门或直肠下段入路是一个非常重要和有价值的入路。

对于直肠癌，早期的肿瘤肠段经肛门外翻切除吻合可能是 NOSES 的初期萌芽实践之一（图 82-1a）。对于肿瘤占据肠腔小于 1/2 的中段直肠癌，可以通过充分游离，然后经肛门肠腔内翻翻转牵出肿瘤及需要切除的肠段，然后在直视下确定肿瘤位置，确定下切缘位置，从而切除肿瘤肠段（图 82-1b）。

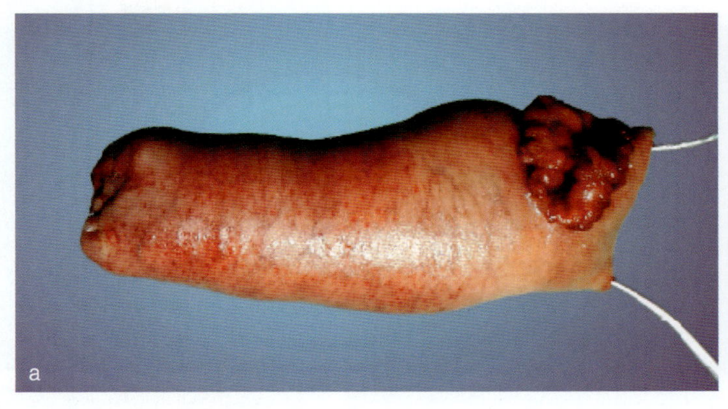

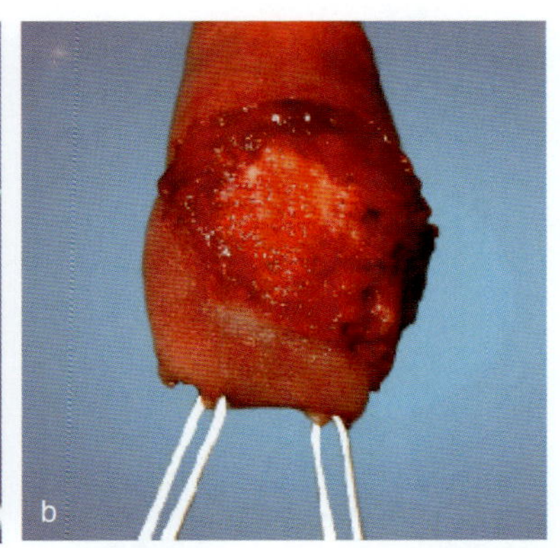

图 82-1 外翻后标本展示

a. 肿瘤外翻切除的标本；b. 可以明确地确定肿瘤的下切缘距离。

对于肿瘤直径较大，翻转切除较困难的病例，经肛门入路也是有明显优势的路径之一。传统的直肠癌骶前切除，无论是经腔镜，还是传统的开腹手术，一直存在如何把控肿瘤下切缘的问题。直视下确定肿瘤下缘，从而确定切除位置，对直肠癌的肿瘤学治疗效果非常重要。在没有临床应用经肛腔镜手术入路之前，利用基于肛门外科的显露技巧，以及用吻合器治疗痔的特殊肛门镜，直视下显露肿瘤下缘，较准确地确定下切缘位置，与腹部操作组会合，从而完成肿瘤切除吻合也是完全可行的（图 82-2）。基于肿瘤学原因的考虑，以及良性疾病外科治疗的顾虑，笔者最早期的经肛门取出标本的实践主要是针对结直肠良性疾病，如息肉病、慢传输型便秘等，经肛门取出全结肠标本是可行和安全的（图 82-3a）。吻合方式可以手工吻合（图 82-3b），也可以用吻合器吻合。此入路的另外一个优势是可以在直视下检查吻合口的完整性，需要时行加强缝合也相对容易。

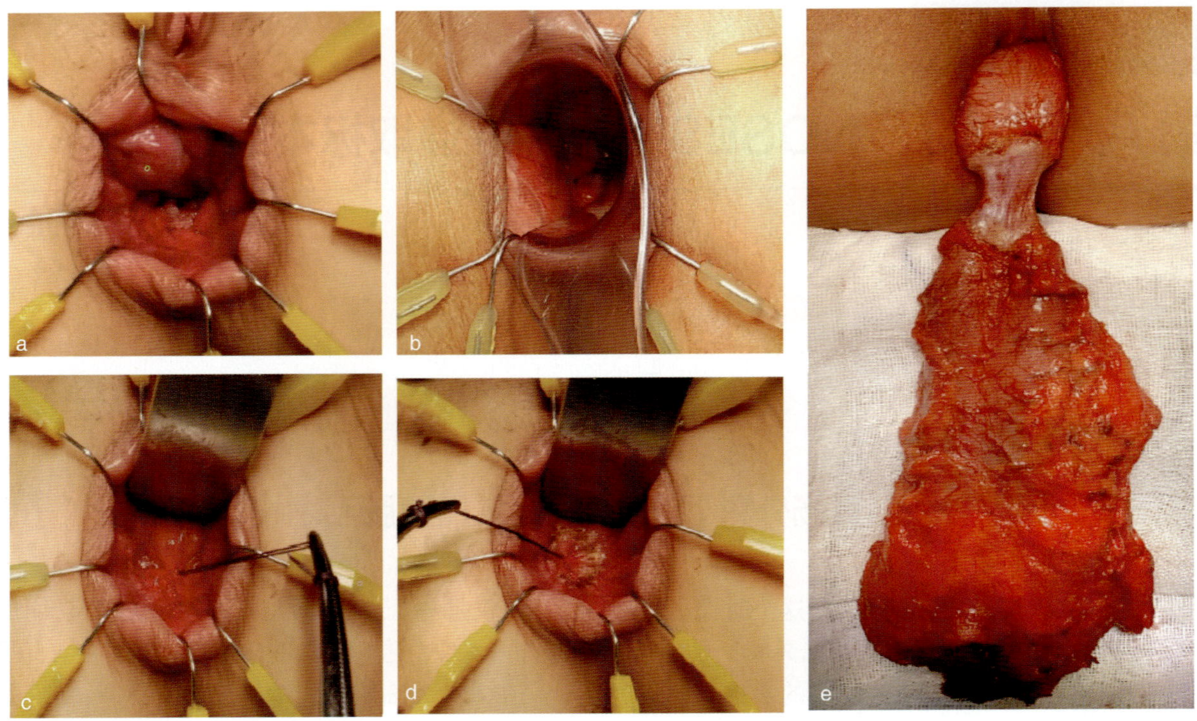

图 82-2　经肛门入路直肠癌切除

a. 适度扩肛后，用肛门牵开器牵开肛门，可以较好地显露肛管及直肠下段解剖标志；b.PPH 手术的荷包缝合肛门镜可以较好地显露肛管及直肠下段；c. 确定切缘，荷包缝合结扎后，可以完全隔绝肿瘤；d. 荷包缝合结扎线可以在相对狭小的空间里很好地牵引，帮助显露手术视野；e. 与腹部操作组会合后，可以顺利地经肛管或直肠下段取出标本。

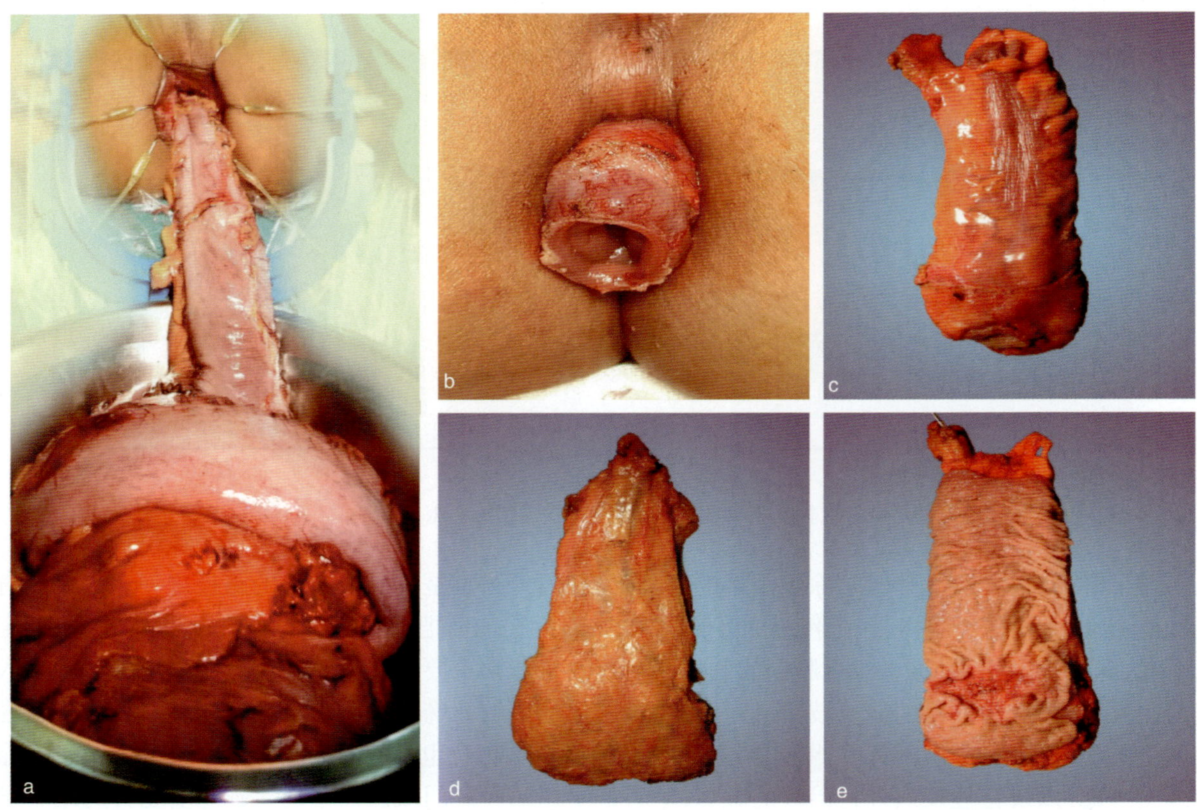

图 82-3　经肛门取出全结肠标本

a. 经肛门取出全结肠标本；b. 保证足够的近段切除长度后，采用手工吻合；c. 直肠中段癌全系膜切除标本（正面观）；d. 直肠中段癌全系膜切除标本（背面观）；e. 直肠中段癌全系膜切除标本（内面观）。

对切除的组织标本进行仔细检查评估，对外科医师来讲是一件非常重要且十分必要的事情。对切除的组织标本进行检查评估可以帮助手术医师分析手术的品质，有时甚至是手术缺陷补救措施的重要依据，毕竟手术治疗是外科治疗的最重要手段，因此对手术品质的评估怎样强调都不为过。另外，对手术过程的回顾分析是外科医师成长的重要手段，而手术切除标本可能是最重要的证据（图 82-3c~ 图 82-3e）。

（任东林）

第二节　两步翻出法在腹腔镜低位直肠癌 NOSES 中的应用

1. 手术方法　建立气腹后，腹腔镜下游离肠系膜下动、静脉，并于根部切断，清扫肠系膜下动脉淋巴结。直肠远端以超声刀游离至肛提肌水平，并依据 TME 原则，裸化直肠前、后、侧壁，离断直肠骶骨筋膜及肛尾韧带。近端游离并裁剪乙状结肠系膜，使预切除系膜只与拟切除肠管相连。注意保护血管弓、输尿管和神经。近端距肿瘤上缘 10cm 处裸化肠管并用镜下切割闭合器切断。扩肛至四指，以碘附溶液冲洗直肠肛管后，用卵圆钳抓取直肠残端顶部，开始翻出步骤。

2. 两步翻出法　第一步：卵圆钳从肛门伸进直肠腔，抓取直肠残端内侧，缓慢向肛门牵拉到肛门外，遇到阻力时应停止牵拉，并以碘附反复冲洗牵拉出体外的肠管，用组织剪剪开外翻肠管顶部（图 82-4a）。应注意：只要剪开钉合部分就可开放肠腔，不必过多剪开其他部位肠管。自此处伸入取物钳，抓取剪开直肠的近侧系膜并带动肠管内和腹腔内系膜整体牵拉至体外（图 82-4b、图 82-4c）。此步骤注意勿将卵圆钳伸入腹腔中，以避免肿瘤细胞种植及细菌污染。第二步：继续将剩余含肿瘤的直肠拖拉外翻至肛门外（图 82-4d）。

以上操作完成后，更换手套，并再次冲洗直肠残端，然后将抵钉座自剪开肠管处送入腹腔（注意无瘤、无菌操作）。再次更换手套。冲洗直肠后用弧形切割闭合器，在距离肿瘤超过 2cm 靠近肛门处切断直肠，残端送回腹腔并冲洗直肠腔（图 82-4e）。腹腔镜下荷包缝合结肠残端后，将抵钉座放进肠腔，收紧荷包线打结，或应用抵钉座绑线反穿法，并将闭合产生的条状组织经操作孔取出，腹腔镜下完成直肠残端与结肠吻合。

在传统的腹腔镜辅助下直肠外翻拖出式直肠癌手术中，若肿瘤较小且系膜较薄时，采用一步翻出法可轻松将远端直肠翻出（图 82-4f）。但对于肿瘤较大或者系膜肥厚的患者，此法容易导致外翻失败及肿瘤破碎（图 82-4g）。

两步翻出法克服了肿瘤较大和系膜肥厚导致翻出失败的困难，具体分析如下：在一步翻出法过程中，由于直肠和系膜“一把抓”，在向外牵拉过程中，很容易聚集成团，堵塞在肛门，难以通过。一步翻出法翻出的直肠膨胀明显，因为系膜聚集于内，此时如果强行外翻，将导致肿瘤组织破碎，可能致肿瘤细胞被挤压入血。因为直肠在外翻时所遇到的阻力是肿瘤组织和系膜牵出肛门过程中聚集成团，卡在肛门口所致，所以在两步翻出法中，当外翻明显感到阻力时，首先剪开翻出的直肠顶端（约 3cm），将裁剪的系膜自此拉出体外，起到较好的压力分流作用，减小了翻出的压力，再将剩余带肿瘤的肠管翻出时已无系膜的干扰和挤压，很容易将其翻出体外。此法在提高翻出成功率的同时，也缩短了手术时间。一步翻出看似操作步骤少，但经常遇到翻出阻力大而造成翻出困难，所以翻出过程要想办法变换角度和调整牵拉力度，甚至要反复尝试才能翻出，而翻出后往往造成肿瘤破碎、污染严重，违反了无瘤原则，所以要“多次、大量”冲洗翻出肠管，导致手术时间延长。而两步翻出法看似多了一个切开肠壁取出系膜的操作，但由于这个操作耗时很短，系膜拉出后，使整个翻出过程更顺利，而且翻出后标本大都完好无损，减少了冲洗肠管的工作量，所以反而耗时减少。

综上所述，两步翻出法较传统一步翻出法在低位直肠癌手术中提高了翻出成功率，缩短了手术时间，同时降低了肿瘤因挤压而破碎的概率，更适用于肿瘤较大及系膜肥厚的患者。

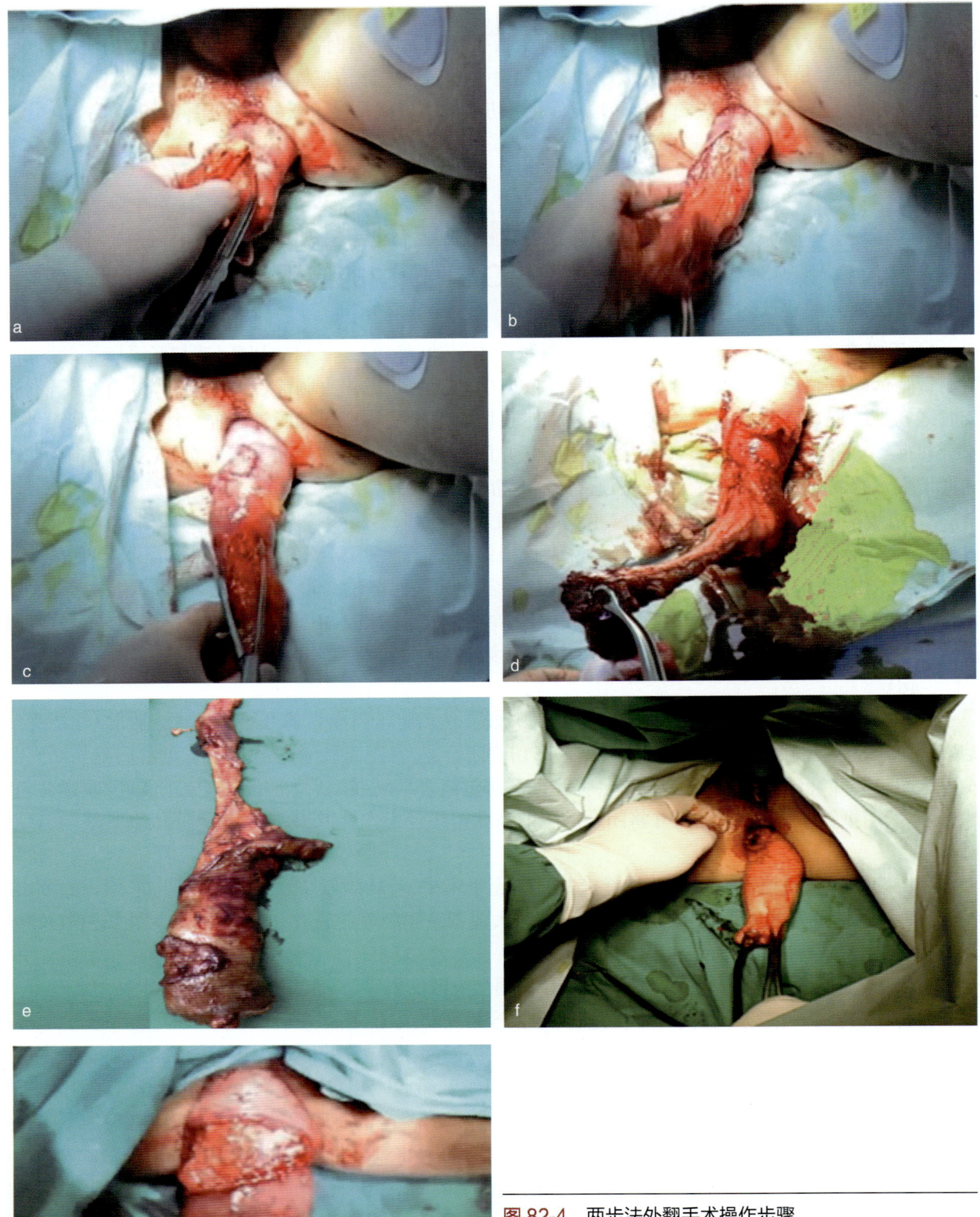

图 82-4 两步法外翻手术操作步骤

a. 切开拖出体外的正常部分肠管，并拖出部分系膜；b. 逐步完全拖出被清扫的系膜；c. 系膜拖出后继续翻出带有肿瘤的肠管；d. 系膜肥厚的肠管被完全翻出；e. 切除的直肠癌标本；f. 肿瘤较小，且系膜无肥厚者容易一次性翻出；g. 强行翻出后肿瘤破裂，肠管裂开，系膜显露。

（孙东辉）

第三节　经肛门取标本扩肛技巧

近年来，NOSES 已成为微创手术的热点与焦点，如何规范有序地开展该术式也成为临床工作的重点。如何更好地经肛门取出标本，笔者总结部分临床实践经验如下。

扩肛亦称为肛管扩张，是指在局部麻醉或全身麻醉情况下，用手指或器械扩张肛门的一种方法。扩肛的目的是使肛管外括约肌松弛，使手术视野清晰，便于手术操作。由直肠环行肌在肛管处增厚而形成的肌环，为肛门内括约肌。肛管外括约肌为环绕肛管的横纹肌，分为皮下部、浅部和深部（图 82-5a）。肛门外括约肌的浅部和深部、直肠下段的纵行肌和环行肌增厚形成的肛门内括约肌以及肛提肌的耻骨直肠肌纤维一起，共同形成一肌性环，围绕肛管和直肠的交界部，称为肛直肠环，由肛神经支配，具有括约肛门、控制排便等重要作用。

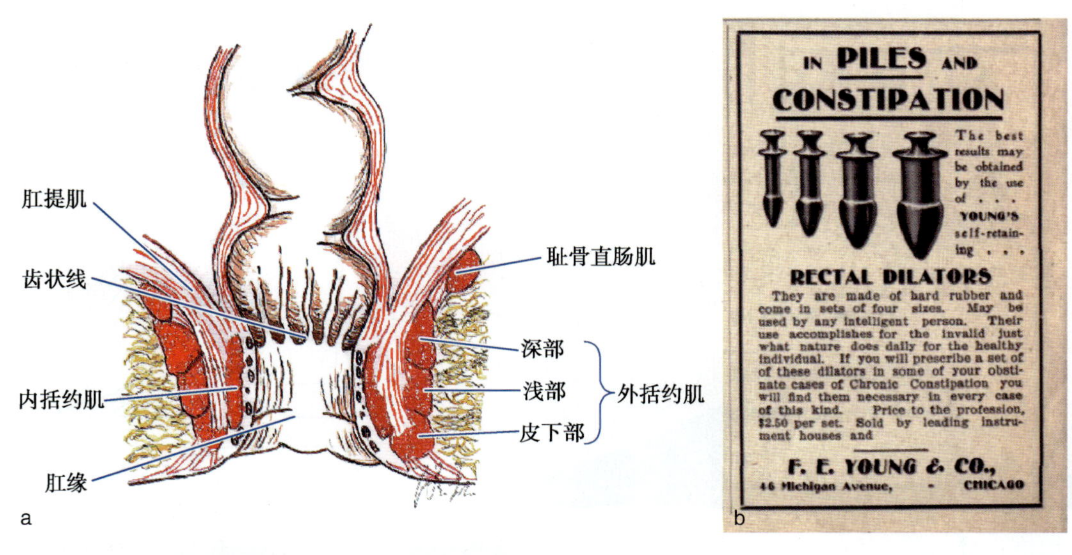

图 82-5　肛周肌肉解剖及扩肛器专利

a. 肛周的肌肉解剖；b. 1892 年美国的 Young 教授申请了扩肛器专利，在 19 世纪 20 年代开始逐步推广使用，目前临床常用的扩肛器基本原理及结构与其相同，图为一张 1905 年刊登在 *Detroit Medical Journal* 上的医疗器械广告。

扩肛常用于肛周疾病的诊治过程中，在 NOSES 中，良好的扩肛对于标本的取出、无菌无瘤的规范操作、减轻患者术后的不适症状具有重要意义。关于临床实践中常用的扩肛方法，笔者概括为两种：一种为线性剪应力式，常见的是以手指牵引支撑或开口式器械（卵圆钳或鸭嘴撑开器等）；另一种为膨胀式，通常为柱状器械（图 82-5b）。笔者临床工作中借用肛周疾病诊治中的肛门扩张器。对于此两种扩肛方式的比较见表 82-1。

扩肛的程度没有固定的数值，个体差异性较大，主要与患者的肛门括约肌拉伸度及顺应性有关，适度进行尤为必要，如用力过大可能造成肛门撕裂，引起术中的视野模糊，并可能引起术后出血、疼痛、黏膜水肿等不适症状。严重的括约肌受损，甚至可能出现无法逆转的大便失禁情况。笔者的经验是使用类似 PPH 手术中的肛管扩张器（图 82-6a、图 82-6b），扩肛时操作轻柔，避免暴力快速撑开，逐步用力。置入肛管扩张器一段时间后可以起到良好的扩肛作用，四周均匀受力，使标本取出更便捷。取标本时取出套芯，在套管内完成标本取出，又可以起到很好的无菌无瘤作用。笔者也曾使用过 3D 打印的套管，能够自定义套管的长度（如 40~60mm），套入套芯也能取得类似的效果（图 82-6c、图 82-6d），但由于成本问题，在临床上较难推广。

表 82-1　剪应力式与膨胀式扩肛的比较

	剪应力式	膨胀式
器材要求	简便易行	需有专门器械，仅可固定尺寸
受力情况	线性牵开，受力不均	受力均匀
扩肛效果	个体差异性大	扩至固定尺寸，如需进一步扩大需更换器械
术中情况	易出血撕裂	不易出血撕裂
术后情况	疼痛感中等，可有痔黏膜水肿	疼痛感弱，基本无痔黏膜水肿

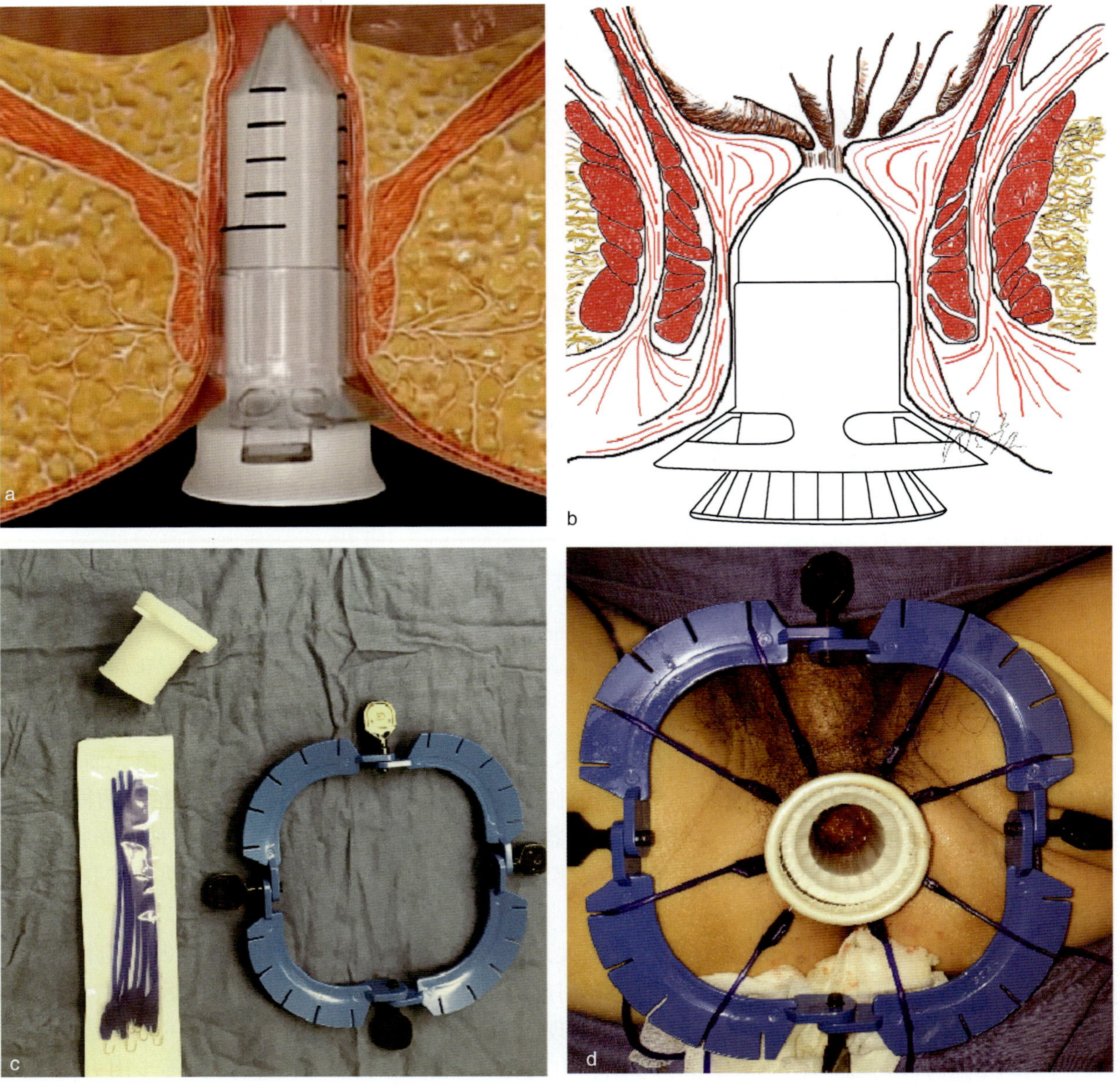

图 82-6　肛管扩张器及牵开器

a. 笔者单位使用的肛管扩张器；b. 示意图；c. 笔者单位曾使用的 3D 打印肛管扩张器；d. 肛门牵开器。

NOSES 联盟的成立,《结直肠肿瘤经自然腔道取标本手术专家共识(2017)》的颁布,到首部国际《NOSES 专家共识》的诞生,都标志着 NOSES 技术在稳步地提高发展。医师们通过选取恰当的适应证,合理规范地开展手术,总结各种经验,分享各家手术技巧,定可使 NOSES 技术进一步发扬光大。

(顾磊　徐庆)

第四节　NOSES 经阴道上段切开取标本体会

经阴道上段(图 82-7a)操作的优点较多,包括:该部位切口经阴道操作时位置不深、显露充分,便于单人直视完成;切口上方无宫颈阻碍,切口扩张性与阴道后穹隆无异,取标本时无宫颈干扰,便于取出更大标本;切口关闭操作简单。现就笔者的体会及要点概述如下。

1. 术前与患者充分沟通　患者及家属对经阴道取标本的操作可能有一定心理障碍。术前交流沟通中,应告知患者,经阴道取标本后瘢痕可能对自然分娩时的产道造成影响。此外,该操作可能对性生活的影响也是沟通必须涉及的问题。

2. 阴道无菌准备　术前 3 天用 3‰ 碘附或 1‰ 苯扎溴铵冲洗阴道,每日 1 次;手术当日,冲洗阴道后,用 3‰ 碘附消毒宫颈,纱布球擦干阴道及宫颈,导尿;术区消毒时,外阴、阴道及肛门周围,均应在原有消毒的基础上再加 2 次。

3. 评估标本与阴道情况　标本取出前,首先探查肿瘤直径,以及取出标本时与肿瘤一同经过阴道的结、直肠系膜和胃网膜的体积。随后,持续、缓慢地扩张阴道外口和阴道,根据扩张后的口径评估标本(尤其是肿瘤部位)是否能够在最小的挤压下通过阴道取出,方可决定是否采用该途径取标本。在评估有困难时,可采用软尺、布条测量标本径线作为参照。笔者体会,在标本保护套充分保护下,直径 5~6cm 的标本都可顺利从阴道取出。

4. 扩张阴道　在计划取出标本前 5~10 分钟,助手开始扩张阴道。最先以 2 根手指反向扩张阴道,逐步达到 4 指。应用力均匀,持续扩张,避免短时、仓促、暴力手法造成阴道撕裂。

5. 体位及术野显露　为了避免肠道滑入盆腔干扰操作,通常采用头低足高位。直肠手术经阴道取标本时,常规悬吊子宫;非直肠手术,可不悬吊并直接在腔镜下以肠钳抬起子宫,显露阴道后壁。

6. 切开阴道　对于非直肠部位的结肠、胃手术患者,先评估阴道后穹隆、阴道上段、直肠的相对位置。如果阴道预切位置太靠近直肠,可先在腹腔镜下切开直肠子宫陷凹处的腹膜反折,抬起阴道后壁,沿直肠前间隙将阴道后壁和直肠分离约 3cm。然后以 S 拉钩在腹腔镜直视下顶起阴道后穹隆,阴道拉钩下压阴道后壁,观察两拉钩之间预切开口的位置及其与直肠的相对位置关系;不要太靠近直肠,避免关闭缝合时缝住直肠(图 82-7b)。一般在距离阴道后穹隆 2.0~2.5cm 位置,横行切开阴道,电凝逐层切开阴道壁可以更好地避免出血(图 82-7c)。切口往往不需要太大,切开后以拉钩分别反向牵拉,可理想地扩张阴道切口(图 82-7d、图 82-7e)。鉴于纵切口在取出标本过程中可能导致切口继续向下撕裂,使阴道开口延长,同时关闭阴道切口时易损伤直肠,故通常不采用纵切口。

7. 拖出标本

(1)直接钳夹取出:T_1、T_2 期肿瘤,系膜不肥厚,预计没有挤压,可以顺利从阴道取出者。

(2)保护套保护后取出:系膜肥厚,预计取出时有挤压者;T_3 期肿瘤,在取出时可能造成浆膜裂伤、瘤细胞脱落者;T_4 期肿瘤。

(3)为了避免体积较大的标本拖出时受到挤压,甚至在拖出时造成阴道撕裂,采取以下流程。①理顺:将标本装入长度合适的腔镜套中(最好在左上腹完成),并将标本前后理顺,仔细评估系膜方向,尽可能达到整个标本径线均匀,便于通过阴道切口及阴道。②牵拉延伸阴道切口:小 S 拉钩、阴道拉钩分别跨越切口,牵拉、扩大、延伸阴道后壁切口,辅助标本通过。当标本取出过程中有卡压迹象时,撤去阴道切口上方的小 S 拉钩,减少此时拉钩对拖出标本操作的干扰。③钳夹与拖出:先将腔镜保护套拉出阴道口,以有齿卵圆钳自腔镜套伸入,钳夹住已理顺的标本一端,持续均匀用力牵拉。标本有卡压迹象时,左手拉腔镜保护套，双手同时持续、均匀用力牵拉，辅以上下左右晃动，容易取出标本（图 82-7f）。

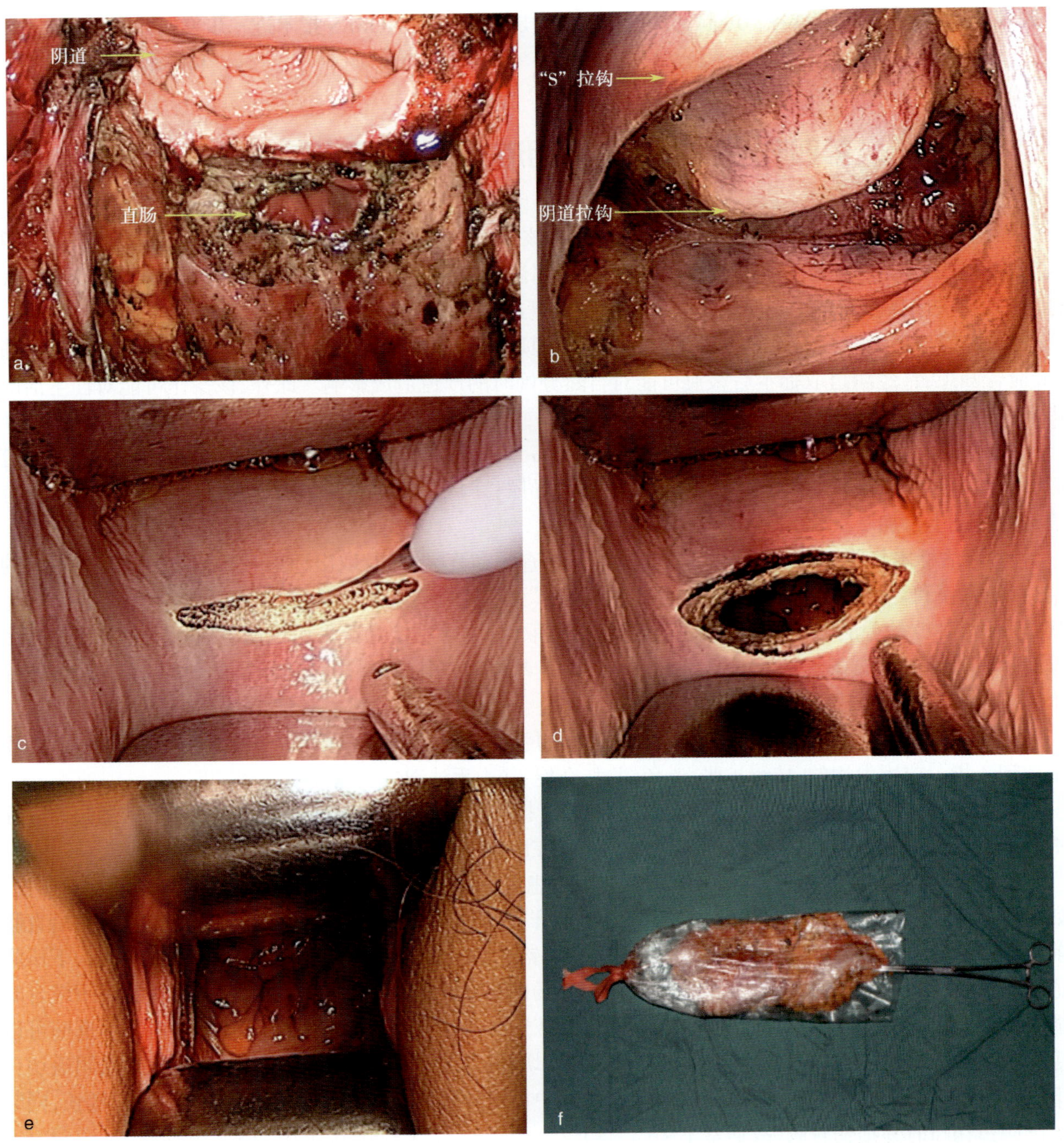

图 82-7 经阴道取标本手术操作步骤

a. 一例直肠癌术后复发，子宫、直肠切除后腔镜下阴道上段、直肠断面；b. 分离部分子宫直肠间隙、顶起阴道后穹隆及上段后壁；c. 横行切口、分层切开；d. 先小切口；e. 切开后拉钩扩张阴道切口；f. 钳夹标本，内外同时用力牵拉。

8. 冲洗 为了更好地保证手术及阴道取出通道的无菌、无瘤，在关闭阴道切口前，以碘附擦拭阴道切口，然后以 42℃无菌注射用水冲洗。冲洗的方式分为：阴道自下而上冲洗、腹腔自上而下冲洗。阴道冲洗时，用注射器，高压、振荡冲洗阴道、阴道切口，腹腔内吸引器垫纱布块于盆底吸除冲洗液（图 82-8a）。

9. 关闭阴道切口 使用 3-0 可吸收线或倒刺线直视下连续缝合。一般缝合近切口中线后，左手提起缝线使缝合处呈"帐篷"状，右手直接全层缝合，可有效地避免伤及切口后方腹腔内的脏器（直肠）。在缝合过程中，同方向进针缝合较困难时可反向进针缝合剩余部分（图 82-8b~ 图 82-8d）。缝合完毕后，腔镜下仔细检查是否缝到直肠壁,如缝及直肠壁,建议拆除重新缝合。低位直肠吻合时,注意先关闭阴道开口后吻合。因吻合直肠后再缝合阴道开口时,容易伤及吻合的肠段。关闭阴道切口后,于阴道中放置碘附纱布一块,术后 3 天取出。

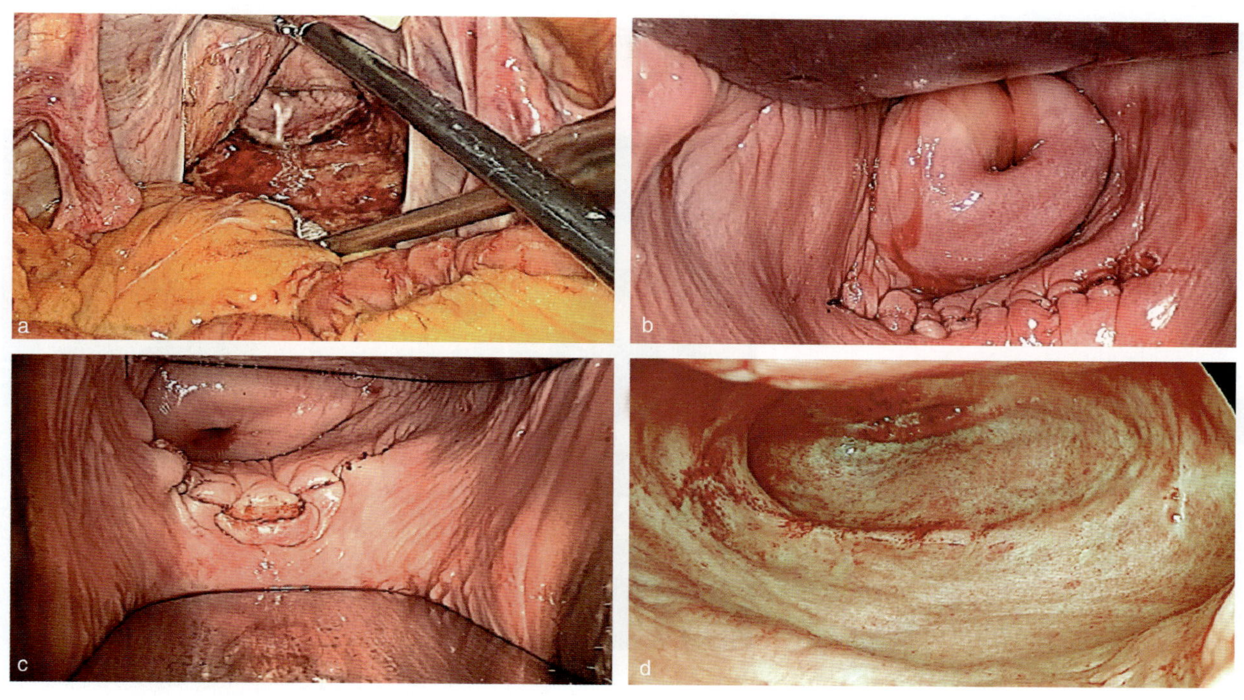

图 82-8 阴道切口缝合操作步骤与切口复查照片

a. 自阴道冲洗、腹腔镜下盆底吸除冲洗液;b. 顺向连续缝合后的阴道切口;c. 切口中间转反向缝合后切口;d. 经阴道上段取标本后半年切口情况。

(吴 淼)

第五节 配合外科经阴道路径 NOSES 的 MDT 手术

阴道作为女性的性器官,同时为每月经血排出及胎儿娩出的生理通道,具有独特的组织解剖特点,使其成为女性患者微创手术标本取出的最佳路径之一。其优势包括:①阴道由黏膜、肌层和纤维组织膜构成,厚 1.0~2.0cm,成为盆腹腔与外界交通的最薄弱处,利于切开进腹;②阴道长约 9cm,上宽下窄,上端形成阴道穹,阴道后穹隆构成直肠子宫陷凹,使子宫与直肠之间形成安全空间,同时阴道有丰富的横行皱襞,具有良好的弹性,空间及伸展性的优势利于切口变形取出较大肿瘤;③阴道黏膜血供丰富,易愈合,而且不易形成瘢痕,不影响后续功能。基于阴道的组织解剖特征,选择经阴道路径的 NOSES(transvaginal-NOSES,v-NOSES)更有优势,由妇科医师配合经阴道操作将使操作更简便,即组建 MDT 手术团队,可更好地推广 v-NOSES。本手术适用于无生育要求已婚女性,且盆腹腔肿瘤无暴露,囊状脏器肿瘤手术为优选,如胃癌手术、肠癌手术、膀胱癌手术等。手术体位为截石位(图 82-9、图 82-10)。

阴式操作前,经腹腔镜评估盆腔情况,是否存在粘连(图 82-11),暴露阴道后穹隆后,注射 1% 去甲肾上腺素 1mg(图 82-12)。剪开阴道后穹隆黏膜及肌层,不宜在阴道宫颈附着处剪开,会增加进腹困难。距离阴道宫颈附着处约 1cm 位置剪开阴道后壁全层,弯剪刀弧度向前,剪尖抵向宫颈,既安全又便于操作(图 82-13~ 图 82-15)。向双侧扩大切口达侧穹隆处。如果绝经后女性阴道黏膜弹性差,预计标本取出困难,可于切开阴道黏膜中点处纵向倒 T 形切开 1~2cm。以卵圆钳夹住标本袋,胃大部切除时一般可将标本袋整体顺利取出(图 82-16、图 82-17)。全胃切除时,标本较大,标本袋整体取出困难,可以在体外打开袋口，先取出大网膜减压后，顺势取出全部标本，术前严格掌握适应证，该操作不增加肿瘤种植风险（图 82-18）。子宫肌瘤切除标本可经阴道取出（图 82-19）。标本袋大小适中，不宜过紧过满。标本袋拖拉时切忌暴力拉破，如果略有障碍，可以无瘤保护下打开袋口于袋内拉出标本。缝合阴道后穹隆切口（图 82-20、图 82-21）。阴道黏膜与腹膜层次清晰，可以阴道 - 腹膜 - 腹膜 - 阴道 4 层连续缝合，分别由两侧向中心缝合，保证两侧角缝合确切止血。最后在腹腔镜下检查盆腔情况（图 82-22）。

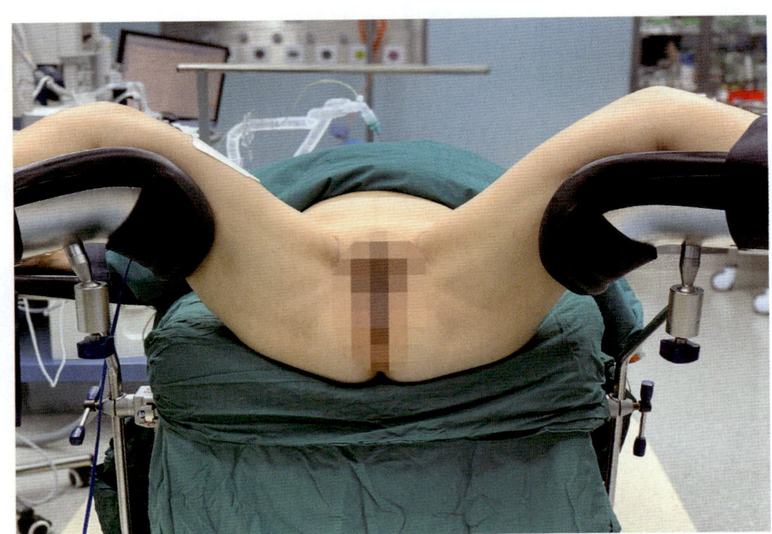

图 82-9 患者体位

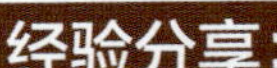

经验分享：

患者大腿外展，膝关节弯曲约 135°，臀部超出手术台边缘约 10cm，使盆腔“变浅”，便于操作。

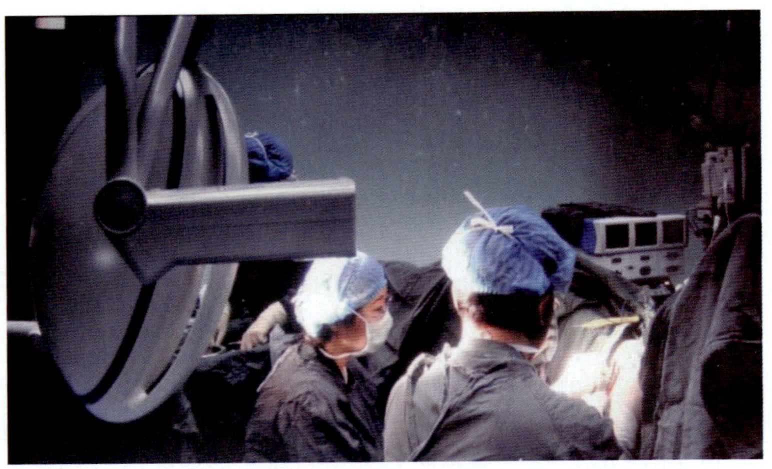

图 82-10 阴式手术无影灯位置

经验分享：

阴式手术无影灯位置与会阴在同一水平方向，垂直对着外阴，不能成角度，否则阴道内将有盲区。

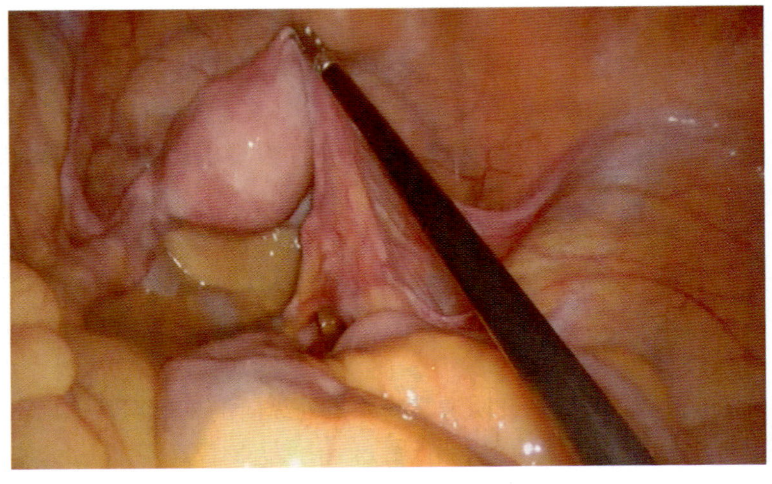

图 82-11 腹腔镜下评估盆腔情况

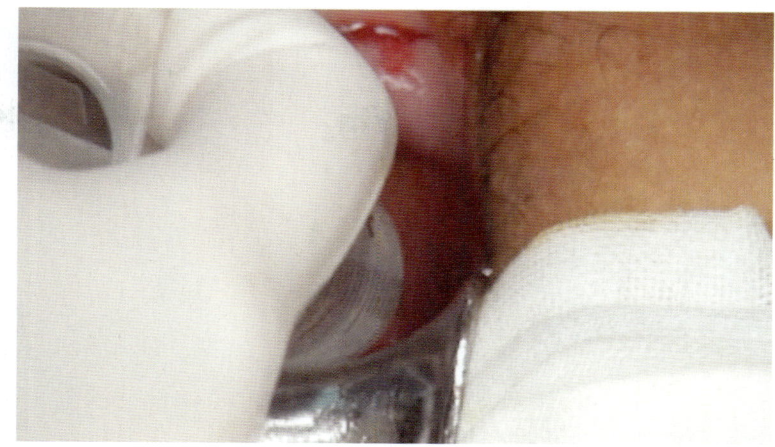

图 82-12 阴道后穹隆暴露，注射 1% 去甲肾上腺素 1mg+ 生理盐水 100ml

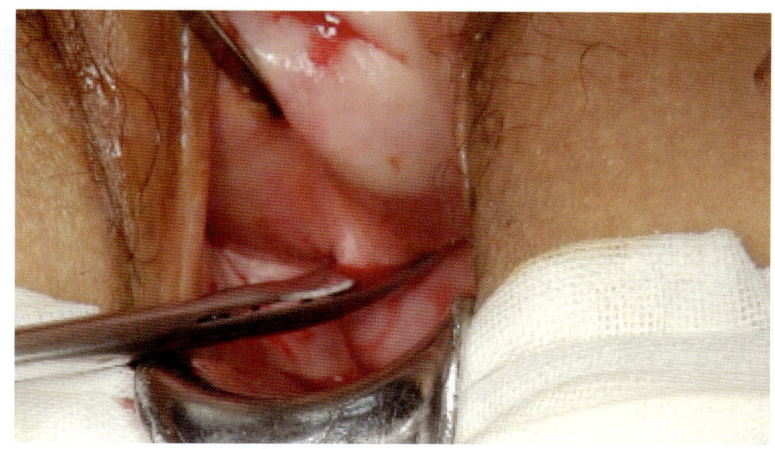

图 82-13 剪开阴道后穹隆黏膜及肌层

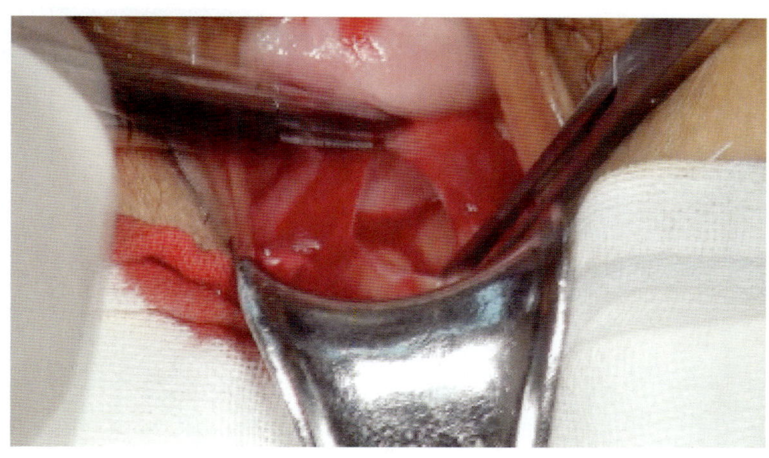

图 82-14 剪开腹膜进腹

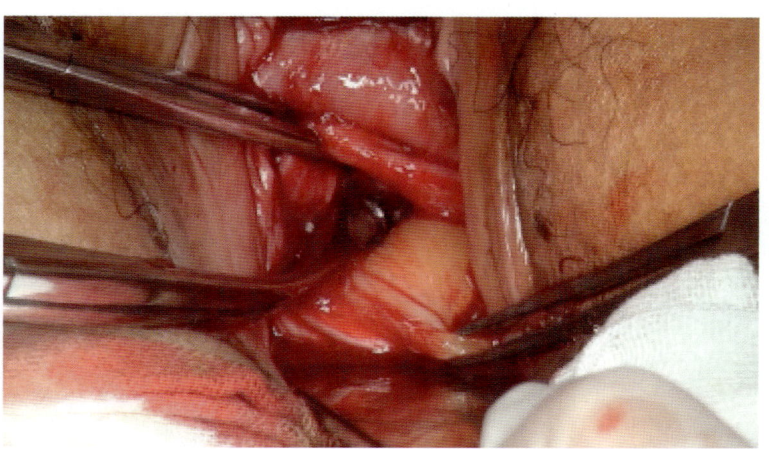

图 82-15 两把艾丽斯钳分别提起阴道切口前后壁

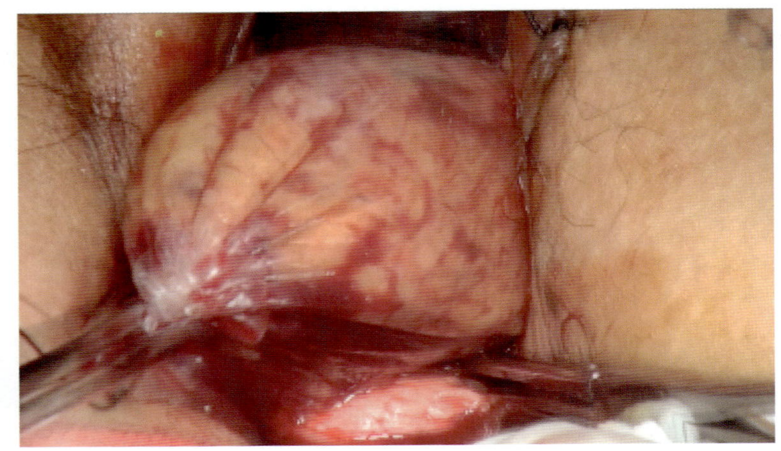

图 82-16　胃大部切除标本经阴道取出

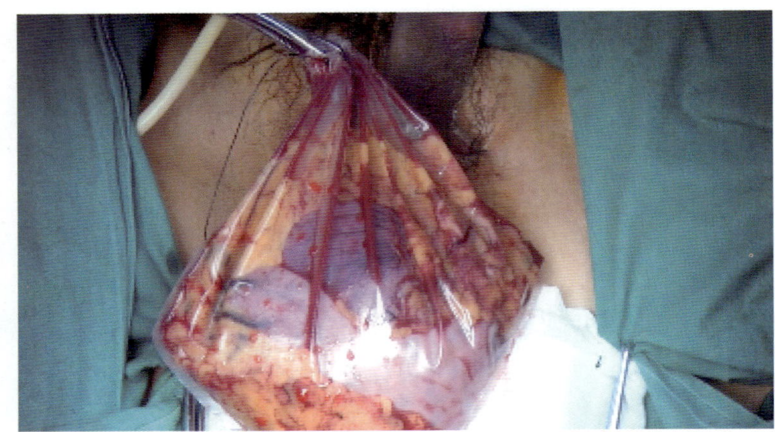

图 82-17　标本袋完整取出

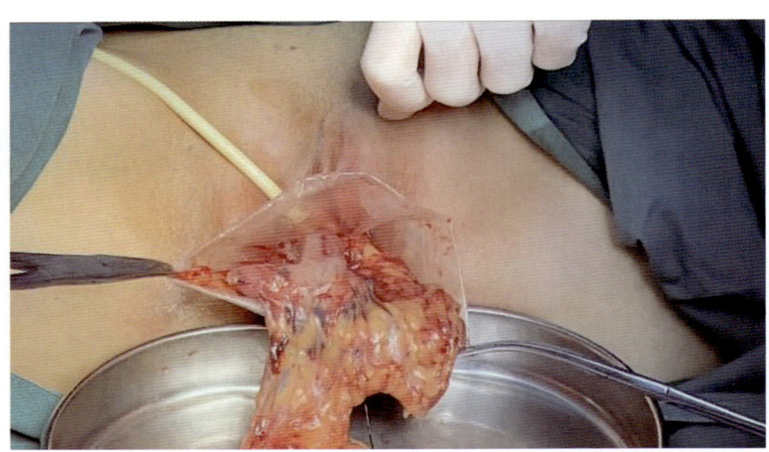

图 82-18　全胃切除标本经阴道取出

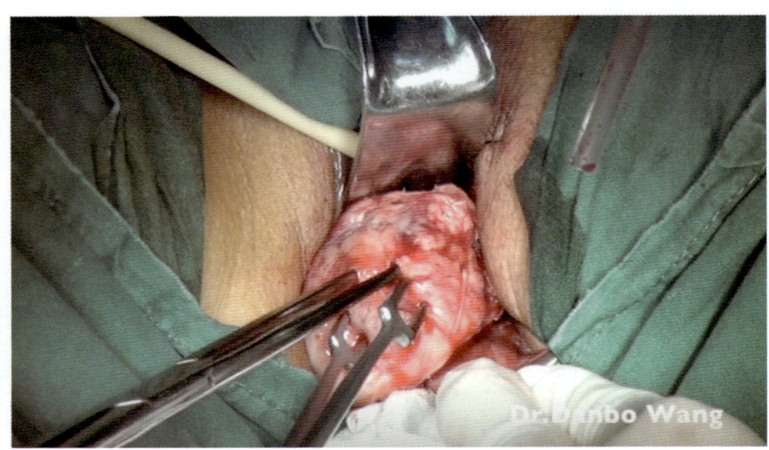

图 82-19　子宫肌瘤切除标本经阴道取出

图 82-20 阴道后穹隆全层缝合(开放缝合)

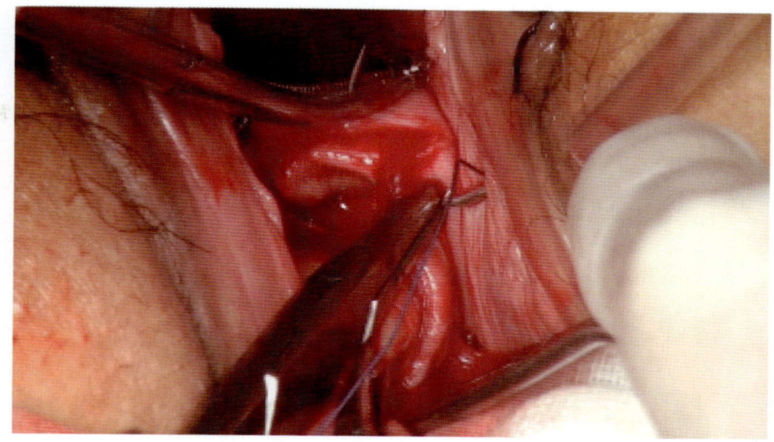

图 82-21 阴道后穹隆全层缝合(闭合缝合)

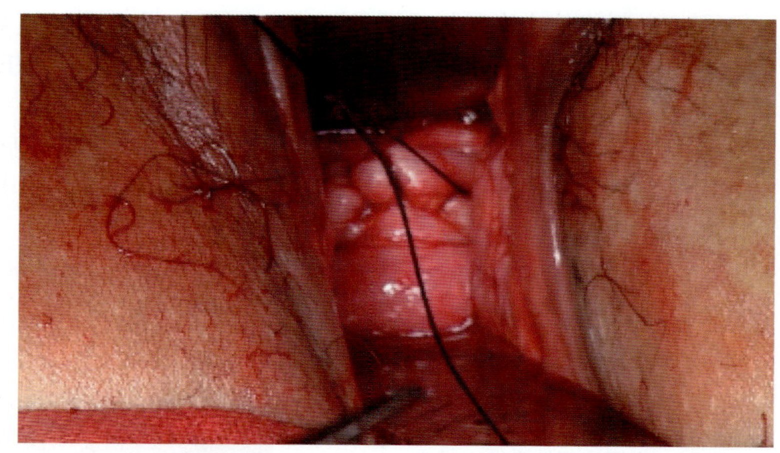

图 82-22 腹腔镜下检查盆腔情况

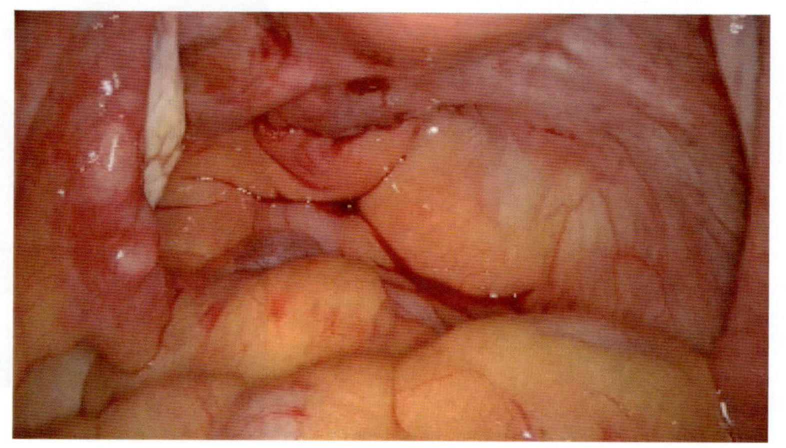

(王丹波)

第六节 taTME 手术中经肛门拖出标本的关键技术

经肛全直肠系膜切除术(taTME)一经推出就引起了结直肠外科同道的广泛关注,成为近 10 年来结直肠外科领域最热门的话题之一。该术式最大的优势是有效克服了各种"困难骨盆"所带来的挑战。对于肥胖狭窄骨盆的男性患者,taTME 可以更好地游离组织,保证了手术质量,是低位保肛的又一利器。另外,经肛门操作可以直视下确定下切缘的距离,保证了足够的切缘,降低了局部复发的风险(图 82-23)。

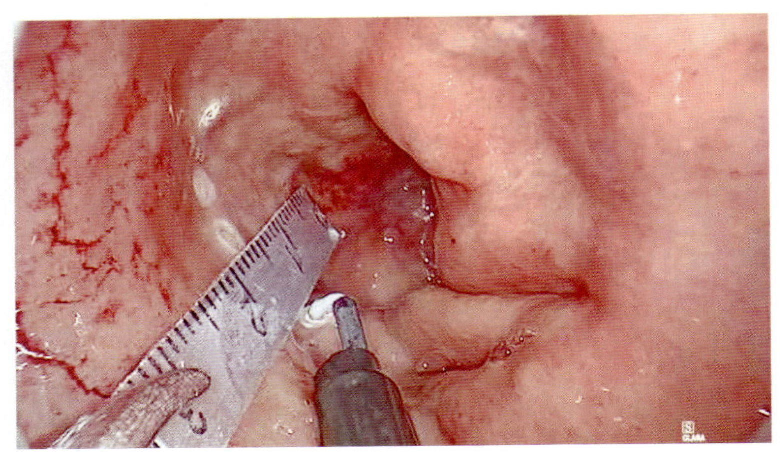

图 82-23　经肛直视下确定肿瘤下切缘的距离

taTME 手术绝大多数标本可经肛门取出体外，这样可以避免辅助切口，成为 NOSES 众多术式之一。其技术操作环节类似 NOSES Ⅱ式，又有所不同。本节以 taTME 为例，介绍手术中经肛门拖出标本的关键技术。

1. 取标本之前要做好充分的预判。根据患者 BMI、肛门括约肌松弛程度、肿瘤大小、直肠系膜肥厚程度、近端肠管长度等判断是否适合经肛门拖出标本。虽然绝大多数情况标本可经肛门取出，但部分病例会因为勉强取出导致直肠系膜完整性遭到破坏。

2. 直接将标本经肛门拖出体外，有造成肿瘤种植的风险。推荐取标本之前，经肛门置入切口保护套，或可借鉴 NOSES，经腹部戳卡孔置入无菌塑料导线套，再由肛门将导线套拉出体外。用液状石蜡润滑保护套或导线套内壁，再经切口保护套或导线套取出标本（图 82-24）。

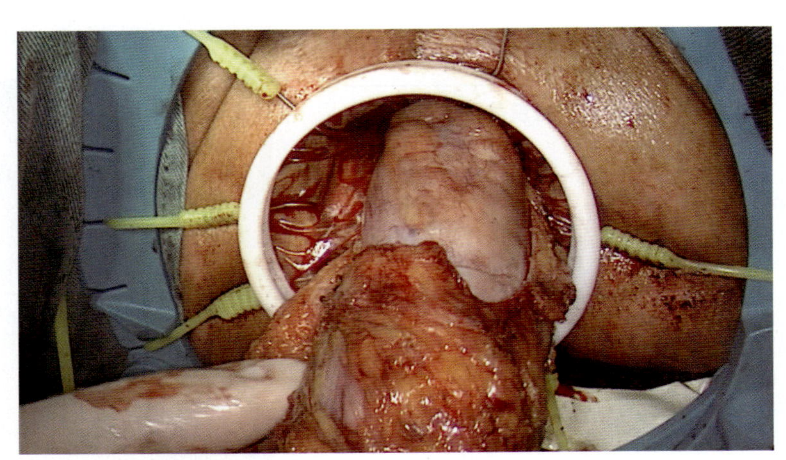

图 82-24　经切口保护套拉出标本

3. 经肛门取出标本的过程中，势必对肿瘤组织有所挤压，这也有可能造成肿瘤细胞脱落向近端肠腔内种植转移，甚至造成血行转移。推荐在取出标本之前，经腹操作在肿瘤近端肠管用纱布条或套扎带对肠腔进行封闭（图 82-25、图 82-26）。一般经腹操作组可在游离到腹膜反折附近时常规用绑带对肿瘤近端直肠进行结扎封闭，助手利用这个绑带可以更好地牵拉暴露。经腹操作组裁剪近端肠管系膜时，裁剪到绑带结扎处即可，不要移除绑带，这样经肛取标本时可避免因挤压造成种植转移的风险。

4. 经肛门取标本需将肿瘤及近端直肠自肛门牵拉出体外，牵拉过程中稍有不慎可造成边缘血管的受损。在肛门括约肌不够松弛，肠管及系膜水肿肥厚时更易发生。这种边缘血管的损伤又分为两种情况。一种为手术当时边缘血管因牵拉导致损伤出血，需结扎止血，这可能导致额外切除一部分近端肠管。另一种为隐性损伤，术中无活动性出血，观察断端肠管血供也无异常。但多数在术后 1 周左右发生迟发性肠管坏死，坏死的部分肠管由肛门被排出体外。因此，经肛门拉出标本时，动作一定要轻柔，不宜暴力牵拉。建议用卵圆钳取出部分标本后，随即用一块小纱布辅助取出标本，这样既可以不接触肿瘤做到无瘤操作，又可以增加摩擦力，保证取出标本时不至于损伤系膜及血管（图 82-27）。取出困难时不宜勉强，应更改取出途径，自辅助切口取出。

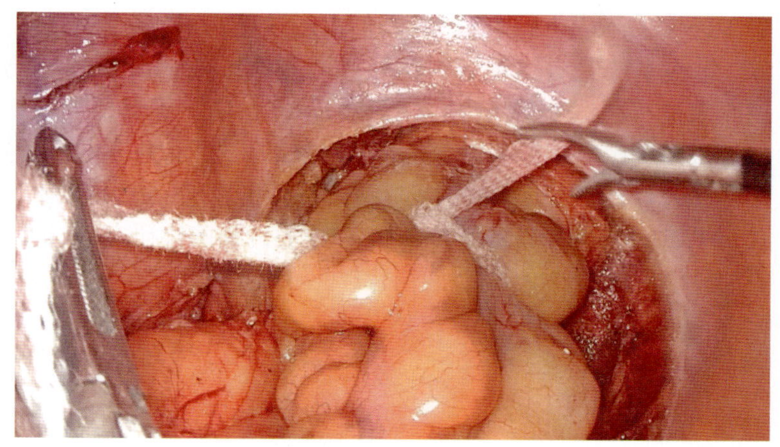

图 82-25　肿瘤近端用纱布条阻断肠管

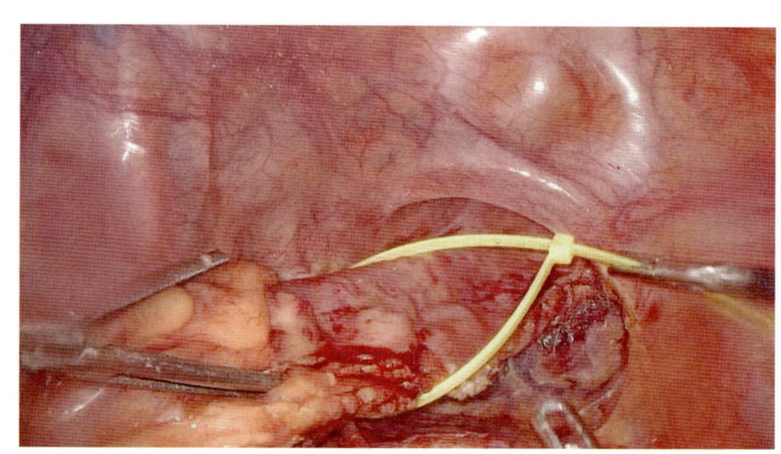

图 82-26　肿瘤近端用套扎带阻断肠管

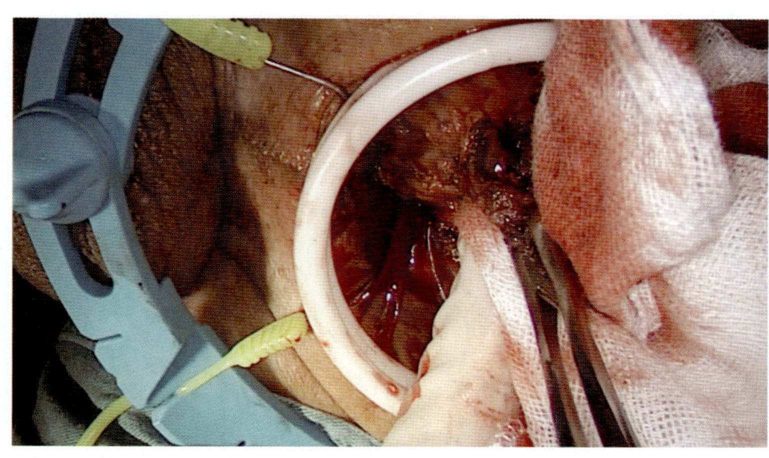

图 82-27　用小纱布辅助拉出标本

5. 经肛门取标本需要在腹腔镜下完成系膜的裁剪。经腹取标本仅需在腹腔镜下完成部分裁剪工作，剩余系膜裁剪可在体外完成。腔镜下操作应保证裁剪系膜时不损伤边缘血管弓，这在系膜肥厚不易辨认边缘血管弓部位的患者中尤为重要。

6. 经肛门取标本与经腹部切口取标本相比较，因解剖位置不同，对肿瘤近端肠管长度的要求更高。对于乙状结肠过短的患者，很难经肛门取出标本。也有一些患者虽然乙状结肠很长，但系膜相对短缩，经肛门取标本仍然有张力。为避免取标本时血管张力过大，建议对该类患者游离脾曲，但是仍有少数患者经肛门取标本时感到肠管或系膜有张力。这种情况下建议选择经辅助切口取标本，避免为了降低张力而缩小近端肠管切除范围。

近年来，NOSES 理念已被人们广泛接受，大量研究也证明 NOSES 具有良好的微创效果和可行性。taTME 是基于经自然腔道内镜外科手术（natural orifice transluminal endoscopic surgery，NOTES）理念发展而来，按照定义它属于 NOSES 的一种。taTME 尤其适用于低位直肠癌患者，肛门作为自然腔道之一，taTME 经肛门取出标本似乎是理所当然的。然而，并非所有病例都适合经肛门取出标本，适应证的把握显得尤为重要。适合的病例也应该按照操作规范，在严格的无菌无瘤操作下进行取出标本。作为新兴术式，taTME、NOSES 仍需要大样本、多中心的前瞻性研究，来进一步探讨其可行性及近期、远期疗效，得出更加科学可信的结论。

（刘鼎盛　张 宏）

第八十三章 NOSES 新理念与新技术经验分享

第一节 借道 NOSES 与类 -NOSES 的概念及应用

NOSES 是指使用腹腔镜器械、TEM 或软质内镜等设备完成腹腔内手术操作，经自然腔道（直肠、阴道或口腔）取标本的腹壁无辅助切口手术。该手术与常规腔镜手术最大的区别在于标本经自然腔道取出，避免了腹壁取标本的辅助切口，术后腹壁仅存留几处微小的戳卡瘢痕。结直肠 NOSES 要求在全腹腔镜下完成结直肠肿瘤的切除、区域淋巴结的清扫、结肠系膜的裁剪、直肠系膜的裸化、消化道重建、切除标本的取出等一系列操作。

一、借道 NOSES

使用腹腔镜器械、TEM 或软质内镜等设备完成腹腔内手术操作，包括肿瘤的切除、区域淋巴结的清扫、系膜的裁剪及裸化、消化道重建等一系列操作，标本取出时，借道于必要切口，如回肠保护造口切口（图 83-1）、多脏器切除切口（如直肠癌联合肝转移瘤切除手术）（图 83-2），完成标本取出，这类手术体现了 NOSES 减小手术创伤，使患者最大限度获益的潜在优势。

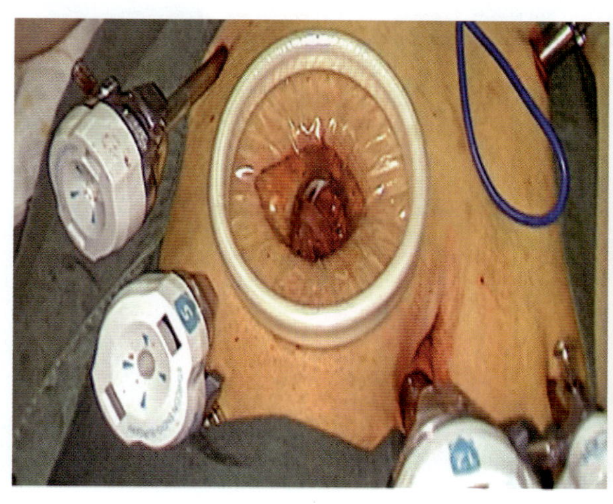

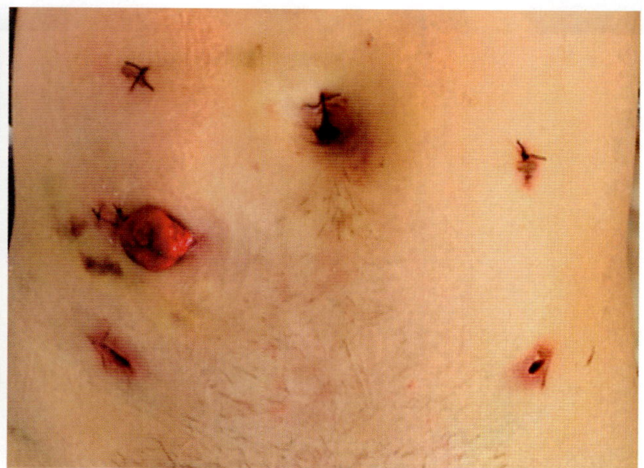

图 83-1 直肠标本经回肠造口切口取出

二、类 -NOSES

使用腹腔镜器械、TEM 或软质内镜等设备完成腹腔内手术操作，包括肿瘤的切除、区域淋巴结的清扫、系膜的裁剪及裸化、消化道重建等一系列操作，在无法避免腹壁取标本的辅助切口时，经腹壁隐蔽切

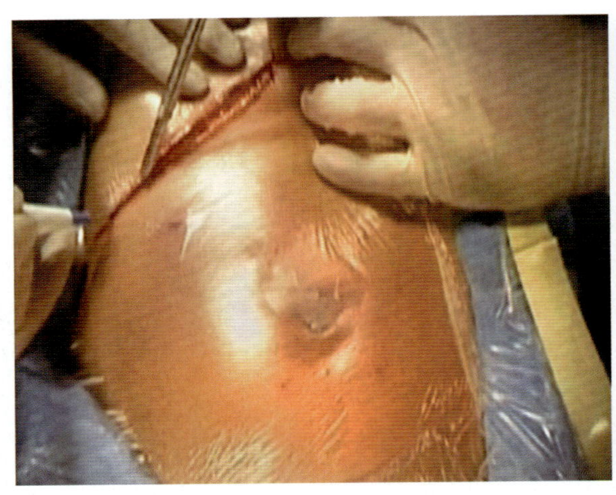
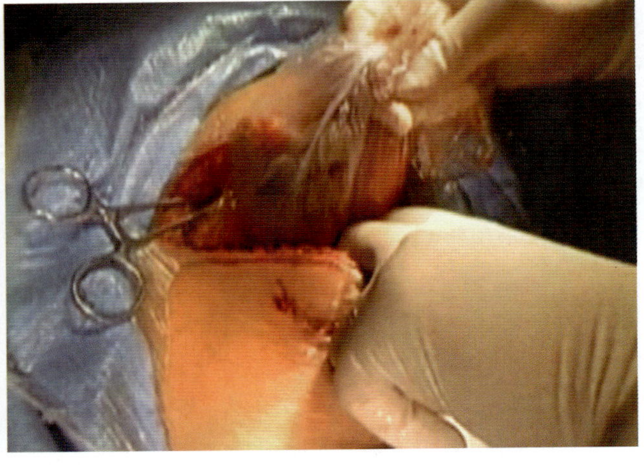

图 83-2　结肠标本经右下肋缘肝脏手术切口取出

口（多取下腹部横行小切口）、原手术切口（剖宫产、阑尾手术切口）等腹壁任意隐蔽切口取出标本的手术**（图 83-3）**。该手术与 NOSES 类似，全部手术操作均在腹腔镜下完成，经腹壁的隐蔽切口将标本取出。该手术具有术后疼痛轻、恢复快、美容效果好等多个优点。

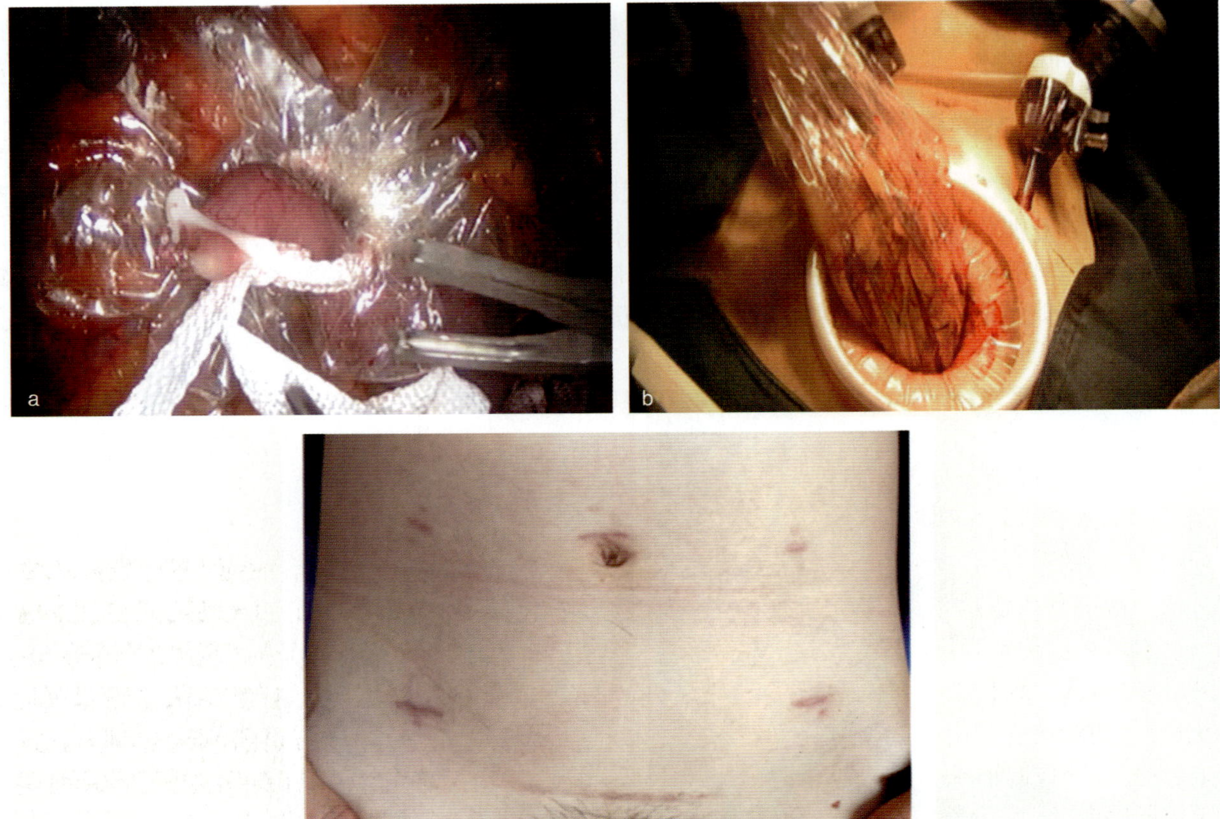

图 83-3　类 -NOSES 手术标本取出及腹壁切口

a. 将切除的标本及所有纱条统一放入自制标本袋中；b. 在切口保护套及自制保护套“双套保护”下，严格按照无菌无瘤原则，取出切除标本及纱布条；c. 术后腹壁切口。

（陈海鹏　王锡山）

第二节 “蔡氏三步法”系膜裸化及蔡氏套管器在 NOSES 中的应用

自 2014 年 1 月以来，厦门大学附属中山医院胃肠外科应用蔡氏套管器(国家发明专利号：CN201420203735.X)(图 83-4)已完成 NOSES 腹腔镜辅助左半结肠癌或直肠癌根治术 113 例。本手术方式在肠管系膜裸化和蔡氏套管器的应用技巧方面持续优化，现分享如下。

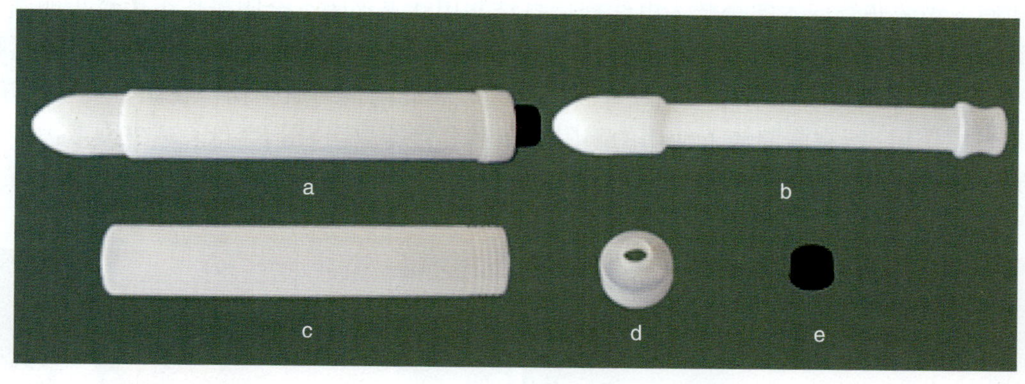

图 83-4　蔡氏套管器示意图

a. 套管器组装后全貌；b. 引导导管；c. 外套管；d. 后盖；e. 器械孔盖。

1. **肠管系膜裸化**　笔者提出肠管系膜裸化的“蔡氏三步法”，可程序化、快速化裁剪并裸化完整的肠管系膜，切缘整齐，符合膜解剖理念，术中肠系膜出血少，为后续近端肠管抵钉座置入和应用蔡氏套管器取标本创造良好条件。步骤如下。

第 1 步，标记：从肠管的近端向远端(或由远及近)方向进行标记。分别于距离肿瘤上缘上方 10cm 处及下缘下方 5cm 处用钛夹标记肠管，助手使用左、右钳充分展开肠系膜。术者自钛夹处使用超声刀轻轻地在近端肠系膜沿着肠系膜下动脉各分支投影线做一标记线。运用相同的方法在垂直肠管方向的远端肠系膜上做一标记线(图 83-5a)。

第 2 步，裁剪：原则上从肠系膜的近端向远端方向，裁剪近端肠管系膜和远端肠管系膜技巧略有不同。裁剪近端肠系膜时，应首先找到由肠系膜下动脉与左结肠动脉形成的系膜无血管三角区(图 83-5b)，然后从该区域的顶点紧靠左结肠动脉解剖该动脉。然后，维持系膜处于“三角牵拉”状态，沿着上述标记线，离断沿途各个肠系膜下动、静脉分支直至边缘血管弓。接下来处理远端肠管，沿着垂直于肠管方向的标记线，从边缘血管弓由肠壁近侧向远侧离断各血管分支，或者由肠壁远侧向近侧离断各血管分支至边缘血管弓。此时，调转超声刀头方向，再由肠壁近侧向远侧离断边缘血管弓，称为“触底反弹”。若遇到肠管系膜肥厚者，助手可用吸引器边暴露边吸引，这样效果更佳。

第 3 步，裸化：从标记点的近端向肿瘤端方向进行。为契合膜解剖理念，达到完整切除肠管及其脂肪系膜，需切除足够的肠系膜，即根据术中具体情况，由标记位置近端向肿瘤端分离少许系膜后进行裸化。近端肠管的裸化方向由近端肠管向远端肠管裸化，远端肠管的裸化方向由远端肠管向近端肠管裸化。因后续抵钉座需置入近端肠管，故要求充分裸化肠管。肠管裸化长度要求为 3cm(图 83-5c)：1cm 为肿瘤标本肠管的残端，1cm 为保留肠管的残端，另外 1cm 为闭合区。

2. **蔡氏套管器的应用**　全身麻醉后扩肛至四指，引导导管涂抹液体石蜡后经肛置入；经腔镜导引，直视下缓慢旋转引导导管进入直肠相应位置，必要时越过骶骨岬达直肠乙状结肠交界完成左半结肠手术。腔镜组裸化肠管系膜后，用血管阻断带结扎肿瘤下缘（图 83-5d），于结扎点和蔡氏套管器的引导导管之间（此时引导导管对直肠起支撑作用），在肠壁切开约 1cm 的切口，然后退出引导导管，用加长卵圆钳将抵钉座经外套管置入盆腔，然后消毒。取标本时，外套管露出超过直肠残端少许，其目的是保证肠壁不会内陷，具体操作如下：①首先翻转标本，将肠系膜下动、静脉血管蒂先塞入外套管，再将肿瘤上缘肠管递给会阴操作组取出。其优点是：肿瘤上缘肠管比肿瘤下缘肠管长，离肿瘤较远容易抓持，肿瘤上缘肠管和血管蒂先进入套管器后，仅剩较少组织的肿瘤及肿瘤下缘肠管在套管器外（较少组织易装入标本袋）；②对于肿瘤未侵出浆膜层、最大横径 ≤ 4cm、患者 BMI ≤ 28kg/m^2 的标本，可直接经外套管取出（图 83-6a）；反之，如果标本较大，会无法进入外套管，若强行取出可能破坏系膜和肠管，甚至导致肿瘤破裂。此时可先经主操作孔塞入一长约 45cm 两端未打结的电线套，在完成翻转标本等操作后，将仅剩肿瘤和肿瘤下缘的肠管标本完全装入电线套后打结并用钛夹夹闭。会阴操作组用有齿卵圆钳大把夹住已进入外套管的肠管并缓慢持续用力使标本完全顶在外套管上（图 83-6b）。此时外套管已扩张直肠残端，起导引作用，可避免因标本过大导致直肠残端撕裂和肛门括约肌损伤。在闭合直肠残端时，套管器对肠壁起支撑作用；所有腹腔镜下使用的碘附纱布经套管器取出（图 83-6c），减少戳卡污染和碘附纱布液体回流入腹腔的可能。

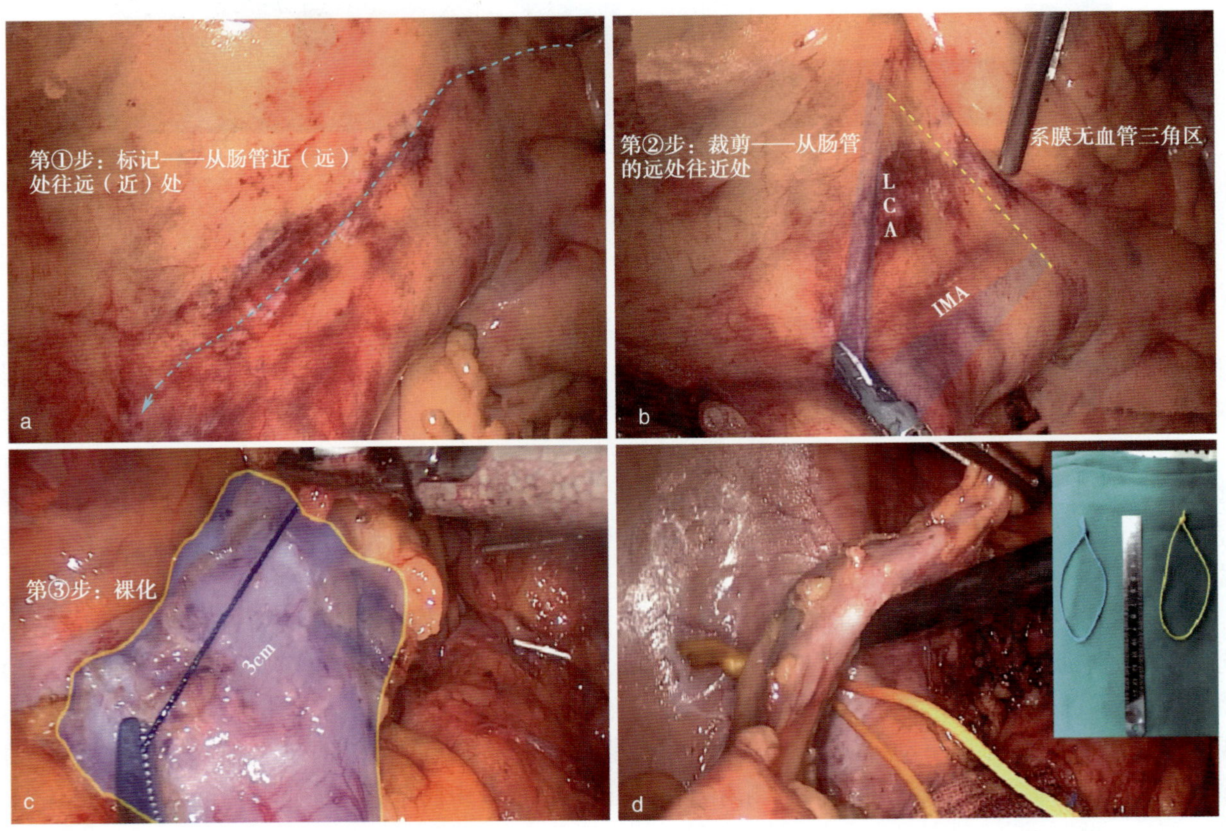

图 83-5　肠管裸化与系膜游离

a. 从肠管的近端向远端（或由远及近）进行标记；b. 找到由肠系膜下动脉（IMA）与左结肠动脉（LCA）形成的系膜无血管三角区；c. 肠管裸化区域；d. 血管阻断带结扎肿瘤下缘。

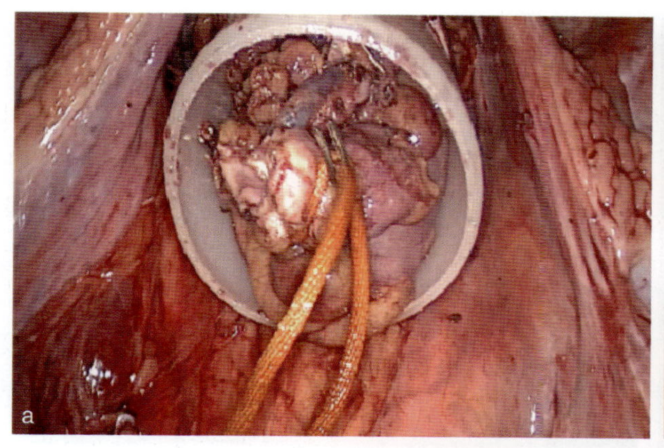
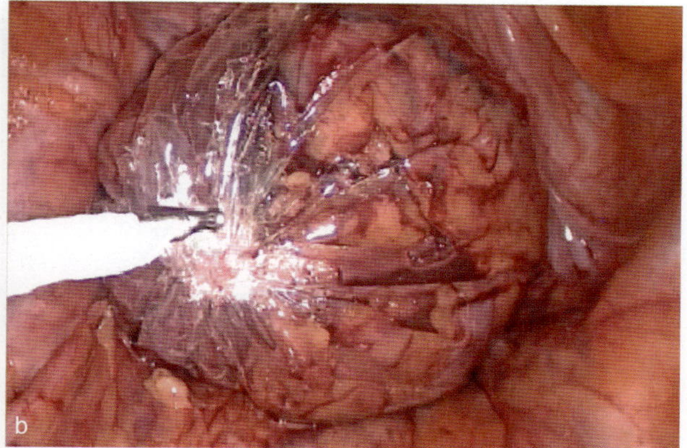
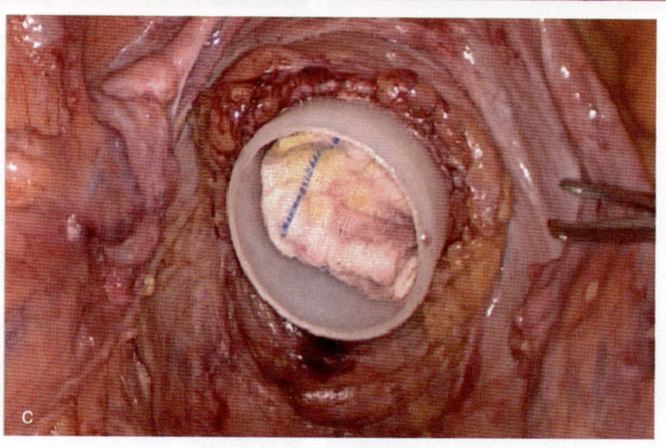

图 83-6　蔡式套管取标本

a. 直接经外套管取出较小标本；b. 将大标本装入电线套并打结用钛夹夹闭后，顶着外套管取；c. 从外套管取出腹腔镜纱布。

（蔡建春　许淑镇）

第三节　"乙状结肠系膜逆向平行裁剪法"及直肠系膜裸化"王氏剥离法"在 NOSES 中的应用

结直肠 NOSES 要求在全腹腔镜下完成结直肠肿瘤的切除、区域淋巴结的清扫、结肠系膜的裁剪、直肠系膜的裸化、消化道重建、切除标本的取出等一系列操作。其中，乙状结肠系膜裁剪及直肠系膜裸化是手术的重要环节。笔者将结直肠 NOSES 中乙状结肠系膜裁剪及直肠系膜裸化的经验分享如下。

1. 乙状结肠系膜裁剪（逆向平行裁剪法）　乙状结肠系膜裁剪要满足以下几点要求：①保证近端切缘的安全性；②保证区域淋巴结的清扫范围；③保证足够的肠管长度；④保证吻合口的血供。结直肠壁的血液供应来源于边缘血管弓，如何保留边缘血管弓完整通畅是决定肠管血供的关键。笔者采用"逆向平行裁剪法"，裁剪乙状结肠系膜操作简便、易操作、安全性高，术中对于边缘血管弓走行的观察效果好。

助手将乙状结肠拉向左侧，在系膜后方垫入纱布（图 83-7a），测定裁剪范围，确定吻合预切除线后，采用"逆向平行裁剪法"进行乙状结肠系膜的裁剪（图 83-7b）。NOSES 术式不同，乙状结肠系膜保留的长度不同，如 NOSES Ⅱ式、Ⅲ式，一定要将乙状结肠系膜裁剪预留长一些，这样标本容易经肛门或阴道拉出，从而保证吻合后吻合口无张力。采用"逆向平行裁剪法"可直观观察乙状结肠系膜内动、静脉走行，沿其走行进行裁剪，分别结扎切断几支乙状结肠动、静脉（图 83-7c），注意保护乙状结肠血管交通支，保证远端肠管血供（图 83-7d），进一步向预切线游离，逆向裁剪系膜后转向乙状结肠肠壁继续裁剪（图 83-7e），靠近肠壁时尽量不用血管夹，避免吻合时卷入（图 83-7f），超声刀游离至肠壁并尽量裸化肠管 2~3cm。

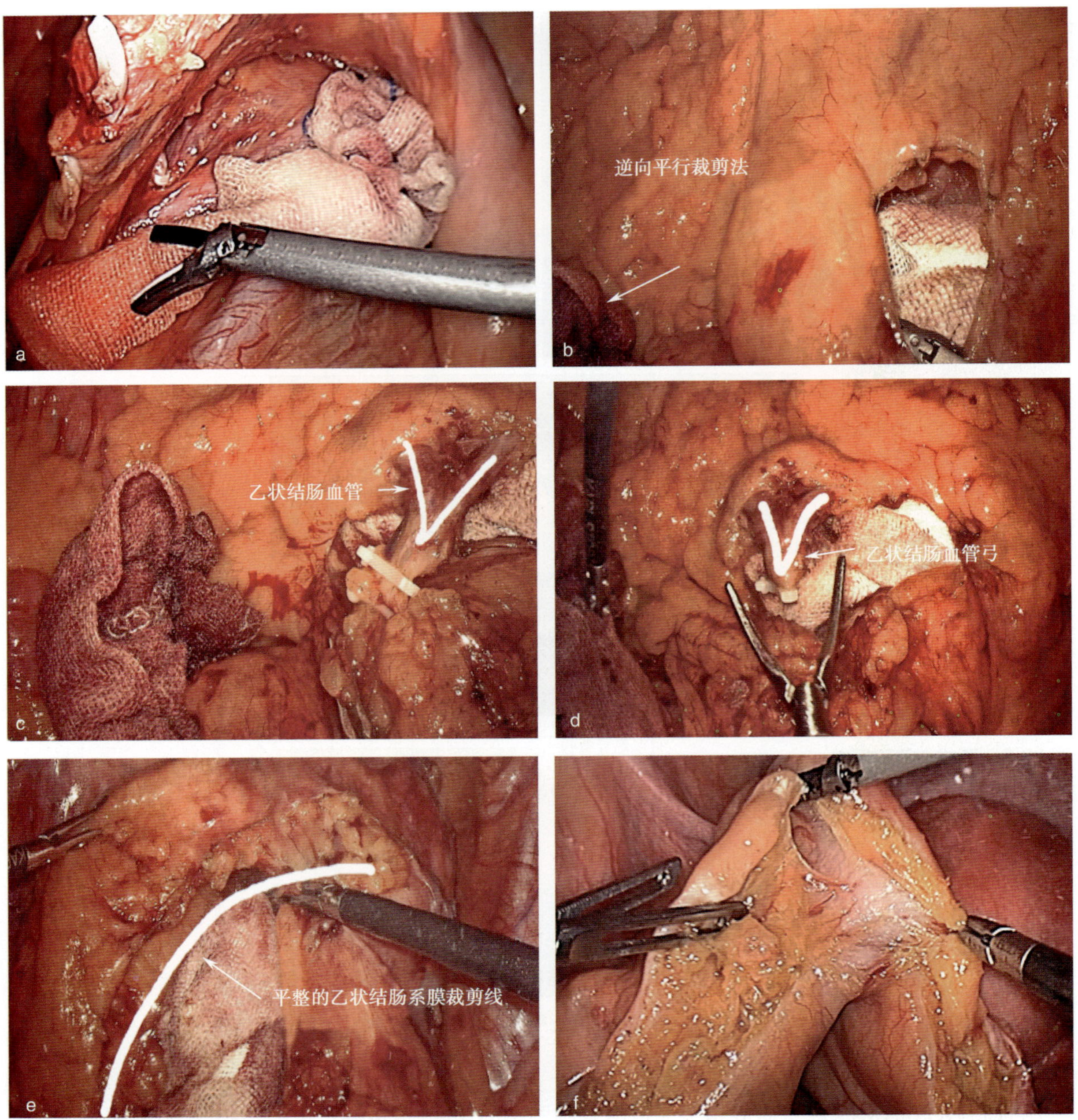

图 83-7　系膜裁剪操作步骤

a. 乙状结肠系膜后方垫入纱布；b. "逆向平行裁剪法" 裁剪乙状结肠系膜；c. 结扎切断乙状结肠系膜血管；d. 注意保护乙状结肠血管交通支，保证远端肠管血供；e. 逆向裁剪系膜后转向乙状结肠肠壁方向继续裁剪；f. 裸化乙状结肠肠壁。

2. 直肠系膜裸化（王氏剥离法） 腹腔镜下直肠系膜的裸化，一直是低位直肠癌根治术中的难点，尤其是直肠左侧壁和肥厚系膜的裸化，不仅要保证远端切缘安全，还要满足结直肠癌 NOSES 各种操作的要求。笔者将直肠系膜裸化的经验总结命名为"王氏剥离法"，分享如下。

确定肿瘤位置，在肿瘤下方约 5cm 进行肠壁裸化，约 3cm 范围。采用"王氏剥离法"，按照"前→右→左→后"的顺序裸化直肠系膜。将直肠系膜前后左右游离至切线下方 2~3cm 平面时，准备裸化肠壁。在腹膜反折处，超声刀打开直肠前壁脂肪结缔组织（图 83-8a、图 83-8b），分别从左、右两侧沿着肠壁走行，分离肠壁与直肠系膜组织，术者牵拉直肠右侧系膜，助手将直肠向上向左提拉，此时，用超声刀如剥洋葱一般将系膜与肠壁分离（图 83-8c），逐渐向后扩展至后壁中线（图 83-8d）。游离左侧壁时，助手向左侧牵拉系膜，术者将直肠向右上方牵拉，超声刀平行肠壁如剥洋葱般游离系膜（图 83-8e~ 图 83-8g），逐渐向直肠后壁拓展，最终与右侧会合（图 83-8h）。通常需裸化 3cm 肠管。使用"王氏剥离法"进行直肠壁裸化，往往出血少，解剖结构清晰，对于直肠左侧壁及肥厚系膜的裸化更有优势。裸化范围的大小，根据 NOSES 术式要求可略有不同。

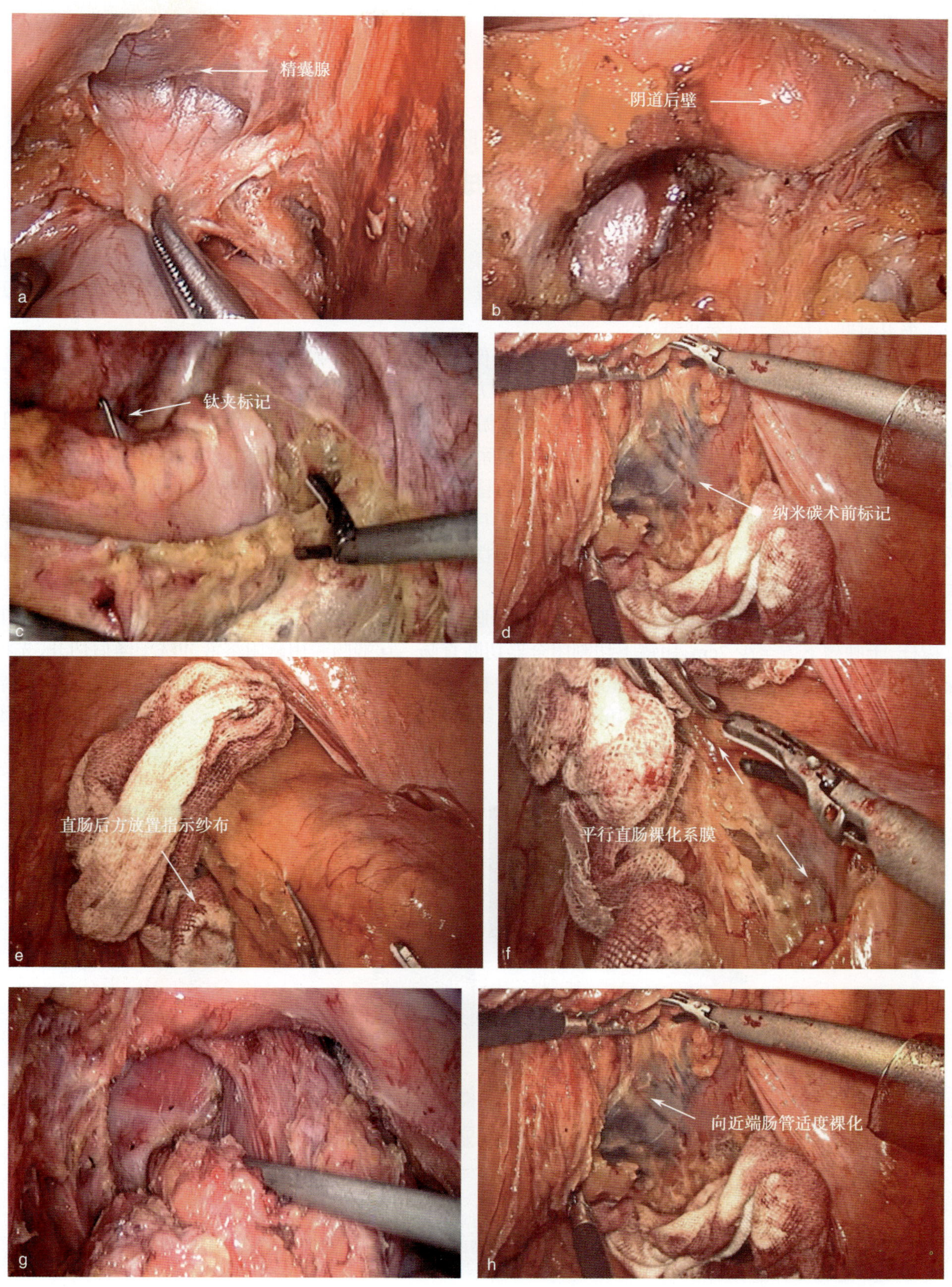

图 83-8 直肠系膜裸化（王氏剥离法）操作步骤

a. 游离直肠前壁（男性）；b. 游离直肠前壁（女性）；c. 裸化直肠右侧壁；d. 游离直肠后壁；e. 小纱布置于直肠后方进行标志；f. 平行直肠裸化左侧系膜；g. 裸化直肠左侧壁；h. 完全裸化直肠全周。

结直肠癌 NOSES 术中乙状结肠系膜逆向平行裁剪法与直肠系膜“王氏剥离法”简单便捷、安全可靠、便于临床推广，把复杂的操作简单化、规范化、流程化，尤其适合初学者掌握，可明显缩短学习曲线，这也是王锡山教授提倡“立体解剖思维”的完美体现。

（陈海鹏　王锡山）

第四节　肿瘤上方先断肠管裁剪系膜联合直肠残端腔内支撑牵引法完成减孔直肠癌 NOSES

结直肠 NOSES 的腹腔内操作部分与传统腹腔镜手术基本一致，大都采取传统的五孔法。笔者改进了技术，不但使得术中视野显露更清晰，而且可以减少操作孔，让 NOSES 操作更简易，对患者的创伤更小。本节对此方法做一简要介绍。

1. 腹部操作孔位置　省略腹部左侧操作孔，只保留脐孔和右侧两个操作孔。

2. 操作方法　该法对于不同位置的肿瘤，操作方法不尽相同。

(1) 对于低位直肠癌，具体操作方法如下：常规游离肠系膜下动、静脉，用血管夹阻断血供。自肿瘤上方 10cm，肠管系膜侧，用超声刀沿肠壁游离并穿透系膜（图 83-9a、图 83-9b），用镜下切割闭合器在此处切断（图 83-9c、图 83-9d），然后从此处开始裁剪系膜（图 83-9e）至肠系膜下动、静脉并切断（图 83-9f）。以上步骤完成后，远侧为直肠残端和被清扫的系膜。然后经肛门置入支撑杆（可以用勺形钳）（图 83-10）至直肠残端，该操作可以使直肠跟随支撑杆向各个方向摆动，从而充分暴露术野（图 83-9g）。将肠管游离至盆底肌平面，然后按“两步翻出直肠法”完成 NOSES。

(2) 对于中位直肠癌，具体操作方法如下：切断肠管与游离系膜的方法同上。直肠游离完成后，撤出支撑杆，于肿瘤下方至少 2cm，用镜下切割闭合器切断直肠。远端肠腔用碘附溶液冲洗干净后切开，先将保护套经肛门送入腹腔，再把绑线的抵钉座经保护套送入，标本切除后，经保护套取出。镜下切开近端结肠残端，置入抵钉座（图 83-9h），闭合切除的条状组织经戳卡孔取出，拉出钉座杆，远端直肠残端用切割闭合器闭合，吻合器经肛门进入直肠残端完成吻合。

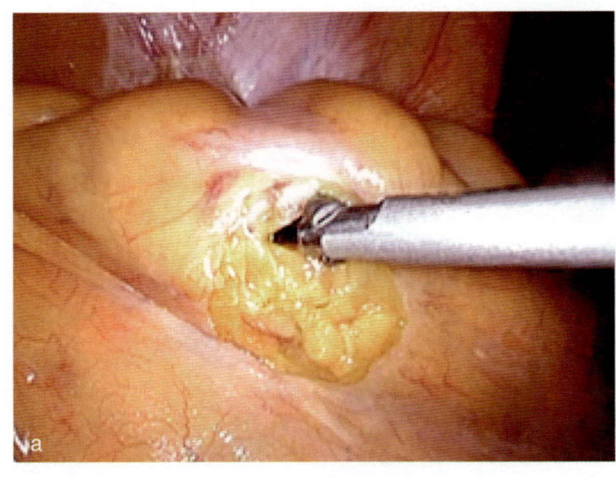

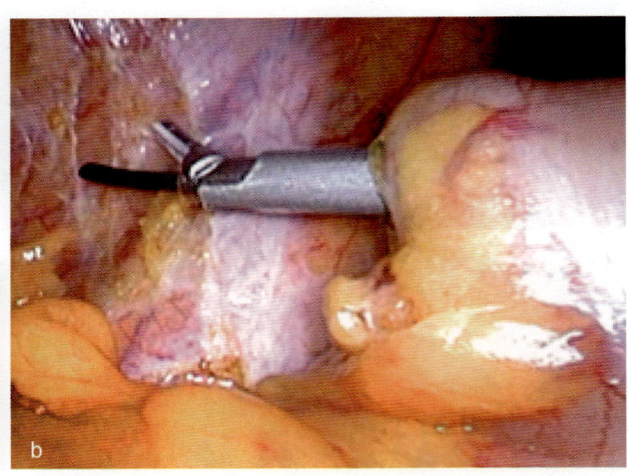

图 83-9　肠管离断与系膜裁剪

a. 沿肠壁切开系膜；b. 超声刀沿肠壁穿透系膜；c. 切割闭合器夹闭肠管；d. 于肿瘤上方切断肠管；e. 从切断处开始裁剪系膜；f. 切断肠系膜下动、静脉；g. 支撑杆摆动帮助显露术野；h. 钉座绑线送入切开的近端残端。

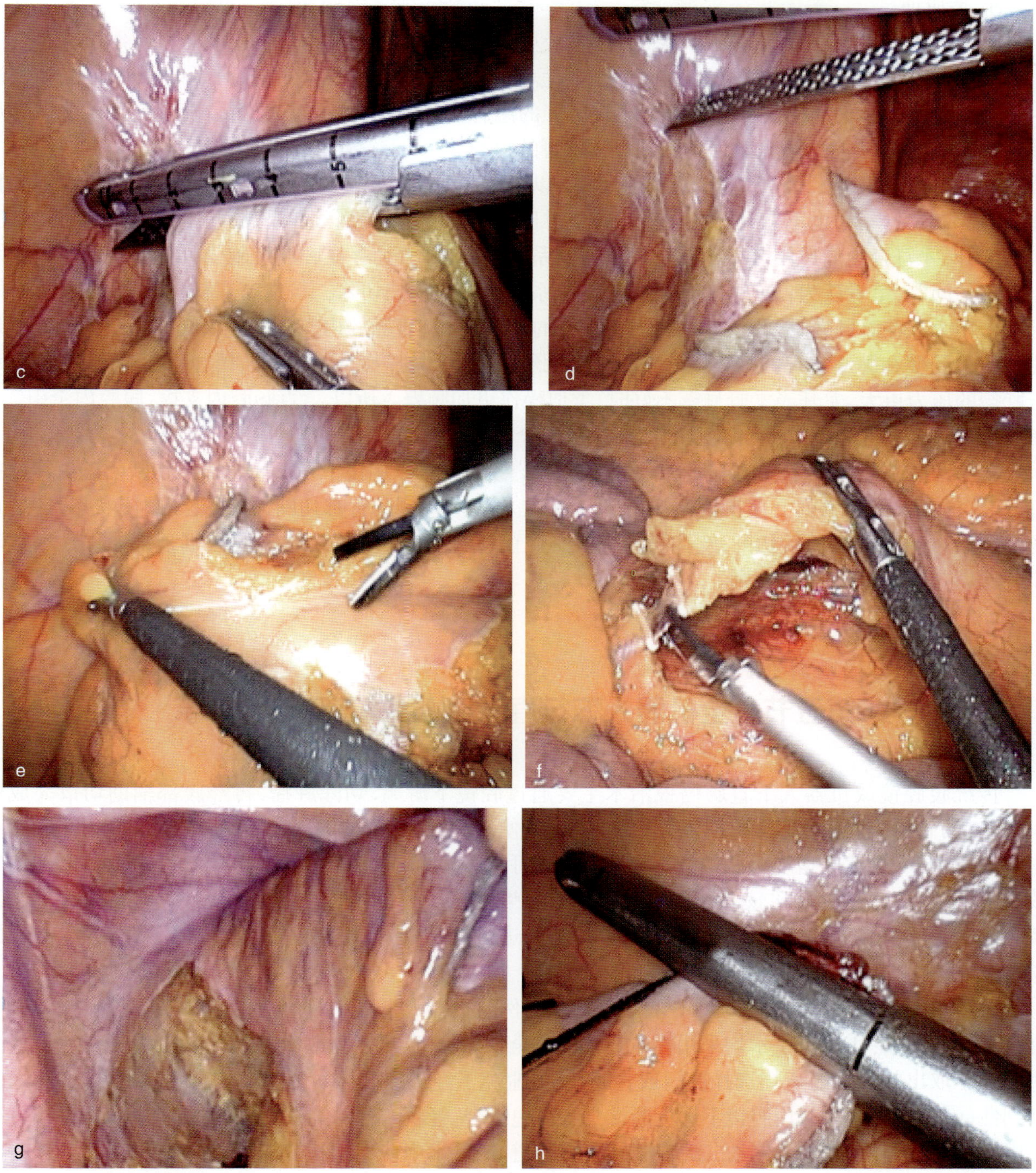

图 83-9（续）

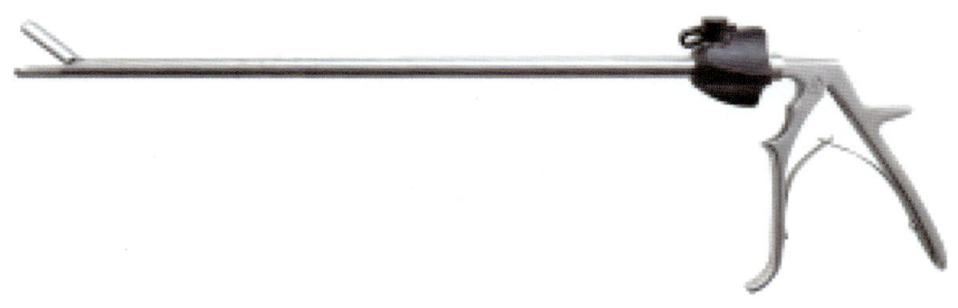

图 83-10　支撑杆（乞形钳）

3. 适应证

(1)第一部分,即切断肠管和裁剪系膜,适用于几乎所有直肠癌手术。

(2)第二部分,即直肠残端腔内支撑牵引法,笔者认为适用于中高位直肠癌,对于低位直肠癌,该法适用于大部分女性和偏瘦的男性。因为对于较肥胖的患者,或者肿瘤体积较大的低位直肠癌,该法没有足够的空间使支撑杆自由摆动,从而达不到显露术野的目的。

4. 关于无瘤问题　因为先切断上方肠管,所以支撑杆经过肿瘤位置不会引起肿瘤细胞向近端结肠转移,系膜裁剪完毕后,也不会有存在血供转移或淋巴转移的问题。肿瘤远端直肠一定要先闭合,再冲洗,最后切开,才符合无瘤原则。关于肿瘤以下直肠系膜未断,是否会存在肿瘤细胞受到支撑杆的压迫而发生转移的问题,笔者认为:首先,肿瘤下方大部分系膜也要被清扫切除;其次,支撑杆对肿瘤压力较小,而且其作用力点在直肠残端而不在肿瘤位置,视野的调整是靠"直肠腔内支撑、摆动,腹腔内牵拉",而不是靠杆压迫肠壁和肿瘤实现的。相比之下,常规的肠外腹内反复抓持,压、挑、推、挡肿瘤部位肠管,可能对于肿瘤的压力更大,尤其当术野显露不好时,类似操作更加频繁。所以,"直肠腔内支撑,腹腔内牵引"直肠残端可以避免这些操作,理论上比传统方式更安全。

5. 优势　此法与妇科举宫器类似,但其优势在于:妇科难以用镜下切割闭合器来切断阴道后冲洗再打开,这样就在无瘤原则上存在争议,而直肠手术是将肿瘤两侧肠管都切断,肿瘤处于封闭状态,远端直肠关闭后再冲洗干净而后切开,支撑杆在进入肠腔前,系膜已经裁剪完成,直肠残端顶部血供基本被阻断,所以更符合无瘤和无菌原则。

(孙东辉)

第五节　全机器人下行直肠癌 NOSES 经验分享

传统腹腔镜或机器人下直肠癌根治术主要通过腔镜下游离、切除肿瘤,再经腹部辅助切口完成标本取出、肠管吻合,削弱了其微创优势。NOSES 是使用腹腔镜器械、TEM 或软质内镜等设备完成腹腔内手术操作,经自然腔道取标本的腹壁无辅助切口手术。大量研究结果显示:NOSES 安全可行,近期疗效满意,与传统微创手术比较,其创伤更小、美容效果更好、术后疼痛更轻、恢复更快。现就笔者中心开展全机器人下直肠癌根治术(NOSES)以来的经验进行总结,希望可以促进直肠癌根治术(NOSES)的发展。

截至 2018 年 12 月 31 日,笔者中心共完成 183 例全机器人下直肠癌根治术 NOSES,回顾这些病例,有以下四个特点:①所有手术均采用标本在体内完全切除,并经自然腔道拖出体外(切除拖出式);②所有手术标本取出的自然通道均选择肛门或直肠残端,避免了经阴道取标本的副损伤,最大限度保证手术的微创性;③所有手术均采用腔镜下远近断端手工荷包缝合,管状吻合器端端吻合;④所有手术均常规进行了甲硝唑联合链霉素、复方聚乙二醇口服的术前肠道准备,术中使用结扎带或塑料封条结扎预切肠管,经肛门置入保护套,切除标本经保护套自肛门拖出,保证无瘤无菌原则。

NOSES 分为外翻切除式、拉出切除式、切除拖出式。以往认为,外翻切除式适用于低位直肠切除,拉出切除式适用于中位直肠切除,而切除拖出式适用于高位直肠、结肠切除。得益于在狭窄腔隙中仍可灵活操作、精确解剖,达芬奇机器人在中位直肠癌、低位直肠癌的盆底解剖方面具有独特优势,使得术者可以在全机器人下完成远端肠管的游离、结扎、离断、荷包缝合,即使是中位直肠癌、低位直肠癌,也可以采用切除拖出式 NOSES,一定程度上扩展了切除拖出式的适应证。因为所有手术均采用同一种 NOSES 方式,有利于缩短全机器人下直肠癌根治术(NOSES)的学习曲线。

NOSES 发展的初衷是最大限度确保微创效果,减少腹部辅助切口相关并发症的发生,从而推动术后快速康复外科的实现。笔者在所有手术中均选择经肛门或直肠残端取出标本,既有效利用了直肠癌根治术中形成的自然通道开口,又避免了经阴道取标本的伦理争议及副损伤。经充分扩肛、仔细轻柔操作,牵拉标本时避免肿瘤挤压成团,可顺利取出较大肿瘤标本,并有效避免肛门括约肌损伤。考虑到对肛门括约肌及直肠肛管壁的保护，取出标本的肿瘤最大直径以 <6.5cm 为宜。对肛门较松弛患者，可完成较大肿瘤经肛门标本取出，笔者中心目前经肛门取出的标本中肿瘤最大直径为 8cm，患者术后恢复顺利，随访肛门功能恢复良好。

消化道重建方面，所有手术均采用了肠管远近断端荷包缝合的单吻合方式（**图 83-11a、图 83-11b**），与双吻合方式相比，避免了危险三角 "猫耳朵" 的出现，使吻合口更加安全、可靠。有文献指出，机器人直肠癌根治术中双吻合方式较单吻合方式具有时间优势，但是单吻合方式较双吻合方式术后恢复快，且可以获得较长的远端切缘，从而具有降低远端切缘阳性率的潜在优势。达芬奇机器人手术平台相比于传统腹腔镜在缝合方面具有不可比拟的优势，笔者中心开展全机器人下直肠癌根治术（NOSES）以来，目前完成肠管远近断端荷包缝合的时间可控制在 5~15 分钟。

此外，所有手术均进行甲硝唑联合链霉素、复方聚乙二醇口服的术前肠道准备。术中亦需注意无菌无瘤原则，在充分游离肠管之后，采用结扎带或塑料封条结扎预切肠管（**图 83-11c、图 83-11d**），既阻止了癌细胞的扩散又减少肠道细菌转移至腹腔，离断肠管之后，经肛门置入保护套，经保护套自肛门拖出切除标本（**图 83-11e、图 83-11f**）。

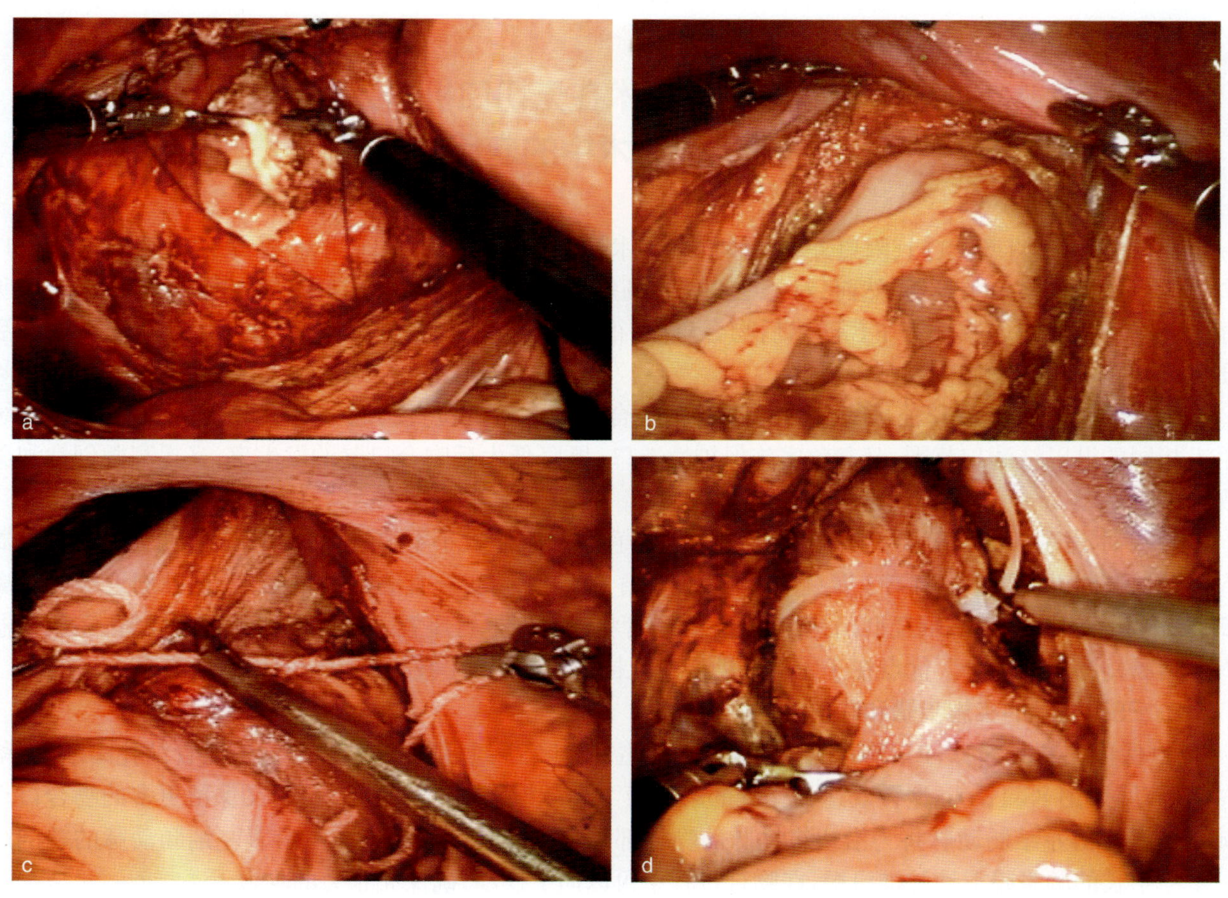

图 83-11 消化道重建与标本取出手术步骤

a. 肠管远断端荷包缝合；b. 荷包缝合后管状吻合器吻合肠管；c. 充分游离肠管后，使用结扎带结扎肠管；d. 使用塑料封条结扎肠管；e. 离断肠管后，经肛门置入保护套；f. 经保护套自肛门拖出切除标本。

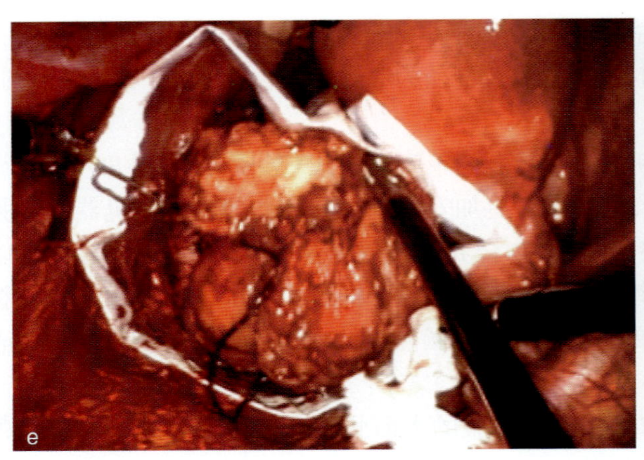

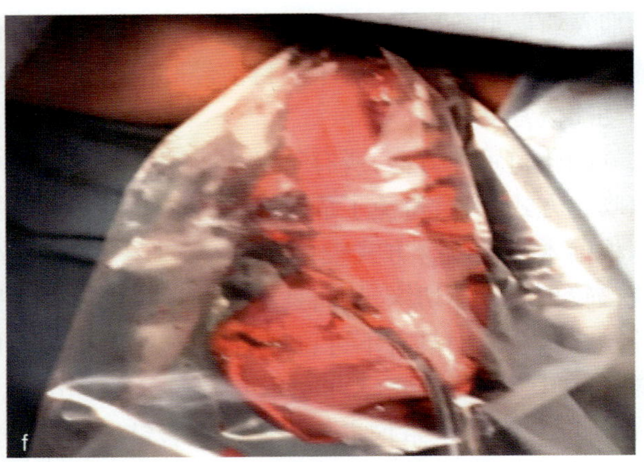

图 83-11（续）

（姚宏亮）

第六节　PST 技术在无切口机器人中低位直肠癌保肛术中的应用和价值

NOSES 通过直肠、肛门、阴道等自然体腔将手术标本从腹腔中取出，而不需要再于腹部行辅助切口，有着优越的微创性及美观性，然而，对于中低位直肠癌保肛手术，术后吻合口漏的发生率为 10%~15%，明显高于高位直肠癌术式。为了预防术后吻合口漏，很多医生选择保护性造口，但此举影响了患者的生活质量，降低 NOSES 的微创性和美观性。

笔者团队创建出一套独具特色的 PST 技术联合机器人中低位直肠癌保肛手术方案，既达到与传统手术相同的淋巴结清扫范围，又避免实施保护性造口；既降低术后吻合口漏的发生率，又提高微创性和美观性。

1. 手术适用人群和简要步骤　确诊为中低位直肠癌，肿瘤大小不超过 4cm 者。简要步骤：采用机器人 5 孔法装机，必要时加用第 3 臂（图 83-12a），遵循 TME 原则实施直肠癌的根治术，在肿瘤近端肠管离断后，进行远端肠管的外翻经肛门拖出，经外翻肠管将吻合器抵钉座置入腹腔后切断远端肠管，完成机器人下结肠直肠端端吻合。优点在于无须辅助切口取标本，辅以 PST 技术无须行保护性造口。

2. PST 技术的实施步骤和临床价值

（1）保护左结肠动脉（P）：笔者团队常规选择高位清扫 253 组淋巴结后，进行低位血管结扎离断（保留左结肠动脉，图 83-12b）。这样既达到充分的肠系膜下动脉根部周围淋巴结清扫，又保留更多的吻合口动脉血供。保留左结肠动脉将为沿边缘动脉的吻合部位提供额外的血液供应。沿着左结肠动脉的解剖产生了一个长的肠系膜下动脉椎弓根，在吻合过程中可以向下摆动，确保无张力的吻合。

（2）吻合口缝合加强（S）：双吻合器技术（DST）便于低位直肠癌术后的吻合重建。DST 通常有“狗耳”（dog's ear）区域，是吻合口漏的高发部位。基于机器人缝合的灵活性和安全性，笔者常规缝合加固吻合口以增强其完整性，并减少吻合口张力，特别是在“狗耳”区域予以缝合加固（图 83-12c、图 83-12d）。此外，常规采用亚甲蓝测试对吻合口完整性进行充分的初步评估。如果试验呈阳性，缝合亚甲蓝染色部位可有效消除潜在的吻合口漏。

（3）经肛放置肛管减压（T）：使用经肛引流管（TDT）可降低吻合口周围的管腔内压，并在肠蠕动改善时保护吻合口不受水样大便和胀气的影响。在常规实践中，腹膜反折以下的中低位直肠癌保肛术，均放置肛管。用潘氏引流管作为肛管，减压直肠至术后 6 天拔除。肛管的近端应放置在吻合口上方至少

15cm 处，外端缝合到皮肤上（图 83-12e）。

3. 机器人中低位直肠癌 NOSES 的实施要点　①机器人中低位直肠癌手术，遵循 TME 原则，充分清扫淋巴结，在此不做赘述。②选择拖出式肿瘤切除吻合术，避免腹部切口。③抵钉座头的置入方式：确定近端肠管离断位置，裸化肠管，直线切割闭合器切断肠管，远端肠管从肛门口向外翻出，消毒后切开肠管壁将抵钉座头经过外翻肠管置入腹腔。④机器人下将抵钉座置入近端肠管内，并缝合加固（图 83-12f），最后直视下判断肿瘤下切缘位置，离断远端肠管切除肿瘤（图 83-12g），在机器人监视下完成吻合。⑤最后缝合关闭盆腔切开的腹膜，并在吻合口的两侧分别放置硅胶管和乳胶管引流各一根。手术的优点：①经过外翻的肠管置入抵钉座，避免其与肠腔黏膜和肿瘤的直接接触，符合无菌和无瘤原则。②利用机器人的缝合优势，机器人下将抵钉座置入近端肠管并缝合固定，操作安全简便。③关闭盆腔腹膜可以避免因吻合口漏引发的游离腹腔腹膜炎，从而避免行挽救性造口手术。④在发生吻合口漏时，放置的乳胶引流管可改为双套管冲洗引流，促进吻合口漏的愈合。

笔者团队已经完成近 700 例 PST 技术下的机器人中低位直肠癌保肛术，保护性造瘘率 0.7%，术后吻合口漏发生率 5.2%，挽救性造口率仅 0.3%。结合 NOSES，避免了辅助切口，达到了极致的美容和微创效果（图 83-12h）。

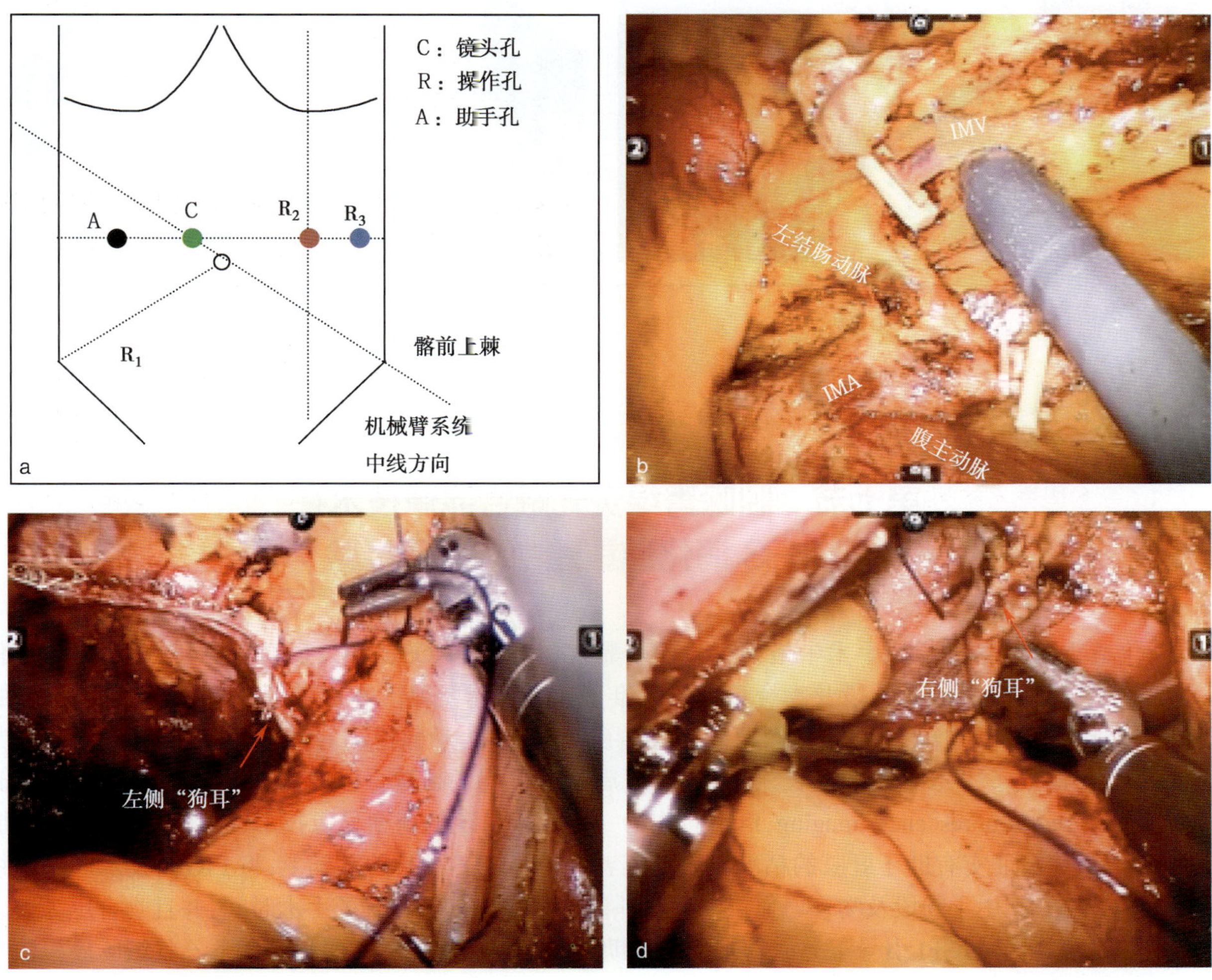

图 83-12　手术操作要点

a. 戳卡的选择和放置；b. 保留左结肠的高位清扫低位动脉血管结扎技术（P）（IMA. 肠系膜下动脉；IMV. 肠系膜下静脉）；c、d. 吻合口的缝合加固（S）；e. 放置肛管进行吻合口的保护和减压（T）；f. 经外翻肠管置入抵钉座，机器人下置入近端肠管；g. 远端肠管外翻，直视下确认下切缘；h. 术后腹部展示，无辅助切口。

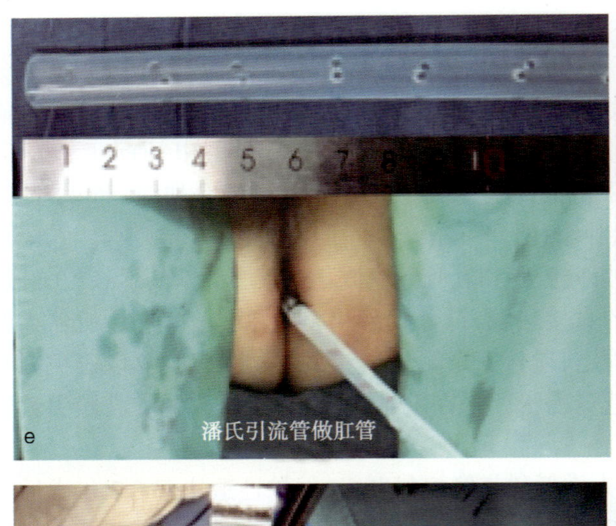

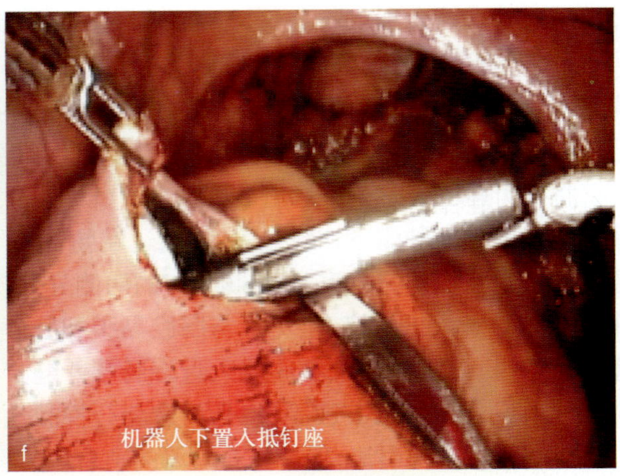

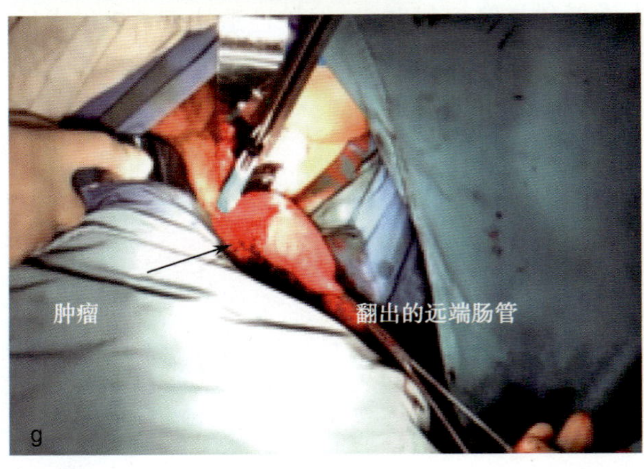

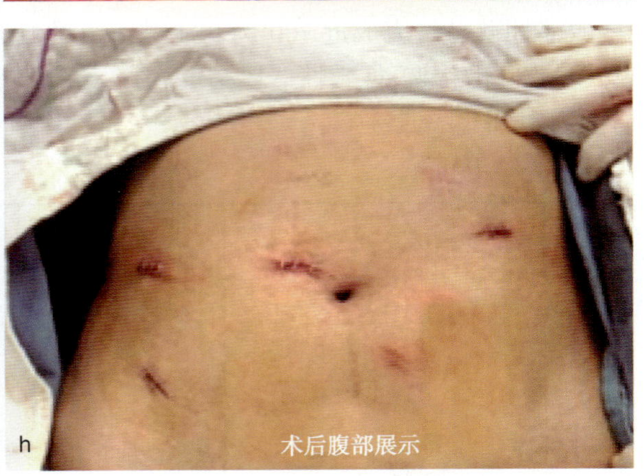

图 83-12（续）

（韦 烨　常文举）

第七节　吲哚菁绿荧光融合显像技术在 NOSES 消化道重建中的应用经验

消化道重建是结直肠癌手术中最为关键的步骤之一，而在 NOSES 中，系膜裁剪、肠管裸化与消化道重建均于腔镜下完成，对肠段及吻合口血供的准确判断要求更高。在腹腔镜手术中，腔镜下判断肠段与吻合口的血供有时较为困难，需反复观察肠管颜色，寻找小动脉搏动，甚至需腔镜下剪开肠脂垂判断血供，不仅造成了手术时间的延长，也增加了术后吻合口漏的风险。吲哚菁绿荧光融合显像（fusion indocyanine green fluorescence imaging，FIGFI）作为一项近年出现的新型显像技术，已被应用于解剖性肝切除手术中，并被证实有助于肝脏的精准切除。笔者在借鉴上述经验的基础上，将 FIGFI 技术应用于结直肠癌 NOSES 中，用于肠段及吻合口血供的判断，降低了手术难度，节省了手术时间，并且吻合更为安全有效，本节以 1 例于 FIGFI 引导下完成的腹部无辅助切口经阴道拖出标本的腹腔镜下乙状结肠癌根治术（CRC-NOSES Ⅴ式）为例，手术步骤如下。

1. FIGFI 系统采用国产荧光腹腔镜，按照 CME 原则完成肠管及其系膜的游离，裁剪系膜，距肿瘤上、下缘约 10cm 处完全裸化肠管。

2. 外周静脉注射 3ml 吲哚菁绿（indocyanine green，ICG），荧光模式下判断两侧肠管血供（图 83-13a），如血供欠佳适当扩大切除范围。

3. 切开阴道后穹隆置入抵钉座后，将抵钉座置入乙状结肠近端，以直线切割闭合器横行切断肿瘤近端乙状结肠，并于荧光模式下判断近端肠管血供（图 83-13b）。

4. 以直线切割闭合器于肿瘤下方肠管裸化区横行切断肿瘤远端直肠，并于荧光模式下判断远端肠管血供（图 83-13c）。

5. 经阴道取出标本后，行直肠乙状结肠消化道重建，并于荧光模式下判断吻合口血供（图 83-13d）。关闭戳卡孔缝合阴道切口，手术结束。

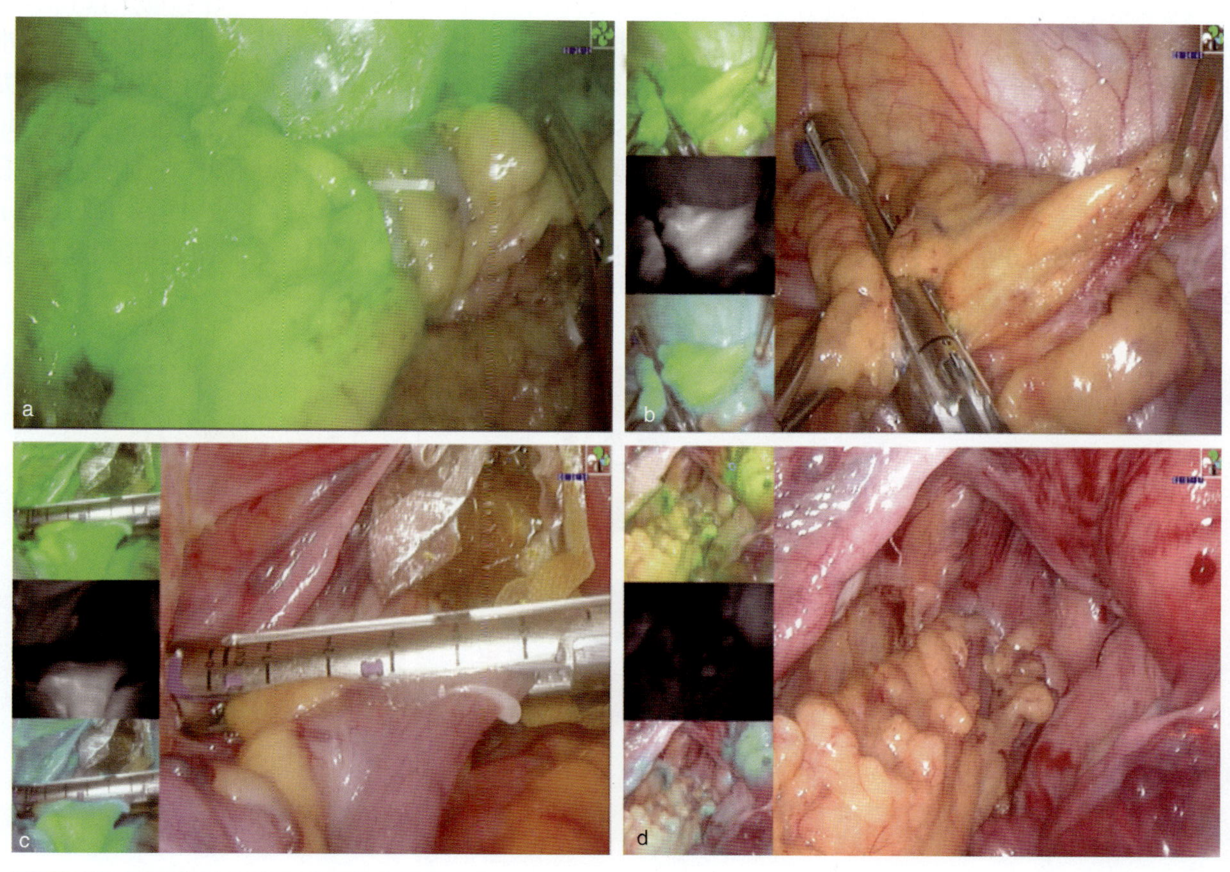

图 83-13　荧光模式下消化道重建

a. 荧光模式下判断肠管血供；b. 直线切割闭合器横行切断肿瘤近端乙状结肠；c. 直线切割闭合器横行切断肿瘤远端直肠；d. 完成消化道重建。

ICG 是一种安全有效的近红外荧光染料，经静脉注射后能快速与血浆蛋白和脂蛋白结合，可被波长 750~810nm 的外来光激发，发射波长约为 840nm 的近红外光，经特殊接收装置可显示荧光或彩色荧光。笔者使用 ICG 术中给药时，将 25mg ICG 溶于 10ml 无菌注射用水，待肿瘤两侧肠管完全裸化后，每次抽取 3ml 经外周静脉注射，注射后 1~2 分钟肠管可见荧光。ICG 经外周静脉注射后，血供较好肠段可获得确切、较持久的荧光标记，而无血供肠段则无荧光标记，有助于肠段血供的判断。如裸化肠管后发现肠段血供欠佳，可调整肠管的切除范围，避免吻合口缺血的发生，从而使吻合更加确切可靠。但在操作中需完全裸化肠管后再于外周静脉注射 ICG，否则 ICG 会沿着未离断的系膜血管流到切除侧肠管，影响血供的判断。另外，ICG 是一种安全的荧光染料，如术中发现荧光染色较前减弱，可多次静脉追加 ICG，以达到良好的显像效果。笔者采用的荧光腹腔镜 FIGFI 系统，显示器可将 FIGFI 和高清腹腔镜画面自由切换，色彩鲜艳的绿色荧光及画中画实时显示，带给术者颠覆性的视觉感受。FIGFI 技术在 NOSES 中切实可行，有助于肠段及吻合口血供的判断，对 NOSES 的推广与发展有重要意义。

（苏　昊　周海涛）

第八节　数字医学三维可视化助力 “两免 NOSES”结直肠肿瘤快速康复新技术

随着数字影像学技术与外科操作技术的飞速发展，医学三维可视化技术作为一种新的手段在术前评估及手术规划中发挥重要作用。近年来，3D 打印技术已经应用于医学领域，如头颈外科、骨科、肝胆外科、生物医药研究等，在结直肠外科却少有应用。笔者团队采用数字医学三维可视化结合免腹壁辅助切口、免放置腹腔引流管、经肛门自然腔道取标本（NOSES）的“两免 NOSES”结直肠肿瘤快速康复新技术，即利用三维可视化系统，对结直肠癌患者的影像数据进行 3D 建模（图 83-14a），明确肿瘤与周围血管、组织结构的解剖关系。该技术还可根据需要分别隐去骨盆、动脉、静脉、结直肠以及半透明化结直肠，充分明确肿块与周围组织的关系（图 83-14b~ 图 83-14f），进而制订周密的手术规划，以达到彻底切除肿瘤并避免损伤重要血管、神经的目的。

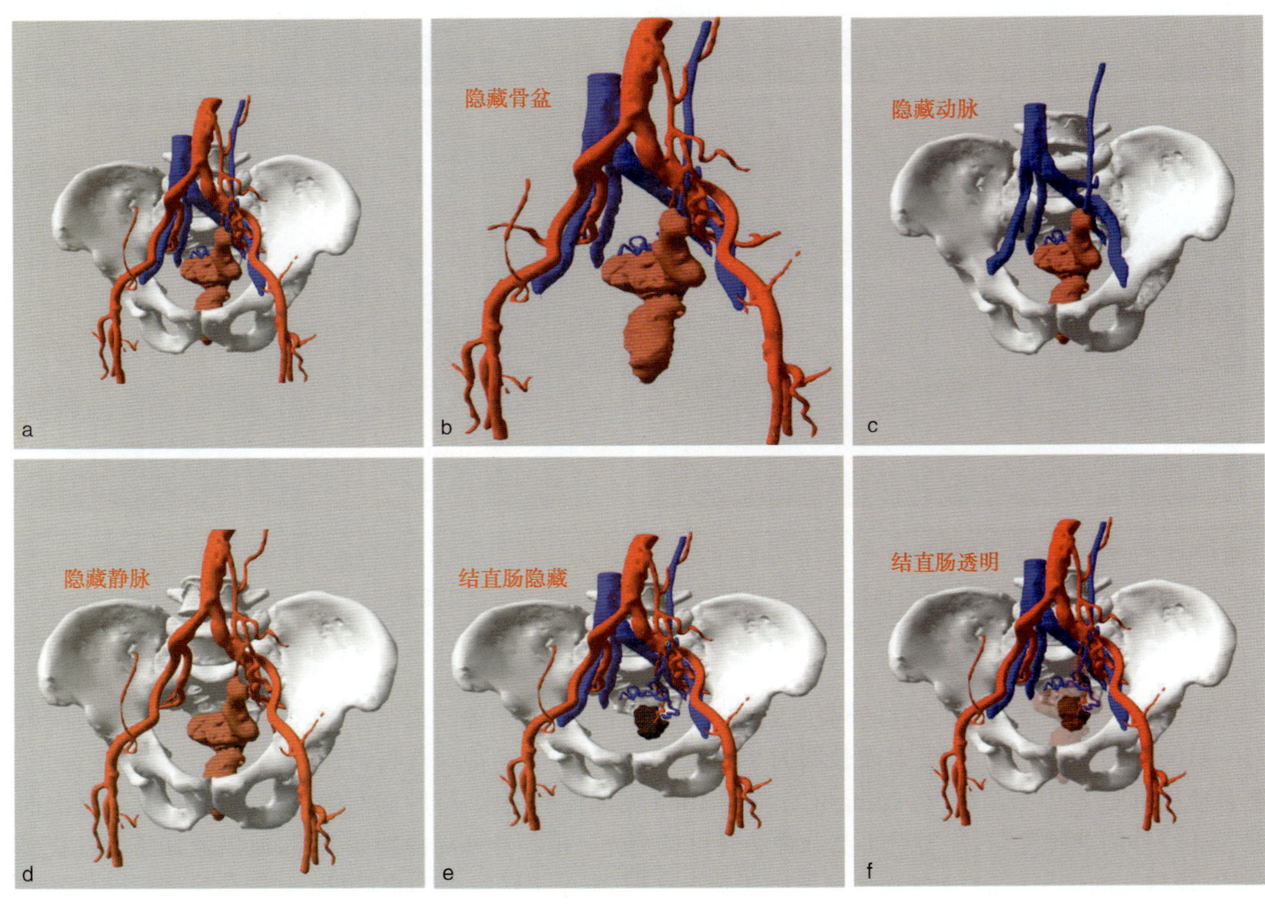

图 83-14　三维可视化系统 3D 建模

a. 三维可视化系统对结直肠癌患者的影像数据进行 3D 建模；b. 直肠与盆腔动、静脉关系（隐去骨盆）；c. 直肠与骨盆及盆腔静脉关系（隐去动脉）；d. 直肠与骨盆及盆腔动脉关系（隐去静脉）；e. 肿瘤与骨盆及盆腔动、静脉关系（隐去结直肠）；f. 肿瘤与直肠、骨盆及盆腔动、静脉关系（可视化结直肠）。

“两免 NOSES”3D 腹腔镜新技术，使患者在整个就医过程中能感受到身体和心理上的轻松，减轻痛苦感、恐惧感，促进患者快速康复。具体优点如下。

1. 术前规划，精准导航　术前对直肠癌患者的 CT、MRI 等影像数据进行三维可视化重建，真实动态显示肿瘤大小、距离肛门距离以及肿瘤与周围血管、组织、器官结构的解剖关系，制订周密的手术规划，为实际手术精准导航，如根据肿瘤位置、血供等特点，决定术中是否保留左结肠动脉（图 83-15），从而实现数字医学的精准化和 NOSES 微创化的完美结合，让患者得到更加微创、更加精准的治疗。

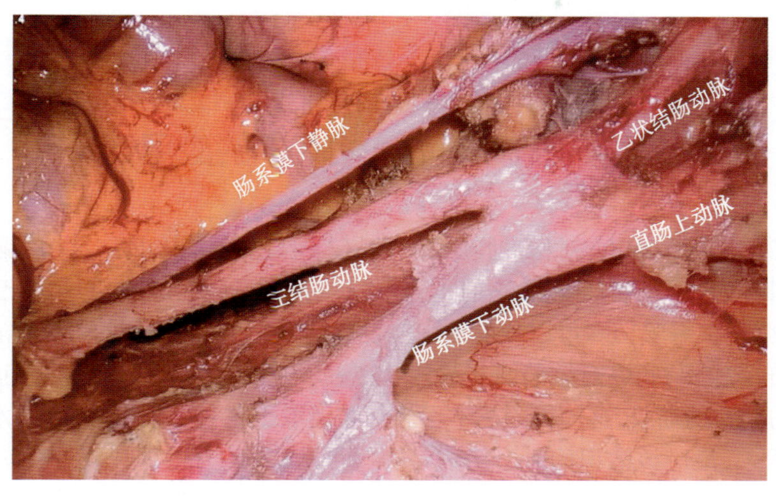

图 83-15　裸化肠系膜下静脉、系膜下动脉及分支

2. 减轻痛苦，加速康复　接受“两免 NOSES”腹腔镜新技术的患者麻醉清醒即可下床活动。腹部除了几个“钥匙孔”大小的切口外无额外切口（图 83-16），几乎无痛，咳嗽咳痰不受限制，呼吸道并发症发生率也大大降低。常规直肠癌手术术毕会放置腹腔引流管，而本术式解剖清晰、术野干净、无明显出血且吻合可靠，无须放置腹腔引流管。术后第一天即能进食流质，充分体现了加速康复理念。

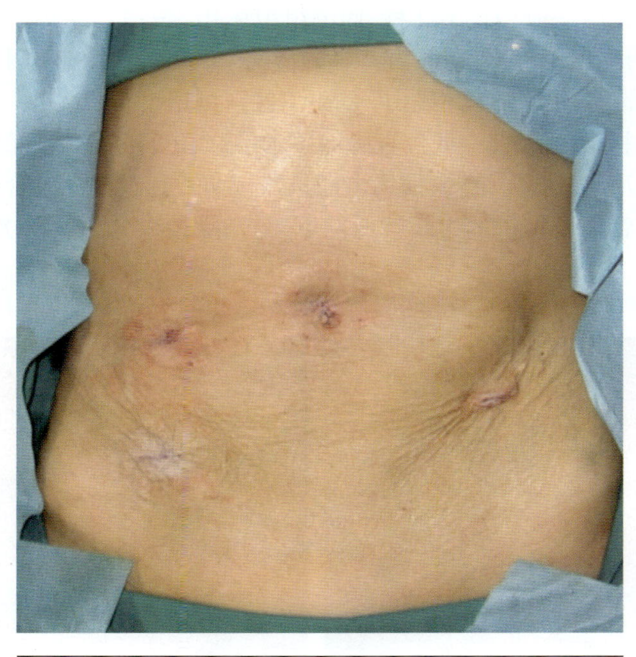

图 83-16　术后腹部切口

3. 腹部美容，增加自信　“两免 NOSES”腹腔镜新技术手术的近期痛苦轻微、恢复加快的优点，从远期来看就更加优越，时间一长，腹部几乎看不到瘢痕，像没做过手术一样，除去了患者因手术带来的不适感，让患者尽快回归社会，赢得自信，开始新生活。

4. 手术根治性与功能性的完美结合　腹腔镜手术不仅微创，而且根治肿瘤彻底，特别是腹腔镜的放大效果使操作更精细化，从而出血和损伤更小，对输尿管、腹盆腔神经的保护效果更好。对超低位直肠癌患者也能满足保肛需求，使患者术后生活质量更高。

（彭　健）

第九节　精准膜解剖技术在结直肠癌 NOSES 术式中的应用

笔者团队在前辈的工作基础上，对精准膜层面解剖有了自己的认识，即：①系膜融合形成的融合间隙是天然的无血管外科平面，无论变异与否，血管的走行只能位于系膜间隙内，肠的淋巴回流也同样遵循系膜的胚胎学来源，因此完整系膜切除可以减少术中并发症的发生，实现微创的最优化；②筋膜对于癌的早期扩散起着重要的屏障作用，肠癌有循筋膜转移的特点，肠癌根治术原则上需清除包在淋巴组织外使之不与健康组织接触的完整的筋膜，这使得当标本经自然腔道取出时具有完整性，降低术后复发率。

在结直肠癌手术中，最应该认识的一个结构是腹膜下筋膜，其为包裹腹膜外脂肪组织的薄层结缔组织，有深、浅两叶。日本学者佐藤认为，腹膜下筋膜深叶经过背侧肠系膜后一直延伸至肠管。在任何结直肠癌手术中，不破坏腹膜下筋膜深叶，完整显露系膜床，即可实现对神经血管的完整保护。

腹膜下筋膜深叶延伸后的不同命名包括：肾筋膜（杰罗塔筋膜，Gerota fascia）、主动脉前筋膜、髂腰肌前筋膜、腰大肌前筋膜、泌尿生殖筋膜、输尿管腹下神经筋膜、腹下神经前筋膜、后腹膜下筋膜、向下后延伸为“骶前筋膜”、向下前延伸为“迪氏筋膜前叶”。虽然命名不同，但实则为一。

将精准膜层面解剖应用于结直肠癌 NOSES，有以下几个技巧。

1. 保持张力，行走于正确的膜层次水平　无论使用何种能量器械，术中张力的保持，有助于寻找正确手术层面。而这一要点，在使用电能量器械时尤为突出。在维持良好张力的情况下，电能量器械在筋膜间隙中分离切割组织的速度一般均在 1~2 秒，周围组织坏死“发白”的距离很短，不会产生所谓的“黑痂”。而超声刀切割速度明显慢于电刀，在张力不好的情况下，切断组织的时间常常超过 10 秒，在这种情况下也经常导致周围组织皱缩，组织坏死“发白”的距离甚至可超过 5mm。

2. 钝性推剥，分离为主，切割为辅　低位直肠癌手术中，当走行于正确解剖层次内，遇到的几乎均为细小的疏松结缔组织条索及片状膜样结构，使用电能量器械非常利于神经血管的精细解剖。辨识解剖间隙后，在推剥分离过程中，将需要保护的组织按压向下，与切除组织分离。每次仅对少量组织进行切割。模式图见图 83-17。

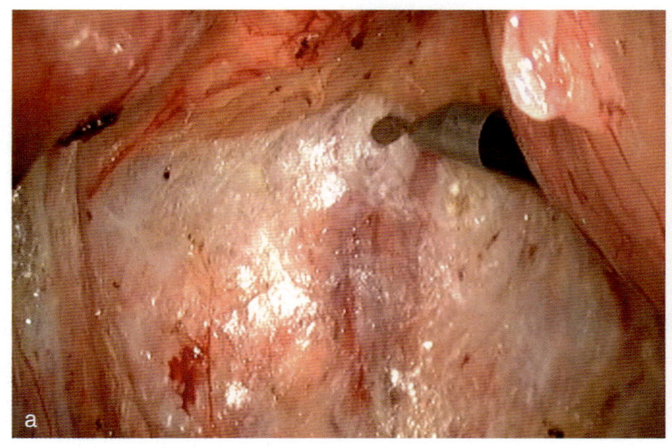

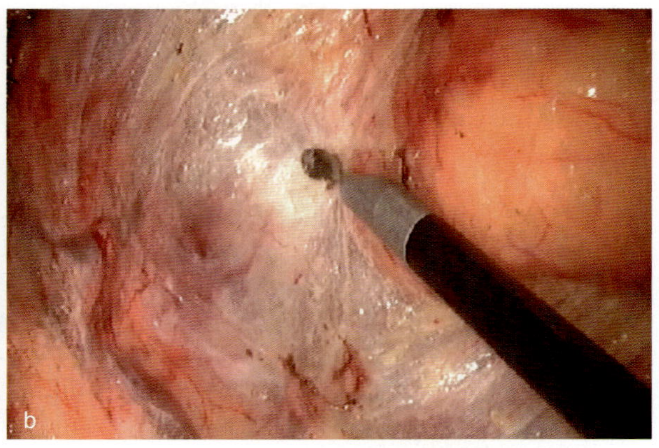

图 83-17　电外科器械钝性推剥手法

在处理侧韧带前，先在直肠后方切断 Waldeyer 筋膜，进入肛管直肠间隙后再由后向前，向两侧盆侧壁尽量分离，再于迪氏筋膜与精囊腺间或阴道后方尽量向外分离，这样处理之后侧韧带变得较为菲薄，电能量器械可直接电凝切断直肠侧韧带。

3. 根据区域特点联合应用电能量器械与超声刀 根据手术时不同区域的组织特点及电刀、超声刀的不同工作特性，不同组织区域使用不同器械进行游离，并根据实际情况灵活变化。对于筋膜、疏松结缔组织、细小血管及神经用电能量器械先凝再锐性切断，以避免出血。而对于直径 3~5mm 以上的血管、血管神经端、较宽厚的脂肪结缔组织使用超声刀锐性切断。在血管根部区域清扫中，为实现淋巴结清扫完整性以及避免对肠系膜下动脉、肠系膜下神经丛的误损伤，利用超声刀工作面特性的分离更为合适。而在左右 Toldt 间隙、直肠侧方间隙、骶前间隙的分离过程中，组织结构易于辨认，通过电外科应用实现分离为主、切割为辅的精准膜层面解剖，减少出血损伤。

4. 标本取出技巧 笔者团队对于乙状结肠癌及直肠癌行 NOSES 取出标本时，先将抵钉座经肛门置入病灶上方近端肠管，助手持肠钳抵在抵钉座上方防止其滑动，再分别以切割闭合器切割闭合病灶近端及远端肠管，最后将拟吻合处远端肠管开口切开取出标本。再闭合肠管开口，以反穿刺法穿出抵钉座，经肛置入圆形吻合器进行吻合。在这个操作过程中，肿瘤全程不暴露于腹腔内，降低肿瘤种植于腹腔的概率，更好地实现无瘤操作。模式图见图 83-18。

5. 总结

(1) 以精准膜层面解剖为导向是一种合理有效进入术野的手术方式。

(2) 精准膜层面解剖概念在结直肠癌 NOSES 应用时最重要的是掌握由于融合筋膜（Toldt 筋膜）以及腹膜下筋膜深叶的“延伸”产生的“神圣平面”。

(3) 精准膜层面解剖应用于结直肠癌 NOSES 中，应注意保持张力，钝性推剥，分离为主，切割为辅，并根据区域特点合理应用能量器械，取出标本时应用适当技巧做到无瘤操作。

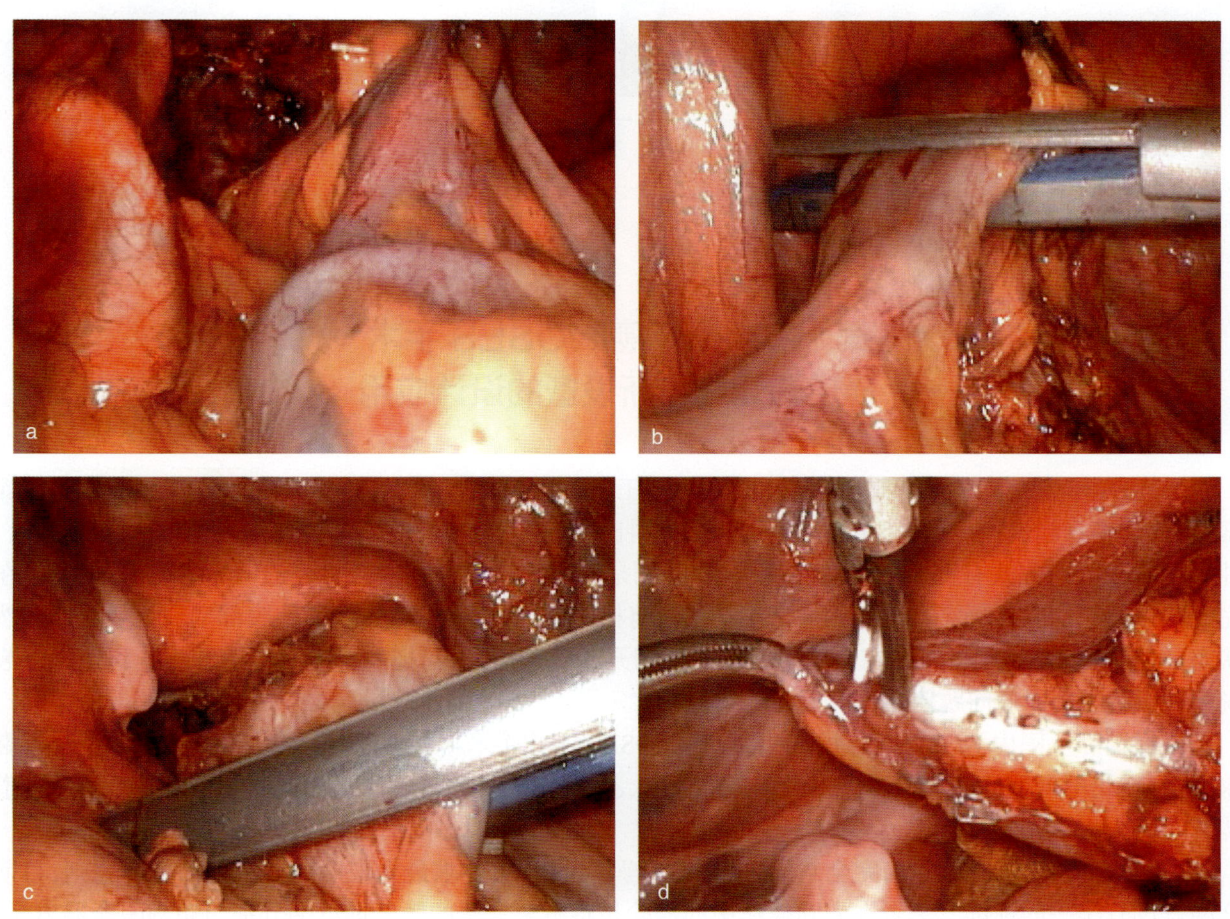

图 83-18 消化道重建与标本取出

a. 经肛置入抵钉座；b. 闭合肿瘤近端肠管；c. 闭合肿瘤远端肠管；d. 切开远端肠管闭合端；e. 经肛取出标本；f. 闭合远端肠管切开处；g. 反穿刺取出抵钉座；h. 经肛置入圆形吻合器吻合。

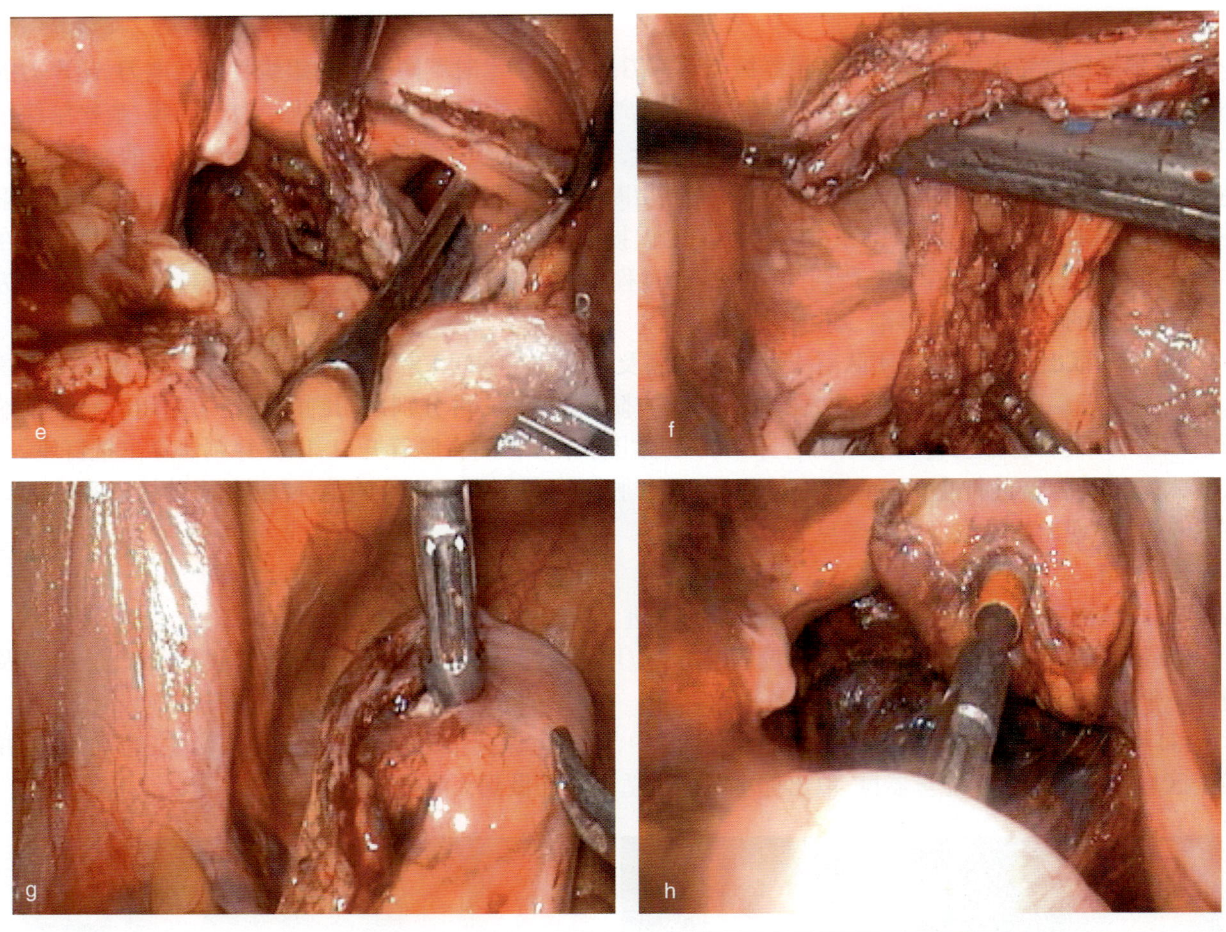

图 83-18（续）

（陈路川　魏晟宏　叶再生）

第十节　直肠癌 NOSES 手术通道的建立与新设备的设计应用

NOSES 作为结直肠癌领域一种新的术式，在王锡山教授的带领下，通过国内外各位专家学者的探索，目前已经日趋成熟，近两年来也得到了广大外科医师的认可。观其本质仍然是在根治肿瘤的基础上，肿瘤标本取出的方式有别于传统腹腔镜手术，特别是利用手术中操作的自然腔道将标本取出，避免了在完成肿瘤组织切除后仍需在腹壁做一个中小切口将标本取出的有创方式，进而使腹部呈现无切口的自然状态。但是绝大部分 NOSES 在手术过程中需要切开肠腔建立通道，拖取标本时由于肿瘤受到挤压引起脱落种植等无菌无瘤问题依然有巨大的争议。

根据国际及国内 NOSES 联盟的手术分型，NOSES Ⅰ式手术早年期间就已经开展，特别是 A 法外翻取标本，在此不再赘述。本节着重探讨中高位直肠、乙状结肠 NOSES 远端通道的建立以及自行设计通道装置的体会，总结如下。

1. 远近端离断肠管，肿瘤完全封闭　NOSES 操作过程中，要求最大限度地符合无菌无瘤原则，目前这两点没有统一的标准。笔者在实际操作中的经验是将游离完毕的肠段远近端分别用切割闭合器离断，钉线处用碘附纱布消毒，这样使离断的肠段连同肿瘤被完全封闭在肠腔中，减少了由于切开引起的腹腔污染及肿瘤细胞的脱落，最大限度地控制肿瘤及肠内容物污染（图 83-19a、图 83-19b）。

2. 残端通道准备 充分扩肛，以容纳 2~3 指为宜，肛门张力过大时建议加深麻醉深度，充分松弛肛门括约肌。远端经肛行肠腔冲洗（250/500ml PVP-I），碘附纱布擦干后切开肠腔，盆腔手术区域尽量用纱布保护（图 83-19c、图 83-19d）。

3. 建立直肠通道 经腹腔镜戳卡（建议 12mm）置入“腔镜套”，助手经肛置入操作钳后拉住腔镜套一端，术者及一助将远端直肠壁提住，将切口保护套拉出肛门外建立无菌通道。调节通道长度，体腔内、外各露出 10cm 为宜。体外“腔镜套”的准备：远端 4# 丝线结扎腔镜套，内侧面少量液体石蜡润滑，远端束带连接（图 83-19e）。

4. 经通道置入抵钉座 将腔镜套远端裁剪后经肛置入吻合器抵钉座备用。置入抵钉座时可选用血管钳、卵圆钳等推送。如通道过长，可用吻合器柄推送，初学者慎用（图 83-19f）。

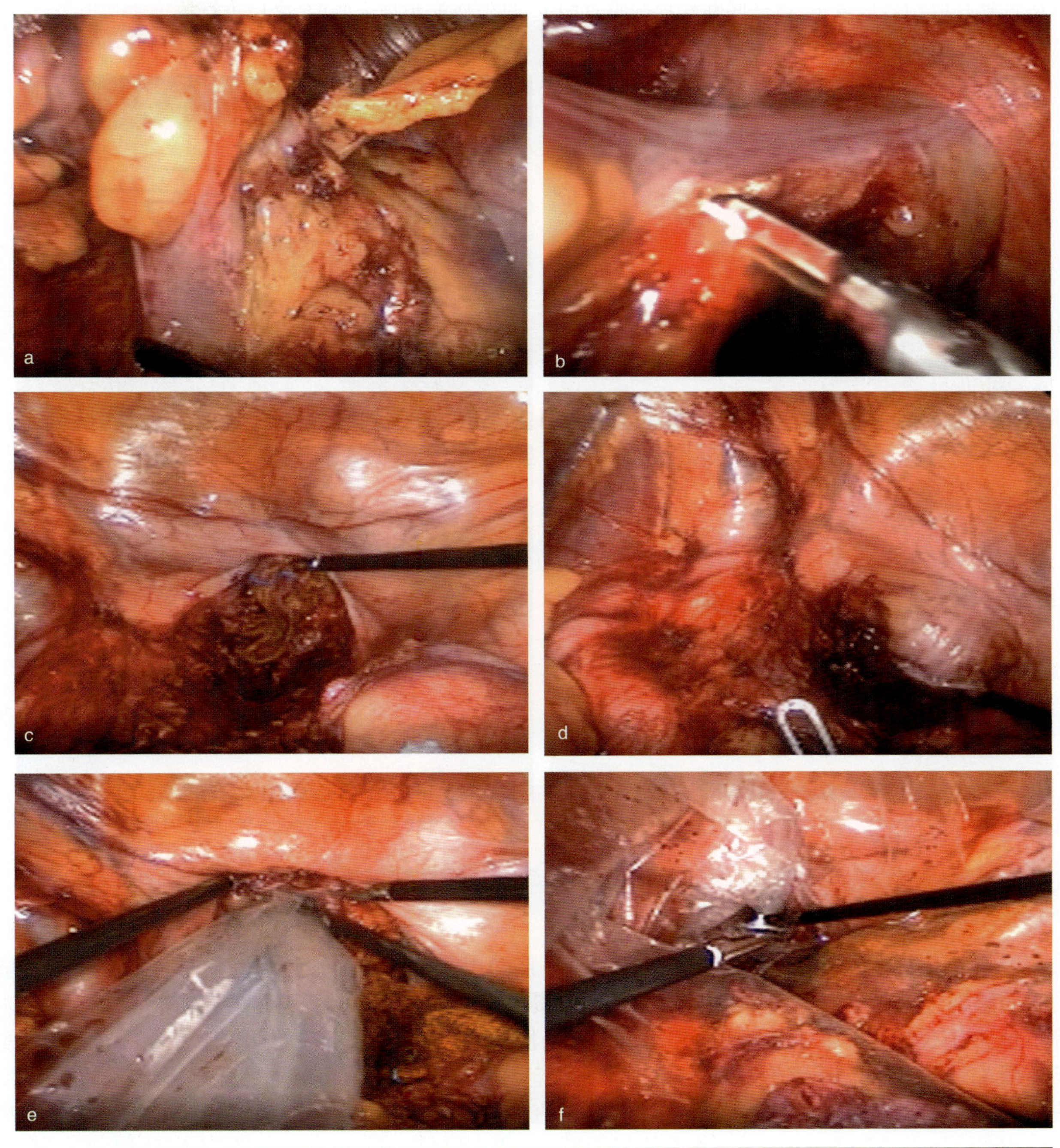

图 83-19 手术步骤

a. 裸化近端肠管；b. 游离远端肠管；c. 离断直肠后用碘附纱条消毒残端；d. 经肛消毒残端；e. 建立直肠通道：经腹腔置入“腔镜套”；f. 经通道置入吻合器抵钉座。

5. 经通道取出纱布、标本等废弃物　王锡山教授将术中小纱条的作用总结为十一条，以便术者合理快速地完成操作，但是传统操作中纱布均由腹壁戳卡取出，在这过程中纱布吸收的血液及腹水容易因挤压外溢而引起腹腔播散及腹壁种植，因此在 NOSES 中，可利用通道先将腹腔内纱布取出，然后将切除肠段缓缓送入通道，助手经肛使用操作钳夹持肠段后连同腔镜套一并拉出（图 83-20a、图 83-20b）。操作过程中注意肠段夹持以肿瘤远端肠管为宜，拖出标本时由细至粗为宜，腔镜套腹腔内开口处拖拉标本时收紧束带或者操作钳夹持开口，以免肿瘤因挤压而脱落（图 83-20c）。切割闭合器闭合直肠残端，断端直肠标本由取物袋经主操作孔取出。

6. 抵钉座置入近端肠腔及吻合　全腹腔镜下抵钉座的放置主要需避免术中因打开肠腔而引起的腹腔污染。采用的方法是将结肠切一小口，用分离钳稍做扩张，将抵钉座放入后荷包缝合缺口（图 83-20d）。其要点是肠壁切口尽量小，将结肠断端提起垂直向上，抵钉座避免掉入肠腔，之后再行拉出。

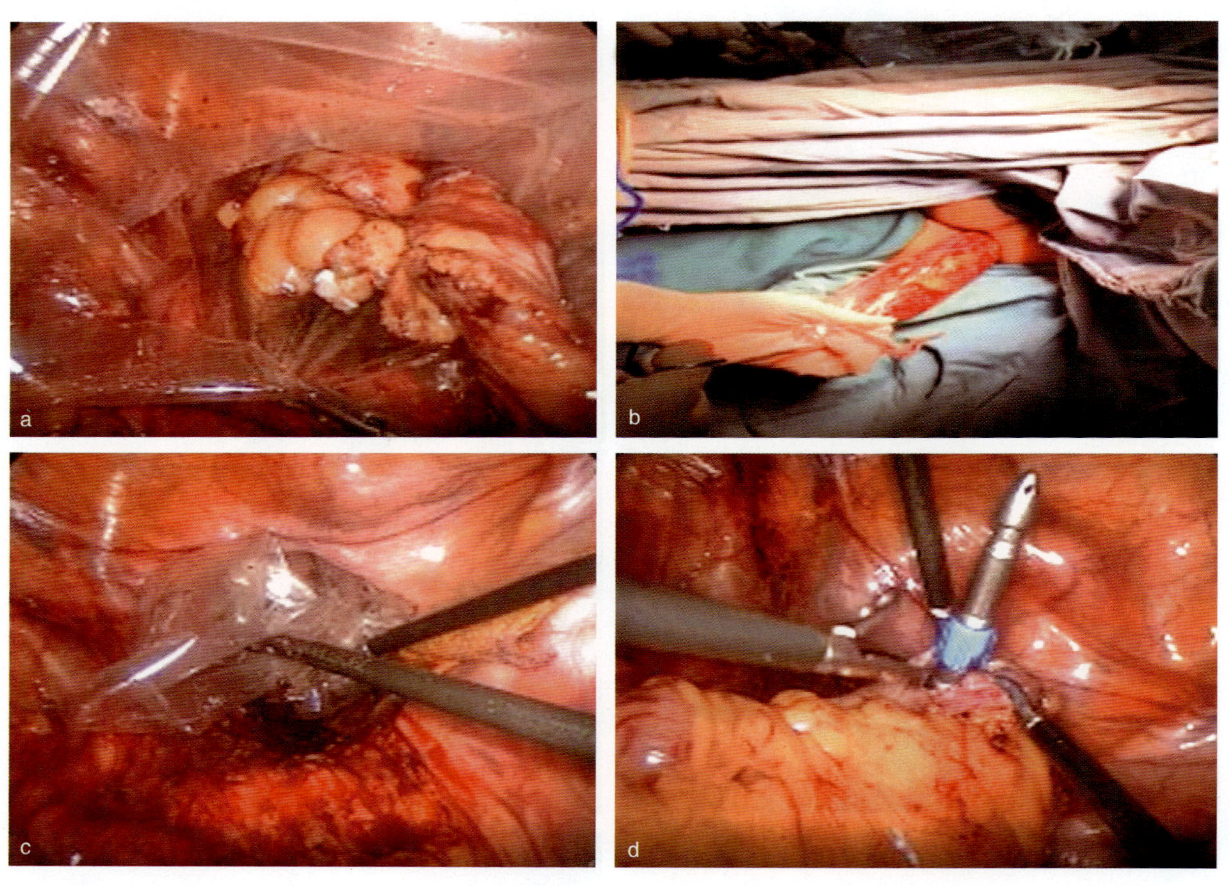

图 83-20　手术步骤

a. 肿块完整放入通道中；b. 经肛拖出手术标本及通道；c. 操作钳夹闭近端通道口；d. 腹腔镜下将抵钉座送入肠腔并荷包缝合。

尽管以上方法最大限度地避免了因术中打开肠腔引起的肿瘤细胞脱落以及肠内容物外漏引起的腹腔感染，但是也存在术中使用一次性耗材昂贵、抵钉座放置难度大、肥胖患者经直肠取标本困难等不足。有不少专家针对这些问题提出了自己的操作技巧和自制设备，如抵钉座置入“反穿法”，直肠外翻“二步翻出”，“小钢炮”“蔡氏套管”等。笔者团队从 2017 年开始思考关于通道建立的问题，主要针对通道建立过程中如何使通道长短可控、直径可控，以及封闭标本简单易行，研制了以气体控制压力的“气充式”通道，目前已在临床试验阶段，或许以后能使 NOSES 更加简便易行，易于推广（图 83-21）。

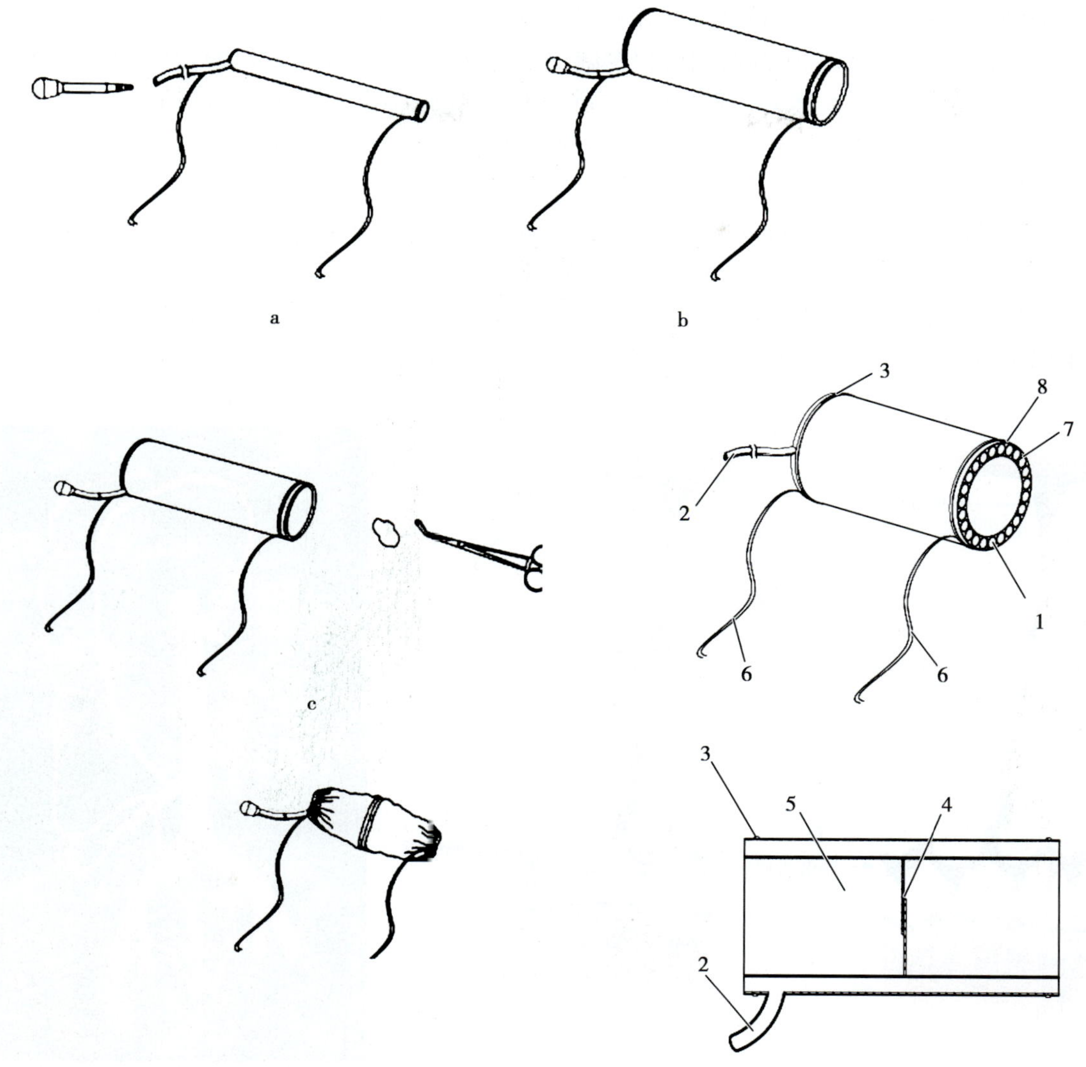

图 83-21　“气充式”通道模式图

a. 头部；b. 中部；c. 尾部；1. 通道管；2. 充气管；3. 支撑架；4. 隔膜；5. 空腔；6. 收口绳；7. 内弹性套；8. 外弹性套。

（俞少俊）

第十一节　NOSES 术中保留左结肠动脉的肠系膜下血管三角区淋巴结清扫技巧

NOSES 和常规腹腔镜手术一样，面临吻合口漏的困扰。吻合口两端肠管血供状况是影响吻合口漏的重要因素。由于中国人 Riolan 弓（图 83-22b）存在率约 7.6%，术中保留左结肠动脉（LCA）能增加吻合口近端肠管血供。然而，在直肠癌根治术中，是否保留 LCA，学术界一直存在争论。

LCA 究竟该不该保留？在临床实践中，是否保留 LCA 的争议，即是肠系膜下动脉（IMA）高、低位结扎的争议。支持高位结扎的证据：Hall 等通过氧浓度测量指出乙状结肠的氧浓度降低与结扎位置高低没有关系，提示血管的高位结扎不是吻合口漏发生的危险因素；IMA 的高位结扎技术操作难度低；血管高位结扎后使“肠系膜下血管三角区”（图 83-23a）（即由肠系膜下动脉、左结肠动脉 / 肠系膜下静脉、腹主动脉三者围成的类似三角形的区域，即第 253 组淋巴结所在的区域）淋巴结清扫更方便；可以增加左半结肠游离程度,更利于无张力吻合。支持低位结扎的证据:Mark 等研究指出低位结扎适用于 80% 的患者,低位结扎有助于改善吻合口近端肠管血供,可以预防由于血供不足导致的吻合口漏;针对可能遇到的大肠多原发癌二次手术,保留 LCA 作为“储备血管”,避免不必要的全结肠切除;临床实践中很多时候根本不必为了得到无张力的吻合口而进行高位结扎。低位结扎的缺点是手术难度较大,“肠系膜下血管三角区”淋巴结清扫较难。

根据日本结直肠癌协会(Japanese Society for Cancer of the Colon and Rectum,JSCCR)最新指南规定,D_3 淋巴结清扫指征如下,① CN(+):D_3;② CN(-)+cT_3/cT_4:D_3;③ CN(-)+cT_2(MP):D_3/D_2;④ CN(-)+cT_1(SM):D_2;⑤ CN(-)+cT_{is}(M):D_0/D_1。因此,对于所有 cT_3/cT_4 期肿瘤及所有 CN(+)肿瘤,应行 D_3 淋巴结清扫已无异议。结直肠肿瘤区域淋巴结分站情况见图 83-22a。

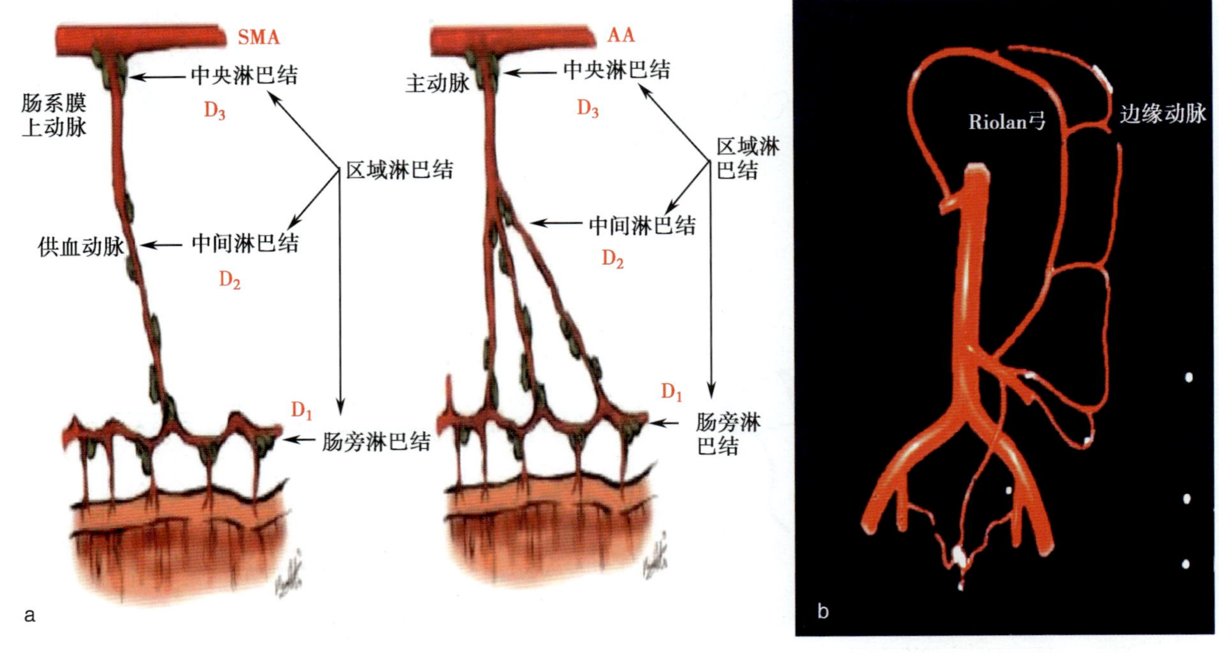

图 83-22 结直肠区域淋巴结分站与 Riolan 弓解剖

SMA. 肠系膜上动脉;AA. 腹主动脉。

a. 结直肠肿瘤区域淋巴结分站;b. 中国人 Riolan 弓。

对于低位直肠癌,如果掌握了适当的手术技巧,在“肠系膜下血管三角区”淋巴结清扫的基础上,常规保留左结肠动脉,一定会有助于改善吻合口近端肠管组织的血供,而血供的改善也一定会伴随更好的功能恢复。因此,在中低位直肠癌根治中,低位结扎 + “肠系膜下血管三角区”淋巴结清扫对患者是有益的。

如何保留 LCA 的同时彻底清扫“肠系膜下血管三角区”淋巴结?结合笔者经验,总结技巧如下:①间隙为导向。采用经典的中间入路法,先扩展 Toldt 间隙,自下而上,由内向外,向上达 IMA 根部,注意保护腹后壁的输尿管、生殖血管及肠系膜下神经丛。然后在 Toldt 间隙填塞小纱条一块,有助于下一步血管裸化时起保护与暴露作用(图 83-23a)。②以血管为中心。沿逆时针方向分别裸化 IMA、LCA/IMV。从 IMA 根部开始向远心端裸化血管,达 LCA 发出位置后,再沿 LCA 走行方向裸化血管,直达十二指肠水平部左侧缘为止(图 83-23b)。注意 IMA 的分支血管变异较大,大多数情况下,LCA 与肠系膜下静脉(IMV)交会后,会伴行 IMV 向头端方向走行,在胰腺下缘平面,2/3 的 LCA 与 IMV 的距离小于 2cm,有时 LCA 走行于 IMV 前面,有时 LCA 走行于 IMV 后面,应避免在高位结扎 IMV 时损伤或离断 LCA。裸化上述血管时,只需“脉络化”,不必“骨骼化”(图 83-23c、d)。③ 253 组淋巴结清扫。所谓 253 组淋巴结,即 IMA 根部和 IMV 之间的淋巴脂肪组织,即大致位于“肠系膜下血管三角区”内的淋巴脂肪组织。唯有清扫了这部分组织，手术的根治程度才能达到 D_3 根治。在完成前两步操作的基础上，253 组淋巴结清扫已显得较为容易，在清扫时仍应注意勿损伤下方的腹后壁神经丛、输尿管及生殖血管（图 83-23e）。

综上所述，在中低位直肠癌根治术中 采用"间隙为导向，间隙优先；血管为中心，逆时针裸化"的技巧，保留左结肠动脉的 D_3 淋巴结清扫从技术而言是安全可行的，左结肠动脉的保留最大限度地保障了吻合口近端肠管的血供，而长期肿瘤学疗效尚待进一步临床研究。

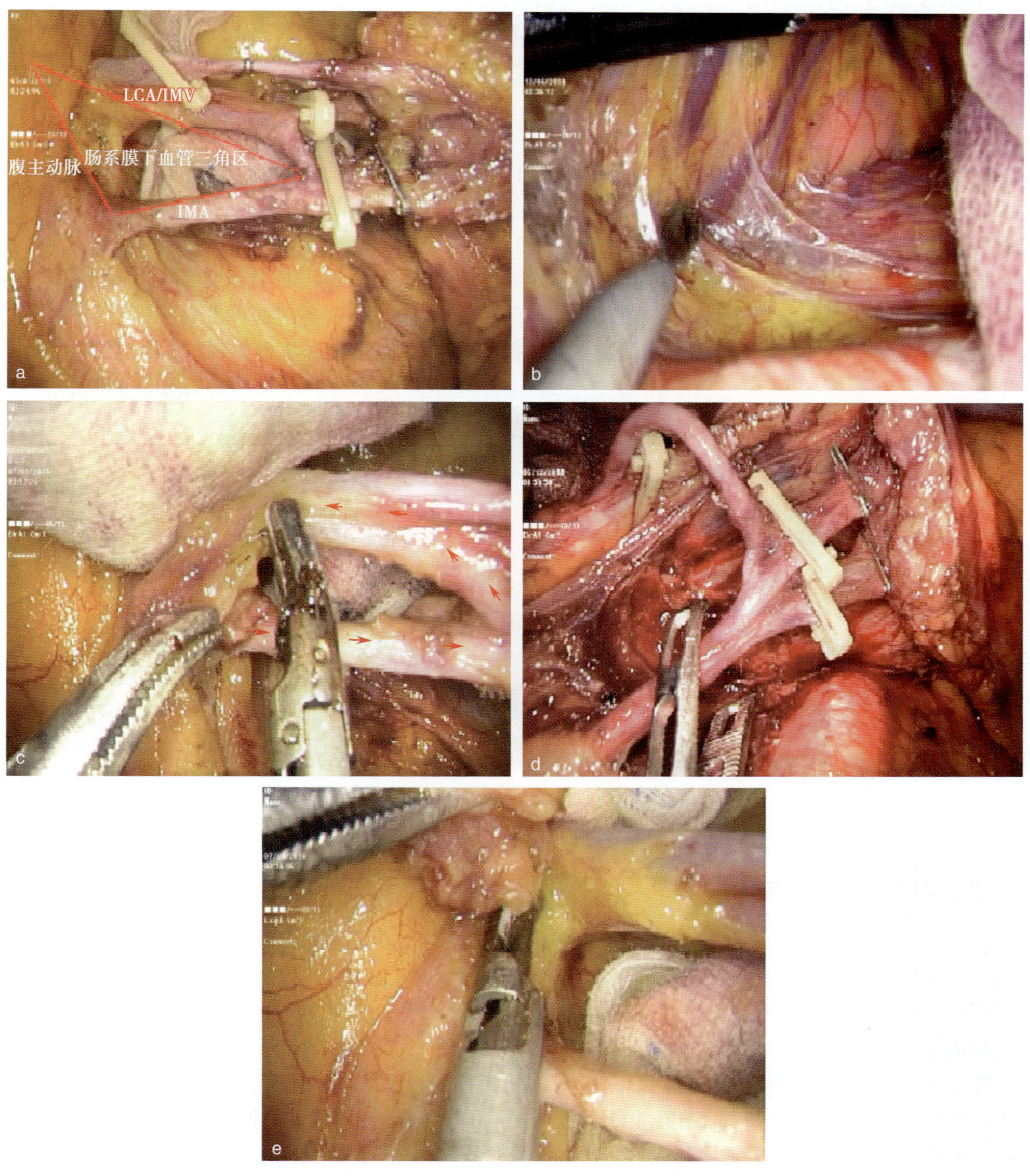

图 83-23　系膜裁剪与淋巴结清扫

a. 肠系膜下血管三角区（LCA. 左结肠动脉；IMV. 肠系膜下静脉；IMA. 肠系膜下动脉）；b. 扩展 Toldt 间隙；c. 逆时针裸化血管；d. 肠系膜下血管"脉络化"；e. 第 253 组淋巴结清扫。

（王泽军）

第十二节　裸眼 3D 技术和 4K 超高清技术在 NOSES 的应用

NOSES 虽然对微创设备的依赖性比较低，通常使用常规 2D 腹腔镜设备即可以完成，但如果能将“无瘢痕”理念与先进的设备平台进行组合，那对于 NOSES 来说更是如虎添翼。本节将介绍两款新的腹腔镜显示技术，即裸眼 3D 技术和 4K 超高清技术。

一、裸眼 3D 腹腔镜技术

近年来，国内实施的 3D 腹腔镜手术量不断增加，目前手术医师需要像观看 3D 电影一样，佩戴 3D 眼镜才能进行操作。但是，长时间佩戴 3D 眼镜易产生镜片污染，还会出现头晕、疲劳等不适感，尤其对于本身就每天佩戴眼镜的医生而言，增加了很多额外的负担和视觉疲劳。

裸眼 3D 技术的出现使外科医师可以摆脱 3D 眼镜的束缚，并且裸眼 3D 技术具备的人眼追踪功能提高了医生操作的准确度与舒适性，使血管、筋膜、淋巴结都以立体呈现，各层面深度以及邻近组织关系层次分明、解剖关系清晰明确，不仅能够降低发生意外损伤的风险，还能让医生自如观察术野(图 83-24)。

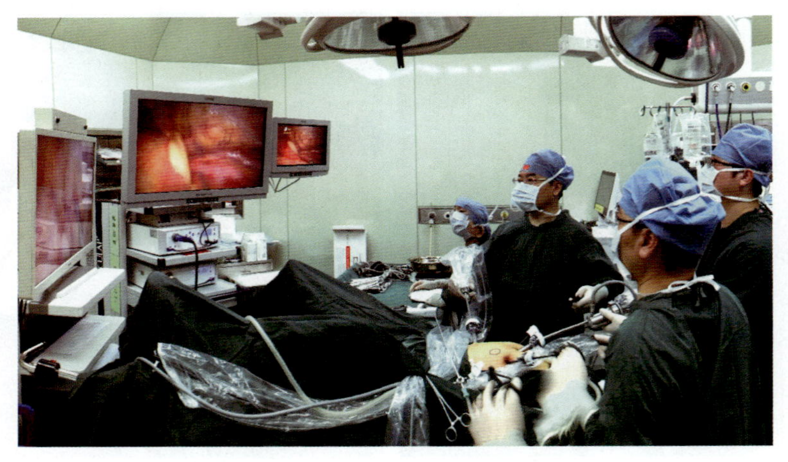

图 83-24　裸眼 3D 腹腔镜在 NOSES 中的应用

二、4K 超高清腹腔镜技术

4K 技术的分辨率超越了传统的高清腹腔镜，即 4 096 × 2 160 像素分辨率，是 2K 投影机和高清电视分辨率的 4 倍，属于超高清分辨率(图 83-25)。4K 腹腔镜设备组成详见图 83-26。在 4K 分辨率下，手术医师将可以看清画面中的每一个细节，每一个变化。术者、助手和扶镜手无论在屏幕前的哪个位置，都可以清楚地看到画面的每一个细节。

除了分辨率的提升，4K 技术还具以下优势：①接近人眼视觉的丰富色彩，可根据手术方式及医生的手术习惯设定最适合的颜色；② 55 英寸(1 英寸 =2.54cm)的监视器较传统的监视器可以扩展手术视野，身临其境的观察体验，使得手术团队更加专注于手术过程，也有利于年轻医生的培养；③电子变焦功能可以显示细小的神经和血管，实现更加精细的解剖；④减少室内灯光造成的炫光和干扰，提升了图像的通透性。

NOSES 的发展不仅需要技术本身的完善和更新，也同样依赖设备和器械的进步。可以预见，未来裸眼 3D 和 4K 技术的结合将会极大提高手术操作的便利性和精细化，也为 NOSES 提供更好的“武器”，此举也必然会带来让医生和患者共同获益的新局面。

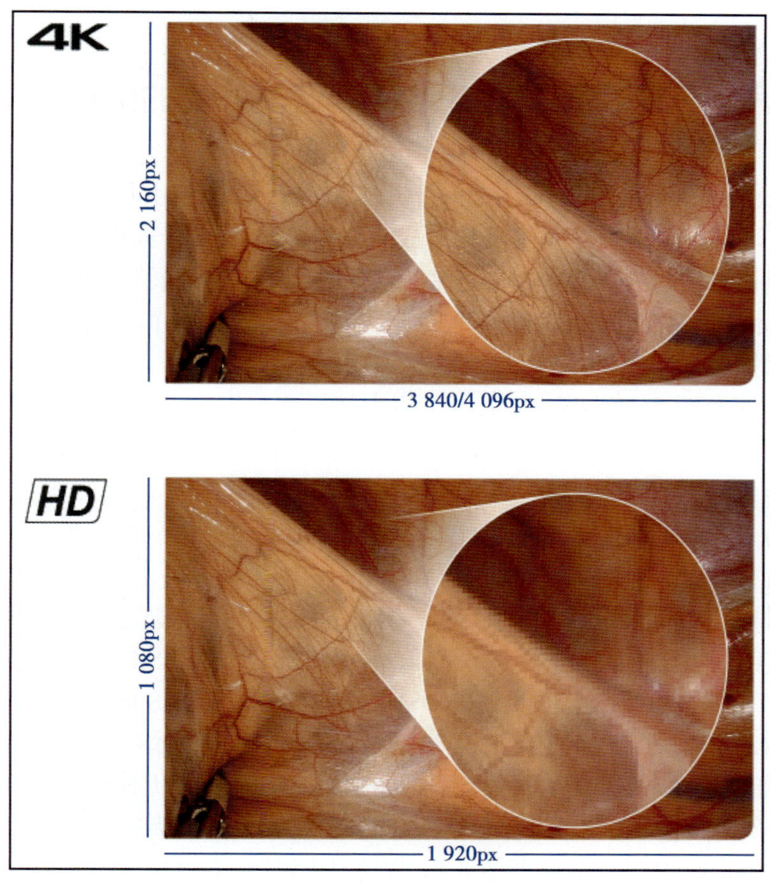

图 83-25　4K 腹腔镜与高清腹腔镜显示器对比

4K
① OTV-S400图像处理装置
② CLV-S400内镜冷光源
③ LMD-X310S 31寸液晶监视器（可选配55寸液晶监视器LMD-X550S并另配监视器支架）
④ CH-S400-XZ-EB 4K摄像头
⑤ 胸腹腔内窥镜
⑥ 导光束（请配置全新的导光束）

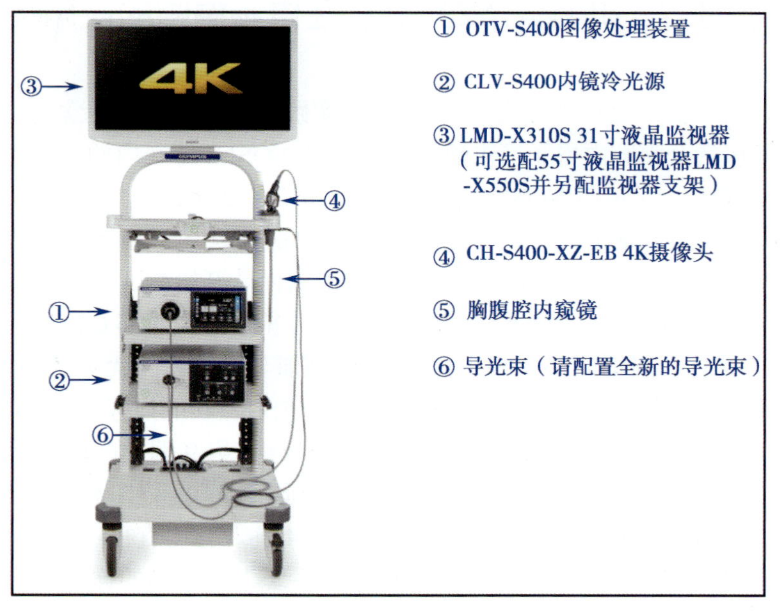

图 83-26　4K 腹腔镜设备组成

（刘　正　王锡山）

第十三节　NOSES 与加速康复外科的前世今生

加速康复外科（enhanced recovery after surgery，ERAS）于 1997 年由丹麦外科教授 H Kehlet 率先提出，经过 20 余年的不断实践总结，目前已逐步形成一套建立在循证医学基础上的围手术期全程管理体系，并在临床诸多病种，特别是外科获得越来越多的认同并得以广泛开展和不断完善。ERAS 的核心目标是：减少创伤应激，缩短住院日，加快康复。而 ERAS 的核心内容有两个，一个是镇痛，另一个就是微创，这是实现 ERAS 这项围手术期优化管理系统工程的必需措施。

作为现代微创手术新生力量的 NOSES，自王锡山教授率先提出以来，经过不断地临床践行，已显示出非常强大的生命力。NOSES 的核心理念是"微创中的微创"，其追寻的目标是无切口、无疼痛，最大限度保护患者机体功能，促进患者快速康复。

因此，NOSES 与 ERAS 二者创始的初衷背景相同，目标高度契合一致。在现代外科迅猛发展的今天，二者相辅相成，有机结合，共性统一。

ERAS 作为外科围手术期优化措施体系，更多体现的是一种宏观理念和指导策略，而 NOSES 则是真正体现"微创中微创"理念的实用外科技术。ERAS 必须通过 NOSES 这样的微创技术，才能真正实现减少创伤、缩短住院日、加快康复的核心目的，NOSES 是成功实施 ERAS 的先决条件及必要手段。同样，NOSES 也必须在 ERAS 理念的正确指导下，通过二者不断融合完善，才能真正意义上体现 NOSES 无切口、无疼痛、保护器官功能、快速康复的最终目标，同时 ERAS 理念得以不断延伸和发展。因此，NOSES 与 ERAS 前世同源、今世同生，只有将两者有机结合起来，真正了解两者的理论体系，理解两者的理论内涵，才能发挥两者同源同生的优势，造福更多患者，节约卫生资源，造福社会。

（郑朝旭　王锡山）

第十四节　机器人 NOSES 在胃肠癌中的应用经验

笔者团队与时俱进，积极开展机器人胃肠癌手术，在实践中不断学习新理念、新技术，创新手术思路，总结经验教训，完成了包括全腹腔内胃肠道重建（手工吻合）、NOSES 等在内的一系列临床突破。

中国人民解放军东部战区总医院 NOSES 最早开展于 2012 年 2 月，此前笔者团队已经常规开展全机器人下胃肠道重建工作，无须腹部辅助大切口，但出于取出标本的需要，仍需扩大脐部戳卡切口至适当长度，实属可惜。温故而知新，再次受益于 NOTES 理念的启发，笔者团队开始尝试经肛门取出直肠标本。为保证研究平稳、顺利开展，初期制订了相对严格的入选标准：①有术前肠镜及腹部 CT 明确诊断，评估分期；②患者有强烈美容诉求；③无任何腹部既往手术史（包括腹腔或脏器穿刺）；④无炎性肠病病史；⑤无痔、肛周脓肿等会阴部并存疾病；⑥无糖尿病；⑦无明显心、肝、肺等重要脏器功能损害，术前 ASA 评分 Ⅰ～Ⅱ级。

经过筛选，2012 年 2—5 月，共有 15 例直肠癌志愿者入组，男 9 例，女 6 例，年龄 39~75（61.5 ± 9.2）岁，体重指数 21~27（23.1+1.7）kg/m^2。所选病例均在术前经肠镜及腹部 CT 检查得到明确诊断。术前临床分期为 $T_{1\sim3}N_{0\sim1}M_0$，肿瘤高分化 8 例、中分化 3 例、低分化 4 例。肿瘤直径（2.7 ± 0.8）cm，肿瘤距离肛缘（8.7 ± 3.0）cm。告知患者及其家属采用达芬奇手术机器人系统进行手术的详情并征得同意后，限期行手术治疗。

患者围手术期处理严格遵循加速康复外科原则。戳卡位置及机器人臂分布见图 83-27。直肠癌根治术要点：①头低足高位；②向左上牵拉乙状结肠，沿直肠上血管走行右侧打开被膜（骶骨岬平面上方约 3cm 处）进入 Toldt 间隙，向上至直肠上血管根部（夹闭后切断），向下进入骶前间隙（注意保护下腹神经），分离直肠后系膜至肿瘤下方约 2cm 处；③分离直肠右侧系膜；④向右上牵拉乙状结肠，打开乙状结肠左侧腹膜，贴系膜侧分离，进入 Toldt 间隙，进一步分离，与之前的间隙贯通，进一步游离直肠左侧系膜；⑤游离直肠前壁，于肿瘤下 2cm 处做预横断处理；⑥于肿瘤近端 10cm 及远端 2cm 处，分别以腔镜下 60mm 切割闭合器切断，完整切除标本后随即放入标本袋；⑦经肛门取出标本（图 83-28a）；⑧镜下完成手工缝合重建（图 83-28b），缝合穿刺孔（图 83-28c）。

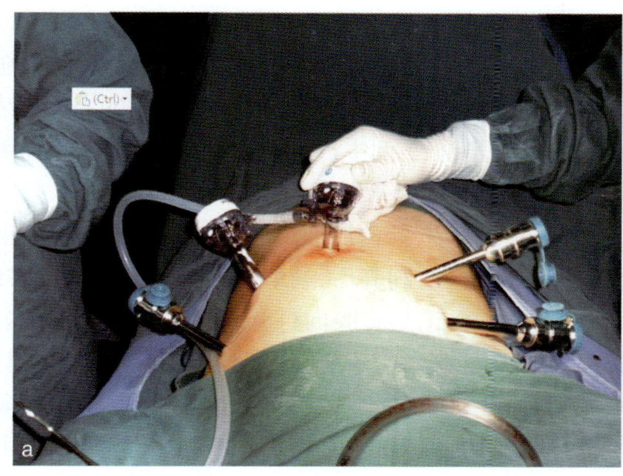
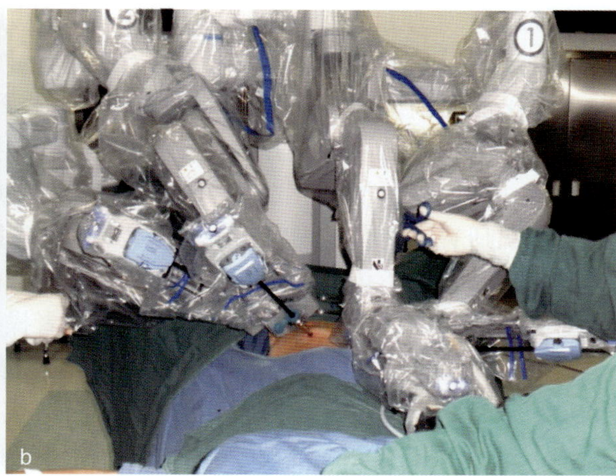

图 83-27 戳卡放置

a. 戳卡置放位置；b. 机器人臂与戳卡绑定，置入器械。

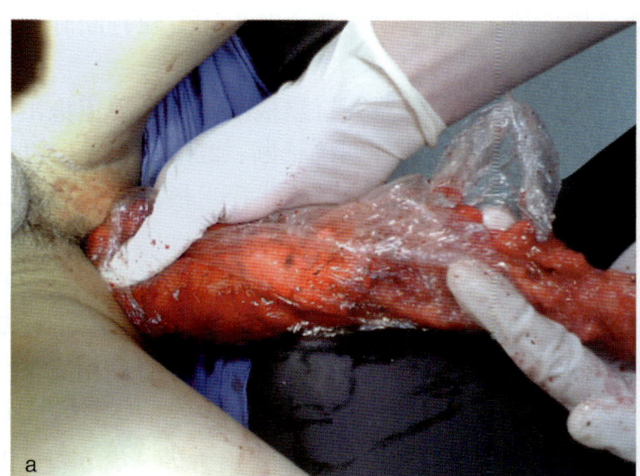
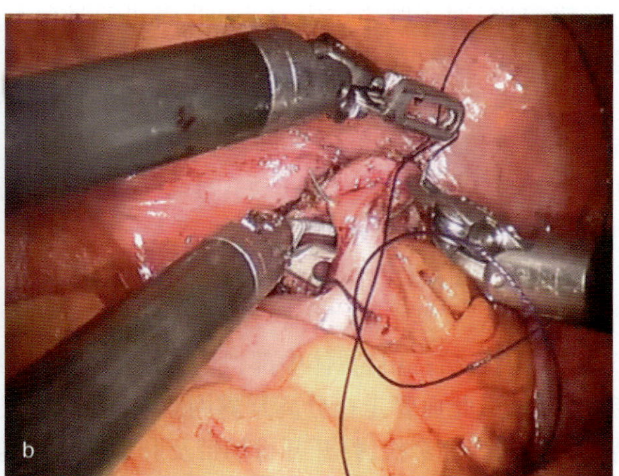
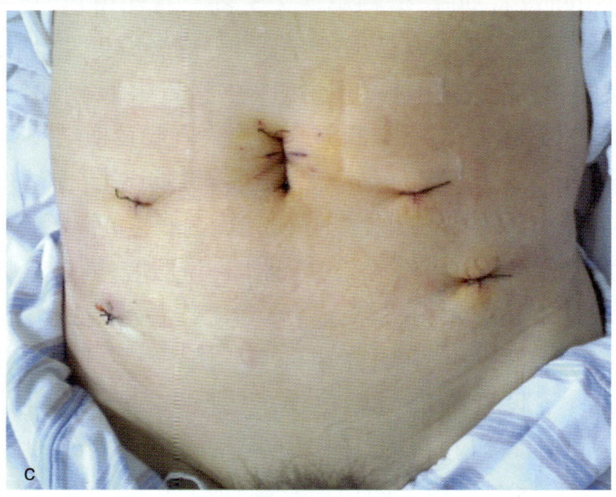

图 83-28 标本取出、消化道重建与腹壁展示

a. 经肛门取出直肠标本；b. 镜下缝合重建；c. 缝合戳卡穿刺孔。

经肛门取标本步骤：台下助手反复碘附球消毒会阴部及肛门直肠，充分扩肛后，术者以超声刀或电钩打开直肠残端。台上助手再取一只标本袋，将其底部封闭端剪除，由辅助孔置入腹腔。自肛门置入无菌卵圆钳至直肠残端，将空标本袋一端拖出肛门，再经此标本袋内插入卵圆钳至腹腔。术者将装有标本的标本袋移至直肠残端处，找出标本近端，卵圆钳夹持标本近端及标本袋后缓慢拖出。机器人镜下行直肠结肠连续缝合，浆肌层包埋。3 000ml 蒸馏水冲洗腹腔。

结果显示：15 例患者均顺利完成手术，无中转开腹。手术时间(154.7 ± 10.6)分钟，术中出血(17.3 ± 6.5)ml，术后肛门排气时间(2.3 ± 0.8)天，术后住院时间(3.3 ± 0.6)天。标本内获取的淋巴结(15.0 ± 1.2)枚 / 例，切缘均为阴性。术后所有患者均接受 4~8 周随访，2 例主诉有便秘症状，给予口服乳果糖 2 天后，排粪正常。无术后感染、吻合口漏及切口疝等并发症，无近期死亡病例。

总结此研究心得体会如下：①患者年龄不宜过大。虽然老年患者盆底肌肉松弛，利于经肛门拖出标本，但年龄过大，不可控因素增多，发生意外的可能性增加，故权衡利弊后，暂时将年龄上限设置为 75 岁。② BMI ≤ 27kg/m^2。肥胖或非常肥胖的患者操作难度较大，无论是腹腔内打开直肠残端、传送标本，还是台下助手扩撑肛门、置放卵圆钳钳夹标本袋，都相对烦琐困难。③术前临床分期 $T_{1\sim3}$。侵犯浆膜，甚至浆膜外组织器官的标本在取出过程中，有造成肿瘤细胞人为播散的潜在可能。④隆起性瘤体横向直径≤ 3cm。以肛门直径为参考，3cm 的肿瘤横向直径上限相对适宜。尽管经充分扩肛后，肛门直径可 >3cm，但尚需考虑直肠壁及系膜厚度，因此若瘤体过大，可能引起肛门或直肠撕裂。⑤肿瘤下缘距离肛缘≤ 15cm，即直肠长度，故一般限用于直肠癌。若过远，达至结肠，一方面会增加台下助手经肛取出标本的难度(如卵圆钳长度不足、难以通过生理性弧度等)，另一方面，因远端肠管较长，标本需通过一段游离的“隧道”，极易人为造成肠套叠，损伤肠管。⑥因手术机器人缺乏触觉反馈体系，因此若瘤体较小，可预先行肠镜定位；对于肿瘤位置较低的患者可通过台下助手指诊提示；若术中不能通过上述方法判断肿瘤位置，需术中联合肠镜定位。

2014 年 7—11 月，笔者团队再次填补了 NOSES 另一项空白——机器人胃癌根治术后经阴道拖出标本。此次入组研究的共有 8 例女性胃癌患者，入选标准如下：①胃镜病理明确诊断；②肿瘤能行一期 R_0 切除；③研究对象局限于经产妇；④没有严重的脏器功能障碍；⑤术前未接受放化疗。根据术式不同，8 例患者分为机器人全胃切除术和机器人远端胃切除术两组。

两组患者的围手术期处理常规遵循快速康复外科原则。机器人胃癌根治术要点如下：①于脐下、双侧脐旁上 10cm、双侧腋前线肋下 2cm 分别置入戳卡；②自胃体中部，以超声刀紧贴胃壁向近端离断大网膜，清扫第 1 组淋巴结；③自胃体中部，紧贴胃壁向远端离断大网膜，提起胃壁，显露幽门环，并向下分离出胃十二指肠动脉，沿此血管走行分离暴露网膜右动脉，于根部夹闭切断此血管，清扫第 4d、6、14v 组淋巴结；④夹持胃大弯向足侧牵拉，打开肝胃韧带及肝十二指肠韧带，分离暴露肝总动脉，沿此血管走行进一步分离肝固有动脉、胃右动脉，于根部夹闭切断胃右动脉，清扫第 2、3、5、8a、12a 组淋巴结；⑤于幽门下 3cm 以腔镜下 60mm 切割闭合器切断胃远端，向头侧提起残端，清扫胰包膜，分离暴露胃左动脉及脾动脉，夹闭切断，清扫第 7、9、11p 组淋巴结(全胃切除需再清扫第 10、11d 组淋巴结)，于胃中上 1/3 区交界线附近切断，置入标本袋，镜下将标本装入标本袋；⑥提起大网膜，沿横结肠完全游离大网膜及横结肠系膜前叶，至脾结肠韧带时，提起此处网膜，分离网膜左动脉，脾门附近将其仔细分离，于根部夹闭切断，清扫第 4sb 组淋巴结，游离的大网膜装入标本带；⑦置入镜下持针钳，以 3-0 可吸收线(留取 20cm 长度)，镜下行残胃十二指肠吻合(全胃切除行食管空肠 Roux-en-Y 吻合)；⑧经阴道取出标本；⑨蒸馏水冲洗腹腔，缝合穿刺孔。

经阴道取出标本步骤：完成标本切除及全机器人下重建工作(手工吻合)后，需将机器人由头侧转移至足侧，并需在下腹新建两个戳卡孔(图 83-29a)，完成标本取出工作。先于耻骨联合上 2 指位置刺入荷包针进腹腔，穿刺子宫顶后再出针于腹腔外，持续牵拉子宫(图 83-29b)，暴露阴道后穹隆。台下助手以碘附棉球反复消毒会阴部及阴道后，术者以超声刀切开后阴道后穹隆约 4cm(图 83-29c)，自阴道置入切口保护套至腹腔。术者将装有标本的标本袋移至阴道后穹隆切口处，台下助手置入卵圆钳，夹持标本近端及标本袋，缓慢自阴道拖出(图 83-29d)。镜下可吸收缝线关闭阴道后穹隆(图 83-29e)。1 000ml 温蒸馏水冲洗盆腔，置放腹腔引流管。

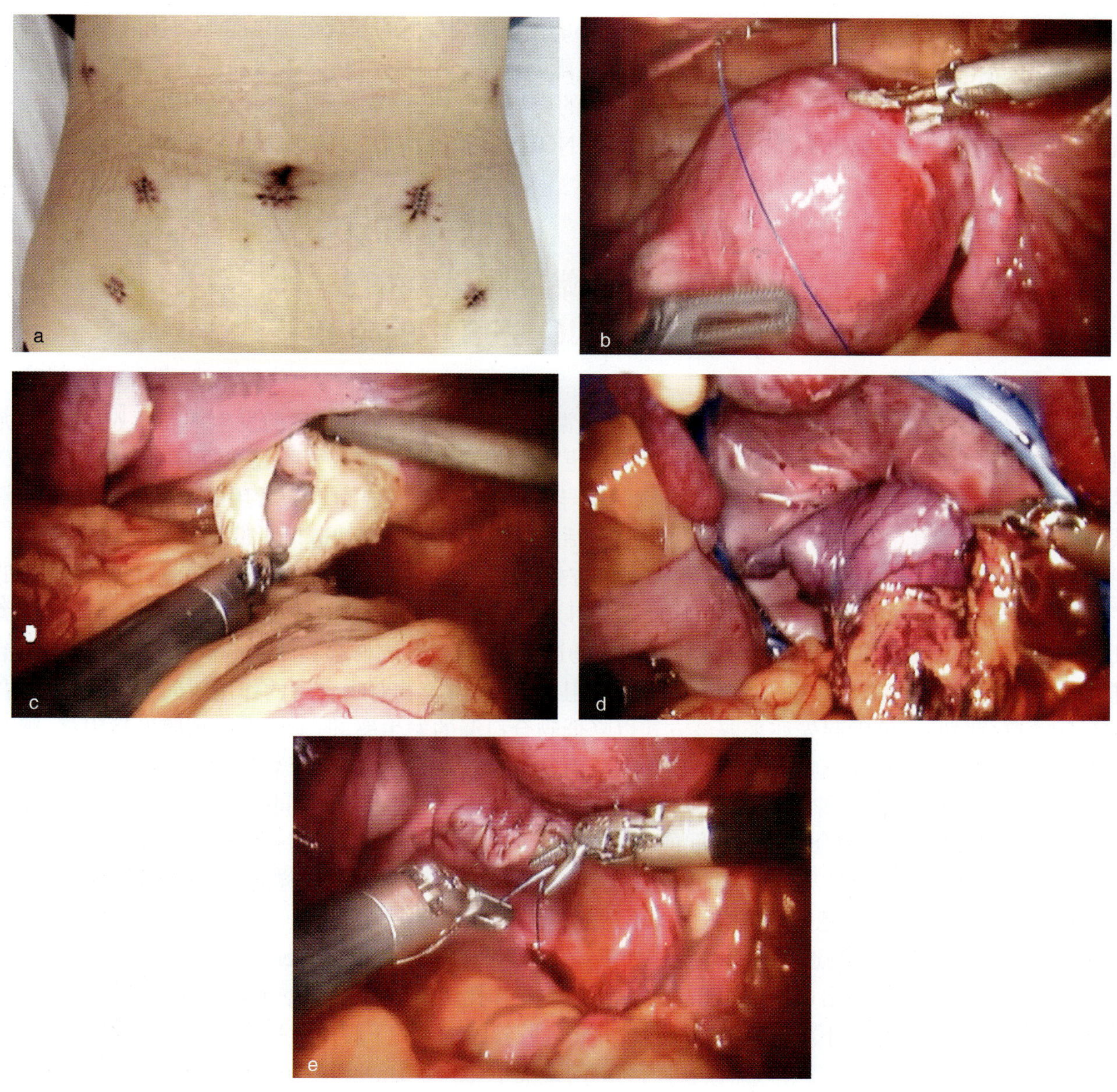

图 83-29 手术操作细节展示

a. 戳卡分布位置;b. 荷包针穿刺、悬吊子宫;c. 打开阴道后穹隆;d. 经阴道拖出标本;e. 缝合阴道后穹隆。

结果显示:8 例患者均顺利完成手术。平均年龄 55.34(42~69)岁,平均 BMI 23.2(21.6~26.0)kg/m^2。术后病理检查均为低分化腺癌。平均清扫淋巴结 23.6(17~27)枚。平均手术时间 224(200~298)分钟,平均失血量 62.5(50~150)ml。平均术后住院天数 3.6(3~5)天。首次通气时间为术后 28.5(24~33)小时。出院 30 天随访无吻合口漏发生,无手术部位感染。

胃标本的取出有别于直肠标本。胃标本,尤其是全胃切除的标本,体积往往较大,若在不破坏标本的前提下取出,则需要选择一个容量较大的自然腔道。常用的经自然腔道取出途径包括经食管、经直肠、经阴道和经尿道。食管有一定的弹性,国外也有过经食管取出胃标本的报道,但缺点明显。首先,食管的生理性狭窄,很大程度上限制了标本的体积;其次,血液、胃液与脏器的混合物会产生持久的、令人厌恶的气味,影响患者术后情绪;再者,强行拖拉标本很容易造成食管损伤。因此笔者并未考虑食管途径。经直肠途径理论可能,但需切开肠壁,缝合后瘘的风险很高,造成的腹腔感染会增加术后病死率,因此尽量避免。尿道延展性有限,无法接纳像全胃这样的大体积标本。阴道是女性特有的自然腔道,延展性很好,充分扩撑后容纳体积较大,阴道后穹隆切口缝合后,愈合效果理想,瘘及感染的发生率较直肠低,且并发症的处理也较直肠容易,因此经阴道取出标本无疑是最佳选择。此研究也初步证实了机器人经阴道取标本在女性胃癌患者中的可行性，优势体现在更小的切口、更轻微的疼痛、更小的创伤以及更低的术后吻合口漏、狭窄和出血发生率。

微创技术的进步离不开外科医师的不忘初心、砥砺前行，离不开科技的革故鼎新、日新月异，也离不开患者的健康诉求、殷切期盼。期盼同行能有更多的交流与合作，分享彼此的经验与心得，不断丰富和完善 NOSES 理念，发现并解决实践中存在的问题，让 NOSES 更好地为更多的患者提供更优质的治疗。

（江志伟）

第十五节　末端回肠悬吊术在中低位直肠癌 NOSES 中的应用

在 2010 版《中国结直肠诊疗规范》中，吻合口漏在低位直肠癌根治术后的发生率高达 6%~22%，尤其是术前新辅助放化疗患者吻合口漏的发生率会更高。肠造口术能够减少肠腔粪便对吻合口或闭合口的污染，有利于其愈合，能够避免因肠内容物漏出导致的腹腔感染，成为较为常用的一种预防肠瘘的术式。但是该术式给患者带来了造口护理的不便、生活质量的下降以及回纳造口所带来的二次手术伤害。

Vaxman 等提出不切开的结肠造口术，通过该方式，将结肠切除的同时行结肠预防性造口的数量降低了一半，吻合口漏的发生率并没有增加，同时将未切开的结肠回纳至腹腔并不复杂，减少了因结肠造口关闭术所带来的并发症。朱本磊等在尝试免回纳回肠造口时发现，其同样起到回肠造口对吻合口漏的防治作用，可能因其将肠管拖出腹壁外，人为造成肠梗阻，延迟肠内容物对吻合口的作用时间，从而给予吻合口充分的愈合时间。笔者起先亦采取该方式以降低吻合口漏的发生率，但术后多出现阵发性腹痛、腹胀等不适，对患者造成痛苦，影响患者生活质量。故而笔者对其进行改良，行末端回肠悬吊术，回肠仍置于腹腔内，同时术后采用生长抑素以减少胃肠液分泌，予以胃肠道休息的方式，同样可起到延迟肠内容物对吻合口的作用时间，给予吻合口愈合时间的作用。笔者研究发现，回肠悬吊组排气时间晚于回肠造口组，而患者术后出现腹痛、腹胀等症状，同回肠造口组相较无明显差异，该方法同样起到延缓肠内容物通过吻合口的时间的作用，且避免患者腹痛、腹胀等不适症状。

末端回肠悬吊术及回肠造口术具体操作如下：在腔镜下于末端回肠约 15cm 处系膜戳孔，用乳胶管穿过后，经右下腹主操作孔引出（图 83-30a），延长右下腹主操作孔切口至 2cm，腹壁深筋膜及皮肤预置缝线，牵拉乳胶管，将回肠悬吊于右下腹壁下，紧贴腹膜，并将乳胶管固定于右下腹皮肤处（图 83-30b）。术后予以生长抑素应用。若术后未出现吻合口漏，病房内局部消毒铺巾（图 83-31a），利多卡因局部麻醉后，予以移除乳胶管，预置缝线依次结扎即可（图 83-31b）。若出现吻合口漏，进行局部麻醉（图 83-32a），钝性分离右下腹切口，提拉乳胶管，将回肠自右下腹切口提出（图 83-32b），切开小肠壁，边缘和皮肤连续全层缝合（图 83-32c）。

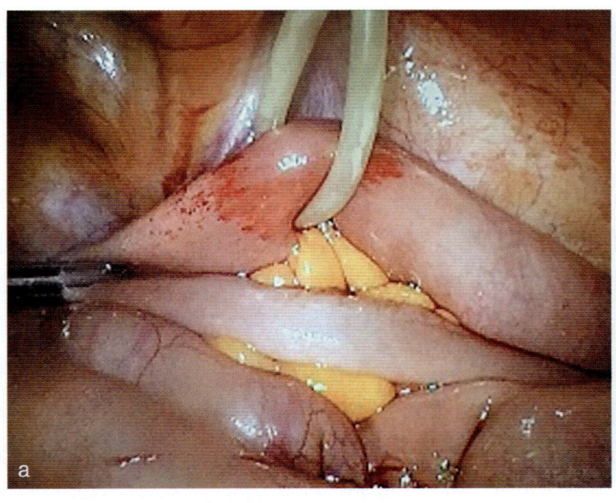

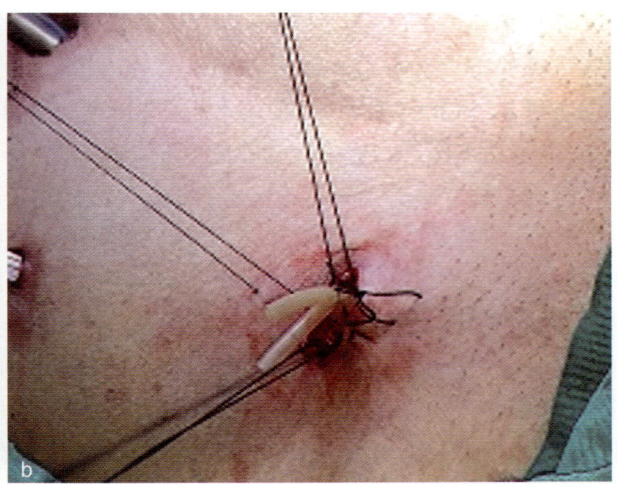

图 83-30　末端回肠悬吊术

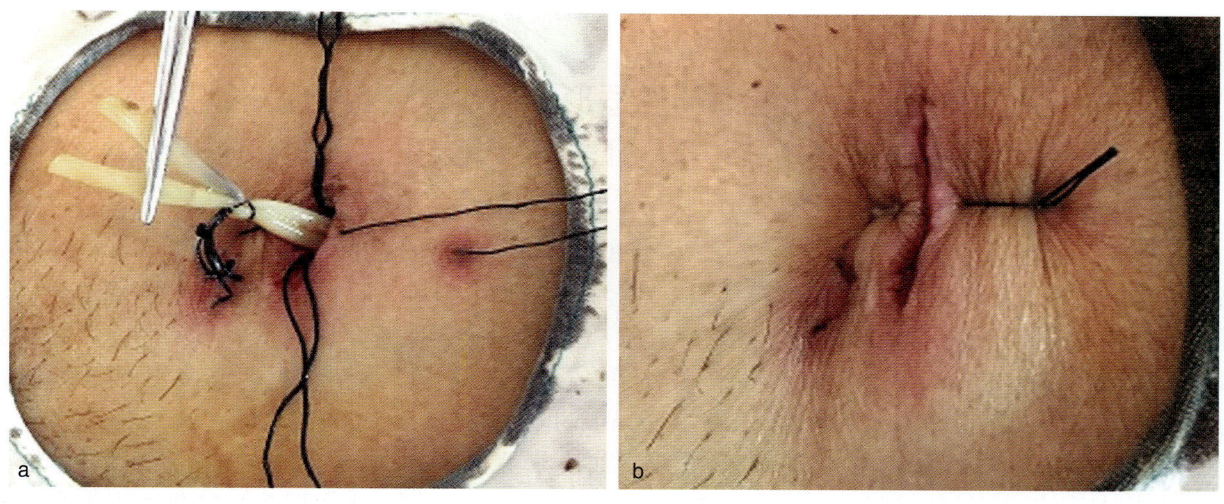

图 83-31 末端回肠还纳

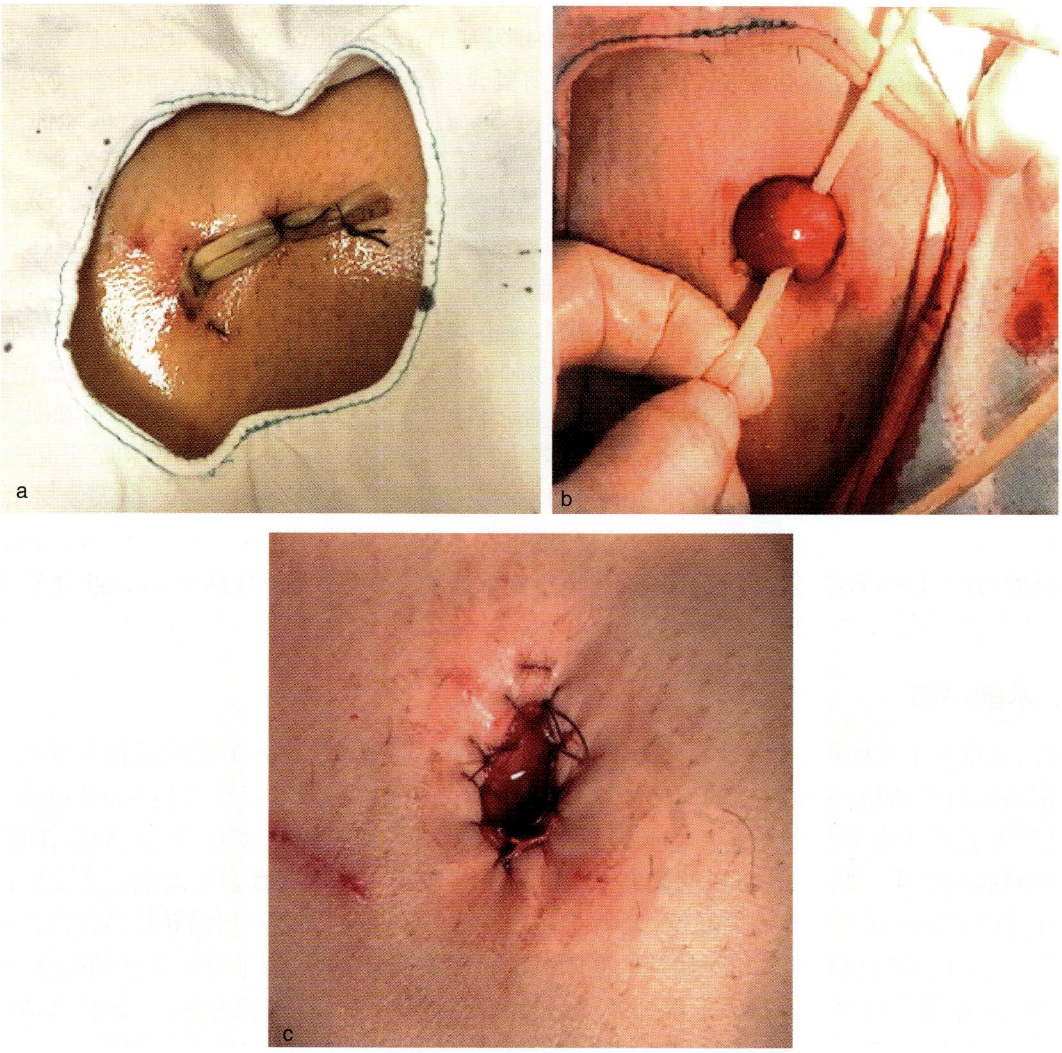

图 83-32 末端回肠造口

（鲍传庆 许炳华）

第十六节　极低位直肠癌适形保肛手术之经肛适形切除术 NOSES Ⅰ式 G 法(TaCR NOSES Ⅰ式 G 法)

近年来,随着经括约肌间切除术(ISR)的出现和推广,极低位直肠癌患者的保肛率得到了很大的提高。但是 ISR 术后患者肛门功能较差,这与该术式经括约肌间分离、切断括约肌间神经并切除部分或全部内括约肌有密切关系。2012 年起,笔者结合肛管部位的解剖特点,提出了极低位直肠癌适形保肛手术(conformal sphincter-preserving operation,CSPO),具体包括两种术式:拖出式适形切除术(pull-through conformal resection,PTCR)和经肛适形切除术(transanal conformal resection,TaCR)。这是一项结合全直肠系膜切除游离技术、经肛吻合技术、外翻拖出切除技术、肛管解剖剥离技术、肿瘤局部切除技术以及 NOSES 技术等的新型低位保肛术式。这一创新型术式的特点可概括为:①在腹部按 TME 标准游离直肠直至盆底肌裂隙水平;②直视下在肿瘤远端切开肠管,并根据肿瘤形状斜行向上设计切除线,使肿瘤对侧的正常肠管得以最大限度地保留;③边切边缝合保留下来的肠管,并在保留较多的肠管一侧进行吻合,使吻合线尽量远离齿状线。拖出式适形切除术已逐渐得到国内同行的认可和推广,但 TaCR 由于开展条件和技术平台、无菌操作和无瘤操作的技术要求,以及并发症的预防和处理等问题,仍然没有达到统一的共识和标准,本节针对极低位直肠癌 TaCR 相关问题简要介绍笔者中心的工作体会,也希望能为同行提供参考。

一、适应证与禁忌证

TaCR 主要是适形切除技术结合 NOSES 技术经肛切除、移除肿瘤并经肛吻合。其他手术步骤,包括肠管切除、淋巴结清扫、系膜游离等,均与极低位直肠癌腹腔镜手术一致。因此,TaCR 手术的适应证首先要符合常规腹腔镜手术的要求。此外,TaCR 术式本身也有其特殊的适应证要求,主要包括:①肿瘤距离齿状线 2cm 以内;②肿瘤分化良好(中 - 高分化);③肿瘤直径不超过 3cm 或不超过 1/3 圈肠壁;④浸润深度以 T_1~T_2 为宜。此外,应具备术中冷冻病理检查条件,以便术中明确远切缘情况。除极低位直肠癌外,位于近齿状线的直肠间质瘤、巨大绒毛状腺瘤等也可行该术式。TaCR 的禁忌证包括分化差、肿瘤侵犯肛提肌或肛门外括约肌、患者术前肛门功能差、肿瘤局部病期较晚、病灶较大等。但需要提出的是,随着医疗技术和治疗水平的不断提高,TaCR 的适应证也在不断完善,如局部进展期的极低位直肠癌,经过术前新辅助治疗后肿瘤降期、降级十分明显,甚至达到临床完全缓解,对于这部分患者,也可以选择性进行 TaCR。

二、术前评估

除常规结直肠手术前评估外,笔者认为,下列术前评估是选择最佳手术方案的前提和基础。①直肠指检:术前进行直肠指检,了解肿瘤的部位、大小、活动度。笔者体会,直肠指检对是否能够进行 TaCR 手术的术前判断具有十分重要的意义。②肠镜:肠镜不仅可以了解肿瘤的部位、大小、形态,同时还可进行活检,明确病理性质。此外,还可以明确有无同时合并息肉或大肠同时性多原发癌。③盆腔高分辨率 MRI:MRI 可以清晰显示直肠肿瘤的部位、大小、形态、病灶浸润深度、周围淋巴结转移情况以及病灶与周围脏器的关系。T_2 加权相和弥散相对病灶的判断尤为重要。此外,通过测量骨盆坐骨棘间径、骨盆入口前后径、骶尾间距等指标可以进行手术难易度及保肛机会的判断。④直肠腔内 B 超:该检查能够清晰显示肠壁各层次结构,对病灶浸润深度也具有很高的敏感性,尤其是对 T_1、T_2 期肿瘤的判断。

三、手术步骤

1. 腹腔镜戳卡数目及位置布局　全身麻醉成功后患者取膀胱截石位,采用腹腔镜 5 孔法。在脐上

1cm 放置直径 10mm 或 12mm(3D 腹腔镜)戳卡，充气后置入腹腔镜作为观察孔；腹腔镜直视下右下腹(右髂前上棘内 2 横指)置一 12mm 套管作为主操作孔；在右锁骨中线平脐点置一 5mm 套管作为辅助操作孔。如患者较矮，可将该点上移 3~4cm，以便操作；在右髂前上棘与脐连线中点置入一 10mm 套管为助手主操作孔；于耻骨联合上 2 横指置入一 5mm 套管作为助手辅助操作孔。

2. 术中探查　常规探查，按顺时针方向探查回盲部、阑尾、升结肠、结肠肝曲、肝、胆囊、横结肠、大网膜、降结肠、乙状结肠、膀胱顶、膀胱直肠陷凹或直肠子宫陷凹、子宫及双侧附件、空肠及回肠。探查时需特别注意粘连、充血、水肿、脓液及包块；肿瘤探查完毕后需定位肿瘤位置，若直肠肿瘤位置较低，术前可用电子肛门镜或直肠指检确定肿瘤位置；解剖结构判定：在助手配合下充分暴露术野，观察结肠及其系膜血管长度、走行，以及直肠系膜的肥厚程度，判断标本能否经肛门拉出体外。

3. 游离和重建

(1)腹部操作组：骨骼化并高位结扎肠系膜下动、静脉，清扫周围淋巴结。按照全直肠系膜切除(total mesorectal excision，TME)原则，在直视下沿着脏层和壁层两层之间的疏松结缔组织间隙锐性分离，保持直肠系膜的完整性，并保留自主神经丛。肛提肌裂孔以上的直肠分离同腹腔镜直肠癌根治术。只是分离到肛提肌裂孔水平后，在后方切断 hiatal 韧带，但一般不需进入括约肌间隙进行分离。

(2)会阴操作组：完成腹部游离后，开始会阴部手术。首先用可吸收缝线(VCP359)在 2 点、4 点、7 点和 10 点位置的肛缘和肛周皮肤上各缝合一针并打结，起牵拉肛门暴露术野的作用。观察肿瘤后根据肿瘤的位置设计切口，肿瘤侧切口更低，对侧正常肠壁切口的位置高一些，这样就可以保留更多肠管和黏膜。肿瘤侧在肿瘤远端约 1cm 处做切除线，然后弧形切向肿瘤对侧，侧切缘约 1cm 处，尽可能保留肿瘤对侧正常远端直肠肠壁和齿状线。必要时行术中冷冻病理切片以保证下切缘阴性。

重建肠道可以采取器械吻合法，也可采取手工缝合吻合法。器械吻合法(图 83-33)：切除肿瘤移除标本后与乙状结肠吻合部位放置抵钉座并推回腹腔，远端直肠残端用可吸收线间断缝合，并用温注射用水冲洗，选用直径为 25mm 的圆形吻合器，行肛管乙状结肠端端吻合。手工缝合吻合法(图 83-34)：经肛门切除标本后用可吸收线间断缝合直肠残端与近端乙状结肠肠壁。笔者常规行预防性末端回肠袢式造口术，从左下腹戳卡孔放入引流管接负压球(图 83-35)。

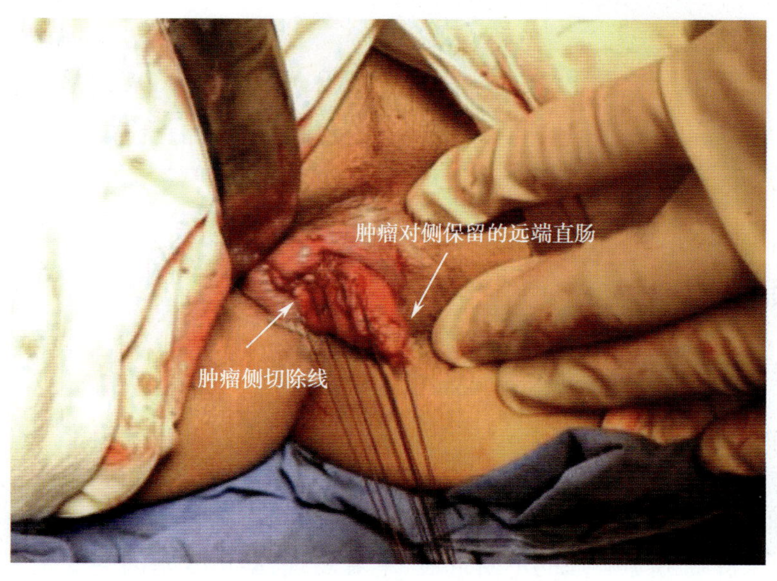

图 83-33　间断缝合直肠残端，用 25# 吻合器进行吻合

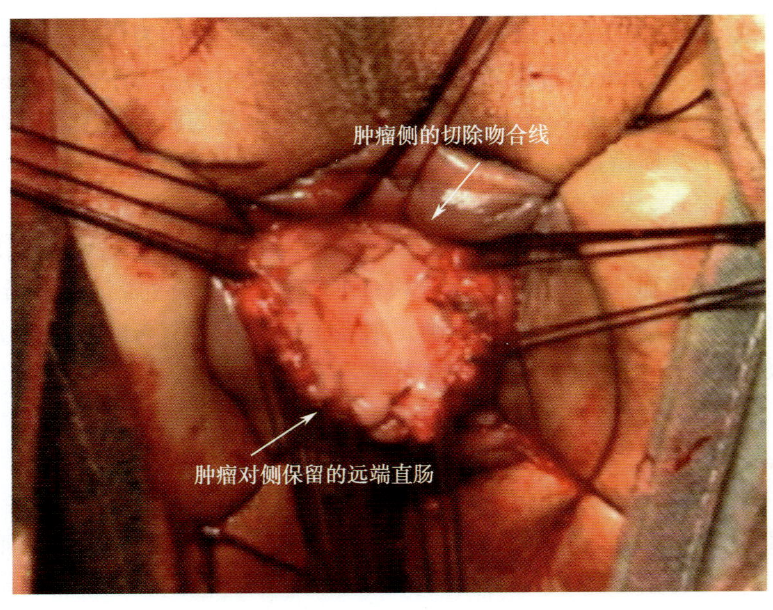

图 83-34　手工间断缝合完成吻合

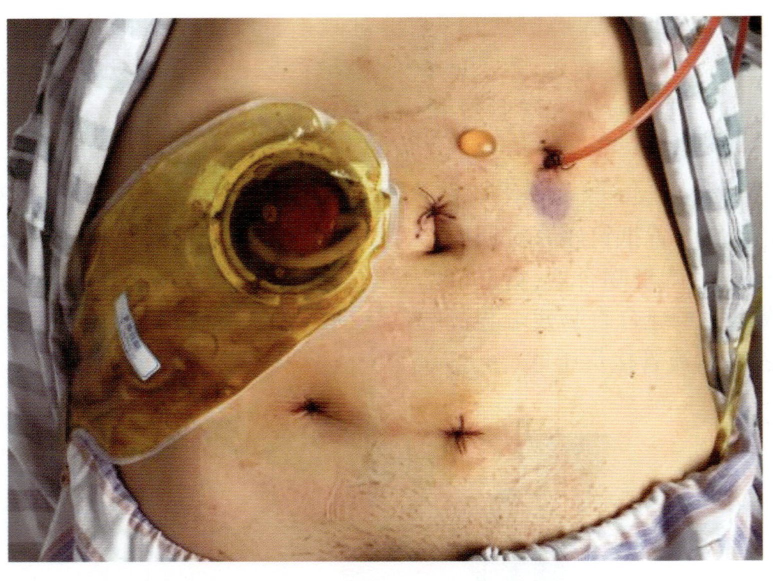

图 83-35　术后腹部无辅助切口

四、并发症预防及处理

TaCR 作为一项新提出的手术技术，在消化道重建方式上具有特殊性，主要有以下几点并发症需要注意。

1. 吻合口漏　吻合口漏的发生因素包括全身因素、局部因素及技术因素。全身因素有营养状态不良、新辅助放疗、糖尿病等情况。局部因素包括吻合口血供不良、吻合口存在张力、肠管水肿等。吻合技术相关因素包括吻合器选择不当导致吻合不严密、吻合口裸化不充分导致组织嵌入吻合口等问题。此外，随着近年来肿瘤分子病理的不断进展，笔者发现，*K-RAS* 基因突变是术后吻合口漏发生的独立危险因素。因此，预防吻合口漏应注意上述危险因素，必要时可在术中进行注气试验，根据患者条件和术中情况，还应考虑进行吻合口加固、留置肛管、进行预防性造口等措施降低吻合口漏的发生率。目前，笔者共施行了 5 例 TaCR+ 预防性回肠造口的极低位直肠癌切除术，其中 1 例术后发生吻合口漏，经保守治疗痊愈。

2. 腹腔感染　与传统双吻合器法不同，TaCR 由直肠取出标本，因此，会导致肠腔内残留肠液和细菌感染腹腔的概率明显增加，因此，行本术式前，应进行充分的术前肠道准备，同时，切开直肠前应用氯己定溶液反复冲洗肠腔，降低污染概率。此外，笔者常规在骶前放置 2 根硅胶引流管进行充分引流，一旦发生吻合口漏，可利用 2 根引流管分别进行冲洗和吸引。特别要提出的是，预防性造口可以降低吻合口漏发生后盆腹腔感染的严重程度，但这并不等同于吻合口漏发生后就不需要手术治疗。与开腹手术不同，笔者术后并不常规关闭盆底，一旦发生吻合口漏，特别是术后早期的吻合口漏，感染有可能会从盆底进入腹腔导致弥漫性腹膜炎，甚至引起感染性休克。因此，即使进行了预防性造口，一旦发生吻合口漏，应严密观察腹部体征，一旦发现弥漫性腹膜炎征象应积极手术。

3. 吻合口出血　吻合口出血是术后早期并发症之一，造成吻合口出血最主要的原因是吻合口所在肠系膜裸化不全而存在血管或者由于新辅助治疗后肠壁水肿等原因导致吻合钉未能有效闭合血管导致出血。吻合区域出血通常在术后 24 小时内出现。笔者常规在手术结束时进行直肠指检观察有无凝血块流出。必要时可以使用术中肠镜检查吻合口情况，若发现出血，可以采取肠镜下钛夹止血，也可以经肛加固缝合止血。

（张 卫　楼 征）

第十七节　减孔右半结肠切除术及功能性侧侧吻合在 NOSES Ⅷ式中的应用

1. 手术操作过程　右半结肠切除过程与常规手术无区别，此处略。

腔内功能性侧侧吻合：①用切割闭合器离断回肠（图 83-36a）；②用另一把切割闭合器离断横结肠（图 83-36b）；③将标本放在盆腔或肝脏膈面后，进行消化道重建，先按照系膜方向摆顺肠管（图 83-36c）；④缝两针牵引线，第一针距肠管残端 1~2cm（图 83-36d），第二针距第一针 6~7cm（图 83-36e）；⑤提拉第二针牵引线，在其下方将回肠及横结肠肠壁开口；⑥将切割闭合器的两臂经肠壁开口处分别置入回肠及横结肠（图 83-36f），调整两针牵引线，使远端回肠及横结肠顺畅紧密对拢排列，完成击发，退枪；⑦提拉第二针牵引线，进行全层连续缝合（图 83-36g），方向为由底端向牵引端进行（图 83-36h）；⑧至第二针牵引线处时，肠壁已完全闭合，与牵引线残端打结后进行回缝，连续浆肌层包埋，直至底端（图 83-36i）；⑨检查无渗漏和出血后，吻合口下方回肠及横结肠浆肌层间断加固两针，完成吻合。

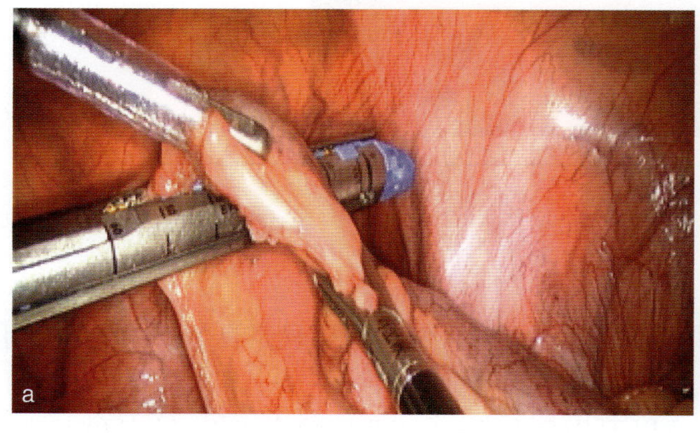

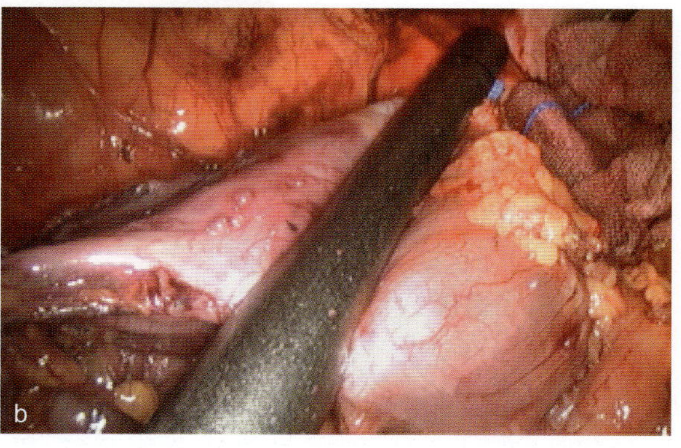

图 83-36　功能性侧侧吻合手术操作步骤

a. 离断回肠；b. 离断横结肠；c. 按照系膜方向摆顺肠管；d. 距肠管残端 1~2cm 缝合第一针；e. 距肠管残端 6~7cm 缝合第二针；f. 将切割闭合器（60mm）的两臂经肠壁开口处分别置入回肠及横结肠；g. 提拉第二针牵引线，进行全层连续缝合；h. 由底端向牵引端进行缝合；i. 连续浆肌层包埋。

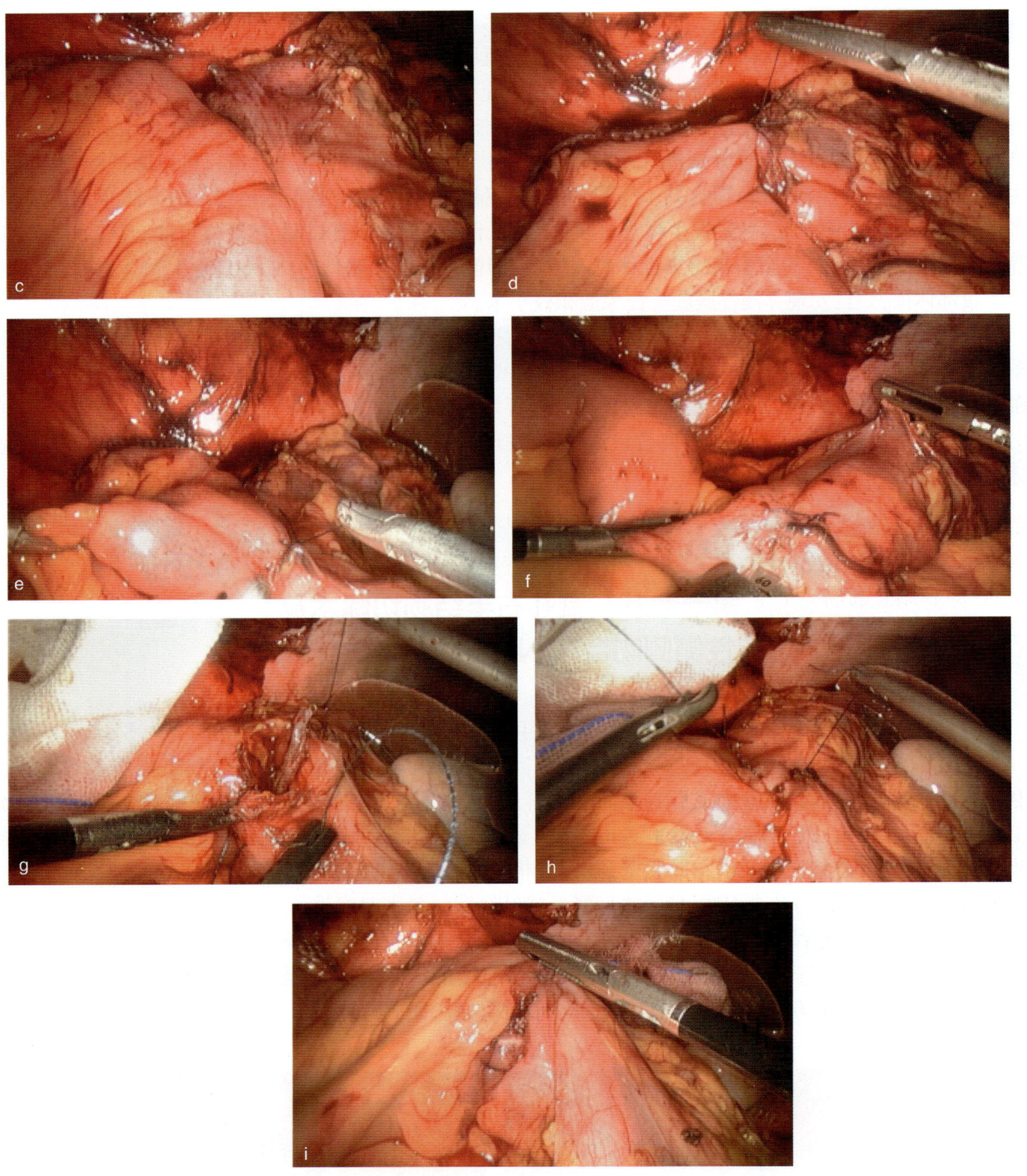

图 83-36（续）

2. 个人经验体会

（1）两人即可完成手术。Trendelenburg 体位利用肠管本身的重力，使得术野显露良好。术者与助手位于患者同侧（左侧），助手左手持镜，右手进行辅助，显示器位于术者对侧。

（2）两针牵引线在本吻合方法中作用明显，要注意以下几个方面：①浆肌层缝合；②入针点和出针点不是位于对系膜缘正中，横结肠侧在近右 1/3 处，回肠侧在近左 1/3 处，这样有利于给吻合提供足够的面积，避免将系膜钉入吻合口；③剪线时可以预留一长一短，提拉长头，有利于牵引。

（3）肠道开口可使用超声刀或电钳，电钳更为方便快捷。开口不要过大，能置入吻合器的臂即可。

（4）吻合时一定要提拉调整牵引线，务必使肠壁顺畅对拢。

(5)关闭肠壁开口时,倒刺线可以加快缝合速度,由于开口较小,所以一根倒刺线足够完成回缝,最后回缝至底端时,注意要将底端进针处包埋。

(6)不关闭系膜裂孔。

(7)可视情况和个人习惯放置或不放置引流管。

(8)由于减孔,要经阴道行后穹隆缝合,具体方法略。

(赵紫罡)

第十八节 减孔腹腔镜联合 NOSES(RPLS-NOSES)在结直肠癌手术中的关键技术

减孔腹腔镜结直肠癌手术(reduced-port laparoscopic surgery for colorectal cancer,RPLS)在传统5孔法或者6孔法腹腔镜手术基础上演变而来,由术者和扶镜手在不需要助手的帮助下完成结直肠肿瘤手术,短期随访结果显示在围手术期安全性方面、技术可行性方面都不劣于传统腹腔镜手术,并且在术后加速康复方面优势明显。NOSES 国内最早由王锡山教授提出,即手术切除标本由肛门或阴道等自然腔道取出体外,免去了腹部辅助切口,在美容效果方面更具有优势。减孔腹腔镜联合 NOSES(RPLS-NOSES)在结直肠癌手术中的应用完美诠释了"微创中的微创"这一理念,不仅局限于腹部减少了几个穿刺孔,没有了辅助切口,更重要的是患者术后加速康复效果,因术后无痛、腹部无瘢痕、无切口感染等风险,给患者带来心理上的愉悦感和满足感,术后通气时间更短,经口进食更早,并且缩短了术后平均住院时间。

一、穿刺孔布局和站位

根据肿瘤所在部位和患者体形灵活安排穿刺孔布局和术者站位,术者站位于病灶对侧,扶镜手跟随术者适时变换站位。减孔 NOSES 腹腔镜中低位直肠癌手术,术者和扶镜手一般站位于患者右侧(图 83-37),观察孔根据病灶位置以脐孔为中心上下垂直移动 2cm 范围调整,主操作孔的位置要向中线内移 1~2cm,主操作孔、辅助操作孔与观察孔要保持等腰三角形,相互间要保持四横指以上的距离,这样可以避免发生筷子效应和追尾现象。有时,为了松解游离脾曲,需要在左上腹增加一个辅助操作孔(图 83-38)。

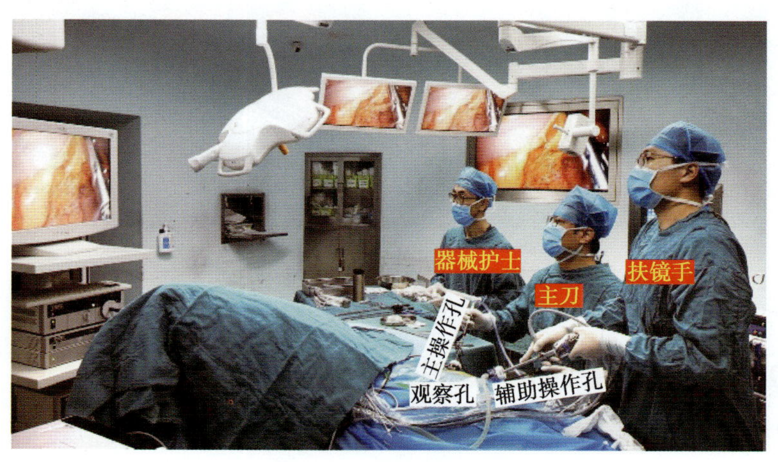

图 83-37 减孔 NOSES 腹腔镜直肠癌根治术的术者站位

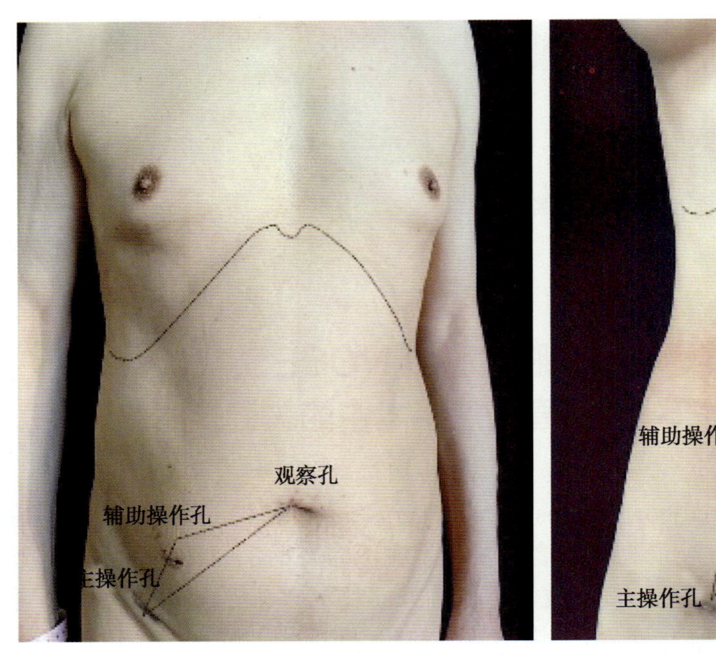

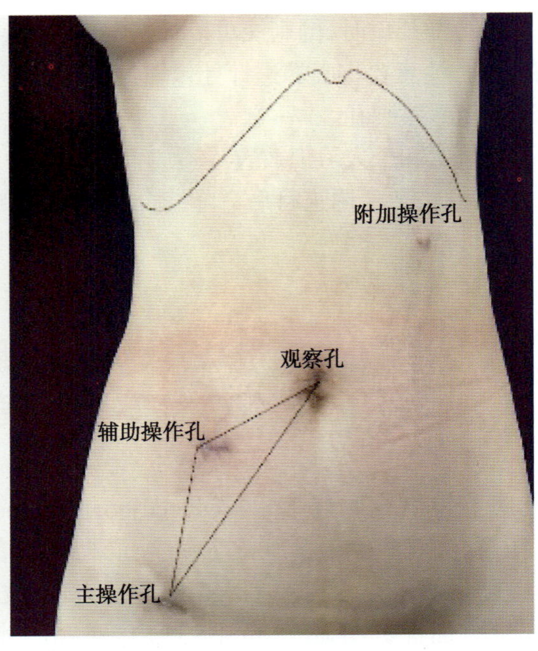

图 83-38　减孔 NOSES 腹腔镜直肠癌根治术穿刺孔布局

减孔 NOSES 左半结肠癌根治术的穿刺孔布局和术者站位，术者一般采取患者右侧站位（图 83-39），根据肿瘤所在部位以右侧锁骨中线肋缘下约 5cm 为辅助操作孔，主操作孔位于右锁骨中线距离辅助操作孔 6~8cm 为宜，观察孔位于脐上 2~3cm，三者之间保持等腰三角形，而具体的穿刺孔布局也需要结合患者体形来确定（图 83-40）。减孔 NOSES 腹腔镜右半结肠癌根治术的术者站位于患者左侧，扶镜手站位于患者两腿之间（图 83-41、图 83-42）。观察孔位于脐下 3~4cm，主操作孔位于左侧锁骨中线肋缘下 4~6cm，辅助操作孔位于左侧锁骨中线距离辅助操作孔 6~8cm，三者之间呈等腰三角形（图 83-43）。

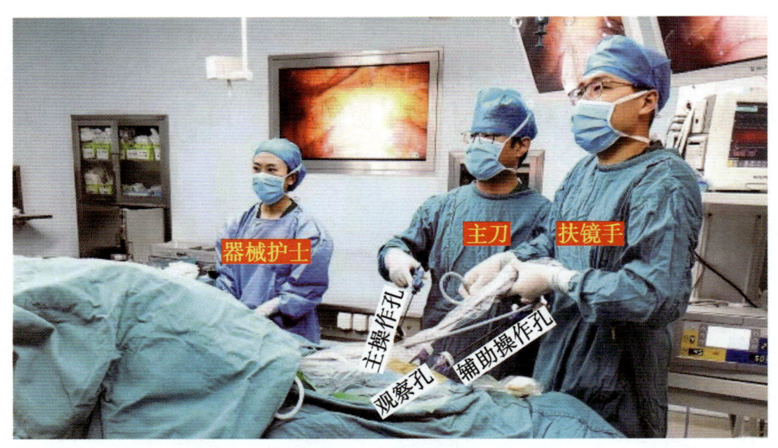

图 83-39　减孔 NOSES 腹腔镜左半结肠癌根治术的术者站位

二、减孔 NOSES 腹腔镜 TME 关键技术

减孔 NOSES 腹腔镜 TME 手术流程与传统的多孔腹腔镜手术流程有类似之处，亦有不同之处，其中有一些技术细节可以与大家进行分享。在没有助手的情况下，术中如何保持适度的张力，如何进入正确层面是完成 TME 手术的关键。

1. 第 253 组淋巴结清扫的关键技术　沿着左、右髂总动脉分叉中线骶骨岬平面，用能量器械向头侧及尾侧切开后腹膜，术者左手抓钳提起乙状结肠内侧切开的系膜缘向腹侧挑起，或者直接挑起肠系膜下

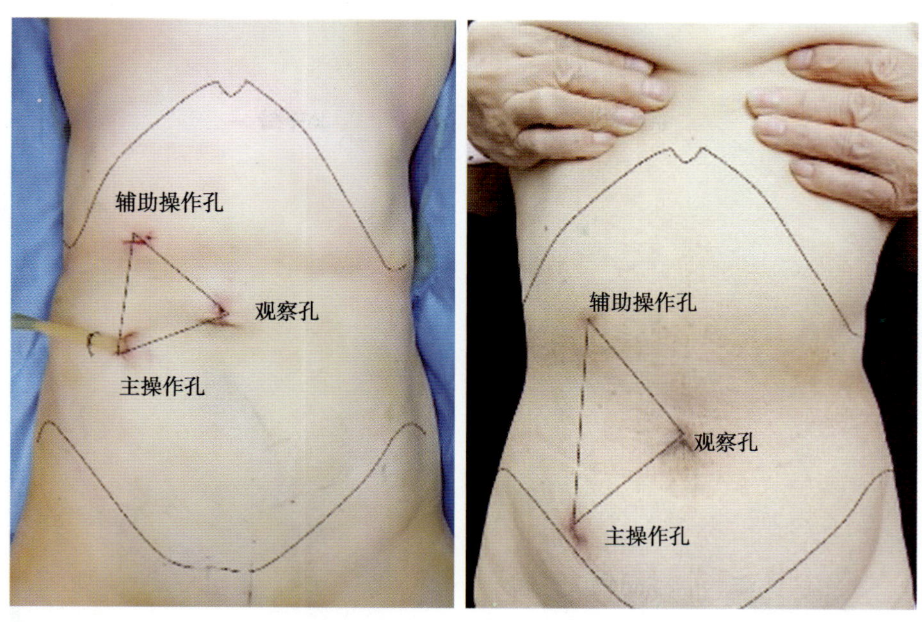

图 83-40　减孔 NOSES 腹腔镜左半结肠癌根治术穿刺孔布局

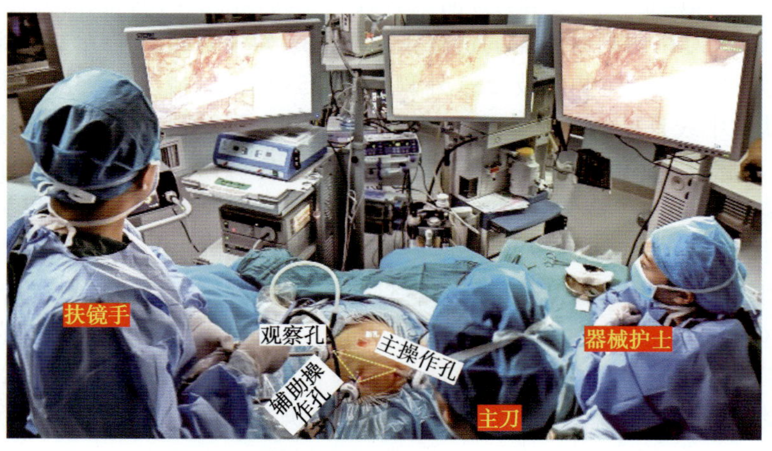

图 83-41　减孔 NOSES 腹腔镜右半结肠癌根治术穿刺孔布局和术者站位

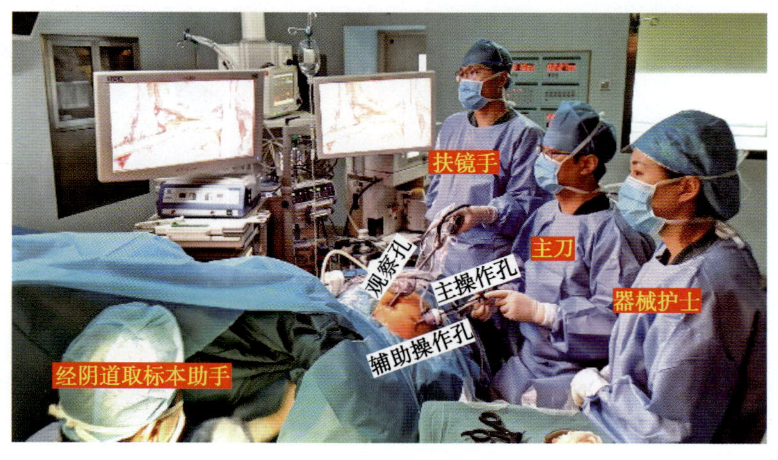

图 83-42　减孔 NOSES（Ⅷ式）腹腔镜右半结肠癌根治术的术者站位

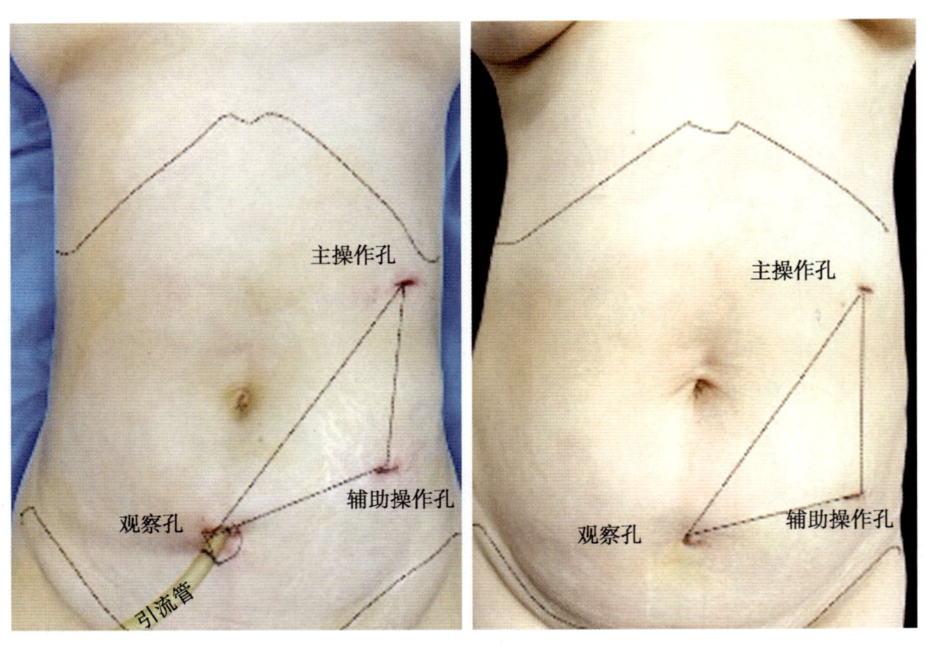

图 83-43 减孔 NOSES 腹腔镜右半结肠癌根治术穿刺孔布局

血管蒂，左手根据需要可以调整不同的牵引方向（向头侧、尾侧、外侧、内侧、腹侧及背侧），利用肠系膜下血管蒂的附着点，提供超声刀在切割时所需的适度张力（图 83-44、图 83-45）。第 253 组淋巴结可以分为五个区域，包括 253 头侧区域、253 尾侧区域、253 外侧区域、253 内侧区域以及 253 动脉干区域，外侧肠系膜下静脉和内侧腹主动脉中线是外侧与内侧的解剖学标志，小肠系膜根和肠系膜下丛是头侧和尾侧的解剖学标志，从肠系膜下动脉发出部位直至左结肠动脉发出部位为动脉干淋巴结清扫的解剖学标志。因此，第 253 组淋巴结的清扫是立体清扫，需要彻底清扫上述五个区域的淋巴脂肪组织，同时不要突破背侧的泌尿生殖筋膜，避免损伤肠系膜下神经丛（图 83-46~ 图 83-51）。在清扫 253 组淋巴结时，有两个关键点需要注意，其一是外侧区域清扫时，由于肠系膜下动脉阻挡了视线，加之过度牵拉，很容易突破背侧的泌尿生殖筋膜，易损伤外侧的下腹下神经；其二是在尾侧肠系膜下动脉背侧，容易将背侧的肠系膜下丛前向腹侧牵拉，造成肠系膜下丛的损伤。因此，在解剖过程中要保持视野的清晰，张力的适度，以膜下方的神经微血管网络为解剖学标志，在膜与膜之间的间隙进行解剖，因为膜的表面没有神经和血管，所以平面和层次正确才能达到无血切除。减孔 NOSES 过程由于是单人操作，左右手张力的保持非常完美，避免了因张力过大突破背侧泌尿生殖筋膜并最终损伤该膜下方的神经微血管网络。

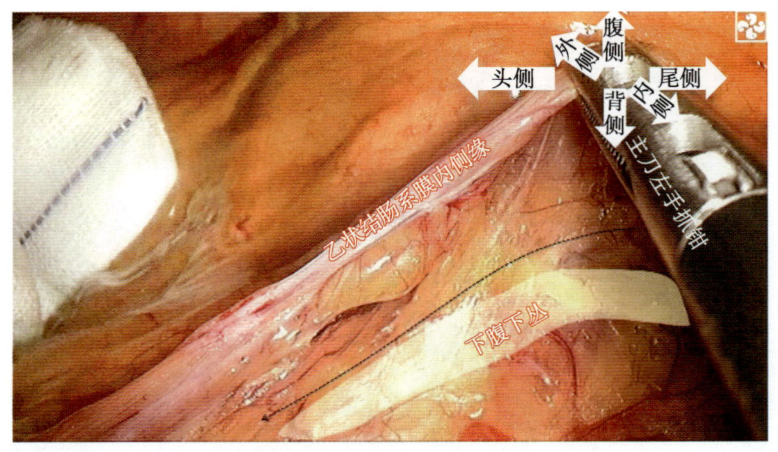

图 83-44 减孔 NOSES 腹腔镜直肠癌根治术系膜张力的保持及牵引方向

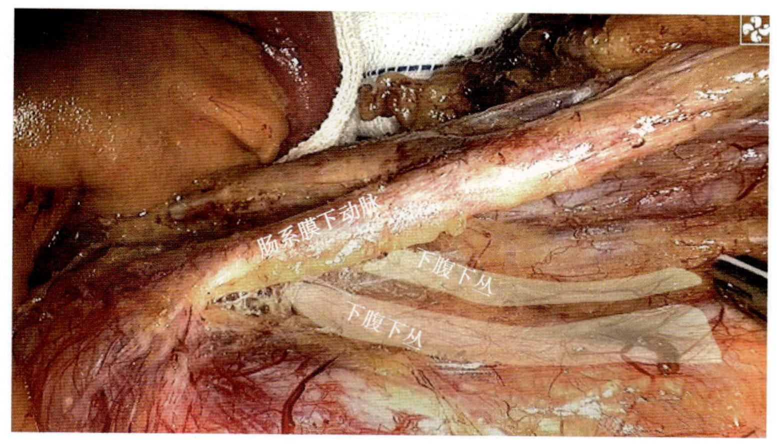

图 83-45　左手抓钳将肠系膜下血管带向尾侧及腹侧牵引，见背侧的下腹下丛

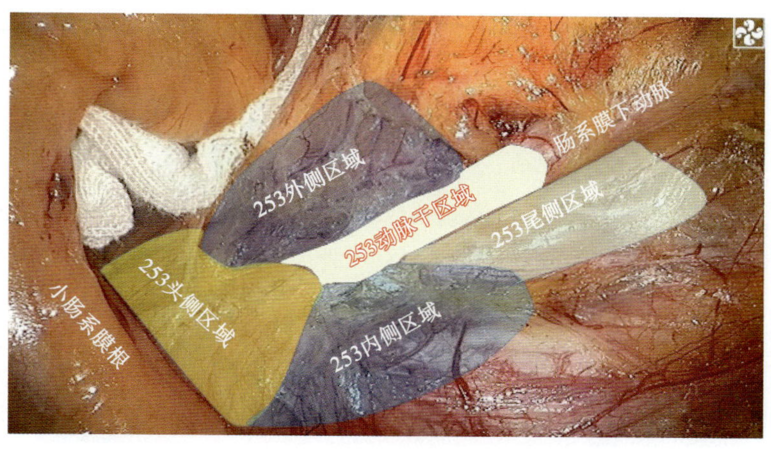

图 83-46　减孔腹腔镜直肠癌根治术第 253 组淋巴结分布区域

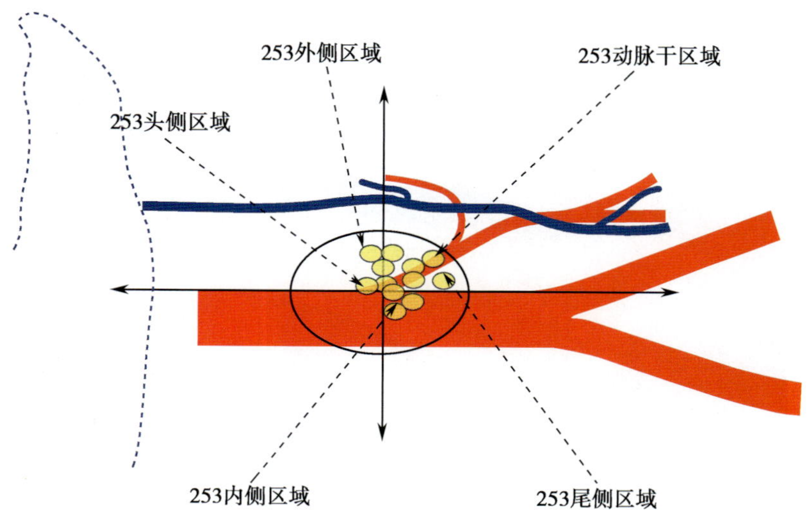

图 83-47　减孔腹腔镜直肠癌根治术第 253 组淋巴结分布区域模式图

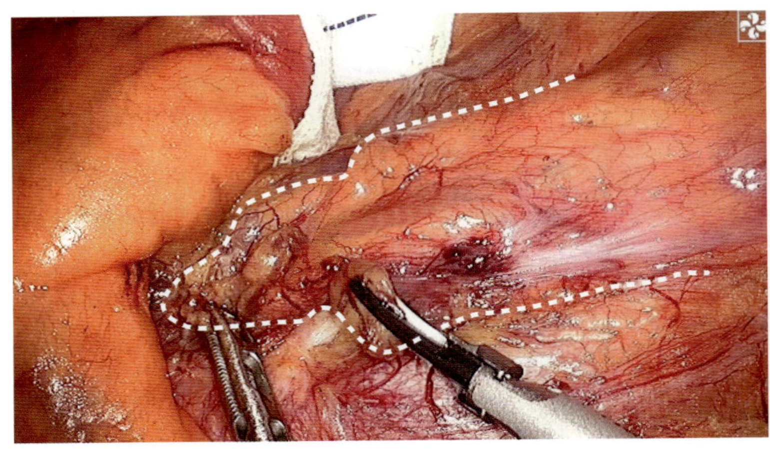

图 83-48　乙状结肠系膜血管蒂覆盖在肠系膜下血管表面

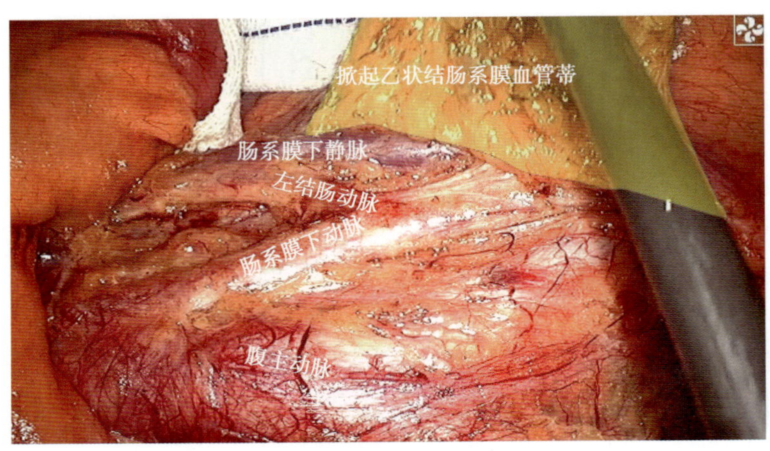

图 83-49　掀起乙状结肠系膜血管蒂后显露肠系膜下血管结构

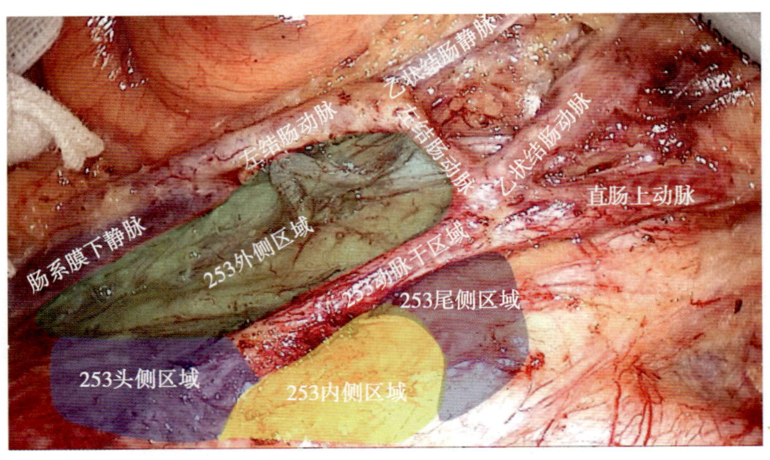

图 83-50　第 253 组淋巴结立体清扫后术野

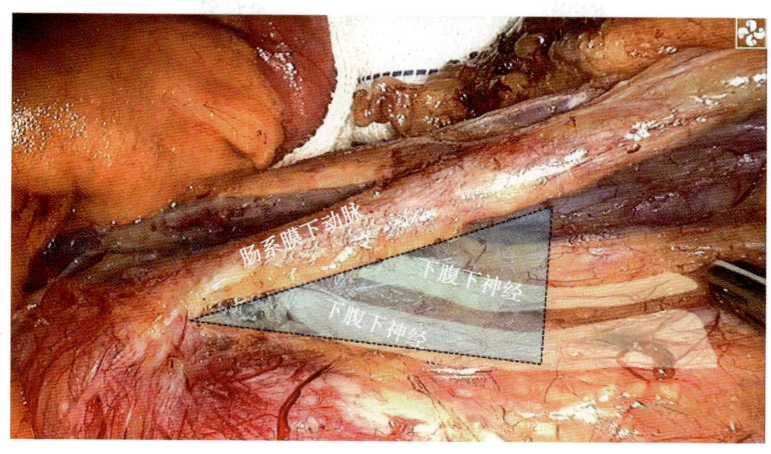

图 83-51 显示第 253 组淋巴结尾侧区域

2. 盆腔游离关键技术 盆腔游离依然是减孔腹腔镜开展初期很困难的一件事情，如果没有完成学习曲线，很难保持适度的张力，从而无法进入正确层面。整个解剖过程的技术要点是：越过骶骨岬，术者左手将直肠背侧脏层系膜向腹侧及头侧牵引，并保持适度张力，右手超声刀沿着背侧泌尿生殖筋膜表面向尾侧盆底解剖，操作过程中勿突破背侧的泌尿生殖筋膜层，术中仔细辨识泌尿生殖筋膜下方的神经微血管网络，并以此为解剖标志进行膜的解剖（图 83-52）。技术要点：左右手协调配合，把持适度张力，仔细辨识筋膜下方的神经微血管网络，沿着筋膜表面进入理想疏松间隙，无血化视野是保证手术顺利进行的必要条件。直肠后方间隙一直解剖到达盆底肌上平面后，左手将直肠左侧系膜向内侧及头侧牵引，仔细辨识直肠（左及右）侧壁筋膜下方神经微血管网络，在盆壁侧方筋膜表面向尾侧解剖（图 83-53、图 83-54、图 83-55）。减孔 NOSES 腹腔镜手术中，直肠前方间隙因缺乏助手的帮助，张力保持非常困难，必要时可以将膀胱后壁或者阴道后穹隆向腹侧缝合悬吊起来（图 83-56），也可以让肛侧助手将小 S 拉钩伸入阴道，利用拉钩的弧度将阴道后穹隆向腹侧牵起。在盆底腹膜反折 1.5cm 处切开直肠前方腹膜，左手抓钳将直肠前系膜向头侧牵引并保持适度张力，进入迪氏筋膜后方的理想疏松间隙（图 83-57）。逐渐向两侧过渡进入直肠侧方间隙，切断直肠侧方韧带，注意保持盆侧壁筋膜平面的完整性。

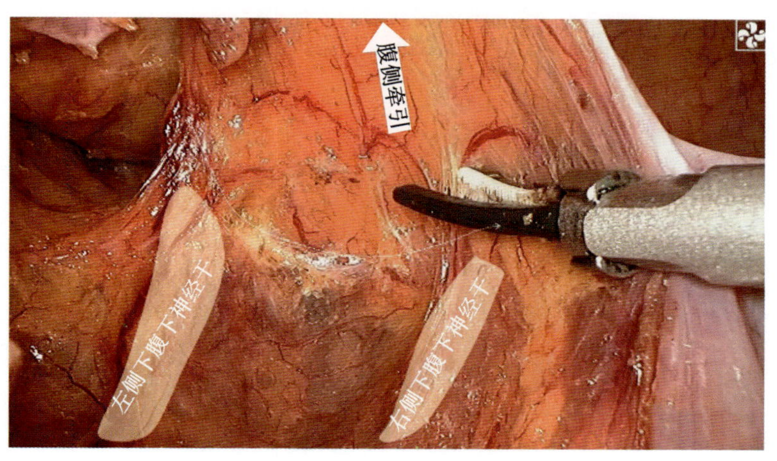

图 83-52 左手抓钳将直肠固有系膜向腹侧牵起并保持张力

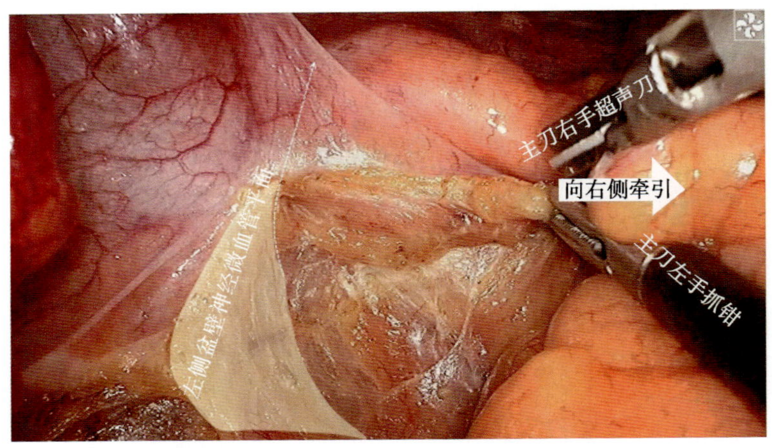

图 83-53 左手抓钳向右侧对抗牵引直肠侧方系膜并与盆壁保持适度张力，显露直肠左侧理想间隙

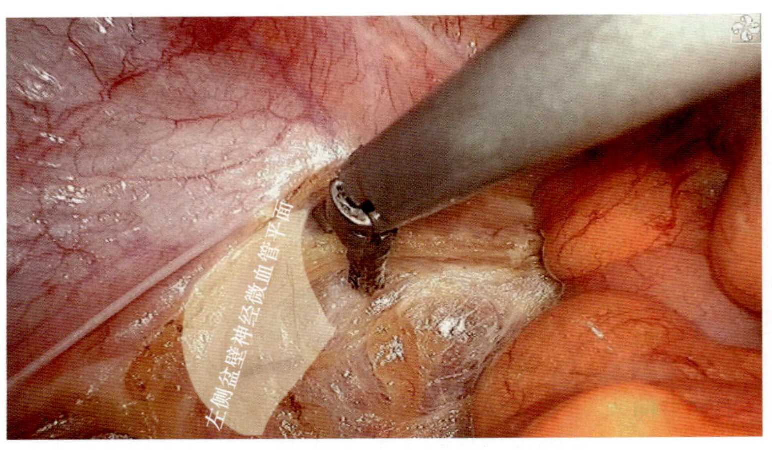

图 83-54 超声刀沿着左侧盆壁的神经微血管网络平面进行解剖游离

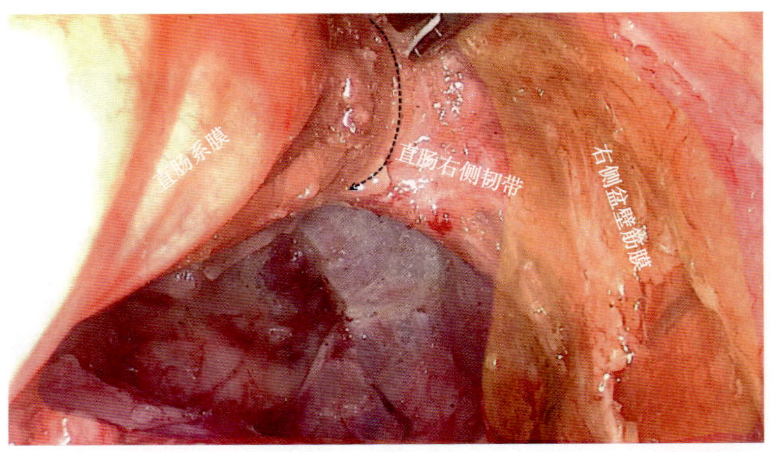

图 83-55 主刀左手抓钳向头侧及左侧牵引直肠系膜适度对抗牵引，显露直肠右侧理想间隙

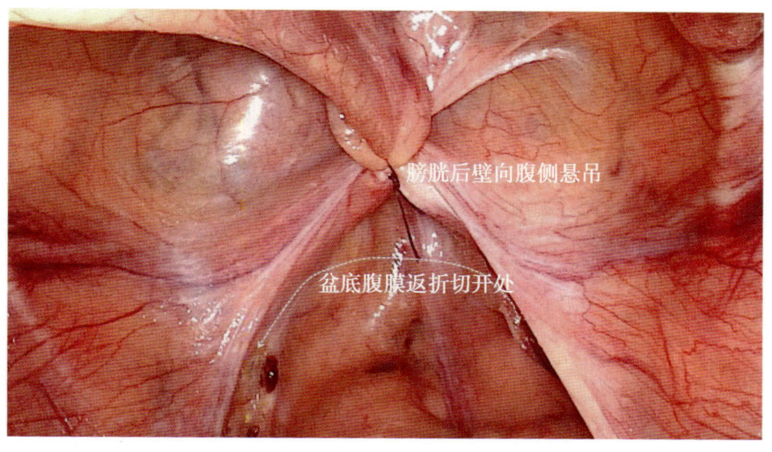

图 83-56　将膀胱后壁向腹侧缝合牵引

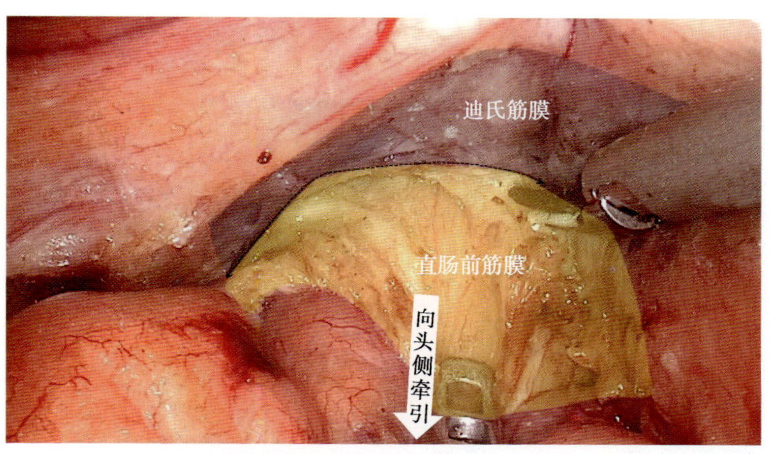

图 83-57　切开盆底腹膜并将直肠前筋膜向头侧牵引，进入迪氏筋膜后方间隙

三、减孔 NOSES 腹腔镜结肠癌 CME 关键技术

全结肠系膜切除术（CME）要求保证结肠系膜的完整性切除，即保证结肠壁层系膜和脏层系膜的完整，从而将系膜包裹的淋巴结、脂肪组织即神经脉管组织一并整块切除。

减孔 NOSES 腹腔镜右半结肠癌根治术入路与传统多孔腹腔镜手术相同，包括中间入路、尾侧入路、头侧入路及联合入路等。以头侧入路为例，患者头高足低位 30°~45°，沿胃结肠韧带切开并进入网膜囊，左手抓钳将胃网膜右系膜向腹侧及头侧牵引（图 83-58）可见到胃网膜右系膜与横结肠系膜间融合筋膜间隙，然后，左手抓钳再将横结肠系膜向尾侧牵引（图 83-59），超声刀沿着横结肠系膜与胃网膜右系膜之间的系膜间隙继续向尾侧解剖（图 83-60），逐渐将横结肠系膜在胰十二指肠前筋膜面向尾侧剥离，内侧可以清晰看到胃结肠干及其构成（图 83-61），外侧到达十二指肠外侧，后方为泌尿生殖筋膜（肾筋膜）。之后，患者体位换为头低足高位 30°，向左侧倾斜 30°，在回肠盲肠背侧系膜由尾侧向头侧锐性解剖，进入右侧 Toldt 间隙，保持前方升结肠脏层筋膜和背侧泌尿生殖筋膜的完整性，在胰头下方逐渐会合（图 83-62、图 83-63）。此刻，改为中间入路，沿着肠系膜上动脉右侧缘投影由尾侧向头侧解剖，逐一处理第 203、213、223 组淋巴结，根部结扎相应血管（图 83-64）。

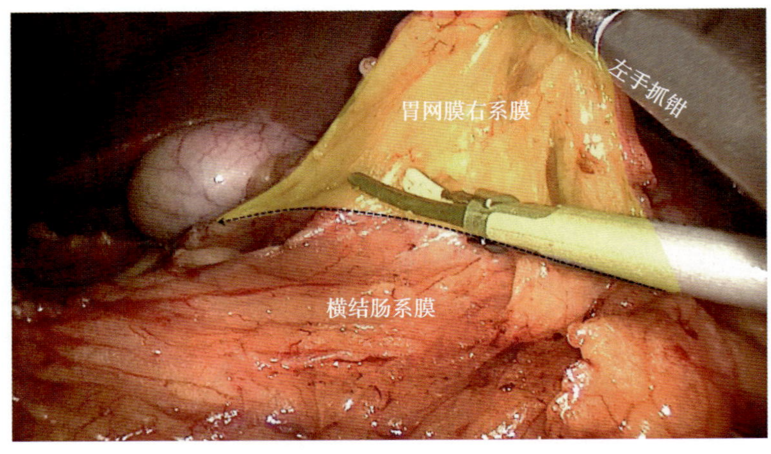

图 83-58　头侧入路：主刀左手抓钳将胃网膜右系膜提起向腹侧和头侧牵引

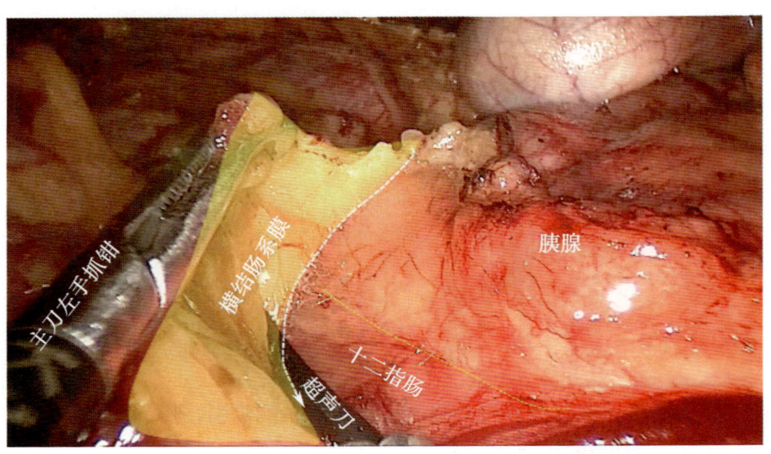

图 83-59　左手抓钳将横结肠系膜提起并向尾侧牵引

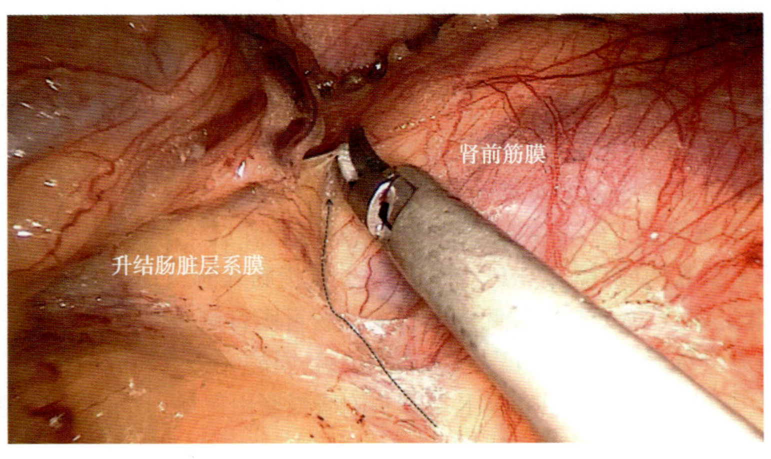

图 83-60　沿着筋膜间隙继续向尾侧解剖

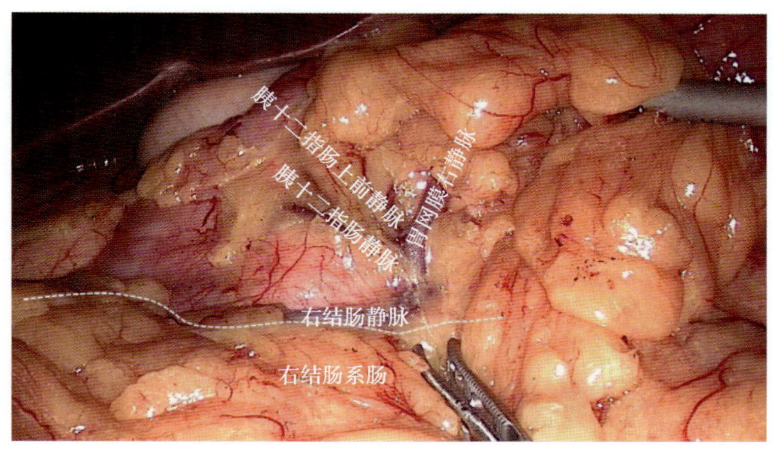

图 83-61　将横结肠系膜向尾侧牵引，可见到胃结肠干及其构成

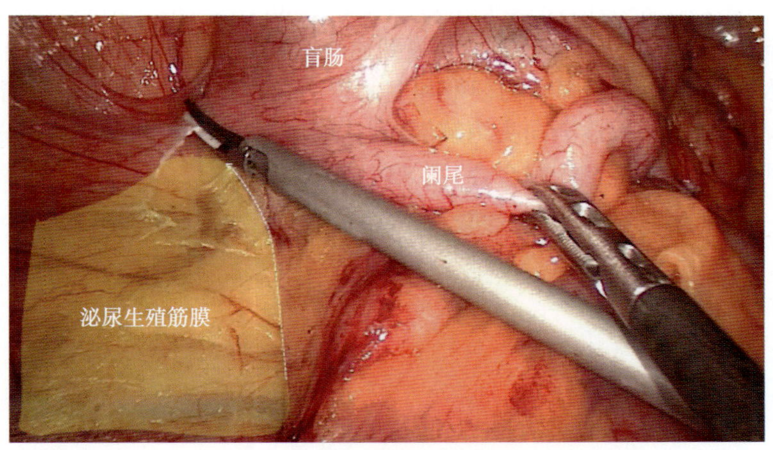

图 83-62　尾侧入路沿着右侧 Toldt 间隙向头侧解剖

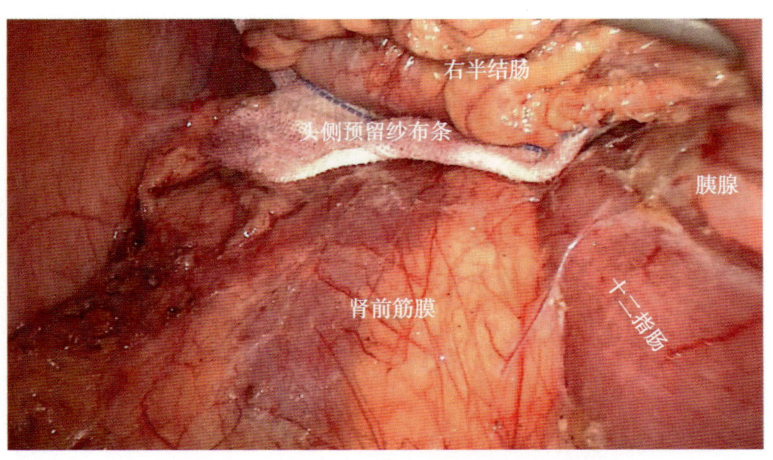

图 83-63　尾侧入路与头侧入路在胰十二指肠前外侧会合

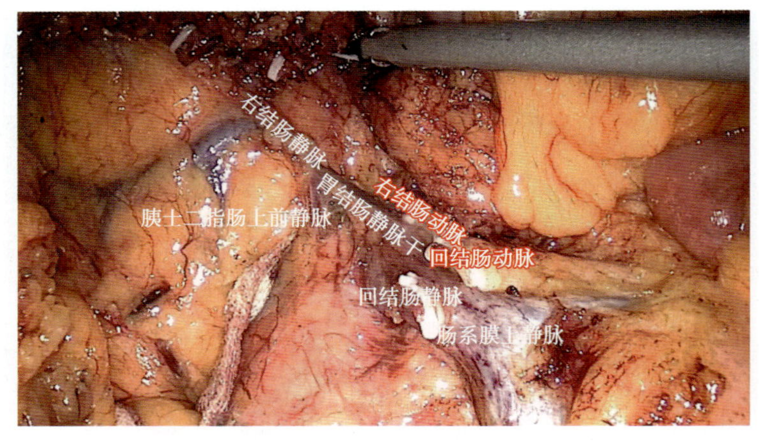

图 83-64　沿着肠系膜上动脉右侧缘依次清扫 203、213、223 组淋巴结

减孔 NOSES 腹腔镜下左半结肠 CME 手术，由单人操作，可以选择先外侧再中间的入路。调节患者体位向右侧倾斜 30°，左手抓钳将降结肠向尾侧及内侧牵引，保持一定的张力，左结肠外侧与侧腹膜交界处的黄白线分别向头侧及尾侧切开（图 83-65），进入左侧 Toldt 间隙，沿左结肠脏层筋膜与肾筋膜之间的理想疏松平面逐渐向头侧解剖，沿着背侧的肾筋膜到达胰尾部下后方，转而沿着胰腺前筋膜向头侧爬坡，进入横结肠后间隙及网膜囊。切断脾结肠韧带和左侧胃结肠韧带，完成外侧的游离。内侧入路，清扫第 253 组淋巴结后，沿着肾筋膜平面逐渐向头侧解剖，到达胰体尾后，开始沿着胰腺前筋膜逐渐向胰腺上后筋膜平面解剖进入网膜囊，并与外侧入路会合（图 83-66）。

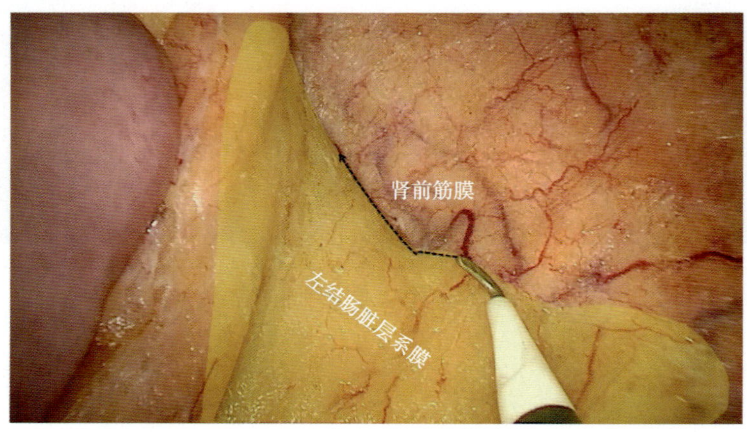

图 83-65　减孔 NOSES 左半结肠癌根治术外侧入路解剖间隙

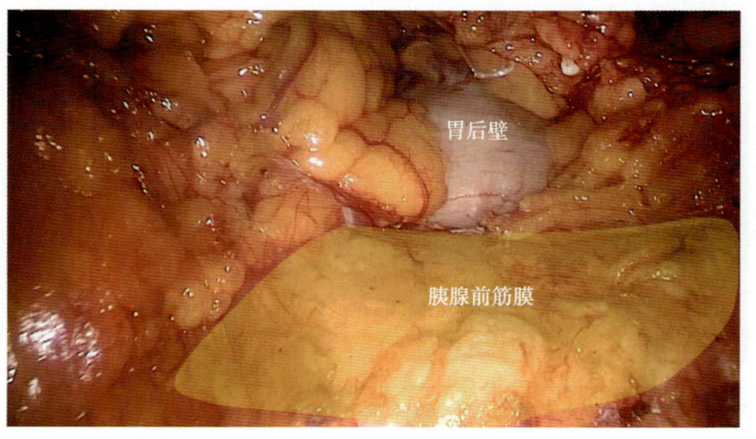

图 83-66　减孔 NOSES 左半结肠癌根治术沿着胰腺前筋膜进入网膜囊，可以看到胃后壁

四、经肛门取标本关键技术

取出标本时，需要严格掌握无瘤原则和无菌原则。自原发肿瘤下方安全切缘处切开肠管，将标本保护套从肠管切开处牵出肛门，然后从肛门送入吻合器抵钉座（图 83-67）。采用反穿刺法将抵钉座置入近端肠管内，闭合近端肠管，利用牵引线将吻合器抵钉座穿出肠管（图 83-68、图 83-69）。远端肠管一般根据肿瘤具体位置采取标本拖出肛门后，体内闭合远端肠管，自肛门置入吻合器进行吻合（图 83-70）。若肿瘤位置低，可以将远端肠管外翻拉出体外，体外切除标本，闭合肠管，同法自肛门置入吻合器进行吻合（图 83-71、图 83-72）。以上操作，均由单人完成盆腔操作，肛侧需要助手完成肠道的冲洗、标本的拖出及离断，最后由肛侧助手稳定、匀速击发吻合器完成肠管吻合。吻合前，需要肛侧助手经肛门用碘附溶液反复冲洗肠道，以备吻合。切断肠管时，需要用小纱布条保护肠管周围不被污染，切断肠管后用碘附进行擦拭。吻合前后，盆腔需彻底冲洗干净。

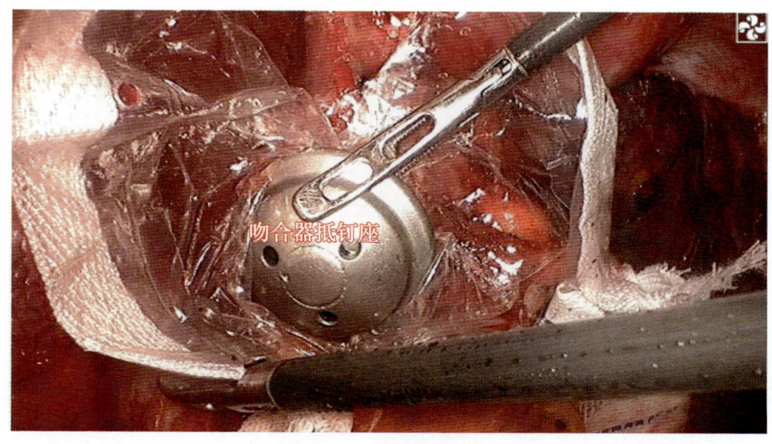

图 83-67　自肛门置入吻合器抵钉座

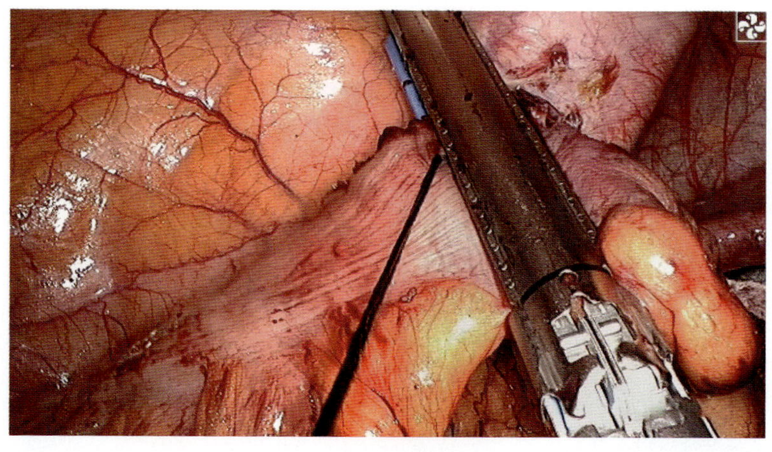

图 83-68　近端肠管用直线切割闭合器切断

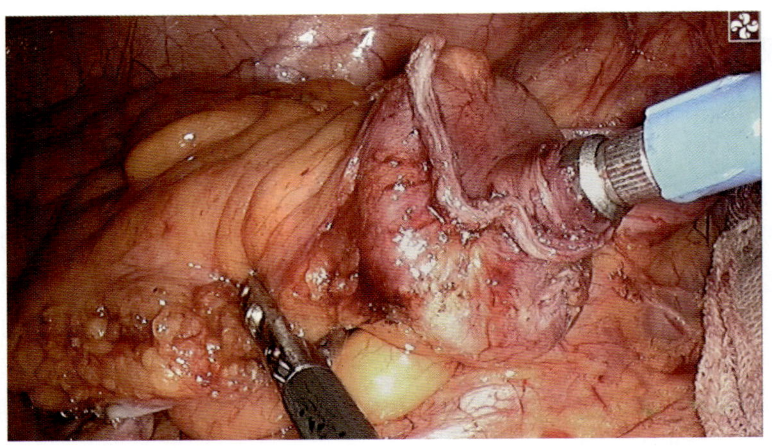

图 83-69　反穿刺法将吻合器抵钉座穿出肠管备用

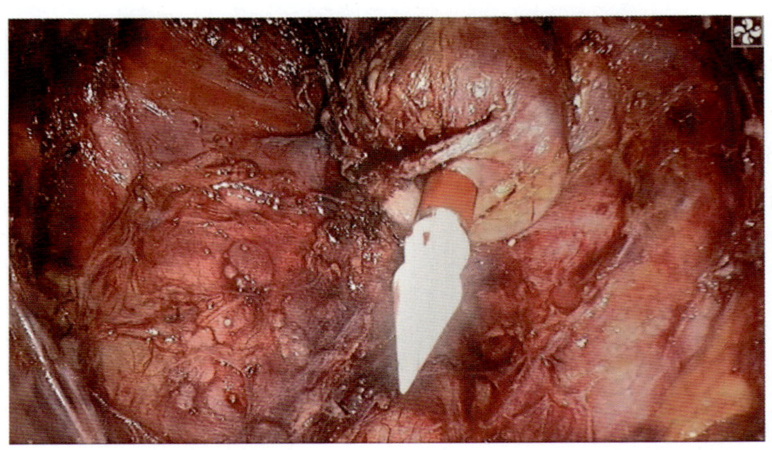

图 83-70　远端肠管闭合后，将吻合器自肛门置入盆腔

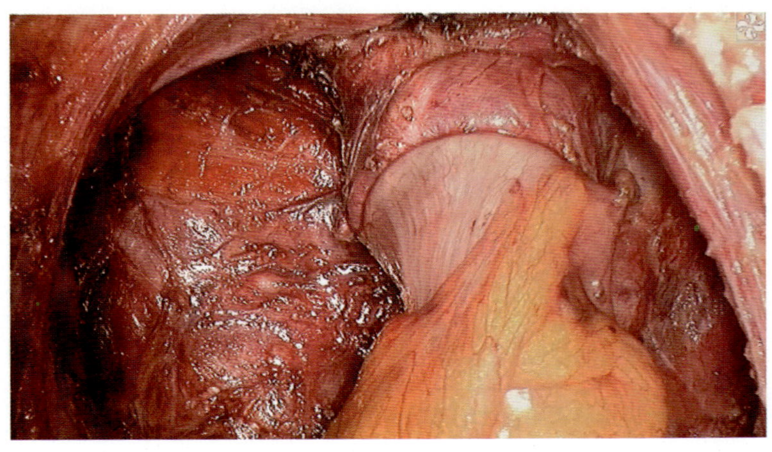

图 83-71　完成减孔 NOSES 腹腔镜直肠癌前切除术的肠管吻合

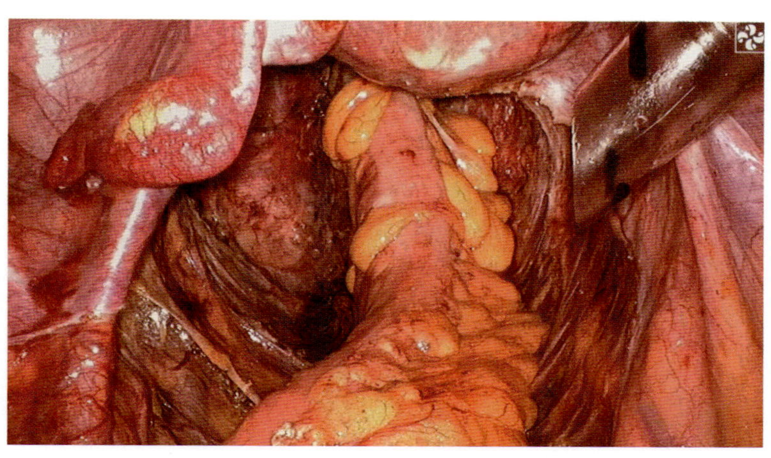

图 83-72　完成吻合后检查吻合口肠管有无张力

五、经阴道取标本关键技术

经阴道取标本，是 NOSES 争议最大的操作，因为涉及伦理问题，以及患者及患者家属的意愿，主要涉及经阴道后穹隆切开会不会影响患者术后的性功能。研究表明，女性性功能 G 点（即兴奋点）位于阴蒂及大小阴唇位置，部分女性会出现在阴道壁的摩擦，而阴道后穹隆一般不会有明确的兴奋点。因此，经阴道取标本手术理论上不会影响患者术后性功能或者性生活质量，其最终结果仍需要今后相关临床研究的循证医学证据支持。肛侧助手将 S 拉钩伸入阴道并将阴道后穹隆挑起，术者用电刀小心将阴道后穹隆切开长约 4cm 切口（图 83-73），从肛门经阴道后穹隆切口自盆腔拉出标本套，然后将标本送入标本套中，腹侧标本袋末端打结，肛侧助手将标本袋自阴道缓慢拖出（图 83-74），完成经阴道取标本后，反复冲洗盆腔，检查无出血后，用 3-0 V-loc 倒刺线全层缝合阴道后穹隆，必要时再加固缝合一层。

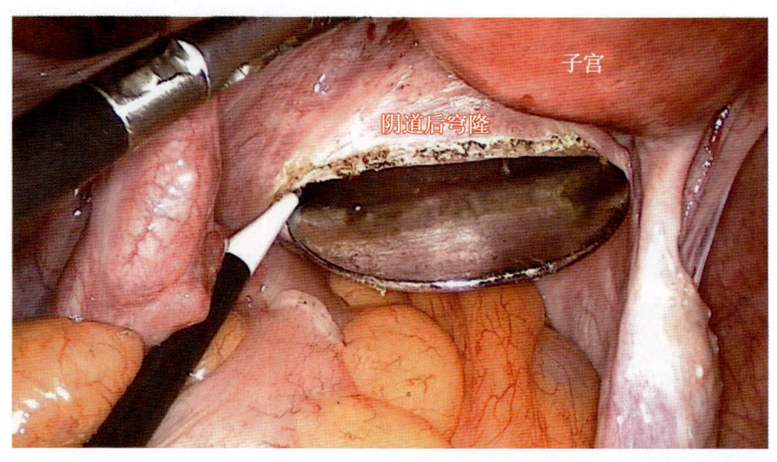

图 83-73　以阴道后穹隆处的 S 拉钩为引导，切开阴道后穹隆

六、完全腔镜下消化道重建关键技术

减孔 NOSES 腹腔镜结直肠手术，标本取出体外后，最后一道程序是在镜下完成消化道重建。减孔 NOSES 腹腔镜直肠癌根治术消化道重建多采用圆形吻合器行端端吻合，笔者习惯采用反穿刺法置入抵钉座，闭合肠管后牵引抵钉座尾端的预置线将抵钉座的连接杆牵出肠管，吻合器由肛侧助手击发完成吻合。要注意吻合口不要存在张力，必要时需要充分游离结肠脾曲。

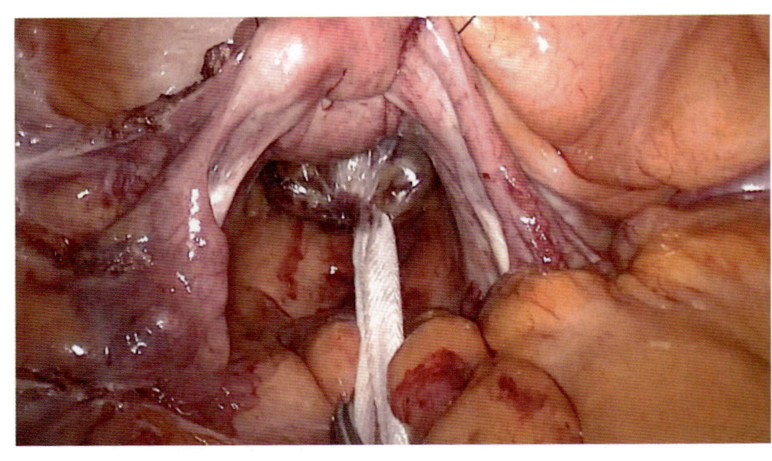

图 83-74 连同标本袋一起自阴道后穹隆处的切口取出体外

结肠与空肠吻合以及结肠与结肠间腔内吻合多采用直线切割吻合器，一般采用 60mm 钉仓。最常用的方法有两种，分别是重叠吻合（overlap 吻合，顺蠕动）和功能性侧侧吻合（FEEA，逆蠕动）。overlap 吻合根据进入肠管的方向不同分为Ⅰ型（共同开口在吻合口近端）和Ⅱ型（共同开口在吻合口远端），一般选择Ⅱ型 overlap 进行腔内吻合（图 83-75、图 83-76），Ⅱ型 overlap 吻合中，直线切割吻合器自空肠远端和横结肠断端的近端 60mm 处插入，击发吻合器后拔除直线切割吻合器，共同开口采用 3-0 V-loc 倒刺线全层缝合（图 83-77～图 83-79），并加固缝合一层为宜。该方法操作更简便，也避开了横结肠残端潜在缺血区。

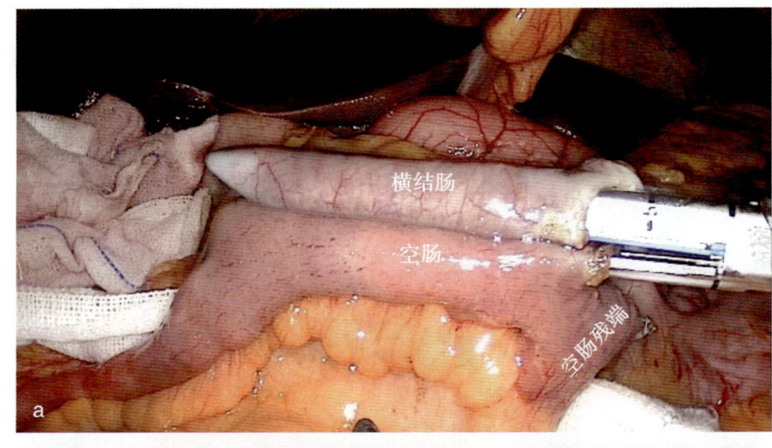

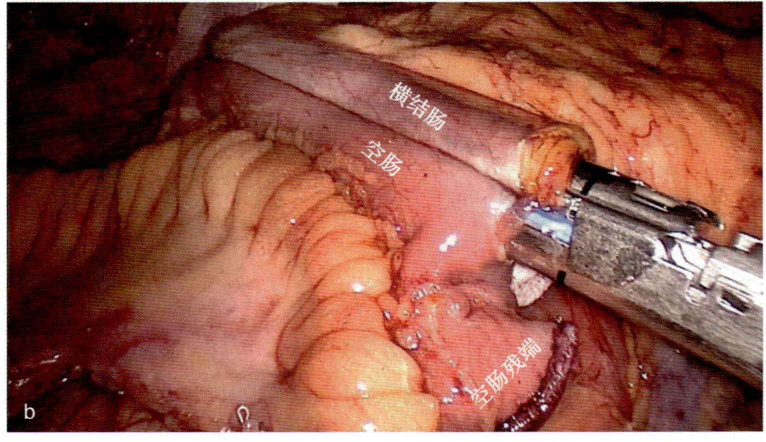

图 83-75 横结肠与空肠 overlap Ⅱ型吻合

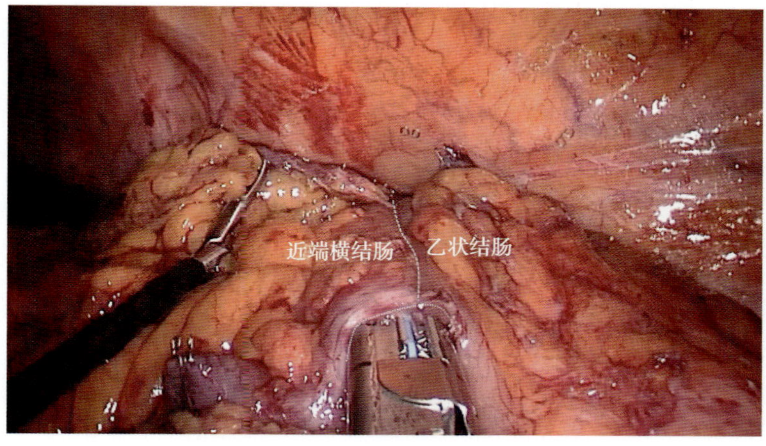

图 83-76　近端横结肠与乙状结肠 overlap Ⅱ型吻合

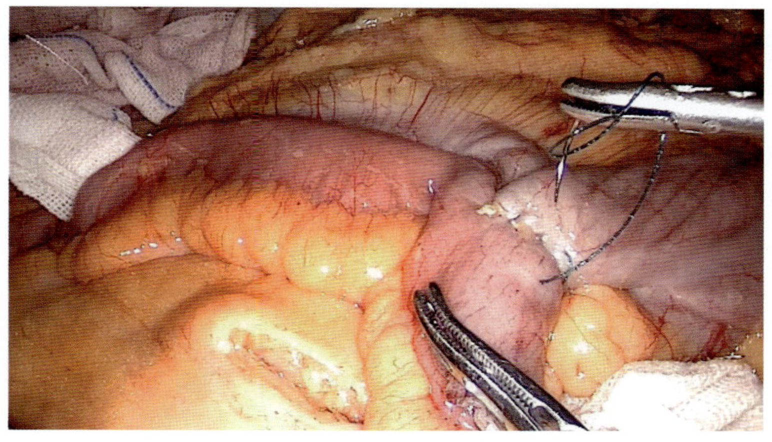

图 83-77　用 3-0 V-loc 倒刺线连续缝合关闭共同开口

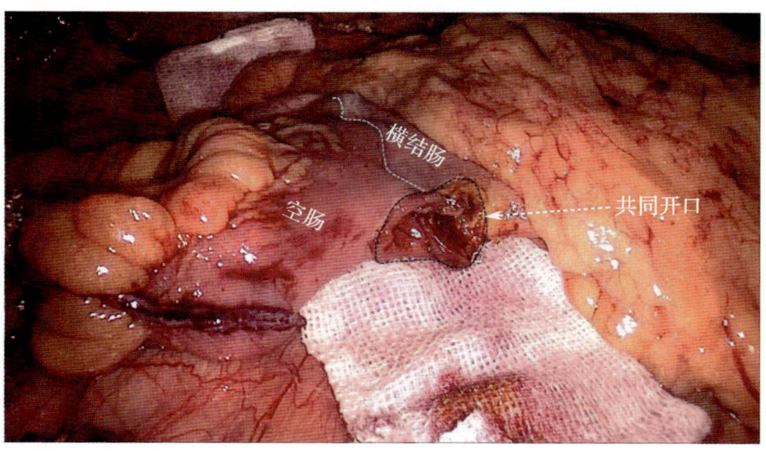

图 83-78　观察共同开口处有无出血

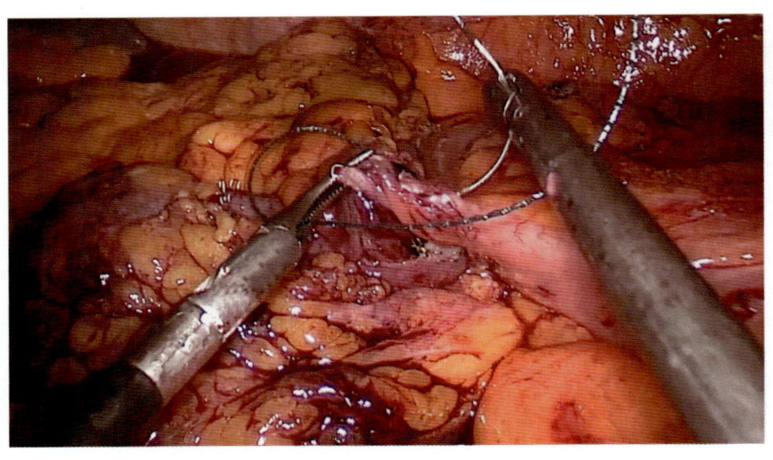

图 83-79　共同开口用 3-0 V-loc 倒刺线连续缝合关闭

（燕　速）

第八十四章　胃、泌尿系统、妇科肿瘤 NOSES 经验分享

第一节　全腹腔镜膀胱癌根治术 + 乙状结肠原位新膀胱手术经验体会

膀胱癌根治术加肠道原位膀胱手术是目前泌尿外科最复杂的手术，制作代膀胱的器官可以为部分胃、末端回肠以及乙状结肠，大部分学者选择开腹行代膀胱手术。由于乙状结肠解剖位置与膀胱毗邻，有天然的代膀胱优势，且乙状结肠离断后通往体外的通道打开，标本可经肛门拖出，使这种最复杂的手术腹部也可以没有手术瘢痕，根据这个理论依据，笔者成功实施了该手术。

1. 麻醉和体位　①采用气管内插管全身麻醉。②取截石位，臀部稍垫高。

2. 手术关键过程　①膀胱癌根治术及淋巴结清扫同常规手术。②游离乙状结肠及系膜血管，保留乙状结肠血管（图 84-1a），远切端在腹膜反折上 3cm 处切断肠管，近切端距远切端约 15cm 以切割闭合器离断，带血管蒂乙状结肠（代膀胱）游离成功（图 84-1b、c）。③经肛门置入切口保护器，伸入腔镜下取标本袋，将膀胱标本装入袋中经肛门拖出体外（图 84-1d、e、f）。④经肛门置入腔镜下抓钳，伸入代膀胱内，实施输尿管代膀胱拖入式吻合（图 84-2a）。⑤肠道近端置入吻合器抵钉座，远端腔镜下荷包缝合或切割闭合器关闭肠道，经肛门置入吻合器，端侧吻合或端端吻合肠道（图 84-2b）。⑥代膀胱与尿道吻合（图 84-2c）。

3. 经验体会　该手术关键步骤在于标本拖出以及带蒂乙状结肠的游离，建议挑选偏早期的膀胱肿瘤患者，肿瘤过大则标本拖出不便，标本必须装袋，拖出前充分扩肛及充分润滑肠道。游离乙状结肠时要充分展开，分层打开系膜，尽量保留乙状结肠血管，避免代膀胱血供不佳。

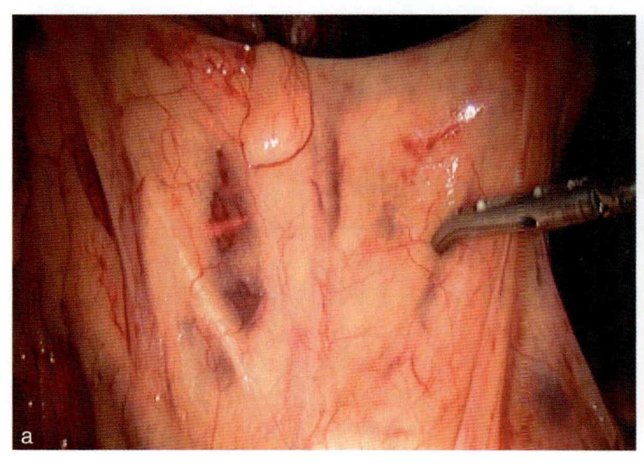

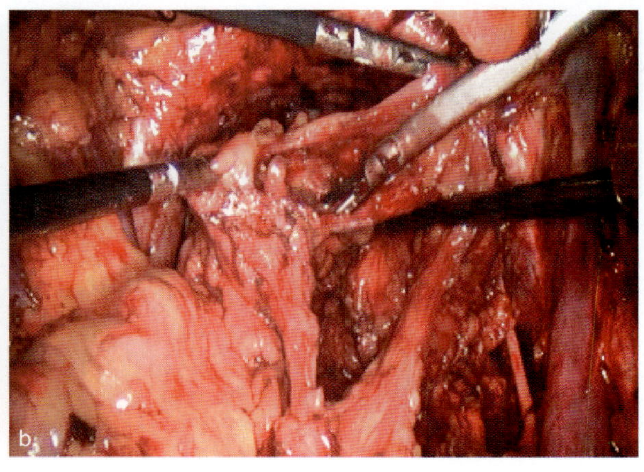

图 84-1　标本切除与取出

a. 游离带血管蒂乙状结肠；b. 腹膜反折上方用超声刀离断肠道；c. 乙状结肠降结肠交界处以切割闭合器离断肠道；d. 经肛门置入切口保护器；e. 经肛门置入腔镜下标本袋，膀胱装入标本袋；f. 经肛门拖出膀胱标本。

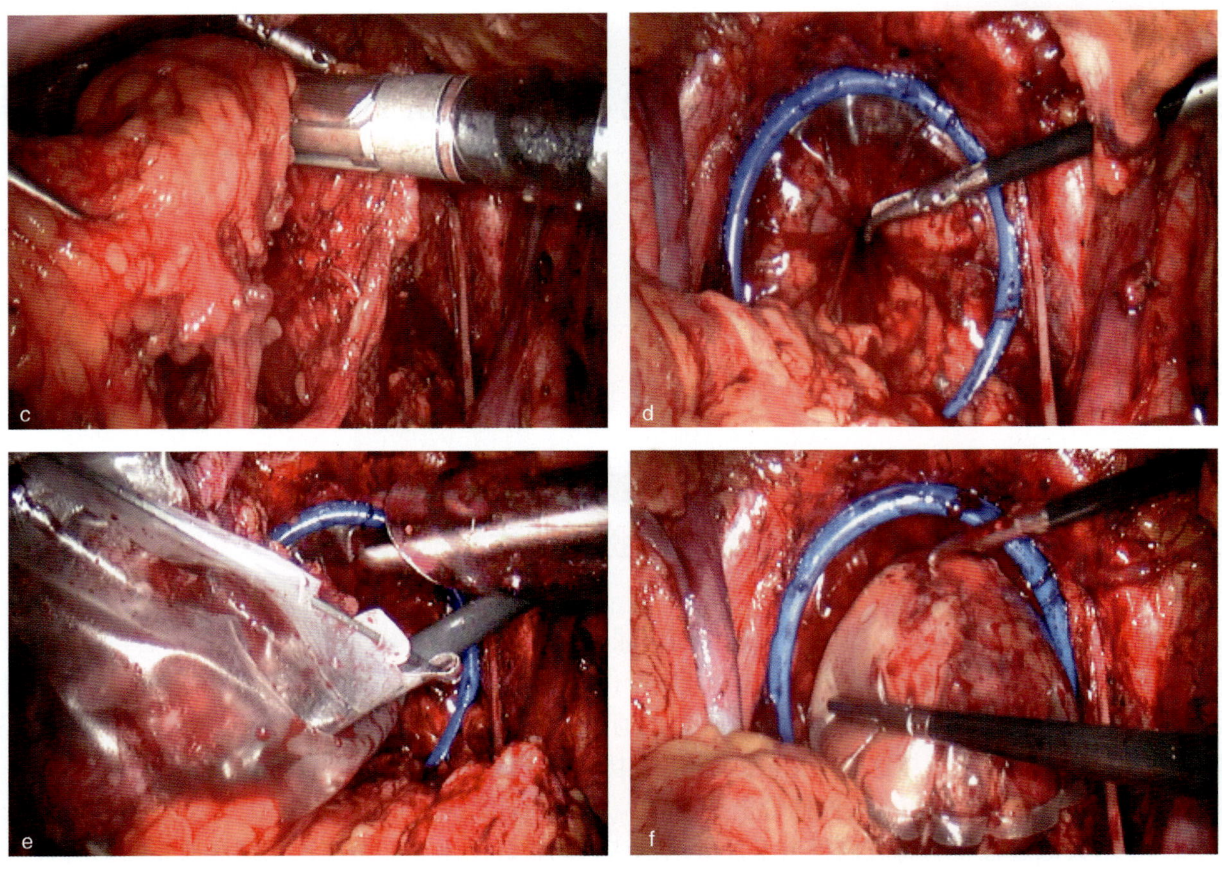

图 84-1（续）

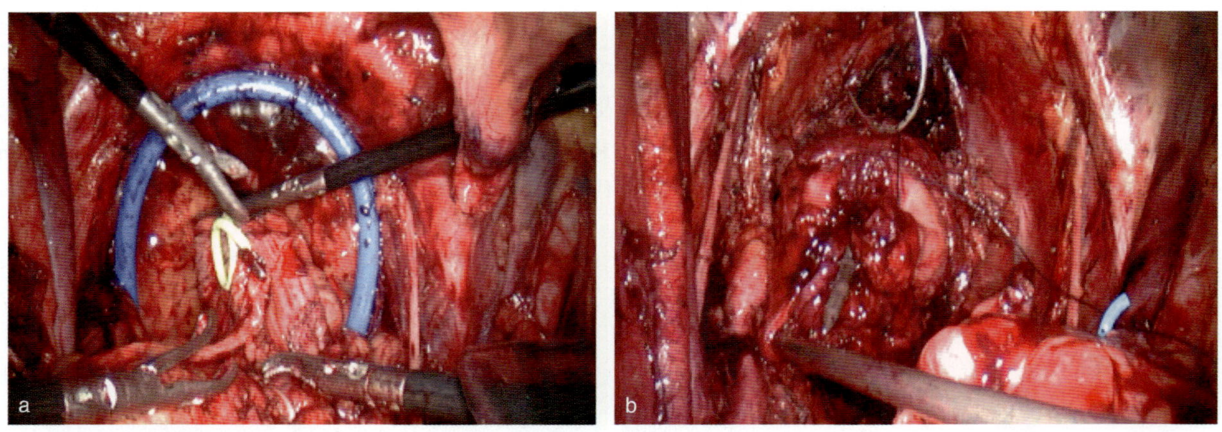

图 84-2　消化道重建与代膀胱尿道吻合

a. 经肛门伸入抓钳，将输尿管拖入代膀胱，输尿管代膀胱吻合；b. 荷包缝合肠道断端，吻合器吻合肠道；c. 代膀胱尿道吻合。

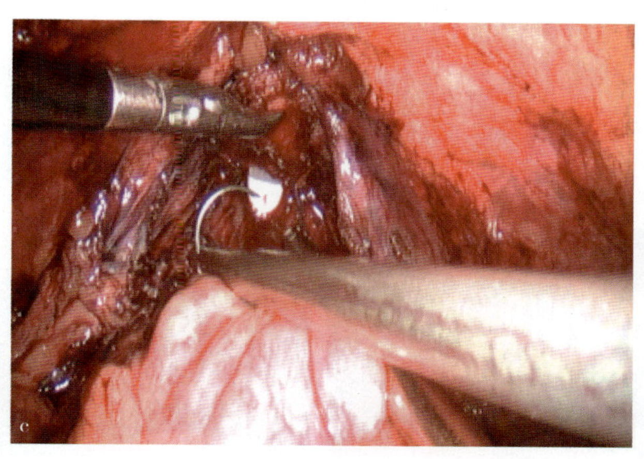

图 84-2（续）

（胡俊杰　熊治国）

第二节　改进 OrVil 法女性全腹腔镜 NOSES 胃切除术

目前普遍开展的腹腔镜辅助胃切除术（Roux-en-Y 吻合）一般在腹腔镜下完成胃切除，再开腹进行消化道重建。在此基础上，全腹腔镜胃切除术是指完全用腹腔镜完成胃切除和消化道重建，只需要做一个腹部较小切口取出标本，较前者微创性更佳。但此方法仍然存在两个问题：一是腹部仍然有切口，由此带来疼痛、影响美观、延迟康复等一系列问题；二是 Roux-en-Y 吻合法的两个吻合口——食管（残胃）空肠吻合和空肠空肠吻合，现有的吻合法多用直线切割闭合器完成，容易引起狭窄，且需要用手工缝合将共同开口关闭，镜下缝合费时费力，或用达芬奇机器人系统操作，费用高昂，不易推广。针对这两大问题，笔者用 OrVil™ 法来完成食管（残胃）空肠吻合，再用小号圆形吻合器完成空肠空肠吻合。OrVil™ 法是新近出现的一种食管（或残胃）空肠吻合技术，它既具有圆形吻合器的优点（不易造成吻合口狭窄，对肿瘤部位要求不高），又解决了原有圆形吻合器吻合法抵钉座放置困难的问题，使操作变得相对简单，是一种理想的消化道重建技术。在此基础上联合 NOSES，从阴道后穹隆开口将标本取出体外。患者腹部无切口，微创性得到大幅提升，且两个吻合口不易狭窄，操作简便，目前国内外未见报道，是一种全新的胃手术技术。

具体操作步骤：①经鼻行气管插管。麻醉时采用经鼻气管插管方式进行。②腹腔镜下五孔法行胃的游离与淋巴结清扫，病变远近两端用直线切割器切断，此步骤与常规方法相同。③应用 Roux-en-Y 吻合法行消化道重建，即在腹腔镜下完成食管（残胃）空肠吻合和空肠空肠吻合。

1. OrVil™ 法完成食管（残胃）空肠吻合（使用直径 25mm OrVil 套件完成），见图 84-3。
2. 空肠空肠吻合（使用直径 21mm 圆形吻合器完成），见图 84-4。
3. 经阴道后穹隆取出标本，见图 84-5。

全腹腔镜胃手术（Roux-en-Y 吻合）的两个技术难点和关键步骤：一是在腹腔镜下顺利完成食管（残胃）空肠吻合和空肠空肠吻合两个吻合；二是将手术标本取出体外。由此带来两个难题：一是食管（残胃）空肠吻合，现行常用的方法无论是 π 吻合法，还是 overlap 吻合法，都使用直线切割闭合器，对术者技术要求较高，如果操作不到位容易引起吻合口狭窄，需再次手术；同时需要手工缝合关闭部分吻合口，操作困难，或使用达芬奇机器人，价格昂贵，不易推广；且对位置较高的肿瘤操作此法非常困难。二是在全腔镜下完成空肠空肠吻合较为困难，所以目前都采用在脐旁做辅助切口，开腹直视下手工完成，这使手术的微创性大打折扣，不易推广。

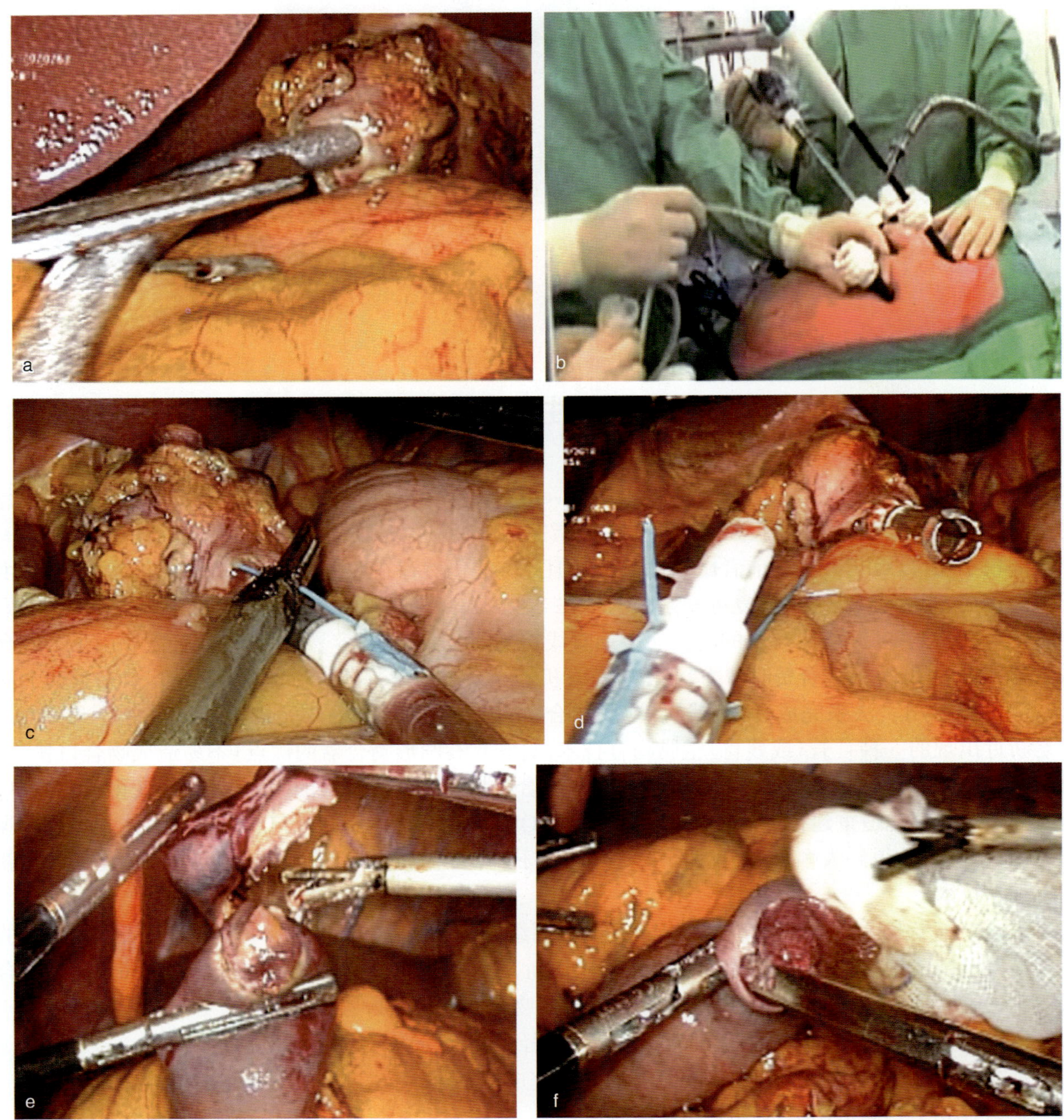

图 84-3　改进 OrVil 法胃 NOSES 食管(残胃)空肠吻合手术操作步骤

a. 经口放置抵钉座至食管 / 胃残端，在食管残端中点穿出引导胃管；b. 将胃管另一端从戳卡孔拉出；c. 切断引导线；d. 抵钉座放置完成，松开引导胃管；e. 于屈氏韧带下方 25cm 处离断空肠并开口；f. 酒精纱布行腔内消毒；g. 液体石蜡棉球润滑肠腔；h. 适当扩开右上腹戳卡孔；i. 将吻合器枪身放入空肠残端内；j. 放入枪身约 10cm；k. 将吻合器枪头从预定点穿出；l. 连接枪头和抵钉座；m. 确认肠系膜未扭转、无明显张力；n. 开保险、击发；o. 退出枪身及抵钉座，检查吻合环；p. 直线闭合器关闭残端开口。

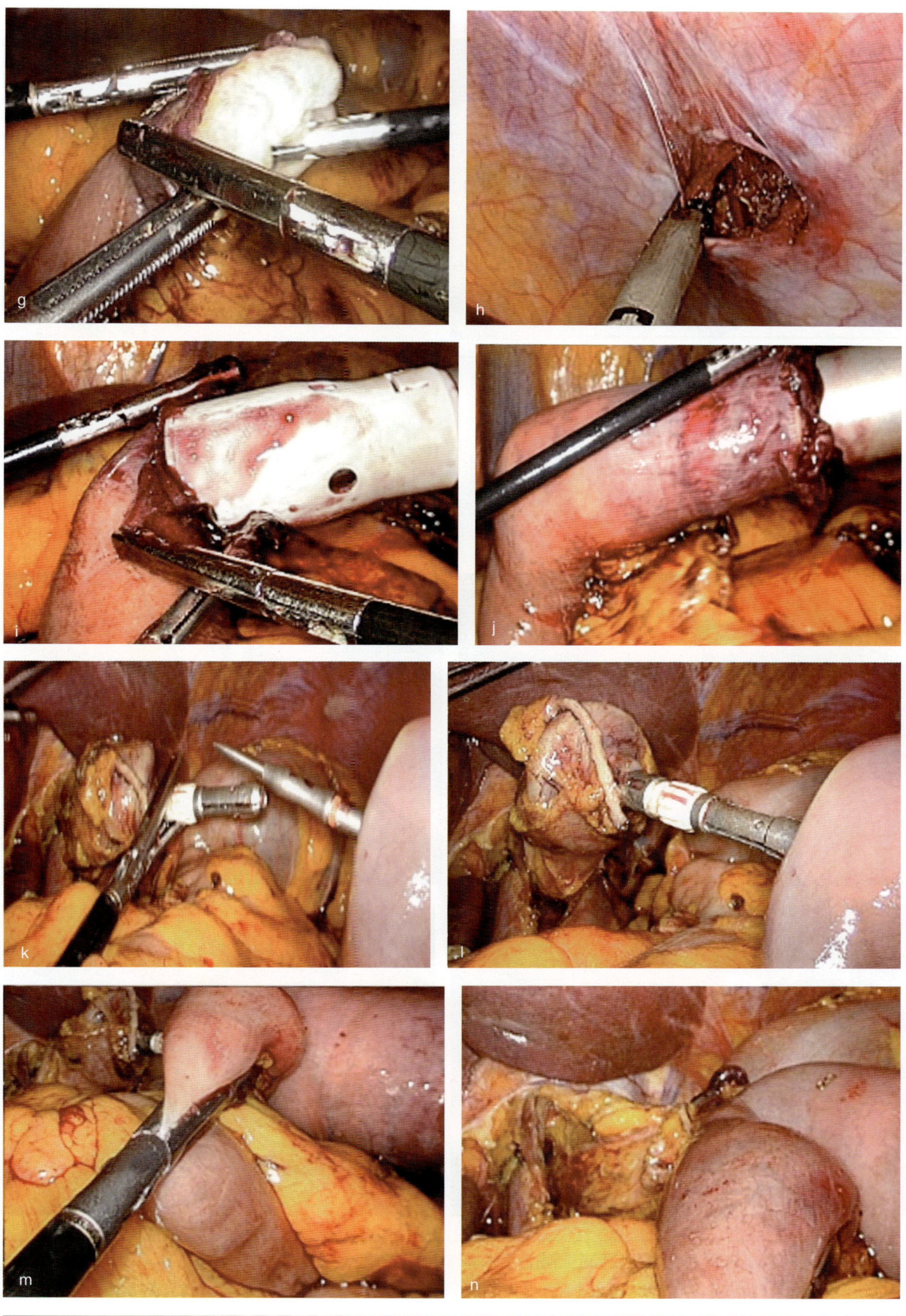

图 84-3（续）

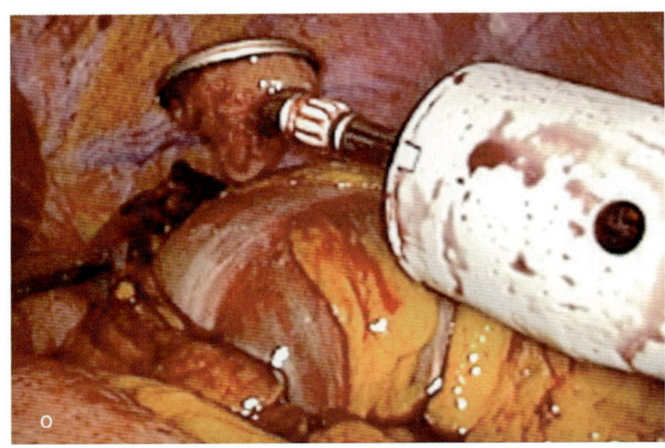

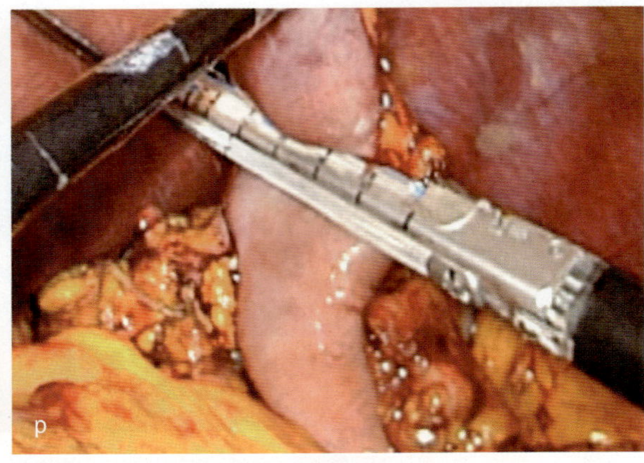

图 84-3(续)

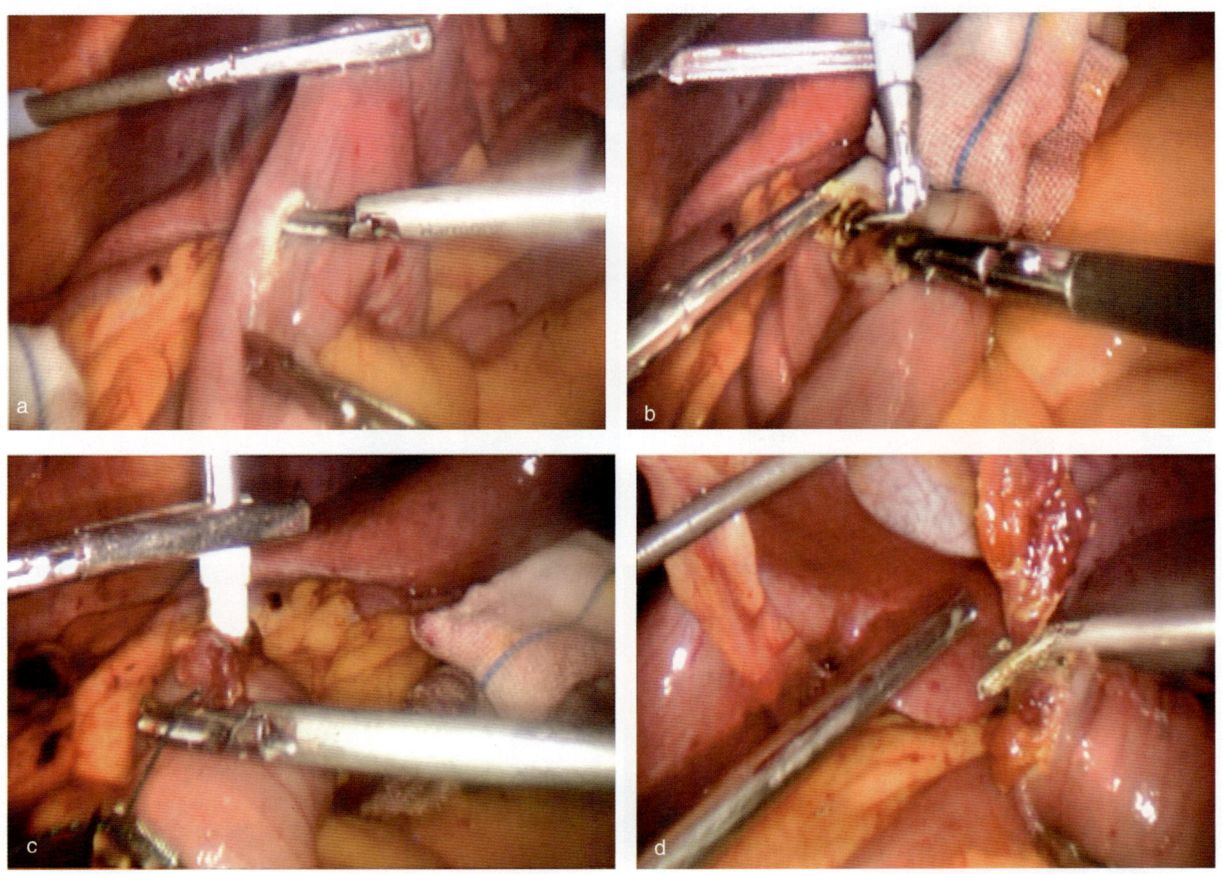

图 84-4 改进 OrVil 法胃 NOSES 空肠空肠吻合手术操作步骤

a. 食管空肠吻合口下方 40cm 处小肠用超声刀切开;b. 将直径 21mm 圆形吻合器放入肠腔;c. 用倒刺线做荷包缝合;d. 将近端空肠闭合处切除;e. 将吻合器把手放入肠腔;f. 吻合器把手与抵钉座头连接;g. 吻合器击发;h. 直线切割器闭合残端。

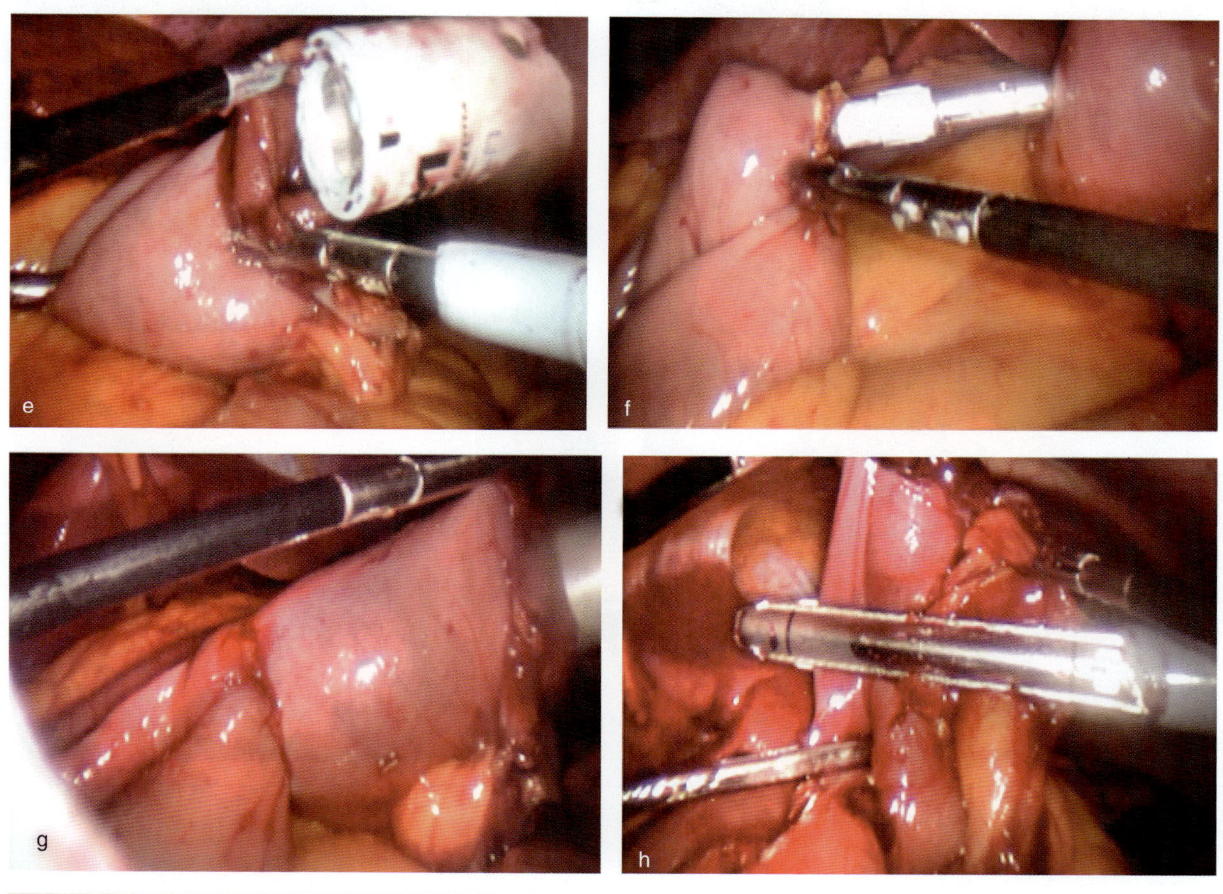

图 84-4（续）

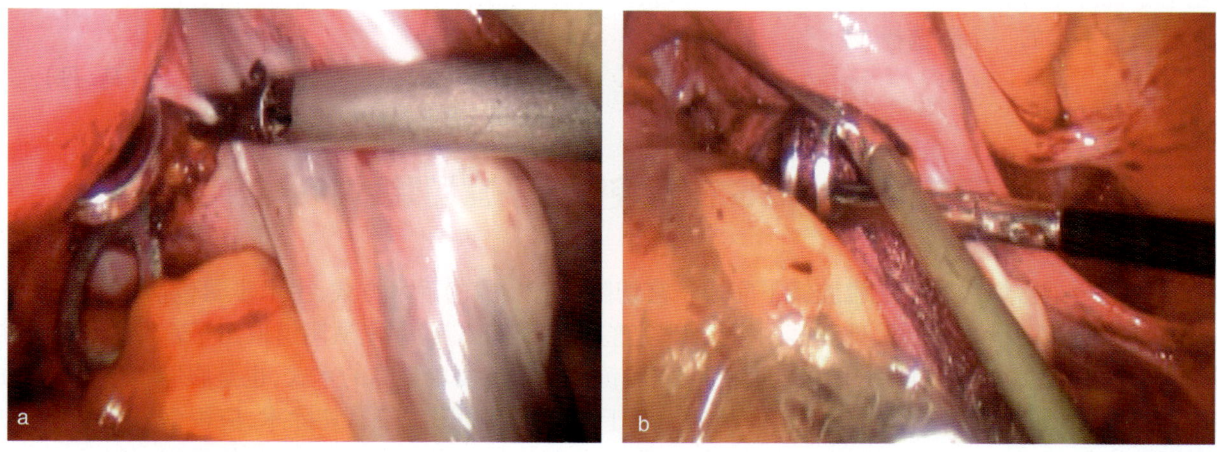

图 84-5　标本取出及标本与腹壁展示

a. 切开阴道后穹隆；b. 用卵圆钳将装有标本的标本袋取出盆腔内；c. 用倒刺线缝合关闭阴道后穹隆；d. 从阴道取出标本；e. 标本大体外观（已剖开）；f. 患者术后腹壁愈合情况。

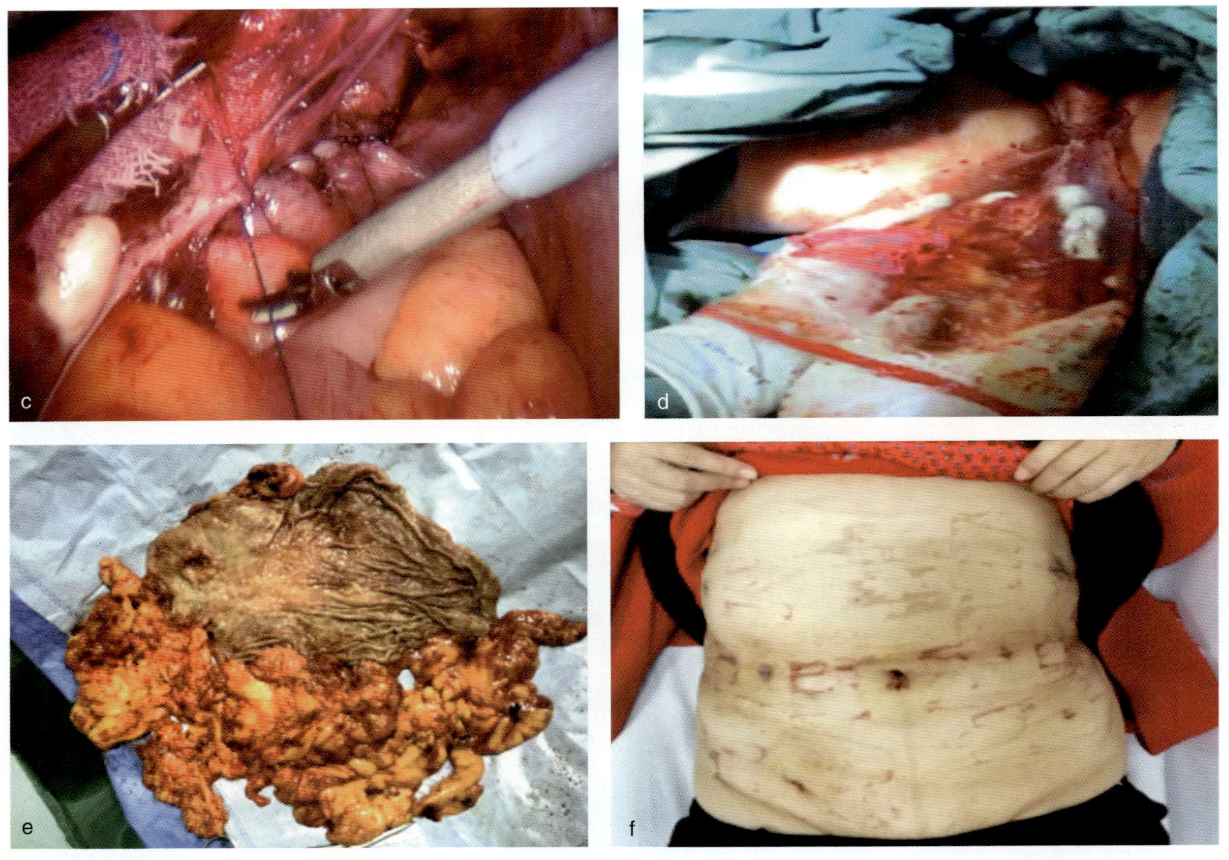

图 84-5(续)

要想将 NOSES 技术成功应用于全腹腔镜胃手术的关键是在完全腹腔镜下可靠并简便地完成两个吻合,才能为从阴道取标本创造条件。本术式在 OrVil™ 法完成食管(残胃)空肠吻合的基础上采用小号圆形吻合器完成空肠空肠吻合,使这两个吻合操作变得既可靠又简便,为联合 NOSES 技术将标本从阴道取出创造了良好条件,解决了现有术式的难点。该技术在临床应用获得成功,且目前国内外未见报道,这是全腹腔镜胃手术的一个新选择。

(马 丹)

第三节 NOSES 在腹腔镜全子宫切除术中的应用

腹腔镜全子宫切除术是在腹腔镜下完成子宫切除所有步骤的手术方式,手术步骤包括盆腔检查、分离粘连、处理附件及子宫血管、处理宫颈旁组织、完整切除子宫体及宫颈、从阴道取出子宫及缝合阴道断端,该术式是腹腔镜子宫切除手术中难度最大、腹腔镜操作技巧要求最高的术式,也是腹腔镜手术技术成熟的标志,是开展腹腔镜子宫根治手术的基础。对于腹腔镜辅助阴式子宫切除术,应视手术难易程度进行阻断子宫血管、处理宫颈旁组织、打开阴道穹、取出子宫和关闭阴道穹几个步骤,如子宫无脱垂或子宫增大时,腹腔镜下可完成较多手术步骤。主要的手术步骤如下。

1. 侧方淋巴结清扫 ①戳卡位置及检查盆腔:标准 5 孔法(图 84-6a)并检查子宫(图 84-6b)。②髂外动脉周围淋巴结清扫:自髂总动脉分叉部(图 84-6c)开始进行操作。继之显露髂外动脉的前面,直到可以确认髂外静脉(图 84-6d)为止。然后确认髂内外动脉分叉部。髂总静脉前面会有细小的分支,注意避免损伤。③闭孔淋巴结清扫:从髂外静脉与髂内静脉交叉部(图 84-6e)开始清扫沿骨盆侧壁走行的淋巴结。将闭孔神经向外上牵开，清除其周围的淋巴结。

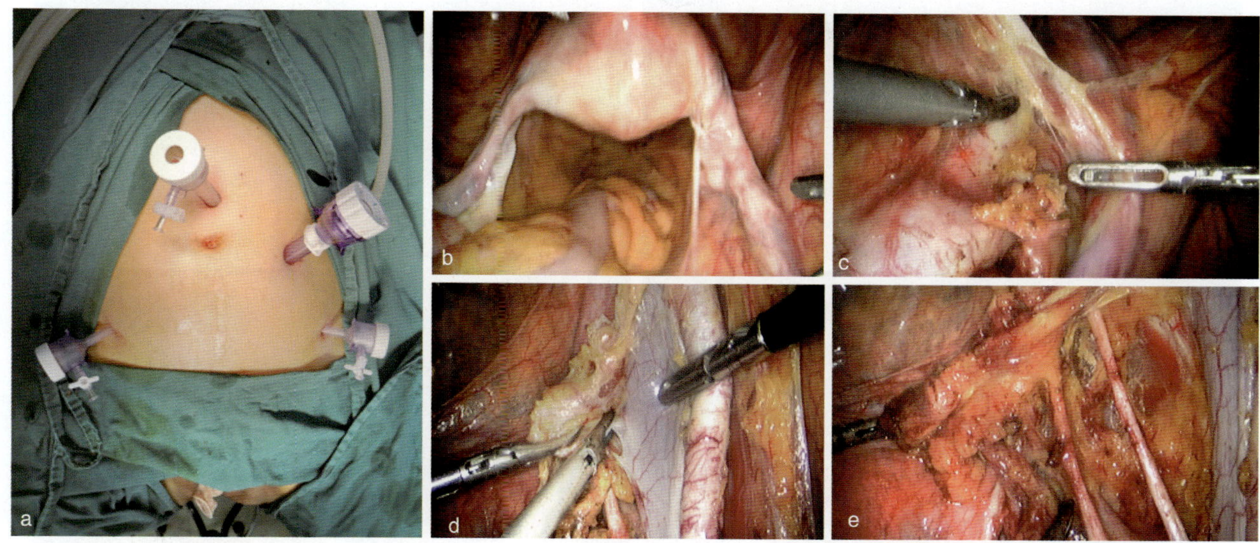

图 84-6　戳卡布局及血管裸化

a. 摆放戳卡；b. 检查子宫；c. 髂总动脉分叉；d. 显露髂外静脉；e. 髂外静脉和髂内静脉。

2. 全子宫切除 + 双附件切除

（1）离断子宫圆韧带、子宫阔韧带、骨盆漏斗韧带，下推膀胱：应用举宫器向一侧推举子宫，双极电凝后用超声刀凝断对侧骨盆漏斗韧带，向内逐步凝切卵巢及输卵管系膜至宫旁，向下打开子宫阔韧带前叶（图 84-7a）至子宫膀胱反折腹膜，打开子宫阔韧带后叶达子宫骶韧带处，分离卵巢与子宫黏连（图 84-7b）。应用举宫器向头端牵张子宫，下推膀胱。钝性及锐性分离宫旁组织，充分暴露血管。

（2）处理子宫血管：可缝扎动脉，也可电凝血管。临床常用的是用双极电凝处理子宫血管（图 84-7c）。尽可能缩短电凝时间，短时间、反复电凝优于长时间、持续电凝，但要保证电凝充分，避免切开血管后出血。同时，阴道操作助手在关键时刻帮助向头端推举子宫，使子宫血管远离输尿管，以避免电热损伤累及输尿管。

（3）处理子宫主韧带及骶韧带：子宫颈侧方紧贴宫颈分离子宫主韧带。于子宫骶韧带起始部贴近子宫电凝切断骶韧带（图 84-7d）。注意上举子宫，暴露充分，避免损伤直肠、膀胱及输尿管。

（4）阴道穹切开、经自然腔道取出子宫：用阴道顶举器顶举阴道前穹隆或后穹隆，用超声刀、超声钩或单极电铲切开阴道壁（图 84-8a）。旋转顶举器，将阴道切口周围穹隆部顶起，沿阴道穹环形切断阴道，经阴道取出子宫及双附件（图 84-8b、图 84-8c）。如果子宫体积较大，可将子宫切成较小块取出。可将子宫填塞于阴道内，或将填塞纱布的橡胶手套填塞于阴道内，以免腹腔镜气腹气体自阴道溢出。

（5）关闭阴道穹：可经阴道镜或阴式缝合来完成阴道穹的关闭（图 84-8d）。一般用可吸收线连续缝合阴道断端及腹膜创面。

（6）冲洗盆腔并检查标本：腹腔镜下检查盆腔，充分冲洗并进一步止血（图 84-8e），必要时检查输尿管的活动情况，最后检查标本（图 84-8f）。

腹腔镜子宫切除手术的创伤小、手术恢复快，对于有经验的医师手术安全性高、术后并发症少，是替代开腹和阴式子宫切除的完善术式。但医师对于这一手术技术的掌握是一个循序渐进的过程，应在熟练掌握开腹及阴式手术的基础上，逐步完成不同程度的腹腔镜子宫切除手术。NOSES 经自然腔道取出体内标本的理念，将会被越来越多地应用于外科手术中。

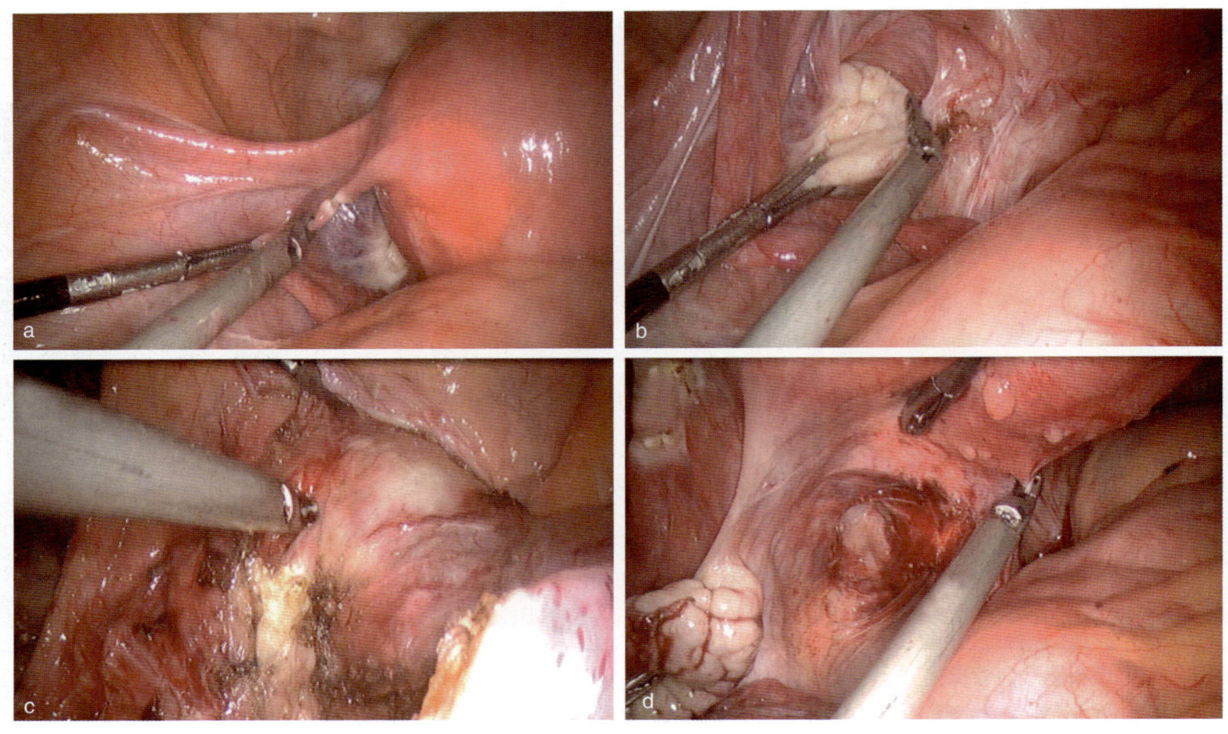

图 84-7　全子宫切除及双附件切除

a. 离断子宫阔韧带；b. 分离卵巢与子宫黏连；c. 处理子宫血管；d. 切断子宫骶韧带。

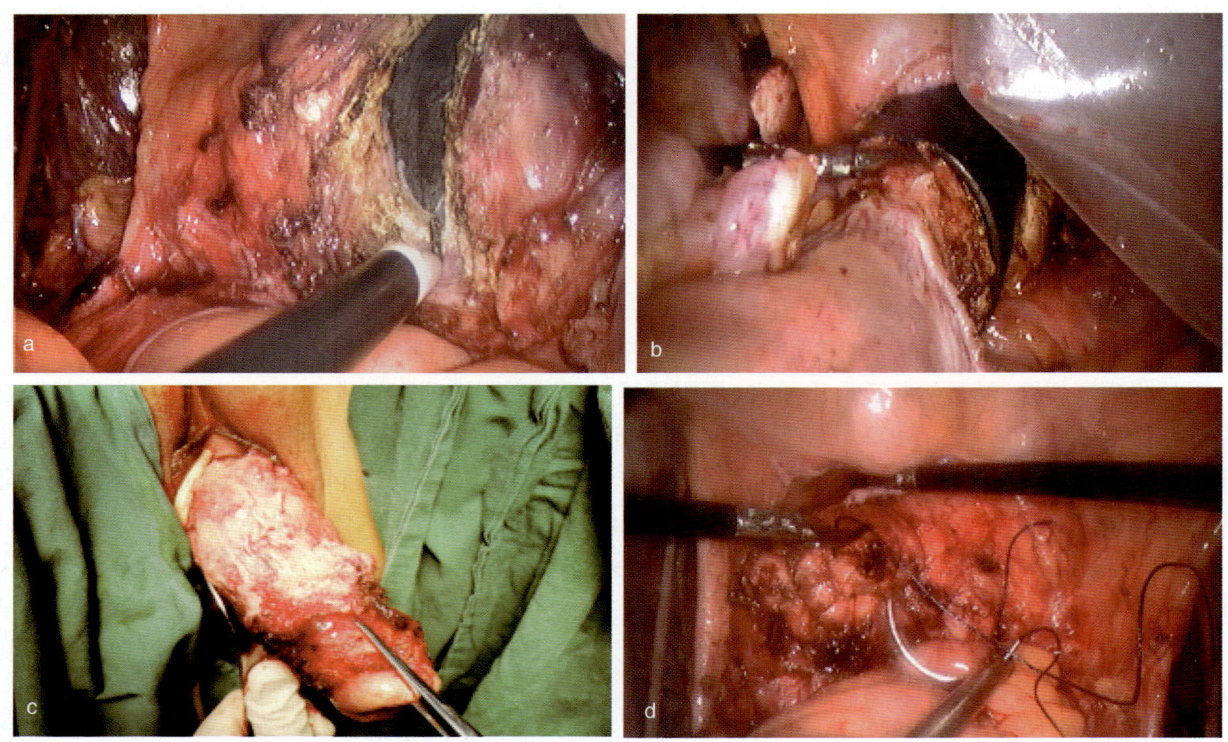

图 84-8　标本取出与展示

a. 切开阴道壁；b. 经阴道取出子宫及双附件（腹腔镜下观）；c. 经阴道取出子宫及双附件（体外观）；d. 关闭阴道穹；e. 冲洗盆腔；f. 检查标本。

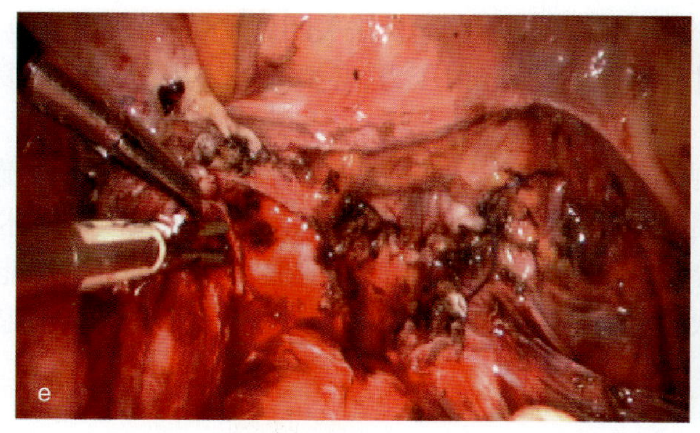
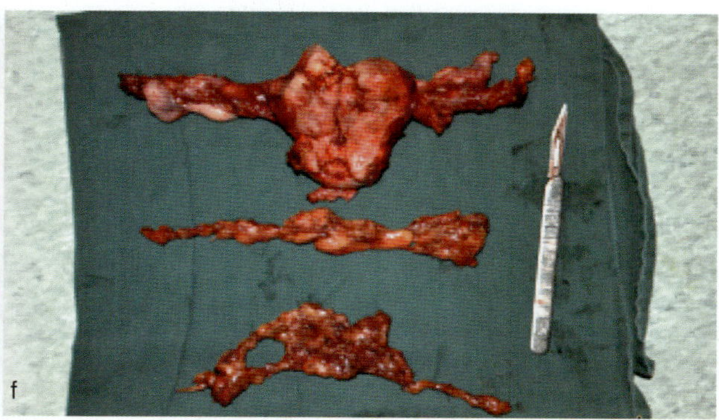

图 84-8（续）

（张　睿）

第四节　经胃 NOTES 内镜下保胆取石术

微创胆囊外科从以往的胆囊切除术、胆总管切开取石术等开腹手术，逐步发展为腹腔镜、胆管镜联合的腔镜治疗体系。而内镜技术，尤其是 NOTES 技术的发展为 NOTES 下胆囊相关疾病的治疗提供了可能。另外，胆囊功能正逐步受到人们的重视，胆囊具有浓缩和储存胆汁、调节胆管压力及免疫等功能，无选择地切除胆囊后近期易出现消化功能异常、胆汁反流等症状，远期则有研究观察到结肠癌患病率提高、胆总管结石患病率提高等。研究者对胆囊功能的进一步认识，加上腹腔镜在临床的广泛应用，使外科医师的视野延伸至胆囊内，开启了微创保胆取石的新时代。

NOTES 体系下的保胆取石术，完全避免了术后伤口感染，疼痛轻，同时保留功能良好的胆囊，改善患者术后的生活质量。尽管目前 NOTES 经胃内镜下保胆取石术仍处于起步阶段，但初步结果显示这是一种安全、有效、有巨大前景的胆道微创手术方式。相信在未来的临床实践和探索中，这项手术方式将得到更多的研究和验证，也被更多的医师和患者所认可。

1. 适应证　胆囊收缩功能正常的胆囊结石患者。

2. 禁忌证　①全身情况极差，或伴有严重的心肺功能障碍，无法耐受全身麻醉或气腹者；②严重腹腔感染或粘连者，腹腔广泛粘连难以在镜下良好显露者；③妊娠期胆囊结石患者；④可疑胆囊恶性病变、萎缩性胆囊；⑤由于各种原因无法行胃镜检查者。

3. 手术操作步骤、技巧与要点

（1）胃腔清洗：灭菌内镜经食管进入胃腔，使用生理盐水冲洗胃腔后吸净至无胃液残留。

（2）胃壁切开：常规于胃窦前壁行胃壁切开。利用黏膜切开刀做一直径约 1.5cm 的长条形切口，全层切开胃壁（图 84-9a），进入腹腔。注意胃窦浆膜侧血管，必要时应用内镜下热止血钳进行止血。

（3）定位胆囊：由胃窦切开口进入腹腔，首先定位肝左叶，随后沿肝脏面寻找胆囊。胆囊位于肝脏面的胆囊窝内，分为底、体、颈三个部分，观察胆囊壁充血、水肿情况，有无结肠及网膜粘连。

（4）切开胆囊：于胆囊底部以黏膜切开刀（常规应用钩刀联合 IT 刀）切开胆囊壁（图 84-9b），吸尽溢出的胆汁，进入胆囊腔内，根据术前检查再次确认结石大小、数量。

（5）取出结石：根据胆囊结石的形态及质地，选择取石网篮、异物钳或圈套器取尽结石（图 84-9c）。探查胆囊 Hartmann 囊袋，确认无结石残留（图 84-9d）。

（6）关闭胆囊切口：冲洗胆囊壁，再次确认胆囊黏膜无隆起型病变及出血。使用金属夹完全夹闭胆囊切开口（图 84-9e）。充分冲洗腹腔及术区，观察有无胆汁漏出。必要时可选择在内镜监视下经腹壁穿刺放置引流管。

(7) 胃壁切口缝合：退镜至胃腔内通过金属夹直接夹闭或尼龙绳荷包缝合法关闭胃壁切口(图 84-9f)。常规在内镜直视下放置一根胃管行胃肠减压。手术过程中，注意腹腔内压力，必要时可采用细针穿刺腹壁进行排气。

胆囊结石被认为是胆囊癌的重要危险因素，胆囊结石因随体位改变而移动，反复摩擦胆囊壁，导致慢性炎症，可能促进上皮增生，形成腺瘤，进一步发展成胆囊癌。然而，传统的胆囊切除也存在相应的手术风险，如术中胆管的损伤，胃肠道的损伤，出血、感染等不良事件。少数患者因为胆囊切除术后胆道功能障碍，仍会有右上腹疼痛、饱胀不适、恶心、呕吐等症状。另有研究认为，胆囊切除的患者患结肠癌、胰腺癌的风险升高。

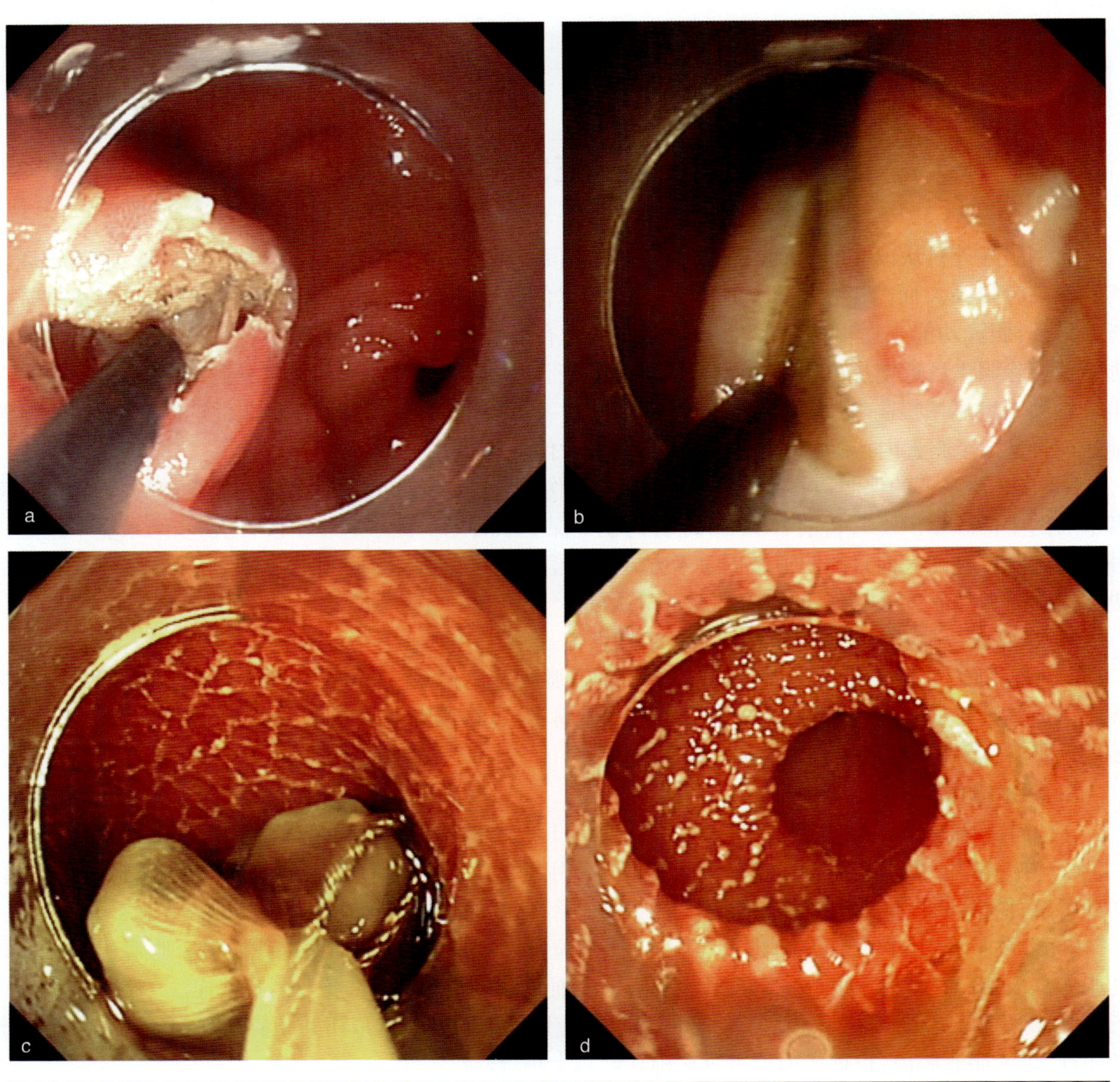

图 84-9　经胃内镜下保胆取石手术步骤

a. 胃壁切开；b. 胆囊壁切开；c. 使用取石网篮取出结石；d. 探查胆囊 Hartmann 囊袋；e. 金属夹夹闭胆囊创面并确认无胆汁漏出；f. 荷包法缝合胃壁全层切口。

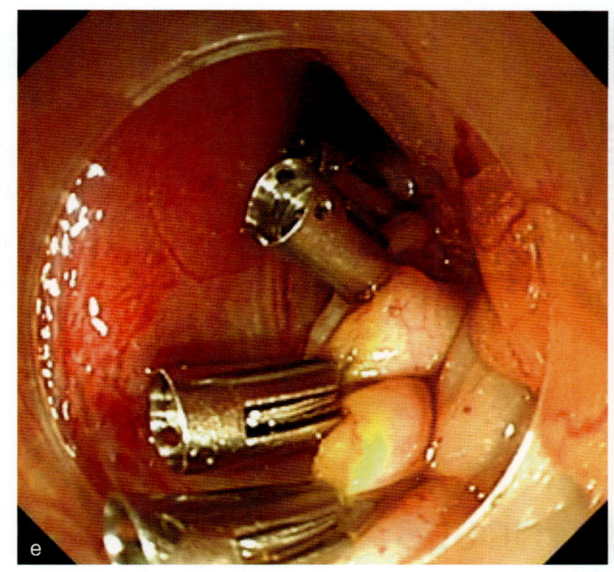

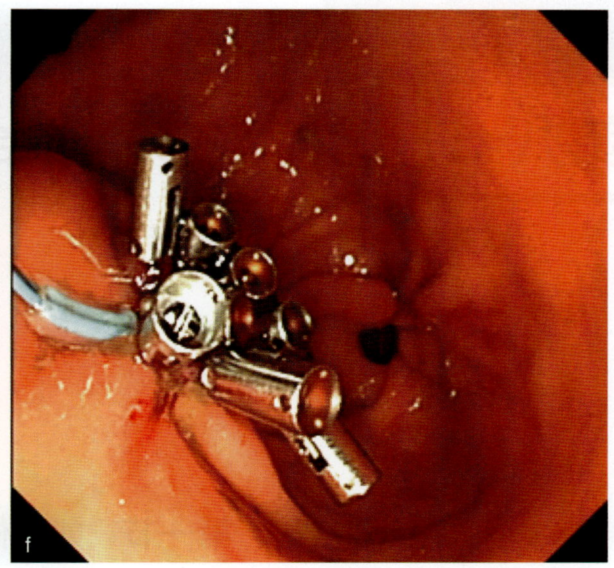

图 84-9（续）

相比之下，保胆取石的优势在于取尽结石的同时还完整保留了胆囊的功能。现有保胆取石手术主要有小切口保胆取石术、腹腔镜辅助小切口保胆取石术、腹腔镜联合胆管镜保胆取石术、NOTES 经胃内镜下保胆取石术。其中，NOTES 经胃内镜保胆取石术可在直视下取尽胆囊内结石，是一种更为微创且切实可行的方法。本术式操作路径短，内镜下胃壁全层缺损缝合技术成熟，同时感染风险较经直肠保胆取石术小。另外，选择合适的器械取出结石及确认无结石残留是手术的重点。对于质地特别坚硬、嵌顿于胆囊颈管的结石，可试行激光碎石后取出。

NOTES 经胃内镜保胆取石术微创、安全，对于单发结石的疗效确切，是一种可行的微创手术方式，对于多发结石，如何做到真正取尽结石，避免复发，仍需进一步探索，其远期疗效仍需进一步观察。

（钟芸诗　周平红）

第八十五章　NOSES 综合经验分享

第一节　如何做好 NOSES

NOSES 作为新兴的微创技术，快速地发展并逐步成熟。它不需特殊器械设备，只要我们改变理念，就可以实施并完成手术。那么如何做好 NOSES？笔者根据自己开展 NOSES 的相关经验和心得体会，概括为：一个核心、两个原则、三个法宝、四项技术。

一、一个核心：适应证的选择

适应证的选择至关重要，盲目扩大选择范围，有时候恐怕是患者的灾难，也是医生的陷阱。开展 NOSES 除了遵循传统腹腔镜的基本要求外，对于初期开展的单位，更应该严格遵循 NOSES 术式本身的适应证范围。在临床工作中，应当以《结直肠肿瘤经自然腔道取标本手术专家共识》所描述的 3 个“为宜”为尺度：①肿瘤浸润深度以 T_2~T_3 为宜；②经直肠取标本的肿瘤环周直径 <3cm 为宜；③经阴道取标本的肿瘤环周直径 <5cm 为宜。对初学者来说，首先要选好适应证，循序渐进，稳中求胜。

二、两个原则：遵循无菌原则和无瘤原则

无菌原则和无瘤原则是外科医师所遵循的总原则，它不是 NOSES 所专有，开放手术、腹腔镜手术、机器人手术等所有肿瘤手术都要遵守。不过 NOSES 涉及部分手术方式会采用腹腔内切开肠管置入抵钉座，在操作过程中可能会污染腹腔，理论上可能导致腹腔的感染。但是只要术前做好充分的肠道准备，术中切开肠管时注意技巧和配合，腹腔感染的问题是可以避免的。同样，在标本取出的过程中，应始终警惕 3 个“注意”：①注意团队的默契配合；②注意细节操作的无缝衔接；③注意无菌保护套的巧妙运用。

三、三个法宝：即“3T”原则

1. **理论（theory）**　通过学习 NOSES 相关专著、指南来进一步了解并掌握 NOSES 理论体系知识，如肠道、阴道如何术前准备，如何更好地遵从无菌无瘤原则，如何掌握每一种术式的适应证和禁忌证等。

2. **团队（teamwork）**　要建自己的团队，其核心是团队成员手术操作过程中要合作默契，各司其职。在团队组建初期，配合不是很默契的时候，主刀容易“越位”，会经常做一些助手的工作，要注意避免，给助手机会，成长需要时间的历练。建立一支固定的专业团队，需要长期的磨合和配合，才能达到心领神会、人镜合一的境界。

3. **技巧（trick）**　我国知名结直肠外科专家傅传刚教授曾说：“一个微创手术要想做到白色无血、微创极致，把手术做成艺术，需要外科医生发明很多把戏。”同样，做好 NOSES 需要不断琢磨、不断思考每种术式的优点和不足，要善于总结，甚至需要不断创新一些实用技巧和方法。

四、四项技术

1. 消化道重建　NOSES 消化道重建要求在体内完成，对操作提出了更高的要求。据调查，部分同道不愿开展 NOSES 的原因不是技术的问题，而是感觉在消化道重建的过程中步骤太多，过程复杂，操作费时，因而不乐意采用此种手术方式。殊不知，这正是 NOSES 与传统腹腔镜辅助手术的最大区别之一，也是 NOSES 的精华所在。据报道，NOSES 手术时间与传统腹腔镜是一样的，完成消化道的重建后手术即可结束，免除了开关腹的时间。

2. 标本取出　笔者认为，标本能否顺利取出在于取出通道的大小，而通道的大小取决于两端出入口的直径。为了把标本顺利装入通道的入口，首先要将切除的标本理顺好，经肛门用器械夹住距离肿瘤较远的断端肠管，将其拉入通道入口内。另外，对于出口（肛门），扩肛要提早和充分，建议标本取出前 15 分钟就要开始均匀、持久地扩张肛门，避免短时、暴力扩肛，在拉出标本的过程中要均匀用力，四周晃动，避免强行拉出、撕裂等情况的发生。

3. 抵钉座放置　NOSES 另一项关键技术就是术中抵钉座的放置与中心杆的取出，如何快速高效地将抵钉座放入肠管与顺利取出，目前有两种方法。

(1) 闭合置入法：又分为固定挤出法和反穿刺拉出法。①固定挤出法：将装入抵钉座的肠管断端固定在髂骨翼处，助手固定住抵钉座并适当用力挤压，主刀在肠管闭合处切一小口顺利将抵钉座中心杆拉出。②反穿刺拉出法：将抵钉座中心杆绑上一条 7 号丝线，将抵钉座顺利置入肠腔断端后闭合残端，然后通过牵拉丝线将中心杆拉出肠管断端。

(2) 开放置入法：将抵钉座顺利置入肠腔断端后通过荷包缝合或者套扎等方式闭合肠管断端。

笔者认为，上述抵钉座的放置与取出方式各有优缺点，建议选择适合自己或者自己认为最顺手的才是最好的。

4. 保护套巧用　腹腔镜保护套不但经济实用，而且取材方便，在 NOSES 中主要用途有以下三个。①隔离作用：手术当中巧妙地利用无菌保护套，将切除的标本装入保护套内并收紧两端的口袋，达到肿瘤与腹腔的隔离，从而更好地践行了无瘤原则。同时收紧标本的口袋，在取出标本的过程中避免了由于挤压的作用，肠内容物溢入腹腔而导致腹腔感染的风险。②储存作用：王锡山教授倡导所有术中用过的纱布条只进不出的原则，可以将用过的纱布条或者切掉的小块标本放在腹腔镜保护套的一端内，最后连同标本一起取出，从而避免了饱含有细菌及肿瘤细胞的纱布经穿刺器取出过程中液体再次流入腹腔的可能。③扩张作用：腹腔镜保护套是塑料的且直径宽大，完全可以随标本直径的变化而变化。

当然，工欲善其事，必先利其器，NOSES 今后的发展方向应当是相关专用器械的研发，从而使 NOSES 操作更加简便、更加规范。可以预言，NOSES 将会统领微创技术的未来，使结直肠外科进入新时代。

（胡军红　王锡山）

第二节　结直肠癌 NOSES 术中纱布使用技巧经验分享

NOSES 结直肠癌根治术是应用常规腹腔镜器械及 TEM 等器械完成腹部无辅助切口的腹腔镜下的手术。虽然具有便于各层级医院及医师在现有腹腔镜基础上广泛开展的优点，但是 NOSES 同时也对外科医师腹腔镜下操作技巧提出了更高的要求。王锡山教授带领团队在创新 NOSES 系列结直肠癌根治术的过程中对主刀、助手、扶镜手的操作和相互配合技巧等多方面都做了充分的探索和总结。其中，纱布的使用技巧在 NOSES 系列手术中具有鲜明的特点和重要的实战意义。根据纱布的不同用途和具体的操作方式，现将纱布的使用技巧总结为以下的 12 个动作。

小纱布条准备：将小纱布裁剪成 1/2 或 1/4 大小，需要将带毛刺的边缘卷入纱布条内侧，避免纱布线脱落影响操作或残留腹腔内（图 85-1）。

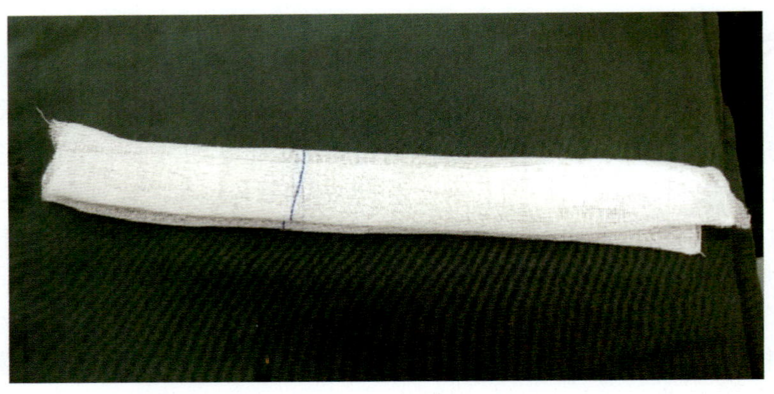

图 85-1　小纱布条

一、动作一："挡"

1. **适用场景**　①腹腔镜探查后开始行 NOSES 术前，应用 1/2 纱布条将小肠、大网膜及附件等组织推挡至手术非操作区，充分暴露主操作术野；② NOSES 进行过程中由于体位或系膜肥厚等原因小肠或大网膜滑入术野时，利用 1/2 纱布条可增加局部摩擦的作用进行临时推挡暴露（图 85-2）。

2. **操作方法**　推挡小肠和大网膜时，术者和助手配合将小肠系膜充分翻转至非术野的方向，经主操作孔置入纱布条，呈线形展开纱布条向小肠和大网膜所在的方向以面的形式整体推挡，有时也可以将纱布条卷曲进行某一点的局部推挡。

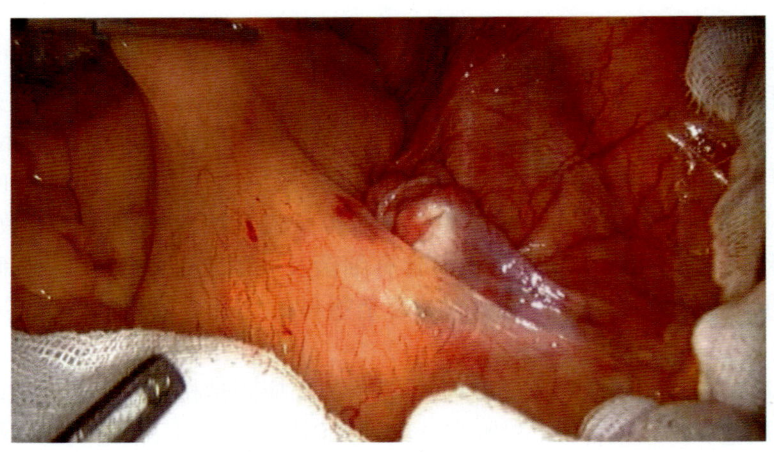

图 85-2　NOSES 直肠癌根治术中应用纱布条推挡小肠至上腹

二、动作二："垫"

1. **适用场景**　①在对易被刺破的组织如在直肠系膜后方进行顶、撑等操作时，应用纱布垫在器械操作端与组织之间进行相应操作，可避免尖锐的器械端刺穿薄弱的组织；②对小出血点进行止血后可以将小纱布垫于局部，可以达到进一步纱布止血的作用，也可以作为再次检查止血效果的标记。

2. **操作方法**　镜下术者与助手将纱布条卷成纱布卷，应用无损伤钳钳夹垫在拟支撑或牵拉的组织处以增加局部接触面积，从而降低局部压强，避免刺伤组织（图 85-3）。

三、动作三："压"

1. **适用场景**　在对一些质地较脆易被钳夹器械损伤的组织进行牵拉时，如 Toldt 间隙拓展时，牵拉内侧结缔组织及自主神经表面时应轻柔，可以采用钳夹纱布压迫组织进行牵拉的方式增加分离间隙的张力。

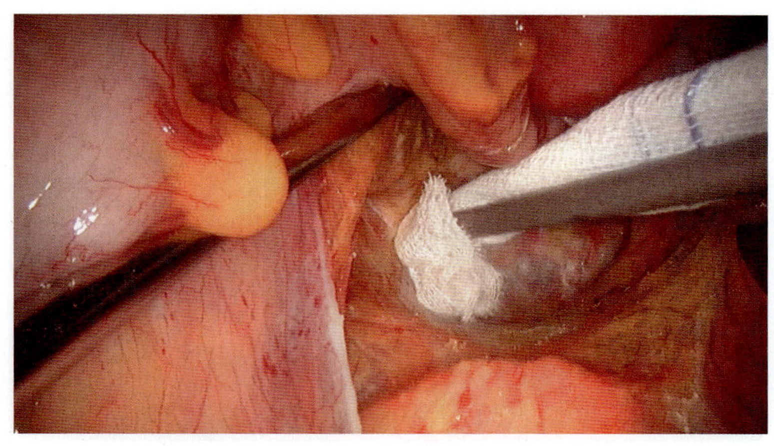

图 85-3　应用纱布垫于直肠后壁

2. 操作方法　将纱布条卷曲成团，应用抓钳钳夹并利用摩擦力建立与对侧的张力，暴露间隙进行分离（图 85-4）。

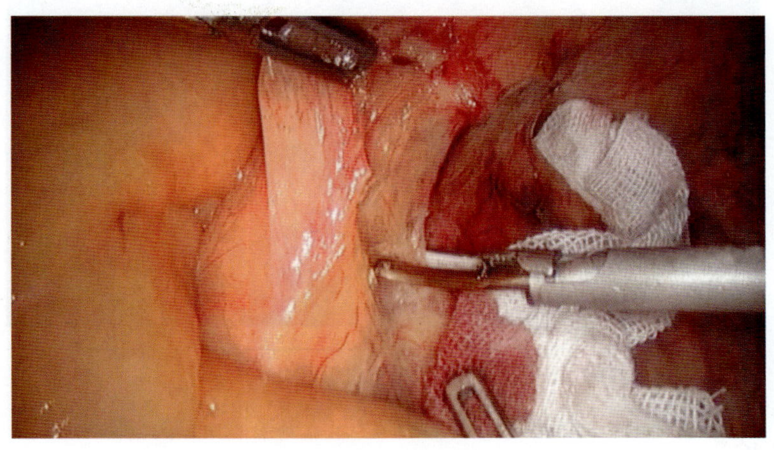

图 85-4　钳夹小纱布压住组织向右侧牵拉形成张力

四、动作四："固"

1. 适用场景　在 NOSES 中将提前留置在近端肠管内的吻合器抵钉座穿刺出的过程中需要助手应用纱布条将抵钉座与肠管钳夹固定在局部，保持肠管和抵钉座位置稳定以便术者将抵钉座顺利穿出。

2. 操作方法　例如，在 NOSES Ⅰ式及 NOSES Ⅳ式中，助手左手持长嘴无损伤抓钳将纱布条绕在抵钉座后方钳夹，将抵钉座所在肠管处固定在左侧结肠旁沟低点或髂窝，右手协助术者将抵钉座穿刺端调整至乙状结肠闭合端拟穿刺位置并保持一定张力，术者应用超声刀打孔将抵钉座穿出备吻合（图 85-5）。

五、动作五："撑"

1. 适用场景　①在直肠癌 NOSES 术中处理直肠系膜血管时，为保护系膜背侧组织或滑入的肠管，可用纱布铺垫于操作系膜背侧作为支撑，既便于血管游离的操作又可保护背侧组织（图 85-6）；②在 NOSES 右半结肠癌根治术内侧入路处理血管之后将纱布条留置在升结肠后方和胰腺表面起到支撑的作用，便于在打开结肠旁沟时与内侧会合，以及在横结肠后间隙处理系膜根部血管时与下方会合。

2. 操作方法　术者与助手将小纱布条在镜下展开置于游离充分的间隙平面最低点，或卷曲成团置于局部充分支撑。在对侧操作切开前可判断背侧纱布位置，在切开的同时也可依据纱布位置再次定位调整方向，并注意保护纱布背侧的其他组织。

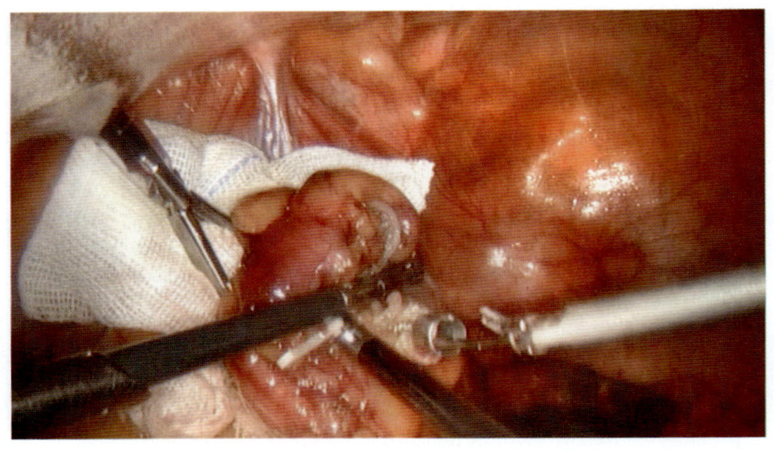

图 85-5 助手应用纱布固定钉座辅助穿刺

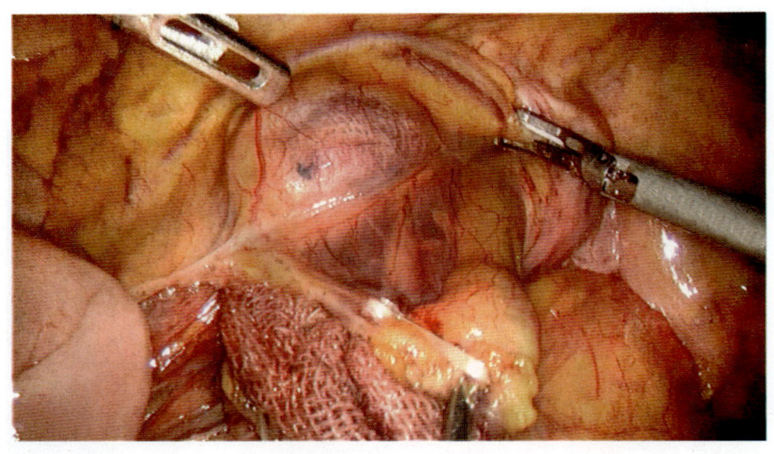

图 85-6 将纱布撑于乙状结肠系膜无血管区

六、动作六:“捻”

1. **适用场景** 在自然组织间隙无血管区如 Toldt 间隙进行分离时可采用钝性分离或钝锐结合的方式进行分离,可应用纱布增加接触面积将组织捻向操作侧,既达到钝性分离的目的,又可降低组织损伤。

2. **操作方法** 将小纱布条卷曲成团,抓钳钳夹纱布团形成圆形钝性分离端,在组织间隙利用纱布端摩擦力进行钝性分离(图 85-7),纱布接触面较大,可降低直接应用器械造成组织划伤的可能性。

七、动作七:“护”

1. **适用场景** 在 NOSES 结直肠癌根治手术时,显露输尿管并保护是很重要的,可用纱布置于游离侧输尿管表面起到保护作用,在进行对侧操作时可以准确定位并避免损伤。

2. **操作方法** NOSES 术中以输尿管表面屈曲的滋养血管及输尿管蠕动为标志准确定位输尿管,沿 Toldt 间隙向上向下充分游离系膜,将纱布条展开成线形,置于系膜间隙游离的最低点覆盖输尿管走行的表面,从而达到标记的作用,在对侧打开系膜时准确寻找纱布所在位置并确定输尿管走行位置,切开后腹膜时在输尿管内侧操作,从而达到保护输尿管的作用(图 85-8)。

八、动作八:“标”

1. **适用场景** ①在 NOSES 直肠癌根治术中,直肠系膜环形裸化时可使用纱布条进行标记,可以准确定位系膜裁剪在同一个平面;②在 NOSES 结肠癌根治术中,可以在胰腺表面留置纱布作为标记;③将纱布条垫于乙状结肠系膜后方,切开乙状结肠外侧系膜可见下方纱布标记(图 85-9)。

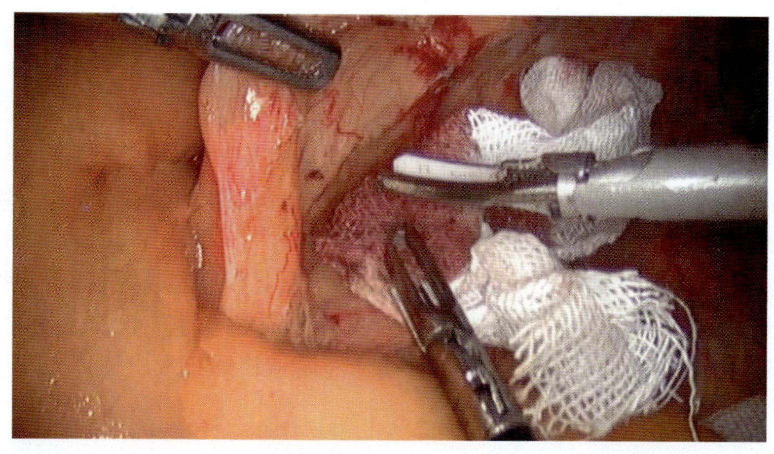

图 85-7　钳夹纱布团在 Toldt 间隙以捻的方式进行钝性分离

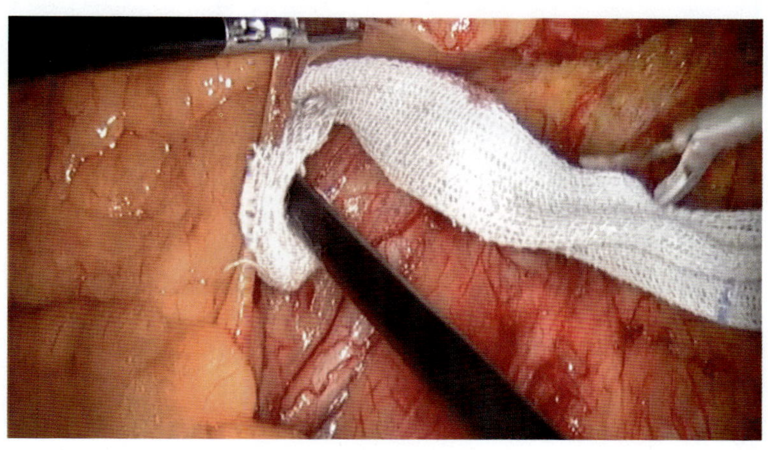

图 85-8　将纱布置于输尿管表面进行保护

2. **操作方法**　裸化一侧直肠系膜至肠壁边界后，将纱条沿同一平面环绕肠壁至对侧，在对侧寻找纱布确定标记平面后继续修剪对侧系膜。

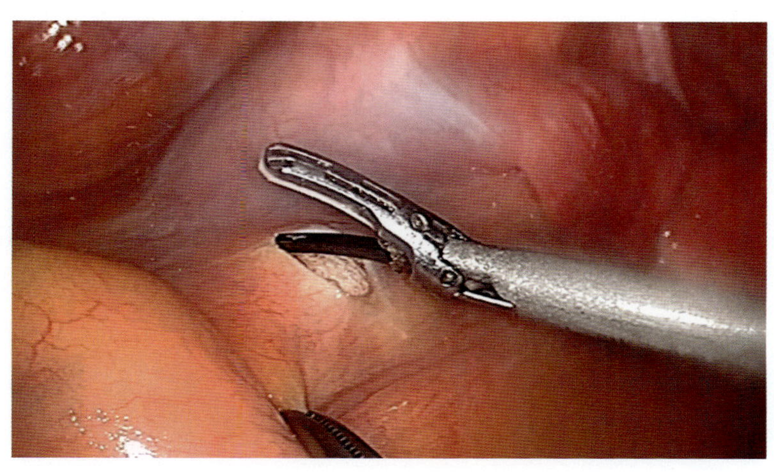

图 85-9　切开乙状结肠外侧系膜可见下方纱布标记

九、动作九:“消”

1. 适用场景 NOSES 最大的特点是避免了腹部的辅助切口,将自然腔道作为处理标本的途径,因此 NOSES 系列手术应更关注无菌术操作规范,在不同 NOSES 术式中切开自然腔道时应及时应用碘附纱布条进行确切的消毒操作。其中在 NOSES 术中常用的几种情况包括:切割离断近端肠管置入吻合器钉座之前;切割直肠远端或阴道后穹隆置入自然腔道保护膜之前。

2. 操作方法 切开肠管进行操作时应将碘附纱布送入近端和远端肠腔,助手持吸引器及时清理肠内分泌物,避免流入腹腔内;NOSES 经阴道处理标本的手术应该在术前重点消毒阴道,术中切开阴道后穹隆时术者将碘附纱布送入阴道腔内(图 85-10),助手指诊经阴道将纱布取出体外。

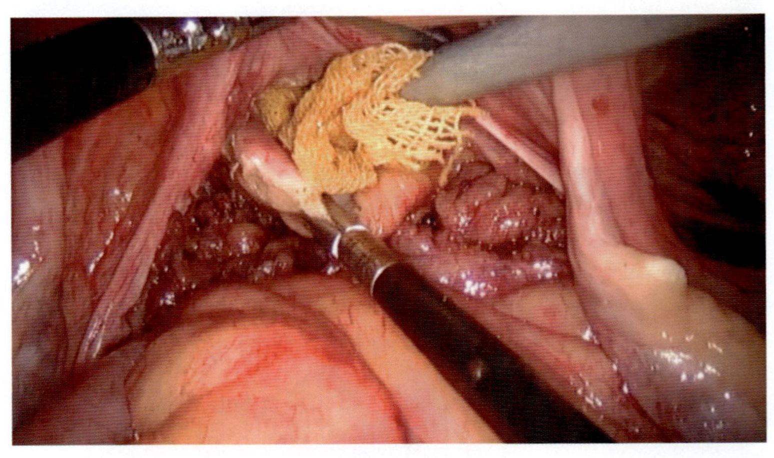

图 85-10 应用碘附小纱布消毒阴道后穹隆切口

十、动作十:“吸”

1. 适用场景 在 NOSES 术中及结束后冲洗腹腔时,为避免气腹损失影响操作,以及避免吸引器吸住肠脂垂、系膜、大网膜等组织造成的组织损伤,可应用纱布团引导下吸引的方法。

2. 操作方法 例如,在 NOSES 直肠癌根治术完成吻合后,将纱布卷曲成团置入盆底,术者经主操作孔清洁冲洗,助手持吸引器垫着纱布将液体吸出,术者与助手再将纱布移至左、右结肠旁沟、系膜根等自然凹陷处将冲洗液从纱布中吸出,同时达到吸引过程中保持气腹和保护组织的目的(图 85-11)。

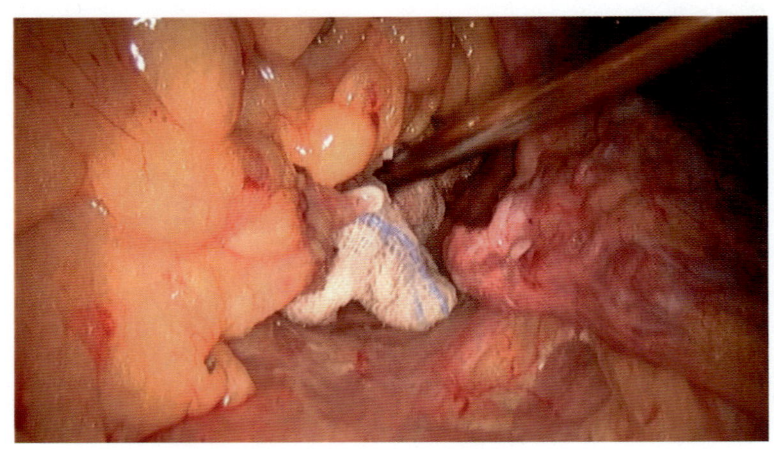

图 85-11 吸引器在纱布表面将冲洗液体吸引出

十一、动作十一:"展"

1. 适用场景　充分展露手术操作区域,减少对组织的副损伤。

2. 操作方法　例如,右半结肠切除术,需要将横结肠拉向头侧,充分展开暴露系膜平面。用钳子夹持组织时,往往会因为着力点小而容易造成组织的副损伤,而用钳子夹住纱布团将横结肠推向头侧,增加着力面积,不容易造成损伤(图 85-12)。

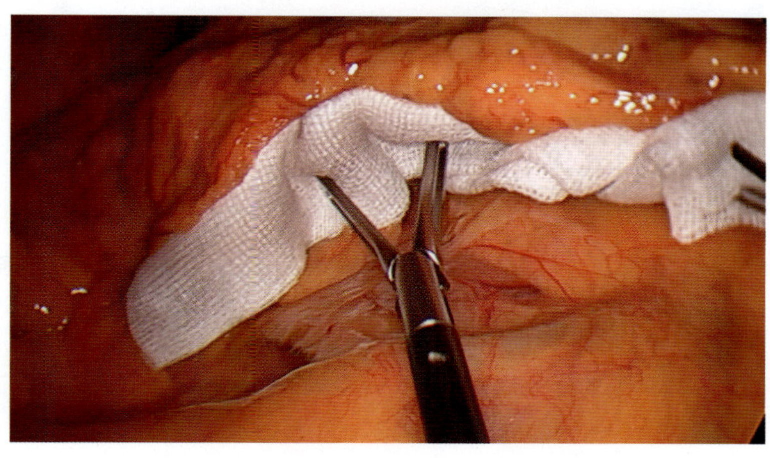

图 85-12　用钳子夹住纱布团将横结肠推向头侧

十二、动作十二:"顶"

1. 适用场景　充分展露手术操作区域,减少对组织的副损伤。

2. 操作方法　例如,直肠骶前分离时,术者左手夹持小纱布,顶着直肠系膜,游离骶前间隙更为方便(图 85-13)。右半结肠切除术时,游离十二指肠前方,往往系膜菲薄,助手用钳子夹持时容易损伤系膜,可以夹持纱布顶起系膜棚,从而为术者操作提供更大的空间,方便操作(图 85-14)。

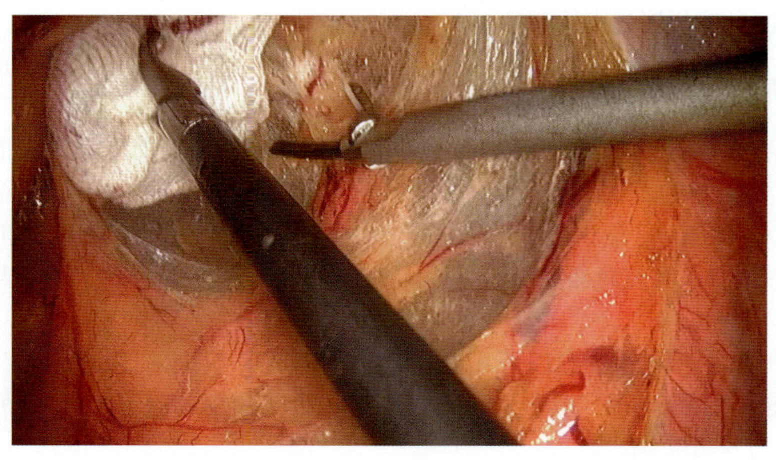

图 85-13　夹持小纱布顶着直肠系膜游离骶前间隙

综上,纱布在 NOSES 系列手术中应用广泛且方式多样,国内开展 NOSES 的多家医院均有所长,不一而足,以上是将其中较为常用的十二种操作动作进行了系统的总结,希望能为广大开展 NOSES 的医生提供思路并对促进 NOSES 的推广和规范化有所助益。

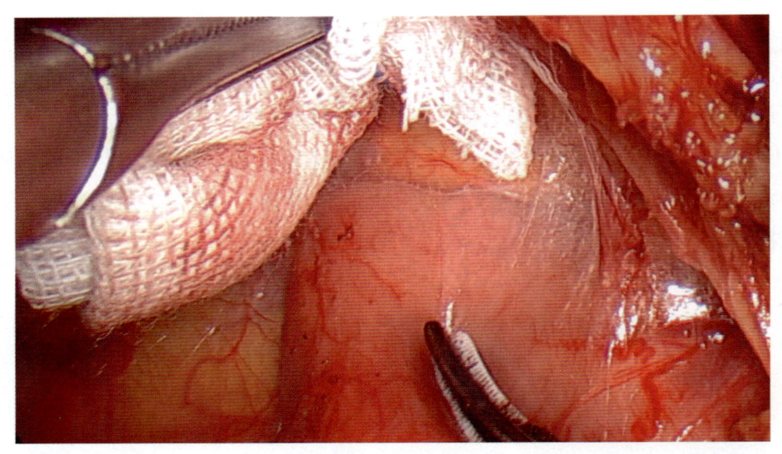

图 85-14　夹持纱布顶起右半结肠系膜

（汤庆超　陈海鹏　王锡山）

第三节　结直肠癌 NOSES 操作经验分享

一、术前肿瘤位置的判定方法

术前肿瘤位置的判定对于采取何种 NOSES 方式至关重要。对于难以判断肿瘤位置尤其是肿瘤较小的患者，术中腹腔镜下往往很难触及明显的实体肿块，因此需要术前采取一定措施来协助术中判定肿瘤位置，从而做到精准外科。对于中低位瘤体较小的直肠肿瘤，术前主要根据直肠指检及 MRI 来评估肿瘤距肛缘的距离，以及肿瘤位于直肠的哪一侧肠壁，而术中则可以根据腹腔镜下肠钳指引联合直肠指检的方式明确肿瘤部位。对于腹膜反折以上的小肿瘤，术前 1 小时可通过肠镜寻找后，于黏膜下注射亚甲蓝染料，并在肿瘤上方及下方分别留置一枚金属夹以做标志（图 85-15a、b）。如遇各种原因患者不能术前再行肠镜检查的，可于第一次肠镜检查时在肿瘤上下方留置金属夹做标记，之后行腹部 X 线片观察金属夹的位置，基本也可判断肿瘤投影的大体部位。

二、无菌、无瘤手术操作技巧

目前，结直肠癌 NOSES 由于在密闭的腹腔中切开肠管，肠腔开放暴露于腹腔中，因此是否会增加腹腔感染一直受到学者的关注，甚至质疑。既往已有前瞻性对比研究分析了结直肠 NOSES 与常规腹腔镜手术中腹水的细菌污染情况，结果显示，NOSES 组及常规腹腔镜手术组腹水细菌培养均可出现阳性结果，但并无明显腹腔感染的临床症状及实际腹腔脓肿等情况的发生，两组术后并发症无显著差异。

为降低腹腔感染风险，术中应注意以下几项无菌无瘤操作。

1. 在离断肠管前，用纱布条或“鞋带”结扎肠管，一方面可避免肠内容物流出，另一方面也可避免肿瘤细胞脱落的风险（图 85-15c、d）。

2. 对于经肛门拖出标本的术式，术中切开肠管前，应用稀碘附溶液 200ml 灌洗直肠，对于经阴道拖出标本的术式，切开阴道后穹隆前，应用碘附纱布消毒阴道（图 85-15e）。

3. 术中注意吸引器的使用，在打开肠壁时，提前准备好吸引器，肠壁切开小口后，迅速置入吸引器，吸尽可能存在的肠内容物及分泌的黏液，吸引过程避免固定一点强力吸引以免损伤肠黏膜（图 85-15f）。

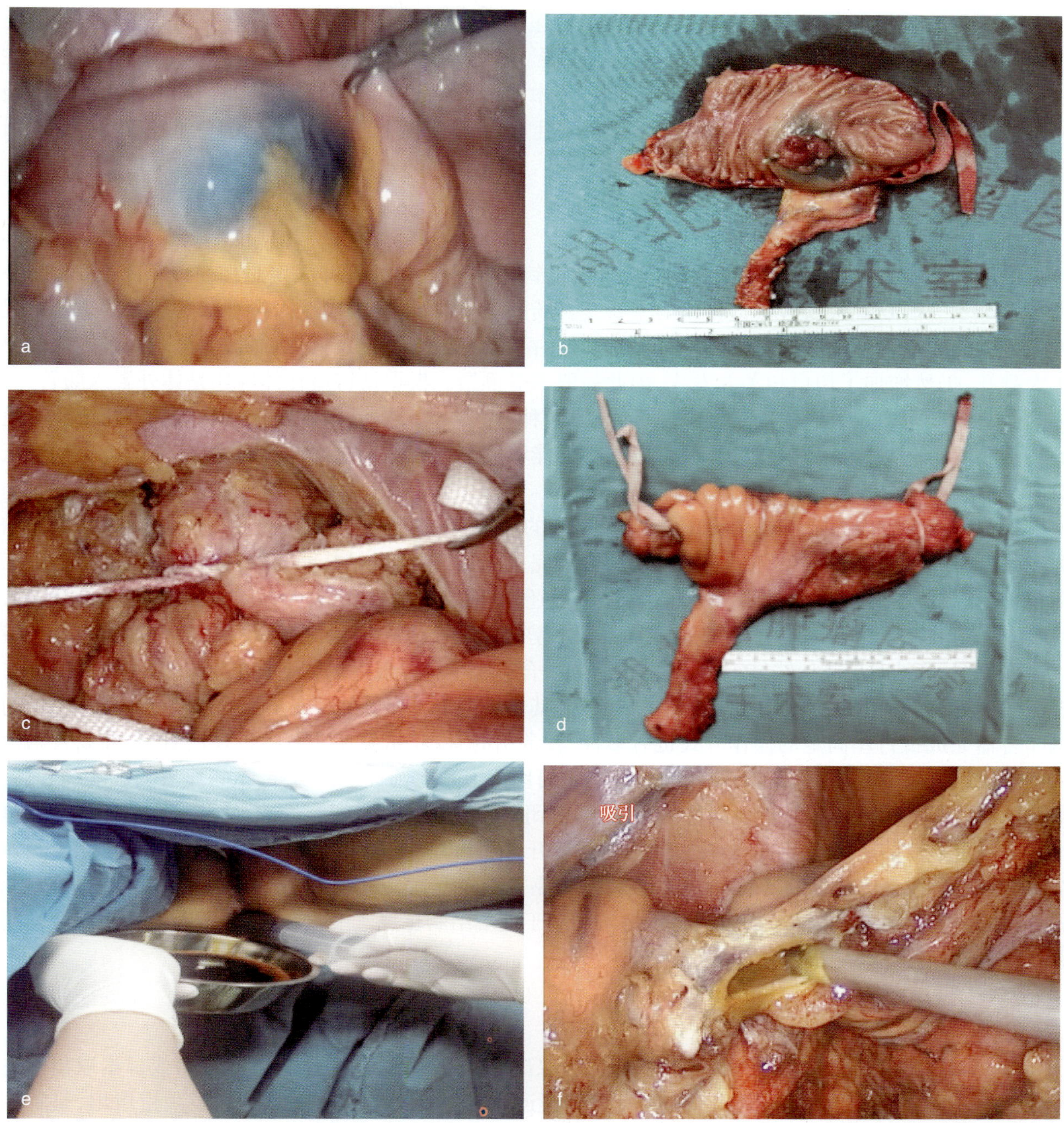

图 85-15　NOSES 操作经验

a. 术前肠镜下亚甲蓝定位，术中腹腔镜下清晰明确肿瘤部位；b. 术后标本见肿瘤周围黏膜下亚甲蓝染色，肿瘤上下极可见钛夹标记；c. 切开肠管前鞋带结扎标本上下端，避免肠内容物流出污染腹腔；d. 术后标本；e. 切开直肠前，稀碘附溶液灌洗直肠肠腔；f. 打开肠管前注意准备吸引器及时吸出可能流出的肠液。

4. 术中注意碘附小纱条的应用，打开肠壁并经吸引器吸引后，放置碘附纱条于近端肠管，起消毒作用的同时也可以阻挡肠液向外溢出。另外，对于乙状结肠及直肠肿瘤，尤其是在行 NOSES Ⅳ式时，切断肿瘤远端肠管后，经腹腔戳卡孔放入碘附纱条，自上而下经直肠肛门拽出，达到充分消毒并可将残留于远端肠腔内的分泌物一并经肛门带出的目的（图 85-16a、b）。

5. 在利用腔镜保护套取标本时，应收紧尾部"鞋带"，可避免标本中残余血液或肠内容物流出（图 85-16c）。

6. 手术操作完毕，重视冲洗引流环节。可应用稀碘附溶液冲洗，引流管放置原则上应能保证通畅引流，引流不畅进而导致腹盆腔积液是引起感染的重要原因（图 85-16d）。

NOSES 在腹腔操作过程中应减少标本及抵钉座头在腹腔停留的时间，减少结直肠在腹腔内开放的时间。此外，要做到无瘤无菌，术前准备也至关重要。首先，注意围手术期规范应用抗生素，术前预防性使用抗生素；其次，术前应进行充分的肠道准备，手术当天清晨再次灌肠；再次，关于 NOSES Ⅳ式无菌塑料保护套的放置顺序，应按一定方向折叠后经戳卡孔放入，自上而下经肛门拉出，避免了经肛门放置无菌塑料保护套可能将肠内污染物带入盆腔的风险。

三、吻合器抵钉座置入与取出

如何在无腹部辅助切口的条件下将吻合器抵钉座置入近端肠管并固定是结直肠癌 NOSES 的一大技术难点。需要置入吻合器抵钉座的主要是直肠肿瘤、乙状结肠肿瘤及需行全结肠切除的患者。置入抵钉座的途径包括经肛门置入、经阴道置入、经右下腹主戳卡孔置入三种方式，但第三种方式往往要扩大戳孔，仍然增加了切口相关并发症，因此一般不受推崇。根据抵钉座在体内还是体外置入肠管，又分为经直肠或阴道置入体内固定、体外置入固定两种方式。体外置入固定要求乙状结肠较长或有充足的近端肠管，部分患者需游离脾曲，使得近端肠管能够经肛门或阴道拖出，在体外完成荷包缝合固定抵钉座。

抵钉座在腹腔内固定于近端肠管也是 NOSES 的技术难点。固定抵钉座的方式很多，大体可以归纳为三种：①手工荷包缝合；②借助直线切割闭合器完成固定；③借助结扎圈套器（endo-loop）固定。手工荷包缝合因减少一把闭合器的使用，无论经济方面还是降低吻合口瘘的发生风险方面都具有一定优势，且具有一定腔镜下缝合经验后，在耗时方面并非劣势。但需要注意的是，腔镜下手工缝合荷包应避免带入过多组织，打结时应确保线结牢固，否则在后续吻合过程中会出现近端肠壁挤出吻合环的可能。目前，多数学者更青睐于借助直线切割闭合器完成固定，其优势在于方便、快捷，安全性也能经受考验。借助切割闭合器完成抵钉座固定的操作方式也有多种，较常用的有：将抵钉座头置入近端肠管后，在肠管内由内向外借助超声刀顶出，再将肠管断端闭合；在抵钉座头上系上圆针进行引导，抵钉座置入近端肠管后，圆针从肠管断端附近由肠管内侧向外侧穿出，切割闭合器靠近穿刺点闭合近端肠管断端，向外提拉抵钉座完成固定。目前应用较多的另一种方法：纵行切开近端肠管，置入抵钉座（尖端预先系好丝线），牵引丝线并在贴近丝线处闭合切断肠管，提拉丝线将抵钉座拉出固定，此法方便快捷且可达到端端吻合的效果。另外，结扎圈套器（endo-loop）的方法将抵钉座固定于近端结肠也属于端端吻合，且不存在多个闭合端问题，也被认为是安全可行的。

四、经阴道取标本的技巧

自 1910 年起就有关于妇科手术标本经阴道取出的报道，此后阴道作为手术入路或标本取出的途径在妇科手术中广泛开展应用。1993 年有学者报道了腹腔镜胆囊切除手术标本经阴道取出，是首例非妇科手术利用阴道作为标本取出途径的手术，之后又有关于经阴道取出结肠、肾、脾的报道。经阴道取标本的结直肠 NOSES 受到一定限制，主要由于在直肠手术操作过程中需额外切开阴道后穹隆，增加正常脏器的创伤，可能存在阴道瘘的风险，且受患者性别和伦理限制。然而，标本经阴道取出也有其独特优势，一方面，标本不经过肛管直肠环从而避免损伤肛门括约肌，且因阴道组织扩张性良好，可以取出较大体积的肿瘤标本；另一方面，在手术过程中可以同期完成妇科手术，如子宫切除或卵巢切除等。

阴道切开约 2cm 小口即可放入保护套，扩张后阴道可取出直径 6~8cm 的肿瘤标本。缝合一般采用倒刺线连续缝合，最后一针锁边，不需打结，术后应保证盆腔通畅引流。缝合时建议术者移至患者左侧，由下向上进针缝合，既方便操作又可以避免针头损伤后方直肠。

五、取标本保护套装置的选择

取标本时一般会选用保护套来避免肠黏膜受损，同时也符合无菌无瘤操作的要求。在保护套的选择方面，主要有两种保护装置，一种是双环切口保护套（图 85-16e），另一种是自制腔镜保护套（图 85-16f）。

双环切口保护套的优点在于在保护肠黏膜的同时，对肛管起到一定支撑作用，有利于标本的取出。自制腔镜保护套的优点在于针对乙状结肠或左半结肠切除，取标本通道较长，自制腔镜保护套可以很好地满足长度需求，另外，标本取出过程中，收紧腔镜保护套还可以防止标本中的血液或肠液流出。一般情况下，根据肿瘤部位选择不同保护套，左半结肠或中上段乙状结肠切除后取标本一般选用腔镜保护套，直肠肿瘤切除后取标本一般选用双环切口保护套。

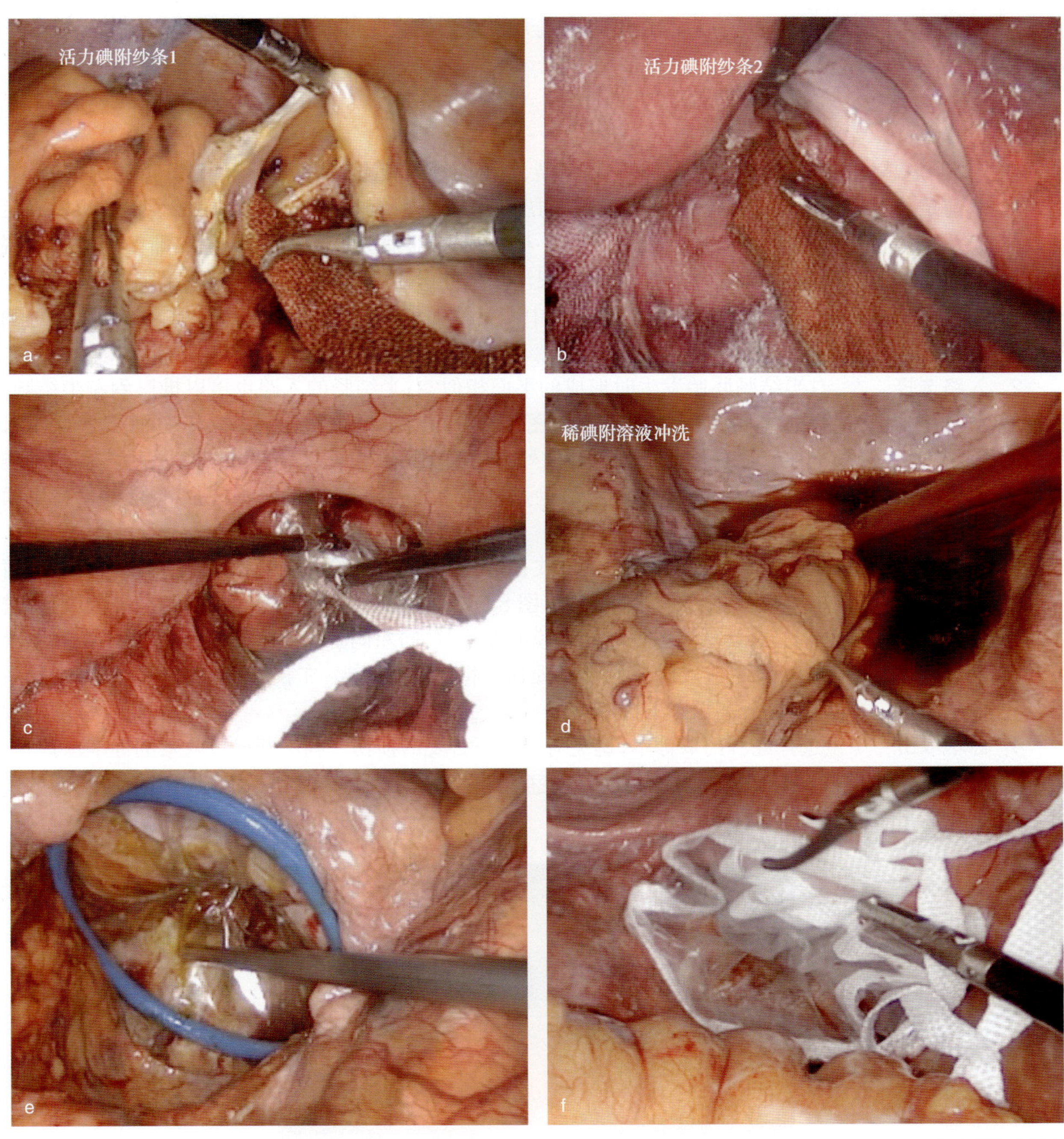

图 85-16　NOSES 无菌无瘤技巧

a. 碘附纱条置入近端肠管；b. 碘附纱条置入远端肠管经肛门拉出，自上而下清洁肠道；c. 利用腔镜保护套取标本时，应收紧尾部“鞋带”，避免标本中残余血液或肠内容物流出；d. 吻合结束后应用稀碘附溶液冲洗盆腔术区；e. 双环切口保护套；f. 自制腔镜保护套。

（熊治国　胡俊杰）

第四节　左、右半结肠 NOSES 经验技巧分享

近年来，NOSES 理论体系、操作技术不断完善，2017 年，我国第一部《结直肠肿瘤经自然腔道取标本手术专家共识》发布。尽管如此，在 NOSES 的实际应用中仍面临着一些问题，尤其是左、右半结肠肿瘤 NOSES，仍存在技术难点。笔者中心在国内率先开展系列结直肠肿瘤 NOSES，积累了相关经验分享如下。

一、左半结肠 NOSES

左半结肠癌总体患病率较低，且病灶多呈缩窄型，发病时多有梗阻症状，适合 NOSES 的病例少见。

1. 术前定位　由于适用于左半结肠 NOSES 的患者病期一般较早，病灶较小，腹腔镜术中难以确定肿瘤位置，术前定位尤为重要。术前可结合三维 CT 检查、肠镜金属夹标记，并行卧位腹部 X 线片检查观察金属夹位置。对于肠镜局部切除术后需要补充根治切除的患者，需要及早进行金属夹定位，避免间隔较长时间，肠镜难以发现局部治疗后瘢痕。对于术中需要精确定位的患者，手术前日可行肠镜黏膜下纳米碳注射，或者术前 1 小时亚甲蓝黏膜下注射。

2. 入路选择　左、右半结肠胚胎发生时形成的平面相似，右半结肠的入路也可以推广到左半结肠。笔者的经验是利用腹主动脉左侧缘作为解剖标志（图 85-17a），Toldt 间隙作为手术操作平面，这种手术入路方式优先处理系膜根部血管，更符合无瘤原则，另外有助于保护输尿管、生殖血管等。在由内侧向外侧的游离过程中，需助手的牵拉暴露，使系膜具有一定张力，有助于系膜游离的顺利进行，也能够保持系膜的完整性。

3. 游离脾曲　此术式宜采用保留大网膜的方式，既可以保留大网膜的功能，又便于标本经自然腔道取出。在横结肠中部向左分离，切断大网膜附着处（图 85-17b），直至显露脾下极及结肠脾曲外侧腹膜，进入网膜囊。将大网膜翻向上方，处理胃与横结肠系膜的粘连带，向左侧游离至脾下极，期间助手向脾侧牵拉暴露，与术者左手钳对抗，避免造成脾及血管副损伤。将横结肠提起，在胰腺水平切割分离横结肠系膜，与网膜囊贯通，向左侧切割分离至脾下极。

4. 标本取出　尽量选择经肛门取标本，避免对阴道不必要的损伤。利用开口可收紧的标本保护套，经主操作孔置入，由腹腔向外经肛门取出，置入病变肠段后，收紧保护套，避免标本拖出时挤压肠管导致污染（图 85-17c）。

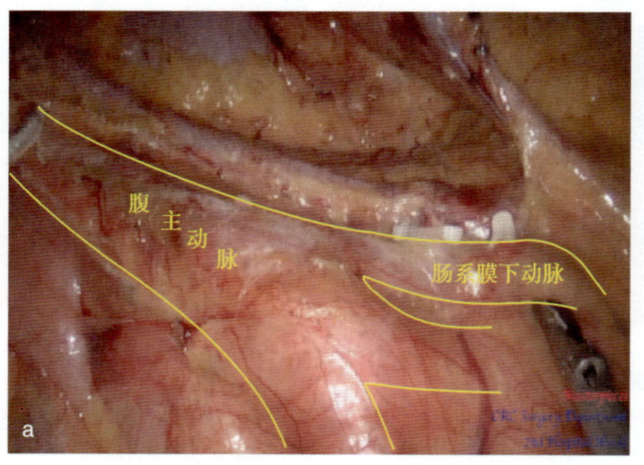

图 85-17　左半结肠 NOSES 要点展示及主要操作步骤

a. 腹主动脉左侧缘作为左半结肠手术入路的解剖标志；b. 保留大网膜的方式游离脾曲；c. 左半结肠标本经肛门取出。

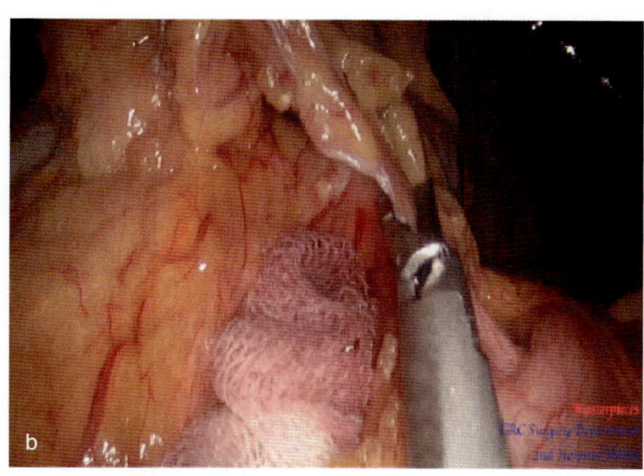

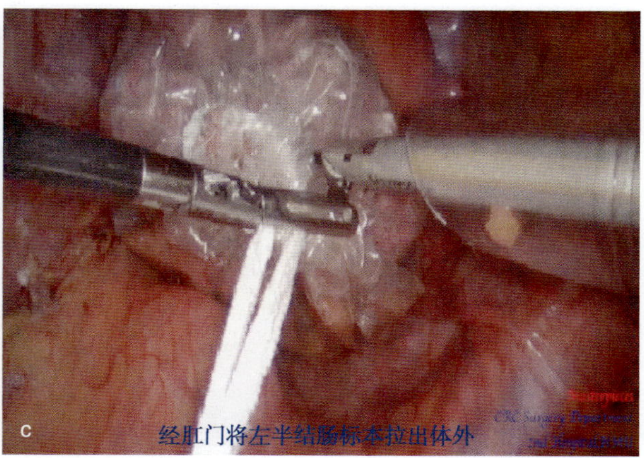

图 85-17(续)

二、右半结肠 NOSES

右半结肠毗邻脏器多、血管关系复杂、解剖变异大,因此,NOSES 右半结肠切除是难度较大的一种术式。

1. 适应证 右半结肠标本的取出途径仅适用于阴道,故仅适用于女性患者。此术式的开展需要充分取得患者的知情同意,并通过开展单位的伦理审查。既往有盆腔手术史及未生育的女性患者,在采取此术式时要慎重。完善术前分期,判断肿瘤的侵犯程度,对于存在肿瘤导致急性肠梗阻或穿孔、明显的局部周围组织器官侵犯或有严重腹腔粘连风险的患者不建议进行此类手术。肿瘤体积不宜过大,便于能够经阴道取出。

2. 入路选择 笔者中心常规开展内侧入路右半结肠癌根治术,以肠系膜上静脉为解剖标志(图 85-18a),以 Toldt 间隙为操作平面,高位结扎血管清扫淋巴结。解剖血管时打开血管鞘,注意右结肠及中结肠血管变异,避免副损伤。游离过程中保持系膜完整,显露和保护重要组织器官。

3. 消化道重建 全腹腔镜下末端回肠与横结肠的功能性端端吻合。由于全腔镜下无法使用管状吻合器行端端吻合、端侧吻合,所以横结肠及回肠必须游离充分,利用直线切割闭合器两叶镜下分别置入横结肠和回肠断端,系膜对侧打通共同开口,完成侧侧吻合(图 85-18b),最后以直线切割闭合器闭合断端或镜下缝合断端。镜下重点加固缝合吻合口裆部(图 85-18c)。

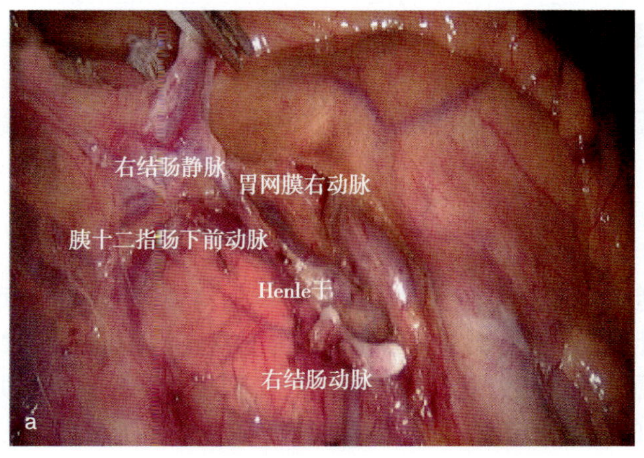

图 85-18　右半结肠 NOSES 要点展示及主要操作步骤

a. 肠系膜上静脉作为右半结肠癌根治术入路的解剖标志;b. 直线切割闭合器将横结肠和回肠断端侧侧吻合;c. 镜下加固缝合吻合口裆部。

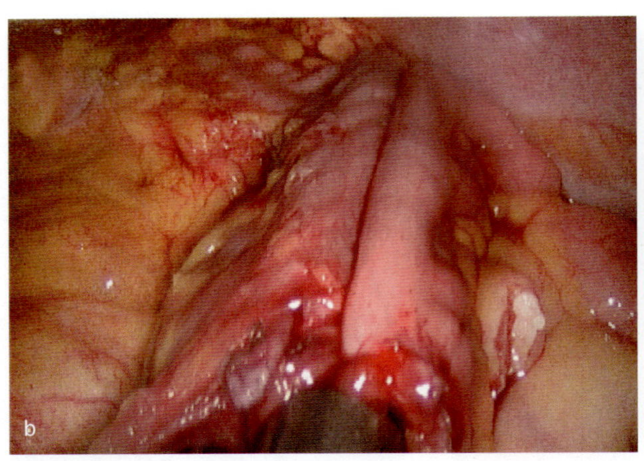

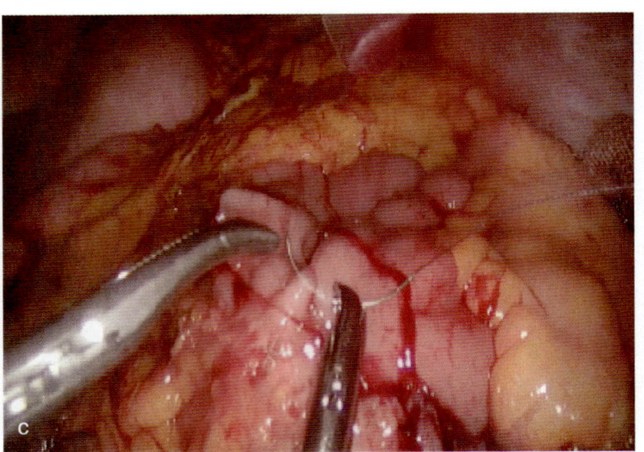

图 85-18（续）

4. 标本取出　术前做好肠道准备和阴道冲洗。取标本过程中，注意碘附纱布的使用，遵循无瘤原则和无菌原则，术中再次仔细清洁冲洗、消毒阴道后穹隆，避免腹腔感染。助手利用小 S 钩指示阴道后穹隆再切开，避免损伤直肠和阴道，并用切口保护套保护切口后取出标本，不可用力过猛牵拉或挤压肠管，防止肿瘤细胞的医源性种植。

（王贵玉）

第五节　直肠癌 NOSES 手术经验分享

几乎所有的直肠癌手术都能用 NOSES 完成，对直肠癌手术尽可能做到"保命、保肛、保肚皮，无瘤、无菌、无血迹"。笔者团队从 2015 年 1 月至 2018 年 12 月共完成直肠癌 NOSES 130 例，现将经验分享如下。

1. 肿瘤下缘距肛缘大于 10cm 的直肠癌，腹腔镜下完成直肠癌的规范切除，在肿瘤近端切缘的近侧 5cm 处肠管用哈巴狗钳阻断、远侧 1cm 处肠管用自锁式尼龙扎带（先将扎带在体外卷曲，腹腔内更方便使用）阻断（图 85-19a），切断肠管后用碘附消毒肠腔。肿瘤远端切缘近侧 1cm 处肠管用自锁式尼龙扎带阻断（图 85-19b）。经肛门用碘附、0.1% 氯己定、生理盐水依次对直肠腔进行充分冲洗后切断直肠，经肛置入吻合器抵钉座，无菌保护套套住标本后经肛门拖出（女性巨大肿瘤经阴道拖出），两断端用 2-0 Prolene 线镜下荷包缝合，完成吻合（图 85-19c）。

2. 肿瘤下缘距肛缘 7~10cm 的直肠癌，在腹腔内完成直肠癌的规范切除，经肛拖出标本及近端结肠后离断肠管，置入吻合器抵钉座，完成荷包缝合（图 85-19d），送回腹腔。远断端镜下荷包缝合或切割闭合器闭合后完成吻合。

3. 肿瘤下缘距肛缘小于 7cm 的直肠癌采用 taTME。

（1）设备：笔者团队所用的设备在以往腹腔镜直肠手术常规器械的基础上，增加了 PPH 肛窥镜、国产肛门牵开器、经肛单孔通道及自制的简易气腔恒压装置。简易气腔恒压装置可以消除术野扑动，其制作方法如下：一次性吸引器管 2 根和一次性无菌保护套 1 根（100cm × 20cm），将 2 根吸引器管分别捆扎在无菌保护套两端内，吸引器管的另两端分别连接普通气腹机和经肛单孔通道，即在气腹机与手术平台之间增加储气袋来缓冲气腹机的脉冲式充气，以达到持续供气的目的（图 85-19e）。为了减少烟雾，笔者使用功率较小（25W）的电钩或电铲，并在通道上插 1 根 20 号空针针头排烟（图 85-19f），用吸烟电钩或电铲效果更佳。

（2）术中注意事项

①进入正确的层面和血管神经束的保护：taTME 实际上是"从黏膜到浆膜"的外科手术，即包括黏

膜、黏膜下层、肌层(环行肌、纵行肌)和外膜层。进入正确的层面和血管神经束的保护是 taTME 的关键。切断纵行平滑肌后可见疏松间隙,若在肛门直肠环上方则见到脂肪组织,切除脂肪组织后可见疏松间隙(TME 平面)。需要注意保护肛提肌肌膜表面微小的血管神经网。后方间隙较为清晰,向头侧拓展后间隙,会发现直肠系膜表面的微血管是平行于直肠的,直肠微血管和骶前筋膜表面微血管网很容易钝性分开,在两层微血管网之间钝锐结合分离,便于正确间隙的显露。正前方纵行肌切断后应平行推进,在前列腺中下部切断迪氏筋膜,紧贴迪氏筋膜浅面分离到腹膜反折,再向两侧拓展。两侧切断纵行肌后露出的血管可能是血管神经束分到肛门括约肌的末梢支,沿血管表面间隙平行分离就不容易损伤血管神经束。侧前方纵行肌切断后露出的血管往往是血管神经束分到阴道(男性为前列腺)侧方的血管,沿血管表面分离可见沿血管神经束分到直肠的血管神经,予以近根部切断来保持直肠系膜的完整性。

②腹腔操作组先剪裁结肠系膜后再完成 TME 操作:肿瘤上缘近端结肠 10cm 处为预切处。此处切断边缘血管弓,沿近端边缘血管弓内侧 1cm 剪裁系膜,预切处要能下拉超过骶骨岬 15cm,若长度不够则需游离结肠脾曲,以便将预切处拖出肛门外。经肛操作前要扎闭预切处结肠(图 85-19g)。

③荷包缝合:标本经保护套包住后拖出,用管状吻合器完成吻合。近端荷包缝合较容易;缝合肿瘤远端荷包(位置低时)前,要放松对肛门的牵拉,缝完后进一步放松肛门牵拉,便于荷包的收紧。

4. 结肠系膜入路　探查完腹腔后,先剪裁结肠系膜,操作同 taTME 腹腔组操作。

5. 自制不锈钢管经肛取物器　自制直径 40mm(内径 38mm),长 200mm 的经肛取物器(图 85-19h)。充分扩肛后,将取物器经肛门置入,建立无菌通路,用无菌手套套在取物器的外端保持腹腔内的气腹压。通过取物器,先将吻合器抵钉座置入腹腔,再将标本经取物器拖出。

NOSES 使直肠癌微创手术极致化,将成为直肠手术发展的方向。

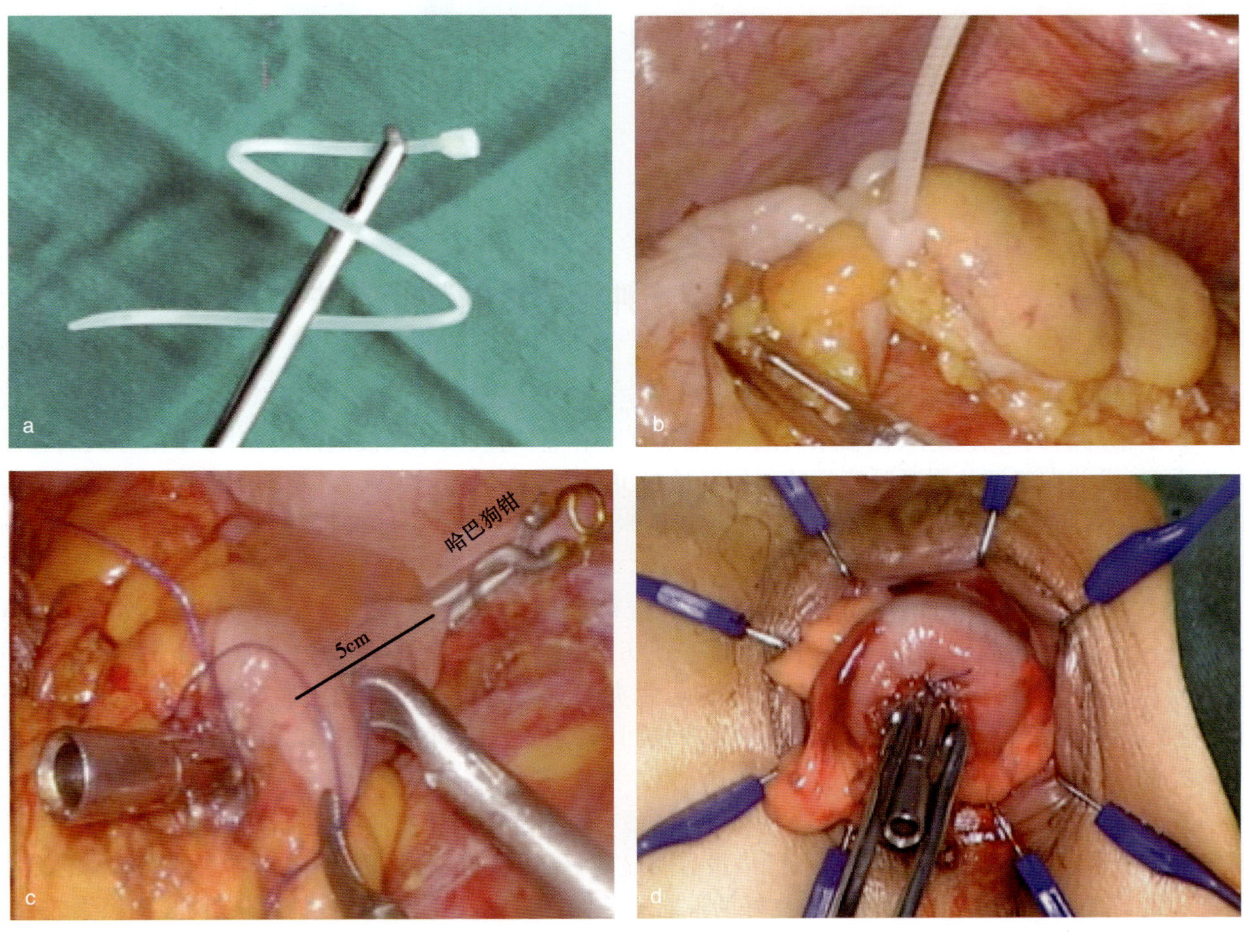

图 85-19　手术主要操作步骤及主要设备

a. 体外卷曲扎带;b. 扎带结扎肠腔;c. 荷包缝合抵钉座;d. 肛门外荷包缝合;e. 简易气腔恒压装置;f. 针头排烟;g. 经肛操作前要扎闭预切处结肠;h. 经肛取物器。

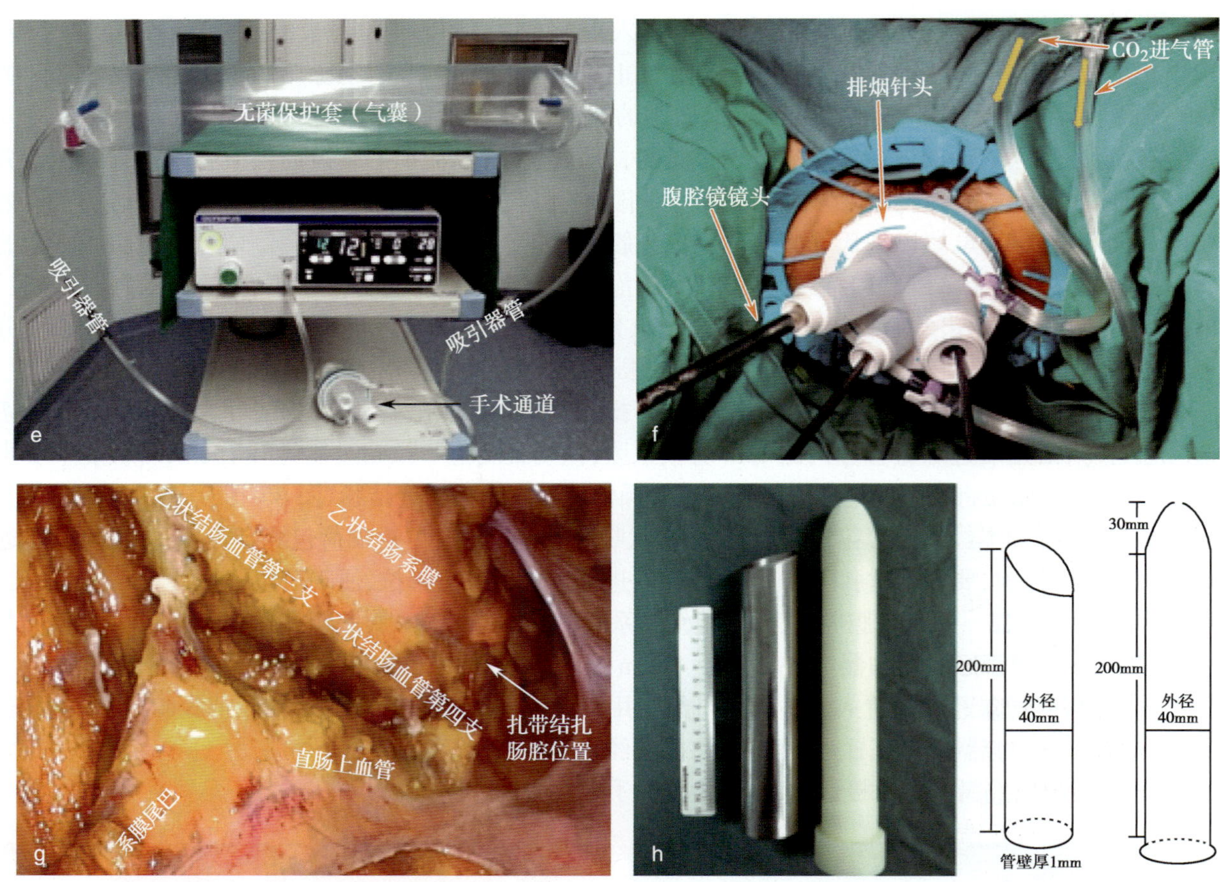

图 85-19(续)

（任明扬）

第六节　术前胃肠肿瘤位置的判断方法

对于目前腹腔镜胃肠肿瘤手术，由于术中肿瘤定位错误，导致手术误切、术后标本不存在肿瘤或者改为开腹手术的病例时有发生，在临床实践中，准确判断肿瘤位置、大小及浸润深度，对于手术方式的选择尤为重要，术前准确评估胃肠肿瘤病灶的位置是 NOSES 成败的决定性因素。目前笔者应用较多的定位方法有术中胃肠镜定位、术前胃肠镜黏膜下注射纳米碳、金属夹联合腹部 X 线、结肠气钡双重造影、结肠三维重建 CT、多种方法组合等。

1. 术中胃肠镜定位　术中胃肠镜是最可靠准确的定位方法，主要作为术前定位失败的补救措施。建议将腹腔镜光源调低，减少干扰，探查到病灶后胃肠镜探头轻轻点在胃肠壁上，外科医师通过观察内镜光线明确病灶位置，用缝线或者金属夹等进行定位。但肠镜中肠管充气会缩小手术空间，增加手术难度，因此建议借助器械夹闭末端回肠，定位后吸净肠腔气体，可减少肠管胀气、缩短手术时间。

2. 术前胃肠镜黏膜下注射纳米碳　术前胃肠镜可直视下观察病变，可以进行病理活检，是目前诊断胃肠癌最主要的检查方法，但由于胃肠腔内没有明显的解剖学定位标志，因此，很难判断观察部位的确切位置。纳米碳淋巴结示踪剂不仅有着良好的淋巴示踪性，更具有组织渗透性、滞留性、明显的黑染效果。注射部位距离病灶 1~2cm，采用周围四象限注射法分别进入黏膜下后注入 1ml 生理盐水，可见黏膜抬高，形成小隆起，确认未穿透至肠壁(图 85-20a)。随后，更换已抽取纳米碳的注射针注入 0.1ml 剂量，再次换此前的生理盐水注射针注入 1ml 生理盐水。注射针以 45° 进针以避免穿透肠壁使纳米碳进入腹腔，腹腔镜下见病灶部位黑染（图 85-20b）。

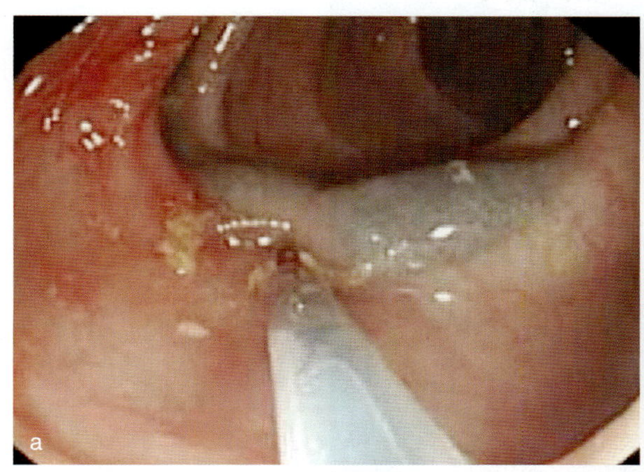

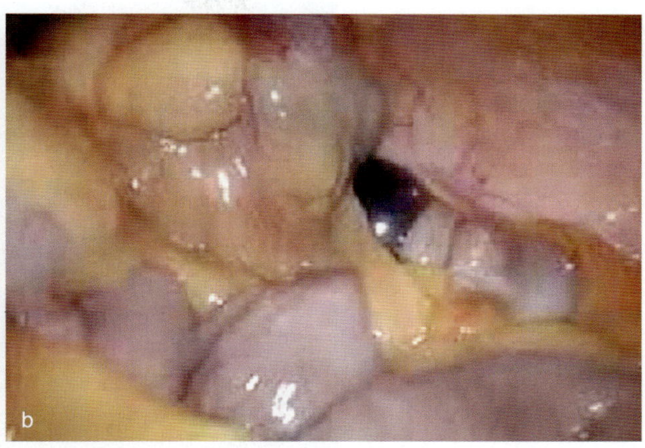

图 85-20　病灶纳米碳定位

a. 术前内镜下标记；b. 腹腔镜下见病灶部位黑染。

3. 金属夹联合腹部 X 线定位　术前肠镜下在病灶近、远端进行金属夹标记，同时记录肿瘤距肛门的长度，在放置金属夹后的半小时内完成 X 线，以免随后夹子脱落，利用金属不透光性明确肿瘤位置，根据 X 线片上钛夹的位置于体表对应部位做标记。

4. 结肠气钡双重造影　其造影效果好、并发症少，广泛用于肠道肿瘤诊断及定位。行肠道准备后，检查前 5 分钟肌内注射山莨菪碱 20mg，并经肛门注入硫酸钡混悬液 400ml，当钡剂首至横结肠脾曲时再注入空气 600ml，同时改变体位使钡剂首达回盲部，再使患者充分变换体位，使肠壁钡剂扩散均匀建立气钡双重对比，适时点片，观察肠腔情况（图 85-21）。此方法尤其适用于无法耐受胃肠镜或因狭窄使镜身无法通过的患者，但若狭窄过度导致钡剂不能通过，则亦需其他方法定位。

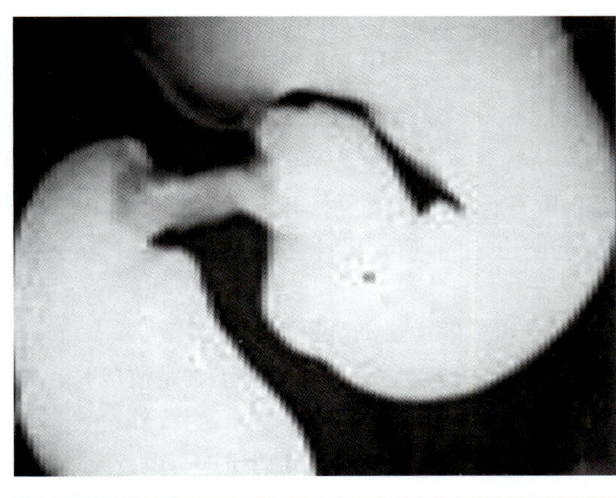

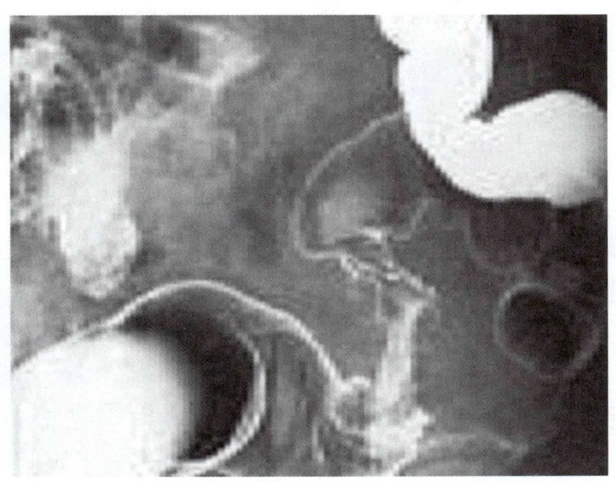

图 85-21　结肠气钡双重造影

5. 结肠三维重建 CT　通过 CT 采集容积数据、计算机图像后处理技术重建结肠二维、三维图像，多角度观察病变，明确肿瘤具体位置，肠管有无狭窄、狭窄程度，以及病变局部侵犯范围及转移情况（图 85-22）。此外，其在结肠多原发癌和微小病变的诊断方面也有明显优势。除完全梗阻导致不能进行满意肠道准备的患者外，肠镜定位失败或不全梗阻的结直肠癌被认为是结肠三维重建 CT 的绝对适应证，但该检查容易受呼吸、肠腔残留粪便、充气程度等多种因素影响，导致检查结果出现假阴性或假阳性。

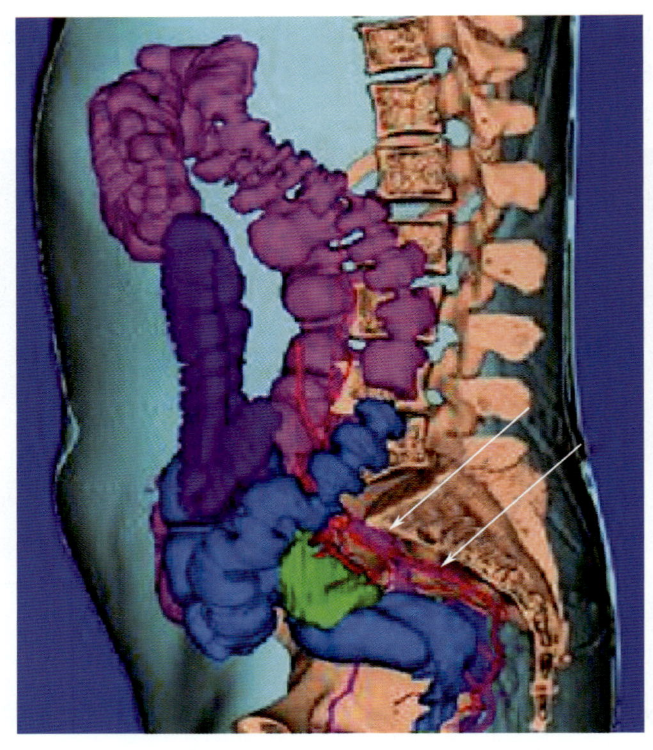

图 85-22　结肠三维重建 CT 判断肿瘤侵犯情况

6. **定位方法的组合**　由于病灶大小及肠道活动性的不同，单一的定位方法有时不能达到定位的高准确率，因此，对于应用单一定位方法无法准确定位肿瘤部位的患者，可以尝试上述多种方法的联合应用。总之，腹腔镜术前定位需根据患者情况选择合适的单一或多种方法进行。

（李蜀华）

第七节　NOSES Ⅰ式 C 法技术注意事项

一、NOSES Ⅰ式 C 法术中操作

1. 腹腔镜操作遵循 TME 原则，分离平面要到肛提肌。直肠后壁分离要打开直肠后方的 Waldyer 筋膜，进入肛管直肠环。对于直肠前壁的操作，女性在肛管与阴道之间进行，男性在肛管与前列腺被膜之间进行。

2. 保留左结肠动脉或确保左结肠动脉与中结肠动脉左支组成的边缘动脉网良好至关重要。

3. 乙状结肠过短或乙状结肠系膜与降结肠、小肠系膜有粘连，分离后有血管供血不确定情况时，必须用超声刀游离结肠脾曲。

4. 首先置入腹腔镜探查，主操作孔在右下腹位置不变，探查乙状结肠有上述情况时，右上、左上、左下戳卡孔要适当上移，以方便游离结肠脾曲。

5. 确保吻合口无张力，必要时要游离降结肠、结肠脾曲到横结肠右半部，近端结肠的下端下拉超过耻骨联合至少 5cm。

6. 用腔镜切割闭合器在预定位置切断乙状结肠，可以多预留部分。残端用碘附消毒。避免分离肿瘤时出现种植转移或挤压致血行转移。

7. 肛门部手术前，充分扩肛 4~6 指（根据肿瘤大小），用碘附溶液消毒肛管及直肠下端。在齿状线上 0.5~1cm，用弯头电刀切开直肠黏膜一周，环形缝扎直肠黏膜，向上分离 1~1.5cm 后，约达肛管直肠环上

缘，用电刀环形切开肛门内括约肌，进入肛门内、外括约肌之间，并向上分离与盆腔相通。先打通直肠后壁，再拓展侧壁及前壁。

8. 完全离断直肠远端后，自主操作孔置入取标本保护套，自肛门引出，将标本置入保护套内一并取出。

9. 部分患者操作困难，在打通直肠后壁、拓展侧壁后，也可以自后壁用卵圆钳拖出直肠近端，再分离前壁，以免伤及阴道或前列腺，但有挤压肿瘤的风险。

10. 移除标本后立即做快速冷冻病理切片检查，了解残端及环周切缘情况，确保阴性切缘，方可保肛。

11. 行结肠肛管吻合前，应再次用消毒液和温蒸馏水充分冲洗盆腔与肛管，冲洗脱落的癌细胞，避免血块残留，检查止血。

12. 将近端结肠牵拉到肛管吻合时，应注意轻柔操作，结肠系膜朝向截石位 7 点位置，不要扭转系膜。下拉的近端结肠下段套入肛管部分要清理肠管周围过多的脂肪组织，但注意不能超过 1cm，用剪刀剪开残端，观察血供情况，一定要有鲜血流出，方可吻合，否则要拖出肛管延期吻合，观察一周后，再做吻合。

13. 吻合前先在结肠吻合口上方 2~3cm，用 1 号丝线，间断缝合 3~5 针（避开 6~8 点位置结肠系膜缘），固定在肛管直肠环上，防止术后结肠回缩 1~2cm 造成吻合口裂开或吻合口漏。

14. 用 3-0 可吸收线间断缝合近端结肠与肛管，缝合针距 0.3~0.5cm，缝针应依次穿过结肠全层、肛门内括约肌和肛管黏膜断端，全层缝合。

15. 再次冲洗腹腔，化疗药物灌注，骶前放置黎氏引流管，自腹壁引出固定。依据情况重建盆底或不重建盆底。一般不必行预防性结肠造口。

16. 肛门内置入裹以凡士林纱布的软管，达吻合口以上并固定，减少肛管张力。

二、术中意外与处理措施

1. 术中出血　常见原因：①分离结肠脾曲时，撕裂脾被膜、脾门部静脉导致大出血。术中操作不要太用力牵拉，远离脾被膜超声刀切开，距离结肠边缘 1~2cm 切开，沿降结肠外侧向上游离至脾曲，再沿横结肠系膜向脾曲游离，两侧会合较为安全。②骶前静脉丛大出血。手术沿直肠后间隙进行，多数不需要进入骶前间隙。③闭孔静脉分支破裂出血。仔细分离，及时向肛管直肠环方向弧形分离。

2. 输尿管损伤　分离乙状结肠及降结肠系膜时，一定要沿 Toldt 间隙进行，用纱布团钝性分离为主，超声刀切割为辅。

3. 肛管黏膜分离不完整或黏膜残留　用电刀切开，边切边止血，先从后正中切开逐渐向两侧及前壁拓展。

4. 结肠残端血供不良　检查肠系膜有无扭曲，肠系膜组织是否过多，是否有肛管狭窄、挤压缺血，逐一矫正。肠管长度不足时，游离横结肠与结肠韧带。

三、术后并发症的预防及处理措施

1. 吻合口漏或裂开　多发生在术后 3~7 天。原因可能为：①近端结肠回缩，吻合口张力增大。研究表明，Parks 术后结肠回缩 1~2cm。②拖出时结肠近端扭转。③结肠近端血供不良。④吻合口缝合不确切。⑤骶前积血、感染。术中的正确处理是预防吻合口漏的关键：①充分游离左半结肠，确保近端结肠的下端下拉能超过耻骨联合 5~8cm。②下拉近端结肠肠管时要轻柔，系膜朝向 7 点位置，不能扭转。③确保结肠末端血供。④一定要固定结肠壁于肛管直肠环上缘。⑤彻底冲洗，仔细止血，术中严格无菌操作，充分引流，以防盆腔感染。⑥严密缝合，针距 0.3~0.5cm。⑦改善营养状况，纠正贫血和低蛋白血症。⑧对结肠末端血供可疑者，不要一期吻合，保留足够的结肠，术后一周观察血供边缘，二期吻合。对于吻合口漏，要早发现、早处理，有怀疑时及时行直肠碘普罗胺造影或亚甲蓝造影。对较轻的吻合口漏一般通过禁食、输液、加强营养支持、应用抗生素、局部冲洗、盆腔灌洗，可以得到控制。对较重的吻合口漏，应及时行横结肠造口分流，并行盆腔清洗与引流。

2. 盆腔感染　原因：①吻合口漏。②骶前引流不畅，发生积血、积液。③肛管直肠下段冲洗不彻底。

④肠道准备不良。表现为发热、会阴部疼痛及盆腔引流出污浊液。需充分引流，应用有效抗生素，严重时应行转流性肠造口术。

3. 吻合口出血　原因：①缝合针距过大或结扎不牢。②肛管黏膜剥离过多。③止血不彻底。④全身凝血机制障碍。要缝合严密，止血彻底。

4. 吻合口狭窄　吻合口漏造成感染往往导致吻合口狭窄，愈合不良、瘢痕过度增生也是吻合口狭窄的常见原因。因此，吻合口操作时要轻柔细致。术后 7~10 天行直肠指检，了解吻合口情况，必要时定期肛门扩张。

5. 肛门功能不良　大多数患者术后 6 个月便频、便急、残便感、排便时间延长得到明显改善，但少数有直肠前切除综合征。吻合口漏导致狭窄，造成肛门功能不良。

（于周满）

第八节　NOSES Ⅲ式、Ⅳ式经验分享

一、术前肿瘤位置的判定办法

术前对结直肠肿瘤的位置、浸润深度、淋巴结转移、远处转移及周围器官侵犯情况进行详细检查，选择最佳治疗方案、选择手术方式、推演手术过程，是取得手术成功的关键。

1. 直肠指检　对于中下段直肠癌，直肠指检是最基本而简便的方法，可获得肿瘤的位置、大小、活动度及浸润深度等诸多信息。以示指进行全周触诊，确认前列腺或子宫、阴道的位置，明确它们与肿瘤的关系。浸润深度局限于黏膜层及黏膜下层的肿瘤质地柔软，活动度好。浸润深度超过固有肌层的肿瘤，有一定的活动度。但随肿瘤浸润深度的增加，浸润骨盆壁的肿瘤活跃度受限。

2. 超声内镜检查（EUS）及经直肠超声检查（TRUS）　EUS 与消化内镜同时检查，可直接定位与分期。如为黏膜下层的表面型结直肠癌可考虑内镜下切除。TRUS 是了解直肠癌浸润深度及肠旁淋巴结转移的有效手段，可作为确定最佳术式的全面评价手段之一。

3. MRI 及 CT　MRI 对肿瘤局部扩散范围的诊断较有价值，可以显示肿瘤肠道壁的结构，故可诊断肿瘤浸润深度。特别是对于直肠癌，根据直肠周围脂肪层的形态，可以了解肿瘤与周围脏器的关系。如脂肪层消失，则应高度怀疑肠管外浸润的可能性。对淋巴结转移的诊断可以通过观察任意断面图像，提高淋巴结转移的诊断准确率。盆腔侧壁的矢状位图像对直肠癌的定位诊断更具价值。同样，CT 也用于浸润深度及淋巴结转移的诊断，尤其是多排螺旋计算机体层摄影（MDCT）可以观察任意断面图像。

4. 钡剂灌肠造影检查　钡剂灌肠造影是必不可少的术前检查手段，可以观察结直肠的走行、位置、形态异常、充盈缺损、狭窄等表现。最大的优点在于明确肿瘤存在的部位，特别对矢状位图像的直肠癌，可通过测量肿瘤距肛缘的距离，从而判断保肛的可能性。

5. 结肠三维重建 CT　这种检查方法在结直肠肿瘤定位方面更显其独特优势，可以通过任意角度观察病变，明确肿瘤的具体位置、肠管有无狭窄、病变局部侵犯范围及转移情况，为制订手术方案提供可靠依据。同时可观察乙状结肠走行、长短，有利于术前评估标本经自然腔道拉出体外的难易程度。

6. 内镜下染色标记定位　现在常用亚甲蓝与纳米碳定位，亚甲蓝在组织存留时间短，一般不会超过 24 小时，故术前一日应做肠镜注射。纳米碳颗粒由 150~200nm 的无菌颗粒组成，在手术前的 24 小时前通过内镜注射在病灶周围 1~2cm 处，在标志之后的 14 天内很容易在腹腔镜下寻找到纳米碳颗粒定位的病灶。有研究报道，应用纳米碳可准确定位病变组织，还可示踪淋巴结。

二、无菌手术操作

尽管由于 ERAS 观点不提倡对结直肠手术的患者进行常规肠道准备，但 NOSES 的标本取出途径，以及腹腔内肠道开放操作，需要严格的无菌把控。因此 NOSES 肠道准备是 NOSES 无菌手术操作的基础。

1. 饮食调整与肠道准备　①饮食调整：术前2~3天，口服营养液，加果汁、米汤、蛋白粉，热量为1 500kg/d；术前1天停用营养液，但不禁饮水及果汁，用静脉营养支持；手术当日，术前2小时，口服碳水化合物400~800ml。②缓泻剂应用：术前1天用乳果糖口服液导泻。如果肿瘤较小，需术中肠镜定位，术前肠道准备是必需的。笔者用聚乙二醇一次服药方法。③术中预防性使用抗生素。

2. 阴道准备　对于准备从阴道取标本的患者，严格的阴道消毒和准备是强制性的。①术前3天使用3‰碘附或1%苯扎溴铵溶液冲洗阴道，每天1次。②手术开始前先冲洗阴道后，3‰碘附消毒宫颈，用纱布棉球擦干阴道黏膜及宫颈，然后留置导尿管。③手术区消毒时，外阴、阴道及肛门周围部位需要在原消毒基础上再消毒两次。

3. 术中无菌技术操作细节　①肠管闭合断端，用碘附纱布条消毒(图85-23a)；②腹腔内肠管开放即刻用吸引器吸引肠内容物，配合碘附纱布消毒(图85-23b、图85-23c)；③对反穿刺抵钉座杆要用碘附纱布消毒；④近端肠管拖出肛门或阴道外，术区位于会阴区，确保无菌手术野；⑤准备吻合前应用大量碘附生理盐水冲洗腹盆腔部；⑥经肛门或阴道取标本无菌套袋与切口保护圈的应用(图85-23d~图85-23f)；⑦离断远端吻合前要用碘附冲洗直肠远端。

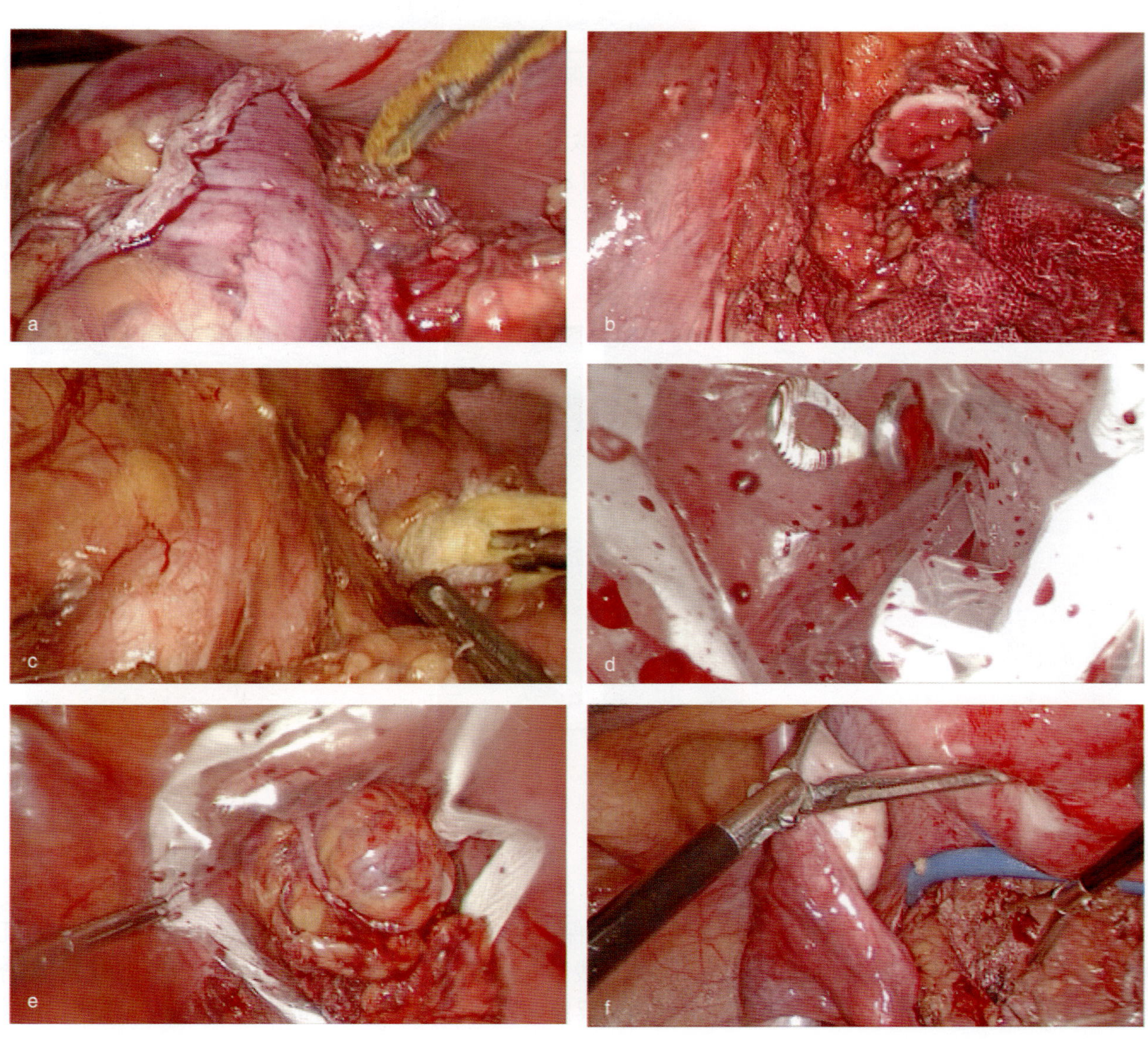

图85-23　手术主要步骤

a. 碘附纱条消毒肠管闭合断端；b. 吸引器及时吸引；c. 碘附纱条消毒肠腔切口；d. 经肛门于保护套内置入卵圆钳；e. 将标本拉出体外；f. 经肛门于切口保护圈内将标本拉出体外。

三、无瘤手术操作细节

1. 术中操作不去挤压、触碰、切割肿瘤。

2. 从肛门或阴道取标本前先用无菌保护套或切口保护圈保护肿瘤，不与直肠下段或阴道接触(图 85-24)。

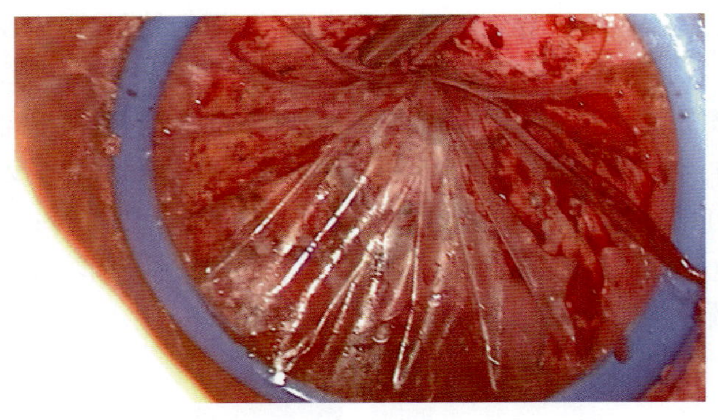

图 85-24　经肛门置入切口保护圈

3. 笔者采用将标本完全离断后再从自然腔道取出的方法，先将远切端用切割器闭合(图 85-25a)，系膜裁剪后于肿瘤近侧 10cm，裸化肠管，闭合离断(图 85-25b)。这样可以避免因肿瘤取出时挤压导致肿瘤播散。

4. 消化道重建前反复用碘附液冲洗。

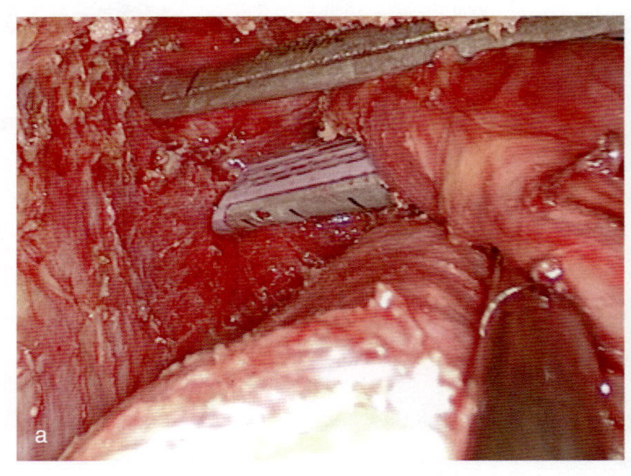

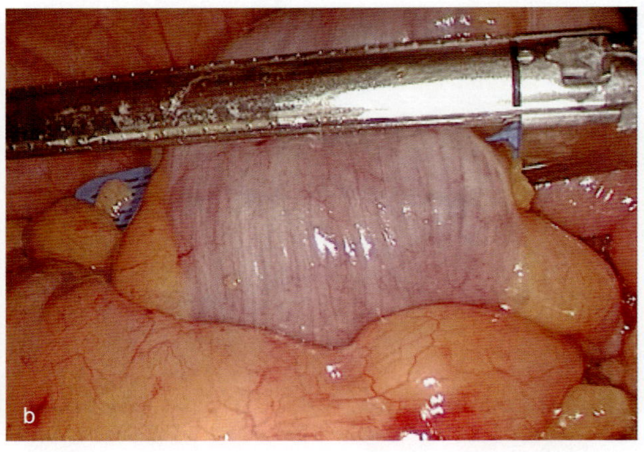

图 85-25　标本切除

a. 闭合远端肠管；b. 闭合近端肠管。

四、吻合器抵钉座的置入与取出

抵钉座的置入途径是直肠与阴道，都需要无菌保护套或切口保护圈，抵钉座置入近侧结肠有以下几种办法：①腔镜下荷包缝合，将抵钉座送入后荷包线结扎，对腔镜下缝合技术的要求高，但是节约了闭合器。②抵钉座反穿刺法。一种为抵钉座绑线法的反穿刺法，较简单，手术时间短，穿刺位最易确定，初学者易学；另一种不需要绑线的穿刺法要求术者操作熟练，手术组人员配合密切。③将结肠近侧经肛门或阴道提出，体外做荷包缝合后送入腹腔(图 85-26)。

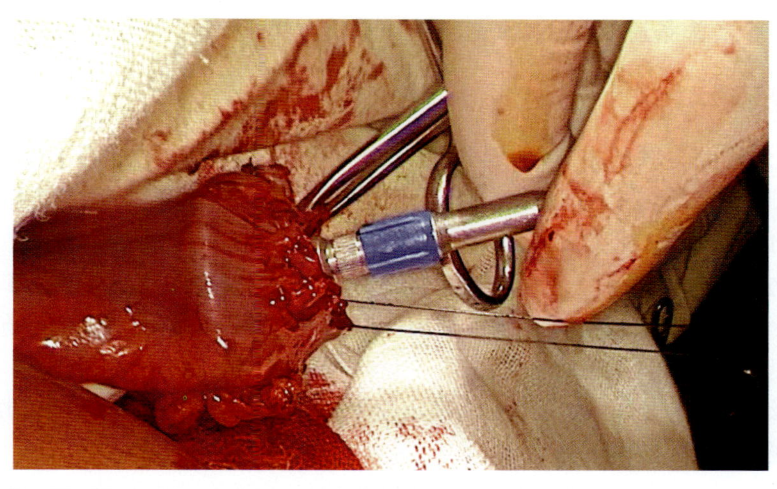

图 85-26　将抵钉座置入近端结肠，并做荷包缝合

五、经肛门标本取出技巧

除 NOSES Ⅰ式外翻直肠切除标本外，无论经直肠还是经阴道拉出或拖出标本，在放入辅助装置充分扩肛后，都需要无菌保护套或切口保护圈，中低位直肠癌标本经肛门取出较易，笔者采用体内切除后严密保护取出，高位直肠癌或乙状结肠癌标本较大者（>5cm）取出困难，女性患者可考虑经阴道途径取标本。经阴道取标本时先在助手帮助下经阴道用拉钩将阴道后穹隆抬高，用超声刀横行切开阴道 3cm 后，纵行扩大至 5~6cm，放入无菌保护套或切口保护圈。此时可将抵钉座经辅助装置置入腹腔。从阴道保护装置内将标本取出，一般要求肿瘤直径 <5cm，太大则难以取出。取出完成后，用可吸收线或 V-lock 线连续缝合关闭阴道切口。

六、取标本辅助装置的应用

直肠癌标本经肛门或阴道取出均要用无菌保护套或切口保护圈，一要遵循无瘤原则，二要遵循无菌原则。无菌保护套价廉物美，易取得，但是易造成气体泄漏，影响腹腔镜下腹盆腔视野。这就要求助手会阴部取标本操作熟练，与主刀医师密切配合，顺利取出标本，减少漏气。切口保护圈应用方便，有扩大切口的作用，取标本容易，避免漏气，手术野清晰，但价格稍贵。

（谢光伟）

第九节　NOSES 开展初期的经验

对于每位外科医师而言，手术技术是在对一个个病例的治疗操作中逐渐积累成熟的；而作为患者健康的代理人，外科医师做到将每一位患者的利益最大化，体现了医疗行业的终极价值。受 “Do no harm.” 思想的指导，在保证疗效的前提下采用尽可能小和美观的切口，减轻患者痛苦，应是所有外科医师的追求。笔者很高兴在此分享 NOSES 开展初期的经验、体会。

一、病例选择

对于肿瘤根治性手术，NOSES 是在保证肿瘤根治效果基础上的进阶选项。无论多么有经验的术者，也无法对所有病例开展 NOSES。合适的病例选择可提高 NOSES 成功率，并减少时间的浪费。横径大于 3cm 或环周的肿瘤可能难以经直肠肛门拖出，而男性或肥胖患者的骨盆通道相对狭窄也可增加难度。机械性肠道准备和口服抗生素是在腹腔内开放肠道时保持无菌的重要手段；出现不全梗阻或结肠镜不能通过肿瘤意味着难以安全实施肠道准备，NOSES 更应审慎。

二、术中应变

NOSES 由一系列相互关联的术式组成，每个节段的肠管所适用的术式都不止一种。即使术前评估可行某种术式，术中也可能调整。以乙状结肠癌为例，笔者习惯在分离完成后先结扎和横断远切缘，并尝试经直肠拖出标本，此时有以下可能。

1. 如果肿瘤无法经直肠拖出，综合考量肿瘤大小、性别等因素，选择腹部辅助切口或阴道切口。

2. 如果肿瘤可经直肠拖出，而且近切缘可拖出至肛门外，则可在肛门外对近侧肠管断端行荷包缝合，并安装圆形吻合器抵钉座。

3. 如果肿瘤可经直肠拖出，但近切缘无法拖出至肛门外，则在腹腔镜下横断近切缘，取出标本后，在腹腔镜下处理近侧肠管断端（操作更复杂）。

有经验的术者会在术前做好多种方案，整个团队也应该了解关键决策流程。尽管如此，术中仍可遇到无法用 NOSES 解决的问题，如 T_4 期肿瘤、环周缩窄型肿瘤因服用泻剂继发梗阻。此外，NOSES 无法通过辅助切口直接观察肠管断端的小动脉搏动，如果对吻合口血供不确定（经肛门拖出标本时可能撕裂边缘弓），万不可侥幸继续。不为证明自我而影响手术的根治性与安全性，果断采取对患者最有利的手术方式，也是 NOSES 术者必备的素质。

三、学习曲线

以结直肠癌为例，NOSES 涉及的核心腔镜操作包括肠管的断端处理和吻合，阴道 / 直肠切口的切开与缝合，以及标本拖出。这些操作有一定的挑战性，在患者身上练手是不可取的。本书提供了目前最完整的资料总结，如果没有腔镜下缝合或吻合的经验，建议利用模拟训练器掌握相应技巧。不同部位的 NOSES 难度也有不同，笔者建议先从直肠和低位直肠术式（体外处理近端肠管断端）开始，再逐步进阶到左半结肠（腔镜下处理近端肠管断端）和右半结肠（阴道 / 直肠切开缝合）的术式。通过模拟器掌握了关键技术后，有成熟腹腔镜经验的结直肠外科团队只需要少量病例即可完成每个术式的学习曲线。最初的病例最好在有 NOSES 经验的外科医师指导下开展。对于熟练的团队，由于 NOSES 节省了腹部切开与缝合的时间，有时并不增加整体手术时间；通过熟练的腔镜荷包缝合技术，甚至能减少腔镜吻合器的使用，为经济困难的患者减轻负担。

四、结语

有朋友问过，手术做多了会不会麻木？我们的患者确实多是结直肠恶性肿瘤患者，常规开展的术式无非是结直肠肿瘤的各种根治术。但答案是否定的。在日积月累的病例治疗中，我们总想让患者更安全、手术更微创、康复更顺利。每一例患者都值得倾尽全力，也因此有所收获。作为一名外科医师，笔者的自豪不在于完成了多少例高难度 NOSES，而在于术后两三年回来复查的、腹壁几乎看不到瘢痕的肿瘤患者们。

（窦若虚）

第十节 NOSES 手术注意事项

NOSES 的理念是在传统的腹腔镜手术中，改变经腹壁做辅助切口取标本的常规方法，巧借人体自然腔道取出标本，减轻了机体损伤，促进了身体康复。由于腹壁没有手术切口，愈合后瘢痕轻微，或几乎不留瘢痕，在减轻疼痛的同时，也具有极佳的美容效果，有利于患者从疾病阴影中走出来，迅速回归融入社会。需要注意的是，NOSES 要达到减轻创伤、改善美观、促进恢复的最终目的，必须严把手术适应证，严格术中的无菌无瘤操作，切忌“为了 NOSES 而 NOSES”。NOSES 是高度选择的手术，并不适合于所有患者。

NOSES 的适应证目前建议主要适用于肿瘤不太大、病变不太晚、BMI 不太高的患者，就是为了保证肿瘤标本在经自然腔道取出的过程中轻松顺畅，避免因为反复摩擦造成肿瘤细胞脱落引起种植转移，避免因为肿瘤挤压造成肿瘤细胞逆行入血发生血行播散，避免因为标本嵌顿造成自然腔道撕裂引起医源性损伤。

无菌和无瘤原则是所有肿瘤外科手术都必须遵循的最基本的原则。NOSES 一旦因为病例选择不合适，或操作处置不恰当，违背无菌和无瘤原则，造成腹腔污染，甚至肿瘤转移或扩散，就可能诱发严重并发症，甚至给患者带来致命性后果，这种危害远不是腹壁省略辅助切口的优势所能平衡的。另外，在术中遇到病情评估与术前不一致，预计肿瘤标本经自然腔道取出困难或无法取出的情况时，该做辅助切口的一定及时做辅助切口，要始终把患者的手术安全和长期生存放在第一位，不能执拗于手术医师个人的情面或意愿，明知不可为而强行为之，从而损害患者的利益。

你会在与同行的交流中发现，在开展 NOSES 的临床实践中，因为手术标本经自然腔道（主要是经直肠）取出困难却又反复尝试，最后粗暴牵拉导致肿瘤标本破裂或自然腔道撕裂的情况并不罕见，有的是因为适应证掌握不合适，有的是因为手术医师经验稍欠缺，有的是因为团队配合不熟悉，在给患者带来痛苦的同时，也严重打击了医师开展 NOSES 的信心和热情。

这些惨痛的教训再次提醒我们，在开展 NOSES 之初，一定要从严掌握 NOSES 的适应证，在积累了前期经验、完成学习曲线后再慢慢扩大适应证人群；或者，在开展 NOSES 早期阶段，多请经验和技术相对丰富的手术团队前来指导，掌握了关键技术，以及外科操作比较熟练之后，自己再独立开展。

手术的过程中一定要注意规范操作，严格遵循无菌和无瘤原则，不要追求简单快速，谨记欲速则不达的道理，落实好每一个环节，操作好每一个步骤。医生术中多一丝严密与精细，患者术后就多一分安全与疗效。

NOSES 术中肿瘤标本取出之后，消化道重建是决定手术成败的另一个关键环节。由于没有腹壁切口，所有的操作都要在腹腔内进行，增加了手术难度，这对手术医师的技术、手术团队的配合都是一个考验。但这些技能都是一个熟能生巧的过程，只要假以时日，用心学，不断练，最后都能掌握。

最后，肠腔开放前的碘附纱条隔离，肠道吻合之后的稀碘附溶液冲洗等环节绝不能省略，这些都是为了防控万一情况下出现肠道内容物外溢的有效措施，一旦发生消化液外溢，若没有有效隔离与防护，就会污染腹腔，给患者带来无法预料的后果。

（郑阳春）

参考文献

[1] LEE L,ABOU-KHALIL M,LIBERMAN S,et al.Incidence of incisional hernia in the specimen extraction site for laparoscopic colorectal surgery:systematic review and meta-analysis [J].Surg Endosc,2017,31(12):5083-5093.

[2] HENNESSEY D B,BURKE J P,NI-DHONOCHU T,et al.Risk factors for surgical site infection following colorectal resection:a multiinstitutional study [J].Int J Colorectal Dis,2016,31(2):267-271.

[3] GOTO S,HASEGAWA S,HATA H,et al.Differences in surgical site infection between laparoscopic colon and rectal surgeries:sub-analysis of a multicenter randomized controlled trial(Japan-Multinational Trial Organization PREV 07-01) [J].Int J Colorectal Dis,2016,31(11):1775-1784.

[4] PARK J S,CHOI G S,LIM K H,et al.Clinical outcome of laparoscopic right hemicolectomy with transvaginal resection, anastomosis,and retrieval of specimen [J].Dis Colon Rectum,2010,53(11):1473-1479.

[5] FRANKLIN M J,KELLEY H,KELLEY M,et al.Transvaginal extraction of the specimen after total laparoscopic right hemicolectomy with intracorporeal anastomosis [J].Surg Laparosc Endosc Percutan Tech,2008,18(3):294-298.

[6] WOLTHUIS A M,DE BUCK VAN OVERSTRAETEN A,D'HOORE A.Laparoscopic natural orifice specimen extraction-colectomy:a systematic review [J].World J Gastroenterol,2014,20(36):12981-12992.

[7] ZHANG X M,ZHOU H T,LIANG J W,et al.Totally laparoscopic resection with natural orifice specimen extraction(NOSE) has more advantages comparing with laparoscopic-assisted resection for selected patients with sigmoid colon or rectal cancer.Int J Colorectal Dis,2014,29(9):1119-1124.

[8] LEUNG A L,CHEUNG H Y,FOK B K,et al.Prospective randomized trial of hybrid NOTES colectomy versus conventional laparoscopic colectomy for left-sided colonic tumors [J].World J Surg,2013,37(11):2678-2682.

[9] HISADA M,KATSUMATA K,ISHIZAKI T,et al.Complete laparoscopic resection of the rectum using natural orifice specimen extraction [J].World J Gastroenterol,2014,20(44):16707-16713.

[10] LIU R J,ZHANG C D,FAN Y C,et al.Safety and oncological outcomes of laparoscopic NOSE surgery compared with conventional laparoscopic surgery for colorectal diseases:a meta-analysis [J].Front Oncol,2019,9:597.

[11] ZHOU S,WANG X,ZHAO C,et al.Comparison of short-term and survival outcomes for transanal natural orifice specimen extraction with conventional mini-laparotomy after laparoscopic anterior resection for colorectal cancer [J].Cancer Manag Res,2019,11:5939-5948.

[12] WANG R,WEI Z,LIU Q,et al.Transanal versus transabdominal specimen extraction in laparoscopic rectal cancer surgery: a retrospective analysis from China [J].Wideochir Inne Tech Maloinwazyjne,2019,14(2):203-209.

[13] NG H I,SUN W Q,ZHAO X M,et al.Outcomes of trans-anal natural orifice specimen extraction combined with laparoscopic anterior resection for sigmoid and rectal carcinoma:an observational study [J].Medicine(Baltimore),2018,97(38):e12347.

[14] LIU Z,EFETOV S,GUAN X,et al.A multicenter study evaluating natural orifice specimen extraction surgery for rectal cancer [J].J Surg Res,2019,243:236-241.

[15] HU J H,LI X W,WANG C Y,et al.Short-term efficacy of natural orifice specimen extraction surgery for low rectal cancer [J].World J Clin Cases,2019,7(2):122-129.

[16] DENOST Q,ADAM J P,PONTALLIER A,et al.Laparoscopic total mesorectal excision with coloanal anastomosis for rectal cancer [J].Ann Surg,2015,261(1):138-143.

[17] SAURABH B,CHANG S C,KE T W,et al.Natural orifice specimen extraction with single stapling colorectal anastomosis for laparoscopic anterior resection:feasibility,outcomes,and technical considerations [J].Dis Colon Rectum,2017,60

(1):43-50.

[18] COSTANTINO F A, DIANA M, WALL J, et al.Prospective evaluation of peritoneal fluid contamination following transabdominal vs.transanal specimen extraction in laparoscopic left-sided colorectal resections [J].Surg Endosc, 2012, 26(6): 1495-1500.

[19] GUAN X, LIU Z, LONGO A, et al.International consensus on natural orifice specimen extraction surgery (NOSES) for colorectal cancer [J].Gastroenterol Rep (Oxf), 2019, 7(1):24-31.

[20] AKIYOSHI T, KUROYANAGI H, OYA M, et al.Short-term outcomes of laparoscopic rectal surgery for primary rectal cancer in elderly patients: is it safe and beneficial? [J].J Gastrointest Surg, 2009, 13(9):1614-1618.

[21] YANG E, NIE D, LI Z.Comparison of major clinical outcomes between transvaginal notes and traditional laparoscopic surgery: a systematic review and meta-analysis [J].J Surg Res, 2019, 244:278-290.

[22] MA B, HUANG X Z, GAO P, et al.Laparoscopic resection with natural orifice specimen extraction versus conventional laparoscopy for colorectal disease: a meta-analysis [J].Int J Colorectal Dis, 2015, 30(11):1479-1488.

[23] 毛益虎,杨建,蒲琦,等.经自然腔道取标本技术在基层医院腹腔镜结直肠癌手术中的应用体会[J].腹腔镜外科杂志,2021,26(6):419-422.

[24] 胡曙民,张成雄,史良会.经自然腔道取标本手术与传统腹腔镜手术治疗结直肠癌疗效的 Meta 分析[J].腹腔镜外科杂志,2021,26(2):105-111,116.

[25] 吴建波,石骏,朱秋伟,等.经自然腔道取标本术在腹腔镜结直肠肿瘤手术中的应用体会[J].实用医学杂志,2019,35(21):3357-3360.

[26] 刘见,吴淼.腹腔镜直肠癌经自然腔道取标本手术中左半结肠游离的扶镜体会[J].腹腔镜外科杂志,2021,26(7):509-512.

[27] 刘祎,高广荣,马锐,等.经自然腔道取标本手术对比传统腔镜手术治疗结直肠疾病的 Meta 分析[J].腹腔镜外科杂志,2020,25(11):821-829.

[28] 乔祥社,张志松,杭健,等.经自然腔道取标本在结直肠癌手术治疗中的临床疗效及安全性的 Meta 分析[J].中国医药科学,2020,10(17):53-59.

[29] 张焕标,俞金龙,崔春晖.经自然腔道取出标本手术联合加速康复理念在结直肠癌治疗中的应用[J].中华胃肠外科杂志,2016,19(12):1419-1421.

[30] 成连江,孙秀珍,崔涛.腹腔镜下经自然腔道取标本结直肠手术的研究进展[J].腹腔镜外科杂志,2019,24(10):790-792.

[31] 戴志成,邹小明,陈晨晨,等.经自然腔道取标本手术与传统腹腔镜手术治疗结直肠癌临床效果的 Meta 分析[J].结直肠肛门外科,2019,25(3):315-323.

[32] 余炳峰,吴泽晖,刘刚,等.经自然腔道取标本手术在乙状结肠癌及高位直肠癌根治术中的应用[J].腹腔镜外科杂志,2020,25(8):594-597.

[33] 关旭,王贵玉,周主青,等.79 家医院 718 例结直肠肿瘤经自然腔道取标本手术回顾性研究[J].中华结直肠疾病电子杂志,2017,6(6):469-477.

[34] 中国 NOSES 联盟,中国医师协会结直肠肿瘤专业委员会 NOSES 专委会.结直肠肿瘤经自然腔道取标本手术专家共识(2017)[J].中华结直肠疾病电子杂志,2017,6(4):266-272.

[35] 骆杨,霍亮,许家亮,等.腹腔镜经自然腔道取标本手术治疗乙状结肠 / 直肠癌患者的近期疗效及安全性[J].肿瘤基础与临床,2019,32(4):292-295.

[36] 张金刚,黄勇,贾伟路,等.经自然腔道取标本手术(NOSES)在结直肠疾病中的应用研究进展[J].哈尔滨医药,2019,39(4):386-388.

[37] 尹鹏,乔磊,徐华晓,等.快速康复外科理念在腹腔镜结直肠癌经自然腔道标本取出手术中的应用[J].中国医药,2018,13(6):891-895.

[38] 王锡山.结肠直肠肿瘤经自然腔道取标本手术适应证选择的规范与共识[J].外科理论与实践,2018,23(5):394-397.

[39] 陈春球,陈泓,朱春燕,等.腹腔镜辅助结直肠肿瘤经自然腔道标本取出手术疗效分析[J].同济大学学报(医学版),2019,40(1):55-60.

[40] 李晓辉.经自然腔道取出标本手术联合加速康复外科理念在乙状结肠及直肠癌中的应用[J].现代医院,2018,18(10):1551-1554.

[41] 关明珺,马绍勇,徐殿新,等.腹腔镜左结直肠癌根治术经自然腔道取标本的临床疗效[J].局解手术学杂志,2021,30(7):615-618.

[42] 马飞霞，张苏展．经自然腔道标本取出结直肠肿瘤手术[J]. 中华结直肠疾病电子杂志，2016，5(6)：508-512.

[43] 陈亦华，李方，丁顺凯，等．腹腔镜结直肠手术中经自然腔道取标本的操作配合方法探讨[J]. 实用临床护理学电子杂志，2019，4(41)：26-27.

[44] 周炳君，罗薇．经自然腔道取标本手术在直肠癌治疗中的效果以及对免疫功能的影响[J]. 河南医学研究，2021，30(10)：1804-1806.

[45] 陈志正，丁志杰，张诗峰，等．应用蔡氏套管器进行腹腔镜辅助经自然腔道取标本的左结直肠癌根治术随机对照研究预结果[J]. 中华胃肠外科杂志，2017，20(12)：1422-1425.

[46] 周学会，何贵立，龙光宇，等．经自然腔道标本取出腹腔镜结直肠癌根治术的术中护理体会[J]. 世界最新医学信息文摘(连续型电子期刊)，2019，19(98)：359-360.

[47] 滕庆，周冬兵，任明扬，等．自锁式尼龙扎带在结直肠癌经自然腔道取标本术中的临床意义[J]. 西部医学，2019，31(7)：1067-1071.

[48] 张晓．机器人辅助直肠癌切除经自然腔道取标本手术的护理配合[J]. 护理学杂志，2019，34(18)：43-45.

[49] 张明光，周海涛，梁建伟，等．经自然腔道取标本的腹腔镜直肠及乙状结肠癌根治术学习曲线分析(附100例报告)[J]. 腹腔镜外科杂志，2018，23(11)：813-818.

[50] 付菁屿，谢贻祥，王传思，等．经自然腔道取标本手术与传统腹腔镜直肠癌手术的临床对比研究[J]. 腹腔镜外科杂志，2019，24(6)：414-418.

[51] 丁轶人，宋军，江涌，等．经自然腔道取标本手术在完全腹腔镜中高位直肠癌根治术中的应用体会[J]. 腹腔镜外科杂志，2019，24(8)：588-592.

附　录

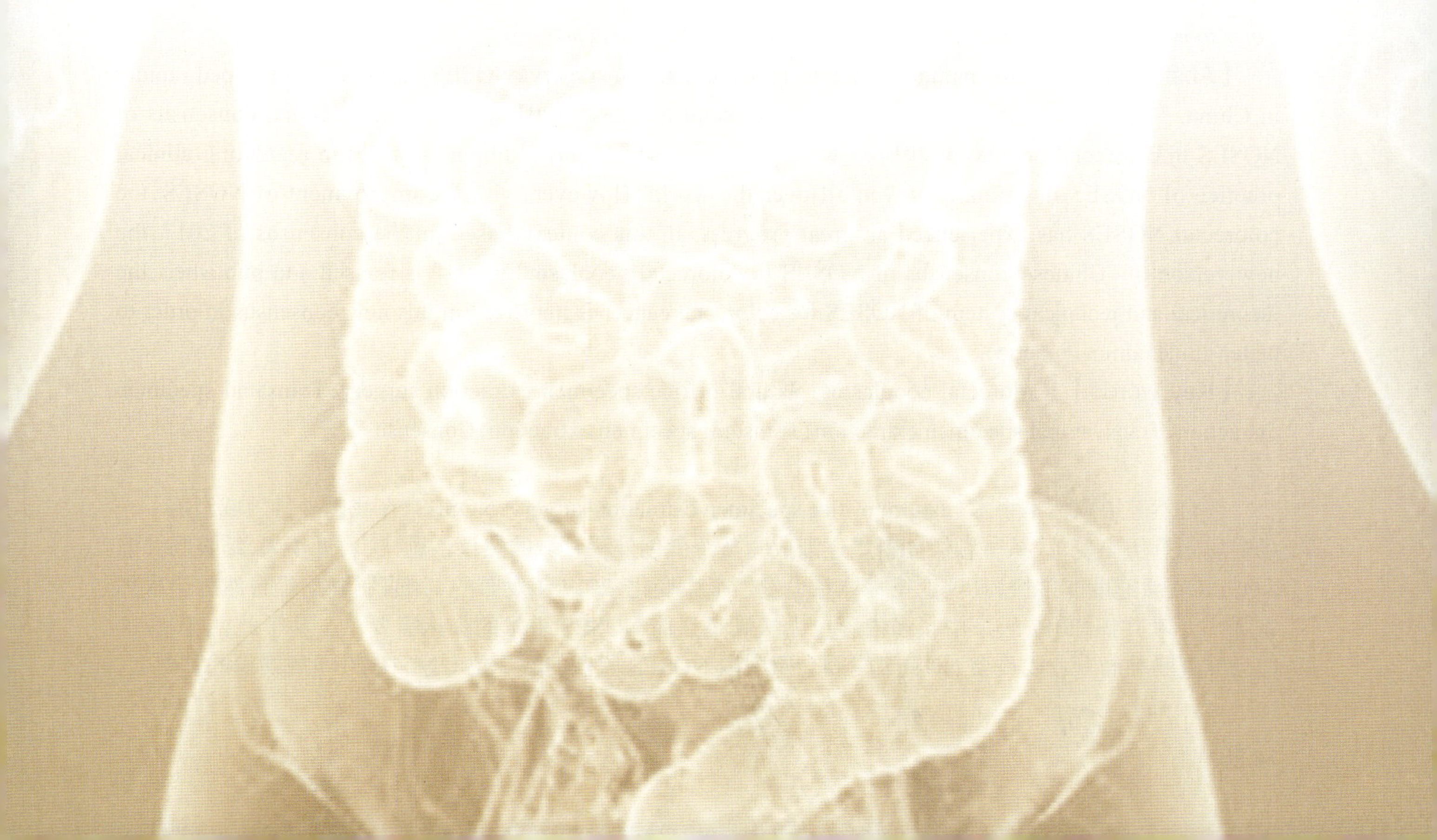

附录一　中国结直肠肿瘤 NOSES 专家共识(2019 版)

结直肠肿瘤经自然腔道取标本手术专家共识(2019 版)

中国 NOSES 联盟　中国医师协会结直肠肿瘤专业委员会 NOSES 专委会

【摘要】 近年来,结直肠肿瘤经自然腔道取标本手术(NOSES)在我国发展迅速。我国《结直肠肿瘤经自然腔道取标本手术专家共识(2017 版)》及国际《结直肠肿瘤经自然腔道取标本手术专家共识》相继发布,这些共识对我国乃至国际 NOSES 手术规范化开展起到了重要作用。然而,随着对 NOSES 理念技术的更新,目前结直肠肿瘤 NOSES 又得到进一步发展。基于此,在 2017 版共识基础上,再版修订并发布了新版《结直肠肿瘤经自然腔道取标本手术专家共识(2019 版)》,新版共识对结直肠肿瘤 NOSES 理论技术体系进行了补充、更新和完善,以便更好指导临床实践。

【关键词】 结直肠肿瘤;经自然腔道取标本手术;经直肠取标本;经阴道取标本;经口取标本;专家共识

Expert consensus of natural orifice specimen extraction surgery in colorectal neoplasm (2019)　*China NOSES Alliance; Professional Committee of Natural Orifice Specimen Extraction Surgery, Colorectal Cancer Committee of Chinese Medical Doctor Association.*

Corresponding author: Wang Xishan, Email: wxshan1208@126.com

【Abstract】 Recently, natural orifice specimen extraction surgery (NOSES) have been developed rapidly in China. "Chinese consensus of NOSES in colorectal neoplasm (2017)" and "International consensus of NOSES in colorectal neoplasm (2017)" were published, which played important roles in regulating clinical practice of NOSES in China and even all over the world. However, with the improvment of NOSES, the colorectal NOSES has experienced an great progress. In this context, based on the consensus of 2017, the new verson of "Chinese consensus of NOSES in colorectal neoplasm (2019)" is revised and published, the theoretical and technical system of NOSES for colorectal cancer is improved in this new consensus in order to better guide clinical practice.

【Key words】 Colorectal neoplasms; Natural orifice specimen extraction surgery; Transanal specimen extraction; Transvaginal specimen extraction; Transoral specimen extraction; Consensus

经自然腔道取标本手术(natural orifice specimen extraction surgery, NOSES)在我国外科领域经历了一场前所未有历史变革,从一颗微创新星逐渐成为整个微创外科领域的热议话题[1-3]。近年来,结直肠肿瘤 NOSES 更新速度非常快,其理论技术体系也发生很大变化,2017 年发布的《结直肠肿瘤经自然腔道取标本手术专家共识(2017 版)》中很多内容也无法满足目前 NOSES 手术的临床需要[4]。基于此,中国医师协会结直肠肿瘤专业委员会 NOSES 专委会及中国 NOSES 联盟的数十位专家,在 2017 版共识的基础上,共同再版起草了《结直肠肿瘤经自然腔道取标本手术专家共识(2019 版)》(以下简称《共识》),该版《共识》对 NOSES 的整个理论技术体系进行了补充、更新和完善,并针对结直肠 NOSES 多方面问题进行阐述,进而更好地指导临床实践,促进 NOSES 手术的规范开展。

一、NOSES 定义及相关概念

1. NOSES 定义

NOSES 定义:使用腹腔镜、机器人、肛门内镜微创手术(transanal endoscopie miorosurgery,TEM)或软质内镜等设备平台完成腹盆腔内各种常规手术操作(切除与重建),经人体自然腔道(直肠、阴道或口腔)取标本的腹壁无辅助切口手术[5]。术后患者腹壁没有取标本切口,仅存留几处微小戳卡疤痕,表现出极佳的微创效果。目前,NOSES 已应用于腹盆腔内各个组织器官,包括结直肠、胃、小肠、肝胆、胰脾、泌尿系统及妇科等各个领域。

2. NOSES、NOTES 与 taTME 的关系

除 NOSES 外,经自然腔道内镜手术(natural orifice transluminal endoscopic surgery,NOTES)与经肛全直肠系膜切除术(transanal total mesorectal excision,taTME)也是自然腔道手术重要组成部分。NOTES 定义是指经口腔、胃、结直肠、阴道、膀胱、食管等自然腔道进入胸腔、腹腔,进行各种手术操作。NOTES 体表无任何可见疤痕,所有手术操作均经自然腔道完成。taTME 定义是利用 TEM 或 TAMIS 平台,采用“由下而上”的操作路径,并遵循 TME 原则实施的经肛腔镜直肠切除手术[6]。taTME 的特点主要概括为经肛逆向操作、腹壁无辅助切口。taTME 通过肛门完成直肠切除及标本取出,因此 taTME 是 NOTES 的一部分。NOTES 标本取出途径也是经自然腔道,从这个角度讲 NOTES 也应为 NOSES 一部分[7]。三者关系见图 1。

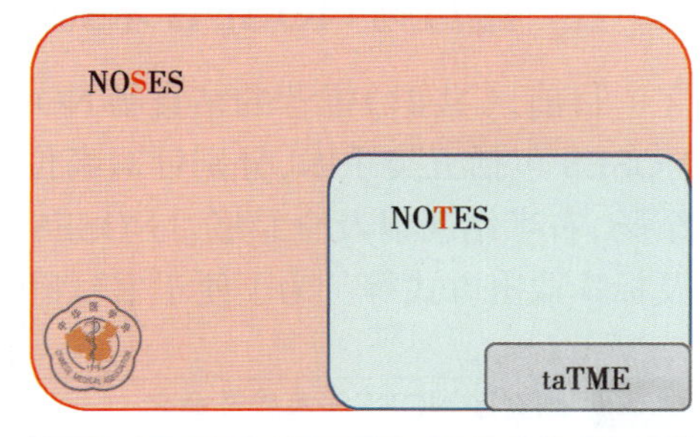

图 1　NOSES、NOTES 与 taTME 的关系

3. 借道 NOSES 与类 -NOSES

随着对 NOSES 理念认识加深,为了规范相似手术方式的命名,本《共识》提出了借道 NOSES 与类 -NOSES 概念[8-9]。借道 NOSES:使用腹腔镜器械、机器人、TEM 或软质内镜等设备完成腹盆腔内手术操作,借助于腹壁必要切口完成标本取出。如直肠癌联合肝转移瘤同期切除,手术标本经上腹肝手术切口取出,避免了下腹手术切口,减小了手术创伤。类 -NOSES:使用腹腔镜器械、机器人、TEM 或软质内镜等设备完成腹盆腔内手术操作,在无法避免腹壁取标本的辅助切口时,可选择经腹壁隐蔽切口或原手术切口(如阑尾炎切口或剖腹产切口)等腹壁切口取出标本。借道 NOSES 和类 -NOSES 都具有相似于 NOSES 理念,最大程度减少创伤,表现出疼痛轻、恢复快、美容效果好等多个优点,故将二者也合并在 NOSES 理论体系中。

二、分类

根据取标本途径 NOSES 分三种,包括经肛门 NOSES 术、经阴道 NOSES 术与经口 NOSES 术(图 2)。结直肠 NOSES 主要包括经肛门与经阴道两种取标本途径。肛门是结直肠 NOSES 应用最普遍的取标本途径,主要适用于标本小,容易取出的患者。由于阴道具有良好的延展性,主要适用于标本较大,无法经肛门取出的女性患者。

根据取标本方式 NOSES 可分为三种。(1)外翻切除式:先将标本上切缘离断,经肛门将标本外翻至体外,于体外直视下将标本下切缘离断,完成标本切除;(2)拉出切除式:将标本下切缘离断,经自然腔道(直肠或阴道)将标本拉出至体外,于体外直视下将标本上切缘离断,完成标本切除;(3)切除拖出式:将标本上、下切缘在腹腔内完全离断,经自然腔道(直肠或阴道)将标本拖出体外,完成标本的切除与取出。外翻切除式主要适用于低位直肠切除,拉出切除式主要适用于中位直肠切除,切除拖出式可应用于高位直肠、乙状结肠、左半结肠、右半结肠以及全结肠切除。此外,切除拖出式也是其它腹盆腔器官 NOSES 手术的主要取标本方式。

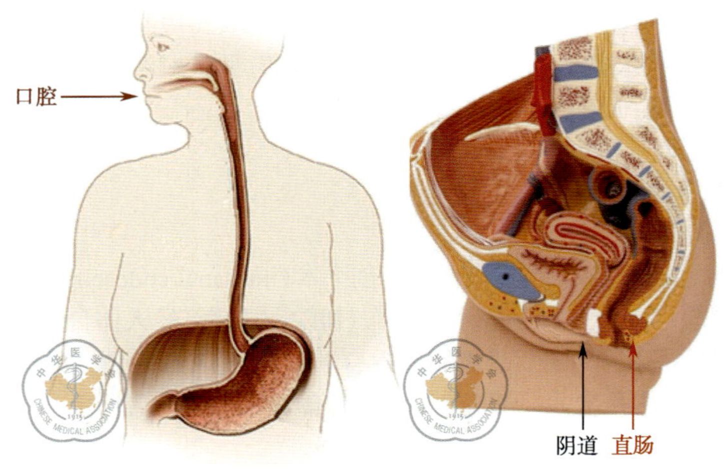

图 2　NOSES 取标本途径

三、结直肠 NOSES 术式命名

目前,《共识》推荐的结直肠 NOSES 术式主要有十种,手术方式覆盖了结直肠各个部位。其中,直肠 NOSES 包括五类手术,分别针对高位、中位以及低位直肠;结肠 NOSES 包括五类手术,主要适用于左半结肠、右半结肠以及全结肠。NOSES 术式命名可以清晰完整反映出手术部位、手术方式、标本取出途径及标本取出方式等。为了便于书写记忆,每个术式均对应一个英文简称,具体手术命名及简称详见表 1。

表 1　结直肠 NOSES 术式及命名

术式简称	手术名称	取标本途径	肿瘤位置
CRC-NOSES Ⅰ（A、B、C、D、E、F 法）	腹部无辅助切口经肛门取标本的腹腔镜下低位直肠前切除术（癌根治术）	直肠	低位直肠
CRC-NOSES Ⅱ	腹部无辅助切口经直肠拉出切除标本的腹腔镜下中位直肠前切除术（癌根治术）	直肠	中位直肠
CRC-NOSES Ⅲ	腹部无辅助切口经阴道拉出切除标本的腹腔镜下中位直肠前切除术（癌根治术）	阴道	中位直肠
CRC-NOSES Ⅳ	腹部无辅助切口经直肠拖出标本的腹腔镜下高位直肠前切除术（癌根治术）	直肠	高位直肠 / 乙状结肠远端
CRC-NOSES Ⅴ	腹部无辅助切口经阴道拖出标本的腹腔镜下高位直肠前切除术（癌根治术）	阴道	高位直肠 / 乙状结肠远端
CRC-NOSES Ⅵ（A、B 法）	腹部无辅助切口经肛门拖出标本的腹腔镜下左半结肠切除术（癌根治术）	直肠	左半结肠 / 乙状结肠近端
CRC-NOSES Ⅶ	腹部无辅助切口经阴道拖出标本的腹腔镜下左半结肠切除术（癌根治术）	阴道	左半结肠 / 乙状结肠近端
CRC-NOSES Ⅷ（A、B 法）	腹部无辅助切口经自然腔道拖出标本的腹腔镜下右半结肠切除术（癌根治术）	阴道 / 直肠	右半结肠
CRC-NOSES Ⅸ	腹部无辅助切口经肛门拖出标本的腹腔镜下全结肠切除术（癌根治术）	直肠	全结肠
CRC-NOSES Ⅹ	腹部无辅助切口经阴道拖出标本的腹腔镜下全结肠切除术（癌根治术）	阴道	全结肠

随着对 NOSES 理论体系认识加深,NOSES Ⅰ式又得到了进一步更新完善,共包括六种操作方式:NOSES Ⅰ式 A 法(外翻法)、B 法(改良外翻法),C 法(结肠肛管吻合术,Parks 法)、D 法(经括约肌间隙切除术,ISR 法)、E 法(结肠经肛管拉出术,Bacon 法)、F 法(Petr V.Tsarkov 提出)。此外,NOSES Ⅵ式也更新为两种方法,A 法为经直肠断端取标本,B 法为切开直肠取标本。NOSES Ⅷ式也包括两种方法,A 法为经阴道取标本,B 法为切开直肠取标本。

四、适应证与禁忌证

在 NOSES 临床实践中,合理选择适应人群是开展 NOSES 的重要前提。由于 NOSES 是基于常规微创设备平台完成的,因此 NOSES 必须先满足常规微创手术适应证的基本要求,主要包括:(1)手术团队一定要具备丰富的腹腔镜手术经验,并能熟练完成全腔镜下消化道重建;(2)不能用于局部晚期肿瘤;(3)不适用于肿瘤引起的急性肠梗阻和肠穿孔;(4)需进行全腹腔探查;(5)需考虑术前病灶定位。

NOSES 需经自然腔道完成标本取出,这对 NOSES 适应证也提出了具体要求,主要包括:肿瘤浸润深度以 T2~T3 为宜,经肛门取标本要求标本最大环周直径 <5cm 为宜,经阴道取标本要求标本最大环周直径 5~7cm 为宜。在临床工作中,可以根据肠系膜肥厚程度、自然腔道解剖结构等情况,灵活掌握手术适应证。良性肿瘤、Tis、T1 期肿瘤病灶较大,无法经肛门切除或局切失败者,也是 NOSES 的合理适应证。NOSES 相对禁忌证包括肿瘤病灶较大、肠管系膜肥厚、患者过度肥胖(BMI ≥ 30kg/m^2)。此外,合并肛周疾病或肛门狭窄者不建议开展经直肠 NOSES,合并妇科急性感染、阴道畸形或未婚未育以及已婚计划再育的女性,不建议开展经阴道 NOSES。

目前,临床也有一些特殊 NOSES 病例报道,包括局部晚期结直肠癌、多原发癌、联合脏器切除、多脏器切除 NOSES 术等。但由于缺少循证医学证据支持,本《共识》不建议广泛推广,仅限于有经验手术团队选择性开展。

肿瘤位置对于直肠 NOSES 手术方式的选择至关重要,因此十分有必要对直肠分段进行准确界定。本《共识》建议直肠分段的判断标准以齿状线为标志,具体分段建议如下:距齿状线 5cm 以内为下段直肠,距离齿状线 5~10cm 为中段直肠,距离齿状线 10cm 以上称为上段直肠。以此为依据对直肠进行分段,并选择 NOSES 术式(图 3)。

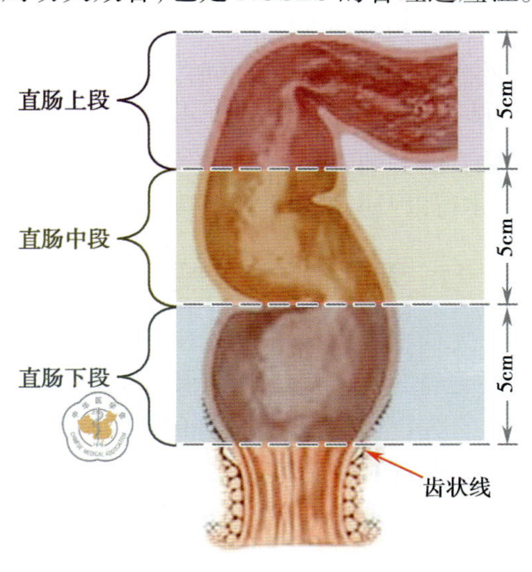

图 3　以齿状线为标志的直肠分段

五、设备平台与术前准备

1. 手术器械平台

目前,NOSES 设备平台主要是 2D 腹腔镜器械设备,只要有腹腔镜设备的中心均可开展 NOSES[10]。此外,3D 腹腔镜、达芬奇机器人等也均可完成 NOSES,但不同设备平台各有优势。3D 腹腔镜使操作视野更加清晰逼真,可以使手术操作更加精准确切[11];达芬奇机器人过滤了人手的细微抖动,使操作更加稳定、灵活[12]。

此外,经自然腔道取标本需要一个工具协助标本取出,避免标本与自然腔道接触,取标本工具主要分硬质和软质两种。软质工具有更好的可塑性和弹性,不受标本大小限制,只要自然腔道条件允许,均可以取出,主要包括切口保护套、电线保护套、无菌标本袋等。硬质设备韧性更好,具有良好的支撑作用,标本环周径小于设备口径时,可以顺利将标本取出,但标本环周径大于设备口径,标本将很难取出。硬质工具主要包括塑料套管、经肛内镜、TEM 设备套管等[13-14]。目前,临床中也有硬质、软质工具联合应用或使用双重软质工具等多重保护手段,进一步确保无菌无瘤原则。

2. 肠道与阴道准备

经自然腔道取标本及全腔镜下消化道重建对患者的肠道与阴道准备提出了更高要求。如术前准备不充分，很容易导致引起医源性腹腔感染。因此，本《共识》推荐 NOSES 术前必须进行良好的肠道与阴道准备，这也是术中无菌操作的重要前提和保障。

3. 术前评估

术前准确判断肿瘤位置、大小及浸润深度是选择结直肠 NOSES 手术方案重要前提。目前，直肠肿瘤术前分期最主要的检查方法主要是盆腔 MRI。盆腔 MRI 可以对直肠系膜肥厚程度进行测量，这也便于术前评估取标本难易程度[15]。结肠肿瘤患者术前需进行腹部增强 CT 检查，明确肿瘤位置、大小及浸润深度。对于肿瘤病灶小、未侵及浆膜或肿瘤已于术前内镜下切除的结肠肿瘤患者，由于这部分患者术中腹腔镜下肿瘤定位困难，术前或术中需采取一定手段协助肿瘤定位。本《共识》建议对于存在肿瘤定位困难的高危患者，术前可行结肠三维重建 CT、经内镜注射染色剂等方法进行肿瘤定位[16-17]。

六、体表入路与术中探查

腹腔镜戳卡数目及位置选择对 NOSES 手术操作及团队配合影响很大，本《共识》建议结直肠 NOSES 体表入路为五孔法[18-20]。观察孔主要位于脐上、脐下或脐窝内，术者操作孔摆放需根据肿瘤位置决定，一般情况下病灶与术者左右手操作孔的空间布局需构成三角形，切勿将三者置于同一水平线。

结直肠肿瘤 NOSES 术必须进行全面细致的探查，本《共识》建议从三个方面进行手术探查：(1) 全腹盆腔探查：探查顺序为肝脏、胆囊、胃、脾脏、大网膜、结肠、小肠及系膜表面和盆腔各脏器，确保无遗漏；(2) 肿瘤探查：明确肿瘤大小、位置及浸润深度，判定开展 NOSES 的可行性以及手术方式选择。对于中低位直肠肿瘤，建议术中再次行指诊检查；(3) 解剖结构判定：充分暴露术野后，观察结肠及其系膜血管长度、走行以及肠系膜肥厚程度，明确标本能否经肛门或阴道拉出体外。

七、无菌操作与无瘤操作

无菌术和无瘤术不仅 NOSES 需要面对，在开腹手术或常规腹腔镜手术中也同样涉及，因此需客观、理性看待这一问题。为确保 NOSES 术中无菌术与无瘤术实施，本《共识》建议从以下几个方面进行把控。首先，术者要具有良好的无菌与无瘤观念，这是任何手术操作都需具备的大前提；第二，术前必须进行充分肠道和阴道准备；第三，必须掌握一定的手术操作技巧，重视手术团队的整体配合，尤其是消化道重建和标本取出环节，这是完成高质量 NOSES 手术的核心步骤，比如腹腔内碘伏纱布条妙用、助手吸引器的密切配合、经肛门注入碘伏水灌洗肠腔、大量碘伏蒸馏水冲洗术区、取标本保护套的使用等一系列操作技巧，均能够降低腹腔污染和肿瘤种植发生的风险[21]；第四，抗肿瘤药物及抗菌药物的合理使用。本《共识》建议对有高危复发风险的结直肠癌患者，特别是肿瘤侵及浆膜、有淋巴结转移、腹腔冲洗液细胞学检查游离癌细胞为阳性或可疑阳性者、术中瘤体被过度挤压或瘤体破裂者等可进行腹腔化疗。术中将化疗药物注入腹腔直接作用于腹腔内种植和脱落的癌细胞，维持腹腔内较高的有效药物浓度，是治疗和预防结直肠癌腹腔种植转移的重要手段之一。目前，可用于结直肠癌腹腔灌注的药物包括氟尿嘧啶植入剂、洛铂、雷替曲塞、重组改构人肿瘤坏死因子(rmhTNF)等[22-23]。术中无瘤操作及预防腹腔种植复发的干预措施是积极的，并已有证据支持，但仍还需要更高级别的证据。

八、消化道重建

NOSES 手术需在全腔镜下进行消化道重建，这也是 NOSES 手术的重点和难点环节。本《共识》建议 NOSES 手术消化道重建应遵循开腹和常规腹腔镜手术消化道重建原则，包括以下几方面：(1) 确保肿瘤根治性切除前提下，根据切除结直肠的范围，选择安全可行的消化道重建方式；(2) 术中要确保吻合口张力小、血运好，并保证吻合口通畅无狭窄；(3) 保证肿瘤功能外科原则，减少不必要组织损伤，并兼顾消化道生理功能；(4) 对于直肠癌低位、超低位吻合保肛手术，如存在吻合口漏高危风险或患者进行了新辅助放化疗，酌情进行回肠保护性造口。

1. 消化道重建方式选择：结直肠消化道重建主要包括结肠 - 直肠吻合、结肠 - 结肠吻合、回肠 - 结肠吻合、结肠 - 肛管吻合。结肠 - 直肠吻合主要有两种方式,即结肠 - 直肠端端吻合、结肠 - 直肠侧端吻合,直肠 NOSES 手术消化道重建推荐端端吻合。结肠 - 结肠吻合适用于横结肠、左半结肠切除,吻合方式可以分为端端吻合、侧侧吻合。回肠 - 结肠吻合适用于右半结肠切除,多采用直线切割闭合器进行侧侧吻合,侧侧吻合又包括功能性端端吻合与功能性侧侧吻合(顺蠕动)。结肠 - 肛管吻合主要适用于全直肠切除,吻合方式多为经肛门手工吻合。

2. 消化道重建注意事项:吻合前必须检查肠壁血运、吻合口张力、系膜方向是否扭转;吻合后检查吻合口渗漏、是否有出血、通畅程度等情况,检查方法包括充气注水试验、术中肠镜检查等。对于吻合不确切者,可于腹腔镜下进行吻合口加固缝合。对于中低位直肠吻合保肛手术,也可采取经肛门吻合口加固缝合。完成消化道重建后,需在吻合口旁放置引流管,进行通畅引流。

九、手术标本取出

经自然腔道取标本是 NOSES 手术最具特色的核心手术步骤,也是最受关注和热议的手术环节。经自然腔道取标本操作体现很强的个体差异,即与患者自然腔道解剖生理状况有关,也与医生对取标本的认知水平和操作经验有关。本《共识》对取标本操作原则概括为以下三方面:第一、严格掌握各种取标本手术操作的适应证要求;第二、取标本途径选择需遵循肿瘤功能外科原则和损伤效益比原则,最大程度减少因取标本操作给患者带来的损伤。第三、充分掌握取标本的操作规范,严格遵守无菌、无瘤操作原则。

1. 经直肠断端取标本

目前,经肛门取标本包括两种方式,一种为经直肠断端取标本,另一种为经直肠切口取标本。经直肠断端取标本是目前结直肠 NOSES 术应用最广、创伤最小的首选取标本途径。为兼顾取标本操作的安全性与可行性,本《共识》对经该操作规范要求如下:术中取标本前必须进行充分扩肛,用大量碘伏水冲洗直肠断端;取标本前需置入无菌保护工具避免标本与自然腔道接触;取标本过程中需轻柔缓慢操作,避免暴力拉拽破坏标本完整性;如取标本阻力较大,可让麻醉医师适当给予肌松药物,降低肛门括约肌张力。经肛门取标本是否会损伤肛门括约肌以及影响排便功能,是 NOSES 手术关注的焦点问题。结合目前研究结果可知,经肛门取标本并没有明显增加肛门损伤的风险。

2. 经直肠切口取标本

经直肠切口取标本是另一种经肛门取标本操作,该途径主要适用于男性右半结肠或左半结肠切除的患者。该取标本方式增加了一处直肠切口,增加了术后肠漏风险,因此手术前必须与患者及家属进行充分沟通并取得同意才可开展该手术。经直肠切口取标本存在两处操作难点:第一,如何使标本顺利经肛门取出,该操作要点与经直肠残端取标本一致。第二,如何选择直肠切口以及具体操作规范。本《共识》建议直肠切口位置应选择在直肠上段前壁,切口大小约 3cm,切口方向平行于肠管走形,肠管切开时勿损伤对侧肠壁。肠管切口缝合建议采用自切口远端向近端的连续缝合,缝合后需进行充气注水试验检测直肠切口是否缝合完整。

3. 经阴道切口取标本

对于经阴道取标本手术,阴道切开与缝合是手术的操作难点。本《共识》推荐阴道切口位置为阴道后穹窿,后穹窿便于腹腔镜下寻找和暴露,具有良好愈合能力,周围无重要血管神经,对患者性生活影响小。阴道切开包括腹腔镜下切开和经阴道切开,术者可根据操作习惯进行选择。阴道切口长度建议 3~4cm,方向为横行切开,切开深度为阴道壁全层,完成标本取出后,需经腹腔冲洗阴道。阴道切口缝合包括经阴道缝合和腹腔镜下缝合,缝合方式多采用倒刺线从阴道切口一端向另一端进行连续全层缝合,缝合后需行阴道指诊检查切口是否缝合确切。

十、并发症预防及处理

NOSES 手术并发症主要包括两方面,即常规腹腔镜手术的共性问题以及 NOSES 独有的问题。由于篇幅限制,本《共识》仅阐述五种常见手术并发症的预防及处理。

1. 吻合口漏

吻合口漏的发生包括局部因素、全身因素及技术因素，全身因素有营养状态不良、术前行放化疗等情况。局部因素包括吻合口血运障碍、张力大、周围感染、肠管水肿等。吻合技术相关因素包括缝合不严密、机械压榨强度较大等问题。因此，有效预防吻合口漏必须从以上三方面进行把控。目前，我国79家中心开展的NOSES研究结果显示，NOSES术后吻合口漏的发生率为3.5%[3]。吻合口漏确诊后应尽早治疗，局部通畅引流、控制感染是早期治疗的关键。大多数吻合口漏通过引流冲洗能达到自愈。如长时间不能自愈应考虑手术治疗，可行粪便转流术或再次行肠切除吻合。虽然NOSES术不增加吻合口漏发生，但术者需做好预防，要保证吻合口良好血运、无张力、无感染。

2. 腹腔感染

腹腔感染是结直肠NOSES手术备受关注的并发症之一。根据我国一项多中心研究结果表明，仅有0.8%的患者NOSES术后出现腹腔感染[3]。结直肠NOSES发生腹腔感染的原因主要包括以下几点：术前肠道准备不充分、术中无菌操作不规范、术后吻合口漏、腹腔引流不充分等因素。因此，腹腔感染的预防也必须防范上述几个危险因素。腹腔感染治疗原则包括一般治疗、全身支持治疗、抗感染治疗、腹腔引流治疗。如腹腔感染症状较重或有腹腔脓肿形成，经保守治疗无效或症状持续无好转，需行手术治疗。

3. 吻合口出血

吻合口出血是术后早期并发症之一，NOSES手术多采用机械吻合，造成吻合口出血最主要原因是吻合口所在肠系膜裸化不全而存在血管，吻合钉未能有效闭合血管导致出血，吻合区域出血通常在术后48h出现。根据我国多中心研究结果表明，0.9%的NOSES术后出现了吻合口出血[3]。吻合口出血关键在于预防，术中吻合肠管时，需仔细检查吻合口有无出血。必要时可于术中用腹腔镜联合内镜检查吻合口情况。如吻合口位置较低，可经肛加固缝合，如吻合口位置高，可于腹腔镜下进行缝合。

4. 腹腔出血

NOSES术后腹腔出血通常是由于手术止血或血管结扎不牢固，或者患者有血液系统或其他系统疾病造成凝血功能障碍，未采取有效措施。腹腔出血预防关键在于术中仔细认真操作，确保血管结扎确切可靠，对于高龄或动脉硬化者，切忌过度裸化血管。术后少量出血可口服或肌注止血药物，密切观察病情变化。大量出血应密切关注血压、脉搏等生命体征，并作好随时手术探查的准备。

5. 直肠阴道瘘

直肠阴道瘘的原因可分为医源性和患者自身因素，其中前者与直肠阴道瘘的发生有重要关系。由于直肠癌病变位置较低，手术牵拉及视野不清容易导致阴道后壁被闭合在吻合口内或对阴道后壁造成挤压损伤。因此，良好的术野显露和吻合器击发前对阴道后壁关系的确认，对于预防直肠阴道瘘的发生尤为关键。此外，对于经阴道取标本的直肠患者，如术后出现直肠吻合口漏，也可能增加直肠阴道瘘风险。根据我国多中心研究结果表明，仅有0.3%的患者术后出现了直肠阴道瘘[3]，虽发病率不高，但必须重视该并发症。对于直肠阴道瘘患者，特别是医源性直肠阴道瘘者，应慎重选择手术时机[24]。

十一、临床研究开展及疗效评价

目前，结直肠NOSES相关研究虽然逐年增多，但多数研究结果的证据等级不足[2,14]。因此，本《共识》推荐开展大样本、多中心、前瞻性的随机对照临床研究，得出更多高级别循证医学证据，来全面评估NOSES手术的近期远期疗效，得出更加科学可信的结论。结直肠NOSES的主要临床研究方向包括术中及术后并发症发生率、手术病理标本的评价、患者术后恢复情况、术后生活质量评价（包括疼痛评分、肛门功能、生理功能、家庭功能和心理状态等）、肿瘤局部复发率、无瘤生存时间和总体生存时间以及NOSES手术的卫生经济学评价。

NOSES作为一项创新手术，外科医生必须重视NOSES手术的疗效评价。因此，本《共识》建议详细记录NOSES术患者的围手术期各项指标，具体包括：术后首次排气时间（需精确到小时）、首次离床活动时间、首次进食时间、首次排便时间、术后住院天数、术后并发症情况（建议对并发症进行分级）。此外，还需随访患者各项功能性指标，包括排便功能评价、排尿功能评价、性功能评价、生活质量评价等。

目前,结直肠腹腔镜技术已广泛开展普及,多数外科医师均具有良好的腹腔镜手术经验,这为 NOSES 开展提供了有利的设备基础和保障。在此,强烈呼吁全国致力于开展 NOSES 术的各位外科同道,能够遵守并贯彻本《共识》中的具体要求,谨慎选择 NOSES 术适应人群,严格遵守无菌、无瘤原则,充分掌握手术操作技巧,进而达到 NOSES 开展的规范化、同质化,确保 NOSES 手术在我国能够健康有序、科学规范的开展。

结直肠肿瘤经自然腔道取标本手术专家共识(2019 版)讨论专家名单(按姓氏拼音排序):

共识执笔人

王锡山

讨论专家

蔡建春	厦门大学附属中山医院
陈海鹏	中国医学科学院肿瘤医院
陈路川	福建省肿瘤医院
陈瑛罡	哈尔滨医科大学附属第二医院
池　畔	福建医科大学附属协和医院
丁克峰	浙江大学医学院附属第二医院
傅传刚	同济大学附属东方医院
宫红彦	烟台市烟台山医院
关　旭	中国医学科学院肿瘤医院
何庆泗	山东大学齐鲁医院
赫　鹏	新乡医学院第一附属医院
胡军红	河南大学淮河医院
江　波	山西省肿瘤医院
江志伟	江苏省中医院
姜　争	中国医学科学院肿瘤医院
康　亮	中山大学附属第六医院
李德川	浙江省肿瘤医院
李蜀华	自贡市第一人民医院
李太原	南昌大学第一附属医院
刘海鹰	广州医科大学附属肿瘤医院
刘　娟	广州医科大学附属第三医院
刘　正	中国医学科学院肿瘤医院
马　丹	陆军军医大学新桥医院
欧阳军	南华大学附属第一医院
彭　健	中南大学湘雅医院
任明扬	南充市中心医院

续表

宋军民	郑州大学第一附属医院
宋永茂	浙江大学医学院附属第二医院
孙东辉	吉林大学第一医院
孙　力	中国医学科学院肿瘤医院深圳医院
孙学军	西安交通大学医学院第一附属医院
汤庆超	哈尔滨医科大学附属第二医院
王锡山	中国医学科学院肿瘤医院
王昱晟	晋城市人民医院
王泽军	贵州省肿瘤医院
王贵玉	哈尔滨医科大学附属第二医院
韦建宝	广西中医药大学附属瑞康医院
韦　烨	复旦大学附属中山医院
吴　淼	宜宾市第二人民医院
谢　铭	遵义医科大学附属医院
熊德海	重庆三峡中心医院
熊治国	湖北省肿瘤医院
徐　庆	上海交通大学医学院附属仁济医院
燕　速	青海大学附属医院
杨春康	福建省肿瘤医院
姚宏亮	中南大学湘雅二医院
于　刚	山东大学齐鲁医院(青岛)
臧卫东	福建省肿瘤医院
张春旭	中国人民解放军第一五三中心医院
张　宏	中国医科大学附属盛京医院
张兴宏	黑龙江省农垦总局总医院
赵　丹	中国医学科学院肿瘤医院
郑朝旭	中国医学科学院肿瘤医院
郑阳春	四川省肿瘤医院
周海涛	中国医学科学院肿瘤医院
朱玉萍	浙江省肿瘤医院

参 考 文 献

[1] 王锡山 . 中国 NOSES 面临的挑战与展望 [J/CD]. 中华结直肠疾病电子杂志 , 2018, 7 (1): 2-7.

[2] Wolthuis AM, Overstraeten ADBV, D'Hoore A. Laparoscopic natural orifice specimen extraction-colectomy: A systematic review [J]. World Journal of Gastroenterology, 2014, 20 (36): 12981-12992.

[3] 关旭 , 王贵玉 , 周主青 , 等 . 79 家医院 718 例结直肠肿瘤经自然腔道取标本手术回顾性研究 [J/CD]. 中华结直肠疾病电子杂志 , 2017, 6 (6): 469-477.

[4] 中国 NOSES 联盟 , 中国医师协会结直肠肿瘤专业委员会 NOSES 专委会 . 结直肠肿瘤经自然腔道取标本手术专家共识 (2017)[J/CD]. 中华结直肠疾病电子杂志 , 2017, 6 (4): 266-272.

[5] Wang XS. Natural Orifice Specimen Extraction Surgery [M]. Berlin: Springer, 2018.

[6] 张忠涛 , 郑民华 , 姚宏伟 , 等 . 直肠癌经肛全直肠系膜切除专家共识及手术操作指南 (2017 版)[J]. 中国实用外科杂志 , 2017 (9): 978-984.

[7] 王锡山 . 经自然腔道取标本手术和经自然腔道内镜手术及经肛全直肠系膜切除术的应用前景与挑战 [J]. 中华胃肠外科杂志 , 2018, 21 (8): 856-861.

[8] Senft JD, Warschkow R, Diener MK, et al. The transvaginal hybrid NOTES versus conventionally assisted laparoscopic sigmoid resection for diverticular disease (TRANSVERSAL) trial: study protocol for a randomized controlled trial [J]. Trials, 2014, 15 (1): 454.

[9] Nau P, Ellison EC, Muscarella P, et al. A review of 130 humans enrolled in transgastric NOTES protocols at a single institution [J]. Surgical Endoscopy & Other Interventional Techniques, 2011, 25 (4): 1004-1011.

[10] 王锡山 . 3D 腹腔镜技术在微创外科中的现状与思考 [J/CD]. 中华结直肠疾病电子杂志 , 2014, 3 (3): 177-179.

[11] Feng X, Morandi A, Boehne M, et al. 3-Dimensional (3D) laparoscopy improves operating time in small spaces without impact on hemodynamics and psychomental stress parameters of the surgeon [J]. Surgical Endoscopy, 2015, 29 (5): 1231-1239.

[12] Kang J, Min BS, Hur H, et al. Transanal specimen extraction in robotic rectal cancer surgery [J]. British Journal of Surgery, 2011, 99 (1): 133-136.

[13] Cheung HYS, Leung ALH, Chung CC, et al. Endo-laparoscopic colectomy without mini-laparotomy for left-sided colonic tumors [J]. World Journal of Surgery, 2009, 33 (6): 1287-1291.

[14] Saad S, Hosogi H. Laparoscopic left colectomy combined with natural orifice access: operative technique and initial results [J]. Surgical Endoscopy, 2011, 25 (8): 2742-2747.

[15] 郭艳娜 , 翟冬枝 , 刘小玲 . MRI 与 CT 在直肠癌诊断及术前分期中价值 [J]. 中华实用诊断与治疗杂志 , 2014, 28 (4): 396-397.

[16] 李静秋 , 艾松涛 . 多层螺旋 CT 仿真肠镜与结肠镜检查技术在发现结肠肿瘤的应用价值对比 [J]. 中国 CT 和 MRI 杂志 , 2014, 12 (4): 86-88.

[17] 王玉梅 , 张守满 . 螺旋 CT 仿真内镜在结肠肿瘤筛选中的应用 [J]. 中国 CT 和 MRI 杂志 , 2006, 4 (3): 54-55.

[18] 姜争 , 陈瑛罡 , 王锡山 . 腹部无切口经直肠肛门外翻切除标本的腹腔镜低位直肠癌根治术 [J]. 中华胃肠外科杂志 , 2014, 17 (5): 499-501.

[19] 刘正 , 王贵玉 , 王锡山 . 腹部无切口经直肠拖出肛门外切除标本的腹腔镜下中位直肠癌根治术 [J/CD]. 中华结直肠疾病电子杂志 , 2013, 2 (6): 331-332.

[20] 刘正 , 王贵玉 , 王锡山 . 腹部无切口经直肠肛门拖出标本的腹腔镜下直肠癌根治术 (附视频)[J/CD]. 中华结直肠疾病电子杂志 , 2013 (5): 265-266.

[21] Costantino FA, Diana M, Wall J, et al. Prospective evaluation of peritoneal fluid contamination following transabdominal vs. transanal specimen extraction in laparoscopic left-sided colorectal resections [J]. Surgical Endoscopy & Other Interventional Techniques, 2012, 6 (6): 1495-1500.

[22] 中国医师协会结直肠肿瘤专委会腹膜肿瘤专业委员会 . 结直肠癌腹膜转移诊治中国专家意见 (2017)[J]. 中华结直肠疾病电子杂志 , 2017, 6 (5): 360-366.

[23] 中国临床肿瘤学会抗肿瘤药物安全管理专家委员会 . 重组改构人肿瘤坏死因子治疗恶性胸、腹腔积液的临床应用专家共识 [J]. 临床肿瘤学杂志 , 2018, 23 (1): 67-72.

[24] 王锡山 . 经自然腔道取标本手术学 - 胃肠肿瘤 [M]. 北京 : 人民卫生出版社 , 2018.

中国 NOSES 联盟 , 中国医师协会结直肠肿瘤专业委员会 NOSES 专委会 . 结直肠肿瘤经自然腔道取标本手术专家共识（2019 版）[J/CD]. 中华结直肠疾病电子杂志 , 2019, 8(4): 336-342.

附录二　国际结直肠肿瘤 NOSES 专家共识（2019 版）

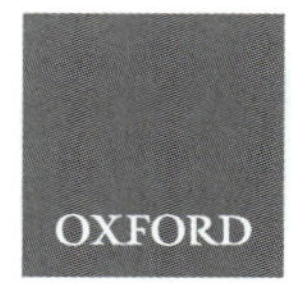

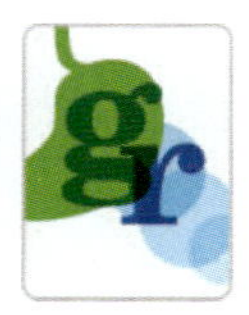

Gastroenterology Report, 7(1), 2019, 24–31

doi: 10.1093/gastro/goy055
Advance Access Publication Date: 23 January 2019
Consensus statement

CONSENSUS STATEMENT

International consensus on natural orifice specimen extraction surgery (NOSES) for colorectal cancer

Xu Guan[1,†], Zheng Liu[1,†], Antonio Longo[2], Jian-Chun Cai[3], William Tzu-Liang Chen[4], Lu-Chuan Chen[5], Ho-Kyung Chun[6], Joaquim Manuel da Costa Pereira[7], Sergey Efetov[8], Ricardo Escalante[9], Qing-Si He[10], Jun-Hong Hu[11], Cuneyt Kayaalp[12], Seon-Hahn Kim[13], Jim S. Khan[14], Li-Jen Kuo[15], Atsushi Nishimura[16], Fernanda Nogueira[7], Junji Okuda[17], Avanish Saklani[18], Ali A. Shafik[19], Ming-Yin Shen[4], Jung-Tack Son[6], Jun-Min Song[20], Dong-Hui Sun[21], Keisuke Uehara[22], Gui-Yu Wang[23], Ye Wei[24], Zhi-Guo Xiong[25], Hong-Liang Yao[26], Gang Yu[27], Shao-Jun Yu[28], Hai-Tao Zhou[1], Suk-Hwan Lee[29], Petr V. Tsarkov[30], Chuan-Gang Fu[31] and Xi-Shan Wang[1,*], The International Alliance of NOSES

[1]Department of Colorectal Surgery, National Cancer Center/National Clinical Research Center for Cancer/Cancer Hospital, Chinese Academy of Medical Sciences and Peking Union Medical College, Bejing, China, [2]Department of Coloproctology and Pelvic Diseases, Humanitas Gavazzeni, Bergamo, Italy, [3]Department of Gastrointestinal Surgery, Zhongshan Hospital of Xiamen University, Xiamen, China, [4]Department of Surgery, China Medical University Hospital, Taichung, Taiwan, China, [5]Department of Abdominal Surgery, Fujian Medical University Cancer Hospital, Fuzhou, China, [6]Department of Surgery, Kangbuk Samsung Hospital, Sungkyunkwan University School of Medicine, Seoul, South Korea, [7]Department of Surgery, Hospital de Braga, Braga, Portugal, [8]Colorectal Surgery Department, Sechenov First Moscow State Medical University, Moscow, Russia, [9]Universidad Central de Venezuela, Centro Medico Loira, Caracas, Venezuela, [10]Department of General Surgery, Shandong University Qilu Hospital, Jinan, China, [11]Department of General Surgery, Huaihe Hospital of Henan University, Kaifeng, China, [12]Department of Gastrointestinal Surgery, Inonu University, Malatya, Turkey, [13]Department of Surgery, Korea University Anam Hospital, Korea University College of Medicine, Seoul, South Korea, [14]Department of Colorectal Surgery, Portsmouth Hospitals NHS Trust, Queen Alexandra Hospital, Portsmouth, UK, [15]Division of Colorectal Surgery, Taipei Medical University Hospital, Taipei, Taiwan, China, [16]Department of Surgery, Nagaka Chuo General Hospital, Nagaoka City, Japan, [17]Innovation Unit / Colorectal Cancer, Osaka Medical College Hospital Cancer Center, Osaka, Japan, [18]Department of GI Surgical Oncology, Tata Memorial Hospital, Mumbai, India, [19]Department of Colorectal Surgery, Cairo University, Cairo, Egypt, [20]Department of Anorectal Surgery, First Affiliated Hospital, Zhengzhou University, Zhengzhou, China, [21]Department of Gastric and Colorectal Surgery, Jilin University

Submitted: 11 November 2018; **Accepted:** 26 December 2018

First Hospital, Changchun, China, [22]Division of Surgical Oncology, Nagoya University Graduate School of Medicine, Nagoya, Japan, [23]Department of Colorectal Cancer Surgery, The Second Affiliated Hospital of Harbin Medical University, Harbin, China, [24]Department of General Surgery, Zhongshan Hospital, Fudan University, Shanghai, China, [25]Department of Gastrointestinal Surgery, Hubei Provincial Cancer Hospital, Wuhan, China, [26]Department of General Surgery, The Second Xiangya Hospital, Central South University, Changsha, China, [27]Department of Surgery, People's Hospital of Linzi District, Affiliated to Binzhou Medical College, Zibo, China, [28]Department of Surgical Oncology, The Second Affiliated Hospital, Zhejiang University School of Medicine, Hangzhou, China, [29]Department of Surgery, Kyung Hee University Hospital at Gangdong, Kyung Hee University School of Medicine, Seoul, South Korea, [30]Clinic of Colorectal and Minimally Invasive Surgery, Sechenov First Moscow State Medical University, Moscow, Russia and [31]Department of Gastrointestinal Surgery, Shanghai East Hospital, Tongji University School of Medicine, Shanghai, China

[*]**Corresponding author.** Department of Colorectal Surgery, National Cancer Center/National Clinical Research Center for Cancer/Cancer Hospital, Chinese Academy of Medical Sciences and Peking Union Medical College, Beijing, 100021, China. Tel: +86-13552367779; Email: wxshan1208@126.com

[†]Xu Guan and Zheng Liu contributed equally to this work.

Abstract

In recent years, natural orifice specimen extraction surgery (NOSES) in the treatment of colorectal cancer has attracted widespread attention. The potential benefits of NOSES including reduction in postoperative pain and wound complications, less use of postoperative analgesic, faster recovery of bowel function, shorter length of hospital stay, better cosmetic and psychological effect have been described in colorectal surgery. Despite significant decrease in surgical trauma of NOSES have been observed, the potential pitfalls of this technique have been demonstrated. Particularly, several issues including bacteriological concerns, oncological outcomes and patient selection are raised with this new technique. Therefore, it is urgent and necessary to reach a consensus as an industry guideline to standardize the implementation of NOSES in colorectal surgery. After three rounds of discussion by all members of the International Alliance of NOSES, the consensus is finally completed, which is also of great significance to the long-term progress of NOSES worldwide.

Key words: colorectal cancer; natural orifice specimen extraction surgery (NOSES); laparoscopy; natural orifice transluminal endoscopic surgery (NOTES); transanal total mesorectal excision (TaTME)

Introduction

Great advances in minimally invasive surgery over the last decade have led to development of various techniques extending the benefits of minimal access surgery to patients with colorectal cancer [1–3]. However, current laparoscopic approach requires an extra incision at the abdominal wall for specimen extraction, which associated with postoperative pain, increased wound complications including infection, hernia formation and scarring [4, 5]. Natural orifice specimen extraction surgery (NOSES) is featured with the removal of surgical specimen from natural orifice in the avoidance of abdominal incision, which has been considered as an alternative approach to open surgery and conventional laparoscopic surgery in selected patients [6, 7]. Although the safety and feasibility of NOSES in colorectal surgery have been well proved, there are still many unresolved issues that need to be unified and standardized [8–10]. The International Alliance of NOSES is an international academic organization which aims to improve the profession level and clinical application for NOSES. To achieve a unified consensus of NOSES, all members of this international group participated in drafting this consensus to provide a full introduction of the theoretical and technical aspects of NOSES for colorectal cancer and provide a reliable basis for the development of NOSES involved in this field of colorectal surgery. The following will introduce the details of this consensus from several aspects.

Definition

In recent years, based on the introduction of natural orifice transluminal endoscopic surgery (NOTES), a series of concepts related to NOTES have been gradually proposed by combining different instruments and different operative methods, for example, pre-NOTES, hybrid-NOTES, like-NOTES and so on [11, 12]. Although the terminology is different, all techniques are aimed at achieving a common goal, namely the pursuit of minimally invasive effects, avoidance of abdominal wall incisions and reduction of abdominal dysfunction. However, this complex nomenclature may cause confusion in literature retrieval and academic exchanges. Combining internationally accepted presentation methods and language habits, it is recommended that the technique is named 'Natural Orifice Specimen Extraction Surgery', the abbreviation is 'NOSES'. The definition of NOSES is as follow: the surgical specimen resection is performed intraabdominally, then the specimen is extracted by opening a hollow organ that communicates with the outside of body, including anus, vagina or mouth. The main features of NOSES for colorectal surgery involve specimen extraction from a natural orifice and complete intra-abdominal digestive tract reconstruction, which avoid the additional incision on the abdominal wall. In addition to colorectal surgery, it can also be applied to the fields of gastrointestinal, hepatobiliary, urinary, gynecological surgery, etc. Because NOTES is also taking specimen through natural orifice, it therefore should be one part of NOSES. Furthermore, recently developed transanal total mesorectal excision (TaTME) is also a type of NOTES, so it also belongs to NOSES [13].

Classification

According to the routes for specimen extraction in colorectal surgery, NOSES is divided into two categories including transanal- and transvaginal-NOSES [14, 15]. A large amount of research literatures and clinical practice have fully confirmed that the anus is the most ideal orifice to extract colorectal specimen which is more in line with the basic requirements of minimally invasive surgery [16]. The vagina has also been considered another ideal option to remove more bulky colorectal specimen when compared with anus, which presented several properties involving good elasticity, adequate blood supply, healing ability and easy access [17, 18]. However, transvaginal specimen extraction presents the following limitations: firstly, this technique is only confined to female patients; secondly, opening the vaginal wall may increase the risk of postoperative complications and sexual dysfunction; thirdly, transvaginal-NOSES is also limited by ethics. The orifice selection for specimen extraction is mainly based on the size of the specimen, especially the maximum circumferential diameter (CDmax). The transanal-NOSES is mainly applicable to patients with small tumors, and the transvaginal-NOSES is available for female patients with a bulky specimen that cannot be removed through the anus. Furthermore, gynecologic tumor resection can also be completed simultaneously by transvaginal specimen extraction [19].

According to the procedures of specimen extraction, NOSES can be classified into three categories. 1) Transanal specimen eversion and extra-abdominal resection technique, this technique is mainly used to lower rectal resection, the main surgical procedure is shown in Figure 1 and supplementary Video 1. 2) Translumenal specimen extraction and extra-abdominal resection technique, this technique is mainly used for middle rectal resection, the main surgical procedure is shown in Figure 2 and supplementary Video 2. 3) Intra-abdominal specimen resection and translumenal extraction technique, this technique is mainly used for upper rectal resection and colectomy, the main surgical procedure is shown in Figure 3 and supplementary Video 3. To further refine the classification, ten different NOSES approaches, from NOSES I to NOSES X, were proposed for the treatment of colorectal neoplasms. Five approaches were used for rectal resection, five approaches were used for colectomy (Table 1). Furthermore, the NOSES I includes five different methods: NOSES IA and NOSES IB are transanal specimen eversion and extra-abdominal resection technique, NOSES IC is Park technique, NOSES ID is intersphincteric resection (ISR) technique, NOSES IE is Bacon technique [14, 20].

Indications

According to existing literature and current clinical practice, the indication of NOSES directly contributes to the feasibility of this technique. There are many requirements that should be careful considered before the implementation of NOSES in colorectal surgery. Firstly, basic requirements for NOSES should be followed. NOSES should be performed by experienced surgeons for conventional laparoscopic colorectal surgery. This is a very important prerequisite for surgeons to start NOSES. A more experienced surgeon in laparoscopic surgery may achieve a shorter learning curve for NOSES. Secondly, the indication of NOSES should follow the indication of conventional laparoscopic colorectal resection. Locally advanced tumor, acute bowel obstruction and perforation from cancer are not recommended to perform laparoscopy. Thirdly, NOSES also has specific indication requirements, including: the depth of tumor invasion should be T2 or T3, the CDmax of specimen should be less than 3 cm for transanal-NOSES and 3–5cm for transvaginal-NOSES, body mass index (BMI) should be less than 30 kg/m^2 for transanal-NOSES and less than 35 kg/m^2 for transvaginal-NOSES [14, 21]. Fourthly, NOSES is also recommended for benign tumors, Tis and T1 tumor when local excision is not indicated for whatever reasons. Finally, transvaginal-NOSES is best to be avoided in young women who have not completed their family. The details of indication selection were shown in Table 2. Furthermore, according to the indication requirements, this consensus recommends a flow chart for the selection of NOSES (Figure 4).

Technology

Although NOSES is an emerging technology, the innovativeness of this technology is mainly reflected in the removal of specimens and the reconstruction of the digestive tract. The main surgical instrument platform required by NOSES is the conventional 2-dimensional (2D) laparoscopic platform. Therefore, for surgeons with experience in laparoscopic surgery, the learning curve of NOSES will not be very long. In addition to 2D laparoscopic equipment, NOSES can also be performed by using other advanced equipment, such as high-definition 3D laparoscopy, the da Vinci® robotic platform, single-port laparoscopy, etc., which will provide better minimally invasive effect for NOSES [22, 23]. The high-definition 3D laparoscope makes the operation field clearer and more realistic, which helps the surgeon to complete a variety of difficult surgical operations in a relatively easy way [24]. The da Vinci® robot manipulator provides a more stable operation environment with avoiding subtle jitter of the human hands during a delicate and fine surgical dissection [23]. However, single-port laparoscopy is not routinely recommended to perform NOSES in the consideration of 'chopstick effect' of this technique.

Specimen extraction always requires an auxiliary tool to take the specimen out through natural orifice. Its main purpose is to avoid direct contact between specimen and natural orifice in order to ensure the aseptic and tumor-free operation. According to the current literature and clinical practice, various tools used to facilitate the specimen extraction include double-ringed wound protectors, transluminal endoscopic operation ports, self-made plastic sleeves, sterile specimen bags, Cai Tube, etc. [6, 25]. However, other study has opposite opinion that removal of specimens does not need any wound protection [6], which is not recommended in this consensus.

Technical difficulty

The requirements for technical skills of NOSES are obviously higher in both of specimen extraction and digestive tract reconstruction as compared to conventional laparoscopic surgery. A steeper learning curve for NOSES is faced by surgeons who apply the laparotomy to extract specimen, especially with regard to ensure the aseptic operation. Bacteriological concerns have been raised because of the breach in peritoneal sterility in some procedures of NOSES [26], such as enterotomy and completely intraperitoneal bowel reconstruction. Previous studies have fully confirmed that the potential of bacterial contamination during NOSES by examining the bacterial positive rate of intraoperative pelvic fluid culture [27]. In order to solve this problem,

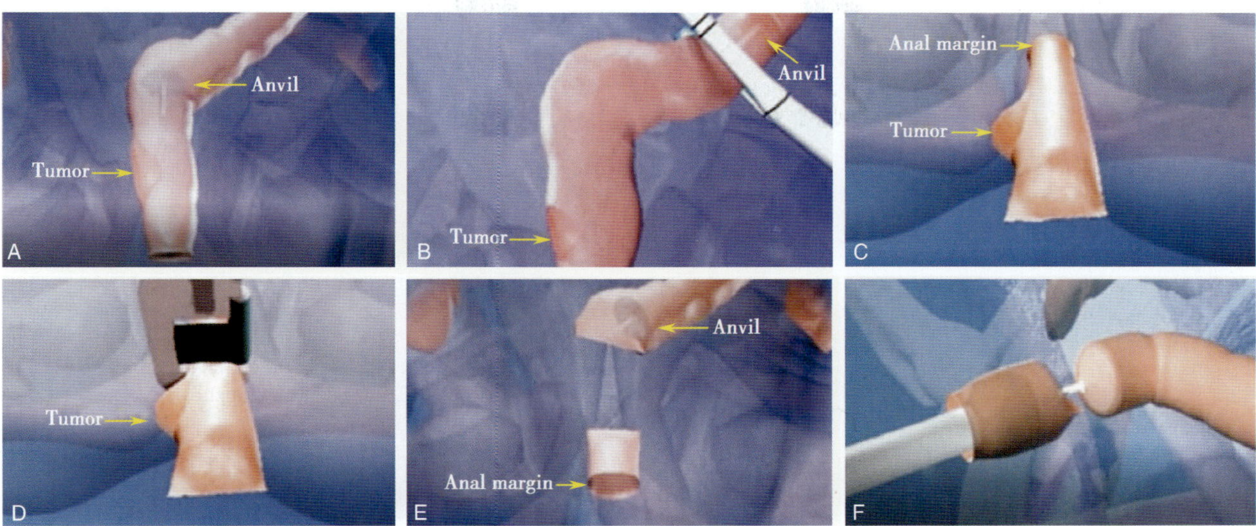

Figure 1. Transanal specimen eversion and extra-abdominal resection technique. (A) The anvil is introduced into the bowel lumen of rectum till to the proposed resection line of sigmoid colon. (B) Proximal bowel division is performed using linear stapler, leaving the anvil inside of sigmoid colon. (C) The rectal stump is everted out transanally. (D) The distal rectal resection is performed extraabdominally. (E) The rectal stump is delivered back to pelvic cavity. (F) The circular stapler is introduced transanally and an end-to-end anastomosis is performed

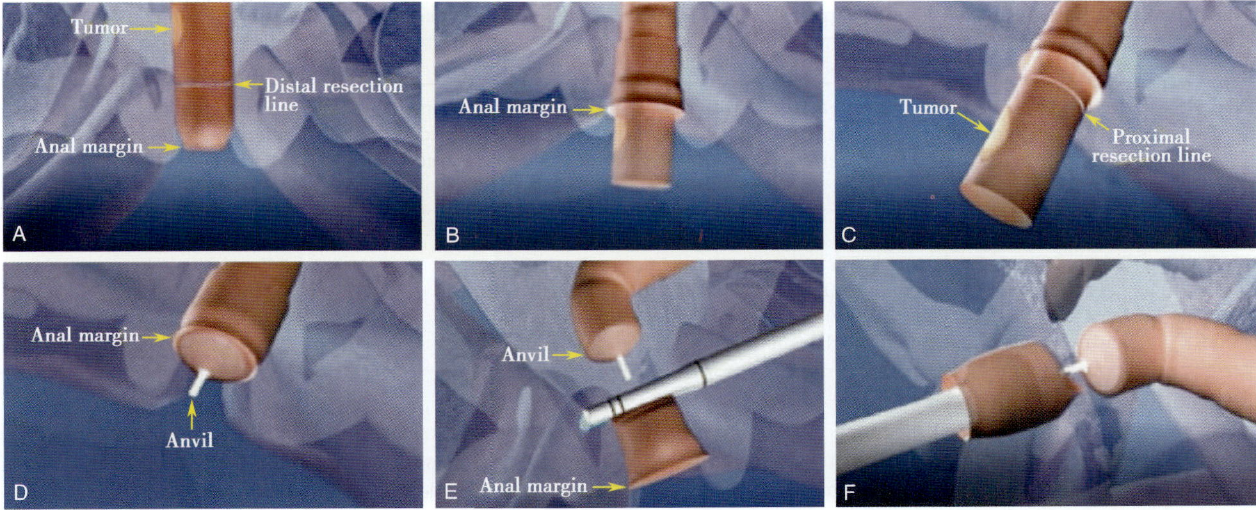

Figure 2. Translumenal specimen extraction and extra-abdominal resection technique. (A) The rectal wall is cut off at the distal resection line. (B) The distal side of specimen is gently pulled outside of the patient body transanally. (C) The proximal rectal resection is performed extraabdominally. (D) The anvil is introduced into the bowel lumen and closed with a purse string, and the sigmoid colon is delivered back to pelvic cavity. (E) The open rectal stump is closed by using linear stapler. (F) The circular stapling device is introduced into the rectum, and an end-to-end anastomosis is performed

this consensus recommends that prophylactic antibiotics administration, mechanical bowel preparation, intraoperative peritoneal irrigation, intraoperative transanal lavage with a large amount of povidone–iodine and normal saline, use of transluminal wound retractor and placement of pelvic or abdominal drains should be applied to reduce the bacterial load of NOSES [6, 20]. In addition, recent studies also further showed that the risk of bacterial contamination after NOSES was not significantly higher compared with conventional laparoscopic surgery [7].

In addition to bacteriological concern, there remains another major concern regarding the oncological safety in procedures of NOSES in colorectal surgery. Tumor related manipulation mainly arise from specimen extraction via narrow natural orifice, with the potential for compromise in oncological safety [27]. In clinical practice, there are also many clinical experience techniques summarized to prevent iatrogenic dissemination of tumors, including the use of sterile protection devices when taking specimen, and avoiding over-pulling and compression of lesions during specimen extraction. Previous findings showed that transluminal specimen extraction provided the same degree of protection as in a transabdominal specimen extraction by comparison of peritoneal tumor cytology test [27]. Furthermore, the local recurrence rate and long-term oncologic results after NOSES are comparable with conventional laparoscopic surgery according to current literature search results [28]. This also indicated that NOSES in colorectal surgery can completely meet the requirements of tumor-free technology.

The vagina has many properties that are ideal for specimen extraction, including elasticity, redundant vascular supply lending to excellent healing, clean nature, and relatively easy access [29]. In gynecology, the vaginotomy is a safe technique which has been commonly used in gynecologic pathologies. In

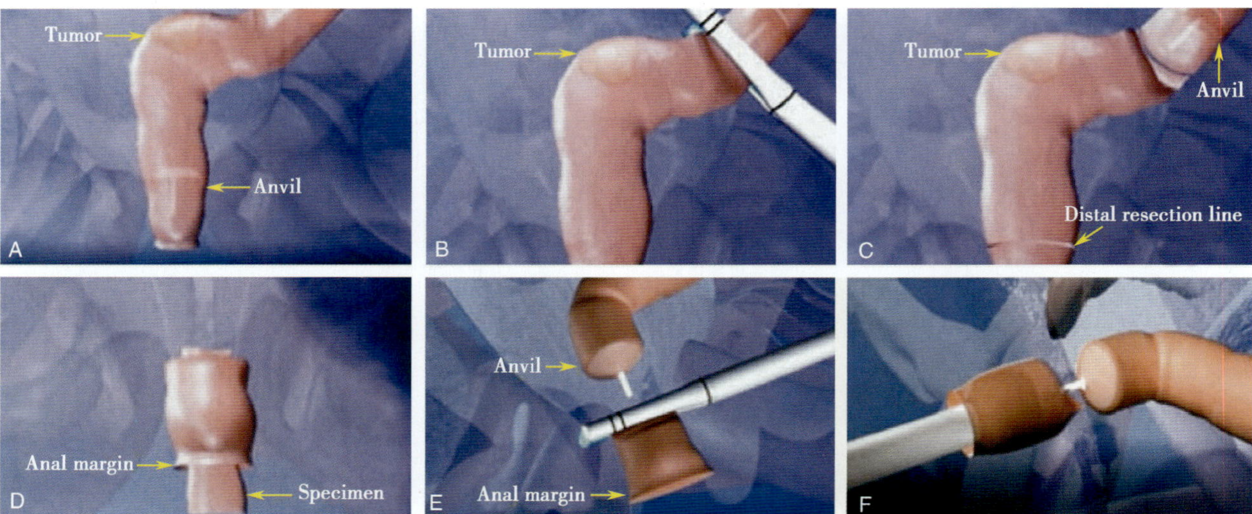

Figure 3. Intra-abdominal specimen resection and translumenal extraction technique. **(A)** The anvil is introduced into the bowel lumen of rectum till to the proposed resection line of sigmoid colon. **(B)** The proximal bowel division is performed using linear stapler, leaving the anvil inside of sigmoid colon. **(C)** The rectal wall is cut off at the distal resection line. **(D)** The specimen is extracted through the anus. **(E)** The open rectal stump is closed with a linear stapler. **(F)** The circular stapling device is introduced into the rectum, and an end-to-end anastomosis is performed

Table 1. Natural orifice specimen extraction surgery (NOSES) techniques for colorectal neoplasms

Abbreviation	Full name	Orifice	Tumor location
NOSES I	Laparoscopic lower rectal cancer resection with transanal specimen extraction	Anus	Lower rectum
NOSES II	Laparoscopic middle rectal cancer resection with transanal specimen extraction	Anus	Middle rectum
NOSES III	Laparoscopic middle rectal cancer resection with transvaginal specimen extraction	Vagina	Middle rectum
NOSES IV	Laparoscopic upper rectal cancer resection with transanal specimen extraction	Anus	Upper rectum/distal sigmoid colon
NOSES V	Laparoscopic upper rectal cancer resection with transvaginal specimen extraction	Vagina	Upper rectum/distal sigmoid colon
NOSES VI	Laparoscopic left colectomy with transanal specimen extraction	Anus	Left colon/proximal sigmoid colon
NOSES VII	Laparoscopic left colectomy with transvaginal specimen extraction	Vagina	Left colon/proximal sigmoid colon
NOSES VIII	Laparoscopic right colectomy with transvaginal specimen extraction	Vagina	Right colon
NOSES IX	Laparoscopic total colectomy with transanal specimen extraction	Anus	Total colon
NOSES X	Laparoscopic total colectomy with transvaginal specimen extraction	Vagina	Total colon

colorectal surgery, transvaginal specimen extraction is also widely applied, especially for specimen of right colectomy [18, 30, 31]. However, the vaginotomy is not typically employed by colorectal surgeons, which may increase the difficulty of transvaginal NOSES due to the lack of standard operating procedure. Therefore, this consensus recommends that the location of vaginal incision should be selected at the posterior vaginal fornix. The posterior vaginal fornix is the most easily accessible part of vagina, and there is no obvious nerve and vessel distribution here. Therefore, the posterior colpotomy incision does not affect the sexual function and not increase the risk of bleeding. Currently, there are no complications related to the colpotomy incision reported in colorectal surgery [21].

Clinical research

With wide adoption of NOSES, accumulating studies regarding colorectal NOSES are gradually increasing in recent years [6], and most of studies now present the advantages of NOSES including less analgesic use, less postoperative pain, better cosmetic effect and shorter length of hospital stay [32, 33]. This consensus presents many research results on the comparison between NOSES and conventional laparoscopic colorectal surgery to confirm the advantages of NOSES (Table 3). However, high-quality evidence is still needed to further demonstrate its short- and long-term efficacy. Therefore, this consensus recommends more prospective randomized controlled clinical trials to obtain reasonable and strong evidence to support the performance of NOSES. For the purpose of clinical research, the indication could be expanded to patients with locally advanced tumor, multiple primary colorectal cancer, multi-organ resection, etc. However, there is little evidence to support the application of NOSES in this group of patients. Therefore, it is only recommended for experienced surgeons.

The short- and long-term outcomes of NOSES should be presented in clinical research. The incidence of postoperative complications (e.g. anal or vaginal dysfunction) have very important significance, these indicators are also the important references for evaluating the feasibility of NOSES. Therefore, this consensus recommends a detailed assessment of all patients undergoing NOSES. The data collection of NOSES should include surgical data, pain assessment, postoperative recovery, morbidity and mortality, pathological data, functional outcome, quality of life assessment, and oncological follow-up.

Prospects

At present, due to the extensive development of laparoscopic and robotic techniques, most surgeons have experience in

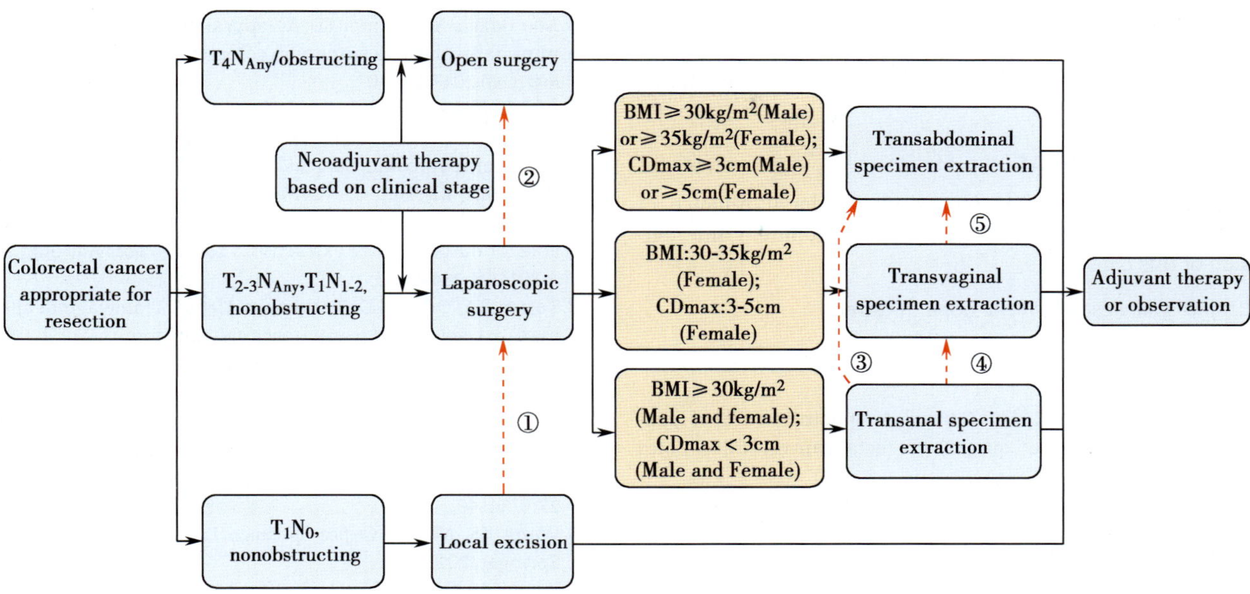

Figure 4. The flow chart for the selection of natural orifice specimen extraction surgery (NOSES). BMI: body mass index; CDmax: maximum circumferential diameter
① If pathologic examination shows pT2 or pT1 with high-risk features including positive margins, lymphovascular invasion, poor differentiation or invasion into the lower third of the submucosa (sm3 level), a more radical transabdominal resection is recommended.
② If extensive adhesions are detected in the abdominal cavity, tumor is detected in locally advanced stage or an uncontrollable complication occurs during surgery, the laparoscopic surgery should be converted to open surgery.
③ For male patient, if the specimen cannot be extracted transanally, transabdominal specimen extraction should be performed.
④ For female patient, if the specimen cannot be extracted transanally, transvaginal specimen extraction should be performed.
⑤ For female patient, if the specimen cannot be extracted transvaginally, transabdominal specimen extraction should be performed.

Table 2. The indication requirements of transanal- and transvaginal-natural orifice specimen extraction surgery (NOSES).

Indication requirements	Transanal-NOSES	Transvaginal-NOSES
Basic requirements for surgeon	Surgeon should have experience of conventional laparoscopic colorectal surgery	Surgeon should have experience of conventional laparoscopic colorectal surgery
Basic requirements for disease	Non-locally advanced tumor; No bowel obstruction and perforation; Benign tumor, Tis and T1 tumor when local excision is not indicated	Non-locally advanced tumor; No bowel obstruction and perforation; Benign tumor, Tis and T1 tumor when local excision is not indicated
Tumor invasion depth	T2 or T3 most appropriate	T2 or T3 most appropriate
Maximum circumferential diameter of specimen	<3 cm most appropriate	3–5 cm most appropriate
Body mass index	<30 kg/m^2 most appropriate	30-35 kg/m^2 most appropriate
Other requirements	Anal stenosis and anal dysfunction should be not recommended	Young women who have not completed their family should be not recommended

Table 3. Related studies confirming the advantages of natural orifice specimen extraction surgery (NOSES) compared with conventional laparoscopic colorectal resection

Potential advantages	Transanal-NOSES	Transvaginal-NOSES
Faster recovery	[23], [28], [34], [35]	[36]
Shorter hospital stay	[23], [28], [34], [35], [37]	[8]
Better postoperative pain control	[23, 34, 37], [9], [38]	[8], [36]
Reduced incisional complications	[28, 35], [9]	[33], [36]
Improved cosmesis	[39]	[8], [33], [36]

minimally invasive surgery, which also provides favorable prerequisites and basis for the development of NOSES. Here, we also appeal to all surgical colleagues working on NOSES to comply with the specific requirements in this NOSES consensus, to strictly select indication of NOSES and to guarantee the standardization of NOSES. As an attractive minimally invasive technique, NOSES should homogenize worldwide. This consensus will be of great significance to the improvement of NOSES, and also a necessary prerequisite for the development of NOSES in the world.

Supplementary data

Supplementary data is available at Gastroenterology Report online

Acknowledgment

Thanks to all members of the International Alliance of NOSES for their contributions to the development and revision of this consensus.

Conflict of interest statement: none declared.

References

1. Bonjer HJ, Deijen CL, Abis GA *et al.* A randomized trial of laparoscopic versus open surgery for rectal cancer. *N Engl J Med* 2015;**373**:1324–32.
2. Fleshman J, Branda M, Sargent DJ *et al.* Effect of laparoscopic-assisted resection vs open resection of stage II or III rectal cancer on pathologic outcomes: the ACOSOG Z6051 randomized clinical trial. *JAMA* 2015;**314**:1346–55.
3. Stevenson ARL, Solomon MJ, Lumley JW *et al.* Effect of laparoscopic assisted resection vs open resection on pathological outcomes in rectal cancer. The ALaCaRT randomized clinical trial. *JAMA* 2015;**314**:1356–63.
4. Kamiński JP, Pai A, Ailabouni L *et al.* Role of epidural and patient-controlled analgesia in site-specific laparoscopic colorectal surgery. *JSLS* 2014;**18**:Pii: e204.00207.
5. Winslow ER, Fleshman JW, Birnbaum EH *et al.* Wound complications of laparoscopic vs open colectomy. *Surg Endosc* 2002; **16**:1420–5.
6. Wolthuis AM, de Buck van Overstraeten A, D'Hoore A. Laparoscopic natural orifice specimen extraction-colectomy: a systematic review. *World J Gastroenterol* 2014;**20**:12981–92.
7. Guan X, Wang GY, Zhou ZQ *et al.* Retrospective study of 718 colorectal neoplasms treated by natural orifice specimen extraction surgery in 79 hospitals. *Chin J Colorec Dis (Electronic Edition)* 2017;**6**:469–77.
8. Park JS, Choi GS, Kim HJ *et al.* Natural orifice specimen extraction versus, conventional laparoscopically assisted right hemicolectomy. *Br J Surg* 2011;**98**:710–5.
9. Costantino FA, Diana M, Wall J *et al.* Prospective evaluation of peritoneal fluid contamination following transabdominal vs. transanal specimen extraction in laparoscopic left-sided colorectal resections. *Surg Endosc* 2012;**26**:1495–500.
10. Karagul S, Kayaalp C, Sumer F *et al.* Success rate of natural orifice specimen extraction after laparoscopic colorectal resections. *Tech Coloproctol* 2017;**21**:295–300.
11. Senft JD, Warschkow R, Diener MK *et al.* The transvaginal hybrid NOTES versus conventionally assisted laparoscopic sigmoid resection for diverticular disease (TRANSVERSAL) trial: study protocol for a randomized controlled trial. *Trials* 2014; **15**:454.
12. Nau P, Ellison EC, Muscarella P *et al.* A review of 130 humans enrolled in transgastric NOTES protocols at a single institution. *Surg Endosc* 2011;**25**:1004–11.
13. Wang XS. Prospects and challenges of NOSES, NOTES, taTME. *Chin J Gastrointest Surg* 2018;**21**:16–21.
14. China NOSES Alliance. Expert consensus of natural orifice specimen extraction surgery in colorectal neoplasm (2017 edition). *Chin J Colorec Dis (Electronic Edition)* 2017;**6**:266–72.
15. Abu Gazala M, Wexner SD. Re-appraisal and consideration of minimally invasive surgery in colorectal cancer. *Gastroenterol Rep (Oxf)* 2017;**5**:1–10.
16. Wolthuis AM, Penninckx F, D'Hoore A. Laparoscopic sigmoid resection with transrectal specimen extraction has a good short-term outcome. *Surg Endosc* 2011;**25**:2034–8.
17. Yagci MA, Kayaalp C, Novruzov NH. Intracorporeal mesenteric division of the colon can make the specimen more suitable for natural orifice extraction. *J Laparoendosc Adv Surg Tech A* 2014;**24**:484–6.
18. Torres RA, Orban RD, Tocaimaza L *et al.* Transvaginal specimen extraction after laparoscopic colectomy. *World J Surg* 2012;**36**:1699–702.
19. Nishimura A, Kawahara M, Honda K *et al.* Totally laparoscopic anterior resection with transvaginal assistance and transvaginal specimen extraction: a technique for natural orifice surgery combined with reduced-port surgery. *Surg Endosc* 2013; **27**:4734–40.
20. Wang XS. *Natural Orifice Specimen Extraction Surgery*. Berlin: Springer, 2018.
21. Izquierdo KM, Unal E, Marks JH. Natural orifice specimen extraction in colorectal surgery: patient selection and perspectives. *Clin Exp Gastroenterol* 2018;**11**:265–79.
22. Fu C, Han J. Strategy and technique for simultaneous resection of rectal cancer and liver metastasis. *Chin J Gastrointest Surg* 2017;**20**:618–20.
23. Kang J, Min BS, Hur H *et al.* Transanal specimen extraction in robotic rectal cancer surgery. *Br J Surg* 2012;**99**:133–6.
24. Feng X, Morandi A, Boehne M *et al.* 3-Dimensional (3D) laparoscopy improves operating time in small spaces without impact on hemodynamics and psychomental stress parameters of the surgeon. *Surg Endosc* 2015;**29**:1231–9.
25. Cai JC, Hong XY. Laparoscopic-assisted natural orifice specimen extraction radical descending colectomy using a Cai tube. *World J Surg* 2016;**40**:2803–7.
26. Leroy J, Costantino F, Cahill RA *et al.* Laparoscopic resection with transanal specimen extraction for sigmoid diverticulitis. *Br J Surg* 2011;**98**:1327–34.
27. Ngu J, Wong AS. Transanal natural orifice specimen extraction in colorectal surgery: bacteriological and oncological concerns. *ANZ J Surg* 2016;**86**:299–302.
28. Park JS, Kang H, Park SY *et al.* Long-term outcomes after Natural Orifice Specimen Extraction versus conventional laparoscopy-assisted surgery for rectal cancer: a matched case-control study. *Ann Surg Treat Res* 2018;**94**:26–35.
29. Sehgal R, Cahill RA. Advanced laparoscopic surgery for colorectal disease: NOTES/NOSE or single port? *Best Pract Res Clin Gastroenterol* 2014;**28**:81–96.
30. Franklin ME, Jr, Liang S, Russek K. Natural orifice specimen extraction in laparoscopic colorectal surgery: transanal and transvaginal approaches. *Tech Coloproctol* 2013;**17(Suppl 1)**: S63–7.
31. McKenzie S, Baek JH, Wakabayashi M *et al.* Totally laparoscopic right colectomy with transvaginal specimen extraction: the authors' initial institutional experience. *Surg Endosc* 2010;**24**:2048–52.
32. Wang XS. Current challenges and prospects of NOSES in China. *Chin J Colorec Dis (Electronic Edition)* 2018;**7**:2–7.
33. Awad Z, Griffin R. Laparoscopic right hemicolectomy: a comparison of natural orifice vs. transabdominal specimen extraction. *Surg Endosc* 2014;**28**:2871–6.

34. Saurabh B, Chang SC, Ke TW *et al*. Natural orifice specimen extraction with single stapling colorectal anastomosis for laparoscopic anterior resection: feasibility, outcomes, and technical considerations. *Dis Colon Rectum* 2017;**60**:43–50.
35. Xingmao Z, Haitao Z, Jianwei L *et al*. Totally laparoscopic resection with natural orifice specimen extraction (NOSE) has more advantages comparing with laparoscopic-assisted resection for selected patients with sigmoid colon or rectal cancer. *Int J Colorectal Dis* 2014;**29**:1119–24.
36. Kim HJ, Choi GS, Park JS *et al*. Transvaginal specimen extraction versus conventional minilaparotomy after laparoscopic anterior resection for colorectal cancer: mid-term results of a case-matched study. *Surg Endosc* 2014;**28**:2342–8.
37. Wolthuis AM, Fieuws S, Van Den Bosch A *et al*. Randomized clinical trial of laparoscopic colectomy with or without natural-orifice specimen extraction. *Br J Surg* 2015;**102**:630–7.
38. Hisada M, Katsumata K, Ishizaki T *et al*. Complete laparoscopic resection of the rectum using natural orifce specimen extraction. *World J Gastroenterol* 2014;**20**:16707–13.
39. Wolthuis AM, Meuleman C, Tomassetti C *et al*. How do patients score cosmesis after laparoscopic natural orifce specimen extraction colectomy? *Colorectal Dis* 2015;**17**:536–41.

附录三 中国胃癌 NOSES 专家共识(2019 版)

胃癌经自然腔道取标本手术专家共识(2019版)

扫码阅读电子版

中国经自然腔道取标本手术联盟

Consensus of natural orifice specimen extraction surgery in gastric cancer (2019)

China Natural Orifice Specimen Extraction Surgery Alliance

DOI:10.3760/cma.j.issn.1671-0274.2019.08.002

近年来,经自然腔道取标本手术(natural orifice specimen extraction surgery,NOSES)在我国的开展数量呈现逐年上升的趋势,并得到了行业内的普遍认可和推崇[1]。胃癌NOSES是NOSES理论体系的重要组成部分,也是胃肠外科领域关注的热点话题。然而,胃癌NOSES在我国仍处于早期阶段,很多理念性及技术性的问题尚未达成共识[2]。基于此,中国NOSES联盟组织全国数十位胃肠外科领域专家,联合妇科和内镜等相关学科专家,共同起草制定了我国首部《胃癌经自然腔道取标本手术专家共识(2019版)》(以下简称《共识》)。本《共识》对胃癌NOSES的理论体系以及临床实践多个方面进行了全面阐述,为该技术在临床实践中的规范开展提供了一定的参考依据和行业准则。

一、NOSES定义及相关概念

1.NOSES定义:使用腹腔镜、达芬奇机器人、经肛内镜或软质内镜等设备平台完成腹盆腔内各种常规手术操作(切除与重建)和经人体自然腔道(直肠、阴道或口腔)取标本的腹壁无辅助切口手术[3]。术后患者腹壁没有取标本切口,仅存留几处微小戳卡瘢痕,表现出极佳的微创效果。目前,NOSES已应用于腹盆腔内各个组织器官,包括结直肠、胃、小肠、肝胆胰脾、泌尿系统及妇科等多个领域[4]。

2.NOSES相关概念:为了规范相似手术方式命名,本《共识》提出了借道NOSES与类-NOSES概念。(1)借道NOSES:使用腹腔镜器械、机器人、经肛内镜或软质内镜等设备完成腹盆腔内手术操作,借助于腹壁必要切口完成标本取出。如直肠癌联合肝转移瘤同期切除,手术标本经上腹肝手术切口取出,避免了下腹手术切口,减小了手术创伤。(2)类-NOSES:使用腹腔镜器械、机器人、经肛内镜或软质内镜等设备完成腹盆腔内手术操作,在无法避免腹壁取标本的辅助切口时,可选择经腹壁隐蔽切口或原手术切口(如阑尾炎切口或剖腹产切口)等腹壁切口取出标本。借道NOSES和类-NOSES都具有相似于NOSES理念,最大程度减少创伤,表现出疼痛轻、恢复快、美容效果好等多个优点,故将两者也合并于NOSES理论体系。

二、NOSES分类与术式命名

1.NOSES分类:根据取标本途径,胃NOSES可分为3种,包括经口NOSES、经直肠NOSES与经阴道NOSES[4]。从解剖角度讲,经口是胃NOSES最直接、最理想的取标本途径,该途径不会增加其他器官副损伤。然而,由于食管的管腔狭长、管壁弹性差,因此,该途径仅适用于标本较小的患者。经阴道取标本是目前胃NOSES最常见的取标本方式,该途径主要适用于标本较大、经口无法取出的女性患者。经直肠取标本目前在临床中应用较少,该方式主要适用于经口无法取标本的男性患者。

2.胃癌NOSES术式命名:为了使胃癌NOSES命名更加规范统一,本《共识》对胃癌NOSES的具体术式进行了系统命名,这对相关文献检索和学术交流具有重要意义。目前,胃癌NOSES方式共有9种,每种术式的全称主要是依据手术切除范围以及取标本途径进行命名[4]。为了与其他器官NOSES进行区别,本《共识》推荐胃癌NOSES简称前加上"gastric cancer"的首字母大写的缩写"GC"。见表1。

三、NOSES适应证与禁忌证

与常规腹腔镜手术比较,胃癌NOSES的适应证要更为严格。首先要符合常规腹腔镜手术适应证要求;同时,胃癌NOSES也有其特有适应证。根据不同的取标本途径,其适应证也有所区别。

1.经口NOSES适应证:(1)胃壁良、恶性肿瘤,内镜下无法完整切除者;(2)病灶最大直径< 2 cm为宜;(3)T_2或T_3期为宜。

2.经直肠NOSES适应证:(1)胃良、恶性肿瘤,经口无法取标本者;(2)T_2或T_3期为宜;(3)标本最大径≤3 cm为宜;(4)体质指数<30 kg/m^2。

3.经阴道NOSES适应证:(1)胃良、恶性肿瘤,经口无法取标本的女性患者;(2)T_2或T_3期为宜;(3)标本最大径3~5 cm为宜;(4)体质指数<30 kg/m^2。

4.胃癌NOSES相对禁忌证:(1)肿瘤局部病期较晚、病灶较大;(2)肥胖患者(体质指数≥30 kg/m^2);(3)合并急性胃肠道梗阻、肿瘤穿孔、出血等需要急诊手术者;(4)盆腔手术史者;(5)直肠肛门或阴道畸形等。此外,对于未婚女性、有生育要求或有妇科疾病的患者,则不宜选用经阴道取标本。

四、NOSES手术设备与技术要求

从设备与工具角度讲,NOSES对设备平台的依赖性低,常规2D腹腔镜设备即可开展胃NOSES[5-6]。此外,3D腹腔

表1 胃癌经自然腔道取标本手术(GC-NOSES)命名

手术简称	手术全称	取标本途径
GC-NOSES Ⅰ式	腹部无辅助切口经直肠取标本的腹腔镜下远端胃切除术(毕Ⅰ式)	直肠
GC-NOSES Ⅱ式	腹部无辅助切口经阴道取标本的腹腔镜下远端胃切除术(毕Ⅰ式)	阴道
GC-NOSES Ⅲ式	腹部无辅助切口经直肠取标本的腹腔镜下远端胃切除术(毕Ⅱ式)	直肠
GC-NOSES Ⅳ式	腹部无辅助切口经阴道取标本的腹腔镜下远端胃切除术(毕Ⅱ式)	阴道
GC-NOSES Ⅴ式	腹部无辅助切口经直肠取标本的腹腔镜下近端胃切除术	直肠
GC-NOSES Ⅵ式	腹部无辅助切口经阴道取标本的腹腔镜下近端胃切除术	阴道
GC-NOSES Ⅶ式	腹部无辅助切口经直肠取标本的腹腔镜下全胃切除术	直肠
GC-NOSES Ⅷ式	腹部无辅助切口经阴道取标本的腹腔镜下全胃切除术	阴道
GC-NOSES Ⅸ式	腹部无辅助切口经口取标本的胃癌切除术	口腔

镜、达芬奇机器人及加长手术器械等设备平台,也可完成胃NOSES;但不同设备平台具有各自的操作特点和技术优势,具体需根据各医疗机构实际情况及医生操作习惯进行选择[7-8]。

从技术操作角度讲,NOSES对消化道重建及标本取出提出了更高要求,尤其是无菌术与无瘤术的把控。因此,本《共识》建议开展胃NOSES的医生一定要具有丰富的常规腹腔镜手术经验,术中能够确保严格遵守无菌术与无瘤术的技术要求,并能够熟练完成全腹腔镜下消化道重建;否则,不建议开展NOSES。

为了更好把控无菌、无瘤原则,本《共识》重点强调:(1)术前及术中准备:对于拟行经直肠或经阴道取标本的患者,术前需进行充分的肠道或阴道准备。此外,术区消毒范围必须兼顾上腹手术、下腹手术与会阴操作。(2)掌握必要的操作技巧:包括助手吸引器密切配合、大量碘伏水冲洗术野、碘伏纱布条妙用、取标本无菌保护套的使用等,最大程度保证无菌与无瘤操作的实施[9]。

五、NOSES体表入路与术中探查

体表入路选择是NOSES顺利实施的重要前提。胃NOSES戳卡数目及戳卡位置的选择需考虑标本切除和消化道重建的便利性,也要兼顾经直肠或经阴道取标本的可行性。本《共识》推荐胃NOSES的体表入路为5孔法。如术中取标本操作困难时,可考虑在左、右下腹各增加1个操作孔,便于操作。

从肿瘤学角度讲,胃癌手术全腹腔探查至关重要。从NOSES角度讲,肿瘤大小判定以及自然腔道探查也必不可少。因此,本《共识》推荐胃癌NOSES探查包括3个步骤:(1)全腹腔探查:了解肝脏、胆囊、胃、脾脏、大网膜、结肠及系膜、小肠及系膜、盆腔脏器有无种植转移;(2)肿瘤探查:术中确定肿瘤大小、位置及浸润深度,从而决定手术方式及取标本途径;(3)自然腔道评估:对经口取标本患者,需明确食管有无狭窄、有无静脉曲张等异常;对于经阴道取标本患者,评估阴道宽松度及弹性,并明确阴道后穹窿处有无粘连,盆腔有无炎性改变等情况;对于经直肠取标本患者,需明确直肠及周围组织脏器局部解剖情况,综合判断取标本的可行性。

六、NOSES标本切除与消化道重建

胃癌NOSES切除范围与消化道重建应遵循开腹手术及常规腹腔镜手术原则[10-11]。

七、NOSES操作要点

经自然腔道取标本是NOSES的特色操作,也是手术成败的关键所在[12]。取标本操作需遵循以下几个整体原则:(1)严格遵守手术适应证,根据不同取标本途径的适应证要求来选择手术方式;(2)严格遵守肿瘤功能外科原则和损伤效益比原则;(3)熟练掌握NOSES的操作技巧与要领,注重手术团队的整体配合;(4)术中评估取标本困难时,应及时终止经自然腔道取标本操作。取标本操作主要包括标本腹腔内转运、自然腔道切开、标本经自然腔道取出以及自然腔道缝合4个步骤。

(一)经直肠取标本操作要点

1. 标本腹腔内转运:胃标本切除位于上腹部,经直肠或经阴道取标本操作位于盆腔,因此,取标本前需将标本从上腹部转运至盆腔。转运前需将标本装入管状保护套内封闭,在隔离状态下将标本转运至盆腔,避免肿瘤细胞播散与种植。

2. 直肠前壁切开:直肠肠壁具有柔软、弹性大的解剖特点。直肠切口位置建议在腹膜反折上5 cm的直肠前壁,此处切开肠壁,有利于标本取出及直肠切口缝合。切口大小约3 cm,肠管切开方向需平行于肠管走行。在切开直肠壁前,助手可经肛门置入碘伏纱团于直肠预切开处,将直肠壁充分撑起,即可确保肠管切开时不损伤对侧肠壁,也可起到很好的指示作用。此外,建议使用电钩切开肠壁,电钩操作更加精准并能最大程度地减少肠壁损伤。

3. 经直肠取标本:标本转移至盆腔后,助手经肛门用卵圆钳将标本缓慢拉出体外。取标本过程中,术者与助手需密切配合,使标本一直保持条状,这更有利于标本取出。切忌强行牵拉标本,导致标本成团并堆积于直肠切口处。整个取标本过程必须在腹腔镜监视下完成,不可盲目操作。

4. 直肠切口缝合:肠管切口缝合需采用纵切纵缝,用倒刺线于切口远端向近端进行连续全层缝合,第2层采用浆肌层包埋缝合。缝合后需进行充气注水试验检测切口是否缝合确切,有条件单位可以使用内镜进行检查。

（二）经阴道取标本操作要点

经阴道取标本操作中的标本转运和标本取出与经直肠取标本一致，此处重点强调阴道的切开与缝合操作要点。

1. 阴道切开：由于阴道后穹窿便于腹腔镜下暴露，该部位无重要血管和神经，并具有良好的弹性和愈合能力，且术后远期不影响性生活，故后穹窿是阴道切口的首选位置。阴道切开包括腹腔镜下切开和经阴道切开，术者可根据操作习惯进行选择。（1）腹腔镜下切开：钳夹并向外、向上牵拉宫颈，阴道拉钩暴露后穹窿，腹腔镜直视下在两侧子宫骶韧带之间作一2~3 cm横切口，自子宫直肠反折腹膜切向阴道黏膜，直达阴道壁全层，并向左、右两侧延伸切口；（2）经阴道切开：阴道拉钩暴露宫颈，两把组织钳钳夹并向外、向上牵拉宫颈，暴露后穹窿，在后穹窿中点作一2~3 cm的横切口，切开深度为阴道壁全层，用长弯钳或长弯钝头剪刀向深层分离达后腹膜，剪开后腹膜，并自阴道4~8点向左、右两侧延伸切口。标本装袋取出后，冲洗阴道。

2. 阴道缝合：阴道切口缝合包括体外缝合和腹腔镜下缝合，术者可根据操作习惯进行选择。缝合方式多采用倒刺线从阴道切口一端向另一端进行连续缝合，经阴道可采用可吸收线将切口处腹膜和阴道黏膜进行全层缝合。缝合后需行阴道指诊检查切口是否缝合确切。

（三）经口取标本操作要点

经口取标本不涉及自然腔道的切开缝合以及标本的转运，主要操作要点为标本经食管口腔取出。本《共识》建议经口取标本过程中，需将标本置入保护套中进行封闭，并在内镜全程指引下完成标本取出。

八、NOSES并发症的预防与处理

胃癌NOSES并发症主要涉及两方面内容，即常规胃切除手术相关并发症与NOSES特有并发症。考虑篇幅限制，本《共识》将重点强调如何预防自然腔道损伤，以及如何处理自然腔道损伤相关并发症，这也是开展NOSES必须面对的问题。

1. 经口NOSES并发症：经口取标本胃癌NOSES最主要的并发症为食管管壁损伤或出血。由于食管管腔狭长，管壁弹性差，存在3处生理性狭窄，这些因素增加了取标本的操作难度，同时也增加了食管管壁损伤的风险。因此，本《共识》建议开展该术式时，术前一定要充分评估食管管腔是否存在异常。对于存在食管静脉曲张或异常狭窄者，不可进行该操作。如取标本过程中出现食管管壁损伤或出血时，需及时在内镜下进行治疗。

2. 经直肠NOSES并发症：经直肠取出标本主要面临的并发症是肛门括约肌损伤及直肠切口漏。近年来，经直肠取标本NOSES报道逐渐增多，但患者术后肛门功能异常或括约肌损伤的报道十分少见。因此，只要严格把握适应证及掌握取标本技巧，是可以避免肛门括约肌损伤的。直肠切口漏是经直肠NOSES的另一并发症，为最大程度降低该并发症发生风险，术者必须严格按照《共识》中的相关要求完成操作。术后直肠切口漏确诊后应尽早治疗，局部通畅引流和控制感染，是早期治疗的关键，多数漏口通过引流冲洗能达到自愈；如长时间不能自愈，应考虑手术治疗，可行粪便转流术或再次行肠切除吻合。

3. 经阴道NOSES并发症：阴道后穹窿处没有重要血管和神经分布，该处行切口不会影响术后性生活。经阴道NOSES存在继发感染等风险，术中需严格保证无菌无瘤操作。

九、NOSES的临床研究与技术培训

目前，胃癌NOSES在我国的开展尚属起步阶段，有关胃癌NOSES相关研究多为单中心、小样本、回顾性研究，研究质量欠佳，证据等级不足[13-14]。因此，对于胃癌NOSES仍需要大样本、多中心的前瞻性研究进一步探讨胃癌NOSES的相关问题，主要包括围手术期并发症，尤其是腹腔感染与吻合口漏的发生率、自然腔道损伤与功能影响以及患者的肿瘤学预后等。此外，针对NOSES的潜在优势，建议开展对胃癌NOSES患者的生活质量调查、社会心理学及卫生经济学等方面的评估和研究，以全面评价胃癌NOSES开展的可行性和必要性。

要确保胃癌NOSES健康有序发展，必须重视其临床研究开展的规范性。建立以NOSES为核心的学术组织、开展以NOSES为主题的学术活动以及对医师进行NOSES规范化培训，是从根本上保证NOSES规范开展的核心环节。因此，建议今后能开展针对胃NOSES的医师规范化培训以及相关学术活动，确保胃癌NOSES临床开展的规范性，提高我国胃癌NOSES的整体水平。

参与本共识讨论和编写的专家组成员名单

组长：王锡山、汪建平

成员（按姓氏拼音首字母排序）：蔡建春（厦门大学附属中山医院）、陈凛（解放军总医院）、高峰（哈尔滨医科大学附属第二医院）、关旭（中国医学科学院肿瘤医院）、韩方海（中山大学孙逸仙纪念医院）、何庆泗（山东大学齐鲁医院）、黄昌明（福建医科大学附属协和医院）、黄睿（哈尔滨医科大学附属第二医院）、江志伟（江苏省中医院）、康亮（中山大学附属第六医院）、兰平（中山大学附属第六医院）、李乐平（山东省立医院）、李强（哈尔滨医科大学附属第二医院）、梁寒（天津医科大学附属肿瘤医院）、刘冰熔（郑州大学第一附属医院）、刘娟（广州医科大学附属第三医院）、马丹（陆军军医大学新桥医院）、潘凯（深圳市人民医院）、秦新裕（复旦大学附属中山医院）、孙东辉（吉林大学第一医院）、孙力（中国医学科学院肿瘤医院深圳医院）、田艳涛（中国医学科学院肿瘤医院）、汪建平（中山大学附属第六医院）、王贵玉（哈尔滨医科大学附属第二医院）、王国俊（郑州大学第一附属医院）、王国荣（陕西省人民医院）、王锡山（中国医学科学院肿瘤医院）、王小强（陕西省人民医院）、燕速（青海大学附属医院）、杨祖立（中山大学附属第六医院）、于刚［山东大学齐鲁医院（青岛）］、余佩武（陆军军医大学西南医院）、赵丹（中国医学科学院肿瘤医院）、钟芸诗（复旦大学附属中山医院）

执笔：关旭

参 考 文 献

[1] 关旭,王贵玉,周主青,等. 79家医院718例结直肠肿瘤经自然腔道取标本手术回顾性研究[J/CD]. 中华结直肠疾病电子杂志,2017,6(6):469-477. DOI:10.3877/cma.j.issn.2095-3224.2017.06.006.

[2] 王锡山. 经自然腔道取标本手术和经自然腔道内镜手术及经肛全直肠系膜切除术的应用前景与挑战[J]. 中华胃肠外科杂志,2018,21(8):856-861. DOI:10.3760/cma.j.issn.1671-0274.2018.08.003.

[3] 中国NOSES联盟,中国医师协会结直肠肿瘤专业委员会NOSES专委会. 结直肠肿瘤经自然腔道取标本手术专家共识(2017)[J/CD]. 中华结直肠疾病电子杂志,2017,6(4):266-272. DOI:10.3877/cma.j.issn.2095-3224.2017.04.001.

[4] 王锡山. 经自然腔道取标本手术学-胃肠肿瘤[M]. 北京:人民卫生出版社,2018.

[5] 臧潞,马君俊,郑民华. 腹腔镜胃癌手术热点问题的再思考[J]. 中华胃肠外科杂志,2017,20(8):841-846. DOI:10.3760/cma.j.issn.1671-0274.2017.08.001.

[6] 苏向前,周传永,杨宏. 新技术在胃癌手术应用中的并发症及其防治[J]. 中华胃肠外科杂志,2017,20(2):148-151. DOI:10.3760/cma.j.issn.1671-0274.2017.02.007.

[7] 王锡山. 3D腹腔镜技术在微创外科中的现状与思考[J/CD]. 中华结直肠疾病电子杂志,2014,3(3):15-17. DOI:10.3877/cma.j.issn.2095-3224.2014.03.04.

[8] 刘江,阮虎,赵坤,等. 达芬奇机器人与腹腔镜行胃癌根治术的对照研究[J]. 中华胃肠外科杂志,2014,17(5):461-464. DOI:10.3760/cma.j.issn.1671-0274.2014.05.013.

[9] Wang X. Natural orifice specimen extraction surgery - Colorectal cancer[M]. Singapore: Springer Nature and People's Medical Publishing House, 2018.

[10] 黄昌明,郑朝辉,陆俊. 完全腹腔镜胃癌手术消化道重建专家共识及手术操作指南(2018版)[J]. 中国实用外科杂志,2018,38(8):833-839. DOI:10.19538/j.cjps.issn.1005-2208.2018.08.01.

[11] 中华医学会外科学分会腹腔镜与内镜外科学组,中国研究型医院学会机器人与腹腔镜外科专业委员会. 腹腔镜胃癌手术操作指南(2016版)[J]. 中华消化外科杂志,2016,15(9):851-857. DOI:10.3760/cma.j.issn.1673-9752.2016.09.001.

[12] 王锡山. 中国NOSES面临的挑战与展望[J/CD]. 中华结直肠疾病电子杂志,2018,7(1):2-7. DOI:10.3877/cma.j.issn.2095-3224.2018.01.001.

[13] 刘金超,于刚,荣震. 经自然腔道取出标本的全腹腔镜远端胃癌根治术(Uncut Roux-en-Y吻合)七例报告[J/CD]. 中华结直肠疾病电子杂志,2018,7(4):381-384. DOI:10.3877/cma.j.issn.2095-3224.2018.04.015.

[14] 卜君,伍晓汀. 经自然腔道取标本技术在腹腔镜胃肠道手术中的应用进展[J]. 实用医学杂志,2018,34(9):1571-1574. DOI:10.3969/j.issn.1006-5725.2018.09.041.

(收稿日期:2019-07-26)
(本文编辑:卜建红)

附录四　国际胃癌 NOSES 专家共识(2019 版)

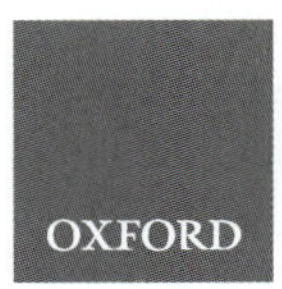
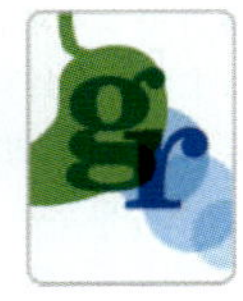

Gastroenterology Report, 8(1), 2020, 5–10

doi: 10.1093/gastro/goz067
Advance Access Publication Date: 24 January 2020
Consensus statement

CONSENSUS STATEMENT

International consensus on natural orifice specimen extraction surgery (NOSES) for gastric cancer (2019)

Xu Guan[1,†], Zheng Liu[1,†], Amjad Parvaiz[2], Antonio Longo[3], Avanish Saklani[4], Ali A. Shafik[5], Jian-Chun Cai[6], Charles Ternent[7], Lin Chen[8], Cuneyt Kayaalp[9], Fatih Sumer[9], Fernanda Nogueira[10], Feng Gao[11], Fang-Hai Han[12], Qing-Si He[13], Ho-Kyung Chun[14], Chang-Ming Huang[15], Hai-Yang Huang[1], Rui Huang[11], Zhi-Wei Jiang[16], Jim S Khan[17], Joaquim Manuel da Costa Pereira[10], Joseph W Nunoo-Mensah[18], Jung Tack Son[14], Liang Kang[19], Keisuke Uehara[20], Ping Lan[19], Le-Ping Li[21], Han Liang[22], Bing-Rong Liu[23], Juan Liu[24], Dan Ma[25], Ming-Yin Shen[26], Mohammad Rashidul Islam[27], Narimantas Evaldas Samalavicius[28], Kai Pan[29], Petr Tsarkov[30], Xin-Yu Qin[31], Ricardo Escalante[32], Sergey Efetov[33], Seung Kyu Jeong[34], Suk-Hwan Lee[35], Dong-Hui Sun[36], Li Sun[37], Tatiana Garmanova[30], Yan-Tao Tian[38], Gui-Yu Wang[11], Guo-Jun Wang[39], Guo-Rong Wang[40], Xiao-Qiang Wang[40], William Tzu-Liang Chen[26], Woo Yong Lee[41], Su Yan[42], Zu-Li Yang[43], Gang Yu[44], Pei-Wu Yu[45], Dan Zhao[37], Yun-Shi Zhong[46], Jian-Ping Wang[19,*], Xi-Shan Wang[1,*] and The International Alliance of NOSES

[1]Department of Colorectal Surgery, National Cancer Center/National Clinical Research Center for Cancer/Cancer Hospital, Chinese Academy of Medical Sciences and Peking Union Medical College, Beijing, P. R. China; [2]Poole Hospital NHS Trust, Poole, UK; [3]European Center of Coloproctology and Pelvic Diseases-Multimedica Hospital, Milan, Italy; [4]Department of GI Surgical Oncology, Tata Memorial Hospital, Mumbai, India; [5]Department of Colorectal Surgery, Cairo University, Cairo, Egypt; [6]Department of Gastrointestinal Surgery, Zhongshan Hospital of Xiamen University, Xiamen, Fujian, P. R. China; [7]Section of Colon and Rectal Surgery, Creighton University School of Medicine, Omaha, NE, USA; [8]Department of General Surgery, Chinese People's Liberation Army General Hospital, Beijing, P. R. China; [9]Department of Gastrointestinal Surgery, Inonu University, Malatya, Turkey; [10]Department of Surgery, Hospital de Braga, Braga, Portugal; [11]Department of Colorectal Cancer Surgery, the Second Affiliated Hospital of Harbin Medical University, Harbin, Heilongjiang, P. R. China; [12]Department of Gastroenterological Surgery, Sun Yat-sen Memorial Hospital, Sun Yat-sen University, Guangzhou, Guangdong, P. R. China; [13]Department of General Surgery, Shandong University Qilu

Submitted: 3 November 2019; **Revised:** 16 November 2019; **Accepted:** 21 November 2019

Hospital, Jinan, Shandong, P. R. China; [14]Department of Surgery, Kangbuk Samsung Hospital, Sungkyunkwan University School of Medicine, Seoul, South Korea; [15]Department of Gastric Surgery, Fujian Medical University Union Hospital, Fuzhou, Fujian, P. R. China; [16]Department of General Surgery, Jiangsu Province Hospital of Traditional Chinese Medicine, Nanjing, Jiangsu, P. R. China; [17]Department of Colorectal Surgery, Portsmouth, Hospitals NHS, Trust, Queen Alexandra Hospital, Portsmouth, UK; [18]King's College Hospital, London, UK; [19]Department of Colorectal Surgery, The Sixth Affiliated Hospital of Sun Yat-sen University, Guangzhou, Guangdong, P. R. China; [20]Division of Surgical Oncology, Department of Surgery, Nagoya University School of Medicine, Nagoya, Japan; [21]Department of Gastrointestinal Surgery, Shandong Provincial Hospital Affiliated to Shandong University, Jinan, Shandong, P. R. China; [22]Department of Gastric Cancer, Tianjin Medical University Cancer Institute & Hospital, Tianjin, P. R. China; [23]Department of Gastroenterology, The First Affiliated Hospital of Zhengzhou University, Zhengzhou, Henan, P. R. China; [24]Department of Obstetrics and Gynecology, Third Affiliated Hospital of Guangzhou Medical University, Guangzhou, Guangdong, P. R. China; [25]Department of General Surgery, Xinqiao, Hospital, Third Military Medical University, Chongqing, P. R. China; [26]Department of Surgery, China Medical University Hospital, Taichung, Taiwan, China; [27]Department of Surgery, Shaheed Suhrawardy Medical College, Dhaka, Bangladesh; [28]Department of Surgery, Klaipeda University Hospital, Klaipeda, Lithuania; [29]Department of Gastrointestinal Surgery, Shenzhen People's Hospital & Second Clinical Medical College of Jinan University, Shenzhen, Guangdong, P. R. China; [30]Clinic of Colorectal and Minimally Invasive Surgery, Sechenov First Moscow State Medical University, Moscow, Russia; [31]Department of General Surgery, Zhongshan, Hospital, Fudan University, Shanghai, P. R. China; [32]Universidad Central de Venezuela, Centro, Medico Loira, Caracas, Venezuela; [33]Colorectal Surgery Department, Sechenov First Moscow State Medical University, Moscow, Russia; [34]Department of Surgery, Yang Hospital, Seoul, South Korea; [35]Department of Surgery, Kyung Hee University Hospital at Gangdong, Kyung Hee University School of Medicine, Seoul, South Korea; [36]Department of Gastric and Colorectal Surgery, Jilin University First Hospital, Changchun, Jilin, P. R. China; [37]Department of Gynecologic Oncology, National Cancer Center/National Clinical Research Center for Cancer/Cancer Hospital, Chinese Academy of Medical Sciences and Peking Union Medical College, Beijing, P. R. China; [38]Department of Pancreatic and Gastric Surgery, National Cancer Center/National Clinical Research Center for Cancer/Cancer Hospital, Chinese Academy of Medical Sciences and Peking Union Medical College, Beijing, P. R. China; [39]Department of Gastrointestinal Surgery, The First Affiliated Hospital of Zhengzhou University, Zhengzhou, Henan, P. R. China; [40]Department of General Surgery, Shanxi, Provincial, People's, Hospital, The, Third Affiliated, Hospital, Medical College, Xi'an Jiao Tong University, Xi'an, Shaanxi, P. R. China; [41]Department of surgery, Samsung Medical Center, Sungkyunkwan University, Seoul, South Korea; [42]Department of Gastrointestinal Surgery, Qinghai University Affiliated Hospital, Xining, Qinghai, P. R. China; [43]Department of Gastrointestinal Surgery, The Sixth Affiliated Hospital of Sun Yat-sen University, Guangzhou, Guangdong, P. R. China; [44]Department of General Surgery, Qilu Hospital of Shandong University (Qingdao), Qingdao, Shandong, P. R. China; [45]Department of General Surgery, Center of Minimal Invasive Gastrointestinal Surgery, Southwest, Hospital, Army Medical University (Third Military Medical University), Chongqing, P. R. China; [46]Endoscopy Center and Endoscopy Research Institute, Zhongshan, Hospital, Fudan University, Shanghai, P. R. China

[*]**Corresponding authors.** Department of Colorectal Surgery, National Cancer Center/National Clinical Research Center for Cancer/Cancer Hospital, Chinese Academy of Medical Sciences and Peking Union Medical College, Beijing 100021, P. R. China. Tel: +86-13552367779; Email: wxshan1208@126.com; Department of Colorectal Surgery, The Sixth Affiliated Hospital of Sun Yat-sen University, Guangzhou, Guangdong 510655, P. R. China. Tel: +86-13808874808; Email: wangjpgz@126.com

[†]These authors contributed equally to this work.

Abstract

At present, natural orifice specimen extraction surgery (NOSES) has attracted more and more attention worldwide, because of its great advantages including minimal cutaneous trauma and post-operative pain, fast post-operative recovery, short hospital stay, and positive psychological impact. However, NOSES for the treatment of gastric cancer (GC) is still in its infancy, and there is great potential to improve its theoretical system and clinical practice. Especially, several key points including oncological outcomes, bacteriological concerns, indication selection, and standardized surgical procedures are raised with this innovative technique. Therefore, it is necessary to achieve an international consensus to regulate the implementation of GC-NOSES, which is of great significance for healthy and orderly development of NOSES worldwide.

Key words: gastric cancer; natural orifice specimen extraction surgery; transanal specimen extraction; transvaginal specimen extraction; transoral specimen extraction; consensus

Introduction

Natural orifice specimen extraction surgery (NOSES) has attracted more and more attention because of its great minimally invasive effect. Furthermore, the safety and efficacy of NOSES have also been gradually recognized, especially in the field of gastrointestinal surgery [1–4]. In recent years, laparoscopic and robotic gastric cancer (GC) resection with NOSES has obviously shown an upward trend, but many theoretical and technical issues have failed to reach unification [5–8]. Faced with this situation, the International Alliance of NOSES organized dozens of experts from gastrointestinal surgery, gynecology, endoscopy, and colorectal surgery to draft and formulate this international consensus. This consensus comprehensively elaborates the key issues of GC-NOSES and further provides a significant industry guideline for its clinical practice.

Definition and classification

Definition

The definition of NOSES is as follows. The surgical specimen resection is performed intra-abdominally and the specimen is extracted by opening a hollow organ that communicates with the outside of the body, including the anus, vagina, or mouth. The main features of GC-NOSES involve specimen extraction from a natural orifice and complete intra-abdominal digestive-tract reconstruction, which avoids the additional incision on the abdominal wall [9]. Currently, NOSES can be applied in the fields of gastrointestinal surgery, hepatobiliary surgery, urinary surgery, and gynecologic surgery [10].

Classification

According to different specimen extraction routes, GC-NOSES is divided into three categories including transoral specimen extraction, transanal specimen extraction and transvaginal specimen extraction (Figure 1) [11].

Naming of GC-NOSES

In order to make GC-NOSES more standardized and unified, this consensus systematically proposes nine specific surgical procedures for GC-NOSES, which are mainly based on tumor location and the way of specimen extraction [11]. The specific abbreviations and full names of GC-NOSES are shown in Table 1.

Indications and contraindications

Indications

Compared with conventional laparoscopic surgery, the indications of GC-NOSES are stricter. First, the indications of GC-NOSES should meet the requirements of conventional laparoscopic gastrectomy. Second, surgeons should be capable of performing total laparoscopic digestive reconstruction of the gastrectomy and have a wealth of experience to strictly comply with the basic requirements of aseptic and tumor-free principles [11]. Otherwise, GC-NOSES is not recommended. Meanwhile, GC-NOSES has its specific indications. According to different ways of specimen extraction, the indications are distinguishing. The details are shown in Table 2.

Relative contraindications

Relative contraindications include locally advanced GC, acute bowel obstruction, bleeding and perforation derived from cancer, obese patients (BMI $\geq$30 kg/m^2), patients with a history of pelvic surgery, anal stenosis, vaginal malformation, etc. In addition, females who have not completed their family should not be recommended for transvaginal specimen extraction [11].

Surgical devices for GC-NOSES

The basic surgical platform required by GC-NOSES is a conventional 2D laparoscopic platform [6]. Therefore, for surgeons with experience of laparoscopic surgery, the learning curve of GC-NOSES will be obviously reduced. In addition to the 2D laparoscopic platform, GC-NOSES can be performed by using

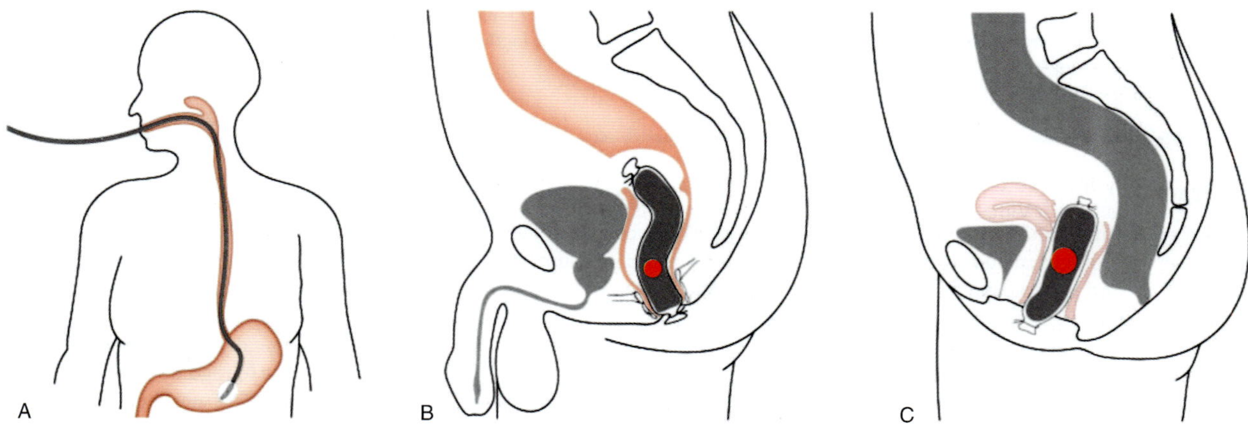

Figure 1. Specimen-extraction routes for gastric cancer. (A) Transoral specimen extraction; (B) transanal specimen extraction; (C) transvaginal specimen extraction.

Table 1. The abbreviations and full names of natural orifice specimen extraction surgery for gastric cancer (GC-NOSES)

Abbreviation	Full name	Orifice
GC-NOSES I	Laparoscopic distal gastrectomy (Billroth I) with transrectal specimen extraction	Rectum
GC-NOSES II	Laparoscopic distal gastrectomy (Billroth I) with transvaginal specimen extraction	Vagina
GC-NOSES III	Laparoscopic distal gastrectomy (Billroth II) with transrectal specimen extraction	Rectum
GC-NOSES IV	Laparoscopic distal gastrectomy (Billroth II) with transvaginal specimen extraction	Vagina
GC-NOSES V	Laparoscopic proximal gastrectomy with transrectal specimen extraction	Rectum
GC-NOSES VI	Laparoscopic proximal gastrectomy with transvaginal specimen extraction	Vagina
GC-NOSES VII	Laparoscopic total gastrectomy with transrectal specimen extraction	Rectum
GC-NOSES VIII	Laparoscopic total gastrectomy with transvaginal specimen extraction	Vagina
GC-NOSES IX	Laparoscopic partial gastrectomy with transoral specimen extraction	Mouth

Table 2. Indications for gastric cancer natural orifice specimen extraction surgery (GC-NOSES)

Specimen extraction route	Indications
Transoral specimen extraction	(i) Benign or T1 tumor cannot be completely resected under endoscopy; (ii) the maximum diameter of the specimen should be <2 cm; and (iii) T2/T3 tumor [11]
Transrectal specimen extraction	(i) Benign or malignant tumor cannot be extracted through the mouth (male patient); (ii) T2/T3 tumor; (iii) the maximum diameter of the specimen should be <3 cm; and (iv) BMI <30 kg/m^2 [11]
Transvaginal specimen extraction	(i) Benign or malignant tumor cannot be extracted through the mouth (female patient); (ii) T2/T3 tumor; (iii) the maximum diameter of the specimen should be from 3 to 5 cm; and (iv) BMI <30 kg/m^2 [11]

BMI, body mass index.

other minimally invasive devices, such as high-definition 3D laparoscopy and the da VinciVR robotic platform [9]. The high-definition 3D laparoscope makes the operation field clearer, which helps the surgeon to perform complex surgical operations much more easily. The da VinciVR robot manipulator provides a more stable operation environment, avoiding the subtle jitters of human hands during a delicate and fine surgical dissection [12].

Furthermore, a protective tool is recommended during specimen extraction to avoid direct contact between the specimen and the natural orifice in order to ensure that the operation is aseptic and tumor-free. In current clinical practice, specimen extraction tools are mainly divided into soft and hard devices. The former includes double-ringed wound-protective devices, self-made plastic sleeves, and sterile specimen bags, whereas the latter include anoscope and transluminal endoscopic operation ports [9].

Gastrectomy and digestive-tract reconstruction

The gastrectomy and gastrointestinal reconstruction of GC-NOSES should follow the basic principles of open surgery and conventional laparoscopic surgery [13]. First, the resection range of gastrectomy cannot be intentionally reduced because of specimen extraction through a narrow orifice. Second, based on different tumor locations, the methods of gastrectomy and reconstruction should be carefully selected to preserve gastrointestinal function. Finally, the anastomosis should be provided with sufficient blood supply, no tension, and no stenosis.

Aseptic operation and tumor-free operation

Bacteriological concerns have been raised because of the breach in peritoneal sterility in some procedures of GC-NOSES [5]. Previous studies have fully confirmed the potential of bacterial contamination during NOSES by examining the bacterial-positive rate of intraoperative pelvic-fluid culture. In order to solve this problem, this consensus recommends that prophylactic-antibiotics administration, mechanical bowel preparation, intraoperative peritoneal irrigation, and placement of pelvic or abdominal drains should be applied to reduce the bacterial load of NOSES.

The oncological safety is another major concern in procedures of GC-NOSES. Tumor dissemination mainly arises from compression between the specimen and the narrow natural orifice, with the potential for compromise in oncological safety [14]. In clinical practice, lots of clinical-experience techniques have been summarized to prevent tumor dissemination, including the use of sterile protection devices when taking the specimen, avoiding over-pulling, and compression of lesions during specimen extraction. Previous findings have shown that transluminal specimen extraction provides the same degree of protection as transabdominal specimen extraction by comparison using the peritoneal tumor cytology test [15].

Requirements of surgical procedures for specimen extraction

The principles of specimen extraction

Specimen extraction is the most characteristic surgical procedure in NOSES. The requirements for technical skills of NOSES are obviously higher for specimen extraction than for open surgery and conventional laparoscopic surgery. The main principles of specimen extraction recommended in this consensus include: (i) strict adherence to the indications of GC-NOSES; (ii) full compliance with the aseptic and tumor-free principles during the specimen extraction; (iii) comprehensive preoperative assessments for the anatomy and physiology of the natural orifice; and (iv) prompt conversion to transabdominal specimen extraction if the specimen is difficult to extract from the natural orifice [11].

Requirements for transoral specimen extraction procedures

The transoral route is considered to be the most ideal way for specimen extraction for GC. However, due to the narrow lumen and poor elasticity of the esophageal tract, the transoral route is only appropriate for highly selected patients with small tumors [16].

Preoperative preparation

An endoscope should be preoperatively used to exam whether there are varices or stenosis in the esophageal wall. Transoral specimen extraction should be forbidden if varices or abnormal stenoses are detected in the esophagus.

Operative essentials

It is essential that aseptic and tumor-free principles should be strictly followed during the specimen extraction. Here, this consensus recommends that the gastric specimen should be completely sealed within a retrieval bag intraperitoneally before transoral extraction, so as to avoid direct exposure of the tumor to the natural orifice. Furthermore, the whole process of specimen extraction should be guided under close observation using the endoscope.

Complication prevention and therapy

The most common complications of transoral specimen extraction are rupture and bleeding of the esophageal wall. The esophagus is characterized by a narrow lumen and poor elasticity, which increase the difficulty of the specimen extraction as well as the risk of esophageal-wall injury. In order to avoid the injury during specimen extraction, this consensus recommends that full assessments should be carried out preoperatively. If esophageal rupture or bleeding occurs during the specimen extraction, timely endoscopic therapy is needed.

Requirements for transvaginal specimen extraction procedures

The transvaginal route is only performed in female patients with larger specimens that cannot be extracted through the transoral route. This route is currently the most common way in GC-NOSES [12].

Preoperative preparation

Before transvaginal specimen extraction, the accessibility and elasticity of vagina should be carefully assessed. It is essential to make clear whether there is pelvic inflammation or adhesions around the posterior fornix for patients who have a history of pelvic surgery.

Operative essentials

Transvaginal specimen extraction consists of the following four steps. (i) *Intracorporeal specimen transfer*: the gastric specimen is located at the upper abdomen after resection and it needs to be transferred to the pelvic cavity, from which the specimen will be extracted out of the body. Before specimen transfer, the specimen should be completely sealed within a retrieval bag in order to avoid intraperitoneal tumor dissemination. (ii) *Opening the posterior fornix*: the posterior fornix can be clearly exposed under laparoscopy. Because of its good elasticity and healing ability, the posterior fornix is considered the preferred site for vaginal incision [17]. Opening the vaginal incision can be performed either intracorporeally or extracorporeally. The length of the vaginal incision is recommended to be 3–5 cm; vaginal incision should be made transversely from the middle to both sides. (iii) *Transvaginal specimen extraction*: after opening the posterior fornix, the specimen is transvaginally extracted from the pelvic cavity and is gently extracted extracorporeally. The transvaginal specimen extraction should be performed under close observation using a laparoscope. (iv) *Closing the posterior fornix*: the vaginal incision can be closed either intracorporeally or extracorporeally with absorbable sutures. A knotless suture is often sewn from one side of the incision to the other side using a continuous stitch. Alternatively, the vaginal incision can be stitched extracorporeally using an interrupted full-thickness suturing technique. After closure, it is necessary to perform a digital examination to check that the vaginal incision is intact.

Complication prevention and therapy

Making an incision in the posterior fornix may increase the risks of chronic dyspareunia and affect sexual function and quality of life, although this may not occur very frequently. Therefore, this consensus recommends careful evaluation for these patients with appropriate quality of life and validated sexual function during follow-up. In addition, transvaginal specimen extraction may increase the risks of secondary pelvic infection and incisional tumor dissemination. Hence, it is necessary to fully comply with aseptic and tumor-free principles during the extraction.

Requirements for transrectal specimen extraction procedures

Although transrectal specimen extraction has not yet been widely accepted in GC-NOSES, this measure is only recommended for male patients who can fully accept the risk of this procedure.

Preoperative preparation

Before transrectal specimen extraction, it is necessary to check the anatomical structure of the rectum so as to evaluate the feasibility of this operation.

Operative essentials

The transrectal specimen extraction consists of the following four steps. (i) *Intracorporeal specimen transfer*: the specimen should be sealed within a retrieval bag in order to avoid intraperitoneal tumor dissemination during the specimen transfer; the specimen is transferred from the upper abdominal cavity to the pelvic cavity. (ii) *Proctotomy*: the location of the rectal incision is recommended to be 5–10 cm above the peritoneal reflection, which may facilitate specimen extraction and incision closure. A 3- to 5-cm longitudinal incision is recommended to be made in the anterior wall of the rectal wall. Here, use of hook monopolar cautery is advised for the rectal incision to minimize injury. (iii) *Transrectal specimen extraction*: after the specimen is transferred to the pelvic cavity, the specimen is extracted through the rectal incision and is gently withdrawn extracorporeally. Violent withdrawal will cause the specimen to get stuck outside the rectal incision. The whole operation should be performed under laparoscopic guidance. (iv) *Closure of the rectal incision*: the rectum should be closed longitudinally and a knotless suture should be made from the distal end to the proximal end with a continuous full-thickness suture, followed by inversion of the suture line with seromuscular stitches. After stitching, an air test is required to detect whether the sutured incision is intact. The endoscopic examination may be conducted, if necessary.

Complication prevention and therapy

The main complications of the transrectal specimen extraction are anal-sphincter injury and proctotomy leak. In recent years, there has been a gradual increase in reports of transrectal NOSES, but anal dysfunction or sphincter injury is rarely reported. This consensus suggests that the anus should be fully expanded before specimen extraction to reduce the risk of sphincter injury. Proctotomy leak is another serious complication. Once proctotomy leak is detected, adequate drainage should be performed as early as possible. As for patients with delayed healing or non-healing, a diverting colostomy or ileostomy should be considered. Alternatively, a re-resection followed by anastomosis would still be an option.

Clinical research and technical training

At present, the research related to GC-NOSES is mostly single-centered, small-sampled, and retrospective, with a poor-quality and low evidence level [12–16, 18]. Therefore, large-sampled, multicentered, randomized clinical trials comparing NOSES vs transabdominal specimen extraction for GC are very necessary, which will address the risks and benefits in GC-NOSES, especially abdominal infection, anastomotic leak, and natural orifice injury and dysfunction, etc. In addition, in consideration of the potential advantages of NOSES, it is recommended that assessment and research be carried out on the quality of life and social-psychological and health-economic effects among patients undergoing GC-NOSES. More importantly, in order to ensure the healthy and orderly development of GC-NOSES, standardized procedures should be established in clinical practice. It is, therefore, essential that NOSES-oriented academic organizations should be established, and academic activities and surgeon training for GC-NOSES should be done to further standardize the clinical practice of GC-NOSES in the future.

Conflicts of interest

None declared.

References

1. Wolthuis AM, de B, van OA, D'Hoore A. Laparoscopic natural orifice specimen extraction-colectomy: a systematic review. *World J Gastroenterol* 2014;**20**:12981–92.
2. Guan X, Wang GY, Zhou ZQ *et al.* Retrospective study of 718 colorectal neoplasms treated by natural orifice specimen extraction surgery in 79 hospitals. *Chin J Colorec Dis (Electronic Edition)* 2017;**6**:469–77.
3. Park JS, Choi GS, Kim HJ *et al.* Natural orifice specimen extraction versus, conventional laparoscopically assisted right hemicolectomy. *Br J Surg* 2011;**98**:710–5.
4. China Natural Orifice Specimen Extraction Surgery Alliance. Expert consensus of natural orifice specimen extraction surgery in colorectal neoplasm (2017 edition). *Chin J Colorec Dis (Electronic Edition)* 2017;**6**:266–72.
5. Sumer F, Kayaalp C, Karagul S. Laparoscopic gastrectomy and transvaginal specimen extraction in a morbidly obese patient with gastric cancer. *J Gastric Cancer* 2016;**16**:51–3.
6. Sumer F, Karakas S, Gundogan E *et al.* Totally laparoscopic resection and extraction of specimens via transanal route in synchronous colon and gastric cancer. *G Chir* 2018;**39**:82–6.
7. Stanek M, Major P, Wierdak M *et al.* Laparoscopic gastric resections with per oral specimen extraction in treatment of intramural gastric tumors. *Pol Przegl Chir* 2017;**89**:16–21.
8. Hüscher CG, Lirici MM, Ponzano C. NOSE laparoscopic gastrectomies for early gastric cancer may reduce morbidity and hospital stay: early results from a prospective nonrandomized study. *Minim Invasive Ther Allied Technol* 2017;**26**:71–7.
9. Guan X, Liu Z, Longo A *et al.* International consensus on natural orifice specimen extraction surgery (NOSES) for colorectal cancer. *Gastroenterol Rep (Oxf)* 2019;**7**:24–31.
10. Wang XS. *Natural Orifice Specimen Extraction Surgery—Abdominal Pelvic Tumor*. PMPH: Beijing, 2019.
11. China Natural Orifice Specimen Extraction Surgery Alliance. Consensus of Natural Orifice Specimen Extraction Surgery in Gastric Cancer (2019). *Zhonghua Wei Chang Wai Ke Za Zhi* 2019;**22**:711–4 [in Chinese].
12. Zhang S, Jiang ZW, Wang G *et al.* Robotic gastrectomy with transvaginal specimen extraction for female gastric cancer patients. *World J Gastroenterol* 2015;**21**:13332–8.
13. Jeong SH, Lee YJ, Choi WJ *et al.* Trans-vaginal specimen extraction following totally laparoscopic subtotal gastrectomy in early gastric cancer. *Gastric Cancer* 2011;**14**:91–6.
14. Sumer F, Kayaalp C, Ertugrul I *et al.* Total laparoscopic subtotal gastrectomy with transvaginal specimen extraction is feasible in advanced gastric cancer. *Int J Surg Case Rep* 2015;**16**:56–8.
15. Leroy J, Costantino F, Cahill RA *et al.* Laparoscopic resection with transanal specimen extraction for sigmoid diverticulitis. *Br J Surg* 2011;**98**:1327–34.
16. Huscher CG, Mingoli A, Sgarzini G *et al.* Transoral extraction of a laparoscopically resected large gastric GIST. *J Laparoendosc Adv Surg Tech A* 2013;**23**:707–9.
17. Franklin ME, Jr, Liang S, Russek K. Natural orifice specimen extraction in laparoscopic colorectal surgery: transanal and transvaginal approaches. *Tech Coloproctol* 2013;**17**:63–7.
18. Lirici MM, Romeo V, Simonelli L *et al.* Minimizing the access trauma of laparoscopic sleeve gastrectomy: the transoral specimen extraction technique. *Obes Surg* 2016;**26**:229–33.

索引